Tratado de
Medicina de Reabilitação

NOTA

A Medicina de Reabilitação é um campo em constante evolução. As recomendações básicas de segurança devem ser seguidas e, à medida que novas pesquisas e experiências clínicas ampliam nossos conhecimentos, modificações nos tratamentos e na farmacoterapia podem se tornar necessárias ou apropriadas. Aconselha-se aos leitores que verifiquem as mais recentes informações sobre os produtos apresentados pelo fabricante para verificar a dose recomendada, o método e a duração do tratamento e possíveis contra-indicações. É responsabilidade do médico, com base em sua própria experiência e no conhecimento do paciente, determinar as dosagens e a melhor terapia para cada indivíduo. A Editora e os Editores não assumem qualquer responsabilidade por lesão e/ou dano causado a pessoas ou propriedades, decorrentes desta publicação.

A Editora

Tratado de
Medicina de Reabilitação

Júlia Maria D'Andréa Greve

Fisiatra. Mestre e Doutora Medicina em Reumatologia
pela Faculdade de Medicina da Universidade de São Paulo.
Livre Docente em Ortopedia e Traumatologia pela Faculdade de
Medicina da Universidade de São Paulo. Professora Associada pela
Faculdade de Medicina da Universidade de São Paulo.

ROCA

Copyright © 2007 da 1ª Edição pela Editora Roca Ltda.

ISBN: 978-85-7241-688-7

Nenhuma parte desta publicação poderá ser reproduzida, guardada pelo sistema "retrieval" ou transmitida de qualquer modo ou por qualquer outro meio, seja este eletrônico, mecânico, de fotocópia, de gravação, ou outros, sem prévia autorização escrita da Editora.

CIP-BRASIL. CATALOGAÇÃO-NA-FONTE
SINDICATO NACIONAL DOS EDITORES DE LIVROS, RJ

G857t

Greve, Júlia Maria D'Andréa, 1951-
   Tratado de medicina de reabilitação
/ Júlia Maria D'Andréa Greve. – São Paulo : Roca, 2007.

   Inclui bibliografia
   ISBN: 978-85-7241-688-7

   1. Medicina de reabilitação. 2. Medicina física. 3. Reabilitação.
I. Título.

07-0208.   CDD 615.82
                                         CDU 615.8

2007

Todos os direitos para a língua portuguesa são reservados pela

EDITORA ROCA LTDA.
Rua Dr. Cesário Mota Jr., 73
CEP 01221-020 – São Paulo – SP
Tel.: (11) 3331-4478 – Fax: (11) 3331-8653
E-mail: vendas@editoraroca.com.br – www.editoraroca.com.br

Impresso no Brasil
Printed in Brazil

Apresentação

A vida é repleta de bons momentos, que podem não ser desfrutados plenamente, porque só percebidos quando passados. Editar, escrever e concluir o *Tratado de Medicina de Reabilitação*, no entanto, foi um dos bons momentos de plena felicidade, por percebê-lo como especial, no momento em que acontecia.

Quando Maria Del Pilar Payá da Editora Roca nos convidou para escrever um tratado, a tarefa pareceu hercúlea, mas desafios são sempre estimulantes; pusemos-nos em campo para vencê-los e hoje é com muito orgulho que apresentamos este trabalho, fruto do esforço e colaboração de muitas pessoas.

O *Tratado de Medicina de Reabilitação*, esforço de muitos meses de trabalho de um time multiprofissional altamente qualificado, é composto de textos variados na abrangência e complexidade, e grandiosos na qualidade. Este tratado foi escrito por muitos médicos, fisioterapeutas, terapeutas ocupacionais, psicólogos, pedagogos, profissionais de educação física, enfermeiros, assistentes sociais, além de outros profissionais, que conseguiram expressar de forma clara e objetiva os seus conhecimentos e experiências sobre os temas.

O trabalho magnífico de editoração da Editora Roca mostra que somos capazes de produzir livros médicos de altíssima qualidade científica e editorial, não devendo nada aos tratados internacionais, com a vantagem única de ser em português e expressar a experiência de profissionais brasileiros, que vivem a mesma realidade dos leitores.

O grande objetivo deste tratado é criar um marco de qualidade na literatura disponível, na língua portuguesa, na área de reabilitação, que possa ser utilizado por todos os profissionais da área, ajudando-os na aquisição de conhecimentos e melhora no atendimento a seus pacientes.

A Medicina de Reabilitação, uma especialidade tão antiga quanto as doenças, pois pacientes incapacitados sempre existiram, prima pela modernidade na sua linha de atuação:

- Pelo trabalho em equipe, a importância da equipe multidisciplinar no êxito do tratamento.
- Pelos aspectos preventivos das doenças incapacitantes, das seqüelas e incapacidades secundárias.
- Pela visão do paciente como um ser humano inteiro que busca recuperar ou ganhar melhores condições de vida.

Esse tripé, que sustenta a atuação da Medicina de Reabilitação, está muito bem descrito nos muitos e variados capítulos deste tratado. Entender sobre a doença e suas condições incapacitantes, avaliar o potencial funcional de cada paciente, atuar para manter e melhorar a funcionalidade de cada indivíduo, ajudando-o na sua reintegração familiar, social e laboral, são as trilhas mestras deste tratado, ainda que respeitando as especificidades de cada doença incapacitante.

O Brasil é um país desigual na distribuição de benesses e, nessa vastidão, muitas vezes, a reabilitação e a reintegração dos pacientes ainda são vistas como atitudes humanitárias e não processos terapêuticos obrigatórios e necessários para a melhora e manutenção de sua saúde e independência funcional, baseada em rigorosos critérios científicos. O processo terapêutico de reabilitação devolve ao paciente a integridade funcional a partir da nova condição de incapacidade do seu organismo, faz a prevenção das incapacidades secundárias e age diretamente na promoção de saúde e da qualidade de vida.

Este livro busca difundir, de forma prioritária, os principais conceitos embasados nas evidências científicas da Medicina de Reabilitação, buscando valorizar e integrar todos os aspectos de um programa de reabilitação nas diferentes síndromes e doenças incapacitantes. Reabilitar é, na grande maioria das vezes, um trabalho multidisciplinar, que demanda uma equipe multiprofissional treinada, capaz de fazer o paciente atingir suas metas funcionais, e esta é outra das características deste livro, que ressalta a importância de cada um dos profissionais no processo de reabilitação.

O *Tratado de Medicina de Reabilitação* mostra a experiência de várias escolas médicas e serviços de reabilitação, escolhidos dentre os mais importantes do país; é uma obra pioneira pela abrangência e qualidade, que acreditamos se tornará referência obrigatória na literatura nacional para formação e aperfeiçoamento dos profissionais da área de reabilitação.

Júlia Maria D'Andréa Greve

Prefácio I

A reabilitação tem desempenhado um crescente e extremamente importante papel na assistência à saúde em geral e na medicina em particular. Em quase todas as doenças e agravos à saúde, sejam eles agudos ou crônicos, a prevenção das complicações e das seqüelas, a reabilitação e a reintegração à sociedade são fundamentais. A inclusão social da pessoa com deficiência é um aspecto primordial da vida em sociedade. Felizmente, os conhecimentos nessa área também cresceram muito, e os profissionais de saúde têm hoje muito a oferecer aos seus pacientes.

A reabilitação deve fazer parte do ensino de todos os profissionais de saúde, nos seus aspectos mais gerais e nos conteúdos específicos de cada profissão, mas sempre com a visão de que se trata de um trabalho de equipe, com conhecimentos e competências necessariamente multidisciplinares. Nos cursos de graduação em medicina e nas residências médicas de especialidades não diretamente ligadas à reabilitação, os conteúdos de promoção da saúde e prevenção, por um lado, e de reabilitação, por outro, são ainda muito menores do que o necessário para uma atuação adequada desses profissionais. O médico do século XXI deve ser um profissional que, além de fazer o diagnóstico e promover o tratamento das doenças e agravos à saúde, deve ter conhecimentos e competências na promoção da saúde e prevenção das doenças e na reabilitação e reintegração à sociedade.

Dentro dessa realidade de importância crescente da área de reabilitação, um livro como o *Tratado de Medicina de Reabilitação* é essencial. É coordenado por Júlia Maria D'Andréa Greve, médica fisiatra e professora associada da Faculdade de Medicina da Universidade de São Paulo, com grande experiência no ensino e na prática da Medicina de Reabilitação. Trata-se de obra completa, com 179 capítulos abordando grande número de temas da Medicina de Reabilitação e escritos por autores escolhidos pela sua competência e experiência nas diferentes áreas.

Este Tratado servirá para o estudo dos especialistas em reabilitação, mas, sem dúvida, será também fonte de consulta para estudantes de Medicina, médicos de todas as especialidades e estudantes e profissionais de todas as áreas da saúde que lidam com reabilitação.

Mílton de Arruda Martins
**Professor Titular de Clínica Médica
da Faculdade de Medicina da
Universidade de São Paulo**

Prefácio II

Ao lerem estas palavras acredito que muitos se perguntarão as razões pelas quais Júlia Greve me convidou para escrevê-las e por que eu aceitei o convite. Afinal, como cirurgião voltado prioritariamente ao atendimento de emergências e de trauma, qual seria minha competência em prefaciar um texto tão abrangente e complexo, voltado para a Medicina de Reabilitação? Justifico minha anuência. Lembro, inicialmente, que, nas últimas décadas, a Medicina mudou de forma avassaladora. Modificou-se tanto na vertente dos profissionais de saúde, como na vertente dos doentes. Os crescentes avanços na compreensão e no diagnóstico e o desenvolvimento tanto na área da farmacologia como da técnica resultaram em resolubilidade cada vez maior no tratamento das doenças. Em virtude desses avanços, o nosso cliente se tornou cada vez mais complexo, mais idoso e mais exigente. Hoje, é crescente o número de doentes que superam sua enfermidade, mas são acometidos por seqüelas incapacitantes, que exigem cuidados por longos períodos, assim como de idosos que procuram alcançar e manter um padrão adequado de vida. Subproduto da inter-relação desses fatores, a Medicina tem-se fragmentado, progressivamente, em incontáveis especialidades, para poder fazer frente aos crescentes desafios. Aliás, os doentes aos quais dediquei boa parte de minha vida acadêmica e profissional, as vítimas de traumatismos físicos, são exemplos ilustrativos desses fatos. Ao sofrerem uma agressão, são atendidos inicialmente por um socorrista. Transportados a um Serviço de Emergência, costumam ser atendidos por um cirurgião geral, que habitualmente coordena a assistência. Mas, dependendo da natureza de suas lesões, outros especialistas podem ser envolvidos. É o caso de ortopedistas, neurocirurgiões, cirurgiões plásticos e vasculares, para não mencionar oftalmologistas, otorrinolaringologistas, radiologistas, radiologistas intervencionistas, endoscopistas, entre outros. Uma vez tendo recebido o atendimento inicial, são freqüentemente transferidos para uma unidade de terapia intensiva, na qual permanecem aos cuidados de médicos intensivistas. Durante todo esse processo assistencial, outros profissionais são envolvidos. Assim, nos dias atuais, além dos enfermeiros, participam de seu tratamento fisioterapeutas, nutricionistas, fonoaudiólogos, psicólogos e assistentes sociais.

Não raramente, em decorrência das lesões sofridas, ao receberem alta hospitalar, apresentam seqüelas que exigem a atenção de médicos e profissionais de saúde de outras áreas, por longos períodos. Assim sendo, embora eu seja um dos defensores convictos da atuação de médicos generalistas tanto na vertente clínica como na cirúrgica, seria insensato de minha parte deixar de admitir a crescente e necessária participação de equipes multidisciplinares e multiprofissionais. Dentro desse panorama, o impacto da Medicina não pode ser avaliado, apenas, por sua capacidade de salvar vidas. Tão importante, ou talvez mais importante ainda, seja seu papel de aliviar o sofrimento físico e psicológico e de aprimorar a qualidade de vida dos doentes. Expresso de outra forma, o atendimento à saúde não pode ser encarado apenas como a preocupação voltada para um capítulo isolado do livro da vida, para uma simples etapa, mas sim como um processo capaz de garantir um padrão satisfatório de existência ao longo do tempo, de forma continuada, até que a inevitabilidade dos fatos leve a seu fim. Analisada à luz dessa visão holística, a Medicina de Reabilitação foi mantida à margem do atendimento hospitalar durante décadas, divorciada das demais especialidades, a não ser, talvez, da ortopedia. Portadores de trauma cranioencefálico, raquimedular, grandes queimados, vítimas de lesões múltiplas e complexas dos membros não têm recebido, e continuam não recebendo, a atenção necessária de profissionais da área de reabilitação, incluindo fisiatras, fisioterapeutas e terapeutas ocupacionais. Pois bem, é fundamental que tal panorama seja modificado rapidamente, a fim de que eles possam ser avaliados de modo adequado, iniciem o tratamento precocemente e, ao receberem alta hospitalar, sejam encaminhados a unidades qualificadas para prestar-lhes os cuidados indicados. Longe de se restringirem às vítimas de traumatismos físicos, tais considerações aplicam-se a numerosas outras afecções e situações que são analisadas, de forma minuciosa, nesta obra. Por tais razões, estou convencido de que este Tratado não apenas preencherá uma lacuna em nossa literatura médica, mas terá o papel de despertar a atenção de profissionais das mais diferentes áreas e abrirá perspectivas para que a Medicina de Reabilitação passe a ocupar o espaço que merece.

Dario Birolini
**Professor Titular da Disciplina de
Cirurgia do Trauma do Departamento
de Cirurgia da Faculdade de Medicina
da Universidade de São Paulo**

Colaboradores

ACARY SOUZA BULLE OLIVEIRA. Doutor em Neurologia pela Universidade Federal de São Paulo-Escola Paulista de Medicina. Responsável pelo Setor de Doenças Neuromusculares da Universidade Federal de São Paulo-Escola Paulista de Medicina.

ADRIANA ROSA LOVISOTTO CRISTANTE. Fisiatra da Associação de Assistência à Criança Deficiente.

AFFONSO CARNEIRO FILHO. Especialista em Fisiatria e Eletroneuromiografia.

ALESSANDRA FAVANO. Nutricionista pela Faculdade de Saúde Pública da Faculdade de Medicina da Universidade de São Paulo. Especialista em Fisiologia do Exercício pela Faculdade de Medicina da Universidade de São Paulo.

ALEX DE MORAES BLANCO. Fisioterapeuta pela Pontifícia Universidade Católica de Campinas. Especialista em Aparelho Locomotor no Esporte pela Universidade Federal de São Paulo.

ALEXANDRE BARROS PEREIRA BARBOSA. Mestre em Ciências pela Faculdade de Medicina da Universidade de São Paulo. Membro Titular da Sociedade Brasileira de Ortopedia Pediátrica.

ALEXANDRE FOGAÇA CRISTANTE. Médico Preceptor do Instituto de Ortopedia e Traumatologia do Hospital das Clínicas da Faculdade de Medicina da Universidade de São Paulo.

ALFREDO LUIZ JACOMO. Professor Doutor da Disciplina de Topografia Estrutural Humana do Departamento de Cirurgia da Faculdade de Medicina da Universidade de São Paulo.

ALICE C. ROSA RAMOS. Fisiatra. Coordenadora da Reabilitação Infantil e Coordenadora Clínica de Amputados da Associação de Assistência à Criança Deficiente.

ALICE Y. S. HASSANO. Professora do Departamento de Pediatria da Faculdade de Medicina da Universidade Federal do Rio de Janeiro. Pediatra do Desenvolvimento e Chefe do Núcleo de Desenvolvimento Infantil e Reabilitação do Instituto de Puericultura e Pediatria Martagão Gesteira da Universidade Federal do Rio de Janeiro.

AMÉRICO ZOPPI FILHO. Mestre e Doutor pela Faculdade de Medicina da Universidade de São Paulo. Professor do Departamento de Ortopedia e Traumatologia da Faculdade de Ciências Médicas da Universidade Estadual de Campinas. Médico Chefe do Grupo de Ombro e Cotovelo do Departamento de Ortopedia e Traumatologia da Faculdade de Ciências Médicas da Universidade Estadual de Campinas. Médico Assistente do Instituto de Ortopedia e Traumatologia da Faculdade de Medicina da Universidade de São Paulo. Vice-Presidente da Sociedade Latino-americana de Cirurgia do Ombro e Cotovelo. Ex-Presidente da Sociedade Brasileira de Cirurgia do Ombro e Cotovelo.

ANA MARIA DE GODOI. Pedagoga Habilitada em Administração e Supervisão Escolar. Pós-graduada pela Universidade Presbiteriana Mackenzie em Formação de Educadores de Pessoas com Deficiências Sensoriais e Múltiplas. Diretora da Escola Especial da Associação de Assistência à Criança Deficiente Central – São Paulo. Membro da Diretoria da Associação Brasileira de Paralisia Cerebral.

ANA MARIA FURKIM. Fonoaudióloga. Mestre e Doutora em Distúrbios da Comunicação Humana pela Universidade Federal de São Paulo-Escola Paulista de Medicina. Especialista em Motricidade Oral. Vice-presidente do Comitê de Disfagia da Sociedade Brasileira de Fonoaudiologia. Docente do Centro de Estudos em Fonoaudiologia Clínica. Coordenadora do Curso de Especialização em Motricidade Oral com enfoque em Disfagia no Centro de Estudos em Fonoaudiologia Clínica. Fonoaudióloga do Serviço de Terapia Intensiva do Hospital do Servidor Público Estadual – São Paulo. Coordenadora do Grupo de Disfagia do Hospital do Coração – São Paulo. Diretora do Instituto de Gerenciamento em Deglutição – São Paulo.

ANA MARIA F. WANDERLEY BRAGA. Mestre em Medicina pela Faculdade de Medicina da Universidade de São Paulo. Cardiologista da Unidade de Reabilitação Cardiovascular e Fisiologia do Exercício do Instituto do Coração do Hospital das Clínicas da Universidade de São Paulo.

ANA MARIA ZENICOLA. Pedagoga. Psicopedagoga Clínica. Pós-graduação em Educação Especial pela Universidade Estadual do Rio de Janeiro. Membro Eleito do Conselho Nacional da Associação Brasileira de Psicopedagogia.

ANA PAULA COUTINHO FONSECA. Fisiatra. Diretora Científica da Associação Brasileira de Medicina Física e Reabilitação (2004-2006). Coordenadora do Serviço de Bloqueios Neuromusculares do Hospital Arapiara – Belo Horizonte.

ANA RITA DE PAULA. Mestre em Psicologia Social. Doutora em Psicologia Clínica. Consultora na Área de Reabilitação.

ANA VALÉRIA NEVES DE ARAÚJO LEITÃO. Professora Assistente do Departamento de Clínica Médica da Faculdade de Medicina da Universidade Federal do Rio de Janeiro.

ANDRÉ TADEU SUGAWARA. Fisiatra do Hospital do Servidor Público Estadual do Instituto de Assistência Médica ao Servidor Público Estadual e do Centro de Reabilitação Vila Leopoldina – Serviço Social da Indústria.

ANDRÉA M. N. CAPUANO. Mestre em Psicologia na área de Neurociências e Comportamento pela Universidade de São Paulo. Fonoaudióloga do Serviço de Fonoaudiologia do Hospital Israelita Albert Einstein.

ANGELICA CASTILHO ALONSO. Fisioterapeuta pela Universidade Bandeirante de São Paulo. Graduada em Educação Física pelas Faculdades Integradas de Guarulhos. Mestranda em Fisiopatologia Experimental pela Faculdade de Medicina da Universidade de São Paulo.

ANITA TAUB. Mestre em Ciências da Saúde pela Universidade Federal de São Paulo-Escola Paulista de Medicina. Psicóloga Especialista em Neuropsicologia. Coordenadora Técnica do

Setor de Neuropsicologia do Centro de Reabilitação do Hospital Israelita Albert Einstein – São Paulo.

ANTHERO SARMENTO FERREIRA. Mestre em Medicina pela Universidade Federal do Rio Grande do Sul. Especialista em Fisiatria pela Sociedade Brasileira de Medicina Física e Reabilitação-Associação Médica Brasileira e Neurofisiologia Clínica pela Sociedade Brasileira de Neurofisiologia Clínica da Associação Médica Brasileira.

ANTONELLA MATTANA. Fonoaudióloga. Especialista em Distúrbios da Comunicação Humana pela Universidade Federal de São Paulo-Escola Paulista de Medicina. Aprimoramento em Fonoaudiologia Hospitalar e Clínica pela Real e Benemérita Associação Portuguesa de Beneficência – Hospital Beneficência Portuguesa. Fonoaudióloga do Grupo de Disfagia do Hospital do Coração – São Paulo e do Instituto de Gerenciamento em Deglutição – São Paulo. Fonoaudióloga da Linguagem Direta – Assessoria e Consultoria em Fonoaudiologia.

ANTONIO LUIZ PERRUCCI CATAI. Fisiatra. Ex-Assessor Internacional da Organização Panamericana de Saúde, Escritório Regional – Washington, DC (EUA).

ANTONIO SÉRGIO DE ALMEIDA PRADO TERRERI. Doutor em Medicina pela Universidade de Freiburg – Alemanha. Fisiatra e Médico do Esporte do Instituto de Ortopedia e Traumatologia do Hospital das Clínicas da Faculdade de Medicina da Universidade de São Paulo.

APARECIDA CRISTINA CRISPIM PIRES. Fisioterapeuta Encarregada do Serviço de Medicina Física e Reabilitação do Hospital do Servidor Público Estadual do Instituto de Assistência Médica ao Servidor Público Estadual.

ARMANDO PEREIRA CARNEIRO. Especialista em Fisiatria e Neurofisiologia Clínica.

ARNALDO A. FERREIRA NETO. Ortopedista. Mestre e Doutor em Medicina pela Faculdade de Medicina da Universidade de São Paulo. Chefe do Grupo de Ombro e Cotovelo do Instituto de Ortopedia e Traumatologia.

ARNALDO JOSÉ HERNANDEZ. Doutor em Medicina pela Faculdade de Medicina da Universidade de São Paulo. Médico Assistente, Chefe do Grupo de Joelho do Instituto de Ortopedia e Traumatologia do Hospital das Clínicas da Faculdade de Medicina da Universidade de São Paulo. Presidente da Sociedade Brasileira de Cirurgia do Joelho (1999-2000). Presidente da Sociedade Paulista de Medicina Desportiva (1993-1994).

BARBARA WILSON. Neuropsicóloga Clínica. Cientista Sênior do Medical Research Council's Cognition and Brain Sciences Unit – Cambridge. Diretora de Pesquisa do Oliiver Zangwill Centre for Neuropsychological Rehabilitation – Ely.

BIAGIO DE ALMEIDA BARBOSA. Especialista em Fisiatria e Acupuntura.

CAMILA PRADE. Psicóloga Especialista em Neuropsicologia. Psicóloga Sênior do Serviço de Neuropsicologia do Centro de Reabilitação do Hospital Israelita Albert Einstein – São Paulo.

CARLOS ALBERTO MATTAR. Médico Assistente do Serviço de Cirurgia Plástica e Queimaduras do Hospital das Clínicas da Faculdade de Medicina da Universidade de São Paulo e do Hospital do Servidor Público Estadual – São Paulo.

CARLOS EDUARDO NEGRÃO. Graduação e Mestrado em Educação Física pela Universidade de São Paulo. Doutorado em Fisiologia pela University of Wisconsin Madison – EUA. Pós-doutorado pela University of Califórnia – Los Angeles, UCLA, EUA. Diretor da Unidade de Reabilitação Cardiovascular e Fisiologia do Exercício do Instituto do Coração do Hospital das Clínicas da Faculdade de Medicina da Universidade de São Paulo. Livre-docente da Universidade de São Paulo.

CARLOS FREDERICO DE OLIVEIRA ALVES. Psicólogo Clínico. Mestrando em Psicologia Clínica pela Universidade Católica de Pernambuco. Psicólogo do Programa de Medicina Física e Reabilitação do PAM Salgadinho – SMS – Maceió e Escola Técnica de Saúde de Alagoas da Universidade Estadual de Ciências da Saúde de Alagoas.

CARMEN SILVIA MOLLEIS GALEGO MIZIARA. Doutora em Medicina pela Faculdade de Medicina da Universidade de São Paulo – Área de Conhecimento em Neurologia. Neuropediatra da Associação de Assistência à Criança Deficiente e do Hospital das Clínicas da Faculdade de Medicina da Universidade de São Paulo.

CÁSSIA MARIA CARVALHO ABRANTES DO AMARAL. Pediatra do Setor Hospitalar da Associação de Assistência à Criança Deficiente – São Paulo.

CHRISTINA MAY MORAN DE BRITO. Fisiatra da Divisão de Medicina de Reabilitação do Hospital das Clínicas da Faculdade de Medicina da Universidade de São Paulo.

CIRO DA-SILVA. Professor Titular do Departamento de Biologia Celular e do Desenvolvimento, Instituto de Ciências Biomédicas, Universidade de São Paulo.

CLAUDIA BARATA RIBEIRO BLANCO BARROSO. Especialista em Fisiatria e Neurologia.

CLÁUDIA FONSECA PEREIRA. Fisiatra. Presidente da Associação Brasileira de Medicina Física e Reabilitação (2004-2006). Coordenadora do Serviço de Reabilitação Cardiorrespiratória do Hospital Arapiara – Belo Horizonte.

CLAUDIA HELENA DE AZEVEDO CERNIGOY PEREIRA. Fisioterapeuta do Grupo de Quadril do Instituto de Ortopedia e Traumatologia do Hospital das Clínicas da Faculdade de Medicina da Universidade de São Paulo.

CLÁUDIA MÁRCIA SILVA NAHAS BRANDÃO. Fisiatra e Neurofisiologista Clínica titulada pela Sociedade Brasileira de Medicina Física e Reabilitação e pela Sociedade Brasileira de Neurofisiologia Clínica. Chefe do Serviço de Neurofisiologista Clínica da Clínica de Diagnóstico e Terapia da Dor.

CLÁUDIO RICARDO FRISON. Doutor em Pneumologia pela Universidade Federal de São Paulo-Escola Paulista de Medicina. Médico Intensivista do Hospital Ipiranga e Broncoscopista do Instituto de Infectologia Emílio Ribas.

CRISTIANE ISABELA DE ALMEIDA. Fisiatra Especializada pelo Rancho Los Amigos Medical Center – Downey, CA (EUA). Coordenadora Médica do Centro de Reabilitação do Hospital Israelita Albert Einstein – São Paulo.

CYRO SCALA DE ALMEIDA JR. Fisiatra. Médico do Centro de Reabilitação da Santa Casa de Misericórdia de São Paulo.

DANIEL RUBIO DE SOUZA. Fisiatra do Instituto de Ortopedia e Traumatologia do Hospital das Clínicas da Faculdade de Medicina da Universidade de São Paulo. Coordenador Clínico da Associação de Assistência à Criança Deficiente – Unidade Osasco. Vice-Presidente da Sociedade Paulista de Medicina Física e Reabilitação (2004-2006). Especialista em Medicina Física e Reabilitação pela Sociedade Brasileira de Medicina Física e Reabilitação. Especialista em Clínica Médica pela Sociedade Brasileira de Clínica Médica.

DANIELA T. MEKARU. Mestranda em Ciências da Saúde na Faculdade de Ciências Médicas da Santa Casa de Misericórdia de São Paulo. Fonoaudióloga do Hospital Santa Isabel e do Serviço de Reabilitação da Irmandade da Santa Casa de Misericórdia de São Paulo.

DANIELLE DOS SANTOS CUTRIM GARROS. Terapeuta Ocupacional pela Universidade do Estado do Pará. Mestranda em Ciências da Saúde pela Faculdade de Ciências Médicas da Santa Casa de São Paulo. Especialista e Supervisora em Terapia Ocupacional em Reabilitação Física da Irmandade da Santa Casa de São Paulo.

DAVID DE SOUZA GOMEZ. Doutor em Cirurgia pela Faculdade de Medicina da Universidade de São Paulo. Professor Titular da Disciplina de Cirurgia Plástica da Universidade de Santo Amaro – S.P. Professor Colaborador da Disciplina de Cirurgia Plástica da Faculdade de Medicina da Universidade de São Paulo. Médico Responsável pelo Serviço de Queimaduras do Hospital das Clínicas da Faculdade de Medicina da Universidade de São Paulo.

DÉBORA CRISTINA SANCHES PINTO. Mestre em Cirurgia Plástica pela Faculdade de Medicina da Universidade de São Paulo. Médica Assistente da Disciplina de Cirurgia Plástica e Queimaduras do Hospital das Clínicas da Universidade de São Paulo. Médica Colaboradora da Unidade de Queimaduras do Hospital do Servidor Público Estadual – São Paulo.

DENISE LOUREIRO VIANNA. Fisioterapeuta. Doutora em Ciências – Área de Concentração Fisiopatologia Experimental – Faculdade de Medicina da Universidade de São Paulo. Professora Doutora do Curso de Fisioterapia, Disciplina de Biomecânica, da Universidade Cidade de São Paulo. Coordenadora dos Estágios e da Clínica de Fisioterapia na Universidade Paulista.

DENISE YURIE MIKI. Mestre em Reabilitação Pulmonar pela Universidade Federal de São Paulo-Escola Paulista de Medicina. Médica Pneumologista do Serviço de Medicina Física e Reabilitação do Hospital do Servidor Público Estadual – São Paulo.

DILTOR VLADIMIR ARAUJO OPROMOLLA (†). Médico Dermatologista. Doutor em Microbiologia e Pesquisador Científico do Instituto Lauro de Souza Lima. Diretor da Divisão de Ensino e Pesquisa.

DONIZETI CÉSAR HONORATO. Professor Doutor da Disciplina de Neurocirurgia da Faculdade de Ciências Médicas da Universidade Estadual de Campinas.

EDIMAR ALCIDES BOCCHI. Livre-docente em Cardiologia.

EDMAR ZANOTELI. Doutor em Medicina pela Universidade Federal de São Paulo-Escola Paulista de Medicina. Pós-doutorado no St. Jude Children's Research Hospital, Memphis, EUA.

EDSON BOR SENG SHU. Doutorando em Neurologia pelo Hospital das Clínicas da Faculdade de Medicina da Universidade de São Paulo. Neurocirurgião da Associação de Assistência à Criança Deficiente. Médico Assistente da Neurocirurgia do Hospital das Clínicas da Faculdade de Medicina da Universidade de São Paulo.

EDSON DEFENDI. Psicólogo Especialista em Terapia Familiar e de Casal. Coordenador do Setor de Educação Especial da Fundação Dorina Nowill para Deficientes Visuais. Consultor da Assessoria Rumo na Área de Inclusão de Pessoas com Deficiência.

EDUARDO BENEGAS. Ortopedista. Mestre Doutor em Ortopedia pela Faculdade de Medicina da Universidade de São Paulo e Médico do Grupo de Ombro e Cotovelo do Instituto de Ortopedia e Traumatologia.

EDUARDO DE SOUZA MARTINS FERNANDES. Cirurgião Assistente do Grupo de Cirurgia Hepatobiliar e Transplante Hepático do Hospital Universitário Clemente Fraga Filho da Universidade Federal do Rio de Janeiro. Coordenador do Programa de Cirurgia Hepatobiliar Hospital Pio II – São José dos Campos.

EDUARDO F. CARRERA. Chefe do Grupo de Ombro da Universidade Federal de São Paulo-Escola Paulista de Medicina.

EGBERTO REIS BARBOSA. Livre-docente da Faculdade de Medicina da Universidade de São Paulo.

ELAINE SCAFF HADDAD. Fisiatra do Serviço de Medicina Física e Reabilitação e do Grupo Especializado em Dor do Hospital do Servidor Público Estadual.

ELCINETE WENTZ DE MOURA. Fisioterapeuta Coordenadora do Setor de Fisioterapia Infantil da Associação de Assistência à Criança Deficiente. Especialista no conceito Neuroevolutivo Bobath, *Baby Course* e Reeducação Postural Global.

ELDA HIROSE PASTORE. Reumatologista. Mestre e Doutora em Medicina – Área de Concentração em Reumatologia. Professora Doutora da Faculdade de Medicina da Universidade de São Paulo.

ELIZABETH MARIA APARECIDA BARASNEVICIUS QUAGLIATO. Professora Doutora do Departamento de Neurologia da Faculdade de Ciências Médicas da Universidade Estadual de Campinas.

ENEDINA MARIA LOBATO DE OLIVEIRA. Doutora em Medicina pela Universidade Federal de São Paulo-Escola Paulista de Medicina. Neurologista Responsável pelo Ambulatório de Doenças Desmielinizantes da Disciplina de Neurologia da Universidade Federal de São Paulo-Escola Paulista de Medicina.

ERINALDO ANDRADE. Secretário Geral do Centro de Estudos do Laboratório de Aptidão Física de São Caetano do Sul.

FABIO JAKAITIS. Pós-graduado em Fisiologia do Exercício pela Universidade Federal de São Paulo. Fisioterapeuta Sênior do Hospital Israelita Albert Einstein. Professor do Curso de Fisioterapia da Universidade Bandeirante de São Paulo. Especialidade internacional em Halliwick e Bad Ragaz.

FÁTIMA CRISTINA MARTORANO GOBBI. Fisioterapeuta. Mestre em Ciências da Reabilitação Neuromotora pela Universidade Bandeirante de São Paulo. Coordenadora do Serviço de Fisioterapia do Hospital Israelita Albert Einstein.

FLÁVIA PINHEIRO MACHADO DE LARA RESENDE. Especialista em Neuropsicologia pela Universidade de São Paulo. Treinamento pelo Colégio Britânico de Medicina. Coordenadora do Setor de Neuropsicologia do Hospital Biocor – Belo Horizonte. Secretária de Neuropsicologia e Gerontologia da Associação Brasileira de Neuropsiquiatria Geriátrica.

FLÁVIO ANTONIO AMARANTE RODRIGUES. Médico Psiquiatra e Psicoterapeuta Especializado em Psicodinâmica pelo Instituto Sedes Sapientae – São Paulo.

FORTUNATO ANTÔNIO BADAN PALHARES. Anatomopatologista. Professor de Medicina Legal e Ética da Faculdade de Ciências Médicas da Universidade Estadual de Campinas. Médico Legista da Secretaria de Segurança Pública de São Paulo.

FRANCISCO CARDOSO. Professor e Chefe do Serviço de Neurologia. Departamento de Clínica Médica, Faculdade de Medicina da Universidade Federal de Minas Gerais.

FREDERICO LUIZ DULLEY. Professor Doutor Livre-docente pela Faculdade de Medicina da Universidade de São Paulo. Chefe da Unidade de Transplante de Medula Óssea do Hospital das Clínicas da Faculdade de Medicina da Universidade de São Paulo.

GABRIELLA MENDES SOUZA. Fisiatra. Eletroneuromiografista do Instituto de Neurologia de Montes Claros – Minas Gerais.

GERVÁSIO TELES CARDOSO DE CARVALHO. Mestre em Neurocirurgia pela Universidade Federal de São Paulo. Neurocirugião da Santa Casa de Belo Horizonte. Professor Auxiliar de Neurocirurgia da Faculdade de Ciências Médicas de Minas Gerais.

GETÚLIO DARÉ RABELLO. Doutor em Neurologia. Médico Assistente do Hospital das Clínicas da Faculdade de Medicina da Universidade de São Paulo.

GILBERTO DE ALMEIDA FONSECA FILHO. Neurocirurgião com Especialização em Neurocirurgia Funcional e Estereotaxia nas Universidades de Göttingen Freiburg – Alemanha. Chefe do Serviço de Neurocirurgia Funcional nos Hospitais Arapiara, Biocor, Madre Tereza e Prontocor – Belo Horizonte.

GISELA DE ALMEIDA BATISTA. Médica Chefe da Clínica de Foniatria do Hospital Arapiara – Belo Horizonte. Fonoaudióloga da Clínica de Neurocirurgia e Neurologia do Biocor Instituto – Nova Lima. Especialista em Motricidade Oral pelo Centro de Estudos em Fonoaudiologia Clínica.

GLÁUCIA SOMENSI DE OLIVEIRA-ALONSO. Fisiatra da Associação de Assistência à Criança Deficiente.

GUILHERME VEIGA GUIMARÃES. Doutor em Ciências.

GUILHERME ZANUTTO CARDILLO. Formado pela Faculdade de Medicina da Universidade de São Paulo. Interno no Hospital das Clínicas da Faculdade de Medicina da Universidade de São Paulo. Monitor Oficial da Disciplina de Topografia Estrutural Humana (2002 e 2003).

GUSTAVO JERÔNIMO DE MELO ALMEIDA. Mestrando em Ciências pela Universidade Federal de São Paulo-Escola Paulista de Medicina. Especialista em "O Aparelho Locomotor no Esporte" pela Universidade Federal de São Paulo-Escola Paulista de Medicina.

HAMILTON DA ROSA PEREIRA. Professor Assistente Doutor do Departamento de Cirurgia e Ortopedia da Universidade Estadual Paulista "Júlio de Mesquita Filho" – Botucatu. Professor Orientador do Curso de Pós-Graduação em Bases Gerais da Cirurgia e Cirurgia Experimental da Faculdade de Medicina da Universidade Estadual Paulista "Júlio de Mesquita Filho" – Botucatu. Membro Efetivo da Sociedade Brasileira de Ortopedia e Traumatologia e da Sociedade Latina Americana de Ortopedia e Traumatologia.

HELENA H. S. KAZIYAMA. Fisiatra do Instituto de Ortopedia e Traumatologia e da Divisão de Neurologia e Neurocirurgia do Hospital das Clínicas da Faculdade de Medicina da Universidade de São Paulo. Médica do Grupo de Dor da Divisão de Neurologia.

HELGA CRISTINA ALMEIDA DA SILVA. Doutora em Medicina (Área de Patologia) pela Universidade de São Paulo. Professora Afiliada da Disciplina de Anestesiologia, Dor e Terapia Intensiva da Universidade Federal de São Paulo. Presidente da Associação Brasileira de Esclerose Lateral Amiotrófica.

IBRAHIM REDA EL HAYEK. Mestre em Educação Física na Área de Biodinâmica do Movimento Humano pela Escola de Educação Física e Esporte da Universidade de São Paulo. Doutor em Ciências na Área de Ortopedia e Traumatologia pela Faculdade de Medicina da Universidade de São Paulo.

IEDA MARIA MAGALHÃES LAURINDO. Assistente Doutora do Serviço de Reumatologia da Faculdade de Medicina da Universidade de São Paulo. Professora Colaboradora da Universidade de São Paulo.

INÊS SHIGUYO KOBAYASHI DOI. Fisiatra.

IRACEMA MACEIRA PIRES MADALENO. Psicóloga. Coordenadora do Setor de Psicologia Infantil da Associação de Assistência à Criança Deficiente.

ISABEL CHATEAUBRIAND DINIZ DE SALLES. Fisiatra e Especialista em Medicina Desportiva pela Universidade Federal de São Paulo. Médica da Associação de Assistência à Criança Deficiente.

IVANA MARIA COUY FONSECA. Fisiatra titulada pela Sociedade Brasileira de Medicina Física e Reabilitação. Chefe do Serviço de Fisiatria do Instituto de Hipertensão Arterial – Belo Horizonte. Diretora do Instituto de Fisiatria, Reabilitação e Tratamento da Dor – Belo Horizonte.

JAILENE CHIOVATTO PARRA ROCCO. Mestre em Medicina pela Faculdade de Medicina da Universidade de São Paulo. Pós-graduação *lato sensu* em Fisiatria e em Medicina Interna pela Faculdade de Medicina da Universidade de São Paulo. Professora Instrutora da Faculdade de Ciências Médicas da Santa Casa de Misericórdia de São Paulo. Membro Titular da Sociedade Brasileira de Medicina Física e Reabilitação. Fundadora do Grupo de Reabilitação Geriátrica da Divisão de Medicina de Reabilitação do Hospital das Clínicas da Faculdade de Medicina da Universidade de São Paulo. Coordenadora do Curso da Disciplina de Medicina de Reabilitação da Faculdade de Medicina do ABC (1996 a 2002).

JAVIER TOLEDANO BETETA. Coordenador da Clínica de Doenças Neuromusculares da Associação de Assistência à Criança Deficiente – São Paulo.

JERRI AP. FERNANDES DE GODOI. Mestre em Reabilitação Neuromotora pela Universidade Bandeirante de São Paulo. Fisioterapeuta Sênior do Hospital Israelita Albert Einstein. Preceptor do Curso de Especialização em Fisioterapia Aplicada à Clínica Médica da Universidade Federal de São Paulo.

JOÃO ANTÓNIO MARTINI PAULA. Fisiatra e Geriatra pela Associação Médica Brasileira. Mestre em Gerontologia pela Universidade Estadual de Campinas. Doutorando em Educação, com Área de Concentração em Gerontologia pela Universidade Estadual de Campinas.

JOAQUIM PAULO GRAVA DE SOUSA. Mestre em Traumatologia e Ortopedia pela Universidade Federal de São Paulo.

JOAQUIM RIBEIRO FILHO. Doutor em Medicina pela Universidade de Paris. Professor Adjunto do Departamento de Cirurgia Geral da Universidade Federal do Rio de Janeiro. Coordenador do Programa de Transplante Hepático do Hospital Universitário Clemente Fraga Filho da Universidade Federal do Rio de Janeiro.

JOSÉ ALBERTO FREGNANI GONÇALVES. Fisioterapeuta pela Universidade de São Paulo. Graduado em Educação Física pela Universidade de São Paulo. Fisioterapeuta do Futebol Profissional do Sport Clube Corinthians.

JOSÉ ALVARO MARQUES MARCOLINO. Doutor em Psiquiatria pela Universidade Federal de São Paulo-Escola Paulista de Medicina. Professor Adjunto da Faculdade de Ciências Médicas da Santa Casa de São Paulo.

JOSÉ ANTONIO GARBINO. Fisiatra. Especialista em Neurofisiologia Clínica. Médico da Divisão de Reabilitação do Instituto Lauro de Souza Lima.

JOSÉ CLÁUDIO MARINHO DA NÓBREGA. Mestre em Neurologia pela Universidade Federal de São Paulo. Médico Assistente do Setor de Neurocirurgia Funcional da Associação de Assistência à Criança Deficiente e da Faculdade de Medicina da Universidade de São Paulo.

JOSÉ EYMARD HOMEM PITTELLA. Neuropatologista. Doutor em Ciências pela Universidade Federal de Minas Gerais. Pós-doutorado no Abteilung für Neuropathologie, Department Pathologie,

Medizinische Hochschule Hannover, em Hannover – Alemanha. Professor Titular do Departamento de Anatomia Patológica e Medicina Legal da Faculdade de Medicina da Universidade Federal de Minas Gerais.

José Felipe Marion Alloza. Mestre em Ortopedia e Traumatologia pela Universidade Federal de São Paulo-Escola Paulista de Medicina. Médico Assistente do Centro de Traumato-Ortopedia do Esporte. Membro do Setor de Medicina e Cirurgia do Pé do Departamento de Ortopedia e Traumatologia da Universidade Federal de São Paulo-Escola Paulista de Medicina. Especialista em Medicina Esportiva.

José Jorge Facure. Professor Livre-docente pela Disciplina de Neurocirurgia da Faculdade de Ciências Médicas da Universidade Estadual de Campinas.

José Maria Santarem. Fisiatra e Reumatologista. Doutor em Medicina. Coordenador do Centro de Estudos em Ciências da Atividade Física, da Disciplina de Geriatria da Faculdade de Medicina da Universidade de São Paulo.

José Oswaldo de Oliveira Jr. Member of Merbership Comission of International Association for the Study for Pain. Docente Titular do Departamento de Terapia Antálgica e Cirurgia Funcional da Escola de Cancerologia Celestino Bourroul. Diretor da Central da Dor do Hospital do Câncer (A. C. Camargo – São Paulo). Médico Assistente Doutor do Serviço de Neurocirurgia e do Grupo Especializado em Dor e Neurocirurgia Funcional do Hospital do Servidor Público Estadual. Médico Consultor do Tratamento de Dor Crônica dos Hospitais: Alemão Oswaldo Cruz, Santa Paula e Beneficência Portuguesa – São Paulo.

Júlio Litvoc. Epidemiologista. Docente do Departamento de Medicina Preventiva da Faculdade de Medicina da Universidade de São Paulo.

Júnia Jorge Rjeille Cordeiro. Terapeuta Ocupacional. Mestranda em Reabilitação na Universidade Federal de São Paulo. Coordenadora do Serviço de Terapia Ocupacional do Hospital Israelita Albert Einstein – São Paulo.

Karina Pavan. Fisioterapeuta. Especialista em Pediatria pela UNICID. Especialista em Reabilitação Hospitalar e Ambulatorial pela Irmandade da Santa Casa de Misericórdia de São Paulo. Mestranda em Ciências da Saúde pela Faculdade de Ciências Médicas da Irmandade da Santa Casa de Misericórdia de São Paulo. Supervisora e Professora do Curso de Especialização em Fisioterapia Neurofuncional da Irmandade da Santa Casa de Misericórdia de São Paulo.

Kizi B. Schmidt. Fisioterapeuta. Especialista em Fisioterapia Neuro Músculo Esquelética pela Irmandade da Santa Casa de Misericórdia de São Paulo.

Leny Vieira Cavalheiro. Mestre em Reabilitação pela Universidade Federal de São Paulo-Escola Paulista de Medicina. Coordenadora de Fisioterapia do Hospital Israelita Albert Einstein. Coordenadora dos Cursos de Especialização em Fisioterapia da Universidade Federal de São Paulo-Escola Paulista de Medicina, do Centro Universitário das Faculdades Metropolitanas Unidas e do Hospital Israelita Albert Einstein.

Liana Pires dos Santos. Psicopedagoga Clínica. Pós-graduada em Educação Especial. Especialização em Equoterapia na Suíça com Hildegard Carmem Vid. Palestrante da Ande Brasil.

Ligia Maria Perrucci Catai. Fisiatra da Divisão de Medicina de Reabilitação do Hospital das Clínicas da Faculdade de Medicina da Universidade de São Paulo.

Liliana Lourenço Jorge. Fisiatra pelo Hospital das Clínicas da Faculdade de Medicina da Universidade de São Paulo. Fisiatra do Centro de Reabilitação Umarizal, Divisão de Medicina de Reabilitação da Faculdade de Medicina da Universidade de São Paulo e do Setor de Medicina Física do Hospital do Servidor Público Estadual do Instituto de Assistência Médica ao Servidor Público Estadual.

Lívia R. L. Borgneth. Professora do Departamento de Clínica Médica da Faculdade de Medicina da Universidade Federal do Rio de Janeiro. Fisiatra e Coordenadora da Equipe Multiprofissional do Núcleo de Desenvolvimento Infantil e Reabilitação do Instituto de Puericultura e Pediatria Martagão Gesteira da Universidade Federal do Rio de Janeiro.

Lorella Marianne Chiappetta. Fisiatra Titulada pela Sociedade Brasileira de Medicina Física e Reabilitação. Pós-graduada em Acupuntura pela Universidade Federal de São Paulo-Escola Paulista de Medicina em associação à Universidade Federal de Alagoas. Diretora Científica da Sociedade Alagoana de Medicina Física e Reabilitação (2001-2003).

Lúcia Helena S. Camargo Marciano. Terapeuta Ocupacional. Mestre em Reabilitação. Especialista em Terapia de Mão e em Administração Hospitalar. Pesquisadora Científica do Instituto Lauro de Souza Lima.

Lúcia Maria Guimarães Santos. Mestre em Neurologia Infantil com enfoque em Erros Inatos do Metabolismo pela Universidade Federal de São Paulo-Escola Paulista de Medicina.

Luís Garcia Alonso. Médico Geneticista da Associação de Assistência à Criança Deficiente de São Paulo. Coordenador do Ambulatório de Genética Craniofacial do Centro de Genética Médica dos Departamentos de Morfologia e Pediatria da Universidade Federal de São Paulo-Escola Paulista de Medicina. Professor Adjunto do Departamento de Morfologia da Universidade Federal de São Paulo-Escola Paulista de Medicina. Presidente do Departamento de Genética Clínica da Associação Paulista de Medicina.

Luiz Antônio de Arruda Botelho. Fisiatra. Especialização em Eletromiografia-*Biofeedback* na Miami University School of Medicine – Flórida (EUA). Coordenador do Setor de Bloqueio Químico do Lar Escola São Francisco da Universidade Federal de São Paulo-Escola Paulista de Medicina. Superintendente Médico da Fundação Selma – São Paulo. Membro da Sociedade Brasileira de Medicina Física e Reabilitação.

Luiz Antonio Manzochi. Psicólogo Clínico. Mestre em Gerontologia pela Pontifícia Universidade Católica de São Paulo. Especialista em Psicologia Hospitalar. Psicólogo do Hospital Israelita Albert Einstein.

Luiz Carlos Koda. Fisiatra. Médico do Centro de Reabilitação da Santa Casa de Misericórdia de São Paulo.

Maira Pazian Liranço Costa. Fisioterapeuta do Grupo de Quadril do Instituto de Ortopedia e Traumatologia do Hospital das Clínicas da Faculdade de Medicina da Universidade de São Paulo.

Marcelo Calderaro. Neurologista. Ex-Preceptor e Colaborador da Clínica Neurológica do Hospital das Clínicas da Faculdade de Medicina da Universidade de São Paulo.

Marcelo Gomes. Neuropediatra da Associação de Pais e Amigos dos Excepcionais – Cotia, do Hospital Estadual Mário Covas e do Hospital Infantil de São Caetano do Sul Márcia Braido. Pós-graduando da Universidade Federal de São Paulo-Escola Paulista de Medicina. Diretor da Sociedade Brasileira de Neurologia Infantil.

Marcelo J. J. Ares. Fisiatra da Clínica de Lesão Medular da Associação de Assistência à Criança Deficiente.

Marcelo Saad. Fisiatra e Acupunturista. Doutor em Ciências pela Universidade Federal de São Paulo-Escola Paulista de Medicina. Ex-Diretor Secretário da Sociedade Brasileira de Medicina Física e de Reabilitação.

Márcia Cristina Bauer Cunha. Mestre em Neurociências pela Universidade Federal de São Paulo-Escola Paulista de

Medicina. Fisioterapeuta do Setor de Investigação em Doenças Neuromusculares, da Disciplina de Neurologia da Universidade Federal de São Paulo-Escola Paulista de Medicina.

Márcia Keiko Uyeno Tabuse. Mestre e Doutora em Oftalmologia pela Universidade Federal de São Paulo. Coordenadora do Setor de Oftalmologia da Associação de Assistência à Criança Deficiente.

Marcia Mello. Fisioterapeuta. Mestre em Ciências pela Universidade de São Paulo. Diretora do Serviço de Fisioterapia do Instituto Central do Hospital das Clínicas da Faculdade de Medicina da Universidade de São Paulo.

Márcia Regina Modelli Casadei Antoneli. Terapeuta Ocupacional. Especialização em Terapia de Mão pela Universidade de São Paulo. Especialização no Método Neuroevolutivo Bobath. Coordenadora da Seção Técnica de Supervisão em Terapia Ocupacional do Hospital do Servidor Público Municipal – São Paulo.

Marco Antonio Guedes de Souza Pinto. Ortopedista pela Faculdade de Medicina da Universidade de São Paulo, com Residência em Ortopedia e Traumatologia no Hospital das Clínicas da Faculdade de Medicina da Universidade de São Paulo. Diretor do Centro Marian Weiss.

Marcos Henrique Ferreira Laraya. Mestre em Ortopedia e Traumatologia pela Universidade Federal de São Paulo-Escola Paulista de Medicina. Membro Titular da Sociedade Brasileira de Ortopedia e Traumatologia, da Sociedade Brasileira de Cirurgia do Joelho e da Sociedade Brasileira de Artroscopia.

Marcos Virmond. Doutor em Cirurgia pela Faculdade de Medicina da Universidade Estadual Paulista "Júlio de Mesquita Filho" – Botucatu. Professor Orientador do Curso de Pós-graduação em Saúde e Infectologia da Coordenação dos Institutos de Pesquisa da Secretaria de Estado da Saúde de São Paulo. Membro Titular da Sociedade Brasileira de Cirurgia Plástica e da Sociedade Brasileira de Hansenologia.

Margarida S. C. M. Oliveira. Diretora do Serviço de Medicina Física e Reabilitação do Hospital do Servidor Público Estadual do Instituto de Assistência Médica ao Servidor Público Estadual. Médica Chefe da Divisão de Medicina Física e Reabilitação do Instituto de Ortopedia e Traumatologia do Hospital das Clínicas da Faculdade de Medicina da Universidade de São Paulo.

Maria Angela de Campos Gianni. Fisiatra Titulada pela Sociedade Brasileira de Medicina Física e Reabilitação. Coordenadora Clínica da Associação de Assistência à Criança Deficiente – Pernambuco.

Maria Angélica Ratier Jajah Nogueira. Fisiatra. Mestranda em Medicina pela Faculdade de Ciências Médicas da Santa Casa de São Paulo.

Maria Cristina de Oliveira. Terapeuta Ocupacional da Associação de Assistência à Criança Deficiente. Especialista em Saúde Pública e no Conceito Neuroevolutivo Bobath e Baby Course.

Maria Cristina dos Santos Galvão. Fisioterapeuta da Associação de Assistência à Criança Deficiente. Especialista no Conceito Neuroevolutivo Bobath e Baby Course.

Maria da Consolação G. Cunha F. Tavares. Fisiatra. Professora Livre-docente do Departamento de Estudos de Atividade Física Adaptada da Faculdade de Educação Física da Universidade Estadual de Campinas.

Maria Eugenia Pebe Casalis. Fisiatra. Coordenadora de Reabilitação de Adultos da Associação de Assistência à Criança Deficiente, Centro de Reabilitação Dr. Renato Bomfim – São Paulo.

Maria Fernanda Molledo Secco. Mestre em Reabilitação pela Universidade Federal de São Paulo. Fisiatra da Disciplina de Fisiatria da Universidade Federal de São Paulo e do Instituto do Coração do Hospital das Clínicas da Faculdade de Medicina da Universidade de São Paulo.

Maria Fernanda Pereira de Souza. Pedagoga Especial. Pós-graduada em Psicomotricidade e Educação Especial.

Maria José da Silva. Fisioterapeuta do Grupo de Quadril do Instituto de Ortopedia e Traumatologia do Hospital das Clínicas da Faculdade de Medicina da Universidade de São Paulo.

Maria Stella Peccin. Mestre em Reabilitação pela Universidade Federal de São Paulo-Escola Paulista de Medicina.

Maria Teresa Augusto Ioshimoto. Terapeuta Ocupacional. Especialização em Terapia de Mão pela Universidade de São Paulo. Especialização no Método Neuroevolutivo Bobath. Terapeuta Ocupacional do Hospital Israelita Albert Einstein – São Paulo.

Mario Sergio Rossi Vieira. Mestre em Medicina pela Faculdade de Ciências Médicas da Santa Casa de São Paulo. Chefe da Divisão de Reabilitação do Centro de Reabilitação da Polícia Militar de São Paulo. Médico Especialista pela Associação Médica Brasileira e respectivas sociedades médicas em Fisiatria, Medicina Esportiva e Acupuntura. Médico da Confederação Brasileira de Esportes Aquáticos e do projeto Jogos Panamericanos Rio 2007, do Comitê Olímpico Brasileiro.

Martha Coelho de Souza. Assistente Social. Mestre e Doutoranda em Saúde Coletiva do Departamento de Medicina Preventiva e Social da Faculdade de Ciências Médicas da Universidade Estadual de Campinas.

Mauro César de Morais Filho. Membro Titular da Sociedade Brasileira de Ortopedia Pediátrica. Coordenador Clínico do Laboratório de Marcha da Associação de Assistência à Criança Deficiente – São Paulo. Membro da Gait and Clinical Movement Analysis Society.

Mauro Perini. Médico Especialista em Medicina Chinesa pelo Colégio Brasileiro de Acupuntura. Médico Assistente no Curso de Especialização em Acupuntura do Setor de Medicina Chinesa da Universidade Federal de São Paulo-Escola Paulista de Medicina. Diretor Clínico do Spa Clínica Yan Sou.

Meire T. Shibayama. Fonoaudióloga do Hospital Santa Isabel – São Paulo.

Miguel Antonio Rahal. Ortopedista. Médico do Esporte. Chefe do Centro de Estudos do Laboratório de Fisiologia de São Caetano do Sul.

Milena Carlos Vidotto. Mestranda em Ciências Pneumológicas na Universidade Federal de São Paulo-Escola Paulista de Medicina. Fisioterapeuta Docente da Unidade de Terapia Intensiva Neurológica na Especialização em Fisioterapia Respiratória da Universidade Federal de São Paulo-Escola Paulista de Medicina. Docente da Universidade Camilo Castelo Branco.

Milton Borrelli Jr. Médico do Centro de Continência do Hospital Israelita Albert Einstein. Médico Assistente da Disciplina de Urologia da Faculdade de Medicina do ABC. Urologista da Associação de Assistência à Criança Deficiente.

Milton Luiz Gorzoni. Professor Adjunto do Departamento de Clínica Médica da Faculdade de Ciências Médicas da Santa Casa de São Paulo. Chefe do Setor de Geriatria do Departamento de Medicina da Irmandade da Santa Casa de Misericórdia de São Paulo.

Miriam A. Romano. Reumatologista. Colaboradora do Centro de Dor Musculoesquelética da Divisão de Medicina Física do Instituto de Ortopedia e Traumatologia do Hospital das Clínicas da Faculdade de Medicina da Universidade de São Paulo.

Moisés Cohen. Professor Afiliado e Livre-docente do Departamento de Ortopedia e Traumatologia da Universidade Federal de São Paulo. Chefe do Centro de Traumatologia do Esporte do Departamento de Ortopedia e Traumatologia da Universidade Federal de São Paulo.

Nubia Maria Noschese Gargiulo da Cunha. Médica Assistente do Serviço de Neurocirurgia e do Grupo Especializado em Dor e Neurocirurgia Funcional do Hospital do Servidor Público Estadual.

Odete Sanches Nogueira Silva. Especialista em Nutrição Clínica. Nutricionista Coordenadora do Serviço de Nutrição Clínica do Hospital Israelita Albert Einstein.

Osmair Gomes de Macedo. Mestre em Ciências pela Faculdade de Medicina da Universidade de São Paulo. Graduado em Fisioterapia e Licenciado em Educação Física pela Faculdade do Clube Náutico Mogiano.

Parizete de Souza Freire. Pós-graduada em Educação Inclusiva pela Pontifícia Universidade Católica de São Paulo. Especialista em Deficiência Física e Mental. Psicóloga do Setor de Estimulação Precoce e Centro de Diagnóstico da Associação de Pais e Amigos dos Excepcionais – São Paulo.

Patrícia Agostini. Mestre em Reabilitação pela Universidade Federal de São Paulo. Enfermeira do Centro de Reabilitação do Hospital Israelita Albert Einstein.

Patrícia Kfouri Mascarenhas. Terapeuta Ocupacional do Lar Escola São Francisco da Universidade Federal de São Paulo-Escola Paulista de Medicina.

Patricia Liliane Marie Gal. Fisiatra. Coordenadora do Programa de Medicina Física e Reabilitação do PAM Salgadinho – Maceió.

Patricia Tanoue Peres. Pediatra e Fisiatra. Mestre em Medicina pela Faculdade de Ciências Médicas da Santa Casa de São Paulo. Assistente Chefe do Grupo de Reabilitação Pediátrica do Serviço de Reabilitação da Santa Casa de São Paulo.

Patrick Stump. Fisiatra. Especialista em Clínica da Dor na Divisão de Reabilitação do Instituto Lauro de Souza Lima – Bauru.

Paula Gouveia. Psicóloga Especialista em Neuropsicologia. Mestre em Ciências pela Universidade Federal de São Paulo-Escola Paulista de Medicina. Psicóloga Sênior do Serviço de Neuropsicologia do Centro de Reabilitação do Hospital Israelita Albert Einstein – São Paulo.

Paulo Cezar Cavalcante de Almeida. Médico Supervisor da Unidade de Queimaduras do Hospital do Servidor Público Estadual de São Paulo. Médico Assistente da Disciplina de Cirurgia Plástica e Queimaduras do Hospital das Clínicas da Faculdade de Medicina da Universidade de São Paulo.

Paulo Germano Marmorato. Psiquiatra da Infância e Adolescência da Associação de Assistência à Criança Deficiente e do Instituto de Psiquiatria do Hospital das Clínicas da Faculdade de Medicina da Universidade de São Paulo.

Paulo Roberto Garcia Lucareli. Mestre em Ciências pela Faculdade de Medicina da Universidade de São Paulo. Especialista em Fisioterapia Aplicada à Neurocirurgia pela Faculdade de Medicina de São José do Rio Preto. Fisioterapeuta do Laboratório de Marcha da Adolescência da Associação de Assistência à Criança Deficiente – São Paulo. Professor e Coordenador do Curso de Fisioterapia da Universidade Paulista – Campus Marquês de São Vicente.

Paulo Roberto Santos-Silva. Fisiologista do Exercício da Seção de Avaliação Cardiorrespiratória e Metabólica do Laboratório de Estudos do Movimento do Instituto de Ortopedia e Traumatologia do Hospital das Clínicas da Faculdade de Medicina da Universidade de São Paulo.

Paulo Rogério Vieira. Graduado em Fisioterapia pela Pontifícia Universidade Católica de Campinas. Fisioterapeuta do Futebol Profissional do Sport Clube Corinthians.

Pola Maria Poli de Araujo. Terapeuta Ocupacional. Doutora em Ciências. Coordenadora dos Cursos de Especialização de Reabilitação em Reumatologia para Fisioterapeutas e Terapeutas Ocupacionais, de Especialização em Terapia da Mão e Membro Superior e de Especialização de Terapia Ocupacional em Reabilitação Física da Universidade Federal de São Paulo-Escola Paulista de Medicina.

Raphael Martus Marcon. Ortopedista. Coordenador do Conselho Diretor do Centro de Atendimento ao Traumatizado Raquimedular.

Raymundo Edson de Araújo Leitão. Professor Titular da Universidade Federal do Rio de Janeiro. Professor Titular do Instituto de Pós-graduação Médica Carlos Chagas. Livre-docente da Universidade Estadual do Rio de Janeiro. Livre-docente da Universidade Federal do Rio de Janeiro. Membro Honorário da Academia Nacional de Medicina e da Associação Brasileira de Medicina Física e de Reabilitação. Membro Emérito da Academia Brasileira de Medicina de Reabilitação.

Rebeca de Barros Santos. Fisioterapeuta Graduada pela Universidade Paulista – São Paulo. Pós-graduada em Neurologia pelas Faculdades Metropolitanas Unidas. Pós-graduada em Terapias Manuais pela Universidade de Mogi das Cruzes. Especializada em Equoterapia pela Ande-Brasil.

Regina Aparecida Rossetto. Chefe da Terapia Ocupacional da Irmandade da Santa Casa de Misericórdia de São Paulo. Especialista em Cinesiologia e Psicofísica. Professora Instrutora da Faculdade de Ciências Médicas da Santa Casa de São Paulo.

Reginaldo César de Campos. Especialista em Fisiatria e Ortopedia.

Renata Soneghet. Fonoaudióloga Especialista em Voz pelo Conselho Federal de Fonoaudiologia. Aprimoramento em Reabilitação de Pacientes Oncológicos de Cabeça e Pescoço pela Santa Casa de Misericórdia de São Paulo. Coordenadora do Serviço de Fonoaudiologia do Hospital Israelita Albert Einstein.

Ricardo Fuller. Reumatologista. Doutor em Reumatologia pela Faculdade de Medicina da Universidade de São Paulo. Doutor Assistente do Serviço de Reumatologia da Faculdade de Medicina da Universidade de São Paulo. Professor Colaborador da Universidade de São Paulo.

Ricardo José de Almeida Leme. Doutorando em Anatomia (Neurorregeneração do Sistema Nervoso Central) pela Universidade de São Paulo. Neurocirurgião da Associação de Assistência à Criança Deficiente. Ex-Fellow do Miami Project to Cure Paralysis.

Ricardo Moreira Palma. Ortopedista e Fisiatria. Especialização em Cirurgia do Joelho. Coordenador do Serviço de Ortopedia do Hospital Estadual de Sapopemba – São Paulo.

Rita de Cássia Cocomazzo Koyama. Fisiatra.

Roberto Dias Batista Pereira. Fisioterapeuta Especializado em Doenças Neuromusculares e Hidroterapia pela Universidade Federal de São Paulo-Escola Paulista de Medicina.

Rosalina de Jesus Moura. Psicóloga pela Universidade de São Paulo. Especialista em Psicologia Hospitalar, Clínica e em Terapia Familiar. Encarregada do Setor de Psicologia do Instituto de Ortopedia e Traumatologia do Hospital das Clínicas da Faculdade de Medicina da Universidade de São Paulo (1996-2004). Diretora da Assessoria Rumo – para Desenvolvimento e Implantação de Projetos de Inclusão Social e Profissional de Pessoas com Deficiência.

ROSELAINE M. COELHO DE OLIVEIRA. Especialista em Nutrição Clínica e Terapia Nutricional Enteral e Parenteral. Nutricionista Coordenadora da Equipe Multidisciplinar de Terapia Nutricional do Hospital Israelita Albert Einstein.

ROSEMARI BACCARELLI. Fisioterapeuta. Doutora em Ciências Biológicas. Pesquisadora Científica do Instituto Lauro de Souza Lima.

SANDRA REGINA ALOUCHE. Fisioterapeuta. Doutora em Neurociências e Comportamento pela Universidade de São Paulo. Professora do Curso de Fisioterapia e Coordenadora do Curso de Especialização em Fisioterapia em Neurologia da Universidade Metodista de São Paulo. Professora do Mestrado em Ciências da Reabilitação Neuromotora da Universidade Bandeirante de São Paulo.

SÉRGIO AKIRA. Fisiatra. Mestrando em Medicina pela Faculdade de Ciências Médicas da Santa Casa de São Paulo.

SÉRGIO ALMEIDA DE OLIVEIRA. Professor Titular da Disciplina de Cirurgia Torácica e Cardiovascular da Unidade de Insuficiência Cardíaca e Transplante do Instituto do Coração do Hospital das Clínicas da Faculdade de Medicina da Universidade de São Paulo.

SERGIO LIANZA. Livre-docente pela Universidade Federal do Estado do Rio de Janeiro. Coordenador da Disciplina Medicina de Reabilitação. Professor Adjunto da Faculdade de Ciências Médicas da Santa Casa de São Paulo.

SHEILA JEAN MCNEILL INGHAM. Fisiatra. Médica Assistente da Disciplina de Fisiatria do Departamento de Ortopedia e Traumatologia da Universidade Federal de São Paulo-Escola Paulista de Medicina. Fisiatra da Associação de Assistência à Criança Deficiente.

SILVIA MARIA FRAGA PIOVACARI. Especialista em Nutrição Clínica. Especialista em Nutrição Parenteral e Enteral pela Sociedade Brasileira de Nutrição Parenteral e Enteral. Nutricionista do Hospital Israelita Albert Einstein.

SILVIA MAZZALI-VERST. Chefe do Setor de Eletroneuromiografia, Potenciais Evocados e Monitoração Neurofisiológica Intra-operatória do Departamento de Neurofisiologia Clínica do Hospital Israelita Albert Einstein.

SÍLVIA WASSERSTEIN. Fisiatra do Lar Escola São Francisco da Universidade Federal de São Paulo-Escola Paulista de Medicina. Coordenadora do Ambulatório de Reabilitação em Ortopedia.

SIMONE PIVARO STADNIKY. Fisioterapeuta do Grupo de Ombro da Universidade Federal de São Paulo-Escola Paulista de Medicina.

SORAYA AURANI JORGE CECILIO. Médica Assistente do Serviço de Neurocirurgia e do Grupo Especializado em Dor e Neurocirurgia Funcional do Hospital do Servidor Público Estadual.

SUELI GONÇALVES. Fisioterapeuta do Serviço de Medicina Física e Reabilitação do Hospital do Servidor Público Estadual. Fisioterapeuta Responsável pela Unidade de Terapia Intensiva de Queimados.

TARCÍSIO ELOY PESSOA DE BARROS FILHO. Professor Titular de Ortopedia e Traumatologia do Hospital das Clínicas da Faculdade de Medicina da Universidade de São Paulo.

THEREZINHA ROSANE CHAMLIAN. Fisiatra. Doutora em Medicina. Chefe de Clínica e do Grupo de Amputações e Próteses da Disciplina de Fisiatria do Departamento de Ortopedia e Traumatologia da Universidade Federal de São Paulo-Escola Paulista de Medicina. Diretora Técnica do Lar Escola São Francisco.

VALDEBRANDO MENDONÇA LEMOS. Livre-docente em Nefrologia da Universidade Federal do Estado do Rio de Janeiro. Adjunto de Semiologia da Faculdade de Medicina de Campos – Rio de Janeiro.

VALÉRIA WOJCIECHOWSKI. Mestre em Ciências pela Universidade de São Paulo. Psicóloga do Serviço de Psicologia Hospitalar Responsável pelo Serviço de Reabilitação.

VERA LÚCIA DE ALENCAR MONTEIRO. Pós-graduada em Educação Inclusiva pela Pontifícia Universidade Católica de São Paulo. Especialista em Psicologia Clínica e Educacional/Escolar. Psicóloga do Setor de Estimulação Precoce – Associação de Pais e Amigos dos Excepcionais – São Paulo. Docente em Capacitação de Profissionais da Educação da Rede Municipal de São Paulo e outros Municípios.

VERIDIANA MORAES D'AVILA. Fisioterapeuta.

VICTOR MATSUDO. Ortopedista Especializado em Medicina Esportiva. Presidente do Centro de Estudos do Laboratório de Fisiologia de São Caetano do Sul. Coordenador Geral do Programa Agita Mundo.

WALCY ROSOLIA TEODORO. Doutora em Ciências pela Fisiopatologia Experimental da Faculdade de Medicina da Universidade de São Paulo.

WALKIRIA L. BOSCHETTI. Psicóloga Especialista em Neuropsicologia. Psicóloga Sênior do Serviço de Neuropsicologia do Centro de Reabilitação do Hospital Israelita Albert Einstein – São Paulo.

WU TU HSING. Doutor em Medicina Física e Reabilitação pela Faculdade de Medicina da Universidade de São Paulo. Fisiatra da Divisão de Medicina Física e Reabilitação do Instituto de Ortopedia e Traumatologia do Hospital das Clínicas da Faculdade de Medicina da Universidade de São Paulo. Diretor da Divisão de Medicina Física e Reabilitação do Instituto de Ortopedia e Traumatologia do Hospital das Clínicas da Faculdade de Medicina da Universidade de São Paulo.

Índice

SEÇÃO 1 – EQUIPE MULTIDISCIPLINAR DE REABILITAÇÃO E PRESCRIÇÃO FISIÁTRICA

1. MEDICINA DE REABILITAÇÃO – PASSADO, PRESENTE E FUTURO 2
   Raymundo Edson de Araújo Leitão
2. EQUIPE DE REABILITAÇÃO 5
   Lívia R. L. Borgneth, Alice Y. S. Hassano
3. REABILITAÇÃO – CONCEITO TERAPÊUTICO 8
   Júlia Maria D'Andréa Greve
4. CLASSIFICAÇÃO INTERNACIONAL DE FUNCIONALIDADES, INCAPACIDADES E SAÚDE 10
   Júlia Maria D'Andréa Greve
5. EQUIPE MULTIDISCIPLINAR 13
   Júlia Maria D'Andréa Greve
6. EQUIPE DE TRABALHO 15
   José Alvaro Marques Marcolino
7. FISIOTERAPIA E REABILITAÇÃO 19
   Denise Loureiro Vianna
8. REABILITAÇÃO E INCLUSÃO SOCIAL DA PESSOA COM DEFICIÊNCIA 24
   Rosalina de Jesus Moura, Edson Defendi
9. REABILITAÇÃO COM BASE NA COMUNIDADE 27
   Ana Rita de Paula, Ligia Maria Perrucci Catai, Antonio Luiz Perrucci Catai
10. PSICOPEDAGOGIA E REABILITAÇÃO 33
    Ana Maria Zenicola

SEÇÃO 2 – ÁREA BÁSICA

11. ANATOMIAS ÓSSEAS, ARTICULARES E MUSCULARES 40
    Alfredo Luiz Jacomo, Guilherme Zanutto Cardillo
12. BIOQUÍMICA E FISIOLOGIA DO TECIDO CONJUNTIVO 95
    Walcy Rosolia Teodoro
13. FISIOLOGIA MUSCULAR 102
    Acary Souza Bulle Oliveira, Roberto Dias Batista Pereira
14. REGENERAÇÃO DO SISTEMA NERVOSO PERIFÉRICO 110
    Ciro Da-Silva
15. REGENERAÇÃO DO SISTEMA NERVOSO CENTRAL 118
    Ciro Da-Silva

SEÇÃO 3 – SEMIOLOGIA E AVALIAÇÃO CLÍNICA

16. ANAMNESE DO PACIENTE INCAPACITADO 126
    Christina May Moran de Brito
17. EXAME FÍSICO GERAL 132
    Daniel Rubio de Souza
18. EXAME NEUROLÓGICO 134
    Marcelo Calderaro, Getúlio Daré Rabello

19. EXAME ESPECÍFICO 143
    19.1. COLUNA VERTEBRAL 143
        Marcelo Saad
    19.2. OMBRO E COTOVELO 146
        Antonio Sérgio de Almeida Prado Terreri
    19.3. PÉ, TORNOZELO, JOELHO, MÃO, PUNHO E QUADRIL 153
        Ricardo Moreira Palma

SEÇÃO 4 – AVALIAÇÃO INSTRUMENTALIZADA EM REABILITAÇÃO

20. ELETRONEUROMIOGRAFIA 162
    20.1. PRINCÍPIOS BÁSICOS E ATUALIZAÇÕES 162
        Cláudia Márcia Silva Nahas Brandão
    20.2. APLICAÇÕES CLÍNICAS 175
        Silvia Mazzali-Verst, Rita de Cássia Cocomazzo Koyama
21. ERGOESPIROMETRIA 201
    Paulo Roberto Santos-Silva
22. DINAMOMETRIA ISOCINÉTICA 210
    Júlia Maria D'Andréa Greve
23. PODOBAROMETRIA 216
    Júlia Maria D'Andréa Greve, Denise Loureiro Vianna
24. ANÁLISE DA MARCHA E DO MOVIMENTO 220
    Mauro César de Morais Filho, Paulo Roberto Garcia Lucareli, Alexandre Barros Pereira Barbosa
25. AVALIAÇÃO DA PROPRIOCEPÇÃO 229
    Moisés Cohen, Gustavo Jerônimo de Melo Almeida, Maria Stella Peccin
26. AVALIAÇÃO DE QUALIDADE DE VIDA 233
    Júlio Litvoc, Miriam A. Romano

SEÇÃO 5 – TERAPÊUTICA POR MEIOS FÍSICOS

27. MEIOS FÍSICOS EM REABILITAÇÃO 238
    Liliana Lourenço Jorge, Wu Tu Hsing
28. ELETROMIOGRAFIA-*BIOFEEDBACK* NA MEDICINA DE REABILITAÇÃO 257
    Luiz Antônio de Arruda Botelho, Jerri Ap. Fernandes de Godoi
29. CINESIOTERAPIA 265
    Maria Fernanda Molledo Secco
30. EQUOTERAPIA 277
    Luiz Antônio de Arruda Botelho, Rebeca de Barros Santos, Liana Pires dos Santos

SEÇÃO 6 – ÓRTESES

31. ÓRTESES DE MEMBROS INFERIORES 284
    Sílvia Wasserstein
32. CALÇADOS ESPORTIVOS 302
    José Felipe Marion Alloza, Sheila Jean McNeill Ingham
33. ÓRTESES DE COLUNA VERTEBRAL 308
    Sílvia Wasserstein
34. ÓRTESES DE MEMBROS SUPERIORES 317
    Sílvia Wasserstein, Patrícia Kfouri Mascarenhas
35. ADAPTAÇÕES 325
    Pola Maria Poli de Araujo
36. MEIOS AUXILIARES DE MARCHA 330
    Marcelo Saad
37. CADEIRA DE RODAS 334
    Marcelo Saad

SEÇÃO 7 – ESPASTICIDADE

38. FISIOPATOLOGIA DA ESPASTICIDADE 340
    Maria Angela de Campos Gianni

39. QUADRO CLÍNICO DA ESPASTICIDADE 342
    Maria Eugenia Pebe Casalis

40. MÉTODOS PARA AVALIAÇÃO 345
    Maria Angela de Campos Gianni

41. TRATAMENTO SISTÊMICO DA ESPASTICIDADE 353
    Elizabeth Maria Aparecida Barasnevicius Quagliato

42. TRATAMENTO NEUROCIRÚRGICO DA ESPASTICIDADE EM CRIANÇAS 360
    Ricardo José de Almeida Leme, Edson Bor Seng Shu

SEÇÃO 8 – SÍNDROME DO IMOBILISMO

43. EPIDEMIOLOGIA 366
    Marcelo Saad, Cyro Scala de Almeida Jr., Jailene Chiovatto Parra Rocco, Patricia Tanoue Peres,
    Luiz Carlos Koda, Christina May Moran de Brito

44. MANIFESTAÇÕES CLÍNICAS, ALTERAÇÕES NUTRICIONAIS E METABÓLICAS 369
    44A. MANIFESTAÇÕES CLÍNICAS 369
        Cyro Scala de Almeida Jr.
    44B. ALTERAÇÕES NUTRICIONAIS E METABÓLICAS 370
        Jailene Chiovatto Parra Rocco

45. PREVENÇÃO E TRATAMENTO 375
    45A. AFECÇÕES MUSCULOESQUELÉTICAS, TEGUMENTARES E DIGESTIVAS 375
        Christina May Moran de Brito
    45B. SISTEMAS NERVOSO E SENSORIAL, TECIDO ARTICULAR, SISTEMA METABÓLICO
        E SISTEMA GENITURINÁRIO 379
        Patricia Tanoue Peres

SEÇÃO 9 – REABILITAÇÃO DA MEDULA ESPINAL

46. ETIOLOGIA E EPIDEMIOLOGIA 384
    Maria Eugenia Pebe Casalis

47. QUADRO CLÍNICO – EXAME NEUROFISIÁTRICO 386
    Maria Eugenia Pebe Casalis

48. TRATAMENTO NEURORTOPÉDICO – FASE AGUDA 392
    Tarcísio Eloy Pessoa de Barros Filho, Alexandre Fogaça Cristante

49. TRATAMENTO 405
    Marcelo J. J. Ares, Adriana Rosa Lovisotto Cristante

50. DOR MIELOPÁTICA 412
    José Cláudio Marinho da Nóbrega

51. DISFUNÇÃO SEXUAL 434
    Milton Borrelli Jr.

52. REGENERAÇÃO MEDULAR – PESQUISAS E PERSPECTIVAS ATUAIS 440
    Tarcísio Eloy Pessoa de Barros Filho, Alexandre Fogaça Cristante

SEÇÃO 10 – REABILITAÇÃO NA SÍNDROME DE PARKINSON

53. ETIOLOGIA E EPIDEMIOLOGIA 446
    Ana Paula Coutinho Fonseca

54. NEUROANATOMIA E NEUROPATOLOGIA 448
    José Eymard Homem Pittella

55. QUADRO CLÍNICO E DIAGNÓSTICO DIFERENCIAL 460
    Francisco Cardoso

56. TRATAMENTO DA FASE INICIAL 464
    Egberto Reis Barbosa

57. REABILITAÇÃO 469
    Gabriella Mendes Souza, Ana Paula Coutinho Fonseca, Cláudia Fonseca Pereira
    57.1. EXAMES FÍSICO E NEUROLÓGICO 470
        Ivana Maria Couy Fonseca

58. DISFAGIA 472
    Gisela de Almeida Batista

59. ASPECTOS PSICOLÓGICOS E COGNITIVOS 477
    Flávia Pinheiro Machado de Lara Resende
60. TRATAMENTO CIRÚRGICO 482
    Gervásio Teles Cardoso de Carvalho, Gilberto de Almeida Fonseca Filho

SEÇÃO 11 – REABILITAÇÃO DAS LESÕES NERVOSAS PERIFÉRICAS

61. ETIOLOGIA E EPIDEMIOLOGIA 488
    Affonso Carneiro Filho, Biagio de Almeida Barbosa
62. ANATOMIA 498
    Biagio de Almeida Barbosa, Affonso Carneiro Filho
63. HISTOPATOLOGIA 517
    Fortunato Antônio Badan Palhares, Affonso Carneiro Filho, Biagio de Almeida Barbosa
64. EXAMES FÍSICO E NEUROLÓGICO 521
    Claudia Barata Ribeiro Blanco Barroso
65. CLASSIFICAÇÃO FUNCIONAL NAS NEUROPATIAS PERIFÉRICAS 537
    Affonso Carneiro Filho, Biagio de Almeida Barbosa
66. ELETRONEUROMIOGRAFIA 540
    Affonso Carneiro Filho, Biagio de Almeida Barbosa
67. NEUROPATIAS DOS MEMBROS SUPERIORES 550
    Anthero Sarmento Ferreira
68. NEUROPATIAS DOS MEMBROS INFERIORES 573
    Reginaldo César de Campos
69. TRATAMENTO NA FASE AGUDA 583
    Donizeti César Honorato, José Jorge Facure
70. TRATAMENTO FISIÁTRICO DAS NEUROPATIAS PERIFÉRICAS 588
    Armando Pereira Carneiro, Affonso Carneiro Filho, Biagio de Almeida Barbosa
71. ASPECTOS SOCIAIS DA REABILITAÇÃO DE LESÕES NERVOSAS PERIFÉRICAS 591
    Martha Coelho de Souza
72. ASPECTOS PSICOSSOCIAIS DA REABILITAÇÃO EM LESÕES NERVOSAS PERIFÉRICAS 596
    Maria da Consolação G. Cunha F. Tavares

SEÇÃO 12 – PECULIARIDADES DA REABILITAÇÃO DO PACIENTE PEDIÁTRICO

73. DEFICIÊNCIA E ACOMPANHAMENTO PEDIÁTRICO 600
    Cássia Maria Carvalho Abrantes do Amaral
74. RELAÇÃO ENTRE EQUIPE, CRIANÇA E FAMÍLIA 604
    Iracema Maceira Pires Madaleno, Adriana Rosa Lovisotto Cristante
75. ASPECTOS NEUROLÓGICOS DA LINGUAGEM E DO APRENDIZADO 606
    Carmen Silvia Molleis Galego Miziara
76. DISTÚRBIOS PSIQUIÁTRICOS INFANTIS E REABILITAÇÃO 614
    Paulo Germano Marmorato
77. ESCALAS DE AVALIAÇÃO FUNCIONAL 627
    Maria Cristina de Oliveira, Elcinete Wentz de Moura, Maria Cristina dos Santos Galvão
78. INTERVENÇÃO PRECOCE 634
    Gláucia Somensi de Oliveira-Alonso, Adriana Rosa Lovisotto Cristante
79. CRIANÇA DEFICIENTE E ESCOLA 639
    Ana Maria de Godoi
80. ASPECTOS GERAIS DA DEFICIÊNCIA MENTAL 648
    Marcelo Gomes
81. ALTERAÇÕES GENÉTICAS E DEFICIÊNCIA MENTAL 654
    Luís Garcia Alonso
82. DEFICIÊNCIA MENTAL E DOENÇAS METABÓLICAS 667
    Lúcia Maria Guimarães Santos
83. ASPECTOS EMOCIONAIS E COMPORTAMENTAIS DA DEFICIÊNCIA MENTAL 671
    Parizete de Souza Freire, Vera Lúcia de Alencar Monteiro

SEÇÃO 13 – REABILITAÇÃO DO IDOSO

84. REABILITAÇÃO GERIÁTRICA – CONCEITOS EM REABILITAÇÃO DO IDOSO 680
    Jailene Chiovatto Parra Rocco

85. ASPECTOS ESTRUTURAIS DA REABILITAÇÃO DO IDOSO 684
    Jailene Chiovatto Parra Rocco

86. ENVELHECIMENTO NORMAL E PATOLÓGICO 688
    Milton Luiz Gorzoni

87. AVALIAÇÃO CLÍNICA REABILITATIVA 690
    Cyro Scala de Almeida Jr., Jailene Chiovatto Parra Rocco

88. AVALIAÇÃO FUNCIONAL 694
    João António Martini Paula

89. NEUROPSIQUIATRIA NO IDOSO – AVALIAÇÃO E DIAGNÓSTICOS COGNITIVOS E EMOCIONAIS E SEUS ASPECTOS REABILITATIVOS 703
    Cristiane Isabela de Almeida, Flávio Antonio Amarante Rodrigues

90. QUEDAS E FRATURAS 706
    Jailene Chiovatto Parra Rocco

91. PÉ GERIÁTRICO – ASPECTOS DIAGNÓSTICOS E REABILITATIVOS 711
    Jailene Chiovatto Parra Rocco

92. INDICAÇÃO E PRESCRIÇÃO DE ATIVIDADE FÍSICA PARA O IDOSO 715
    Antonio Sérgio de Almeida Prado Terreri, Miguel Antonio Rahal

93. ASPECTOS ESPECIAIS DA ATIVIDADE FÍSICA NO IDOSO 721
    Jailene Chiovatto Parra Rocco

SEÇÃO 14 – REABILITAÇÃO DO TRAUMA CRANIOENCEFÁLICO

94. DISTÚRBIOS DE FALA, VOZ E LINGUAGEM NO PACIENTE COM TRAUMA CRANIOENCEFÁLICO 726
    Renata Soneghet, Andréa M. N. Capuano

95. DISFAGIA NOS TRAUMAS CRANIOENCEFÁLICOS 737
    Ana Maria Furkim, Antonella Mattana

96. DÉFICITS COGNITIVOS APÓS TRAUMA CRANIOENCEFÁLICO – AVALIAÇÃO E REABILITAÇÃO 744
    Anita Taub, Barbara Wilson, Camila Prade, Paula Gouveia, Walkiria L. Boschetti

97. ALTERAÇÕES VISUAIS E DE MOTILIDADE OCULAR NO PACIENTE COM TRAUMA CRANIOENCEFÁLICO 754
    Márcia Keiko Uyeno Tabuse

98. ALTERAÇÕES NUTRICIONAIS NO PACIENTE COM TRAUMA CRANIOENCEFÁLICO 761
    Silvia Maria Fraga Piovacari, Roselaine M. Coelho de Oliveira, Odete Sanches Nogueira Silva

99. ATUAÇÃO DO ENFERMEIRO DE REABILITAÇÃO NO PACIENTE COM TRAUMA CRANIOENCEFÁLICO 766
    Patrícia Agostini

100. AVALIAÇÃO E TRATAMENTO PEDAGÓGICO NA CRIANÇA COM TRAUMA CRANIOENCEFÁLICO 773
    Maria Fernanda Pereira de Souza

101. FISIOTERAPIA RESPIRATÓRIA NO PACIENTE COM TRAUMA CRANIOENCEFÁLICO 775
    Leny Vieira Cavalheiro, Milena Carlos Vidotto

102. TERAPIA OCUPACIONAL NO PACIENTE COM TRAUMA CRANIOENCEFÁLICO 779
    Júnia Jorge Rjeille Cordeiro, Maria Teresa Augusto Ioshimoto

103. FISIOTERAPIA MOTORA NO PACIENTE COM TRAUMA CRANIOENCEFÁLICO 791
    Fátima Cristina Martorano Gobbi, Sandra Regina Alouche

104. REABILITAÇÃO AQUÁTICA NO PACIENTE PORTADOR DE TRAUMA CRANIOENCEFÁLICO 804
    Fabio Jakaitis

105. INTERVENÇÃO PSICOLÓGICA NA FAMÍLIA E NO PACIENTE COM TRAUMA CRANIOENCEFÁLICO ... 818
    Luiz Antonio Manzochi

SEÇÃO 15 – DOENÇAS NEUROMUSCULARES

106. DOENÇAS DO MOTONEURÔNIO 822
    Helga Cristina Almeida da Silva

107. ESCLEROSE MÚLTIPLA 829
Enedina Maria Lobato de Oliveira

108. ATAXIAS HEREDITÁRIAS 832
Edmar Zanoteli

109. MIOPATIAS 835
Edmar Zanoteli, Márcia Cristina Bauer Cunha, Javier Toledano Beteta

110. REABILITAÇÃO NAS DOENÇAS NEUROMUSCULARES 847
Edmar Zanoteli, Márcia Cristina Bauer Cunha, Javier Toledano Beteta

SEÇÃO 16 – REABILITAÇÃO DE AMPUTADOS

111. HISTÓRICO, CONSIDERAÇÕES GERAIS E ASPECTOS CIRÚRGICOS EM MEMBROS INFERIORES 854
Marco Antonio Guedes de Souza Pinto

112. REABILITAÇÃO DE AMPUTADOS DE MEMBROS INFERIORES 866
Therezinha Rosane Chamlian

113. MARCHA DO PACIENTE AMPUTADO 875
Isabel Chateaubriand Diniz de Salles

114. REABILITAÇÃO DE AMPUTADOS DE MEMBROS SUPERIORES 880
Alice C. Rosa Ramos

115. TRATAMENTO MEDICAMENTOSO DA DOR FANTASMA 885
Marcelo J. J. Ares

SEÇÃO 17 – REABILITAÇÃO NAS OSTEOARTROSES

116. OSTEOARTROSE 888
Ricardo Fuller

117. REABILITAÇÃO 900
Liliana Lourenço Jorge, Helena H. S. Kaziyama

118. FISIOTERAPIA APÓS ARTROPLASTIA TOTAL DE QUADRIL 905
Claudia Helena de Azevedo Cernigoy Pereira, Maira Pazian Liranço Costa, Maria José da Silva

SEÇÃO 18 – REABILITAÇÃO EM ARTRITE REUMATÓIDE

119. RACIOCÍNIO CLÍNICO VOLTADO PARA REABILITAÇÃO 908
Patricia Liliane Marie Gal

120. ARTRITE REUMATÓIDE 909
Ricardo Fuller, Ieda Maria Magalhães Laurindo

121. CUIDADOS FISIÁTRICOS 923
Inês Shiguyo Kobayashi Doi

122. ARTRITE REUMATÓIDE E ACUPUNTURA 928
Mauro Perini, Lorella Marianne Chiappetta

123. ARTRITE REUMATÓIDE – ASPECTOS PSICOLÓGICOS 936
Carlos Frederico de Oliveira Alves

124. TERAPIA OCUPACIONAL EM ARTRITE REUMATÓIDE 938
Pola Maria Poli de Araujo

SEÇÃO 19 – REABILITAÇÃO EM MEDICINA ESPORTIVA

125. BIOENERGÉTICA DO EXERCÍCIO E METABOLISMO CELULAR 950
Paulo Roberto Santos-Silva

126. CONDICIONAMENTO FÍSICO E TREINAMENTO CARDIORRESPIRATÓRIO 957
Paulo Roberto Santos-Silva

127. NUTRIÇÃO NO ESPORTE E ORIENTAÇÃO NA REABILITAÇÃO DO ATLETA 963
Alessandra Favano

128. AVALIAÇÃO FÍSICA – PARÂMETROS 967
Victor Matsudo, Erinaldo Andrade

129. TENDINOPATIA PATELAR 980
Angelica Castilho Alonso, Paulo Rogério Vieira, Osmair Gomes de Macedo

130. FORÇA MUSCULAR 989
José Maria Santarem

131. AVALIAÇÃO E REEDUCAÇÃO PROPRIOCEPTIVA 997
Angelica Castilho Alonso, Paulo Rogério Vieira, Osmair Gomes de Macedo

132. PRINCÍPIOS BÁSICOS DA REABILITAÇÃO DO ATLETA 1005
Júlia Maria D'Andréa Greve

133. DOR E ATIVIDADE ESPORTIVA 1009
Júlia Maria D'Andréa Greve

134. LESÕES MUSCULARES NO ESPORTE 1013
*Paulo Rogério Vieira, Angelica Castilho Alonso, José Alberto Fregnani Gonçalves,
Joaquim Paulo Grava de Sousa*

135. OMBRO DO ESPORTISTA 1025
Eduardo F. Carrera, Simone Pivaro Stadniky

136. REABILITAÇÃO NAS LESÕES DE OMBRO NOS ESPORTES AQUÁTICOS 1037
Mario Sergio Rossi Vieira

137. JOELHO DO ESPORTISTA 1044
Arnaldo José Hernandez, Marcos Henrique Ferreira Laraya

138. REABILITAÇÃO DO JOELHO 1052
Ricardo Moreira Palma

139. INSTABILIDADE ANTERIOR DO JOELHO 1056
Paulo Rogério Vieira, Angelica Castilho Alonso, José Alberto Fregnani Gonçalves

140. INSTABILIDADE POSTERIOR DO JOELHO 1071
Paulo Rogério Vieira, Angelica Castilho Alonso, Osmair Gomes de Macedo

141. REABILITAÇÃO DAS LESÕES MENISCAIS 1079
Angelica Castilho Alonso, Paulo Rogério Vieira, Alex de Moraes Blanco

142. REABILITAÇÃO DO LIGAMENTO COLATERAL MEDIAL 1089
Osmair Gomes de Macedo, Paulo Rogério Vieira, Angelica Castilho Alonso

143. CALÇADOS ESPORTIVOS 1099
Ibrahim Reda El Hayek

144. PUBALGIA 1107
*Paulo Rogério Vieira, Angelica Castilho Alonso, José Alberto Fregnani Gonçalves,
Joaquim Paulo Grava de Sousa*

SEÇÃO 20 – REABILITAÇÃO DA HANSENÍASE

145. HANSENÍASE E FISIOPATOLOGIA DAS DEFICIÊNCIAS 1118
José Antonio Garbino, Diltor Vladimir Araujo Opromolla

146. AVALIAÇÃO E MONITORAÇÃO DAS DEFICIÊNCIAS 1128
Rosemari Baccarelli, Lúcia Helena S. Camargo Marciano, José Antonio Garbino

147. TRATAMENTO DA NEUROPATIA DA HANSENÍASE 1135
Patrick Stump, José Antonio Garbino

148. CIRURGIA DE REABILITAÇÃO EM HANSENÍASE 1139
Marcos Virmond, Hamilton da Rosa Pereira

SEÇÃO 21 – REABILITAÇÃO DOS TRANSPLANTADOS

149. INCAPACIDADES E TRANSPLANTES DE ÓRGÃOS 1158
Júlia Maria D'Andréa Greve

150. ASPECTOS GERAIS DO TRANSPLANTE HEPÁTICO 1160
Joaquim Ribeiro Filho, Eduardo de Souza Martins Fernandes

151. MEDICINA FÍSICA E DE REABILITAÇÃO NO PROCESSO DE REABILITAÇÃO DOS CANDIDATOS
AO TRANSPLANTE HEPÁTICO 1166
Ana Valéria Neves de Araújo Leitão

152. REABILITAÇÃO NA INSUFICIÊNCIA RENAL CRÔNICA 1169
Valdebrando Mendonça Lemos

153. TRANSPLANTE DE CORAÇÃO 1173
Guilherme Veiga Guimarães, Veridiana Moraes d'Avila, Edimar Alcides Bocchi, Sérgio Almeida de Oliveira

SEÇÃO 22 – REABILITAÇÃO DOS ACIDENTES VASCULARES CEREBRAIS

154. TRANSPLANTE DE PULMÃO 1176
Veridiana Moraes d'Avila, Guilherme Veiga Guimarães, Edimar Alcides Bocchi, Sérgio Almeida de Oliveira

155. TRANSPLANTE DE MEDULA ÓSSEA 1179
Marcia Mello, Frederico Luiz Dulley

SEÇÃO 22 – REABILITAÇÃO DOS ACIDENTES VASCULARES CEREBRAIS

156. HEMIPLEGIA COMO FATOR DE INCAPACIDADE 1186
Sérgio Akira

157. AVALIAÇÃO DO PACIENTE HEMIPLÉGICO 1189
Sérgio Akira

158. CUIDADOS NA FASE AGUDA DA HEMIPLEGIA E TRATAMENTO DA ESPASTICIDADE 1191
Maria Angélica Ratier Jajah Nogueira

159. AVALIAÇÃO E DESENVOLVIMENTO DA CAPACIDADE MOTORA 1196
Karina Pavan, Kizi B. Schmidt

160. AVALIAÇÃO E TRATAMENTO DA CAPACITAÇÃO FUNCIONAL 1208
Regina Aparecida Rossetto, Danielle dos Santos Cutrim Garros

161. AVALIAÇÃO E TRATAMENTO DOS DISTÚRBIOS DE FALA E DE DEGLUTIÇÃO 1212
Daniela T. Mekaru, Meire T. Shibayama

162. AVALIAÇÃO E TRATAMENTO PSICOSSOCIAL 1221
Valéria Wojciechowski

SEÇÃO 23 – REABILITAÇÃO DO GRANDE QUEIMADO

163. ASPECTOS GERAIS NO TRATAMENTO DO GRANDE QUEIMADO 1224
David de Souza Gomez, Carlos Alberto Mattar

164. TRATAMENTO CIRÚRGICO DO QUEIMADO 1228
David de Souza Gomez, Paulo Cezar Cavalcante de Almeida

165. PACIENTE GRANDE QUEIMADO NA UNIDADE DE TERAPIA INTENSIVA 1237
Débora Cristina Sanches Pinto, Paulo Cezar Cavalcante de Almeida

166. REABILITAÇÃO 1244
*André Tadeu Sugawara, Liliana Lourenço Jorge, Margarida S. C. M. Oliveira,
Aparecida Cristina Crispim Pires*

167. TERAPIA OCUPACIONAL EM QUEIMADOS 1258
Márcia Regina Modelli Casadei Antoneli, Maria Teresa Augusto Ioshimoto

168. TRATAMENTO DA DOR EM QUEIMADOS 1265
*José Oswaldo de Oliveira Jr., Elaine Scaff Haddad, Soraya Aurani Jorge Cecilio,
Nubia Maria Noschese Gargiulo da Cunha*

169. LESÃO PULMONAR EM QUEIMADOS 1288
Aparecida Cristina Crispim Pires, Cláudio Ricardo Frison, Denise Yurie Miki, Sueli Gonçalves

SEÇÃO 24 – REABILITAÇÃO DAS DOENÇAS CARDÍACAS

170. PREVENÇÃO E REABILITAÇÃO CARDÍACA NA DOENÇA DA ARTÉRIA CORONÁRIA 1294
Ana Maria F. Wanderley Braga, Carlos Eduardo Negrão

SEÇÃO 25 – REABILITAÇÃO DO OMBRO

171. REABILITAÇÃO DO OMBRO 1308
Antonio Sérgio de Almeida Prado Terreri, Américo Zoppi Filho, Arnaldo A. Ferreira Neto, Eduardo Benegas

SEÇÃO 26 – REABILITAÇÃO DAS LOMBALGIAS E CERVICALGIAS CRÔNICAS

172. DORES VERTEBRAIS CRÔNICAS 1330
Júlia Maria D'Andréa Greve

173. ANATOMIA DA COLUNA LOMBOSSACRA 1331
Raphael Martus Marcon

174. ETIOPATOGENIA DAS DORES LOMBARES CRÔNICAS 1335
Júlia Maria D'Andréa Greve

175. ENVELHECIMENTO BIOLÓGICO DA COLUNA VERTEBRAL 1338
Júlia Maria D'Andréa Greve

176. SEMIOLOGIA DA COLUNA VERTEBRAL 1344
Júlia Maria D'Andréa Greve

177. LOMBALGIAS DE ORIGEM DISCAL 1351
Júlia Maria D'Andréa Greve

178. REABILITAÇÃO NAS ALGIAS VERTEBRAIS 1355
Júlia Maria D'Andréa Greve

179. DIAGNÓSTICO DIFERENCIAL – DOR LOMBAR DE ORIGEM VISCERAL OU DOR REFERIDA 1364
Júlia Maria D'Andréa Greve

ÍNDICE REMISSIVO 1371

Seção 1

Equipe Multidisciplinar de Reabilitação e Prescrição Fisiátrica

Coordenadora: Júlia Maria D'Andréa Greve

1 Medicina de Reabilitação – Passado, Presente e Futuro 2
2 Equipe de Reabilitação 5
3 Reabilitação – Conceito Terapêutico 8
4 Classificação Internacional de Funcionalidades, Incapacidades e Saúde 10
5 Equipe Multidisciplinar 13
6 Equipe de Trabalho 15
7 Fisioterapia e Reabilitação 19
8 Reabilitação e Inclusão Social da Pessoa com Deficiência 24
9 Reabilitação com Base na Comunidade 27
10 Psicopedagogia e Reabilitação 33

CAPÍTULO 1

Medicina de Reabilitação – Passado, Presente e Futuro

Raymundo Edson de Araújo Leitão

Ao ser lançada esta obra da Prof. Júlia Maria D'Andréa Greve é apropriado um repasse na história do passado e um olhar no presente desta especialidade médica, em face do legado histórico recebido pelos médicos fisiatras brasileiros. Cabe também uma breve reflexão acerca do seu futuro no contexto atual da medicina.

Exaro aqui o que em princípio poderiam ser as três etapas da história da reabilitação médica no Brasil propostas em um trabalho de minha autoria escrito há quarenta anos:

- Etapa da massagem, das mobilizações passivas e da eletroterapia (século XIX).
- Etapa da fisioterapia médica (século XX até a década de 1940).
- Etapa da reabilitação física e profissional (após a Segunda Guerra Mundial).

O pretérito distante e o ainda febricitante passado recente contêm muitos fatos de nossa especialidade que mereceriam ser lembrados, em razão da importância que representam na história da medicina no Brasil. Inspirado nessa convicção ousaria repetir a frase lapidar que deve ser recordada e aplicada aos médicos fisiatras brasileiros: "Quem tem história tem futuro".

FINAL DO SÉCULO XIX

Sobre a etapa germinal da Medicina Física e de Reabilitação (MF&R) em nosso país deve-se registrar, por seu relevo, a criação do Gabinete de Electroterapia no Hospital da Santa Casa da Misericórdia do Rio de Janeiro (1872?), um sinal da importância que se atribuía a essa terapêutica naquela época. Sobre esse tema existem indícios concretos do emprego das correntes galvânica e farádica, da massagem, da hidroterapia para o tratamento das doenças no Brasil. Insignes médicos brasileiros daqueles tempos, das décadas iniciais do século XX, adotaram esses agentes físicos em sua prática clínica.

Para confirmar esse fato podem ser compulsados registros de trabalhos científicos escritos entre os quais se destaca a tese do Dr. Arthur Joaquim da Silva (Patrono da SBMF&R) sobre eletroterapia, tema que lhe proporcionou o título de doutor na Faculdade de Medicina do Rio de Janeiro em 1886. Na mesma época, esse notável médico idealizou também o *Método Brasileiro* para tratamento dos grandes aneurismas da aorta torácica, que alcançou projeção no Brasil e na França.

SÉCULO XX – PRIMEIRAS DÉCADAS

Neste período, surgiu uma figura interessante da medicina nacional, o Prof. Henrique de Toledo Dodsworth, catedrático de Física Médica da Faculdade de Medicina do Rio de Janeiro. Em 1915, esse pioneiro da literatura fisiátrica lançou a *Revista Brasileira de Fisioterapia e de Medicina Prática* na qual freqüentemente se publicavam, entre diversos assuntos, trabalhos sobre eletroterapia e outros agentes físicos.

Outros personagens de relevo devem ser aqui apresentados: Drs. Nicolau Satto e Raphael Penteado de Barros; este último catedrático de Física da Faculdade de Medicina de São Paulo (SP); Dr. Rubens Ferreira, da Faculdade de Medicina da Universidade do Brasil (RJ); Dr. Waldo Rolim de Moraes, do Serviço de MF&R do Hospital das Clínicas da Faculdade de Medicina da USP (SP) e Dr. Annibal Varges (RJ).

DÉCADAS DE 1930 E 1940

Esse período abrangeu a explosão e o final da Segunda Guerra Mundial e propiciou um sucesso renovador na medicina que se traduziu numa consciência nova, dinâmica diante dos pacientes inválidos, e originou *o surgimento da Medicina Física e de Reabilitação*.

Esse acontecimento resultou de duas situações contundentes e desafiadoras: 1ª, a avalanche de jovens militares amputados, paralisados, deformados, cegos, aleijados que abarrotaram os hospitais americanos e europeus durante e depois da guerra; 2ª, a devastadora epidemia de poliomielite que paralisou milhares de crianças e adultos em quase todas as regiões do globo. Esses dois fatos iluminaram as mentes de alguns notáveis médicos americanos e nasceu a reabilitação.

Mal terminara a Segunda Guerra, apreciável contingente de jovens médicos brasileiros se deslocou para os Estados Unidos em busca de conhecimento acerca da novel especialidade médica e retornaram cheios de idéias novas. Nosso país engajava-se com entusiasmo nessa nova era.

DÉCADA DE 1950

Recorde-se, de início, a criação da Sociedade Brasileira de Fisioterapia em agosto de 1954, na Santa Casa do Rio de Janeiro. O evento foi concluído por um grupo de médicos liderados por um reumatologista famoso, o Prof. Waldemar Bianchi. Alguns anos mais tarde (1959) essa sociedade médica recebeu a nova designação de *Sociedade Brasileira de Medicina Física e Reabilitação* por recomendação da Federação Internacional de mesmo nome sediada na Europa.

Nessa década de 1950, muitas iniciativas médicas estiveram marcadas pela atenção em favor da reabilitação de crianças e de adultos deficientes físicos. Citamos algumas para conhecimento dos médicos mais jovens:

- Em 1947, a criação do núcleo de reabilitação profissional do Serviço Social do Comércio (SESC) em São Paulo, dirigido por Fernando Boccolini.
- Em 1950, a criação da Associação de Assistência à Criança Deficiente (AACD), de Renato da Costa Bonfim, em São Paulo.
- Em 1954, a criação da Associação Brasileira Beneficente de Reabilitação (ABBR) fundada por Oswaldo Pinheiro Campos, Jorge Affonseca de Faria, Caio do Amaral e Fernando Lemos, no Rio de Janeiro.
- Em 1956, a inauguração da primeira Escola de Reabilitação na ABBR, para a formação de técnicos de reabilitação.
- O revigoramento da Sociedade Pestalozzi em várias partes do país; a criação do Instituto Brasileiro de Reabilitação Motora, de J. Samarão Brandão, Rio de Janeiro; a criação da Associação de Pais e Amigos dos Excepcionais (APAE) no Rio de Janeiro.
- Criação do Lar Escola São Francisco de Paula, em São Paulo.
- Criação do Hospital Arapiara, em Belo Horizonte.
- Em 1957, a fundação do Instituto Nacional de Reabilitação, criado por Godoy Moreira, em São Paulo, local do I Congresso de Medicina Física e Reabilitação.
- Em 1958, a criação do Departamento de Reabilitação Neurológica do Instituto de Neurologia Deolindo Couto da Universidade Federal do Rio de Janeiro (UFRJ).
- Em 1972, a criação da Associação Beneficente Cearense de Reabilitação (ABCR) em Fortaleza.
- O Instituto Baiano de Reabilitação (IBR) de Fernando Nova e muitas outras instituições de reabilitação merecedoras de homenagem em outras regiões do país.

Na seqüência desses acontecimentos surgiram novos serviços e centros de reabilitação:

- O Centro de Reabilitação da Santa Casa da Misericórdia de São Paulo, de Sergio Lianza.
- O grande Serviço de Medicina Física e Reabilitação do Hospital Universitário Clementino Fraga Filho da UFRJ, de Camilo Abud.
- O Hospital Sarah, em Brasília, que posteriormente se desdobraria em várias unidades espalhadas pelo país.
- O Hospital Arapiara, de Marcio de Lima Castro, em Belo Horizonte; a Divisão de Medicina de Reabilitação da Faculdade de Medicina da Universidade de São Paulo (FMUSP), de Linamara Battistella, em São Paulo e muitos outros.

DÉCADAS DE 1960 A 1980

Reabilitação Profissional e Fundação da Academia Brasileira de Medicina de Reabilitação

Neste período, acontecimentos importantes sucederam no âmbito da reabilitação profissional; a primeira tentativa neste campo em nosso país para reabilitar trabalhadores afastados do trabalho por doença ou acidente.

A idéia viu-se acatada a partir de 1961 quando surgiu a primeira iniciativa oficial para criar centros de reabilitação profissional por um instituto de Previdência Social (antigo Instituto de Aposentadoria e Pensões dos Comerciários – IAPC). Contudo, o empreendimento ganhou extraordinária projeção em 1969 quando Odir Mendes Pereira assumiu a direção do Departamento de Reabilitação Profissional do antigo Instituto Nacional de Previdência Social (INPS). No período de menos de 10 anos nosso país criou 13 centros de reabilitação profissional, alguns de grande porte em capitais dos estados brasileiros. Na década de 1980, ajuntavam-se a esses centros 34 Núcleos de Reabilitação Profissional, unidades menores e mais simples, instaladas em numerosas cidades de médio porte do país.

Em 1972 veio a lume a Academia Brasileira de Medicina de Reabilitação, uma entidade destinada a estudar e debater os temas gerais da reabilitação e oferecer consultoria ao governo sobre assuntos de reabilitação. A nova Academia compunha-se de 50 Cadeiras, a serem preenchidas por médicos ilustres de todas as especialidades.

PRIMEIROS TÍTULOS DE ESPECIALISTA EM MEDICINA FÍSICA E DE REABILITAÇÃO

Em 1972, constituiu-se outro fato importante o reconhecimento e a oficialização da especialidade médica Medicina Física e de Reabilitação pela poderosa Associação Médica Brasileira; anos mais tarde também pelo Conselho Federal de Medicina. Essas conquistas se devem à obra inconteste do fisiatra mineiro Marcio de Lima Castro (BH). Logo a seguir, vieram a organização da residência médica em MF&R e a outorga dos primeiros títulos de especialista *por concurso*, empresa que se repete anualmente com admirável concorrência de jovens médicos que concluíram a residência em MF&R.

Surgiu também o ensino da especialidade nas escolas de medicina (Faculdade de Medicina da UFRJ, Faculdade de Medicina de Valença, Faculdade de Medicina de Sorocaba, Faculdade de Medicina da Santa Casa de São Paulo) e incrementou-se extraordinariamente o número de escolas para a formação de técnicos de reabilitação com graduação superior (fisioterapeutas, terapeutas ocupacionais, fonoaudiólogos).

Acerca de Evolução da Especialidade

Menção deve ser feita também ao campo da literatura em que muitas obras têm surgido por conta de autores de renome, desde 1960 até os dias atuais. Aqui, é interessante registrar a existência de dois periódicos de sucesso na área de MF&R, editados em São Paulo: *Medicina de Reabilitação*, do Prof. Sergio Lianza e *Acta Fisiátrica*, da Prof. Linamara Rizzo Battistella.

SÉCULO XXI

Neste começo de século, nosso país pode orgulhar-se de uma medicina de alto padrão e de uma reabilitação médica das mais avançadas da América Latina, quiçá a mais desenvolvida, condição admirável devida à inteligência dos médicos fisiatras brasileiros, que têm sabido conservar o espírito inovador e progressista de nossos antepassados. Praticamos atualmente no Brasil uma reabilitação médica de alta competência, com o domínio completo da clínica das deficiências incapacitantes, da aplicação dos mais modernos e refinados recursos terapêuticos e tecnológicos. A propósito, o país exibe serviços e centros de reabilitação de soberba categoria, organizados e estruturados para atender os problemas mais complexos apresentados por pessoas portadoras de deficiência.

Existe, entretanto, um senão em relação a: nosso país, constituído por quase 6.000 municípios distribuídos em seu vasto território não oferece eqüitativamente serviços de reabilitação a seu povo. Considerável parte de serviços e centros de reabilitação modernos e aparelhados concentra-se nas regiões sudeste e sul. Eis um desafio para o governo e para a sociedade.

REFLEXÃO SOBRE O FUTURO DA MEDICINA FÍSICA E DE REABILITAÇÃO

Inegavelmente, importantes transformações ocorreram nos âmbitos acadêmico, científico, assistencial e no ensino da Medicina. Há meio século, a equipe de saúde compunha-se apenas de: médicos, enfermeiras e anestesistas; e o médico tinha o poder nas mãos. Hoje, o médico perdeu apreciavelmente esse poder, em razão de três fatores fundamentais:

- Avanço extraordinário das ciências médicas em todas as suas faces.
- Complexidade da prática médica e o domínio inacessível do completo conhecimento da medicina por um só profissional.
- Ampliação gigantesca da demanda de assistência médica e a necessidade de dividir o trabalho.

DUAS ESPECIALIDADES EM REABILITAÇÃO MÉDICA?

Os médicos que praticam a Medicina Física e de Reabilitação não atravessaram indenes os fenômenos anteriormente referidos. A fragmentação de outras especialidades instigou suas especulações nesse campo. Cogita-se, até veladamente, em abrir espaço para uma nova concepção que daria origem à divisão da MF&R em duas especialidades: *Medicina Física*, que abrangeria todos os recursos físicos e tecnológicos e *Medicina de Reabilitação*, uma especialidade envolvida profundamente com a clínica de reabilitação em seu sentido global.

Provavelmente, há uma certa lógica nessa idéia. Há mais de trinta ou quarenta anos já existe na prática clínica a ramificação da MF&R para algumas especialidades médicas. Neste começo de século, cultiva-se, por consenso nos centros de reabilitação, a idéia de formar médicos fisiatras em um contexto fundamentalmente clínico e mais aprimorado.

Seria talvez previsível a evolução do ensino na residência em MF&R do atual conceito informal para um conceito formal de formação profissional de modelar Fisiatras/neurólogos, Fisiatras/reumatólogos, Fisiatras/ortopedistas clínicos e os seguintes. Com esse propósito, os novos especialistas em reabilitação teriam a característica de dominar perfeitamente a reabilitação médica aplicada a cada área a que se dedicassem e conhecessem da outra *especialidade foco de atenção* o bastante para compreender os fundamentos de sua etiopatogenia, de sua patologia e de sua clínica.

BIBLIOGRAFIA

LEITÃO, R. E. A. Dados biográficos do Dr. Arthur Joaquim da Silva. In: *Fisiatria Clínica*. São Paulo: Atheneu, 1979. p. 1-4.
LEITÃO, R. E. A. Esboço histórico da fisioterapia e da reabilitação no Brasil. In: *Fisiatria Clínica*. São Paulo: Atheneu, 1979. p. 5-15.
LEITÃO, R. E. A. Medicina física e reabilitação. In: SANDERSON, J. *Memória da Sociedade de Medicina e Cirurgia do Rio de Janeiro num Século de Vida*. Rio de Janeiro: Rioarte/MEC, 1986. p. 325-332.
LEITÃO, R. E. A. Medicina física e reabilitação (esboço histórico). In: *Clínica de Reabilitação*. São Paulo: Atheneu, 1995. p. 1-12.
LEITÃO, R. E. A. Medicina de reabilitação. In: *A Faculdade de Medicina Primaz do Rio de Janeiro em Dois dos Cinco Séculos de História do Brasil*. São Paulo: Atheneu, 01. p. 237-251.

CAPÍTULO 2

Equipe de Reabilitação

Lívia R. L. Borgneth • Alice Y. S. Hassano

As ações na área da saúde têm sido tradicionalmente divididas em preventivas, curativas e de reabilitação. Entretanto, é importante ressaltar que a reabilitação também concorre tanto para a prevenção quanto para a cura.

Reabilitação é o processo que visa, com fundamentos científicos, o desenvolvimento e/ou a recuperação da funcionalidade do indivíduo, tendo como meta final a sua inserção social.

Até algumas décadas atrás, a reabilitação não dispunha de muitos recursos tecnológicos ou de conhecimentos científicos suficientes que servissem de base para o seu exercício, que era feito, portanto, de forma muito empírica. O desenvolvimento das Neurociências, a descoberta de novos materiais para a confecção de órteses e próteses, tornando-as mais eficientes, a elaboração de novos fármacos, por exemplo, a toxina botulínica, os avanços nos estudos de biomecânica, eletrofisiologia, cinesiologia, entre outros, têm contribuído para o aprimoramento da reabilitação, com conseqüente incremento de eficácia na recuperação e ganhos funcionais. Há que se mencionar ainda a possibilidade de utilização de células-tronco, além de procedimentos em Engenharia Genética, que ampliam as perspectivas de reabilitação para os portadores de lesões, antes consideradas como intratáveis. A informática é um instrumento útil também na reabilitação, facilitando a comunicação, a escolaridade, a autonomia e o acesso ao mercado de trabalho, contribuindo, assim, para a inserção social do portador de necessidades especiais.

Essa melhoria, tanto qualitativa quanto quantitativa em termos de recursos tecnológicos, vem ao encontro da transição epidemiológica, que está resultando em demanda crescente na área da reabilitação. Bebês extremamente prematuros, que antes não sobreviviam, estão sendo salvos graças aos avanços da medicina neonatal. Ocorreu redução da mortalidade, mas paralelamente houve aumento da morbidade principalmente em relação às perdas funcionais. Outra demanda crescente é representada pelos idosos, cuja longevidade cria necessidades específicas para que se garanta qualidade de vida ao acréscimo dos anos que a ciência permitiu. Além disso, o aprimoramento da medicina em geral, que propiciou a mudança da evolução de doenças antes fatais para crônicas, somado ao aumento da violência urbana e dos acidentes de trânsito ampliam, também, a estatística de pacientes para a reabilitação.

A perda funcional, seja de ordem motora, sensorial, de linguagem ou psicocognitiva, afeta não só o seu portador, mas também a sua família e a sociedade. A antropologia mostra que as sociedades vêm convivendo com os seus membros portadores de deficiências, ao longo do tempo, de formas diferentes, mas sempre com dificuldades. Alguns povos primitivos se valiam de rituais para a exposição dos deficientes ou idosos a situações impossíveis de sobrevivência, deixando por conta da natureza a eliminação do problema. As condições de sobrevivência do próprio grupo impunham a necessidade pela opção de exclusão social.

Na sociedade moderna, já há crescente conscientização quanto à necessidade de se promover a inserção social de todo e qualquer indivíduo, independentemente de suas diferenças, limitações, potencialidades, crenças, pois se considera que todos são iguais perante os direitos inerentes ao ser humano.

A inserção social deve ser a meta final de todos os profissionais que trabalham nas áreas da saúde, esportes e lazer, bem-estar social ou na educação. O que diferencia cada uma dessas áreas é o modo de operar a fim de se alcançar esse resultado. Na área da saúde, a reabilitação atua em diversos tipos de disfunção de sistemas orgânicos, que prejudicam a funcionalidade do indivíduo. Utilizando-se de recursos da medicina e da tecnologia, entre outros, ela previne ou minimiza seqüelas e facilita o desenvolvimento e/ou a recuperação funcional. A proposição prioritária dos programas de reabilitação está voltada para preparar o indivíduo, não só do ponto de vista orgânico, mas também psíquico, e fortalecê-lo para que possa buscar seu lugar tanto no seio familiar quanto no meio social, considerando como princípio que o portador de deficiência é diferente, mas não desigual. Os programas sociais partem do mesmo princípio, mas têm outro pólo de ação prioritária, que é o de preparar a sociedade para receber de forma digna os portadores de necessidades especiais.

Aprendendo a conviver com as diferenças e fragilidades que fazem parte de qualquer ser humano, a sociedade amadurece e evolui. Para tanto, a reabilitação contribui facilitando o convívio e ajudando a reduzir a rejeição ao diferente, por meio do trabalho de minimização das diferenças e fortalecimento das potencialidades dos portadores de necessidades especiais.

É intrínseca ao ser humano uma grande capacidade de adaptação. Entre outras diferenças em relação aos animais, a maior área no córtex frontal capacita o homem a racionalizar os problemas e a buscar soluções. Assim, ele consegue sobreviver em condições extremamente adversas, tanto em desertos tórridos quanto em regiões gélidas. No entanto, a presença de deficiências pode concorrer negativamente para a adaptação em seu meio, sendo grande fator de risco para a saúde física e mental de seu portador, que pode desenvolver secundariamente mais danos do que os decorrentes do processo originário, caso não seja adequadamente assistido.

É responsabilidade dos reabilitadores a promoção da adaptação do indivíduo à realidade a ser vivida. Isso significa fazer, da melhor forma possível, conviver com as suas deficiências e desenvolver as suas potencialidades. A aceitação da deficiência já é uma etapa mais avançada e que depende quase exclusivamente ao que é inato no indivíduo. Contudo, os profissionais da reabilitação podem atuar na fomentação da resiliência. Esse termo é originário da física e se refere à propriedade de um corpo voltar à sua forma original, sem sofrer deformações, cessado o efeito da força à qual foi submetido. Transpondo o exemplo para a reabilitação, isso equivaleria à capacidade inata do indivíduo se adaptar mais facilmente à sua deficiência. Esse atributo personalístico pode receber influências sinérgicas do meio, que concorrerão para reduzir a vulnerabilidade aos riscos anteriormente mencionados.

A elaboração da vivência das perdas e a descoberta de alternativas para o desenvolvimento de competências, segundo suas possibilidades, fazem parte da tarefa da reabilitação. A proposta não é negar o sofrimento que existe, mas aprender a lidar com ele, criando condições para o paciente inclusive conseguir elaborar um novo projeto de vida. Paralelamente a essa responsabilidade, ocorre o trabalho de minimizar a deficiência em si, pelo uso de recursos técnicos específicos.

Para se contemplar as exigências requeridas para o atendimento de um portador de deficiências em sua integralidade, é imprescindível que a abordagem seja feita por uma equipe multidisciplinar.

A equipe básica para a reabilitação é composta de médico, fisioterapeuta, terapeuta ocupacional, fonoaudiólogo, psicólogo e psicopedagogo; dependendo das possibilidades da instituição, fazem parte também enfermeiro e assistente social. A maioria dos pacientes atendidos por essa equipe necessita, ainda, de outros profissionais da saúde, que não necessariamente fazem parte da equipe básica mencionada. No caso de criança portadora de mielomeningocele, por exemplo, além do atendimento regular e sistemático por essa equipe de reabilitação, ela precisa evidentemente de seu pediatra geral e também de ortopedista, neurologista, neurocirurgião, urologista e, algumas vezes, de oftalmologista, dependendo das complicações associadas.

A metodologia de trabalho de equipe, que mais se adéqua à reabilitação é a da interdisciplinaridade. Uma das suas características, consideradas de relevância, é o cuidado em relação à comunicação, tanto entre os membros da própria equipe, quanto entre esta e o paciente e sua família. O diagnóstico funcional do paciente e o seu plano terapêutico, elaborados pela equipe, precisam ser passados e bem compreendidos pelo paciente/família, para que haja mais possibilidades de sucesso na reabilitação. Para tanto, fica implícita a necessidade de reuniões periódicas e freqüentes com a presença e participação de todos os membros da equipe. Nessas reuniões, é normal ocorrerem divergências de opiniões entre os profissionais até que se chegue a um consenso. A busca desse consenso evita que o paciente receba diferentes informações, mensagens duplas ou contraditórias, que acarretam muita angústia, insegurança, dúvidas e a sensação de que algo melhor poderia estar sendo feito, afetando, dessa forma, a confiança necessária em todo e qualquer tratamento. As expectativas levantadas por pacientes e seus familiares, ao diferirem das previstas pela equipe, são fatores favoráveis ao surgimento de frustrações, aumento das ansiedades e atitudes defensivas sem motivo aparente. Esses comportamentos, que ocorrem com freqüência e que são fomentados pela má comunicação, prejudicam ainda mais o relacionamento e conseqüentemente a própria comunicação, num mecanismo de círculo vicioso. Tendo-se em vista que grande parte do êxito do tratamento se deve ao próprio paciente, é preciso que a equipe busque o desenvolvimento de uma parceria com ele e sua família.

A metodologia interdisciplinar permite que se tenha uma visão integral do paciente e, ao mesmo tempo, mais profunda em suas partes, e não de forma fragmentada, como comumente ocorreria no caso de trabalhos profissionais executados isoladamente. O paciente deve ser considerado em suas particularidades e, por conseqüência, o atendimento é, em geral, individual e individualizado.

No encaminhamento para a reabilitação, na maioria das vezes, já consta a definição da etiologia do problema, que pode até ser questionada pelo médico reabilitador. Para ele, porém, a investigação etiológica não deve ser a sua preocupação primária e sim a pesquisa para o diagnóstico funcional a fim de se poder estabelecer todas as implicações possíveis, incluindo a sua relação com a etiologia do problema. Do ponto de vista da etiologia, é de interesse a classificação dos pacientes a serem tratados pela equipe de reabilitação em dois grandes grupos: o das deficiências decorrentes de processos não progressivos e o dos causados por processos degenerativos. Isso porque existe uma diferenciação entre esses dois grupos, quanto à intensidade e à freqüência dos manuseios, quanto às metas a serem perseguidas e principalmente quanto às questões de ordem emocional do paciente, de sua família e da própria equipe.

A condição comum a todos pertencentes ao grupo de processos patológicos não progressivos é o fato de que estão em condições clínicas estáveis e que eventualmente podem adoecer. O portador de síndrome de Down, o paraplégico, o amputado ou o surdo, por exemplo, não são pessoas doentes, apesar de estarem mais sujeitas a problemas clínicos específicos, decorrentes da própria alteração genética ou lesão orgânica. Assim, a criança com síndrome de Down tem maior risco de desenvolver hipotireoidismo, cardiopatias, infecções respiratórias entre outras afecções, assim como o paraplégico é mais propenso a adquirir infecções urinárias. Estando em boas condições clínicas, não são certamente doentes a serem tratados, mas sim indivíduos a serem reabilitados para exercerem seu papel social.

O grande desafio nos tratamentos a longo prazo, que exigem assiduidade e que sobretudo não eliminarão a sua condição primária, é garantir a adesão desse paciente e de sua família ao processo de reabilitação. O risco de abandono do tratamento é reduzido quando se consegue compreender que o objetivo é desenvolver as potencialidades e prevenir seqüelas que, se não forem evitadas, diminuirão ainda mais a funcionalidade do paciente.

Na maioria das vezes, o tratamento implica em inúmeras sessões de atendimento periódico por vários anos, além das orientações a serem seguidas diariamente em casa, nem sempre podendo se evidenciar resultados compatíveis com os desejados pelo paciente. Quando este toma consciência desse fato, bem como das limitações da medicina, é um momento de risco de abandono ou de geração de raiva contra algum(ns) membro(s) da equipe ou a própria instituição. Esse é um momento que exige da equipe de reabilitação muita sensibilidade e compreensão de que essa reação do paciente e/ou da família faz parte da sedimentação da realidade (luto do idealizado e surgimento do sujeito real). É a oportunidade que deve ser aproveitada para fazer um acolhimento e um novo esclarecimento, de forma clara e concreta, sobre os objetivos do tratamento a curto, médio e longo prazos, informando que esses são passíveis de mudança ao longo do tempo. A equipe saudável é aquela que leva para o paciente perspectivas possíveis de realização, mostrando que realidade não significa desesperança. A ultrapassagem dessa barreira representa um passo importante em direção ao objetivo maior, que é a inserção social.

Em relação aos pacientes com moléstias degenerativas, por exemplo, distrofia muscular progressiva, síndrome de Hoffman-Werdnig, doença de Parkinson ou de Alzheimer, há outros cuidados a serem considerados. Nesses casos, a intensidade e a freqüência dos manuseios terapêuticos dependerão da velocidade de evolução da doença. Nas doenças de evolução mais rápida, os procedimentos cinesioterápicos deverão estar centrados mais em manobras para a adequação de posturas e de alongamento e menos em exercícios de fortalecimento muscular. Quanto à meta em relação à inserção social, esta fica dependente das condições funcionais determinadas pelo estágio do processo patológico. O conhecimento da história natural da doença permite que na reabilitação se esteja sempre um passo à frente das perdas, fazendo com que se tomem as providências necessárias para que aquelas sejam minimizadas.

A certeza de que a medicina está evoluindo com inúmeras pesquisas em curso para o tratamento dessas doenças progressivas, impõe a necessidade de se manter o paciente em melhores condições possíveis para que este possa vir a desfrutar dos benefícios oferecidos por esses novos avanços. O cuidado com o alinhamento biomecânico, a prevenção de retrações articulares e atrofias musculares, a atenção à função pulmonar, a observação do estado nutricional, a estimulação psicocognitiva e, enfim, a manutenção da melhor funcionalidade e da maior independência possível nas atividades de vida diária devem nortear o atendimento desses pacientes. As orientações quanto aos cuidados e aos exercícios a serem realizados em casa devem ser ajustadas ao perfil de cada família. Algumas necessitam estar cuidando constantemente do seu familiar doente, requerendo que a equipe passe muitas orientações. Outras, pelo contrário, não conseguem ou não têm condições, por variados motivos, de suportar uma carga grande de incumbências, ou temem lidar com o doente. É preciso respeitar cada perfil, evitando-se fazer julgamentos de valor, que possam gerar sentimentos de culpa nos familiares portadores de um rol de emoções já tão difíceis de serem vividas.

No cuidado da equipe com a família deverá estar incluída a preocupação de que esta possa perceber que todos os esforços estão sendo dirigidos para se garantir a melhor qualidade de vida para o paciente. O apoio emocional à família pode ser necessário para garantir que o tabu da morte não provoque desajuste social no seio familiar. O bom resultado em reabilitação desses casos é sinalizado quando, ocorrido o êxito letal, a família tem condições de se recompor e continuar a vida.

Qualquer especialidade médica pode fazer parte do processo de reabilitação, embora a fisiatria seja a que lida diretamente com o estudo e a aplicação de recursos, que visam o ganho funcional. Um oftalmologista, que se preocupa com a inserção social do portador de deficiência visual e que trabalhe com uma equipe voltada para a inclusão escolar e profissionalização do paciente, estará atuando como reabilitador. O psiquiatra, que busca facilitar a inserção social do doente mental, estará atuando em reabilitação psicossocial. O pediatra, com capacitação para a detecção precoce de desvios do desenvolvimento neuropsicomotor e intervenções em alterações, poderá fazer parte de uma equipe de reabilitação infantil.

Muitas vezes, na reabilitação, a investigação etiológica pode ocorrer em paralelo com o tratamento. Não se deve privar o paciente do atendimento apenas pela falta do diagnóstico etiológico, até porque o tratamento proposto, na maioria das vezes, é sintomático. A condição para se iniciar a reabilitação é a elaboração do diagnóstico funcional, isto é, a determinação do problema principal, se em área motora, sensorial, de linguagem e/ou psicocognitiva, além do conhecimento dos contextos familiar e social do paciente. Notadamente nos casos de crianças, nem sempre o distúrbio motor é decorrente do acometimento primário de vias motoras. Em criança portadora de retardo mental, por exemplo, pode haver atraso ou alterações na aquisição das funções motoras pelo comprometimento primariamente psicocognitivo e não motor. A abordagem, então, nesse caso, deverá privilegiar a estimulação psicocognitiva mais do que o trabalho dirigido diretamente para a função motora.

Sendo o médico o responsável pelo gerenciamento da saúde do paciente, ele faz o atendimento inicial de todos que são encaminhados para a equipe de reabilitação. Ao apresentar para a equipe o caso do paciente a ser reabilitado, algumas das funções desse médico reabilitador são: informar a história e o exame físico geral e funcional, relacionar a causa orgânica com as perdas funcionais, inferir sobre as repercussões dessas perdas na vida do paciente, explicar acerca das contra-indicações de certos manuseios (dependendo do caso), discutir o prognóstico, esclarecer sobre os exames complementares e solicitar outros necessários, encaminhar para outras especialidades clínicas ou cirúrgicas e discutir as condutas com os outros colegas, prescrever órteses, próteses e outros procedimentos terapêuticos medicamentosos ou não.

Toda equipe necessita de uma coordenação e não se pode confundir o papel da coordenação com o de chefia. A ela cabe o papel de informar para o paciente/família o diagnóstico funcional e o plano terapêutico, o que não dispensa a necessidade de cada profissional explicar a sua atuação no caso e reforçar o plano geral decidido na reunião de equipe. A coordenação promove a organização do grupo, busca estimular o maior engajamento de cada elemento na participação do processo de reabilitação, desenvolvendo uma dinâmica a mais harmônica possível, neutralizando questões de ordem pessoal, direcionando a energia da discussão para a busca de soluções para o paciente, que é a meta central de todo o trabalho.

O coordenador da equipe deve exercer uma gerência participativa, promovendo a construção conjunta do conhecimento e demonstrando que, assim, o resultado obtido será maior e melhor do que vários trabalhos fragmentados e realizados isoladamente.

Para essa função, o médico deverá se capacitar por meio do aprimoramento técnico em sua especialidade, exercícios em dinâmica de grupo, e também conhecimentos sobre as possibilidades oferecidas, bem como os limites de atuação da Medicina, Fisioterapia, Terapia Ocupacional, Fonoaudiologia, Psicologia, Psicopedagogia e de outras especialidades, que fazem parte da reabilitação.

BIBLIOGRAFIA

BATTISTELA, L. R. Competência em medicina física e reabilitação. *Acta Fisiátrica*, v. 1, n. 1, p. 3-6, 1994.
BRINHOSA, M. C. Interdisciplinaridade: possibilidades e equívocos. *Acta Fisiátrica*, v. 5, n. 3, p. 164-169, 1998.
ENGLE, P. L. et al. Child development: vulnerability and resiliens. *Soc. Sci. Med.*, v. 43, n. 5, p. 621-635, 1996.
GONÇALVES, M. O. Morte e castração: um estudo psicanalítico sobre a doença terminal infantil. *Psicologia, Ciência e Profissão*, v. 1, p. 30-41, 2001.
JOHNSTON, M. V. Brain plasticity in paediatric neurology. *European Journal of Paediatric Neurology*, v. 7, p. 105-113, 2003.
LIANZA, S. *Medicina de Reabilitação*. 3. ed. Rio de Janeiro: Guanabara Koogan, 2001.
MELO-SILVA, L. L.; DIAS, T. R. S. Um serviço de reabilitação profissional: reflexões sobre atividades profissionais dos usuários e de suas famílias. *Temas sobre Desenvolvimento*, v. 8, n. 43, p. 34-44, 1999.
MIGUELES, C. *Pesquisa: por que administradores precisam entender disto?* São Leopoldo: Nova Harmonia, 2003.
MORIN, E.; LE MOIGNE, J. L. *A Inteligência da Complexidade*. São Paulo: Fundação Peirópolis, 1999.
MOSCOVICI, F. *Equipes Dão Certo: a multiplicação do talento humano*. 4. ed. Rio de Janeiro: José Olympio, 1994.
PITTA, A. *Reabilitação Psicossocial no Brasil*. São Paulo: Hucitec, 1996.
SANTOMÉ, J. T. *Globalização e Interdisciplinaridade*. Porto Alegre: Artes Médicas Sul, 1994.
SANVITO, W. L. *O Cérebro e suas Vertentes*. 2. ed. São Paulo: Roca, 1991.
SOUZA, J. A. G.; IGLESIAS, A. C. R. G. Trauma no idoso. *Rev. da Associação Médica Brasileira*, v. 48, n. 1, p. 79-86, 2002.
WERNER, E. E. The children of Kauai: resilience and recovery in adolescence and adulthood. *J. Adolescent Health*, v. 13, p. 262-268, 1992.

CAPÍTULO 3

Reabilitação – Conceito Terapêutico

Júlia Maria D'Andréa Greve

Todo conceito deve ser preciso e se ater ao significado das palavras, pois é a base do pensamento lógico sobre o tema.

Assim quando se fala de reabilitação, partimos da palavra primordial habilitar do latim *habilitare*, verbo transitivo que significa tornar hábil ou apto; preparar; prover do necessário; adquirir habilitações. Com a inclusão do prefixo *re-habilitar* vemos o sentido de adquirir, novamente, uma habilidade perdida ou diminuída.

Na área médica, o conceito de *reabilitação* assume sempre a conotação terapêutica, pois busca devolver ao paciente, portador de algum tipo de *incapacidade*, o máximo de funcionalidade possível. Não importa qual seja a necessidade especial que o paciente demande, sempre se fala de reabilitação na presença de algum tipo de incapacidade.

A *incapacidade* pode ser definida como a expressão de uma limitação física ou mental quando colocada dentro do contexto social. É o hiato entre as demandas sociais e as habilidades do indivíduo. Nem todos os indivíduos, portadores de limitações funcionais de diferentes etiologias, são incapacitados. A interação entre as disfunções físicas ou mentais com os fatores sociais e ambientais é que determina a incapacidade[1].

As condições determinantes das incapacidades são muito variáveis e dependem de muitos fatores como idade, grau de cultura e nível educacional, condições socioeconômicas, etiologia da doença incapacitante, além de aspectos próprios da individualidade (personalidade).

Nas crianças, destacam-se entre as causas de incapacidades as doenças congênitas, hereditárias e neonatais (alterações genéticas, cromossômicas, malformações diversas, problemas no parto e traumas); nos adultos jovens, o que mais se observam são as limitações de mobilidade causadas por lesões traumáticas (lesão da medula espinal, encefálicas e musculoesqueléticas); nos indivíduos de meia-idade e seniores são as doenças crônicas, cardiocirculatórias, neurológicas, diabetes, demências, artrites, as mais prevalentes. Todas as incapacidades estão diretamente relacionadas à independência (qualidade do que goza de liberdade e autonomia), com a capacidade de cuidar de si próprio e precisam ser avaliadas, no primeiro instante, em função dessa qualidade.

A incapacidade pode atingir qualquer indivíduo e sua incidência é variável, mas estima-se que aproximadamente 15% da população mundial sejam portadores de algum tipo de incapacidade e tenham necessidades especiais. Hoje, cada vez mais pessoas sobrevivem às doenças graves, muitas vezes com comprometimento funcional e seqüelas que exigem um programa de reabilitação. O envelhecimento gradual da população também é importante fator determinante das incapacidades e necessidades de políticas de prevenção de incapacidades e reabilitação.

A Medicina de Reabilitação, nascida de forma sistêmica e organizada, após a Segunda Guerra Mundial procura diagnosticar, avaliar e tratar dessas necessidades especiais, sempre em busca de maior independência e diminuição das incapacidades. A reabilitação de uma pessoa com algum tipo de incapacidade parte da identificação do indivíduo incapacitado (anamnese e exame físico e identificação da doença) e da incapacidade (disfunções existentes em relação à independência) e da quantificação da incapacidade.

Após a avaliação e o diagnóstico funcional do indivíduo portador de algum tipo de incapacidade estabelece-se o programa de reabilitação, com metas terapêuticas bem definidas em termos da capacitação e ganho de independência.

Dessa forma, cabe à Medicina de Reabilitação, colocar o indivíduo perante suas limitações e a ensinar as maneiras de superá-las.

O programa de reabilitação é muito versátil e altamente voltado às necessidades individuais de cada paciente. Existem estratégias gerais de reabilitação fundamentadas em evidências: melhora de condição física e manutenção das condições gerais, mas também existem soluções próprias para cada indivíduo, que nem sempre têm aplicabilidade universal.

Em geral, se pensa em reabilitação como um tratamento físico, feito principalmente por meio de exercícios repetitivos, extenuantes e de longa duração ("muita fisioterapia"). Nesses procedimentos, que tomam todo o tempo do paciente e de seus familiares, quando existem condições econômicas de sustentá-los, reside, muitas vezes a esperança de curas miraculosas ou mágicas, que devolverão ao paciente sua funcionalidade plena. Essa visão do procedimento de reabilitação, como curativo, milagroso ou mágico, além de ser enganosa, cria falsas expectativas nos pacientes e suas famílias, que demoram, ainda mais, para se defrontarem com a realidade da incapacidade e as formas adequadas de superá-la. O tratamento físico das incapacidades, realizado por meio de técnicas de fisioterapia, terapia ocupacional, fonoaudiologia, psicologia, é muito importante para o paciente na recuperação das suas funcionalidades, desde que haja conhecimento do paciente ou da família dos objetivos de cada um dos tipos de tratamento, com as indicações e limitações pertinentes.

No nosso país, de uma forma geral, o atendimento ao paciente incapacitado, com múltiplas necessidades, que precisa de centro especializado de reabilitação, ainda deixa muito a desejar. O sistema de saúde público e privado ainda enxerga a reabilitação como procedimento não necessário, cujo efeito terapêutico é questionado e está limitado a um número predeterminado de sessões de fisioterapia. Não existe a ligação entre o tratamento agudo de paciente hospitalizado por uma doença incapacitante e a continuidade do tratamento desse paciente na unidade de reabilitação. Esse hiato no sistema de saúde faz com que caiba ao paciente incapacitado e a sua família a procura do tratamento de reabilitação. O sistema de saúde responde pelas primeiras necessidades, enquanto o paciente tem necessidade de permanecer internado na unidade hospitalar, mas se exime das responsabilidades quando o paciente não precisa mais de hospitalização. O programa de reabilitação, necessário para habilitar o paciente e a família à nova situação, não está disponível de forma automática, Muitas vezes, nem a informação da necessidade e dos recursos possíveis é disponibilizada e cabe ao paciente a busca desse tratamento.

A presença da equipe de reabilitação, dentro do hospital geral, enxergando a incapacidade potencial no paciente agudo, é essencial para que se previna o agravamento das lesões e incapacidades secundárias. A equipe de reabilitação também auxilia o paciente e familiares a se adaptarem à nova condição de vida e orienta sobre os recursos de reabilitação disponíveis e mais adequados para a continuidade do tratamento. De nada vale fazer sobreviver alguém de uma lesão ou doença grave, se a vida que lhe restar não for digna e de qualidade.

O médico fisiatra ou reabilitador, treinado para enxergar as potencialidades funcionais de cada paciente, também está apto para observar as incapacidades que advêm das mais diversas condições patológicas e sua presença no hospital geral acrescenta a visão de reabilitação e de prevenção de incapacidades secundárias.

Enxergar a pessoa incapacitada, sem independência, que necessitará se adaptar às novas condições na sua casa, trabalho, escola e mostrar-lhe as possibilidades terapêuticas é função primordial do médico reabilitador. A ação do fisiatra com a colaboração essencial e imprescindível de uma equipe multidisciplinar no programa de reabilitação faz com que os pacientes tenham uma adaptação mais rápida e indene às novas condições funcionais. A equipe de reabilitação precisa enxergar a pessoa dentro do paciente e sua doença. Também precisa enxergar essa mesma pessoa convivendo com sua incapacidade e o que pode ser feito para minorá-la.

Fazer parte de uma equipe de reabilitação é um exercício de colaboração entre pessoas que por intermédio de diferentes abordagens procuram proporcionar ao paciente incapacitado novas perspectivas em termos de desempenho funcional.

Fica muito claro que reabilitar um indivíduo para que se alcance o máximo das duas potencialidades é um trabalho múltiplo e que demanda grande esforço de objetividade e congruência, para que todos ajudem o indivíduo a se reabilitar.

REFERÊNCIA BIBLIOGRÁFICA

1. POPE, A. R.; TARLOV, A. R. *Disability in America – Toward a National Agenda for Prevention Committee on a National Agenda for Prevention of Disabilities, Division of Health Promotion in Disease Prevention, Institute of Medicine*. Washington: National Academy Press, 1991.

BIBLIOGRAFIA COMPLEMENTAR

GREVE, J. M. D.; AMATUZZI, M. M. *Medicina de Reabilitação Aplicada à Ortopedia e Traumatologia*. São Paulo: Roca, 1999.

LIANZA, S. *Medicina de Reabilitação*. Rio de Janeiro: Guanabara Koogan, 1991. p. 1-10.

Teaching Patients with Chronic Conditions. Springhouse: Springhouse Corporation, 1992.

CAPÍTULO 4

Classificação Internacional de Funcionalidades, Incapacidades e Saúde

Júlia Maria D'Andréa Greve

CONCEITOS

O objetivo geral da Classificação Internacional de Funcionalidades, Incapacidades e Saúde (CIF) é proporcionar uma linguagem padronizada para descrever saúde e estados funcionais relacionados à saúde. Essa classificação define os componentes da saúde e alguns componentes do bem-estar relacionados a ela (como educação e trabalho). A CIF pertence à *família* das classificações internacionais desenvolvida pela Organização Mundial da Saúde (OMS) para aplicação em vários aspectos da saúde.

Na Classificação Internacional de Doenças e Problemas Relacionados à Saúde, décima revisão (CID-10), doenças, distúrbios e lesões, definidos como estado de saúde, são agrupados de acordo com a causa/etiologia. A CIF busca definir a capacidade (funcionalidade) e incapacidade e dessa forma complementa a CID-10. Uma pessoa pode sofrer da mesma doença que outra, mas sua CIF, que significa como a doença atuou na sua funcionalidade geral, pode ser diversa. Assim, para os reabilitadores, é de fundamental importância o conhecimento e a aplicação desse tipo de classificação, que permite a aplicação de linguagem universal em termos de doenças e incapacidades: diagnóstico, prognóstico e abordagem terapêutica.

A CIF na sua versão anterior de 1980 classificava as conseqüências da doença e quantificava os danos. Na sua nova versão classifica os *componentes da saúde*, isto é, verifica a capacidade e a funcionalidade, as quais o indivíduo pode utilizar. Não classifica pela incapacidade e sim pela capacidade. Como definido, dentro da própria CIF, ...os *componentes da saúde* identificam o que constitui a saúde, enquanto *conseqüências* se referem ao impacto das doenças na condição de saúde da pessoa[1].

A CIF busca definir o que uma pessoa com determinada doença (estado de saúde) pode fazer. "*Funcionalidade* é um termo que abrange todas as funções do corpo, atividades e participação; de maneira similar". "*Incapacidade* é um termo que abrange incapacidades, limitação de atividades ou restrição na participação"[1].

A CIF também identifica quais fatores ambientais podem interferir nessa dualidade de função/incapacidade.

ESTRUTURA DA CLASSIFICAÇÃO INTERNACIONAL DE FUNCIONALIDADES, INCAPACIDADES E SAÚDE

A CIF engloba todos os aspectos da saúde humana e se aplica a todas as pessoas, independentemente de sua capacidade ou incapacidade. Para tal, utiliza alguns componentes que são relevantes para a saúde e estão relacionados ao bem-estar.

Componentes

São componentes da saúde que estão relacionados ao bem-estar (não inclui fatores sociais e econômicos) (Fig. 4.1):

- Funções e estruturas do corpo.
- Atividades e participação.
- Fatores ambientais.
- Fatores pessoais.

Domínios

Utiliza-se a expressão *domínio* para definir algumas funções e estruturas corporais, que também estão relacionadas à saúde:

- Funções do corpo.
- Áreas vitais (tarefas, ações).
- Influências externas sobre a funcionalidade e a incapacidade.
- Influências internas sobre a funcionalidade e a incapacidade.
- Estruturas do corpo.

Construtos

- Mudança nas funções do corpo (fisiológicas).
- Capacidade.
- Execução de tarefas em um ambiente padrão.
- Impacto facilitador ou limitador das características do mundo físico, social e de atitude.
- Impacto dos atributos de uma pessoa.
- Mudança nas estruturas corporais (anatômicas).
- Desempenho: execução de tarefas no ambiente atual.

Aspectos Positivos

- Integridades funcional e estrutural.
- Atividades.
- Participação.
- Facilitadores.
- Não aplicável.
- Funcionalidade.

Aspectos Negativos

- Deficiência.
- Limitação da atividade.

- Restrição de participação.
- Barreiras/obstáculos.
- Não aplicável.
- Incapacidade.

A OMS recomenda, de forma enfática, que se use a CIF (Fig. 4.2), pois proporciona terminologia adequada e ordenada para se falar de saúde e capacidades e que a construção dessa classificação siga a nomenclatura e a estrutura anteriormente relacionadas.

Classificação

É a estrutura geral e o universo da CIF. Na hierarquia, este é o termo superior.

Partes da Classificação

É cada uma das duas subdivisões da classificação:

- *Parte 1*: cobre funcionalidade e incapacidade.
- *Parte 2*: cobre fatores contextuais.

Componentes

São definidos como cada uma das duas subdivisões principais das partes da classificação.

Os componentes da Parte 1 são:

- Funções e estruturas do corpo.
- Atividades e participação.

Os componentes da Parte 2 são:

- Fatores ambientais.
- Fatores pessoais (não classificados na CIF).

Construtos

São definidos pelo uso dos qualificadores com códigos relevantes.

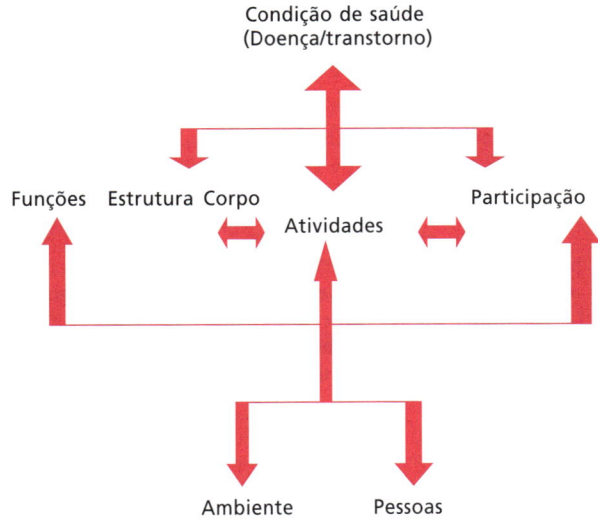

Figura 4.1 – Interação entre componentes da CIF.

- *Parte 1*: quatro construtos.
  - Mudança na função do corpo.
  - Mudança na estrutura do corpo.
  - Capacidade.
  - Desempenho.
- *Parte 2*: um construto
  - Facilitadores ou barreiras em fatores ambientais.

Domínios

São definidos como um conjunto prático e significativo de funções fisiológicas relacionadas, de estruturas anatômicas,

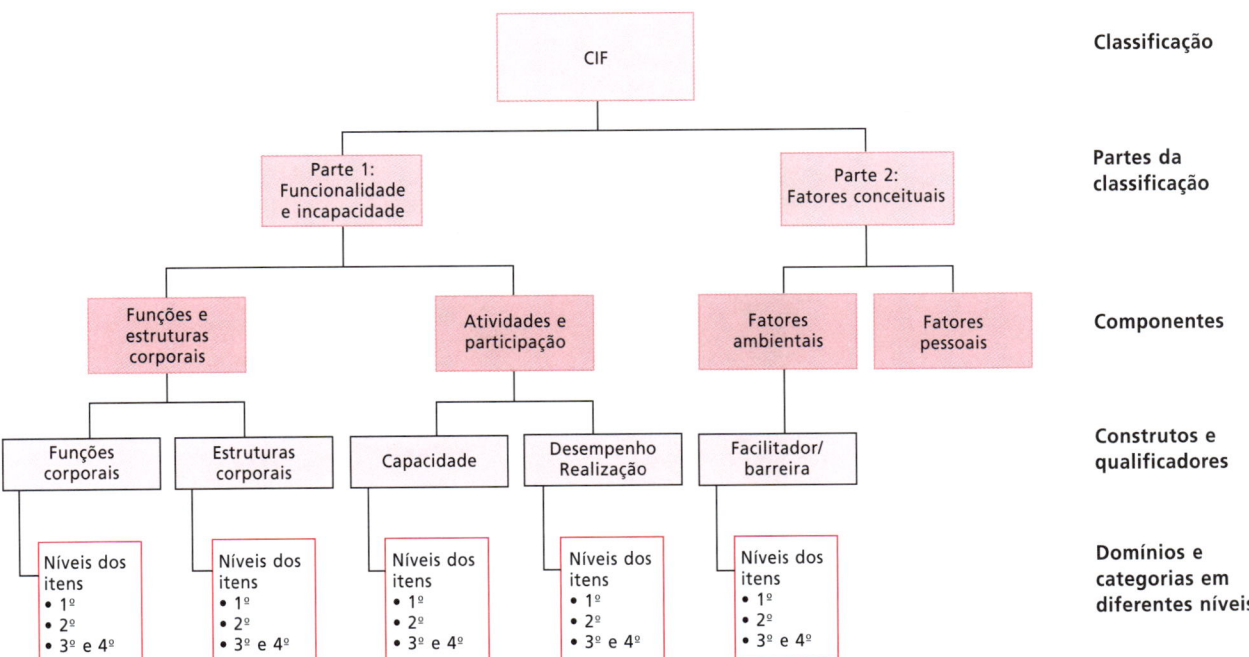

Figura 4.2 – Classificação Internacional de Funcionalidades, Incapacidades e Saúde (CIF).

de ações, de tarefas ou áreas da vida. Os domínios compõem os diferentes capítulos e blocos dentro de cada componente.

Categorias

São classes e subclasses dentro do domínio de um componente, bem como as unidades de classificação.

Níveis

Compõem a ordem hierárquica e fornecem indicações dos detalhes das categorias. O primeiro nível engloba todos os itens do segundo nível e assim por diante, sucessivamente.

A complexidade da classificação é necessária para que abranja de forma ampla os conceitos de função e capacidade e possa ser utilizada para todos os tipos de pacientes portadores de algum tipo de incapacidade.

REFERÊNCIA BIBLIOGRÁFICA

1. CLASSIFICAÇÃO INTERNACIONAL DE FUNCIONALIDADES, INCAPACIDADES E SAÚDE. Disponível em: http://hygeia.fsp.usp.br/~cbcd/CIF/WebHelp/cif.htm.

BIBLIOGRAFIA COMPLEMENTAR

GREVE, J. M. D.; AMATUZZI, M. M. *Medicina de Reabilitação Aplicada à Ortopedia e Traumatologia*. São Paulo: Roca, 1999.

LIANZA, S. *Medicina de Reabilitação*. Rio de Janeiro: Guanabara Koogan, 1991. p. 1-10.

POPE, A. R.; TARLOV, A. R. *Disability in America – Toward a National Agenda for Prevention Committee on a National Agenda for Prevention of Disabilities, Division of Health Promotion in Disease Prevention, Institute of Medicine*. Washington: National Academy Press, 1991.

Teaching Patients with Chronic Conditions. Springhouse: Springhouse Corporation, 1992.

CAPÍTULO 5

Equipe Multidisciplinar

Júlia Maria D'Andréa Greve

As expressões *equipe multidisciplinar* e *atendimento integrado* têm sido utilizadas de forma exaustiva em todos os textos que tratam de reabilitação e parece ser até desnecessário e redundante falar sobre uma equipe de reabilitação e da atuação dos seus integrantes.

Quando se olha, porém de forma mais crítica, a Medicina de Reabilitação realizada no nosso país em hospitais e centros de reabilitação públicos e privados, observa-se que o tratamento multidisciplinar, voltado às necessidades do paciente, ainda é mais uma vontade que realidade: há falta de comunicação e objetividade nos procedimentos realizados com grande fragmentação do tratamento, nos quais vários profissionais atuam buscando objetivos específicos isolados. Poucos são os centros que oferecem atendimento integrado de reabilitação, que busca o máximo funcional de cada paciente, com cada profissional da equipe trabalhando alinhado e em parceria com os demais. A reabilitação em equipe é uma filosofia de trabalho e que traz, de forma evidente, resultados na aquisição de funcionalidades em um quadro de incapacidade.

Um atendimento multidisciplinar é composto de áreas de atuação próprias e muito distintas, mas existem áreas comuns de ação com instrumentos e procedimentos semelhantes, que devem e precisam ser aplicados dentro dos objetivos de cada programa. Um dos grandes obstáculos à integração do tratamento é a falta de sinergia que as áreas de atuação comuns podem originar.

A divisão de tarefas dentro de uma equipe de reabilitação precisa ser alinhada, sempre e de forma absoluta, com os objetivos do tratamento e com o prognóstico funcional de cada paciente. Uma equipe precisa de um forte embasamento clínico sobre a doença incapacitante e as reais possibilidades de ganho funcional. Não pode, nunca, se distanciar desses conceitos, sob risco de criar falsas expectativas no paciente e sua família.

COMPOSIÇÃO DA EQUIPE DE REABILITAÇÃO

A equipe de reabilitação varia de acordo com as necessidades de cada paciente. Essa equipe deve ser composta como se fosse prescrição de um medicamento ou procedimento terapêutico: tem variação de posologia e formas de utilização. Cada indivíduo, portador de um tipo de incapacidade, deve ter uma equipe montada especificamente para atender suas necessidades, que também podem variar com a evolução do tratamento.

Quem são esses profissionais que estarão compondo uma equipe de reabilitação? Antes de responder essa questão, há necessidade de saber quem é o paciente e que tipo de incapacidade ele tem, para só então, compor a equipe multidisciplinar a ser utilizada na sua reabilitação.

Quando se pensa em reabilitação de portadores de incapacidades múltiplas: incapacidades motoras, sensoriais, cognitivas, realização das atividades de vida diária e vida prática e profissionais, verifica-se que muitos profissionais de distintas formações devem compor uma equipe.

Fazem parte da equipe:

- Médicos de diferentes especialidades, mas o médico fisiatra como um elemento agregador e fundamental, que na sua formação busca entender, diagnosticar e tratar as incapacidades.
- Enfermeiras de reabilitação, que no seu cuidar buscam prevenção de incapacidades secundárias, são elementos essenciais no processo de reabilitação, desde a fase inicial de instalação de uma doença incapacitante.
- Terapeutas funcionais: fisioterapeutas e terapeutas ocupacionais, profissionais que na sua formação básica aprendem que manter e estimular o nível de motricidade e funcionalidade dos pacientes portadores de incapacidade são essenciais para resultados satisfatórios de programas de reabilitação.
- De importância fundamental os fonoaudiólogos, profissionais que trabalharão na área de comunicação e linguagem e estímulo de funções cognitivas, área essencial na reabilitação de crianças e lesões encefálicas.
- Os psicólogos que trabalham na área de suporte e entendimento das perdas de cada indivíduo e como superá-las, bem como elemento essencial na fase de aquisições e adaptações de habilidades específicas para determinadas ações e funções.
- Os assistentes sociais, elementos de atuação básica, na integração do indivíduo, na sua nova situação de incapacidade, dentro do núcleo familiar e social. Ajudar os pacientes e seus familiares nesse momento de readaptação, com relação a direitos de indenizações e seguridade social e trabalhista, é de importância capital na reabilitação. Cabe aos assistentes sociais, também, um significante papel na reabilitação profissional, fazendo a integração entre o centro de reabilitação e os possíveis agentes empregadores ou mediadores dessa integração.
- Os profissionais da área de educação são parte essencial da reabilitação de crianças, adolescentes e jovens portadores de algum tipo de necessidade especial. Os programas educativos devem ser sempre abrangentes e integradores. Procurar dentro de todas as possibilidades, educar os portadores de necessidades especiais, nas escolas comuns e entre crianças *normais* sem nenhuma necessidade especial. Nem sempre, essa possibilidade existe e as classes de educação especial cumprem importante papel, com todos os seus profissionais que fazem parte de uma equipe de reabilitação multidisciplinar. Pedagogos, psicopedagogas e professores são os elementos substantivos na formação das pessoas portadoras e necessidades especiais e, muitas vezes, esses profissionais se encontram isolados no contexto escolar-educacional e cabe ao centro de rea-

bilitação e a sua equipe, ajudar na formação, informação e suporte desses profissionais de educação. No nosso país, ainda com grandes carências, no campo de assistência à saúde e à educação, parece até utópico falar de atuação integrada, mas os grandes centros de reabilitação, formadores de recursos humanos, vêm buscando fazer a integração, principalmente, pelos recursos de educação continuada e aprimoramento profissional.

A reabilitação profissional, definida como a habilitação profissional de um paciente incapacitado e sua inserção (ou reinserção) no mercado de trabalho, é outro campo de atuação dos profissionais de reabilitação, que também fazem parte da equipe de reabilitação. A atuação dos profissionais dessa área se faz no final das aquisições funcionais básicas de locomoção e independência em autocuidados, quando o paciente percebe que não consegue retornar às suas atividades profissionais anteriores. Cabe aos orientadores descobrir a vocação do paciente, fazer sua adequação, treinamento e ajudá-lo, quando possível, na busca de um posto de trabalho. Atualmente, já há mais facilidades para reinserir um portador de deficiências no mercado de trabalho, pois há maior entendimento que são profissionais como outro qualquer e que sua formação não está aquém dos demais.

O trabalho em equipe e a obtenção de resultados são difíceis e a atuação integrada, de fato, é muito dinâmica e a todo o momento precisa ser avaliada e ajustada, para que não se percam o foco e a objetividade. A diversidade humana e a grande variedade de formação e prioridades de cada profissional, que compõe as equipes de reabilitação, são, na verdade, um fator positivo nos programas de reabilitação. A equipe de reabilitação, quando adequada, é capaz de perceber de forma mais aguçada todas as necessidades de uma pessoa portadora de algum tipo de incapacidade e, do mesmo modo, pode responder adequadamente na implementação de um programa de reabilitação.

BIBLIOGRAFIA

BUCCOLINI, F. *Tratamento Fisiátrico*. São Paulo: Sarvier, 1986. 118p.

DE LISA, J. A.; GANS, B. M. *Tratado de Medicina de Reabilitação – Princípios e Prática*. 3. ed. São Paulo: Manole, 1998. v. 1, 948p.

GREVE, J. M. D.; AMATUZZI, M. M. *Medicina de Reabilitação Aplicada à Ortopedia e Traumatologia*. São Paulo: Roca, 1999.

GREVE, J. M.; CASALIS, M. E. P.; BARROS FILHO, T. E. P. *Diagnóstico e Tratamento da Lesão da Medula Espinal*. São Paulo: Roca, 2001. 400p.

KOTTE, F. J.; LEHMANN, J. F. *Tratado de Medicina Física e Reabilitação de Krussen*. 4. ed. São Paulo: Manole, 1998. v. 1, 707p.

LEITÃO, A.; LEITÃO, V. A. *Clínica de Reabilitação*. São Paulo: Atheneu, 1995. 456p.

LIANZA, S. *Medicina de Reabilitação*. Rio de Janeiro: Guanabara Koogan, 1991. p. 1-10.

O'YOUNG, B.; YOUNG, M. A.; STIENS, S. A. *Segredos em Medicina Física e de Reabilitação*. Porto Alegre: Artmed, 1997. 709p.

POPE, A. R.; TARLOV, A. R. *Disability in America – Toward a National Agenda for Prevention Committee on a National Agenda for Prevention of Disabilities, Division of Health Promotion in Disease Prevention, Institute of Medicine*. Washington: National Academy Press, 1991.

Teaching Patients with Chronic Conditions. Springhouse: Springhouse Corporation, 1992.

CAPÍTULO 6

Equipe de Trabalho

José Alvaro Marques Marcolino

Reabilitação pode ser compreendida como um processo de tratamento dirigido a ajudar pacientes com algum tipo de incapacidade funcional a recuperar, ao máximo, as capacidades que foram perdidas, no sentido de que o paciente se sinta satisfeito e útil em relação a si mesmo, à família e à comunidade[1]. O trabalho de reabilitação pode chegar a uma recuperação completa ou parcial do dano. O êxito de um processo de reabilitação requer que o tratamento seja concebido de modo individualizado e fundamentado em diagnóstico total e completo da incapacidade do paciente.

Em um amplo contexto de reabilitação, a procura por um ajustamento psicológico e social de paciente com incapacidade física é amplamente reconhecida como um trabalho que requer cuidados especiais. O acompanhamento desses pacientes envolve quase sempre a participação de vários profissionais, incluindo aqueles da área da saúde mental. Psicólogos, assistentes sociais e psiquiatras compartilham um campo de trabalho e constituem uma equipe de trabalho nesse tipo especial de atenção à saúde[2].

MEMBROS DA EQUIPE DE ASSISTÊNCIA PSICOSSOCIAL

De modo geral, todos os serviços de reabilitação que se baseiam em um hospital contam com o trabalho de assistentes sociais para avaliar e dar atendimento aos pacientes, focalizando suas intervenções na negociação que o impacto da incapacidade teve sobre os relacionamentos familiares, as perspectivas profissionais futuras e o funcionamento social como um todo. O assistente social tem várias e importantes funções na reabilitação. Em primeiro lugar, participa da elaboração de um diagnóstico psicossocial, contribuindo para o estabelecimento de diagnóstico mais amplo do indivíduo com incapacidade ao determinar quais são as questões sociais envolvidas. Além disso, desenvolve o contato do paciente, da família e da equipe com os recursos disponíveis na comunidade. Essas informações são oferecidas à equipe de reabilitação.

Além dos assistentes sociais, os programas de reabilitação também costumam utilizar consultas com psicólogos, para facilitar o tratamento dos pacientes que apresentam disfunções comportamentais ou cognitivas importantes. Dependendo da situação específica, esses profissionais podem vir a conduzir psicoterapias individuais, em grupo ou em família. Podem empregar as técnicas de aconselhamento com os pacientes, abordando questões que variam de problemas relacionados ao alcoolismo até a sexualidade. Esses profissionais podem agir no tratamento de um caso clínico, iniciando e coordenando serviços na comunidade para pacientes que estão em processo de alta hospitalar. Essas intervenções podem variar do contato exclusivo com os pacientes um a um até na facilitação da mudança de organização de uma unidade de serviço como um todo. De modo ideal, uma consulta psicossocial deveria ser disponível tanto para o atendimento dos pacientes como para atuações que envolvam o funcionamento do corpo clínico[3]. Em função dos problemas enfrentados, os serviços deveriam ser compreensíveis e tolerantes o bastante para dar encaminhamento aos problemas emocionais e cognitivos individuais, ao ajustamento familiar e social e a integração com a vida da comunidade, por meio das vias vocacionais e de outras atividades produtivas.

Em alguns casos, a equipe de assistência psicossocial tem a necessidade da consultoria a um psiquiatra, na medida em que alguns casos envolvem o papel essencial do tratamento de problemas psicológicos e psicobiológicos associados à incapacidade física. Embora os psiquiatras não sejam chamados freqüentemente para participar de programas de reabilitação, sua participação pode ser necessária para o estabelecimento do diagnóstico diferencial das várias etiologias da depressão que podem acometer os pacientes incapacitados e para a proposta de tratamento dos pacientes que estão gravemente deprimidos, agitados e ansiosos[3,4]. A consulta psiquiátrica também pode ser utilizada para o tratamento de casos que envolvam dor crônica, para o abuso ou a abstinência de substâncias psicoativas e nos distúrbios do sono que acometem os pacientes com incapacidade física[3]. Além disso, assim como os psicólogos e os assistentes sociais, alguns psiquiatras também trabalham com psicoterapia individual ou em grupos especiais de pacientes em reabilitação, por exemplo, os amputados[5].

O trabalho conjunto de uma equipe de assistência psicossocial merece alguma atenção. Os psicólogos clínicos, os assistentes sociais e os psiquiatras compartilham entre si um considerável treinamento e seus trabalhos em reabilitação provavelmente se sobrepõem em alguma extensão. Isso pode vir a criar certa confusão para o médico fisiatra ou para outro profissional ligado à reabilitação quando se decide procurar apropriada consulta à saúde mental. No entanto, essa sobreposição de atividades não é peculiar das equipes de assistência psicossocial, pois, de maneira semelhante, o fisioterapeuta, o terapeuta ocupacional e o terapeuta recreacional são profissionais que apresentam habilidades e funções que podem se sobrepor em especialidade quanto à dos psicólogos, assistentes sociais e psiquiatras. No sentido de promover otimização dos serviços de assistência psicossocial aos pacientes, deve ser possível distinção dessas diversas especialidades no campo de atuação, ficando claro quais são os seus potenciais e limitações. Para maximizar o trabalho dessas diversas especialidades envolvidas no atendimento ao paciente em reabilitação e minimizar a duplicação de esforços, deve haver coordenação da equipe multidisciplinar, na qual se devem definidas as áreas de atuação de cada profissional e manter um trabalho de educação da equipe a respeito de como seria melhor utilizar os vários serviços.

DESENVOLVIMENTO DE UMA EQUIPE DE ASSISTÊNCIA PSICOSSOCIAL

O conceito de equipe de assistência psicossocial, que coordena o tratamento de intervenções psicológicas e sociais aos pacientes em reabilitação por uma incapacidade física, é o de que se trata de uma subunidade que pertence à equipe multidisciplinar que forma um quadro geral de abordagem maior desses problemas. A equipe de assistência psicossocial deve ser vista como significando um espaço apropriado aos cuidados objetivos dos pacientes, integrados a uma consultoria psiquiátrica, que, em conjunto com a visão maior da equipe, gera intervenção consistente e compreensiva, promovendo educação continuada aos outros membros do grupo quanto a seu papel e suas funções[6]. Diante desse princípio, o foco da equipe de assistência psicossocial é direcionar sua energia para enfrentar as barreiras que impedem o funcionamento geral da equipe de reabilitação: a sobreposição de funções, o papel de expectativas ambíguas, a comunicação hierárquica e as linhas de responsabilidades não claras[7]. O plano de desenvolvimento do processo de definição e de coordenação da equipe é composto de quatro estágios:

- *Estágio I*: Identificação da proposta.
- *Estágio II*: Definição dos papéis.
- *Estágio III*: Designação das tarefas.
- *Estágio IV*: Integração.

Embora esses estágios se sobreponham na prática, eles serão apresentados em seqüência com a finalidade de torná-los mais claros.

Estágio I – Identificação da Proposta

Questões mais importantes: Quais são os objetivos da intervenção psicossocial? Quais são as necessidades mais específicas da população de pacientes?

- Os objetivos mais relevantes da equipe de assistência psicossocial são identificados como:
  - Auxiliar no progresso do programa de reabilitação ao reduzir as dificuldades de ordem psicológica e social que venham a se opor à completa participação.
  - Melhorar a qualidade e a efetividade da interação do paciente com a equipe.
- As necessidades da população de pacientes são identificadas em base das categorias de diagnóstico, pela impressão dos outros profissionais de reabilitação, pelo contato direto com o paciente encaminhado pelo médico e nas experiências anteriores de outros serviços de reabilitação.

Estágio II – Definição dos Papéis

Questões mais importantes: Quais habilidades e obrigações são básicas para treinamento e funcionamento de cada disciplina? Onde experiência e treinamento de cada disciplina estão sobrepostos? Quais áreas de cada especialidade são específicas ou exclusivas de cada disciplina?

- Cada membro da equipe apresenta um plano geral do papel principal de sua disciplina aplicada ao espaço de reabilitação. Para cada disciplina, os papéis são identificados de acordo com as áreas de avaliação, intervenção e de colaboração com os outros membros da equipe de reabilitação.
- Os membros da equipe revisam o plano geral apresentado por cada um de seus membros, procurando encontrar os pontos nos quais haja necessidade de se estabelecer negociação entre as diversas funções; esses encontros focalizam a diferenciação em torno dos grandes tópicos de cada área de especialidade, bem como procuram avaliar os papéis que estejam em sobreposição.

Estágio III – Designação das Tarefas

Questões mais importantes: Quais tarefas são mais comumente desempenhadas por cada disciplina? Quais desses papéis são mais apropriados ou mais inapropriados de acordo com a questão anterior? Quais são os recursos de cada disciplina em termos de tempo e de número de pessoas? Quais são as capacidades e interesses exclusivos, únicos de cada membro da equipe?

- As tarefas são designadas a cada disciplina com base no papel apropriado como explanado na seção seguinte.
- As tarefas serão designadas de modo a aproveitar o mais eficientemente possível os recursos disponíveis (por exemplo, os psiquiatras que dispõem de tempo parcial devem ser aproveitados mais na consultoria do que no seguimento de planos de tratamentos dos pacientes).
- As habilidades especiais e os interesses individuais de cada membro da equipe (por exemplo, terapia de grupo) e áreas aceitáveis de sobreposição de funções (por exemplo, aconselhamento de pacientes) serão considerados toleráveis, na medida da flexibilização necessária às necessidades de atenção aos pacientes.

Estágio IV – Integração

Questões mais importantes: Como a equipe psicossocial pode coordenar os esforços individuais de seus membros? Como podem agir no processo de educação dos outros membros da equipe de reabilitação a utilizar seus serviços? Como esse trabalho pode estar integrado dentro de uma equipe multidisciplinar maior?

- O papel do coordenador da equipe é designado pelos membros da própria equipe, a quem é dada a responsabilidade de facilitar o trabalho de colaboração da equipe, coordenar os planos de tratamento e designar os casos quando necessário. A equipe deverá agendar encontros regulares para discutir os atendimentos aos pacientes e o desenvolvimento das questões do programa.
- Os membros da equipe de assistência psicossocial deverão escrever um manual descrevendo a estrutura, os objetivos, as definições de suas funções e serviços clínicos, promovendo um guia para os encaminhamentos.
- Planos devem ser feitos para ter pelo menos um membro da equipe de assistência psicossocial sempre presente nos encontros da equipe de reabilitação, promovendo troca de informações entre a subunidade e a equipe maior. Quando houver necessidade de decisões de conteúdo programático ou introduzir novos serviços da equipe psicossocial, outras disciplinas deverão ser consultadas.

EQUIPE PSICOSSOCIAL NA PRÁTICA

Os objetivos mais importantes da equipe de assistência psicossocial incluem a identificação precoce, a prevenção e a atuação em problemas cognitivos, comportamentais, emocionais e sociais que dificultem a reabilitação. Procura avaliar e intensificar as forças psicológicas, de suporte social e assistência aos pacientes, famílias e equipe em enfrentar o estresse associado ao prejuízo físico.

Os assistentes sociais têm a tarefa de avaliar cada paciente, logo depois da sua admissão, para identificar as capacidades e problemas nas seguintes áreas:

- Necessidades vocacionais.
- Acessibilidade ao ambiente.
- Relacionamentos marital, familiar e social.
- Situação financeira.
- Planos de alta.
- Abuso de álcool ou drogas.
- Reações emocionais à incapacidade.
- Estado mental geral.

O assistente social é geralmente o primeiro membro da equipe de assistência psicossocial que faz contato com o paciente e sua família, e na seqüência faz os encaminhamentos aos outros membros da equipe. O assistente social é identificado como o membro da equipe que faz o planejamento da alta, a interligação com os serviços da comunidade e soluciona os problemas práticos por meio do aconselhamento da família e do paciente.

Os pacientes com disfunção cognitiva, transtornos da personalidade, problemas de relacionamento familiar ou respostas emocionais mal-adaptadas à incapacidade são encaminhados ao psicólogo. Este é identificado como o primeiro especialista capacitado a avaliar a cognição e a personalidade, desenvolver estratégias de mudança no comportamento e promover psicoterapia para pacientes e familiares que demonstrem dificuldade em enfrentar a incapacidade.

O psiquiatra é identificado como um especialista capaz de diagnosticar os diferentes componentes orgânicos da depressão, os transtornos do pensamento e do comportamento, utilizar o tratamento psicofarmacológico, atender a pacientes com comportamento suicida e agressivo, tratar pacientes com psicose, transtornos depressivos graves e dependência de álcool e drogas. O psiquiatra é consultado quando qualquer membro da equipe identifica um desses problemas. Também é consultado quando o paciente apresenta história de transtornos psiquiátricos ou está em uso de medicação psicotrópica.

A Tabela 6.1 resume as tarefas designadas especificamente a cada disciplina e as áreas nas quais qualquer membro pode participar, dependendo das necessidades do paciente e da disponibilidade da equipe.

A apresentação desse caso clínico serve de exemplo dos benefícios proporcionados pela intervenção de uma equipe de assistência psicossocial.

Um homem de 73 anos foi admitido para um programa de reabilitação após ter sofrido acidente vascular cerebral que acometeu a região frontoparietal esquerda. A entrevista inicial com a assistente social mostrou que o paciente estava deprimido e apresentava hemiparesia do lado direito e afasia discreta. A equipe de enfermagem relatou que ele não tinha apetite para comer, dormia muito pouco e não tinha disposição para o trabalho de reabilitação.

A assistente social fez contato com a família do paciente para avaliar como o paciente reagiu emocionalmente à incapacidade, conhecer a melhor maneira de ajudá-lo e como prosseguir os cuidados em casa quando da alta hospitalar. A assistente social solicitou uma consulta com a psicóloga para avaliar o nível de funcionamento cognitivo do paciente e seu estado depressivo. Essa avaliação resultou também numa consulta ao psiquiatra, que prescreveu medicação antidepressiva e seguiu acompanhamento semanal do paciente. Ao mesmo tempo, a psicóloga estabeleceu um plano de aconselhamento ao paciente, que começou a responder de maneira mais ativa e a participar em sua recu-

TABELA 6.1 – Designação das tarefas da equipe de assistência psicossocial

	DISCIPLINAS PSICOSSOCIAIS		
	SERVIÇO SOCIAL	PSICOLOGIA	PSIQUIATRIA
Avaliação psicossocial	X		
Plano de alta	X		
Interligação com serviços da comunidade	X		
Aconselhamento	X		
Avaliação cognitiva		X	
Avaliação da personalidade		X	
Programas de mudança comportamental		X	
Psicoterapia		X	X
Diagnóstico diferencial			X
Manejo de pacientes difíceis e psicóticos			X
Tratamento de dependência de álcool e drogas			X
Monitoração de medicação psicotrópica			X
Colaboração com a equipe de reabilitação	X	X	X
Conferências com a família	X	X	X
Psicoterapia de grupo	X	X	X
Tratamento da dor	X	X	X
Aconselhamento sobre a sexualidade	X	X	X

peração. Uma vez que a depressão foi compensada, a psicóloga pôde completar a avaliação das funções cognitivas do paciente e, com isso, instruir o paciente e sua família como ir superando os déficits resultantes de sua afasia. O paciente teve alta após 6 semanas e continuou o trabalho de reabilitação e aconselhamento. A medicação antidepressiva foi suspensa após três meses.

DILEMAS ÉTICOS EM MEDICINA DE REABILITAÇÃO

Várias decisões de bases ética e moral são tomadas no dia a dia do campo da medicina de reabilitação. A maioria delas envolve questões como o consentimento dos pacientes quanto ao uso de uma medicação ou à realização de um procedimento diagnóstico. No entanto, outras são mais complexas e podem incluir a participação de várias pessoas. Os dilemas éticos serão discutidos a seguir procurando abranger as questões éticas que envolvem a equipe de reabilitação.

Questões Éticas da Equipe de Trabalho

Por causa da ênfase na maximização no bem-estar e na independência física, emocional e psicossocial dos pacientes, a proposta da medicina de reabilitação incentiva as equipes a ajudar o paciente a atingir esses objetivos. Cada membro da equipe tem seu próprio treinamento e especialização, embora haja freqüentemente alguma ordem de sobreposição nesse trabalho. A ênfase na reabilitação é tentada e desenvolvida pela atuação inter ou transdisciplinar, em vez da atuação sob a forma de equipes multidisciplinares. Isso significa que cada pessoa funciona dentro de um contexto da equipe em vez de agir de maneira isolada. A equipe geralmente é composta de um fisiatra, enfermeiras especializadas em reabilitação, uma assistente social e múltiplos terapeutas, apesar de a composição da equipe poder variar conforme o centro de reabilitação e o foco da equipe. O paciente também deveria ser incluído como um membro da equipe e sempre que possível deveria estar envolvido em discussões e decisões a respeito de seu tratamento.

O conceito de trabalho em equipe para promover assistência à saúde é relativamente recente. Apenas a partir da Segunda Guerra Mundial é que esse conceito passou a ganhar aceitação mais ampla. No entanto, como há vários profissionais envolvidos na assistência ao paciente pode haver mudanças e dilemas que devem ser direcionados para se conseguir o melhor para os pacientes.

Em função de que cada membro da equipe possui seu próprio conjunto de padrões morais, é improvável que todos concordem a respeito de cada questão ética que venha a surgir. Os conflitos entre eles devem ser negociados e resolvidos no próprio contexto da equipe. É importante que esta forneça informação suficiente ao paciente e a sua família. Se possível, os pacientes não devem conhecer e participar dos prováveis desacordos que ocorram dentro da equipe, como as mensagens que confundam e perturbem o paciente.

Exemplo prático de um funcionamento precário da equipe de trabalho, afetando os cuidados do paciente na reabilitação, envolve o processo chamado de o *grupo pensa*. Esse é um processo pelo qual o desejo de encontrar um consenso no grupo pode resultar em compromisso inapropriado[8]. Em vez de objetivar quais pontos ou decisões que alguns membros da equipe podem não concordar, ao risco de comprometer a solidariedade do grupo, alguns membros podem ficar quietos. Nos processos de reabilitação de pacientes com trauma medular, alguns pacientes podem focalizar seus esforços em conseguir voltar a deambular, mesmo que isso venha a prejudicar a recuperação de outras funções e mesmo quando é provável que a deambulação não seja atingida. Se a equipe apresenta certa unidade em relação ao paciente e concorda que o desejo de voltar a caminhar deva ser posto de lado por enquanto, freqüentemente o paciente concordará. Entretanto, se um membro da equipe com personalidade dominante insiste que a deambulação deva ser atingida em detrimento de outras habilidades, a equipe pode ter de fazer face a esse terapeuta. Se os outros membros da equipe concordarem em manter a harmonia da equipe, e não discutirem as possíveis divergências de opinião, podem estar prestando um desserviço ao paciente e o modelo de o *grupo pensa* pode ser comprometedor da assistência ao paciente. Nesse caso, uma clara e honesta discussão entre todos os membros da equipe é essencial para assegurar o melhor cuidado ao paciente.

A solução de problemas na equipe pode ser desafiadora, especialmente se a questão que está sendo debatida envolve fortes crenças ou temas controversos. Pode ser útil para uma equipe estabelecer um arcabouço ético, para predeterminar quais ações devem ser seguidas para os mais comuns dilemas éticos encontrados. Padrões profissionais e códigos de conduta podem ser usados para encontrar um pano de fundo comum a respeito do que possa ser compartilhado por todos os grupos e associações de especialidades.

Em casos de conflito e/ou dúvidas, a equipe deverá voltar a se reunir. A questão pode então ser definida e debatida com todos os membros expressando seus pontos de vista e suas razões por traz delas. Se um ponto em comum for encontrado, um consenso na equipe pode ser alcançado. Embora uma discordância entre os membros possa não ser completamente resolvida, eles podem ser mais capazes de entender e apreciar os diferentes pontos de vista dos outros membros da equipe e podem dar suporte para as decisões tomadas em conjunto. Dessa maneira, o paciente poderá receber informação unificada e não informação em conflito.

Thomasma apresenta alguns pontos que devem ser lembrados para a discussão das questões éticas dentro da equipe[9]:

- A equipe deve desenvolver uma linguagem moral comum para a discussão de suas questões morais.
- Os membros da equipe devem ter treinamento prático de como expor seus sentimentos de uma maneira racional.
- São necessários exercícios para clarificar os valores envolvidos.
- A equipe deve ter experiências comuns que serviram de base para discussão das questões morais.
- A equipe deve desenvolver um método para decidir dilemas éticos que devem ser seguidos por todos.

Entretanto, ocorre que muitas vezes falham os esforços da equipe em conseguir um acordo sobre uma importante questão ética. Nesses casos, parece que pode ser razoável uma consulta à comissão de ética do hospital.

REFERÊNCIAS BIBLIOGRÁFICAS

1. YESNER, H. J. Diagnostico psicossocial y servicios sociales. Un aspecto del proceso rehabilitador. In KRUSEN, F. H.; KOTTKE, F. J.; ELLWOOD, P. M. (orgs.). *Medicina Física y Rehabilitación*. Barcelona: Salvat, 1974. p. 180-188.
2. PALMER, S.; CONN, L.; SIEBENS, A. A.; PENCE, W. et al. Psychosocial services in rehabilitation medicine: an interdisciplinary approach. *Arch. Phys. Med. Reahabil.*, v. 66, n. 10, p. 690-692, 1985.
3. BISHOP, D. S. (ed.). *Behavior Problems and Disabled: assessment and management*. Baltimore: Williams & Wilkins, 1980.
4. GANS, J. S. Depression diagnosis in rehabilitation hospital. *Arch. Phys. Med. Reahabil.*, v. 62, p. 386-389, 1981.
5. FREEMAN, A. M.; APPLEGATE, W. R. Psychiatric consultation to rehabilitation program for amputees. *Hosp. Com. Psych.*, v. 27, p. 40-42, 1976.
6. KRUEGER, D. W. (ed.). *Rehabilitation Psychology: compreensive textbook*. Rockville: Aspen, 1984.
7. ROTHBERG, J. S. Reabilitation team: future directions. *Arch. Phys. Med. Reahabil.*, v. 62, p. 407-410, 1981.
8. GALLAGHER, S. M. M. The ethics of team work. *Ostomy Wound Manage*, v. 44, p. 20-25, 1998.
9. THOMASMA, D. Moral education in interdisciplinary teams. *Surg. Technologist*, v. 2, p. 17, 1982.

CAPÍTULO 7

Fisioterapia e Reabilitação

Denise Loureiro Vianna

A reabilitação como um processo terapêutico tem como objetivo levar o paciente a atingir seu melhor potencial físico, psicológico, social, vocacional, educacional, compatível com seu déficit fisiológico ou anatômico, com as limitações ambientais, sociais, desejos e planos de vida[1].

A própria definição de reabilitação impõe que seu campo de atuação necessita do conhecimento de várias áreas; o processo de reabilitação emprega várias intervenções simultâneas, voltadas tanto para as causas como para os efeitos da lesão ou moléstia[2]. Conseqüentemente, diferentes profissionais deverão fazer parte desse processo, sem considerar que determinada área é mais ou menos importante que outra. Segundo Rebelato e Batomé, quando um só profissional ou área de atuação não é capaz de deter todo o conhecimento e tecnologia para tratar dos diferentes desafios, é preciso trabalhar em equipe, solicitar as contribuições de outros ou criar condições para que o objetivo comum seja alcançado[3].

O processo de reabilitação impõe um trabalho em equipe que pode se organizar segundo características de cada instituição, da demanda dos diferentes tipos de pacientes atendidos, ou mesmo do grau de relacionamento entre seus membros. Mas em razão da necessidade de trabalhar intimamente com outros profissionais sobre um mesmo objetivo, que padrões de equipes poderão realmente ser feitos, por exemplo, segundo modelos interdisciplinar ou transdisciplinar?[2].

No Brasil, os centros de reabilitação têm organizações diversas, cada um com características que surgiram em decorrência da experiência de cada uma, da formação de seus membros ou mesmo das características da própria instituição que podem ocorrem em órgãos públicos, instituições de ensino e pesquisa, entidades filantrópicas, particulares ou mistas. Sendo assim é possível dizer que, na maioria das vezes, a organização das equipes segue padrões da instituição. Por questões legais, na maior parte delas o médico assume o papel da coordenação da equipe de reabilitação e os demais membros do grupo se localizam em setores próprios, locados ou não em uma unidade comum. A comunicação entre todos os membros da equipe é realizada, em sua maioria, por meio de relatórios, redigidos em um prontuário único. As informações também podem ser passadas durante reuniões, nas quais cada participante da equipe, quando solicitado, apresenta a avaliação, os objetivos do tratamento e a evolução de cada paciente. Cabe ao coordenador da equipe organizar essas informações de forma a integrar os esforços em benefício do paciente. Todo esse processo, desde a elaboração do diagnóstico e o início do tratamento em cada uma das disciplinas ou áreas, demanda tempo. Uma vez que cada profissional avalia o paciente individualmente e em seu setor, implicando em muitos deslocamentos do paciente, a existência das reuniões pode reduzir em parte esse tempo. Os profissionais também podem debater, em tempo real, as dúvidas e proceder alterações, segundo a idéia do grupo, de qualquer intervenção em prol do tratamento do paciente.

EQUIPE

O primeiro modelo de equipe, em que o fisioterapeuta pode atuar com objetivos próximos aos da reabilitação, pode ser compreendido como o modelo intradisciplinar, em que todo o processo de avaliação, elaboração de objetivos e as abordagens giram em torno da figura de um médico responsável[1,4]. A ele cabe o papel de coordenar todas as informações colhidas a respeito do paciente, elaborar as estratégias de intervenção e atuar como ponte entre todos os profissionais. Na grande maioria das vezes, os fisioterapeutas que atuam nesse sistema trabalham com os pacientes fora de uma instituição de reabilitação, e a família e o próprio paciente fazem a opção de procurar tratamentos de forma segmentada e se apresenta individualmente às diferentes disciplinas. O fisioterapeuta executa o seu trabalho nas clínicas e consultórios próprios e, na medida do possível, entra em contato com os demais profissionais se necessário. O que levam o paciente a buscar esse tipo de atendimento são a pouca complexidade do caso, o nível socioeconômico elevado que ofereceria mais comodidade principalmente nos atendimentos domiciliares, a falta de grandes centros de reabilitação que concorrem para saturar aqueles que já existem e a cultura de que somente os pacientes com acometimentos graves ou sem recursos é que recorrem aos centros de reabilitação. Essa forma de trabalho, revelou-se pouco eficiente para os pacientes que necessitam de cuidados multidisciplinares. É modelo bastante praticado quando cada profissional se estabelece no próprio consultório e a comunicação é bastante formal. As propostas aqui estão distantes daquilo que se propõe na reabilitação. Esse modelo também pode ser chamado de modelo médico[4].

Outra forma de organização das equipes de trabalho segue o modelo multidisciplinar; essa forma é ainda bastante divulgada quando se procura trabalhar o conceito de reabilitação. Pode-se dizer que é o modelo difundido entre as instituições em geral e aquele ensinado nas escolas clássicas. As equipes consideradas multidisciplinares consistem em diferentes profissionais que tratam separadamente o paciente, com objetivos específicos das respectivas áreas. O progresso de cada especialidade é comunicado por documentos ou reuniões[2]. Na falta de um número significativo de centros de reabilitação, grandes hospitais gerais também se empenham em oferecer tratamentos denominados de reabilitação, embora, na maioria das vezes, não ofereçam plenamente o serviço, por falta de muitas especialidades. Cada área, ou profissional, realiza a sua avaliação, o plano de tratamento e elabora um relatório por escrito, em geral para um coordenador, para que os demais membros da equipe os conheçam. Podem ser marcadas reuniões para apresentar os achados de cada um dos membros da equipe. A terapia é conduzida sem atribuições diretas de outras disciplinas. A comunicação é verbal entre os integrantes, mas sem muita interação entre as condutas, entretanto, o contato entre os membros é mais constante. Nesse modelo multidisciplinar, empregado em sua maioria nos hospitais que conseguem agregar várias especialidades, os profissionais procuram interagir freqüentemente em reuniões clínicas e visitas programadas. Existe ainda a necessidade de uma base constante, centrada em um médico que coordena os trabalhos. Os fisioterapeutas que atuam nessas equipes, em sua totalidade são funcionários das instituições e pertencem aos setores de fisioterapia ou de reabilitação, atendem todos os casos encaminhados pelos médicos, que podem ser próprios da reabilitação ou de outras áreas da instituição. Não é um comportamento geral, mas em alguns serviços essas condutas ainda são estabelecidas pelo médico do setor, pois mesmo por questões legais o fisioterapeuta pode elaborar o seu próprio plano de tratamento e ser responsável por sua conduta. Essa prática está em desuso no país.

No modelo denominado interdisciplinar, os diferentes membros da equipe fazem suas avaliações individuais e indicam recomendações e plano de intervenção. Contudo, as condutas serão estabelecidas durante as reuniões, que servem para planejar conjuntamente as intervenções, discutir as necessidades dos pacientes e o progresso na direção dos objetivos estabelecidos em comum acordo. Os membros da equipe podem até mesmo incorporar alguns aspectos dos planos de tratamento uns dos outros em suas intervenções. Nesse modelo, as decisões e as responsabilidades são centradas no grupo. A coordenação pode ser conduzida por qualquer membro da equipe. Esse modelo engloba uma forma de relacionamento mais atual, porém com obstáculos na sua aceitação. Requer um grau de interação mais elaborado entre os participantes e considerável conhecimento, não que este deixe de ser requisito primordial nas demais. Há exposição constante de todos os membros, uma vez que todos têm que se manifestar verbalmente a respeito do que concluiu da avaliação e defender os objetivos que julga necessário para o paciente em questão. É bem mais adequado aos centros mais modernos e exige de seus membros um forte treinamento no processo de equipe, processo este pouco explorado na educação formal[1,4]. O fisioterapeuta dessa equipe deverá estar em sintonia tanto nos aspectos teóricos quanto práticos com os demais participantes. Não caberá aqui um profissional acomodado com o que lhe foi ministrado nos anos da formação acadêmica. Há que se mostrar em constante aprendizado. Cabe a ele se aprimorar na mesma intensidade que os demais. É um comportamento que nas últimas décadas têm se tornado forte na formação teórica e prática de todos os fisioterapeutas.

Na equipe transdisciplinar tem-se um modo mais elaborado de relação profissional, em que os membros trabalham intimamente entre si desde o processo de avaliação, esquematizando um programa de intervenção e realização dos procedimentos terapêuticos. Os papéis cruzam os limites das áreas típicas. Nesse aspecto não só a comunicação é encorajada como o tratamento cruzado. Não há limites entre a intervenção dos profissionais. Exige conhecimento, mesmo que geral, de todas as disciplinas. Os profissionais também conseguem transcender o que consideram sua área de trabalho, não se importando de ver a sua técnica sendo utilizada por outro profissional. Essa forma de trabalho tem importante restrição em alguns setores com respeito à legislação que rege o exercício profissional de cada área. Geralmente esse modelo se aplica quando as necessidades cognitivo-educacionais são mais proeminentes que as físicas[1,4].

Não importando o modelo a ser adotado pela equipe, a extensão do envolvimento e a diversidade dos profissionais da equipe, na maioria das vezes, são determinadas pela natureza dos déficits do paciente e da estrutura disponível[5].

No Brasil ainda se está caminhando no entendimento do processo pleno da reabilitação. Daí a dificuldade de se classificar as equipes segundo esses padrões já comentados. Uma mesma equipe apresenta características e padrões de mais de um modelo. Não se pode culpar os profissionais, ou mesmo as instituições, por todo esse processo. Como o país passa por diferentes fases em seu panorama socioeconômico, não há como investir maciçamente em centros de reabilitação. Na maioria das vezes, os centros de reabilitação são vistos como uma demanda social e não como um local de tratamento para ganho funcional. Mudar essa postura cabe a todos os profissionais. Há que se divulgar, se ensinar, se propagar que a reabilitação é também um tratamento, com resultados às vezes imediatos ou a longo prazo. Entretanto, seja qual for se converterá em ganhos sociais e individuais. Essa idéia está plantada nas diversas disciplinas que podem atuar na reabilitação. Existem fisioterapeutas que resistem à idéia de trabalhar em centros de reabilitação por acreditarem que os esforços serão em vão, que não haverá resultados. Por outro lado, a remuneração nem sempre estimula ou serve de incentivo ao aperfeiçoamento e os profissionais mais capacitados abandonam o trabalho em troca de melhores ganhos. Não há como julgar a ética pessoal, mas há como alterar esse processo, embora seja lento. O primeiro passo já está sendo dado, uma vez que novamente estão surgindo pessoas com objetivos claros de resgatar a idéia plena da reabilitação. Quanto mais a humanidade evolui em conhecimento mais se vive, mais se aprimora no cuidado das enfermidades, e pacientes e seus familiares passam a solicitar atendimentos especializados e toda essa demanda também cria as oportunidades.

Outro ponto que o fisioterapeuta, e até mesmo qualquer um dos membros da equipe, tem que aprender a tratar e trabalhar é o estabelecimento do papel de cada um, sem se preocupar com o modelo de equipe que integra. E, muitas vezes aceitar a figura do líder. Como a maioria dos modelos adotados é o multidisciplinar, a permanência de qualquer profissional nessa função não deveria ser vista, pelos demais, como uma posição a ser sempre contestada. Esta postura é desgastante tanto para o profissional quanto para o desenrolar dos trabalhos. Não leva a lugar algum. Mas, em contrapartida, não cabe ao líder assumir um papel autoritário e os demais obedecerem. Tais prerrogativas também não deveriam concorrer para impedir o bom desempenho da equipe. O mais importante é que quem quer que seja o responsável pela elaboração do plano de tratamento e da avaliação, tenha conhecimento dos efeitos fisiológicos, biomecânicos, emocionais e sociais do seu ato, bem como dos riscos e das contra-indicações de cada método ou recurso.

TRATAMENTO

O objetivo do tratamento e as condutas de cada membro da equipe, quando não explicitados e esclarecidos para os demais, fazem com que ocorram atos conflitantes, atrapalhando a evolução do conjunto. Seria importante que o fisioterapeuta acompanhasse o caso desde o momento em que o médico, ou a equipe, estabelece o diagnóstico e a avaliação funcional dos pacientes. Os terapeutas, de forma geral, estão em contato constante com o paciente e as informações obtidas durante os atendimentos podem ser de grande importância para novas condutas. Sendo assim, o modelo que melhor se adequaria a essa forma de trabalho é o interdisciplinar.

A atuação do fisioterapeuta no processo de reabilitação iniciou-se com o foco de atenção nos problemas basicamente musculoesqueléticos, uma vez que o paciente não sobrevivia às lesões complexas que imputavam déficits neurológicos graves. Chegou-se a considerar que na década de 1920, nos Estados Unidos, os fisioterapeutas viveram a chamada *era da flacidez*, em virtude da grande demanda gerada pelas epidemias de poliomielite; por volta da década de 1940 ocorreu a *era da espasticidade*, quando os pacientes com paralisia cerebral, acidentes vasculares cerebrais, traumas medulares e cranianos começaram a sobreviver e progredir até o estágio da reabilitação. Posteriormente vieram as guerras que também impulsionaram participação do fisioterapeuta na equipe de reabilitação[4]. No Brasil, apesar do reconhecimento da profissão ser recente, em 1969, a sua evolução também acompanhou o desenvolvimento das terapêuticas médicas e com isso o surgimento da demanda por tratamentos de fisioterapia nos serviços de reabilitação[3,6]. Aqui também houve um período em que quantidade considerável de profissionais nas equipes de reabilitação foi criada pelo número de pessoas com poliomielite e mesmo não tendo guerras que justificassem uma demanda aumentada, o número de fisioterapeutas atuantes nas áreas de pediatria, ou nas especialidades neurológicas, se estabeleceu em função da capacidade que os médicos passaram a ter durante os tratamentos que permitiam a sobrevivência destes até o estágio da reabilitação e conseqüentemente passaram a necessitar de cuidados diversos, dentre estes os de fisioterapia.

Inicialmente, o papel da fisioterapia dentro da equipe de reabilitação era simplesmente o de executar técnicas e métodos fisioterapêuticos com a finalidade de restaurar, desenvolver e conservar a capacidade física do paciente. Ressalta-se aqui a condição de um profissional destinado tão somente a executar, não cabendo avaliar, planejar e ainda finalizar o tratamento. Esse papel se estabeleceu principalmente com base na origem da profissão, que surgiu da atuação de pessoal técnico que auxiliava os médicos e era treinado por estes para o tratamento dos pacientes, segundo critérios também previamente estabelecidos.

FORMAÇÃO PROFISSIONAL

Passadas três décadas, desde o reconhecimento da profissão, houve um salto significativo da formação acadêmica inicial para os dias de hoje. Atualmente, o fisioterapeuta como profissional de nível superior, caracteriza-se como um trabalhador capaz de atuar no ensino, na pesquisa, na identificação dos problemas da comunidade, no exame e na análise desses problemas e na proposição de alternativas de soluções que não apenas dos livros[3]. A profissão evoluiu e amadureceu. Nesse contexto, existem, hoje, fisioterapeutas atuando em diferentes áreas, desde a pesquisa básica, passando pela presença em laboratórios de avaliação funcional, centros de reabilitação e centros tecnológicos. É possível encontrar fisioterapeutas com formação acadêmica de diversas titulações. Não se pode mais considerar o fisioterapeuta como mero aplicador de técnicas e recursos físicos. Dentro da equipe, esse profissional deverá apresentar conhecimento para poder atuar em conjunto com outros profissionais na elaboração do diagnóstico funcional, na aplicação dos recursos terapêuticos e métodos de tratamento e se esforçar para embasar cientificamente as suas indicações. Por meio de pesquisas direcionadas e intercâmbios, tem buscado ainda, desenvolver e aprimorar novas habilidades de intervenção. A experiência acumulada, associada à participação em laboratórios técnicos, permitiu ainda a elaboração de dispositivos de auxílio à função como órteses e até mesmo próteses.

O seu papel será sempre buscar empregar o conhecimento e as habilidades para melhorar a capacidade funcional do paciente, quer seja avaliando ou tratando esse indivíduo. O importante é, mesmo diante de tantas conquistas, o fisioterapeuta não perder jamais a identidade de sua profissão e o seu compromisso com a recuperação funcional dos pacientes.

Considerando a diversidade das doenças, seus efeitos ou seqüelas, que podem causar nos indivíduos, e o grande número de recursos e técnicas disponíveis, a atuação da fisioterapia variará conforme as necessidades de cada paciente e deverão ditar como o tratamento será administrado. Se na fase aguda ou de hospitalização, por exemplo, os pacientes têm necessidades médicas prementes, as metas da fisioterapia serão de evitar problemas relacionados à doença, como cuidados respiratórios, evitar contraturas e deformidades e auxiliar ao paciente e aos familiares a adquirir habilidades funcionais necessárias para retornar para casa. Uma vez na instituição de reabilitação, esse paciente poderá necessitar de fisioterapia intensiva para aprender ou reaprender habilidades funcionais básicas como se mover na cama, ficar de pé, andar, brincar, trabalhar e outras[4]. Esse processo pode incluir exercícios para melhorar a força, o controle motor dos membros e tronco e obter equilíbrio na marcha e no sentar; dependendo do objetivo as técnicas podem ser alteradas e incrementadas. De forma prática e geral, a função do fisioterapeuta, integrante da equipe de reabilitação, será auxiliar o paciente e seus familiares nessa readaptação física, desde as etapas iniciais da lesão, executando e orientando exercícios, cuja finalidade será prevenir complicações cardiorrespiratórias e musculoesqueléticas, e nas etapas seguintes torná-lo o mais independente possível, de acordo com seu potencial residual[7].

Considerando o trabalho em uma equipe de reabilitação, é difícil estabelecer as áreas de atuação ou subespecialidades da fisioterapia. Dentro das novas propostas de interdisciplinaridade seria importante que um mesmo fisioterapeuta fosse capaz de tratar qualquer paciente que é apresentado ao grupo e conseguisse acompanhar, dentro do possível, o trabalho desde os estágios iniciais da internação até a etapa ambulatorial. De certa forma este seria um padrão ideal, mas em virtude da organização das instituições há uma divisão entre os profissionais que atuam em nível hospitalar e aqueles que estão locados nos setores ambulatoriais. Quando essa realidade não pode ser alterada, é interessante que ao menos os fisioterapeutas mantenham contato para trocar as informações colhidas no desenrolar de todas as etapas do tratamento. Ao longo dos anos, as áreas de atuação do fisioterapeuta se estruturaram em torno das diferentes especialidades médicas. E partindo desse ponto, os profissionais também se especializaram dentro da equipe de reabilitação e, mais ainda, é possível observar casos em que os profissionais se especializam nas doenças e não no tratamento da função.

Pacientes com diferentes doenças neurológicas, por exemplo, podem ter as mesmas necessidades funcionais. Sendo assim, é possível considerar que a fisioterapia, dentro da reabilitação, poderá se especializar em três grandes áreas de abrangência: aquelas em que a necessidade principal do paciente exige primariamente cuidados cardiorrespiratórios; a destinada aos indivíduos com acometimentos do sistema musculoesquelético; e as do sistema neurológico. Em cada uma dessas áreas, é importante que os profissionais tenham o conhecimento da doença que está tratando, suas implicações e, ainda, do maior número de recursos terapêuticos possíveis e disponíveis.

Não importando a área de atuação, uma vez estabelecido o diagnóstico clínico, cabe ao fisioterapeuta inicialmente avaliar a capacidade funcional, elaborar um diagnóstico específico da incapacidade, traçar métodos de tratamento a longo, médio e curto prazos. Cabe a ele também a escolha do recuso que melhor se adapte àquele objetivo[8]. De posse dessas informações, ele irá apresentará à equipe, que pode ou não oferecer opiniões para aprimorá-la ou até mesmo alterar tópicos que forem necessários. Tudo isso considerando um modelo multi ou interdisciplinar de trabalho.

AVALIAÇÃO E TRATAMENTO

O ponto principal de um bom tratamento é a avaliação. Só se trata bem um problema, se este for bem conduzido desde o início, com uma boa avaliação. O fisioterapeuta deverá estabelecer um diagnóstico dentro da alçada da fisioterapia, dentro do conhecimento da área, da sua experiência e seu domínio. O diagnóstico estabelecido pelo fisioterapeuta deverá auxiliar na determinação do tratamento da disfunção e permitir o prognóstico. Nem sempre a visão obtida no dia da avaliação clínica é suficiente para obter respostas a respeito da condição geral do paciente[9].

Por se tratar de um ponto importante para o bom tratamento, assim como os objetivos do tratamento, a avaliação também deveria ser interdisciplinar. Não há problema algum, se os objetivos e condutas são elaborados em conjunto. Nenhuma modalidade terapêutica, por mais avançada que seja a tecnologia empregada, terá sucesso sem o correto diagnóstico. Nessa mesma linha, nenhuma abordagem clínica tem sucesso sem a realização adequada das diversas terapias. Essa relação é a chave do sucesso da equipe de reabilitação. O potencial residual só será bem explorado se bem abordado, daí a necessidade de uma boa avaliação em conjunto.

A fisioterapia é uma das disciplinas dentro da equipe que pode colaborar bastante para a abordagem da função, aspecto este que deverá estar presente em todos os passos do tratamento. A abordagem funcional inclui avaliação das habilidades funcionais (não apenas força e amplitude de movimento, a menos que afetem diretamente a função) e estabelecimento de metas fundamentadas na função. Em vez de isolar as habilidades como força muscular ou amplitude de movimento, as metas precisam ter natureza funcional. Por exemplo, uma meta funcional seria uma criança aprender a andar da sala de aula para a lanchonete. Uma meta não funcional seria fazer com que a criança aumentasse o tempo da passada no membro inferior direito durante a marcha. Se a meta é funcional ela pode estar dentro de várias disciplinas, na escola, na família, na terapia ocupacional e outros.

Outra questão que vem acompanhando a abordagem funcional é quanto aos objetivos que têm sempre que vislumbrar metas tanto a curto quanto a longo prazo. Deve-se criar um plano futuro personalizado que permitirá, guardando as variações de cada caso e a evolução do tratamento, dar seqüência para os pacientes atuarem na vida escolar, profissional, esportes ou mesmo uma readequação ocupacional. Os terapeutas podem achar fácil se concentrar em tarefas imediatas para o paciente adquirir certas habilidades, principalmente as crianças. O olhar para o futuro é essencial; esses profissionais muitas vezes estão em situação única para ajudar os membros da família a pensar com antecedência e planejar o futuro. As metas do futuro devem correlacionar-se com uma visão geral para o paciente.

Quando o envolvimento da família é pleno, os fisioterapeutas se deparam com outro aspecto delicado do tratamento, que pode ou não ser um problema, dependendo da forma como é avaliado. Em certas ocasiões a família poderá atuar, complementando em casa as atividades desenvolvidas durante as sessões. Essa atuação possibilita uma série de benefícios, desde o prolongamento dos efeitos benéficos dos métodos aplicados, passando pela possibilidade de estreitamento dos laços abalados com a lesão. Entretanto, é importante que o profissional não acabe por transferir, para o cuidador, atitudes e intervenções que são de sua responsabilidade, bem como saber o momento exato em que poderá delegar algumas tarefas para não colocar o paciente em situação de risco, em conseqüência de uma abordagem mal conduzida.

Dentro dessa linha, é importante que o fisioterapeuta entenda que por mais simples que possa parecer, qualquer intervenção realizada pode envolver riscos, não importando a natureza da lesão, ela sempre deverá ser feita com cuidado e responsabilidade. Salienta-se aqui, que, muitas vezes, esses profissionais lidarão com indivíduos com dificuldades de se expressar, portanto, não poderão se defender do desconforto. Todo e qualquer ato terá sua responsabilidade recaída para aquele que o desenvolveu ou delegou, e sujeito ao julgamento pelos órgãos competentes e punido com rigores da ética e da lei.

A rotina que se observou por muitos anos nos grandes centros de reabilitação foi o paciente inicialmente ser avaliado por um ou mais médicos e ter seu diagnóstico clínico-cirúrgico elaborado. Muitas vezes, esse mesmo grupo era responsável por traçar as condutas, que os demais membros da equipe teriam que executar. Evolução, intercorrências e dados observados pelo fisioterapeuta ao longo do tratamento eram registrados no prontuário e, em situações bastante especiais, comunicados pessoalmente ao médico responsável. As reuniões eram realizadas, na grande maioria das vezes, intra-equipes, em que cada área organizava a sua. A existência dos encaminhamentos, com as condutas preestabelecidas, joga por terra tudo que se propõe em uma equipe multidisciplinar. São anulados, assim, toda iniciativa, criatividade e dinamismo que o trabalho em equipe procura realizar nos dias atuais.

O fisioterapeuta por sua vez, dentro de uma equipe de reabilitação, não pode acreditar ou impor que conseguirá sozinho conduzir o tratamento do paciente e que tem o domínio e o conhecimento plenos dos diferentes acometimentos do paciente. O respeito aos diferentes profissionais é tão ou mais importante que a sua reserva de espaço. Respeitar os fluxogramas de trabalho é fundamental para o bom entendimento de todos.

Ao mesmo tempo, não se pode aceitar que a sua conduta seja tutelada por outro profissional. No Brasil, como em vários estados americanos, o fisioterapeuta tem permissão, por lei, de avaliar e prescrever programas de tratamento independentemente da supervisão médica[8]. Essa atuação é assegurada pela lei que regulamentou e reconheceu a profissão como de nível superior[6]. Se em alguma equipe de trabalho existir qualquer dúvida quanto à capacidade do fisioterapeuta conduzir integralmente o tratamento, esta deverá ser questionada, avaliada e, quando possível, reconduzida e estimulada ao aperfeiçoamento. Dependendo da gravidade, o grupo pode sugerir até mesmo o afastamento desse profissional, mas não se justifica a tomada de decisão unilateral ou em nome de outra área. A sua atuação será devidamente fiscalizada e julgada por Conselho próprio, também criado e reconhecido por lei federal. Segundo Buccolini, a cada membro da equipe de reabilitação, mesmo trabalhando em seu setor, não lhe será dito o que se deve fazer, nem como[5].

No século XXI não cabe a relação de trabalho em mão única. Entretanto, a participação ativa nas equipes multi, inter ou transdisciplinares, demanda comportamento diferente daqueles assumidos por muitos profissionais; esta exige maturidade pessoal, domínio do conhecimento e traz o peso da exposição dos eventuais erros e fraquezas. Por sua vez, deveriam ser vistas e tratadas com respeito e estímulo para o aperfeiçoamento. Não deveria ser motivo para desvalorizar ou supervalorizar um ou outro membro, ou enfraquecer a participação efetiva de todos e estimular a existência de meros ouvintes ou reprodutores de ordens. As atitudes autoritárias e pouco abertas às discussões também sinalizam para falta de conhecimento e segurança nas decisões de quem assume a liderança.

Nos primeiros anos do surgimento dos cursos de fisioterapia, cabia perfeitamente a professores e pesquisadores daquela época, que eram em sua totalidade médicos, definirem o papel de cada profissional dentro da equipe de reabilitação, especificamente do fisioterapeuta, já que a profissão foi implantada também em razão de seus esforços e dedicação. A profissão de fisioterapeuta se originou dentro dos centros de reabilitação da época[10]. Nas obras deixadas por esses autores, é possível encontrar que o fisioterapeuta deveria obedecer à prescrição médica e procurar desenvolver a capacidade de desempenho físico, usando técnicas próprias, sempre destinadas a melhorar a capacidade dos pacientes[5]. Esses autores tiveram suas razões para assim proceder. Os primeiros fisioterapeutas foram seus técnicos, e por eles treinados; o conhecimento assimilado permitia apenas a execução das técnicas. A fisioterapia tem muito que agradecer aos pioneiros da reabilitação e reconhecer que os seus conhecimentos contribuíram e contribuem para a evolução da profissão. Todos os fisioterapeutas têm que entender que os conceitos por eles defendidos tiveram seu contexto na história e a sua justificativa.

No entanto, há que se observar que o conhecimento e o comportamento científico são dinâmicos. Cabe agora aos novos fisioterapeutas, e a todos aqueles que trabalham com reabilitação, encararem os desafios atuais e reconhecerem o surgimento de uma nova etapa do relacionamento interprofissional. Com respeito ao conhecimento de cada um e aos limites legais da atuação de cada profissional, ambos condizentes com uma postura moderna e ética.

É importante, ainda, deixar claro que ao tomar para si novas funções, o fisioterapeuta tem que reconhecer que tudo isso traz responsabilidades, que muitas vezes não são assumidas por inteiro. Em primeiro lugar, há que se preocupar constantemente com sua formação intelectual e prática. Os estabelecimentos de ensino têm grande parcela de responsabilidade ao oferecer ensino de qualidade. O próprio profissional tem que se conscientizar da busca a todo instante pela informação. A reserva do espaço de atuação passa principalmente pela capacidade de realização. Muitas vezes o fisioterapeuta não é convidado a conduzir trabalhos por falta de capacidade. Toda reivindicação torna o sujeito responsável por aquilo que reclama[3]. Já não cabe mais aos novos profissionais a postura única de contestadores, agora é a vez do fazer. O espaço já foi conquistado com o trabalho de muitos; àqueles que iniciam hoje o caminho fica a tarefa de trabalhar bem e sempre.

REFERÊNCIAS BIBLIOGRÁFICAS

1. DE LISA, J. A.; GANS, B. M. *Tratado de Medicina de Reabilitação – Princípios e Prática*. 3. ed. São Paulo: Manole, 1998. v. 1, 948p.
2. O'YOUNG, B.; YOUNG, M. A.; STIENS, S. A. *Segredos em Medicina Física e de Reabilitação*. Porto Alegre: Artmed, 1997. 709p.
3. REBELLATTO, J. R.; BATOMÉ, S. P. *Fisioterapia no Brasil*. 2. ed. São Paulo: Manole, 1999. 309p.
4. RATLIFFE, K. T. *Fisioterapia Clínica Pediátrica – Guia para a Equipe de Fisioterapeutas*. São Paulo: Santos, 2002. 451p.
5. BUCCOLINI, F. *Tratamento Fisiátrico*. São Paulo: Sarvier, 1986. 118p.
6. CONSELHO FEDERAL DE FISIOTERAPIA E TERAPIA OCUPACIONAL – COFFITO. Conteúdo do site. Disponível em http://www.coffito.org.br/frame.htm.Acesso em: 20/05/2003.
7. GREVE, J. M.; CASALIS, M. E. P.; BARROS FILHO, T. E. P. *Diagnóstico e Tratamento da Lesão da Medula Espinal*. São Paulo: Roca, 2001. 400p.
8. KOTTE, F. J.; LEHMANN, J. F. *Tratado de Medicina Física e Reabilitação de Krussen*. 4. ed. São Paulo: Manole, 1998. v. 1, 707p.
9. MAYERS, R. S. *Manual of Physical Therapy Practice*. Philadelphia: W.B. Saunders, 1999. cap. 1, p. 3-16.
10. LEITÃO, A.; LEITÃO, V. A. *Clínica de Reabilitação*. São Paulo: Atheneu, 1995. 456p.

CAPÍTULO 8

Reabilitação e Inclusão Social da Pessoa com Deficiência

Rosalina de Jesus Moura • Edson Defendi

REABILITAR E INCLUIR

Escrever sobre reabilitação sem fazer referência à questão da inclusão social da pessoa com deficiência é algo impensável na atualidade. A compreensão do que seja *reabilitar* e a consciência da real dimensão de seus alcances e complexidade têm sido alvos de debates e discussões em vários segmentos da sociedade, nem sempre existindo consenso. No entanto, acreditamos que não existe reabilitação se não houver inclusão e vice-versa.

O objetivo deste capítulo é apresentar alguns conceitos e desenvolver considerações sobre o tema, contribuindo para um processo de reflexão e revisão da prática dos profissionais que atuam nesta área.

A reabilitação da pessoa com deficiência não se restringe apenas ao restabelecimento de função e/ou ao desenvolvimento de independência em atividades de vida diária (AVD). A reabilitação deve promover e estimular o desenvolvimento de capacidades e habilidades que possibilitem à pessoa participar de atividades sociais (lazer, atividades culturais, convívio); participar de processo educacional (ter acesso à educação, base para o desenvolvimento cultural e para o trabalho); participar do mercado profissional (realizar um trabalho digno, reconhecido, com satisfação e onde possa desenvolver suas potencialidades e utilizar seus recursos).

O processo de reabilitação da pessoa com deficiência é uma etapa que faz parte do processo de inclusão. A reabilitação deve estar associada à possibilidade de promover relações de respeito e oferecer uma escuta cuidadosa das necessidades da pessoa, a partir de suas características e desejos e não do desejo da equipe[1]. A qualidade do vínculo e das relações estabelecidas com a equipe de saúde possui importância significativa para a reabilitação do paciente, pois pode tornar-se parte estruturante de sua nova auto-imagem e estima[1]. Para tanto é importante que os profissionais de reabilitação revejam suas concepções, conceitos e preconceitos, reavaliando seu papel e os recursos que possui para reabilitar as pessoas que o procuram.

A realidade atual da área da saúde requer a possibilidade de diálogo entre diferentes campos de conhecimento. Um diálogo que supere o fracionamento e a segmentação do paciente em especialidades, pois somente a consideração do ser humano indivisível poderá nortear e potencializar as ações, resgatando a integridade da compreensão e das relações humanas[2]. Uma equipe que compõe seu trabalho a partir da inclusão de diferentes pontos de vista, respeitando as diferenças e os limites de cada profissional e especialidade, adquire condições de reconhecer e respeitar as características específicas e as necessidades do paciente.

CONTEXTO HISTÓRICO E INCLUSÃO

Ao abordamos o atendimento às pessoas com deficiência, torna-se importante salientar as mudanças ocorridas nos contextos atuais, mudanças estas que nos convidam a uma reflexão sobre a forma de compreendermos tal questão.

Com os avanços na forma de conceituar e entender a questão das deficiências, principalmente após a Declaração de Salamanca, configurou-se um novo olhar, um novo modelo de compreensão das necessidades das pessoas que, por um motivo ou outro, apresentavam algum tipo de *dano ou perda física ou orgânica*[3].

Na esteira dessa revolução conceitual, passamos a falar em *inclusão* do deficiente, buscando adequar a terminologia, que se refere à *melhor maneira* de expressar o processo pelo qual esses indivíduos apresentam o mesmo direito de participar e contribuir, como qualquer outro cidadão, para a construção de seu espaço social.

Porém, o que um termo, no caso, *inclusão*, traz subjacente em seu significado? Por que falamos atualmente em *inclusão* da pessoa com deficiência em detrimento do termo *integração*, tão amplamente utilizado até décadas atrás?

Essas questões trazem em seu bojo que, além da *semântica*, o sentido de incluir um indivíduo com deficiência traduz um processo mais amplo, que desloca o foco do *problema* para um caráter mais complexo, ou seja, deixa de ser apenas a *pessoa deficiente* e vislumbra que as barreiras sociais, de trabalho, estigmas e preconceitos repercutem negativamente sobre a pessoa e, muitas vezes, são mais prejudiciais que a própria condição do sujeito em si.

Amiralian *et al.* refere que o processo de inclusão não é um movimento que abarca apenas as pessoas com deficiência. Ao falarmos de inclusão nos remetemos a vários segmentos sociais, especialmente às minorias no conjunto da sociedade; refere-se a todas as pessoas ou grupo de pessoas que, por diferentes razões, vêem-se excluídas da convivência social comum[4].

Podemos falar num movimento amplo, que objetiva incluir na sociedade aqueles que ficam ou ficaram dela excluídos. Para que a inclusão realmente aconteça, é necessário o combate ao preconceito, a incorporação da diversidade, a legitimação e o reconhecimento da igualdade entre as pessoas.

Em seus estudos sobre essas mudanças paradigmáticas, Mitler discute que a mudança do termo integração para a inclusão "é muito mais do que uma mudança de moda e uma semântica do politicamente correto[5]. Embora os termos sejam, muitas vezes, usados como se fossem sinônimos, há uma diferença real de valores e de práticas entre eles". O autor discute o conceito de inclusão como uma implicação, uma reforma fundamentada em um novo sistema de valores que celebra a diversidade que tem como base o gênero, a nacionalidade, a raça, a linguagem de origem, o nível de aquisição educacional ou a deficiência.

Essas mudanças conceituais se refletem diretamente na forma como o profissional de saúde, envolvido no trabalho de reabilitação, concebe a questão da deficiência e a forma como utiliza seus recursos para contribuir efetivamente nesse processo.

Para melhor compreensão dessas questões, a história e a evolução dos conceitos informam aspectos reveladores em relação à concepção e ao significado que a questão da deficiência tem apresentado através dos tempos.

Como descreve Spink e Menegon "somos essencialmente produtos de nossas épocas e de nossos contextos sociais e não escapamos das convenções aí desenhadas"[6].

Inserido nesse contexto histórico e imbuído por um espírito de resgate, Silva, em seu livro *A Epopéia Ignorada* elucida fatos marcantes acerca das deficiências e descreve a evolução desses conceitos[7].

A história demonstra que na Antiguidade a sociedade visualizava as pessoas com deficiência de forma única e extremamente negativa, principalmente pela supervalorização da perfeição física. Na sociedade espartana, por exemplo, os deficientes representavam um empecilho e eram abandonados e eliminados do convívio social.

Atenção maior às deficiências surgiu com o advento do Cristianismo, quando a sociedade passou a valorizar a caridade, a solidariedade e a simplicidade, características essas que acentuaram a compreensão das pessoas portadoras de deficiência, apesar da existente segregação social.

O surgimento de construtos científicos revelou-se como um fator imprescindível para o alicerce dos estudos de *recuperação de indivíduos com deficiências*, desabrochando e acelerando o atendimento e a assistência a essas pessoas, iniciando-se a sistematização dos trabalhos em saúde e reabilitação.

Segundo Amiralian *et al.*, observamos um grande desenvolvimento na concepção e atendimento aos deficientes a partir da segunda metade do século XX[4]. Intensificou-se nesse período a necessidade de *educação* aos deficientes e a filosofia que dava sustentação a esse movimento e necessidade era a da *normalização*, introduzida por Nirje, que tinha como pressuposto básico a idéia de que todas as pessoas com deficiência tinham direito a um padrão de vida comum ou *normal* de sua cultura.

Também nos Estados Unidos, esse movimento resultou no desenvolvimento de um processo denominado *maisntreaming* – seguir o fluxo, seguir a corrente – e que propunha a inserção das pessoas com deficiência nos serviços regulares de sua comunidade e que assegurava a educação pública a todas as crianças com necessidades especiais.

Vale também citar que o impacto causado pela Segunda Guerra Mundial provocou necessidades de atendimento aos indivíduos que retornaram aos seus países de origem com seqüelas incapacitantes. Seja por questões de saúde ou econômicas, intensificou-se a necessidade de *reabilitar* esse indivíduo, o que significava restituir ao trabalho ou recuperar para a sociedade os indivíduos deficientes.

A partir de 1975, com a aprovação, pela Organização das Nações Unidas (ONU) da Declaração dos Direitos das Pessoas Portadoras de Deficiência, o tema inclusão vem sendo debatido e normatizado em todo o planeta. Essa declaração defende o direito das pessoas com deficiência ao respeito por sua dignidade e de ter suas necessidades consideradas no planejamento socioeconômico[8]. Desde então, várias diretrizes vêm sendo elaboradas. No Brasil, em 1988, foram incorporadas à Constituição Federal garantias às pessoas com deficiência, objetivando um resgate da cidadania. Diversas leis e decretos têm sido criados para garantir e normatizar esses direitos.

Atualmente, podemos averiguar uma grande mudança concernente ao foco de *reabilitação* e aos processos de *educação especial* direcionados a pessoas com deficiência. Pressionados pela evolução de conceitos e pela nova forma de abordar as pessoas com deficiência, tende-se a valorizar o potencial humano em detrimento do déficit ou da deficiência em si.

DEFICIÊNCIAS – CONCEITUAÇÕES

Segundo o Censo realizado em 2000 pelo Instituto Brasileiro de Geografia e Estatística (IBGE) – 24,5 milhões de brasileiros (14,5% da população) são portadores de algum tipo de deficiência. Destes, 48,1% possuem deficiência visual, 22,9%, motora, 16,7%, auditiva, 8,3%, mental e 4,1%, física[9]. A maior parte dessas pessoas fica excluída de setores e aspectos da sociedade, como educação, cultura, trabalho, convívio social etc.

Ao lidarmos com questões relativas à deficiência, é importante que haja uma uniformidade de terminologia utilizada. A *International Classification of Impairments, Disabilities and Handicaps* (ICIDH) tem sido utilizada em muitos países, sendo sua tradução a Classificação Internacional das Deficiências, Incapacidades e Desvantagens (CIDID): um manual de classificação das conseqüências das doenças[10].

A ICIDH conceitua[11]:

- *Deficiência*: perda ou anormalidade de estrutura ou função psicológica, fisiológica ou anatômica, temporária ou permanente. Representa a exteriorização de um estado patológico, refletindo um distúrbio orgânico.
- *Incapacidade*: restrição, resultante de uma deficiência, da habilidade para desempenhar uma atividade considerada normal para o ser humano. Surge como conseqüência direta ou é resposta do indivíduo a uma deficiência. Reflete os distúrbios da própria pessoa nas atividades e comportamentos essenciais à vida diária.
- *Desvantagem*: prejuízo para o indivíduo, resultante de deficiência ou incapacidade, que limita ou impede o desempenho de papéis de acordo com idade, sexo, fatores sociais e culturais.

Caracteriza-se por discordância entre a capacidade individual de realização e as expectativas do indivíduo ou de seu grupo social.

O grau de comprometimento e de dificuldade de cada pessoa perante uma deficiência não é diretamente proporcional à gravidade das incapacidades e da desvantagem resultante. A desvantagem, em especial, está relacionada às condições e aos aspectos do meio ambiente, da sociedade e da cultura na qual a pessoa está inserida. Duas pessoas com a mesma deficiência e mesmo grau de incapacidade podem ter mais ou menos desvantagem, dependendo de onde vivem e das características inclusivas de sua sociedade.

Uma revisão da ICIDH passou a ser realizada a partir de 1980, sendo desenvolvida após estudos de campo sistemáticos e consultas internacionais culminando na elaboração da Classificação Internacional de Funcionalidades, Incapacidades e Saúde (CIF), que tem como objetivo geral "proporcionar uma linguagem unificada e padronizada e uma estrutura que descreva a saúde e os estados relacionados a ela". O documento amplia os componentes da saúde e referenda aspectos relacionados à saúde, como a educação e o trabalho.

Conforme já mencionado, têm sido criadas leis no Brasil que objetivam garantir a participação e a inclusão das pessoas com deficiência nas diversas esferas da sociedade. A título de exemplo, no que diz respeito à esfera profissional, a lei determina que uma parcela das vagas existentes (de 2 a 5%) em empresas públicas e privadas seja destinada a pessoas com deficiência.

A realidade indica que, a despeito da lei, a maioria das empresas ainda não desenvolve programas efetivos para a inclusão dessas pessoas. Ao mesmo tempo, as pessoas com deficiência se deparam com barreiras reais para a conquista de um emprego, que são: baixa escolaridade em relação à exigência para os cargos oferecidos e falta de capacitação técnica e de prontidão para o trabalho, revelando também a exclusão das pessoas com deficiência da escolarização e educação.

Presenciamos uma incompatibilidade advinda de uma *deficiência* ligada à área de educação e que também nos remete ao processo de segregação e exclusão a que as pessoas com deficiência ficaram submetidas durante muito tempo. Sem acesso à educação, sem possibilidades de condições para se desenvolver, essas pessoas, apesar das leis, continuam excluídas como conseqüência das lacunas do passado. Essas lacunas, ainda existentes, devem ser preenchidas para que, de fato, possamos no futuro fazer parte de uma sociedade verdadeiramente inclusiva.

CONSIDERAÇÕES FINAIS

A inclusão (da diversidade) passa por uma mudança de paradigma e cultura, na qual a pessoa com deficiência é reconhecida como diferente, porém não necessariamente em desvantagem. Diferença que faz parte do ser humano, embora algumas diferenças, por sua natureza, sejam mais expressivas e visíveis do que outras. Para que haja *inclusão*, nossa sociedade precisa passar por um processo de reconhecimento e aceitação de suas próprias dificuldades, diferenças e limitações, para que possa efetivamente aceitar e conviver com a diversidade, o que inclui, entre outras, as pessoas com deficiência.

Nos referimos a um processo gradual e complexo que já vem acontecendo de forma lenta, porém constatamos e vislumbramos, progressiva. Não sabemos ao certo quais os caminhos a percorrer, mas sabemos aonde se quer e pretende chegar. Esse caminho vai se construindo e descobrindo ao caminhar, com a participação de todos os interessados na questão e especialmente das próprias pessoas com deficiência.

REFERÊNCIAS BIBLIOGRÁFICAS

1. COUTINHO, M. I. S. T.; MOURA, R. J. Aspectos psicológicos relacionados à reabilitação do paciente amputado. In: PEDRINELLI, A. *Tratamento do Paciente com Amputação*. São Paulo: Roca, 2004.
2. COUTINHO, M. I. S. T.; MOURA, R. J. Amputação e reabilitação: um processo de busca e de reconstrução dos significados de vida.
3. BRASIL. *Declaração de Salamanca e Linhas de Ação sobre Necessidades Educativas Especiais*. Brasília: Corde, 1994.
4. AMIRALIAN, M. L. T.; DEFENDI, E. L.; NASSIF, M. C. M. *Inclusão do Deficiente Visual no Sistema Educacional*. São Paulo: Unesp, 2003. (No prelo).
5. MITTLER, P. *Educação Inclusiva – Contextos Sociais*. Porto Alegre: Artes Médicas, 2003.
6. SPINK, M. J. P.; MENEGON, V. M. A Pesquisa como prática discursiva: superando os horrores metodológicos. In: *Práticas Discursivas e Produção de Sentidos no Cotidiano*. São Paulo: Cortez, 2004.
7. SILVA, O. M. *A Epopéia Ignorada*. São Paulo: São Camilo, 1986.
8. GIL, M. (ed.). *O Que as Empresas Podem Fazer pela Inclusão das Pessoas com Deficiência*. São Paulo: Instituto Ethos, 2002.
9. INSTITUTO BRASILEIRO DE GEOGRAFIA E ESTATÍSTICA. Disponível em: www.ibge.gov.br.
10. CLASSIFICAÇÃO INTERNACIONAL DE FUNCIONALIDADE, INCAPACIDADE E SAÚDE. Tradução de Cássia Maria Buchala. São Paulo: Edusp, 2003.
11. AMIRALIAN, M. L. T. et al. Conceituando deficiência. *Rev. Saúde Pública*, v. 34, n. 1, p. 97-103, 2000.

BIBLIOGRAFIA COMPLEMENTAR

AMIRALIAN, M. L. T. *Desmistificando a Inclusão*. São Paulo, 2001. (No prelo.)

CAPÍTULO 9

Reabilitação com Base na Comunidade

*Ana Rita de Paula • Ligia Maria Perrucci Catai •
Antonio Luiz Perrucci Catai*

INTRODUÇÃO

Estima-se que ao término do século XX, na América Latina e no Caribe estarão vivendo, aproximadamente, 43 milhões de pessoas portadoras de deficiências, das quais, mantendo-se a situação atual, apenas 2% poderão obter algum tipo de atendimento que vise melhorar sua situação. Isso quer dizer que quase 42 milhões de pessoas deficientes sofrerão as conseqüências que se originam na falta de eqüidade dos atuais modelos de organização assistencial[1].

Essa realidade se mantém até hoje e, na verdade, piorou com o crescer das guerras, da miséria decorrente da globalização, das moléstias degenerativas que se incrementam enquanto se eleva a expectativa de vida nos grandes centros, a violência urbana, os acidentes de trânsito e de trabalho.

Estas são algumas das contingências que originam um número cada vez maior de pessoas com quadros de deficiências (PD) no mundo.

Se considerarmos as estimativas da OMS/OPAS, naqueles países que apresentam estudos estatísticos e valores confiáveis, que proclamam existir em tempos de paz, 10% da população mundial padecendo de, no mínimo, uma forma de deficiência, estaremos pensando em um número em torno de 18 milhões de PD no Brasil, das quais, seguindo-se o mesmo raciocínio, somente 400 mil estariam recebendo algum tipo de atenção.

Entretanto, segundo o Censo de 2000 realizado pelo Instituto Brasileiro de Geografia e Estatística (IBGE), que usou um conceito ampliado que inclui diversos graus de incapacidade para enxergar, ouvir e locomover-se, conceito esse que se mostrou perfeitamente compatível com a Classificação Internacional de Funcionalidades, Incapacidades e Saúde (CIF) divulgada em 2001 pela OMS, mostra quadro ainda pior, que no Brasil há 24,5 milhões de pessoas com deficiência, o que representa 14,5% da população.

Na verdade, fatores econômicos e sociais, a centralização dos conhecimentos, a ditadura da tecnologia e da tecnocracia contribuem para que o modelo de reabilitação, ainda hoje, após mais de 30 anos das recomendações da OMS, permaneça afastado da atenção primária à saúde (APS).

A reabilitação está inserida como parte de um modelo assistencial como definiu Campos (1994): "Modo como são produzidas ações de saúde e a maneira como os serviços de saúde e o Estado se organizam para produzi-las e distribuí-las, por exemplo, modelo liberal-privativista; racionalizador/reformista e Sistema Único de Saúde (SUS)".

O modelo de reabilitação adotado no Brasil é, ainda, a terapêutica de terceiro nível, excessivamente biomédico sendo utilizado como fim e não como meio. Está vinculado a uma visão econômico-pragmática – haja vista a presença de praticamente todos os centros de reabilitação de São Paulo na zona sul, zona mais rica da cidade. Esses centros se caracterizam por:

- Centralizados em instituições.
- Seguem os mais recentes avanços tecnológicos.
- Primam pela qualidade de serviços.
- Voltam-se mais para o treinamento de pessoal médico e paramédico.

Esse tipo de atenção, enquanto preenche os requisitos para o engrandecimento do saber, da visão sempre avançada de uma ciência cada vez mais resolutiva e curativa, fundamentalmente encarregada do diagnóstico e da terapêutica que exijam maior complexidade, deixa de atender ao grande contingente de PD carentes, muitas vezes, de pequenas ações não exclusivamente médicas.

A segmentação do atendimento – ações técnicas fragmentadas de profissionais que lutam entre si por pedaços de mercado – faz com que haja inútil multiplicação de serviços idênticos, todos oferecendo o mesmo produto e desvinculados das verdadeiras necessidades dos pacientes.

A reintegração – participação social, escolar, familiar – não entra nos *programas de reabilitação* dessas entidades. Não havendo a preocupação com a integração na sociedade, busca-se o padrão de *homem ideal*.

Setorizar atendimentos impede, inclusive, mesmo se houvesse vontade dos governantes, um adequado repasse de verbas, ficando as entidades dependentes de movimentos caritativos, de políticos que têm nelas seus currais eleitorais, da possibilidade de *vender* os mesmos pacientes para o município, o estado, o governo federal e outras autarquias ou agências ligadas aos governos, a fim de conseguir recursos para manter as suas atividades.

Mesmo existindo legislação específica – por exemplo, política nacional para a integração da pessoa portadora de deficiência – Decreto nº 914/93, tem havido insuficiente atuação e até mesmo omissão do estado em implantar ações de reabilitação.

É interessante notar que no Brasil e na maioria dos países subdesenvolvidos, ou em desenvolvimento, como querem alguns, *a prevenção faz parte da APS. O diagnóstico e a terapêutica clínica estão inseridas na APS, mas reabilitação é caridade.*

A PD, ou melhor, seu corpo biologicamente compreendido aparece como o único objeto de atenção dos profissionais, buscando-se o padrão de *homem ideal*, esquecendo-se que a reabilitação tem por finalidade última, a inclusão e a participação desse indivíduo conforme a definição da OMS de 1969: "Conjunto de medidas de natureza médica, social, educativa e profissional, destinados a preparar ou reintegrar o indivíduo, com o objetivo de fazê-lo alcançar o maior nível possível de sua capacidade e/ou potencialidade".

Portanto, não podemos esquecer que devem constituir alvos de sua ação também a família, a escola e os demais grupos sociais dos quais todas as pessoas, deficientes ou não, fazem parte.

Saindo desse campo de análise macropolítica, podemos considerar os aspectos microinstitucionais, ou seja, as questões que dizem respeito às relações que se estabelecem entre os profissionais e os usuários dos serviços.

A definição de modelo assistencial pode também comportar esse tipo de análise, já que o conceito de campos, anteriormente citado, tem a vantagem de pensar *modelo* não como conjunto de normas e procedimentos cristalizados, mas comporta uma variedade de possibilidades dentro de uma estruturação geral.

Apesar de ter nascido na área de planejamento de saúde, esse conceito pode ser perfeitamente aplicado nos diferentes campos da assistência. Nesse caso, englobaria a prática cotidiana, bem como o embasamento teórico e filosófico a ela subjacente.

Para analisarmos esses aspectos institucionais do modelo clínico de reabilitação vamos considerar seu objeto, processo, instrumentos e resultados de trabalho.

O *objeto* da reabilitação clínica é a pessoa com deficiência como portadora de uma enfermidade. Tem como base o conceito de deficiência enquanto uma anomalia ou disfunção orgânica. A deficiência é localizada exclusivamente no indivíduo, ou melhor, em seu organismo, numa visão biológica estreita.

Dentro desse campo, ainda, podemos distinguir duas formas de se encarar a deficiência:

- Um modelo *ortopédico*, no qual a forma do corpo biológico deve voltar ao normal ou ao mais próximo do normal, devendo ser, pois, reconstituída por meio de cirurgias ou auxílios externos.
- Um modelo *ecológico* que relaciona o homem ao meio – ou do ponto de vista exclusivamente médico – um modelo fisiátrico que encara a deficiência como um conjunto de incapacidades de realizar determinadas ações cotidianas. Nesse enfoque, a deficiência se posiciona na relação do indivíduo com o meio físico, adotando-se o conceito de *incapacidade* da OPS. Um indivíduo só pode ser deficiente na medida em que encontra no meio físico uma barreira ou, no mínimo, não encontra na realidade ambiental nenhuma forma de adaptação às suas características.

Já no *processo* de atenção à população com deficiência no modelo clínico os atendimentos são setoriais, desenvolvidos por especialistas (fisioterapeutas, fonoaudiólogos, psicólogos, terapeutas ocupacionais de forma individual ou em pequenos grupos, em sessões de 30 a 60min).

O fluxo do paciente é predefinido e fixo.

Inicia-se pela triagem em que seu quadro será classificado e sua integração definida, ou não, se ele pode ser submetido aos objetivos institucionais.

Há dois modelos de triagem: *médico-social* e *social-médica*, cuja ordem variará de acordo com a prioridade da instituição.

Assim, a triagem médico-social procura um enfoque técnico, ou seja, dá-se importância ao quadro experimentado pela PD e às técnicas desenvolvidas pela equipe.

Na triagem social-médica, prioriza-se a situação social da PD, revelando-se o enfoque mais caritativo.

De qualquer modo, o modelo atual de reabilitação é sempre científico-filantrópico.

Uma vez elegível, procede-se à avaliação do caso, realizada por cada setor separadamente, em uma seqüência, conforme a doença, sempre tendo em vista identificar carências e impossibilidades, traçando-se uma programação terapêutica que é apresentada e discutida pelos setores em reunião de equipe, definindo-se objetivos, quais os setores darão atendimento ao caso e as estratégias a serem aplicadas.

Esse modelo se baseia no credo de que a somatória de informações fragmentadas levaria a um conceito total sobre o candidato.

Ora, cada técnico analisa exclusivamente sua área de interesse. Para um importam os membros superiores, para outro, a audição, a fala e tantos mais.

Em todos os setores as questões são repetidas, gastando-se tempo do terapeuta e do paciente, aumentando os custos e gerando filas de espera.

Após as avaliações, as decisões da equipe de reabilitação são comunicadas ao paciente, meramente como informação, e para ganhar sua adesão ao tratamento.

Não se avaliam as condições de vida, as necessidades, as barreiras e as potencialidades da PD no meio em que vive.

O *Centro de Reabilitação* (CR) é uma ilha com piso liso e plano, sem obstáculos, com todas as adaptações, isolada da realidade de vida do paciente.

Além disso, por serem tratamentos paralelos e não globais, as dissensões entre os membros da equipe retardam o desligamento; e a falta de um protocolo único não deixa claros os objetivos do tratamento.

Assim, o desligamento, ou a alta, se dará, em geral, quando os objetivos da equipe tiverem sido atingidos, ou quando a equipe desiste do paciente ou, ainda, por acreditar que as chances de progresso dele sejam nulas.

A alta pode ocorrer, ainda, por outros fatores:

- Desistência por parte da família em virtude dos grandes sacrifícios que lhe são impostos pela freqüência à instituição, por exemplo, a longa distância entre o CR e a sua residência.
- Na impossibilidade da família arcar com os custos de tratamento e transporte.
- Quando a família ou o reabilitando comete alguma infração às normas institucionais.
- Quando a instituição considera que a família ou o reabilitando não está cooperando com o tratamento e com a própria instituição da forma esperada.

Os *instrumentos* a serem utilizados nesse modelo são testes, baterias de avaliação, observação, entrevistas, exames, anamnese, exercícios, exploração dos sentidos e do ambiente, treinamentos, relatórios, laudos e pareceres de especialistas com caráter clínico e individual.

Os *resultados* esperados constituem-se na preparação do indivíduo para sua integração social por meio da correção de deficiências e da diminuição de incapacidades.

Essa forma de encarar a reabilitação, como pode ser depreendido pelo anteriormente exposto, traz inúmeros problemas para a obtenção de êxito, mesmo considerando a estreiteza dos resultados esperados.

Alguns estudos demonstram que muitos casos que receberam alta de centros de reabilitação, após alguns anos encontram-se isolados em suas casas, sem nenhuma atividade profissional ou social e, em virtude da inatividade, apresentam grande retrocesso em seu quadro físico e inclusive nas atividades de vida diária.

Ao receber alta o reabilitando volta para sua casa, seu ambiente de vida, na maioria das vezes hostil às suas necessidades – barreiras arquitetônicas, transporte, adaptações. De modo geral, o acompanhante ou genitores passam a ser os terapeutas, quase sempre desqualificados, tentando, de modo infrutífero, aplicar as técnicas *aprendidas* no centro de reabilitação.

Em pouco tempo a PD volta à fila de um centro especializado porque perdeu quase totalmente o que havia ganhado, muitas vezes, em anos a fio de tratamento institucional.

Ao pensarmos em formas de superar os problemas que percebemos na abordagem clínica, torna-se necessário repensar desde o objeto da reabilitação até os seus resultados, passando por todo o processo e incluindo os instrumentos a serem utilizados.

Assim, o *objeto* da reabilitação passa da citada visão biológica para uma forma de encarar a deficiência como condição social. Isso é verdade na medida em que a deficiência possui uma dada inserção na sociedade, ou seja, apesar das diferenças socioeconômicas, todas as pessoas com deficiência estão submetidas à determinada visão por parte da sociedade, que construiu uma representação social a cerca destas, onde são tratadas como carentes, inválidas, inúteis e dignas de piedade.

As próprias PD rejeitam seu quadro quando usam o termo *pessoas portadoras de deficiência*, que na verdade não retrata a realidade, já que o termo portador, buscado nos dicionários, se refere àquele que leva algo que pode ou deve ser entregue a outrem, ou pelo verbo portar que significa carregar consigo, conduzir.

Na ausência de informações corretas, os preconceitos e o próprio conceito de deficiência se mesclam na visão leiga e traz reflexos à visão do profissional.

Uma estratégia de superação desse dilema é a adoção do conceito de desvantagem da OPS, no qual a deficiência é tratada como um conjunto de menos-valia social expressa nas relações interpessoais, sociais e políticas nos diferentes momentos históricos.

A real dimensão da deficiência extrapola as condições orgânicas, individuais e mesmo sociais, sendo consequência de tudo isso, e mais as condições políticas e históricas de uma pessoa.

A adoção desse conceito determinará mudanças radicais nos resultados a serem esperados, no *processo* e nos *instrumentos* de reabilitação.

Assim, em vez da visão terapêutica e simplista de intervir sobre o indivíduo para que algum dia ele seja capaz de se integrar na sociedade, todas as pessoas que o cercam devem desenvolver uma percepção crítica sobre as suas possibilidades, respeitando a diversidade humana e considerando que a convivência entre os diferentes só traz o enriquecimento de todos.

É preciso investir para que as pessoas com deficiências busquem ativamente o seu espaço na sociedade mediante seu desenvolvimento pessoal e social, construindo projetos de vida possíveis de se tornarem realidade naquele momento histórico.

Para alcançar esses resultados há que se privilegiar o atendimento em pequenos grupos estruturados de pessoas sem e com variados tipos de deficiências, buscando-se a heterogeneidade das experiências e histórias de vida, desde que haja um elo comum.

Não devem ser conduzidos por profissionais de determinado setor ou especialidade, mas sim por um ou dois profissionais, com o respaldo dos demais, buscando um enfoque holístico.

O fluxo do *paciente* não precisa ser determinado anteriormente e é recomendável que seja flexível, segundo a caracterização dos casos.

Sendo assim, pode-se abolir a fase de triagem, porque a instituição é que se deve moldar às necessidades dos atendidos e não o contrário.

Os atendimentos podem, ainda, ser diretos ou indiretos, por meio de orientação e acompanhamento.

As necessidades de intervenção devem ser definidas a partir de uma avaliação globalizada, desenvolvida por um profissional e seguida de avaliações setoriais *quando for necessário*.

A programação deve ser definida em grandes linhas pelos profissionais e atualizada e detalhada, na prática, com os próprios envolvidos, ou seja, a família e a própria PD.

As atividades devem ser realizadas sempre de forma contextualizada e desde que faça sentido para a pessoa que está sendo atendida.

A *alta* deve ser substituída pelo desligamento consentido entre todos os envolvidos, restando sempre uma porta aberta para eventuais necessidades que possam ocorrer.

Quanto aos instrumentos a serem utilizados nesse tipo de abordagem, em vez dos testes e exames padronizados, deve-se adotar técnicas que privilegiem a interação grupal, observação, entrevistas livres e semidirigidas, exploração das potencialidades corporais e do ambiente, reflexões e vivências do cotidiano, técnicas de expressão e comunicação, bem como técnicas pedagógicas problematizadoras.

Trata-se de uma transformação radical nos procedimentos que implica traçar novos caminhos, nem sempre já trilhados por outros, exigindo do profissional uma capacidade criativa e de empatia com o indivíduo à sua frente e à comunidade.

Na visão clínica, todo o trabalho de reabilitação é desenvolvido com o indivíduo dentro da instituição e *antes de sua integração* na comunidade.

Contudo, hoje, com o paradigma da inclusão, a reabilitação deve ser simultânea a sua inserção social e não deve restringir-se ao indivíduo, mas sim atingir todos os pequenos grupos a que pertence, desenvolvendo-se uma rede social de apoio: família, vizinhança, igreja, escola, grupo de lazer, colegas de trabalho e outros.

A partir dessas considerações podemos compreender a importância de a reabilitação tornar-se de fácil acesso à comunidade, envolvendo-a num processo de garantia de saúde e qualidade de vida para esse segmento da população.

A reabilitação aplicada nos países desenvolvidos, copiada no Brasil, apesar de todo o avanço tecnológico que produz, de todos os méritos como fator de aprendizagem médica e técnica, não alcança a eqüidade, é de alto preço e destina-se àqueles eleitos nas triagens dos centros de excelência.

Isso tudo ocorre, porque a reabilitação não está enquadrada dentro da APS.

Assim como voltamos a valorizar o médico generalista, o médico de família que atuará na comunidade, ensinando higiene, hábitos alimentares, prevenção de doenças, devemos lutar para que a reabilitação siga a mesma estrada.

Na realidade, a reabilitação deve fazer parte dos procedimentos de saúde e ser inserida nas unidades básicas de saúde (UBS) porque:

- É um dos componentes da atenção à saúde.
- Existe uma tecnologia apropriada.
- Pode ser incorporada às atividades em execução.
- Aumenta a cobertura.
- Seu desenvolvimento contribui para alcançar a eqüidade das prestações de serviços de saúde.
- Facilita a detecção do risco, a prevenção e a integração.
- Melhora a qualidade de vida de todo o grupo social.
- Evita a marginalização, contribuindo para a auto-estima das PD.

Desse modo, introduzir a reabilitação nos procedimentos das UBS propiciará a multiplicação do atendimento, com custo baixo e a qualidade exigida nesse nível.

DEFINIÇÃO

A reabilitação com base na comunidade (RBC) é uma estratégia, dentro do desenvolvimento da comunidade, para a reabilitação, a equiparação de oportunidades e a integração social de todas as pessoas com deficiência. A RBC é implementada por meio de esforços conjuntos entre as próprias pessoas deficientes, suas famílias e comunidade e os pertinentes serviços nas áreas: social, de saúde, de educação e de trabalho. Esse conceito foi elaborado pela OI8/UNESCO/OMS em 1994.

Desde há muito, quando se fala em RBC, de imediato vem a idéia de *reabilitação de segunda classe para pacientes de segunda categoria*.

Essa visão, decorrente do modelo institucional anteriormente exposto, assusta o pessoal técnico que acredita somente na terapêutica especializada e exacerba a resistência das entidades prestadoras de serviços de reabilitação, que reagem com veemência aos projetos de RBC com receio de perder as verbas atuais, mesmo que minguadas, e o poder político que muitas delas exerce na comunidade.

Na verdade, se pensarmos num universo de 24 milhões de PD, que por sua vez estão inseridas numa família de mais 3 pessoas (pai, mãe e irmão), chegamos, no Brasil, no mínimo, a um número de 90 milhões de pessoas envolvidas ou ligadas ao processo reabilitatório, hoje institucionalizado, que é um celeiro de votos em qualquer campanha eleitoral.

Por outro lado, essa expressão *reabilitação de segunda classe para pacientes de segunda categoria* foi muito alardeada pelas instituições prestadoras de serviços e por universidades, principalmente no final da década de 1970 até início da década de 1990, quando se iniciaram os trabalhos para tentar a implantação de módulos de RBC, porque as idéias anteriormente difundidas pela própria OMS nas décadas de 1960 e 1970 voltavam-se à *reabilitação simplificada*, que era expressa por aplicação de materiais e técnicas baratas e se mostrava como alternativa à reabilitação tradicional.

Ora, é evidente que o uso de materiais baratos e de qualidade duvidosa, agentes comunitários fazendo *reabilitação*, multiplicação de atendimentos visando unicamente custos, não seria solução para o atendimento às PD.

A RBC surge no final da década de 1970 como estratégia dentro da própria comunidade para superar a falta de eqüidade, o desequilíbrio entre oferta e procura de serviços e a escassa capacidade resolutiva do sistema vigente, o qual recebe a PD que o procura e depois de terminados os programas de reabilitação a ela oferecidos, encerra seu vínculo com o paciente, a família e a comunidade.

Por essa época (1980) em cidades do México, pessoal técnico treinado pela OPS inicia o trabalho com as comunidades locais. Essas equipes atuam como elementos incorporados aos programas locais de saúde, dentro de suas estruturas. Apóiam-se na informação e capacitação em cadeia, partindo do lar e ascendendo na escala administrativa.

A experiência acumulada na região mostra que os fatores determinantes à exeqüibilidade são a participação social, as articulações com as atividades de saúde em execução no nível local e a supervisão.

Assim, cria-se um caminho de ida e volta entre a PD e a reabilitação. Não mais se espera que o paciente caiba no modelo terapêutico desenvolvido em tal instituição, para ser eleito.

Os serviços na RBC são oferecidos em distintos níveis de complexidade e aplicados de acordo com as necessidades da PD.

A adoção, por parte das equipes de reabilitação institucionalizadas, de métodos terapêuticos rígidos, únicos (Bobath, Kabat, Rood etc.) faz com que os critérios de elegibilidade em algumas instituições sejam tão rígidos e o método aplicado exige tantos atributos, que o eleito, talvez, nem precisasse de tais tratamentos.

- Hoje, pergunta-se: seria essa PD *boa* o suficiente para caber no meu método?
  - Com a RBC muda-se o enfoque da eleição. Não se questiona se a PD cabe no método, mas qual nível de atenção à saúde serve para esse paciente.
- Pergunta-se: este nível é bom o suficiente para esse paciente?
  - É evidente que quanto mais complexo o nível de atenção, maiores serão os recursos ofertados e os casos que necessitem de maior tecnologia estarão adequados em níveis mais altos.

Primeiro Nível
Objetivo Global

Proporcionar atenção em reabilitação incluindo a prevenção e a detecção precoce da deficiência, dentro do primeiro nível de atenção à saúde (UBS), mediante o uso do pessoal existente não especializado, utilizando tecnologia apropriada visando alcançar 100% de cobertura[2].

A execução desse trabalho dar-se-ia por atividades que incluam, dentro desse nível de APS, identificação de PD entre os usuários desses serviços e na comunidade, que facilitem a organização, nessa comunidade, de ações que beneficiem a PD, procurando a sua inserção social.

Realizem a prevenção e promovam ações básicas de reabilitação nos casos detectados, adotando tecnologia apropriada a esse nível.

De grande importância é o mecanismo de referência e contra-referência aos níveis superiores, evitando-se que o usuário se perca nos meandros da burocracia.

Aqui, a RBC não exige estrutura própria. É um componente da APS e recebe supervisão dos níveis superiores, mais diretamente do segundo nível de reabilitação.

Os agentes comunitários, a equipe de atendentes, os próprios médicos, em geral um ginecologista e um pediatra, bem orientados podem, com segurança, promover ações de prevenção às deficiências. No pré-natal, na consulta de puericultura, ensinando princípios básicos de higiene e alimentação.

Podem, ainda, fazer um diagnóstico, mesmo que de suspeição, sem acurácia, de quaisquer desvios do desenvolvimento de uma criança, reportando os achados ao grupo de reabilitação.

Segundo Nível
Objetivo Global

Proporcionar tratamento em reabilitação dentro do segundo nível de atenção à saúde mediante recurso de pessoal especializado, atuando com critério e base epidemiológica e utilizando tecnologia apropriada para esse nível.

Para tanto, uma série de tarefas é exigida de seus componentes e estes deverão preencher requisitos técnicos e de liderança.

Os recursos humanos necessários a esse trabalho alcançam, como elementos obrigatórios:

- Médico fisiatra.
- Assistente social.
- Terapeuta ocupacional.
- Fisioterapeuta.
- Auxiliar de enfermagem.
- Secretária.

E, dependendo do local (demanda, recursos próprios já existentes etc.), opcionalmente, o concurso de fonoaudiólogo, psicopedagogo, psicólogo, técnico de órteses e próteses.

É um serviço dentro da estrutura do centro de saúde ou hospital de periferia, ou regional, que trabalha como uma unidade integrada sob a direção de médico fisiatra e tem como características:

- Ser componente da estrutura de saúde que visa planificar e executar ações de saúde que possam produzir modificações epidemiológicas em sua área de influência.
- Ser um nível especializado porque dispõe de pessoal médico e técnico especializado.
- Será capaz de utilizar em seus propósitos todos os recursos existentes dentro e fora do setor saúde.
- Participa do mecanismo de referência e contra-referência do primeiro e do terceiro níveis.
- Instrui, treina e habilita o pessoal não técnico em atividade no primeiro nível, apoiando suas ações, buscando sempre a máxima cobertura das PD.

Aqui, as equipes multidisciplinares atuarão como técnicos na terapêutica e no diagnóstico dentro do hospital ou centro de saúde especializado. Acompanharão, orientando, o trabalho das equipes de primeiro nível, motivando-as e aos pacientes e familiares, buscando apoio na própria comunidade.

Exemplos dessa atividade fora do ambiente hospitalar foram as ações promovidas nas cidades mexicanas – projeto *prójimo* – onde nas praças foram criados *playgrounds* com brinquedos comuns, balanças, gangorras, escorregadores, barras paralelas. Com adaptações feitas pela própria comunidade, que permitiam o uso simultâneo de crianças deficientes e crianças não deficientes, com boa segurança para ambas, criando-se o *hábito* de convivência entre as crianças deficientes e as demais da comunidade.

A equipe de RBC motivava as PD e seus circundantes a fabricar as adaptações que permitissem a participação delas nas atividades do meio social em que viviam. Confecção de *stand-tables*, pranchas de equilíbrio, órteses de auxílio em madeira leve ou plástico e que eram experimentados por todos, inclusive os não deficientes, fazendo com que eles não se considerassem diferentes das PD.

Entre nós, a secretaria da saúde do estado de São Paulo, em 1985/1986, num trabalho pioneiro no país, iniciou na zona norte da capital, em bairros distantes e extremamente carentes, a aplicação de métodos de RBC.

O primeiro passo foi conquistar a confiança da comunidade, trabalhando com seus líderes e, surpreendentemente, conseguiu-se, em menos de uma semana, uma listagem das pessoas deficientes, com endereços e *tipos de deficiência* (por exemplo, não anda, não fala, teve *derrame* etc.), trazida pelos moradores do bairro.

As populações carentes aceitam com avidez participar de ações sociais e de saúde, desde que não lhes sejam impostas sem diálogo e, geralmente, com propósitos não muito claros.

No segundo nível de atenção conserva-se e estimula-se a realização profissional do pessoal técnico. Mostra-se a ele que além de agir no físico/psíquico do paciente, sua ação na comunidade fará com que (com a ajuda de familiares, amigos, escola, grupos de lazer), todo o seu trabalho durante o período de tratamento não se perca, como ocorre em grande contingente de casos, quando as PD após receberem alta do centro de reabilitação, por absoluta falta de recursos próprios e comunitários, voltam, em pouco tempo, a apresentar o mesmo quadro de antes dos tratamentos, com grande perda de confiança e atitudes depressivas.

Terceiro Nível
Objetivo Global

Promover atenção em reabilitação dentro do terceiro nível de atenção à saúde mediante recursos humanos e materiais estruturados em graus diversos de complexidade, dentro de hospital ou equivalente. A fim de atender a demanda dos diversos níveis e que exijam tecnologia de alto nível.

Teria como funções:

- Diagnóstico e tratamento dos casos a esse nível referidos ou diretamente chegados.
- Atender e/ou derivar ao nível adequado, quando necessário, a demanda gerada.
- Dar suporte às ações dos níveis mais baixos dentro de sua área de influência.
- Estabelecer canais de relação com os demais recursos da comunidade, da saúde ou fora dela, que possam ser de utilidade na prevenção e no tratamento das PD.
- Promover ensino e formação de docentes dentro e fora do setor de saúde, visando mudar o perfil exclusivamente técnico do profissional atual.
- Desenvolver pesquisas médica, operativa e epidemiológica, visando sempre a melhor resposta à demanda gerada, considerando as peculiaridades pessoais e regionais.

O departamento será formado por unidades operativas que atuam de modo integral, tanto do ponto de vista funcional como administrativo.

O Departamento de Reabilitação deverá ser autônomo, em sua coordenação médica, desvinculado de disciplinas outras que, ocasionalmente se servem dos métodos reabilitatórios, para que, visando à assistência integral ao paciente deficiente, evite interferências descabidas que fogem do escopo principal, a PD como um ser humano indivisível.

A existência desse departamento uniformiza a estratégia do programa integral dos pacientes, mantendo-os como uma unidade biológica e social. Avalia globalmente a qualidade dos serviços oferecidos nos diferentes níveis. Evita a duplicidade e até a multiplicidade administrativa e técnica das diferentes unidades.

O terceiro nível é aquele que buscará soluções técnicas dos mais variados padrões de complexidade.

Será o local de treinamento de todos aqueles engajados no processo reabilitatório das PD.

Não há nenhum antagonismo entre as ações das estruturas de terceiro nível de hoje – modelo de reabilitação institucionalizada – e as funções que deverão exercer na vigência da RBC.

Elas continuarão a dar treinamento, prover ensino e formação de docentes, atender aos pacientes a elas referidos, exatamente como o fazem hoje.

O que Muda é o Mecanismo de Referência e Contra-referência

A PD após ser atendida no terceiro nível, visando corrigir alguma incapacidade passível de tratamento, não volta para casa sem acompanhamento. Ela permanecerá como motivo de atenção da equipe de terceiro ou segundo nível, de acordo com sua necessidade.

O que Muda é o Critério de Elegibilidade

O paciente não será mais obrigado a se submeter a métodos fixos e ortodoxos que muitas vezes não se adéquam às suas necessidades, mas é o que se lhe oferece, ou ser considerado inelegível por não atender às expectativas do CR.

Quantas pessoas padecentes de moléstias crônico-degenerativas passam anos de suas vidas deslocando-se para os CR em busca de terapêutica que não é resolutiva, gastando seus parcos recursos em transporte diário, permanecendo horas a fio, sem alimentação, à espera de atendimento em fisioterapia ou outra terapêutica qualquer, que por ser de simples execução e de baixo custo poderia ser realizada no domicílio ou em local próximo de sua casa com a mesma *qualidade* e sem sofrimento.

O que Muda é a Visão que Todos os Profissionais Têm das Pessoas com Quadros de Deficiências

Aplicamos métodos e técnicas de reabilitação sem nos preocuparmos com o futuro do paciente. Sempre falamos à boca cheia que visamos à reintegração dele. Entretanto, mesmo *reabilitado* ele, muitas vezes, é excluído das atividades de sua família e comunidade.

Esse conceito de readaptação, em que habilidades são ensinadas de acordo com padrões internacionais de conduta, nem sempre resolve a problemática física, psíquica ou social desse indivíduo.

Na verdade, devemos buscar soluções que visem à inclusão das PD na sociedade, não simplesmente buscando a integração, como uma forma de *tocar a vida* no meio da comunidade, desde que, obviamente, ressalvadas suas *incapacidades*.

Incluir explicita muito mais do que integrar, adaptar ou arrumar um jeito para a PD conseguir viver em sociedade. Busca trazer para uma vida comum todas as pessoas, independentemente de suas incapacidades ou desvantagens em relação às demais. Não se preocupa em adaptar funções ou profissões ao tipo de deficiência considerada.

Falando-se em integração da PD, sempre vem à mente a idéia de *serviços-padrão* (paraplégico sempre será telefonista ou datilógrafo); as oficinas abrigadas, ou não, de trabalho celebram subcontratos com as empresas para confecção de grampos de roupa, tampas – conta-gotas, embalagem de pequenos objetos.

Pensando na inclusão social as oportunidades das PD atuarem dentro de sua própria comunidade crescem, não se resumem a tarefas específicas, que as oficinas conseguem contratar para se manter, mas tendem a participar de tarefas que a família, os vizinhos e a escola necessitam.

Ao ajudar a consertar uma cadeira da sua escola, a PD sente-se útil, busca e recebe o reconhecimento de seus pares.

Participar de uma festa comunitária na qual exercerá, até com dificuldade, um papel que a faça sentir-se como membro daquele grupo, representa para uma PD muito mais do que o sucesso ao encaixar as duas partes de um pregador de roupa.

A RBC busca promover saúde (no conceito expresso pela OMS) física, psíquica e social, incluindo a PD nas *ações primárias de saúde*, abrindo a ela as portas do sistema.

A RBC é uma atividade-meio. Por intermédio dela procura-se incluir a PD na comunidade e ao mesmo tempo preparar a comunidade para recebê-la e utilizar seus préstimos, por mais singelos que possam ser.

A integração entre os diversos níveis do sistema de saúde, os mecanismos de referência e contra-referência, o treinamento e a supervisão do pessoal que atuará definem as diferenças entre o modelo científico e centralizado atual e a RBC.

Não há nenhuma incompatibilidade entre os centros de reabilitação atuais e o programa de RBC.

O grande problema a enfrentar é o da eqüidade. A reabilitação, como hoje existe, não alcança a maioria das PD. Os centros de reabilitação oferecem qualidade técnica a poucos felizardos que lá conseguem chegar, mas não são capazes de manter essas pessoas *reabilitadas*, já que sua atuação se esgota no momento da alta.

Pensar em reabilitação comunitária é fazer com que muitas PD possam ser atendidas próximo de suas casas; que a família e a comunidade participem de modo integrado na evolução de seus quadros; que os conhecimentos hoje fechados nos centros de reabilitação sejam repassados, em maior ou menor grau, àqueles mais próximos da PD, aumentando a cobertura e o diagnóstico, oferecendo níveis distintos de atendimento a quadros distintos de deficiências.

De importância capital é a ação dos centros de reabilitação, atendendo a demanda a eles destinada, formando e treinando pessoal especializado para seu nível e para os demais níveis de menor complexidade. Auxiliando na orientação do pessoal médico, paramédico e membros da comunidade no primeiro nível de atendimento.

REFERÊNCIAS BIBLIOGRÁFICAS

1. ORGANIZAÇÃO MUNDIAL DA SAÚDE – OMS; ORGANIZACION PANAMERICANA DE LA SALUD – OPAS. *Guias técnicas sobre RBC.* Washington, 1989. (Mimeogr.).
2. ORGANIZACION PANAMERICANA DE LA SALUD – OPAS. Oficina Sanitária Panamericana – Oficina Regional de la Organización Mundial de La Salud (OMS) Grupo de Estúdio sobre Capacitación de Especialistas en Medicina Física e Rehabilitacion. *Publicación Científica (Washington, DC),* n. 313, 1973.

BIBLIOGRAFIA COMPLEMENTAR

AMATE, E. A. *Western Hemispheric Conference on Persons with Disabilities/OPAS.* Washington, 1993.

BRASIL. Lei n. 8.080, 19 set. 1990. Dispõe sobre promoção da Saúde, organização e funcionamento dos serviços correspondentes e dá outras providências. *Assessoria de Comunicação Social,* Brasília, 35p., 1991.

BRASIL. Ministério da Justiça. Secretaria dos Direitos da Cidadania. Coordenadoria Nacional para Integração da Pessoa Portadora de Deficiência – CORDE – CÂMARA. *Técnica Sobre Reabilitação Baseada nas Comunidade – RBC – Resultados da Sistematização.* Brasília: Ministério da Justiça, 1995.

BRASIL. Ministério da Saúde. Secretaria de Assistência à Saúde – Coordenação de Atenção a Grupos Especiais. *Atenção à pessoa portadora de deficiência no Sistema Único de Saúde (SUS) – Planejamento e Organização de Serviços.* Brasília: Ministério da Saúde.

CONSEJO CANADIENSE DE ACREDITACION DE HOSPITALES. *Guia de Acreditacion,* 1986.

NALLIN, A.; DE PAULA, A. R. *Da Filantropia à Saúde, Situação Atual da Assistência em Saúde e Reabilitação às Pessoas com Deficiência.* São Paulo, 1990. 14p.

ORGANIZAÇÃO MUNDIAL DA SAÚDE – OMS; ORGANIZACION PANAMERICANA DE LA SALUD – OPAS; MINISTÉRIO DE SALUD Y ACCION SOCIAL REPUBLICA ARGENTINA. Reunion: Descentralizacion de los Servicios de Salud – Informe Final Y Documentos – TOMO 1 – Tema: *El Hospital y la Red de los Sistemas Locales de Salud (SILOS).* 18 a 22 de maio de 1987. (Mimeogr.).

ORGANIZAÇÃO MUNDIAL DA SAÚDE – OMS. *Rehabilitación – Niveles de Atención en Rehabilitación.* s.d. (Mimeogr.).

ORGANIZACION PANAMERICANA DE LA SALUD – OPAS. Reabilitación basada en la comunidad, evaluación. *Publicación Científica (Washington, DC),* 15p., 1991.

SÃO PAULO. Fundo Social de Solidariedade do Estado de São Paulo. Programa Estadual de Atenção à Pessoa Portadora de Deficiência. *Realizações,* 1991-1994.

SÃO PAULO. Secretaria de Estado da Saúde. *Sistema de Atendimento de Saúde e Reabilitação às Pessoas com Deficiência.* São Paulo, s.d.

CAPÍTULO 10

Psicopedagogia e Reabilitação

Ana Maria Zenicola

INTRODUÇÃO

Quando se pensa a psicopedagogia de crianças com necessidades especiais, é necessário refletir sobre alguns pontos, que constituirão a base de nossa ação.

Em primeiro lugar, pensar a psicopedagogia como um campo do saber, cujo objeto de estudo e prática é o sujeito que aprende, *sujeito cognoscente,* termo referido por Silva[1].

Tem-se que levar em conta, então, as diversas dimensões que constituem esse sujeito e como ele veio estruturando seu processo de aprender, desde a primeira inserção no mundo, dentro da família, e como mobiliza suas dimensões orgânica, cognitiva, emocional e relacional, para se apropriar dos objetos da cultura, garantindo não só sua sobrevivência, como sua individualidade e inserção como ser social.

O modelo de aprendizagem, que vai delineando, moldando, dentro de determinado contexto familiar e social, é que garantirá, ou não, seu ingresso no mundo do saber acadêmico e, futuramente, profissional.

Em segundo lugar, que possibilidades e que variáveis, além das já descritas, poderiam interferir no processo de aprender de uma criança que teria uma ou mais das dimensões penalizadas por acidentes, por determinação genética e/ou por interferência do meio em sua constituição física e emocional?

Que chance tem esse indivíduo, essa criança, em se constituir como sujeito que aprende permanentemente, capaz de incluir-se no meio acadêmico e social, em projetar-se como cidadão, com deveres e direitos, que lhe dêem o sentimento de competência, indispensável para quem aprende ou se dispõe a aprender?

Esse é um desafio para a família, a escola, os médicos e os terapeutas e, sobretudo para o próprio sujeito colhido na malha fina da vida.

O psicopedagogo, como um terapeuta comprometido com o *ato de aprender,* ocupa um papel importante nessa rede de complexidade que envolve e que é também constitutiva do sujeito por poder interferir na relação do sujeito com a aprendizagem, indispensável, como já foi visto para a existência humana, dependente que é de outro ser humano, do mundo que o circunda, dos objetos de conhecimento construídos pelo ser social, indispensáveis para sua autonomia como indivíduo, mas também para suas aprendizagens específicas determinadas por suas necessidades, que demandam várias terapias e aprendizagens.

Aprender, por outro lado, envolve *desejo.* Os objetos de conhecimento, por si só, não atraem o interesse do homem. É necessário que sejam significados pelo Outro, em uma relação primeiramente dual, para depois se abrir para a realidade circundante. Para aprender, é necessário primeiro querer, sentir a falta, para então poder se apropriar.

Paín refere-se às primeiras relações, vividas triangularmente, como "arcabouço fundamental para a instalação da aprendizagem ao mostrar que estabelecer as primeiras conexões com o bebê (...) é fundamental para o desenvolvimento da aprendizagem, pois constitui uma base necessária à instalação de um terceiro objeto, colocado no vértice de um triângulo, que permite circulação do conhecimento[2]. Com efeito, não se realizando essa conexão, por abandono ou negligência indiferente, os objetos por si só não constituiriam o pólo de atenção do bebê, sendo necessário que o objeto se integre em uma relação que já seja dual".

O que Sara Paín aponta é para a existência de um vínculo inicial dual, que abrirá, pela mediação do outro, a possibilidade do ingresso no mundo simbólico da cultura.

Essa incursão no mundo, dependendo dos vínculos que se estabelece, das inúmeras conexões que ocorrem dentro da família, da escola e da macrossociedade, está, no entanto, sujeita a riscos que no decorrer do processo possam vir a interferir no ato de aprender, de tal forma que a possibilidade de exercer o verdadeiro eu fica empobrecida, e o desejo de conhecer, de saber fica diminuído, às vezes, paralisado, tirando a chance do exercício do potencial intelectual, do manancial afetivo, da coragem de ir além.

PSICOPEDAGOGIA E A CRIANÇA COM NECESSIDADES ESPECIAIS

Em relação às crianças com necessidades especiais, esses primeiros vínculos ficam muitas vezes comprometidos, pelo medo dos pais em criar condições para a autonomia, pela dependência, às vezes real, que as limitações do caso impõem ou pela pouca expectativa ou crença do real potencial da criança e, em alguns casos, pelo excesso de proteção que vem da culpa pela não aceitação desse filho tão diferente do esperado.

Todos esses aspectos podem conduzir a um não acolhimento das possibilidades de aprender da criança, refletindo na própria aceitação que a criança tem de si mesma, fazendo-a evitar enfrentar a aprendizagem e o desenvolvimento.

Segundo Maturana, uma criança que não se aceita e não se respeita, não tem espaço de reflexão, porque está em contínua negação e na busca ansiosa do que não é e nem pode ser[3].

Para a psicopedagogia, o fato de uma criança ser portadora de disfunções ou transtornos específicos não constitui, por si só, um problema de aprendizagem, pois sempre há um potencial a ser aprendido e aspectos a serem desenvolvidos.

O que ocorre, entretanto, na maioria das vezes, é que sua questão específica pode ser um terreno fértil para a instalação de obstáculo ao processo de aprender da criança, pois, muitas vezes ao seu déficit específico vem se juntar o não reconhecimento da dificuldade por parte família e/ou pelo próprio portador. Por outro lado, exigências do contexto social e escolar, que não levem em conta sua especificidade, podem criar dificuldades tamanhas que a criança pode vir a ter diminuída a capacidade de desenvolver seu potencial de aprendizagem, não atingido por determinado transtorno.

Para Paín, uma criança com um antecedente de cianose no parto, leve imaturidade perceptivo-motora, certa rigidez nos traços, não cria por isso um problema de aprendizagem, desde que sua personalidade lhe permita assumir dificuldades, desde que os métodos tenham se ajustado às deficiências para compensá-las e, desde que as exigências do ambiente não tenham colocado ênfase justamente no aspecto danificado – prestigiando a caligrafia, por exemplo[4]. No entanto, se somamos ao pequeno problema neurológico uma mãe que não tolera o crescimento do filho e uma escola que não admite a dificuldade, cria-se um problema de coexistências, que parcialmente poderiam ter sido compensadas.

As recentes descobertas científicas sobre a plasticidade cerebral reforçam a crença nas inúmeras possibilidades que tem o ser de desenvolver novos caminhos no aprender.

Assim posto, a avaliação e o atendimento psicopedagógico de crianças com dificuldades especiais, tem por fim conhecer aquele sujeito diante do ato de aprender, de que potencial lança mão, que potenciais paralisa, quais obstáculos, medos, sentimentos de potência e impotência surgem perante a aprendizagem. Propiciar, no atendimento, situações que o conduzam a pensar, refletir, organizar, enfrentar, superar-se, mobilizando objetiva e subjetivamente seu potencial, não ignorando seu limite, nem paralisando ante ele, constitui uma proposta psicopedagógica para o atendimento de qualquer criança com obstáculos à aprendizagem e não é diferente com as crianças com questões impeditivas específicas ao seu desenvolvimento.

Cabe ressaltar a necessidade de um diagnóstico diferencial, que vise identificar os transtornos específicos, diagnóstico esse pertencente a profissionais de diferentes áreas de saber, inseridos como diagnósticos complementares à avaliação psicopedagógica.

As vantagens desses diagnósticos, sob o ponto de vista psicopedagógico, seriam de se trabalhar com o sujeito real, objetivo e subjetivamente, reconstruindo sua identidade de aprendiz, podendo focar o atendimento nas possibilidades de aprender, mediando a relação do sujeito com o saber, a partir do acolhimento do sujeito como unidade dentro da diferença.

O risco do diagnóstico etiológico para o terapeuta seria o de suprimir o sujeito, transformando-o, identificando-o, nomeando-o pela doença, por meio de números, siglas ou problemas, negando sua subjetividade, sua possibilidade como ser uno. Por outro lado, se pretender negar causas orgânicas e estruturais, corre-se o mesmo risco de se negar o sujeito.

Para o psicopedagogo, o ser que se apresenta tem sempre algo a aprender, a trocar, um caminho de aprendizagem a percorrer.

PRÁTICA PSICOPEDAGÓGICA

Por meio de alguns casos clínicos, pretende-se facilitar a compreensão da proposta psicopedagógica e de como o problema de aprendizagem pode ocorrer em função de várias causas, que embora se assemelhem nos obstáculos que possam surgir, elas são significativamente de ordens diferentes, não permitindo fechar as portas à crença nas possibilidades que tem o ser humano em toda a sua complexidade, diante do conhecimento.

Maura, uma criança com síndrome de Down, com 6 anos e 9 meses de idade cronológica, ainda na educação infantil, grupo III, filha única, gravidez não planejada, prematura de 7 meses, e desejo explícito de aprender a ler.

Era muito falante, apresentando discurso pouco elaborado, marcado por leve dislalia, respondendo com frases curtas, mas estabelecendo diálogo, apesar de simples, com o meio.

Maura dava soluções simples, algumas vezes corretas, ao que lhe era solicitado, ao mesmo tempo em que era capaz de dizer, antes de tentar fazer, "Eu não sei" e, a seguir responder à proposta, na maioria das vezes corretamente, expressando, assim, sua baixa auto-estima.

O grafismo dela era regredido, com *gestalt* muito pobre, sem temática definida, mas procurando sempre uma relação com a escrita, aberta, portanto, para nova aprendizagem, no caso, a alfabetização.

Ela encontrava-se, cognitivamente, em um nível abaixo do esperado para sua idade cronológica, de acordo com as etapas de desenvolvimento do pensamento propostas por Jean Piaget. Apesar de ter uma questão orgânica que afeta sua área intelectual, Maura permitia a entrada do novo, expressando o desejo de ler e escrever, quer pelo desenho, quer verbalmente[5].

O atendimento psicopedagógico teve como objetivo impedir o surgimento de grandes lacunas pedagógicas, oriundas de seu ritmo mais lento, mais necessariamente repetitivo, o que poderia reforçar seu medo de falhar, de não dar conta. Buscou-se, por intermédio do atendimento levá-la a lidar com seu real potencial de forma mais segura, capaz de manter sua auto-estima e desejo de aprender.

Maura logrou alfabetizar-se no ano seguinte e sua escrita, mesmo com falhas, passou a ser seu mais forte meio de comunicação.

Tadeu, uma criança de 7 anos, cursando pela segunda vez a classe de alfabetização, bastante inteligente, primeiro filho, gravidez muito esperada, parto a termo, mas com uma questão de ordem psíquica, impeditiva de uma troca saudável com o mundo e, conseqüentemente, com a aprendizagem.

Com excelente discurso oral, Tadeu mantinha-se preso aos mesmos temas, sempre ligados ao seu desejo, sem poder se abrir para a entrada do novo.

Seu discurso se assemelhava ao de uma criança mais velha, porém sem objetivo de troca com o outro, congelando a possibilidade de novas experiências. Era uma fala expositiva, monótona e repetitiva dos mesmos conteúdos, lembrando a fala referida por Winnicott, a respeito desse tipo de pseudo-comunicação, em que tagarelar é o mesmo que conversar com ninguém[6].

O grafismo era sempre sobre os mesmos temas, sem ponte entre a realidade e o seu mundo interno. Seu traçado era regredido e confuso.

Seu nível intelectual era compatível com sua idade, mas sua enorme centração o impedia de utilizá-lo na aquisição de novos conhecimentos. Era difícil relacioná-lo à proposta acadêmica, fugindo sempre para temáticas ligadas ao seu desejo e em tom discursivo.

Sua escrita era precária, disgráfica, com pouco domínio das regras, resistia mais a escrever do que a ler. Fugia das tarefas, das produções propostas, não conseguindo, mesmo na repetição, dominar o processo da lecto-escrita. Estava em uma turma comum, mas não acompanhava nem o ritmo, nem o interesse do grupo. Escolhia jogos em que as regras fossem uma repetição de ações, onde ele sempre controlava os resultados, afastando com isso a possibilidade do erro e do desconhecido.

O atendimento psicopedagógico buscou, embora entendendo suas peculiaridades, ajudá-lo a organizar-se, levando-o cada vez mais a interagir com o mundo, tendo como objetivo principal, uma aprendizagem ligada a fatos da realidade, com as quais ele tinha que interagir.

Ricardo, com 7 anos de idade cronológica, no início da classe de alfabetização, portador de disfunção neuromotora, tipo diplegia, por complicações no parto, tinha irmão mais velho, sem problemas. Ricardo também apresentava questões com a lecto-escrita, mas de causa bem diferenciada da criança referida no exemplo anterior. Fala desenvolta, prolixo, nível cognitivo compatível com sua idade cronológica, mas oscilante na produção das tarefas escolares, por interferência de seu problema motor e de um emocional regredido. Excessiva proteção materna, pouco domínio motor fino e coordenação precária dos movimentos exigidos pela escrita pareciam impedi-lo de maior enfrentamento, usando da dispersão como forma de evitar contato com suas dificuldades, pois não apresentava desvio de atenção, além da causada pela instabilidade motora, mostrando-se bem atento para outras tarefas.

Demonstrava interesse em se alfabetizar, mas sem dispor-se a maior aprofundamento no processo. Apresentava, também, leitura melhor que escrita. Havia expectativa baixa por parte da escola, que via sua dificuldade motora como uma clausura para sua inteligência se expressar, uma dificuldade para seguir o ritmo da turma, um grande empecilho para seu amadurecimento diante das cobranças que o deixavam mais tenso, mais desligado.

Por outro lado, havia grande esperança por parte da família e até mesmo dos terapeutas que o acompanhavam desde bebê, em relação ao sucesso de Ricardo, pois estar integrado a uma escola comum, alfabetizando-se em um grupo com pouca diferença cronológica para a idade dele, era uma coroação de todo investimento em sua capacidade de vencer obstáculos, de superar sua restrição motora.

O atendimento psicopedagógico, que já havia ocorrido em torno dos 4 anos de idade, tendo como uma das metas ajudá-lo a desenvolver um modelo de aprendizagem favorável ao enfrentamento das cobranças escolares, e que tinha sofrido uma interrupção por parte da família, retornava, agora com o objetivo de reforçar em Ricardo seu sentimento de competência, orientando-o para a compreensão do processo de alfabetização como um domínio para além do ato motor, que vinha sendo compensado pela fisioterapia e terapia ocupacional. Era estimulado a usar sua atenção para descobrir coisas novas, também prazerosas, que a aprendizagem pode oferecer, pela leitura, e que errar, falhar, faz parte do processo de aprender, que essa autonomia não lhe tiraria o afeto, nem o interesse de seus familiares.

Ao final do ano letivo, Ricardo já lia bem, dominava um pouco melhor a escrita.

Embora a diferença de ritmo entre a leitura e a escrita, fosse bem evidenciada, tentava acompanhar a turma na medida do possível, com sua letra irregular, de tamanho grande. Interagia com a turma, sendo mais aceito e respeitado pelo grupo, apesar do ritmo ser mais lento e o domínio do processo de alfabetização estar necessitando ser mais alargado, para que pudesse construir e utilizar melhor a leitura como meio de comunicação.

REFLEXÃO SOBRE AS DIVERSAS FORMAS DE APRENDER

As características do processo de cada ser se assemelham na unidade quando sujeito, mas têm formas distintamente marcantes na sua individualidade.

Uma criança com retardo mental tem desenvolvimento mais lento na apreensão da aprendizagem, tendo a necessidade de repetir mais vezes a mesma experiência, para que possa internalizá-la, sem que necessariamente tenha acomodado esses novos dados aos já existentes, de forma dedutiva, criativa. Isso não significa que não tenha aprendido algo.

De modo geral, o que muitas vezes diminui a possibilidade da criança aprender, além do limite existente, é a expectativa que a família e a escola, mesmo as que se dispõem a uma proposta inclusiva, tem em relação à aprendizagem acadêmica daquela criança, rejeitando as pequenas aprendizagens como ganhos significativos, tentando, todo o tempo, enquadrar aquela criança dentro de padrões que consideram mínimos, mas que quase sempre se encontram centrados em conhecimentos extremamente contaminados pela lógica exigida para aquela faixa etária.

Segundo Mannoni, para o débil é muito difícil falar, ele é falado. É difícil para ele desejar, pois é um objeto manobrado, reeducado, desde a mais tenra idade[7]. A dimensão que lhe damos lança-o na angústia; ao ser tratado como sujeito, perde de repente todas as referências de identificação. Já não sabe quem é, nem aonde vai. E, por vezes será grande a tentação de permanecer numa quietude débil, em vez de aventurar-se sozinho no desconhecido.

Para a psicopedagogia, o importante para essas crianças é manter aceso o desejo de aprender como possibilidade, mesmo que seja em quantidade e qualidade diferenciadas do padrão considerado normal.

O psicopedagogo deve, pelo atendimento levá-la a lidar com seu real potencial de forma mais segura, capaz de manter sua auto-estima e desejo de aprender, podendo enfrentar melhor a demanda do meio, sem que seja por ele aniquilada.

Já no caso de uma criança com comprometimento na área psíquica, as dificuldades de aprendizagem se devem por ter suas relações com o mundo, desde cedo empobrecidas, impedidas, não por uma questão de ordem intelectual, mas sim por uma impossibilidade de olhar o outro, ficando centrado no seu desejo, com pouca abertura para novas experiências, comprometendo seu processo de aprendizagem.

Essa dificuldade de interagir com as demandas do mundo acarreta, ao longo do tempo, defasagem da sua estruturação de pensamento, atingindo, principalmente, as áreas de linguagem e de lógica, interferindo na sua aquisição de conhecimentos, ficando à mercê da sua construção psíquica; esta fixada em temas eleitos em função de significados que lhe são próprios, resultando em rigidez de pensamento, que mantém a criança na repetição de temas, impedida que está de acolher a linguagem do mundo.

A sua constituição como sujeito penaliza sua relação com o outro e com a metáfora do mundo, congelando a possibilidade de novas aprendizagens para ela pouco significativas. Sua produção pedagógica reflete as questões já expostas, ficando repetitiva dos mesmos conteúdos, não conseguindo acompanhar as propostas acadêmicas dentro de ritmo e temporalidade compatíveis com o desenvolvimento normal, ocasionando necessidades de acompanhamento terapêutico especializado, tanto na área psicológica, quanto psicopedagógica.

O atendimento psicopedagógico tem como finalidade mediar sua fantasia com a realidade da vida, conduzindo-a, pelo uso da lógica concreta para o aqui e agora, pois sua grande dificuldade, em termos de aprendizagem, é entender e responder ao que o mundo lhe cobra de forma diretamente participativa e criativa, que lhe permita aceitar, acolher, a proposta do novo, em processo de troca com o outro.

No caso de crianças com disfunção neuromotora, a constitutiva como possível obstáculo não é de ordem intelectual ou psíquica, mas decorrente do fato ter sua ação sobre o mundo desde cedo diminuída ou impedida, ação essa fundamental para o desenvolvimento das categorias básicas da lógica como tempo, espaço e causalidade, retardando muitas vezes sua aquisição da linguagem, sua lógica dedutiva, sua capacidade reflexiva, pelo pouco arsenal de experiências vividas, principalmente nos casos mais graves.

O trabalho psicopedagógico com essas crianças tem como objetivo mediar o mundo circundante, levando até elas experiências a serem vividas, por meio do uso das dimensões cognitiva e relacional, em especial na tentativa de compensar as lacunas de aprendizagens não experienciadas motoramente, sobretudo no período sensório-motor, primeira etapa do desenvolvimento das estruturas lógicas proposta por Piaget e que são constitutivas da estruturação de pensamento do sujeito. Visa enriquecer sua apreensão do mundo e conseqüentemente a apropriação dos objetos de conhecimento oferecidos pela cultura contextualizada. Essas experiências são vividas, de forma simbólica, por essas crianças, por intermédio de jogos, que são a metáfora da vida, para que suas parcas atividades motoras, autonomamente vividas, sejam compensadas, estimulando sua capacidade lógica, sua criatividade, saciando e estimulando seu desejo de saber, criando condições de preservar sua auto-estima, de buscar trocas efetivas com o meio, por vários recursos, capazes de tornar mais seguro seu amadurecimento intelectual e emocional, que garantirão seu caminho de aprendizagem.

SER SOCIAL E APRENDIZAGEM

A inclusão no mundo se dá pela aprendizagem. Inicia-se na família, depois escola, para então poder ocupar seu lugar na sociedade. Dentro de uma visão sistêmica tudo se tece desde cedo e de forma subjetivamente simultânea, em razão das interferências do macrossistema em que estivermos inseridos e da forma como atuamos neste. A inclusão se faz em cima dos que nos faz diferentes e do que nos torna iguais.

É objetivo da psicopedagogia facilitar a construção desse sujeito, em sua individualidade, perante o ato de aprender, tendo em vista a busca de sua autonomia, que, na verdade, significa, em última instância, a abertura para o reconhecimento e a entrada do outro, para a entrada do mundo.

Essa autonomia consiste na ampliação da capacidade de entender, de pensar, de decidir e de criar, que nunca é a liberdade, nem a independência total, mas sim a compreensão dos vínculos que nos ligam a vida à sociedade, ao outro.

Quanto mais relações somos capazes de criar, quanto mais vínculos somos capazes de estabelecer, quanto mais redes somos capazes de tecer, mais autônomos somos.

As crianças com necessidades especiais são as mais prejudicadas no caminho que as conduzirá à autonomia, por vários motivos que podem interferir desde a mais tenra idade, tornando-os, muitas vezes autocentrados, autoritários, falsamente onipotentes, controladores até mesmo pequenos tiranos na família, ou dependentes, impotentes, sem individualização, sem identidade.

Quaisquer desses aspectos conduzem essa criança à infantilização, à desconfiança, ao medo do novo, à dificuldade de ousar, de arriscar, de criar, que acabam comprometendo seu caminhar rumo à iniciativa de pensar, de se expressar, de aceitar, e de compreender que suas limitações não são as maiores barreiras ao seu crescimento como ser capaz de exercer sua potência, mesmo que limitada. A excessiva ênfase em suas dificuldades, por parte dela e/ou da família, da escola, da sociedade, é que diminuem suas chances de se constituir como sujeito, a não ser nos casos de extremo comprometimento, que não lhe conceda nenhum acesso ao exercício de sua humanidade.

É necessário facilitar-lhes o acesso ao conhecimento sistemático, acadêmico, dentro de suas possibilidades; dar-lhes a chance de desempenho compatível com seu ritmo e possibilidades, que lhes permitam produções positivas não só com o seu grupo, na escola, mas também com a família, com os terapeutas. A possibilidade que a aprendizagem lhes oferece, pela inserção na escola, é de ter mais que em qualquer grupo, o sentimento de pertencimento e de identidade.

Por isso, para essas crianças o caminho da aprendizagem sistemática, por mais especial que seja, o currículo deve ser muito enfatizado, valorizado por uma equipe de reabilitação, pois é o que vai garantir-lhe, a despeito de todos os tratamentos que seu caso requeira, a busca de sua construção como ser social e, em última instância, do ser cidadão.

Ampliando a reflexão sobre o caminho da aprendizagem dessas crianças com necessidades especiais, segue o relato de dois casos, com início e final bem diferentes, contrariando as expectativas em relação à gravidade dos casos. Esse fato ocorreu em função do contexto e da aceitação e crença de cada família nas possibilidades da criança.

O primeiro é de uma criança com disfunção neuromotora grave, do tipo quadriplegia espástica com atetose, de grande sofrimento fetal e extensa lesão neurológica, com permanência do reflexo tônico cervical assimétrico (RTCA), embora fosse tratado por uma equipe de reabilitação desde bebê, tal era a gravidade de seu caso. Aos 2 anos não controlava tronco nem cabeça. Não tinha oralidade e essa impossibilidade durou por toda a vida.

O interessante é que João aparentava aos 2 anos, quando se iniciou o atendimento psicopedagógico, não estar desenvolvendo suas estruturas cognitivas, impedido que se encontrava, motoramente, de trocar de forma autônoma minimamente satisfatória com o meio e de expressar seu potencial intelectual.

Ao começar a intervenção, foi percebido, pela vivacidade de seu olhar, pelas expressões fisionômicas e, sobretudo pelo seu bom humor, como João era intimamente aberto para a aprendizagem e de como ele rapidamente respondia, dentro de suas possibilidades, às propostas que se fazia e de como estava aberto ao outro.

Veio-se trabalhando com ele, com fins à alfabetização para poder incluí-lo, logo que possível, em uma escola, desenvolvendo ao máximo sua competência lógica, sua linguagem integrativa, construindo sua autonomia em pensar, concluir, reter, comparar os objetos de conhecimento, possibilitando experiências que ativassem seu potencial, de forma compensatória, que permitissem conduzi-lo à possibilidade de se alfabetizar. Poderia, assim, dispor de uma forma de comunicação que lhe proporcionasse maior autonomia e identidade frente a si e ao outro, paralelo a todos os outros atendimentos de que tinha necessidade e que colaboravam, indireta e até diretamente com a nossa proposta.

João, apesar de ter que despender de grande energia para responder e trocar dentro das tarefas propostas, mantinha-se empenhado e desejoso de ir além.

Entre seis e sete anos é iniciada sua alfabetização, que se completou eficazmente aos oito anos, com João apontando em uma folha retangular, presa à sua mesa, papel maior que o tamanho ofício, as letras necessárias para formar palavras e frases. O único movimento que conseguia dominar era influenciado pelo RTCA, que permitia a extensão voluntária do membro superior direito, a partir do movimento da cabeça.

Pôde, então, freqüentar uma escola pública, que o aceitou, bem como providenciou o material necessário para sua melhor adaptação, sob orientação da equipe que o atendia. João usava, muitas vezes, gravador para anotar as matérias. Respondia às questões de prova apontando as letras, ou itens, dando continuidade aos seus estudos até o ensino médio. Em fonoaudiologia e terapia ocupacional era também estimulado a outras formas de comunicação. O atendimento psicopedagógico perdurou por mais alguns anos.

Tem-se aí exposta a idéia defendida que, por mais grave que a criança seja, há um sujeito a se desenvolver, cujo potencial se desconhece e cuja paixão pela vida, mantém acesa a sua possibilidade de aprender.

É possível que no caso de João, que as experiências proporcionadas pelo tratamento tenham facilitado a criação de novas redes neuronais compensatórias importantes para o desenvolvimento do seu processo de aprendizagem, mas a crença da família nas suas possibilidades facilitou muito.

Pretende-se fazer um paralelo com um caso de criança prematura, com diagnóstico neuropediatra de transtorno de déficit de atenção com hiperatividade (TDAH) diagnosticado aos 8 anos, mas só iniciando atendimento psicopedagógico aos 11 anos, após avaliação psicopedagógica e já com aparentes co-morbidades instaladas, como compulsividade, dificuldade de se submeter às regras, baixa auto-estima, atraso pedagógico considerável evidenciando um quadro grave, em termos de aprendizagem.

Sandro já havia passado por diferentes avaliações, mas nunca tinha começado um atendimento de fato, em nenhuma área. Apresentava, a essa altura, rigidez cognitiva, que o retinha em níveis de escolaridade bem abaixo de sua idade cronológica. Apresentava, também, alterações comportamentais. Muito infantil, seus mecanismos de evitação de maior contato com a reflexão, com a subjetividade eram grandes e sua operacionalidade, mesmo nas aprendizagens mais objetivas era superficial, aquém do esperado para sua idade cronológica.

Foi solicitado retorno ao médico, quando então os pais aceitaram tratamento medicamentoso, que o ajudasse a se concentrar um pouco mais e diminuísse sua agitação e ansiedade, criando melhores condições para o atendimento e para sua vida escolar.

O fato de ter ficado tanto tempo à mercê de suas dificuldades, sem um apoio técnico que o ajudasse a superar os relativos impedimentos causados por sua excessiva desatenção e hiperatividade, tinha criado em Sandro uma auto-estima extremamente baixa, uma fuga das cobranças do meio, um abafamento do desejo de aprender, de forma tão contundente, que sua disponibilidade intelectual veio se estreitando, conduzindo-o a obstáculos na sua lógica e emoção que comprometia todo o seu desenvolvimento, suas relações com o meio, sua autoconstrução, mantendo-o mergulhado no prazer do lúdico, na sexualidade, na inconseqüência.

Foi muito mais penoso para ele o enfrentamento da aprendizagem formal, acadêmico, com inúmeras resistências, que, mesmo tendo alcançado relativa melhora em seu quadro e em seu vínculo com o processo de aprender, não conseguiu ultrapassar os obstáculos criados pelas cobranças escolares e a complexidade do ensino fundamental compatível com sua idade.

Apesar de relativa construção de sua individualidade e autonomia, com mais disponibilidade para a frustração perante o erro, ao não saber, não conseguiu alcançar aos 14 anos o nível de pensamento abstrato-dedutivo, não conseguindo ultrapassar, mesmo após algumas repetências nas séries anteriores, as cobranças da quinta série do ensino fundamental.

Aparentemente, sob o ponto de vista externo, seria esse um caso com perspectivas melhores de aprendizagem, com mais possibilidade de se apropriar do saber que o outro. Em termos das relações com o meio, de possibilidades de comunicação mais eficaz de fato o é. No entanto, em quanto à apreensão dos objetos de conhecimento, e de possibilidades, de aprendizagens mais complexas desenvolveu menos, em termos relativos, criou mais barreiras, mais impedimentos, enquanto João tentou todo o tempo ultrapassar as barreiras impostas por suas condições físicas, livrando-se de obstáculos que retivessem seu aprender. Acreditamos que o contexto familiar de Sandro sentiu mais dificuldades em aceitar, em lidar com a realidade do filho, que não pareciam, de início, tão visíveis, o que possivelmente facilitou menos o investimento em suas reais possibilidades, ao contrário da família de João, em que qualquer ganho era uma vitória, um aval para novos investimentos.

CONSIDERAÇÕES FINAIS

O que se pretende ressaltar é que se consideram importantes, para o acesso ao caminho da aprendizagem o olhar, a aceitação e o investimento no sujeito por parte da família. É nela que a aprendizagem se inicia e é ela que em grande parte norteia, nomeia, organiza o sujeito diante do mundo.

Sem a autonomia a aprendizagem fica comprometida. A busca da autonomia se inicia na família e se desenvolve nas primeiras trocas com o mundo, até poder ser exercitada de fato.

Quando se acredita na própria capacidade é que se ousa pensar de forma independente, autônoma. Só se age voluntariamente em busca do que se precisa, se a falta, a necessidade é sentida. Só se cria quando se é deixado livre para pensar e descobrir.

No caso das crianças que têm sua relação com o mundo comprometida por fatores diversos, torna-se maior a necessidade de vigilância por parte da família, buscando relativizar a dependência da criança, ousando, arriscando, acreditando um pouco mais nas possibilidades, que nos impedimentos, sem evidentemente negar a realidade ou tentar encobrir as reais dificuldades.

O mesmo sentimento deve ser o da escola, o da sociedade. É preciso compreender que cada parte contém o *todo*, que cada sujeito, apesar de sua peculiaridade, contém a totalidade a que pertence e que os desvios não comprometem a unidade complexa que é o sujeito e que sempre haverá chances de descobrir, desenvolver essa totalidade contido no ser, que o torna semelhante na sua individualidade.

Morin considera que hoje, nas nossas sociedades-nações o Estado conserva em seu poder as Normas e as Leis; a Universidade contém o saber coletivo[8]. Entretanto, passamos vários anos, inicialmente na família e depois sobretudo na escola, a registrar a cultura do todo; desse modo, cada indivíduo traz em si praticamente, de maneira indefinida, inacabada, toda a sociedade, toda a sua sociedade.

A psicopedagogia busca propiciar nessas crianças com necessidades especiais, exatamente o mesmo que com qualquer outra criança, que é criar condições para que o sujeito esteja em busca constante da aprendizagem. É preciso manter-se aberto ao novo, ao desconhecido, à possibilidade de apreensão objetiva e subjetiva da realidade. A aprendizagem só é possível pelo desejo de troca e da crença da criança em suas possibilidades de efetivá-la do jeito que for possível, o que lhe garantirá o sentimento de pertencimento como ser social.

REFERÊNCIAS BIBLIOGRÁFICAS

1. SILVA, M. C. A. *Psicopedagogia: em busca de uma fundamentação teórica*. Rio de Janeiro: Nova Fronteira, 1998. p. 31.
2. PAÍN, S. *A Função da Ignorância*. Tradução de Alceu Edir Fillmann. Porto Alegre: Artes Médicas, 1988. v. 2, p. 43.
3. MATURANA, H. *Emoções e Linguagem na Educação e na Política*. Tradução de José Fernando Campos Fortes. 3. ed. Belo Horizonte: UFMG, 2002. p. 31.
4. PAÍN, S. *Diagnóstico e Tratamento dos Problemas de Aprendizagem*. Tradução de Ana Maria Netto Machado. Supervisão José Luiz Caon. 2. ed. Porto Alegre: Artes Médicas, 1986. p. 28.
5. ZENICOLA, A. M.; WEISS, M. L. L. Reflexões sobre o diagnóstico psicopedagógico. In: NOFFS, N. et al. (org.). *A Psicopedagogia Rumo ao Espaço Transdisciplinar*. São Paulo: Frontis, 2000. p. 137-143. (Collectania Sympósium. Série Medicina e Saúde.)
6. WINNICOTT, D. W. *Holding e Interpretação*. Tradução de Sonia Maria T. M. de Barros. São Paulo: Martins Fontes, 2001. p. 194.
7. MANNONI, M. *A Criança Retardada e a Mãe*. Tradução de Maria Raquel Gomes Duarte. Revisão Mônica S. M. da Silva. 3. ed. São Paulo: Martins Fontes, 1991. p. 105.
8. MORIN, E.; LE MOIGNE, J. L. *A Inteligência da Complexidade*. Tradução de Nurimar Maria Falci. São Paulo: Petrópolis, 2000. p. 56.

Seção 2

Área Básica

Coordenadora: Júlia Maria D'Andréa Greve

11 Anatomias Ósseas, Articulares e Musculares 40
12 Bioquímica e Fisiologia do Tecido Conjuntivo 95
13 Fisiologia Muscular 102
14 Regeneração do Sistema Nervoso Periférico 110
15 Regeneração do Sistema Nervoso Central 118

CAPÍTULO 11

Anatomias Ósseas, Articulares e Musculares

Alfredo Luiz Jacomo • Guilherme Zanutto Cardillo

INTRODUÇÃO

Este capítulo, inserido no contexto de um livro de prática clínica, apresenta revisão concisa sobre a anatomia do sistema locomotor. O texto, sempre que possível, foi elaborado de modo claro, com conceitos bem definidos e com figuras ilustrativas das definições textuais, no intuito de possibilitar ao leitor um guia de consulta prático e completo, deixando os grandes tratados de anatomia, citados nas referências bibliográficas, para consultas mais aprofundadas, caso haja interesse específico em algum tópico particular.

GENERALIDADES

O aparelho locomotor é constituído por três sistemas principais, o esquelético, o articular e o muscular, e é subsidiado pelos sistemas vascular e nervoso. Os músculos e o esqueleto, intermediados pelas articulações, formam uma unidade indissociável, tanto estrutural quanto funcionalmente, e é o pilar fundamental do sistema locomotor.

Os membros são apêndices anexos ao tronco, com função tanto de locomoção quanto de preensão. Testut, em texto clássico de anatomia, observa que a organização em linhas gerais, tanto dos membros superiores quanto inferiores, em quase todos os vertebrados, é a mesma, fato confirmado pela embriologia. A disposição geral é feita essencialmente de segmentos articulados entre si, diferindo no homem, que, pela postura ortostática, demanda diferenças estruturais entre os membros[1]. Assim, o membro superior apresenta função eminentemente de mobilidade, ao passo que o membro inferior apresenta condição de solidez.

A constituição anatômica, de acordo com a estratigrafia (organização em camadas, a partir da superfície corporal), pode ser dividida em três grandes compartimentos, aplicáveis em qualquer parte dos membros:

- *Planos superficiais*: correspondem ao tecido celular subcutâneo, incluindo os vasos e nervos superficiais.
- *Plano fascial*: constituído de tecido conjuntivo, envolve todas as regiões do corpo. Nos membros envolve os músculos como uma meia elástica. Pode ser dividido em fáscia superficial, composta de tecido fibroareolar, no qual intermeando as fibras conjuntivas encontra-se o tecido adiposo de maior ou menor espessura de acordo com a região estudada; fáscia profunda, composta de tecido fibroso, inelástico, tende a apresentar maior espessura nas regiões desprotegidas dos membros, isto é, superfície lateral. A partir da fáscia profunda, ocorre a emissão de septos fibrosos (septo intermuscular) que, ao se inserirem no periósteo, formam nos membros compartimentos, abrangendo grupamentos musculares de mesma função, como o compartimento lateral da perna, composta pelos músculos fibulares longo e curto, responsáveis pela eversão do pé.
- *Capa subaponeurótica*: corresponde aos diversos grupamentos musculares, separados em compartimentos individualizados por septos. Inclui os vasos e nervos profundos.

Ossos

Os ossos constituem a parte estática do sistema locomotor; a mobilidade ditada pelos músculos, por meio de suas inserções ósseas, é intermediada pelas articulações.

Os ossos são classificados, de acordo com sua morfologia, em:

- Ossos longos: apresentam formato tubular, com comprimento maior que a largura e a espessura, e canal medular. O corpo do osso é denominado diáfise e as extremidades, epífises.
- Ossos curtos: são cubóides, em que as três dimensões se equivalem, e encontrados no tarso e no carpo.
- Ossos planos ou laminares: são aqueles em que comprimento e a largura predominam sobre a espessura, como os ossos do crânio.
- Ossos irregulares: são aqueles que não apresentam uma forma bem definida, como as vértebras.
- Ossos sesamóides: são encontrados em certos tendões, com função de proteger estes de desgaste. Em alguns tendões, desviam o ângulo de inserção.
- Ossos alongados: são aqueles que também apresentam comprimento maior que largura e espessura, porém não tem cavidade medular, por exemplo costelas.
- Manter equilíbrio na dosagem sangüínea de cálcio e fósforo.
- Hematopoese: medula óssea de ossos longos.
- Fornecer sustentação ao corpo – é uma estrutura rígida – osso compacto.
- Mobilidade: função do osso esponjoso.

O osso compacto, presente externamente em todos os ossos, confere rigidez, ao passo que o osso esponjoso, presente principalmente nas epífises de ossos longos e nos ossos curtos, confere resistência tensional e permite o alojamento da medula óssea (Fig. 11.1).

O *periósteo* é uma membrana de tecido conjuntivo fibroso que reveste os ossos, exceto suas superfícies articulares, e é responsável pela nutrição do osso compacto. Caso seja removido, ocorre desvitalização óssea.

O suprimento sangüíneo dos ossos ocorre a partir de artérias que adentram no periósteo. A artéria nutrícia atravessa obliquamente o osso compacto, suprindo o osso esponjoso e a medula óssea, enquanto as extremidades do osso são supridas por artérias metafisárias e epifisárias. As veias tendem a acompanhar as artérias.

A inervação sensitiva ocorre no periósteo, com fibras que conduzem estímulos dolorosos. O osso em si apresenta inervação sensitiva difusa e fibras vasomotoras direcionadas aos vasos sangüíneos.

Articulações

Articulações são definidas como o local de união entre dois ou mais ossos ou cartilagens, independentemente do grau de movimento permitido por essa união. Algumas articulações são de ampla mobilidade, como a articulação do ombro, enquanto outras podem não apresentar movimentos (articulação dos ossos do crânio). São classificadas em (Fig. 11.2):

- *Articulações fibrosas*: o elemento de conexão entre os dois ossos é composto de tecido conjuntivo fibroso. São subdivididas em três tipos, sem maior relevância para o estudo do sistema locomotor: as *sindesmoses*, as *suturas* e as *gonfoses*.
- *Articulações cartilagíneas*: o elemento de interposição óssea é de natureza cartilaginosa. Pode ser subdividida em *sincondrose*, quando a cartilagem é hialina (como ocorre com os ossos longos no início da vida), e em *sínfise*, quando a articulação se dá por meio de espessa fibrocartilagem (por exemplo, tem-se a sínfise púbica).
- *Articulações sinoviais*: são de grande importância para o estudo do sistema locomotor. As três características que as definem são:
  - Extremidades ósseas (superfícies articulares) cobertas por cartilagem articular.
  - Presença de uma cavidade articular.
  - Presença de cápsula articular de tecido conjuntivo fibroso, envolvendo as faces articulares e delimitando a cavidade articular.

Como elementos que auxiliam na congruência articular, têm-se os meniscos, os discos e os lábios glenoidais. A estabilidade articular deve-se a ligamentos, que podem ser extrínsecos, quando localizados externamente à cápsula articular (por exemplo, ligamentos colaterais do joelho) ou intrínsecos, localizados internamente à essa cápsula (por exemplo, ligamento cruzado do joelho). Assim, levando-se em consideração as superfícies ósseas, podemos classificar as articulações sinoviais em (Fig. 11.3):

- *Articulações planas*: a superfície articular é plana, permitindo movimentos de deslizamento. Por exemplo, articulações acromioclavicular e tibiofibular proximal.
- *Articulações em dobradiça (ou gínglimo)*: o movimento possível é o de flexão e extensão (uniaxial). Tendo a articulação do cotovelo como exemplo, observa-se frouxidão da cápsula articular, bem como a existência de ligamentos colaterais robustos.
- *Articulações selares*: é uma articulação biaxial, em virtude de seu formato ser côncavo-convexo. Como exemplo, pode-se citar a articulação do polegar (articulação trapézio-1º metacarpal).
- *Articulações esferóides*: são as que apresentam o maior grau de mobilidade do corpo, em virtude de serem multiaxiais. Consistem em uma superfície óssea esférica, articulada com outro osso em forma de receptáculo. Como

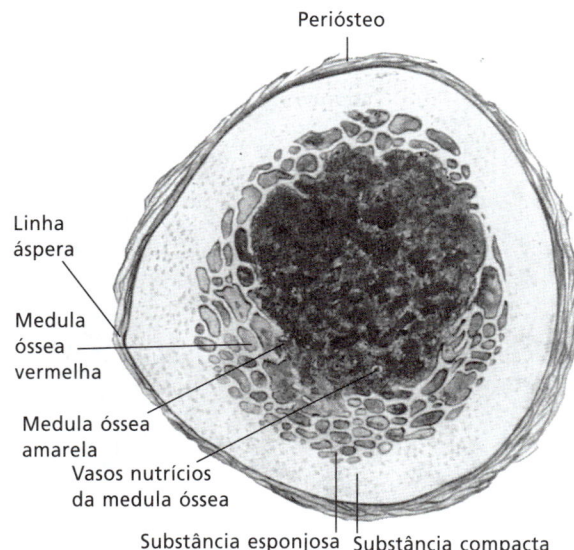

Figura 11.1 – Fêmur direito, peça fresca, de adulto (corte transversal). Adaptado de Spalteholz e Spanner[2].

exemplos, têm-se a articulação do ombro (escapuloumeral) e a articulação do quadril (coxofemoral).
- *Articulações bicondilares ou elipsóides*: caracterizam-se por assimetria nos raios de curvatura entre os ossos constituintes, um osso é côncavo e outro convexo, e são consideradas biaxiais. Como exemplos, têm-se as articulações metacarpofalângica e do joelho, ambas são biaxiais.
- *Articulações trocóideas ou em pivô*: são uniaxiais; consistem na junção de um processo ósseo girando dentro de um anel ligamentar, como ocorre na articulação radioulnar proximal e na articulação atlantoaxial.

Sob o ponto de cinemática articular, as articulações podem ser caracterizadas pelo grau de liberdade que possuem, ou seja, a integração geométrica entre os planos espaciais. Assim, articulações com um grau de liberdade, correspondendo a um único plano espacial, possibilitam a execução de movimento em apenas um eixo. São exemplos, as articulações interfalângicas. As articulações com dois graus de movimento têm sua mobilidade em dois planos distintos, perpendiculares entre si. Como exemplo, tem-se a 1ª articulação metacarpofalângica (articulação do polegar). Além do movimento de flexão e extensão, ocorre o movimento de lateralidade em um eixo ântero-posterior, a adução, quando ocorre aproximação do plano mediano (aproximação do polegar em relação à palma da mão) e a abdução, quando ocorre distanciamento do plano mediano (por exemplo, a abertura do polegar).

Nas articulações com três graus de liberdade de movimento (multi ou poliaxiais), as superfícies articulares são segmentos esféricos que se encaixam, existindo um ponto central, correspondendo ao centro da esfera, que possibilita a translação de inúmeros eixos. Como exemplos, têm-se a articulação coxofemoral e a do ombro.

Músculos

O músculo estriado esquelético é constituído por um ventre muscular, com as unidades contráteis (miosina e actina,

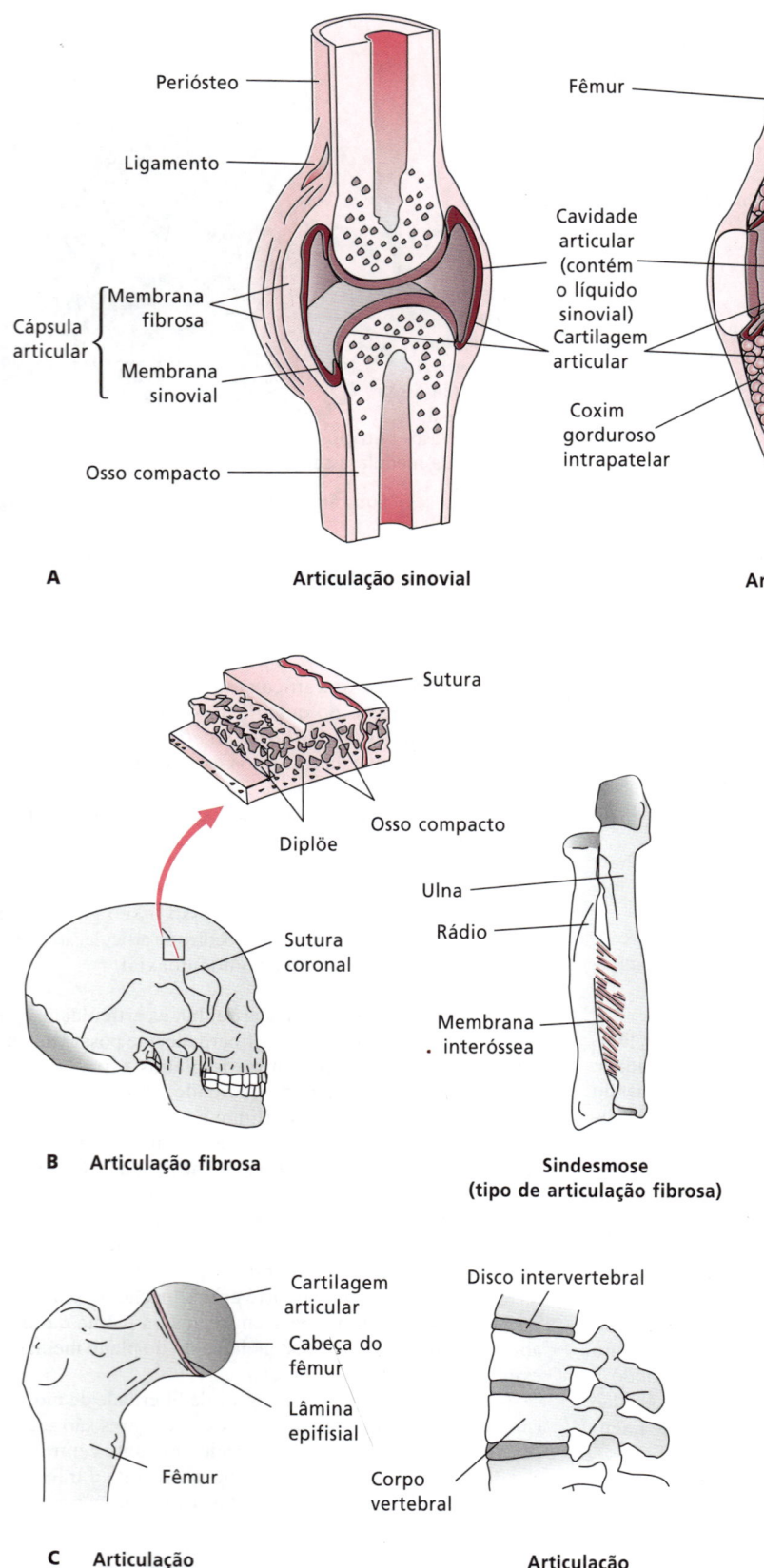

Figura 11.2 – (*A* a *C*) Tipos de articulação. Adaptado de Moore e Dalley[3].

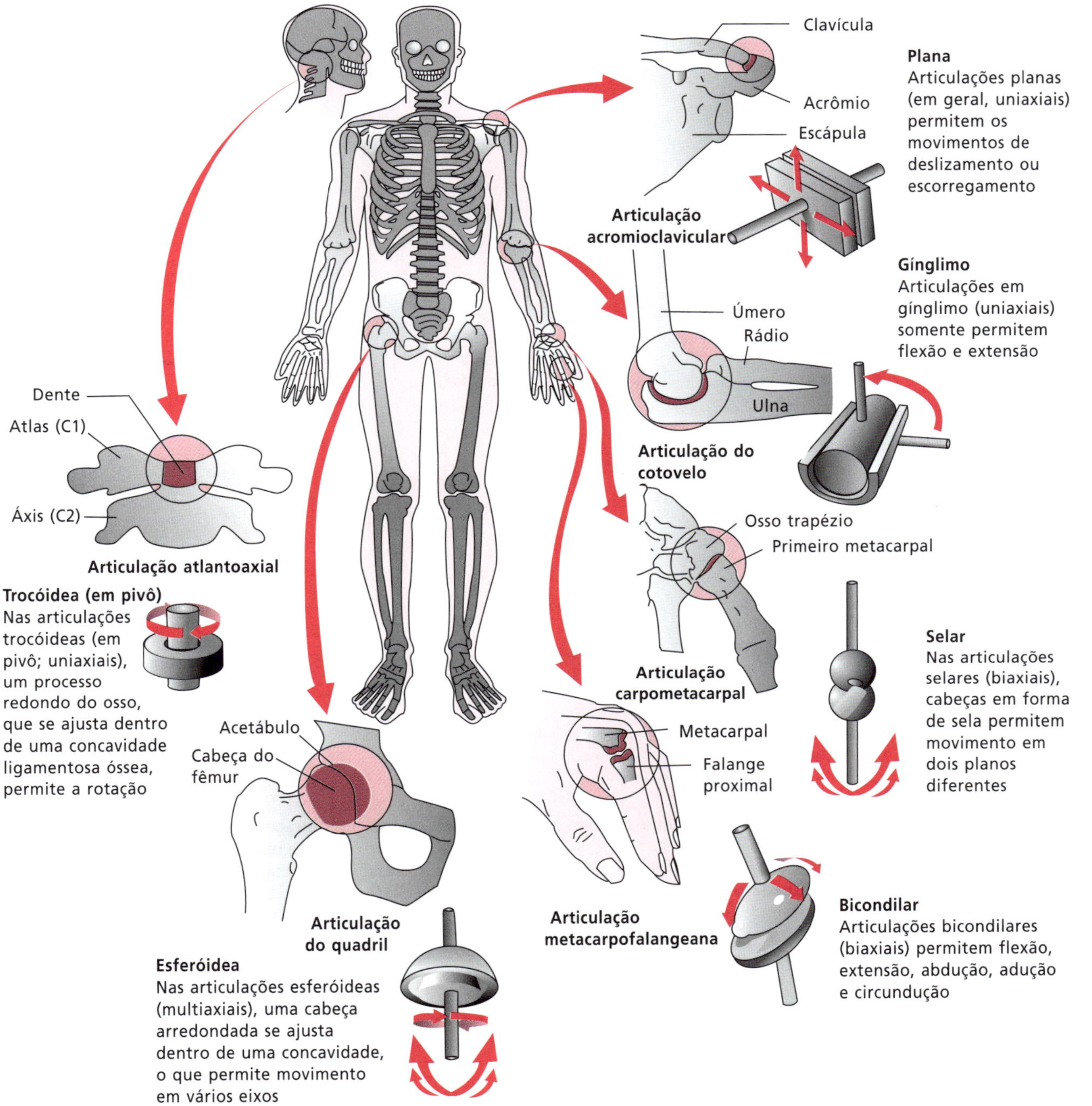
Clavícula
Acrômio
Escápula
Articulação acromioclavicular
Plana
Articulações planas (em geral, uniaxiais) permitem os movimentos de deslizamento ou escorregamento
Úmero
Rádio
Ulna
Articulação do cotovelo
Gínglimo
Articulações em gínglimo (uniaxiais) somente permitem flexão e extensão
Osso trapézio
Primeiro metacarpal
Articulação carpometacarpal
Selar
Nas articulações selares (biaxiais), cabeças em forma de sela permitem movimento em dois planos diferentes
Metacarpal
Falange proximal
Articulação metacarpofalangeana
Bicondilar
Articulações bicondilares (biaxiais) permitem flexão, extensão, abdução, adução e circundução
Dente
Atlas (C1)
Áxis (C2)
Articulação atlantoaxial
Trocóidea (em pivô)
Nas articulações trocóideas (em pivô; uniaxiais), um processo redondo do osso, que se ajusta dentro de uma concavidade ligamentosa óssea, permite a rotação
Acetábulo
Cabeça do fêmur
Articulação do quadril
Esferóidea
Nas articulações esferóideas (multiaxiais), uma cabeça arredondada se ajusta dentro de uma concavidade, o que permite movimento em vários eixos

Figura 11.3 – Tipos de articulação sinovial. Adaptado de Moore e Dalley[3].

978-85-7241-688-7

dispostas dentro dos miócitos) conectadas aos ossos, direta ou indiretamente, por meio de tendões, ligamentos, cartilagens ou aponeuroses. Os tendões, bem como as aponeuroses, são compostos por tecido conjuntivo denso; os tendões apresentam forma cilíndrica e as aponeuroses são planas. Outros tipos de inserções podem ocorrer, como as inserções cutâneas, no caso da musculatura da mímica, ou as inserções em cápsulas articulares, como o músculo articular do joelho. Quando ocorre a contração muscular, geralmente uma extremidade permanece fixa, enquanto a outra se desloca. Apesar de os termos origem e inserção serem classicamente utilizados como extremidades proximal e distal, respectivamente, a movimentação pode ocorrer em ambas as extremidades do músculo; portanto, a designação de inserções proximal e distal é oportuna.

De acordo com sua forma, os músculos são classificados em (Fig. 11.4):

- *Músculos planos*: apresentam fibras paralelas. Em geral, sua inserção ocorre por aponeurose, como é o caso dos músculos da parede ântero-lateral do abdome.

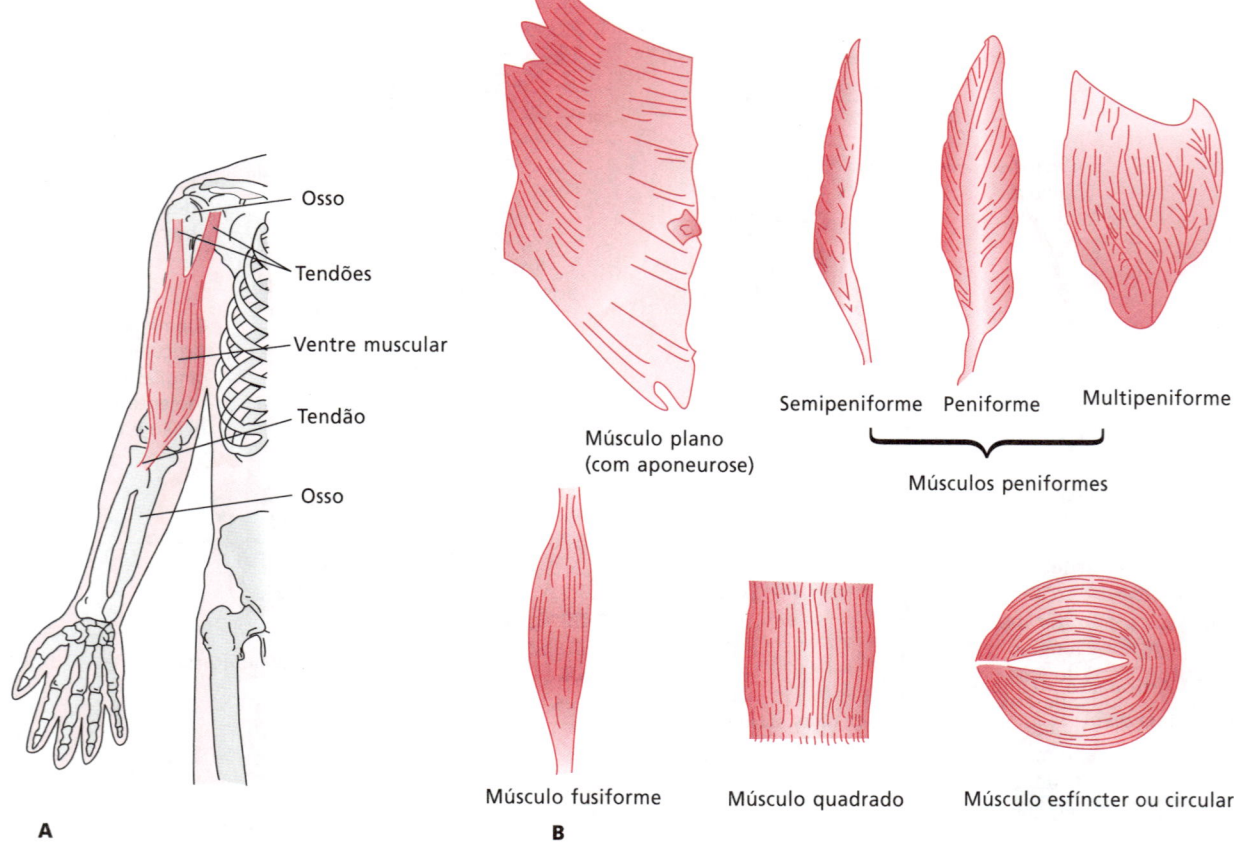

Figura 11.4 – (*A* e *B*) Tipos de músculo. Adaptado de Moore e Dalley[3].

- *Músculos fusiformes*: têm formato de fuso, como é o caso do músculo bíceps braquial.
- *Músculos peniformes*: por ter suas fibras dispostas obliquamente, apresentam formato de pena, podendo, como no caso do músculo deltóide.
- *Músculos quadrados*: possuem os quatro lados com a mesma dimensão, como o músculo quadrado da coxa.
- *Músculo circular ou esférico*: é o músculo que circunda os orifícios corporais, como a boca, os olhos, o ânus etc.

Em relação aos tendões, os músculos podem apresentar mais de um tendão de origem; são denominados bíceps, quando apresentam dois tendões, tríceps, três e quadríceps, ao apresentar quatro ou mais tendões. Quando exibem duas inserções, são denominados bicaudados, e mais de duas, policaudado.

Quanto à ação, a motricidade muscular ocorre por meio de um nervo motor aferente que, a partir da sinapse, na placa motora, desencadeia a despolarização muscular, ocorrendo, portanto, a contração muscular. Apenas em músculos que demandam extrema precisão ocorre correspondência de um nervo para algumas poucas placas motoras, como no caso da musculatura intrínseca da mão. Em geral, um nervo inerva múltiplas fibras motoras (conceito de unidade motora). Os movimentos musculares decorrem do recrutamento progressivo e alternado de unidades motoras.

MEMBRO SUPERIOR

O membro superior está unido ao esqueleto axial por meio da cintura escapular, composta por escápula e clavícula; conecta o esqueleto apendicular (braço, antebraço e mão) ao esqueleto axial, ou seja, ao tronco. As inserções que conectam a cintura escapular ao tronco apresentam grande flexibilidade em detrimento de sua fragilidade.

Ossos

Inicia-se a partir da compreensão da cintura escapular; esta é, conforme referido anteriormente, composta pela clavícula e escápula:

Clavícula

Apresenta duas faces (superior e inferior), duas bordas (anterior e posterior) e duas extremidades (medial e lateral). A face superior da clavícula tem superfície lisa, ao passo que a inferior tem superfície rugosa, na qual se encontra o sulco para o músculo subclávio, o tubérculo conóide, em que se prende o ligamento conóide e a linha trapezóidea, na qual se encontra o ligamento trapezóide. Na borda anterior da clavícula, tem-se, medialmente, nos seus dois terços mediais, convexidade anterior e, no terço lateral, convexidade posterior. A extremidade medial da clavícula é globosa e se articula com o esterno (Fig. 11.5, *A* e *B*).

Escápula

É um osso plano ou laminar que une a clavícula ao úmero. Apresenta um corpo triangular com uma face anterior, dirigida ao tórax, e uma face posterior, na qual é dividida, pela espinha da escápula, em fossa supra-espinal (menor) e fossa infra-espinal (maior). Apresenta ainda as bordas medial, lateral e superior e os ângulos superior, inferior e lateral. A região compreendida entre os ângulos superior e inferior é a borda medial; entre o ângulo superior lateral é a borda superior e entre os ângulos lateral e inferior é a borda lateral. No ângulo lateral, há uma cavidade côncava, rasa, que recebe a cabeça do úmero, denominada cavidade glenóide. Na borda superior, encontra-se uma saliência óssea que se projeta anteriormente, o processo coracóide. A extremidade lateral da espinha da escápula que se articula com a clavícula é denominada acrômio. Em relação à anatomia de superfície, o acrômio, a espinha da escápula e o ângulo inferior podem ser palpados com facilidade, e o ângulo inferior geralmente corresponde ao sétimo espaço intercostal (Fig. 11.6, A e B).

Úmero

É o maior osso do membro superior. Sua extremidade proximal se articula com a cavidade glenóide da escápula e sua extremidade distal se articula com o rádio e a ulna. A extremidade proximal consiste em cabeça, colo anatômico e tubérculos maior e menor, separado por um sulco intertubercular, que aloja o tendão da cabeça longa do músculo bíceps braquial. A transição entre o corpo do úmero (diáfise) e a extremidade proximal (epífise), denominada colo cirúrgico, é um local comum de fraturas. A extremidade distal apresenta duas saliências – os epicôndilos lateral e medial – e, entre estas, tem-se as superfícies articulares, capítulo e tróclea, que se articulam com o rádio e a ulna, respectivamente. Na face anterior da extremidade distal, são visíveis duas fossas: a radial, superior ao capítulo, e a coronóide, superior à tróclea. Posteriormente, uma terceira fossa pode ser identificada, superiormente à tróclea, a fossa do olecrano e, ainda, na face posterior do epicôndilo medial, um sulco que aloja o nervo ulnar (Fig. 11.7, A e B).

Rádio

Situa-se lateralmente no antebraço, e é mais curto que o osso medial (ulna). A extremidade proximal consiste em uma cabeça, cuja face superior, côncava, articula-se com o capítulo do úmero e medialmente se articula com a ulna. Inferiormente à cabeça do rádio, apresenta-se uma região estreita, o colo, e, logo inferiormente, a tuberosidade do rádio. O corpo do rádio apresenta faces e bordas; a borda medial, de aspecto afilado, é responsável pela fixação da membrana interóssea, e por isso é chamada borda interóssea. A extremidade distal termina lateralmente, num processo curto e grosso, denominado processo estilóide do rádio; medialmente, nota-se a incisura ulnar, que se articula com a ulna. A face inferior da extremidade do rádio se articula com os ossos da fileira proximal do carpo, semilunar medialmente e com o escafóide lateralmente (Fig. 11.8, A e B).

Ulna

É o osso mais longo e se situa medialmente entre o rádio. A extremidade proximal, volumosa, inclui o olecrano posteriormente e o processo coronóide, anteriormente. Essas saliências formam a incisura troclear, que se amolda à tróclea do úmero. A face lateral do processo coronóide apresenta uma rasa incisura radial para a cabeça do rádio. O corpo da ulna é espesso proximalmente e cilíndrico distalmente; a borda lateral, na qual se fixa a membrana interóssea, é denominada borda interóssea. A extremidade distal apresenta o processo estilóide,

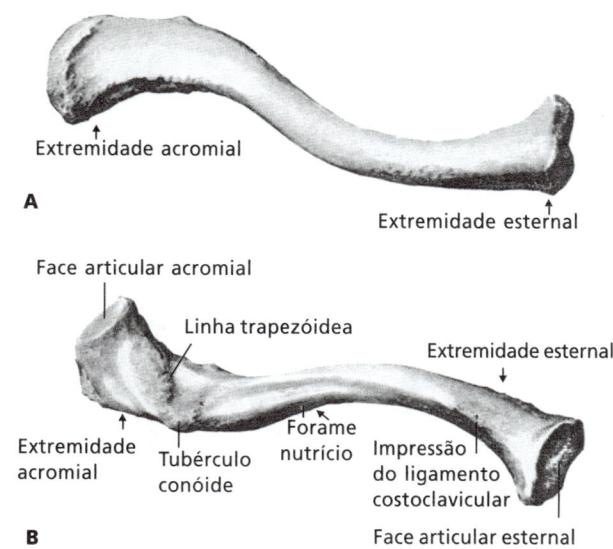

Figura 11.5 – (A) Clavícula direita (vista superior). (B) Clavícula direita (vista inferior). Adaptado de Spalteholz e Spanner[2].

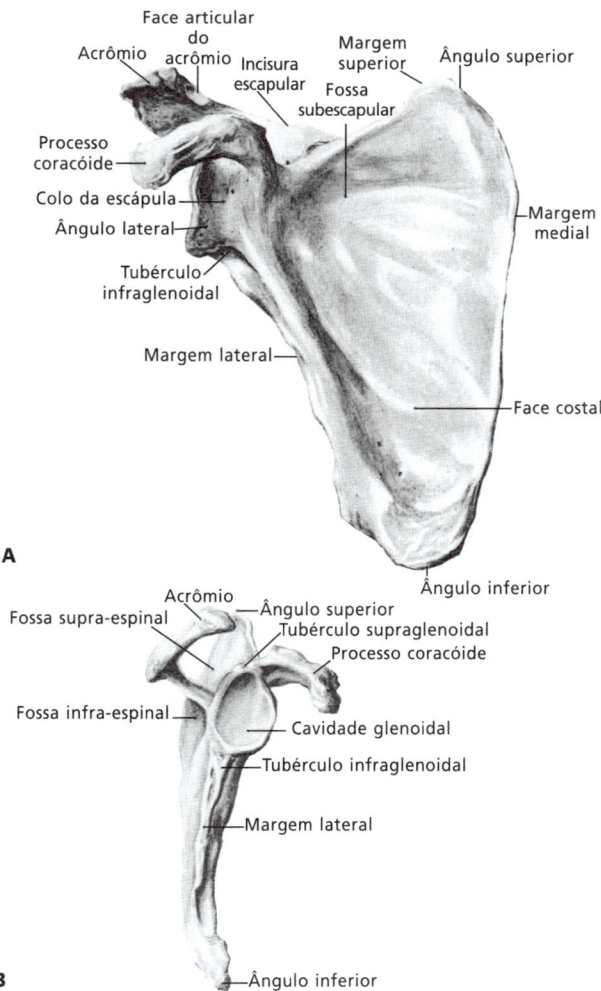

Figura 11.6 – (A) Escápula direita (face costal). (B) Escápula direita (vista lateral). Adaptado de Spalteholz e Spanner[2].

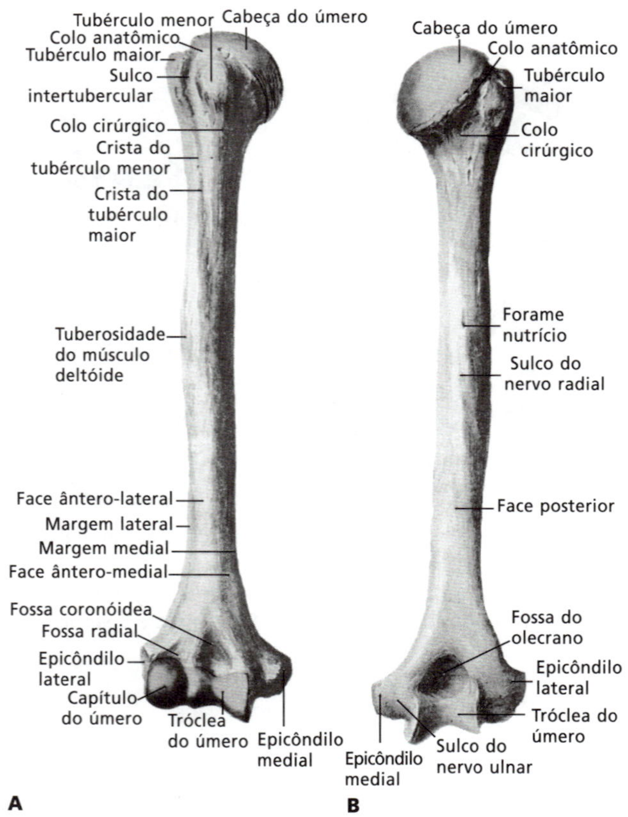

46 ■ *Área Básica*

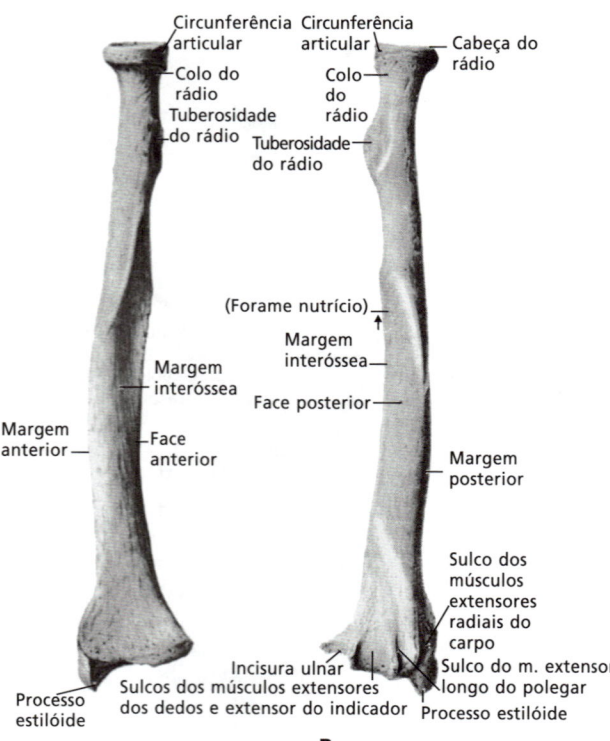

Figura 11.7 – (*A*) Úmero direito (vista anterior). (*B*) Úmero direito (vista posterior). Adaptado de Spalteholz e Spanner[2].

Figura 11.8 – (*A*) Rádio direito (vista anterior). (*B*) Rádio direito (vista posterior). Adaptado de Spalteholz e Spanner[2].

que se projeta inferior e póstero-medialmente, e ainda uma expansão arredondada, a cabeça da ulna, que se articula com a incisura ulnar do rádio. A face inferior da cabeça da ulna é separada dos ossos do carpo (fileira proximal) pelo disco interarticular (Fig. 11.9, *A* e *B*).

Carpo

Compreende oito ossos curtos que estão articulados entre si e são mantidos por ligamentos. Os ossos são dispostos em duas fileiras, uma proximal e outra distal, cada uma com quatro ossos. A fileira proximal é formada, de lateral para medial, pelo escafóide, semilunar, piramidal e pisiforme e, na fileira distal, trapézio, trapezóide, capitato e hamato. O carpo tem uma concavidade anterior denominada sulco do carpo, que, com a fixação do retináculo dos flexores no escafóide e no trapézio, lateralmente, e no pisiforme e hamato, medialmente, forma o túnel do carpo, local de passagem dos tendões dos flexores e do nervo mediano (Fig. 11.10, *A* e *B*).

Metacarpo

Compreende um conjunto de cinco ossos longos, os metacarpais, que são numerados de I a V a partir do lado medial (radial). Apresentam uma base, um corpo e uma cabeça. A base se articula com o carpo (fileira distal) e a cabeça se articula com a falange proximal. O corpo é levemente côncavo anteriormente (Fig. 11.11, *A* e *B*).

Falanges

Constituem o esqueleto dos dedos, que possuem as falanges proximal, média e distal, com exceção do polegar que apresenta somente as falanges proximal e distal. Cada falange possui uma base, que é a extremidade proximal, um corpo e a extremidade distal, denominada cabeça (Fig. 11.11).

Articulações

Esternoclavicular

É uma articulação do tipo sinovial esferóide, na qual a cápsula articular que a envolve é reforçada pelos ligamentos esternoclaviculares anterior e posterior e, ainda, por dois outros ligamentos extracapsulares, o interclavicular e o costoclavicular. A cavidade articular está dividida em dois compartimentos, por meio de um disco articular (Fig. 11.12).

Acromioclavicular

A extremidade lateral da clavícula é achatada e se articula com o acrômio, formando a articulação acromioclavicular, que é uma juntura sinovial plana. A estabilidade dessa articulação ocorre por meio do ligamento coracoclavicular, que une o processo coracóide à clavícula e é constituído pelos ligamentos conóide e trapezóide (Fig. 11.13).

Escapuloumeral

É uma articulação sinovial esferóide, entre a cabeça do úmero e a cavidade glenóide da escápula. É a articulação de maior amplitude de movimento no corpo. A despeito de a cavidade glenóide ser rasa, é ligeiramente aprofundada por um lábio fibrocartilaginoso, o lábio glenoidal ou orla, que se prende no contorno da cavidade. Para permitir a grande mobilidade da articulação, a cápsula articular é frouxa. Desse modo, a liberdade de movimento decorre não apenas da frouxidão capsular, mas

Anatomias Ósseas, Articulares e Musculares ■ **47**

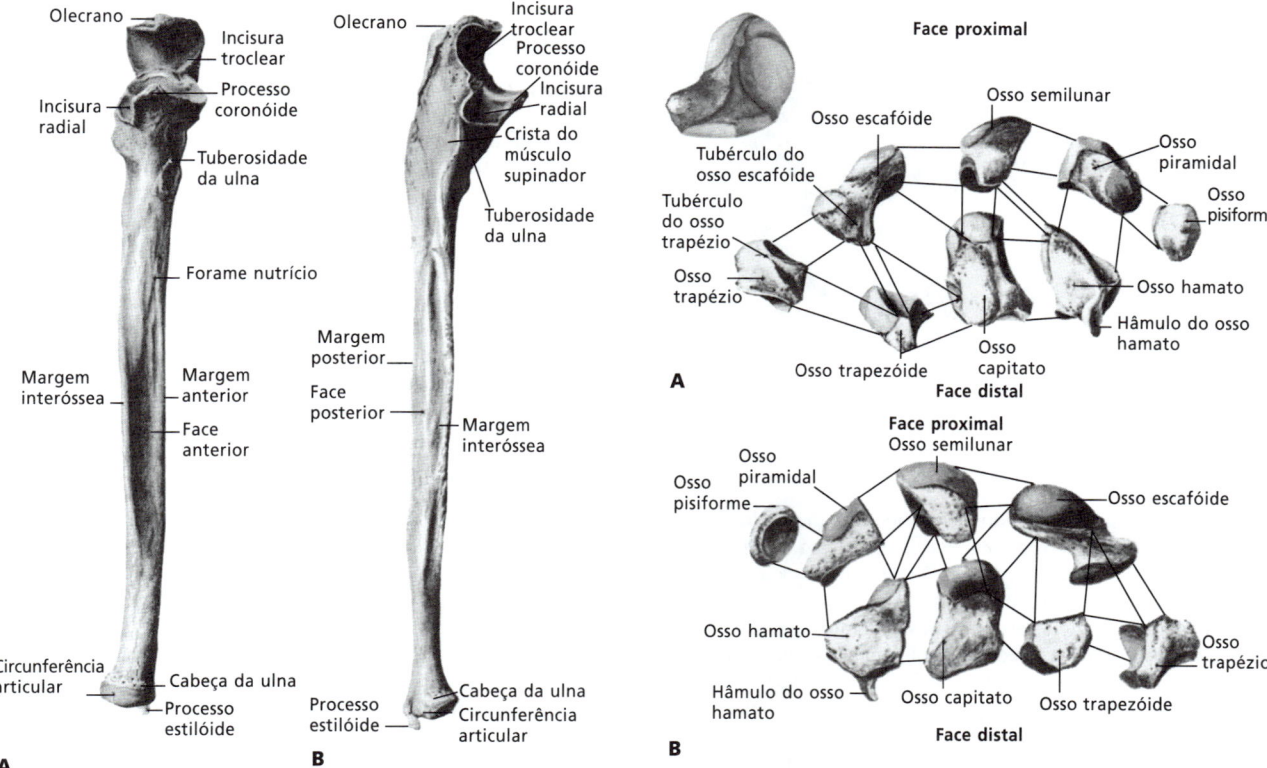

Figura 11.9 – (*A*) Ulna direita (vista anterior). (*B*) Ulna direita (lado radial). Adaptado de Spalteholz e Spanner[2].

Figura 11.10 – (*A*) Ossos do carpo direito (face palmar). (*B*) Ossos do carpo direito (face posterior). Adaptado de Spalteholz e Spanner[2].

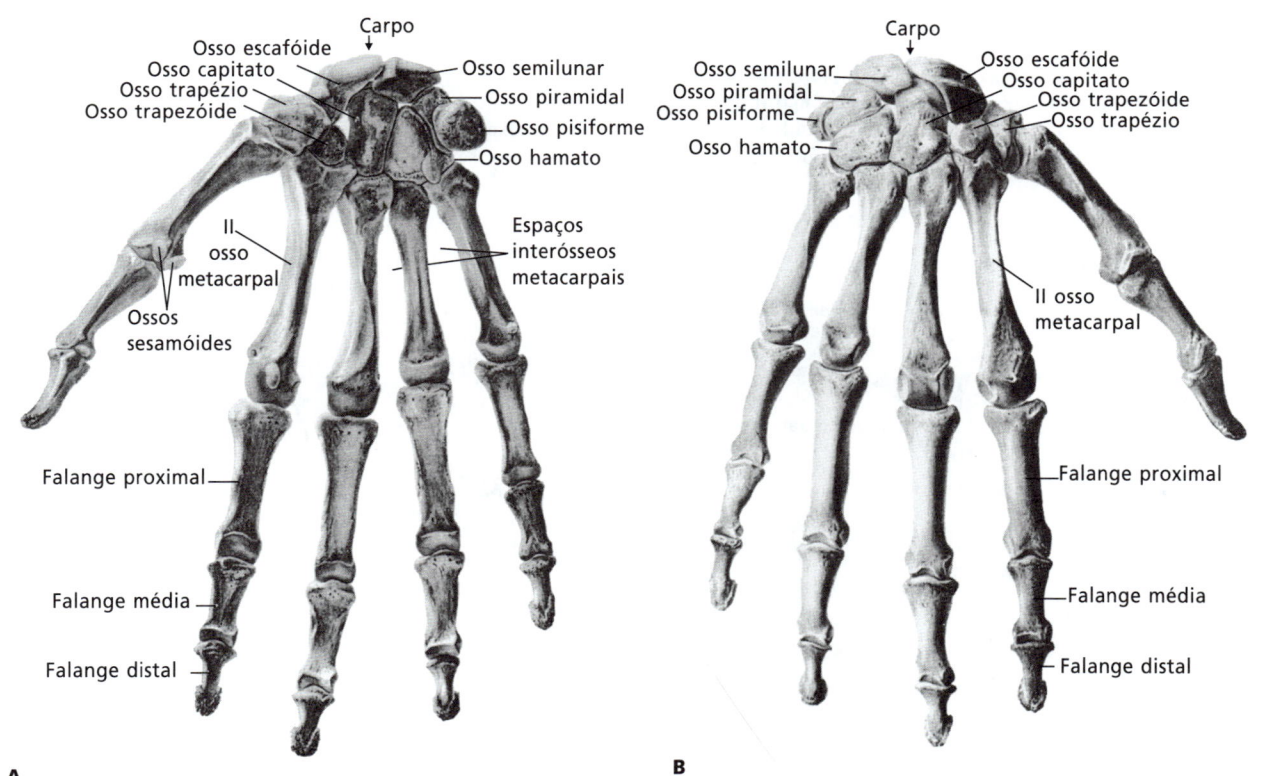

Figura 11.11 – (*A*) Ossos da mão direita (vista palmar). (*B*) Ossos da mão direita (vista posterior). Adaptado de Spalteholz e Spanner[2].

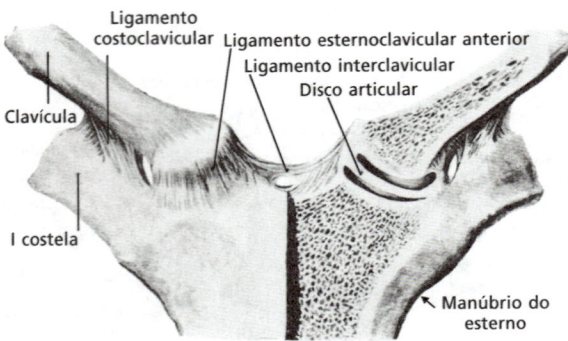

Figura 11.12 – Articulações esternoclaviculares; a da esquerda foi aberta (vista anterior). Reproduzido de Spalteholz e Spanner².

também da desproporção do tamanho da cabeça do úmero, esferoidal em relação ao pequeno tamanho da cavidade glenóide; com isso, a estabilidade da articulação depende, essencialmente, do complexo musculoligamentar.

A cápsula articular apresenta espessamentos, que são os ligamentos intrínsecos, identificados como ligamentos escapuloumerais (glenoumerais) superior, médio e inferior. Estes seguem do tubérculo supraglenoidal da escápula para o tubérculo menor e colo anatômico do úmero. O ligamento transverso do úmero se dispõe entre os tubérculos maior e menor, formando uma ponte para a passagem do tendão da porção longa do músculo bíceps braquial.

Os ligamentos acessórios da articulação e o manguito rotador contribuem para a estabilidade desta articulação. Entre os ligamentos, incluem o coracoacromial e o coracoumeral. O ligamento coracoumeral localiza-se entre o processo coracóide da escápula e o tubérculo maior do úmero, enquanto o ligamento coracoacromial forma um arco sobre a articulação do ombro, separado pelo tendão do músculo supra-espinal, que se desliza sem atrito, em razão da existência de uma bolsa sinovial subacromial. O manguito rotador é constituído pelos músculos supra-espinal, superiormente à articulação, infra-espinal e redondo menor, posteriormente, e subescapular, an- teriormente. Esses músculos estabilizam a articulação do ombro, mantendo o úmero na cavidade glenóide (Figs. 11.13 e 11.14).

Cotovelo

Apresenta três articulações envolvidas por uma única cápsula articular (articulação umeroulnar, umerorradial e radioulnar).

A articulação umeroulnar, entre a incisura troclear da ulna e a tróclea do úmero, e a articulação umerorradial, entre o capítulo do úmero e a face superior da cabeça do rádio, são sinoviais do tipo gínglimo.

A articulação radioulnar proximal, entre a cabeça do rádio e a incisura radial da ulna, forma uma articulação sinovial do tipo trocóide ou em pivô. A cabeça do rádio é circundada pelo ligamento anular que se fixa nas bordas anterior e posterior da incisura, e algumas fibras se estendem da borda inferior do ligamento anular ao colo do rádio, o que permite a rotação da cabeça do rádio nessa articulação.

A cápsula articular comum não se insere no rádio, e sim no ligamento anular, para permitir a rotação desse osso nos movimentos de supinação e pronação. Anterior e posteriormente, a cápsula articular apresenta-se frouxa para permitir os movimentos de dobradiça; lateral e medialmente, é reforçada pelos ligamentos colaterais ulnar e radial. O ligamento colateral do rádio estende-se do epicôndilo lateral do úmero ao ligamento anular, ao passo que o colateral da ulna vai do epicôndilo medial do úmero ao processo coronóide e ao olecrano (Fig. 11.15, A a C).

Radioulnar Distal

É do tipo sinovial, trocóide ou em pivô. Localiza-se entre a cabeça da ulna e a incisura ulnar do rádio. Entre o rádio e o processo estilóide da ulna, encontra-se o disco articular, que é uma lâmina fibrosa ou fibrocartilaginosa, que separa a articulação radioulnar distal da articulação radiocarpal (Fig. 11.16).

Radiocarpal

É sinovial do tipo elipsóide, formada entre a face carpal do rádio, o disco articular e os ossos da fileira proximal do carpo – piramidal, semilunar e escafóide.

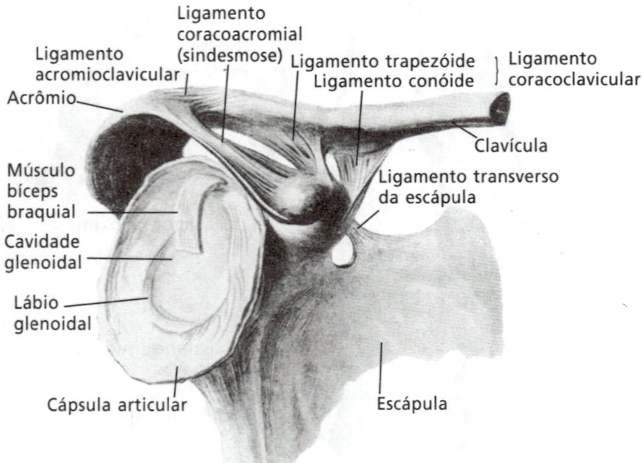

Figura 11.13 – Articulação acromioclavicular, ligamentos laterais do cíngulo do membro superior e cavidade glenoidal (vista anterior). Reproduzido de Spalteholz e Spanner².

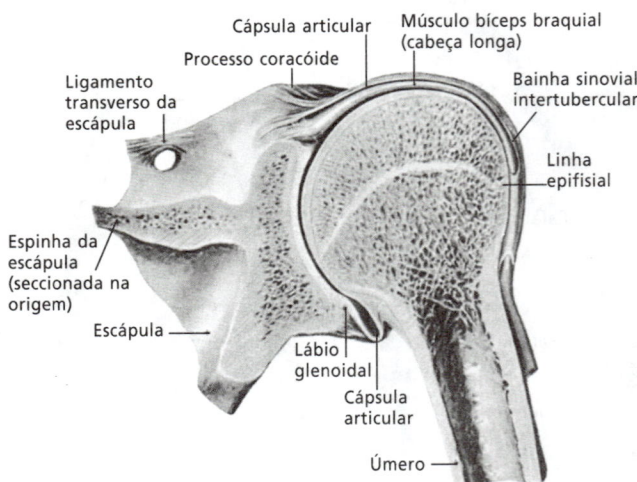

Figura 11.14 – Ombro direito (corte frontal). Adaptado de Spalteholz e Spanner².

Anatomias Ósseas, Articulares e Musculares ■ 49

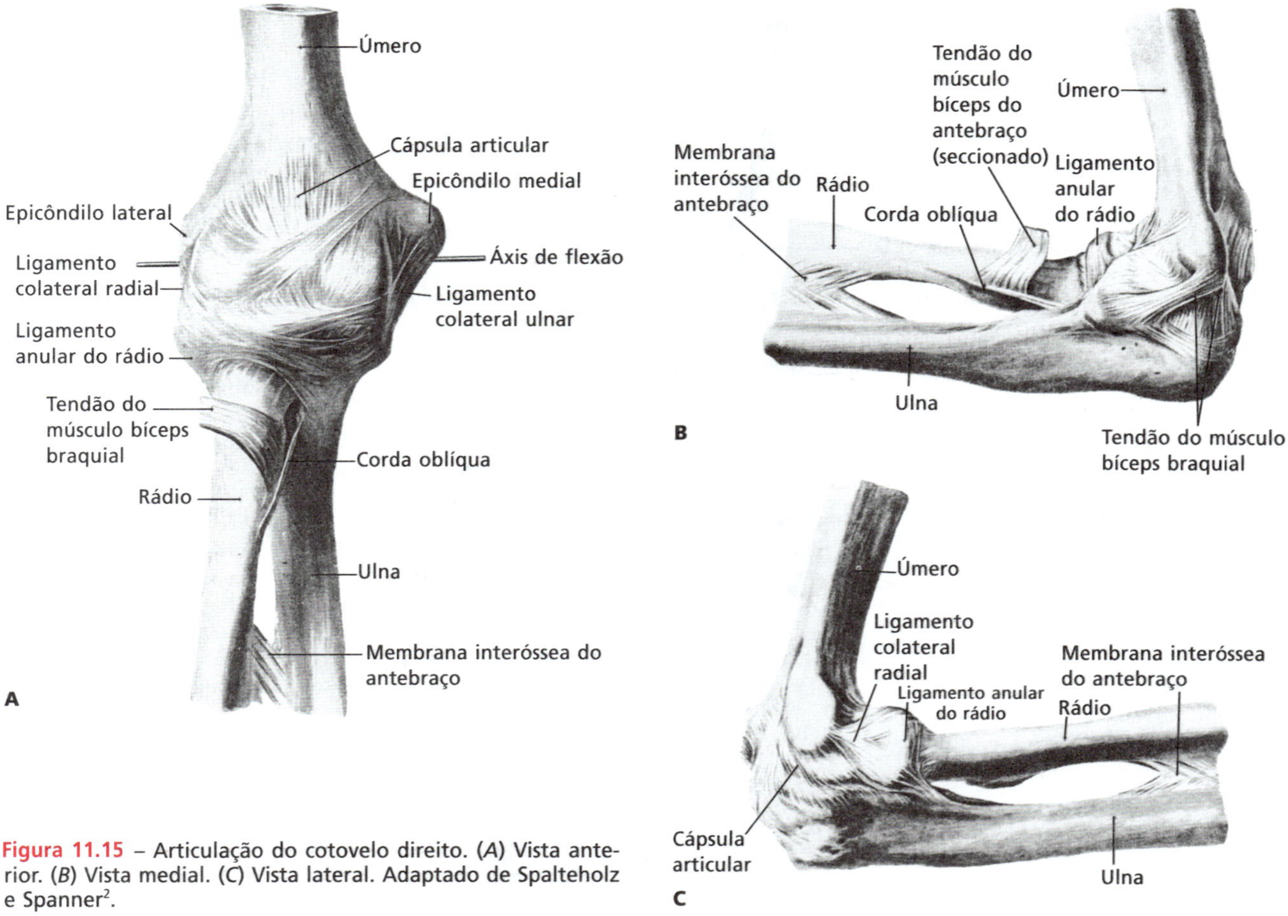

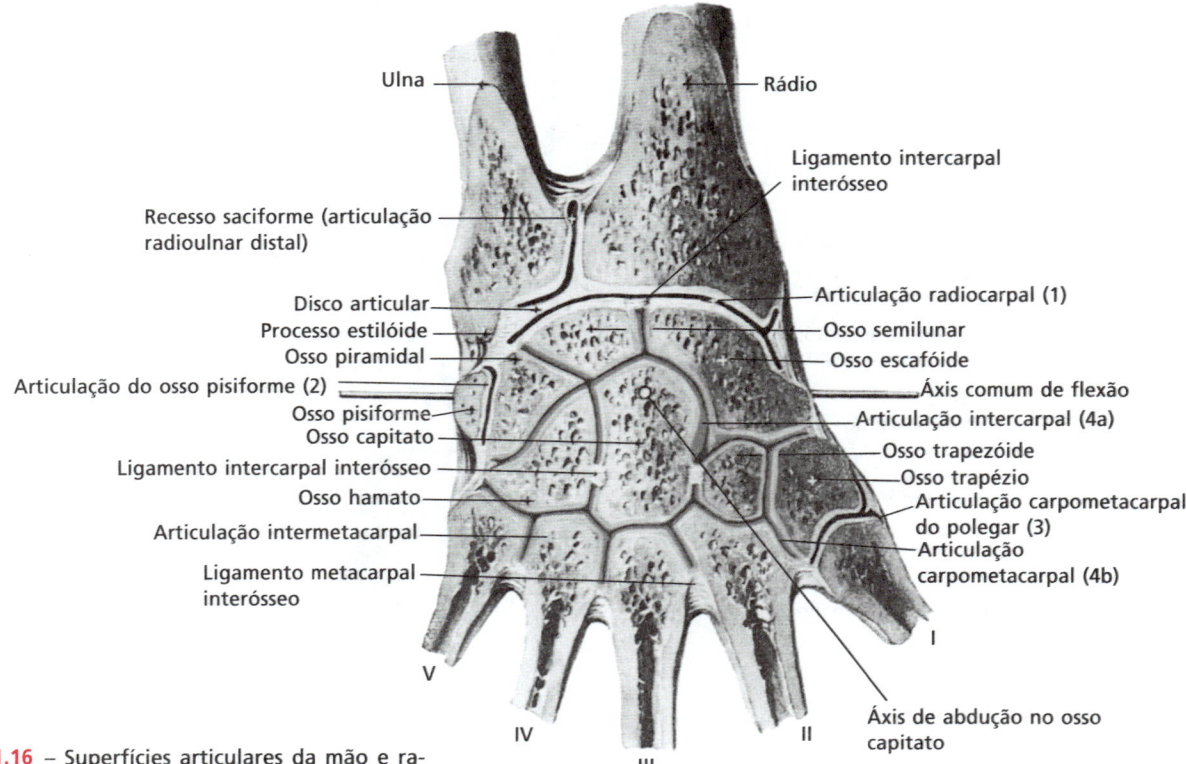

Figura 11.15 – Articulação do cotovelo direito. (*A*) Vista anterior. (*B*) Vista medial. (*C*) Vista lateral. Adaptado de Spalteholz e Spanner[2].

Figura 11.16 – Superfícies articulares da mão e radioulnar distal. Adaptado de Spalteholz e Spanner[2].

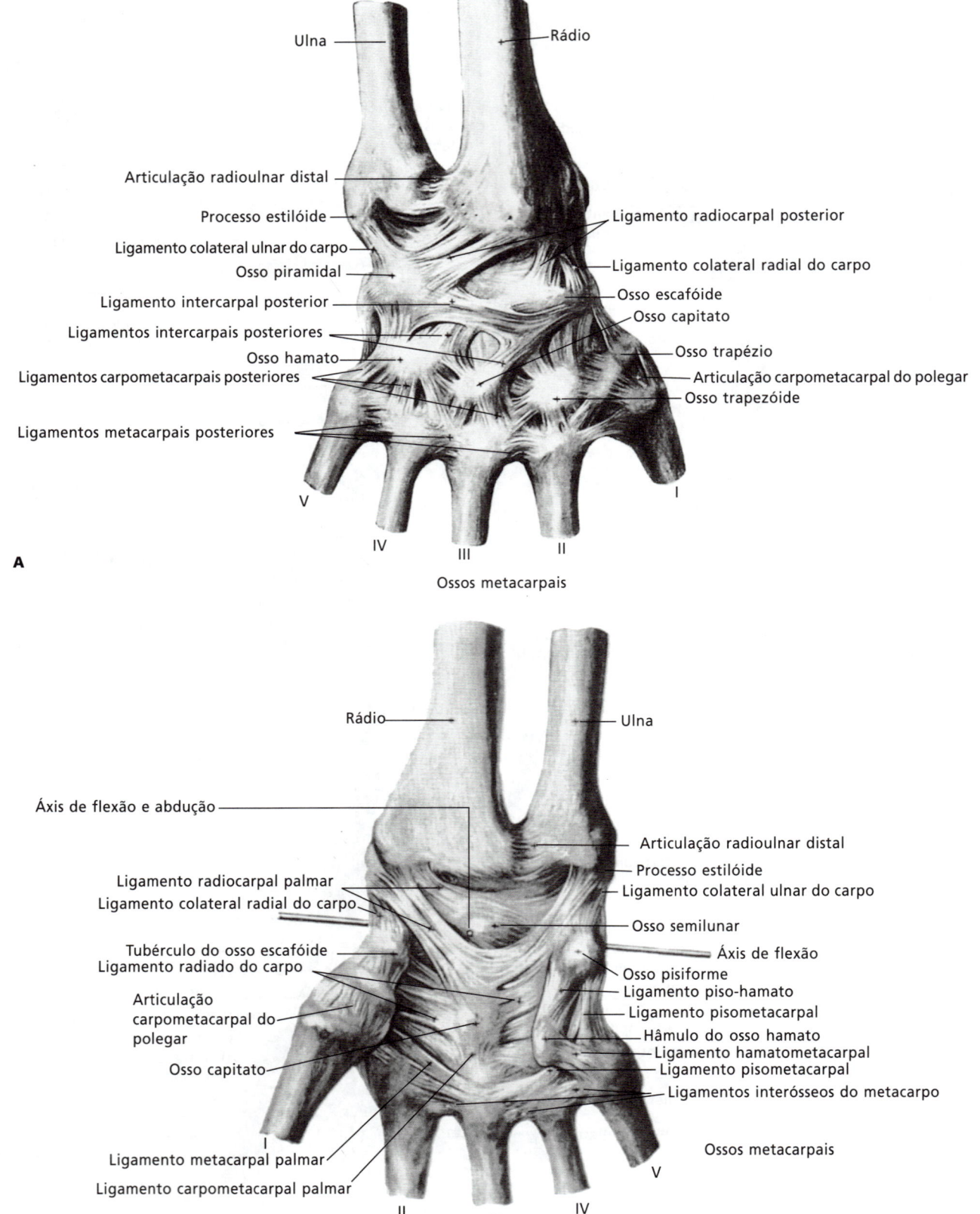

Figura 11.17 – Articulações da mão. (*A*) Articulações radiocarpais, mediocarpais e carpometacarpais, com seus respectivos ligamentos; mão direita supinada (face posterior). (*B*) Articulações radiocarpais, mediocarpais, carpometacarpais, carpometacarpal do polegar e do osso pisiforme, com seus respectivos ligamentos; mão direita (face palmar). Adaptado de Spalteholz e Spanner[2].

A cápsula articular é reforçada, lateral e medialmente, pelo ligamento colateral radial e ulnar do carpo, bem como pelos ligamentos radiocarpais palmar e dorsal (Figs. 11.16 e 11.17, *A e B*).

Mediocarpal

Localiza-se entre os ossos da fileira proximal e os ossos da fileira distal do carpo, e apresenta uma cavidade articular em forma de *S*. Os ossos da fileira proximal possuem mobilidade entre si, o que não ocorre com a fileira distal (trapézio, trapezóide, capitato e hamato). Entre os ossos do carpo, têm-se pequenas cavidades articulares. Com isso, constituem-se as articulares intercarpais, que produzem pequenos deslizamentos de um osso sobre o outro. Os ligamentos que unem os ossos do carpo são os intercarpais, o radiado do carpo, o piso-hamato e interósseo (Figs. 11.16 e 11.17).

Carpometacarpal do Polegar

Está isolada das outras, com cápsula articular e cavidade articular próprias. Essa articulação ocorre entre o osso trapézio e o primeiro metacarpal, constituindo-se em uma articulação sinovial do tipo selar, o que permite grande mobilidade. As articulações carpometacarpais, do segundo ao quinto metacarpal, apresentam cápsula e cavidade articulares comuns, reforçadas por ligamentos que forçam os ossos do metacarpo a se movimentarem juntamente com os ossos do carpo (Figs. 11.16 e 11.17).

Metacarpofalangeana

Esta articulação é sinovial do tipo elipsóide e ocorre entre a cabeça do metacarpal e a base da falange proximal. A cápsula articular está reforçada, de ambos os lados, pelos ligamentos colaterais, e os quatro metacarpais mediais são mantidos unidos por um ligamento metacarpal transverso profundo, que fixa os metacarpais durante a flexão dos dedos, aumentando a potência do movimento (Fig. 11.18).

Interfalângica

Esta articulação é sinovial do tipo gínglimo. A cápsula articular apresenta, de ambos os lados, ligamentos colaterais e palmares (Fig. 11.18).

Músculos

Escápula

Os seguintes músculos unem a escápula ao esqueleto axial: trapézio, rombóides maior e menor, levantador da escápula, peitoral menor, subclávio e serrátil anterior.

Trapézio

É o mais superficial dos músculos das regiões superior e posterior do tórax, apresentando forma trapezóide. Seus feixes superiores elevam e os inferiores abaixam a escápula; os feixes médios e os inferiores produzem a retração. É inervado pelo nervo acessório (XI par craniano), ramo do plexo cervical (Fig. 11.19, *A e B*).

Rombóide Maior

Está situado profundamente ao músculo trapézio. Origina-se dos processos espinhosos da VII vértebra cervical e cinco primeiras vértebras torácicas, e se insere na borda medial da

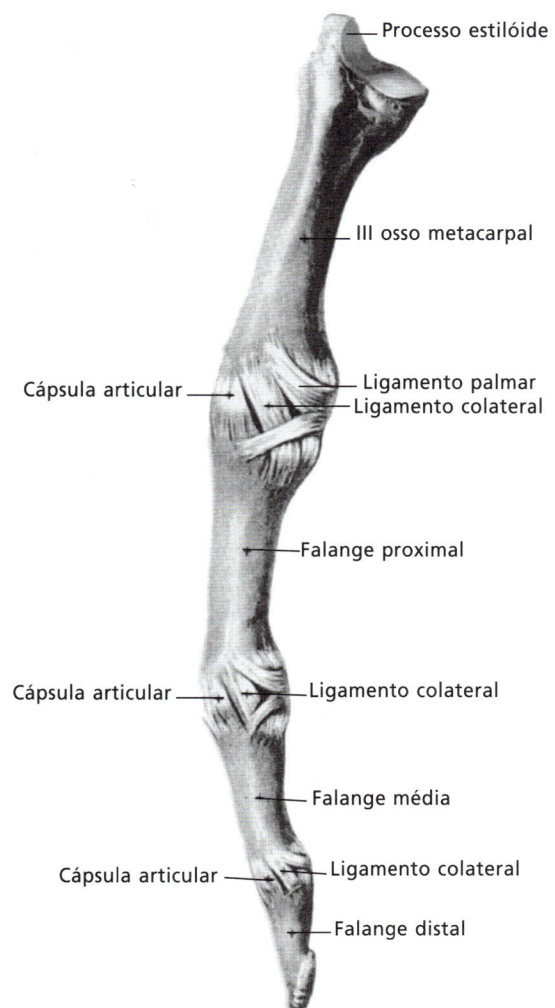

Figura 11.18 – Articulação do III dedo (quirodáctilo). Adaptado de Spalteholz e Spanner[2].

escápula, fazendo a adução do ângulo inferior da escápula. É inervado pelo nervo dorsal da escápula, um ramo do plexo braquial (Fig. 11.19).

Rombóide Menor

Apresenta íntima relação com os feixes inferiores do músculo rombóide maior, e é de difícil distinção. É inervado também pelo nervo dorsal da escápula, um ramo do plexo braquial (Fig. 11.19).

Levantador da Escápula

É um pequeno músculo situado na porção póstero-lateral do pescoço, profundamente à porção superior do músculo trapézio. Origina-se nos processos transversos das quatro primeiras vértebras cervicais e se insere na borda medial, da espinha da escápula até o ângulo superior. Apresenta como ação a elevação da escápula. A inervação é feita por ramos do plexo cervical (Fig. 11.20).

Peitoral Menor

É um pequeno músculo triangular, localizado na parte anterior da porção superior do tórax e situado profundamente no músculo peitoral maior. Origina-se da segunda a quinta cos-

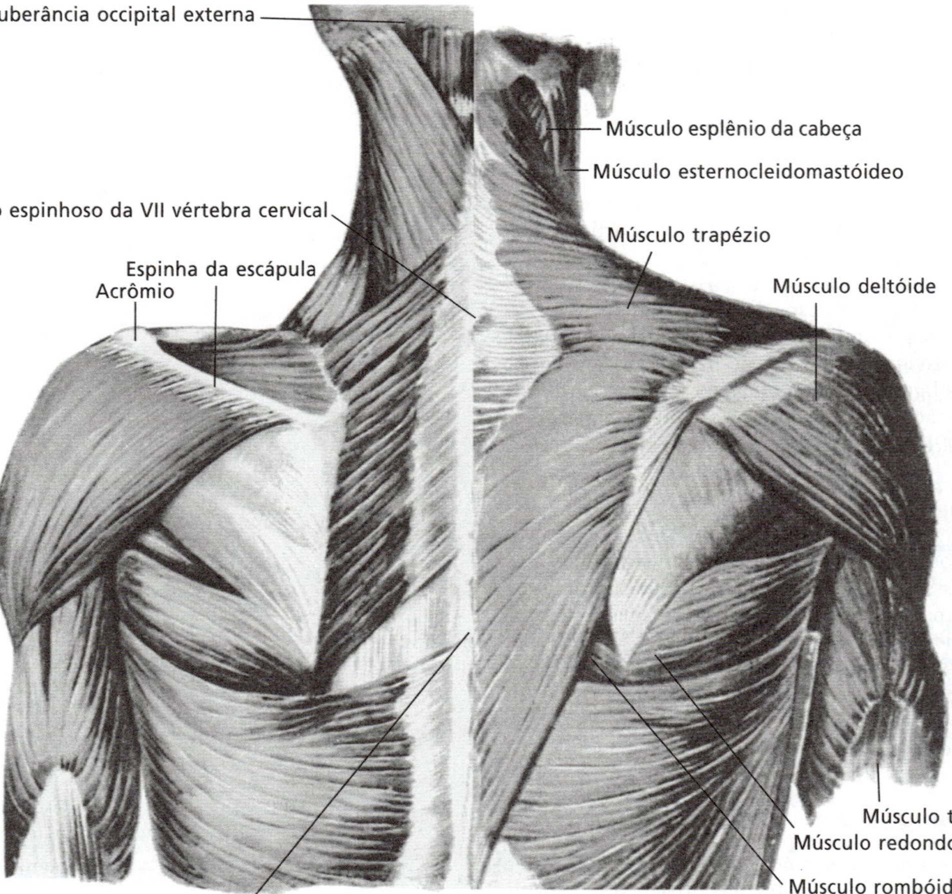

Figura 11.19 – Músculos que atuam sobre a escápula. (*A*) Camada superficial. (*B*) Após a remoção do músculo trapézio. Modificado de Spalteholz e Spanner[2].

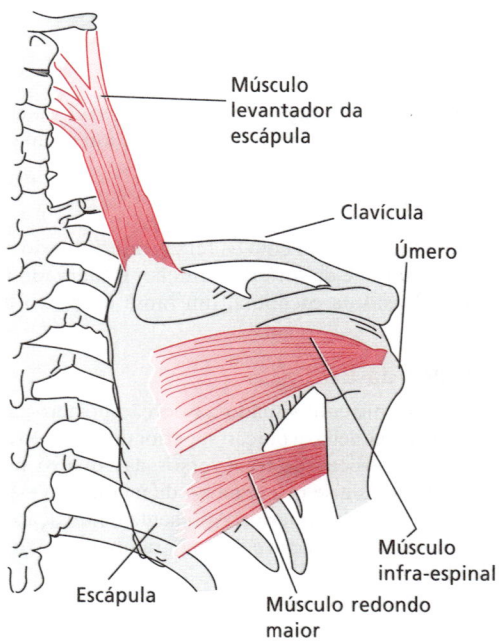

Figura 11.20 – Músculos levantador da escápula, infra-espinal e redondo maior.

tela, próximo à união da cartilagem costal com a costela, e se insere na borda medial do processo coracóide. É um músculo depressor da escápula e inervado pelo nervo peitoral menor, um ramo do plexo braquial (Fig. 11.21).

Subclávio

É o menor desse grupamento muscular e se situa inferiormente à clavícula. Origina-se na união da cartilagem costal com a primeira costela e se insere na face inferior da clavícula. Sua função consiste em tracionar a clavícula medialmente, impedindo que a articulação esternoclavicular se separe. É inervado pelo nervo subclávio, ramo do plexo braquial (Fig. 11.21).

Serrátil Anterior

Está parcialmente recoberto pelo músculo peitoral menor e se estende da primeira à oitava costela até se inserir na face costal do ângulo superior, borda medial e ângulo inferior da escápula. Esse músculo traciona anteriormente a escápula. É inervado pelo nervo torácico longo, um ramo do plexo braquial (Figs. 11.21 e 11.22).

Úmero

Os movimentos da articulação escapuloumeral (ombro) são produzidos por meio dos seguintes músculos: bíceps braquial, tríceps braquial, peitoral maior, grande dorsal, deltóide, su-

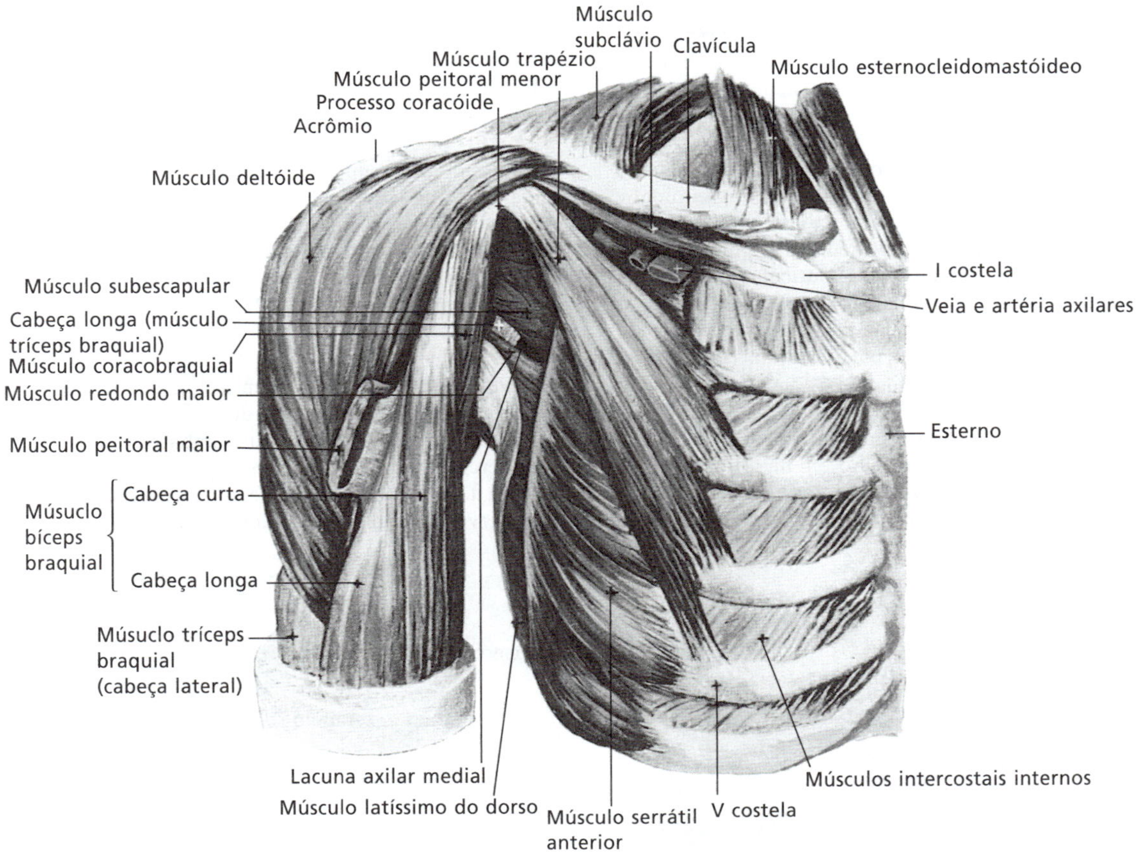

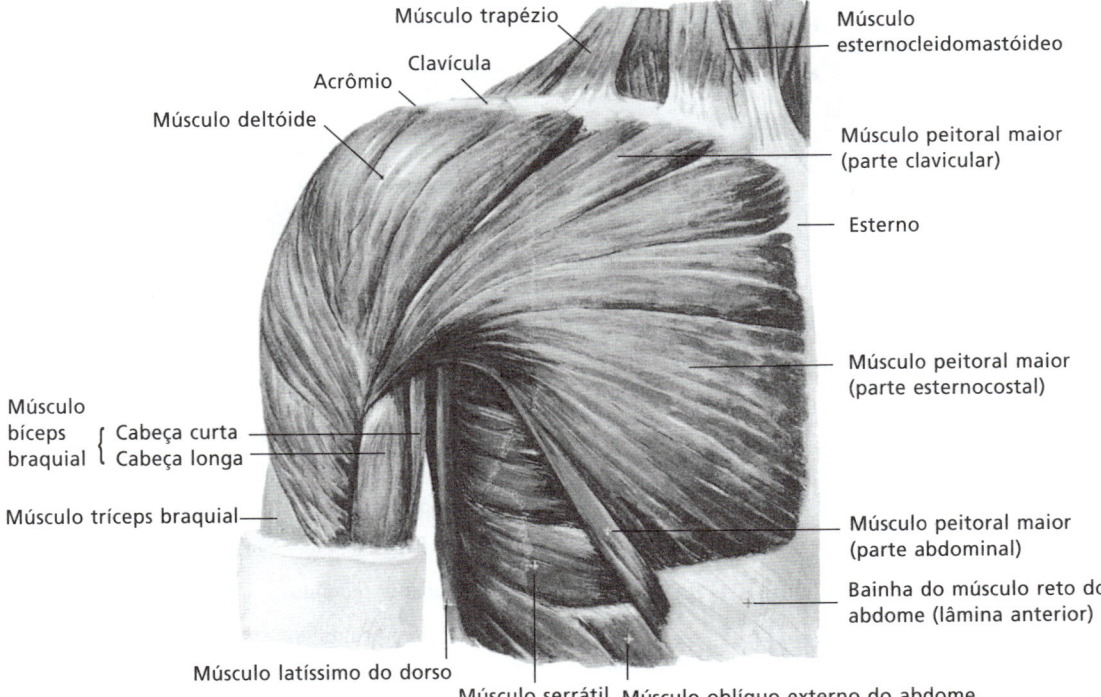

Figura 11.21 – Músculos do membro superior e cavidade axilar: dissecção profunda após remoção do músculo peitoral maior. Adaptado de Spalteholz e Spanner[2].

Figura 11.22 – Músculos do membro superior do tórax: dissecção superficial. Adaptado de Spalteholz e Spanner[2].

978-85-7241-688-7

pra-espinal, redondos maior e menor, subescapular, coracobraquial e infra-espinal. Destes, os músculos bíceps e tríceps braquial têm a função de atuar, também, na articulação do cotovelo; são considerados, portanto, músculos biarticulares.

Bíceps Braquial

Localiza-se na face anterior do úmero, com duas origens distintas. A porção longa provém do tubérculo supraglenoidal e a porção curta, do processo coracóide da escápula; se insere na tuberosidade do rádio, por intermédio da aponeurose do bíceps braquial, na fáscia do antebraço. Na articulação do ombro, a porção longa estabiliza a articulação e a porção curta contribui para a flexão, adução e rotação medial. É inervado pelo nervo musculocutâneo, um ramo do plexo braquial (Fig. 11.23).

Tríceps Braquial

Está situado na face posterior do úmero. Possui três origens – porções longa, medial e lateral –, porém na articulação do ombro somente sua porção longa participa. A porção longa do tríceps braquial se origina no tubérculo infraglenoidal da escápula e se insere na face posterior do olecrano da ulna. A contração isolada da porção longa permite adução, extensão e hiperextensão do úmero, na articulação do ombro. É inervado pelo nervo radial, um ramo do plexo braquial (Fig. 11.24).

Peitoral Maior

É o músculo mais superficial da parte anterior do tórax. Apresenta forma de leque e se origina na metade medial da clavícula, no esterno e nas seis primeiras cartilagens costais. Insere-se na crista do tubérculo maior do úmero. Sua ação é a de aduzir o braço. É inervado pelos nervos peitoral medial e lateral do plexo braquial (ver Fig. 11.22).

Grande Dorsal

É um músculo de grande extensão, que se localiza inferiormente na parte póstero-lateral do tórax, e se origina nos processos espinhosos das vértebras lombares e sacras. Insere-se no tubérculo menor do úmero e no sulco intertubercular. Sua ação é a de produzir a extensão e a adução do úmero. É inervado pelo nervo toracodorsal do plexo braquial (Fig. 11.25).

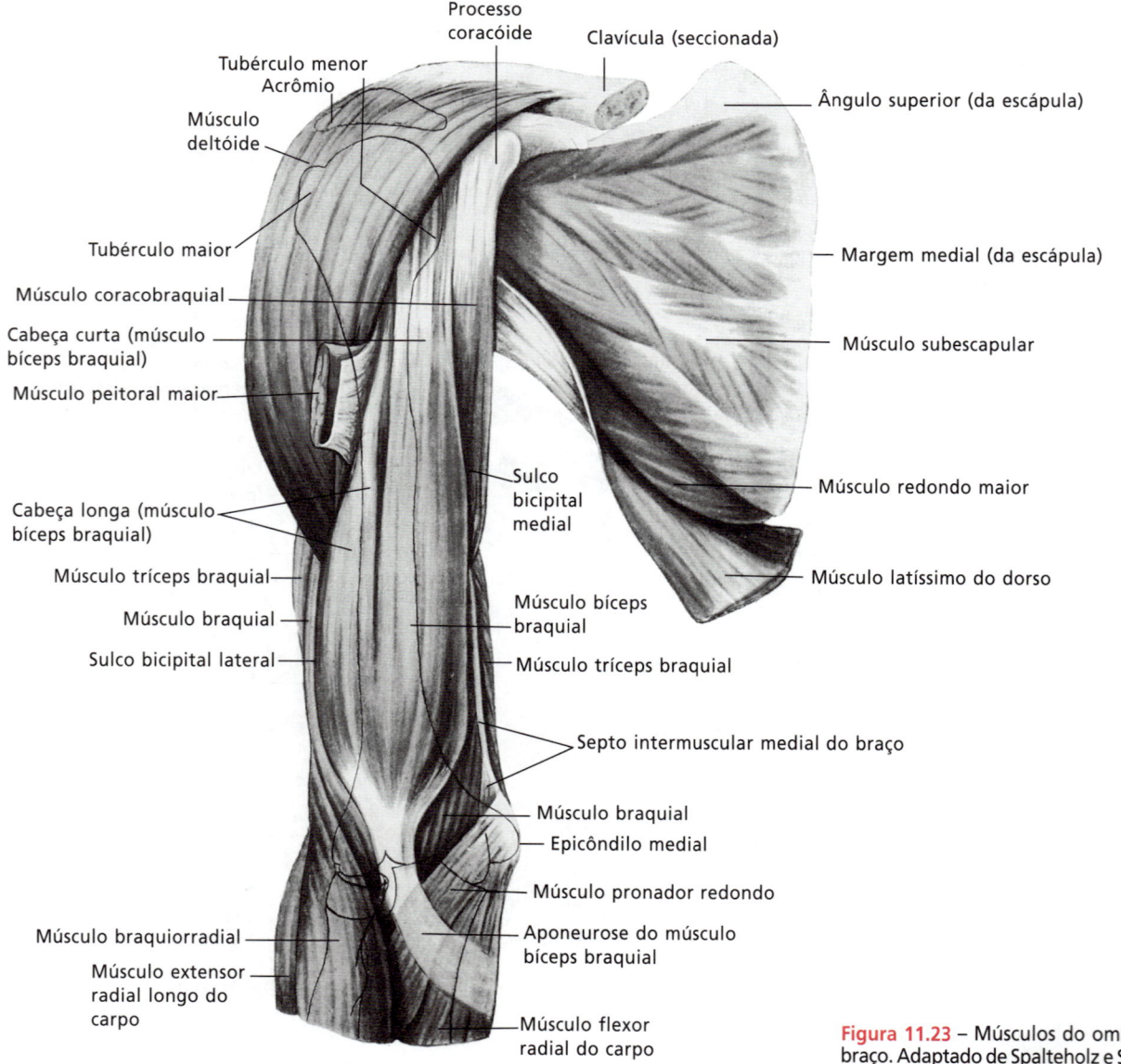

Figura 11.23 – Músculos do ombro e do braço. Adaptado de Spalteholz e Spanner[2].

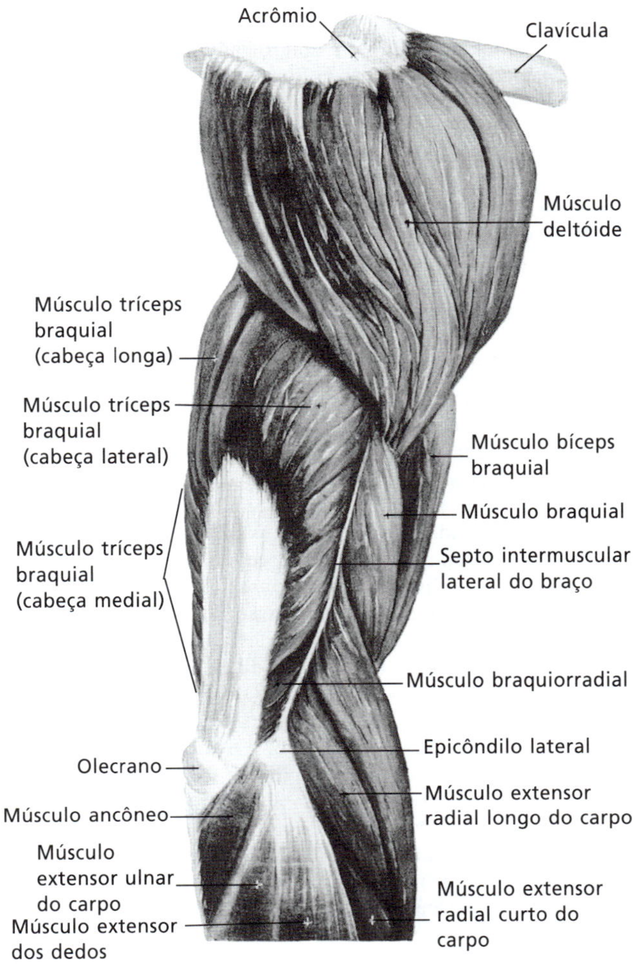

Anatomias Ósseas, Articulares e Musculares ■ 55

Figura 11.24 – Músculos do braço direito (vista lateral). Reproduzido de Spalteholz e Spanner[2].

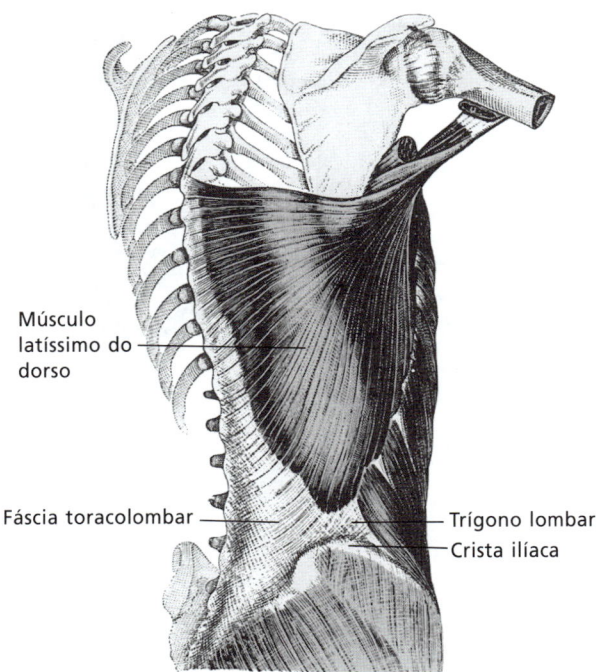

Figura 11.25 – Músculo grande dorsal. Adaptado de Spalteholz e Spanner[2].

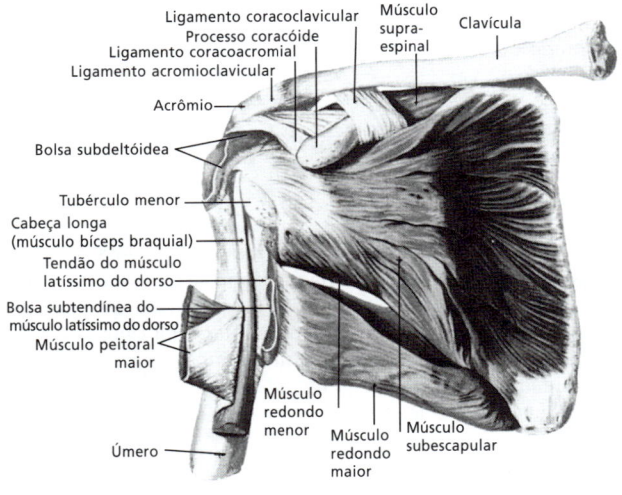

Figura 11.26 – Músculos subescapular, redondo maior e supra-espinal (vista anterior). Reproduzido de Spalteholz e Spanner[2].

Deltóide

É um músculo volumoso e o mais superficial dos músculos do membro. Apresenta três partes: clavicular, acromial e escapular. Tem como origem, portanto, a espinha da escápula, o acrômio e o terço lateral da clavícula e se insere na tuberosidade deltóide do úmero. É um músculo principalmente abdutor do braço. Porém, a porção clavicular produz a flexão do braço; a porção acromial, a abdução, e a porção escapular, a extensão. É inervado pelo nervo axilar do plexo braquial (ver Figs. 11.23 e 11.24).

Supra-espinal

É um pequeno músculo que está situado na fossa supra-espinal, onde se origina e se insere na porção superior do tubérculo maior do úmero. É um músculo abdutor do braço. É inervado pelo nervo supra-escapular do plexo braquial (Fig. 11.26).

Redondo Maior

A margem inferior desse músculo forma a parede posterior da axila, que em conjunto com o tendão do músculo grande dorsal determina a formação da prega axilar posterior. Apresenta como origem o terço inferior da borda lateral da escápula e se insere no lábio medial do sulco intertubercular do úmero. Tem como função a adução e a rotação medial do úmero. É inervado pelo nervo subescapular, um ramo do plexo braquial (Figs. 11.26 e 11.27).

Redondo Menor

É um músculo delgado, freqüentemente inseparável do músculo infra-espinal, e localizado ao longo da borda inferior desse músculo. É originado nos dois terços superiores da borda lateral da escápula e de insere na porção inferior do tubérculo maior do úmero. Apresenta como função a rotação lateral do úmero e mantém a cabeça deste na cavidade glenóide, estabilizado

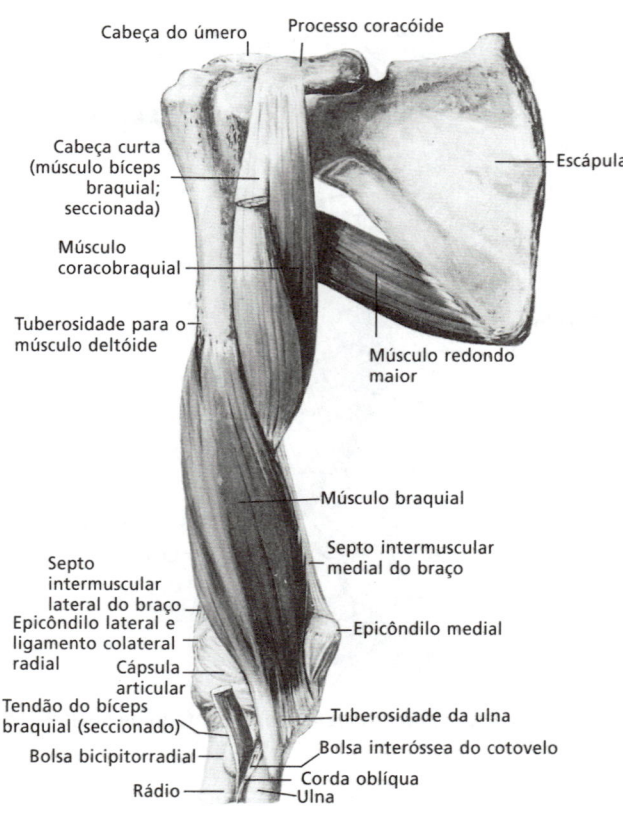

Figura 11.27 – Músculos do braço: braquial e coracobraquial. Adaptado de Spalteholz e Spanner[2].

assim a articulação do ombro. É inervado pelo nervo axilar do plexo braquial (ver Fig. 11.26).

Subescapular

Localiza-se na face costal da escápula e forma uma parte da parede posterior da axila. Sua origem ocorre na fossa subescapular e se insere no tubérculo menor do úmero. Está separado do colo da escápula pela bolsa subescapular. Sua função é a da rotação medial do úmero, mantendo também a cabeça deste na cavidade glenóide e estabilizando, assim, a articulação do ombro. É inervado pelos nervos subescapulares superior e inferior do plexo braquial (ver Fig. 11.23).

Coracobraquial

Esse músculo curto está situado na porção súpero-medial do braço e é um ponto de referência para o nervo musculocutâneo, que o perfura. Origina-se no processo coracóide da escápula e se insere no terço medial do corpo do úmero. Tem como função a flexão do braço. É inervado pelo nervo musculocutâneo do plexo braquial (ver Fig. 11.27).

Infra-espinal

Esse músculo ocupa a maior parte da fossa infra-espinal da escápula. Origina-se na fossa do mesmo nome e se insere no tubérculo maior do úmero. Tem como função a rotação lateral do úmero e manter a cabeça do úmero na cavidade glenóide. É inervado pelo nervo supra-escapular do plexo braquial (ver Fig. 11.20).

Os tendões dos músculos supra-espinal, infra-espinal, redondo menor e subescapular formam o manguito rotador, que mantém a cabeça do úmero na cavidade glenóide da escápula.

Antebraço

As articulações umeroulnar e umerorradial, responsáveis pelos movimentos de flexão e extensão, e as articulações radioulnares proximal e distal, responsáveis pelos movimentos de pronação e supinação, apresentam esses movimentos em razão da ação dos músculos que agem sobre o antebraço, ou seja, os músculos bíceps braquial, braquial, braquiorradial, tríceps braquial e ancôneo.

Os músculos que atuam nas articulações umeroulnar e umerorradial se originam tanto no úmero quanto na cintura escapular, e se inserem, após cruzarem a região do cotovelo, nas porções proximais do rádio ou da ulna.

Bíceps Braquial

Como o nome indica, possui duas cabeças de origem. As duas cabeças do músculo unem-se logo abaixo da metade distal do braço. Situa-se na face anterior dessa região. Apresenta uma cabeça curta que se origina no processo coracóide da escápula, e a cabeça longa se origina no tubérculo supraglenoidal da escápula, e o tendão dessa última cabeça passa no interior da cápsula articular do ombro, descendo por meio do sulco intertubercular do úmero, para se inserir na tuberosidade do rádio. Apresenta, ainda, uma expansão medial, a aponeurose bicipital, que oferece proteção à artéria braquial e ao nervo mediano e colabora na diminuição da pressão do tendão do bíceps sobre a tuberosidade do rádio durante os movimentos de pronação e supinação. Esse músculo tem como função a flexão e a supinação do antebraço, e é inervado pelo nervo musculocutâneo do plexo braquial (ver Fig. 11.23).

Braquial

Esse músculo está situado posteriormente ao músculo bíceps braquial e se origina na metade distal da face anterior do úmero e no septo intermuscular, inserindo-se no processo coronóide e na tuberosidade da ulna. É o principal flexor do antebraço, e é inervado pelo nervo musculocutâneo do plexo braquial (ver Fig. 11.27).

Braquiorradial

Está situado na borda lateral do antebraço, uma vez que a maior parte de seu ventre muscular está situado nessa região. Porém, origina-se na crista supracondilar lateral do úmero e septo intermuscular lateral, e se insere na face lateral do rádio na base do processo estilóide do rádio. Sua função é a de flexão do antebraço, e é inervado pelo nervo radial do plexo braquial (Fig. 11.28; ver Fig. 11.24).

Tríceps Braquial

Está localizado na face posterior do braço e possui três cabeças de origem: longa, medial e lateral. A cabeça longa se origina no tubérculo infraglenoidal da escápula; a cabeça medial, na face posterior do úmero, inferiormente ao sulco do nervo radial; e a cabeça lateral, na face posterior do úmero, superiormente ao sulco do nervo radial, inserindo-se na face posterior do olecrano da ulna. Sua ação é a de estender o antebraço, e é inervado pelo nervo radial do plexo braquial (ver Fig. 11.24).

Ancôneo

É um músculo triangular situado na face posterior do braço e, geralmente, está fundido ao tríceps braquial. Apresenta como origem a face posterior do epicôndilo lateral do úmero e se insere na face posterior da ulna. Sua ação é a de auxiliar o tríceps durante a extensão do antebraço. É inervado pelo nervo radial do plexo braquial (ver Fig. 11.24).

Anatomias Ósseas, Articulares e Musculares ■ 57

ulna. Insere-se no terço médio da face lateral do rádio. Sua ação principal é a de pronação do antebraço e auxilia, também, na flexão. É inervado pelo nervo mediano do plexo braquial (ver Fig. 11.28).

Pronador Quadrado

É um músculo retangular situado profundamente na porção distal do antebraço e se estende anteriormente entre o rádio e a ulna. Tem como origem a face anterior da ulna, e se insere na face anterior do rádio. É responsável pela pronação do antebraço e é inervado pelo nervo interósseo anterior, um ramo do nervo mediano do plexo braquial (ver Fig. 11.28).

Supinador

Esse músculo situa-se profundamente na fossa cubital, coberta pelos músculos extensor dos dedos e extensor ulnar do carpo. Sua origem está no epicôndilo lateral do úmero, no ligamento colateral do rádio, no ligamento anular do rádio e na face posterior da extremidade proximal da ulna. Insere-se nas faces lateral, posterior e anterior do terço proximal do colo e do corpo do rádio. Esse músculo realiza a supinação do antebraço. É inervado pelo nervo interósseo posterior, um ramo profundo do nervo radial do plexo braquial (Fig. 11.29).

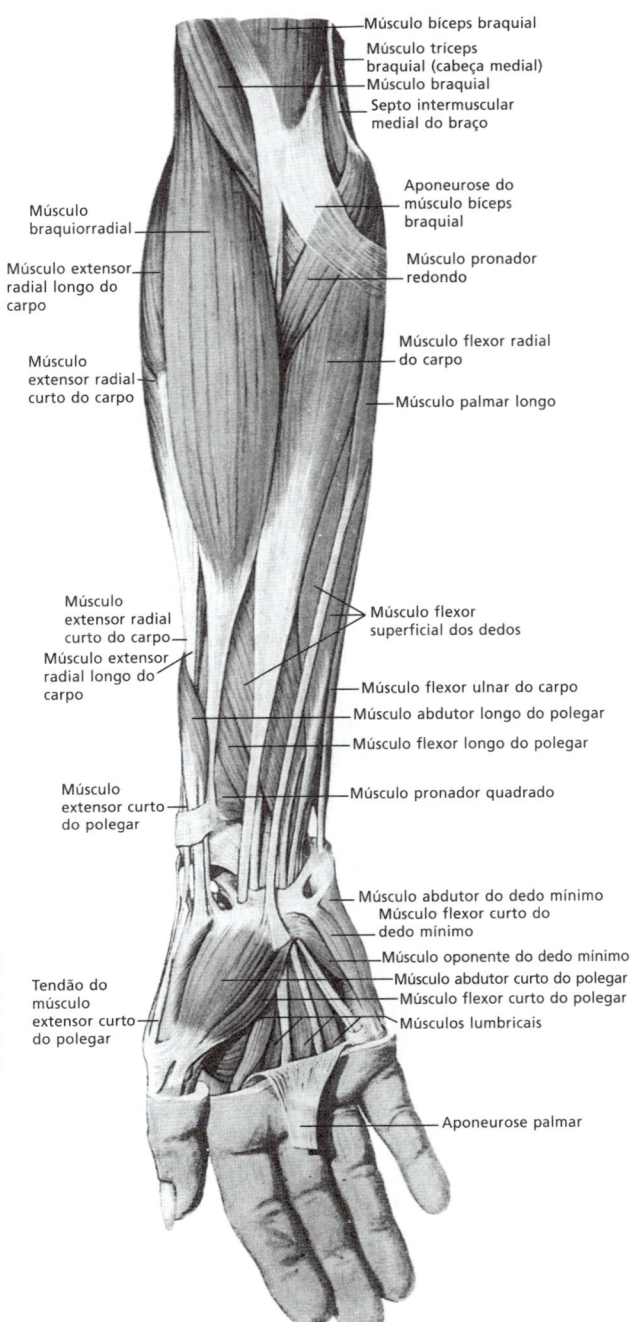

Figura 11.28 – Antebraço direito: músculos flexores (camada superficial). Adaptado de Spalteholz e Spanner[2].

Articulações Radioulnares Proximal e Distal

Esses grupamentos musculares são responsáveis pela pronação e supinação do antebraço.

Pronador Redondo

É um músculo fusiforme, que se estende obliquamente no terço proximal do antebraço, de medial para lateral, e constitui o limite medial da fossa cubital (fossa do cotovelo). Apresenta duas cabeças de origem: a cabeça umeral se fixa no epicôndilo medial do úmero, e a cabeça ulnar, no processo coronóide da

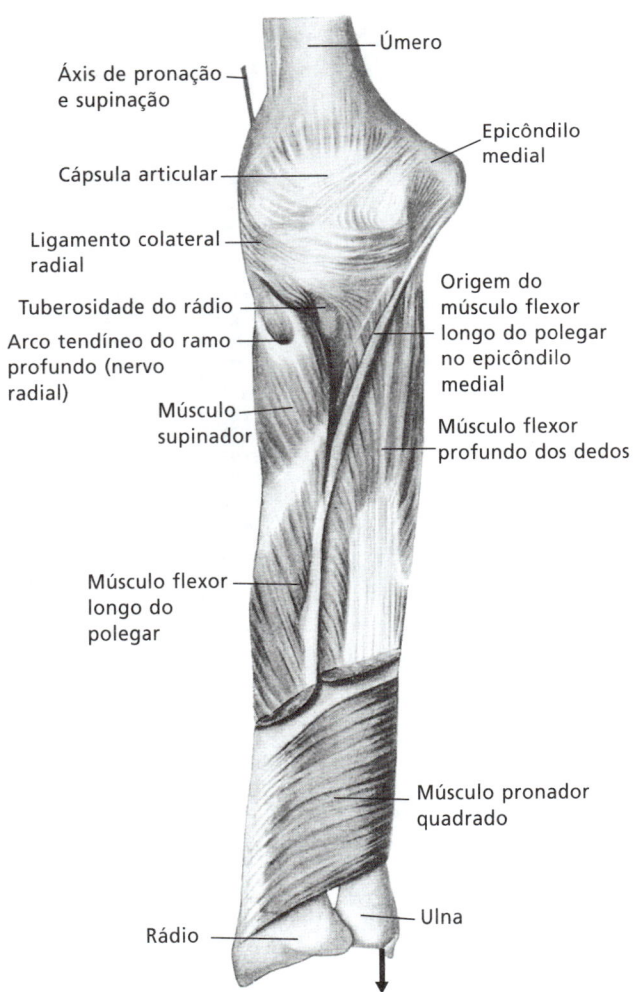

Figura 11.29 – Antebraço direito: dissecção profunda (4º plano). Adaptado de Spalteholz e Spanner[2].

Articulação Radiocarpal

Esses músculos são agrupados da seguinte maneira: três estão localizados anteriormente ao antebraço e três estão posteriormente. Os anteriores são músculos flexores representados por flexor radial do carpo, palmar longo e flexor ulnar do carpo, ao passo que os posteriores (extensores) são os extensores radiais do carpo, longo e curto, e o extensor ulnar do carpo.

Flexor Radial do Carpo

Esse músculo cruza o antebraço obliquamente de medial para lateral, e se situa medialmente ao músculo pronador redondo. Apresenta como origem o epicôndilo medial do úmero e se insere na base do segundo metacarpal, enviando também uma fita para o terceiro metacarpal. É um flexor e abdutor da mão. É inervado pelo nervo mediano do plexo braquial (ver Fig. 11.28).

Palmar Longo

É um músculo delgado, pequeno e está ausente em alguns casos; quando presente, seu tendão é facilmente palpável. A sua origem está no epicôndilo medial do úmero e se insere na aponeurose palmar, e o seu tendão passa superficialmente ao retináculo dos flexores. Sua ação é fletir a mão e atua ainda como tensor da fáscia palmar. É inervado pelo nervo mediano do plexo braquial (ver Fig. 11.28).

Flexor Ulnar do Carpo

É o mais medial dos músculos flexores superficiais e apresenta duas cabeças de origem: a cabeça umeral, que está no epicôndilo medial do úmero, e a cabeça ulnar, na margem medial do olecrano. Insere-se no osso pisiforme, no hamato e na base do quinto metacarpal. Sua ação é fletir e aduzir a mão, e é inervado pelo nervo ulnar do plexo braquial (Fig. 11.30).

Extensor Radial Longo do Carpo

Está situado látero-posteriormente ao antebraço e é parcialmente recoberto pelo músculo braquiorradial. Sua origem ocorre no terço distal da crista supracondilar lateral do úmero e se insere na base do segundo metacarpal. Sua ação é a de estender e abduzir a mão, e é inervado pelo nervo radial do plexo braquial (Fig. 11.31).

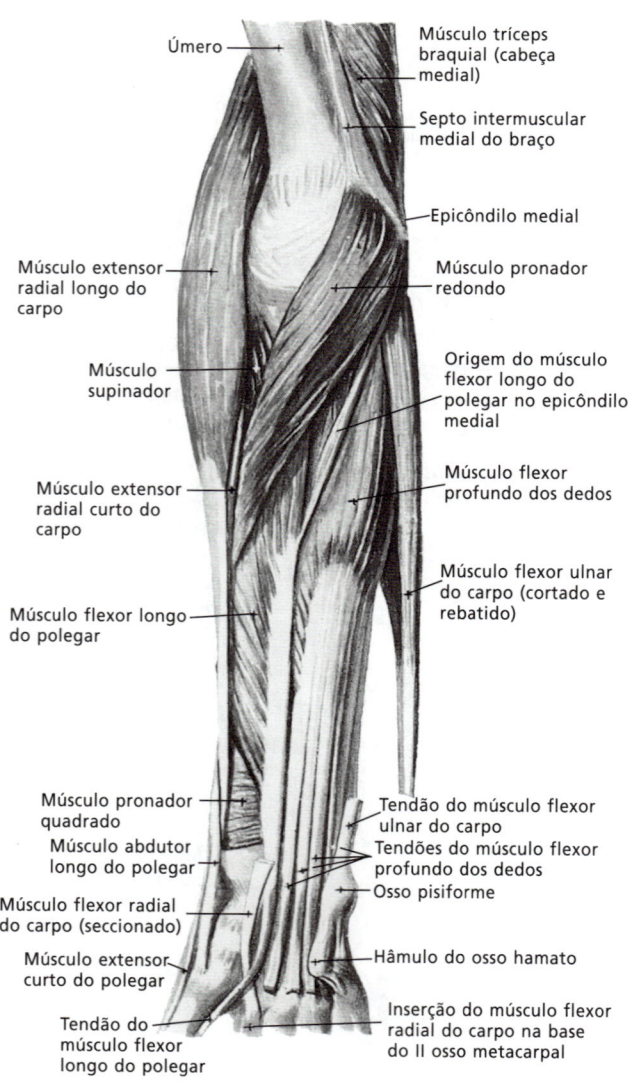

Figura 11.30 – Antebraço direito: dissecção profunda (3º plano). Adaptado de Spalteholz e Spanner[2].

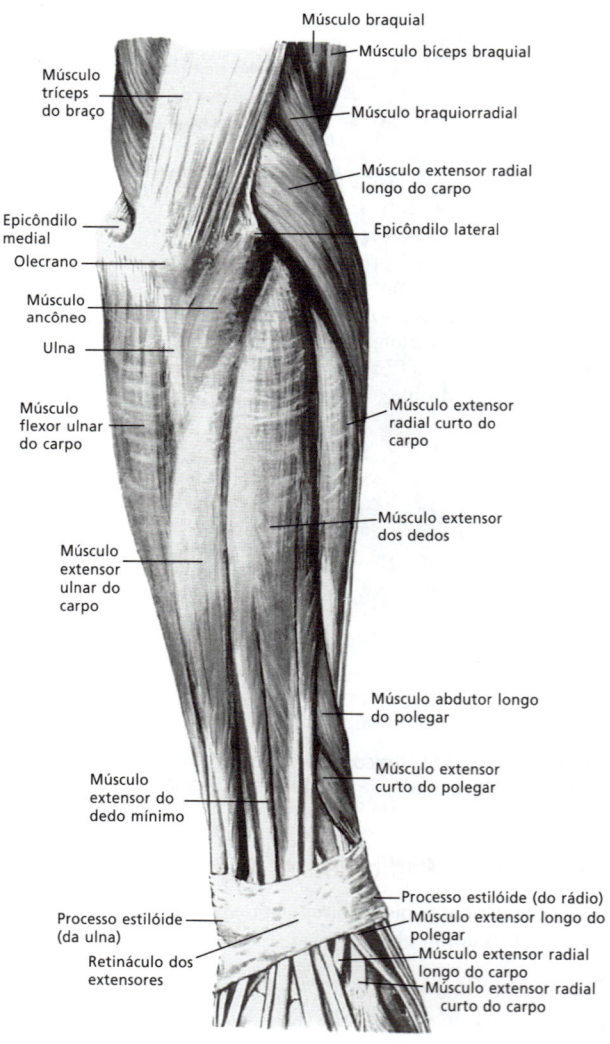

Figura 11.31 – Antebraço direito: músculos extensores (dissecção superficial). Adaptado de Spalteholz e Spanner[2].

Extensor Radial Curto do Carpo

Está localizado profundamente ao extensor radial longo. Apresenta origem comum com o epicôndilo lateral do úmero e o ligamento colateral do rádio, e se insere no dorso da base do terceiro metacarpal. Sua ação também é a de estender e abduzir a mão, e é inervado pelo ramo profundo do nervo radial do plexo braquial (ver Fig. 11.31).

Extensor Ulnar do Carpo

Esse músculo localiza-se sobre a margem ulnar do antebraço. Apresenta como origem o epicôndilo lateral do úmero e a margem posterior da ulna, e se insere na base do quinto metacarpal. Sua ação é a de estender e aduzir a mão. É inervado pelo nervo interósseo posterior, um ramo profundo do nervo radial do plexo braquial (ver Fig. 11.31).

Motores dos Dedos

Os músculos que movimentam os dedos podem ser divididos em dois grupos: músculos extrínsecos e intrínsecos da mão. Os músculos extrínsecos são representados pelos músculos flexor superficial dos dedos, flexor profundo dos dedos, extensor dos dedos, extensor do dedo mínimo e extensor do indicador. Os intrínsecos são os músculos: abdutor do dedo mínimo, flexor curto do dedo mínimo, oponente do dedo mínimo, lumbricais, interósseos palmares e interósseos dorsais.

Flexor Superficial dos Dedos

Está situado profundamente em relação aos outros, formando uma camada intermédia entre os grupos superficial e profundo de músculos. Apresenta duas cabeças de origem: a cabeça umeroulnar, no epicôndilo medial do úmero, no ligamento colateral da ulna e no processo coronóide da ulna, e a cabeça radial, na porção proximal da margem anterior do rádio. Insere-se por meio de quatro tendões na base da falange média dos II a V dedos. Esse músculo flete as falanges mediais dos quatro dedos mediais e contribui na flexão da mão. É inervado pelo nervo mediano, um ramo do plexo braquial (ver Fig. 11.28).

Flexor Profundo dos Dedos

É um músculo longo, espesso e profundo, localizado abaixo do flexor superficial. É originado nos dois terços proximais das faces medial e anterior da ulna e na metade da membrana interóssea. Insere-se por meio de quatro tendões nas faces palmares das bases das falange distais dos II a V dedos. Sua ação é fletir as falanges distais dos II a V dedos, e contribuir na flexão da mão. A inervação é dupla: a parte medial, associada aos dedos mínimos e anular, é realizada pelo nervo ulnar, e a parte lateral, associada aos dedos médio e indicador, é suprida pelo nervo mediano, por meio do ramo interósseo anterior (ver Fig. 11.30).

Extensor dos Dedos

Esse músculo ocupa a face posterior do antebraço. Origina-se no epicôndilo lateral do úmero. Insere-se por meio de quatro tendões, que se originam na porção distal da mão, onde os tendões divergem para os dedos e emitem cintas fibrosas, denominadas conexões intertendinosas, que os mantém unidos entre si. Sua ação é a de estender os quatro dedos mediais e contribuir para a extensão da mão. É inervado pelo nervo interósseo posterior, um ramo profundo do nervo radial do plexo braquial (ver Fig. 11.31).

Extensor do Dedo Mínimo

É uma porção parcialmente destacada do extensor dos dedos, situando-se medial e paralelamente a este. Tem como origem o epicôndilo lateral do úmero e se insere no tendão do extensor dos dedos próximo da falange proximal do dedo mínimo. Sua ação é a de estender o dedo mínimo e contribuir para a extensão da mão. É inervado pelo nervo interósseo posterior, um ramo profundo do nervo radial do plexo braquial (ver Fig. 11.31).

Extensor do Indicador

É um músculo longo e está situado medial e paralelamente ao extensor longo do polegar. Tem como origem a superfície posterior da metade distal do corpo da ulna, bem como a membrana interóssea. Insere-se na porção ulnar do tendão do extensor dos dedos, que se dirige ao indicador, e na expansão dorsal dos tendões dos extensores dos dedos. Sua ação é a de estender a falange proximal do indicador e contribuir na extensão da mão (Fig. 11.32).

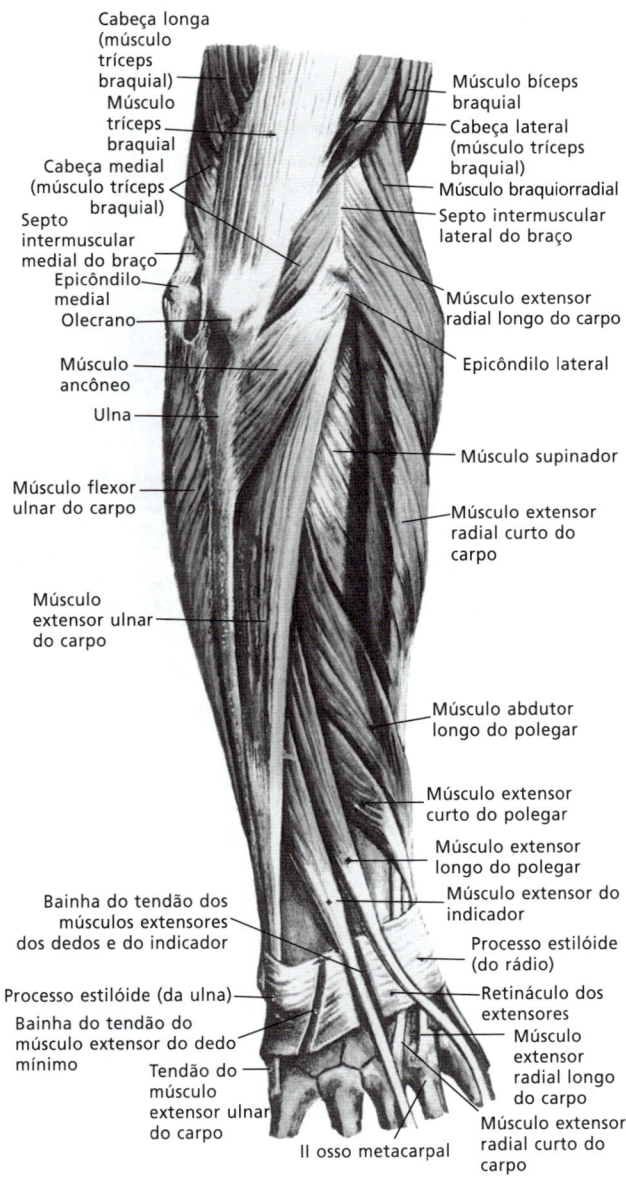

Figura 11.32 – Antebraço direito: dissecção profunda da musculatura extensora. Adaptado de Spalteholz e Spanner[2].

Abdutor do Dedo Mínimo

É o mais superficial dos três músculos que formam a região hipotenar. É originado no osso pisiforme e no tendão do flexor ulnar do carpo, e se insere no lado medial da base da falange proximal do dedo mínimo e na borda ulnar da aponeurose do extensor curto do dedo mínimo. Sua ação é a de abduzir o dedo mínimo e contribuir na flexão da falange proximal. É inervado pelo ramo profundo do nervo ulnar (Fig. 11.33).

Flexor Curto do Dedo Mínimo

Situa-se lateralmente ao abdutor do dedo mínimo, e se origina no hâmulo de osso hamato e retináculo dos flexores. Insere-se no lado medial da base da falange proximal do V dedo, e realiza a flexão da falange proximal do dedo mínimo. É inervado pelo ramo profundo do nervo ulnar (Fig. 11.33).

Oponente do Dedo Mínimo

Está localizado profundamente aos músculos abdutor e flexor do dedo mínimo. Sua origem ocorre no hâmulo do osso hamato e retináculo dos flexores, e se insere na margem medial do quinto metacarpal. Sua ação é a de puxar o quinto metacarpal anteriormente e girá-lo lateralmente. É inervado pelo ramo profundo do nervo ulnar (Fig. 11.33).

Lumbricais

São quatro músculos delgados, um para cada um dos quatro dedos mediais, e estão associados aos tendões do flexor profundo dos dedos. Surgem nos tendões do flexor profundo dos dedos, e se inserem nos lados laterais das expansões extensoras dos II a V dedos. Sua ação é a de fletir os dedos nas articulações metacarpofalangeanas e estender as articulações interfalangeanas. É inervado pelo nervo mediano (II e III dedos) e pelo ramo profundo do nervo ulnar (IV e V dedos) (Fig. 11.34).

Interósseos

Estão localizados entre os metacarpais e são em oito músculos. Os interósseos são arranjados em quatro músculos palmares e quatro dorsais. Os músculos interósseos palmares se originam das faces ventrais do primeiro, segundo, quarto e quinto metacarpais; os músculos interósseos dorsais, dos lados adja-

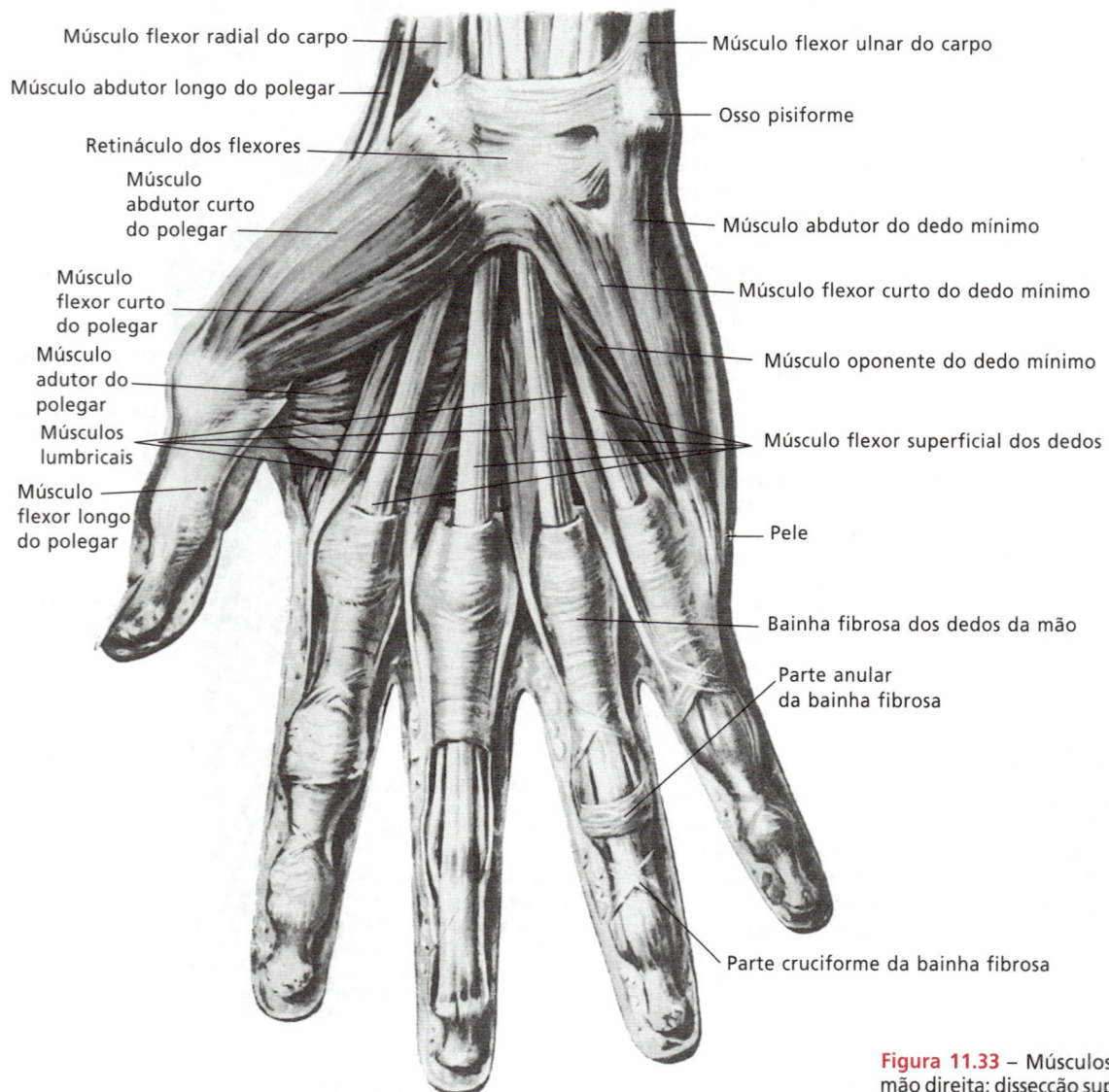

Figura 11.33 – Músculos da palma da mão direita: dissecção superficial. Adaptado de Spalteholz e Spanner[2].

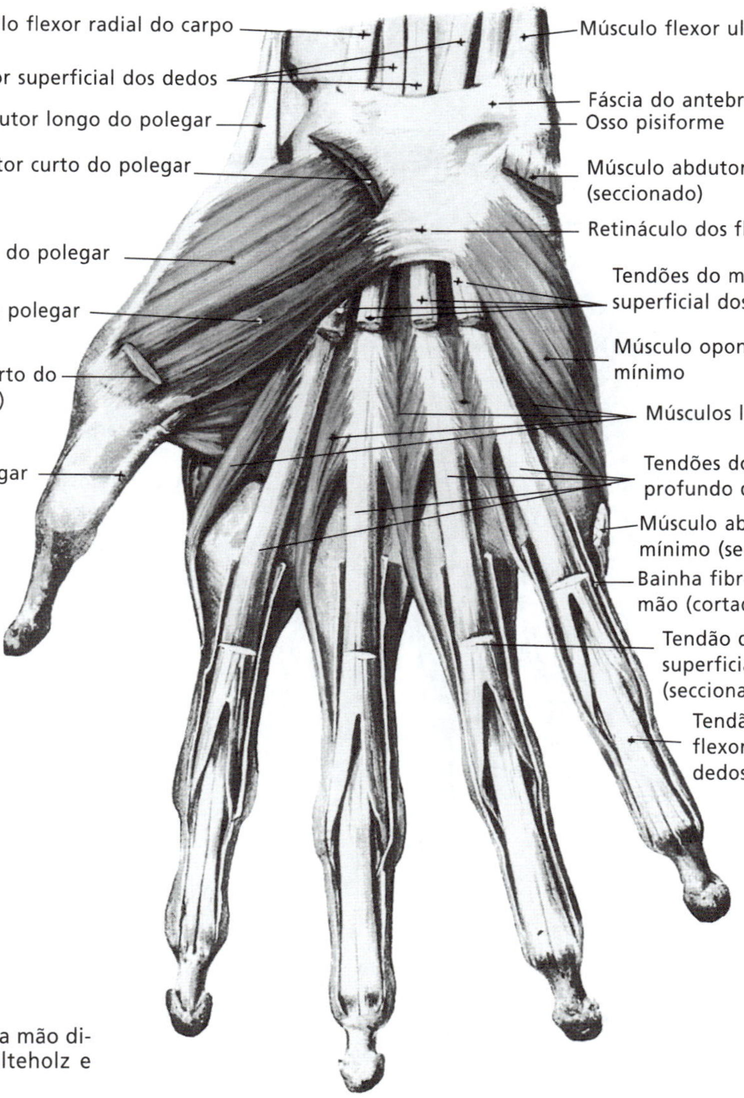

Figura 11.34 – Músculos da palma da mão direita (2º plano). Adaptado de Spalteholz e Spanner².

centes de dois metacarpais. Inserem-se nas expansões extensoras dos dedos e nas bases das falanges proximais. Enquanto os interósseos palmares abduzem os dedos, os interósseos dorsais aduzem. São inervados pelo ramo profundo do nervo ulnar (Fig. 11.35).

Polegar

Os músculos que movem o polegar são oito: quatro localizados no antebraço – extensores longo e curto do polegar, abdutor longo do polegar e flexor longo do polegar – e quatro na eminência tênar – flexor curto do polegar, oponente do polegar, abdutor curto do polegar e adutor do polegar.

Extensor Longo do Polegar

Está situado no dorso do antebraço; seu tendão, na porção distal, forma o limite da tabaqueira anatômica. Tem origem na face posterior do terço médio da ulna e membrana interóssea, e se insere na base da falange distal do polegar. Sua ação é a de estender as articulações metacarpais e interfalângicas do polegar, e é inervado pelo nervo interósseo posterior, um ramo de nervo radial (Fig. 11.36).

Extensor Curto do Polegar

Esse músculo está parcialmente coberto pelo músculo abdutor longo do polegar e ambos limitam lateralmente a tabaqueira anatômica. Tem origem na face posterior do rádio e membrana interósseas, distalmente ao músculo abdutor longo do polegar, e se insere na base da falange proximal do polegar. Sua ação é a de estender o polegar nas articulações carpometacarpal e metacarpofalângica; é inervado pelo nervo interósseo posterior, um ramo de nervo radial (ver Fig. 11.32).

Abdutor Longo do Polegar

Esse músculo está situado logo abaixo do supinador e está relacionado ao músculo extensor curto do polegar. Tem origem nas faces posteriores da ulna, e se insere na base do primeiro metacarpal. Sua ação é a de abduzir e estender o polegar, e é inervado pelo nervo interósseo posterior, um ramo do nervo radial (ver Fig. 11.30).

Flexor Longo do Polegar

É o único flexor do polegar localizado no antebraço, próximo ao flexor profundo dos dedos. Apresenta como origem o terço

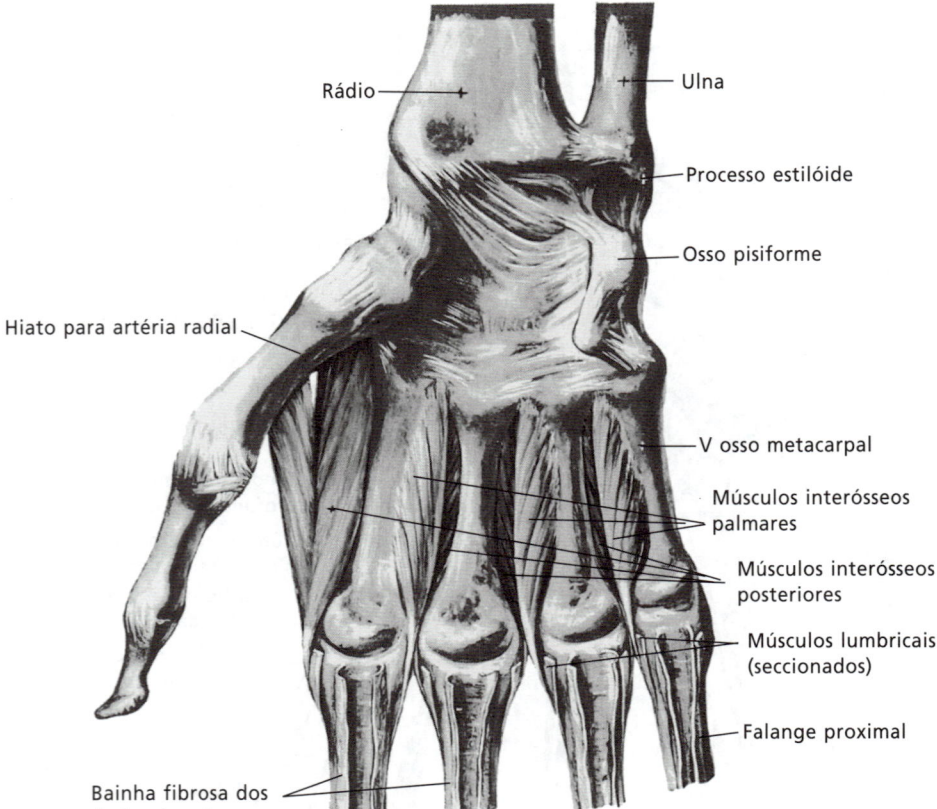

Figura 11.35 – Músculos interósseos palmares e dorsais (face palmar). Adaptado de Spalteholz e Spanner[2].

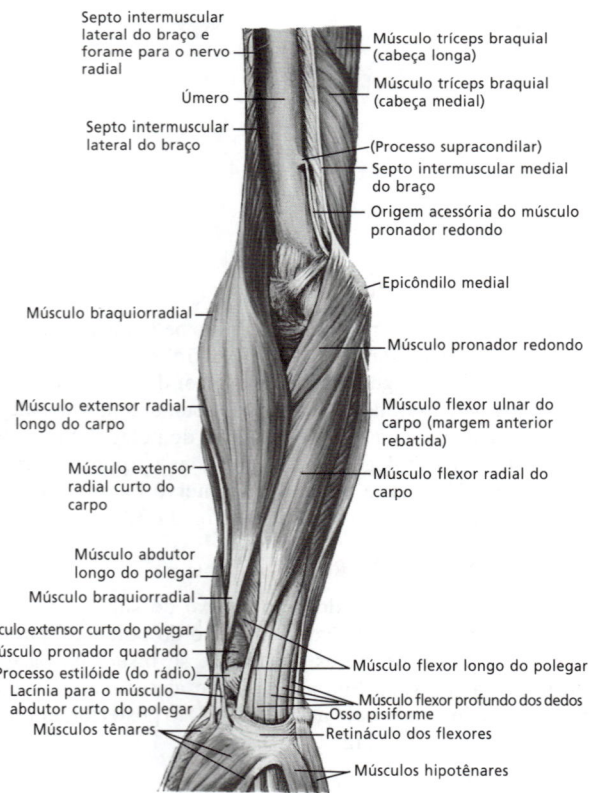

Figura 11.36 – Músculos que atuam na mão. Adaptado de Spalteholz e Spanner[2].

médio da face anterior do rádio e membrana interóssea, e se insere medialmente na falange distal do polegar. É inervado pelo nervo interósseo anterior, um ramo do nervo mediano (ver Fig. 11.30).

Flexor Curto do Polegar

Esse músculo está situado medialmente ao músculo abdutor curto do polegar. Tem origem no retináculo dos flexores e tubérculo do osso trapézio, e se insere do lado lateral na base da falange proximal do polegar. Sua ação é a de fletir o polegar e auxiliar na oposição do polegar. É inervado pelo ramo recorrente do nervo mediano (ver Fig. 11.33).

Oponente do Polegar

Localiza-se profundamente ao abdutor curto do polegar e lateralmente ao flexor curto do polegar. Tem origem no retináculo dos flexores e tubérculo do osso trapézio, e se insere no lado lateral da face palmar do primeiro metacarpal. Sua ação é a de fazer a oposição, na qual o polegar pode tocar a extremidade distal dos quatro dedos restantes. É inervado pelo ramo recorrente do nervo mediano (ver Fig. 11.34).

Abdutor Curto do Polegar

É o músculo mais superficial da parte ântero-lateral da eminência tênar. Tem origem no retináculo dos flexores e tubérculos do osso escafóide e trapézio. Insere-se no lado lateral da base da falange proximal do polegar. Sua ação é a de abduzir o polegar e colabora com o músculo oponente do polegar durante a sua oposição. É inervado pelo ramo recorrente do nervo mediano (ver Fig. 11.33).

Adutor do Polegar

É o músculo mais profundo da eminência tênar. Possui duas cabeças de origem: a cabeça oblíqua, que está fixa nas bases do segundo e terceiro metacarpais e no capitato, e a cabeça transversa, na face palmar do terceiro metacarpal. Insere-se no lado medial da base da falange proximal do polegar, e é inervado pelo ramo profundo do nervo ulnar (ver Fig. 11.33).

Vasos Sangüíneos

Axila

A artéria axilar origina-se a partir da margem lateral da primeira costela, e é continuação da artéria subclávia. Atravessa o canal cervicoaxilar, acompanhado pela veia axilar e plexo braquial, e termina na margem inferior do músculo redondo maior, passando a ser denominada artéria braquial. Nesse trajeto, em razão de sua relação com o músculo peitoral menor, é dividida em três partes: a primeira localiza-se entre a margem lateral da primeira costela e a margem superior do peitoral menor. A segunda é posterior a esse músculo e relaciona-se com os fascículos do plexo braquial e com a veia axilar medialmente, e a terceira parte se estende da margem inferior do músculo peitoral menor à margem inferior do músculo redondo maior, é superficial e utilizada, nessa região, para compressão e ligadura.

Os ramos da artéria axilar variam em seu nível de origem, e, na primeira parte, forma a artéria torácica superior, que supre os músculos adjacentes. A segunda parte forma as artérias toracoacromial e torácica lateral, que irrigam os músculos peitorais, subclávio e deltóide; esta última irriga, além dos músculos peitorais, os linfonodos axilares e a porção lateral da mama. A terceira parte forma as artérias: subescapular, circunflexa anterior do úmero e circunflexa posterior do úmero. A artéria subescapular, maior ramo da axilar, dirige-se ao longo da margem lateral do músculo subescapular e termina como artéria circunflexa da escápula e a artéria toracodorsal, suprindo, respectivamente, os músculos no dorso da escápula e o músculo grande dorsal. As artérias circunflexas anterior e posterior do úmero anastomosam-se uma com a outra, circundando o colo cirúrgico do úmero, e esta última se dirige para trás do espaço quadrangular em companhia do nervo axilar.

A existência de uma extensa anastomose arterial ao redor da escápula possibilita, geralmente, estabelecer uma circulação colateral após ligadura da artéria axilar (primeira ou terceira partes).

A veia axilar situa-se medialmente à artéria axilar, tem sua origem na margem inferior do músculo redondo maior e termina na margem lateral da primeira costela, onde se torna veia subclávia. Em geral, a veia axilar é formada pela união da veia basílica com as veias braquiais e, superiormente ao músculo peitoral menor, recebe a veia cefálica.

Braço

A artéria braquial origina-se na margem inferior do músculo redondo maior, e é continuação direta da artéria axilar. Próximo de sua origem, o nervo mediano está situado lateralmente, o nervo axilar, posteriormente, e os nervos ulnar e cutâneo medial do antebraço, de forma medial. No terço médio do braço, o nervo mediano cruza a artéria, anteriormente, e em toda a sua extensão é acompanhado pelas veias braquiais. A artéria braquial é palpável em todo o seu trajeto. Situa-se de modo medial ao úmero, em seu início, e, depois, anteriormente a este.

Na fossa do cotovelo, situa-se entre o tendão do músculo bíceps braquial lateralmente e o nervo mediano medialmente, e está protegida pela aponeurose bicipital que a recobre, separando-a da veia intermédia do cotovelo.

A artéria braquial apresenta, além dos ramos musculares, as artérias profundas do braço, colateral ulnar superior e colateral ulnar inferior. A artéria profunda do braço cruza posteriormente ao úmero, acompanhando o nervo radial e se divide em ramos colaterais anterior e posterior. A colateral ulnar superior acompanha o nervo ulnar até a região posterior do epicôndilo medial. A colateral ulnar inferior passa posteriormente ao nervo mediano e segue, de forma medial, para o epicôndilo medial.

As anastomoses arteriais da região do cotovelo asseguram uma importante circulação colateral funcional.

As duas veias braquiais, as quais se iniciam no cotovelo pela união das veias que acompanham as artérias radial e ulnar, seguem superiormente, acompanhando a artéria braquial e, com freqüência, unem-se à veia basílica, que torna-se profunda no nível do terço médio do braço, para formar a veia axilar.

As principais veias superficiais do braço são a cefálica e a basílica. Localizam-se na fáscia superficial: a primeira, ânterolateralmente ao músculo bíceps braquial, e a segunda, medialmente na parte inferior do braço. Ambas são visíveis através da pele. A veia cefálica, superiormente, localiza-se entre os músculos deltóide e peitoral maior, no sulco deltopeitoral, e desemboca na veia axilar. A veia basílica, em seu terço médio, perfura a fáscia do braço e, em geral, une-se às veias braquiais para formar a veia axilar.

Na região anterior do cotovelo ocorre, freqüentemente, a comunicação entre as veias cefálica e basílica, por meio da veia mediana do cotovelo. Essa veia encontra-se anteriormente à aponeurose bicipital, e é utilizada com freqüência em punções venosas na prática médica.

Antebraço e Mão

A artéria braquial divide-se, em sua porção distal, em dois ramos terminais: as artérias radial e ulnar, responsáveis pela irrigação do antebraço.

A artéria radial origina-se no nível do colo do rádio e segue até a mão, onde forma com a artéria ulnar o arco palmar profundo. Na porção proximal, a artéria radial é coberta pelo músculo braquiorradial e, na porção distal do antebraço, coloca-se lateralmente ao tendão do flexor radial do carpo, e nesse local, pela palpação, pode ser percebida sua pulsação.

A artéria radial forma os seguintes ramos: artéria recorrente radial, ramo palmar superficial e ramo carpal palmar.

A artéria ulnar estende-se até a mão, onde constitui, com a artéria radial, o arco palmar superficial. Origina-se próxima ao colo do rádio, medialmente ao tendão de inserção do músculo bíceps braquial, e se situa lateralmente ao nervo ulnar na porção distal do antebraço. A artéria recorrente ulnar (ramos anterior e posterior), uma artéria interóssea comum, divide-se em artérias interósseas anterior e posterior.

A irrigação da mão ocorre por meio das redes dorsal do carpo, do arco palmar superficial e do arco palmar profundo.

A drenagem venosa da mão ocorre por meio das veias palmares, que se dirigem para o dorso da mão e, com as veias dessa região, formam o arco venoso dorsal, de onde originarão as veias superficiais do membro superior, a cefálica e a basílica. A veia cefálica origina-se lateralmente ao arco venoso dorsal e sobe na face anterior do antebraço, ao passo a basílica se origina medialmente ao arco venoso dorsal e também ascende pela face anterior do antebraço. Ambas as veias superficiais do antebraço recebem tributárias.

As veias profundas duplas acompanham as artérias e estão ligadas por numerosas comunicações transversas.

Nervos

Os nervos do membro superior nascem do plexo braquial, estendem-se do pescoço para a axila e fornecem fibras motoras, sensitivas e simpáticas (Fig. 11.37).

A porção supraclavicular do plexo braquial está localizada no trígono posterior do pescoço e a porção infraclavicular está na axila. O plexo braquial é formado pela união dos ramos ventrais dos nervos espinais (C5 a C8 e T1) e situa-se entre os músculos escalenos anterior e médio. Algumas vezes, há uma pequena contribuição de C4 na formação plexular.

A disposição do plexo braquial, com suas raízes, troncos e fascículos são mostrados na Figura 11.37.

Os ramos ventrais de C5 e C6 unem-se para formar o tronco superior. O ramo ventral de C7 continua como tronco médio, e os ramos ventrais de C8 a T1 unem-se com o tronco inferior, e este último se localiza superiormente à primeira costela e de forma posterior à artéria subclávia. Cada um dos três troncos se bifurca em uma divisão anterior e posterior, atrás da clavícula. As três divisões posteriores unem-se para formar o fascículo posterior e suprirão as partes posteriores (extensoras) do membro superior, ao passo que as divisões anteriores dos troncos superior e médio se juntam para formar o fascículo lateral. A divisão anterior do tronco inferior formará o fascículo medial e suprirá as partes anteriores (flexores) do membro superior.

Os três fascículos recebem, em virtude de sua relação com a artéria axilar, as denominações de lateral, medial e posterior, por estarem situados, respectivamente, lateral, medial e posteriormente a essa artéria. Assim, os fascículos originam

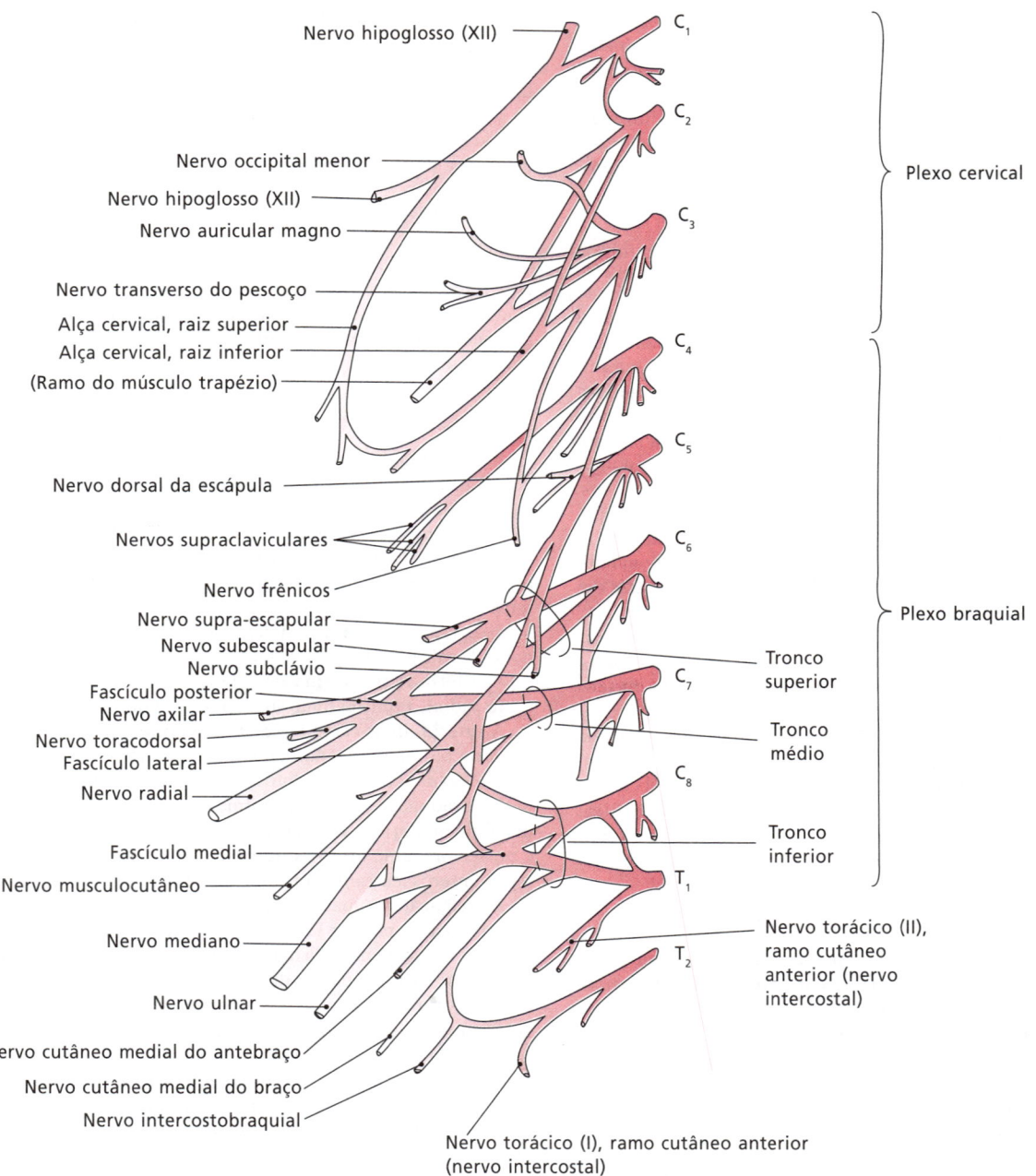

Figura 11.37 – (*A*) Panorama dos plexos cervical e braquial.

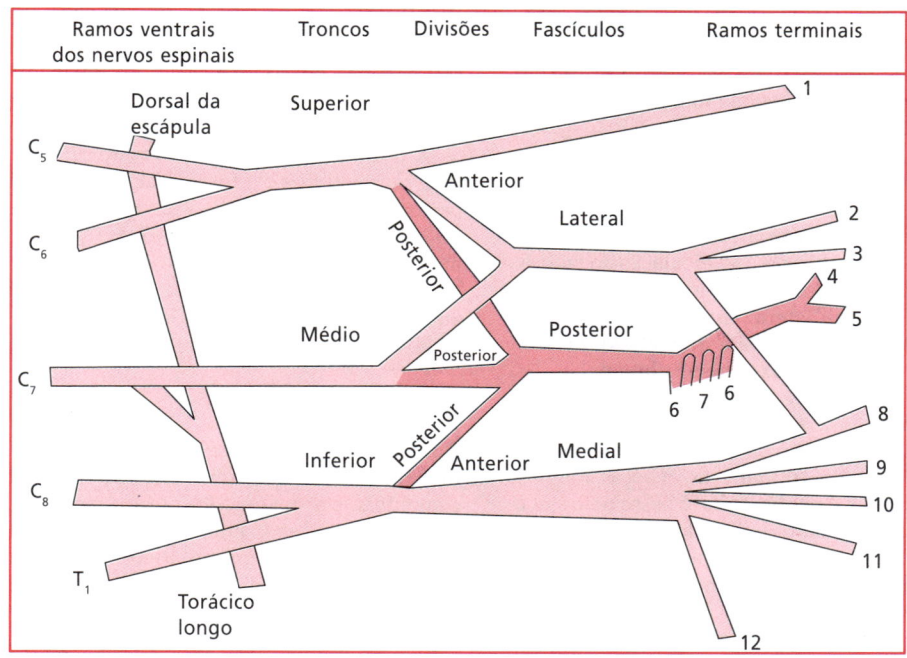

Figura 11.37 – (*B*) Esquema do plexo braquial. 1 = supra-escapular; 2 = peitoral lateral; 3 = musculocutâneo; 4 = axilar; 5 = radial; 6 = subescapular; 7 = toracodorsal; 8 = mediano; 9 = ulnar; 10 = cutâneo medial do antebraço; 11 = cutâneo medial do braço; 12 = peitoral medial.

os ramos terminais do plexo braquial, próximos da borda lateral do músculo peitoral menor.

Os ramos de plexo braquial podem ser divididos em supra e infraclaviculares.

Os ramos supraclaviculares são:

- *Nervo dorsal da escápula* (*ramo ventral de C5*): supre os músculos rombóides e levantador da escápula.
- *Nervo torácico longo* (*ramos ventrais de C5 a C7*): supre o músculo serrátil anterior.
- *Nervo subclávio* (*ramos ventrais de C5 e C6*): supre o músculo subclávio.
- *Nervo supra-escapular*: origina-se do tronco superior, recebendo fibras de C5 e C6, supre os músculos supra-espinal e a articulação do ombro.

Os ramos infraclaviculares são:

- *Fascículo lateral do plexo braquial apresenta três ramos*: o nervo peitoral lateral, o nervo musculocutâneo e a raiz lateral do nervo mediano.
  - *Nervo peitoral lateral*: supre o músculo peitoral maior e envia um ramo para o nervo peitoral medial, que supre o músculo peitoral menor.
  - *Nervo musculocutâneo*: supre os músculos da face anterior do braço – músculos coracobraquial, bíceps braquial e braquial. Posteriormente, esse nervo torna-se superficial, e passa a ser denominado nervo cutâneo lateral do antebraço, suprindo a pele lateral do antebraço.
  - *Raiz lateral do nervo mediano*: ramo terminal do fascículo lateral. Recebe a raiz medial do nervo mediano, ramo do fascículo medial, lateralmente à artéria axilar, formando o nervo mediano. O nervo mediano supre os músculos flexores no antebraço, com exceção do músculo flexor ulnar do carpo e a metade medial do músculo flexor profundo dos dedos. Inerva, ainda, cinco músculos da mão (três tenares e os músculos lumbricais para os II e III dedos) e parte da pele da mão.
- *Fascículo medial do plexo braquial apresenta cinco ramos*: o nervo peitoral medial, nervo cutâneo medial do braço, nervo cutâneo medial do antebraço, nervo ulnar e a raiz medial do nervo mediano.
  - *Nervo peitoral medial*: supre o músculo peitoral menor e parte do músculo peitoral maior.
  - *Nervo cutâneo medial do braço*: supre a pele da face medial do braço e parte proximal do antebraço. Em geral, esse nervo se comunica com o nervo intercostobraquial, que supre a pele do assoalho da axila e regiões próximas do braço.
  - *Nervo cutâneo medial do antebraço*: localiza-se entre os vasos axilares e supre a pele da face medial do antebraço.
  - *Nervo ulnar*: ramo terminal do fascículo medial do plexo braquial atravessa o braço e se dirige para o antebraço e mão. Supre o músculo flexor ulnar do carpo, a metade medial do músculo flexor profundo dos dedos, a maioria dos músculos pequenos da mão (músculo adutor do polegar, oito interósseos, três hipotenares e os músculos lumbricais para os IV e V dedos) e a pele da mão.
  - *Raiz medial do nervo mediano*: junta-se à raiz lateral para formar o nervo mediano e supre as regiões já citadas anteriormente.
- *Fascículo posterior do plexo braquial apresenta cinco ramos*: o nervo subescapular (superior), o nervo toracodorsal, o nervo subescapular (inferior), o nervo axilar e o nervo radial.
  - *Nervo subescapular (superior)*: supre o músculo subescapular.

- *Nervo toracodorsal*: segue ínfero-lateralmente e supre o músculo grande dorsal.
- *Nervo subescapular (inferior)*: passa profundamente aos vasos subescapulares, envia ramo para os músculos subescapular e redondo maior.
- *Nervo axilar*: ramo terminal do fascículo posterior. Dirige-se para a face posterior do braço pelo espaço quadrangular, junto com os vasos circunflexos posteriores do úmero, e curva-se ao redor do colo cirúrgico do úmero, enviando ramos para a articulação do ombro. Supre os músculos redondo menor e deltóide, e torna-se o nervo cutâneo lateral superior do braço. Os ramos sensitivos suprem a pele da metade inferior do deltóide e as áreas proximais do braço.
- *Nervo radial*: também ramo terminal do fascículo posterior. É o responsável pela inervação dos músculos extensores do membro superior. O nervo radial, ao deixar a axila, penetra entre as cabeças longa e medial do músculo tríceps braquial, e passa pelo sulco do nervo radial do úmero, enviando ramos motores para os músculos tríceps braquial, ancôneo, braquiorradial, extensores dos dedos, supinador, extensores do carpo e abdutor longo do polegar. Os ramos sensitivos suprem a pele das regiões posteriores do braço, antebraço e mão.

MEMBRO INFERIOR

O membro inferior está unido ao esqueleto axial por meio da cintura pélvica, composta pelos ossos do quadril e o sacro. A pelve tem como função, dentre outras, a conexão do esqueleto apendicular (coxa, antebraço e pé) com o esqueleto axial, ou seja, com o tronco. Em posição ortostática ocorre a transmissão do peso corporal – intermediada pela coluna vertebral e articulações, em particular a sacroilíaca e a sínfise púbica – para o esqueleto apendicular. Daí observa-se que ocorre robustez em detrimento da mobilidade articular, o oposto do observado em relação ao membro superior.

Ossos

O membro inferior é formado de quatro partes principais: uma cintura, formada pelos ossos do quadril; a coxa, contendo o osso fêmur; a perna, com a tíbia e a fíbula, e o pé, que contém os ossos do tarso, metatarso e falanges. É o órgão da locomoção, especializado em suportar o peso e adaptado à gravidade. Os ossos desse membro formam a parte inferior do esqueleto apendicular.

Quadril

O osso do quadril é plano e constituído de três ossos durante sua formação: o ílio, o ísquio e o púbis; no adulto, realizam sinostose no acetábulo, para formar um osso único. Os ossos dos quadris articulam-se, posteriormente, com o sacro e se encontram ântero-inferiormente na sínfise púbica. Os ossos dos quadris, o sacro e o cóccix formam a pelve óssea, que contém as vísceras pélvicas (Fig. 11.38, A a C).

Ílio

Consiste em um corpo e uma asa. O corpo é fundido com o ísquio e o púbis, formando, assim, dois quintos do acetábulo. A margem superior do ílio é denominada crista ilíaca, onde se tem, na sua porção mais anterior, a espinha ilíaca ântero-superior, palpada de forma fácil. Posteriormente, essa crista termina numa saliência pontiaguda, de difícil palpação, denominada espinha ilíaca póstero-superior, marcada, em geral, por uma cova cutânea. Essas covas, direita e esquerda, se unidas por uma linha, indicam o nível da segunda vértebra sacra (S2).

A asa do ílio apresenta três superfícies: a face glútea, a face sacropélvica e a fossa ilíaca. A face glútea, situada superiormente ao acetábulo, serve para a fixação dos músculos glúteos. A fossa ilíaca forma a parede lateral da pelve maior; posteriormente a essa fossa, a face sacropélvica, bastante áspera, inclui a tuberosidade ilíaca e, inferiormente, a face auricular, que se articula com o sacro para formar a articulação sacroilíaca (Fig. 11.38).

Ísquio

Consiste em um corpo e um ramo, e forma o terço póstero-inferior do osso do quadril. O corpo ísquio funde-se ao ilíaco e ao púbis, e a sua porção inferior tem uma projeção rugosa denominada túber isquiático ou tuberosidade isquiática. Superiormente ao túber isquiático, uma outra saliência óssea separa a incisura isquiática maior da incisura isquiática menor. Essa saliência é denominada espinha isquiática. A incisura isquiática menor situa-se entre a espinha isquiática e o túber isquiático. Essas incisuras formam os forames isquiáticos maior e menor, por onde passam músculos, vasos e nervos. A união dos ramos do ísquio e do púbis forma o forame obturado (Fig. 11.38).

Púbis

Apresenta um corpo e dois ramos. Os corpos dos ossos púbicos direito e esquerdo unem-se no plano mediano e formam uma articulação cartilaginosa denominada sínfise púbica. Anteriormente, uma saliência óssea, a crista púbica, termina de forma lateral ao tubérculo púbico, que fornece fixação ao ligamento inguinal, ponto de referência importante na parte inferior da parede abdominal (Fig. 11.38).

Acetábulo e Forame Obturado

É uma cavidade em forma de taça, formada pelo ílio, ísquio e púbis que se articula com a cabeça do fêmur. A superfície articular, em forma de ferradura, é denominada face semilunar; seu assoalho, não articular, chama-se fossa do acetábulo. O forame obturado é uma abertura oval, limitada pelos corpos e ramos do ísquio e do púbis, e fechada pela membrana obturatória, que se fixa às suas margens, exceto no sulco obturatório (Fig. 11.38).

Fêmur

É o maior osso do esqueleto, classificado como osso longo. Ele se estende da articulação do quadril, onde se articula com o acetábulo, até a articulação do joelho, na qual se articula com a tíbia. A extremidade proximal consiste em uma cabeça, colo e dois trocanteres, maior e menor; a extremidade distal é alargada e consiste em dois côndilos, que, posteriormente, estão separados pela fossa intercondilar.

A cabeça do fêmur, esferóide, apresenta uma pequena depressão, a fóvea da cabeça do fêmur, onde se fixa o ligamento da cabeça do fêmur.

O colo do fêmur conecta a cabeça com o corpo do fêmur (diáfise) e é limitado lateralmente pelo trocanter maior. A vascularização da cabeça do fêmur é principalmente suprida por vasos que emergem, longitudinalmente, a partir do colo.

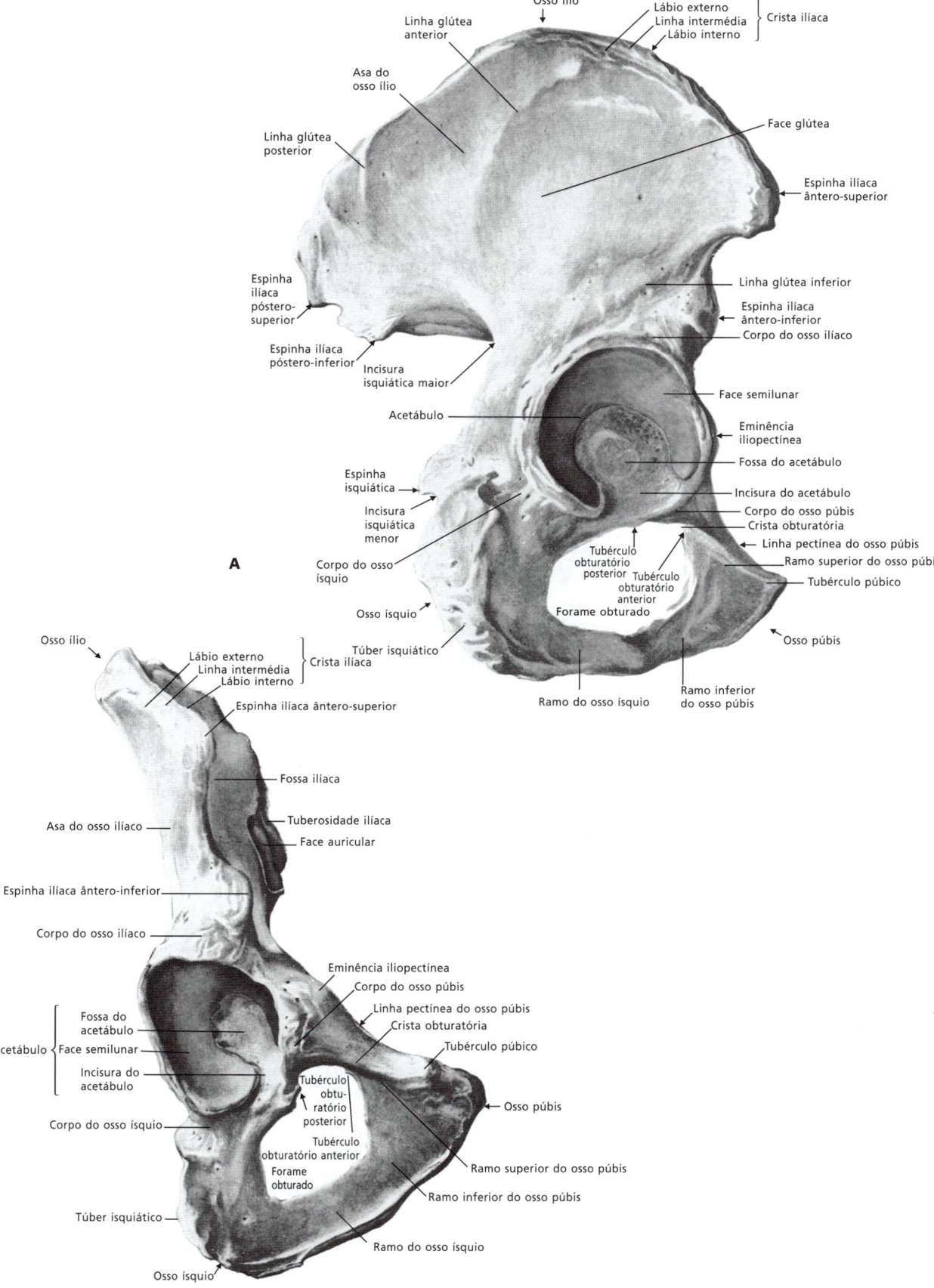

Figura 11.38 – Osso do quadril direito. (*A*) Vista lateral. (*B*) Vista ântero-superior. (*Continua*)

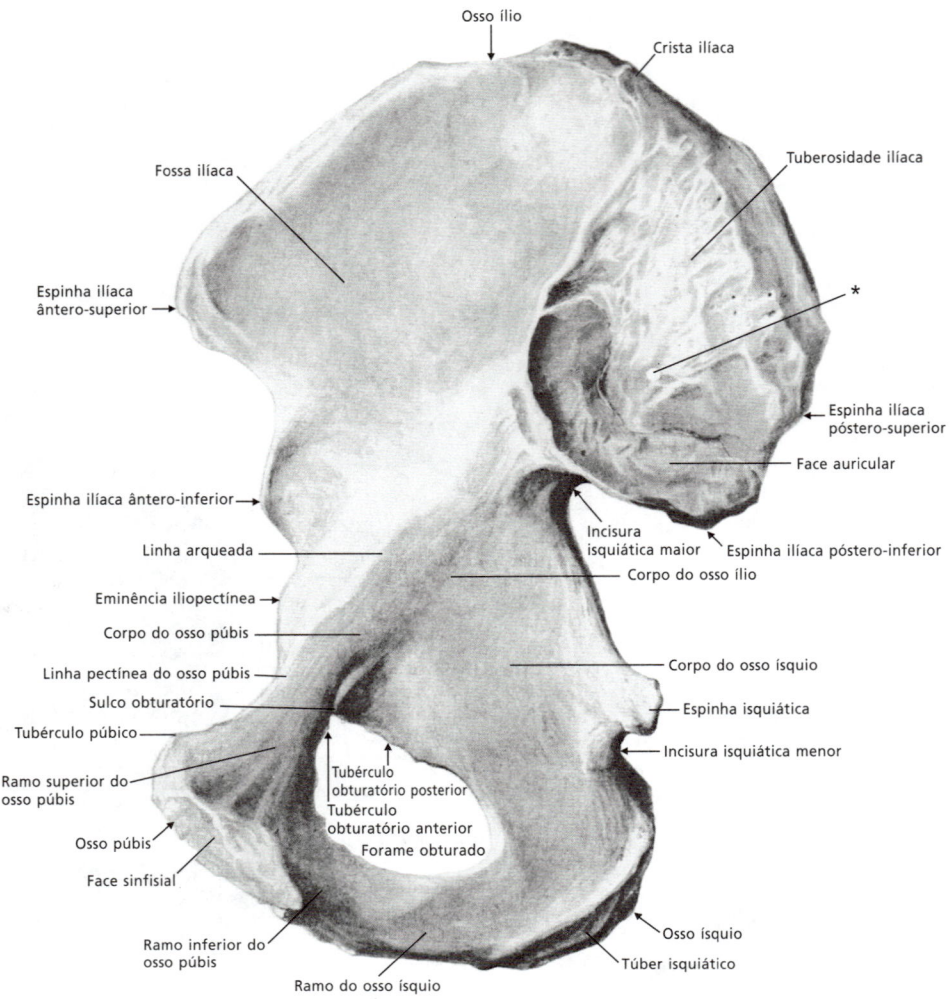

Figura 11.38 – (*Cont.*) (*C*) Vista medial. Assinalado com um ponto branco (*) o eixo transverso, em torno do qual, no parto, o obstetra, durante a fase de afrouxamento do aparelho ligamentar, pode movimentar passivamente ambos os ossos do quadril, em relação ao sacro. Adaptado de Spalteholz e Spanner[2].

O trocanter maior é uma grande projeção óssea que fornece inserção para vários músculos da região glútea.

O trocanter menor está localizado no ângulo entre o colo e o corpo do fêmur, em sua face póstero-medial, e se conecta com o trocanter maior posteriormente, por meio da crista intertrocantérica.

O corpo do fêmur (diáfise) apresenta faces anterior, medial e lateral. As faces lateral e medial estão separadas, posteriormente, pela linha áspera, que apresenta lábios medial e lateral. O lábio medial, superiormente, dirige-se para o trocanter menor e recebe o nome de linha pectínea, ao passo que o lábio lateral recebe a denominação de tuberosidade glútea. Os lábios medial e lateral, inferiormente, dirigem-se formando uma área triangular, a face poplítea.

A extremidade distal do fêmur é constituída pelos côndilos lateral e medial. Anteriormente, os côndilos estão unidos numa superfície lisa, a face patelar, local de deslizamento da patela durante a flexão e a extensão da perna.

A porção mais proeminente dos côndilos é denominada epicôndilos medial e lateral, locais de inserção dos ligamentos colaterais tibial e fibular (Fig. 11.39, *A* a *C*).

Patela

É um osso sesamóide triangular, incluso no tendão de inserção do músculo quadríceps da coxa. Apresenta uma base superior, um ápice inferior, uma face subcutânea e convexa, e uma face posterior articular (Fig. 11.40, *A* e *B*).

Tíbia

Está situada na região ântero-medial da perna. Apresenta um corpo e duas extremidades, a proximal e a distal.

A extremidade proximal da tíbia é expandida para se articular com a extremidade distal do fêmur. Apresenta os côndilos medial e lateral; na união com a diáfise anteriormente, encontra-se uma saliência óssea, a tuberosidade da tíbia, na qual o ligamento patelar se insere.

A face articular superior da tíbia apresenta-se plana e se articula com os respectivos côndilos do fêmur. As faces articulares estão separadas por uma saliência mediana, a eminência intercondilar, que se encaixa na fossa intercondilar entre os côndilos do fêmur.

O corpo da tíbia tem a forma triangular, apresentando, portanto, três faces e três bordas. As faces medial, lateral e posterior estão delimitadas pelas bordas anterior, medial e lateral. A face lateral da tíbia fornece fixação à membrana interóssea da perna. A medial é facilmente palpável e a posterior apresenta uma crista áspera denominada linha do músculo sóleo.

A extremidade distal da tíbia apresenta cinco faces: a anterior e a lateral, que se articulam com a fíbula na incisura fibular; a posterior, sulcada pelos tendões do flexor longo dos dedos e do tibial posterior; a medial, que forma o prolongamento distal da tíbia, denominado maléolo medial; e a inferior, que se articula com o tálus (Fig. 11.41, A e B).

Fíbula

Situa-se póstero-lateralmente à tíbia. Articula-se, superiormente, com a tíbia e, inferiormente, com o tálus. Está fixada na diáfise à tíbia, pela membrana interóssea.

A extremidade proximal está constituída pela cabeça da fíbula, que se articula posteriormente com a face inferior do côndilo lateral da tíbia; é palpável de forma fácil, e localiza-se, aproximadamente, no mesmo nível da tuberosidade da tíbia.

O corpo da fíbula apresenta, em geral, três faces – anterior, lateral e posterior – e três bordas – anterior, posterior e interóssea ou medial.

A extremidade distal da fíbula apresenta duas superfícies: a lateral – subcutânea, palpável ao nível do tornozelo e constituindo o maléolo lateral – e a medial, que forma a face articular para a articulação com o tálus e com a tíbia. Posteriormente ao maléolo lateral, encontra-se um sulco ocupado pelos tendões fibulares (ver Fig. 11.41).

Tarso

É constituído de sete ossos: tálus, calcâneo, cubóide, navicular e os cuneiformes medial, intermédio e lateral. O tálus é o único osso do tarso que se articula com os ossos da perna e, também, com o calcâneo e o navicular. Os cuneiformes e o cubóide articulam-se, anteriormente, com as extremidades dos metacarpais (Fig. 11.42, A a D).

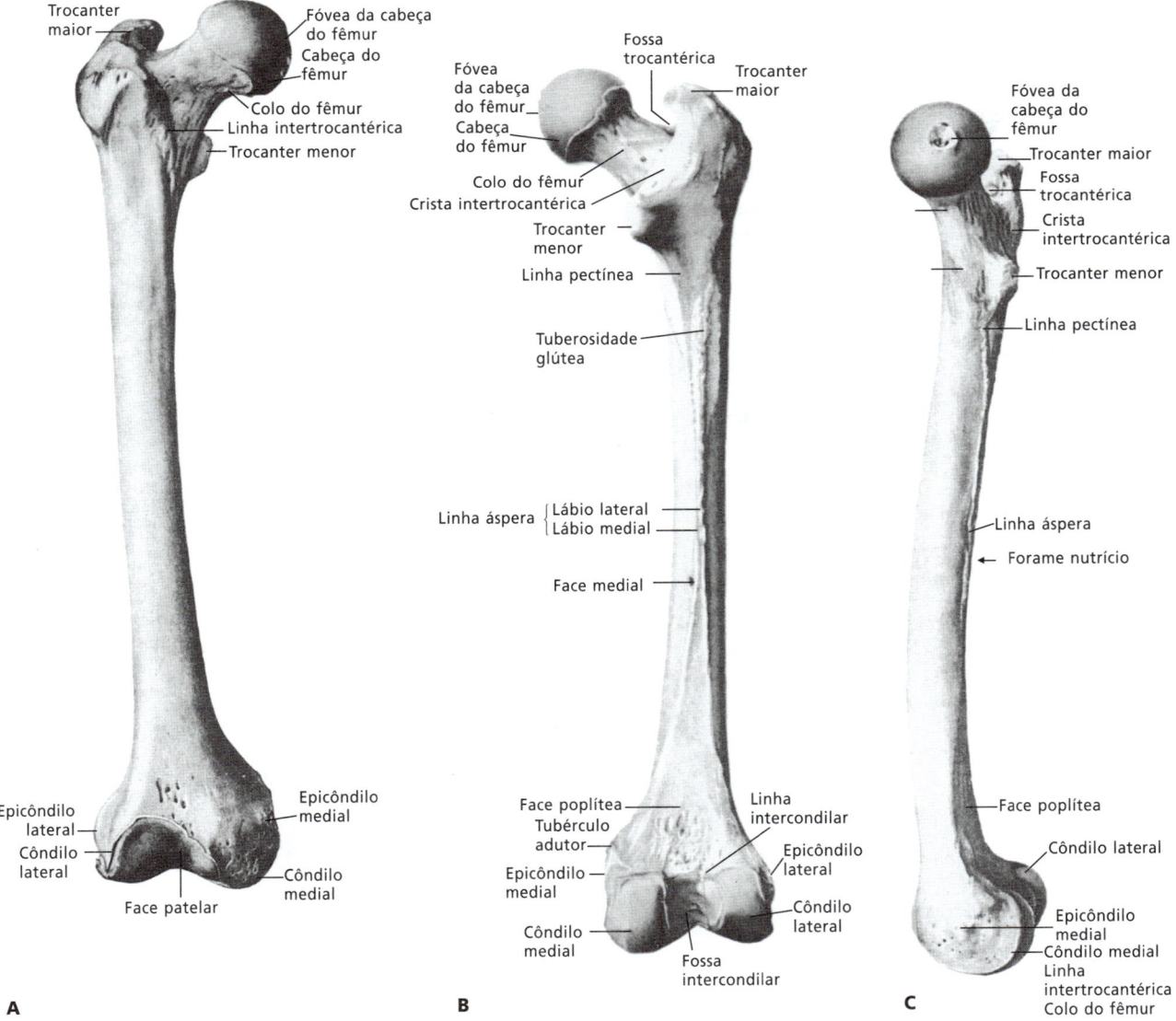

Figura 11.39 – Fêmur direito. (*A*) Vista anterior. (*B*) Vista posterior. (*C*) Vista medial. Adaptado de Spalteholz e Spanner[2].

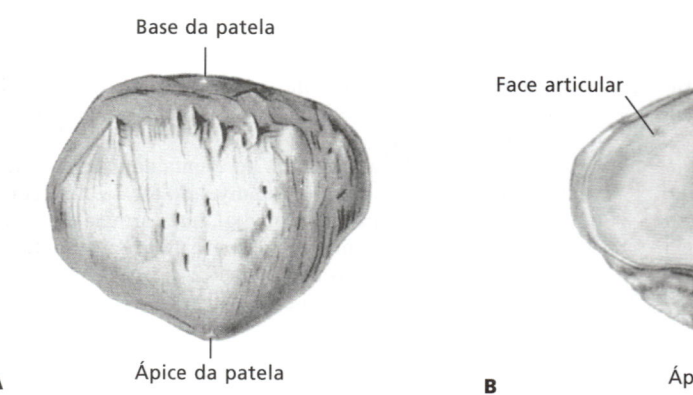
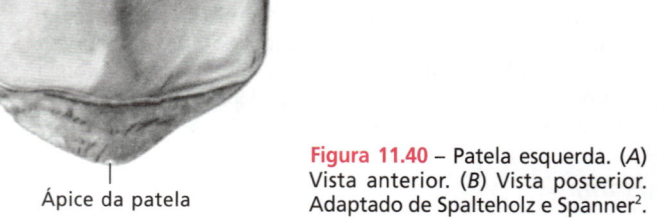

Figura 11.40 – Patela esquerda. (A) Vista anterior. (B) Vista posterior. Adaptado de Spalteholz e Spanner[2].

Metatarso

Os ossos metatársicos apresentam uma base (extremidade proximal), um corpo e uma cabeça (extremidade distal). São numerados de um a cinco, do dedo maior (hálux) para o dedo menor. As bases dos metatársicos articulam-se com os ossos cuneiformes e cubóide, e suas cabeças articulam-se com as falanges proximais (Fig. 11.42).

Falanges

Existem 14 falanges: os hálux possuem duas falanges (proximal e distal), enquanto os demais dedos apresentam três falanges cada um (proximal, média e distal). Cada falange consiste em uma base proximal, uma cabeça distal intermediada por um corpo (ver Fig. 11.41).

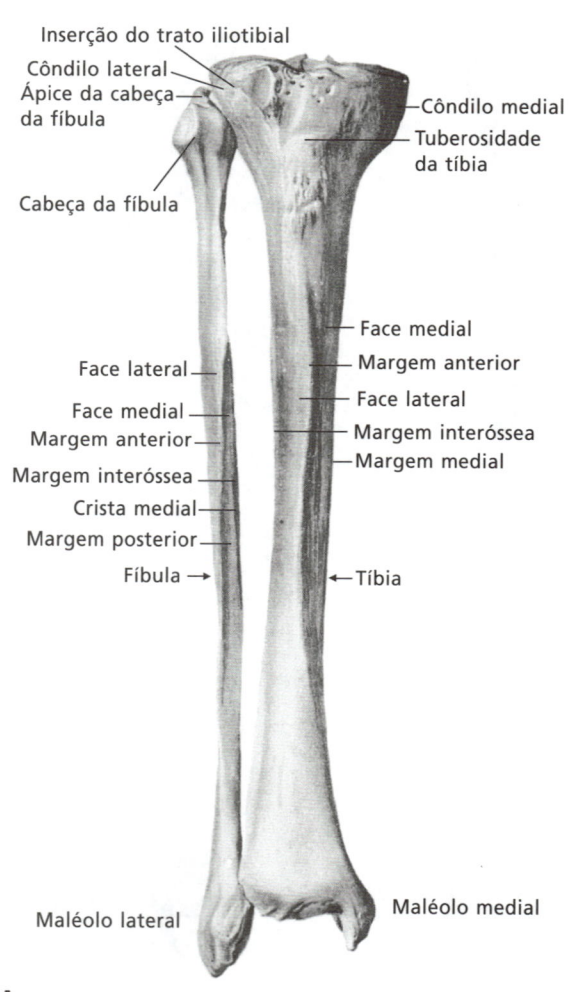
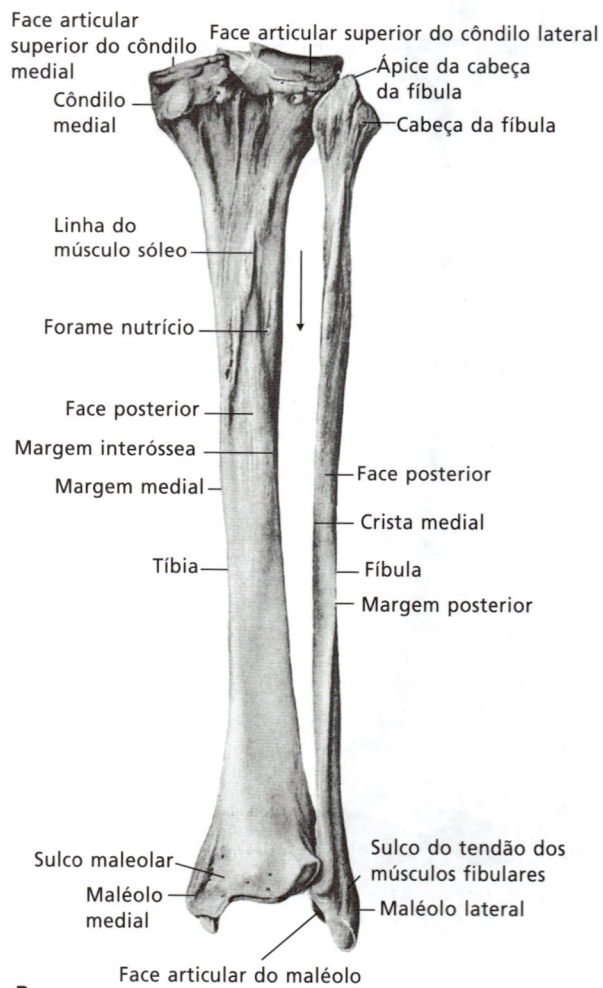

Figura 11.41 – Tíbia e fíbula direitas. (A) Vista anterior. (B) Vista posterior. Adaptado de Spalteholz e Spanner[2].

Articulações
Quadril (Coxofemoral)

É uma articulação sinovial do tipo esferóide, entre a cabeça do fêmur e o acetábulo do osso do quadril.

A cabeça do fêmur tem forma de dois terços de uma esfera e é completamente coberta por cartilagem hialina, com exceção da fóvea, em que há o ligamento da cabeça do fêmur. Mais da metade da cabeça do fêmur está dentro do lábio fibrocartilaginoso do acetábulo, melhorando, assim, as condições de encaixe.

A face articular do acetábulo tem uma forma de ferradura; centralmente na fossa do acetábulo, porção não articular, tem-se um corpo adiposo revestido com membrana sinovial.

Na incisura do acetábulo, um ligamento, denominado transverso do acetábulo, estende-se à maneira de ponte.

A cápsula articular está presa à margem do acetábulo e à linha intertrocantérica do fêmur. É espessada anteriormente para formar o ligamento ileofemoral, e outros dois espessamentos formam os ligamentos pubo e isquiofemorais, e este é o menos espesso deles (Fig. 11.43, A e B).

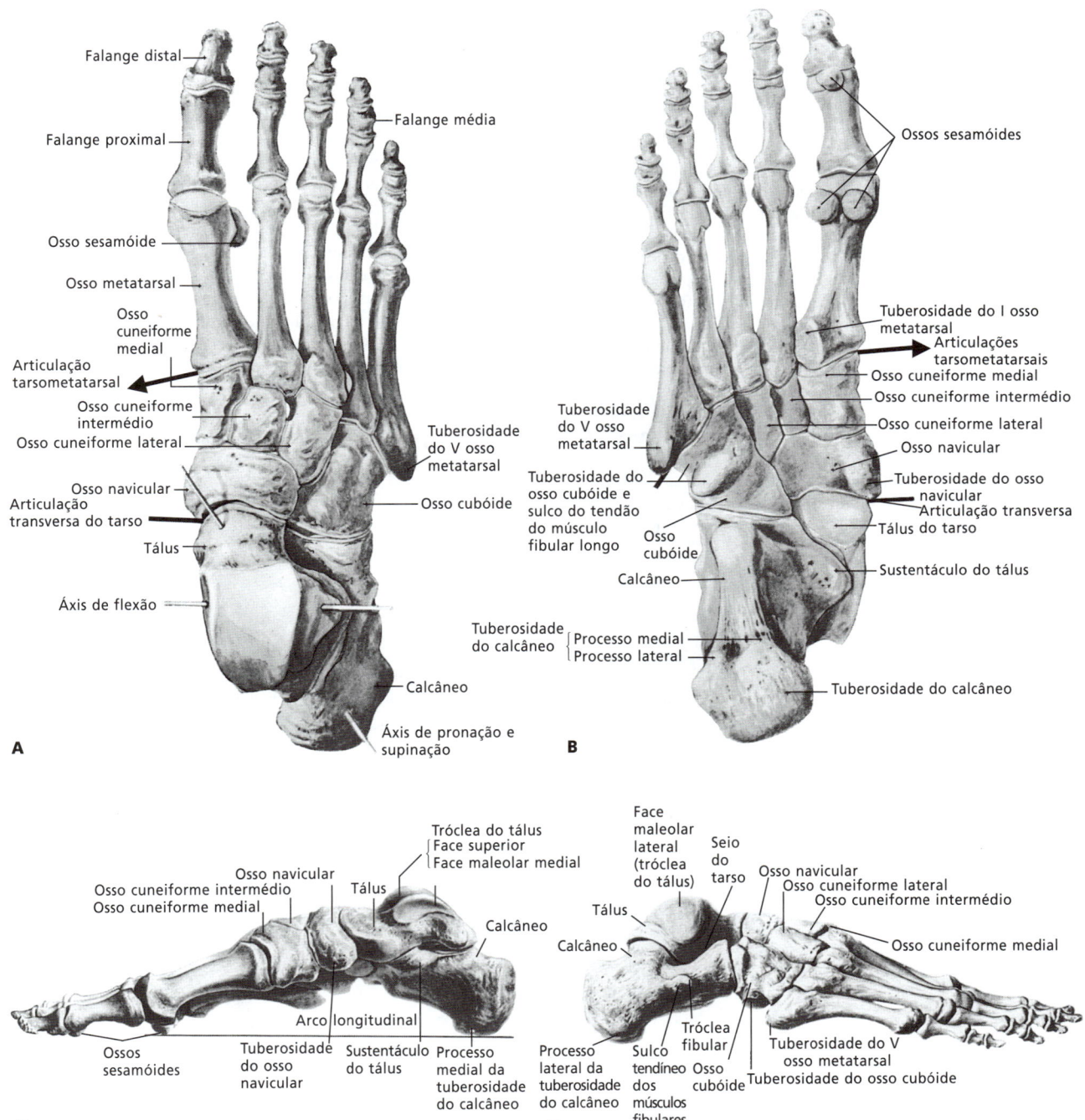

Figura 11.42 – Osso do pé direito. (A) Vista superior. (B) Vista inferior. (C) Vista medial. (D) Vista lateral. Adaptado de Spalteholz e Spanner[2].

Joelho

É uma articulação sinovial do tipo condilar, pois permite, além de flexão e extensão, alguma rotação. A articulação do joelho envolve três ossos: o fêmur, a tíbia e a patela. Os côndilos do fêmur articulam-se com a superfície articular do platô tibial, ao passo que a patela se articula com a face patelar do fêmur.

As estruturas que compõem a articulação do joelho são: cápsula articular, membrana sinovial e estruturas intracapsulares.

A cápsula articular é relativamente forte, em particular onde espessamentos locais formam ligamentos. Ela está fixada no fêmur e é deficiente no côndilo lateral, onde permite que o tendão do músculo poplíteo passe pela articulação e se insira na tíbia, fixando-se ainda à margem articular da tíbia. Entretanto, a cápsula está ausente entre o tendão do músculo quadríceps da coxa e a face anterior do fêmur, formando assim a bolsa suprapatelar, que é uma ampla prega de membrana sinovial.

A cápsula articular está fortalecida por cinco ligamentos: o da patela, o colateral fibular, o colateral tibial, o poplíteo oblíquo e o poplíteo arqueado.

O ligamento da patela estende-se do ápice desta à tuberosidade da tíbia, e é uma continuação do tendão do músculo quadríceps da coxa. O ligamento da patela está separado da face anterior da tíbia por meio da bolsa infrapatelar profunda.

O ligamento colateral fibular estende-se do epicôndilo lateral do fêmur à cabeça da fíbula e está separado da cápsula articular por tecido adiposo, não se fixando ao menisco lateral.

O ligamento colateral tibial estende-se do epicôndilo medial do fêmur ao côndilo medial e face medial da tíbia. As fibras profundas do ligamento colateral tibial estão fixadas ao menisco medial e à cápsula articular. Os ligamentos colaterais, durante a flexão, estão frouxos, permitindo assim alguma rotação da tíbia sobre o fêmur.

A membrana sinovial reveste internamente a cápsula articular e as estruturas intracapsulares, e forma as bolsas suprapatelar e infrapatelar. A bolsa suprapatelar estende-se superiormente à base da patela e situa-se entre o fêmur e o tendão do músculo quadríceps da coxa, comunicando-se com a cavidade articular.

As estruturas intracapsulares do joelho são: meniscos, ligamentos transversos e ligamentos cruzados do joelho. Os meniscos lateral e medial são estruturas fibrocartilagonosas, em forma de *meia-lua*, que se situam sobre a face articular da tíbia. Eles são espessos nas margens periféricas e aumentam a cavidade das faces articulares dos côndilos da tíbia. Os meniscos apresentam importante função, uma vez que tornam mais congruentes as superfícies articulares. O menisco medial está firmemente aderido à cápsula articular e também ao ligamento colateral tibial, o que diminui a sua mobilidade em relação ao menisco lateral. O ligamento transverso do joelho une o menisco medial ao lateral em suas porções anteriores.

Os ligamentos cruzados do joelho estão situados internamente à cápsula articular e fixam o fêmur à tíbia. Eles são denominados ligamentos cruzados anterior e posterior, em razão de sua fixação à tíbia.

O ligamento cruzado anterior origina-se da porção anterior da área intercondilar da tíbia e se insere na porção posterior do lado medial do côndilo lateral do fêmur. Esse ligamento impede o deslocamento posterior do fêmur sobre a tíbia, e, também, a hiperextensão da articulação.

O ligamento cruzado posterior origina-se da área intercondilar da tíbia e se insere na porção anterior da face lateral do côndilo medial do fêmur. Esse ligamento impede o deslocamento anterior do fêmur sobre a tíbia, bem como a hiperflexão da articulação (Fig. 11.44, *A* a *C*).

Tibiofibulares

A fíbula articula-se proximal e distalmente com a tíbia, denominando assim as articulações tibiofibular proximal e tibiofibular distal.

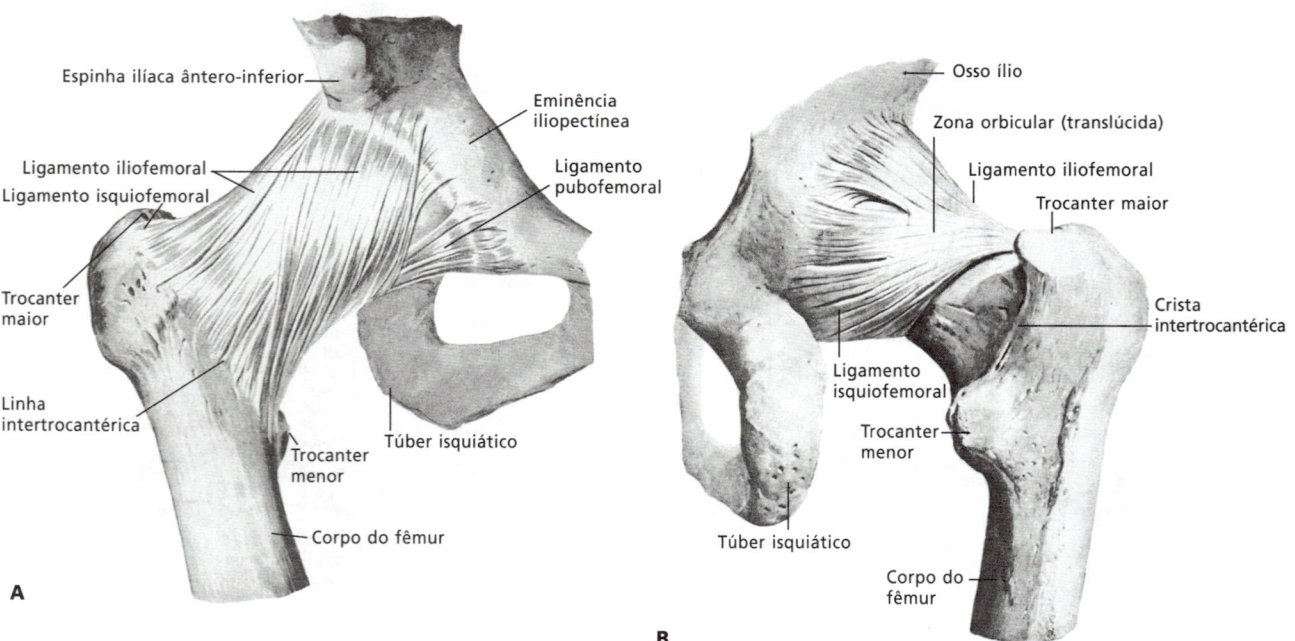

Figura 11.43 – Articulação do quadril. (*A*) Vista anterior. (*B*) Vista posterior. Adaptado de Spalteholz e Spanner[2].

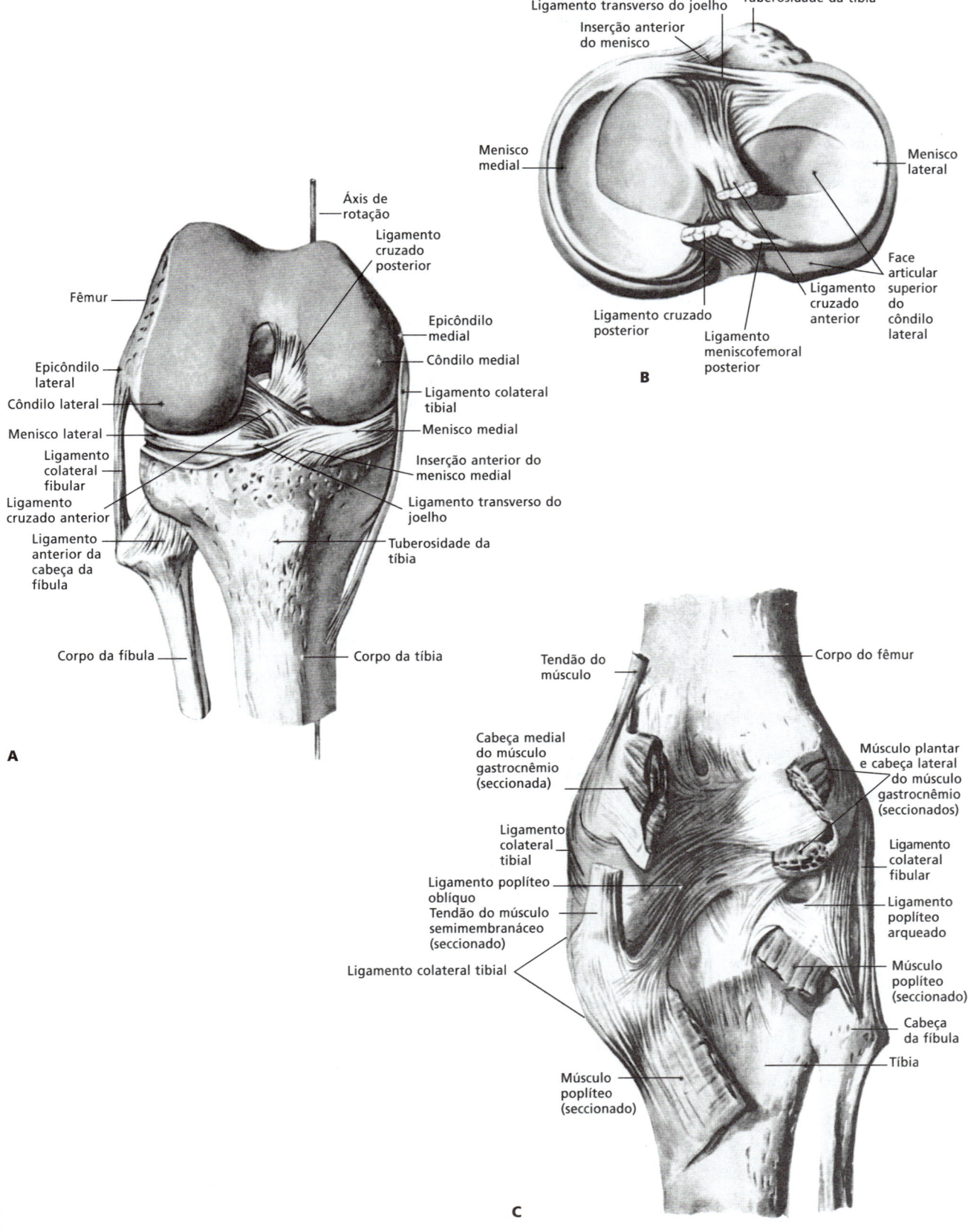

Figura 11.44 – (*A*) Articulação do joelho direito (flexionado). (*B*) Joelho direito (vista superior). (*C*) Articulação do joelho direito (vista posterior). Adaptado de Spalteholz e Spanner[2].

A articulação tibiofibular proximal é uma articulação sinovial plana, entre o côndilo lateral da tíbia e a cabeça da fíbula. A cavidade articular pode se comunicar com a do joelho. A cápsula articular é reforçada pelos ligamentos anterior e posterior da cabeça da fíbula, e os movimentos se restringem aos de deslizamento da cabeça da fíbula.

A articulação tibiofibular distal é fibrosa do tipo sindesmose, na qual os ossos são mantidos unidos por um ligamento interósseo bastante espesso e pelos ligamentos tibiofibulares anterior, posterior e transverso. Esses ligamentos são importantes para a integridade da articulação do tornozelo (Fig. 11.45).

Tornozelo (Talocrural)

É uma articulação sinovial do tipo gínglimo, na qual a tróclea do tálus se situa entre os maléolos medial e lateral, articulando-se, assim, com a face articular da tíbia e com os maléolos. A cápsula articular é espessada, de ambos os lados, pelos ligamentos medial (deltóide) e lateral. O ligamento medial (deltóide) vai do maléolo medial ao tálus navicular e calcâneo, ao passo que o ligamento lateral consiste nos ligamentos talofibular anterior, calcaneofibular e talofibular posterior.

A cápsula articular apresenta-se frouxa, anterior e posteriormente, a fim de permitir os movimentos de flexão plantar e flexão dorsal (Fig. 11.46, A e B).

Intertarsais

São articulações sinoviais planas, nas quais a amplitude dos movimentos é bastante reduzida, porém, a somatória destes resulta em inversão e eversão do pé. Das articulações intertarsais, as mais importantes são a subtalar, a talocalcaneonavicular e a calcaneocubóide; as duas últimas constituem a articulação transversa do tarso.

A articulação subtalar (talocalcânea) é sinovial plana, entre o corpo (face inferior) do tálus e o calcâneo (face superior). A cápsula articular está reforçada pelos ligamentos talocalcâneos medial, lateral, posterior e interósseo (anterior).

A articulação transversa do tarso (mediotársica), formada pelas articulações talocalcaneonavicular e calcaneocubóide, embora com cavidade e cápsulas articulares separadas, comporta-se como uma única articulação. Essa articulação apresenta os seguintes ligamentos: calcaneocubóide plantar (plantar curto) – bifurcado, que se divide em calcaneocubóide e calcaneonavicular – e plantar longo (Fig. 11.47).

Tarsometatarsais

São articulações sinoviais do tipo plana que permitem somente movimentos de deslizamentos. Ocorrem entre os ossos cuneiformes e cubóide, com as bases dos ossos metatársicos (I, II, III, IV e V). Pode-se dividir essa articulação em tarsometatársicas medial, intermédia e lateral. A articulação tarsometatársica medial ocorre entre o cuneiforme medial e a base do primeiro metatársico; a intermédia, entre os cuneiformes (medial, intermédio e lateral) e o segundo e terceiro metatársicos; e a lateral, entre o cubóide e o quarto e quinto metatársicos. A articulação tarsometatársica medial é a que apresenta maior amplitude de movimento, ao passo que a intermédia é a que apresenta a menor amplitude. Os ligamentos estão firmemente fixados, e são denominados dorso plantares e interósseos (Fig. 11.47).

Intermetatarsais

São sinoviais do tipo plana e ocorrem entre as bases dos ossos metatársicos, permitindo apenas movimentos de deslizamento. Os ligamentos dorsais plantares e interósseos unem fortemente as bases do segundo ao quinto metatársicos (Fig. 11.47).

Metatarsofalangeanas

São classificadas como sinoviais do tipo elipsóide e ocorrem entre as cabeças dos metatársicos e as bases das falanges proximais. Essas articulações permitem os movimentos de flexão, extensão, abdução e adução. As cápsulas articulares são reforçadas, de ambos os lados, por ligamentos colaterais, e a porção plantar da cápsula forma o ligamento plantar (Fig. 11.47).

Interfalangeanas do Pé

Essas articulações são classificadas como sinoviais do tipo gínglimo (dobradiça), permitindo a flexão e a extensão. Elas ocorrem entre a cabeça de uma falange e a base da falange distal (Fig. 11.47).

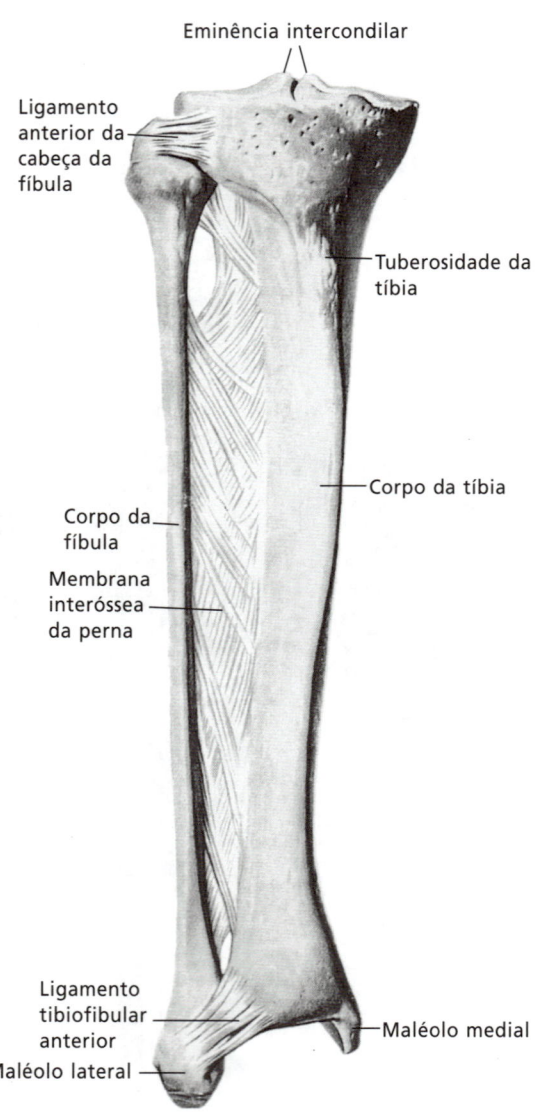

Figura 11.45 – Articulação tibiofibular. Adaptado de Spalteholz e Spanner[2].

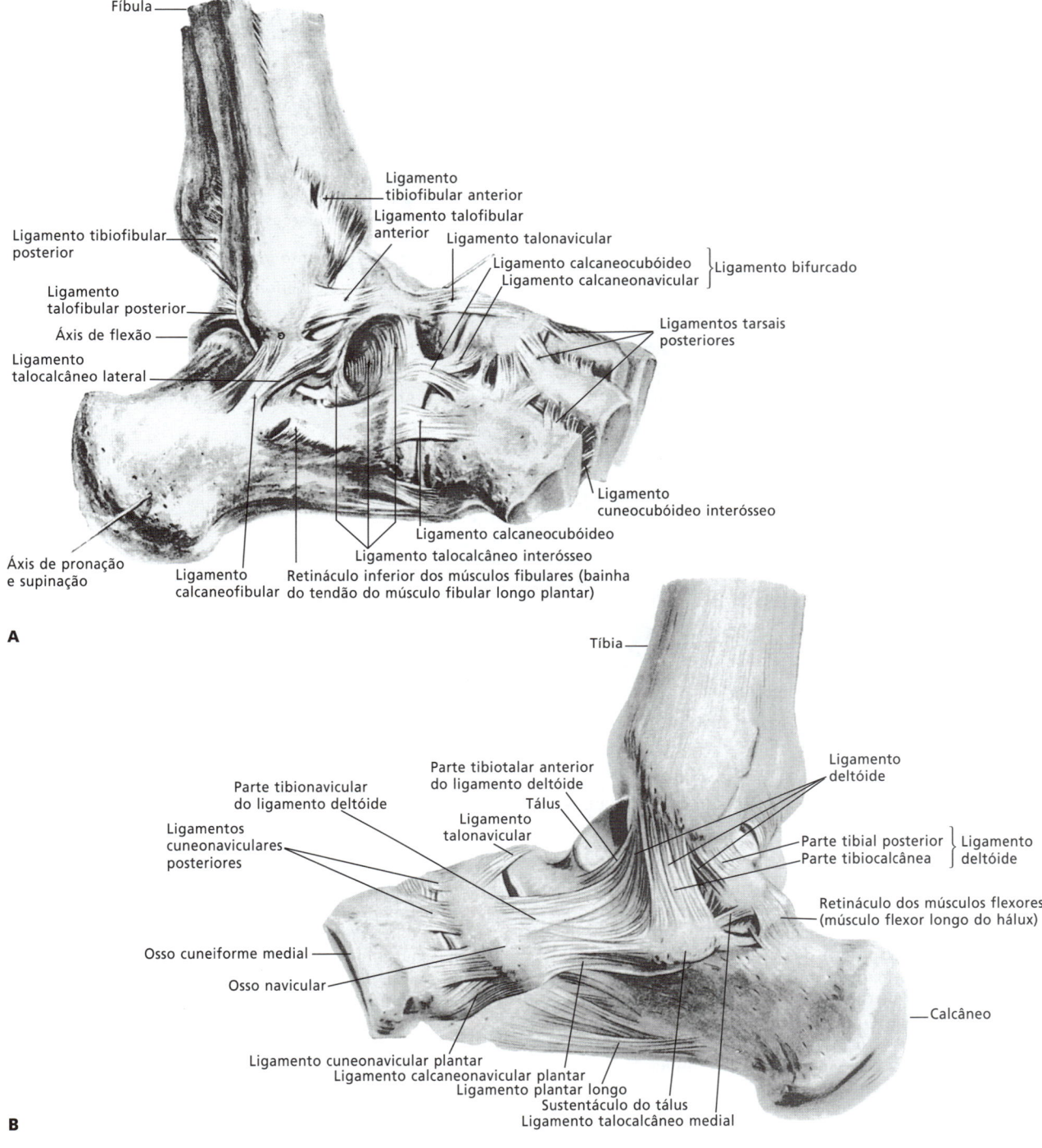

Figura 11.46 – Articulação do tornozelo direito. (*A*) Vista lateral. (*B*) Vista medial. Adaptado de Spalteholz e Spanner[2].

Músculos
Articulação do Quadril (Coxofemoral)

Os músculos das regiões anterior, medial e posterior da coxa agem na estabilização e na mobilidade desta articulação.

Os músculos das regiões anterior são:

■ *Músculo tensor da fáscia lata*: localiza-se na porção ântero-lateral da coxa. Origina-se no lábio externo da crista ilíaca e se insere no trato iliotibial. Abduz, flete a coxa e fixa o tronco sobre ela. É inervado pelo nervo glúteo superior (L4 e L5) (Fig. 11.48).

■ *Músculo sartório*: é o músculo mais superficial na parte anterior da coxa, e é o mais longo do corpo. Origina-se na espinha ilíaca ântero-superior e se insere na face medial da tíbia. Auxilia na abdução e na rotação lateral da coxa. É inervado pelo nervo femoral (L2 e L3) (Fig. 11.48).

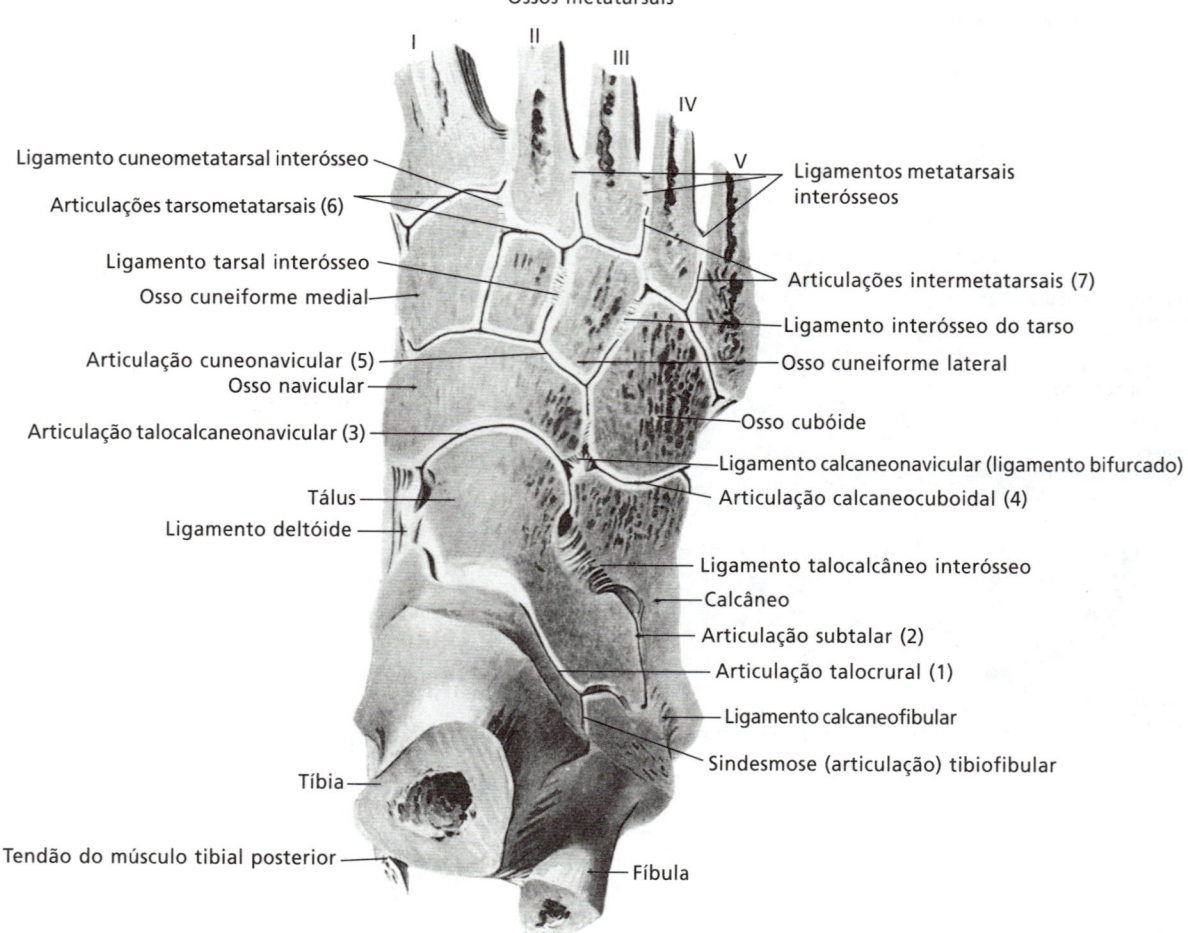

Figura 11.47 – Articulações do pé. Adaptado de Spalteholz e Spanner[2].

- *Músculo quadríceps da coxa*: esse músculo consiste em quatro cabeças de origem – reto da coxa e vastos lateral, medial e intermédio. É o mais volumoso músculo do corpo humano. Entretanto, somente o músculo reto da coxa atua na articulação do quadril; origina-se na espinha ilíaca ântero-superior e na margem póstero-superior do acetábulo, e insere-se na tuberosidade da tíbia por meio do ligamento patelar. Sua ação é a de fletir a coxa, e é suprido pelo nervo femoral (L2 a L4) (Figs. 11.48 e 11.49).
- *Músculo iliopsoas*: é formado pelas terminações de dois músculos da parede posterior do abdome – o ilíaco e o psoas maior. O músculo psoas maior origina-se nos processos transversos, corpos e discos intervertebrais das vértebras lombares; o músculo ilíaco, na fossa ilíaca. Inserem-se, através de tendão único, no trocanter menor do fêmur. Têm como ação principal a flexão da coxa e são inervados por ramos ventrais dos nervos lombares (Fig. 11.50).

Região Medial da Coxa

Os músculos da região medial da coxa são: pectíneo, grácil e adutores magno, curto e longo.

- *Músculo pectíneo*: é um músculo superficial, plano e curto. Origina-se na linha pectínea do púbis e se insere na linha pectínea do fêmur. Aduz e flete a coxa, e é inervado pelo nervo femoral (L2 e L3) ou, então, por um ramo do nervo obturatório (L2 e L3) (ver Fig. 11.48).
- *Músculo grácil*: é o músculo mais medial da coxa e situa-se ao longo da porção medial da coxa e do joelho. Origina-se no corpo e no ramo do osso púbis e se insere na face medial da tíbia. Aduz a coxa e flete a perna. É inervado pelo ramo anterior do nervo obturatório (Fig. 11.51).
- *Músculo adutor magno*: esse músculo apresenta duas porções e cada uma delas exerce uma ação diferente. Como seu nome indica, é o maior dos adutores. Origina-se nos ramos inferiores do púbis e ísquio, bem como no túber isquiático. Insere-se na linha áspera, na tuberosidade glútea e no tubérculo adutor do fêmur. Aduz e também estende a coxa. É inervado pelo obturador, com exceção da porção tibial do músculo, que é inervada pelo nervo isquiático (Fig. 11.52).
- *Músculo adutor curto*: localiza-se anteriormente ao adutor magno e de forma profunda em relação ao adutor longo. Origina-se no corpo e no ramo inferior do púbis. Insere-se tanto na linha pectínea quanto na porção proximal da linha áspera do fêmur. Aduz a coxa. É inervado pelo nervo obturador (Fig. 11.52).
- *Músculo adutor longo*: é o mais anterior dos adutores da coxa. Origina-se no corpo do púbis e se insere na linha áspera do fêmur. Aduz e flete a coxa. É inervado pelo obturador (ver Figs. 11.48 e 11.49).

Anatomias Ósseas, Articulares e Musculares ■ 77

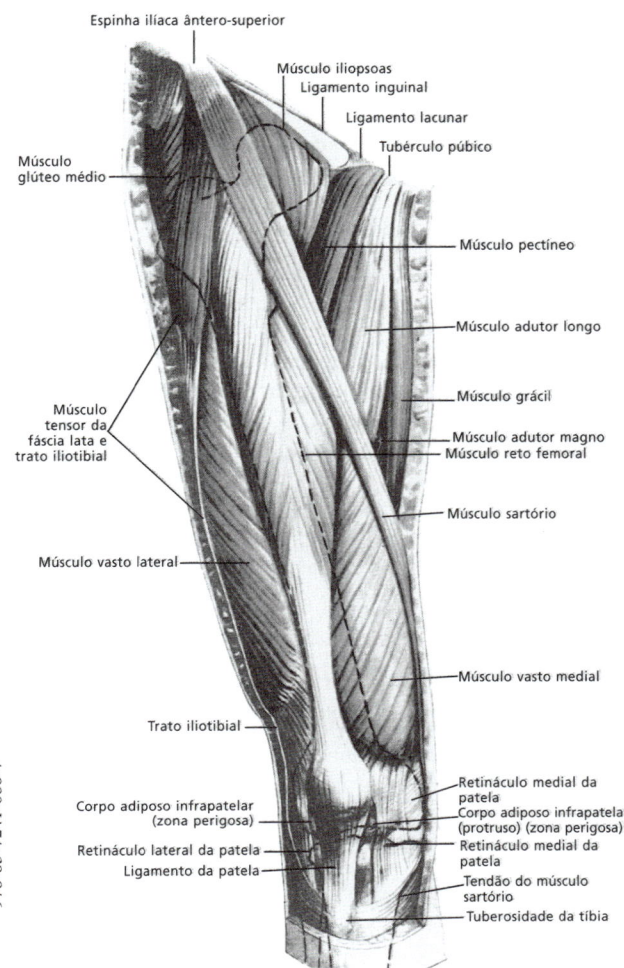

Figura 11.48 – Músculos da coxa: dissecção superficial (vista anterior). Adaptado de Spalteholz e Spanner².

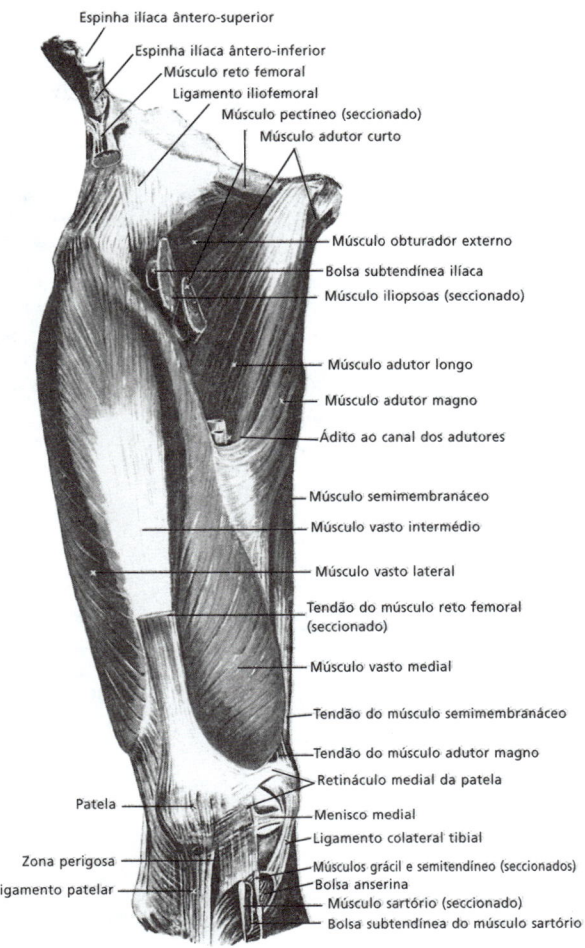

Figura 11.49 – Músculos da coxa: dissecção profunda (vista anterior). Adaptado de Spalteholz e Spanner².

Região Posterior da Coxa

Os músculos da região posterior da coxa são o semimembranoso, o semitendinoso e o bíceps da coxa. Estes são denominados também como músculos do jarrete e agem sobre duas articulações: a do quadril e a do joelho.

- *Músculo semimembranoso*: é um músculo póstero-medial da coxa e está localizado profundamente ao semitendinoso. Origina-se no túber isquiático e se insere no côndilo medial da tíbia. Estende a coxa e flete a perna. É inervado pelo nervo isquiático (ver Fig. 11.51).
- *Músculo semitendinoso*: é um músculo póstero-medial da coxa e superficial ao semimembranoso. Origina-se no túber isquiático, e se insere na porção proximal da face medial do corpo da tíbia. Estende a coxa, flete a perna e pode, ainda, com o semimembranoso, girar medialmente a tíbia sobre o fêmur. É inervado pelo nervo isquiático (ver Fig. 11.51).
- *Músculo bíceps da coxa*: apresenta duas cabeças de origem – a longa e a curta. A cabeça longa origina-se no túber isquiático e a curta, na linha áspera do fêmur. Insere-se na cabeça da fíbula. As cabeças longa e curta fletem a perna, ao passo que a cabeça longa, isoladamente, estende a coxa. A cabeça longa é inervada pela divisão tibial do nervo isquiático e a curta, pela divisão fibular (Fig. 11.52).

Região Glútea

Os músculos da região glútea situam-se posteriormente à articulação do quadril. Essa região é limitada superiormente pela crista ilíaca e inferiormente pela margem inferior do músculo glúteo máximo. A massa muscular dessa região é constituída pelos músculos glúteos – máximo, médio e mínimo. O músculo glúteo máximo recobre não somente o médio e o mínimo, como também os músculos piriforme, obturador interno, gêmeos superior e inferior, e o quadrado da coxa.

- *Músculo glúteo máximo*: é o músculo mais superficial da região glútea. Origina-se na face glútea da asa do ílio, na face posterior do sacro e cóccix, e no ligamento sacrotuberal. Insere-se na tuberosidade glútea do fêmur, na linha áspera e na fáscia lata. É um músculo extensor e rotador lateral da coxa; é inervado pelo nervo glúteo inferior do plexo lombossacro (Fig. 11.53).
- *Músculo glúteo médio*: situa-se profundamente no músculo glúteo máximo, e é parcialmente coberto por ele.

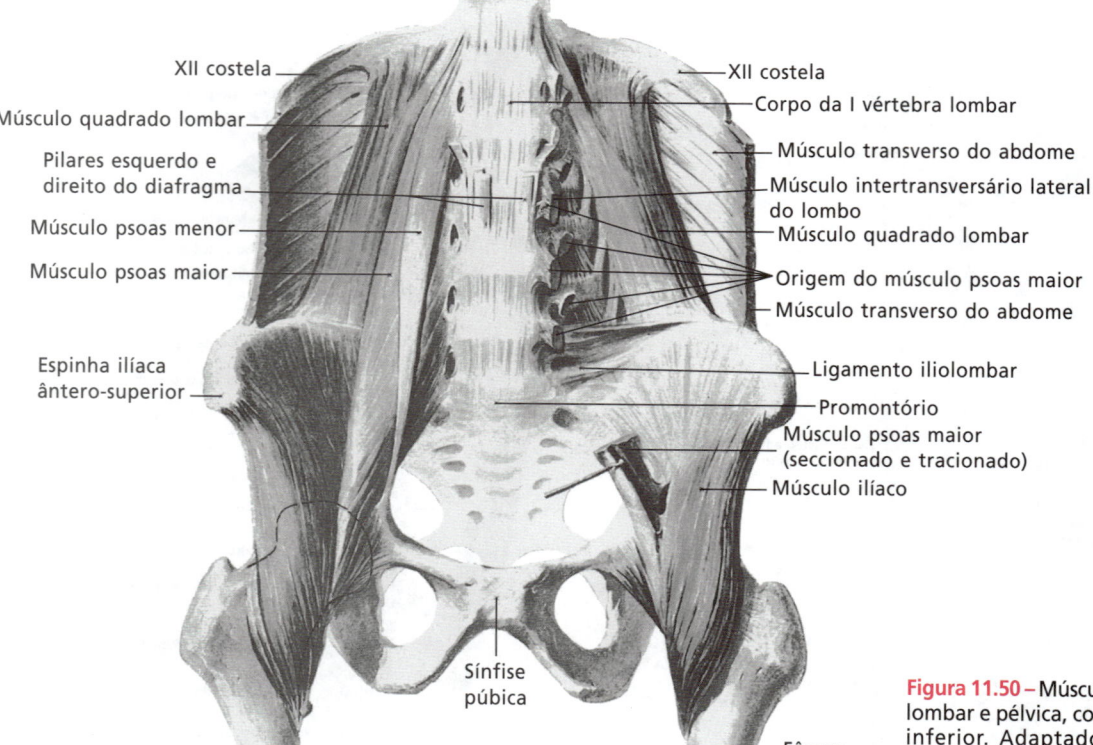

Figura 11.50 – Músculos da coxa: regiões lombar e pélvica, com ação no membro inferior. Adaptado de Spalteholz e Spanner[2].

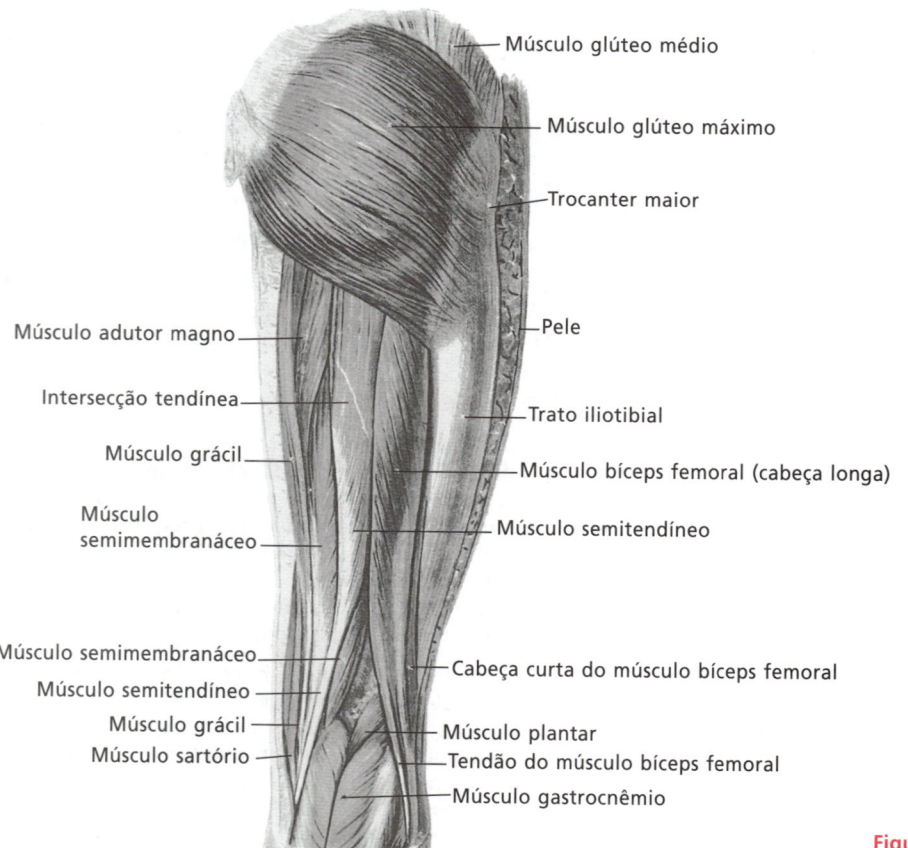

Figura 11.51 – Músculos da coxa e região glútea dissecção superficial (vista posterior). Adaptado de Spalteholz e Spanner[2].

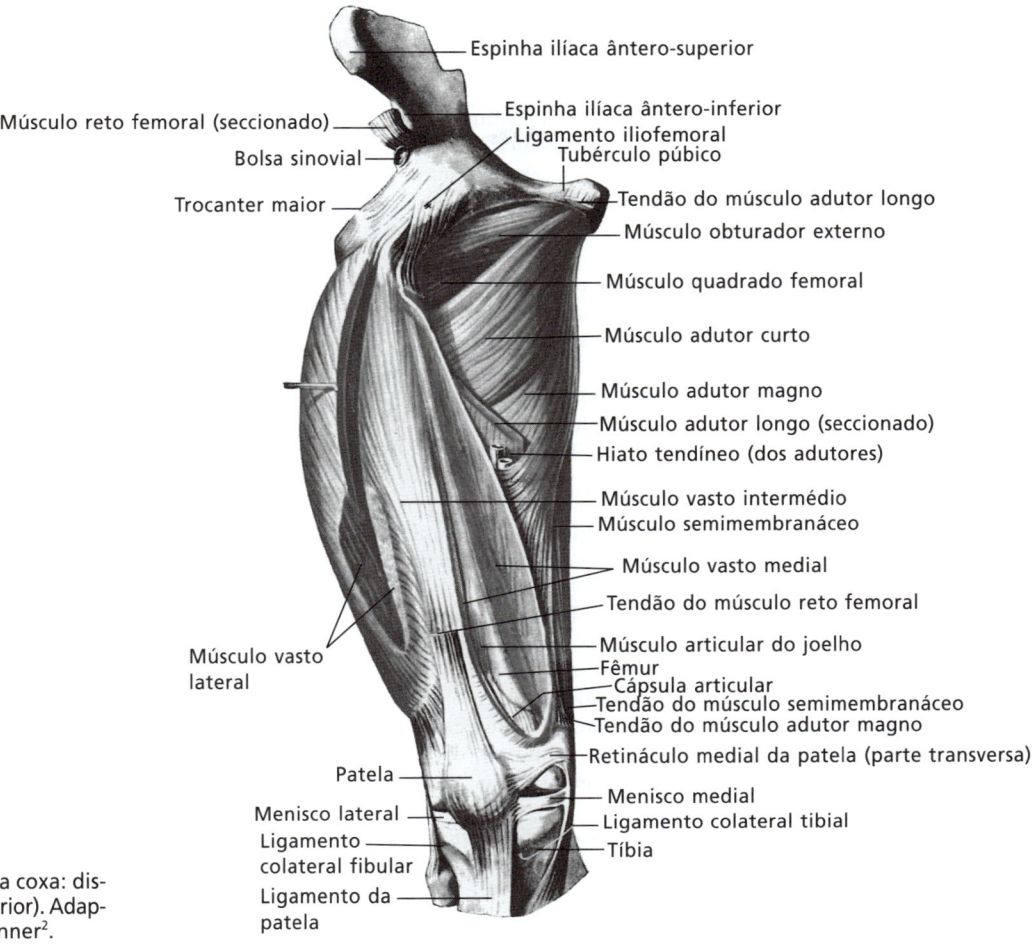

Figura 11.52 – Músculos da coxa: dissecção profunda (vista anterior). Adaptado de Spalteholz e Spanner[2].

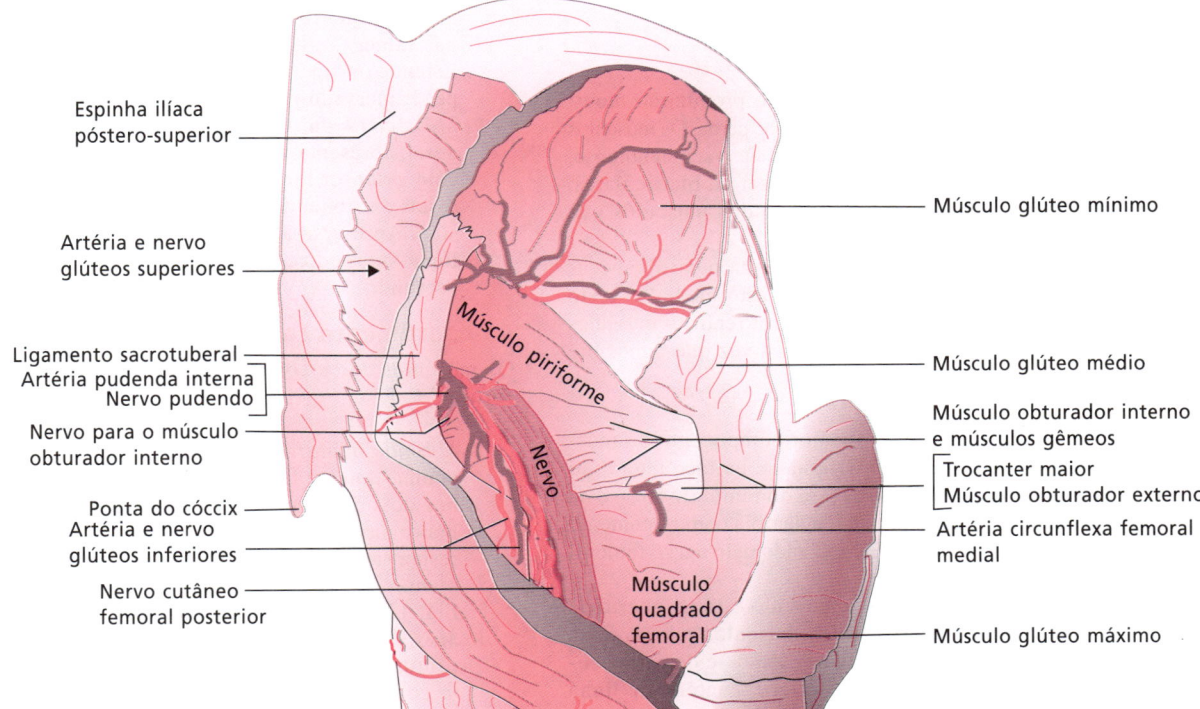

Figura 11.53 – Região glútea: dissecção profunda. Adaptado de Spalteholz e Spanner[2].

Origina-se na face glútea do ilíaco e se insere no trocanter maior do fêmur. Abduz e gira medialmente a coxa. É inervado pelo nervo glúteo superior do plexo lombossacro (ver Fig. 11.53).

- *Músculo glúteo mínimo*: situa-se de forma profunda no músculo glúteo médio, e é o menor dos músculos glúteos. Origina-se na face glútea do ilíaco, e se insere no trocanter maior do fêmur. Abduz e gira medialmente a coxa. É inervado pelo glúteo superior do plexo lombossacro (ver Fig. 11.53).
- *Músculo piriforme*: é um músculo profundo da região glútea. Origina-se na porção média da face pélvica do osso sacro e anteriormente à espinha ilíaca póstero-inferior. Insere-se no trocanter maior do fêmur. Esse músculo gira lateralmente a coxa e estabiliza a articulação do quadril. É inervado por ramos do plexo lombossacro (ramos ventrais de S1 e S2) (ver Fig. 11.53).
- *Músculo obturador interno*: é um dos músculos da parede pélvica. Origina-se no contorno interno do forame obturado, e se insere na face medial do trocanter maior do fêmur. Gira lateralmente a coxa. É inervado pelo nervo obturador interno (L5 e S1) (ver Fig. 11.53).
- *Músculos gêmeos superior e inferior*: localizam-se superiormente ao músculo quadrado da coxa. O gêmeo superior origina-se na espinha isquiática e o inferior, no túber isquiático. Inserem-se no tendão do músculo obturador interno. Colaboram girando lateralmente a coxa. São inervados pelo nervo do obturador interno; o gêmeo superior também é suprido pelo nervo do quadrado da coxa (ver Fig. 11.53).
- *Músculo quadrado da coxa*: localiza-se inferiormente aos músculos obturador interno e gêmeos. Origina-se na margem medial do túber isquiático e se insere na crista intertrocantérica do fêmur. Gira lateralmente a coxa. É inervado pelo nervo do quadrado da coxa (L5 e S1) (ver Fig. 11.53).

Articulação do Joelho

Os músculos que atuam nessa articulação produzirão movimentos de flexão, extensão e, ainda, rotação da perna. Os músculos que agem, portanto, na articulação do joelho são o semitendinoso, semimembranoso e bíceps da coxa. Por serem biarticulares, foram descritos anteriormente no estudo dos músculos que atuam na articulação do quadril.

O músculo quadríceps da coxa apresenta quatro cabeças de origem: reto da coxa, vasto lateral, vasto medial e vasto intermédio. O músculo reto da coxa foi descrito entre os músculos que atuam na articulação do quadril, uma vez que também é biarticular.

- *Músculo vasto lateral*: é o maior componente do músculo quadríceps da coxa. Origina-se na face lateral do trocanter maior e na linha áspera do fêmur. Insere-se na base da patela e na tuberosidade da tíbia como ligamento patelar. Estende a perna, e é inervado pelo nervo femoral (ver Fig. 11.52).
- *Músculo vasto medial*: esse músculo está recoberto na porção proximal da coxa pelos músculos reto da coxa e sartório; sua porção distal apresenta-se de forma superficial. Origina-se na linha intertrocantérica e linha áspera do fêmur. Insere-se na base da patela e na tuberosidade da tíbia como ligamento patelar. Estende a perna e é inervado pelo nervo femoral (ver Fig. 11.52).
- *Músculo vasto intermédio*: está localizado entre os músculos vasto medial e lateral; é recoberto tanto pelo reto da coxa quanto pelo vasto lateral. Origina-se nas faces anterior e lateral do corpo do fêmur. Insere-se na base da patela e na tuberosidade da tíbia como ligamento patelar. Estende a perna, e é inervado pelo nervo femoral (ver Fig. 11.52).

Articulações de Tornozelo, Tarso e Dedos

Os músculos que atuam nessas regiões podem ser agrupados em músculos dos compartimentos anterior, lateral e posterior da perna e, ainda, da planta e dorso do pé.

Compartimento Anterior da Perna

Os músculos desse compartimento estão situados anteriormente à membrana interóssea. Esse compartimento apresenta os músculos tibial anterior, extensor longo do hálux, extensor longo dos dedos e fibular terceiro.

- *Músculo tibial anterior*: esse músculo situa-se na face lateral da tíbia. Origina-se no côndilo lateral e nos dois terços proximais da tíbia. Insere-se na base do primeiro metatársico e nas faces medial e inferior do cuneiforme medial. Realiza a dorsoflexão e inversão do pé. É inervado pelo nervo fibular profundo (Fig. 11.54).
- *Músculo extensor longo do hálux*: esse músculo situa-se entre os músculos tibial anterior e extensor longo dos dedos. Origina-se no um terço médio da fíbula e na membrana interóssea, e se insere na base da falange distal do hálux. Dorsoflete o pé e, ainda, estende o hálux. É inervado pelo nervo fibular profundo (Fig. 11.55).
- *Músculo extensor longo dos dedos*: esse músculo situa-se lateralmente ao tibial anterior. Origina-se no côndilo lateral da tíbia, nos três quartos proximais da face anterior da fíbula e na membrana interóssea. Insere-se, por meio de quatro tendões (é um músculo policaudado), nas falanges média e distal dos quatro dedos laterais. Estende os quatro dedos laterais e auxilia na eversão do pé. É inervado pelo fibular profundo (ver Fig. 11.54).
- *Músculo fibular terceiro*: é um músculo inconstante. Em geral, apresenta-se como uma porção separada do músculo extensor longo dos dedos. Origina-se no um terço distal da fíbula e se insere na base do quinto metatársico. Apresenta as mesmas ações do músculo extensor longo dos dedos. É também inervado pelo nervo fibular profundo.

Compartimento Lateral da Perna

Os músculos desse compartimento são os fibulares longo e curto:

- *Músculo fibular longo*: é o músculo mais superficial do compartimento lateral da perna. Origina-se na cabeça e nos dois terços proximais da fíbula, e se insere no primeiro metatársico e no cuneiforme medial. É o músculo responsável pela eversão do pé e, ainda, auxilia na flexão plantar. É inervado pelo nervo fibular superficial (ver Fig. 11.54).
- *Músculo fibular curto*: esse músculo está localizado profundamente ao fibular longo. Origina-se nos dois terços distais da fíbula, e se insere na tuberosidade do quinto metatársico. Everte o pé e, ainda, auxilia na flexão plantar. Também é inervado pelo fibular superficial (ver Fig. 11.54).

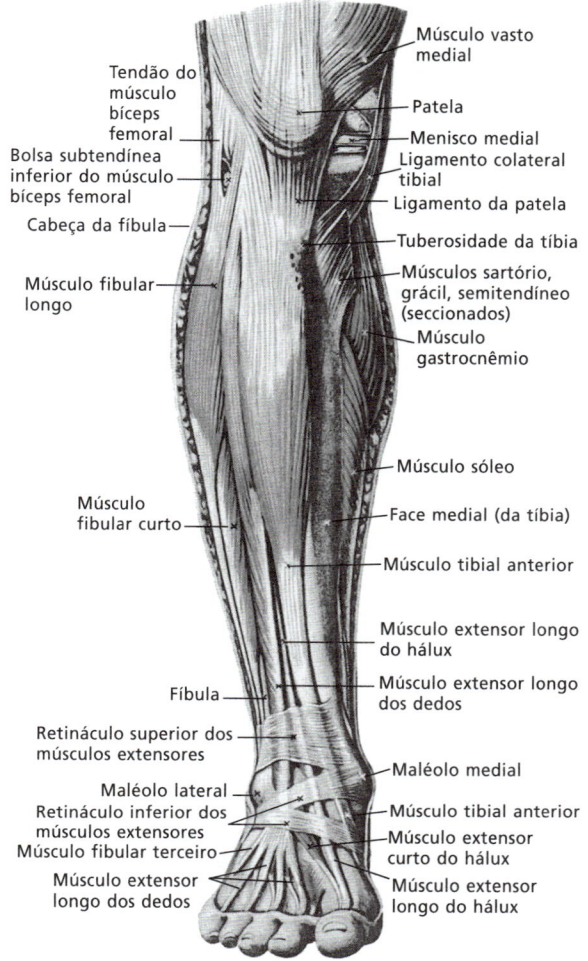

Figura 11.54 – Perna direita: musculatura superficial. Adaptado de Spalteholz e Spanner[2].

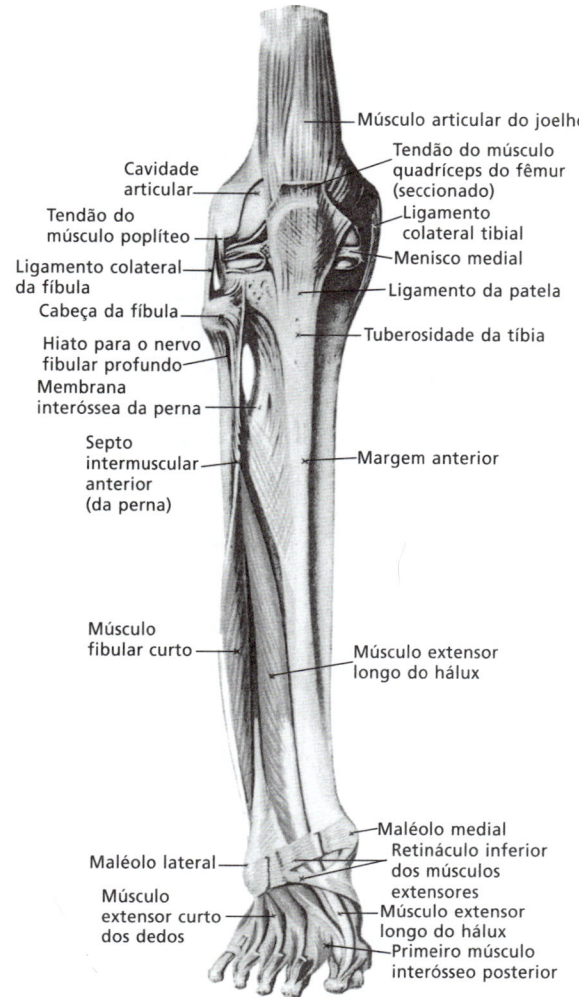

Figura 11.55 – Perna direita: musculatura profunda. Adaptado de Spalteholz e Spanner[2].

Compartimento Posterior da Perna

Os músculos desse compartimento estão localizados posteriormente à tíbia, à membrana interóssea, à fíbula e ao septo intermuscular posterior. Esses músculos são divididos em grupos – superficial e profundo – por meio do septo intermuscular transversal ou fáscia transversal profunda da perna.

O *grupo superficial* está representado pelos músculos gastrocnêmio, sóleo e plantar. Os músculos gastrocnêmio e sóleo formam o músculo tríceps da perna, e têm em comum o tendão calcâneo (tendão de Aquiles), que alcança a face posterior do osso calcâneo:

- *Músculo gastrocnêmio*: é o músculo mais superficial da região posterior da perna, e apresenta duas cabeças de origem: a medial e a lateral. A cabeça medial origina-se superiormente ao côndilo medial do fêmur; a cabeça lateral, no côndilo lateral do fêmur. Inserem-se na face posterior do osso calcâneo, por meio do tendão calcâneo. Esse músculo atua na flexão plantar, e é inervado pelo nervo tibial (Fig. 11.56).
- *Músculo sóleo*: esse músculo situa-se profundamente aos gastrocnêmios. Origina-se nas porções proximal e posterior da fíbula, na margem medial da tíbia e no arco tendíneo, entre a tíbia e a fíbula. Insere-se na face posterior do osso calcâneo por meio do tendão calcâneo. Atua na flexão plantar e é inervado pelo tibial (Fig. 11.57).
- *Músculo plantar*: é um músculo inconstante, que, quando presente, apresenta um ventre curto e um tendão bastante longo. Origina-se na face poplítea do fêmur, superiormente ao côndilo lateral, e se insere no tendão calcâneo ou no seu lado medial. Auxilia na flexão plantar e é inervado pelo nervo tibial.

O *grupo profundo* está representado pelos músculos poplíteos, flexor longo dos dedos, flexor longo do hálux e tibial posterior.

- *Músculo poplíteo*: esse músculo, na realidade, atua na articulação do joelho e forma o assoalho da fossa poplítea, em sua porção inferior. Origina-se no interior da cápsula articular do joelho, na face lateral do côndilo lateral e no menisco lateral. Insere-se na porção proximal da face posterior da tíbia. Flete e gira medialmente a tíbia sobre o fêmur. É inervado pelo nervo tibial (Fig. 11.58, A e B).
- *Músculo flexor longo dos dedos*: esse músculo situa-se de forma profunda e póstero-medial na perna. Origina-se no terço médio da face posterior da tíbia, e se insere por meio de quatro tendões (músculo policaudado) nas bases das falanges distais dos quatro dedos laterais. Flete

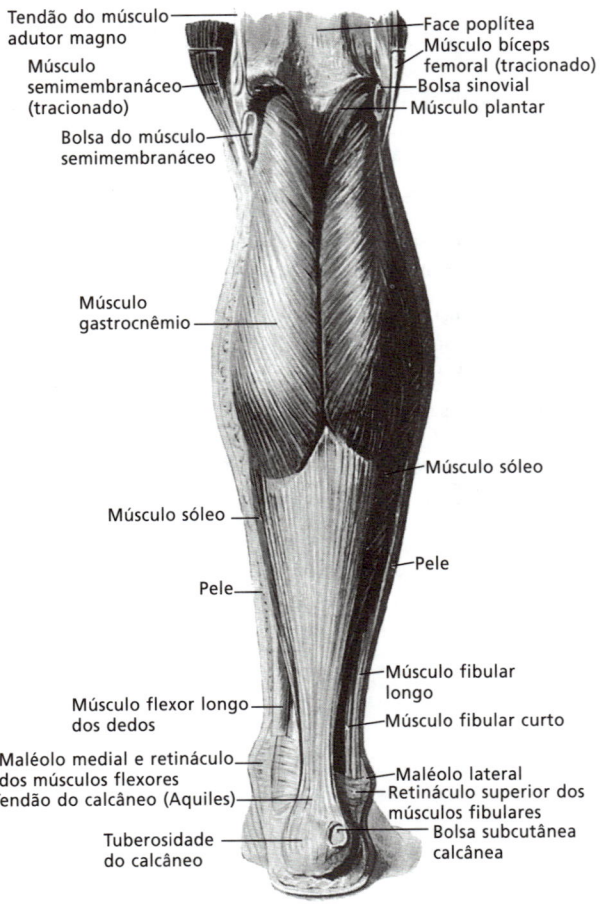

Figura 11.56 – Perna direita: compartimento posterior superficial. Adaptado de Spalteholz e Spanner[2].

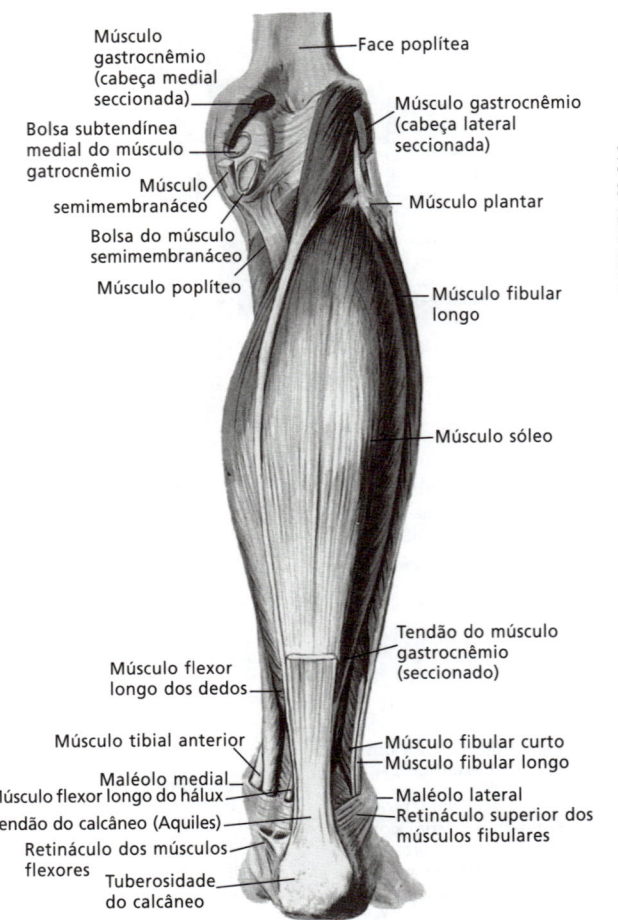

Figura 11.57 – Perna direita: compartimento posterior superficial após remoção do músculo gastrocnêmio. Adaptado de Spalteholz e Spanner[2].

as falanges distais dos dedos laterais. É inervado pelo nervo tibial (Fig. 11.58).

- *Músculo flexor longo do hálux*: esse músculo situa-se lateralmente e é o maior dos músculos profundos. Origina-se na face posterior da fíbula nos seus dois terços distais, e se insere na base da falange distal do hálux. Flete, de maneira forte, a falange distal. É inervado pelo nervo tibial (Fig. 11.58).
- *Músculo tibial posterior*: é o músculo mais profundo desse compartimento e está situado no mesmo plano que a tíbia e a fíbula. Origina-se na face posterior da tíbia e da fíbula, nos dois terços proximais e na membrana interóssea. Insere-se na tuberosidade de navicular, cuneiformes, cubóide e nas bases do segundo, terceiro e quarto metatársicos. É um flexor plantar e atua, também, na inversão do pé. É inervado pelo nervo tibial.

Os músculos flexor longo dos dedos, flexor longo do hálux e o tibial posterior passam profundamente em relação ao retináculo dos flexores (Fig. 11.58).

Planta do Pé

Na planta do pé, da superfície para a profundidade, há quatro camadas de músculos intrínsecos. A primeira camada apresenta três músculos: o abdutor do dedo mínimo, flexor curto dos dedos e abdutor do hálux. A segunda camada contém os músculos quadrado plantar e lumbricais. A terceira camada apresenta os músculos flexor curto do dedo mínimo, adutor do hálux e flexor curto do hálux. A quarta camada consiste nos músculos interósseos, plantares e dorsais.

Primeira Camada

Abdutor do Dedo Mínimo

É o mais lateral da primeira camada. Origina-se nos tubérculos medial e lateral do osso calcâneo e se insere lateralmente na base da falange proximal do dedo mínimo. Abduz e flete o dedo mínimo. É inervado pelo nervo plantar lateral, um ramo do tibial (Fig. 11.59).

Abdutor do Hálux

É o músculo mais medial dessa camada. Origina-se no tubérculo medial do osso calcâneo e se insere medialmente na base da falange proximal do hálux. Abduz e flete o hálux. É inervado pelo nervo plantar medial, um ramo do tibial (Fig. 11.59).

Flexor Curto dos Dedos

Esse músculo está situado entre o abdutor do dedo mínimo e o abdutor do hálux. Origina-se do tubérculo medial do osso

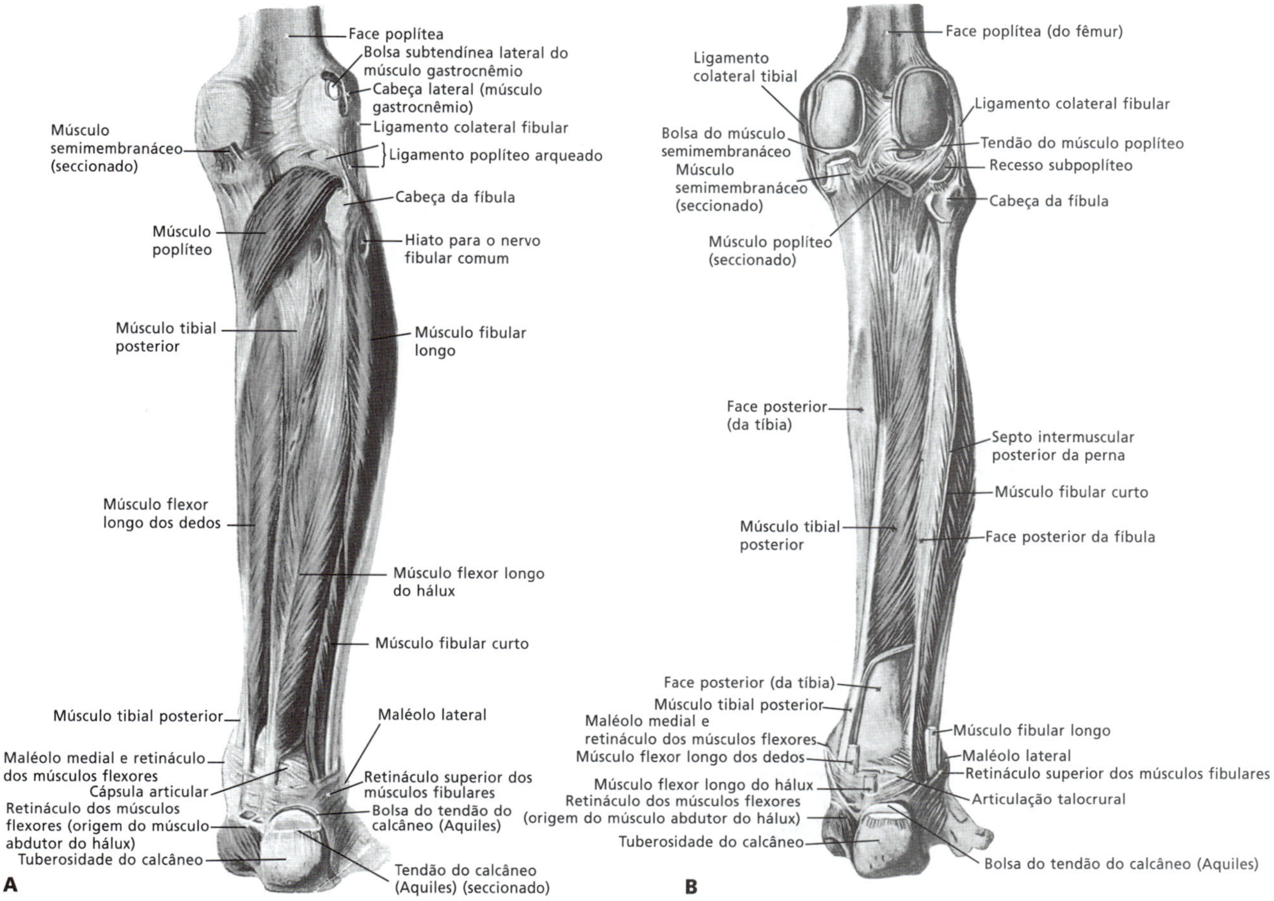

Anatomias Ósseas, Articulares e Musculares ■ 83

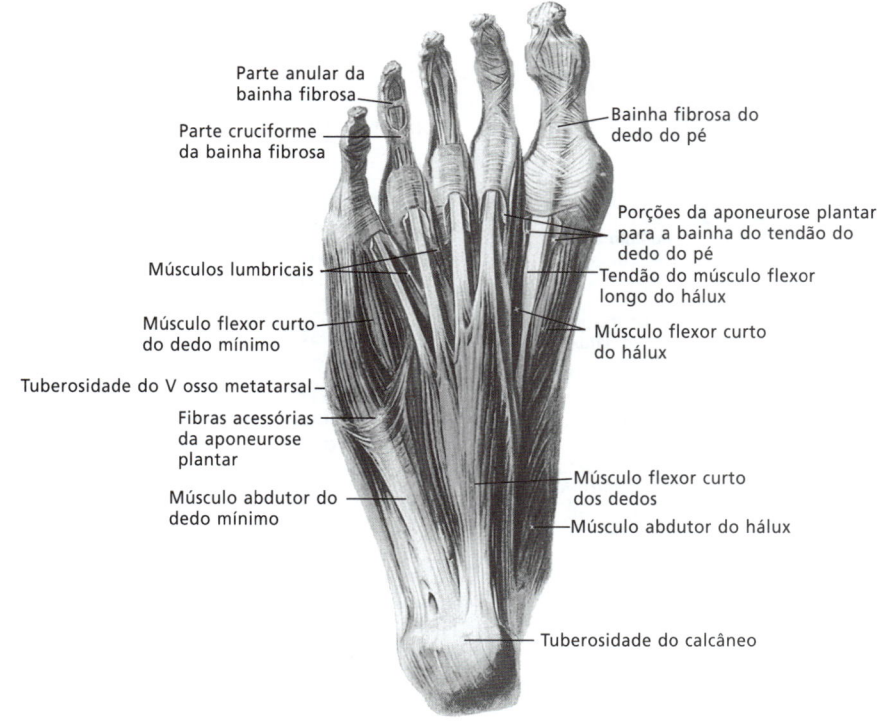

Figura 11.58 – Perna direita: compartimento profundo (vista posterior). (*A*) Camada superficial. (*B*) Camada profunda. Adaptado de Spalteholz e Spanner[2].

Figura 11.59 – Pé: músculos flexores: 1ª camada (vista inferior). Adaptado de Spalteholz e Spanner[2].

calcâneo e se insere nas falanges médias dos quatro dedos laterais. É inervado pelo nervo plantar medial, um ramo do tibial (Fig. 11.59).

Segunda Camada

Quadrado Plantar

Esse músculo também é denominado por alguns autores como músculo plantar ou flexor acessório dos dedos. Origina-se por meio de duas cabeças: a medial e a lateral. Ambas se estendem da face plantar do osso calcâneo e se inserirão no tendão do flexor longo dos dedos. Auxilia na flexão dos quatro dedos laterais. É inervado pelo nervo plantar lateral, um ramo do tibial (Fig. 11.60).

Lumbricais

São em quatro músculos pequenos. Originam-se nos respectivos tendões do músculo flexor longo dos dedos, e se inserem medialmente nas bases das falanges proximais dos quatro dedos laterais. Auxiliam na flexão das articulações metatarsofalângicas dos quatro dedos laterais. Os três músculos lumbricais laterais (2º, 3º e 4º) são inervados pelo plantar lateral, ao passo que o primeiro lumbrical é inervado pelo plantar medial, ambos ramos do tibial (Fig. 11.60).

Terceira Camada

Flexor Curto do Dedo Mínimo

Esse pequeno músculo origina-se na base do quinto metatársico, e se insere lateralmente na base da falange proximal do dedo mínimo. Flete o dedo mínimo. É inervado pelo ramo superficial do plantar lateral, ramo do tibial (Fig. 11.60).

Adutor do Hálux

É um músculo que apresenta duas cabeças de origem: a oblíqua e a transversa. A cabeça oblíqua origina-se nas bases do segundo, terceiro e quarto metatársicos, e a cabeça transversa, nas cápsulas articulares das quatro articulações metatarsofalângicas laterais; inserem-se na base da falange proximal do hálux. Aduz o hálux. É inervado pelo ramo profundo do plantar lateral, ramo do tibial (Fig. 11.61).

Flexor Curto do Hálux

Esse músculo origina-se nos ossos cubóide e cuneiforme lateral, e se insere na base da falange proximal do hálux. Flete o hálux. É inervado pelo plantar medial, um ramo do tibial (Fig. 11.61).

Quarta Camada

Interósseos Plantares

São em três e ocupam os espaços entre os ossos metatársicos. Originam-se medialmente nas bases dos terceiro, quarto e quinto metatársicos. Inserem-se medialmente nas bases das falanges proximais dos II, IV e V dedos. Aduzem os dedos. São inervados pelo plantar lateral, um ramo do nervo tibial (Fig. 11.61).

Interósseos Dorsais

São em quatro e maiores que os plantares. Originam-se nos lados dos corpos dos ossos metatársicos e se inserem nas bases das falanges proximais dos II, III e IV dedos. Auxilia na abdução e na extensão do primeiro ao quarto dedo. É inervado pelo nervo fibular profundo.

Dorso do Pé

O único músculo intrínseco do dorso do pé é o extensor curto dos dedos. Origina-se na face superior do calcâneo e se insere na base da falange proximal do hálux e nos tendões do extensor longo dos II, III e IV dedos. Auxilia na extensão do primeiro ao quarto dedo. É inervado pelo nervo fibular profundo.

Vasos Sangüíneos

Coxa e Região Glútea

A artéria ilíaca externa passa posteriormente ao ligamento inguinal. Nesse nível, passa a ser denominada artéria femoral e alcança o membro inferior.

A artéria femoral dá origem às artérias epigástrica superficial, circunflexa superficial do ílio e pudenda externa, que irrigam a região inguinal e, parcialmente, a genitália externa. Anastomosam-se com ramos das artérias ilíacas externa e interna.

A artéria femoral profunda, um ramo da artéria femoral, irriga os músculos da coxa e emite os ramos circunflexos lateral e medial da coxa, bem como as artérias perfurantes e a descendente do joelho; constitui importante via colateral entre as artérias ilíaca e poplítea. A artéria descendente do joelho participa, também, da formação da rede arterial da articulação do joelho. A artéria circunflexa medial da coxa é clinicamente importante, pois fornece irrigação para a cabeça e colo do fêmur.

A veia femoral continua na pelve como ilíaca externa, a partir do ligamento inguinal. Situa-se medialmente à artéria femoral e recebe as veias profundas da coxa, a safena magna e outras tributárias.

A região glútea é suprida por ramos da artéria ilíaca interna. Esses ramos são denominados artérias pudenda interna e glúteas superior e inferior.

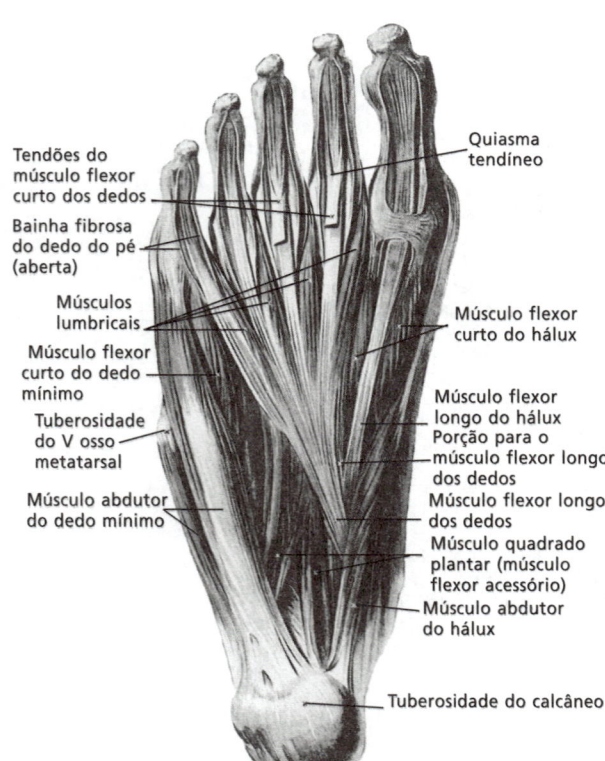

Figura 11.60 – Pé: músculos flexores: 2ª camada (vista inferior). Adaptado de Spalteholz e Spanner[2].

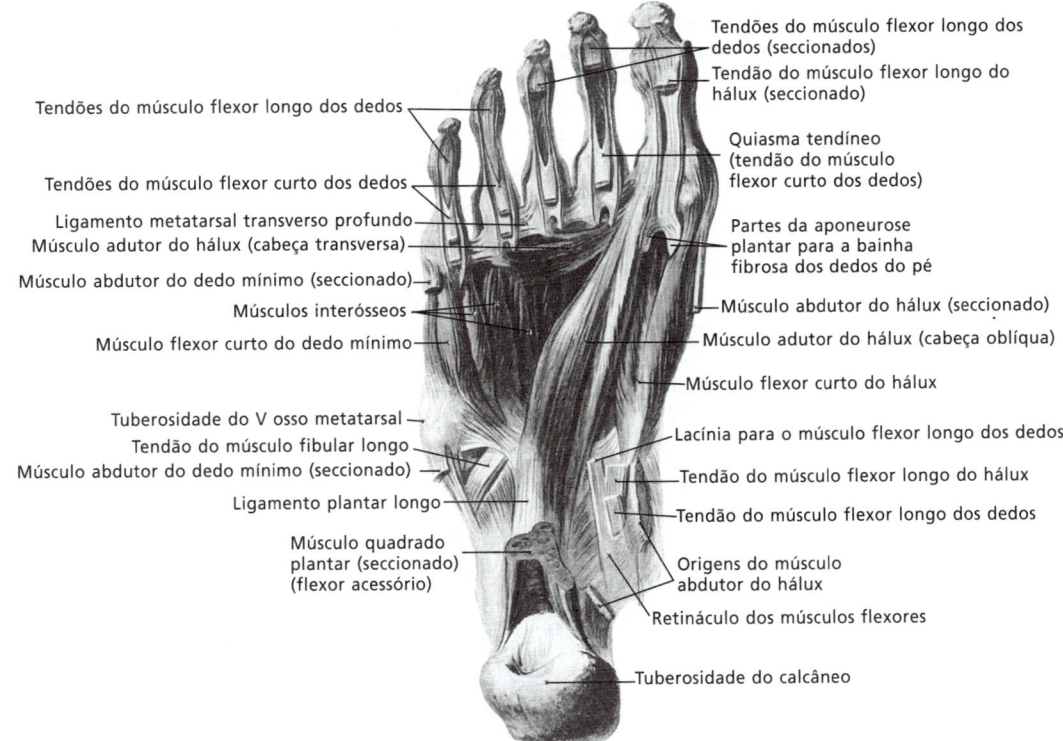

Figura 11.61 – Pé: músculos flexores: 3ª camada (vista inferior). Adaptado de Spalteholz e Spanner[2].

A artéria glútea superior abandona a pelve através do forame isquiático maior e irriga os músculos glúteos máximo, médio e mínimo e o tensor da fáscia lata.

A artéria glútea inferior também deixa a pelve, através do forame isquiático maior, e supre os músculos glúteo máximo, obturador interno, quadrado da coxa e parte superior dos músculos posteriores da coxa.

A artéria pudenda interna deixa a pelve através do forame isquiático maior, passa posteriormente à espinha isquiática e retorna à pelve pelo forame isquiático menor, alcançando a região perineal, onde irriga a genitália externa e os músculos das regiões glútea e perineal.

As veias da região glútea são tributárias das veias ilíacas internas e acompanham as artérias correspondentes.

Região do Joelho

A artéria femoral atravessa o canal dos adutores e o hiato tendíneo do músculo adutor magno, e alcança a região poplítea, com o nome de artéria poplítea.

A artéria poplítea apresenta os seguintes ramos: artérias geniculares superiores medial e lateral, geniculares inferior e medial e genicular média, bem como ramos para os músculos posteriores da coxa (jarrete), gastrocnêmios, sóleo e plantar. As artérias surais, que irrigam o gastrocnêmio, são a única fonte de irrigação para esse músculo.

Ao redor da articulação do joelho, ocorre uma rede importante de vasos arteriais. Essa rede arterial periarticular apresenta uma anastomose entre as artérias geniculares superiores e inferiores, remo descendente da artéria circunflexa lateral da coxa e a recorrente tibial anterior, formando uma rica circulação colateral.

A veia poplítea é formada pela união das veias que acompanham as artérias tibiais anterior e posterior, e termina no hiato tendíneo, onde passa a ser denominada veia femoral. A veia poplítea recebe a desembocadura da veia safena parva, que perfura o teto da fossa poplítea, por ser um vaso superficial.

Perna e Pé

A artéria poplítea divide-se em artérias tibiais anterior e posterior. A artéria tibial anterior irriga as regiões ântero-lateral da perna, do tornozelo e o dorso do pé. Origina-se na região posterior da perna, passa cranialmente à borda superior da membrana interóssea e desce anteriormente a essa membrana. Termina na articulação do tornozelo, passando a ser denominada artéria dorsal do pé. A artéria tibial anterior possui vários outros ramos: as artérias recorrentes tibiais anterior e posterior e maleolares medial e lateral – esta contribui para as redes arteriais ao redor do tornozelo.

A artéria tibial posterior, maior ramo terminal da artéria poplítea, localiza-se posteriormente ao músculo tibial posterior e de forma anterior ao músculo sóleo. No tornozelo, passa posteriormente ao maléolo medial e, logo em seguida, produz os ramos plantares medial e lateral. O principal ramo da artéria tibial posterior é a artéria fibular, que se origina na borda inferior do músculo poplíteo, e na porção distal passa posteriormente ao maléolo lateral. Essa artéria fornece os ramos maleolares laterais e calcaneares, que fazem parte da rede arterial do tornozelo.

A artéria plantar medial (ramo terminal da artéria tibial posterior) envia ramos para a porção medial do hálux e, ainda, produz ramos musculares, cutâneos e articulares. A artéria lateral é o maior ramo terminal da tibial posterior. Localiza-se entre os músculos flexor curto dos dedos e quadrado plantar e termina na base do primeiro metatársico. As artérias plantares medial e lateral constituem um arco plantar, que formam as artérias metatársicas plantares e, em seguida, produzem as artérias digitais plantares e próprias.

Na perna, as veias profundas acompanham as respectivas artérias. As veias tibiais posteriores, que se iniciam no arco plantar profundo, recebem as veias fibulares e, ao se unirem com as veias tibiais anteriores, formam a veia poplítea.

Os plexos venosos do pé são denominados dorsal e plantar. O plexo plantar drena para o arco plantar profundo e para o plexo dorsal por meio das margens do pé, de onde se originam as veias safenas magna e parva. A veia safena magna inicia-se na margem medial do pé, passa anteriormente ao maléolo medial, acompanha o nervo safeno, na face medial do terço distal da perna, e cruza os côndilos mediais da tíbia e fêmur, abrindo-se na veia femoral. A veia safena parva inicia-se na margem lateral do pé, passa posteriormente ao maléolo lateral, acompanha o nervo sural e abre-se na veia poplítea.

Nervos

A inervação do membro inferior é realizada por ramos ventrais dos nervos espinais lombares e sacros. Esses ramos ventrais anastomosam-se para constituir os plexos nervosos, que formam os nervos terminais que se dirigem para os músculos, articulações e áreas cutâneas. Os nervos terminais que se dirigem para o membro inferior são formados pelo plexo lombossacro (Fig. 11.62).

O plexo lombossacro se forma no músculo psoas maior e é constituído pelos ramos ventrais dos nervos espinais L2 a S4.

Terminais do Plexo Lombossacro

O trajeto e as principais relações dos nervos terminais desse plexo serão analisados individualmente.

Femoral (L2, L3 e L4)

Esse nervo alcança a região da coxa, após passar posteriormente ao ligamento inguinal e se aloja lateralmente aos vasos

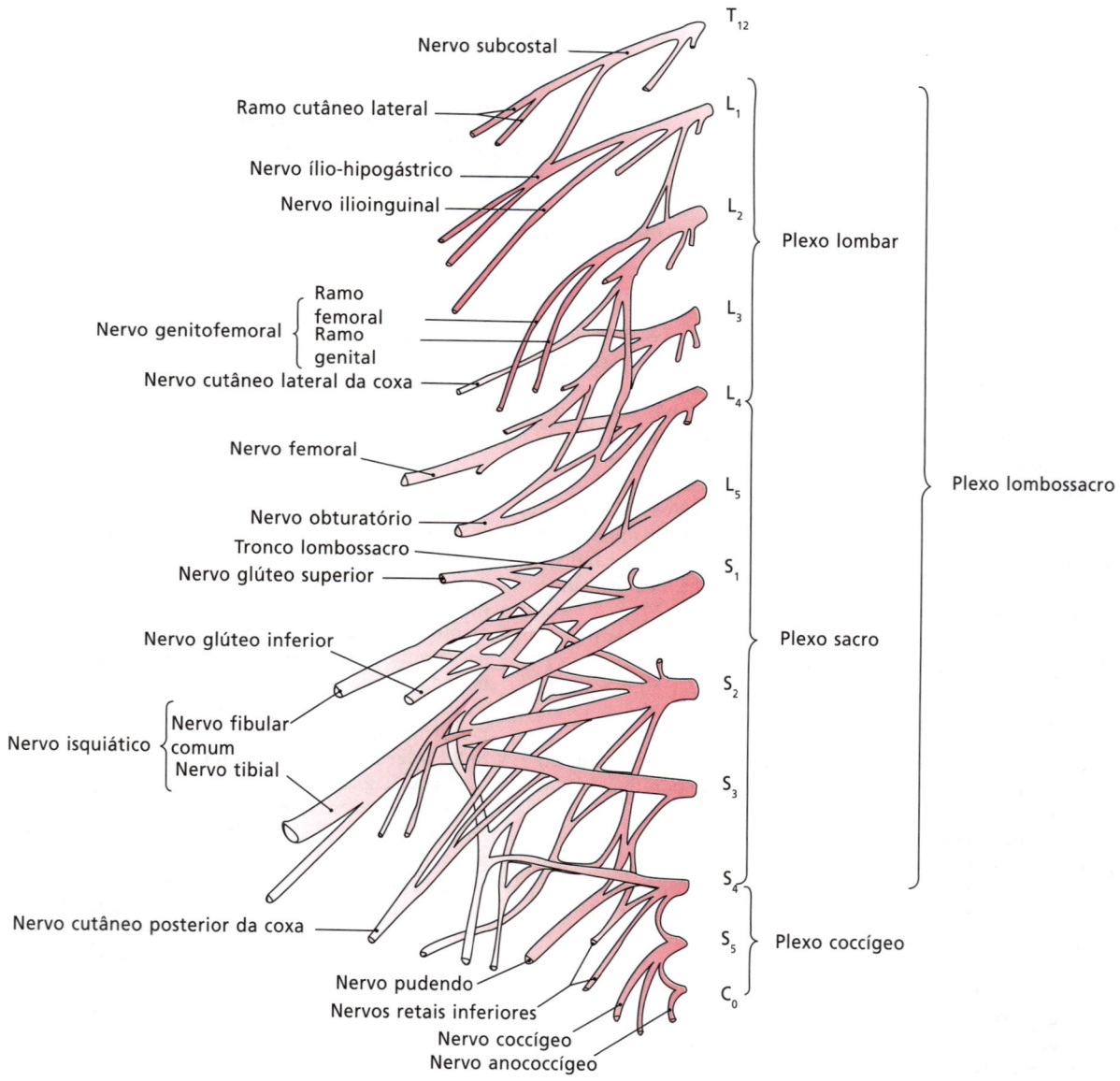

Figura 11.62 – (A) Panorama do plexo lombossacro: plexos lombar, sacro e coccígeo.

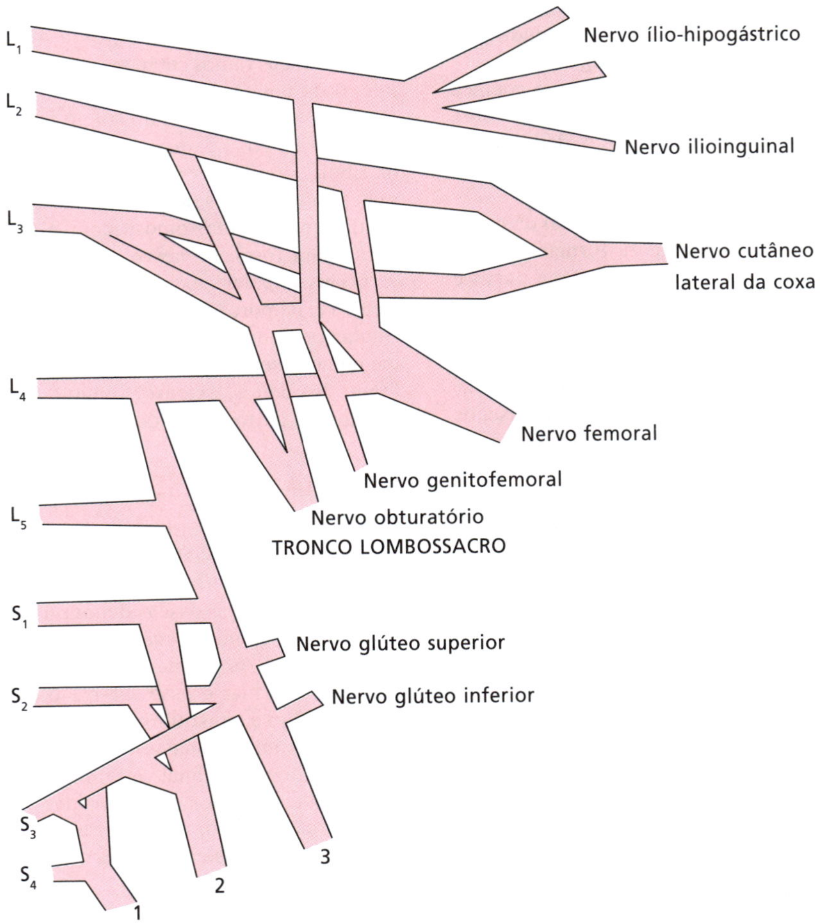

Figura 11.62 – (*Cont.*) (*B*) Esquema do plexo lombossacro. 1 = nervo pudendo; 2 = nervo cutâneo posterior da coxa; 3 = nervo isquiático.

femorais. Nessa região, divide-se em ramos musculares e cutâneos. Os ramos musculares inervam os músculos quadrado lombar, iliopsoas, pectíneo, sartório, quadríceps da coxa e parte do músculo adutor longo. Os ramos cutâneos distribuem-se à pele da região ântero-medial da coxa – o seu ramo terminal, sensitivo ou safeno inerva a pele da região medial da perna e pé.

Cutâneo Lateral da Coxa

Alcança a região da coxa, passando posteriormente ao ligamento inguinal. É um nervo sensitivo, inervando a pele da região lateral da coxa.

Obturatório

Esse nervo apresenta-se dividido em ramos anterior e posterior. Após atravessarem o forame obturado, alcançam a região medial da coxa. O ramo anterior inerva os músculos pectíneo, adutor longo, adutor curto e o grácil. O ramo posterior inerva os músculos adutor magno e o obturador externo.

Genitofemoral

Esse nervo divide-se em ramos genital e femoral. O ramo genital, por meio do anel inguinal profundo, alcança o canal inguinal e inerva o músculo cremáster e o escroto ou o lábio maior do pudendo. O ramo femoral inerva a pele do trígono femoral.

Glúteo Superior

Esse nervo acompanha a artéria glútea superior e inerva os músculos glúteo médio, glúteo mínimo e o tensor da fáscia lata. Envia, ainda, ramos para a articulação do quadril.

Glúteo Inferior

Após ultrapassar o forame isquiático maior, inferiormente ao músculo piriforme, inerva o músculo glúteo máximo.

Pudendo

Esse nervo forma os seguintes ramos: retal inferior, que se dirige ao esfíncter externo do ânus, à porção distal do canal anal e à pele perineal. O nervo perineal inerva, também, o esfíncter externo do ânus, levantador do ânus, o bulboesponjoso, isquiocavernoso, transverso superficial do períneo e o bulbo do pênis, e continua como nervos escrotais ou labiais posteriores, bem como dorsal do pênis ou do clitóris; portanto, é essencialmente sensitivo.

Cutâneo Posterior da Coxa

Esse nervo fornece ramos para a pele da região glútea e para a genitália externa; também inerva a pele da região posterior da coxa. Portanto, é um nervo sensitivo.

Isquiático

Esse nervo é formado por dois componentes: o tibial e o fibular comum. Na região glútea, localiza-se posteriormente aos músculos obturador interno, quadrado da coxa e os gêmeos superior e inferior. Na região da coxa, inerva os músculos semitendinoso, semimembranoso, bíceps da coxa e adutor magno.

O nervo tibial (ramo terminal) passa por meio da fossa poplítea e alcança a região posterior da perna. Nessa região, desce sobre os músculos tibial posterior e flexor longo dos dedos e, ao nível da articulação do tornozelo (retináculo dos flexores), divide-se em nervos plantares medial e lateral.

Na região poplítea, forma o nervo cutâneo medial da perna e anastomosa-se com um ramo fibular para formar o nervo sural. Esse nervo cutâneo acompanha a veia safena parva e inerva a pele da região lateral do pé e do V dedo.

O nervo tibial inerva os músculos tríceps da perna, plantar, poplíteo, tibial posterior, flexor longo do hálux e flexor longo dos dedos. Uma lesão do nervo tibial pode acarretar paralisia dos músculos flexores na perna e dos intrínsecos da planta do pé, o que incapacitaria a realização da flexão plantar do pé e dedos e causaria perda da sensibilidade na planta do pé.

O nervo plantar medial, ramo terminal do tibial, inerva os músculos abdutor do hálux, flexor curto dos dedos, flexor curto do hálux e o primeiro lumbrical. Os seus ramos cutâneos dirigem-se para a pele da metade medial da planta dos pés. O nervo plantar lateral, ramo terminal do nervo tibial, inerva os músculos quadrado da planta, abdutor do V dedo, flexor curto do V dedo, interósseos, 2º, 3º e 4º lumbricais e adutor do hálux. Os seus ramos cutâneos dirigem-se para a pele da metade lateral da planta dos pés.

O nervo fibular comum (ramo terminal) desce pela região posterior da coxa e, quando atinge a face posterior da cabeça da fíbula, divide-se em fibular superficial e profundo. Na região poplítea, antes de se bifurcar, forma o ramo comunicante fibular, que se anastomosa com o nervo cutâneo medial da perna para formar o nervo sural.

O nervo fibular superficial inerva os músculos fibulares longo e curto e, na porção distal da perna, torna-se cutâneo. O nervo fibular profundo acompanha a artéria tibial anterior sobre a membrana interóssea e inerva os músculos tibial anterior, extensor longo dos dedos, extensor longo do hálux, fibular terceiro e o extensor curto dos dedos.

COLUNA E DORSO

A coluna vertebral constitui o eixo ósseo do corpo como o pilar do esqueleto axial. Apresenta importante papel na postura, na sustentação, na locomoção e na proteção da medula espinal. É formada de peças ósseas denominadas vértebras; no adulto, são em 33, e apenas 24 são móveis (7 cervicais, 12 torácicas e 5 lombares). As 9 restantes (5 sacras e 4 coccígeas) são fundidas para formar o osso sacro e o cóccix (osso coccígeo).

A vértebra é constituída por um corpo vertebral e um arco, limitando assim o forame vertebral, que, em razão da superposição dos ossos, forma o canal vertebral – no qual a medula espinal, com seus envoltórios, está alojada.

A porção anterior da vértebra corresponde ao corpo vertebral, e a porção posterior forma o arco vertebral, que apresenta um par de pedículos (direito e esquerdo) e um par de lâminas (direito e esquerdo).

Na união dos pedículos com as lâminas, formam-se três saliências com direções diferentes: o processo transverso, que se dirige látero-posteriormente; o processo articular superior, e o processo articular inferior, que se dirigem, respectivamente, cranial e caudalmente. Da união das lâminas posteriormente, forma-se o processo espinhoso. As superfícies superior e inferior dos pedículos apresentam depressões, denominadas incisuras vertebrais superior e inferior. As incisuras entre os pedículos adjacentes formam os forames intervertebrais, para passagem do nervo espinal e vasos (Fig. 11.63).

Características Regionais das Vértebras

As vértebras de cada região possuem características próprias que permitem a sua identificação.

Cervicais

Formam o eixo ósseo do pescoço e se caracterizam por um orifício em cada processo transverso, denominado forame transverso, que permite a passagem da artéria vertebral em seu trajeto para o crânio, com exceção da sétima vértebra cervical, que dá passagem a pequenas veias. A primeira vértebra cervical é denominada atlas. Articula-se com o osso occipital (articulação atlantoccipital) na base do crânio e não apresentam um corpo vertebral (Fig. 11.64). A segunda vértebra, áxis, caracteriza-se pelo dente (processo odontóide) que se projeta do corpo. Dirige-se superiormente e representa o eixo de rotação da cabeça (Fig. 11.65, A e B). A sétima vértebra, proeminente, apresenta um processo espinhoso longo, facilmente palpável e não bifurcado (Fig. 11.66).

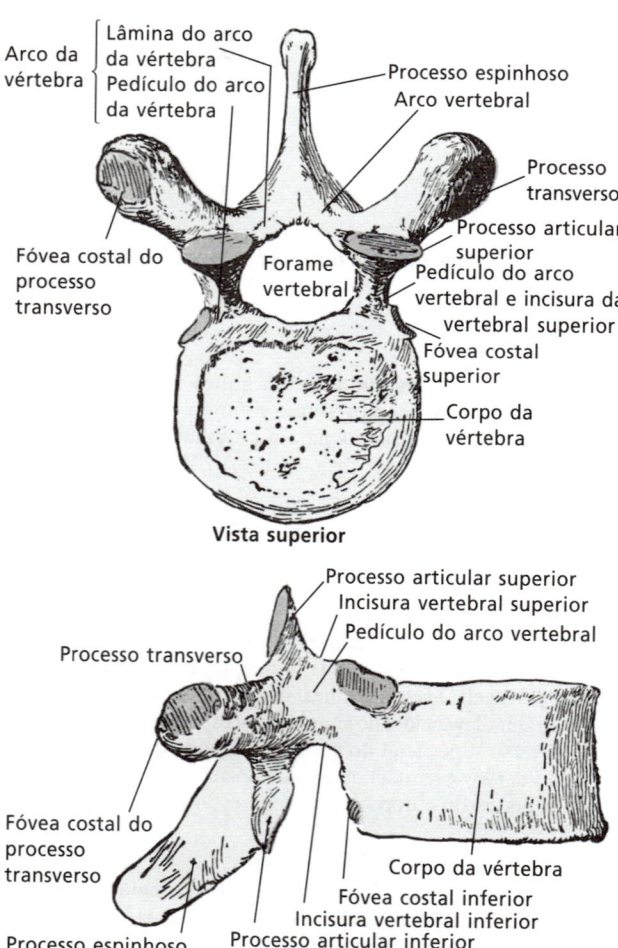

Figura 11.63 – Vértebra: elementos característicos. Adaptado de Spalteholz e Spanner[2].

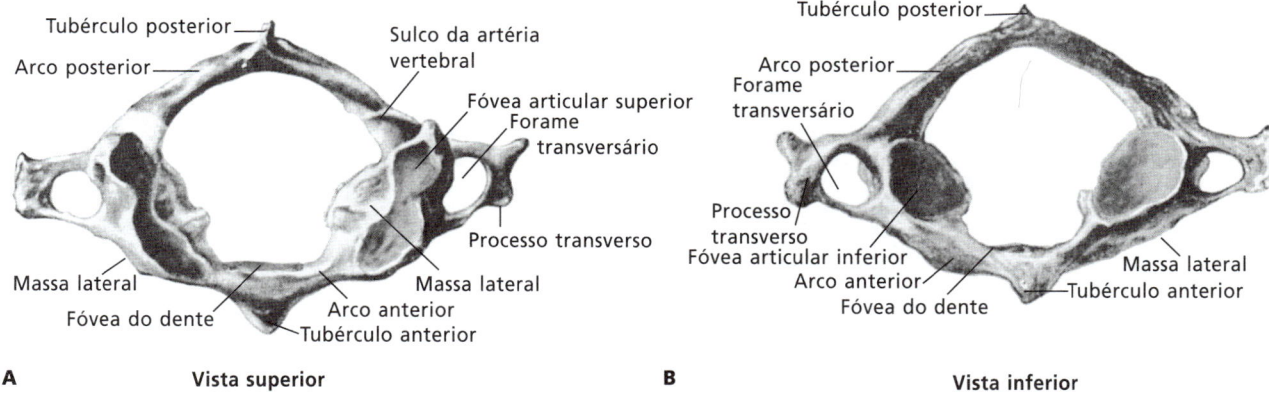

Figura 11.64 – Atlas. (A) Vista superior. (B) Vista inferior. Adaptado de Spalteholz e Spanner[2].

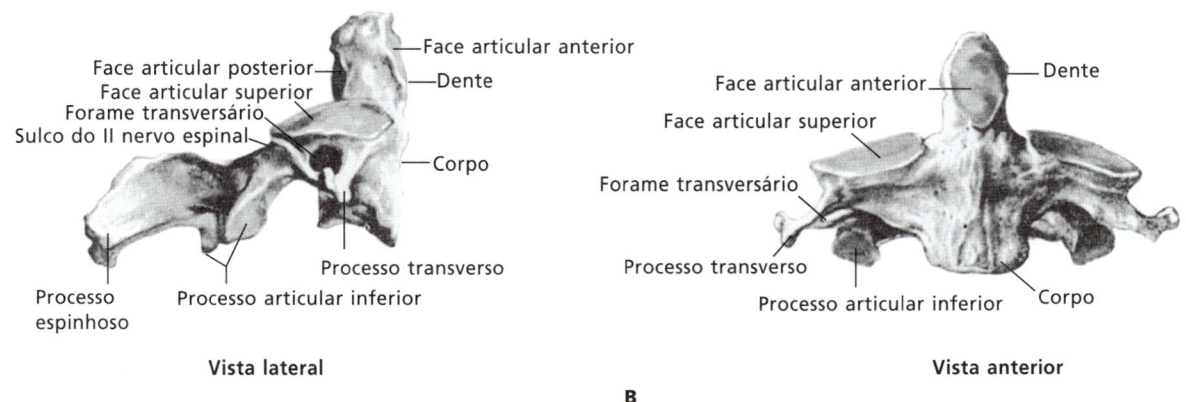

Figura 11.65 – Áxis. (A) Vista lateral. (B) Vista anterior. Adaptado de Spalteholz e Spanner[2].

Torácicas

O corpo e o processo transverso apresentam fóveas costais (facetas articulares) que se articulam, respectivamente, com a cabeça e o tubérculo da costela. Os processos espinhosos são longos e inclinados em relação ao plano do corpo da vértebra; podem ser palpados e até visualizados através da pele (ver Fig. 11.63).

Lombares

São volumosas e seus pedículos são grossos e curtos. Os processos transversos se projetam posterior e superiormente. Os processos espinhosos são curtos e os forames vertebrais, geralmente triangulares (Fig. 11.67).

Sacras

Estão fundidas no adulto e formam o osso sacro. Articulam-se lateralmente com a porção ilíaca do osso do quadril; superiormente com a quinta vértebra lombar, e inferiormente com o cóccix. É um osso triangular, com base superior, ápice inferior e concavidade anterior. Apresenta uma base, um ápice e faces pélvica, dorsal e laterais. A base do sacro é formada pela face superior da primeira vértebra sacra, apresentando

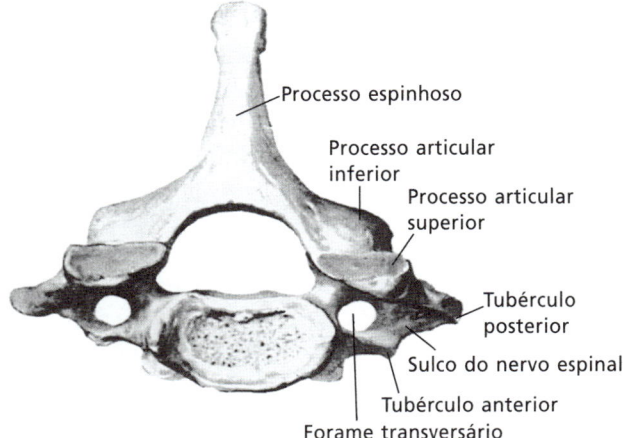

Figura 11.66 – VII vértebra cervical: vértebra proeminente (vista superior). Reproduzido de Spalteholz e Spanner[2].

uma margem anterior proeminente, denominada promontório. Nessa face superior, estão os processos articulares inferiores da quinta vértebra lombar. A face pélvica apresenta linhas transversas em decorrência da fusão das cinco vértebras sacras e, ainda, quatro pares de forames para os ramos ven-

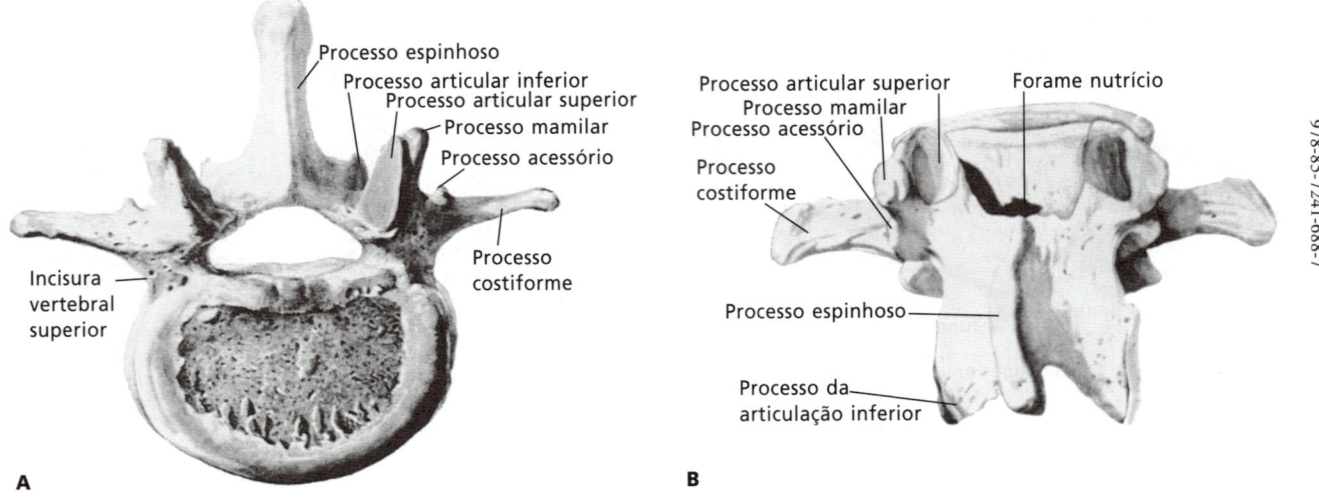

Figura 11.67 – (*A* e *B*) Terceira vértebra lombar. Reproduzido de Spalteholz e Spanner[2].

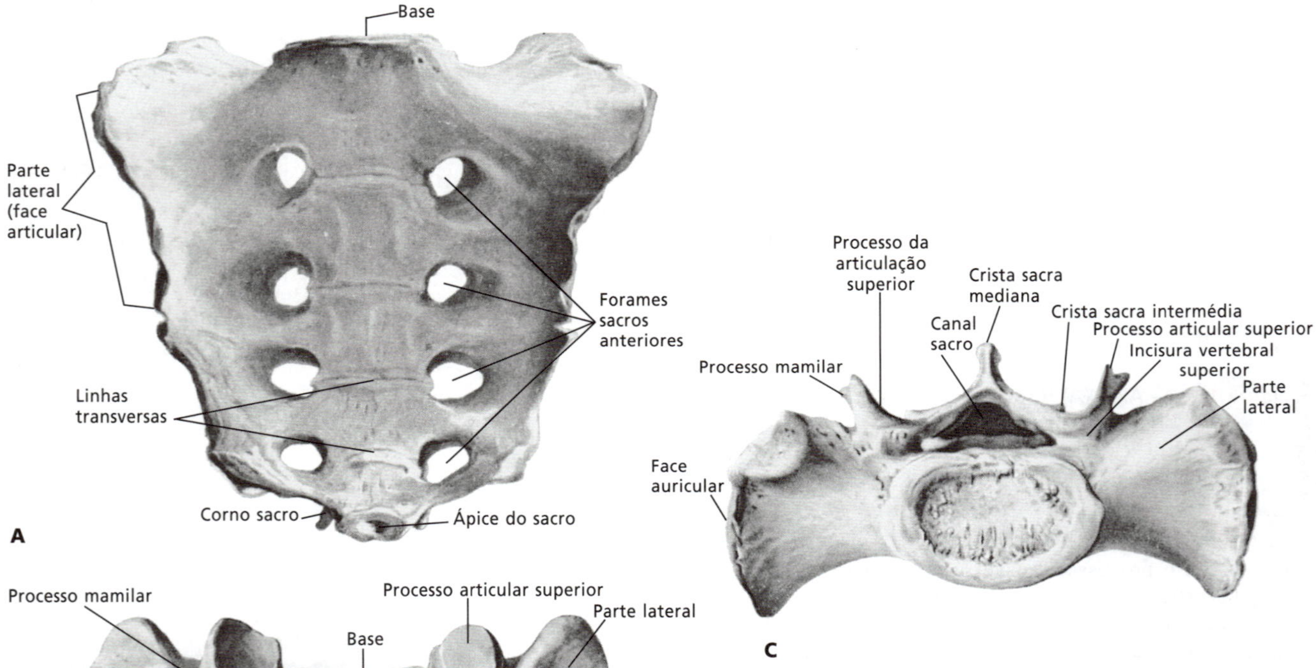

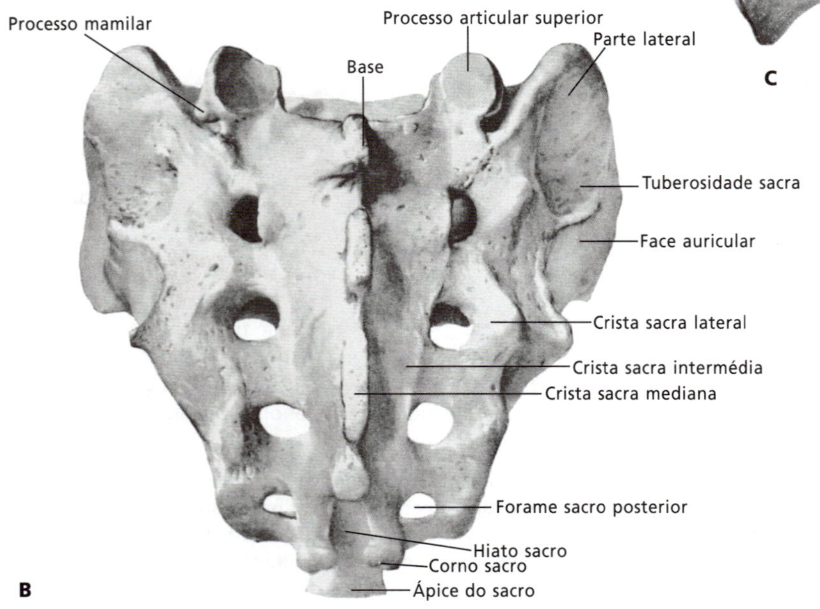

Figura 11.68 – (*A*) Osso sacro (face pélvica). (*B*) Osso sacro (face posterior). (*C*) Base do osso sacro. Reproduzido de Spalteholz e Spanner[2].

trais dos quatro primeiros nervos sacros, denominados forames sacros pélvicos. A face dorsal é bastante rugosa, convexa, e apresenta cinco cristas longitudinais. As cristas são chamadas de crista sacra mediana, cristas sacras intermédias e cristas sacras laterais. Nessa face, ainda, estão os forames sacros dorsais ou posteriores, por meio dos quais emergem os ramos dorsais. A face lateral consiste em processos transversos fundidos e, em sua porção superior, encontra-se uma superfície articular lisa, chamada face auricular, para se articular com o ílio na articulação sacroilíaca. O sacro, inferiormente, apresenta cornos sacros direito e esquerdo, que limitam uma abertura denominada hiato sacro. O canal sacro vai da base até o hiato sacro. O ápice do osso sacro pode estar fundido com o cóccix (Fig. 11.68, *A* e *B*).

Coccígeas (Cóccix)

Em geral, são constituídas por quatro vértebras. As três vértebras coccígeas inferiores fundem-se durante a idade adulta, ao passo que a primeira vértebra se funde, freqüentemente, com o sacro (Fig. 11.69, *A* e *B*).

Curvaturas da Coluna Vertebral

A coluna vertebral do adulto apresenta, normalmente, no plano sagital, quatro curvaturas ântero-posteriores: cervical e lombar, côncavas posteriormente; e torácica e sacra, côncavas anteriormente.

As duas curvaturas, torácica e sacra, continuam com a mesma direção da curvatura primária do feto e são denominadas curvaturas primárias da coluna vertebral, ao passo que as curvaturas secundárias (cervical e lombar) surgem durante o período fetal, porém são acentuadas na infância. Essas curvaturas são fundamentais para que a coluna possa suportar compressão no sentido longitudinal, sem prejudicar a postura ereta.

Articulações da Coluna Vertebral

Na coluna vertebral, são encontradas as seguintes articulações: entre os corpos vertebrais adjacentes, entre os processos articulares, atlantoccipital, atlantoaxiais e costovertebrais.

Articulações entre os Corpos Vertebrais

São classificadas como sínfises e permitem certa mobilidade entre vértebras vizinhas. Apresenta, entre os corpos vertebrais, um disco fibrocartilaginoso; na periferia do disco, encontra-se o ânulo fibroso e, na parte central, mais cartilaginoso que fibroso, o núcleo pulposo, que atua como amortecedor do choque. Além dos discos intervertebrais, os corpos vertebrais são unidos pelos ligamentos longitudinais anterior e posterior. O ligamento anterior estende-se da base do crânio (parte basilar do osso occipital) até a face pélvica do sacro. O ligamento longitudinal posterior vai do altas ao sacro, internamente ao canal vertebral.

Processos Articulares

São articulações sinoviais planas, denominadas zigoapofisárias. Ocorrem entre os processos articulares inferiores de uma vértebra e os processos articulares superiores da adjacente. Como toda articulação sinovial, apresenta uma cápsula articular, que está fixa às margens dos processos articulares. Essas articulações têm um importante papel na flexão, extensão e rotação das vértebras cervicais e lombares. Nessas regiões, ocorre a maior parte dos movimentos da coluna vertebral.

Os ligamentos dos arcos vertebrais são: flavos, interespinhal, supra-espinal e nucal. Os ligamentos flavos (amarelos) são os mais importantes e fortes dos ligamentos posteriores, e unem,

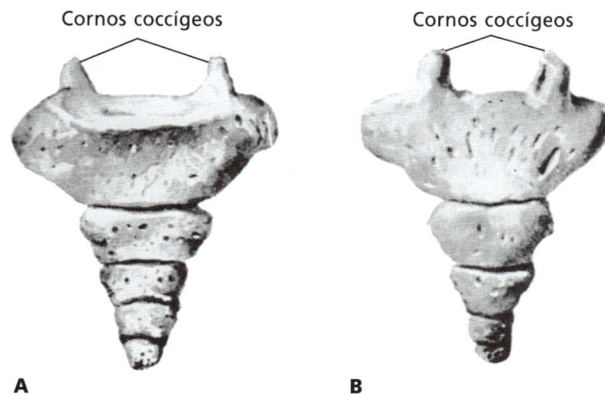

Figura 11.69 – Osso coccígeo. (*A*) Face pélvica. (*B*) Face dorsal. Reproduzido de Spalteholz e Spanner[2].

de cada lado, as lâminas vertebrais. O interespinal estende-se entre os processos espinhosos adjacentes, e as extremidades desses processos são unidas pelo ligamento supra-espinal. O ligamento nucal estende-se do processo espinhoso de C7 à margem posterior do forame magno e da protuberância occipital externa.

Atlantoccipital

Ocorre entre os côndilos do osso occipital e a superfície articular superior do atlas. Permite movimentos de extensão, flexão e inclinação lateral; é classificada como sinovial elipsóide. Essa articulação apresenta-se ligada por meio das membranas atlantoccipitais anterior e posterior, que se estendem dos arcos anterior e posterior do forame magno; a membrana atlantoccipital posterior é atravessada pela artéria vertebral e pelo primeiro nervo cervical.

Atlantoaxiais

São em três: duas laterais e uma mediana. As articulações atlantoaxiais laterais são sinoviais planas que ocorrem entre as faces articulares superior do áxis e as faces articulares inferiores do atlas.

A articulação atlantoaxial mediana ocorre entre o arco anterior do atlas e o dente do áxis; é do tipo sinovial trocóide. O dente do áxis está mantido contra o arco anterior do atlas por meio do ligamento cruciforme e do ligamento transverso do atlas, que se estendem entre as massas laterais do atlas e dos ligamentos alares, os quais se dirigem do dente do áxis às margens laterais do forame magno. Assim, o atlas realiza a rotação em torno do dente do áxis, levando consigo o crânio e permitindo, dessa maneira, a rotação da cabeça.

Costovertebrais

Ocorrem entre a cabeça da costela e as fóveas costais superior e inferior dos corpos vertebrais adjacentes, bem como entre o tubérculo da costela e a fóvea costal do processo transverso da vértebra. A articulação entre a cabeça da costela e as fóveas costais superior e inferior é do tipo sinovial. Apresenta ligamento intra-articular, que se dirige da cabeça da costela ao disco intervertebral, e ligamento radiado, que é um espessamento anterior da cápsula articular.

A articulação entre o tubérculo da costela e a fóvea costal do processo transverso (articulação costotransversária) apresenta os ligamentos costotransversário, costotransversário lateral e costotransversário superior.

Coluna Vertebral

Os músculos que atuam diretamente na coluna estão envolvidos tanto na manutenção da postura quanto nos movimentos da coluna vertebral.

O dorso apresenta músculos intrínsecos, que estão envolvidos nos movimentos dos membros, já descritos anteriormente, e músculos intrínsecos, que atuam na coluna vertebral.

Os músculos intrínsecos do dorso podem ser divididos em três camadas: uma camada superficial, formado pelo músculo eretor da espinha; uma camada média, representada pelos músculos multífido e semi-espinais; e uma camada profunda, composta pelos músculos rotadores, intertransversais e interespinais.

Camada Superficial

Os músculos denominados eretor da espinha são extensores da coluna vertebral e podem ser divididos em iliocostais lombar, torácico e cervical; em longuíssimos ou longos do tórax, do pescoço e da cabeça, e em espinais do tórax, do pescoço e da cabeça (Fig. 11.70, A e B).

Camada Média

Essa camada apresenta os músculos semi-espinais do tórax, do pescoço e da cabeça, que se estendem dos processos transversos para os processos espinhosos das vértebras. O multífido, que é espesso na região lombar, estende-se até a região cervical e apresenta origem tanto no sacro quanto nos processos transversos, a fim de se inserir nos processos espinhosos de todas as vértebras. O músculo multífido age girando e estabilizando a coluna vertebral (Fig. 11.71).

Camada Profunda

Os músculos dessa camada estão representados por: interespinal, que liga os processos espinhosos das regiões cervical e lom-

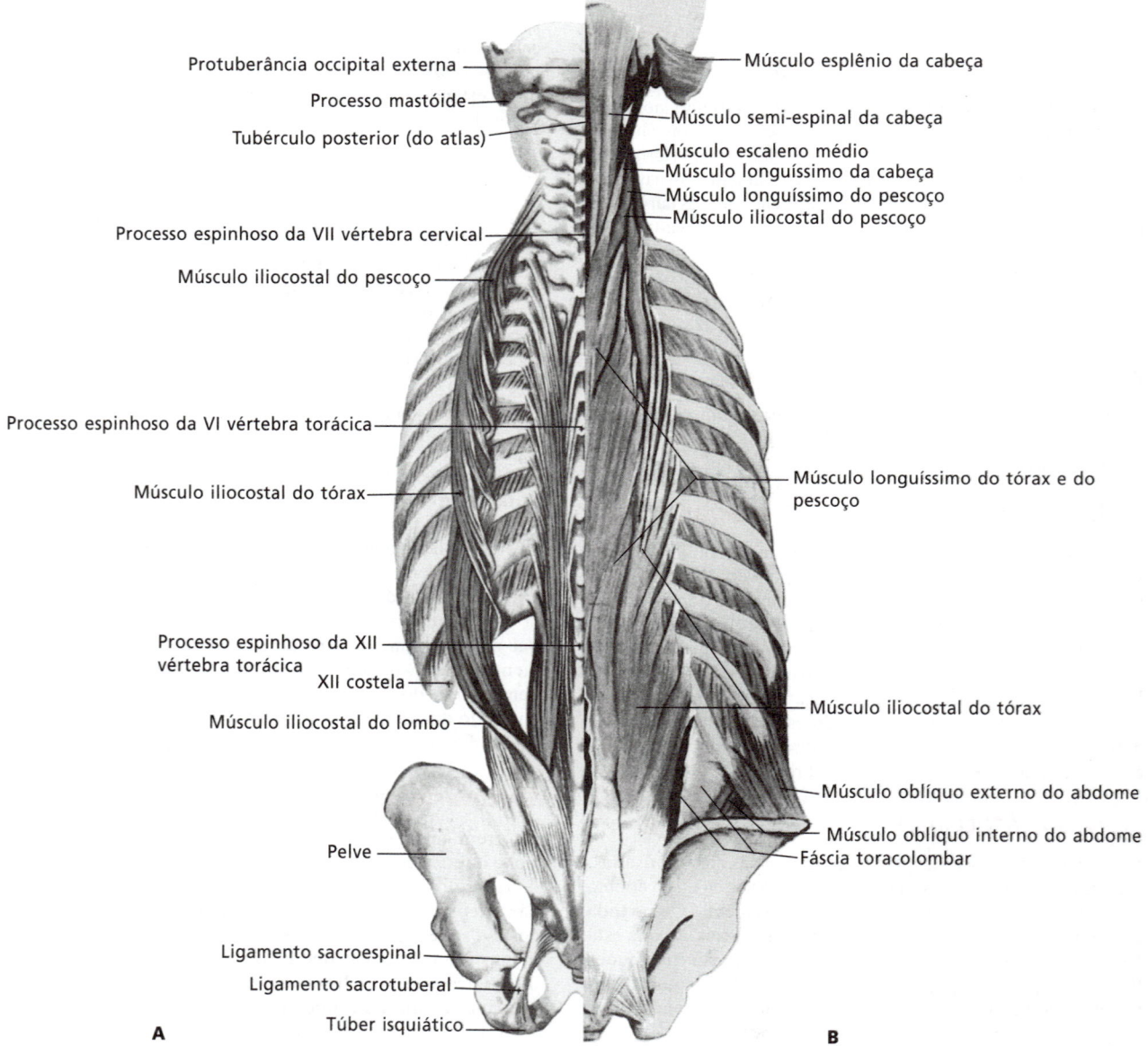

Figura 11.70 – Músculos do dorso: músculo próprio do dorso. (*A*) Dissecção profunda. (*B*) Dissecção superficial. Adaptado de Spalteholz e Spanner[2].

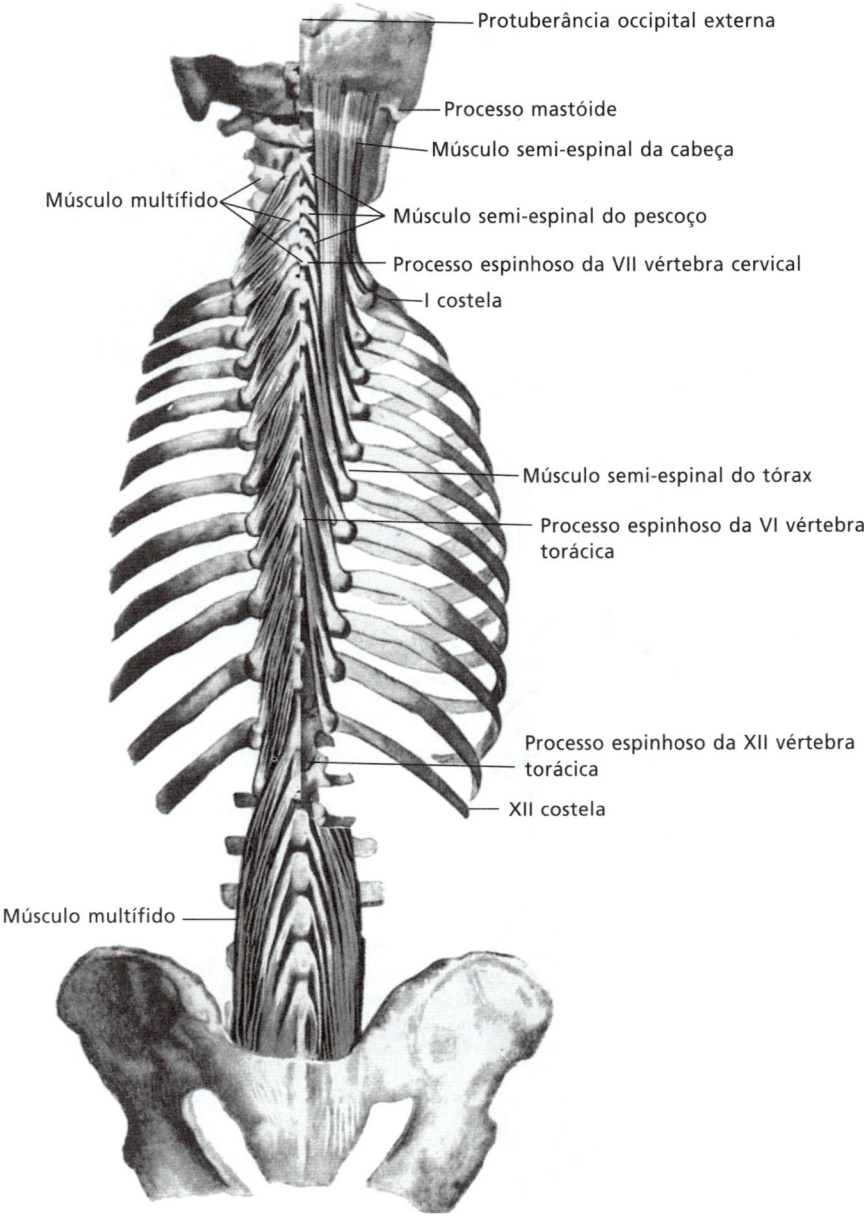

Figura 11.71 – Músculos próprios do dorso. (*A*) Camada profunda, evidenciando músculo multífido. (*B*) Camada superficial, evidenciando músculo semi-espinal. Adaptado de Spalteholz e Spanner[2].

bar; intertransversais, que unem os processos transversos adjacentes e rotadores, que se originam nos processos transversos e se inserem na lâmina da vértebra localizada superiormente (Fig. 11.72).

Vascularização

A irrigação arterial da musculatura do dorso ocorre de maneira segmentar, por meio de ramos posteriores da aorta. A artéria intercostal, ramo parietal da aorta, divide-se em dois ramos: um anterior e outro posterior. O ramo anterior corre em direção ao gradeado costal, abaixo das costelas, anastomosando-se com as artérias torácicas internas. O ramo posterior direciona-se posteriormente, emitindo, próximo ao corpo vertebral, um ramo espinal, que, ao adentrar no forame vertebral, é responsável pela vascularização das meninges e da medula vertebral. Segue, então, ao longo do processo transverso, atingindo a musculatura intrínseca do dorso.

Inervação

A musculatura intrínseca do dorso não apresenta feixes nervosos individualizados, a semelhança do que ocorre com os membros. A inervação dos músculos intrínsecos do dorso ocorre por ramos posteriores de nervos espinais, distribuídos por toda a topografia segmentar da coluna.

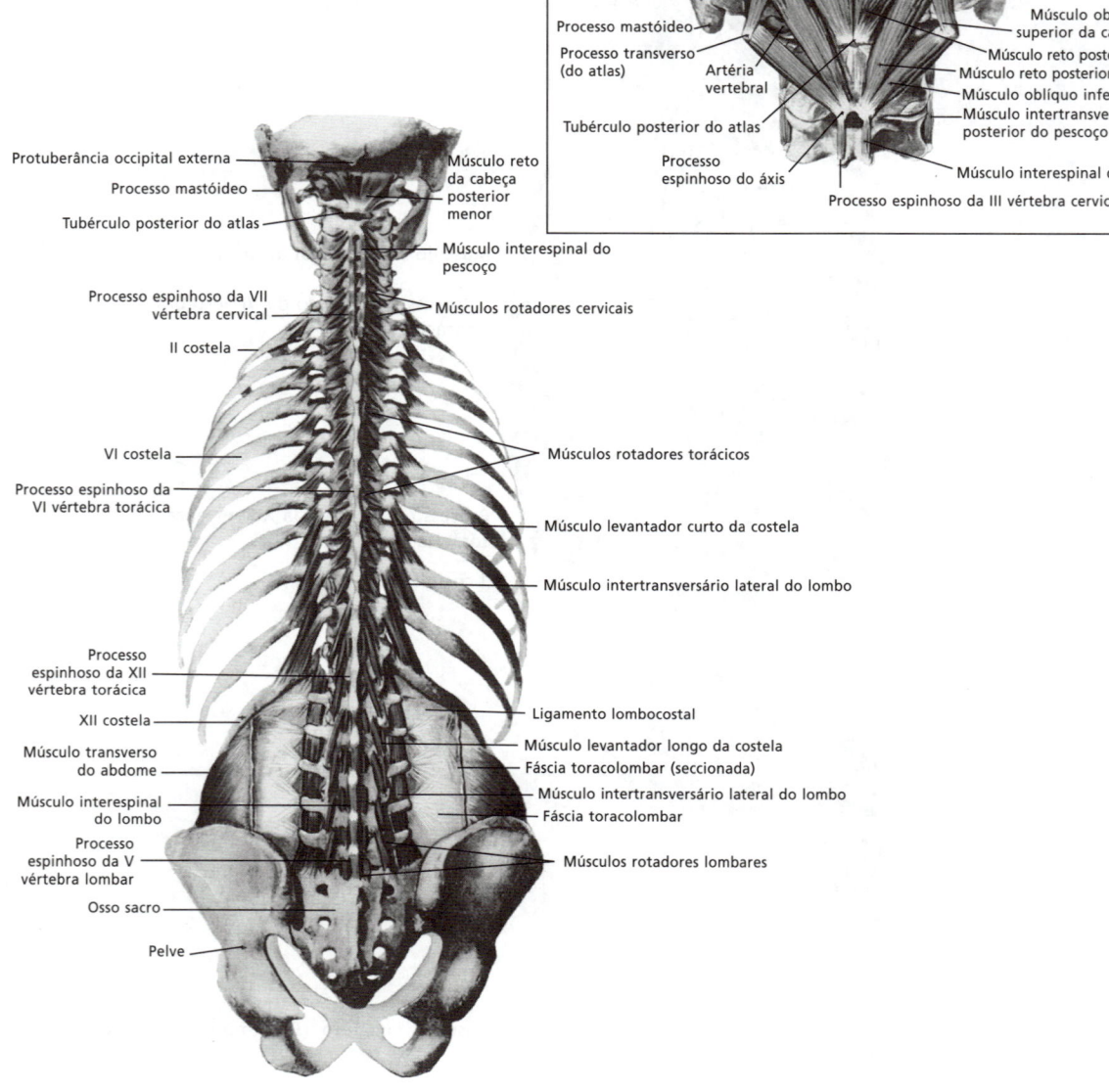

Figura 11.72 – Músculos próprios do dorso. Músculos dorsais curtos e músculos curtos da nuca. Adaptado de Spalteholz e Spanner[2].

REFERÊNCIAS BIBLIOGRÁFICAS

1. TESTUT, L.; JACOB, O. *Tratado de Anatomia Topográfica*. 8. ed. Espanha, Salvat, 1950.
2. SPALTEHOLZ, W.; SPANNER, R. *Anatomia Humana – Atlas e Texto*. São Paulo: Roca, 2006.
3. MOORE, K. L.; DALLEY, A. E. *Anatomia Orientada para a Clínica*. 4. ed. Rio de Janeiro: Guanabara-Koogan, 2001.

BIBLIOGRAFIA COMPLEMENTAR

DANGELO, J. C.; FATTINI, C. A. *Anatomia Sistêmica e Segmentar*. 2. ed. São Paulo: Atheneu, 1992.
DI DIO, L. J. A. *Tratado de Anatomia Sistêmica Aplicada*. 2. ed. São Paulo: Atheneu, 2002. Tomo I.
ERHART, E. A. *Elementos de Anatomia Humana*. 8. ed. São Paulo: Atheneu, 1992.
GRAY, H. Anatomy of the Human Body. Revisado e Reeditado por Warren H. Lewis. 20. ed. Nova York: Bartebly.com, 2000. Disponível em: http://www.bartleby.com/107/.
KAPANDJI, A. I. *Fisiologia Articular*. 5. ed. São Paulo: Panamericana, 2000. Tomo I.
KAPANDJI, A. I. *Fisiologia Articular*. 5. ed. São Paulo, Panamericana, 2000. Tomo II.
KAPANDJI, A. I. *Fisiologia Articular*. 5. ed. São Paulo, Panamericana, 2000. Tomo III.
LLORCA, F. O. *Anatomia Humana*. 2. ed. Barcelona: Editorial Científico-Médica, 1960. Tomo I.
RODRIGUES JR., A. J.; JÁCOMO, A. L.; FIGUEIRA, L. N. T. *Anatomia Humana: atlas e texto*. 2. ed. São Paulo: Ícone, 2003.
ROUVIÈRE, H. *Anatomia Humana Descriptiva y Topográfica*. 3. ed. Espanha: Casa Editorial Bailly-Bailliere. Tomos I a III.

CAPÍTULO 12

Bioquímica e Fisiologia do Tecido Conjuntivo

Walcy Rosolia Teodoro

INTRODUÇÃO

Os tecidos conjuntivos originam-se do mesênquima e se caracterizam pela presença de diversos tipos de células imersas em uma rede de fibras e macromoléculas. Essa rede de fibras e proteínas, produzida por células denominadas fibroblastos, é chamada de matriz extracelular, que constitui um meio intercelular altamente organizado. Em vertebrados, a matriz cumpre importantes funções celulares, como as de adesão, modulação, diferenciação, proliferação, expressão gênica e comportamento celular. Seus principais componente são as fibras do tecido conjuntivo, constituídas por fibras de colágeno, elásticas, reticulares e pela substância fundamental. Esta última é constituída por um gel de macromoléculas alongadas altamente hidratadas (glicosaminoglicanos, proteoglicanos e glicoproteínas adesivas) que se interligam a componentes fibrilares, como os receptores celulares denominados integrinas, que são proteínas responsáveis pela interação com o citoesqueleto celular[1] (Fig. 12.1).

A matriz fibrilar é uma das responsáveis pelas propriedades específicas de cada tecido, e entre seus componentes o colágeno é o mais abundante e amplamente distribuído no organismo, com exceção do sistema nervoso central. Por muito tempo atribuiu-se a essa proteína somente um papel estrutural, mas hoje sabe-se que ela apresenta ampla diversidade funcional e molecular.

Alterações do colágeno por anormalidades em sua seqüência, formação, proteólise, síntese ou mudanças fenotípicas celulares podem acarretar diversas doenças, incluindo osteogênese imperfeita, esclerose sistêmica progressiva e síndromes de Marfan, de Ehlers-Danlos ou de vários tipos de síndromes. A variabilidade de estruturas moleculares confere a esse grupo de fibras um papel importante tanto funcional como estrutural, e seu conhecimento pode ser importante no entendimento da patogênese dessas doenças.

COLÁGENO

Estrutura Molecular

As moléculas de colágeno constituem uma classe especial de glicoproteínas da matriz extracelular. São formadas por uma estrutura básica de três cadeias polipeptídicas dispostas em tripla hélice, denominadas de cadeias alfa. Para que uma molécula seja considerada colágeno, alguns pré-requisitos são necessários: possuir a seqüência glicina-X-Y repetida nas cadeias alfa (em que, geralmente, X corresponde a uma prolina e Y, a uma hidroxiprolina), além de ter extensão de cerca de 1.000 resíduos de aminoácidos e possuir conformação em tripla hélice.

O primeiro tipo de colágeno a ser descrito foi o fibrilar do tipo I, cuja estrutura serviu de base para o reconhecimento dos outros tipos de fibras. Sua unidade básica é o procolágeno, constituído por três cadeias polipeptídicas, que possuem, cerca de 1.050 aminoácidos, com um peso molecular aproximado de 95.000 daltons. A composição de aminoácidos, bem como a de estrutura primária das cadeias alfa, é bastante peculiar, apresentando alto teor de glicina, prolina, hidroxiprolina e alanina, arranjado em uma unidade tripeptídica representada por (X-Y-Gly)n. As três cadeias formam uma estrutura em tripla hélice, mantida por pontes de hidrogênio e pontes cruzadas intra e intermoleculares. Essa conformação helicoidal confere à molécula uma alta estabilidade, rigidez em forma de bastão com dimensões de $300 \times 1,5$nm. As cadeias alfa possuem extensões, não fibrilares ou não colagenosas, de 15 a 20 aminoácidos, denominadas de telopeptídeos de registro, que são os amino ($-NH_2$) e carboxila ($-COOH$) terminais. Há evidências de que o domínio COOH contém informações essenciais para a formação da tripla hélice, ao passo que o NH_2-terminal, pelo que se sabe, contém pelo menos algumas informações para a regulação final do diâmetro das fibrilas[2] (Fig. 12.2).

Os aminoácidos hidroxiprolina e hidroxilisina conferem à molécula um alto grau de estabilidade. A hidroxiprolina é um dos aminoácidos mais freqüentes nas cadeias alfa do colágeno, portanto sua dosagem pode expressar indiretamente o con-

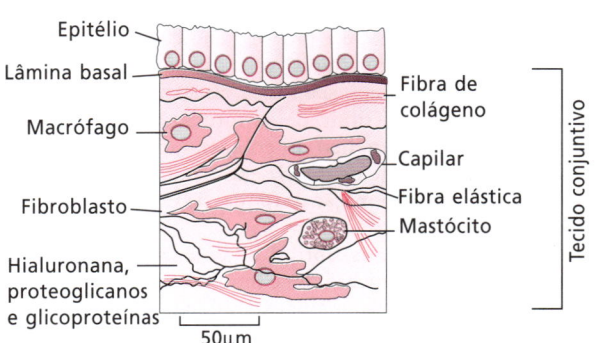

Figura 12.1 – Tecido conjuntivo sob o epitélio. O tecido conjuntivo contém uma variedade de células e componentes da matriz extracelular. A célula predominante é o fibroblasto, o qual secreta a vasta matriz extracelular[1].

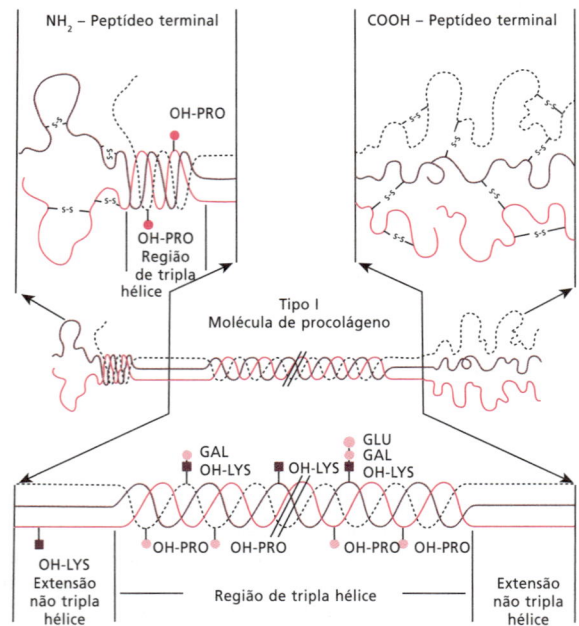

Figura 12.2 – Diagrama das principais características da molécula de colágeno tipo I, na forma de procolágeno. OH-PRO = hidroxiprolina; OH-LYS = hidroxiprolina; -S-S = bandas dissulfídicas; GAL = galactose; GLU = glicose[2].

teúdo de colágeno nos tecidos. A hidroxiprolina e a hidroxilisina são formadas a partir da prolina e da lisina por conversão enzimática pós-translacional. As prolinas e lisinas situadas na posição Y, isto é, aquelas que precedem a glicina, são hidroxiladas na posição 4, formando 4-hidroxiprolina. Esses resíduos são os mais importantes para a estabilização da tripla hélice.

As enzimas responsáveis pela reação de hidroxilação da molécula do colágeno são prolil-4 e 3 e lisil-hidroxilase. Alterações na síntese dessas enzimas podem resultar em mudanças na formação da tripla hélice e, por conseqüência, desencadear o desenvolvimento de diversas síndromes.

O desenvolvimento dos métodos de extração e a utilização de procedimentos de análise mais sofisticados possibilitaram a identificação de um grande número de diferentes tipos de colágeno existentes nos vertebrados. Esses estudos mostraram que os colágenos podem variar de acordo com a seqüência e a quantidade de resíduos de aminoácidos que compõem as cadeias de sua molécula.

Existem diferenças consideráveis entre a distribuição dos colágenos nos tecidos e entre os diferentes espécimes. Essas diferenças se refletem ainda no papel estrutural e funcional que desempenham no desenvolvimento de tecido embrionário e adulto, bem como nas condições patológicas.

As diferentes classes de colágeno são representadas por meio de uma nomenclatura que obedece a ordem de sua descoberta. Para os diferentes tipos de colágeno são utilizados algarismos romanos, ao passo que para a composição das diferentes cadeias alfa, o arábico. A organização dos subgrupos de colágeno em seis classes, de acordo com a forma supramolecular e a ocorrência na matriz extracelular, é sempre realizada em relação ao colágeno do tipo I.

Os diferentes tipos de colágeno são atualmente organizados em classes denominadas como: colágenos fibrilares (I, II, III, V, XI); associados a fibrilas (IX, XII); formadores de rede (IV, VII); filamentosos (VI); cadeia curta (VIII, X); transmembrana (XVII), além de outros (XVIII). Essa denominação de classes é ainda altamente discutida, uma vez que novos tipos de colágenos estão sendo descritos. Muitos dos novos tipos de colágenos não foram inteiramente classificados nem localizados nos tecidos, conhecendo-se a sua existência apenas a partir apenas da análise do ácido desoxirribonucléico (DNA) complementar.

Entre os colágenos não fibrilares, o tipo IV desempenha funções extremamente importantes nas proteínas de adesão celular, e é localizado mais especificamente na membrana basal dos órgãos.

Alguns tipos geneticamente diferentes de colágeno possuem a capacidade de agregar suas moléculas, de forma a compor as chamadas fibrilas heterotípicas. A presença desse tipo de fibrilas, com diferentes combinações em vários tecidos, aparentemente influenciam na determinação dos diâmetros fibrilares. Essas combinações foram observadas em pele, tendão e córnea humanas, entre os colágenos dos tipos I/III e I/V, além de II/XI e I/II na cartilagem.

Biossíntese do Colágeno

Como mencionada anteriormente, a estrutura básica do colágeno é constituída por três cadeias peptídicas dispostas em tripla hélice, denominadas de cadeias alfa. Essas cadeias alfa são sintetizadas primeiramente no retículo endoplasmático granular, de acordo com a codificação do ácido ribonucléico (RNA) mensageiro. Nessa fase, as cadeias alfa sofrem modificações pós-translacionais importantes, tais como a hidroxilação da prolina e da lisina, para posteriormente dar início à formação das pontes dissulfídicas (S-S) no complexo de Golgi[3] (Fig. 12.3). No início, essa hidroxilação depende das dimensões das cadeias α e da ação de duas enzimas específicas: a prolina hidroxilase e a lisina hidroxilase. No instante em que a hidroxilisina é formada, inicia-se uma nova etapa importante desse processo, que é a glicolização das cadeias. Cada cadeia alfa é sintetizada com dois peptídeos de registro, um em cada extremidade da molécula. Esses peptídeos determinarão a orientação das cadeias protéicas para a futura formação da molécula de procolágeno (forma precursora), além de impedir a formação dessas fibrilas no interior das células.

As cadeias alfa, contidas em vacúolos de secreção provenientes do complexo de Golgi, são, finalmente, secretadas para o espaço extracelular (Fig. 12.3, A). Nessa etapa, na maior parte dos tipos de colágeno sob ação das enzimas procolágeno peptidases, ocorre a cisão dos telopeptídeos de registro, propiciando a essas moléculas as condições necessárias para iniciar o processo da fibrilogênese.

Reconhece-se, atualmente, a existência de duas enzimas procolágeno peptidases: a procolágeno aminopeptidase, que remove o aminopeptídeo, e a procolágeno carboxipeptidase, a qual rompe o carboxipeptídeo. Após esse processo, as moléculas se agregam de forma espontânea, alinhando-se no sentido cabeça-cauda, para constituir, dessa forma, as microfibrilas. Dependendo do tipo genético do colágeno e de fatores presentes no microambiente da matriz extracelular, essa agregação pode evoluir para a formação de fibrilas de variados diâmetros (Fig. 12.3, B).

Após esse processo, as fibrilas de colágeno sofrem uma série de reações bioquímicas inter e intramoleculares, gerando ligações cruzadas, que dão maior estabilidade a essas fibrilas.

A modulação da síntese dos diferentes tipos de colágeno durante o desenvolvimento e a morfogênese e, ainda, a regulação da produção de colágeno durante a reparação do tecido conjuntivo, são fenômenos que envolvem a interação de diversos processos moleculares, que estão em estudo para tentar esclarecer a forma de seu funcionamento.

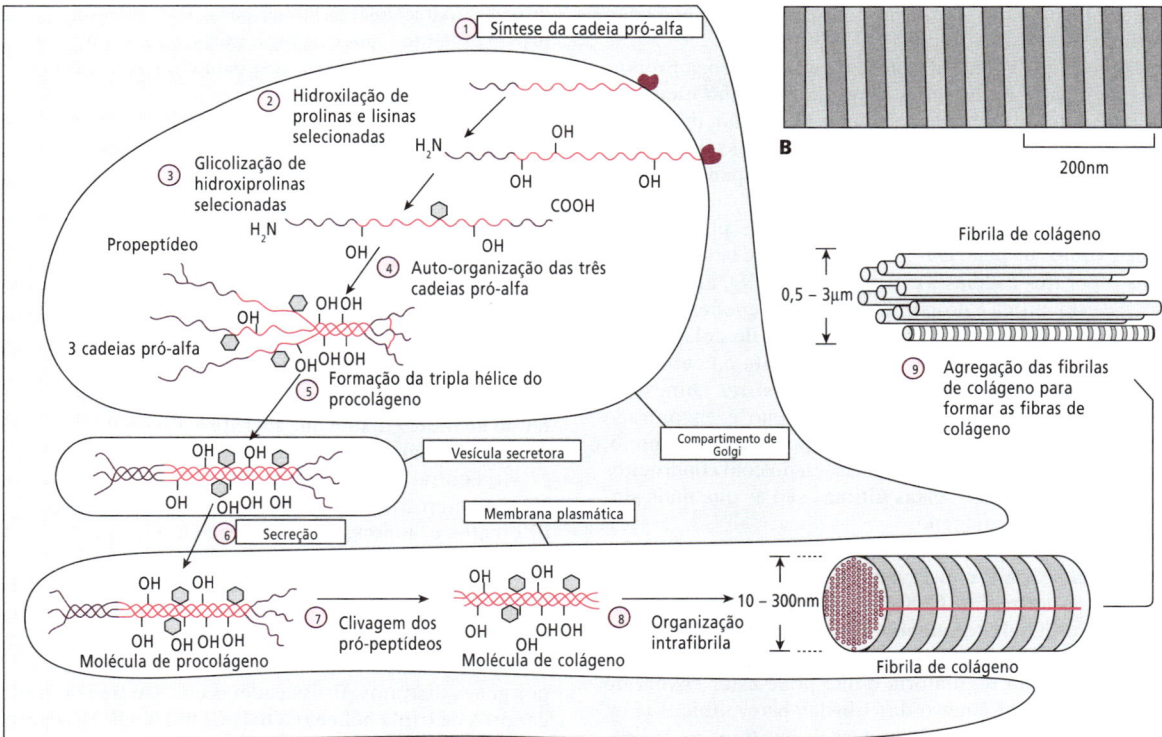

Figura 12.3 – Eventos intracelulares e extracelulares na formação das fibrilas de colágeno. (*A*) Notar que as fibrilas de colágeno são mostradas organizando-se na matriz extracelular do espaço dentro de uma grande dobra da membrana plasmática. As fibrilas de colágeno podem se ordenar no espaço extracelular, formando grandes fibras de colágeno visíveis ao microscópio óptico. As ligações covalentes que estabilizam as fibras de colágeno no meio extracelular não são mostradas. (*B*) A fotomicrografia eletrônica de uma fibra de colágeno corada negativamente revela sua aparência estriada típica[1].

Imunogenicidade da Molécula de Colágeno

A molécula de colágeno nativa tem determinantes antigênicos na região helicoidal da molécula, assim como nas extensões não helicoidais. Entretanto, o procolágeno apresenta maior antigenicidade, pois as extensões pró-peptídicas (NH_2 e COOH-terminal) apresentam maior imunogenicidade do que as regiões do corpo da molécula (Fig. 12.4).

Características dos Colágenos Tipos I, III e V

Colágenos dos tipos I, III e V estão presentes na maioria dos tecidos, como pele, tendões, pulmões, entre outros. Todos são fibrilares, porém os tipos I e III representam 80 a 90% do total de colágeno, enquanto o tipo V apresenta-se em torno de 2 a 5%.

O colágeno do tipo I é o mais abundante entre os fibrilares; forma fibrilas heterotípicas com outros colágenos, e participa de processos de reparação tecidual (Fig. 12.5). Quimicamente, é formado por uma molécula heterotrímera, composta de duas cadeias alfa-1 (I) e uma cadeia alfa-2 (I). As cadeias alfa-1 (I) e alfa-2 (I) representam produtos genéticos diferentes, com mais de 1.000 aminoácidos de comprimento e cuja composição foi determinada por meio do DNA complementar.

Entre as características do colágeno tipo I, destaca-se a presença do aminoácido glicina, constituindo um terço do total de aminoácidos nas cadeias alfa-1 (I) e alfa-2 (I), o que se reflete na freqüência em que aparece a seqüência X-Y-Gly na molécula e a ausência do aminoácido cisteína, freqüente em colágenos não fibrilares.

O colágeno do tipo III também é predominante no tecido conjuntivo de vários órgãos. A molécula nativa desse colágeno é homotrímera, ou seja, formada por três cadeias (α_1[III])$_3$, apresentando peso molecular de cerca de 300.000 daltons. Além disso, possui, na sua molécula, altos índices do aminoácido glicina, o que confere instabilidade à tri-

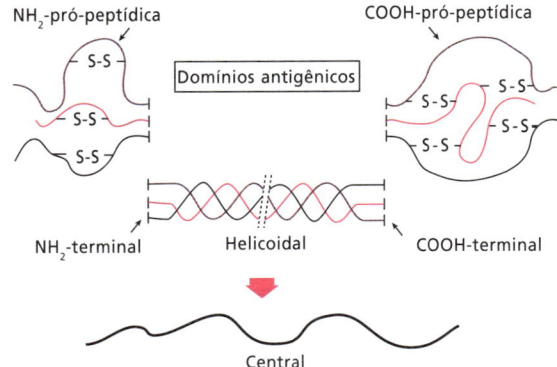

Figura 12.4 – Representação esquemática dos domínios antigênicos de procolágeno e colágeno. Os domínios individuais específicos para procolágeno são amino (NH_2-terminal) e carboxila (COOH-peptídeo-terminal), encontrados somente na forma de procolágeno. A molécula de colágeno nativo tem determinantes antigênicos na região helicoidal da molécula, assim como nas extensões não helicoidais[2].

pla hélice, e tornando-o, desse modo, mais suscetível à ação enzimática.

O colágeno tipo V, embora presente em pequenas proporções nos tecidos, é de extrema importância como elemento estrutural de suporte, além de participar na adesão, migração, proliferação, regulação do início da fibrila e possuir afinidade com macromoléculas, como heparina, trombospondina, DNA e insulina (Fig. 12.5).

Esse colágeno foi originalmente isolado de placenta humana e de extratos de pele. O tipo V placentário é heterotrímero e composto por três cadeias a distintas: alfa-1 (V), alfa-2 (V) e alfa-3 (V), e esta última é proporcionalmente menor em relação às outras duas cadeias. A forma homotrímera do colágeno do tipo V é constituída por $(\alpha_1[V])_3$ e foi descrita na cultura de uma linhagem de células pulmonares de *hamster* chineses.

Sabe-se que, normalmente, esse colágeno é encontrado adjacente a algumas membranas basais, por exemplo, âmnio, epitélio renal e endotélio vascular, e associado com condrócitos e células musculares lisas; estas últimas são as que mais sintetizam esse tipo de colágeno.

É também de grande importância o fato de que as cadeias alfa do colágeno tipo V conservem na molécula nativa domínios globulares na região COOH-terminal ou em ambas as regiões (NH_2- e COOH-terminais). Em decorrência desse fato, estudos sobre fibrilogênese *in vitro* sugerem que o colágeno tipo V possui função regulatória e que pode estar envolvido com a regulação do diâmetro das fibrilas heterotípicas (Fig. 12.5). Além disso, a conservação desses domínios na formação das fibrilas tipo V confere a esse colágeno maior antigenicidade em relação aos outros tipos.

A similaridade entre as características químicas dos colágenos tipos V e IV sugere a associação lateral do colágeno tipo V com segmentos da molécula tipo IV. Essas interações são as principais responsáveis pela ancoragem das fibrilas de colágeno da matriz extracelular na lâmina basal. Portanto, o tipo V apresenta, provavelmente, funções biológicas importantes, que podem facilitar a propagação da resposta celular em processos normais e patológicos.

Características dos Colágenos Tipos II, IX e XI

Os colágenos tipos II, IX e XI constituem as fibrilas heterotípicas nos tecidos cartilaginosos (Fig. 12.6). O colágeno tipo II é a mais abundante proteína fibrilar encontrada na cartilagem articular, constituindo o arcabouço da fibrila heterotípica da cartilagem articular, com cerca de 80 a 85% do conteúdo de colágeno do tecido (Fig. 12.6). Este colágeno é homotrímero, ou seja, formado por três cadeias alfa tipo II idênticas. Ainda, possui alto conteúdo de hidroxilisina que facilita a glicolização, propriedade importante para um tecido hidrofílico.

Ao contrário do colágeno tipo II, os colágenos tipos IX e XI são heterotrímeros, ou seja, formados por três cadeias alfa diferentes e, juntos, compõem cerca de 5 a 10% do total de colágeno da cartilagem.

O colágeno tipo IX é um membro dos colágenos denominados FACIT, ou seja, colágenos associados a fibrilas, com triplas hélices interrompidas. Esse colágeno é formado pelas cadeias alfa-1 (IX), alfa-2 (IX) e alfa-3 (IX), as quais são codificadas por genes distintos. Essas cadeias contêm três domínios colagenosos de tripla hélice (COL1, COL2, COL3), separados por domínios não colagenosos (NC1, NC2, NC3 e NC4).

Esse colágeno localiza-se no exterior das fibrilas heterotípicas e faz ligações cruzadas com as regiões N-telopeptídeas e C-telopeptídeas do colágeno tipo II, o que, presumivelmente, significa que moléculas de colágeno tipo IX estão covalentemente ligadas a moléculas de colágeno tipo II na superfície das fibrilas colagenosas. Além disso, as moléculas de colágeno tipo IX estão ligadas umas às outras por meio de domínios específicos, além de interagir com outras moléculas no espaço perifibrilar (Fig. 12.6).

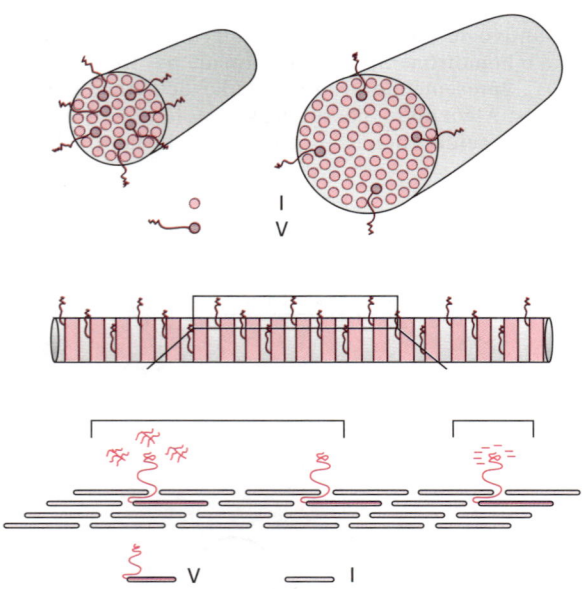

Figura 12.5 – Desenho esquemático mostrando a organização dos colágenos tipos I e V nas fibrilas heterotípicas. O colágeno tipo V localiza-se no interior das fibrilas e possui domínio globular amino voltado para o exterior desta. Esse domínio amino-terminal limita a agregação de colágeno tipo I à fibrila heterotípica, portanto, quanto maior a concentração de colágeno tipo V menor o diâmetro da fibrila heterotípica.

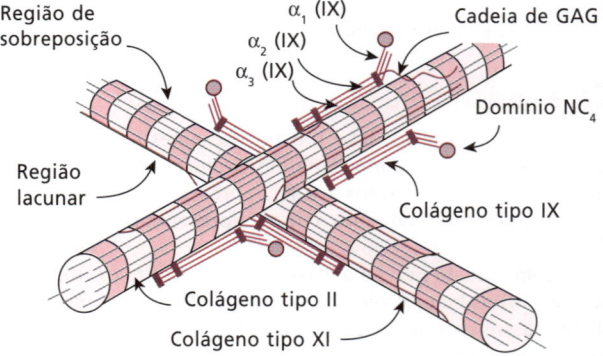

Figura 12.6 – Diagrama mostrando a estrutura molecular das fibrilas de colágeno na cartilagem. As fibrilas são compostas de uma ordem alternada de moléculas de colágeno tipo II (linhas cinza) e colágeno tipo XI (linhas cor-de-vinho). As moléculas de colágeno IX estão localizadas na superfície das fibrilas; ligações cruzadas covalentes entre moléculas do colágeno tipos II e IX e entre diferentes moléculas de colágeno tipo IX estabilizam essa associação. Para mais nitidez, o local de ligação para glicosaminoglicanos (GAG) na cadeia alfa-2 (IX) é mostrado somente para uma molécula de colágeno tipo IX, no diagrama[3].

As funções propostas para o colágeno tipo IX variam entre: oferecer espaçamento entre fibrilas individuais; atuar como uma *cola*, que liga fibrilas de colágeno tipo II diferentes; e se ligar a proteoglicanos e outras moléculas da matriz, contribuindo, desse modo, para a ligação das fibrilas de colágeno com outros elementos da matriz.

O colágeno tipo XI, também importante elemento da cartilagem articular, é formado pelas cadeias alfa-1 (XI), alfa-2 (XI) e alfa-3 (XI), com comprimento de 300nm e mantém estruturalmente um domínio globular (NH_2-terminal) não tripla hélice, na formação de sua molécula.

O tipo XI está localizado, em grande parte, dentro da fibrila de colágeno e é fundamental na fibrilogênese, uma vez que regula o diâmetro da fibrila de colágeno, impedindo a adição extra de colágeno tipo II e, assim, garantindo a formação de fibrilas finas. Isto se deve ao fato do domínio amino-terminal da cadeia alfa-1 (XI) não ficar completamente acomodado dentro da região interna da fibrila heterotípica; assim, esse domínio e parte da região variável são forçados a emergir para fora da superfície da fibrila (Fig. 12.6).

FIBRAS RETICULARES

As fibras reticulares apresentam-se em forma de rede, e têm como principal função o apoio entre as células. Essas fibras, com diâmetro de 0,5 a 2μm, são formadas principalmente pelo colágeno tipo III, ao lado de elevado teor de glicoproteínas e proteoglicanos, apresentando estriação transversal, típica das moléculas de colágeno. As fibras reticulares são o principal arcabouço de sustentação de células do baço, linfonodos e medula óssea, assim como das células musculares, epiteliais do fígado, rins e glândulas endócrinas. Sua disposição em rede e, ainda, seu pequeno diâmetro criam condições para que alguns órgãos sofram modificações em sua forma e volume, como artérias, fígado, útero e outros.

FIBRAS ELÁSTICAS

A rede de fibras elásticas na matriz extracelular fornece elasticidade e resistência necessárias para o perfeito funcionamento de tecidos e órgãos, como pele, vasos sanguíneos e pulmão, em grande parte dos vertebrados. Essas fibras são cerca de quatro vezes mais extensíveis que outras fibras da matriz extracelular com o mesmo diâmetro. Nos tecidos, as fibras elásticas encontram-se entrelaçadas com as fibras de colágeno, para limitar a sua capacidade de extensão e, desse modo, evitar que os tecidos se rompam.

A elastina, principal componente das fibras elásticas, é uma proteína altamente hidrofóbica, com cerca de 750 aminoácidos de comprimento e rica em prolina e glicina, porém, ao contrário do colágeno, não é glicosilada e contém pouca hidroxiprolina e nenhum resíduo de hidroxilisina.

A precursora da elastina é a *tropoelastina*, proteína solúvel secretada no espaço extracelular e organizada dentro das fibras elásticas próximas à membrana plasmática. No meio extracelular, as moléculas de tropoelastina tornam-se altamente ligadas entre si, gerando extensa rede de fibras de elastina em formato de lâminas. Essas ligações são realizadas por meio dos resíduos de lisina, por um mecanismo similar à formação das moléculas de colágeno (Fig. 12.7).

A elastina é a proteína da matriz extracelular predominante em artérias (como na aorta), compreendendo cerca de 50% do seu peso seco. Mutações no gene da elastina, que causam deficiência dessa proteína em camundongos ou humanos, resultam em estreitamento da aorta ou de outras artérias como consequência da excessiva proliferação de células do músculo liso

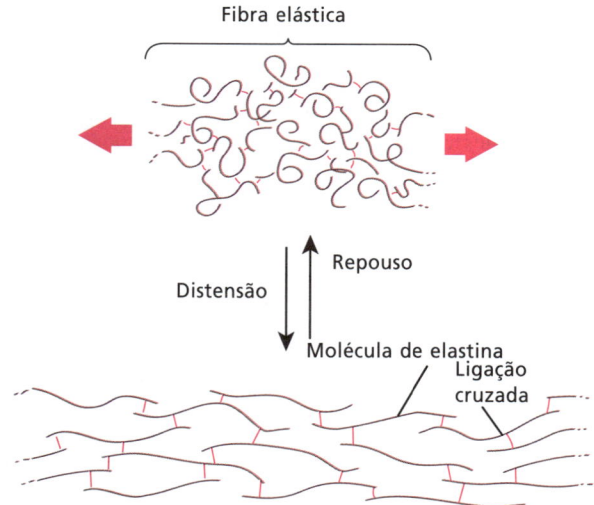

Figura 12.7 – Fibras elásticas mostrando as ligações cruzadas das cadeias polipeptídicas da elastina. Cada molécula de elastina se desenrola quando distendida e retorna de forma espontânea à posição inicial, quando a fibra está em repouso[1].

na parede desses vasos. Aparentemente, a elasticidade normal de uma artéria é requerida para limitar a proliferação dessas células.

As fibras elásticas são também compostas por uma lâmina de microfibrilas, com diâmetro de aproximadamente 10nm, que recobre a elastina. As microfibrilas são compostas de diferentes glicoproteínas, incluindo a fibrilina, a qual se liga à elastina e tem papel essencial na integridade das fibras elásticas. Mutações no gene da fibrilina resultam em síndrome de Marfan, uma doença genética relativamente comum em humanos, que afeta os tecidos conjuntivos ricos em elastina. As microfibrilas são importantes para a organização das fibras elásticas e aparecem antes da elastina no desenvolvimento dos tecidos, fornecendo o suporte em que as moléculas de elastina são depositadas. Conforme as moléculas de elastina são depositadas, as microfibrilas assumem posição periférica na fibra em crescimento.

PROTEOGLICANOS

Os proteoglicanos são proteínas extracelulares, ligadas a uma classe especial de complexo polissacarídeo negativamente carregado, os glicosaminoglicanos (GAG), que apresentam como principal função a resistência à compressão e preenchimento de espaços.

A estrutura dos proteoglicanos consiste, em geral, em vários GAG, ligados covalentemente a uma proteína central, formando complexos que se ligam, por uma das extremidades, a outro glicosaminoglicano de cadeia longa (hialuronana), por meio de proteínas de ligação (PL), criando uma enorme macromolécula semelhante a uma escova, com peso molecular na ordem de milhões.

Os GAG, em razão de suas características hidrofílicas, tendem a assumir conformações estendidas, ocupando um grande volume em relação à sua massa. Estes formam géis mesmo em baixas concentrações, pois suas múltiplas cargas negativas atraem uma nuvem de cátions (tais como Na^+) osmoticamente ativos, fazendo com que grandes quantidades de água sejam sugadas para o interior da matriz. Isto cria uma pressão por inchaço que é balanceada pela tensão das fibras de colágeno intercaladas com os proteoglicanos. Essa característica dos GAG proporciona elasticidade ao tecido cartilaginoso – propriedade importante para resistir às forças de tensão –, ao qual as articulações diartrodiais estão submetidas. Por outro lado, nos tecidos conjuntivos denso e compacto, como tendões e ossos, a proporção de glicosaminoglicanos é pequena e a matriz é extremamente rica em fibras de colágeno, proporcionando maior resistência a esses tecidos.

Na cartilagem, os glicosaminoglicanos predominantes são os sulfatos de condroitina e de queratan. Estes são ligados à proteína central, formando complexos denominados agrecanos, os quais se ligam a uma longa molécula de hialuronana, formando os agregados de agrecanos (Fig. 12.8).

A estrutura do agrecano consiste em três domínios globulares (G_1, G_2 e G_3), separados por dois segmentos estendidos (E_1 e E_2), os quais carregam os glicosaminoglicanos: sulfatos de condroitina e de queratan. A região amino-terminal contém os domínios G_1 e G_2 separados pelo segmento estendido E_1. O domínio globular G_3 está na região carboxila-terminal, que é separada do domínio G_2 pela região E_2, a qual possui mais de 100 cadeias de sulfato de condroitina, algumas cadeias de sulfato de queratan e O-oligossacárides. Os N-oligossacárides estão dentro dos domínios G_1-E_1-G_2 e perto da região G_3. Os glicosaminoglicanos estão localizados em duas regiões: a maior, chamada região rica em sulfato de condroitina, contém todo o sulfato de condroitina e algum sulfato de queratan. Uma região rica em sulfato de queratan está localizada no domínio E_2, perto do domínio G_2 e antes da região rica em sulfato de condroitina.

As moléculas de agrecano proporcionam à cartilagem a capacidade de reverter a deformação. Estas possuem interações dentro do meio extracelular e, indiscutivelmente, têm papel na organização, estrutura e função da matriz extracelular. Dentro do tecido, as moléculas de agrecano são altamente concentradas (mais de 100mg/mL). Elas estão comprimidas até 20% do seu volume máximo em solução e não possuem mobilidade dentro da matriz extracelular. As fibras de colágeno formam uma rede tridimensional que determina a forma do tecido cartilaginoso e impede que os proteoglicanos assumam a forma expandida.

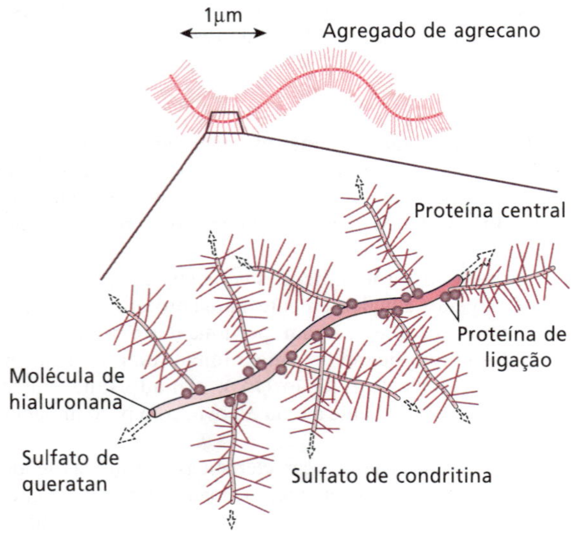

Com o avanço da idade, o agrecano apresenta mudanças estruturais em sua síntese, como a diminuição na média de comprimento das cadeias de sulfato de condroitina e aumento no número e comprimento das cadeias de sulfato de queratan. Também sofrem mudanças na matriz extracelular, como um reflexo da ação de enzimas proteolíticas (por exemplo, agrecanase e estromelisina), resultando numa deficiência nas cadeias de glicosaminoglicanos.

Além do agrecano, a cartilagem articular contém dois outros proteoglicanos menores, denominados biglicano e decorina, com peso molecular de aproximadamente 100 e 70Kd, respectivamente. O biglicano isolado de cartilagem humana contém duas cadeias de sulfato de dermatina, ao passo que a decorina possui apenas uma cadeia de glicosamina. Esses proteoglicanos correspondem apenas a uma pequena fração dos glicosaminoglicanos da cartilagem articular, mas podem estar presentes em proporção molar semelhante aos grandes proteoglicanos agregados; em tecidos jovens, estão presentes em proporção equimolar, porém, em cartilagens mais velhas, a decorina está presente em proporções muito maiores. Esses proteoglicanos interagem com outras macromoléculas dentro da matriz extracelular, incluindo colágenos, fibronectina e fatores de crescimento. A decorina está localizada primariamente na superfície das fibras de colágeno e inibe a fibrilogênese colagenosa. A ligação destes proteoglicanos menores à fibronectina restringe a adesão e migração celular, podendo inibir o processo de reparo tecidual.

A fibromodulina na cartilagem articular é um proteoglicano de 50 a 65Kd, que parece estar associada primariamente com as fibras de colágeno. Esta difere do biglicano e da decorina por causa da presença de domínios globulares nas regiões carboxila e amino-terminais. Esses domínios estão separados por uma série de seqüências repetidas, ricas em leucina e substituídas por cadeias estendidas de sulfato de queratan.

CÉLULAS DO TECIDO CONJUNTIVO

Fibroblastos

A presença de tecido conjuntivo nos diferentes órgãos está freqüentemente associada a uma das mais abundantes e importantes células desse tecido, os fibroblastos (Fig. 12.1). Estes são sempre encontrados ao lado das fibras do tecido conjuntivo e são os responsáveis por sua síntese, não só durante a fibrilogênese, mas também durante a manutenção do sistema de fibras estabelecido.

São células móveis, porém de movimentação lenta. Quando estão em intensa atividade sintética, apresentam morfologia diferente daquelas situadas entre as fibras do conjuntivo. Por essa razão, alguns autores reservam a designação de fibroblasto para as células mais ativas e de fibrócito para as com pouca atividade sintética.

O fibroblasto possui prolongamentos citoplasmáticos, um núcleo claro e ovóide, cromatina fina e nucléolo evidente. Seu citoplasma é rico em retículo endoplasmático granular e aparelho de Golgi desenvolvido.

Essas células possuem um papel decisivo no reparo tecidual, depositando proteínas da matriz extracelular em resposta ao processo de lesão vascular. Essa função reparativa pode ser uma resposta à lesão física ou a outros tipos de destruição do tecido, respondendo a um conjunto de sinais de seu microambiente.

A estimulação excessiva dos fibroblastos pode levar a uma ativação persistente, desencadeando um processo de fibrose com aumento da matriz extracelular, especialmente do colágeno que é depositado independentemente do aumento do número celular.

Figura 12.8 – Desenho esquemático de um proteoglicano – o agregado de agrecano – de cartilagem fetal bovina, o qual consiste em cerca de 100 monômeros de agrecano ligados não covalentemente a uma simples cadeia de hialuronana, por meio de duas proteínas ligantes, estabilizando, desse modo, o agregado[1].

Um dos eventos principais do processo de cicatrização é o infiltrado de fibroblastos do tecido circundante para a matriz extracelular, onde proliferam-se e diferenciam-se em células chamadas miofibroblastos que possuem características fenotípicas e comportamento semelhante aos dos fibroblastos e das células musculares lisas. Sob condições normais, os miofibroblastos participam da síntese de matriz extracelular, promovem a contração da lesão e cicatrização e desaparecem com a diminuição da resposta fibrótica. No conjuntivo adulto, os fibroblastos não se dividem com freqüência, e entram em mitose somente quando solicitados.

Células Transitórias

Outros tipos de células encontrados no tecido conjuntivo, quase tão numerosos quanto os fibroblastos, são os *macrófagos* (Fig. 12.1), que podem ser fixos ou apresentar movimento amebóide. São células fagocitárias com morfologia variável de acordo com seu estado funcional e localização. O núcleo dos macrófagos é ovóide ou em forma de rim, com cromatina condensada. Essas células atuam como elementos de defesa, fagocitando restos celulares, material intercelular alterado, bactérias e partículas inertes. Alguns macrófagos secretam diferentes substâncias que são extremamente importantes para o sistema imunitário do organismo. Alguns macrófagos são denominados *células dendríticas* ou *apresentadoras de antígenos*, que com seus prolongamentos aumentam a superfície celular facilitando a resposta imunitária. Ainda, quando essas células sofrem estimulação de outras substâncias estranhas, são denominadas *macrófagos ativados*, que apresentam maior atividade fagocitária, capacidade de digestão, aumento lisossomal e estimulam a atividade de outras células. Os macrófagos podem constituir as denominadas *células gigantes multinucleadas*, que resultam da fusão entre eles e apresentam, no mínimo, cem núcleos. Os macrófagos são originados dos monócitos, células sanguíneas que atravessam as paredes das vênulas e capilares penetrando no tecido, no qual adquirem o aspecto de macrófago.

O *mastócito* (Fig. 12.1) é uma célula inflamatória, globosa e grande, que apresenta grânulos basófilos; é relativamente numerosa no tecido conjuntivo. O núcleo do mastócito é esférico, mas, com freqüência, não pode ser visto, em decorrência dos grânulos citoplasmáticos. Sua principal função é a produção de mediadores químicos do processo inflamatório. Os grânulos do mastócito são metacromáticos em razão de conterem grande quantidade de heparina ou sulfato de condroitina e glicosaminoglicanos sulfatados. Os principais mediadores produzidos pelos grânulos são: a histamina e o fator quimiotático dos eosinófilos da anafilaxia, conhecido como fator quimiotático para eosinófilos da anafilaxia (ECF-A), e também os leucotrienos ou substância de reação lenta de anafilaxia (SRS-A). Ainda, a superfície dos mastócitos apresenta receptores específicos para a imunoglobulina E, produzida pelos plasmócitos.

Por sua vez, os *plasmócitos* são pouco numerosos no tecido conjuntivo normal, mas apresentam-se em grande quantidade em áreas de inflamação crônica. São células ovóides, com citoplasma muito basófilo, em razão da grande quantidade de retículo endoplasmático rugoso. Seu núcleo é esférico e possui cromatina com grumos compactos e grosseiros, adquirindo o aspecto de roda de carroça. Os plasmócitos sintetizam e secretam anticorpos, que são proteínas específicas (imunoglobulinas) produzidas pelo organismo em resposta a moléculas estranhas (antígenos).

Outras células também estão no tecido conjuntivo normal, como as *células adiposas*, especializadas no armazenamento de gorduras neutras, e os leucócitos ou glóbulos brancos. Neutrófilos, eosinófilos e linfócitos são os tipos mais comuns.

REFERÊNCIAS BIBLIOGRÁFICAS

1. ALBERTS, B.; JOHNSON, A.; LEWIS, J. et al. *Molecular Cell Biology*. 4. ed. New York: Garland Publishing, 2002.
2. HAY, E. D. Collagen and embryonic development. In: *Cell Biology of Extracellular Matrix*. New York: Plenum, 1981. p. 379-409.
3. OLSEN, B. R. Collagen IX. *Int. J. Biochem. Cell Biol.*, v. 29, p. 555-558, 1997.

CAPÍTULO 13

Fisiologia Muscular

Acary Souza Bulle Oliveira • Roberto Dias Batista Pereira

Este capítulo tem a pretensão de abordar a anatomia do músculo esquelético, bem como a produção de energia e a regulação térmica.

O movimento muscular é o mecanismo fundamental utilizado em uma imensa maioria de diferentes movimentos. Ele depende do uso de músculos, os quais, em todo o reino animal, têm uma característica universal – a capacidade de exercer força pelo seu encurtamento.

A musculatura esquelética constitui cerca de 40% do peso corporal. Os músculos, em sua maioria, são estruturas individualizadas, que cruzam uma ou mais articulações, constituindo-se em máquinas biológicas complexas, que realizam uma grande variedade de atividades mecânicas. Dentre as suas funções destacam-se: estabilização dinâmica das articulações; controle do movimento; e transformação de energia química em energia mecânica, para produzir força e trabalho.

Nos últimos 30 a 40 anos, enorme esforço tem sido devotado para o entendimento das respostas celulares/moleculares do músculo esquelético às situações fisiológicas e patológicas, como imobilização, isquemia, hipotermia e hipertermia.

ANATOMIA E FUNÇÃO DO MÚSCULO ESQUELÉTICO

O músculo esquelético responde por mais de um terço da massa corporal, mas suas células são diferentes da maioria dos tecidos humanos. As células musculares (fibras) são, na verdade, cilindros compridos, alguns chegando a 30cm, com múltiplos músculos e com diâmetro variando entre 10 e 80μm. Ao microscópio óptico, essas fibras assumem aspecto estriado característico (Fig. 13.1).

As fibras musculares são compostas de 75% de água e 20% de proteína. O sarcolema é a membrana celular da fibra muscular. Em sua camada mais externa, estão presentes, também, pequenas células mononucleadas indiferenciadas e inespecíficas, chamadas células satélites. Cada fibra muscular é envolvida por uma delicada bainha de tecido conjuntivo, o endomísio. As fibras musculares ficam agrupadas em fascículos, que são envolvidos por uma bainha de tecido conjuntivo, denominada perimísio. O músculo, como um todo, é composto de vários fascículos envolvidos pelo epimísio.

A rede intramuscular de tecidos conjuntivos se funde e torna-se contínua com o denso tecido conjuntivo dos tendões em cada extremidade de um músculo; as fibras musculares propriamente ditas não entram em contato direto com o esqueleto; dessa forma, a imensa tensão desenvolvida pelos músculos é suportada inteiramente por suas inserções tendinosas.

Cada fibra muscular contém várias centenas a muitos milhares de miofibrilas mergulhadas na matriz sarcoplasmática. Os componentes subcelulares, como lipídeos, glicogênio, fosfocreatina, trifosfato de adenosina (ATP) e enzimas, ficam suspensos nesse fluido viscoso. Também existe um grande número de mitocôndrias, que se localiza entre e paralelamente as miofibrilas. No sarcoplasma, também há um amplo e difuso retículo endoplasmático, orientado longitudinalmente às miofibrilas, as quais apresentam 1 a 2μ de diâmetro e comprimento igual ao da fibra muscular e são constituídas de filamentos finos (actina) e grossos (miosina). Os filamentos de miosina e de actina ficam parcialmente interdigitados, o que faz com que a miofibrila apresente faixas claras e escuras (Fig. 13.2).

A banda A (anisotrópica à luz polarizada) contém os filamentos finos; a banda H é a porção da banda A que contém apenas miosina; e a banda I (isotrópica) é a porção que contém somente actina. A linha Z é onde a actina é ancorada. Denomina-se sarcômero a unidade que se estende de uma linha Z a outra linha Z (Figs. 13.3 e 13.4).

Quando a fibra muscular está em seu estado de repouso, totalmente estendida, o comprimento do sarcômero é da ordem de 2μm.

O arcabouço de filamento de actina é uma molécula protéica constituída por uma dupla fita de actina-F. O filamento de actina contém duas fitas adicionais de proteína que são polímeros de moléculas de tropomiosina. Fixando-se a tropomiosina à actina, há um complexo de três moléculas protéicas globulares, denominadas troponina. Uma das proteínas globulares tem grande afinidade pela actina, outra pela tropomiosina e a terceira pelos íons de cálcio.

O filamento grosso é composto de aproximadamente de 200 moléculas de miosina, constituídas por uma dupla fita peptídica, enrolada em forma de hélice, ligada em sua extremidade a duas massas de proteína globular.

O filamento de actina, por sua vez, também se ancora ao sarcolema por meio da proteína distrofina. Essa junção representa zonas de contato microfilamento-membrana importantes na manutenção da arquitetura e da integridade do sarcolema

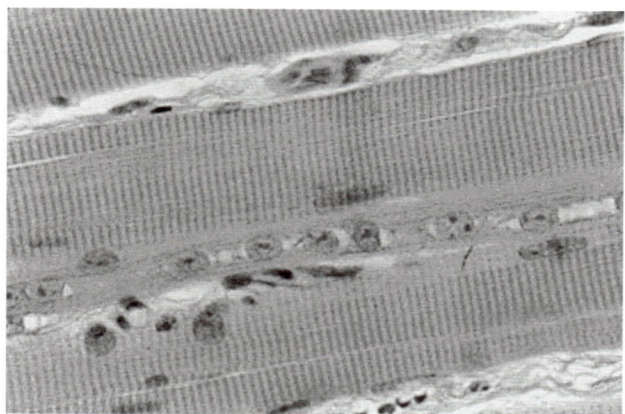

Figura 13.1 – Músculo esquelético mostrando o aspecto estriado característico.

entre o aparelho contrátil e a matriz extracelular, fundamental para transmissão uniforme das forças de contração.

DESENVOLVIMENTO E DIFERENCIAÇÃO DAS FIBRAS MUSCULARES

O músculo estriado dos vertebrados é composto de fibras musculares que são classificadas em duas (ou mais) categorias distintas e que são, freqüentemente, referidas como fibras rápidas (fibras fásicas ou do tipo II) e lentas (fibras tônicas ou do tipo I). As fibras do tipo II, por possuírem menor quantidade de mioglobina, são também conhecidas como fibras pálidas ou brancas; as fibras do tipo I, com maior quantidade de mioglobina, são quase sempre indicadas como fibras vermelhas. Qualquer músculo pode ser constituído apenas de fibras do tipo I ou do tipo II, ou uma mistura de ambas.

A caracterização ultra-estrutural do desenvolvimento musculoesquelético humano foi elegantemente apresentada por Fidzianska, por meio do estudo de células musculares fetais. Verificou-se que entre a 7ª e 10ª semanas de gestação ocorre o estágio de transição de mioblastos para miotúbulos primários, caracterizados como células fusiformes mononucleadas, com núcleo centralizado, grânulos de glicogênio, gotículas de gordura e com poucas miofibrilas localizadas na periferia, formando um padrão típico do sarcômero com bandas A, Z, I e M bem definidas[1]. O diâmetro é de 8 a 15μ e a lâmina basal é rudimentar. Esse estágio é decisivo para o crescimento futuro da fibra muscular. Entre a 11ª e 14ª semanas de gestação há a fusão dos miotúbulos primários, originando os miotúbulos maturos. Entre a 15ª e 22ª semanas de gestação ocorre acentuada mudança na estrutura e organização das células musculares por meio da síntese de filamentos contínuos, com a proliferação de miofibrilas e diminuição do diâmetro das células (5 a 8μ), envolvidas por uma lâmina basal contínua. O período entre 22ª e 24ª semanas de gestação parece ser o último estágio na miogênese humana, quando se dá a fusão de células indiferenciadas com os miotúbulos maduros, formando as fibras musculares imaturas, as quais sofrerão processo de maturação até a 30ª semana. A maturação das fibras ocorre com o processo de fusão e síntese contínua dos filamentos miofibrilares.

A diferenciação dos tipos de fibras no desenvolvimento do tecido musculoesquelético humano foi estudada por Coling-Saltin[2]. Até a 20ª semana de gestação, 100% das fibras musculares são indiferenciadas. Entre a 21ª e 25ª semanas de gestação ocorre o surgimento de fibras do tipo I (aeróbias) (2%) de grande calibre, também denominadas Wohlfart (diâmetro médio de 12,4μ). No período entre a 26ª e 30ª semanas de gestação, 97% das fibras são indiferenciadas (diâmetro médio de 8,4μ) e 3% são fibras do tipo I (diâmetro médio de 14,9μ). Entre a 31ª e 37ª semanas de gestação, 41% das fibras são indiferenciadas (diâmetro médio de 10,4μ), 2% são fibras tipo I de grande calibre (diâmetro médio de 16,9μ), 32% são tipo normal (diâmetro médio de 8,5μ), 20% de fibras IIA (diâmetro médio de 13,7μ) e 5% de fibras tipo IIB (diâmetro médio de 13,7μ). Entre a 38ª e 42ª semanas de gestação, 17% das fibras são indiferenciadas (diâmetro médio de 14,8μ), 1% de fibras tipo I com grande calibre (diâmetro médio de 22,8μ), 37% de fibras tipo I normais (diâmetro médio de 14,7μ), 38% de fibras tipo IIA (diâmetro médio de 16,8μ) e 7% são fibras tipo IIB (diâmetro médio de 17μ). O número de fibras indiferenciadas diminui proporcionalmente ao surgimento de fibras tipo I. Após o nascimento há continuação do processo de maturação e diferenciação das fibras musculares, que é mais evidente no primeiro ano de vida e se estabiliza na vida adulta. Na idade adulta, o músculo esquelético é composto por 1 a 2% de fibras indiferenciadas, 55% de fibras do tipo I, 32% de fibras tipo IIA e 12% de fibras tipo IIB (Fig. 13.5).

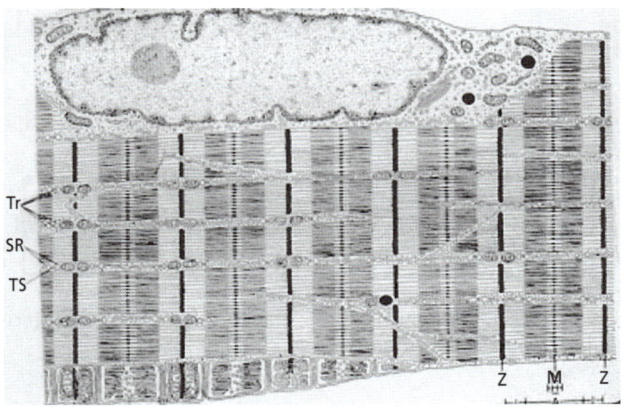

Figura 13.2 – Micrografia eletrônica das miofibrilas musculares mostrando a organização dos filamentos finos e grossos.

O sistema fásico está associado a grandes fibras nervosas – com velocidade de condução em torno de 8 a 40m/s –, que provocam respostas contráteis rápidas. Esse sistema é usado, por exemplo, no salto. O sistema tônico possui fibras nervosas pequenas, com velocidade de condução de 2 a 8m/s, provocando contrações musculares graduadas, acompanhadas de potenciais musculares não propagados de pequena amplitude e duração prolongada. Esse sistema é utilizado, por exemplo, na manutenção da postura corporal. Há grande diferença na força desenvolvida por esses dois tipos de sistemas: as fibras de contração rápida desenvolvem uma força dez vezes maior que as fibras de contração lenta e o preço disso é, evidentemente, uma fadiga muito mais rápida dessas fibras.

INERVAÇÃO

A inervação muscular é 60% motora e 40% sensitiva. Existem cerca de um quarto de bilhão de fibras musculares na corporação total da musculatura esquelética do homem e cerca de 420 mil nervos motores, o que denota relação de ramifica-

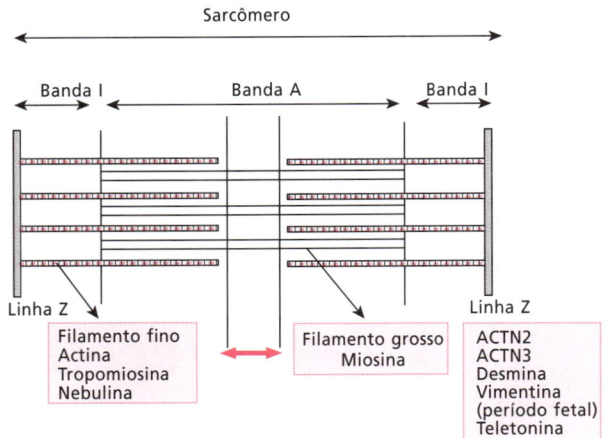

Figura 13.3 – Representação do sarcômero, com as principais proteínas estruturais.

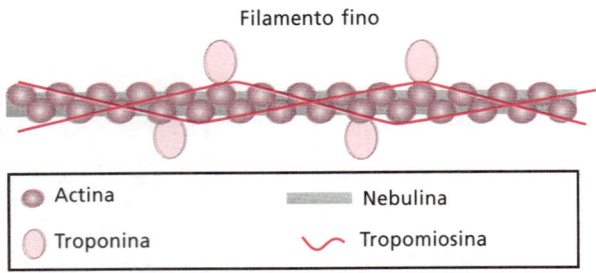

Figura 13.4 – Representação do filamento fino, com as principais proteínas estruturais.

ção de fibras nervosas. Fibras musculares inervadas pelo mesmo motoneurônio se contraem e relaxam simultaneamente. Cada fibra nervosa que penetra no músculo inerva muitas fibras musculares. Dá-se o nome de unidade motora ao conjunto constituído de corpo celular do motoneurônio presente no corno anterior da medula, seu prolongamento e fibras musculares inervadas por ele.

A relação de fibras musculares inervadas pelo mesmo motoneurônio será determinante na precisão, exatidão e coordenação dos movimentos. A gradação de força é responsável pela coordenação dos movimentos, variando-se o número de unidades motoras recrutadas e a freqüência de contração em determinado momento.

A unidade motora é a estrutura que determina o tipo de fibra muscular. As fibras musculares do tipo I, ou oxidativas ou de contração lenta, são recrutadas preferencialmente durante as atividades de longa duração ou de resistência; desenvolvem menor potência, porém apresentam maior resposta ao *endurance*. As fibras musculares do tipo II, ou glicolíticas ou de contração rápida, desenvolvem potência maior e são recrutadas preferencialmente para a realização de trabalhos curtos e de alta intensidade. As fibras do tipo II são subdivididas em IIA (glicolítico-oxidativa), IIB (glicolítica) e IIC (indiferenciada).

As fibras IIB são constituídas de maior conteúdo miofibrilar, inervadas por motoneurônios de maior freqüência e apresentam grande concentração de enzimas glicolíticas e enzima miosina adenosinotrifosfatase (ATPase).

Quando analisadas por técnicas histoquímicas, as fibras musculares apresentam um padrão em *mosaico*, ou seja, as fibras musculares do tipo I estão rodeadas de fibras do tipo II, característica esta presente em todos os músculos esqueléticos. Certos grupos musculares, como os antigravitacionais, têm predominância de fibras do tipo II. Já os músculos deltóide, bíceps, vasto lateral e gastrocnêmio têm proporcionalidade igual de fibras dos tipos I e II.

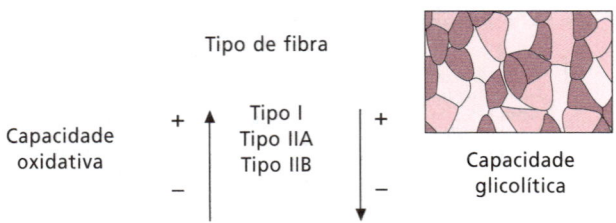

Figura 13.5 – Tipos de fibra muscular.

VASCULARIZAÇÃO

Os músculos são vascularizados por vasos adjacentes, com finalidade de nutrição e remoção de catabólitos. Cada fibra muscular apresenta cerca de quatro capilares nutrientes em indivíduos sedentários, chegando até sete capilares em indivíduos treinados. O percentual de aumento da vascularização muscular é diretamente proporcional ao consumo máximo de oxigênio (VO_2 máx).

FUNÇÃO DO MÚSCULO ESQUELÉTICO

A principal função do músculo esquelético é a contração – que poderá resultar em movimento – e nas suas qualidades, como graduação da força, velocidade e eventual fadiga. O agonista é um músculo ou um grupo de músculos que provoca diretamente o movimento desejado, ao passo que a oponência direta ao movimento em causa é realizada pelos músculos antagonistas.

Admite-se que, para a contração do músculo, um conjunto de filamentos (actina) deslize sobre um outro (miosina), mas sem encurtamento real de nenhuma das seções de filamentos. As *pontes cruzadas* entre as seções formariam o complexo *actomiosina*, possibilitando a contração. Essa teoria do deslizamento dos filamentos pode ser dividida em fases diferentes de eventos mecânicos e fisiológicos.

Repouso

Ausência de interação dos filamentos; molécula de trifosfato de adenosina (ATP) ligada à extremidade da ponte cruzada; cálcio armazenado no retículo sarcoplasmático (Fig. 13.6).

Excitação

Geração do impulso nervoso atingindo a placa mioneural; liberação de cálcio armazenado no retículo sarcoplasmático; saturação da troponina pelos íons de cálcio; mudança da conformação da troponina, permitindo que o local ligante da actina seja exposto à miosina; formação do complexo actomiosina na presença de uma molécula de ATP presa à cabeça de miosina (Fig. 13.7).

Contração

Ativação da enzima miosina ATPase pelo complexo actomiosina; quebra do ATP em ADP + Pi + energia; miosina liga-se ao local ligante da actina e flete-se; deslizamento da actina pela miosina (contração).

Restauração

Entrada de nova molécula de ATP; desligamento do complexo actomiosina.

Relaxamento

Recaptação do cálcio pelo retículo sarcoplasmático; relaxamento muscular.

PROTEÍNAS DA MEMBRANA MUSCULAR

O filamento de actina é ancorado à membrana da fibra muscular esquelética, por meio de proteínas estruturais, destacando-se a distrofina (Fig. 13.8).

Em situações em que há deficiência dessas complexas proteínas estruturais, o mecanismo contrátil não é eficiente, com subseqüente danificação das fibras musculares.

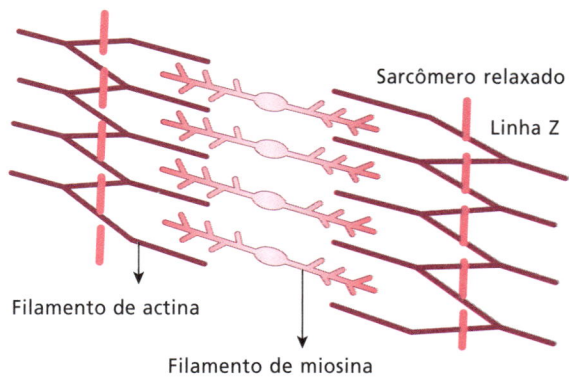

Figura 13.6 – Sarcômero relaxado – distanciamento das linhas Z.

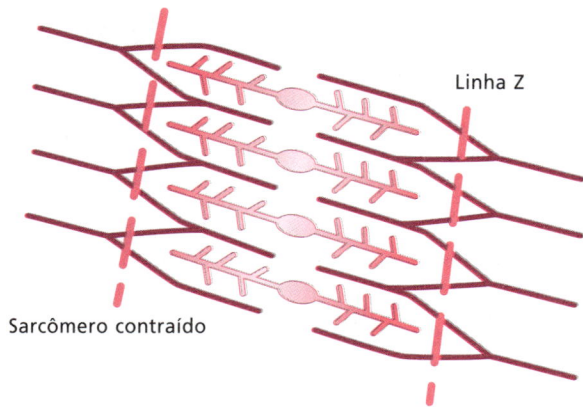

Figura 13.7 – Sarcômero contraído – aproximação das linhas Z.

MECÂNICA DO MOVIMENTO

Os animais quase nunca apresentam velocidade constante. Uma gazela correndo salta sobre o solo, com o seu centro de massa movendo-se para cima e para baixo e com o seu momento (quantidade de movimento) variando a cada passada. Cada uma das pernas move-se para frente e para trás, em relação ao tronco, e as partes moles do corpo se deformam a cada alteração da quantidade de movimento. As forças exercidas sobre essas partes, portanto, estão sempre mudando. As forças que agem sobre um determinado organismo incluem as externas (peso do organismo, arrasto aerodinâmico, força de reação do chão ou do fluido) e as internas (geradas pela contração muscular e pela resistência à deformação dos materiais biológicos que compõem o organismo causada por viscosidade e elasticidade).

A integração dessas forças em uma mecânica complexa do movimento animal exige tecidos geradores e transmissores de força. Os músculos devem transmitir a força gerada pelos seus motores moleculares por toda a estrutura do músculo. O tendão transmite a força aos ossos e esses, por sua vez, a transmitem para os outros tecidos. Por fim, o tecido em contato com o substrato deve transmitir a força para este.

Conforme o animal se movimenta, ocorrem alterações no comprimento do músculo e na força externa aplicada sobre ele, enquanto a contração é processada.

O animal durante uma corrida apresenta um trabalho que pode ser dividido em dois componentes. Primeiro, conforme o animal corre, seu centro de massa sobe e desce a cada passo. O trabalho é realizado para levantar o centro de massa, aumentando a energia gravitacional potencial e perdido conforme o centro de massa é abaixado. Em segundo lugar, os membros são constantemente acelerados e, em seguida, desacelerados a cada passo. O trabalho é necessário para acelerar o membro, aumentando sua energia cinética, e para desacelerá-lo, reduzindo sua energia cinética.

O trabalho é proporcional à massa muscular e, por sua vez, à massa corporal.

FONTES ENERGÉTICAS

Os animais precisam de energia química para realizar suas várias funções e o uso desta é, com freqüência, denominado metabolismo energético. A obtenção da energia é feita, prin-

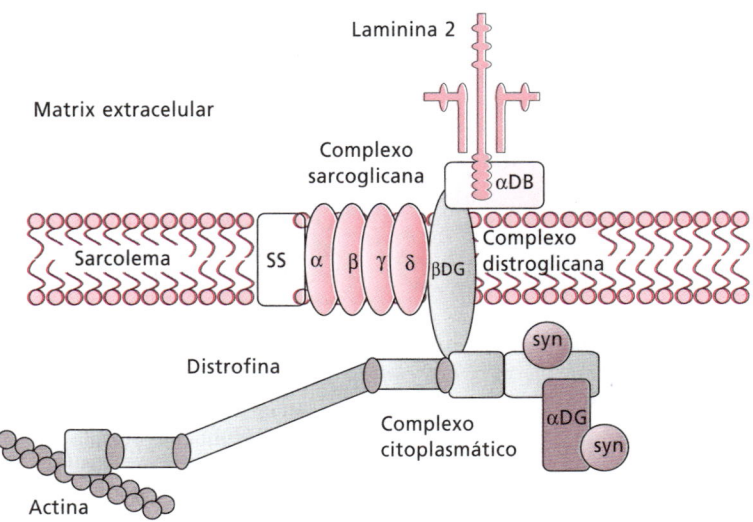

Figura 13.8 – Proteínas estruturais da membrana da fibra muscular esquelética.

cipalmente, por meio da oxidação de alimentos; a quantidade de oxigênio consumida pode ser usada como medida do metabolismo energético. Contudo, nem sempre isso acontece. Alguns animais podem viver na ausência de oxigênio livre, com utilização de energia química proveniente do metabolismo anaeróbio.

A energia derivada da oxidação do alimento não é liberada subitamente ao ser alcançada determinada temperatura, pois as células do organismo, diferentemente de um motor de combustão, não conseguem utilizar a energia térmica. Se fossem capazes de utilizá-la, nossos líquidos ferveriam.

A contração muscular depende da energia fornecida por ATP. A primeira fonte de energia utilizada para reconstituir o ATP é a via da creatinofosfato (CP), constituindo-se no metabolismo anaeróbio aláctico. CP possui uma ligação de fosfato de alta energia similar ao ATP. Essa ligação é rompida e a energia liberada determina a ligação de um novo íon de fosfato ao difosfato de adenosina (ADP) para reconstituir o ATP. A velocidade de produção energética é muito grande, mas a quantidade de energia produzida é limitada, pois a concentração de ATP-CP no músculo esgota-se rapidamente. Quanto maior for a massa muscular do indivíduo, maior será o volume de ATP-CP armazenado. Há uma inter-relação reversível entre ATP e fosfocreatina. Quando quantidades adicionais de ATP estão disponíveis na célula, grande parte dessa energia é utilizada na síntese de fosfocreatina, formando, assim, um reservatório de energia. Quando o ATP começa a ser consumido, a energia existente na fosfocreatina é rapidamente transferida de volta ao ATP e deste para os sistemas funcionais das células:

$$\text{Fosfocreatina} + \text{ADP} \rightleftharpoons \text{ATP} + \text{Creatina}$$

Ocasionalmente, o oxigênio não é disponível ou é insuficiente, de modo que o metabolismo aeróbio não pode ocorrer. Ainda assim, uma pequena quantidade de energia pode ser liberada pelas células por meio da glicólise, uma vez que as reações químicas da degradação glicolítica da glicose até piruvato não requerem oxigênio. A maior parte do ácido pirúvico é convertida em ácido láctico, que se difunde rapidamente das células para o líquido extracelular (metabolismo anaeróbio láctico).

A maneira mais importante e eficaz pela qual a glicose libera energia é por meio do processo de glicólise, seguido pela oxidação dos produtos finais desse processo (metabolismo aeróbio). Os carboidratos, os lipídeos e as proteínas podem ser utilizados pelas células para sintetizar grandes quantidades de ATP (Fig. 13.9).

Os seguintes sistemas metabólicos importantes fornecem energia para a contração muscular:

1) Creatinina-fosfato $\rightleftharpoons$ Creatina + PO_3 $\rightleftharpoons$ ATP
2) Glicogênio $\rightleftharpoons$ Ácido láctico $\rightleftharpoons$ ADP
3) CH/TG/Proteína + O_2 $\rightleftharpoons$ $CO_2 + H_2O$ + Uréia $\rightleftharpoons$ AMP

A despeito da suma importância do ATP como agente acoplado para transferência de energia, essa substância não constitui o depósito mais significante de ligações de fosfato de alta energia nas células. A CP é três a oito vezes mais abundante.

A capacidade do músculo esquelético produzir trabalho durante a fase de encurtamento é determinada pela seguinte seqüência:

- Relação comprimento-tensão.
- Freqüência da ativação.
- Relação força-velocidade no território de encurtamento.
- Freqüência de relaxamento.

Fatores que influenciam o trabalho feito no músculo esquelético na fase de alongamento incluem:

- Relação força-velocidade no território de alongamento.
- Resistência dos elementos elásticos passivos.

A relação força-velocidade representa uma das mais importantes propriedades contráteis do músculo esquelético, pois ela:

- Descreve o espectro de todas as interações possíveis de força-velocidade.
- Estabelece força instantânea, a qual é o produto da força e velocidade.
- Determina a mudança da entalpia (D de calor + D de trabalho) durante a contração.
- Precisa a velocidade de hidrólise do ATP.
- Determina eficiência.
- Reflete os mecanismos elementares para gerar força.

A contração muscular não ocorre sem a energia proveniente do ATP. A miosina, uma das mais relevantes proteínas contráteis da fibra muscular, atua como enzima para produzir a degradação do ATP em ADP, com conseqüente liberação da energia necessária para produzir contração. Apenas uma pequena quantidade de ATP é normalmente degradada nos músculos quando não há contração muscular; todavia, essa taxa de utilização de ATP pode aumentar em pelo menos 150 vezes em relação ao nível de repouso durante curtos períodos de contração muscular máxima.

A quantidade máxima de ATP no músculo é de apenas cerca de 5mmol/L de líquido intracelular e essa quantidade pode manter uma contração muscular máxima por período não superior a alguns segundos. Mesmo com a utilização da CP, o tempo para manter uma contração máxima não excede 10s. A liberação de energia pela glicólise pode ocorrer muito rapidamente do que a liberação oxidativa de energia, permitindo-se a realização de atividade muscular intensa por período de até 2min. Por sua vez, o metabolismo oxidativo não pode liberar

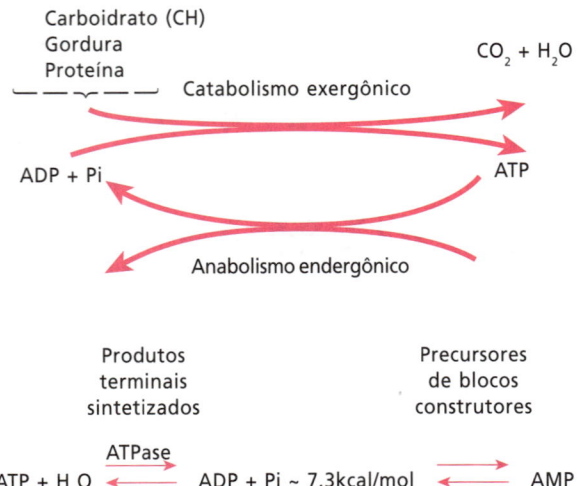

Figura 13.9 – Síntese de trifosfato de adenosina (ATP). ADP = difosfato de adenosina; AMP = mono-fosfato de adenosina; ATPase = adenosinotrifosfatase.

quantidades extremas de energia para as células com tanta rapidez quanto os processos anaeróbios; todavia, em razão de sua taxa mais lenta de utilização, é quantitativamente quase inesgotável, visto que os processos oxidativos podem prosseguir de foram indefinida.

A CP e o ATP podem proporcionar uma potência (quantidade total de trabalho que o músculo pode realizar em determinado tempo) máxima por período de 8 a 10s (aproximadamente, 80m de corrida). A potência é diferente durante a realização de trabalho muscular:

- *Primeiros 8 a 10s*: 7.000kg.m/min.
- *Minuto seguinte*: 4.000kg.m/min.
- *Próxima meia hora*: 1.700kg.m/min.

CALOR COMO PRODUTO FINAL DE QUASE TODA A ENERGIA LIBERADA NO ORGANISMO

A dinâmica da energia humana consiste na transferência de energia por meio de ligações químicas. Alguma energia perdida por uma molécula pode ser transferida para a estrutura química de outra molécula, mas nem toda a energia dos alimentos é transferida para o ATP; com efeito, uma grande fração dessa energia transforma-se em calor.

O fator que causa, sem dúvida alguma, o efeito mais notável sobre o metabolismo é o exercício intenso. Curtos períodos de contração muscular máxima em qualquer um dos músculos pode liberar, por poucos segundos de cada vez, até 100 vezes a quantidade de calor liberada no estado de repouso.

REGULAÇÃO TÉRMICA

A temperatura da maioria dos animais segue, de modo passivo, a do meio que os circunda.

Os seres humanos, por outro lado, são homeotérmicos, ou seja, a temperatura corporal interna se mantém quase constante ao longo da vida, independentemente da temperatura ambiental, com pequenas oscilações não superiores a 1°C. Somente em situações de exercícios intensos e prolongados, de enfermidades e de exposição a condições extremas de calor e frio é que a temperatura corporal assume valores fora do normal.

A regulação da temperatura corporal central é crítica porque as estruturas celulares e as vias metabólicas são afetadas pela temperatura. Aumento de temperatura corporal acima de 45°C pode destruir a estrutura protéica das enzimas, resultando em morte, ao passo que a diminuição abaixo de 34°C pode causar lentidão do metabolismo e função cardíaca anormal, com arritmias.

Para a manutenção de uma temperatura constante, o ganho e a perda de calor do organismo devem ser iguais. Para a compreensão desses dois processos, deve-se reportar aos mecanismos termorreguladores e à física da transferência de calor. O calor produzido por um animal deve ser transportado à superfície antes que possa ser transferido ao meio ambiente. Portanto, a superfície do organismo deve estar a uma temperatura mais baixa que as partes internas, pois se as temperaturas fossem as mesmas, não poderia ocorrer transferência de calor.

O corpo deve ser considerado como constituído por dois compartimentos: um central, que compreende as cavidades craniana, torácica, abdominal e pélvica; outro periférico, constituído por pele, tecido celular subcutâneo e envoltório muscular das extremidades. A temperatura central se encontra em equilíbrio dinâmico, mantido graças aos mecanismos termorreguladores sob controle hipotalâmico.

TABELA 13.1 – Taxa metabólica

ALIMENTO	kcalg⁻¹	kJg⁻¹	kcal por L/O$_2$	QR
Carboidrato	4,2	17,6	5	1
Gordura	9,4	39,3	4,7	0,71
Proteína (uréia)	4,3	18	4,5	0,81
Proteína (ácido úrico)	4,25	17,8	4,4	0,74

1cal = 4,184J.
1cal = quantidade de calor necessária para aquecer 1g de H$_2$O de 14,5°C a 15,5°C.
1kcal = 1.000cal = 4.184J.

O centro termorregulador do corpo está localizado no hipotálamo. O hipotálamo anterior é responsável, sobretudo, por controlar o aumento do calor corporal, enquanto o hipotálamo posterior é responsável pela reação à diminuição de temperatura corporal. Em geral, o hipotálamo funciona de modo similar a um termostato doméstico, isto é, ele tenta manter uma temperatura central constante em torno do *ponto de ajuste*. O estímulo dos centros termorreguladores hipotalâmicos é oriundo dos receptores cutâneos e internos. As alterações da temperatura ambiente são detectadas primariamente pelos receptores térmicos (tanto o calor quanto o frio) localizados na pele. Esses receptores cutâneos transmitem sinais nervosos ao hipotálamo por meio da via sensitiva, o qual, então, inicia a resposta adequada num esforço para manter a temperatura do ponto de ajuste do corpo.

Em situações de necessidade de conservação de calor, ocorre ajuste circulatório, com deslocamento do sangue da periferia para as porções centrais. Ao contrário, quando o calor interno é excessivo, os vasos periféricos se dilatam e há maior fluxo de sangue para a periferia, favorecendo a perda de calor.

Em Biologia, o calor é, em geral, medido em calorias, e 1 caloria (cal) é definida como quantidade de calor necessária para elevar a temperatura de 1g de água em 1°C (1cal = 4,184 joules). Para aquecer 1g de água da temperatura ambiente (25°C) até o ponto de ebulição da água (100°C), há a necessidade de 75cal de calor. A quantidade de calor necessária para aumentar a temperatura do corpo de um animal é ligeiramente menor que a necessária para aquecer a mesma massa de água, pois o calor específico (quantidade de calor necessária para aquecer 1g de substância em 1°C) médio do corpo dos mamíferos é menor (em torno de 0,8) do que o da água (1cal.g^{-1}.C^{-1}). Logo, para elevar a temperatura de um mamífero de 1.000g em 1°C são necessárias cerca de 800cal.

AUMENTO NA PRODUÇÃO DE CALOR

Embora a produção de calor (taxa metabólica) não possa ser diminuída aquém de um certo nível mínimo, o aumento da taxa metabólica permite uma ampla variação de ajustes. Os mamíferos e as aves devem aumentar a produção de calor a fim de se manterem aquecidos a temperaturas ambientais muito baixas. A seguir são apresentadas as principais vias pelas quais a produção de calor é aumentada (Tabela 13.1).

Atividade Muscular

A produção basal de calor (metabolismo basal) é aumentada de forma muito rápida por atividade física (até 25 vezes).

Tremor

É capaz de aumentar de 3 a 5 vezes a produção basal de calor.

Calafrio

Durante o período de calafrio máximo, quando o tônus dos músculos esqueléticos se eleva acima de determinado nível crítico, a produção de calor pode aumentar até quatro a cinco vezes o normal.

TERMOGÊNESE QUÍMICA (ATIVIDADE HORMONAL)

A tiroxina age aumentando a taxa metabólica de todas as células do organismo. Quando a glândula tireóide secreta quantidades máximas de tiroxina, o metabolismo aumenta 50 a 100% acima do normal.

As catecolaminas (adrenalina e noradrenalina) podem propiciar aumento da taxa de metabolismo celular de muitos tecidos do organismo. Esses hormônios exercem efeitos diretos sobre as células musculares e hepáticas, provocando glicogenólise e, conseqüentemente, aumento da atividade celular.

O efeito da estimulação simpática sobre um tipo especial de tecido adiposo (gordura marrom), que contém grande número de mitocôndrias e muitos glóbulos pequenos de gordura, proporciona grande produção de calor, mas quase nenhum ATP (oxidação desacoplada). Esse processo é muito ativo em recém-nascidos, constituindo em importante fator de manutenção de temperatura corporal.

Nessas condições, a menos que a perda de calor aumente na mesma proporção, a temperatura corporal se elevará rapidamente.

MECANISMOS DE PERDA DE CALOR

A perda de calor do corpo pode ocorrer por quatro processos apresentados a seguir.

Radiação

A transferência de calor por radiação ocorre na ausência de um contato direto entre os objetos. Todos os objetos físicos, a uma temperatura acima do zero absoluto, estão, de modo constante, emitindo ondas eletromagnéticas de calor que são transferidas do corpo de maior para o de menor temperatura. O corpo humano está, permanentemente, ganhando e perdendo calor pelo mecanismo de radiação, dependente das condições ambientais. Essa forma de dissipação de calor é a mais importante para um indivíduo em repouso, em clima temperado, correspondendo por 60% do calor perdido. Por outro lado, num dia quente e ensolarado, quando as temperaturas da superfície são superiores à da pele, o corpo ganha calor por radiação.

Condução

É a transferência de calor que se dá entre corpos físicos que estão em contato entre si, sejam sólidos, líquidos ou gases. A condução de calor consiste em transferência direta da energia cinética resultante da movimentação das moléculas e ocorre sempre de uma região de temperatura mais elevada para uma mais baixa (por exemplo, sentar-se sobre uma cadeira metálica). Em geral, o corpo perde somente pequenas quantidades de calor em decorrência desse processo.

Convecção

É a perda de calor desencadeada pelo movimento de um meio que esteja em contato com a superfície corporal (por exemplo, a água, a brisa ou o vento criado por ventilador). A eficiência desse mecanismo está relacionada à rapidez em que o meio adjacente ao corpo se renova. Na perda de calor por convecção, as moléculas do ar ou da água são aquecidas, se distanciam da fonte de calor e são substituídas por moléculas mais frias.

Evaporação

O calor corporal está sendo continuamente transferido ao ambiente mediante a evaporação de suor, pela superfície cutânea, e de água, pelas vias respiratórias. A evaporação de água requer grande quantidade de calor. Para a transferência de 1g de água (à temperatura ambiente) para vapor d'água (à mesma temperatura) são necessárias 584cal (2.443J). É uma quantidade de calor surpreendentemente grande, quando se considera que são necessárias 100cal (418J) para aquecer 1g de água do ponto de fusão para o de ebulição. Para cada litro de água que é evaporado, são extraídas 584kcal de calor, que são transferidas ao meio ambiente. Esse mecanismo é o mais eficiente para a defesa fisiológica contra o excesso de calor corporal. Quando a temperatura corporal aumenta além do normal, o sistema nervoso estimula as glândulas sudoríparas a secretar suor sobre a superfície cutânea. Quando o suor evapora, o calor é perdido para o meio ambiente, o qual, por sua vez, reduz a temperatura cutânea.

REGULAÇÃO TÉRMICA E ATIVIDADE FÍSICA

A produção de calor aumenta durante o exercício, em virtude da contração muscular, e é diretamente proporcional à intensidade deste. O sangue venoso que drena o músculo em exercício distribui o excesso de calor pelo centro do corpo. Conforme a temperatura central aumenta, os sensores térmicos hipotalâmicos detectam a elevação da temperatura sangüínea e o centro de integração térmica hipotalâmico compara essa elevação de temperatura com a temperatura do ponto de ajuste e calcula a diferença entre os dois. A reposta é acionar o sistema nervoso para iniciar a transpiração e aumentar o fluxo sangüíneo cutâneo. Essas ações aumentam a perda de calor corporal e minimizam o aumento da temperatura do corpo.

A evaporação do suor da pele depende de três fatores:

- Temperatura e umidade relativa.
- Correntes convectivas em torno do corpo.
- Quantidade de superfície cutânea exposta ao meio ambiente.

Ao realizar atividade em clima quente, o aumento da temperatura ambiente determina diminuição da eficiência da perda de calor pelos mecanismos de radiação, condução e convecção. A única via de perda de calor nessas condições é por meio da evaporação.

Quando a atividade física é realizada em ambiente quente e úmido, a umidade faz diminuir o processo de evaporação comprometendo a perda de calor. Nessas condições, nas quais a pressão de vapor do ar é próxima à pressão de vapor da pele úmida, a taxa de evaporação é extremamente diminuída. As taxas elevadas de suor durante o exercício num ambiente quente/úmido resultam em perda inútil de água, isto é, a transpiração em si não resfria a pele, mas é a sua evaporação que o faz.

Os limites de calor extremo que a pessoa pode suportar dependem quase totalmente de o calor ser seco ou úmido. Se o ar estiver seco e houver correntes aéreas de convecção suficientes para promover a rápida evaporação do corpo, a pessoa pode suportar temperaturas atmosféricas de 65,5°C por várias horas. Por outro lado, se o ar estiver 100% umedecido ou se o corpo estiver mergulhado na água, a temperatura corporal começa a subir sempre que a temperatura ambiental ultrapassa cerca de 34,4°C. Se a pessoa estiver realizando trabalho muito pesado, esse nível crítico de temperatura pode cair para 29,4 a 32,2°C. Existe um limite para a velocidade com o que o corpo pode perder calor, até mesmo com sudorese máxima. Além disso, quando o hipotálamo se torna excessivamente aquecido (36,3 a 37,4°C), sua capacidade termorreguladora torna-se muito reduzida, e a sudorese diminui ou cessa por completo. Em conseqüência, a alta temperatura corporal tende a autoperpetuar-se, a não ser que sejam tomadas medidas específicas para a redução do calor corporal.

EVENTOS PATOLÓGICOS RELACIONADOS AO CALOR

Os seres humanos estão, de modo freqüente, estrutural e funcionalmente, confrontados a viver em locais quentes e úmidos; possuem milhões de glândulas sudoríparas, que servem para promover esfriamento e evaporação, com subseqüente proteção ao estresse pelo calor. Apesar dessa vantagem fisiológica, os seres humanos têm sido acometidos por eventos relacionados ao calor durante a história.

O rei Eduardo e os seus cruzados com as suas roupas de metal, provavelmente, perderam a batalha final na Terra Sagrada contra os árabes, mais bem adaptados ao meio ambiente e com roupas mais arejadas, em virtude da doença pelo calor. O exército americano reportou 125 mortes pelo calor durante o treinamento básico, entre os anos de 1941 e 1944. Em Saint Louis, nos verões de 1952 a 1954, 178 pacientes faleceram pelo estresse ao calor; foram afetadas especialmente pessoas mais idosas[3]. Mais recentemente, as autoridades da área da saúde na França confrontaram-se com situação aflitiva. Durante o verão de 2003, centenas de franceses, em particular os idosos e mais pobres, vieram a falecer em razão da intolerância ao calor, demonstrando descaso familiar e despreparo governamental para lidar com uma situação que é considerada previsível e evitável.

Situação crítica também sofrem os mulçumanos em sua peregrinação à Meca e Medina, nas primeiras duas semanas do Dhu al-Hijjah (12º mês) do calendário islâmico (Hijra). O calendário islâmico baseia-se nos meses lunares, e o ano lunar islâmico, na média, é 11 dias mais curto do que o ano civil (gregoriano), assim se inicia, em cada ano civil, 11 dias mais cedo. Então, a época de peregrinação ocorre em diferentes estações. Quando coincide com os meses mais quentes, maio a setembro, milhares de pessoas são vitimadas pelo calor intenso, principalmente aqueles menos aclimatados[4].

Hipertermia por esforço também tem sido motivo de preocupação, mesmo para jovens e atletas.

A lesão pelo calor pode suceder quando as demandas do ambiente excedem as capacidades dos mecanismos termorreguladores do corpo.

Olimpíada

Os jogos olímpicos, em geral, acontecem no período do verão, invariavelmente nos meses mais quentes do ano. O andar trôpego no final da maratona de Los Angeles-84 colocou Gabrielle Andersen-Scheiss na história olímpica. Ela entrou no estádio quase 20min após a americana Joan Benoit cruzar a linha de chegada. Com a perna esquerda praticamente paralisada, sacolejava de um lado para o outro e ameaçava desabar. Natural da Suíça, Gabrielle não estava acostumada com o sol tão intenso. Mesmo assim, terminou a prova. Virou exemplo de garra e foi considerada heroína dos Jogos pelo Comitê Olímpico Internacional. Mas não foram apenas casos de glória e superação que o calor produziu em 108 anos de Olimpíadas. Em 1912, quando o evento foi em Estocolmo, o português Francisco Lázaro desabou durante a maratona. Levado às pressas para o hospital, não resistiu. Morreu após um ataque cardíaco. Quem teve fim parecido foi o inglês Arthur Sewell. Nos 10.000m *cross-country*, em Paris-1900, atordoado com a alta temperatura, ele perdeu o senso de direção e começou a correr no sentido contrário da prova. Uma colisão com outro atleta pôs fim a sua participação. Após ser medicado, voltou a seu país[5].

O exercício contínuo em ambiente quente/úmido representa um desafio particularmente estressante para a manutenção da temperatura corporal normal, assim como da homeostasia dos fluidos. O efeito combinado da perda líquida e da temperatura central elevada é prejudicial para desempenho físico, aumentando os riscos de lesão pelo calor.

REFERÊNCIAS BIBLIOGRÁFICAS

1. FIDZIANSKA, A. Human ontogenesis: I Ultraestructural characteristics of developing human muscle. *J. Neuropathol. Exp. Neurol.*, v. 39, p. 476-486, 1980.
2. COLING-SALTIN, A. S. Enzyme histochemistry on skeletal muscle of the human foetus. *J. Neurol. Sci.*, v. 39, p. 169-185, 1978.
3. KHOSLA, R.; GUNTUPALLI, K. K. Heat-related illnesses. In: *Critical Care Clinics – Environmental Emergencies*. v. 15, p. 251-226, 1999.
4. YAQUB, B.; AL-DEEB, S. Hypertermia: heat strokes/neuroleptic malignant syndrome/ malignant hyperthermia. In: AMINOFF, M. J.; GOETZ, C. G. (eds.). *Handbook of Clinical Neurology*. Elsevier Science, 1998. p. 586-607.
5. FOLHA ESPORTE. Atenas prepara Olimpíada mais quente da história. *Folha de S. Paulo*, São Paulo, 3 ago. 2004. p. D1.

BIBLIOGRAFIA COMPLEMENTAR

GUYTON, A. C.; HALL, J. E. *Tratado de Fisiologia Médica*. 9. ed. Rio de Janeiro: Guanabara Koogan, 1997.
KANDEL, E.; SCHWARTZ, J. H.; JESSEL, T. M. (eds.). *Principles of Neuroscience*. 3. ed. New York: Elsevier, 1991. p. 549.
POWERS, S. K.; HOWLEY, E. T. *Fisiologia do Exercício: teoria e aplicação ao condicionamento e ao desempenho*. São Paulo: Manole, 2000.
SCHMIDT-NIELSEN, K. *Fisiologia Animal: adaptação e meio ambiente*. 5. ed. São Paulo: Livraria Santos, 2002.

CAPÍTULO 14

Regeneração do Sistema Nervoso Periférico

Ciro Da-Silva

INTRODUÇÃO

O sistema nervoso periférico (SNP), ao contrário do sistema nervoso central (SNC), apresenta condições intrínsecas favoráveis à regeneração após lesão em que não ocorra perda considerável de substância. Acredita-se que essa diferença na capacidade regenerativa esteja na composição do microambiente dos nervos, em que a natureza da matriz extracelular e a ação de fatores neurotróficos são fundamentais para o sucesso do processo de regeneração. Esses elementos, matriz e fatores serão abordados neste capítulo.

ESTRUTURA DOS NERVOS

Nervos são compostos por diferentes tecidos e estão estruturados de modo a preservar a continuidade, nutrição e proteção de seus elementos básicos funcionais: as fibras nervosas ou axônios (Fig. 14.1).

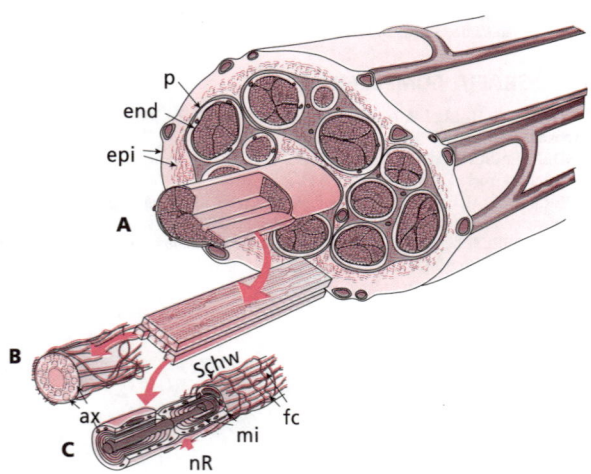

Figura 14.1 – Microanatomia de um tronco nervoso periférico e de seus componentes. (*A*) Fascículos: formados por fibras nervosas e tecido conjuntivo, denominado endoneuro (end), são envoltos por um perineuro (p) multilamelado e estão imersos em um tecido conjuntivo frouxo ou epineuro (epi). As camadas mais externas do epineuro condensam-se em uma verdadeira bainha. (*B* e *C*) Aspecto de fibras nervosas amielínicas e mielínica, respectivamente. Ax = axônio; fc = fibras colágenas; mi = bainha de mielina; nR = nodo de Ranvier[1]; Schw = célula de Schwann[1].

Um tecido conjuntivo – o endoneuro – dispõe-se ao redor dos axônios e é formado por fibras colágenas, fibroblastos, células de Schwann, mastócitos e células endoteliais da rede capilar endoneural. Externamente ao endoneuro, está o perineuro, formado por células achatadas que constituem lamelas concêntricas e que atua como barreira às substâncias difusíveis, preservando o microambiente endoneural, e como barreira mecânica às lesões externas. Em seguida, encontra-se o epineuro, que é ricamente vascularizado e apresenta, assim como o perineuro, a função de proteção às lesões externas. Tanto o endoneuro como o peri e o endoneuro são também responsáveis pela continuidade das fibras nervosas[2].

Os axônios estão em íntima associação às células de Schwann e, dependendo da bainha de mielina, podem ser classificados como mielínicos ou amielínicos. Externamente ao axônio estão, em seqüência, a bainha de mielina (no caso dos axônios mielínicos), o citoplasma e o núcleo da célula de Schwann, a lâmina basal da célula de Schwann e as fibras colágenas do endoneuro. Esses dois últimos componentes formam a parede que limita externamente a fibra nervosa e são, em conjunto, denominados de tubo endoneural[1,3].

ALTERAÇÕES DOS NERVOS EM RESPOSTA À LESÃO

A transecção de um nervo divide cada axônio em dois segmentos: um segmento proximal, que permanece em contato com o corpo celular, e um segmento distal, que é separado do restante da célula (Figs. 14.2 e 14.3). Com a lesão forma-se, então, um espaço intersegmentar que pode apresentar dimensões variáveis. Como em outros tecidos, imediatamente após a lesão do nervo observa-se uma reação inflamatória local[4,5]. O extravasamento de plasma sangüíneo precede a formação de uma matriz entre os dois segmentos, composta por fibrina e fibronectina, e que atuará como um substrato para a posterior migração celular e de novos prolongamentos neuronais[6,7]. Macrófagos prontamente invadem a região em grande número[8]. Partindo dos segmentos proximal e distal do nervo, ocorre a proliferação de fibroblastos, células endoteliais e células de Schwann, que migram para o espaço intersegmentar sobre a matriz de fibrina[9]. As células de Schwann tornam-se fusiformes e, por meio da união de suas extremidades, passam a formar cordões lineares denominados de bandas de Büngner[10]. Os fibroblastos iniciam a síntese de colágeno e, juntamente com a rede formada pelas células de Schwann, constituem uma ponte intersegmentar que contém capilares, fibras colágenas e macrófagos[1].

Em decorrência da perda da comunicação com o centro trófico celular (corpo neuronal), o segmento distal do axônio fica impossibilitado de manter sua estrutura e integridade funcional. O processo de degeneração axonal tem início logo após a lesão e é marcado pela desintegração dos microtúbulos e neurofilamentos, desencadeada por ação de proteases[11]. A bainha de mielina disposta ao redor desses axônios se fragmenta e é fagocitada principalmente por macrófagos, mas também por células de Schwann[12,13], as quais apresentam intensa multiplicação logo após a lesão do nervo[14-18]. Uma segunda onda de proliferação ocorre na fase regenerativa e precede a formação da nova mielina[19,20]. Em resposta à perda do contato axonal, as células de Schwann, já completamente diferenciadas e ainda viáveis, reassumem o fenótipo apresentado no período embrionário, reduzindo drasticamente a expressão dos genes relacionados à mielina e aumentando a expressão daqueles observados na etapa anterior à mielinização[21-23]. A presença de macrófagos parece ser também necessária, durante a degeneração walleriana, à proliferação das células de Schwann, que constituirão as bandas de Büngner no interior dos tubos endoneurais do segmento distal[24,25].

O processo de regeneração no segmento proximal do nervo tem início poucos dias após o trauma. A extremidade lesada do axônio dilata-se pelo acúmulo de estruturas, como o retículo endoplasmático liso, as mitocôndrias e os microtúbulos, originando grande número de prolongamentos finos ou neuritos[10,26]. A extremidade desses novos prolongamentos apresenta uma entumescência, denominada de cone de crescimento, que contém microespículas, ou filópodios, em sua superfície. Esses filópodios avançam e retraem-se em um curto espaço de tempo, explorando o microambiente e, por adesão a estruturas do substrato, determinam o direcionamento do axônio em crescimento[1]. O início do processo regenerativo está associado à expressão de novos genes e proteínas[27,28]. Há aumento da síntese protéica e as principais proteínas sintetizadas e transportadas estão relacionadas à reconstrução do axônio, havendo decréscimo na síntese daquelas relacionadas à transmissão sináptica[29].

Os axônios em regeneração tendem a atravessar o espaço intersegmentar em direção à periferia e, aqueles que não desviam seu trajeto, alcançam o segmento distal e seguem pelo interior dos tubos endoneurais na interface entre a lâmina basal e a membrana plasmática das células de Schwann, chegando aos territórios periféricos. Por todo o trajeto, os axônios são envolvidos pelo citoplasma das células de Schwann[30-32].

FATORES NEUROTRÓFICOS E NEURÔNIOS PERIFÉRICOS

Fatores neurotróficos constituem um grupo heterogêneo de polipeptídeos que, por meio de receptores específicos, agem no desenvolvimento, sobrevivência e manutenção de neurônios[33-35]. Fatores neurotróficos são essenciais para a sobrevivência de neurônios do SNP em desenvolvimento, como demonstrado em animais transgênicos com bloqueio específico dos genes para diversos fatores ou de seus receptores[36-47] (Tabela 14.1). A determinação dos diferentes tipos e subtipos neuronais, que expressam receptores para fatores neurotróficos, representa a melhor estratégia para a caracterização de suas ações no SNP; no entanto, os dados atuais são limitados e parcialmente obscurecidos pela possibilidade de neurônios individuais expressarem mais de um receptor para fator neurotrófico[47-57] (Tabela 14.2). Estudos *in vitro* têm demonstrado efeitos de promoção de sobrevivência de diversos fatores neurotróficos sobre os vários tipos neuronais que compõem o SNP[52] (Fig. 14.4).

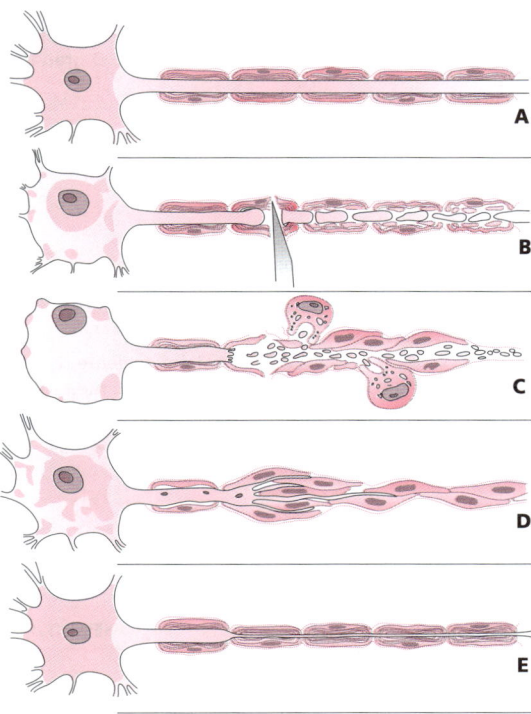

Figura 14.2 – Degeneração e regeneração de uma fibra nervosa mielínica. (*A*) Aspecto normal. (*B*) A transecção da fibra resulta na fragmentação distal do axônio e da mielina. No segmento proximal, a degeneração se estende até o primeiro internodo de Ranvier. (*C*) No segmento distal, há intensa proliferação das células de Schwann. Macrófagos e células de Schwann fagocitam os restos celulares. (*D*) As células de Schwann do segmento distal se alinham, formando as bandas de Büngner. Brotos se originam da extremidade axonal seccionada e avançam, envolvidos pelas células de Schwann. (*E*) Fase de conexão com a periferia e maturação da fibra nervosa. Brotos que não se conectam com os alvos periféricos podem atrofiar e desaparecer. As respostas do corpo celular neuronal, denominadas de cromatólise, durante essas fases incluem: edemaciamento, migração do núcleo para a periferia e condensação de material citoplasmático basófilo[1].

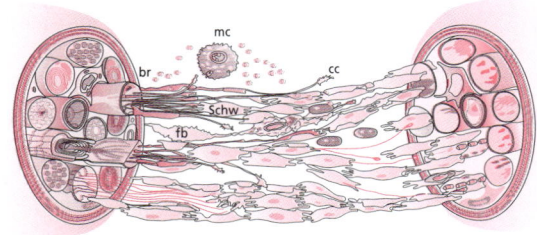

Figura 14.3 – Esquema representando as respostas celulares locais à transecção de um nervo. O processo de brotamento ocorre na extremidade axonal seccionada, a partir dos internodos proximais (brotamento colateral). Brotos (br), originando-se de um axônio mielínico, formam uma *unidade de regeneração* e são envolvidos por uma lâmina basal comum. Na extremidade de cada broto, há um cone de crescimento (cc). Brotos avançam pelo local de lesão, em íntima associação com células de Schwann (Schw), em migração a partir dos segmentos nervosos proximal e distal. No local de lesão, estão presentes também macrófagos (mc), fibroblastos (fb) e células sanguíneas. No segmento distal, brotos crescem em contato com as fileiras de células de Schwann (bandas de Büngner) e a superfície interna dos tubos de membrana basal[1].

TABELA 14.1 – Efeitos de diferentes mutações, com bloqueio de genes (*knock-outs*), sobre o desenvolvimento de neurônios sensitivos, motores somáticos e autonômicos[95]. O grau de perda neuronal nos animais afetados é indicado pelo número de sinais +

GENE BLOQUEADO	NEURÔNIO SENSITIVO	MOTONEURÔNIO	NEURÔNIO DO SNA	REFERÊNCIA
NGF	+ + +	0	+ +	36,38
BDNF	trig. + + nod. + +	0	0	37,40,43
NT-3	+ +	0	+ +	36,38,39,41,42,46
NT-4/5	trig. 0 nod. + +	0	0	0 37,43
BDNF e NT-4/5	trig. + + nod. + + +	0	0	37,43
CNTF	0 (?)		0 (ao nascimento)	0 44
LIF	Nenhum defeito evidente relatado		45	
IGF	Nenhum defeito evidente relatado		47	

BDNF = fator neurotrófico derivado do cérebro; CNTF = fator neurotrófico ciliar; IGf = fator de crescimento semelhante à insulina; LIF = fator inibidor de leucócitos; NGF = fator de crescimento neuronal; nod. = gânglio nodoso do vago; NT = neurotrofinas; SNA = sistema nervoso autônomo; trig. = gânglio trigeminal.

TABELA 14.2 – Porcentagens aproximadas de neurônios do SNP que expressam receptores individuais para fatores neurotróficos em animais adultos *in vivo*[52]

RECEPTOR	LIGANTES	SENSITIVO		MOTOR	SIMPÁTICO	REFERÊNCIA
		%	SUBTIPO	%	%	
trkA	NGF	45	P/M	0	95	46,49,51,53,57
trkB	BDNF/NT-4/5	27	P até G	96		Idem
trkC	NT-3	17	G	82	5	Idem
CNTFRa	CNTF	100		100	100	56
FGFR1	αFGF	20	G	?	?	48,50,54
FGFR2	βFGF	20	G	?	?	Idem
LIFR	LIF	100		100	100	55
?	GDNF	Maioria		Maioria	0 (?)	52

CNTF = fator neurotrófico cicliar; FGF = fator de crescimento de fibroblastos; G = grande; GDNF = fator neurotrófico derivado das células da glia; LIF = fator inibidor de leucócitos; M = médio; NGF = fator de crescimento neuronal; NT = neurotrofinas; P = pequeno.

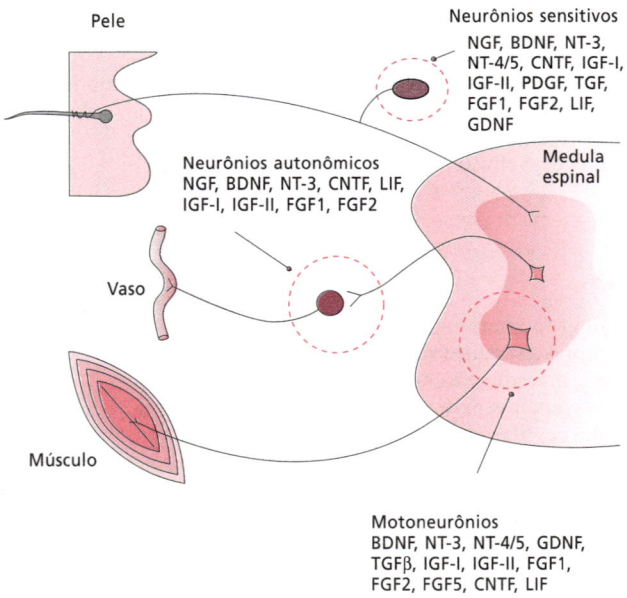

Figura 14.4 – Esquema representando os fatores neurotróficos atualmente implicados na manutenção dos neurônios que compõem o SNP. Detalhes sobre as ações e alvos dos diversos fatores estão no texto[52]. BDNF = fator neurotrófico derivado do cérebro; CNTF = fator neurotrófico ciliar; FGF = fator de crescimento de fibroblastos; GDNF = fator neurotrófico derivado das células da glia; IGF = fator de crescimento semelhante à insulina; LIF = fator inibidor de leucócitos; NGF = fator de crescimento neuronal; NT = neutrofinas; PDGF = fator de crescimento derivado de plaquetas; TGF = fator de crescimento transformador.

LOCALIZAÇÃO DE FATORES NEUROTRÓFICOS EM NERVOS INTACTOS

A identificação dos locais de síntese tecidual dos fatores neurotróficos é fundamental para a determinação de suas ações *in vivo* na manutenção e regeneração do SNP[53]. Estudos de hibridização *in situ* têm revelado que vários membros da família das neurotrofinas são expressos em gânglios sensitivos embrionários e adultos[58-60]. BDNF e NT-3, em particular, estão localizados no interior de neurônios sensitivos durante as fases iniciais do desenvolvimento, sugerindo um mecanismo parácrino ou autócrino de atuação[59-61]. Este último seria uma provável explicação para a ausência de dependência de neurônios sensitivos adultos de fatores neurotróficos derivados de seus alvos de inervação[62,63].

Células não neuronais de nervos intactos e adultos sintetizam RNAm de fatores neurotróficos. Dentre os membros das neurotrofinas, apenas NT-3 é expressa em níveis altos em nervos intactos; NT-4/5 é expressa em pequena quantidade e RNAm$_s$ para BDNF e NGF estão praticamente ausentes[64,65]. Tanto a proteína CNTF como seu RNAm, por outro lado, são expressos em grande quantidade em nervos intactos[66-68].

Células de Schwann mielinizantes e não mielinizantes apresentam padrões distintos de expressão de fatores neurotróficos. Como exemplo, a proteína CNTF e seu RNAm são expressos em células de Schwann mielinizantes do nervo ciático e não o são em células de Schwann não mielinizantes da cadeia simpática ou do nervo vago[66]. Essa diversidade também está presente na expressão de receptores de fatores de crescimento. Como exemplo, embora ambos os tipos de células de Schwann expressem RNAm para fator de crescimento derivado de plaquetas (PDGF), apenas as células não mielinizantes revelam os receptores para esse fator[69].

PRODUÇÃO DE FATORES NEUROTRÓFICOS EM NERVOS EM DEGENERAÇÃO

O padrão de expressão de fatores neurotróficos em nervos em processo de degeneração é completamente distinto do encontrado em nervos intactos[64-66,68-72] (Fig. 14.5). A expressão dos RNAm para NGF, BDNF e NT-4/5, que é baixa em nervos inactos, é consideravelmente aumentada em nervos em degeneração após duas semanas do trauma, ao contrário do RNAm para NT-3 que apresenta uma queda transitória[64,65,72]. Os padrões temporais de expressão das neurotrofinas também apresentam variações. O nível de RNAm para NGF aumenta rapidamente após a transecção do nervo ciático, estabilizando por volta do terceiro dia da lesão e mantendo-se estável por até duas semanas[72,73]. O nível de RNA para BDNF, por outro lado, começa a aumentar apenas em torno do terceiro dia após a lesão do nervo, mas continua a ascender sem estabilizar-se até a segunda semana do trauma[65]. Um dos fatores responsáveis pela elevação da expressão de RNA para NGF é a citocina interleucina-1 (IL-1), secretada por macrófagos que invadem o segmento nervoso em degeneração[72,74-77]. A IL-1, no entanto, não interfere na expressão de BDNF em enxertos nervosos; o aumento do RNAm para BDNF seria dependente da alteração da atividade elétrica no nervo em degeneração, pois o início do aumento de sua expressão coincide com a perda da capacidade dos axônios em degeneração de conduzir potenciais de ação[65,71].

Os fatores CNTF e inibidor de leucócitos (LIF) apresentam regulação diferente após a lesão de nervo. Quatro dias depois do trauma inicial, o nível de RNAm para CNTF no nervo em degeneração representa apenas 10% do seu valor no nervo normal[68]. Há coincidência na diminuição do padrão temporal de expressão dos RNAm para CNTF e para a proteína relacionada à mielina P0, sugerindo a existência de sobreposição de mecanismos que regulam a manutenção de proteínas da mielina e a expressão de CNTF[66]. Decorrida uma semana da transecção do nervo ciático, observa-se degeneração completa dos axônios mielínicos nos seus ramos intramusculares distais e ausência de atividade de CNTF nestes[66,78]. Essa observação está de acordo com a demonstração de que o tratamento com CNTF exógeno pode reduzir consideravelmente a atrofia muscular que se segue à lesão nervosa periférica[79]. As alterações do nível de expressão de LIF, por outro lado, contrastam com as observadas com o CNTF. Ao contrário do CNTF, LIF não é praticamente detectável em nervos normais; após lesão, o segmento distal do nervo apresenta um aumento da expressão de RNAm para LIF nas primeiras 24h, mantendo-se em nível relativamente alto por, pelo menos, sete dias[70]. Esse aumento da regulação de LIF pode ter efeitos indiretos sobre a regeneração nervosa, pois a citocina implica em mecanismos de atração de macrófagos[70].

O papel dos diferentes tipos celulares não neuronais na alteração da expressão de fatores neurotróficos em nervos em degeneração é pouco conhecido[71].

PRODUÇÃO DE FATORES NEUROTRÓFICOS EM NERVOS EM REGENERAÇÃO

As alterações na expressão de fatores neurotróficos por nervos em degeneração são revertidas durante o processo regenerativo, com o retorno aos padrões presentes no nervo previamente à lesão. Assim, o aumento da expressão de RNAm para NGF, provocado pela axotomia em nervos em degeneração, é gradualmente revertido pelo crescimento e mielinização dos axônios em regeneração[72]. CNTF, ao contrário do NGF, apresenta um aumento de sua expressão em nervos em regeneração; o pa-

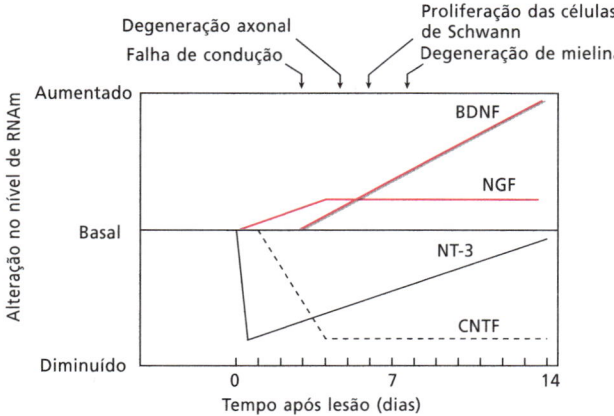

Figura 14.5 – Efeitos da lesão nervosa sobre os níveis de RNAm para neurotrofinas e CNTF no nervo ciático adulto. Representação esquemática das alterações nos níveis de RNAm para diversos fatores neurotróficos nas duas primeiras semanas após transecção do nervo ciático em ratos adultos. Níveis de RNAm$_s$ para NGF e BDNF são equivalentes após cinco dias da secção do nervo; com tempos mais longos de sobrevivência, há uma acentuada divergência entre eles. A lesão nervosa produz uma queda inicial e transitória no nível de RNAm para NT-3, seguida por uma recuperação gradual até o nível basal por volta da segunda semana pós-trauma. O nível de RNAm para CNTF, por outro lado, apresenta uma queda brusca e constante após a lesão do nervo. Na porção superior da figura estão representados alguns eventos degenerativos no nervo traumatizado e que podem estar temporalmente relacionados às alterações na expressão de RNAm para os fatores neurotróficos[71].

drão temporal para o restabelecimento do nível normal de expressão de CNTF é retardado em relação ao do NGF[68]. No entanto, a restauração do nível de CNTF segue em paralelo à remielinização dos axônios em regeneração, como evidenciado pelo estudo da expressão da proteína P0[66,80].

Esses estudos sugerem que as alterações temporais de expressão dos fatores neurotróficos após a lesão de nervos parecem ser coordenadas para garantir o sucesso da regeneração nervosa.

FARMACOLOGIA DOS FATORES NEUROTRÓFICOS NA LESÃO NERVOSA PERIFÉRICA

A transecção do nervo ciático em ratos neonatos resulta em perda de cerca de 50% dos neurônios sensitivos primários e dos motoneurônios[81,82]. A morte dos neurônios sensitivos é relatada como sendo prevenida pelos fatores NGF, BDNF e NT-3, embora continue um mistério o fato do porquê se obtém uma prevenção completa da morte neuronal, quando os receptores para essas diferentes neurotrofinas são expressos, separadamente, em cada uma das subpopulações de neurônios sensitivos[51,81-84]. Motoneurônios axotomizados no período neonatal são também completamente salvos pelos fatores CNTF e GDNF; parcial e transitoriamente pelo fator LIF, e pelas neurotrofinas BDNF, NT-3 e NT-4/5[55,81,85-93]. O NGF não apresenta qualquer efeito sobre motoneurônios.

A secção de nervos em adultos parece resultar em perda mais retardada e moderada de neurônios sensitivos, podendo ser impedida, em parte, pelos fatores NGF e de crescimento de fibroblastos (FGF) básico[94-97].

Fatores neurotróficos também têm a capacidade de reverter as alterações funcionais que ocorrem em neurônios do SNP após axotomia[52]. Em neurônios sensitivos, por exemplo, vários neurotransmissores ou neuromoduladores, incluindo substância P e peptídeo relacionado ao gene da calcitonina (CGRP), apresentam diminuição de expressão após axotomia, principalmente naqueles de pequeno tamanho. O fator NGF é capaz de reverter esses efeitos, o que está de acordo com observações iniciais e com o padrão de expressão do receptor trkA por esses neurônios[83,98,99]. Nesse mesmo tipo de lesão, há aumento da expressão de outros neuropeptídeos, incluindo neuropeptídeo vasointestinal (VIP), neuropeptídeo Y (NPY) e galanina. O NGF impede também a ocorrência dessas alterações[99]. A axotomia em neurônios simpáticos pós-ganglionares induz a produção de VIP e substância P; essa reação à lesão parece depender do LIF produzido no nervo lesado, pois ela está ausente em camundongos com bloqueio do gene para LIF[45,100]. A axotomia de motoneurônios adultos resulta na redução dos níveis de colina acetiltransferase (ChAT; enzima de síntese da acetilcolina). Essa redução é revertida pelo GDNF e pelas neurotrofinas BDNF e NT-4/5[85,93,101]. Sugestão interessante é a de que a velocidade de condução de motoneurônios intactos seria dependente de um aporte normal das neurotrofinas BDNF ou NT-4/5 da periferia, sugerindo um papel desses fatores na regulação do calibre axonal[52].

Embora nenhum fator neurotrófico tenha sido identificado isoladamente como essencial para o processo de regeneração nervosa periférica, há relatos de ações estimulatórias de vários fatores neurotróficos sobre a taxa de regeneração de nervos sensitivos e motores danificados. Por exemplo, foram apontados como promotores da regeneração do SNP os fatores NGF, fator de crescimento semelhante à insulina (IGF) I e II e FGF, assim como um análogo sintético ao hormônio adrenocorticotrófico (ACTH[4-9]), denominado de ORG-2766[102-110]. Há também a possibilidade de alguns fatores neurotróficos (NGF, por exemplo) estimularem a arborização terminal de fibras sensitivas[111].

TABELA 14.3 – Expressão e possíveis funções de moléculas de superfície celular e da matriz extracelular, envolvidas na regeneração de nervos[118]

MOLÉCULA	EXPRESSÃO	FUNÇÃO
L1	Aumento em Schw previamente mielinizantes e em axônios de grande calibre	Promoção do crescimento axonal ivt[1,2,14] e do início da remielinização[3,4]
N-CAM	Aumento em Schw previamente mielinizantes em axônios de grande calibre e em fibroblastos na ponte de conexão entre os segmentos proximal e distal	Promoção do crescimento axonal ivt[2] e ivv[34,16]
MAG	Desaparece em Schw previamente mielinizantes e reaparece durante mielinização de axônios em regeneração	Inibidora do crescimento em nervos adultos[19]; envolvida na mielinização de axônios em regeneração e em desenvolvimento[82S]
P0	Idem à MAG	Permissiva ou promotora do crescimento axonal ao longo de Schw previamente mielinizantes nos estágios iniciais da regeneração ivt[6]; envolvida na mielinização de axônios em regeneração e em desenvolvimento
Laminina	Lâmina basal e superfície das Schw	Promoção do crescimento axonal ivt[7-9,11] e ivv[10]
Tenascina	Aumento em Scwh e deposição em sua lâmina basal; associada às fibras colágenas no centro da ponte de conexão entre os segmentos proximal e distal	Promoção do crescimento axonal ivt[11-13,56] e ivv[17]
APS	Em axônios em regeneração	Promoção do crescimento axonal ivt[14,15] e ivv[16]
L2/HNK-1	Mantêm-se por duas a três semanas em Schw previamente associadas a axônios motores; reaparecem em Schw associadas a axônios motores	Responsáveis, por meio de Schw, pela reinervação preferencial de nervos musculares por axônios motores ivt[17,18]

APS = ácido polissiálico, carboidrato ligado a N-CAM; ivt = *in vitro*; ivv = *in vivo*; L1 = glicoproteína transmembrana; L2/HNK-1 = epitopo (sulfato-3-glucoronil) originalmente descrito como componente celular de células do tipo *human natural killer*; MAG = glicoproteína associada à mielina; N-CAM = molécula de adesão da célula neural; P0 = principal glicoproteína da mielina do SNP; Schw = células de Schwann.

PRODUÇÃO DE MOLÉCULAS DE SUPERFÍCIE CELULAR E DE COMPONENTES DA MATRIZ EXTRACELULAR DURANTE A REGENERAÇÃO NERVOSA PERIFÉRICA

Após a lesão de um nervo, os axônios em seu segmento distal degeneram e são removidos juntamente com os restos das bainhas de mielina[26,112]. Esses fenômenos degenerativos causados pelo trauma axonal, denominados de *degeneração walleriana*, são seguidos pela rápida proliferação das células de Schwann e são, provavelmente, mediados por macrófagos que atravessam o endoneuro após a lesão, para remover os restos axonais e mielínicos[112,113].

Nos locais de secção do nervo, fibroblastos de origem endo e perineural formam uma ponte celular entre os segmentos nervosos proximal e distal[6,32]. Essa ponte é atravessada por axônios em processo de arborização e crescimento, assim como por células de Schwann em migração[6,114]. A partir do momento que atingem o segmento distal do nervo, os axônios em regeneração passam a crescer preferencialmente ao longo da interface entre a lâmina basal e a membrana celular das células de Schwann[32,115-117]; esse fenômeno explica a localização, nessa interface, de moléculas essenciais ao processo regenerativo[118,119]. A Tabela 14.3 resume os dados da expressão e função das principais moléculas caracterizadas até o presente momento[2,10,14-16,37,85,104,108,120].

Referências Bibliográficas

1. LUNDBORG, G. *Nerve Injury and Repair*. London: Churchill Livingstone, 1988.
2. BIXBY, J. L.; LILIEN, J.; REICHARDT, L. F. Identification of the major proteins that promote neuronal process outgrowth on Schwann cells in vitro. *J. Cell Biol.*, v. 107, p. 353-361, 1988.
3. SUNDERLAND, S. *Nerves and Nerve Injuries*. London: Churchill Livingstone, 1978.
4. JOVANOVANESIC, K.; SAVIC, V. Peripheral nerve injury and immune response in rat. *Rest. Neurol. Neurosci.*, v. 7, p. 193-198, 1995.
5. RICHARDSON, P. M.; LU, X. Inflammation and axonal regeneration. *J. Neurol.*, v. 242, p. S57-S60, 1994.
6. FIELDS, R. D.; LE BEAU, J. M.; LONGO, F. M.; ELLISMAN, M. H. Nerve regeneration through artificial tubular implants. *Prog. Neurobiol.*, v. 33, p. 87-134, 1989.
7. MATHEWS, G. A.; FFRENCHCONSTANT, C. Embryonic fibronectins are up-regulated following peripheral nerve injury in rats. *J. Neurobiol.*, v. 26, p. 171-188, 1995.
8. PERRY, V. H.; BROWN, M. C.; GORDON, S. The macrophage response to central and peripheral nerve injury. A possible role for macrophages in regeneration. *J. Exp. Med.*, v. 165, p. 1218-1223, 1987.
9. WILLIAMS, L. R.; LONGO, F. M.; POWELL, H. C.; LUNDBORG, G.; VARON, S. Spatial-temporal progress of peripheral nerve regeneration within a silicone chamber: parameters for a bioassay. *J. Comp. Neurol.*, v. 218, p. 460-470, 1983.
10. CAJAL, S. R. *Cajal's Degeneration and Regeneration of the Nervous System*. London: Oxford University Press, 1991.
11. TAPIA, M.; INESTROSA, N. C.; ALVAREZ, J. Early axonal regeneration – repression by Schwann cells and a protease. *Exp. Neurol.*, v. 131, p. 124-132, 1995.
12. FERNANDEZVALLE, C.; BUNGE, R. P.; BUNGE, M. B. Schwann cells degrade myelin and proliferate in the absence of macrophages – evidence from in vitro studies of wallerian degeneration. *J. Neurocytol.*, v. 24, p. 667-679, 1995.
13. STOLL, G.; GRIFFIN, J. W.; LI, C. Y.; TRAPP, B. D. Wallerian degeneration in the peripheral nervous system: participation of both Schwann cells and macrophages in myelin degradation. *J. Neurocytol.*, v. 18, p. 671-683, 1989.
14. ALVAREZ, J.; MORENO, R. D.; INESTROSA, N. C. Mitosis of Schwann cells and demyelination are induced by the amyloid precursors protein and other protease inhibitors in the rat sciatic nerve. *Eur. J. Neurosci.*, v. 7, p. 152-159, 1995.
15. ANTON, E. S.; HADJIARGYROU, M.; PATTERSON, P. H.; MATTHEW, W. D. CD9 plays a role in Schwann cell migration in vitro. *J. Neurosci.*, v. 15, p. 584-595, 1995.
16. CHENG, L.; KHAN, M.; MUDGE, A. W. Calcitonin gene-related peptide promotes Schwann cell proliferation. *J. Cell Biol.*, v. 129, p. 789-796, 1995.
17. HIRATA, H.; HIBASAMI, H.; HINENO, Y.; SHI, D.; MORITA, A.; FUJISAWA, K.; NAKASHIMA, K.; OGIHARA, Y. Role of the ornitine decarboxylase in proliferation of Schwann cells during Wallerian degeneration and its enhancement by nerve expansion. *Muscle & Nerve*, v. 18, p. 1341-1343, 1995.
18. PELEGRINO, R. G.; POLITIS, M. J.; RITCHIE, J. M.; SPENCER, P. S. Events in degenerating cat peripheral nerve: induction of Schwann cell S phase and its relation to nerve fibre degeneration. *J. Neurocytol.*, v. 15, p. 17-28, 1986.
19. LEVI, A. D. O.; BUNGE, R. P.; LOFGREN, J. A.; MEIMA, L.; HEFTI, F.; NIKOLICS, K.; SLIWKOWSKI, M. X. The influence of heregulins on human Schwann cell proliferation. *J. Neurosci.*, v. 15, p. 1329-1340, 1995.
20. PELEGRINO, R. G.; SPENCER, P. S. Schwann cell mitosis in response to regenerating peripheral axons in vivo. *Brain Res.*, v. 341, p. 16-25, 1985.
21. BANERJEE, S. A.; PATTERSON, P. H. Schwann cell CD9 expression is regulated by axons. *Mol. Cell. Neurosci.*, v. 6, p. 462-473, 1995.
22. LEMKE, G. Myelin and myelination. In: HALL. Z. W. (ed.). *An Introduction to Molecular Neurobiology*. Boston: Sinauer Associates, 1992.
23. LIU, H. M.; YANG, L. H.; YANG, Y. J. Schwann cell properties. 3. C-Fos expression, bFGF production, phagocytosis and proliferation during Wallerian degeneration. *J. Neuropathol. Exp. Neurol.*, v. 54, p. 487-496, 1995.
24. BAICHWALL, R. R.; BIGBEE, J. W.; DEVRIES, G. H. Macrophage-mediated myelin-related mitogenic factor for cultured Schwann cells. *Proc. Natl. Acad. Sci. USA.*, v. 85, p. 1701-1705, 1988.
25. DAHLIN, L. B. Prevention of macrophage invasion impairs regeneration in nerve grafts. *Brain Res.*, v. 679, p. 274-280, 1995.
26. FAWCETT, J. W.; KEYNES, R. J. Peripheral nerve regeneration. *Annu. Rev. Neurosci.*, v. 13, p. 43-60, 1990.
27. GILLEN, C.; GLEICHMANN, M.; SPREYER, P.; MULLER, H. W. Differentially expressed genes after peripheral nerve injury. *J. Neurosci. Res.*, v. 42, p. 159-171, 1995.
28. WELLS, M. R.; VAIDYA, U. RNA transcription in axotomized dorsal root ganglion neurons. *Mol. Brain Res.*, v. 27, p. 163-166, 1994.
29. LIABOTIS, S.; SCHREYER, D. J. Magnitude of GAP-43 induction following peripheral axotomy of adult rat dorsal root ganglion neurons is dependent of lesion distance. *Exp. Neurol.*, v. 135, p. 28-35, 1995.
30. SON, Y. J.; THOMPSON, W. J. Schwann cell processes guide regeneration of peripheral axons. *Neuron*, v. 14, p. 125-132, 1995.
31. KUFFLER, D. P. Promoting and directing axon outgrowth. *Mol. Neurobiol.*, v. 9, p. 233-243, 1994.
32. MARTINI, R.; SCHACHNER, M. Immunoelectron microscopic localization of neural cell adhesion molecules (L1, N-CAM, and myelin-associated glycoprotein) in regenerating adult mouse sciatic nerve. *J. Cell Biol.*, v. 106, p. 1735-1746, 1988.
33. DA-SILVA, C. F. Fatores neurotróficos: estrutura, funções e aplicações clínicas. *Atualização em Neurociências*, v. 1, n. 1, p. 1-20, 1995.
34. WALSH, G. Nervous excitement over neurotrophic factors. *Bio/technology*, v. 13, n. 11, p. 1167-1171, 1995.
35. YUEN, E. C.; MOBLEY, W. C. Therapeutic applications of neurotrophic factors in disorders of motor neurons and peripheral nerves. *Molecular Medicine Today*, v. 1, n. 6, p. 278-286, 1995.
36. BARBACID, M. The trk family of neurotrophin receptors. *J. Neurobiol.*, v. 25, p. 1368-1403, 1994.
37. CONOVER, J. C.; ERICKSON, J. T.; KATZ, D. M.; BIANCHI, L. M.; POUEYMIROU, W. T. et al. Neuronal deficits, not involving motor neurons, in mice lacking BDNF and/or NT4. *Nature*, v. 375, p. 235-238, 1995.
38. DAVIES, A. M. The role of neurotrophins in the developing nervous system. *J. Neurobiol.*, v. 25, p. 1334-1348, 1994.
39. FARINAS, I.; JONES, K. R.; BACKUS, C.; WANG, X. Y.; REICHARDT, L. F. Severe sensory and sympathetic deficits in mice lacking neurotrophin-3. *Nature*, v. 369, p. 658-661, 1994.
40. KLEIN, R.; SILOSSANTIAGO, I.; SMEYNE, R. J.; LIRA, S. A.; BRAMBILLA, R. et al. Disruption of the neurotrophin-3 receptor gene trkC eliminates Ia muscle afferents and results in abnormal movements. *Nature*, v. 368, p. 249-251, 1994.
41. KLEIN, R.; SMEYNE, R. J.; WURST, L.; LONG, L. K.; AUERBACH, B. A. et al. Targeted disruption of the trkB neurotrophin receptor gene results in nervous system lesions and neonatal death. *Cell*, v. 75, p. 113-122, 1993.
42. KUCERA, J.; ERNFORS, P.; WALRO, J.; JAENISCH, R. Reduction in the number of spinal motor neurons in neurotrophin-3-deficient mice. *Neurosci.*, v. 69, p. 321-330, 1995.
43. LIU, X.; ERNFORS, P.; WU, H.; JAENISCH, R. Sensory but not motor neuron deficits in mice lacking NT4 and BDNF. *Nature*, v. 375, p. 238-241, 1995.
44. MASU, Y.; WOLF, E.; HOLTMANN, B.; SENDTNER, M.; BREM, G.; THOENEN, H. Disruption of the CNTF gene results in motor neuron degeneration. *Nature*, v. 365, p. 27-32, 1993.
45. RAO, M. S.; SUN, Y.; ESCARY, J. L.; PERREAU, J.; TRESSER, S.; PATTERSON, P. H.; ZIGMOND, R. E.; BRULET, P.; LANDIS, S. C. Leukemia inhibitory factor mediates an injury response but not a target-directed developmental transmitter switch in sympathetic neuron. *Neuron.*, v. 11, p. 1175-1185, 1993.
46. SILOSSANTIAGO, I.; MOLLIVER, D. C.; OZAKI, S.; SMEYNE, R. J.; FAGAN, A. M.; BARBACID, M.; SNIDER, W. D. Non-trkA-expressing small DRG neurons are lost in trkA deficient mice. *J. Neurosci.*, v. 15, p. 5929-5942, 1995.
47. LIU, J.; BAKER, J.; PERKINS, A. S.; ROBERTSON, E. J.; EFSTRATIADIS, A. Mice carrying null mutations of the genes encoding insulin-like growth factor I (IGF-I) and type 1 IGF receptor (IGFR-1). *Cell*, v. 75, p. 59-72, 1993.
48. ASAI, T.; WANAKA, A.; KATO, H.; MASANA, Y.; SEO, M.; TOHYAMA, M. Differential expression of two members of FGF receptor gene family, FGFR-1 and FGFR-2 mRNA, in the adult rat central nervous system. *Brain Res.*, v. 17, p. 174-178, 1993.
49. EHRHARD, P. B.; OTTEN, U. Postnatal ontogeny of the neurotrophin receptors trk and trkB mRNA in rat sensory and sympathetic ganglia. *Neurosci. Lett.*, v. 166, p. 206-210, 1994.
50. MATSUO, A.; TOOYAMA, I.; ISOBE, S.; OOMURA, Y.; AKIGUCHI, I.; HANAI, K.; KIMURA, J.; KIMURA, H. Immunohistochemical localization in the rat brain of an epitope corresponding to the fibroblast growth factor receptor-1. *Neurosci.*, v. 60, p. 49-66, 1995.

51. MCMAHON, S. B.; ARMANINI, M. P.; LING, L. H.; PHILLIPS, H. S. Expression and coexpression of trk receptors in subpopulations of adult primary sensory neurons projecting to identified peripheral targets. *Neuron.*, v. 12, p. 1161-1171, 1994.

52. MCMAHON, S. B.; PRIESTLEY, J. V. Peripheral neuropathies and neurotrophic factors: animal models and clinical perspectives. *Curr. Op. Neurobiol.*, v. 5, p. 616-624, 1995.

53. MURAGAKI, Y.; TIMOTHY, N.; LEIGHT, S.; HEMPSTEAD, B. L.; CHAO, M. V. et al. Expression of trk receptors in the developing adult central and peripheral nervous system. *J. Comp. Neurol.*, v. 356, p. 387-397, 1995.

54. OELLIG, C.; PIRVOLA, U.; TAYLOR, L.; ELDE, R.; HOKFELT, T.; PETTERSON, R. F. Acidic FGF and FGF receptors are specifically expressed in neurons of developing and adult rat dorsal root ganglia. *Eur. J. Neurosci.*, v. 7, p. 863-874, 1995.

55. PATTERSON, P. H. Leukemia inhibitory factor, a cytokine at the interface between neurobiology and immunology. *Proc. Natl. Acad. Sci. USA*, v. 91, p. 7833-7835, 1994.

56. WANAKA, A.; JOHNSON, E. M.; MILBRANDT, J. Localization of FGF receptor mRNA in the adult rat central nervous system by in situ hybridization. *Neuron.*, v. 5, p. 267-281, 1990.

57. WRIGHT, D. E.; SNIDER, W. D. Neurotrophin receptor mRNA expression defines distinct populations of neurons in rat dorsal root ganglia. *J. Comp. Neurol.*, v. 351, p. 329-338, 1995.

58. ERNFORS, P.; MERLIO, J. P.; PERSSON, H. Cells expressing mRNA for neurotrophins and their receptors during embryonic rat development. *Eur. J. Neurosci.*, v. 4, p. 1140-1158, 1992.

59. SCHECTERSON, L. C.; BOTHWELL, M. Novel roles for neurotrophins are suggested by BDNF and NT-3 mRNA expression in developing neurons. *Neuron.*, v. 9, p. 449-463, 1992.

60. SEBERT, M. E.; SHOOTER, E. M. Expression of mRNA for neurotrophic factors and their receptors in the rat dorsal root ganglion and sciatic nerve following nerve injury. *J. Neurosci. Res.*, v. 36, p. 357-367, 1993.

61. DAVIES, A. M.; WRIGHT, E. M. Neurotrophic factors – neurotrophin autocrine loops. *Current Biol.*, v. 5, p. 723-726, 1995.

62. ACHESON, A.; CONOVER, J. C.; FANDL, J. P.; DECHIARA, T. M.; RUSSEL, M. et al. A BDNF autocrine loop in adult sensory neurons prevents cell death. *Nature*, v. 374, p. 450-453, 1995.

63. WETMORE, C.; OLSON, L. Neuronal and nonneuronal expression of neurotrophins and their receptors in sensory and sympathetic ganglia suggest new intercellular trophic interactions. *J. Comp. Neurol.*, v. 353, p. 143-159, 1995.

64. FUNAKOSHI, H.; FRISEN, J.; BARBANY, G.; TIMMUSK, T.; ZACHRISSON, O.; VERGE, V. M.; PERSSON, H. Differential expression of mRNAs for neurotrophins and their receptors after axotomy of the sciatic nerve. *J. Cell Biol.*, v. 123, p. 455-465, 1993.

65. MEYER, M.; MATSUOKA, I.; WETMORE, C.; OLSON, L.; THOENEN, H. Enhanced synthesis of brain-derived neurotrophic factor in the lesioned peripheral nerve: different mechanism are responsible for the regulation of BDNF and NGF mRNA. *J. Cell Biol.*, v. 119, p. 45-54, 1992.

66. FRIEDMAN, B.; SCHERER, S. S.; RUDGE, J. S.; HELGREN, M.; MORRISEY, D. et al. Regulation of ciliary neurotrophic factor expression in myelin-related Schwann cells in vivo. *Neuron.*, v. 9, p. 295-305, 1992.

67. RENDE, M.; MUIR, D.; RUOSLAHTI, E.; HAGG, T.; VARON, S.; MANTHORPE, M. Immunolocatization of ciliary neuronotrophic factor in adult rat sciatic nerve. *Glia*, v. 5, p. 25-32, 1992.

68. SENDTNER, M.; STOCKLI, K. A.; THOENEN, H. Synthesis and localization of ciliary neurotrophic factor in the sciatic nerve of adult rat after lesion and during regeneration. *J. Cell Biol.*, v. 118, p. 139-148, 1992.

69. ECCLESTON, P. A.; FUNA, K.; HELSIN, C. H. Expression of platelet-derived growth factor (PDGF) and PDGF alpha and beta receptors in the peripheral nervous system: an analysis of sciatic nerve and dorsal root ganglia. *Dev. Biol.*, v. 155, p. 459-470, 1993.

70. CURTIS, R.; SCHERER, S. S.; SOMOGIY, R.; ADRYAN, K. M.; IP, N. Y.; ZHU, Y.; LINDSAY, R. M.; DISTEFANO, P. S. Retrograde axonal transport of LIF is increased by peripheral nerve injury: correlation with increased LIF expression in distal nerve. *Neuron*, v. 12, p. 191-204, 1994.

71. FRIEDMAN, B.; WONG, V.; LINDSAY, R. M. Axons, Schwann cells, and neurotrophic factors. *The Neuroscientist*, v. 1, p. 192-199, 1995.

72. HEUMAN, R.; KORSCHING, S.; BANDTLOW, C.; THOENEN, H. Changes of nerve growth factor synthesis in nonneuronal cells in response to sciatic nerve transection. *J. Cell Biol.*, v. 104, p. 1623-1631, 1987.

73. DATE, I.; FURUKAWA, S.; OHMOTO, T. Increased nerve growth factor level in the distal stump of transected sciatic nerve in relation to aging and its application for neural grafting. *Exp. Neurol.*, v. 130, p. 168-171, 1994.

74. BROWN, M. C.; PERRY, V. H.; LUNN, R. F.; GORDON, S.; HEUMANN, R. Macrophage dependence of peripheral sensory nerve regeneration: possible involvement of nerve growth factor. *Neuron*, v. 6, p. 359-370, 1991.

75. HOPKINS, S. J.; ROTHWELL, N. J. Cytokines and the nervous system. 1. Expression and recognition. *Trends Neurosci.*, v. 18, p. 83-88, 1995.

76. LINDHOLM, D.; HEUMANN, R.; MEYER, M.; THOENEN, H. Interleukin-1 regulates synthesis of nerve growth factor in nonneuronal cells of rat sciatic nerve. *Nature*, v. 330, p. 658-659, 1987.

77. OTTEN, U.; GADIENT, R. A. Neurotrophins and cytokines – intermediaries between the immune and nervous systems. *Int. J. Develop. Neurosci.*, v. 13, p. 147-151, 1995.

78. HUGHES, R. A.; SENDTNER, M.; GOLDFARB, M.; LINDHOLM, D.; THOENEN, H. Evidence that fibroblast growth factor 5 is a major muscle-derived survival factor for cultured spinal motoneurons. *Neuron*, v. 10, p. 369-377, 1993.

79. HELGREN, M. E.; SQUINTO, S. P.; DAVIS, H. L.; PARRY, D. J.; BOULTON, T. G. et al. Trophic effect of ciliary neurotrophic factor on denervated skeletal muscle. *Cell*, v. 76, p. 493-504, 1994.

80. LEE, D. A.; ZURAWEL, R. H.; WINDEBANK, A. J. Ciliary neurotrophic factor expression in Schwann cells is induced by axonal contact. *J. Neurochem.*, v. 65, p. 664-668, 1995.

81. ERIKSSON, N. P.; LINDSAY, R. M.; ALDSKOGIUS, H. BDNF and NT-3 rescue sensory but not motor neurons following axotomy in the neonate. *Neuroreport*, v. 5, p. 1445-1448, 1994.

82. LOWRIE, M. B.; LAVALETTE, D.; DAVIES, C. E. Time course of motoneurone death after neonatal sciatic nerve crush in the rat. *Develop. Neurosci.*, v. 16, p. 279-284, 1994.

83. AVERILL, S.; MCMAHON, S. B.; CLARY, D. O.; REICHARDT, L. F.; PRIESTLEY, J. V. P. Immunocytochemical localization of trkA receptors in chemically identified subgroups of adult sensory neurons. *Eur. J. Neurosci.*, v. 7, p. 1484-1494, 1995.

84. MIYATA, Y.; KASHIHARA, Y.; HOMMA, S.; KUNO, M. Effects of nerve growth factor on the survival and synaptic function of 1a sensory neurons axotomized in neonatal rats. *J. Neurosci.*, v. 6, p. 2012-2018, 1986.

85. CLATTERBUCK, R. E.; PRICE, D. L.; KOLIATSOS, V. E. Further characterization of the effects of brain-derived neurotrophic factor and ciliary neurotrophic factor on axotomized neonatal and adult mammalian motor neurons. *J. Comp. Neurol.*, v. 342, p. 45-56, 1994.

86. GRIESBECK, O.; PARSADANIAN, A. S.; SENDTNER, M.; THOENEN, H. Expression of neurotrophins in skeletal muscle – quantitative comparison and significance for motoneuron survival and maintenance of function. *J. Neurosci. Res.*, v. 42, p. 21-33, 1995.

87. KOLIATSOS, V. E.; CAYOUETTE, M. H.; BERKEMEIER, L. R.; CLATTERBUCK, R. E.; PRICE, D. L.; ROSENTHAL, A. Neurotrophin 4/5 is a trophic factor for mammalian facial motor neurons. *Proc. Natl. Acad. Sci. USA*, v. 91, p. 3304-3308, 1994.

88. VEJSADA, R.; SAGOT, Y.; KATO, A. C. BDNF-mediated rescue of axotomized motor neurons decreases with increasing dose. *Neuroreport*, v. 5, p. 1889-1892, 1994.

89. VEJSADA, R.; SAGOT, Y.; KATO, A. C. Quantitative comparison of the transient rescue effects of neurotrophic factors on axotomized motoneurons in vivo. *Eur. J. Neurosci.*, v. 7, p. 108-115, 1995.

90. SENDTNER, M.; CARROL, P.; HOLTMANN, B.; HUGHES, R. A.; THOENEN, H. Ciliary neurotrophic factor. *J. Neurobiol.*, v. 25, p. 1436-1453, 1994.

91. OPPENHEIM, R. W.; HOUENOU, L. J.; JOHNSON, J. E.; LIN, L. F.; LI, L.; LO, A. C.; NEWSOME, A. L.; PREVETTE, D. M.; WANG, S. Developing motor neurons rescue from programmed and axotomy-induced cell death by GDNF. *Nature*, v. 373, p. 344-346, 1995.

92. TRUPP, M.; RYDEN, M.; JORNVALL, H.; FUNAKOSHI, H.; TIMMUSK, T.; ARENAS, E.; IBANEZ, C. F. Peripheral expression and biological activities of GDNF, a new neurotrophic factor for avian and mammalian peripheral neurons. *J. Cell Biol.*, v. 130, p. 137-148, 1995.

93. YAN, Q.; MATHESON, C.; LOPEZ, O. T. In vivo neurotrophic effects of GDNF on neonatal and adult facial motor neurons. *Nature*, v. 373, p. 341-344, 1995.

94. OTTO, D.; UNSICKER, K.; GROTHE, C. Pharmacological effects of nerve growth factor and fibroblast growth factor applied to the transectioned sciatic nerve on neuron death in adult rat dorsal root ganglia. *Neurosci. Lett.*, v. 83, p. 156-160, 1987.

95. ALDSKOGIUS, H.; ARVIDSSON, J.; GRANT, G. Axotomy-induced changes in primary sensory neurons. In: SCOTT, S. A. *Sensory Neurons: diversity, development, and plasticity*. New York: Oxford University Press, 1992.

96. DA-SILVA, C. F.; LANGONE, F. Addition of nerve growth factor to the interior of a tubular prosthesis increases sensory neuron regeneration in vivo. *Braz. J. Med. Biol. Res.*, v. 22, p. 691-694, 1988.

97. RICH, K. M.; LUSZCZYNSKI, J. R.; OSBORNE, P. A.; JOHNSON JR., E. M. Nerve growth factor protects adult sensory neurons from death and atrophy caused by nerve injury. *J. Neurocytol.*, v. 16, p. 261-268, 1987.

98. FITZGERALD, M.; WALL, P. D.; GOEDERT, M.; EMSON, P. C. Nerve growth factor conteracts the neurophysiological and neurochemical effects of chronic sciatic nerve section. *Brain Res.*, v. 332, p. 131-141, 1985.

99. VERGE, V. M. K.; RICHARDSON, P. M.; WIESENFELD-HALLIN, Z.; HOKFELT, T. Differential influence of nerve growth factor on neuropeptide expression in vivo: a novel role in peptide suppression in adult sensory neurons. *J. Neurosci.*, v. 15, p. 2081-2096, 1995.

100. LUDLAM, W. H.; CHANDROSS, K. J.; KESSLER, J. A. LIF- and IL-1 beta-mediated increases in substance P receptor mRNA in axotomized, explanted or dissociated sympathetic ganglia. *Brain Res.*, v. 685, p. 12-20, 1995.

101. FRIEDMAN, B.; KLEINFLED, D.; IP, N. Y.; VERGE, V. M.; MOULTON, R.; BOLAND, P.; ZLOTCHENKO, E.; LINDSAY, R. M.; LIU, L. BDNF and NT-4/5 exert neurotrophic influences on injured adult spinal motor neurons. *J. Neurosci.*, v. 15, p. 1044-1056, 1995.

102. VANDERTOP, W. P.; DEVRIES, W. B.; NOTERMANS, N. C.; TULLEKEN, C. A. F.; GISPEN, W. H. Experimentally-induced autonomic neuropathy beneficial effect of a systemic ACTH (4-9) analog on oculomotor nerve regeneration. *Rest. Neurol. Neurosci.*, v. 7, p. 37-43, 1994.

103. DERBY, A.; ENGLEMAN, V. W.; FRIERDICH, G. E.; NEISES, G.; RAPP, S. R.; ROUFA, D. G. Nerve growth factor facilitates regeneration across nerve gaps: morphological and behavioral studies in rat sciatic nerve. *Exp. Neurol.*, v. 119, p. 176-191, 1993.

104. CONTRERAS, P. C.; STEFFLER, C.; YU, E. Y.; CALLISON, K.; STONG, D.; VAUGHT, J. L. Systemic administration of rhIGF-I enhanced regeneration after sciatic nerve crush in mice. *J. Pharmacol. Exp. Therap.*, v. 274, p. 1443-1449, 1995.

105. ISHII, D. N.; GLAZNER, G. W.; PU, S. F. Role of insulin-like growth factors in peripheral nerve regeneration. *Pharmacol. Ther.*, v. 62, p. 125-144, 1994.

106. NEAR, S. L.; WHALEN, L. R.; MILLER, J. A.; ISHII, D. N. Insulin-like growth factor II stimulates motor nerve regeneration. *Proc. Natl. Acad. Sci. USA*, v. 89, p. 11716-11720, 1992.

107. PU, S. F.; ZHUANG, H. X.; ISHII, D. N. Differential spatio-temporal expression of the insulin-like growth factor genes in regenerating sciatic nerve. *Mol. Brain Res.*, v. 34, p. 18-28, 1995.
108. CORDEIRO, P. G.; SECKEL, B. R.; LIPTON, S. A.; D'AMORE, P. A.; WAGNER, J.; MADISON, R. Acidic fibroblast growth factor enhances peripheral nerve regeneration in vivo. *Plast. Reconstr. Surg.*, v. 83, p. 1013-1021, 1989.
109. LAINETTI, R. D.; GABARINI, A. G.; DA-SILVA, C. F. Heparin or heparan sulphate is required for the stimulatory action of acidic fibroblast growth factor (aFGF) on peripheral nerve regeneration. *Soci. Neurosci. Absts.*, v. 24, p. 680, 1994.
110. LAIRD, J. M. A.; MASON, G. S.; THOMAS, K. A.; HARGREAVES, R. J.; HILL, R. G. Acidic fibroblast growth factor stimulates motor and sensory axon regeneration after sciatic nerve crush in the rat. *Neurosci.*, v. 65, p. 209-216, 1995.
111. MEAROW, K. M.; KRIL, Y.; GLOSTER, A.; DIAMOND, J. Expression of NGF receptor and GAP 43 mRNA in DRG neurons during collateral sprouting and regeneration of dorsal cutaneous nerves. *J. Neurobiol.*, v. 25, p. 127-142, 1995.
112. HALL, S. M. Regeneration in the peripheral nervous system. *Neuropathol. Appl. Neurobiol.*, v. 15, p. 513-529, 1989.
113. PERRY, V. H.; BROWN, M. C. Role of macrophages in peripheral nerve degeneration and repair. *BioEssays*, v. 14, p. 401-406, 1992.
114. MARTINI, R.; SCHACHNER, M.; BRUSHART, T. M. The L2/HNK-1 carbohydrate is preferentially expressed by previously motor axon-associated Schwann cells in reinnervated peripheral nerves. *J. Neurosci.*, v. 14, p. 7180-7191, 1994.
115. BRAUNEWELL, K. H.; MARTINI, R.; LEBARON, R.; KRESSE, H.; FAISSNER, A.; SCHMITZ, B.; SCHACHNER, M. Up-regulation of a chondroitin sulphate epitope during regeneration of mouse sciatic nerve – evidence that the immunoreactive molecules are related to the chondroitin sulphate proteoglycans decorin and versican. *Eur. J. Neurosci.*, v. 7, p. 792-804, 1995.
116. KUFFLER, D. P. Accurate reinnervation of motor end plates after disruption of sheath cells and muscle fibers. *J. Comp. Neurol.*, v. 250, p. 228-235, 1986.
117. RATH, E. M.; KELLY, D.; BOULDIN, T. W.; POPKO, B. Impaired peripheral nerve regeneration in a mutant strain of mice (enr) with a Schwann cell defect. *J. Neurosci.*, v. 15, p. 7226-7237, 1995.
118. MARTINI, R. Expression and functional roles of neural cell surface molecules and extracellular matrix components during development and regeneration of peripheral nerves. *J. Neurocytol.*, v. 23, p. 1-28, 1994.
119. MARTINI, R.; BOLLENSEN, E.; SCHACHNER, M. Immunocytological localization of the major peripheral nervous system glycoprotein P0 and the L2/HNK-1 and L3 carbohydrate structures in developing and adult mouse sciatic nerve. *Develop. Biol.*, v. 129, p. 330-338, 1988.
120. DA-SILVA, C. F. Regeneração do sistema nervoso central. *Atualização em Neurociências*, v. 1, n. 2, p. 1-16, 1995.

BIBLIOGRAFIA COMPLEMENTAR

BOISSEAU, S.; NEDELEC, J.; POIRIER, V.; ROUGON, G.; SIMONNEAU, M. Analysis of high PSA N-CAM expression during mammalian spinal cord and peripheral nervous system development. *Development*, v. 112, p. 69-82, 1991.
DANILOFF, J. K.; CROSSIN, K. L.; PINCON-RAYMOND, M.; MURAWSKY, M.; RIEGER, F.; EDELMAN, G. M. Expression of cytotactin in the normal and regenerating neuromuscular system. *J. Cell Biol.*, v. 108, p. 625-635, 1989.
DANILOFF, J. K.; LEVI, G.; GRUMET, M.; RIEGER, F.; EDELMAN, G. M. Altered expression of neuronal cell adhesion molecules by nerve injury and repair. *J. Cell Biol.*, v. 103, p. 929-945, 1986.
DANILOFF, J. K.; SHOEMAKER, R. S.; LEE, A. F.; STRAIN, G. M.; REMSEN, L. G. N-CAM promotes recovery in injured nerves. *Rest. Neurol. Neurosci.*, v. 7, p. 137-144, 1995.
DAVID, S.; BRAUN, P. E.; JACKSON, D. L.; KOTTIS, V.; MCKERRACHER, L. Laminin overrides the inhibitory effects of peripheral nervous system and central nervous system myelin-derived inhibitors of neurite growth. *J. Neurosci. Res.*, v. 42, p. 594-602, 1995.
FILBIN, M. T. Myelin-associated glycoprotein: a role in myelination and in the inhibition of axonal regeneration? *Curr. Opinion Neurobiol.*, v. 5, p. 588-595, 1995.
FRUTTIGER, M.; MONTAG, D.; SCHACHNER, M.; MARTINI, R. Crucial role for the myelin-associated glycoprotein in the maintenance of axon-myelin integrity. *Eur. J. Neurosci.*, v. 7, p. 511-515, 1995.
FRUTTIGER, M.; SCHACHNER, M.; MARTINI, R. Tenascin-C expression during wallerian degeneration in C57BL/WLD (s) mice – possible implications for axonal regeneration. *J. Neurocytol.*, v. 24, p. 1-14, 1995.
GUPTA, S. K.; PODUSLO, J. F.; DUNN, R.; RODER, J.; MEZEI, C. Myelin-associated gene expression in the presence and absence of Schwann cell-axonal contact. *Develop. Neurosci.*, v. 12, p. 22-33, 1990.
HOLM, J.; APPEL, F.; SCHACHNER, M. Several extracellular domains of the neural adhesion molecule L1 are involved in homophilic interactions. *J. Neurosci. Res.*, v. 42, p. 9-20, 1995.
HUSMANN, K.; FAISSNER, A.; SCHACHNER, M. Tenascin promotes cerebellar granule cell migration and neurite outgrowth by different domains in fibronectin type III repeats. *J. Cell Biol.*, v. 116, p. 1475-1486, 1992.
KIOUSSI, C.; GROSS, M. K.; GRUSS, P. PAX3 – a paired domain gene as a regulator in PNS myelination. *Neuron.*, v. 15, p. 553-562, 1995.
KUCHERER-EHRET, A.; GRAEBER, M. B.; EDGAR, D.; THOENEN, H.; KREUTZBERG, G. W. Immunoelectron localization of laminin in normal and regenerating mouse sciatic nerve. *J. Neurocytol.*, v. 19, p. 101-109, 1990.
LOCHTER, A.; VAUGHAN, L.; KAPLONY, A.; PROCHIANTZ, A.; SCHACHNER, M.; FAISSNER, A. J1/tenascin in substrate-bound and soluble form displays contrary effects on neurite outgrowth. *J. Cell Biol.*, v. 113, p. 1159-1171, 1991.
MARTINI, R.; SCHACHNER, M.; FAISSNER, A. Enhanced expression of the extracellular matrix molecule J1/tenascin in the regenerating adult mouse sciatic nerve. *J. Neurocytol.*, v. 19, p. 601-616, 1990.
MARTINI, R.; XIN, Y.; SCHMITZ, B.; SCHACHNER, M. The L2/HNK-1 carbohydrate epitope is involved in the preferential outgrowth of motor neurons on ventral roots and motor nerves. *Eur. J. Neurosci.*, v. 4, p. 628-639, 1992.
NIEKE, J.; SCHACHNER, M. Expression of the neural cell adhesion molecules L1 and N-CAM and their common carbohydrate epitope L2/HNK-1 during development and after transsection of mouse sciatic nerve. *Differentiation*, v. 30, p. 141-151, 1985.
PETERS, A.; PALAY, S. L.; WEBSTER, H. F. *The Fine Structure of the Nervous System: the neurons and supporting cells*. Philadelphia: Saunders, 1976.
REICHARDT, L. F.; TOMASELLI, K. J. Extracellular matrix molecules and their receptors: functions in neural development. *Annu. Rev. Neurosci.*, v. 14, p. 531-570, 1991.
REMSEN, L. G.; STRAIN, G. M.; NEWMAN, M. J.; SATTERLEE, N.; DANILOFF, J. K. Antibodies to the neural cell adhesion molecule disrupt functional recovery in injured nerves. *Exp. Neurol.*, v. 110, p. 268-273, 1990.
SANDROCK, A. W.; MATTHEW, W. D. Identification of a peripheral nerve neurite growth-promoting activity by development and use of an in vitro bioassay. *Proc. Natl. Acad. Sci. USA*, v. 84, p. 6934-6938, 1987.
SANES, J. R. Extracellular matrix molecules that influence neural development. *Annu. Rev. Neurosci.*, v. 12, p. 491-516, 1989.
SCHACHNER, M.; MARTINI, R. Glycans and the modulation of neural-recognition molecule function. *Trends in Neurosci.*, v. 18, p. 183-191, 1995.
SCHNEIDER-SCHAULIES, J.; VON BRUNN, A.; SCHACHNER, M. Recombinant peripheral myelin protein P0 confers both adhesion and neurite outgrowth-promoting properties. *J. Neurosci. Res.*, v. 27, p. 286-297, 1990.
SEILHEIMER, B.; PERSOHN, E.; SCHACHNER, M. Antibodies to the L1 adhesion molecule inhibit Schwann cell ensheathment of neurons in vitro. *J. Cell Biol.*, v. 109, p. 3095-3103, 1989.
SEILHEIMER, B.; SCHACHNER, M. Studies of adhesion molecules mediating interactions between cells of peripheral nervous system indicate a major role for L1 in mediating sensory neuron growth on Schwann cells in culture. *J. Cell Biol.*, v. 107, p. 341-351, 1988.
WANG, G. Y.; HIRAI, K. I.; SHIMADA, H. The role of laminin, a component of Schwann cell lamina, in rat sciatic nerve regeneration within antiserum-treated nerve grafts. *Brain Res.*, v. 570, p. 116-125, 1992.
WEHRLE, B.; CHIQUET, M. Tenascin is accumulated along developing peripheral nerves and allows neurite outgrowth in vitro. *Development*, v. 110, p. 401-415, 1990.
WILLISON, H. J.; TRAPP, B. D.; BACHER, J. D.; QUARLES, R. H. The expression of myelin-associated glycoprotein in regenerating cat sciatic nerve. *Brain Res.*, v. 444, p. 10-16, 1988.
WOOD, P. M.; SCHACHNER, M.; BUNGE, R. P. Inhibition of Schwann cell myalination in vitro by antibody to the L1 adhesion molecule. *J. Neurosci.*, v. 10, p. 3635-3645, 1990.
ZHANG, H.; MILLER, R. H.; RUTISHAUSER, U. Polysialic acid is required for optimal growth of axons on a neuronal substrate. *J. Neurosci.*, v. 12, p. 3107-3114, 1992.
ZHANG, Y.; CAMPBELL, G.; ANDERSON, P. A.; MARTINI, R.; SCHACHNER, M.; LIEBERMAN, A. R. Molecular basis of interactions between regenerating adult rat thalamic axons and Schwann cells in peripheral nerve grafts. 2. Tenascin-C. *J. Comp. Neurol.*, v. 361, p. 210-224, 1995.
ZHANG, Y.; CAMPBELL, G.; ANDERSON, P. A.; MARTINI, R.; SCHACHNER, M.; LIEBERMAN, A. R. Molecular basis of interactions between regenerating adult rat thalamic axons and Schwann cells in peripheral nerve grafts. 1. Neural cell adhesion molecules. *J. Comp. Neurol.*, v. 361, p. 193-209, 1995.

CAPÍTULO 15

Regeneração do Sistema Nervoso Central

Ciro Da-Silva

INTRODUÇÃO

O grande desafio da neurologia em todos os tempos é vencer a falta de regeneração espontânea do sistema nervoso central (SNC) após a perda de neurônios ou células gliais, bem como a descontinuidade dos axônios decorrentes de lesões isquêmicas, degenerativas ou traumáticas do parênquima nervoso[1]. Grande parte dos esforços dos neurocientistas básicos e clínicos tem se concentrado no desenvolvimento e aplicação de estratégias visando à limitação das consequências do dano do SNC e a ampliação do potencial regenerativo dos neurônios centrais.

Duas condições são básicas para que haja regeneração neuronal após lesão do SNC:

- Os neurônios atingidos direta ou indiretamente devem sobreviver ao trauma.
- Os axônios danificados devem regenerar e restabelecer as conexões com os alvos originais.

MORTE E SOBREVIVÊNCIA NEURONAL APÓS LESÃO DO SISTEMA NERVOSO CENTRAL

Mecanismos de toxicidade têm sido implicados em fenômenos de lesão neuronal secundária ao trauma do parênquima do SNC[2]. Glutamato é o neurotransmissor excitatório mais abundante no SNC, agindo sobre receptores específicos[3]. A estimulação excessiva e prolongada de receptores de glutamato tem sido implicada em doenças cerebrais caracterizadas por morte neuronal, tais como acidente vascular cerebral (AVC), isquemia-hipóxia, hipoglicemia, epilepsia crônica e trauma[4-6]. Dois mecanismos envolvendo íons Ca^{++} foram propostos para explicar os efeitos neurotóxicos do glutamato[7]. No primeiro caso, a toxicidade aguda é caracterizada pelo edema neuronal e influxo de íons Na^+ e Ca^{++}, e é mediada principalmente pela estimulação de receptores de glutamato do tipo NMDA. No segundo caso, a toxicidade é de instalação lenta e a concentração de Ca^{++} intracelular aumenta de modo mais gradual, sendo induzida principalmente por receptores de glutamato do tipo kainato e AMPA. Assim, o influxo excessivo de íons Ca^{++} para o interior dos neurônios parece ser um requisito fundamental na doença celular excitotóxica. Fatores neurotróficos têm a capacidade de proteger neurônios centrais de lesões causadas por trauma ou isquemia do parênquima cerebral[8-13]. Modelos experimentais de trauma cerebral demonstraram aumento temporal da produção de fatores neurotróficos após lesão mecânica do parênquima cerebral[14,15] (Fig. 15.1). Lesões hipoglicêmicas, isquêmicas, epiléticas ou traumáticas cerebrais induzem alterações da expressão dos genes para as neurotrofinas NGF, BDNF e NT-3, assim como de seus receptores trkA, trkB e trkC, em neurônios corticais e hipocampais[16,17]. A liberação de glutamato e o influxo de Ca^{++} são os fatores mais importantes no desencadeamento desses fenômenos[16]. O aumento da produção de neurotrofinas e seus receptores, decorrente da lesão cerebral, seria um fator de proteção contra a morte neuronal e de estimulação do brotamento axonal e reorganização sináptica[16,18] (Fig. 15.2). Várias estratégias têm sido desenvolvidas nos últimos anos visando suprir fatores neurotróficos exogenamente após lesão do SNC[19-24].

POTENCIAL REGENERATIVO DOS NEURÔNIOS DO SISTEMA NERVOSO CENTRAL

O conceito da existência de um processo regenerativo neuronal no SNC adulto é relativamente recente, tendo prevalecido durante muitas décadas a noção de que neurônios centrais apresentavam uma falha intrínseca de regeneração após trauma de seus axônios. Embora várias publicações indiquem a origem desse conceito aos trabalhos de Cajal *et al.* no início do século XX, a verdade é que Cajal *et al.* haviam demonstrado, em trabalhos experimentais muito elegantes, a existência de uma capacidade regenerativa em neurônios do SNC que, no entanto, seria abortada nas suas fases iniciais em consequência de interações não favoráveis entre os axônios traumatizados e seus ambientes de regeneração[8,25-27]. Nessa mesma época, Cajal confirmou e expandiu experimentos anteriores, que indicavam uma resposta regenerativa exuberante em neurônios do sistema nervoso periférico (SNP)[27].

Esse conceito de dualidade de comportamento entre neurônios do SNC e do SNP após lesão de seus axônios persistiu até o início da década de 1980, quando Aguayo *et al.*, refazendo experimentos de F. Tello (discípulo de Cajal), agora com marcadores neuronais recentemente introduzidos, demonstraram não haver diferença na capacidade intrínseca de regeneração entre neurônios centrais e periféricos[26,28-32]. Em um de seus experimentos, Aguayo enxertou um segmento de nervo ciático entre as duas extremidades de uma medula espinal completamente seccionada. Decorridas algumas semanas, foi capaz de demonstrar a presença, no interior da ponte de nervo, de axônios pertencentes a neurônios medulares localizados proximal e distalmente ao local de lesão[33,34] (Fig. 15.3). Ficava comprovado, assim, que neurônios do SNC apresentavam uma capacidade intrínseca

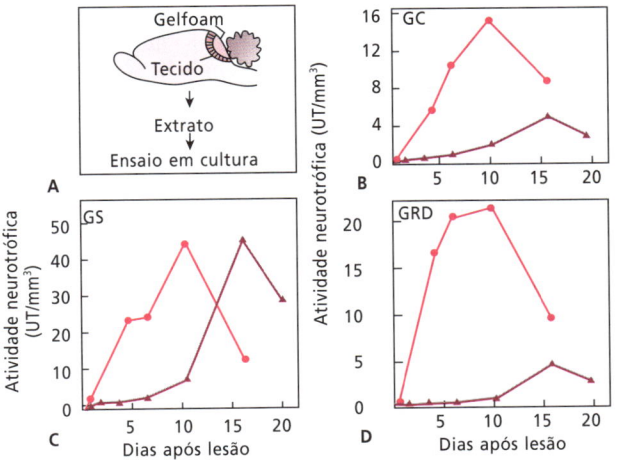

Figura 15.1 – Atividade neurotrófica induzida por lesão traumática do SNC. (*A*) Uma cavidade de cerca de 40mm³ foi feita por aspiração do córtex occipital de ratos e preenchida com um pedaço de Gelfoam embebido em salina. Após diferentes tempos de pós-lesão, os animais foram sacrificados e os fragmentos de Gelfoam, juntamente com o tecido delimitador da cavidade, foram removidos e submetidos à extração em tampão diluído. Os extratos de tecido (●) e de Gelfoam (▲) foram testados quanto à atividade neurotrófica em culturas de neurônios de: (*B*) gânglio ciliar de embrião de galinha; (*C*) gânglio simpático; (*D*) gânglio espinal. A lesão do SNC causa aumento temporal da atividade de fatores neurotróficos no parênquima que envolve o local do trauma[14].

de regenerar seus axônios após lesão, bastando apenas que eles encontrem um ambiente propício para que o processo de regeneração, uma vez iniciado, possa continuar. Tal ambiente está presente no tecido extraneural de nervos periféricos, pois axônios centrais são capazes de crescer por distâncias consideráveis no interior de nervos degenerados. Esse processo de alongamento, entretanto, diminui abruptamente quando os axônios centrais abandonam o microambiente do SNP, não havendo crescimento por distâncias superiores a 1mm quando estes se confrontam novamente com o tecido nervoso central[35].

Assim, o conceito atual indica a possibilidade de regeneração de neurônios do SNC após a lesão de seus axônios, desde que condições favoráveis sejam oferecidas aos neurônios traumatizados. Todos os elementos propícios a um processo regenerativo axonal parecem estar presentes em grandes quantidades no SNP, ao contrário do SNC.

FATORES ESTIMULATÓRIOS DA REGENERAÇÃO AXONAL

Nervos periféricos possuem uma matriz extracelular (MEC) nas membranas basais das células de Schwann (glia periférica), que facilita a extensão de axônios em crescimento. Os principais componentes da MEC do sistema nervoso (SN) incluem laminina, fibronectina, tenascina, trombospondina, colágenos e proteoglicanos. Essas moléculas estão envolvidas nas diferentes etapas do desenvolvimento e regeneração do SN[36-38]. Laminina e fibronectina são as principais glicoproteínas do SNP adulto. São expressas na lâmina basal das células de Schwann e, ao lado das moléculas de adesão da superfície celular, são responsáveis pela capacidade dessas células em promover a regeneração axonal[39].

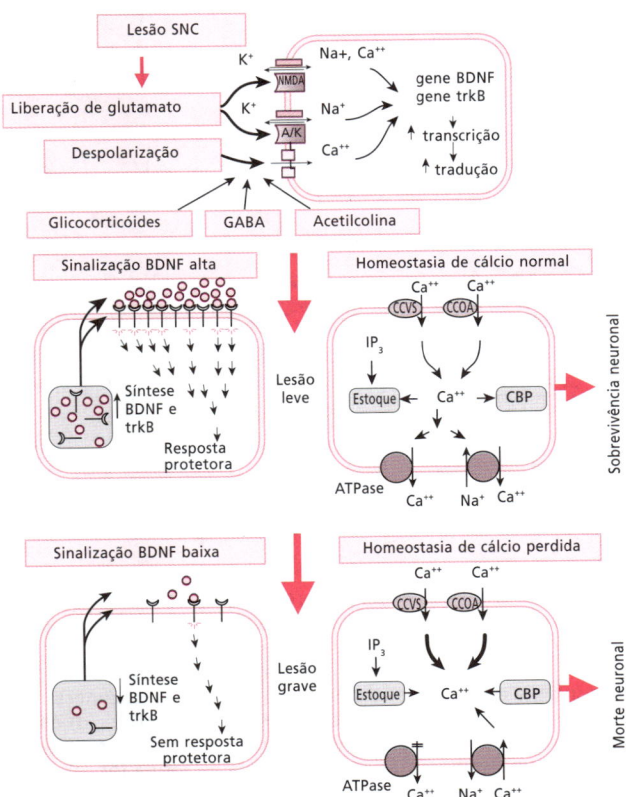

Figura 15.2 – Ação protetora neuronal das neurotrofinas na lesão do SNC. Esquema representando a ação do fator neurotrófico derivado do cérebro (BDNF). O trauma cerebral induz rapidamente a transcrição e a tradução dos genes do BDNF e do seu receptor trkB, em conseqüência da liberação de glutamato, agindo em receptores NMDA e não NMDA (A/K), e da despolarização, acarretando influxo de Ca⁺⁺ via canais de cálcio voltagem-sensíveis do tipo L. A magnitude da alteração na expressão gênica pode ser modificada pela atividade GABAérgica e colinérgica e por glicocorticóides. O aumento do nível de BDNF secretado pelo neurônio e atuando em si mesmo ou em um neurônio vizinho, ambos com aumento do número de receptores trkB, resulta em sinalização elevada do BDNF, preservação da homeostase do Ca^{++} e *sobrevivência neuronal*. A figura ilustra os principais mecanismos de homeostase do Ca^{++} que poderiam ser alvos da ação das neurotrofinas: o nível de Ca^{++} citosólico é dependente do seu influxo via canais de Ca^{++} voltagem-sensíveis (CCVS) e de canais de Ca^{++} operados por agonistas (CCOA); a liberação de Ca^{++} de compartimentos intracelulares (*estoque*), desencadeada pelo inositol 1,4,5-trisfosfato (IP_3). O efluxo de Ca^{++} se dá pela atividade de bombas de Ca^{++} ATPase-dependentes, localizadas na membrana plasmática, e dos compartimentos intracelulares, assim como pela atividade de um sistema trocador de Na^+/Ca^{++} na membrana plasmática. Proteínas queladoras de cálcio (CBP) também tamponam o Ca^{++} que entra ou que é liberado no interior do neurônio. As neurotrofinas NT-3 e BDNF aumentam o número de neurônios que expressam calbindin em culturas de hipocampo. Caso o trauma seja grave (por duração mais longa e/ou marcada acidose), a transcrição ou a tradução, ou ambos, dos genes do BDNF e trkB são provavelmente suprimidas, resultando em fraca sinalização ao BDNF e resposta protetora insuficiente. Íons de cálcio entram rapidamente pelos canais CCVS e CCOA do sistema trocador Na^+/Ca^{++} invertido e de compartimentos intracelulares; a capacidade tamponadora das CBP é excedida, provocando aumento do Ca^{++} citosólico e resultando em morte neuronal[16]. GABA = ácido gama-aminobutírico.

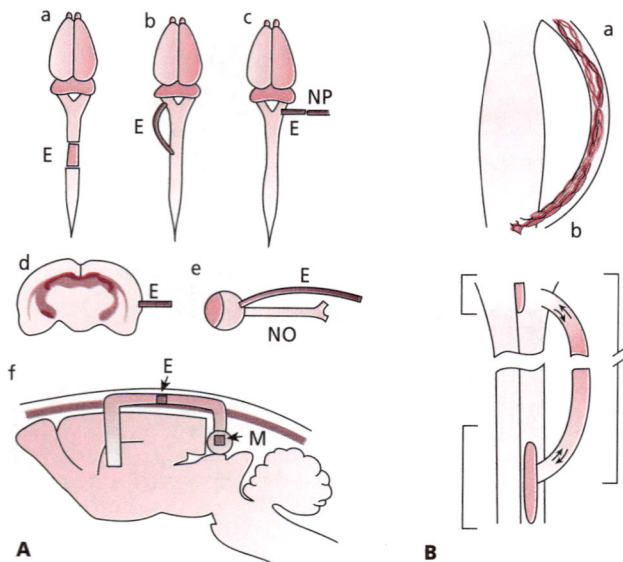

Figura 15.3 – Neurônios do SNC apresentam capacidade intrínseca de regeneração. (*A*) Representação esquemática de algumas variantes de enxertos (E) de nervos periféricos no SNC de ratos adultos: (a) unindo as extremidades da medula espinal transeccionada; (b) transpondo duas regiões distantes do neuroeixo; (c) conectando o SNC a outros tecidos, como nervo periférico (NP); (d) como condutores para o crescimento unidirecional de fibras nervosas com origem nos hemisférios cerebrais ou na retina (e); (f) como um reservatório de neurônios mesencefálicos cerebrais transplantados (M), cujos axônios em crescimento são direcionados para o cérebro adulto. (*B*) Ponte de nervo periférico interligando a medula oblonga à medula espinal: (a) axônios do tronco encefálico e da medula espinal se estendem por todo o nervo transplantado, mas param de crescer após penetrarem novamente no SNC; (b) a maioria dos neurônios (representados por pontos) que originam esses axônios estão localizados nas proximidades dos locais de introdução do implante[33,34]. NO = nervo óptico.

Laminina é uma glicoproteína de estrutura cruciforme, composta por três subunidades (A, B1 e B2) e expressa em elevados níveis durante os períodos de crescimento axonal[40,41] (Fig. 15.4, *A*). Sua expressão no SNC diminui ao final do desenvolvimento, o que contrasta com sua contínua expressão na lâmina basal de nervos periféricos adultos[38,42]. Variações ocorridas nas diferentes subunidades permitiram o aparecimento de diversas formas biológicas que compõem a família das lamininas. Merosina, uma variante da cadeia A, é encontrada na lâmina basal de células de Schwann de nervos periféricos adultos[43]. Laminina-S, uma variante da cadeia B1, é encontrada na lâmina basal da junção neuromuscular, e está possivelmente implicada na interrupção do crescimento dos axônios motores em regeneração no momento em que estes alcançam as placas motoras previamente desnervadas[43,44]. O padrão espacial e temporal de expressão de laminina *in vivo* e a sua grande capacidade de promover o crescimento de neuritos *in vitro* sugerem papel fundamental dessa glicoproteína no processo de regeneração axonal[38,45].

Fibronectina é uma glicoproteína que contém repetidos domínios do tipo III e a seqüência RGD (arginina-glicina-ácido aspártico) que é reconhecida por receptores integrina e constitui o principal local de ligação celular dessa glicoproteína[38,46]. A região terminal da molécula de fibronectina apresenta diversos locais promotores de crescimento, reconhecidos não somente por receptores do tipo integrina, mas também por proteoglicanos sulfato de heparan. Nessa região terminal, há um local de ligação à heparina que promove de maneira efetiva o crescimento de axônios de neurônios do SNP e do SNC[47].

Embora a laminina e a fibronectina sejam capazes de promover o crescimento de axônios *in vitro*, elas não estariam implicadas na promoção do direcionamento axonal, atuando apenas como substrato permissivo aos axônios em crescimento[38,48-51].

Tenascina é uma glicoproteína cuja expressão, em nervos periféricos normais, está restrita a MEC dos nodos de Ranvier e do perineuro[52]. A capacidade da tenascina em promover o crescimento de axônios *in vitro* e o seu padrão de expressão após lesão sugerem uma participação ativa dessa glicoproteína nos processos de regeneração de nervos periféricos[37,49,53]. Por outro lado, a molécula de tenascina apresenta, ao mesmo tempo, domínios promotores de adesão e domínios antiadesivos[7]. Suas propriedades antiadesivas *in vitro* sugerem que ela, talvez, apresente também uma atividade inibitória sobre o crescimento axonal *in vivo*[38]. No SNC, a tenascina parece atuar como molécula inibitória ao crescimento de axônios, sugerindo seu envolvimento na reconhecida diminuição da capacidade regenerativa do SNC adulto[37,54,55].

Laminina e fibronectina são encontradas no interior da MEC durante o desenvolvimento do SNC[56,57]. Essas glicoproteínas praticamente desaparecem da MEC quando da maturação do SNC, tornando-se restritas às membranas basais ao redor dos vasos e na interface do tecido nervoso com a pia-máter[56]. Em contraste, vários proteoglicanos passam a predominar na MEC do SNC, ao lado das glicoproteínas tenascina e trombospondina[58]. A perda de laminina parece contribuir para a reduzida adesividade do tecido nervoso central, observada em ensaios de cultura de tecido[59]. No entanto, após desnervação, a laminina é expressa em regiões de neurônios traumatizados, e é, possivelmente, produzida por astrócitos reativos e por células piais[60].

Outros componentes da MEC do SN são os proteoglicanos, macromoléculas compostas por cadeias de glicosaminoglicanos (GAG) ancoradas covalentemente a um eixo protéico[40,41,61] (Fig. 15.4, *B*). Sulfato de heparan, heparina, sulfato de condroitina, sulfato de dermatan e sulfato de queratan são GAG que se ligam às proteínas, constituindo diferentes proteoglicanos[62]. As funções dos proteoglicanos são determinadas por vários fatores, incluindo moléculas com as quais interagem, o padrão espacial e temporal de sua expressão e a resposta celular tanto ao componente protéico como as GAG ou a ambos[36]. No SN, os proteoglicanos estão envolvidos nas interações celulares com MEC neuronal, na migração e proliferação celular, na estabilização de sinapses e na organização do SN adulto. Estão implicadas também na ligação e modulação das ações dos fatores neurotróficos[36]. O SN apresenta grande número de proteoglicanos, expresso por neurônios e células gliais[63]. Certos proteoglicanos podem ser apenas permissivos ou estimuladores ativos do crescimento axonal[64,65]. Diversos estudos demonstraram a indução do crescimento de axônios por proteoglicanos sulfato de heparan; nesse caso, esses proteoglicanos da superfície celular unem-se aos locais de ligação existentes em moléculas de MEC, como laminina, fibronecti-na, tenascina e trombospondina[51,64,66]. Por outro lado, os proteoglicanos ligam-se não somente aos componentes da MEC, mas também a fatores neurotróficos, atuando como receptores de baixa afinidade para essas moléculas[67]. Cadeias de sulfato de heparan, por exemplo, unem-se especialmente aos fatores de crescimento de fibroblastos ácido e básico, modulando, assim, as ações desses fatores[62,68].

FATORES INIBITÓRIOS DA REGENERAÇÃO AXONAL

Nem todas as influências microambientais, no entanto, são positivas à regeneração axonal. As primeiras sugestões de existência de moléculas inibitórias do crescimento e direcionamento axonal surgiram a partir das comprovações iniciais da possibilidade de regeneração axonal no SNC[69]. Experimentos com enxertos de pontes de nervos, anteriormente descritos, demonstraram uma capacidade regenerativa de axônios de neurônios centrais em ambiente de nervos periféricos, com perda desse comportamento quando os axônios em regeneração encontravam novamente o ambiente do SNC. Logo em seguida, Schwab e Thoenen demonstraram que a atividade inibitória do crescimento de axônios, observada no SNC, não era superada pela ação estimulatória de fatores neurotróficos[70]. Experimentos *in vitro* avaliaram o crescimento de axônios na presença de células do SNC: células precursoras de astrócitos e oligodendrócitos mostraram-se permissivas ao crescimento axonal; oligodendrócitos maduros, porém, comportaram-se como inibidores ativos da extensão de axônios, mesmo na presença de fatores neurotróficos[69,71,72]. Posteriormente, foram isoladas duas proteínas inibitórias da extensão axonal, com pesos moleculares de 35 e 250kD e denominadas de NI-35 e NI-250 (neurite inibidora), e que se encontram associadas à mielina do SNC[73]. Essas proteínas estão na substância branca do SNC e ausentes na mielina do SNP[69]. Oligodendrócitos de vertebrados inferiores produzem quantidades muito pequenas dessas proteínas inibitórias, o que explicaria, em parte, a capacidade de regeneração do SNC desses animais[74,75]. A inativação das proteínas NI-35 e NI-250 pelo uso de anticorpos específicos resultou no crescimento de axônios centrais ao longo da superfície de oligodendrócitos de mamíferos *in vitro*[76]. O bloqueio experimental dessas proteínas *in vivo* auxilia no processo regenerativo de axônios centrais de mamíferos; assim, ao se injetar anticorpos específicos contra essas moléculas no líquor de roedores que sofreram secção da medula espinal em nível torácico, observou-se, decorridas algumas semanas do trauma, alguns axônios corticospinais regenerados estendendo-se até os segmentos medulares sacrais[74,77] (Fig. 15.5). Assim, o padrão de expressão das NI-35 e NI-250, associado aos resultados da utilização de anticorpos específicos, sugere o envolvimentos dessas proteínas na reduzida capacidade regenerativa do SNC adulto. Do mesmo modo, a ausência dessas moléculas na mielina do SNP parece contribuir favoravelmente ao processo regenerativo axonal exuberante, observado após a lesão de nervos periféricos. Uma possível explicação para a presença dessas proteínas inibitórias no SNC é sugerida por experimentos nos quais foi descrito um crescimento anômalo de fibras do trato corticospinal após irradiação da medula espinal de embriões, com conseqüente eliminação dos oligodendrócitos produtores dessas moléculas[78]. Assim, NI-35 e NI-250 atuariam na determinação de fronteiras aos tratos que avançam tardiamente durante o desenvolvimento, além de restringirem o acesso dos axônios em crescimento a determinadas camadas ou regiões-alvo. A presença dessas moléculas inibitórias no SNC sugere ainda importante função na estabilização de conexões centrais, impedindo o crescimento axonal para regiões inapropriadas[69]. Trabalhos recentes indicam que a administração simultânea de fatores neurotróficos e anticorpos contra NI-35 e NI-250 pode resultar em regeneração axonal significante após lesões do SNC: roedores com lesões altas da medula espinal e que receberam injeções da neurotrofina (NT)$_3$ e de anticorpos anti-proteínas inibitórias apresentaram um número maior de axônios corticospinais regenerados, além da extensão desses axônios por distâncias maiores, quando comparados com os ani-

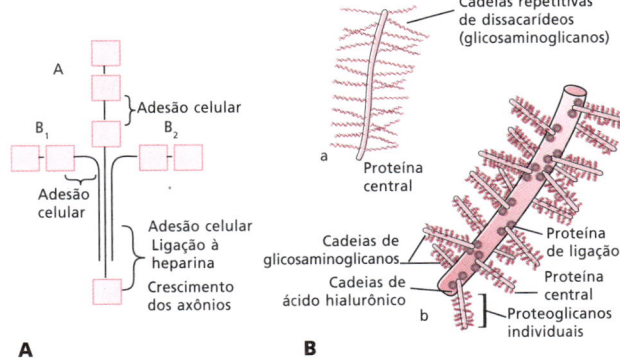

Figura 15.4 – Representação esquemática de componentes da matriz extracelular implicados na regeneração de axônios no SNC. (*A*) Glicoproteína laminina, formada por três subunidades, denominadas A, B_1 e B_2; o diagrama mostra também os domínios da molécula responsáveis pelos fenômenos de adesão celular, ligação à heparina e crescimento de axônios. (*B*) Proteoglicanos, formados pela adição de várias cadeias repetitivas de dissacarídeos a uma proteína central (a); os proteoglicanos podem sofrer organização adicional pela ligação não covalente de vários monômeros de proteoglicanos a uma cadeia longa de moléculas de ácido hialurônico, por meio de proteínas de ligação (b)[40,41].

mais traumatizados e que receberam as substâncias isoladamente[79]. Há também a possibilidade de intervenção farmacológica com o objetivo de bloquear a produção das proteínas NI-35 e NI-250. Recentemente, foi descrito aumento considerável na concentração local da enzima transglutaminase após a lesão do nervo óptico em vertebrados inferiores[80]. Uma das funções dessa enzima é a dimerização da linfocina IL-2, dando origem a uma substância tóxica aos oligodendrócitos. A eliminação dessas células gliais logo após o trauma axonal diminuiria a produção das proteínas inibitórias, facilitando o processo de regeneração axonal. A validade dessa hipótese foi comprovada com a injeção local de transglutaminase no nervo óptico transeccionado de roedores: após algumas semanas de sobrevivência, foi encontrado um número considerável de axônios de células ganglionares retinianas em regeneração no segmento distal do nervo transeccionado[80].

Trabalhos recentes demonstraram também que a glicoproteína associada à mielina (MAG) é capaz de inibir o crescimento de axônios *in vitro*[81,82]. MAG é uma molécula de adesão glial, responsável pela mediação de interações neurônio-glia, e está localizada na membrana periaxonal de células de Schwann e oligodendrócitos; na membrana plasmática de células de Schwann; em forma secretada, na membrana basal de nervos periféricos. Como MAG é expressa tanto no SNC como no SNP, a diferença na capacidade de regeneração entre esses dois sistemas estaria na rápida remoção da mielina no SNP após lesões de seus axônios, ao contrário do SNC em que esse processo é muito lento[83]. A favor dessa hipótese estão os experimentos que demonstraram uma regeneração pobre de axônios periféricos no interior de cotos proximais (com mielina intacta) de nervos seccionados e em cotos distais de nervos transeccionados de camundongos mutantes com deficiência de reabsorção de mielina[84,85].

A substância cinzenta do SNC adulto, do mesmo modo que a substância branca, apresenta substâncias inibitória ao crescimento axonal. Astrócitos desempenham papel importante durante o desenvolvimento, fornecendo um substrato permissivo à migração de neurônios e ao crescimento de axônios. No entanto, no período pós-natal, quando cessa o

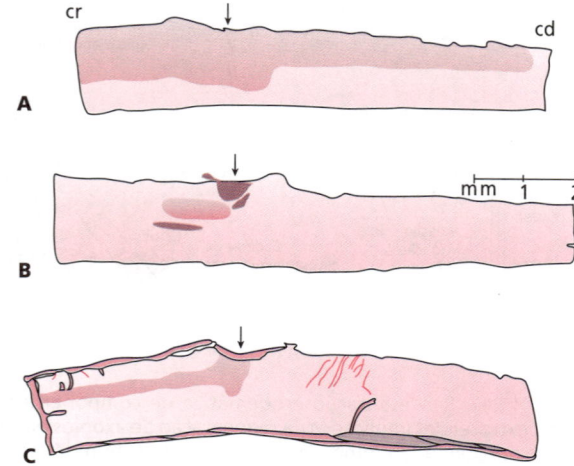

Figura 15.5 – Regeneração de axônios da medula espinal. Reconstrução gráfica de cortes longitudinais de medulas espinais, mostrando fibras do trato corticospinal (representadas por pontos) marcadas por traçador neuronal (HRP) injetado no córtex motor de animais com prévia lesão parcial da medula espinal em nível torácico médio (*seta*). (*A* e *B*) Os animais receberam injeções intraventriculares de anticorpos anti-NI (ver texto); axônios do trato corticospinal em regeneração contornaram o local da lesão e se estenderam por longas distâncias no interior da medula espinal. (*C*) Animal-controle com injeção intraventricular de salina, no qual não se observam fibras nervosas crescendo além do local de lesão. cr = cranial; cd = caudal[78].

crescimento axonal, essa propriedade é perdida pelos astrócitos[86]. Após lesão do parênquima do SN, astrócitos proliferam e transformam-se em reativos, bloqueando ativamente o crescimento axonal[87-90]. Determinados proteoglicanos presentes ou expressos por essas células gliais podem atuar como substrato não permissivo ou inibir ativamente o crescimento axonal[56,91-97]. A expressão de proteoglicano sulfato de condroitina na retina de ratos e de pintos é regulada temporal e espacialmente, orientando o crescimento dos axônios das células ganglionares retinianas em direção ao futuro disco do nervo óptico, por meio da inibição da extensão desses axônios nos locais onde se expressa; outros proteoglicanos são encontrados nas camadas de células ganglionares e de fotorreceptores, no nervo óptico e em células gliais retinianas, sugerindo atuação multifuncional dessas moléculas no desenvolvimento das vias visuais[36,91,98]. Proteoglicanos sulfato de queratan também apresentam atividades inibitórias ao crescimento de axônios[99,100]. *Claustrin*, um proteoglicano sulfato de queratan isolada do SN de embriões de galinha, impede o crescimento de axônios *in vitro*; a remoção enzimática do sulfato de queratan desse complexo molecular torna esse proteoglicano permissivo ao crescimento axonal[92,99]. *Claustrin* é expressa *in vivo* em regiões como a linha média dorsal do tubo neural, que atua como barreira ao avanço dos cones de crescimento[100]. Esses dados sugerem a atuação das proteoglicanos sulfato de queratan como inibidoras do crescimento axonal *in vivo*[36].

Recentemente, foram isolados e identificados vários fatores solúveis, denominados de *semaphorins*, que apresentam influências repulsivas sobre axônios em crescimento na medula espinal e no tronco encefálico durante o período embrionário[101-103]. Esses fatores, todavia, não foram identificados, até o momento, no SNC de animais adultos[104].

CONSIDERAÇÕES FINAIS

Após muitas décadas da publicação da obra fundamental de Cajal, progressos significativos começam a ser feitos no campo da regeneração do SNC[27]. Passou-se, finalmente, da simples descrição fenomenológica de manipulações experimentais à identificação de moléculas relevantes a esse processo. O quadro emergente aponta, com clareza, para a existência de um potencial intrínseco comum de regeneração entre neurônios centrais e periféricos. Fatores estimulatórios e inibitórios do crescimento axonal estão presentes tanto no SNC como no SNP; a expressão aumentada de substâncias estimulatórias e a rápida eliminação de moléculas inibitórias resultam na exuberante regeneração axonal observada após a lesão de nervos periféricos. No SNC, ao contrário, há relativa diminuição de atividades estimulatórias e lenta remoção de fatores inibitórios ou repulsivos à regeneração axonal, o que resulta na ausência de regeneração espontânea de neurônios centrais. Manipulações farmacológicas, no entanto, apontam para a possibilidade de reversão desse quadro.

REFERÊNCIAS BIBLIOGRÁFICAS

1. COMPSTON, A. Brain repair: an overview. *J. Neurol.*, v. 241, p. S1-S4, 1994.
2. CHOI, D. Excitotoxic cell death. *J. Neurobiol.*, v. 23, p. 1261-1276, 1992.
3. SEEBURG, P. H. The molecular biology of mammalian glutamate receptor channels. *Trends Neurosci.*, v. 16, p. 359-365, 1993.
4. CHOI, D. Glutamate neurotoxicity and disease of the nervous system. *Neuron*, v. 1, p. 623-634, 1988.
5. PULSINELLI, W. The ischemic penumbra in stroke. *Scientific American Science & Medicine*, v. 2, n. 1, p. 16-25, 1995.
6. ROTHMAN, S. M.; OLNEY, J. W. Excitotoxicity and the NMDA receptors. *Trends Neurosci.*, v. 10, p. 299-302, 1987.
7. SPRING, J.; BECK, K.; CHIQUET-EHRISMANN, R. Two contrary forms of tenascin: dissection of the active sites by recombinant tenascin fragments. *Cell*, v. 59, p. 325-334, 1989.
8. BECK, T.; LINDHOLM, D.; CASTREN, E.; WREE, A. Brain-derived neurotrophic factor protects against ischemic cell damage in the rat hippocampus. *J. Cerebral Blood Flow and Metabolism*, v. 14, p. 689-692, 1994.
9. LINDHOLM, D. Role of neurotrophins in preventing glutamate induced neuronal cell death. *J. Neurol.*, v. 241, p. S16-S18, 1994.
10. LINDHOLM, D.; DECHANT, G.; HEISENBERG, C. P.; THOENEN, H. Brain-derived neurotrophic factor is a survival factor for cultured rat cerebellar granule neurons and protects them against glutamate-induced neurotoxicity. *Eur. J. Neurosci.*, v. 5, p. 1455-1464, 1993.
11. NAKATA, N.; KATO, H.; KOGURE, K. Protective effects of basic fibroblast growth factor against hippocampal neuronal damage following cerebral ischemia in the gerbil. *Brain Res.*, v. 605, p. 354-356, 1993.
12. SASAKI, K.; OOMURA, Y.; SUZUKI, K.; HANAI, K.; YAGI, H. Acidic fibroblast growth factor prevents death of hippocampal CA1 pyramidal cells following ischemia. *Neurochem. Int.*, v. 21, p. 397-402, 1992.
13. SHIGENO, T.; MIMA, T.; TAKAKURA, K.; GRAHAM, D. I.; KATO, G.; HASHIMOTO, Y.; FURUKAWA, S. Amelioration of delayed neuronal death in hippocampus by nerve growth factor. *J. Neurosci.*, v. 11, p. 2914-2919, 1991.
14. NIETO-SAMPEDRO, M.; COTMAN, C. W. Growth factor induction and temporal order in central nervous system repair. In: COTMAN, C. W. (ed.). *Synaptic Plasticity*. New York: Guilford Press, 1985. p. 407-455.
15. NIETO-SAMPEDRO, M.; MANTHORPE, M.; BARBIN, G.; VARON, S.; COTMAN, C. W. Injury-induced neurotrophic activity in adult rat brain: correlation with survival of delayed implants in the wound cavity. *J. Neurosci.*, v. 3, p. 2219-2229, 1983.
16. LINDVALL, O.; KOKAIA, Z.; BENGZON, J.; ELMER, E.; KOKAIA, M. Neurotrophins and brain insults. *Trends Neurosci.*, v. 17, p. 490-496, 1994.
17. DA-SILVA, C. F. Fatores neurotróficos: estrutura, funções e aplicações clínicas. *Atualização em Neurociências*, v. 1, n. 1, p. 1-20, 1995.
18. ISACKSON, P. J. Trophic factor response to neuronal stimuli or injury. *Curr. Op. Neurobiol.*, v. 5, p. 350-357, 1995.
19. CARSWELL, S. The potential for treating neurodegenerative disorders with NGF-inducing compounds. *Exp. Neurol.*, v. 124, p. 36-42, 1993.
20. EBENDAL, T.; LONNERBERG, P.; PEI, G.; KYLBERG, A.; KULLANDER, K.; PERSSON, H.; OLSON, L. Engineering cell to secrete growth factors. *J. Neurol.*, v. 241, p. S5-S6, 1994.
21. HEMPSTEAD, B. L. Strategies for modulating trk receptor activity. *Exp. Neurol.*, v. 124, p. 31-35, 1993.
22. IBÁÑEZ, C. F. Neurotrophic factors: from structure-function studies to designing effective therapeutics. *Trends Biotechnol.*, v. 13, p. 217-227, 1995.
23. KORDOWER, J. H.; MUFSON, E. J.; GRANHOLM, A. C.; HOFFER, B.; FRIDEN, P. M. Delivery of trophic factors to the primate brain. *Exp. Neurol.*, v. 124, p. 21-30, 1993.
24. LINDSAY, R. M. Neuron saving schemes. *Nature*, v. 373, p. 289-290, 1995.

25. PORTERA-SÁNCHEZ, A. Cajal's school pioneer work on CNS regeneration. In: MASLAND, R. L.; PORTERA-SÁNCHEZ, A.; TOFFANO, G. (eds). *Neuroplasticity: a new therapeutic tool in the CNS pathology*. Padova: Liviana Press, 1987. p. 9-30.
26. AGUAYO, A. J.; BENFEY, M.; DAVID, S. A potential for axonal regeneration in neurons of the adult mammalian central nervous system. *Birth Defects, Original Article Series*, v. 19, n. 4, p. 327-340, 1983.
27. CAJAL, S. R. *Degeneration and Regeneration of the Nervous System*. New York: Oxford University Press, 1928.
28. DAVID, S.; AGUAYO, A. J. Axonal elongation into peripheral nervous system "bridges" after central nervous system injury in adult rats. *Science*, v. 214, p. 931-933, 1981.
29. DAVID, S.; AGUAYO, A. J. Peripheral nerve transplantation techniques to study axonal regeneration from the CNS of adult mammals. In: BJORKLUNG, A.; STENEVI, U. (eds.). *Neural Grafting in the Mammalian CNS*. Amsterdam: Elsevier, 1985. v. 5, p. 61-71. (Fernstrom Foundation Series.)
30. RICHARDSON, P. M.; ISSA, V. M. K.; AGUAYO, A. J. Regeneration of long spinal axons in the rat. *J. Neurocytol.*, v. 13, p. 165-182, 1984.
31. SO, K. F.; AGUAYO, A. J. Lengthy regrowth of cut axons from ganglion cells after peripheral nerve transplantation into the retina of adult rats. *Brain Res.*, v. 328, p. 349-354, 1985.
32. TELLO, F. La influencia del neurotropismo en la regeneración de los centros nerviosos. *Trab. del Lab. de Invest. Biol.*, v. 9, p. 123-159, 1911.
33. AGUAYO, A. J. Anatomical and functional studies of regenerated CNS axons. *Discussions in Neurosci.*, v. 1, n. 2, p. 79-82, 1984.
34. AGUAYO, A. J. Axonal regeneration from injured neurons in the adult mammalian central nervous system. In: COTMAN, C. W. *Synaptic Plasticity*. New York: Guilford Press, 1985. p. 457-484.
35. VIDAL-SANZ, M.; BRAY, G. M.; VILLEGAS-PÉREZ, M. P.; THANOS, S.; AGUAYO, A. J. Axonal regeneration and synapse formation in the superior colliculus by retinal ganglion cells in the adult rat. *J. Neurosci.*, v. 7, p. 2894-2909, 1987.
36. LETORNEAU, P. C.; CONDIC, M. C.; SNOW, D. M. Interactions of developing neurons with the extracellular matrix. *J. Neurosci.*, v. 14, p. 915-928, 1994.
37. MARTINI, R. Expression and functional roles of neural cell surface molecules and extracellular components during development and regeneration of peripheral nerves. *J. Neurocytol.*, v. 23, p. 1-28, 1994.
38. REICHARDT, L. F.; TOMASELLI, K. J. Extracellular matrix molecules and their receptors: functions in neural development. *Annu. Rev. Neurosci.*, v. 14, p. 531-570, 1991.
39. FAWCETT, J. W.; KEYNES, R. J. Peripheral nerve regeneration. *Annu. Rev. Neurosci.*, v. 13, p. 43-60, 1990.
40. GOODMAN, S. R. *Medical Cell Biology*. Philadelphia: J.B. Lippincott, 1994.
41. JESSELL, T. M. Cell migration and axon guidance. In: KANDEL, E. R.; SCHWARTZ, J. H.; JESSELL, T. M. (eds.). *Principles of Neural Science*. New York: Elsevier, 1991. p. 908-928.
42. CHIU, A. Y.; MATTHEW, W. D.; PATTERSON, P. H. A monoclonal antibody that blocks the activity of a neurite regeneration-promoting factor: studies on the binding site and its localization *in vivo*. *J. Cell Biol.*, v. 103, p. 1383-1398, 1986.
43. SANES, J. R.; ENGVALL, E.; BUTKOWSKI, R.; HUNTER, D. D. Molecular heterogeneity of basal laminae: isoforms of laminin and collagen IV at the neuromuscular junction and elsewhere. *J. Cell Biol.*, v. 111, p. 1685-1699, 1990.
44. HUNTER, D. D.; CASHMAN, N.; MORRIS-VALERO, R.; BULOCK, J. W.; ADAMS, S. P.; SANES, J. R. An LRE (leucine-arginine-glutamate)-dependent mechanism for adhesion of neurons to S-laminin. *J. Neurosci.*, v. 11, p. 3960-3971, 1991.
45. SANES, J. R. Extracellular matrix molecules that influence neural development. *Annu. Rev. Neurosci.*, v. 12, p. 491-516, 1989.
46. HYNES, R. O. Integrins: versatility, modulation, and signaling in cell adhesion. *Cell*, v. 69, p. 11-25, 1992.
47. HAUGEN, P. K.; LETORNEAU, P. C.; DRAKE, S. L.; FURCHT, L. T.; MCCARTHY, J. B. A cell surface heparan sulfate proteoglycan mediates neural cell adhesion and spreading on a defined sequence from the C-terminal cell and heparan binding domain of fibronection. *J. Neurosci.*, v. 12, p. 2597-2608, 1992.
48. BIXBY, J. L.; HARRIS, W. A. Molecular mechanisms of axon growth and guidance. *Annu. Rev. Cell Biol.*, v. 7, p. 117-159, 1991.
49. WEHRLE, B.; CHIQUET, M. Tenascin is accumulated along developing peripheral nerves and allows neurite outgrowth patterns *in vitro*. *Development*, v. 110, p. 401-405, 1990.
50. ROGERS, S. L.; LETORNEAU, P. C.; PECH, I. V. The role of fibronectin in neural development. *Dev. Neurosci.*, v. 11, p. 248-265, 1989.
51. LANDER, A. D. Understanding the molecules of neural cell contacts: emerging patterns of structure and function. *Trends Neurosci.*, v. 12, p. 189-195, 1989.
52. MARTINI, R.; SCHACHNER, M.; FAISSNER, A. Enhanced expression of the extracellular matrix molecule J1/tenascin in the regenerating adult mouse sciatic nerve. *J. Neurocytol.*, v. 19, p. 601-616, 1990.
53. HUSSMAN, K.; FAISSNER, A.; SCHACHNER, M. Tenascin promotes cerebelar granule cell migration and neurite outghrowth by different domains in fibronectin type III repeats. *J. Cell Biol.*, v. 116, p. 1475-1486, 1992.
54. BRODKEY, J. A.; GATES, M. A.; LAYWELL, E. D.; STEINDLER, D. A. The complex nature of interactive neuroregeneration-related molecules. *Exp. Neurol.*, v. 123, p. 251-270, 1993.
55. MCKEON, R. J.; SCHREIBER, R. C.; RUDGE, J. S.; SILVER, J. Reduction of neurite outgrowth in a model of glial scarring following CNS injury is correlated with the expression of inhibitory molecules on reactive astrocytes. *J. Neurosci.*, v. 11, p. 3398-3411, 1991.
56. CARBONETTO, S.; DAVID, S. Adhesive molecules of the cell surface and extracellular matrix in neural regeneration. In: GORRIO, A. *Neuroregeneration*. New York: Raven Press, 1993. p. 77-100.
57. O'SHEA, K. S.; REINHEIMER, J. S. T.; DIXIT, V. M. Deposition and role of thrombospondim in the histogenesis of the cerebellar cortex. *J. Cell Biol.*, v. 110, p. 1275-1284, 1990.
58. AQUINO, D. A.; MARGOLIS, R. U.; MARGOLIS, R. K. Immunocytochemical localization of a chondroitin sulfate proteoglycan in nervous system. I. Adult brain, retina and peripheral nerve. *J. Cell Biol.*, v. 99, p. 1117-1119, 1984.
59. CARBONETTO, S.; EVANS, D.; COCHARD, P. Nerve fiber growth in culture on tissue substrata from central and peripheral nervous system. *J. Neurosci.*, v. 7, p. 610-620, 1987.
60. GIFTOCHRISTOS, N.; DAVID, S. Laminin and heparan sulfate proteoglycan in the lesioned adult mammalian central nervous system and their possible relationship to axonal sprouting. *J. Neurocytol.*, v. 17, p. 385-397, 1988.
61. HARDINGHAM, T.; FOSANG, A. Proteoglicans: many forms and many functions. *FASEB J.*, v. 6, p. 861-870, 1992.
62. RUOSLAHTI, E.; YAMAGUCHI, Y. Proteoglycans as modulators of growth factor activities. *Cell*, v. 64, p. 867-869, 1991.
63. JOHNSON-GREEN, P. C.; DOW, K. E.; RIOPELLE, R. J. Characterization of glycosaminoglycans produced by primary astrocytes *in vitro*. *Glia*, v. 4, p. 314-321, 1991.
63. VENSTROM, K. A.; REICHARDT, L. F. Role of the extracellular matrix molecules and their receptors in the nervous system. *FASEB J.*, v. 7, p. 996-1003, 1993.
64. DOW, K. E.; RIOPELLE, R. J.; KISILEVSKY, R. Domains of neuronal heparan sulfate proteoglycans involved in neurite growth on laminin. *Cell Tissue Res.*, v. 265, p. 345-351, 1991.
65. NOOMAN, D. M.; FULLE, A.; VELENTE, P.; CAI, S.; HORIGAN, E.; SASAKI, M.; YAMADA, Y.; HASSELL, J. R. The complete sequence of perlecan, a basement membrane heparan sulfate proteoglycan, reveals extensive similarity with laminin A chain, low density lipoprotein-receptor, and the neural cell adhesion molecule. *J. Biol. Chem.*, v. 266, p. 22939-22947, 1991.
67. MASSAGUÉ, J. A helping hand from proteoglycans: cell surface proteoglycans help present some polypeptide growth factors to their receptor and may act as a reservoir for others. *Curr. Biol.*, v. 1, p. 117-119, 1991.
68. BURGESS, W. H.; MACIAG, T. The heparin-binding (fibroblast) growth factor family of proteins. *Annu. Rev. Biochem.*, v. 58, p. 575-606, 1989.
69. SCHWAB, M. E.; KAPFHAMMER, J. P.; BANDTLOW, C. E. Inhibitors of neurite growth. *Annu. Rev. Neurosci.*, v. 16, p. 565-595, 1993.
70. SCHWAB, M. E.; THOENEN, H. Dissociated neurons regenerate into sciatic but not optic nerve explants in culture irrespective of neurotrophic factors. *J. Neurosci.*, v. 5, p. 2415-2423, 1985.
71. FAWCETT, J. W.; ROKOS, J.; BAKST, I. Oligodendrocytes repel axons and cause axonal growth cone collapse. *J. Cell Sci.*, v. 92, p. 93-100, 1989.
72. SCHWAB, M. E.; CARONI, P. Oligodendrocytes and CNS myelin are non-permissive substrates for neurite growth and fibroblast spreading *in vitro*. *J. Neurosci.*, v. 8, p. 2381-2393, 1988.
73. CARONI, P.; SCHWAB, M. E. Two membrane protein fractions from rat central myelin with inhibitory properties for neurite growth and fibroblast spreading. *J. Cell Biol.*, v. 106, p. 1281-1288, 1988.
74. SCHNELL, L.; SCHWAB, M. E. Axonal regeneration in the rat spinal cord produced by an antibody against myelin-associated neurite growth inhibitors. *Nature*, v. 343, p. 269-272, 1990.
75. SIVRON, T.; SCHWARTZ, M. The enigma of myelin-associated growth inhibitors in spontaneously regenerating nervous system. *Trends Neurosci.*, v. 17, p. 277-281, 1994.
76. BANDTLOW, C. E.; ZACHLEDER, T.; SCHWAB, M. E. Oligodendrocytes arrest neurite growth by contact inhibition. *J. Neurosci.*, v. 10, p. 3937-3948, 1991.
78. SCHWAB, M. E. Myelin-associated inhibitors of neurite growth and regeneration in the CNS. *Trends Neurosci.*, v. 13, p. 452-456, 1990.
79. SCHNELL, L.; SCHNEIDER, R.; KOLBECK, R.; BARDE, Y. A.; SCHWAB, M. E. Neurotrophin-3 enhances sprouting of corticospinal tract during development and after adult spinal cord lesion. *Nature*, v. 367, p. 170-173, 1994.
80. SCHWAB, M. E.; SCHNELL, L. Channelling of developing rat corticospinal tract axons by myelin-associated neurite growth inhibitors. *J. Neurosci.*, v. 5, p. 709-722, 1991.
81. EIATAN, S.; SOLOMON, A.; LAVIE, V.; YOLES, E.; HIRSCHBERG, D. L.; BELKIN, M.; SCHWARTZ, M. Recovery of visual response of injured adult rat optic nerves treated with transglutaminase. *Science*, v. 264, p. 1764-1768, 1994.
82. MCKERRACHER, L.; DAVID, S.; JACKSON, D. L.; KOTTIS, V.; DUNN, R. J.; BRAUN, P. E. Identification of myelin-associated glycoprotein as a major myelin-derived inhibitor of neurite growth. *Neuron.*, v. 13, p. 805-811, 1994.
83. MUKHOPADHYAY, G.; DOHERTY, P.; WALSH, F. S.; CROKER, P. R.; FILBIN, M. T. A novel role for myelin-associated glycoprotein as an inhibitor of axonal regeneration. *Neuron*, v. 13, p. 757-767, 1994.
84. SCHWAB, M. E.; BANDTLOW, C. E. Inhibitory influences. *Nature*, v. 371, p. 658-659, 1994.
85. BROWN, M. C.; LUNN, E. R.; PERRY, V. H. Poor growth of mammalian motor and sensory axons into proximal nerve stumps. *Eur. J. Neurosci.*, v. 3, p. 1366-1392, 1992.
86. BROWN, M. C.; PERRY, V. H.; HUNT, S. P.; LAPPER, S. R. Further studies on motor and sensory nerve regeneration in mice with delayed Wallerian degeneration. *Eur. J. Neurosci.*, v. 6, p. 420-428, 1994.
87. BAHR, M.; BONHOEFFER, F. Perspectives on axonal regeneration in the mammalian CNS. *Trends Neurosci.*, v. 17, p. 473-479, 1994.

88. MCMILLAN, M. K.; THAI, L.; HONG, J. S.; OÇALLAGHAN, J. P.; PENNYPACKER, K. R. Brain injury in a dish: a model for reactive gliosis. *Trends Neurosci.*, v. 17, p. 138-142, 1994.
89. NORENBERG, M. D. Astrocyte responses to CNS injury. *J. Neuropathol. Exp. Neurol.*, v. 53, p. 213-220, 1994.
90. RUDGE, J. S.; SILVER, J. Inhibition of neurite outgrowth on astroglial scars *in vitro*. *J. Comp. Neurol.*, v. 251, p. 23-43, 1986.
91. SMITH, G. M.; MILLER, R. H.; SILVER, J. Changing role of forebrain astrocytes during development, regenerative failure, and induced regeneration upon transplantation. *J. Comp. Neurol.*, v. 251, p. 23-43, 1986.
92. BRITTIS, P. A.; CANNING, D. R.; SILVER, J. Chondroitin sulfate as a regulator of neuronal patterning in the retina. *Science*, v. 225, p. 733-736, 1992.
93. COLE, G. J.; MCCABE, C. F. Identification of a developmentally regulated keratan sulfate proteoglycan that inhibits cell adhesion and neurite outgrowth. *Neuron*, v. 7, p. 1007-1018, 1991.
94. FAWCETT, J. Astrocytes and axon regeneration in the central nervous system. *J. Neurol.*, v. 241, p. S25-S28, 1994.
95. KEYNES, R. J.; COOK, G. M. W. Repulsive and inhibitory signals. *Curr. Opin. Neurobiol.*, v. 5, p. 75-82, 1995.
96. SILVER, J. Inhibitory molecules in development and regeneration. *J. Neurol.*, v. 241, p. S22-S24, 1994.
97. SMITH-THOMAS, L. C.; FOK-SEANG, J.; STEVENS, J.; DU, J. S.; MUIR, E. et al. An inhibidor of neurite outgrowth produced by astrocytes. *J. Cell Sci.*, v. 107, p. 1687-1695, 1994.
98. SNOW, D. M.; LETORNEAU, P. C. Neurite outgrowth on a step gradient of chondroitin sulfate proteoglycan (CS-PG). *J. Neurobiol.*, v. 23, p. 322-336, 1992.
99. SNOW, D. M.; WATANABE, M.; LETORNEAU, P. C.; SILVER, J. A chondroitin sulfate proteoglycan may influence the direction of retinal ganglion cell outgrowth. *Development*, v. 113, p. 1473-1485, 1991.
100. SNOW, D. M.; LEMMON, V.; CARRINO, D. A.; CAPALAN, A. I.; SILVER, J. Sulfated proteoglycans in astroglial barriers inhibit neurite outgrowth *in vitro*. *Exp. Neurol.*, v. 109, p. 111-130, 1990a.
101. SNOW, D. M.; STEINDLER, D. A.; SILVER, J. Molecular and cellular characterization of the glial roof plate of spinal cord and optic tectum: a possible role for a proteoglycan in the development of an axon barrier. *Rev. Biol.*, v. 138, p. 359-376, 1990b.
102. DODD, J.; SCHUCHARDT, A. Axon guidance: a compelling case for repelling growth cones. *Cell*, v. 81, p. 471-474, 1995.
103. MESSERSMITH, E. K.; LEONARDO, E. D.; SHATZ, C. J.; TESSIER-LAVIGNE, M.; GOODMAN, C. S.; KOLODKIN, A. L. Semaphorin III can function as a selective chemorepellent to pattern sensory projections in the spinal cord. *Neuron*, v. 14, p. 949-959, 1995.
104. PUSCHEL, A. W.; ADAMS, R. H.; BETZ, H. Murine semaphorin D/collapsin is a member of a diverse gene family and creates domains inhibitory for axonal extension. *Neuron*, v. 14, p. 941-948, 1995.
105. MARX, J. Helping neurons find their way. *Science*, v. 268, p. 971-973, 1995.

BIBLIOGRAFIA COMPLEMENTAR

REINOSO-SUÁREZ, F. Cajal's concepts on plasticity in the central nervous system revisited: a perspective. In: MASLAND, R. L.; PORTERA-SÁNCHEZ, A.; TOFFANO, G. (eds.). *Neuroplasticity: a new therapeutic tool in the CNS pathology*. Padova: Liviana Press, 1987. p. 31-37.

SZATKOWSKI, M.; ATTWELL, D. Triggering and execution of neuronal death in brain ischemia: two phases of glutamate release by different mechanisms. *Trends Neurosci.*, v. 17, p. 359-365, 1994.

YIP, J. W.; YIP, Y. P. L. Laminin-developmental expression and role in axonal outgrowth in the peripheral nervous system of the chick. *Rev. Brain Res.*, v. 68, p. 23-33, 1992.

Seção 3

Semiologia e Avaliação Clínica

Coordenadores: Christina May Moran de Brito e Daniel Rubio de Souza

16 Anamnese do Paciente Incapacitado 126
17 Exame Físico Geral 132
18 Exame Neurológico 134
19 Exame Específico 143

CAPÍTULO 16

Anamnese do Paciente Incapacitado

Christina May Moran de Brito

INTRODUÇÃO

A medicina de reabilitação tem como alvo primordial o impacto das doenças na vida do indivíduo, sobretudo do ponto de vista funcional. Sendo assim, vai além dos aspectos que envolvem o diagnóstico da doença e seu tratamento. Trata-se de um modelo de avaliação que vem ganhando destaque na medicina como um todo pela valorização das funções relacionadas à qualidade de vida. Trata-se do modelo denominado biopsicossocial. Toda doença resulta, potencialmente, em deficiência, que pode gerar uma incapacidade e resultar em uma desvantagem para o indivíduo. De acordo com a Organização Mundial da Saúde (OMS), a deficiência (*impairment*) é qualquer perda ou anormalidade da estrutura ou função física e/ou psicológica. A incapacidade (*disability*) é qualquer restrição (resultante de doença/deficiência) para a *performance* de uma atividade dentro da faixa de normalidade. A desvantagem (*handicap*) é definida como um prejuízo para um indivíduo resultante da incapacidade que limita ou impossibilita o desenvolvimento do papel que seria[1]. Como exemplo, em um paciente com amputação transtibial, em fase pré-protética, utilizando muletas para ortostatismo e deambulação: a amputação (deficiência) resulta em incapacidade para marcha e ortostatismo independentes, o que dificulta sua locomoção e o impede de jogar tênis, esporte que praticava regularmente (desvantagem em relação aos indivíduos aptos). O médico fisiatra não só planejará um programa de reabilitação e protetização permitindo independência para locomoção, mas também a prática do tênis, se assim desejar o paciente e se suas condições clínicas e funcionais na fase pós-protética o permitirem. Reabilitar é dar condições para que o indivíduo desenvolva de forma plena seu potencial físico, psicológico, social, educacional e vocacional, dentro de seu contexto individual. Assim, torna-se necessária, em grande parte dos casos uma equipe multidisciplinar, com profissionais de diversas áreas, que permita essa abordagem global. E, idealmente, interdisciplinar, com a interação dos profissionais envolvidos, para a otimização dos resultados. Abordaremos, neste capítulo, a anamnese, que compõe a avaliação do médico especialista em reabilitação.

Tendo em vista esses aspectos, fica mais fácil compreender porque a anamnese do médico fisiatra é tão ampla. Inclui a abordagem do indivíduo e de seu papel na família e na sociedade, bem como suas limitações, necessidades, anseios e metas, que serão avaliados de forma dinâmica conforme evolui o processo de reabilitação. Como nas outras especialidades médicas, a anamnese é composta pela queixa principal e sua duração (QD), o histórico da moléstia atual (HMA), interrogatório sobre diversos aparelhos (ISDA), antecedentes pessoais (AP) e familiares (AF). Em adição a esses itens, são abordados os históricos funcionais, psicológicos, sociais e vocacionais. Com fins didáticos, esses itens serão abordados separadamente dentro das titulações anamnese geral e específica.

E, seguindo a linha de que a medicina não é uma ciência exata, não existe um padrão fixo de avaliação da área, mas a abordagem se encaminha conforme a queixa levantada pelo paciente. Muitos profissionais que se especializam em algumas condições clínicas, como lesão medular, amputação e paralisia cerebral, passam a adotar protocolos de avaliação na tentativa de agilizar e uniformizar a coleta de dados, bem como sua utilização em pesquisas científicas. São também usadas escalas de avaliação funcional de uso internacional, dirigidas para diferentes afecções, que serão abordadas adiante.

ANAMNESE GERAL

A queixa principal deve ser relatada de preferência com as palavras utilizadas pelo paciente e não da tradução para terminologia médica, para evitar distorções que possam originar da interpretação do médico avaliador. Deve ser também registrada a duração da queixa, ainda que, muitas vezes, não seja relatada com exatidão e sim de forma aproximada. Na fisiatria, são freqüentes as queixas de dor, dificuldade, fraqueza e incapacidade. A queixa abre, então, o caminho para um leque de afecções que se afunilam à medida que é obtido o histórico subseqüente. Algumas queixas e relatos são considerados típicos para algumas afecções. Por exemplo, a queixa "dor na batata da perna após andar alguns quarteirões" é típica na doença vascular periférica, "fraqueza nas pernas que melhora com a inclinação do tronco" é freqüente nos quadros de estenose de canal vertebral[2].

Segue-se o histórico da moléstia atual, que tem por finalidade o detalhamento do quadro, sua cronologia, circunstâncias, particularidades, incapacidades resultantes e tratamentos prévios. Esse histórico é relatado pelo paciente de forma espontânea, mas deve ser, de certa forma, direcionado e apurado pelo profissional que realiza a avaliação para abordagem dos aspectos mais relevantes para o raciocínio diagnóstico e terapêutico.

Por exemplo, no caso de pacientes com *quadros álgicos*, torna-se relevante investigar se o quadro é agudo, insidioso ou episódico; seu ritmo, periodicidade, localização, intensidade e qualidade da dor; seus descritores; fatores de melhora e piora; incapacidades e prejuízos resultantes; presença de outras anormalidades e déficits concomitantes; estados litigiosos e de compensações, e tratamentos prévios, se existentes. O examinador deve coletar dados que auxiliem no enquadramento da dor em um possível quadro funcional ou orgânico; se esta tem provável cunho orgânico, padrão nociceptivo ou se é por desaferentação[3,4]. A dor por desaferentação, também denominada neurogênica, é geralmente descrita como em choque, agulhada, queimação, ardor e pontada. A dor resultante do acometimento de estruturas musculoesqueléticas é descrita mais freqüentemente como peso, latejamento e câimbra; a dor decorrente do acometimento visceral é comumente expressa como em cólica, peso ou queimor[4]. Elementos referentes a condições de trabalho e ambiente familiar são de grande valor, sobretudo em quadros sugestivos de afecção musculoesquelética[5,6].

Na tentativa de objetivar de certa forma a descrição da intensidade de dor, é freqüentemente utilizada a Escala Visual Analógica (EVA), uma escala linear centimétrica de 10 pontos, em que o escore 0 representa a ausência de dor, e o 10, a dor mais intensa de que se tenha conhecimento[7,8] (Fig. 16.1).

O Questionário de Dor McGill avalia algumas dimensões da experiência dolorosa segundo 78 descritores distribuídos em quatro grandes grupos e em 20 subgrupos que descrevem, em escalas ascendentes, os componentes sensitivos, discriminativos e temporoespaciais (subgrupos 1 a 10); afetivos, emocionais, neurovegetativos e punitivos (subgrupos 11 a 15); avaliativos da condição geral da dor (subgrupo 16), e o grupo miscelânea (subgrupo 16 a 20)[9,10]. Cada subgrupo apresenta palavras qualitativamente similares, mas que denotam intensidades crescentes. O índice de dor é obtido pelo somatório dos valores dos descritores selecionados. Deve ser escolhido no máximo um descritor de cada subgrupo. O questionário

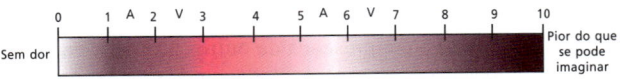

Figura 16.1 – Escala visual analógica de dor (*ver Prancha Colorida*).

foi adaptado para a língua portuguesa (Quadro 16.1). É utilizado, sobretudo, na avaliação mais minuciosa de quadros de dor crônica, freqüentes na prática clínica de profissionais que atuam na área de reabilitação.

Na avaliação de *quadros neurológicos* resultantes de afecções agudas, como trauma raquimedular, trauma cranioencefálico (TCE) e acidente vascular cerebral, que geralmente são encaminhados para reabilitação a partir da fase subaguda, deve ser investigado o quadro clínico na fase aguda, sua evolução e as condutas tomadas dentro e fora do ambiente hospi-

QUADRO 16.1 – Questionário de Dor McGill adaptado para língua portuguesa

As palavras que lerei descrevem a dor. Escolha as palavras que melhor descrevem a sua dor
Não escolha aquelas que não se aplicam a sua dor. Escolha somente uma palavra de cada um dos 20 grupos

1	5	9	13	17
1 ( ) vibração	1 ( ) beliscão	1 ( ) mal localizada	1 ( ) castigante	1 ( ) espalha
2 ( ) tremor	2 ( ) aperto	2 ( ) dolorida	2 ( ) atormentadora	2 ( ) irradia
3 ( ) pulsante	3 ( ) mordida	3 ( ) machucada	3 ( ) cruel	3 ( ) penetra
4 ( ) latejante	4 ( ) cólica	4 ( ) doída	4 ( ) atravessa	
5 ( ) como batida	5 ( ) esmagamento	5 ( ) pesada		
6 ( ) como pancada				
2	**6**	**10**	**14**	**18**
1 ( ) pontada	1 ( ) fisgada	1 ( ) sensível	1 ( ) amedrontadora	1 ( ) aperta
2 ( ) choque	2 ( ) puxão	2 ( ) esticada	2 ( ) apavorante	2 ( ) adormece
3 ( ) tiro	3 ( ) em torção	3 ( ) esfoladora	3 ( ) aterrorizante	3 ( ) repuxa
		4 ( ) rachadora	4 ( ) maldita	4 ( ) espreme
			5 ( ) mortal	5 ( ) rasga
3	**7**	**11**	**15**	**19**
1 ( ) agulhada	1 ( ) calor	1 ( ) cansativa	1 ( ) miserável	1 ( ) fria
2 ( ) perfurante	2 ( ) queimação	2 ( ) exaustiva	2 ( ) enlouquecedora	2 ( ) gelada
3 ( ) facada	3 ( ) fervente			3 ( ) congelante
4 ( ) punhalada	4 ( ) em brasa			
5 ( ) em lança				
4	**8**	**12**	**16**	**20**
1 ( ) fina	1 ( ) formigamento	1 ( ) enjoada	1 ( ) chata	1 ( ) aborrecida
2 ( ) cortante	2 ( ) coceira	2 ( ) sufocante	2 ( ) incomodativa	2 ( ) nauseante
3 ( ) estraçalha	3 ( ) ardor		3 ( ) desgastante	3 ( ) agonizante
	4 ( ) ferroada		4 ( ) forte	4 ( ) pavorosa
			5 ( ) insuportável	5 ( ) torturante

Dimensão sensitiva: 1-10; dimensão afetiva: 11-15; dimensão avaliativa: 16; miscelânea: 17-20.

Número de descritores escolhidos
Sensitivos _____
Afetivos _____
Avaliativos _____
Miscelânea _____

Total _____

Índice de dor
Sensitivo _____
Afetivo _____
Avaliativo _____
Miscelânea _____

Total _____

talar. Por exemplo, no caso de indagação por parte de pacientes vítimas de TCE sobre a presença de outros traumas, necessidade de entubação endotraqueal, sondagem vesical de demora, ocorrência de convulsões, período de restrição ao leito e outras informações que possam ser relevantes para a avaliação do quadro atual. Pacientes com lesão medular (LM) devem ser questionados sobre distribuição de perda motora e sensitiva (ainda que a avaliação mais objetiva conste no exame físico), disfunções vesical, intestinal e sexual, presença de lesões cutâneas, espasticidade, dor (em geral, neurogênica, mas pode ser também nociceptiva resultante de sobrecarga dos segmentos preservados), antecedente de episódio de crise hipertensiva (investigação de disreflexia autonômica) e afecção articular, sobretudo em quadril (local mais freqüente de ossificação heterotópica) seguido do joelho, nesse grupo de pacientes. Já em pacientes com TCE, a ossificação heterotópica acomete igualmente o quadril, joelho, ombro e cotovelo[11,12]. Pacientes com diagnóstico ou suspeita de doença neurodegenerativa devem ser questionados quanto a comprometimento de marcha, equilíbrio, coordenação, postura, acuidade visual, deglutição, funções vesical, intestinal e sexual, existência de tremor, rigidez e espaticidade. No caso de crianças com retardo do desenvolvimento psicomotor, diagnóstico ou suspeita de paralisia cerebral e doenças sindrômicas, torna-se importante a investigação de possíveis fatores associados presentes nas fases pré, peri e pós-natal, bem como a descrição cronológica do desenvolvimento motor e cognitivo.

Na avaliação de pacientes *amputados*, deve ser investigada a presença de sensação e dor fantasmas, sensibilidade e dor no coto de amputação, uso de prótese imediata no pós-operatório e realização de enfaixamento de coto e sua periodiocidade. Em amputados de membros inferiores, registrar o uso de meios auxiliares para locomoção. Em caso de amputação de membros superiores, questionar quanto à dominância, também importante na avaliação de quadros álgicos de membros superiores com suspeita de sobrecarga. Em pacientes acima de 50 anos, nos quaqis a doença vascular periférica constitui o principal agente etiológico de amputação, sobretudo de membros inferiores, investigar presença de sintomas compatíveis com afecção vascular periférica de outros segmentos, como dor, extremidades frias e lesões cutâneas, que podem ser registrados no item ISDA, em que serão também abordados possíveis afecções de órgãos-alvo resultantes de hipertensão arterial sistêmica (HAS), diabetes melito (DM), dislipidemia (DLP) e tabagismo, freqüentes nesse grupo de pacientes.

Nos quadros que gerem suspeita de *afecção articular*, devem ser investigados localização, simetria, sinais locais, possíveis desencadeantes e agravantes, fatores de melhora, resposta a medidas terapêuticas prévias, se for o caso, existência de rigidez matinal e, se presente, seu padrão. Possíveis manifestações sistêmicas devem ser abordadas no ISDA.

Tendo em vista as considerações anteriores, pode ser interessante questionar sobre os AP e AF previamente ao ISDA para que não sejam omitidas informações que passem a ser particularmente relevantes após a revelação dos dados daqueles itens. Na abordagem dos AP, como em toda avaliação clínica, são relatados hábitos pessoais, medicações de uso regular e ocasional, existência de outras doenças, cirurgias, fraturas e internações prévias, e alergias. Nos AF, devem ser levantadas doenças relevantes que apresentem predisposição genética, como HAS, DM e insuficiência coronariana, bem como o estado de saúde de familiares próximos e de possíveis cuidadores no caso de pacientes que tenham essa necessidade, o que poderá ser aprofundado no histórico social.

Na abordagem dos diversos aparelhos e sistemas, no ISDA, merecem destaque aqueles diretamente relacionados à função, como visão, audição, distúrbios cognitivos, especialmente em idosos, distúrbios psiquiátricos, neurológicos, endócrinos, articulares e musculares, e condições cardíacas e respiratórias.

A avaliação cognitiva pode ser ampliada com o uso do Miniexame do Estado Mental (mais conhecido como Minimental) (Quadro 16.2), sobretudo na abordagem de pacientes idosos[13]. O exame aborda orientação temporoespacial, memória recente e remota, atenção, cálculo, comunicação verbal e escrita. Em caso de pontuação que denote perda cognitiva significativa, a avaliação pode ser então aprofundada com a utilização de testes neuropsicológicos a serem realizados por profissionais capacitados.

ANAMNESE ESPECÍFICA

Na obtenção do *histórico funcional*, são levantadas habilidades e limitações para a realização das atividades habituais ao indivíduo. Essas atividades podem ser divididas em atividades de vida diária (AVD), de vida prática (AVP) e transferências. As AVD incluem atividades envolvidas em higiene pessoal, vestuário e alimentação. As AVP incluem conduzir veículos, fazer compras, manusear telefone e escrever. As transferências dizem respeito a atividades como se deslocar da cama para uma cadeira ou para posição ortostática, e entrar e sair de um veículo. Devem ser investigadas as formas de realização, uso de meios auxiliares e necessidade de assistência. É criado, assim, um panorama do cotidiano do paciente.

Como forma de aprimorar, uniformizar e padronizar essas avaliações, vários estudiosos criaram uma série de escalas e índices. Esses instrumentos são considerados ideais quanto maior sua sensibilidade, reprodutibilidade e validade. Alguns instrumentos merecem menção pelo seu histórico, como o perfil PULSES (1957 e 1979), o índice Katz (1963), a avaliação de autocuidados de Kenny (1965) e o índice Barthel. Destes, merece destaque o índice Barthel, que aborda dez diferentes atividades funcionais, incluindo alimentação, higiene pessoal, vestuário, controle esfincteriano, transferências e mobilidade, em que o escore varia de 0 (totalmente dependente) a 100 (totalmente independente). Tanto sua versão original quanto a modificada foram extensamente estudadas, demonstrando alta validade, sensibilidade e, também, aplicabilidade as mais diferentes condições clínicas[14].

Na atualidade, são utilizados, freqüentemente, a Medida de Independência Funcional (MIF) e o Sistema de Avaliação e Conferência do Paciente (PECS)[14]. A MIF teve origem na década de 1980, por meio de um projeto patrocinado tanto por órgãos públicos (Instituto Nacional de Pesquisa para Deficientes e o Departamento de Educação do Governo Federal dos Estados Unidos) quanto por entidades médicas (Congresso Americano de Medicina de Reabilitação e Academia Americana de Medicina Física e Reabilitação), e desenvolvido pelo Departamento de Reabilitação da Faculdade de Medicina da Universidade do Estado de Nova Yorque, em Buffalo[15]. Após a revisão de inúmeras escalas e índices, foram selecionados 18 itens a serem avaliados, divididos em seis grupos: autocuidados, controle esfincteriano, mobilidade, locomoção, comunicação e cognição. Cada um desses itens recebe uma pontuação de 1 (dependência total) a 7 (independência total), resultando na pontuação máxima de 126 pontos (Quadro 16.3). Para que sua aplicação seja correta e fidedigna, os profissionais que pretendam utilizá-la devem passar por um treinamento. O PECS é mais abrangente, com itens também graduados, com uma pontuação de 1 a 7, e que incluem avaliações médica, física, psicológica, social e vocacional, bem como metas a serem atingidas ao longo do programa de reabilitação[14-16].

A MIF foi também adaptada para avaliação pediátrica por uma equipe multidisciplinar em 1987, resultando na Functional

QUADRO 16.2 – Miniexame do Estado Mental

Orientação espacial *(marcar 1 ponto para cada questão correta; máx. 10)*
Qual o nome deste lugar?
Em que bairro você está?
Em que cidade?
Em que estado?
Em que país?

Orientação temporal
Em que ano estamos?
Em que estação do ano?
Em que mês?
Em que dia da semana?
Qual é o horário aproximado?

Memória imediata *(marcar 1 ponto para cada repetição correta; máx. 3)*
Dizer o nome de três objetos (carro, tijolo, vaso) e pedir para o paciente repeti-los

Atenção e cálculo *(marcar 1 ponto para cada tarefa correta; máx. 5)*
Pedir para o paciente subtrair 7 de 100 de forma seqüencial até 65
(alternativas: subtrair 3 de 20 ou soletrar a palavra *mundo* de trás para frente)

Memória tardia *(marcar 1 ponto para cada repetição correta; máx. 3)*
Perguntar o nome daqueles três objetos mencionados anteriormente

Linguagem *(marcar 1 ponto para cada questão correta; máx. 8)*
Apontar para um relógio e uma caneta; pedir para o paciente nomeá-los
(marcar 1 ponto para cada acerto; máx. 2)
Pedir para que o paciente repita a frase: nem aqui, nem ali, nem lá
(se a repetição for correta, em apenas uma chance, marcar 1 ponto)
Dar ao paciente um pedaço de papel em branco e solicitar que ele pegue o papel
com a mão direita (1), dobre-o ao meio (2) e o coloque em cima da mesa/leito (3)
(marcar 1 ponto para cada ação correta; máx. 3)
Escrever em um pedaço de papel: "Feche os olhos", com letra de forma, e
pedir ao paciente para ler e seguir a ordem
(marcar 1 ponto se o paciente fechar os olhos)
Pedir ao paciente que escreva uma frase em um pedaço de papel
(marcar 1 ponto se a frase tiver sentido)

Construção
Pedir ao paciente para copiar o desenho de duas figuras geométricas de cinco lados, com dois dos ângulos intersectados
(marcar 1 ponto se os dez ângulos estiverem presentes e dois intersectados; ignorar tremor e rotação; máx. 1)

Pontuação total *(máx. 30)*

Independence Measure for Children, ou *WeeFIM Instrument*[17]. É destinada a crianças na faixa dos seis meses aos sete anos, e pode ser utilizada em crianças mais velhas em caso de retardo do desenvolvimento neuropsicomotor. Outro instrumento comumente utilizado para avaliação de pacientes pediátricos é o Inventário da Avaliação da Incapacidade Pediátrica (PEDI), constituído de 197 itens destinados à avaliação de atividades funcionais e 20 outros para abordar assistência de terceiros e possíveis meios auxiliares em uso[18]. Há também instrumentos destinados à população idosa, como o Philadelphia Geriatric Center Instrumental Activities of Daily Living e o Older American Resources and Services Multidimensional Functional Assessment Questionnaire (OARS MFAQ)[16,19]. Há ainda diversos instrumentos para avaliação funcional voltados para populações específicas como portadores de acidente vascular cerebral, TCE, LM e amputados[20-29].

O *histórico psicológico* é especialmente relevante diante da avaliação de pacientes portadores de afecções crônicas, que constitui a grande maioria dos casos nesta especialidade médica. Muitas vezes, as alterações orgânicas que geraram a incapacidade são irreversíveis, o que propicia o florescimento de distúrbios ansiosos diante da nova realidade. A determinação do perfil psicológico do paciente facilitará o desenvolvimento de estratégias para a otimização da reabilitação e adaptação do paciente. Uma pessoa de *orientação simbólica* é voltada predominantemente para o mundo abstrato, das idéias e das palavras. O indivíduo com *orientação motora* é voltado para o mundo mais concreto, da ação e do movimento. E a vida da pessoa com *orientação interpessoal* é dominada por atividades que envolvem as relações interpessoais[2].

Alguns aspectos podem ser coletados pelo médico para uma avaliação inicial, que poderá ser aprofundada por um profissional da área de psicologia. Entre os itens relevantes estão: o estilo de vida anterior, a resposta do paciente diante de estresses comuns da vida, a resposta atual diante da doença e prováveis atividades que motivem o paciente a melhor a adaptação à incapacidade[2]. Ao investigar esses aspectos, busca-se também um panorama dos valores e prioridades do indivíduo, o que auxiliará na programação de metas a serem atingidas no programa de reabilitação. Outro ponto fundamental é a aborda-

QUADRO 16.3 – Avaliação funcional por meio da medida de independência funcional

Níveis de dependência

Independente
7 Independência total (realiza função com segurança, dentro do tempo usual)
6 Independência modificada (faz uso de meio auxiliar)

Dependência modificada
5 Necessita de supervisão
4 Necessita de assistência mínima (indivíduo realiza mais de 75%)
3 Necessita de assistência moderada (indivíduo realiza de 50 a 75%)

Dependente
2 Necessita de assistência máxima (indivíduo realiza de 25 a 50%)
1 Necessita de assistência total (indivíduo realiza menos de 25%)

		Admissão		Alta		1º retorno		2º retorno	
Data									
Autocuidados									
A	Comer								
B	Arrumar-se								
C	Banhar-se								
D	Vestir-se (porção superior)								
E	Vestir-se (porção inferior)								
F	Higiene								
Controle esfincteriano									
G	Controle vesical								
H	Controle intestinal								
Mobilidade									
I	Cama, cadeira/cadeira de rodas								
J	Banheiro								
K	Chuveiro, banheira								
Locomoção									
L	Andar (A)/cadeira de rodas (C)	A =	C =	A =	C =	A =	C =	A =	C =
M	Degraus								
Comunicação									
N	Compreensão								
O	Expressão								
Cognição									
P	Interação social								
Q	Solução de problemas								
R	Memória								
Total									

gem das expectativas do indivíduo frente ao programa, e a discussão dos limites, objetivos, potenciais e duração.

O *histórico social e vocacional* deve abordar dados complementares àqueles obtidos no histórico psicológico, para a identificação do ambiente em que o paciente interage. Deve-se levantar um breve panorama da estrutura familiar, dos ambientes físicos (como moradia e local de trabalho) e de recursos disponíveis. A avaliação poderá ser aprofundada pelos profissionais com formação na área de assistência social. A estrutura familiar é relevante, pois muitos pacientes passam a apresentar algum grau de dependência, com necessidade de assistência. O levantamento do histórico deverá incluir pontos como possíveis cuidadores e acompanhantes, existência de dependentes e o papel do indivíduo no ambiente familiar. Quanto aos ambientes físicos, investigar existência de possíveis barreiras domiciliares e extradomiciliares, bem como adaptações plausíveis, meios de transporte em uso e recursos disponíveis. Do ponto de vista vocacional e profissional, deve ser investigada situação atual, formação, habilidades, exigências profissionais e atividades desenvolvidas pelo indivíduo.

Encontra-se em fase inicial de emprego e adaptação para prática clínica a Classificação Internacional de Funcionalidades, Incapacidades e Saúde (CIF), em substituição à antiga Classificação Internacional de Deficiências, Incapacidades e Desvantagens (CIDID)[30,31]. A CIF pertence à *família* das classificações da OMS e tem por finalidade registrar e organizar uma ampla gama de informações relacionadas a diferentes estados de saúde. Visa uniformizar a linguagem internacional no que diz respeito a diferentes aspectos referentes à funcionalidade, incapacidade e saúde. Tem a pretensão de ser ampla, registrando boa parte das limitações resultantes dos diversos estados de saúde, inclusive aquelas de caráter emocional e social, descrevendo o impacto transitório ou definitivo decorrente das enfermidades. A CIF aborda os múltiplos aspectos relacionados à morbidade e o impacto desta nas diversas esferas: função e estrutura corporais, atividade e participação sociais, e fatores ambientais. A função e estrutura corporais envolvidas relacionam-se com a deficiência ou a doença; a atividade e a participação sociais retratam a incapacidade, e os fatores ambientais registram o impacto sobre a incapacidade, e são qualificados como barreiras ou facilitadores[32,33]. Assim, essa nova classificação retrata de forma abrangente muitos dos aspectos da anamnese fisiátrica.

REFERÊNCIAS BIBLIOGRÁFICAS

1. WORLD HEALTH ORGANIZATION. *International Classification by Impairments, Disabilities and Handicaps: a manual of classification relating to the consequences of disease.* Geneva: World Health Organization, 1980.
2. STOLOV, W. C.; HAYS, R. M. Avaliação do paciente. In: KOTTKE, F. J.; LEHMAN, J. F. *Tratado de Medicina Física e Rebilitação de Krusen.* 4. ed. São Paulo: Manole, 1994. cap. 1, p. 1-18.
3. TEIXEIRA, M. J. Tratamento neurocirúrgico da dor. In: RAIA, A. A.; ZERBINI, E. J. *Clínica Cirúrgica Alípio Correia Neto.* São Paulo: Sarvier, 1988. v. 2, p. 541-572.
4. TEIXEIRA, M. J. *A Lesão do Trato de Lissauer e do Corno Posterior da Substância Cinzenta da Medula Espinal e a Estimulação Elétrica do Sistema Nervoso Central para Tratamento da Dor por Desaferentação.* São Paulo, 1990, 256p. Tese (Doutorado) – Faculdade de Medicina da Universidade de São Paulo.
5. GERWIN, R. D. The clinical assessment of myofascial pain. In: TURK, D. C.; MELZACK, R. *Handbook of Pain Assessment.* New York: Guilford Press, 1992. p. 61-70.
6. FEUERSTEIN, M.; HICKEY, P. F. Ergonomics approaches in the clinical assessment of occupational musculoskeletal disorders. In: TURK, D. C.; MELZACK, R. *Handbook of Pain Assessment.* New York: Guilford Press, 1992. p. 71-99.
7. CHAPMAN, C. R.; CASEY, K. L.; DUBNER, R. et al. Pain measurement: an overview. *Pain*, v. 22, p. 1-31, 1985.
8. TEIXEIRA, M. J.; PIMENTA, C. A. M. Avaliação do doente com dor. In: TEIXEIRA, M. J.; FIGUEIRÓ, J. A. B. *Dor: epidemiologia, fisiopatologia, avaliação, síndromes dolorosas e tratamento.* São Paulo: Moreira Jr., 2001, p. 58-68.
9. MELZACK, R. The McGill Pain Questionnaire: major properties and scoring methods. *Pain*, v. 1, p. 277-299, 1975.
10. PIMENTA, C. A. M.; TEIXEIRA, M. J. Avaliação da dor. *Rev. Med.*, v. 76, p. 27-35, 1997.
11. GREVE, J. M. D.; ARES, M. J. Reabilitação da lesão da medula espinal. In: *Medicina de Reabilitação Aplicada à Ortopedia e Traumatologia.* São Paulo: Roca, 1999. p. 323-360.
12. HORN, L. J.; SHERER, M. Rehabilitation of traumatic brain injury. In: GRABOIS, M.; GARRISON, S. J.; HART, K. A.; LEHMKUHL, D. *Physical Medicine and Rehabilitation: the complete approach.* Boston: Blackwell, 2000. p. 1281-1304.
13. FOLSTEIN, M. F. Mini-mental state: a practical method for grading the cognitive state of patients for the clinician. *J. Psychiatr. Res.*, v. 12, p. 189, 1975.
14. CLARK, G. S.; GRANGER, C. V. Functional outcome measures. In: O'YOUNG, B.; YOUNG, M. A.; STIENS, S. A. *PM&R Secrets.* Philadelphia: Hanley & Belfus, 1997. p. 5-8.
15. LIANZA, S.; KODA, L. C. Avaliação clínica da incapacidade. In: LIANZA, S. *Medicina de Reabilitação.* 3. ed. São Paulo: Guanabara Koogan, 2001. p. 11-21.
16. CLARK, G. S.; GRANGER, C. V. Functional evaluation and outcome measurement. In: GRABOIS, M.; GARRISON, S. J.; HART, K. A.; LEHMKUHL, D. *Physical Medicine and Rehabilitation: the complete approach.* Boston: Blackwell, 2000. p. 225-241.
17. Guide for the Uniform Data Set for Medical Rehabilitation for Children (WeeFIM®). Version 4.0-inpatient/outpatient. Buffalo: State University of New York, 1993.
18. HALEY, S. M.; COSTER, W. J.; LUDLOW, L. H. et al. *Pediatric Evaluation of Disability Inventory: development, standartization and administration manual.* Boston: PEDI Research Group, New England Medical Center Hospitals, 1992.
19. RUBENSTEIN, L. Z.; SCHAIRER, C.; WEILAND, G. D.; KANE, R. Systematic biases in functional status assessment of elderly adults: effects of different data sources. *J. Gerontol.*, v. 39, p. 686-691, 1984.
20. PEDERSEN, P. M.; JORGENSEN, H. S.; NAKAYAMA, H. et al. Comprehensive assessment of activities of daily living in stroke: the Copenhagen Stroke Study. *Arch. Phys. Med. Rehabil.*, v. 78, p. 161-165, 1997.
21. CHAE, J.; ZOROWITZ, R. D.; JOHNSTON, M. V. Functional outcome of hemorrhagic and nonhemorrhagic stroke patients after in-patient rehabilitation: a matched comparison. *Am. J. Phys. Med. Rehabil.*, v. 76, p. 177-182, 1996.
22. MAUTHE, R. W.; HAAF, D. C.; HAYN, P. et al. Predicting discharge destination of stroke patients using a mathematical model based on six items from the functional independence measure. *Arch. Phys. Med. Rehabil.*, v. 77, p. 10-13, 1996.
23. CHAE, J.; JOHNSTON, M. V.; KIM, H. et al. Admission motor impairment as a predictor of physical disability after stroke rehabilitation. *Am. J. Phys. Med. Rehabil.*, v. 74, p. 218-223, 1995.
24. GRANGER, C. V.; CLARK, G. S. Functional status and outcomes of stroke rehabilitation. *Top Geriatr. Rehabil.*, v. 9, p. 72-84, 1994.
25. CIFU, D. X.; KREUTZER, J. S.; MARWITZ, J. H. et al. Functional outcomes of older adults with traumatic brain injury: a prospective multicentric analysis. *Arch. Phys. Med. Rehabil.*, v. 77, p. 883-888, 1996.
26. WHITLOCK JR., J. A.; HAMILTON, B. B. Functional outcome after rehabilitation for severe traumatic brain injury. *Arch. Phys. Med. Rehabil.*, v. 76, p. 1103-1112, 1995.
27. COWEN, T. D.; MEYTHALER, J. M.; DEVIVO, M. J. et al. Influences of early variables in traumatic brain injury on Functional Independence Measure scores and rehabilitation length of stay and charges. *Arch. Phys. Med. Rehabil.*, v. 76, p. 797-803, 1995.
28. HEINEMANN, A. W.; KIRK, P.; HASTIE, B. A. et al. Relationship between disability measures and nursing effort during medical rehabilitation for patients with traumatic brain and spinal cord injury. *Arch. Phys. Med. Rehabil.*, v. 78, p. 143-149, 1997.
29. MELCHIORRE, P. J.; FINDLEY, T.; BODA, W. Functional outcome and comorbidity indexes in rehabilitation of the traumatic versus the vascular unilateral lower limb amputee. *Am. J. Phys. Med. Rehabil.*, v. 75, p. 9-14, 1996.
30. WORLD HEATH ORGANIZATION. *International Classification of Functioning Disability and Health (ICF).* May, 2001.
31. WORLD HEATH ORGANIZATION. *International Classification of Functioning Disability and Health (ICF).* Disponível em http://www.who.int/icidh. Acesso em: 23/Abr/2002.
32. SCIENTIFIC COMMITTEE OF THE MUNICH UNIVERSITY/WORLD HEALTH ORGANIZATION. Cooperation project for the development of ICF-Core Sets. In: I INTERNATIONAL ICF-CORE SET CONFERENCE, 2002. Munich. *Proceedings of International ICF-Core Set Conference*, 2002.
33. BATTISTELLA, L. R.; BRITO, C. M. M. Classificação internacional de funcionalidade. *Acta Fisiátrica*, v. 9, p. 98-101, 2002.

CAPÍTULO 17

Exame Físico Geral

Daniel Rubio de Souza

INTRODUÇÃO

O exame clínico tem por objetivo confirmar ou excluir hipóteses diagnósticas estabelecidas durante a anamnese. A Medicina Física e de Reabilitação não se limita a um órgão ou sistema específico; a principal meta da avaliação fisiátrica é estabelecer parâmetros funcionais para os quais é necessária uma visão holística, envolvendo aspectos físicos, emocionais e socioeconômicos. Para tanto, é fundamental a capacitação adequada do médico fisiatra para a realização de um bom exame físico geral que venha a complementar o exame físico habitual mais especializado, que geralmente engloba avaliação neurológica e/ou articular mais aprofundada. A avaliação de outros sistemas pode ser necessária, como, por exemplo, a avaliação cardiorrespiratória de um paciente com risco cardiovascular aumentado que deverá cumprir programa terapêutico de exercícios de moderado ou alto gasto energético. Deve-se lembrar também que, durante o processo de reabilitação, o médico de referência para o paciente será o fisiatra, e este deve estar apto a identificar e intervir nas ocorrências mais comuns associadas a doenças crônicas que levem a condições de incapacidade.

ORIENTAÇÕES GERAIS

Para a realização de um bom exame físico, é importante a observação de condições adequadas do local de atendimento, como iluminação (natural ou artificial), ventilação, bem como nível de ruído que não interfira na ausculta e no conforto do paciente e do examinador.

Para a clientela do fisiatra, é particularmente importante que o ambiente físico tenha mobiliário, como macas que permitam a transferência de pacientes cadeirantes; espaço de circulação que permita trânsito de cadeira de rodas e pacientes com muletas; ausência de barreiras arquitetônicas, tais como escadas e degraus; e portas que tenham largura que permita passagem de cadeiras de rodas e macas. Idealmente, também devem ser observadas condições ergonômicas adequadas ao examinador, como uma maca que permita regulagem de altura.

A privacidade do paciente deve ser alvo de atenção, devendo-se tomar os cuidados para preservá-la, pois geralmente ele necessita ser avaliado despido. O médico deve sempre explicar os motivos e objetivos da avaliação física, expondo o paciente o menos possível, ao fazer uso de biombos e aventais.

Devem-se evitar, ao máximo, manobras que causem desconforto ao cliente e, sempre que estas forem necessárias, o paciente deve ser avisado. No entanto, medidas simples, como o aquecimento das mãos ou do estetoscópio antes de tocar o paciente, servem de exemplo de como evitar desconforto desnecessário.

Ressaltamos que a observação de como o paciente se despe, veste, sobe na maca de exame e se desloca fornece importantes dados funcionais essenciais ao exame físico fisiátrico.

É importante que estejamos atentos à ocorrência de déficits sensoriais. O paciente com deficiência visual deve ser orientado sobre os procedimentos de exame e a distribuição dos móveis no espaço do consultório. Tocá-lo enquanto é explicado o procedimento pode dar conforto e orientação a ele. Aqueles com déficit auditivo merecem atenção especial. Nesses casos, é importante passar as informações falando sempre pausadamente e de frente para o paciente, de modo que facilite a leitura labial. Caso o indivíduo se comunique por língua de sinais, as explicações podem ser passadas a um acompanhante que a domine.

O exame de órgãos e sistemas compreende genericamente as fases de inspeção, palpação, percussão e ausculta.

A execução de exame físico completo não é sempre necessária, devendo o médico direcioná-lo para que possa responder às questões específicas ligadas à reabilitação e tratamento dos pacientes e confirmar as hipóteses diagnósticas da anamnese.

A seguir, será descrita uma rotina básica de exame físico que pode ser realizada numa avaliação inicial. Os detalhes do exame neurológico e ortopédico não serão descritos, pois são objetos de outros capítulos desse tratado.

EXAME CLÍNICO GERAL

- Aspecto geral: especialmente importante para identificação de ocorrências agudas, em particular em crianças e idosos.
- Estado nutricional: devem-se observar alterações do estado nutricional, como desnutrição associada a dificuldades alimentares ou deglutição, ou obesidade que tem prevalência cada vez maior na população e pode interferir em aspectos relacionados à locomoção, deslocamento e lesões osteodegenerativas de membros inferiores. Recomenda-se o uso de índice de massa corpórea (IMC) para essa avaliação em adultos. Para crianças, são usadas tabelas específicas.
- Níveis de consciência e cognição: são de importância cardinal para a programação de reabilitação, particularmente em lesões encefálicas. Devem ser avaliados parâmetros como orientação temporoespacial, memória, atenção, fundos gerais de formação, capacidade de cálculo, julgamento e similaridade.
- Estado de hidratação.
- Palidez de mucosas.
- Icterícia.
- Cianose.
- Padrão respiratório: deve-se ter atenção a pacientes com risco de infecção pulmonar, como os neuropatas, portadores de síndrome disfágica, lesados medulares altos e com doenças neuromusculares. Nesses casos em que a função pulmonar é limítrofe, a identificação precoce de possíveis quadros infecciosos determina tratamento mais adequado.
- Pulso e freqüência cardíacos: doenças cardiovasculares podem levar a uma série de doenças incapacitantes, como acidente vascular cerebral (AVC) e amputações. A identificação de arritmias é importante em decorrência do uso em larga escala de medicações que interferem na condução atrioventricular, como os antidepressivos tricíclicos.

- Temperatura: a ocorrência de quadros infecciosos que interferem na morbimortalidade dos pacientes tratados pela clínica fisiátrica é comum. São destacados os quadros pulmonares já mencionados anteriormente e as infecções do trato urinário nas doenças que cursam com bexiga neurogênica.

PACIENTE SENTADO DE FRENTE PARA O EXAMINADOR

Na impossibilidade do paciente sentar-se de forma independente, esta etapa poderá ser total ou parcialmente realizada com ele deitado em supino.

- Cabeça
  - Alterações cranianas, do couro cabeludo, do cabelo e da face.
  - Exame de boca, orofaringe, nariz e orelhas.

  Este último item deve receber atenção especial na avaliação de crianças, nas quais a ocorrência de doenças do trato respiratório superior é muito comum e pode interferir negativamente no processo de reabilitação.
- Pescoço
  - Palpação da tireóide.

  Os quadros dolorosos podem estar associados a doenças da tireóide.
  - Pulsos carotídeos.

  Atenção especial na população idosa e em pacientes com antecedente de AVC.
  - Palpação de gânglios.
- Membros superiores
  - Inspeção de mãos, dedos e unhas.
  - Avaliação de trofismo, tônus e força muscular.
  - Avaliação da sensibilidade cutânea.
  - Avaliação das amplitudes de movimento articular.
  - Testes de reflexos profundos e coordenação, quando necessários.
  - Palpação de pulsos
  - Avaliação da função manual.

  Manobras simples, como testar a capacidade de oponência do polegar (pinça), e dedilhar simples podem trazer valorosos dados à avaliação funcional.

PACIENTE SENTADO DE COSTAS PARA O EXAMINADOR

- Tórax
  - Expansibilidade torácica.
  - Ausculta de murmúrios ventriculares e ruídos adventícios.
  - Percussão e ausculta da voz, quando necessários.
  - Avaliação de deformidades da coluna.

PACIENTE DEITADO EM POSIÇÃO SUPINA

- Pescoço
  - Pesquisa de estase jugular (cabeceira a 45°).
- Aferição de pressão arterial
  - Após repouso de 10 a 15min.
- Coração
  - Palpação de frêmitos e *ictus cordis*.
  - Ausculta.
- Abdome
  - Palpação e percussão de fígado e baço.

  Deve-se estar atento à ocorrência de hepatopatia pelo uso comum de medicações hepatotóxicas por pacientes fisiátricos e pela alta prevalência de hepatites virais crônicas no meio.
  - Palpação superficial e profunda.
  - Percussão e ausculta de ruídos hidroaéreos, quando necessários.

  Reforçamos a grande prevalência de obstipação e conseqüente ocorrência de meteorismo na população de pacientes atendidos pela fisiatria.
- Membros inferiores
  - Inspeção de coxas, pernas, pés, dedos e unhas.

  Alterações ungueais, como paroníquias, podem ocorrer em associação ao uso de órteses. Tíneas são ocorrências comuns e podem ser causas de disreflexias ou piora de espasticidade.
  - Avaliação de trofismo, tônus e força muscular.
  - Avaliação da sensibilidade cutânea.
  - Avaliação das amplitudes de movimento articular.
  - Testes de reflexos profundos e coordenação, quando necessários.
  - Palpação de pulsos.
  - Pesquisa de edema e depressão na região pré-tibial.

  Doenças, como fraturas de quadril, lesão medular e politraumas, associam-se à elevada ocorrência de trombose venosa profunda na fase aguda.
- Avaliações ginecológicas, de genitália externa e de toque retal.

  Deve-se realizar avaliação de genitais externos em pacientes que tenham bexiga neurogênica e é recomendável exame ginecológico associado em mulheres.

  O toque retal deve ser realizado em pacientes com alterações esfincterianas, história de obstipação crônica e sangramento digestivo baixo.
- Avaliação postural e marcha.

  A avaliação postural estática e dinâmica em paciente com ortostatismo e a avaliação da marcha, quando forem necessárias, estarão incluídas na maior parte das avaliações fisiátricas.

Vale lembrar que o exame físico é apenas parte da avaliação. Juntamente com a história clínica, servirá de base para avaliações adicionais. Porém, esses itens podem sofrer alterações por fatores como transtornos da fala e linguagem, que podem comprometer os dados obtidos; a interpretação dos fatos pelos pacientes ou familiares podem diferir de uma avaliação específica. Numa anamnese convencional, que não tenha o direcionamento de qualificar e quantificar a função, dados importantes podem escapar da observação do clínico. Por esse motivo, o exame físico e a história clínica devem ser complementados por avaliações específicas pelos diversos profissionais de saúde, abarcando diferentes domínios que não podem ser avaliados numa análise simplificada e que necessitam de integração multiprofissional.

BIBLIOGRAFIA

MARTINS, M. A.; ATTA, J. A. Exame clínico. In: BENSEÑOR, I. M.; ATTA, J. A.; MARTINS, M. A. *Semiologia Clínica*. 2. ed. São Paulo: Sarvier, 2002. cap. 3, p. 20-38.

ERICKSON, R. P.; MCPHEE, M. C.; Avaliação clínica. In: DELISA, J. A.; GANS, B. M. *Tratado de Medicina de Reabilitação*. 3. ed. São Paulo: Manole, 2002. cap. 5, p. 65-113.

LIANZA, S.; KODA, L. C.; HEBLING, N. H. C. Avaliação clínica da incapacidade. In: LIANZA, S. *Medicina de Reabilitação*. 2. ed. Rio de Janeiro: Guanabara Koogan, 1995. cap. 2, p. 11-21.

FLETCHER, S. W.; Approach to the patient. In: BENNETT, J. C.; PLUM, F. *Cecil Textbook of Medicine*. 20. ed. Philadelphia: Saunders, 1996. cap. 14, p. 75.

STOLOV, W. C.; HAYS, R. M. Avaliação do paciente. In: KOTTKE, F. J.; LEHMANN, J. F. *Tratado de Medicina Física e Reabilitação de Krusen*. 4. ed. São Paulo: Manole, 1994. cap. 1, p. 1-18.

CAPÍTULO 18

Exame Neurológico

Marcelo Calderaro • Getúlio Daré Rabello

O exame neurológico é considerado de grande dificuldade pela maior parte dos médicos. Contudo, ele envolve atividade técnica, e não oferece maiores dificuldades quando comparada a um bom exame cardíaco ou articular.

Os aspectos operacionais da medicina envolvem a obtenção de dados semiológicos para a formulação de uma hipótese diagnóstica, que será confirmada com ou sem a necessidade de exames subsidiários.

A grande diferença que existe entre a avaliação de um paciente com problema neurológico e outro problema qualquer advém do fato de que o raciocínio neurológico envolve uma complexa etapa intermediária entre o dado obtido do exame e a hipótese diagnóstica. Essa etapa chama-se *fase localizatória* da avaliação neurológica. É essa etapa que os médicos, de maneira geral, não conseguem ultrapassar, incapacitando-os para correta formulação do diagnóstico.

É dado como exemplo uma doença articular e outra neurológica.

O paciente procura o médico com queixa de dores articulares. O exame clínico mostra edema, calor e restrição do movimento das articulações de punhos, mãos e pés. Com base nesse exame, o médico pode enumerar os diagnósticos diferenciais das poliartrites. No entanto, a localização do processo é, evidentemente, nas articulações.

Já um paciente que procura o médico com dificuldade de movimentação nos quatro membros tem possibilidade de estar afetado por disfunção desde o cérebro até o músculo. O exame neurológico permitirá que seja avaliado o grau de déficit motor; a presença ou ausência de alterações sensitivas e sua extensão; o tono muscular, e os reflexos. Isso permitirá verificar se o problema é no músculo, na junção neuromuscular, nos nervos periféricos, nas raízes espinais, na medula espinal e, eventualmente, até no encéfalo. Definida a localização, passa-se a verificar as possíveis hipóteses diagnósticas. Assim, se for considerado que o problema é na junção neuromuscular, a *miastenia gravis* é o diagnóstico provável. Já se for considerado que o problema está sediado na medula espinal, várias possibilidades existirão, desde processos tumorais, inflamatórios, infecciosos e desmielinizantes até degenerativos. O que se observa é que muitas vezes um paciente cuja doença está sediada na junção neuromuscular é submetido à ressonância nuclear magnética de coluna cervical, quando o correto seria uma eletroneuromiografia.

Assim, o diagnóstico neurológico, partindo do exame, envolve três etapas:

- *Diagnósticos sindrômicos*: decorre diretamente da história e das alterações semiológicas ao exame, definindo se existe uma síndrome motora, sensitiva, de nervos cranianos, de funções nervosas superiores etc.
- *Diagnóstico localizatório*: define-se o ponto do sistema nervoso envolvido pelo processo patológico, a saber: encéfalo, medula espinal, raízes, nervos cranianos, nervos espinais, plexos, nervos periféricos, junção neuromuscular, músculos.
- *Diagnóstico etiológico*.

Não é objetivo deste capítulo estender-se em longas explanações sobre técnicas de exame. Tenta-se, entretanto, desenvolver de forma prática o raciocínio neurológico necessário para o estabelecimento de diagnósticos localizatórios. É da opinião dos autores que este é o fator limitante para a maioria dos médicos compreenderem o exame neurológico. Para uma revisão sobre técnicas de exame, sugerimos a leitura de capítulos específicos para esse fim[1-3]. Optou-se também, para maior clareza e síntese, por privilegiar, nessa discussão, os problemas mais prevalentes na prática médica em detrimento de outros menos comuns.

De forma geral, os problemas neurológicos podem ser agrupados em cinco grupos.

- Doenças envolvendo a cognição.
- Doenças envolvendo os sistemas motores.
- Doenças envolvendo os sistemas sensitivos.
- Doenças envolvendo a coordenação e o equilíbrio.
- Doenças envolvendo os nervos cranianos.

DOENÇAS ENVOLVENDO A COGNIÇÃO

Envolve o comprometimento da consciência. Define-se consciência como um perfeito conhecimento de si próprio e do ambiente. Dois componentes da consciência devem ser analisados, o *nível* (relacionado ao grau de alerta do indivíduo) e o *conteúdo* (relacionado a funções cognitivas e afetivas, como memória, linguagem, humor etc.).

O conteúdo de consciência relaciona-se basicamente à função do córtex cerebral, das chamadas funções nervosas superiores, e é afetado por lesões restritas a essas estruturas. Já o nível de consciência depende de projeções para todo o córtex oriundo da *formação reticular ativadora ascendente* (FRAA), situada na porção posterior da transição pontomesencefálica.

Nível de Consciência

As oscilações do nível de consciência são fisiológicas ao longo do dia. O sono é uma condição em que há uma diminuição do nível de consciência da qual o indivíduo pode ser facilmente retirado. Durante certo tempo, considerou-se o coma e o sono situações fisiologicamente semelhantes. Sabe-se, hoje em dia, que o sono é um estado distinto, envolvendo mecanismos ativos e não representando uma falência transitória dos mecanismos de vigília.

Em contrapartida, uma perda da capacidade de manter o alerta comportamental gera situações progressivamente mais intensas de comprometimento do nível de consciência, atingindo o chamado coma, situação de falência completa desses mecanismos. As causas de rebaixamento de nível de consciência envolvem doenças que, direta ou indiretamente, anatômica ou funcionalmente, comprometem a integridade da FRAA e/ou suas projeções para o córtex cerebral. Independente da etiologia, o comprometimento do nível de consciência é um indicador de gravidade e deve ser abordado no contexto da medicina de urgência, fugindo, portanto, ao escopo desse texto.

Conteúdo de Consciência

Como dito anteriormente envolve o comprometimento de funções cognitivas e afetivas. Analisaremos, a seguir, as mais importantes.

Atenção

É uma função nervosa superiora que permeia todas as demais e, segundo Mesulan, psicologicamente pode ser definida como a capacidade de alocar, de modo preferencial, recursos de processamento mental e canais de resposta a estímulos que sejam relevantes[4]. Os órgãos sensoriais têm uma capacidade limitada de absorver os estímulos do meio ambiente e, portanto, é necessário de alguma forma que o sistema nervoso filtre o que efetivamente é essencial para ser focalizado. Temos apenas duas mãos para interagir com uma série de estímulos simultâneos e consecutivos. Como organizar isso tudo? Cabe aos mecanismos de atenção essa tarefa. Existem diversas formas de aferir o nível de atenção de um paciente, mas todas envolvem a realização de uma tarefa sem retirá-la do foco de interesse (por exemplo, repetir números sucessivamente maiores ou repetir os meses do ano de trás para frente).

É importante testarmos a atenção antes das demais funções nervosas superiores, pois seu comprometimento pode simular a existência de outros déficits. Assim, pode-se supor que o paciente tenha dificuldade de linguagem quando na realidade tem um déficit de atenção e, por isso, não consegue encontrar as palavras.

Os elementos fundamentais para a manutenção da atenção são a formação reticular ativadora ascendente, dando o tônus global da atenção, e elementos mais rostrais do neocórtex, que, ao agir sobre o tálamo, controlam o fluxo de informações, dirigindo a atenção do indivíduo. Dentre as estruturas corticais importantes na seleção do canal de atenção, as mais importantes são áreas do córtex pré-frontal, parietal posterior e temporal ventral. As duas primeiras são principalmente do lado direito.

A situação clínica em que há agudamente um déficit global da atenção denomina-se estado confusional agudo, síndrome mental orgânica ou, ainda, *delirium*. Nessa situação, normalmente não há sinais neurológicos focais de natureza motora ou sensitiva, com a possível exceção de tremores, mioclonias, asterixes. Outras alterações de função mental ocorrem: distúrbios de percepção com ilusões e alucinações, desorientação, déficit de memória, discreta anomia, disgrafia, discalculia, déficits de construção, falha de julgamento, apatia ou agitação. O prejuízo nessas tarefas pode ser atenuado se utilizarmos artimanhas que facilitem os mecanismos de atenção. Assim, é possível, por exemplo, que um paciente consiga realizar cálculos se permitirmos que sejam feitos com papel e lápis.

Memória

Queixas de esquecimento são muito comuns na prática clínica. A maior parte das vezes, contudo, a memória está preservada e há graus variados de déficit atencional e de distratibilidade, mais comumente relacionados a transtornos ansiosos e de humor, distúrbios de sono ou efeitos medicamentoso. Quando de fato a memória é que está comprometida, estamos, em geral, diante de doenças quem envolvem anatômica ou funcionalmente o lobo temporal. A identificação de déficits de memória é bastante importante, pois é critério clínico para a determinação das síndromes demenciais de acordo com a Classificação das Doenças Mentais IV da Associação Americana de Psiquiatria (DSM-IV). A realização de um exame para distúrbios de memória pode ser bastante complexa, mas, de forma sucinta, pode-se solicitar ao paciente que tente recobrar após pelo menos 2min algumas palavras que lhe são oferecidas.

Linguagem

Quando avaliamos a linguagem de um paciente, estamos fundamentalmente checando sua capacidade de comunicação. Isso envolve a linguagem falada, mas também a escrita, a leitura. Não devemos, portanto, confundir o déficit de linguagem, chamado afasia, com o déficit da articulação da fala, chamado disartria.

Duas áreas corticais são primordialmente envolvidas com a linguagem, as áreas de Wernicke (córtex temporoparietal esquerdo), envolvida com a compreensão, e a de Broca (córtex frontal esquerdo), envolvida com a expressão. Comunicam essas duas áreas o chamado fascículo arqueado, cuja integridade permite ao paciente repetir e copiar palavras e frases.

Para a avaliação da linguagem, devemos checar:

- *Fluência verbal*: dada pelo fluxo de palavras por minuto (por exemplo, número de animais que o paciente consegue listar em um minuto). De forma geral, as afasias com fluência verbal reduzida são aquelas decorrentes de lesões nas áreas mais anteriores dos circuitos de linguagem, ou seja, próximas à área de Broca. Já as lesões mais posteriores, próximas à área de Wernicke, em geral geram afasias com fluência verbal preservada ou mesmo aumentada. Deve-se ressaltar que pacientes em mutismo nem sempre estão afásicos. Podem estar, eventualmente, anártricos. Nesse caso, a avaliação da escrita, geralmente comprometida no primeiro e normal no segundo caso, pode ajudar no diagnóstico diferencial.
- *Compreensão*: testa basicamente a integridade da área de Wernicke, dando-se ordens para serem obedecidas (por exemplo, levantar os braços, fechar os olhos etc.).
- *Expressão*: testa basicamente a integridade da área de Broca por meio do discurso espontâneo ou estimulado do paciente e de sua capacidade em expressar seu pensamento.
- *Nomeação*: pede-se ao paciente que nomeie objetos. Lesões relativamente restritas podem gerar problemas intensos de nomeação de objetos.
- *Parafasias e paragrafias*: são erros ao falar ou escrever palavras. Ao tentar falar caneta um paciente pode dizer *canapa*, aproximando a palavra pelo som (parafasia fonêmica), ou *lápis*, aproximando a palavra pela categoria (parafasia semântica). O mesmo pode ocorrer na escrita (paragrafia). Muitas vezes, sobretudo em afasias fluentes, a quantidade de parafasias é tão significativa que o paciente parece estar falando uma outra língua (jargonofasia), o que pode eventualmente ser confundido com estado confusional. Nessa situação, uma abordagem mais cuidadosa revela que é a linguagem que está comprometida e não a atenção.
- *Repetição*: pedindo-se ao paciente que repita progressivamente palavras monossilábicas, dissilábicas, compostas,

pequenas frases e grandes frases, podemos avaliar a integridade do fascículo arqueado. As afasias podem ser divididas naquelas com repetição preservada (também chamadas transcorticais) ou com repetição comprometida.

- *Leitura e escrita*: envolve os mesmos testes na linguagem escrita. Isso é particularmente útil na diferenciação entre afasia e disartria (ou anartria).

PRAXIAS

Apraxia é a incapacidade de realização de um ato motor na ausência de um déficit de força que o justifique. Envolve o comprometimento das estruturas corticais (parietal esquerda, frontal esquerda e direita) envolvidas com o planejamento do movimento. Posteriormente, esse plano de movimento é efetuado pelas vias motoras, abordadas adiante.

GNOSIAS

Agnosia é a incapacidade de reconhecer um estímulo sensitivo na ausência de um déficit de sensibilidade que o justifique. O paciente percebe o estímulo realizado, mas não o reconhece. Isso pode ser evidenciado colocando-se um objeto na mão do paciente. O estímulo é percebido, mas há uma incapacidade de reconhecer o objeto, o que prontamente ocorre quando o mesmo pode ser visualizado (agnosia tátil). O oposto também pode ocorrer, com menos freqüência. Um objeto apresentado no campo visual do paciente não ser reconhecido, mas quando ele pode tocá-lo, o reconhece (agnosia visual). Modalidades específicas de agnosia podem ser encontradas, como a incapacidade de reconhecer faces (prosopagnosia).

Um método rápido e prático de rastreamento de alterações das funções nervosas superioras é o Miniexame do Estado Mental (Quadro 18.1). Embora limitado, escores abaixo de 26 (acima de 8 anos de estudo), 24 (4 a 7 anos), 21 (1 a 3 anos) e 18 (analfabetos) indicam comprometimento cognitivo[5].

DOENÇAS ENVOLVENDO OS SISTEMAS MOTORES

Para compreender as alterações patológicas da motricidade, faz-se necessário conhecer a fisiologia dos movimentos.

QUADRO 18.1 – Miniexame do Estado Mental

Orientação espacial *(marcar 1 ponto para cada questão correta; máx. 10)*
Qual o nome deste lugar?
Em que bairro você está?
Em que cidade?
Em que estado?
Em que país?

Orientação temporal
Em que ano estamos?
Em que estação do ano?
Em que mês?
Em que dia da semana?
Qual é o horário aproximado?

Memória imediata *(marcar 1 ponto para cada repetição correta; máx. 3)*
Dizer o nome de três objetos (carro, tijolo, vaso) e pedir para o paciente repeti-los

Atenção e cálculo *(marcar 1 ponto para cada tarefa correta; máx. 5)*
Pedir para o paciente subtrair 7 de 100 de forma seqüencial até 65
(alternativas: subtrair 3 de 20 ou soletrar a palavra *mundo* de trás para frente)

Memória tardia *(marcar 1 ponto para cada repetição correta; máx. 3)*
Perguntar o nome daqueles três objetos mencionados anteriormente

Linguagem *(marcar 1 ponto para cada questão correta; máx. 8)*
Apontar para um relógio e uma caneta; pedir para o paciente nomeá-los
(marcar 1 ponto para cada acerto; máx. 2)
Pedir para que o paciente repita a frase: nem aqui, nem ali, nem lá
(se a repetição for correta, em apenas uma chance, marcar 1 ponto)
Dar ao paciente um pedaço de papel em branco e solicitar que ele pegue o papel
com a mão direita (1), dobre-o ao meio (2) e o coloque em cima da mesa/leito (3)
(marcar 1 ponto para cada ação correta; máx. 3)
Escrever em um pedaço de papel: "Feche os olhos", com letra de forma, e
pedir ao paciente para ler e seguir a ordem
(marcar 1 ponto se o paciente fechar os olhos)
Pedir ao paciente que escreva uma frase em um pedaço de papel
(marcar 1 ponto se a frase tiver sentido)

Construção
Pedir ao paciente para copiar o desenho de duas figuras geométricas de cinco lados, com dois dos ângulos intersectados
(marcar 1 ponto se os dez ângulos estiverem presentes e dois intersectados; ignorar tremor e rotação; máx. 1)

Pontuação total *(máx. 30)*

Para que um movimento qualquer seja realizado, inicialmente é necessário que seja elaborado um plano, como visto anteriormente nas praxias. Lesões nessas vias, contudo, não geram déficit de força muscular, e sim apraxias.

O estímulo inicial para a movimentação voluntária de qualquer segmento do organismo parte do córtex motor, situado no lobo frontal (giro pré-central), onde áreas específicas são responsáveis pela gênese de movimentos de cada segmento do corpo. Áreas mais mesiais do córtex motor são responsáveis pela movimentação dos membros inferiores, ao passo que áreas mais laterais (na convexidade do hemisfério cerebral) enviarão impulsos para membros superiores e face (Figs. 18.1 e 18.2). De todas essas áreas corticais partem axônios que farão sinapse no corpo celular dos chamados motoneurônios inferiores.

O motoneurônio inferior pode estar:

- *Na medula espinal*: para movimentação dos membros superiores.
- *Na medula lombossacral*: para movimentação dos membros inferiores.
- *No tronco encefálico*: para a movimentação de músculos faciais (VII nervo), orofaringe (X nervo), mandíbula (V nervo) e língua (XII nervo).

Deve-se notar que, antes da sinapse no motoneurônio inferior, as fibras cruzam a linha média. Esse cruzamento ocorre acima do nível de sinapse dos núcleos de nervos cranianos, bem como no bulbo baixo (decussação das pirâmides) para o trato corticospinal.

O motoneurônio inferior, no caso da musculatura craniana, é um nervo craniano, ao passo que nos membros superiores e inferiores ele ainda constituirá, sucessivamente, raízes, plexos e nervos. A seguir, o nervo (craniano ou não) estimula o músculo por meio da junção neuromuscular. Ao conjunto formado por motoneurônio inferior, junção neuromuscular e músculo, dá-se o nome de unidade motora, que constitui a porção periférica da via motora.

Os movimentos oculares serão analisados de forma separada. Todo paciente com fraqueza muscular apresenta lesão em um ou mais pontos dessa via (motoneurônio superior ou unidade motora).

A avaliação da função motora pode ser didaticamente dividida em algumas etapas:

- *Identificação do déficit de força, seu território e sua intensidade*: por meio da realização de movimentos do paciente contra o examinador (manobras de oposição) ou manutenção de posturas contra a gravidade (manobras deficitárias), podemos identificar o território de acometimento do déficit (por exemplo, monoparesia braquial esquerda, paraparesia crural, hemiparesia, déficit de extensão de punho etc.), assim como graduar sua intensidade (Qua-dro 18.2). A distribuição anatômica do déficit de força já pode dar uma pista sobre o local da lesão. Assim, um paciente com hemiparesia esquerda completa (acometendo face) tem certamente uma lesão à direita em algum ponto entre o córtex motor e o núcleo do nervo facial.
- *Avaliação do tônus e reflexos*: nesse ponto, é importante lembrar que lesões do motoneurônio superior levam a aumento do tônus e hiper-reflexia, ao passo que, nas lesões da unidade motora, o tônus está normal ou diminuído, assim como os reflexos (Tabela 18.1).
- *Coordenação*: embora possa ser classificada dentro da avaliação motora, será discutida independentemente.

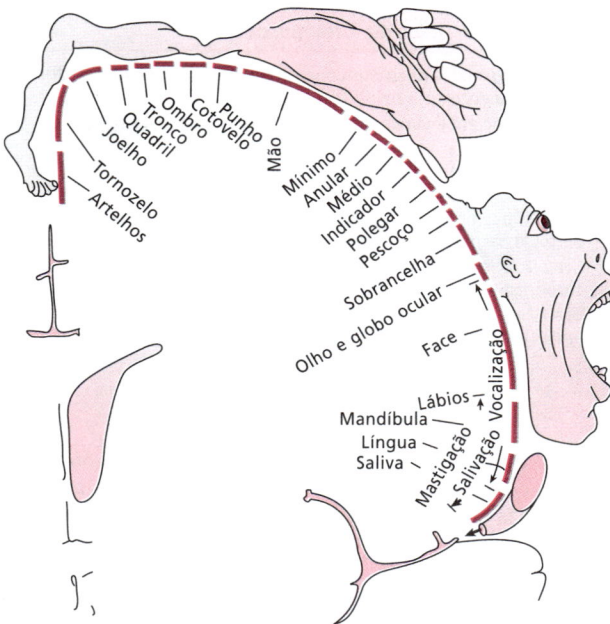

Figura 18.1 – Homúnculo de Penfield.

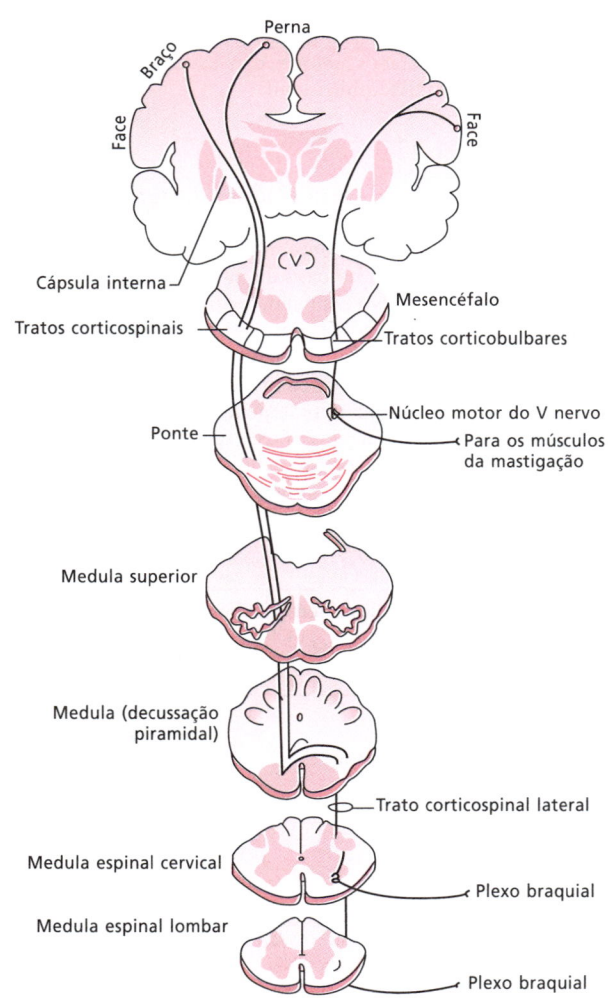

Figura 18.2 – Via piramidal.

> **QUADRO 18.2** – Graus de força muscular
>
> - Grau 5: normal – paciente vence a resistência do examinador simetricamente
> - Grau 4: paciente vence alguma resistência imposta pelo examinador
> - Grau 3: paciente consegue vencer a gravidade, mas não consegue vencer nenhuma resistência do examinador
> - Grau 2: paciente não vence a gravidade, mas consegue deslocar segmentos do corpo no plano
> - Grau 1: paciente não consegue sequer deslocar segmentos do corpo no plano, mas observa-se contratura da musculatura
> - Grau zero: plegia – ausência de contração e movimento da musculatura analisada

O próximo passo é determinar o ponto da via motora em que se encontra a lesão. Para tanto, usam-se todas as informações obtidas na análise motora e, muitas vezes, a presença de outras lesões associadas, como déficits sensitivos ou de funções nervosas superiores.

O déficit de força decorrente de lesões do motoneurônio superior pode ser classificado dentro da chamada síndrome piramidal deficitária. A hipertonia e hiper-reflexia que decorre dessas lesões compõe a chamada síndrome piramidal de liberação. Já os déficits de força decorrentes de lesão da unidade motora são parte da síndrome da unidade motora.

Para fins didáticos os problemas decorrentes de acometimento dos nervos cranianos motores, com exceção dos movimentos oculares, serão discutidos aqui.

Paralisia Facial

Já foi discutido que o motoneurônio superior nasce no córtex motor e que cruza a linha média antes de fazer sinapse com o corpo celular do motoneurônio inferior. Viu-se também que o motoneurônio inferior, no caso da movimentação dos músculos faciais, é o VII nervo craniano, localizado na ponte. Resta esclarecer que o núcleo do VII nervo craniano apresenta duas porções: uma porção anterior, que é responsável pela inervação da metade superior da face (fechamento das pálpebras, enrugamento da fronte), e uma porção posterior, responsável pela inervação da porção inferior da face (sorrir, fazer bico, assobiar). Ambos os subnúcleos recebem informações do córtex motor contralateral, porém o subnúcleo anterior recebe também informações ipsilaterais. Dessa forma, lesões acima do núcleo do nervo facial de um lado geram perda de movimentos apenas da metade inferior da face contralateral (paralisia facial do tipo central ou supranuclear), ao passo que lesões na ponte (acometendo o núcleo facial) ou no próprio nervo acarretam perda dos movimentos das metades superior e inferior facial ipsilaterais à lesão (paralisia facial do tipo periférico ou infranuclear).

Disartria e Disfagia

Como visto anteriormente, a disartria é um problema na articulação da fala. Os nervos cranianos envolvidos com a fala são X, XII e, em menor grau, o VII. A disartria pode advir de lesões do motoneurônio superior ou inferior. Como a inervação desses núcleos provém dos dois lados do córtex, lesões nessa região geralmente não levam à disartria. Quanto mais baixo o nível da lesão, sobretudo se ela envolve os núcleos desses nervos cranianos ou é bilateral, maior a chance de se ter disartria. Também, as lesões cerebelares podem gerar disartria (fala ebriosa ou escandida) por incoordenação dos músculos envolvidos no movimento.

O mesmo raciocínio pode ser feito para a disfagia, cujos nervos envolvidos são os mesmos. Deve-se ressaltar, contudo, que a disfagia é uma queixa que quase sempre se relaciona a doenças não neurológicas. As disfagias de causa neurológica costumam ser altas e mais freqüentemente para líquidos que para sólidos.

É importante, nesse ponto, a avaliação do reflexo nauseoso, cuja via aferente é o IX nervo craniano (sensibilidade do palato) e a eferente, o X. Esse reflexo é integrado no bulbo. Lesões no sistema nervoso central acima desse nível, geralmente bilaterais, geram exaltação desse reflexo, ao passo que lesões nesse nível ou envolvendo os próprios nervos geram sua diminuição ou abolição.

DOENÇAS ENVOLVENDO OS SISTEMAS SENSITIVOS

Esse é um dos pontos mais relevantes e negligenciados do exame neurológico. É relevante, pois poucas alterações têm tanto valor localizatório nesse exame quanto as alterações sensitivas. No entanto, com exceção dos reflexos, cuja via aferente é sensitiva, as demais informações obtidas na pesquisa da sensibilidade são todas subjetivas. Depende-se, portanto, da cooperação do paciente para um exame minucioso. É preciso dizer que o exame da sensibilidade, como o restante do exame neurológico, deve ser dirigido. Não é relevante saber, em um indivíduo hemiparético, se ele está com a sensibilidade de um dermátomo diferente de outro. É mais relevante saber se ele tem hemi-hipoestesia, e se ela é completa ou alterna. Por outro lado, em um paciente que tem uma mancha hipocrômica na pele, a pesquisa detalhada da sensibilidade na área dentro e fora da mancha é fundamental.

Deve-se sempre lembrar alguns passos na pesquisa da sensibilidade:

- Pesquisa das várias modalidades sensitivas (tato, dor, temperatura, posição articular e sensibilidade vibratória). As diferentes modalidades sensitivas são veiculadas por vias anatômicas distintas (Fig. 18.3) e, portanto, a pesquisa dessas modalidades nos dá indícios da integridade de diferentes estruturas anatômicas. Assim, ao passar um algodão em um segmento do corpo, estimula-se a via do tato grosseiro, veiculada pelo trato espinotalâmico anterior; ao realizar um estímulo com um objeto pontia-

TABELA 18.1 – Diagnóstico diferencial das síndromes motoras[2]

	MOTONEURÔNIO SUPERIOR	MOTONEURÔNIO INFERIOR
Em comum	Fraqueza	Fraqueza
Tônus	Aumentado	Diminuído/normal
Reflexos	Vivos/exaltados	Diminuídos (hipoativos)/abolidos
Trofismo muscular	Pouca atrofia, tardia	Atrofia leve a grave, mais precoce
Fasciculação	Ausente	Presente (lesões de corno anterior)
Distribuição da fraqueza	Em grupo, geralmente distal	Pode ser focal ou generalizada
Reflexo cutâneo-abdominal	Ausente	Pode estar presente (ausente nas lesões de nervos abdominais)
Reflexo cutâneo-plantar	Em extensão (sinal de Babinski)	Em flexão ou abolido

gudo, estimula-se a via da dor e temperatura, veiculada pelo trato espinotalâmico lateral; e ao pesquisar a posição das articulações ou a sensibilidade vibratória com um diapasão, testa-se a via da propriocepção, veiculada pelo trato do cordão posterior-lemnisco medial.

- Embora a pesquisa da sensibilidade deva ser dirigida, deve-se sempre comparar um lado do corpo com o outro, proximal com distal, e de cima para baixo, tentando evidenciar níveis de sensibilidade com base em um mapa de dermátomos (Fig. 18.4). A sensibilidade da face é veiculada pelas fibras sensitivas do nervo trigêmeo (V nervo craniano), e sua interpretação é feita da mesma maneira que o restante do corpo, pois no sistema nervoso central as fibras trigeminais se unem às da sensibilidade do restante do corpo nas mesmas vias anatômicas.
- Deve-se pesquisar a grafestesia (reconhecimento de letras escritas na palma da mão), a estereognosia (reconhecimento de objetos colocados nas mãos) e o fenômeno da extinção, que consiste na supressão da sensibilidade de um dos estímulos quando da pesquisa bilateral e simultânea. Achados alterados nesses testes indicam acometimento da sensibilidade ao nível do córtex sensitivo.
- Como visto anteriormente, deve-se pesquisar a presença de fenômeno de extinção, com a realização de estímulos bilaterais e simultâneos em partes simétricas do corpo.

Uma análise cuidadosa das vias sensitivas dentro da medula revela que lesões hemimedulares geram dissociação entre os diferentes tipos de sensibilidade, pois as fibras das vias do cordão posterior-lemnisco medial cruzam a linha média em nível diferente daquelas das demais modalidades sensitivas. Assim, uma lesão hemimedular à esquerda causa níveis de sensibilidade tátil, térmico e doloroso contralaterais à lesão, assim como de sensibilidade profunda ipsilateral. Note que também o déficit motor observado é ipsilateral à lesão (síndrome de Brown-Séquard).

DOENÇAS ENVOLVENDO A COORDENAÇÃO E O EQUILÍBRIO

Para compreender os déficits de coordenação e de equilíbrio, deve-se conhecer a fisiologia dos sistemas responsáveis por essas funções, que são o sistema cerebelar, o vestibular e a sensibilidade profunda, esta última apoiada pela visão.

Para manter o equilíbrio e a coordenação dos movimentos é importante que o sistema nervoso seja informado, mesmo que inconscientemente, da posição das articulações (artrestesia). Foi vista, anteriormente, na pesquisa da sensibilidade profunda, a pesquisa da artrestesia, por meio da via da propriocepção consciente. Para o equilíbrio e a coordenação, é o cerebelo que recebe essas informações (propriocepção inconsciente), integrando-as com aquelas recebidas do córtex motor, a fim de modular o movimento. É importante ressaltar que a propriocepção é apoiada pelo sistema visual, de tal forma que déficits nesse sistema são mais bem evidenciados com o fechamento dos olhos. À pesquisa do equilíbrio estático com os olhos fechados, o paciente pode apresentar queda, sem lado preferencial e sem período de latência (sinal de Romberg). A marcha piora quando o paciente fecha os olhos, assim como a coordenação, que apresenta erros de direção.

O sistema vestibular influencia o equilíbrio e os movimentos oculares, mais que a coordenação apendicular. Fisiologicamente, o labirinto de um lado tende a desviar a marcha (e os olhos) para o lado oposto. Portanto, quando há diferença

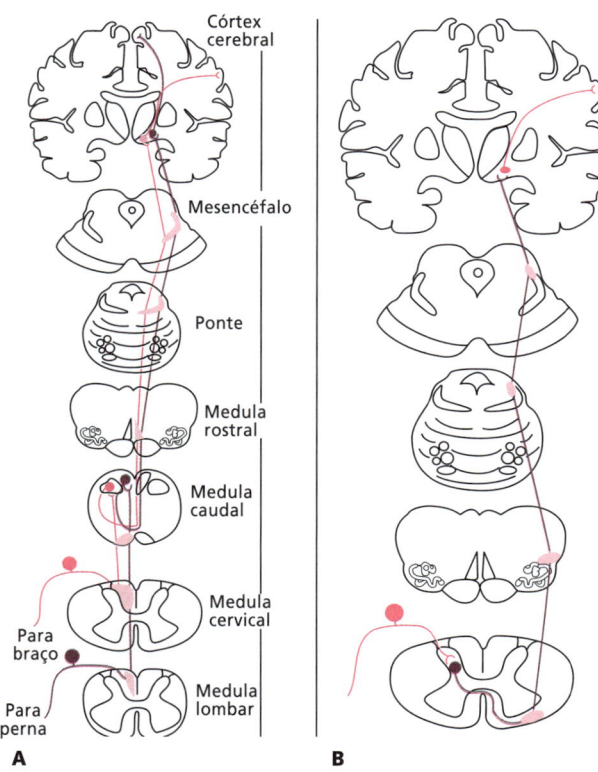

Figura 18.3 – Vias sensitivas. Respectivamente: (*A*) via do cordão posterior-lemnisco medial (artrestesia, sensibilidade vibratória e tato discriminativo); (*B*) trato espinotalâmico ântero-lateral, que pode ser dividido em anterior (tato grosseiro, não discriminativo) e lateral (sensibilidade para dor e temperatura).

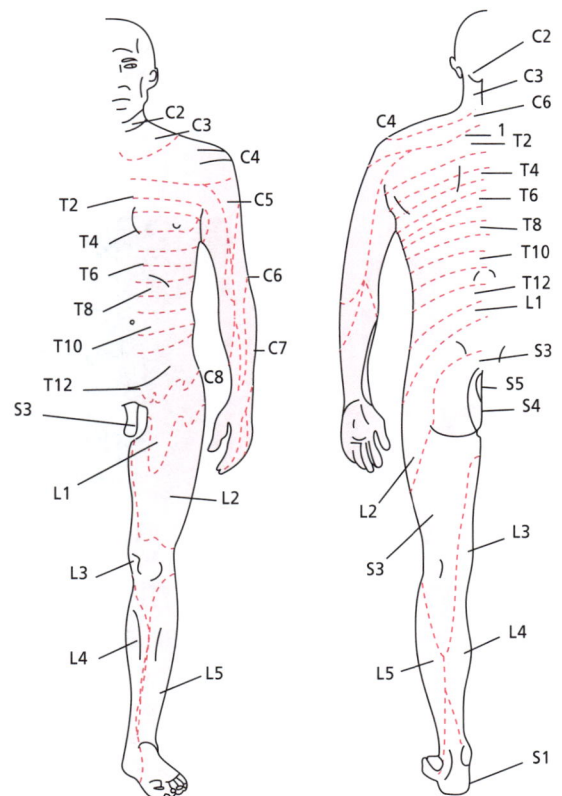

Figura 18.4 – Níveis radiculares de sensibilidade (dermátomos).

de tônus entre os labirintos, existe tendência a desvio da marcha (e dos olhos) para o lado do labirinto hipofuncionante. À pesquisa do equilíbrio estático com olhos fechados, pode haver tendência de queda para um lado em preferencial, assim como desvio para um lado na avaliação da marcha. Os olhos tendem a ser desviados para um lado, porém surgem movimentos de correção, rápidos, constituindo o chamado nistagmo.

O cerebelo é um grande integrador de informações. Fibras do córtex motor enviam informações do movimento a ser realizado aos hemisférios cerebelares contralaterais, onde são integradas com informações das vias de propriocepção. A informação, integrada, retorna ao córtex motor para modular sua ação. Dessa forma, uma lesão cerebelar à esquerda gera incoordenação nos membros do lado esquerdo, pois modula a ação do córtex motor direito, que, por sua vez, controla os movimentos dos membros à esquerda. Cabe ao cerebelo coordenar a contração harmônica entre agonistas e antagonistas do movimento. Lesões do cerebelo ou das vias cerebelares geram erros na velocidade e amplitude dos movimentos, o que se traduz clinicamente pela dismetria (hipo ou hipermetria) e pela decomposição dos movimentos, observadas às manobras de coordenação apendicular (índex-nariz, calcanhar-joelho etc.). Lesões do cerebelo ou das vias cerebelares causam ainda dificuldade em manter a base de apoio para a marcha estreita. Isso pode ser exacerbado pedindo-se ao paciente que assuma posição de *tandem*, colocando os pés um em frente do outro, alinhados, no equilíbrio estático e na marcha. Também os movimentos oculares podem apresentar-se dismétricos.

Resumidamente, quando um paciente apresenta dificuldade em caminhar em linha reta dizemos que sua marcha é atáxica. Os principais tipos de ataxia são a cerebelar, a vestibular e a sensitiva. Na ataxia cerebelar, o paciente apresenta marcha ebriosa, com base alargada, e piora à manobra tandem. Na vestibular, a marcha apresenta tendência à queda e desvio da marcha para um dos lados. Por fim, na ataxia sensitiva, pode ocorrer sinal de Romberg; a marcha geralmente piora no escuro ou quando o paciente fecha os olhos, podendo também ser talonante (ou tabética), situação em que o paciente anda batendo firmemente os pés no chão.

DOENÇAS ENVOLVENDO OS NERVOS CRANIANOS

Serão discutidos, a seguir, os déficits visuais e de movimentação ocular, uma vez que os demais nervos cranianos já foram abordados em outras partes deste texto.

Perda Visual

O exame da via visual envolve três etapas: pesquisa da acuidade visual, campo visual de confrontação e pesquisa do fundo de olho.

Idealmente, a pesquisa da acuidade visual deve ser feita utilizando-se tabelas padronizadas para esse fim (Fig. 18.5). Por meio dela, pode-se aferir o grau de comprometimento da acuidade, mediante a comparação com um valor normal. Um paciente que consiga ler apenas a linha da tabela 20/100 consegue enxergar a 20m o que um indivíduo normal enxergaria a 100m. No exame neurológico, essa pesquisa deve ser feita com o uso de lentes de correção sempre que o paciente delas necessitar, pois erros de refração poderão interferir no exame.

O campo visual de confrontação visa a comparar o campo visual do paciente com o do examinador. Embora limitado, esse teste fornece indícios sobre déficits mais grosseiros de campo visual e mesmo alguns escotomas podem ser surpreendidos. O

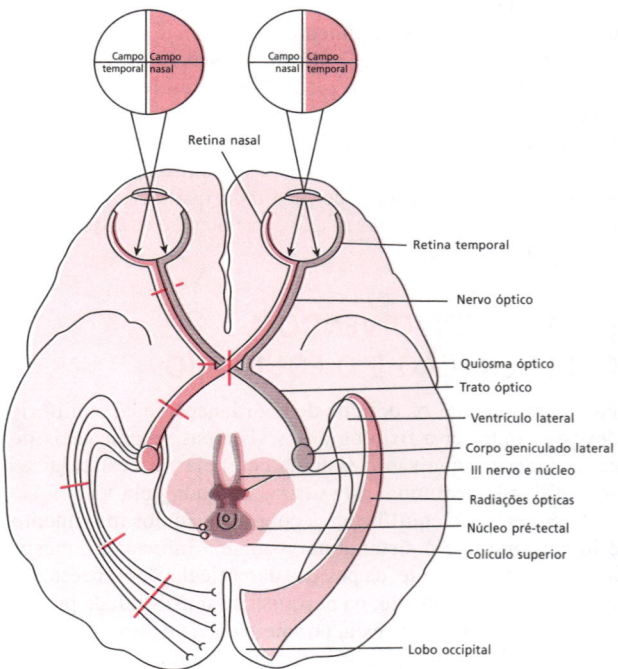

Figura 18.6 – Via visual. Estímulos visuais sobre a retina geram impulsos elétricos que partem pelo nervo óptico e farão a primeira sinapse no corpo geniculado lateral. Fibras da retina nasal cruzam a linha média no quiasma óptico, ao passo que fibras da retina temporal seguem seu curso ipsilateralmente. Assim, lesões à frente do quiasma óptico geram déficits visuais monoculares, ao passo que lesões posteriores geram déficits de campo visual (hemianospias) contralateral à lesão. Do corpo geniculado lateral partem fibras que formarão a radiação óptica, rumo ao córtex visual primário. Algumas fibras, contudo, não fazem sinapse no corpo geniculado lateral (primeira sinapse da via visual) e seguem em direção ao mesencéfalo, onde fazem sinapse nos chamados núcleos pré-tectais, localizados na altura dos colículos superiores no teto mesencefálico e que integrarão o reflexo fotomotor.

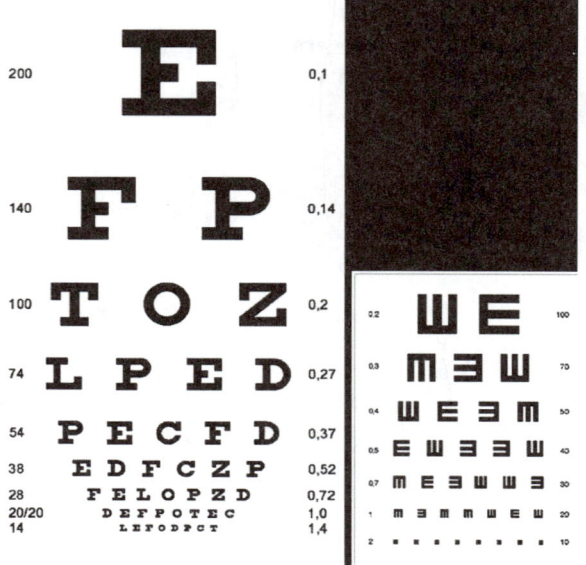

Figura 18.5 – Tabela de acuidade visual.

resultado do campo visual deve ser interpretado à luz da anatomia da via visual (Fig. 18.6). De forma geral, os déficits visuais monoculares (escotomas ou amaurose) ocorrem em doenças pré-quiasmáticas, acometendo basicamente o nervo óptico ou o olho. Já as lesões pós-quiasmáticas geram perdas de campo visual, contralaterais à lesão (hemianopsias).

A pesquisa do campo visual é freqüentemente negligenciada e, muitas vezes, um déficit hemianóptico deixa de ser reconhecido caso não seja feita uma pesquisa ativa e sistemática deste.

A pesquisa do fundo de olho, embora bastante listada dentro do exame neurológico, deve ser considerada parte do exame clínico. Além de fornecer informações sobre doenças intracranianas (papiledema na hipertensão intracraniana) e de nervo óptico (papilites, atrofias de papila), fornece também dados sobre doenças sistêmicas, como hipertensão e diabetes. Infelizmente, a oftalmoscopia tem sido cada vez menos realizada. Deve-se lembrar que, muitas vezes, diante de um paciente com cefaléia, náuseas e vômitos, a única diferença entre uma hipertensão intracraniana e uma enxaqueca pode ser o achado de papiledema.

Motricidade Ocular

O controle da movimentação dos olhos se faz em diversos níveis.

- A via final do movimento envolve os nervos cranianos e músculos oculares (Fig. 18.7), cujo comprometimento gerará paralisias de movimento e diplopia como sintoma. A diplopia será mais percebida quando o paciente realizar movimento dos olhos na direção do movimento comprometido. Cada uma das imagens percebidas pelo paciente corresponde à captada por um olho, e a imagem do olho parético é aquela mais distalmente referida. Isso pode ser percebido mais facilmente realizando a oclusão alternada dos olhos.
- Para que ambos os olhos se movimentem na mesma direção e sentido não é necessário que sejam enviadas ordens motoras para cada um dos nervos cranianos isoladamente. Existem, no tronco encefálico, centros integradores do movimento que, uma vez estimulados, ativam os nervos cranianos necessários. Isso é mais bem exemplificado por meio da pesquisa da motricidade ocular horizontal, como veremos a seguir.
- A ordem para o movimento conjugado dos olhos pode partir de diversas regiões. Se for realizado um movimento horizontal rápido com os olhos, a fim de trazer um objeto da periferia para o centro do campo visual (movimento sacádico), a ordem é gerada no córtex pré-frontal contralateral ao sentido do movimento (área 8 de Brod-

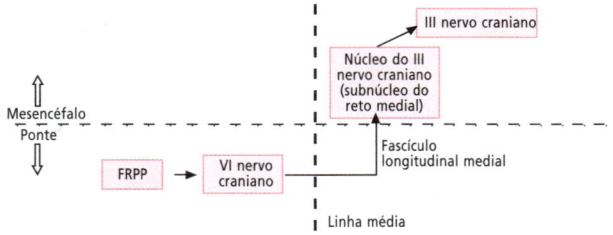

Figura 18.8 – Esquema anatômico da motricidade ocular extrínseca horizontal. FRPP = formação reticular paramediana pontina.

mann). Se o mesmo movimento for realizado seguindo um objeto com a visão e o mantendo no centro do campo visual (movimento de seguimento), a ordem parte do córtex parieto-occipital. Lesões nessas áreas não geram diplopia, mas incapacidade de realizar movimentos oculares em uma determinada direção.

A título de esclarecimento, analisemos quais as estruturas envolvidas para se olhar para o lado esquerdo, por exemplo. O olho esquerdo é abduzido (VI nervo craniano, situado na ponte, inervando o músculo reto lateral) e o olho direito é aduzido (III nervo craniano, situado no mesencéfalo, inervando o músculo reto medial). Nota-se que o movimento dos olhos ocorre na mesma velocidade, direção e sentido, o que pode ser compreendido pelo esquema anatômico descrito a seguir (Fig. 18.8).

A partir do núcleo do VI nervo craniano (na ponte), partem fibras que comporão o nervo abducente, responsável pela abdução do olho ipsilateral. Além disso, partem desse mesmo núcleo fibras que cruzam a linha média e fletem-se cranialmente em direção ao subnúcleo para o reto medial (do III nervo). Nota-se, portanto, que basta o núcleo do VI nervo ser estimulado para que toda a via do olhar conjugado seja ativada.

Como visto anteriormente, diversas estruturas têm aferência sobre essa via, o que em outras palavras implica que o movimento horizontal dos olhos pode ser obtido de diversas maneiras, gerando os diferentes tipos de movimento que podem ser testados. No caso dos movimentos sacádicos, estímulos oriundos da área 8 de Brodmann, no córtex cerebral, passam ainda pelo núcleo pontino do olhar conjugado horizontal, chamado de formação reticular paramediana pontina (FRPP), situado junto ao núcleo do VI nervo.

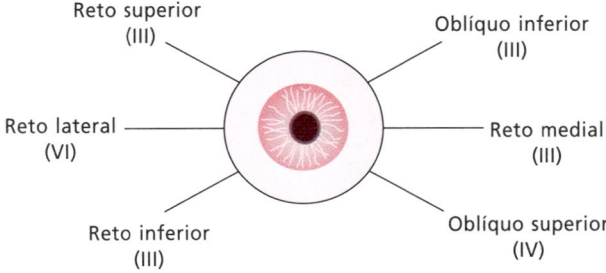

Figura 18.7 – Movimentos oculares (músculos e nervos envolvidos).

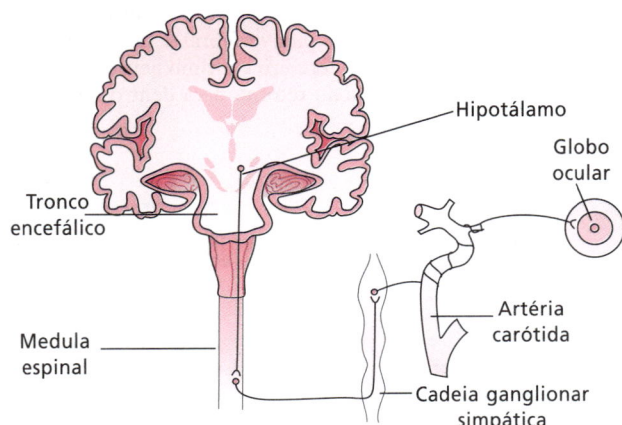

Figura 18.9 – Anatomia do sistema nervoso simpático.

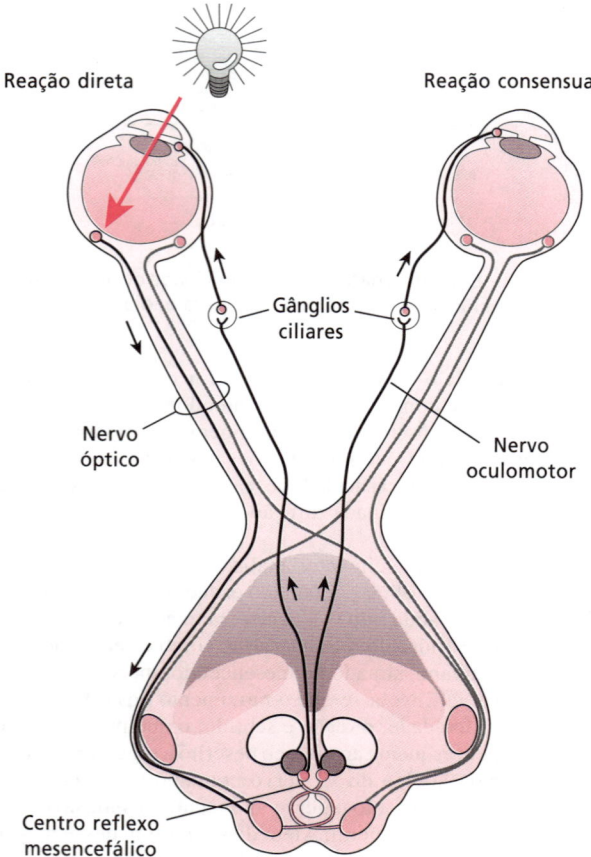

Figura 18.10 – Anatomia do sistema nervoso parassimpático – reflexo fotomotor.

Motricidade Ocular Intrínseca

Para se compreender o exame das pupilas, é importante estudar a anatomia dos dois sistemas que controlam o diâmetro das pupilas: o sistema nervoso simpático e o parassimpático (Figs. 18.9 e 18.10).

O primeiro neurônio da via simpática se origina no hipotálamo (diencéfalo) e se dirige caudalmente, passando por todo o tronco encefálico (mesencéfalo, ponte e bulbo) e avançando pela medula cervical, fazendo a primeira sinapse da via na coluna intermédia lateral da medula cervicotorácica. De lá, parte o segundo neurônio, que forma o plexo simpático paravertebral e faz sinapse no gânglio cervical superior. O terceiro e último neurônio da via envolve a carótida, com quem retorna para dentro do crânio e parte em direção à órbita com o primeiro ramo do nervo trigêmeo.

Lesão do sistema nervoso simpático, em qualquer ponto dessa via, pode gerar a chamada síndrome de Claude Bernard-Horner, caracterizada por semiptose palpebral, miose e anidrose, ipsilaterais à lesão. Em alguns pontos, contudo, a associação de lesão do sistema nervoso simpático com o parassimpático pode gerar diferentes tipos de pupila.

Os estímulos necessários para o funcionamento do sistema nervoso simpático são, em geral, privações de luz e dor (reflexo ciliospinal).

Estímulos luminosos, por sua vez, estimulam o funcionamento do sistema nervoso parassimpático. A integração desse reflexo pode ser entendida por meio das figuras anteriores.

Para tomarmos consciência de um estímulo visual qualquer, é necessário que o estímulo elétrico gerado pela luz na retina chegue ao lobo occipital, que alberga o córtex visual primário. Algumas fibras, contudo, não fazem sinapse no corpo geniculado lateral (primeira sinapse da via visual) e seguem em direção ao mesencéfalo, onde fazem sinapse nos chamados núcleos pré-tectais, localizados ao nível dos colículos superiores no tecto mesencefálico. Desses núcleos partem interneurônios que ipsi e contralateralmente farão sinapse no núcleo parassimpático do nervo oculomotor, o chamado núcleo de Edinger-Westphal. O cruzamento da linha média realizado pelos axônios desses interneurônios para alcançar o núcleo de Edinger-Westphal contralateral forma a comissura posterior, que é o substrato anatômico para termos reação pupilar de miose contralateral ao olho estimulado pela luz (reflexo fotomotor consensual). Do núcleo de Edinger-Westphal, partem fibras que compõem o III nervo craniano junto com as fibras envolvidas na motricidade ocular extrínseca. As fibras parassimpáticas atingem, então, os gânglios ciliares, de onde partem fibras em direção à pupila.

Assim, o chamado reflexo fotomotor tem uma via aferente (II nervo craniano), uma integração (mesencefálica) e uma via eferente (III nervo craniano). A integridade desse reflexo denota integridade das estruturas anatômicas que o compõem.

No exame das pupilas, observa-se o diâmetro das pupilas (medindo-o em milímetros), verifica-se sua simetria ou assimetria (iso e anisocoria), assim como os reflexos fotomotor direto e consensual.

REFERÊNCIAS BIBLIOGRÁFICAS

1. NITRINI, E.; BACHESCHI, A. *Neurologia que Todo Médico Deve Saber*. São Paulo: Atheneu, 2003.
2. MUTARELLI, E. G. *Propedêutica Neurológica: do sintoma ao diagnóstico*. São Paulo: Sarvier, 2000.
3. DEJONG, R. N. *The Neurologic Examination*. 4. ed. New York: Harper, 1979.
4. MESULAN, M. M. *Principles of Behavioral and Cognitive Neurology*. 2. ed. New York: Oxford, 2000.
5. FOLSTEIN, M. F.; FOLSTEIN, S. E.; MCHUGH, P. R. Mini-mental state: a practical method for grading the cognitive state of patients for the clinician. *J. Psychiatr. Res.*, v. 12, p. 189-198, 1975.

CAPÍTULO 19

Exame Específico

Coluna Vertebral

Marcelo Saad

INTRODUÇÃO

A coluna vertebral é formada por 7 vértebras cervicais, 12 vértebras torácicas, 5 vértebras lombares, 5 vértebras sacrais (fundidas) e cóccix. É uma estrutura complexa e vulnerável a lesões, à sobrecarga e ao processo natural de envelhecimento[1]. Um dos motivos da vulnerabilidade da coluna é que ela precisa ser ao mesmo tempo flexível (permitindo movimentos do tronco) e estável (de modo a apoiar o corpo ao ortostatismo).

Cada segmento motor é constituído por 2 vértebras adjacentes, disco intervertebral, articulação interapofisária, conteúdo vasculonervoso do orifício de conjugação, ligamentos e musculatura segmentar. A estabilidade intervertebral depende dos ligamentos e da ação da musculatura, em contraposição às cargas aplicadas[2].

Durante movimentos da coluna ao ortostatismo, a quantidade de movimento possível para um segmento da coluna é limitado tanto pela articulação interfacetária quanto pela articulação do disco intervertebral, dependendo da direção do movimento[3]. A flexibilidade da coluna é influenciada pela idade, pela integridade dos tecidos em volta da coluna, condicionamento físico e fatores hereditários, além da anatomia funcional da coluna[3]. Há variação considerável na amplitude entre indivíduos normais[4].

A *Nomina Anatomica* não contempla os termos *coluna lombar*, *coluna torácica* ou *coluna cervical*. O correto seria mencionar, por exemplo, *parte lombar da coluna vertebral*, mas o costume tornou aqueles primeiros termos muito arraigados ao vocabulário médico, de modo que são mantidos neste texto. Também pela *Nomina Anatomica*, o termo *dorso* refere-se a toda a extensão que vai do occipício ao sacro. Portanto, deve-se evitar o uso do termo *coluna dorsal* como sinônimo de *coluna torácica*.

O exame da coluna vertebral deve incluir o exame neurológico, preferencialmente seguindo critérios da American Spinal Injury Association. Inclui o teste muscular manual (graduando a força de 0 a 5), o exame de sensibilidade e os reflexos miotendíneos e cutâneo-abdominais.

CONDIÇÕES GERAIS

O paciente deve estar o mais despido possível para o exame. É importante estabelecer-se um roteiro para o exame da coluna vertebral, e é sugerido um segmento cranial para caudal. A inspeção geral observa presença de manchas café-com-leite, tufos pilosos, nódulos cutâneos e outras alterações que podem ser indícios indiretos de disrafismo, neurofibromatose ou outras malformações[5].

As curvas fisiológicas no plano sagital são as cifoses e as lordoses. Há as cifoses torácica e sacral, e há as lordoses cervical e lombar. O aumento dessas curvas são chamados respectivamente de hipercifose e hiperlordose. Pode ocorrer também a diminuição dessas curvas, podendo chegar à inversão da curva em condições patológicas (de uma cifose para uma lordose ou vice-versa). Deve-se verificar também a flexibilidade dessas curvas, para diferenciar alterações puramente posicionais daquelas que estão estruturadas por malformações[6]. Para a hipercifose dorsal, por exemplo, pode-se verificar se a curva diminui na *posição de esfinge* (decúbito ventral, cotovelos apoiados na maca ao lado do corpo, peito erguido da maca).

As escolioses são curvas no plano frontal definidas de acordo com sua localização (cervical, torácica, lombar), direção (convexidade à esquerda ou à direita), mensuração (pelo método radiográfico de Cobb) e etiologia. Para isto, observa-se o desnivelamento dos ombros, assimetria da altura das escápulas, rotações de cintura (escapular ou pélvica), assimetria do ângulo de talhe e deformidades torácicas (Fig. 19.1).

A escoliose pode ser não estruturada (postural, antálgica, deformidades de membros inferiores etc.), em que a flexibilidade não é perdida. Já na escoliose estruturada (congênita, idiopática etc.), a flexibilidade é perdida. Há rotação vertebral e surge gibosidade no lado da convexidade, pelo deslocamento de costelas nesse lado. A gibosidade é mais bem vista quando o paciente faz flexão anterior do tronco, evidenciando a assimetria das costelas.

A maioria dos movimentos funcionais feitos nas atividades diárias é combinada (exemplo, flexão com lateralização e rotação). Os movimentos puros nos planos cardinais são raros[7].

De modo geral, posições diferentes (em pé ou sentado; livre ou encostado em parede) não afetam muito a repetição e a amplitude das medidas de mobilidade da coluna. Há, porém,

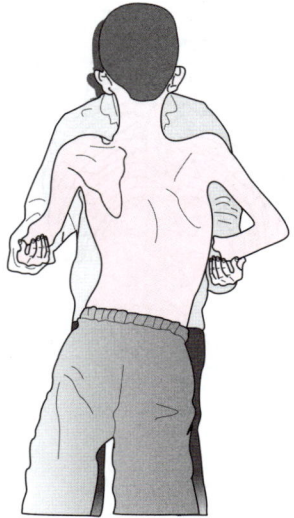

Figura 19.1 – Portador de escoliose decorrente de doença neuromuscular.

tendência maior a movimentos impuros (combinados de dois planos diferentes) nas posições livres. Assim, deve-se preferir colocar o paciente em uma situação padronizada para a medida da amplitude de movimento[7].

Os segmentos intervertebrais em cada região da coluna têm padrões e amplitudes características de movimento. Já que não é clinicamente prático calcular o número exato de graus de movimento em cada segmento espinal, compara-se a amplitude de movimento em segmentos espinais[3]. Assim, a amplitude do movimento é, normalmente, o somatório dos movimentos de toda a coluna, e não apenas movimentos em um nível[4].

O exame da anatomia de superfície leva em consideração algumas referências para delimitação da topografia. Eis alguns exemplos (Fig. 19.2) de marcos anatômicos que favorecem a localização de estruturas importantes[8]:

- *Protuberância occipital externa*: palpável na transição entre a cabeça e o pescoço.
- *Processo espinhoso de C7*: maior saliência vertebral, tornada mais evidente pela flexão do pescoço.
- *Processo espinhoso de T2*: entre as partes superiores das escápulas.
- *Processo espinhoso de T7*: entre os ângulos inferiores das escápulas.
- *Processo espinhoso de L4*: entre os pontos mais altos das cristas ilíacas.
- *Processo espinhoso de S2*: entre as espinhas ilíacas póstero-superiores.

A palpação das vértebras pode ser feita em decúbito ventral. O objetivo é detectar se a afecção está de fato na coluna vertebral (quando a palpação for dolorosa) ou se está em estruturas paravertebrais (músculos, por exemplo). Além da palpação da coluna, palpa-se, também, as partes moles relacionadas a ela, como a musculatura, no intuito de diferenciar a sede do processo patológico.

Uma outra manobra para apontar a localização da lesão é a manobra de Valsalva (expiração forçada contra uma resistência). Quando a dor piora com essa manobra, isto pode indicar acometimento neurológico (meninges, raízes nervosas etc.).

COLUNA CERVICAL

Biomecânica

A coluna cervical move-se aproximadamente 600 vezes por hora. As duas primeiras vértebras apresentam propriedades distintas das restantes. As demais vértebras, de C3 a C7, são mais homogêneas, possuindo corpo vertebral anterior (intercalados por discos intervertebrais) e arco neural posterior[9].

O atlas se articula com a base do crânio (articulação atlantoccipital), e é responsável por grande parte do movimento sagital da coluna cervical. O áxis, a segunda vértebra, forma um pivô sobre o qual a articulação atlantoaxial consegue efetuar a rotação do crânio. Nesse segmento, não existe disco intervertebral, e as vértebras são separadas e sustentadas por ligamentos internos[9].

Os forames intervertebrais são até 30% maiores durante a flexão, se comparados à extensão, razão pela qual compressões nervosas a esse nível são alteradas pela posição da coluna.

Uma variação anatômica pode ser a presença de um par de costelas relacionadas à última vértebra cervical, detectável à radiografia. Isto recebe o nome de costela cervical e pode ser implicado algumas vezes em compressões vasculonervosas, causadoras de braquialgia.

Inspeção e Palpação

Inicia-se pelo posicionamento da cabeça e pescoço. Deve-se observar a simetria da altura dos ombros, para identificar encurtamentos musculares. É importante estar atento à presença de massas localizadas.

A palpação do pescoço é mais bem realizada com o indivíduo em decúbito ventral ou dorsal, atingindo o relaxamento ideal. A curvatura natural da coluna cervical tem a concavidade para trás, aumentando, assim, a dificuldade de palpação.

A primeira estrutura palpável abaixo da protuberância occipital é o processo espinhoso de C2 (o de C1 é pouco desenvolvido). A VII vértebra cervical é notada por seu longo processo espinhoso não bífido (a vértebra mais proeminente na transição entre pescoço e tronco).

Amplitude de Movimento

No plano sagital, a flexão e a extensão atingem uma amplitude de aproximadamente 70°. A rotação compreende 90° e a lateralização 35 a 45° para cada lado, e essas amplitudes são reduzidas com a idade.

Movimentos funcionais:

- *Extensão*: olhar para o teto exige pelo menos 40 a 50° de extensão. Se a extensão atingir 70°, o plano do nariz e testa se torna paralelo ao solo.
- *Flexão*: olhar a fivela do cinto ou laço do sapato exige pelo menos 60 a 70° de flexão. Se atingir 80 a 90°, o queixo toca o peito com a boca fechada.
- *Olhar para o ombro*: pelo menos 60 a 70° de rotação (o queixo normalmente não atinge o plano do ombro).

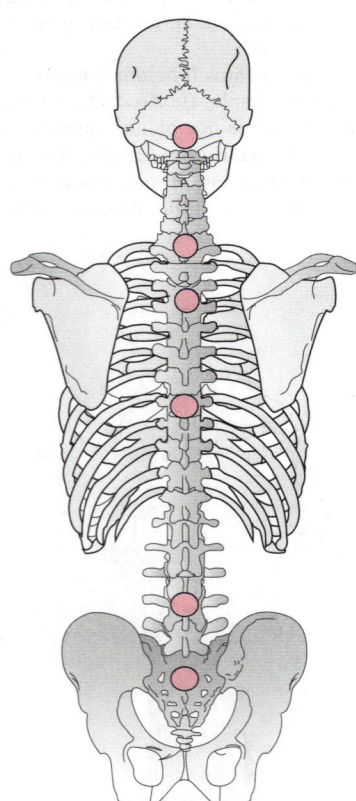

Figura 19.2 – Alguns marcos anatômicos para localização de estruturas importantes.

- *Látero-flexão*: 20 a 45° (dizer ao paciente que a orelha deve dirigir-se ao ombro, e não o contrário).

Manobras

O teste de compressão e de tração da cervical evidencia compressões foraminais de raízes nervosas. Com o paciente sentado, o examinador posiciona suas mãos sobre a cabeça do paciente. Na compressão vertical, o paciente experimenta dor (às vezes irradiada); na tração, há alívio.

A manobra de Adson evidencia compressão vasculonervosa em nível de músculos escalenos ou costela cervical, que pode ser a causa de braquialgia ou síndrome do desfiladeiro torácico. Paciente sentado com membro superior em abdução de 90° e extensão de 70°. O paciente olha para o lado testado e inspira profundamente, enquanto o examinador palpa seu pulso radial. A diminuição do pulso, nessa situação, indica compressão.

COLUNA TORÁCICA

Biomecânica

O gradeado costal, que compõe a caixa torácica, compreende também as articulações: costovertebrais (entre costelas e corpos vertebrais), costocondrais (entre costela e cartilagem costal) e esternocostal (entre cartilagem costal e esterno, nas costelas de oito a dez).

Inúmeras referências bibliográficas citam que as mulheres têm respiração de padrão predominantemente torácico, e os homens, padrão abdominal. Isto não é verificado na prática clínica atual, e provavelmente essas observações foram feitas em épocas passadas, em que as peças do vestuário impunham esses padrões.

Inspeção e Palpação

Alterações que podem ser observadas incluem:

- Hipercifose (aumento global).
- Giba (aumento localizado).
- Achatamento da cifose.
- *Pectus carinatum* (peito de pombo): esterno anteriorizado.
- *Pectus excavatum*: esterno posteriorizado.
- Tórax em tonel (no enfisema pulmonar).

Amplitude de Movimento

Na região torácica, os movimentos preferenciais são de torção e lateralização. Flexão lateral poderá ocorrer na porção em que o gradeado costal não esteja presente

Na coluna torácica, os movimentos são muito limitados, especialmente na porção mais cranial. Flexão lateral poderá ocorrer na porção em que o gradeado costal não esteja presente. Movimentação ativa:

- *Flexão anterior*: 20 a 45°.
- *Extensão*: 25 a 45°.
- *Látero-flexão*: 20 a 40°.
- *Rotação*: 35 a 50°.

Para o teste da amplitude de movimento para movimentos funcionais, pode-se proceder à medida da flexão com fita métrica: marca-se a pele na projeção de C7 e de T12. Mede-se a distância entre as marcas O paciente flete o tronco e mede-se novamente. Um aumento de 2,5cm é normal. Para a extensão medida com fita métrica, repete-se o procedimento anterior, e diminuição de 2,5cm é normal. Para a medida da flexão lateral com fita métrica, utiliza-se a distância dos dedos ao solo. Porém, essa manobra inclui também movimento da coluna lombar. A avaliação da rotação se faz por observação subjetiva.

Para avaliação dos movimentos costovertebrais, costocondrais e esternoostais, faz-se a medida da expansão torácica: com a fita métrica envolvendo o tórax na altura do quarto espaço intercostal, mede-se a diferença entre as medidas em expiração e inspiração. Espera-se um aumento de 3 a 7,5cm. Para a avaliação dos movimentos costais, coloca-se o paciente em decúbito dorsal, palpa-se a caixa torácica e pede-se para respirar.

COLUNA LOMBAR

Biomecânica

Os movimentos preferenciais da região lombar são no sentido ântero-posterior. Entre as vértebras L4-L5 e L5-S1 estão a principal sede dos movimentos da coluna, no sentido ântero-posterior e látero-lateral.

Inspeção e Palpação

Observa-se a simetria da altura das espinhas ilíacas ânterosuperiores, pois a posição anormal da pelve (por exemplo, por dismetria de membros inferiores) pode estar causando escoliose. A presença de um *degrau* na linha dos processos transversos espinais pode indicar que há uma espondilolistese.

Amplitude de Movimento

Setenta e cinco por cento dos movimentos de flexão e extensão são absorvidos pelo disco L5-S1 e os restantes 25% pelas porções superiores da coluna lombar, diminuindo proporcionalmente conforme se afasta da referida região[2]. Porém, o segmento L5-S1 praticamente não se envolve no movimento de lateralização. Quanto aos movimentos de lateralidade, estes são absorvidos na sua quase totalidade pelo disco L4-L5, auxiliados pelos discos lombares mais proximais, diminuindo proporcionalmente conforme se afasta da referida região[2].

Durante o ortostatismo, o maior movimento da coluna lombar ocorre entre L4 e L5 e entre L5 e S1[4]. A flexão lateral é de 15 a 20° para cada lado[4].

Em razão da disposição das facetas, a rotação é mínima na coluna lombar. Os movimentos preferenciais são no sentido ântero-posterior. O segmento L5-S1 praticamente não se envolve no movimento de lateralização. Os movimentos de lateralidade são absorvidos na quase totalidade pelo disco L4-L5, auxiliados pelos discos lombares mais proximais.

Movimentos ativos:

- *Flexão*: 40 a 60°.
- *Extensão*: 20 a 35°.
- *Látero-flexão*: 15 a 20°.
- *Rotação*: 5 a 20°.

Para a medida dos movimentos funcionais, pode-se proceder à medida da flexão com fita métrica: marca-se na pele a projeção de T12 e de S1, e mede-se a distância entre as marcas. O paciente flete, então, o tronco e mede-se novamente a distância. Um aumento de 7,5cm é considerado normal.

Para o teste de Schober, localiza-se S2 (na altura das espinhas ilíacas póstero-superiores), e marca a pele 5cm abaixo e 10cm acima desta. Mede-se a distância entre as marcas, e o paciente flexiona o tronco. Mede-se novamente a distância.

Manobras

No caso de escoliose lombar ou inclinação pélvica lateral, deve-se investigar dismetria de membros inferiores, pela mensuração destes por fita métrica, da espinha ilíaca ântero-superior até o maléolo interno.

A manobra de Lasegue avalia comprometimento radicular lombar. Paciente em decúbito dorsal flexiona passivamente o quadril em 30° com joelho estendido. Evidencia-se radiculopatia se ocorrer reprodução da ciatalgia.

A articulação sacroilíaca pode ser avaliada por compressão das cristas ilíacas, estando o paciente em decúbito lateral. Se houver dor durante a compressão, é evidência de comprometimento dessa articulação.

AVALIAÇÃO POSTURAL

Postura é a posição ou atitude do corpo, formada pelo arranjo relativo de suas partes para uma atividade específica ou, ainda, uma maneira individual de sustentação orientada pela força da gravidade. Corresponde à disposição relativa do corpo em um momento, portanto uma composição das articulações em um instante.

Estabelecer padronização para boa postura é tarefa difícil, pois depende da individualidade (relação específica entre estruturas corporais e comportamentais, etnia, aspectos culturais e faixa etária). O termo *postura correta* ou *postura ideal* levanta polêmicas constantes entre estudiosos. A postura apresenta características dinâmicas, individuais, dentro de uma faixa de normalidade, cujos limites não estão ainda bem estabelecidos.

Não se pode falar em postura que seja correta ou incorreta. A boa postura seria idealmente a disposição adequada dos segmentos corporais, que não causassem desequilíbrios e compensações indesejáveis a curto e a longo prazo, permitindo o bom andamento de todas as funções corporais. A postura correta idealmente seria a posição em que o mínimo de estresse é aplicado sobre cada articulação[10].

Uma forma prática de se avaliar a postura é aproximar um fio de prumo por trás do paciente e observar onde esse fio toca. Idealmente, deveria tocar simultaneamente o occipício, a cifose torácica e as nádegas. Porém, essa postura perfeita está presente em apenas 10% das pessoas comuns assintomáticas[11].

EXAME RADIOLÓGICO

No exame da radiografia simples, deve-se valorizar principalmente:

- Malformações (hemivértebra, espinha bífida etc.).
- Alinhamento no plano sagital (curvaturas fisiológicas e suas alterações).
- Alinhamento no plano coronal (escoliose, medida pelo método de Cobb).
- Descontinuidade vertebral (espondilolistese).
- Altura dos espaços intervertebrais (alterações discais).
- Bordos vertebrais (osteófitos).
- "Coluna em bambu" (espondilite anquilosante).
- Deslocamento de vísceras (coração, pulmão).
- Lombarização de S1 ou sacralização de L5 (variações anatômicas).

REFERÊNCIAS BIBLIOGRÁFICAS

1. BRICOT, B. *Posturologia*. São Paulo: Ícone, 1999.
2. BRITO JR., C. A. Alterações posturais. In: LIANZA, S. (ed.). *Medicina de Reabilitação*. 3. ed. Rio de Janeiro: Guanabara Koogan, 2001.
3. FIELD, D. *Anatomia Palpatória*. 2. ed. São Paulo: Manole, 1991.
4. GARDNER, E.; GRAY, D. J.; O'RAHILLY, R. *Anatomia – Estudo Regional do Corpo Humano*. 4. ed. Rio de Janeiro: Guanabara Koogan, 1982.
5. KALTENBORN, F. M. *The Spine: basic evaluation and mobilization techniques*. 2. ed. Minneapolis: OPTP, 1993.
6. MAGEE, D. J. *Orthopedic Physical Assessment*. 2. ed. Philadelphia: W.B. Saunders, 1992.
7. MAURICE-WILLIAMS, R. S. Spinal anatomy and physiology. In: *Spinal Degenerative Disease*. Bristol: John Wright & Sons, 1981.
8. MELLIN, G.; KIISKI, R.; WECKSTRÖM, A. Effects of subject position on measurements of flexion, extension and lateral flexion of the spine. *Spine*, v. 16, n. 9, p. 1108-1110, 1991.
9. RAMOS JR., J. *Semiotécnica da Observação Clínica*. 7. ed. São Paulo: Sarvier, 1986.
10. ROSSI, J. D. M. B. A.; LEIVAS, T. P. Estudo mecânico da coluna vertebral. In: BARROS FILHO, T. E. P.; BASILE JR., R. (eds.). *Coluna Vertebral – Diagnóstico e Tratamento das Principais Patologias*. São Paulo: Sarvier, 1995.
11. WAJCHENBERG, M.; PUERTAS, E. B.; RODRIGUES, L. M. R. Coluna vertebral – anatomia funcional, biomecânica e semiologia. In: COHEN, M.; ABDALLA, R. J. (eds.). *Lesões nos Esportes – Diagnóstico, Prevenção, Tratamento*. Rio de Janeiro: Revinter, 2003.

Ombro e Cotovelo

Antonio Sérgio de Almeida Prado Terreri

OMBRO

O ombro e suas estruturas periarticulares desempenham função relevante no sistema locomotor. O equilíbrio entre os componentes estáticos (articulações, cápsulas, ligamentos e neurossensores) e dinâmicos (músculos, tendões e fáscias) conferem à articulação de maior amplitude articular do corpo condições de receber, filtrar e, ao mesmo tempo, transmitir energia recebida para todo o membro superior. Entretanto, pode tornar-se vulnerável, especialmente em decorrência da congruência articular, com uma cabeça umeral exposta e de grande volume em relação a uma cavidade glenóide pequena. Portanto, pode-se ter, de um lado, sobrecargas miotendíneas e, de outro, capsuloligamentares, principalmente nos esforços realizados com elevação do ombro. Todo esse esforço servirá para proporcionar ao cotovelo condições mais seguras para realizar a sua função de aproximação ou afastamento, em última análise, da mão; esta tem como característica principal executar os movimentos mais refinados e essenciais às atividades de vida diária.

De uma maneira geral, o ombro apresenta afecções localizadas, voltadas para as queixas dolorosas, instabilidades e traumas. No entanto, ele pode tomar parte num processo doloroso de caráter mais sistêmico ou mesmo regional, ou seja, acometendo a região cervical-membro superior. Nos quadros localizados, encontram-se os diagnósticos das síndromes do impacto, que incluem o impacto subacromial (tendinite e/ou ruptura do manguito rotador, tendinite da cabeça longa do bíceps, bursite subdeltóidea/subacromial), impacto posterior e impacto subcoracóide. Outros diagnósticos localizados: instabilidade glenoumeral (anterior, posterior, inferior e multidirecional), instabilidade acromioclavicular, lesão do tipo SLAP (lesões do *labrum* glenóide superior), síndrome miofascial (músculo deltóide), tendinite calcárea, artrose glenoumeral, artrose acromioclavicular, fraturas, capsulite adesiva, lesão nervosa (nervo axilar, supra-escapular), lesão do plexo braquial, paralisia obstétrica, distrofia fascioescapuloumeral, infecções e tumores. Na região posterior do ombro, mais referida como região escapular dorsal, encontramos síndrome miofascial (músculos trapézio superior, elevador da escápula, rombóides, infra-espinal, redondo menor), escápula em ressalto, lesão nervosa (nervo supra-escapular e, raramente, torácico longo). Nas afecções associadas, encontram-se as síndromes neurocompressivas cervicais (como hérnias), doenças sistêmicas (diabetes, tireoideopatias, doenças reumatológicas, gota), fibromialgia, distrofia simpático reflexa (síndrome ombro-mão), síndrome do desfiladeiro torácico (escaleno, costela cervical, hiperabdução e costoclavicular), dores viscerais (coração, pâncreas). Pode haver outros diagnósticos concomitantes, complicando muitas vezes o tratamento. É o caso, por exemplo, do diagnóstico de uma síndrome do impacto, por tendinite do supra-espinal, associada a hipotireoidismo e síndrome miofascial na região escapular, com alteração postural cervical e do membro superior e inadequação ergonômica nas atividades diárias; ou uma tendinite do supra-espinal associada à síndrome neurocompressiva cervical acometendo, em especial, a região escapular dorsal-braço.

Nesse sentido, é interessante salientar que o tratamento medicamentoso direcionado para o quadro doloroso do ombro, que é a *queixa* do paciente, nem sempre reverte tal situação, principalmente, se esta não for considerada como um todo.

A correta avaliação das funções locomotora e ergonômica, aliada à orientação e reabilitação adequada, pode garantir a eficácia do tratamento.

Portanto, uma perfeita anamnese e um minucioso exame físico auxiliarão no(s) diagnóstico(s) correto(s), o que muito contribuirá para o tratamento.

Anamnese

Assim como, para outras articulações e segmentos corporais, a dor é a principal queixa na história clínica no ombro. No entanto, devemos avaliar os seguintes aspectos:

- Localização: dor localizada ou difusa; irradia ou não para outras regiões.
- Há quanto tempo ocorre a dor (aguda/crônica).
- Início: súbito ou insidioso; começou ao repouso ou movimento; se foi desencadeado em virtude de esforço menor/maior ou de esforço repetitivo do tipo microtrauma; se houve trauma maior ou acidente, envolvendo eventualmente um macrotrauma; se houve outros sinais flogísticos além da dor (inchaço, rubor, calor, limitação do movimento).
- Intensidade: leve, moderada ou acentuada; e em qual atividade.
- Freqüência: intermitente ou contínua.
- Tipo: aperto, agulhada, latejante, em peso.
- Número de episódios: se foi o primeiro com dor, se é recidivo (ocorreu pela segunda vez) ou mesmo recorrente (mais de uma vez).
- Fatores de piora: movimento não específico, movimento específico, atividade/esforço físico, período diurno/noturno.
- Fatores de melhora: repouso, posicionamento e movimentação do membro superior, medicação, meios físicos (calor, gelo etc.).

A dor pode ter sido uma queixa pregressa e que, atualmente, manifesta-se menos relevante ou, mais raramente, inexistente. Portanto, outras queixas devem ser pesquisadas e valorizadas: instabilidades/luxações, atrofias musculares, parestesias (formigamento ou dormência), deformidades, inchaço, diminuição de força e, em alguns casos, diminuição da resistência, que se manifesta por meio do cansaço ou fadiga para as pequenas ou grandes tarefas.

As atividades habituais e os antecedentes devem ser considerados. Limitações ou deficiências para executar as atividades diárias habituais (alimentação, higiene, ato de vestir-se), incluindo as profissionais, atividades físicas/esportivas e lazer; perguntar o que é e/ou o que era possível realizar; questionar a forma ergonômica de tais atividades (postura e material utilizado). Nos antecedentes, perguntar a respeito de traumas e acidentes ocorridos, terapia recebida (tratamento medicamentoso, incluindo eventual aplicação de infiltrações com cortisona, injeções aplicadas no músculo deltóide para gripe, uso de esteróides anabolizantes), doenças individual e familiar existentes (como diabetes, tireoideopatia, doenças convulsivas, doenças reumatológicas).

Em relação às instabilidades glenoumerais, deve-se saber se houve luxação e/ou subluxação, bem como o número de seus episódios, ou seja, se o ombro, respectivamente, saiu do lugar uma ou mais vezes com redução espontânea ou se foi preciso dirigir-se a um setor médico para a redução. Em geral, nas instabilidades traumáticas, ocorre trauma direto ou indireto importante, normalmente em abdução combinada com rotação externa. Se o indivíduo for idoso, a concomitância diagnóstica com ruptura do manguito rotador será maior. Nas instabilidades do tipo atraumática, existe frouxidão cápsulo-ligamentar, coexistindo com microtraumas de repetição. Pode ocorrer, entretanto, a associação do componente traumático e atraumático.

Exame Físico

O exame físico é constituído por inspeção estática, inspeção dinâmica, palpação, testes clínicos e provas funcionais.

O ombro deve apresentar-se normalmente com postura correta, ou seja, sem desnivelamento em relação ao plano frontal e com discreta protração anterior; deve apresentar-se simétrico, eutrófico, sem dor significativa à palpação, sem alterações significativas da amplitude articular, da força muscular, da coordenação motora, de sensibilidade, de alterações neurovasculares e dos testes clínicos e provas funcionais.

Inspeção Estática

Avaliação da postura, simetria, trofismo muscular:

- *Nivelamento do ombro*: conferir se está assimétrico, mais elevado ou mais rebaixado, mais anterior ou posterior; se há cifose torácica e lordose cervical mais acentuada; se há escoliose; pode estar mais rebaixado com atrofia do músculo deltóide (semelhante a um cabide) nos quadros de lesão do plexo braquial, lesão do nervo axilar, acidente vascular cerebral, distrofia fascioescapuloumeral; pode estar mais elevado, na moléstia de Sprengel.
- *Deformidade da clavícula*: elevação distal (instabilidade acromioclavicular); anteriorização proximal (instabilidade esternoclavicular); seqüela de fratura (exostose).
- *Deformidade da escápula*: alada (lesão do nervo torácico longo).
- *Trofismo muscular*: atrofia muscular – como nos músculos supra-espinal e/ou infra-espinal (lesão do nervo supra-escapular ou ruptura maciça crônica do manguito rotador); músculo deltóide (lesão do nervo axilar); ausência do músculo peitoral maior (agenesia).
- *Abaulamentos*: tumores (lipoma, condromatose); bursite/derrame; ruptura da cabeça longa do músculo bíceps; fratura.
- *Alteração da coloração*: equimose (fratura, ruptura muscular/tendínea); eritema (inflamação/infecção).

Inspeção Dinâmica

É uma avaliação de amplitude articular ativa e passiva. O paciente deve realizar os seguintes movimentos:

- *Flexão*: elevação realizada anteriormente, no plano sagital, com amplitude entre 0 e 180°; realizada pelo deltóide – nas porções anterior e coracobraquial –, e de forma acessória por bíceps braquial (cabeça longa), fibras média do deltóide e peitoral maior.

- *Extensão*: elevação realizada posteriormente, no plano sagital, com amplitude entre 0 e 60°; realizada pelo deltóide – porção posterior, grande dorsal, redondo maior –, e de forma acessória pelo redondo menor e tríceps braquial – porção longa.
- *Abdução*: elevação realizada lateralmente, no plano coronal (frontal), com amplitude entre 0 e 180°; realizada pelo manguito rotador – principalmente supra-espinal e deltóide –, na porção média, e de forma acessória pelo deltóide – porções anterior e posterior, e serrátil anterior. Pode ser realizada, também, no plano horizontal, a partir da abdução de 90°, realizando-se movimento posterior, com amplitude entre 0 e 45°.
- *Adução*: elevação realizada medialmente, no plano coronal (frontal), com amplitude entre 0 e 45°; realizada pelo peitoral maior, grande dorsal e redondo maior, e de forma acessória pelo peitoral menor e deltóide – porção anterior; pode ser realizada, também, no plano horizontal, a partir da abdução de 90°, realizando-se movimento anterior, com amplitude entre 0 e 140°.
- *Rotação externa*: movimento realizado no plano neutro, flexionando-se o cotovelo em 90° e rodando-se lateralmente o ombro com amplitude entre 0 e 70°, proporcionado pelo infra-espinal, além do redondo menor, e auxiliado pelas fibras posteriores do deltóide; há, também, o movimento realizado com abdução do ombro de 90°, com amplitude entre 0 e 90°, ou com flexão do ombro de 90°, com amplitude entre 0 e 90°.
- *Rotação interna*: movimento realizado no plano neutro, flexionando-se o cotovelo em 90° e rodando-se medialmente o ombro com amplitude entre 0 e 90°; é proporcionado pelo subescapular, peitoral maior, grande dorsal, redondo maior e auxiliado pelas fibras anteriores do deltóide e peitoral menor; há, também, o movimento realizado com abdução do ombro de 90°, com amplitude entre 0 e 80°, e também com flexão do ombro de 90°, com amplitude entre 0 e 80°.

Pode-se considerar normal a variação das amplitudes de mais ou menos 20°, variando de acordo com a flexibilidade e mobilidade individuais.

O termo *elevação* do ombro deve ser entendido como o movimento de abdução do ombro no plano neutro, ou seja, realizado a 45° anteriormente em relação ao plano frontal.

O manguito rotador é composto pelos músculos: supra-espinal, infra-espinal, subescapular e redondo menor.

Palpação

A intensidade e sensibilidade dos sintomas dos pacientes à dor podem ser bem traduzidas por meio da palpação; esta deve ser realizada de modo sutil e cuidadoso e fornece dados dos mais importantes, se realizada principalmente de forma combinada com os testes clínicos dinâmicos, descritos a seguir. Deve ser sempre realizada de forma comparativa com o outro ombro, de intensidade inicial ao toque sempre leve e com eventual aumento progressivo. Assim, palpa-se tubérculo maior e menor, sulco bicipital e tendão da cabeça longa do bíceps, articulação acromioclavicular, processo coracóide, fossa supraclavicular e todos os ventres musculares – deltóide (incluindo a inserção), supra-espinal, infra-espinal, redondo menor, trapézio, trapézio, elevador da escápula, peitorais, adutores da escápula, escalenos, paravertebrais cervicais, redondo maior e grande dorsal; pesquisar a temperatura; os pontos dolorosos devem ser ressaltados. Não esquecer de pesquisar os pontos fibromiálgicos como um todo e compará-los com a avaliação de ombro e periescapular. Portanto, palpar a região do trapézio superior (um terço médio), a região do supra-espinal e a região da segunda articulação costocondral.

A crepitação pode ocorrer na região ântero-superior do ombro, geralmente em razão de espessamento sinovial, subluxação da cabeça longa do tendão do bíceps ou artrose glenoumeral. Surge mais freqüentemente na região dos tubérculos e porção superior do sulco bicipital à combinação da elevação com rotação externa; pode até desaparecer ao realizarmos a elevação em flexão. Pode ser dolorosa nos processos agudos inflamatórios e de artrose com ruptura do manguito (artropatia do manguito), caso contrário, costuma se mostrar assintomática. Outro local que pode surgir é na inserção do músculo elevador da escápula, junto ao ângulo superior desse osso (escápula em ressalto), normalmente ao movimento de elevação do ombro combinado com rotações, internas ou externas, ou por vezes com a elevação da escápula isolada. Muitas vezes, apresenta-se assintomática, mas é preciso verificar história pregressa de trauma (fascites) ou investigar presença de osteocondroma. Nos traumas agudos mais graves, a crepitação palpável e muito dolorosa no segmento ósseo significa mais comumente ocorrência de fratura.

A anestesia ou hipoestesia localizada especificamente na região do ombro é causada, em geral, por lesão do nervo axilar, que inerva o músculo deltóide, em decorrência, na maioria das vezes, de traumas com grande energia cinética envolvendo fratura umeral. No esporte, os arremessadores e jogadores de voleibol podem apresentar raramente fadiga dos rotadores externos, acompanhada, por vezes, de atrofia do infra-espinal. Isto é em razão de lesão por estiramento ou compressão do nervo supra-escapular.

Testes, Sinais Clínicos e Provas Funcionais

- *Sinal do impacto (de Neer)*: examinador realiza a elevação passiva do ombro com sua mão na região do antebraço do paciente, fixando a escápula deste com a outra mão sobre o ombro; é positivo quando provoca dor, resultado da compressão das estruturas subacromiais acometidas, situadas entre a cabeça umeral (tubérculo maior) e arco coracoacromial (Fig. 19.3).
- *Teste de Neer*: infiltração de 5 a 10mL de xilocaína 1% no espaço subacromial, que é positivo quando alivia a dor provocada pelo sinal do impacto.
- *Arco doloroso (painful arc)*: dor na região subacromial situada entre 60 e 120° de abdução ativa, onde se situa a zona de impacto. Se houver dor acima de 120°, principalmente nos últimos 30°, a causa mais provável é o acometimento da articulação acromioclavicular.
- *Teste de Jobe*: para avaliação da dor e/ou fraqueza do manguito rotador (especialmente do supra-espinal); é realizado por meio da abdução de 90° do ombro no plano da escápula,

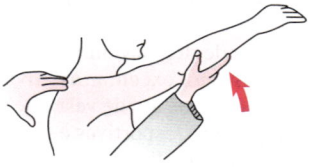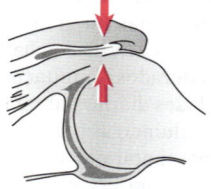

Figura 19.3 – Sinal do impacto (Neer).

contra resistência do examinador, com o ombro em rotação interna e o polegar voltado para baixo (Fig. 19.4).

- *Teste do supra-espinal*: semelhante ao teste de Jobe, mas com o ombro em rotação neutra.
- *Teste para rotações interna e externa*: para avaliação, respectivamente, dos rotadores internos e externos; é realizado isometricamente, tanto na posição neutra como na abdução de 90°; se for realizado com rotação externa em abdução de 90°, é denominado teste de Patte.
- *Teste do bíceps (*Speed *ou* palm up test*)*: flexão do ombro contra resistência, com o cotovelo estendido e supinado. O teste é positivo se provocar dor na cabeça longa do músculo bíceps braquial (Fig. 19.5).
- *Teste de Gerber* (lift off test): para avaliação do subescapular; o paciente coloca o dorso da mão no nível de L5-S1 e, contra a resistência do examinador, tenta empurrá-la; pode indicar lesão do subescapular, em razão da dor/fraqueza.
- *Teste da flexão-adução horizontal*: indica acometimento da articulação acromioclavicular, por meio da combinação dos movimentos ativos de flexão do ombro de 90°, com adução horizontal, se houver dor.
- *Teste de O'Brien*: para lesão do tipo SLAP. O ombro é posicionado a 90° de flexão e 20° de adução horizontal. O examinador aplica força axial por meio do antebraço, enquanto a mão é pronada e supinada, avaliando-se, então, aspecto de dor e fraqueza. O teste é positivo quando o paciente refere dor que é pior durante o movimento de pronação.
- *Teste de compressão-rotação (*clunk test*)*: para lesão do tipo SLAP. O paciente é posicionado em decúbito dorsal; realiza-se força de compressão axial no úmero e roda-se o ombro, podendo ocorrer estalido do fragmento labral, em decorrência de compressão da cabeça umeral e da glenóide.
- *Teste para o serrátil anterior*: o paciente, em posição ortostática, realiza ativamente inclinação anterior, com apoio dos membros superiores contra mesa ou parede (*empurrar a parede*); o teste será positivo se houver retração passiva da escápula, ou seja, se esta se apresentar posteriorizada e alada; a fraqueza do serrátil pode ser, eventualmente, causada por paralisia do nervo torácico longo.
- *Teste da pinça*: para avaliar rigidez escapuloumeral; o examinador *pinça* o ângulo inferior da escápula do paciente com os dedos de uma mão e com a outra, colocada abaixo do cotovelo (discretamente flexionado), realiza abdução passiva do ombro; é possível, assim, fixar o ângulo inferior da escápula em até 90° de abdução passiva; na rigidez, em especial na capsulite adesiva, torna-se difícil ou impossível tal fixação, e a escápula, mesmo pinçada, desloca-se já nos primeiros 10 a 40° de abdução do ombro.
- *Teste do clarinete (*clarin*)*: indicado nos casos de paralisia obstétrica, com acometimento alto de C5-C6; pede-se para a criança levar ativamente a sua mão em direção à sua boca; o teste será positivo se a criança conseguir atingir a boca, mas à custa da abdução do ombro, que tenderá à rotação interna concomitante.

Faz parte da semiologia a avaliação dos músculos rotadores da escápula, que realizam movimentos de elevação e adução escapular; portanto, pede-se ao paciente realizar ativamente o movimento de elevação da escápula; dessa forma, avalia-se o músculo elevador da escápula e trapézio superior; já os músculos adutores da escápula (rombóides maior e menor, trapézio) são responsáveis pela adução escapular.

Os próximos testes são utilizados nas instabilidades:

- *Teste da apreensão (anterior e posterior)*: avalia a estabilidade anterior e posterior. O paciente está na posição sentada ou eventualmente em pé. Na apreensão anterior, realiza-se abdução de 45 a 90° e rotação externa com uma das mãos, e, com a outra, aplica-se força póstero-anterior sobre a cabeça umeral. É positivo se o paciente temer que o ombro saia do lugar (Fig. 19.6). Na apreensão posterior, faz-se elevação do ombro com rotação interna, adução de 90° e força ântero-posterior.
- *Teste da gaveta anterior e posterior*: avalia graus de frouxidão articular glenoumeral. Em ombro na posição neutra, com o paciente sentado ou em pé, uma mão do examinador fixa a escápula e a outra realiza movimentos de translação anterior e posterior sobre a cabeça umeral (comparar com lado oposto). Deslocamento de até 25% em relação à glenóide é considerado apenas hipermobilidade articular (Fig. 19.7, A e B).
- *Teste do sulco*: para avaliação da subluxação inferior da cabeça umeral, característica da instabilidade multidirecional,

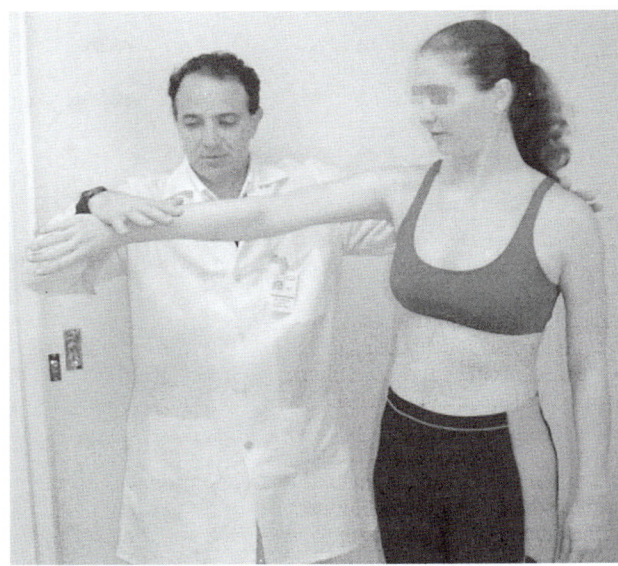

Figura 19.4 – Teste de Jobe.

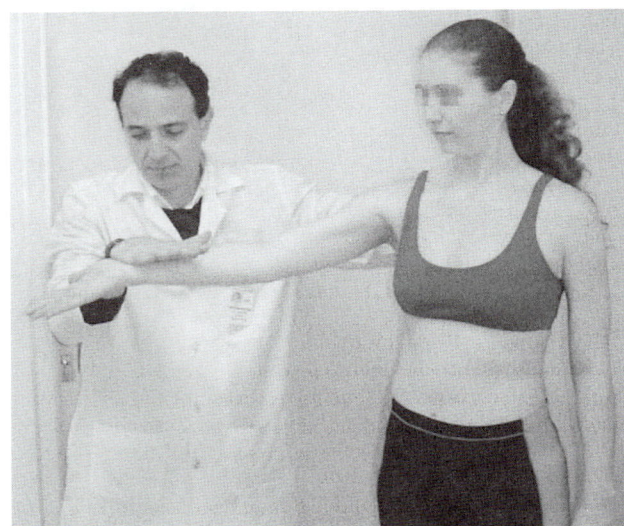

Figura 19.5 – Teste do bíceps (Speed).

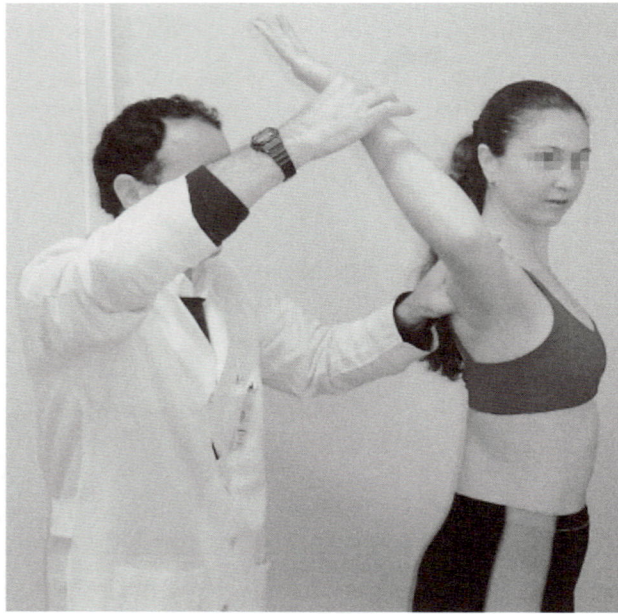

Figura 19.6 – Teste da apreensão anterior.

ou também para casos de frouxidão articular. Realiza-se tração inferior no braço do paciente e observa-se o deslocamento da cabeça umeral em relação à região lateral do acrômio; diferença menor que 1cm é considerada normal; deve haver comparação com o lado contralateral.

- *Teste da instabilidade posterior (teste de Fukuda)*: por meio de adução, flexão e rotação interna passiva do ombro, o examinador tenta posteriorizar a cabeça umeral; havendo instabilidade posterior, a cabeça umeral subluxa-se nessa direção, resvalando-se na borda posterior da glenóide.
- *Teste da recolocação (relocation test)*: executa-se o teste da apreensão com o paciente em decúbito dorsal; o ombro é subluxado anteriormente, causando dor e desconforto; em seguida, aplica-se uma força ântero-posterior, que ocasiona a redução na posição anatômica do ombro, causando alívio da dor. Se a dor permanecer, pode haver impacto associado (Fig. 19.8).
- *Sinal da tecla*: para as lesões (luxações) acromioclaviculares; pressiona-se a clavícula inferiormente, reduzindo seu deslocamento, e, ao soltá-la, haverá seu retorno espontâneo à posição de instabilidade inicial.

Assim como para outras regiões, a força muscular nos diferentes movimentos do ombro pode ser avaliada clinicamente em cinco graus:

- *Grau 0*: contração muscular ausente.
- *Grau 1*: contração muscular com esboço de movimento.
- *Grau 2*: contração muscular com movimento, mas sem vencer a gravidade.
- *Grau 3*: contração muscular com movimento que vence a gravidade, mas sem vencer resistência.
- *Grau 4*: contração muscular com movimento, que vence a gravidade e tem certa resistência.
- *Grau 5*: contração muscular com resistência normal.

Provas Funcionais

São úteis para a avaliação das amplitudes articulares de movimentos combinados, e realizadas de maneira progressiva:

- *Abdução-rotação externa*: mão-boca, mão-testa, mão-nuca (todas realizadas com a palma da mão).
- *Adução-rotação interna*: mão-coxa homolateral, mão-nádega, mão-sacro, mão-região lombar (L5), mão-região torácica T12 e T7 (com exceção da mão-coxa, todas são realizadas com o dorso da mão).

O paciente poderá realizar as provas funcionais do seguinte modo:

- Com ou sem dor.
- Com ou sem dificuldades de amplitude de movimento.
- Não realiza.

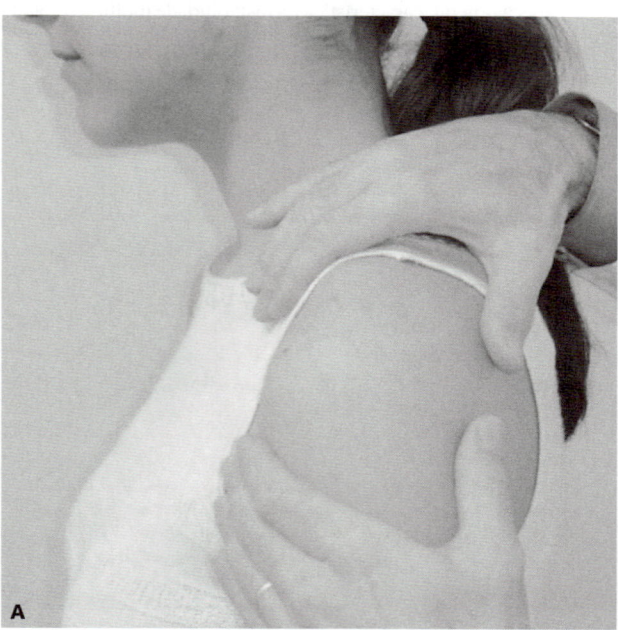
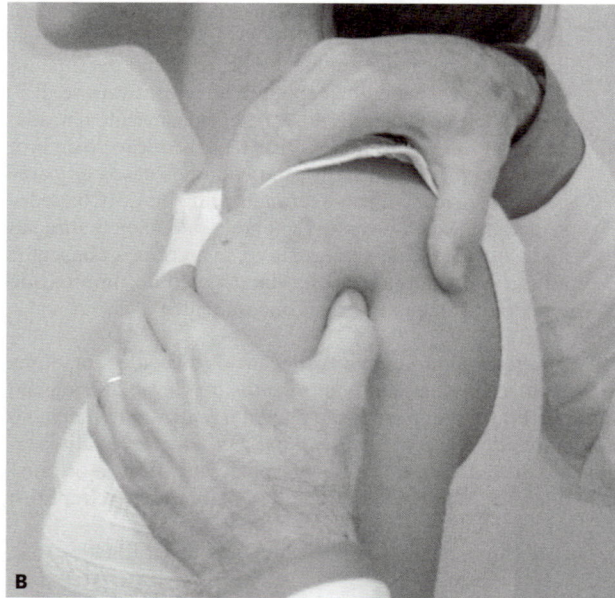

Figura 19.7 – (A) Teste da gaveta. (B) Teste da gaveta anterior positivo.

COTOVELO

Ao contrário do ombro, a articulação do cotovelo apresenta-se como uma articulação mais estável, em razão de sua congruência articular. Suas principais funções são:

- Permitir o posicionamento da mão no espaço, pois, como é o elo entre o ombro e a mão, possibilita a esta o afastamento ou aproximação ao corpo.
- Suporte para realizar força nas atividades de sobrecarga, mudando o braço de alavanca no membro superior.
- Estabilizar atividades que envolvam movimentos finos, bem como de extrema força.

O cotovelo é um local freqüentemente acometido, tanto por situação de macrotrauma, pois tem atuação semelhante a um pára-choque lateral, quanto por doenças relacionadas principalmente aos esforços repetitivos, em razão da nobre e eficiente função de servir o punho e a mão, uma vez que estes apresentam movimentos de alta precisão e complexidade.

Assim como no ombro, avalia-se a semiologia do cotovelo por meio da anamnese e exame físico.

Anamnese

O histórico clínico oferece dados de extrema importância, e a dor é a queixa mais freqüente. Identificar o local (ou locais) e há quanto tempo ocorre. Ela pode originar-se de forma aguda e relacionada a um macrotrauma, com ou sem demais sinais flogísticos; pode ser insidiosa, relacionada às atividades ou ao esforço físico (microtrauma de repetição); ou mesmo surgir após algumas horas de atividades físicas, lembrando um processo inflamatório evolutivo. Saber se a intensidade da dor apresenta-se como leve, moderada ou acentuada; se a freqüência é intermitente ou contínua; se o tipo é em aperto, agulhada, latejante ou em peso; e se irradia para o ombro, região cervical ou mesmo punho e mão; em relação ao número de episódios, se foi o primeiro, é recidivante (ocorreu pela segunda vez) ou mesmo recorrente (mais de uma vez). Verificar fatores de piora ou melhora associados; limitação da força e amplitude; inchaço; alteração da sensibilidade (anestesia, hipoestesia ou hiperestesia); coloração; trofismo; abaulamentos; ou desvio de eixo. As atividades de vida diária (AVD), sejam profissionais, de lazer ou de esporte, estão muitas vezes implicadas, podendo causar lesões por esforço repetitivo e limitações. O interrogatório dos diversos aparelhos e os antecedentes fornecem informações adicionais para complementar a anamnese.

A avaliação da atividade diária do paciente apresenta caráter relevante na história. Muitas queixas relacionam-se com tais atividades e movimentos específicos, que não traduzem ao paciente um verdadeiro trauma. Portanto, podem ocorrer episódios em que houve um início de tarefa não habitual, como trabalho com esforço repetitivo e atividade esportiva; alteração do esforço habitual que está acostumado a fazer, não respeitando o tempo de pausa, inclusive aumentando ou prolongando o tempo de execução do esforço ou sua carga; ou realização de esforços súbitos com pesos, que não ocasionam, no momento, limitação da atividade. É comum observar postura e esforço inadequados que cotovelo e punho adquirem nas atividades diárias. Portanto, perguntar como as atividades são realizadas. Pessoas que trabalham com o cotovelo estendido e punho flexionado ou estendido, sem apoiar os cotovelos, esforço *estático* e dinâmico podem promover fadiga e sobrecarga do sistema locomotor. Portanto, digitador que não mantém cotovelos em flexão por volta de 90° e antebraços apoiados, mantendo erroneamente os punhos em posição de extensão e desvio ulnar; jogador de tênis que procura não manter o punho em posição neutra nas rebatidas de bola, realizando extensões e flexões repetitivas em tais jogadas; motorista de moto ou automóvel que mantém extensão forçada do punho ao dirigir ou que mantém o cotovelo apoiado na janela apresentam posições ditas não ergonômicas e que favorecem surgimento de lesões.

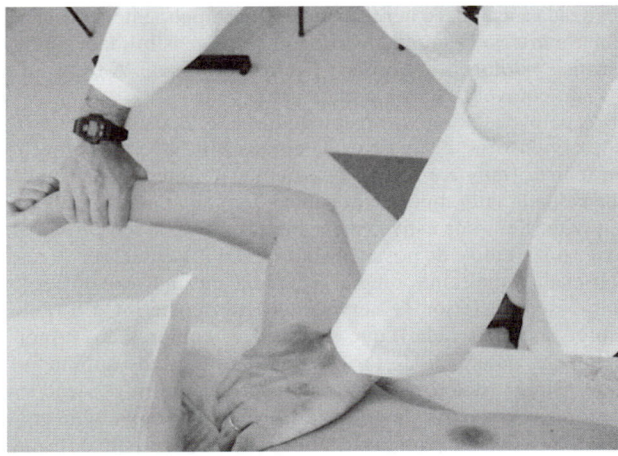

Figura 19.8 – Teste da recolocação.

Exame Físico

Composto por inspeção estática, inspeção dinâmica, palpação e testes clínicos.

Inspeção Estática

Avaliam-se deformidades, alinhamento axial (varo ou valgo), trofismo muscular (principalmente dos extensores e flexores do punho), abaulamentos, inchaço ou saliências, coloração (cianose ou hiperemia), alteração do tegumento e anexos. Cotovelo com desvio em varo (cúbito varo) é comumente resultado de fratura supracondiliana. Aumento de volume local com presença de sinais flogísticos pode sugerir processo inflamatório ou infeccioso, como sinovite ou artrite séptica, respectivamente. Tais processos mais localizados na região da bursa olecraneana sugerem, muitas vezes, bursite olecraneana traumática, e, por vezes, são causados por gota. Nódulos reumatóides podem ser visíveis.

Inspeção Dinâmica

É a avaliação de amplitude articular ativa e passiva. Na amplitude articular do cotovelo, há os movimentos de:

- Extensão/flexão (0°/150°).
- Pronação/supinação (75°/85°).

No cotovelo, existem pequenas variações dentro da normalidade, como uma hiperextensão de 10°, observada principalmente no sexo feminino, que pode indicar frouxidão articular. O ângulo de carregamento (*carrying angle*), que é definido como o ângulo formado entre os eixos longitudinais do úmero e da ulna, medido no plano frontal com o cotovelo em extensão e supinado, varia de 10 a 15°, nos homens, e de 15 a 20°, nas mulheres. Está alterado no cúbito varo (diminuído) e no cúbito valgo (aumentado).

Palpação

Verificam-se os epicôndilos lateral e medial, olécrano e sua fossa, fossa cubital, cabeça do rádio, regiões miotendíneas; é realizada a avaliação neurovascular (principalmente, em nervo ulnar e artéria braquial); verificam-se as sensibilidades tátil, térmica e dolorosa (pesquisar pontos dolorosos). A flexão de 90° do cotovelo facilita a palpação.

A palpação dolorosa no epicôndilo lateral, origem dos tendões extensores, é sugestiva de epicondilite lateral (cotovelo de tenista [*tennis elbow*]). A articulação úmero-radial pode ser palpada lateralmente; dor local com abaulamento sugere sinovite. Se a dor estiver mais localizada no terço proximal extensor, trata-se de possível síndrome miofascial, por vezes, associada à síndrome compressiva radial ou síndrome do nervo interósseo posterior. O nervo interósseo posterior é o ramo motor do nervo radial, que pode sofrer compressão, principalmente, na arcada de Frohse, junto ao músculo supinador.

A palpação dolorosa no epicôndilo medial, origem dos tendões flexores, é sugestiva de epicondilite medial (cotovelo de golfista). Se a dor estiver mais localizada no terço proximal flexor, trata-se de possível síndrome miofascial, por vezes, associada à síndrome compressiva do nervo mediano, mais conhecida como síndrome do pronador redondo, que ocorre no nível dos ramos musculares do pronador redondo, na fáscia do bíceps ou na arcada dos flexores dos dedos. O pulso braquial pode ser palpável lateralmente ao nervo mediano.

O nervo ulnar é palpado medialmente no sulco ulnar; deve-se palpá-lo suavemente, pois, por vezes, ocorre choque desagradável no 4º e 5º dedos; pode estar acometido por afecções decorrentes de traumas ou processos inflamatórios sinoviais, com eventual compressão e/ou espessamento. A hanseníase é, também, uma das causas de seu espessamento.

A palpação da fossa ulnar serve para a avaliação do tendão do bíceps, da artéria braquial e do nervo mediano.

A inserção do tríceps é palpável no olecrano, assim como a bursa olecraneana; processos inflamatórios, como tendinite do tríceps e bursite olecraneana, são identificados à palpação, em que esta última apresenta, com freqüência, abaulamento, hiperemia e aumento da temperatura local.

Em relação à pesquisa dos 18 pontos fibromiálgicos, pode resultar nos cotovelos um total de dois pontos, ou seja, um ponto por cotovelo localizado 2cm distal ao epicôndilo lateral.

Testes Clínicos

É a contração muscular ativa sem ou contra resistência do cotovelo (flexão-extensão) e do punho (flexão-extensão e pronação-supinação).

Graus de força muscular:

- *Grau 0*: contração muscular ausente.
- *Grau 1*: contração muscular com esboço de movimento.
- *Grau 2*: contração muscular com movimento, mas sem vencer a gravidade.
- *Grau 3*: contração muscular com movimento, que vence a gravidade, mas não vence a resistência.
- *Grau 4*: contração muscular com movimento, que vence a gravidade e tem certa resistência.
- *Grau 5*: contração muscular com resistência normal.

A avaliação motora deve ser realizada em posição supina. A inervação correspondente consta a seguir (Tabela 19.1).

Deve ser lembrado que, na avaliação neurológica, a lesão da região motora central caracteriza-se por perda da destreza, déficit de força muscular, hiper-reflexia, ocorrência de clônus e espasticidade. Já na lesão do sistema nervoso periférico, ocorre principalmente perda da destreza, déficit de força muscular, amiotrofia, fasciculações, hipotonia muscular e hipo ou arreflexia.

Na avaliação neurológica da lesão medular na coluna cervical, existe manifestação clínica no cotovelo (incluindo antebraço e mão) (Tabela 19.2).

TABELA 19.1 – Movimentos, músculos e inervarção do ombro

MOVIMENTO	MÚSCULOS	INERVAÇÃO
Flexão	Bíceps	Musculocutâneo (C5-C6)
	Braquial	Musculocutâneo (C5-C6)
	Braquiorradial	Radial (C6)
	Pronador redondo	Mediano (C7)
	Tendão flexor comum	Mediano (C7-C8)
Extensão	Tríceps	Radial (C7-C8)
	Ancôneo	Radial (C7-C8)
	Tendão extensor comum	Radial (interósseo posterior C6-C8)
Supinação	Bíceps	Musculocutâneo (C5-C6)
	Supinador	Radial (C5-C6)
Pronação	Pronador redondo	Mediano (C7)
	Pronador quadrado	Mediano (interósseo anterior C8-T1)

- *Teste de Cozen*: é usado para epicondilite lateral; realiza-se a flexão do cotovelo de 90° a pronação do antebraço, e pede-se ao paciente que faça a extensão ativa do punho contra a resistência; o teste será positivo quando houver dor no epicôndilo lateral, origem da musculatura extensora do cotovelo.
- *Extensão passiva do punho*: realiza-se a extensão passiva do punho com cotovelo em extensão e pronado; é usado para avaliar dor no epicôndilo lateral e/ou no terço proximal extensor do antebraço, como na epicondilite, síndrome miofascial e síndrome neurocompressiva.
- *Flexão passiva do punho*: realiza-se a flexão passiva do punho com cotovelo em extensão e supinado; é usado para avaliar dor no epicôndilo medial e/ou no terço proximal flexor do antebraço, como na epicondilite, síndrome miofascial e síndrome neurocompressiva.
- *Estresse em varo*: para avaliar instabilidade lateral; úmero está em rotação interna máxima e cotovelo é discretamente fletido, em torno de 15°, pois relaxará a cápsula anterior e retirará o olecrano de sua fossa; há aplicação de força em varo.
- *Estresse em valgo*: para avaliar instabilidade medial; úmero está em rotação externa máxima e há aplicação de força em valgo com cotovelo supinado e discretamente fletido, em torno de 15°.
- *Teste do pivot shift*: semelhante ao do joelho; usado para avaliar se há instabilidade póstero-lateral. Partindo da flexão, estende-se o cotovelo supinado, aplicando estresse

TABELA 19.2 – Relação entre raízes nervosas, músculos, reflexos miotáticos e sensibilidade nos membros superiores

NÍVEL	MÚSCULOS	REFLEXO	SENSIBILIDADE
C5	Flexores do cotovelo	Bíceps	Face lateral do braço
C6	Extensores do punho	Braquiorradial	1º e 2º quirodáctilo Face lateral do antebraço
C7	Extensor do cotovelo	Tríceps	3º quirodáctilo
C8	Músculos interósseos Flexores digitais	– –	4º e 5º quirodáctilos Face medial do antebraço
T1	Músculos interósseos	–	Face medial do cotovelo

em valgo e compressão axial, o que pode, então, levar a uma subluxação póstero-lateral da articulação úmero-ulnar; a cabeça do rádio subluxa inferiormente ao capítulo. Com a flexão e pronação ocorre um *clique*, revelando redução da subluxação.

BIBLIOGRAFIA

FERREIRA FILHO, A. A.; LECH, O.; FERREIRA NETO, A. A.; ZOPPI FILHO, A.; Ombro. In: BARROS FILHO, T. E. P.; LECH, O. (eds.). *Exame Físico em Ortopedia*. São Paulo: Sarvier, 2002. p. 109-137.

FERREIRA FILHO, A. A.; ZOPPI FILHO, A.; BOLLIGER, R.; FERREIRA, A. A. Semiologia do ombro. *Rev. Bras. Ortop.*, v. 23, p. 93-98, 1988.

KEYL, W. Schurtelgürtel. In: VON JÄGER, M.; WIRTH, J. (eds.). *Praxis der Orthopädie*. 2. ed. Stuttgart: Georg Thieme, 1992.

MORREY, B. F.; AN, K. N.; CHAO, E. Y. S. Functional evaluation of the elbow. In: *The Elbow and its Disorders*. 2. ed. Philadelphia: Saunders, 1993.

MOTTA FILHO, G. R. Cotovelo. In: BARROS FILHO, T. E. P.; LECH, O. (eds.). *Exame Físico em Ortopedia*. São Paulo: Sarvier, 2002. p. 138-156.

TERRERI, A. S. A. T.; ZOPPI FILHO, A.; FERREIRA FILHO, A. A.; FERREIRA NETO, A. A.; BENEGAS, E. Reabilitação do ombro e cotovelo. In: GREVE, J. M. D.; AMATUZZI, M. M. (eds.). *Medicina de Reabilitação Aplicada à Ortopedia e Traumatologia*. São Paulo: Roca, 1999. p. 159-190.

Pé, Tornozelo, Joelho, Mão, Punho e Quadril

Ricardo Moreira Palma

PÉ E TORNOZELO

Alguns descrevem o pé segundo a *fórmula digital* (arco da ponta dos dedos), cujos tipos são: egípcio (se o comprimento do primeiro raio for maior que o segundo; é o tipo mais comum), grego (se o segundo raio for maior) e quadrado (se o primeiro raio for de comprimento igual ao segundo; o tipo menos comum) (Fig. 19.9).

Essa classificação não guarda relação com a fórmula metatarsal (arco das extremidades dos metatarsianos), cuja descrição clínica não é possível, e é reservada à avaliação radiográfica, na qual o pé é dito *index plus* (se o 1º metatarso é maior que o primeiro), *index plus minus* (se 1º e 2º metatarsianos têm comprimentos iguais) e *index minus* (se o segundo raio é maior que o primeiro).

A inspeção deve incluir todo o membro para verificar o alinhamento no plano sagital e coronal – genovaro e valgo, *recurvatum* do joelho – com eventuais compensações nos segmentos distais e discrepância de comprimento com compensações no tornozelo e pé (pé eqüino). O exame do calçado (seu tipo, altura do salto, largura e altura da caixa, estrutura e resistência do contraforte, flexibilidade do solado, condições do revestimento interno, áreas de desgaste) oferece oportunidade para considerações biomecânicas e possível correlação clínica com os achados subseqüentes. Deve-se procurar por deformidades congênitas de fusão ou de formação – sindactilia, polidactilia e hemimelia fibular ou tibial, por exemplo. Descreve-se a conformação do arco longitudinal medial (atenuado no pé plano e acentuado no pé cavo), bem como as condições circulatórias e tróficas da pele (dermatite ocre, úlceras por insuficiência venosa ou arterial, e alterações das unhas – unha encravada, onicomicose, distrofia ungueal associada a psoríases, seqüelas de trauma).

As deformidades dos artelhos são: dedo em garra (extensão da metatarsofalângica e flexão das interfalângicas) e dedo em malho ou martelo (extensão da metatarso falangiana, flexão da interfalangiana proximal e extensão da interfalangiana distal),

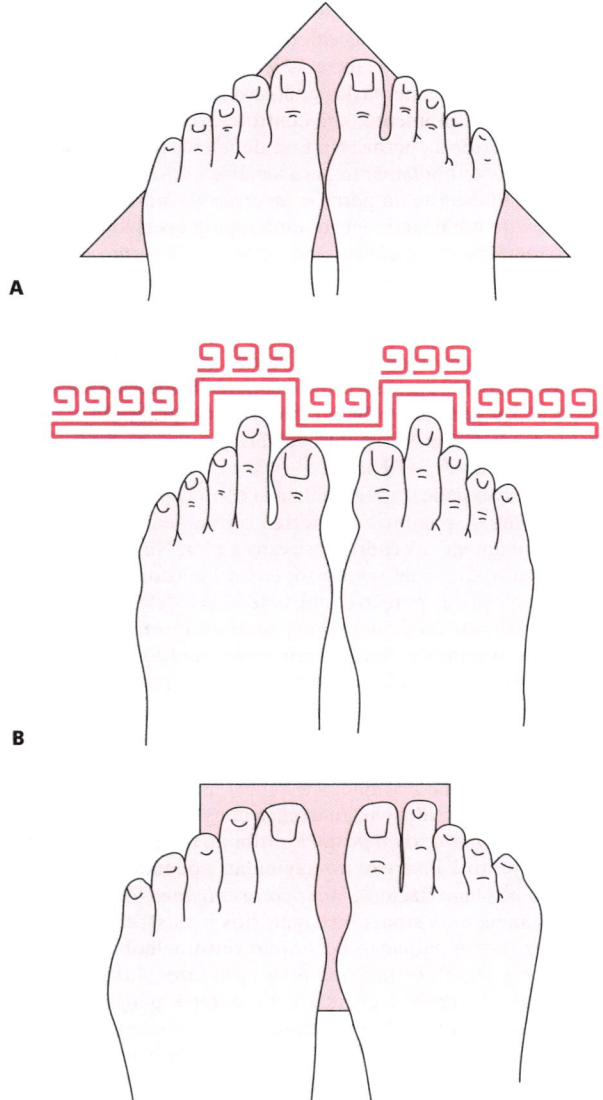

Figura 19.9 – Tipos de pés. (*A*) Egípcio. (*B*) Grego. (*C*) Quadrado.

podendo ser acompanhadas de hiperqueratose dorsal nos pontos de contato com o calçado.

A amplitude de movimento (ADM) do tornozelo é de 70°, sendo 20° de dorsoflexão e 50° de flexão plantar. A amplitude funcional para marcha é de 30° (10° de dorsoflexão e 20° de flexão plantar). A articulação subtalar tem 40° de ADM, sendo 10° de eversão e 20° de inversão. A mediotársica permite entre 10 e 15° de abdução e adução, bem como alguns graus de movimento rotatório para compor a supinação e pronação. A amplitude de movimentos da articulação transversa do tarso (de Chopart) pode ser patologicamente aumentada quando articulações vizinhas têm sua mobilidade reduzida, por artrose ou artrodese, por exemplo. Pronação é o movimento combinado de dorsoflexão do tornozelo, eversão do calcâneo (na subtalar) e abdução do antepé (na tarsometatársica). Supinação é o movimento combinado de flexão plantar (no tornozelo), inversão (na subtalar) e adução (no antepé). Os europeus atribuem os termos supinação e pronação à movimentação da subtalar, e os termos inversão e eversão aos movimentos combinados do tornozelo e subtalar. O retropé varo é aquele que se encontra em inversão; o retropé valgo, em eversão.

À inspeção da marcha deve-se lembrar que o contato inicial ocorre com rotação interna da perna e eversão subtalar; o mediopé está livre nesse momento, sob controle excêntrico do compartimento anterior da perna. Na fase de apoio, o centro de pressão desloca-se rapidamente para a cabeça do 1º metatarsiano, com rotação esterna da perna e inversão da subtalar. Em desprendimento e balanço, ocorre uma rápida eversão do retropé, rotação interna do membro e dorsoflexão do tornozelo.

A inervação sensitiva tem como área autônoma a primeira comissura para raiz L5, região maleolar medial para L4. O nervo sural (2) confere sensibilidade à região dorsolateral do pé; o nervo safeno à região dorso medial; o nervo plantar lateral (1) e medial (3) às regiões de mesmo nome (Netter). A inervação motora é L4 para dorsoflexão do tornozelo; L5 para extensão dos dedos e hálux, S1 para eversão (fibulares) e S1-2 para flexão plantar (Fig. 19.10).

A palpação pode ser regionalizada conforme as faces medial, lateral, dorsal, plantar e posterior ou na seqüência retropé, mediopé e antepé, a critério do examinador. No retropé, pode-se encontrar sinais de *tendinose calcânea* (dor ou irregularidade à palpação da porção distal do tendão calcâneo), *tenopatia insercional calcânea* (dor à palpação da inserção calcânea), *doença de Haglund* ou bursite retrocalcânea (dor à dorsoflexão do pé sensibilizada pela palpação do espaço retrocalcâneo por exostose causadora de compressão mecânica das estruturas adjacentes); *fasciite plantar* (dor à palpação da tuberosidade medial do calcâneo, sensibilizada pela dorsoflexão do tornozelo com extensão dos dedos e hálux), *atrofia do coxim gorduroso calcâneo* (idosos, síndromes consumptivas, seqüela de trauma), *tenopatia tibial posterior* (dor no trajeto retromaleolar medial e junto à inserção no navicular, podendo ser acompanhada de pé plano flácido), *bursopatia calcânea* (dor à palpação pré-calcânea, com sinais inflamatórios locais); *tenopatia dos fibulares* (dor à palpação do trajeto retromaleolar destes e à eversão resistida); *instabilidade dos fibulares* (luxação palpável destes à inversão e eversão). No antepé, podemos encontrar sinais de *sesamoidite* e *fratura de estresse dos sesamóides* (dor à palpação plantar da base do hálux); *infarto de Freiberg* – necrose avascular da cabeça do 3º ou 4º metatarsiano – (dor à palpação sob essa região); *metatarsalgia de transferência* por insuficiência do 1º raio (primeiro raio curto ou hipermóvel, com hiperqueratose plantar eventualmente dolorosa dos raios vizinhos); *bursite metatarsofalângica do primeiro raio* (por pressão, como no hálux valgo, ou gotosa). No dorso do pé, podemos palpar alterações do tendão tibial anterior, extensores dos longos dos dedos. Na região lateral, podemos palpar o trajeto equivalente às porções dos ligamentos fibulotalar anterior, fibulocalcâneo, fibulotalar posterior e tendões fibulares longo e curto.

A semiologia do *pé plano* visa distinguir entre o pé plano rígido e o pé plano flácido (retropé e arco plantar longitudinal redutíveis). No pé plano flácido, o arco plantar atenua-se com o apoio total do pé e recompõe-se sem o apoio. O teste de Jack positivo indica pé plano flácido: arco plantar é aumentado quando hiperestende-se à metatarso-falângica do hálux com o pé apoiado. O componente de abdução do antepé é mostrado pela visualização de dois ou mais dedos laterais à inspeção posterior do pé (sinal dos dedos em demasia ou *too many toes sign*).

A *rigidez da subtalar* – por artrose primária ou secundária, coalizão tarsal, lesão tumoral – pode ser detectada pela ausência de varização do retropé quando da flexão plantar em apoio (teste da ponta dos pés).

A semiologia específica da *instabilidade do tornozelo* inclui os testes da gaveta anterior com o tornozelo em posição neutra e em flexão plantar e o estresse em valgo e varo. Sua valoração é comparativa e semiquantitativa. Os resultados podem ser mais bem avaliados com estudo radiográfico.

O *pé cavo varo* apresenta dois componentes: eqüino do antepé em relação ao mediopé e varismo (ou adução) do retropé. O teste dos blocos de Coleman demonstra a redutibilidade do varismo do retropé (o paciente pisa sobre a borda lateral do pé, mantendo apenas o primeiro raio sem apoio); se houver correção do varismo, o retropé é flexível (secundário ao eqüino do antepé). Deve-se pesquisar sinais neurológicos, pois essa deformidade está presente em diversas síndromes, e as mais freqüentes são a de Charcot-Marie-Tooth e a poliomielite. Pode ser secundária ao trauma (consolidação viciosa do tálus, por exemplo).

Na avaliação clínica das *metatarsalgias*, pode-se observar fatores mecânicos – os mais freqüentes –, como sobrecarga do suporte anterior (salto alto, pé eqüino, pé cavo) ou distribuição irregular de carga (insuficiência do primeiro raio, sobrecarga do primeiro raio, insuficiência central e sobrecarga central). O primeiro raio é insuficiente no *pé atávico de Morton*, também descrito como pé espraiado, em que os metatarsianos são divergentes, podendo levar à fratura de estresse dos 2º e 3º metatarsianos ou hiperqueratose sob as cabeças dos metatarsianos menores. Pode haver sinais de doença sistêmica, particularmente de artrite reumatóide e deformidades associadas.

A semiologia do *hallux valgus* (joanete) evidencia deformidade em adução do hálux e protuberância da eminência medial (decorrente de subluxação metatarsofalângica e, como fator menor, formação de exostose local), bursite por pressão sobre a eminência medial e sinais de transferência de carga para os raios menores (hiperqueratose plantar) (Fig. 19.11).

As *coalizões tarsais* são fusões entre os ossos do tarso que podem causar dor, rigidez e instabilidade no retropé (entroses de repetição). Manifestam-se comumente como pé plano valgo rígido (clássica e erroneamente chamado de *pé fibular espástico*). Há tendência – não universal – de eversão e valgo progressivos, com subseqüente encurtamento dos fibulares (sem relação alguma com espasticidade).

As *síndromes neuropáticas do pé* incluem o neuroma plantar interdigital (neuroma de Morton), síndrome do túnel do tarso anterior e posterior, neuroma traumático ou incisional e síndrome compressiva dos nervos plantar medial, fibular superficial, fibular profundo e sural. O sinal de Tinel (dor irradiada para o trajeto do nervo examinado), a compressão dolorosa da região de estenose e as manobras dinâmicas podem ser positivas. Sinais distróficos e autonômicos podem acompanhar o quadro (alodinia, disestesia, hiperpatia, alterações de fâneros e fenômenos vasomotores). O neuroma de Morton é uma síndrome compressiva do nervo interdigital, comumente entre 3º e 4º metatarsianos, que resulta em dor metatarsal irradiada para os dedos; ao teste de Mulder, observa-se palpação dolorosa de saliência entre o terceiro

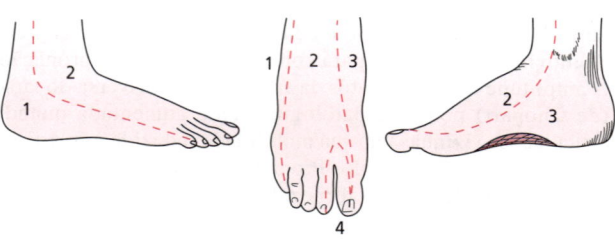

Figura 19.10 – Inervação sensitiva do pé. 1 = nervo plantar plantar lateral; 2 = nervo sural; 3 = nervo plantar lateral; 4 = área de transição.

e quarto raios à compressão látero-lateral do antepé, reproduzindo a dor referida pelo paciente.

O *pé reumatóide* caracteriza-se por acometimento mais acentuado do retropé (calcâneo valgo, tornozelo valgo, migração do coxim calcâneo) e do antepé (toda a plêiade de deformidades: hálux valgo, subluxação e luxação das metatarsofalângicas, garra dos dedos, calosidades plantares na cabeça dos metatarsos, dedo em martelo). O pé plano pode ser resultado do colapso do retropé e mediopé (sinovite e afrouxamento ligamentar), com o fator agravante da insuficiência ou ruptura do tibial posterior.

As deformidades mais freqüentes no *pé infantil* são descritas adiante. O pé calcâneo valgo é a condição mais freqüente no berçário, não é uma doença, mas atitude secundária ao posicionamento fetal intra-uterino, e é auto-resolutiva. Caracteriza-se por hiperflexão dorsal do pé e retropé calcâneo. A semiologia evidencia redutibilidade da deformidade. O diagnóstico diferencial é o *pé talo vertical*, deformidade acentuada e irredutível em mata-borrão, e de tratamento cirúrgico. Reserva-se o termo clássico *pé torto congênito* à deformidade em eqüinismo do tornozelo, adução do antepé e varismo do retropé resultante de alterações do desenvolvimento do tálus. Os sinais de gravidade ao berçário são irredutibilidade, presença de pregas cutâneas mediais e contato entre navicular e maléolo medial, o que o diferencia do pé torto postural. O *pé metatarso adulto* ou metatarso varo apresenta graus de adução e supinação variados, com anormalidade do retropé, e tem evolução autolimi-tada. O *pé plano flácido* na infância não é considerado doença e – por definição – apresenta os sinais de redutibilidade anteriormente descritos: varização do retropé no teste da ponta dos dedos e formação do arco ao retirar-se o apoio do pé. A evolução em 80% dos casos é o estabelecimento definitivo do arco longitudinal até sete anos de idade; os casos restantes permanecerão com pés planos flácidos sem repercussão funcional na vida adulta.

JOELHO

As síndromes principais podem ocorrer isolada ou associadamente e são: síndrome de bloqueio (por lesão meniscal em alça de balde, corpo livre intra-articular, aderência pós-operatória, osteoartrose), síndrome de falseio (por instabilidade em razão de falência dos restritores primários e secundários, dor e déficit proprioceptivo ou de força muscular), síndrome de derrame articular (sangue, pus, líquido sinovial) e síndromes dolorosas.

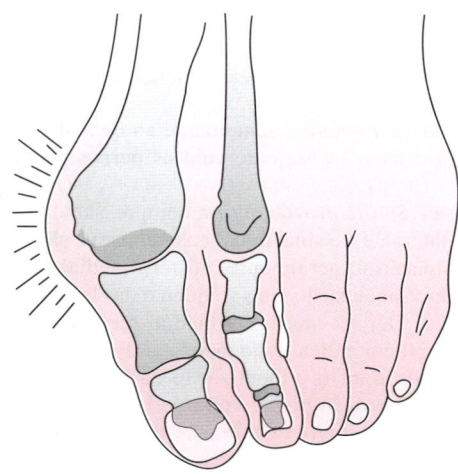

Figura 19.11 – *Hallux valgus*.

Os *testes meniscais* reproduzem a compressão da lesão meniscal entre os côndilos femorais durante a flexão ou extensão do joelho, com diferentes graus de rotação da perna. No *teste de Apley*, com o paciente em decúbito ventral, promove-se a flexão do joelho e simultânea rotação interna e externa da perna; dor significa provável lesão meniscal no compartimento doloroso (geralmente, o lado para o qual o calcanhar do paciente aponta) (Fig. 19.12).

No *teste de MacMurray*, com o paciente em decúbito ventral, partindo-se da posição inicial do joelho em flexão, promove-se a extensão lenta do joelho com a perna em rotação externa, palpando-se estalido audível ou palpável à interlinha medial,

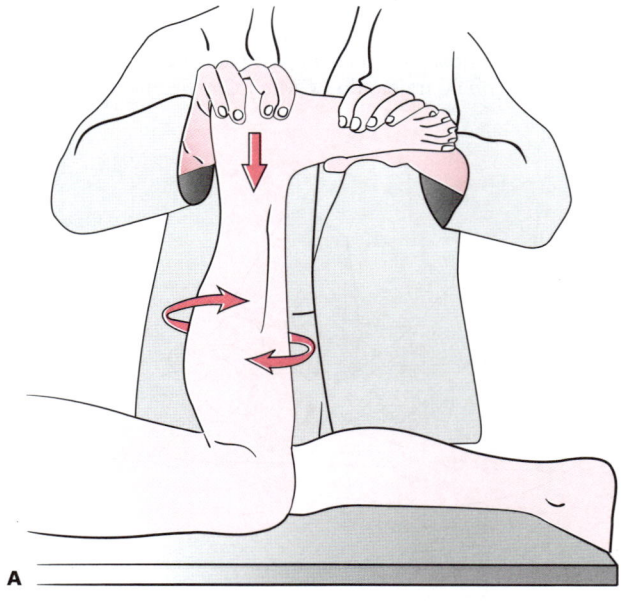
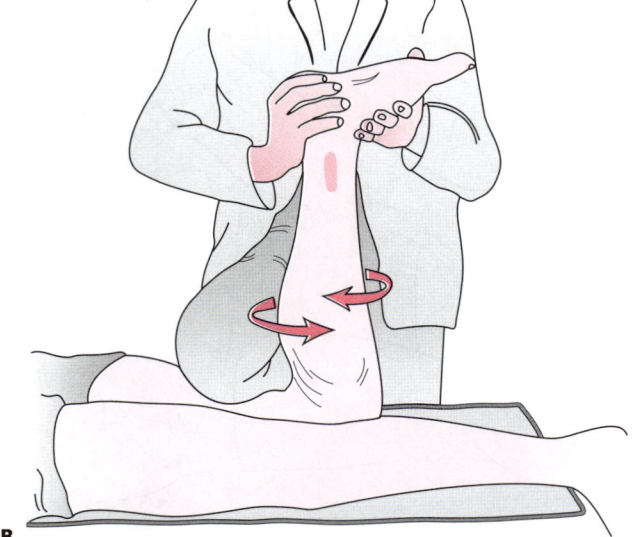

Figura 19.12 – (*A* e *B*) Teste de Applay.

com o significado de lesão do menisco medial; sua variante faz-se com a perna em rotação externa, obtendo-se o estalido à interlinha lateral, significando lesão do menisco lateral (Fig. 19.13).

O *teste de Steinmann* é semelhante ao de Apley, mas realizado com o paciente sentado com as pernas pendentes na maca (Fig. 19.14).

O *teste de Smilie* provoca dor à compressão da interlinha medial ou lateral, e é o sinal mais sensível para lesão meniscal; a dor à palpação é, geralmente, póstero-medial ou pósterolateral, dada a localização mais freqüente das lesões meniscais nessa região. Dor na interlinha medial ou lateral à *marcha agachada* também indica lesão meniscal. Pode ocorrer dor no compartimento oposto à localização da lesão, daí a importância de confirmação por método de imagem (ressonância magnética). O *bloqueio* da extensão do joelho pode ser secundário a lesão meniscal *em alça de balde* – lesão longitudinal extensa e instável do menisco, oferecendo resistência mecânica à extensão, mas pode ser causado por contração antálgica dos isquiotibiais, por corpos livres intra-articulares. Em geral, o *cisto de menisco lateral* relaciona-se a lesões em alça de balde ou horizontais. Mais raro é o cisto de menisco medial. Podem ser palpáveis anterior e superiormente à cabeça da fíbula ou aparecer à flexão e desaparecer à flexão do joelho (sinal de Pisani). Geralmente, há sinais de lesão meniscal associada. O *menisco discóide* é a anomalia na qual o menisco tem formato de moeda e não de letra O (menisco medial) ou de letra C (menisco lateral). A sintomatologia é de estalido ou ressalto à flexo-extensão, eventualmente doloroso, na infância e adolescência. É um menisco suscetível à lesão.

Os ligamentos intrínsecos do joelho são o ligamento cruzado anterior (LCA) – restritor primário da translação anterior da tíbia em relação ao fêmur – e o ligamento cruzado posterior (LCP) – restritor da translação posterior da tíbia em relação ao fêmur. Os ligamentos colaterais medial e lateral são restritores da angulação em valgo e varo, respecti-

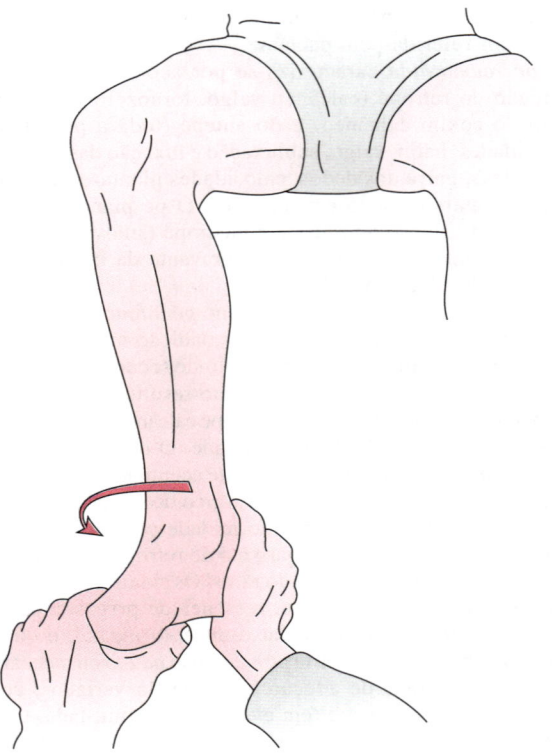

Figura 19.14 – Teste de Steinmann.

vamente. Outros restritores compõem, em conjunto com estes, os complexos póstero-lateral e póstero-medial.

Na *lesão ligamentar aguda*, o exame físico é dificultado pela dor, que limita a execução manobras de maior amplitude de movimento. Nesse momento, podem ser evidenciados: *sinal da tecla* (flutuação da patela à compressão axial, significando presença de derrame articular – no caso traumático, hemartrose), *teste de Lachman* positivo (paciente em decúbito dorsal horizontal, joelho fletido a 20°, estabilização da coxa com uma mão, anteriorização da tíbia com outra) (Fig. 19.15).

A vantagem desse teste é a pequena amplitude necessária – apenas 20° de flexão – o que poupa o paciente do desconforto; *dor à palpação* no trajeto do LCM e LCP (ligamento colateral

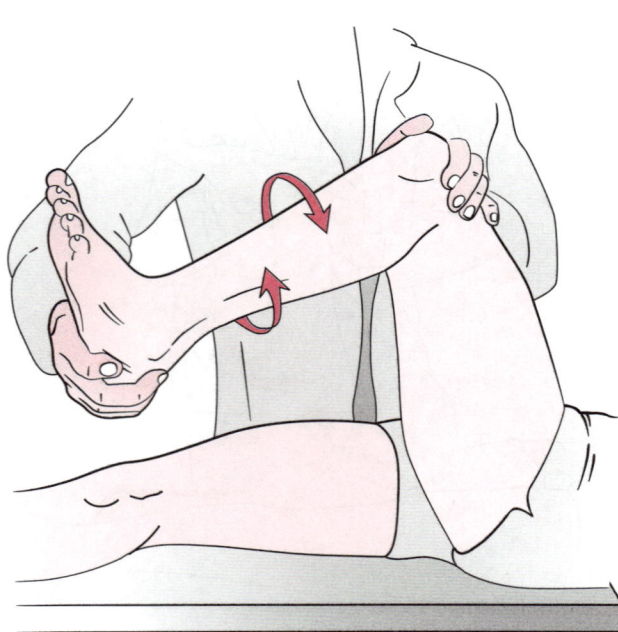

Figura 19.13 – Teste de MacMurray.

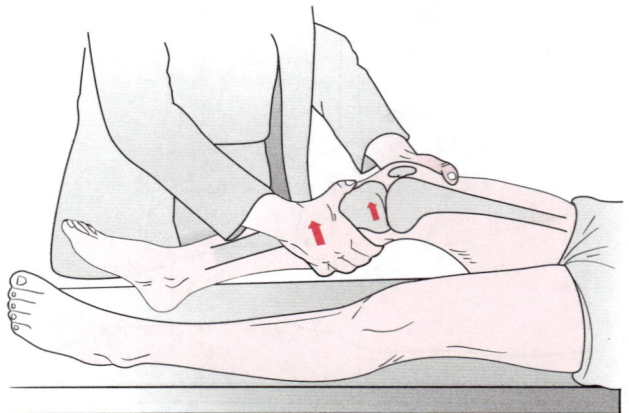

Figura 19.15 – Teste de Lachman.

posterior); *instabilidade grosseira do joelho* (em caso de luxação do joelho – lesão de LCA, LCP e periféricos, muitas vezes com lesão neurovascular associada), *hematomas* (na região posterior sugere lesão de LCP e complexo póstero-lateral).

A *lesão do LCA* geralmente evolui para instabilidade da marcha e queixa de falseio. As manobras relacionadas à lesão do LCA visam reproduzir essa instabilidade:

- *Gaveta anterior*: anteriorização da tíbia sobre o fêmur – com joelho fletido a 80°, promove-se a translação anterior da perna segurando-se pela porção proximal da perna.
- *Sinal do desvio do pivô* (pivot-shift): subluxação ânterolateral do planalto tibial lateral quando se executa o estresse em valgo com rotação externa da perna, partindo-se da flexão para extensão com o paciente em decúbito dorsal; palpa-se a subluxação (desvio lateral da tuberosidade anterior da tíbia) e sua redução subseqüente em torno dos 20° de flexão.

A *lesão crônica isolada do LCP* tem evolução oligossintomática na maioria dos casos, com predomínio de queixas femoropatelares. A instabilidade manifesta-se geralmente quando há lesão ligamentar associada. O *sinal da gaveta posterior* é o inverso da gaveta anterior descrita acima; palpa-se a posteriorização da tíbia em relação ao fêmur. A inspeção estática dos dois joelhos fletidos a 80° com o paciente em decúbito dorsal revela a *posteriorização passiva da tíbia*, outro sinal de lesão do LCP.

Os ligamentos colaterais são testados com as *manobras de estresse em valgo e varo*, ambas realizados com joelho em zero e em 30°. Se houver folga (ou *bocejo*) com o joelho em extensão, diz-se que há lesão do colateral correspondente ao sentido do estresse (medial para estresse em valgo; lateral para estresse em varo) associada à lesão de pelo menos um dos ligamentos intrínsecos; se a folga ocorre apenas em 30° de flexão, sugere-se lesão isolada do colateral correspondente.

A *articulação femoropatelar* é um local comum de dor e há freqüentemente dissociação entre o exame físico, os exames de imagem, os achados intra-operatórios e as queixas do paciente. Por essa razão, há uma tendência crescente em abordar-se a dor na região anterior do joelho como uma forma de síndrome complexa de dor regional. A *compressão axial da patela* contra a tróclea pode revelar dor, e os testes meniscais são negativos. A sobrecarga do aparelho extensor pode ser sugerida por dor à palpação do pólo inferior da patela, do tendão patelar ou mesmo da tuberosidade anterior da tíbia. A *retração dos isquiotibiais* (dificuldade para extensão passiva do joelho com o quadril fletido) está comumente associada. As síndromes de instabilidade patelar são evidenciadas pelo *sinal da apreensão* (franco desconforto do paciente quando se lateraliza manualmente a patela com o joelho fletido em 10°) e por fatores mecânicos relacionados (genovalgo, anteversão femoral, torção tibial externa, tuberosidade da tíbia lateralizada).

As manobras periarticulares revelam tenopatias e bursopatias do joelho: dor à palpação de tubérculo de Gerdy (síndrome da banda iliotibial), dor nas regiões medial e proximal da tíbia (tendinite da pata de ganso), dor sobre os côndilos medial femoral e parapatelar medial (plica sinovial patológica).

MÃO E PUNHO

A inspeção da mão pode revelar alterações distróficas características da síndrome complexa de dor regional: unhas crescem mais, sulcos atenuam-se, coloração da pele altera-se (palidez ou hiperemia), sudorese aumentada.

Nas lesões nervosas do membro superior, as alterações de sensibilidade e força muscular sugerem o diagnóstico topográfico. Nas lesões do *nervo radial*, há o *punho caído* (déficit para extensão ativa do punho) e hipoestesia no dorso do polegar. Na lesão do *nervo mediano*, ocorre déficit motor para oponência e hipoestesia no segundo e terceiro dedos. Na lesão do nervo ulnar, ocorre hipoestesia no quinto e no lado ulnar do quarto dedo, com déficit moro para adução dos dedos (desnervação dos intrísecos).

Nas lesões tendíneas dos flexores, observa-se atitude passiva em extensão dos dedos. A incapacidade para flexão da interfalângica proximal (estende-se e fixa-se todos os dedos à exceção do dedo testado livre, e solicita-se que se faça a flexão deste) revela *lesão do flexor superficial*. A incapacidade para flexão da interfalângica distal evidencia lesão do flexor profundo. O *dedo em martelo* (atitude em flexão da interfalângica distal) é resultado da lesão do aparelho extensor. O *dedo em botoeira* (atitude em flexão da interfalângica proximal e extensão da interfalângica distal) é resultado de lesão da banda central do aparelho extensor, inserida na base da falange proximal, com subluxação das bandas laterais sobre ela.

Na avaliação de *fraturas da mão* deve-se lembrar que muitas fraturas de ossos do carpo não são evidenciadas na radiografia inicial e os sinais inflamatórios podem não ser exuberantes. A fratura do escafóide deve ser considerada sempre que houver dor à palpação da tabaqueira anatômica e à pistonagem do polegar sobre o primeiro raio. As instabilidades cárpicas também devem ser lembradas quando houver dor após queda com o punho fletido. Nas fraturas das falanges, é importante testar a existência de desvio rotacional (varo ou valgo do dedo, com a mão aberta ou superposição dos dedos vizinhos quando a mão é fechada).

As *síndromes compressivas dos membros superiores* podem envolver raízes cervicais, o plexo braquial ou os nervos mediano, ulnar e radial. O sinal de Tinel pode ser positivo no local de compressão. A compressão do nervo mediano pode originar três síndromes: síndrome do pronador redondo (compressão no ligamento de Struthers no cotovelo, no *lacertus fibrosus*, no ventre do pronador redondo ou no arco superficial dos dedos); síndrome do interósseo anterior (no terço proximal do antebraço) e síndrome do túnel do carpo. A mais freqüente é esta última, apresentando-se como fraqueza na mão, parestesia ou hipoestesia no território do nervo mediano, sinal de Phalen positivo (reprodução dos sintomas à flexão do punho por 60s; manobra mais sensível) e, nos casos avançados, amiotrofia da eminência tênar. A compressão direta do túnel do carpo por 30s (teste de Durant) poderia ser mais específica. Na síndrome do canal de Guyon (compressão do nervo ulnar no punho), observa-se Tinel positivo à percussão medial ao pisiforme e parestesia no território ulnar (quarto e quinto dedos). A compressão do nervo ulnar no cotovelo (síndrome do túnel cubital) tem como sinais: amiotrofia dos intrínsecos da mão, dor à percussão do nervo ulnar em seu trajeto no cotovelo, mobilidade anormal do nervo ulnar sobre o epicôndilo medial e teste da flexão do cotovelo positivo (parestesia no território ulnar da mão à flexão do cotovelo com antebraço em supinação). A compressão do nervo radial isoladamente é mais comum no punho (queiralgia parestésica); em geral, é causada por pulseiras apertadas. O sinal de Tinel é positivo; há parestesia na região dorsolateral do polegar.

A compressão nervosa dos componentes do plexo braquial ao longo do seu trajeto pelo pescoço e axila é denominada *síndrome do desfiladeiro torácico* e evidenciada por: sinal de Adson positivo (reprodução dos sintomas e diminuição do pulso radial à hiperextensão do membro superior com rotação contralateral da cabeça – a distensão do escaleno anterior comprime as estruturas nervosas), manobra da hiperabdução de Wright positiva (semelhante à de Adson, mas com rotação ipsilateral da cabeça e hiperabdução do membro superior sensibilizada por abrir e fechar repetidos da mão – indica compressão no tendão do peitoral menor) e manobra costo-clavicular (compressão do plexo no espaço entre a primeira costela e a clavícula ao se promover hiperinsuflação do tórax e protrusão da cintura escapular bilateralmente com tração inferior destes).

As *radiculopatias cervicais* são evidenciadas por alteração dos reflexos correspondentes a cada raiz acometida (bicipital – C6; tricipital – C7), teste de Spurling positivo (tração e hiperextensão do membro superior originam choque no braço no trajeto da raiz acometida). Os sinais de *mielopatia cervical* são: sinal de Lhermite (sensação de choque que percorre toda a coluna e os quatro membros à hiperextensão passiva e compressão axial da coluna cervical) e sinais de síndrome do motoneurônio superior (reflexos exaltados, clônus e diminuição de força muscular).

A *contratura de Dupuytren* é a contratura progressiva da fáscia palmar e seus prolongamentos, associada, às vezes, com acometimento plantar e doença de Peyronie (no pênis). O quadro clínico é evolutivo: na fase inicial, surgem depressões na pela palmar; na fase proliferativa, nodulações de tamanho variável e indolores, com eventual coalescência; na fase involutiva, ocorre retração dos nódulos e formação de cordas lineares que provocam contratura em flexão das articulações metacarpofalangeanas e interfalangeanas.

A *doença de De Quervain* é a tenossinovite estenosante do primeiro compartimento dorsal do punho (abdutor longo e extensor curto), geralmente relacionada a movimento repetitivo com abdução e extensão do polegar e desvios ulnar e radial do punho. Os sinais característicos são: teste de Finkelstein positivo (dor ao desvio ulnar do punho com o polegar preso entre os demais dedos) e sinal do couro molhado (crepitação sobre o retináculo extensor à mesma manobra). Pode haver travamento tipo gatilho no primeiro compartimento e existência de cisto sinovial localmente.

A *rizartrose* é a artrose da articulação trapézio-metacarpiana. Manifesta-se como dor na base do polegar às atividades de vida diária. Os sinais clínicos são: *grind test* positivo (dor e crepitação à compressão axial e circundação do primeiro raio) e contratura em adução do polegar. A osteoartrose tem outras manifestações na mão como: nódulos de Heberden e Bouchard (osteófitos das articulações interfalângicas proximal e distal) e cistos mucosos nas interfalangeanas distais.

A *articulação radioulnar distal (RUD)* é fonte freqüente de dor no punho, e o exame físico auxilia a diferenciá-la das lesões de sobrecarga (tendinites). Seu acometimento pode ser traumático (seqüela de fratura do rádio distal ou dos ossos do antebraço) ou degenerativo (artrose, síndrome do impacto ulnocarpal). As lesões da RUD manifestam-se como dor no punho ao desvio ulnar e pronação com o punho cerrado – condições que aumentam a variância ulnar, ou seja, o comprimento relativo entre rádio e ulna distais. A pistonagem do processo estilóide da ulna pode revelar instabilidade da RUD.

Sobre os *cistos da mão e punho* deve-se lembrar que 50 a 70% deles são cistos sinoviais, com conteúdo mucinóide e ligação aos planos capsulares e tendíneos. A localização mais comum é dorsal entre o terceiro e quarto compartimentos extensores, com origem no ligamento escafo-semilunar, mas pode ser volar, na interfalângica distal e em outras localizações.

A *mão reumatóide* apresenta deformidade bilateral e simétrica. O acometimento da metacarpofalangeana é mais precoce, levando ao desvio ulnar e subluxação palmar, e o acometimento das interfalangeanas é mais tardio. A causa dessas deformidades são a lesão ligamentar e osteocondral intra-articular e as forças deformantes intrínsecas e extrínsecas à mão. Ocorrem, assim: dedo em botoeira, dedo em martelo, dedo em pescoço de cisne, *game-keeper* do polegar (instabilidade metacarpofalangiana do polegar por lesão do ligamento colateral ulnar), ruptura espontânea de tendões, acometimento da radioulnar distal, subluxação dorsal da ulna, subluxação do extensor ulnar do carpo, translocação ulnar do carpo e outras.

QUADRIL

As obliqüidades pélvicas devem podem ser causadas por dismetria dos membros inferiores (e são corrigidas por blocos colocados sob os pés no lado mais curto) ou por alteração intrínseca da bacia (alteração congênita ou seqüela de fratura, por exemplo) ou da coluna vertebral (escoliose). No segundo caso, a obliqüidade é dita fixa.

Para avaliação do comprimento dos membros inferiores usa-se a medida aparente e a medida real dos membros. Na medida aparente, as referências são a cicatriz umbilical (ou outro ponto fixo no centro do corpo) e o maléolo medial. Na medida real, as referências são a espinha ilíaca ântero-superior e o maléolo medial.

A integridade do mecanismo abdutor do quadril é avaliada pelo teste de Trendelenburg. Solicita-se ao paciente que, em posição ortostática, eleve um dos membros do solo. Normalmente, o glúteo médio do lado apoiado entrará em ação, nivelando a pelve contralateral. No caso de insuficiência do glúteo médio, a pelve tenderá a cair no lado suspenso. O paciente tenta compensar esta queda da pelve com inclinação do tronco para o lado apoiado. A *marcha de Trendelenburg* caracteriza-se pela inclinação do tronco para o lado acometido durante a fase de apoio desse mesmo lado, na tentativa de mover o centro de massa para esse lado (Fig. 19.16).

O mecanismo abdutor pode estar alterado por alterações do próprio músculo glúteo médio (lesão do nervo glúteo superior, poliomielite, meningomielocele, lesão medular, fibrose) ou alterações mecânicas da articulação coxofemoral que levem ao encurtamento do braço de alavanca para ação do músculo (coxa vara, fraturas, displasia do desenvolvimento do quadril, epifisiolistese femoral proximal).

A palpação regional pode revelar: dor peritrocantérica (bursopatia trocantérica, peritendinite trocantérica), dor à tuberosidade isquiática (bursopatia isquiática, entesite dos isquiotibiais), dor à espinha ilíaca ântero-superior ou inferior (avulsões traumáticas, entesites, osteocondroses da criança e adolescente). Freqüentemente, há dor à palpação muscular, com sensação de pontos dolorosos de maior tensão que reproduzem dor percebida pelo paciente (pontos de gatilho de síndrome dolorosa miofascial primária ou secundária). A sensação de ressalto palpável à movimentação do quadril (*snapping hip*, síndromes de ressalto) é, com mais constância, relacionada ao deslizamento da banda iliotibial espessada sobre o trocanter maior, mas pode ser causada por ressalto do iliopsoas sobre a eminência iliopectínea, por ligamento iliofemoral sobre a cabeça do fêmur e por cabeça longa do bíceps sobre a tuberosidade isquiática. A condição pode ser apenas desconfortável ou agudamente dolorosa.

A avaliação da amplitude de movimento do quadril deve incluir: flexão e extensão em posição neutra, abdução e adução em extensão, bem como rotação interna e externa em flexão (supina) e em extensão (prona). Há considerável variação individual na amplitude de movimento do quadril. A flexão normal vai de 0 a 100 – 135°; a extensão vai de 0 a 15 – 30°. A abdução vai de 0 a 40°, devendo-se nivelar e fixar a pelve com apoio sobre a espinha ilíaca ântero-superior. A adução na mesma posição vai de 0° a 30°. A rotação interna vai de 0 a 30 – 40°, e a rotação externa vai de 0 a 40 – 60°. Os movimentos mais precocemente acometidos na artrose do quadril são abdução e rotação interna.

Manobras especiais são realizadas para avaliar retração muscular e contratura articular. O *teste de Thomas* avalia a contratura em flexão do quadril: com o paciente em posição supina, os quadris são fletidos até trazer as coxas em contato com o tronco para nivelar a pelve e eliminar a lordose lombar; o quadril testado é, então, estendido e o outro lado mantido em flexão pelo paciente ou pelo examinador; o ângulo formado entre a coxa e o nível do leito quantifica a contratura em flexão do quadril. O *teste de Ely* avalia a contratura do reto femoral: com o paciente em posição prona, o joelho é passivamente fletido; se houver contratura do reto femoral, há flexão concomitante do quadril, com elevação da pelve em relação ao leito. O *teste de Ober* avalia contratura da banda iliotibial ou fáscia lata: com o paciente em decúbito lateral, testa-se o lado que está para cima; promove-se abdução e extensão do quadril com joelho fletido a 90°; se houver contratura da banda iliotibial, o quadril permanece abduzido mesmo após ser solto pelo examinador, se o quadril for normal, a coxa cai sobre o lado em contato com o leito.

O teste de Patrick positivo significa dor de origem sacrilíaca. Com o paciente em posição supina, realiza-se um quatro com o membro testado (posição em flexão, abdução e rotação externa – posição FAbERe), fixando-se a pelve oposta. O examinador força o membro testado em extensão. Dor na virilha indica dor no quadril; dor posterior indica dor sacrilíaca.

As lesões labrais do quadril podem ser sugeridas pelo *teste da apreensão do quadril*. Com o paciente em posição supina, o quadril é fletido, aduzido e rodado internamente (posição FAdIR). Se houver dor, pode relacionar-se a patologia labral. Uma variante desse teste é a manobra labral com o paciente em posição supina, situado com a bacia na extremidade do leito; um dos membros é fletido com o joelho ao tronco, e o lado testado suspenso e forçado em rotação externa e hiperextensão. Dor sugere existência de doença labral.

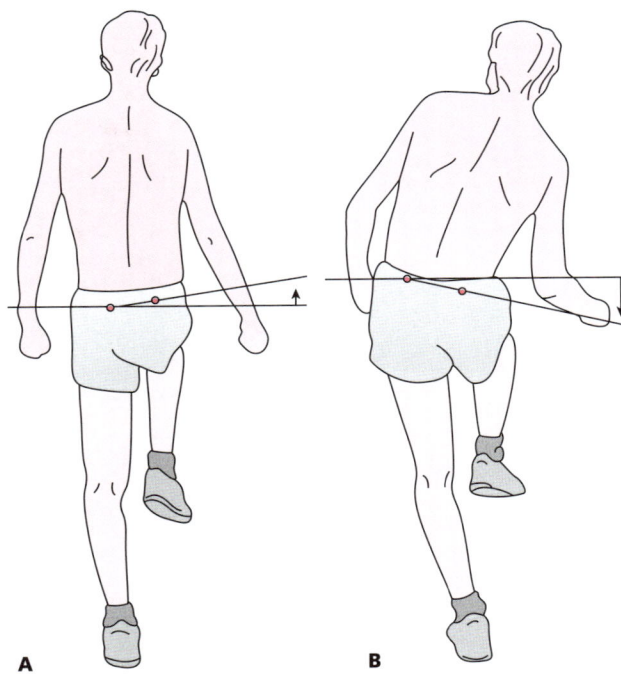

Figura 19.16 – (*A* e *B*) Teste de Trendelenburg.

BIBLIOGRAFIA

CANALE, T. (ed.). *Campbell's Operative Orthopaedics*. St. Louis: Mosby, 1998.
FU, F. H.; HARNER, C. D.; VINCE, K. G. *Knee Surgery*. Baltimore: Williams & Wilkins, 1994.
GARVIN, L. K.; MCKILLIP, T. History and physical examination. In: CALLAGHAN, J.; ROSENBERG, A.; RUBASCH, H. (eds.). *The Adult Hip*. Philadelphia: Lippincott-Raven, 1998. v. 1, cap. 22, p. 315-332.
GREEN, D. P. et al. *Green's Operative Hand Surgery*. 5. ed. New York: Churchill Livingstone, 2005.
PARDINI, A. G. *Cirurgia da Mão – Lesões Não-traumáticas*. Rio de Janeiro: Medsi, 1990.

SEÇÃO 4

Avaliação Instrumentalizada em Reabilitação

Coordenadoras: Silvia Mazzali-Verst e Júlia Maria D'Andréa Greve

20 Eletroneuromiografia 162
21 Ergoespirometria 201
22 Dinamometria Isocinética 210
23 Podobarometria 216
24 Análise da Marcha e do Movimento 220
25 Avaliação da Propriocepção 229
26 Avaliação de Qualidade de Vida 233

CAPÍTULO 20

Eletroneuromiografia

Princípios Básicos e Atualizações

Cláudia Márcia Silva Nahas Brandão

INTRODUÇÃO

O exame eletroneuromiográfico consiste no estudo dos componentes fisiológicos e anatômicos do sistema nervoso periférico e incluem neurônios motores, junção neuromuscular, neurônios sensoriais, células de Schwann/bainha de mielina, axônio e célula muscular. Baseia-se na estimulação periférica dos nervos com conseqüente análise das respostas evocadas, complementada pelo estudo muscular. É um estudo dinâmico que engloba uma prévia avaliação clínico-física do paciente, importante para norteamento deste. Deve englobar a análise de, pelo menos, dois nervos sensório-motores em cada membro, bem como músculos de todas as raízes nervosas incluindo também músculos paravertebrais e aqueles supridos por nervos cranianos (estes últimos dependentes da doença a ser investigada). O estudo comparativo é mandatório, pois além de analisarmos dados absolutos também o faremos com dados relativos. Dessa forma, além do estudo eletrofisiológico básico sempre devemos modificar e ampliar a nossa análise à medida que os dados são coletados. Para que um bom estudo seja realizado é necessário um grande conhecimento anatomofuncional das vias a serem estudadas e dos fatores que influenciam e até mesmo determinam a acurada captação e interpretação dos dados.

O eletrodiagnóstico é a extensão do exame clínico.

CONCEITOS ANATOMOFUNCIONAIS

Anatomia dos Nervos Periféricos

Estrutura do Nervo Periférico

Ver Figura 20.1.

O endoneuro é a estrutura de suporte em torno de cada fibra nervosa dentro de cada fascículo, que contém capilares e pouco fluido intersticial e é composto de fibroblastos e colágeno. Envolve o axônio, a célula de Schwann e sua mielina associada. Entre o endoneuro e a membrana basal externa ao citoplasma da célula de Schwann se forma uma membrana tubular denominada neurilema ou membrana de Schwann ou bainha de Schwann. O endoneuro tem capacidade limitada de resistir ao estiramento sendo que sua quantidade se reduz drasticamente nas raízes[1]. O perineuro é a camada intermediária envolvente dos nervos composto de tecido colágeno com fibras elásticas e células mesoteliais. Envolve cada fascículo sendo responsável pela barreira à difusão, regulando o fluido intrafascicular e conseqüentemente a pressão intrafascicular. A bainha perineural das fibras motoras não se estende em toda a junção neuromuscular terminando 1,5μm desta – porta de entrada possível para substâncias estranhas (bactérias e toxinas)[2]. No perineuro temos a formação dos funículos individuais que repetidamente emergem e separam de seus vizinhos contidos dentro do epineuro formando um plexo funicular; nas regiões de dobra (articulações) há aumento no número de funículos combinado com o aumento no número de tecido epineural, acarretando alguma proteção para o movimento articular e o trauma repetitivo. A resistência maior ao estiramento é dada pelo epineuro e perineuro[2]. O epineuro é uma densa bainha de tecido conjuntivo, vasos sangüíneos, vasos linfáticos, tecido adiposo e fibras elásticas formando o limite externo específico do nervo. Une-se à dura-máter das raízes espinais tendo habilidade de suportar tração limitada. Os *vasa nervorum* ramificam-se em arteríolas que penetram no perineuro para formar anastomoses capilares nos fascículos[1].

Os troncos nervosos contêm fibras mielinizadas e não mielinizadas e as propriedades internas (inerentes) ao axônio aparentemente determinam quando ou não a mielinização ocorrerá. Nas fibras não mielinizadas o corpo celular está usualmente localizado no sistema nervoso central ou no gânglio paravertebral. Constituem-se de múltiplos axônios, cada um envolvido por uma simples coluna de célula de Schwann[2].

Nos nodos de Ranvier e na região próxima à terminação nervosa muscular não se tem essa bainha de revestimento[2].

Junção Neuromuscular

Ver Figura 20.2.

É a interface entre o sistema nervoso/muscular. Serve como uma estrutura cuja função específica é a de amplificar e transmitir a pequena corrente elétrica do nervo periférico em uma corrente de intensidade suficiente para induzir a propagação do potencial de ação ao longo da fibra muscular. Essa interface converte o impulso neural elétrico em uma neurotransmissão química que novamente é convertida em um impulso elétrico, muscular.

A morfologia da junção neuromuscular é dependente do músculo examinado e tem-se uma região pré-sináptica, o espaço sináptico e uma região pós-sináptica. A célula pré-sináptica é o motoneurônio que logo que alcança o músculo bifurca-se no último nodo de Ranvier em vários ramos, recobertos por uma célula de Schwann, para fibras musculares individuais da mesma unidade motora (junção/placa motora). Essa placa motora geralmente é inervada por uma só ramificação nervosa e somente 2% de fibras musculares têm mais que uma junção neuromuscular (músculos longos). O nervo motor perde a sua bainha de mielina no bulbo axonal terminal, entretanto continua sendo envolvido pela célula de Schwann; superficialmente à célula de Schwann há uma bainha de células epiteliais (bainha de Henle). A membrana basal está externa à bainha de Henle e estende-se distalmente sobre a última célula de Schwann para se tornar contínua com a porção da membrana basal que recobre a fibra muscular adjacente.

Essa mesma membrana basal também se estende através da fenda sináptica sendo, dessa forma, a única barreira entre o espaço extracelular/sináptico[2]. A terminação neural pré-

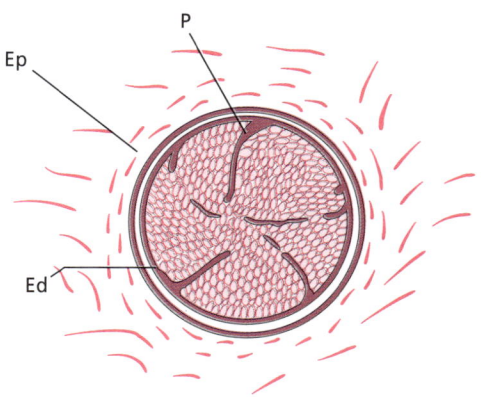

Figura 20.1 – Desenho esquemático – estrutura do nervo periférico (subcomponentes). Ed = endoneuro; Ep = epineuro; P = perineuro.

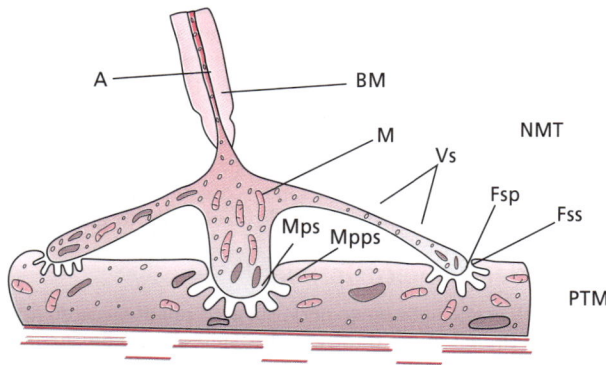

Figura 20.2 – Desenho esquemático – junção neuromuscular. A = axônio; BM = bainha de mielina; Fsp = fenda sináptica primária; Fss = fenda sináptica secundária; M = mitocôndria; Mpps = membrana pós-sináptica; Mps = membrana pré-sináptica; NMT = nervo motor terminal; PTM = placa terminal muscular; Vs = vesícula sináptica.

sináptica contém mitocôndrias, vesículas sinápticas contendo acetilcolina (ACh), trifosfato de adenosina (ATP), proteoglicanos, microtúbulos e microfilamentos (estrutura esquelética e transporte/direcionamento das vesículas). A fenda sináptica é a extensão da membrana basal que cobre a superfície externa tanto do nervo terminal quanto da fibra muscular. A enzima acetilcolinesterase (responsável pela degradação de ACh em acetato e colina) é fixada à membrana basal pelas fibras colágenas e só é encontrada no espaço sináptico[1]. A fenda sináptica é subdividida em fenda sináptica primária entre o nervo terminal e o músculo e fendas sinápticas múltiplas formando invaginações pós-juncionais na região pós-sináptica. A membrana pós-sináptica consiste em múltiplas fendas de sarcoplasma juncional; esse arranjo resulta em aumento importante na área de superfície (8 a 10 vezes maior que a membrana pré-sináptica). Essas invaginações contêm microtúbulos, ribossomas e estruturas vesiculares e tubulares. Os receptores de acetilcolina (AChR) são estruturas glicoprotéicas de quatro subunidades diferentes sintetizados pelos ribossomas e transportadas pelos complexos de Golgi para a superfície da membrana. Podem ser de dois tipos: nicotínicos ou muscarínicos; além da junção neuromuscular, os receptores nicotínicos são encontrados nas sinapses entre os gânglios neuronais pré e pós-ganglionares, tanto do sistema nervoso simpático quanto parassimpático. Os receptores muscarínicos estão localizados em todos os órgãos inervados pelos neurônios pós-ganglionares do sistema parassimpático, assim como os órgãos inervados pelos nervos simpáticos pós-ganglionares colinérgicos[2].

A junção sarcoplasmática contém mitocôndrias, cisternas de Golgi, retículo endoplasmático liso e rugoso, vesículas, lisossomas e vários tipos de filamentos; sua função é degradar e sintetizar os AChR, além de manter um balanço iônico apropriado para os constituintes sarcoplasmáticos e sintetizar acetilcolinesterase para o espaço sináptico.

Com relação às vesículas sinápticas existem aproximadamente 200.000/400.000 vesículas sinápticas individuais (o conteúdo de cada vesícula sináptica é denominado *quanta*) nos nervos terminais e em torno de 1.000 a 3.000 estão localizadas nas vizinhanças da zona ativa (imediatamente *prontas* para utilização); outros *quanta* (10.000) estão contidos no estoque de mobilização (*compartimento transitório*) e movem-se para a membrana continuamente para repor a acetilcolina liberada. O remanescente e maior porção de quanta (300.000) forma uma reserva para o estoque de mobilização. Uma vesícula sináptica única contém cerca de 5.000 a 10.000 moléculas de acetilcolina[2].

A quantidade da substância transmissora liberada para o potencial de ação depende da concentração de cálcio atuante e quando a sua concentração está baixa há, conseqüentemente, um número limitado de *quanta* liberado; os íons magnésio, por sua vez, competem com a entrada de cálcio e podem bloquear o seu efeito. O cálcio persiste no axônio terminal por aproximadamente 200ms mantendo o axônio terminal no estado hiperexcitado, aumentando a viabilidade de transmissão remanescente de um segundo impulso dentro desse tempo[2].

Dessa forma, a quantidade de acetilcolina no armazenamento viável imediatamente e a concentração de cálcio no nervo terminal determinam o número de moléculas de acetilcolina liberadas no potencial de ação nervoso[3]. A estimulação repetitiva ou pareada afeta a liberação de acetilcolina e o potencial de placa terminal (EPP) em dois opostos:

- O primeiro choque utiliza uma porção armazenada parcialmente depletando a quantidade de acetilcolina disponível para o estímulo subseqüente, até que o armazenamento de mobilização tenha refeito a perda.
- Após cada choque, entretanto, o acúmulo de cálcio no nervo terminal aumenta a liberação de acetilcolina. A parcial depleção do estoque de acetilcolina recupera-se em 5 a 10s por meio do lento recarregamento de acetilcolina dos locais ejetados. O influxo de cálcio dentro do terminal axonal acontece imediatamente após a despolarização do nervo e sua entrada é dada por dois gradientes, elétrico (meio intracelular negativo atrai cargas positivas) e químico (alta concentração extracelular), mas a difusão do íon fora do axônio só será em torno dos próximos 100 a 200ms[2]. Então, a estimulação repetitiva com curtos intervalos interestímulo tende a facilitar a liberação de acetilcolina apesar da concomitante redução de seu estoque imediatamente viável. Em contraste, lentas taxas de estimulação repetitiva resultam em supressão porque a facilitação eletrossecretória ínfima não pode compensar a perda nos estoques de acetilcolina[2,3].

Potencial Miniatura de Placa Motora

O potencial miniatura de placa motora (MEPP) são pequenas e breves despolarizações espontâneas provocadas pela liberação aleatória de pequenas quantidades de acetilcolina não atingindo o nível crítico para geração do potencial de ação muscular. Cada *quantum* de acetilcolina liberado do nervo terminal contém um número igual de moléculas de acetilcolina independentemente de fatores externos (temperatura/concentração iônica), entretanto a freqüência dos MEPP varia com a concentração de cálcio (queda de concentração/queda de freqüência) e com a temperatura. Os fatores que ditam a amplitude do MEPP incluem: número de moléculas de acetilcolina na vesícula, difusão dessas moléculas liberadas, características estruturais da placa terminal e sensibilidade dos receptores de acetilcolina.

Potencial de Placa Terminal

Com a chegada do impulso nervoso, a despolarização do nervo motor terminal inicia o influxo de cálcio dentro dos axônios. O aumento da concentração de cálcio intracelular acelera a fusão das vesículas na membrana produzindo, desse modo, amplo aumento na taxa de liberação de quanta. A forma do potencial de placa terminal (EPP) é dependente, portanto, do número de *quanta* imediatamente disponível de acetilcolina e a concentração de cálcio no axônio terminal. A amplitude do EPP depende de fatores pré-sinápticos (número de vesículas liberadas), pós-sinápticos (receptores de acetilcolina) e fatores no espaço sináptico (acetilcolinesterase)[2,3].

Fator de Segurança

Definido como a mínima quantidade de receptores de acetilcolina necessária para gerar um EPP largo o suficiente para induzir um potencial de ação na membrana muscular. Dessa forma, é o número total de receptores de acetilcolina abertos após potencial de ação neural dividido pelo número de receptores de acetilcolina que devem ser abertos para gerar um EPP capaz de despolarizar a membrana muscular adjacente[2].

De uma maneira geral as interações moleculares, ao nível de placa motora, ocorrem em três compartimentos (nervo terminal e espaço sináptico [região pré-sináptica], bem como membrana pós-sináptica [região pós-sináptica]) e qualquer falha em um destes levará, conseqüentemente, a falhas no mecanismo de transmissão neuromuscular. Com relação á região pré-sináptica as falhas podem estar associadas a diminuição da entrada de cálcio, defeito na síntese de acetilcolina ou no empacotamento das vesículas e diminuição na probabilidade de liberação de acetilcolina. No espaço sináptico pode-se ter redução de acetilcolinesterase e, na região pós-sináptica, pode-se ter decréscimo no número de receptores de acetilcolina e resposta anormal desses receptores à despolarização[2].

Axônio

Nas fibras nervosas mielinizadas, o axônio é envolvido por uma bainha de mielina e esse tubo é interrompido em intervalos regulares expondo o axônio – nodos de Ranvier. A região de mielina entre dois nodos de Ranvier adjacentes é denominada internodo. Cada axônio tem a sua própria célula de Schwann que regula o volume de mielina. O potencial de ação se propaga de um nodo para o outro com a taxa de propagação aproximadamente proporcional ao diâmetro da fibra. O axônio é a extensão periférica direta do corpo celular localizado proximalmente. Seu citoplasma (axoplasma) apresenta estruturas filamentosas (microtúbulos/neurofilamentos) que são responsáveis pelo transporte axonal e organelas (mitocôndrias e retículo endoplasmático)[1].

Transporte Axonal

Centrífugo/Somatofugal

Maior fluxo. Taxas variam de 0,25 – 3 a 400mm/dia. O transporte rápido é responsável pela distribuição dos componentes da membrana como fosfolipídeos, glicolipídeos, glicoproteínas da superfície celular e enzimas ligadas à membrana que são conduzidas até o axolema ao longo de toda a fibra nervosa às terminações nervosas, onde se incorporam às membranas plasmáticas pré-sinápticas e às vesículas sinápticas[2].

Centrípeto

Lento (0,25 a 2 – 3mm/dia). Em 75% dos casos o material transportado é relacionado aos componentes do esqueleto celular – tubulinas, neurofilamentos e microfilamentos de actina e miosina[2].

Os axônios não só conduzem os impulsos elétricos como também participam ativamente na conversão de nutrientes e outras substâncias tróficas. O fluxo axonal de substâncias tróficas, em parte, dita as propriedades histoquímicas e eletrofisiológicas das fibras musculares[2].

As moléculas de acetilcolina têm influência trófica no músculo além do papel neurotransmissor.

A função do transporte ao longo do axônio é, dessa forma, importante para manter a integridade neural, distribuir os grânulos neurossecretores, transportar enzimas e macromoléculas envolvidas com a formação de neurotransmissores e distribuir as substâncias associadas à atividade trófica do nervo do músculo. Uma alteração quantitativa do transporte axoplasmático acarreta degeneração axonal distal[2].

Fatores de Crescimento

O desenvolvimento e a plasticidade do sistema nervoso são criticamente dependentes de fatores neurotróficos secretados por neurônios, glia e tecidos-alvo não neuronais. Vários fatores de crescimento e seus receptores medeiam a sobrevivência, proliferação e/ou diferenciação das diferentes populações de neurônios periféricos e centrais durante os desenvolvimentos embrionário, fetal e pós-natal; alguns desses fatores neuronais continuam atuando durante toda a vida[4]. O tráfego dos fatores de crescimento neurotróficos nos axônios é dado tanto na direção anterógrada quanto retrógrada; estes são produzidas e liberadas nos órgãos-alvo e transportadas até o corpo celular[5].

Os fatores de crescimento derivados da família das neurotrofinas incluem: fator de crescimento neuronal (NGF), fator de crescimento derivado cerebral (BDNF), neurotrofina-3 (NT-3), neurotrofina-4/5 (NT-4/5), neurotrofina-6 e neurotrofina-7[4,6,7]. As neurotrofinas se ligam ao seu receptor familiar Trk; esses receptores tirosina quinase têm afinidades diferentes por cada neurotrofina específica; NGF se liga a TrkA, BDNF e NT-4/5 a TrkB e TrkC serve como receptor[8] de NT-3. A glicoproteína p75 funciona como receptor comum de baixa afinidade para todas as neurotrofinas e a resposta completa para uma neurotrofina depende do balanço dos sinais das famílias[6] do Trk e p75.

O fator neurotrófico derivado das células da glia (GDNF) estimula o crescimento neuronal a partir do gânglio periférico e pode promover a regeneração e a neuroproteção após lesão neural; além disso regula a interação mesenquimal/epitelial e a morfogênese tecidual em vários sistemas orgânicos. O BDNF e o GDNF e seus respectivos receptores são importantes para o desenvolvimento do sistema respiratório[4].

O transporte retrógrado de NGF nos axônios não mielinizados pelos órgãos-alvo até o corpo celular neuronal regula o crescimento normal, a manutenção e a regeneração de neurônios criando um sistema de *feedback* para atuar e sustentar as projeções periféricas dos neurônios NGF responsivos[5].

As neurotrofinas têm papel na definição e na manutenção do fenótipo dos neurônios e glia e na promoção da regeneração local. Os neurônios dependentes de neurotrofinas são comumente afetados no *diabetes* sugerindo que a alteração na produção das neurotrofinas pelos órgãos-alvo exerce um papel na fisiopatologia da neuropatia diabética[8,9].

Os fatores de crescimento semelhantes à insulina (IGF-I e IGF-II) são potentes polipeptídeos com ações tanto de crescimento quanto de atividade metabólica semelhante à insulina. Os efeitos no crescimento neuronal são mediados pela interação com proteínas transmembranas específicas, os receptores IGF-I e IGF-II. Os IGF têm propriedades neurotróficas similares, porém mais generalizadas do que os NGF e podem acarretar a sobrevivência tanto de neurônios sensitivos, simpáticos e motores (motoneurônios) e das células de Schwann. Os IGF são potentes mitógenos e fatores de crescimento fetal e, por isso, são abundantes durante o desenvolvimento do feto. A habilidade do IGF-I promover a sobrevivência neuronal está diretamente relacionada à sua potente propriedade antiapoptótica; IGF também suportam a mitogênese das células de Schwann, o contato das células de Schwann com os axônios e a mielinização dos nervos periféricos pelas células de Schwann[8].

O crescimento da fibra neuronal, o envolvimento e a mielinização dependem de uma série de interações recíprocas e complexas entre o axônio e sua célula da glia associada. Axônios estimulam a proliferação de oligodendrócitos e das células de Schwann e regulam sua diferenciação, mais acentuadamente a formação e a manutenção da bainha de mielina. As células da glia especificam a distribuição dos componentes axonais da membrana, principalmente as proteínas dos canais para os nodos de Ranvier das fibras nervosas mielinizadas. As células de Schwann também regulam o diâmetro do segmento axonal abaixo dela pela regulação local do nível de fosforilação e densidade dos pacotes de neurofilamentos. Além disso, as células gliais trazem importante suporte trófico para o axônio e o substrato celular que regula o crescimento da fibra nervosa durante seu desenvolvimento e na sua regeneração[2].

As neurotrofinas têm um fator crucial na manutenção, sobrevivência e vulnerabilidade seletiva de várias populações neuronais dentro do cérebro normal e doente[10]. Várias famílias de substâncias que promovem o crescimento têm sido identificadas no sistema nervoso central (SNC) incluindo a superfamília dos fatores de crescimento neurotrofina relacionados aos fatores neutróficos, fatores neurotróficos derivados da glia e fatores neurotróficos ciliares (CNTF). Os motoneurônios precisam das substâncias produzidas pelos órgãos-alvo (músculos) para sua sobrevivência durante a fase inicial de seu desenvolvimento. Após a maturação ele perde essa necessidade; isso sugere que alguma substância neurotrófica outra que a derivada pelo órgão-alvo controle a sobrevivência dos motoneurônios nos adultos; um exemplo é o fator-9 derivado do fibroblasto[10].

BDNF são potenciais para o tratamento de doenças neurodegenerativas porque a sua ação neurotrófica envolve a população neuronal envolvida em várias doenças neurodegenerativas graves e incluem: neurônios sensitivos (neuropatias sensitivas), neurônios motores (esclerose lateral amiotrófica – ELA), neurônios dopaminérgicos da substância negra (doença de Parkinson) e neurônios colinérgicos do cérebro basal (doença de Alzheimer)[6]. BDNF, assim como as outras neurotrofinas, produzem o seu efeito neuronal através de receptores transmembrana. O uso clínico de BDNF recombinante tem sido utilizado em pacientes com ELA ainda sem sucesso talvez pelo fato de sua farmacocinética desfavorável (meia-vida curta)[6].

Célula de Schwann – Incisuras de Schmidt-Lanterman

Fornece uma conexão citoplasmática dentro da célula sendo uma região vital para a sobrevida celular[2]. O número de incisuras é diretamente proporcional ao diâmetro de mielina; as incisuras são mais prevalentes nos nervos em desenvolvimento e naqueles em remielinização (após desmielinização). Formam uma série de bolsas que usualmente contém microtúbulos e vesículas, não sendo estruturas fixas e variando seu tamanho em resposta ao trauma ou à tonicidade externa do meio[2].

Nodo de Ranvier

Região axonal desprovida de mielina cujo axolema contém canais de sódio. Nessa região do nervo periférico há aumento no número de organelas (retículo endoplasmático, grânulos de lisossoma, glicogênio e mitocôndrias)[2]. A substância Gap se localiza dentro das margens da lâmina basal (envolve a célula de Schwann e a região nodal), axolema e extensão paranodal da mielina participando na geração do potencial de ação[2].

Região Paranodal

Local em que há aumento assimétrico da bainha de mielina.

O citoplasma da célula de Schwann contém 10 a 20 vezes mais mitocôndrias que na região de internodo. O citoplasma terminal da célula de Schwann permanece firmemente aderido ao axolema e forma microvilosidade (em forma de dedos) que terminam na substância Gap do nodo – geração do potencial de ação. Há grande concentração de íons sódio nas porções terminais do citoplasma da célula de Schwann. Postula-se que as porções terminais do citoplasma da célula de Schwann são geradores do fluxo de corrente de íons sódio dentro do axolema nodal[2].

Nervo Periférico

Anatomia da Coluna Vertebral

Até cerca do final do terceiro mês do desenvolvimento fetal, o canal medular espinal e a coluna vertebral têm aproximadamente o mesmo comprimento. Com o contínuo crescimento fetal inicia-se uma discrepância na correlação nível medula espinal – elemento ósseo correspondente. Como resultado, os elementos neurais mais caudais da medula estão em níveis significativamente mais altos do que os segmentos vertebrais correspondentes. As raízes nervosas emergem através de seus forames neurais independentemente da discrepância de comprimento[2].

Formação do Nervo Espinal

Formado por raízes nervosas ventrais (motoras) e raízes nervosas dorsais (sensitivas). Duas ou mais de 12 ramificações individuais se unem para formar as raízes:

- *Raiz dorsal* (*aferente*): o corpo celular se localiza no gânglio dorsal fora da medula espinal.
- *Raiz ventral* (*eferente*): o corpo celular se localiza no corno anterior da medula na substância cinzenta.

As raízes axonais são envolvidas por endoneuro (semelhante à dos nervos periféricos, entretanto, com 20% de colágeno) que, por sua vez, é envolvido pela bainha radicular (comparável à pia-máter da medula espinal) – separa a raiz nervosa do fluido cerebroespinal (CSF). Exterior à bainha pial e envolvendo o fluido cerebroespinal está a aracnóide que distalmente é contínua com o perineuro. Na região do gânglio dorsal a dura-máter inicia a fusão com o epineuro do nervo periférico. O espaço subaracnóideo termina na porção marginal do gânglio da raiz dorsal[2].

Formação do Nervo Periférico

Dá-se pela fusão das raízes dorsais e ventrais. O nervo espinal se divide em ramos primários anterior e posterior; o ramo primário posterior inerva a musculatura axial dorsal, as vértebras, as articulações intervertebrais posteriores e parte da pele das costas. O ramo primário anterior é responsável pela inervação dos membros e das partes ventrolaterais da parede do corpo; é o formador dos grandes plexos nervosos (cervical, braquial e lombossacro).

Fisiologia da Condução Nervosa

Potencial de Repouso

Todas as células do organismo possuem citoplasma, núcleo e uma membrana que a envolve – membrana citoplasmática. Esta é formada por duas camadas monomoleculares de proteínas entremeadas por uma camada bimolecular de lipídeo – mosaico. A transferência de íons e algumas outras substâncias através da membrana se deve à presença de poros de 7A de diâmetro; provavelmente haja uma molécula *transportadora* lipossolúvel limitada à membrana a qual se combina preferencialmente com certos íons. O potencial de repouso decorre da distribuição desigual dos íons nos meios intra/extracelular que resulta em polarização da membrana com a superfície interna sendo relativamente negativa em relação à externa.

Potencial de Ação

O meio intracelular é rico em íons K^+ e ânions protéicos enquanto o extracelular é rico em íons Na^+ e Cl^-. Com isso o interior da célula se torna mais negativo, pois perde cargas positivas e o meio externo mais positivo porque ganha mais cargas positivas estabelecendo-se, assim, um campo elétrico em razão da diferença de potencial entre ambas as superfícies. A aplicação de um estímulo limiar à membrana celular acarreta alteração do potencial de repouso e origina outro potencial que se denomina potencial de ação que, ao propagar-se ao longo da fibra nervosa constitui o impulso nervoso. Quando o potencial atinge o nível crítico (-30 a -50mv) a permeabilidade da membrana se modifica subitamente de forma que todos os fenômenos que se seguem dependem de trocas iônicas e não do estímulo elétrico[2].

Condução do Estímulo

Uma vez iniciado o potencial de ação este se propaga ao longo da célula nervosa em ambas as direções, constituindo o impulso nervoso. Essa condução pode ser contínua ou saltatória.

Condução Saltatória

Própria das fibras mielínicas é feita através dos nodos de Ranvier, pois somente nesses pontos a membrana é excitável por estar em contato direto com o meio extracelular. Esse mecanismo de condução saltatória aumenta muito a velocidade de condução e propicia economia de energia (ATP) para a fibra nervosa, uma vez que menos trocas iônicas são realizadas pela membrana.

Condução Contínua

Nas fibras amielínicas a condução se faz de maneira contínua pela formação de circuitos locais com a ativação seqüencial de regiões adjacentes da membrana de maneira ininterrupta envolvendo toda a sua superfície. Enquanto um ponto da membrana se aproxima do pico de potencial de ação, a área imediatamente atrás está em fase de recuperação (repolarização) e a região imediatamente à frente estará iniciando sua despolarização, como reação em cadeia.

INSTRUMENTAL ELETRONEUROMIOGRÁFICO

Inclui os circuitos presentes no aparelho e os instrumentos auxiliares. O aparelho é constituído por várias interfaces que se interagem entre si e incluem um potente amplificador, uma tela para visualização, sistema de áudio, estimulador, filtros, pré-amplificador, conversor A/D (sistema análogo para digital), sistema de promediação (*average*), circuitos de gatilho e de retardo de linha, dentre outros. Como instrumentos auxiliares temos os eletrodos para captação/estimulação, eletrodo terra, soluções eletrolíticas, fita métrica, lixa etc.

É necessário entender os princípios no processo de obtenção dos sinais, suas limitações e causas de erros para melhora na qualidade técnica do estudo e na interpretação clínica dos resultados[11].

Os sinais, após serem captados pelos eletrodos, chegam às conexões ativo/referência/terra do pré-amplificador; o sistema de amplificação do aparelho é denominado diferencial sendo constituído por dois amplificadores que trabalham com inversão de fase entre suas entradas, amplificando o sinal de cada entrada em relação ao ponto isopotencial (terra); dessa forma, a somatória desse circuito é a amplificação das diferenças detectadas por cada eletrodo e a eliminação de sinais iguais. Por isso, na condução motora coloca-se o eletrodo ativo no ponto motor e a referência no ponto silente e na condução sensitiva a distância dos eletrodos deve ser de 4cm, para que sinais diferentes/inversos sejam amplificados e sinais iguais/inversos (interferências) sejam anulados[2].

O estimulador é utilizado conectado a varredura da tela para que sejam disparados ao mesmo tempo provocando a formação de uma onda elétrica, cujo aumento progressivo de intensidade é capaz de despolarizar as fibras nervosas gerando um potencial de ação propagado ao longo do nervo. O sistema de filtragem atenua certas freqüências que estão sendo captadas e se divide em filtro de alta freqüência (permite a passagem de baixas freqüências e bloqueia as de alta freqüência) e filtro de baixa freqüência. O potencial após ser multiplicado passará por um sistema de filtragem de interferências indesejáveis sendo então apresentado para análise, em um dispositivo visual (tela) e auditivo. Na resolução vertical da tela temos os pontos de amplitude (varia de micro a milivolts) e na resolução horizontal temos a escala de tempo, medida em milissegundos e dividida em 10 divisões iguais[3]. As ondas dos potenciais que atravessam a parte superior da linha da tela são, por convenção, denominadas negativas e, ao contrário, na parte inferior da linha, positivas.

O sistema de *Average* é, na realidade, a promediação de sinais extraídos após estímulo de despolarização e que estão localizados num mesmo momento daqueles ocasionados por artefatos que são aleatórios e não tem relação com o tempo de despolarização, sendo, por isso, removidos. Além de sua utilização na avaliação de potenciais evocados tem muita utilidade na técnica de *near nerve*.

Eletrodos

As características físicas e elétricas dos eletrodos de captação ditam a amplitude e outros aspectos do potencial em estudo[3].

Os eletrodos de captação de superfície, como o próprio nome indica, ficam localizados sobre a pele do paciente e são utilizados nos estudos de condução nervosa periférica (sensitiva, motora, resposta F, reflexo de Hoffmann, estimulação repetitiva, reflexo do piscamento etc.), contração muscular voluntária (estudo cinesiológico), como estimulador do nervo e referência no eletrodo monopolar[2]. São de vários formatos (discos, anel, barra, *alligator*) e sua escolha depende do tipo de fibra a ser analisada.

Os eletrodos de agulha são aqueles inseridos através da pele visando à aproximação com o gerador do potencial a ser analisado. Podem ser para estudo eletromiográfico, para estimulação elétrica e captação de potenciais justaneurais. No estudo eletromiográfico, os mais utilizados são os eletrodos de agulha monopolar e concêntrico, tendo-se ainda nesse grupo os eletrodos de fibra única, eletrodos bipolares concêntricos etc.

Esses eletrodos intramusculares são utilizados para captar ondas de fibras musculares únicas ou a somatória elétrica de múltiplas fibras musculares formando um potencial de ação de unidade motora (MUAP), cuja configuração varia com o tipo de eletrodo utilizado bem como suas propriedades físicas[12]. Os eletrodos concêntricos apresentam superfície de captação e de referência localizados na mesma cânula e têm sua ponta em forma de bisel (ângulo de 15°) apresentando uma superfície hemiesférica de captação. Os eletrodos monopolares têm apenas um eletrodo de captação profundo e o eletrodo referência se localiza na pele próximo à agulha ou em local distante (silêncio elétrico), tornando a área de captação cerca de 1,5 vez maior que a do eletrodo concêntrico[2].

Em decorrência das diferenças no campo de captação os potenciais de ação de unidade motora (MUAP), quando analisados com eletrodo monopolar (comparativamente ao eletrodo concêntrico), apresentam aumento na amplitude, no número de fases, no número de polifásicos longos com a duração se mantendo a mesma[3,12,13]. Vários estudos foram realizados na tentativa de demonstrar qual seria o eletrodo ideal para estudo eletromiográfico o que, na realidade não existe; o que temos são vantagens e desvantagens na utilização destes e cada laboratório utiliza aquele que tem maior afinidade[2,11-13]. Com relação à dor provocada pela inserção do eletrodo, na tentativa de demonstrar igualdade entre os dois tipos de eletrodos, Strommen *et al*. concluíram que movimentos pequenos da agulha provocam o mesmo limiar de dor e que, ao contrário, movimentos amplos da agulha provocam maior dor com eletrodo concêntrico; de maneira geral, os pacientes queixam de dor mais intensa com utilização de eletrodo concêntrico sendo estes um dos critérios, em alguns laboratórios, para a escolha do eletrodo monopolar[2,14].

Os eletrodos monopolares podem também ser utilizados para estimulação elétrica, com a intensidade e a duração da corrente devendo ser monitorados com atenção para evitar lesões teciduais pelo aumento de temperatura; embora seja uma técnica invasiva, acessa troncos localizados profundamente, obtendo informações aquém da condução periférica; também utilizado em pacientes com edema ou volumoso tecido adiposo[15].

Os eletrodos monopolares são utilizados, ainda, na captação de potenciais justa neurais (técnica de *near nerve* – descrita anteriormente).

Os eletrodos de agulha também podem ser empregados na captação de potenciais (potenciais de ação muscular compostos – CMAP) após estimulação de um tronco motor (por exemplo, em caso de neuropatias com grande perda axonal em que a estimulação/captação na superfície não evoca resposta) e a sua colocação dentro do músculo ativado não resulta na resposta que acuradamente reflete o somatório da atividade elétrica surgida da despolarização total do músculo; o eletrodo subcutâneo, por sua vez, em especial com grande área exposta é diferente, pois está localizado superiormente ao músculo, mas dentro do volume condutor do corpo e soma a resposta similarmente ao eletrodo de superfície[2].

EXAME ELETRONEUROMIOGRÁFICO
Considerações Básicas

O exame eletroneuromiográfico deve ser solicitado quando se suspeita de doenças musculares ou de junção neuromuscular (atrofia/hipertrofia muscular, hipo/hipertonia, fraqueza muscular), neuropatias (axonais, mielínicas ou mistas), em pacientes com quadro sugestivo de polineuropatia periférica, lesão de plexos, radiculopatias, compressão de nervos periféricos, doenças de neurônio motor inferior e paralisia facial periférica; quadros incaracterísticos (anestesia, hipo/hiperestesia), tremor, câimbra, fasciculações, dor, fraqueza muscular e nas avaliações funcionais específicas (impotência sexual masculina, incontinência de esfíncteres, transposição de tendões e distúrbios da marcha). Após o exame eletroneuromiográfico, com a análise dos dados obtidos, deve-se concluir se o comprometimento neuronal é difuso (poli), único (mono) ou múltiplo, proximal ou distal, sensitivo (pré/pós-ganglionar), motor ou misto (sensitivo e motor), axonal e/ou mielínico, agudo ou crônico; nas miopatias, se o comprometimento é proximal ou distal, generalizado ou localizado, e com presença/ausência de potenciais de hiperexcitabilidade muscular (fibrilações, ondas positivas, descargas miotônicas etc.). Nas constrições neurais de membros superiores e inferiores deve-se especificar o nervo lesado, local de compressão e tipo de comprometimento (axonal e/ou mielínico).

Antes do início do exame é sempre necessária uma sucinta explicação do processo, ao paciente, que deve estar posicionado de forma a favorecer não só ampla exposição dos membros a serem examinados bem como total relaxamento. A temperatura dos membros deve ser sempre avaliada, pois o sistema nervoso periférico é extremamente sensível às suas variações com sua queda acarretando a queda da velocidade de condução, prolongamento de latência distal e aumento na duração dos potenciais (neurocondução), sendo as fibras sensitivas mais suscetíveis a estas do que as fibras motoras; no estudo eletromiográfico acarreta aumento da duração e do número de fases (polifasia). Deve ser mantida em torno de 32 a 34° para os membros inferiores e 34 a 36° para membros superiores durante todo o exame[16]. Geralmente. depara-se com a queda de temperatura quer seja por queda concomitante de temperatura ambiental quer por ansiedade e, nesses casos, deve-se realizar o aquecimento do membro com a utilização do método de correção de temperatura (1,5 a 2m/s por cada grau de temperatura) devendo ser vista com certa parcimônia, pois a heterogenicidade entre os pacientes faz com que um fator de correção para um indivíduo possa não ser o mesmo para outro e, principalmente, o fato de esse fator ser calculado para indivíduos sadios não se prestando para indivíduos com afecções, demonstrando, assim, a sua significante limitação[16]. Aquecimento ou resfriamento externo dos membros pode ser uma causa de erro se não esperarmos o tempo necessário para o resfriamento/aquecimento dos tecidos internos que pode demandar cerca de 10 a 15min[16]. A alteração intencional de temperatura pode melhorar a acurácia diagnóstica de certos testes eletrofisiológicos, por exemplo, a utilização de aquecimento na estimulação repetitiva dos pacientes com *miastenia gravis*/síndrome de Lambert-Eaton acarretará exacerbação das alterações e de resfriamento, na eletromiografia de distúrbios miotônicos quando as descargas miotônicas se tornarão abundantes[16].

A idade também é um fator a ser observado, uma vez que sabemos que com o envelhecimento há alterações funcional, bioquímica e estrutural nos nervos periféricos com perda de fibras nervosas mielinizadas/desmielinizadas, atrofia axonal, diminuição de fluxo sangüíneo, conseqüente a diminuição do calibre microvascular, queda na taxa de transporte axoplasmático retrógrado e anterógrado o que acarreta, do ponto de vista eletrofisiológico, um declínio de velocidade de condução e de amplitude de potenciais, diminuição de força muscular e de discriminação sensitiva[17]. Há também, nos pacientes idosos, declínio na regeneração nervosa e, após uma lesão, a degeneração walleriana é retardada, a interação entre as células de Schwann e os axônios regenerativos toma mais tempo e a quantidade de fatores tróficos secretados tanto pelas células de Schwann quanto pelas células do órgão-alvo é mais baixa[17].

No decorrer do exame eletroneuromiográfico, às vezes depara-se com alterações não esperadas para o quadro clínico do paciente, o que pode acarretar erros na interpretação do exame, por isso deve-se estar atento à presença de inervação anômala, quer seja de membros inferiores ou superiores.

Anastomose de Martin Gruber

Ocorre quando os axônios motores, que inervam músculos intrínsecos da mão, normalmente inervados pelo ulnar (com mais freqüência os músculos I interósseo dorsal, adutor do polegar e abdutor do dedo mínimo) seguem, desde as raízes de C8-T1/plexo braquial, pelo nervo mediano até o nível do antebraço quando então *cruzam* (em geral através do nervo interósseo anterior, o que explica o não comprometimento da sensibilidade da mão) para o nervo ulnar; isso cria uma situação na qual quando essas fibras são estimuladas no nervo mediano e no nervo ulnar captar-se-ão diferenças marcantes de amplitudes de potenciais ou seja, as amplitudes do CMAP do nervo ulnar podem parecer cair com a estimulação no cotovelo comparativamente á estimulação no punho (ativação adicional das fibras anômalas) e com relação ao nervo mediano agir de forma contrária, amplitude de CMAP mais alta no cotovelo (evoca resposta não só dos músculos inervados pelo mesmo como também daqueles músculos tenares/hipotenares inervados pelas fibras que cruzam para o nervo ulnar no antebraço) do que no punho. O número de axônios que fazem parte desta anastomose é variável sendo que estes criam uma banda separada na região proximal do nervo mediano; o cruzamento de fibras sensitivas é raro. De acordo com os músculos inervados pela anastomose três tipos podem ser definidos:

- *Tipo I*: as fibras terminam nos músculos hipotenares.
- *Tipo II*: as fibras terminam no músculo I interósseo dorsal.
- *Tipo III*: as fibras terminam nos músculos tenares mais freqüentemente no músculo adutor curto do polegar (variação rara).

A combinação desses três tipos é mais comum do que uma forma pura[18]. A anomalia tem incidência de 7,7 a 34% com 68% dos indivíduos afetados bilateralmente[2,3,19].

Anastomose de Riche-Cannieu

Comunicação na palma da mão entre o ramo profundo do nervo ulnar e o ramo recorrente do nervo mediano. Clinicamente é possível que o nervo ulnar (através da anastomose) supra parte dos músculos tenares normalmente inervados exclusivamente pelo nervo mediano resultando em inervação dupla para eles; desse modo, uma lesão completa do nervo mediano, no punho, pode evoluir com função preservada de abdução/oponência do polegar (*mão ulnar*) e a presença de desnervação/potenciais de ação depende da extensão da inervação por esta anastomose. A porcentagem de fibras musculares inervadas tanto pelos nervos mediano quanto ulnar, na anastomose, é desconhecida[2].

Anomalias de Inervação no Membro Superior

Normalmente o nervo musculocutâneo inerva os músculos bíceps braquial, assim como os músculos coracobraquial e braquial. Esse nervo pode se estender até o antebraço e às vezes até a mão para inervar parte dos músculos flexores e tenares; pode existir como ramo isolado ou anastomose entre este e o nervo mediano no membro superior. Ocorre por retardo de separação dessas fibras nervosas derivadas do mesmo cordão do plexo braquial (lateral – 18).

Anomalias de Inervação no Membro Inferior

Nervo Fibular Profundo Acessório

É a anomalia mais freqüente em membros inferiores e engloba a formação de um ramo acessório, para inervação do músculo extensor curto dos artelhos, originado do nervo fibular superficial (quase sempre a inervação desse músculo é dada unicamente pelo nervo fibular profundo); esse ramo emerge com o nervo fibular superficial (face lateral da perna), passando atrás do maléolo lateral cursando anteriormente para inervar a sua porção lateral (ou ás vezes o músculo como um todo)[3]. Dessa forma, quando se estimula o nervo fibular comum no joelho tem-se um potencial com amplitude maior, comparativamente à estimulação no tornozelo; faz-se necessária a estimulação do nervo fibular profundo acessório, em nível do maléolo lateral para comprovar a presença da anomalia.

A importância do conhecimento dessa anomalia, bem como das demais, vem do fato de que, por exemplo, em uma lesão isolada do nervo fibular superficial ou do nervo fibular acessório profundo acarretará anormalidades no músculo extensor curto dos artelhos causando conclusão errônea de envolvimento do nervo fibular profundo da mesma forma que, em uma lesão completa do nervo fibular profundo, poderemos ter envolvimento parcial do músculo extensor curto dos artelhos resultando também em conclusão errônea de neuropatia parcial do nervo fibular profundo. Pacientes com lesão total do nervo ulnar, no cotovelo, na presença da anastomose de Martin Gruber, podem continuar apresentando função parcial da mão (pode haver alguma inervação concomitante, além da anastomose, do nervo ulnar). Quando a anastomose é concomitante à neuropatia distal do nervo mediano no punho, a estimulação desse nervo no cotovelo poderá provocar a captação de dois potenciais dispersos: um componente normal ulnar e um retardado mediano; ao contrário, a estimulação do nervo mediano no punho evocará somente a resposta retardada, pela compressão distal, sem o componente ulnar[2,18].

Conclui-se que além dos fatores instrumentais (separação e colocação adequada de eletrodos – condução sensitiva/condução motora), utilização correta de filtros, amplificação, estimulação e promediação, os fatores fisiológicos (idade, temperatura, inervações anômalas) devem ser levados em consideração na análise do exame eletroneuromiográfico, caso contrário, corre-se o risco de diagnósticos equivocados.

Neurocondução

Nos estudos de neurocondução deve-se ter preparação adequada da pele para que haja aumento na condutividade e conseqüente diminuição de impedância; a camada celular córnea funciona como barreira à passagem do estímulo com tendência a reduzir a amplitude dos potenciais e, por isso, utiliza-se pasta com soluções eletrolíticas para aumentar a condutividade, sendo às vezes necessária abrasão para retirada do extrato córneo[2]. Na utilização de eletrodos de superfície para captação, embora se esteja distante do tecido neural, a resposta evocada será o somatório de grande porção de tecido despolarizado. A utilização de eletrodo de agulha, para captação, pode ser necessária para evidenciar axônios sobreviventes quando a captação superficial detecta resposta ausente, entretanto, para estudos posteriores, a reprodutibilidade das respostas é difícil (D). Utiliza-se na montagem para captação, eletrodos ativos (G1/E1), eletrodos referência (G2/E2) e eletrodo terra.

Para que o potencial de ação seja deflagrado usa-se indução com pulsos de corrente elétrica cujo aumento gradual provoca ativação dos axônios mielinizados largos em conseqüência limiar mais baixo de excitabilidade; com o estímulo supramáximo (20 a 33% da intensidade máxima), os axônios remanescentes (mielinizados pequenos) são excitados quando então se tem a captação desse impulso neural em alguma localização distante ao local inicial do impulso. Esse impulso despolarizante se deflagrará tanto proximal quanto distalmente, ao longo do curso longitudinal do nervo.

A ausência de captação de potencial, para ser considerada patológica, deve prever adequado uso de estimulação supramáxima, colocação de eletrodos, promediação de estímulos e uso de eletrodo de agulha para captação.

Na neurocondução podem-se avaliar respostas originadas de nervos motores, sensitivos puros ou nervos mistos.

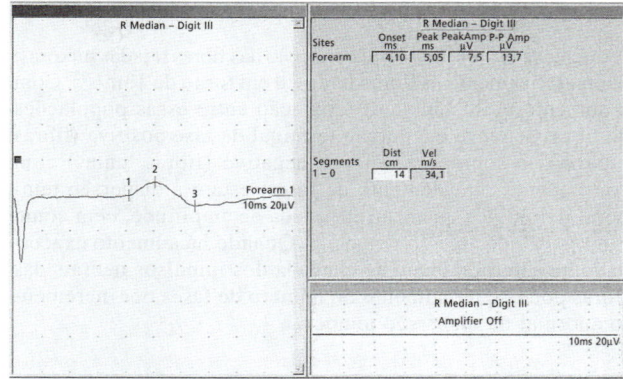

Figura 20.3 – Condução sensitiva do nervo mediano direito. 1 = latência de base; 2 = latência de pico; 1/2 = amplitude pico; 2/3 = amplitude pico/pico.

Condução Sensitiva

A resposta é captada diretamente no tronco nervoso quer seja em um nervo sensitivo puro ou nervo misto. Pode-se utilizar tanto propagação ortodrômica quanto antidrômica; nesta última (com utilização de eletrodos de captação superfície) os potenciais apresentam amplitude maior, pois estão mais próximos do tecido neural com igualdade de valores em latência (base/pico); ao contrário, quando se utilizam eletrodos de captação de agulha, os potenciais ortodrômicos são comparativamente maiores que nas respostas antidrômicas[2,3,20]. Na captação antidrômica, a separação dos eletrodos ativo/referência deve ser de, no mínimo[2], 4cm.

Analisar-se-á um potencial bifásico negativo positivo com todos os seus parâmetros (Fig. 20.3), que incluem a latência de base, latência de pico, amplitude do pico negativo/total, área e duração do potencial. A velocidade traduz a taxa de propagação do impulso neural ao longo das fibras estimuladas e é calculada dividindo a distância pelo tempo (latência de base); importante salientar que não devemos utilizar a latência de pico para cálculo da velocidade, pois não reflete as fibras de condução rápida e estão sujeitas a alterações dependentes da distância em razão do efeito da dispersão temporal. O decréscimo da amplitude, em comparação com as fibras motoras, mais acuradamente reflete o conteúdo axonal com respeito ao número de fibras nervosas funcionais, uma vez que não há inervação colateral (como nas fibras motoras), mas sim o recrescimento do local de lesão.

A magnitude da amplitude demonstra marcante diminuição dos locais distais/proximais, pois a dispersão entre as fibras rápidas e lentas é em torno de 25m/s, quase o dobro das fibras motoras o que acarreta um cancelamento de fases acentuadamente maior[2].

Em decorrência da localização do corpo sensorial no gânglio da raiz dorsal, distúrbios pré-ganglionares não o lesam significantemente, deixando o axônio distal intacto com captação de potencial normal; distúrbios pós-ganglionares, que resultam na lesão quer seja do corpo celular ou axônio sensorial ou células de Schwann associadas, resultam em captação de potencial anormal.

Condução Motora

Não há um nervo puramente motor, pois todos os nervos responsáveis pela inervação muscular contêm não apenas fibras motoras eferentes para aquele músculo, mas também múltiplos nervos sensitivos aferentes e fibras autonômicas. Difere da condução sensitiva, pois a resposta não é captada diretamente no tronco nervoso, mas sim sobre o músculo por ele inervado (ponto placa motora).

Após a estimulação será captado um potencial bifásico negativo positivo (Fig. 20.4).

A latência de base será composta da latência de ativação – corresponde ao tempo necessário para ativar os canais de sódio (0,1ms), condução neural e transmissão da junção neuromuscular (1ms); assim, a velocidade de condução é calculada descartando essa área de retardo do estímulo, ou seja, dois locais distintos são estimulados (pontos fixos) e a velocidade é calculada entre estes (distância dividida pelo tempo)[2]. Nos processos em que haja desmielinização/remielinização e/ou perda de fibras de condução rápida pode-se ter queda de velocidade. A duração do potencial bem como a área devem ser medidas em sua fase negativa. A amplitude base/pico da onda negativa representa mais acuradamente o número total de axônios e suas fibras musculares despolarizadas, e a amplitude pico-pico, que inclui a porção positiva, é onde há maior cancelamento de fases.

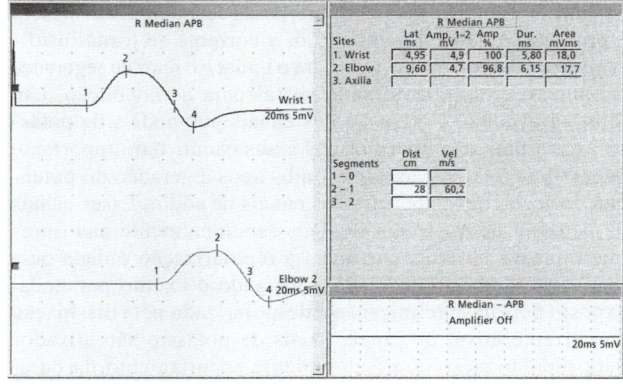

Figura 20.4 – Condução motora do nervo mediano direito – potenciais de ação muscular compostos (CMAP). 1 = latência de base; 1 – 2 = amplitude fase negativa do potencial; 1 – 3 = duração fase negativa do potencial.

Dispersão Temporal

A diferença de velocidade de condução das fibras rápidas motoras, comparativamente às fibras lentas, é em torno de 13m/s[22]. Com o aumento da distância, a separação entre essas populações de fibras se eleva e a porção terminal da fase positiva (fibras rápidas) se sobreporá ao pico negativo (fibras lentas) com conseqüente cancelamento de fases; esta é a dispersão temporal fisiológica que acarreta queda de amplitude, bem como diminuição de área do potencial. Quando há aumento exacerbado na sincronicidade de chegada dos impulsos neurais das fibras pode-se ter aumento no número de fases por incremento anormal na dispersão temporal.

Bloqueio de Condução

É definido como falha no impulso nervoso em propagar através de um certo ponto da fibra nervosa, embora a condução esteja preservada abaixo desse ponto; manifesta-se, eletrofisiologicamente, como queda de amplitude e área do potencial motor evocado comparando-se os valores proximais/distais à área de bloqueio[21]. Apresenta vários mecanismos, dentre eles, desmielinização, bloqueio dos canais de sódio, despolarização (por exemplo, isquemia, potássio extracelular em excesso) e hiperpolarização[22]. Dentre estes, o bloqueio de condução por desmielinização é o mais importante e, por isso, será descrito em detalhe a seguir.

Na condução saltatória a bainha de mielina acarreta alta impedância e baixa capacitância prevenindo o campo de corrente através do axônio entre os nodos de Ranvier (internodo). O potencial de ação penetrando os canais de sódio nos nodos de Ranvier ativados produz uma corrente iônica interna que, subseqüentemente, causará corrente capacitativa no próximo nodo para ser excitado. Isso despolariza a membrana nodal para o limiar abrindo os canais de sódio e iniciando um outro ciclo de fluxo de corrente para dentro. O tempo necessário para o potencial de ação no nodo ativar outra corrente no subseqüente nodo é denominado como tempo de condução internodal; o fator de segurança de transmissão é definido como a taxa de transmissão para corrente limiar; para a condução através de nodo ser suficiente essa taxa tem que ser maior que um; os nervos mielinizados têm taxa de segurança em torno de 5 ou mais. Se houve ruptura de mielina, a corrente de ação no nodo se dissipa através do internodo adjacente como conseqüência da capacitância aumentada e resistência diminuída. Dessa forma, tomará mais tempo para alterar o próximo nodo para limiar, prolongando o tempo de condução internodal – queda de condução nas fibras nervosas desmielinizadas. Com a progressão da desmielinização, a corrente se torna insuficiente para despolarizar o nodo para o limiar e o fator de segurança cai abaixo de um, resultando na falência de condução. Um fator agravante é a ativação dos canais paranodais de potássio; nas fibras não mielinizadas esses canais têm importante papel na repolarização dos axônios após a geração do potencial de ação com a abertura dos canais de sódio. Esses canais de potássio permanecem inativos funcionalmente nas fibras mielinizadas normais nas quais a repolarização é dada pela inativação dos canais de sódio. Quando o axônio paranodal exposto pela desmielinização é despolarizado pela dissipação da corrente ativa, os canais locais de potássio são ativados para repolarização com subseqüente encurtamento da duração do potencial de ação através do nodo, com o fator de segurança sendo reduzido a um nível crítico[2].

Os critérios diagnósticos para bloqueio de condução ainda não estão bem definidos sendo que a Associação Americana de Medicina de Eletrodiagnóstico (AAEM) propôs valores nos quais é feita a análise da dispersão temporal/amplitude/área dos potenciais com os paciente sendo agrupados de acordo com os valores encontrados e assim temos pacientes com dispersão temporal mínima (duração aumentada de no máximo 30%) terão *bloqueio de condução parcial definido* quando houver[23]:

- *Nervo mediano (cotovelo/punho e axila/cotovelo)*: queda superior a 50% na amplitude e acima de 40% de área.
- *Nervo ulnar (abaixo cotovelo/punho, abaixo/acima cotovelo e axila/acima cotovelo)*: queda superior a 50% na amplitude e acima de 40% na área.
- *Nervo fibular profundo (abaixo cabeça fíbula/tornozelo e acima/abaixo cabeça da fíbula)*: queda superior a 60% na amplitude e acima de 50% de área.
- *Nervo tibial posterior (joelho/tornozelo)*: queda superior a 60% na amplitude e acima de 50% na área.

Esses pacientes com dispersão temporal mínima terão *bloqueio de condução parcial provável* quando houver:

- *Nervo mediano (cotovelo/punho e axila/cotovelo)*: queda de amplitude entre 40 e 49% e de área entre 30 e 39%.
- *Nervo ulnar (abaixo cotovelo/punho, acima/abaixo cotovelo e axila/acima cotovelo)*: queda de amplitude entre 40 e 49% e de área entre 30 e 39%.
- *Nervo fibular profundo (abaixo cabeça fíbula/tornozelo)*: queda de amplitude entre 50 e 59% e de área de 40 a 49%; (acima/abaixo cabeça fíbula) – queda de amplitude entre 40 e 49% e de área de 30 a 39%.
- *Nervo tibial posterior (joelho/tornozelo)*: queda de amplitude entre 50 e 59% e de área de 40 a 49%.

Os critérios ainda incluem aqueles pacientes quais há moderada dispersão temporal e provável bloqueio de condução parcial[23].

Entender o bloqueio de condução tem importância clínica especialmente no diagnóstico diferencial de neuropatias crônicas desmielinizantes, na seleção de métodos de pesquisa imunológica e na escolha do tratamento e prognóstico de possível melhora. No diagnóstico dos pacientes com neuropatia motora multifocal (NMM), a pesquisa de bloqueio de condução nos nervos motores é mandatória, visto que sua presença é um dado eletrodiagnóstico fundamental, sendo este, às vezes, um dado mais encontrado do que o aumento dos títulos séricos de anticorpos antigangliosídeos (anti-GM 1)[24]. O estudo eletrofisiológico desses pacientes deve incluir nervos que suprem músculos que não apresentem fraqueza clínica[25]. Diferentemente dos pacientes com NMM, aqueles portadores de neuropatia multifocal adquirida sensitivo-motora (síndrome de Lewis-Sumner) têm proeminente desmielinização de nervos sensitivos, além do comprometimento de nervos motores.

Eletromiografia

É realizada inserindo-se eletrodo de agulha no músculo esquelético através do qual se captará a atividade elétrica deste em várias etapas, incluindo atividade de inserção, atividade espontânea, contração leve e contração máxima. É uma informação complementar àquela dada pelos estudos de condução do nervo motor e, às vezes, as alterações só são detectadas no estudo com agulha, pois em determinados processos em que há, por exemplo, desnervação de 5% das fibras musculares provavelmente não iremos ter alterações no CMAP, embora estas já possam ser detectadas no exame com eletrodo de agulha[3].

Atividade de Inserção

Na inserção do eletrodo, pequenos potenciais fisiológicos, negativo/positivo, serão captados oriundos da lesão muscular mínima e localizada, com conseqüente ruptura de algumas fibras quando da sua passagem. São potenciais não propagatórios de despolarização causada pela espontânea liberação de um *quanta* de acetilcolina. Podemos, em algumas doenças, ter atividade de inserção aumentada (por exemplo, radiculopatia, axonotmese) ou diminuída (por exemplo, fibrose muscular)[3].

Atividade Espontânea

Após a inserção do eletrodo há um período de silêncio (músculo em repouso) no qual iremos avaliar a atividade espontânea que, quando fisiológica, é detectada como ondas monofásicas negativas (potenciais miniatura de placa motora) ou como potenciais negativo/positivo, significando a proximidade com a placa motora; esses potenciais de placa motora podem ocorrer separadamente, ou em conjunto, e quase sempre o paciente queixa dor. Após completa desnervação do tecido muscular, os potenciais miniatura de placa motora desaparecem em razão da degeneração da placa motora; a observação destes após período de 8 a 10 dias traduz desnervação parcial do músculo[2].

Essa fase do estudo eletromiográfico é de extrema importância, pois determinados tipos de potenciais podem traduzir que há estado anormal da unidade motora associado à estabilidade anormal da membrana nervosa e/ou muscular; são potenciais não dependentes do controle voluntário (Fig. 20.5).

Ondas Positivas

Apresenta pico inicial positivo e subseqüente onda lenta negativa de grande duração. São originadas de fibras musculares únicas. Pode ser detectada tanto em doenças neurológicas quanto miogênicas e traduz estado anormal de hiperexcitabilidade de membrana muscular.

Fibrilações

Podem apresentar forma de onda bi ou trifásica geralmente com início positivo e também são originadas de fibras musculares únicas; podem surgir espontaneamente ou após provocação com agulha. Como sua forma de apresentação lembra os potenciais de placa motora deve-se proceder à análise destes em local distante da placa. A freqüência das fibrilações aumenta com a elevação da temperatura e vice-versa.

É importante observar o tempo de aparecimento tanto das ondas positivas quanto das fibrilações nas enfermidades; por exemplo, tem-se que, nas radiculopatias, esses potenciais são detectados na musculatura paravertebral em torno de 7 a 10 dias, enquanto na musculatura dos membros, em 21 dias, podendo se manter por anos após a lesão[2].

Fasciculações

É a somatória da despolarização de fibras musculares de uma unidade motora ou de parte desta, sendo uma descarga irregular podendo ser encontrada em indivíduos normais (tensão, ansiedade, fadiga, pós exercícios físicos), bem como em doenças de neurônio motor inferior, radiculopatias, neuropatias periféricas, compressivas e, por si só, o encontro apenas dessas alterações não pode provar nenhum tipo de anormalidade; é necessário verificar a concomitância de ondas positivas e fibrilações e a análise dos potenciais de unidade motora; a dicotomia benignos/malignos não é útil na clínica[3]. Às vezes esses potenciais podem ser observadas a olho nu[2].

Descargas Complexas Repetitivas

São grupos de potenciais de ação disparando em conjunto; há um padrão desses disparos (marca-passo) tendo início e térmi-

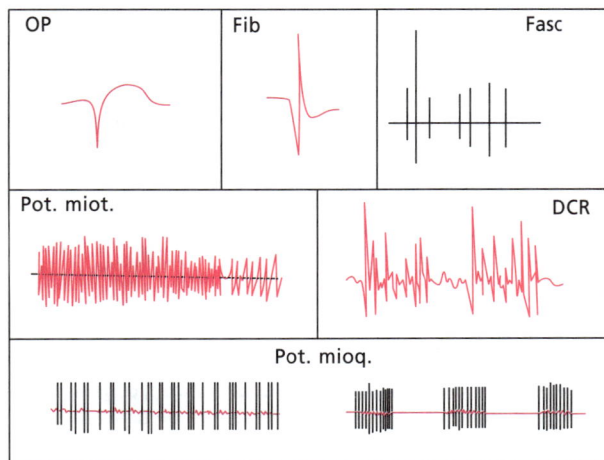

Figura 20.5 – Desenho esquemático – eletromiografia – repouso muscular. DCR = descargas complexas repetitivas; Fasc = fasciculações; Fib = fibrilações; OP = ondas positivas; Pot. mioq. = potencial mioquímico; Pot. miot. = potencial miotônico.

no abruptos; podem ser espontâneos ou induzidos pelo movimento da agulha. São observadas tanto em doenças miopáticas quanto neuropáticas (inclusive em neuropatias crônicas). Não são observadas a olho nu.

Descargas Miotônicas

Podem ter forma similar à onda positiva (induzida pela agulha) ou se apresentar como uma série de potenciais de ação de fibra muscular bi ou trifásicos após a contração muscular (*wax and wan*). As descargas miotônicas podem ocorrer com ou sem miotonia clínica e além dos quadros miopáticos pode ser detectada em radiculopatias e neuropatias periféricas crônicas.

Descargas Mioquímicas

São descargas espontâneas de potenciais individuais de unidades motoras com intervalos silentes em um padrão rítmico ou semi-rítmico. Podem aparecer como potenciais *doublets*, *triplets* ou *multiplets*. Seu local de origem vai desde o motoneurônio até os axônios terminais da unidade motora. Sua importância clínica advém do fato de que essas descargas são observadas em um número limitado de afecções; dentre as mais freqüentes temos esclerose múltipla, síndrome de Guillain-Barré, plexites por radiação e nos envenenamentos por picada de cobra (*Crotalus*)[2,3,26]. Pode ser focal, segmentada ou generalizada. Na síndrome de Guillain-Barré, as mioquimias são menos freqüentes nas extremidades estando em maior grau na face (em geral, bilaterais e acompanhadas de fraqueza muscular). Na esclerose múltipla também são mais comuns na face, sendo quase sempre unilaterais, transitórias e sem associação à fraqueza significante[26]. As descargas mioquímicas de músculo facial ocasionalmente ocorrem em tumores pontinos intramedulares/ tuberculoma, tumores cerebelares e de ângulo pontino/cerebelar (são unilaterais e persistentes), sarcomatose/carcinomatose meníngea, siringobulbia, meningorradiculite linfocítica, invaginação basilar[26]. Nas plexopatias braquiais ou lombossacras pós-radiação, as mioquimias são freqüentes e estão presentes em somente um ou poucos músculos envolvidos na extremidade podendo permanecer durante décadas após a radiação estando acompanhadas de fibrilações/ondas positivas;

sua presença nesses pacientes é importante no diagnóstico diferencial de infiltração tumoral ou plexopatia traumática, pois nestes dois últimos, as mioquimias ocorrem raramente[26].

Deve-se lembrar que nenhum dos potenciais citados anteriormente é patognomônico de determinada doença e por isso devem ser analisados em todo o contexto do exame, uma vez que as mesmas doenças se manifestam de diferentes maneiras nos pacientes e, às vezes, determinadas alterações evoluem com a história natural da doença sendo, às vezes, não encontradas em um primeiro exame.

Contração Leve

Análise do MUAP (Fig. 20.6). Tem propriedades anatômicas e fisiológicas fundamentadas na taxa de inervação, densidade das fibras, velocidade de propagação e integridade da transmissão neuromuscular; esses fatores variam não só de um músculo para outro, bem como no mesmo músculo. A relação espacial entre o eletrodo de captação e as fibras musculares determina a forma desse potencial. O tempo de subida do potencial é aquele entre o início do pico positivo e o subseqüente início do pico negativo e estima a distância do eletrodo com relação à unidade motora. A amplitude do MUAP é definida como a porção entre o pico mais positivo e o mais negativo e é influenciada pelo número de fibras musculares únicas. A duração do MUAP é definida como o ponto de partida inicial e seu retorno à linha de base e representa a despolarização total de todas as fibras musculares que formam uma unidade motora, assim como o seu grau de sincronia que é dependente de fibras musculares individuais com diferentes comprimentos, velocidade de condução e excitabilidade de membrana. Dessa forma, embora a amplitude de pico seja exclusivamente determinada por pequeno grupo de fibras musculares próximas ao eletrodo de captação, a duração do potencial reflete a atividade de todas as fibras musculares[3]. A fase é definida como as porções do potencial entre a partida e o retorno à linha de base (o número de vezes que cruza a linha de base somado a 1 nos dá o número de fases).

Contração Máxima

Na última etapa far-se-á a análise do padrão de recrutamento da unidade motora que é ditado pela força de contração muscular. Entretanto, distúrbios do neurônio motor, raízes ou nervos periféricos com reduzido número de unidades motoras excitáveis, o recrutamento está limitado[2,3]. Nos quadros miopáticos é o inverso, com pequena contração voluntária muitos axônios começam a disparar quase instantaneamente; um padrão de interferência completo se desenvolve apesar do esforço leve; a amplitude continua baixa refletindo o decréscimo na densidade das fibras (compensação funcional)[2,3]. Essa fase é dependente da colaboração do paciente que, em determinados casos, quer seja por dor, quer seja por manipulação de resultados, não realiza a contração como um todo.

Avaliação da Junção Neuromuscular

Teste de Estimulação Repetitiva

Geralmente é realizado em casos específicos em que há suspeita de enfermidade da placa motora e deve ser uma etapa do estudo eletrofisiológico (condução sensitiva, motora, eletromiografia).

O método consiste na aplicação de estímulos repetitivos sobre um nervo motor ou misto e captação de respostas no músculo correspondente (eletrodo ativo no ponto motor) visando avaliar decrementos/incrementos destas; o resultado negativo em músculos distais obriga o exame de músculos proximais (deltóide, bíceps braquial – técnica mais difícil, pois a estimulação do plexo braquial, na fossa supraclavicular, tende a ativar vários músculos simultaneamente, trapézio superior ou músculos faciais). Como já salientado anteriormente, o controle da temperatura deve ser rígido porque o resfriamento acarreta melhora na transmissão neuromuscular tanto em pacientes portadores de *miastenia gravis* quanto aqueles de síndrome miastênica[3].

O método compara o 1º potencial obtido, quase sempre, com o 4º e 5º potenciais (um decremento que exceda 10% é considerado anormal e entre 5 e 8% deve ser considerado suspeito). Na medida da amplitude do potencial é aceitável tanto pico a pico quanto base/pico ou mesmo a área da onda negativa; o uso da área demonstra indicação mais acurada do decremento e define melhor artefatos provenientes de movimentação[2].

Estimulação Repetitiva em Taxas Lentas

A estimulação com uma taxa de 1 a 5 pulsos por segundo depleta o estoque imediatamente disponível de acetilcolina sem a superposição do mecanismo de facilitação neurossecretório. Na *miastenia gravis* a queda máxima de amplitude ocorre do primeiro para o segundo trem de resposta.

Estimulação Repetitiva em Taxas Rápidas

Na síndrome miastênica, o primeiro choque evoca resposta submáxima, enquanto o segundo evoca resposta larga com aumento uma ou duas vezes maior que a primeira (representa somação de dois potenciais de placa terminal – EPP das fibras ativadas somente subliminarmente no primeiro estímulo).

Potencialização Pós-tetânica

A contração tetânica (exercício) não causa apenas o acúmulo de cálcio, mas também mobiliza vesículas de acetilcolina do estoque. É observada até 2min após o exercício. Um grande aumento de amplitude (maior que duas vezes) indica defeito pré-sináptico. A duração do exercício não deve ultrapassar 10s. A magnitude da potencialização pode variar consideravelmente de um paciente para outro, bem como na evolução natural da doença.

Exaustão Pós-tetânica

Após o exercício a potencialização transitória é seguida pelo decréscimo da excitabilidade da junção neuromuscular em 2

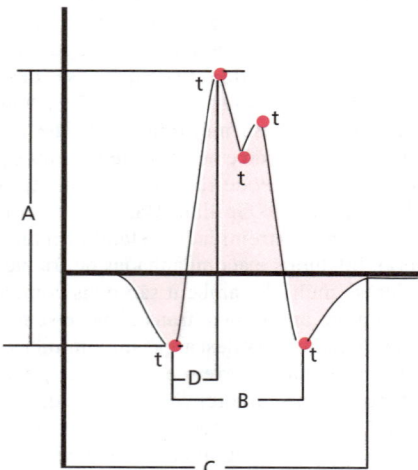

Figura 20.6 – Desenho esquemático – eletromiografia – contração leve – potencial de ação de unidade motora (MUAP). A = amplitude; B = duração de pico; C = duração total; D = tempo de subida; t = *turns* (retornos).

a 4min. Nos indivíduos normais em razão da margem de segurança, a quantidade reduzida de acetilcolina pós-exercício (exaustão pós-tetânica) ainda gerará um potencial de placa terminal adequado em cada fibra muscular. Na *miastenia gravis*, ao contrário, o bloqueio neuromuscular piora durante a exaustão pós-tetânica acarretando decréscimo definitivo. Na avaliação da exaustão pós-tetânica é necessário um minuto de exercício para depletar o estoque disponível de acetilcolina.

Para exame de pacientes com suspeita de doença de junção neuromuscular, deve-se lançar mão de todas as etapas necessárias, citadas anteriormente, visando ampliar o espectro e, em conseqüência, a confirmação diagnóstica. É imprescindível, além da estimulação repetitiva em baixas/altas taxas, a realização de exercício físico visando avaliar facilitação/depressão pós-tetânica. Todos os testes devem ser repetidos com o objetivo de assegurar reprodutibilidade.

Quando não se consegue demonstrar decremento após todos esses testes, pode-se valer do teste de isquemia (*double step test*) que consiste, de uma maneira geral, na estimulação dos nervos mediano e/ou ulnar (captação nos músculos de antebraço/mão), série de varreduras com estimulação repetitiva em baixas taxas, insuflação do esfigmomanômetro 50mmHg acima da pressão sistólica do paciente e novas varreduras com taxas baixas. O objetivo do teste é verificar decremento de amplitude. Um teste negativo não indica ausência de afecção de junção neuromuscular, mas sim que a isquemia não pode documentar o decréscimo de resposta no músculo distal do membro[2]. A temperatura deve ser monitorada durante todo o período, pois quedas desta podem acarretar resultados falso-negativos.

Respostas Tardias

Resposta F

Produzida pelo potencial de ação iniciado por um estímulo supramáximo aplicado sobre um nervo distalmente (que contenha fibras motoras) que caminha proximalmente (condução antidrômica) ao longo do axônio motor até o corpo da célula no corno anterior da medula, provocando um disparo secundário desta, deflagrando um potencial de ação que percorre distalmente (condução ortodrômica) e evoca uma resposta (onda F) captada no músculo-alvo. A ativação antidrômica da onda F é dependente da excitabilidade da soma dos neurônios alfa motores e, conseqüentemente, nas enfermidades em que há elevação desta, haverá aumento da geração e do número de ondas, podendo haver somação destas e maior amplitude. Antes dessa resposta tardia F tem-se a resposta inicial M evocada após o estímulo do tronco nervoso (Fig. 20.7). É uma resposta ao nível de várias raízes e requer que somente uma pequena porcentagem de axônios esteja intacta apresentando, por isso, pouca especificidade no diagnóstico de radiculopatias e plexopatias[3,27]. Desse modo, não se mostra sensível para processos que atingirem apenas um nível radicular ou um ramo de um plexo; entretanto, deve fazer parte do exame de rotina, pois um retardo em sua resposta associada à condução motora distal normal é um sinal de lesão proximal[3]. Em membros superiores geralmente é investigada nos nervos mediano (abdutor curto do polegar) e ulnar (abdutor do V quirodáctilo), em membros inferiores nos nervos tibial posterior (abdutor do hálux) e fibular profundo (extensor curto dos artelhos) podendo ser provocado de quase todos os músculos[28]. A resposta F de uma única unidade motora é similar em todas as varreduras, enquanto a resposta F de diferentes unidades motoras é variável em latência, amplitude, duração e forma. Na análise da onda F podem-se utilizar variáveis: latência mínima/máxima

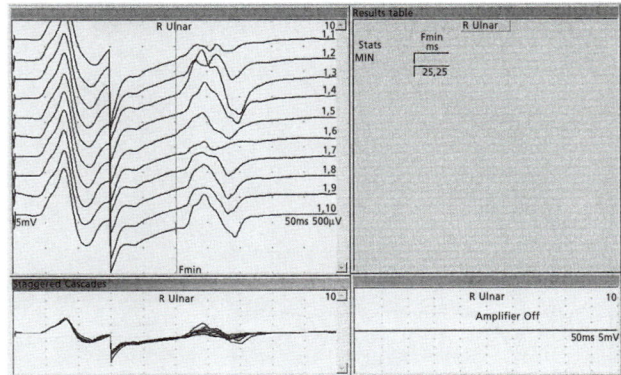

Figura 20.7 – Resposta F, nervo ulnar direito.

da onda F (para cálculo de média de latência), dispersão da onda F, número de respostas F após 20 estímulos, velocidade da onda F, amplitude da onda e latência-limite comparativa entre os membros. O dado em que se tem maior parâmetro clínico e, por isso mais utilizado, é o de latência mínima da onda F que varia com o comprimento do membro (a cada 10cm de aumento há 1,6ms de aumento nos membros superiores e 3ms nos membros inferiores) e com a idade[28]. Puksa, Stalberg *et al.* demonstraram em longo estudo de ondas F que o limite mínimo de respostas para 20 estímulos aplicados (dois desvios-padrão) é de 5 para o nervo mediano, 7 para o nervo ulnar, 1 para o nervo fibular profundo e 8 para o nervo tibial posterior; a diferença de latência entre os lados (direito × esquerdo) é de 1,5ms (membros superiores incluindo os nervos mediano e ulnar) e de 3ms (membros inferiores incluindo os nervos tibial posterior e fibular profundo)[28]. A onda F está geralmente alterada nas neuropatias hereditárias sensitivo-motoras, neuropatias diabéticas, neuropatias desmielinizantes agudas e crônicas, neuropatia urêmica/alcoólica, radiculopatias, esclerose lateral amiotrófica e neuropatias compressivas.

O reflexo axonal pode estar presente no estudo da onda F e surge como um potencial de latência intermediária (entre ondas M e F); sua presença quase sempre sugere processos neuropáticos crônicos (reinervação) e incluem lesão de plexo braquial, neuropatia diabética/hereditária, ELA, neuropatia facial, neuropatia ulnar e lesão radicular cervical; pode ser diferenciado da resposta F, pois, em geral desaparece com a estimulação supramáxima e tem latência e forma de onda constantes (uma vez que se origina de uma mesma porção de unidade motora inervada por um broto colateral)[3].

Reflexo de Hoffmann

Obtido por estimulação distal de fibras aferentes IA dos fusos musculares que conduzem ortodromicamente o estímulo até o corno anterior, no qual farão sinapse com os motoneurônios alfa resultando em resposta reflexa, ortodrômica, que retornará distalmente via motoneurônios, provocando contração muscular (Fig. 20.8). Ao contrário da resposta F é obtido por meio de estímulos submáximos e a estimulação supramáxima irá aboli-lo e fará surgir a resposta F; suas respostas apresentam as mesmas características com relação a latência e forma de onda, visto que representam o mesmo *pool* de neurônios[3,27]. Pode ser evocado, na prática clínica, nos músculos gastrocnêmio/solear (nervo tibial posterior) e flexor radial do carpo (nervo mediano), sendo o primeiro o mais utilizado. Por ser uma via longa que envolve fibras sensitivas e motoras pode estar nor-

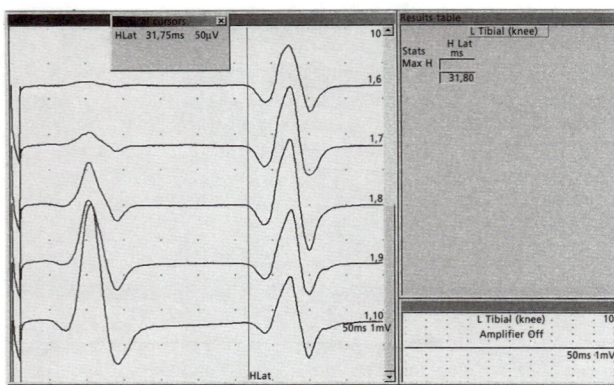

Figura 20.8 – Reflexo de Hoffmann, nervo tibial posterior esquerdo.

mal em radiculopatias e anormal em polineuropatias, neuropatias do ciático ou plexopatias. Além da verificação do valor de sua latência sempre em relação à idade e comprimento do membro[2] é importante a diferença de latência entre os membros (direito × esquerdo) que não deve ultrapassar[3] 1,5ms.

Vários estudos têm realizado a avaliação da excitabilidade dos motoneurônios alfa pelo reflexo de Hoffmann, após tração cervical ou lombar e demonstrado que esta acarreta atenuação de curto tempo dessa excitabilidade (mediada pelo sistema nervoso central), não difusa, mas sim restrita ao nível em que está sendo executada[29,30].

A presença disseminada do reflexo H em músculos nos quais ele não ocorre freqüentemente sugere hiper-reflexia como resultado de afecção em neurônio motor superior.

Testes Complementares

São técnicas adicionais utilizadas para melhorar a sensibilidade e a especificidade em determinados diagnósticos. Por ser a neuropatia distal do nervo mediano no punho, a neuropatia compressiva mais encontrada nos membros superiores, dar-se-á maior ênfase nos testes para diagnóstico desta[31]. Com relação a esse tópico controverso, ainda hoje, nenhum consenso existe quanto à padronização dos testes eletrofisiológicos a serem realizados e várias perguntas podem ser aventadas: "Quantos testes devem ser realizados para melhora no diagnóstico e quais são os melhores a serem utilizados? O incremento de técnicas adicionais não resultam em aumento nos resultados falso-positivos?[31]. Quais são os valores normais para esses testes? Esses testes adicionais devem ser realizados quando os testes de rotina estão normais (e não apresentam valores limítrofes)?".

De uma maneira geral, quando há suspeita clínica de neuropatia distal do nervo mediano, além dos testes de rotina sensitivo-motores propõe-se a realização de dois testes adicionais. Na rotina utiliza-se a condução sensitiva antidrômica do nervo mediano para o II ou III dedo, condução motora para o músculo abdutor curto do polegar, bem como sua análise eletromiográfica. Dos testes adicionais têm-se, latência sensitiva diferencial mediano/radial superficial no 1º quirodáctilo (MR), latência sensitiva diferencial mediano/ulnar no 4º quirodáctilo (MU4), diferença palmar mediano/ulnar (MUP) e latência palmar do mediano (PW). Kouyoumdjian et al. em um trabalho com pacientes com diagnóstico clínico de síndrome do túnel do carpo demonstraram que os testes sensitivos são melhores para diagnóstico, do que os testes motores; dentre estes, os testes de latência diferencial sensitiva mediano/radial, mediano/ulnar e mediano/ulnar misto (palma) são técnicas melhores do que a de latência sensitiva para o II dedo[31]. Atroshi et al., também em trabalho com pacientes com diagnóstico clínico de síndrome do túnel do carpo, demonstraram que o teste sensitivo de diferença de latência mediano/ulnar foi o que apresentou maior acurácia diagnóstica; os autores salientam para o fato de que a utilização de múltiplos testes de condução motora pode aumentar o encontro de resultados falso-positivos; também destacam que a condução palma/punho do nervo mediano e a comparação mediano/ulnar são superiores, na detecção dos pacientes com síndrome do túnel do carpo, do que com os testes de rotina (punho-dígito/latência distal motora)[32].

Técnica de Inch

Proposta por Kimura, consiste na estimulação do nervo mediano em múltiplos pontos (de 1 em 1cm) no punho/palma (captação no II ou III dígito – D) com objetivo de localizar o ponto de máximo atraso na condução dentro desse segmento distal do nervo, sugerindo correlação entre o local anatômico de comprometimento neural e a anormalidade na condução eletrofisiológica[3]. A variação de latência esperada entre esses pontos é de 0,16 e 0,21ms. É uma técnica que requer grande prática, pois, às vezes, a intensidade do estímulo tem que ser diferente de um ponto para outro (supramáxima) como é no caso do ligamento carpal transverso em que o nervo localiza-se mais profundamente e na região palmar proximal (com calosidade); esse estímulo deve ser suficiente para deflagar resposta supramáxima e não atingir segmentos posteriores, o que acarretaria falsas áreas de retardo.

Near Nerve

Consiste na captação de potenciais justaneurais sensitivos com utilização de eletrodos de agulha monopolar específicos que apresentam superfície de captação de 2mm de área (ativo) e de 3,5mm de área (referência)[33]. Além dos parâmetros relacionados a latência, amplitude, duração, velocidade, nessa técnica é importante avaliar o tempo de subida do potencial, já que quanto menor, mais próximo do nervo estará a agulha de captação. Essa técnica traz consideráveis informações que não podem ser obtidas com os eletrodos de superfície, além de permitir detectar anormalidades precoces em neuropatias sensitivas não diagnosticadas pelos testes de rotina e confirmar a ausência de condução quando não é captado potencial na técnica de rotina[20,21,33].

Oh et al. utilizam essa técnica na investigação de neuropatias isoladas do nervo medial calcâneo e nervo plantar lateral, bem como no diagnóstico precoce de neuropatias sensitivas, quer sejam de pacientes diabéticos ou não, avaliando a condução dos nervos interdigitais[34-38]. Oh et al. também demonstraram por meio da técnica de *near nerve*, que os nervos interdigitais dos pés são os primeiros a apresentarem comprometimentos conseqüentes ao envelhecimento, incluindo queda de amplitude de potenciais, prolongamento de latência e queda de velocidade de condução[38].

Reflexo do Piscamento (Blink Reflex)

Consiste na estimulação elétrica do nervo supra-orbital (ramo do nervo trigêmeo) e avaliação, no músculo orbicular dos olhos (inervado por um ramo do nervo facial) de, geralmente, duas respostas:

- **R1**: componente precoce que aparece somente no lado ipsilateral à estimulação (via pontina).
- **R2**: componente tardio que aparece nos dois lados (via complexa – ponte e bulbo lateral).

Às vezes pode-se verificar um terceiro componente (R3) com longa latência (cerca de duas vezes o valor da latência de R2) fortemente dependente da atenção do paciente, pois é suprimido quando anunciada a deflagração do estímulo (parte de uma reação de susto), cujo gerador elétrico está nas fibras cutâneas finas mielinizadas Aβ e fibras Aδ nociceptivas com as fibras C não mielinizadas não contribuindo na sua formação, não podendo, dessa forma, ser utilizado como modelo para investigação de processos nociceptivos; o arco reflexo de R3 no tronco cerebral não é conhecido[39].

A análise da resposta R2 ajuda a localizar se a lesão é no nervo trigêmeo, nervo facial ou tronco encefálico. O reflexo de piscamento é utilizado na avaliação assim como acompanhamento de paralisia facial periférica, avaliação do sistema trigeminal (*migraine*, neuralgia, tumor, infecção, neuroma do acústico, polineuropatia, poliradiculoneuropatia, síndrome de Wallenberg, esclerose múltipla, espasmos hemifaciais e sincinesia dos músculos faciais – reinervação aberrante pós-lesão do nervo facial para outros músculos que não são, fisiologicamente, inervados pelo nervo facial)[2,3,40,41]. Embora a mononeuropatia craniana seja rara nos pacientes com diabetes melito, o reflexo do piscamento mostra-se como método efetivo na detecção de envolvimento subclínico dos nervos cranianos (nesses pacientes os nervos mais afetados são oculomotor, facial e trigêmeo)[42,43].

AGRADECIMENTOS

Ao *mestre* Dr. Armando Carneiro pelo carinho, paciência, exemplo e dedicação.

Aos familiares pelo apoio e colaboração na confecção do capítulo.

REFERÊNCIAS BIBLIOGRÁFICAS

1. GUYTON, A. C. *Textbook of Medical Physiology*. 8. ed. Philadelphia: W.B. Saunders, 1989. p. 1-80.
2. DIMITRU, D. *Eletrodiagnostic Medicine*. Mosby/St. Louis: Hanley & Belfus, 1994.
3. KIMURA, J. *Eletrodiagnosis in Diseases of Nerve and Muscle: principles and practice*. 2. ed. Philadelphia: F.A. Davis, 1989.
4. KATZ, D. M. Neuronal growth factors and development of respiratory control. *Respiratory Physiology & Neurobiology*, v. 135, p. 155-165, 2003.
5. Retrograde transport redux. *Neuron.*, v. 39, p. 1-8, Jul. 2003.
6. O'LEARY, P. D.; HUGHES, R. A. Design of potent peptide mimetics of brain-derived neurotrophic factor. *The Journal of Biological Chemistry*, v. 278, n. 28, p. 25738-25744, Jul. 2003.
7. GORSKI, J. A.; ZEILER, S. R.; TAMAWSKI, S. et al. Brain-derived neurotrophic factor is required of the maintenance of cortical dendrites. *The Journal of Neuroscience*, v. 23, n. 17, p. 6856-6865, Jul. 2003.
8. FISCHBECK, K.; SUMNER, A. J.; MAX, M. et al. Penary session: neuropathy: from genes to function. In: AAEM XLVII ANNUAL SCIENTIFIC MEETING, 2000. Philadelphia, Pennsylvania. *Anais do AAEM XLVII Annual Scientific Meeting*, 2000, 67p.
9. DELBONO, O. Neural control of aging skeletal muscle. *Aging Cell*, v. 2, p. 21-29, 2003.
10. EISEN, A. A.; ROSS, M. A.; KRIVICKAS, L. S. et al. Update on amyotrophic lateral sclerosis. AAEM XLVII ANNUAL SCIENTIFIC MEETING, 2000. Philadelphia, Pennsylvania. *Anais do AAEM XLVII Annual Scientific Meeting*, 2000, 53p.
11. GITTER, A. J.; STOLOV, W. C. AAEM minimonograph # 16: instrumentation and measurement in electrodiagnostic medicine – Part. I. *Muscle & Nerve*, v. 18, p. 799-811, Aug. 1995.
12. HOWARD, J. E.; MCGILL, K. C.; DORFMAN, L. J. Properties of motor unit action potentials recorded with concentric and monopolar needle electrodes: ADEMG analysis. *Muscle & Nerves*, v. 11, p. 1051-1055, Oct. 1988.
13. KOHARA, N.; KARI, R.; KIMURA, J. Comparison of recording characteristics of monopolar and concentric needle electrodes. *Electroencephalogr. Clin. Neurophysiol.*, v. 89, n. 4, p. 242-624, Aug. 1993.
14. STROMME, J. A.; DAUBE, J. R. Determinants of pain in needle electromyography. *Clin. Neurophysiol.*, v. 112, n. 8, p. 1414-1418, Aug. 2001.
15. PEASE, W. S.; FATEHI, M. T.; JOHNSON, E. W. Monopolar needle stimulation: safety considerations. *Arch. Phys. Med. Rehabil.*, v. 70, p. 412-414, 1989.
16. RUTKOVE, S. B. Effects of temperature on neuromuscular electrophysiology. *Muscle & Nerve*, v. 24, p. 867-882, Jul. 2001.
17. VERDÚ, E.; CEBALLOS, D.; VILCHES, J. J. et al. Influence of aging on peripheral nerve function and regeneration. *Journal of Peripheral Nervous System*, v. 5, p. 191-208, 2000.
18. SONCK, W. A.; FRAACX, M. M.; ENGELS II, L. Innervation anomalies in upper and lower extremities: potential clinical implications. How to identify with electrophysiologic techniques. *Electromyog. Clin. Neurophysiol.*, v. 31, p. 67-80, 1991.
19. DELISA, J. A. *Medicina de Reabilitação: princípios e prática*. São Paulo: Manole, 1992. 518p.
20. WILBOURN, A. J. Sensory nerve conductions studies. *Journal of Clinical Neurophysiology*, v. 11, n. 6, p. 584-601, 1994.
21. HAUSMANOWA-PETRUSEWICZ. Conduction bloc in peripheral nerves. Facts and hypotheses. *Neurol. Neurochir. Pol.*, v. 28, n. 2, p. 157-166, Mar/Apr. 1994.
22. KAJI, R. Physiology of conduction block in multifocal motor neuropathy and other demyelinating neuropathies. *Muscle & Nerve*, v. 27, p. 285-296, Mar. 2003.
23. OLNEY, R. K.; LEWIS, R. A.; PUTNAM, T. D. et al. Consensus criteria for the diagnosis of multifocal motor neuropathy. *Muscle & Nerve*, v. 27, p. 117-121, Jan. 2003.
24. KAJI, R. Diagnosis and treatment of multifocal motor neuropathy (Lewis-Sumner). *Rinsho Shinkeigaku*, v. 39, n. 1, p. 107-109, Jan. 1999.
25. VAN ASSELDONK, J. T. H.; BERG, V. D.; BERG-VOS, V. D. et al. Demyelination and axonal loss in multifocal motor neuropathy: distribution and relation to weakness. *Brain*, v. 126, p. 186-198, 2003.
26. GUTMANN, L. AEM minimonograph # 37: facial and limb myokymia. *Muscle & Nerve*, v. 14, p. 1043-1049, Nov. 1991.
27. DILLINGHAM, T. R. Evaluating the patient with suspected radiculopathy. In: *Numbness, Tingling, Pain, and Weakness: AAEM Course for Primary Care Physicians*. American Association of Electrodiagnostic Medicine, 1996. p. 1-15.
28. PUKSA, L.; STALBERT, E.; FALCK, B. Reference values of F wave parameters in healthy subjects. *Clinical Neurophysiology*, v. 114, p. 1079-1090, 2003.
29. BRADNAM, L.; ROCHESTER, L.; VUJNOVICH, A. Manual cervical traction reduces alpha-motoneuron excitability in normal subjects. *Electromyogr. Clin. Neurophysiol.*, v. 40, p. 259-266, 2000.
30. DISHMAN, D.; CUNNINGHAM, B. M.; BURKE, J. Comparison of tibial nerve H-reflex excitability after cervical and lumbar spine manipulation. *Journal of Manipulative and Physiological Therapeutics*, v. 25, n. 5, p. 318-325, 2002.
31. KOUYOUMDJIAN, J. A.; MORITA, M. P. A.; MOLINA, A. F. P. Usefulness of additional nerve conduction techniques in mild carpal tunnel syndrome. *Arq. Neuropsiquiatr.*, v. 60, n. 4, p. 923-927, 2002.
32. ATROSHI, I.; UGUMMESSON, C.; JOHNSSON, R. et al. Diagnostic properties of nerve conduction tests in population-based carpal tunnel syndrome. *BMC Musculoskeletal Disorders*, v. 4, p. 9, 2003.
33. OH, S. J. *Clinical Electromyography: nerve conduction studies*. 2. ed. Baltimore: Williams & Wilkins, 1993. 696p.
34. SEO, J. H.; OH, S. J. Near-nerve needle sensory conduction study of the medial calcaneal nerve: new method and report of four cases of medial calcaneal neuropathy. *Muscle & Nerve*, v. 26, n. 5, p. 654-658, Nov. 2002.
35. PARK, K. S. L.; LEE, S. H.; LEE, K. W. et al. Interdigital nerve conduction study of the foot for an early detection of diabetic sensory polyneuropathy. *Clin. Neoruphysiol.*, v. 114, n. 5, p. 894-987, May 2003.
36. OH, S. J.; MELO, A. C.; LEE, D. K. et al. Large-fiber neuropathy in distal sensory neuropathy with normal routine nerve conduction. *Neurology*, v. 56, n. 11, p. 1570-1572, Jun. 2001.
37. OH, S. J.; KWON, K. H.; HAH, J. S. et al. Lateral plantar neuropathy. *Muscle & Nerve*, v. 22, n. 9, p. 1234-1238, Sept. 1999.
38. LEE, K. W.; OH, S. J. Early appearance of aging phenomenon in the interdigital nerves of the foot. *Muscle & Nerve*, v. 17, n. 1, p. 58-63, Jan. 1994.
39. ELLRICH, J.; KATSARAVA, Z., PRZYWASRA, S. et al. Is the R3 component of the human blink reflex nociceptive in origin? *Pain*, 91: 389-395, 2001.
40. SANDRINI, G.; CECCHINI, A. P.; MILANOV, I. et al. Electrophysiological evidence for trigeminal neuron sensitization in patients with migraine. *Neurosci. Lett.*, v. 317, n. 3, p. 135-138, Jan. 2002.
41. DARROUZET, V.; HILTON, M.; PINDER, D. et al. Prognostic value of the blink reflex in acoustic neuroma surgery. *Otolaryngol. Head Neck Surg.*, v. 127, n. 3, p. 153-157, Sept. 2002.
42. NAZLIEL, B.; YETKIN, I.; IRKEÇ, C. et al. Blink reflex abnormalities in diabetes mellitus. *Diabetes Metab. Res. Rev.*, v. 17, n. 5, p. 396-400, Sep./Oct. 2001.
43. URBAN, P. P.; FORST, R.; LENFERS, M. et al. Incidence of subclinical trigeminal and facial nerve involvement in diabetes Mellitus. *Electromyogr. Clin. Neurophysiol.*, v. 39, n. 5, p. 267-272, Jul./Aug. 1999.

Aplicações Clínicas

Silvia Mazzali-Verst • Rita de Cássia Cocomazzo Koyama

INTRODUÇÃO

O estudo eletrofisiológico é de fundamental importância na avaliação da *unidade motora*, pois localiza a afecção, indica seu tempo de evolução (agudo ou crônico), sua gravidade, suas características axonais e mielínicas, quando pertinente sua classificação (neuropraxia, axonotmese e neurotmese), se há sinais de reinervação e auxilia na projeção do prognóstico. Ocupa papel relevante na programação terapêutica de diversas entidades, como radiculopatias, plexopatias traumáticas e neuropatias periféricas. No caso das mielopatias e miopatias, as características do comprometimento reveladas pelo estudo eletrofisiológico são importantes para a correta classificação das enfermidades, sendo, no caso das miopatias, um coadjuvante ao estudo histoquímico.

O objetivo deste capítulo é traçar um fluxograma diagnóstico à medida que realizamos o exame de eletroneuromiografia (ENMG). Após anamnese precisa, que deve incluir além dos sintomas atuais, antecedentes pessoais e familiares, assim como condições e hábitos de vida, realiza-se exame físico dirigido pelas queixas do paciente. O exame é realizado com o paciente confortavelmente deitado em decúbito dorsal, com a área a ser estudada devidamente exposta (sem camisa para membros superiores e sem calça para membros inferiores), em quarto climatizado, e são empregadas técnicas bem conhecidas[1,2].

O estudo deve ser dirigido pela hipótese diagnóstica do médico solicitante e do eletrofisiologista. O planejamento do exame é dinâmico, sendo modificado à medida que se colhem os dados da neurocondução e da eletromiografia. Acrescentam-se mais nervos e segmentos a serem pesquisados, mais músculos de um mesmo miótomo ou de diferentes. O quadro final deve ser o mais abrangente possível e deve fundamentar comentários e conclusões resultantes. Aos profissionais da área da saúde ao lerem o laudo do exame, devem ter claras e respondidas as seguintes questões: *O que* (qual doença), *onde* (qual segmento), *quando* (agudo ou crônico), *como* (axonal ou mielínico, proximal ou distal, simétrico ou assimétrico) *e porquê* (a etiologia, embora não possa ser determinada pelo estudo, pode ser muitas vezes sugerida pelas características do quadro, por exemplo, no caso da síndrome de Guillian-Barré, miopatias inflamatórias etc.).

Existem situações, no entanto, que em razão de alterações mínimas ou achados mistos ou mesmo ao pouco tempo de história (inferior a 21 dias), não é possível fornecer diagnóstico eletrofisiológico definitivo. Nesses casos, pode ser fornecida uma lista de possíveis doenças diante dos dados encontrados e pode ser sugerida a reavaliação em data oportuna.

EXAME

Os dados devem ser apresentados de forma clara, com identificação dos nervos e segmentos pesquisados e seus valores normais para a técnica empregada. Devem constar os resultados das latências, velocidades e amplitude de todos os potenciais.

Se realizada a estimulação repetitiva, deve ser criada tabela na qual se apresentem os valores percentuais da amplitude/área dos potenciais em repouso, após o exercício isométrico, e nos minutos seguintes registrados.

Na tabela de eletromiografia (EMG), devem ser listados os músculos pesquisados, com identificação de sua inervação segmentar e periférica e devem vir descritas as alterações encontradas nas quatro etapas do exame.

- Atividade de inserção (normal, aumentada ou diminuída). Esta autora costuma fornecer dados numéricos quando verificado aumento na atividade de inserção (superior a 300ms).
- Espontânea (normal, potenciais de placa mioneural, ondas positivas, fibrilações, fasciculações, descargas complexas repetitivas e descargas miotônicas). As alterações na atividade espontânea podem ser graduadas em 1 a 3+, de acordo com os pontos investigados em cada músculo (geralmente 3), que apresentam alterações.
- À contração mínima, se analisam as características dos potenciais motores (amplitude, duração, número de fases).
- Padrão de contração, que avalia a freqüência e número de unidades motoras e o padrão de recrutamento (aumentado, diminuído, paradoxal).

Os dados, quando fornecidos da forma mais objetiva e quantitativa possível, possibilitam futuras comparações pelo mesmo profissional ou por outro eletrofisiologista. É importante informar qual tipo de eletrodo de inserção foi utilizado na avaliação, monopolar ou concêntrico.

À medida que o exame evolui, e surgem dados que substanciem diagnósticos diferenciais, o eletrofisiologista deve estar preparado para modificar a lista de nervos e seus segmentos a serem pesquisados, bem como de músculos e miótomos.

O exame é dinâmico e a análise dos dados, imediata. Ao término do exame, o eletrofisiologista não deve ter dúvidas sobre os resultados colhidos ou sobre o alcance de seu exame na investigação das possibilidades. Há dados duvidosos por si só, como alterações mistas nos potenciais de unidade motora (MUAP) em casos de miopatias e mielopatias, por exemplo.

Para efeito de estruturação deste capítulo, será apresentada a idéia de construção do diagnóstico eletrofisiológico conforme se colhem os dados. O exame funciona como grande quebra-cabeça, do qual só se tem a visão final após a colocação de todas as peças nos seus devidos lugares.

ESTUDO DA NEUROCONDUÇÃO

Peça inicial na elaboração do fluxograma diagnóstico, face às queixas do paciente e à impressão diagnóstica, pode ser moldado extensamente em termos de nervos e segmentos, incluir o estudo proximal da unidade motora por meio de técnicas específicas e da estimulação repetitiva.

A estrutura básica de pesquisa diagnóstica em termos de quantos nervos e segmentos serão estudados varia de acordo com o realizador do exame. Deve ser pesquisado, no entanto, um número mínimo de nervos sensoriais e motores nos membros que possam basear uma argumentação diagnóstica. Estas autoras realizam o estudo básico como descrito na Tabela 20.1.

Suspeita de neuropatia periférica específica faz acrescentar automaticamente o nervo em questão, por exemplo, neuropatia motora de nervo radial.

A partir dos resultados é possível determinar se a doença é axonal/mielínica/ambas; proximal/distal; simétrica/segmentar.

Nos casos em que o médico solicita o exame de apenas uma extremidade e os dados colhidos sugerem diagnóstico de comprometimento generalizado, o laudo deve descrever as

TABELA 20.1 – Estudos básicos de membros superiores e inferiores

MEMBROS SUPERIORES	
NERVOS SENSORIAIS A 14cm ANTIDRÔMICO	**NERVOS MOTORES A 8cm E ATÉ O COTOVELO**
Mediano – 3º dedo Ulnar – 5º dedo Radial – polegar	Mediano – músculo oponente polegar Ulnar – músculo 1º interósseo dorsal Onda F de nervo ulnar
MEMBROS INFERIORES	
NERVOS SENSORIAIS A 14cm ANTIDRÔMICO	**NERVOS MOTORES A 8cm E PROXIMAL AO JOELHO**
Sural	Fibular – músculo extensor curto dos dedos Tibial – músculo abdutor do dedo mínimo Reflexo H de nervo tibial bilateralmente Onda F de nervo tibial

alterações encontradas, porém não pode ser fornecido o diagnóstico definitivo. Nessas situações, pode ser sugerida a complementação do exame com o estudo de quantos outros membros forem necessários para a conclusão eletrofisiológica.

Técnicas Específicas

Onda F

É obtida pela estimulação antidrômica (no sentido contrário ao da despolarização elétrica do nervo) dos motoneurônios geralmente em músculos de mão (abdutor curto do polegar e abdutor do 5º dedo), pé (abdutor do dedo mínimo e abdutor do hálux) e perna (tibial anterior). Sua técnica está referida em outra parte deste livro. Para sua avaliação são necessárias pelo menos 10 respostas e vários parâmetros têm importância clínica. Devem ser anotadas as latências mínima, média e máxima, a cronodispersão (que é a diferença entre as latências máxima e mínima) e a freqüência de aparecimento das ondas F – para o que o estudo de 20 ondas é mais fidedigno. Discute-se atualmente o valor da freqüência de repetição de uma onda F numa série (recorrência). Dados como relação de amplitude entre a onda F e a M podem ter valor evolutivo interessante, por medir a proporção de motoneurônios ativados. Valores normais estão descritos em literatura específica[3,4].

Quando a ausência de onda F for achado isolado, o diagnóstico diferencial deve compreender a síndrome de Gullian-Barré com achados distais frustros, mielite transversa em paciente com paraplegia súbita na sua forma inicial de apresentação ou comprometimento radicular inicial ou leve.

Reflexo H

Valores normais de reflexo H serão apresentados em outra parte este livro. Considera-se como patológica a diferença de latência lado a lado superior a 2,2ms e de amplitude superior a 50%.

Avalia comprometimento proximal de raiz S1, de nervo ciático (ramo tibial) e de plexo sacral. Na ausência de sinais de denervação em miótomo S1 e região paravertebral lombossacra, alteração da resposta H *pode ser* sugestiva de comprometimento radicular motor recente (inferior a 21 dias), em regressão ou muito leve ou de comprometimento radicular sensorial S1, o que não pode ser avaliado pela ENMG.

Reflexo H pode, ainda, ser obtido em pacientes normais, à estimulação de nervo femoral e sua alteração traduziria afecção L3-L4, do plexo ou do nervo femoral.

Em membros superiores, pode ser medido em músculo flexor radial do carpo, avaliando plexo braquial e raízes C6-7.

Reflexo Orbicular dos Olhos

Corresponde ao arco reflexo obtido com a estimulação de ramo oftálmico de nervo trigêmeo (condução aferente) e captação em músculo orbicular dos olhos bilateralmente (condução eferente pelo nervo facial). São obtidas respostas de latência curta ipsilateral (R1) e de latência longa bilateralmente (R2). Existem diferentes situações nas quais há alteração no padrão da resposta, descritas em outra parte deste capítulo.

Reflexo Axonal

Corresponde à condução anômala por um ramo colateral motor proximal ao nervo periférico, que à estimulação submáxima e condução antidrômica produz uma resposta motora. Aparece principalmente nas lesões proximais dos nervos mediano e ulnar.

Estimulação Repetitiva

Estimulação supramáxima a 3Hz realizada em, no mínimo, dois músculos diferentes, sendo um proximal e outro distal. Estimulação em repouso, após 15s de isometria (facilitação), e a seguir a cada minuto por 5 a 6min. Comparação do 4º e do 9º potencial em relação ao 1º. Valor considerado anormal a partir de 10% de decréscimo. Em suspeita de síndrome Eaton-Lambert, é realizada a estimulação a 20Hz, para observação de ganho acima de 100 a 200% na amplitude dos potenciais. Em crianças, pode ser realizada a estimulação única a 10Hz para minimizar o desconforto.

Resposta Simpática Cutânea

Demanda técnica específica, janela de filtragem estreita (0,2 a 0,5/1kHz) e duração de registro de 5 a 10s. O paciente e o ambiente devem ser muito tranqüilos, pois o reflexo é multissináptico e pode ser provocado por um susto, por exemplo. Pode ser aplicada irregularmente uma série de 4 a 5 estímulos em intervalo de 60s, numa intensidade de 30 a 50mA, com duração de 0,2ms[3]. Com uso de filtro de baixa freqüência a 0,01Hz, aplicação de um estímulo súbito de 15mA, numa varredura de tela de 10s, obtêm-se respostas com latências de 1,3 a 1,5s. Está indicada na investigação de disfunção autonômica de origens diabética, urêmica, alcoólica, em polineuropatia distal de fibras finas, infecciosa por vírus da imunodeficiência humana (HIV) e síndrome de Shy-Drager. Seu valor está mais na presença e ausência do potencial do que propriamente nos valores de latência e amplitude.

Estimativa do Número de Unidades Motoras

A técnica baseia-se na obtenção consecutiva de potenciais de fibras motoras à medida que se aumenta a estimulação elétrica até que se alcance o CMUAP máximo. O osciloscópio deve armazenar todas as respostas obtidas. A estimativa do número de unidades motoras (MUNE) é calculada dividindo-se a amplitude máxima do CMUAP pela amplitude do 1º potencial adquirido[5].

DOENÇAS DA UNIDADE MOTORA

Unidade motora corresponde a um neurônio motor, seu axônio, a raiz motora da qual faz parte, plexo, nervo periférico, junção mioneural e fibras musculares por ele inervadas (Fig. 20.9).

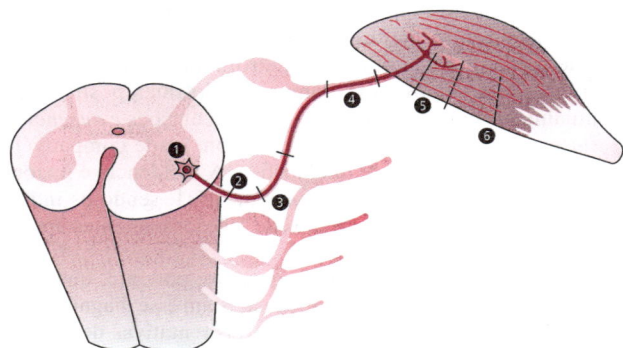

Figura 20.9 – Unidade motora. 1 = corpo do neurônio motor; 2 = raiz motora; 3 = plexo; 4 = nervo periférico; 5 = junção mioneural; 6 = fibra muscular.

Doenças do Neurônio Motor

Essencialmente a neurocondução sensorial é normal. Observamos queda da amplitude dos potenciais motores (CMUAP) decorrente de degeneração walleriana do motoneurônio e pode ocorrer retardo da velocidade de neurocondução (VNC) como desmielinização secundária, que não ultrapassa 30% do valor de referência normal. Esse retardo é proporcional à perda axonal e à atrofia muscular, que resulta em diminuição da temperatura nos membros.

A perda quantitativa dos neurônios motores provoca redução no número e na amplitude de ondas F e retardo ou ausência de resposta H.

Após período de até 21 dias, aparecem ondas positivas (OP) e fibrilações (F) ao repouso. À contração, ocorre diminuição do número de unidades motoras recrutadas, aumento da sua freqüência de disparo, da sua amplitude e área, ou seja, um padrão neuropático de recrutamento[6].

Potenciais polifásicos são inespecíficos da fase inicial de denervação ou inicial de reinervação e ocorrem ora por dissincronia de condução das fibras denervadas/regeneradas ou por falta de maturação dos brotamentos colaterais.

A seqüência normal de acometimento do neurônio motor é denervação – reinervação – mais denervação. O que diferencia essa evolução natural nos diferentes processos de acometimento do neurônio motor é o quanto o grau de reinervação consegue superar a denervação ou vice-versa.

Mielopatias Hereditárias

Mielopatias hereditárias e suas alterações eletrofisiológicas são apresentadas na Tabela 20.2.

Outras afecções hereditárias que podem resultar em alterações eletrofisiológicas são:

- *Paraplegia espástica hereditária*: nos casos complicados pode estar associada a quadro de polineuropatia sensorial e motora.
- *Deficiência de hexosaminidase*: revela atrofia muscular dos músculos acometidos (atividade de inserção reduzida), sinais de denervação e padrão neuropático de recrutamento.
- *Atrofia sistêmica múltipla*: ausência de resposta cutânea simpática; à contração potenciais neuropáticos.
- *Neuropatia de corpo poliglicosídeo*: polineuropatia axonal sensorial e motora, com denervação polirradicular ou generalizada.

Esclerose Lateral Amiotrófica

A esclerose lateral amiotrófica (ELA) é a afecção mais comum dos neurônios motores superior e inferior. Quadro clínico de perda de força multifocal, atrofia muscular, reflexos tendinosos hiperativos, com Babinski e Hoffman positivos e eventualmente com clônus presente, fasciculações *e ausência de sintomas sensoriais*, num paciente com idade compatível deve levantar essa hipótese diagnóstica. A incidência é maior entre os homens, havendo diferença de 1,5:1, sendo os indivíduos geralmente magros. Menos de 5% dos pacientes apresentam idade inferior a 30 anos[7,8].

O quadro é invariavelmente progressivo, portanto, quadros arrastados e com períodos de remissão afastam esse diagnóstico.

Na última década, foram feitas várias tentativas de se estabelecer critérios específicos para seu diagnóstico, como os de El Escorial, apresentados na Tabela 20.3.

Na avaliação de ELA, a neurofisiologia é atualmente um método sensível no diagnóstico e possivelmente no futuro será de valia no acompanhamento da terapêutica. A condução sensorial é essencialmente normal.

A condução motora pode revelar queda da amplitude dos CMUAP, principalmente dos distais, e a velocidade de neurocondução motora tende a ser normal ou apenas discretamente reduzida (em até 30% do valor inferior do normal), por perda mielínica secundária.

As alterações na EMG variam de acordo com a fase de evolução e a capacidade de denervação/reinervação dos músculos pesquisados no mesmo paciente e em pacientes diferentes. Encontramos ondas positivas, fibrilações e fasciculações em músculos independentemente de sua força clínica. Fasciculações não são patognomônicas de ELA, embora quando presentes em músculo genioglosso sejam altamente sugestivas. Fasciculações abundantes são comuns principalmente em ELA, neuropatia motora multifocal e neuropatia por amiloidose[8].

Características de denervação crônica parcial em pacientes com sintomas de envolvimento bulbar e de neurônio motor superior (hiper-reflexia, clônus e Babinski) sugerem fortemente o diagnóstico de ELA.

Para que seja feita avaliação completa do paciente que se apresenta com hipótese diagnóstica de ELA, devem ser estudados músculos de extremidades inferiores, superiores e face, caixa torácica e região bulbar. Isso garante a correta caracterização do quadro. O número de músculos examinados por extremidade varia conforme o examinador, mas deve ser de, no mínimo, dois músculos por distribuição cervical e lombossacra, inervados por miótomos e nervos diferentes. É extremamente importante a identificação de denervação em musculatura de caixa torácica (músculos oblíquos externos, paravertebrais torácicos ou intercostais) ou região bulbar (genioglosso), pois denervação nessa localização está relacionada a pior prognóstico[9].

A EMG de fibra única dá a medida da progressão da enfermidade (Tabela 20.4). A macro-EMG revela potenciais com amplitudes em até três a quatro vezes aumentadas, traduzindo processo de reinervação dos motoneurônios sobreviventes. Na fase terminal da doença, quando se esgota a capacidade de reinervação, esses potenciais podem apresentar amplitudes abaixo do normal.

A MUNE tem sido muito usada na ELA nos últimos 30 anos. Observou-se que há perda de até 70% no número de unidades motoras no 1º ano após o diagnóstico, não relacionado à perda clínica da força muscular, e que essa perda se torna mais lenta posteriormente[7]. É comprovado que a MUNE corresponde a excelente método estatístico na predição da sobrevivência em ELA.

De Carvalho e Swash propõem um índice neurofisiológico (I) a ser utilizado no acompanhamento da evolução e nos resultados da terapêutica em ELA[10].

$$I = \text{freqüência} \cdot \text{onda Fx} \cdot \left(\frac{\text{amplitude CMAP}}{\text{latência distal}} \right)$$

Essas medidas são realizadas em território de nervo ulnar com captação em músculo abdutor do 5º dedo. É realizada a estimulação de 20 ondas F seguidas para se determinar sua freqüência. Esse índice tem boa correlação com o teste de força manual usado pelo Medical Research Council e uma correlação diagnóstica de 98% de sensibilidade e de 85% de especificidade para ELA[8].

O principal diagnóstico diferencial de ELA é com neuropatia motora multifocal, cujo quadro clínico corresponde a fraqueza muscular multifocal, atrofia muscular, hiper-reflexia e fasciculações. O quadro é de longa duração e lentamente progressivo. Podem-se encontrar anticorpos para GM1 gangliosídeo. O grande diferencial é obtido com o estudo da neurocondução, que revela bloqueio de condução motora, característico dessa

TABELA 20.2 – Mielopatias hereditárias

TIPO	NEUROCONDUÇÃO		ELETROMIOGRAFIA		SFEMG
	SENSORIAL	MOTORA	ATIVIDADE REPOUSO	CONTRAÇÃO MUAP	
SMA tipos I – IV	N	N ↓ amplitude CMAP ↓ VNC de até 25%	OP, F FASC DCR	↓ número ↑ freqüência disparo ↑ amplitude (10 a 15mV), duração e fases/MUAP curta duração (1) (2)	↑ jitter e densidade fibra
SMA autossômica proximal dominante	N	N	↓ AI FASC	↓ número ↑ freqüência disparo ↑ amplitude, duração e fases	–
Atrofia bulbospinal muscular recessiva ligada ao X	↓↓ amplitude/ausentes ↓ VNC e/ou latências distais*	N ↓ leve amplitude CMAP e da VNC PSR N	OP F FASC	↓ número ↑ freqüência disparo ↑ amplitude, duração e fases	↑ jitter, densidade fibra e bloqueio
Atrofia bulbospinal muscular autossômica dominante	N ↓ amplitude	↓ leve amplitude CMAP e da VNC	F FASC	↓ número ↑ freqüência disparo ↑ amplitude, duração e fases	–
SMA distal tipos I – V	N ↑ incidência STC	↓ amplitude CMAP ↑ incidência STC	N Poucas OP, F, FASC	↓ número ↑ freqüência disparo ↑ amplitude, duração e fases ↑ potenciais polifásicos	–
Paralisia bulbar progressiva Infantil	N	N CMAP ausentes nervo facial	N OP, F	↓ número ↑ freqüência disparo	
Paralisia bulbar progressiva infantil com surdez	N ↓ amplitude e da VNC	↓↓ amplitude CMAP crânio e membros RH+ intrínsecos mãos ↑ amplitude onda F	OP, F FASC	↓ número ↑ freqüência disparo ↑ amplitude, duração e fases predomínio em músculos do crânio	↑ jitter, densidade fibra e bloqueio
SMA escapuloperoneal tipos I e II	N	↓ amplitude CMAP nervo fibular N	OP, F, FASC DCR neurogênicos	ou mistos (neurogênicos e miopáticos) (3) –	
Atrofia muscular juvenil de membros superiores	N	↓↓ CMAP ↓ VNC*	OP, F Raras DCR ↓	número ↑ freqüência disparo ↑ amplitude, duração e fases (4)	↑ jitter, densidade fibra em membros

SMA facioescapuloumeral
SMA distal com envolvimento das cordas vocais
SMA distal com paralisia diafragmática

AI = atividade de inserção; CMAP = potenciais de ação muscular compostos; DCR = descarga complexa repetitiva; F = fibrilação; FASC = fasciculação; MUAP = potencial de ação de unidade motora; N = normal; OP = ondas positivas; PSR = prova de estimulação repetitiva; RH = reflexo H; SFEMG = eletromiografia de fibra única; STC = síndrome do túnel do carpo; VNC = velocidade de neurocondução.
* Proporcional à perda axonal.
1 = Relacionado às alterações degenerativas da fibra muscular; 2 = Com uso de *trigger* e *delay*: potenciais satélites/bloqueio de fibras musculares. SMA I = MUAP 5 a 15Hz espontâneos em repouso; 3 = Com potencial pequena amplitude e duração (miopático) = perda muscular progressiva? Falha de reinervação? 4 = 30 a 90% paciente revelam alteração membro contralateral.

afecção. Não há alteração sensorial. O quadro pode, no entanto, ser responsivo à terapia com imunoglobulina endovenosa, o que torna tão essencial a sua diferenciação de ELA, que não apresenta terapêutica comprovada.

Deve-se ainda diferenciar ELA de mielopatia cervical, na qual há atrofia e fraqueza muscular em membros superiores (MMSS) e sinais de liberação piramidal nos quatro membros. Os sinais de denervação estão confinados aos segmentos cervicais envolvidos. Quando há compressão osteofitária importante, pode se desenvolver síndrome da artéria espinhal anterior, por isquemia dos segmentos abaixo do local de compressão. Não há, entretanto, denervação em musculatura bulbar ou de músculos inferiores.

Poliomielite

Apesar de rara atualmente, é importante para o médico o reconhecimento desse quadro, pois ainda ocorre em regiões mais carentes, de precárias condições de saneamento básico e superpopulação. A poliomielite associada à vacina é um evento raro, ocorrendo um caso a cada 6,7 milhões de doses administradas[11]. O último registro de poliomielite no Brasil foi em 1989 e nas Américas (Peru) em 1991[12]. A Europa erradicou a pólio em 2002. Contudo, a doença continua endêmica em países da África e da Ásia, tendo triplicado sua incidência em alguns desses países, o que torna importante a identificação de pacientes vindo de áreas endêmicas com quadro clínico compatível[12].

TABELA 20.3 – Critérios de El Escorial para o diagnóstico de esclerose lateral amiotrófica (modificado em 1995)

Clínico definitivo	Comprometimento de UMN + LMN em 3 regiões
Clínico provável	Sinais de comprometimento de UMN, LMN em 2 regiões espinhais, com sinais de envolvimento de UMN necessariamente acima dos LMN
Clínico provável, com evidências laboratoriais	Sinais de UMN e LMN em apenas 1 região ou Sinais de UMN isolados em 1 região e sinais de LMN, comprovados por EMG presentes em 2 membros*
Clínico possível	Sinais de UMN e LMN em apenas 1 região ou Sinais de UMN apenas em 2 regiões ou Sinais de LMN rostral aos de UMN**

EMG = eletromiografia; LMN = neurônio motor inferior; UMN = neurônio motor superior.
 * Exames de imagem e laboratoriais excluem outras etiologias.
 ** Outros diagnósticos devem ter sido afastados.

TABELA 20.4 – Alterações de fibra única na esclerose lateral amiotrófica

ESCLEROSE LATERAL AMIOTRÓFICA	JITTER	DENSIDADE DA FIBRA
Em progressão	Aumentado	Aumento discreto
Lentamente progressiva	Baixo	Aumentada
Reinervação*	Aumentado	Aumentada
Fase terminal		Inferior ao normal

* Aumento da amplitude dos potenciais de ação de unidade motora na macroeletromiografia.

O vírus resulta em quadro de infecção de orofaringe e de trato gastrointestinal distal. Acredita-se que o acesso ao sistema nervoso central (SNC) ocorra pelo sistema nervoso periférico, por transporte axonal ascendente ou via sangüínea. Uma vez no SNC, o neurônio motor da medula espinal das regiões lombossacra e cervical, nesta ordem, são os mais suscetíveis. Apesar de haver o comprometimento de múltiplos níveis medulares, o quadro é tipicamente assimétrico. No mesmo nível do corno anterior da medula existem neurônios motores não afetados, parcialmente afetados e extremamente afetados, que evoluem com degeneração walleriana. O quadro clínico resultante é, portanto, assimétrico no grau de comprometimento de diferentes níveis medulares. A eletromiografia pode identificar os diferentes níveis medulares comprometidos, embora clinicamente pouco evidentes.

Na fase aguda, evidenciam-se sinais de denervação (ondas positivas, fibrilações e fasciculações) e padrão neuropático à contração. O quadro crônico apresenta o resultado de intenso processo de reinervação com comprometimento do padrão de recrutamento mais intenso nos níveis mais afetados e sinais de reinervação globais (potenciais gigantes). Os sinais de denervação tornam-se mais escassos e de pequena amplitude quando presentes.

A neurocondução é essencialmente normal. Às vezes, pode haver queda da amplitude dos CMUAP (variando com o grau de atrofia muscular) e retardo leve das latências motoras distais e suas velocidades, relacionadas à perda de fibras de grande calibre.

Síndrome Pós-pólio

De 25 a 60% dos pacientes com história de poliomielite apresentam sintomas neuromusculares após 20 ou 30 anos. As queixas são de fadiga, artralgia, mialgia, perda progressiva de força e atrofia, câimbras e fasciculações musculares. A fraqueza atinge músculos previamente afetados e os aparentemente preservados e é lenta.

A etiologia pode estar relacionada a colapso metabólico dos neurônios motores remanescentes, cuja demanda metabólica está cronicamente aumentada, em decorrência dos brotamentos colaterais. Esse estresse metabólico pode, a longo prazo, diminuir a habilidade da célula em manter o excesso de fibras musculares. Achados de biópsia muscular fortalecem essa hipótese.

O diagnóstico de síndrome pós-pólio (SPP) se baseia no aparecimento de novos sintomas neuromusculares, com atrofia progressiva, em paciente com antecedentes de poliomielite. Não há evidências de infecção ativa e os níveis de creatinofosfoquinase (CPK) podem estar pouco aumentados. O que caracteriza o quadro são os achados de denervação atual (ondas positivas e fibrilações) nos músculos com fraqueza recente. É a associação da clínica referida pelo paciente e os achados de denervação atual, que podem auxiliar na diferenciação com quadro de poliomielite crônica, nos quais também é possível detectar fibrilações mesmo após muitos anos de evolução.

Os estudos de condução sensorial e motora são normais, exceto quando houver neuropatia compressiva, freqüente nesse grupo de pacientes. Nos músculos muito atrofiados, observa-se diminuição acentuada na amplitude do CMUAP ou até mesmo sua ausência.

O diagnóstico diferencial mais difícil é com radiculopatia motora, porém geralmente há quadro álgico intenso, com trajeto bem definido, e podem ser observadas alterações compatíveis nos exames de imagem de coluna vertebral.

RADICULOPATIAS

Os principais locais de localização de hérnia discal são C4C5C6 e L4L5/L5S1[13,14].

As investigações de radiculopatia devem ser guiadas pela clínica do paciente e pela suspeita diagnóstica do médico solicitante. É importante informar que a ENMG avalia as conduções funcionais da raiz motora, o que difere conceitualmente dos exames de imagem, que fazem avaliação anatômica. A correlação entre as alterações estruturais do disco intervertebral visíveis na ressonância magnética (RM), fatores psicossociais e ocupacionais e lombalgia, é de difícil interpretação clínica. Grande porcentagem de pacientes assintomáticos (entre 27 e 76%) possui alteração na RM de coluna lombossacra, conduzindo à dedução de que pacientes sintomáticos com alteração na RM, podem não ter lesão radicular[15,16]. Daí a importância da complementação diagnóstica com a ENMG (Fig. 20.10).

Na NC, o estudo da onda F de nervo ulnar e o reflexo H de nervo tibial podem revelar-se ausentes, com alteração de freqüência ou com retardo de velocidade já na 1ª semana, no caso de haver comprometimento de raízes C8/T1 ou de raiz S1, respectivamente. O CMUAP pode revelar queda de amplitude a partir da 1ª semana, podendo haver retardo leve da VNC (inferior a 30% do normal).

É a EMG que localizará a raiz comprometida. Devem ser examinados pelo menos dois músculos de cada distribuição radicular, porém inervados por nervos diferentes. Para a correta localização da doença, o miótomo diretamente superior e inferior ao(s) comprometido(s) devem revelar-se normais. Portanto, o estudo eletromiográfico de suspeita de radiculopatia é dinâmico e não deve ser limitado por esquema básico de músculos/miótomos a serem pesquisados.

O estudo de região paravertebral é importante, pois em até 19% dos casos corresponde à única alteração à ENMG[17]. Denervação isolada de musculatura paravertebral pode ser decorrente de:

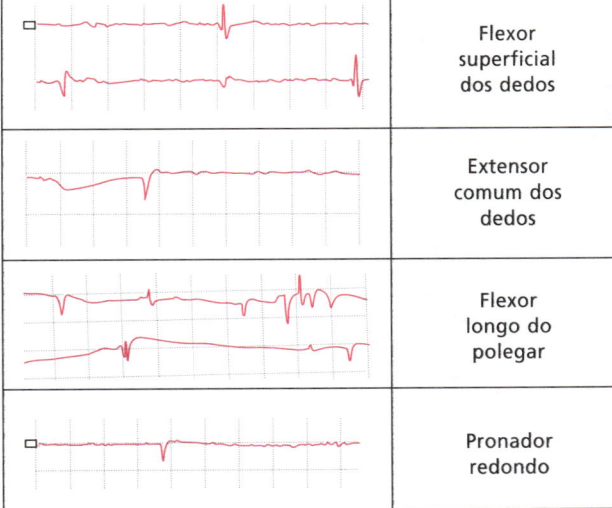
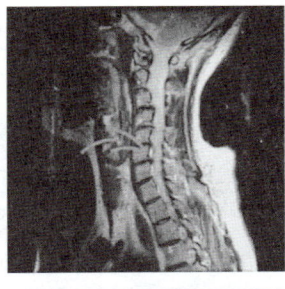
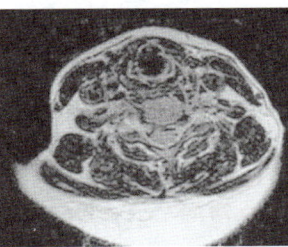

Figura 20.10 – Paciente de 40 anos com início súbito de cervicalgia à esquerda, com irradiação para ombro e face lateral do braço e parestesia do 1º ao 3º dedo da mão. Ressonância magnética: abaulamento discal posterior C6-C7, com maior componente láteroforaminal, dando impressão dural e radicular. ENMG: sinais de denervação em miótomos C6-C7.

- Comprometimento recente, inferior a 21 dias (tempo necessário para que ocorra a degeneração walleriana completa).
- Comprometimento radicular motor muito leve, sem denervação distal em miótomos, ou em fase de regressão.
- Comprometimento isolado de ramo espinhal posterior, responsável pela inervação de musculatura paravertebral.
- Comprometimento muscular do tipo polimiosite, na qual a denervação de musculatura paravertebral pode ser o único achado inicial.
- Manifestação de síndrome paraneoplásica, principalmente se o acometimento for de segmento torácico.

Achado isolado de denervação em um único músculo de apenas um miótomo, após extensa avaliação desse miótomo distribuído por diferentes nervos, e com estudo de NC normal, pode ser decorrente de comprometimento radicular motor parcial e leve ou ainda em fase de degeneração. Essa informação deve ser repassada ao médico solicitante que poderá correlacioná-la aos achados de imagem de coluna vertebral e à evolução do quadro clínico.

É importante informar achados de reinervação, que podem alterar a conduta terapêutica do quadro.

Polirradiculopatias

Infecciosas

- A doença de Lyme deve ser considerada quando houver história de polirradiculopatia, neuropatia facial bilateral (ou de outros pares cranianos) e meningite linfocítica em paciente de áreas endêmicas. A dor polirradicular é intensa e a fraqueza decorrente pode variar de leve a importante. Comprometimento radicular torácico pode resultar em fraqueza da parede abdominal e conseqüente herniação. Esse achado é significante, pois ocorre em poucas doenças: polirradiculopatia diabética, por herpes-zoster e em seringomielia. É fundamental identificar o antecedente de picada de inseto, que pode ter ocorrido há semanas ou até anos e provoca a infecção pela espiroqueta *Borrelia burgdorferi* e a protean, que afeta o neuroeixo[18].
- A síndrome da imunodeficiência adquirida (AIDS) pode resultar em quadro de polirradiculoneuropatia.
- Outros agentes infecciosos são citomegalovírus, vírus Epstein-Barr e o herpes-zoster. Destes, o o herpes-zoster tem maior importância pela sua freqüência. A dor herpética tem distribuição bem definida em dermátomo e pode preceder as vesículas em 1 semana, evoluindo a lesão de pele para crostas e cicatrizes após 2 semanas. Esse achado é típico da infecção herpética. A distribuição é pela freqüência de acometimento torácica (50%), lombossacra e cervical[2]. O acometimento é predominantemente sensorial, sendo incomum o acometimento motor (5 a 30%). Na avaliação eletrofisiológica da radiculopatia torácica, o potencial evocado somatossensitivo está mais bem indicado. A NC revela perda axonal importante, podendo haver ausência de resposta sensorial ou meramente queda da amplitude dos potenciais. Quando ocorrer comprometimento motor associado, registram-se sinais de denervação no miótomo correspondente.

PLEXOPATIAS

O estudo eletrofisiológico nas plexopatias desempenha papel fundamental na identificação dos elementos comprometidos, caracterização fisiopatológica, decisão terapêutica e composição do prognóstico. O estudo de plexo braquial corresponde a estudo complexo, consumidor de tempo, no qual o eletrofisiologista demonstra em sua plenitude seu conhecimento anatômico, não podendo se limitar a exames padronizados e devendo recorrer a técnicas de neurocondução e pesquisa eletromiográfica extensas (Figs. 20.11 e 20.12). O exame deve determinar com clareza quais os segmentos envolvidos (troncos, fascículos e nervos), se a lesão é pré ou pós-ganglionar, se há envolvimento radicular associado, qual tipo de lesão (neuropraxia, axonotmese ou neurotmese) e se há sinais de reinervação. Preferencialmente, o exame deve ser realizado após o 21º dia, quando a instalação do quadro estará teoricamente completa.

- *Identificação de comprometimento radicular*: denervação paravertebral cervical, ou na impossibilidade de seu estudo, de músculos serrátil anterior e/ou rombóides, cujos nervos derivam diretamente das raízes cervicais C5-C7. Quando há síndrome de Horner clínica, significa que há envolvimento radicular C8-T1[19].

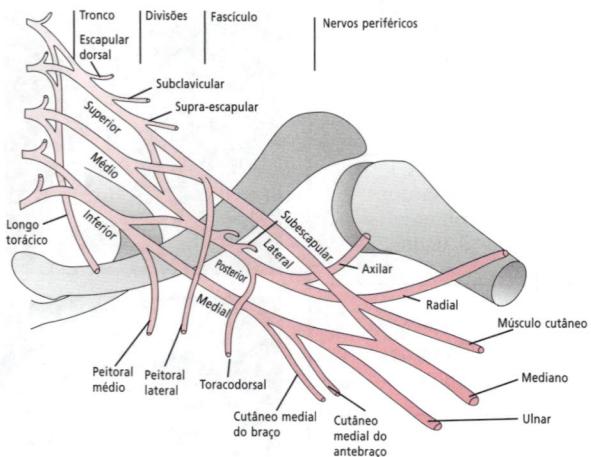

Figura 20.11 – Plexo braquial.

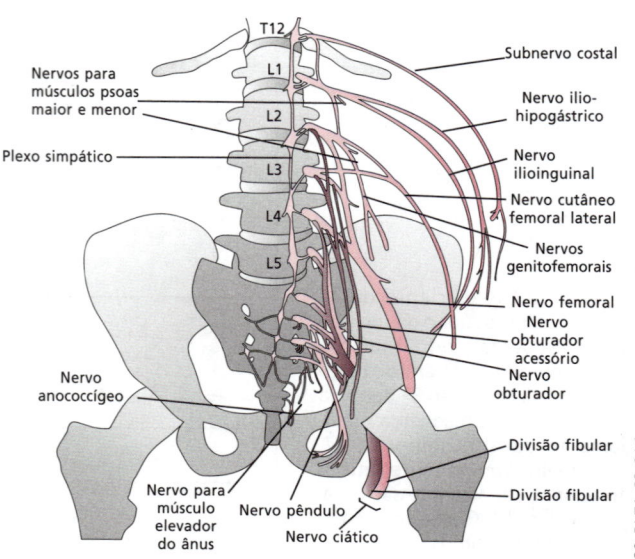

Figura 20.12 – Plexo sacral.

- *Tronco comprometido (lesão supraclavicular)*: possível pela determinação de comprometimento de nervo supra-escapular, que se origina diretamente de tronco superior. O comprometimento de nervos peitoral lateral e medial, que se originam da porção proximal dos fascículos lateral e medial, respectivamente, pode auxiliar na diferenciação entre lesão supra e infraclavicular.
- *Fascículos comprometidos*: diretamente do fascículo medial originam-se os nervos toracodorsal (músculo grande dorsal) e subescapulares (músculo subescapular). Lesões nos fascículos no geral apresentam um predomínio clínico de envolvimento de extensores ou de flexores, resultando da reorganização das fibras após a divisão dos troncos. Lesão no nível dessa divisão é incomum isoladamente.

Lesões supraclaviculares são decorrentes de traumas fechados, como paralisia obstétrica, acidente automobilístico, mau posicionamento na mesa operatória, uso de mochilas pesadas, síndrome do desfiladeiro torácico neurogênico e processos neoplásicos. Lesões infraclaviculares têm como origem um trauma aberto, lesão por arma de fogo ou branca, radiação, fratura da cabeça do úmero e da diáfise da clavícula, luxação de ombro, uso de muleta, causas iatrogências (cirurgias de ombro e bloqueios anestésicos axilares).

O estudo da neurocondução revela queda da amplitude dos potenciais motores, que pode ser absoluta (quando comparado ao valor de referência normal) ou relativa quando comparado ao lado contralateral, retardo das latências e velocidades. Lesões pré-ganglionares não alteram as respostas sensoriais distais, diferentemente de lesões pós-ganglionares, nas quais ocorre degeneração walleriana das fibras sensoriais, com sua conseqüente queda de amplitude ou ausência de resposta.

À EMG, observamos sinais de denervação e comprometimento neuropático do padrão de recrutamento das unidades motoras (Fig. 20.13). À medida que evolui a reinervação, melhora a neurocondução e as ondas positivas e fibrilações vão desaparecendo, dando lugar a potenciais de reinervação.

O importante é avaliar um número de nervos e seus segmentos e de músculos, que seja representativo de todo o plexo braquial (Tabelas 20.5 e 20.6).

Síndrome de Parsonage-Turner

Síndrome de Parsonage-Turner ou neurite braquial ou neuralgia amiotrófica. O quadro clínico mais comum é aparecimento súbito de dor intensa no ombro ou cintura escapular, irradiada para membro superior ou não, que dura de algumas horas a duas a três semanas e tem resolução espontânea. O quadro é seguido de aparecimento de fraqueza muscular, flacidez e atrofia muscular. O quadro eletrofisiológico identifica alterações na distribuição de um nervo periférico, de vários nervos, um ou mais troncos ou uma combinação entre eles. Os nervos mais afetados são o axilar, o supra-escapular, o torácico longo e o musculocutâneo[20]. O envolvimento motor prevalece sobre o sensorial. O quadro pode ser bilateral, porém assimétrico e muitas vezes subclínico. Os diagnósticos diferenciais mais importantes são com radiculopatia cervical e neuropatia periférica isolada.

Síndrome do Desfiladeiro Torácico

Corresponde à compressão do fascículo medial do plexo braquial, geralmente relacionada a costela cervical, mega-apófise

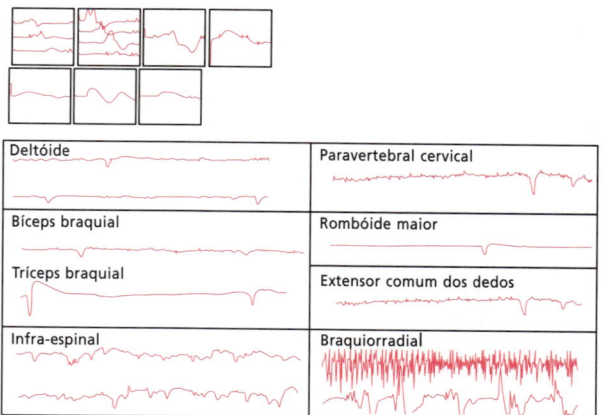

Figura 20.13 – Paciente de 19 anos, sexo masculino, que sofreu acidente de bicicleta há 1 mês. Axonotmese de plexo braquial – troncos superior e médio – e raízes cervicais. Observam-se queda da amplitude dos CMUAP de nervos supra-escapular, axilar, musculocutâneo e espinal acessório e sinais de denervação nos territórios correspondentes.

TABELA 20.5 – Neurocondução de plexo braquial

NERVOS SENSORIAIS	NERVOS MOTORES
Mediano – 1º dedo Raiz C6/tronco superior/ fascículo lateral	Supra-escapular – músculo supra-espinal Raiz C5-C6/tronco superior
Mediano – 2º ou 3º dedo Raiz C7/tronco médio/ fascículo lateral	Musculocutâneo – músculo bíceps Raiz C5-C6/tronco superior/ fascículo lateral
Ulnar – 5º dedo Raiz C8/tronco inferior/ fascículo medial	Axilar – músculo deltóide Raiz C5-C6/tronco superior/ fascículo posterior
Cutâneo medial do antebraço T1/tronco inferior/ fascículo medial	Radial – músculo tríceps Raiz C7/tronco médio/fascículo posterior
	Radial – músculo extensor próprio do indicador Raiz C8/tronco inferior/fascículo posterior
	Mediano – músculo oponente polegar C8-T1/tronco inferior/fascículo medial

TABELA 20.6 – Eletromiografia de plexo braquial

Raízes cervicais
Rombóides
Serrátil anterior

Troncos	Fascículos
Superior Supra-espinal Infra-espinal Elevador da escápula Deltóide Bíceps Pronador redondo Braquiorradial Peitoral maior (tríceps)	**Lateral** Bíceps Pronador redondo Flexor superficial dos dedos
Médio Tríceps (Pronador redondo) Extensor comum dos dedos Extensor ulnar do carpo Flexor superficial dos dedos	**Posterior** Grande dorsal Deltóide Redondo menor Tríceps Ancôneo Braquiorradial Extensor comum dos dedos Extensor ulnar do carpo Extensor próprio do indicador
Inferior Flexor ulnar do carpo Flexor profundo do 4º e do 5º dedo Extensor próprio do indicador Abdutor do 5º dedo 1º interósseo dorsal Oponente do polegar Peitoral menor (extensor ulnar do carpo)	**Medial** Flexor ulnar do carpo Flexor profundo do 4º e do 5º dedo Abdutor do 5º dedo 1º interósseo dorsal Oponente do polegar Peitoral menor

Músculos entre parênteses significam predomínio atípico de inervação.

---

transversa C7, síndrome costoclavicular e outras causas de reconhecimento discutível (como a síndrome do escaleno anterior e síndrome da hiperabdução). O quadro pode ser puramente vascular ou neurogênico ou uma combinação entre os dois. O estudo eletrofisiológico auxilia no reconhecimento de comprometimento neurogênico. Pode-se identificar alteração de onda F no território de nervo ulnar e/ou mediano, com neurocondução periférica sensorial e motora normal. À eletromiografia podem ser evidenciados sinais de denervação nesse território, sendo importante a pesquisa extensa dos músculos dessa distribuição, com exame de musculatura paravertebral normal. Os achados eletrofisiológicos devem ser avaliados com exames que excluam compressão radicular motora e que demonstrem causas de compressão em nível costo-clávículo-axilar. O quadro é de difícil identificação eletrofisiológica nos casos em que a compressão é transitória e não há alteração na condução nervosa[21]. Nessa situação, o valor do exame reside muito mais na exclusão de outras afecções similares.

Lesão de Plexo Lombossacro

As lesões quase sempre se associam às fraturas pélvicas, à massa local compressiva e radioterapia. Hemorragia retroperitoneal pode lesar o plexo próximo à saída das raízes lombossacras[22]. A NC pode revelar queda da amplitude dos potenciais motores registrados no membro inferior correspondente, quando houver perda axonal severa envolvendo componentes motores dos nervos ciático e femoral, passíveis de estudo. NC sensorial normal. São os sinais de denervação em diferentes miótomos, distribuídos em raízes e nervos distintos, com estudo de musculatura paravertebral lombossacra normal que levanta a suspeita de plexopatia lombossacra. Como em todo estudo de plexo, a pesquisa deve ser ampla e correlacionada aos antecedentes.

NEUROPATIAS

O processo de neuropatia resulta em perda de componentes da unidade motora a partir do local da lesão com subseqüente denervação e reinervação. Pode haver ainda desorganização da porção proximal do nervo, ou seja, degeneração axonal retrógrada. Sabe-se que o processo de degeneração walleriana deve ocorrer antes que possa haver regeneração e que há um intervalo de tempo ideal no qual os neurônios têm melhor capacidade regenerativa em direção ao órgão-alvo.

As lesões nervosas periféricas são classificadas em graus diferentes, de acordo com sua gravidade (Tabela 20.7). A classificação de Sunderland é mais detalhada e pode ser correlacionada melhor ao prognóstico da lesão. A lesão tipo I (neuropraxia) resulta de desmielinização segmentar, cuja recuperação é geralmente completa após 3 meses[23]. Partindo do grau II ao IV (axonotmese), a piora do prognóstico está relacionada à desorganização e desalinhamento dos tubos endo e perineural e do tecido conjuntivo adjacente. Como no grau II há continuidade dos tubos endoneurais existe chance do coto axonal proximal encontrar seu caminho de volta no tubo e atingir o órgão-alvo apropriado. Já nas lesões graus III e IV, a desestruturação do nervo periférico pode resultar no crescimento do coto axonal proximal em direção a um tubo endoneural, cujo órgão-alvo não correspondente às suas características, por exemplo, um axônio motor reinervar um órgão sensitivo, ou no crescimento do axônio em direção ao tecido conjuntivo do perineuro, resultando freqüentemente em neuromas. Nas lesões grau V (neurotmese) há secção nervosa e o prognóstico é totalmente dependente de reparação cirúrgica, que também é comumente indicada para o grau IV.

No caso das neuropatias traumáticas, a avaliação de grau de perda axonal motora nas primeiras 4 a 6 semanas pós-lesão pode ser determinada pela seguinte fórmula[2]:

TABELA 20.7 – Classificação de lesão nervosa		
SEDDON	SUNDERLAND	LESÃO
Neuropraxia	Grau I	Lesão da mielina/bloqueio de condução focal reversível
Axonotmese	Grau II	Lesão axonal/perda de condução e denervação a partir da lesão, com atividade motora voluntária/bom prognóstico
	Grau III	Lesão axonal e do endoneuro/perda de condução e denervação a partir da lesão com atividade motora voluntária/prognóstico limitado, cirurgia pode ser necessária
	Grau IV	Lesão axonal do endo e do perineuro/perda de condução e denervação a partir da lesão, pouca atividade motora voluntária/prognóstico limitado, cirurgia necessária
Neurotmese	Grau V	Lesão axonal do endo, peri e epineuro
		Ausência de condução nervosa e de contração voluntária/prognóstico dependente da capacidade de regeneração nervosa pós-cirúrgica e de fatores locais

$$\frac{\text{Amplitude (lado normal)} - \text{Amplitude (lado lesado)}}{\text{Amplitude (lado normal)} \times 100} = \% \text{ perda axonal}$$

Após esse período, a ocorrência de brotamentos colaterais altera essa equação.

A avaliação da queda de amplitude do potencial sensorial por grandes distâncias não tem valor preditivo, pois há perda de amplitude decorrente de dispersão temporal e cancelamento de fases do potencial, o que não acontece na avaliação dos potenciais motores. Da mesma forma, nas lesões Sunderland graus III e IV, a ocorrência de sinal de Tinel ao longo do nervo, como forma de mensurar sua reinervação, não tem aplicação prática, pois o crescimento do axônio sensorial em direção ao órgão-alvo pode ser desviado, não traduzindo reinervação efetiva[24].

O processo de regeneração das fibras axonais difere nas secções nervosas e nas neuropatias compressivas. Nas secções nervosas, nas quais é realizada a neurorrafia, o tamanho da fenda está diretamente relacionado ao resultado final obtido, de forma que quanto maior a área a ser transposta pelas fibras axonais proximais, pior é o resultado final[5]. Isso porque a descontinuidade do tecido e a pouca quantidade de células de Schwann no local da lesão, que possuem ação neurotrófica sobre os axônios em regeneração, diminuem a probabilidade do brotamento encontrar um tubo neural correspondente às suas características próprias. No caso das lesões compressivas, no geral há continuidade da lâmina basal e os axônios proximais podem encontrar seu caminho de volta para o tubo endoneural[25].

Em períodos muito longos de denervação, ocorrem degeneração e desorganização das células de Schwann distalmente, dificultando o crescimento neuronal proximal. Sucede ainda menor receptividade das fibras musculares aos axônios motores, por atrofia muscular e fibrose[5,26]. Em razão disso, as lesões que primeiro dão sinal de reinervação, apresentam resultados finais melhores do que as que se regeneram lentamente.

No acompanhamento principalmente das neuropatias traumáticas e compressivas, que sofreram intervenção cirúrgica, exames seriados revelam sinais de reinervação, como o aumento da amplitude e duração dos potenciais motores musculares (CMAP). Isso resulta do brotamento colateral, com aumento do tamanho da unidade motora e melhora da sincronia das fibras axonais regeneradas e da hipertrofia das fibras musculares restantes[5,25].

No caso das secções nervosas, a reinervação decorre principalmente dos brotamentos colaterais, resultando em aumento da unidade motora, porém com poucas fibras axonais. Estudo realizado por Krarup et al., mostrou que as fibras regeneradas apresentam diâmetro final inferior ao original e dificilmente ultrapassam 20% da quantidade normal de unidades motoras[5,25].

Neuropatias Segmentares

É importante para o eletrofisiologista saber que a distribuição dos axônios dentro do nervo é organizada de tal forma que os axônios que se destinam ao mesmo órgão-alvo caminham muito próximos no mesmo fascículo ou em fascículos adjacentes. Os grandes nervos tendem a ter composição monofascicular próximos à origem e plexiforme nas articulações (quadril, joelho, ombro e cotovelo)[27]. Dessa forma, podem existir lesões caprichosas, nas quais apenas fascículos do nervo podem estar comprometidos.

O diagnóstico bem-feito das neuropatias periféricas fundamenta-se no conhecimento de anatomia. Devem ser informados o segmento acometido, as características da lesão e sua classificação, e se há sinais de reinervação.

O objetivo desta seção não é fornecer técnicas de estimulação, que podem ser encontradas em literatura específica, mas revisar as lesões mais freqüentes na prática clínica[2,28].

Face
Nervo Facial

O acometimento do VII nervo craniano é mais freqüente no canal facial, secundário a diabetes, sarampo, herpes-zoster, infecções intra-auriculares, neoplasias, fratura da base do crânio, sarcoidose, esclerodema e Charcot-Marie-Tooth tipo I. O comprometimento por neurinoma do acústico se dá por compressão no ângulo cerebelo-pontino. Tanto a esclerose múltipla como o glioma de ponte podem resultar em ausência ou retardo da resposta R1 no reflexo do piscamento e mioquimia. Mais externamente pode ser lesado no seu trajeto pela parótida durante parotidite. O comprometimento idiopático é chamado de paralisia de Bell.

A ENMG identifica as lesões que ocorrem da saída do forame estilomastóideo, quando o nervo facial torna-se superficial. Observa-se alteração na NC a partir do 3º dia da lesão, com queda da amplitude dos potenciais. O quadro leva 10 a 14 dias para se completar. A intensidade da queda da amplitude dos CMUAP entre o 4º e o 8º dia da lesão é indicadora do prognóstico da lesão. A manutenção da amplitude do CMUAP, nesse período, em até 30% da registrada no nervo facial contralateral indica neuropraxia e quando mantida em até 10% indica axonotmese de bom prognóstico[27,29]. A estimulação deve ser mais numa porção mais distal do nervo no nível de seus ramos individuais. A ausência de CMUAP e de reflexo do piscamento após a primeira semana do início do quadro está relacionado a prognóstico precário. A avaliação deve ser sempre bilateral para melhor estimativa da perda axonal e avaliação de reinervação cruzada. A ocorrência de sincinesias pode ser verificada com a captação de resposta ao estímulo do reflexo do piscamento em músculo orbicular dos lábios e/ou platisma.

Atualmente, com o uso de técnicas de enxerto nervoso facial, como ponte com o nervo facial contralateral e de ponte entre o nervo hipoglosso e o facial homolaterais, com o objetivo de melhorar a expressão facial, a informação procurada pelo cirurgião é a respeito da viabilidade da musculatura da mímica, geralmente em quadros crônicos. Deve ser informado o grau de atrofia muscular e se há capacidade contrátil residual. Um enxerto nervoso que cresce para um músculo atrofiado não traz resultados satisfatórios.

O estudo do arco reflexo entre o V e o VII par (reflexo do piscamento) avalia respostas de latência curta ispsilateral (R1) e de latência longa bilateralmente (R2) e auxilia muito na localização da lesão, a saber:

- *Lesão de ramo oftálmico de nervo trigêmeo*: resulta em ausência de respostas ipsilaterais e de R2 contralateral. Na estimulação contralateral, obtém-se resposta R2 bilateralmente.
- *Lesão isolada unilateral da ponte*: ausência de resposta R1 ipsilateral.
- *Lesão lateral da medula oblonga*: ausência de resposta R2 bilateral à estimulação ipsilateral à lesão. À estimulação contralateral, respostas R2 normais.
- *Lesão medial ao trato espinal descendente na medula oblonga/lesão tegmento lateral bulbopontino*: ausência de resposta R2 ipsilateral.
- *Lesão bulbopontina paramediana*: ausência de resposta R2 ipsilateral à lesão, à estimulação contralateral.
- *Lesão de nervo facial ou de suas fibras descentes a partir do núcleo do facial*: ausência de resposta R1 e R2 ipsilateral.

Na esclerose múltipla, podem ser encontrados padrões atípicos, dependentes de lesões combinadas.

A ocorrência de paralisia facial bilateral simultânea ocorre raramente e nesses casos devemos estabelecer diagnóstico diferencial entre a doença de Lyme, síndrome de Guillain-Barré, neurossarcoidose, meningite carcinomatosa ou fúngica, síndromes meningo-uveais e mais raramente infecção por HIV[18].

Membros Superiores

Neuropatias do Nervo Mediano

Emergem dos fascículos medial e lateral do plexo braquial, divisão anterior dos três troncos, provindos das raízes C5-T1.

Síndrome do Túnel do Carpo

A síndrome do túnel do carpo (STC) corresponde a mais freqüente forma de neuropatia compressiva. As queixas mais habituais são parestesia, formigamento e sensação de inchaço nos dedos. Os sintomas predominam tipicamente à noite, havendo, em muitos pacientes, dificuldade matinal transitória de flexionar os dedos. São referidos ainda dedos em gatilho e parestesia no território de nervo ulnar, cotovelo, ombro e até região cervical. A ENMG avalia o nervo mediano, tendo valor diagnóstico, e afasta o comprometimento concomitante de outros nervos (por exemplo, canal de Guyon) e de radiculopatias cervicais.

Os estudos de condução são a melhor forma de avaliação. Apresentam grau de sensibilidade de 80 a 92% e de especificidade de 80 a 99%[30]. Há consenso de que a combinação de provas comparativas da latência sensorial distal do nervo mediano com outros segmentos ou com outros nervos é mais sensível do que a avaliação de sua latência absoluta.

Há muitas influências externas na determinação do valor da latência absoluta normal, como idade, sexo, obesidade, diâmetro do dedo e do punho, índice de massa corporal, altura, peso, doenças sistêmicas associadas (por exemplo, diabetes) e atividade laborativa do indivíduo. Há tendência atual em definir o valor normal da latência absoluta entre grupos com as mesmas características.

Atualmente, em conseqüência das implicações médico-legais, faz-se necessário identificar o paciente com STC, que é aquele que combina eletrofisiologia alterada e sintomatologia compatível. O diagnóstico de STC não pode se basear isoladamente na história clínica ou na alteração de condução sensorial do nervo mediano, pois pode ocorrer alteração na NC com o aumento da idade, sem que haja necessariamente o aparecimento de STC[31].

Devem-se diferenciar as situações a seguir:

- Pacientes assintomáticos com eletrofisiologia alterada para a condução distal de nervo mediano, que correspondem a 15% da população[30].
- Pacientes sintomáticos com eletrofisiologia normal, cujo quadro pode decorrer do envolvimento exclusivo de fibras mielínicas de pequeno calibre, responsáveis pela informação de dor, porém inacessíveis por meio dos testes de neurocondução atuais que avaliam somente as fibras mielínicas de grosso calibre.

Síndrome do Interósseo Anterior

Resulta em fraqueza dos músculos flexor longo do polegar, flexor profundo dos dedos (exceto 4º e 5º, cuja inervação vem do nervo ulnar) e pronador quadrado. As características clínicas de fraqueza nessa localização, sem queixas sensoriais e com músculos oponente do abdutor do polegar normais, sugerem fortemente esse diagnóstico. A neurocondução motora de nervo mediano no antebraço está normal (com captação em músculo oponente do polegar), bem como a sensorial. Sinais de denervação se limitam à musculatura afetada, com demais músculos de nervo mediano e de distribuição C6-C8 normais.

Síndrome do Pronador

Resulta em fraqueza de toda musculatura inervada pelo nervo mediano no nível do antebraço, com preservação da função do músculo pronador. Observa-se alteração da neurocondução sensorial e motora no antebraço e denervação da musculatura comprometida.

Lesões em Braço e Axila

Resultam em fraqueza muscular e denervação de toda musculatura inervada pelo nervo mediano, a começar pelo músculo pronador redondo. Resultam freqüentemente de fratura de úmero, lesões por arma de fogo ou branca, compressão pelo ligamento de Struthers ou espícula supracondilar e paralisia de sábado à noite. Clinicamente, há paresia para pronar o braço contra gravidade e flexionar punho e dedos, o que resulta em desvio ulnar.

Nervo Ulnar

Emerge do fascículo medial do plexo braquial, divisão anterior do tronco inferior, provindo das raízes C8-T1. Os locais mais freqüentes para seu acometimento são:

- *Canal de Guyon*: o estudo normal da condução sensorial através do ramo cutâneo dorsal, com quadro de fraqueza de musculatura intrínseca da mão e hipoestesia em 4º/5º dedos, localiza a lesão distalmente. Existem três tipos de acometimento (Tabela 20.8), que geralmente decorrem de trauma agudo ou crônico, artrite reumatóide ou lipoma[2].

TABELA 20.8 – Lesão de nervo ulnar no canal de Guyon		
LOCALIZAÇÃO	TIPO	ALTERAÇÃO
Proximal/ canal	I	Sensorial e motora (músculos hipotênares* e intrínsecos**)
Canal/gancho do hamato	II	Motora**
No canal	III	Sensorial

* Ramo motor superficial.
** Ramo motor profundo.

- *Ramo cutâneo dorsal*: rara, quase sempre afeta canhotos que fazem pressão sobre a apófise estilóide da ulna ao escrever ou pode decorrer de trauma direto. A única alteração na ENMG é sua ausência ou condução anormal.
- *Antebraço*: lesões nesse nível são mais raras e dependentes de fraturas ou lacerações, podendo ser observados sinais de degeneração axonal e perda de condução a partir do ponto de comprometimento.
- *Cotovelo*: com freqüência relacionada à fratura de cotovelo recente ou antiga, mal de Hansen, artrite reumatóide, microtraumas repetitivos pelo uso contínuo do cotovelo apoiado. É a segunda forma de neuropatia mais comum em membros superiores. Observa-se alteração na neurocondução a partir do segmento do cotovelo e denervação walleriana distalmente, porém com preservação de músculo flexor ulnar carpo. É importante o estudo de ramo cutâneo dorsal e da velocidade distal a 14cm do 5º dedo, pois ambas podem estar ausentes ou comprometidas quando o nervo ulnar é afetado no cotovelo. Entretanto, potencial normal de ramo cutâneo dorsal e alteração da condução sensorial distal, localiza a lesão num ponto abaixo da saída de ramo cutâneo dorsal, que deve necessariamente ser distinta e concomitante à lesão no cotovelo. A captação do potencial motor pode ser realizada tanto no músculo abdutor do dedo mínimo como no 1º interósseo dorsal. Porém, o eletrofisiologista deve realizar o estudo da condução motora nos dois músculos, se o primeiro a ser pesquisado revelar-se normal. Isso porque a lesão pode ser caprichosa e comprometer preferencialmente algum dos fascículos do nervo (Fig. 20.14). Existem relatos de que a captação em 1º interósseo dorsal é mais sensível nas lesões de nervo ulnar[2].
- *Axila/braço/arcada de Struthers (presente em 70% dos indivíduos, corresponde a ligamento entre o olecrano e o epicôndilo medial)*: resulta em fraqueza de todos os músculos inervados pelo nervo ulnar (flexor ulnar do carpo, flexor profundo do 4º e 5º dedos e intrínsecos da mão) e hipoestesia de face dorsomedial mão, metade medial 4º dedo e 5º dedo. Nessa localização comumente há história de procedimento cirúrgico recente (em especial cirurgias cardíacas), lesão por arma de fogo ou branca, uso de muletas, feridas, fraturas ou trauma locais. Na neurocondução, há ausência de condução sensorial pelo ramo dorsal cutâneo e para o 4º e 5º dedos. A amplitude dos potenciais sensoriais, quando presentes, não tem significação clínica na comparação entre a estimulação proximal e distal, pois há cancelamento de fases entre os potenciais. O potencial motor deve ser estudado desde a axila, sendo esperado alteração de velocidade e amplitude dos potenciais. Estudo por meio da técnica centimétrica (*inching technique*) pode auxiliar na exata localização do processo. Observam-se ainda denervação e padrão neuropático em todos os músculos de distribuição ulnar somente.

Sistema nervoso central sensório

Nervos/locais	Rec. site	Início ms	Pico ms	NP Amp. μV	PP Amp. μV	Dist. cm	Vel. m/s
R MEDIANO – Dig. III							
1. Pulso	III	2,70	3,50	18,3	40,1	14	51,9
R ULNAR – Dig. V							
1. Pulso	Dig V	2,85	3,70	5,8	7,4	14	49,1
2. B. Cotovelo	Dig V	7,50	8,75	7,4	18,3	16	34,4
3. A. Cotovelo	Dig V	12,50	14,15	10,8	10,5	12	24
R ULNAR – Dorsal							
1. Pulso	Dorso	2,15	3,05	13,5	3,8		
2. Pulso	Dorso	2,30	3,10	9,1	21,2		
R RADIAL - Polegares							
1. Antebraço	Polegar	2,70	3,20	17,8	36,7	14	51,9

Sistema nervoso central motor

Nervos/locais	Rec. site	Lat. ms	Amp. mV	Rel Amp %	Dist. cm	Vel. m/s
R MEDIAN – APB						
1. Pulso	APB	3,30	10,1	100	8	
2. Cotovelo	APB	7,40	8,8	87,2	23,5	57,3
R ULNAR – ADM						
1. Pulso	ADM	3,60	4,1	100	8	
2. B. Cotovelo	ADM	7	3,7	90,1	14	11,2
3. A. Cotovelo	ADM	12,65	2,6	63	12	21,2

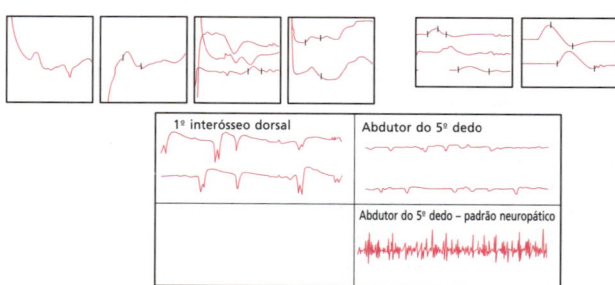

Figura 20.14 – Paciente de 48 anos, sexo masculino, com trauma fechado em cotovelo direito há 4 anos. Atualmente refere parestesia do 5º dedo e fraqueza para segurar objetos. Quadro de neuropatia de nervo ulnar, comprometido ao nível do cotovelo, com sinais de axonotmese sensorial e motora e de degeneração axonal descendente de fascículo para intrínsecos da mão. Rec. site = local de captação.

Nervo Radial

Emerge do fascículo posterior do plexo braquial, divisão posterior dos três troncos, provindo das raízes C5-T1.

Seus potenciais motores são de obtenção mais difícil do que os de nervos mediano e ulnar, pois a captação é feita em musculatura extensora distal do antebraço e ocorre interferência da condução elétrica pelos músculos extensores mais proximais, tornando a avaliação da amplitude dos potenciais um dado não confiável. Dados obtidos por EMG são mais confiáveis. Esta autora estuda o território de nervo radial por meio da neurocondução em nível dos segmentos ponto de Erb, axila, sulco radial do úmero e distalmente ao cotovelo apenas em casos suspeitos de seu comprometimento. Os locais e comprometimento mais freqüente de nervo radial são:

- *Axila/sulco radial do úmero*: lesões arma de fogo ou branca, trauma direto, paralisia de sábado a noite, lacerações, uso inadequado de muletas e fratura óssea. No sulco radial pode ocorrer trauma por exercícios de extensão forçada comum atualmente nas academias. Em ambos os locais, o quadro eletrofisiológico é de denervação em todos os músculos inervados pelo nervo radial, porém denervação em músculo tríceps braquial localiza a lesão acima do sulco radial.

- *Síndrome do interósseo posterior*: sua etiologia acompanha a de outras neuropatias, ou seja, lesão direta por armas, fratura óssea, lacerações gânglios, lipomas. Interessante é a ocorrência da paralisia radial tardia, que decorre de consolidação em angulação excessiva da cabeça da ulna na fratura de Monteggia. Esse ramo do nervo radial atravessa a arcada de Frohse e o músculo supinador, sendo aí o principal local de lesão (*síndrome do supinador*). Encontra-se descrita ainda a *síndrome do túnel radial*, que corresponde à lesão do nervo radial ou diretamente do ramo interósseo posterior nas bandas fibrosas marginais à cabeça do rádio, por vasos, ou pelo tendão de inserção do extensor radial curto. Seu comprometimento geralmente altera a neurocondução motora registrada em músculo extensor próprio do indicador e resulta na fraqueza e degeneração walleriana apenas dos músculos extensor comum dos dedos, extensor do 5º dedo, extensor ulnar do carpo, abdutor longo polegar, extensores longo e curto do polegar e extensor próprio do indicador. Não há denervação dos músculos tríceps, braquiorradial e extensores radial longo e curto do carpo.
- *Ramo sensorial superficial*: a única alteração na ENMG é sua ausência ou condução anormal. Pode ser conseqüente de uso de relógios apertados ou trauma direto.

Nervo Axilar

Com freqüência ocorre como parte da lesão de plexo braquial ou manifestação da síndrome de Parsonage-Turner. Isoladamente pode acompanhar trauma fechado no ombro. Lesão troncular resulta em denervação em músculos deltóide (todas as porções) e redondo menor. Lesão ao nível do espaço quadrangular poupa as porções anterior e lateral de músculo deltóide[3].

Nervo Supra-escapular

Relacionada a trauma, neurite, compressão ou movimentação repetitiva em jogadores de voleibol, dançarinos e levantadores de peso[32]. O local mais freqüente de compressão corresponde ao *canal* supra-escapular (lesão troncular) e menos freqüentemente ao *canal* espinoglenóide (lesão de ramo para o músculo infra-espinhoso, normalmente por formação cística). O estudo da neurocondução com estimulação no ponto de Erb e captação no músculo supra-espinhoso podem identificar as lesões tronculares leves. A EMG revela sinais de denervação e o grau de comprometimento da contração muscular. Em casos em que a sintomatologia é altamente sugestiva e os achados eletrofisiológicos são frustos é indicada a comparação bilateral para a determinação do grau de perda axonal. O prognóstico está relacionado a etiologia da lesão, sua gravidade e método de tratamento empregado[33].

Nervo Musculocutâneo

Decorre de trauma provocado por atividades desportivas que exigem flexão prolongada do braço, como windsurfe, ou de compressão pela alça de mochilas pesadas. Afeta, em geral, o membro superior dominante. Pode se manifestar com sintomas sensoriais e motores ou puramente sensoriais, quando a lesão afeta isoladamente o ramo sensorial cutâneo antebraquial lateral[22].

Nervo Torácico Longo

Sua lesão resulta clinicamente em escápula alada. Pode ser estudado pela técnica descrita por DeLisa[34]. As causas mais comuns correspondem a trauma, inflamatórias (síndrome de Parsonage-Turner) e idiopáticas. Está descrita neuropatia desse nervo como resposta alérgica a antibióticos[23]. Observam-se sinais denervatórios em músculo serrátil anterior. O prognóstico quase sempre é bom independentemente dos achados eletrofisiológicos[25].

Nervo Espinhal Acessório

Com freqüência, relacionado a quadro de trauma, processo inflamatório ou origem idiopática. O prognóstico nos casos de lesão iatrogênica intra-operatória é precário[25]. Podemos identificar alterações na neurocondução e sinais de denervação em músculos trapézio, esternocleidomastóideo e elevador da escápula[34].

Membros Inferiores

Nervo Femoral

Seu ramo sensorial corresponde ao nervo safeno. Sua lesão é rara, ocorrendo por arma branca ou de fogo, politrauma com arrancamento de músculo ilíaco e deformidades graves de articulação coxofemoral. Cirurgias pélvicas, vaginais, parto prolongado, artroplastia total de quadril e transplante renal são associados à sua lesão. Observa-se alteração na neurocondução, com queda da amplitude do potencial motor e retardo da latência e denervação nos músculos ilíaco, sartório e quadríceps.

Nervo Safeno

Corresponde à terminação sensorial do nervo femoral. Pode ser lesado em cirurgia de retirada de veia safena, mau posicionamento no leito durante coma, por atividade física intensa ou de forma idiopática. Técnica para seu estudo é de fácil execução[34].

Nervo Cutâneo Femoral Lateral

O quadro é conhecido como meralgia parestésica. Manifesta-se como queimação na face ântero-lateral da coxa, que piora na posição em pé. O quadro pode ser uni ou bilateral e estar relacionado a obesidade, gravidez, trauma local, doenças sistêmicas como diabetes, hipotireoidismo, artrite reumatóide ou ser idiopático. Intervenções cirúrgicas abdominais, pélvicas e retirada de enxerto pélvico podem resultar na sua lesão. Variações anatômicas tornam o nervo suscetível a trauma[11]. Podem ser estudados por técnicas de neurocondução e potencial evocado[34].

Nervo Pudendo

Pode ser acometido durante fixação cirúrgica de fratura de fêmur, em ciclistas ou associada a espinha bífida, meningomielocele, trauma e paraplegia[35]. Acarreta incontinência, impotência masculina e enurese. Sua técnica de estudo está descrita no capítulo de técnicas básicas em ENMG.

Nervo Ciático

A causa mais freqüente de lesão corresponde à compressão externa por imobilização prolongada (pacientes comatosos ou cronicamente acamados, sentar por muitas horas em posição de lótus ou síndrome compartimental). O trauma é outra causa comum, principalmente quando relacionado a fratura-deslocamento de quadril, deslocamento posterior da cabeça do fêmur, fratura de acetábulo e/ou pélvica, fratura de diáfise femoral (lesão ao nível da coxa). Pode corresponder à complicação de cirurgia de prótese de quadril com acesso posterior, trauma direto por arma branco ou e fogo, schwanoma, como complicação rara de cirurgias prolongadas de outros segmentos, como as cirurgias cardíacas[36]. Raras, mas relevante, são as lesões químicas por injeção intramuscular glútea, que afetam crianças e adultos de baixo peso. A síndrome do piriforme pressupõe a compressão transitória do nervo ciático no seu trajeto pelo músculo homônimo, porém geralmente não há lesão nervosa estruturada, com degeneração mielínica ou axonal. O quadro eletrofisiológico é de denervação em musculatura de distribuição fibular e tibial, incluindo musculatura isquiotibial, como porção curta de músculo bíceps femoral (inervação fibular) quando a lesão é alta, ou de musculatura de perna e panturrilha, quando localizada a partir de fossa poplítea. O estudo de musculatura das regiões glútea e paravertebral revela-se normal, o que diferencia o quadro de radiculopatia motora L5-S2. Na neurocondução, há queda da amplitude dos CMUAP de nervo fibular isolada ou juntamente com nervo tibial e ausência de resposta sensorial de nervo sural. A porção fibular pode ser afetada isoladamente ou de forma mais importante, pois suas fibras transitam na porção mais externa do nervo. Não há relato de casos de lesão isolada de divisão tibial, em razão da disposição mais medial de seus fascículos. O potencial de nervo sural está ausente, o que diferencia o quadro de comprometimento radicular motor ou de neuropatia isolada de nervo fibular.

Nervo Fibular

Separa-se do nervo ciático ao nível do terço distal da coxa, emitindo um ramo para a cabeça curta do bíceps. Denervação dessa porção em caso de neuropatia fibular localiza a lesão acima da fossa poplítea. No seu trajeto descendente, circunda a cabeça da fíbula, sendo aqui o local preferencial de lesão. O seu ramo superficial inerva os músculos fibular longo e curto e o dorso do pé, exceto pelo vão entre o 1º e 2º dedos (ramo profundo). O ramo profundo inerva os músculos tibial anterior, extensor comum dos dedos, extensor longo do hálux, fibular terceiro e extensor curto dos dedos. Lesões freqüentes ocorrem por compressão, fratura, osteotomia tibial, artroplastia de joelho, feridas corto-contusas, síndrome compartimental, estiramento nas torções de tornozelo etc. Comprometimento isolado pode ocorrer por infecção viral ou hanseníase.

Nervo Tibial

Coxa e Perna

Não é freqüente. É responsável pela inervação motora dos flexores da perna e tornozelo e sensitiva da planta e bordas medial e lateral do pé. Ao nível de fossa poplítea, pode ser sofrer compressão por alterações vasculares, cisto de Baker, gânglios ou tumor.

Canal do Tarso

Pode ser resultado de trauma direto, fraturas, varizes, artrite reumatóide, espondilite anquilosante. Seu diagnóstico baseia-se essencialmente nas técnicas de condução nervosa, que são trabalhosas e variadas. As técnicas de mais difícil execução e as que consomem mais tempo são as sensoriais, ortodrômicas, nas quais se estimula a base do 1º e do 5º dedos e por promediação se registra a resposta proximal e distalmente ao retináculo dos flexores. A ausência de resposta no lado queixoso deve conduzir à investigação do lado assintomático. Fatores negativos em relação às técnicas sensoriais são que pés com excesso de calos ou superfície espessa, tornozelos edemaciados ou pacientes obesos podem não apresentar resposta mesmo na ausência de comprometimento. Outro fator a se considerar é que o comprometimento é freqüentemente bilateral, mesmo nos casos em que a queixa é relatada num lado só. Técnicas de estudo do nervo misto (sensorial e motor), com captação como já descrita e estimulação das bordas lateral e medial da planta do pé, resultam em resultados mais confiáveis[34]. Técnicas puramente motoras, com estimulação e ao nível de maléolo medial e captação em músculos abdutor do hálux e do dedo mínimo são de fácil execução, porém menos sensíveis que as técnicas descritas anteriormente. O uso da eletromiografia é questionável, pois mesmo indivíduos normais podem apresentar denervação isolada em musculatura intrínseca dos pés.

Nervo Sural

Resulta em alteração da sensibilidade no lado lateral do tornozelo e pé. Geralmente decorre de trauma direto. No exame, há alteração da condução ou ausência de potencial.

Neuroma de Joplin

Comprometimento do nervo plantar medial digital próprio, responsável pela sensibilidade do lado medial do hálux. Seu estudo é dependente da técnica de captação e estimulação com eletrodo de inserção.

Outras

O nervo obturador pode ser acometido em parto complicado com uso de fórceps ou diretamente pelo feto. Os nervos glúteo superior e inferior podem ser acometidos em casos de carcinoma colorretal ou em fratura da cabeça do fêmur (o nervo glúteo inferior).

Polineuropatias

De forma didática, se dividem as polineuropatias de acordo com sua característica de comprometimento predominantemente axonal, mielínico ou misto (Quadro 20.1).

Comprometimento de Nervos Periféricos Decorrente de Doenças Sistêmicas

Infecciosas

Doença de Lyme

Pode acarretar polineuropatia com perda predominantemente axonal. O quadro quase sempre está associado a paralisia de pares cranianos e comprometimento polirradicular, resultando em fraqueza da parede abdominal[18]. O quadro é geralmente de resolução espontânea em semanas a meses, porém a antibioticoterapia adequada encurta o curso da doença.

Difteria

Pode provocar quadro de neuropatia desmielinizante em 3 semanas a 4 meses após seu início. O quadro tende a ser autolimitado. As características eletrofisiológicas são de retardo das latências e VNC sensorial e motora, com queda da amplitude dos potenciais secundária à perda mielínica.

Hanseníase

É endêmica no Brasil e deve ser sempre lembrada em caso de mononeuropatia múltipla ou isolada de nervos ulnar (cotovelo), mediano (antebraço), fibular (cabeça da fíbula), tibial (canal do tarso), nervos sural e facial (forma tuberculóide) e polineuropatia sensorial motora progressiva (forma lepro-

QUADRO 20.1 – Distribuição das polineuropatias decorrentes de agentes tóxicos	
Polineuropatia sensorial e motora	Drogas terapêuticas • *Quimioterápicos*: alcalóide da vinca, texames, suramina, Ara C, etoposida • *Anticancerígenos*: misonidazol • *Antiarrítmicos*: amiodarona, maleato de perexilina • *Outros*: cloroquina e hidroxicloroquina (também podem provocar miopatia), colchicina, podofilina, dissulfiram, dapsona, nitrofurantoína, nucleosídeos, cloranfenicol (incluindo neurite óptica), fenitoína, lítio Agentes industriais • Acrilamida • Dissulfídio de carbono • Óxido de etileno • Organofosfatos • Hexacarbonos • Vinil-benzeno Metais pesados • Chumbo • Mercúrio • Tálio • Arsênico • Ouro
Polineuropatia desmielinizante	Suramina, Ara C
Polineuropatia sensorial	Cisplatina, metronidazol, talidomida, etambutol

matosa). A forma dimórfica pode desencadear qualquer uma das apresentações. O paciente refere perda de sensibilidade térmica e dolorosa e pode apresentar manchas hipocrômicas ou avermelhadas insensíveis, bem como nervo espessado. A neuropatia causa queda da amplitude dos potenciais e a retardo das VNC (em média 60 a 70% do valor normal)[34]. Os membros inferiores tendem a ser afetados de forma mais intensa. Observam-se sinais de degeneração axonal descendente leve a moderada.

Síndrome da Imunodeficiência Adquirida

Pode resultar em quadro de polineuropatia distal simétrica, polineuropatia inflamatória desmielinizante aguda e crônica, polirradiculoneuropatia e neuropatia autonômica.

Outros Agentes Infecciosos

São o citomegalovirus (polirradiculopatia, mononeurite múltipla), vírus Epstein-Barr (polineuropatia desmielinizante aguda, mononeurite múltipla, polirradiculopatia, plexopatia e neuropatia sensorial), vírus da hetatite B e C (mononeurite múltipla e polineuropatia desmielinizante) e o herpes-zoster, que em raros casos pode se manifestar como polineuropatia aguda desmielinizante. Com freqüência, pode acometer os pares cranianos.

Outras Patologias Sistêmicas

Etilismo

A PNP resultante pode ser secundária à deficiência nutricional ou à cirrose crônica. Apresenta-se como comprometimento sensorial e motor, predominantemente axonal, com redução da amplitude dos potenciais sensoriais e motores distais, podendo haver retardo leve das VNC e ausência de resposta simpática cutânea.

Diabetes Melito

Relacionada ao tipo de diabetes, à sua duração e controle. Manifesta-se de quatro formas básicas:

- *Polineuropatia sensorial e motora distal*: é a forma mais comum. As alterações começam por membros inferiores, com alteração de nervo sural e de ramos plantares de nervo tibial. O quadro pode ser importante com ausência de reposta sensorial distal de nervo sural e motora distal de nervos tibial e fibular, com captação em intrínsecos do pé. Quando presentes esses CMUAP, há queda da sua amplitude e retardo das VNC. Resposta H e onda F podem estar ausentes, ou a onda F pode revelar retardo na latência mínima e alteração de cronodispersão. Na EMG, observam-se sinais de denervação.
- *Neuropatia autonômica*: muitas vezes associada ao quadro anteriormente descrito.
- *Caquexia diabética neuropática*: associada à perda importante de peso e à parestesia generalizada muito dolorosa. Observam-se queda da amplitude dos CMUAP e retardo nas VNC. O quadro pode ter resolução em 1 a 3 anos.
- *Polirradiculopatia*: superpõe-se ao quadro de polineuropatia anteriormente descrito e ocorre com mais freqüência em membro inferiores. Pode ainda comprometer raízes torácicas, inclusive como manifestação isolada, sem alterações neuropáticas significativas. O comprometimento radicular cervical quase sempre se associa à PNP. O quadro clínico pode ser o da radiculopatia compressiva típica: dor intensa lombar/cervical, irradiada para o dermátomo correspondente e com desenvolvimento de fraqueza no respectivo miótomo. A ocorrência simultânea de radiculopatia associada à PNP em pacientes diabéticos torna obrigatória a realização de pesquisa eletromiográfica de musculatura paravertebral em todos os pacientes diabéticos. Menos comumente, o quadro polirradicular pode ser simétrico e pouco doloroso, sendo o paciente encaminhado mais pelas queixas de disestesia e fraqueza distal simétricas da PNP. A apresentação eletrofisiológica desse quadro lembra a CIDP (ver a seguir), porém as características axonais geralmente predominam sobre as desmielinizantes.
- *Mononeuropatias*: geralmente decorrente de isquemia do *vasa nervorum*. O comprometimento pode ser a STC, síndrome cubital, neuropatia femoral, fibular ou de nervo cutâneo femoral lateral. Quando vários segmentos são acometidos simultaneamente, caracteriza-se a mononeu-

ropatia múltipla. Nos casos em que ocorrem concomitantemente mononeuropatia e PNP, a diferenciação do quadro pode ser complicada, mas deve-se prestar atenção e se valorizar os achados de perda axonal consistente ou de perda mielínica predominantes em determinada distribuição nervosa, desproporcionais ao quadro geral observado nos nervos das demais extremidades. O exame deve ser extremamente minucioso para que se possa fazer essa diferenciação.

Artrite Reumatóide

Os pacientes, com freqüência, não se queixam de sintomas sensoriais se o quadro de inflamação articular for muito intenso, portanto, os achados eletrofisiológicos não se correlacionam perfeitamente com a clínica e os exames laboratoriais. O quadro mais comum é de compressão nervosa periférica, como síndrome do túnel do carpo. Pode haver mononeurite múltipla, polineuropatia sensorial ou polineuropatia sensorial e motora fulminante. A fisiopatologia baseia-se em vasculite do *vasa nervorum*, acarretando obliteração vascular[37].

Casos de mielopatia subclínica, conseqüente à subluxação atlantoaxial ou à vasculite, podem ser identificados por potencial evocado somatossensitivo, no qual a N12 (C2) encontra-se com retardo (com N9/ Erb normal).

Gota

É raro, mas pode se associar à polineuropatia sensorial e motora, comprometendo preferencialmente músculos inferiores (MMII). Em músculos superiores (MMSS), pode haver STC ou síndrome cubital.

Hipotireoidismo

Além do quadro de miopatia proximal, pode causar STC ou síndrome do túnel do tarso. Um quadro de polineuropatia é geralmente distal, com leve queda da amplitude dos potenciais e retardo leve das latências e velocidades sensoriais e motoras. Sinais de denervação se limitam comumente à musculatura intrínseca de mãos e pés.

Urêmica

É relativamente usual o aparecimento de uma polineuropatia distal, predominantemente axonal. A ocorrência de quadro semelhante à polineuropatia inflamatória desmielinizante aguda (AIDP) pode melhorar com diálise.

Paraneoplásica

Neuronopatia/ganglionopatia sensorial está relacionada, com freqüência, aos carcinomas de pequenas células do pulmão, mama, esôfago, ovário, rim e linfoma. Ocorrem parestesia e formigamento assimétricos, que podem, por exemplo, predominar em MMSS e poupar MMII. O comprometimento sensorial por lesar todas as formas de fibras sensitivas pode resultar em quadro de ataxia. Observa-se ausência ou queda importante da amplitude dos potenciais sensoriais, com CMUAP normais e EMG normal. O quadro pode preceder em meses a identificação do local tumoral e por isso o diagnóstico de neuronopatia sensorial deve conduzir à pesquisa agressiva de câncer. Esse quadro pode se associar à neuropatia autonômica e à síndrome miastênica de Eaton-Lambert.

Na polineuropatia, o quadro eletrofisiológico revela comprometimento sensorial e motor, com ausência ou queda da amplitude dos potenciais sensoriais e retardo dos CMUAP e de suas respectivas VNC. Na EMG, os sinais são de denervação crônica.

Pode haver ainda mononeuropatia múltipla ou comprometimento nervoso periférico direto com compressão ou infiltrado tumoral, ao nível de nervos, plexos e raízes.

Deficiência Nutricional

Secundária à deficiência e vitaminas B1, B6, B12 e E, ácido fólico e hipofosfatemia.

Tóxica

Ver o Quadro 20.1 para as drogas freqüentemente associadas à PNP. Recomenda-se o estudo de literatura específica para mais detalhes, por ser o assunto muito extenso e fugir ao objetivo deste capítulo.

Polineuropatias Auto-imunes

Nas polineuropatias inflamatórias, a desmielinização pode ser uniforme ao longo do nervo periférico ou pode haver locais em que a perda mielínica é localizada ou predominante, no qual ocorre dispersão das cargas elétricas no seu trajeto saltatório. Disso resulta bloqueio parcial ou total da condução do estímulo, que se traduz por alterações de dispersão temporal do CMUAP e queda na sua amplitude. Respeitando-se classificação específica, pode-se fazer diferenciação entre os quadros[2]. De forma geral, queda da amplitude ou área do pico negativo superior a 20%, quando não houver dispersão temporal, ou seja, a diferença na duração dos picos negativos proximal e distal é inferior a 15% ou queda de pelo menos 50% na amplitude dos picos é indicativa de bloqueio de condução. Quando a dispersão temporal for superior a 15%, o bloqueio de condução pode apenas ser presumido.

Polineuropatia Inflamatória Desmielinizante Aguda

Também conhecida como síndrome de Guillain-Barré (SGB), a AIDP é uma doença dinâmica, com graus variados de progressão do quadro clínico em diferentes pacientes. Em geral, o quadro se instala em 2 a 4 semanas, atingindo um *plateau* e regredindo posteriormente. É comum a ocorrência de seqüelas após 1 ano.

Os achados laboratoriais mais relevantes são a dissociação protéico-celular no líquor e aumento de anticorpos GM1. Na ocorrência de pleiocitose no líquor, deve-se considerar o diagnóstico diferencial com síndrome semelhante à AIDP secundária a HIV, Lyme, sarcoidose, hepatites A, B, e C e infecção por vírus Epstein-Barr. Ocorre perda mielínica primária e se houver perda axonal, ela será secundária. Atualmente, as avaliações da dispersão temporal e da velocidade de condução obedecem a vários critérios específicos para o diagnóstico de desmielinização do nervo periférico[2].

As alterações na neurocondução são assimétricas e multifocais. O bloqueio de condução pode ocorrer a despeito de um quadro de desmielinização mais amplo, no qual há retardo nas velocidades de condução registradas. Pode ser a primeira manifestação de AIDP e ocorreria em locais bem conhecidos: canal do carpo, canal cubital e nervo fibular ao nível da cabeça da fíbula. Como primeiras alterações na NC, podem-se observar ainda aumento das latências dos CMUAP e alteração da onda F. As alterações em nervos periféricos sensoriais podem levar 4 a 6 semanas para se instalar, o que resulta em exames iniciais normais para latência e amplitude. Na EMG, podem-se observar sinais de denervação e padrão neuropático de contração.

Não há correlação entre a gravidade clínica e as alterações da NC, embora CMUAP abaixo de 10 a 20% do limite inferior de amplitude normal esteja relacionado a pior prognóstico.

A AIDP corresponde a uma das situações em que sua identificação eletrofisiológica ocupa papel central na indicação terapêutica, pois o quadro é muitas vezes responsivo à plasmaférese e à administração de imunoglobulina endovenosa.

Como variantes da forma clássica da SGB existem a neuropatia axonal sensorial e motora aguda e a neuropatia axonal motora aguda.

- A neuropatia axonal sensorial e motora aguda apresenta evolução clínica mais rápida – em dias – e um prognóstico mais limitado. No estudo da NC, os CMUAP e SNAP estão ausentes ou com amplitude muito reduzida. As características iniciais podem ser de difícil diferenciação com bloqueio de condução, sendo necessários estudos seriados para se identificar a piora progressiva da condução, que ocorre nessa doença. Os sinais da desmielinização intensa podem se traduzir por latências prolongadas, VNC reduzidas e dispersão temporal importante.
- A neuropatia axonal motora aguda tem como antecedente infecção gastrointestinal por C. jejuni em até 92% dos casos. O paciente se queixa de fraqueza mais distal do que proximal, sem sintomas sensoriais. O quadro é de progressão e recuperação rápidas. Na NC, os CMUAP estão ausentes ou com amplitude muito reduzida, geralmente com latências e velocidades normais. Pode-se observar ausência de onda F. Quando ocorrer bloqueio de condução, ele é mais distal.
- Síndrome de Miller-Fisher: acompanha-se de diplopia, ataxia e oftalmoparesia/plegia. A evolução é rápida, em até 2 semanas e a recuperação leva 3 a 5 meses. Na eletrofisiologia, observamos diminuição na amplitude dos potenciais motores de face, alteração das latências do reflexo do piscamento e sinais de denervação.

Polineuropatia Inflamatória Desmielinizante Crônica

A polineuropatia inflamatória desmielinizante crônica (CIDP) apresenta-se em quatro formas, a saber: crônica monofásica, progressiva em etapas, progressiva clássica e progressiva com períodos de remissão. Tem curso clínico como o da esclerose múltipla, porém com comprometimento apenas do sistema nervoso periférico. O quadro clínico é de fraqueza proximal ou distal, simétrica ou não. O quadro puramente sensorial deve levar à consideração de síndrome de Sjögren ou paraneoplásica. Nos exames laboratoriais se observa aumento da concentração de proteína no líquor. Algumas afecções podem desencadear quadro semelhante à CIDP, como a infecção por HIV, hepatite, lúpus eritematoso sistêmico (LES), doença inflamatória do cólon, diabetes, gamopatia monoclonal, linfoma, carcinoma de pequenas células, carcinoma de pâncreas e cólon, melanoma e colangioma, transplantes, medicamentos – procainamida, ciclosporina e tacrolimus.

Na NC motora, observam-se valores de VNC motora inferiores a 70% do valor normal para o nervo estudado, latências motoras distais superiores a 125 a 150% do valor normal. Onda F com diminuição de freqüência e aumento da cronodispersão. Pode haver queda da amplitude dos CMUAP, bloqueio de condução e dispersão temporal. A melhora clínica se acompanha de melhora da VNC, do bloqueio de condução e aumento da amplitude dos potenciais.

Os potenciais sensoriais podem apresentar queda da amplitude, retardo nos valores de latência e velocidade ou ausência de resposta. Achado característico é alteração em nervos mediano e ulnar com nervo sural normal.

Na EMG, observam-se as alterações clássicas de neuropatia.

A concordância entre as alterações eletrofisiológicas e clínicas varia em 48 a 64%, o que significa que a clínica é sempre soberana[2].

Neuropatia Motora Multifocal

Bloqueio de condução, cujos critérios estão definidos em literatura específica, é a principal característica das neuropatias motoras associadas às doenças auto-imunes[2]. O bloqueio de condução pode ser parcialmente ou totalmente reversível após a administração endovenosa de imunoglobulina[7].

Observamos fasciculações em músculos com trofismo normal.

DOENÇA DE JUNÇÃO MIONEURAL

A junção mioneural (JMN) é a região em que ocorre a transmissão do sinal elétrico do terminal nervoso para a fibra muscular e pode ser dividida em região pré-sináptica, fenda sináptica e região pós-sináptica. Em cada uma das regiões da JMN podem-se encontrar diferentes causas para afetar a transmissão no impulso nervoso, a serem citadas:

- Região pré-sináptica
  - Diminuição na entrada do íon cálcio.
  - Déficit na síntese ou no estoque vesicular de acetilcolina (ACh).
  - Provável diminuição na liberação de ACh.
  Exemplos: síndrome de Eaton-Lambert e botulismo.
- Fenda sináptica
  - Redução da enzima de ACh, com conseqüente redução na hidrólise de ACh, saturando os receptores de ACh (AChR) e dessensibilizando o terminal nervoso para uma despolarização seqüencial.
- Região pós-sináptica
  - Diminuição no número de AChR.
  - Resposta diminuída dos AChR à despolarização.
  Exemplo: *miastenia gravis*.

Pela freqüência com que essas afecções ocorrem, é que escolhemos a ordem em que elas serão citadas. Comecemos, então, pela doença mais freqüente da região pós-sináptica.

Doenças Pós-sinápticas

Miastenia Gravis

É a enfermidade mais comum (acomete 1 em 20.000 pessoas nos Estados Unidos) e é a mais bem estudada desse grupo[38]. Tipicamente afeta as mulheres abaixo dos 40 anos, podendo apresentar distribuição bimodal para idade (20 a 24 anos e 70 a 75 anos). As manifestações clínicas se apresentam como fraqueza flutuante e fatigabilidade, que melhoram com o repouso. Os músculos mais freqüentemente envolvidos são oculares, bulbares e proximais dos membros, porém tende a se generalizar com 2 a 3 anos de evolução. O sintoma mais comum é a ptose palpebral, principalmente ao final do dia, que pode ser unilateral; diplopia ou borramento de visão. Outros sintomas, que podem aparecer isoladamente e devem ser lembrados, são oftalmoparesia ou oftalmoplegia (com nistagmo), dificuldade à deglutição e disartria, falência respiratória (fraqueza do diafragma e músculos acessórios da respiração), a qual ocorre nas formas mais graves da doença e pode levar a óbito em 25% dos casos com *miastenia*[39].

Há várias doenças auto-imunes que podem estar associadas à *miastenia*, porém de grande importância para nós são a polineuropatia inflamatória aguda ou crônica, a miopatia inflamatória, a miosite granulomatosa e a síndrome de Isaac. As opções de tratamento não fazem parte do objetivo deste capítulo e não serão comentadas, podendo ser encontradas na literatura de referência[40].

Achados Eletrofisiológicos

A eletromiografia e os estudos de condução são particularmente úteis para a evolução de fraqueza muscular. Os achados eletrofisiológicos não são patognomônicos e deveriam ser interpretados com a história e o exame clínico neurológico[41].

Os estudos de condução sensorial são normais. A condução motora revela velocidade normal, entretanto pode haver diminuição do CMUAP com estímulos seqüenciais, pois a amplitude é influenciada pelo número de junções funcionantes.

É o teste da estimulação repetitiva que faz o diagnóstico nessas doenças da JMN. Lembramos que é importante a suspensão de qualquer medicação anticolinesterásica pelo menos 12h antes do teste. Qualquer músculo esquelético pode ser utilizado e deve haver a pesquisa em pelo menos dois músculos, sendo um proximal (trapézio, deltóide e orbicular dos olhos) e outro distal (tipicamente no abdutor do 5º dedo). É realizada estimulação no repouso com um trem de 10 estímulos, com freqüência baixa (2 a 3Hz), comparando-se a amplitude da 1ª e da 4ª ou 5ª resposta. Espera-se um decremento acima de 10%. Os pacientes que o apresentam são solicitados a realizar contração máxima por 10 a 15s, o que facilita a liberação de ACh. Em pacientes que não apresentaram o decréscimo, pode ser necessário um esforço de 1min. Ao realizar novamente o trem de impulsos, podemos encontrar amplitudes do CMAP maiores que no repouso, um decréscimo menor ou seu desaparecimento. Faz-se então estimulação a cada minuto por 5 a 6min para observar novamente o decremento. Com o tratamento clínico ou cirúrgico espera-se melhora dessas respostas.

No exame de EMG com eletrodo de agulha podemos encontrar instabilidade morfológica dos MUAP e variação no número de potenciais, pois, a cada despolarização da unidade motora, temos um número diferente de fibras musculares que se altera com a variação do potencial de placa (secundário ao déficit de transmissão na junção mioneural). Em estágios graves ou de evolução crônica, principalmente na musculatura proximal, paravertebral e bulbar, há fibras musculares desprovidas de JMN, que se traduzem como fibras *denervadas*, revelando ondas positivas e fibrilações. Isso ocorre com freqüência menor que 15% e faz-se necessário o diagnóstico diferencial com doenças neurogênicas.

Na EMG quantitativa podem ser encontrados potenciais de pequena amplitude e duração, sugestivos de potenciais miopáticos, sendo necessária essa diferenciação. Utiliza-se o teste do resfriamento da musculatura, o que causa aumento na amplitude e duração dos MUAP, e, a seguir, o aquecimento, que causa diminuição da amplitude e duração nas doenças juncionais, mas não nas miopatias.

A EMG de fibra única é uma técnica importante, mas que não traduz a gravidade da fraqueza muscular. Identifica aumento no *jitter* e uma densidade normal. Infelizmente, apesar de ser um teste sensível (detecta alterações em 77 a 100% dos casos), não é específico, pois as junções mioneurais imaturas do processo de reinervação também podem causar prolongamento no *jitter*[2]. O músculo de primeira escolha para realizar essa prova é o extensor comum dos dedos e a prova pode ser sensibilizada com a isometria contra resistência (por exaustão pós-exercício). Obtêm-se 10 pares de potenciais e a prova é considerada positiva quando há dois pares anormais. Outros músculos podem ser avaliados de acordo com o quadro clínico. O *jitter* está relacionado à gravidade da paresia e espera-se melhora com o tratamento, no entanto, em mais da metade dos pacientes tratados (muitos assintomáticos), essa prova pode manter-se alterada[34]. A EMG de fibra única é um teste indispensável no diagnóstico da *miastenia gravis* ocular, uma vez que o padrão de decremento observado na estimulação repetitiva raramente é encontrado nesse tipo de *miastenia*[2]. A medida do *jitter*, especialmente quando realizada nos músculos faciais, é considerada o teste cuja sensibilidade pode chegar a 100%, tanto que um *jitter* normal praticamente afasta o diagnóstico de *miastenia gravis* ocular, porém não é específico para *miastenia*[42].

Alguns fatores que podem influenciar nos achados eletrofisiológicos devem ser lembrados como: temperatura, idade do paciente, eletrodos bem posicionados e fixados, o melhor músculo para realização de determinado teste conforme a doença, reavaliação da prova de estimulação repetitiva sob condições isquêmicas.

Miastenia Gravis Juvenil

Os sintomas clínicos são idênticos aos da forma adulta, com idade média de início 7 a 14 anos. Correspondem a 10% dos casos de *miastenia* e os achados eletrofisiológicos são idênticos aos do adulto.

Síndromes Miastênicas Congênitas

Em geral, é decorrente da deficiência de anticolinesterase e o tratamento é difícil, pois os pacientes não respondem, ou respondem de maneira adversa, ao mestinon.

Doenças Pré-sinápticas

Correspondem à síndrome miastênica de Eaton-Lambert (SMEL) e ao botulismo. A SMEL consiste na produção de anticorpos contra os canais de cálcio. É uma síndrome de fraqueza e fadiga associada ao câncer (em dois terços dos casos) e em 90% dos casos é secundário ao carcinoma de pequenas células de pulmão[34]. Com freqüência, os sintomas dessa síndrome precedem o diagnóstico tumoral, daí a importância do seguimento dos pacientes com esse diagnóstico. O tratamento efetivo é a erradicação do câncer. A SMEL também pode apresentar-se como doença auto-imune (em um terço dos casos), mais comum no sexo feminino e em pacientes mais jovens e pode estar associada a outras enfermidades auto-imunes como artrite reumatóide, lúpus, *miastenia gravis* etc. As formas paraneoplásicas e não paraneoplásicas são idênticas tanto clinicamente como no estudo eletrofisiológico. A maioria dos pacientes apresenta fraqueza muscular proximal, tanto em membros inferiores como superiores, e fadiga que piora à temperatura mais quente, dor durante ou após o exercício físico e disfunção autonômica (boca e olhos secos; diminuição de sudorese etc.).

Há muitos casos em que há associação da *miastenia gravis* com a SMEL. A clínica do paciente pode ser de uma ou outra doença, no entanto, a maioria apresenta a clínica e os achados da SMEL com a presença de anti-AChR.

Achados Eletrofisiológicos

Os estudos de condução sensorial e motora são normais em pacientes com SMEL pura, estando alterados apenas na ocorrência de neuropatia periférica ou autonômica secundária à doença de base, como o próprio carcinoma, diabetes melito, uso de medicamentos quimioterápicos etc. À estimulação repetitiva, após 10 a 15s de contração voluntária máxima ou à estimulação em freqüência de 20 a 50Hz, observa-se tipicamente incremento na amplitude dos CMUAP de 2 a 20 vezes da primeira em relação à última resposta (facilitação pós-exercício). Circunstâncias que resultariam em prova de incremento positiva seria hipermagnesemia, hipocalcemia e uso de aminoglicosídeos[4]. O reflexo H de nervo tibial também pode ser facilitado após contração muscular.

Apenas eventualmente a estimulação com baixa freqüência (2 a 3Hz) pode evidenciar um decremento, o que faz necessário o diagnóstico diferencial com a *miastenia*. Na eletromiografia com eletrodo de agulha encontramos atividade de inserção normal com os MUAP instáveis (alterando amplitude, fases e duração). Podemos encontrar potenciais com curta duração e pequena amplitude em razão do menor número de fibras musculares na unidade motora que respondem à despolarização do terminal nervoso. Lembramos aqui a importância do diagnóstico diferencial com as miopatias. A eletromiografia de fibra única pode apresentar um *jitter* que varia de normal a acentuadamente aumentado, não vinculado com gravidade da fraqueza muscular.

Há muitos casos em que há associação da *miastenia gravis* com a SMEL. A clínica do paciente pode ser de uma ou outra doença, entretanto, a maioria apresenta os achados da SMEL com a presença de anti-AchR, que ocorrem na *miastenia* por ser doença pós-sináptica.

Outras enfermidades relacionadas à disfunção da junção mioneural, porém menos freqüentes que as duas descritas anteriormente, são: botulismo (causado por diferentes toxinas), tétano, distúrbios miastênicos congênitos, distúrbios causados por drogas (como agentes quimioterápicos, antituberculosos, para doenças reumatológicas que alteram os canais de sódio, potássio, cálcio e outros mecanismos).

MIOPATIAS

Resultam em perda da fibra muscular, com conseqüente alteração no tamanho da fibra (atrofia/hipertrofia), regeneração de fibras musculares de células satélites, reinervação ou substituição do tecido muscular por tecido intersticial (fibrose).

Essencialmente, as neurocondições sensorial e motora são normais, exceto nos casos em que há neuropatia associada. CMUAP pode apresentar queda da amplitude, em especial quando já houver perda significativa de fibras musculares.

A EMG pode revelar sinais de denervação (ondas positivas, fibrilações e descargas complexas repetitivas) ou descarga miotônica. À contração, observam-se potenciais de pequena amplitude e duração, padrão paradoxal de recrutamento e eventualmente miotonia[43,44] (Fig. 20.15).

Nos episódios de crise hipo ou hipercalêmica, observa-se silêncio elétrico à contração.

Estudo de fibra única mostra aumento do *jitter* e da densidade da fibra muscular.

Os achados ao exame eletrofisiológico são inespecíficos e não determinam qual o tipo de acometimento muscular. O exame faz parte da avaliação do paciente com suspeita diagnóstica juntamente com o exame clínico, os exames laboratoriais, estudos genéticos e biópsia. É normalmente usado para selecionar pacientes com miopatia, já que nem sempre há estudos histológicos e/ou genéticos disponíveis e tem sua importância por auxiliar na escolha do músculo a ser biopsiado (há concordância de 80 a 90% entre os achados de EMG e a biópsia), além de permitir o acompanhamento na evolução da doença[2]. Especula-se que com o desenvolvimento das terapias genéticas, o futuro da eletrofisiologia em miopatia estará relacionado ao acompanhamento da resposta muscular à terapêutica.

Na verdade, o universo das miopatias é muito extenso, então discutiremos os achados eletrofisiológicos dentro das doenças mais comuns, lembrando que há algumas peculiaridades em cada afecção, que não serão esmiuçadas.

O Quadro 20.2 mostra a relação das miopatias, cuja avaliação eletrofisiológica pode ser normal.

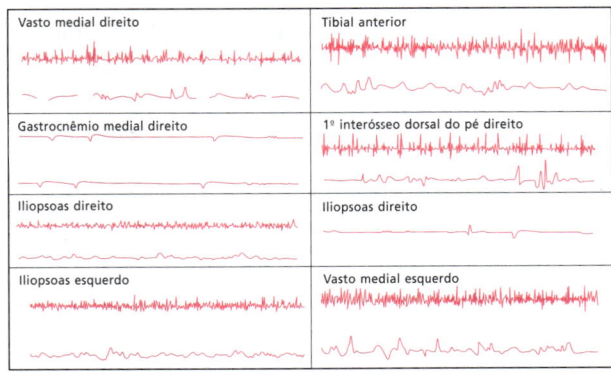

Figura 20.15 – Paciente de 78 anos, sexo feminino, em uso de Meticorten®, 60mg/dia, há 4 meses, por plaquetopenia. Desenvolveu fraqueza proximal dos membros, com dificuldade para se erguer do leito e da cadeira. Quadro de miopatia, comprometendo membros inferiores de forma simétrica, com predomínio proximal.

Miopatias Hereditárias

Distrofia Muscular de Duchenne

Talvez a mais conhecida das distrofias musculares, a distrofia muscular de Duchenne (DMD) apresenta uma forma de herança ligada ao X recessiva. Manifesta-se no sexo masculino e a maioria apresenta-se normal ao nascimento, desenvolvendo ao redor dos 2 anos de idade certa dificuldade à deambulação (base alargada). Dos 2 aos 6 anos, as quedas vão tornando-se freqüentes, a criança anda com apoio mais sobre os dedos, há hipertrofia da panturrilha e dificuldade para se levantar do chão (levantar miopático). A fraqueza é maior nos músculos proximais e mais acentuada nos membros inferiores que nos superiores. Ao redor dos 12 anos, os músculos dos membros inferiores e dorsais já estão bastante comprometidos, tornando a maioria das crianças dependentes de cadeira de rodas, com contraturas em quadril e tornozelo, que dificultam a postura ereta. Insuficiência pulmonar (com infecção secundária) e comprometimento cardíaco (arritmias) ocorrem nos estágios mais tardios e quase sempre são causas de óbito antes dos 20 anos.

Nas *análises laboratoriais* encontramos um aumento de CK de 50 a 100 vezes do normal (ou mais), com pico ao redor dos 3 anos, apresentando diminuição de 20%/ano em conseqüência da perda muscular.

Distrofia Muscular de Becker

A distrofia muscular de Becker (DMB) é alteração hereditária (ligada ao X recessiva) da estrutura muscular que resulta em fraqueza progressiva das extremidades e músculos respiratórios. Acomete quase exclusivamente meninos, sendo similar à DMD, porém com clínica menos grave, com alguns pacientes apresentando acometimento preferencial do quadríceps. O início freqüentemente ocorre na adolescência ou fases iniciais da vida adulta, com evolução mais lenta que a DMD. Os sintomas mais precoces são câimbras após exercício, mialgias e mioglobinúrias. Posteriormente, inicia-se dificuldade para deambulação rápida e corrida, porém com manutenção da marcha independente e expectativa média de vida até a 4ª década. Com freqüência, o quadro é erroneamente diagnosticado como distrofia muscular das cinturas ou como distrofia muscular espinal.

> **QUADRO 20.2** – Miopatias com achados eletrofisiológicos normais
>
> **Miopatias metabólicas**
> - Doenças de acúmulo lipídico
>   - Deficiência de carnitina
>   - Deficiência de carnitina palmitiltransferase (entre os ataques de rabdomiólise)
> - Doenças de acúmulo de glicogênio
>   - Deficiência de miofosforilase
>   - Deficiência de Brancher
>   - Deficiência de Debrancher
> - Miopatias mitocondriais
> - Síndrome de Kearns-Sayre
> - MELAS (encefalopatia mitocondrial, acidose láctica e episódios *strokelike*)
> - MERRF (epilepsia mioclônica e *ragged-red fibers*)
> - Alterações do nucleotídeo adenina
>   - Deficiência de mioadenilato deaminase
>
> **Miopatias endócrinas**
> - Miopatia por esteróide
> - Miopatia por hipotireoidismo
> - Miopatia por hipertireoidismo
> - Miopatia por hiperparatireoidismo primário ou secundário
> - Doença de Cushing
>
> **Outras**
> - Desproporção do tipo de fibras
> - Paralisia periódica hipocalêmica/hipercalêmica (entre os ataques)
> - Algumas miopatias congênitas

Estudo Eletrofisiológico da Distrofia Muscular de Duchenne e Distrofia Muscular de Becker

Tanto para a *condução sensorial* como para a *condução motora* espera-se resultado dentro da normalidade, exceto para a amplitude do CMAP, que pode estar diminuída nos casos de acometimento muscular mais avançado.

Na *eletromiografia com eletrodo de agulha* as alterações são mais freqüentes nos músculos mais proximais e há tendência da DMD apresentar mais fibrilações, ondas positivas e até descargas complexas repetitivas nos estágios mais precoces. Com a evolução, o tecido muscular vai sendo substituído por tecido adiposo e a atividade de inserção diminui. Ao recrutamento, encontra-se amplitude dos MUAP diminuída em relação ao normal e com potenciais de curta e longa durações. Na DMB é mais freqüente a ocorrência de MUAP polifásicos e de longa duração. Embora os potenciais de curta duração sejam característicos das miopatias, os de longa duração podem aparecer e elevar a duração média para próximo do normal. Portanto, no cálculo da duração média dos potenciais devem-se excluir os potenciais polifásicos. Há três explicações possíveis para a origem desses potenciais polifásicos e de longa duração:

- Aumento no espaço da fenda sináptica com diferentes distâncias para a condução das fibras. Alargamento dessa zona tem sido encontrado na DMD.
- Processo de reinervação, que resulta em mielinização imatura e/ou brotamentos colaterais[45].
- Variação no tamanho das fibras musculares.

Na *eletromiografia de fibra única* há aumento tanto do *jitter* como da *densidade* nas distrofias musculares. O aumento na densidade está relacionado às rupturas das fibras musculares e ao conseqüente remodelamento da unidade motora. O aumento no *jitter* está relacionado às alterações na condução química da junção mioneural.

Miopatia Hereditária por Corpo de Inclusão

A herança é autossômica recessiva (mais comum) ou dominante. Inicia-se na 2ª ou 3ª década, com fraqueza preferencial nos músculos distais (podendo ser assimétrica), com progressão insidiosa para os músculos proximais (como glúteos). Há também a forma esporádica que se manifesta após os 50 anos, com fraqueza predominante em quadríceps e antebraço.

Os achados eletrofisiológicos evidenciam estudos de condução sensorial e motora normais. Na eletromiografia é encontrada fibrilação, onda positiva e descarga complexa repetitiva, MUAP de pequena amplitude e duração, podendo se intercalar com potenciais de grande amplitude e duração (nos quadros de evolução crônica).

Distrofia Miotônica

É autossômica dominante. Apresenta-se em qualquer idade e quando o início é na infância, é chamada de *distrofia miotônica congênita*. Calvície frontal chama a atenção. Há padrão característico de envolvimento muscular, com ptose palpebral, fraqueza dos músculos da mímica e mastigação (masseter e temporal), podendo haver disartria e disfagia pelo acometimento dos músculos faríngeo e lingual. A fraqueza nos membros inicia-se distalmente e progride para os grupos mais proximais. A miotonia é mais proeminente nas mãos, com dificuldade de relaxamento dos dedos após fechamento das mãos. Essa ação miotônica pode ser observada na percussão de alguns músculos como na eminência tenar.

Os achados eletrofisiológicos evidenciam condução sensorial e motora normal. Na prova de *estimulação repetitiva* pode-se encontrar decremento com uso de freqüências mais altas (5 a 10Hz) e muitas vezes é necessário prolongar o estímulo para 3min para visualizar o decréscimo. Realizando-se estímulo supramáximo após isometria de 10s encontra-se CMAP menor que o normal.

A eletromiografia com eletrodo de agulha demonstra trens de potenciais miotônicos esparsos, sendo importante examinar vários músculos, principalmente os distais para sua visualização. Observam-se fibrilações, ondas positivas e MUAP com duração e amplitude diminuídas, podendo também ocorrer aumento de polifasia, e em casos crônicos potenciais de longa duração. No estudo de fibra única há aumento no *jitter* e na densidade.

Outras

As demais miopatias hereditárias manifestam-se de diferentes formas, todavia, apresentam alterações eletromiográficas semelhantes, isto é, um quadro com alterações nos potenciais da unidade motora e ondas positivas e/ou fibrilações. Os achados eletrofisiológicos estão expostos na Tabela 20.9.

Miopatias Congênitas

São miopatias que se apresentam preferencialmente ao nascimento, mas não exclusivamente. Podem apresentar herança tipo autossômica dominante, recessiva e ligada ao X[2,47]. O quadro clínico apresenta-se com fraqueza predominante nos músculos proximais, mais intensa em membros inferiores, de progressão lenta, com nível sérico da CK normal ou moderadamente elevado.

A miopatia ligada ao X é uma doença rara, que seria subdiagnosticada sem avaliação eletromiográfica e biópsia

TABELA 20.9 – Achados eletrofisiológicos nas miopatias

TIPO	NC SENSORIAL NORMAL/ CMUAP AMPLITUDE NORMAL OU ↓	OP F	DESCARGAS MIOTÔNICAS	CONTRAÇÃO MUSCULAR AMPLITUDE ↓	DURAÇÃO ↑ OU ↓	AMPLITUDE E DURAÇÃO ↑	SFEMG AUMENTO DO *JITTER* E DENSIDADE DA FIBRA	OUTROS ACHADOS
Distrofia de Duchenne	S	S	S	↓	S	–	S	–
Distrofia de Becker	S	S	S	↓	S	–	S	–
Corpo de inclusão	S	S	S	↓	S	S (crônica)	S	–
Distrofia congênita miotônica	S	S	Miotonia	↓	S	S (crônica)	S	Estimulação repetitiva = Decréscimo a 5-10Hz ou após isometria
Miopatias ligadas ao X	S	Raro	S	↓	↓	S	S	–
Miopatias metabólicas	S	S	–	↓	↓	S ou normais	S	–
Mitocondriais								
Adquiridas	S	S	S	↓ e/ou normal	↓ e/ou normal		S	Polifásicos abundantes, potenciais satélites e serrilhados

F = fibrilação; NC = neurocondução; OP = ondas positivas; S = sim; SFEMG = eletromiografia de fibra única.

muscular. Um eletrofisiologista experiente pode encontrar eletromiografia alterada (padrão miopático) em mais de 90% dos casos[2,26].

A classificação dessas miopatias varia continuamente, sendo difícil quando se baseia apenas nas alterações estruturais ou mesmo em estudos de genética molecular[48].

Nas miopatias ligadas ao X, evidencia-se a presença marcante de descargas miotônicas, relacionadas às alterações de canal iônico (sódio, cálcio e potássio). A Tabela 20.10 mostra os principais diagnósticos diferenciais das miopatias ligadas ao X. Observam-se ainda polifasia, recrutamento precoce dos potenciais e potenciais com amplitude aumentada, porém com duração normal, o que os diferencia de potenciais neuropáticos. A eletromiografia de fibra única demonstra aumento no *jitter* e na densidade da fibra.

Como exemplo desse grupo citaremos a doença do central *core*.

Doença do Central Core

É autossômica dominante, se manifesta por hipotonia e fraqueza ao nascimento ou em fases precoces da infância, em músculos proximais, simetricamente e predominando em membros inferiores. O grau de acometimento muscular é variável, mas freqüentemente os pacientes apresentam marcha independente (após os 3 anos de idade) com hiperlordose, levantar miopático e leves deformidades como pés *cavus* e/ou planos, cifoescoliose e luxação congênita do quadril. Se houver progressão, esta é lenta, mantendo reflexos tendíneos e sensibilidade normal. Esses pacientes apresentam risco de hipertermia maligna, pois a alteração genética é no mesmo gene. Como nas outras miopatias, os achados eletrofisiológicos consistem em atividade de inserção normal (poucos pacientes com longa evolução podem apresentar ondas positivas e fibrilações), MUAP com curta duração e amplitude, além de polifásicos. Observa-se aumento na densidade e no *jitter* na eletromiografia de fibra única.

Miopatias por Alterações Metabólicas

Podem afetar o metabolismo do glicogênio (há doze doenças que podem afetar esse metabolismo), do nucleotídeo purina, dos lipídeos (a mais comum é a deficiência da carnitina).

Os achados eletrofisiológicos são comuns a outros tipos de miopatia, como estudo de neurocondução normal, ou nos casos em que há acometimento muscular mais intenso (em virtude do tempo de evolução ou da própria gravidade da doença), podemos encontrar retardo nas latências motoras distais e diminuição do CMAP. Os achados eletromiográficos variam com o grau de acometimento muscular, podendo haver alteração da atividade de inserção, MUAP caracteristicamente miopáticos ou mesclados com potenciais com características neuropáticas, ou mesmo normais.

Miopatias Mitocondriais

A classificação das doenças mitocondriais é dificultada pelas diferentes apresentações genéticas e fenotípicas. Afeta igualmente homens e mulheres com idades de 17 a 79 anos. Dentre as várias manifestações clínicas incluem-se encefalopatia, ataxia cerebelar, demência, surdez, retinopatia pigmentar, miocardiopatia, miopatia

TABELA 20.10 – Diagnóstico diferencial das miopatias de acordo com achados na eletrofisiologia

NC NORMAL OP/F ALTERAÇÃO MUAP	ALTERAÇÃO NA ESTIMULAÇÃO REPETITIVA E EXERCÍCIO ISOMÉTRICO	DESCARGAS MIOTÔNICAS ABUNDANTES	APENAS POTENCIAIS POLIFÁSICOS
• Hereditárias – Distrofinopatias • Adquiridas – Inflamatórias – Parasitárias – Virais – Sarcoidose – Por uso de cloroquina – Rabdomiólise • Miotubular • Alteração metabólica: – Doença de acúmulo de glicogênio – Deficiência de carnitina e de carnitina palmitiltransferase • Nemalínica • Tóxica	• Distrofia miotônica • Miotonia congênita • Deficiência de fosforilase • Miopatias inflamatórias • Paralisia periódica	• Miopatias ligadas ao X • Deficiência de maltase • Miosites • Miopatia por alteração tireoidiana	• Miopatia inflamatória • Distrofia muscular • Miopatia nemalínica

F = fibrilação; MUAP = potencial de ação de unidade motora; NC = neurocondução; OP = ondas positivas.

e polineuropatia. A abordagem diagnóstica inclui estudo do DNA mitocondrial, biópsia muscular com estudo convencional, histoquímico e ultra-estrutural. A ENMG identifica os casos de comprometimento miopático subclínico e as polineuropatias[49]. A manifestação mais comum é a oftalmoplegia, variando de 35 a 56% dos casos[42]. A evolução pode ser lenta, rápida ou até estacionária, acometendo a musculatura de maneira generalizada ou se localizar nos músculos proximais ou distais. A fatigabilidade e a intolerância ao exercício quase sempre precedem o quadro de fraqueza muscular. Não é raro coexistirem fatigabilidade e oftalmoplegia, o que torna difícil a diferenciação com *miastenia*[46].

Miopatias Adquiridas

Dentro desse grupo há várias entidades que discutiremos e as miopatias inflamatórias encabeçam essa explanação.

Miopatias Inflamatórias

As miopatias inflamatórias constituem o grupo mais comum entre as miopatias adquiridas, como miosites associadas a doenças do tecido conjuntivo ou outras doenças inflamatórias e a quadros infecciosos[2]. O quadro eletrofisiológico não é específico para o tipo de miopatia, não diferenciando miopatia inflamatória de tóxica necrosante.

Em pacientes com quadro agudo de para ou tetraparesia, há dificuldade diagnóstica para diferenciação entre miopatia e polineuropatia tipo Guillain-Barré, uma vez que tanto o estudo eletrofisiológico como os laboratoriais, e mesmo as biópsias musculares, não evidenciavam achados específicos.

As três afecções mais comuns desse grupo são: polimiosite, dermatomiosite e miosite por corpo de inclusão.

Polimiosite

A polimiosite (PM) afeta pacientes acima dos 20 anos e prevalece no sexo feminino. O quadro clínico é de fraqueza progressiva (com duração de semanas a meses), simétrica, que predomina nos músculos proximais, ocasionando dificuldade de subir escadas, levantar-se da cadeira, escovar o cabelo ou os dentes etc. A musculatura distal é menos envolvida, mas pode-se notar paresia no exame clínico. Pode haver queixas de dificuldade de deglutição, pelo envolvimento dos músculos da faringe e do esôfago. O aumento nos níveis séricos de CK é um indicador sensível de doença muscular, mas não está relacionada à atividade ou à gravidade da doença. Pode, inclusive, se apresentar em níveis normais. Por esse motivo, essa dosagem, assim como outras provas laboratoriais (por exemplo, TGO, TGP etc.) e o estudo eletrofisiológico devem ser valorizados conjuntamente. Deve-se considerar diagnóstico diferencial com distrofia de cinturas, se a fraqueza muscular for de predomínio proximal com força distal normal.

Dermatomiosite

O que diferencia polimiosite da dermatomiosite são as manifestações cutâneas como *rash* cutâneo em face, tronco e extremidades, cor violácea em pálpebra superior, *rash* em maléolos, joelhos e cotovelos, eritema papular nas articulações metacarpofalangeana e interfalangeanas, que podem preceder o quadro de paresia. A dermatomiosite apresenta incidência bimodal (5 a 24 anos e 45 a 64 anos). As calcificações subcutâneas (nódulos dolorosos) podem aparecer em 30 a 70% das crianças e se desenvolvem em pontos de pressão (joelhos, tuberosidade isquiática etc.). Outra manifestação que é mais comum na criança é a vasculite do trato gastrointestinal, que quando ocorre no adulto associa-se ao risco de malignidade. Por esse motivo, é prudente a investigação com exames pélvicos, torácicos, prostáticos, de mama etc., para afastar essa possibilidade. Apresenta as mesmas considerações laboratoriais que a polimiosite.

Em 20% dos casos, essas duas miopatias descritas podem manifestar-se associadas a doenças do tecido conjuntivo como esclerodermia, síndrome de Sjögren, lúpus eritematoso e artrite reumatóide.

Achados Eletrofisiológicos

Espera-se estudo de *condução sensorial e motora* normal, admitindo-se que não haja neuropatia associada. Na *eletromiografia* com eletrodo de agulha os achados são inespecíficos e muitas vezes a avaliação é normal, por isso é importante avaliar vários grupos musculares e diferentes pontos no mesmo músculo. O exame deve ser bem abrangente, com estudo de músculos proximais, distais e paravertebrais, que podem ser acometidos isoladamente. Na forma aguda da doença esperam-se encontrar *ondas positivas e fibrilações* (80 a 100% dos casos), as quais têm relação com a gravidade da doença. Ondas positivas também podem ser encontradas na forma crônica, que não receberam tratamento, porém são reduzidas em relação à forma aguda. Na forma crônica que recebe tratamento, a instabilidade de membrana diminui ou até desaparece em semanas ou meses. As *descargas complexas repetitivas* são quase sempre encontradas na PM e na dermatomiosite subaguda ou crônica.

Na avaliação dos MUAP é importante requisitar esforços mínimos e não apenas máximos, pois podemos deixar passar doenças em que as alterações são discretas, nas quais há potenciais normais e alterados juntos. A amplitude pode apresentar-se diminuída ou mesmo aumentada (acima de 3mV), o mesmo ocorrendo com a duração, que pode estar reduzida na fase de perda de fibras musculares e aumentada (acima de 13ms) em estágios mais crônicos, quando há brotamento colateral secundário e agrupamento de pequenas fibras musculares. A *duração* é o parâmetro mais sensível no diagnóstico das afecções miopáticas[2]. Há estudos comparativos entre pacientes miopáticos e normais demonstrando que a porcentagem de potenciais de curta duração (inferior a 8ms) é consideravelmente maior nas condições miopáticas, enquanto no grupo-controle esses potenciais podem ser encontrados, no entanto, em porcentagem baixa[2]. Há autores que consideram importante a *relação duração/número de fases* nas miopatias, uma vez que pode haver dificuldade na determinação do início e do término da duração dos MUAP. Todavia, se essa relação for determinada para todos os potenciais registrados há diminuição da sua sensibilidade. É recomendado que se capte pelo menos 20 MUAP simples e não complexos para a análise ser mais fidedigna[50].

O aumento no número de *polifásicos*, tanto em formas agudas como crônicas, se dá por combinação da perda de fibras musculares, aparecimento de brotamentos colaterais e tamanho das fibras. Com a evolução da doença, aumentam as probabilidades de serem encontrados potenciais complexos com longa duração, potenciais satélites e serrilhados com amplitude baixa. Eles resultam da variação na velocidade de condução da unidade motora secundária à imaturidade do brotamento colateral.

Na literatura não há programa que seja particularmente útil na *eletromiografia quantitativa*, em que há a análise de fases/amplitude e do padrão de interferência em 20 MUAP, visto que a *eletromiografia qualitativa* com eletrodo de agulha convencional é satisfatória para a conclusão diagnóstica. Estudos mais recentes foram realizados comparando a efetividade discriminatória entre os potenciais miopáticos e os normais, segundo a EMG quantitativa, e a convencional e concluíram que a utilidade da EMG quantitativa é inferior ou similar à convencional para detectar anormalidades miopáticas[2]. É usada atualmente para estimar o tamanho da unidade motora[35].

Na *eletromiografia de fibra única*, os achados são inespecíficos, com aumento no *jitter* e na *densidade* num grau de médio a moderado, secundários à necrose segmentar da fibra muscular, aos brotamentos colaterais e à imaturidade da transmissão nessas novas junções.

O diagnóstico diferencial é apresentado na Tabela 20.10.

Muitos estudos realizados em pacientes com miopatia evidenciam alterações histológicas da fibra muscular e da sua estrutura (desmielinização e perda axonal), à microscopia eletrônica, o que se traduz por diminuição da amplitude e da duração dos potenciais da unidade motora na eletromiografia. Citam-se porcentagens, as quais variam de um trabalho para outro, de padrão normal de recrutamento e de padrão neuropático, com diminuição na velocidade de condução[2].

Na estimulação repetitiva, em 70% dos casos de miopatia não há alterações e em 28,5% encontra-se decréscimo entre a primeira e a quinta respostas[2].

Portanto, o que é importante no momento da avaliação eletrofisiológica? Mantermos em mente que um sinal ou padrão de recrutamento indicará a grande possibilidade de miopatia e deverá ser analisado com a clínica e demais avaliações laboratoriais. Do mesmo modo, a ausência de um sinal ou de uma alteração não significa que a doença não exista, mas sim que esse paciente deve ser acompanhado e estudos periódicos devem ser realizados, para que possamos efetivar diagnóstico preciso e o quão precoce possível, visando sempre ao benefício do paciente.

AVALIAÇÃO DO PACIENTE NA UNIDADE DE TERAPIA INTENSIVA

Essa avaliação corresponde a um dos grandes desafios do eletrofisiologista. O exame é tecnicamente difícil, por ser o ambiente rico em fontes de interferência eletromagnética e ondas de rádio e televisão e pela possibilidade de o paciente já apresentar alterações de base desconhecidas. As afecções da unidade motora que, com mais freqüência, resultam em internação em unidade de terapia intensiva (UTI) são AIDP e *miastenia gravis*. Os pacientes acometidos por sepse e falência de múltiplos órgãos podem desenvolver polineuropatia sensorial e motora ou miopatia, e menos habitualmente bloqueio neuromuscular. Queimados com mais de 20% da área corporal acometida também são candidatos a essas complicações. A suspeita clínica ocorre quando há dificuldade em desmamar o paciente do respirador. O quadro de PNP é identificado quando há queda importante da amplitude dos potenciais sensoriais e motores ou mesmo sua ausência, bem como ausência de onda F. Em casos mais leves, os potenciais estarão presentes, com valores de VNC próximos do normal e latências de onda F levemente alteradas. Estudo do nervo frênico é fundamental por motivos óbvios. Estimulação repetitiva estará normal. A identificação se torna mais difícil quando há poucas alterações nos potenciais sensoriais, o que pode indicar comprometimento de ponta anterior ou miopatia. Na EMG, há sinais abundantes de denervação, mas o padrão de recrutamento nem sempre pode ser bem avaliado pela falta de cooperação do paciente. Potenciais de pequena amplitude e duração e potenciais polifásicos podem ser decorrentes de comprometimento miopático ou de comprometimento neuropático em fase inicial de reinervação. Para avaliação do grau de recrutamento, se precoce (miopatia) ou reduzido (neuropatia), a cooperação do paciente é muito importante.

Possivelmente, a estimulação elétrica direta do músculo para a obtenção do CMUAP (muscCMUAP) ajuda muito nessa diferenciação. Amplitudes muito semelhantes, tanto na estimulação nervosa como muscular, indicariam doença muscular, ao passo que amplitude diminuída à estimulação nervosa e próxima ao normal à estimulação muscular, indicaria que a fibra muscular está normal e, portanto, a afecção seria de nervo periférico ou junção mioneural[2].

Não podem ser esquecidas as neuropatias por compressão decorrentes do mau posicionamento no leito, que acometem principalmente nervos mediano, radial, ulnar e fibular.

Avaliação de Criança na Unidade de Terapia Intensiva

Na avaliação da criança com quadro agudo de paresia ou plegia é importante lembrar que a maturação do sistema nervoso só se completa aos 3 a 5 anos e que os valores de condução nervosa e os parâmetros de avaliação da junção mioneural e dos MUAP são diferenciados para variadas idades. Ao nascimento, os valores de condução correspondem à cerca de metade do valor de um adulto[18]. O diagnóstico diferencial é diferente no lactente e na infância, então, dividiremos os comentários entre esses dois grupos etários.

Lactente
Acometimento Agudo de Corno Anterior

A etiologia mais freqüente é decorrente da amiotrofia espinal 1 ou 2, mas diagnóstico de poliomielite aguda deve ser considerado quando há história de vacinação com vacina Sabin do vírus vivo atenuado (principalmente o tipo 3)[18].

Poliomielite

Quadro de febre alta, irritabilidade, letargia e paralisia assimétrica de extremidades, em criança previamente saudável, com história de vacinação recente (3 a 4 semanas) ou ausência de imunização antipólio adequada. Podem ocorrer episódios de apnéia e ser necessária a entubação. A NC revela potenciais sensoriais normais e ausência de resposta motora. Na EMG, evidenciam-se fibrilações e ausência de reposta motora voluntária.

Amiotrofia Espinal Tipos I e II

Manifesta-se com hipotonia, postura de pernas de sapo e fasciculação de língua em crianças de 1 a 3 meses. O estudo da NC é normal, exceto por queda da amplitude dos CMUAP. Na eletromiografia podemos evidenciar fibrilações e potenciais dispersos. O diagnóstico se faz com a ENMG e o estudo genético.

Neuropatias Periféricas Agudas
Polineuropatia Congênita Desmielinizante

Geralmente relacionada a poucos movimentos fetais intra-uterinos e à artrogripose. NC revela ausência de potenciais sensoriais e potenciais motores de amplitude extremamente reduzidos e retardo de suas latências e VNC. Eletromiografia com achados de fibrilações e potenciais dispersos e neuropáticos. Na biópsia nervosa, evidencia-se alteração em forma de bulbo de cebola.

Síndrome de Guillain-Barré

Quando ocorre logo após o nascimento está relacionada a eventos intra-uterinos, como SGB na gestante. Observamos retardo grave na VNC motora, podendo haver bloqueio de condução e dispersão temporal. Respostas sensoriais indetermináveis. Na EMG, há sinais de denervação ativa. Geralmente há boa resposta com o tratamento com imunoglobulina endovenosa.

Doença de Junção Mioneural Aguda

É um quadro raro. Comumente há história de *miastenia* materna auto-imune. Uso de magnesioterapia para eclampsia e o botulismo devem ser considerados como diagnósticos diferenciais em qualquer criança com quadro de dificuldade respiratória súbita até os 6 meses de idade.

O quadro eletrofisiológico revela CMUAP de baixa amplitude, mas com VNC normal. Na EMG, à contração observam-se potenciais de pequena amplitude e duração e recrutados esparsamente.

O diagnóstico é feito com a estimulação repetitiva. Com estimulação a 2Hz, pode haver decréscimo da resposta superior a 10%, mas é com a estimulação rápida a 20 a 50Hz, que se observa a facilitação de 23 a 313%, sendo o método diagnóstico mais sensitivo[18]. Para diagnóstico e botulismo é importante identificar a toxina botulínica nas fezes e na fonte suspeita de contaminação.

Miopatias Agudas

Apenas raramente a miopatia é motivo de internação da criança na UTI, por ocasionar estresse respiratório. A NC sensorial e motora revela-se normal e na eletromiografia identificamos fibrilações e MUAP de pequena amplitude e duração esparsos. As duas enfermidades mais importantes relacionadas à hipotonia infantil são:

- Distrofia miotônica: geralmente há história familiar. Há casos, no entanto, em que não houve ainda a identificação da doença nos pais até o nascimento da criança. O estudo de ENMG pode revelar a miotonia em diferentes músculos, ou apenas achados inespecíficos, o que tornam importantes a identificação de miotonia nos progenitores e a análise de ácido desoxirribonucléico (DNA).
- Distrofia muscular congênita
    - *Miopatias metabólicas*: raramente se manifestam com estresse respiratório no recém-nascido. Além das alterações próprias de miopatia no exame de ENMG, é o estudo histoquímico muscular que revelará qual o tipo de deficiência enzimática.

Infante
Doenças de Corno Anterior de Medula Espinal

A causa mais provável é poliomielite e deve ser sempre levada em consideração quando houver história de não vacinação, vacinação incompleta ou com utilização inicial de Sabin.

Neuropatia Periférica

Corresponde à principal causa de paralisa flácida na infância. Dentre todas, a síndrome de Guillain-Barré é a forma mais comum. Manifesta-se principalmente como polineuropatia ascendente nas extremidades, podendo ser dolorosa, com características predominantemente desmielinizantes. Entretanto, pode apresentar, de forma mais rara, características predominantemente axonais, puramente motora ou motora-sensorial.

Diagnóstico diferencial da forma desmielinizante:

- Intoxicação: por cola de sapateiro, inseticidas, tálio, arsêncio, chumbo e mercúrio.
- Porfiria.
- AIDS.

Diagnóstico diferencial na forma axonal:

- Quando houver envolvimento bulbar, o que corresponderia à variação de Miller-Fischer da SGB, devem ser consideradas as hipóteses de botulismo, difteria (entre crianças não imunizadas ou imunizadas de forma incompleta ou de áreas em que não há vacinação regular), *miastenia gravis* e poliomielite.
- Intoxicação por organofosforados ou barbitúricos.
- Doença de Lyme.
- Mielite transversa: que geralmente tem nível sensorial bem definido e ausência de onda F.

A mononeurite múltipla é causa rara de comprometimento neurológico periférico na infância e está geralmente relacionada às doenças auto-imunes, acarretando vasculite do *vasa nervorum*[18,40].

Doença de Junção Mioneural

Deve ser sempre lembrada em casos de fraqueza súbita, com distribuição bulbar e de extremidades e ataxia. As principais causas são botulismo, *miastenia gravis* e rara reação à infestação pelo piolho. O diagnóstico diferencial principal é com SGB com sinais bulbares (síndrome de Miller-Fisher).

Miopatias

Eventualmente, há início de dermatomiosite nessa faixa etária. Em pacientes entubados, com dificuldade de desmame, devem ser lembradas as hipóteses de miopatia secundária ao uso de corticoesteróides ou a sepse e neuropatia pós-infecciosa.

A importância do uso da ENMG em UTI e serviço de emergência, para avaliar a criança agudamente parética ou plégica, está na localização de qual parte da unidade motora está afetada. Quadros graves, com comprometimento bulbar, que podem ser confundidos com morte cerebral, podem ser reconhecidos como botulismo ou SGB. O eletrofisiologista, que nem sempre está acostumado a trabalhar com crianças, deve se preparar para lidar com quadros completamente distintos aos de um adulto.

CONSIDERAÇÕES FINAIS

Este capítulo apresenta-se mais como revisão bibliográfica, uma vez que as autoras não dispõem de dados pessoais prontos para publicação. Temas como a avaliação de tremores não foi abordado, em decorrência da extensão do assunto. Esperamos que as informações apresentadas auxiliem o colega solicitante e o eletrofisiologista a agregar conhecimento aos demais métodos diagnósticos com o objetivo de possibilitar conclusão precisa.

Agradecimentos

Gostaríamos de agradecer e reconhecer o apoio de nossos familiares na execução deste capítulo, sem o qual, em muitos momentos, teria sido impossível haver a perfeita concentração no trabalho.

REFERÊNCIAS BIBLIOGRÁFICAS

1. AMINNOF, M. J. (ed.). *Electrodiagnosis in Clinical Neurology*. 4. ed. Philadelphia: Churchill Livingstone, 1999. 792p.
2. DIETZEN, C. J.; D'AURIA, R.; FESENMEIER, J.; OH, S. J. Electromyography in benign congenital myopathies. *Muscle Nerve*, v. 16, n. 3, p. 328, 1993.
3. STEINAMANN, S. P.; MORAN, E. A. Axillary nerve injury: diagnosis and treatment. *J. Am. Acad. Orthop. Surg.*, v. 9, p. 328-335, 2001.
4. STÖHR, M. *Atlas der Klinischen Elektromyographie und Neurographie*. 4. ed. W. Kohlkammer: GmbH, 1998.
5. KRARUP, C.; ARCHBALD, S. J. Factors that influence peripheral nerve regeneration: an electrophysiological study of the monkey. *Ann. Neurol.*, v. 51, n. 1, p. 69-81, Jan. 2002.
6. EMERYK-SZAJEWSKA, B. et al. The reorganization of motor units in different motor neuron disorders. *Electromyogr. Clin. Neurophysiol.*, v. 43, p. 23-31, 2003.
7. EISEN, A.; SWASH, M. Clinical neurophysiology in ALS. *Clin. Neurophysiol.*, v. 112, n. 12, p. 2190-2201, 2001.
8. ROWLAND, L. P. Diagnosis of amyotrophic lateral sclerosis. *J. Neurol. Sci.*, v. 160, n. 1, p. S6-S24, 1998.
9. ISHPEKOVA, B.; NILANOV, I. Differential diagnosis of amyotrophic lateral sclerosis and similar syndromes. *Electromyogr. Clin. Neurophysiol.*, v. 40, p. 145-149, 2000.
10. DE CARVALHO, M. et al. Fibrillation and Sharp-waves: do we need them to diagnose ALS? *ALS and other Motor Neuron Disorders*, v. 1, p. 29-32, 1999.
11. GROSSMAN, M. G. et al. Meralgia paresthetica: diagnosis and treatment. *J. Am. Acad. Orthop. Surg.*, v. 9, p. 336-344, 2001.
12. LOPES, M. H. Programa de Saúde da Família, 2001. Disponível em: http://ids-saude.uol.com.br/psf/medicina/tema1/texto4_definicao.asp. Acesso em: 11/Nov/2004.
13. KLEOPA, K. A. Compressive lumbar myelopathy presenting as segmental motor neuron disease. *Muscle & Nerve*, v. 28, n. 1, p. 69-73, 2003.
14. TSIPTSIOS, I. et al. Neurophysiological investigation of cervical spondylosis. *Electromyogr. Clin. Neurophysiol.*, v. 41, p. 305-313, 2001.
15. BODEN, S. D. et al. Abnormal magnetic-resonance scans of the lumbar spine in asymptomatic subjects. *J. Bone Joint Surg.*, v. 72-A, n. 3, p. 403-408, 1990.
16. SWASH, M. What does the neurologist expect from clinical neurophysiology? *Muscle & Nerve*, v. 11, p. S134-138, 2002.
17. ORTIZ-CORREDOR, F. Examen clínico y anormalidades elctromiográficas en los pacientes con dolor lumbar. *Rev. Neurol.*, v. 37, n. 2, p. 106-111, 2003.
18. JONES, R. H.; DARRAS, B. T. Acute care pediatric electromyography. *Muscle & Nerve*, n. 9, p. 53-62, 2000.
19. PAPAZIAN, O. et al. neurophysiological evaluation of children with traumatic radiculopathy, plexopathy, and peripheral neuropathy. *Semin. Pediatr. Neurol.*, v. 7, n. 1, p. 25-35, 2000.
20. FERRANTE, M. A. et al. Electrodiagnostic approach to the patient with suspected brachial plexopathy. *Neurol. Clin. N. Am.*, v. 20, p. 423-450, 2002.
21. MOLINA-MARTINEZ, F. J.; CALLES-HERNÁNDEZ, M. C. Síndromes de salida torácica. *Rev. Neurol.*, v. 27, n. 155, p. 103-107, 1998.
22. JABLECKI, C. K. Lateral antebrachial cutaneous neuropathy in a windsurfer. *Muscle Nerve*, v. 22, n. 7, p. 944-945, 1999.
23. WALLER, C. J.; HAY, S. M. Winging of the scapula – an unusual cause. *Allergy*, v. 58, n. 2, p. 163-164, 2003.
24. DUMITRU, D.; ZWARTS, M. J. *Electrodiagnostic Medicine*. 2. ed. Philadelphia: Hanley & Belfus, 2002. 1524p.
25. FRIEDENBERG, S. M. et al. The natural history of long thoracic and spinal accessory neuropathies. *Muscle & Nerve*, v. 25, n. 4, p. 355-359, 2002.
26. MENDERES, A.; YILMAZ, M. Effects of the nerve growth factor on the neurotization of denervated muscles. *Ann. Plast. Surg.*, v. 48, n. 4, p. 415-422, 2002.
27. MATTAR JR., R.; AZZE, R. J. Lesão dos nervos periféricos. In: *Atualização dos Nervos Periféricos*. São Paulo: Instituto de Ortopedia e Traumatologia da Faculdade de Medicina da USP.
28. DELAGI, E. F. et al. *Anatomical Guide for the Electromyographer, the Limbs and Trunk*. 3. edição. Springfield: Charles C. Thomas, 1994. 309p.
29. KIMURA, J. Facial nerve, blink reflex, XI cranial nerves. In: VII JORNADA PAULISTA DE NEUROFISIOLOGIA CLÍNICA, 2004. São Paulo. *Apostila da VII Jornada Paulista de Neurofisiologia Clínica*, 2004.
30. WERNER, R. A.; ANDARY, M. Carpal tunnel syndrome: pathophysiology and clinical neurophysiology. *Clin. Neurophysiol.*, v. 113, p. 1373-1381, 2002.
31. NATHAN, P. A. et al. Natural history of median nerve sensory conduction in industry: relationship to symptoms and carpal tunnel syndrome in 558 hands over 11 years. *Muscle & Nerve*, n. 21, p. 771-721, 1998.
32. KARATAS, G. K.; GÖGÜS, F. Supraescapular nerve entrapment in newsreel cameramen. *Am. J. Phys. Med. Rehabil.*, v. 82, n. 3, p. 192-196, 2003.
33. ANTOINIU, J. et al. Supraescapular neuropathy. Variability in the diagnosis, treatment, and outcome. *Clin. Orthop.*, n. 386, p. 131-138, 2001.
34. DELISA, J. A. et al. *Manual of Nerve Conduction Velocity and Clinical Neurophysiology*. 3. ed. New York: Raven Press, 1994. 494p.
35. LIVESON, J. A. *Peripheral Neurology, Cases Studies in Electrodiagnosis*. 2. ed. Philadelphia: F.A. Davis, 1991. 476p.
36. MCMANIS, P. G. Sciatic nerve lesions during cardiac surgery. *Neurology*, v. 44, n. 4, p. 684-687, 1994.
37. SIVRI, A.; GÜLER-UYSAL, F. The electroneurophysiological findings in rheumatoid arthritis patients. *Electromyogr. Clin. Neurophysiol.*, v. 39, p. 387-391, 1999.
38. MASTAGLIA, F. L.; LAING, N. G. J. Distal myopathies: clinical and molecular diagnosis and classification. *Neurol. Neurosurg. Psychiatry*, v. 67, n. 6, p. 703-707, 1999.
39. MASSEY, J. Targeted myasthenia gravis: therapy can improve quality of life: type and combination of treatments is key in determining patients' quality of life. American Medical. Disponível em: htpp:\\www.ama-assn.org/ama/pub/article/4179-7730.html.
40. TORRES, C. F.; MOXLEY, R. T. Hypothyroid neuropathy and myopathy: clinical and electrodiagnostic longitudinal findings. *J. Neurol.*, v. 237, n. 4, p. 271-274, 1990.
41. TUCKER, L. M.; BRYER, A. The value of electromyography and nerve conduction studies in the diagnosis of neurological disorders. *S. Afr. Med. J.*, v. 89, n. 12, p. 1264-1266, 1999.
42. ARPA, J. et al. prevalence and progression of mitochondrial diseases: a study of 50 patients. *Muscle Nerve*, v. 28, p. 690-695, 2003.
43. LACOMIS, D. University of Pittsburgh-Electrodiagnostic approach to the patient with suspected myopathy. *Neurol. Clin. N. Am.*, 20, p. 587-603, 2002.
44. LIGUORI, R. et al. Electromyography in myopathy. *Neurophysiol. Clin.*, v. 27, p. 200-203, 1997.
45. FISCHER, M. A. H reflex and F waves fundamentals, normal and abnormal patterns. *Neurol. Clin. N. Am.*, v. 20, p. 339-360, 2002.
46. UNCINI, A.; LANGE, D. J.; LOVELACE, R. E.; SOLOMON, M.; HAYS, A. P. Long-duration polyphasic motor unit potentials in myopathies: a quantitative study with pathological correlation. *Clin. Neurophysiol.*, v. 13, p. 263-267, 1990.
47. KUWABARA, S.; OGAWARA, K.; MIZOBUCHI, K. Mechanisms of early and late recovery in acute motor axonal neuropathy. *Muscle Nerve*, v. 24, n. 2, p. 288-291, Fev. 2001.
48. YANG, J.; LETTS, M. Thoracic outlet syndrome in children. *J. Pediatric. Orthop.*, v. 16, n. 4, p. 514-517, 1996.
49. ROWINSKA-MARCINSKA, K. et al. Muscular fatigability in mitochondrial myopathies. An electrophysiological study. *Electromyogr. Clin. Neurophysiol.*, v. 32, n. 4-5, p. 235-245, 1992.

50. CENGIZ, B.; OZDAG, F.; ULAS, U. H.; ODABASI, Z.; VURAL, O. Discriminant analysis of various concentric needle EMG and Macro-EMG parameters in detecting myopathic abnormality. *Clin. Neurophysiol.*, v. 2113, n. 9, p. 1423-1428, 2002.

BIBLIOGRAFIA COMPLEMENTAR

BOOS, N. et al. The diagnostic accuracy of magnetic resonance imaging, work perception, and psychosocial factors in identifying symptomatic disc herniations. *Spine*, v. 20, p. 2613-2625, 1995.

CLAY, N. R. Neurophysiology north required before surgery for typical carpal tunnel syndrome. *J. Hand Surg.*, v. 26, n. 6, p. 600-6001, 2001.

FALKINER, S.; STUART, M. When exactly can carpal tunnel syndrome be considered work-related? *ANZ J. Surg.*, v. 72, p. 204-209, 2002.

FARDEAU, M. Congenital myopathies: basic concepts and classification. *Neuromuscular Disorders*, n. 7, p. 426-475, 1997.

FINSEN, V.; RUSSWURM, H. Neurophysiology nor required before surgery for typical carpal tunnel syndrome. *J. Hand Surg. (Br.)*, v. 26, n. 1, p. 61-64, 2001.

FUGLEHOLM, K.; SCHMALBRUCH, H.; KRARUP, C. Post innervation of myelinated nerve fibers in the cat tibial nerve: chronic electrophysiological and morphometric studies. *J. Peripher. Nerv. Syst.*, v. 5, n. 2, p. 82-95, 2000.

HENRIQUE, A. Avaliação pós-operatória de 237 liberações cirúrgicas abertas para o tratamento de síndrome do túnel do carpo. *Rev. Bras. Ortop.*, v. 38, n. 7, p. 381-390, 2003.

JÄÄSKELÄINEN, S. K. et al. Electrophysiological findings in X-linked myopathy with excessive autophagy. *Ann. Neurol.*, v. 51, n. 5, p. 648-652, 2002.

JAFRE, J. F. The superficial peroneal sensory nerve revisited. *Arch. Neurol.*, v. 38, p. 666-667, 1981.

KRISHNAMURTHY, K. B.; LOGIGIAN, E. L. Acute Lyme neuropathy presenting with polyradicular pain, abdominal protusion and cranial neuropathy. *Muscle Nerve*, v. 16, p. 1261-1264, 1993.

LIU, S.; AGHAKHANI, N.; BOISEET, N. et al. Innervation of the caudal denervated ventral roots and their target muscles by the rostral spinal motoneurons after implanting a nerve autograft in the spinal cord-injured adult marmosets. *J. Neurosurg.*, v. 94, p. 89-90, 2001.

MCCARTY, E. C. et al. Brachial neuritis. *Clin. Orthop.*, n. 368, p. 37-43, 1999.

MLIGILICHE, N.; TABATA, Y.; ENDIH, K.; IDE, C. Peripheral nerve regeneration through a long detergent-denatured muscle autografts in rabbits. *Neuroreport.*, v. 12, n. 8, p. 1719-1722, 2001.

NATHAN, P. A. et al. Occupation as a risk factor for impaired sensory conduction of the median nerve at the carpal tunnel. *J. Hand Surg.*, v. 2, n. 13-b, p. 167-170, 1988.

PADUA, L.; STALBERG, E.; LOMONACO, M.; EVOLI, A.; BATOCCHI, A.; TONALI, P. SFEMG in ocular myasthenia gravis diagnosis. *Clin. Neurophysiol.*, v. 111, n. 7, p. 1203-1207, 2000.

ROBINSON, L. R. Role of neurophysiologic evaluation in diagnosis. *J. Am. Acad. Orthop. Surg.*, v. 8, p. 190-199, 2000.

SAEED, M. A.; GATENS, P. F. Compound nerve action potentials of the medial and lateral plantar nerves through the tarsal tunnel. *Arch. Phys. Med. Rehabil.*, v. 1963, p. 304-307, 1982.

SALERNO, D. F. et al. Median and ulnar nerve conduction studies among workers: normative values. *Muscle & Nerve*, n. 21, p. 999-1005, 1998.

SANDER, H. W. et al. Sensitive median-ulnar motor comparative techniques in carpal tunnel syndrome. *Muscle & Nerve*, n. 22, p. 88-98, 1999.

WEIMER, L. H. et al. Serial studies of carpal tunnel syndrome during and after pregnancy. *Muscle & Nerve*, n. 25, p. 914-917, 2002.

YOLERI, L.; SONGÜR, E. Cross-facial nerve grafting as an adjunct to hypoglossal-facial nerve crossover in reanimation of early facial paralysis: clinical and electrophysiological evaluation. *Ann. Plast. Surg.*, v. 46, n. 3, p. 301-307, Mar. 2001.

CAPÍTULO 21

Ergoespirometria

Paulo Roberto Santos-Silva

FUNDAMENTAÇÃO DO MÉTODO

A resposta cardiopulmonar ao exercício é um processo fisiológico integrado, desenhado para compensar o aumento da demanda metabólica do organismo. O equilíbrio das respostas funcionais depende do delicado balanço entre a respiração celular e a respiração externa. A respiração celular refere-se ao processo oxidativo que ocorre na mitocôndria que abastece as células com energia. Enquanto isso, a respiração externa é caracterizada pela troca de gases, que é controlada pelos pulmões[1]. Um sistema cardiovascular e pulmonar saudável é necessário para fornecer às células substratos para o metabolismo e remover os seus produtos finais. Na presença de oxigênio e de substratos adequados (carboidratos, gorduras, proteínas), a fosforilação oxidativa é processada na mitocôndria, resultando na produção de fosfatos de alta energia, dióxido de carbono e água. A interpretação de medidas dos gases expirados durante o exercício fornecido pela ergoespirometria baseia-se em princípios fisiológicos, particularmente em relação aos mecanismos de liberação, entrega e captação de oxigênio do ar atmosférico para os músculos, condição essa mediada por pulmões, coração e circulação sistêmica. A utilização do método ergoespirométrico vem crescendo, pois é não-invasivo e aborda, de maneira objetiva, parâmetros importantes de avaliação funcional em indivíduos com graus variados de aptidão física para diversas finalidades. Embora, a maioria dos testes ergométricos não incorpore a análise de gases expirados, sua inclusão fornece informações que enriquece o procedimento de avaliação. Na atualidade, limiares ventilatórios e a potência aeróbia ($VO_{2máx}$) são considerados importantes preditores de prognóstico para a clínica e mediadores de desempenho atlético na verificação do nível de aptidão funcional em diversas modalidades esportivas. Além disso, o método é de grande importância, pois permite planejar e prescrever a intensidade de exercícios em indivíduos com diferentes graus de capacidade funcional. A análise de troca gasosa ventilatória, se bem realizada, é um dos métodos mais precisos de avaliação para se testar a capacidade funcional quando comparada a estimação de trabalho derivada de equações em esteiras e/ou bicicletas ergométricas de membros inferiores e superiores. Portanto, os estudos mais recentes sinalizam para a importância cada vez maior da medida direta de variáveis espirométricas pelo teste ergoespirométrico, havendo pouco espaço para medidas indiretas obtidas pela ergometria convencional.

BREVE HISTÓRICO

O interesse de pesquisadores em verificar o consumo de oxigênio (VO_2) pelos tecidos corporais vem de longa data. No século XVIII, a primeira tentativa para medir o metabolismo gasoso humano durante a realização de exercício físico foi feita em 1790 pelo cientista francês Lavoisier e o seu assistente Seguin[2]. Lavoisier mediu o VO_2 de seu próprio assistente por meio da realização de exercícios com levantamento de pesos. No século XIX, as pesquisas nessa área foram conduzidas pelo médico inglês Prout, em 1813, o qual durante a realização de caminhadas colheu seu próprio ar exalado numa bolsa e, posteriormente, analisou a concentração de dióxido de carbono produzido. Ele conseguiu diferenciar exercício de intensidade moderada e intensa[2]. Cinco décadas mais tarde, a utilidade do método para medir a quantidade de dióxido de carbono inalado e exalado durante exercício foi desenvolvida pelo médico sanitarista inglês Edward Smith. No século XX, de 1901 a 1940, houve importante desenvolvimento da espirometria com a possibilidade de colher ar expirado num espirômetro. Essa descoberta foi feita pelo fisiologista Tissot, em 1904. O fisiologista escocês Douglas, em 1911, introduziu a bolsa de colheita de gás expirado, que levou o seu nome. Contudo, é importante salientar que o consumo de oxigênio medido durante exercício em atletas foi provavelmente realizado por J. Linhard da Universidade de Copenhagen, em 1915, e por G. Liljestrand e N. Stenstrom, em 1920, do Instituto Karolinska, em Estocolmo, na Suécia[3]. No período de 1940 a 1976 e mais especificamente no início da década de 1950, a ergoespirometria na Alemanha ganhou aceitação geral como método rotineiro na avaliação e pesquisa clínica. O estímulo decisivo veio do grupo de pesquisadores da Knipping's Medical University Clinic, em Colônia, na Alemanha, do qual participavam Knipping, Valentin, Venrath e Hollmann. Em 1949, pela primeira vez foi possível registrar continuamente o equivalente ventilatório de oxigênio (V_EO_2) que até hoje é um dos critérios utilizados com freqüência na avaliação de parâmetros metabólicos. Alguns anos mais tarde, precisamente em 1964, um método semelhante foi apresentado por Wasserman e McIlroy, dos Estados Unidos, para a detecção do limiar anaeróbio que ganhou aceitação internacional[4]. Entretanto, esse índice já havia sido anteriormente verificado pelo grupo de Wildor Hollmann, na Alemanha, que o chamou de *ponto ótimo de eficiência ventilatória*.

Na década de 1960, com o desenvolvimento da engenharia eletrônica, a perfeição técnica chegou à ergoespirometria, com a criação dos chamados sistemas de circuito aberto. A partir desse momento foi possível introduzir componentes eletrônicos e computadores, o que possibilitou agilizar a velocidade no processamento de dados. Na atualidade, classificamos os analisadores metabólicos de circuito aberto em três sistemas: 1ª, 2ª e 3ª geração. O sistema de 1ª geração é caracterizado pela utilização de uma câmara de mistura. Ao contrário, os de 2ª e 3ª gerações são aqueles que empregam o método respiração a respiração. Ambos os sistemas possuem características próprias. Os de 3ª geração são mais avançados, pois volumes e fluxos são medidos e direcionados diretamente da boca do indivíduo para o pneumotacógrafo, aumentando a velocidade de processamento dos dados pelos rápidos analisadores eletrônicos de O_2 e CO_2. A Figura 21.1 mostra o desenho esquemático de como são construídos os sistemas de espirometria de circuito aberto para análise metabólica pelos gases expirados.

Portanto, o teste ergoespirométrico é um teste ergométrico comum associado a medidas ventilatórias pela utilização de gases expirados. O termo ergoespirometria é mais empregado na Alemanha. Aliás, em alemão, o termo é chamado de *Spiroergometrie* e foi introduzido em 1929 por Knipping[2]. Ao contrário, nos Estados Unidos, o termo prevalente é teste de esforço cardiopulmonar ou simplesmente teste de esforço[1,5] (Fig. 21.2).

Esse método de avaliação não é um procedimento novo em medicina. Entretanto, são poucas as instituições hospitalares, clubes desportivos e clínicas especializadas que têm utilizado a ergoespirometria em seus ambientes. Contudo, sua utilização vem crescendo progressivamente, pois o procedimento é não-invasivo, de fácil manuseio e pode ser repetido diversas vezes no mesmo indivíduo. Vale a pena ressaltar que instituições americanas, como: American College of Sports Medicine (ACSM), American College of Cardiology (ACC), American Heart Association e American Thoracic Society (ATS), têm reconhecido a importância desse método, e a maioria dos artigos publicados na literatura norte-americana tem incorporado à avaliação ergométrica a análise de gases expirados (ergoespirometria)[6]. Os sistemas portáteis de ergoespirometria tem sido de grande importância quando se objetiva avaliação mais específica de determinada atividade realizada em campo (Fig. 21.3).

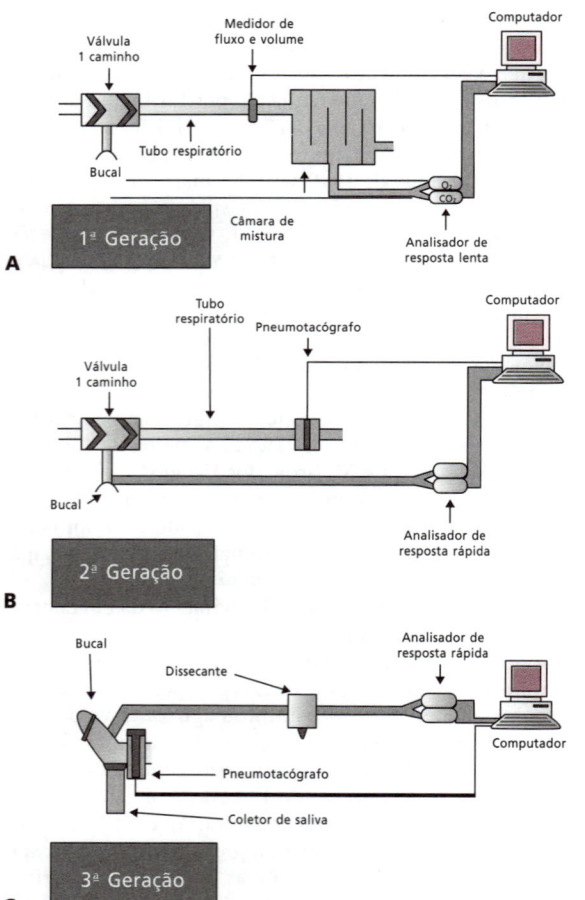

Figura 21.1 – Desenho esquemático de analisador metabólico de gases expirados de circuito aberto. (*A*) Primeira geração. (*B*) Segunda geração. (*C*) Terceira geração.

POR QUE UTILIZAR A ERGOESPIROMETRIA?

Basicamente, a utilização dessa metodologia como procedimento rotineiro em avaliar a capacidade funcional é eliminar os erros que são decorrentes de fórmulas preditivas que em muitas vezes superam os 20%. Mais especificamente, esse método tem sido útil na determinação de fatores ligados a:

- Indicadores preditores de *performance*.
- Identificação de intolerância ao exercício.
- Determinantes de transição metabólica.
- Avaliações clínica e terapêutica de diversas doenças.
- Prescrição de intensidade do exercício.
- Índices de eficiência respiratória e cardiovascular.
- Custo energético e diversas possibilidades[1,3,7-18].

Na ergoespirometria, dentre os vários parâmetros ventilatórios que podemos obter, dois têm sido bastante valorizados e merecem destaque; o consumo máximo de oxigênio ($VO_{2máx}$) e o limiar anaeróbio (LA).

O $VO_{2máx}$ tem sido considerado um dos parâmetros de grande importância, pois a capacidade do ser humano para realizar exercícios de média e de longa durações depende principalmente do metabolismo aeróbio, sendo, portanto, um índice muito utilizado para classificar a capacidade funcional cardiorrespiratória. A American Heart Association recomenda que seja utilizado o termo VO_{2pico} naqueles testes ergoespirométricos em que não foi observado platô do VO_2 durante exercício de intensidade crescente. O American College of Sports Medicine ainda denomina o consumo máximo de oxigênio de: potência aeróbia máxima, capacidade aeróbia, capacidade aeróbia funcional ou simplesmente de $VO_{2máx}$. Os fatores mais importantes que influenciam o consumo máximo de oxigênio são idade, sexo, hereditariedade, composição corporal, nível de treinamento e tipo de exercício.

O LA, também chamado de limiar de lactato, quando se utiliza o marcador ácido lático ou ainda de limiar ventilatório, quando se empregam parâmetros ventilatórios, foi definido inicialmente como a intensidade do exercício logo abaixo do momento que a concentração sangüínea de lactato aumenta acima dos níveis de repouso. Além disso, foram observados também nesse mesmo instante, aumento não linear da ventilação pulmonar (V_E), produção de dióxido de carbono (VCO_2) e aumento do quociente respiratório (QR). Portanto, o LA significa uma fase de transição entre os metabolismos aeróbio e anaeróbio. Contudo, diversos pesquisadores, após a descoberta do grupo de Wasserman, verificaram a existência de dois limiares[11,12]. Por conseguinte, o LA, dentro da história recente da fisiologia do exercício, é considerado polêmico e controver-tido, sendo inúmeros os conceitos e critérios para sua determinação, o que têm gerado confusão e dificultado sua padronização. Sabese, que o VO_2 no LA pode variar em consequência de algumas condições, como foi verificado por Shimizu et al.[19]:

- Em 82% pelo tipo de protocolo utilizado no teste.
- Em 14% em razão dos critérios de determinação.
- A 4% deviam-se à experiência dos especialistas.

Entretanto, há algumas razões práticas que justificam sua aferição, por exemplo:

- Na verificação mais precisa da intensidade de prescrição do exercício.
- No controle da intensidade do exercício sobre o desempenho ventricular e alvéolo pulmonar em pacientes cardiopatas e pneumopatas.
- Na classificação funcional de pacientes indicados para transplante do coração.

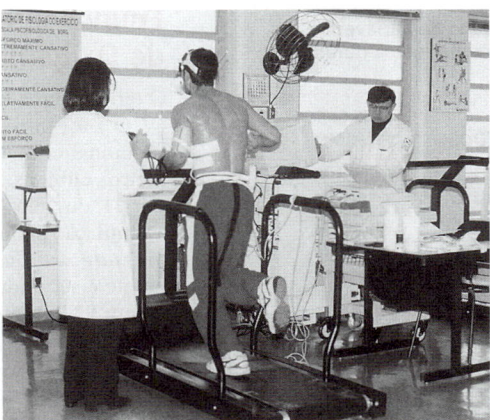
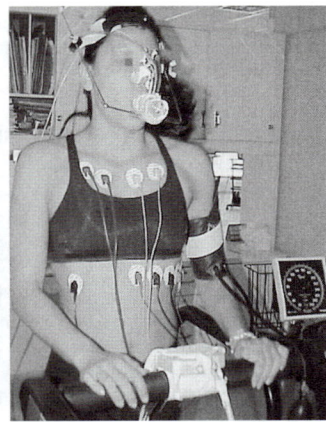

Figura 21.2 – O fisiologista Paulo Roberto S. Silva avaliando, pela ergoespirometria, uma atleta profissional da modalidade triatlo. Cortesia do Laboratório de Estudos do Movimento do IOT – HCFMUSP.

- Na avaliação de drogas terapêuticas.
- Na avaliação de parâmetros cardiorrespiratórios e metabólicos em atletas de várias modalidades esportivas.

A verificação do LA como ponto limite de transição metabólica para controle da intensidade do esforço em programas de treinamento aeróbio é considerado de fundamental importância para o aumento do desempenho funcional. Quando a intensidade do exercício supera o LA, diversas alterações são observadas:

- Aumento da ativação adrenérgica e conseqüente aumento dos níveis circulantes de catecolaminas.
- Aumenta a possibilidade de arritmias cardíacas e eventualmente isquemia miocárdica em coronariopatas.
- Broncoespasmo em pacientes asmáticos.
- O tônus vagal é atenuado e o simpático incrementado.
- Eleva a sensação de fadiga localizada.
- Aumenta a sudorese e conseqüentemente perdas hidroeletrolíticas, entre outras.

QUANDO UTILIZAR O MÉTODO?

A ergoespirometria realizada em conjunto com a eletrocardiografia possibilita análise multivariada da interação das respostas cardiorrespiratórias e metabólicas durante a realização de exercício. Sendo assim, a incorporação da análise de gases expirados na avaliação ergométrica é de fundamental importância quando se objetiva investigar com precisão fatores de desempenho e diagnóstico, avaliação do efeito terapêutico de medicamentos e o prognóstico de morbidades associadas ou não a doenças pulmonar e cardiovascular.

Em repouso, as variáveis ventilatórias apresentam valores esperados para essa condição. Portanto, monitorar a estabilidade deles antes de iniciar o teste ergoespirométrico é um fator significativo de qualidade (Tabela 21.1).

ALGUMAS VARIÁVEIS ESPIROMÉTRICAS E SEU COMPORTAMENTO DURANTE EXERCÍCIO PROGRESSIVO

Ventilação Pulmonar

Do ponto de vista fisiológico, o aumento da V_E durante exercício é proporcional à produção de dióxido de carbono (VCO_2). A V_E atinge nível máximo quando o indivíduo atinge sua capacidade máxima durante o teste ergoespirométrico progressivo. A produção de CO_2 em cargas de leve a moderada é linear, até se atingir o limiar anaeróbio ventilatório (ponto de transição entre os metabolismos aeróbio e anaeróbio). Após, o VCO_2 aumenta desproporcionalmente com o incremento da intensidade do exercício até o esforço máximo. É importante lembrar, que a ventilação voluntária máxima (VVM) é um bom indicador da capacidade do sistema respiratório se adaptar à demanda do exercício. Uma pessoa com pulmões sadios alcançará valores de 60 a 70% da VVM no exercício máximo, indicando que o sistema pulmonar ainda tem reserva e, desse modo, não se constitui fator limitante para a finalização de um exercício de intensidade progressiva. O aumento da V_E é mais influenciado pela produção de CO_2 do que ao consumo de O_2 durante exercício. Portanto, V_E eficiente é crucial para remover o excesso de CO_2 produzido. A menor eficiência da V_E pulmonar em remover o CO_2 fará com que esse gás se acumule gerando acidose metabólica descompensada.

Consumo de Oxigênio

Durante esforço físico o VO_2 flutua na dependência de fatores constitucionais dentro de uma certa amplitude de variação fisiológica. As diferenças constitucionais sobre o VO_2 são influenciadas por economia diferente nos trabalhos muscular, circulatório e respiratório, capacidade de transporte de O_2 do

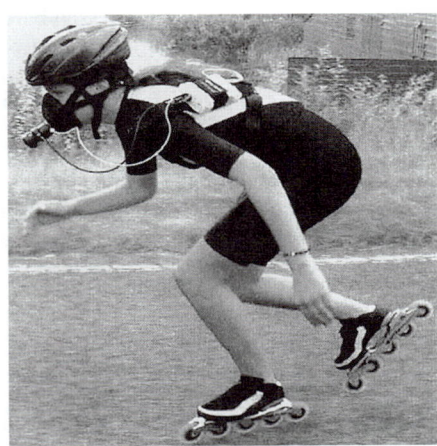

Figura 21.3 – Atleta monitorada a distância, em campo, treinando sobre os patins para avaliação do gasto energético.

TABELA 21.1 – Padrões de normalidade de variáveis cardiorrespiratórias e metabólicas em repouso e durante exercício

VARIÁVEIS	REPOUSO	EXERCÍCIO MÁXIMO
$V_{E\,BTPS}$ (L · min⁻¹)	6 – 12	Aumenta
$VO_{2\,STPD}$ (mL · min⁻¹)	150 – 400	1.500 – 5.000
VC (mL · min⁻¹)	150 – 700	Aumenta
$VCO_{2\,STPD}$ (mL · min⁻¹)	150 – 400	Aumenta
$VO_{2\,STPD}$ (mL · kg⁻¹ · min⁻¹)	3 – 5	Aumenta
FR (r · min⁻¹)	10 – 20	30 – 60
QR ou R	0,7 – 1	1,10 – 1,45 recuperação > 1,25
Pulso de O_2 (mL · bat.⁻¹)	2 – 4	8 – 25
$FE\%O_2$	14 – 18	Aumenta
$FE\%CO_2$	2 – 5	Diminui
V_EO_2	25 – 35	Aumenta
V_ECO_2	25 – 35	Aumenta
Duplo produto (PA × FC/100)	70 – 100	Aumenta
Bicarbonato (HCO_3)	22 – 28	Diminui
PaO_2 (arterial) (mmHg)	80 – 100	A mesma
$PaCO_2$ (arterial) (mmHg)	30 – 50	Diminui
Débito cardíaco (L · min⁻¹)	4 – 6	15 – 25
Vd/Vt (espaço morto/volume corrente)	0,20 – 0,30	Diminui
Volume sistólico (mL · bat.⁻¹)	50 – 70	80 – 120
PO_2 (alveolar) [PAO_2] (mmHg)	90 – 110	Aumenta
$PET\,CO_2$ (mmHg)	36 – 42	Diminui

DC – L/min = débito cardíaco; DP = PA × FC/100 = duplo produto; $FECO_2\%$ = fração expirada percentual de dióxido de carbono; $FEO_2\%$ = fração expirada percentual de oxigênio; FR – r/min = freqüência respiratória; HCO_3 = bicarbonato; PaO_2 – mmHg = pressão arterial de oxigênio; $PaCO_2$ – mmHg = pressão arterial de dióxido de carbono; $PETCO_2$ – mmHg = pressão expirada final alveolar de dióxido de carbono; PO_2 – mmHg = pressão alveolar de oxigênio; pulso de O_2 = pulso de oxigênio por batimento cardíaco; QR ou R = VCO_2/VO_2 = quociente respiratório; VC – mL/min = volume corrente; VCO_2 L/min – stpd = volume produzido de dióxido de carbono absoluto; Vd/Vt = espaço morto pelo volume corrente; V_E – L/min = ventilação pulmonar; V_EO_2 = equivalente ventilatório de oxigênio; V_ECO_2 = equivalente ventilatório de dióxido de carbono; VO_2 L/min – stpd = consumo de oxigênio absoluto; VO_2 m/kg/min-stpd = consumo de oxigênio relativo ao peso corporal; VS – mL/bat. = volume sistólico.

sangue, capilarização, capacidade oxidativa periférica e tamanho da massa muscular envolvida. De modo geral, o VO_2 depende dos seguintes fatores:

- *Exógenos*: temperatura ambiente, pressão barométrica, umidade relativa do ar, característica do esforço, tipo de treinamento etc.
- *Endógenos*: idade, sexo, condições patológicas, predisposição genética etc.

A magnitude do VO_2 máximo é variável confiável e representativa da capacidade funcional cardiorrespiratória do organismo durante esforço. Ao analisar cada caso individualmente, é necessário levar em consideração os seguintes fatores:

- *Determinantes*: margem de erro dos métodos, tipo de ergômetro utilizado (esteira, bicicleta, manivela e outros), nível e especificidade de treinamento, fator genético, idade, sexo etc.
- *Limitantes*: ventilação pulmonar, difusão alveolocapilar, sistema transportador de oxigênio e diferença arteriovenosa de oxigênio.

Equivalente Ventilatório ou Respiratório de Oxigênio

O termo equivalente ventilatório, ou respiratório, de oxigênio (V_EO_2) foi introduzido por Bauer e Knipping no diagnóstico funcional clínico. O V_EO_2 indica quantos litros (L) ou centímetros cúbicos (cm^3) de ar devem ser ventilados para consumir 1L ou $1cm^3$ de O_2. Ele é medido por meio da razão entre a ventilação pulmonar (V_E), medida em BTPS (*body temperature pressure satured*), ou seja, a 37°C, pressão atmosférica ambiente e saturada com vapor d'água; enquanto o VO_2 é medido em STPD (*standard temperature pressure dry*), ou seja, o gás é admitido a 0°C, 760mmHg e seco. Durante esforço submáximo crescente, o V_EO_2 diminui ao valor mínimo para logo em seguida aumentar progressivamente até o final do exercício máximo. No repouso, se observam valores aproximados de 25L de ar para consumir 1L de O_2. Entretanto, com os equipamentos mais modernos e mais sensíveis é possível observar valores superiores a 60L no exercício máximo. O quociente é útil na análise da economia ventilatória durante exercício.

Equivalente Ventilatório, ou Respiratório, de Dióxido de Carbono

Em indivíduos saudáveis o equivalente ventilatório, ou respiratório, de dióxido de carbono (V_ECO_2) também diminui inicialmente durante o exercício e atinge valores mais altos no limiar anaeróbio, para, logo após esse ponto, aumentar acentuadamente no pico do exercício. O V_ECO_2 permanece estável entre 50 e 80% do $VO_{2máx}$.

Pulso de Oxigênio

A variável (VO_2 · FC) demonstra a quantidade de O_2 que é transportada a cada sístole cardíaca e reflete o volume de O_2 extraído pelos tecidos ou transportado pelo sangue por batimento cardíaco; indiretamente expressa a capacidade da ação do coração para bombear sangue. No exercício máximo o valor do pulso de oxigênio eleva-se principalmente porque aumenta a diferença arteriovenosa de oxigênio (A–VO_2 dif.).

Quociente Respiratório e/ou Razão de Troca Respiratória

Essa variável significa a relação entre a produção de dióxido de carbono (VCO_2) e o volume de oxigênio consumido (VO_2) e é dado pela seguinte razão: quociente respiratório (QR), razão de troca respiratória (RER ou R) = VCO_2/VO_2. Durante a oxidação biológica de carboidratos, proteínas e lipídeos formam-se grandes quantidades de CO_2. Segundo investigação de Zuntz, citado por Mellerowicz, durante a combustão de 1g de carboidrato formam-se $830cm^3$ de CO_2, de 1g de lipídeos, $1.430cm^3$ e de 1g de proteína, $770cm^3$ de CO_2. Portanto, pelo comportamento dessa variável é possível estimar a participação proporcional do substrato energético que está sendo utilizado durante o exercício[20]. Ao realizar exercício com QR de 0,70, significa, na prática, que estamos consumindo proporcionalmente mais lipídeos (gordura); 0,80 mais proteína e ao atingir o valor de 1 consumimos mais carboidrato. À medida que ocorre incremento na intensidade do exercício aumenta-se o QR. A velocidade desse aumento depende, principalmente, de alguns fatores como: intensidade do exercício, nível de treinamento e condições patológicas.

Pressão Expirada de Oxigênio

Ao nível do mar, a pressão expirada de oxigênio ($PETO_2$) diminui transitoriamente logo após o início do exercício, desde que o aumento na V_E seja mais lento que o no VO_2. Então, os valores diminuem próximo dos valores de repouso. Ao ultrapassar o limiar anaeróbio ventilatório, a $PETO_2$ aumenta 10 a 30mmHg ao atingir o exercício máximo em decorrência da hiperventilação provocada pela acidose metabólica. A $PETO_2$ em repouso é de ± 90mmHg e aumenta com o incremento da intensidade do exercício. A fração expirada de oxigênio (FEO_2) tem o mesmo comportamento durante exercício progressivo.

Pressão Expirada de Dióxido de Carbono

O comportamento da pressão expirada de dióxido de carbono ($PETCO_2$), ao nível do mar, varia de 36 a 42mmHg, aumenta 3 a 8mmHg durante exercício de intensidade leve a moderada (dependendo do padrão respiratório) e diminui no exercício máximo. A $PETCO_2$ torna-se negativa em relação aos valores iniciais em mais de 95% dos indivíduos saudáveis ao atingir o esforço máximo. A fração expirada de dióxido de carbono ($FECO_2$) tem o mesmo comportamento durante o exercício de carga crescente.

Espaço Morto pelo Volume Corrente

A razão espaço morto pelo volume corrente (Vd/Vt) refere-se à porção do volume corrente que não toma parte na troca gasosa e consiste no espaço morto anatômico e o espaço morto fisiológico (alvéolo que não é adequadamente perfundido). Em repouso, essa variável representa 25% (0,25) a 35% (0,35) de cada respiração com média de 30% (0,30). Durante exercício, a razão Vd/Vt em indivíduos saudáveis deve diminuir atingindo valores de 5% (0,05) ou até menos em decorrência do aumento do volume corrente, ou seja, o volume corrente avança sobre o espaço morto diminuindo a razão Vd/Vt. Portanto, essa maior redução verificada durante exercício no espaço morto está relacionado ao recrutamento de capilares secundário ao aumento do débito cardíaco que tende melhorar a relação ventilação-perfusão. Em indivíduos com doença restritiva e/ou obstrutiva do pulmão aumentarão a razão Vd/Vt.

APLICAÇÕES PRÁTICAS DA ERGOESPIROMETRIA E SUA VALORIZAÇÃO FISIOLÓGICA

A capacidade funcional de medir a tolerância ao exercício, com diferentes graus de intensidade, normalmente é verificada por provas de avaliação funcional e representa o funcionamento integrado dos diferentes aparelhos e sistemas do organismo para a manutenção das funções vitais para a atividade da vida cotidiana e para a realização de exercício físico. Desse modo, as avaliações funcionais têm diferentes vertentes. É importante salientar, que a primeira vertente está relacionada à saúde e à capacidade de desenvolver uma vida ativa independentemente do ponto de vista motor e fisiológico. Já a segunda vertente, está relacionada à capacidade de praticar exercício físico tanto em nível recreativo como competitivo. Sendo assim, o teste ergoespirométrico é um sistema de avaliação que objetiva, sobretudo, estudar em que situação está o organismo do indivíduo, desde o ponto de vista metabólico e de suas qualidades físicas para orientação qualitativa da prescrição das cargas de treinamento, objetivando a valorização evolutiva da condição física e, por conseguinte, otimização do rendimento físico.

A ergoespirometria por meio de diversas marcas e modelos de analisadores metabólicos está capacitada para gerar em seus *softwares* grande quantidade de informações para atingir essa finalidade. Contudo, do ponto de vista prático, a objetividade desses parâmetros diminuirá o grau de dificuldade de análise e interpretação durante o exercício dinâmico. Portanto, podemos salientar que, em geral, a análise e a interpretação de um teste ergoespirométrico se realizam em função de parâmetros máximos e submáximos. Sendo assim, a variável máxima mais conhecida e fundamental é o consumo máximo de oxigênio ($VO_{2máx}$) e a submáxima é a transição aeróbia-anaeróbia denominada limiar anaeróbio.

O $VO_{2máx}$ é o parâmetro ergoespirométrico mais representativo do funcionamento integral do organismo. De acordo com a equação de Fick, podemos expressar o VO_2 pela seguinte equação:

$$VO_2 = Q \times dif. A - VO_2$$

Sendo Q = débito cardíaco; $A-VO_2$ = diferença arteriovenosa de O_2.

A equação matemática que determina o VO_{2max} é representativa do sistema cardiovascular e da capacidade de extração do oxigênio do sangue pelo músculo. Esse aspecto é fundamental para compreender porque em diversas situações orgânicas se encontra limitada à capacidade para realizar exercício máximo.

O limiar anaeróbio, como parâmetro submáximo é um termo utilizado no mundo científico das ciências do exercício. Todavia, tem sido objeto de enorme confusão terminológica. As Tabelas 21.2 e 21.3 mostram as terminologias mais utilizadas para compreender o limiar aeróbio (LV_1) e anaeróbio (LV_2)[21-23]. Essa questão terminológica tem sido conseqüência dos vários critérios existentes na literatura para sua determinação. Assim sendo, repetimos que no Laboratório de Estudos do Movimento do Instituto de Ortopedia e Traumatologia (IOT) do Hospital das Clínicas da Faculdade de Medicina da Universidade de São Paulo (HCFMUSP) adotamos as terminologias limiar ventilatório um (LV_1) e dois (LV_2) por duas razões:

- A determinação da transição aeróbia-anaeróbia mediante as trocas gasosas é mais fácil de utilizar, pois é não-invasiva e, portanto, se emprega com maior freqüência.
- A metodologia é considerada padrão-ouro, com suficiente confiabilidade e reconhecimento da comunidade científica.

A Tabela 21.4 mostra a experiência do Laboratório de Estudos do Movimento do IOT do HCFMUSP na detecção percentual dos limiares ventilatórios um e dois em porcentagem do $VO_{2máx}$ encontrados em indivíduos com graus variados de aptidão física.

COMO INTERPRETAR O COMPORTAMENTO DAS VARIÁVEIS VENTILATÓRIAS DURANTE EXERCÍCIO DE INTENSIDADE PROGRESSIVA

Apesar de ainda haver certa controvérsia sobre a importância relativa que ocorre durante a transição do exercício de baixa para alta intensidade, com implicações de ordem teórica e prática, iremos expor um modelo proposto por Skinner e Mac Lellan que esclarece como ocorrem tais respostas[12]. Durante a realização de um exercício de intensidade progressiva, parece haver três fases ao final de um esforço máximo. Por conseguinte, na primeira fase, quando logo no início do exercício aumenta seu nível de demanda metabólica, grande quantidade de oxigênio está sendo extraída pelos tecidos, resultando numa mais baixa

TABELA 21.2 – Terminologias utilizadas na literatura para se referir ao limiar aeróbio

TERMINOLOGIA	AUTOR
Ponto ótimo de eficiência ventilatória	Hollmann[2]
Limiar anaeróbio	Wasserman[4]
Limiar aeróbio	Kindermann[10]
Limiar ventilatório um (LV$_1$)	Orr[22]
Limiar aeróbio	Skinner e MacLellan[12]
Limiar aeróbio	Aunola e Rusko[13]
Limiar ventilatório um (LV$_1$)	Bhambhany e Singh[11]
Limiar anaeróbio	Reinhard et al.[23]

TABELA 21.4 – Eficiência dos limiares ventilatórios um (LV$_1$) e dois (LV$_2$) verificada em indivíduos praticantes de diversas modalidades esportivas com graus variados de aptidão física

ESPORTES	LV$_1$ (%VO$_{2MÁX}$)	LV$_2$ (%VO$_{2MÁX}$)
Lutas e esportes coletivos com bola (conjunto)	55 – 65	75 – 85
Resistência de força	65 – 70	85 – 90
Resistência elite (natação, ciclismo, triatlo, maratona etc.)	≥ 70	≥ 90

FEO$_2$ ou PETO$_2$. Nesse instante, também o custo ventilatório de oxigênio caracterizado pela relação ventilação pulmonar (V$_E$) e o consumo de oxigênio (VO$_2$), ou seja, a variável V$_E$O$_2$ é a mais baixa. Logo, observamos o aumento linear na captação de oxigênio (VO$_2$), ventilação pulmonar (V$_E$), volume de dióxido de carbono expirado (VCO$_2$) e freqüência cardíaca (FC). Nessa fase, pouco lactato é formado e os valores de quociente respiratório (QR = VCO$_2$/VO$_2$) giram em torno de 0,7 a 0,8, classificando o exercício como de baixa intensidade e realizado em estado de equilíbrio (*steady-state*), caracterizando o predominante envolvimento do metabolismo aeróbio.

Na segunda fase, quando o exercício aumenta de intensidade e atinge valores entre 40 e 60% do VO$_{2máx}$, o VO$_{2submáx}$ e a FC continuam aumentando linearmente, ocorrendo incremento de lactato de cerca de 2mM. Nesse momento, a acidose (H$^+$) produzida é tamponada principalmente pela base bicarbonato (HCO$_3^-$), resultando, por conseguinte, no aumento da produção de CO$_2$ proveniente da dissociação do ácido carbônico (H$_2$CO$_3$) e o contínuo aumento da FECO$_2$, conforme a equação: H$^+$ + HCO$_3$– H$_2$CO$_3$ H$_2$O + CO$_2$. Na tentativa de compensar e impedir aumento da acidose metabólica em conseqüência elevados níveis de lactato e CO$_2$ produzido, o centro respiratório é estimulado a aumentar a V$_E$. Sendo assim, o efeito combinado de elevados níveis de V$_E$ e CO$_2$ no sangue produzem maior volume de CO$_2$. Dessa forma, nessa segunda fase, como o lactato aumenta em valores mais baixos do que aproximadamente 4mm, a compensação respiratória nesse momento ainda apresenta razoável eficiência. O aumento na V$_E$ e no VCO$_2$ é maior do que o aumento no VO$_2$, produzindo desproporcional elevação no equivalente ventilatório de O$_2$ (V$_E$O$_2$) e QR. Como também, o corpo não consome mais O$_2$ do que é necessário para repor trifosfato de adenosina (ATP) utilizada, o aumento extra na V$_E$ resulta em extração mais baixa de O$_2$ por volume de ar ventilado, havendo correspondente aumento de FEO$_2$ ou PETO$_2$. Assim, o início da segunda fase é caracterizado pelo aumento não linear de V$_E$ e VCO$_2$, com aumento da FEO$_2$ sem a correspondente diminuição da FECO$_2$ e aumento na concentração de lactato de aproximadamente 2mM. Esse ponto corresponde ao limiar anaeróbio determinado pelo grupo de Wasserman[24]. Contudo, outros pesquisadores nomeiam esse mesmo ponto de limiar aeróbio, primeiro limiar ou limiar ventilatório um[10-12].

A terceira fase é caracterizada pelo início da descompensação respiratória ou o seu limite, pois ocorre com o aumento da intensidade do exercício, quando atinge valores em torno de 65 a 90% do VO$_{2máx}$, o aumento linear no VO$_2$ e na FC continua até próxima ao esforço máximo, quando eles começam a apresentar tendência a estabilidade (platô). No início dessa fase, o lactato sangüíneo está ao redor de 4mM e aumenta mais rapidamente até o indivíduo atingir o seu VO$_{2máx}$. Ocorre também incremento mais elevado da V$_E$ e contínuo aumento no VCO$_2$ na tentativa de compensar o crescente aumento do lactato. Entretanto, nesse instante, a hiperventilação não pode mais compensar adequadamente a demanda ventilatória e verifica-se diminuição da FECO$_2$, incremento do V$_E$CO$_2$, enquanto a FEO$_2$ continua a aumentar. Com isso, observa-se custo ventilatório ainda maior para os músculos respiratórios objetivando o aumento do trabalho hiperventilatório e, por conseguinte, menos O$_2$ para os músculos esqueléticos estará disponível próximo ao esforço máximo. Portanto, podemos caracterizar o início da terceira fase, por incremento do lactato ao redor de aproximadamente 4mM, uma diminuição da FECO$_2$, um elevado equivalente ventilatório de dióxido de carbono (V$_E$CO$_2$) e marcante hiperventilação. Esse momento é classificado, pelo grupo de Wasserman, como ponto de descompensação respiratória[24]. Outros grupos de pesquisadores chamam esse mesmo ponto de limiar anaeróbio, segundo limiar ou limiar ventilatório dois[7,10-12,25-27]. Podemos observar que ambas as fases podem ser designadas como de limiar anaeróbio. Portanto, a controvérsia existente parece ser mais relacionada à escolha do critério e da definição do início da anaerobiose. No Laboratório de Estudos do Movimento do Instituto de Ortopedia e Traumatologia – HCFMUSP temos utilizado a terminologia limiar ventilatório um (aeróbio) e dois (anaeróbio). Assim, como se pode observar pelas alterações ventilatórias anteriormente descritas, existem dois momentos em que os parâmetros ventilatórios se modificam em exercício de intensidade progressiva, ou seja, o primeiro momento relacionado ao VO$_2$ consumido e o segundo ao VCO$_2$ produzido. Em nosso serviço temos descrito os critérios de determinação do limiar ventilatório (LV$_1$) da seguinte forma:

- Perda da linearidade entre ventilação pulmonar (V$_E$) e o consumo de oxigênio (VO$_2$) caracterizada pelo menor valor do equivalente ventilatório de O$_2$ (V$_E$O$_2$).
- Pela ascensão do quociente respiratório (QR = VCO$_2$/VO$_2$).
- Pelo menor valor da fração (FEO$_2$) ou pressão expirada de O$_2$ (PETO$_2$).

TABELA 21.3 – Terminologias utilizadas na literatura para se referir ao limiar anaeróbio

TERMINOLOGIA	AUTOR
Limiar anaeróbio	Kindermann[10]
Limiar ventilatório dois (LV$_2$)	Orr[22]
Limiar anaeróbio	Skinner e McLellan[12]
Ponto de compensação respiratória	Wasserman[15]
Limiar anaeróbio	Aunola e Rusko[21]
Limiar ventilatório dois (LV$_2$)	Bhambhany e Singh[11]
Limiar de acidose metabólica descompensada (LAMD)	Reinhard et al.[23]

Para a determinação do limite ventilatório dois (LV_2) verificamos o comportamento dos seguintes critérios:

- Perda da linearidade entre ventilação pulmonar (V_E) e a produção de dióxido de carbono (VCO_2) caracterizada pelo valor mais baixo do equivalente ventilatório de CO_2 ($V_E CO_2$).
- Maior valor observado na variável $PETCO_2$.

Ainda temos utilizado para detecção dos dois limiares o comportamento dos seguintes parâmetros:

- Incremento da V_E.
- Incremento da freqüência respiratória (FR).
- Achatamento ou diminuição do volume corrente associado à tabela de percepção subjetiva ao esforço de Borg.

Ambos os critérios são observados em exercício de intensidade progressiva, isto é, carga crescente (Tabela 21.5).

CONSIDERAÇÕES TÉCNICAS PARA COMPREENSÃO DO MÉTODO E CUIDADOS PARA AVALIAÇÃO SEGURA E DE BOA QUALIDADE

- A maioria dos sistemas computadorizados de análise de troca gasosa compreende basicamente os analisadores de gases e pneumotacógrafo acoplados a microcomputador com vídeo e impressora.
- O equipamento permite analisar, detectar e dimensionar, em tempo real, as frações expiradas de oxigênio (O_2) e de dióxido de carbono (CO_2) a cada ciclo respiratório.
- O volume de O_2, nos equipamentos atuais, na maioria das vezes, é avaliado por meio de uma célula de zircônia, paramagnética ou por espectometria de massa, enquanto o CO_2 é por absorção de radiação infravermelha. Os analisadores (sensores) de O_2 e CO_2 são capazes de responder e medir rapidamente mudanças nas concentrações dos gases na ordem de 0,001%.
- Os fabricantes desses equipamentos recomendam sua calibração imediatamente antes e após cada teste, sob condições ambientais controladas, objetivando manter a qualidade das análises. Portanto, ela compreende:
  - Calibração de fluxos e volumes pelo pneumotacógrafo por meio de seringa graduada com capacidade para 1, 3 ou 4L, devendo ser realizadas várias injeções de fluxos em velocidade adequada para assegurar a estabilidade necessária. O erro médio não deve ultrapassar ± 3%.
  - Calibração dos analisadores de gases, utilizando-se mistura conhecida de O_2 e CO_2 balanceada com nitrogênio (N_2).
- Sugere-se que, ao se utilizar equipamentos que medem fluxos e volumes, seja feita a calibração do pneumotacógrafo antes de cada teste para que possa medir com precisão volumes de 0,1 a 2L. Em razão de sua estabilidade, não é necessário calibrar o pneumotacógrafo após cada teste. Contudo, se o equipamento for desligado é obrigatório novamente sua calibração e/ou quando de sua troca.
- O vapor d'água afeta a função dos analisadores de O_2 e CO_2 e também os equipamentos que medem fluxos e volumes (pneumotacógrafo). Portanto, deve ser eliminado antes que atinjam os analisadores e comprometam as medidas. Outro aspecto que deve ser observado ao final do teste pelo avaliador, nos equipamentos que medem o fluxo de ar respiração a respiração é a linha de amostra, ela poderá reter líquido em seu pequeno orifício de passagem do ar e, por conseguinte, formar bolhas causando impedância ao fluxo o que impedirá a calibração dos analisadores de gases.
- Outro aspecto que merece atenção dos profissionais que trabalham com ergoespirometria na manutenção da qualidade de análise dos testes, é a monitoração da fração inspirada de O_2 (FIO_2). Sabe-se que, quando essa variável não se mantém estável, torna-se fator determinante para o não incremento do VO_2 em exercício de intensidade crescente. Ao finalizar a calibração dos gases é

TABELA 21.5 – Desempenho de um atleta de alto rendimento, praticante de rúgbi, com 18 anos de idade, submetido a teste ergoespirométrico em esteira utilizando protocolo escalonado contínuo (Heck modificado com inclinação fixa de 3%)

PROTOCOLO HECK MODIF.	$V_{E\ BTPS}$ (L/min)	FR (R/min)	VC (mL/min)	$VO_{2\ STPD}$ (mL/kg/min)	$VO_{2\ STPD}$ (mL/min)	KCAL (min)	QR (VCO_2/VO_2)	$V_E O_2$	$PETO_2$ (mmHg)	$V_E CO_2$	$PETCO_2$ (mmHg)
Rep.	12,5	16	800	5,7	460	2,3	0,81	27	92	34	36
Aq. 4,8 1'	26,7	24	1.089	16,7	1.350	6,5	0,72	20	81	27	42
Aq. 6,0 1'	32,7	29	1.123	18,5	1.490	7,3	0,80	22	85	27	41
Aq. 7,2 1'	42,9	28	1.544	26,9	2.180	10,4	0,80	20	83	25	44
8,4 – 1'	55,7	30	1.863	34,3	2.780	13,6	0,83	20	83	25	45
8,4 – 2'	56,7	26	2.173	36,7	2.980	14,9	0,82	19	80	23	46
9,6 – 1'	64,7	30	2.174	39,4	3.190	15,8	0,85	20	83	24	45
9,6 – 2'	68,8	33	2.055	41,5	3.360	16,5	0,85	20	83	24	45
10,8 – 1'	74,9	33	2.301	43,8	3.550	17,5	0,87	21	84	24	45
10,8 – 2'	77,6	34	2.309	44,8	3.630	17,9	0,87	21	85	21	44
12,0 – 1'	88,9	35	2.540	49,8	4.030	20,0	0,91	22	85	24	45
12,0 – 2'	89,8	33	2.741	50,6	4.100	20,5	0,92	22	85	24	46
13,2 – 1'	98,2	38	2.607	53,4	4.320	21,7	0,94	23	87	24	45
13,2 – 2'	99,6	36	2.742	54,2	4.390	22,0	0,95	23	86	24	47
14,4 – 1'	105,8	39	2.729	55,8	4.520	22,5	0,98	23	88	24	46
14,4 – 2'	116,7	41	2.878	57,5	4.660	23,6	1,02	25	89	25	46
15,6 – 1'	130,7	43	3.019	59,3	4.800	24,3	1,06	27	91	26	44
15,6 – 2'	140,5	45	3.102	61,6	4.990	25,4	1,07	28	93	26	43

LV_1 = 9,6km/h 1' a 64% do $VO_{2máx}$; LV_2 = 13,2km/h 2' a 88% do $VO_{2máx}$; $VO_{2máx}$ = 61,6mL/kg/min.
Analisador metabólico: MedGraphics, CPX/D, EUA.

importante retirar sua cópia, na qual vem estabelecido os valores de registro. Essa é uma das razões que justifica a importância de calibrar o equipamento após cada teste, pois com esse procedimento podemos verificar a estabilidade dos analisadores. Alguns fatores são determinantes para afetar a FIO_2:
— Vazamento de ar pelo nariz.
— Vazamento de ar pela boca.
— Impedância ao fluxo na linha de amostra.
— Alterações nas conexões internas.
— Problemas com o analisador de O_2.

Sendo assim, uma maneira fácil de verificar a resposta do VO_2, após a realização do teste, é utilizar a equação de Haldane:

$$VO_{2[STPD]} = V_{E\ [STPD]} \cdot \{(FEN_2/FIN_2) \cdot (FIO_2 - FEO_2)\}$$

- A determinação do QR pode ser utilizada para estimar a participação dos substratos energéticos (carboidratos, lipídeos e protídeos). A faixa de variação do QR é de 0,67 a 1,30. Distribuído da seguinte maneira: carboidrato = 1; lipídeo = 0,70 e protídeos = 0,79 a 0,82. Portanto, durante exercício de carga crescente, a observação do QR por volta de 0,70 sinaliza predominância do consumo de ácidos graxos (gordura) e de 1, consumimos mais carboidratos.
- A V_E é processada por convenção na condição de BTPS, enquanto o consumo de oxigênio (VO_2) em STPD. A padronização é de grande importância, pois só assim os resultados podem ser comparados. É fundamental lembrar, que na condição BTPS, o parâmetro avaliado está na temperatura do corpo (37°C), na pressão atmosférica local e com a umidade do ambiente. Ao contrário, na condição STPD, o parâmetro está na temperatura de 0°C, pressão atmosférica ao nível do mar (760mmHg) e sem umidade (seco). Quando se diz que um gás está nas condições normais é quando ele se encontra a 760mmHg = 1atm (nível do mar) e a 0°C (273K). Dessa forma, o consumo de oxigênio na condição STPD está desprovido de vapor d'água, seco e a 760mmHg. Em todos os cálculos metabólicos os volumes dos gases são sempre expressos em STPD.
- Durante a calibração do equipamento de análise de troca gasosa são necessárias verificação e introdução nesses equipamentos dos seguintes parâmetros: pressão barométrica, temperatura ambiente e umidade relativa do ar, pois de acordo com as leis dos gases, eles expandem-se com o calor e/ou baixa pressão barométrica e contraem-se com o frio e/ou alta pressão barométrica. Assim, ocorre variação de fluxos e volumes de acordo com a variação desses parâmetros atmosféricos. Alguns equipamentos já trazem embutidos sensores que medem a pressão barométrica e a temperatura ambiente.
- As condições ambientais dentro do laboratório de fisiologia do exercício são muito importantes para a proteção dos equipamentos e, sobretudo, para os indivíduos testados, pois sabe-se que os parâmetros cardiorrespiratórios e metabólicos e a percepção ao esforço variam de acordo com o comportamento da temperatura ambiente e umidade relativa do ar. Recomenda-se que elas girem no momento do teste, entre 18 e 22°C e aproximadamente 60%, respectivamente. Esse aspecto é plenamente justificável, pois se sabe que a combinação excessiva de calor e umidade diminui a tolerância ao exercício e, em conseqüência, o desempenho do indivíduo. Sendo assim, a realização do teste em condição confortável, num ambiente fresco e seco, facilita a troca e/ou a diminuição da temperatura, dissipando o calor cutâneo provocado pelo exercício.
- A monitoração das variáveis em tempo real permite detectar a qualquer momento alterações ventilatórias incompatíveis com o padrão de normalidade antes, durante e após o teste e/ou problemas técnicos do tipo: vazamento, artefatos, obstrução do sistema e calibração inadequada do equipamento.
- É importante ressaltar que ansiedade e expectativa, geradas pelo indivíduo antes de iniciar o teste, alteram o comportamento das variáveis ventilatórias. Portanto, a utilização de *posters* decorando o ambiente e a atitude tranqüilizadora da equipe com o testado é de fundamental importância, pois diminuindo a ansiedade e aumentando o conforto, permitirá a colaboração e a adaptação mais rápida do indivíduo ao sistema.
- Um aspecto de grande relevância é a escolha do intervalo de tempo da colheita das amostras na análise das variáveis ventilatórias, visto que dependendo do intervalo escolhido, o cálculo aritmético feito pelo computador do equipamento altera o valor quantitativo final da variável. Assim, para que não ocorra dificuldade na interpretação dos resultados, é importante que um mesmo intervalo de tempo seja mantido ao tirar o relatório do teste, inclusive para futuras comparações. É importante que o intervalo médio seja mencionado (10, 20, 30, 40, 50 ou 60s).
- Para que os resultados sejam comparados, sugere-se que os testes sejam realizados no mesmo equipamento, pois a utilização de aparelhos não similares pode implicar em resultados desiguais.
- O VO_2 *steal* é uma condição interessante, porque ele é considerado um potente contribuidor para o declínio relacionado a *performance*. Está associado ao aumento do trabalho respiratório durante atividade física. Esse adicional incremento de esforço dos músculos respiratórios rouba maior porcentagem do $VO_{2máx}$ para sustentar o metabolismo oxidativo (aeróbio) dos músculos respiratórios. O VO_2 *steal* não afetaria o $VO_{2máx}$, mas pode diminuir a *performance* de *endurance* submáxima pela redução da porção do VO_2 que estaria disponível pelo metabolismo oxidativo nos músculos locomotores. Sendo assim, aquele indivíduo que utiliza a cavidade bucal, respirando intensamente pela boca, acaba afetando maior disponibilidade de oxigênio para os músculos periféricos. Além disso, o respirador bucal pode apresentar diversas alterações orgânicas como: alterações na região oronasofaringeana (respiração), na face, no eletrocardiograma, na postura corporal e no metabolismo basal. Conseqüentemente, respirar pela boca não é o procedimento mais adequado diante das várias alterações verificadas no respirador bucal.
- Para aqueles que desejam adquirir um analisador metabólico, para avaliação funcional por análise de gases expirados, é de fundamental importância verificar a qualidade das diversas marcas e modelos existentes no mercado internacional, pois sabemos que existem um número grande desses equipamentos construídos por diversos fabricantes, que, segundo eles, são sempre os melhores. Todavia, apesar de todos terem o mesmo objetivo, muitas marcas podem apresentar problemas e, por conseguinte, nem sempre são confiáveis em suas análises.
- Para análise e interpretação do teste é necessário que o laudo seja objetivo, explicativo e sem exageros no volume de informações, pois não acrescenta ao indivíduo testado e pode confundir o profissional médico ou biomédico que receberá o exame para a explicação do resultado ao seu paciente. Ver modelo utilizado no setor de avaliação cardiorrespiratória e metabólica do Laboratório de Estudos do Movimento do Instituto de Ortopedia e Traumatologia (IOT) do HCFMUSP (Quadro 21.1).

CONSIDERAÇÕES FINAIS

A ergoespirometria tem sido considerada um método de excelência, padrão-ouro em avaliação funcional. É um método propedêutico não-invasivo que, pelo volume de parâmetros e riqueza de detalhes, tem sido valorizado em ambientes científicos e, dessa forma, utilizado em diversas partes do mundo. Sendo assim, pouco espaço é reservado para medidas indiretas, pois fundamentadas em fórmulas preditivas, estimam a capacidade funcional com margem de erro muitas vezes superior a 20%. A contribuição dessa metodologia parece evidente em diversos aspectos, sobretudo porque é possível a verificação de fenômenos fisiológicos que caracterizam distintos momentos de transição metabólica. A utilização da ergoespirometria em pesquisa científica tem crescido e as atenções dos profissionais especializados deverão voltar-se cada vez mais para utilização da medida direta de gases expirados associado à ergometria convencional, o que traz um avanço para área com, conseqüentemente, maior aplicação em vários seguimentos, pois é método que aborda com objetividade e consistência, a interação de diversos parâmetros cardiorrespiratórios e metabólicos que podem ser canalizados para diversas áreas em que o exercício físico é utilizado como modelo de investigação científica. Dessa forma, podemos finalizar essas considerações sintetizando as principais vantagens desse método:

- Capacidade funcional diminuída pode ser detectada e tratada precocemente.
- Determina a causa de intolerância ao trabalho profissional antes que os custos se elevem em demasia.
- Avalia e documenta o progresso de procedimentos de reabilitação funcional e do treinamento de atletas.
- Capacidade atlética e melhor desempenho físico podem ser maximizados.

REFERÊNCIAS BIBLIOGRÁFICAS

1. SUE, D. Y. Integrative cardiopulmonary exercise testing: Basis and application. *Med. Exerc. Nutr. Health*, v. 3, p. 32-55, 1994.
2. HOLLMANN, W.; PRINZ, J. P. Ergospirometry and its history. *Sports Medicine*, v. 23, p. 93-105, 1997.
3. NOAKES, T. D. Implications of exercise testing for prediction of athletic performance: a contemporary perspective. *Med. Sci. Sports Exercise*, v. 20, p. 319-330, 1988.
4. WASSERMAN, K.; MCILROY, M. B. Detecting the threshold of anaerobic metabolism in cardiac patients during exercise. *Am. J. Cardiol.*, v. 14, p. 844-852, 1964.
5. SUE, D. Y.; WASSERMAN, K.; MORICCA, R. B.; CASABURI, R. Metabolic acidosis during exercise in patients chronic obstructive pulmonary disease. *Chest*, v. 94, p. 931-938, 1988.
6. ACC/AHA. Committee on Exercise Testing. ACC/AHA Guidelines for Exercise Testing. *J. Am. Coll. Cardiol.*, v. 30, p. 260-315, 1997.
7. MAC DOUGAL, J. D. The anaerobic threshold: its significance for the endurance athlete. *Can. J. Appl. Sports Sci.*, v. 2, p. 137-140, 1977.
8. READY, A. E.; QUINNEY, A. Alterations in anaerobic threshold as result of endurance training and detraining. *Med. Sci. Sports Exercise*, v. 14, p. 292-296, 1982.
9. HIATT, W. R.; REGENSTEINER, J. G.; NAWAZ, D.; HASSACK, K. F. The evaluation of exercise performance in patients with peripheral vascular disease. *J. Cardiopul. Rehabil.*, v. 12, p. 525-532, 1988.
10. KINDERMANN, W. G.; SIMON, G.; KEUL, J. The significance of the aerobic – anaerobic transition for the determination of workload intensities during endurance training. *Eur. J. Appl. Physiol.*, v. 42, p. 25-34, 1979.
11. BHAMBHANI, Y.; SINGH, M. Ventilatory thresholds during a graded exercise test. *Respiration*, v. 47, p. 120-128, 1985.
12. SKINNER, J. S.; MACLELLAN, T. M. The transition from aerobic to anaerobic metabolism. *Res. Q. Exerc. Sport*, v. 51, p. 234-248, 1980.
13. ADNOT, S.; RADERMACHER, P.; ANDRIVET, P. Effects of sodium-nitroprusside and urapidil on gas exchange and ventilation-perfusion relationships in patients with congestive heart failure. *Eur. Resp. J.*, v. 4, p. 69-75, 1991.
14. WENGER, H. A.; BELL, G. T. The interactions of intensity frequency and duration of exercise training in altering cardiorespiratory fitness. *Sports Medicine*, v. 3, p. 346-356, 1986.
15. WASSERMAN, K.; HANSEN, J. E.; SUE, D. Y.; WHIPP, B. J. *Principles of Exercise Testing and Interpretation*. Philadelphia: Lea & Febiger, 1987.
16. BRAUNWALD, E. *Heart Disease: a textbook of cardiovascular medicine*. 4. ed. Philadelphia: W.B. Saunders, 1992.
17. FIELD, S.; KELLY, S. M.; MACKLEM, P. T. The oxygen cost of breathing in patients with cardiorespiratory disease. *Am. Rev. Respirat. Dis.*, v. 126, p. 9-13, 1981.
18. BLUMBERG, A.; KELLER, G. Oxygen consumption during maintenance hemodialysis. *Nephron.*, v. 23, p. 276-278, 1979.
19. SHIMIZU, M.; MYERS, J.; BUCHANAN, N.; WALSH, D.; KRAEMER, M.; MCAULEY, P. The ventilatory threshold: method, protocol and evaluator agreement. *Am. Heart J.*, v. 122, p. 509-516, 1991.
20. MELLEROWICK, H. *Ergometria*, 1985.
21. AUNOLA, S.; RUSKO, H. Reproducibility of aerobic and anaerobic thresholds in 20 – 50 year old men. *Eur. J. Appl. Physiol.*, v. 53, p. 260-256, 1984.
22. ORR, G. W.; GREEN, H. J.; HUGHSON, R. L. A computer linear regression model to determine ventilatory anaerobic threshold. *J. Appl. Physiol.*, v. 52, p. 1349-1352, 1982.
23. REINHARD, U.; MULLER, P. H.; SCHMULLING, R. M. Determination of anaerobic threshold by the ventilation equivalent in normal individuals. *Respiration*, v. 38, p. 36-42, 1979.
24. WASSERMAN, K.; WHIPP, B.; KOYAL, S.; BEAVER, W. Anaerobic threshold and respiratory gas exchange during exercise. *J. Appl. Physiol.*, v. 35, p. 236-243, 1973.
25. GREEN, J.; DAUB, B.; PAINTEI, D.; HOUSTON, M.; THOMSON, J. Anaerobic threshold and muscle fiber type, area and oxidative enzyme activity during graded cycling. *Med. Science Sports*, v. 11, p. 113-114, 1979.
26. GOMES, P. S. C.; BHAMBHANY, Y. The effects of continuous and intermittent training on the ventillatory thresholds two and maximum exercise capacity of middle-aged men. In: DUQUET, W.; DAY, J. A. P. (eds.). *Kinanthropometry IV*. London: E&FN Spon, 1993. p. 132-139.
27. BUNC, V.; HELLER, J. Ventilatory threshold and work efficiency during exercise on cycle and paddling ergometers in young female kayakists. *Eur. J. Appl. Physiol.*, v. 68, p. 25-29, 1994.

BIBLIOGRAFIA COMPLEMENTAR

DANEK, S. J.; LYNCH, J. P.; WEG, J. G.; DANTZKER, D. R. The dependence of oxygen uptake on oxygen delivery in adult respiratory distress syndrome. *Am. Rev. Respir. Dis.*, v. 122, p. 387-395, 1980.
MACFARLANE, D. J. Automated metabolic gas analysis systems. *Sports Med.*, v. 31, p. 841-861, 2001.
MYERS, J.; SALLEH, A.; BUCHANAN, N. Ventilatory mechanisms of exercise intolerance of chronic heart failure. *Am. Heart J.*, v. 124, p. 710-719, 1992.

QUADRO 21.1 – Laudo do teste ergoespirométrico ou cardiopulmonar

30a * Não atleta Data: 10/11/2004
Indicação: Dr(a). MS Lima

LIMIAR VENTILATÓRIO UM (LV_1) (limite inferior de treinamento aeróbio)
- VO_2 = 19,2mL/kg/min
- **FC = 126bpm**
- VO_2% = 44
- Kcal/min = 7,5
- **Veloc. = 7,2km/h ou 120m/min**
- Escala Borg = 9 (Fácil)

LIMIAR VENTILATÓRIO DOIS (LV_2) (limite superior de treinamento aeróbio)
- VO_2 = 28,8mL/kg/min
- **FC = 163bpm**
- VO_2% = 66
- Kcal/min = 11,4
- **Velocidade = 9,6km/h ou 160m/min**
- Escala Borg = 12 (quase ligeiramente cansativo)

EXERCÍCIO MÁXIMO (Pico de Esforço no Teste)
- Potência aeróbia máxima ($VO_{2máx}$) = 43,8mL/kg/min
- **FC máx. = 203bpm**
- Kcal/min = 17,2
- **Veloc. máx. = 15,6km/h ou 260m/min**
- Escala de Borg = 20 (esforço máximo)

COMENTÁRIOS
- Teste máximo pela escala de cansaço subjetivo de Borg atingindo valor 20 e supramáximo pela resposta cronotrópica no teste (FC).
- A potência aeróbia ou consumo máximo de oxigênio ($VO_{2máx}$), que caracteriza a capacidade máxima pulmonar de captação de oxigênio (fôlego máximo) do ar atmosférico foi 43,8mL/kg/min é considerada *boa* para a idade pela tabela de classificação da aptidão cardiorrespiratória e metabólica da American Heart Association.
- Sugerimos que o treinamento aeróbio seja realizado entre os limites de LV_1 e LV_2, com FC entre 126 e 163bpm e velocidade entre 7,2 e 9,6km/h, pois o componente lento do consumo de oxigênio submáximo (VO_2) em direção ao $VO_{2máx}$ será diminuído e, por conseguinte, aumentará a cinética de O_2, aumentando a eficiência do metabolismo aeróbio.
- *Método de caminhada e/ou corrida extensiva*: duração entre 60 e 90min e a intensidade deve ficar entre 80 e 90% da velocidade de corrida verificada no LV_2.
- *Método de caminhada e/ou corrida intensiva*: duração entre 30 e 60min e a intensidade deve ficar entre 91 e 97% da velocidade de corrida verificada no LV_2.

CAPÍTULO 22

Dinamometria Isocinética

Júlia Maria D'Andréa Greve

A atividade muscular é a base da reabilitação do aparelho locomotor, pois quando se consegue melhorá-la, certamente o paciente obtém ganhos funcionais que se traduzem em diminuição das incapacidades.

A avaliação clínica da atividade muscular é muito eficiente e traz informações valiosas sobre a capacidade de determinado músculo realizar um trabalho ou desempenhar uma atividade, mas não é medida quantitativa segura e principalmente objetiva e reprodutível.

O parâmetro de avaliação muscular foi introduzido por Delorme, com base no conceito de contração máxima[1]. Desde essa época, o autor faz referência ao exercício de fortalecimento muscular como essencial no programa de reabilitação de afecções musculoesqueléticas. Muito embora esse conceito de contração máxima seja fundamental para a avaliação individual, logo se percebeu as limitações desse tipo de avaliação, pois não era útil para fazer o seguimento de um programa de reabilitação e nem para efeitos de comparação[2].

Em 1967, Hislop e Perrine introduziram o conceito de *exercício isocinético*, definido como resistência ajustável, exercida a velocidade constante e predeterminada, que fez com que as avaliações pudessem ser predefinidas e reproduzidas[3].

Esse conceito e o desenvolvimento tecnológico aumentaram a capacidade de se estabelecer programas de reabilitação mais adequados e mensuráveis, pelo maior conhecimento da atividade muscular e principalmente pela possibilidade de se fazer um seguimento mais preciso desse programa, permitindo que a equipe de reabilitação ofereça ao paciente programas adequados às suas necessidades.

EXERCÍCIOS ISOMÉTRICOS

O termo isométrico tem sido usado de forma abusiva, até o ponto que uma contração tônica possa ser chamada de contração isométrica. Pode-se falar em contração isométrica e exercícios isométricos e são termos intercambiáveis. Hislop e Perrine descrevem exercício isométrico como contração muscular contra resistência que é fixa ou imóvel ou muito alta para ser movida[3]. Muller e Hettinger realizaram um estudo que afirma que contração isométrica com dois terços da força máxima, com duração de 6s por dia, por 5 dias é suficiente para ganhar 5% de força por semana[4]. Apesar de o exercício isométrico ser capaz de promover aumento de força, esse ganho é mínimo e somente ocorre no ângulo específico no qual o exercício é realizado. Para que os exercícios isométricos sejam efetivos, deveriam ser feitos e repetidos em diferentes ângulo. Os ganhos com exercícios isométricos são muito específicos e significam que os ganhos de força com atividades isométricas podem ser úteis apenas em velocidades particulares[5]. As melhoras são vistas nos movimentos lentos que não são funcionais e de baixa utilidade para quem deseja realizar algum tipo de atividade física. Os exercícios isométricos não aumentam a resistência muscular ou a capacidade funcional em situações reais.

O grande esforço, que envolve os exercícios isométricos, causa aumento das pressões intramuscular, abdominal e torácica[6]. Eleva a pressão arterial e a freqüência cardíaca e pode acarretar risco cardíaco[7,8]. Para pessoas saudáveis, esse tipo de exercício não é problemático, mas pode provocar lesões musculares e tendinosas. São exercícios úteis para fortalecer músculos em volta de articulações com algum tipo de lesão. As superfícies articulares se afastam durante a contração isométrica e há melhora da nutrição cartilaginosa. No entanto, após a contração isométrica há perda de potência muscular de 60 a 70%, que pode perdurar por 96h (4 dias)[9]. Durante esse período, as articulações podem estar expostas a forças de cisalhamento e impacto mais altas, principalmente pela perda de um dos mecanismos de proteção. Essa perda de atividade pode causar desconforto, como demonstrado por Melchionda *et al.*, o que não ocorre durante a realização de contrações isocinéticas concêntricas[10,11].

EXERCÍCIOS ISOTÔNICOS

Isotônico significa tensão igual. Na ciência dos exercícios, contração isotônica é uma contração na qual a tensão permanece constante enquanto o músculo encurta ou alonga. Muito embora *exercício isotônico* seja o termo utilizado com mais freqüência para descrever exercício com resistência fixa com velocidade variável, o termo *isoinercial* é a descrição mais acurada desse tipo de movimento[12]. O termo isotônico continua a ser utilizado, pela ampla divulgação desse termo. Para se obter exercício isotônico puro, há necessidade de se ter sofisticado dinamômetro ativo. O exercício isotônico é pensado como o exercício realizado em um ginásio. A chave de um exercício isotônico é que apesar do peso (carga) ser constante, a sua velocidade de realização é variável. Quando se eleva um peso de 2kg do solo, muito embora a carga seja constante, a velocidade com que se faz o movimento é variável. Ainda que a confiabilidade do exercício isotônico seja boa, controlar as forças inerciais desenvolvidas com as diversas técnicas de levantamento faz com que esse tipo de atividade seja inapropriado para o estudo do desempenho musculoesquelético[13]. Há necessidade de se dispor de dinamômetros ativos e mesmo assim os movimentos isotônicos devem ser usados apenas para avaliar a velocidade em dada resistência.

Os programas de exercícios são mais efetivos quando mimetizam os movimentos mais executados nas atividades diárias dos indivíduos[5]. Para os seres humanos, a melhor forma de exercício, mais próxima das atividades diárias, é o isotônico. Os exercícios isotônicos são duas vezes mais eficientes no ganho de força que os exercícios isométricos em pessoas destreinadas, de acordo com Connelly e Vandervoot[14].

EXERCÍCIOS ISOCINÉTICOS

Essa forma de exercício, em contraste com as demais, permite a máxima contração muscular através de todo o arco de movimento articular. Esse tipo de exercício é denominado exercício resistido de acomodação (termo utilizado por Hislop e Perrine)[3]. A resistência (carga) varia de acordo com a proporção de mudança na capacidade muscular em todos os pontos do arco de movimento. A variação é controlada de tal forma que a todo instante é igual ao produto da força muscular.

A velocidade de execução do movimento é variável. Quanto maior a velocidade, menor o torque produzido e maior a potência gerada. Nas velocidades menores, o principal parâmetro medido é o torque máximo (força) – caracterizado pela arregimentação de fibras rápidas de metabolismo glicolítico; este deve ser medido por meio de poucas repetições (3 a 4 repetições). Nas velocidades maiores mede-se a resistência muscular e fadiga, bem como a potência muscular. Estas devem ser medidas por seis ou mais repetições. Com a velocidade mais alta pode se medir o índice de fadiga e comportamento da articulação em atividades de alta velocidade, sendo muito útil na avaliação de atletas e retorno à prática das atividades esportivas.

Alguns parâmetros físicos, relacionados à atividade muscular, foram definidos para a atividade isocinética. Todos esses parâmetros podem ser aplicados em qualquer tipo de atividade muscular, mas se tornaram mais factíveis de serem mensurados a partir da dinamometria isocinética (Fig. 22.1). Tais parâmetros são:

- *Torque*: medida fornecida pelo equipamento que corresponde à força muscular vezes a distância percorrida e que varia de acordo com o arco de movimento e a alavanca exercida pelo músculo. Pico de torque ou torque máximo é o máximo de torque produzido em determinado momento da curva força × distância. Sua unidade é Newton-metro (Nm).
- *Trabalho*: que é atividade executada durante todo o arco de movimento e é expresso em joules (J).
- *Potência*: definida com a quantidade de trabalho executada na unidade de tempo e é expressa em watts (W).

Há dois tipos de equipamentos que oferecem exercícios isocinéticos:

- *Tipo I*: dinamômetro ativo (mais utilizado na prática clínica). Nesse tipo de equipamento a velocidade é controlada, enquanto a resistência é variável de acordo com a quantidade de força através do arco de movimento. Não importa quanta força o indivíduo aplique, pois a velocidade não varia. Dessa forma, o movimento do segmento corporal é mantido na velocidade predeterminada.
- *Tipo II*: utiliza a variação do braço de momento (torque) de uma resistência selecionada para que coincida com a variação do braço de momento do esforço muscular e a variação da tensão em decorrência das diferenças de comprimento muscular. A resistência, assim, acomoda as mudanças contínuas na força muscular que ocorre durante o arco de movimento. As variações no braço de resistência do equipamento são determinadas e preestabelecidas para coincidir com a curva de força média das várias ações articulares (há necessidade de diferentes equipamentos para cada movimento) (Fig. 22.2).

Os dinamômetros isocinéticos, equipamentos que medem a força, são aplicados na prática clínica para se obter medida objetiva e reprodutível do torque muscular. Fica claro, quando se verifica o funcionamento das alavancas musculares, que a força muscular varia conforme o comprimento do braço de alavanca e também a carga colocada para se fazer a medida e,

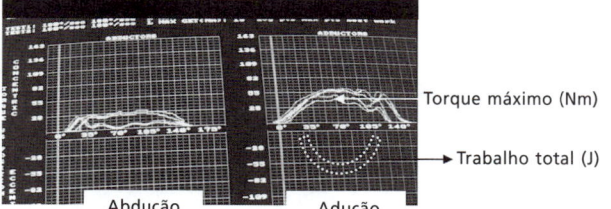

Figura 22.1 – Imagem gráfica do torque muscular gerada pelo dinamômetro isocinético computadorizado do movimento de abdução e adução do ombro.

por conseguinte, mesmo com medidas objetivas, muitos são os fatores de erro dessas medidas.

Observar, na Figura 22.3, as variações de força quando se varia o comprimento do braço da alavanca.

Na Figura 22.4, podem-se observar o dinamômetro e a célula de carga que permitem a variação de velocidade e a sua manutenção constante durante a realização do teste.

BIOMECÂNICA DA ATIVIDADE MUSCULAR

Relação Comprimento–Tensão

A mais básica das relações que governa o desempenho muscular é a associação entre comprimento do músculo e tensão gerada. A maneira mais fácil de entender é pensar na contração isométrica. O músculo na posição relaxada (não produz tensão; quando o músculo é lentamente alongado, atinge um ponto em que há tensão passiva, que pode ser registrada; esse músculo continua a ser alongado até um ponto no qual não há mais aumento aparente da tensão). Duas formas de resistência podem ser identificadas: tensão ativa e tensão passiva.

A tensão ativa é produzida pelos elementos contráteis e a tensão passiva pelos elementos não contráteis.

A tensão muscular que corresponde à máxima tensão ativa é o comprimento de repouso (não confundir com a posição anatômica). Gordon *et al.* afirmam que a relação comprimento–tensão do músculo inteiro reflete o comportamento mecânico das fibras individuais[15]. Esse comportamento depende do número de ligações cruzadas entre os filamentos de actina e miosina ou grau de superposição.

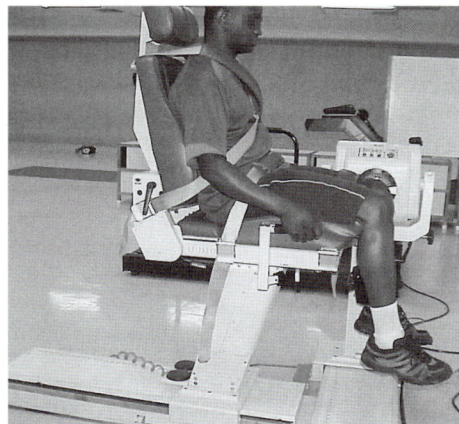

Figura 22.2 – Dinamometria isocinética.

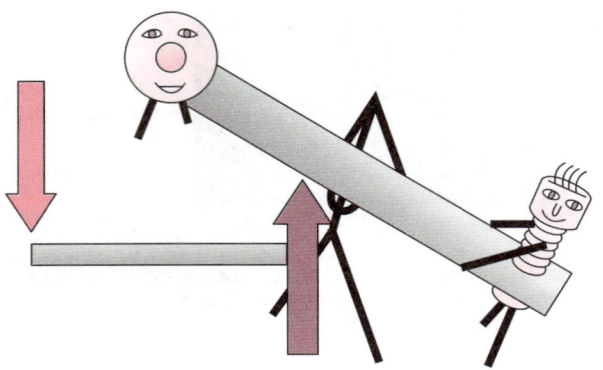

Figura 22.3 – Movimento e fulcro da alavanca no modelo gangorra.

Força Real

Não importa que técnicas sejam utilizadas, a medida de força é realizada pelo efeito rotacional gerado pela força muscular. Dessa forma, mede-se o torque gerado pela atividade muscular (momento da força), em vez de medir a força em si.

Correção da Gravidade

Desde que a maioria dos testes isocinéticos mede o movimento angular (flexão plantar e dorsal do tornozelo, por exemplo), o efeito da gravidade precisa ser corrigido. No entanto, em alguns movimentos, como inversão e eversão do tornozelo, a gravidade não precisa ser corrigida. Esse fato é importante, quando se considera a relação agonista-antagonista do movimento, principalmente quando um grupo muscular age contra a gravidade e outro a favor.

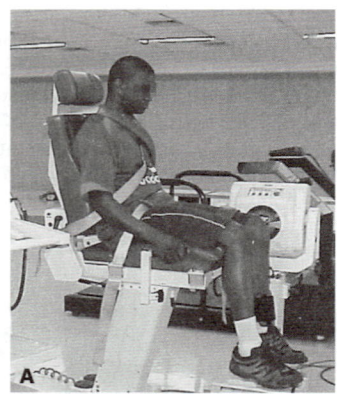

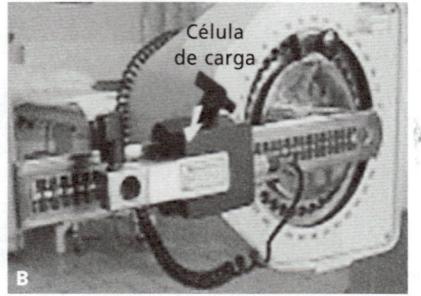

Figura 22.4 – (A) Dinamômetro e braço da alavanca. (B) Célula de carga.

Relação Força-Velocidade

Há relação direta entre a força gerada e a velocidade angular, dependendo do tipo de contração:

- *Contração concêntrica*: há diminuição do torque máximo gerado quando se aumenta a velocidade angular do movimento. Com a velocidade menor o padrão de recrutamento favorece as fibras do tipo I (força) e muitas fibras tipo II também são recrutadas. Com o aumento da velocidade, há cada vez menos fibras tipo I sendo recrutadas[16,17].
- *Contração excêntrica*: nesse tipo de recrutamento, o momento máximo pode aumentar nas velocidades maiores, pela facilitação neuromuscular (teoricamente, a contração excêntrica pode ser muito facilitada nas velocidades de movimento altas).

Ordem de Força

Os princípios mencionados anteriormente podem ser suplementados por:

- Na mesma velocidade a força de contração excêntrica é maior que a concêntrica.
- O princípio de Elftman afirma que a ordem de força depende do modo de contração: excêntrica > isométrica > concêntrica[18].
- A força também depende do tipo de exercício realizado: isocinético > isométrico > isotônico.

Ordem das Forças Articulares

Quando um músculo se contrai em volta de uma articulação, certa quantidade de pressão intra-articular é criada. A pressão é dependente do tipo de exercício: isotônico > isocinético > isométrico e do tipo de contração realizada: excêntrica > concêntrica > isométrica.

Velocidade do Teste

- *Contrações concêntricas*: a maioria os dinamômetros chega até a velocidade de 500°/s. A velocidade depende da articulação testada e da amplitude de movimento. As altas velocidades podem ser utilizadas para testar atletas de elite durante a prática do esporte ou para melhora de desempenho e pesquisas.
- *Contrações excêntricas:* as mesmas velocidades não são possíveis. Normalmente são realizadas a um terço das concêntricas. Alongar um músculo em alta velocidade é uma séria ameaça à integridade do músculo e nunca deve ser feito. Restringir a ativação do antagonista é um fenômeno neuromuscular bem desenvolvido em atletas[19].

Contração Excêntrica Aumentada

Uma força muscular excêntrica pode exceder de 100% a força isométrica, muito embora na vida real isso não ocorra[20]. É possível, que esse fato se deva ao ciclo de retroalimentação negativa com regulação espinal e periférica, para proteger o músculo de estresses excessivos[21]. A falha desse mecanismo ou a necessidade defensiva de maior força excêntrica pode causar lesões musculotendíneas.

Índice Excêntrico/Concêntrico

O índice excêntrico/concêntrico (índice EC) é expresso pelo torque máximo excêntrico dividido pelo torque máximo concêntrico. É diretamente proporcional à velocidade do movimento. Segundo Dvir, o índice EC de uma articulação varia de 0,95 a 2,05, de acordo com o aumento da velocidade[11]. Trudelle-Jackson et al. referem índice EC de 0,85 em velocidades baixas[22]. Esse índice diminui em presença de doenças[23]. Bennett e Stauber sugerem que índice EC inferior a 0,85 é sinal de lesão femoropatelar (falha do controle neuromotor)[24]. O aumento do índice EC sugere aumento da ação de tecido.

Cadeia Cinética Aberta versus Cadeia Cinética Fechada

A maioria dos dinamômetros isocinéticos é configurada para realizar o movimento de uma única articulação no mesmo plano. No entanto, um movimento articular é multiplanar e feito em combinação com outras articulações. Ainda que não se meça a contribuição individual de cada músculo dentro de um movimento multiarticular (cadeia fechada), o uso desse tipo de exercício é muito interessante, pela diminuição de sobrecarga articular, principalmente em programas terapêuticos e de treinamento. Ainda que a atividade isocinética, executada em forma de cadeia aberta possa gerar sobrecarga articular, a avaliação precisa ser feita dessa forma e por esse motivo deve ser realizada em condições seguras.

A dinamometria isocinética realizada de forma intempestiva e precoce, principalmente em condições pós-operatórias, está absolutamente contra-indicada. Essa contra-indicação decorre do risco de executar um movimento não seguro e da falta de informações confiáveis que um teste nessa fase do processo proporciona. Eflúvio intra-articular ou dor invalida, de modo definitivo, o resultado do teste, visto que a atividade muscular fica extremamente inibida por esses processos. A segurança do teste isocinético, no entanto, é muito grande porque parte das cargas geradas durante a sua realização dirigida às estruturas extra-articulares (ligamentos e cápsulas).

Kaufman et al. referem que a força média tibiofemoral gerada durante o teste isocinético é quatro vezes o peso corporal do indivíduo, a mesma gerada durante a marcha[25].

A força de cisalhamento anterior é um terço do peso corporal e é mais alta que a gerada na marcha, mas inferior à gerada quando se sobe escadas (1,7 vez o peso corporal) ou corrida (3 vezes).

A força de cisalhamento posterior é igual a 1,7 vez o peso corporal e é maior que a marcha e semelhante a subir escada e menor que correr.

As forças femoropatelares alcançam 5,1 vezes o peso corporal na velocidade de 60°/s. Essa força pode ser comparada com 0,5 vez o peso corporal durante a marcha; 3,3 vezes o peso corporal em subir escadas; 7,6 vezes quando se ajoelha e 20 vezes quando pula.

Facilitação Excêntrica-concêntrica

A facilitação da contração concêntrica após a realização de contração excêntrica é bem conhecida[26-28]. Esse fenômeno também é chamado pré-alongamento, ciclo de alongamento curto ou contração pliométrica. Baseia-se primariamente no comportamento mecânico dos elementos elásticos contidos nas estruturas contráteis de músculos e tendões[29]. Na contração excêntrica, a energia é acumulada nas formas mecânica e química e é liberada no início da próxima contração concêntrica. Esse fenômeno é relevante no teste isocinético, pois a resposta pliométrica pode ser treinada. Obter o aumento da contração pliométrica usando a atividade isocinética é questão controversa.

APLICABILIDADE CLÍNICA

Moffroid estabeleceu parâmetros e normas para se utilizar e entender a avaliação isocinética do ponto de vista clínico[30,31]. O aumento da velocidade angular diminui o torque máximo obtido. Há mais variação no ângulo de ocorrência do pico de torque, porém este tende a aparecer mais tardiamente.

Não há diferenças entre os parâmetros de força muscular de acordo com o tipo de contração executada. A relação de maior ou menor desempenho está relacionada ao tipo de atividade mais treinada e à especificidade da atividade realizada.

Os músculos de maior ação antigravitacional e que executam suas funções nas atividades diárias, por meio de contrações excêntricas são mais fortes, isto é, geram torque máximo maior. Entretanto, a capacidade de manter esse troque máximo dentro da contração, é de curtíssima duração. Na maior parte dos estudos, observa-se que o torque máximo se mantém por, no máximo, 1s.

Os dados normativos desse tipo de avaliação devem ser sempre considerados de forma específica, ou seja, para o grupo determinado que fez aquela avaliação: homens ou mulheres; treinados ou não treinados; sedentários ou ativos; tipo de atividade física/esportiva praticada; tempo de prática; tipo de treinamento e momento do treinamento. A atividade muscular (quantificação) se modifica de forma substancialmente com todos os fatores já relacionados. As comparações devem sempre ser feitas dentro de grupos fechados.

Uma das formas de se normalizar os dados obtidos é utilizar alguns critérios a seguir.

Dados Antropométricos

Relacionar os dados quantitativos com o peso corporal e estabelecer uma relação. A utilização do índice de massa corporal não é recomendada, pois também é um índice e, dessa forma, a relação pode apresentar grandes distorções. Muitos autores utilizam o peso corporal expresso (kg) e representam os valores encontrados na dinamometria isocinética em forma de porcentagem do peso corporal. Essa forma auxilia na avaliação de grupos homogêneos quanto aos fatores expressos anteriormente, mas com as variações antropométricas normais.

Relação da Atividade Muscular Agonista/Antagonista

Outra forma de normalizar os dados é entender a atividade muscular como uma unidade dinâmica de ação e reação, isto é, o equilíbrio entre a ação do músculo agonista (ação concêntrica) e do antagonista (ação excêntrica). Procurar estabelecer o equilíbrio entre os dois grupos musculares que agem em uma articulação, em determinadas posição e velocidade, pode ajudar a detectar desequilíbrios na ação muscular e permitir a prescrição de exercícios específicos e adequados para aquele indivíduo.

A relação de equilíbrio na articulação do joelho, na velocidade de 60°/s, quando a dinamometria isocinética é realizada na posição sentada, medindo o arco de movimento de extensão total até 90° de flexão é considerada normal, quando o grupo flexor é capaz de gerar um torque máximo de 60 a 70% do torque máximo extensor[32].

Na avaliação da flexão e extensão do tronco nas velocidades de 60° e 90°/s, a relação entre o torque máximo do grupo flexor (reto abdominal) e extensores (paravertebrais torácicos e lombares e multifidus) fica próxima de 100%, isto é, não há predomínio de um grupo sobre o outro de forma significativa. Muitos dos autores referem que o predomínio da atividade extensora sobre a flexora é desejável, porque a ação deste grupo é essencial na atividade antigravitacional dos movimentos de elevação do tronco e de objetos, assim como na manutenção de boa postura ereta[33]. A perda de força extensora do tronco pode estar na gênese da lombalgia crônica, perda esta extremamente agravada pelo sedentarismo. As mulheres, maiores vítimas das dores lombares de caráter mecânico, têm maior perda da atividade muscular extensora lombar que os homens[33]. Alguns programas de fortalecimento muscular mostram-se muito úteis no tratamento das síndromes dolorosas crônicas da região lombar[34].

Comparação com o Lado Oposto

A utilização dos parâmetros do lado oposto pode ser muito útil nos casos de lesões/comprometimentos de um dos membros. A maioria dos trabalhos aponta para o equilíbrio de forças entre os dois lados, isto é, o lado oposto pode servir de parâmetro de comparação para os valores que devem ser esperados do lado comprometido. A atividade esportiva que demanda muito o lado dominante, mormente de membros superiores (tênis e outros esportes de arremesso), pode mostrar valores discrepantes entre os lados, mas lembrar que a atividade esportiva gera o aumento dos parâmetros do lado vicariante e não a diminuição do lado não utilizado, quando for utilizar o lado não comprometido como comparação.

Dinamometria Isocinética

Na realização de atividade de avaliação ou de treinamento em qualquer tipo de dinamômetro isocinético, é importante se conhecer o equipamento, quais velocidades podem ser executadas, protocolos de avaliação disponíveis, critérios biomecânicos para se alinhar as articulações avaliadas. Normalmente, são equipamentos muito seguros, que podem ser graduados tanto para atletas de alto desempenho quanto para indivíduos portadores de doenças e lesões do aparelho locomotor. O esforço cardiorrespiratório despendido depende do tipo de avaliação que será executada. Nas avaliações de resistência com velocidades angulares mais altas é fundamental se conhecer o paciente a ser avaliado, pois o desempenho cardiorrespiratório é alto. Esse tipo de avaliação que demanda esforço máximo só deve ser feito, quando o paciente estiver em boas condições de saúde. É importante que seja feira avaliação clínica prévia em indivíduos sedentários, idosos, convalescentes e pós-operatórios recentes. A dinamometria isocinética não deve ser feita em hipertensos sem controle (pressão arterial sistólica acima de 100mmHg). Outras contra-indicações são: insuficiências cardíaca descompensada e respiratória, quadros infecciosos agudos, pós-operatório de lesões musculoesqueléticas recentes (mínimo de 3 meses pós-operatório), lesões/traumas agudos do sistema musculoesquelético ou outras alterações clínicas não tratadas.

FASES DA AVALIAÇÃO – DINAMOMETRIA ISOCINÉTICA

- *Aquecimento*: deve ser realizado, previamente ao teste, por 5 a 10min em bicicletas, esteiras, marcha e movimentos livres da articulação a ser testada.
- *Posicionamento*: o paciente deve ser posicionado com a articulação a ser avaliada alinhada com o eixo do dinamômetro e deve ser contido (demais articulações do corpo), para que não realize compensações com outros movimentos do corpo.
- *Adaptação*: após o posicionamento, solicita-se ao paciente que execute o movimento a ser avaliado e este deve ser feito com conforto. O paciente é estimulado a repetir o movimento quantas vezes desejar, até se sentir confortável.
- *Pré-teste*: pede-se ao paciente que realize o movimento, na velocidade preestabelecida, três vezes para se familiarizar com a velocidade do teste, com força submáxima.
- *Teste*: pede-se ao paciente que execute o movimento do teste no número de repetições estabelecida com força máxima. Nessa fase, o paciente é estimulado por meio de incentivos verbais e da própria tela do computador (verifica o desempenho durante o teste) para manter sua concentração e fazer a força máxima.

O mesmo procedimento é repetido para cada série, que normalmente é feita em diferentes velocidades. Um teste máximo não deve ultrapassar 30min de duração, mesmo quando se precisa avaliar os dois lados, sob o risco de se fatigar o paciente e não se obter desempenho adequado.

CONSIDERAÇÕES FINAIS

A dinamometria isocinética é um método de avaliação da atividade muscular de grande utilização em reabilitação. Ainda que demande equipamento caro e de difícil operação (necessidade de recursos humanos treinados), sua utilização traz vantagens na confiabilidade, segurança, desempenho e reprodutibilidade de programas terapêuticos de exercícios. Conhecer sua indicação e aplicação é uma necessidade para os profissionais da área de reabilitação.

REFERÊNCIAS BIBLIOGRÁFICAS

1. DELORME, T. Restoration of muscle power by heavy-resistance exercises. *J. Bone Joint Surgery. Am.*, v. 27, p. 645-667, 1945
2. BEASLEY, W. C. Influence of method on estimates of normal knee extensor force among normal and postpolio children. *Phys. Therapy. Rev.*, v. 36, p. 21-41, 1956.
3. HISLOP, H. J.; PERRINE, J. J. The isokinetic concept of exercise. *Phys. Ther.*, v. 47, p. 114-117, 1967.
4. MULLER, E. A.; HETTINGER, T. W. The effects of isometric exercise against isotonic exercise on muscles. *Arbeitsphysiology*, v. 15, p. 452, 1954.
5. MORRISSEY, M. C.; HARMAN, E. A.; JOHNSON, M. J. Resistance training modes: specificity and effectiveness. *Medicine and Science in Sports and Exercise*, v. 27, n. 5, p. 648-660, 1995.
6. WILLIAMS, C. A.; LIND, A. R. The influence of straining manoeuvres on the pressor response during isometric exercise. *European Journal of Applied Physiology and Occupational Physiology*, v. 56, n. 2, p. 230-237, 1987.
7. NAGLE, F. J.; SEALS, D. R.; HANSON, P. Time to fatigue during isometric exercise using different muscle masses. *International Journal of Sports Medicine*, v. 9, n. 5, p. 313-315, 1988.
8. WHITE, M. J.; CARRINGTON, C. A. The pressor response to involuntary isometric exercise of young and elderly human muscle with reference to muscle contractile characteristics. *European Journal of Applied Physiology and Occupational Physiology*, v. 66, n. 4, p. 338-342, 1993.
9. TIDAS, P. M.; SHOEMAKER, J. K. Effleurage massage, muscle blood flow and long term post-exercise strength recovery. *International Journal of Sports Medicine*, v. 16, n. 7, p. 478-483, 1995.
10. MELCHIONDA, A. M. et al. The effect of local isometric exercise in the serum levels of beta-endorphin/beta-lipotropin, *Physician and Sports Medicine*, v, 12, n. 9, p. 102-109, 1984.
11. DVIR, Z .et al. Concentric and eccentric torque variations of the quadriceps femoris in patello-femoral pain syndrome. *Clinical Biomechanics*, v. 5, p. 68-72, 1990.
12. ABERNETHY, P.; WILSON, G.; LOGAN, P. Strength and power assessment: issues, controversies and challenges. *Sports Medicine*, v. 19, p. 401-417, 1995.
13. SAPEGA, A. A. Muscle performance evaluation in orthopaedic practice. *Journal of Bone and Joint Surgery*, v. 72a, p. 1562-1574, 1990.
14. CONNELLY, D. M.; VANDERVOOT, A. A. Improvement in knee extensor strength of institutionalised elderly women after exercise with ankle weights. *Physiotherapy Canada*, v. 47, n. 1, p. 15-23, 1995.
15. GORDON, A. M.; HUXLEY, A. F.; JULIAN, F. T. The variations in isometric tension with sarcomere length in vertebrate muscle fibres. *Journal of Physiology*, v. 1984, p. 170-192, 1966.
16. KANNUS, P.; JARVINEN, M. Knee flexor / extensor strength ratio in follow up of acute knee distortion injuries. *Archives of Physical Medicine and Rehabilitation*, v. 71, p. 38-41, 1990.

17. KANNUS, P.; KALPIN, M. Angle-specific torque's of thigh muscles: Variability analysis in 200 healthy adults. *Canadian Journal of Sports Science*, v. 21, p. 304-307, 1991.
18. ELFTMAN, H. Biomechanics of muscle. *Journal of Bone and Joint Surgery*, v. 48a, p. 363-373, 1966.
19. GLOUSMAN, R. E. et al. Dynamic electromyography analysis of the throwing shoulder with glenohumeral instability. *Journal of Bone and Joint Surgery*, v. 70a, p. 220-226, 1988.
20. EDMAN, K. A.; ELIZINGA, G.; NOBLE, M. I. The effect of stretch on contracting skeletal muscle fibres. In: SUGI, H.; POLLACK, G. H. (eds.). *Cross Bridge Mechanism in Muscle Contraction*. Baltimore: University Park Press, 1979. p. 297-309.
21. STAUBER, W. T. Eccentric action of muscles: physiology injury and adaptation. *Exercise and Sports Science Review*, v. 19, p. 157-185, 1989.
22. TRUDELLE-JACKSON, E. et al. Eccentric/concentric torque deficits in the quadriceps muscle. *Journal of Orthopaedic and Sports Physical Therapy*, v. 11, p. 142-145, 1989.
23. CONWAY, A.; MALONE, T. R.; CONWAY, P. Patella alignment/tracking; effect on force output and perceived pain. *Isokinetics and Exercise Science*, v. 2, p. 9-17, 1992.
24. BENNETT, G.; STAUBER, W. T. Evaluation and treatment of anterior knee pain using eccentric exercise. *Medicine and Science in Sports and Exercise*, v. 18, p. 526-530, 1986.
25. KAUFMAN, R. K. R. et al. Dynamic joint forces during knee isokinetic exercise. *The American Journal of Sports Medicine*, v. 19, p. 305-316, 1991.
26. CAVANAGH, G. A.; DUSMAN, B.; MARGARIA, R. Positive work done by a previously stretched muscle. *Journal of Applied Physiology*, v. 24, p. 21-30, 1968.
27. KOMI, P. V.; BOSCO, C. Utilization of stored elastic energy in leg extensor muscles by men and women. *Medicine and Science in Sports and Exercise*, v. 10, p. 261-265, 1978.
28. BOSCO, C.; MOGNONI, P.; LUHTANEN, P. Relationship between isokinetic performance and ballistic movement. *European Journal of Applied Physiology*, v. 52, p. 357-364, 1983.
29. SVANTESSON, U. et al. Use of a Kin-Com dynamometer to study the stretch shortening cycle during plantarflexion. *European Journal of Applied Physiology*, v. 62, p. 415-419, 1991.
30. MOFFROID, M. A. et al. A study of isokinetic exercise. *Physical Therapy*, v. 49, p. 735-47, 1969.
31. MOFFROID, M. A.; WHIPPLE, R. H. Specificity of speed of exercise. *Physical Therapy*, v. 50, p. 1693-1699, 1970.
32. NEDER, J. A. et al. Reference values for concentric knee isokinetic strength and power in non-athletic men and women from 20-80 years old. *Journal of Orthopaedic and Sports Physical Therapy*, v. 29, p. 116-126, 1999.
33. GREVE, J. M. D. *Avaliação Isocinética dos Músculos Flexores e Extensores do Tronco – Análise Crítica no Diagnóstico Funcional das Lombalgias Crônicas de Origem Mecânica*. São Paulo, 1998. 222p. Tese (Livre-Docência) – Faculdade de Medicina da Universidade de São Paulo.
34. FREITAS, C. D. *Estudo Comparativo entre a Dinamometria Isocinética e a Bola Terapêutica na Lombalgia Crônica de Origem Mecânica*. São Paulo, 2004. Dissertação (Mestrado) – Faculdade de Medicina da Universidade de São Paulo.

BIBLIOGRAFIA COMPLEMENTAR

TERRERI, A. S. et al. Isokinetic assessment of the flexor-extensor balance of the knee in athletes with total rupture of the anterior cruciate ligament. *Rev. Hosp. Clin. Fac. Med. São Paulo*, v. 54, n. 2, p. 35-38, 1999.

CAPÍTULO 23

Podobarometria

Júlia Maria D'Andréa Greve • Denise Loureiro Vianna

A avaliação da função motora e do movimento, isto é, ter informações objetivas, mensuráveis e reprodutíveis sobre a capacidade de um indivíduo realizar determinada atividade, que envolva o aparelho locomotor, ainda é uma das grandes dificuldades para a prática da medicina de reabilitação fundamentada em evidências. O ganho funcional obtido com os procedimentos terapêuticos reabilitacionais nem sempre pode ser avaliado de forma quantitativa.

As atividades motoras são dependentes da condição física do indivíduo: fatores genéticos e ambientais, do treinamento e aprendizado motor, dado pela quantidade de engramas motores cerebrais adquiridos ao longo da vida. Dessa forma, muitos são os possíveis padrões de normalidade na execução de um mesmo ato motor e esta, talvez seja uma das grandes dificuldades para se estabelecer parâmetros de avaliação funcionais universais.

A marcha, uma atividade motora executada de forma automática, é um bom exemplo dessa variabilidade, pois mesmo que a marcha normal do ser humano tenha bases biomecânicas bem fundamentadas, há muitas pequenas variações na sua execução, que criam os padrões individuais distintos de locomoção, que, no entanto, permanecem dentro dos critérios de normalidade.

A marcha é uma seqüência de movimentos realizados pela integração neuromusculoesquelética que arremessam o corpo para frente, desequilibrando-o a todo instante e que se utiliza da força de reação do solo para acelerar e desacelerar o organismo nessa progressão. A marcha, didaticamente, que facilita seu estudo e compreensão, pode ser estudada por meio dos eventos e do da marcha.

Os eventos da marcha são definidos a partir da posição do pé em relação ao solo, que servem como marcos de referência.

O ciclo da marcha é definido pelas ocorrências sucessivas do mesmo evento. Considera-se que o contato inicial do pé com o solo seja o começo do ciclo da marcha que se encerra quando esse mesmo pé toca o solo novamente.

São definidas duas fases do ciclo da marcha (Fig. 23.1):

- *Fase de apoio*: na qual é feita a absorção do impacto e desaceleração e a estabilização e aceleração, em que o movimento do pé e tornozelo é fundamental para essa seqüência.
- *Fase de balanço*: na qual ocorre o deslocamento anterior do corpo, por meio do movimento do membro inferior, utilizando-se o impulso obtido no final da fase de apoio. A atividade muscular ativa da fase de balanço prepara a perna para a nova fase de apoio e a repetição do ciclo.

Muitos são os parâmetros e os dados que podem ser utilizados para se avaliar a marcha humana e outros movimentos humanos e animais. De forma simplificada podemos avaliar os movimentos por:

- *Análise cinemática*: avalia o deslocamento do corpo no espaço e como os diferentes segmentos se movimentam nesse deslocamento.
- *Análise da pressão plantar*: verifica a pressão e a força de reação do solo desenvolvidas na planta do pé, de acordo com o desenvolvimento da marcha. É uma análise da fase de apoio da marcha.
- *Análise cinética*: avalia as forças que agem no sistema, a partir da força de reação do solo e as alavancas musculares.
- *Análise eletromiográfica*: avalia a atividade elétrica muscular gerada pelos movimentos realizados.
- *Goniometria*: avalia a amplitude de movimento das articulações durante a atividade motora realizada.

Outros tipos de aquisição podem ser acoplados e sincronizados para se avaliar os parâmetros da marcha normal: consumo de oxigênio, imagens (ultra-sonografia e ressonância magnética), sinais eletrocardiográficos e espirométricos, pressão arterial e outros.

Fica evidente que um ato motor pode ser avaliado e quantificado de várias maneiras, utilizando-se parâmetros distintos, que podem ser mais ou menos relevantes, do ponto de vista clínico, dependendo da doença ou incapacidade estudada. A diversidade e a complexidade dessas avaliações e a interpretação clínica de cada uma delas exigem equipamentos e recursos humanos qualificados com altos custos de instalação e operação. A análise tridimensional dos movimentos, feita de forma simultânea com múltiplos parâmetros de aquisição, é o ideal, pois permite visualizar a atividade motora na sua integridade, mas sua interpretação é demorada,

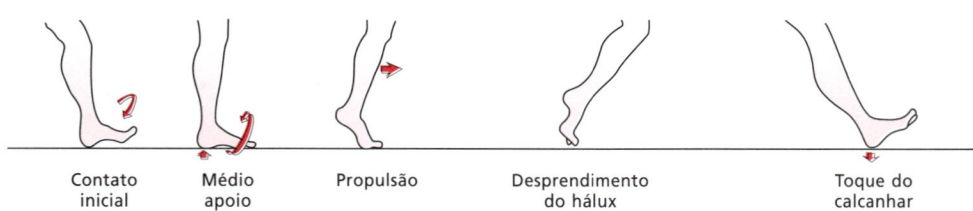

Figura 23.1 – Ciclo da marcha humana e suas fases. (*A*) Fase de apoio. (*B*) Fase de balanço.

custosa e de difícil interpretação. Há necessidade de se dispor de recursos de avaliação funcional mais simples, menos custosos, que sejam de operação ágil e que possam auxiliar na prática clínica diária, acrescer conhecimentos e permitir pesquisas qualificadas.

BIOMECÂNICA DO PÉ NA MARCHA

O pé humano constitui a base de apoio e propulsão para a marcha, sendo considerado um amortecedor dinâmico capaz de suportar e distribuir as cargas fisiológicas nele impostas[1].

A extensão dos dedos da fase final do apoio traciona a aponeurose plantar e reforça o arco plantar proporcionando maior rigidez na alavanca de impulsão[2,3]. A limitação da extensão do hálux aumenta a pressão no antepé no primeiro metatarso e a extensão dos dedos no final da impulsão aumenta a área de contato do antepé e reduz a pressão[4,5]. As alterações na mobilidade do tornozelo também contribuem para alterar a distribuição das cargas plantares nos indivíduos com artrodese do tornozelo[6]. A alteração na mobilidade da articulação subtalar está relacionada ao aparecimento de úlceras, sendo padrão de risco nos pés neuropáticos[4,7-12]. A redução da mobilidade é apontada como causa de dor nos pés cavos, quando comparados com pés planos, pela menor deformação e absorção dos choques[13]. Os movimentos do pé são responsáveis pela absorção dos impactos, manutenção do equilíbrio e distribuição das cargas[14]. Há crescente redução da mobilidade fisiológica dos pés, causada pelos calçados e sedentarismo. A mobilidade é necessária e sua redução acarreta consequências aos pés a curto ou longo prazo.

A quantificação do grau de mobilidade dos pés é bastante difícil, principalmente em decorrência da complexidade de suas estruturas e da inexistência de equipamentos de medição adequados. Segundo Oliveira *et al.*, há correlação significante entre o peso corporal e a força vertical de reação do solo para todos os segmentos do pé[15].

PODOBAROMETRIA – DEFINIÇÃO

Um dos equipamentos de avaliação funcional mais interessantes é o sistema de avaliação da pressão plantar e força de reação do solo, denominado de podobarometria.

Esse sistema se utiliza de sensores flexíveis, que podem ser inseridos dentro do calçado ou se apresentarem como plataformas. Esses sensores medem a pressão de apoio e auxiliam na avaliação de: apoio durante ortostatismo; alterações de postura; marcha; no desenvolvimento de calçados e na prática esportiva.

Os mesmos sensores colocados nos cotos de amputação podem auxiliar na melhora e no desenvolvimento de próteses de membros amputados. São úteis como meios auxiliares do estudo da posição sentada e deitada: prescrição de cadeira de rodas e ergonomia. Também são utilizados no estudo da oclusão dental dentro da ortodontia e cirurgias bucomaxilofacial.

A possibilidade de se avaliar a marcha de forma dinâmica e simples é a grande vantagem da podobarometria, que permite a avaliação da qualidade da marcha: cadência, tempo de apoio e duplo apoio e distribuição da força aplicada e pressão plantar nas diversas fases da marcha. É muito útil para se utilizar na avaliação do uso de órteses e palmilhas. A podobarometria, vem se tornando fundamental na avaliação dos pés insensíveis diabéticos ou hansenianos, pois auxilia na prevenção do mal perfurante plantar. É, também, um importante auxiliar no tratamento dos pés dolorosos, visto que permite a visualização de áreas de maior pressão e desequilíbrios causados por vícios de marcha e postura.

COMPONENTES

Os componentes utilizados nessa avaliação são apresentados a seguir.

Periféricos

Palmilhas

São confeccionadas em material plástico, no qual estão inseridos os barossensores, e utilizadas dentro do calçado do paciente; esses sensores são sensíveis à deformação mecânica causada pela força do peso (Fig. 23.2). Essas palmilhas são muito flexíveis e estão conectadas ao receptor periférico. Cada palmilha tem 1.064 sensores distribuídos ao longo da superfície de apoio. Há um receptor periférico que recebe as informações geradas pelas deformações nas palmilhas e se transfere para a placa inserida dentro do computador, por meio de alguns cabos condutores. Esses cabos ligam o paciente ao computador e precisam ser mantidos em conexão durante todo o período de aquisição.

A possibilidade de se utilizar sensores mecânicos flexíveis dentro dos calçados é uma enorme vantagem operacional, pois permite medir as variações da pressão aplicada durante a execução de um movimento (marcha, salto, corrida). O sistema de sensores flexíveis, ainda que limitado do ponto de vista de aquisição, uma vez que só mede a pressão plantar (força vertical/área de aplicação), é eficiente porque faz avaliação dinâmica de forma simples e rápida e aumenta o entendimento do processo biomecânico da marcha.

Centrais

Placas de Aquisição

Os componentes centrais são as duas placas de aquisição e correspondem a cada um dos receptores periféricos, responsáveis pelos dados adquiridos de cada um dos pés. Essas placas são inseridas dentro do computador e podem ser sincronizadas com outros tipos de sinais de aquisição.

Metodologia de Aquisição

Ver Figura 23.3.

Preparação do Paciente

A palmilha é colocada no calçado e ligada ao receptor periférico, que permanece fixo no tornozelo do paciente, que, por sua vez, está conectado às placas centrais por meio dos cabos condutores. Esses cabos permitem que o paciente caminhe de 8 a 10m.

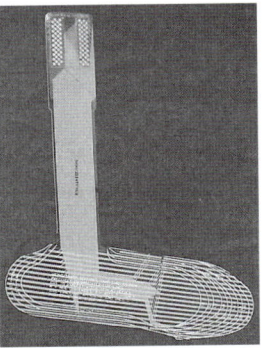

Figura 23.2 – Sensor plantar flexível.

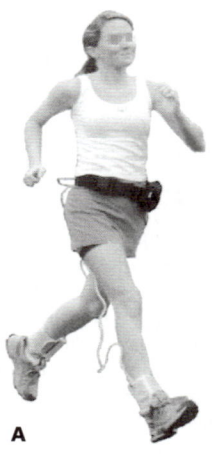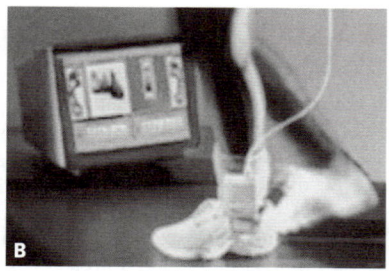

Figura 23.3 – (A e B) Movimento dos pés e possibilidades de avaliação.

Calibração

É necessário se proceder à calibração da palmilha e, para tal, se utiliza o peso corporal do paciente. Faz-se a calibração em cada um dos pés de forma separada. Solicita-se que o paciente permaneça em pé por alguns segundos em um dos pés. Utilizam-se as unidades do sistema métrico: gramas, quilogramas e centímetros quadrado.

Parâmetros de Aquisição

Os parâmetros adquiridos são a força de reação do solo e as pressões plantares desenvolvidas durante a fase de apoio e ortostatismo uni e bipodálico. Podem-se variar o tempo de aquisição (2 a 12s) e o intervalo de gravação de cada imagem (0,2 a 0,4s).

Aquisição

Após instalação do equipamento, calibração e estabelecimento dos parâmetros de aquisição, solicita-se ao paciente que permaneça em posição ortostática parado e que deambule em linha reta em local predeterminado, para que se faça a aquisição dos parâmetros estático e dinâmicos.

Análise dos Resultados

Na Figura 23.4 observa-se um exame normal que mostra a imagem da tela do computador com um exame que pode ser

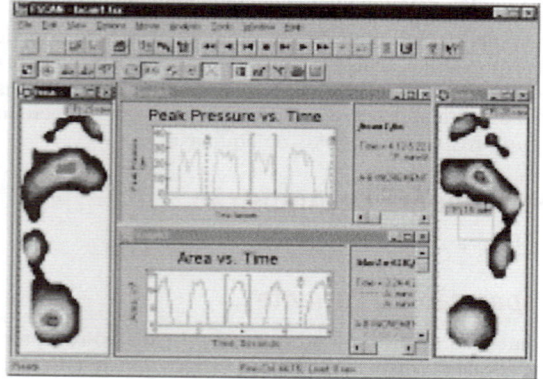

Figura 23.4 – Imagens de tela com dados de um exame de podobarometria normal (ver Prancha Colorida).

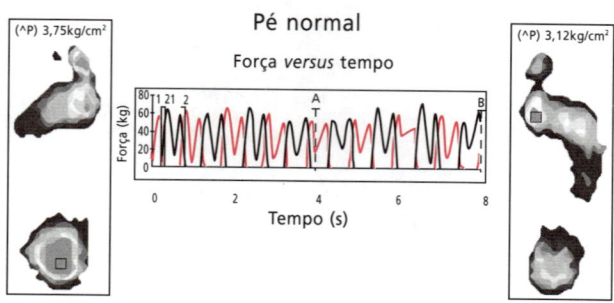

Figura 23.5 – Imagens do exame de paciente com 22 anos, sexo feminino e sem queixa (ver Prancha Colorida).

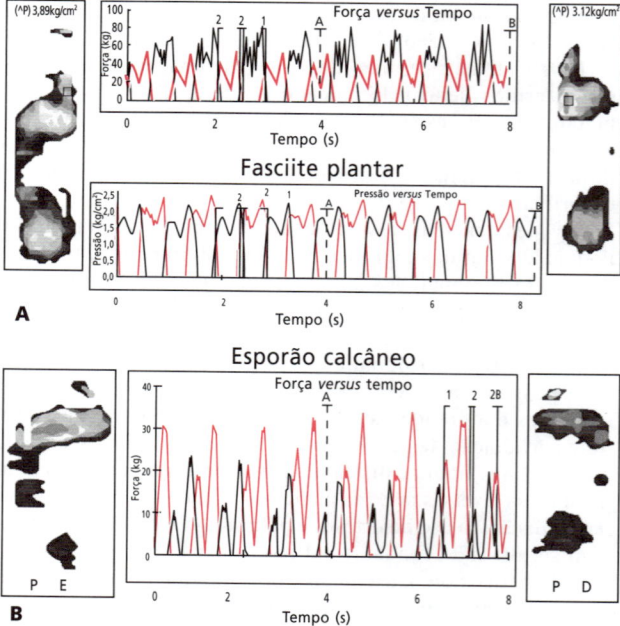

Figura 23.6 – (A e B) Imagens do exame de fasciite plantar (ver Prancha Colorida).

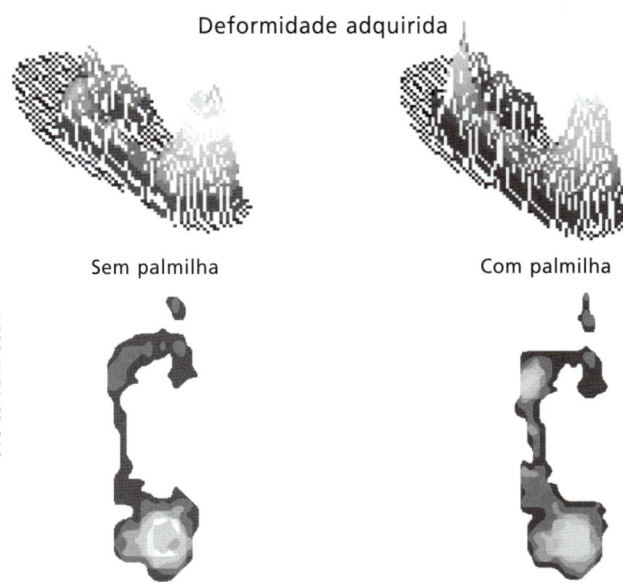

Figura 23.7 – Imagem de deformidade traumática adquirida (*ver Prancha Colorida*).

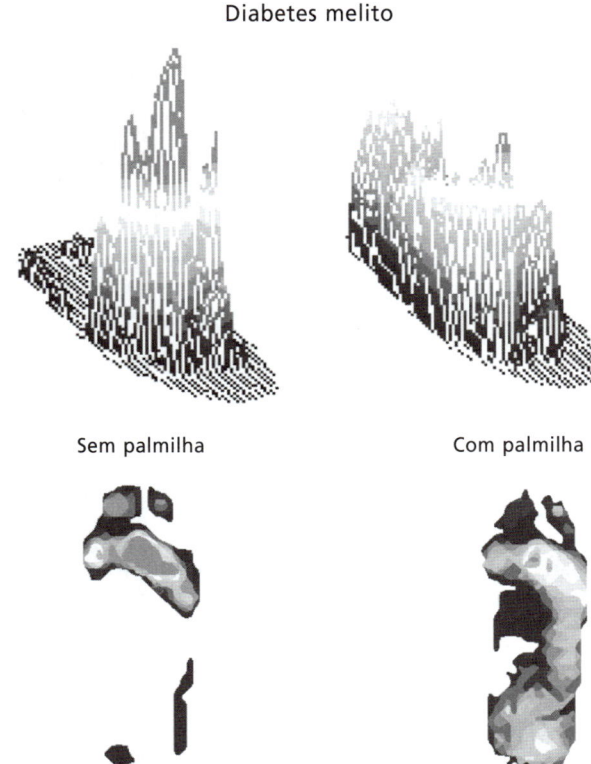

Figura 23.8 – Neuropatia diabética (*ver Prancha Colorida*).

considerado normal. Esses exames podem ser avaliados de forma qualitativa e quantitativa.

Análise Qualitativa

Avalia-se a morfologia do passo que deve mostrar evolução das três fases de apoio: apoio inicial, médio apoio e propulsão; distribuição das áreas de pressão segmentar na superfície plantar; áreas de hiperpressão em regiões de distribuição normal ou anômala; deformidades; assimetrias de apoio (Fig. 23.5).

Análise Quantitativa

Tempo da fase de apoio e balanço; tempo do passo e passada; tempo de apoio nas diferentes áreas do pé; valores da pressão e força de reação medidas (Figs. 23.6 a 23.8).

REFERÊNCIAS BIBLIOGRÁFICAS

1. KITAOKA, H. B.; LUNDEMBERG, A.; LUO, Z. P. et al. Kinematics of the normal arch of the foot and ankle under physiologic loading. *Foot Ankle*, v. 16, p. 492-499, 1995.
2. MANN, R. A.; HAGY, J. L. The function of the toes in walking, jogging and running. *Clin. Orthop.*, n. 142, p. 24-29, 1979.
3. MOLLE, F. B.; LAMOREUX, L. Significance of free dorsoflexion or the toes in walking. *Acta. Orthop. Scand.*, v. 50, p. 471-479, 1979.
4. BIRKE, J. A.; CORNWALL, M. W.; JACKSON, M. Relationship between hallux limitus and ulcerations of the great toe. *J. Orthop. Sport Phys. Ther.*, v. 10, p. 172-176, 1988.
5. HUGHES, J.; CLARK, P.; KLENERMAN, L. The importance of the toe in walking. *Br. J. Bone Joint Surg.*, v. 72, p. 245-251, 1990.
6. KATOH, Y.; CHAO, E. Y. S.; LAUGHMAN, R. K.; SCHNEIDER, E.; MORREY, B. F. Biomechanical analysis of foot function during gait and clinical applications. *Clin. Orthop.*, n. 177, p. 23-33, 1983.
7. DELBRIDGE, L.; PERRY, S.; MARR, S.; ARNOLD, N.; YUE, D. K.; TURTLE, J. R.; REEVE, T. S. Limited joint mobility in the diabetic foot: relationship to neuropathic ulceration. *Diabetic Med.*, v. 5, p. 333-337, 1988.
8. OATIS, C. A. Biomechanics of the foot and ankle under static conditions. *Phys. Ther.*, v. 68, p. 1815-1821, 1988.
9. MUELLER, M. J.; DIAMOND, J. E.; DELITTO, A.; SINACORE, D. R. Insensitivy, limited joint mobility, and plantar ulceration patients with diabetes mellitus. *Phys. Ther.*, v. 69, p. 453-462, 1989.
10. FERNANDO, D. J. S.; MASSON, E. A.; VEVES, A.; BOULTON, A. J. M. Relationship of limited joint mobility to abnormal foot pressures and diabetic foot ulceration. *Diabetes Care*, v. 14, p. 8-11, 1991.
11. VEVES, A.; SARNOW, M. R; GUIRINI, J. M.; ROSENBLUM, B. I.; LYONS, T. E.; CHRZAN, J. S.; HABERSHAW, G. M. Diferences in joint mobility and foot pressures between black and white diabetic patients. *Diabetic. Med.*, v. 12, p. 585-589, 1995.
12. RODGERS, M. M. Dynamic biomechanics of the normal foot and ankle during walking and running. *Phys. Ther.*, v. 68, p. 1822-1830, 1988.
13. SNEYERS, C. J. L.; LYSENS, R.; FEYS, H.; ANDRIES, R. Influence of malalignment of the feet on the plantar pressures pattern in running. *Foot Ankle*, v. 16, p. 624-632, 1995.
14. TEIXEIRA, L. F.; OLNEY, S. J. Anatomia funcional e biomecânica das articulações do tornozelo, subtalar e médio-társica. *Rev. Fisioter. Univ. São Paulo*, v. 4, p. 50-65, 1997.
15. OLIVEIRA, G. S.; GREVE, J. M. D.; IMAMURA, M.; BOLLIGER NETO, R. Interpretação das variáveis quantitativas da baropodometria computadorizada em indivíduos normais. *Rev. Hosp. Clin. Fac. Med. São Paulo*, v. 53, p. 16-20, 1998.

BIBLIOGRAFIA COMPLEMENTAR

BIRKE, J. A.; FRANKS, D. B.; FOTO, J. G. First ray limitation, pressure, and ulceration of firt metarsal head in diabetes mellitus. *Foot Ankle*, v. 16, p. 277-284, 1995.

DONAGHUE, V. M.; VEVES, A. Foot pressure measurement. *Orthop. Phys. Ther. Clin. North. Am.*, v. 6, p. 1059-1516, 1997.

MINNS, R. J.; CRAXFORD, A. D. Pressures under the forefoot in rheumatoid arthritis. *Clin. Orthop.*, n. 187, p. 235-242, 1984.

PERRY, J. *Gait Analysis Normal and Pathological Function*. Thorofare: Slack, 1992. cap. 19, p. 413-429.

SARNOW, M. R.; VEVES, A.; GIURINI, J. M.; ROSENBLUM, B. I.; CHZAN, J. S.; HABERSHAW, G. M. In-shoe foot pressure measurements in diabetic patients with at-risk feet and healthy subjects. *Diabetes Care*, v. 17, p. 1002-1006, 1994.

STOKES, I. A. F.; HUTTON, W. C.; MECH, M. I.; STOTT, J. R. R.; CHIR, B.; LOWE, L. W. Forces under the hallux valgus foot before and after surgery. *Clin. Orthop.*, n. 124, p. 64-72, 1979.

CAPÍTULO 24

Análise da Marcha e do Movimento

*Mauro César de Morais Filho • Paulo Roberto Garcia Lucareli •
Alexandre Barros Pereira Barbosa*

INTRODUÇÃO

Os estudos do movimento humano remontam a grandes pensadores do passado. Aristóteles (384-322 a.C.) já elaborava métodos para avaliação dos fenômenos que ocorrem durante a marcha humana. No século XVII, Galileu e Isaac Newton descreveram as leis de dinâmica, massa, momento e força utilizadas na cinética. Porém, apenas no século XIX foi desenvolvido o primeiro método efetivo de avaliação do movimento, que por meio de fotografias seqüenciais, tornou-se possível documentar o galope de um cavalo. O responsável por essa então façanha foi um fotógrafo chamado Edward Myubrigde que até nos dias de hoje é considerado, por muitos, como o percussor da análise do movimento[1]. No entanto, apenas após a Segunda Guerra Mundial que os modelos de avaliação do movimento tornaram-se clinicamente aplicáveis. Em razão do grande número de amputados de guerra nos Estados Unidos, o governo desse país incentivou o desenvolvimento de laboratórios de biomecânica em diversas regiões. Na Califórnia, coube ao Dr. Verne Inman o desenvolvimento desse projeto, sendo criado, assim, um pólo de desenvolvimento da análise de marcha moderna em Berkeley, com grande importância no desenvolvimento tecnológico e na formação de seguidores, como os Drs. David Sutherland e Jaqueline Perry[2].

Entretanto, a aplicação clínica da análise computadorizada da marcha ganhou grande impulso apenas na década de 1990 e esse feito é atribuído ao Dr. James Gage. O Dr. Gage encontrava-se insatisfeito com os resultados do tratamento cirúrgico, obtidos em pacientes com paralisia cerebral antes do advento da análise computadorizada da marcha, e com isso iniciou árdua pesquisa em diferentes centros de reabilitação em busca de respostas. Após visitar a costa oeste dos Estados Unidos e familiarizar-se com os avanços no campo da análise do movimento, desenvolvidos pelos Drs. Sutherland e Perry, chegou a conclusão que a compreensão da marcha normal e seus princípios biomecânicos eram pré-requisitos no tratamento de pacientes com paralisia cerebral deambuladores. Com isso, passou a defender, de maneira vigorosa, a análise computadorizada da marcha como parte integrante do tratamento de pacientes com paralisia cerebral, sendo o resultado final de suas observações publicado em 1991.

Na década de 1990, houve expansão no número de laboratórios de marcha na América do Norte e Europa, e o vínculo da análise do movimento com a paralisia cerebral tornou-se mais estreito com o aumento no número de publicações científicas sobre o assunto. No Brasil, tal tecnologia passou a estar disponível a partir do final de 1996 com a inauguração do Laboratório de Marcha da Associação de Assistência à Criança Deficiente (AACD), em São Paulo.

EXAME TRIDIMENSIONAL COMPUTADORIZADO DA MARCHA

O exame tridimensional da marcha é realizado em ambiente específico, chamado laboratório de marcha, e segundo o protocolo desenvolvido por Davis *et al.* e aceito mundialmente, é constituído das etapas apresentadas a seguir[3].

História Clínica

A história clínica de cada paciente é obtida inicialmente por meio de anamnese dirigida aos pais dos pacientes ou quando possível ao próprio paciente. A história clínica identificará possíveis problemas ocorridos nos períodos pré, peri e pós-natais; seguido de interrogatório sobre o desenvolvimento motor e cognitivo, enfatizando eventos críticos da atividade motora que estão correlacionados à deambulação. São eles: a idade da aquisição da postura sentada sem apoio e a data de aquisição da marcha[4]. Questiona-se também sobre procedimentos cirúrgicos prévios, infiltrações de toxina botulínica ou fenol, e quanto ao uso de medicações, principalmente as que têm capacidade de alterar o tônus muscular. Como muitos pais possuem extensa história com consultas médicas e terapias é aconselhável solicitar ao médico responsável um relatório sobre o paciente ou quando o paciente for institucionalizado a leitura prévia do seu prontuário.

São também de suma importância as queixas álgicas relacionadas à deambulação, pois podem ocultar a real disfunção biomecânica. Por fim, interroga-se sobre as atividades que atualmente são realizadas: atividades escolares, fisioterapia, psicologia, terapia ocupacional, esportes, entre outras.

Exame Físico

O exame físico inicia-se com a observação da marcha do paciente no momento que ele entra no laboratório. Essa análise superficial e global pode nos dar um esboço inicial dos problemas da marcha.

Podemos dividir didaticamente o exame físico utilizado na análise de marcha em três partes: mensuração da amplitude de movimento passivo, teste de força muscular manual e testes especiais.

Examinar a amplitude de movimento é parte essencial do exame de marcha, por ser, muitas vezes, a medida aproximada para o comprimento muscular e também por fazer parte da evolução clínica dos pacientes. A acurácia e a reprodutibilidade desse exame é maior quando se compara valores do mesmo examinador do que entre diferentes examinadores e também é maior quanto mais experiente for o examinador[5]. Os resultados podem melhorar se forem usadas técnicas padronizadas de posição do segmento corporal durante o exame e a utilização de goniômetros[6].

O teste de força muscular manual é realizado de acordo com a descrição de Kendall, McCreary e Provance e sua reprodutibilidade também é maior quando realizado pelo mesmo examinador[7,8].

O alinhamento dos segmentos ósseo nos três planos de movimento é parte importante do exame físico e deve ser avaliado sempre por dois examinadores e quase sempre com ênfase no plano transverso. Os testes especiais são realizados, em sua maioria, para avaliar o tônus muscular, mensurar o grau de deformidade e contratura muscular e determinar o controle motor seletivo. Alguns dos testes especiais mais realizados durante o exame de marcha são:

- *Teste de Thomas*: é realizado para examinar a contratura dos flexores de quadril. O exame inicia-se com o paciente em supino, ambos os quadris e joelhos fletidos. Enquanto um quadril é estendido, o quadril contralateral é mantido em flexão. A flexão do quadril e do joelho contralateral previne a anteversão pélvica e a lordose lombar compensatórias. O ângulo entre a máxima extensão do quadril avaliado e a mesa de exame representa o grau de contratura dos flexores de quadril[9].
- *Teste de abdução com joelhos fletidos e estendidos*: é realizado para detectar a espasticidade dos músculos adutores; o teste realizado com os joelhos estendidos detecta espasticidade ou contratura do músculo grácil e o isola dos outros músculos adutores do quadril[10].
- *Ângulo poplíteo*: avalia o grau de contratura dos flexores de joelhos. É mensurado com o paciente em supino, com o quadril fletido a 90°. O joelho é então estendido e o ângulo que falta para sua completa extensão é considerado como sendo o ângulo poplíteo[9,10].
- *Ângulo poplíteo com correção da pelve*: é mensurado para graduar a contratura pura dos flexores de joelho sem a interferência dos flexores de quadril.
- *Teste de Galleazzi*: é o encurtamento do segmento femoral verificado com o paciente em supino, os quadris em adução neutra e flexão de 90°, estimado em centímetros[9]. Em pacientes com paralisia cerebral, o pseudo-encurtamento pode sugerir subluxação ou luxação do quadril.
- *Anteversão do colo femoral*: mensurada com o paciente em prono, quadril em extensão e joelho fletido a 90°. A amplitude da rotação do quadril, até o ponto de maior proeminência do trocanter, é considerada a anteversão do colo femoral[9].
- *Teste de Duncan-Ely*: utilizado para avaliar a espasticidade do reto femoral. Esse teste baseia-se no fato de que o reto femoral se origina na região anterior da pelve e se insere na patela, significando que é um flexor de quadril e extensor do joelho. Nesse teste, o paciente é colocado em prono e o joelho é rapidamente fletido, e a resistência à flexão com a pelve estável é graduada segundo a escala de Ashworth modificada[4], na qual 0° diz respeito à ausência de espasticidade e o grau quatro, à extrema espasticidade. Estudo realizado por Lucareli, Melanda, Morais Filho e Godoy demonstrou confiabilidade do teste quando comparado à eletromiografia de superfície[11].
- *Torção tibial*: é o ângulo formado pelo segmento bimaleolar e o eixo de flexo-extensão do joelho.
- *Teste de Silversköld*: nesse teste, o pé é levado à posição de máxima dorsoflexão com o retropé mantido em varo e o joelho em flexão de 90°, para detectar o encurtamento do músculo sóleo, e com o joelho estendido para verificar contratura do músculo gastrocnêmio[9].

Análise de Vídeo

A avaliação visual da deambulação é definida como análise observacional da marcha. A identificação e a graduação dos desvios da marcha dependem da experiência e tendências individuais do observador[12]. O avaliador é treinado para ver uma série de eventos da marcha. As anormalidades grosseiras são observadas com mais facilidade. Freqüentemente, essas alterações são mais pronunciadas se o avaliador solicitar ao paciente que ande em alta velocidade ou sem algum auxiliar para a marcha. A desvantagem da análise observacional sobre a análise quantitativa da marcha está na tendência dos olhos do examinador focar as alterações grosseiras da marcha enquanto deixa passar as alterações sutis.

Uma das possibilidades de minimizar a dificuldade na avaliação observacional é filmar o paciente e analisar as alterações da marcha utilizando a câmera lenta em videocassete ou digitalizar as imagens e avaliar diretamente em um computador. A complexidade da avaliação diminui porque quando utilizados esses recursos, é possível concentrar-se em uma articulação de cada vez e refazer a análise quantas vezes forem necessárias sem que o paciente se canse. Se possível essa análise é facilitada utilizando-se duas ou até três câmeras de vídeo e uma mesa de edição que seja capaz de colocar os três planos de movimento na mesma tela simultaneamente. É importante que as câmeras filmem os pacientes o mais perpendicular possível e sem a utilização de recurso de aproximação, para que o examinador não tenha impressão errônea do que está vendo. Isso é possível se as câmeras forem colocadas sobre um tripé com rodas ou em um sistema de trilhos.

A análise observacional é a forma preferida de analisar a marcha quando consideramos a facilidade, o tempo e o baixo custo; entretanto, várias questões vêm sido levantadas sobre suas limitações[13-17]. Estudos avaliando a confiabilidade e a validade da avaliação observacional unanimemente apontam para um nível moderado de confiabilidade intra e interavaliadores[18]. No entanto, duas diferenças controversas foram apontadas nesses estudos: a importância da avaliação observacional como ferramenta na avaliação clínica e a necessidade de afastá-la da prática científica.

Métodos sistemáticos de análise foram descritos por Perry, para tentar estabelecer um padrão de procedimentos[19]. Perry descreve três passos sistematizados para realizar a avaliação[19]:

- Organização e classificação dos principais eventos da marcha.
- Seqüências anatômicas de observação para os múltiplos eventos nas diferentes articulações.
- Interpretação dos dados para a função total dos membros e para a diferenciação do ciclo de marcha.

Quase sempre o avaliador observará os pés e os avaliará de distal para proximal, baseando-se na progressão dos pés no solo. A interpretação inclui influencia óssea, neuromuscular e/ou desenvolvimento de fatores que possam produzir um padrão particular de marcha, como espasticidade, dor, contratura ou falta de motivação.

Cinemática

Cinemática é por definição um ramo da mecânica que estuda o movimento de um corpo sem se preocupar com as forças que atuam nele. A análise cinemática utilizada na análise clínica da marcha é uma constante relação entre um marcador superficial colado na pele e um referencial ósseo no corpo e assume-se que os segmentos corporais são corpos rígidos e se movimentam entre si. Contudo, essa relação depende do tecido superficial e da anatomia óssea de cada paciente.

São vários os métodos de se obter dados da cinemática: eletrogoniômetros e acelerômetros requerem menor instrumentação, são mais econômicos, mais freqüentemente usados em academias ou em pesquisas, por serem de difícil utilização clínica. Há algum tempo, os laboratório de marcha do Brasil e do mundo utilizam sistemas de análise de movimento composto de três componentes: refletor, emissor e receptor.

Refletores, chamados de marcadores, são colocados na pele do paciente em pontos determinados. Marcadores ou refletores são esferas de poliestireno cobertas por uma fita adesiva revestida de microesferas de vidro. Esses marcadores são dispostos em forma co-planar e um sistema fixo de coordenadas preestabelecidas do laboratório de marcha é o parâmetro de comparação.

Trata-se de um sistema de visualização composto de câmeras com emissores de luz infravermelha, que serão refletidos nos marcadores previamente colocados sobre a pele do paciente. O emissor de infravermelho, incluído nas câmeras, possui LED (*light emitting diodes*) que circunda a lente da câmera. Os LED, que emitem a luz infravermelha, são do tipo GaA1A. O formato esférico dos marcadores permite que a luz seja refletida em todas as direções, desde que esteja no campo de visão do conjunto de câmeras.

O receptor é uma câmera de espectro de resposta sensível ao infravermelho. A câmera varre vários pontos no espaço e supervisiona uma área predeterminada. São utilizadas três câmeras para a obtenção das imagens tridimensionais com a posição de cada marcador no espaço.

Todas as câmeras são conectadas a um computador com placas exclusivas do distribuidor do sistema para o tratamento do sinal de vídeo. Também possui placas para os circuitos de temporização/controle; gerador de coordenadas e de interface para as câmeras.

Uma vez armazenados na memória de vídeo, os dados são transferidos para um segundo computador denominado estação de trabalho, no qual um programa específico faz o processamento e a construção da imagem tridimensional dos marcadores, por meio de diversos algoritmos matemáticos.

Os pacientes são familiarizados com os equipamentos e os procedimento e instruídos sobre a execução das tarefas e seqüência das atividades a ser realizadas. Todos os participantes realizaram a tarefa de forma simulada, como treino, deambulando na pista de colheita dos dados de cinemática.

Todos os pacientes devem usar roupa de banho que permita a colocação dos marcadores (Fig. 24.1).

Os marcadores fixados nos pacientes são envolvidos com fita adesiva revestida de esferas microscópicas de vidro e fixados a uma base de plástico com fita dupla face para colocação na pele de cada paciente. São selecionados em média 15 pontos anatômicos adotados como referência para fixação dos marcadores para os sistemas de análise de movimento que utilizam modelo para pelve, quadris, joelhos e pés. É possível utilizar mais ou menos marcadores dependendo do número de articulações que se queira avaliar. O conjunto de marcadores, chamado *Helen Heys*, é utilizado para estimar a posição dos centros articulares e calcular a cinemática tridimensional das articulações de pelve, quadril, joelho e tornozelo, como descrita por Kabada, Ramakrishnan e Wootten[20,21] (Fig. 24.2).

Os pacientes são orientados a deambular em velocidade confortável e semelhante à marcha do cotidiano. Para cada percurso feito na pista de colheita é selecionado um único ciclo de marcha. Com a utilização de *software* específico, os dados cinemáticos tridimensionais das articulações são expressos em gráficos da posição angular das articulações em função do tempo, perfazendo, dessa forma, um grupo de gráficos para cada paciente.

Cinética

Entender as forças que são responsáveis pelo movimento durante a marcha é um ponto crítico durante a marcha normal e patológica. Embora a cinética (estudo das forças) da marcha não seja observada visualmente, ela é responsável pelo que vemos na cinemática. Portanto, podemos dizer que a cinética é o estudo do movimento com a preocupação em saber quem causou o movimento.

A análise cinética utilizada na análise clínica da marcha pode ser resumida no estudo da força de reação ao solo. Durante a deambulação, forças são aplicadas pela superfície plantar dos pés de uma pessoa sobre o chão o tempo todo. As forças aplicadas no chão pelos pés são chamadas *forças do pé*. As forças aplicadas pelo chão nos pés são chamadas *forças de reação ao solo*. Essas forças são de igual magnitude, mas em direções opostas e nada mais são do que a Terceira Lei de Newton aplicada a uma das atividades do corpo humano[22].

A descrição das forças de reação ao solo forma um sistema de coordenadas cartesianas, com as forças expressas em três eixos ortogonais: vertical, ântero-posterior e médio-lateral. A adição vetorial das três forças é uma resultante de força entre o pé e o chão (Fig. 24.3).

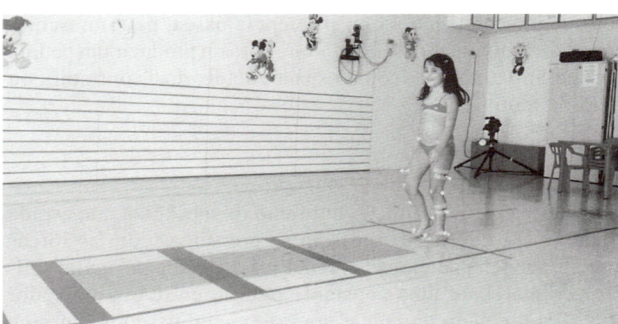

Figura 24.1 – Exemplo de paciente durante o exame tridimensional de marcha.

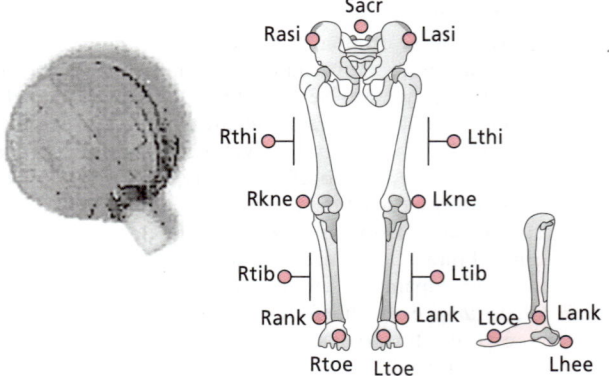

Figura 24.2 – Esquema representativo do conjunto de marcadores *Helen Heys* e ao lado um marcador auto-reflexivo que serve de referência para a análise cinemática.

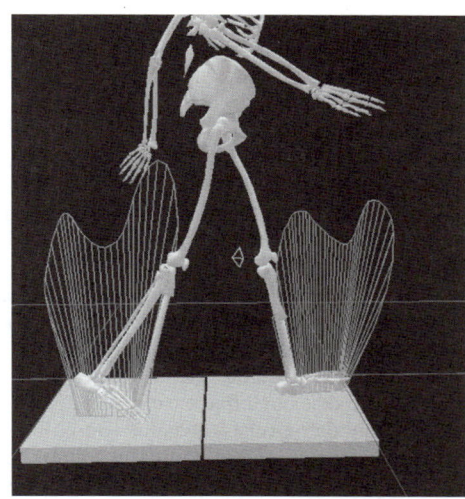

Figura 24.3 – Modelo representativo do vetor de força de reação ao solo em amarelo e a intensidade da força de reação ao solo em rosa. É possível notar que há maior intensidade durante o 1º e o 2º duplo apoio (ver *Prancha Colorida*).

Durante a marcha, a força de reação ao solo, aplicada no pé, gera um torque externo nas articulações dos membros inferiores. Para prevenir o desabamento dos membros inferiores e impulsionar o corpo, esses torques externos são resistidos pelos torques internos criados pelos músculos sobre as articulações. O cálculo necessário para medir esses torques articulares durante a marcha é chamado dinâmica inversa[23].

Os torques internos elucidam, de certa forma, o papel dos músculos no controle articular durante a marcha, entretanto, não respondem especificamente quanto e quais músculos estão trabalhando. Para compreender o quanto de trabalho é utilizado pelos músculos para controlar as articulações é necessário entender o que é potência.

A potência articular é o produto do torque articular e a velocidade angular da articulação. A potência articular nos mostra quando nossos músculos e tecidos conjuntivos articulares estão gerando ou absorvendo energia. Valores positivos indicam geração de potência, que significa contração concêntrica dos músculos, ao passo que valores negativos indicam absorção de potência, ou seja, contração muscular excêntrica.

Todos esses dados são captados no laboratório de marcha com o auxílio de plataformas de força. As plataformas de forças, embutidas na pista de marcha, nada mais são do que sofisticadas balanças que levam a informação sobre o centro de pressão ou o ponto de aplicação do vetor da força de reação do solo.

Muitos laboratórios estão agora equipados com sistemas de pressão dos pés associados a plataformas de força. Essa tecnologia permite a determinação de como é distribuída a carga da planta do pé no chão, tornando útil para analisar indivíduos com doenças ortopédicas oriundas dos pés ou aquelas relacionadas a processos neurológicos periféricos[6].

Para que ocorra melhor compreensão dos resultados dados pela cinética, costuma-se utilizar os dados oriundos da eletromiografia para saber, ao certo, qual músculo gerou ou absorveu potência, ou mesmo se a contração desse músculo foi concêntrica ou excêntrica durante o ciclo de marcha.

Eletromiografia

Eletromiografia (EMG) é o estudo da função muscular por meio da análise do sinal elétrico emanado durante a contração muscular. Os músculos do corpo são os geradores de força interna que convertem energia armazenada quimicamente em trabalho mecânico. Eles produzem um potencial de ação logo após a estimulação e possuem a capacidade de se contrair, com a força de contração dependendo de seu comprimento inicial e da velocidade de contração. A contração muscular refere-se ao desenvolvimento de tensão dentro de um músculo, não implicando necessariamente em qualquer encurtamento visível deste.

Na prática da análise de marcha são utilizadas duas formas diferentes de recolher os sinais eletromiográficos, a eletromiografia de superfície e a eletromiografia de profundidade.

A eletromiografia de profundidade baseia-se na colocação de eletrodos no músculo obtendo o registro dos potenciais de ação de um conjunto de fibras localizadas na proximidade dos eletrodos, não sendo representativo da atividade total do músculo, reduzindo a utilidade quando se pretende estudar o comportamento global dos músculos, além de gerar algia no momento da colocação da agulha.

A eletromiografia de superfície consiste no registro da soma da atividade elétrica de todas as fibras musculares ativas por meio da instalação de eletrodos colocados sobre a pele e permitem colher os potenciais que ocorrem no sarcolema das diversas fibras ativadas que são conduzidas pelos tecidos e fluidos envolventes até a superfície da pele. Sua limitação está na possibilidade de verificar apenas a atividade de músculos superficiais.

O local do músculo em que os eletrodos são colocados pode interferir na qualidade do sinal; para as contrações dinâmicas a posição dos eletrodos deve estar o mais próximo possível do ventre muscular, de forma a obter potenciais máximos e assegurar ampla superfície de músculo para a colocação estável dos eletrodos. A orientação utilizada para o posicionamento dos dois eletrodos é a longitudinal às fibras musculares[24].

O sinal eletromiográfico é captado por meio de um aparelho chamado eletromiógrafo. Esse aparelho pode ficar junto ao corpo do paciente com auxílio de uma mochila ou a distância. Quando o eletromiógrafo fica junto ao paciente, este recebe eletrodos que estão fixados aos músculos e quando está a distância, as informações são transportadas por sinais de telemetria.

Os eletrodos fixados captam o sinal biológico e levam até o eletromiógrafo, que está conectado a um computador que possui um conversor que transforma o sinal biológico em analógico e um *software* específico que armazena e processa os dados. Dentre os processos de tratamento dos dados estão a retificação do sinal, o envoltório linear, a normalização na base do tempo, a normalização da amplitude e, por fim, as médias das curvas.

Durante o andar humano, muitos músculos são ativados. Nos membros inferiores, os músculos contraem-se uma ou duas vezes durante o ciclo de marcha. Assim como os outros elementos da marcha, a atividade muscular é repetida a cada passo; essa afirmação só não é verdadeira quando a velocidade é lenta ou muito rápida[9,19] (Fig. 24.4).

Conhecer quando os músculos se contraem durante o ciclo de marcha permite conhecer suas funções específicas e quando comparado a casos em que há desvios do padrão de marcha, as alterações são facilmente detectadas compreendidas e tratadas.

Fisioterapeutas e médicos sabem quando os grupos musculares responsáveis pela locomoção podem estar ativos. Isso é praticamente impossível de ser detectado pelo olho humano, mesmo os grandes grupos musculares; portanto, a EMG pode produzir informações muito úteis e bem mais precisas

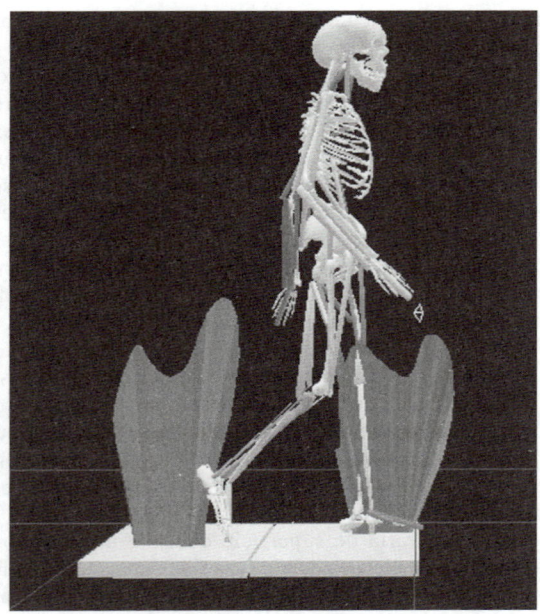

Figura 24.4 – Ação muscular associada à força de reação ao solo. Os músculos ilustram as forças internas e a força de reação ao solo e as forças externas (*ver Prancha Colorida*).

LABORATÓRIO DE MARCHA DA ASSOCIAÇÃO DE ASSISTÊNCIA À CRIANÇA DEFICIENTE

O laboratório de marcha da AACD utiliza-se de um sistema óptico-refletivo comercial da marca VICON, modelo 370. É composto de seis câmeras infravermelho com velocidade de 60Hz e de três plataformas de força AMTI, além de um aparelho de eletromiografia (Motion Systems) com 10 canais e eletrodos de superfície. A filmagem é realizada por duas câmeras VHS dispostas nos planos coronal e sagital, e que acompanham, de maneira dinâmica, a marcha do paciente. O espaço físico é composto de uma pista de 8m de extensão e três salas separadas para a realização do exame físico e elaboração dos laudos.

Durante o exame de marcha, os dados são colhidos pelo fisioterapeuta e pelo técnico em computação, sob supervisão direta do engenheiro biomecânico e pelo médico responsável. Esses dados são processados pelo *software* clínico do sistema VICON, que, com base em modelos biomecânicos altamente complexos e dados antropométricos do paciente, define os centros articulares e os segmentos corporais. Com isso, são fornecidas informações sobre os parâmetros lineares (velocidade, cadência e comprimento de passo), o arco de movimentação das articulações dos membros inferiores (cinemática), os momentos e potências articulares e a atividade elétrica dos músculos durante a marcha.

que a simples observação. A fraqueza ou a espasticidade de um ou dois músculos produz desvios visíveis na marcha, mas é difícil observar quando a atividade está presente e em que fase específica ela está.

A atividade muscular dos membros inferiores tem sido extensamente estudada pela eletromiografia. Com freqüência, a atividade muscular é expressa na base do tempo. O músculo é simplesmente considerado *ligado* ou *desligado*. O músculo está ligado quando a quantidade de atividade eletromiográfica, em função do tempo, corresponde à quantidade de contração muscular considerada normal para aquele paciente; em outras palavras o músculo consegue se contrair, mas, nem sempre no momento certo. Nesse caso, considera-se que o músculo está ligado, entretanto adiantado, atrasado ou persistente. Quando o músculo não apresenta atividade muscular consideramos que ele está desligado[25] (Fig. 24.5).

Outra forma de descrever a atividade muscular é basear os resultados da eletromiografia na intensidade da contração muscular durante o ciclo de marcha, comparando esses achados à contração voluntária máxima do mesmo músculo[26].

APLICAÇÃO CLÍNICA DO LABORATÓRIO DE MARCHA

A análise tridimensional computadorizada da marcha surgiu da necessidade de se avaliar, de maneira objetiva, o movimento, o que tornou o estudo da deambulação humana menos subjetivo e passível de documentação científica. Com isso, além do grande progresso no desenvolvimento de bases biomecânicas da marcha normal e patológica, criou-se um método refinado e extremamente sensível de avaliação dos tratamentos de reabilitação aplicados.

As alterações dinâmicas, ou seja, aquelas que surgem quando da execução do movimento e estão, em geral, ausentes ao exame físico estático, passaram a ser avaliadas de maneira adequada e mais bem compreendidas com o advento da análise computadorizada da marcha.

Todas essas vantagens trazidas pelo laboratório de marcha enquadram-se perfeitamente nas limitações existentes na avaliação e no tratamento de diversas doenças, sendo a grande maioria de etiologia neuromuscular. Dentre essas enfermidades, a que possui maior interligação com a análise de marcha, além de

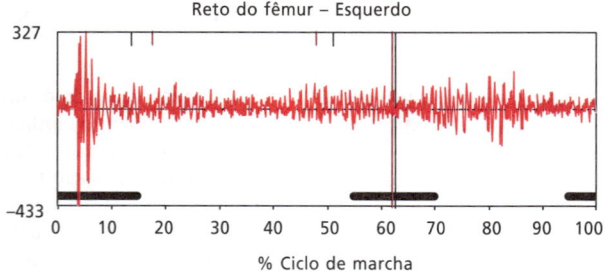

Figura 24.5 – Exemplo de sinal eletromiográfico durante ciclo de marcha. As *tarjas pretas* embaixo mostram o momento que o músculo deveria estar ligado e os locais em que não há tarja indicam que o músculo deveria estar desligado.

ter servido de estímulo para desenvolvimento dessa metodologia, é a paralisia cerebral.

Como dito anteriormente, a abordagem terapêutica dos pacientes com paralisia cerebral mudou de maneira significativa com a introdução do laboratório de marcha. A definição das alterações em primárias, secundária e terciárias, além da melhor compreensão do funcionamento dos músculos biarticulares na paralisia cerebral, causou revolução nas indicações cirúrgicas, e gerando, em última instância, redução na morbidade do paciente[27].

Na paralisia cerebral, as alterações ditas primárias são aquelas relacionadas diretamente ao dano no sistema nervoso central e como exemplos podemos citar a espasticidade, o déficit de equilíbrio, a ausência de controle seletivo e a fraqueza muscular. As alterações secundárias são aquelas provenientes das alterações primárias e o exemplo mais clássico são as deformidades osteoarticulares com conseqüência da espasticidade. Uma vez estabelecidas as alterações secundárias, uma série de mecanismos compensatórios (alterações terciárias) pode se instalar, e com a progressão do tempo poderá ocorrer estruturação. Por meio da análise tridimensional da marcha, a diferenciação entre as alterações tornou-se mais fácil, e com isso o tratamento cirúrgico passou a ser mais focado, evitando, muitas vezes, cirurgias desnecessárias, pois com a resolução das alterações secundárias e controle quando possível das alterações primárias, as alterações terciárias raramente necessitam de tratamento específico (Figs. 24.6 a 24.8).

O papel dos músculos biarticulares, como transmissores de energia entre segmentos e seu comprometimento na paralisia cerebral, também foi mais compreendido com o advento da análise tridimensional da marcha. Como citado, na paralisia cerebral há prejuízo no controle seletivo motor e os músculos biarticulares são os mais sensíveis a essa alteração. Com isso, a fina sincronia de movimento entre dois segmentos e a conseqüente economia de energia geradas pelos músculos biarticulares são perdidas nessa doença.

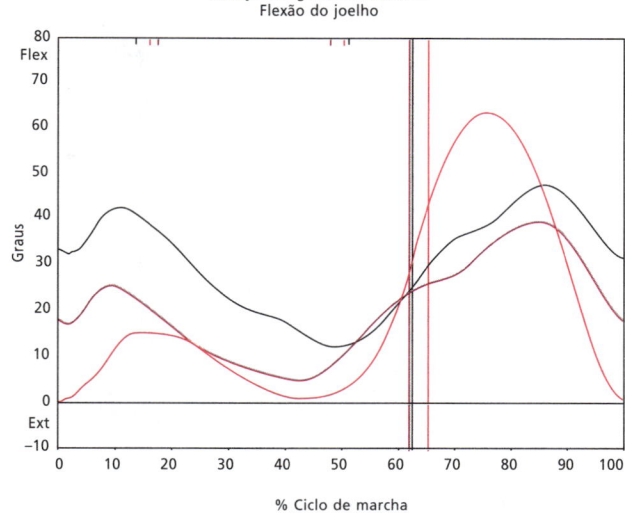

Figura 24.7 – Gráfico de cinemática dos joelhos no plano sagital. A linha verde é a curva normal, a linha azul é o lado direito e a linha vermelha, o lado esquerdo. O gráfico é dividido em duas partes por uma linha longitudinal, sendo a primeira parte a fase de apoio e a segunda parte a fase de balanço. A parte superior à linha transversal corresponde à flexão dos joelhos, enquanto a parte inferior se refere à extensão. Este paciente é o mesmo da Figura 24.7, em que se visualiza aumento da abdução dos quadris no final da fase de apoio e início da fase de balanço. Com base no gráfico dos joelhos, podemos notar que existe atraso e limitação no pico de flexão durante a fase de balanço bilateralmente, o que causa prejuízo para liberação dos pés para essa mesma fase. Com o objetivo de facilitar a passagem dos pés para a fase de balanço, os quadris são abduzidos no final da fase de apoio e balanço inicial, o que caracteriza o mecanismo compensatório chamado circundução (*ver Prancha Colorida*).

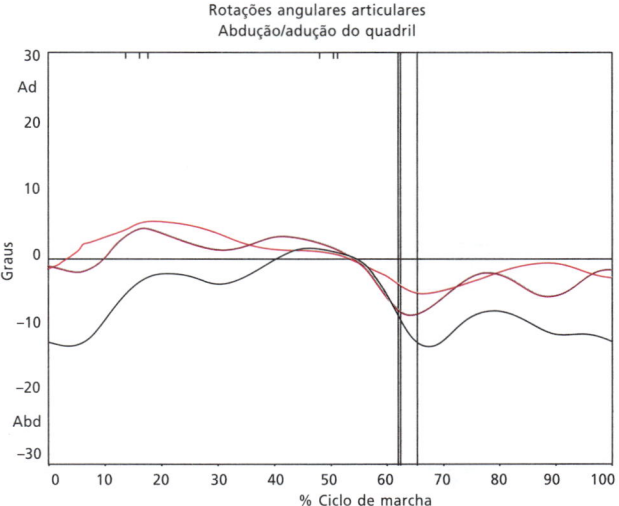

Figura 24.6 – Gráfico de cinemática dos quadris no plano coronal. A linha verde é a curva normal, a linha azul é o lado direito e a linha vermelha, o lado esquerdo. O gráfico é dividido em duas partes por uma linha longitudinal, sendo a primeira parte a fase de apoio e a segunda parte a fase de balanço. A linha transversal divide o gráfico em duas metades, sendo a metade superior referente à adução e a inferior à abdução dos quadris. Neste exemplo notamos que ambos os quadris apresentam aumento da abdução no final da fase de apoio e início da fase de balanço (55 a 70% do ciclo de marcha), comparados à linha verde da normalidade (*ver Prancha Colorida*).

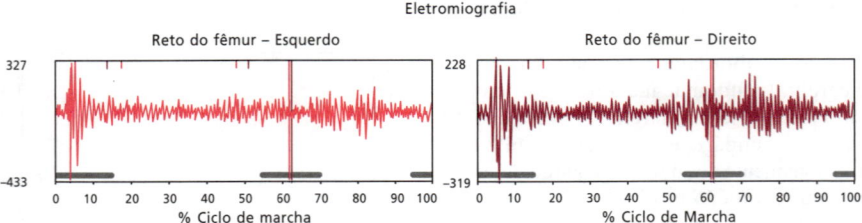

Figura 24.8 – Gráficos de eletromiografia de superfície dos músculos retos anteriores da coxa. À direita está representado o lado direito e à esquerda, o lado esquerdo. Nota-se atividade elétrica inapropriada durante o balanço médio (70 a 90% do ciclo de marcha) bilateralmente, fator este que causa a limitação para flexão dos joelhos na fase de balanço. O reto anterior da coxa é um músculo biarticular e atua como flexor do quadril e extensor do joelho, o que requer controle motor mais elaborado, que está ausente na paralisia cerebral. Portanto, nesse paciente, o problema primário é a espasticidade do músculo reto anterior da coxa que está relacionada à atividade muscular não apropriada no balanço médio. Como problema secundário nota-se a limitação para flexão dos joelhos na fase de balanço, gerando como alteração adaptativa (terciária) o aumento da abdução dos quadris no apoio terminal e balanço inicial.

O plano transverso e, por conseqüência, o alinhamento dos membros inferiores, ganharam novo e bastante eficaz método de avaliação com o advento da análise tridimensional da marcha. A topografia do distúrbio rotacional tornou-se mais fácil de ser identificada e seus efeitos sobre a marcha na paralisia cerebral foram bem definidos por Gage[9]. O conceito sobre a disfunção de braço de alavanca foi introduzido e compreendeu-se que deformidades como o aumento da anteversão femoral, alterações na torção tibial e deformidades nos pés (particularmente em plano valgo), são biomecanicamente desfavoráveis para a atuação muscular, em particular na paralisia cerebral, na qual já existem alterações neurológicas de base. A compreensão desse distúrbio gerou mudança na abordagem terapêutica dos pacientes com paralisa cerebral e a correção das deformidades ósseas passou a ser de primordial importância (Figs. 24.9 e 24.10).

Por fim, com o aumento do volume clínico dos laboratórios de movimento, importantes informações a cerca da maturação da marcha, história natural na paralisia cerebral e definição de padrões de deambulação em pacientes hemiparéticos e diparéticos, foram possíveis de ser documentadas e difundidas na comunidade científica, o que gerou um progresso importante no tratamento dessa enfermidade[27-31].

INDICAÇÕES PARA O EXAME DE MARCHA

O exame tridimensional da marcha tem indicação para ser realizado em qualquer paciente que apresente distúrbio na deambulação. Apesar de indolor, o exame exige colaboração do paciente durante significativo espaço de tempo (cerca de 2h em média) e por isso é necessário que o paciente possua nível cognitivo e de colaboração suficientes para o cumprimento de ordens simples. De maneira geral, o exame apresenta maior validade em pacientes com mais de 5 anos de idade, em virtude da maior maturação do padrão de marcha e da possibilidade de obtenção de dados mais consistentes para a análise final.

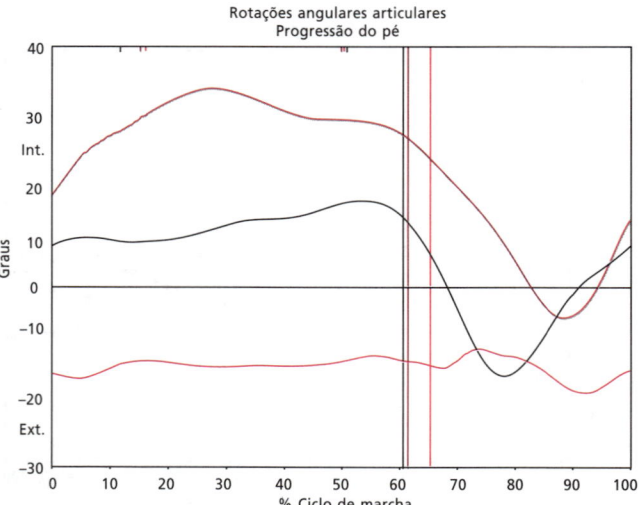

Figura 24.9 – Gráfico de cinemática do ângulo de progressão dos pés. A linha verde é a curva normal, a linha azul é o lado direito e a linha vermelha, o lado esquerdo. O gráfico é dividido em duas partes por uma linha longitudinal, sendo a primeira parte a fase de apoio e a segunda parte a fase de balanço. Os valores negativos correspondem ao desvio externo, os valores positivos ao desvio interno. Neste exemplo notamos que ambos os pés apresentam-se desviados internamente durante todo o ciclo de marcha. Ao exame físico o paciente não apresenta deformidades nos pés e a torção tibial externa encontra-se dentro da normalidade (*ver Prancha Colorida*).

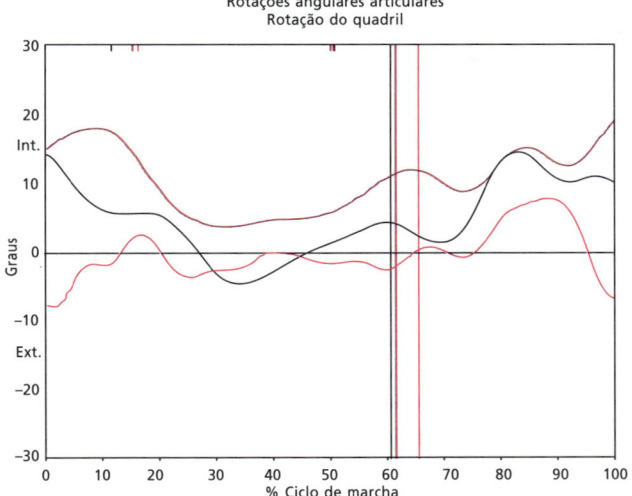

Figura 24.10 – Gráfico de cinemática dos quadris no plano transverso. A linha verde é a curva normal, a linha azul é o lado direito e a linha vermelha, o lado esquerdo. O gráfico é dividido em duas partes por uma linha longitudinal, sendo a primeira parte a fase de apoio e a segunda parte a fase do balanço. Os valores negativos correspondem ao desvio externo, os valores positivos ao desvio interno. Este é o mesmo paciente da Figura 24.9, e podemos observar que existe aumento da rotação interna dos quadris, o que justifica o desvio interno no ângulo de progressão dos pés (ver *Prancha Colorida*).

A utilização de apoio para a marcha, como muletas ou andadores, não impossibilita a realização do exame, apesar de tornar os dados de cinética duvidosos em decorrência da dissociação da força de reação ao solo. Em razão desse fato, optamos por não realizar o exame de cinética de rotina em pacientes que necessitam de apoio para a marcha. Quando o paciente necessita de apoio, porém não faz uso de meios auxiliares, sendo imprescindível a ajuda de terceiros para a deambulação, o exame pode ganhar obstáculos adicionais em virtude do bloqueio para a captação dos pontos luminosos (marcadores), pelas câmeras de infravermelho, pela presença de um sólido (pessoa que está fornecendo apoio) entre o sistema óptico-reflexivo e o paciente. Em laboratórios de marcha que possuem maior disponibilidade de câmeras infravermelho (mais do que seis câmeras), essas dificuldades são minimizadas e, de maneira geral, o exame é passível de realização sem maiores dificuldades.

A utilização de órteses suro-podálicas não impossibilita a realização do exame, sendo a avaliação da eficácia destas uma das indicações da aplicação dessa metodologia. O uso de órteses, que avançam proximalmente a articulação dos joelhos, pode tornar a realização do exame impossível pela dificuldade na correta colocação dos marcadores nos membros inferiores.

Por fim, vale a pena ressaltar que quanto maior o grau funcional do paciente, maiores serão as informações fornecidas pela análise computadorizada da marcha. Pacientes que caminham com redução importante da velocidade, com a necessidade de apoio e com dificuldade cumprir as etapas do exame na pista de 8m do laboratório, são passíveis de avaliação, porém não usufruem de toda tecnologia disponível pela dificuldade em se realizar o estudo de cinética e de eletromiografia dinâmica.

QUANDO ENCAMINHAR O PACIENTE PARA O LABORATÓRIO DE MARCHA?

Como mencionado anteriormente, o exame computadorizado da marcha é de extrema importância na paralisia cerebral. Dentro dessa doença, o exame tem validade para os pacientes deambuladores, de maneira geral os diparéticos e os hemiparéticos. De acordo com as recomendações de diversos centros de referência de tratamento de pacientes com paralisia cerebral, o primeiro exame de marcha deve ser realizado antes da realização de qualquer tratamento cirúrgico (em geralmente por volta dos 6 a 8 anos), o que definirá um marco zero no processo de reabilitação. A realização do exame nessa etapa possibilita o registro da história natural da doença, além de fornecer aos profissionais de reabilitação importantes informações a respeito do tratamento a ser realizado, mesmo a indicação não sendo cirúrgica. Nos pacientes em crescimento, o exame tem validade aproximada de 1 ano, e o seu resultado não deve sofrer alteração significativa nesse período.

Contudo, um dos aspectos mais interessantes da análise tridimensional da marcha é proporcionar que o tratamento realizado seja avaliado de maneira objetiva pela comparação com o exame no marco zero da reabilitação. Com isso, a avaliação da eficácia de órteses pode ser realizada após o adequado treinamento do paciente com o aparelho e avaliação do resultado de bloqueios neuroquímicos, após cerca de 1 mês da aplicação. As cirurgias ortopédicas requerem maior tempo de reabilitação e o exame de marcha pós-operatório deve ser realizado cerca de 1 ano depois do procedimento. Mesmo nos pacientes que por qualquer motivo não foram tratados e que possuem o exame registrando o marco zero, a realização de um novo exame comparativo (quase sempre 5 anos após o exame inicial) possibilita a documentação científica da história natural da afecção[32].

Pacientes com outras doenças neuromusculares como os defeitos de fechamento do tubo neural, doença de Charcot-Marie-Tooth, seqüela de acidente vascular cerebral (AVC) e trauma cranioencefálico (TCE), paraparesia espástica familiar e alguns tipos de distrofia muscular podem ser avaliados no laboratório de marcha, assim como a paralisia cerebral, porém respeitando as características individuais de cada doença.

Finalmente, pacientes amputados podem ser encaminhados ao laboratório de marcha para avaliação da eficácia e realização de ajustes das próteses para os membros inferiores, bem como pacientes que apresentam discrepâncias significativas de comprimento dos membros inferiores, nos quais a utilidade das compensações pode ser mensurada.

Dessa forma, o laboratório de marcha é uma estrutura extremamente importante para um centro de reabilitação, pois além de auxiliar nas indicações terapêuticas, proporciona avaliação objetiva dos tratamentos realizados e da história natural das doenças envolvidas.

REFERÊNCIAS BIBLIOGRÁFICAS

1. MUYBRIDGE, E. *Complete Human and Animal Locomotion*. New York: Dover, 1980.
2. INMAN, V. T. Human locomotion. *Can. Med. Assoc. J.*, v. 94, p. 1047-1054, 1966.
3. DAVIS, R. B.; OUNPUU, S.; TYBURSKI D. et al. A gait analysis data collection and reduction technique. *Hum. Mov. Sci.*, v. 10, p. 575-587, 1991.
4. SOUZA, A. C.; FERRARETO, I. *Paralisia Cerebral: aspectos práticos*. São Paulo: Mennon, 1998, p. 20.
5. KEENAN, W. N.; RODDA, J.; WOLFE, R. et al. The static examination of children and young adults with cerebral palsy in the gait analysis laboratory: technique and observer agreement. *J. Pediatr. Orthop. B.*, v. 13, p. 1-8, 2004.
6. DAVIDS, J. R.; ÕUNPUU, S.; DELUCCA, P. A. et al. Optimization of walking ability of children with cerebral palsy. *J. Joint Bone Surg.*, v. 85-A, n. 11, p. 2224-2234, 2003.
7. KENDALL F.P., MCCREARY E.K., PROVANCE P.G. Muscles testing and function: with posture and pain. 4. ed. Baltimore: Williams and Wilkins; 1993.
8. MORRISSY, R. T.; WEINSTEIN, S. L. *Lovell and Winter's Pediatric Orthopaedics*. 4. ed. Philadelphia: Lippicott-Raven, 1996. v. 1, cap. 3, p. 51-89.
9. GAGE, J. R. *Gait Analysis in Cerebral Palsy*. New York: Oxford/Mac Keith, 1991. 206p.
10. BLECK, E. E. Orthopaedic management in cerebral palsy. In: *Clinics in Developmental Medicine*. London: Mac Keith Press, 1987.
11. LUCARELI, P. R. G.; MELANDA, A. G.; MORAIS FILHO, M.; GODOY, W. Value of the Duncan-Ely test in patients with cerebral palsy and stiff knee gait. *Gait and Posture*, suppl. 2, nov. 2003.
12. KREBS, D. E.; ELDESTEIN, J. E.; FISHMAN, S. Reliability of observational kinematic gait analysis. *Phys. Ther.*, v. 65, p. 1027-1033, 1985.
13. SALEH, M.; MURDOCH, G. In defense of gait analysis. *J. Bone Joint Surg.*, v. 67B, p. 237-241, 1985.
14. MIYAZAKI, S.; KUBOTA, T. Quantification of gait abnormalities on the basis of continuous foot force measurement: correlation between quantitative indices and visual rating. *Med. Biol. Eng. Comput.*, 1984.
15. DEBRUIM, H.; RUSSEL, D. J.; LATTER, J. E. Angle-angle diagrams in monitoring and quantification of gait pattern for children with cerebral palsy. *Am. J. Phys. Med.*, v. 61, p. 176-192, 1982.
16. PATLA, A. E.; CLOUS, S. D. Visual assessment of human gait: reliability and validity. *Rehabil. Res.*, v. 1, p. 87-96, 1997.
17. EASTLACK, M. E.; ARVIDSON, J.; SNYDER-MACKLER, L. Interrater reliability of videotaped observational gait analysis assessments. *Phys. Ther.*, v. 71, p. 4465-4472, 1991.
18. MALOUIN, F. Observational gait analysis. In: CRAIK, R. L.; OATIS, C. A. (eds.). *Gait Analysis: theory and application*. St Louis: Mosby-Year Book, 1995. p. 112-124.
19. PERRY, J. *Gait Analysis: normal and pathological function*. Thorofare: Slack International, 1992.
20. DAVIS, R. B.; ÕUNPUU, S.; TYBURSKI, D. J. et al. A comparison of two-dimensional and three-dimensional techniques for the determination of joint rotation angles. In: INTERNATIONAL SYMPOSIUM ON 3D ANALYSIS OF HUMAN MOVEMENT, 1991. *Proceedings of International Symposium on 3D Analysis of Human Movement*, 1991. p. 67-70.
21. KABADA, M. P.; RAMAKRISHNAN, H. K.; WOOTTEN, M. E. Measurement of lower extremity kinematics during level walking. *J. Orthop. Res.*, v. 8, p. 383-392, 1990.
22. ÕUNPUU, S.; GAGE, J. R.; DAVIS, R. B. Three-Dimensional lower extremity joint kinetics in normal pediatric gait. *J. Pediatr. Orthop.*, v. 11, p. 341-349, 1991.
23. RILEY, P. O.; KERRIGAN, D. C. Torque action of two-joint muscles in the swing period of stiff-legged gait: a forward dynamic model analysis. *J. Biomech.*, v. 31, p. 835-840, 1998.
24. ÕUNPUU, S.; DELUCA, P. A.; BELL, K. J.; DAVIS, R. B. Using surface electrodes for the evaluation of the rectus femoris, vastus medialis and vastus lateralis muscles in children with cerebral palsy. *Gait Posture*, v. 5, p. 211-216, 1997.
25. YOUNG, C. C.; ROSE, S. E.; BIDEN, E. N. et al. The effect of surface and internal electrodes on the gait of children with cerebral palsy, spastic diplegic type. *J. Orthop. Res.*, v. 7, p. 732-737, 1989.
26. WINTER, D. A. *The Biomechanic and Motor Control of Human Gait: normal, elderly, and pathological*. 2. ed. Waterloo: University of Waterloo, 1991. 143p.
27. DELUCA, P. A.; DAVIS, R. B.; ÕUNPUU, S. et al. Alterations in surgical decision making in patients with cerebral palsy based on three-dimensional gait analysis. *J. Pediatr. Orthop.*, v. 17, p. 608-614, 1997.
28. SUTHERLAND, D. H. *Gait Disorders in Childhood and Adolescence*. Baltimore: Williams & Wilkins, 1984.
29. BELL, K. J.; ÕUNPUU, S.; DELUCA, P. A. et al. Natural progression of gait in children with cerebral palsy. *J. Pediatr. Orthop.*, v. 22, p. 677-682, 2002.
30. WINTERS, T. F.; GAGE, J.; HICKS, R. Gait patterns in spastic hemiplegia in children and young adults. *J. Bone Joint Surg.*, v. 69A, n. 3, p. 437-441, Mar. 1987.
31. SUTHERLAND, D. H.; DAVIDS, J. R. Common gait abnormalities of the knee in cerebral palsy. *Clinical Orthopaedics*, v. 288, p. 139, 1993.
32. FERRARETO, I.; SOUZA, A.; SELBER, P. Paralisia cerebral. In: HEBERT, S.; XAVIER, R.; PARDINI, A. G.; BARROS, T. (eds.). *Ortopedia e Traumatologia: princípios e prática*. Porto Alegre: Artmed, 1998. 382p.

CAPÍTULO 25

Avaliação da Propriocepção

Moisés Cohen • Gustavo Jerônimo de Melo Almeida • Maria Stella Peccin

A propriocepção é uma variação especializada do sentido do toque, da sensação do movimento e da posição articular, e é responsável por dois aspectos de sensação da posição do corpo, uma estática e outra dinâmica. A sensação estática nos proporciona orientação consciente de uma parte do corpo em relação à outra, enquanto a sensação dinâmica dá informação ao sistema neuromuscular da quantidade e direção do movimento. Então, propriocepção pode ser descrita como processo neuromuscular complexo que envolve sensações aferentes e eferentes, permitindo ao corpo manter estabilidade e orientação durante as atividades estáticas e dinâmicas.

Pequenos mecanorreceptores localizados em ligamentos, cápsulas, tendões, músculos e fáscia promovem o estímulo proprioceptivo que são imprescindíveis para a percepção dos membros e seus movimentos, também chamado de sentido cinestésico. Os estímulos proprioceptivos conscientes partem dos mecanorreceptores e chegam ao colo do corno posterior da medula, emergindo rumo ao córtex cerebral pelo funículo posterior através do fascículo grácil, responsável pela condução dos estímulos dos membros inferiores e metade inferior do tronco. A outra porção emerge do funículo posterior através do fascículo cuneiforme, responsável pela condução dos membros superiores e metade superior do tronco. Atingem o córtex cerebral na região da área somestésica, sendo responsáveis pelos sentidos de posição e movimento. Os impulsos proprioceptivos inconscientes partem dos mecanorreceptores e atingem a medula espinal, regulando a ação reflexa muscular. Existem outras fibras que emergem para o cerebelo com a função de informá-lo a atividade instantânea dos grupos musculares, de tal forma que esse centro emita resposta para que os movimentos sejam suaves e precisos. Dois sistemas formam a inervação proprioceptiva articular, que são os nervos articulares essenciais, atingindo cápsulas, ligamentos e, muitas vezes, os vasos articulares; e os nervos articulares anexos que são ramificações dos nervos musculares correspondentes.

Existem dois níveis de propriocepção, a consciente (voluntária) e inconsciente (reflexa). Enquanto a propriocepção consciente habilita as articulações em atividades esportivas e tarefas profissionais, a propriocepção inconsciente modula a função do músculo e inicia a estabilização reflexa das articulações pelos receptores musculares.

O sistema somatossensorial é um componente sensorial complexo do sistema neuromuscular que envolve a percepção e execução do controle musculoesquelético e do movimento[1]. O sinal proprioceptivo durante o movimento articular depende não só da informação dos mecanorreceptores (ligamentos e cápsula), mas também inclui informações provindas da pele, da articulação e dos músculos. Pesquisadores vêm demonstrando que a informação aferente pode ser interrompida após lesão, porém o quanto esse déficit pode afetar o desempenho funcional atual ainda é desconhecido.

A mudança no padrão de movimento ou a hipotrofia muscular após lesão pode contribuir para a ocorrência de déficits proprioceptivos e redução do nível de atividades. Um declínio da propriocepção relacionado à idade também tem sido descrito, fazendo com que este também afete o nível proprioceptivo no momento da lesão e que possa vir a afetar a habilidade para compensar a perda proprioceptiva durante o processo de reabilitação.

Uma variedade de exercícios funcionais tem sido desenvolvida para simular, em ambiente controlado, ações e forças impostas às articulações durante o desempenho atlético normal. Em particular, os testes de agilidade geram avaliação quantitativa do desempenho funcional, pois requerem habilidade para desempenhar exercícios multidirecionais e movimentos coordenados durante certo período.

Atualmente, existem inúmeras técnicas que objetivam avaliar de modo subjetivo e objetivo os mecanismos de resposta sensório-motora e procuraremos dissertar um pouco sobre eles no decorrer deste capítulo.

Podemos avaliar o equilíbrio postural estático e dinâmico, a cinestesia e o senso de posição articular, a ativação e a força muscular, a conscientização corporal, a agilidade com o tempo de reação corporal, assim como testes de coordenação motora. No entanto, um exame que englobe todas as funções sensório-motoras juntas ainda é desconhecido.

Sistemas de mensuração de equilíbrio têm sido usados clinicamente para verificar a oscilação postural em idosos, pacientes com disfunções da coluna vertebral (região lombar), atletas e pacientes com distúrbios neurológicas. Dados normativos para padronizar as posições do teste têm demonstrado ampla variabilidade nas mensurações do deslocamento do corpo entre os indivíduos avaliados.

Outro aspecto importante em questão é saber se uma deficiência quanto ao desequilíbrio postural ou outra deficiência sensório-motora é indicativa ou prognóstico de limitação funcional significante nas habilidades diárias, uma vez que a cada dia vemos a necessidade dos testes clínicos estarem relacionados à funcionalidade. Os prognósticos quanto à capacidade dos testes de equilíbrio estáticos têm, previamente, questionado trabalhos feitos para avaliar as quedas em idosos.

Algumas dessas avaliações têm como objetivo avaliar a aptidão para a prática de esportes, quantificar o equilíbrio postural, pesquisar influências dos vários sistemas na proteção corporal, investigar as consequências de uma doença, identificar fatores de risco para possível lesão, além de avaliar a evolução de um paciente em sua reabilitação.

Harter *et al.*, avaliaram a estabilidade e a função do joelho pós-reconstrução do ligamento cruzado anterior e detectaram a necessidade do desenvolvimento de novos e específicos testes para avaliar a percepção dos pacientes após esse ato cirúrgico.

Existem técnicas específicas para o exame de alguns mecanismos protetores, como é o caso da avaliação do reflexo vestíbulo-ocular, feitos por vários métodos, por exemplo, a utilização de testes calóricos com injeção de água quente ou fria no conduto auditivo externo avaliando a resposta reflexa no nistagmo.

Outros exames podem ser executados com a utilização de um eletromiógrafo para avaliar a resposta muscular em determinados movimentos.

No entanto, a maioria das avaliações é feita com a utilização de plataformas de força para avaliação do equilíbrio postural estático e dinâmico, avaliando a influência dos receptores relacionados à visão, dos proprioceptores e dos exteroceptores dos membros inferiores, do sistema vestibular e até mesmo da respiração sobre o ajuste postural. Essas plataformas de força são geralmente munidas de três ou quatro barras de resistência que permitem a transformação de pressão em informações elétricas, sendo com isso registrados, dentre outras coisas, o deslocamento do centro de pressão dos pés ou o centro de gravidade dos indivíduos durante a fase de apoio sobre o equipamento, podendo ser mono ou bipodálico (Fig. 25.1).

Outro método para a avaliação desses deslocamentos estáticos é por meio da craniocorpografia, na qual o voluntário usa um capacete munido de dois marcadores, um na fronte e outro na região occipital, além de mais um ponto em cada região do ombro, avaliando essas oscilações, tendo como referência essas regiões demarcadas com o auxílio de uma máquina fotográfica colocada em um ponto estratégico com auxílio de um espelho.

As avaliações do senso de posição articular e de conscientização do movimento articular podem ser feitas por equipamentos que promovam movimentação passiva contínua na região a ser avaliada, podendo ser utilizados MPC (movimeno passivo contínuo) adaptado, o módulo passivo dos dinamômetros isocinéticos, além de outros equipamentos construídos especificamente para esse tipo de avaliação. Esses testes consistem em determinar o limiar para percepção do movimento quando o ângulo da articulação é lentamente alterado e em identificar a habilidade do paciente reproduzir um ângulo articular previamente solicitado. Para utilização desses testes, é sugerido que os indivíduos utilizem uma bota compressiva em todo o membro inferior com o objetivo de neutralizar as interferências sensoriais cutâneas, além de remover qualquer influência visual por vedação dos olhos. A influência auditiva também é removida com a utilização de fones de ouvidos (Fig. 25.2).

Yanagida e Assami analisaram, por meio de uma plataforma estabilométrica interligada a um computador, a relação entre a idade e a distribuição de peso em diferentes áreas do pé durante nove tipos de posturas simétricas e assimétricas em indivíduos normais[2]. A distribuição do peso foi mensurada em três áreas: região do primeiro dedo, região externa anterior que compreende os demais dedos e na região do retropé. Foram avaliados 945 indivíduos entre 5 e 80 anos, divididos em sete grupos de idades. Um dos resultados dessa pesquisa foi de que nas posturas assimétricas o calcanhar direito sempre recebeu mais carga do que o esquerdo. Os autores concluem que esse achado pode ser conseqüente à assimetria notada no posicionamento de alguns órgãos no corpo, por exemplo, o fígado e também ao fato de que estruturas cerebrais podem estar influenciando, uma vez que o lobo frontal é mais largo no hemisfério direito. No entanto, os autores avaliaram a dominância nos membros inferiores para relacionarem aos resultados obtidos. Outro resultado foi de que a pressão é maior na região do retropé em jovens e quanto mais idade maior será a pressão na região do antepé.

Existem sistemas tridimensionais que analisam os movimentos de forma precisa e dinâmica pelo registro de pontos anatômicos feitos com marcadores retrorreflexivos a uma luz infravermelha, os quais são captados por câmeras de vídeo munidas de filtros infravermelhos e dispostas em locais estratégicos, que enviam para um computador as informações capturadas, permitindo que seja feita a reconstrução tridimensional das posições ao longo do tempo. Pode ser associada à análise eletromiográfica e às plataformas de força, a fim de avaliar todo o conjunto do movimento, desde a força de reação do solo até a musculatura específica para a execução do gesto.

Sistemas mais simples, bidimensionais, associam a utilização de câmeras de vídeo ao computador e um *software* específico para analisar de forma bidimensional os movimentos (Dartfish®), favorecendo a quantificação mais precisa de alguns métodos de avaliação sensório-motora mais difíceis de serem registrados por meio de imagens, por exemplo, documentação e análise

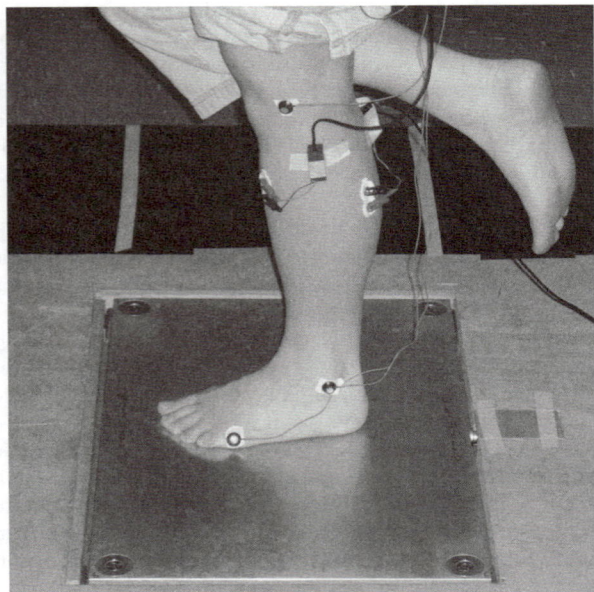

Figura 25.1 – Plataforma de força.

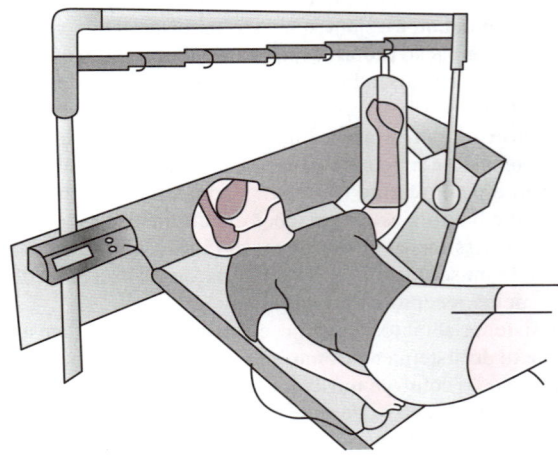

Figura 25.2 – Avaliação do senso de posição articular. Cortesia NMRLab – University of Pittsburgh, Pittsburgh – PA.

computadorizada do salto vertical e horizontal (*Jump e Hop Test*), assim como do *teste de equilíbrio estático bi ou monopodálico* (Romberg e Romberg modificado) (Fig. 25.3). Os testes de salto tem sido descritos como preditores de potência e avaliação do tempo excêntrico-concêntrico da musculatura envolvida. Vários estudos utilizaram esse tipo de avaliação como parâmetro para alta.

Hertel *et al.*, avaliaram a fidedignidade do sistema Cybex Reactor quanto à mensuração da agilidade[3]. Esse aparelho consiste em vários dispositivos sensoriais localizados no chão e que estão ligados a um monitor e a um computador e tem como objetivo avaliar a agilidade por meio de movimentos que requerem mudanças inesperadas de direção por intermédio de estímulos visuais transmitidos pelo monitor. Foram feitos estudos em que houve a divisão de dois grupos, sendo o primeiro composto de treze atletas universitários amadores que não possuíam histórias prévias de lesões nos membros inferiores e nem concussão cerebral. Esses atletas foram submetidos aos testes que incluíam deslocamentos para frente, para trás, para os lados e em diagonais em torno dos 14 sensores, realizando quatro tentativas, em que a primeira servia para familiarização com o equipamento e o teste em si. Esses testes foram realizados durante cinco dias consecutivos. Já o segundo grupo de estudo era composto de treze voluntários que possuíam os mesmos pré-requisitos e utilizaram o mesmo protocolo de avaliação do estudo 1, no entanto, a seqüência dos dias de avaliação era diferente, perfazendo dois dias de avaliação na primeira semana e retornando às avaliações três e seis semanas após a primeira. Foi avaliado o tempo total levado para completar a tarefa. Os resultados obtidos no estudo 1 mostraram que os voluntários realizaram a tarefa com maior velocidade no segundo dia comparado com o primeiro dia e que a confiabilidade para as três tentativas do segundo dia foi melhor. No segundo estudo, os voluntários outra vez exerceram a tarefa significativamente mais rápida a cada dia de sessão, exceto entre a terceira e a sexta semana.

Outro sistema de avaliação da resposta sensório-motora produzido pela Arena é o Trazer (Fig. 25.4). Esse consiste em um computador com um *software* que simula jogos e analisa os deslocamentos, os tempos de reação, a potência, a velocidade, a distância percorrida, a altura do salto e compara os dois hemicorpos, tudo por intermédio do deslocamento do centro de gravidade. O computador fica localizado num sistema de quiosque ligado a um monitor de televisão de 40 polegadas ou a uma tela de projeção, em que também se localiza um dispositivo com sensores infravermelhos dispostos nas laterais direita e esquerda. O indivíduo a ser avaliado utiliza um cinto que apresenta emissor de sinal infravermelho e um equipamento para avaliação da freqüência cardíaca. Esse sistema possui interface com o freqüencímetro e registra, em tempo real, a freqüência durante todo o teste e posteriormente fornece a média, o seu pico e o gasto calórico aproximado durante aquela atividade.

O sensor capta a movimentação do indivíduo em 180° e emite sinais auditivos que são desencadeados nos acertos e erros deste. O Trazer possui cinco jogos que buscam avaliar diferentes deslocamentos comuns e as mais diversas atividades esportivas. Por meio do cinto o indivíduo se conecta ao computador e passa a fazer parte do jogo, como um *joystick*. Seu deslocamento corporal faz com que ele vença os obstáculos impostos no jogo e tenha êxito em suas jogadas ou, caso contrário, erros e perdas de pontuação.

De modo geral, os equipamentos para avaliação sensório-motora podem ser descritos da seguinte forma:

- Estabilometria que avalia a variação do centro de pressão em indivíduos na posição ortostática e sua habilida-

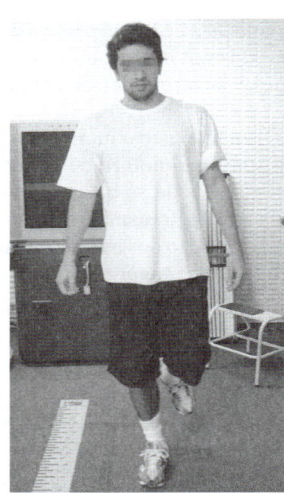

Figura 25.3 – Romberg modificado.

de em manter a postura ereta. Utiliza uma plataforma de força acoplada a um sistema computadorizado.
- Biodex Balance System consiste em uma plataforma e um computador interligados que podem promover oito graus de instabilidade e tem como objetivo registrar a capacidade do indivíduo de se manter em equilíbrio perante uma instabilidade dinâmica.
- O teste do tempo de latência muscular ou de reação muscular utiliza um eletromiógrafo como meio de medir a velocidade de resposta muscular diante de determinado estímulo. A identificação de retardo nas respostas musculares sugere perda proprioceptiva.
- A avaliação da cinestesia é feita por um sistema de análise do movimento optoeletrônico tridimensional que descreve a trajetória do membro, classificando o seu desempenho. A movimentação passiva contínua utiliza um aparelho específico para graduar a sensibilidade do indivíduo em relatar os movimentos e uma alteração dessa trajetória pode identificar perda proprioceptiva.
- O teste do senso da posição articular deve ser realizado de duas formas, em que na primeira o objetivo é a percepção do movimento quando o ângulo articular é alterado lentamente e a segundo estuda a capacidade do indivíduo reproduzir o ângulo na qual a articulação foi

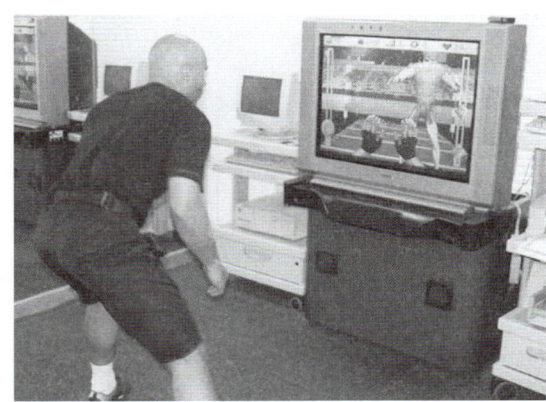

Figura 25.4 – Equipamento virtual – Trazer®.

previamente colocada de forma passiva ou ativa e o prejuízo na percepção do movimento ou erro na reprodução do ângulo articular sugerem deficiência proprioceptiva.

Certamente ainda não existe o meio ideal de conseguirmos avaliar a resposta sensório-motora de forma mais completa. Inúmeras são as tentativas de se buscar um recurso que consiga, de modo mais amplo, transmitir a mais adequada e fidedigna mensuração da ativação dos mecanorreceptores. Enquanto não se tem o método ideal, sugere-se que métodos de avaliação estática e dinâmica sejam realizados e os seus dados correlacionados.

REFERÊNCIAS BIBLIOGRÁFICAS

1. LEPHART, S. M.; PINCIVERO, D. M.; GIRALDO, J. L.; FU, F. H. The role of proprioception in the management and rehabilitation of athletic injuries. *Am. J. Sports Med.*, v. 25, p. 130-137, 1997.
2. YANAGIDA, T.; ASAMI, T. Age-related changes in distribution of body weight on soles of feet for selected actions and postures. *Percept. Mot. Skills*, v. 85, 3 Pt 2, p. 1263-1271, Dec. 1997.
3. HERTEL, J.; JOHNSON, P. D.; OLMSTED, L. C.; DENEGAR, C. R.; PUTUKIAN, M. Effect of mild brain injury on an instrumented agility task. *Clin. J. Sport Med.*, v. 12, n. 1, p. 12-17, Jan. 2002.

BIBLIOGRAFIA COMPLEMENTAR

AGEBERG, E.; ZÄTTERSTRÖM, R.; MORITZ, U.; FRIDÉN, T. Influence of supervised and nonsupervised training on postural control after an acute anterior cruciate ligament rupture: a three-year longitudinal prospective study. *J. Orthop. Sports Phys. Ther.*, v. 31, n. 11, p. 632-644, 2001.

BEARD, D. J.; DODD, C. A. F.; TRUNDLE, H. R.; SIMPSON, A. H. R. W. Proprioception enhancement for anterior cruciate ligament deficiency: a prospective randomized trial of two physiotherapy regimes. *Br. J. Bone Joint Surg.*, v. 76-B, p. 654-659, 1994.

BERNIER, J. N.; PERRIN, D. H. Effect of coordination training on proprioception of the functionally unstable ankle. *J. Orthop. Sports Phys. Ther.*, v. 27, n. 4, p. 264-275, Apr. 1998.

BOISSY, P.; BOURBONNAIS, D.; GRAVEL, D.; ARSENAULT, A. B.; LEPAGE, Y. Effects of upper and lower limb static exertions on global synkineses in hemiparetic subjects. *Clin. Rehabil.*, v. 14, n. 4, p. 393-401, Aug. 2000.

CAHILL, B. R.; GRIFFITH, E. H. Effect of preseason conditioning on the incidence and severity of high school football knee injuries. *Am. J. Sports Med.*, v. 6, p. 180-184, 1978.

CARAFFA, A.; CERULLI, G.; PROJETTI, M.; AISA, G.; RIZZO, A. Prevention of anterior cruciate ligament injuries in soccer. A prospective controlled study of proprioceptive training. *Knee Surg. Sports Traumatol. Arthrosc.*, v. 4, n. 1, p. 19-21, 1996.

CURL, W. W.; MARKEY, K. L.; MITCHELL, W. A. Agility training following anterior cruciate ligament reconstruction. *Clin. Orthop.*, v. 172, p. 133-136, 1983.

ENGLE, R. P.; CANNER, G. C. Proprioceptive neuromuscular facilitation (PNF) and modified procedures for anterior cruciate ligament instability. *J. Orthop. Sports Phys. Ther.*, v. 11, p. 230-236, 1989.

FITZGERALD, G. K.; AXE, M. J.; SNYDER-MACKLER, L. The efficacy of perturbation training in nonoperative anterior cruciate ligament rehabilitation programs for physically active individuals. *Phys. Ther.*, v. 80, n. 2, p. 128-140, 2000.

FREEMAN, M. A.; DEAN, M. R.; HANHAM, I. W. The etiology and prevention of functional instability of the foot. *J. Bone Joint Surg. Br.*, v. 47, p. 678-685, 1965.

HANDOLL, H. H. G.; ROWE, B. H.; QUINN, K. M.; DE BIE, R. Interventions for preventing ankle ligament injuries (Cochrane Review). In: *The Cochrane Library*. Oxford: update software, 2004. Issue 1.

HEWETT, T. E.; LINDENFELD, T. N.; RICCOBENE, J. V.; NOYES, F. R. The effect of neuromuscular training on the incidence of knee injury in females athletes. A prospective study. *Am. J. Sports Med.*, v. 27, p. 699-706, 1999.

HEWETT, T. E.; STROUPE, A. L.; NANCE, T. A. et al. Plyometric training in female athletes decreased impact forces and increased hamstring torques. *Am. J. Sports Med.*, v. 24, p. 765-773, 1996.

HOFFMAN, M; PAYNE, V. G. The effects of proprioceptive ankle disk training on healthy subjects. *J. Orthop. Sports Phys. Ther.*, v. 21, n. 2, p. 90-93, Feb. 1995.

IHARA, H.; NAKAYAMA, A. Dynamic joint control training for knee ligament injuries. *Am. J. Sports Med.*, v. 14, p. 309-315, 1986.

JEROSCH, J.; PRYMKA, M. Proprioception and joint stability. *Knee Surg. Sports Traumatol. Arthrosc.*, v. 4, n. 3, p. 171-179, 1996.

LASHOWSKI, E. R.; NEWCOMER-ANEY, K.; SMITH, J. Refining rehabilitation with proprioception training: expediting return to play. *Physician Sportsmed.*, v. 25, p. 10, Oct. 1997.

LATTANZIO, P. J.; PETRELLA, R. J. Knee proprioception: a review of mechanisms, measurements, and implications of muscular fatigue. *Orthopedics*, v. 21, n. 4, p. 463-470, Apr. 1998.

LEMOS, J. C. Exercícios proprioceptivos em lesões de joelho / Proprioceptive exercises in knee lesions. *Fisioter. Mov.*, v. 5, n. 1, p. 53-60, Abr/Set. 1992.

LENTELL, G.; BAAS, B.; LOPEZ, D.; MCGUIRE, L.; SARRELS, M.; SNYDER, P. The contributions of proprioceptive deficits, muscle function, and anatomic laxity to functional instability of the ankle. *J. Orthop. Sports Phys. Ther.*, v. 21, p. 206-215, 1995.

LEPHART, S. M.; PINCIVERO, D. M.; ROZZI, S. L. Proprioception of the ankle and knee. *Sports Med.*, v. 25, n. 3, p. 149-155, Mar. 1998.

MARKEY, K. L. Functional rehabilitation of the cruciate-deficient knee. *Sports Med.*, v. 12, n. 6, p. 407-417, Dec. 1991.

ROZZI, S. L.; LEPHART, S. M.; STERNER, R.; KULIGOWSKI, L. Balance training for persons with functionally unstable ankles. *J. Orthop. Sports Phys. Ther.*, v. 29, n. 8, p. 478-486, Aug. 1999.

CAPÍTULO 26

Avaliação de Qualidade de Vida

Júlio Litvoc • Miriam A. Romano

INTRODUÇÃO

Os Programas de Reabilitação têm por objetivo auxiliar os indivíduos a mudarem seu comportamento, de modo que atinjam maior independência em seu papel físico, emocional, social e tarefas. Atualmente, a atuação de uma equipe de reabilitação não se limita somente à avaliação das funções física, psicosocial, cognitiva e vocacional do indivíduo, mas dá muita importância à avaliação de como esse indivíduo utiliza suas capacidades remanescentes no seu dia a dia, de maneira a otimizar essas capacidades e melhorar seu bem-estar[1]. Entretanto, Whiteneck ressalta que os indivíduos com incapacidade têm percepção subjetiva de sua saúde, limitação de atividades e papel social que é diferente das medidas objetivas de déficit, incapacidade e limitação social[2].

Os benefícios de um programa de reabilitação, representados pelas modificações e realizações do doente, podem ser avaliados pelas medidas de resultados. Em todo mundo, em escala cada vez maior, a avaliação de qualidade de vida relacionada à saúde (QVRS) é parte integrante e fundamental das medidas de resultados, uma vez que estudam o impacto da doença e de seu tratamento na vida do indivíduo com base na percepção do paciente. Nos estudos em qualidade de vida (QV), o indivíduo é considerado não como um ser fragmentado, apenas biológico, mas como um ser, ao mesmo tempo emocional e social, que vive sob a influência de uma cultura e de crenças particulares.

Neste capítulo, apresentaremos algumas considerações sobre a pesquisa em qualidade de vida, de maneira a auxiliar os profissionais envolvidos em Programas de Reabilitação na escolha de um instrumento de QVRS adequado às suas necessidades.

ASPECTOS CONCEITUAIS

Podemos dizer que em todos os tempos, em todos os povos, em todas as culturas, a busca da felicidade esteve presente no pensamento humano, muitas vezes, ligada a outras formas de expressão, como bem-estar e qualidade de vida.

Recentemente, a expressão qualidade de vida tornou-se mais popular ainda, sendo amplamente utilizada pelos diversos segmentos da sociedade, nos meios de comunicação, nas campanhas publicitárias e nas plataformas políticas. O conceito de qualidade de vida tem merecido atenção cada vez maior também por parte dos pesquisadores, não só da área de saúde, como também de outras especialidades por exemplo, sociologia, economia, geografia, história social e filosofia, aparecendo quase sempre na literatura científica. Nesse contexto, o que poderia se depreender à primeira vista é que existe um conceito de qualidade de vida estabelecido e compreendido por todos[3]. Entretanto, esse emprego difundido cria dificuldades e polêmicas quando se tenta definir o termo e o que se observa quando se estuda mais profundamente o tema é que se trata de um conceito bastante amplo e controverso, sem consenso entre as diferentes áreas e dentro da mesma área[4].

A transformação do conceito de qualidade de vida em uma medida científica, uma busca freqüente dos diversos pesquisadores, é muito difícil em razão da natureza abstrata, subjetiva, dinâmica e multidimensional do conceito e dos inúmeros fatores que interferem na sua concepção, como cultura, ética, religião e valores pessoais. Diante da diversidade de definições encontrada na literatura, é imprescindível que os autores mencionem claramente, nos seus estudos, qual o marco conceitual no qual se baseia a abordagem do fenômeno[5].

Dentro desse entendimento, os paradigmas para construção do conceito de qualidade de vida são:

- Multidimensionalidade (a vida é composta de inúmeros aspectos).
- Auto-avaliação (a avaliação feita pelo médico ou outras pessoas pode não ser acurada, uma vez que estamos diante de conceito subjetivo).
- Variação (varia conforme a época, o local, o momento que a pessoa está vivendo).

QUALIDADE DE VIDA RELACIONADA À SAÚDE

Apesar da dificuldade de definição, as pesquisas sobre *qualidade de vida* são parte de um importante movimento dentro da área da saúde que visa valorizar parâmetros mais amplos que o controle de sintomas, a diminuição da mortalidade ou o aumento da expectativa de vida[6].

Um dos marcos significantes nesse movimento é o trabalho da Organização Mundial da Saúde (OMS), que iniciou, em 1993, um projeto de avaliação da qualidade de vida no qual reafirma seu compromisso com abordagem holística da saúde e dos serviços de saúde: "A assistência à saúde é essencialmente uma transação humanística entre um profissional de saúde e um paciente, na qual o bem-estar do paciente é o objetivo primário".

Em 1995, o grupo de qualidade de vida da OMS fundamentado na revisão de especialistas internacionais define qualidade de vida como: "a percepção do indivíduo de sua posição na vida, no contexto da cultura e sistema de valores nos quais ele vive e em relação a seus objetivos, expectativas, padrões e preocupações"[7]. Este é um conceito amplo, que leva em consideração a inter-relação complexa entre estado de saúde, estado mental, nível de independência, relações sociais, crenças pessoais de cada indivíduo, sendo todos esses aspectos considerados em função da sociedade e cultura em que esse indivíduo vive.

A expressão qualidade de vida relacionada à saúde é usada para se referir às experiências subjetivas dos indivíduos nos diferentes aspectos do estado de saúde, como, sintomas, função física, estado emocional e interação social trabalho e situação econômica[3,7,8]. Assim, a qualidade de vida apresenta-se como construto multifatorial, muito mais amplo do que meramente a presença ou ausência de saúde[3]. O foco de interesse pode ser variado: pode ser o impacto de doença ou condição sobre a qualidade de vida ou o perfil de disfunção de uma população ou a relação entre qualidade de vida e o prognóstico[8].

É importante ressaltar que as pesquisas de qualidade de vida relacionada à saúde referem-se às experiências subjetivas do doente, acrescentando, assim, novo elemento na avaliação de resultados, que é a percepção do paciente, isto é, o modo como ele percebe a repercussão da doença e do tratamento em sua vida. A importância do ponto de vista do paciente em relação à sua doença, bem como a monitoração da qualidade das medidas terapêuticas empregadas podem ser exemplificadas com certas situações da prática clínica, na qual o hipertenso grave, cujos níveis tensionais estão controlados, abandona o tratamento em decorrência dos efeitos colaterais dos medicamentos que prejudicam a sua qualidade de vida.

IMPORTÂNCIA DO ESTUDO DA QUALIDADE DE VIDA RELACIONADA À SAÚDE

Provavelmente sempre haverá discussões como melhor medir saúde e uma das razões é a complexidade e a natureza abstrata da saúde. Não há uma única variável que descreva a saúde. Ao contrário, sua medida repousa na reunião de um número de variáveis denominadas *indicadores* de saúde, cada um dos quais representa um elemento do conceito global. À medida que a sociedade evolui, os problemas de saúde alteram-se na sua importância e novos indicadores de saúde devem ser escolhidos para refletir as mudanças no tema da saúde. Por exemplo, podemos pegar a mortalidade infantil como indicador de saúde e dedicarmos nossa atenção sobre ela. Se formos bem-sucedidos em nossa intervenção, haverá diminuição da prevalência desse problema e redução do valor desse indicador como marcador de problemas de saúde atual. Assim, os indicadores de saúde estão em contínua evolução, bem como o conceito de saúde, e um influencia o outro. O aumento da expectativa de vida nos últimos 150 anos resultou na mudança da visão de saúde, que deixou de ser sobrevivência, ausência de doença, e passou a ser a capacidade do indivíduo realizar atividades diárias e mais recentemente a saúde está ligada a temas positivos de felicidade, bem-estar e qualidade de vida[9].

Para Nordenfelt, vários fatores contribuíram para essa nova visão sobre o objetivo do cuidado com a saúde[10]. Entre eles:

- Progresso tecnológico da medicina que permite muitas vezes um prolongamento da vida, porém, em muitos casos, uma vida com dor intensa e incapacidade, por exemplo, câncer em estágio avançado.
- Mudança do panorama da natureza das doenças: atualmente predominam as doenças e limitações crônicas para as quais não há cura efetiva e, por conseguinte, o objetivo do tratamento não deve ser o da eliminação da doença, mas fornecer aos doentes suporte e meios de enfrentar a vida apesar das dificuldades de saúde, explorando todo seu potencial. Passou-se à preocupação com o *doente* e não só com a *doença*, iniciando-se a discussão sobre qualidade de vida *versus* quantidade de vida.
- Crítica ao modelo do ser humano como máquina que é o modelo que se concentra no ser humano como um organismo biológico e não tem interesse no ser humano como um agente social. É da qualidade de vida de uma pessoa integrada que se deve cuidar e não da pessoa apenas como ser biológico.

Mais recentemente, passou-se a reconhecer a importância da monitoração e avaliação do tratamento do ponto de vista do paciente. A associação da mudança na visão de saúde com a necessidade de se conhecer a percepção do indivíduo sobre sua saúde fez surgir vários instrumentos na literatura científica, criados com a finalidade de medir subjetivamente as condições de bem-estar dos indivíduos. Esses instrumentos são as medidas de qualidade de vida.

As QVRS têm sido usadas cada vez com mais freqüência em todo o mundo pelos pesquisadores. Os instrumentos de medida de qualidade de vida geralmente são questionários criados a partir das experiências dos próprios pacientes, portanto, o seu uso permite ao pesquisador conhecer a extensão na qual a doença e o tratamento dessa doença interferem na qualidade de vida global do paciente. O fato dessas medidas se basearem no ponto de vista do paciente ressalta sua importância:

- Na prática clínica: permite aos profissionais de saúde a identificação das necessidades do paciente, o acompanhamento do progresso de pacientes individuais e, em consequência, auxilia na indicação das intervenções terapêuticas.
- Nos serviços de saúde: permite uma visão ampla da qualidade do serviço fornecido ao paciente dando subsídios para o aprimoramento de seus programas.
- No auxílio à escolha das técnicas mais eficazes de terapia, uma vez que possibilita a comparação entre os resultados de técnicas diferentes.
- Na política de saúde: as avaliações de QVRS têm sido utilizadas para a distribuição de recursos, por exemplo, a OMS utiliza-se da avaliação de qualidade de vida para a distribuição de verbas em todo o mundo para os programas que apresentam melhores resultados.

CLASSIFICAÇÃO DOS INSTRUMENTOS DE QUALIDADE DE VIDA

Os instrumentos de qualidade de vida relacionados à saúde podem ser classificados em genéricos e específicos.

Os instrumentos genéricos de saúde são desenvolvidos com a finalidade de refletir o impacto de uma doença sobre a vida de pacientes[1] e são aplicáveis a uma grande variedade de populações e doenças, pois cobrem o espectro completo de funções, incapacidades e alterações emocionais que são relevantes para qualidade de vida[8]. Pode ser aplicado para diferentes graus de gravidade de doença, diferentes tratamentos médicos ou intervenções na saúde e para diferentes grupos demográficos e culturais. A grande qualidade dos instrumentos genéricos é a de poder comparar populações diferentes, auxiliando não só a definição das prioridades a serem gerenciadas, bem como a locação de recursos de forma mais apropriada para os programas que apresentem melhores resultados. A limitação relativa desses instrumentos é que são muito amplos acarretando perda de informações específicas de interesse numa área[8]. Os instrumentos genéricos podem ser de dois tipos principais, apresentados a seguir.

Perfis de Saúde

Combinam diferentes componentes (dimensões) de qualidade de vida dentro de um sistema de escores que pode ser agregado num simples valor (índice) ou num perfil de escores inter-relacionados. Permitem determinar os efeitos de uma intervenção sobre diferentes aspectos da qualidade de vida e comparar os efeitos de uma intervenção em doenças diferentes. Por exemplo, Sickness Impact Profiles (SIP), Nottingham Health Profile (NHP), Medical Outcomes Study 36 – Item Short Form Survey (SF – 36).

Medidas Fundamentadas em Preferências

Combinam quantidade e qualidade de vida e refletem as preferências dos pacientes em relação aos diferentes estados e cenários de saúde[5]. São medidas derivadas de teorias econômicas e de decisão e refletem a satisfação esperada pelo paciente[8]. São usadas para quantificar o nível de satisfação que o paciente associa com cada um dos possíveis processos e resultados do tratamento: Quanto do desconforto dos efeitos colaterais do tratamento os pacientes estão dispostos a tolerar para ficar livre dos sintomas? Quantas visitas hospitalares os pacientes estão dispostos a fazer para procedimentos dolorosos que podem ou não funcionar? Produzem um único escore, geralmente, em um contínuo entre saúde perfeita (1) e morte (0). Apresentam a vantagem de permitir a avaliação custo-benefício e de fornecer num único número, o impacto sobre a qualidade de vida. Por outro lado, apresentam as desvantagens de, muitas vezes, ser difícil determinar os valores de utilidade, de não permitir a determinação de quais aspectos da qualidade de vida são responsáveis por qualquer mudança no resultado, e de poder não ser responsivo a pequenas mudanças clinicamente importantes[8]. Por exemplo: o EuroQol Instrument (EQ-5D), o Health Utilities Index.

Os específicos são instrumentos criados para avaliar aspectos específicos do estado de saúde ou grupos específicos de pacientes. Eles podem ser específicos à doença (tais como, insuficiência cardíaca, artrite reumatóide), a um grupo específico (por exemplo, idosos), a certas condições funcionais (por exemplo, função sexual ou emocional) ou a um problema (por exemplo, dor lombar, dispnéia ou dor). Comumente, esse tipo de instrumento é mais sensível em medir alterações no decorrer do tempo (responsividade), pois apenas aos aspectos importantes da qualidade de vida para o assunto em estudo são incluídos. Pelo fato de não serem compreensivos, não são úteis para comparar condições, épocas ou mesmo programas diferentes[8]. Por exemplo, Arthritis Impact Measurement Scales (AIMS).

PROPRIEDADES PSICOMÉTRICAS

O conceito de qualidade de vida, por sua natureza abstrata, requer para sua mensuração métodos diferentes dos que são aplicados para conceitos mais concretos e, dessa forma, são utilizados métodos indiretos semelhantes ao que acontecem nos estudos da sociologia e das ciências do comportamento. Os instrumentos de qualidade de vida medem, de forma empírica, o comportamento que representa indiretamente o conceito teórico de qualidade de vida.

Os instrumentos são constituídos de vários domínios ou dimensões, compostos de vários *itens*. Domínio ou dimensão refere-se à área de comportamento, capacidade ou experiência que o instrumento se propõe a medir.

Os instrumentos, em geral, para serem úteis como medida de resultado, devem apresentar alguns atributos que demonstrem a sua adequação ao propósito a que se destina[8]. Esses atributos, que são as propriedades psicométricas dos instrumentos, são avaliados pelos testes de validade e confiabilidade. Instrumentos, cujas definições se relacionam de maneira imprecisa com o conceito estudado (validade pobre) ou que não podem ser usados consistentemente (confiabilidade pobre), conduzem a resultados falhos.

Confiabilidade

É a propriedade do instrumento produzir resultados consistentes, e resultados estáveis após aplicações repetidas em que não há evidências de mudanças, ou seja, uma medida é dita confiável quando ela consistentemente produz o mesmo resultado, em particular, quando aplicada ao mesmo indivíduo em épocas diferentes desde que não tenham ocorrido mudanças[11]. A verificação dessa propriedade pode ser efetuada de diferentes formas, entre elas, consistência interna, concordância intrateste (estabilidade), concordância interteste e sensibilidade à mudança.

A consistência interna é o grau em que os itens, que medem o mesmo conceito, estão relacionados entre si. Requer que se teste a homogeneidade dos itens que compõem a dimensão ou, então, a homogeneidade das dimensões em relação à escala. A consistência interna significa que os itens estão fortemente correlacionados entre si e com o conceito que estão medindo. Exemplificando, no caso da consistência interna de uma dimensão, o que se avalia é a extensão da intercorrelação dos itens entre si e a extensão que eles se correlacionam com a dimensão. Um dos procedimentos freqüentes de se efetuar essa avaliação é pelo coeficiente alfa de Cronbach.

No teste-reteste, o questionário é administrado para a mesma população em duas ocasiões e os resultados são comparados, quase sempre, por correlação. Pode haver problemas com a interpretação das mudanças observadas.

A concordância intra-observador é a obtenção do mesmo escore por um observador, pela aplicação do mesmo teste no mesmo indivíduo em diferentes ocasiões, com um intervalo de tempo preestabelecido (em geral, de 1 a 2 semanas) e pressupondo-se que as condições sejam as mesmas. A concordância intra-observador indica a estabilidade da medida ao longo do tempo[5].

A concordância interobservadores é a obtenção do mesmo escore por diferentes observadores na mesma ocasião[11]. Relaciona-se à característica de equivalência da medida[5].

Sensibilidade à Mudança

Se o estudo objetiva estudar resultados ou mudanças, então, a responsividade do instrumento deve ser avaliada. Compreende a correlação de seu escore com outras medidas que refletem quaisquer alterações antecipadas.

Validade

É a capacidade de o instrumento medir realmente o que se propõe a medir. Há preocupação se o indicador realmente mede ou não o conceito subentendido. A validade tem seu foco sobre a teoria, o significado do fenômeno em estudo e a interpretação dos escores que o representam. Existem diversas estratégias para validação e um dos aspectos problemáticos é a variedade da terminologia. Entretanto, todos os tipos de validade estão dirigidos ao mesmo assunto: *o grau de segurança que se pode ter nas inferências retiradas do escores das escalas*[5,11].

Validade de Construto

Relaciona o instrumento com uma teoria. É relevante em áreas mais abstratas como a psicologia e a sociologia, nas quais a variável de interesse não pode ser observada diretamente. O ponto central é a preocupação com a validação da teoria que dá sustentação ao teste. Diferentemente de outros tipos de teste de validade, a validade de construto envolve a avaliação tanto da teoria como do método simultaneamente. A validade de construto é demonstrada por análise fatorial e pela validação convergente e validação discriminante. A análise fatorial permite a identificação das dimensões que fazem parte do construto que está sendo medido pelo estudo estatístico. A validade convergente é a extensão pela qual dois ou mais instrumentos, que pretendem medir o mesmo tópico, concordam um com o outro. A validade discriminante é a extensão pela qual os escores de uma medida distinguem entre indivíduos ou populações que seriam esperados serem diferentes. Testa a capacidade do instrumento de apresentar resultados diferentes em grupos distintos. Por exemplo, pessoa com ou sem uma doença. Assim, enquanto a validade convergente requer correlação com variáveis relacionadas, a validade discriminante requer que o construto não se correlacione com variáveis diferentes[5,9,11].

Validade de Conteúdo

Avalia se os itens e as escalas abordam todos aspectos que são relevantes e representativos do conceito que se quer medir. Por exemplo, um instrumento de avaliação funcional para atividade de vida diária deve incluir itens que medem desde atividades fáceis até as mais difíceis. Por outro lado, um instrumento de avaliação funcional de atividades de vida diária (AVD), que não inclui itens sobre o ato de se vestir, tem uma validade de conteúdo precária.

Validade de critério, na qual se compara o instrumento estudado com um critério externo, considerado como padrão-ouro.

ADAPTAÇÃO TRANSCULTURAL

A criação de um novo instrumento é um processo trabalhoso que envolve a conceitualização da medida e a seleção e redução de seus itens. Em contrapartida, a maioria dos instrumentos, não só de qualidade de vida, mas também os que medem ansiedade, depressão, atitudes, crenças etc., é criada para países de língua inglesa. Como o conceito de qualidade de vida sofre influência de fatores individuais, sociais e culturais, a simples tradução de um inventário do seu contexto cultural original é insatisfatória em decorrência das diferenças de idioma e da forma de expressão dos problemas de saúde nas diversas culturas. Dessa forma, torna-se necessário o desenvolvimento adaptações dos questionários de qualidade de vida para países de língua e cultura diferentes da original.

A metodologia a ser empregada na tradução e adaptação transcultural ainda não está totalmente consagrada. Guillemin *et al.* efetuaram importante revisão dos estudos de adaptação cultural e propuseram uma metodologia que vem sendo bastante empregada pelos interessados nesse processo denominado *adaptação transcultural*. Os autores destacam dois aspectos empregados na tradução e adaptação cultural: a tradução literal de palavras individuais e a adaptação cultural abrangendo o idioma e o contexto cultural e estilo de vida.

O desenvolvimento de instrumentos de qualidade de vida internacionais permite a realização de estudos multicêntricos, possibilitando a comparação de resultados em diferentes contextos culturais.

ESCOLHA DE UM INSTRUMENTO DE QUALIDADE DE VIDA

A escolha de um instrumento de QVRS deve basear-se no propósito do estudo.

Os instrumentos devem deixar clara a doença para qual foi desenvolvido e seus componentes, o que pretende medir e a população que foi estudada. Além disso, devem utilizar linguagem de fácil e compreensão e possuírem tempo de aplicação apropriado.

É importante que o pesquisador conheça bem os instrumentos tanto na sua estrutura, como em relação à população para qual o instrumento foi planejado e verifique se existe justificativa lógica para a aplicação do instrumento para a população que pretende estudar. É necessário que verifique se é mais adequado um instrumento genérico ou específico, de acordo com o estudo que se propõe a fazer. É fundamental que conheça as propriedades psicométricas (confiabilidade, validade, responssividade) do instrumento original, e no caso dos instrumentos originários de outros países, se foram feitas a tradução e a adaptação transcultural, bem como, a validação da adaptação transcultural.

COLHEITA DOS DADOS

Os profissionais que farão a colheita dos dados devem ser *qualificados profissionalmente*, ser treinados de acordo com o manual técnico do instrumento, conhecer o objetivo de cada questão e como deverão ser respondidas as dúvidas de preenchimento. Conhecer os equipamentos necessários e procedimentos, como é feito o escore do instrumento.

Quando são necessárias modificações do instrumento em conseqüência de alguma circunstância, por exemplo, déficit de visão com necessidade do uso de instruções por gravador, escrita em Braille e a modificação introduzida deve ser validada.

REFERÊNCIAS BIBLIOGRÁFICAS

1. GRANGER, C. V. Foreword. In: DITTMAR, S. S.; GRESHAM, G. E. (eds.). *Functional Assessment and Outcome Measures for the Rehabilitation Health Professional*.
2. WHITENECK, G. G. The 44th Annual John Stanley Coulter Lecture: Measuring what matters – key rehabilitation outcomes. *Archives of Physical Medicine and Rehabilitation*, v. 75, p. 1073-1076.
3. KIMURA, M. *Tradução para o Português e Validação do "Quality of Life Index" de Ferrans e Powers"*. São Paulo, 1999. Tese (Livre Docência) – Escola de Enfermagem da Universidade de São Paulo.
4. FARQUHAR, M. Definitions of quality of life: a taxonomy. *Journal of Advanced Nursing*, v. 22, p. 502-508, 1995.
5. KIMURA, M.; FERREIRA, K. A. S. L. Avaliação da qualidade de vida em indivíduos com dor. In: CHAVES, L. D.; LEÃO, E. R. (eds.). *Dor 5º Sinal Vital: reflexões e intervenções de enfermagem*. Curitiba: Maio, 2004.
6. FLECK, M. P. A. Instrumentos de Avaliação de Qualidade de Vida – OMS versão em português. Projeto desenvolvido no Brasil pelo grupo de estudos em qualidade de vida no Departamento de Psiquiatria e Medicina Legal Universidade Federal do Rio Grande do Sul – Serviço de Psiquiatria. Disponível em: http://www.ufrgs.br/psiq/whoqol.html.
7. WHOQOL GROUP. Division of Mental Health, World Health Organization, The World Health Organization Quality of life assessment (WHOQOL): position paper from the Word Health Organization. *Soc. Sci. Med.*, v. 41, n. 10, p. 1403-1409, 1995.
8. GUYATT, G. H.; VAN ZATTEN, S. J. O. V. Measuring quality of life in clinical trials: a taxonomy and review. *Can. Med. Assoc. J.*, 140, p. 1441-1448, 1989.
9. MCDOWELL, L.; NEWELL, C. *Measuring Health: a guide to rating scales and questionnaires*. 2. ed. New York: Oxford University Press, 1996.
10. NORDENFELT, L. Quality of life as a new goal for medicine and health care. In: *Concepts and Measurement of Quality of Life in Health Care*. Boston: Kluwer, 1994. p. 1-15.
11. BOWLING, A. *Measuring Health: a review of quality of life measurements scales*. 2. ed. Buckingham: Open University Press, 1997.

Seção 5

Terapêutica por Meios Físicos

Coordenadora: Therezinha Rosane Chamlian

27 Meios Físicos em Reabilitação 238
28 Eletromiografia-*Biofeedback* na Medicina de Reabilitação 257
29 Cinesioterapia 265
30 Equoterapia 277

CAPÍTULO 27

Meios Físicos em Reabilitação

Liliana Lourenço Jorge • Wu Tu Hsing

Os objetivos do uso dos agentes físicos na rotina médica incluem analgesia, relaxamento muscular, remoção de edemas, facilitação da mobilidade articular e promoção de maior facilidade para a realização das demais modalidades da reabilitação.

Com base em princípios termofísicos, elétricos e eletromagnéticos, inúmeros aparelhos foram desenvolvidos para uso prático. Os fundamentos permanecem clássicos, mas a ciência aplicada vem observando constantemente novas áreas de aplicação.

Os vários tipos de modalidades de aquecimento podem ser divididos naqueles que atingem tecidos profundos e outros que agem superficialmente. Também podem ser divididos em modo de transferência de calor aos tecidos, que são convecção, condução e conversão.

TERMOTERAPIA POR ADIÇÃO – PRINCÍPIOS GERAIS

Fatores Determinantes para a Extensão das Reações Biológicas

A temperatura dos tecidos é o fator mais importante para a promoção das respostas fisiológicas ao calor. Estudos comprovam que a curva das reações tem formato de S, com uma elevação mais rápida no terço médio da linha[1,2] (Fig. 27.1). Acima do limite superior, as reações destrutivas superam os efeitos desejáveis de hiperemia; da mesma forma, abaixo de determinado valor não há reações observáveis. A curva revela uma faixa de 43 a 45°, dentro da qual um mínimo de alteração na temperatura tecidual produz o máximo de reações fisiológicas.

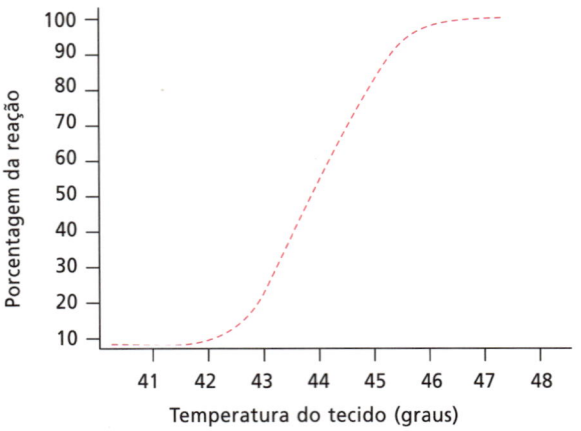

Figura 27.1 – Dependência da hiperemia na temperatura tecidual[2].

Como a faixa é estreita, o controle da técnica de aquecimento é essencial para o sucesso dos propósitos terapêuticos.

A duração da elevação da temperatura também é importante para a determinação das reações biológicas. Estudos apontam para o tempo de exposição mínimo de 5min, com respostas máximas após exposição de 30min. Dependendo da taxa de elevação, os níveis efetivos de temperatura são obtidos razoavelmente rápido. Logo, a modalidade de calor que rapidamente aumenta a temperatura tecidual para níveis eficazes produz efeitos mais pronunciados do que aquela de elevação térmica mais lenta, dado que ambas foram aplicadas durante o mesmo período.

As respostas de alguns receptores térmicos parecem mais exacerbadas quando a velocidade de elevação de temperatura tecidual é maior. A hiperemia reflexa adjacente à área tratada se torna maior quanto maior esta for. Portanto, os fatores determinantes para a quantidade e intensidade de reações fisiológicas são:

- Nível de temperatura tecidual: 40 a 45,5°C.
- Duração da elevação de temperatura tecidual: 5 a 30min.
- Velocidade de elevação de temperatura.
- Tamanho da área tratada.

Efeitos Fisiológicos Terapêuticos

Em geral, as respostas biológicas esperadas durante a aplicação de calor são:

- Aumento da extensibilidade do colágeno.
- Redução de rigidez articular.
- Alívio de dor.
- Alívio de espasmo muscular.
- Aumento de fluxo sangüíneo.
- Auxílio de resolução de processos inflamatórios, edemas e exsudatos.

Contra-indicações ao Uso do Calor de Forma Geral

O calor deve ser aplicado de forma cuidadosa, respeitando contra-indicações:

- Áreas anestésicas, pacientes com rebaixamento do nível da consciência (na ausência de sensação dolorosa, a dosimetria não é acurada o suficiente).
- Áreas de insuficiência vascular, pelo risco de necrose isquêmica.
- Presença de tumores, pois o calor na faixa terapêutica pode acelerar a taxa de multiplicação celular.
- Discrasias sangüíneas.
- Incapacidade de resposta ao calor.

- Áreas de inflamações, traumas e hemorragias agudas.
- Uso sobre gônadas e útero gravídico.

Efeitos Locais

Ocorrem por efeitos diretos da temperatura elevada nos tecidos, como aceleração do metabolismo celular (acúmulo de metabólitos intracelulares, gás carbônico, redução da tensão de oxigênio, produção de histamina). O calor altera as propriedades dos tecidos viscoelásticos de tendões, cápsulas e cicatrizes. À medida que aumenta o calor fornecido aos tendões, ocorre diminuição da tensão ao estiramento[1]. É importante lembrar que o calor isoladamente não produz alongamento nos tendões. A condição ideal de extensibilidade colágena é a combinação de aplicação de calor associada a estiramento prolongado e estático.

A aplicação de calor em nervos periféricos provoca o aumento do limiar de dor na área por eles suprida. O aquecimento afeta a atividade das fibras gama, com redução da sensibilidade dos fusos musculares ao estiramento. Tal efeito pode explicar o relaxamento de algumas hipertonias musculares com o calor. Ao mesmo tempo, o calor parece ativar os órgãos de Golgi, reduzindo a atividade dos músculos antagonistas.

O calor gera vasodilatação capilar e arteriolar, por efeito direto nos mecanismos reflexos vasculares. A taxa de difusão e filtração através das membranas biológicas aumenta, explicando a maior permeabilidade vascular e o extravasamento de proteínas plasmáticas para o interstício. O calor vigoroso resulta em aumento de respostas celulares, secundárias à maior reação inflamatória e metabolismo. Porém, se o calor é excessivo ou oferecido por muito tempo, o metabolismo tecidual cai, devido à queda da atividade enzimática, desnaturação de proteínas e maior produção de polipeptídeos biologicamente ativos, como a histamina.

No tratamento de tumores, a hipertermia é utilizada em conjunto com outras terapias, especialmente com o intuito de elevar a eficácia da atividade ionizante ou reduzir a dose radiativa necessária para o controle da massa.

Reações Distantes ao Local de Elevação Térmica

As reações a distância ocorrem principalmente devido à elevação da temperatura corporal. Um dos fenômenos é a reação consensual, na qual o aquecimento de uma região, como a pele de uma extremidade, resulta em aquecimento da extremidade contralateral. Trata-se de um aquecimento de magnitude menor que o primário e poderá aumentar, dependendo do tamanho da área de tratamento inicial e presença de inervação abundante.

Se a pele é aquecida sem que o músculo subjacente se aqueça, ocorre vasoconstrição dessa região, consistente com mecanismos regulatórios que distribuem calor para áreas de perda de calor em detrimento de órgãos termicamente inativos. O calor sobre a pele abdominal leva à redução da acidez gástrica, do peristaltismo e da atividade uterina, por promover relaxamento da musculatura lisa. Ao ser aplicado superficialmente, relaxa músculos esqueléticos, ao atuar sobre atividade gama reflexa, conforme dito anteriormente.

Em resumo, algumas reações ocorrem por elevação térmica interna do corpo, levando a reações que pertencem aos mecanismos de regulação da temperatura corporal. Em outras reações, o calor funciona como agente contra-irritante para alívio de dor e é explicado pela teoria da comporta de Melzack e Wall.

Intensidade de Calor e Objetivos Terapêuticos

Para objetivos terapêuticos, o calor deve se acumular no local da lesão. Para o emprego do calor vigoroso, a temperatura é elevada próxima ao nível de tolerância, para que o máximo de resposta local seja possível. Nessa condição, a temperatura tecidual permanece elevada por um tempo relativamente longo e a taxa de elevação de calor é alta. O calor vigoroso é apropriado para condições patológicas crônicas, como contraturas, cicatrizes, fibroses e aderências periarticulares: o aquecimento aumenta a elasticidade do tecido conjuntivo e facilita a cinesioterapia para o ganho de amplitude articular.

Com o uso de temperaturas suaves, ocorre pequena elevação térmica no local a ser tratado, ou a temperatura terapêutica ótima é produzida distante do local objetivado. Isso porque a taxa de elevação térmica é baixa e o calor é oferecido por menos tempo. O calor oferecido nessas condições é empregado para processos subagudos, como sinovites inflamatórias da artrite reumatóide. Condições agudas e subagudas são agravadas se expostas a calor intenso, ao promoverem a superposição de outra reação inflamatória na região lesada e induzirem a ocorrência de necrose tecidual e abscessos.

Como exemplo, cita-se o pinçamento radicular agudo decorrente de hérnia discal comprovada comprimindo o forame intervertebral. Qualquer calor vigoroso ofertado na região pode levar ao aumento de fluxo sanguíneo e edema, que por sua vez podem piorar a compressão neural e a sintomatologia. Por outro lado, o calor suave representa grande ferramenta nessa condição, ao relaxar espasmo muscular e reduzir as forças compressivas sobre a raiz nervosa afetada.

Seleção da Modalidade

Deve-se selecionar a modalidade que produza a máxima temperatura no local da lesão sem que se exceda o nível de tolerância nos tecidos adjacentes. Para tanto, é necessário verificar a distribuição da temperatura produzida pelos equipamentos de calor, técnicas de aplicação, fatores que modificam a distribuição de temperatura tecidual e os níveis de calor obtidos pelos agentes.

Se calor suave é desejado em tecidos superficiais com pequena reação térmica profunda, podem-se escolher agentes de calor superficial, como compressas quentes, infravermelho, banhos de parafina. Caso se deseje aquecimento vigoroso, há opções entre microondas, ondas curtas e ultra-som. Porém, se pequenas partes do corpo como os dedos devem ser aquecidas, mesmo um calor superficial pode produzir elevação de temperatura em tecidos profundos e efeitos térmicos vigorosos. Estes resultados podem ser benéficos ou não, dependendo da cronicidade ou não da lesão.

TERMOTERAPIA POR ADIÇÃO – MODALIDADES SUPERFICIAIS

Em contraste às modalidades profundas, o aquecimento superficial não aquece tecidos profundos, como os músculos, pois a camada subcutânea subjacente à pele age como isolante térmico e inibe transferência de energia. O aumento do fluxo sanguíneo logo abaixo da pele uma vez que esse aquecimento provoca resfriamento, ao carrear o calor oferecido externamente.

Caso se deseje aquecimento de tecidos profundos, as modalidades superficiais são capazes apenas de gerar efeitos leves e reflexos.

Em geral, a transferência de energia térmica pode ser classificada em três mecanismos físicos:

- *Condução*: transferência de energia de um ponto a outro sem que haja movimento de partículas do meio condutor.

Em geral, é representada pelo contato direto entre a fonte de calor e os tecidos-alvo e se constitui no principal mecanismo dos meios físicos superficiais. Exemplos: banhos, compressas quentes e forno de Bier.
- *Convecção*: o calor é produzido pelo movimento das partículas do meio de transferência de calor, como o ar ou líquidos. Exemplos: turbilhão, tanques de hidroterapia e tanques de Hubbard.
- *Conversão*: o aquecimento envolve transferência a partir da conversão de uma forma de energia, geralmente mecânica ou eletromagnética, para energia cinética/térmica. Nos tecidos superficiais, os efeitos são de alterações fisiológicas diretas e podem ser explicados a partir das propriedades da luz, empregadas na terapia. São utilizadas as freqüências de onda do espectro visível e da infravermelha, cujos fótons contêm energia segundo a fórmula:

$$E = hF$$

Em que E = energia, h = constante de Planck e F = freqüência da radiação. A fórmula indica que quanto mais energia o fóton possui, mais curto o comprimento de onda e maior a penetração nos tecidos. É importante salientar que essa afirmação vale para uma mesma modalidade, não podendo ser utilizada para comparar, por exemplo, ondas curtas (OC) com microondas (MO).

Aquecimento por Condução

Trata-se de modalidade simples, tendo como vantagens a possibilidade de o paciente realizá-la em casa e de a pele permanecer seca, porque geralmente não há contato direto. As desvantagens dignas de nota são as potenciais queimaduras, dificuldade de aplicação em algumas regiões de anatomia irregular, ressecamento da pele e prejuízo no suprimento vascular.

Na condução, a quantidade de calor que flui pelo organismo (H) é diretamente proporcional ao tempo de fluxo (t), a área de contato (A), o gradiente de temperatura (ΔT) e a condutividade térmica (k). Na mesma fórmula, o calor é inversamente proporcional à espessura da camada (ΔE):

$$H = k\, \Delta t\, (\Delta T/\Delta E)$$

Compressas Quentes e Hydrocollator

Apesar de representarem o modo de aquecimento por condução, pode haver algum efeito adicional pela convecção ou radiação infravermelha. Esses materiais consistem de sacos segmentados de brim preenchidos com gel higroscópico de dióxido de silicato. São mergulhados em tanques de água quente controlada entre 71,1 e 79,4°C, para que o gel absorva grande quantidade de calor e água. No momento do uso, o saco é retirado do banho, a água é drenada e é colocado sobre tecido atoalhado sobre a pele, mantido por 20 a 30min. O paciente é orientado a nunca se deitar sobre a compressa, pelo risco de rompimento do invólucro e formação de queimaduras. A temperatura máxima é atingida após 8min de exposição e depois cai, à medida que o fluxo sangüíneo da pele dispersa o calor. A repetição seriada da aplicação pode prolongar os efeitos térmicos desejados. O aumento da espessura da toalha reduz o fluxo térmico e produz lentificação da elevação da temperatura. Desvantagens englobam o peso, a necessidade de posicionamento do paciente e a necessidade de grande quantidade de material, muitas vezes dificultando o uso domiciliar.

Outras formas dessa modalidade englobam bolsas de borracha (cuja aplicação rotineira é domiciliar), compressas *Kenny* (originalmente desenvolvida para alívio de espasmos musculares em síndrome pós-poliomielite; consiste em pequena bolsa de lã aquecida por água quente e depois enxuta para aplicações a 60°C, mas tem caído em desuso pela má conservação de calor e necessidade de múltiplas aplicações) e placas de aquecimento elétrico. Nessa última, o material elétrico é protegido por isolante plástico e aplicado sobre algodão úmido. A transferência de energia é maior que as compressas úmidas, devendo-se tomar cuidado com queimaduras.

Também há compressas químicas, nas quais componentes são misturados intencionalmente e a reação exotérmica resultante produz elevação de temperatura. Os compostos devem ser devidamente isolados do contato da pele.

Banho de Parafina

Muito utilizado para contraturas de artrite reumatóide, queimaduras, esclerodermia e osteoartrose. Geralmente é aplicada nas mãos, antebraços e pés. O óleo mineral é misturado à parafina para um composto final elástico, na proporção de 1:7. Para propósitos terapêuticos, a parafina é mantida em banho no seu ponto de fusão (51,7 a 54,4°C) em contêiner de temperatura controlada. A aplicação pode ser feita por meio da imersão e da luva.

- *Luva* (Fig. 27.2, A e B): mãos ou pés são mergulhados na parafina e retirados logo em seguida. O procedimento é repetido por volta de 10 vezes, até a formação de uma luva espessa. O calor aí contido é mantido por 20min graças ao acondicionamento do segmento em toalhas isolantes para a sua conservação. Em seguida, a luva é retirada e a parafina é reaproveitada no contêiner. Esse método permite aquecimento suave; a temperatura da pele cai dentro de poucos graus ao final da aplicação e aumentos da temperatura de subcutâneo e músculo são restritas a 3 e 1°C, respectivamente.
- *Imersão*: o segmento a ser tratado permanece imerso na parafina sólida e no banho por 20 a 30min. Esse método permite passagem de calor intenso, mas a velocidade dessa transferência à pele é lenta, pois a parafina sólida é um mau condutor de calor. Eleva a temperatura da pele até 41 a 46°C (principalmente no subcutâneo), mas não há queimadura, pois o calor específico da parafina é baixo: em comparação, se água fosse colocada em substituição, o aquecimento seria intolerável. A temperatura no subcutâneo e músculo vai a 2°C acima do método da luva.

Cuidados no uso da parafina são necessários, pela natureza inflamável dos materiais; logo, queimaduras e fogo são riscos concretos.

Forno de Bier

O aquecimento é obtido a partir de um arcabouço geralmente de madeira ou outro material pesado revestido de amianto, cujo interior possui uma resistência elétrica (600 a 800W), que gera calor a partir do ar contido no espaço.

O calor gerado passa para o paciente e é mantido em contato com a pele por tempo suficiente para resultados terapêuticos contanto que sejam vedadas as frestas e o ar não escape (Fig. 27.3). Apesar disso, a dosimetria é incerta.

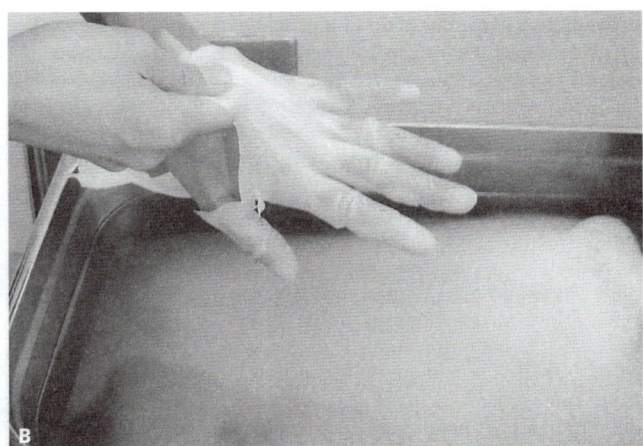

Figura 27.2 – (A e B) Banhos de parafina segundo a técnica da luva.

Aquecimento por Conversão
Lâmpadas

A energia radiante é empregada para fins de aquecimento. Fótons de alta concentração energética penetram os tecidos e essa energia é convertida em calor, em magnitudes diferentes dependendo da freqüência de onda, conforme mencionado. As radiações terapêuticas para objetivos terapêuticos variam do infravermelho ao amarelo visível. Ondas de comprimento maiores, como verde e ultravioleta, produzem reações fotoquímicas não relacionadas a aumento de temperatura. A maioria dos aparelhos disponíveis para essa modalidade utiliza o infravermelho (Fig. 27.4): consistem em lâmpadas que contêm compostos de silício e carbono, filamentos de tungstênio e quartzo. A qualidade da lâmpada é julgada pela área de capacidade de abrangência. Lâmpadas incandescentes comuns emitem radiação infravermelha em quantidade suficiente para fins terapêuticos, pois 60% do seu espectro contêm essa freqüência de radiação.

A dosimetria dessa modalidade é regulada com a distância entre a lâmpada e a pele, pois o foco é divergente. Algumas possuem interruptores de variação da potência, para se obter calor agradável.

A relação classicamente descrita de $1/r^2$ (r = distância entre pele e fonte) é apropriada para fontes incandescentes. Porém, uma relação de $1/r$ se torna mais apropriada para elementos mais alongados, como alguns filamentos de tungstênio. Na prática, a distância ideal entre o paciente e o aparelho é 50cm e determinada pela intensidade de aquecimento que se deseja para o paciente. São vantagens das lâmpadas: necessitam de poucos equipamentos e são seguras.

Aquecimento por Convecção
Hidroterapia

Como toda convecção, o volume líquido é agitado, para que a água em contato com a pele que sofreu resfriamento pelo fluxo sangüíneo superficial seja substituída por novo jato aquecido. A água é utilizada para tais propósitos, em razão de seu alto calor

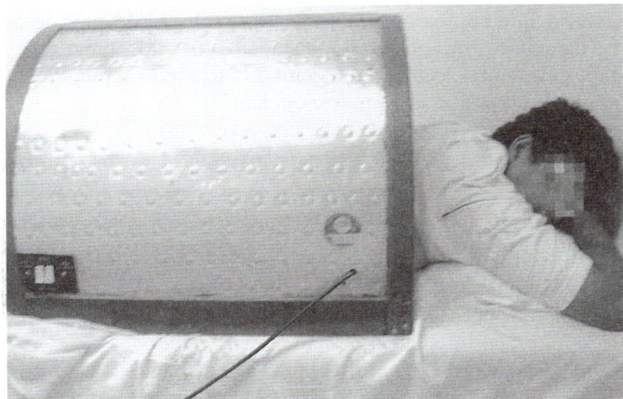

Figura 27.3 – Forno de Bier para lombalgia.

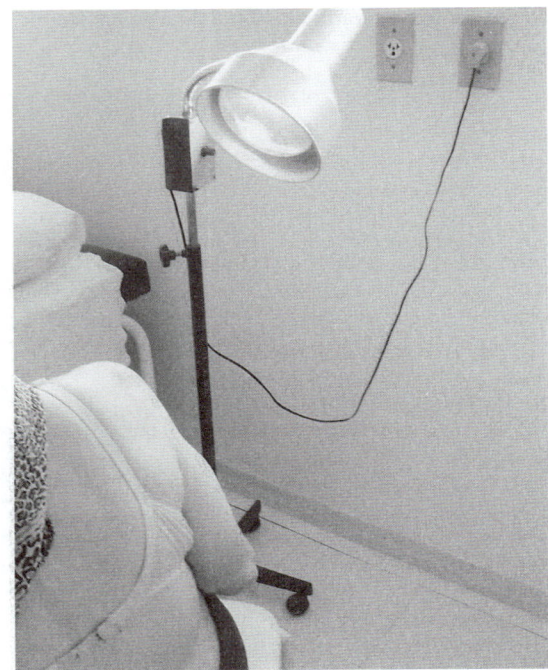

Figura 27.4 – Lâmpada de infravermelho para ombro doloroso.

específico e capacidade de conter calor. A movimentação da água fornece aquecimento convectivo, resfriamento, massagem e debridamento suave, no caso dos tanques de Hubbard e de turbilhão. Outros recursos da hidroterapia obtêm seus efeitos sem turbulência da água, conforme descrito adiante. Os jatos de turbilhonamento podem ser direcionados para segmentos dolorosos e o terapeuta deve manter vigilância constante.

Inclui total imersão corporal no tanque de Hubbard, apesar de ser possível imersão de apenas segmentos afetados, utilizando-se os chamados tanques de turbilhão. A técnica pode ser usado no tratamento de úlceras infectadas; por essa razão, deve haver substituição de água e esterilização entre dois usos. Ferimentos amplos, órgãos expostos ou desconforto são sanados com a adição de cloreto de sódio (NaCl) para aproximar a osmolaridade da solução salina e reduzir riscos de hemólise, na quantidade aproximada de 10kg para um tanque de Hubbard. Detergentes como iodo-povidona também estão indicados.

Para imersão total, a temperatura máxima é de 33 a 38°C, por 20 a 30min. Nessa situação, a perda de calor ocorre pela cabeça e pescoço e os mecanismos regulatórios de temperatura estão momentaneamente prejudicados: sendo assim, cuidados devem ser tomados em indivíduos idosos, cardiopatas e portadores de disautonomias, pelo risco de hipotensão secundária à vasodilatação periférica ampla. Logo, temperaturas acima de 39°C devem ser evitadas na imersão completa. Para o turbilhão, a água não necessita ser trocada sistematicamente e a temperatura pode atingir até 43 a 46,1°C.

Turbilhão (Fig. 27.4) e Hubbard são utilizados também para auxiliar a mobilidade articular após a retirada de gesso, alívio de contraturas na artrite reumatóide, síndromes dolorosas miofasciais na fibromialgia e outros espasmos musculares.

Banhos de Contraste

Proporcionam hiperemia e aquecimento terapêuticos no controle da artrite reumatóide ou síndromes complexas de dor regional, edemas pós-trauma e pós-entorses. Deve haver um contraste de aproximadamente 25°C entre duas temperaturas de água; de modo ideal a quente varia de 40,6 a 43,3°C e a fria de 15 a 20°C. A hiperemia máxima ocorre após imersão de 10min na água quente, seguida por 1min de água fria. Entretanto, recomenda-se contraste de ciclos de 4min na água quente e 1min na fria, de modo repetido até total máximo de 30min de terapia.

Cabines de Ar

Ar saturado de vapor d'água sob temperaturas controladas de 40,6°C é aspergido sobre o paciente, causando aquecimento superficial sobre ampla área, para aquecimento suave. Essa técnica é empregada para síndromes dolorosas miofasciais lombares e condições poliartríticas. As recomendações do tanque de Hubbard são aplicáveis nesse caso.

Outras Formas de Hidroterapia

Desde os tempos imemoriais os gregos já faziam uso da água para o controle dos edemas, assim como os médicos do século XVIII. Estudos recentes apóiam essa tradição e demonstram que a imersão aumenta a excreção renal de sódio e água em indivíduos normais, portadores de síndrome nefrótica e cirrose[3].

Balneoterapia

A água sempre teve um papel mítico e nas religiões associada a benefícios diversos[4]. Traz consigo atributos curativos (nem sempre comprovados) graças a concentrações minerais e conteúdos gasosos. Com o tempo, o ceticismo reduziu o impacto da crença em *águas milagrosas* e, atualmente, locais para sua prática são curiosidades turísticas, embora na Europa a aceitação permaneça forte e alguns planos de saúde cubram tais tratamentos.

Pode-se afirmar que os efeitos dessa modalidade assentam-se nos efeitos fisiológicos semelhantes à termoterapia superficial por convecção, daí o uso extensivo em artrite reumatóide, lombalgia mecânica etc.

A pele não permite penetração significante de solutos ou gases dissolvidos na água e não há comprovação dos efeitos benéficos da presença de compostos, como gases atmosféricos, sulfeto de hidrogênio, cálcio, magnésio, cobalto ou zinco. A exceção está na presença observada de rubídio em úlceras psoriáticas após contato com água do Mar Morto. Em geral, não se pode indicar a balneoterapia como modalidade de benefício significativo, conforme metanálise da recente Cochrane.

Exercícios Aquáticos

São populares na artrite reumatóide e dor musculoesquelética, mas os benefícios dependem do emprego correto. Pacientes com osteoartrose de quadril que se exercitaram duas vezes por semana mais exercícios domiciliares não tiveram vantagem sobre o grupo dos exercícios domiciliares somente. Outro estudo, que comparou programas de reabilitação para lesão no ligamento cruzado anterior em água e em solo, obteve resultados diferentes: o grupo solo ganhou força mais rapidamente, o grupo água não apresentou edemas[5,6].

Contra-indicações Gerais ao Aquecimento Superficial

O calor não deve ser empregado nas seguintes situações:

- Parafina e fluidoterapia são contra-indicadas em feridas abertas, infectadas ou não.
- Hidroterapia é contra-indicada em pacientes no pós-operatório imediato, pelos mesmos motivos anteriores.
- O tanque de Hubbard deve ser ajustado mediante um paciente com traqueostomia ou outras ostomias.

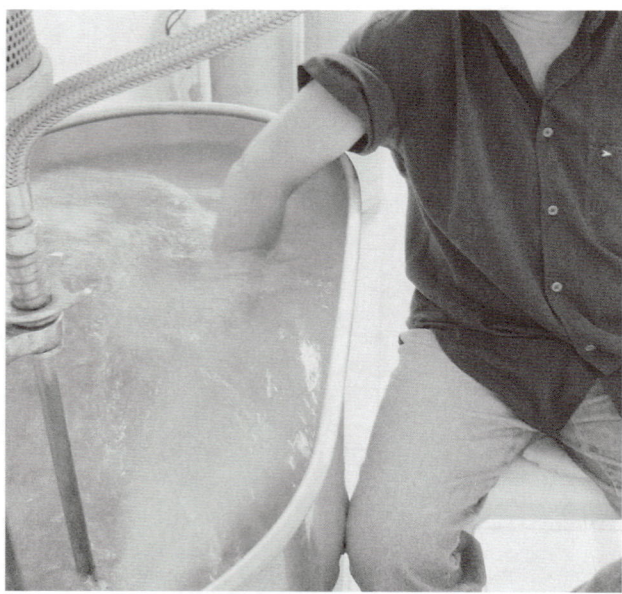

Figura 27.5 – Turbilhão para membro superior direito.

- Calor radiante não deve ser utilizado em pacientes com fotossensibilidade, discrasias sangüíneas, inflamações agudas, déficits sensitivos.
- Pacientes portadores de esclerose múltipla/lesões medulares, insuficiência adrenal, lúpus eritematoso sistêmico e gestação devem evitar o tanque de Hubbard, em razão dos efeitos deletérios do aquecimento sistêmico em organismos com mau controle térmico.

TERMOTERAPIA POR ADIÇÃO: MODALIDADES PROFUNDAS

Essas modalidades produzem aquecimento a partir da conversão da energia em calor. As fontes energéticas podem ser: correntes de alta freqüência (ondas curtas), radiação eletromagnética (microondas) e som de alta freqüência (ultra-som).

A quantidade relativa de energia convertida em calor é chamada de *calor relativo*. O padrão de aquecimento relativo varia, dependendo da modalidade de calor profundo, assim como do calor específico, condutividade térmica e capacidade de troca de energia de cada tecido. Também há fatores fisiológicos de cada organismo vivo, como o padrão de fluxo sangüíneo e distribuição fisiológica de temperatura preexistente (aquela responsável por manter a superfície relativamente mais fria que o interior do corpo). Por exemplo, se o calor é aplicado na superfície corporal, ocorre aumento do fluxo sangüíneo no local estimulado, mas a própria circulação age como elemento resfriador ao carrear o calor produzido, no esforço de manter a homeostase térmica constitutiva.

Ondas Curtas

Consiste na aplicação de correntes elétricas de alta freqüência. Os equipamentos de ondas curtas (OC) têm geralmente três componentes: suprimento de energia, circuito oscilatório e o circuito do paciente. As freqüências padronizadas são de 13,66; 27,33 e 40,98 megahertz (MHz). O comprimento de onda é descrito por:

$$\lambda = V/N$$

Em que λ é o comprimento de onda, N é a freqüência de oscilação e V é a velocidade da luz.

Os comprimentos de onda das referidas freqüências são respectivamente: 22, 11 e 7,5m. O equipamento mais comum para o uso é o de 27,33MHz e de 11m. O painel de controle típico do OC consiste em: interruptor de energia (liga-desliga), capacitor de sintonia de circuito do paciente, medidor de energia e acoplamento indutivo variável para o circuito do paciente.

Independentemente do aparelho, a impedância elétrica do paciente se torna parte da impedância do circuito do paciente. Portanto, para qualquer propósito terapêutico, é necessário sintonizar o circuito do paciente para a melhor ressonância após o paciente ter sido inserido ao circuito, para que a freqüência do circuito do paciente seja feita igual à freqüência do circuito oscilatório do aparelho. Nessas condições, a sintonia é obtida pelo ajuste do capacitor. O medidor de energia sinaliza o máximo de fluxo de corrente quando a ressonância é obtida no circuito do paciente. Após o aparelho ter sido sintonizado, o fluxo de corrente através do circuito do paciente pode ser regulado, graças ao ajuste no acoplador variável.

Dosimetria

Não é possível aferir o fluxo de corrente através do corpo do paciente, pois a dosimetria depende primariamente de fatores biológicos. O terapeuta é guiado pela sensação térmica do paciente, que idealmente deve referir calor confortável – isto é, dose aplicada considerada média.

A temperatura tecidual deve ser elevada para 40 a 45°, com supervisão contínua e observação do paciente durante os 20 a 30min de terapia. É recomendável realizar aplicação curta sob baixas temperaturas para que se possa observar a tolerância do paciente.

Técnicas de Aplicação
Condensador

O paciente é colocado entre as duas placas capacitoras (Fig. 27.6). Essas placas podem ser preparadas de três maneiras principais: envolvidas em material plástico rígido com o objetivo de promover espaçamento entre a pele e o componente; envolvidas em envelope de vidro e tecido apto para absorção do suor gerado com o aquecimento; envolvidas em borracha flexível e espaçador de feltro de 2cm de espessura pelos mesmos motivos do anterior. Esses métodos podem ser utilizados em afecções do ombro, quadril, cotovelos, tornozelos, dorso, pescoço. Há um quarto método de emprego, no qual uma das placas pode ser adaptada de modo a conter um eletrodo interno metálico para ser inserido até na vagina ou no reto juntamente com lubrificante (até o colo do útero e próximo à próstata, respectivamente). Esse eletrodo faz par com outra placa sobre o abdome, sob forma de cinta.

Mola Indutora

A mola é contida toda enrolada em um invólucro plástico único espaçador, que é flexível e moldável ao corpo. Para melhor distribuição de calor, é aconselhável evitar o contato do material plástico com a pele. Estudos clássicos indicam que o equipamento tende a gerar máximo calor acumulado na pele, enquanto o mesmo aplicador, provido de espaçador de 2cm entre pele e componente plástico, gera calor máximo nos músculos superficiais, desde que oferecidos por 20min e a 27,12MHz[7].

Já a panqueca ou monódio (Fig. 27.7) consiste na mesma mola indutora, mas envolvida por borracha, para que cada alça permaneça separada entre si. Uma articulação pode ser envolvida pelas alças da panqueca[8]. O sistema passa a funcionar como uma bobina indutora, onde o campo magnético atravessa o corpo do indivíduo.

Precauções são necessárias à aplicação das OC. Deve-se certificar de que os cabos não se cruzem ou se toquem; que a maca e a cadeira sejam de madeira para que não haja interferência no campo magnético; que não haja objetos metálicos com o paciente.

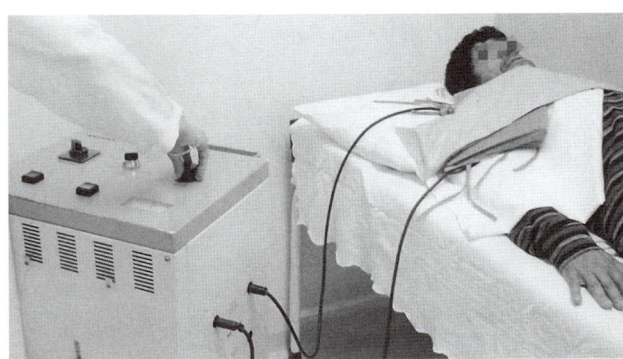

Figura 27.6 – Aparelho de ondas curtas (OC) para ombro.

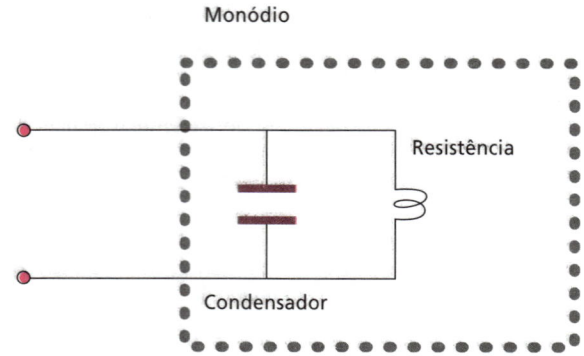

Figura 27.7 – Esquema do interior do aparelho de microondas tipo panqueca[8].

A distribuição de temperatura varia conforme a técnica de aplicação. Para a compreensão das variações é importante o reconhecimento dos princípios físicos que as regem. Para ambas as formas de aplicação, a taxa de absorção específica (H) é proporcional ao quadrado da corrente elétrica induzida (I) e inversamente proporcional à condutividade elétrica dos tecidos (G).

$$H = I^2/G$$

A distribuição da corrente depende do modo de aplicação, composição e condutividade dos tecidos. O circuito pode ser montado em série ou paralelo.

Na formação em paralelo, o fluxo máximo de corrente ocorre no tecido de maior condutividade e menor resistência. O aquecimento será máximo nesse tecido e ocorrerá com o quadrado da corrente, segundo a fórmula anterior. A densidade máxima de corrente é medida entre os eletrodos, local que corresponde aos tecidos musculares profundos[8] (Fig. 27.8).

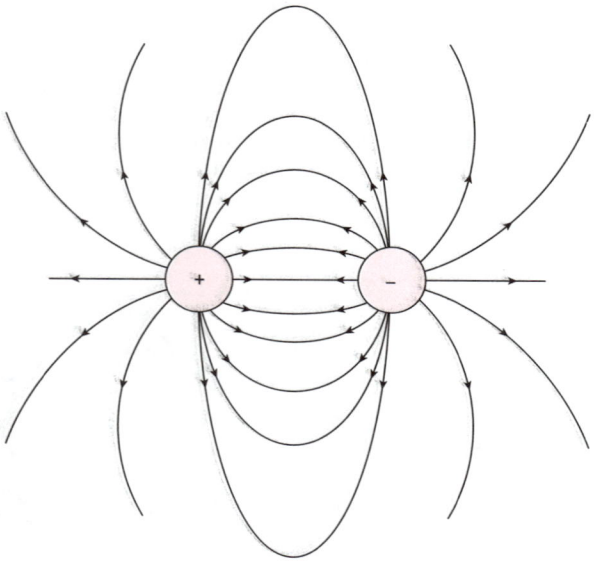

Figura 27.8 – Esquema de fluxo de corrente em tecidos uniformes durante aplicação de ondas curtas (OC) com placas condensadoras em paralelo. A densidade da corrente é proporcional às linhas de fluxo de corrente[8].

Na formação em série, o tecido de máxima resistência sofre máximo aquecimento, uma vez que a corrente através deste tem fluxo constante, assim como a razão da resistência tecidual em cada camada, que também é constante. A densidade máxima de corrente é medida no tecido subcutâneo subjacente aos capacitores[8] (Fig. 27.9).

Tipos de Acoplamento

Acoplamento Capacitivo

Os capacitores (condensadores) possuem a característica fundamental de induzir grande absorção de calor principalmente nos tecidos subcutâneos e menos nos músculos profundos. Porém, em algumas situações, os capacitores se tornam eficazes para tecidos mais profundos, como no uso de eletrodos internos para a cavidade pélvica, cujo aquecimento e segurança são mais bem controlados com o uso das OC em comparação com as demais modalidades profundas porque ocorre maior concentração de campo magnético em eletrodos pequenos. Em outras situações, se o tecido subcutâneo é escasso, os tecidos musculares profundos serão mais aquecidos.

Acoplamento Indutivo (Panqueca Indutiva)

Esses acopladores parecem fornecer maior energia aos tecidos profundos ricos em conteúdo aquoso do que nos tecidos adiposos. Se os campos elétricos são aplicados perpendicularmente à interface tecidual, o campo magnético será formado tangencialmente e será pouco modificado pela densidade dos tecidos adjacentes. Assim, a condutividade elétrica muscular é maior que a adiposa e tal acoplamento é preferido ao capacitivo, para fins de aquecimento profundo. Para o tratamento de lombalgia, a mola é aplicada envolvendo o tronco inferior do paciente: a densidade de corrente é observada em tecidos musculares, principalmente próxima às interfaces músculo-gordura. Por outro tratamento, regiões com excesso de partes moles, como o quadril, não são beneficiadas por aquecimento efetivo. Nessa condição, o ajuste para maior fornecimento de calor não aquece profundamente além de um limite, mas pode gerar queimaduras superficiais.

Efeitos Não Térmicos

O uso das OC pulsadas foi estudado em décadas passadas extensivamente. Acreditava-se que uma vantagem seria minimizar os efeitos do aquecimento, que é proporcional ao débito médio. Porém, não foi comprovado qualquer efeito não térmico de relevância terapêutica e a recomendação atual é a de aplicação padronizada das OC de forma contínua.

Contra-indicações e Precauções

Há contra-indicações absolutas para tratamento com OC:

- Déficit sensitivo e paciente com rebaixamento da consciência ou déficit cognitivo.
- Tumores e processos infecciosos, pela probabilidade de estímulo à mitose celular e exacerbação da resposta inflamatória.
- Gestação impede aplicação de OC, pelo risco de dano fetal.
- Oclusões arteriais, arteriosclerose, tromboangiíte obliterante (artérias de áreas isquêmicas já se encontram no máximo da vasodilatação e o aquecimento tecidual pode desviar o escasso fluxo sanguíneo para regiões adjacentes, piorando a isquemia).

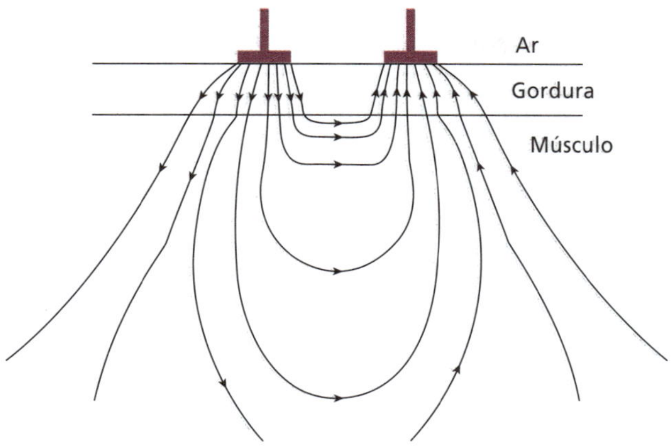

Figura 27.9 – Fluxo de corrente em camadas teciduais com a aplicação de ondas curtas (OC) com placas em série. A densidade de corrente é proporcional às linhas de fluxo[8].

- Lentes de contato devem ser removidas, pois são alvo de aquecimento seletivo (focos quentes ou *hot spots*).
- Marca-passo cardíaco, dispositivos intra-uterinos de cobre e implantes metálicos não podem ser expostos, pelo risco de mau funcionamento, focos quentes e queimadura.

Cuidados especiais devem ser tomados nas seguintes situações:

- Pacientes muito idosos ou jovens por não serem capazes de alertar sobre a sensação.
- Durante o período menstrual o sangramento aumenta com o aquecimento a partir de eletrodos internos.
- Placas de crescimento consistem em controvérsia, pois não há conclusão acerca do efeito deletério no seu metabolismo com OC.

Objetos metálicos devem ser removidos do paciente e esse deve utilizar móveis de madeira, pois o aquecimento seletivo ocorre com a concentração de energia nesses materiais. O hiperaquecimento também ocorre em regiões de acúmulo de suor; para evitá-lo, materiais de tecido absorvente são colocados entre a placa e a pele do indivíduo.

O terapeuta deve acompanhar toda a aplicação das OC, para que o paciente possa ser ressintonizado diante de eventuais mudanças na impedância do seu circuito; isso pode ocorrer com mínima mudança de posição do indivíduo, por exemplo. Novamente, o parâmetro de dose será a sensação subjetiva de calor agradável, garantindo a ressonância do circuito para o fluxo de corrente fornecido.

Recomendações

Como toda orientação para o uso de equipamentos em medicina física, o usuário deve ter conhecimento acerca do método e o aparelho deve estar dentro das especificações técnicas, para garantir o máximo do efeito e da segurança ao paciente. A supervisão do paciente durante todo o procedimento é imperiosa, com o objetivo de se evitar as complicações mais comuns, como queimaduras por técnica inadequada e mau posicionamento do paciente. A segurança também diz respeito à radiação à qual terapeuta e paciente estão expostos.

O aparelho deve ser potente, para garantir o fornecimento de calor em valores de potência maiores do que 200W/kg tecidual.

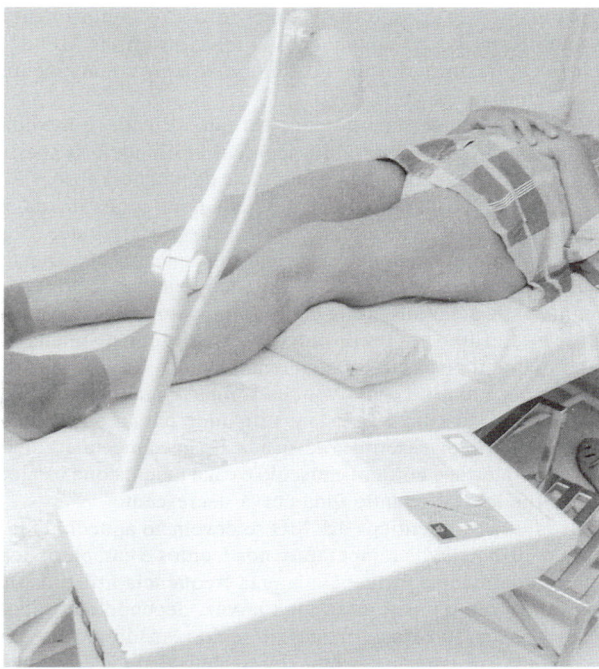

Figura 27.10 – Uso do aparelho de microondas (MO) para osteoartrose de joelho.

Isso porque potência de 170W/kg é absorvida pelos tecidos, mas energia adicional é necessária para que seja possível suplantar a capacidade de resfriamento do fluxo sangüíneo tecidual.

Microondas

Modalidade de aquecimento profundo (profundidade de até 3cm) caracterizada em promover o aquecimento seletivo de tecidos profundos ricos em água. As microondas (MO) consistem em radiação eletromagnética, com freqüências de 2.456 e 915MHz. Assim como outras ondas dessa natureza, as microondas caminham à velocidade da luz, propagam-se no vácuo e podem ser refletidas, refratadas e absorvidas.

Uma vez dentro das especificações, o aparelho é capaz de fornecer energia concentrada aos músculos, por meio de aquecimento gradual até o limite do tolerável, devendo ser capaz de ultrapassar o efeito resfriador resultante do aumento do fluxo sangüíneo que carreia o calor para adiante. Em condições ideais, o aparelho promove resposta fisiológica adequada com o mínimo de emissão de radiação para o terapeuta e o paciente.

O medidor de energia habitualmente presente no painel de controle mostra o débito total de potência menos a potência refletida. Aplicadores de contato direto promovem melhor acoplamento, resposta térmica mais intensa e menor emissão de radiação, além de possuírem um dispositivo para resfriar o ar em contato com a pele. Tais vantagens foram comprovadas em modelos experimentais nos quais a radiação pareceu ser maior na área onde o contato com a pele não pôde ser mantido.

Porém, os aplicadores sem contato direto são os mais utilizados no nosso meio: possuem um refletor de diâmetro aproximado de 15,3cm e uma antena, sendo o tamanho total do campo terapêutico aproximadamente igual ao diâmetro do refletor, com formato oval de emissão de onda, à secção transversal do campo. O aplicador tem baixa capacidade de fornecimento de campo magnético porque o comprimento de onda é similar ao tamanho da antena; assim, as MO devem ser aplicadas com uma distância de aproximadamente 2,5 a 5cm da pele (Fig. 27.10).

A efetividade do método pode ser quantificada, à medida que o aumento da temperatura tecidual em modelos experimentais se correlaciona com o montante de potência absorvida no local. A resposta fisiológica desejada pode ser estimada, a partir dos valores de absorção relacionados à efetividade e ao aumento do fluxo sanguíneo decorrente do aquecimento. Diante da absorção de potência de 170W/kg, ocorre aumento do fluxo sanguíneo de até 30mL/100g tecido/min, valor este análogo à elevação do fluxo em outras condições fisiológicas intensas, como diante de exercício físico extenuante[8].

Com base nisso, é possível determinar a máxima taxa de absorção no músculo e se esta é suficiente para a ocorrência de resposta fisiológica térmica adequada. O aquecimento máximo ocorre na interface gordura-músculo e cai à medida que o calor se aprofunda, respeitando uma curva decrescente.

Os efeitos terapêuticos das MO se devem ao aquecimento, mas a distribuição de temperatura nos tecidos é característica dessa modalidade e influenciada pela freqüência utilizada. A distribuição de temperatura, por sua vez, depende da propagação e absorção características do tecido, sendo propriedades elétricas e resistência específica ou condutividade determinantes para a última. Se as propriedades de absorção são conhecidas, também a reflexão das MO pode ser calculada. Por exemplo, tecidos com grande conteúdo de água (músculos e olhos) absorvem mais energia que os ossos; a pele é capaz de refletir até 50% da energia que emana do eletrodo. De fato, porcentagem considerável de reflexão ocorre na interface gordura-músculo, resultando em grande quantidade de energia convertida em calor no tecido subcutâneo.

Existem diferenças relevantes nos fenômenos fisiológicos decorrentes da aplicação de MO sob freqüência de 915 ou 2.456MHz (Fig. 27.11)[9]. A reflexão ocorrida pela pele parece ser menor com a freqüência de 915MHz e a profundidade de penetração é de até 3cm.

Com o uso de freqüência de 2.456MHz, a profundidade de penetração muscular é menor[10], com queda de até 50% num intervalo de 1cm. A distribuição resultante da temperatura depende, em última análise, ao calor específico, condutividade térmica e alterações no fluxo sanguíneo, que resfriam constantemente o tecido após a temperatura ter atingido um pico máximo, apesar da radiação contínua de MO. O aquecimento mais uniforme ocorre em músculos superficiais, ou músculos próximos aos ossos se o segmento corporal for pouco espesso.

Em resumo, a aplicação das MO sob a freqüência comercialmente disponível no Brasil de 2.456MHz resulta em um aquecimento intenso e máximo no tecido subcutâneo, a menos que o emprego seja feito em áreas de camada adiposa pouco espessa: nesse caso, o aquecimento muscular será superior à gordura.

Estudos observam a existência de um padrão de aquecimento com o uso de 2.456MHz, indicativo de reflexão de energia e produção de ondas estacionárias na interface gordura-músculo e consequente surgimento de *hot spots* (focos quentes). Esse fenômeno é explicado pelo fato de que o osso representa um obstáculo refletor à propagação de energia oriunda de ondas de alta freqüência (quanto maior a freqüência, menor o comprimento de onda e maior a reflexão, gerando mais perda de calor principalmente mediante a interface músculo-osso). O calor disponível para o aquecimento de áreas atrás do osso é desprezível em qualquer freqüência de MO.

O hiperaquecimento também é descrito em vísceras, como fígado e estômago, além das áreas próximas ao osso; é portanto pouco provável com a freqüência de 915MHz. Outras áreas de risco são os tecidos subjacentes à caixa torácica e próximos aos implantes metálicos.

Diante de tais vantagens (maior profundidade, aquecimento maior de músculos que gordura, prevenção de *hot spots*, menor reflexão), seria de se esperar que o emprego de freqüências baixas fosse maior, mas os custos dessas MO são maiores e elas não são autorizadas no país.

Efeitos Terapêuticos

O aquecimento proporcionado pelas MO é responsável pela maioria das reações de relevância terapêutica. Aquece músculos e articulações cobertas por poucas partes moles. Efeitos não térmicos não estão bem descritos e carecem de dados disponíveis na literatura.

Efeitos Colaterais

Cuidados devem ser tomados mediante o aquecimento de áreas sensíveis à radiação, como os olhos e testículos e superfícies com gotículas de suor. Os ovários estão relativamente bem protegidos sob diversas camadas de tecido. As epífises ósseas ainda são motivo de dúvida, com trabalhos contraditórios, apontando efeitos de inibição ou estímulo ao crescimento do

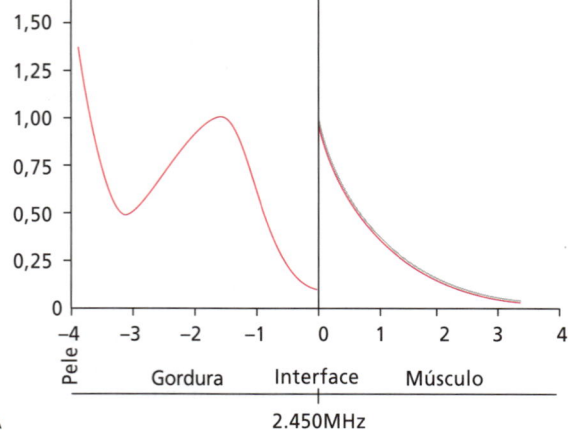
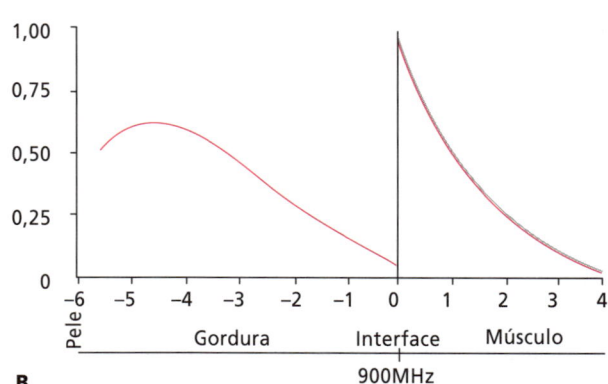

Figura 27.11 (*A* e *B*) – Padrão de aquecimento relativo calculado a partir do campo magnético gerado por microondas (MO) de 2.450MHz (*A*) e 900MHz (*B*)[9].

osso[1]. Estudos alertam para os riscos de temperatura maior que 38,9°C sobre o desenvolvimento fetal em útero gravídico ou mesmo sobre o emprego das MO como método para facilitar o trabalho de parto.

Dosimetria

A dose é definida como o produto entre energia aplicada vezes a duração da aplicação. Mesmo sabendo-se da distribuição da temperatura no corpo, o nível absoluto da temperatura obtido no tecido não é passível de mensuração em termos numéricos. Os aparelhos padronizados indicam a potência fornecida ao paciente (total oferecido menos o total refletido). Sabe-se que o efeito térmico eficaz é obtido mediante potência de 50W e intensidade 500mW/cm, mas o melhor parâmetro é a sensação térmica referida pelo paciente.

Ultra-som

Trata-se de modalidade de calor profundo que emprega vibrações acústicas de alta freqüência, acima do espectro audível do ser humano, definido por freqüências maiores que 17.000Hz. O equipamento consiste em um gerador que produz corrente elétrica alternada de 0,8 a 1MHz, que é convertida por um transdutor em energia mecânica acústica. O transdutor realiza tal conversão por meio do efeito piezoelétrico invertido; é composto por um cristal de quartzo colocado entre dois eletrodos. O efeito piezoelétrico ocorre por alternância das cargas elétricas na superfície do cristal, que se comprime, ou se expande como resultado de atração ou repulsão entre cargas negativas e positivas e cargas iguais, respectivamente. Nessa situação, fenômenos mecânicos resultam em corrente elétrica. No efeito piezoelétrico invertido, a corrente elétrica gera os mesmos fenômenos mecânicos.

O gerador possui os seguintes componentes: suprimento de energia oferecendo corrente constante de 60Hz, circuito oscilatório para produção de corrente de alta freqüência de mesma ressonância do cristal e o circuito do transdutor. Ajustes na freqüência do circuito oscilador são possíveis, graças à sintonização do capacitor variável, em alguns raros aparelhos (Fig. 27.12).

As ondas sonoras são cilíndricas em formato de sino, mas suas propriedades dependem do ângulo de divergência (γ), dado pela razão entre comprimento de onda e diâmetro do aplicador: quanto maior o diâmetro do transdutor, menor o ângulo γ e mais cilíndrica a onda.

A intensidade do som não é uniforme, com valores máximos no centro do cilindro e no campo distante ao transdutor. Ela pode ser observada numa secção vertical do campo ultra-sônico cilíndrico, onde assume o formato de uma curva de Gauss[11]. O pico da intensidade não pode ser superior a 4 vezes a média da curva. Uma curva não sinusoidal, com múltiplos picos, é observada com o uso de cristais em mosaico. Aparelhos com esse tipo de cristal geram ondas não uniformes e suscetíveis de provocar efeitos indesejados decorrentes do aquecimento mal distribuído.

O transdutor ideal para fins terapêuticos deve ter uma área de superfície emissora discretamente menor que a superfície total do aplicador, para que seja minimizado o problema de se manter contato total entre pele e superfície aplicadora. Na prática, deve-se optar pelo transdutor grande (preferencialmente entre 7 e 13cm^2) e de base larga em formato de sino, para que esses comportamentos da onda sejam facilitados – desde que seja mantida a coaptação com a pele.

A intensidade média do US é expressa em watts/cm^2, isto é, total de oferta do aplicador em watts dividido pelo tamanho da superfície emissora em centímetros. Para a aplicação de calor suficientemente terapêutico na profundidade de 3cm, o aplicador deve ser capaz de produzir intensidade média de 3 a 4W/cm^2. Por exemplo, para um aplicador de área de 10cm^2, o total máximo de saída deve ser 30 a 40W.

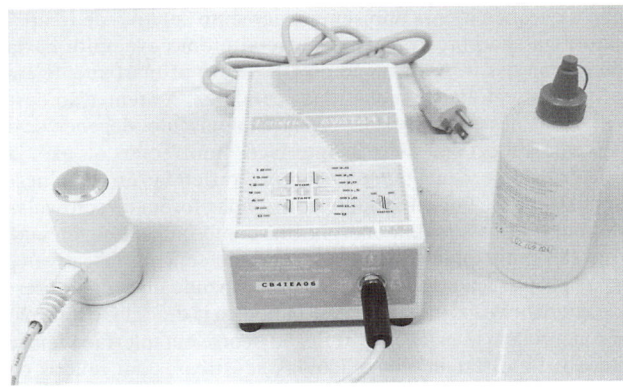

Figura 27.12 – Aparelho de ultra-som (US).

Propriedades Físicas

Com exceção das freqüências, o US não difere do som em termos de física. Ambos são propagados em trens de compressão e rarefação longitudinais, no qual o movimento das partículas ocorre no meio de forma paralela à propagação da onda. Assim, a propagação do som depende da presença de um meio compressível e não ocorre no vácuo.

As freqüências terapêuticas são de 0,8 a 1MHz, comprimento de onda 0,15cm. Tais propriedades permitem que as interfaces biológicas e estruturas que são transpassáveis pelo som audível sejam refletidas ou refratadas pelo ultra-som.

Os efeitos primários que ocorrem com o US são diretamente relacionadas aos movimentos das partículas, decorrentes da propagação da onda, que produz grandes diferenciais de pressão em distâncias relativamente pequenas. Tais forças mecânicas criam efeitos secundários nos tecidos: os gases, amplamente dissolvidos em meios biológicos, sofrem o fenômeno da *cavitação gasosa*. Cavidades preenchidas por gás podem ser produzidas no meio fluido durante a fase de rarefação nas ondas sonoras, na tentativa de equalização de pressões. Na fase compressiva, as cavidades ou se colapsam, criando grande concentração de energia na forma de *ondas de choque*, ou se aglutinam em volumosas bolhas gasosas.

A movimentação gasosa ocorre de forma proporcional à superfície das bolhas e pode ser explicada da seguinte forma: durante a fase de compressão, as bolhas são pequenas, os gases delas saem e se deslocam para o meio fluido anexo. Durante a rarefação, os gases fazem o caminho inverso dos tecidos para as bolhas, de forma progressiva.

A cavitação gasosa pode ser responsável por destruição mecânica, quando há colapso das cavidades ou quando há bolhas gasosas grandes o suficiente para que vibrem em ressonância com ondas sonoras.

À medida que o som é propagado nos tecidos, é gradualmente absorvido e convertido em calor, seguindo um gradiente decrescente ao longo da penetração da onda. A profundidade da penetração é definida como aquela em que a intensidade cai à metade do seu valor na superfície.

Há vários estudos verificando o aquecimento dos diversos tecidos diante do US. Tecidos com um coeficiente de absorção de grande monta apresentam aumento seletivo de temperatura na sua porção mais superficial (como exemplo, basta pensar no osso). A absorção do US ocorre primariamente em proteínas teciduais e membranas celulares. A atenuação dessas ondas nessas regiões, e portanto no músculo, depende se o feixe de US está paralelo às interfaces miofasciais ou não, já que grande porcentagem da energia é refletida/refratada nessas estruturas. Por outro lado, se as ondas forem direcionadas de modo transversal, a energia flui como ondas tangenciais, que são rapidamente atenuadas, embora seja significativa.

A propagação do US em tecidos depende de dois fatores: características absortivas do meio biológico já descritas e reflexão da energia em interfaces. A reflexão ocorre em interfaces entre tecidos de diferentes impedâncias acústicas, com relatos de efeitos deletérios, como em nervos ciáticos de cães experimentais[1]. Pouca reflexão ocorre em partes moles; em contraste, ossos são capazes de refletir até 30% do total da energia fornecida. Implantes metálicos (aço inoxidável, titânio) representam interfaces artificiais cujas impedâncias acústicas diferem dos demais tecidos orgânicos. O risco principal à aplicação do US sobre essas estruturas é que a reflexão leva à criação de ondas estacionárias e focos térmicos.

Baseado em estudos de padrões de aquecimento relativo entre tecidos, é fato que pouca energia é convertida em calor no tecido subcutâneo e quantidade moderada é convertida em tecido muscular, com penetração geral de até 3cm de profundidade. A energia remanescente é convertida na interface músculo-osso.

A distribuição de temperatura no uso de US é única entre as modalidades de calor profundo. Causa menor elevação de temperatura nos tecidos superficiais e tem maior poder de penetração em tecidos musculares em comparação com OC e MO, representando a modalidade mais eficaz dos calores profundos. Como exemplo, tem-se que articulações cobertas por massas volumosas de partes moles podem se aquecer até níveis terapêuticos e de tolerância do paciente sem efeitos deletérios, em contraste à ocorrência de queimaduras superficiais freqüentemente observadas nesses locais com MO e OC[12].

O alto grau de reflexão no osso e o seu grande coeficiente de absorção eliminam a possibilidade de aquecimento da sua face oposta submetido ao US.

Está bem documentado que a distribuição da temperatura nos organismos depende do tipo e temperatura do meio usado para acoplamento. Assim, a água tem altas condutividade térmica e capacidade de conter calor (calor específico) e é costumeiramente utilizada como meio de acoplamento no US porque proporciona aquecimento terapêutico até o limite da profundidade em temperaturas mais baixas. Já o óleo mineral necessita atingir temperaturas maiores para que seja obtido aquecimento dos tecidos[13].

Se o objetivo do tratamento é aquecer os tecidos sinoviais e cápsulas articulares, a técnica do US deve ser modificada para que seja evitado o aquecimento seletivo de estruturas mais densas em detrimento das demais[14].

Uma das modificações é o ajuste de potência empregado. Isto porque indivíduos com menor cobertura de partes moles obtêm temperaturas mais altas a um potencial mais baixo (em watts), com maior tolerância. Em oposição, nos indivíduos de compleição mais volumosa a temperatura em níveis mais profundos é mais alta em potências maiores, em comparação com indivíduos mais delgados (se alta potência é usada em indivíduos delgados, a temperatura do osso superficial se eleva muito rapidamente, de forma seletiva e dolorosa; portanto, em tempo insuficiente para que haja condução e dissipação do calor). Outro ajuste consiste no tempo de aplicação, que pode variar de 5 a 10min por campo.

O emprego do US em implantes metálicos é considerado seguro, graças à reflexão das ondas. Ademais, a formação de focos de concentração de energia próxima ao metal decorrente das ondas estacionárias não é considerável e não gera aquecimento seletivo. Na prática, observa-se que os tecidos próximos aos implantes apresentam temperatura até menor em comparação com tecidos distantes, pois os metais são bons condutores térmicos[15]. Ou seja, a energia é dissipada para outras áreas mais rapidamente do que é absorvida. Diante de tais fatos, tem-se que o US é a única termoterapia profunda que pode ser empregada na presença de implantes metálicos.

Estudos mostram que não há evidência de retardo no processo de cicatrização ou de formação de calo ósseo com o uso do US.

Aplicação

Inicialmente, é necessário que o aparelho esteja em bom funcionamento, como nas demais modalidades em medicina física. É essencial que haja coaptação adequada entre aplicador e pele, certificando-se de que o meio de acoplamento não possua bolhas ou que seja isento de reflexão/refração do US. Bolhas gasosas levam à diminuição da transmissão de onda, mas podem ser removidas com substâncias detergentes.

O US pode ser fornecido de forma estacionária ou de forma dinâmica (Fig. 27.13, com movimentos lentos e contínuos. A técnica estacionária raramente é utilizada, pois eleva a temperatura tecidual rapidamente em uma área pequena (*hot spots*). Esta técnica possui baixo limiar para a ocorrência de cavitação gasosa, isto é, com intensidades de 1 a 2w/cm^2. A forma dinâmica é a mais empregada e de controle mais fácil, permitindo elevações suaves de temperatura. Para a maioria dos aplicadores, o campo a ser tratado é de até 19 a 26cm^2, fornecendo potência para aquecimento vigoroso e baseando-se no limite tolerado pelo paciente.

A distribuição de temperatura nos tecidos modifica-se com a temperatura do meio de acoplamento ou a temperatura da superfície do metal do aplicador. Quanto mais baixas essas temperaturas, maior a perda de calor na pele e mais baixos os picos de temperatura obtidos nos tecidos. O aplicador deve possuir perdas elétricas mínimas, o que o mantém em temperatura constante e de forma a não interferir na temperatura final do sistema.

Para evitar a ocorrência de cavitação gasosa e seus efeitos destrutivos, a aplicação dinâmica pode ser usada em intensidades de até 4W/cm^2, potência total de 40W e freqüência de 1MHz. Nessas circunstâncias, a cavitação é inibida pela alta viscosidade dos fluidos orgânicos, como soro sangüíneo e a concentração volumétrica de células no sangue e tecidos. Mesmo assim, a cavitação tem mais chance de ocorrência em locais como olhos, cavidade amniótica e líquido sinovial em derrames articulares. Dessa forma, olhos, úteros e derrames articulares não podem ser tratados pelo US em quaisquer ajustes de parâmetros.

A aplicação pulsada tem freqüência tão alta que a elevação da temperatura é igual à aplicação contínua. É outra forma de aplicação, mas não há vantagem do seu uso na prática.

Dosimetria

Os fatores que determinam a resposta biológica ao US são temperatura obtida no tecido e duração deste efeito. Porém, apenas a entrada da energia nos tecidos pode ser mensurada; os efeitos resultantes são portanto estimados, a partir das variáveis conhecidas (potência fornecida e intensidade). Aparelhos modernos não necessitam ser ressintonizados, uma vez aplicados corretamente. É recomendada a intensidade de 0,5 a 4W/cm² se movimentação contínua, ou 1W/cm² se uso estacionário, durante 5 a 10min por campo, duas a três vezes por semana. Calor intenso é obtido com 4W/cm², moderado com 2W/cm² e suave com 0,1 a 1W/cm².

Reações Decorrentes do Ultra-som

Aumento do fluxo sangüíneo e do metabolismo pode ser atribuído aos efeitos térmicos produzidos por ondas ultra-sônicas. Em conseqüência, ocorre hiperemia e respostas inflamatórias como edema e aumento da permeabilidade vascular e adulteração das cargas elétricas de membranas. A velocidade de condução dos nervos periféricos e bloqueios de condução podem ocorrer em decorrência do aquecimento, mas cada tipo de fibra reage de forma particular ao calor: quanto mais finas e quanto menos mielina, mais sensíveis são.

As ondas do US e o aquecimento delas decorrente são responsáveis por decréscimo dos reflexos espinhais, aumento do limiar de dor, relaxamento muscular e hiperemia da pele devido a respostas autonômicas. O US não está associado a efeitos deletérios no crescimento ósseo. O benefício do US no processo de remodelamento ósseo e formação de calo pós-fratura tem sido estudado recentemente, conforme mencionado adiante.

Amplas revisões têm apontado para a presença de reações não térmicas proporcionadas pelo US, já que algumas dessas não podem ser explicadas unicamente pelo aquecimento. A maior difusão através das membranas biológicas parece ocorrer devido à maior energia cinética das partículas e a criação de gradientes que favorecem o fluxo iônico, graças ao efeito mecânico de movimentação resultante. Da mesma forma, a extensibilidade do colágeno e o relaxamento muscular parecem decorrer não somente dos efeitos térmicos do US.

A cavitação gasosa demonstrou-se ser extremamente deletéria *in vitro*. Na prática, a cavitação, ao romper ligações químicas e celulares, pode ser auxiliar no tratamento de tecidos fibrosos, cicatrizes hipertróficas e adesões capsulares. Outra modalidade benéfica não térmica é a fonoforese, na qual ocorre difusão de medicamento tópico, como esteróides, analgésicos e anestésicos para o tecido subcutâneo. Por outro lado, pode ocorrer hemólise, como resultado da destruição celular decorrente da cavitação e se houver baixa concentração de células e/ou pouca viscosidade do meio. Como prevenção, o US deve ser aplicado em baixa intensidade, não estacionário e exercendo-se pressão externa.

A técnica estacionária em intensidades não terapêuticas parece induzir a formação de acúmulos intravasculares de hemácias e estase sangüínea, ao gerar ondas estacionárias. Estudos em animais e humanos confirmara a agregação plaquetária secundária ao US, provavelmente decorrentes das ondas de pressão tangenciais já referidas[1].

Indicações

O US é intensamente explorado em diversos campos da Medicina. É usado para cortes cirúrgicos em intensidades altas (5 a 100W/cm²) visando aos efeitos térmicos, em diagnóstico por imagem em intensidades baixas (0,001 a 0,05W/cm²) para efeitos não térmicos. O US de baixa intensidade parece produzir forças mecânicas em locais de fratura, o que vem motivando muitas pesquisas no campo do tratamento de fraturas com US pulsado, visando aos aumentos do fluxo sangüíneo, da resistência mecânica, da incorporação do cálcio, da síntese de fatores de crescimento ósseo e de expressão gênica de proteoglicanos[16-18].

A maioria das indicações para propósitos terapêuticos é similar a outras modalidades profundas. Outras indicações do

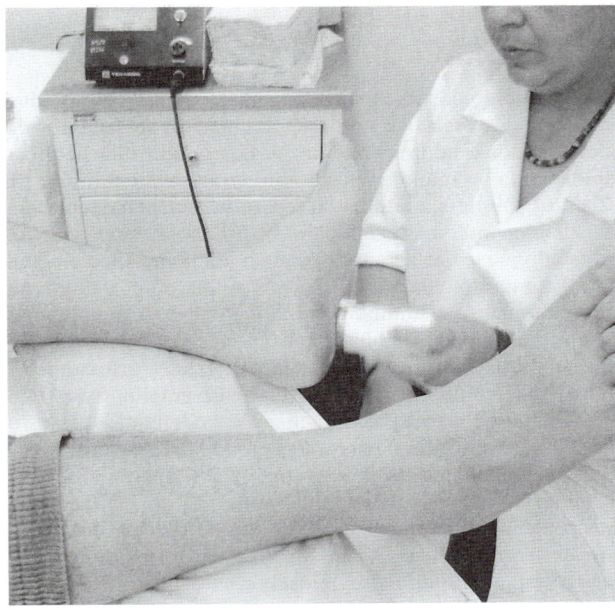

Figura 27.13 – Aplicação de ultra-som (US) segundo técnica não estacionária para fasciíte plantar.

US são: contraturas e aderências articulares, bursites calcificadas, resolução de hematomas. O US pode ser benéfico, dependendo de respostas individuais em algumas condições, como: analgesia de neuromas em cotos de amputação e debridamento e cicatrização de úlceras de estase venosa[2,19].

Cuidados e Contra-indicações

O US deve ser aplicado de modo cuidadoso, assegurando-se de utilizar a técnica correta com um aparelho adequado.

Os mesmos cuidados assumidos nas demais modalidades profundas devem ser tomados com o uso de US, embora ele possa ser empregado sobre implantes metálicos por meio de técnica não estacionária. As orientações assumidas para termoterapia superficial também se aplicam ao US.

- Devido ao risco de cavitação gasosa em meios fluidos, o US não deve ser aplicado nos olhos e no útero gravídico.
- Ajustes para menor dosagem devem ser feitos para a abordagem de facetas articulares próximas a áreas de exposição da medula espinal decorrentes de laminectomia, por exemplo. Áreas anestésicas devem ser objeto de precaução, certificando-se de manter baixas intensidades à aplicação.
- Alguns componentes plásticos de endopróteses, como o metilacrilato, podem ser fontes de maior absorção energética ou de formação de cavidades gasosas. Diante dos riscos não totalmente evidentes, tais materiais representam contra-indicação ao US.
- O coração deve ser poupado da aplicação do US, pelo risco de turbilhonamento sangüíneo, cavitação e alteração nos potenciais elétricos das membranas dos miócitos.
- Tumores são contra-indicados, pelo risco de estímulo à proliferação celular.
- Áreas de insuficiência arterial também são contra-indicadas, pois o aumento metabólico tecidual resultante do US nessas áreas não é compensado pelo maior fluxo sangüíneo, já que as artérias já estão no máximo de capacidade de vasodilatação: o resultado final é a piora da isquemia.

CRIOTERAPIA (TERMOTERAPIA POR SUBTRAÇÃO)

O resfriamento dos tecidos com agentes como o gelo produz uma série de sensações, começando com frio até estágios de queimor, dor e adormecimento. A temperatura da pele cai rapidamente no início e após 10min atinge um equilíbrio de 12 a 16°C. As temperaturas do tecido subcutâneo decrescem mais lentamente, mas caem para 3 a 5°C no mesmo período. No tecido muscular a temperatura cai ainda mais lentamente e atinge o mínimo de 6 a 16°C, após aplicação por 10min no indivíduo magro e 30min no indivíduo obeso. A temperatura intra-reticular pode cair 6°C após aplicação de gelo por 3h. Apesar de tal distribuição de temperaturas, a crioterapia é considerada como agente superficial na medicina física[20].

O método e a duração da aplicação podem variar, mas o frio é objetivado para os seguintes efeitos fisiológicos: redução do metabolismo local, vasoconstrição, hiperemia reativa secundária, redução de edemas, hemorragias e hipertonia muscular, além de analgesia por meio de redução da transmissão neuromuscular. Assim, os principais usos do frio são para o tratamento da espasticidade e espasmos musculares, traumas mecânicos, queimaduras, edemas, artrites e dor. O frio pode ser útil para a redução do metabolismo local como preparo pré-amputação, facilitação da contração muscular em várias formas de fraqueza neurogênica e reeducação muscular.

Uma ampla variedade de *sprays*, compressas de gelo, tecidos mergulhados em água gelada e manguitos refrigerantes podem causar resfriamento. Ainda assim, a água fria e o gelo permanecem a principal escolha graças ao calor específico dessa substância. A velocidade de resfriamento tecidual depende é inversamente proporcional à espessura da camada adiposa do segmento.

As compressas de gelo são geralmente embaladas em toalha úmida ou seca e aplicadas por 20 a 25min. Massagem com gelo também é uma forma de aplicação; produz resfriamento intenso sobre áreas pequenas e irregulares, como cotovelo e joelho, por meio de movimentos suaves até que se atinja sensação de hipoestesia. A média da população não tolera menos de 15°C e refere desconforto nesses valores. Temperaturas mais baixas dependerão da motivação dos pacientes.

Sprays congelantes têm sido usados freqüentemente para analgesia local e na técnica do *spray* e alongamento popularizada por Travell[21]. Os produtos iniciais, como o cloreto de etila foram substituídos por materiais não inflamáveis e menos lesivos ao meio ambiente, como clorofluorometanos. Atualmente são disponíveis para uso, juntamente com outros produtos à base de nitrogênio líquido para promoção de resfriamento abrupto, às vezes maior que 20°C.

O gelo é universalmente reconhecido no tratamento de traumas musculoesqueléticos agudos. Até recentemente houve preocupação quanto ao papel do gelo na produção de edema reativo e risco de exacerbação da lesão inicial; contudo, estudos recentes mostraram que a vasodilatação reativa não ocorre durante o tratamento, o fluxo sanguíneo e o metabolismo são reduzidos e não há prejuízo com seu uso[22]. O resfriamento parece lentificar a deiscência de enxertos e estimular a neovascularização.

Espasticidade

O tratamento da espasticidade é explicado pelo alívio do tônus e do espasmo muscular pelo frio, por efeito direto sobre os fusos musculares, com redução observável do tônus em portadores de doença do motoneurônio superior. Facilitação do movimento do músculo agonista graças à redução da hipertonia do antagonista também é observada com o resfriamento profundo. Tais efeitos são mantidos por tempo prolongado porque a vasoconstrição dos tecidos impede o reaquecimento dos tecidos musculares. Por essa razão, o frio pode ser utilizado imediatamente antes do treino de marcha e de cinesioterapia para ganho de amplitude de movimento. O frio deve ser aplicado por tempo suficiente (mais de 10min) para a obtenção do efeito desejado e o terapeuta pode ser guiado pela eliminação do clônus ou redução da hiper-reflexia.

O frio afeta fibras gama, condução sensitivo-motora pelos nervos periféricos e a transmissão na junção mioneural, mas esses efeitos ocorrem somente após os resultados nas fibras fusais, por diferenças de sensibilidade. O tratamento de espasmos musculares, queimaduras e artropatias dolorosas pode ser explicado por tais efeitos do frio[23-26].

O frio aplicado sobre a pele parece aumentar a resposta do reflexo H, inicialmente, ao facilitar a condução do neurônio motor alfa. À medida que o resfriamento avança, as respostas dos reflexos osteotendíneos diminuem. Ou seja, o resfriamento cutâneo superficial e por curto período apenas pode piorar a espasticidade por representar estímulos nociceptivo e exteroceptivos. A melhora da hipertonia espástica decorrente de resfriamento profundo (obtido com massagem com gelo) é considerada a base das técnicas de facilitação e reeducação muscular.

Traumas Mecânicos e Artropatias

Traumas agudos que levam a edema e sangramento podem se beneficiar do efeito vasoconstritor do frio. O frio reduz a velocidade de condução das aferências dolorosas, indiretamente atuando no relaxamento muscular reflexo à dor[27,28]. A vasoconstrição é produzida reflexamente via fibras simpáticas e por meio do resfriamento dos vasos sangüíneos, contribuindo para a redução das pressões compartimentais na perna após ferimentos graves[27,29,30].

O uso do frio sobre bursites e artrites se deve à vasoconstrição e redução de edemas. Está demonstrada a redução da atividade de enzimas, como a colagenase sob temperaturas entre 30 e 35°C. Alguns estudos indicam que a rigidez articular parece piorar com o resfriamento articular e melhorar com a termoterapia, mas há polêmica sobre o tratamento ideal para a artrite reumatóide: o frio superficial reduz a temperatura articular e o calor aumenta o conforto, reduz a viscosidade e aumenta a atividade enzimática. As evidências são discutíveis e não há recomendação definitiva sobre a modalidade ideal[25]. Metanálise recente da Cochrane aponta vantagem no uso de massagem com gelo para ganho de força, função e amplitude articular na osteoartrose de joelho.

Para resultados satisfatórios, o gelo é aplicado imediatamente após o evento traumático, antes que o edema tenha se estabelecido plenamente. Pode ser empregado por até 4 a 6h, até a certeza de não haver risco para formação de edemas ou hematomas.

Queimaduras

Estudos em animais e pacientes demonstraram que a aplicação de gelo na fase aguda reduziu os efeitos deletérios metabólicos da fase aguda. Mas se aplicado tardiamente, o gelo pode retardar a regeneração tecidual.

Analgesia

Além dos efeitos mencionados para alívio de dor, o gelo pode funcionar como agente contra-irritante. Tal aplicação pode ser explicada pela teoria da comporta de Melzack e Wall e do sistema endógeno supressor de dor[8,31].

Outras Aplicações

O gelo pode ser aplicado no abdome para causar aumento do peristaltismo e da secreção ácida gástrica. Portanto, o tratamento está contra-indicado para indivíduos com úlcera péptica, devendo ser substituído por termoterapia por causar efeito contrário.

Contra-indicações ao Uso do Gelo

- Intolerância ao frio.
- Fenômeno ou doença de Raynaud.
- Alergia/urticária do frio.
- História de insuficiência vascular como arteriosclerose ou necroses por frio.
- Crioglobulinemia.
- Hemoglobinúria paroxística ao frio.
- Isquemia de membros inferiores.
- Insensibilidade/ausência de resposta ao tratamento.

Calor *versus* Frio

Ambas as modalidades podem ser empregadas de modo eficaz em várias condições. Muitas condições permitem o uso de diversas modalidades, vislumbrando-se o alcance de determinados efeitos biológicos e o controle de efeitos adversos.

Há similaridades entre as duas termoterapias:

- Reduzem o espasmo muscular secundário à doença musculoesquelética ou estimulação dos terminais nervosos.
- O frio reduz a espasticidade na doença do motoneurônio superior e o calor também, mas o efeito deste último é de duração mais curta e ineficaz para reeducação muscular.
- Promovem analgesia.

A seguir estão descritos exemplos que ilustram as diferenças nos efeitos fisiológicos entre as termoterapias:

- Tempo maior é necessário para que o músculo resfriado retorne à temperatura inicial. Com o calor e o incremento no fluxo sangüíneo, a temperatura muscular original é rapidamente restabelecida.
- A aplicação do calor para alívio do espasmo muscular é secundária à hiperemia e maior aporte sangüíneo muscular, o que reduz a dor e a isquemia induzidas pela contratura, quebrando o ciclo vicioso (dor-espasmo-dor).
- A elevação da temperatura aumenta o metabolismo tecidual e a circulação sangüínea; o contrário ocorre com a redução térmica.
- O músculo aquecido é capaz de manter contração por curto período; o músculo resfriado a 27°C eleva a capacidade de manter a contração.
- O resfriamento imediato de queimaduras é desejável; contudo, a necrose por congelamento é amenizada por aquecimento rápido.
- Em razão de distribuição sangüínea nos diversos compartimentos, a hipotensão é gerada com a exposição de grandes segmentos corporais ao calor. Com o tratamento pelo frio, a hipotensão é reduzida em decorrência de vasoconstrição.

ULTRAVIOLETA

O espectro ultravioleta (UV) pode ser dividido em três: UVA (0,315 a 0,4μm), UVB (0,290 a 0,315μm) e UVC (0,2, a 0,29μm). O UVA penetra profundamente, mas implica em poucos efeitos biológicos. UVB produz a queimadura de sol e o eritema cutâneo, em intensidades milhares de vezes o UVA; é primariamente a radiação responsável pelos efeitos mutagênicos e carcinogênicos no DNA. O UVC tem propriedades germicidas. O UV é utilizado para o tratamento de feridas, eliminar bactérias e acelerar a cicatrização. Bactérias móveis são combatidas e neovascularização foram observados em úlceras tratadas com UV, embora a aceleração da cicatrização seja questionável.

Fontes de *quartzo quente* de amplo espectro já foram comuns, mas eram de difícil manejo prático. Atualmente, há aparelhos mais seguros e leves de *quartzo frio* que emitem UVC em faixas precisas de 0,254μm[8,32]. Os tempos de tratamento são quantificados para cada fonte de UV a fim de que para uma dada dose seja produzido eritema mínico dentro de poucas horas de exposição em pele não bronzeada (como a face volar do antebraço). Tal dose, usualmente requerendo 5 a 20s, é definida como 1MED (sigla inglesa traduzível como *dose mínima para eritema*. Tratamentos com 2,5MED produzem eritema mais grave e mais duradouro; 5MED produzem eritema e descamação; 10MED produzem queimaduras de segundo grau. Exposições iniciais começam com 1 a 2MED e são usualmente mantidas abaixo de 5MED, para evitar destruição tecidual, sempre protegendo-se as áreas circunvizinhas.

Para serem evitados os efeitos deletérios do UV (queimadura solar, cataratas e úlceras de córnea), o terapeuta e o paciente devem fazer uso de óculos protetores e cobrir áreas adjacentes. Cuidados também devem ser tomados com medicamentos fotossensibilizadores e pele atrófica.

LASERTERAPIA

Lasers de baixa potência têm sido divulgados como seguros e eficazes para o tratamento analgésico e para acelerar cicatrização há décadas. Efeitos relevantes foram observados *in vitro*, utilizando-se laser de potências menores que 1mW, sobre metabolismo celular, produção protéica e síntese de ácido desoxirribonucléico (DNA). Porém, experimentos com animais e humanos ainda falham em demonstrar vantagens ou os resultados são contraditórios. Há necessidade de novas publicações, para a evidência de benefício em condições musculoesqueléticas e neurológicas[33]. Apesar da falta de resultados concretos, tem havido tendência a se padronizar a radiação em potência de 30 a 40mW e radiação vermelha ou infravermelha.

TERAPIAS ALTERNATIVAS

Há uma série de métodos que ganham evidência e depois caem em desuso de modo cíclico. Estimulação com ondas eletromagnéticas de baixa intensidade pulsadas, microestimulação e magnetoterapia são algumas das modalidades que possuem substratos físicos que justificam eventuais efeitos biológicos, embora careçam de comprovação científica e estudos controlados e reprodutíveis.

ELETROTERAPIA

Mesmo que os antigos gregos soubessem de que certos raios e enguias podiam produzir hipoestesia no segmento de contato direto, a eletricidade não exerceu um papel importante na Medicina até recentemente. Nos séculos XVIII e XIX rápidos avanços na compreensão da eletricidade foram acompanhados pela euforia dos tratamentos *elétricos*, como banhos hidrostáticos, tratamentos com choques etc. Os benefícios eram mínimos e o excesso de exposição ao estímulo nesse período provavelmente contribuiu para o ceticismo que perdura até a atualidade.

A teoria da comporta de Melzack e Wall, publicada na década de 1960, postulou que os sinais nociceptivos podem ser bloqueados na substância gelatinosa, localizada em uma das lâminas de Hexed da medula espinal, por sinais sensitivos não dolorosos: a aferência dolorosa caminha mais lentamente do que essas últimas, conduzidas por fibras mais grossas e mielinizadas. A estimulação elétrica possibilitava o fornecimento de tais estímulos; após vários ensaios clínicos, o uso da estimulação elétrica transcutânea (TENS) se tornou disseminado. Além dessa explicação, as correntes promovem equilíbrio da circulação sangüínea regional, contribuindo ainda mais para a analgesia.

Atualmente, a eletroterapia consiste no uso da corrente elétrica para objetivos de tratamento e pode ser dividida em correntes excitomotoras e analgésicas. As primeiras agem em fibras musculares ou nos pontos motores dos músculos e promovem contração; esse efeito é empregado quando se deseja estimular músculos parcial ou totalmente denervados, prevenir amiotrofias e treinar sensibilidade profunda.

A eletroterapia faz uso de dois tipos de corrente: contínua/unidirecional chamada galvânica e alternada. É a partir dessa diferença fundamental que permite a evidência dos diversos efeitos fisiológicos, que variam dentro de um espectro de analgesia e contração muscular.

Corrente Alternada – Estimulação Elétrica Transcutânea

O emprego da estimulação elétrica transcutânea (TENS) se tornou maciço, embora os seus mecanismos de analgesia continuem incompletamente explicados pela teoria da comporta: a analgesia pode se iniciar após o início do tratamento e persiste com o fim desse. Conseqüentemente, outras explicações têm se mostrado mais consistentes, ao envolver o sistema supressor de dor endógeno (Fig. 27.14).

Os aparelhos de TENS são portáteis e foram desenhados para caber em um bolso ou em um cinto. São compostos por bateria, um gerador de sinal e um ou mais eletrodos. As correntes geradas são menores que 100mA (amplitudes de 12 a 20mA são analgésicas sem contração muscular). As freqüências de pulsos variam de poucos a 200Hz; pulsos têm duração entre 10 e centenas de microssegundos. As ondas são bifásicas e usualmente escolhidas para se evitar eletrólise ou efeitos iontoforéticos. Há ampla variedade de formatos de ondas (quadradas, em rampas, contínuas etc.), mas há pouca evidência em relação a uma forma mais eficaz que outra.

Muitos iniciam o tratamento sobre a área dolorosa com ajustes para estímulos pouco perceptíveis, consideradas *TENS clássica* ou convencional, isto é, alta freqüência de 40 a 80Hz e comprimento de pulso de 60 a 150µs. A analgesia é percebida em menos de 10min e os efeitos duram até 48h.

Se os resultados iniciais são insatisfatórios, *TENS acupuntura* ou *trens de pulso* de grande amplitude, com ondas de 200 a 300µs, curso de ondas com duração de 100ms, freqüência de 1 a 4 trens/s e baixa freqüência (4 a 8Hz) pode ser empregada. Nessa modalidade, os eletrodos podem ser colocados fora da área dolorosa ou no membro contralateral. As ondas são mais confortáveis.

Os benefícios da TENS tendem a cair com o tempo devido à acomodação que ocorre na medula espinal e podem ser minimizados com a variação de freqüência e formatos de onda empregados. Na prática, cerca de 50% dos pacientes consideram a TENS benéfica, dos quais a metade aponta analgesia após mais de 30 dias de uso.

A comprovação da eficácia da TENS encontra dificuldades em ser evidenciada em vista da própria limitação dos desenhos dos estudos cujo tema é dor. As avaliações são muitas vezes subjetivas e as variações nas técnicas de aplicação obscurecem parte dos resultados. Assim, a eficácia da TENS varia de 0 a 90%.

Nas décadas de 1970 a 1980, os pesquisadores passaram a recomendar a TENS para as dores pós-operatória, obstétrica e aguda, pois os estudos apontavam eficácia de 80%, principalmente para casos leves. A dor crônica, dada sua complexidade e mecanismos mistos envolvidos na sua gênese, apresentou resultados variáveis, com eficácia de 0 a 75%.

Estudos verificando o uso da TENS em empregos modernos, como dor pós-artrografias e outros procedimentos resulta em menor necessidade de analgésicos, mas não são eficazes para a dor isquêmica. A dor psicogênica e a crônica, em estudos recentes, parecem ser refratárias ao uso da TENS. Seu emprego isolado em lombalgia não substitui a reabilitação com base em cinesioterapia e outros recursos. Da mesma forma, a TENS não foi superior ao uso de antiinflamatórios no controle da osteoartrose de joelho e dismenorréia[34-37].

Quanto à segurança, os riscos do uso são pequenos. Dermatite de contato pode ocorrer quando um eletrodo parcialmente de desprende e concentra a corrente; essa é a queixa mais comum e pode ser resolvida com o uso de elementos hipoalergênicos e reposicionamento do eletrodo. Marca-passo cardíaco não sofre interferência da TENS, contudo, deve-se evitar sua aplicação em pacientes com esses equipamentos arritmias, além de se evitar aplicação sobre seios carotídeos, face ântero-superior do pescoço e útero gravídico (nesse caso, os efeitos deletérios ainda não estão bem descritos ou afastados).

Outro foco de interesse é o tratamento de úlceras. O interesse na eletricidade para a cura de feridas surgiu das décadas de 1960 e 1970 graças a relatos de aceleração de cicatrização de úlceras isquêmicas por meio de corrente direta de baixa intensidade, mas esse emprego não ficou consagrado ou foi reproduzido[38].

Indicações de Aplicação da Estimulação Elétrica Transcutânea[39]

- Dor aguda pós-traumática/pós-cirúrgica, trabalho de parto inicial.
- Dor crônica ou subaguda, como cervicalgia e lombalgia mecânico-degenerativas, osteoartrose e artrite reumatóide.
- Dor neuropática, como neuropatia diabética, neuralgia pós-herpética, lesões de nervo periférico, dor de membro-fantasma.
- Síndrome complexa de dor regional.
- Dor isquêmica.
- Doença de Raynaud.
- Procedimentos dentários.

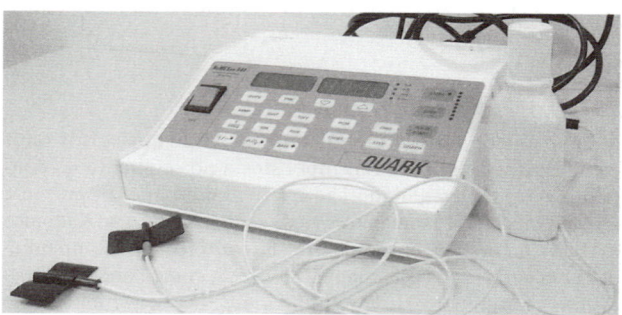

Figura 27.14 – Aparelho de estimulação elétrica transcutânea (TENS) com duas saídas para eletrodos.

Corrente Galvânica (Contínua)

Obtida por meio de pilhas ou retificadores, a partir de corrente alternada e polaridades opostas que permitem a migração de íons em sentido contínuo do pólo negativo ao positivo. Com esse transporte, íons se acumulam e são responsáveis pela eletrólise, que leva à destruição de tecidos (como exemplo de uso, há o bisturi elétrico).

A corrente galvânica pode ser utilizada para iontoforese, que consiste na transferência de íons de modo não invasivo através da pele íntegra, graças a propriedades físicas da corrente galvânica. O fenômeno ocorre porque eletrodos repelem íons de mesma polaridade e as substâncias são movimentadas em vista das propriedades físicas da corrente galvânica e não apenas difusão simples. Assim, íons que possuem carga positiva são colocados entre a pele e o eletrodo positivo, para que sejam repelidos e atravessem as membranas biológicas. Da mesma forma, íons negativos são colocados sob eletrodo negativo.

Há consenso de que quanto mais baixa a concentração, mais eficaz a troca iônica; sendo assim, as substâncias para uso na iontoforese são preparadas como soluções aquosas a 2% ou pomadas de concentrações variáveis. Mas a quantidade de medicamento que penetra no tecido é determinada pela duração da corrente elétrica, a impedância da pele para deslocamentos iônicos, o potencial de ionização do medicamento ou do solvente e o tamanho do eletrodo. As sessões têm duração média de 15 a 20min, com intensidade de corrente de 3 a 5mA (ou 0,1 a 0,5mA/cm^2).

Inúmeros fármacos são aplicáveis por meio da iontoforese, como o salicilato de sódio, o iodeto de potássio, o diclofenaco de sódio (carga negativa) e bicloridrato de histamina (carga positiva).

Os eletrodos são convencionais e consistem em placas de fibras de carbono ou liga metálica (Fig. 27.15). Também há eletrodos descartáveis de custo mais elevado, que consistem em membrana semipermeável que possui uma cavidade para receber a substância ionizável de forma estéril e em quantidades precisas. Os eletrodos recebem uma pequena quantidade de pomada ou solução contida em compressa vegetal e o aparelho é ajustado segundo os parâmetros anteriores. Alguns deles possuem dispositivos de segurança, para se evitar queimaduras que possam ocorrer quando a corrente é ofertada em doses acima da faixa terapêutica. É importante lembrar que a própria corrente galvânica proporciona analgesia, impedindo o indivíduo de aferir dor ou queimor nessas situações.

O efeito da iontoforese é obtido pelas ações analgésica e eletrolítica da corrente galvânica e do fluxo unidirecional de corrente[40,41]. A iontoforese é aceita para tratamento da hiperidrose, porém os mecanismos não são claros apesar da alta taxa de sucesso (até 90%). Tipicamente os pés e mãos são colocados na água e o circuito é ajustado para prover 10 a 30mA. Hipersensibilidade dentária tem sido tratada com resultados satisfatórios com fluoreto de sódio. A administração iontoforética de antibióticos é possível, mas incomum. Outros usos incluem salicilato para dor pós-cirúrgica, iodeto para redução da cicatriz hipertrófica em algumas patologias, ácido acético para tendinites calcárias, zinco para úlceras isquêmicas e lidocaína para anestesia local. Porém, há poucas comprovações descritas em ensaios clínicos de boa qualidade.

Atualmente, a iontoforese restringe-se ao uso em patologias musculoesqueléticas, como bursites, tendinopatias, capsulites adesivas, dores miofasciais, entesites. Alguns ainda empregam-na para o tratamento da neuralgia pós-herpética e neuropatias periféricas. Em relação a essa última doença, atenção tem sido dispensada pelos pesquisadores especialmente no tratamento de seqüelas de herpes-zoster e neuromas no coto de amputa-

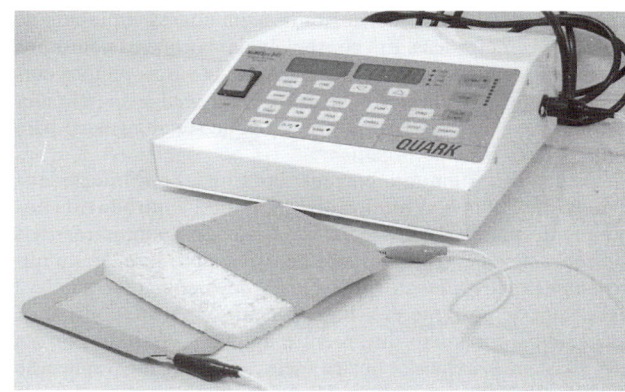

Figura 27.15 – Aparelho de eletroterapia por meio de corrente galvânica: duas placas e coxins para umedecimento com água.

ção, para os quais são aplicados alcalóides da vinca (vincristina, vimblastina) e outros quimioterápicos como a colchicina. Essas substâncias são aplicadas com o objetivo de bloquear mitoses celulares implicadas no crescimento de axônios em neuromas e reinervações aberrantes. Em conseqüência, há modulação dos aferentes nociceptivos e controle da dor neuropática deles resultante. Isso significa que tais substâncias podem ser empregadas em neuropatias alcoólicas e diabéticas, radiculopatias e outras dores neuropáticas e mistas; porém, estudos mais aprofundados são necessários para a comprovação das vantagens do uso.

As contra-indicações representam aquelas para corrente galvânica:

- Déficits de sensibilidade locorregionais.
- Comprometimento cognitivo ou do nível da consciência.
- Não-colaboração do indivíduo.
- Alergia aos componentes das soluções e pomadas.

Corrente Contínua – Eletroacupuntura

Consiste na estimulação de pontos da pele com corrente elétrica, por meio de agulhas metálicas introduzidas no tecido. É indicada principalmente para o tratamento de condições musculoesqueléticas dolorosas, como tratamento complementar de outras modalidades de reabilitação.

Associa o efeito mecânico da introdução das agulhas com o efeito elétrico da passagem de corrente, uma vez que ambos estimulam o sistema endógeno supressor da dor, seja por meio da inibição da atividade de neurônios transmissores da dor na medula espinal quanto pela inibição das aferências nociceptivas e ativação de sistemas supra-segmentares (vias serotoninérgicas, núcleos talâmicos, núcleos do tronco cerebral e substâncias cinzentas periaquedutais)[42]. Também está evidente a correspondência ao menos parcial entre pontos de acupuntura e pontos-gatilho e os primeiros e pontos motores ou locais de grande concentração de terminações nervosas, corroborando com as respostas analgésicas observadas na prática[43].

Recomenda-se que a estimulação seja realizada em pontos cutâneos nos quais a resistência elétrica esteja reduzida, isto é, em regiões nas quais a patologia de base interfere no sistema nervoso neurovegetativo, que por sua vez induz ao aumento da condutância elétrica do tegumento. Haverá melhora da dor mediante estímulo desses pontos, não necessariamente localizados próximos ao foco da doença, uma vez que há dispersão e convergência das informações nociceptivas no sistema nervoso central e por mecanismos segmentares espinhais de influências recíprocas. Em conseqüência, porque os neurônios na medula espinal recebem informações de várias regiões corporais, a corrente elétrica é capaz de gerar analgesia pelo mecanismo inverso, isto é, um estímulo pode ser analgésico para amplos territórios do organismo.

Os aparelhos emitem corrente contínua, com intensidade menor que 200mA. A agulha de acupuntura é introduzida nos pontos de maior condutância, denominados pontos reativos eletropermeáveis (PREP), após pesquisa por meio de um microamperímetro detector dos locais de menor resistência à passagem de corrente elétrica. A seguir, corrente contínua é fornecida sob contato direto entre agulha e eletrodo por 7 a 10s. Existem aparelhos de quatro a seis canais e também aplicação de pulsos elétricos que fluem por dois ou mais eletrodos em dois ou mais PREP com freqüência de 2 a 3Hz durante 30min[44,45].

Indicações

As indicações mais importantes para essa modalidade incluem:

- Dores vertebrais de origem mecânico-degenerativas.
- Cefaléias cervicogênicas e miofasciais.
- Fasciítes.
- Entesites, bursites.
- Entorses de tornozelo moderados e leves.
- Dores pélvico-perineais crônicas.
- Síndromes complexas de dor regional.

Cuidados à Aplicação da Eletroacupuntura

- Suspender o tratamento ou posicionar melhor o paciente, na vigência de desconforto, sinais transitórios de baixo fluxo sangüíneo cerebral.
- Certificar-se quanto ao uso de agulhas esterilizadas de aço inoxidável e boa qualidade, para prevenção de infecções e quebraduras.
- Garantir boa técnica durante a introdução de agulhas, para a prevenção de acidentes como lesão de nervos e vasos e pneumotórax.
- Observar os critérios de contra-indicação, representados por pacientes portadores de marca-passo cardíaco e infecções cutâneas.

Estimulação Elétrica Neuromuscular

Consiste na aplicação de corrente elétrica como auxiliar da reabilitação de doenças do motoneurônio superior. A corrente é fornecida por meio de um estimulador, sob forma de trens de pulsos diretamente aos músculos paréticos ou ao nervo periférico. Os pulsos elétricos possuem atributos específicos, como o formato da onda, duração da fase, freqüência e amplitude de pulso e tempo determinado para interrupções periódicas[46,47].

Parâmetros e Dosimetria

As ondas são bifásicas quadradas assimétricas ou simétricas, com fluxo de corrente oscilando entre os dois eletrodos. A simetria da onda implica em fluxo abrupto e intenso em ambas as fases, permitindo que ambos os eletrodos sejam ativos (ver a seguir) e com bom emprego em grandes grupos musculares. A assimetria da onda implica em estimulação seletiva de músculos menores, permitindo ao terapeuta a identificação de qual funciona como eletrodo ativo (cátodo ou negativo) ou referência (ânodo ou positivo) e escolha da direção do fluxo de corrente mais efetiva para despolarização. Ondas assimétricas são mais confortáveis, mas se não estiverem bem ajustadas, substâncias irritantes decorrentes da ação da eletricidade através dos tecidos podem se acumular sob um dos eletrodos. Isso ocorre por acúmulo de cargas, causando sensação de prurido ou queimor.

A amplitude e a duração do pulso determinam a intensidade do pulso elétrico, cujos ajustes são empíricos, segundo os efeitos desejados e tolerância. Observa-se na prática que é possível estimular axônios sensitivos de grosso calibre sem que haja contração muscular visível: para a sensação mais precoce decorrente da corrente, denomina-se *amplitude de limiar sensitivo*. Da mesma forma, o *limiar de contração* implica na mínima contração obtida.

A duração da fase determina diretamente a intensidade do estímulo e também tem ajuste empírico. Durações menores permitem seletividade à despolarização neuronal, evitando sensação dolorosa e fadiga, que limitam seu uso na prática. A duração mínima de pulso abaixo da qual não há despolarização é 0,05 a 0,1ms. A duração de 0,3ms é preconizada.

A freqüência de pulso deve permitir a freqüência de tetania muscular, geralmente a partir de 20 a 35Hz em músculos inervados, para contração suave e progressiva. Acima desses valores, o músculo torna-se fatigável. A relação entre tempo de pulso e tempo de aparelho desligado para recuperação de tetania é 1:3, com 4 a 6s de estímulo, seguido de 12 a 18s de pausa.

O tempo de rampa, para que haja elevação gradual da intensidade do pulso dura 1,5 a 3s.

Os eletrodos podem ser ajustados a partir de configurações monopolar ou bipolar. Na monopolar, a contração é gerada com o posicionamento do eletrodo ativo sobre o ponto motor e o segundo eletrodo (referência), distalmente, sobre tendão muscular. Na configuração mais utilizada bipolar, dois eletrodos idênticos são colocados sobre o músculo a ser estimulado.

Nessa última configuração, a distância entre os dois eletrodos influi na contração muscular resultante: quanto mais próximas entre si, mais superficial é a passagem da corrente e mais suave será a resposta do músculo[48,49].

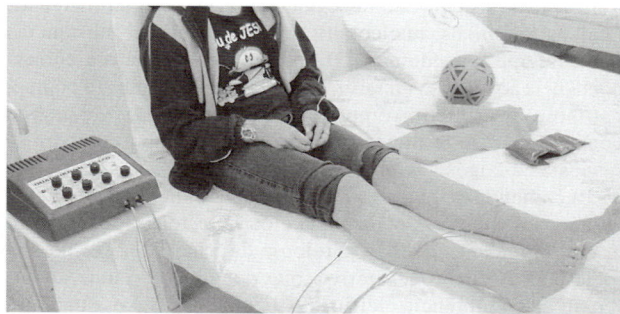

Figura 27.16 – Uso de estimulação elétrica funcional (FES) para músculos flexores dorsais do pé direito, pós-traumatismo craniano.

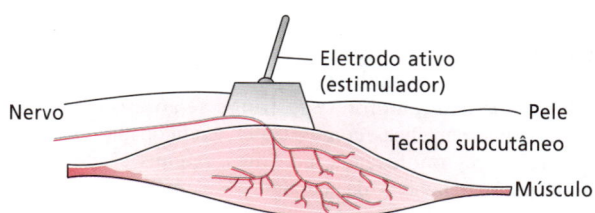

Figura 27.17 – Ponto motor[51].

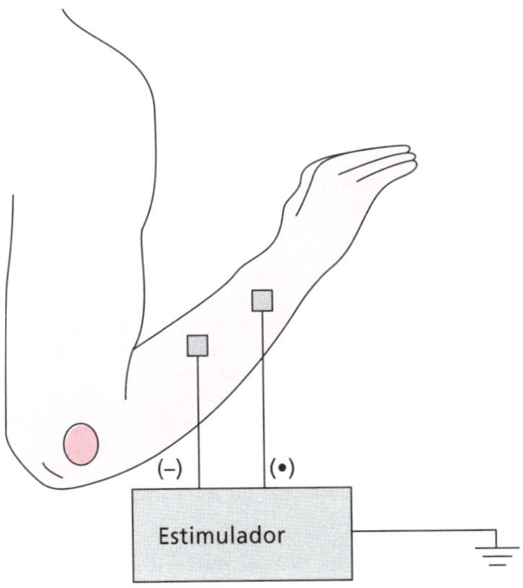

Figura 27.18 – Estimulação elétrica neuromuscular dos extensores do punho por meio do uso de eletrodos de superfície em configuração bipolar[52].

Os eletrodos podem ser de superfície ou percutâneos. Estes últimos demandam estimulações 10 vezes mais potentes que o outro, devido à má condutância da pele, apesar do emprego concomitante de gel sobre ela. Apesar das desvantagens desse método (variação diária de posicionamento e resposta, baixa seletividade, sensações desagradáveis, irritação cutânea, reflexos osteotendíneos indesejáveis), permite fácil remoção, e praticidade aos indivíduos em treino temporário e planejamento terapêutico[50].

Indicações

A estimulação elétrica para reabilitação neuromuscular tem ampla aplicação em pacientes portadores de hemiparesia pós-acidente vascular cerebral e traumatismos cranianos, paraplegias, tetraplegias, além de outras condições espásticas, nas quais se comprova a necessidade de fortalecimento do músculo parético antagonista (Fig. 27.16).

Há crescente esforço no desenvolvimento de neuro-órteses para o pé caído das doenças do motoneurônio superior e auxílio da marcha em paraplegias. O uso aprofundado da estimulação elétrica funcional em músculos denervados e inervados e estimulação elétrica funcional (FES) se encontra em capítulo específico nessa obra[51,52] (Figs. 27.17 e 27.18).

Contra-indicações

Condições associadas a crises convulsivas e marca-passo de demanda são contra-indicações absolutas. O posicionamento de eletrodos próximos aos nervos vago e frênico, a incisões ou úlceras, a regiões abdominais e perineais são contra-indicações relativas, assim como o uso em pacientes gestantes. Pacientes obesos tendem a não se beneficiar do uso de eletrodos de superfície.

Agradecimento

A Luciano Tasso Filho, pelas adaptações das ilustrações.

REFERÊNCIAS BIBLIOGRÁFICAS

1. LEHMANN, J. F.; DE LATEUR, B. J. Therapeutic heat. In: *Therapeutic Heat and Cold*. 4. ed. Baltimore: Williams & Wilkins, 1990. p. 417-581.
2. LEHMANN, J. F. The biophysical basis of biologic ultrasonic reactions with special reference to ultrasonic therapy. *Arch. Phys. Med. Rehab.*, v. 34, p. 139-152, 1953.
3. ADLER, A. J. Water immersion: lessons from antiquity to modern times. *Contrib. Nephrol.*, v. 102, p. 171-186, 1993.
4. VERHAGEN, A. P.; BERMA-ZEINSTRA, S. M. A.; CARDOSO, J. R. et al. Balneotherapy for rheumatoid arthritis (Cochrane review). In: *The Cochrane Library*. Oxford: update software, 2005. issue 1.
5. GREEN, J.; MCKENNA, F.; REDFERN, E. J. et al. Home exercises are as effective as outpatients hydrotherapy for osteoarthritis of the hip. *Br. J. Rheumatol.*, v. 32, p. 812-815, 1993.
6. TOVIN, B. J.; WOLF, S. L.; GREENFIELD, B. H. et al. Comparison of the effects of exercise in water and on land on the rehabilitation of patients with intra-articular anterior cruciate ligament reconstructions. *Phys. Ther.*, v. 74, p. 710-719, 1994.
7. LEHMANN, J. F.; DE LATEUR, B. J.; STONEBRIDGE, J. B. Selective heating by shortwave diathermy with a helical coil. *Arch. Phys. Med. Rehab.*, v. 50, p. 117-123, 1969.
8. BASFORD, J. R. Ultraviolet therapy. In: KOTTKE, F. J.; LEHMANN, J. F. (eds.). *Krusen's Handbook of Physical Medicine and Rehabilitation*. 4. ed. Philadelphia: WB Saunders, 1990. p. 368-374.
9. LEHMANN, J. F.; GUY, A. W.; STONEBRIDGE, J. B. et al. Evaluation of a therapeutic direct-contact 915MHz microwave applicator for effective deep-tissue heating in humans. *IEEE Trans. Microwave Theory and Tech*, v. 26, p. 56-63, 1978.
10. LEHMANN, J. F.; GUY, A. W.; JOHNSTON, V. C. Comparison of relative heating patterns produced in tissues by exposure to microwave energy at frequencies of 2450 and 900 megacycles. *Arch. Phys. Med. Rehab.*, v. 43, p. 69-76, 1962.
11. LEHMANN, J. F.; JOHNSON, E. W. Some factors influencing the temperature distribution in: thighs exposed to ultrasound. *Arch. Phys. Med. Rehab.*, v. 39, p. 347-356, 1958.
12. LEHMANN, J. F.; MCMILLAN, J. A.; BRUNNER, G. D. et al. Comparative study of the efficiency of shortwave, microwave and ultrasonic diathermy in heating the hip joint. *Arch. Phys. Med. Rehab.*, v. 40, p. 510-512, 1959.
13. LEHMAN, J. F.; DE LATEUR, B. J.; SILVERMAN, D. R. Selective heating effects of ultrasound in human beings. *Arch. Phys. Med. Rehab.*, v. 47, p. 331-339, 1966.
14. BROSSEAU, L.; JUDD, M. G.; MARCHAND, S. et al. Thermotherapy for treatment of osteoarthritis (Cochrane review). In: *The Cochrane Library*. Oxford: update software, 2005. issue 1.
15. LEHMAN, J. F.; BRUNNER, G. D.; MCMILLAN, J. A. The influence of surgical implants on the distribution in thigh specimens exposed to ultrasound. *Arch. Phys. Med. Rehab.*, v. 39, p. 692, 1958.
16. AZUMA, Y.; ITO, M.; HARADA, Y. et al. Accelerating effect of low-intensity pulsed ultrasound on rat femoral fracture healing: relationship between the timing of pulsed ultrasound treatment and the healing accelerating action. In: XLV ANNUAL MEETING, ORTHOPAEDIC RESEARCH SOCIETY, 1999. *Annals of XLV Annual Meeting, Orthopaedic Research Society Annals*, 1999.
17. DUARTE, L. R. *Estimulação Ultra-Sônica do Calo Ósseo*. São Carlos, 1977, 250p. Tese (Livre Docência) – Escola de Engenharia de São Carlos, Universidade de São Paulo.
18. DUARTE, L. R. The stimulation of bone growth by ultrasound. *Archives of Orthopaedic and Traumatic Surgery*, v. 101, p. 153-159, 1983.
19. DYSON, M.; FRANKS, C.; SUCLING, J. Stimulation of healing of varicous ulcers by ultrasound. *Ultrasonics*, p. 232-236, 1976.
20. LEHAN, J. F.; DE LATEUR, B. J. *Therapeutic Heat and Cold*. 4. ed. Baltimore: Williams & Wilkins, 1990. 632p.
21. TRAVELL, J. G.; SIMONS, D. G. Apropos of all muscles. Myofascial pain and dysfunction. In: *The Trigger Point Manual, The Upper Extremities*. 3. ed. Baltimore: Williams & Wilkins, 1983. v. 1, cap. 1, p. 45-102.
22. TABER, C.; CONTRYMAN, K.; FAHRENBRUCH, J. et al. Measurement of reactive vasodilation during cold gel pack application to nontraumatized ankles. *Phys. Ther.*, v. 72, p. 294-299, 1992.
23. BELL, K. R.; LEHMANN, J. F. Effect of cooling on H- and T-reflexes in normal subjects. *Arch. Phys. Med. Rehab.*, v. 8, p. 490-493, 1987.
24. KNUTSSON, E.; MATTSON, E. Effects of local cooling on monosynaptic reflexes in man. *Scand J. Rehabil. Med.*, v. 1, p. 126-132, 1969.
25. MIGLIETTA, O. Action of cold on spasticity. *Am. J. Phys. Med.*, v. 52, p. 198-205, 1973.
26. SATO, H. Effects of skin cooling and warming on stretch responses of the muscle spindle primary and secondary afferent fibers from the cat's tibialis anterior. *Exp. Neurol.*, v. 81, p. 446-458, 1983.
27. FEDORCKYK, J. The role of physical agents in modulating pain. *J. Hand Ther.*, v. 10, n. 2, p. 110-121, 1997.
28. KUNESCH, E.; SCHMIDT, R.; NORDIN, M. et al. Peripheral neural correlates of cutaneous anaesthesia induced by skin cooling in man. *Acta Physiol. Scand.*, v. 129, p. 247-210, 1987.
29. GRANA, W. A. Physical agents in musculoskeletal problems: heat and cold therapy modalities. *Instr. Course Lect.*, v. 42, p. 439-442, 1993.
30. LEE, J. M.; WARREN, M. P.; MASON, S. M. Effects of ice on nerve conduction velocity. *Physiotherapy*, v. 64, p. 2-6, 1978.
31. OOSTERVELD, F. G.; RASKER, J. J. Effects of local heat and cold treatment on surface and articular temperature of arthritic knees. *Arthritis Rheum.*, v. 37, n. 11, p. 1578-1582, 1994.
32. BASFORD, J. R.; HALLMAN, H. O.; SHEFFIED, C. G. et al. Comparison of cold quartz ultraviolet, low-energy laser, and occlusion in wound healing in a swine model. *Arch. Phys. Med. Rehab.*, v. 67, p. 151-154, 1986.
33. BASFORD, J. R. Low intensity laser therapy: still not an established clinical tool. *Lasers Surg. Med.*, v. 16, p. 331-342, 1995.

34. MORGAN, B.; JONES, A. R.; MULCAHY, K. A. et al. Transcutaneous electric nerve stimulation (TENS) during distension shoulder arthrography – a controlled trial. *Pain*, v. 64, p. 265-267, 1996.
35. RAINOV, N. G.; HEIDECKE, V.; ALBERTZ, C. et al. Transcutaneous electrical nerve stimulation (TENS) for acute postoperative pain after spinal surgery. *Eur. J. Pain*, v. 15, p. 44-49, 1994.
36. FORSTER, E. L.; KRAMER, J. F.; LUCY, S. D. et al. Effect of TENS on pain, medications, and pulmonary function following coronary artery bypass graft surgery. *Chest*, v. 106, p. 1343-1348, 1994.
37. WALSH, D. M.; LIGGETT, C.; BAXTER, D.; ALLEN, J. M. A double-blind investigation of the hypoalgesic effects of transcutaneous electrical nerve stimulation upon experimentally induced ischaemic pain. *Pain*, v. 61, p. 39-45, 1995.
38. WOLCOTT, L. E.; WHEELER, P. C.; HARDWICK, H. M. et al. Accelerated healing of skin ulcers by electrotherapy: preliminary clinical results. *South Med. J.*, v. 62, p. 795-801, 1969.
39. FISHBAIN, D. A.; CHABAL, C.; ABBOTT, A. et al. Transcutaneous electrical nerve stimulation (TENS) treatment outcome in long-term users. *Clin J. Pain*, v. 12, p. 201-214, 1996.
40. HILL, A. C.; BAKER, G. F. et al. Mechanisms of action of iontophoresis in the treatment of palmar hyperhidrosis. *Cutis*, v. 28, p. 69-70, 1981.
41. O'MALLEY, E. P.; OSETER, Y. T. Influence of some physical chemical factors on iontophoresis using radio isotopes. *Arch. Phys. Med. Rehab.*, v. 36, p. 310-316, 1955.
42. MELZACK, R.; WALL, P. D. Pain mechanism: a new theory. *Science*, v. 150, p. 971-979, 1965.
43. MELZACK, R.; STILLWELL, D. M.; FOX, E. J. Trigger points and acupuncture points for pain: correlations and implications. *Pain*, v. 3, p. 3-23, 1977.
44. NAKATANI, Y.; YAMASHITA, K. *Ryodoraku Acupuncture – A Guide for the Application of Ryodoraku Therapy Electrical Acupuncture – a New Autonomic Nerve Regulation Therapy.* Tokio: Ryodoraku Research Institute, 1997. 250p.
45. IMAMURA, M. Regulação do sistema neurovegetativo. In: *Eletroacupuntura Ryodoraku.* São Paulo: Sarvier, 1996. cap. 2, p. 18-24.
46. TRIOLO, R. J.; BIERE, C. et al. Implanted functional neuromuscular stimulation systems for individuals with cervical spinal cord injuries: clinical case reports. *Arch. Phys. Med. Rehabil.*, v. 77, p. 1119-1128, 1996.
47. SMITH, B. T.; BETZ, R. R.; MULCAHEY, M. J.; TRIOLO, R. J. Reliability of percutaneous intramuscular electrodes for upper extremity functional neuromuscular stimulation in adolescents with tetraplegia. *Arch. Phys. Med. Rehabil.*, v. 75, p. 939-945, 1994.
48. SMITH, B.; PECKHAM, P. H.; ROSCOE, D. D. et al. An externally powered, multichannel implantable stimulator for versatile control of paralyzed muscle. *IEEE Trans. Biomed. Eng.*, v. 34, p. 499-508, 1987.
49. BAKER, L. L.; BOWMAN, B. R.; MCNEAL, D. R. Effects of waveform on comfort during neuromuscular electrical stimulation. *Clin. Orthop.*, v. 233, p. 75-85, 1988.
50. JAEGER, R. S.; ELLIOT, R.; KRALJ, A. et al. Functional electrical stimulation for standing after SCI. *Arch. Phys. Med. Rehabil.*, v. 71, p. 201-209, 1990.
51. LOW, J.; REED, A. *Electrotherapy Explained.* Oxford: Butterworth-Heinemann, 1994. p. 57.
52. GRABOIS, M.; GARRISON, S. J.; HART, K. A. *Physical Medicine and Rehabilitation – The Complete Approach.* Houston: Blackwell, 2000. p. 520.

CAPÍTULO 28

Eletromiografia-*Biofeedback* na Medicina de Reabilitação

Luiz Antônio de Arruda Botelho • *Jerri Ap. Fernandes de Godoi*

BIOFEEDBACK

O termo *biofeedback* pode ser definido como uma técnica de aprendizado, pela qual a retroalimentação, em tempo real de informações ou variáveis biológicas, é usada para obter o controle voluntário, por meio de equipamento eletrônico, sobre respostas fisiológicas específicas das quais o indivíduo tem pouca ou nenhuma consciência[1,2]. Utilizada nos diferentes campos da medicina, desde o controle do comportamento por meio da manipulação das ondas cerebrais, eletroencefalografia-*biofeedback* (EEC) até sua modalidade mais conhecida eletromiografia-*biofeedback* (EMG), a técnica de *biofeedback* vem sendo reconhecida como uma legítima técnica auxiliar para os distúrbios neuromusculares e comportamentais, fato este que favorece sua difusão[1].

No campo da medicina de reabilitação encontramos principalmente a EMG – *biofeedback*, como uma importante ferramenta auxiliar no tratamento, acompanhamento e, por vezes, avaliação dos pacientes com distúrbios neuromusculares, especialmente aqueles com dificuldades na percepção e utilização das informações sensoriais fisiológicas.

Este capítulo tem como objetivo fornecer informações sobre conceitos, aplicações, princípio de funcionamento da técnica de EMG-*biofeedback* e sua utilização na medicina de reabilitação.

ELETROMIOGRAFIA

Eletromiografia (EMG) é um termo genérico que expressa o método de registro da atividade elétrica muscular[3]. Na prática clínica, podemos encontrá-la sendo aplicada como EMG-*biofeedback* e a eletroneuromiografia (ENMG – estudo de condução nervosa das fibras sensitivas e motoras) bem conhecido recurso diagnóstico médico.

Apesar de trabalharem com as mesmas respostas fisiológicas, essas duas formas de análise, possuem objetivos e formas de aplicações distintas.

Aplicada pelo profissional médico, a ENMG é um exame diagnóstico que tem como objetivo identificar ou investigar afecções do sistema neuromuscular, mediante coleta e análise do sinal eletroneuromiográfico. Utilizada com eletrodos do tipo agulha, o que torna o método invasivo e doloroso, essa forma de análise do sinal eletromiográfico possui a vantagem de detectar de maneira precisa o potencial de ação de músculos superficiais e profundos, podendo até, se necessário, captar o sinal eletromiográfico de uma única unidade motora (grupo de fibras musculares inervadas por um único neurônio motor), pode-se ainda analisar a velocidade de condução dos nervos periféricos e os tipos de ondas com suas respectivas correlações clínicas[4,5].

Empregada principalmente na reabilitação motora, a EMG-*biofeedback* pode ser aplicada por diferentes profissionais da área da saúde, tais como médicos, fisioterapeutas, terapeutas ocupacionais, fonoaudiólogos, psicólogos entre outros, desde que com conhecimento de neuroanatomia, fisiopatologia, topografia muscular, cinesiologia, biomecânica, eletroneuromiografia, controle e aprendizado motor. Os conhecimentos sobre anatomia e função muscular, do profissional envolvido, serão essenciais para a solução de eventual problema. Segundo Basmajian, mesmo terapeutas ou médicos experientes podem, por vezes, confundir-se ao aplicar o método[6]. Além do conhecimento prévio das áreas já citadas, é fundamental a experiência nesse campo de atuação para a utilização dessa técnica objetivamente e para orientar de forma adequada o paciente sobre o que se espera durante o treinamento. Com uma orientação prévia do terapeuta, o paciente, por meio de tentativas e erros, treina o controle voluntário de seus músculos. O método também serve para realizar avaliações periódicas da evolução do paciente durante o tratamento entretanto isso requer que o profissional seja criterioso ao interpretar as variações dessas evoluções, em razão das limitações do equipamento.

Por ser um recurso relativamente recente no âmbito da medicina de reabilitação nacional, aproximadamente um pouco mais de uma década, com escassas referências bibliográficas e pequena difusão, talvez em função da utilização de equipamento de alta tecnologia, a EMG-*biofeedback*, por vezes é confundida quanto à interpretação do sinal eletromiográfico. Há quem pense que a intensidade do sinal EMG, vista em microvolts (µV) na tela, tenha uma relação direta com a força muscular. No entanto, esse assunto já foi esclarecido por meio de experimento[7]. Na Figura 28.1 notamos que o sinal EMG atinge um máximo de intensidade, medido em microvolts, antes que o patamar máximo da força muscular medida em Força (N) seja atingido[7].

Podemos ainda encontrar equívocos relacionados à classificação e ao princípio de funcionamento da EMG-*biofeedback*. Apesar de reconhecida como importante recurso auxiliar para o tratamento de distúrbios neuromotores, alguns profissionais tendem a considerá-la de forma errônea como um recurso da medicina alternativa, outros ainda a confundem com a estimulação elétrica neuromuscular (equipamento de eletroterapia capaz de produzir contrações musculares, por meio de estimulação elétrica, independentemente da vontade do paciente).

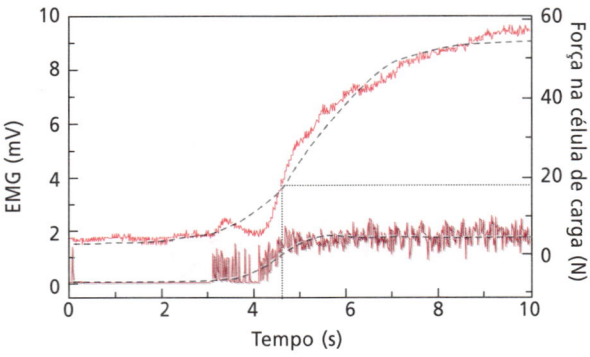

Figura 28.1 – Relação força muscular *versus* sinal eletromiográfico de superfície. EMG = eletromiografia.

O princípio básico da EMG-*biofeedback* é a utilização de sinal eletromiográfico superficial como referência para o treinamento do controle voluntário do paciente sobre grupos musculares de que se tem pouca ou nenhuma percepção por meio de tentativas, erros e acertos, até que se consiga o controle desejado.

ELETROFISIOLOGIA

Quando a membrana muscular se despolariza em resposta ao impulso nervoso, ocorre uma diferença de potencial (quantidade de carga elétrica), que se propaga longitudinalmente na fibra muscular para ambas as direções, essa carga elétrica é conhecida como potencial de ação. A corrente gerada pelo fluxo por meio da membrana das fibras musculares, que se propaga pelos tecidos até chegar ao eletrodo de detecção, recebe o nome de sinal eletromiográfico ou sinal mioelétrico[5]. Quando um motoneurônio envia um potencial de ação, todas as fibras musculares de sua unidade motora são estimuladas, gerando assim um somatório de sinais mioelétricos que se propagaram pelos tecidos. O sinal eletromiográfico, captado pelos eletrodos, representa o somatório de disparos de um conjunto de unidades motoras quase simultaneamente.

Equipamento

Atualmente podemos encontrar disponíveis diferentes equipamentos de EMG-*biofeedback,* que vão desde modelos portáteis (Fig. 28.2) até processadores de mesa (Fig. 28.3). Porém, com maior ou menor precisão, todos possuem componentes básicos para o seu funcionamento adequado.

Equipamentos de Eletromiografia-biofeedback

Utilizados para a captação dos sinais eletromiográficos, os eletrodos são pequenos discos de cloreto de prata-prata (Ag-AgCl), um metal nobre não polarizável que evita a indução de um nível de corrente direta (DC), com a cloração de prata fornecendo transmissão iônica mais estável entre o eletrodo e o eletrólito (gel de eletrodo)[2,5]. Freqüentemente, os eletrodos são posicionados em uma configuração bipolar. Nessa configuração, os eletrodos captam a diferença de potencial dos dois eletrodos ativos em relação ao eletrodo de referência, e posteriormente as subtrai[5]. Em geral, os eletrodos são auto-adesivos.

Para que o potencial gráfico da unidade motora possa ser compreendido, é necessário que seja transformado da sua forma original (traçado de interferência). O equipamento de EMG-*biofeedback* converte o potencial iônico, captado pelos eletrodos, transformando-os em um sinal elétrico retificado e compreensível (Fig. 28.4). Esse processo pode se dar mediante o processamento matemático que faz a raiz quadrada da média elevada ao quadrado, conhecido como abreviada em inglês de RMS (*root mean square*). Esse mesmo sinal retificado pode passar por um filtro passa-baixa, para uma apresentação do envoltório de curva, tornando-se assim facilmente compreensivo[3]. Em alguns equipamentos portáteis geralmente há apenas apresentação do sinal captado na forma de *leds* (*light emission diode signal*).

Indicações

A principal indicação é para o tratamento das deficiências do sistema neuromuscular ou muscular, que resultem em perda da coordenação voluntária ou da força muscular temporária, principalmente aquelas nas quais haja uma alteração sensitiva associada. A seguir, alguns tipos específicos de alterações nos quais se tem aplicado a técnica de EMG-*biofeedback*:

- Comprometimento ortopédico
    - Dor femoropatelar, subluxação patelar e condromalácia.

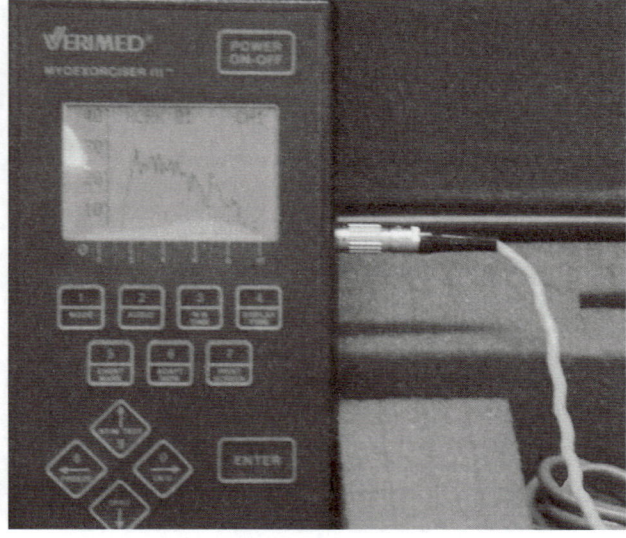

Figura 28.2 – Equipamento portátil.

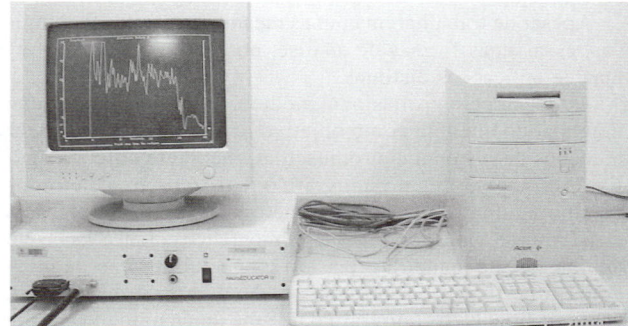

Figura 28.3 – Equipamento de mesa.

- Lesões do manguito rotador, prótese e subluxação crônica do ombro.
- Distensões de musculares.
- Transferências musculotendíneas.
- Lombalgias, dorsalgias e cervicalgias por tensão muscular.
- Torcicolos espasmódicos.
- Pós-cirúrgicos de joelho.
- Outras tensões musculares localizadas.
■ Comprometimento neurológico
- Lesões medulares parciais.
- Acidente vascular cerebral.
- Traumatismo cranioencefálico.
- Neuropatias (lesões nervosas periféricas de predomínio sensitivo).
- Paralisia cerebral.
- Paralisia facial.

Contra-indicações

Por não causar danos ao paciente, as contra-indicações aqui citadas podem ser consideradas como relativas. Entretanto, naqueles pacientes em que não haja substrato fisiológico para o desenvolver do trabalho, a contra-indicação passa de relativa a absoluta.

■ Músculos plégicos ou sem possibilidade fisiológica de contração muscular voluntária (absoluta).
■ Alterações de funções corticais superiores, como afasia de compreensão ou apraxia motora (relativa).
■ Outros déficits cognitivos como alteração da concentração, compreensão e deficiência mental (relativa).
■ Déficit visual importante (relativa).
■ Falta de colaboração do paciente (absoluta).

Procedimentos

Previamente à preparação e posicionamento dos eletrodos, deve-se fazer uma seleção do músculo ou grupo muscular a ser monitorado, processo este que exige uma avaliação física e funcional do paciente para identificar qual músculo, ou grupos musculares, devem ser trabalhados e quais, entre as deficiências ou alterações neuromusculares, o paciente apresenta, e assim planejar de forma adequada o tratamento.

No organismo humano existem tecidos, com maior ou menor condutividade elétrica, por exemplo: os tecidos ósseo, adiposo e a pele. Um dos principais fatores que torna a pele um tecido de baixa condutividade é a presença da camada de queratina acrescida de oleosidade em sua superfície. Para que seja obtido um sinal mioelétrico mais fidedigno é preciso que seja retirada da superfície da pele, na região a ser monitorada, todo o resíduo ali encontrado. Para isso, a pele deve ser esfregada com gaze e álcool líquido até surgir uma hiperemia, porém tomando-se o cuidado para não causar abrasão na epiderme. Com esse cuidado, a pele terá uma impedância menor melhorando a qualidade da coleta do sinal eletromiográfico[2,8].

Outro fator importante a se levar em consideração, é a presença de pêlos na região a ser monitorada. Nesse caso, deve-se pedir ao paciente que faça depilação local previamente ao início do programa de treinamento. Além de dificultar a transmissão elétrica, o excesso de pêlos pode criar sinais espúrios pelo atrito com a pele em função de má aderência[8].

O músculo a ser treinado deve ser cuidadosamente palpado para se determinar suas margens. Os eletrodos são então posicionados em linha com o eixo de movimento. A razão para tal cuidado é que, teoricamente, a onda de despolarização passa igualmente abaixo das fibras musculares paralelas e se os eletrodos

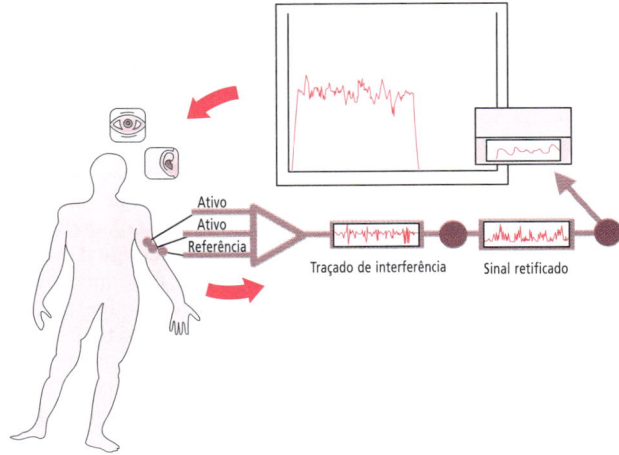

Figura 28.4 – Princípio de funcionamento do equipamento de EMG-*biofeedback*.

ativos forem colocados perpendiculares ao músculo, será observada pouca diferença de potencial, o que mascara a condição real do músculo[2].

O espaçamento dos eletrodos determina o tamanho e a especificidade do sinal. Quanto mais próximo um eletrodo estiver do outro menor, é área monitorada, e mais fidedigno é o sinal do músculo em questão. A maior distância entre os eletrodos facilita mostrar a diferença de potencial elétrico entre dois pontos. Entretanto, dependendo do tamanho do músculo, pode-se estar captando sinal elétrico de músculos adjacentes, com evidente perda de fidedignidade. Geralmente, os eletrodos são colocados à distância de um a dois centímetros, devendo ser aproximados caso se note interferências de outros músculos. De acordo com Wolf, a distância entre os eletrodos, pode influenciar de forma significativa no tratamento do paciente, ele argumenta que um distanciamento inadequado, leva a uma informação errônea e conseqüentemente a um treinamento funcional inapropriado, o que pode resultar em frustração e desapontamento tanto para o paciente como para o terapeuta[8].

Apesar de não haver um consenso de qual o ponto exato para a colocação dos eletrodos, três pontos são utilizados: o ponto motor, o ponto médio do ventre muscular e o ponto entre o ponto motor e a inserção distal do músculo. Araújo *et al.* sugerem que para grandes músculos superficiais, de fácil palpação e inserção em pequena área óssea, a técnica de colocação dos eletrodos no ponto médio entre as inserções apresenta vantagem de ser fácil e de rápida aplicabilidade[9]. Por outro lado, para outros músculos que não tenham uma relação de superficialidade grande com a pele e/ou de difícil palpação, a técnica de colocação dos eletrodos no ponto motor, segundo esse autor, é a mais indicada.

Reconhecida como componente fundamental no processo de reabilitação, por sua importância na identificação das habilidades funcionais iniciais e da potencialidade do paciente, a avaliação física/funcional deve ser realizada antes da avaliação do sinal EMG especificamente. Por meio de uma avaliação detalhada pode-se determinar o tipo de abordagem indicada, acompanhar a evolução do paciente, alterar, se necessário, o tratamento de acordo com as necessidades identificadas e, por fim, se ter parâmetros para comparações futuras. Entretanto, para isso, a avaliação deve ser objetiva e abranger os diferentes fatores da deficiência do indivíduo.

Fazem-se necessários antes da monitoração do sinal mioelétrico uma explicação ao paciente e seu acompanhante sobre o modo de funcionamento da técnica empregada e o objetivo da terapia, procurando conscientizá-los da importância de seu envolvimento no tratamento e que o movimento aprendido durante a terapia deve ser treinado fora dela, seja em casa ou na sessão de fisioterapia[10].

Após a colocação dos eletrodos sobre a superfície da pele, acima dos músculos a serem treinados, pede-se ao paciente que mantenha a região monitorada relaxada e que não faça movimento por alguns instantes, para que seja coletado o sinal mioelétrico basal. Um sinal eletromiográfico igual a zero, durante o repouso, é considerado normal e esperado, qualquer modificação, como a presença de um traçado inesperado na tela do aparelho, pode sugerir uma alteração do tônus, mas essa condição deve ser analisada cuidadosamente, pois interferências externas também podem causar esse tipo de alteração. Para eliminar, a possibilidade de uma interferência externa, o terapeuta deve checar:

- Se há alguma contaminação do sinal devido a um campo eletromagnético gerado por uma rede elétrica local (lâmpadas incandescentes no ambiente são melhores que as lâmpadas fluorescentes).
- Possível influência de algum equipamento eletrotermoterápico próximo, como por exemplo: o aparelho de ondas curtas.
- Se os cabos e fios estão não estão enroscados uns no outros, danificados ou sendo movidos.
- O encaixe dos fios nos eletrodos e a validade e aderência dos eletrodos.

Com a certeza de não haver interferência do ambiente no sinal coletado, passa-se para avaliação propriamente dita. Durante esse procedimento, pode-se monitorar também os músculos contralaterais não comprometidos. Com isso, teremos alguns parâmetros para comparação e acompanhamento da evolução do quadro. Nesse processo, pode-se pedir ao paciente que realize movimento ativo do grupo muscular contralateral e comprometido separadamente. Registra-se, então, a diferença do sinal eletromiográfico de um lado em relação ao outro. E se há alguma influência no sinal eletromiográfico do lado comprometido durante a movimentação contralateral.

Não existe um parâmetro de intensidade eletromiográfica específica para cada músculo monitorado. A intensidade dependerá do posicionamento dos eletrodos, da camada adiposa do indivíduo e do controle muscular voluntário de cada pessoa.

Mesmo após o término do treinamento, a reavaliação periódica do paciente é importante para garantir a manutenção os resultados alcançados. Uma possível estratégia utilizada é reavaliar o paciente a períodos progressivamente maiores de tempo, a cada 15 dias, e caso o paciente seja capaz de manter o mesmo desempenho, a cada 1 mês e, por fim, a cada 2 ou 3 meses.

O princípio de aplicação da técnica está fundamentado no reforço de respostas musculares voluntárias. Não existe um protocolo específico de treinamento[10]. Entretanto, durante a aplicação da técnica é importante levar em conta aspectos como:

- Fornecer estímulo verbal constante e direcionado de acordo com a tarefa a ser realizada, por exemplo, voz calma e baixa durante o treinamento de relaxamento.
- Certificar-se de que o paciente está executando o movimento apropriado.
- Desencorajar a atividade muscular excessiva.
- Realizar mudanças da posição do membro conforme a necessidade ou evolução do quadro.
- Mudar a posição dos eletrodos de acordo com a mudança do posicionamento, caso seja indicado.
- Monitorar simultaneamente os grupos musculares antagonistas.
- Manter um ambiente calmo e isolado para obter maior concentração na terapia.

Se, no início, o paciente não conseguir contrair voluntariamente o músculo, pode-se pedir para que ele contraia o músculo contralateral não comprometido. Isso o ajudará a entender melhor o princípio de funcionamento do equipamento e o que se espera dele.

Outra estratégia seria orientar o paciente a manter seus olhos fechados, durante a movimentação passiva do membro a ser treinado, solicitando, então, que simultaneamente ele tente contribuir com o movimento realizado. O estímulo sonoro pode ser usado como retroalimentação.

Pode-se também deixar que o paciente descubra por si o princípio de funcionamento do aparelho, solicitando-lhe que aumente a intensidade do sinal mostrado na tela do equipamento. Durante essa estratégia o terapeuta deve ficar atento para direcionar o paciente na execução do movimento apropriado.

Assim que o paciente entenda o que se espera nos treinamentos, seqüências de exercícios são elaboradas e repetidas durante a terapia.

O treinamento pode respeitar uma seqüência neuroevolutiva, como por exemplo nas patologias que comprometam as funções corticais superiores ou tenham indicação para tal abordagem. O método EMG-*biofeedback* pode e deve ser enriquecido, com a associação de técnicas específicas como o método neuroevolutivo (*conceito Bobath*), a facilitação neuromuscular proprioceptiva (*método Kabat*) ou ainda a recursos como a crioestimulação e a estimulação elétrica neuromuscular[11].

Tipos específicos de treinamento podem ser adotados, como em trabalhos voltados principalmente para o fortalecimento muscular, controle da espasticidade ou das sincinesias.

Trabalho de Fortalecimento

Objetiva-se aumento do controle voluntário e da força muscular. O paciente é orientado a contrair vigorosamente, o grupo muscular a ser treinado, de modo a conseguir uma movimentação da articulação ou não. Uma vez conseguida a contração muscular máxima desejada, conseqüentemente a maior intensidade de sinal eletromiográfico, é pedido para que o paciente mantenha essa intensidade de sinal por pelo menos 5s. A seguir, permite-se que o paciente descanse por um período que pode variar de 15 a 30s. Esse descanso é necessário principalmente para os músculos paréticos, os quais tanto a contração quanto o relaxamento ainda estão sendo reaprendidos. A máxima atividade elétrica durante a contração e a mínima atividade no descanso podem ser estressantes para o paciente, sendo então indicado o repouso numa proporção mínima[10] de 2:1.

Controle da Espasticidade durante o Movimento

Uma das formas de se controlar a espasticidade é instruir o paciente a tentar manter a intensidade do sinal mioelétrico ou do estímulo sonoro o mais baixo possível. Conseguido o silêncio elétrico muscular, o terapeuta pode posicionar a articulação do seguimento a ser treinado, para que seja iniciado um alongamento passivo da musculatura espástica. O paciente então é instruído a relaxar (inibir voluntariamente) a musculatura, guiado pelo equipamento e pela orientação do terapeuta. Um reforço verbal é administrado cuidadosamente durante toda a sessão. Uma vez conseguido o controle da espasticidade durante o alongamento, o paciente pode ser solicitado a contrair a musculatura antagonista, enquanto mantém a musculatura espástica relaxada. Apesar de manter uma abordagem lógica e reconhecida por vários anos, esse tipo de procedimento já foi questionado quanto à sua real necessidade de aplicação antes de um treino voltado ao controle muscular voluntário. Wolf et al. sugerem que não há a necessidade de um prévio relaxamento para que se inicie a reeducação dos músculos antagonistas aos músculos espásticos[12]. Os autores sugerem ainda que um aumento da atividade funcional pode estar mais relacionado ao incremento biomecânico do sistema periférico do que as mudanças neuromusculares de ordem central. Ambas as abordagens trazem em seus trabalhos argumentos relevantes e cabe ao terapeuta decidir qual tipo de estratégia utilizar em cada momento do processo de reabilitação. Em nossa experiência, quando o paciente possui um controle voluntário suficiente para execução de algum movimento a técnica que reeduca a função diretamente pode diminuir o tempo de treinamento. Entretanto, naqueles pacientes com pequeno substrato neurofisiológico, sem prognóstico de movimento voluntário, o treinamento para relaxar a musculatura espástica pode trazer benefícios ao indivíduo.

Controle sobre as Sincinesias

As sincinesias ou sinergias anormais são definidas como o recrutamento simultâneo de músculos em múltiplas articulações, resultando em padrões estereotipados e relativamente fixos de movimento em vários segmentos do corpo. Apesar de relacionada e definida como um problema decorrente de lesões do trato corticospinal, as sincinesias também podem ser encontradas decorrentes de comprometimento periférico ou por razões ainda não bem definidas[13]. O trabalho com EMG-biofeedback nas sinergias anormais também já foi pesquisado e documentado por diferentes autores[14-22]. Nesse tipo de problema, o essencial é que sejam monitorados os grupos musculares envolvidos, tanto os agonistas quanto os antagonistas ou sinergistas que estejam funcionando em momento errado. Pede-se então que o paciente relaxe voluntariamente a musculatura que entra em atividade de modo excessivo ou fora de fase e que contraia simultaneamente os músculos agonistas do movimento desejado. Esse tipo de abordagem tem demonstrado eficácia nas alterações do movimento como sincinesias faciais, distonias focais e outros[14-22].

Com o tempo, as sessões podem se tornar cansativas, caso não haja uma abordagem dinâmica. Um terapeuta atento e experiente saberá ajustar o tratamento de modo a manter o interesse do paciente e terá em mente o melhor momento para iniciar um progressivo processo de alta da terapia, já que o objetivo principal é o controle muscular voluntário sem a ajuda externa.

A evolução no tratamento também merece atenção especial por parte do terapeuta, pois o progresso conseguido de uma sessão a outra servirá de suporte e motivação ao paciente. A não-evolução do quadro indica a necessidade de reavaliação do potencial funcional do paciente ou a mudança na estratégia inicial. Embora os dados de uma sessão para outra sejam importantes, eles devem ser analisados cuidadosamente. Porque se trata da comparação entre os picos ou médias dos sinais eletromiográficos, como já citado, nem sempre as intensidades observadas são fidedignas. Seja em razão da impossibilidade da colocação exata dos eletrodos em um mesmo ponto nos diferentes dias, na prática clínica ou pela possibilidade de contaminação do sinal por ruídos externos. Assim, é aconselhável que pequenas modificações na intensidade da atividade elétrica sejam analisadas cuidadosamente, para que não seja passada falsa informação ao paciente.

A freqüência de treinamento dependerá do grau e da extensão da lesão, da capacidade de entendimento do paciente e de seu empenho fora da terapia, podendo variar de uma a três sessões por semana. É importante ser relembrado que, ao contrário do que já foi um dia difundido, a técnica de EMG-biofeedback não tem caráter exclusivo devendo ser aplicada como um complemento a outros recursos terapêuticos[1].

ELETROMIOGRAFIA-*BIOFEEDBACK* NA REABILITAÇÃO

A EMG-biofeedback conquistou, ao longo do tempo, uma posição de destaque como um legítimo recurso auxiliar na medicina de reabilitação, particularmente na reeducação motora e relaxamento muscular, razão pela qual é aplicada aos diferentes distúrbios. Entretanto, inicialmente, a aplicação clínica da EMG-biofeedback se deu principalmente nos distúrbios decorrentes de lesão de motoneurônio superior[23]. Talvez, dentre os trabalhos mais pesquisados quanto à aplicação clínica da EMG-biofeedback nos distúrbios neuromotores estejam as pesquisas relacionadas à recuperação motora de pacientes seqüelados após um acidente vascular cerebral (AVC).

Diferentes trabalhos concluem que o uso de EMG-biofeedback na reabilitação dos pacientes portadores de distúrbios neuromusculares pós-AVC resulta em recuperação acelerada do potencial funcional do indivíduo, quando comparada a abordagens tradicionais[1,8,12,17,18,24-29]. Wolf et al. concluíram que a EMG-biofeedback, aplicada ao tratamento de pacientes hemiparéticos pós-AVC, pode potencializar suas funções motoras[12]. Moreland et al. também afirmam que a EMG-biofeedback demonstrou ser superior à terapia convencional para o ganho de força muscular dos dorsoflexores de pacientes hemiparéticos[30]. Amargan et al., em um estudo sobre a eficácia da EMG-biofeedback, durante tratamento voltado à recuperação funcional do membro superior comprometido de pacientes hemiparéticos, concluíram que o tratamento com esse método pode aumentar significativamente o movimento articular ativo, quando comparado ao grupo-controle[25]. Apesar de haver forte inclinação, por parte de alguns autores[1,8,12,17,18,24-29], em demonstrar à superioridade da EMG-biofeedback em relação a outras técnicas, ainda hoje há controvérsia sobre o assunto. Bate et al. questionam a transferências das habilidades adquiridas no treino com EMG-biofeedback para atividades funcionais do cotidiano[31]. Stein et al., revisando as abordagens terapêuticas aplicadas aos pacientes portadores de AVC, concluíram que os diferentes autores que estudam o assunto ainda não possuem um senso comum a respeito da superioridade ou não da EMG-biofeedback[32]. O autor argumenta que talvez a razão para tal divergência sejam as falhas metodológicas dos estudos sobre essa técnica.

Talvez maior concordância possa ser encontrada entre os autores que descrevem o uso da EMG-biofeedback no tratamento da paralisia facial, estes freqüentemente apontam para a técnica como um recurso capaz de trazer benefícios como a melhora do controle e da coordenação do movimento facial e redução da assimetria e sincinesia[15,19,21,22,33,34]. Gaye et al., durante estudo retrospectivo, concluíram que a EMG-biofeedback foi efetiva no tratamento de diferentes tipos de paralisia facial, mesmo no tratamento de casos com longo tempo de instalação. Apesar da pequena divergência nesse campo, outros autores encontram dificuldade em determinar quais características realmente alteram a recuperação dos indivíduos submetidos ao tratamento com a EMG-biofeedback[18].

Embora menos pesquisados, os trabalhos que estudam a aplicação da EMG-biofeedback no tratamento de seqüelados de lesão medular e lesão nervosa periférica reafirmam a vantagem em associar a EMG-*biofeedback* no processo de reabilitação desses pacientes. Middaugh e Miller, ao estudarem a eficácia e função da EMG-*biofeedback* na reeducação muscular em indivíduos portadores de paresia decorrente de lesão cerebral e lesão nervosa periférica, obtiveram resultados que indicam uma substancial e positiva resposta ao tratamento com EMG-*biofeedback*[35]. Concluíram também que a resposta ao tratamento não está relacionada a fatores, como tipo de lesão, duração ou idade. Estudos apontam para EMG-*biofeedback* como um importante recurso no tratamento de pacientes portadores de lesão medular para o aumento do controle voluntário após um trauma medular[32,36]. Em um desses estudos, os autores encontraram um significante aumento da atividade EMG do músculo tríceps braquial de pacientes tetraparéticos, nível C6, após o treinamento com EMG-*biofeedback*[32]. Entretanto, apesar de existir uma relação entre o aumento de sinal EMG e a evolução do quadro de alguns pacientes, o fato de haver um aumento da atividade elétrica muscular pode não ser o suficiente para concluir que houve um aumento do recrutamento motor, pois em determinadas situações, a captação do sinal elétrico pode estar sujeita a interferências externas, particularmente de músculos adjacentes, ocorrência relativamente comum durante o treinamento com pacientes portadores de lesão nervosa periférica ou lesão medular. Na Figura 28.5, observa-se a captação simultânea de sinal EMG do músculo trapézio superior com inervação preservada e deltóide totalmente denervado, tanto ao exame clínico como na ENMG (ausência de potenciais elétricos durante a contração voluntária com eletrodo de agulha), de um paciente portador de lesão antiga do plexo braquial direito. Observa-se, na tela do monitor, que os eletrodos colocados sobre o deltóide captaram um sinal sincrônico (traçado EMG inferior) ao do trapézio superior durante o movimento de elevação de ombro direito. O mesmo tipo de *contaminação* do sinal captado por EMG de superfície pode ocorrer quando se monitoram flexores e extensores de punho de indivíduos com lesão medular C6 completa, quando se solicita ao paciente a extensão de punho, nota-se que os eletrodos colocados sobre os flexores de punho também captam um sinal EMG sincrônico ao dos extensores. Em vista desses achados clínicos, uma investigação neurofisiológica simultânea nesses músculos, com eletromiografia de agulha e superfície, talvez fosse necessária para a verificação detalhada desse fenômeno.

Existem também artigos descrevendo o uso da EMG-*biofeedback* como um recurso para o tratamento de processos dolorosos, como lombalgia, fibromialgia, cefaléia por tensão e outros. Middaugh e Newton-John relatam resultados favoráveis em seus estudos quanto à utilização da EMG-*biofeedback* para diminuição da queixa de dor[37,38]. Drexler *et al.*, ao investigarem a eficácia dessa modalidade terapêutica, em pacientes do sexo feminino portadoras de fibromialgia, concluíram que o tratamento de pacientes com anormalidades psicológicas pode ser combinado com EMG-*biofeedback* para o enriquecimento dos resultados[39]. Os autores observaram que essa técnica ajuda as pacientes a perceberem que suas tensões psicológicas causam contrações musculares indesejadas e que essa conscientização pode ajudar a administrar seus problemas psicológicos básicos. Grazi *et al.* descreveram os benefícios clínicos de um programa de tratamento com EMG-*biofeedback* voltada para o relaxamento muscular em um grupo de crianças e adolescentes com episódios de cefaléia do tipo tensional, concluindo após 3 anos de acompanhamento que uma abordagem comportamental é viável e eficaz para o tratamento desses pacientes[40]. Edwards *et al.* estudaram a aplicação conjunta de psicoterapia comportamental com EMG-*biofeedback* e argumentam que essa abordagem compreensiva foi fundamental para o tratamento de dor central em uma paciente portadora de hemiparesia à direita[17]. Eles enfatizaram ainda que essa combinação de intervenções terapêuticas pareceu exceder o que poderia ser esperado de qualquer intervenção isolada.

A associação do *biofeedback* a outras modalidades terapêuticas também pode ser útil, pois ambos, fisioterapeuta e paciente, recebem uma informação imediata do desempenho da tarefa, isto é, se a intenção terapêutica conseguiu recrutar/relaxar os grupos musculares envolvidos na atividade em questão. Por exemplo, Fuller menciona bons resultados com a aplicação da EMG-*biofeedback* subaquática para o tratamento dos distúrbios patelofemoral do joelho[41]. O autor descreve também que os mesmos cuidados básicos com a preparação da pele e colocação dos eletrodos devem ser seguidos para aplicação dentro da piscina, entretanto, com um cuidado especial para a vedação dos eletrodos.

O fornecimento de uma retroalimentação aferente durante uma contração voluntária, ou involuntária induzida por outro recurso externo, como um equipamento de eletroestimulação neuromuscular pode facilitar a reaprendizagem motora de pacientes com alteração do controle motor. Esse tipo de abordagem pode ser aplicada aos pacientes que conseguem uma atividade parcial de seus músculos, mas são incapazes de manter uma atividade adequada para determinado exercício ou atividade funcional. Uma vez que o paciente alcance um determinado sinal EMG, o aparelho de eletroestimulação neuromuscular é acionado, gerando então o restante da contração. Fields avaliou 69 portadores de AVC crônico (há 3 anos em média), que alcançaram uma pequena evolução com o tratamento convencional[42]. Os pacientes foram tratados com *biofeedback* associado a eletroestimulação neuromuscular dos dorsoflexores e extensores de punho. Melhoras estatisticamente significantes foram obtidas para a amplitude de movimento (ADM) da extensão do punho e dorsoflexão ativas, também foram notadas; também foram notadas melhoras na qualidade da marcha. Cozean *et al.* analisaram a marcha quantitativamente em laboratório, de 32 hemiparéticos portadores de AVC, divididos homogeneamente em quatro grupos (fisioterapia, fisio com *biofeedback*, fisio associada à eletroestimulação neuromuscular e *biofeedback*)[43]. Concluíram que a terapia combinada de *biofeedback* com eletroestimulação neuromuscular correlacionou-se a melhoras estatisticamente significantes para o ângulo de flexão do joelho, largura do passo e para o ciclo temporal da marcha.

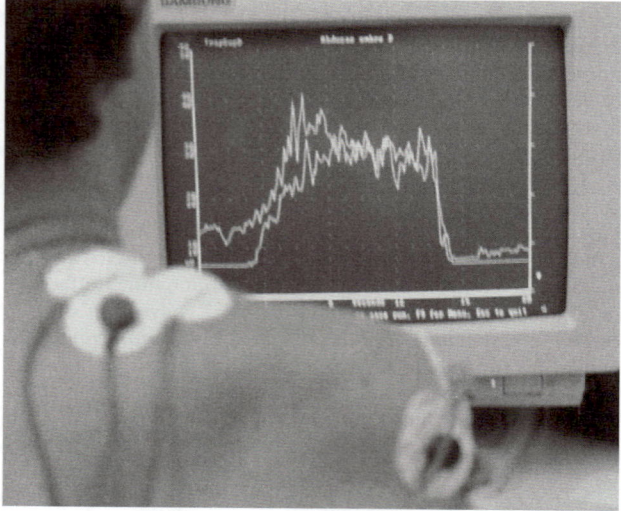

Figura 28.5 – Sinal EMG de superfície dos músculos trapézio superior e deltóide direito durante elevação ativa de ombro.

A técnica de *biofeedback* também vem sendo aplicada no tratamento das dissinergias do assoalho pélvico, especificamente nas incontinências intestinal e urinária ou problemas de constipação. Smith avaliou eletroneurograficamente 165 mulheres com incontinência urinária de esforço e concluiu que havia sinais de denervação do assoalho pélvico naquelas com incontinências, quando comparadas ao grupo de 69 mulheres continentes[44]. A denervação estaria diretamente relacionada ao número de partos e tamanhos dos bebês. Essas lesões neurológicas também podem decorrer de partos prolongados ou uso de fórceps e de distúrbios, como diabetes melito. Snooke *et al.* demonstraram eletrotelescopicamente lesão neurológica dos ramos esfincterianos uretrais dos nervos perineal e pudendo de pacientes com incontinência urinária[45]. Kegel criou exercícios de condicionamento da musculatura pélvica – cerca de 40% das mulheres têm dificuldade para identificar e contrair eficazmente a musculatura pélvica e muitas contraem a musculatura glútea e abdutora ou abdominal[46]. Talvez essa dificuldade reflita uma lesão neurológica.

Em 1988, a Sociedade Internacional de Continência recomendou o estudo do absorvente higiênico para graduar a gravidade da incontinência, que é mais eficaz quando feita em período de 24h ao invés de 1h. A videorretrografia se mostrou mais sensível e eficaz, porém é o processo de avaliação mais caro e inacessível a grande parte da população[47]. A urodinâmica pode também permitir a correta identificação dessa patologia. Segundo Mohide, a prevalência de incontinência urinária na população idosa está entre 5 e 10%[48].

Na saída da bexiga, uma pressão maior é mantida por uma ação da musculatura lisa do colo vesical, que geralmente é suficiente para manter o sistema continente se nenhum outro estresse não usual ocorrer. O esfíncter externo é composto de músculo estriado que adiciona mais pressão sob comando voluntário. Quando a musculatura do assoalho pélvico relaxa, a uretra e o colo vesical se movem para baixo e há uma alteração na forma da bexiga e com a contração do detrusor ocorre a micção.

A incontinência urinária também tem várias causas e/ou fatores predisponentes e diversas abordagens terapêuticas, entre elas os medicamentos sistêmicos (anticolinérgicos), a injeção endoscópica de toxina botulínica no detrusor, cirurgias destinadas a elevar o assoalho pélvico ou melhorar a sustentação da uretra e bexiga podem ajudar na solução desse problema.

Como citado anterior, a incontinência por vezes está associada à dissinergia dos músculos detrusor-esfincteriano ou às alterações morfológicas do tecido periuretral, além de lesões do nervo pudendo, merecendo avaliação com urodinâmica ou EMG simultânea do esfíncter vesical externo, além do exame clínico de especialistas (urologista, ginecologista, obstetra, proctologista).

Quando a hipotonia do assoalho pélvico e do esfíncter externo é responsável pela incontinência urinária ou fecal, a EMG do assoalho pélvico com eletrodo de superfície pode contribuir de maneira significativa para a reeducação neuromuscular.

MacLeod usou EMG-*biofeedback* para treinar o controle involuntário do esfíncter anal externo em 50 pacientes com incontinência anal parcial e conseguiu 72% de melhoras até 1 ano após o tratamento[49]. Entretanto, ele concluiu que outras variáveis, como hábitos alimentares, higiênicos e exercícios pélvicos também são importantes recursos terapêuticos.

O *feedback* de pressão intravesical com transdutores de pressão também pode auxiliar nos casos de bexigas *irritáveis* com pequena capacidade vesical ou aumento de pressão intravesical em consequência de hiperatividade do detrusor.

Ao estudarem a efetividade da técnica da EMG-*biofeedback* no treinamento da musculatura do assoalho pélvico, Clifford *et al.* concluíram que a técnica de reeducação por meio da EMG-*biofeedback* se mostra eficaz desde que haja pacientes criteriosamente selecionados[50]. Heymen *et al.*, em recente revisão bibliográfica, estudando a aplicação da técnica de *biofeedback* nas dissinergias do assoalho pélvico, no período de 1970 a 2002, concluíram que em sua maioria os estudos apontam para resultados favoráveis aos daqueles que são submetidos a um programa de treinamento para o controle das constipações intestinais, entretanto, os autores criticam a perda de qualidade metodológica de alguns trabalhos[51].

A aplicação da EMG-*biofeedback* encontra-se descrita com resultados variáveis nas diversas áreas da medicina. Seu aperfeiçoamento vem sendo buscado desde o inicio de sua aplicação no sentido de se estabelecer uma padronização clínica e científica. Para se trabalhar de forma correta com essa técnica, deve-se conhecer detalhadamente seu princípio básico de funcionamento e suas limitações. Além desses fatores o conhecimento prático e a experiência com a aplicação do método são muito importantes para otimizar os resultados dessa modalidade de reeducação neuromuscular. Em nossa experiência com a utilização desse método, temos visto que a EMG-*biofeedback* é um valioso recurso complementar para uma equipe multidisciplinar de reabilitação.

REFERÊNCIAS BIBLIOGRÁFICAS

1. BASMAJIAN, J. V. Principles and background. In: *Biofeedback: principles and practice for clinicians*. 3. ed. Baltimore: Williams & Wilkins, 1989. cap. 1, p. 01-04.
2. TROMBLY, C. A. Biorrealimentação como um adjunto à terapia. In: *Terapia Ocupacional Para Disfunção Física*. 2. ed. Santos: Santos, 1989. cap. 11, p. 255-263.
3. AMADIO, A. C.; VECCHIA, E. D.; FERNANDES, E. et al. Introdução aos fundamentos da biomecânica. In: *Fundamentos Biomecânicos para a Análise do Movimento Humano*. São Paulo: Laboratório de Biomecânica Escola Educação Física da Universidade de São Paulo, 1996. Módulo I, p. 09-58.
4. FERREIRA A. S. Diagnóstico neurofisiológico das lesões nervosas periféricas. In: *Lesões Nervosas Periféricas: diagnóstico e tratamento*. São Paulo: Livraria Santos, 1999. cap. 2, p. 11-30.
5. ORTOLAN, R. L. *Estudo e Avaliação de Técnicas de Processamento do Sinal Mioelétrico para o Controle de Sistemas de Reabilitação*. São Carlos, 2002. Dissertação (Mestrado) – Escola de Engenharia de São Carlos da Universidade de São Paulo.
6. BASMAJIAN, J. V. Facts vs. myths in EMG Biofeedback. *Biofeedback and Self-Regulation*, v. 1, p. 152-153, April 1976.
7. ARAÚJO, R. C.; DUARTE, M.; AMADIO, A. C. Estudo sobre a variabilidade do sinal eletromiográfico intra e inter-indivíduos durante contração isométrica. In: VII CONGRESSO BRASILEIRO DE BIOMECÂNICA, 1997. Campinas. *Anais do VII Congresso Brasileiro de Biomecânica*, 1997, p. 128-134.
8. WOLF, S. L. Essential considerations in the use of EMG biofeedback. *Physical Therapy*, v. 58, p. 25-31, Jan. 1978.
9. ARAÚJO, R. C.; SÁ, M. R.; AMADIO, A. C. Estudo Sobre as técnicas de colocação de eletrodos para eletromiografia de superfície em músculos do membro inferior. In: VI CONGRESSO BRASILEIRO DE BIOMECÂNICA, 1995. São Paulo. *Anais do VI Congresso Brasileiro de Biomecânica*, 1995, p. 244-250.
10. BAKER, M.; REGENOS, E.; WOLF, S. L. et al. Developing strategies for biofeedback applications in neurologically handicapped patients. *Physical Therapy*, v. 57, p. 402-408, April 1977.
11. CHAE, J. Neuromuscular electrical stimulation for motor relearning in hemiparesis. *Physical Medicine and Rehabilitation Clinics of North America*, v. 14, p. 93-109, 2003.
12. WOLF, S. L.; CATLIN, P. A.; BLANTON, S. et al. Overcoming limitations in elbow movement in the presence of antagonist hyperactivity. *Physical Therapy*, v. 74, p. 826-835, Sep. 1994.
13. SHUMWAY-COOK, A.; WOOLLACOTT, M. H. Base fisiológica do aprendizado motor e da recuperação da função. In: SHUMWAY-COOK, A.; WOOLLACOTT, M. H. *Controle Motor: teoria e aplicações práticas*. 2. ed. São Paulo: Manole, 2003. cap. 4, p. 85-101.
14. COTTRAUX, J. A.; JUENET, C.; COLLET, L. The Treatment of Writer's Cramp With Multimodal Behavior Therapy and Biofeedback: a study of 15 cases, v. 142, p. 180-183, 1983.
15. CRONIN, G. W.; STEENERSON, R. L. The effectiveness of neuromuscular facial retraining combined with electromyography in facial paralysis rehabilitation. *Otolaryngol. Head Neck Surg.*, v. 128, p. 534-538, 2003.
16. DAVIS, A. E.; LEE, R. G. EMG Biofeedback in patients with motor disorders: an aid for co-ordinating activity in antagonistic mescle groups. *Le Journal Canadien des Sciences Neurologiques*, v. 7, p. 199-206, May 1980.
17. EDWARDS, C. L.; SUDHAKAR, S.; SCALES, M. T. et al. Electromyographic (EMG) biofeedback in the comprehensive treatment of central pain and ataxic tremor following thalamic stroke. *Applied Psychophysiology and Biofeedback*, v. 25, p. 229-240, April 2000.
18. GOULART, F.; VASCONCELOS, K. S. S.; SOUZA, M. R. V. et al. Atualização do biofeedback no tratamento da paralisia facial periférica. *Acta Fisiatrica*, v. 9, n. 3, p. 134-140, Dez. 2002.

19. HAMMERSCHLAG, P. E.; BRUDNY, J.; COHEN, N. L. et al. Hypoglossal-facial nerve anastomosis and electromyographic feedback rehabilitation. *Laryngoscope*, v. 97, p. 705-709, 1987.
20. INCE, L. P.; LEON, M. S.; CHRISTIDIS, D. EMG Biofeedback for handwriting disabilities: A critical examination of the literature. *J. Behav. Ther. Exp. Psychiar.*, v. 7, n. 2, p. 95-100, 1980.
21. SEGAL, B.; ZOMPA, I.; DANYS, I. et. al. Symmetry and synkinesis during rehabilitation of unilateral facial paralysis. *The Journal of Otolaryngology*, v. 24, p. 143-148, Mar. 1995.
22. SEGAL, B.; HUNTER, T.; DANYS, I. et al. Minimizing synkinesis during rehabilitation of the paralyzed face: preliminary assessment of a new small-movement therapy. *The Journal of Otolaryngology*, v. 24, p. 149-153, Mar. 1995.
23. KUNA, D. J. Biofeedback and severe disability. *Journal of Rehabilitation*, v. 9, p. 20-26, 1977.
24. ALEXANDRE, S. A.; SHARMA, A.; LARKINS, R. et al. Knee position feedback: its effect on management of pelvic instability in a stroke patient. *Disability and Rehabilitation*, v. 22, n. 15, p. 690-692, 2000.
25. AMARGAN, O.; TASCIOGLU, F.; ONER, C. Electromyographic biofeedback in the treatment of the hemiplegic hand: a placebo-controlled study. *American Journal Medicine of Rehabilitation*, v. 82, p. 855-861, 2003.
26. TURCZYNSKI, B. E.; HARTJE, W.; STURM, W. Electromyographic feedback treatment of chronic hemiparesis: an attempt to quantify treatment effects. *Arch. Phys. Med. Rehabil.*, v. 65, p. 526-530, 1984.
27. WOLF, S. L. Electromyographic biofeedback applications to stroke patients. *Physical Therapy*, v. 63, p. 1448-1455, Sep. 1983.
28. WOLF, S. L.; BARKER, M. P.; KELLY, J. L. EMG biofeedback in stroke: a 1-year follow-up on the effect of patient characteristics. *Arch. Phys. Med. Rehabil.*, v. 61, p. 351-355, 1980.
29. WOLF, S. L.; BINDER-MACLEOD, S. A. Electromyographic biofeedback applications to the hemiplegic patient. *Physical Therapy*, v. 68, p. 1404-1413, Sep. 1983.
30. MORELAND, J. D.; THOMSON, M. A.; FUOCO, A. R. Electromyographic biofeedback to improve lower extremity function after stroke: a meta-analysis. *Archives of Physical Medicine and Rehabilitation*, v. 79, p. 134-140, Feb. 1988.
31. BATE, P. J.; MATYAS, T. A. Negative transfer of training following brief practice of elbow tracking movements with electromyographic feedback from spastic antagonists. *Arch. Phys. Med. Rehabil.*, v. 73, p. 1050-1058, 1992.
32. STEIN, R. B.; BRUCKER, B. S.; AYYAR, D. R. Motor units in incomplete spinal cord injury: electrical activity, contractile properties ant the effects of biofeedback. *Journal of Neurosurgery and Psychiatry*, v. 53, p. 880-885, 1990.
33. GOWLAND, C.; DEBRUIN, H.; BASMAJIAN, J. V. et al. Agonist and antagonist activity during voluntary upper-limb movement in patients with stroke. *Physical Therapy*, v. 72, n. 9, p. 624-633, 1992.
34. ROSS, B; NEDZELSKI, J. M.; MCLEAN, J. A. Efficacy of feedback training in long-standing facial nerve paresis. *Laryngoscope*, v. 101, p. 744-750, 1991.
35. MIDDAUGH, J. S.; MILLER, C. Electromyographic feedback: effect on voluntary muscle contractions in paretic subjects. *Arch. Phys. Med. Rehabil.*, v. 61, p. 24-29, 1980.
36. BRUCKER, S. B.; BULAEVA, N. V. Biofeedback effect on electromyography responses in patients with spinal cord injury. *Arch. Phys. Med. Rehabil.*, v. 77, p. 133-136, 1996.
37. MIDDAUGH, S. J.; WOODS, S. E.; KEE, W. G. et al. Biofeedback-assisted relaxation training for the aging chronic pain patient. *Biofeedback Self Regul.*, v. 16, n. 4, p. 361-377, Dec. 1991.
38. NEWTON-JOHN, T. R.; SPENCE, S. H.; SCHOTTE, D. Cognitive-behavioural therapy versus EMG biofeedback in the treatment of chronic low back pain. *Behav. Res. Ther.*, v. 33, n. 6, p. 691-707, Jul. 1995.
39. DREXLER A. R.; MUR, E. J.; GUNTHER, V. C. Efficacy of an EMG-Biofeedback therapy in fibromyalgia patients. A comparative study of patients with and without abnormality in (MMPI) psychological scales. *Clin. Exp. Rheumatol.*, v. 20, n. 5, p. 677-682, Sep/Oct., 2002.
40. GRAZZI, L.; ANDRASIK, F.; D'AMICO, D.; LEONE, M. et al. Electromyographic Biofeedback-assisted relaxation training in Juvenile episodic tension-type headache: clinical outcome at three-year follow-up. *Cephalalgia*, v. 21, p. 798-803, 2001.
41. FULLER, R. A. Aquatic biofeedback treatment. Biofeedback Foundation of Europe. Disponível em: http://www.bfe.org/fuller.html. Acesso em: 12/Dez/2003.
42. FIELDS, R. W. Electromyographically triggered eletric muscle stimulation for chronic hemiplegia. *Arch. Phys. Med. Rehabil.*, v. 68, n. 7, p. 407-414, Jul. 1987.
43. COZEAN, C. D.; PEASE, W. S.; HUBBEL, S. L. Biofeedback and functional electric stimulation in stroke rehabilitation. *Arch. Phys. Med. Rehabil.*, v. 69, n. 6, p. 401-5, Jun. 1988.
44. SMITH, A. R. B.; HOSKER, G. L.; WARRELL, D. W. The role of partial denervation of the pelvic floor in the etiology of genitourinary prolapse and stress incontinence of urine: a neurophysiological study. *Br. J. Obstet. Gynaecol.*, v. 96, p. 24, 1989.
45. SNOOKES, S. J.; BADENOCHE, D. S.; DIFAPT, R. C. et al. Perineal nerves damage in genuine stress urinary incontinence. An electrophysiological study. *CJ. Br. J. Urol.*, v. 57, p. 422, 1995.
46. KEGEL, A. H. Progressive resistance exercise in the functional restoration of the perineal muscles. *Am. J. Obstet. Gynecol.*, v. 56, p. 238, 1948.
47. RODRIGUES, P. Distúrbios miccionais e incontinência urinária na mulher. In: *Urodinâmica*. São Paulo: Roca, 2001. cap. 10, p. 245-278.
48. MOHIDE, E. A. The prevalence and scope of urinary incontinence. *Clin. Geriat. Med.*, v. 2, p. 639-655, 1986.
49. MACLEOD, J. H. Biofeedback in the management of partial anal incontinence. *Dis. Colon Rectum*, v. 26, p. 244-246, 1983.
50. CLIFFORD, K.; JENNY, T.; RICHARD, E. et al. Biofeedback is effective therapy for fecal incontinence and constipation. *Archives of Surgery*, v. 132, p. 829-834, Aug. 1997.
51. HEYMEN, S.; JONES, K. R.; SCARLETT, Y. et al. Biofeedback treatment of constipation: a critical review. *Dis. Colon Rectum*, v. 46, p. 1208-1217, 2003.

BIBLIOGRAFIA COMPLEMENTAR

CARDOZO, L. D.; STANTON, S. L.; HAFNER, J. Biofeedback in the treatment of detrusor instability. *Brit. J. Urol.*, v. 50, p. 250-254, 1978.

GAYE, C. W.; STEENERSON, R. L. The effectiveness of neuromuscular facial retraining combined with electromyography in facial paralysis rehabilitation. *Otolaryngology – Head & Neck Surgery*, v. 128, n. 4, p. 534-538, April 2003.

HAMMERSCHLAG, P. E.; BRUDNY, J.; RANSOHOFF, J. et al. Electromyographic rehabilitation of facial function and introduction of a facial paralysis grading scale for hypoglossal-facial nerve anastomosis. *Laryngoscope*, v. 98, p. 405-410, April 1988.

HUBBELL, S. L.; COZEAN, C. D.; PEASE, W. S. Biofeedback and Functional Electrical Stimulation in Stroke Rehabilitation. *Arch. Phys. Med. Rehabil.*, v. 69, n. 6, p. 401-405, Jun. 1988.

KIENLE, P.; WEITZ, J.; KOCH, M. et al. Biofeedback versus electrostimulation in treatment of anal sphincter insufficiency. *Digestive Diseases and Sciences*, v. 48, n. 8, p. 1607-1613, 2003.

LACINA, G.; PERA, M. Combined fecal and urinary incontinence: an update. *Current Opinion in Obstetrics and Gynecology*, v. 15, p. 405-410, 2003.

RYN, A. K.; MORREN, G. L.; HALLBOOK, O.; SJODAHL, R. Long-term results of electromyographic biofeedback training for fecal incontinence. *Dis. Colon Rectum*, v. 43, p. 1262-1266, 2000.

STEIN, J. Acidentes vasculares cerebrais. In: FRONTERA, W. F.; DAWSON, D. M.; SLOVIK, D. M. *Exercício Físico e Reabilitação*. Tradução de M. G. F. Silva e J. Burnier. Porto Alegre, 2001. cap. 16, 268-383.

CAPÍTULO 29

Cinesioterapia

Maria Fernanda Molledo Secco

INTRODUÇÃO

O movimento é uma das mais claras propriedades dos organismos vivos e um dos principais instrumentos pelos quais desempenhamos as nossas funções, das mais simples às mais elaboradas.

A motricidade é o estímulo para o crescimento e o reparo dos tecidos musculoesqueléticos e todas as estruturas nela envolvidas dependem da execução constante do movimento para seu desenvolvimento e manutenção. Por exemplo, a formação das articulações de um feto exige que haja movimentação adequada dentro do útero materno.

Segundo Bertolucci, a função motora estimula não só os tecidos envolvidos na motricidade como também os mecanismos neurológicos responsáveis pelo controle motor[1]. O ganho experimentado nas semanas iniciais de um programa de fortalecimento se deve à melhora das vias neurológicas de recrutamento e não a alterações da estrutura muscular.

Todos os efeitos da atividade motora são cumulativos com a sua manutenção e reversíveis, caso a intervenção seja interrompida. Essa relação fica clara quando experimentamos algum período de imobilidade, cuja conseqüência é a inevitável dificuldade para nos movimentarmos, com dores, falta de coordenação ou de força muscular.

Para a execução de um movimento, vários elementos estão envolvidos, entre eles os sistemas cardiovascular e respiratório, a mobilidade articular, a estabilidade de tendões e ligamentos, a função muscular, a condição esquelética, a propriocepção e o estado mental do indivíduo.

Os exercícios terapêuticos envolvem a aplicação e os ajustes de estresses (ou sobrecargas) de forma apropriada para produzir os efeitos desejados sem provocar lesões. Seu objetivo é manter ou melhorar a *performance*, promovendo o estado funcional do indivíduo. Com certeza, é a modalidade terapêutica mais usada no campo da reabilitação, visto que é só por seu intermédio que a função motora pode ser aprimorada.

O programa de exercícios varia de acordo com as características do tecido muscular (músculos de força, velocidade ou *endurance*), as propriedades do sistema de alavancas, dos elementos do tecido conjuntivo, a condição neurológica e o componente psicológico ou motivacional do indivíduo.

Para que se possa entender o exercício e seus efeitos, alguns conceitos precisam ser estabelecidos.

CONCEITOS BÁSICOS

Sistema de Alavancas

No corpo humano, a ação muscular gerando movimento em um segmento segue as normas de um sistema de alavancas.

Alavanca é considerada uma barra rígida que gira em torno de um ponto fixo, chamado eixo ou fulcro. A distância entre o eixo e o ponto de resistência ou peso é chamado braço de resistência e a distância entre o eixo e o ponto de aplicação de força é chamada braço de força. No movimento de segmentos corporais, o eixo é a articulação envolvida, a resistência é o peso do segmento movido e a força é a resultante da ação muscular.

As alavancas são classificadas de acordo com a disposição desses três elementos entre si.

- *Alavanca de primeira classe ou interapoio*: o eixo localiza-se entre a força e a resistência. É uma alavanca de equilíbrio.
- *Alavanca de segunda classe ou inter-resistente*: a resistência está entre o eixo e o local de aplicação de força. Nesse caso, o movimento é menos favorecido. É uma alavanca de força.
- *Alavanca de terceira classe ou interpotente*: a potência ou força é aplicada entre o eixo e a resistência. É uma alavanca de velocidade e o tipo mais comum no corpo humano. Por exemplo, a ação dos flexores de cotovelo sobre o antebraço.

Tipos de Exercícios

Existem vários tipos de exercícios físicos, cada um com suas características e seus efeitos fisiológicos próprios. O conhecimento de cada tipo dá ao médico fisiatra a condição de fazer a prescrição de reabilitação mais adequada e personalizada para seu paciente.

Os exercícios podem ser classificados quanto ao tipo de contração muscular e quanto à sua forma de execução.

O primeiro grupo pode ser dividido em:

- *Exercício estático*: também chamado de isométrico. Nesse caso, a tensão exercida não resulta em movimento do segmento corporal e o comprimento externo do músculo permanece inalterado porque os elementos contráteis do músculo distendem os elementos elásticos. Isso ocorre por conta da co-contração de grupos musculares agonistas e antagonistas ou contra uma resistência externa muito elevada ou imóvel. Nesse caso, a potência é igual à resistência.
- *Exercício dinâmico*: a tensão exercida é superior à resistência, resultando no deslocamento do segmento corporal. São também chamados de exercícios isotônicos, pressupondo-se que a contração muscular seja feita contra uma resistência constante. No exercício dinâmico concêntrico, esse movimento leva à aproximação dos pontos de origem e inserção musculares e à redução do comprimento muscular. Quando a tensão exercida é inferior à resistência, ocorre o movimento de alongamento do músculo, com afastamento entre os pontos de origem e inserção. Esse tipo de contração é chamado de dinâmico excêntrico e tem ação de controlar a aceleração da alavanca em movimento.

- *Exercício isocinético*: é uma contração muscular dinâmica concêntrica, cuja característica é a velocidade angular constante, seja qual for a força empregada no movimento. Para isso, usam-se mecanismos de resistências variável e acomodativa, que se adaptam à força exercida.

Em relação à forma de execução do movimento, o exercício pode ser dividido em passivo ou ativo.

O exercício passivo é aquele em que o movimento é realizado sem auxílio ou resistência voluntária do paciente. Dessa forma, a movimentação só acontece se feita com a ajuda de algum equipamento, outra pessoa ou o membro contralateral. Esse tipo de exercício está indicado, quando há incapacidade ou restrição à atividade executada pelo próprio paciente, como em casos de grande perda de força muscular (ou até a paralisia), dor e lesões de partes moles. Seus principais efeitos são a manutenção ou ganho da amplitude de movimento articular, a estimulação da propriocepção em fases iniciais da retomada do movimento, a mobilização do segmento paralisado, impedindo ou minimizando alterações circulatórias e alguns tipos específicos de manobras em determinados métodos de reeducação motora. Entretanto, não exercita os engramas neurológicos e atua muito pouco na prevenção da hipotrofia muscular causada pelo desuso.

O exercício ativo-assistido é uma forma intermediária de exercício. Nele, o movimento é realizado pelo paciente, mas auxiliado por um terapeuta ou por um segmento corporal não comprometido. O indivíduo participa parcialmente da execução da atividade proposta por meio de movimentos voluntários, sendo guiado pelo terapeuta. Traz consigo os mesmos efeitos benéficos do exercício passivo, além de permitir o início do treinamento do controle neural do movimento e combater a hipotrofia do imobilismo.

Exercício ativo é aquele em que o movimento é realizado voluntária e exclusivamente pelo paciente, vencendo a força da gravidade. Estimula todas as estruturas e todos os mecanismos pertinentes à atividade motora, rumo ao restabelecimento da função ou das funções perdidas. Apenas dessa forma pode-se obter a regeneração completa dos tecidos acometidos e de sua regulação. Somam-se a esses todos os outros efeitos já descritos nos tipos anteriores de exercício.

O exercício ativo pode ser livre ou resistido. No primeiro, apenas a força da gravidade é a carga a ser vencida. O efeito de fortalecimento é menor. Quando se oferece maior resistência ao movimento proposto, os benefícios são maiores. Obviamente, a condição funcional inicial do paciente dirá qual a resistência a ser oferecida, qual a velocidade de incremento de carga e o limite funcional determinará onde se quer ou se pode chegar com os exercícios.

Limite Funcional

Como qualquer outra forma de tratamento, o exercício deve ser dosado adequadamente, pois se realizado em demasia ou em quantidade insuficiente, não haverá o sucesso terapêutico esperado, podendo, inclusive, haver iatrogenias. Portanto, o limite funcional é a condição de atividade motora na qual há o máximo estímulo fisiológico para a mínima lesão tecidual.

A determinação do limite funcional é feita por meio de detalhada avaliação do paciente nos diferentes momentos da sua reabilitação. É o momento em que se identificam a incapacidade funcional e as habilidades preservadas e se faz o planejamento de tratamento. Trata-se de avaliar a quantidade de atividade ou movimento que será efetiva e bem tolerada por cada segmento corporal.

Importante salientar que essa condição pode variar durante todo o período de tratamento pelo qual o paciente passará. Portanto, o programa de reabilitação varia com as mudanças na condição funcional do indivíduo e cabe ao fisiatra prescrever as intervenções terapêuticas com visão ampla e metas objetivas em cada fase de tratamento.

Repouso

O tratamento por meio do movimento passa pela prescrição do repouso, muitas vezes necessário ao sucesso terapêutico.

O desenvolvimento de uma doença musculoesquelética se dá quando o trauma produzido por determinado movimento ou atividade exceder a possibilidade tecidual de reparação. Pode acontecer por um trauma muito grande ou muito repetitivo ou se houver alguma alteração clínica que reduza a capacidade de recuperação dos tecidos.

Em geral, após a lesão de qualquer estrutura do corpo, segue-se uma reação inflamatória. Esse processo é fundamental, pois é a base da cicatrização e permite o restabelecimento da integridade dos tecidos. Entretanto, traz consigo o calor, a vermelhidão, a dor e a incapacidade funcional, numa cascata de eventos que, muitas vezes, são excessivos. O bom tratamento deve permitir a manifestação da inflamação de forma controlada.

Segundo Almeida Jr. *et al.*, repouso também tem papel importante na reabilitação[2]. A persistência de movimentos pode agravar ou perpetuar o quadro patológico. Por outro lado, o repouso pode levar a uma série de repercussões prejudiciais como a hipotrofia muscular, a fraqueza e a rigidez articular.

Promover o repouso não significa a remoção obrigatoriamente a completa remoção de qualquer movimento naquela articulação ou segmento corporal, mas a adequação entre a atividade motora e a reparação possível em determinada circunstância.

Há duas formas de repouso, o absoluto e o relativo.

No primeiro caso, há necessidade de imobilização, que é feita de forma contínua, com gesso ou fixador externo, por exemplo. O paciente passa por um período, maior ou menor, para que ocorra a cicatrização da lesão que o levou à incapacidade. Na grande maioria das vezes, longos períodos de imobilidade trazem outras consequências não desejadas ao paciente, das quais não se pode fugir dadas as condições do indivíduo ou a afecção principal. Essas sequelas também são tratadas no programa de reabilitação.

O repouso relativo é aquele em que o movimento deletério é reduzido, mas os demais movimentos do segmento são preservados. Por exemplo, uma paciente com lesão no ombro pode ser orientada a não fazer a elevação do braço, mas seu membro superior fica livre para outros movimentos. Outro recurso é o uso de uma órtese que promove a imobilização, mas permite a execução de exercícios terapêuticos ou o uso de recursos de medicina física para favorecer o processo de cura, minimizando ou excluindo os efeitos maléficos do imobilismo.

O conhecimento completo do processo de cicatrização permite a escolha do momento correto em que determinado segmento ou tecido pode ser mobilizado.

Processo de Cicatrização

O processo de reparação tecidual ou cicatrização é a reposição de células danificadas ou perdidas e pode se dar de duas formas: com a regeneração do tecido de forma e função idênticas ou a formação de tecido cicatricial. A cura de um trauma ou lesão tecidual passa por fases que precisam ser respeitadas para que se consiga a regeneração do tecido.

A mobilização, como forma de tratamento, visando recuperar a condição funcional do indivíduo, deve ser planejada de acordo com o tipo de lesão e o tipo de tratamento que a doença de base impõe.

Para os tecidos moles, a manutenção do movimento promove o estímulo para a formação de tecido conjuntivo areolar que permite o deslizamento entre os diferentes planos e o direcionamento das fibras solicitadas em tensão. Para o tecido ósseo, o imobilismo é necessário para a consolidação de fraturas, enquanto o movimento favorece o processo de remodelação óssea.

A divisão do processo de cicatrização dos tecidos é puramente didática. Existe a intersecção entre as diferentes fases descritas a seguir.

A primeira fase é chamada de reacional ou fase inflamatória aguda. A lesão de fibras colágenas e vasos sangüíneos causam hemorragia e existe uma resposta humoral, com a ativação da cascata de coagulação e a liberação de substâncias inflamatórias e vasoativas. Como conseqüência, há vasodilatação, aumento da permeabilidade capilar e exsudação de fluidos, formando o edema reacional. Somam-se a isso, a estimulação de terminações nervosas algogênicas, quimiotaxia das células fagocitárias e de defesa e o processo de divisão celular para o processo de cura. Clinicamente, os sinais inflamatórios estão presentes, com aumento de volume e calor locais, hiperemia, dor e conseqüente incapacidade funcional. Tais fenômenos se instalam rapidamente e essa fase dura, em média, 3 dias, podendo variar de 1 a 7.

O tecido danificado e edemaciado sofre diminuição de suprimento sangüíneo, levando à baixa tensão de oxigênio. Isso estimula a migração de granulócitos e mastócitos para essa região.

Ao mesmo tempo, ocorre a formação de novos vasos sangüíneos estimulados pelo baixo fluxo de sangue no local de lesão. Esses capilares anastomóticos são brotamentos dos vasos preservados ao redor da área danificada. Num primeiro momento, esses vasos neoformados reforçam o edema local, pois permitem o extravasamento de líquidos do seu interior para o local de dano tecidual. Isso acontece porque sua membrana basal ainda é imatura e precisa ser reforçada pelos produtos oriundos dos fibroblastos. Uma vez maduros, esses novos vasos restabelecem a passagem sangüínea, permitem a drenagem do exsudato inflamatório e a chegada dos fibroblastos.

Os fibroblastos atraídos para a área de tecido em regeneração começam a produzir moléculas de colágeno, glicosaminoglicanos e proteínas, que são a matéria-prima para a formação do tecido conjuntivo. Por meio dos estímulos mecânicos sobre o tecido em reparação, essas moléculas serão polimerizadas e as fibras colágenas inicialmente arranjadas de forma irregular começam a se alinhar e a se organizar. O colágeno imaturo muda de forma mais facilmente. À medida que vai se polimerizando, ou amadurecendo, torna-se mais resistente.

Além das fibras colágenas, há a estimulação para a proliferação das fibras elásticas, o que limita a cicatriz e aumenta a força tênsil.

A regeneração do tecido conjuntivo se dá, em geral, a partir do quarto dia após o trauma, momento em que se deve iniciar a mobilização. Antes disso, apenas movimentos lentos e suaves devem ser estimulados.

A remoção de células mortas e coágulos sangüíneos, realizada pelos macrófagos também está intensificada.

Segundo Vieira, essa é a segunda fase, chamada de fase de reparação ou regenerativa e dura cerca de 3 semanas[3].

A terceira fase é a de remodelação tecidual cicatricial. A área traumatizada está cicatrizada pelas fibras colágenas, mas esse tecido apresenta-se desalinhado e estruturalmente desorganizado, o que faz com que tenha pouca força de tensão. Seu amadurecimento, com conseqüente aumento da resistência tênsil, resulta das cargas a ele aplicadas. Esse processo pode levar até meses, em estruturas de tecido conjuntivo denso organizado, como ligamentos. Por outro lado, há grande deposição de colágeno e retrações teciduais não desejadas podem ocorrer.

Geralmente ocorre a retração tecidual durante o processo de reparação. Se por um lado, essa retração diminui o defeito no tecido lesado, pode haver limitação de movimento e dor. Nesse caso, exercícios para ganho de amplitude articular, suaves e progressivos estão bem indicados.

A cinesioterapia aparece como importante arma para o tratamento, mas precisa ser adequadamente aplicada, uma vez que esses tecidos têm sua resistência diminuída. É necessário protegê-los contra qualquer tipo de trauma, inclusive com o uso de órteses.

Propriedades Biomecânicas dos Tecidos Moles

Há duas propriedades biomecânicas, que juntas representam o componente intrínseco viscoelástico ou estrutural dos tecidos moles. São elas a elasticidade e a viscosidade.

A elasticidade é a capacidade de um tecido de sofrer uma deformação mediante um determinado esforço aplicado e voltar às condições iniciais após a remoção da força à qual foi submetido.

A viscosidade refere-se ao aumento de resistência à movimentação de um tecido, quanto mais rápido for o esforço imposto.

Todas características dependem da herança genética de um indivíduo, sua idade biológica, seu condicionamento físico e temperatura local.

Os tecidos moles incluem fáscias, músculos, tendões, ligamentos, cápsulas articulares, superfícies cartilaginosas, discos intervertebrais e meniscos, todos eles compostos por elementos celulares e não celulares. Todos os tecidos são envoltos por bainhas de tecido conjuntivo.

O tecido conjuntivo é uma rede contínua entre todas as células, tecidos e órgãos do corpo. É constituído por fibras elásticas, colágenas e de reticulina, substância extracelular amorfa e células, combinadas de diferentes formas.

As fibras colágenas são responsáveis pela resistência mecânica enquanto as fibras elásticas o são pela resistência elástica dessas estruturas.

São os estresses mecânicos da atividade motora que determinam a constituição do tecido conjuntivo. Dependendo da função desempenhada por ele em cada região, ele vai ter as características correspondentes.

Chama-se de tecido conjuntivo frouxo ou areolar àquele que tem pequena quantidade de fibras, sem orientação espacial específica. Esse tecido apresenta espaços virtuais por onde deslizam dois planos. Quando há imobilismo, esse tecido sofre enrijecimento e provoca restrição de movimentos devido ao encurtamento e à contração de suas fibras. Da mesma forma, recupera suas superfícies deslizantes se submetido à movimentação apropriada.

O tecido conjuntivo denso tem maior quantidade de fibras. Quando há força de tensão preferencialmente orientada, as fibras se alinham segundo essa direção, como em tendões e ligamentos, que apresentam tecido conjuntivo denso organizado. Se a solicitação de tensão ocorre em direções variadas, o tecido formado é irregular como, por exemplo, na derme.

As fáscias são formadas por tecido denso e por sofrerem tração mecânica em algumas direções preferenciais, formam lâminas sobrepostas separadas por tecido frouxo, para que deslizem com menor atrito.

As fáscias musculares, endomísio, perimísio e epimísio têm diferentes proporções e tipos de fibras. Elas são contínuas aos tendões e aponeuroses musculares, formando um esqueleto fibroso adaptado à transmissão de tensões mecânicas e junto com o esqueleto ósseo, distribuem os esforços mecânicos ao longo dos segmentos do corpo.

Os ligamentos são formados por feixes de fibras colágenas densas com arranjos não regulares acrescidos de fibras elásticas. Sua função é a união de ossos nas regiões articulares.

A cápsula fibrosa das articulações é composta basicamente de fibras colágenas, que vão de um osso ao outro. Espessa-se em determinados pontos, formando verdadeiros ligamentos articulares.

Tanto os ligamentos como as cápsulas têm pobre suprimento vascular, o que leva a processos cicatriciais mais lentos. Em contrapartida, são ricos em terminações nervosas e, por isso, são fontes ricas de informações sensoriais, tanto dolorosas como proprioceptivas.

Tecido Cartilaginoso

As cartilagens articulares não possuem estruturas vasculares e dependem do fluxo do líquido sinovial para sua nutrição. O fluxo sinovial está relacionado à compressão cíclica sofrida pela articulação durante o movimento.

As pressões às quais a cartilagem é submetida determinam sua melhor ou pior nutrição. O alinhamento articular defeituoso, posturas viciosas ou imobilizações prolongadas levam à concentração de carga em algumas regiões da cartilagem articular e falta de carga em outras. Esse desequilíbrio promove diferenças de fluxo sinovial, alterações na nutrição e deformação do tecido cartilaginoso.

Quando uma articulação sofre imobilização por tempo prolongado, há a necessidade de cuidados especiais. Precisa-se lembrar que a deformação fragiliza o tecido cartilaginoso e o programa de reinserção de atividade física precisa ser gradual, pois a retomada brusca de movimento pode levar à sobrecarga da cartilagem devido à hipotrofia e falta de força muscular e lentidão dos mecanismos neurológicos envolvidos com o ato motor. Essa sobrecarga pode promover o desgaste excessivo do tecido cartilaginoso hipotrofiado. O padrão motor inadequado favorece tais complicações.

Tecido Ósseo

A atividade física traz benefícios específicos para os ossos decorrentes da força de tensão e compressão exercidas sobre ele.

A imposição funcional de carga durante a atividade física exerce influência positiva sobre a massa óssea em seres humanos. Por outro lado, está claro que a restrição importante de movimentos resulta na redução da massa óssea. De acordo com Lazzoli, a capacidade dos ossos de suportar carga reflete tanto suas propriedades materiais, como a densidade e a estrutura, quanto a distribuição espacial do tecido ósseo[4].

Segundo Battistella, a remodelação óssea é o balanço final entre a reabsorção óssea pelos osteoclastos e a formação óssea pelos osteoblastos[5]. Uma vez que o osso responde às tensões mecânicas, quanto maior a massa muscular, maior a tensão mecânica e maior a resposta do tecido ósseo. A carga mecânica estimula as células ósseas na região submetida à carga, aumentando a síntese de prostaciclina, prostaglandina E_2, glicose-6-fosfato desidrogenase e a síntese de RNA durante os minutos de carga.

No caso de fraturas, o hematoma formado espalha-se e penetra nos locais revestidos por tecido frouxo, provocando aderências e restringindo a movimentação por impedir o deslizamento dos tecidos moles.

Os exercícios isométricos permitem a manutenção do deslizamento desses tecidos e promovem a exposição do tecido ósseo à carga, o que minimiza a perda de massa óssea. O ortostatismo e mesmo o uso de faixas elásticas levam o osso a uma situação de compressão que retarda o processo de hipotrofia tecidual.

Bases Fisiológicas

Como um elemento de reabilitação, a cinesioterapia tem impacto positivo não só no músculo esquelético, mas também na excitação neuromotora, na integridade e viabilidade do tecido conjuntivo e na sensação de bem-estar de uma pessoa.

O raciocínio para o programa de reabilitação de um indivíduo por meio de exercícios baseia-se no entendimento da estrutura e da função dos sistemas envolvidos no ato motor.

Tipos de Fibras Musculares

O movimento voluntário começa pelo disparo das células do corno anterior da medula espinal, chamadas de motoneurônios, de acordo com o que foi direcionado dos centros mais altos do sistema nervoso central. Cada célula da medula inerva várias fibras musculares.

A unidade motora compreende uma única célula do corno anterior e todas as fibras musculares que ela inerva. O tamanho das unidades motoras é variável, refletindo a atividade muscular. Músculos utilizados em atividades refinadas, como os músculos das mãos, têm taxa de inervação pequena. Isso significa que poucas fibras musculares são inervadas pelo mesmo motoneurônio. Grandes unidades motoras suprem músculos que realizam funções amplas, como o controle postural.

Dentro do aparelho musculoesquelético existem os elementos contráteis e não contráteis.

As fibras musculares são chamadas de elementos contráteis. São células cilíndricas, multinucleadas e envoltas por uma membrana plasmática, o sarcolema. A unidade subcelular da fibra muscular é a miofibrila, que compreende sarcômeros repetidos demarcados por linhas Z densas. Os filamentos finos (actina) e os grossos (miosina), arranjados entre as linhas Z, formam pontes cruzadas, causando ligações que resultam na contração muscular.

As fibras musculares variam estrutural, histoquímica e metabolicamente. Há duas categorias principais. As fibras do tipo I (lenta oxidativa) são mais adequadas para contrações sustentadas ou repetidas, que requerem tensão relativamente baixa, como ficar em pé ou caminhar. Suas funções são sustentadas por um rico suporte sanguíneo e a forma de produção de energia é a fosforilação oxidativa.

Fibras do tipo II são divididas em subtipos IIA e IIB. As do tipo IIB (rápida glicolítica) são usadas para atividades de desenvolvimento rápido, de alta tensão como o levantamento de peso. As do tipo IIA (rápida oxidativa glicolítica) usam vias aeróbias e anaeróbias.

Os músculos do corpo humano têm todos os tipos de fibras, mas em diferentes proporções. O agrupamento dos tipos de fibra se dá de acordo com os neurônios motores que sustentam a unidade motora.

A magnitude da força muscular desenvolvida depende do número de unidades motoras ativadas, da integridade do tecido conjuntivo de sustentação, do suporte metabólico, dos fatores biomecânicos da extensão muscular total e velocidade de contração.

Os tecidos não contráteis também contribuem para a produção de força. As fáscias musculares se unem, formando as junções miotendinosas que se inserem nos ossos. Essas inserções completam a cadeia estrutural do movimento. A contração muscular impõe estresse na matriz do tecido conjuntivo, cujas propriedades elásticas amortecem os efeitos da contração.

Equilíbrio de Forças

O movimento não se dá apenas pela produção de força de tensão capaz de deslocar um segmento corporal. As ações ou funções musculares vão além disso. É preciso que haja um padrão satisfatório de movimento.

O equilíbrio de forças se dá pela relação entre diferentes grupos musculares durante a execução do movimento. Ocorre entre grupos musculares agonistas e antagonistas, de acordo com as diferentes situações. Esse controle motor existe para que o movimento realizado seja o mais refinado possível em relação à força, velocidade, precisão e gasto energético. Para isso, é necessário um certo grau de contração muscular do grupo antagonista.

Há vários mecanismos de controle do ato motor para esse fim.

A inibição recíproca é o fenômeno pelo qual existe o relaxamento do músculo ou grupo muscular antagonista ao movimento desejado ou planejado. Assim, para atingir um copo em uma mesa à custa da extensão do cotovelo, ocorre o relaxamento dos músculos flexores de cotovelo. É um meio de preservação de energia, pois produz um movimento mais coordenado e harmônico. Está presente após o domínio sobre a atividade motora em questão.

A inibição autógena produz a estimulação do órgão tendíneo de Golgi, após a contração do músculo a ser trabalhado, favorecendo seu trabalho de alongamento.

A inibição recorrente é o mecanismo de inibição pelo neurônio internuncial do motoneurônio alfa, cuja atividade é diminuída, evitando o aumento gradual do tônus muscular, por exemplo, em uma condição em que se executa vários movimentos iguais de forma repetida.

A co-contração é ativação conjunta dos motoneurônios alfa e gama, aumentando a força mediante aumento da quantidade de fibras recrutadas e aumento da velocidade de despolarização.

A co-ativação agonista-antagonista pode ser compreendida como o grau de tensão basal que o grupo antagonista mantém durante uma atividade para garantir o controle motor ou para a manutenção de determinada postura. Por exemplo, para ficar em pé há ativação de dorsoflexores e plantiflexores simultaneamente. Da mesma forma, quando executamos uma tarefa que não nos é familiar, garantimos o controle do movimento à custa da ativação do antagonista, como no caso de usar um serrote. Para não projetá-lo para frente, usamos a contração tanto de flexores como de extensores de ombro não alternadamente, mas durante toda a ação. Esse mecanismo leva a maior gasto energético e sempre acontece quando aprendemos um novo engrama motor. Com o treinamento, vamos refinando-o e diminuindo a sua necessidade.

Um trauma ou uma lesão neurológica pode levar a parada abrupta da função motora normal, com modificação dos padrões neuromusculares. Dessa forma, os engramas neurais usuais deixam de ser ativados enquanto novos engramas são desenvolvidos para promover a adaptação do corpo à sua nova condição, às vezes com perpetuação de movimentos viciosos.

O entendimento correto desses mecanismos garante a possibilidade de escolha e adequação dos recursos de cinesioterapia para a busca da obtenção da função motora e funcional do paciente a ser tratado.

Flexibilidade

A flexibilidade pode ser definida como a amplitude de movimento de uma articulação ou de uma série de articulações. Embora seja influenciada por tendões, ligamentos e ossos, o músculo é o maior contribuinte. O tendão tem pouca habilidade para alongar-se devido ao seu alto conteúdo de colágeno e baixo conteúdo de elastina. O ligamento, por conter mais elastina, é um pouco mais extensível.

A flexibilidade estática refere-se ao arco de movimento possível a uma articulação às custas de movimento passivo. A flexibilidade dinâmica depende da força dos músculos antagonistas para mover o membro e da liberdade do membro para mover-se.

Ao haver a contração muscular, os tendões se deformam, absorvendo a energia do sistema. A organização ondulada das fibras dos tendões se retifica e retorna à condição normal após a retirada da força de tensão. Durante esse processo, uma parcela da energia gerada pela célula muscular é armazenada ou dissipada. Esse efeito contribui para a diminuição de impacto dentro do sistema musculoesquelético e depende da viscoelasticidade dos tecidos.

Esse efeito da flexibilidade também acontece no músculo antagonistas, cujo estiramento promove a deformação das fibras dos tendões à semelhança do que acontece com o músculo agonista dissipando outra parcela da energia consumida.

Assim como em qualquer atividade motora, se os movimentos habituais favorecem o alongamento muscular, todo o sistema musculoesquelético se adaptará a essa condição e haverá menor resistência do esqueleto fibroso ao movimento.

Os fatores neuromusculares, como a atividade reflexa e patologias do sistema nervoso central, influenciam a flexibilidade estática e dinâmica. A temperatura muscular, por seus efeitos na extensibilidade dos tecidos colágenos, também.

Outros fatores que interferem na flexibilidade são: especificidade muscular e articular, idade, sexo, raça e força do músculo antagonista.

Dois reflexos espinhais, iniciados pelo fuso muscular e órgão tendíneo de Golgi, influenciam a flexibilidade muscular.

O fuso muscular é um receptor de estiramento muscular composto de fibras arranjadas em paralelo com as fibras musculares principais. Quando o estiramento muscular ativa o reflexo do fuso, as fibras extrafusais contraem-se, encurtando o músculo.

O órgão tendíneo de Golgi é uma estrutura de fibras colágenas e axônios aferentes em série com várias fibras musculares extrafusais na interface do tendão muscular. Quando o músculo se contrai, uma força é aplicada ao órgão tendíneo de Golgi, que envia uma mensagem à medula espinal, resultando na inibição do músculo agonista e contração do antagonista.

Um exercício de alongamento deve aumentar o reflexo tendíneo de Golgi e inibir o reflexo do fuso muscular.

Além dos reflexos espinais, reflexos supra-espinais e outros trajetos neurais influenciam a flexibilidade. A espasticidade, a rigidez do parkinsonismo e a hipotonia modificam para mais ou para menos a função de flexibilidade.

Propriocepção

Propriocepção é a aferência sensorial levada ao sistema nervoso central mediante informações de vários tipos de receptores, localizados em diferentes estruturas. Alguns desses receptores estão localizados em fáscias, ligamentos, cápsulas articulares e até mesmo na pele que recobre as articulações. Outros, localizam-se dentro dos músculos, como os fusos musculares e os órgãos tendíneos de Golgi.

Lesões ou doenças nas estruturas listadas podem comprometer a sensibilidade da posição e movimento de uma articulação, como nas lesões ligamentares de joelhos, tornozelos e osteoartrite. Doenças do sistema nervoso também podem alterar a propriocepção, como no caso da neuropatia diabética. O mesmo observa-se em pacientes idosos.

A importância da propriocepção pode ser compreendida quando tomamos conhecimento de que todo planejamento de um ato motor requer o reconhecimento da condição espacial e posicionamento de um segmento naquele instante. Sem esse reconhecimento, ou sem os mecanismos e retroalimentação para nos orientarmos quanto ao ato executado e suas correções, a habilidade motora fica grandemente prejudicada.

EFEITOS FISIOLÓGICOS DOS EXERCÍCIOS

Fortalecimento

Força pode ser considerada a capacidade contrátil dos músculos. O seu desenvolvimento por meio de treinamento com resistência é importante para a prevenção e reabilitação de lesões e para melhora do desempenho funcional do indivíduo em suas diversas atividades. Além de doenças, situações fisiológicas, como o envelhecimento e o sedentarismo, causam a degradação catabólica dos tecidos muscular e conjuntivo. Segundo Santarem, a força e a flexibilidade foram identificadas como as aptidões mais importantes para a qualidade de vida das pessoas[6].

Hipertrofia Muscular

Toda atividade física produz estímulos para o aumento de massa muscular, contrapondo-se ao sedentarismo, que leva à diminuição gradual do volume dos músculos esqueléticos. Segundo Santarem, as sobrecargas funcionais que ocorrem no músculo esquelético podem ser sobrecarga tensional ou metabólica[7]. A sobrecarga tensional refere-se ao aumento de tensão no músculo, que é diretamente proporcional à resistência imposta ao movimento e ao grau de ativação dos mecanismos contráteis. A sobrecarga metabólica é o aumento dos processos de produção de energia. Ambas contribuem para o aumento de volume dos músculos esqueléticos, por diferentes mecanismos.

Devido à sobrecarga tensional, existe o aumento de síntese de proteína contrátil miofibrilar, que é o principal responsável pela hipertrofia do músculo. O aumento no número de filamentos de actina associado à adição de sarcômeros contribui para o aumento da fibra muscular.

A sobrecarga metabólica estimula o aumento do número e volume das mitocôndrias e o acúmulo de glicogênio e água, o que determina um aumento na capacidade oxidativa. Além disso, o estresse metabólico estimula a vascularização que, embora extracelular, também promove o aumento do volume muscular.

De acordo com Santarem, todas as pessoas possuem uma determinada capacidade anabólica, ou seja, de síntese, controlada geneticamente por mecanismos ainda não bem esclarecidos[8]. Um dos prováveis mecanismos são os níveis do cortisol (hormônio catabolizante da glândula supra-renal), que são inversamente proporcionais à capacidade anabólica.

Além da hipertrofia muscular, exercício para ganho de força promove aumento da atividade das enzimas associadas aos sistemas de energia.

Conversão das Fibras Musculares

De acordo com Hoffman, Sheldahl e Kraemer, a conversão de fibras musculares do tipo IIB para IIA parece ocorrer com o treinamento por meio de exercícios resistidos, mas a transformação de fibras do tipo I para tipo II é improvável[9].

Os fenômenos de hipertrofia muscular são observados semanas após o início do treinamento.

Adaptações Neurológicas

As adaptações neurológicas são responsáveis pelo aumento de força nas fases iniciais do programa de fortalecimento, antes que haja a hipertrofia muscular.

A produção máxima de força exige o recrutamento máximo de todas as unidades motoras. De acordo com Martin e Gambel, maior eficiência no padrão de recrutamento de fibras musculares promovida pelo treinamento se dá pelos mecanismos de neurofacilitação (ou aprendizado motor) e de transferência cruzada (o treinamento unilateral leva a maior atividade eletromiográfica tanto do lado treinado como do lado não treinado)[10]. Tanto a melhora de recrutamento quanto a sincronização da descarga de unidade motora refletem uma atividade mais efetiva das células do corno anterior da medula espinal.

Outros Efeitos do Exercício de Força

Os tecidos fibrosos densos, como tendões e ligamentos, também apresentam adaptações decorrentes do treinamento com exercícios de força por causa da maior tensão desenvolvida pelos músculos. A atividade física causa aumento do metabolismo, espessura, peso e resistência dos ligamentos e acelera o retorno de resistência em casos de lesão ligamentar. O mesmo acontece com as bainhas de tecido conjuntivo do músculo, uma vez estão envolvidas na resistência à tração e propriedades elásticas musculares. Em todos esses tecidos, o efeito observado é o aumento de conteúdo colágeno nas diferentes estruturas.

A imposição funcional de carga durante a atividade física exerce uma influência positiva sobre a massa óssea em seres humanos, uma vez que estimula o fenômeno de remodelação óssea. Quanto maior a massa muscular, maior será a tensão mecânica que atua sobre o osso sendo, portanto, maior o efeito piezoelétrico sobre o mesmo e, conseqüentemente, maior o ganho de massa óssea local[5].

O aumento da tolerância à fadiga, melhora da função imunológica e do estado cardiopulmonar, melhora da proporção de massa corporal (gorda e magra), melhora de equilíbrio, coordenação, marcha e execução das atividades de vida diária são outros efeitos decorrentes do treinamento para ganho de força.

Como conseqüência direta ou indireta de todas as adaptações citadas, observa-se melhora da *performance* atlética e no trabalho, na atividade social e na sensação de bem-estar.

O ganho de força depende da natureza do exercício e sua intensidade. O índice de fortalecimento varia de acordo com o estado inicial do músculo. À medida em que se aproxima do máximo, esse índice tende a diminuir e, quando atingido o limite máximo, o nível de força pode ser mantido por meio de um programa de manutenção.

Paralelamente ao ganho de força ocorre incremento na velocidade de contração para cargas semelhantes, embora não haja alteração na velocidade em movimentos com carga livre.

Os exercícios de fortalecimento exigem uma grande resistência contra a qual o músculo deve trabalhar, seja ela aplicada manualmente por um indivíduo ou por meio de equipamentos.

O efeito de fortalecimento pode ser obtido por meio de exercícios isométricos ou dinâmicos, concêntricos ou excêntricos, ativos livres ou resistidos, ou por exercícios isocinéticos.

O exercício *isométrico* tem grande capacidade de produzir sobrecarga e promover o fortalecimento muscular. Esse tipo de treinamento deve ser realizado por tempo suficiente para o recrutamento do número máximo de fibras musculares, e a força deve ser suficiente para fatigá-las todas.

O fortalecimento isométrico ocorre no ângulo articular em que for feito o exercício, principalmente por influência neural. Portanto, é questionável a transferência do fortalecimento isométrico para a situação dinâmica. Uma forma de se conseguir ganho de força em todo o arco de movimento e fazer os exercícios em diferentes angulações articulares.

Seu maior valor está no fato de promover o ganho de força sem a necessidade de movimento articular, sendo o tipo de exercício mais indicado para situações em que haja impossibilidade de mobilização do segmento a ser tratado.

Muitas combinações entre número de repetições e sua duração podem levar ao aumento de força muscular, mas sempre com contrações musculares máximas ou submáximas. A freqüência com que se faz o treinamento também é importante, visto que intervalos muito longos comprometem o resultado final.

Segundo Fielding e Bean, efeitos cardiovasculares significativos podem ocorrer com o exercício isométrico, como elevação das pressões sangüíneas sistólica e diastólica e estresse elevado para a parede ventricular esquerda. Os pacientes com hipertensão arterial, insuficiência cardíaca e outras formas de doença cardiovascular devem realizar exercícios isométricos com cuidado[11].

O exercício *dinâmico* é o método mais empregado para programas de fortalecimento na reabilitação. Passou a ser utilizado a partir de DeLormedeforme, o primeiro a descrever o seu uso, pela idéia de que poucas repetições e grandes resistência promoveriam ganho de força. O autor preconizava o uso de cargas progressivamente maiores até 100% da capacidade máxima do músculo. Esse modelo foi posteriormente modificado. Atualmente, acredita-se que incrementos graduais de carga ou do número de repetições parecem ser igualmente eficientes aumento de força.

No exercício resistido, as sobrecargas tensionaltenciona e metabólica podem ser manipuladas, conforme se queira enfatizar uma ou outra, mas não se pode separá-las. O programa para força privilegia a sobrecarga funcional, com pesos elevados e baixas repetições, com longos intervalos entre as séries. A hipertrofia ocorre lentamente porque a síntese protéica é um processo longo. Cargas menores com maior número de repetições levam ao aumento da resistência.

Vários métodos foram descritos em relação ao número de repetições, carga, freqüência das sessões de treinamento e incremento de carga.

A contração excêntrica requer menor gasto energético e resulta em menor atividade eletromiográfica que o exercício concêntrico, visto que a primeira utiliza-se das propriedades viscoelásticas do músculo. Por isso, pode gerar maior força e potência com menor consumo de oxigênio. Não dependendo do gasto energético, pode levar facilmente a lesão muscular.

O exercício dinâmico pode ser realizado a partir do momento em que se permita a mobilização do segmento, ainda que a amplitude articular não esteja completa. Nos casos de grande fraqueza muscular ou distúrbio da função neuromotora, o objetivo é a ativação da contração voluntária dentro de um padrão de movimento especificado. As técnicas incluem contração resistida, amplitude de movimento ativa assistida, técnicas de facilitação e técnica auxiliares de *biofeedback* e estimulação elétrica neuromuscular.

O exercício *isocinético* está indicado quando a atividade para qual se está treinando exige uma taxa específica de treinamento. A tensão máxima pode ser exercida em todo o arco de movimento. Seu objetivo é o recrutamento de todas as unidades motoras, o que pode levar a ótimos ganhos de força. Quanto mais similar for o exercício em relação à atividade para a qual o indivíduo está sendo treinado, maior probabilidade do exercício ser útil ao treinamento. Persiste na literatura a dúvida se o fortalecimento obtido em determinada velocidade angular se transfere ou não para outras velocidades angulares, que não aconteceria em decorrência de um recrutamento seletivo de fibras. Por causa disso, o treinamento é feito, geralmente, em velocidades médias. Parece que o treinamento deve ser feito em velocidades entre 180 e 240° por segundo, se o objetivo for aumentar a força em uma larga faixa de velocidades. É provável que a intensidade das contrações seja mais importante do que a velocidade e o princípio do recrutamento máximo deva ser seguido.

Há, ainda, os chamados exercícios funcionais, tais como natação, ciclismo ou corrida. São programas progressivos após ter-se atingido nível de força adequado. Levam o indivíduo ao retorno à sua atividade física.

Bruno *et al*. descreveram as vantagens e desvantagens de cada tipo de exercício de fortalecimento[12], apresentadas na Tabela 29.1.

Relaxamento

A capacidade de relaxamento está intimamente vinculada à propriedade de consciência corporal. Portanto, o objetivo desse tipo de exercício é que a pessoa perceba a contração muscular e, com isso, evite a tensão muscular constante.

O relaxamento pode ser obtido por meio de exercícios ativos ou passivos. É freqüentemente usado em pessoas com dor relacionada à contração muscular, como a miofascialgia, por exemplo.

Os exercícios passivos melhoram a propriocepção, o tônus muscular e a circulação local, além de manter a atividade tecidual e prevenir contraturas. Os exercícios ativos ajudam na reeducação muscular, na correção postural e melhoram o tônus muscular. Os exercícios de relaxamento podem ser específicos para determinados grupos musculares ou generalizados, auxiliados por posturas ou métodos de relaxamento.

Há várias técnicas que podem ser usadas para esse fim, como a contração-relaxamento cíclicos, exercícios pendulares, técnicas de visualização, alongamento muscular suave, exercícios respiratórios, entre outros.

TABELA 29.1 – Comparação entre os diferentes tipos de exercício de fortalecimento

TIPOS DE EXERCÍCIOS	VANTAGENS	DESVANTAGENS
Isométrico	Execução fácil; pouca sensibilidade muscular; pode ser executado quando o movimento é doloroso ou é necessária a imobilização	É estático; não aumenta a *performance*; fortalecimento específico ao ângulo de treinamento; aumento da pressão arterial quando grandes grupos musculares são exercitados
Dinâmico	Aumenta a *performance* motora; tem excelente *feedback*; equipamento simples	Dificuldade em dar carga máxima em todo o arco de movimento; a dor muscular é relativamente comum
Isocinético	Aumenta a *performance* motora; permite teste de força acurado; permite contração voluntária máxima em toda amplitude de movimento; pouca dor muscular, provavelmente por ausência de contração excêntrica	Equipamento caro; exercício não fisiológico
Funcionais	Facilmente executados; ótimo aumento de agilidade e *performance* motora; mais fisiológico do que o exercício isocinético	

Alongamento Muscular e Manutenção de Amplitude de Movimento

A amplitude articular preservada é importante para a execução adequada das diferentes atividades no cotidiano do ser humano. Até pequenas reduções de arco de movimento podem ocasionar alterações biomecânicas, levando a um esforço anormal, que pode provocar algum tipo de doença.

A manutenção ou ganho de amplitude articular é atingida por meio de exercícios passivos ou ativos, com ou sem resistência. Seu principal objetivo é aumentar a amplitude de movimento ou prevenir sua perda, mas também atua na redução de edema, da ocorrência de fenômenos tromboembólicos e na promoção de relaxamento muscular.

Os exercícios realizados de forma passiva, normalmente são instalados precocemente, para que não haja a formação de aderências ou contraturas fibróticas por conta de um trauma ou processo inflamatório.

De acordo com Krivickas, as três categorias gerais de técnicas incluem os procedimentos balísticos, estáticos e a facilitação motora proprioceptiva. No primeiro, movimentos rápidos e vigorosos são usados para gerar forças que produzam um alongamento rápido[13]. Esses exercícios com altas velocidades não são aconselháveis, principalmente nas fases iniciais do tratamento, pelo maior risco de lesão e pela estimulação do reflexo de fuso muscular.

O alongamento estático, por outro lado, minimiza a ativação do fuso e estimula o reflexo do órgão tendíneo de Golgi, se sustentado por tempo suficiente. Em vista de sua forma de execução é improvável que cause algum sofrimento tecidual.

Segundo Harris e Watkins, as técnicas de facilitação são várias, mas todas elas envolvem a contração isométrica e o relaxamento do músculo que está sendo trabalhado[14]. Há duas técnicas mais utilizadas. A primeira é contrair-relaxar, na qual se contrai e depois se relaxa o músculo em questão, usando o mecanismo de inibição autógena, na qual há estimulação do órgão tendíneo de Golgi pela contração do músculo que está sendo alongado.

A outra é contrair-relaxar antagonista-contrair, que explora o fenômeno de inibição recíproca, em que a contração do antagonista leva ao relaxamento do agonista.

O alongamento só ocorre quando se mantém a tração por tempo suficiente para que haja deformação do tecido conjuntivo, que não retorna ao estado anterior após a retirada da tração. Isso significa que o movimento deve ser lenta e prolongadamente, sem, contudo, provocar dor.

O alongamento pode ocorrer por deformação elástica ou plástica. A primeira não se mantém após a retirada da força de tensão, ao contrário da deformação plástica, características dos tecidos viscosos. Como o tecido conjuntivo tem componente viscoelástico, ambos os tipos de deformação ocorrem. Pequenas cargas por maior tempo promovem maior alongamento do que grande carga por período mais curto.

De acordo com Martin e Gambel, o primeiro alongamento sempre requer mais força do que os subseqüentes, por levar ao rompimento das trabéculas intermoleculares[10]. Deve-se lembrar que os tecidos ligamentares e capsulares têm menor resistência à força tensionaltenciona do que músculos e tendões. Da mesma forma, estruturas inflamadas suportam menos carga do que tecidos sãos.

O alongamento é proporcional à força de tensão a que é submetido, mas a deformação plástica se dá mais em exercícios de intensidade baixa por tempo maior.

Os exercícios de alongamento podem ser facilitados pelo uso de calor local, aquecimento do corpo, aplicação de analgésicos ou mesmo medicação antiespástica.

Coordenação

A melhora da coordenação leva ao aprimoramento da função motora e melhora da estrutura corporal. Movimentos bruscos levam a maior impacto com o solo, gasto desnecessário de energia e risco aumentado de lesões.

Para a coordenação, os exercícios são ativos assistidos ou livres, cujo objetivo é desenvolver padrões sensoriais e programas motores que possam ser armazenados no cérebro e usados futuramente, quando solicitados.

Doenças que não comprometem o sistema nervoso central acarretam falta de coordenação por incompetência do órgão efetor ou por falta de uso daquele segmento.

Coordenação é o processo que resulta na combinação das atividades de um certo número de músculos dentro de um padrão de co-contração e seqüências de contração e relaxamento. O treino de coordenação consiste em desenvolver a capacidade de reproduzir à vontade padrões motores multimusculares automáticos que são mais rápidos, mais fortes e mais precisos do aqueles produzidos voluntariamente. Para que haja o controle muscular, é necessário que apenas os músculos indispensáveis estejam envolvidos no movimento, ficando os demais em repouso.

Para haver o aprendizado motor, primeiro há a formação de uma imagem sensorial do movimento, que é comparada com padrões sensoriais já conhecidos. A partir daí, ocorre o refinamento do ato motor, chegando-se a um novo modelo de movimento. A sensação do movimento atual é comparada com a memória de movimentos passados e fazem-se ajustes ou adequações em movimentos futuros.

À medida que ocorre o aprendizado motor, a atividade motora se dá com menos comparações com o engrama sensorial e o ato motor se faz com o mínimo de *feedback* sensorial necessário para pequenas modulações.

A coordenação envolve não só o sistema sensorial e motor, como também funções cerebrais, como inteligência, concentração e motivação. Portanto, a colaboração e relaxamento do paciente, adequação do ambiente no qual o indivíduo será treinado e os períodos de repouso necessários são de fundamental importância para o êxito do treinamento. Dor e alterações perceptuais comprometem o resultado final do tratamento.

Quanto maior a carga contra a qual o músculo se contrai, outros músculos entram reflexamente em atividade, prejudicando a precisão e a delicadeza da atividade muscular desejada.

Quando existe lesão cerebral, o processo de reaprendizagem requer a relocação de programas e engramas em outras áreas. No comprometimento do neurônio motor inferior, tenta-se reativar as vias neuronais que tenham sido inibidas.

Há várias formas de estimulação da coordenação, desde a repetição da tarefa proposta ou a decomposição da tarefa em várias partes menores, cada uma treinada de forma separada, até que se possa agrupá-las novamente.

Mais do que os outros tipos de exercícios, esses dependem da motivação que o paciente apresenta para a participação em programa de reabilitação. Muitas técnicas são cansativas e monótonas. Portanto, o terapeuta deve criar atividades que sejam interessantes e possam se refletir em melhora da participação do paciente no programa de reabilitação.

Endurance ou Resistência

Resistência é a capacidade do músculo em manter um esforço ao longo do tempo. O treinamento de resistência leva a adaptações fisiológicas em vários sistemas do organismo.

A resposta funcional será dada de acordo com a forma como o organismo for estimulado. Segundo Silva *et al.*, vários estudos sobre a bioquímica do exercício e o efeito do treinamento sobre a resposta metabólica demonstram que se pode modificar adequadamente o funcionamento metabólico desenvolvendo a qualidade-alvo[15]. Assim, treinamento de velocidade eleva o metabolismo anaeróbio sem alterar significativamente o metabolismo aeróbio. O mesmo acontece quando o treinamento é direcionado para atividades exclusivamente aeróbias. Entretanto, deve-se lembrar que há um limite biológico, a partir do qual a intensidade de trabalho não poderá ser aumentada.

Para o ganho de resistência são utilizados exercícios ativos dinâmicos, aeróbios ou anaeróbios, para adaptar os músculos a trabalho contínuo com oferta limitada de oxigênio.

Segundo Hoffman, as atividades de resistência promovem o aumento do débito cardíaco devido ao aumento do volume sistólico[16]. Esse fenômeno acontece por conta do aumento da pré-carga, contratilidade miocárdica aumentada e pós-carga reduzida.

Perifericamente, há maior extração de oxigênio em nível tecidual, em razão de mudanças estruturais e metabólicas, como o aumento no número e tamanho das mitocôndrias, juntamente com o aumento da atividade enzimática e o aumento da mioglobina. Observa-se, também, distribuição mais eficaz do volume sangüíneo total.

As mudanças são um pouco menores nas atividades da enzima glicolítica no músculo esquelético treinado para resistência.

Há aumentos menores nas concentrações de lactato no sangue e no músculo, redução na taxa de metabolismo dos carboidratos e utilização aumentada na oxidação de ácidos graxos. Isso favorece a redução de peso corporal e a melhora da composição corporal, levando-se em conta a proporção entre massa magra e massa gorda.

A sensibilidade dos mecanismos de transpiração aumentam, o que limita a elevação de temperatura corporal durante o exercício.

A massa óssea aumenta, assim como a resistência do tecido conjuntivo

Uma fibra muscular é estimulada a aumentar sua taxa metabólica por meio da exaustão regular desta taxa na mitocôndria. A capacidade metabólica pode aumentar tanto de forma aeróbia quanto anaeróbia.

O estímulo para o ganho da capacidade aeróbia é a exaustão do sistema oxidativo e da capacidade anaeróbia, exaustão do sistema glicolítico. Essa última funciona nos primeiros 2min de atividade física. Nesse caso, o treinamento tem que ser com cargas altas e curta duração. Para a estimulação do metabolismo aeróbio, as cargas devem ser relativamente baixas (para garantir a continuidade do exercício), mas suficiente para recrutar as fibras maiores.

A progressão dos exercícios é obtida, principalmente, com o aumento da duração do esforço e, secundariamente, com incremento da carga.

Propriocepção

Os exercícios de propriocepção são aqueles que objetivam aprimorar a qualidade da aferência sensitiva, permitindo que o paciente reforce ou desenvolva engramas sensoriais e motores adequados.

Estratégias simples, como estimular a pele sobre o segmento que se quer mobilizar, fazer esse movimento de forma passiva ou ativa-assistida são meios de estimulação proprioceptiva, uma vez que dão ao indivíduo a percepção sensorial do movimento. O mesmo pode ser feito com estímulos térmicos ou sensitivos, como o frio ou a vibração.

Há outras vias de informação para orientar o paciente quanto à forma correta de realizar o movimento. Pode-se usar um espelho para que o paciente observe e corrija seu próprio movimento. Esse recurso é gradualmente retirado para que o indivíduo conquiste a habilidade de execução da atividade proposta.

Movimentos de olhos fechados, sobre superfícies instáveis, como as pranchas de equilíbrio e camas elásticas, também propiciam tal estimulação.

O treinamento proprioceptivo também pode ser feito por meio de atividades de complexidade ou dificuldade crescentes, com mudanças de velocidade, ritmo ou direção do movimento, obstáculos, saltos etc.

Uma forma mais sofisticada é o uso do *biofeedback* eletromiográfico, que dá à pessoa em treinamento a informação visual ou auditiva da execução da atividade programada. Dessa forma, o paciente pode perceber se está fazendo o movimento desejado, inclusive eliminando outros movimentos, não desejados. Permite, ainda, a aferição de graduação de força mediante informação do aparelho, pois quanto maior a força, maior o ruído e a densidade do traçado na tela do aparelho. Esse trabalho pode ser feito em um ou mais músculos, associado ou não à eletroestimulação. Essa vai promover o ganho da força muscular e o aumento da percepção do movimento. Esses recursos usados conjuntamente estão especialmente indicados nos pacientes muito paréticos ou em fase inicial de tratamento.

Facilitação

Facilitação é o uso de estímulos sensoriais para a ativação dos neurônios internunciais e motoneurônios para aumentar a reatividade do sistema nervoso central. Inibição é o conjunto de estímulos ou manobras para minimizar a atividade muscular estranha à atividade desejada.

Esses exercícios utilizam as sinergias reflexas para o treinamento de movimentos voluntários, estimulando o sistema facilitador-inibidor de controle de movimentos do sistema nervoso central.

Usando-se determinadas posturas do pescoço ou do tronco, estimulam-se reflexos que podem facilitar a execução de atividades funcionais ou inibir padrões de movimento indesejáveis.

Em geral, é usado em pacientes com lesões neurológicas do neurônio motor superior, mas também podem ser usadas técnicas para promover o relaxamento, o ganho de flexibilidade e a recuperação da cinestesia em indivíduos com dor crônica, por exemplo.

Segundo Imamura *et al.*, vários autores desenvolveram diferentes técnicas[17]. As formas mais usadas são:

- Estimulação cutânea ou vibração sobre o músculo.
- Utilização de sinergias proximais e distais presentes nos reflexos dos receptores musculares do fuso muscular.
- Inibição das contrações musculares indesejadas pelo reflexo do órgão tendíneo de Golgi, como os padrões posturais de Bobath.
- Utilização de um reflexo de tronco cerebral para facilitar a contração muscular, provocando respostas de um segmento corporal parético e dando ao paciente a percepção do movimento, necessária ao processo de reeducação motora.
- Exercícios de contrações repetidas, contração seguida de relaxamento de músculos agonistas e antagonistas.

TREINO DE MARCHA

Se o indivíduo estiver incapacitado para a marcha dentro do seu padrão de normalidade, realizam-se exercícios específicos para torná-la o mais próximo possível do padrão normal. Treinam-se a correção postural e todas as fases da marcha, estimulando-se a flexão de quadril, joelho e a flexão plantar na fase de apoio unilateral, dissociação de cinturas escapular e pélvica e alternância de membros superiores e inferiores em sentido contralateral.

CINESIOTERAPIA APLICADA À REABILITAÇÃO NEUROLÓGICA

O comprometimento do sistema nervoso central traz consigo alterações, como distúrbios do tônus muscular e da movimentação passiva ou ativa, voluntária ou involuntária, que exigem métodos especiais para o tratamento reabilitativo, além da cinesioterapia clássica.

Vários métodos já foram desenvolvidos, cada qual com suas próprias características, podendo ser usados isolada ou combinadamente (entre si ou com alguns dos métodos já descritos), compondo a abordagem mais adequada ao paciente a ser tratado. Genericamente, os métodos de tratamento têm-se baseado na educação motora global e não na abordagem de um músculo ou grupo muscular isoladamente. Estão descritos para a intervenção em crianças portadoras de alterações de seu desenvolvimento mas, em alguns deles, seus recursos também podem ser usados em diferentes pacientes neurológicos. Segundo Gomes, os métodos a seguir são os mais comumente utilizados[18].

Phelps

Este método se baseia no desenvolvimento ontogenético, em que a criança é treinada segundo atividades da própria idade. O terapeuta trabalha visando à aquisição de etapas até a independência motora e conquistas das praxias complexas, iniciando pela movimentação passiva e chegando gradativamente até a movimentação ativa. O autor descreveu 19 modalidades de atendimento, que eram usadas conforme o caso.

Embora essa programação não seja mais utilizada, merece ser destacada, pois foi a pioneira na intervenção integral do paciente com paralisia cerebral.

Rood

Usa estímulos periféricos, como o frio, vibração, compressão da articulação, resistência, estimulação vestibular ou sensorial, para obter inibição ou facilitação para os grupos musculares, visando à função. O método parte do princípio que a incapacidade motora é sempre falta de força muscular, pois a potência motora está mobilizada sob a forma de contrações musculares.

Temple-Fay

Baseia-se na escala filogenética. Segundo Fay, o sistema nervoso apresenta vários níveis evolucionários de desenvolvimento funcional. Em pacientes, nos quais os centros superiores não executam controle motor adequado, devem-se aprender movimentos simples da primeira infância antes de atividades mais complexas, como engatinhar ou andar. Assim, executam-se movimentos vistos nas formas de vida inferiores, como anfíbios e répteis.

Kabat

Fundamenta-se na utilização de estímulos proprioceptivos visando facilitar respostas musculares. Emprega movimentos ativos ou assistidos com resistência e movimentos em massa, usando a movimentação reflexa como facilitadora da movimentação voluntária.

A técnica consiste em:

- Controle muscular contra forte resistência: o aumento de tensão facilita a movimentação voluntária.
- Estiramento rápido sobre o músculo, seguido de movimentação ativa resistida.
- Movimentação em massa.
- Uso de reflexos osteotendíneos e patológicos para a obtenção de movimentos em determinados grupos musculares.
- Uso de padrões agonista-antagonista.

Bobath

É o método mais usado. Preconiza a inibição prévia dos reflexos primitivos e de padrões patológicos e a facilitação dos padrões normais (binômio facilitação-inibição), por meio de *pontos-chave* de controle proximais, que são pescoço, coluna, cinturas escapular e pélvica. O método procura evitar a fixação em padrões anormais. São experiências sensoriais (estimulação proprioceptiva e tátil) que constituem o estímulo para o desenvolvimento cerebral.

As técnicas de Bobath pretendem dar ao paciente a experiência sensorial do tônus normal e do movimento.

Não só Bobath, mas todos os métodos neurofisiológicos têm em comum que o trabalho deve ser desenvolvido nas aferências, por meio de estímulos sensoriais, para que haja a resposta motora (eferência).

TERAPIA OCUPACIONAL

O terapeuta ocupacional é o profissional responsável pela ampliação da independência do paciente em atividades de vida diária e de vida prática. No tratamento dos distúrbios neuromioesqueléticos, a abordagem da terapia ocupacional (TO) será basicamente por meio de exercícios terapêuticos, embora utilize os outros recursos de forma a favorecer ou otimizar a cinesioterapia.

O tratamento inicia-se pela avaliação do paciente:

- Estado físico do indivíduo.
- Nível de *endurance*.
- Estado cognitivo e emocional.
- Estado funcional.

A partir da avaliação será desenvolvido trabalho de:

- Normalização do tônus e da postura.
- Alongamento, ganho de amplitude articular, fortalecimento e coordenação muscular.
- Treino de independência em atividades de vida diária e de vida prática.
- Estimulação cognitiva e perceptual.
- Desenvolvimento de equipamentos de adaptação e ortotização.
- Troca de dominância, quando necessário.

TERAPIA RECREACIONAL

Trabalho realizado com o objetivo básico de reintegração à comunidade, sempre obedecendo a metas específicas para as quais o desenvolvimento das habilidades ocorrerá por meio de atividades de lazer.

CINESIOTERAPIA APLICADA À REEDUCAÇÃO POSTURAL

A postura é o resultado da ação integrada de várias estruturas, cuja harmonia é constantemente influenciada por fatores externos. Em vista disso, o corpo pode adotar posições *desalinhadas* que levariam a alterações de gasto energético e freqüentemente a síndromes álgicas.

No tratamento dos distúrbios da postura, principalmente com sintomatologia dolorosa, pode-se dispor de várias formas de abordagem que levem à melhora de consciência corporal, relaxamento muscular, harmonia da contração dos diversos grupos musculares e alívio de sobrecargas impostas ao organismo. Isso inclui a prática de esportes, como a natação ou outras atividades físicas como *tai chi chuan*.

Além dessas atividades e do tratamento tradicional, várias técnicas de abordagem da má postura têm trazido benefícios não apenas físicos, mas também emocionais.

Cinesioterapia Clássica

É a técnica mais comumente usada, na qual, após avaliação postural do indivíduo, são realizados exercícios de alongamento e fortalecimento, além de exercícios para o resgate da harmonia do conjunto muscular. O erro mais comum nesse tipo de técnica é a abordagem segmentar, não considerando um indivíduo como um todo.

A duração e a freqüência das sessões de tratamento dependem da necessidade de cada paciente.

Eutonia

É uma prática orientada à consciência e integração corporal por meio do equilíbrio harmonioso do tônus muscular. Nas primeiras etapas do tratamento, tem-se por objetivo estimular a sensibilidade superficial e profunda, propiciando a formação de nova imagem corporal. O despertar da sensopercepção faz com que o indivíduo saiba usar as capacidades de seu próprio organismo por meio de seu próprio padrão de movimento. Também se faz um trabalho sobre a estrutura óssea, conferindo maior consciência dos apoios, promovendo mais confiança.

O número de sessões e o tipo de tratamento (se individual ou em grupo) variam de acordo com cada paciente.

Método Rolfing de Integração Estrutural

Atua diretamente sobre a fáscia, por meio de manipulação específica, levando a uma relação mais harmoniosa do corpo com o campo de gravidade. É uma série de 10 sessões de manipulação numa seqüência lógica, após a qual o paciente terá experimentado várias mudanças na sua postura, estatura e movimento e terá aprendido a reconhecer melhor as necessidades de seu corpo.

Morfoanálise e Reajustamento Postural

Desenvolvimento simultâneo da consciência proprioceptiva do corpo, reconhecimento do conteúdo emocional das contrações musculares e um trabalho biomecânico de correção muscular. São utilizadas posturas globais de estiramento ativo associada a respiração profunda e massagens, conduzindo ao reencontro da energia harmoniosa e ao caminho da autonomia e cura.

Reeducação Postural Global

Trata de maneira global os distúrbios musculoarticulares por meio de posturas de alongamento muscular fundamentadas na visão de um trabalho muscular integrado. A reeducação da respiração constitui um aspecto fundamental, visto que o diafragma é considerado um centro essencial, participando de todas as funções, podendo atingir cada uma delas ou por meio delas ser tratado. O sucesso desse tratamento depende diretamente do grau de cooperação do paciente, sendo praticamente impossível a abordagem de crianças menores de 5 anos.

PRESCRIÇÃO PARA A CINESIOTERAPIA

A prescrição do tratamento reabilitativo por meio do exercício ou do movimento depende da avaliação da condição clínica e funcional do indivíduo.

A avaliação clínica contempla:

- A doença causadora do déficit funcional.
- Outras enfermidades existentes ou diagnósticos secundários.
- A interferência do exercício ou tratamento no quadro clínico geral do paciente.

O tratamento de reabilitação vai depender da habilidade do sistema nervoso central para direcionar e coordenar o movimento; amplitude de movimento articular; integridade e estado em que o tecido muscular se encontra e grau de incapacidade.

A partir daí são traçadas as metas ou objetivos do tratamento, que devem ser o mais específicas possível.

A avaliação funcional determina o grau e o tipo de incapacidade que o paciente apresenta, assim como identifica padrões alterados de movimento que porventura já tenham sido incorporados. Exatamente para evitá-los, a reabilitação deve começar logo que possível, pois quanto maior o tempo, mais o padrão alterado se estabelece.

O corpo se movimenta como uma unidade. Portanto, outro princípio do tratamento cinesioterápico é o da proporcionalidade entre os vários segmentos do corpo. Quando se prescreve algum tipo de exercício para um determinado músculo devem ser considerados seus antagonistas, assim como seus correspondentes contralaterais. O mesmo raciocínio deve ser usado para segmentos proximais e distais, anteriores e posteriores e assim por diante. Qualquer tipo de exercício, seja de fortalecimento, alongamento ou coordenação pode desenvolver padrões motores defeituosos quando esse cuidado não é tomado.

Deve-se lembrar que estresse e cansaço interferem negativamente na execução correta e no aprendizado dos exercícios e atividades. Assim, um programa inadequado às condições do paciente do paciente comprometerá o êxito terapêutico.

A recuperação da função motora depende da execução do movimento pelo próprio paciente. Portanto, o aspecto motivacional é de extrema importância para o sucesso do tratamento. O paciente é o mais importante agente reabilitador. Motivação e participação são quesitos valiosos, mas muitas vezes, o indivíduo se mantém atado à sua própria limitação.

Cabe à equipe de reabilitação estabelecer boa comunicação com o paciente e seus familiares ou cuidadores, transmitindo-lhes motivação e confiança, quesitos dos quais depende boa parte do sucesso do tratamento.

Além disso, o paciente precisa entender o que está sendo proposto. Muitas vezes, a ação sugerida é complexa, com movimentos que nunca fizeram parte do repertório desse indivíduo. Sem o esclarecimento correto da atividade, não há a participação plena desse indivíduo.

O tratamento deve começar o mais breve possível. Além de impedir a instalação de padrões motores anormais, quanto antes se iniciam os exercícios, menores são as conseqüências deletérias do imobilismo a serem combatidas. Contudo, a reabilitação não deve interferir no processo de cura da patologia de base.

Como já foi dito antes, o número de sessões, de repetições, o intervalo de repouso, a freqüência das sessões e o tempo total do programa dependem das condições do paciente e das metas propostas, sempre considerando a condição atual do indivíduo.

A cinesioterapia deve ser progressiva e os exercícios precisam respeitar a condição funcional do paciente. Deve-se passar do exercício de menor solicitação para exercícios de exigência maior e prescrever o tipo de resistência mais adequado para o treinamento de força.

A intensidade da atividade física deve estar próxima do limite funcional. Para isso, o tratamento deve ser avaliado freqüentemente, traçando-se novos objetivos e propondo-se novas condutas, à medida em que o paciente progride.

O ambiente onde serão feitos os exercícios precisa ser adequado às necessidades do paciente, em termos de iluminação, temperatura e acesso. Por exemplo, para se fazer treino de marcha em um paciente idoso ou que tenha comprometimento da visão é necessário um local bem iluminado. Se ele não enxerga bem onde está pisando, sua insegurança pode impedi-lo de avançar no tratamento.

Devem ser programados períodos de aquecimento e desaquecimento, respectivamente, para antes e depois dos exercícios, quesitos indispensáveis para a prevenção de lesões pelo esforço e melhora do rendimento funcional.

A prescrição precisa transmitir as informações da forma mais correta e específica possível, direcionando e otimizando o trabalho de todos os profissionais envolvidos no tratamento.

REFERÊNCIAS BIBLIOGRÁFICAS

1. BERTOLUCCI, L. F. Cinesioterapia. In: GREVE, J. M. D. *Medicina de Reabilitação Aplicada à Ortopedia e Traumatologia.* São Paulo: Roca, 1998.
2. ALMEIDA JR., C. S. et al. Reabilitação do aparelho osteoarticular. In: LIANZA, S. *Medicina de Reabilitação.* 3. ed. Rio de Janeiro: Guanabara Koogan, 2001. cap. 13, p 188-201.
3. VIEIRA, M. S. R. Lesões de partes moles. In: LIANZA, S. *Medicina de Reabilitação.* 3. ed. Rio de Janeiro: Guanabara Koogan, 2001. cap. 14, p. 202-210.
4. LAZZOLI, J. K. Posicionamento Oficial do Colégio Americano de Medicina do Esporte – Osteoporose e Exercício – Tradução para a Língua Portuguesa. *Rev. Bras. Med. Esporte,* v. 4, n. 6, p. 208-215, Nov/Dez. 1998.
5. BATTISTELLA, L. R. Osteoporose: aborgagem reabilitativa. *Acta Fisiatrica,* v. 4, n. 2, supl. 1, p. 142-147, 1997.
6. SANTAREM, J. M. Atualização em exercícios resistidos. *Âmbito Medicina Desportiva,* v. 31, p. 15-16, Mai. 1997.
7. SANTAREM, J. M. Atualização em exercícios resistidos – hipertrofia muscular. *Âmbito Medicina Desportiva,* v. 35, p. 44-45, Set. 1997.
8. SANTAREM, J. M. Atualização em exercícios resistidos – aspectos metabólicos e genéticos da hipertrofia muscular. *Âmbito Medicina Desportiva,* v. 36, p. 36-37, Out. 1997.
9. HOFFMAN, M. D.; SHELDAHL, L. M.; KRAEMER, W. J. Exercício terapêutico. In: DELISA, J. *Tratado de Medicina e Reabilitação – Princípios e Prática.* São Paulo: Manole, 2001. cap. 28, p. 735-784.
10. KOTTKE, F. J.; LEHMANN, J. F. *Krusen's Handbook of Physical Medicine and Rehabilitation.* 4. ed. Philadelphia: W.B. Saunders, 1990.
11. FIELDING, R. A.; BEAN, J. Adaptações fisiológicas ao exercício dinâmico. In: FRONTERA, W. R.; DAWSON, D. M.; SLOVIK, D. M. *Exercício Físico e Reabilitação.* Porto Alegre: Artmed, 2001. cap. 3, p. 43-58.
12. BRUNO, A. A. et al. Meios físicos em reabilitação. In: LIANZA, S. *Medicina de Reabilitação.* 3. ed. Rio de Janeiro: Guanabara Koogan, 2001. cap. 8, p. 96-116.
13. KRIVICKAS, L. S. Treinamento de flexibilidade. In: FRONTERA, W. R.; DAWSON, D. M.; SLOVIK, D. M. *Exercício Físico e Reabilitação.* Porto Alegre: Artmed, 2001. cap. 6, p. 95-114.
14. HARRIS, B. A.; WATKINS, M. P. Adaptações ao treinamento de força. In: FRONTERA, W. R.; DAWSON, D. M.; SLOVIK, D. M. *Exercício Físico e Reabilitação.* Porto Alegre: Artmed, 2001. cap. 5, p. 85-94.
15. SILVA, P. R. S. et al. Os limites do rendimento físico – considerações fisiometabólicas. *Âmbito Medicina Desportiva,* v. 34, p. 13-16, Ago. 1997.
16. HOFFMAN, M. D. Adaptações ao treinamento aeróbio. In: FRONTERA, W. R.; DAWSON, D. M.; SLOVIK, D. M. *Exercício Físico e Reabilitação.* Porto Alegre: Artmed, 2001. cap. 4, p. 59-70.
17. IMAMURA, M. T. et al. Agentes físicos em reabilitação. In: LIANZA, S. *Medicina de Reabilitação.* 2. ed. Rio de Janeiro: Guanabara Koogan, 1995.
18. GOMES, C. et al. Paralisia cerebral. In: LIANZA, S. *Medicina de Reabilitação.* 3. ed. Rio de Janeiro: Guanabara Koogan, 2001. cap. 20, p. 281-298.

CAPÍTULO 30

Equoterapia

Luiz Antônio de Arruda Botelho • Rebeca de Barros Santos • Liana Pires dos Santos

INTRODUÇÃO

A American Hippotherapy Association definiu hipoterapia como "um termo que se refere à utilização dos movimentos do cavalo como uma ferramenta para fisioterapeutas, terapeutas ocupacionais e profissionais de distúrbios da fala no tratamento de debilidades físicas, limitações funcionais e deficiências físicas em pacientes com disfunção neuromusculoesquelética". O termo *hippotherapy* tem origem na palavra grega *Hippos*, que significa cavalo. No Brasil, utiliza-se o termo equoterapia, criado pela Associação Nacional de Equoterapia, proveniente de *equus*, do latim[1]. A Associação Nacional de Equoterapia (ANDE), Brasil define equoterapia como um método terapêutico e educacional que utiliza o cavalo dentro de uma abordagem interdisciplinar, nas áreas de saúde, educação e equitação, buscando o desenvolvimento biopsicossocial de pessoas portadoras de necessidades ou deficiências especiais. Essa terapia com o cavalo é utilizada como parte de um programa de tratamento integrado, cujo objetivo é atingir resultados funcionais[2].

Equoterapia é um termo amplo, referindo-se às várias áreas que empregam o cavalo por equipes multidisciplinares, com objetivos terapêuticos variados. Dentre suas subdivisões está a hipoterapia, que se destina à utilização do cavalo por um fisioterapeuta e equipe para o tratamento de reabilitação. Já a cavalgada em áreas livres é denominada equitação terapêutica. Nesta, os pacientes são mais independentes e dominam bem a técnica de montaria em ambientes naturais, que propiciam a exploração de áreas desconhecidas ou selvagens com grande sensação de aventura e desbravamento. São os efeitos físicos e psíquicos do tratamento com o cavalo que produzem os resultados terapêuticos.

O uso do cavalo na área de saúde é tão antiga quanto a própria história da medicina, pois já entre 458 e 377 a.C. Hipócrates, em seu *Compêndio das Dietas*, já recomendava a equitação para regenerar a saúde, prevenir doenças, tratar a insônia e melhorar o tônus. O médico grego Asclepíades de Prússia, em 124 a.C. indicou a equitação para epilepsia e paralisia. Em 1569, Merkurialis mencionou publicação de Galeno que a prática eqüestre exercita não só o corpo, mas também os sentidos. Outros médicos que fizeram referência aos efeitos benéficos da equitação terapêutica foram Fuller em 1704, Quelmaz em 1747 e Tissot em 1782.

Após a Primeira Guerra Mundial o cavalo entrou definitivamente na área de reabilitação, sendo empregado com os soldados seqüelados. Os países escandinavos foram os primeiros a utilizá-lo com tal finalidade, e os bons resultados obtidos estimularam o nascimento de Centros na Alemanha, França, Inglaterra, Itália, Estados Unidos e Canadá.

Em 1965, na Universidade de Salpetrière, a equoterapia ingressa no mundo acadêmico; em 1972 a Dra. Collete Picard Trintelin defende a primeira tese de doutorado em equoterapia na Universidade de Paris. No Brasil, em 1997, o Conselho Federal de Medicina reconheceu a equoterapia como método terapêutico.

A observação clínica tem mostrado nas diversas áreas de atuação que a equoterapia é um método bastante eficaz para reabilitação, educação e reinserção social. No entanto, ainda faltam estudos científicos controlados e randomizados para comprovação desses resultados.

Muitos estudos sem grande rigor científico já foram realizados em todo o mundo, demonstrando a eficácia da equoterapia em diversas áreas da reabilitação. Selvinen mostrou que exercícios no cavalo podem apoiar e suplementar a reabilitação dos pacientes, sugerindo uma melhora no equilíbrio e controle corporal de portadores de esclerose múltipla[3]. Weber *et al.* realizaram mensurações eletromiográficas e seus quocientes de aceleração comparados às fases da marcha de portadores de esclerose múltipla, mostrando redução da espasticidade e da ataxia com melhora da marcha após a sessão de equoterapia[4].

Num estudo-piloto sobre os efeitos da terapia com cavalos no equilíbrio de pessoas com lesões cerebrais, Sykes *et al.* demonstram que essa terapia pode ser eficaz como modalidade de tratamento no déficit funcional de equilíbrio[5]. Cook notou melhoras na amplitude de movimento (ADM), funções cognitivas e nas atividades de vida diária (AVD) durante 3 anos de equoterapia em um paciente com trauma cranioencefálico (TCE)[6]. Em crianças portadoras de encefalopatia crônica não progressiva (ECNP) vários autores publicaram melhoras clínicas nas funções motoras, como abdução do quadril, controle de tronco, da cabeça e movimentação dos membros superiores e inferiores. Outros autores encontraram também melhoras nas atividades sociais[6-9].

Hansen mostrou, em um grupo de cinco crianças com paralisia cerebral, que a terapia com cavalo foi uma intervenção terapêutica efetiva no aumento das funções motoras[8]. Outro estudo descreve um progresso nas funções sociais, na qualidade do controle da cabeça assim como da ADM dos membros superiores e inferiores[9]. Um estudo quantitativo dos efeitos da terapia com cavalos na amplitude de movimento passivo da abdução do quadril em crianças com paralisia cerebral espástica diplégica ou quadriplégica demonstrou melhoras significativas por pelo menos 2h após a sessão de tratamento[7]. Bertoti realizou um estudo sobre os efeitos terapêuticos da equitação em 11 crianças com encefalopatia crônica não progressiva e encontrou resultados significativos na comparação de duas avaliações, a primeira após 10 semanas sem a terapia com cavalos e a segunda após 10 semanas dessa terapia[10]. Em um outro estudo, Toffola *et al.* aliaram pacientes com encefalopatia após 6 meses de terapia com cavalo, utilizando avaliações eletrofisiológicas como o eletromiograma postural e pesquisa reflexológica instrumental, e evidenciaram uma melhora global do controle postural da cabeça e do tronco, com os pacientes mostrando, após 6 meses, um padrão de solicitação muscular semelhante ao de indivíduos sadios[11]. Severo menciona vários benefícios físicos e psíquicos da equoterapia na população geriátrica[12].

A equoterapia também se mostrou eficaz no tratamento de doenças da coluna vertebral. Rothaupt *et al.* estudaram os efeitos da hipoterapia em 106 pacientes com instabilidade vertebral lombar em consequência de degenerações discais, em que foram realizados exercícios específicos para a região lombar durante as sessões de hipoterapia[13]. Seus resultados se mostraram satisfatórios, sendo 68 pacientes com melhora, 37 sem queixas de incômodos e apenas um paciente com piora da dor. Os mesmos autores comprovaram os benefícios da hipoterapia em 16 pacientes, em relação ao grupo-controle, que realizou tratamento de reabilitação convencional no pós-operatório de hérnia de disco lombar, o que demonstra inicialmente que a equoterapia não é uma contra-indicação para os casos de lesões discais. Os autores argumentaram que a flexibilização da coluna vertebral, o fortalecimento dos extensores (multífidos) e dos rotadores e estabilizadores curtos da coluna são um objetivo no tratamento de reabilitação e prevenção de novas degenerações do disco intervertebral. Referiram ainda que as cirurgias de nucleotomia causam instabilidades segmentares da coluna vertebral. Qualquer indivíduo que cavalgue ao passo experimentará grande flexibilização da coluna vertebral. Também é nítido o exercício e fortalecimento dos eretores da coluna, ao observarmos a postura ereta do tronco dos equitadores ao cavalgar.

NOÇÕES SOBRE O CAVALO

O cavalo ideal de equoterapia deve ter uma altura de 1,50m, ser forte e ao mesmo tempo dócil e confiável, com passos amplos e cadenciados.

Andaduras, passo, trote curto e trote longo têm suas indicações específicas para o tratamento de diversas afecções do tônus muscular e da postura.

EQUIPE DE EQUOTERAPIA

A equipe de equoterapia pode ser composta por médicos, fisioterapeutas, psicólogos, terapeutas ocupacionais, fonoaudiólogos, pedagogos, educadores físicos e instrutores de equitação. Este número de profissionais varia conforme o perfil clínico, dentro das áreas de saúde, educação e equitação. O ideal é que haja um médico fisiatra para avaliar os pacientes com problemas físicos graves.

A interdisciplinaridade é o ponto no qual se interligam os conhecimentos de cada profissional a apenas um objetivo: a reabilitação. Porém, cada profissional se diferencia pela forma de conduzir a sessão dentro da sua especialidade. A integração da equipe ajuda a ampliar os resultados terapêuticos na equoterapia[13-20].

Como a atuação de profissionais de diversas áreas na mesma sessão de equoterapia torna-se muitas vezes inviável economicamente, pode-se aplicar a transdisciplinaridade onde, conforme a declaração dos Fóruns de Ciência e Cultura da Organização das Nações Unidas para a Educação, a Ciência e a Cultura (UNESCO), apenas um profissional aplica o protocolo de todas as áreas pertinentes[21].

INDICAÇÕES

Paralisias espásticas ou flácidas, paralisia cerebral, miopatias/amiotrofias, lesados medulares, portadores de doença vascular encefálica (DVE), TCE, aneurisma ou tumor cerebral, poliomielites, deficiências sensoriais (cegos, surdos), síndrome de Down, síndrome de Reth, doença de Parkinson e esclerose múltipla, outras doenças degenerativas do sistema nervoso central, autismo ou quadros de psicose, atraso neuropsicomotor, distúrbio de aprendizagem, déficit de atenção, estresse e fobia.

CONTRA-INDICAÇÕES

Processos artríticos em fase aguda, epilepsia não controlada, úlceras de decúbito na região pélvica ou nos membros inferiores, luxações de ombro ou de quadril (as subluxações não são contra-indicações), instabilidades da coluna vertebral e pacientes com comportamento autodestrutivo ou com medo incoercível.

Apesar de serem contra-indicadas as escolioses de mais de 30°, no setor de Equoterapia da Fundação Selma já foram observadas melhoras da espasticidade em pacientes com escoliose de mais de 50°, exigindo avaliação por profissionais qualificados para cada caso específico.

PRECAUÇÕES

Pacientes com diminuição da sensibilidade na pelve ou nos membros inferiores não devem montar em sela, mas sim em uma manta bem macia e espessa para acolchoar bem o dorso do cavalo. Nos pacientes com déficits graves de equilíbrio, o terapeuta deve montar junto e ter auxiliares deambulando a cada lado do cavalo.

Os pacientes com deficiências físicas variadas deverão ter adaptações para seus quadros clínicos específicos.

Rampa e plataforma são fundamentais para pacientes adultos portadores de seqüelas motoras extensas. O ambiente adequado com piso de grama ou areia, sem interferências de fatores que possam assustar o cavalo, como buzinas, bolas ou outros objetos em velocidade, movimentos bruscos ou ruidosos.

FISIOTERAPIA

Sendo a fisioterapia uma terapia por meios físicos, o cavalo se torna uma ferramenta capaz de proporcionar ao corpo humano sensações e desafios motores dificilmente alcançados nas terapias convencionais. Somando as instabilidades posturais proporcionadas pelo movimento do cavalo ao passo, a cadência e ritmo dos movimentos desse animal, os alongamentos mantidos pelo posicionamento de diversos grupos musculares, a equoterapia se faz uma rica fonte de estimulação motora para o paciente.

O ritmo do cavalo ao passo se situa numa freqüência que pode variar entre 40 e 78 passos por minuto, que terá utilização terapêutica, conforme a necessidade patológica do paciente. A estimulação vestibular lenta e os movimentos de flexo-extensão da cabeça, tronco e membros contribuem para o relaxamento do tônus muscular global, que se consegue com passos lentos e amplos. Por outro lado, quando se faz uma estimulação vestibular rápida, por meio do cavalo ao trote, obtém-se aumento do tônus da cadeia muscular eretora da coluna vertebral, com melhor sustentação da cabeça em pacientes hipotônicos[22-24].

O ajuste tônico ritmado determina uma mobilização osteoarticular que facilita um grande número de informações proprioceptivas, que provêm das regiões articulares, musculares e tendinosas, provocando informações bastante diferentes habitualmente obtidas com a cinesioterapia convencional. Essas novas informações permitem a criação de novos esquemas motores, tratando-se assim de uma técnica de reeducação neuromuscular, que envolve um movimento global similar à deambulação humana[2,10,25-27].

MECANISMOS CINESIOLÓGICOS

O cavalo, a cada passo, exige do cavaleiro ajustes tônicos para adaptar seu equilíbrio ao movimento; cada passo do cavalo produz de 1 a 25 movimentos por segundo. Em 30min de terapia, o paciente executa de 1.800 a 2.250 ajustes tônicos e 180 oscilações por minuto por meio das vibrações produzidas pelos deslocamentos da cintura pélvica[23,28].

A cada passo do cavalo, o centro de gravidade do paciente é defletido da linha média, estimulando as reações de equilíbrio, que proporcionam a restauração do centro de gravidade dentro da base de sustentação. O sistema vestibular é assim repetidamente solicitado, estimulando continuamente suas conexões entre os canais semicirculares, em que as células ciliares captam as oscilações da endolinfa, provocadas pelos movimentos da cabeça com o cerebelo, tálamo, córtex cerebral, medula espinal e nervos periféricos, nos sentidos ascendente e descendente. Por meio de inúmeras repetições do movimento com cadência, trajetória e ritmo do andar do cavalo, o mecanismo dos reflexos posturais e a noção de posição dos vários segmentos corporais no espaço são reeducados durante 30 a 40min da sessão de equoterapia[20,22,25].

Em estudo realizado por Villata, foram avaliados 24 voluntários sem deficiências, demonstrando que as medidas angulares das inclinações pélvicas laterais eram iguais em ambas as situações, andar e cavalgar[29]. Constatou-se que cada passo completo do cavalo, por sua alternância de balanço ântero-posterior e lateral, impõe deslocamentos da cintura pélvica da ordem de 5cm nos planos vertical, horizontal e sagital, e uma rotação de 8° para um lado e para o outro, semelhantes aos movimentos ondulatórios nos planos sagital e horizontal da pelve humana durante a marcha[10].

MECANISMOS NEUROFISIOLÓGICOS

O esquema corporal neurológico se estabelece pela simultaneidade das informações proprioceptivas e exteroceptivas, e constata-se a importância da multiplicação dessas diversas informações no tratamento de deficiências físicas e/ou mentais[15]. A mudança postural em um indivíduo produz um deslocamento do seu centro de gravidade e, para que não ocorra uma queda, há um ajuste do tônus muscular corporal, a fim de manter o seu equilíbrio. Para o indivíduo realizar atividades de maneira controlada, suportando o peso e mantendo o equilíbrio, existe um mecanismo automático que realiza ajustes nas alterações posturais. Esse mecanismo é chamado de atividade reflexa postural normal[26,27].

O mecanismo reflexo postural normal consiste em dois grupos de reações posturais automáticas, reações de endireitamento e equilíbrio. Esse desenvolvimento está intimamente relacionado ao tônus postural normal, que permite a manutenção das posições contra a gravidade e a execução dos movimentos normais[17].

Os movimentos observados nos pacientes durante sessão de equoterapia promovem um treinamento completo de todos os mecanismos supracitados.

MECANISMOS FÍSICOS

Durante toda a terapia sobre o cavalo o paciente está exposto não só às diversas informações proprioceptivas como também à massa de informações exteroceptivas cutâneas de diversas origens. Os glúteos, em contato com a sela ou sobre o dorso do cavalo, transmitem um grande número dessas informações, bem como a região dos adutores da coxa e tríceps sural – denominados pontos de aderência, além das mãos em contato com as rédeas ou com a cilha[30].

Nesses pontos de aderência encontramos diversos *inputs* sensoriais que beneficiam a adequação tônica, entre eles o calor, conhecido meio físico capaz de elevar o limiar de excitabilidade nervosa, diminuindo espasmos e facilitando exercícios de alongamento e fortalecimento sobre o cavalo. Para obtenção do calor do animal, o paciente deve montar sobre uma manta. Isso também é importante porque o uso de sela em indivíduos com alteração de sensibilidade aumenta o atrito e a incidência de úlceras de pressão, além de limitar em alguns casos o contato com o cavalo[22].

PEDAGOGIA

A educação é um processo global e contínuo; cada etapa do desenvolvimento tem prioridades diferentes, que a atuação pedagógica precisa atender. Também são tarefas educacionais promover o desenvolvimento emocional e social do indivíduo.

A pedagogia especializada leva em conta a construção e a avaliação de atitudes de *ensino-aprendizagem*.

De acordo com Fonseca, "feita a necessária fronteira conceitual entre desordens e dificuldades, as combinações disfuncionais que as consubstanciam são múltiplas, pois substituem constelações de dificuldades, umas psicomotoras, outras comportamentais ou emocionais e de autoconceito, bem como de captação e de retenção neurossensorial, com repercussão nas dificuldades cognitivas e metacognitivas, onde podem caber mesmo crianças ou jovens com ou sem distúrbios de aprendizagem"[21].

A heterogeneidade dos quadros clínicos exige uma adequação do protocolo educacional ao nível cognitivo do indivíduo. O pedagogo recruta os materiais pedagógicos necessários, como bolas e argolas, utilizando a motivação proporcionada pela montaria. O cavalo torna-se um elemento expressivo que ajuda o praticante a encontrar respostas significativas.

Cavalgando, o praticante interioriza sensações corporais, sentimentos e emoções, por meio das vivências e atividades propostas. O raciocínio e o sentido da realidade são estimulados no contato e, se possível, no intuito de poder guiar o animal, ou responder aos exercícios na direção e no espaço propostos com o auxílio do instrutor de equitação.

O tamanho, o peso e a força do cavalo exigem domínio maior de espaço, tempo e movimento. A percepção e a distância, as respostas que o praticante obtém do cavalo e as circunstâncias permitem intensificar as experiências perceptivas, facilitando e proporcionando a aprendizagem constante. Os ganhos ocorrem de forma integral, tratando-se de um amplo processo, em que se observa melhora da atenção e concentração, memória, raciocínio lógico, desenvolvimento dos aspectos da linguagem, orientação espacial e temporal, habilidades perceptuais e o aprimoramento do repertório básico, como cores, números, discriminações e demais conceitos. Conforme Citterio, "as terapias utilizando cavalo podem ser consideradas como um conjunto de técnicas reeducativas que agem para superar danos sensoriais, motores, cognitivos e comportamentais, através de uma atividade lúdico-desportiva, que tem como meio o cavalo"[31].

A terapia com cavalo, para crianças autistas, mostrou-se capaz de diminuir a fala desconexa e o comportamento autodirigido, aumentando os comportamentos interpessoais[32]. O autista primeiro desenvolve uma afetividade com o cavalo e o terapeuta cria a oportunidade de estender essa interação do paciente consigo e outros.

PSICOLOGIA

Quando uma criança está sobre o cavalo fica mais fácil para ela transmitir o próprio mundo afetivo, a própria imaginação, os próprios sonhos[31].

O ato de andar a cavalo pode proporcionar uma redefinição das relações sociais e familiares e uma melhor adequação do comportamento daquele que realiza a montaria, uma vez que essa prática propicia uma separação desse indivíduo de sua família, possibilitando aos familiares que descubram capacidades ainda não percebidas, interrompendo assim o círculo vicioso patológico.

A equoterapia é um tratamento que propicia o desenvolvimento dos aspectos referentes à área motora, psicopedagógica e emocional de maneira lúdica, diferente do contexto em que geralmente os pacientes estão habituados. Ao desenvolver atividades motoras, psicomotoras, cognitivas e afetivas, o animal pode favorecer a reintegração do praticante à sociedade.

O psicólogo tem por objetivo principal orientar e acompanhar os pacientes e seus familiares, e por meio de instrumentos lúdicos, como jogos, brincadeiras, transposições de situações, histórias, diálogos e outros, auxiliá-los na elaboração de determinados aspectos emocionais, conflitos e situações. Vale ressaltar que o principal papel do psicólogo é o de sempre orientar a respeito do limite de cada indivíduo, aquele que vai além do limite físico ou mental.

O cavalo por si só representa uma presença viva e concreta, afetiva, de grandes dimensões, quente e macio, com o seu típico odor, rico de grande significado simbólico, que sempre tem vindo a estimular a imaginação coletiva, que evoca sentimentos e emoções intensas, alegria e serenidade, assim como medo, raiva e tristeza. Portanto, não se pode considerar apenas as numerosas estimulações e funções motoras que o andar a cavalo solicita, mas também o componente relacional que se estabelece entre a pessoa e o animal e que enriquece esse tipo de terapia, tornando-o um agente facilitador para uma intervenção psicoterápica[1-9,14-21,24,29-39].

O cavaleiro simboliza o domínio sobre as forças instintivas; significando o perfeito autodomínio e controle das forças animais do ser humano (desejos sexuais, alimentares e vontades). Controlar seu cavalo significa exercitar o próprio *eu* a controlar tais forças instintivas, representadas pelos ícones Centauro e Sagitário. Já a perda de controle dessas forças instintivas é representada pela estátua grega do Auriga, em que um homem está sobre a biga, segurando apenas as rédeas dos cavalos que se foram.

Esse animal, rico no que se refere à sua simbologia, traduzida em beleza, força e virilidade, favorece dessa maneira o desenvolvimento da auto-estima do praticante.

Os principais aspectos, que podem ser desenvolvidos pela relação com o cavalo, são autoconfiança e auto-estima, autonomia e independência, senso de responsabilidade, conhecimento de suas próprias capacidades, cooperatividade e colaboração, consciência corporal, processo de individualização (distinção eu/outro), sociabilização, maior aceitação das frustrações, maior aceitação de limites e afetividade.

Além disso, os aspectos sociais, orgânicos e afetivos são trabalhados juntamente com a fisioterapia propriamente dita, cumprindo dessa maneira os objetivos de reabilitação global e reintegração social, trazendo o indivíduo portador de deficiência o mais próximo possível dos conhecidos *padrões normais*[35].

FONOAUDIOLOGIA

O papel do fonoaudiólogo na equoterapia é o de adaptar os conhecimentos de sua área, proporcionando ao praticante uma terapia lúdica e prazerosa, aproveitando a estimulação do meio e do cavalo.

Para produzir a fala precisamos ter um tônus postural adequado, padrões normais de movimento, ritmo, posicionamento correto da cabeça e tronco, controle respiratório e coordenação fono-respiratória. O movimento tridimensional do cavalo influencia diretamente nos músculos do controle postural, da cavidade oral, da laringe e da respiração. Portanto, temos a ação direta do cavalo trabalhando na adequação de tônus, postura, sensibilidade, propriocepção e respiração.

O fonoaudiólogo, para trabalhar a motricidade oral e a linguagem na equoterapia, utiliza diversos recursos lúdicos e/ou materiais específicos do setor como massageador, garrote, dedeira, métodos de comunicação alternativa, ritmo e diversos recursos como facilitadores de funções[1].

A terapia fonoaudiológica pode ser individual ou em grupo, aproveitando assim o desejo de expressão e comunicação que a montaria provoca.

CONSIDERAÇÕES FINAIS

A influência positiva que o cavalo tem na reabilitação dos pacientes submetidos à equoterapia é visível desde a primeira sessão, em que os ganhos físicos, psicológicos, motivacionais são notados desde o contato inicial com o cavalo. As melhoras motoras e da autoconfiança são freqüentemente relatadas pelos pais e pelos próprios pacientes. Entretanto, mais estudos ainda devem ser realizados para comprovar cientificamente as melhoras clínicas qualitativas e quantitativas que vêm sendo observadas nas pessoas tratadas com a equoterapia.

REFERÊNCIAS BIBLIOGRÁFICAS

1. ANDE-BRASIL. A equoterapia no Brasil: treze anos de institucionalização, experiências e perspectivas. In: II CONGRESSO BRASILEIRO DE EQUOTERAPIA, 2002. Jaguariúna. *Anais do II Congresso Brasileiro de Equoterapia*, 2002.
2. BAKER, L.; BENJAMIN, J. Curso especial de equoterapia no Programa Hipoterapia. *Apostila da American Hippotherapy Association*, 2001.
3. SELVINEN, S. P. The effect of riding therapy on the walk and leg movements of patients with multiple sclerosis. In: *Rehabilitation with the Aid of a Horse: a collection of studies*. Colorado: Barbara Engel Therapy Services, 1997.
4. WEBER, A.; PFOTENHAUER, M.; DAVID, E.; LEYERER, U.; RIMPAU, W.; ALDRIDGE, D.; REISSENWEBER, J.; FASCHNER, J. Registration and evaluation of effects of hippotherapy with patients suffering from multiple sclerosis by means of electromyography and acceleration measurement. In: VIII INTERNATIONAL THERAPEUTIC RIDING CONGRESS, 1994. Levin, Nova Zelândia. *Procceedings of the VIII International Therapeutic Riding Congress*, 1994, p. 231-241.
5. SYKES, M.; GOUGE, D.; NEWSTEAD, A.; FREEMAN, G.; TOMBERLIN, J. A.; MOSSBERG, K. The effects of therapeutic horseback riding on balance in person with brain injury. In: *Rehabilitation with the Aid of a Horse: a collection of studies*. Colorado: Barbara Engel Therapy Services, 1997.
6. COOK, R. Remedia riding therapy: a study of traumatic brain injured adult. In: *Rehabilitation with the Aid of a Horse: a collection of studies*. Colorado: Barbara Engel Therapy Services, 1997.
7. FOX, J.; PETERSON, B. Enduring effect of hippotherapy on passive hip abduction in children with spastic cerebral palsy. In: *Rehabilitation with the Aid of a Horse: a collection of studies*. Colorado: Barbara Engel Therapy Services, 1997.
8. HANSEN, K. A group case study: hippotherapy as a mean of improving gross motor function in children with cerebral palsy. In: *Rehabilitation with the Aid of a Horse: a collection of studies*. Colorado: Barbara Engel Therapy Services, 1997.
9. WASSERMAN, R.; KEENEY, A. M. Hippotherapy for the child with cerebral palsy. In: *Rehabilitation with the Aid of a Horse: a collection of studies*. Colorado: Barbara Engel Therapy Services, 1997.
10. BERTOTI, D. B. Effects of therapeutic horseback riding on posture in children with cerebral palsy. *Physical Therapy (Pensylvania)*, v. 68, n. 10, 1988.
11. TOFFOLA, E. D.; CATTANEO, S.; BAR, D.; PETRUCCI, L.; PIAZZA, F.; RICOTTI, S. Avaliação clínica e instrumental em indivíduos afetados pela encefalopatia infantil e que praticam equoterapia. In: *Coletânea 96 ANDE Brasil*. Brasília: Ande Brasil, 1996. p. 12-25.
12. SEVERO, J. T. Equoterapia: equitação que promove a saúde e a educação. *Acta Fisiátrica*, v. 4, n. 3, p. 146-149, 1997.
13. ROTHAUPT, D.; ZIEGLER, H.; LASER, T. Die Orthopädische Hippotherapie – Neue Wege in der Behandlung segmentaler Instabilitäten na der Lendenwirbelsäule. *Wien Med Wschr*, v. 22, n. 147, p. 504-508, 1997.
14. ISONI, T. *Fundamentos Doutrinários da Equoterapia no Brasil*. Brasília, 1998.
15. LALLERY, H. Equoterapia com o uso do cavalo. *Cheval Conexion*, n. 8, manual n. 256, 1993.
16. LESCHONSKI, C. Passo, trote e galope. *Horse Business*, 1998.

17. LIANZA, S. *Medicina de Reabilitação de Princípios e Prática*. Rio de Janeiro: Guanabara Koogan, 1985.
18. MEDEIROS, M.; DIAS, E. *Distúrbios de Aprendizagem – A Equoterapia na Otimização do Ambiente Terapêutico*. Rio de Janeiro: Revinter, 2003.
19. MEDEIROS, M.; DIAS, E. *Equoterapia – Bases e Fundamentos*. Rio de Janeiro: Revinter, 2003.
20. PAIVA, L. L. O cavalo como instrumento terapêutico – hipoterapia e equitação terapêutica. *Revista de Equoterapia*, n. 1, Set. 1998.
21. FONSECA, V. *Manual de Observação Psicomotora: significação psiconeurológica dos fatores psicomotores*. Porto Alegre: Artes Médicas, 1995.
22. BOTELHO, L. A. A. A hipoterapia na medicina de reabilitação. *Acta Fisiátrica*, v. 4, n. 1, p. 44-46, Abril 1997.
23. CIRILLO, L. C. *Fundamentos Doutrinários da Equoterapia no Brasil*. São Paulo: ANDE Brasil, 2002.
24. ROSA, S. Flexibilidade do equilíbrio de tronco no lesado medular: abordagem equoterápica. In: I CONGRESSO BRASILEIRO DE EQUOTERAPIA Ande Brasil, 1999. Brasília. *Anais do I Congresso Brasileiro de Equoterapia ANDE Brasil*, 1999, p. 213-215.
25. ANDRADE, M. S. R. *Controle Motor e Equoterapia*. Brasília: ANDE-Brasil, 1999.
26. BOBATH, B. *Atividade Reflexa Postural Anormal Causada por Lesões Cerebrais*. São Paulo: Manole, 1978.
27. BOBATH, B. *Uma Base Neurofisiológica para o Tratamento da Paralisia Cerebral*. São Paulo: Manole, 1984.
28. CATALANO, Y. M. A *Equoterapia: histórico, abrangência, bases e fundamentos*. São Paulo: ANDE Brasil, 2003.
29. VILLATA, V. Amélioration des performances fonctionnelles de l´MC gracê à l´equitacion therapeutique. *Am. Kinesethèr*, v. 9, p. 401-408, 1986.
30. TRANCOZO, K. G. Equoterapia e princípios da integração sensorial. In: In: I CONGRESSO BRASILEIRO DE EQUOTERAPIA Ande Brasil, 2002. São Paulo. *Anais do I Congresso Brasileiro de Equoterapia ANDE Brasil*, p. 45-55, 2002.
31. CITTERIO, N. *Manuale di Rebilitazione Eqüestre*. Roma: Phoenix, 1998.
32. TOLSON, P. Therapeutic horseback riding and behavior change in children with autism: a single subject study. In: *Rehabilitation with the Aid of a Horse: a collection of studies*. Colorado: Barbara Engel Therapy Services, 1997.
33. CRUZ, M. A. *Equoterapia nas Disfunções Neuropsicomotoras*. Brasília: Associação Nacional de Equoterapia, 1999.
34. FERNANDES, Z. A recuperação vem a galope. Disponível em: www.memores.br/apaerioclaro.
35. FREIRE, H. B. G. *Equoterapia: teoria e técnica – uma experiência com crianças autistas*. São Paulo: Vetor, 1999.
36. SEVERO, J. T. *Equoterapia Princípios e Fundamentos Básicos Aplicados à Saúde e Educação*. Porto alegre: Associação Gaúcha de Equoterapia, 1997.
37. SANTOS, L. P. *O Papel do Pedagogo na Equoterapia*. São Paulo: Equoliber, 2002.
38. VAYER, R.; PICQ, L. *Educação Psicomotora e Retardo Mental – Aplicação dos Diferentes Tipos de Inadaptação*. São Paulo: Manole, 1988.
39. WHEELER, A. A case study of a boy diagnosed with spina bifida. In: *Rehabilitation with the Aid of a Horse: a collection of studies*. Colorado: Barbara Engel Therapy Services, 1997.

BIBLIOGRAFIA COMPLEMENTAR

BOTELHO, L. A. A. et al. O efeito da Equoterapia na espasticidade dos membros inferiores. *Medicina de Reabilitação*, v. 22, n. 1, p. 11-13 Jan/Abr., 2003.

FONSECA, V. *Introdução às Dificuldades de Aprendizagem*. 2. ed. Porto Alegre: Artes Médicas, 1995.

Seção 6

Órteses

Coordenadora: Therezinha Rosane Chamlian

31 Órteses de Membros Inferiores 284
32 Calçados Esportivos 302
33 Órteses de Coluna Vertebral 308
34 Órteses de Membros Superiores 317
35 Adaptações 325
36 Meios Auxiliares de Marcha 330
37 Cadeira de Rodas 334

CAPÍTULO 31

Órteses de Membros Inferiores

Sílvia Wasserstein

Definem-se como dispositivos externos destinados a corrigir e/ou melhorar a função do corpo ou parte dele, incluindo os *splints*, as talas, os coletes, as palmilhas, os aparelhos ortopédicos e os calçados e suas modificações.

São indicadas com os objetivos de:

- Imobilização articular ou de um segmento do corpo.
- Restrição de movimentos indesejáveis.
- Controle da motricidade.
- Auxílio de movimentos.
- Redução de força de sustentação de peso.
- Prevenção de deformidades ou contraturas.
- Redução da dor.

Na escolha dos materiais, deve-se considerar sua força, durabilidade, flexibilidade e peso. A órtese deve ter *design* simples, ser discreta, confortável e o mais estética possível. Podem ser utilizados:

- Metais: ferro, aço cromado, aço inox, alumínio, duralumínio, titânio.
- Termoplásticos: polivinil carbonato (PVC), polipropileno, polietileno, polimetacrilato de metila, resinas acrílicas.
- Fibra de vidro e fibra de carbono.
- Couro, espumas de poliuretano ou látex, celulóide, borracha, cortiça, silicone.
- Tecidos sintéticos, lona, velcro.

As características ideais das órtese são: serem leves, resistentes, duráveis, funcionais e de baixo custo. A prescrição de uma órtese deve ser feita por um médico que conheça a anatomia e biomecânica da parte a ser tratada, bem como os princípios mecânicos da aplicação ortésica, os tipos de materiais e os vários *designs* existentes. Também é necessária a orientação do paciente sobre o uso da órtese e da prescrição de cinesioterapia. Finalmente, o médico também deve saber estimar o valor de uma órtese, justificando assim seu custo-benefício para o seu paciente.

Os efeitos negativos mais comuns são: dor, sobrecarga de articulações vizinhas, redução da função, piora da postura e alergia ou ferimento pelo material. A dependência psicológica e a dependência física podem aparecer com o uso prolongado da órtese.

Por serem dispositivos de uso constante e de custo relativamente alto, as órteses requerem cuidados como:

- Limpeza com solventes não alergênicos, para remover resíduos de pele, suor e poeira, responsáveis por mau cheiro e por dermatoses cutâneas.
- Lubrificação das articulações metálicas, evitando corrosão, ruídos e limitação funcional.
- Manutenção preventiva, substituindo ou reparando componentes desgastados pelo uso, evitando quebras.

Muitas vezes, a prescrição de uma órtese é precedida de um programa de exercícios de condicionamento, correção cirúrgica de deformidades ou de úlceras de pressão, uso de medicamentos ou bloqueios químicos.

São utilizadas principalmente para estabilizar articulações que não têm condições musculares de sustentação para obtenção da marcha e na prevenção de deformidades.

CALÇADOS

É imprescindível que o calçado, além de esteticamente aceitável e economicamente viável, se adapte de forma perfeita à anatomia do pé e às suas exigências funcionais, proporcionando conforto e saúde para os pés[1].

Existem evidências que mostram que a história do sapato começa a partir de 10.000 a.C., ou seja, no final do período paleolítico (pinturas dessa época em cavernas, na Espanha e no sul da França, fazem referência ao calçado).

Nos países frios, o mocassim é o protetor dos pés e, nos países mais quentes, a sandália ainda é a mais usada. As sandálias dos egípcios eram feitas de palha, papiro ou de fibra de palmeira. Sabe-se que apenas os nobres da época possuíam sandálias. Mesmo um faraó como Tutancamon usava calçados como sandálias e sapatos de couro simples.

Na Mesopotâmia, eram comuns sapatos de couro cru amarrados aos pés por tiras do mesmo material. Os coturnos eram símbolos da alta posição social. Os gregos chegaram a lançar moda como a de modelos diferentes para pés direito e esquerdo. Em Roma, o calçado indicava a classe social. Os cônsules usavam sapato branco, os senadores sapatos marrons e o calçado tradicional das legiões era a bota de cano curto.

Na Idade Média, tanto homens como mulheres usavam sapatos de couro abertos, que possuiam uma forma semelhante a das sapatilhas. Os homens também usavam botas altas e baixas atadas à frente e ao lado. O material mais corrente era a pele de vaca, mas as botas de qualidade superior eram feitas de pele de cabra.

A padronização da numeração é de origem inglesa. O rei Eduardo (1272-1307) foi quem uniformizou as medidas. Em meados do século XIX, começam a surgir as máquinas para auxiliar na confecção dos calçados. A partir da quarta década do século XX, grandes mudanças começam a acontecer na indústria calçadista, como a troca do couro pela borracha e pelos materiais sintéticos, principalmente nos calçados femininos e infantis[2].

A função dos calçados é a proteção dos pés. Existem diversos tipos de calçados para as diversas atividades, como os sociais, os esportivos e para condições patológicas dos pés. Os calçados devem ser os mais confortáveis possíveis, e o couro é uma boa opção por ser durável, permitir ventilação e se molda ao pé com o passar do tempo. Prescrições de calçados sob medida ou modificações nos calçados devem ser feitas após uma observação cuidadosa dos pés.

Os calçados podem ser divididos em duas partes[3] (Fig. 31.1):

- **Inferior**
  - *Sola*: é a parte inferior do calçado. São preferíveis as solas de couro, que suportam modificações. As solas de borracha muitas vezes não permitem modificações e podem levar à sudorese excessiva. As modificações mais comuns que podem ser feitas são as compensações em decorrência das dismetrias. As solas tipo balancim são indicadas nos casos de hálux rígido e de artrodese do tornozelo, a fim de facilitar o desprendimento do pé no início da fase de balanço[4].
  - *Globo*: é a parte mais larga da sola, onde se localizam as cabeças dos metatarsianos. Nos casos de metatarsalgias, pode ser colocada uma barra metatarsiana nesse nível para diminuir a sobrecarga na cabeça dos metatarsianos.
  - *Enfranque*: é a parte mais estreita da sola, entre o salto e o globo.
  - *Assento do salto*: entre o salto e o solado. Local onde pode ser colocado o estribo nos casos de uso das órteses tipo tutores com bota.
  - *Recuo para os dedos*: é o espaço entre a sola e o chão. Auxilia o desprendimento do hálux.
  - *Salto*: fixa-se à sola externa e é feito de couro, madeira, plástico, borracha ou metal. A altura do salto é medida em centímetros e altera a biomecânica do tornozelo e pé, levando a alterações em coluna lombar.
- **Superior**
  - *Pala*: é a porção anterior da parte superior que cobre os dedos e o dorso do pé.
  - *Língua*: tira de couro sob o cadarço.
  - *Garganta*: abertura do calçado por onde o pé entra.
  - *Caixa para os dedos*: posicionada anteriormente, podendo ser reforçada para proteção dos artelhos.
  - *Quartos*: porção posterior do sapato.
  - *Contraforte*: estabiliza o pé, sustentando o calcâneo. É feito de couro firme ou material sintético.
  - *Forros*: podem ser feitos de couro, algodão ou lona e devem ser usados em todas as porções do calçado que estejam em contato com o pé, para absorverem a transpiração e amaciar a área de contato.

Os calçados ortopédicos são feitos sob medida, de forma artesanal, seguindo prescrições médicas (Fig. 31.2). Têm por objetivos diminuir a dor e melhorar o funcionamento do aparelho locomotor, levando a uma marcha o mais próxima da normalidade.

Alguns princípios utilizados para a confecção dos calçados são[4]:

- Descarga, apoio e correção.
- Compensação das desigualdades.
- Imobilização e estabilização.
- Melhora das características dos passos e amortecimento dos impactos.

Uma criança não deve usar calçados antes dos oito meses de idade, em razão da grande sensibilidade tátil e proprioceptiva da sola dos pés. O uso de calçados muito precocemente interfere no desenvolvimento dessa sensibilidade, bloqueia o movimento do tornozelo e dedos, e é causa freqüente de machucados nas pernas em decorrência de movimentos contínuos destas[5].

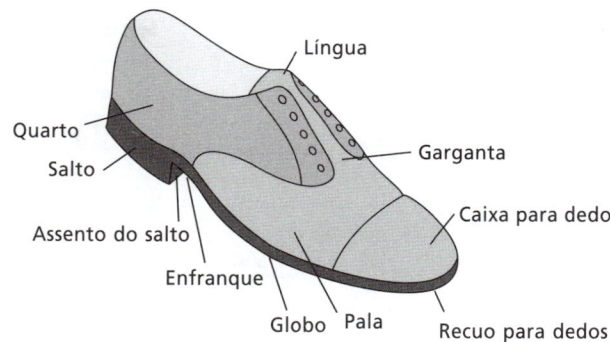

Figura 31.1 – Componentes dos calçados.

O uso de calçados deve-se iniciar juntamente com o início da deambulação. O primeiro calçado deve ter as seguintes características:

- Na parte superior, a ponteira e o contraforte não devem ser rígidos.
- Ser de couro macio.
- A sola deve ser mole, de preferência do mesmo material macio do calçado.

Entre 2 e 3 anos de idade é que o calçado pode ter características parecidas ao do adulto. Esse calçado não deve ser do tipo bota e não deve conter alterações no salto ou palmilhas corretivas. A sola deve ser flexível, o contraforte ser sólido e a ponteira alta, para permitir o movimento dos dedos e com reforço para proteção destes.

A partir dos três anos, os calçados podem ser semelhantes aos de adulto, com as modificações que se fizerem necessárias (Fig. 31.3).

ÓRTESES PARA OS PÉS

São suportes removíveis, feitos de vários tipos de materiais, colocados dentro dos calçados para tratar diversas alterações

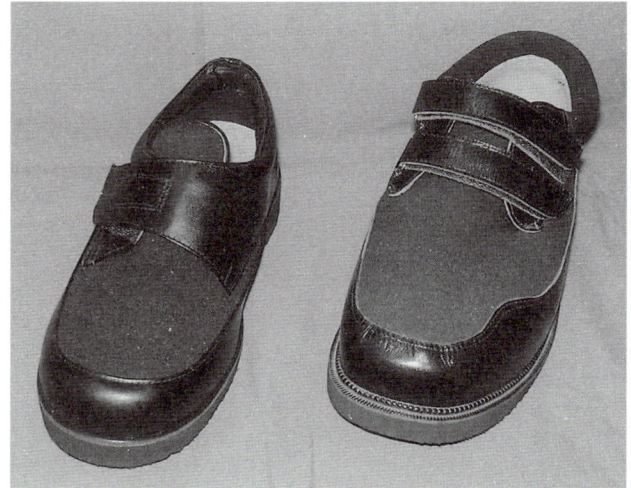

Figura 31.2 – Calçados em tecido e couro macio, utilizados para pacientes com alteração de sensibilidade nos pés. Fotografados na Oficina Ortopédica do Lar Escola São Francisco.

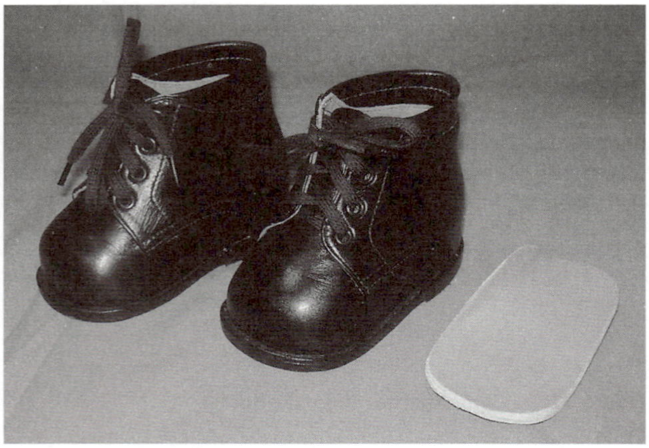

Figura 31.3 – Botas infantis em couro macio, feitas sob molde, com dorso do pé mais elevado e palmilha. Fotografadas na Oficina Ortopédica do Lar Escola São Francisco.

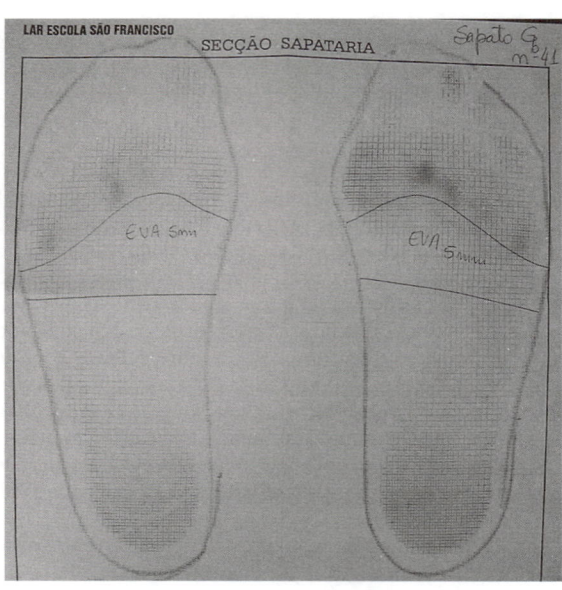

Figura 31.5 – Impressão dos pés em papel, para marcar áreas de hiperpressão. Fotografada na Oficina Ortopédica do Lar Escola São Francisco.

dos pés. Podem ser usadas em diversos calçados. As palmilhas podem ser compradas prontas ou serem feitas sob molde. A eficácia de uma órtese depende de um diagnóstico preciso da condição do pé, da escolha do material e da moldagem. O molde pode ser feito por meio da impressão do pé (pedígrafo) (Figs. 31.4 e 31.5) ou por meio de caixa de moldes de espuma com molde gessado (Fig. 31.6). Palmilhas macias são feitas de couro, cortiça, borracha, plásticos moles e espuma de borracha; são utilizadas para problemas mais simples. São fabricadas com aumento da espessura onde estiver indicada sustentação de peso, e com alívio da espessura onde não deva ocorrer pressão ou esta for pouca. As palmilhas rígidas e semi-rígidas são feitas em couro, cortiça ou plásticos sólidos (Fig. 31.7).

Principais Condições dos Pés

Pés Planos Valgos

Alteração na morfologia caracterizada por um desvio em valgo do tálus e diminuição do arco longitudinal medial, resultando em pronação do retropé e supinação do antepé. O diagnóstico é feito por meio de exame físico, podoscopia, fotopodograma e radiografia. No pé plano infantil, devemos utilizar palmilhas após os 2 anos de idade e associar o tratamento à cinesioterapia (andar descalço, na ponta e no calcanhar dos pés, e fortalecimento dos músculos intrínsecos da planta dos pés). As funções das palmilhas no pé plano da infância são varizar o retropé, pronar o antepé e devolver o talo à sua posição. As palmilhas são prescritas geralmente em material termomoldável (EVA) ou lâmina de polipropileno com preenchimento em EVA, com preenchimento do arco longitudinal medial (Fig. 31.8), cunha varizante em retropé e pronadora no antepé.

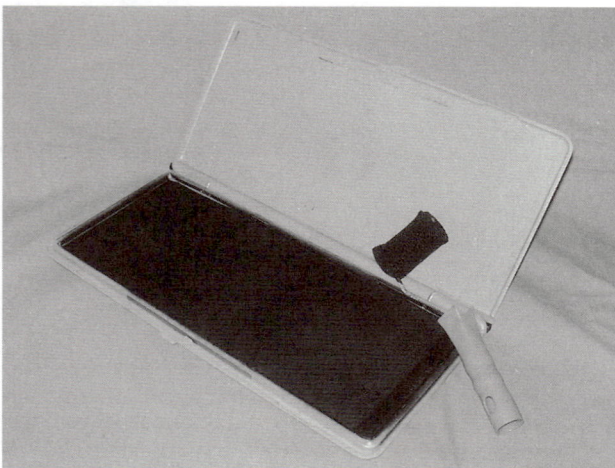

Figura 31.4 – Pedígrafo. Fotografado na Oficina Ortopédica do Lar Escola São Francisco.

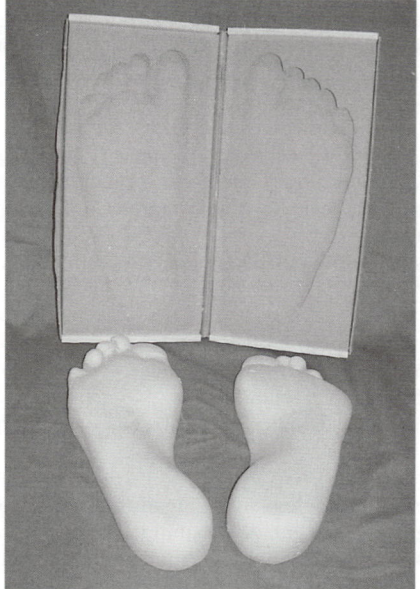

Figura 31.6 – Caixa de molde de espuma e formato do pé em gesso. Fotografados na Oficina Ortopédica do Lar Escola São Francisco.

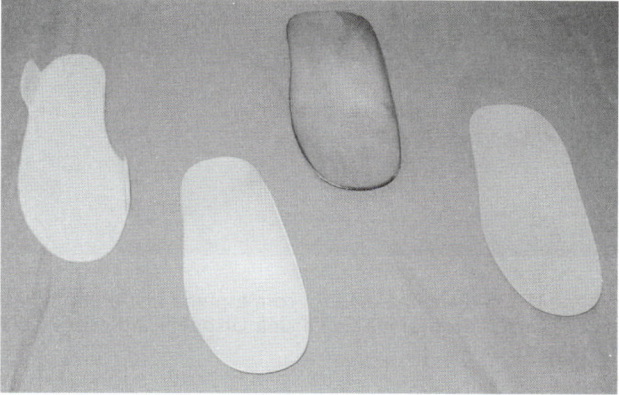

Figura 31.7 – Materiais utilizados na confecção de palmilhas (couro, EVA, polipropileno). Fotografados na Oficina Ortopédica do Lar Escola São Francisco.

As alturas das cunhas variam de acordo com a idade do paciente[6]:

- *Dois a três anos*: 4 a 5mm.
- *Quatro a cinco anos*: 5 a 6mm.
- *Seis a oito anos*: 6 a 7mm.

No pé plano valgo do adulto, a órtese tem as funções de apoio da abóbada plantar e relaxamento das partes moles plantares. São indicadas para controlar o excesso de pronação por meio do alinhamento do calcâneo e da articulação subtalar. Deve ser prescrita uma palmilha com elevação do arco longitudinal medial ou um calçado com quarto alto, salto largo e cunha medial do salto.

Os materiais podem ser de couro, EVA e lâminas de polipropileno.

Podem ser acopladas calcanheiras em polipropileno às palmilhas para melhor controle do valgismo.

São necessárias algumas observações quanto ao uso das palmilhas:

- O tratamento deve ser complementado com exercícios.
- Devem ser feitos controles semestrais, para verificação da necessidade de modificações ou trocas.
- Evitar hipercorreção do arco longitudinal medial.

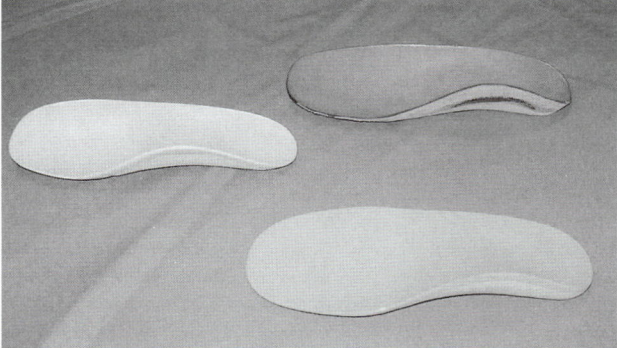

Figura 31.8 – Palmilhas com preenchimento do arco longitudinal medial. Fotografadas na Oficina Ortopédica do Lar Escola São Francisco.

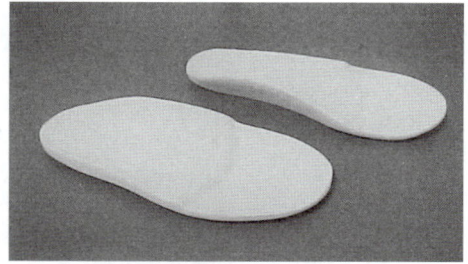

Figura 31.9 – Palmilha em EVA com barra retrocapital. Fotografado na Oficina Ortopédica do Lar Escola São Francisco.

- Evitar palmilhas pré-fabricadas.
- O ponto mais alto da palmilha deve localizar-se no nível da articulação astrágalo-escafóide e terminar atrás das cabeças dos metatarsianos[7].
- A adaptação da palmilha deve ser individualizada, e o tempo de uso ser adequado a cada pessoa.
- Devem ser usadas com calçados com contraforte resistente.

Pés Cavos

Aumento exagerado do arco longitudinal medial, com atitude em garra dos artelhos e um desvio em varo do calcâneo. No pé cavo posterior, ocorre verticalização do tálus e, no pé cavo anterior, verticalização dos metatarsos[8]. A conseqüência é o excesso de pressão no calcanhar e na cabeça dos metatarsianos. O tratamento se faz com reeducação da marcha, uso de palmilhas planas, com apoio retrocapital (barra metatarsiana) (Fig. 31.9) e cunha, para corrigir supinação do retropé, e utilização de um calçado com caixa para dedos alta.

Pode ser prescrita uma órtese para uso noturno, que consiste em uma goteira de polipropileno com tornozelo a 90°, barra retrocapital e aplicação de uma cinta de pressão regulável no dorso do pé[9].

Metatarsalgia

Dor em antepé, levando ao aparecimento de calosidades nessa região e alteração da marcha (marcha antálgica). Geralmente, é associada ao uso de saltos muito elevados e desabamento dos metatarsianos. As palmilhas têm a função de redistribuir a carga, reduzindo a pressão sobre a cabeça dos metatarsianos e, com isso, aliviam a dor (Fig. 31.10). Podem ser rígidas,

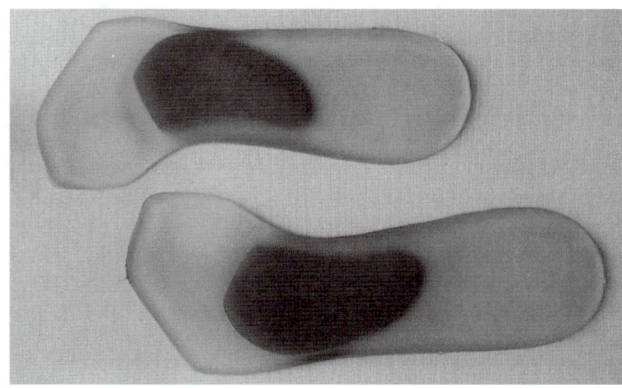

Figura 31.10 – Palmilha em silicone com apoio metatarsiano.

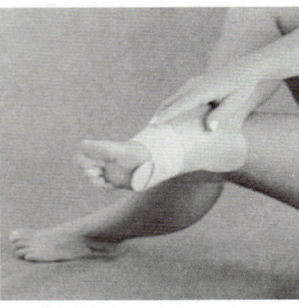

Figura 31.11 – Cinta metatarsiana.

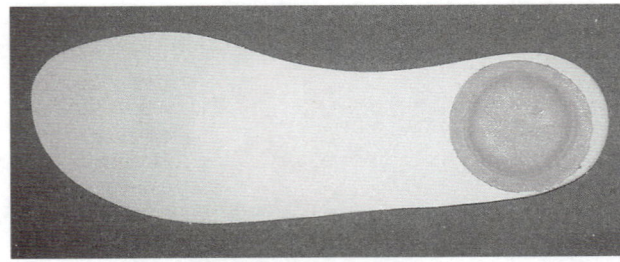

Figura 31.13 – Palmilha em EVA com espuma macia em região de calcâneo. Fotografada na Oficina Ortopédica do Lar Escola São Francisco.

semi-rígidas ou macias. Pode ser colocada uma barra metatarsiana no solado do calçado que não deve ser de salto alto.

As palmilhas são prescritas aumentando a carga na região das cabeças dos metatarsianos insuficientes e diminuindo nas suficientes.

Existem outras órteses usadas para as metatarsalgias, que são:

- *Cinta metatarsiana*: faixa elástica entre 3 e 5cm de largura, colocada no antepé, atrás das cabeças dos metatarsianos, com a função de fechar a extremidade distal do pé, elevando indiretamente os metatarsianos centrais. Geralmente, é aclopada uma almofada retrocapital, que auxilia na elevação dos metatarsianos (Fig. 31.11).
- *Suporte metatarsiano*: almofada plantar em espuma de látex revestida de tecido, colocada sob a cabeça dos metatarsianos (em geral, 1º, 2º e 3º) presa ao artelho; utilizada para alívio das calosidades nas cabeças dos metatarsianos e em pacientes com queda de arco tranverso (Fig. 31.12).

Talalgia

Dor no apoio posterior do pé por alteração nas bolsas serosas, fáscia plantar, pele, tendões, articulações e nervos. As causas mais comuns de dor nessa região são bursites aquileana, retrocalcânea ou subcalcânea, que ocorrem pelo atrito do contraforte dos calçados; fasceítes plantares, que são processos inflamatórios no ponto de inserção da fáscia no osso; esporões de calcâneo; tendinites ou roturas do tendão de Aquiles, e a síndrome do túnel do tarso. Deve também ser lembrada a doença de Séver (epifisite posterior do crescimento do calcâneo). O princípio do tratamento para as talagias consiste em propiciar um apoio suave da abóbada plantar para evitar a distensão e, conseqüentemente a dor; em apoiar o ponto doloroso com um material mais macio, para absorção de choque e alívio de pressão sobre a área dolorosa, e no uso de um salto, para encurtar o tendão de Aquiles. As órteses podem ser:

- Palmilha rígida/semi-rígida com peça em forma de *U* em plastazote macio no retropé ou alívio em espuma macia no retropé (Fig. 31.13).
- Calcanheiras em espuma de borracha ou silicone para absorção do impacto e elevação discreta do retropé (Fig. 31.14).
- Modificações no salto dos calçados, como alívio interno e enchimento com espuma macia.

Discrepância dos Membros

Em casos em que existe um encurtamento dos membros, deve-se fazer a compensação por meio de palmilhas (Fig. 31.15) ou do solado do calçado. A compensação deve ser feita para proporcionar postura simétrica e melhorar a marcha. Diferenças de comprimento de até 0,5cm não necessitam de compensação.

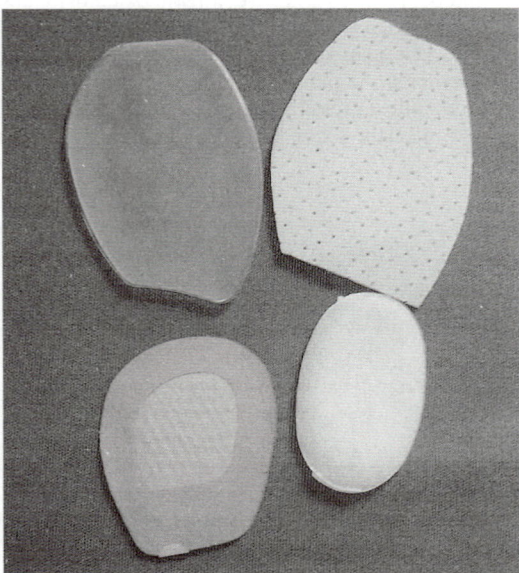

Figura 31.12 – Suporte metatarsiano para colocação no calçado, posicionado na cabeça dos metatarsianos.

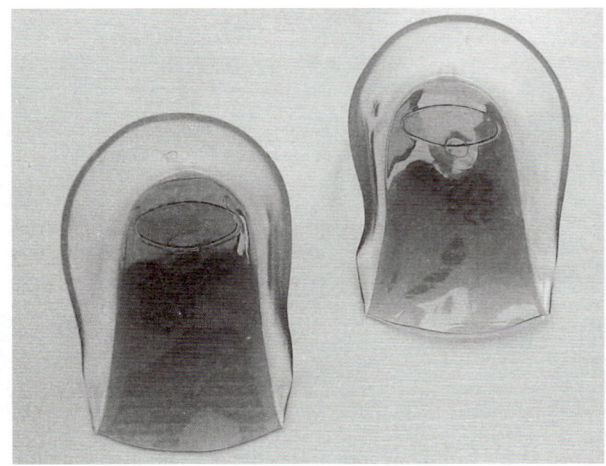

Figura 31.14 – Calcanheira em silicone para esporão de calcâneo.

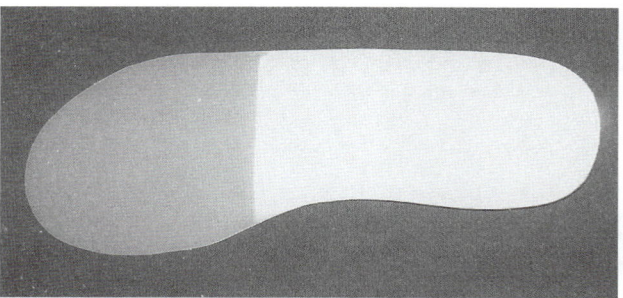

Figura 31.15 – Palmilha compensatória em polipropileno. Fotografada na Oficina Ortopédica do Lar Escola São Francisco.

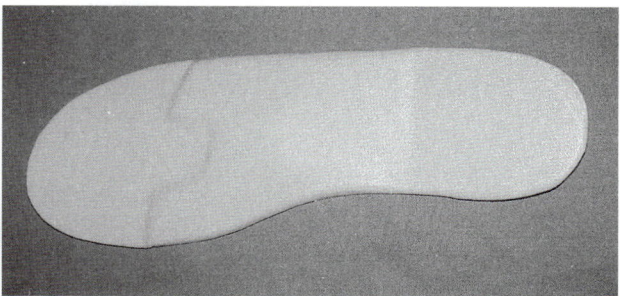

Figura 31.17 – Palmilha tipo Valente. Fotografada na Oficina Ortopédica do Lar Escola São Francisco.

Deve-se corrigir pelo menos 75% da discrepância, sempre observando se a movimentação do pé está preservada, para evitar quedas. Até 1cm, deve ser realizada correção por meio de palmilha dentro do calçado; acima disto, no solado. Antes da prescrição de uma órtese de compensação, deve-se testar com tábuas compensatórias, e observar se não existe uma sobrecarga na coluna.

A seguir, estão alguns exemplos de palmilhas utilizadas para tratamento das diversas doenças[10,11]:

- Com barra retrocapital: pés planos ou cavos, com desabamento do arco transverso anterior.
- Com apoio retrocapital (piloto): pés planos valgos ou cavos, com desabamento do arco transverso anterior central.
- Com prolongamento para o 1º e 5º metatarsianos: redução de pressão nos pontos de apoio durante a marcha.
- Com alívio em cabeça de 1º metatarsiano (sesamoidites).
- Com prolongamento anterior nos artelhos médios (2º, 3º e 4º): redução de pressão nesses pontos.
- Com apoio no arco longitudinal medial e elevação medial no retropé e lateral no antepé, chamada de palmilha *helicoidal*: para pés planos e pronados.
- Com U assimétrico colocado nas bordas do calcâneo: para esporão de calcâneo.
- Com aletas no 1º metatarso e no cubóide com apófise do calcâneo: para correção de adução do antepé (Fig. 31.16).
- Alívio em região de neuroma doloroso, nos casos de neuroma de Morton.
- Com almofada central, nos casos de sobrecarga dos metas centrais.
- Leve elevação da abóbada plantar, chamadas de palmilha de *Valente* (Fig. 31.17).

ÓRTESES PARA O ANTEPÉ

São dispositivos destinados a compensar as deformidades dos dedos ou proteger os pontos de hiperpressão em decorrência das deformidades. O principal objetivo é o alívio da dor.

Indicações:

- Proteção das hiperpressões, em razão dos desvios (Fig. 31.18):
  - Anéis e discos protetores (feltro, espuma)
    - Discos redondos ou ovais para calosidades: formato redondo ou oval com orifício no centro (no local do calo), para proteção quando do uso de calçados.
    - Protetor plantar: almofada em espuma colocada na área de hiperpressão geralmente na cabeça dos metatarsianos.
    - Protetores em silicone para calosidade na ponta ou parte inferior dos dedos (dedal).
- Protetores com ação de retificação postural
  - Almofadas para dedo em martelo: colocadas sobre a base dos dedos, protegendo e fazendo pressão para baixo.
  - Separadores de dedos: carretéis em EVA ou silicone (Fig. 31.19, A e B).
- Corretores posturais noturnos
  - Corretores de dedo em martelo: cinta metatarsiana e outra no nível da falange distal do dedo.
  - Corretor de *hallux valgus*: atua por meio de três pontos de pressão: uma força para dentro na altura do cubóide por meio de uma cinta proximal, uma força para dentro no 1º dedo por uma placa rígida e uma força para fora na cabeça do 1º metatarsiano (Fig. 31.20).

Além das órteses, os calçados devem ter solado macio; pode ser colocada uma palmilha tipo Sorboplana® para amortecer impacto, e uma caixa para dedos que seja de formato alto e largo, para melhor acomodação dos artelhos.

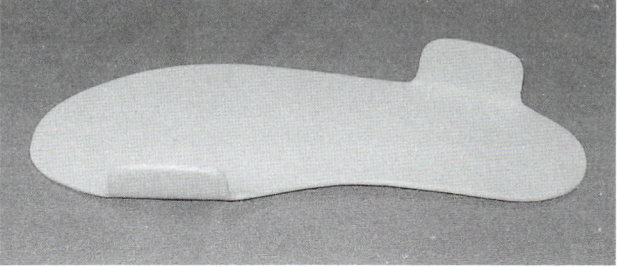

Figura 31.16 – Palmilha em polipropileno com aletas. Fotografada na Oficina Ortopédica do Lar Escola São Francisco.

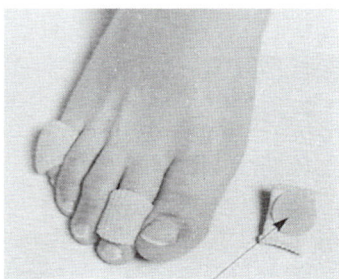

Figura 31.18 – Protetores de dedos.

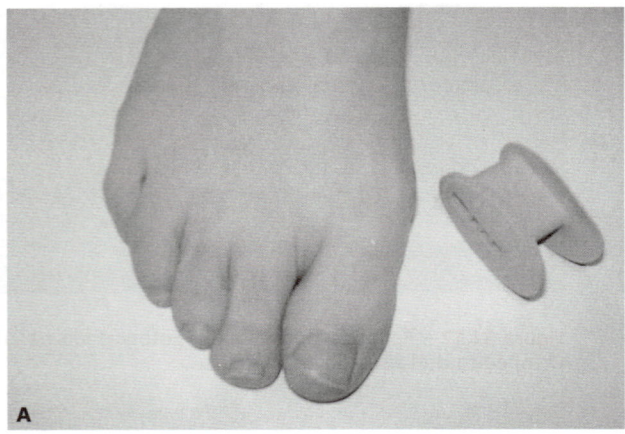

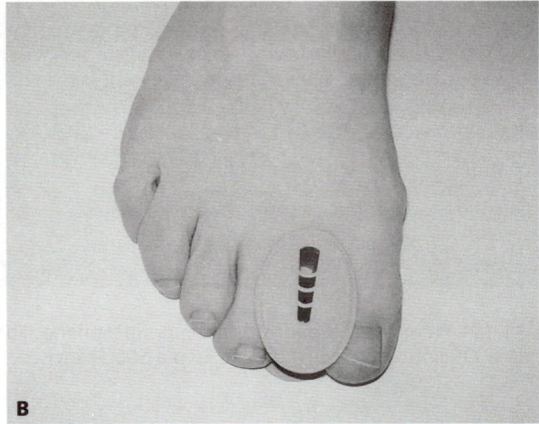

Figura 31.19 – (A e B) Carretel em borracha para *hallux valgus*.

ÓRTESES PARA TORNOZELO-PÉ

São mais comumente prescritas para fraqueza muscular que afeta o tornozelo e articulações subtalares, para prevenção de deformidades e redução das forças de sustentação de peso. Proporcionam estabilidade mediolateral do tornozelo durante a fase de apoio, a fim de impedir a torção do tornozelo, evitar a *stepage* dos artelhos durante a fase de balanço e simular a impulsão no final da fase de apoio. Também podem ser usadas para impedir o aparecimento de deformidades.

Órteses Metálicas

Componentes:

- *Calçados*: devem ser preferencialmente em couro, para a colocação do estribo (estrutura em forma de *U* em que será fixada a articulação do tornozelo com a haste lateral). O estribo é colocado entre a sola e a porção superior do calçado. Podem ser pré-fabricados ou sob medida. As botas são preferíveis aos sapatos, principalmente em pés com tendência ao desvio em valgo ou varo do tornozelo. As botas devem ter abertura até a ponta (isto é, o cadarço até a ponta do pé), para melhor posicionamento dos dedos dos pés (Fig. 31.21). Em crianças, podem ser usadas botas com abertura na ponta, para melhor visualização dos artelhos[12].
- *Hastes laterais da perna*: em geral, são duas hastes metálicas de aço inoxidável ou, para diminuir o peso, de alumínio, unidas distalmente ao estribo e proximalmente por uma braçadeira posterior de aproximadamente 4cm de largura, colocada abaixo da cabeça da fíbula, a fim de evitar compressão do nervo fibular.

A articulação do tornozelo se localiza no centro dos maléolos, não é rígida, devendo permitir pelo menos 5° de flexão e 5° de extensão (Fig. 31.22). Quando a tendência é o eqüinismo, deve-se bloquear a extensão do tornozelo e manter a flexão livre. Quando a tendência é o pé talo, bloqueamos a flexão.

Os desvios em valgo ou varo do tornozelo, poderão ser reduzidos com tiras em *T* colocadas respectivamente na borda medial ou na lateral da bota. Esses desvios também podem ser corrigidos por palmilhas colocadas no interior do calçado com elevação (cunha) medial ou lateral.

Mola de Codivila

Indicada em paralisia do músculo tibial anterior (pé caído). Consiste em uma haste metálica posterior, unida a uma braçadeira proximal, colocada a 3cm abaixo do colo da fíbula e distalmente acoplada ao estribo que se une ao calçado ou a

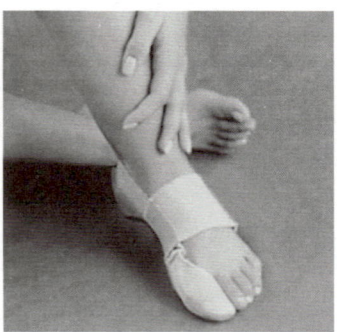

Figura 31.20 – Cinta corretora para *hallux valgus*.

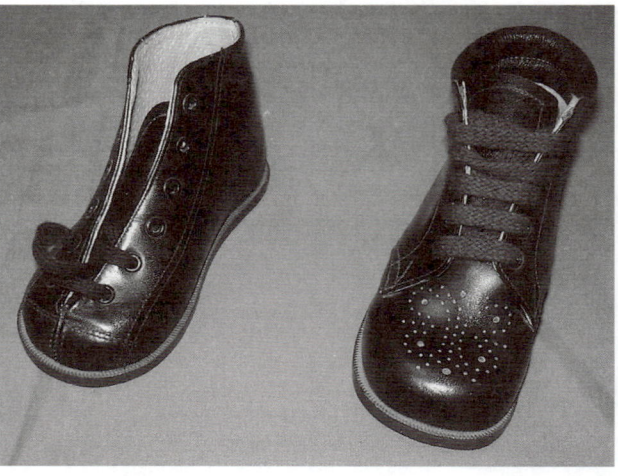

Figura 31.21 – Botas ortopédicas. À esquerda, bota com abertura até a ponta. Fotografadas na Oficina Ortopédica do Lar Escola São Francisco.

Órteses de Membros Inferiores ■ 291

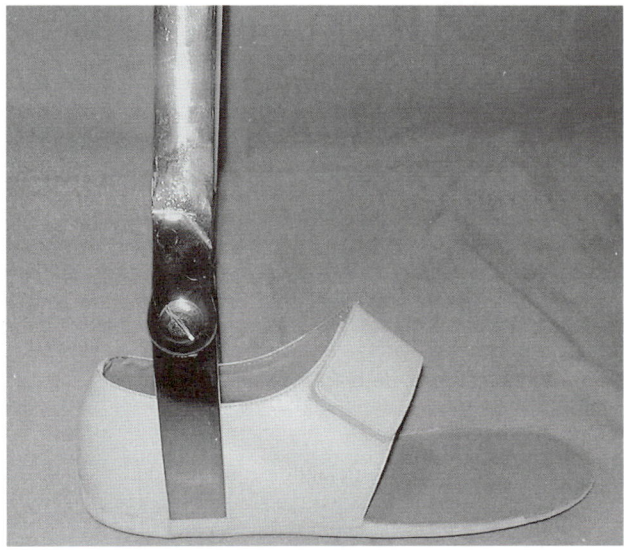

Figura 31.22 – Detalhe da articulação do tornozelo em uma órtese metálica. Fotografada na Oficina Ortopédica do Lar Escola São Francisco.

uma palmilha plástica, permitindo o uso de calçados comuns (Fig. 31.23, A e B). Devem ser prescritas em pacientes com espasticidade leve ou sem espasticidade, pois não impede que o pé fique numa posição eqüinovara.

Órteses Plásticas

Utilizadas para imobilização do tornozelo e do pé, bem como em paralisia do músculo tibial anterior. Pode ser um item pré-fabricado disponível em diversos tamanhos ou confeccionado sob molde gessado. Permite contato total com a região posterior da perna e sola do pé, distribuindo a pressão numa área maior. Podem ser em polipropileno (Figs. 31.24, A e B e 31.25) ou fibra de carbono; esta última é bastante leve, porém de preço mais elevado.

Essas órteses são mais leves e mais cosméticas e permitem ajustes, tais como: uso de aletas laterais em pés com tendência à inversão ou eversão; acolchoamento da órtese em caso de pés insensíveis; correção de varo ou valgo por meio de cunhas laterais ou mediais, respectivamente, ou por meio de tiras antivaro ou antivalgo, colocadas na região dos maléolos (Fig. 31.26); e uso de articulações no nível do tornozelo, permitindo ou bloqueando flexão ou extensão do tornozelo (Fig. 31.27).

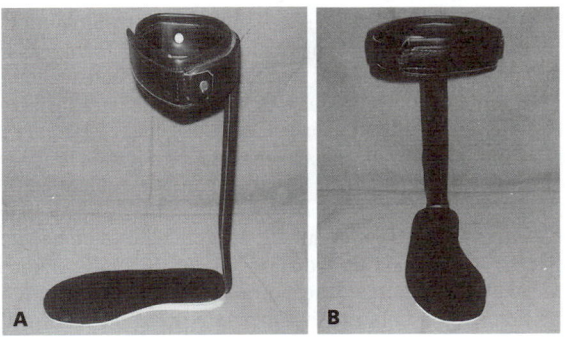

Figura 31.23 – (A e B) Mola de Codivilla (vistas anterior e lateral). Fotografada na Oficina Ortopédica do Lar Escola São Francisco.

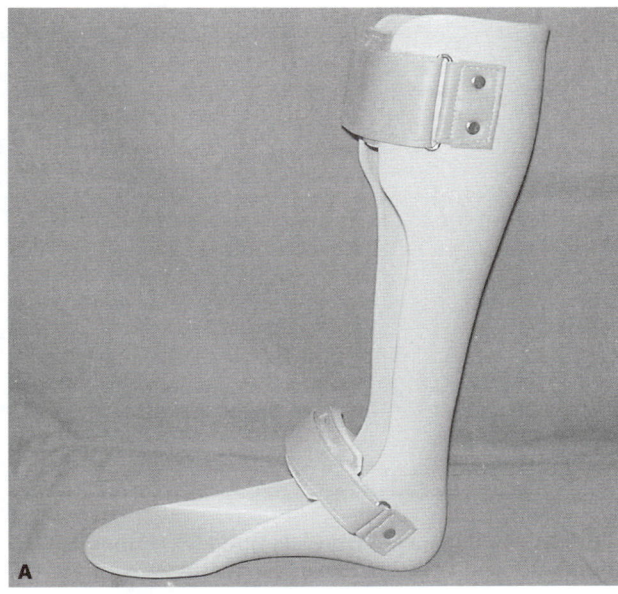

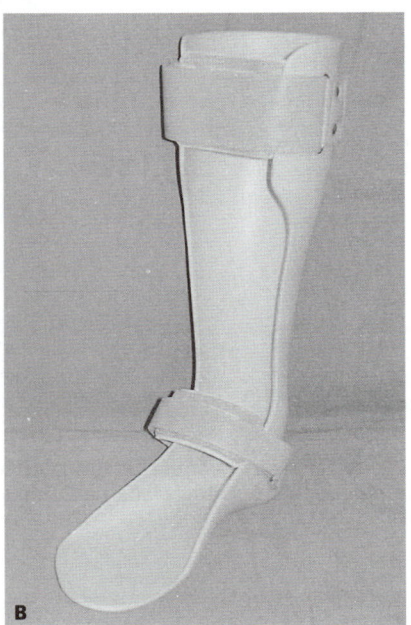

Figura 31.24 – (A e B) Goteira em polipropileno sob molde (vistas lateral e anterior). Fotografada na Oficina Ortopédica do Lar Escola São Francisco.

Órtese Antieqüina em Espiral

Consiste em uma palmilha termoplástica moldada na planta do pé e uma peça em espiral que se inicia no lado medial do pé e sobe pela parte posterior, até a parte anterior da perna, terminando sobre o platô tibial, e fechada com uma tira na face lateral da perna. A diferença da goteira convencional é que o espiral auxilia na rotação da perna em relação ao plano transverso[13].

Órtese de Reação ao Solo

Órtese fabricada em polipropileno, que permite a extensão e bloqueia a flexão do tornozelo em 90°. Biomecanicamente, tem a função de bloquear a flexão e impedir o avanço anterior

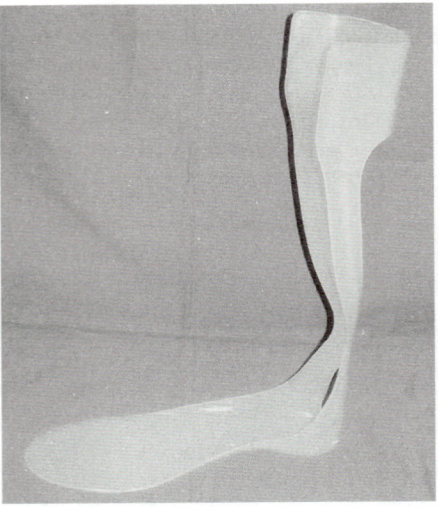

Figura 31.25 – Goteira pré-fabricada Otto Bock. Fotografada na Oficina Ortopédica do Lar Escola São Francisco.

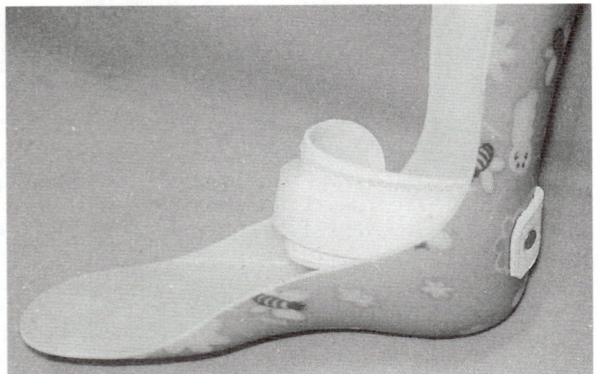

Figura 31.26 – Detalhe de tira antivalgo fixada no tornozelo de goteira em polipropileno. Fotografada na Oficina Ortopédica do Lar Escola São Francisco.

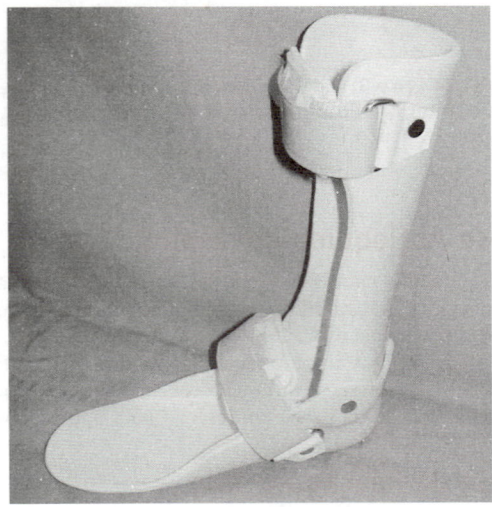

Figura 31.27 – Goteira em polipropileno articulada em tornozelo. Fotografada na Oficina Ortopédica do Lar Escola São Francisco.

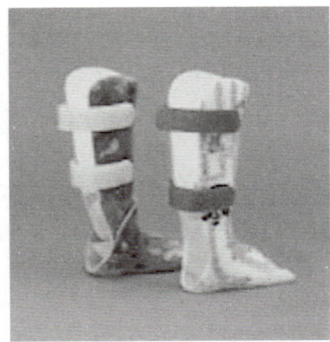

Figura 31.28 – Órteses de reação ao solo.

da tíbia na fase de apoio inicial do pé, forçando a extensão do joelho (Fig. 31.28). É prescrita para evitar a flexão exagerada dos joelhos nos pacientes com marcha agachada[14].

ÓRTESE ESTABILIZADORA PARA JOELHO

Em casos de fraqueza ou paralisia do músculo quadríceps, quando passivamente se consegue a extensão completa do joelho com boa estabilidade. Baseia-se na realização, durante a marcha, de um apoio pré-patelar, para conseguir um recurvo do joelho ao apoiar o pé, e com isso chegar a uma estabilidade passiva da extremidade. O pé deve estar em discreto eqüinismo para facilitar o início da fase de balanço. A parte superior exerce uma pressão sobre o tendão patelar e empurra o joelho para trás durante a fase de apoio do pé. Quando existe uma instabilidade mediolateral do joelho, a órtese deve ser feita com prolongamento até acima dos côndilos femorais[13].

Ainda nos casos de pés eqüinos, podemos fazer algumas modificações nos calçados, como a colocação de uma cunha de borracha entre a sola do calçado e o salto, que amortece o choque do calcâneo e compensa a ausência da dorsoflexão. O uso de sola em balancim também pode auxiliar.

ÓRTESE PARA JOELHO-TORNOZELO-PÉ

Também conhecidas como órteses longas, são utilizadas em pacientes com fraqueza importante para extensão de joelho, instabilidade de joelho e espasticidade de flexores de joelho. Podem ser prescritas para deambulação funcional e/ou ortostatismo e deambulação em ginásio, prevenção de contraturas, e condicionamento cardiovascular, prevenção de osteoporose, de trombose venosa profunda e de propriocepção. É necessário um bom controle de tronco, e membros superiores com boa força muscular para deambulação com as órteses longas.

Podem ser metálicas (Figs. 31.29 e 31.30), moldadas em termoplástico (Fig. 31.31) ou mistas. A escolha do material depende do peso do paciente, da idade e dos aspectos estéticos.

Distalmente, são semelhantes às descritas para tornozelo-pé. Na parte de cima da órtese, as duas hastes laterais não fazem contato com a pele e são conectadas por uma braçadeira posterior na parte superior da coxa, rígida e acolchoada, geralmente colocada 3 a 4cm abaixo do ísquio. A haste interna deve situar-se proximalmente de 3 a 4cm abaixo do períneo e a externa 4cm acima do trocanter maior do fêmur. Pode ser colocada uma segunda braçadeira na parte inferior da coxa. Uma braçadeira da perna é colocada a, mais ou menos, 9cm da linha articular do joelho. As braçadeiras se completam anteriormente com tiras de couro macio e se fecham com fivelas ou velcro.

Órteses de Membros Inferiores ■ 293

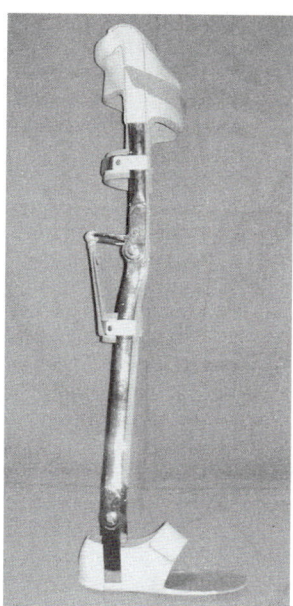

Figura 31.29 – Órtese longa metálica em aço inoxidável. Utilizada em pacientes com peso elevado. Fotografada na Oficina Ortopédica do Lar Escola São Francisco.

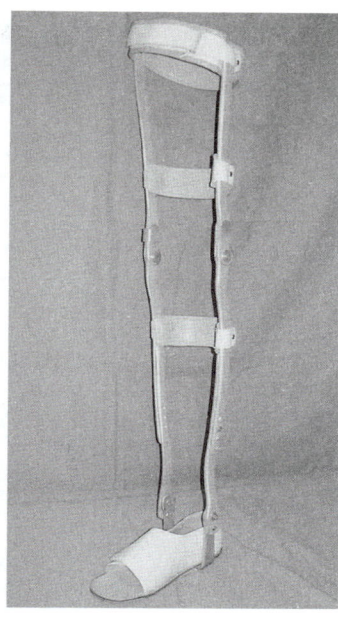

Figura 31.30 – Órtese longa metálica em alumínio, o que a torna mais leve. Fotografada na Oficina Ortopédica do Lar Escola São Francisco.

A articulação do joelho localiza-se nos côndilos femorais. O bloqueio da articulação pode ser em anel (Fig. 31.32), que é colocado na haste lateral da coxa, e desce automaticamente quando o joelho é estendido. Necessita do auxílio da mão para destravar e fletir o joelho.

Outro tipo de bloqueio articular é a trava suiça (Fig. 31.33), um mecanismo em alça, que é destravado quando pressionado contra um objeto (por exemplo, cadeira para se sentar).

A estabilização do joelho é proporcionada por inúmeros dispositivos diferentes: tira suprapatelar, tira do tendão patelar, joelheiras, fechos da braçadeira inferior da coxa e da braçadeira da panturrilha.

Quando existe uma fraqueza da musculatura dos quadris, pode ser necessária a prescrição de um prolongamento da órtese, que é o cinto pélvico. O cinto pélvico é uma faixa de aço rígida, acolchoada, usada posterior e lateralmente, ajustando-se entre o trocanter maior e a crista ilíaca. É usado um fecho macio na frente (Fig. 31.34, A e B). O cinto pélvico é conectado com as hastes laterais da órtese por meio de uma articulação de quadril, que pode ou não ser bloqueado para a deambulação. Pode ser utilizado como auxiliar na extensão de tronco e para controlar os desvios rotacionais e a adução. Conforme o paciente adquire melhor controle de tronco e dos desvios rotacionais, o cinto pode ser retirado.

Em pacientes com controle precário de tronco, pode ser acoplado um colete torácico ao cinto pélvico, chamado de prolongamento de Knight. Sua utilização facilita o ortostatismo, visto que a deambulação é muito difícil nesses pacientes.

Nas órteses moldadas em termoplástico, o contato das peças se faz na região posterior da coxa e da perna, as articulações são metálicas e se localizam nos mesmos locais das órteses anteriores. Apresentam como vantagens ser mais leves, e mais estéticas, porém não permitem grandes ajustes nos casos de aumento ou diminuição de peso ou de crescimento, e causam grande sudorese. É aconselhado o uso de uma malha de algodão por baixo para absorção do suor.

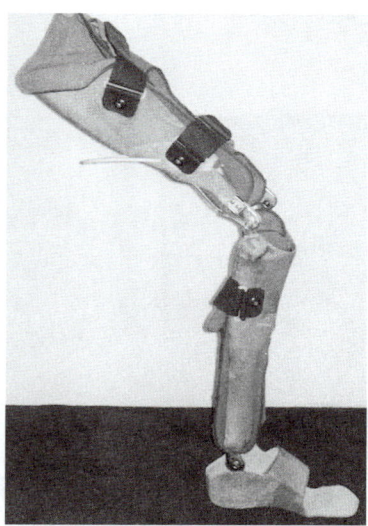

Figura 31.31 – Órtese longa em termoplástico e alumínio da Otto Bock.

Nas órteses mistas, a parte inferior é de polipropileno, acoplada a uma goteira e superior em duralumínio. Combina estética com resistência.

As correções de valgo ou varo de joelhos são feitas com uma placa termoplástica acolchoada com a forma dos côndilos e colocadas medial ou lateralmente.

Para correção de valgo ou varo de tornozelo, utiliza-se as tiras em forma de T, as cunhas mediais ou laterais na goteira ou entre o salto e o estribo da bota.

ÓRTESE DE RECIPROCAÇÃO

Semelhante à órtese longa com cinto pélvico, porém dotada de um mecanismo de reciprocação nas articulações dos quadris.

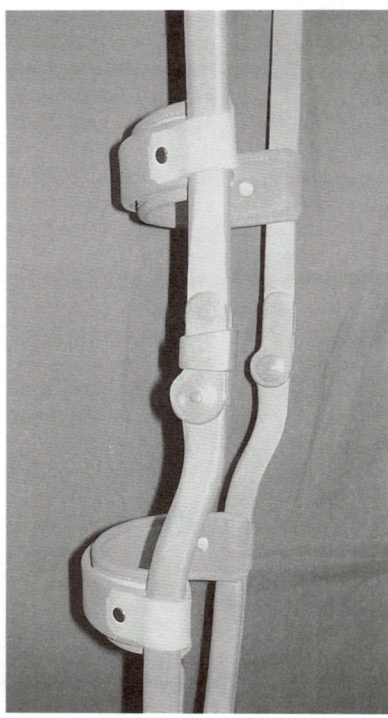

Figura 31.32 – Detalhe da articulação do joelho, com bloqueio em anel. Fotografado na Oficina Ortopédica do Lar Escola São Francisco.

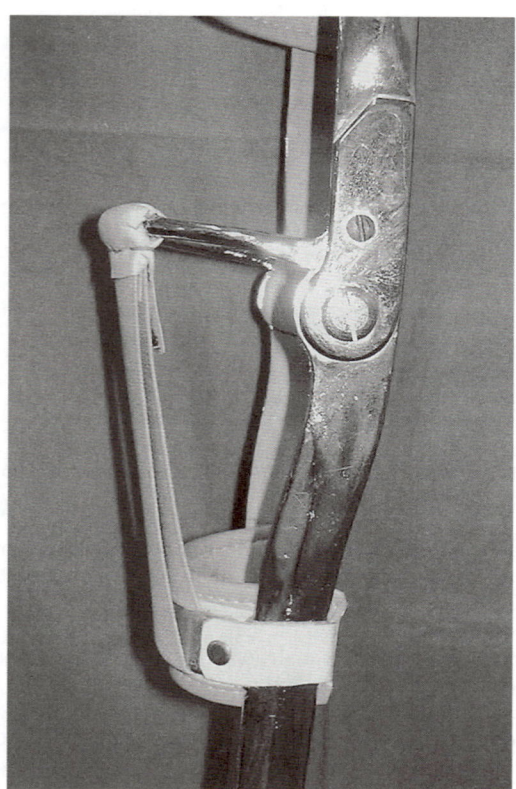

Figura 31.33 – Detalhe da articulação do joelho, com bloqueio tipo trava suíça. Fotografado na Oficina Ortopédica do Lar Escola São Francisco.

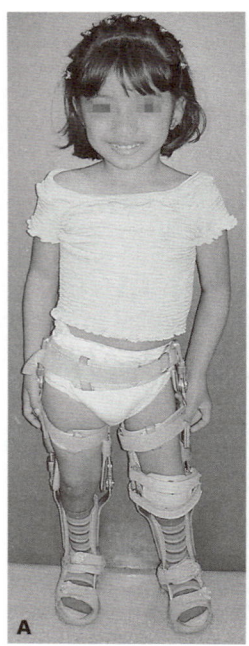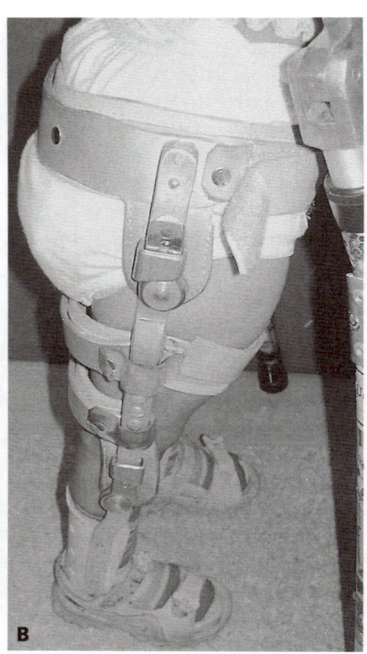

Figura 31.34 – (*A* e *B*) Órtese longa bilateral com cinto pélvico.

Conforme o paciente flete um quadril, o quadril contralateral automaticamente entra em extensão, por meio do mecanismo de reciprocação. Tal mecanismo é composto de duas articulações especiais, acopladas por dois cabos de aço, que passam atrás do cinto pélvico[14]. Com o uso dessa órtese, a qualidade de marcha é melhor, com menor gasto energético e maior velocidade.

JOELHEIRAS

Podem ser confeccionadas em:

- *Tecidos elásticos*: consegue-se uma boa compressão, permitindo uma boa transpiração da pele, o que evita umidade no local.
- *Neoprene*: tecido que mantém o calor natural do corpo. A concentração de calor local favorece o aumento da circulação, reduz o edema e previne o aparecimento de lesões. Consegue-se uma boa compressão, com a desvantagem de não permitir uma boa transpiração da pele.

Podem ser de vários tamanhos:

- *Curto*: compressão mais localizada na região do joelho.
- *Longo*: compressão distribuída uniformemente por toda a região do joelho.

As indicações mais freqüentes são:

- Profilaxia e prevenção de lesões na prática esportiva.
- Afecções do joelho (condromalácia de patela, subluxação patelar, lesões ligamentares ou meniscais, osteoartrose, hemartrose dos hemofílicos, Osgood-Schlatter).
- Complemento após retirada de imobilização gessada.
- Em pós-operatórios, para redução de edema ou analgesia.

Podem ter orifício anterior, e são mais indicadas para problemas patelares. Podem ou não ter reforço:

- *Reforço superior*: doenças de crescimento do joelho de adolescente.

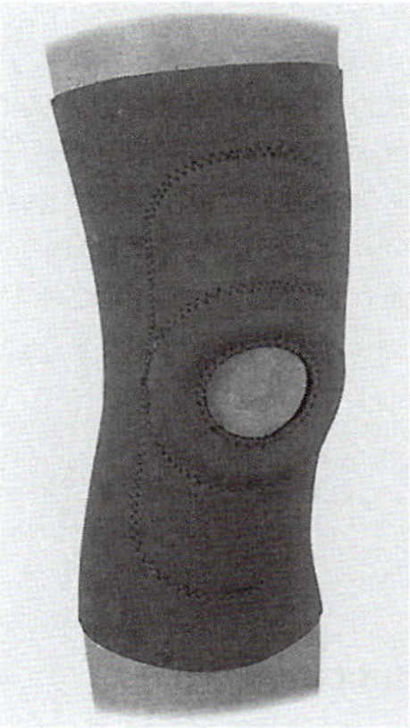

Órteses de Membros Inferiores ■ 295

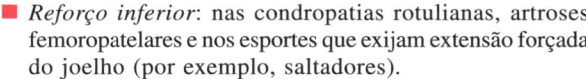

Figura 31.35 – Joelheira em neoprene com orifício patelar e reforço circular.

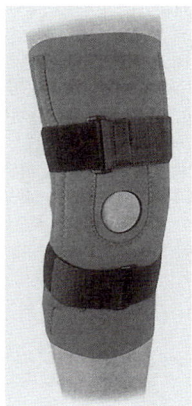

Figura 31.37 – Joelheira em neoprene com tiras elásticas compressivas.

- *Reforço inferior*: nas condropatias rotulianas, artroses femoropatelares e nos esportes que exijam extensão forçada do joelho (por exemplo, saltadores).
- *Reforço lateral*: subluxações da patela, síndromes de hiperpressão externa.
- *Reforço circular*: luxações ou fraturas da patela[1] (Fig. 31.35).

As sem orifício são mais indicadas nas tendinites, nos pós-operatórios e nas artropatias hemofílicas, com efeito compressivo. Podem também ser indicadas para absorção do impacto, com máxima proteção do joelho durante a prática esportiva, por meio da colocação de uma espuma plana na face anterior.

Órteses Estabilizadoras para Joelho

São joelheiras acopladas com algum dispositivo utilizadas em lesões capsuloligamentares. Podem ter:

- *Suporte lateral e/ou medial*: tiras espirais flexíveis ou hastes metálicas articuladas, para estabilidade medial ou lateral. Utilizadas para lesões dos ligamentos laterais e proteção pós-operatória (Fig. 31.36).
- *Tiras elásticas compressivas e velcro*: regulam a compressão para controle da mobilidade ântero-posterior (Fig. 31.37).

Órteses Imobilizadoras para Joelho

Freqüentemente indicadas para:

- *Controle de flexo-extensão*: as órteses podem ser em tecido ou polipropileno com hastes em duralumínio. Utilizadas em pacientes portadores de lesão ligamentar do joelho, sob tratamento conservador ou pós-operatório. Permite mobilidade ativa com restrição graduável nos graus de extensão e restrição completa das rotações (Figs. 31.38 e 31.39).
- *Auxiliares para flexo-extensão*: utilizadas nos casos de rigidez articular. A órtese em material termoplástico com uma parte posterior na coxa e uma anterior na perna com um cursor metálico regulável para ganho de flexão. Para ganhar a extensão, as duas partes estão localizadas na face posterior da coxa e da perna.
- *Imobilizadores da flexo-extensão*: são órteses longas em polipropileno ou goteira de lona para extensão de joelho. Tecido de lona e espuma com hastes longas posteriores e laterais, em duralumínio ou plástico, e cinta elástica para compressão do joelho. Imobiliza o joelho em extensão (Fig. 31.40). Utilizada em pós-operatório de cirurgia de joelho; uso noturno para extensão de joelho; auxilia na deambulação, por meio da estabilização dos joelhos.

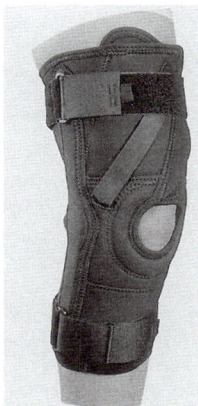

Figura 31.36 – Joelheira em neoprene com hastes metálicas laterais.

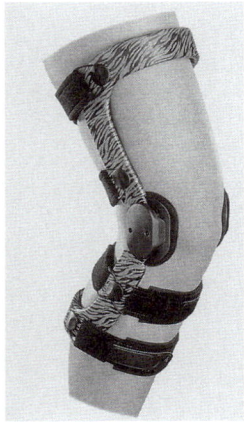

Figura 31.38 – Órtese em fibra de carbono utilizada para lesões ligamentares do joelho. Ideal para prática esportiva.

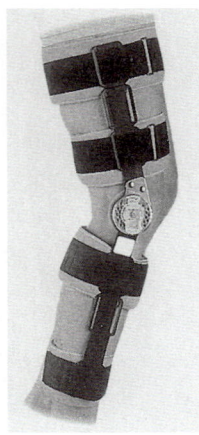

Figura 31.39 – Órtese com cursor regulável para controle de flexo-extensão de joelho. Utilizada em pós-operatório.

TIRA SUBPATELAR

Tira elástica com almofada anterior de microespuma (Fig. 31.41). Utilizada em tendinites do tendão patelar, doença de Osgood-Schlatter, promovendo o alívio da tensão na inserção do tendão patelar.

TORNOZELEIRAS

Utilizadas para controlar e limitar a mobilidade do tornozelo. Podem ser confeccionadas em tecido elástico, neoprene, couro e plásticos laminados.

São indicadas em entorses do tornozelo, tendinites, lesões ligamentares, pós-operatório e alterações dos pés durante a prática esportiva. Podem ser:

- *Tornozeleiras básicas*: elástica ou em neoprene. Indicadas para prática esportiva, em entorses leves e prevenção de recidivas (Fig. 31.42).
- *Tornozeleiras com cinta de compressão regulável*: em neoprene com cintas cruzadas que ajudam a manter o tálus em posição correta nos casos com tendência ao varo ou valgo ou em hipermobilidade articular (Fig. 31.43). Utilizadas na prática esportiva.

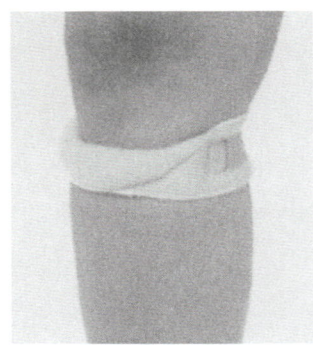

Figura 31.41 – Tira subpatelar.

- *Imobilizador de tornozelo tipo Air Cast*: órtese plástica com sistema semipneumático que permite regular a compressão por meio das almofadas internas de espuma com células de ar (Fig. 31.44). Utilizadas para tratamento de entorses de tornozelo, com ou sem lesão ligamentar, prevenção de traumas na prática esportiva. São leves e bastante resistentes.
- *Estabilizador de tornozelo*: órtese em lona de algodão com barbatanas laterais em plástico e cintas elásticas cruzadas (Fig. 31.45). Utilizadao para estabilizar o tornozelo após entorses leves ou durante a prática esportiva. São mais eficazes que as tornozeleiras elásticas ou em neoprene.
- *Imobilizadores de tornozelo*: plástico resistente com ou sem solado em borracha. São as chamadas *robofoot* (Fig. 31.46). Imobilizam a articulação, podendo substituir o uso do gesso. O membro inferior contralateral deve ficar na mesma altura, às vezes necessitando o uso de um salto.

COXAL

Podem ser em neoprene ou malha elástica, com ajuste em velcro para controle da compressão. Órtese utilizada para prevenção de dor e lesões durante a prática de esportes que exigem maior esforço da região da coxa. Auxilia no tratamento de lesões (principalmente distensões) na região da coxa.

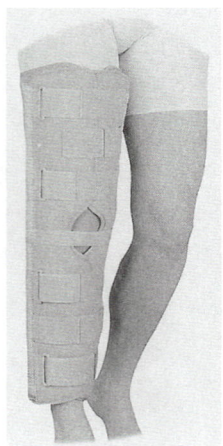

Figura 31.40 – Órtese de lona para extensão de joelho.

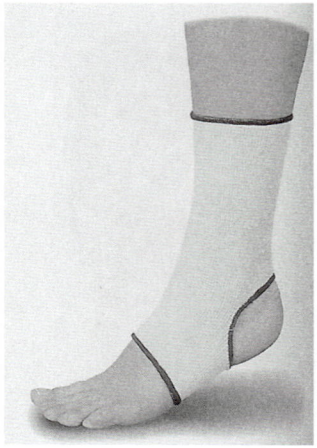

Figura 31.42 – Tornozeleira elástica.

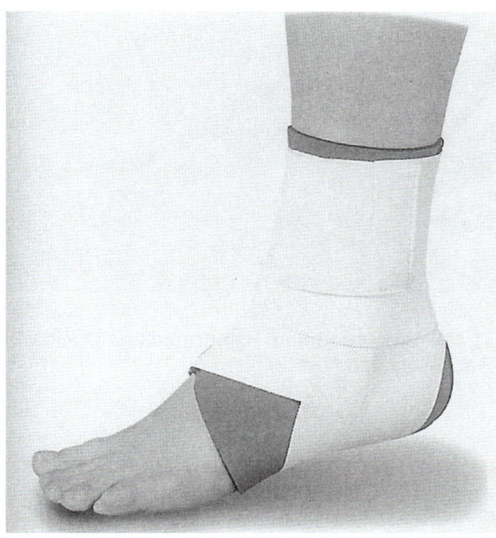

Figura 31.43 – Tornozeleira com banda elástica em 8.

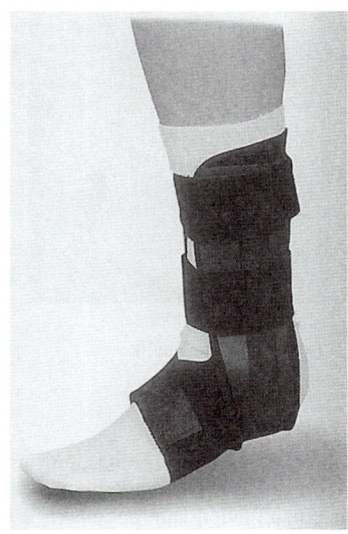

Figura 31.45 – Estabilizador de tornozelo.

OUTRAS ÓRTESES PARA MEMBROS INFERIORES

Leito em Polipropileno

Leito confeccionado em polipropileno, sob molde gessado, com tiras em velcro na região abdominal, nos joelhos e tornozelos. Utilizado em bebês com paralisia dos membros inferiores, visando ao controle e à prevenção das atitudes viciosas das articulações dos quadris, joelhos, tornozelos e pés.

Scottish-Rite (*Atlanta Brace*)

Consta de um cinto pélvico, com a parte posterior rígida em duralumínio. Dele saem duas hastes laterais que passam pelas articulações dos quadris e vão até 6cm acima dos joelhos. Essas barras fazem um ângulo que deixam as pernas em abdução. Fixam-se sobre as coxas por meio de coxais de couro, que são separadas por uma barra metálica regulável. Órtese utilizada principalmente para tratamento da doença de Legg-Perthes-Calvé. Mantém a cabeça femoral centrada, por meio do posicionamento dos membros inferiores em abdução e permite a flexão dos quadris[16].

Órtese Trilateral

Utilizada no tratamento da doença de Legg-Perthes-Calvé, uma necrose avascular da cabeça femoral, que acomete a criança de 3 a 9 anos de idade, em média. A base do tratamento consiste em se conseguir, ao final da evolução do processo, uma cabeça femoral a mais esférica e congruente possível. O uso de aparelhos ortopédicos funciona por meio da descarga de peso na região isquiática, diminuindo a carga na articulação do quadril durante a deambulação e a manutenção deste em abdução. Necessita de compensação contralateral.

Suspensório de Pavlik

É uma aparelho ortopédico utilizado nos casos de displasias do desenvolvimento do quadril. Indicado para tratamento do zero aos seis meses de idade.

Correias de couro que envolvem as pernas, passando abaixo dos tornozelos e conectadas a um cinto torácico sustentado por suspensórios que se cruzam na região interescapular, posicionando em flexão e abdução as articulações dos quadris e joelhos. A flexão deve ficar em torno de 90° (Fig. 31.47). Mantém a cabeça femoral centrada, permitindo mobilidade da articulação do quadril e contribuindo para a conformação correta do acetábulo[16].

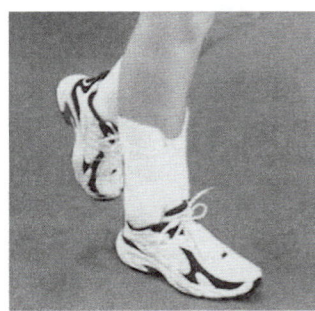

Figura 31.44 – Tornozeleira tipo *Air Cast*.

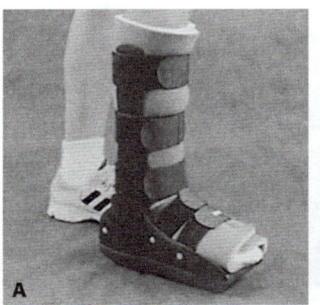 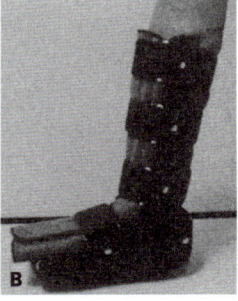

Figura 31.46 – (*A* e *B*) Imobilizador de tornozelo tipo *robofoot*.

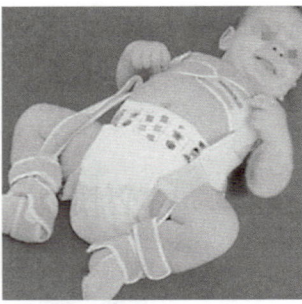

Figura 31.47 – Suspensório de Pavlik.

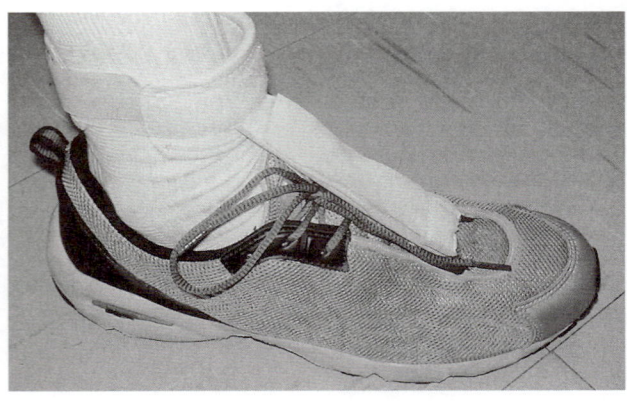

Figura 31.49 – Tira antieqüino. Fotografada na Oficina Ortopédica do Lar Escola São Francisco.

É um aparelho difícil de ser usado e, por isso, só deve ser indicado por profissional experimentado e familiares bem esclarecidos, pois o uso inadequado pode levar à necrose da cabeça do fêmur.

Aparelho de Frejka

Tecido de algodão com almofada interna em forma de fralda, colocada entre as coxas, mantendo as articulações do quadril a 90° de flexo-abdução. Utilizado nas luxações e subluxações congênitas do quadril, durante os primeiros meses de vida.

Sling para Membros Inferiores

Tiras elásticas ajustáveis na cintura e nos pés (Fig. 31.48). Utilizadas para correção de rotações interna ou externa dos membros inferiores, por meio de efeito de mola elástica.

Órtese Supramaleolar

Confeccionada sob molde em plástico termomoldável. Indicada para tornozelos com deformidade em valgo ou varo, ou nas amputações parciais dos pés.

Tira Antieqüino

Tira elástica fixada na perna por meio de uma braçadeira em tecido fechada em velcro e distalmente presa ao cadarço do calçado ou ao pé (Fig. 31.49). Auxilia na marcha de pacientes com fraqueza de musculatura flexora do tornozelo, sem sinais de espasticidade.

Órtese Dinâmica para Tornozelo Dyna Ankle

Goteira plástica com uma tira lateral elástica colocada distalmente na borda lateral e proximalmente na face medial. Indicada para

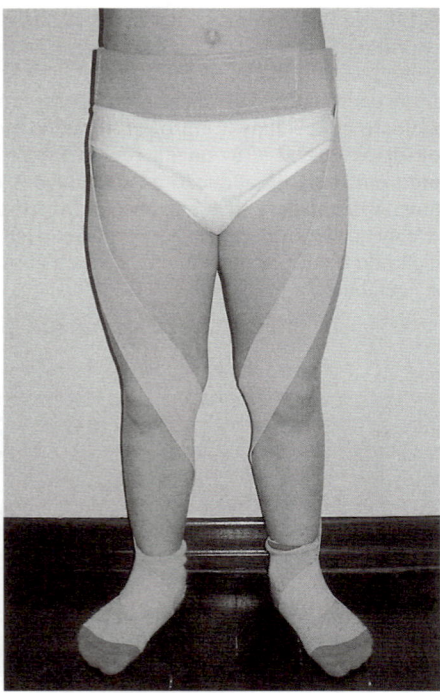

Figura 31.48 – *Sling* para membros inferiores.

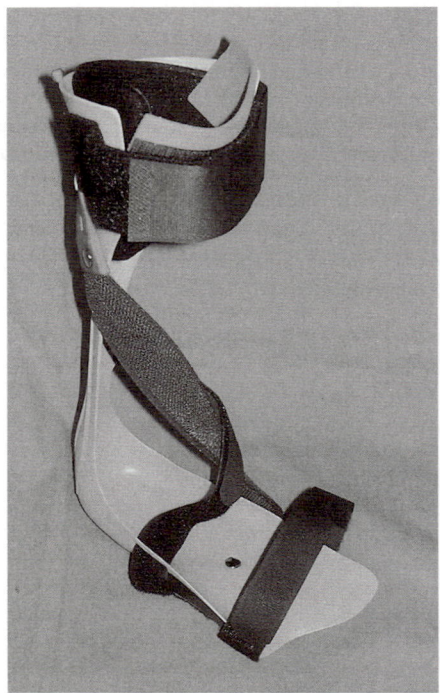

Figura 31.50 – Órtese dinâmica para tornozelo Dyna Ankle.

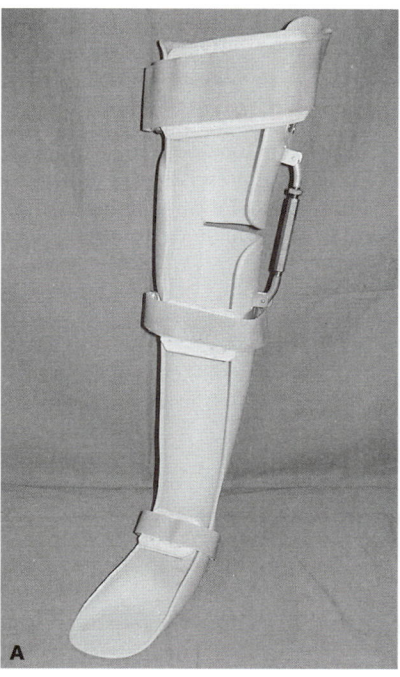 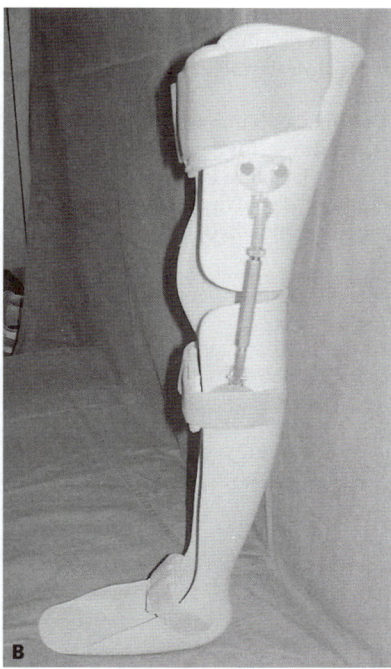

Figura 31.51 – (*A* e *B*) Órtese corretora para geno valgo de joelhos (vistas lateral e anterior). Fotografada na Oficina Ortopédica do Lar Escola São Francisco.

tratamento funcional após ruptura do ligamento lateral do tornozelo (Fig. 31.50). Pode ser usada na prevenção de entorses. Mantém a região lateral livre, possibilitando o seu uso após o trauma. Os tirantes dinâmicos limitam a flexão e supinação. Utilizada também para pés com fraqueza da musculatura dorsoflexora e eversora (lesão do nervo fibular)[17].

Férula Corretora de Geno Varo

Consiste em uma barra de duralumínio medial – unida a um semi-aro na coxa (2,5cm abaixo da região inguinal) que desce até a planta do pé – fixada à palmilha rígida. Possui uma cinta larga em couro firme na região do joelho, que faz a força corretora do geno varo. Possui um formato convexo e é utilizada com botas abertas. Aplicada individualmente para cada membro inferior. É de uso noturno[18]. Pode também ser uma goteira coxopodálica em polipropileno, com um cursor metálico colocado na face medial do joelho.

Férula Corretora de Geno Valgo

Consiste em duas hastes metálicas laterais. Na parte superior, possui almofadas de plastazote sobre os trocanteres, unidas por um cinto de couro. Na parte inferior, terminam em palmilhas rígidas unidas a botas abertas. Nos joelhos, possui joelheiras em couro firme que exercem força corretora sobre o valgismo dos joelhos. É uma órtese noturna[18]. Também pode ser uma goteira coxopodálica em polipropileno, com cursor metálico em face lateral do joelho (Fig. 31.51, *A* e *B*).

Férulas de Sirena

Consiste em duas canaletas unidas de material termoplástico rígido, no qual se colocam as pernas dentro. A parte superior fica 2,5cm abaixo da região inguinal e a parte inferior 3cm acima dos maléolos tibiais. Três tiras de couro e velcro exercem a pressão necessária para correção de valgo ou varo. Uma tira fica no terço superior da coxa, a segunda tira no centro do joelho e a terceira no bordo inferior da órtese. É de uso noturno[18].

Órtese para Pé Torto Congênito

O pé torto congênito consiste em uma deformidade freqüente e de difícil tratamento. Caracteriza-se por eqüinismo acentuado de retropé e antepé, varismo de retropé, adução e supinação de antepé e cavismo plantar acentuado. O tratamento nos primeiros quatro a seis meses de vida consiste em manipulação das deformidades e sua manutenção por meio de gessos seriados, trocados semanalmente[19].

Algumas órteses podem ser indicadas para manutenção da correção. A férula de Denis Browne consiste em uma barra metálica que une ambos os pés, acoplada a palmilhas ou ao solado de botas com mecanismo de regulagem para correção da adução e do eqüino (Fig. 31.52).

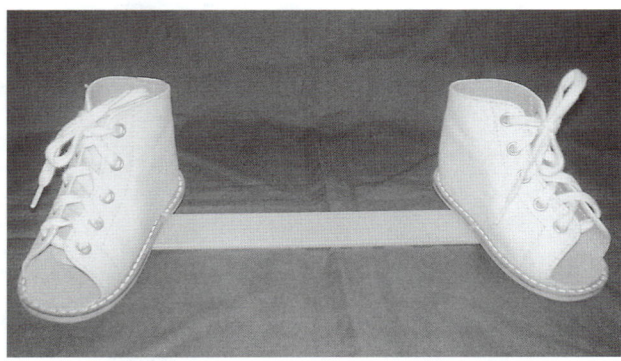

Figura 31.52 – Órtese para pé torto congênito tipo Dennis Browne. Fotografada na Oficina Ortopédica do Lar Escola São Francisco.

Algumas outras órteses podem ser utilizadas, como calçados de ponta invertida para correção de adução de antepé, cunha externa no salto para correção do varismo e barra retrocapital para correção de eqüinismo.

Órteses em termoplástico articuladas têm sido utilizadas para manutenção da correção. Uma órtese foi desenvolvida no Lar Escola São Francisco, pelo Dr. Alexandre Francisco Lourenço com colaboração do sr. Milton B. da Silva e consiste em uma goteira longa em polipropileno, mantendo o joelho fletido, tornozelo a 90°, aleta medial para evitar adução de antepé e mecanismo de controle de rotação externa da tíbia (Fig. 31.53).

Parapodium

Consiste em uma peça feita em madeira acoplada, ou não, a uma mesa. É prescrito para ortostatismo em crianças que não são deambuladoras. A criança fica presa à peça de madeira posterior por meio de correias colocadas nos membros infe-

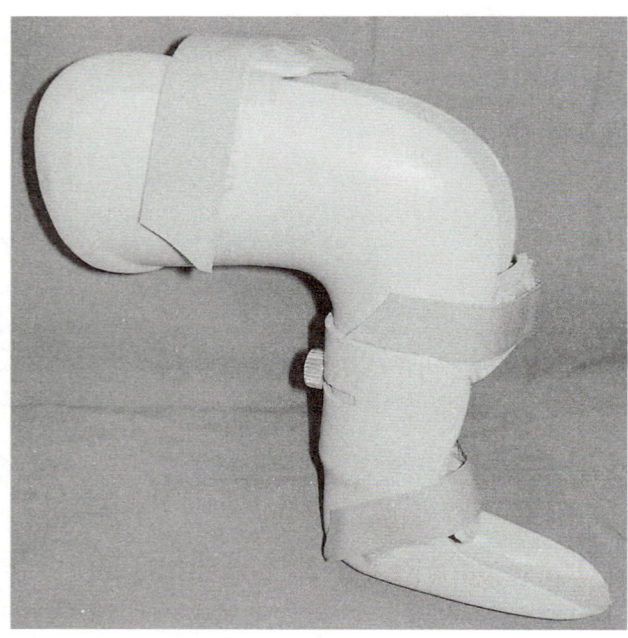

Figura 31.53 – Órtese para pé torto congênito. Fotografada na Oficina Ortopédica do Lar Escola São Francisco.

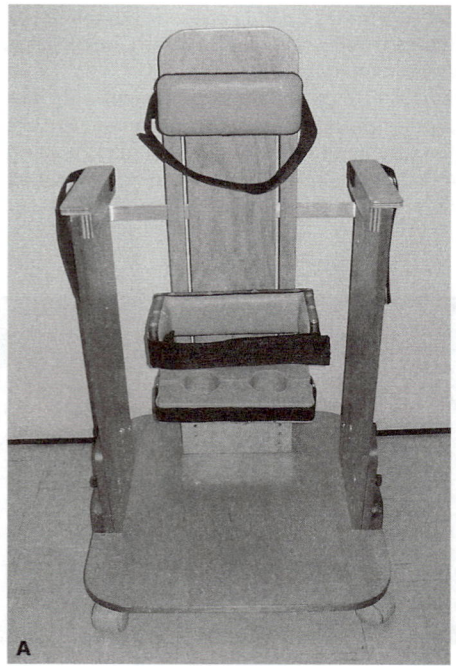
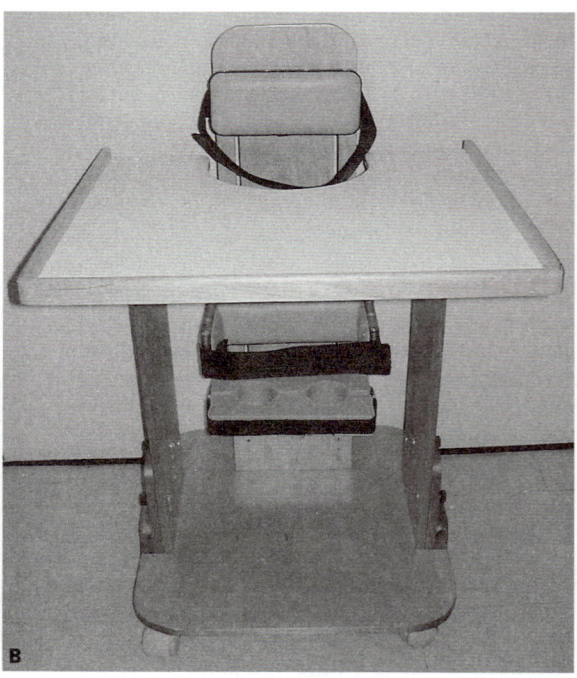

Figura 31.54 – (*A* e *B*) *Parapodium* com e sem mesa. Fotografado na Oficina Ortopédica do Lar Escola São Francisco.

riores e no tronco, deixando-os bem posicionados, trabalhando a postura e o equilíbrio. Os membros superiores ficam livres para função na mesa (Fig. 31.54, *A* e *B*).

Palmilha Dorsiflex

Consiste em uma palmilha que possui sensores de contato, unidos a eletrodos colocados na panturrilha, e um estimulador que funciona com baterias. Controla a dorsoflexão do pé por meio de estimulação muscular durante a marcha. Indicada nos casos de fraqueza muscular para dorsoflexão, como nas seqüelas de acidente vascular cerebral, paralisia cerebral, lesão medular. Seu uso é contra-indicado nas alterações de sensibilidade, espasticidade intensa, deformidades e pacientes com marca-passo cardíaco[14].

Órtese de Sarmiento

Órtese bivalvada em polipropileno, unidas com tiras de velcro colocadas na perna. Utilizada nos casos de fratura de tíbia, para tratamento conservador ou no pós-operatório. Permite imobilização completa do segmento acometido, possibilitando mobilização da articulação do joelho e, em alguns casos, do tornozelo, por meio da colocação de uma articulação nesta região.

REFERÊNCIAS BIBLIOGRÁFICAS

1. HENNING, E. E. O calçado e a saúde dos pés. *Revista CIPA*.
2. http://www.sapatosite.com.br
3. HENNESSEY, W. J.; JOHNSON, E. W. Lower limb orthoses. In: BRADDOM, R. L. (ed.). *Physical Medicine and Rehabilitation*. Philadelphia: W.B. Saunders, 1996. p. 333-358.
4. BAUMGARTNER, R. Calzados ortopédicos. In: VILADOT, R.; COHI, O.; CLAVEL, S. *Ortesis Y Protesis del Aparato Locomotor*. Masson; 1994. p. 271-275.
5. VALENTE, V. El primer calzado del niño. In: VILADOT, R.; COHI, O.; CLAVEL, S. *Ortesis Y Protesis del Aparato Locomotor*. Masson; 1994. p. 263-265.
6. ASTUR, N. F. *Órtese para o Pé – Esquemas de Prescrição*. 2. ed.
7. VILADOT, R. COHI, O.; CLAVEL, S. Ortesis para el pie plano. In: *Ortesis Y Protesis del Aparato Locomotor*. Masson; 1994. p. 189-196.
8. GONZÁLEZ CASANOVA, J. C. Pie cavo. In: VILADOT, R.; COHI, O.; CLAVEL, S. *Ortesis Y Protesis del Aparato Locomotor*. Masson; 1994. p. 197-202.
9. CLAVELL, S.; COHÍ, O.; VILADOT, R. Ortesis para el tratamiento del pie cavo In: *Ortesis Y Protesis del Aparato Locomotor*. Masson; 1994. p. 203-206.
10. CLAVELL, S.; COHÍ, O.; VILADOT, R. Plantillas ortopédicas y otras ortesis para las metatarsalgias. In: *Ortesis Y Protesis del Aparato Locomotor*. Masson; 1994. p. 213-219.
11. ANDBEM ORTOPEDIA. *Órteses Plantares WalkWell®, Valente® e Andflex®*. Catálogo 2001 – Andbem Ortopedia, 2001.
12. LIANZA, S.; DEZEN, E. L. Órteses. In: LIANZA, S. *Medicina de Reabilitação*. 3. ed. Rio de Janeiro: Guanabara Koogan, 2001. p. 50-67.
13. CLAVELL, S.; COHÍ, O.; VILADOT, R. Ortesis y ayudas para la marcha. In: *Ortesis Y Protesis del Aparato Locomotor*. Masson; 1994. p. 47-100.
14. AACD. *Catálogo Ortopedia AACD*. São Paulo: AACD.
15. COHÍ, O.; VILADOT, M.; MENDOZA, M. Ortesis para la rodilla. In: CLAVELL, S.; COHÍ, O.; VILADOT, R. *Ortesis Y Protesis del Aparato Locomotor*. Masson; 1994. p. 171-181.
16. HEBERT, S. Quadril da criança e do adolescente. In: HEBERT, S.; XAVIER, R. *Ortopedia e Traumatologia – Princípios e Prática*. 2. ed. 1998. p. 177-202.
17. OTTO BOCK. *Catálogo Otto Bock*.
18. CLAVELL, S.; COHÍ, O.; VILADOT, R. Ortesis para la corrección del genu varo y genu valgo. In: *Ortesis Y Protesis del Aparato Locomotor*. Masson; 1994. p. 143-148.
19. XAVIER, R. Pé da criança e do adolescente. In: HEBERT, S.; XAVIER, R. *Ortopedia e Traumatologia – Princípios e Prática*. 2. ed. 1998. p. 277-300.

CAPÍTULO 32

Calçados Esportivos

José Felipe Marion Alloza • Sheila Jean McNeill Ingham

HISTÓRICO

A história dos calçados e sua evolução confundem-se com a história da humanidade. Desde o princípio, eles serviram para a proteção dos pés contra as agressões do meio ambiente.

Na Antiguidade, a sandália era o calçado mais utilizado, embora já se usassem sapatos no período Kassaite (1660-1220 a.C.) na Mesopotâmia.

O primeiro modelo de calçado era constituído simplesmente por um envoltório de couro amarrado ao pé por meio de tiras de couro cru.

Porém, as mulheres gregas, que geralmente andavam descalças no interior das casas, usavam calçados fechados, que se tornariam luxuosos no período helênico.

Os romanos, que foram os primeiros a formar uma associação de artesãos para confecção de calçados, desenvolveram formas de sapatos diferentes para o pé esquerdo e para o direito. Já nessa época, o calçado servia como diferenciador de classes sociais, pois os senadores usavam calçados marrons, com quatro tiras escuras de couro enroladas até a metade da perna, ao passo que os cônsules usavam calçados brancos.

Durante toda a Idade Média, os calçados eram simples, inicialmente do tipo mocassim, feitos de couro não curtido.

Foi provavelmente em 1305, quando o rei Eduardo I decretou que uma polegada (2,5cm) deveria ser equivalente a três espigas de cevada, que se iniciou o sistema de medição e padronização de numeração de calçados.

A partir do século XVI, houve um aumento na diversidade e complexidade dos modelos de calçados. Esses apresentavam solas de couro ou cortiça e a cobertura feita de veludo, couro ou seda.

Por volta de 1760, aparecia a primeira fábrica de sapatos em Massachusetts, Estados Unidos, quando teve início o processo de produção em massa de calçados. No século XIX, quando surgiram as máquinas de costura e os sapatos puderam ser produzidos de uma maneira mais barata e rápida, é que realmente a produção em massa começou a se efetivar[1].

Em 1839, o processo de vulcanização descoberto por Charles Goodyear permitiu que a borracha fosse introduzida como uma das matérias-primas na produção de calçados. A vulcanização é basicamente um processo em que a borracha é aquecida em conjunto com o enxofre, resultando em uma borracha com maior resistência à abrasão e que se mantém elástica em um espectro maior de temperatura[2].

Em 1861, patenteou-se um calçado com pregos para a prática do críquete, dando início à criação de calçados esportivos.

Na primeira olimpíada moderna, em Atenas, em 1896, durante a prova da maratona, foi usado pela primeira vez um calçado adaptado para corridas de longa distância, que seria o precursor dos que são fabricados atualmente[3].

Na década de 1930, um sapateiro aposentado, Richings, começou a produzir calçados individualizados para corredores de longa distância; foi o protótipo dos calçados individualizados para os atletas de elite, como nos dias atuais[3].

Com certeza, o desenvolvimento dos calçados esportivos é uma das mais significas contribuições da tecnologia e indústria para o mundo esportivo. O calçado é equipamento essencial para a prática da grande maioria das modalidades esportivas disputadas ao redor do mundo, e o design e a construção desse equipamento têm como pontos primordiais o conforto, a estabilidade, o retorno ou dissipação de energia, além da absorção do impacto.

ANATOMIA DO CALÇADO

Os calçados são compostos basicamente de duas partes: a cobertura e a sola. A cobertura é subdividida em caixa dos dedos, garganta, língua, colo, protetor do tendão do calcâneo (tendão de Aquiles), forração, estabilizador de calcanhar e tiras estabilizadoras. A sola é composta pela sola média, ou entressola, e sola externa. A entressola é o *coração* do calçado, em que estão dispostos e arranjados os diferentes materiais (ar, gás freon, gel, câmaras) que conferirão a qualidade de absorção de impacto ao equipamento. A palmilha é um adereço removível que faz a interface entre o pé e o calçado. A base para a construção de um calçado é a forma ou modelo que funciona como o molde do pé, permitindo que a cobertura seja feita na medida correta. Os moldes já foram construídos de vários materiais, inicialmente de pedra, seguidos de madeira e sintéticos. Atualmente, podem-se construir modelos a partir de estudos computadorizados que consideram os pés como estes realmente funcionam em estase ou em movimento, com diferentes padrões de deslocamento do baricentro, picos de pressão e levando-se em consideração as demandas da modalidade a ser desempenhada (Fig. 32.1).

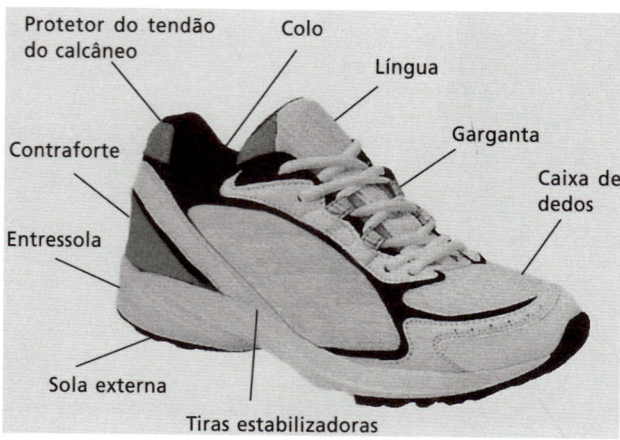

Figura 32.1 – Anatomia de um calçado.

ESCOLHA DO CALÇADO

O calçado deve ser usado e escolhido para o quê e para quem se destina. Deve-se ter em mente que ele é que deve ser construído para os pés do indivíduo e não o inverso.

Geralmente, não se observam anormalidades grosseiras nos pés de esportistas; é evidente, porém, que o pé com carga pode ser caracterizado como cavo, neutro ou plano, de acordo com a altura do arco plantar e sua forma. Cerca de 60% da população tem pés considerados neutros[4].

Em estudo de população de corredores em atividade esportiva intensa e regular, foi evidenciado que 77% deles apresentavam pés caracterizados como neutros, ou seja, sem desvios para plano ou cavo, e cerca de 13% de indivíduos dessa amostra evidenciaram pés do tipo plano e 10% do tipo cavo, o que demonstra que o tipo de pé não neutro não pode ser considerado como patológico ou fator de impedimento para a prática esportiva[5]. A indicação de possíveis fatores de correção no calçado para indivíduos com diferentes formas dos pés ainda não está totalmente esclarecida e deve ser cuidadosamente estudada antes de sua determinação. O mesmo cuidado deve-se ter com o uso e aquisição de calçados específicos para indivíduos *pronadores* ou *hiperpronadores*. A utilização dos termos na literatura científica e também pelos próprios fabricantes é feita de forma confusa e, muitas vezes, inadequada. Pronação e hiperpronação dizem respeito a movimentos articulares de ocorrência normal dentro de um certo espectro, de difícil identificação e avaliação *in vivo*, portanto não facilmente diagnosticados ou evidenciados como normais ou patológicos e que necessitam de detalhados estudos, desde a avaliação clínica até avançados estudos laboratoriais, para sua caracterização e, finalmente, adequação do calçado.

Existem, hoje, numerosos sistemas de mensuração, o que torna difícil a escolha do tamanho certo de um calçado, principalmente com base apenas no comprimento do hálux. Além disso, cada fabricante usa formas com parâmetros diferentes e, conseqüentemente, a mesma numeração de calçado de distintos fabricantes pode não ter o mesmo tamanho.

Para uma escolha correta do comprimento do calçado, pode-se experimentá-lo; em pé, com todo o peso corporal, averiguar se existe uma distância de meia a uma polegada entre a ponta do dedo mais longo e a extremidade posterior do calçado.

Outro teste importante para determinação do comprimento é feito pedindo-se ao comprador que simule uma freada brusca e observando se isto causa desconforto aos pés do atleta, além disso, sempre se deve provar o calçado com a meia apropriada para a atividade na qual será utilizado, devendo ficar confortável em ambos os pés, ou seja, com base no de maior tamanho[6].

A largura correta do calçado deve ser testada com o atleta em pé e o examinador tentando fazer uma preensão de material da cobertura do calçado entre seu 1º e 2º dedos na parte anterior do mesmo. O examinador não deve encontrar sobra de material. Infelizmente, no Brasil, não se tem a prática do uso de aparelho desenvolvido para mensuração do tamanho (comprimento/largura) dos pés no ato da aquisição do novo calçado, o que permite a determinação tanto do número em relação ao comprimento quanto em relação à largura, além da diferenciação das numerações masculina e feminina.

Outro aspecto importante a ser observado é a correlação entre o ponto de flexão do tênis nas regiões do mediopé e da dobra metatarsal, ponto de mobilidade dos dedos. Apesar de parecer irrelevante, o horário da prova ou compra do novo calçado é muito importante, pois os pés têm a tendência de ficar mais edemaciados no final do dia e, portanto, esta é a hora mais adequada, evitando-se assim a compra de calçados apertados.

É importante a prova do novo calçado nos dois pés e andar ou até mesmo saltar e trotar com ele, pois devem ficar confortáveis já no momento da aquisição, ou melhor, antes da sua compra.

Sabe-se que a propriocepção e o conhecimento do posicionamento dos pés declinam com o avanço da idade, portanto, deve-se indicar calçados que pouco afetem os fatores de estabilidade, principalmente para esses indivíduos. Os atletas de mais idade são beneficiados pelo uso de calçados com alta firmeza e baixa espessura da entressola[7].

Escolha do Calçado para Crianças

Algumas dicas extras para a compra adequada de calçados para as crianças segundo The American Orthopaedic Foot and Ankle Society:

- Sempre medir os dois pés, pois a maioria das crianças tem os pés direito e esquerdo de tamanhos diferentes.
- A criança deve sentir conforto assim que puser o calçado, este não deve esperar ser *amaciado*.
- A maioria das crianças não desenvolve completamente o arco plantar até a pré-adolescência e não são necessários ou úteis calçados para ajudar no desenvolvimento do arco.
- Crianças devem usar sapatos com o formato de seus pés e que permitam o livre movimento de seus dedos.
- Deve haver o espaço de um dedo entre o maior dedo do pé e a ponta do calçado.
- O calcanhar deve encaixar-se bem no contraforte do calçado, não permitindo que o pé deslize dentro do mesmo.
- A sola do calçado deve ser capaz de proteger o pé de lesões e oferecer amortecimento sem que tenha tamanho exagerado.
- A cobertura do calçado deve ser feita de um material que permita que o pé *respire*.

Calçados Específicos para Determinadas Atividades

Sempre se deve ter em mente qual o objetivo que se quer alcançar com a compra de diferentes tipos de calçados.

As grandes empresas dispõem de uma enorme variedade de modelos construídos para as mais diversas atividades. Segue a descrição de algumas características específicas de alguns calçados esportivos.

Corrida

- Câmara superior macia.
- Boa flexibilidade.
- Contraforte resistente e firme.
- Rigidez torcional.
- Boa absorção do choque (sola com baixo peso).
- Boa tração.

Atualmente, são desenvolvidos modelos específicos e individualizados, que levam em consideração os diferentes tipos ou padrão dos corredores, além das diferentes modalidades de corrida, uma vez que determinados indivíduos correm com ataque inicial do retropé (região posterior do pé) ao solo – *rearfoot strikers* –, enquanto outros atacam o solo já com o mediopé (*midfoot strikers*); o impacto no antepé (região anterior dos pés) e do calçado sempre existe. Assim, a proteção das diferentes regiões de pressão deve ser alcançada[8] (Fig. 32.2).

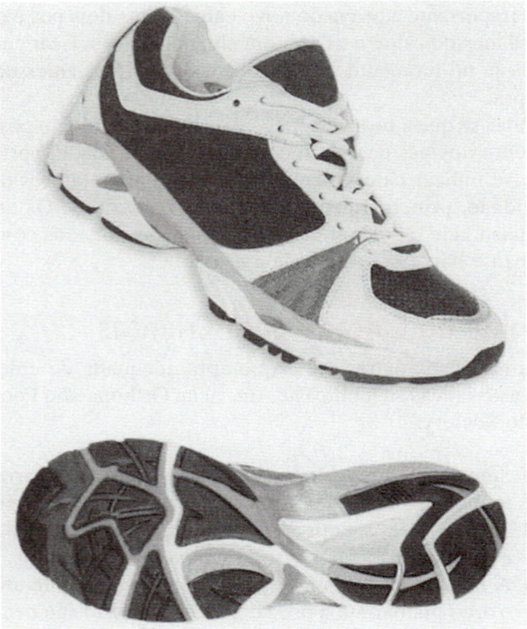

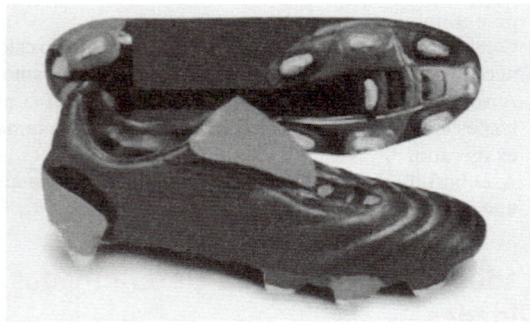

Figura 32.2 – Calçado para corrida.

- Boa estabilização do calcanhar.
- Presença de capuz dos dedos (proteção da caixa dos dedos) (Fig. 32.4).

Basquete

- Bons suportes lateral e medial.
- Peso de moderado a leve.
- Câmara posterior firme.
- Bom coxim para absorção de impacto.
- Sola plana e solado preparado para boa tração.
- *Pivot point.*
- Corte alto para tornozelo (sem restringir movimentos) (Fig. 32.5).

Tênis

- Bom suporte lateral.
- Peso de moderado a leve.
- Câmara posterior firme.
- Câmara anterior ampla.

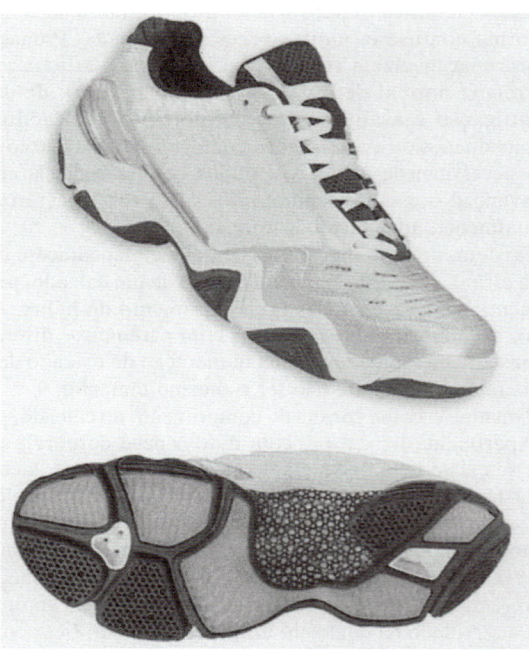

Figura 32.3 – Calçado para prática de futebol.

Futebol

- Câmara superior resistente.
- Língua bem acolchoada e alta.
- Câmara posterior firme.
- Solado com cravos de material e tamanho variando de acordo com o tipo de superfície em que será praticada a modalidade.

Os calçados para futebol de salão passaram por reformulação, e são confeccionados com maior atenção ao solado protetor contra os constantes impactos; o mesmo ocorre com a caixa dos dedos (Fig. 32.3).

Voleibol

- Bom suporte lateral.
- Calçado leve.
- Bom amortecimento.
- Boa ventilação.
- Solado liso de borracha.

Figura 32.4 – Calçado para prática de voleibol.

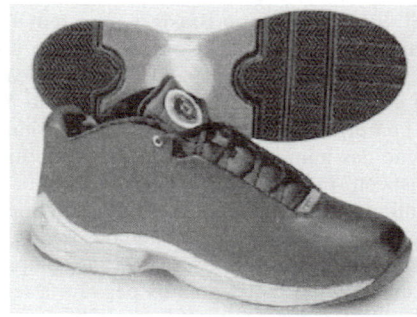

Figura 32.5 – Calçado para prática de basquete.

- Boa ventilação.
- *Pivot point*.
- Solado variando de acordo com piso (saibro, superfície sintética) (Fig. 32.6).

TROCA DO CALÇADO

A hora certa da troca do calçado depende de muitas variáveis: do próprio calçado, do material usado para sua confecção, das condições e da superfície em que é usado e das características do atleta (peso, características próprias de sua marcha e estilo de jogo).

Em média, pode-se afirmar que um tênis de corrida é feito para durar de 550 a 800km e, portanto, deve ser trocado quando essa distância for percorrida. Os tênis para esporte de quadra também são construídos com materiais similares e, portanto, têm durabilidade similar. Tomando-se como exemplo que um corredor a aproximadamente 13km/h demoraria 60h para percorrer 800 quilômetros ou, comparativamente, se um atleta de basquete treinar 3h por dia, seis dias por semana, em um mês já terá usado o tênis por mais de 60h e terá que trocar seu calçado.

De maneira geral, um calçado esportivo conserva aproximadamente 75% da capacidade de absorção inicial ao choque após 80km de corrida e aproximadamente 67% após 160 a 240km. Entre 400 e 800km, os calçados conservam menos de 60% da sua capacidade inicial de absorção do impacto, e, após os 800km, o calçado esportivo perdeu cerca de 70% da sua eficiência[10].

A flexibilidade ou a rigidez do calçado devem ser periodicamente revisadas, pois estas são alteradas com o tempo e deixarão de conferir proteção; o mesmo deve ser feito avaliando-se o alinhamento e firmeza da parte posterior do calçado.

A avaliação pode ser feita colocando-se o calçado em uma mesa e olhando-se de trás, conferindo-se assim a integridade e grau de desgaste, a deformidade é sinal de desgaste.

PAPEL DOS CALÇADOS NA ORIGEM DE LESÕES

Os calçados esportivos são importantes ferramentas para a prevenção e tratamento de lesões esportivas, podendo participar no mecanismo de absorção de energia, assim como conferir estabilidade e controle de movimentos. Esse equipamento, porém, está também envolvido na gênese das lesões, o que é fator de preocupação para o profissional da área de saúde e educação, além de gerador de pesquisas e desenvolvimento na indústria desportiva.

É consenso que a maior parte das lesões ocorridas na prática esportiva dá-se no membro inferior, o que torna o papel do calçado esportivo muito importante, uma vez que o contato do indivíduo com o solo se dá por meio dos pés[11,12]. O complexo tornozelo-pé deve ter uma posição na qual funcionará com mais eficiência, resultando em menos estresse nas articulações, ligamentos e tendões. Assim, conforme Sneyers, o bom alinhamento desse complexo é uma importante condição para a adequada absorção de choque[13]. O calçado está diretamente relacionado a esse mecanismo, podendo interferir positiva ou negativamente. Watson, em um estudo com 324 atletas irlandeses, constatou que 78% das lesões aconteceram no membro inferior. Twellaar *et al.* descobriram que 65,9% das lesões do esporte se dá no membro inferior[14,15].

A torção do tornozelo constitui cerca de 25% das lesões que ocorrem em esportes envolvendo corridas e saltos. De todas as lesões do tornozelo, 75% são torções e, destas, 85% são causadas por um mecanismo de inversão[16]. De acordo com

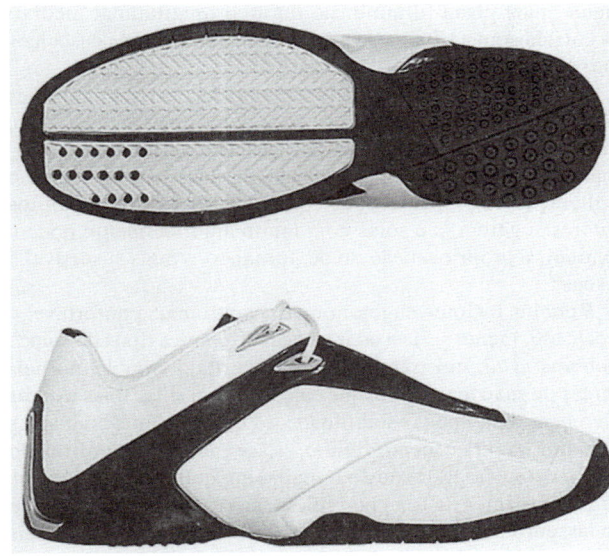

Figura 32.6 – Calçado para prática de tênis.

Barker *et al.* as torções de tornozelo são responsáveis por 10 a 28% de todas as lesões no esporte[17].

Para prevenir as torções de tornozelo, os calçados devem ser construídos de tal forma que limitem o estresse em inversão e eversão do tornozelo. Esses estresses são maiores quando o pé está em flexão plantar. Nessa posição, a distância entre a articulação do tornozelo e o solo é maior, o que faz com que haja um aumento na inércia no tornozelo quando uma força rotacional é aplicada ao pé, tornando-o mais suscetível à lesão. Além disso, na flexão plantar, o tornozelo tem menor estabilidade com um pequeno grau de mobilidade lateral. Portanto, um calçado protetor deve promover estabilização contra a rotação do tornozelo, a fim de evitar os estresses em inversão, grandes responsáveis pelas torções de tornozelo[18]. O ligamento talofibular anterior é o mais comumente lesionado e, portanto, o calçado que limite o estresse nesse ligamento, quando o pé está em flexão plantar, poderá diminuir a incidência de entorses no tornozelo[18].

Vários estudos demonstram as diferenças existentes na corrida com e sem calçados. Stacoff *et al.* compararam os movimentos do calcâneo e da tíbia em cinco atletas masculinos correndo descalços e calçados; seus resultados mostram que não há diferença entre o padrão de movimento da tíbia e do calcâneo na corrida com e sem calçado[19]. No entanto, Shapiro *et al.* demonstraram, por meio de um estudo com cadáveres, que tênis de *cano* alto teoricamente ofereceriam uma melhor estabilização à articulação do tornozelo do que o calçado de *cano* baixo[20]. Ottaviani *et al.*, em um estudo feito com 20 jovens do sexo masculino sem lesões recentes no tornozelo, observaram que calçados com maior elevação na altura dos tornozelos podem melhorar significativamente a resistência ativa a um movimento de inversão do tornozelo quando em flexão plantar moderada, o que é um fator importante na prevenção das torções de tornozelo durante a prática esportiva[21].

De Wit *et al.* realizaram um estudo biomecânico da marcha com nove corredores de longa distância e demonstraram que existe uma diferença na corrida com e sem calçados, caracterizada por uma maior taxa de carregamento externo e uma acomodação do pé após o choque do calcâneo significativamente mais plana (diminuição do arco longitudinal medial) na corrida com a técnica de planta inteira com os pés descalços (*barefoot running*)[22].

Stacoff *et al*. concluíram que a biomecânica das articulações dos diferentes indivíduos é um fator determinante e decisivo, e as diversas solas não seriam capazes de modificá-la substancialmente[23]. Há também diversos estudos na literatura que analisam a alteração da propriocepção com o uso de calçados. Muitos autores sugerem que solas com muito amortecimento podem diminuir a propriocepção do pé, tornando-o mais suscetível a lesões[18].

Robbins e Gouw sugerem que, quanto mais confortável é o calçado, menor seria a adaptação a diferentes tipos de solo[24]. Robbins *et al*. mostraram, em outro estudo com 13 participantes do sexo masculino, que calçados com solas finas e duras oferecem uma maior estabilidade do que calçados com solas de maior largura e menor rigidez[7]. Esse achado foi confirmado pelo mesmo autor em outro trabalho em que foram estudados 17 participantes do sexo masculino, aos quais se solicitou que andassem em uma barra de equilíbrio sem tênis e com seis diferentes modelos de calçados, que, apesar de aparentemente idênticos, diferiam na altura da sola e na dureza[25]. Os autores encontraram que a dureza da sola estava diretamente relacionada com a estabilidade, e sua espessura tinha relação inversa, ou seja, quanto mais larga a sola, menor era a estabilidade do participante (medida pelo número de quedas da barra de equilíbrio).

Wakeling *et al*. avaliaram seis voluntários do sexo masculino correndo em uma pista por 30min, duas vezes por semana, durante quatro semanas[26]. Os voluntários usavam calçados semelhantes que diferiam apenas na dureza da sola de EVA (material termomoldável). Foram avaliados com eletromiografia (EMG) de superfície nos músculos reto femoral, bíceps femoral, gastrocnêmio medial e tibial anterior do membro inferior direito durante a corrida. Encontraram diferenças na atividade muscular avaliada pela EMG nos 150m prévios ao choque do calcâneo, sugerindo que o recrutamento dos diferentes tipos de fibra muscular pode ser alterado pelo material da sola do calçado.

Além dessas relações entre os calçados esportivos e a prevenção de lesões no esporte, os calçados podem também ser fatores causadores de lesões conseqüentes de seu uso excessivo ou por tamanho inapropriado[9].

Lesões Mais Comuns por Região Anatômica

Antepé

- *Bolhas*: causadas pela fricção da pele contra o sapato, meia ou outro material.
- *Calosidades*: hiperqueratose causada pelo contato e pressão, que podem ou não ser dolorosa.
- *Degeneração ungueal*: hematoma subungueal pode ocorrer pelo uso de um calçado muito apertado.
- *Sesamoidite*: pé cavo, eqüino do primeiro metatarso ou um pé rígido pode causar sesamoidite. Um calçado com uma boa absorção nessa área pode ajudar a evitar a sesamoidite.
- *Neuroma interdigital*: o local mais freqüente de um neuroma interdigital é entre o terceiro e quarto dedos. Um aumento de pressão ou um calçado de tamanho inadequado pode contribuir para o aparecimento de um neuroma.
- *Compressão nervosa*: nervos superficiais (sural, fibular superficial) podem ser comprimidos quando do uso de calçado esportivo, resultando em dor ou sensação de *formigamento*.

Retropé

- *Bursites e afecções do tendão do calcâneo*: principalmente pela não acomodação do retropé de maneira adequada e/ou pelo impacto.
- *Fasciite plantar*: podendo ser resultado de deficiência de estabilidade e bom apoio do calcanhar, ou de ponto de flexibilidade não adequado.

As variáveis relacionadas com lesões e calçados esportivos são inúmeras, tornando estudos epidemiológicos muito difíceis de serem realizados. Ainda existem muitas perguntas a serem respondidas nesse campo de estudo, e é necessária a continuidade de pesquisas sérias.

CALÇADOS ESPORTIVOS E A INDÚSTRIA

Robbins e Waked, em estudo feito com 15 voluntários do sexo masculino, mostraram que existe uma tendência dos seres humanos em serem menos cuidadosos nos movimentos quando estão usando calçados com tecnologias ditas atuais ou *de ponta*[27].

Nesse estudo, 15 voluntários foram instruídos a pisar em quatro plataformas diferentes. Uma delas sem sistema de amortecimento e as outras três com o mesmo sistema, porém parecendo diferentes. Os voluntários receberam diferentes informações sobre cada uma das plataformas: uma teria um importante sistema de amortecimento (informação enganosa), outra seria pobre em amortecimento (informação de aviso) e numa terceira plataforma não se disponibilizavam informações a respeito do amortecimento. Naquelas superfícies em que havia uma propaganda enganosa, notou-se uma maior força de impacto, levando a uma maior tendência na ocorrência de lesões.

Esse estudo dá suporte à teoria de que ocorre um maior índice de lesões em atletas que usam calçados caros, envolvidos em muita propaganda, quando comparados aos que usam calçados mais baratos e lançados no mercado com menor trabalho de *marketing*.

Em um estudo semelhante, McGraw *et al*. avaliaram 19 voluntárias saudáveis do sexo feminino[28]. A elas, era solicitado para que andassem a uma velocidade de 2,5m/s com três calçados diferentes. Os calçados dois e três eram mais rígidos que o calçado um. Os calçados um e três eram iguais externamente. Além disto, foi dada a informação de que o calçado dois tinha um melhor amortecimento, pois era confeccionado por um novo material. As mesmas forças de reação ao solo foram encontradas, mas, quando perguntadas quanto ao conforto, a maioria das voluntárias referiu maior conforto no calçado dois, o mesmo que foi feita a propaganda enganosa.

Vivemos uma época em que a indústria de calçados esportivos investe milhões de dólares no desenvolvimento e divulgação de seus produtos, usando imagens de grandes atletas e ídolos, tornando a escolha, muitas vezes, influenciada mais pelo poder de carisma e imagem de êxito do atleta do que pela própria qualidade e real adequação do calçado e da prática esportiva a ser realizada com ele.

Assim, é fato que vivemos uma época de evolução da tecnologia com desenvolvimento da análise e produção dos calçados esportivos, mas também da estratégia de *marketing* e interesses financeiros, o que pode tornar cada vez mais difícil a escolha de um calçado adequado para a prática esportiva. Os profissionais da área de saúde devem saber orientar seus pacientes e atletas na seleção e escolha adequadas de um calçado que ajude a evitar lesões, que seja confortável e que tenha um preço acessível e adequado a cada comprador.

REFERÊNCIAS BIBLIOGRÁFICAS

1. DRESS. *Encyclopaedia Britannica*. Chicago: Encyclopaedia Britannica, 1977. v. 5, p. 1015-1040.
2. RUBBER. *Encyclopaedia Britannica*. Chicago: Encyclopaedia Britannica, 1977. v. 5, p. 1174-1783.
3. CLANTON, T. O. Sport shoes, insoles, and orthoses. In: DELEE, J. C.; DREZ, D. *Orthopaedic Sports Medicine – Principles and Practice*. Philadelphia: W.B. Saunders, 1994. cap. 24, p. 1982-2034.
4. SUBOTNICK, S. I. The biomechanics of running – implications for the prevention of foot injuries. *Sports Med.*, v. 2, p. 144-153, 1985.
5. ALLOZA, J. F. M. *Estudo Morfológico dos Pés de Corredores de Média e Longa Distância*. São Paulo, 2000. Tese (Mestrado) – Universidade Federal de São Paulo.
6. AMERICAN ORTHOPAEDIC FOOT AND ANKLE SOCIETY. How to select sports shoes.
7. ROBBINS, S.; WAKED, E.; ALLARD, P.; MCCLARAN, J.; KROUGLICOF, N. Foot position awareness in younger and older men: the influence of footwear sole properties. *J. Am. Geriatric. Soc.*, v. 45, p. 61-66, 1997.
8. CAVANAGH, P. R.; LAFORTUNE, M. A. Ground reaction forces in distance running. *J. Biomechanics*, v. 13, p. 397-406, 1980.
9. FREY, C. The shoe in sports. In: BAXTER, D. E.; HOUSTON, H. R. The foot and ankle in sport. 1995. cap. 26, p. 353-367.
10. COOK, S. D.; KESTER, M. A.; BRUNET, M. E. Shock absorption characteristics of running shoes. *Am. J. Sports Med.*, v. 13, n. 4, p. 248-253, 1985.
11. JONES, S. L.; BATES, B. T.; OSTERNIG, L. R. Injuries to runners. *Am. J. Sports Med.*, v. 6, n. 2, p. 40 –50, 1978.
12. COOK, S. D.; BRINKER, M. R.; POCHIE, M. Running shoes – their relationship to running injuries. *Sports Med.*, v. 10, n. 1, p. 1-8, 1990.
13. SNEYERS, C. J. L.; LYSENS, R.; FEYS, H.; ANDRIES, R. Influence of malalignment of feet on the plantar pressure pattern in running. *Foot & Ankle*, v. 16, n. 10, p. 624-632, 1995.
14. WATSON, A. W. S. Incidence and nature of sports injuries in Ireland. *Am. J. Sports Med.*, v. 21, n. 1, p. 137-142, 1993.
15. TWELLAAR, M.; VERSTAPPEN, F. T. J.; HUSON, A. Is prevention in sports a realistic goal? *Am. J. Sports Med.*, v. 24, n. 4, p. 528-534, 1996.
16. BAUMHAUER, J. F.; ALOSA, D. M.; RENSTRÖM, P. A. F. H.; TREVINO, S.; BEYNNOM, B. A prospective study of ankle injury risk factors. *Am. J. Sports Med.*, v. 23, n. 5, p. 564-570, 1995.
17. BARKER, H. B.; BEYNNON, B. D.; RENSTRÖM, P. A. F. H. Ankle injury risk factors in sports. *Sports Med.*, v. 23, n. 2, p. 69-74, 1997.
18. BARRETT, J.; BILISKO, T. The role of shoes in the prevention of ankle sprains. *Sports Med.*, v. 20, n. 4, p. 277-280, 1995.
19. STACOFF, A.; NIGG, B. M.; REINSCHMIDT, C.; BOGERT, A. J.; LUNDBERG, A. Tibiocalcaneal kinematics of barefoot versus shod running. *J. Biomech.*, v. 33, p. 1387-1395, 2000.
20. SHAPIRO, M.; KABO, J.; MITCHELL, P. et al. Ankle sprain prophylaxis: an analysis of the stabilizing effects of braces and tape. *Am. J. Sports Med.*, v. 22, n. 1, p. 78-82, 1994.
21. OTTAVIANI, R. A.; ASHTON-MILLER, J. A.; KOTHARI, S. U.; WOJTYS, E. M. Basketball shoe height and the maximal muscular resistance to applied ankle inversion and eversion moments. *Am. J. Sports Med.*, v. 23, n. 4, p. 418-423, 1995.
22. DE WIT, B.; DE CLERCK, D.; AERTS, P. Biomechanical analysis of the stance phase during barefoot and shod running. *J. Biomech.*, v. 33, p. 269-278, 2000.
23. STACOFF, A.; REINSCHMIDT, C.; NIGG, B. M.; BOGERT, A. J.; LUNDBERG, A.; JACHEN, D.; STUSSI, E. Effects of shoe sole construction on skeletal motion during running. *Med. Sci. Sports Exerc.*, v. 33, p. 311-319, 2001.
24. ROBBINS, S.; GOUW, G. Athletic footwear: unsafe due to perceptual illusions. *Med. Sci. Sports Exerc.*, v. 23, p. 217-224, 1991.
25. ROBBINS, S.; WAKED, E.; GOUW, G. J.; MCCLARAN, J. Athletic footwear affects balance in men. *Br. J. Sports Med.*, v. 28, n. 2, p. 117-122, 1994.
26. WAKELING, J. M.; PASCUAL, S. A.; NIGG, B. M. Altering muscle activity in the lower extremities by running with different shoes. *Med. Sci. Sports Exerc.*, v. 34, n. 9, p. 1529-1532, 2002.
27. ROBBINS, S.; WAKED, E. Hazard of deceptive advertising of athletic footwear. *Br. J. Sports Med.*, v. 31, p. 299-303, 1997.
28. MCGRAW, S. T.; HEIL, M. E.; HAMILL, J. The effect of comments about shoe construction on impact forces during walking. *Med. Sci. Sports Exerc.*, v. 32, n. 7, p. 1258-1264, 2000.

CAPÍTULO 33

Órteses de Coluna Vertebral

Sílvia Wasserstein

HISTÓRICO

As órteses, de maneira geral, são descritas há muitos anos. Existem referências de que os egípcios utilizavam dispositivos externos para segurar fragmentos ósseos.

Hipócrates, no século I, escreveu dois livros: *On Fractures* e *On Articulation*, em que fazia referências sobre a utilização de métodos externos para tratamento de problemas ortopédicos.

Galeno (131-201 d.C.) cita exercícios torácicos e de fortalecimento muscular para correção da escoliose.

Na Idade Média, a habilidade na construção das armaduras faz com que apareçam profissionais hábeis na construção de órteses (semelhança entre as armaduras e as órteses).

Ambrose Paré (1509-1590) é considerado o pioneiro das órteses modernas. Estão entre suas invenções os coletes metálicos, as órteses de couro para deambulação e as modificações nos calçados.

Nicholas Andry (1704-1756) descreve o princípio de que a criança deveria ser reta, isto é, sem desvios (*orthos* = reta e *paidios* = criança).

Lorenz Heister desenvolveu a primeira órtese da coluna, chamada de *iron cross*.

No século XIX, ocorreu grande desenvolvimento na confecção das órteses. As modificações continuaram ocorrendo na sua construção, principalmente pelos avanços tecnológicos (materiais utilizados), porém os princípios biomecânicos são mantidos[1].

Os principais objetivos da aplicação das órteses são:

- Controlar o posicionamento da coluna vertebral por meio de forças externas.
- Aplicar forças corretivas em curvas anormais.
- Auxiliar na estabilização da coluna vertebral.
- Diminuir a pressão exercida sobre a coluna vertebral.
- Restringir a movimentação após traumas ou procedimentos cirúrgicos.
- Analgesia por meio da restrição do movimento e relaxamento muscular.

Como efeitos negativos do uso das órteses, podemos citar:

- Atrofia muscular pela redução da atividade muscular necessária para sustentação vertebral.
- Dependência física e psicológica.
- Piora da postura.
- Alergia ou ferimento pelo material.

BIOMECÂNICA DA COLUNA VERTEBRAL

O grau de mobilidade é diferente nos diferentes segmentos da coluna vertebral e depende, entre outros fatores, da orientação das facetas articulares. Essa mobilidade é limitada na região dorsal pela presença da caixa torácica e é dependente da báscula da cintura pélvica.

A coluna cervical é a mais móvel; em geral, é maior a flexão que a extensão. A maior parte da mobilidade está no plano sagital e em C5-C6. Entre C1 e C2 ocorre maior rotação axial.

A coluna torácica tem pouca mobilidade. O maior grau de flexão na região dorsal ocorre nos segmentos torácicos inferiores. A flexão lateral também é máxima nos níveis torácicos inferiores. O movimento de rotação diminui na direção céfalo-caudal.

Na coluna lombar, ocorre pouca rotação axial, e é a região de maior movimento de flexo-extensão. Na articulação lombossacra, ocorre um pouco mais de rotação.

Para a prescrição de uma órtese, deve-se levar em consideração o que se quer limitar, qual o segmento afetado, o eixo de instabilidade, qual estrutura está alterada e quão rígida deve ser a órtese[1,2].

PRINCÍPIOS BIOMECÂNICOS DAS ÓRTESES DA COLUNA VERTEBRAL

- Forças horizontais de balanço: aplicação de três forças horizontais; uma em uma direção e duas na direção oposta.
- Compressão fluída: utilização dos tecidos moles para apoiar uma força compressiva. Por exemplo, órtese ou faixa abdominal – efeito compressivo no abdome para obter suporte adicional na coluna.
- Tração: aplicação de tensão por meio da distração, obtendo, com isso, imobilização de determinado segmento.
- Princípio do enluvamento: construção de uma *gaiola* ao redor do paciente.
- Fixação no esqueleto, por exemplo, halo.

Para a prescrição de uma órtese, deve-se levar em consideração alguns princípios. Deve-se saber quais os objetivos da órtese: se é para repouso (apoio), proteção (imobilização), correção ou simples lembrança postural.

Deve-se também levar em consideração qual o movimento a ser controlado: flexo-extensão, rotações, inclinações laterais[1].

COLUNA CERVICAL

As lesões na coluna cervical levam à contração da musculatura posterior do pescoço, o que causa uma sobrecarga sobre os discos intervertebrais, ocasionando dor no local.

O uso de um colar cervical leva à uma diminuição da pressão sobre os discos intervertebrais, pela descarga de peso e pelo equilíbrio de forças nos apoios mentoniano e occipital. Os colares cervicais somente reduzem a mobilidade da região cervical, não a imobilizando totalmente. Outro efeito benéfico do colar cervical é o aquecimento da região, auxiliando na analgesia e relaxamento muscular.

O colar cervical deve ser usado na fase aguda de traumas leves da região cervical, torcicolos, hérnias discais e espondilose cervical. O tempo de utilização deve ser o menor possível (em geral, por no máximo uma semana), associando-se meios físicos para analgesia e relaxamento muscular, uso de medicação e exercícios isométricos para evitar atrofia muscular.

Nos casos em que se necessite de uma maior imobilização da coluna cervical, como nas lesões por chicote, instabilidades, tumores ou fraturas vertebrais, utiliza-se as órteses cervicais ou cervicotorácicas, descritas mais adiante.

O tempo de utilização dessas órteses depende das avaliações clínicas e das imagens (radiografia, ressonância magnética e tomografia computadorizada), para liberação de seu uso.

Os cuidados com as órteses cervicais são os mesmos descritos para com as outras órteses.

As órteses podem ser pré-fabricadas ou feitas sob molde, e a escolha do material e do tipo dependerá da doença a ser tratada, das condições físicas e socioeconômicas do paciente e da experiência do ortesista que irá fazê-las; devem ser sempre prescritas pelo médico, com todas as especificações que se fizerem necessárias.

Colares Cervicais

Ver Tabela 33.1.

Colar Cervical Macio ou em Espuma

É feito em espuma e recoberto por malha tubular (Fig. 33.1).

É bem tolerado pela maioria dos pacientes, porém não restringe o movimento cervical em nenhum plano. Funciona como lembrança ao paciente para manutenção da postura, causando, com isto, um relaxamento da musculatura da cintura escapular. Provoca aquecimento e conforto da região.

Indicado em traumas leves da coluna cervical, nas cervicobraquialgias e nos torcicolos. É de baixo custo e fácil fabricação. Possui três tamanhos de altura diferentes e comprimento regulável.

Colar Cervical Rígido em Polietileno ou Colar de Schanz

É mais rígido que o anterior, porém não limita rotações e inclinações laterais da coluna cervical (Fig. 33.2). Utilizado como imobilizador provisório nas emergências e no pós-operatório de várias patologias cervicais. Pode vir com apoio mentoniano e suporte occipital.

Colar Philadelphia

Feito sob molde em polipropileno em duas partes, anterior e posterior, e fechamento com velcro. Possui suporte mentoniano e occipital (Fig. 33.3). Restringe aproximadamente 70% da flexão e extensão, porém pouco eficaz para rotações e inclinação lateral. É uma boa escolha para situações de emergência em traumas cervicais. É perfurado para melhorar a ventilação.

Colar de Forrester-Brown

Órtese moldada com suporte em aço revestido com couro nas regiões mandibular e occipital, e possui uma haste anterior e uma posterior (cursores graduáveis), que se estendem até a parede anterior e posterior do tórax. As almofadas anterior e posterior são conectadas por meio de correias em couro sobre os ombros. É uma órtese bastante eficaz no controle da flexo-extensão.

Colar Tipo Minerva

Órtese moldada em polipropileno em duas partes anterior e posterior, fechadas com velcro. Possui suporte mentoniano e

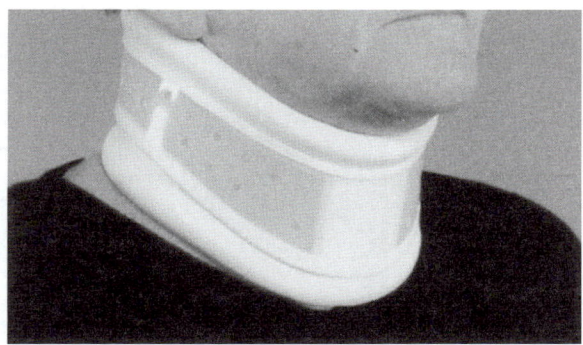

Figura 33.2 – Colar cervical em polietileno.

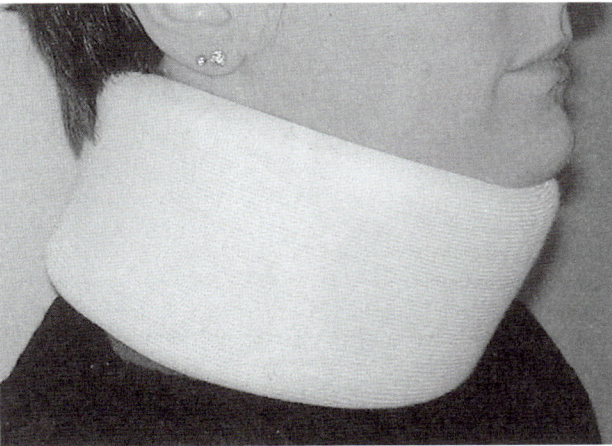

Figura 33.1 – Colar cervical em espuma.

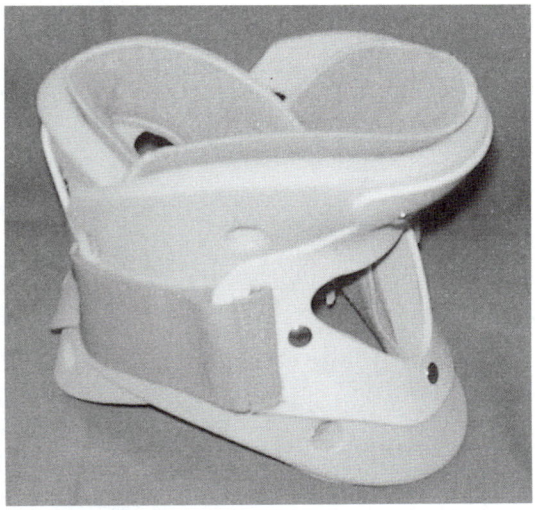

Figura 33.3 – Colar Philadelphia. Fotografado na Oficina Ortopédica do Lar Escola São Francisco.

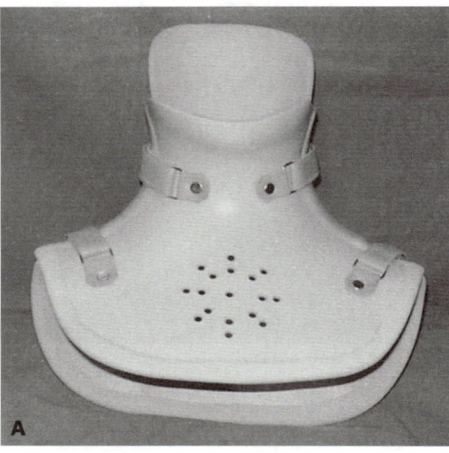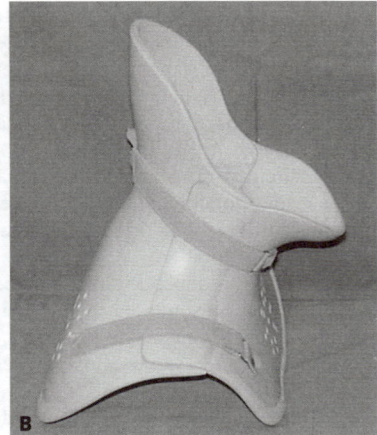

Figura 33.4 – (*A* e *B*) Colar tipo Minerva (vistas anterior e lateral). Fotografado na Oficina Ortopédica do Lar Escola São Francisco.

occipital (Fig. 33.4). Prolonga-se até a face anterior do tórax (abaixo da região esternal) e posteriormente até região escapular. Promove uma boa estabilização da coluna cervical, e é utilizado como coadjuvante no tratamento das fraturas, luxações, traumas e cervicalgias. Pode também ser utilizado no pós-operatório de cirurgias de coluna cervical.

Órteses Cervicotorácicas

Órtese de Quatro Hastes

Possui um suporte moldável em região mandibular e occipital, com quatro cursores reguláveis que se fixam em placas acolchoadas anterior e posteriormente no tórax. Essas almofadas torácicas anterior e posterior são fixadas por meio de tiras em couro sobre os ombros. São bastante eficazes para controle da flexo-extensão[2].

A órtese Guilford possui duas hastes, uma saindo do apoio mentoniano e fixando-se na parede anterior do tórax, e outra posterior, saindo da região occipital para a parte traseira (Fig. 33.5).

Yale

É um colar cervical Philadelphia modificado, com reforço. Estende-se inferiormente até a parede torácica anterior e posterior, com tiras abaixo da axila em circunferência. O apoio occipital pode estender-se para cima na calota craniana. Esses prolongamentos, tanto para cima como para baixo, são responsáveis pela maior estabilidade dessa órtese.

Órtese Tipo Sterno-occipital Mandibular Immobilization

Peça rígida plástica na face anterior do tórax e tiras nos ombros. Do suporte occipital, saem duas hastes metálicas, que se fixam anteriormente na peça plástica, e do suporte mandibular sai uma haste única que também se fixa na parede anterior (Fig. 33.6). É uma órtese bem tolerada e é de fácil confecção, sem necessitar de grandes movimentações do paciente para moldá-la. É muito eficaz na restrição dos movimentos de flexo-extensão.

Órtese Tipo Halo

Pode ser de dois tipos: halo com colete gessado ou com colete plástico.

O halo consiste em um anel metálico rígido preso à calota craniana por meio de quatro pinos, dois anteriores (geralmente, na

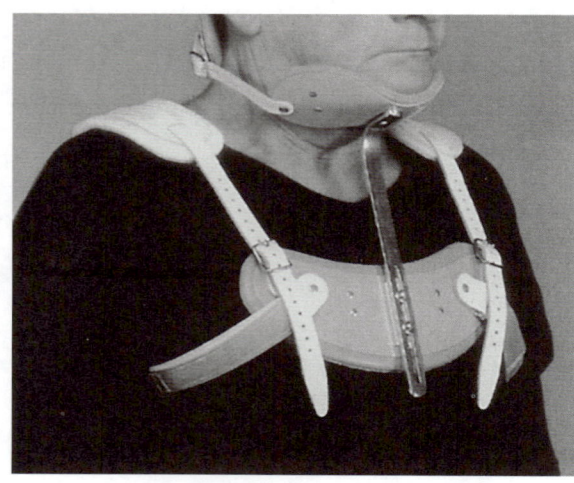

Figura 33.5 – Órtese de duas hastes.

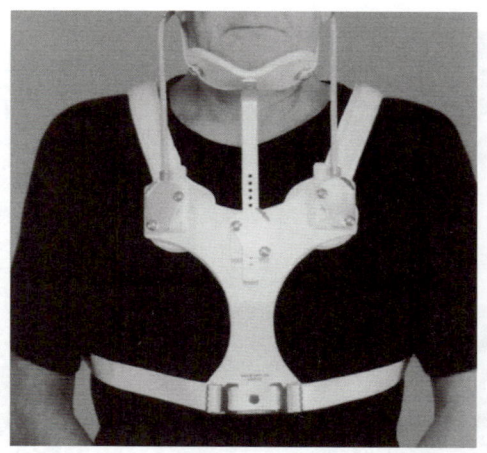

Figura 33.6 – Órtese tipo *sterno-occipital mandibular immobilization* (SOMI).

região frontal) e dois posteriores, na região parieto-occipital. Do halo saem quatro hastes que se fixam anteriormente e posteriormente à parede torácica no colete em polipropileno ou gessado. Existe uma variação, com duas hastes metálicas que saem lateralmente, conectando-se ao halo. Tanto o colete gessado quanto o plástico se estendem até a região umbilical. É indicado nas fraturas cervicais instáveis. Podem surgir complicações pela colocação dos pinos, como penetração do cérebro, abscesso cerebral, paralisia de nervos facial e glossofaríngeo etc.

Órtese Tipo Thermoplastic Minerva Body Jacket

É um colar tipo Minerva com prolongamento que se estende pelo tórax até a região abdominal e apresenta um adaptador tipo capacete, que promove um contato total na cabeça. Apresenta como vantagem não ser invasiva, com os pinos colocados na calota craniana, evitando problemas como infecção ou soltura destes. É mais leve que a órtese com halo, com melhor conforto para o paciente, é de escolha para crianças e permite uma mobilização mais precoce do paciente para a reabilitação.

Ambas as órteses (Minerva ou halo) são superiores em relação à estabilização da coluna e de escolha no manuseio de uma instabilidade da coluna cervical. Imobilizam com mais eficiência o movimento de rotação.

Vários estudos têm sido realizados para documentar a efetividade das órteses cervicais. Um dos maiores estudos é o de Johnson et al.[3]. Indivíduos normais usando colar macio, colar Philadelphia, SOMI, órtese de quatro hastes, Yale, halo com colete plástico e *thermoplastic minerva body jacket* (TMBJ)[2]. Flexão-extensão e inclinações laterais foram medidas radiograficamente e as rotações, medidas por meio de fotografias da cabeça[4].

COLUNA TORACOLOMBOSSACRA

As órteses para coluna toracolombossacra (TLSO) e as órteses para coluna lombossacra (LSO) são prescritas com mais freqüência que as cervicais.

Os objetivos dessas órteses são os mesmos que para a região cervical: posicionamento, aplicação de forças corretivas em curvas anormais, estabilidade, restrição de movimento. No caso de traumas, o principal objetivo é proteção da medula espinal, cauda eqüina e raízes nervosas. Nenhuma órtese causa imobilização total, porém limita bastante o movimento da coluna vertebral. Para sua efetividade uma órtese deve causar pressão suficiente nas proeminências ósseas, para manutenção ou mudança da postura. Quanto maior o contato da órtese com o corpo, ocorre uma melhor distribuição da pressão com melhor controle.

As órteses utilizadas para analgesia, nos casos de dorsolombalgias, podem ser simples faixas elásticas abdominais ou torá-

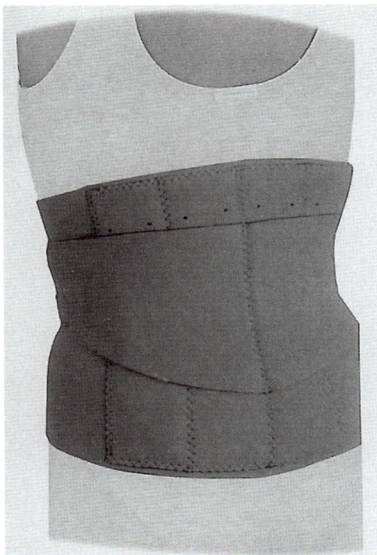

Figura 33.7 – Suporte lombossacro em neoprene com hastes semi-rígidas.

cicas que atuam por meio de restrição do movimento, aquecimento da região, lembrança da postura, diminuição da carga na região da coluna vertebral e da musculatura lombar e por aumento da pressão abdominal[5] (Figs. 33.7 e 33.8).

As órteses também são prescritas nos casos de deformidades. As deformidades mais freqüentes são escolioses, cifoses e lordoses aumentadas. As cifoses torácicas podem ser posturais, idiopáticas, congênitas ou adquiridas. A correção das cifoses posturais pode ser por meio de exercícios, espaldeiras, gesso ou coletes. A indicação do uso de uma órtese depende do grau de cifose (visto por radiografia), da redutibilidade da curva, da idade do paciente e da patologia de base. Geralmente, os coletes são prescritos para curvas cifóticas[6] entre 50 e 70°.

As espaldeiras são órteses em brim – em forma de 8 deitado – que fazem uma retropulsão dos ombros (Figs. 33.9, *A* e *B*). Servem com lembrança para melhorar a postura. Sempre deve-se associar exercícios posturais e respiratórios ao tratamento e, sempre que possível, indicar a prática de esportes que estimulem o desenvolvimento do equilíbrio e propriocepção.

As escolioses são freqüentemente detectadas na idade escolar, por meio das avaliações dos profissionais de educação física. Quando detectado algum desvio, a criança deve ser

TABELA 33.1 – Amplitude de movimento cervical do occipital até T1 e o efeito das órteses cervicais[3,4]

	MÉDIA DA MOVIMENTAÇÃO NORMAL		
	FLEXÃO/EXTENSÃO	LATERALIZAÇÃO	ROTAÇÃO
Normal	100	100	100
Colar macio	74,2	92,3	82,6
Colar Philadelphia	28,9	66,4	43,7
SOMI	27,7	65,6	33,6
Quatro hastes	20,6	45,9	27,1
Yale	12,8	50,5	18,2
Halo	4	4	1
TMBJ	14	15,5	0

SOMI = *sterno-occipital mandibular immobilization*; TMJB = *thermoplastic minerva body jacket*.

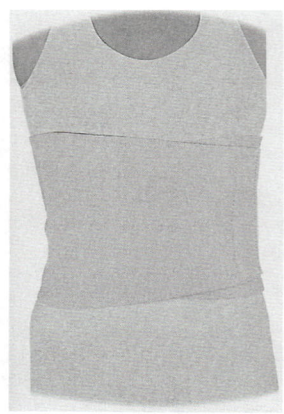

Figura 33.8 – Cinta elástica abdominal.

Pode ser acoplada a uma órtese longa, em pacientes com fraqueza muscular de tronco, visando ortostatismo e deambulação.

Colete de Putti

Colete de lona com barbatanas de aço em região posterior até laterais e fechamento anterior com velcro (Fig. 33.11). Pode ser prescrito para região toracolombar ou como um Putti baixo somente para região lombar. Na parte superior, deve ficar até a borda inferior da escápula e, na inferior, até a região sacral. Anteriormente, deve ficar abaixo das mamas e até a região suprapúbica. Tem indicação nos casos de dorsolombalgias, hérnias discais, espondilolisteses e fraturas osteoporóticas.

Promovem uma restrição de aproximadamente 20% da flexão e 45% de inclinação lateral, extensão e rotações[5]. Imobilizam com razoável eficiência até, no máximo, T9-T10.

Colete de Williams

Consiste em hastes em duralumínio, revestidas em couro em linha axilar, uma haste superior em região infra-escapular e uma na região inferior da lordose lombar e, anteriormente, um suporte abdominal em lona fechado com velcro (Fig. 33.12). É indicado para pacientes com hiperlordose não estruturada, visando à melhora postural.

Colete de Taylor

Compõe-se de duas hastes posteriores em região paravertebral, que se estendem até região supra-escapular, e se ligam a almofadas axilares; inferiormente, possui hastes em região glútea e, anteriormente, se fecha com suporte em brim com velcro (Fig. 33.13). É indicado nos casos de aumento da cifose torácica e da lordose lombar. Não são muito eficazes para imobilização lombar e limitam o movimento torácico apenas se as almofadas axilares estiverem estiradas a ponto de causar desconforto ao paciente.

Colete de Jewett

Constitui-se de duas hastes de duralumínio, uma superior, com almofada em região esternal, e outra inferior, com almofada em região pubiana; posteriormente, brim com hastes verticais paralelas, que se estendem 2cm abaixo da borda inferior da escápula até a região lombar baixa, e de fechamento lateral com

encaminhada a um médico que fará o acompanhamento clínico e radiológico. Como regra geral, a indicação de um colete está nas escolioses idiopáticas, com curvas entre 20 e 40°. A correção por meio de órteses foi sugerida pela primeira vez em 1852, por Ambrose Parré. Em 1946, começou a ser utilizado o colete que até os dias atuais é o mais indicado, o colete de Milwaukee[6]. Essa órtese tem a função de manter a deformidade, evitando a sua progressão; necessita, para ser eficaz, o uso por aproximadamente 22h por dia e somente para pacientes em fase de crescimento musculoesquelético.

As órteses devem ser colocadas preferencialmente sobre uma camiseta de algodão, para absorção do suor e evitar algum processo alérgico ao material. Sempre que houver alteração da sensibilidade, lembrar de acolchoar o colete para não haver ferimento pelo material[7].

Colete de Knight

Consiste em duas hastes rígidas posteriores em região toracolombar, duas hastes laterais até a região infra-axilar e fechado anteriormente com tecido de brim e velcro ou cordões (Fig. 33.10). É utilizado para imobilização da coluna toracolombar. Tem indicação nos casos de espondilolisteses degenerativas e fase inicial da estenose do canal.

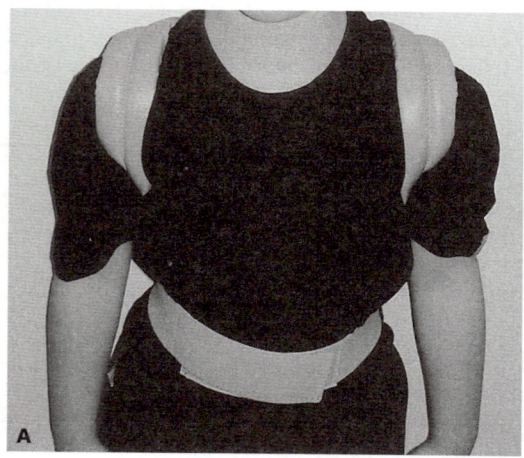
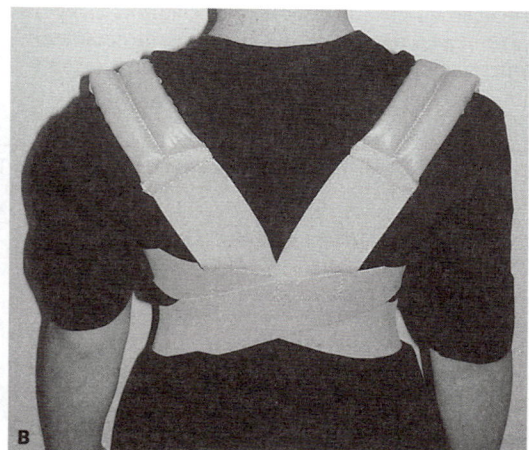

Figura 33.9 – (A e B) Espaldeira (vistas anterior e posterior).

Órteses de Coluna Vertebral ■ **313**

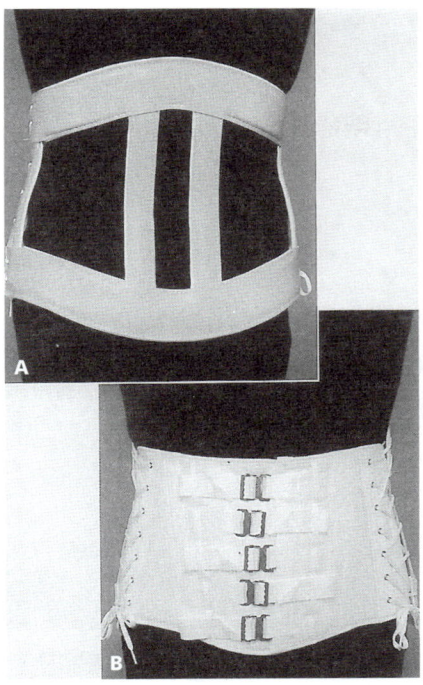

Figura 33.10 – (*A* e *B*) Colete de Knight.

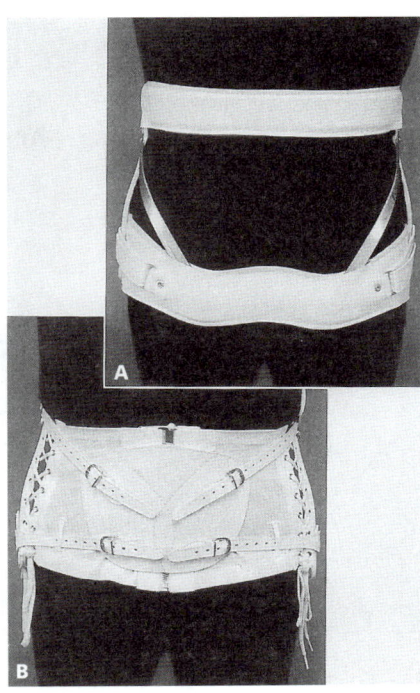

Figura 33.12 – (*A* e *B*) Colete de Williams.

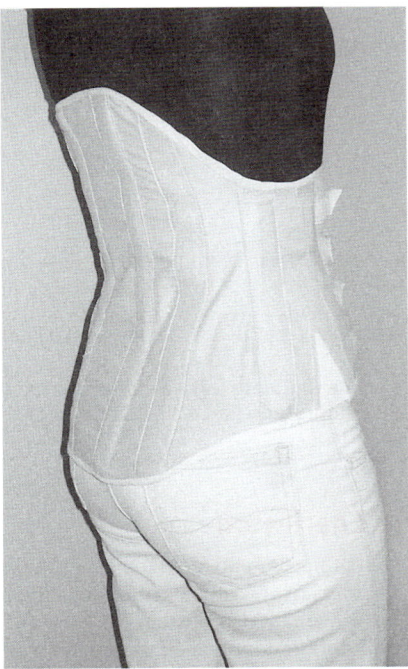

Figura 33.11 – Colete de Putti. Fotografado na Oficina Ortopédica do Lar Escola São Francisco.

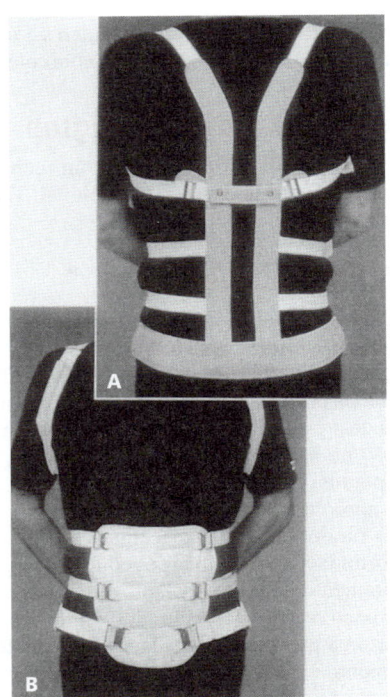

Figura 33.13 – (*A* e *B*) Colete de Taylor.

velcro (Fig. 33.14). É também chamado órtese de hiperextensão da coluna, pois impede a flexão por meio de pressão em região esternal e pubiana, anteriormente, e transição toracolombar, posteriormente. Indicado para pacientes com postura cifótica ou portadores de fraturas da coluna torácica, gerando acunhamento vertebral anterior.

Colete Infra-axilar Bivalvado

Composto por duas partes em polipropileno moldado: uma anterior e outra posterior, unidas por tiras de velcro. Anteriormente, vai da região esternal até região da sínfise pubiana e, posteriormente, da borda inferior da escápula até a região lombar baixa

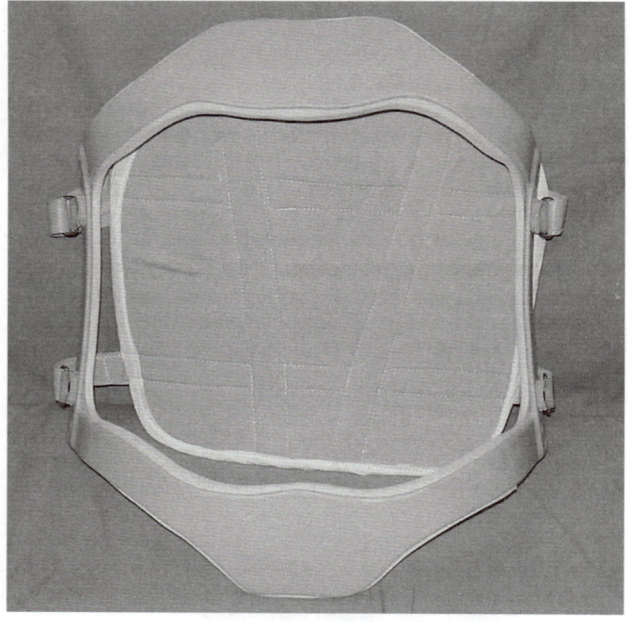

Figura 33.14 – Colete de Jewett. Fotografado na Oficina Ortopédica do Lar Escola São Francisco.

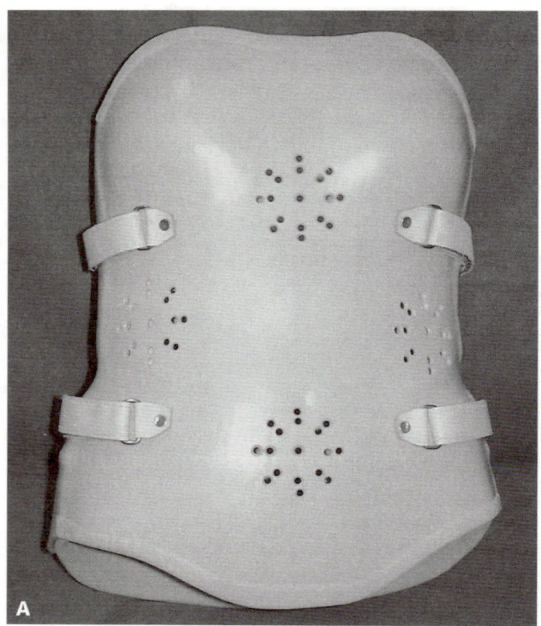

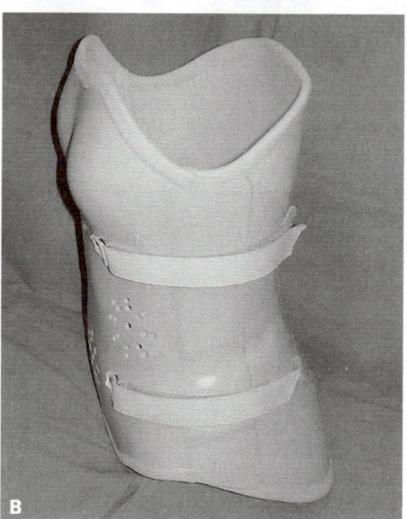

(Fig. 33.15, A e B). Indicado no tratamento das fraturas toracolombares, no pós-operatório de cirurgias vertebrais, nas instabilidades de tronco nas doenças neuromusculares e no tratamento de algumas escolioses. Também conhecido com colete de Boston.

Colete Infra-axilar de Wilmington

Peça única moldada em polipropileno, com fechamento posterior. Tem um bom efeito estético e funcional. Também indicado para tratamento de escolioses.

Colete de Milwaukee

É composto de um componente pélvico em polipropileno, duas barras metálicas posteriores, uma barra anterior, um anel cervical com apoio occipital e almofadas de apoio (Fig. 33.16, A e B). A órtese funciona por aplicar forças corretivas laterais, por meio de almofadas de pressão no ápice da deformidade e almofadas de contra pressão no lado oposto, funcionando como uma correção em três pontos. Deve ser deixado um espaço de 5cm entre o mento e o apoio mentoniano, para não acarretar deformidades dentárias ou do queixo. O mecanismo pelo qual o colete atua nas deformidades escolióticas é redução da ação da gravidade, melhoramento ativo da postura, fortalecimento da musculatura do tronco contra as pressões dos componentes do colete e por exercer uma pressão póstero-lateral constante, com ação de endireitamento e derrotação. Indicado para curvas entre 20 e 40°. Diferente de outras órteses, o colete de Milwaukee não causa atrofia muscular, pois durante o dia ocorre contração muscular constante, cessando somente durante a noite. Utilizado para o tratamento de escolioses, hipercifoses posturais (dorso curvo) e moléstia de Scheüermann. Deve ser utilizado durante todo o dia, devendo ser retirado somente para higiene e cinesioterapia[1,2,6].

Colete de Milwaukee sem Anel Cervical

Semelhante ao anterior. Prescrito para o tratamento de escolioses torácicas baixas e lombares; flexível com ápice de T10 para baixo.

Figura 33.15 – (A e B) Colete infra-axilar bivalvado (vistas anterior e lateral). Fotografado na Oficina Ortopédica do Lar Escola São Francisco.

Colete de Charleston

É um colete em polipropileno moldado que utiliza a curvatura do corpo para corrigir desvios escolióticos em adolescentes (Fig. 33.17). Aproveitando as posturas não forçadas enquanto o paciente está dormindo, pode-se manipular a pelve e, portanto, permitir a correção de curvaturas inferiores. É de uso noturno somente, liberando o adolescente da carga do uso do colete durante o dia (imagem negativa)[7].

Órtese Toracolombossacra

É um colete em polipropileno moldado. Atua por meio do princípio dos três pontos de apoio: a face lateral do componente pélvico, a almofada sobre o ápice da curva e a extensão torácica do lado oposto. Indicada nas curvas escolióticas lombares (Fig. 33.18). Tem um bom efeito estético.

Órteses de Coluna Vertebral ■ 315

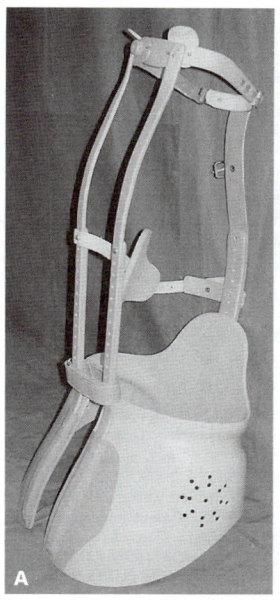
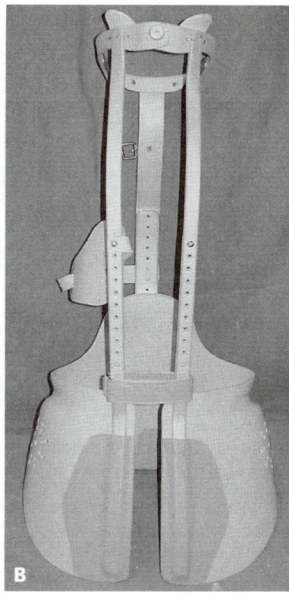

Figura 33.16 – (A e B) Colete de Milwaukee (vistas lateral e anterior). Fotografado na Oficina Ortopédica do Lar Escola São Francisco.

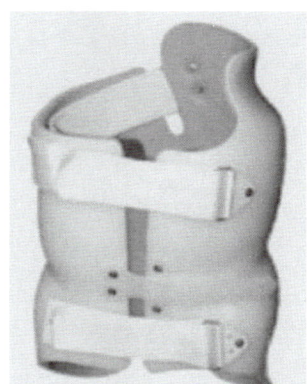

Figura 33.17 – Colete de Charleston.

Compressor Dinâmico de Tórax

É uma órtese utilizada para deformidades da parede anterior do tórax, como peito de pombo (*pectus carinatum*) ou peito escavado (*pectus excavatum*), que ocorrem por distúrbios nas placas de crescimento do esterno durante o desenvolvimento[8].

O compressor dinâmico de tórax (CDT) se baseia no princípio de modelação do esterno e dos arcos costais. Portanto, para sua utilização, é necessário uma flexibilidade da parede torácica anterior. Existem dois tipos:

- **CDT I**: composto por duas almofadas (uma esternal e outra vertebral ou dorsal) interligadas por duas hastes de alumínio e um sistema de regulagem da pressão no sentido ântero-posterior do tórax (Fig. 33.19). Utilizado para o peito de pombo.
- **CDT II**: as duas almofadas são anteriores, colocadas nas saliências dos arcos costais anteriores, geralmente nos rebordos costais inferiores. Utilizado para o peito escavado.

Em ambos os casos, é necessária a associação de exercícios para musculatura intercostal com exercícios respiratórios[9].

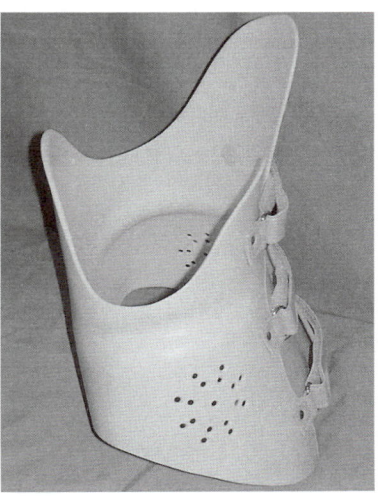

Figura 33.18 – Órtese toracolombossacra. Fotografado na Oficina Ortopédica do Lar Escola São Francisco.

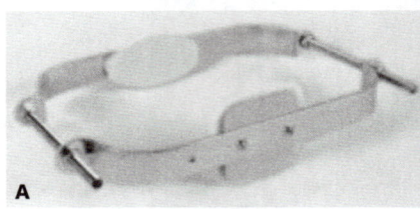 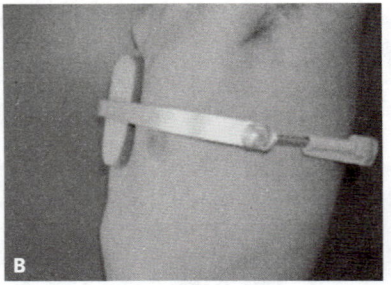

Figura 33.19 – (A e B) Compressor dinâmico de tórax tipo I.

REFERÊNCIAS BIBLIOGRÁFICAS

1. WHITE III, A. A.; PANJABI, M. M. Spinal braces: fuctional analysys and clinical applications. In: *Clinical Biomechanics of the Spine*. 2. ed. p. 475-509.
2. FISHER, S. V.; WINTER, R. B. Spinal orthosis in rehabilitation. In: BRADDOM, R. L. (ed.). *Physical Medicine and Rehabilitation*. Philadelphia: WB Saunders, 1996. p. 359-380.
3. JOHNSON, R. M.; HART, D. L.; SIMMONS, E. F. et al. Cervical orthoses: a study comparing their effectiveness in restricting cervical motion in normal subjects. *Am. J. Bone Joint Surg.*, v. 59, p. 332, 1977.
4. LYSELL, E. Motion in the cervical spine, thesis. *Acta Orthop. Scand.*, v. 123, 1969.
5. HARTMAN, J. T.; PALUMBO, F.; HILL, J. Cineradiography of the braced normal cervical spine. *Clinical Orthopaedics and Related Research*, v. 109, p. 97-102, 1975.
6. LANTZ, A. S.; SCHULTZ, A. B. Lumbar spine orthosis wearing: restriction of gross body motion. *Spine*, v. 11, p. 834-837, 1986.
7. ORTIZ, J. Coluna torácica e lombar: deformidades. In: HEBERT, S.; XAVIER, R. *Ortopedia e Traumatologia – Princípios e Prática*. 2. ed. 1998. p. 66-106.
8. CLÍNICA ORTHOPECTUS. Disponível em: clinica@orthopectus.com.br.
9. *Catálogo Centro Marion Weiss.*

CAPÍTULO 34

Órteses de Membros Superiores

Sílvia Wasserstein • Patrícia Kfouri Mascarenhas

As órteses de membros superiores são recursos eficientes utilizados na reabilitação da função manual[1-4].

Devem ser lembradas como um recurso a mais no tratamento das doenças dos membros superiores. A sua indicação deve ser correta e a confecção deve ser feita de modo adequado por um profissional que tenha conhecimento sobre anatomia funcional, biomecânica dos membros superiores e sobre doenças que serão beneficiadas com o seu uso. Em geral, o responsável pela sua confecção é um terapeuta ocupacional.

Auxiliam no repouso e posicionamento adequado de uma ou mais articulações, na prevenção de deformidades e como auxiliares do movimento desejado.

Podem ser utilizadas para:

- Imobilizar, estabilizar ou proteger áreas em fase aguda de cicatrização ou áreas comprometidas em sua integridade por doenças crônicas.
- Proteger áreas com riscos de deformidade e encurtamento, decorrentes de paralisias ou alteração de tônus.
- Melhorar a função manual.
- Substituir áreas paralisadas.
- Corrigir ou prevenir deformidades.

Podem ser classificadas em relação a:

- Confecção[1,2]
    - *Pré-fabricadas*: órteses fabricadas em série e vendidas de acordo com o tamanho do paciente (pequena, média ou grande).
    - *Moldadas*: confeccionadas, pelo profissional responsável, sob molde, diretamente sobre o membro do paciente, atendendo melhor às necessidades de seu usuário.
- Material
    - *Termoplásticos*: podem ser elásticos, plásticos, plásticos-emborrachados e emborrachados (Fig. 34.1). Para sua utilização é necessário que o terapeuta tenha conhecimento das técnicas para confecção da órtese. Faz-se um molde na mão do paciente, em papel ou feltro (Fig. 34.2). Esse molde é recortado e passado para o termoplástico, que é aquecido em água quente (temperatura entre 60 e 80°C), para que este fique flexível e possa ser moldado e recortado (Figs. 34.3 e 34.4). Após moldado no membro a ser tratado, ele é resfriado em água fria, voltando à sua condição inicial. Para reajustes, devemos aquecer o material novamente em água ou com soprador térmico. O acabamento é feito com espuma, velcro, couro ou outros materiais que se fizerem necessários[5,6] (Fig. 34.5). O termoplástico apresenta maior diversidade quanto à rigidez, memória, conforto, cor, espessura, adequando-se melhor às necessidades de cada paciente.

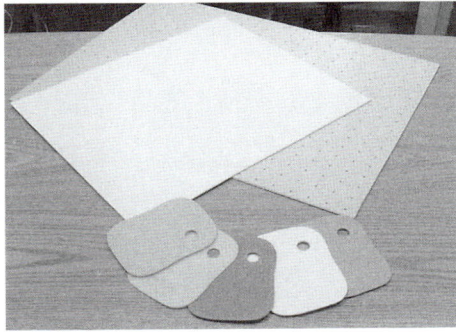

Figura 34.1 – Materiais termoplásticos. Fotografados no Serviço de Terapia Ocupacional do Centro de Reabilitação Gisèle e Jacques Szlezynger – Hospital Israelita Albert Einstein.

- *Gesso sintético*: o terapeuta deve ter experiência no uso desse material, pois é de secagem rápida e não permite reajustes. A área do corpo a ser moldada é protegida por malha tubular. Aplica-se o gesso (mais ou menos quatro voltas), e molda-se sobre ele. Deve ser moldado rapidamente. O acabamento é feito com espuma auto-adesiva, velcro e couro. O gesso sintético é inflamável, não devendo ser utilizado perto do fogo. É um material leve, com diversidade de cores e apresenta um custo menor que o termoplástico.
- *Atadura gessada*: é utilizada pelo seu baixo custo e é mais indicada para órteses prescritas para patologias ortopédicas que necessitam de revisões semanais (órteses seriadas). A área a ser moldada é protegida com malha tubular, prepara-se o gesso (mais ou menos oito camadas) e o recorta conforme o molde que foi feito na mão. Molha-se o material em água fria e o molda sobre

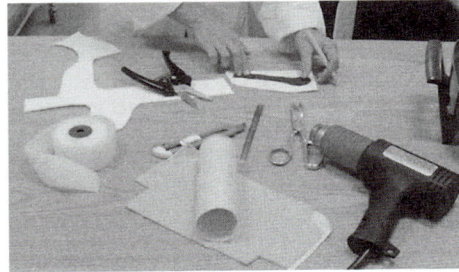

Figura 34.2 – Moldagem da órtese. Fotografada no Serviço de Terapia Ocupacional do Centro de Reabilitação Gisèle e Jacques Szlezynger – Hospital Israelita Albert Einstein.

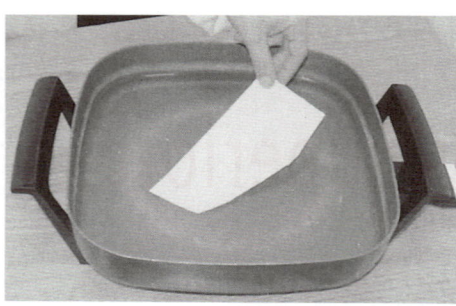

Figura 34.3 – Aquecimento do material. Fotografado no Serviço de Terapia Ocupacional do Centro de Reabilitação Gisèle e Jacques Szlezynger – Hospital Israelita Albert Einstein.

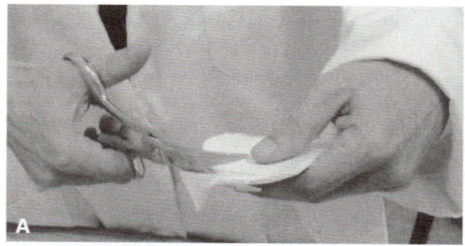
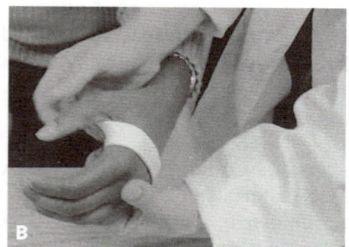

Figura 34.4 – (*A* e *B*) Colocação da órtese no paciente. Fotografada no Serviço de Terapia Ocupacional do Centro de Reabilitação Gisèle e Jacques Szlezynger – Hospital Israelita Albert Einstein.

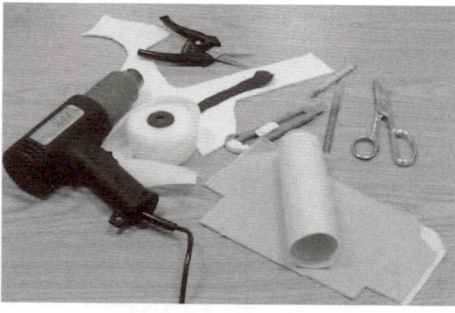

Figura 34.5 – Materiais utilizados na confecção e acabamento. Fotografados no Serviço de Terapia Ocupacional do Centro de Reabilitação Gisèle e Jacques Szlezynger – Hospital Israelita Albert Einstein.

Podem ser utilizados materiais alternativos associados ou não aos anteriormente citados, como neoprene, couro, tecidos resistentes, espumas e alumínio[2,5,6].

As órteses pré-fabricadas podem ser confeccionadas em plástico de alta temperatura, *tuboform* (Fig. 34.6), neoprene, couro ou tecidos resistentes.

Para a escolha do material, vários aspectos devem ser avaliados, como cosmese, funcionalidade, custo e doença.

O paciente deve ser orientado quanto ao período de uso da órtese, colocação e retirada, limpeza e objetivos dessa intervenção.

- Quanto à função[3,5]
  - *Estática*: utilizada para imobilizar ou limitar a atividade de uma ou mais articulações.
  - *Posicionamento*: utilizada para estabilizar uma articulação em posição funcional (Fig. 34.7).
  - *Funcional*: além de posicionar a articulação, permite a função.
  - *Dinâmica*: permite mobilidade controlada das articulações por meio do uso de tração (elástico ou molas).

As órteses têm sido indicadas como dispositivos de grande importância no tratamento de patologias ortopédicas ou neurológicas. Sua finalidade básica é proporcionar um melhor alinha-

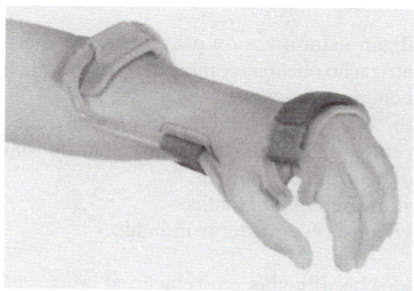

Figura 34.6 – Órtese em *tuboform*.

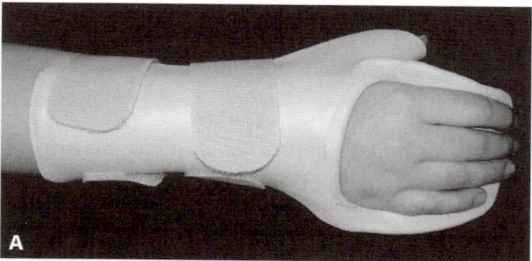
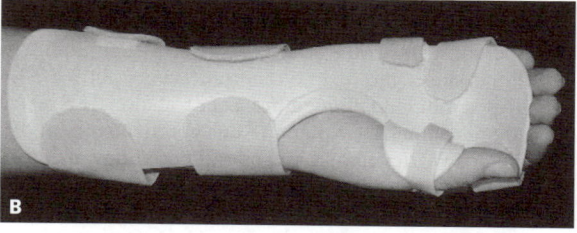

Figura 34.7 – Órtese de posicionamento funcional. Fotografada no Serviço de Terapia Ocupacional do Centro de Reabilitação Gisèle e Jacques Szlezynger – Hospital Israelita Albert Einstein.

a área. Os reajustes devem ser rapidamente realizados, antes do início da secagem. O acabamento é feito com a própria malha tubular, algodão, faixa crepe e velcro. É uma órtese mais pesada, esteticamente em desvantagem e mais indicada para uso noturno.

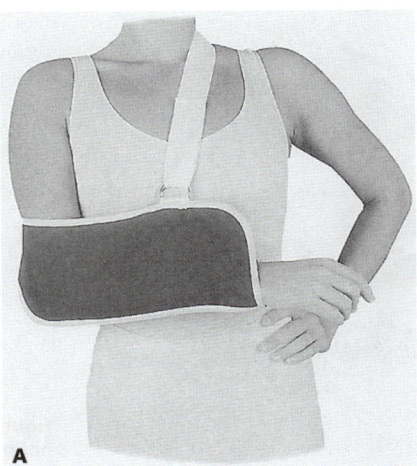 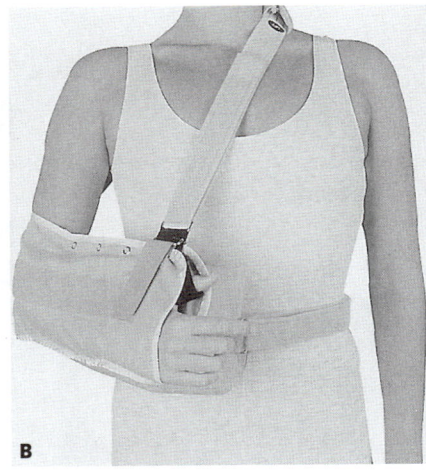

Figura 34.8 – (A e B) Tipóias.

mento na posição funcional, assim como auxiliar e melhorar as funções remanescentes.

O resultado final depende de um diagnóstico correto, dos tecidos e estruturas acometidas, dos objetivos da indicação, da confecção adequada e do acompanhamento do paciente que a utiliza, pois suas indicações se modificam com a evolução do caso.

ÓRTESES PARA OMBRO

Tipóias

A maioria das órteses utilizadas para o ombro são conhecidas como tipóias. São órteses em tecido tipo brim, das mais diversas variedades (Fig. 34.8, A e B). A sua prescrição depende da doença a ser tratada. São indicadas nos casos de luxação do ombro, atuando por meio de um mecanismo de tração feito no braço e de uma contra tração no antebraço, mantendo a cabeça umeral locada. Utilizadas também nos casos de fraturas de colo do úmero, lesões de manguito rotador, bursites e pós-operatório de cirurgias de ombro, fazendo a imobilização articular, causando, com isto, repouso articular e analgesia.

Podem incluir ombro, cotovelo, punho e mão, ou somente o ombro por meio de uma manga em brim presa com tirantes em região torácica ou manga em neoprene, conhecidas como estabilizadoras de ombro e utilizadas nos casos de perda da movimentação do ombro por lesões neurológicas, como seqüela de acidente vascular cerebral ou lesão de plexo braquial (Fig. 34.9).

O uso contínuo dessas órteses pode levar à diminuição de amplitude de movimento de ombro e cotovelo, às vezes com deformidades nesses locais.

Órtese Tipo Avião

Consiste em uma peça colocada sobre o tronco e outra sobre o braço, que fica em posição de abdução de aproximadamente 90°; são unidas por uma peça metálica que impede a queda do braço. Utilizada nos casos de queimaduras da região axilar e em alguns casos de pós-operatório de cirurgias de ombro (Fig. 34.10).

Imobilizador em Oito

Tiras de tecido, com espuma e almofadas axilares, unidas posteriormente a uma peça com passantes metálicos ajustáveis.

Indicada para imobilização e alinhamento das fraturas de clavícula.

Órteses para Fraturas de Úmero

Consiste em duas talas moldadas em material termoplástico, unidas por tiras de velcro. Chamada órtese bivalvada para úmero,

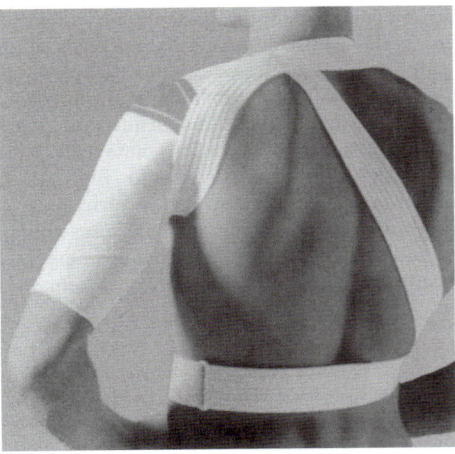

Figura 34.9 – Estabilizador de ombro em neoprene.

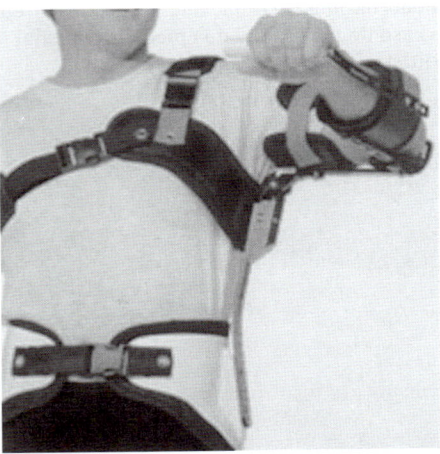

Figura 34.10 – Órtese para abdução do ombro tipo avião.

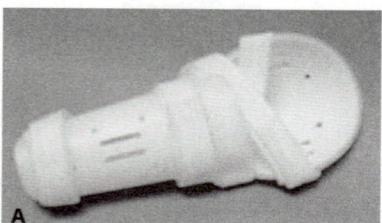
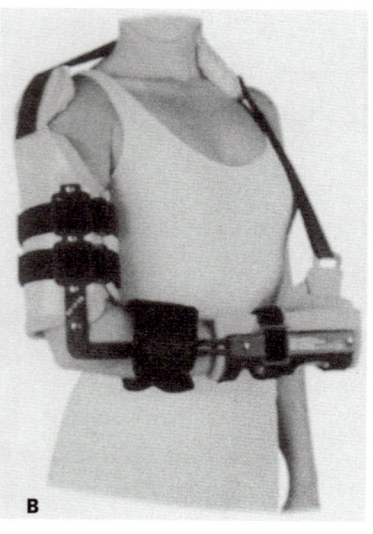

Figura 34.11 – Órtese para fratura de úmero em polipropileno.

deve englobar a articulação do ombro, diminuindo a mobilidade do foco de fratura (Fig. 34.11).

ÓRTESES PARA COTOVELO

Cotoveleiras

Podem ser feitas em tecido elástico de alta compressão, com espumas densas ao redor, que funcionam como almofadas para absorção de choque, a fim de proteger os tecidos moles ao redor do cotovelo. Indicada para casos de luxações, contusões ou inflamação na articulação do cotovelo. Possui um orifício na região posterior da articulação.

As cotoveleiras também podem ser em neoprene. Utilizadas para tratamento das epicondilites e bursites. O tecido neoprene auxilia no aquecimento da região, e é mais um auxiliar analgésico.

Cintas para *Tennis Elbow*

Cinta de velcro estofada com microespuma e almofada, para compressão de material emborrachado. Essa almofada também pode ser em plástico preenchida com gel, que pode ser utilizado gelado ou aquecido, auxiliando na analgesia (Fig. 34.12).

Atua por meio da redução da força de tração sobre a inserção do tendão da musculatura, que se insere no epicôndilo lateral (no caso do tenista) ou do epicôndilo medial (no cotovelo do golfista).

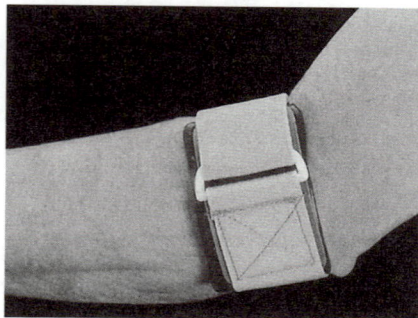

Figura 34.12 – Cinta para *Tennis Elbow*.

Órteses para Limitação da Pronossupinação

Órtese plástica moldada ou duas tiras de velcro unidas por uma tira metálica, em forma de H, colocada na face extensora do antebraço. A braçadeira superior se localiza 3cm abaixo do cotovelo e a inferior, 2cm acima do punho. Mantém o repouso articular ao impedir o movimento de pronossupinação. Em alguns casos de difícil tratamento ou recidiva, a órtese plástica se prolonga até a parte dorsal da mão, antes da articulação metacarpofalangeana.

Indicada para casos de epicondilites ou tenossinovites extensoras.

Órteses Articuladas para Cotovelo

Constituem-se de duas braçadeiras em poliforme ou neoprene, uma no braço e outra no antebraço, fixadas por hastes metálicas unidas a um mecanismo articular. Esse mecanismo permite um amplo ajuste do movimento de flexão e extensão do cotovelo (limitando ou facilitando esse movimento). Tem um alto grau de aceitação pelo paciente.

Uma outra órtese articulada para cotovelo consiste em uma cotoveleira elástica, com hastes laterais, que limitam a extensão do cotovelo. Utilizada nos casos de pós-operatório de lesão ligamentar ou quando é necessário um controle do movimento articular do cotovelo.

Quando se quer ganhar amplitude de movimento articular do cotovelo, pode-se utilizar uma órtese em termoplástico com duas braçadeiras, uma no braço e outra no antebraço, assim como um cursor metálico que mantém a articulação do cotovelo no ângulo desejado. É utilizada nos pós-operatórios e nas seqüelas de fraturas tratadas conservadoramente, que evoluam com déficit de amplitude de movimento (Fig. 34.13). Podemos utilizar uma órtese em gesso (gesso seriado), para ganho de amplitude articular, com a vantagem de apresentar um baixo custo para sua confecção, porém com desvantagem estética, pouca durabilidade e necessidade de trocas semanais.

Tala Braquioantebraquial

Consiste em uma tala em material termoplástico de posicionamento ventral, utilizada em pacientes com espasticidade flexora do cotovelo, para manutenção do ganho obtido após alongamentos terapêuticos, cirúrgicos ou bloqueios químicos da musculatura flexora. Indicada para uso noturno.

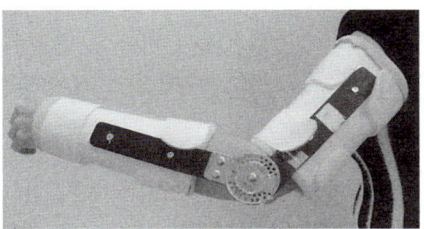

Figura 34.13 – Órtese articulada para cotovelo em polipropileno. Fotografada no Serviço de Terapia Ocupacional do Centro de Reabilitação Gisèle e Jacques Szlezynger – Hospital Israelita Albert Einstein.

ÓRTESES PARA PUNHO-MÃO

Órtese de Posicionamento para Punho e Dedos

É uma órtese utilizada para estabilizar as articulações do punho e dedos em posição funcional, isto é, punho em posição neutra, dedos em extensão e polegar em oponência, levando a um repouso articular. São indicadas para prevenção de deformidades e para analgesia (Fig. 34.14).

É feita sob molde gessado ou pré-fabricada em material termoplástico, podendo ser de apoio dorsal ou ventral, dependendo da solicitação do profissional que a prescreve e de acordo com a experiência do profissional que irá confeccioná-la.

É indicada para pacientes portadores de seqüelas de doenças neurológicas de origem central ou periférica, lesões traumáticas do membro superior, posicionamento noturno em síndrome do túnel do carpo etc.

Nos casos de artrite reumatóide ou malformações de membro superior, em que existe uma tendência ao desvio ulnar de punho e dedos, pode-se utilizar uma órtese de posicionamento dorsal ou ventral, com prolongamento (aleta) em região medial de antebraço e dedos, corrigindo ou impedindo a progressão da deformidade.

Posicionamento Funcional do Punho

São órteses que estabilizam o punho em posição neutra, deixando os dedos livres, permitindo atividade funcional da mão; promovem repouso da articulação do punho. São chamadas de *splints* de punho tipo *cock-up* (Fig. 34.15, A e B). Podem ser feitas em material termoplástico (moldadas ou pré-fabricadas), neoprene, brim, tecido elástico, *tuboform* ou gesso sintético. São feitas com apoio ventral; as que são em tecido possuem uma haste de alumínio que mantém o punho e a mão posicionados (Fig. 34.16).

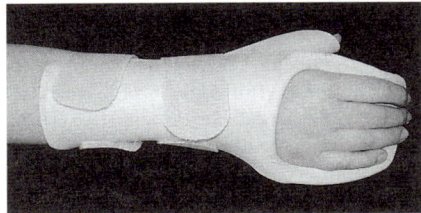

Figura 34.14 – Órtese ventral moldada em polipropileno para posicionamento de punho e dedos. Fotografada na Oficina Ortopédica do Lar Escola São Francisco – Centro de Reabilitação.

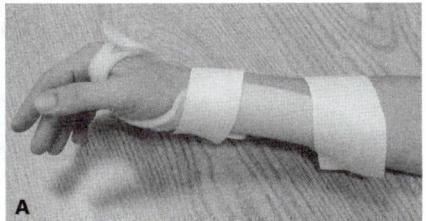
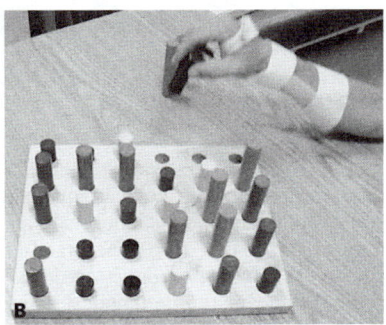

Figura 34.15 – (A e B) Órtese tipo *cock-up*. Fotografada no Serviço de Terapia Ocupacional do Centro de Reabilitação Gisèle e Jacques Szlezynger – Hospital Israelita Albert Einstein.

Indicadas para estabilizar ou imobilizar o punho nos casos de tenossinovites de punho, síndrome do túnel do carpo, artrite reumatóide, lesões de nervo radial e lesões traumáticas do punho.

Nos casos em que há um processo inflamatório ou mesmo dor na região do primeiro metacarpiano ou polegar, pode-se fazer um prolongamento dessa órtese até a falange proximal do polegar, levando a uma estabilidade articular, promovendo repouso e analgesia. Esse prolongamento pode ser feito nas órteses plásticas moldadas.

Órteses Dinâmicas para Punho

Órtese Articulada para Punho

Consiste em duas peças plásticas, uma no antebraço e outra no dorso da mão, mantendo os dedos em leve flexão de metacarpia-

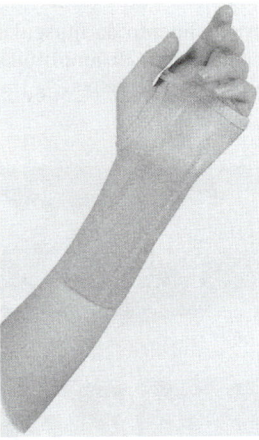

Figura 34.16 – Órtese pré-fabricada em brim para posicionamento de punho.

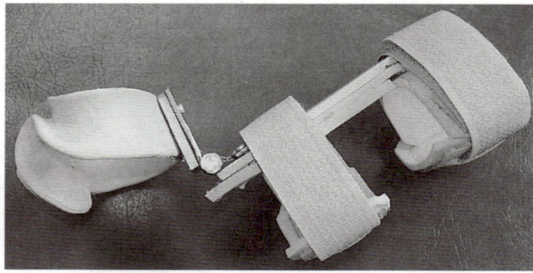

Figura 34.17 – Órtese articulada para punho em *tuboform*. Reproduzido de Catálogo Expansão.

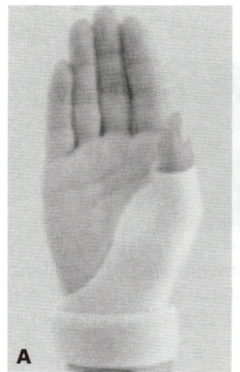
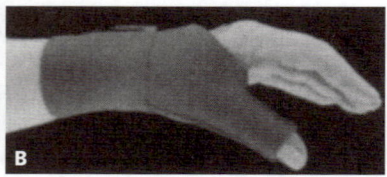

Figura 34.19 – (A e B) Órtese para De Quervain em plástico termomoldável.

nos e unidas por uma roldana (articulação) que permite a flexão e extensão do punho. Quando o paciente realiza a extensão do punho, ocorre uma flexão dos dedos, facilitando o mecanismo de pinça. Quando ele flexiona o punho, os dedos se estendem liberando o objeto (mecanismo de tenodese) (Fig. 34.17).

É utilizada em pacientes portadores de seqüelas de doenças neurológicas centrais ou periféricas, com déficit funcional da mão.

Órtese Tipo Banjo

Órtese em material termoplástico moldável de apoio dorsal. Apresenta um prolongamento com haste metálica ou no próprio material termoplástico, de onde saem trações elásticas que se prendem aos dedos por tiras de couro (Fig. 34.18).

Esse apoio nos dedos pode ser posicionado nas interfalangeanas proximais ou distais, dependendo do tipo de lesão que o paciente tem.

O banjo é utilizado com a finalidade de ganho de amplitude de movimento, estendendo passivamente os dedos, e de ganho de força muscular, por meio da flexão ativa dos dedos contra a resistência dos elásticos. Pode-se colocar maior ou menor pressão nos elásticos. O polegar pode ou não estar incluídos nessa órtese.

São indicadas nos casos de lesão de nervo radial e lesão da musculatura extensora dos dedos.

Órtese Tipo Banjo Invertido

Consiste em mesmo aparelho descrito anteriormente, porém a peça termoplástica e o apoio da tração elástica se posicionam ventralmente.

Permite um fortalecimento da musculatura extensora dos dedos ativamente e um ganho de amplitude de movimento em flexão dos dedos de forma passiva. A tração, nesses casos, pode ser feita com tiras de couro ou por meio de colchetes colados no leito ungueal.

Indicada nos casos de lesão dos flexores dos dedos e lesão de nervo ulnar.

ÓRTESES PARA MÃO/DEDOS

Órtese para De Quervain

Feita em material termoplástico moldado ou em neoprene, promovendo uma estabilização do carpo, 1ª articulação carpometacarpiana e 1ª metacarpofalangeana e deixando a falange distal do polegar livre para função de pinça e movimentos finos da mão (Fig. 34.19).

Indicada nos casos de tenossinovite estenosante de De Quervain, artralgias da 1ª metacarpiana, alterações de consolidação pós-fraturas de escafóide e instabilidades ligamentares.

Órtese para Rizartrose

Órtese confeccionada em material termoplástico moldável, sobre o polegar e 1ª metacarpofalangeana. Impede a hiperextensão da articulação metacarpofalangeana, prevenindo a piora da deformidade e promovendo o repouso articular com conseqüente analgesia. A falange distal e o punho não estão incluídos na órtese (Fig. 34.20).

Indicada para pacientes com dor e artrose trapéziometacarpiana.

Órtese em Polivinil Carbonato para Polegar

Órtese pré-fabricada que promove a imobilização isolada do polegar.

Indicada nos casos de fratura, entorses, contusões e polegar em gatilho.

Órtese para Polegar em Botoeira

Semelhante à utilizada para rizartrose, porém a falange distal está incluída na órtese. Impede a hiperextensão da falange distal, mantendo-a em posição de semiflexão.

Proporciona repouso e alinhamento articular, podendo ser funcional, diminuindo a tensão nas articulações envolvidas.

Órtese para Dedo em Gatilho

Órtese em material termoplástico, tipo calha, que impede a flexão da articulação envolvida no mecanismo de gatilho.

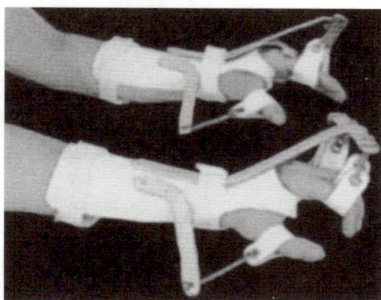

Figura 34.18 – Órtese tipo banjo.

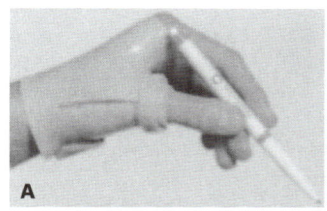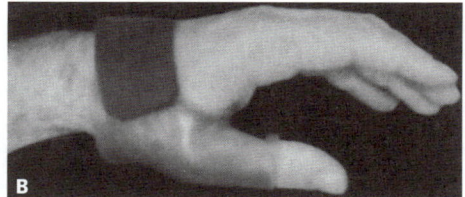

Figura 34.20 – (A e B) Órtese para rizartrose. Fotografada no Serviço de Terapia Ocupacional do Centro de Reabilitação Gisèle e Jacques Szlezynger – Hospital Israelita Albert Einstein.

Pode ser utilizada em qualquer dedo. Proporciona repouso articular, posicionamento funcional e controle da dor.

Anel para Deformidade em Pescoço de Cisne

Consiste em dois anéis feitos em material termoplástico colocados na face dorsal do dedo, entre as falanges (proximal e média), unidos ventralmente na articulação interfalangeana proximal e impedindo a hiperextensão desta (Fig. 34.21).

Essa órtese pode ser utilizada em qualquer dedo, em pacientes portadores de deformidade em hiperextensão da interfalangeana proximal. É conhecida como *pescoço de cisne*, mantendo a articulação em flexão.

Proporciona repouso articular, prevenção de deformidades e posicionamento funcional para facilitar as atividades de vida diária.

Órtese para Dedo em Botoeira

Conhecida como *gafanhoto*, é uma órtese pré-fabricada. Consiste em uma almofada de espuma microporosa e fios de aço inoxidável. A tração desses fios (hastes) pode ser regulada em forte, média e suave. Pode ser feita no tamanho pequeno, médio ou grande (Fig. 34.22).

Utilizada nos casos de hiperflexão da interfalangeana proximal, impede a hiperflexão por meio de um apoio da almofada de espuma superior (dorso da interfalangeana proximal), presa a duas hastes metálicas que se localizam na porção ventral das falanges proximal e média do dedo, formando um mecanismo de tração.

Também pode ser feita em material termoplástico ou gesso seriado em formato de anel.

Canaletas para os Dedos

Calhas de material termoplástico, de apoio ventral, para posicionamento dos dedos em repouso articular (Fig. 34.23).

Indicadas para pacientes com sinovite das articulações dos dedos, fraturas, dedo em martelo e lesão de flexores.

Abdutor de Polegar

Órtese em material termoplástico em forma de anel, mantendo o polegar em abdução funcional e facilitando a pinça e movimentos finos da mão.

Indicado para pacientes com lesões neurológicas centrais ou periféricas, que apresentam polegar aduzido ou empalmado. Indicado também em casos de lesão de nervo mediano por facilitar oponência.

A essa órtese, pode ser acoplada uma barra de punho de apoio dorsal, conhecida por barra CT, com a função de es-

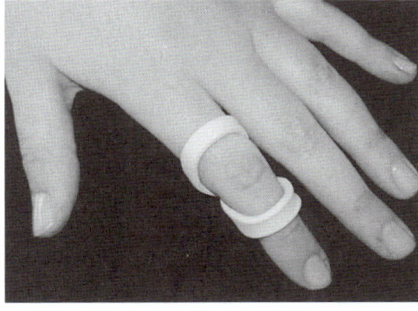

Figura 34.21 – Anel para deformidade em pescoço de cisne. Fotografado na Oficina Ortopédica do Lar Escola São Francisco – Centro de Reabilitação.

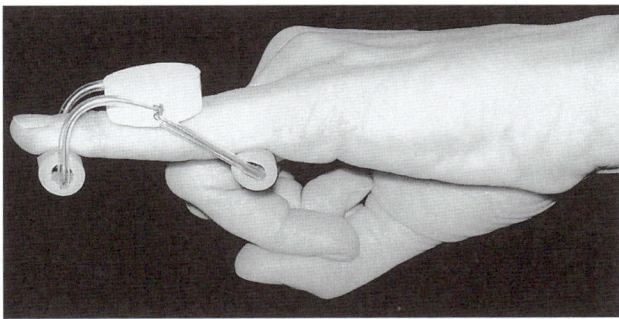

Figura 34.22 – Órtese tipo gafanhoto. Fotografada na Oficina Ortopédica do Lar Escola São Francisco – Centro de Reabilitação.

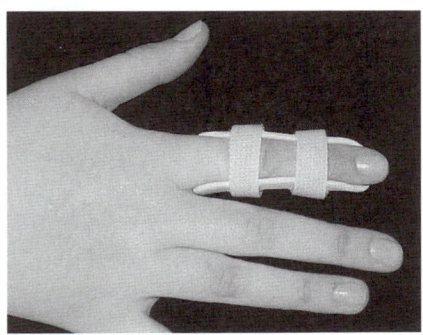

Figura 34.23 – Canaletas para dedos. Fotografadas na Oficina Ortopédica do Lar Escola São Francisco – Centro de Reabilitação.

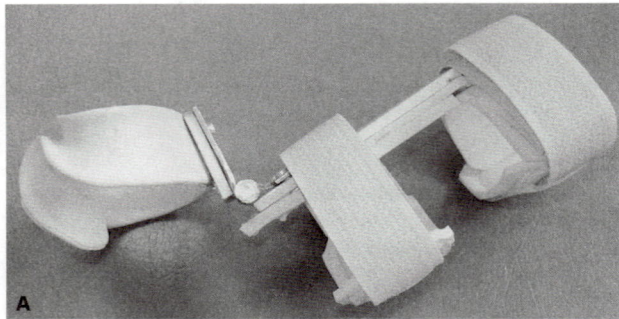
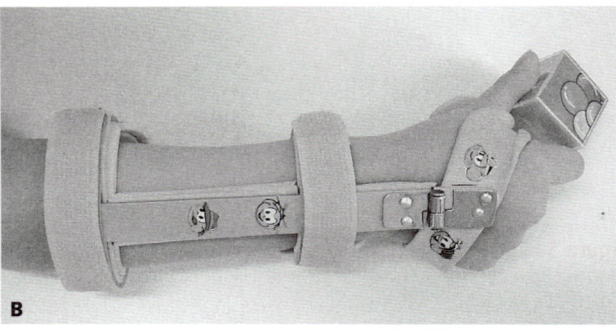

Figura 34.24 – (*A* e *B*) Abdutores de polegar com barra CT articulada. Fotografados na Oficina Ortopédica do Lar Escola São Francisco – Centro de Reabilitação.

tabilizar o punho para ganho funcional. Podemos utilizar uma barra articulada, tipo dobradiça, no punho, bloqueando ou liberando a extensão e/ou a flexão, conforme a doença a ser tratada (Fig. 34.24, *A* e *B*).

Também pode ser acoplado uma tração elástica, que favorece a supinação do antebraço (conhecida como *sling* ou tira para supinação). Utilizado em pacientes que apresentam déficit de supinação, como nas paralisias obstétricas.

REFERÊNCIAS BIBLIOGRÁFICAS

1. DONNA, E. B.; BULFORD JR., W. L. *Update in splinting materials and methods*. Hand Clinics, v. 7, n. 3, 1991.
2. TROMBLY, C. A. *Occupacional Therapy for Physical Disfuncion*. 2. ed. São Paulo: Santos. cap. 13.
3. TEIXEIRA, E. et al. *Terapia Ocupacional na Reabilitação Física – AACD*. São Paulo: Roca, 2003. cap. 16.
4. SPAIHMAN, W. *Terapêutica Ocupacional*. 4. ed. Barcelona: JIMS. cap. 8
5. BOSCHEINEM, J.; MORRIN, V. D.; CONOLLU, W. B. *The Hand – Fundamentals of Therapy*. 5. ed. Woburn: Butterworth Heinemann, 1985.
6. *Orthoplast Splint Patterns*. New Brunswick, N.J Johnson & Johnson

CAPÍTULO 35

Adaptações

Pola Maria Poli de Araujo

Em 1983, a Associação Americana de Terapia Ocupacional definiu adaptação como: "o desenho e a reestruturação do ambiente físico que auxiliam no desempenho de cuidados pessoais, trabalho e lazer. Isto inclui selecionar, obter, adaptar e fabricar equipamento, orientar o cliente, a família e a equipe na utilização apropriada e na manutenção deste"[1].

De modo geral, adaptações são modificações nas tarefas, no método e no meio ambiente, com o intuito de promover o máximo de independência e de função possíveis ao paciente. Ela faz parte da tecnologia assistiva.

As adaptações podem auxiliar o indivíduo a maximizar sua independência nas atividades da vida diária, como no autocuidado, no ambiente, no trabalho, na escola e no lazer. Esses dispositivos podem ainda melhorar a manutenção da saúde, prevenir deformidades, bem como auxiliar a conservar a energia[2-4].

Dessa forma, as adaptações objetivam a preservar e proteger as articulações, atuando, com isto, na diminuição da dor durante as tarefas além de conservar a energia pela realização do trabalho, com um mínimo de gasto energético.

A escolha das adaptações deve ser fruto da avaliação cuidadosa por uma equipe de reabilitação experiente e discutida com o paciente e familiares. Essa atitude é importante por envolver inúmeras variáveis, como o estado funcional das articulações, a força muscular, a coordenação motora, o estado da sensibilidade e, principalmente, as necessidades e interesses individuais[5,6]. Uma adaptação não pode contribuir para aumentar deformidades ou qualquer outra lesão.

Nessa avaliação, vários fatores devem ser considerados. Os pacientes precisam compreender o propósito do dispositivo. Deve-se analisar ainda o desempenho funcional, com ou sem a adaptação, as necessidades do paciente, a motivação e as considerações socioeconômico-culturais[7,8].

Um equipamento adaptativo deve ser utilizado somente quando necessário e de acordo com as necessidades clínicas do paciente. É preferível a utilização de técnicas adaptativas ao uso de equipamento, pois as primeiras permitem ao paciente maior flexibilidade. Alguns dispositivos temporários podem ser adequados apenas durante um estágio funcional transitório da reabilitação[9,10].

A indicação de adaptações é diferente se o paciente é adulto ou criança. Na criança, é muito importante a orientação e participação dos familiares, pois ela carece de experiências e pode não ter tido oportunidade de apresentar referências do desenvolvimento e aprendizado normal anterior. Além disso, depende dos familiares para a colocação dos dispositivos[11].

O adulto apresenta maior consciência de suas limitações e dificuldades, e as experiências anteriores podem auxiliar ou não na necessidade das adaptações. Quando o paciente percebe a necessidade de um dispositivo para melhorar sua independência, o processo torna-se mais positivo e produtivo. Ele também participa ativamente, sugerindo modificações, ajudando a identificar os problemas e a solucioná-los bem como escolhendo entre os diferentes materiais[12].

É importante, principalmente em nosso meio, considerar o fator econômico, pois equipamentos sofisticados são caros. O paciente deve ser capaz de utilizá-los nos ambientes freqüentados em seu dia-a-dia. Tais equipamentos devem ser prescritos, portanto, com parcimônia, pois se eles se mostrarem inúteis, a perda econômica incluirá os custos do equipamento, bem como o tempo utilizado para a sessão do tratamento e treinamento[13].

Existe, no mercado, uma gama enorme de adaptações. De um lado, há empresas que fabricam e vendem tais dispositivos, e do outro o paciente incapacitado que os compra, numa verdadeira relação entre vendedor e consumidor. Para avaliá-los, é necessário saber se satisfazem as necessidades do consumidor incapacitado.

Nesse sentido, num estudo a longo prazo de pacientes que utilizavam adaptações, Batavia e Hammer identificaram como critérios para avaliá-las quatro qualidades chaves: efetividade, disponibilidade, operatividade e dependência[14].

A *efetividade* é a qualidade do dispositivo em melhorar realmente a própria situação vital, a capacidade funcional e a independência. A *disponibilidade* é a dificuldade econômica relacionada à venda, manutenção e reparação. A *operatividade* relaciona-se com a facilidade de manejá-lo e responder bem aos comandos. A *dependência* é a extensão em que o dispositivo adaptativo opera com repetitividade e em níveis previsíveis de exatidão, dentro das condições de sua utilização razoável.

Os dispositivos adaptativos disponíveis no mercado podem ser encontrados em catálogos especializados. Os terapeutas ocupacionais, em conjunto com outros profissionais da equipe de reabilitação e os pacientes, podem elaborar uma adaptação.

A confecção do dispositivo baseia-se no fato de que as atividades podem ser decompostas em movimentos básicos necessários para sua realização. Analisando quais movimentos estão prejudicados, é possível compensá-los por meio de uma adaptação apropriada.

Assim, o processo de adaptação, segundo Trombly, envolve sete aspectos[4]:

- Análise das tarefas (avaliação dos movimentos básicos necessários para sua realização).
- Identificação do problema (que movimentos estão prejudicados pela incapacidade do paciente).
- Reconhecimento dos princípios de compensação (como a dificuldade de algum movimento pode ser compensada por outros ou pela modificação de objetos).
- Propostas de solução, de acordo com a criatividade do terapeuta, paciente, familiares e equipe.
- Conhecimento de recursos alternativos para a solução do problema.
- Verificação periódica da adaptação (monitoramento).
- Treinamento visando ao uso funcional da adaptação.

O paciente, seus familiares e cuidadores devem ser orientados quanto ao período de uso e forma correta de colocação, assim como retirada e cuidados com a sua manutenção.

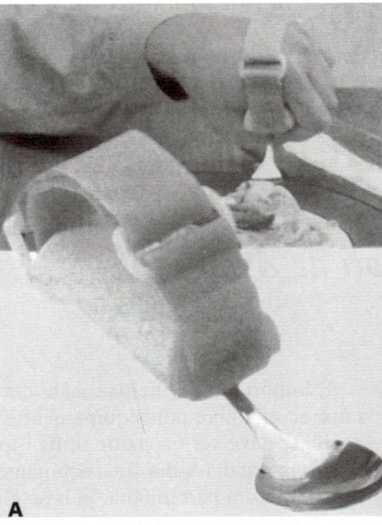
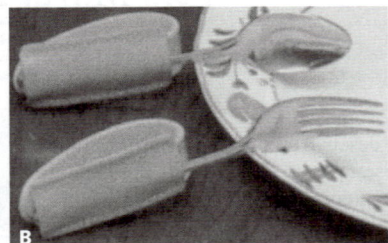

Figura 35.1 – (*A* e *B*) Exemplo de engrossadores de talheres.

O ideal seria o terapeuta reconhecer a incorporação e uso das adaptações pelo paciente em outros ambientes de seu cotidiano, como em domicílio, escola, trabalho e lazer. Pode-se, assim, avaliar o grau de independência funcional que esses dispositivos proporcionam, assim como orientar o paciente e familiares nas modificações que podem ser realizadas nesses locais, a fim de melhorar a segurança e acesso[15-17].

Como visitas domiciliares não são rotina no meio médico, as informações serão obtidas pela própria informação do paciente e familiares. Kraskowsky e Finlayson, numa revisão bibliográfica sobre os fatores que afetam a utilização dos equipamentos adaptativos por pacientes adultos, concluíram que as visitas domiciliares se constituem num fator muito importante para motivá-los a usar esses dispositivos[8].

Os exemplos de adaptações são inúmeros para os infinitos tipos de atividades de vida diária (AVD) e atividades de vida prática (AVP). Algumas são clássicas e outras os próprios pacientes idealizam com base em suas necessidades, experiência e profissão[18].

Para o vestuário, várias adaptações facilitam o vestir ou despir. Assim, pode-se usar o velcro em vez de botões e ganchos para ajudar a colocar e retirar vestimentas, abridor de zíper, cadarço fixo, calçadeira de cabo longo etc.

Para a alimentação e atividades de cozinha, há tábuas adaptadas para fixar e cortar alimentos; engrossadores dos cabos de talheres; modificações nas alças das panelas; antiderrapantes para pratos e louças; copos com duas alças; adaptadores com rodas para facilitar o transporte de objetos da cozinha, entre outros (Figs. 35.1 a 35.4).

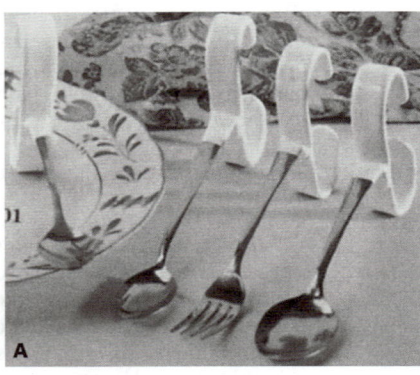
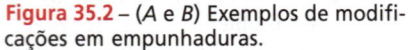
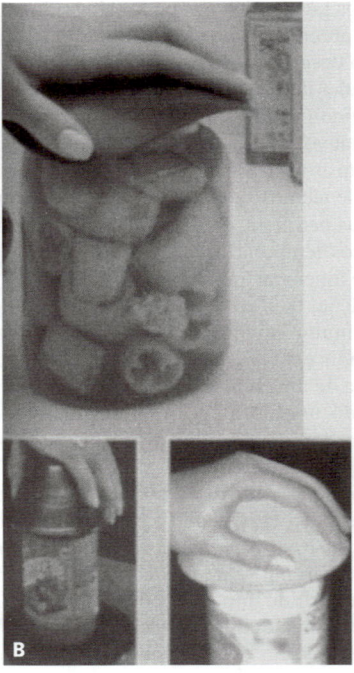

Figura 35.2 – (*A* e *B*) Exemplos de modificações em empunhaduras.

Adaptações ■ 327

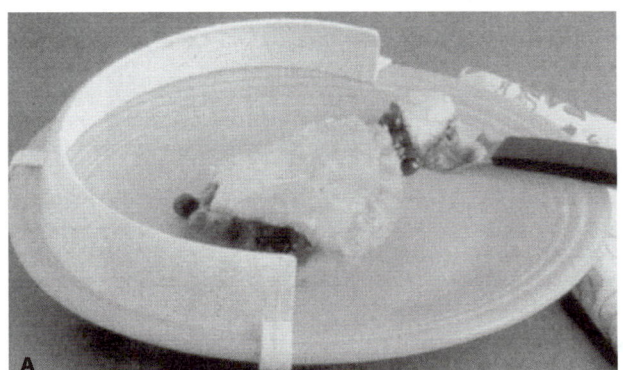

Figura 35.3 – Substituição de preensão.

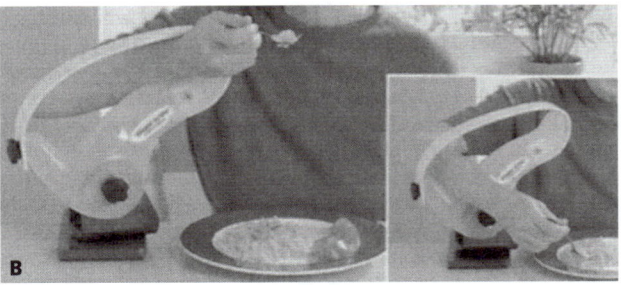

Figura 35.4 – (A e B) Adaptação para alimentação.

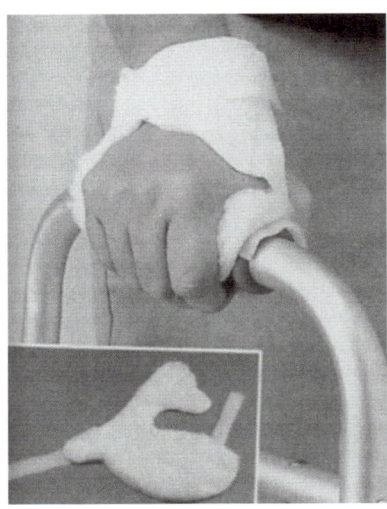

Figura 35.5 – Exemplo de adaptação para empunhadura de muleta.

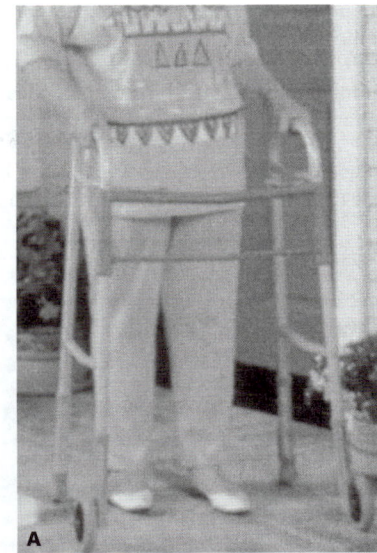

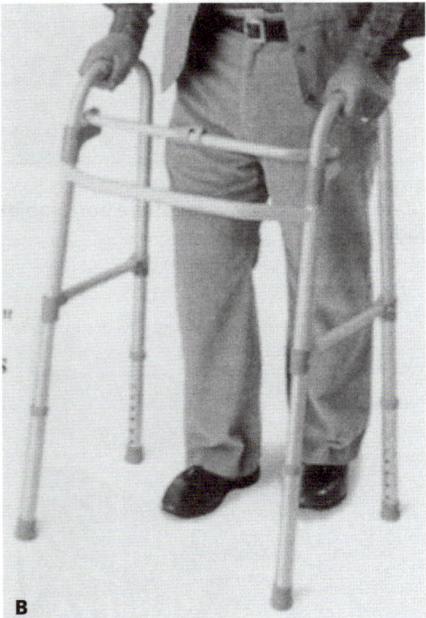

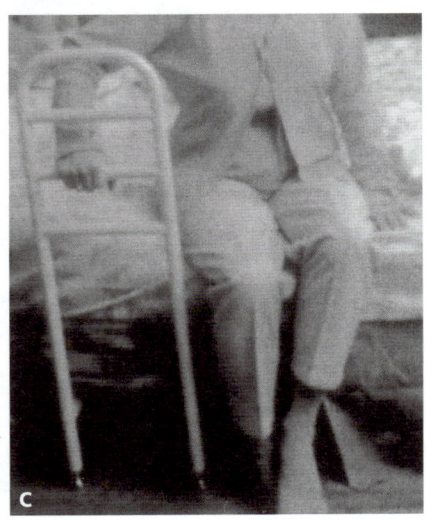

Figura 35.6 – (A a C) Tipos de andadores.

Para a higiene corporal, há cortadores de unhas especiais, escova de banho com cabo comprido, barras de apoio no banheiro, aumento para assento de vasos sanitários, entre outros.

Para a locomoção, há vários tipos de bengalas, andadores, além de adaptações no ambiente domiciliar para facilitar a deambulação e evitar acidentes (Figs. 35.5 a 35.7).

Há também várias adaptações no meio ambiente, como rampas com inclinações adequadas à locomoção, troca de portas pesadas e utilização de ferrolhos de fácil manuseio nas portas e armários (Figs. 35.8 a 35.11). Existem telefones adaptados que podem permitir a independência mesmo nas deformidades acentuadas. Deve-se orientar o paciente a dispor os móveis e as áreas de trabalho de modo a facilitar o movimento e função. Há também pacientes habilidosos que conseguem criar adaptações engenhosas que melhoram muito sua independência.

Em resumo, as adaptações constituem ferramentas importantes para a reabilitação de pacientes com necessidades especiais. Elas devem ser cuidadosamente planejadas, orientadas e monitoradas por um terapeuta ocupacional, de acordo com o estado da doença e das necessidades do paciente.

As imagens deste capítulo mostram alguns exemplos de adaptações utilizadas nas diversas atividades. O terapeuta deve estar sempre atualizado sobre os tipos de adaptações existentes, bem como procurar descobrir materiais alternativos para sua fabricação.

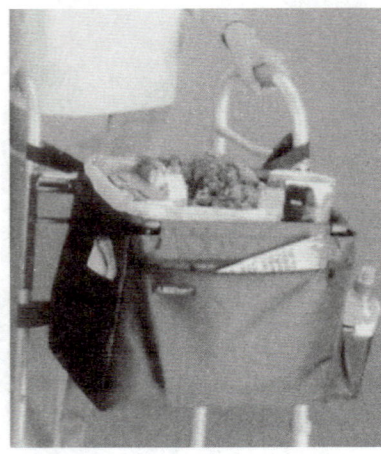

Figura 35.7 – Auxiliares para andadores e porta-objetos adaptados a andador.

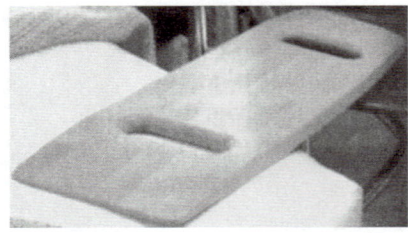

Figura 35.9 – Exemplo de tábuas para transferência.

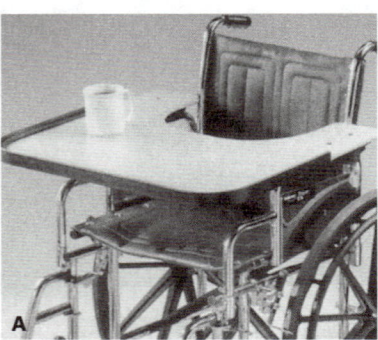

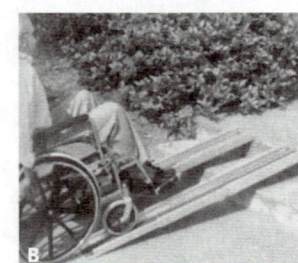

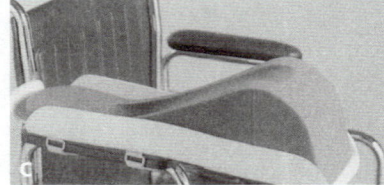

Figura 35.8 – (A a B) Apoios para cadeira de rodas.

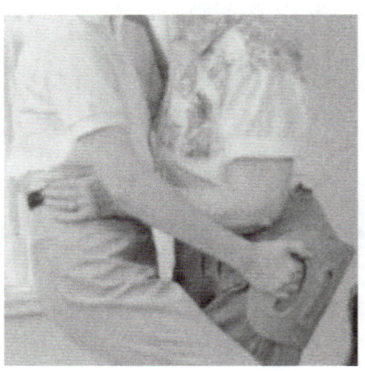

Figura 35.10 – Exemplo de cinto para transferência.

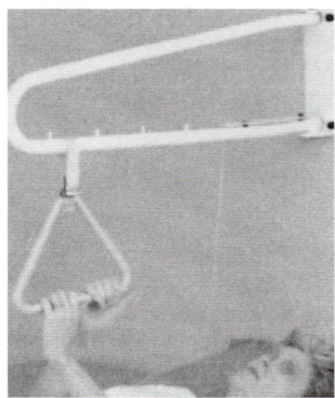

Figura 35.11 – Triângulo para cama.

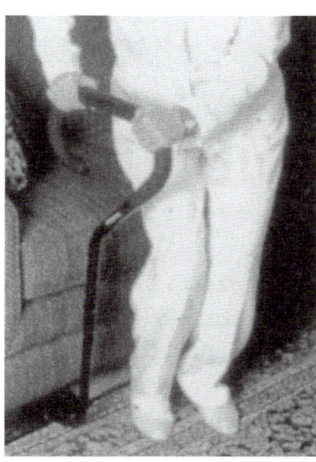

Figura 35.12 – Auxiliar para se levantar de cadeira ou sofá.

REFERÊNCIAS BIBLIOGRÁFICAS

1. AMERICAN OCCUPATIONAL THERAPY ASSOCIATION. Standarts of practice for occupational therapy. *Am. J. Occup. Ther.*, v. 3, p. 802-814, 1983.
2. MALICK, M. Activities of daily living. In: HOPINKS, H.; SMITH, H. (eds.). *Willard and Spackman's Occupational Therapy.* 7. ed. Philadelphia: J.B. Lippincott, 1988.
3. PEDRETTI, L. W. Oc*cupational Therapy – Practice Skills for Physical Disfunction.* 2. ed. St Louis: CV Mosby, 1985.
4. TROMBLY, C. A. *Occupational Therapy for Physical Disfunction.* Baltimore: Lippincott Williams & Wilkins, 1995. 4. ed.
5. HAGEDURN, R. (ed.). Environmental analysis and adaptation. In: *Occupational Therapy: perspective and proceses.* Melbourne: Churchill Livingstone, 1995. p. 239-257.
6. IWARSON, S.; ISACSSON, A.; LANKE, J. ADL dependence in the elderly population living in the community, the influence of functional limitations and physical environmental demand. *Occup. Ther. International*, v. 5, p. 173-193, 1998.
7. KIELHOFNER, G.; BURKE, J. D. Components and determinants of human occupation. In: KIELHOFNER, G. (ed.). *A Model of Human Occupation.* Baltimore: Williams & Wilkins, 1985. p. 12-36.
8. KRASKOWSKY, H. L.; FINLAYSON, M. Factors affecting older adults use of adaptative equipment: a review of the literature. *AJOT*, v. 55, n. 3, p. 309, 2001.
9. CREPEAU, E. B.; COHN, E. S.; SCHELL, B. A. B. *Willard & Spackman – Occupational Therapy*. 10. ed. Philadelphia: JB Lippincott, 2003.
10. HOPKINS, H. L.; SMITH, H. D. *Willard & Spackman – Terapia Ocupacional.* Philadelphia: JB Lippincott, 1993.
11. TEIXEIRA, E.; SAURON, F. N.; SANTOS, L. S.; OLIVEIRA, M. C. *Terapia Ocupacional na Reabilitação Física.* São Paulo: Roca, 2003.
12. CLARCK, M. C.; CSAJA, S. J.; WEBER, R. A. Older adult and daily living task profiles. *Human Factors*, v. 32, p. 537-549, 1990.
13. SHAPERMAN, J. From another perspective: a clinician's view of the theme. *Occupational Therapy in Healthcare*, v. 1, p. 5-7, 1984.
14. BATAVIA, A. I.; HAMMER, G. S. Toward the development of cusumer-based criteria for the evaluation of assistive device. *J. Rehab. Res. Devel.*, v. 27, n. 4, p. 425-436, 1990.
15. CSAJA, S. J.; WEBER, R. A.; NAIR, S. N. A human factors analysis of ADL activities: a capacibility – demand approach. *Journal of Gerontology*, v. 48, p. 44-48, 1993.
16. SCHKADE, J. K.; SCHULTS, S. Occupational adaptation. Toward a holistic approach for contemporary practice, part 1. *Am. J. Occup. Ther.*, v. 46, p. 829-837, 1992.
17. SCHULTZ, S.; SCHKADE, J. K. Occupational adaptation. Toward a holistic approach for contemporary practice, part 2. *Am. J. Occup. Ther.*, v. 46, p. 917-925, 1992.
18. EVANS, R. W.; SMALL, L.; LING, J. S. Independence in the home and community. In: LANDRUM, P. K.; SCHMIDT, N. D.; MCLEAN, A. (eds.). *Outcome – Oriented Rehabilitation.* Gaithresburg: Aspen, 1995. p. 95-124.
19. SAMMONS PRESTON ABILITY ONE. Catálogo, 2002.
20. SMITH & NEPHEW REHABILITATION PRODUCTS. Catálogo, 2002.
21. ALIMED. Catálogo, 2000.
22. NORTH COAST MEDICAL INC. Hand Therapy Catalog, 2001.

CAPÍTULO 36

Meios Auxiliares de Marcha

Marcelo Saad

Auxiliares da locomoção (AL) são prescritos para compensar problemas clínicos como dor, fadiga, déficit de equilíbrio, instabilidade articular, fraqueza muscular e sobrecarga estrutural[1]. O motivo é freqüentemente uma condição musculoesquelética ou neuromuscular, que pode ser temporária ou permanente. Confeccionados em madeira (mais pesados) ou alumínio (mais leves), podem ser reguláveis ou não em altura.

Para o grande incapacitado, o treino de marcha começa nas barras paralelas. Estas se fixam firmemente ao solo e dão estabilidade e segurança como nenhum outro AL. Possibilitam ao paciente empurrar-se para frente, o que não é possível com os outros AL[2].

Ao adequar a altura de um AL, sempre considerar o calçado que será utilizado pelo paciente no dia-a-dia. A Figura 36.1 ilustra os principais AL utilizados.

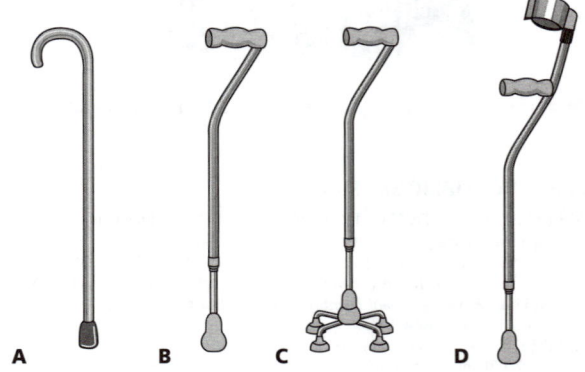

TIPOS

Bengala

Tem como propriedade aumentar a base de apoio, diminuir a carga em membros inferiores (até um máximo de 20% do peso corporal), adicionar informação sensorial e ajudar na aceleração e desaceleração da marcha. As funções da prescrição incluem: melhorar o equilíbrio, diminuir a dor, poupar o membro lesado, compensar déficits de força e rastrear o ambiente. Deve ser usada em apenas uma mão[3].

Variações:

- *Empunhadura em C*: mais barata, porém menos confortável; o vetor de força passa por trás da coluna da bengala.
- *Empunhadura funcional*: respeita a preensão e o ângulo natural do punho; o vetor de força passa pela coluna da bengala (propiciando melhor apoio).
- *Empunhadura feita sob molde*: pode ser necessária para pacientes com artrite reumatóide.
- *Base alargada de três ou quatro pontas*: para distúrbios de equilíbrio; preferivelmente para uso temporário.

Adequações[4]:

- Altura: do trocanter maior do fêmur ao solo.
- Cotovelo flexionado entre 20 e 30°.
- Ombros nivelados.
- Utilizada na mão contralateral ao membro afetado.

Muletas

Além das propriedades e funções já citadas para bengalas, são usadas mais para descarga de peso e propulsão que para equilíbrio e auxílio sensorial. Trazem maior estabilidade que bengalas[5].

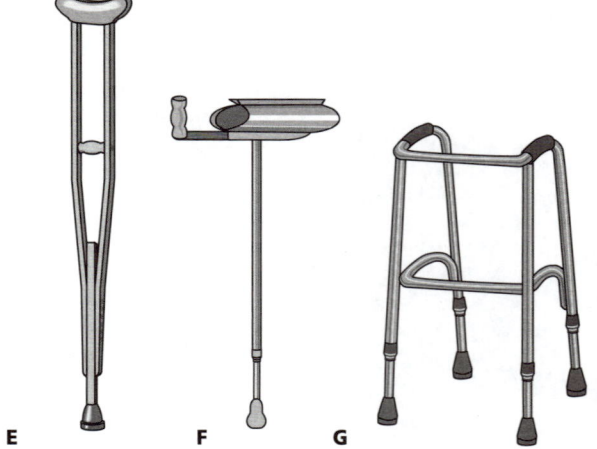

Figura 36.1 – Auxiliares da locomoção. (*A*) Bengala com empunhadura em C. (*B*) Bengala com empunhadura funcional. (*C*) Bengala com base alargada de quatro pontas. (*D*) Muleta Lofstrand. (*E*) Muleta axilar. (*F*) Muleta de descarga antebraquial. (*G*) Andador.

Os músculos solicitados incluem: depressores de ombro, flexores de ombro, extensores de cotovelo, extensores de punho e flexores de dedos[6].

Variações[7]:

- *Muletas Lofstrand*: possuem uma braçadeira de antebraço para aumentar o braço de alavanca da empunhadura. Permitem também que se solte a empunhadura sem que a muleta caia, dando liberdade às mãos. São mais adequadas quando o uso de AL for prolongado. É o tipo de AL mais funcional, permitindo mais mobilidade em escadas, bem como para entrar e sair de automóvel. Essa muleta é erroneamente chamada de *canadense* (a verdadeira muleta canadense é a que possui, além da braçadeira de antebraço, uma outra para braço, a fim de compensar fraqueza de extensores de cotovelo; raramente são prescritas).

- *Muletas axilares*: o apoio axilar é feito por meio de um bloco almofadado superiormente. Este bloco deve ser apoiado no gradeado costal, subaxilar, evitando-se a compressão nervosa axilar. A empunhadura manual tem altura regulável, conforme o comprimento do braço do usuário. Em geral, fica na altura do trocanter maior do fêmur e pode ser medida do mesmo modo que as muletas Lofstrand ou canadense. Representam um alívio de até 80% da carga dos membros inferiores. São indicadas para pacientes que requeiram grande descarga de peso corporal e que tenham pouca estabilidade de tronco.

- *Muletas de descarga antebraquial*: a descarga de peso é feita em uma canaleta na extremidade superior da muleta, em que se apóia o antebraço. Indicadas quando o punho não pode receber carga.

Adequação[4]:

- Devem ser usadas aos pares, para se evitar desequilíbrio postural ao ortostatismo e à marcha.
- Cotovelo flexionado entre 20 e 30°.
- Ombros nivelados.
- Comprimento deve ir a um ponto 15 a 20cm ântero-lateral ao pé.
- Para muleta axilar, a almofada deve ficar dois dedos abaixo do cavo axilar.

Andadores

Fornecem uma base mais larga e mais estável. Para pacientes que necessitam de máximo auxílio em estabilidade. Porém, são estruturas incomodativas, que limitam a reciprocação de membros inferiores. São para uso principalmente em ambientes abrigados. Evitar ao máximo seu uso contínuo por longo período.

A empunhadura tem altura variável, conforme as condições do paciente. Quando há boa função de membros superiores, a empunhadura ficará no nível do trocanter maior do fêmur, bilateralmente. Já nos pacientes com tríceps e grande dorsal fracos, o apoio será em forma de braço de cadeira, com manopla vertical anteriormente situada neste. Dessa forma, o peso corporal será descarregado nos ombros por meio dos úmeros.

Variações[8]:

- *Quadrados*: feitos de madeira. Utilizados por crianças.
- *Triangulares*: feitos de alumínio. Dotados de rodas nas pernas da frente, visando facilitar seu deslocamento à marcha.
- *Dobráveis ou articulados*: feitos de alumínio. Permite a marcha com alternância dos membros inferiores e superiores.

Adequação[4]:

- O paciente deve segurá-lo com os braços entre 20 e 25cm à frente do corpo.
- Ombros descontraídos, tronco ereto.
- Cotovelos em flexão de aproximadamente 20°, para que a transferência de peso seja máxima.

MODO DE USAR

Bengala

Bengala Contralateral (Marcha em Três Pontos)

É empunhada na mão do lado contrário ao membro inferior lesado (Fig. 36.2). Aplicável quando a finalidade é melhorar equilíbrio ou aliviar carga em um membro em até 20% do peso do corpo[8]. Quando subir escadas, o membro preservado avança primeiro, mas ao descer escadas, a bengala e o membro afetado avançam primeiro.

Bengala Ipsilateral

É empunhada na mão do mesmo lado do membro inferior lesado. A bengala, então, serve como *órtese* de membro in-

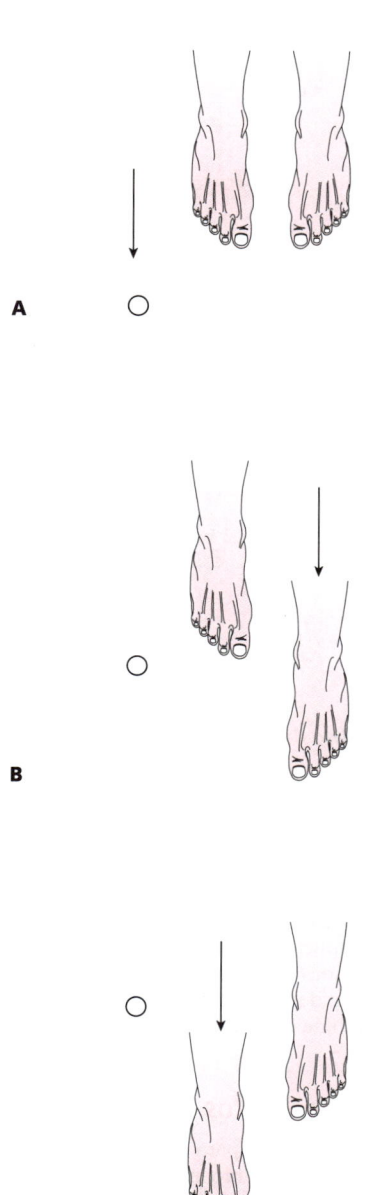

Figura 36.2 – (*A* a *C*) Uso da bengala contralateral.

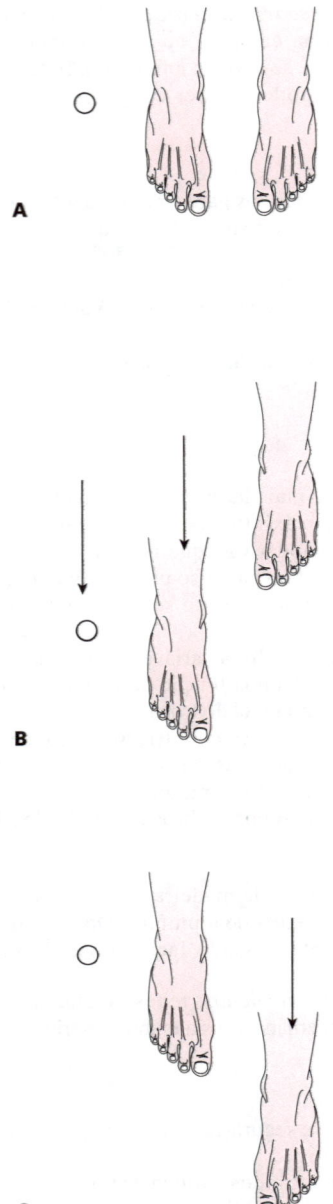

Figura 36.3 – (*A* a *C*) Uso da bengala ipsilateral.

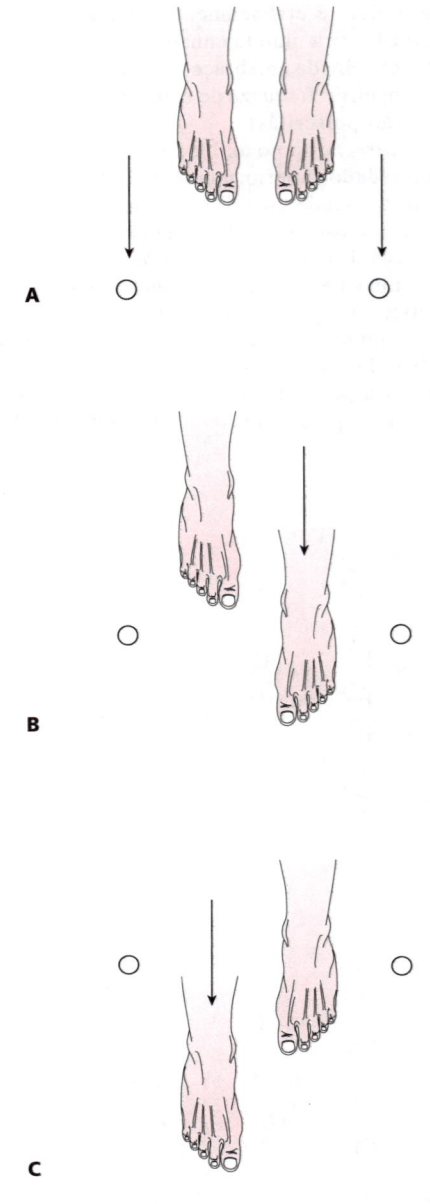

Figura 36.4 – (*A* a *C*) Uso das muletas com reciprocação de membros inferiores.

ferior, movendo-se junto com este (Fig. 36.3). Aplicável quando se deseja limitar o movimento de quadril ou joelho. Em comparação com a bengala contralateral, apresenta maior inclinação lateral de tronco, braço de alavanca menos favorável, menor base de sustentação e compromete a dissociação de cinturas. Também pode aliviar até 20% do peso corporal[8].

Muletas

Marcha com Reciprocação

As duas muletas são colocadas à frente, seguidas do membro inferior afetado e, depois, do membro inferior não afetado (Fig. 36.4). Aplicável quando se visa grande alívio de carga de um membro inferior[8].

Marcha de Balanceio

Ambas as muletas são projetadas à frente. Os membros inferiores balançam no espaço e os dois pés são projetados à frente das muletas (Fig. 36.5). Aplicável em pacientes sem controle voluntário de membro inferior (como lesado medular usando órteses longas) ou quando se deseja descarga total de peso sobre um membro. O consumo de energia é, em média, 78% maior que na marcha normal[8].

Marcha de Quatro Pontos

Cada um dos dois AL é usado para um membro inferior. Uma muleta avança, seguida do membro inferior contralateral. Depois, a outra muleta avança, seguida do outro membro inferior (Fig. 36.6). É uma marcha segura, sempre com três pontos de suporte e aplicável em deficiências de equilíbrio. Gera uma marcha muito lenta e pouco funcional[8].

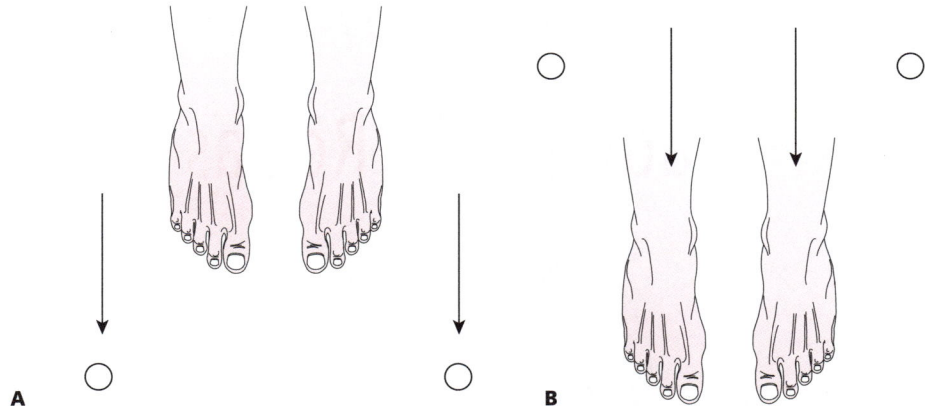

Figura 36.5 – (*A* e *B*) Uso das muletas para locomoção em balanceio.

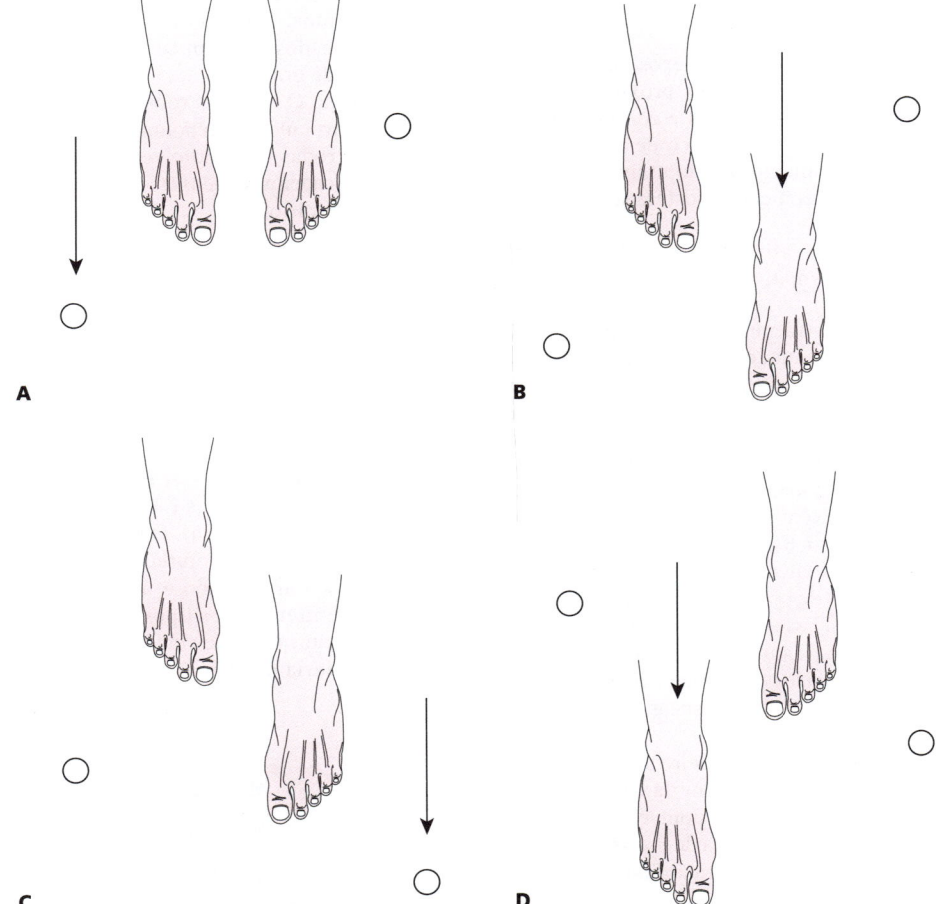

Figura 36.6 – (*A* a *D*) Uso das muletas para marcha em quatro pontos.

REFERÊNCIAS BIBLIOGRÁFICAS

1. COOK, A. M.; HUSSEY, S. M. *Assistive Technologies: principles and practice*. St. Louis: Mosby, 1995.
2. COOPER, J. M.; ADRIAN, M. J. *Biomechanics of Human Movement*. Indiana: Benchmark Press, 1989.
3. RAGNARSSON, K. T. Lower extremity orthotics, shoes, and gait aids. In: DELISA, J. A.; GANS, B. M. (eds.). *Rehabilitation Medicine – Principles and Practice*. 2. ed. Philadelphia: J.B. Lippincott, 1993.
4. REDFORD, J. B. *Orthotics: clinical practice and rehabilitation technology*. New York: Churchill Livingstone, 1995.
5. WINTER, D. A. *A.B.C. of Balance During Standing and Walking*. Warterloo: Waterloo Biomechanics, 1995.
6. PAUWELS, F. *Biomechanics of the Locomotor Aparatus*. New York: Springer Velag, 1980.
7. LIANZA, S.; DEZEN, E. L. Órteses. In: LlANZA, S. (ed.). *Medicina de Reabilitação*. 2. ed. Rio de Janeiro: Guanabara-Koogan, 1995.
8. OLSSON, E. C.; SMIDT, G. L. Assistive devices. In: SMIDT, G. L. (ed.). *Gait in Rehabilitation – Clinics on Physical Therapy*. New York: Churchill Livingstone, 1990.

CAPÍTULO 37

Cadeira de Rodas

Marcelo Saad

ADEQUAÇÃO DA POSTURA SENTADA

Consiste na adaptação de cadeira de rodas para oferecer conforto, estabilidade corporal, postura alinhada e distribuição equilibrada de pressão, para indivíduos que passam grande parte do seu tempo sentados (idosos, paraplégicos etc.). Os objetivos são[1]:

- Normalizar ou diminuir padrões reflexos anormais.
- Manter alinhamento corporal o mais próximo possível do neutro, prevenindo deformidades e contraturas.
- Distribuir pressão, diminuindo o risco de úlceras.
- Aumentar estabilidade, maximizando assim a função.
- Aumentar o tempo de tolerância na postura sentada (conforto).
- Diminuir fadiga.
- Facilitar movimento normal.

Os sistemas utilizados na adequação da postura sentada consistem basicamente em assento, encosto e acessórios individualizados. A prescrição e seleção desses equipamentos envolvem uma avaliação detalhada da postura do usuário, do seu estilo de vida e da condição funcional. Após essa indicação, é necessário o acompanhamento do uso desse equipamento, pois as necessidades funcionais são dinâmicas e se alteram com o tempo. Além disso, devem ser consideradas alterações funcionais do produto prescrito. Essa prática é interdisciplinar, dado as dimensões múltiplas envolvidas no processo.

Existe um grande número de produtos que permitem montar sistemas individualizados. Esses produtos incluem cadeiras de rodas de diversas categorias, sofás e outros tipos de cadeiras, almofadas, encostos, suportes e materiais diversos, como espumas de densidades diferentes e viscoelásticas, géis, silicones, ar, entre outros.

Já é possível encontrar no mercado brasileiro todas as grandes marcas de sistemas de assento (leia-se almofadas, encostos e sistemas especiais) e cadeiras de rodas disponíveis no mercado internacional. Entretanto, há uma carência de profissionais que dominem a técnica para seleção e prescrição individualizada desses produtos.

A utilização dos princípios de adequação da postura sentada pode ser classificada em três categorias[1]:

- Controle postural e manejo (prevenção e acomodação) de deformidades.
- Controle da distribuição de pressão e controle de deformidades.
- Conforto e acomodação posturais.

A bacia deve estar ligeiramente antevertida; é o principal ponto para posicionar todo o tronco. Deformidades de bacia devem ser analisadas para verificar se são fixas (nesse caso, deve-se adaptar a cadeira de rodas para acomodar a deformidade) ou flexíveis (nesse caso, a compensação feita na cadeira de rodas deve ser modificável ao longo da evolução do paciente).

A postura cifótica faz grande sobrecarga em extensores de pescoço, para que os olhos se dirijam para frente. A postura cifótica, por ser uma postura de *defesa*, acaba prendendo muito os movimentos. Indivíduos com forte padrão extensor devem ser posicionados em tríplice flexão, para quebrar o padrão[2].

A linha de gravidade deve passar anteriormente ao eixo da roda traseira. O eixo das rodas deve estar levemente anterior à linha da articulação glenoumeral; se estiver muito anterior, a cadeira de rodas fica muito veloz, porém compromete a estabilidade e a cadeira de rodas cai para trás; um eixo muito posterior causa o contrário[2].

COMPONENTES DA CADEIRA DE RODAS

A seguir, são discutidas as características dos componentes das cadeiras de rodas. A Figura 37.1 mostra uma cadeira de rodas padrão e a Figura 37.2 mostra um carrinho infantil.

Estrutura

A cadeira de rodas pode ser em monobloco (uma única peça de assento e encosto, e as rodas são removíveis) ou dobrável (articulada como sanfona). O primeiro tipo deveria ser o preferido, pois o dobrável oferece um assento maleável desvantajoso, e cada articulação é um ponto fraco para acelerar o desgaste[3]. Entretanto, os tipos dobráveis são muito mais práticos para transporte, levando-se em consideração as condições da maioria das famílias brasileiras.

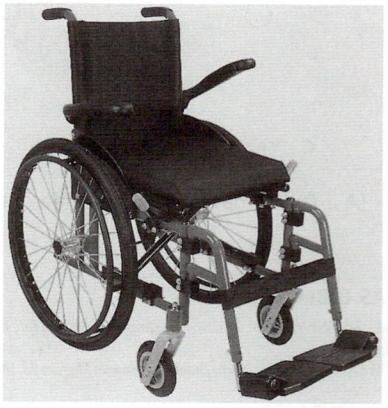

Figura 37.1 – Cadeira de rodas padrão. Imagem com permissão da Baxmann-Jaguaribe.

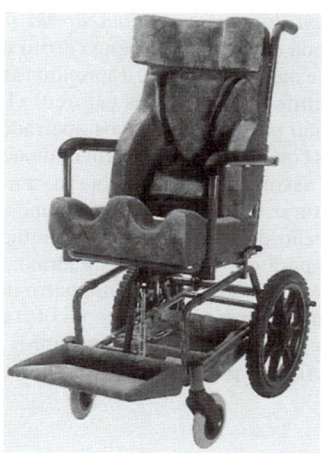

Figura 37.2 – Carrinho infantil. Imagem com permissão da Baxmann-Jaguaribe.

Encosto

Deve ter uma leve conformação, ajustando a lordose lombar para promover o alinhamento vertebral e manter o tronco ereto. A altura ideal é o nível mais baixo de tronco, a partir do qual a musculatura extensora não é ativa, deixando livre a parte superior do tronco livre para rotações[4].

Assento

Assento de lona dá anteversão exagerada de bacia, roda internamente os quadris e favorece a flexo-adução[5]. A base do assento deve ser estável: se necessário, adicionar uma tábua à base de lona de cadeira dobrável.

- *Largura do assento*: não deve permitir o deslizamento lateral da bacia. Para crianças que têm cadeira de rodas maior que o ideal para sua idade (para não trocar todo ano), pode-se colocar espumas laterais a fim de evitar o deslizamento. Esta também é a solução para indivíduos com tronco em *triângulo* (ombros largos e bacia estreita).
- *Ângulo entre o assento e o encosto*: se for muito agudo, dá boa estabilidade (esportistas), porém compromete a circulação de membros inferiores e pressiona muito os ísquios. A inclinação ideal é aquela que deixa os quadris fletidos em 100°.
- *Comprimento do assento*: não deve comprimir o feixe vasculonervoso poplíteo. Para efeitos práticos, deve-se permitir um espaço de dois dedos entre o cavo poplíteo e a borda anterior do assento

Almofada

Há cinco propriedades dos materiais utilizados para a confecção de almofadas[6]:

- *Densidade*: razão do peso em relação ao volume.
- *Dureza*: o quanto um material cede sob pressão.
- *Elasticidade*: habilidade em recuperar sua forma original depois de removida a pressão.
- *Amortecimento*: habilidade em amortecer um impacto.
- *Envolvimento*: o quanto o indivíduo afunda no material e o quanto esse material contorna suas nádegas.

Os materiais fluidos mais utilizados são ar, água, fluidos viscosos ou gel. Materiais fluidos são utilizados em razão da grande capacidade desse material se ajustar aos movimentos, permitindo mudar os pontos de pressão. Entretanto, por causa dessa superfície flexível, a estabilidade é comprometida.

Almofadas de Ar

Alguns modelos apresentam o invólucro compartimentado em células que se comunicam, aumentando, assim, a estabilidade. As almofadas de ar distribuem a pressão de zonas de maior pressão, como das áreas isquiáticas e sacral para as de menor pressão. Essas almofadas têm boa elasticidade. O envolvimento é relativo à quantidade de ar inflado. Geralmente, são almofadas leves e têm vida longa. A desvantagem é que podem ter o invólucro perfurado e precisam estar sempre bem calibradas, de acordo com o peso do usuário, requerendo monitoramento constante.

Almofada de Água

Por causa da baixa viscosidade, esse material apresenta bom envolvimento e boa elasticidade. Possuem baixíssima estabilidade, portanto, prejudicam a função. O amortecimento é relacionado ao invólucro e à quantidade de água colocada. Essas almofadas retiram o calor do corpo do indivíduo. Genericamente, são pesadas e sujeitas a perfurações. De modo geral, devem ser evitadas.

Gel Elastômero

É um fluido altamente viscoso, que praticamente não flui (o envolvimento e elasticidade são quase inexistentes). Entretanto, esse material tem bom amortecimento e boas propriedades térmicas. É muito pesado.

Gel de Viscosidade Média (entre a Viscosidade da Água e do Gel Elastômero)

Esse tipo de gel apresenta fluidez e oferece bom amortecimento. A elasticidade é pequena, pois a fluidez é limitada. Tem boas propriedades térmicas. Na maior parte das vezes, o invólucro das almofadas é frouxo, permitindo que o gel se desloque de acordo com a pressão exercida. Se acopladas em uma superfície com um contorno anatômico, as almofadas provêm um bom suporte.

Espuma de Poliuretano ou de Látex

É o material mais utilizado na confecção de almofadas, as quais, geralmente, são leves e baratas, e encontradas em variadas durezas e densidades. Espumas afundam sob pressão e, por isso, apresentam bom envolvimento. A quantidade de pressão que uma espuma suporta é a sua dureza. Uma almofada muito macia pode ceder tanto com o peso do usuário que o seu corpo fique diretamente em contato com a superfície dura do assento. As espumas têm propriedades térmicas desvantajosas, acumulando calor na superfície de contato. A elasticidade rápida e demorada são boas nas espumas de forma genérica, mas dependem de sua estrutura e densidade. As duas maiores desvantagens das espumas são: se deterioram com a luminosidade e umidade, e têm a tendência de perder a elasticidade com o tempo. A reposição de uma almofada de espuma depende do tipo e de quanto tempo a espuma é utilizada diariamente. A expectativa de vida útil de uma espuma varia entre 6 e 12 meses.

Espumas Viscoelásticas

Desenvolvidas originalmente pela National Aeronautics and Space Administration (NASA) para viagens aeroespaciais. Essas espumas têm alta viscosidade, tendendo a resisitir a deformação quando pressionadas rapidamente, mas acomodam de modo vagaroso uma pressão constante. Esse tipo de espuma tem boas propriedades térmicas e bom envolvimento. A elasticidade e o amortecimento dependem de sua densidade e outras propriedades.

Existem três tipos básicos de almofadas de espuma[6]:

- *Planas*: confeccionadas a partir de pranchas de espuma.
- *Com contorno anatômico padrão*: fabricadas industrialmente, utilizando moldes padronizados. Indicadas para indivíduos que têm baixo risco de úlceras por pressão.
- *Com contorno individualizado*: em casos com deformidades estruturadas ou história de úlcera por pressão recorrente, é produzida uma almofada moldada pela anatomia do usuário.

A melhor opção seria a utilização de uma almofada híbrida. A combinação de mais de um material citado anteriormente busca alcançar um melhor resultado. Um dos exemplos mais comuns é a almofada que tem uma base com contorno anatômico em poliuretano e uma bolsa (ou várias células) com gel com viscosidade média. Essas combinações permitem compensar algumas das desvantagens dos diversos materiais.

Além da preocupação com o material das almofadas, é fundamental que o invólucro não limite as propriedades do material. A distribuição de pressão, de calor e umidade do material pode ser alterada em decorrência do tipo de invólucro. Uma capa ou invólucro que seja maior do que a almofada pode causar pontos de pressão e cisalhamento nas dobras do tecido. Se o material de preenchimento tiver boa elasticidade, mas o invólucro não, a propriedade final da almofada será alterada. Tecidos elásticos são recomendados quando é desejado manter a propriedade de elasticidade do material de preenchimento. Os tecidos do invólucro também devem permitir trocas gasosas, limitar o acúmulo de umidade e ser de fácil limpeza. Capas, tais como de vinil ou plásticas, não absorvem umidade, mantendo o corpo do usuário sempre úmido e aumentando o risco de aparecimento de úlceras por pressão.

Portanto, a seleção do material de preenchimento da almofada, assim como seu formato e invólucro, é dependente de uma avaliação precisa da necessidade do usuário. O conhecimento dos materiais e dos produtos disponíveis é essencial para o sucesso da prescrição do sistema de adequação da postura sentada.

Pedaleiras

Altura exagerada dos pés faz abdução e rotação externa de membros inferiores, desestabiliza a bacia e aumenta em 60% a pressão nos ísquios. Pedal muito baixo faz pressão no feixe vasculonervoso poplíteo com edema. O pedal em altura ideal distribui a pressão também sob as coxas (e o fêmur é bom para receber pressão), além de possibilitar que a mulher use saia. O pé com apoio adequado é importante para o crescimento ósseo em crianças[7].

Rodas

A distância entre os eixos das rodas anteriores e posteriores deve ser suficientemente pequena para promover a rotação da cadeira de rodas sobre o solo com esforço mínimo[8].

- *Cambagem das rodas (inclinação da roda em relação ao eixo)*: dá estabilidade, menos atrito dos pneus (mais agilidade e menos desgaste), e aproxima as rodas do tronco (mais agilidade com menos esforço). Tem a desvantagem de não passar em espaços apertados.
- *Pneus*: os com câmara diminuem o impacto (efeito amortecedor), assim, são bons para a rua; têm a desvantagem de poder furar. Pneus maciços dão menos atrito (facilitam a locomoção de tetraplégicos em ambientes internos e são bons para esportistas em quadras).
- *Rodas da frente (caster)*: um diâmetro de 12,7 a 20,3cm é bom para rua, pois, se topar com obstáculo, não causa queda do paciente. Diâmetros menores só para esporte ou domicílio. O pneu pode ser também maciço ou com câmara.

TOMADA DE MEDIDAS PARA PRESCRIÇÃO DE CADEIRA DE RODAS

Para selecionar uma cadeira de rodas, o passo inicial é garantir que ela tenha a medida adequada ao seu usuário[1]. A seguir, está a descrição das medidas básicas necessárias (Fig. 37.3):

- *Largura do quadril*: corresponde à largura do assento da cadeira. É a máxima largura do quadril (incluindo tecido mole), quando o indivíduo está assentado, na altura dos grandes trocanteres. É preciso adicionar um a dois centímetros em decorrência de possível variação de vestimenta do usuário. A adequação dessa medida é fundamental para evitar inclinações laterais de tronco, garantindo estabilidade. Considerar largura total da cadeira (acessibilidade), estabilidade pélvica e o crescimento (ganho de peso inclusive).
- *Profundidade do assento*: medida que vai da porção mais posterior das nádegas até três centímetros do cavo poplíteo. O indivíduo deve estar sentado com flexão de joelho, para a tomada dessa medida. No caso de indivíduos muito altos, deve-se considerar a maior profundidade possível no sistema selecionado. Deve ser tomada as medidas da perna direita e da perna esquerda, para acomodar discrepâncias. Considerar distribuição da pressão (levando em conta a maior área possível para sustentação de peso),

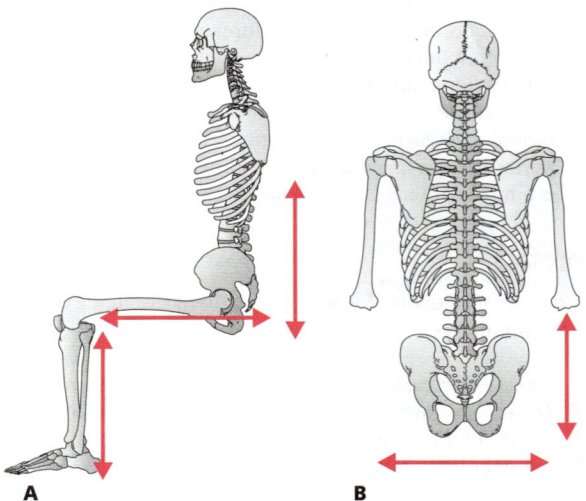

Figura 37.3 – (*A* e *B*) Medidas para prescrição de cadeira de rodas.

posição e estabilidade da pelve, e comprimento da cadeira (o que pode afetar a dirigibilidade).

- *Medida da perna*: corresponde à altura do apoio de pés. É a distância do cavo poplíteo até a sola do calcanhar ou até a porção inferior que está sustentando o peso. É preciso considerar o comprimento adicional representado por órteses e estilos individuais de calçados. Considerar a distribuição da pressão na face posterior das coxas (garantido o aumento da área de sustentação de peso) e o posicionamento e estabilidade da pelve.
- *Ângulo inferior da escápula*: corresponde à altura do encosto ativo da cadeira. É a medida do plano do assento até o ângulo inferior da escápula. A altura do encosto ativo deverá ser 3cm acima ou abaixo dessa medida. Considerar evitação do ponto de pressão no ângulo inferior da escápula, suportes lombar e torácico, e estabilidade e mobilidade escapulares.
- *Altura dos ombros*: corresponde à altura do encosto da cadeira nos casos em que o controle de tronco é precário ou inexistente. É a medida do plano do assento ao topo do ombro.
- *Altura dos cotovelos*: corresponde à altura do suporte para os braços. É a medida do plano do assento até a porção inferior do cotovelo, estando o membro superior com 90° de flexão de cotovelo, e em aproximadamente 25° de abdução e flexão de ombro. É importante tomar essa medida bilateralmente, em decorrência de possíveis diferenças em casos de inclinação lateral de pelve, escoliose ou assimetria de tônus. Considerar estabilização do tronco, controle de cabeça e área de trabalho funcional.

O passo seguinte é a realização de uma avaliação da postura sentada, buscando identificar as principais razões para a distribuição de peso inadequada e o que pode ser alterado dentro dos limites do conforto.

ESTRATÉGIAS PARA PRESCRIÇÃO DE CADEIRA DE RODAS

Este breve roteiro lista prioridades para que sejam atingidos os principais objetivos na prescrição de cadeira de rodas[9]:

- *Segurança e estabilidade*: proteger o paciente (por exemplo, restritores e dispositivos antichoque); base alargada por rodas cambadas; estruturas resistentes.
- *Conforto e cosmética*: equilíbrio confortável, com movimentos livres; permitir escolhas cosméticas ao paciente.
- *Membros superiores*: apoio de cotovelos; tiras de punho; bandejas.
- *Membros inferiores*: dispositivos abdutores ou adutores; tiras; assento anatômico; pedaleiras; apoio de pernas; apoio de calcanhares; abridores de portas.
- *Pelve e tronco*: cintos de segurança (45° ou outros); borda isquial; almofada lombar; posicionadores pélvicos; bloqueador de joelhos; ângulo assento-encosto; inclinação assento-solo; assento sob molde; suportes de escoliose; apoio torácico de Dannar; tira em *H*; encosto curvo ou seccional; bandeja de colo; retratores de ombros.
- *Coluna vertebral e tronco*: encosto alto; encosto sob molde; suportes de cabeça; colar; tiras de cabeça; halos cranianos; reclinação do encosto; colares.
- *Pele*: avaliação de pressão da almofada; assentos moldados; adequação postural (distribuir peso também em pés, coxas, costas); estruturas para *push-ups*.
- *Autopropulsão facilitada*: equipamentos leves; posição das rodas; sobrearo encapado de alta fricção ou com projeções; altura e largura do encosto; auxílios para degraus.
- *Transferências facilitadas*: posicionadores e estruturas móveis ou destacáveis; posição das rodas; elevadores mecânicos; tábua de deslize; altura do assento.

PREVENÇÃO DE ÚLCERAS DE PRESSÃO

Indivíduos com paralisias, redução ou ausência de sensibilidade estão suscetíveis ao aparecimento de úlceras nas proeminências ósseas nas áreas de sustentação de peso quando sentados. Um outro problema comum, principalmente nos casos em que o nível da lesão é mais alto e há dificuldade ou ausência de controle do tronco, é o aparecimento de deformidades na coluna (cifose e/ou escoliose)[10].

Essa dificuldade no controle postural pode comprometer o desempenho nas atividades funcionais em razão da instabilidade postural. Pode-se incluir, na população que se enquadra nessa categoria de intervenção da adequação da postura sentada, todos aqueles indivíduos que têm dificuldade de mobilidade e, portanto, apresentam habilidades reduzidas para alívio de pressão, tais como nos casos de lesão medular traumática, esclerose múltipla, distrofia muscular e mesmo o idoso.

O desenvolvimento de úlceras por pressão é um processo complexo. Um programa para a prevenção dessas úlceras para usuários de cadeiras de rodas deveria incluir[10]:

- Prescrição individualizada de cadeira de rodas, sistemas de alinhamento postural e distribuição de pressão.
- Programa de alívio de pressão.
- Orientação nutricional e garantia de dieta adequada.
- Instruções e treinamentos efetivos quanto às técnicas de transferência e alívio de pressão.
- Manutenção de boa higiene e cuidados com a pele.

Os seguintes fatores contribuem para o aparecimento de úlceras por pressão[10]:

- *Mobilidade*: indivíduos com déficits sensitivos estão inaptos a perceber e responder aos sinais de dor e desconforto.
- *Tipo corporal*: no magro, há pouca gordura subcutânea, que poderia atuar como uma almofada natural. No obeso, há dificuldades em realizar manobras de alívio de pressão.
- *Nutrição*: anemia, hipoproteinemia e deficiência de vitamina C podem interferir com a integridade dos tecidos.
- *Infecções*: a febre aumenta a taxa metabólica; ocorre alteração do equilíbrio nutricional. A demanda metabólica numa área é aumentada por infecção bacteriana localizada.
- *Idade*: ocorre perda da elasticidade da pele e há atrofia muscular no idoso, o que aumenta a vulnerabilidade ao atrito. Doenças vasculares e neurológicas associadas ao envelhecimento podem afetar a circulação.
- *Postura sentada inadequada*: principalmente a obliqüidade pélvica (aumentando a pressão na região isquiática do lado em depressão e na região trocanteriana desse mesmo lado) e a perda da lordose lombar (que origina retroversão pélvica, com aumento da pressão na região sacral).
- *Microclima na interface pele-assento*: principalmente temperatura (que aumenta a demanda metabólica do tecido) e umidade da pele (que aumenta fricção e risco de infecção).
- *Técnicas de transferência*: ferimentos podem ser causados por atritos durante as transferências.

REFERÊNCIAS BIBLIOGRÁFICAS

1. MELLO, M. A. F. Adequação da postura sentada. *Revista Brasileira de Postura e Movimento*, v. 2, n. 1, p. 33-34, 1998.
2. SALGADO, S. B. In: I CURSO DE AVALIAÇÃO E PRESCRIÇÃO DE CADEIRAS DE RODAS E ASSENTOS ESPECIAIS, 1994. São Paulo. *Grupo de Traumatologia Raquimedular do Instituto de Ortopedia e Traumatologia da USP*, 1994.
3. OLSSON, E. C.; SMIDT, G. L. Assistive devices. In: SMIDT, G. L. (ed.). *Gait in Rehabilitation – Clinics on Physical Therapy*. New York: Churchill Livingstone, 1990.
4. GARBER, S. L.; DYERLY, L. R. Wheelchair cushions for person with spinal cord injury – an update. *American Journal of Occupational Therapy*, v. 45, n. 6, p. 550-554, 1991.
5. COOK, A. M.; HUSSEY, S. M. (eds.). *Assistive Technologies – Principle and Practice*. St. Louis: Mosby, 1994.
6. MELLO, M. A. F. Princípios de adequação postural na cadeira de rodas e prevenção de úlceras por pressão – parte I. *Revista Brasileira de Postura e Movimento*, v. 2, n. 2, p. 67-70, 1998.
7. BERGEN, A. F.; PRESPERIN, J.; TALLMAN, T. *Positioning for Function: wheelchairs and others assistive technologies*. Valhalla: Valhalla Rehabilitation Publications, 1990.
8. ZACHARKOW, D. *Posture, Sitting, Standing, Chair Design and Exercise*. Springfield: Charles C. Thomas, 1988.
9. CURRIE, D. M.; HARDWICK, K.; MARBURGER, R. A.; BRITELL, C. W. Wheelchair prescription and adaptive devices. In: DELISA, J. A.; GANS, B. M. (eds.). *Rehabilitation Medicine – Principles and Practice*. 2. ed. Philadelphia: J.B. Lippincott, 1993.
10. MELLO, M. A. F. Princípios de adequação postural na cadeira de rodas e prevenção de úlceras por pressão – Parte II. *Revista Brasileira de Postura e Movimento*, v. 2, n. 3, p. 104-106, 1998.

Seção 7

Espasticidade

Coordenadora: Maria Angela de Campos Gianni

38 Fisiopatologia da Espasticidade 340
39 Quadro Clínico da Espasticidade 342
40 Métodos para Avaliação 345
41 Tratamento Sistêmico da Espasticidade 353
42 Tratamento Neurocirúrgico da Espasticidade em Crianças 360

CAPÍTULO 38

Fisiopatologia da Espasticidade

Maria Angela de Campos Gianni

INTRODUÇÃO

Vida é movimento. As ações humanas, desde as mais básicas, como respirar e deglutir, até as mais sofisticadas, como tocar um instrumento ou dançar um balé, dependem de movimento. A agilidade com que um indivíduo realiza essas atividades reflete a capacidade de seu sistema nervoso (SN) em planejar, coordenar e executar os movimentos, e é modulada por inúmeros fatores, como integridade sensorial para receber as informações externas e decodificá-las, força muscular, destreza, equilíbrio, controle da postura e do tônus, além de muitos outros.

Um desses fatores, indispensável para a realização harmônica do movimento, é o controle da motricidade voluntária e do tônus muscular. Esse controle é, em grande parte, exercido por um sistema específico, aferente, que tem sua origem em áreas motoras do córtex cerebral e envia fibras até a medula, onde farão sinapses, nesse nível, com os motoneurônios do corno anterior da medula e com interneurônios. Esse sistema é conhecido como corticospinal ou piramidal, e sua lesão acarretará, em maior ou menor grau, perda do controle voluntário dos movimentos e alteração característica do tônus muscular – a espasticidade.

O QUE É ESPASTICIDADE?

É um aumento do tônus muscular decorrente de lesão neurológica, que apresenta aspectos clínicos próprios e faz parte das manifestações encontradas na síndrome do motoneurônio superior. Segundo Lance, trata-se de uma desordem motora causada por hiperexcitabilidade do reflexo de estiramento velocidade dependente, com exacerbação dos reflexos profundos e do tônus muscular. Na verdade, a dificuldade em se encontrar uma definição clara e objetiva para o termo demonstra a própria dificuldade na compreensão de sua fisiopatologia, já que várias teorias tentam explicar esse fenômeno, mas todas elas deixam muitas questões ainda sem respostas.

O tônus muscular, que pode ser definido como a força intrínseca com que o músculo resiste ao estiramento, depende primariamente da elasticidade desse músculo, mas sofre importante influência do SN, pelo qual é controlado. Assim, lesões de áreas e sistemas neurológicos específicos levam a alterações também específicas do tônus muscular. Por exemplo, a lesão de um nervo periférico, ou seja, do motoneurônio inferior ou de suas vias, impedindo a chegada de qualquer estímulo nervoso ao músculo inervado por ele, produzirá uma diminuição do tônus muscular, ou hipotonia, associada a outros sinais e sintomas próprios. De forma análoga, a lesão do motoneurônio superior ou de sua vias levará a um aumento típico do tônus, ou hipertonia elástica, ou espasticidade.

MECANISMO QUE CAUSA ESPASTICIDADE

Didaticamente, pode-se dizer que a unidade funcional responsável pelo tônus muscular é o reflexo miotático, que é um reflexo monossináptico, de estiramento, cuja função é proteger o músculo de um alongamento excessivo e potencial ruptura, promovendo uma contração involuntária em resposta ao estiramento. Essa contração é mediada pelos motoneurônios alfa e gama, presentes no corno anterior da medula. Apesar desse mecanismo se completar a nível medular, ele é modulado por estruturas suprasegmentares, que usam as informações aferentes para ajustar o tônus em diferentes circunstâncias, por meio de excitação ou inibição, conforme a necessidade.

Lesões do sistema piramidal levam a uma perda dessa modulação, permitindo que o reflexo miotático aconteça sem inibição e que o tônus muscular aumente.

Durante muito tempo, se acreditou que a principal causa dessa hipertonia fosse a hiperatividade do motoneurônio gama, responsável pela inervação motora dos receptores musculares (fusos intramusculares). Essa hiperatividade, decorrente da falta de inibição pelos tratos corticospinais, promoveria a despolarização contínua dos receptores. Porém, apesar de, experimentalmente, essa teoria poder ser confirmada em algumas situações, atualmente é mais aceita a hipótese de que alterações na atividade de base dos motoneurônios alfa e dos interneurônios seja um fator mais importante na gênese da espasticidade.

Além disso, estudos mais recentes mostram outros fatores envolvidos, como a resposta neuroplástica que ocorre na lesão, acarretando uma hipersensibilidade à denervação, estimulando o brotamento de novos terminais aferentes e aumentando o número de receptores pós-sinápticos; como consequência, qualquer estímulo, por menor que seja, desencadeará uma resposta exacerbada, manifestando-se clinicamente como espasticidade.

Alterações periféricas também ocorrem, contribuindo para o aumento de tônus. Com o passar do tempo, o músculo denervado sofre alterações de suas características viscoelásticas, as fibras se tornam encurtadas e o número de sarcômeros diminui, o que se manifesta clinicamente por maior resistência do músculo ao estiramento e respostas mais evidentes a estímulos mínimos.

QUADRO CLÍNICO APÓS LESÃO DO MOTONEURÔNIO SUPERIOR

Quando o sistema corticospinal é lesado em seus centros corticais ou ao longo de suas fibras descendentes, dois grandes grupos de sintomas podem ser observados:

- *Sinais de liberação*: a perda da ação moduladora do sistema piramidal sobre o tônus muscular se manifesta pela espasticidade, hiper-reflexia periférica, clônus, sinal de Babinski e sinal de Hoffmann.
- *Sinais de déficit*: o controle do movimento voluntário sofre grandes variações quando há lesão piramidal, ob-

servando-se fraqueza (paresia) ou paralisia (plegia) muscular, perda do controle seletivo do movimento, diminuição da destreza e co-contração agonista-antagonista por alteração do mecanismo de inibição recíproca.

O somatório desses sinais e sintomas resulta no quadro clínico apresentado pelo paciente e no impacto sobre sua função motora, havendo desde total ausência de motricidade com incapacidade para realização de qualquer movimento voluntário até alterações mais discretas, em que a fadiga muscular, a dificuldade em realizar atividades motoras mais elaboradas e o comprometimento da coordenação motora fina serão os fatores mais evidentes.

A avaliação clínica e funcional minuciosa de cada caso auxiliará na determinação do grau de comprometimento e prognóstico de reabilitação, norteando a conduta mais adequada para cada paciente.

BIBLIOGRAFIA

ALBRIGHT, A. L.; BARRON, W. B.; FASICK, M. P. et al. Continuous intrathecal baclofen infusion for spasticity of cerebral origin. *JAMA*, v. 270, n. 20, p. 2475-2477, 1993.

ASHWORTH, B. Preliminary trial of carisprodol in multiple sclerosis. *Practitioner*, v. 192, p. 540-542, 1964.

BRIN, M. F. Botulinum toxin: chemistry, pharmacology, toxicity and immunology. *Muscle and Nerve*, suppl. 6, S146-S169, 1997.

BRIN, M. Spasticity Study Group: dosing, administration, and treatment algorithm for use of botulinum toxin A for adult-onset spasticity. *Muscle Nerve*, v. 20, suppl. 6, S208, 1997.

CASALIS, M. E. P. *Reabilitação/Espasticidade*. São Paulo: Atheneu, 1990. p. 25-33.

COSGROVE, A. P.; GRAHAM, H. K. Cerebral palsy. In: *Handbook of Botulinum Toxin Treatment*. Boston: Blackwell Science, 1995. p. 222-248.

DUDGEON, B. J.; LIBBY, A. K.; MCLAUGHLIN, J. F. et al. Prospective measurement of functional changes after selective dorsal rhizotomy. *Arch. Phys. Med. Rehabil.*, v. 75, n. 1, p. 46-53, 1994.

FASANO, V. A.; BROGGI, G.; BAROLAT-ROMANA, G. et al. Surgical treatment of spasticity in cerebral palsy. *Childs Brain*, v. 4, n. 5, p. 289-305, 1978.

FELDMAN, A. B.; HALEY, S. M.; CORYELL, J. Concurrent and construct validity of the pediatric evaluation of disability inventory. *Phys. Ther.*, v. 70, p. 602-610, 1990.

GORMLEY JR., M. E.; O'BRIAN, C. F.; YABLON, S. A. A clinical overview of treatment decisions in the management of spasticity. *Muscle and Nerve*, suppl. 6, S14-S21, 1997.

GRACIES, J. M. et al. Traditional pharmacological treatments for spasticity – part I: local treatments. *Muscle and Nerve*, suppl. 6, S61-S92, 1997.

KUBAN, K. C. K.; LEVITON, A. cerebral palsy. *N. Engl. J. Med.*, v. 20, p. 188-195, 1994.

LANCE, J. W. The control of muscle tone, reflexes, and movement: Robert Wartenberg lecture. *Neurology*, v. 30, n. 12, p. 1303-1313, 1980.

LIMA, C. L. A.; FONSECA, L. F. *Paralisia Cerebral – Neurologia, Ortopedia, Reabilitação*. Rio de Janeiro: Guanabara Koogan, 2004.

PALISANO, R.; ROSENBAUM, P.; WALTER, S.; RUSSEL, D.; WOOD, E.; GALUPPI, B. Development and reliability of a system to classify gross motor function in children with cerebral palsy. *Develop. Med. Child Neurol.*, v. 39, p. 214-223, 1997.

PEACOCK, W. J.; STAUDT, L. A. Functional outcomes following selective posterior rhizotomy in children with cerebral palsy. *J. Neurosurg.*, v. 74, n. 3, p. 380-385, 1991.

PEACOCK, W. J.; STAUDT, L. A. Management of spasticity by ablative techniques. In: YOUMANS, J. R. *Neurological Surgery*. 4. ed. 1996. p. 3671-3686.

RUSSEL, D.; ROSENBAUM, P.; CADMAN, D.; GOWLAND, C.; HARDY, S.; JARVIS, S. The gross motor function measure: a means to evaluate the effects of physical therapy. *Rev. Med. Child Neurol.*, v. 31, p. 341-352, 1989.

SAMPAIO, C. et al. DYSBOT: a single-blind, randomized parallel study to determine whether any differences can be detected in the efficacy and tolerability of two formulations of botulinum toxin type A – dysport and Botox – assuming a ratio of 4:1. *Movement Disorders*, v. 12, p. 1013-1018, 1997.

SINDOU, M.; ABBOTT, R.; KERAVEL, Y. *Neurosurgery for Spasticity – a Multidisciplinary Approach*. Viena: Springer-Verlag Wien, 1991.

TABARY, J. C.; TARDIEU, C.; TARDIEU, G. et al. Experimental rapid sarcomere loss with concomitant hypoextensibility. *Muscle Nerve*, v. 4, n. 3, p. 198-203, 1981.

TARDIEU, G.; SHENTOUB, S.; DELARUE, R. A la d'une technique de mesure de la spasticité. In: *Rééducation Motrice des Affections Neurologiques*. London: Bailliere Tindall, 1969. p. 31-42.

WHITE, D. A.; CRAFT, S.; HALE, S. et al. Working memory following improvements in articulation rate in children with cerebral palsy. *J. Int. Neuropsychol. Soc.*, v. 1, n. 1, p. 49-55, 1995.

YABLON, S. A. Botulinum neurotoxin intramuscular chemodenervation – role in the management of spastic hypertonia and related motor disorders. *Phys. Med. Rehabil. Clin. North Am.*, v. 12, n. 4, p. 833-874, 2001.

YOUNG, R. R.; DELWAIDE, P. J. Drug therapy: spasticity (first of two parts). *N. Engl. J. Med.*, v. 304, n. 1, p. 28-33, 1981.

CAPÍTULO 39

Quadro Clínico da Espasticidade

Maria Eugenia Pebe Casalis

A espasticidade é uma alteração motora caracterizada por hiperatividade do reflexo miotático diretamente proporcional à velocidade de estiramento do músculo[1].

J. W. Lance

A espasticidade é uma das síndromes motoras mais freqüentemente observadas nos pacientes com lesão do sistema nervoso central que compromete o motoneurônio superior ao longo da via córtico-retículo-bulbo-espinal (via justa-piramidal)[2].

Suas manifestações acompanham diversas doenças e são observadas em qualquer idade em pacientes com doenças neurológicas, dentre as que se destacam por sua maior freqüência no campo da reabilitação, a paralisia cerebral, a lesão encefálica adquirida e a lesão medular de diversas etiologias[3].

A espasticidade se traduz clinicamente por *exaltação do tono muscular e hiperatividade dos reflexos osteotendinosos* (Fig. 39.1)[4].

HIPERTONIA MUSCULAR

O tônus muscular pode ser descrito como a resistência passiva que o músculo oferece diante do estiramento imposto por manipulação externa. É um estado de contração discreto e contínuo do músculo que depende da integridade do sistema nervoso e das propriedades intrínsecas do próprio músculo.

Na espasticidade, esse tônus encontra-se exacerbado, com características particulares que o distinguem de outras hipertonias, como será descrito a seguir.

Aumento da Resistência do Músculo ao Estiramento

O aumento da resistência muscular ao estiramento é diretamente proporcional à velocidade do alongamento, isto é, quanto mais rapidamente seja estirado o músculo, maior será sua reação de oposição[5] (Fig. 39.2).

Essa condição permite diferenciar a espasticidade da rigidez, hipertonia secundária à lesão de vias extrapiramidais, cuja resistência diante do alongamento se mantém uniforme durante todo o ângulo de movimento e não depende da velocidade do estiramento muscular.

O conhecimento dessa característica é de grande importância durante o exame clínico, pois por ser a espasticidade um fenômeno essencialmente dinâmico, o paciente deve ser avaliado por meio de manobras lentas e, sempre que possível, durante a realização de uma atividade motora (por exemplo, vestuário, escrita, marcha), a fim de detectar a real interferência dessa hipertonia na função.

As manobras de estiramento lentas nos permitem diferenciar um músculo espástico de um músculo encurtado por retração musculotendinosa. Na primeira situação, a amplitude articular estará preservada, ao passo que, na segunda situação, se encontrará limitação na amplitude de movimento; limitação articular impõe o estudo radiológico dessa região, com a finalidade de descartar outras possíveis doenças osteoarticulares associadas à retração musculotendinosa.

O conceito de hipertonia velocidade-dependente é de fundamental importância na cinesioterapia, pois alerta sobre a

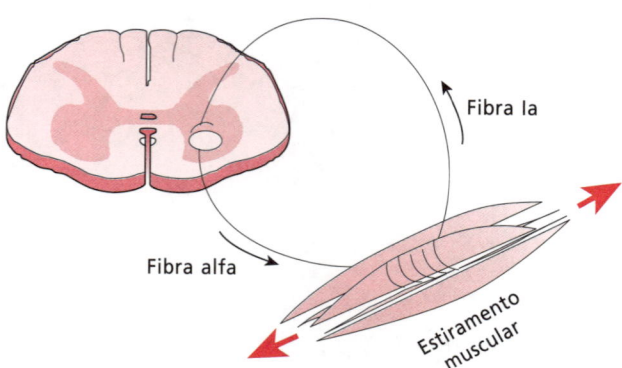

Figura 39.1 – Reflexo miotático.

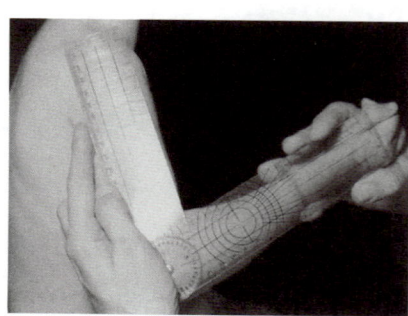

Figura 39.2 – Resistência do músculo bíceps ao estiramento brusco.

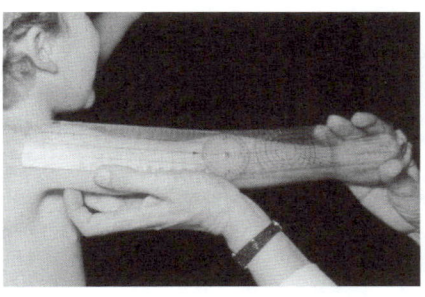

Figura 39.3 – Sinal do canivete. Diminuição da resistência do músculo bíceps após certo grau de estiramento.

necessidade de evitar movimentos rápidos e bruscos durante o exercício, com a finalidade de não exacerbar a hiperatividade do reflexo miotático; também esclarece que as posturas de relaxamento são aquelas nas quais os músculos encontram-se no seu comprimento intermediário, minimizando, assim, a descarga miotática.

Diminuição da Resistência Muscular Após Certo Grau de Estiramento

Ao tentar manter o músculo alongado, observa-se que a resistência do músculo espástico cede rapidamente após alguns segundos. Esse fenômeno, conhecido como sinal do canivete, caracteriza a hipertonia elástica, própria da espasticidade, e a diferencia da hipertonia plástica, típica da rigidez extrapiramidal, que se manifesta pelo *sinal da roda denteada* (Fig. 39.3).

Distribuição Desigual nos Grupos Musculares Afetados

Na espasticidade, a hipertonia predomina em alguns grupos musculares, ao passo que, na rigidez, a hipertonia se apresenta com igual intensidade na musculatura agonista e antagonista (Fig. 39.4).

A distribuição desigual do tônus, entre músculos agonistas e antagonistas, facilita a instalação rapidamente progressiva de deformidades osteoarticulares, altamente incapacitantes e, muitas vezes, de difícil solução.

Ressaltamos que as características clínicas das hipertonias elástica e da plástica não são sempre facilmente diferenciáveis, visto que, em muitas situações, podem coexistir, em decorrência da presença de lesões extensas do sistema nervoso central.

HIPER-REFLEXIA MIOTÁTICA

O reflexo miotático ou de estiramento é a resposta contrátil e involuntária do músculo diante de seu súbito alongamento (Fig. 39.5).

A hiper-reflexia se manifesta clinicamente por aumento quantitativo da resposta contrátil do músculo estimulado, diminuição do limiar de estimulação, aumento da área reflexógena e incapacidade do paciente inibir voluntariamente a resposta, em razão da liberação do reflexo miotático monossináptico.

A reverberação desse reflexo miotático no músculo alongado e no seu antagonista é responsável do *clono*, manifestação clínica freqüente no paciente espástico.

Manifestações Clínicas Associadas

A hipertonia e a hiper-reflexia são a expressão clínica específica da espasticidade; freqüentemente se associam a outras manifestações motoras que traduzem o comprometimento associado da via corticospinal ou ortopiramidal[6].

Dentre essas manifestações, podem-se diferenciar os *sinais de deficiência* e os *sinais de liberação*.

- A intensidade dos *sinais de deficiência* depende do grau de lesão da via corticospinal, podendo provocar desde uma leve paresia até uma grave plegia. Esse déficit de forças pode ser acompanhado de certo grau de hipotrofia muscular, porém nunca de atrofia intensa, como acontece nas lesões do motoneurônio inferior. A ausência da facilitação, proveniente de centros nervosos superiores, provoca a perda temporária ou definitiva

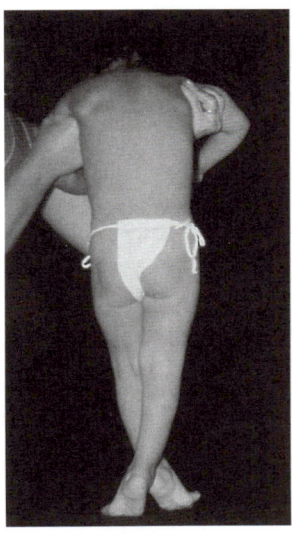

Figura 39.4 – Hipertonia predominando em músculos antigravitacionais (adutores e tríceps sural).

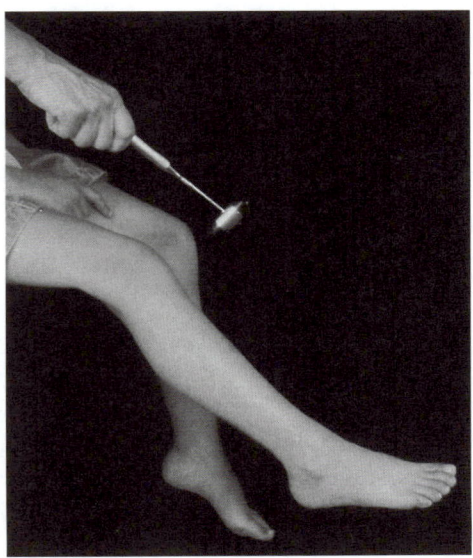

Figura 39.5 – Hiper-reflexia osteotendinosa.

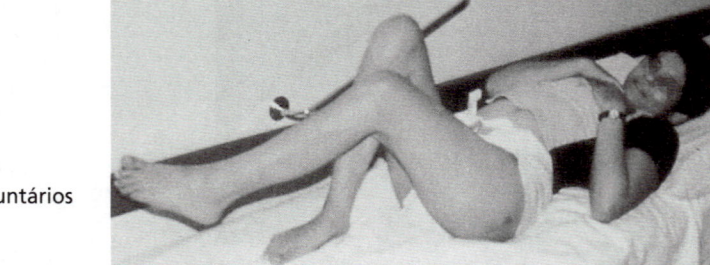

Figura 39.6 – Automatismos medulares (movimentos involuntários dos membros inferiores em flexo-extensão).

dos reflexos superficiais, tais como os reflexos cutâneo-abdominais.

- Os *sinais de liberação* manifestam-se por uma desorganização qualitativa do ato motor, que se traduz por meio dos diversos tipos de sincinesias, do sinal de Babinski e pelos automatismos medulares, que traduzem a hiperatividade reflexa polissináptica (Fig. 39.6). O conjunto dessas manifestações, decorrentes da lesão da via corticospinal e da conseguinte falha no mecanismo de inibição recíproca, é responsável pela perda da destreza, da diminuição da velocidade e do aumento da fatigabilidade do ato motor no paciente parético-espástico.

O reconhecimento das manifestações clínicas do paciente espástico constitui o primeiro passo para a correta programação do tratamento de reabilitação motora. Avaliar a intensidade dessas manifestações, por meio de metodologia apurada, é de fundamental importância.

REFERÊNCIAS BIBLIOGRÁFICAS

1. LANCE, J. W. Symposium sypnosis. In: FELDMAN, R. G.; YOUNG, R. R.; KOELLA, W. P. (eds.). *Spasticity: disordered motor control*. Chicago: Yearbook Medical, 1980. p. 485-494.
2. YOUNG ROBERT, R. Spasticity: a review. *Neurology*, v. 44, suppl. 9, S12-S20, Nov. 1994.
3. MAYER NATHANIEL, H. Clinicophysiologic concepts of spasticity and motor dysfunction in adults with an uper motoneuron lesion. *Muscle Nerve*, v. 20, suppl. 6, S1-S13, 1997.
4. BARRAQUER BORDAS, L. *Neurologia Fundamental*. 3. ed. Barcelona: Toray, 1976.
5. TARDIEU, G.; SHENTOUB, S.; DELARUE, R. Techinique de mesure de la spasticité. In: *Rééducation Motrice des Affections Neurologiques*. London: Bailliere Tindall, 1969. p. 31-42.
6. CASALIS, M. E. P. *Reabilitação/Espasticidade*. São Paulo: Atheneu, 1990.

CAPÍTULO 40

Métodos para Avaliação

Maria Angela de Campos Gianni

A espasticidade, uma das manifestações mais evidentes da síndrome do motoneurônio superior, pode ser facilmente reconhecida durante o exame físico do paciente. Porém, da mesma forma que outros sintomas, tais como alterações da sensibilidade e outros distúrbios do movimento, sua avaliação geralmente é subjetiva e dependente de inúmeros fatores, como temperatura ambiente, estado emocional do paciente, experiência do examinador etc. Parafraseando Albright, que diz que "a espasticidade pode ser mais fácil de diagnosticar do que de definir, e mais fácil de definir do que de tratar", podemos acrescentar que talvez seja mais fácil de tratar do que de quantificar[1].

Com o objetivo de padronizar a avaliação clínica da espasticidade, uniformizando a linguagem dos vários profissionais que atuam junto ao paciente espástico e da bibliografia a respeito, nos últimos anos foram criadas várias medidas que procuram determinar a gravidade da hipertonia, o prejuízo que causa sobre a função, os cuidados e a qualidade de vida do paciente, o risco de desencadear complicações etc. Entretanto, nenhum teste consegue abordar todos os aspectos influenciados pela espasticidade. Assim, das várias escalas existentes atualmente, deve-se selecionar para cada paciente, aquelas que melhor se correlacionam com seu quadro clínico particular. Por exemplo, para uma criança portadora de paralisia cerebral diparética espástica, os métodos de avaliação serão bastante diversos daqueles escolhidos para avaliar um adulto portador de tetraplegia espástica pós-lesão medular; para o primeiro caso, além de quantificar a espasticidade por meio da escala de Ashworth e da escala de Tardieu, que serão descritas adiante será interessante também realizar testes funcionais (medida da função motora grosseira [GMFM], análise de marcha) que possam apontar a interferência da hipertonia no desempenho funcional[2,3]. Já para o segundo caso, o impacto da espasticidade na qualidade de vida poderá ser melhor mensurado por meio de escalas como a de automatismos da Universidade de Lyon, a escala analógica de dor e a medida de independência funcional (MIF).

A avaliação objetiva tem grande valor para determinar se a espasticidade é nociva e, portanto, deve ser tratada, a fim de auxiliar na escolha da melhor medida terapêutica para cada caso e para observar os resultados do tratamento instituído.

Visando facilitar a compreensão da avaliação e a escolha dos testes para cada situação, os métodos podem ser classificados de acordo com as metas almejadas:

- *Aspectos técnicos*: identificam se a finalidade específica de um determinado procedimento foi atingida, por exemplo, se houve redução do tônus, melhorando a amplitude de movimento e a posição articular.
- *Aspectos funcionais*: medem a habilidade do paciente em realizar determinada tarefa e a habilidade da performance, por exemplo, melhora na velocidade da marcha.
- *Aspectos pessoais*: buscam conhecer a necessidade específica do paciente e/ou cuidador, de acordo com seu ponto de vista e não do examinador, por exemplo, se a melhora da marcha tornou possível o desempenho de atividades de lazer.

Dentre as inúmeras escalas e testes que podem ser utilizados na avaliação da espasticidade, destacam-se, a seguir, aqueles mais universalmente aceitos, relativamente simples de serem administrados, facilmente reprodutíveis e estandardizados:

- *Escala de Ashwoth modificada* (Quadro 40.1): é uma escala que mede a intensidade da hipertonia, quantificando-a de zero (tônus normal) a quatro (rigidez em flexão ou extensão), de acordo com o grau de resistência que o músculo testado oferece ao movimento passivo realizado pelo examinador. É facilmente reprodutível, mas pode ser influenciada por condições do paciente ou do ambiente. Foi idealizada para avaliar pacientes adultos, mas, pela falta de escalas semelhantes para mensurar o tônus em crianças, geralmente é utilizada também nessa população. Essa escala avalia o aspecto técnico do tratamento, ou seja, mostra se houve ou não diminuição do tônus.
- *Escala de Tardieu*: mede, por meio de goniometria, a amplitude de movimento de determinada articulação diante do movimento brusco, que elicita a hipertonia, e ao movimento lento, que a inibe. Se o movimento brusco é limitado, mas o lento é amplo, a diferença entre esses ângulos é grande, mostrando que a limitação se deve à espasticidade. Se, entretanto, tanto o movimento brusco como o lento forem limitados, a causa mais provável será o encurtamento real do músculo envolvido, situação em que o tratamento específico da espasticidade não trará o benefício esperado, havendo necessidade de outras condutas. Há avaliação do tratamento do ponto de vista técnico. Essa escala foi validada em referência à escala de Ashworth.
- *Escala de automatismos da Universidade de Lyon* (Quadro 40.2): é utilizada para avaliar a repercussão funcional dos automatismos medulares, quantificando-os de zero a quatro, de acordo com sua intensidade. É indicada

---

QUADRO 40.1 – Escala de Ashworth modificada

0: sem aumento do tônus muscular
1: leve aumento do tônus muscular manifestado por mínima resistência no final do arco de movimento
1+: leve aumento do tônus muscular manifestado por mínima resistência em cerca de 50% do arco de movimento
2: moderado aumento do tônus na maior parte do arco de movimento, mas os segmentos são facilmente mobilizados
3: considerável aumento do tônus muscular, com movimentação passiva dificultada
4: rigidez em flexão ou extensão

> **QUADRO 40.2 – Escala de automatismos da Universidade de Lyon**
>
> 0: ausência de automatismos
> 1: automatismos infreqüentes ou de mínima intensidade, desencadeados pela movimentação sem alteração da postura ou função
> 2: automatismos freqüentes ou de moderada intensidade, espontâneos ou diante da movimentação, mas não prejudicam postura ou função
> 3: automatismos muito freqüentes ou de intensidade grave, que prejudicam postura e acordam o paciente à noite
> 4: automatismos constantes, que impedem postura correta

> **QUADRO 40.4 – Reflexos osteotendíneos**
>
> 0: abolido
> 1: hipoativo
> 2: normal
> 3: vivo
> 4: hiperativo

para pacientes cuja etiologia da espasticidade seja de origem medular. Quando usada para avaliar o resultado do tratamento, mede tanto o benefício técnico como o funcional.

- *Escala analógica de dor*: avalia a espasticidade de forma indireta, uma vez que esta pode causar dor. Quando a medida terapêutica utilizada para diminuir a hipertonia leva também à melhora do quadro doloroso, pode-se inferir que um objetivo técnico foi atingido. A escala é respondida pelo paciente, que pontua a intensidade da dor de zero (sem dor) a dez (a pior dor possível). Mostra aspectos tanto funcionais como pessoais.

- *Teste de força muscular*: como o anterior, avalia a espasticidade de forma indireta. Gradua a força muscular voluntária de zero (contração ausente) a cinco (contração muscular suficiente para completar o arco de movimento contra resistência máxima), naqueles músculos em que há controle seletivo. Apesar de a força muitas vezes ser mascarada pela espasticidade e a distinção entre ambas nem sempre ser possível, deve-se tentar diferenciá-las em razão de dois aspectos: (1) se a espasticidade está substituindo a força muscular em determinada tarefa, poderá atuar de forma positiva do ponto de vista funcional, portanto não deverá ser tratada para evitar a perda funcional, mesmo que temporária; (2) quanto melhor o controle seletivo de um paciente, maior a chance do tratamento para a espasticidade ter sucesso, pois uma vez minimizada a hipertonia, o fortalecimento da musculatura antagonista auxiliará no controle desta (Quadro 40.3). Este é um aspecto tanto técnico como funcional.

- *Escala de reflexos osteotendíneos*: a hiper-reflexia tendínea é sinal específico da espasticidade, ocorrendo por liberação do reflexo miotático monossináptico. Caracteriza-se por aumento da intensidade da resposta do músculo ao estímulo, aumento da área reflexógena, resposta a estímulos mínimos e incapacidade de inibição voluntária. A manutenção da resposta entre agonista e antagonista desencadeia o clônus (Quadro 40.4). A diminuição na pontuação dos reflexos após tratamento evidencia melhora técnica.

- *Análise de marcha*: no paciente deambulador, um dos principais objetivos do tratamento da espasticidade é a melhora do padrão de marcha. A análise em laboratório de marcha fornece dados minuciosos em relação à cinética (estudo dos fatores que produzem os movimentos), cinemática (estudo do movimento articular) e atividade muscular, porém poucos serviços dispõem desse recurso. A observação clínica, filmagem da marcha e medidas simples, como o tempo de deambulação e a velocidade da marcha, podem trazer muitas informações importantes sobre o benefício funcional do tratamento. O tempo de deambulação mede a distância que o paciente percorre em determinado período, e é bastante válido, reprodutível e sensível a mudanças.

- *MIF*: é uma escala ordinal da função em múltiplas áreas, incluindo alimentação, banho, vestir, transferências, locomoção, compreensão, expressão, interação social, resolução de problemas etc. É bastante abrangente, podendo ser utilizada para qualquer diagnóstico, porém mais adequada para o paciente adulto. Uma adaptação dessa medida para crianças de 6 meses a 12 anos – WeeFIM® – observa a necessidade de assistência do cuidador para a realização de atividades diárias, porém existem tabelas funcionais específicas para crianças, como as citadas a seguir, que se mostram mais sensíveis para as alterações nessa faixa etária.

- *GMFM*: mede as alterações motoras que ocorrem com o passar do tempo de forma quantitativa. Foi validada para crianças até 16 anos com diagnóstico de paralisia cerebral, lesão encefálica infantil adquirida e síndrome de Down, mas pode ser utilizada em outros diagnósticos. É composta por 88 itens, divididos em cinco dimensões: deitar e rolar; sentar; engatinhar e ajoelhar; em pé; e andar, correr e pular.

- *Inventário da Avaliação da Incapacidade Pediátrica (PEDI)*: detecta as limitações funcionais do paciente em realizar tarefas em que uma criança normal da mesma idade teria independência. Avalia, em 197 itens, autocuidado, mobilidade e função social, assim como a necessidade de assistência e de adaptações.

Existem inúmeras outras avaliações clínicas validadas e estandardizadas para a avaliação da espasticidade, assim como alguns métodos eletrofisiológicos e biomecânicos, porém, na prática diária, os enumerados anteriormente são os utilizados com mais freqüência.

Infelizmente, poucos testes são direcionados aos objetivos pessoais do paciente ou do cuidador; o reabilitador se concentra nos objetivos técnicos e funcionais, e esquece que o principal interessado deve ser consultado, não só quanto às suas necessidades e aspirações pessoais, mas também em relação às expectativas e dúvidas que tem em relação ao tratamento. Fica aqui o alerta sobre a importância do aspecto humano e do respeito mútuo em qualquer relação médico-paciente.

Como considerações finais, deve-se ter em mente algumas diretrizes no momento de escolher a forma de avaliar o paciente espástico:

> **QUADRO 40.3 – Força muscular**
>
> 0: contração muscular ausente
> 1: contração muscular visível ou palpável, sem movimento
> 2: movimento ativo sem gravidade
> 3: movimento ativo contra gravidade, sem resistência
> 4: movimento ativo contra alguma resistência
> 5: movimento ativo contra resistência máxima

- A seleção dos testes deve ser orientada de acordo com cada caso e com uma proposta específica em mente, com base na mudança desejada.
- O examinador deve conhecer profundamente o teste que aplicar. Testes mais complexos, como os de avaliação funcional, devem conter instruções detalhadas para administração e interpretação dos resultados; muitos deles exigem um treinamento específico.
- Em crianças, a avaliação deve levar em conta a influência da maturação neural e do crescimento físico.
- Sempre que possível, a avaliação deve ser repetida antes de se determinar a conduta a ser tomada, pois pode ser influenciada por inúmeros fatores.
- Todos os profissionais envolvidos devem contribuir para a avaliação, pois a visão de cada um privilegia aspectos distintos da disfunção do paciente; esses aspectos se complementam para que se atinja um diagnóstico global das limitações e potencialidades de cada indivíduo.

ESPASTICIDADE – CONDUTA

Dois princípios básicos devem estar presentes quando se planeja o tratamento de um paciente espástico:

- Não existe tratamento de cura para a espasticidade.
- Nem sempre a espasticidade deve ser tratada.

Quando Tratar?

Após a avaliação criteriosa do paciente e antes de se instituir qualquer tipo de tratamento específico para a espasticidade, as quatro perguntas a seguir devem ser respondidas.

Espasticidade Prejudica a Função?

Um dos principais objetivos da avaliação fisiátrica e global do paciente é estabelecer seu prognóstico funcional e as metas de reabilitação para cada caso. Nesse momento, todos os obstáculos para atingir essas metas devem ser detectados e tratados adequadamente, e entre eles a espasticidade pode ser um dos mais complexos de solucionar. Porém, em determinadas situações, a hipertonia, além de não ser prejudicial, pode contribuir para o desempenho funcional de determinadas atividades. É o que acontece, por exemplo, com o portador de hemiparesia pós acidente vascular cerebral, que utiliza a hipertonia de membro inferior, especialmente do quadríceps, para conseguir travar o joelho em extensão, permitindo, assim, o ortostatismo e até a marcha; ou com o portador de lesão medular em nível de C6, que pode usar a hipertonia dos flexores de dedos para tornar sua preensão por tenodese mais eficaz. Outros aspectos positivos da espasticidade são a prevenção da atrofia muscular e o fato de seu aumento funcionar como um alerta para possíveis complicações, especialmente em pacientes com alterações da sensibilidade e naqueles que não conseguem se comunicar de forma adequada. Outras vezes, apesar de não trazer efeitos benéficos, a espasticidade também não prejudica e, portanto, não necessita de qualquer medida terapêutica.

Espasticidade Dificulta os Cuidados e/ou as Atividades do Paciente?

A espasticidade pode dificultar a realização de higiene, transferências, vestuário, posicionamento sentado, alimentação etc. Nessa situação, a queixa do paciente ou do cuidador é tão importante quanto a avaliação clínica, pois a hipertonia pode se intensificar durante determinadas tarefas não observadas pelo examinador.

Espasticidade Predispõe a Deformidades e Outras Complicações?

Quando a hipertonia é muito acentuada em determinados grupos musculares, leva a posturas viciosas, que, se não forem corrigidas, levarão a contraturas musculares e deformidades ósseas. Certas deformidades limitam muito o prognóstico global do paciente, como é o caso da luxação de quadril, que acarreta assimetria da pelve, dificultando o posicionamento sentado e favorecendo o aparecimento de úlceras de decúbito no paciente com déficit de sensibilidade, além de propiciar o desenvolvimento de escoliose especialmente em crianças, aumentando ainda mais a incapacidade. O tratamento adequado da espasticidade pode evitar essa cascata de eventos nocivos.

Espasticidade Causa Dor?

A presença de dor no paciente espástico ocorre tanto diretamente pela hipertonia em si, que mantém a musculatura contraída, como indiretamente, pelo risco de desenvolvimento de deformidades que são potencialmente dolorosas. A dor, as deformidades, as úlceras de decúbito atuam como estímulos nóxios, exacerbando a espasticidade e levando a um círculo vicioso (Fig. 40.1).

Como Tratar?

As decisões referentes sobre como tratar a espasticidade são influenciadas por inúmeros fatores e nem sempre se consegue seguir a estratégia da pirâmide, que preconiza usar inicialmente métodos conservadores e passar para intervenções mais agressivas conforme os primeiros não trazem os resultados desejados.

O esquema da Figura 40.2 sintetiza as possibilidades terapêuticas de forma bastante equilibrada.

ESPASTICIDADE GENERALIZADA

A opção por uma ou outra técnica e/ou a associação delas dependerá das características de cada caso. Num paciente com espasticidade decorrente de um trauma de crânio, por exemplo, evita-se o uso de medidas definitivas enquanto o quadro se encontrar em fase de retorno neurológico; só após a estabilização deste, o que pode demorar até dois anos, é que essas medidas deverão ser tomadas, se forem necessárias. Entretanto, em fases iniciais após o trauma, a espasticidade deve ser submetida a intervenções temporárias, visando facilitar a reabilitação num período de grande neuroplasticidade e evitando complicações.

Por outro lado, num paciente em fase crônica, como uma criança portadora de paralisia cerebral tetraparesia espástica grave, muitas vezes há dificuldade em se indicar e realizar

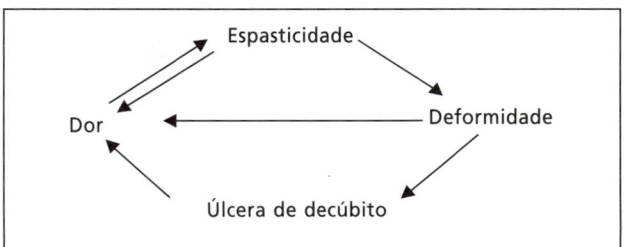

Figura 40.1 – Espasticidade *versus* complicações.

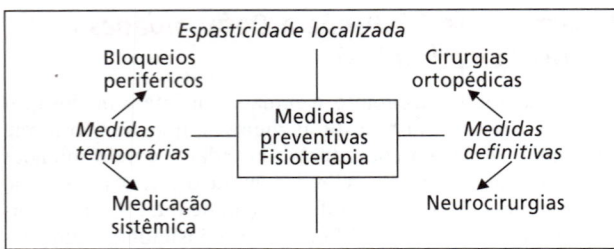

Figura 40.2 – Esquema terapêutico para espasticidade.

tratamentos invasivos como uma neurocirurgia devido aos riscos do procedimento para um paciente muito comprometido. Medidas regionais isoladas, como bloqueios, não trarão resultados efetivos, devendo-se, portanto, se pensar na associação de métodos.

Enfim, a estratégia do tratamento deve ser fundamentada nas condições particulares de cada caso e na experiência dos profissionais envolvidos, lembrando sempre que qualquer técnica tem vantagens e desvantagens que devem ser pesadas antes da decisão final.

Tratamento dos Fatores Agravantes da Espasticidade

No esquema mostrado na Figura 40.2, o centro do tratamento da espasticidade consiste em duas medidas básicas e fundamentais no manejo de qualquer paciente espástico, sem as quais as outras intervenções tendem invariavelmente ao fracasso.

A primeira delas é a prevenção de complicações do estado clínico geral do paciente que, uma vez presentes, ocasionarão aumento da hipertonia.

No paciente hipertônico por lesão adquirida do sistema nervoso central (SNC), a primeira regra, durante a fase aguda, é preservar uma homeostase fisiológica perfeita e condições tróficas satisfatórias. Nesses primeiros dias, ou mesmo primeiras horas, todo o destino reabilitativo do paciente pode ser decidido.

Infelizmente, ainda hoje, o aspecto preventivo diante de um paciente com lesão neurológica aguda nem sempre é lembrado. Assim, é comum o paciente chegar ao centro de reabilitação apresentando deformidades instaladas, úlceras de pressão, problema urológicos que, atuando como estímulos nociceptivos, levam o SNC a responder por meio de maior hipertonia.

Medidas simples podem evitar essas complicações. Mudanças freqüentes de decúbito, higiene cuidadosa, posicionamento adequado, cuidado com roupas e sapatos apertados, uso de colchão e assentos próprios são essenciais para evitar úlceras de pressão.

Atenção especial deve ser dada à circulação sangüínea, evitando-se a estase que potencialmente levará a trombose venosa profunda; mobilização regular, elevação dos membros inferiores, uso de meias elásticas e de medicação anticoagulante previnem essa complicação.

Os exercícios respiratórios e a elevação da postura até o ortostatismo precoce contribuem tanto para a prevenção da trombose como de problemas respiratórios.

Os cuidados relacionados ao aparelho urinário são de grande importância, com o objetivo de manter a urina estéril e o esvaziamento vesical adequado. Deve-se, sempre que possível, evitar a sondagem vesical de demora e estimular a diurese espontânea; se esta não ocorre, lança-se mão de cateterismo intermitente até que o quadro urológico se estabilize e se tomem as medidas de reeducação adequadas para cada caso.

A hidratação adequada e a acidificação da urina contribuem para evitar infecções e litíase – as complicações mais freqüentes na fase aguda.

O trânsito intestinal também deve ser mantido dentro dos padrões fisiológicos para que não ocorram fecalomas. As medidas que auxiliam nesse sentido são dieta adequada, hidratação, ortostatismo precoce, massagens abdominais e uso de supositórios e laxantes suaves quando necessário.

A mobilização passiva lenta de todos os segmentos corporais, várias vezes ao dia, mantém as articulações livres e evita encurtamentos musculares, ajudando a prevenir posturas viciosas e deformidades. Nesse sentido, o uso de órteses também atua.

É muito mais fácil prevenir essas complicações do que tratá-las quando se instalam. A conscientização dos profissionais da área de saúde, em especial daqueles que atendem o paciente na fase aguda, contribui de forma determinante para minimizar o grau de incapacidade desse paciente.

Terapia Física

A terapia física é valiosa em todo paciente portador de espasticidade. Ela pode ser, por si só, suficiente para manter a hipertonia em níveis aceitáveis. Quando o paciente necessita de outras intervenções, é fundamental que esteja inserido num programa de reabilitação e que todos, paciente, cuidadores e profissionais, tenham em mente que a terapia física é coadjuvante obrigatória para qualquer outra medida terapêutica que se tome.

Cinesioterapia

Os exercícios terapêuticos têm o objetivo de promover relaxamento, ganho de força muscular, manutenção ou aumento da mobilidade articular, melhora da resistência, da coordenação, da velocidade e da destreza do movimento. No paciente espástico, que apresenta paresia ou plegia associadas, a falta de movimento ativo leva o músculo a se manter numa posição encurtada. Com o tempo, ocorrem alterações das propriedades viscoelásticas do músculo e perda de sarcômeros, provocando fibrose e encurtamento definitivo. Além disso, o músculo espástico e parético cresce de forma mais lenta que o músculo normal, favorecendo ainda mais o encurtamento muscular em crianças. Para prevenir esses encurtamentos e as deformidades conseqüentes, *os exercícios passivos realizados de forma lenta e suave em todo arco de movimento, e repetidos várias vezes, ao dia são de grande importância*. A espasticidade também é um obstáculo para a contração muscular voluntária de um músculo parético, favorecendo posturas viciosas e deformidades pelo desequilíbrio agonista-antagonista. Nessa situação, o fortalecimento do músculo espástico pode ser realizado por meio de exercícios predominantemente *isométricos*, utilizando os exercícios *isotônicos lentos* para desenvolver resistência à fadiga e coordenação. A contração isométrica de curta duração, provocando descarga máxima das unidades motoras, permite desenvolver força muscular sem desencadear incremento da atividade reflexa miotática, já que os fusos neuromusculares não sofrem estiramento considerável.

Para o tratamento de crianças portadoras de paralisia cerebral, surgiram, por meio dos anos, vários métodos terapêuticos diferentes com base em características neurofisiológicas específicas. Não é o objetivo deste capítulo entrar em detalhes sobre esses métodos, porém, vale ressaltar que a própria existência de tantas técnicas e métodos mostra que nenhum deles abrange todas as necessidades desses pacientes. O que elege determinado método em favor de outro é o conhecimento e familiaridade do terapeuta com tal método e as características do paciente. É essencial que haja bom senso ao se tratar pacientes espásticos, no sentido de adequar o melhor de cada técnica às necessidades e potencialidades do indivíduo.

Posicionamento

Quando se mantém o músculo hipertônico num comprimento intermediário entre encurtamento e alongamento máximos, os estímulos aferentes que exacerbam a hipertonia diminuem, facilitando a manutenção da postura. Isso geralmente se atinge quando as articulações são mantidas em posição funcional. Esse posicionamento deve ser encorajado sempre, seja no repouso, seja na atividade, pois evita a gênese de deformidades e potencializa a função. O bom posicionamento pode ser mantido quando o paciente é orientado a sentar e deitar corretamente, quando é ensinado a realizar as atividades de vida diária de maneira própria, quando aprende a fazer mudanças de postura e transferências funcionalmente. Pode-se lançar mão de auxiliares como travesseiros, rolos, cintos etc., para a manutenção da postura. A correta prescrição de cadeiras de rodas, órteses e outros instrumentos como cadeira de relaxamento e *parapodium* também permite que o posicionamento seja mantido efetivamente.

Técnicas Auxiliares

Para complementar a cinesioterapia e o posicionamento adequado, alguma medidas físicas podem ser adotadas. A termoterapia tanto positiva como negativa tem efeito passageiro na diminuição do tônus por aumentar o limiar de excitabilidade das fibras nervosas. A aplicação de calor ou frio no músculo que será alongado, logo antes do exercício, facilita a execução deste.

A hidroterapia, pelas características físicas próprias da água, torna o movimento mais fácil, ao mesmo tempo que pode opor resistência a ele, auxiliando no fortalecimento muscular, que, como já citado anteriormente, é de grande importância no controle da espasticidade. Além disso, como as piscinas terapêuticas geralmente são aquecidas, os efeitos relaxantes do calor se somam para diminuir a hipertonia.

A estimulação elétrica funcional (FES) é uma técnica que utiliza correntes elétricas específicas para promover contração muscular efetiva de um músculo inervado. Seu primeiro objetivo é o de fortalecer o músculo, facilitando o equilíbrio muscular, mas pode também ser eficaz no combate à espasticidade, em razão do mecanismo de inibição recíproca, favorecendo o relaxamento temporário do músculo antagonista ao que é estimulado.

O *biofeedback* é uma técnica de reeducação muscular que utiliza aparelhagem externa para informar ao paciente sobre a qualidade de movimento que está realizando. Objetiva que o paciente corrija os padrões inadequados, por meio de retroalimentação positiva para incitar a contração do agonista e retroalimentação negativa para encorajar o relaxamento do antagonista.

O benefício de cada técnica é diretamente proporcional à responsabilidade com que é usada. Na opinião da autora, tanto o FES como o *biofeedback* devem ser utilizados com cautela em pacientes criteriosamente selecionados, pois apesar de terem efeitos positivos reconhecidos de forma clínica, essas técnicas ainda necessitam de mais estudos e pesquisas sérias para terem esses benefícios melhor delineados.

Bloqueios Periféricos

No arsenal terapêutico utilizado no controle da espasticidade, tem lugar de destaque o uso dos bloqueios neuromusculares com agentes neurolíticos, em que substâncias específicas são infiltradas no nervo ou no músculo, com o objetivo de diminuir a hipertonia nessa localização. Os bloqueios podem ser associados a outras técnicas, como medicações sistêmicas e uso de órteses para que seus efeitos sejam potencializados, e devem, obrigatoriamente, ser acompanhados por um programa cinesioterápico intensivo, sem o qual qualquer benefício será perdido.

Os bloqueios estão indicados quando:

- Os métodos conservadores não são suficientes para diminuir a hipertonia.
- A espasticidade é mais evidente em determinados grupos musculares.
- Não existe retração muscular ou deformidade óssea estabelecida.
- Os efeitos colaterais das medicações de efeito sistêmico interferem no desempenho do paciente.
- Há possibilidade de ganho real.

Fenol

O fenol é um metabólito oxidado do benzeno, da família dos alcoóis, que vem sendo utilizado de forma clínica há mais de 50 anos, inicialmente no tratamento da dor e posteriormente no controle da espasticidade.

É um agente proteolítico, ou seja, desnatura as proteínas, e, dependendo da concentração utilizada, pode causar necrose tecidual. Quando injetado no nervo, destrói a bainha de mielina e acarreta uma axonotmese química. Interrompe, portanto, a condução nervosa e o arco reflexo, diminuindo o tônus muscular. Essa destruição causada pelo fenol não é específica, atingindo tanto as fibras gama, relacionadas com o tônus, como aquelas responsáveis pela movimentação voluntária e pela sensibilidade. Porém, seu efeito é mais evidente nas fibras mais finas, menos mielinizadas, justamente as fibras do fuso intramuscular, associadas à resposta reflexa e à espasticidade. Portanto, clinicamente, o que se observa é uma diminuição do tônus sem interferência na movimentação voluntária e na força muscular, que dependem basicamente das fibras alfa, grossas e bastante mielinizadas. Por outro lado, as fibras sensitivas, de maneira geral, são também finas, com pouca ou nenhuma mielina e, portanto, o efeito do fenol é bastante evidente nessas fibras; este é um dos inconvenientes da fenolização.

O efeito do fenol é transitório e reversível, uma vez que a mielina se refaz e restabelece a condução nervosa. A duração desse efeito é variável, existindo dados na literatura que variam de períodos tão curtos quanto um mês até períodos tão prolongados quanto 36 meses. Os principais fatores para essa variação tão grande são: concentração e volume de fenol utilizados; local em que foi realizado o bloqueio (intramuscular ou perineural); grau de controle muscular seletivo do paciente; tratamento posterior adequado; seleção criteriosa do paciente; e técnica executada.

Os principais efeitos adversos do fenol são:

- *Queimação local*: esse efeito é limitado ao momento da aplicação e se deve à natureza química da substância infiltrada.
- *Dor e disestesias crônicas*: o efeito desmielinizante do fenol em fibras sensitivas, causando deaferentação, é o responsável pelo aparecimento de distúrbios sensitivos na região inervada pelo nervo em questão, que podem ser tão intensos a ponto de mascarar o efeito relaxante do bloqueio, pela impossibilidade de manuseio do paciente e por este assumir posturas antálgicas, que geralmente mantém o músculo em sua posição mais encurtada. A presença desse efeito colateral é relatada na literatura

como ocorrendo em 2 a 32% dos casos, e pode ser evitada restringindo o uso do fenol aos nervos que têm pouca ou nenhuma função sensitiva, como é o caso do nervo músculo cutâneo, no membro superior, e do ramo motor do nervo obturador, no membro inferior. Em músculos inervados por nervos com grande quantidade de fibras sensitivas, deve-se optar pelo bloqueio do ponto nervoso – que, apesar de ter efeito menos potente, evitará o aparecimento desse efeito indesejado – ou pela utilização da toxina botulínica. Em pacientes com lesão medular completa e anestesia abaixo do nível da lesão, não há risco de desenvolvimento dessa complicação, e o fenol é a droga de escolha para bloqueios nesses casos.

- *Alterações vasculares*: um dos principais cuidados na técnica de aplicação deve ser a aspiração antes de se infiltrar o fenol, para ter certeza que este não está sendo injetado dentro de um vaso. Pelo seu efeito proteolítico, se for injetado em vasos de pequeno calibre, causará necrose da íntima e conseqüente trombose, e, em vasos maiores, a entrada do fenol na circulação causará efeitos sistêmicos indesejáveis, como tremor, convulsões, depressão do SNC e colapso cardiovascular.

O fenol utilizado terapeuticamente consiste em uma solução aquosa entre 5 e 7,5%, ou seja, em cada 100mL da solução há 5 a 7,5g de fenol. A dose letal estimada é de 8,5g. A dose de segurança é de 1g em 1 dia. A dose ideal injetada em cada ponto varia de 1 a 3mL. Se forem bloqueados, por exemplo, seis pontos num mesmo procedimento, com 3mL em cada ponto, o paciente estará recebendo 0,9g de fenol, ou seja, uma dose totalmente segura.

Em geral, o procedimento é feito por via percutânea, embora possa ser realizado com exposição cirúrgica. O ponto a ser infiltrado deve ser obrigatoriamente localizado por meio de eletroestimulação, sendo utilizado um eletroestimulador de corrente pulsante. A agulha para a aplicação é monopolar, revestida de teflon, e funciona como eletrodo. O ponto mais adequado para a infiltração é aquele em que, com a menor intensidade de corrente, se obtém uma contração muscular efetiva e em massa.

Podem ser consideradas vantagens do uso do fenol a observação do efeito quase imediato pela sua ação anestésica, que permite a avaliação do resultado no momento da aplicação, o baixo custo, a ausência de antigenicidade e a efetividade do procedimento, se realizado com todos os cuidados mencionados.

Toxina Botulínica

O uso terapêutico da toxina botulínica na espasticidade tem se tornado cada vez mais freqüente. Em crianças, a administração precoce é a que mostra melhores resultados, prevenindo contraturas, permitindo que o músculo cresça juntamente com o esqueleto e retardando a necessidade de cirurgias. No início, utilizada em oftalmologia, na década de 1980, seu efeito de relaxamento muscular, sem praticamente nenhum efeito colateral, permitiu ampliar grandemente o espectro de situações em que é usada de forma terapêutica. A Food and Drug Administration americana aprovou seu uso em pacientes neurológicos na década de 1980 e em crianças portadoras de paralisia cerebral em meados da década de 1990.

Trata-se de uma potente neurotoxina, produzida pela bactéria *Clostridium botulinum*, constituída por duas cadeias de polipeptídeos, uma pesada e uma leve, unidas por uma ponte dissulfídica. Existem sete subtipos sorologicamente distintos, e o tipo A (BTA) é o mais utilizado com fins terapêuticos.

O mecanismo de ação da BTA pode ser dividido em três fases:

- *Ligação*: quando a toxina chega à junção mioneural, une-se a receptores da membrana axonal por meio da cadeia pesada.
- *Internalização*: por meio de um mecanismo de endocitose energia-dependente, a dupla cadeia é internalizada no citoplasma.
- *Ação tóxica*: uma vez dentro do citoplasma, a cadeia dupla sofre ação de determinadas enzimas e a ponte dissulfídica se rompe. A cadeia leve exerce atividade proteolítica sobre certas proteínas responsáveis pela fusão das vesículas de acetilcolina à membrana, impedindo a liberação dessa substância na fenda sináptica.

Sem acetilcolina, a contração muscular não acontece, produzindo-se, dessa forma, uma denervação pré-sináptica das fibras musculares envolvidas. Esse efeito é potente, dose-dependente e reversível, pois ocorre brotamento de novos terminais axonais que inervarão as fibras musculares denervadas. Não se observam necrose nem inflamação tecidual, mesmo após doses repetidas.

Além do efeito de relaxamento muscular, que é efetivo e eletivo, a toxina botulínica também causa diminuição da sudorese, por ação direta sobre as glândulas apócrinas, e diminuição da dor, por atuar, de forma ainda não totalmente esclarecida, em neurotransmissores relacionados à endoanalgesia do organismo.

Os principais efeitos colaterais associados à aplicação de BTA são:

- *Fraqueza excessiva*: esse efeito é dose-dependente e restrito aos primeiros dias após a aplicação.
- *Formação de anticorpos*: cerca de 3% dos pacientes submetidos a tratamento com a toxina podem desenvolver anticorpos, tornando o resultado de reaplicações menos efetivo.

No Brasil, existem atualmente três apresentações comerciais disponíveis: o Botox®, produzido pelo laboratório Allergan, de origem americana, em que em um frasco se encontram 100 unidades da toxina; o Dysport®, de origem européia, comercializado pelo laboratório Biossintética, cujo frasco contém 500 unidades; e o Prosigne, de origem chinesa, que também está disponível em frascos com 100 unidades. Porém, essas unidades não são semelhantes e intercambiáveis entre si; a relação mais aceita pela literatura atualmente é de uma unidade de Botox® para cada quatro unidades de Dysport®; não temos familiaridade com o Prosigne®, portanto não se farão outras referências a essa apresentação.

As doses terapêuticas variam de acordo com a experiência de cada serviço, não havendo ainda consenso nacional ou internacional sobre este e outros aspectos relacionados com o uso da toxina botulínica em espasticidade. De maneira geral, utilizam-se em média 10U de Botox®/40U de Dysport® por quilo de peso do paciente, não excedendo 400U de Botox®/1.600U de Dysport® por aplicação, para evitar a formação de anticorpos. Pela mesma razão, devem ser evitadas reaplicações antes de três meses do último procedimento. A dose letal estimada em primatas é de 30 a 40U/kg de Botox®.

A técnica adequada para aplicação da BTA segue os seguintes passos:

- Determinação do músculo-alvo.
- Identificação do músculo pela palpação, observação de sua contração e, eventualmente, uso de eletroestimulação

ou eletromiografia para a identificação precisa dos músculos, em particular os menos acessíveis. Este é outro ponto em que há divergências entre escolas diferentes; por um lado, o uso de guias garante que a aplicação seja feita exatamente no ponto desejado, mas por outro, a falta de equipamento e disponibilidade para o uso da eletromiografia não deve ser um obstáculo ao tratamento do paciente que tem indicação formal de bloqueios.

- Preparação cuidadosa da toxina. O diluente indicado é o soro fisiológico a 0,9%. A diluição deve ser feita no momento da utilização para evitar perda do efeito da toxina, que, antes da diluição, deve ser mantida sob refrigeração. Habitualmente, se usa 1mL de soro para um frasco de Botox®, de forma que a cada 0,1mL se obtém 10U; e 2,5mL de soro para 1 frasco de Dysport®, obtendo-se 20U a cada 0,1mL. Essas concentrações não são padronizadas, e também podem ser variadas de acordo com a experiência e preferência do profissional.
- A toxina deve ser injetada no ventre muscular, distribuída em dois ou mais pontos, de preferência próximo ao ponto motor. Não se deve aplicar mais de 50U de Botox® em cada ponto.

A resposta clínica começa a ser observada 48 a 72h após a aplicação. O relaxamento é progressivo, atingindo o máximo em cerca de 15 dias, e se mantém por um período de 4 a 6 meses.

As vantagens do uso da toxina botulínica são: a sua ação exclusivamente motora, a ausência de efeitos destrutivos, a baixa freqüência de efeitos colaterais, a reversibilidade e a relativa facilidade técnica.

Na prática clínica, seguem-se algumas normas ditadas pela longa experiência no uso de bloqueios periféricos para espasticidade:

- Para pacientes em que não há risco de ocorrer complicações sensitivas, o fenol é a droga de escolha, por ser uma substância mais acessível, por causar uma diminuição efetiva e imediatamente visível do tônus e por poder ser reaplicado sem necessidade de intervalos prolongados entre as aplicações.
- Para pacientes com sensibilidade preservada, a associação do fenol com a toxina botulínica, num mesmo procedimento, tem a vantagem de permitir relaxamento simultâneo de vários grupos musculares, tornando mais efetivo o trabalho fisioterápico e o desenvolvimento funcional. De forma geral, reserva-se o fenol para os grupos musculares maiores, mais proximais e com inervação exclusivamente motora, como o nervo obturador (RAO) e o nervo musculocutâneo, e a toxina botulínica é deixada para os músculos menores, mais distais e com inervação mista, e nos que doses menores da toxina são suficientes e eficazes.
- Apesar de a presença de deformidades ser uma contra-indicação formal para uso de bloqueios, algumas vezes, especialmente em crianças com comprometimento grave e deformidades muito limitantes, como luxação bilateral de quadris, eles podem ser utilizados como um paliativo que, mesmo que não traga nenhum aumento de amplitude de movimento, poderá produzir algum grau de relaxamento e diminuir a dor.

Neurocirurgia

O objetivo deste tópico é citar os principais métodos neurocirúrgicos para a espasticidade, sem pretender aprofundar o assunto.

Baclofeno Intratecal

O baclofeno começou a ser usado para o tratamento da espasticidade, por administração intratecal, a partir de 1984. Desde então, vários centros que se preocupam com o tratamento da espasticidade vêm mostrando resultados significativamente positivos com a utilização dessa técnica. Por via oral, essa substância apresenta penetração na barreira hematoencefálica em apenas 5% da dose ingerida. Por via intratecal, não há necessidade de o baclofeno atravessar a barreira hematoencefálica para atingir o seu local de ação, o que faz com que doses significativamente menores sejam suficientes para atingir os efeitos desejados (aproximadamente 1 centésimo da dose por via oral). O baclofeno intratecal está indicado nos casos de espasticidade grave, de origem medular ou cerebral, que não apresentam boa resposta a medidas mais conservadoras. Uma vez indicado o tratamento, o paciente deverá se submeter a um teste de prova, que permitirá uma avaliação prévia do resultado. O teste consiste em injetar o baclofeno no espaço sub-aracnóideo (50 a 150µg), por meio de uma punção lombar. O efeito se inicia cerca de 45min após a administração e tem a duração máxima de 10h. Nesse período, a equipe responsável pelo paciente deverá avaliar a resposta à medicação por meio das escalas de avaliação, observando se houve melhora da função, o que determinará a indicação do tratamento definitivo.

O baclofeno é liberado no espaço subdural por meio de cateter ligado a uma bomba, que é implantada no tecido subcutâneo da região abdominal. Existem bombas impulsionadas a gás, mecânicas e eletrônicas, e as últimas são as mais modernas e eficazes, mas também as mais caras. As principais complicações são deslocamentos e quebra de cateter, mau funcionamento da bomba, infecção e erros na dose, que exige monitoração respiratória rigorosa, com ventilação controlada em UTI, se necessário, até o término do efeito da medicação. As principais contra-indicações são alergia ao baclofeno por via oral e peso inferior a 20kg por não haver massa corporal suficiente para suportar a bomba no subcutâneo.

Apesar de a bomba de baclofena ser um método terapêutico bastante eficaz e reversível, é pouco acessível em nosso meio, pela dificuldade de controle do paciente e custo elevado.

Morfina Intratecal

A morfina inibe os reflexos polissinápticos na medula espinal, por meio de sua ação nos receptores opiáceos. A morfina intratecal tem demonstrado melhora da dor e da espasticidade em pacientes com lesão medular. O seu uso é limitado pelo desenvolvimento de tolerância, devendo ser considerado nos casos refratários em que o uso do baclofeno esteja contra-indicado. Pode ser utilizada em conjunto com o baclofeno, em bomba de infusão contínua, para o tratamento de pacientes com dor crônica associada à espasticidade.

Rizotomia Dorsal Seletiva

Procedimento idealizado experimentalmente no século XIX, foi no início usado em seres humanos por Foerster em 1913 e, em 1978, Fasano propôs, por meio de estimulação elétrica das raízes dorsais, a inovação da técnica, obtendo melhores resultados[4]. Peacock, em 1991, modificou e sistematizou a técnica popularizando o método[5,6].

A cirurgia é realizada por meio de uma laminotomia com exposição das raízes dorsais de L2 a S1, divulsão de cada raiz em várias radículas, estimulação elétrica das mesmas e lesão seletiva daquelas que apresentam resposta exagerada (resposta tetânica, clônus e contração em músculos no membro contralateral). De 25 a 50% das radículas que formam cada raiz dorsal são usualmente cortadas.

É indicada nos casos de espasticidade grave refratária aos tratamentos menos invasivos. Pode ser realizada em tetra ou paraplégicos e em pacientes com paralisia cerebral, tanto nos casos mais graves, para facilitar posicionamento e manuseio, como nos mais leves, visando ganhos funcionais. Apresenta como vantagens o custo relativamente baixo e a não necessidade de controles neurocirúrgicos subseqüentes, como no implante de bombas. Como desvantagem, é um método ablativo irreversível, que não permite ajustes e não atua na distonia. Os resultados mostram melhora significativa da espasticidade em membros inferiores em, aproximadamente, 75% dos casos de paralisia cerebral. Ocorre melhora nos membros superiores, mesmo com o procedimento sendo realizado apenas em raízes lombares, em decorrência da redução dos impulsos ascendentes nos interneurônios segmentares entre as regiões lombar e cervical.

Mielotomia

O procedimento consiste em separar, longitudinalmente, a medula espinal em anterior e posterior, entre os segmentos L1 e L5, reduzindo a espasticidade pela interrupção do arco reflexo medular na substância cinzenta medular. A mielotomia deve ser considerada somente para aqueles casos refratários a todas as outras formas menos agressivas de tratamento (ou em que estas não são possíveis de ser realizadas) e apenas para pacientes que não têm nenhuma expectativa de melhora funcional. É um procedimento ablativo irreversível, reservado para os casos muito comprometidos e com espasticidade gravemente incapacitante.

O sucesso do tratamento de reabilitação do paciente espástico só poderá ser atingido se houver profundo envolvimento de todos os profissionais da equipe multidisciplinar, interesse e colaboração reais da família e motivação do paciente. Para isso, concorre o conhecimento científico e a capacitação profissional, o respeito e a ética no trato de indivíduos com dificuldades tão limitantes e o desejo de levar cada paciente ao máximo de suas capacidades remanescentes, proporcionando-lhe, sempre que possível, uma vida útil e digna.

REFERÊNCIAS BIBLIOGRÁFICAS

1. ALBRIGHT, A. L.; BARRON, W. B.; FASICK, M. P. et al. Continuous intrathecal baclofen infusion for spasticity of cerebral origin. *JAMA*, v. 270, n. 20, p. 2475-2477, 1993.
2. ASHWORTH, B. Preliminary trial of carisprodol in multiple sclerosis. *Practitioner*, v. 192, p. 540-542, 1964.
3. TARDIEU, G.; SHENTOUB, S.; DELARUE, R. A la d´une technique de mesure de la spasticité. In: *Rééducation Motrice des Affections Neurologiques*. London: Bailliere Tindall, 1969. p. 31-42.
4. FASANO, V. A.; BROGGI, G.; BAROLAT-ROMANA, G. et al. Surgical treatment of spasticity in cerebral palsy. *Childs Brain*, v. 4, n. 5, p. 289-305, 1978.
5. PEACOCK, W. J.; STAUDT, L. A. Functional outcomes following selective posterior rhizotomy in children with cerebral palsy. *J. Neurosurg.*, v. 74, n. 3, p. 380-385, 1991.
6. PEACOCK, W. J.; STAUDT, L. A. Management of spasticity by ablative techniques. In: YOUMANS, J. R. *Neurological Surgery*. 4. ed. 1996. p. 3671-3686.

BIBLIOGRAFIA COMPLEMENTAR

BRIN, M. F. Botulinum toxin: chemistry, pharmacology, toxicity and immunology. *Muscle and Nerve*, suppl. 6, S146-S169, 1997.

BRIN, M. Spasticity Study Group: dosing, administration, and treatment algorithm for use of botulinum toxin A for adult-onset spasticity. *Muscle Nerve*, v. 20, suppl. 6, S208, 1997.

CASALIS, M. E. P. *Reabilitação/Espasticidade*. São Paulo: Atheneu, 1990. p. 25-33.

COSGROVE, A. P.; GRAHAM, H. K. Cerebral palsy. In: *Handbook of Botulinum Toxin Treatment*. Boston: Blackwell Science, 1995. p. 222-248.

DUDGEON, B. J.; LIBBY, A. K.; MCLAUGHLIN, J. F. et al. Prospective measurement of functional changes after selective dorsal rhizotomy. *Arch. Phys. Med. Rehabil.*, v. 75, n. 1, p. 46-53, 1994.

FELDMAN, A. B.; HALEY, S. M.; CORYELL, J. Concurrent and construct validity of the pediatric evaluation of disability inventory. *Phys. Ther.*, v. 70, p. 602-610, 1990.

GORMLEY JR., M. E.; O´BRIAN, C. F.; YABLON, S. A. A clinical overview of treatment decisions in the management of spasticity. *Muscle and Nerve*, suppl. 6, S14-S21, 1997.

GRACIES, J. M. et al. Traditional pharmacological treatments for spasticity – part I: local treatments. *Muscle and Nerve*, suppl. 6, S61-S92, 1997.

KUBAN, K. C. K.; LEVITON, A. Cerebral palsy. *N. Engl. J. Med.*, v. 20, p. 188-195, 1994.

LANCE, J. W. The control of muscle tone, reflexes, and movement: Robert Wartenberg lecture. *Neurology*, v. 30, n. 12, p. 1303-1313, 1980.

LIMA, C. L. A.; FONSECA, L. F. *Paralisia Cerebral – Neurologia, Ortopedia, Reabilitação*. Rio de Janeiro: Guanabara Koogan, 2004.

PALISANO, R.; ROSENBAUM, P.; WALTER, S.; RUSSEL, D.; WOOD, E.; GALUPPI, B. Development and reliability of a system to classify gross motor function in children with cerebral palsy. *Develop. Med. Child Neurol.*, v. 39, p. 214-223, 1997.

RUSSEL, D.; ROSENBAUM, P.; CADMAN, D.; GOWLAND, C.; HARDY, S.; JARVIS, S. The gross motor function measure: a means to evaluate the effects of physical therapy. *Rev. Med. Child Neurol.*, v. 31, p. 341-352, 1989.

SAMPAIO, C. et al. DYSBOT: a single-blind, randomized parallel study to determine whether any differences can be detected in the efficacy and tolerability of two formulations of botulinum toxin type A – dysport and Botox – assuming a ratio of 4:1. *Movement Disorders*, v. 12, p. 1013-1018, 1997.

SINDOU, M.; ABBOTT, R.; KERAVEL, Y. *Neurosurgery for Spasticity – a Multidisciplinary Approach*. Viena: Springer-Verlag Wien, 1991.

TABARY, J. C.; TARDIEU, C.; TARDIEU, G. et al. Experimental rapid sarcomere loss with concomitant hypoextensibility. *Muscle Nerve*, v. 4, n. 3, p. 198-203, 1981.

WHITE, D. A.; CRAFT, S.; HALE, S. et al. Working memory following improvements in articulation rate in children with cerebral palsy. *J. Int. Neuropsychol. Soc.*, v. 1, n. 1, p. 49-55, 1995.

YABLON, S. A. Botulinum neurotoxin intramuscular chemodenervation – role in the management of spastic hypertonia and related motor disorders. *Phys. Med. Rehabil. Clin. North Am.*, v. 12, n. 4, p. 833-874, 2001.

YOUNG, R. R.; DELWAIDE, P. J. Drug therapy: spasticity (first of two parts). *N. Engl. J. Med.*, v. 304, n. 1, p. 28-33, 1981.

CAPÍTULO 41

Tratamento Sistêmico da Espasticidade

Elizabeth Maria Aparecida Barasnevicius Quagliato

INTRODUÇÃO

A espasticidade é um distúrbio sensório-motor que pode comprometer a capacidade funcional do paciente, seu conforto e a sua auto-imagem. Causa, freqüentemente, complicações musculoesqueléticas, como contratura, dor e subluxação articular. Sua incidência não é bem conhecida e, possivelmente, acomete milhões de pacientes em todo o mundo. É um sintoma comum a diversas doenças neurológicas, como paralisia cerebral, acidente vascular cerebral, esclerose múltipla, trauma cranioencefálico e lesões medulares e neurodegenerativas.

Definida como um aumento do reflexo tônico do estiramento, a espasticidade é um dos componentes da síndrome do motoneurônio superior. Caracteriza-se por uma resistência crescente e velocidade-dependente ao se movimentar passivamente um músculo ou grupo muscular e pode ser detectada em qualquer ponto do arco do movimento[1].

Espasticidade, espasmos flexores, hiper-reflexia, clônus, contração simultânea de agonistas e antagonistas e resposta plantar em extensão (sinal de Babinski) fazem parte da síndrome piramidal de liberação, que ocorre pela desinibição dos reflexos segmentares medulares, tendo como resultante hiperexcitabilidade dos motoneurônios. Fraqueza e diminuição da destreza constituem a síndrome piramidal deficitária, secundária à lesão do trato corticospinal.

A resposta motora exacerbada que se observa na espasticidade se origina no processamento pelos circuitos medulares segmentares das informações de fontes variadas (proprioceptiva, exteroceptiva e descendente). A hiperexcitabilidade pode ocorrer por vários mecanismos, como redução das aferências inibitórias, hipersensibilidade de denervação, encurtamento dos dendritos dos motoneurônios ou brotamentos colaterais das raízes dorsais aferentes[2].

Os principais neurotransmissores envolvidos na espasticidade são glutamato e ácido gama-aminobutírico (GABA). O glutamato tem função excitatória e está presente na via descendente corticospinal e nas fibras aferentes Ia. GABA é encontrado nos interneurônios da substância cinzenta dorsal e intermédia da medula, onde media a inibição pré-sináptica dos aferentes Ia sobre os motoneurônios, suprimindo os sinais sensoriais dos receptores musculares e cutâneos, e diminuindo a quantidade de glutamato liberado pelas fibras Ia. A glicina é outro neurotransmissor dos interneurônios, mediando a inibição dos motoneurônios alfa e a inibição recíproca das fibras Ia. Outras vias descendentes utilizam catecolaminas e serotonina, regulando por meio desse modo os reflexos medulares, atuando na transmissão dos impulsos a partir dos aferentes primários e, assim, afetando a excitabilidade dos interneurônios[3].

ESCALAS DE AVALIAÇÃO CLÍNICA DA ESPASTICIDADE

A avaliação da espasticidade pode ser clínica ou laboratorial, devendo se adequar à observação dos resultados de determinado método terapêutico. A hiper-reflexia, o clônus e o sinal do canivete (ao se mover passivamente a extremidade espástica sente-se uma resistência que subitamente cede) são sinais clínicos que auxiliam na avaliação da espasticidade, mas apresentam variabilidade interexaminadores.

As medidas eletrofisiológicas e biomecânicas são utilizadas para estudos laboratoriais, tendo pouca aplicabilidade na prática clínica.

Avaliação da Intensidade do Tônus

A escala clínica para avaliar a intensidade do tônus mais amplamente usada é a de Ashworth, caracterizada pela sua fácil aplicação e reprodutibilidade. Contribui principalmente para a medida do tônus da articulação do cotovelo; sua interpretação pode ser dificultada pelas condições de cooperação do paciente[4,5]. Modificada por Bohannon e Smith, permitiu uma melhor definição da sua graduação mais baixa[6] (Quadro 41.1).

A *escala do grau do tônus do músculo adutor* avalia os adutores da coxa e é destinada aos pacientes nos quais o objetivo do tratamento é reduzir a adução espástica do membro inferior[7].

Avaliação da Freqüência dos Espasmos

A *escala de freqüência de espasmos de Penn* é de fácil aplicação, computa o número de espasmos por hora e é indicada para avaliar pacientes com lesão medular[8].

Avaliação Global do Comprometimento Motor

Dentre as escalas que avaliam o comprometimento motor mais globalmente destaca-se a *escala de Fugl-Meyer*, empregada mundialmente em estudos clínicos. Quantifica o grau de recuperação da motricidade, baseando-se em conceitos ontogenéticos. Avalia equilíbrio, sensibilidade, amplitude do movimento e dor, mas

---

QUADRO 41.1 – Escala de Ashworth – graduação do tônus muscular

- Grau 1: tônus normal
- Grau 2: leve aumento do tônus, sentindo-se resistência ao movimento passivo no final do arco do movimento
- Grau 3: aumento moderado do tônus, sentindo-se resistência a partir da metade do arco do movimento, mas podendo mover-se facilmente a extremidade comprometida
- Grau 4: aumento considerável do tônus, dificultando o movimento passivo durante todo o arco do movimento
- Grau 5: contratura em flexão ou extensão

não é adequada para aferir o uso funcional da extremidade. Requer experiência por parte dos examinadores[9,10].

A prática *escala de acidente vascular cerebral de Toronto* avalia os domínios cognitivo e motor, mas não é adequada para avaliar as mudanças acarretadas pelo tratamento da espasticidade[11].

Destreza e Força do Membro Superior

A avaliação objetiva da força pode ser feita por meio de um *dinamômetro*. O *teste muscular manual* é um sistema que gradua a força muscular em seis pontos (de 0, se não há contração, a 6, quando há força máxima durante todo o arco do movimento), e é aplicável quando o paciente mantém o controle seletivo do movimento articular[12].

O *teste da função manual de Jebsen Taylor* avalia o tempo transcorrido para realizar sete itens, representativos de funções da mão. Foi validado e padronizado, e é facilmente aplicado em cerca de 15min em ambas as mãos. É potencialmente sensível para avaliar resultados do tratamento da espasticidade, mas só pode ser aplicado em mãos com função de controle dos dedos preservada[13].

Escala de Avaliação das Atividades de Vida Diária e Higiene

O *índice de atividades de vida diária de Barthel* é o mais popular avaliador das atividades de vida diária (AVD)[14].

A *pontuação da higiene* avalia a dependência do paciente para as necessidades de higiene perineal, refletindo diretamente o tônus dos adutores[15].

Escalas Clínicas para Avaliação da Marcha

Marcha cronometrada é a medida do tempo que o paciente leva para percorrer determinada distância. Essa medida é sensível a mudanças, e é validada e reprodutível[16].

Levantar e andar cronometrados avalia o tempo para levantar de uma cadeira, andar um trajeto e voltar a sentar-se. É um teste simples, validado, correlacionando-se com o índice de Barthel e a escala de equilíbrio de Berg[17].

A *escala de equilíbrio de Berg* requer menos de 10min para ser aplicada; é sensível a modificações do quadro e indicada para pacientes com seqüelas de acidente vascular cerebral (AVC)[18].

Escalas da Avaliação da Dor

A *escala descritiva da intensidade da dor* é aplicada pelo próprio paciente, utilizando uma graduação de 13 pontos (sem dor até dor intensa)[19].

Goniometria

Um método simples e confiável de se avaliar o impacto da espasticidade na amplitude articular é a *goniometria*. O exame permite reprodutibilidade entre diferentes examinadores[20].

Escalas Globais para Avaliar a Incapacidade

A *medida da independência funcional* (MIF) avalia as áreas de alimentação, higiene, cuidados com a aparência, transferências, locomoção, comunicação, integração social e resolução de problemas[21].

O *índice de Barthel* avalia a função em dez áreas, de modo semelhante à MIF, englobando mobilidade, AVD e funções motora e vesical[14].

Qualidade de Vida

Por meio do *perfil do impacto da doença* é feita uma avaliação global da função pelo próprio paciente ou cuidador. Sua duração é de cerca de 30min e não é muito sensível à evolução do quadro em pacientes com AVC[22].

A *pesquisa em saúde SF-36* constitui uma avaliação de 36 itens que o paciente faz, relatando a percepção sobre a sua saúde e suas limitações físicas. É aplicável em poucos minutos, podendo a entrevista se feita por telefone ou pelo próprio paciente. Não é adequada para avaliar pacientes gravemente comprometidos. Está padronizada e é amplamente utilizada nos Estados Unidos e no nosso meio[23].

TRATAMENTO SISTÊMICO DA ESPASTICIDADE

O tratamento da espasticidade pode ser *local* (quimiodenervação por meio de injeções intramusculares ou perineurais de agentes bloqueadores), *sistêmico* ou *intratecal*.

Uma lesão grave nas vias motoras do sistema nervoso central (SNC) acarreta conseqüências nas fases aguda, subaguda (nas semanas que se seguem ao evento) e crônica. A lesão interrompe a função de várias vias descendentes, incluindo a piramidal, gerando uma paralisia flácida e encurtamento muscular. A paralisia imobiliza os músculos, que são geralmente colocados pelos cuidadores em posições que facilitam o encurtamento – extensão de membros inferiores, flexão, pronação e rotação interna dos membros superiores. A imobilização nessa posição é o mecanismo inicial da contratura muscular, que inclui a perda de sarcômeros e acúmulo de tecido conjuntivo[24].

Essa lesão dos centros motores centrais também interrompe o fluxo descendente que influencia os circuitos medulares reflexos, resultando numa extinção imediata da maioria dos reflexos medulares (incluindo os de estiramento), o que se traduz clinicamente como flacidez.

Na fase subaguda pós-lesional, tem início a hiperatividade muscular, as alterações das propriedades musculares passivas e ativas, e a acentuação das retrações musculares e articulares. Essa cascata de eventos, que ocorre nas semanas seguintes ao trauma, se dá principalmente em razão do rearranjo dos circuitos neuronais proporcionado pela plasticidade neuronal. As fibras descendentes lesadas degeneram e ocorre extenso brotamento no nível segmentar medular, ramificando-se as terminações na direção de outros interneurônios ou dos motoneurônios, ocupando os espaços deixados pelas fibras perdidas. Isso resulta numa emergência gradual de respostas reflexas excessivas aos impulsos periféricos, como estímulos cutâneos ou alongamento muscular, contribuindo para uma hiperatividade muscular global. Além desses rearranjos medulares, os centros superiores selecionam novas estratégias para produzir o movimento, envolvendo as vias descendentes ainda intactas do trato corticospinal, que se ramificam de maneira anômala na altura do motoneurônio[25].

A espasticidade resultante desse processo deverá ser tratada quando acarretar comprometimento funcional (marcha, atividades da vida diária, conforto, cuidados gerais) ou deformidades musculoesqueléticas.

O conceito de função passiva *versus* ativa deve ser seguido quando selecionarmos um tratamento para a espasticidade[26]. Funções passivas são as atividades realizadas pelo cuidador quando o paciente é incapaz de fazê-las sozinho, requerendo, para isso, flexibilidade e boa amplitude da movimentação passiva dos membros do paciente. Funções ativas são as que o paciente pode executar sozinho, necessitando de força, concentração e atenção.

O médico deve priorizar as funções ativas e/ou passivas no tratamento do paciente espástico, levando sempre em conta as dificuldades relatadas pelos pacientes e cuidadores. Recuperar uma função ativa pode ser uma meta atingível nos pacientes com déficit moderado, ao passo que, nos pacientes gravemente comprometidos, o objetivo pode ser apenas uma melhora da função passiva.

O tratamento farmacológico sistêmico da espasticidade deverá ser indicado quando houver acometimento de vários grupos musculares, não sendo possível o tratamento local. Embora sejam medicamentos administrados oralmente, as drogas se unem a vários receptores no SNC, podendo alterar ou deprimir múltiplas funções, como cognição, humor e personalidade, não podendo ser considerado um tratamento *não invasivo*.

Após determinar a prioridade terapêutica, o médico deve conhecer a relação risco/benefício quando empregar um agente sistêmico no tratamento da espasticidade.

Outro ponto importante é diagnosticar e tratar as causas periféricas que podem agravar o quadro de espasticidade por meio do estímulo aferente dos receptores do estiramento – escaras, infecção urinária, ossificação heterotópica, trombose venosa profunda, urolitíase, impactação de fezes, fratura, luxação, unha encravada, roupas apertadas etc.[27].

Os mecanismos e locais de ação das drogas antiespásticas ainda não foram totalmente elucidados. A maioria delas altera a função de neurotransmissores ou neuromoduladores no SNC e alguns agem no nervo ou músculo. As ações no SNC podem se dar diminuindo a excitação glutamatérgica ou aumentando a inibição dos principais neurotransmissores inibitórios do SNC – GABA e glicina. Cerca de 30 a 40% dos neurônios do SNC são GABAérgicos.

Drogas GABAérgicas

Os neurotransmissores GABA e glicina estão presentes em praticamente todo o SNC. A maioria dos neurônios GABAérgicos é interneurônia, participando de funções como memória, atenção, despertar cortical, sono, controle da temperatura corporal, drogadição, regulação do humor e do comportamento, mecanismos da dor, visão, audição, vias cerebelares e estriatais, além da inibição pré-sináptica no corno dorsal da medula espinal[27].

Há dois tipos de receptores GABAérgicos – $GABA_A$ e $GABA_B$. O receptor $GABA_A$ é um canal iônico ligado ao cloreto, ativado pela liberação de GABA pelo neurônio pré-sináptico e antagonizado por bicuculina e picrotoxona; o muscimol é seu agonista. Na medula espinal a ativação do receptor $GABA_A$ pela sinapse axo-axonal do aferente I com o interneurônios GABAérgico abre os canais de cloreto, causa hiperpolarização da membrana do aferente Ia e diminui a excitabilidade e a liberação de neurotransmissores para o motoneurônio. O receptor $GABA_B$ acopla-se à proteína G, relacionando-se tanto a vias bioquímicas quanto à regulação de canais iônicos, e é encontrado tanto pré como pós-sinapticamente[27].

GABA não atravessa a barreira hematoencefálica e sua administração oral não é eficaz, mas substâncias com estruturas análogas podem estimular seus receptores no SNC.

O baclofeno (ácido 4-amino-3[4-clorofenil]butanóico) é um análogo do GABA (Fig. 41.1), e é agonista dos receptores $GABA_A$ pré e pós-sinápticos. A ligação do baclofeno com o interneurônios GABAérgico pré-sináptico causa hiperpolarização da membrana e diminuição do influxo de cálcio, reduzindo a liberação de neurotransmissores excitatórios (glutamato e aspartato) pelas vias descendentes corticospinais, aferentes Ia e substância P dos aferentes nociceptivos. Unindo-se à terminação pós-sináptica do aferente Ia, causa hiperpolarização da membrana, aumento da condutividade do potássio e diminuição dos efeitos dos neurotransmissores excitatórios, inibindo, desse modo, a atividade do motoneurônio gama e reduzindo a sensibilidade do fuso neuromuscular. Acarreta, portanto, uma inibição dos reflexos medulares mono e polisinápticos[28]. Nielsen *et al.* referem que a depressão do reflexo H pelo baclofeno se deve à depressão da excitabilidade do motoneurônio[29].

O metabolismo do baclofeno apresenta variações interindividuais, e é absorvido rapidamente após administração oral. Com meia-vida de 3,5h (2 a 6h), é excretado pelo rim na forma inalterada e 15% dele é metabolizado pelo fígado. Deve-se reduzir a dose nos pacientes com função renal comprometida, recomendando-se avaliar a função hepática periodicamente.

Os efeitos colaterais do baclofeno, como sedação, cansaço, sonolência, déficits de atenção e memória, relacionam-se à depressão do SNC, e são observados principalmente nos idosos e nos pacientes com lesão cerebral. Pode causar confusão mental, náuseas, vertigens, hipotonia axial e fraqueza muscular, dificultando a marcha nos pacientes com esclerose múltipla. Há raras descrições de recidiva de convulsões, ataxia, alucinações, discinesias, parestesias e potencialização do efeito de drogas hipotensoras durante o uso do baclofeno. Apresenta efeitos broncoconstritores, inibe o reflexo da tosse e deprime a função respiratória, devendo ser usado com cautela nos asmáticos e portadores de insuficiência respiratória. O baclofeno deve ser retirado gradualmente, pois sua suspensão abrupta pode causar sintomas semelhantes à síndrome maligna do neuroléptico – convulsões, alucinações, hiperatividade muscular, hipertermia, desorientação, disautonomia, rigidez e aumento da creatina fosfoquinase[27].

Os sintomas da intoxicação aguda pelo baclofeno, que ocorre somente em doses cinco vezes maiores que as indicadas, caracterizam-se por hipoventilação, hipo/hipertensão arterial, miose,

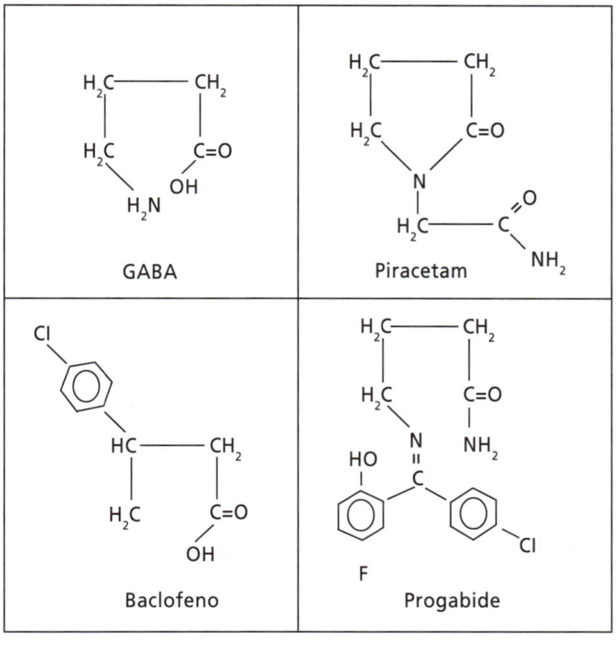

Figura 41.1 – Estrutura química das moléculas de GABA.

hipotermia, arritmia cardíaca, hiporreflexia e coma. As drogas indicadas para seu tratamento são atropina e fisostigmina, entre outras[27].

O baclofeno é comprovadamente eficaz na redução da espasticidade e dos espasmos nos pacientes com lesões medulares causadas por esclerose múltipla ou outras etiologias, embora não apresente efeito sobre hiper-reflexia, clônus, nem sobre as funções de deambulação e atividades da vida diária. É a primeira opção para o tratamento da espasticidade e tem menos efeitos colaterais que o diazepam e o dantrolene. É ansiolítico, diminui a atividade do músculo detrusor da bexiga e a hiper-reflexia do esfíncter externo da uretra, auxiliando no controle miccional[27,30].

Existem poucos estudos que investigam os efeitos do baclofeno nos pacientes com espasticidade de origem cerebral, mostrando nos pacientes com AVC uma incidência elevada de efeitos depressores do SNC.

A dose inicial de baclofeno é de 5mg, administradas três vezes ao dia, aumentando-se 5mg a cada 7 dias, até atingir o nível terapêutico. A dose máxima recomendada é de 80mg/dia, divididas em quatro. Em crianças, a dose inicial deve ser 2,5 a 5mg/dia, atingindo-se, no máximo, 30mg (dois a sete anos) a 60mg (maiores de oito anos)[27].

A ação dos *benzodiazepínicos* na espasticidade se faz por meio da sua ligação aos receptores $GABA_A$, cujo complexo apresenta locais de ligação para essa droga. Exercem efeito indireto pré e pós-sináptico, aumentando a afinidade desses receptores ao GABA endógeno[28]. São drogas metabolizadas pelo sistema microssomal hepático, que cruzam a barreira hematoencefálica, e são secretadas no leite materno. Sua duração depende do metabolismo individual, da produção e eliminação dos metabólitos farmacologicamente ativos. *Diazepam, clordiazepóxido, clorazepato dipotássico e clonazepam* são benzodiazepínicos de longa ação, ao passo que *oxazepam, alprazolam* e *lorazepam* têm curto período de ação, pois não produzem quantidades significantes de metabólitos ativos[27].

O *diazepam* é a mais antiga medicação empregada no tratamento da espasticidade de origem medular e cerebral, e é amplamente utilizado. Seu efeito antiespástico é dose-dependente. Administrado oralmente, atinge o nível sérico máximo após 1h e sua meia-vida é de 20 a 70h. É metabolizado pelo fígado em dois componentes ativos: N-desmetildiazepam (nordiazepam – meia-vida de 36 a 96h) e oxazepam, seu metabólito ativo, que é inativado e excretado na urina. Liga-se a proteínas séricas (98% dele) e, em condições de hipoalbuminemia, seus efeitos colaterais são mais evidentes. Sua ação é principalmente supra-espinal (córtex cerebral, tálamo, núcleos da base, cerebelo, formação reticular do tronco), agindo também nas vias medulares polissinápticas.

A eficácia do diazepam é semelhante à do baclofeno, mas seu uso é limitado pelos efeitos colaterais relacionados à depressão do SNC – sonolência, comprometimento da atenção, memória, raciocínio e coordenação. Pode piorar, mesmo em doses baixas, a deambulação de pacientes com AVC[27]. Outros efeitos observados são fadiga, taquifilaxia e agitação paradoxal. O diazepam, como os demais benzodiazepínicos, pode ser usado como coadjuvante no tratamento da espasticidade, principalmente nos pacientes que se beneficiarem com seu efeito ansiolítico e sedativo.

Na paralisia cerebral, o diazepam melhora a espasticidade e a atetose; grande parte dessa melhora é atribuída ao relaxamento muscular[31].

A intoxicação pelos benzodiazepínicos tem como sintomas sonolência excessiva, com evolução para coma, e seu antagonista flumazenil é indicado para tratá-la. O uso contínuo de diazepam acarreta dependência fisiológica, e sua suspensão deve ser gradual – durante 4 a 6 semanas – para atenuar a síndrome de abstinência, que será mais intensa quanto maior for a dose e o tempo de exposição. Essa síndrome tem início 2 a 4 dias após a suspensão e se caracteriza por ansiedade, agitação, inquietude, irritabilidade, tremor, fasciculações, hiper-reatividade muscular, náuseas, hipersensibilidade sensorial, febre, convulsões e sintomas psicóticos; pode evoluir para óbito. Os sintomas de abstinência podem persistir, de maneira mais atenuada, por até 6 meses. Nos benzodiazepínicos de curta ação, a síndrome de abstinência tem início mais precoce (1 a 2 dias após a suspensão) e se caracteriza pelos mesmos sintomas anteriormente descritos, além de insônia[27].

A dose inicial de diazepam é de 5mg, administrada ao deitar, e pode chegar a 60mg/dia, sempre em doses divididas. Nas crianças, a dose é de 0,12 a 0,8mg/kg por dia.

O *clonazepam* melhora a espasticidade associada à paralisia cerebral e esclerose múltipla. É indicado no tratamento das crises mioclônicas (acinéticas) de ausências do pequeno mal, dos distúrbios do movimento, da síndrome do pânico e do estado de mal. Seus efeitos sedativos, fadiga e aumento da secreção brônquica limitam seu uso em alguns pacientes. Em geral, é usado à noite, na dose de 0,5 a 1mg, podendo chegar até 3mg/dia[27].

O *piracetam* tem estrutura similar ao GABA e ao baclofeno, modula positivamente os receptores de glutamato e aumenta o metabolismo cerebral. Tem atividade antitrombótica e antiagregante plaquetária. Rapidamente absorvido após administração oral, liga-se pouco às proteínas plasmáticas, atravessa a barreira hematoencefálica e é excretado praticamente inalterado na urina. Sua meia-vida é de 4h. É eficaz no tratamento das mioclonias de origem cortical, afasia pós-AVC, AVC na fase aguda, anemia falciforme, vertigem, epilepsia mioclônica progressiva, esquizofrenia (associado a neurolépticos)[27].

Um estudo controlado com placebo mostrou melhora da espasticidade e de aspectos funcionais, incluindo marcha, num grupo de pacientes com paralisia cerebral. As crianças que apresentavam movimentos atetóides melhoraram de maneira acentuada. A dose utilizada foi de 50mg/kg/dia e apenas um paciente apresentou náuseas e vômitos como efeito colateral[32].

Pacientes com doença de Huntington podem ter seus sintomas coréicos acentuados, tendo-se observado agitação em portadores de síndrome de Down pelo efeito excitatório do piracetam, devendo ser usado com cautela nesses casos[27].

A dose inicial do piracetam deve ser de 2,4 a 4,8mg/kg/dia, em 3 tomadas diárias, variando a dose ideal para cada indivíduo.

A *gabapentina* é um anticonvulsivante que reduziu a espasticidade em pacientes com esclerose múltipla e lesão medular, e é empregada na dose de 400mg, 2 a 3 vezes ao dia. Pode causar depressão do SNC, fadiga, agitação em pacientes com comprometimento cognitivo e redução da capacidade vital em pacientes com esclerose lateral amiotrófica[27].

O *carisoprodol* e seu metabólito *meprobamato* são agonistas GABAérgicos indiretos, com efeito semelhante ao dos benzodiazepínicos nos canais de cloro. Tem sido empregados no tratamento da espasticidade e como analgésico; seus efeitos colaterais são depressão do SNC, tonturas, hipotensão ortostática, taquicardia e síndrome de abstinência. Atualmente, sua indicação principal é o tratamento de espasmos musculares de instalação aguda[27].

Drogas que Alteram o Fluxo Iônico

O *dantrolene sódico* é um derivado da hidantoína. Absorvido no intestino delgado, é metabolizado no fígado e eliminado na urina e bile. Após uma dose oral de 100mg atinge o pico sérico em 3 a 6h e seu metabólito ativo, o 5-hidroxidantrolene, em

4 a 8h. A meia-vida do dantrolene é de 4 a 15h após a administração oral e 12h após aplicação venosa. Age diretamente na fibra muscular, reduzindo a liberação de cálcio pelo retículo sarcoplasmático do músculo esquelético, liso e cardíaco, desconectando a excitação neural da contração muscular. Tem maior efeito nas fibras esqueléticas de ação rápida, reduz mais a atividade reflexa fásica do que a tônica; esse efeito é proporcional à dose. O dantrolene age nas fibras extras e intrafusais, supondo-se que parte do seu efeito seja em razão de alterações da sensibilidade do fuso neuromuscular.

O dantrolene reduz a espasticidade, hiper-reflexia e clônus de origem cerebral e medular, mas diminui a força muscular em 10 a 30%, devendo ser reservado para pacientes gravemente incapacitados, nos quais a espasticidade interfere com posicionamento e higiene[33]. É a droga de escolha para o tratamento da hipertermia secundária à suspensão abrupta do baclofeno, da hipertermia maligna e da síndrome maligna do neuroléptico[34].

Os efeitos colaterais do dantrolene são tonturas, letargia, cefaléia, diarréia e hepatotoxicidade (1%), com incidência de 0,1 a 0,2% de hepatite fatal. Sua administração deve ser monitorada com provas de função hepática. A dose inicial é de 25mg/dia, atingindo o máximo de 100mg, 4 vezes ao dia. O relaxamento muscular nem sempre se correlaciona diretamente com a dose, podendo atingir o resultado desejado com uma dose de 100mg/dia. A dose inicial para crianças deve ser de 0,5mg/kg, 2 vezes ao dia, aumentando-se a freqüência e a dose até atingir o resultado esperado; a dose máxima é de 3mg/kg/dia.

A *lamotrigina* é um estabilizador de membrana neuronal e apresenta efeitos inibitórios sobre o trato corticospinal, inibindo a liberação de neurotransmissores excitatórios. É uma droga antiepiléptica, estabilizadora do humor e utilizada no tratamento da dor neuropática. Não há trabalhos publicados sobre seu uso na espasticidade[27].

O *riluzol* bloqueia os canais de sódio, inibindo a liberação de glutamato. É usado no tratamento da esclerose lateral amiotrófica e reduz a espasticidade associada a essa afecção. Em estudos com modelos primatas de degeneração estriatal, diminuiu os movimentos involuntários, reduzindo a rigidez induzida por antagonistas dos receptores dopaminérgicos em roedores. Também não há na literatura estudos controlados do riluzol na espasticidade[27].

A *fenitoína* já foi utilizada como medicação antiespástica, e seu mecanismo de ação torna mais lenta a retomada de função dos canais de sódio após sua inativação. Seus efeitos colaterais – ataxia, diplopia e nistagmo – tornam seu uso restrito, a menos que o paciente apresente epilepsia associada à espasticidade[27].

Drogas com Ação nas Monoaminas

Tizanidina e *clonidina* são derivados imidazólicos, agonistas alfa-2-adrenérgicos, agindo nos receptores alfa 2-adrenérgicos e imidazólicos da medula. A clonidina age também inibindo a liberação da substância P na coluna dorsal da medula. Diminuem os reflexos polissinápticos provavelmente pelo decréscimo da liberação dos neurotransmissores excitatórios pré-sinápticos.

Mais de 20 trabalhos duplo-cegos foram realizados, comparando a eficácia e a tolerabilidade da tizanidina *versus* a do baclofeno e diazepam, no tratamento da espasticidade de origem medular e cerebral. Os resultados foram analisados e demonstraram que a tizanidina é comparável a esses dois agentes[35]. Não produz fraqueza muscular, mas pode causar hipotensão arterial, sedação, boca seca, astenia, tonturas, alucinações visuais e elevação das enzimas hepáticas (5%), que retornam aos níveis normais após seu decréscimo ou suspensão[36].

A dose inicial de tizanidina é de 4mg/dia, podendo chegar a 36mg/dia, divididos em 2 a 4 tomadas. O pico sérico ocorre após 1 a 2h da sua ingestão, durando o efeito de 3 a 6h.

A clonidina tem ação na espasticidade de origem medular, podendo ser associada ao baclofeno. Sua dose inicial é de 0,05mg, 2 vezes ao dia, podendo chegar a 0,4mg/dia. Seu efeito colateral limitante é a hipotensão ortostática, devendo ser utilizada com cautela nos pacientes que fazem uso de anti-hipertensivos e nos lesados medulares com comprometimento autonômico[37].

Drogas com Ação nos Aminoácidos Excitatórios

O *citrato de orfenadrina* é uma droga anticolinérgica e anti-histaminérgica, com propriedades de relaxante muscular e analgésico. É também um antagonista não competitivo dos receptores glutamatérgicos N-metil-D-aspartato (NMDA). Após a injeção intravenosa de 60mg de orfenadrina, ocorre uma melhora do tônus de pacientes com lesão medular, podendo essa medicação ser usada para facilitar a sessão de fisioterapia[27].

O efeito antiespástico da *clorpromazina* se deve à sua ação de bloqueio alfa-adrenérgico e antagonismo dos receptores NMDA. Seus efeitos extrapiramidais (crises oculógiras, discinesia tardia, parkinsonismo) e sedativos contra-indicam seu uso, a menos que o paciente apresente quadro psiquiátrico que a indique[37].

O *hidrocloreto de ciclobenzaprina*, anticolinérgico tricíclico, antagoniza os receptores NMDA e relaxa o músculo esquelético. É geralmente indicado para tratar espasmos musculares; foi relatado seu efeito antiespástico num paciente com lesão medular. Pode causar secura na boca, sonolência e alucinações (em idosos)[39].

Canabinóides

Os *canabinóides* são utilizados há longo tempo no tratamento da dor e dos espasmos. Os receptores CB_1 de canabinóides são encontrados em neurônios do SNC, situando-se nas áreas relacionadas à espasticidade, dor, movimentos involuntários anormais, convulsões e amnésia. Foram relatados efeitos relaxantes dos canabinóides em pacientes com espasticidade causada por esclerose múltipla, lesão medular e AVC. O principal alcalóide da *Cannabis sativa* é o delta-9-tetraidrocanabinol (donabinol), e o sintético é o nabilone. O auge do efeito antiespástico se dá 3h após a ingestão, e os efeitos colaterais são hipotensão, taquicardia, hiperemia conjuntival, boca seca, lentidão psicomotora, sedação, despersonalização e crises de pânico. Causam dependência e não são indicados para pacientes com doença psiquiátrica[40].

Glicina

A glicina é um neurotransmissor inibitório do SNC e seu receptor é semelhante ao do $GABA_A$. Suas propriedades antiespásticas são demonstradas pelo aumento do seu nível no espaço extracelular após estimulação epidural da medula (procedimento que acarreta melhora da espasticidade) e pelas altas concentrações de glicina na medula lesada durante a fase de choque, que cursa com flacidez.

Outra evidência do efeito antiespástico da glicina é vista nos camundongos espásticos mutantes, em que há um defeito do gene que codifica uma subunidade de receptores de glicina. O seu efeito relaxante pode também ser observado quando se injeta glicina intratecal em animais espásticos. Pacientes tratados com doses de 3 a 4g/dia de glicina apresentaram melhora subjetiva da espasticidade e da paresia[41].

A L-treonina, precursora da glicina, foi empregada em alguns estudos abertos e duplo-cegos, e administrada na dose de 4,5 a 7,5g/dia. Suas propriedades antiespásticas foram confirmadas e não apresentou efeitos colaterais. Entretanto, esses resultados não foram considerados clinicamente relevantes pelos autores[42].

ADMINISTRAÇÃO INTRATECAL DE DROGAS ANTIESPÁSTICAS

Esse procedimento de faz por meio da implantação de um dispositivo e foi inicialmente usado para administrar morfina ou clonidina no tratamento das dores intensas do câncer. As drogas administradas por via intratecal para o tratamento da espasticidade são baclofeno, midazolam, clonidina e morfina[27].

É necessária a implantação, por meio de cirurgia, de uma bomba de infusão subcutânea na parede abdominal, estendendo-se o cateter até o espaço subaracnóide. O mecanismo da bomba da Infusaid Corporation baseia-se na expansão do gás freon na temperatura de 37°C, empurrando o disco do diafragma e infundindo a droga de modo constante. O reservatório é reabastecido a cada 3 a 6 meses por meio de injeções transcutâneas do medicamento. Bombas eletrônicas permitem programar ritmos diferentes de infusão, dependendo da necessidade (Sistema SynchroMed®, de Medtronic). Outra possibilidade são as bombas manuais (Cordis Secor), úteis para tratar a espasticidade de modo intermitente.

A administração intratecal permite diminuir as doses e os efeitos colaterais; está indicada quando os resultados da medicação sistêmica e da quimiodenervação regional forem insuficientes para aliviar a espasticidade ou quando houver intolerância à medicação. O paciente deve ser avaliado clinicamente antes da implantação, por meio da administração intratecal de uma dose da medicação[27].

O baclofeno é a droga mais administrada intratecalmente para tratar a espasticidade, diminuindo os espasmos flexores e a reação muscular ao estiramento, tanto nas lesões medulares como cerebrais. A maioria dos estudos, no entanto, avalia mais o tônus do que a função, devendo-se interpretar os resultados com cautela. Os efeitos colaterais variam entre 20 a 60% nas diversas casuísticas, podendo se relacionar a doses excessivas (coma, depressão respiratória, morte, bradicardia, hipotensão, convulsões) ou à suspensão abrupta em razão de falhas humanas ou dos dispositivos (hipertermia, rabdomiólise, coagulação intravascular disseminada). Pode também ocorrer tolerância ao baclofeno intratecal.

São necessários mais estudos para definir populações específicas de pacientes que poderão se beneficiar com o uso de baclofeno intratecal, bem como a dose ideal para cada caso[43,44].

CONSIDERAÇÕES FINAIS

Os medicamentos usados no tratamento sistêmico da espasticidade, por meio de seus diferentes mecanismos de ação, tem como resultado um decréscimo na excitabilidade dos reflexos medulares.

A revisão das publicações mostra os resultados referentes à redução do reflexo do estiramento, sem muitas preocupações sobre os resultados funcionais.

Os efeitos dos agentes sistêmicos não se fazem sentir apenas na redução dos reflexos do estiramento, pois todos deprimem também outros sistemas neuronais, apresentando efeitos adversos sobre as funções cognitivas ou autonômicas. Os efeitos colaterais mais observados são depressão, sonolência, comprometimento da memória, hipotensão, bradicardia e depressão respiratória.

A maioria das drogas antiespásticas melhora o conforto, algumas melhoram a motricidade passiva, mas podem piorar a motricidade ativa; esses efeitos foram demonstrados por meio de ensaios com grupo-controle. Um estudo com piracetam evidenciou melhora da motricidade ativa.

Há poucos trabalhos que comparam as drogas antiespásticas entre si, e não se pode afirmar sobre a superioridade de uma sobre as demais, em relação à segurança e à eficácia.

Estudos controlados com diazepam e clonazepam *versus* baclofeno e tizanidina mostram eficácia semelhante em relação à espasticidade, com poucas diferenças de efeitos colaterais.

Não há evidências demonstradas por trabalhos controlados que justifiquem a administração da uma droga antiespástica via intratecal em vez de oral.

Os efeitos colaterais, muitas vezes insidiosos e de difícil percepção, limitam a administração da grande maioria das drogas antiespásticas, devendo-se detectá-los precocemente para permitir redirecionar o tratamento farmacológico sistêmico da espasticidade.

REFERÊNCIAS BIBLIOGRÁFICAS

1. ROSSI, P. W. Treatment of spasticity. In: GOOD, D. C.; COUCH, J. R. (eds.). *The Handbook of Neurorehabilitation*. New York: Marcel Dekker, 1994. p. 197-218.
2. MAYER, N. H. Clinicophysiologic concepts of spasticity and motor dysfunction in adults with an upper motoneuron lesion. In: *Spasticity: etiology, evaluation, management and the role of botulinum toxin*. We Move, 2002. v. 9, p. 1-10.
3. LITTLE, J. W.; MASSAGLI, T. L. Spasticity and associated abnormalities of muscle tone. In: DELISA, J. A. (eds.). *Rehabilitation Medicine: principles and practice*. 2. ed. Philadelphia: Lippincott, 1993. p. 666-680.
4. ASHWORTH, B. Preliminary trial of carisoprodol in multiple sclerosis. *Practicioner*, v. 192, p. 540-542, 1964.
5. LEE, K. C.; CARSON, L.; KINNIN, E.; PATTERSON, V. The Ashworth scale: a reliable and reproducible method of measuring spasticity. *J. Neuro Rehab.*, v. 3, p. 205-209, 1989.
6. BOHANNON, R. W.; SMITH, M. B. Interrater reliability of a modified Ashwoth scale of muscle spasticity. *Phys. Ther.*, v. 67, p. 206-207, 1986.
7. SNOW, B. J.; TSUI, J. K. C.; BHART, M. H.; VARELAS, M.; HASHIMOTO, A. S; CALNE, D. B. Treatment of spasticity with botulinum toxin: a double blind study. *Ann. Neurol.*, v. 28, p. 512-515, 1990.
8. PENN, R. D.; SAVOY, S. M. et al. Intratecal baclofen for severe spinal spasticity. *N. Engl. J. Med.*, v. 320, p. 1517-1554, 1989.
9. FUGL-MEYER, A. R.; JAASKO, I.; LEYMAN, I.; OLSSOM, S.; STEGLIND, S. The post-stroke hemiplegic patient. A method for evaluation of physical performance. *Scand J. Rehab. Med.*, v. 7, p. 13-31, 1975.
10. SANFORD, J.; MORELAND, J.; SWANSON, L. R.; STRATFORD, P. W.; GOWLAND, C. Reliability of the Fugl-Meyer assessment for testing motor performance in patients following stroke. *Phys. Ther.*, v. 73, p. 447-454, 1993.
11. COTE, R.; BATTISTA, R. N.; WOLFSON, C.; BOUCHER, J.; ADAM, J.; HACHINSKI, V. The Canadian Neurological Scale: validation and reliability assessment. *Neurology*, v. 39, p. 638-643, 1989.
12. HISLOP, H. J.; MONTGOMERY, J.; DANIEL, S. *Worthingham's Muscle Testing: techniques of manual examination*. 6. ed. Philadelphia: W.B. Saunders, 1995.
13. JEBSEN, R. H.; TAYLOR, N.; TRIESCHEMANN, R. B. et al. Objective and standardized test of hand function. *Arch. Phys. Med. Rehabil.*, v. 50, p. 311-319, 1971.
14. MAHONEY, F. I.; BARTHEL, D. W. Functional evaluation: the Barthel Index. *Maryland State Med. J.*, v. 14, p. 61-65, 1965.
15. SNOW, B. J.; TSUI, J. K. C.; BHART, M. H.; VARELAS, M.; HASHIMOTO, A. S.; CALNE, D. B. Treatment of spasticity with botulinum toxin: a double blind study. *Ann. Neurol.*, v. 28, p. 512-515, 1990.
16. HOLDEN, M. K.; GILL, K. M.; MAGLIOZZI, M. R.; NATHAN, J.; PIEHL-BAKER, L. Clinical gait assessment in the neurologically impaired: reliability and meaningfulness. *Phys. Ther.*, v. 64, p. 35-40, 1984.
17. PODSIALLO, D.; RICHARDSON, S. The timed "up and go": a test of basic functional mobility for elderly frail persons. *J. Am. Geriatrics Soc.*, v. 39, p. 142-148, 1991.
18. BERG, K.; WOOD-DANPHINEE, S.; WILLIAMS, J. I.; MAKI, B. Measuring balance in the elderly: validation of an instrument. Can. J. Public Health, v. suppl. 2, S7-11, Jul/Aug. 1992.
19. GRACELY, R. H.; MCGRATH, P.; DUBNER, R. Rating scales of sensory and affective verbal pain descriptions. *Pain*, v. 5, p. 5-18, 1978.
20. GREENE, W. B.; HECKMAN, J. D. (eds.). *The Clinical Measurement of Joint Motion*. Rosemont: American Academy of Orthopaedic Surgeons, 1994.
21. *Guide for the Uniform Data Set for Medical Rehabilitation (adult Film version 4.0)*. Buffalo: State University of New York, Buffalo/U.B. Foundation Activities, 1993.
22. BERGNER, M.; BOBBIT, R. A.; CARTER, W. B.; GILSON, B. S. The Sickness Impact Profile: development and final revision of a health status measure. *Med. Care*, v. 19, p. 787-805, 1981.
23. SF-36 Health Survey, copyright 1992 medical Outcome Trust, 20 Park Plaza, Suite 1014, Boston, MA, 02116-4313.
24. TABARY, J. C.; TABARY, C.; TARDIEU, C.; TARDIEU, G.; GOLDSPINK, G. Physiological and structural changes in cat's soleus muscle due to immobilization at different lengths by plaster casts. *J. Physiol. (Lond)*, p. 224, 231-244, 1972.
25. FARMER, S. F.; HARRISON, L. M.; INGRAM, D. A.; STEPHENS, J. A. Plasticity of central motor pathways in children with hemiplegic cerebral palsy. *Neurology*, v. 41, n. 9, p. 1505-1510, Sep. 1991.
26. MAYER, N. H.; ESQUENAZI, A.; CHILDERS, M. K. Common patterns of clinical motor dysfunction. In: MAYER, N. H.; SIMPSON, D. M. (eds.). *Spasticity: etiology, evaluation, management and the role of botulinum toxin*. Philadelphia: Lippincott Williams & Wilkins, 2002. p. 16-26.

27. GRACIES, J. M.; ELOVIC, E.; MCGUIRE, J. R.; NANCE, P.; SIMPSON, D. M. Traditional pharmacologic treatments for spasticity. Part II: systemic treatments. In: MAYER, N. H.; SIMPSON, D. M. (eds.). *Spasticity – We Move Self-Study Activity*. 2002. cap. 6, p. 65-93.
28. ROSSI, P. W. Treatment of spasticity. In: GOOD, D. C.; COUCH, J. R. (eds.). *The Handbook of Neurorehabilitation*. New York: Marcel Dekker, 1994. p. 197-218.
29. NIELSEN, J.; ORSNES, G.; CRONE, C.; KRARUP, C.; PETERSEN, N. The effect of baclofen on the transmission in spinal pathways in spastic multiple sclerosis patients. *Clin. Neurophysiol.*, v. 111, n. 8, p. 1372-1379, Aug. 2000.
30. ORSNES, G. B.; SORENSEN, P. S.; LARSEN, T. K.; RAVBORG, M. Effect of baclofen on gait spastic MS patients. *Acta Neurol. Scand*, v. 101, p. 244-248, Apr. 2000.
31. NOGEN, A. G. Medical treatment for spasticity in children with cerebral palsy. *Chids Brain*, v. 2, n. 5, p. 304-308, 1976.
32. MARITZ, N. G.; MULLER, F. O.; POMPE VAN MEERDERVOORT, H. F. Piracetam in the management of spasticity in cerebral palsy. *S. Afr. Med. J.*, v. 53, p. 889-891, 1978.
33. YOUNG, R. R.; DELWAIDE, P. J. Drug therapy: spasticity. *N. Engl. J. Med.*, v. 304, p. 28-33, 1981.
34. WARD, A.; CHAFFMAN, M. O.; SORKIN, E. M. Dantrolene: a review of its pharmakokinetic properties and therapeutic use in malignant hyperthermia, the neuroleptic malignant syndrome and an update of its use in muscle spasticity. *Drugs*, v. 32, p. 130-136, 1986.
35. LATASTE, X.; EMRE, M.; DAVIS, C.; GROVES, L. Comparative profile of tizanidine in the management of spasticity. *Neurology*, v. 44, 11 suppl. 9, p. S53-59, Nov. 1994.
36. NIELSTEN, J. F. A new treatment of spasticity with repetitive magnetic stimulation in multiple sclerosis. *J. Neuro Neurosurg. Psych.*, v. 58, n. 2, p. 254-255, 1995.
37. MIDDLETON, J. W.; SIDDALL, P. J.; WALKER, S.; MOLLOY, A. R.; RUTKOWSKI, S. B. Intratecal clonidine and baclofen in the management of spasticity and neuropathic pain following spinal cord injury: a case study. *Arch. Phys. Med. Rehabil.*, v. 77, p. 824-826, 1996.
38. BURKE, D.; HAMMOND, C.; SKUSE, N.; JONES, R. F. A phenothiazine derivative in the treatment of spasticity. *J. Neurol. Neurosurg. Psychiatry*, v. 38, p. 469-474, 1975.
39. ASHBY, P.; BURKE, D.; RAO, S.; JONES, R. F. Assessment of cyclobenzaprine in the treatment of spasticity. *J. Neurol. Neurosurg. Psychiatry*, v. 35, p. 599-605, 1972.
40. VOTH, E. A.; SCHWARTZ, R. H. Medicinal applications of delta-9-tetrahydrocannabilnol and marijuana. *Ann. Intern. Med.*, v. 126, n. 10, p. 791-798, 1997.
41. STERN, P.; BOKONJIC, R. Glycine therapy in 7 cases of spasticity. *Pharmacology*, v. 12, p. 117-119, 1974.
42. GROWDON, J. H.; NADER, T. M.; SCHOENFELD, J.; WURTMAN, R. J. L-threonine in the treatment of spasticity. *Clin. Neuropharmacol.*, v. 14, n. 5, p. 403-412, 1991.
43. LEWIS, K. S.; MUELLER, W. M. Intrathecal baclofen for severe spasticity secondary to spinal cord injury. *Ann. Pharmacother.*, v. 27, n. 6, p. 767-777, Jun. 1993.
44. BECKER, R.; ALBERTI, O.; BAUER, B. L. Continuous intrathecal baclofen infusion in severe spasticity after traumatic or hypoxic brain injury. *J. Neurol.*, v. 244, n. 3, p. 160-166, 1997.

CAPÍTULO 42

Tratamento Neurocirúrgico da Espasticidade em Crianças

Ricardo José de Almeida Leme • Edson Bor Seng Shu

DEFINIÇÃO

A espasticidade é um termo que abrange uma grande variedade de problemas motores e apresenta várias definições[1]. De acordo com Lance, é uma desordem motora caracterizada pelo aumento do tônus muscular velocidade-dependente e dos reflexos tendinosos profundos, como resultado da hiperexcitabilidade do reflexo de estiramento[2].

A presença da espasticidade não exclui a coexistência de outras formas de alteração do tônus e movimentos anormais, e o aspecto velocidade-dependente é importante na diferenciação com outras formas de rigidez, como as causadas por contraturas e distonias[3,4].

O conhecimento da fisiopatologia da espasticidade é fundamental para a adequada avaliação e tratamento dos pacientes acometidos. Da mesma forma, o profissional deve estar habituado com as escalas que quantificam a espasticidade, assim como as diferentes formas do seu tratamento sistêmico ou regional, seja fisiátrico, ortopédico ou neurocirúrgico.

EPIDEMIOLOGIA

A causa mais comum de espasticidade em crianças é a paralisia cerebral (PC), uma desordem motora não progressiva causada pela lesão do sistema nervoso central (SNC) em desenvolvimento, antes, durante ou logo após o nascimento[3]. Blasco, no entanto, defende que o período da lesão pode se estender até ao redor dos 18 anos, quando a maturação cognitiva e o desenvolvimento motor funcional já estão mais definidos[5]. A lesão na paralisia cerebral pode variar em intensidade, podendo estar associada à hidrocefalia, convulsões e déficits auditivos, visuais, da fala e de aprendizagem[5].

A incidência de PC pode variar de 1,5 a 5 por 1.000 nascimentos. Em relação aos tipos de PC, aproximadamente 50% do total são espástico; 25 a 30% são extrapiramidal, e os 25% restantes, do tipo misto[5,6]. Apesar dos avanços da Medicina moderna, a prevalência de PC tem se mantido estável durante os anos, possivelmente em decorrência do aumento das taxas de sobrevida de crianças prematuras, população de risco elevado para lesões do SNC[6].

TRATAMENTO

Embora a espasticidade possa ser temporariamente reduzida, em alguns pacientes, por meio de técnicas de alongamento com base em talas, fisioterapia e bloqueios, muitas vezes uma diminuição permanente da espasticidade é desejável, a fim de se evitar alterações teciduais[7]. A contração crônica decorrente da espasticidade leva ao encurtamento muscular e à diminuição da amplitude de movimento das articulações em razão da redução no número das unidades contráteis (sarcômeros)[8].

O tratamento cirúrgico da espasticidade em pacientes com paralisia cerebral deve sempre ser considerado, principalmente nos casos em que os tratamentos farmacológicos ou os bloqueios de grupos musculares específicos não foram efetivos. A falha do tratamento pode ser caracterizada pela ausência de resposta ao tratamento medicamentoso ou bloqueios de nervos, ocorrência de efeitos colaterais graves, toxicidade ou tolerância ao medicamento utilizado, assim como recidiva ou progressão dos sintomas com o passar do tempo[9].

Os procedimentos cirúrgicos que objetivam o tratamento da espasticidade podem ser ortopédicos (incluindo a liberação de partes moles e as remodelações ósseas) ou neurocirúrgicos, nos quais podem ser considerados os procedimentos ablativos e os não ablativos. Atualmente, no mundo todo, a técnica neurocirúrgica mais aceita, realizada e recomendada pelos grandes estudiosos do assunto é a rizotomia parcial das raízes dorsais, em geral de L1 a S1 bilateralmente, em decorrência das mínimas taxas de complicações pós-operatórias e ótimos resultados a longo prazo. Convém ressaltar que a secção parcial das raízes dorsais, também conhecidas como raízes sensitivas, não provoca nenhum grau de perda da força voluntária em territórios musculares supridos por raízes, pois nessa cirurgia não se secciona raízes anteriores ou motoras. Eventual dificuldade motora pós-operatória em membros inferiores deve ser considerada como decorrente de redução da espasticidade (força involuntária) e não da força voluntária, a qual deve ser aprimorada por meio dos programas de fisioterapia.

No nosso meio, é comum a observação de que muitos pacientes com PC submetidos a procedimentos ortopédicos apresentam recidiva das deformidades. Apesar de a correção ortopédica das deformidades ter importância primordial no tratamento de pacientes com PC, é importante considerar que a espasticidade, causa básica na gênese da deformidade, continuará presente no paciente. A presença mantida da espasticidade constitui um fator importante a ser considerado na fisiopatologia da recidiva das deformidades osteoarticulares, devendo ser sempre lembrada no momento em que o neurocirurgião, ortopedista, fisiatra e demais membros da equipe de reabilitação discutem sobre a melhor proposta terapêutica para cada caso[10].

Apesar de a espasticidade consistir em causa importante de deformidades, existem casos em que a sua presença é desejável, de modo que a sua redução ou eliminação pode até ser prejudicial. Alguns pacientes deambuladores, com ou sem o uso de órteses, podem ter o *auxílio* da espasticidade na deambulação. Nessa condição, a redução da espasticidade pode piorar o padrão da marcha.

Seleção dos Pacientes

A diferenciação entre a espasticidade, os outros tipos de movimentos anormais como as distonias e as outras formas de rigidez é de fundamental importância no manuseio do paciente. A ressonância magnética do encéfalo é importante para a exclusão de lesões dos núcleos da base, as quais podem justificar a presença de distonias. A presença da espasticidade, por si só, não constitui indicação de procedimento neurocirúrgico, devendo ser sempre considerado o ganho potencial das habilidades motoras após o procedimento. Os objetivos do paciente e da família devem sempre ser ouvidos e discutidos em vista das propostas terapêuticas oferecidas pela equipe médica.

Crianças com espasticidade diferem dos adultos, uma vez que, no primeiro caso, houve lesão do SNC em desenvolvimento, afetando também o crescimento do sistema musculoesquelético. Existem evidências de que a espasticidade e a hiper-reflexia se manifestam de forma diferente em crianças, quando comparadas com pacientes que apresentaram lesão do motoneurônio superior na vida adulta[11]. Pacientes adultos apresentam o sistema musculoesquelético já estruturado e podem ser submetidos à intervenção ortopédica para o tratamento de contraturas espásticas, com menor risco de recidiva das deformidades, ao passo que as crianças, ainda em fase de crescimento e modelação do sistema musculoesquelético, freqüentemente necessitam de múltiplos procedimentos de correção, durante vários estágios da vida, em decorrência da ação mantida da espasticidade.

De maneira geral, advoga-se o tratamento neurocirúrgico da espasticidade em crianças com idade entre 4 e 6 anos[3]. Há autores que preconizam o tratamento em crianças com idade inferior a 4 anos, uma vez que essas crianças apresentam menores índices de deformidades ortopédicas[10].

No exame clínico, os pacientes devem ser avaliados quanto ao tônus muscular, a fim de confirmar a presença ou não da espasticidade, caracterizada pelo aumento da resistência à movimentação passiva. As ocorrências do sinal de canivete, hiper-reflexia e clônus reforçam e confirmam a presença de espasticidade. É comum a ocorrência de algum grau de limitação no arco de movimento articular, em razão das contraturas musculares localizadas. Além disso, alguns pacientes com paralisia cerebral podem apresentar tônus normal durante o repouso ou movimentos passivos lentos, podendo haver, durante manobras rápidas, aumentos significativos na resistência ao movimento. O aumento de tônus muscular pode ocorrer ainda em situações de aumento de estímulos nociceptivos (quadros álgicos ou infecciosos) ou de maior tensão emocional do paciente, como durante consultas médicas.

A avaliação ortopédica é fundamental, incluindo, além do exame clínico completo, a avaliação radiológica da coluna e do quadril. Há regiões do corpo em que a diminuição do tônus muscular pode promover alterações funcionais na marcha e na postura (em pé, sentada ou deitada). Pacientes com idade maior tendem a apresentar maior grau de deformidades estruturais em razão da influência mais prolongada da espasticidade sobre o sistema musculoesquelético em crescimento. Nesses casos, é comum a necessidade da realização de procedimentos ortopédicos posteriores à rizotomia.

A opinião atual é de que a maioria dos pacientes com diparesia espástica ou tetraparesia espástica deve ter sua espasticidade reduzida antes da realização de procedimentos ortopédicos, tais como a liberação de músculos e tendões, pois, dessa forma, as cirurgias ortopédicas têm um maior potencial para resultados melhores a longo prazo[12].

Quando se considera a possibilidade da realização de procedimentos neurocirúrgicos para redução da espasticidade, torna-se importante a diferenciação dos pacientes em dois grandes grupos: os deambuladores e os não deambuladores.

A indicação da rizotomia dorsal parcial em pacientes não deambuladores é reservada àqueles com grau acentuado de espasticidade, o qual dificulta o posicionamento, a higiene e a provocar fortes dores decorrentes de contraturas prolongadas, deformidades e luxações articulares. Em geral, esses pacientes são tetraparéticos e bastante dependentes de terceiros. O estado nutricional deve sempre ser lembrado no momento da indicação da cirurgia, pois geralmente essas crianças se apresentam bastante consumidas em decorrência da hiperatividade muscular provocada pela espasticidade mantida. Pacientes com peso inferior a 15kg e com pneumonias ou outras infecções de repetição devem ser avaliados quanto a possibilidade de gastrostomia previamente à cirurgia neurológica. A gastrostomia é uma opção para melhorar as condições clínicas e nutricionais pré-operatórias, além de reduzir o risco de complicações pós-operatórias relacionadas à aspiração pulmonar de conteúdo gástrico. Pacientes hidrocefálicos que apresentam derivação ventriculoperitoneal ou ventriculoatrial devem ser submetidos à tomografia de crânio, a fim de se excluir o mau funcionamento do sistema de derivação liquórica como uma das possibilidades de piora da espasticidade. Além disso, a revisão do sistema de derivação liquórica previamente à cirurgia, quando necessária, pode prevenir o aparecimento de fístula liquórica pós-operatória.

Quanto aos pacientes deambuladores, a indicação do tratamento da espasticidade com a técnica de rizotomia dorsal parcial das raízes lombares deve ser feita com base em critérios, alguns já descritos anteriormente. Nesses pacientes, a preservação da função da marcha é pré-requisito absoluto na discussão do tratamento da espasticidade. Um dos objetivos principais da realização dessa cirurgia consiste na melhora do padrão da marcha prejudicada pela espasticidade. Logo, nesses pacientes, é fundamental a análise clínica do padrão de marcha. O estudo detalhado da marcha pode ser feito em laboratórios de análise de marcha, assistido por um profissional especializado. Essa análise em laboratórios especializados tem a vantagem de possibilitar documentação mais adequada do padrão da marcha antes da cirurgia, por meio de filmagens e de outros procedimentos, o que pode permitir uma melhor noção ao se analisar os objetivos dos tratamentos ortopédico e fisiátrico após a cirurgia.

Os pré-requisitos que os pacientes devem apresentar para se ter um bom resultado pós-operatório são: boa força muscular voluntária antigravitacional dos membros inferiores e tronco; bom equilíbrio de tronco e postura aceitável do corpo quando em posição ereta; boa seletividade na ativação de grupos musculares específicos; boa coordenação dos movimentos; poucas contraturas e deformidades permanentes em membros ou troncos, e nível cognitivo adequado.

A realização de movimentos de reciprocidade como a troca de passos, bem como a agilidade que o paciente tem ao se movimentar, são fatores importantes a serem considerados na indicação da rizotomia dorsal parcial.

A motivação e a capacidade cognitiva para a cooperação nas terapias de reabilitação são fatores relevantes na discussão do tratamento, assim como a disponibilidade do paciente em participar de um esquema rigoroso de reabilitação exigido no período pós-operatório.

No caso de dúvidas se o paciente apresenta força muscular adequada ou não, recomenda-se um período pré-operatório de fisioterapia intensiva, visando o ganho de força muscular voluntária, apesar de terem sido publicados trabalhos que não demonstraram tal benefício. A análise da evolução do paciente nesse período poderá fornecer informações de grande valor quanto ao potencial de melhora após a redução da espasticidade.

A recorrência da espasticidade após procedimentos ortopédicos não constitui contra-indicação para a realização da rizotomia dorsal, devendo-se, no entanto, esperar por um período não inferior a 1 ano, a fim de se permitir a recuperação da força muscular.

Existem algumas situações associadas à paralisia cerebral que constituem contra-indicações relativas à indicação de rizotomia dorsal. Essas condições incluem pacientes com história de meningite, infecções encefálicas congênitas e doenças familiares. Além disso, escoliose acentuada, atetose e ataxia podem ser contra-indicações para a realização de rizotomia dorsal em alguns pacientes.

Pacientes deambuladores comunitários submetidos à rizotomia dorsal parcial geralmente evoluem com melhora do padrão de marcha, e a necessidade de procedimentos ortopédicos adjuvantes é menos comum. Por outro lado, pacientes que deambulam com auxílio de andadores ou muletas, apesar da melhora no padrão de marcha e diminuição na progressão de deformidades dos membros inferiores, serão prováveis candidatos a cirurgias ortopédicas como forma de complementação do tratamento.

Em resumo, o candidato ideal para a rizotomia dorsal parcial (seletiva ou não) é aquele com grau significativo de espasticidade, bom nível cognitivo, bom equilíbrio de tronco, boa força antigravitacional e boa seletividade muscular, na ausência de movimentos distônicos. Em outras palavras, é aquele paciente em que a dificuldade da marcha é ocasionada basicamente pela espasticidade grave e não por outros pré-requisitos para uma marcha adequada.

É importante que a família do paciente compreenda os potenciais benefícios da proposta cirúrgica, além dos eventuais riscos inerentes de qualquer cirurgia. Os familiares devem estar cientes de que o objetivo da cirurgia consiste na diminuição da espasticidade dos membros inferiores e não na correção de deformidades, nem na melhora da força muscular voluntária ou do equilíbrio. Crianças não deambuladoras, com espasticidade grave, não necessariamente passarão a deambular, pois o prognóstico de marcha não depende somente do grau de espasticidade. Deve ser colocado, no entanto, que em comparação com o estado prévio à cirurgia possivelmente a criança estará em melhores condições para o aproveitamento das terapias e para o desenvolvimento da marcha. Crianças que deambulam com aparelhos não necessariamente deixarão de usá-los, apesar de ser esperado algum grau de melhora no padrão da marcha. Por fim, os pais devem ser sempre informados das complicações relacionadas a qualquer procedimento cirúrgico, além das relacionadas especificamente ao procedimento.

Técnica Cirúrgica

As técnicas neurocirúrgicas ablativas são utilizadas no tratamento cirúrgico da espasticidade há décadas[3]. No entanto, muitas delas estiveram associadas a resultados indesejados. Procedimentos que envolvem a interrupção do componente motor do arco reflexo (neurotomias periféricas, rizotomias anteriores e cordotomias) causam paralisia flácida e perda de força muscular, e são pouco utilizados na prática clínica atual. Entre as técnicas referidas, a única que ainda pode ser indicada, em casos selecionados, é a neurotomia, especialmente se for possível o isolamento de um ramo motor específico a ser seccionado, como no caso da neurotomia do nervo obturatório para o tratamento da hiperadução espástica das coxas[13]. Convém lembrar que tal procedimento pode resultar em desbalanço muscular entre os grupos agonistas e antagonistas, uma vez que a espasticidade mantida do grupo antagonista pode provocar inversão da deformidade[14]. A neurotomia pode também ser um recurso extremo em situações de movimentos involuntários que limitam as atividades da vida diária, refratários ao tratamento clínico, quando o paciente e os familiares optam pela paralisia do membro em detrimento ao distúrbio do movimento.

Mertens e Sindou revisaram vários casos de neurotomias, sugerindo que esse procedimento seja reservado para casos específicos de espasticidade focal[15]. As dificuldades técnicas incluem o potencial de déficits motores e sensitivos, assim como a possibilidade de redução insuficiente da espasticidade. Os procedimentos que visam a interrupção do suprimento motor devem ser indicados com critérios rigorosos, principalmente se o objetivo for a preservação ou ganho de função motora, uma vez que a fraqueza muscular significativa e a espasticidade são, com freqüência, condições coexistentes.

Apesar de inúmeras técnicas cirúrgicas ablativas terem sido usadas no passado, uma destas, a rizotomia dorsal tem evoluído muito nas últimas décadas, tornando-se uma forma segura de redução da espasticidade em pacientes com PC. Um dos primeiros relatos sobre a realização da rizotomia dorsal data de 1913, quando Foerster demonstrou não só diminuição da espasticidade como também melhora da marcha, do ortostatismo e do posicionamento de uma criança com paralisia cerebral[16,17]. No entanto, essa opção terapêutica recebeu pouca atenção até a década de 1970, quando o procedimento se tornou mais refinado, recebendo o nome de rizotomia funcional[18]. No final da década de 1980, os neurocirurgiões pediátricos iniciaram o tratamento de pacientes com paralisia cerebral, por meio da rizotomia dorsal seletiva, com ótimos resultados quanto à melhora na qualidade de vida dos pacientes[12].

A infusão contínua de baclofeno intratecal constitui uma outra opção terapêutica que vem ganhando espaço na prática clínica[19,20]. O baclofeno é um agonista do neurotransmissor inibitório ácido gama-aminobutírico (GABA) e age na medula espinal primariamente inibindo a liberação de neurotransmissores excitatórios[21]. Apesar de relatos na literatura quanto ao baclofeno ser um análogo lipofílico do GABA, ele é primariamente hidrofílico, e apenas uma mínima fração da dose por via oral atravessa a barreira hematoencefálica, chegando à medula espinal[22]. O baclofeno administrado por via intratecal tem seus efeitos potencializados, e é necessária uma dose menor da droga comparativamente à administração por via sistêmica[19].

A idéia do implante de bombas para a injeção intratecal do baclofeno para o controle da espasticidade se apóia nas mesmas justificativas dos procedimentos ablativos anteriormente descritas, e a principal é a diminuição da necessidade de procedimentos ortopédicos múltiplos[19]. Outra justificativa é que a infusão intratecal de baclofeno poderia tratar de maneira mais efetiva a espasticidade dos membros superiores em pacientes com tetraparesia espástica, desde que o cateter de infusão seja posicionado na região torácica média (T6-7), aumentando o efeito da droga sobre os membros superiores[20].

TÉCNICA CIRÚRGICA PARA RIZOTOMIA DORSAL SELETIVA

Sob anestesia geral, o paciente deve ser posicionado em decúbito ventral, com coxins nas regiões das cristas ilíacas anteriores e das axilas. O propósito dos coxins é permitir a boa ventilação pulmonar e prevenir compressões nas regiões abdominal e torácica que possam levar a aumento da pressão dos vasos epidurais, minimizando, assim, o risco de hemorragias. Sob radioscopia é feita a marcação da incisão sobre os processos espinhosos de T12 a L2. Previamente à assepsia, os membros inferiores são monitorados bilateralmente com eletrodos, na região dos músculos adutores, quadríceps, tibiais anteriores, bíceps femorais e gastrocnêmios. Por fim, monitora-se, também, o esfíncter anal externo, de forma que os arcos reflexos envolvidos no controle esfincteriano possam ser detectados.

O procedimento de nossa escolha é a laminoplastia, que consiste na abertura de uma janela óssea na região a ser abordada, que ao final do procedimento possa ser reconstituída. Essa abordagem previne o aparecimento de deformidades ósseas na coluna, decorrentes da falta dos elementos posteriores colunares, o que é de fundamental importância em crianças, em razão da perspectiva de crescimento que, em geral, elas apresentam.

Uma incisão reta sobre T12 a L2 é feita ao se expor os respectivos processos espinhosos. O ligamento amarelo é retirado bilateralmente com o Kerrinson na região de L2. Com o uso de um drill de alta rotação, os arcos posteriores das vértebras L2 a T12 são retirados em bloco, com preservação das facetas articulares. Com uma pinça Backaus, eleva-se os arcos posteriores das vértebras cranialmente em bloco com exposição da dura-máter. É importante a liberação cuidadosa dos arcos posteriores a serem elevados, pois podem estar aderidos à gordura epidural e dura-máter. O ligamento amarelo de T11-T12 é mantido intacto e os processos espinhosos elevados são mantidos ligados à porção cranial da coluna. A seguir, procede-se a abertura da dura-máter e aracnóide com exposição do cone medular e das raízes lombossacras. Sob microscopia, as raízes posteriores de L1 a S1 são isoladas; é necessária manipulação mínima dessas raízes, a fim de separar e isolar as raízes ventrais das dorsais. Levando-se em consideração os parâmetros anatômicos da região abordada e os dados da monitoração eletrofisiológica intra-operatória, obtidos pela estimulação elétrica das raízes anteriores, as diferentes raízes são identificadas. O número de radículas das raízes dorsais aumenta progressivamente na direção crânio-caudal, de L1 a S1, voltando a diminuir a partir de S2, quando as radículas são notavelmente mais finas que as precedentes. A seguir, secciona-se, de forma isolada e bilateral, aproximadamente 30% de cada raiz em pacientes deambuladores e 50% em não deambuladores, dando-se preferência às raízes que apresentam resposta eletrofisiológica anormal à neuroestimulação. Durante toda a cirurgia, o excesso de líquor deve ser aspirado sobre um cotonóide, a fim de evitar o trauma das radículas. Ao final do procedimento, a dura-máter é fechada com fio de Prolene® 4-0 e é feita a osteossíntese. Os processos espinhosos são trazidos à posição inicial e fixados às lâminas remanescentes com fios de náilon 2-0 passados por furos feitos bilateralmente em cada nível das lâminas. Em seguida, os planos muscular, aponeurótico e da pele são fechados.

No pós-operatório imediato, o paciente é encaminhado para a unidade de terapia intensiva para monitoração sistêmica e analgesia, se necessário. No primeiro dia pós-operatório, o paciente é mantido em decúbito dorsal e a sonda vesical é retirada, sendo prescrito cateterismo vesical, se necessário. Ainda nesse dia, a fisioterapia deve ser iniciada com atividades de mobilização passiva e adequação do posicionamento dos membros inferiores. A partir do segundo dia, o decúbito passa a ser elevado progressivamente até 45°. No terceiro dia após a cirurgia, o paciente pode ser colocado em posição sentada. Os deambuladores são estimulados a ficar em pé sob supervisão de médica fisiatra, fisioterapeuta ou enfermeira. Em geral, não havendo intercorrências, o paciente recebe alta no quarto ou quinto dia pós-operatório. Essa conduta é preconizada no nosso serviço para os pacientes em que não ocorreram problemas cirúrgicos de qualquer natureza. Em pacientes cujo fechamento da dura-máter não tenha sido satisfatório, certamente será preconizado um maior tempo pós-operatório em decúbito horizontal, a fim de prevenir o aparecimento de fístula liquórica.

RIZOTOMIA DORSAL SELETIVA *VERSUS* NÃO SELETIVA

Após a exposição da cauda eqüina e das raízes lombares, a estimulação intra-operatória associada à monitoração eletroneuromiográfica é utilizada como tentativa de selecionar as radículas com respostas anormais à estimulação, a fim de seccionar raízes dorsais envolvidas nos reflexos patológicos responsáveis pela espasticidade. A rizotomia seletiva em oposição à não seletiva oferece a vantagem teórica de uma maior redução da espasticidade, com preservação da sensação e do controle voluntário. O procedimento se baseia no pressuposto de que a estimulação neurofisiológica intra-operatória e a monitoração identificam duas populações de raízes dorsais, as normais e as que estão envolvidas nos circuitos reflexos anormais. Entretanto, a definição de respostas normais e anormais varia entre os investigadores, e a resposta normal a essa estimulação ainda não foi avaliada de forma crítica em seres humanos. Portanto, no presente momento, não é claro o que está sendo selecionado no procedimento de rizotomia dorsal seletiva, nem se a rizotomia dorsal seletiva é superior ao seccionamento não seletivo das raízes dorsais[23-26].

Apesar de autores defenderem o uso da monitoração neurofisiológica durante a rizotomia dorsal, a fim de fazer uma ablação seletiva de raízes supostamente mais excitáveis, são vários os relatos de que esse tipo de monitoração não mostra, de forma acurada, quais seriam esses segmentos[27-29]. Dessa forma, a monitoração eletrofisiológica deve ser sempre aliada à identificação anatômica das raízes a serem seccionadas, uma vez que pode ocorrer a ativação de grupos musculares diferentes dos esperados, considerando-se o nível radicular que está em estimulação[24]. Existem relatos na literatura que defendem o uso da técnica de rizotomia sem a monitoração eletrofisiológica, de forma que, após o isolamento das raízes posteriores, uma porcentagem delas seria cortada de modo aleatório[25]. Essa técnica tem como vantagens um menor tempo cirúrgico e, aparentemente, não apresenta diferenças de resultados em relação às técnicas que empregam a monitoração[25].

PROGNÓSTICO

A evolução clínica dos pacientes submetidos à rizotomia dorsal seletiva para o tratamento da espasticidade é boa de maneira geral. De forma que, logo no primeiro dia após a cirurgia, já se nota uma diminuição importante do quadro espástico. Nos dias subseqüentes, pode ocorrer ainda um relaxamento progressivo dos membros inferiores que pode se estender variavelmente no primeiro ano após a cirurgia[30,31]. De maneira ideal, o procedimento objetiva uma redução ao redor de 75% da intensidade da espasticidade[17].

O seguimento fisioterápico pós-operatório é de importância crucial, devendo ser iniciado logo no primeiro dia pós-operatório com a mobilização passiva dos membros. O propósito da fisioterapia precoce é o de se explorar ao máximo os ganhos nos arcos de movimento dados pela diminuição do tônus muscular. Nos dias seguintes, a fisioterapia deve ser intensificada a fim de fortalecer a força muscular do paciente. Nos pacientes deambuladores, deve-se atentar ao fato de que, em geral, uma maior dificuldade inicial para iniciar a marcha não se deve à diminuição da força muscular. Esses pacientes muitas vezes se utilizam da espasticidade como recurso acessório para a marcha, sendo que após a cirurgia, a marcha será determinada pela própria musculatura sob controle voluntário[32]. Por isso é importante que o paciente no pré-operatório tenha boa força muscular seletiva. Pacientes com pouca seletividade muscular no pré-operatório são aqueles que podem desabar após a diminuição da espasticidade, sendo esta uma situação para a contra-indicação de qualquer procedimento que visa redução da espasticidade, entre elas a rizotomia dorsal.

Além dos ganhos relacionados ao tônus muscular, os pacientes submetidos à rizotomia dorsal das raízes L1 a S1 apresentam muitas vezes outros ganhos secundários ao procedimento. No caso de pacientes tetraparéticos espásticos, é comum a observação da ocorrência de relaxamento também nos membros superiores com melhora funcional em alguns casos. O mecanismo fisiopatológico desses ganhos permanece incerto até o presente momento. No entanto, é notável que na presença da espasticidade a atenção concentrada (voluntariedade do movimento) do paciente na realização de um movimento nos membros espásticos é muito grande. É provável que a diminuição da espasticidade permitiria que mecanismos centrais antes direcionados para a execução do movimento contra uma grande resistência possam, após a diminuição da espasticidade, estar liberados para a utilização e aquisição de outras funções, seja uma ativação mais seletiva dos membros superiores, seja uma melhora do nível cognitivo do paciente[33].

COMPLICAÇÕES

As principais complicações que podem ocorrer após a rizotomia são as disestesias e dores nos membros inferiores, incontinência urinária e fecal, deformidades de coluna, perda de função motora e de sensibilidade, assim como disfunção sexual. Complicações cirúrgicas como hemorragias, infecções, fístulas liquóricas, além das complicações relacionadas à anestesia também podem ocorrer como em qualquer outra cirurgia de coluna.

Em geral, as disestesias são comuns e autolimitadas, e se devem à manipulação das raízes nervosas durante o ato cirúrgico. Acredita-se que uma menor manipulação e secção de um menor número de raízes estão associadas a uma menor incidência desse sintoma. Outro sintoma que pode ser observado no pós-operatório é a dor. Com a redução da espasticidade e o ganho de amplitude de movimento, articulações com mínima mobilidade deixam de ter sua movimentação restrita. Pequenos ganhos na amplitude de movimento podem ser acompanhados de quadros álgicos por aumento dos estímulos nociceptivos. Esse achado é mais freqüente em pacientes com luxações e alterações degenerativas nas articulações.

A subluxação do quadril, geralmente dolorosa, é um achado freqüente nessa população de pacientes. Encontra-se na literatura relatos de progressão rápida de subluxação após rizotomia em pacientes tetraparéticos espásticos[34]. Por outro lado, existem relatos de melhora de quadros de subluxação após a realização da rizotomia[35,36]. Desse modo, é sempre importante o acompanhamento cuidadoso desses casos pelo ortopedista pediátrico com controles radiológicos pré e pós-operatórios, a fim de documentar a progressão de deformidades.

A incontinência urinária pode ocorrer de forma temporária, em razão da manipulação das raízes abaixo de S1 e da região do cone medular. Deve-se manter o paciente sondado até a recuperação da sensibilidade vesical com exercícios espaçados de abertura e fechamento da sonda.

As deformidades de coluna como espondilolistese e escoliose podem ocorrer em crianças nos casos em que a via de acesso utilizada é a laminectomia[37]. Dessa forma, recomendamos sempre a laminoplastia para a realização da rizotomia dorsal. Apesar de a laminoplastia facilitar a artrodese da coluna, prevenindo deformidades, existem situações de grave acometimento muscular ou quadros associados de miopatias que podem predispor a deformidades progressivas, ainda que raramente.

REFERÊNCIAS BIBLIOGRÁFICAS

1. LANDAU, W. M. Editorial: spasticity: the fable of a neurological demon and the emperor's new therapy. *Arch. Neurol.*, v. 31, n. 4, p. 217-219, 1974.
2. LANCE, J. W. The control of muscle tone, reflexes, and movement: Robert Wartenberg Lecture. *Neurology*, v. 30, n. 12, p. 1303-1313, 1980.
3. PEACOCK, W. J.; STAUDT, L. A. Management of spasticity by ablative techniques. In: YOUMANS, J. R. *Neurological Surgery*. 4. ed. 1996. p. 3671-3686.
4. PENN, R. D.; CORCOS, D. M. Management of spasticity by central nervous system infusion techniques. In: YOUMANS, J. R. *Neurological Surgery*. 4. ed. 1996. p. 3687-3700.
5. BLASCO, P. A. Cerebral palsy: clinical diagnosis and natural history. In: *Neurosurgery: state of the art reviews*. Philadelphia: Hanley & Belfus, 1989. v. 4, n. 2, p. 371-378.
6. NORDMARK, E.; HAGGLUND, G.; LAGERGREN, J. Cerebral palsy in southern Sweden I. Prevalence and clinical features *Acta Paediatr.*, v. 90, n. 11, p. 1271-1276, 2001.
7. O'DWYER, N.; NEILSON, P.; NASH, J. Reduction of spasticity in cerebral palsy using feedback of the tonic stretch reflex: a controlled study. *Rev. Med. Child Neurol.*, v. 36, n. 9, p. 770-786, 1994.
8. TABARY, J. C.; TARDIEU, C.; TARDIEU, G. et al. Experimental rapid sarcomere loss with concomitant hypoextensibility. *Muscle Nerve*, v. 4, n. 3, p. 198-203, 1981.
9. YOUNG, R. R.; DELWAIDE, P. J. Drug therapy: spasticity (first of two parts). *N. Engl. J. Med.*, v. 304, n. 1, p. 28-33, 1981.
10. CHICOINE, M. R.; PARK, T. S.; KAUFMAN, B. A. Selective dorsal rhizotomy and rates of orthopedic surgery in children with spastic cerebral palsy. *J. Neurosurg.*, v. 86, n. 1, p. 34-39, 1997.
11. HARRISON, A. Spastic cerebral palsy: possible spinal interneuronal contributions. *Rev. Med. Child Neurol.*, v. 30, n. 6, p. 769-780, 1988.
12. PARK, T. S. Patient selection for selective dorsal rhizotomy. Disponível em: http://cerebralpalsy.wustl.edu/ Acesso em: 27/Jun/2003.
13. BANKS, H. H.; GREEN, W. T. Adductor myotomy and obturator neurectomy for the correction of adduction contracture of the hip in cerebral palsy. *Am. J. Boint Joint Surg.*, v. 42, p. 111-126, 1960.
14. MATSUO, T.; TADA, S.; HAJIME, T. Insufficiency of the hip adductor after anterior obturator neurectomy in 42 children with cerebral palsy. *J. Pediatr. Orthop.*, v. 6, n. 6, p. 686-692, 1986.
15. MERTENS, P.; SINDOU, M. Selective peripheral neurotomies for the treatment of spasticity. In: *Neurosurgery for Spasticity*. New York: Springer-Verlag, 1991. p. 119-132.
16. FOERSTER, O. On the indications and results of the excision of posterior spinal nerve roots in men. *Surg. Gynecol. Obstet.*, v. 16, p. 463-474, 1913.
17. SINDOU, M. Dorsal rhizotomies in children. *Neurochirurgie*, v. 49, 2-3 Pt 2, p. 312-23, 2003.
18. FASANO, V. A.; BROGGI, G.; BAROLAT-ROMANA, G. et al. Surgical treatment of spasticity in cerebral palsy. *Childs Brain*, v. 4, n. 5, p. 289-305, 1978.
19. GERSZTEN, P. C.; ALBRIGHT, A. L.; JOHNSTONE, G. F. Intrathecal baclofen infusion and subsequent orthopedic surgery in patients with spastic cerebral palsy. *J. Neurosurg.*, v. 88, n. 6, p. 1009-1013, 1998.
20. GRABB, P. A.; GUIN-RENFROE, S.; MEYTHALER, J. M. Midthoracic catheter tip placement for intrathecal baclofen administration in children with quadriparetic spasticity. *Neurosurgery*, v. 45, n. 4, p. 833-836; discussion 836-837, 1999.
21. ALBRIGHT, A. L.; BARRON, W. B.; FASICK, M. P. et al. Continuous intrathecal baclofen infusion for spasticity of cerebral origin. *JAMA*, v. 270, n. 20, p. 2475-2577, 1993.
22. PENN, R. D.; KROIN, J. S. Intrathecal Baclofen in the Long-Term Management of Severe Spasticity. In: *Neurosurgery: state of the art reviews*. Philadelphia: Hanley & Belfus, 1989. v. 4, p. 325-332.
23. COHEN, A. R.; WEBSTER, H. C. How selective is selective posterior rhizotomy? *Surg. Neurol.*, v. 35, n. 4, p. 267-272, 1991.
24. OJEMANN, J. G.; PARK, T. S.; KOMANETSKY, R. et al. Lack of specificity in electrophysiological identification of lower sacral roots during selective dorsal rhizotomy. *J. Neurosurg.*, v. 86, n. 1, p. 28-33, 1997.
25. SACCO, D. J.; TYLKOWSKI, C. M.; WARF, B. C. Nonselective partial dorsal rhizotomy: a clinical experience with 1-year follow-up. *Pediatr. Neurosurg.*, v. 32, n. 3, p. 114-118, 2000.
26. STEINBOK, P.; KEYES, R.; LANGILL, L. et al. The validity of electrophysiological criteria used in selective functional posterior rhizotomy for treatment of spastic cerebral palsy. *J. Neurosurg.*, v. 81, n. 3, p. 354-361, 1994.
27. FUKUHARA, T.; NAJM, I. M.; LEVIN, K. H. et al. Nerve rootlets to be sectioned for spasticity resolution in selective dorsal rhizotomy. *Surg. Neurol.*, v. 54, n. 2, p. 126-132, 2000.
28. HAYS, R. M.; MCLAUGHLIN, J. F.; BJORNSON, K. F. et al. Electrophysiological monitoring during selective dorsal rhizotomy, and spasticity and GMFM performance. *Rev. Med. Child Neurol.*, v. 40, n. 4, p. 233-238, 1998.
29. MITTAL, S.; FARMER, J. P.; POULIN, C. et al. Reliability of intraoperative electrophysiological monitoring in selective posterior rhizotomy. *J. Neurosurg.*, v. 95, n. 1, p. 67-75, 2001.
30. DUDGEON, B. J.; LIBBY, A. K.; MCLAUGHLIN, J. F. et al. Prospective measurement of functional changes after selective dorsal rhizotomy. *Arch. Phys. Med. Rehabil.*, v. 75, n. 1, p. 46-53, 1994.
31. PEACOCK, W. J.; STAUDT, L. A. Functional outcomes following selective posterior rhizotomy in children with cerebral palsy. *J. Neurosurg.*, v. 74, n. 3, p. 380-385, 1991.
32. ENGSBERG, J. R.; ROSS, S. A.; WAGNER, J. M. et al. Changes in hip spasticity and strength following selective dorsal rhizotomy and physical therapy for spastic cerebral palsy. *Rev. Med. Child Neurol.*, v. 44, n. 4, p. 220-226, 2002.
33. WHITE, D. A.; CRAFT, S.; HALE, S. et al. Working memory following improvements in articulation rate in children with cerebral palsy. *J. Int. Neuropsychol. Soc.*, v. 1, n. 1, p. 49-55, 1995.
34. GREENE, W. B.; DIETZ, F. R.; GOLDBERG, M. J. et al. Rapid progression of hip subluxation in cerebral palsy after selective posterior rhizotomy. *J. Pediatr. Orthop.*, v. 11, n. 4, p. 494-497, 1991.
35. HEIM, R. C.; PARK, T. S.; VOGLER, G. P. et al. Changes in hip migration after selective dorsal rhizotomy for spastic quadriplegia in cerebral palsy. *J. Neurosurg.*, v. 82, n. 4, p. 567-571, 1995.
36. STEINBOK, P. Outcomes after selective dorsal rhizotomy for spastic cerebral palsy. *Childs Nerv. Syst.*, v. 17, n. 1-2, p. 1-18, 2001.
37. PETER, J. C.; HOFFMAN, E. B.; ARENS, L. J. et al. Incidence of spinal deformity in children after multiple level laminectomy for selective posterior rhizotomy. *Childs Nerv. Syst.*, v. 6, n. 1, p. 30-32, 1990.

Seção 8

Síndrome do Imobilismo

Coordenador: Cyro Scala de Almeida Jr.

43 Epidemiologia 366
44 Manifestações Clínicas, Alterações Nutricionais e Metabólicas 369
45 Prevenção e Tratamento 375

CAPÍTULO 43

Epidemiologia

Marcelo Saad • Cyro Scala de Almeida Jr. • Jailene Chiovatto Parra Rocco • Patricia Tanoue Peres • Luiz Carlos Koda • Christina May Moran de Brito

O imobilismo é definido pela North American Nursing Association como um estado em que o indivíduo vivencia ou está sob o risco de vivenciar limitações físicas do movimento[1]. A imobilização pode ser resultante de repouso prescrito, restrição por contenções externas (por exemplo, engessamento), limitação voluntária, alteração ou perda da função motora (por exemplo, lesão medular), entre outras. Uma outra condição que tem efeito similar ao imobilismo é a permanência em ambientes sem gravidade, como em vôos espaciais.

Há muito se sabe dos perigos do imobilismo. Essa antiga descrição é de um paciente que ficou mais de 50 anos restrito ao leito: "o sangue coagula nas suas veias, o viço esvaece dos seus ossos, a carne apodrece no seu dorso, a urina drena da sua bexiga distendida e o seu espírito evapora da sua alma"[2].

EPIDEMIOLOGIA

Não se têm estimativas mundiais precisas da prevalência do imobilismo, graças a seu amplo conceito. No Japão, aproximadamente 700.000 a 1.000.000 de pessoas passam parte substancial de suas vidas na cama e são incapazes de deambular novamente por doenças e/ou acidentes[3].

O imobilismo é comum entre as pessoas idosas. Nessa faixa etária, a limitação pode ser por fatores físicos, psicológicos e ambientais. Além disso, pela idade, é comum apresentarem outras doenças que podem piorar a mobilização. Entre as causas mais comuns podemos citar: artrite, osteoporose, fratura do fêmur, acidente vascular cerebral e doença de Parkinson. Complicações da imobilização, como hipotensão ortostática, podem ocorrer em pacientes mais idosos[4].

TIPOS

Diferentes doenças podem acarretar restrição ao leito e gerar complicações. Pode-se citar como exemplo uma paciente de 29 anos que desenvolveu trombose venosa profunda bilateral e embolia pulmonar em conseqüência de repouso de 2 semanas por lombalgia[5]. Esse caso anedótico ilustra situação em que a causa da restrição fora por dor, e alerta para que haja mobilização precoce em casos como este.

Deve-se lembrar que há declínio da atividade física quando um paciente é admitido na unidade de terapia intensiva e isso gera um estresse ao corpo[6]. Nessa situação, repouso prolongado prescrito ou imobilização por paralisia motora secundária a lesões nervosas periféricas ou central e colocação de aparelhos de contenção para tratamento de fratura são as causas mais comuns de osteoporose.

No caso da restrição prescrita para pacientes grávidas em risco de parto prematuro, essa limitação pode gerar tensão emocional e, em alguns casos, provocar rupturas de estruturas familiares quando não se consegue lidar com a situação[7].

PRINCIPAIS CAUSAS DE IMOBILISMO

Em todos os casos, o paciente pode estar restrito ao leito ou à cadeira de rodas. O corpo todo pode estar inativo ou apenas uma parte dele.

As causas osteoarticulares incluem fraturas, artrite reumatóide e outros processos inflamatórios, pós-operatório de cirurgias ortopédicas, deformidades estruturadas, osteogênese imperfeita etc. Há também condições raras, como a miosite ossificante. Pacientes com osteoporose grave (como a resultante de corticoterapia) restringem gravemente suas atividades pelo risco de fratura. Há condições em quese retira carga de um membro por meses, como na doença de Legg-Calvé-Perthes.

As causas neuromusculares incluem lesão muscular, esclerose múltipla, esclerose lateral amiotrófica, amiotrofia espinal infantil, distrofias musculares diversas, doença de Parkinson etc. Pode-se citar também a distrofia simpático-reflexa, na qual o menor uso do membro pela dor serve para piorar o quadro. Em algumas doenças neurológicas, especialmente na esclerose múltipla, outros fatores de piora da mobilidade, além da paresia, são as deficiências associadas, como desequilíbrio, cegueira e fadiga.

Entre as condições cardiopulmonares, a insuficiência cardíaca e o enfisema pulmonar podem exigir reabilitação específica pela imobilidade que resultam. O imobilismo por si só é uma causa de morbidade no idoso: completo imobilismo pode resultar em perda de 5 a 6% de massa muscular e de força por dia.

REPOUSO TERAPÊUTICO

Vale lembrar, no entanto, que o imobilismo não é conseqüência apenas da incapacidade do paciente, mas também é uma opção terapêutica para diversas situações de saúde (punção lombar, anestesia espinal, radiculografia e cateterismo cardiovascular). Esta, porém, é uma prática questionável. Dezenas de estudos avaliaram pacientes acamados por prescrição médica e não se evidenciaram melhoras significativas em nenhum deles; e alguns os pacientes pioraram clinicamente após alguns procedimentos. Em 15 trabalhos que investigaram o repouso como tratamento de primeira escolha, nenhuma resposta favorável foi observada e em nove, houve piora do quadro que levou os pacientes ao repouso (lombalgia aguda, parto, hipertensão durante a gravidez, infarto e hepatite aguda)[8]. Assume-se, portanto, que não há benefícios no repouso terapêutico prolongado. Todavia, será necessária a realização de estudos posteriores para estabelecer os riscos e os benefícios do repouso como modalidade terapêutica.

A cefaléia após punção lombar ou occipital tem sido atribuída à mobilização precoce. Entretanto, há poucos substratos que sustentem essa hipótese. Nenhum trabalho evidenciou que o repouso foi superior à mobilização precoce ou repouso curto após o procedimento na prevenção da dor e nem na sua incidência[9].

VÔOS ESPACIAIS

Desde os primórdios da corrida espacial, o entendimento dos mecanismos fisiológicos para adaptação em meio microgravitacional tornou-se vital para os cientistas que estavam interessados em manter a saúde da tripulação e no desenvolvimento de mecanismos compensatórios contra os efeitos deste. Porém, vários fatores associados à logística do vôo espacial trouxeram limitações para o estudo das adaptações humanas e microgravidade[10].

A perda óssea durante os vôos prolongados tem sido a maior limitação para a exploração do universo por seres humanos[11]. Surpreendentemente, os dados disponíveis não favorecem o conceito de que um meio sem gravidade acarrete depleção inexorável do esqueleto, de tal forma que o impeça de suportar o estresse do retorno ao meio com gravidade. Contudo, alguma perda óssea ocorre, em especial nos ossos que suportam peso antes do vôo. O fenômeno da perda óssea em situação de ausência de carga, seja por vôos espaciais, imobilização ou simplesmente tirando a carga de um membro, é bem estabelecido.

Parece que o mecanismo que media a transmissão de carga mecânica e a posterior ação sobre a formação e a absorção óssea é similar para todas as formas de osteoporose por desuso e provavelmente é o mesmo para outras causas de osteoporose[12]. Espera-se que o mecanismo que promove a perda óssea durante vôos espaciais seja esclarecido futuramente; esse fato influenciará no tratamento de outras etiologias da osteoporose[11].

IMPORTÂNCIA DA REABILITAÇÃO

Pacientes imobilizados requerem mais cuidados médicos, têm pior prognóstico para recuperação funcional e alta taxa de mortalidade. Porém, muitos sobrevivem por meses ou anos, geralmente com habilidades funcionais pobres e qualidade de vida prejudicada. Avaliação cuidadosa da condição física de cada paciente e do potencial de recuperação funcional, participação precoce da equipe de reabilitação, prevenção e o tratamento das condições médicas associadas ao repouso prolongado e ao imobilismo reduzem encargos financeiros e problemas emocionais da família. O estabelecimento de metas alcançáveis pode aumentar a suficiência e a qualidade de vida do paciente independentemente do seu destino após a alta[13].

É demonstrado que a diminuição da atividade física resulta na perda da capacidade funcional dos sistemas cardiovascular e musculoesquelético. Ambos os sistemas desempenham papel fundamental para a manutenção de independência funcional, que é o pré-requisito para a alta do paciente de qualquer instituição. Além disso, a atividade física pode resultar em ganhos funcionais. O conceito de ganho da capacidade funcional do corpo para sobrepujar futuros estressores ao sistema musculoesquelético é pouco aplicado previamente à internação do paciente em unidades de terapia intensiva.

O aumento da capacidade funcional individual, por meio de aumento da atividade física, resulta em maior reserva funcional do paciente durante toda a sua internação. Essa prática pode diminuir os riscos de saúde do doente. O processo de ganho funcional previamente ao ingresso na unidade de terapia intensiva é denominado pré-reabilitação. Um programa genérico de pré-reabilitação engloba: aquecimento, exercícios aeróbios, alongamento, aumento da flexibilidade e treinos funcionais específicos. O treinamento inicial e a progressão dos exercícios variarão de paciente para paciente e dependerão da condição funcional e da resposta do paciente ao aumento dos exercícios[6].

A restauração da densidade óssea perdida durante o período de ausência de carga pode ser obtida por meio do retorno a atividades normais, porém, a recuperação pode não ser completa e pode durar mais que o período em que ocorreu a perda da massa óssea[14]. A reabilitação, que inclui posicionamento no leito, exercícios terapêuticos e estimulação elétrica, deve ser prescrita para evitar que haja maior perda de massa óssea. Apesar de tratamentos intensivos e contínuos, a maioria dos casos de osteoporose difusa requer longo período para que o osso recupere a força e a densidade mineral. Portanto, o melhor tratamento para a osteoporose difusa é a profilaxia[15].

A redução da capacidade motora com o confinamento ao leito é bem conhecida. A perda da massa e densidade óssea pode refletir em redução da força muscular e maior risco ao osso e articulações. O resultado do descondicionamento causado pelo repouso pode ser independente da doença primária e se traduz numa debilidade física que impede o doente a deambular e realizar as atividades domiciliares e laborais. Um desafio para os clínicos e profissionais da saúde tem sido a identificação de meios efetivos e apropriados para restaurar a capacidade física do paciente durante ou após a restrição da atividade física por imobilismo.

A avaliação de respostas fisiológicas ao descondicionamento e treinamento físico em indivíduos saudáveis provê informações significativas para a elaboração de tratamento reabilitativo efetivo. A aplicação bem-sucedida dos exercícios na fase aguda, para aumentar a estabilidade ortostática, exercícios de resistência diários para manter a capacidade aeróbia ou exercícios de resistência específica para manter a integridade musculoesquelética é superior às indicações cirúrgica, farmacológica e outros tratamentos para as condições clínicas similares.

Um número significativo de pacientes com câncer tem limitações importantes pelo tratamento a que são submetidos. Freqüentemente, as restrições são secundárias ao repouso prolongado ou alterações neurológicas que resultam em descondicionamento. Os poucos estudos existentes mostram que a melhora funcional ocorre com a reabilitação. Para muitos pacientes, reabilitação é o tratamento de escolha, cujos benefícios se estendem para os familiares. No entanto, deve-se levar em conta os benefícios e os objetivos da reabilitação e as expectativas do doente com câncer e os custos e esforços adicionais que este deve despender a fim de melhorar a sua qualidade de vida[16].

Uma proposta para minimizar os efeitos do repouso prolongado seria a mobilização automatizada do acamado. Devem-se considerar o conforto, a qualidade do sono, a resposta fisiológica (sobre a pele e a respiração), o papel do cuidador e o custo da cama com sistema de mobilização automática. Pesquisa realizada em casas de repouso com adultos que requeriam cuidados prolongados por serem portadores de doenças degenerativas, lesão medular, acidente vascular cerebral (AVC) e cirurgias da coluna dorsal, os referiram que as camas com mobilização automatizada eram mais confortáveis que as suas camas e expressaram satisfação no quesito de alívio na dor, relacionada ao repouso ou ao se virar na cama e na qualidade do sono. Não houve relatos de lesões cutâneas ou deterioração do quadro respiratório. Esse sistema é promissor e preenche as necessidades do paciente acamado no seu domicílio ou em casa de repouso[17].

A música pode influenciar algumas respostas fisiológicas e minimizar o estresse psicológico em pacientes acamados. O efeito de uma sessão de 30min em pacientes imobilizados, tanto no sistema fisiológico como psicológico, foi estudado. Houve redução em pressão arterial, freqüência respiratória e estresse psicológico, de acordo com a escala Profile of Mood States[18].

Dor lombar é descrita quase sempre como conseqüência do repouso. Até o presente momento, trabalhos concentram-se apenas nas alterações estruturais na coluna. É difícil quantificar alterações em aspectos funcionais, como a redução da amplitude de movimento, embora haja alguns relatos anedóticos. Lombalgia durante o repouso pode resultar da redução de amplitude de movimento da coluna. Nesse caso, exercício muscular isométrico de baixa intensidade pode ser indicado. Podem-se prescrever também movimentos regulares, lentos e de grande amplitude para a região dorsal[19].

História clínica e exame físico minucioso são os quesitos mais importantes no tratamento de um paciente imobilizado. A avaliação deve resultar em uma lista de problemas que devem ser sanados. O manuseio do paciente envolve equipe multidisciplinar que, em conjunto, acarretará melhoras na mobilização e diminuirá a freqüência e a gravidade das complicações que o imobilismo pode causar[4].

REFERÊNCIAS BIBLIOGRÁFICAS

1. FARIA, S. H. Assessment of immobility hazards. *Home Care Provid.*, v. 3, n. 4, p. 189-191, Aug. 1998.
2. ASHER, R. A. J. The dangers of going to bed. *BMJ*, v. 2, p. 967-968, 1947.
3. GUNJI, A. Short review of human prolonged horizontal bed rest studies in Japan. *J. Gravit. Physiol.*, v. 4, n. 1, p. S1-9, Jan. 1997.
4. WALSH, K.; ROBERTS, J.; BENNETT, G. Mobility in old age. *Gerontology*, v. 16 n. 2, p. 69-74, Dec. 1999.
5. SLIPMAN, C. W.; LIPETZ, J. S.; JACKSON, H. B.; VRESILOVIC, E. J. Deep venous thrombosis and pulmonary embolism as a complication of bed rest for low back pain. *Arch. Phys. Med. Reabil.*, v. 81, n. 1, p. 127-129, Jan. 2000.
6. TOPP, R.; DITMYER, M.; DOHERTY, K.; HORNYAK, J. The effect of bed rest and potential of prehabilitation on patients in the intensive care unit. *AACN Clin. Issues*, v. 13, n. 2, p. 263-276, May 2002.
7. MAY, K. A. Impact of prescribed activity restriction during pregnancy on women and families. *Health Care Women Int.*, v. 22, n. 1-2, p. 29-47, Jan/Feb. 2001.
8. ALLEN, C.; GLASZIOU, P.; DELMAR, C. Bed rest: a potentially harmful treatment needing more careful evaluation. *Lancet*, v. 354, n. 9186, p. 1229-1233, Oct. 1999.
9. THOENNISSEN, J.; HERKNER, H.; LANG, W.; DOMANOVITS, H.; LAGGNER, A. N.; MÜLLNER, M. Does bed rest after cervical or lumbar puncture prevent headache? A systematic review and meta-analysis. *CMAJ*, v. 165, n. 10, p. 1311-1316, Nov. 2001.
10. CONVERTINO, V. A. Insight into mechanisms of reduced orthostatic performance after exposure to microgravity: comparison of ground-based and space flight data. *J. Gravit. Psysiol.*, v. 5, n. 1, p. 85-88, Jul. 1998.
11. CARMELIET, G.; VICO, L.; BOUILLON, R. Space flight: a challenge for normal bone homeostasis. *Crit. Rev. Eukaryot. Gene Expr.*, v. 11, n. 1-3, p. 131-144, 2001.
12. BIKLE, D. D.; HALLORAN, B. P.; MOREY-HOLTON, E. Space flight and the skeleton: lessons for the earthbound. *Endocrinologist*, v. 7, n. 1, p. 10-22, Jan. 1997.
13. THOMAS, D. C.; KREIZMAN, I, J.; MELCHIORRE, P.; RAGNARSSON, K. T. Rehabilitation of the patient with cronic critical illness. *Crit. Care Clin.*, v. 18, n. 3, p. 695-715, Jul. 2002.
14. GIANGREGORIO, L.; BLIMKIE, C. J. Skeletal adaptations to alterations in weight-bearing activity: a comparison of models os disuse osteoporosis. *Sports Med.*, v. 32, n. 7, p. 459-476, 2002.
15. TAKATA, S.; YASUI, N. Disuse osteoporosis. *J. Med. Invest.*, v. 48, n. 3-4, p. 147-156, Aug. 2001.
16. SLIWA, J. A.; MARCINIAK, C. Physical rehabilitation of the cancer patient. *Cancer Treat Res.*, v. 100, n. 75-89, 1999.
17. MELLAND, H. I.; LANGEMO, D.; HANSON, D.; OLSON, B.; HUNTER, S. Clinical evaluation of an automated turning bed. *Orthop. Nurs.*, v. 18, n. 4, p. 65-70, Jul/Aug., 1999.
18. CADIGAN, M. E.; CARUSO, N. A.; HALDEMAN, S. M.; MCNAMARA, M. E.; NOYES, D. A.; SPADAFORA, M. A.; CARROLL, D. L. The effects of music on cardiac patients on bed rest. *Prog. Cardiovasc. Nurs.*, v. 16, n. 1, p. 5-13, 2001.
19. BAUM, K.; ESSFELD, D. Origin of back pain during bedrest: a new hypothesis. *Eur. J. Med. Res.*, v. 4, n. 9, p. 389-393, Sep. 1999.

BIBLIOGRAFIA COMPLEMENTAR

CONVERTINO, V. A.; BLOOMFIELD, S. A.; GREENLEAF, J. E. An overview of the issues: pysiological effects of bed rest and restricted physical activity. *Med. Sci. Sports Exerc.*, v. 29, n. 2, p 187-190, Feb. 1997.

CAPÍTULO 44

Manifestações Clínicas, Alterações Nutricionais e Metabólicas

Manifestações Clínicas

Cyro Scala de Almeida Jr.

O desequilíbrio entre o repouso e a atividade física, pendendo para a inatividade levam o organismo humano a sofrer uma série de modificações que compõem, no seu conjunto, a síndrome do imobilismo. Essas modificações ocorrem em praticamente todos os órgãos e sistemas, gerando quadros clínicos que podem ser altamente deletérios para o ser humano.

Essas manifestações clínicas sucederão em maior ou menor intensidade, de acordo com alguns fatores como gravidade da doença ou do trauma que ocasionou a imobilização; do tempo a que o paciente se submete à imobilização; da atenção terapêutica que visa minorar os efeitos do imobilismo e da idade do paciente, e quanto mais idoso maiores serão os efeitos clínicos da inatividade. Assim, o indivíduo com perfil para apresentar maior tendência às manifestações clínicas da síndrome da imobilização seria o indivíduo idoso portador de doença ou trauma grave, que seja submetido a imobilismo prolongado e sem tratamento reabilitativo adequado.

O conjunto dessas alterações corporais pode ser agrupado sob o termo geral descondicionamento, que é caracterizado pela redução da capacidade funcional do indivíduo em todos os seus sistemas corporais.

SISTEMA MUSCULAR

Os músculos são sensíveis à imobilização, especialmente às mais prolongadas, ocorrendo, em particular, uma diminuição da força muscular e da resistência, perda de massa, má coordenação de movimentos, contraturas miogênicas e síndromes dolorosas miofasciais.

A perda da massa muscular é uma das manifestações mais sensíveis do imobilismo. Pacientes imobilizados podem ter perdas de até 30 a 35% de massa muscular e essa perda pode chegar até a 90% em pacientes com músculos desnervados por lesões do neurônio motor inferior. Alguns músculos tendem a perder massa muscular mais rapidamente como o quadríceps e os paravertebrais, gerando quadros de dificuldade para a deambulação e dores na coluna.

A diminuição da massa muscular causa perda de força de 10 a 20% por semana. A redução de atividade muscular pode comprometer a irrigação sanguínea, afetando a atividade metabólica, diminuindo o nível de glicogênio e trifosfato de adenosina (ATP), comprometendo a resistência muscular.

A hipotrofia muscular associada à perda de força e diminuição de resistência provocam, em conjunto, tendência à má coordenação generalizada.

A contratura miogênica pode ser definida como o encurtamento do próprio músculo e pode ser decorrente de causas intrínsecas ou extrínsecas. As intrínsecas podem ser de causa inflamatória, degenerativa ou traumática; as extrínsecas são secundárias a anormalidades neurológicas ou fatores mecânicos como os que indivíduos saudáveis, portadores de incapacidades por imobilismo prolongado, estão sujeitos. O repouso no leito em posição confortável (quadris e joelhos fletidos e tornozelos em flexão plantar) é o principal exemplo de fatores que geram encurtamentos de flexores de quadris, isquiotibiais e tríceps sural. O encurtamento dos músculos paravertebrais também é freqüente.

Dolorimento ou desconforto também é queixa comum no paciente imobilizado, provavelmente induzido por processo inflamatório tecidual com liberação de substâncias que estimulam os receptores da dor.

SISTEMA ESQUELÉTICO

Ossos

O metabolismo ósseo é o responsável pelo equilíbrio entre absorção e reabsorção da massa esquelética e é influenciado por diversos fatores, como a absorção adequada de nutrientes importantes na manutenção do trofismo ósseo; a ação da gravidade na posição de pé resultando em aumento na compressão dos ossos de carga e pela tensão provocada nos ossos em razão da ação de tração dos tendões decorrente do funcionamento normal dos músculos.

O imobilismo e a permanência prolongada na posição horizontal alterarão profundamente o metabolismo ósseo causando aumento da reabsorção da massa esquelética com aumento da ação dos osteoclastos, ocorrendo depleção de compostos orgânicos e inorgânicos (com elevação da excreção de hidroxiprolina e cálcio) com conseqüente redução da massa óssea total. Essa perda óssea é acelerada na presença de paralisia neurogênica ou de osteoporose de origem hormonal preexistente.

A redução de massa óssea repercute em outros sistemas, principalmente pela hipercalcemia que aumenta a produção de cálculos na pelve renal ou no trato urinário inferior; além de poder provocar deposição do cálcio nos tecidos moles lesados (calcificação ectópica) em pacientes com quadros de paralisia neurogênica.

O osso do indivíduo imobilizado é, portanto, um osso fragilizado e com riscos aumentados de fraturas.

Articulações

O imobilismo propiciará perda progressiva da mobilidade articular caracterizando as contraturas articulares. O movimento da articulação é necessário para que o líquido sinovial nutra e lubrifique a cartilagem por meio da circulação de nutrientes, síntese e degradação da matriz e estímulos aos sensores elétricos e mecânicos articulares, ocorrendo, assim, durante a imobilização articular atrofia progressiva da cartilagem com perda do arranjo paralelo nas inserções ligamentares, proliferação do tecido fibrogorduroso, espessamento da sinóvia e fibrose capsular.

As contraturas que ocasionam perda da mobilidade podem ser, por conseguinte, artrogênicas (com lesão da cartilagem, proliferação sinovial e fibrose capsular); de partes moles (periarticular, pele e tecido subcutâneo e tendões ou ligamentos) e miogênicas (intrínsecas ou extrínsecas), sendo um fator altamente incapacitante e de abordagem preventiva obrigatória.

SISTEMA TEGUMENTAR

O déficit de mobilidade, principalmente quando associado à falta de sensibilidade propicia alterações fisiopatológicas na pele e anexos, em particular atrofia da pele e úlceras de pressão.

A atrofia da pele se dá pela alteração da consistência dos tecidos subcutâneos e a derme resultando em perda do turgor cutâneo, que, quando associado à higiene inadequada, pode ser causa de rupturas na pele, panarício e unhas encravadas.

As úlceras de pressão (ou úlceras de decúbito ou ainda escaras) decorrem de pressão contínua de proeminências ósseas em músculos, fáscias, gordura subcutânea e pele, causando déficit circulatório, isquemia e necrose com formação de úlcera.

As regiões mais freqüentemente acometidas pelas úlceras de pressão são: sacro, calcâneos e região trocantérica. Nos indivíduos posicionados em decúbito ventral são espinhas ilíacas, patela e superfície interna dos joelhos e tornozelos; no decúbito dorsal: sacro, escápula, calcâneo e cotovelos; no decúbito lateral: trocanter, cabeça da fíbula e maléolo externo; e na posição sentado: ísquio, superfície interna dos joelhos e artelhos.

As úlceras de pressão são classificadas de acordo com sua profundidade em quatro grupos (I a IV). As fístulas ou úlceras de pressão fechadas, com comunicação com a superfície pelo canal fistuloso não se enquadram nessa classificação.

A úlcera de pressão grau I atinge apenas a epiderme que se apresenta como área de tecidos endurecidos e com presença de calor e eritema local. No grau II, a lesão se aprofunda atingindo a derme e a camada subcutânea de gordura. Já no grau III, a lesão chega até a fáscia muscular e as bordas da úlcera são espessas e invertidas com sua base fibrótica, e o paciente pode se apresentar toxêmico, com febre, desidratação, inflamação local e diminuição de glóbulos vermelhos associada à leucocitose. Por fim, a úlcera de pressão se não tratada adequadamente atinge o grau IV, no qual são acometidos todos os planos, inclusive com exposição óssea e articular, e também com piora da toxemia.

As úlceras de pressão são desencadeadas principalmente em pacientes imobilizados com falta de sensibilidade e exacerbados na presença de quedas na resistência global como na vigência de infecções urinárias e respiratórias, sendo a toxemia associada à perda de proteínas plasmáticas, em especial a albumina, achado freqüente.

BIBLIOGRAFIA

APPELL, H. J. Muscular atrophy following immobilization – a review. *Sports Med.*, v. 10, p. 42-58, 1990.

ARRIAGADA, S.; BACCO, J. L.; CARRASCO, P. Immobilización Prolongada. *Reumatologia*, v. 2, p. 37-47, 1997.

GUNJI, A. Short review of luman prolonged horizontal bed rest studios in Japan. *J. Gravit. Physiol.*, v. 4, n. 1, p. 1-9, Jan. 1997.

HALAR, E. M.; BELL, K. R. Immobilization. In: DELISA, J. A. *Tratado da Medicina de Reabilitação*. São Paulo: Manole, 2002. p. 1067-1087.

HALAR, E. M.; BELL, K. R. Relação da reabilitação com a inatividade. In: KOTTKE, F. J.; LEHMANN, J. F. *Tratado da Medicina Física e Reabilitação de Krusen*. São Paulo: Manole, 1994. p. 1105-1124.

LIANZA, S. A Reabilitação do politraumatizado. In: *Medicina de Reabilitação*. Rio de Janeiro: Guanabara Koogan, 2001. p. 436-438.

MAWSUN, A. R.; BIUNDO, J. J.; NEVILLE, P.; LINARES, H. A.; WINCHESTER, T. Risk factors for early ocurring pressure ullors following spinal coro injury. *Am. J. Med. Reab.*, p. 123-127, 1988.

OLIVEIRA, M. S. C. M.; HADDAD, E. S.; KOYAMA, R. C. C. Síndrome da imobilização. In: GREVE, J. M. D.; AMATUZZI, M. M. *Medicina de Reabilitação Aplicada à Ortopedia e Traumatologia*. São Paulo: Roca, 1999. p. 381-396.

SALEEM, S.; VALBONA, C. Imobilization. In: GARRISON, S. J. *Handbook of Phisical Medicine and Reabilitation Basics*. Philadelphia: Lippincott, 1995. p. 185-196.

SALJIN, B.; ROWELL, L. B. Functional adaptation to phisical activity and inaltivity. *Fed. Prol.*, v. 39, p. 1506-1513, 1980.

Alterações Nutricionais e Metabólicas

Jailene Chiovatto Parra Rocco

Ainda que os efeitos do imobilismo venham sendo estudados intensamente desde a década de 1940, especificamente as alterações que ocorrem no metabolismo basal ainda permanecem pouco claras.

Neste capítulo estão incluídas apenas as alterações metabólicas sistêmicas; as alterações de tecidos e sistemas específicos serão abordadas em seus respectivos capítulos.

Sistemicamente, as alterações metabólicas decorrem das alterações locais e, evolutivamente, tornam-se conseqüência e causa destas, retroalimentando o sistema de alterações.

Sabe-se, de modo geral, que há modificação na composição corporal, mas quase sempre sem variação do peso corporal. Isso ocorre porque embora haja a diminuição de massa magra – conseqüente à perda de tecido muscular – paralelamente ocorre o aumento de massa gorda como *em substituição* à perda tecidual.

Outro achado relacionado às alterações metabólicas é a diminuição da temperatura corporal média. Tal fato tem sua origem ainda pouco clara, porém se acredita seja multifatorial e relacionada às alterações endócrinas e do sistema nervoso autônomo e à diminuição da capacidade do organismo gerar calor a partir dos processos digestivos e metabólicos (termogênese).

ALTERAÇÕES ELETROLÍTICAS

Cálcio

O balanço negativo de cálcio é o primeiro grande achado. Ele é decorrente da reabsorção óssea que acontece durante o imobilismo. Eventualmente, pode cursar com hipercalcemia, mas ainda que os níveis séricos sejam normais, o paciente em imobilismo apresentará hipercalciúria.

É entre a quarta e a quinta semanas de imobilização que ocorre o pico de calciúria e a excreção de cálcio pode chegar ao dobro dos níveis apresentados na primeira semana de imobilismo.

O quadro de balanço negativo de cálcio é de difícil reversão e, ainda que interrompido o ciclo de imobilidade, pode perdurar por meses ou até anos.

Como conseqüência do balanço negativo de cácio pode-se, ainda, encontrar sistemicamente:

- Aumento do cálcio urinário propiciando a formação de cálculos renais e o desenvolvimento de algum grau de insuficiência renal.
- Desenvolvimento de hiperparatireoidismo secundário – pelo *feedback* negativo.
- Aumento da perda de cálcio ósseo, a partir da ação do paratormônio.
- Formação de calcificações heterotópicas no sistema musculoesquelético.

Em alguns casos, pode-se desenvolver a hipercalcemia pós-imobilismo, que se caracteriza clinicamente por anorexia, náuseas, vômitos e cólicas abdominais, constipação, confusão mental e até coma.

Esse quadro ocorre em 10 a 25% dos casos e é mais freqüente em adolescentes do sexo masculino vítimas de trauma raquimedular.

Nitrogênio

Na imobilização prolongada, o organismo funciona em balanço negativo de nitrogênio.

Isso ocorre, principalmente pelo aumento da perda de nitrogênio que se inicia em torno do quinto ao sexto dia de imobilização e atinge seu pico em torno da segunda semana de imobilização.

A perda de nitrogênio está relacionada à redução da síntese de proteínas e ao catabolismo protéico resultante, em particular, da perda de tecido muscular e da formação de úlceras de pressão. Nesse sentido, é notável que os indivíduos com melhor prognóstico para resolução dessas úlceras sejam os que apresentam balanço positivo de nitrogênio.

Em indivíduo hígido, durante o período de imobilização, há perda de nitrogênio de aproximadamente 2g/dia, porém se devem considerar as condições basais do paciente, pois estas podem determinar aumento nesse índice de perda. É o que ocorre, por exemplo, em pacientes previamente desnutridos – como é bastante comum em população idosa – ou que apresentem outros diagnósticos que interfiram no metabolismo protéico.

Proteínas

A inatividade muscular provocando diminuição da síntese protéica, por um lado e a perda de tecido muscular (atrofia, desuso) acarretando aceleração do catabolismo protéico, de outro lado, acabam por determinar hipoproteinemia.

O quadro de hipoproteinemia pode estar agravado pela diminuição da reabsorção intestinal de proteínas, obstipação e pela diminuição da ingesta protéica decorrente, por exemplo, da anorexia ou de vômitos que são relativamente freqüentes no imobilismo.

O perfil plasmático de aminoácidos está alterado. Tanto aminoácidos essenciais quanto não essenciais encontram-se em quantidade diminuída nos pacientes submetidos à imobilização prolongada.

A excreção urinária de creatina e creatinina está aumentada nos pacientes submetidos à imobilização prolongada. O mecanismo exato desses achados ainda não está bem definido, porém decorre das alterações do metabolismo protéico conseqüentes do imobilismo.

As condições basais do indivíduo submetido à imobilização prolongada, quase sempre interferem nesses achados e em pacientes muito desnutridos, ou sob outras condições patológicas como diabetes, distrofias musculares, hipertireoidismo ou em atividade reumática, por exemplo, há favorecimento para o aumento da excreção urinária de creatina e creatinina.

Sódio e Potássio

O achado mais freqüente, relacionado ao imobilismo, é o balanço negativo de sódio e de potássio.

A diminuição do sódio corporal ocorre precocemente durante a imobilização e está relacionada às alterações na diurese.

Clinicamente, a hiponatremia pode cursar com anorexia, letargia, confusão mental (delírio) e até apoplexia, especialmente em idosos. Os mecanismos envolvidos não estão claros.

A hipotensão ortostática, enquanto alteração vascular comum em situações de imobilismo, parece estar mais relacionada às alterações cardiovasculares e do sistema nervoso autônomo próprias da situação de imobilidade, uma vez que não há correlação clara entre níveis séricos de sódio e seu aparecimento.

A hipocalemia também é achado precoce em pacientes submetidos à imobilização prolongada e, como a hiponatremia, apresenta caráter progressivo. Todavia, seu papel no comprometimento clínico do paciente ainda permanece pouco estudado face ao fato da dificuldade de controle científico de eventuais outros fatores que interferem no metabolismo basal.

Outros Eletrólitos

De modo geral, o imobilismo afeta o metabolismo de outros eletrólitos mantendo-os com balanço negativo. É o que acontece com o fósforo e o enxofre.

As alterações clínicas decorrentes dessa condição acabam diluídas entre aquelas conseqüentes de todas as outras alterações metabólicas já relatadas anteriormente.

Níveis séricos diminuídos de outros eletrólitos, como zinco, selênio, cobre e cromo, os chamados oligoelementos, têm sido descritos associados a períodos de imobilismo, no entanto, sua repercussão clínica e os mecanismos envolvidos permanecem ainda pouco claros.

Pacientes submetidos à imobilização freqüentemente evoluem com distúrbios dentários e necessitam de suplementação mineral, em particular de agentes cariostáticos como os fluoretos. Tal reposição auxilia a promover maior resistência dos dentes à instalação de cáries, permite crescimento dentário adequado em crianças em imobilismo e, em especial nos idosos, previne a perda de dentes.

Cabe comentar que as alterações metabólicas têm estreita correlação com distúrbios nutricionais por vezes prévios à situação de imobilismo determinando agravamento e, por vezes, aceleração dos efeitos deletérios do imobilismo sobre o organismo.

Deficiência prévia de cálcio e/ou vitamina D na dieta, como é freqüente em populações idosa e de baixa renda, contribui sobremaneira para a aceleração da perda óssea no imobilismo, bem como para o desenvolvimento do hiperparatireoidismo secundário.

ALTERAÇÕES NO SISTEMA GASTROINTESTINAL

Das alterações encontradas no sistema gastrointestinal decorrentes da imobilização prolongada podemos dizer, de maneira didática, que comprometem a ingestão, a digestão e a eliminação.

No tocante à ingestão são comuns a perda de apetite e a diminuição da ingesta hídrica.

Tais achados podem ser conseqüentes às disfunções metabólicas, particularmente ao balanço negativo de nitrogênio e/ou à hipercalcemia que cursam com anorexia, náuseas e vômitos, dificultando a ingesta; às alterações hormonais, particularmente decorrentes da estimulação adrenérgica, que cursam com anorexia; ou mesmo a fatores ambientais, como, dificuldade mecânica de deglutição a partir da posição no leito, uso de alimentação parenteral, ou uso de alimentação enteral modificada (para gastrostomias, por exemplo) etc.

Ainda no tocante à ingesta cabe lembrar que pacientes imobilizados, não raro, evoluem com queda do estado geral, do nível de consciência e com disfunção mecânica da mastigação e, principalmente, da deglutição (incoordenação, alterações dentárias etc.) acarretando disfagia.

A digestão, entendida como a capacidade do organismo para digerir e utilizar nutrientes, também está prejudicada. Especialmente por causa da menor ingesta de proteínas e calorias, da atrofia da mucosa intestinal e das glândulas – que implica em diminuição da liberação das enzimas digestivas, e da diminuição da peristalse.

Tais alterações associadas às disfunções dos sistemas cardiovascular e respiratório prejudicam, sobremaneira, as trocas celulares de nutrientes, reduzindo a atividade metabólica celular e, portanto, interferindo na capacidade global do organismo de utilização de nutrientes e geração de energia.

Constipação é um achado comum e, com freqüência se configura como problema sério entre pacientes imobilizados, podendo culminar com quadro de impactação de fezes, distensão abdominal e, até, abdome agudo obstrutivo, cuja resolução é cirúrgica e de risco, principalmente para os pacientes mais idosos.

Sua gênese é multifatorial e está relacionada ao aumento da estimulação adrenérgica, que diminui os movimentos peristálticos e desencadeia contração esfincteriana; paralelamente há diminuição da ingesta hídrica e de fibras, bem como a diminuição do volume plasmático podendo resultar em desidratação e ressecamento das fezes, tornando mais difícil sua eliminação.

Há, concomitantemente, diminuição no desejo de evacuar que pode estar associada à atrofia da mucosa intestinal e, por conseguinte, da sensibilidade dessa mucosa às fezes e à dificuldade de assumir posicionamentos fisiológicos que possibilitem a evacuação como a posição sentada, por exemplo; além disso, podem estar envolvidos fatores sociais como o embaraço causado pelo uso de comadres e por ter que evacuar em situação pouco privativa, entre outros.

Causas iatrogênicas podem estar envolvidas, como o uso de opiáceos (relativamente freqüente) e de anticolinérgicos que são inibidores da função gastrointestinal normal e narcóticos que diminuem a peristalse.

Outro achado menos comum, mas de importância, é a incontinência fecal que pode estar relacionada às alterações na consistência do bolo fecal, à diminuição da complacência retal (fenômenos distróficos) e, em particular, à diminuição da sensação anorretal e à disfunção do esfíncter anal.

Esse quadro é freqüente em indivíduos idosos e nos portadores de doença neurológica, que cursem com intestino neurogênico, bem como naqueles com causas mecânicas: retoceles, prolapso retal ou hemorróidas.

Nesses indivíduos, o mais das vezes ocorre associação entre incontinência fecal e constipação provocando complicações decorrentes de ambos quadros, desde a ocorrência de impactação até a contaminação do trato urinário por fezes na região perineal.

ALTERAÇÕES NO TRATO URINÁRIO

Os dois principais achados no trato urinário, relacionados ao imobilismo, são formação de cálculos e aparecimento de infecções do trato urinário de repetição. Tais achados são conseqüência, principalmente, das alterações metabólicas e físicas relacionadas à imobilidade.

O aumento da excreção de cálcio e a alteração do pH urinário estão entre os principais mecanismos metabólicos envolvidos em ambas as alterações; acrescentem-se a eles os mecanismos físicos que promovem estase urinária, como a dificuldade de esvaziamento renal e a dificuldade de esvaziamento completo da bexiga, acarretando resíduo urinário.

Os ureteres esvaziam-se por peristalse enquanto a pelve renal é inteiramente drenada pela ação da gravidade. Durante períodos de imobilidade e, particularmente, quando o indivíduo é mantido em posição deitada, a drenagem da urina, a partir dos cálices renais, fica prejudicada, aumentando o tempo de permanência da urina nessa localização, propiciando a precipitação e a agregação de cristalóides, assim como a formação de cálculos renais.

Na formação de cálculos renais também estão envolvidos: hipercalciúria decorrente da mobilização de cálcio do sistema musculoesquelético, relação alterada entre ácido cítrico e cálcio, aumento da excreção urinária de fósforo e elevação do pH urinário que é resultado da diminuição e, às vezes ausência, de metabólitos ácidos provenientes do metabolismo muscular.

Cálculos vesicais também são freqüentes em pacientes imobilizados. Os mecanismos de formação desses cálculos são basicamente os mesmos, ou seja, estase urinária relacionada a fatores metabólicos e a fatores físicos, que comprometem o esvaziamento vesical como: deficiência de esvaziamento pela perda da ação da gravidade imposta pela posição supina, pela dificuldade de esvaziamento voluntário decorrente da diminuição da pressão intra-abdominal exercida pela musculatura abdominal, secundária ao descondicionamento dessa musculatura e pela diminuição da vontade miccional, além de fatores sociais ligados ao desconforto de realizar esse esvaziamento em condições adversas (deitado, em comadre e, muitas vezes sem privacidade).

Os tipos de cálculos mais freqüentes são os de estruvato e os de carbonato de apatita, que aparecem em 15 a 30% dos indivíduos imobilizados.

A estase urinária associada aos cálculos, principalmente na bexiga, são importantes fatores de risco para as infecções do trato urinário. Essas infecções, por sua vez, alteram o pH urinário (aumentam o pH), propiciando maior formação de cálculos, desencadeando, assim, um círculo vicioso: estase – calculose – infecção.

Essa situação é quase sempre agravada por incontinência urinária prévia, como nos idosos; ou em indivíduos com deficiência cognitiva ou funcional, nos quais se pode encontrar má higiene perineal, propiciando infecção urinária de origem entérica; ou com doença neurológica que curse com bexiga neurogênica, como na lesão raquimedular e no diabetes melito.

Outros dois problemas relativamente comuns e que demandam reconhecimento e conduta precocemente são a retenção e a incontinência urinárias.

Fatores como posição incômoda, falta de privacidade e esvaziamento incompleto da bexiga, associados à irritabilidade esfincteriana de causa hormonal ou que ocorre pela infecção urinária, favorecem o aparecimento de retenção urinária aguda.

Da mesma forma, a diminuição do tônus muscular da bexiga e do esfíncter e a perda progressiva do controle voluntário miccional podem provocar incontinência urinária que, a princípio, é reversível, atuando terapeuticamente e na prevenção de sua instalação, mas que, se perpetuada, pode tornar-se irreversível.

ALTERAÇÕES ENDOCRINOLÓGICAS E HORMONAIS

O imobilismo sabidamente induz a uma série de respostas alteradas às ações dos hormônios e das enzimas.

Insulina e Tolerância à Glicose

O primeiro e mais comum achado é o aparecimento de intolerância à glicose já a partir da 8ª semana de imobilidade e quanto maior o período de imobilidade, maior o grau de intolerância aos carboidratos. Acredita-se que o principal mecanismo envolvido seja não a diminuição da secreção de insulina, mas sim a menor eficácia da insulina no metabolismo de glicose secundária à perda no número de receptores periféricos de insulina, bem como às alterações estruturais nas células-alvo.

De fato, estudos demonstram diminuição dos locais de ligação de insulina no tecido muscular, induzindo, dessa forma, menor eficácia qualitativa da insulina no metabolismo dos carboidratos causando hiperglicemia.

A hiperglicemia prolongada pode resultar em diurese osmótica, desidratação, cetoacidose ou coma hiperosmolar.

Devemos lembrar que a concentração sérica de glicose reflete o equilíbrio entre a capacidade de captação de glicose no músculo esquelético e as concentrações locais de insulina e hormônios *counterinsulin*, parâmetros estes alterados na situação de imobilismo.

Paratormônio

Outro achado freqüente é o aumento dos níveis séricos de paratormônio.

Esse achado justificar-se-ia como conseqüência à hipercalcemia que se estabelece na perda óssea secundária ao imobilismo, porém o exato mecanismo envolvido não está totalmente esclarecido. Trabalhos recentes demonstram que embora esse aumento seja secundário às taxas séricas de cálcio, não guarda relação direta com índices de reabsorção óssea, por exemplo, níveis urinários de desoxipiridinolina.

Não há, na literatura, consenso quanto à prevalência do hiperparatireoidismo secundário na síndrome de imobilismo. Alguns trabalhos sugerem que essa taxa varia em torno de 25% dos indivíduos.

Função Adrenal

Há aumento nos níveis séricos de cortisol e de hormônio adrenocorticotrófico (ACTH), bem como, em alguns casos, o aumento nos níveis séricos de noradrenalina com ação direta sobre níveis tensionais; porém não fica claro quais os mecanismos implicados nessas alterações. Outros trabalhos sugerem, ainda, que as alterações no eixo hipotálamo-pituitária-adrenal estão mais diretamente relacionadas a estímulos neuroendócrinos próprios do que ao imobilismo propriamente dito, face ao fato de não guardarem relação direta com o tempo de imobilização.

Ainda assim, o aumento da secreção de catecolaminas e de ACTH são achados freqüentes em pacientes submetidos a períodos de imobilização; da mesma forma que a diminuição dos níveis séricos de noradrenalina é um achado comumente relacionado à atividade física continuada.

Outros Hormônios

Trabalhos demonstram alteração na liberação de androgênios e, portanto, alterações na espermatogênese e diminuição da libido.

Descreve-se aumento nos níveis de hormônio do crescimento e alterações em sua resposta à hipoglicemia, além das repercussões diretas de sua ação sobre o metabolismo protéico com diminuição da síntese e do *turnover* de proteínas.

Não há referências de alterações significativas na ação dos estrogênios decorrentes do imobilismo.

A literatura refere, porém não de maneira clara, alguma correlação entre imobilismo prolongado e diminuição da função tireoidiana.

ALTERAÇÕES NEUROLÓGICAS E PSICOLÓGICAS

Sistema Nervoso Periférico

Há diminuição na velocidade de condução nervosa, relacionada aos fenômenos vasculares e metabólicos que contribuem para o bom funcionamento do nervo periférico, assim como diminuição na quantidade de terminações sensitivas periféricas durante o imobilismo.

A diminuição quantitativa associada à diminuição qualitativa da função sensitiva do nervo periférico participa de outras disfunções relacionadas ao imobilismo, como formação de úlceras de pressão, alterações urinárias e gastrointestinais, entre outras.

Da mesma forma, há diminuição do número e da qualidade dos mecanorreceptores (relacionada à ausência de gravidade, à diminuição de tecido muscular, às alterações no tecido conjuntivo etc.) que determina importantes repercussões na função proprioceptiva de todo o sistema osteomioarticular e da neuropsicomotricidade (coordenação, equilíbrio, esquema corporal etc.) como um todo.

Sistema Sensorial

Pacientes em situação de imobilidade freqüentemente vêem-se privados de estimulação sensorial adequada, gerando, além de deficiência sensorial, distúrbios neuropsíquicos como desorientação temporoespacial, deficiência de concentração até, eventualmente, alucinações.

Equilíbrio e coordenação, assim como outros aspectos da neuropsicomotricidade estão alterados em situação de imobilismo e relacionados a perdas no controle neural dessas funções.

Sistema Nervoso Central

Durante o imobilismo há a diminuição da quantidade e da ação de vários neurotransmissores, em particular de dopamina, noradrenalina e serotonina.

Essas alterações provocam aparecimento de distúrbios de sono, alteração do tônus com surgimento de rigidez, depressão psíquica e diminuições sensorial, da capacidade intelectual e das funções corticais superiores, particularmente da memória de fixação.

A privação do sono, aliada a aspectos cognitivos, entre outros, pode resultar em estado de confusão mental aguda, que ocorre em torno de 20% dos pacientes, denominado delírio.

O delírio tem como fatores predisponentes desidratação, infecção aguda, anemia aguda (como nas hemorragias digestivas agudas), acidente vascular cerebral (AVC), descompensação cardiovascular e comprometimento cognitivo prévio.

A prevenção do delírio é feita por meio de programas de estimulação sensório-percepto-cognitiva; facilitação do sono (de preferência sem o uso de drogas indutoras do sono) com adequação de horários e rotinas, como ingesta de bebidas quentes (leite ou chá), música relaxante, diminuição da iluminação e de ruídos externos, massagens relaxantes etc.

Ainda como alterações cognitivas relacionadas ao imobilismo são relatadas: diminuição da capacidade intelectual, perda de funções cognitivas como: gnosias, praxias e as alterações de linguagem, podendo ocasionar *congelamento* da linguagem.

Função Neuropsíquica

Os indivíduos submetidos à imobilização prolongada quase sempre apresentam diminuição das oportunidades de convívio social e de aferências sensoriais. Embora as respostas a essas situações variem de indivíduo para indivíduo, a diminuição da capacidade de concentração, a dificuldade de resolver problemas, as alterações comportamentais, como: hostilidade, beligerância, ansiedade, irritabilidade ou até agressividade, são bastante freqüentes. Outras respostas, como medo, insegurança, angústia, apatia, depressão, regressão, comportamento doentio e hipocondríaco, também são encontradas.

Particularmente, a ansiedade e a depressão foram notadas a partir das primeiras semanas de imobilização no leito, mesmo em indivíduos hígidos e jovens a ela submetidos. Da mesma forma, o estabelecimento de uma rotina de exercícios ativos, mesmo realizados no leito, demonstrou considerável diminuição no aparecimento dessas alterações.

É importante a avaliação dos aspectos psicológicos envolvidos na sintomatologia apresentada pelo paciente, nos quais problemas emocionais, afetivos e de conduta podem ser detectados.

Outro achado significativo é a diminuição do limiar de dor propiciando a instalação das causalgias, no caso de lesões neurológicas ou mesmo da fibromialgia associada à imobilidade. Muitas *dores crônicas* se iniciam durante períodos de imobilização e apresentam boa resposta ao restabelecimento da atividade.

BIBLIOGRAFIA

AQUILANI, R.; VIGLIO, S.; IADAROLA, P.; GUARNASSCHELLI, C.; ARRIGONI, N. et al. Peripheral plasma amino acid abnormalities in rehabilitation patients with severe brain injury. *Arch. Phys. Med. Rehabil.*, v. 81, n. 2, p. 176-181, 2000.

ARTIEDA, M. D. A.; APEZTEGUIA, I. I.; MEDINA, S. P. Immovilidade en el anciano. *Revista ROL de Enfermeria*, v. 174, p. 33-42, 1993.

BISCHOFF, H.; STÄHELIN, H. B.; VOGT, P.; FRIDERICH, P.; VONTHEIN, R.; TYNDALL, A.; THEILER, R. Immobility as a major cause of bone remodeling in residents of a long-stay geriatric ward. *Calcif. Tissue Int.*, v. 64, n. 6, p. 485-489, 1999.

BORTZ, W. M. Disuse and ageing. *JAMA*, v. 248, p. 1203-1208, 1988.

CAMPOS GUTIERREZ, E.; PALACIOS RUBIO, V. et al. The evaluation of enteral nutritional support in the critical patient. *Nutr. Hosp.*, v. 7, n. 1, p. 36-44, 1992.

CHIPKIN, S. R.; KLUGH, S. A.; CHASAN-TABER, L. Exercise and diabetes. *Cardiol. Clin.*, v. 19, n. 3, p. 489-505, 2001.

CONVERTINO, V. A. An overview of the Issues: physiological effects of bed rest and restricted physical activity. *Medicine Science in Sports and Exercise*, v. 29, n. 2, p. 187-90, 1997.

COONEY, L. M. Assesment of immobility in the elderly. *Conn. Med.*, v. 57, n. 5, p. 281-286, 1993.

CORCORAN, P.J. Use it or lose it – The hazards of bed rest and inactivity. *West J. Med.*, v. 154, p. 536-538, 1991.

HABIB, K. E.; GOLD, P. W.; CHROUSOS, G. P. Neuroendocrinology of stress. *Endocrinol Metab. Clin. North Am.*, v. 30, n. 3, p. 695-728, 2001.

HALLAR, E. M.; BELL, K. R. Contracture and other deleterious effects of immobility. In: DE LISA, J. A. *Rehabilitation Medicine: principles and practice*. Philadelphia: J.B. Lippincott, 1993. p. 681-699.

HARPER, C. M.; LYLES, Y. M. Physiology and complications of bed rest. *J. Am. Geriatr. Soc.*, v. 36, n. 11, p. 1047-1054, 1988.

HENRIKSEN, E. J. Invited review: effects of acute exercise and exercise training on insulin resistance. *J. Appl. Physiol.*, v. 93, n. 2, p. 788-796, 2002.

INOUYE, S. K.; BOGARDUS, S. T.; CARPENTIER, P. A.; LEOSUMMERS, L.; ACAMPORA, D.; HOLFORD, T. R.; COONEY, L. M. A multicomponent intervention to prevent delirium in hospitalized older patients. *N. Engl. J. Med.*, v. 340, n. 9, p. 669-676, 1999.

ISHIZAKI, Y.; FUKUOKA, H.; KATSURA, T.; NISHIMURA, Y.; KIRIYAMA, M.; HIGURASHI, M.; SUZUKI, Y.; KAWAKUBO, K.; GUNJI, A. Psychological effects of bed rest in young healthy subjects. *Acta Physiol. Scand.*, v. 616, p. 83-87, 1994.

JOHANSON, J. F.; SONNENBERG, A.; KOCH, T. R.; MCCARTY, D. J. Association of constipation with neurologic diseases. *Dig. Dis. Sci.*, v. 37, n. 2, p. 179-186, 1992.

LEHMAN, A. B.; JOHNSTON, D.; JANES, O. F. The effects of old age and immobility on protein turnover in human subjects with some observation on the possible role of hormones. *Age Ageing*, v. 18, n. 3, p. 148-157, 1989.

MARKEY, D. W.; RANDALL, J. B. An Interdisciplinary approach addressing patient activity and mobility in the medical-surgical patient. *J. Nurs. Care Qual.*, v. 16, n. 4, p. 1-12, 2002.

MOBILY, P. R.; KELLEY, L. S. Iatrogenesis in the elderly – factors of immobility. *J. Gerontol. Nurs.*, v. 17, n. 9, p. 5-11, 1991.

MORILLA, A. L. H.; MONTERO, C. R.; GONZ, I. E. Z. Valores de oligoelementos y elementos traza al ingreso de pacientes en UCI. *Nutr. Hosp.*, v. 5, n. 5, p. 338-344, 1990.

PEREZ, E. D. Pressure ulcers: updated guidelines for treatment and prevention. *Geriatrics*, v. 48, n. 1, p. 39-44, 1993.

READ, N. W.; CELIK, A. F.; KATSINELOS, P. Constipation and incontinence in the elderly. *J. Clin. Gastoenterol.*, v. 20, n. 1, p. 61-70, 1995.

ROBERTS, N. A.; BARTON, R. N.; HORAN, M. A.; WHITE, A. Adrenal function after upper femoral fracture in elderly people: persistence of stimulation and the roles of adrenocorticotrophic hormone and immobility. *Age Ageing*, v. 19, n. 5, p. 304-310, 1990.

SAHOTA, O.; HOSKING, D. J. The contribution of nutritional factors to osteopenia in the elderly. *Curr. Opin. Clin. Nutr. Metab. Care*, v. 4, n. 1, p. 15-20, 2001.

SANCHEZ GONZALEZ, R.; RUPEREZ CORDERO, O.; DELGADO NICOLES, M. A.; MATEO FERNANDEZ, R.; HERNANDO BLAZQUEZ, M. A. The prevalence or urinary incontinence ia a population over 60 treated in primary care. *Aten. Primaria*, v. 24, n. 7, p. 421-424, 1999.

SELIKSON, S.; DAMUS, K.; HAMERMAN, D. Risk factors associated with immobility. *J. Am. Geriatr. Soc.*, v. 36, p. 707-712, 1988.

SUMAYA, I. C.; RIENZI, B. M.; DEEGAN, J. F.; MOSS, D. E. Bright light treatment decreases depression in institutionalized older adults: a placebo-controlled crossover study. *J. Gerontol. A. Biol. Sci. Med. Sci.*, v. 56, n. 6, p. 356-360, 2001.

THEILLER, R.; STHELIN, H. B.; SOORJAI, G. et al. Influence of physical mobility and season on 25-hydroxyvitamin D-parathyroid hormone interaction and bone remodelling in the elderly. *Eur. J. Endocrinol.*, v. 143, n. 5, p. 673-679, 2000.

WALSH, K.; ROBERTS, J.; BENNETT, G. Mobility in old age. *Gerodontology*, v. 16, n. 2, p. 69-74, 1999.

YOUNG, B.; PHILLIPS, R.; MCCLAIN, C. Metabolic manegement of the patient with head injury. *Neurosurg. Clin. N. Am.*, v. 2, n. 2, p. 301-320, 1991.

ZANOCCHI, M.; VALLERO, F.; NORELLI, L.; ZACCAGNA, B.; SPADA, S.; FABRIS, F. Acute confusion in the geriatric patient. *Recent Prog. Med.*, v. 89, n. 5, p. 229-234, 1998.

ZIMAKOFF, J.; STICKLER, D. J.; PONTOPPIDAN, B.; LARSEN, S. O. Bladder management and urinary tract infections in Danish hospitals, nursing homes and home care: a national prevalence study. *Infect Control Hosp. Epidemiol.*, v. 17, n. 4, p. 215-221, 1996.

CAPÍTULO 45

Prevenção e Tratamento

Afecções Musculoesqueléticas, Tegumentares e Digestivas

Christina May Moran de Brito

A prevenção e o tratamento das complicações decorrentes do imobilismo envolvem desde medidas simples, muitas vezes negligenciadas, como posicionamento adequado no leito e mobilização precoce, até medidas mais complexas, na dependência do tempo de imobilismo, sua etiologia e co-morbidades existentes. A conduta referente ao repouso necessário perante as diversas afecções clínicas ilustra a conscientização dos benefícios advindos da mobilização precoce. No início do século XX acreditava-se serem necessárias cerca de 6 a 8 semanas de repouso no leito para a recuperação de pacientes vítimas de infarto do miocárdio, quando hoje o repouso se situa ao redor de 2 dias[1]. Um estudo demonstrou que para quadros de lombalgia o repouso de 7 dias trazia mais malefícios, sem benefício adicional, em relação ao repouso de 2 dias[2].

APARELHO MUSCULAR

Entre as conseqüências do imobilismo sobre o aparelho muscular merecem destaque: perda de força, predisposição para o desenvolvimento de contraturas, nesse caso miogênicas, e síndromes dolorosas miofaciais.

Posicionamento adequado no leito, mobilização precoce, cinesioterapia e treinamento funcional constituem os métodos mais simples e efetivos de prevenção. O posicionamento é relevante, pois a perda de força é mais acentuada em músculos mantidos em posição encurtada do que naqueles mantidos em posição neutra ou alongada[3-6]. Em posição encurtada o músculo adulto perde sarcômeros e apresenta redução de sua capacidade de tênsil[6]. Para o posicionamento adequado no leito o paciente deve ser acomodado com os membros inferiores estendidos em rotação neutra, com os pés dorsofletidos, os membros superiores em extensão, ombros abduzidos em rotação neutra e punhos em semi-extensão com dedos semifletidos e antebraços semipronados. Para tanto, podem ser utilizados entre outros recursos: coxins, travesseiros, talas e órteses (Figs. 45.1 e 45.2). O paciente deve ser orientado a observar e manter postura adequada de forma ativa, se tiver condições para tanto. Pacientes sem condições para realizar mudança de decúbito, no mínimo a cada 2h, devem ser mobilizados com essa finalidade, e pacientes com múltiplos fatores de risco para o desenvolvimento de contraturas e/ou úlceras de pressão devem ser mobilizados com maior freqüência. Algumas condições merecem atenção redobrada, como: pacientes com perda de sensibilidade, espasticidade e com amputação de membros que gere desequilíbrio muscular e tendência à manutenção de posturas inadequadas. Como exemplo, um paciente com amputação transfemoral tenderá a manter o membro amputado em flexão e abdução (Fig. 45.3), o que deve ser evitado, pois poderá gerar encurtamento muscular, contraturas e prejuízo de sua recuperação funcional.

A força muscular difere amplamente entre indivíduos e está diretamente relacionada à atividade neuromuscular. O exercício físico é o estímulo fisiológico específico que pode aumentar a capacidade funcional e reverter a atrofia por desuso, se suas intensidade, freqüência e duração forem apropriadas para esse fim[7,8]. Os exercícios mais adequados para o restabelecimento funcional são os ativos. Sendo assim, os exercícios passivos devem ser reservados para os indivíduos que apresentem alguma restrição para a mobilização ativa. Os exercícios isotônicos são os mais amplamente empregados para o desenvolvimento da força muscular. O termo isotônico diz respeito à contração muscular com o uso de resistência constante, por exemplo, com um peso na extremidade do membro. Têm a vantagem de serem aplicáveis com facilidade, por serem de simples compreensão e dispensarem aparelhagem sofisticada, e a desvantagem de serem potencialmente lesivos às articulações e aos tecidos periarticulares, sobretudo em pacientes submetidos a imobilismo prolongado. As células em regeneração apresentam baixa resistência tênsil e podem sofrer danos, portanto, devem ser realizados com cautela, moderação e progressão paulatina, nesse grupo de pacientes[9]. Outra limitação desse exercício é a evidência de que causa fortalecimento desigual ao longo da amplitude de movimento, com o maior fortalecimento nas posições de menor vantagem mecânica[10].

Os exercícios isométricos, por não acarretarem mobilização das articulações, são muito utilizados para pacientes que apre-

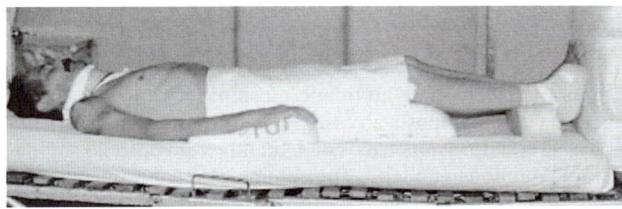

Figura 45.1 – Posicionamento adequado no leito.

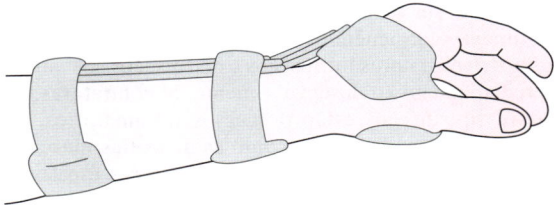

Figura 45.2 – Órtese de posicionamento de punho.

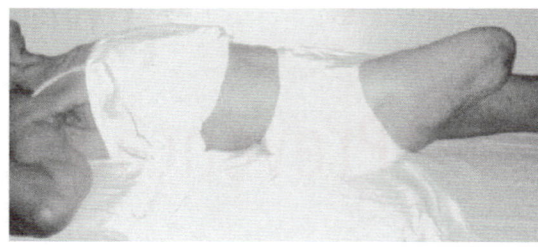

Figura 45.3 – Paciente com amputação transfemoral com contratura em flexão do quadril.

sentam lesão e/ou imobilização articular. Sua maior limitação advém do fato de gerar fortalecimento que se restringe ao redor das posições nas quais o músculo foi exercitado[11]. Por essa razão, para o fortalecimento de toda amplitude de movimento (ADM), preconiza-se a execução do exercício a cada 30° de ADM.

Com a utilização de exercícios submáximos é possível minimizar ou até reverter a fraqueza por desuso. Exercícios isométricos promovem bom fortalecimento, mas seus efeitos na melhora do condicionamento não são bons. Os exercícios isotônicos, por outro lado, aumentam a capacidade funcional dos sistemas musculoesquelético e cardiovascular. Seja com a aplicação de um ou de outro método, é fundamental não perder de vista a meta principal: a restauração da função. Dessa forma, torna-se importante o emprego dos exercícios submetendo o paciente ao treinamento de posturas, transferências, locomoção, atividades de vida diária (AVD) e atividades de vida prática (AVP). Como exemplo, ficar em posição ortostática resulta em gasto energético de cerca de 16 a 19% superior ao gasto em repouso em decúbito[7]. O fortalecimento, por si só, pode resultar em melhora do equilíbrio, da coordenação, da marcha e da habilidade para a realização de AVD e AVP. A magnitude do ganho funcional estará na dependência da força pré-mórbida, dos requisitos de força para a realização de tarefas específicas e de fatores do estado de saúde, como distúrbios do metabolismo ou do sistema cardiorrespiratório[6].

As técnicas de reeducação muscular também são úteis em casos de perda de força significativa e de função neuromotora reduzida, nos quais o objetivo é auxiliar a contração muscular voluntária. As técnicas incluem contração resistida mantida encurtada, exercícios ativos assistidos para amplitude de movimento e técnicas de facilitação, como alongamento rápido e aplicação de estímulos vibratórios[12]. Outras técnicas, como o *biofeedback*, como o uso de *feedback* por eletromiografia, e a estimulação elétrica neuromuscular podem ser úteis. O objetivo é estimular o movimento voluntário ativo dentro de um padrão específico. A estimulação elétrica funcional (FES), ou seja, a estimulação elétrica neuromuscular com objetivos funcionais, pode ser utilizada quando a contração muscular voluntária é insuficiente ou há algum impedimento para sua realização. Como exemplos, pacientes com lesão de motoneurônio superior (sem lesão de motoneurônio inferior), ou uso de mobilização gessada[13].

No que diz respeito à prevenção e ao tratamento das contraturas miogênicas, a prevenção tem destaque, sendo o posicionamento adequado mais uma vez de grande importância. Atenção especial deve ser dada aos músculos biarticulares, como os isquiotibiais e gatrocnêmios. Devem ser considerados e abordados possíveis fatores intrínsecos e extrínsecos aos músculos que predisponham ao desenvolvimento de contraturas. Entre os fatores intrínsecos estão processos inflamatórios, como polimiosite, e degenerativos, como as distrofias musculares. Fatores extrínsecos englobam restrições mecânicas, espasticidade e paralisias.

Exercícios para flexibilidade, três vezes por semana, com duração de 10 a 15min, em indivíduos saudáveis inativos, são suficientes para manter o comprimento dos músculos longos em repouso. Para contraturas leves, exercícios passivos para amplitude de movimento com sustentação do alongamento terminal são efetivos se aplicados por 20 a 30min, 2 vezes por dia. A aplicação de termoterapia aditiva, sob a forma de calor profundo, pode auxiliar o sucesso do tratamento por aumentar a viscosidade do tecido conjuntivo, sendo particularmente útil em caso de contraturas mais graves. Um aspecto que deve ser sempre lembrado é que quando o músculo é alongado as porções proximais do corpo devem estar bem estabilizadas. Por exemplo, a pelve deve ser estabilizada antes que o alongamento da flexão de quadril seja aplicado para prevenir a hiperlordose lombar. Órteses dinâmicas ou engessamento seriado podem ser utilizados se o alongamento passivo, juntamente com a termoterapia, for insuficiente para a obtenção dos resultados desejados. O gesso é aplicado imediatamente após o alongamento passivo, sendo retirado e reaplicado a cada 4 a 5 dias para novo alongamento e reposicionamento. É empregado, em geral, em contraturas em flexão de joelho e tornozelo. Para contraturas localizadas em cotovelo, punho e mãos são quase sempre empregadas órteses dinâmicas, procurando manter a funcionalidade do membro superior[7].

Outro recurso muito utilizado, sobretudo em pós-operatórios de joelho e quadril, é a movimentação passiva contínua (CPM), inclusive no pós-operatório imediato. Para tanto, torna-se necessária aparelhagem específica, na qual corrente alternada se transforma em energia mecânica, promovendo movimentação passiva com velocidade regulável. Apresenta como vantagens: fácil instalação e manuseio, possível associação com outras terapias, controle pelo paciente, respeita o limite de dor, promove ganho de ADM e reduz aderências[14,15]. Embora seja mais utilizada na reabilitação de membros inferiores, há também aparelhagem destinada aos membros superiores[16].

O músculo que permanece imobilizado em posição encurtada por tempo prolongado pode apresentar ativação de pontos-gatilho e assim passar a apresentar dor de padrão miofascial[17]. Idealmente, devem ser adotadas medidas preventivas já mencionadas, como posicionamento adequado e mobilização. Chan *et al.* demonstraram em um estudo com voluntários saudáveis que a imobilização da coluna pode, por si só, ocasionar dor[18]. Caso o paciente desenvolva a síndrome dolorosa miofascial devem ser adotadas termoterapia e cinesioterapia com enfoque em exercícios de alongamento e, em casos em que essas medidas se mostrem insuficientes, devem ser realizados bloqueios anestésicos para inativação de pontos-gatilho[19].

APARELHO ESQUELÉTICO

Embora a ausência de atividade muscular e conseqüente redução da tensão imposta ao osso possam contribuir para a perda óssea, exercícios isométricos ou isotônicos em posição supina, durante o repouso no leito, apresentam efeito mínimo sobre o osso[20]. Intervenções com o intuito de minimizar a perda óssea envolvem não só mobilização, mas também suporte de peso[21]. O ortostatismo por várias horas ao dia atua na redução da perda óssea e hipercalciúria[22,23]. Apesar de o imobilismo promover a perda óssea, a hipercalcemia não é achado freqüente. Ocorre sobretudo em crianças e indivíduos jovens do sexo masculino, especialmente lesados medulares[7,20,24-26]. O tratamento da hipercalcemia envolve hidratação, uso de diuréticos, calcitonina e bifosfonados[20,27].

O efeito do ortostatismo e da cinesioterapia foi muito estudado nos pacientes portadores de lesão medular, como possíveis medidas preventivas e terapêuticas adiante da acentuada perda óssea que afeta esse grupo de pacientes. Kunkel et al. não encontraram benefício em estudo em que submeteu um grupo de lesados medulares a 90min diários de ortostatismo, por meio de prancha ortostática; já Goemaere et al. relataram que pacientes que realizaram ortostatismo de forma regular, iniciando 1 ano após a lesão, apresentaram melhores índices de densidade mineral óssea em relação a controles[28,29]. Bruin et al. sugeriram que um programa de exercícios combinando ortostatismo e marcha parece reduzir a taxa de perda óssea em pacientes com lesão medular[30]. No entanto, nesse trabalho não foi encontrada diferença significativa entre os grupos que realizaram ortostatismo e marcha ou apenas ortostatismo. Estudos com a utilização da estimulação elétrica funcional obtiveram resultados variáveis, parecendo haver algum benefício local[31-34]. Bélanger et al. avaliaram o efeito do uso de FES aplicada ao músculo quadríceps contra resistência de 14 pacientes lesados medulares crônicos ao longo de 24 semanas, 5 vezes por semana. Utilizaram para comparação o uso de FES em músculo quadríceps contralateral sem resistência e também controles não submetidos a FES. Observaram ganho de densidade mineral óssea nos grupos submetidos a treinamento com FES, mas não notaram diferença entre o tipo de treinamento utilizado, com ou sem resistência[34].

Quanto ao tratamento medicamentoso e suplementação nutricional, é fundamental ressaltar a importância das doses diárias recomendadas de cálcio, de acordo com as diferentes faixas etárias: 1.200mg para adolescentes, 1.000mg para adultos até 50 anos e 1.500mg para indivíduos acima de 50 anos. A aquisição diária de vitamina D é também relevante (400 a 800U), obtida, com facilidade, nos países tropicais. Caso não seja possível a obtenção desejada, em particular em idosos, a suplementação é necessária[35].

Os bifosfonados constituem um grupo terapêutico eficiente e seguro para o tratamento da osteoporose, porém poucos são os estudos que avaliam seus efeitos em pacientes com imobilismo[36]. Pearson et al. avaliaram o efeito do tratamento com etidronato cíclico na dose de 800mg, ao longo de 30 semanas, ou seja, dois ciclos, em um grupo de seis pacientes em fase aguda de lesão em comparação com um grupo de sete controles[37]. Ambos os grupos receberam dieta com 1.000mg de cálcio ao dia e foram submetidos ao programa de reabilitação convencional e observaram benefício significativo, principalmente nos pacientes com lesão incompleta que voltaram a deambular. Minaire et al. avaliaram os efeitos do uso do bifosfonado diclorometileno de sódio em um grupo de 21 de pacientes paraplégicos, nas doses de 400 a 1.600mg/dia, concluindo que seu uso poderia reduzir a perda óssea na fase aguda de lesão sem provocar defeitos de calcificação, sem, no entanto, prevenir o aparecimento da ossificação heterotópica[38]. Em outro estudo, foram avaliados os efeitos de diferentes tratamentos em pacientes com perda óssea decorrente do imobilismo: clodronato 400mg (n = 7) ou 1.600mg (n = 7) ou calcitonina (n = 20) ou etidronato (n = 20) com controles e foi evidenciado que o clodronato na dose de 1.600mg e a calcitonina foram mais eficazes na redução da perda óssea[39]. Chappard et al. avaliaram os efeitos do tiludronato em um grupo de 20 paraplégicos nas doses de 200 e 400mg/dia[40]. Perda óssea significativa foi evidenciada nos grupos placebo e no que recebeu a dose de 200mg. Naqueles que receberam 400mg, foi observado ganho discreto. O número de osteoclastos evidenciado por avaliação histomorfométrica apresentou redução nos grupos que receberam tiludronato, concluindo que seu uso é efetivo para reduzir a reabsorção óssea, sem prejuízo da formação óssea.

Ossificação heterotópica (OH) e hipercalcemia não são típicas do imobilismo. Afetam especialmente vítimas de traumas neurológicos, como trauma raquimedular e trauma cranioencefálico. Como o tratamento efetivo ainda não está disponível, a prevenção e o diagnóstico precoce têm função primordial. O tratamento envolve o uso de antiinflamatórios não hormonais, sobretudo indometacina, exercícios para manutenção de ADM, etidronato, radioterapia, e, em alguns casos, cirurgia. A indometacina parece inibir a diferenciação de células mesenquimais em osteoblastos. Alguns autores recomendam a associação de etidronato e indometacina na profilaxia da OH[41]. A radioterapia também parece interferir na diferenciação das células mesenquimais e ainda tem algum efeito analgésico. A conduta cirúrgica tem seu lugar em casos de restrição significativa da ADM, com prejuízo funcional, ou em complicações secundárias, como úlceras de pressão. Para tanto, torna-se necessária a constatação de que o processo osteogênico esteja estabilizado com o uso de dosagem seriada de fosfatase alcalina sérica e cintilografia óssea[42,43].

APARELHO TEGUMENTAR

As úlceras de pressão constituem a complicação mais freqüente que envolve o aparelho tegumentar. Assim como para muitas das outras complicações, o enfoque está na prevenção. Esta envolve identificação de pacientes de alto risco, educação de familiares e cuidadores, posicionamento adequado, mudanças de decúbito, uso de colchões e superfícies apropriadas, hidratação cutânea, bom aporte hídrico e nutricional e controle da continência[20]. Exame cuidadoso e detalhado do paciente, por observadores treinados, é fundamental para a detecção de sinais de úlceras de pressão incipientes[44].

Uma vez que a fisiopatologia das úlceras de decúbito consiste em áreas da superfície cutânea nas quais a pressão excede a pressão hidrostática capilar, o alívio pressórico dessas áreas é primordial. Entre as áreas acometidas com mais freqüência, merecem destaque: região sacral, calcânea, occipital, isquiática e lateral da coxa (trocantérica). Recomenda-se mudança de posicionamento no mínimo a cada 2h e mudanças mais freqüentes no caso de pacientes de risco, como pacientes com comprometimento de sensibilidade, motricidade e consciência[45]. O uso de colchões, que minimizem a ocorrência de áreas de concentração pressórica, tem validade. Podem ser usados os denominados colchões caixa de ovo, de ar de pressão alternante e d'água. Em regiões que evidenciem sobrecarga, com desenvolvimento de hiperemia, podem ser usadas placas protetoras.

Para úlceras superficiais é indicado o tratamento conservador. Como todas as úlceras isquêmicas exibem certo grau de necrose tecidual, a limpeza da úlcera e da superfície circunvizinha é importante e deve ser realizada preferencialmente com água morna e sabão. A limpeza com água e sabão, ou algum outro meio surfactante, trata-se de método simples e efetivo, desde que feito com freqüência adequada e mantida a ulceração seca. Há relatos com o uso de curativos com substâncias hidrocolóides com bons resultados[46]. A pele que circunda a lesão pode também ser protegida com adesivos espessos, a fim de prevenir a maceração da pele. A cicatrização por segunda intenção é processo lento e provoca formação de um epitélio vulnerável, sem glândulas sebáceas ou sudoríparas, sendo necessários cuidados redobrados para a prevenção secundária[44].

Em alguns casos, pode ser indicado o debridamento de material necrótico. Esse debridamento pode ser químico, com o uso de substâncias fibrinolíticas e proteolíticas, ou mecânico. Em caso de lesões de menor complexidade, o debridamento pode ser realizado à beira do leito. Em caso de lesões mais extensas, porém, faz-se necessário o debridamento em centro cirúrgico, pelo potencial sangramento resultante, e necessidade de cauterização vascular. É também primordial o tratamento de infecções locais, que resultem em formação de exsudato, que retarda o processo de cicatrização. No início do tratamento local devem ser obtidas culturas e realizado antibiograma. O uso de antibióticos tópicos é muitas vezes ineficaz, sendo indicada a via sistêmica. Entretanto, em úlceras crônicas com fibrose extensa, a penetrância tecidual dos antibióticos está limitada[44].

Para úlceras profundas, graus III e IV, é indicado tratamento cirúrgico. Para tanto, podem ser utilizados retalhos cutâneos, fasciocutâneos, miocutâneos, retalho muscular e enxerto de pele. O cirurgião plástico optará pela melhor alternativa conforme a extensão e a localização da lesão. Na avaliação das úlceras profundas, principalmente de úlceras crônicas com exposição óssea, é necessária investigação de osteomielite, com radiografia simples em duas posições, e avaliação sérica de leucograma e velocidade de hemossedimentação. A biópsia óssea quando há alto índice de suspeita clínica e os testes não invasivos são negativos[44].

APARELHO DIGESTIVO

A constipação intestinal constitui a complicação mais comum que envolve o aparelho digestivo de pacientes em situações de imobilismo. Para prevenir ou amenizar essa complicação, devem ser observadas múltiplas variáveis, e entre elas, a prescrição médica. Com fins preventivos, a prescrição dietética deverá apresentar alimentos ricos em fibras, redução relativa de carboidratos, oferta hídrica adequada (cerca de 1,5L) e desjejum reforçado. Recomenda-se que a quantidade diária de fibra alimentar esteja ao redor de 25 a 30g por dia (sabendo-se que a média estimada diária da população americana é de 10 a 15g) – em especial vegetais, de preferência crus, e grãos (trigo, aveia, milho e produtos integrais). A prática da manutenção de refeições em horários regulares, o que é facilmente obtido em ambiente hospitalar, estimulam o funcionamento intestinal. Deve-se atentar para medicamentos como opiáceos, anticolinérgicos, antiácidos à base de alumínio, bloqueadores de canal de cálcio e diuréticos, que podem agravar a obstipação. Comorbidades, como intestino neurogênico, diabetes melito, hipotireoidismo e hipercalcemia, constituem agravantes[47].

O paciente deve ser orientado a estabelecer, em sua programação diária, horário determinado para o esvaziamento intestinal. O horário preferencial é por volta de 30min após a refeição, para que se faça uso do reflexo gastrocólico. Assim que possível, deve ser instituída a posição sentada em cadeira higiênica, para posicionamento mais adequado. Também pode ser realizado o massageamento abdominal em sentido horário como medida adjuvante[20].

Boa parte dos doentes poderá, inicialmente, ser tratada com medidas higieno-dietéticas. Uma vez necessária a introdução de laxantes, dá-se preferência àqueles que atuam no aumento do volume do bolo fecal, como mucilagens, in natura ou em medicamentos industrializados (sementes de *psyllium*). São produtos cuja utilização prolongada não oferece riscos colaterais importantes, mas podem, em fase inicial, tornar mais exuberantes alguns sintomas desconfortáveis, como distensão e dor abdominais, meteorismo e flatulência. Um segundo grupo compreende os laxantes osmóticos, substâncias pouco ou nada absorvíveis pelo intestino delgado que, graças a sua osmolaridade, são retentores de água no lúmen intestinal. Sais de sódio e de magnésio são amplamente utilizados com boa segurança. A utilização de açúcares inabsorvíveis é alternativa recomendada, com produtos contendo lactulose ou sorbitol, inócuos, mas com a inconveniência de produção de gases e distensão abdominal. Óleos minerais têm ação lubrificante, facilitando o trânsito intestinal, sendo conhecidos como laxantes emolientes. Os laxativos catárticos, irritantes ou estimulantes, compõem um grupo de substâncias, derivados antraquinônicos, cuja ação se faz sobre o plexo mioentérico, aumentando a motilidade colônica, assim como a secreção a nível do intestino grosso. Senosídeos, cáscara sagrada, fenolftaleína e bisacodil são alguns exemplos. Embora eficientes no seu efeito imediato, a prescrição generalizada não é aconselhável, nem tão pouco seu uso prolongado[47].

A utilização rotineira de supositórios ou preparados para aplicação tópica tem seu lugar nas constipações com origem na disfunção retal[47]. Já a utilização de enemas deve se restringir a casos em que as medidas anteriores fracassarem ou naqueles que envolvam a formação de fecalomas com impactação fecal.

REFERÊNCIAS BIBLIOGRÁFICAS

1. PASHKOW, F. J. Issues in contemporary cardiac rehabilitation: a historical perspective. *J. Am. Coll. Cardiologia*, v. 21, p. 822-834, 1993.
2. DEYO, R. A.; DIEHL, A. K.; ROSENTHAL, M. How many days of bed rest for acute low back pain? *N. Engl. J. Med.*, v. 315, p. 1064-1092, 1986.
3. HERBERT, R. D.; BALNAVE, R. J. The effect of position of immobilization on resting length, resting stiffness, and weight of the soleus muscle of the rabbit. *J. Orthop. Res.*, v. 11, p. 358-366, 1993.
4. BAKER, J. H.; MATSUMOTO, D. E. Adaptation of the skeletal muscle to immobilization in a shortened position. *Muscle Nerve*, v. 11, p. 231-244, 1988.
5. JARVINEN, M. J.; EINOLA, S. A.; VIRTANEN, E. O. Effect of the position of immobilization upon tensile properties of the rat gastrocnemius muscle. *Arch. Phys. Med. Rehabil.*, v. 73, p. 253-257, 1992.
6. HARRIS, B. A.; WATKINS, M. P. Adaptações ao treinamento de força. In: FRONTERA, W. R.; DAWSON, D. M.; SLOVIK, D. M. *Exercício Físico e Reabilitação*. Porto Alegre: Artmed, 2001. cap. 5, p. 85-94.
7. HALAR, E. M.; BELL, K. R. Relação da reabilitação com a inatividade. In: KOTTKE, F. J.; LEHMAN, J. F. *Tratado de Medicina Física e Reabilitação de Krusen*. 4. ed. São Paulo: Manole, 1994. cap. 52, p. 1105-1124.
8. SALTIN, B.; ROWELL, L. B. Functional adaptation to physical activity and inactivity. *Fed. Proc.*, v. 39, p. 1506-1513, 1980.
9. APPELL, H. J. Muscular atrophy following immobilization. A review. *Sports Med.*, v. 10, p. 42-58, 1990.
10. BERTOLUCCI, L. F. Cinesioterapia. In: GREVE, J. M. D.; AMATUZZI, M. M. *Medicina de Reabilitação Aplicada à Ortopedia e Traumatologia*. São Paulo: Roca, 1999. cap. 3, p. 47-80.
11. SPIELHOLTZ, N. I. Scientific basis of exercise programs. In: BASMAJIAN, J. V.; WOLF, S. L. *Therapeutic Exercise*. 5. ed. Baltimore: Williams & Wilkins, 1990.
12. SULLIVAN, P. E.; MARKOS, P. D. *Clinical Decision Making in Therapeutic Exercise*. Norwalk: Appleton & Lange, 1995.
13. GOULD, N.; DONNERMEYER, D.; POPE, M. et al. Transcutaneous muscle stimulation as a method to retard disuse atrophy. *Clin. Orthop.*, v. 164, p. 215-220, 1982.
14. OLIVEIRA, M. S. C.; HADDAD, E. S.; KOYAMA, R. C. C. Síndrome da imobilização. In: GREVE, J. M. D., AMATUZZI, M. M. *Medicina de Reabilitação Aplicada à Ortopedia e Traumatologia*. São Paulo: Roca, 1999. cap. 15, p. 381-396.
15. RICHARDSON, W. J.; GARRET, W. E. Clinical uses of continuous passive motion. *Contemp. Orthop.*, v. 10, p. 75-79, 1985.
16. BENTHAM, S.; BRERETON, W. D. S.; COCHRANE, I. W. et al. Continuous passive motion device for hand rehabilitation. *Arch. Phys. Med. Rehabil.*, v. 14, p. 458-461, 1987.
17. TRAVELL, J.; SIMON, D. *Myofascial Pain and Dysfunction – The Trigger Point Manual*. Baltimore: Williams & Wilkins, 1999. v. 1, p. 45-102.
18. CHAN, D.; GOLDBERG, R.; TASCONE, A. et al. The effect of spinal immobilization on healthy volunteers. *Ann. Emerg. Med.*, v. 23, p. 48-51, 1994.
19. GERWIN, R. D. *Myofascial pain*. In: GRABOIS, M.; GARRISON, S. J.; HART, K. A.; LEHMKUHL, D. *Physical Medicine and Rehabilitation: the complete approach*. Massachusetts: Blackwell Science, 2000. p. 1066-1087.
20. SHANKAR, K.; JAIN, S. Deconditioning and bed rest. In: GRABOIS, M.; GARRISON, S. J.; HART, K. A.; LEHMKUHL, D. *Physical Medicine and rehabilitation: the complete approach*. Massachusetts: Blackwell Science, 2000. p. 831-847.
21. BUCKWALTER, J. A. Activity vs. rest in the treatment of bone, soft tissue and joint injuries. *Iowa Orthop. J.*, v. 15, p. 29-42, 1995.
22. ISSEKUTZ, B.; BLIZZARD, J. J.; BIRKHEAD, N. C. et al. Effect of prolonged bed rest on urinary calcium output. *J. Appl. Physiol.*, v. 21, p. 1013-1020, 1966.
23. SALZSTEIN, R. J.; HARDIN, S.; HASTINGS, J. Osteoporosis in spinal cord injury: using an index of mobility and its relationship to bone density. *J. Am. Paraplegia Soc.*, v. 15, p. 232-234, 1992.
24. SZOLLAR, S. M.; MARTIN, E. M. E.; PARTHEMORE, J. G. et al. Demineralization in tetraplegic and paraplegic man over time. *Spinal Cord.*, v. 35, p. 223-228, 1997.

25. CLAUS-WALKER, J.; HALSTED, L. S.; RODRIGUES, G. P. et al. Spinal cord injury hipercalcemia: therapeutic profile. *Arch. Phys. Med. Rehabil.*, v. 63, p. 108-115, 1982.
26. MAYNARD, F. M. Immobilization hypercalcemia following spinal cord injury. *Arch. Phys. Med. Rehabil.*, v. 67, p. 41-44, 1986.
27. KAUL, S.; SOCKALOVSKY, J. J. Human synthetic calcitonin for hypercalcemia of immobilization. *J. Pediatr.*, v. 126, p. 825-827, 1995.
28. KUNKEL, C. F.; SCREMIN, A. M. E.; EISENBERG, B. et al. Effect of standing on spasticity, contracture, and osteoporosis in paralyzed males. *Arch. Phys. Med. Rehabil.*, v. 74, p. 73-38, 1993.
29. GOEMARE, S.; VAN LAERE, M.; DE NEVE, P. et al. Bone mineral status in paraplegic patients who do or do not perform standing. *Osteoporosis Int.*, v. 4, p. 138-143, 1994.
30. BRUIN, E. D.; FREY RINDOVA, P.; HERZOG, R. E. et al. Changes of tibia bone properties after spinal cord injury: effects of early intervention. *Arch. Phys. Med. Rehabil.*, v. 80, p. 214-220, 1999.
31. SIPSKI, M. L.; FINDLEY, T. W.; GLASER, R. M. et al. Prevention of osteoporosis through early use of electrical stimulation after spinal cord injury (abstract). *Arch. Phys. Med. Rehab.*, v. 71, p. 795, 1990.
32. MYSIW, J.; JACKSON, R.; BLOOMFIELD, S. Hypercalciuria prevented by functional electric stimulation (abstract). *Arch. Phys. Med. Rehab.*, v. 71, p. 795, 1990.
33. BEDELL, K. K.; SCREMIN, A. M. E.; PERELL, K. L.; KUNFEL, C. F. Effects of functional electrical stimulation-induced lower extremity cycling on bone density of spinal cord injury patients. *Am. J. Phys. Med. Rehab.*, v. 75, p. 29-34, 1996.
34. BÉLANGER, M.; STEIN, R. B.; WHEELER, G. D.; GORDON, T. et al. Electrical Stimulation: Can it increase muscle strenght and reverse osteopenia in spinal cord injured individuals? *Arch. Phys. Med. Rehabil.*, v. 81, p. 1090-1098, 2000.
35. DAWSON-HUGHES, B.; HARRIS, S. S.; KRALL, E. A.; DALLAL, G. E. Effect of calcium and vitamin D supplemetation on bone density in men and women 65 years of age or older. *N. Engl. J. Med.*, v. 337, p. 670-676, 1997.
36. POLS, H. A.; FELSENBERG, D.; HANLEY, D. A. et al. Effects of alendronate on BMO and fracture risk: the Fosit Study. *Osteoporosis Int.*, v. 9, p. 461-468, 1999.
37. PEARSON, E. G.; NANCE, P. W.; LESLIE, W. D. et al. Cyclical etidronate: its effect on bone density in patients with acute spinal cord injury. *Arch. Phys. Med. Rehabil.*, v. 78, p. 269-272, 1997.
38. MINAIRE, P.; BERARD, E.; MEUNIER, P. J. et al. Effects of disodium dichloromethylene diphosphonate on bone loss in paraplegic patients. *J. Clin. Invest.*, v. 68, p. 1086-1092, 1981.
39. MINAIRE, P.; DEPASSIO, J.; BERARD, E. et al. Effects of clodronate on immobilization bone loss. *Bone*, v. 8, p. S63-S68, 1987.
40. CHAPPARD, D.; MINAIRE, P.; PRIVAT, C. et al. Effects of tiludronate on bone loss in paraplegic patients. *J. Bone Miner Res.*, v. 10, p. 112-118, 1995.
41. BIERING-SORENSEN, F.; TONDEVOLD, E. Indometacin and disodium etidronate for the prevention of recurrence of heterotopic ossification after surgical resection. *Paraplegia*, v. 31, n. 8, p. 513-515, 1993.
42. STOVER, S. L.; NIEMANN, K. M.; TULLOSS, J. R. Experience with surgical resection of heterotopic bone in spinal cord injury patients. *Clin. Orthop.*, v. 263, p. 71-77, 1991.
43. ORZEL, J. A.; RUDD, T. G. Heterotopic bone formation: clinical, laboratory an imaging correlation. *J. Nucl. Med.*, v. 26, n. 2, p. 125-132, 1985.
44. COSTA, M. P.; SAKAE, E. K.; DUARTE, G. G. et al. Úlceras de pressão. In: GREVE, J. M. D.; CASALIS, M. E. P.; BARROS FILHO, T. E. P. *Diagnóstico e Tratamento da Lesão da Medula Espinal*. São Paulo: Roca, 2001. p. 329-360.
45. KOSIAK, M.; KOTTKE, F. J. Prevenção e reabilitação de úlceras isquêmicas. In: KOTTKE, F. J.; LEHMAN, J. F. *Tratado de Medicina Física e Reabilitação de Krusen*. 4. ed. São Paulo: Manole, 1994. cap. 46, p. 967-978.
46. YARKONY, G. M.; LAKONE, C.; CARLE, T. V. Pressure sore management: efficacy of a moisture-reactive occlusive dressing. *Arch. Phys. Med. Rehabil.*, v. 65, p. 597-600, 1984.
47. AMBROGINI JR., O.; MISZPUTEN, S. J. Constipação intestinal crônica. In: PRADO, F. C.; RAMOS, J. A.; DO VALLE, J. R. *Atualização Terapêutica: manual prático de diagnóstico e tratamento*. 20. ed. São Paulo: Artes Médicas, 2001. p. 411-413.

Sistemas Nervoso e Sensorial, Tecido Articular, Sistema Metabólico e Sistema Geniturinário

Patricia Tanoue Peres

SISTEMAS NERVOSO E SENSORIAL

As opções para minimizar os efeitos deletérios decorrentes da privação sensorial e isolamento incluem sessões de terapia individual e em grupo; terapia recreacional com atenção à socialização para incentivar o paciente a interagir com a equipe, com os outros pacientes e familiares; atividades não vocacionais inclusive nos finais de tarde e fins de semana e restabelecimento da rotina diária e da independência funcional por meio do treino das atividades de vida diária. Técnicas de relaxamento também podem ser incorporadas[1-4].

Além disso, algumas modificações físicas e funcionais do ambiente hospitalar, como relógios e calendários nos quartos, iluminação e decoração adequadas, livros e revistas à disposição, também podem resultar em benefícios no processo de reabilitação[5].

TECIDO ARTICULAR

Atenção especial deve ser dada quando o paciente for submetido a período de imobilidade, seja segmentar ou global, prevenindo as contraturas que, se presentes, acabam por alterar o resultado final da reabilitação. O posicionamento adequado no leito associado a programa de cinesioterapia dirigida é fundamental para a prevenção de contraturas. O tempo de repouso no leito deverá ser diminuído progressivamente, levando-se em conta as condições clínicas do paciente[6].

As bases para iniciar o tratamento de contraturas articulares são a determinação cuidadosa dos fatores predisponentes e o conhecimento dos componentes ou tecidos articulares realmente envolvidos, ou seja, é importante determinar quais estruturas em articulação, músculo ou tecido mole estão contraturadas e quais mecanismos subjacentes fazem parte do desenvolvimento da contratura para que o tratamento possa ser apropriadamente direcionado[2,4].

É essencial exame neuromuscular cuidadoso enfatizando a amplitude de movimento ativa e passiva; deve-se ser dada atenção particular aos músculos que cruzam duas articulações e, em pacientes com espasticidade grave não controlada, pode ser necessário obter medidas precisas de amplitude de movimento com o uso de anestesia geral ou bloqueios nervosos locais[4].

Então, dois princípios básicos são usados na prevenção de contraturas artrogênicas e de tecidos moles: bom posicionamento da articulação envolvida e pronta mobilização articular[2].

Exercícios para manutenção da amplitude das articulações e alongamentos são indispensáveis para a prevenção de contraturas, porém, assim que uma contratura se desenvolve, o tratamento padrão é a combinação de exercícios ativos e passivos com alongamento eficaz, realizado pelo menos duas vezes por dia. Para contratura leve, pode ser eficaz alongamento mais curto, que dure 20 a 30min. Alongamentos prolongados, de 30min ou mais, combinados com posicionamento apropriado, são necessários para contraturas mais graves. Ao se aplicar alongamento terminal em uma articulação, a parte proximal do corpo deve estar bem estabilizada. Em muitos casos, leve distração da articulação durante o alongamento previne a compressão articular e a possível compressão de tecidos moles, em especial nas pequenas articulações da mão. Na contratura do ombro em adução e rotação interna, o deslize normal para baixo da cabeça umeral, na cavidade glenóide é impedido por adutores retraídos. Portanto, a abdução forçada pode causar o trauma dos tendões do manguito rotador contra o acrômio. O alongamento aplicado na direção da flexão anterior e a rotação externa devem ser tentados antes de forçar a abdução[2,4].

É necessário começar com movimentos passivos para manutenção de amplitudes articulares e passar depois, progressivamente, a exercícios ativos assistidos, exercícios ativos e ativos resistidos, aplicando trabalhos de coordenação quando o paciente puder realizá-los. Deve-se trabalhar com a maior quantidade possível de articulações por, pelo menos, uma vez ao dia[7]. Esses procedimentos geralmente fornecem melhores resultados quando associados à aplicação de calor na junção musculotendínea ou cápsula articular. O ultra-som é a fonte de calor mais popular para grandes articulações levando ao aquecimento do tecido de 40 a 43°C, aumentando as propriedades viscosas do tecido conjuntivo e maximizando o efeito do alongamento[4].

A literatura não dá um guia claro sobre quando iniciar a amplitude ativa e passiva de movimento para a articulação com pequenos sinais de infecção aguda ou inflamação[2].

Se houver contratura, o membro imobilizado deve ser posicionado de maneira a manter bom alongamento fisiológico[2]. Então, o posicionamento do paciente no leito é extremamente importante. Na posição supina, o tronco deve estar alinhado com quadris, joelhos e tornozelos, com o hálux de ambos os pé apontado para cima. Os ombros devem ficar com 30° de flexão e 45° de abdução, os punhos em 20 a 30° de extensão e as mãos em posição funcional. Isso pode ser facilmente alcançado com o uso de travesseiros, almofadas, coxins, rolos e órteses de posicionamento. Os decúbitos ventral e lateral também devem ser utilizados. Em decúbito lateral o paciente deve permanecer, com o lado que fica abaixo, com o ombro e o cotovelo flexionados aproximadamente em 80° e o antebraço deve estar supinado. O lado que fica acima tem que estar com o ombro em posição neutra, com o cotovelo com leve flexão e o antebraço pronado e apoiado sobre um coxim que se coloca em frente do tórax e abdome do paciente. É necessário também colocar almofada atrás das regiões dorsal e lombar, para que se firme o decúbito lateral. Para diminuir a pressão trocantérica que esse decúbito implica, o lado que está abaixo deve ficar com flexão de quadris e joelhos de aproximadamente 20 a 30° e separado do lado que fica acima, com um amplo coxim. Em decúbito ventral, os ombros devem ficar com abdução de 45° e em rotação externa; e os cotovelos em flexão de cerca de 45°. As extremidades inferiores devem ficar em extensão e para a descarga de peso das cristas ilíacas e joelhos, é imprescindível dispor de almofadas e coxins abaixo de abdome, coxas e pernas. Em todos os casos, a mudança de decúbito freqüente é necessária ao término de cada hora. Colchão antiescara é um complemento adequado para o posicionamento no leito. Em relação à fisioterapia, esta deve começar desde o primeiro momento, no leito, para prosseguir na Unidade de Reabilitação[3,6].

A prevenção de contraturas em paciente acamado começa com a seleção de cama e colchões adequados, posicionamento apropriado no leito e programa de treino de mobilidade. O paciente deve ser movido para fora da cama assim que sua condição clínica permitir. Se o repouso no leito for inevitável, o posicionamento e a mobilidade devem ser incorporados ao programa de tratamento de enfermagem do paciente. Um colchão firme é necessário para impedir que o corpo afunde e que ocorra a flexão excessiva de quadril em decúbito dorsal. Se o colchão for afastado cerca de 10cm do término da cama, será possível colocar o calcanhar ou retropé para fora dele, proporcionando alívio aos calcanhares ou pés. Para ajudar o paciente a se virar de um lado para outro ou se sentar, barras laterais de apoio devem ser instaladas na cama. Um trapézio acima da cabeça é útil para paciente com comprometimento da mobilidade no leito, pois lhes permite o uso dos membros superiores para virar de um lado para outro, mover-se para cima e para baixo, alcançar a posição sentada e transferir-se para dentro e para fora da cama[4].

Vários dispositivos de assistência poderão ser usados para manter as articulações em posições funcionais. O ombro tende a assumir posição de adução e rotação interna durante o repouso no leito e se for mantida o dia todo e forem feitos movimentos de amplitude de movimento por 15 a 20min por dia, os rotadores internos e adutores poderão encurtar. Com o uso de travesseiros, o ombro poderá ser mantido efetivamente em abdução e rotação neutra. Um rolo palmar ou uma órtese para mão são usados para manter as articulações da mão, do polegar e dos dedos na posição ideal. Se os flexores da mão e dos dedos se retraírem, uma órtese de repouso, provendo mais extensão, poderá alongar os músculos contraturados. Para o posicionamento de membros inferiores, um rolo de trocanter ou uma barra de desrotação poderá ser usada para contrapor a rotação externa excessiva. As contraturas em flexão plantar são mais bem prevenidas com o uso de órtese que mantenha o pé e o tornozelo em posição neutra[4].

O alongamento mantido durante horas também pode ser obtido por imobilizações por meio de engessamentos seriados. O gesso é aplicado logo após o uso de calor e alongamento manual para obter máxima amplitude de movimento. O engessamento seriado é particularmente útil para flexão plantar, flexão de joelho e contraturas de cotovelo[4].

Para a necessidade de se manter alongamento por tempo prolongado, prescrever órteses de posicionamento devendo, se possível, treinar o paciente para sua colocação e retirada[6]. Órteses dinâmicas, em geral usadas na mão e no braço, permitem uma medida de função ao mesmo tempo que provê alongamento[4].

Método mais agressivo de remobilização tem sido introduzido para a prevenção de contraturas em articulações infectadas ou operadas. O método da mobilização passiva contínua usa dispositivos especialmente projetados para diferentes articulações, para dar contínuo movimento passivo para a articulação logo após a cirurgia articular ou durante infecção. O princípio básico do método é dar um movimento passivo sem dor à articulação afetada sem o uso dos músculos, para prevenir a compressão da cartilagem durante contrações musculares fortes[2].

Então, trata-se de outra forma de alongamento sustentado usando um dispositivo de mobilização passiva contínua (CPM) e o uso desses dispositivos tem se tornado relativamente rotineiro nos pós-operatórios de joelhos, mas também pode ser adotado em outras articulações. A mobilização passiva precoce com o uso do dispositivo de mobilização passiva contínua (CPM) tem apresentado promoção de troca de fluido articular, redução da necessidade de medicamentos para a dor e prevenção de contraturas em pacientes de alto risco. A CPM é normalmente prescrita durante 8 a 12h por dia, no total de 3 a 5 dias após a cirurgia[4].

Para alcançar a posição ideal, às vezes é necessário alongar os tendões por meios cirúrgicos[4]. Como último recurso e tendo contraturas definidas, podem ser necessários alongamento de tendões, osteotomias e/ou transferências musculares para a restauração do equilíbrio articular. Caso a contratura seja decorrente de espasticidade, podem ser utilizadas substâncias tipo fenol (4 a 6%) ou álcool (40 a 60%) e toxina botulínica no ponto motor muscular[6].

A última área importante a ser considerada na prevenção e no tratamento de contraturas é a manutenção e a restauração da função. O encorajamento do uso do membro para a deambulação e outras atividades ajudará a manter a função das articulações não envolvidas, assim como voltar a atenção para o uso normal da articulação afetada[4].

A fisioterapia respiratória também deve ser considerada preventiva para a manutenção da capacidade ventilatória e bem como a terapia ocupacional, que estimula e preserva as atividades da vida diária[7].

SISTEMA METABÓLICO

A prevalência da hipercalcemia é de 10 a 25% em pacientes imobilizados por tempo prolongado, sendo menos comum que a hipercalciúria e a osteoporose. O tratamento clássico da hipercalcemia visa atingir nível adequado de excreção por meio de hidratação intravenosa e estímulo da diurese, sendo mais usual o uso dos diuréticos de alça, como a Furosemida. É fundamental a observação clínica diária para alertar contra qualquer sinal ou sintoma decorrente dessa alteração. Os sintomas incluem anorexia, dor abdominal, náuseas, vômitos, obstipação, confusão mental e coma[6,8,9].

Outros tratamentos com a utilização da calcitonina e dos difosfonatos orais, potentes inibidores de reabsorção óssea, são notáveis. A calcitonina inibe os osteoclastos e reduz a reabsorção tubular do cálcio. Tem sido utilizada para iniciar rápida queda do nível sérico de cálcio, em menos de 24h, mas exige injeções por 12 a 48h[8,9]. Difosfonatos orais, como etidronato sódico, geralmente não apresentam sucesso no início do tratamento, mas são efetivos na manutenção da terapia[9-12].

A calcitonina e o etidronato sódico parecem ter efeito combinado na redução dos níveis séricos de cálcio, com mínimo efeito colateral. São seguros e convenientes no tratamento da hipercalcemia pelo imobilismo. Sugere-se tratamento inicial com 100mg de calcitonina subcutânea, duas vezes ao dia, combinado com 800mg de etidronato sódico via oral, duas vezes ao dia. Quando os níveis séricos de cálcio normalizam, quase sempre em poucos dias, a calcitonina pode ser administrada uma vez ao dia, na mesma dose de 100mg. Se o nível sérico de cálcio permanecer dentro dos limites normais depois de 2 ou 3 dias, a calcitonina deve ser suspensa. O etidronato sódico deve mantido na dose de 800mg duas vezes ao dia, via oral, por 14 dias e depois, uma vez ao dia. O etidronato deve ser suspenso quando a hipercalcemia reduzir, com freqüência depois de 3 meses ou quando a atividade do paciente aumentar[9].

Nos casos de hipercalciúria, a reabilitação é bastante importante, visando à prevenção da perda excessiva de cálcio por exercícios isométricos, isotônicos, ortostatismo em prancha e treino de marcha, se possível. Muitos autores recomendam a realização de exercícios isotônicos que solicitam maior taxa energética metabólica, quando comparada ao exercício isométrico. Os exercícios isotônicos dispensam 780kcal/dia por 1h de exercício, enquanto os isométricos, 250kcal pelo mesmo tempo de exercício[6].

A intolerância à glicose, induzida pelo repouso no leito, pode ser melhorada com exercícios isotônicos, e não isométricos, dos grandes grupos musculares[4].

A restauração do equilíbrio de nitrogênio normal torna-se progressivamente mais difícil à medida que aumenta a duração do repouso no leito. Somente 1 semana é necessária para restaurar o equilíbrio após 3 semanas de repouso no leito; contudo, após 7 semanas de repouso no leito são necessárias cerca de 7 semanas de retreinamento[2].

SISTEMA GENITURINÁRIO

O tratamento das complicações mais freqüentes, como litíase e infecções, consiste na prevenção pela ingestão adequada de líquidos para reduzir a colonização bacteriana, posicionamento adequado de sondas, evitar manipulações desnecessárias da bexiga que possam contaminá-la. O esvaziamento completo da bexiga deve ser encorajado usando-se a posição ereta para a eliminação. Caso se suspeite de retenção, poderão ser obtidos volumes residuais após o esvaziamento. Podem ser necessários cateteres fixos, por razões médicas, em alguns pacientes, mas esses devem ser removidos o mais cedo possível. Outras abordagens terapêuticas poderiam incluir acidificação da urina pelo uso da vitamina C, uso de anti-sépticos urinários e nas populações de alto risco para a formação de cálculos, um inibidor da urease. Nas populações de alto risco, especialmente no lesado medular, esses cuidados devem ser redobrados[2,4,6].

Diagnosticando-se quadro infeccioso, a antibioticoterapia é utilizada após correlacionar-se ao exame de urina tipo I, urocultura e antibiograma. Então, a seleção apropriada de antibióticos com base na cultura urinária e no antibiograma é necessária para eliminar a infecção do trato urinário. Caso se suspeite de retenção, devem-se medir os volumes residuais pós-esvaziamento várias vezes por dia com dispositivos de exame ultra-sônicos[4,6].

O tratamento de cálculos já formados, sendo o diagnóstico auxiliado por radiografia abdominal, ultra-sonografia de vias urinárias e urografia excretora, associado à avaliação urológica, pode requerer remoção cirúrgica ou uso de litotripsia ultra-sônica[4,6].

REFERÊNCIAS BIBLIOGRÁFICAS

1. AFFLECK, A. T.; LIEBERMAN, S.; POLON, J.; ROHRKEMPER, K. Providing occupational therapy in an intensive care unit. *The American Journal of Occupational Therapy*, v. 5, p. 323-332, 1986.
2. HALAR, E. M.; BELL, K. R. Relação da reabilitação com a inatividade. In: KOTTKE, F. J.; LEHMANN, J. F. *Tratado de Medicina Física e Reabilitação de Krusen*. São Paulo: Manole, 1994. p. 1105-1124.
3. SALEEM, S.; VALLBONA, C. Immobilization. In: GARRISON, S. J. *Handbook of Physical Medicine and Rehabilitation Basics*. Philadelphia: Lippincott, 1995. p. 185-196.
4. HALAR, E. M.; BELL, K. R. Imobilidade. In: DELISA, J. A.; GANS, B. M. *Tratado de Medicina de Reabilitação*. São Paulo: Manole, 2002. p. 1067-1087.
5. CREDITOR, M. C. Hazards of hospitalization of the eldery. *Annals Of Internal Medicine*, v. 3, p. 219-223, 1993.
6. OLIVEIRA, M. S. C. M.; HADDAD, E. S.; KOYAMA, R. C. C. Síndrome da imobilização. In: GREVE, J. M. D.; AMATUZZI, M. M. *Medicina de Reabilitação Aplicada à Ortopedia e Traumatologia*. São Paulo: Roca, 1999. p. 381-396.
7. ARRIAGADA, S.; BACCO, J. L.; CARRASCO, P. Immobilización prolongada. *Reumatologia*, v. 2, p. 37-47, 1997.
8. MAYNARD, F. M. Immobilization hypercalcemia following spinal cord injury. *Arch. Phys. Med. Rehabil.*, v. 67, p. 41-44, 1986.
9. MEYTHALER, J. M.; TUEL, S. M.; CROSS, L. L. Successful treatment of immobilization hypercalcemia using calcitonin and etidronate. *Arch. Phys. Med. Rehabil.*, v. 74, p. 316-319, 1993.
10. FLEISCH, H. Experimental basis for the clinical use of diphosphonates in Paget's disease of the bone. *Arthritis Rheum.*, v. 23, p. 1162-1171, 1980.
11. DEFTOS, L.; FIRST, B. Calcitonin as a drug. *Ann. Int. Med.*, v. 95, p. 192-197, 1981.
12. SCHAIF, R. A. B.; HALL, T. G.; BAR, R. S. Medical treatment of hypercalcemia. *Clin. Pharm.*, v. 8, p. 108-121, 1989.

Seção 9

Reabilitação da Medula Espinal

Coordenadora: Maria Eugenia Pebe Casalis

46	Etiologia e Epidemiologia	384
47	Quadro Clínico – Exame Neurofisiátrico	386
48	Tratamento Neurortopédico – Fase Aguda	392
49	Tratamento	405
50	Dor Mielopática	412
51	Disfunção Sexual	434
52	Regeneração Medular – Pesquisas e Perspectivas Atuais	440

CAPÍTULO 46

Etiologia e Epidemiologia

Maria Eugenia Pebe Casalis

HISTÓRICO

A reabilitação das graves seqüelas deixadas pela lesão medular constitui um dos maiores desafios enfrentados pela equipe de reabilitação. Isso é decorrente do controle que a medula espinal desenvolve sobre todas as funções orgânicas, pois além de transmitir os impulsos sensitivos e motores entre o cérebro e as diferentes partes do corpo, ela também desempenha ação de centro regulador que controla e coordena o funcionamento de órgãos e sistemas.

Utilizando as palavras de Sir Ludwig Guttmann, o processo de reabilitação do homem medular é um clássico exemplo da função integradora do sistema nervoso central, transformando uma multidão caótica em nova unidade funcional[1].

As primeiras descrições sobre essa doença remontam aos anos 1700 a.C. no famoso papiro de Edwin Smith, escrito por um médico egípcio e traduzido pelo Dr. Breasted. Nele estão descritas as manifestações clínicas de uma lesão completa da medula cervical por fratura-luxação da coluna cervical, com paralisia dos quatro membros, perda total da sensibilidade, perda do controle vesical, priapismo e ejaculações seminais involuntárias. Sobre o prognóstico e o tratamento o autor escrevia: "uma doença que não pode ser tratada"[2].

Desde essa data muito se tem avançado em relação ao tratamento que, atualmente, permite a sobrevivência desses pacientes e também possibilita melhor qualidade de vida, porém a lesão medular ainda não consegue ser revertida pelos recursos da medicina.

Enquanto os cientistas buscam a obtenção da regeneração das células e vias nervosas lesadas, a reabilitação é o caminho indicado para que o paciente com lesão medular aprenda a controlar as funções perdidas e a obter maior independência possível nas áreas física, emocional, social, educacional e profissional, reintegrando-se globalmente a suas atividades. O tempo para atingir essas metas é variável para cada paciente.

Cabe destacar que a reabilitação já deve iniciar-se na fase hospitalar aguda (unidade de terapia intensiva – UTI, enfermaria) visando principalmente evitar complicações decorrentes da lesão, como úlceras de pressão, deformidades de tronco e membros, alterações respiratórias, vasculares, vesicais e intestinais, que quando presentes retardam o tratamento e, muitas vezes, modificam o prognóstico funcional do paciente.

Uma vez superada a fase aguda, a reabilitação requer a participação ativa do paciente, de seus familiares e de uma equipe multidisciplinar coesa de profissionais conhecedores de seu papel específico, no processo de reabilitação de cada lesado medular. Os Centros de Reabilitação permitem e facilitam esta integração, conseguindo-se resultados mais satisfatórios.

Nos Centros de Reabilitação da Associação de Assistência à Criança Deficiente (AACD), as equipes de lesão medular estão constituídas pelas seguintes especialidades, que constituem a equipe de reabilitação: fisiatria, ortopedia, neurocirurgia, clínica geral, urologia, cirurgia plástica, cirurgia de mão, cardiologia, psiquiatria, odontologia, enfermagem, nutricionista, fisioterapia, terapia ocupacional, psicologia, serviço social, educação física, orientação profissional, oficina ortopédica e bioengenharia.

Essa equipe, coordenada pelo médico fisiatra, elabora o programa terapêutico após a apurada avaliação de cada paciente. É muito importante que esse programa esteja adequado às condições físicas e psicológicas do lesado medular nas diferentes etapas de sua reabilitação, contendo metas precisas e realistas em tempo definido. Essa forma de proceder é muito importante para o paciente e para a equipe, pois cada meta atingida constitui um estímulo para alcançar a próxima e evita tratamentos prolongados e muitas vezes frustrantes, por ter falsas expectativas e buscar objetivos irreais.

O tratamento do lesado medular consta basicamente de: treinamento motor, treinamento esfincteriano, prevenção e correção de complicações, acompanhamento psicológico, curso teórico-prático sobre lesão medular, orientação sexual e orientação educacional e/ou profissional, como será descrito no desenvolver deste capítulo.

Durante esse período de treinamento físico e acompanhamento psicológico, que tem duração média de 3 meses, o paciente freqüenta o curso de lesão medular que tem o objetivo de esclarecer, de forma gradual, aos pacientes e a seus familiares, as alterações resultantes da lesão medular, os cuidados necessários para evitar complicações, as limitações nos diferentes níveis e graus de lesão e o potencial residual a ser desenvolvido nas diversas áreas. Dessa forma, evitam-se possíveis frustrações decorrentes de fantasias e metas irreais, estimula-se a participação ativa do paciente no processo de reabilitação e promove-se o início de sua reintegração social.

A evolução de cada paciente é acompanhada periodicamente pelo médico fisiatra, por meio de visitas nas diversas terapias e em reuniões mensais com todos os profissionais da equipe, nas quais se discutem a evolução e o aproveitamento de cada paciente, se definem as novas metas ou se determina a data de alta do tratamento, quando os objetivos previstos foram atingidos.

Antes de receber a alta das terapias, o paciente e seus familiares participam de uma reunião com os profissionais da equipe que orientam sobre as condutas a serem seguidas até a próxima consulta médica. Essa reunião sempre ocorre dias antes do paciente terminar seu tratamento, dando-se, assim, oportunidade para elaborar o desligamento e complementar ou reforçar alguns aspectos importantes do programa de reabilitação.

Finalizando, destacamos a grande importância do encaminhamento precoce do lesado medular ao Centro de Reabilitação logo depois de superada a fase aguda, fato ainda pouco comum em nosso meio, por falta de informações adequadas na maioria dos hospitais e pelos poucos centros especializados no tratamento desses pacientes. Essa realidade aumenta o índice de complicações no lesado medular, retarda e dificulta o tratamento adequado e eleva consideravelmente seu custo.

EPIDEMIOLOGIA

As estatísticas mundiais mostram que aproximadamente 40 pessoas/milhão/ano ficam paraplégicas ou tetraplégicas por lesão medular[3]. Aplicando esses dados à população brasileira, podemos dizer que cerca de 7.000 novas pessoas/ano apresentam esse grave comprometimento neurológico.

A lesão medular pode ter origem *traumática* e *não traumática*, sendo as primeiras as mais freqüentes. Se bem não existem dados epidemiológicos nacionais, observa-se aumento significativo nas últimas décadas, principalmente nos centros urbanos, nos quais a violência tem crescido assustadoramente.

Levantamento estatístico realizado pela Equipe de Lesão Medular da Associação de Assistência à Criança Deficiente (AACD) no início deste século XXI (Tabela 46.1) confirma essa afirmação e também mostra que a população jovem e do sexo masculino é a mais afetada, sendo 30 anos a média de idade dessa população e correspondendo 80% ao sexo masculino. A paraplegia predomina em 70% dos casos.

Desses pacientes, 60% eram procedentes de São Paulo e da Grande São Paulo, 30%, do interior de São Paulo e 10%, de outros estados[4].

Cabe esclarecer que as anomalias medulares congênitas por defeitos de fechamento do tubo neural, dentre as quais destacamos, por sua maior freqüência, a mielomeningocele, não foram computadas nessa estatística.

A altíssima incidência de lesões medulares traumáticas reforça a necessidade de incrementar e multiplicar as campanhas de prevenção de acidentes, por intermédio de todos os meios de comunicação, fazendo esclarecimentos à população (Fig. 46.1).

TABELA 46.1 – Lesão medular – etiologia

TRAUMÁTICA (85%)		NÃO TRAUMÁTICA (15%)	
Arma de fogo	46%	Tumoral	30%
Acidentes de trânsito	30%	Infecciosa	28%
Queda	14%	Vascular	14%
Mergulho	7%	Degenerativa	4%
Arma branca	1%	Hérnia discal	2%
Outros traumas	2%	Não esclarecida	22%

Dados fornecidos pela Equipe de Lesão Medular da AACD – São Paulo – Brasil (Período 2000 – 2003)

ETIOLOGIA

CAMPANHAS DE SEGURANÇA NO TRÂNSITO 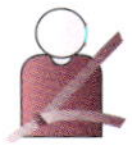
- Use sempre o cinto de segurança
- Não dirija após consumir álcool ou drogas
- Não ultrapasse os limites de velocidade permitida

NÃO USE ARMAS

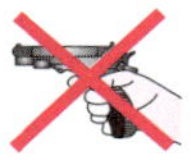

CUIDADO AO MERGULHAR
- Não mergulhe em locais desconhecidos 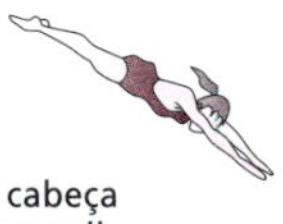
- Nao mergulhe em águas turvas
- Antes, verifique a profundidade do local
- Faça o primeiro mergulho de pé
- Mantenha os braços estendidos à frente da cabeça
- Não consuma álcool nem drogas antes de mergulhar
- Não brinque de empurrar amigos para dentro da água

PRIMEIROS SOCORROS AO ACIDENTADO
- Em caso de acidente não mova o acidentado ou mobilize-o o mínimo necessário
- Chame imediatamente a unidade de resgate do Corpo de Bombeiros

 193

Figura 46.1 – Campanhas de prevenção de acidentes.

Com relação às etiologias não traumáticas, podemos afirmar que os exames de imagem, por tomografia computadorizada e ressonância magnética, têm contribuído, nas últimas décadas, para o esclarecimento e no diagnóstico precoce de várias doenças que comprometem a medula espinal, possibilitando condutas terapêuticas também mais precoces e adequadas a cada situação.

REFERÊNCIAS BIBLIOGRÁFICAS

1. GUTTMANN, L. *Spinal Cord Injuries: comprehensive management and research.* London: Blackwell, 1973.
2. BREASTED, J. H. *The Edwin Smith Surgica Papyrus.* Chicago: The University of Chicago Press, 1930. v. 1, p. 316-342; 425-428.
3. THE NATIONAL SCI STATISTICAL CENTER – NSCISC. Conteúdo do site. Disponível em: www.spinalcord.uab.edu. Acesso em: Dez/2003.
4. EQUIPE LESÃO MEDULAR – AACD. Conteúdo do site. Disponível em: www.aacd.org.br. Acesso em: Jan/2000 a Dez/2003.

CAPÍTULO 47

Quadro Clínico – Exame Neurofisiátrico

Maria Eugenia Pebe Casalis

Qualquer que seja a etiologia, a lesão da medula espinal provoca alterações motoras, sensitivas e autonômicas, com as conseqüentes repercussões psicoemocionais.

A intensidade dessas modificações dependerá do nível e do grau do comprometimento medular e sua instalação poderá ser brusca ou progressiva de acordo com a etiopatogenia da lesão.

A instalação abrupta dá origem ao quadro clínico denominado *choque medular*, que se caracteriza por[1]:

- Paralisia flácida e anestesia de miótomos e dermátomos inervados pelos segmentos medulares atingidos pela lesão e também pelos segmentos medulares caudais à lesão. As lesões cervicais ocasionam tetraplegia (Fig. 47.1) e as torácicas, lombares ou sacrais dão lugar à paraplegia (Fig. 47.2).
- Arreflexia vesical, intestinal e genital.
- Vasoplegia e alterações na termorregulação.

Quando esse tipo de lesão compromete os segmentos medulares cervicais e/ou torácicos altos gera quadros respiratórios que podem provocar insuficiência respiratória aguda e que exigem a imediata respiração assistida.

O quadro clínico do choque medular pode durar dias ou semanas e não revela fielmente a intensidade da lesão anatômica, motivo pelo qual a equipe de reabilitação deve manter grande cautela em relação ao prognóstico funcional do paciente, pois não é possível diferenciar lesão completa de incompleta.

Quando a lesão medular se instala de forma progressiva, o quadro caracterizado por alterações motoras, sensitivas e autonômicas surge gradualmente, sem as características do choque medular.

Uma vez superada a fase aguda, as manifestações clínicas variam conforme o *nível* e com o *grau* da lesão medular, possibilitando o diagnóstico preciso das diversas *síndromes medulares*, que apresentam características bem definidas.

Quando a lesão medular está localizada acima do cone medular, a arreflexia da fase de choque cessa e surge a hipertonia e a hiper-reflexia, sinais que caracterizam a espasticidade.

Quando a lesão compromete o cone medular e/ou a cauda eqüina, a flacidez muscular persiste em razão da interrupção dos arcos reflexos medulares (Fig. 47.3).

A avaliação clínica neurofisiátrica constitui o recurso mais fiel para o correto diagnóstico e o real prognóstico funcional do paciente e por esse motivo exige exaustivo cuidado e precisão por parte do médico fisiatra.

O *nível de lesão* se determina pelo segmento mais caudal da medula com função motora e sensitiva preservada em ambos os lados do corpo. O quadro clínico que compromete os quatro membros (superiores e inferiores) é denominado *tetraplegia*, enquanto o comprometimento dos membros inferiores é considerado *paraplegia*. A American Spinal Injury Association (ASIA) padronizou a classificação utilizando músculo-chave para determinar o nível motor (Tabela 47.1) e ponto-chave sensitivo para determinar o nível de sensibilidade[2] (Fig. 47.4).

O nível motor é determinado pela avaliação da força muscular dos músculos-chave na seqüência craniocaudal, utilizando a escala apresentada no Quadro 47.1.

Por convenção, o nível motor é dado pelo músculo que tenha como mínimo grau de força 3, sempre que o músculo-chave imediato rostral tenha valor 5.

Por exemplo: um paciente com extensores de punho grau 5 e extensor de cotovelo grau 3 tem tetraplegia nível C7.

Esse exame motor deve ser realizado em ambos os hemicorpos, o que origina duas graduações motoras para cada par de miótomos: direito e esquerdo, nem sempre coincidentes. Por exemplo: um paciente pode ser nível motor C7 à direita e C6 à esquerda.

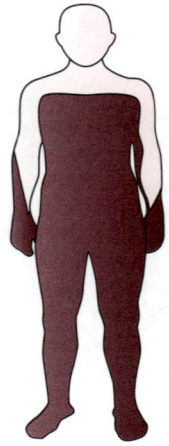

Figura 47.1 – Tetraplegia.

QUADRO 47.1 – Avaliação da força muscular dos músculos-chave para determinar o nível motor

- 0 = ausência de contração muscular
- 1 = contração muscular voluntária palpável ou visível
- 2 = movimentação ativa em todo o arco de movimento com eliminação da gravidade
- 3 = movimentação ativa em todo o arco de movimento contra a força da gravidade
- 4 = movimentação ativa em todo o arco de movimento contra resistência moderada
- 5 = movimentação ativa em todo o arco de movimento contra grande resistência
- NT = músculo não testável

Quadro Clínico – Exame Neurofisiátrico 387

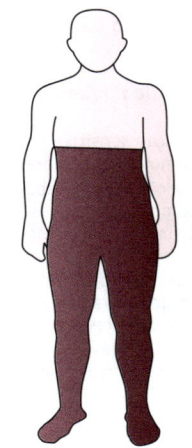

Figura 47.2 – Paraplegia.

TABELA 47.1 – Nível motor – American Spinal Injury Association (ASIA)

RAIZ	MÚSCULO-CHAVE	RAIZ	MÚSCULO-CHAVE
	MEMBRO SUPERIOR		**MEMBRO INFERIOR**
C5	Flexores do cotovelo	L2	Flexores do quadril
C6	Extensores do punho	L3	Extensores do joelho
C7	Extensor do cotovelo	L4	Dorsoflexores do tornozelo
C8	Flexor profundo do 3º dedo	L5	Extensor longo do hálux
T1	Abdutor do 5º dedo	S1	Flexores plantares do tornozelo

O nível motor dos miótomos que não são clinicamente testáveis, como os cervicais (C1 a C4), torácicos (T2 a L1) e sacrais (S2 a S5), é determinado pelo nível sensitivo.

Ainda que os músculos diafragma, deltóide, abdominais, isquiotibiais e glúteos não estejam incluídos na musculatura-chave, eles devem ser testados pela importância funcional.

O nível sensitivo se determina pelos dermátomos com sensibilidades dolorosa (ponta de alfinete) e tátil leve (algodão) preservadas, em ambos os lados do corpo.

A percepção da dor e do tato leve é avaliada em cada um dos pontos-chave e graduada de acordo com a escala exibida no Quadro 47.2.

QUADRO 47.2 – Graduação da percepção da dor e do tato leve

- 0 = ausência de sensibilidade
- 1 = sensibilidade alterada (hipo ou hiperestesia)
- 2 = sensibilidade normal
- NT = não testável

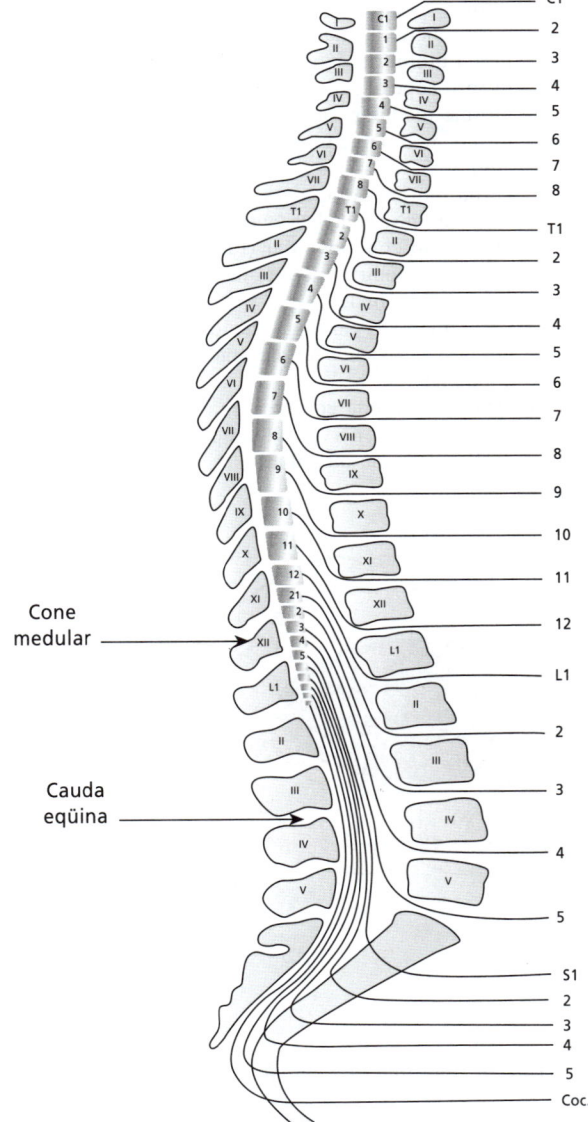

Figura 47.3 – Níveis neurológicos e ósseos.

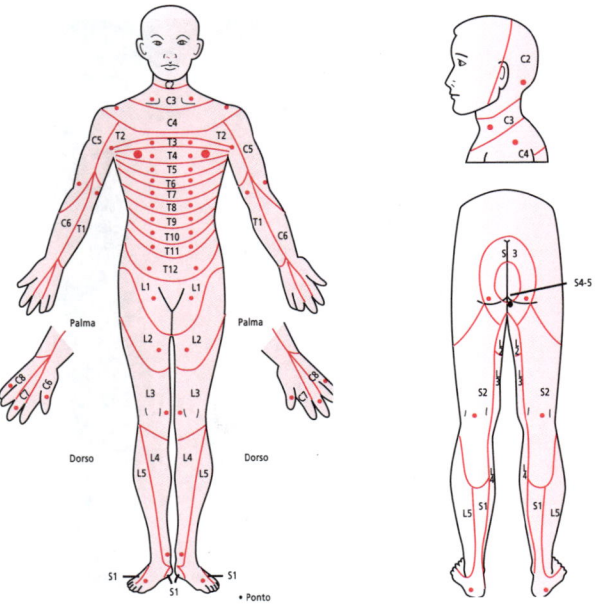

Figura 47.4 – Nível sensitivo – American Spinal Injury Association (ASIA).

A sensibilidade anal também deve ser testada pelo toque retal, pois ela é de grande importância para distinguir a lesão medular completa da incompleta.

A sensibilidade profunda, especialmente a proprioceptiva e a vibratória, se não definem bem o nível de lesão, devem ser testadas, pois sua preservação é de grande importância funcional no processo de reabilitação motora.

Em relação ao *grau de lesão*, ela pode ser incompleta ou completa segundo a extensão da lesão medular no plano transverso.

- A lesão é considerada incompleta quando o exame físico comprova a existência de função sensitiva e/ou motora abaixo do nível de lesão, incluindo em dermátomos e miótomos inervados pelos segmentos medulares sacrais.
- A lesão é considerada *completa* quando o exame físico constata ausência de função motora e sensitiva em dermátomos e miótomos abaixo do nível de lesão, incluindo os inervados pelos segmentos medulares sacrais. Cabe mencionar que nesse tipo de lesão, dois ou três dermátomos e/ou miótomos caudais aos segmentos medulares lesados podem manter inervação parcial, dando lugar à denominada *zona de preservação parcial*.

A ASIA, seguindo a classificação preconizada por Frankel, elaborou a escala apresentada no Quadro 47.3 para determinar o grau de deficiência.

O exame neurofisiátrico apurado nos permite, além de determinar o nível e o grau da lesão medular, diagnosticar as diversas síndromes medulares, que apresentam características peculiares e de bastante interesse na determinação do prognóstico funcional do paciente e na programação do tratamento de reabilitação[3,4].

> **QUADRO 47.3** – Classificação da American Spinal Injury Association (ASIA)
>
> - A (completa): ausência de função sensitivo-motora nos segmentos sacrais
> - B (incompleta): há função sensitiva abaixo do nível de lesão, incluindo os dermátomos sacrais, porém não há função motora
> - C (incompleta): há função motora abaixo do nível de lesão, incluindo os dermátomos sacrais e a maioria dos músculos-chave localizados abaixo da lesão tem grau muscular inferior a três
> - D (incompleta): há função motora abaixo do nível de lesão, incluindo os dermátomos sacrais, e a maioria dos músculos-chave localizados abaixo da lesão tem grau muscular superior a três
> - E (normal): as funções sensitivas e motoras são normais

- Síndrome centromedular (Fig. 47.5).
  - Lesão incompleta localizada na medula cervical.
  - Membros superiores com maior deficiência motora que os inferiores.
  - Sensibilidade nos segmentos sacrais.
- Síndrome de Brown-Séquard (Fig. 47.6).
  - Lesão incompleta da medula (hemissecção medular).
  - Perda motora e proprioceptiva homolateral à lesão.
  - Perda de sensibilidade térmica e dolorosa contralateral à lesão.
- Síndrome medular anterior (Fig. 47.7).
  - Lesão medular incompleta.
  - Perda motora e de sensibilidade térmica e dolorosa.
  - Propriocepção preservada.
- Síndrome medular transversa (Fig. 47.8).
  - Lesão medular completa localizada acima do cone medular.
  - Perda motora completa (paralisia espástica).
  - Perda sensitiva completa (anestesia superficial e profunda).
- Síndrome do cone medular (Fig. 47.9).
  - Lesão da medula sacra e das raízes lombares dentro do canal espinal.
  - Perda motora (paralisia flácida).
  - Perda sensitiva nos dermátomos lombossacros correspondentes.
- Síndrome da cauda eqüina (Fig. 47.10).
  - Lesão de raízes nervosas lombossacras dentro do canal, abaixo do cone medular.

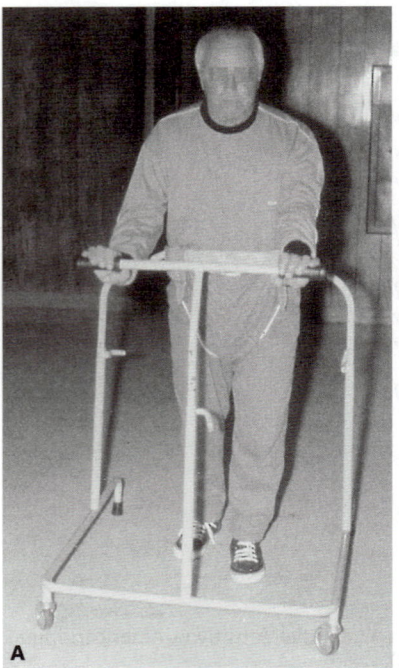
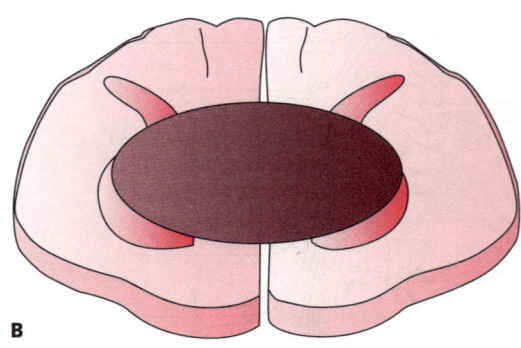

Figura 47.5 – (*A* e *B*) Síndrome centromedular.

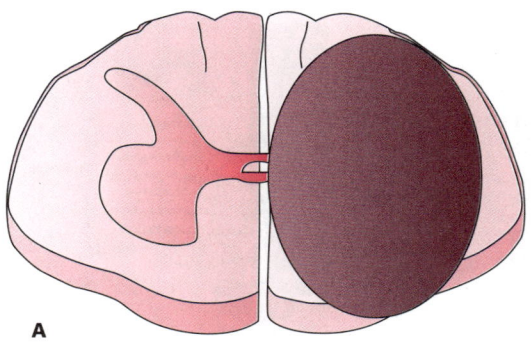
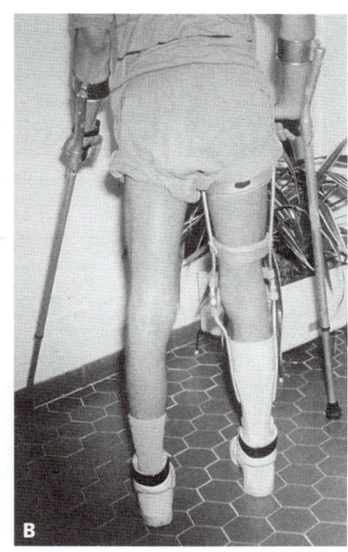

Figura 47.6 – (A e B) Síndrome de Brown-Séquard.

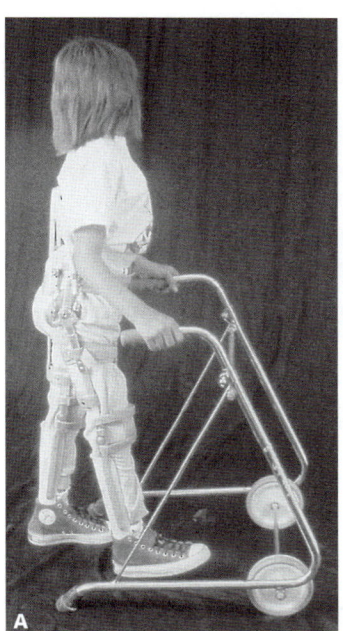
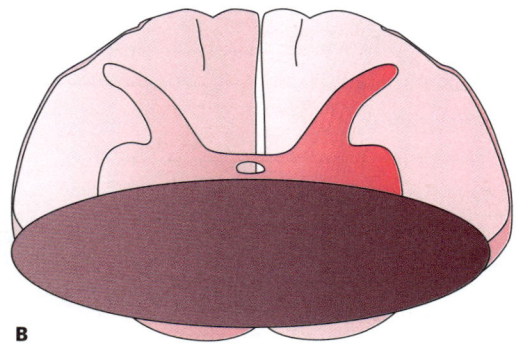

Figura 47.7 – (A e B) Síndrome medular anterior.

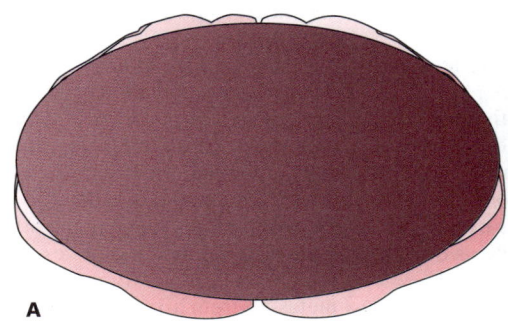
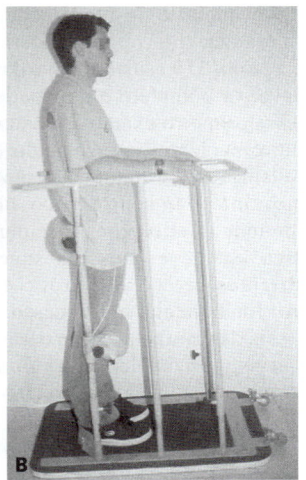

Figura 47.8 – (A e B) Síndrome medular transversa.

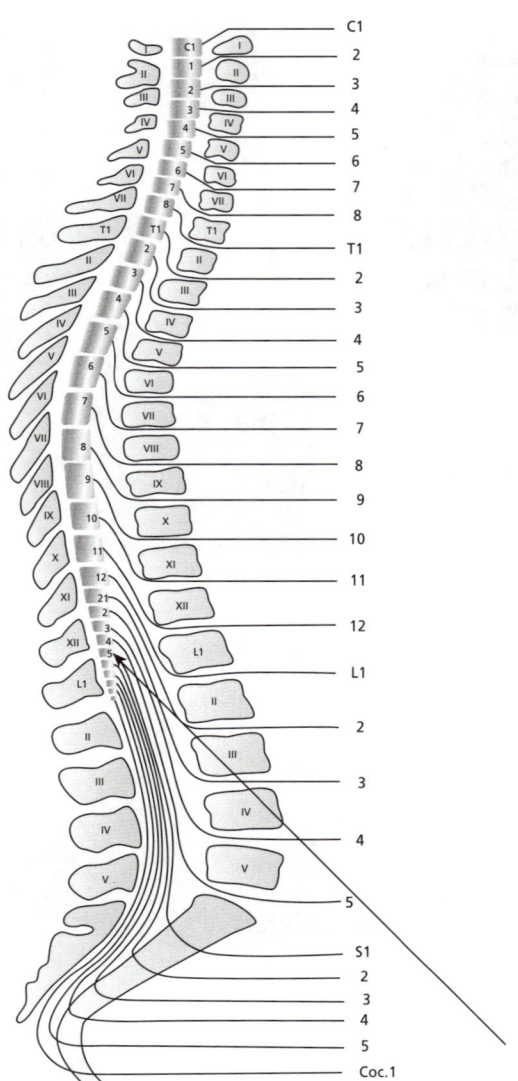

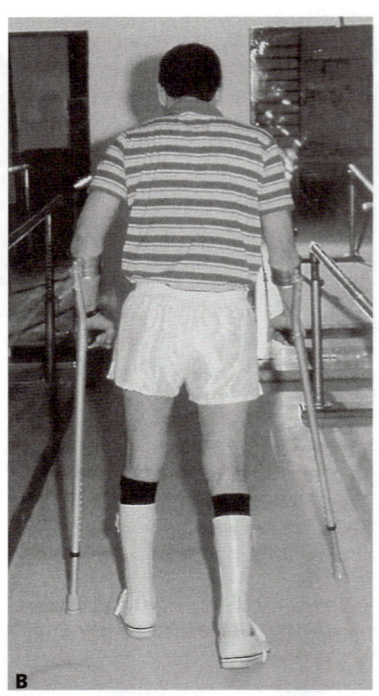

Figura 47.9 – (*A* e *B*) Síndrome do cone medular.

— Perda motora nos músculos inervados pelas raízes lesadas (paralisia flácida).
— Perda sensitiva nos dermátomos inervados pelas raízes lesadas.

O exame neurofisiátrico inicial é de fundamental importância, não somente para realizar o correto diagnóstico, como também para acompanhar a evolução sensitivo-motora do paciente. Por esse motivo, este deve ser completo e detalhado[5].

Cabe destacar que nesse primeiro exame o médico fisiatra deve avaliar globalmente o paciente, interrogando e examinando todas as possíveis alterações decorrentes da lesão medular, como: bexiga neurogênica, intestino neurogênico, úlceras de pressão, disfunções autonômicas, alterações vasculares e respiratórias, dor mielopática, alterações musculoesqueléticas e alterações na esfera sexual, sem esquecer o aspecto psicoemocional que desempenham um rol fundamental no processo de reabilitação do paciente, como será descrito no decorrer deste capítulo. Esse exame clínico deve ser sempre complementado com exames de laboratório, dentre os quais destacamos pela sua importância os seguintes:

- Radiografia dinâmica de coluna focalizando o nível de lesão.
- Ressonância nuclear magnética da região medular afetada.
- Radiografia de bacia.
- Ultra-sonografia de rins e vias urinárias.
- Urina tipo I + urocultura e antibiograma.
- Hemograma + glicemia + fosfatase alcalina + uréia + creatinina.

Outros exames poderão ser solicitados a critério médico, de acordo com as necessidades de cada paciente.

Finalmente, ressaltamos que apenas após essa completa avaliação o médico fisiatra está capacitado a esclarecer, de forma simples e clara, com auxílio de figuras e maquete da coluna vertebral, as funções medulares e as alterações decorrentes da lesão medular. É nesse momento que se explica ao paciente e a seus familiares as noções sobre reabilitação e as metas a serem atingidas durante o tratamento. Prescreve-se o tratamento medicamentoso adequado e encaminha, sempre que necessário, para outras especialidades médicas (urologia, neurocirurgia, cirurgia plástica, cardiologia, ortopedia etc.).

Quadro Clínico – Exame Neurofisiátrico 391

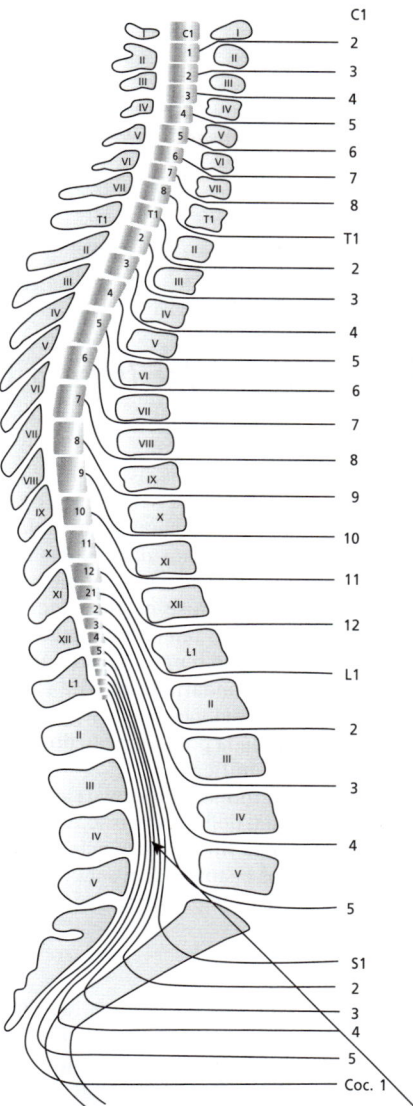

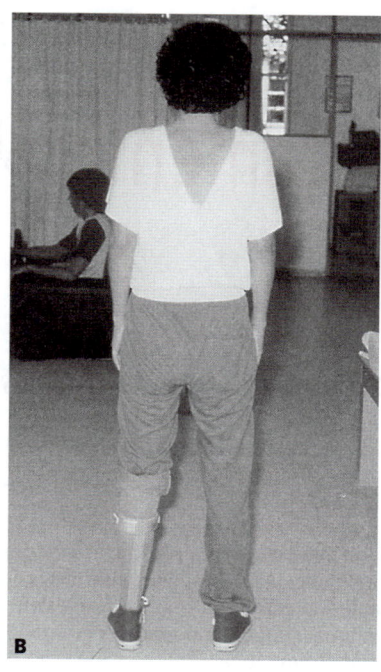

Figura 47.10 – (*A* e *B*) Síndrome da cauda eqüina.

REFERÊNCIAS BIBLIOGRÁFICAS

1. GUTTMANN, L. *Lesiones Medulares – Tratamiento Global e Investigación*. Barcelona: JIMS, 1976.
2. AMERICAN SPINAL INJURY ASSOCIATION. *Padrões Internacionais para Classificação Neurológica e Funcional de Lesões na Medula Espinal*. Chicago: ASIA, 1996.
3. BLOCH, R. F.; BASBAUM, M. *Management of Spinal Cord Injuries*. Baltimore: Williams & Wilkins, 1986.
4. CASALIS, M. E. P. Lesão medular. In: TEIXEIRA, E.; SAURON, F.; SANTOS, L. S. B.; OLIVEIRA, M. C. *Terapia Ocupacional na Reabilitação Física*. São Paulo: Roca, 2003.
5. GREVE, J. M. D. A.; CASALIS, M. E. P.; BARROS FILHO, T. E. P. *Diagnóstico e Tratamento da Lesão da Medula Espinal*. São Paulo: Roca, 2001.

CAPÍTULO 48

Tratamento Neurortopédico – Fase Aguda

Tarcísio Eloy Pessoa de Barros Filho • Alexandre Fogaça Cristante

INTRODUÇÃO

A evolução da sociedade moderna veio propiciar maior exposição do homem às lesões traumáticas, principalmente nos centros urbanos e estradas que ligam esses centros. Tal fato explica a maior ocorrência de traumas, bem como maiores gravidade e multiplicidade das lesões traumáticas.

Cerca de 40% dos pacientes com trauma raquimedular não apresentam comprometimento neurológico imediatamente após o acidente. Daí a importância do diagnóstico precoce e da correta manipulação do paciente politraumatizado para que um paciente com lesão osteoarticular da coluna vertebral, sem lesão neurológica, não sofra essa grave lesão em função de manuseio incorreto. Por esse motivo, todo politraumatizado com trauma cranioencefálico ou comprometimento do nível de consciência deve ser considerado como potencial portador de fratura de coluna cervical.

O paciente sob suspeita de lesão da coluna deve ser imobilizado com colar e manipulado em bloco com auxílio de prancha rígida desde o momento do resgate.

No atendimento inicial, cuidados especiais devem ser tomados quando for necessária entubação, que idealmente deve ser realizada com auxílio de endoscopia e com a menor movimentação da coluna cervical.

Após os primeiros cuidados e estando o paciente ventilado de forma adequada e hemodinamicamente estável, serão realizados os exames radiográficos da região supostamente comprometida.

O tratamento das fraturas da coluna vertebral no paciente politraumatizado tende a ser mais imediato e mais intervencionista, fazendo com que lesões que isoladamente seriam tratadas de modo conservador sejam tratadas por cirurgia. Tal atitude visa à melhoria das condições de manipulação do paciente e início mais precoce de sua reabilitação.

As lesões traumáticas da coluna cervical podem ocorrer em uma série de diferentes mecanismos de trauma, desde pequenas quedas de própria altura até grandes acidentes de trânsito, com trauma de alta energia. Em nosso serviço, as causas mais freqüentes das lesões fechadas são: acidentes de trânsito, quedas e mergulho em local raso.

TRAUMA RAQUIMEDULAR

Definição

A história do trauma raquimedular pode ser dividida em aguda ou crônica e também em primária ou secundária. Tanto a primária quanto a secundária podem ter fases agudas e crônicas.

A lesão primária é ocasionada da transferência da energia cinética para a substância da medula espinal, do rompimento dos axônios, de danos das células nervosas e da ruptura dos vasos sangüíneos. Durante as primeiras 8h após o trauma ocorrem hemorragia e necrose na substância central da medula (cinzenta). Após isso temos migração de células gliais e edema no local da lesão, com a cicatrização desta.

A lesão secundária resulta da isquemia causada pela redução do fluxo sangüíneo para o segmento danificado. Essa redução pode ser causada por alteração do canal vertebral, hemorragia ou edema significantes.

A cicatriz formada no local da lesão pelas células gliais acarreta lesão crônica, pois esta não só inibe o crescimento axonal fisicamente como libera substâncias que inibem o seu crescimento. Pequenos cistos podem ser encontrados no local, causando, em alguns pacientes, siringomielia pós-traumática.

Classificação

O prognóstico de um trauma raquimedular só pode ser definido após as primeiras 24h, quando termina o chamado *choque medular*, período de arreflexia, paralisia motora e perda da sensibilidade. Esse choque medular pode ser definido como interrupção fisiológica da condução nervosa pela medula, que é demonstrada fisicamente pela ausência do reflexo bulbocavernoso. Esse reflexo é testado estimulando-se a glande ou o clitóris e checando se há ou não contração do esfíncter anal. Quando a contração ocorrer, é sinal que o paciente já está fora do choque medular[1].

Após a saída do choque, deve-se examinar, com detalhes, o paciente para se identificar o nível neurológico da lesão. Para isso, devem-se medir a sensibilidade e a motricidade do paciente. Atualmente, o padrão internacional tem como base uma tabela da American Spinal Injury Association (ASIA) que sistematiza o exame neurológico em dermátomos e miótomos-chave e atribuem pontuação para cada item deste.

A força motora é medida em uma escala que varia de 0 a 5 pontos por grupo muscular. Zero é quando não ocorre nem fasciculação muscular, 1 é quando temos fasciculação mas não movimentação, 2 é quando temos movimentação em um plano horizontal que não vence a gravidade, 3 é uma movimentação que vence a gravidade porém não vence nenhuma resistência, 4 é uma movimentação que vence alguma resistência e 5 é a força muscular normal[2].

- *C5*: flexão do cotovelo.
- *C6*: extensão do punho.
- *C7*: extensão dos dedos.

- *C8*: flexão dos dedos.
- *T1*: abdução dos dedos.
- *L2*: flexão do quadril.
- *L3*: extensão da coxa.
- *L4*: dorsoflexão do pé.
- *L5*: extensão do hálux.
- *S1*: flexão plantar.

A sensibilidade é testada de acordo com os dermátomos e é dividida em ausente (zero ponto), presente porém com sensação de formigamento (1 ponto) e normal ou completa (2 pontos) (Fig. 48.1).

O nível neurológico da lesão é o último nível normal (tanto em força muscular quanto em sensibilidade) do paciente. Se abaixo desse nível não houver nenhuma função motora ou sensitiva, essa lesão é considerada completa. Caso haja abaixo do nível neurológico, preservação parcial tanto da função motora quanto da função sensitiva, essa lesão será considerada incompleta. Vale a pena relembrar que isso só pode ser dito após o fim do choque medular, ou seja, reflexo bulbocavernoso presente.

Existe uma outra escala de deficiência descrita por Frankel que é rotineiramente usada no seguimento clínico dos lesados medular para avaliar possíveis recuperações (Quadro 48.1).

Tipos de Lesões Neurológicas

- *Lesão de raízes*: espera-se que ocorra recuperação pelo menos parcial.
- *Lesão medular incompleta*: pode ou não haver recuperação dos déficits. Quanto maior e mais rápida a recuperação melhor o prognóstico.
- *Lesão de Brown-Séquard*: hemissecção medular. Paralisia homolateral e hipoestesia térmica e dolorosa contralateral.

Tem bom prognóstico, com mais de 90% de recuperação do controle vesical e intestinal e capacidade para deambular.
- *Síndrome centromedular*: associa-se a lesões em hiperextensão em indivíduos de meia-idade com osteoartrite. Agudamente ocorre quadriplegia flácida. Cinqüenta a 60% readquirem a motricidade e a sensibilidade nas extremidades inferiores e no tronco, conseguem controlar a bexiga e andar com espasticidade, permanecendo, porém, paralisia significante das mãos.
- *Síndrome anterior da medula*: apenas permanece a propriocepção. O prognóstico é bom se houver recuperação progressiva nas primeiras 24h.
- *Síndrome posterior da medula*: perde a sensibilidade à pressão, dor profunda e propriocepção. É muito rara.
- *Lesões completas*: déficit neurológico é evidente, não existe função motora ou sensorial. Reflexo bulbocavernoso indica que S3 e S4 são anatomicamente funcionais e não existe choque medular. Se não há reflexo bulbocavernoso, a lesão não pode ser classificada até o final do choque medular.

QUADRO 48.1 – Classificação da American Spinal Injury Association (ASIA)

- A (completa): ausência de função sensitivo-motora nos segmentos sacrais
- B (incompleta): há função sensitiva abaixo do nível de lesão, incluindo os dermátomos sacrais, porém não há função motora
- C (incompleta): há função motora abaixo do nível de lesão, incluindo os dermátomos sacrais e a maioria dos músculos-chave localizados abaixo da lesão tem grau muscular inferior a três
- D (incompleta): há função motora abaixo do nível de lesão, incluindo os dermátomos sacrais, e a maioria dos músculos-chave localizados abaixo da lesão tem grau muscular superior a três
- E (normal): as funções sensitivas e motoras são normais

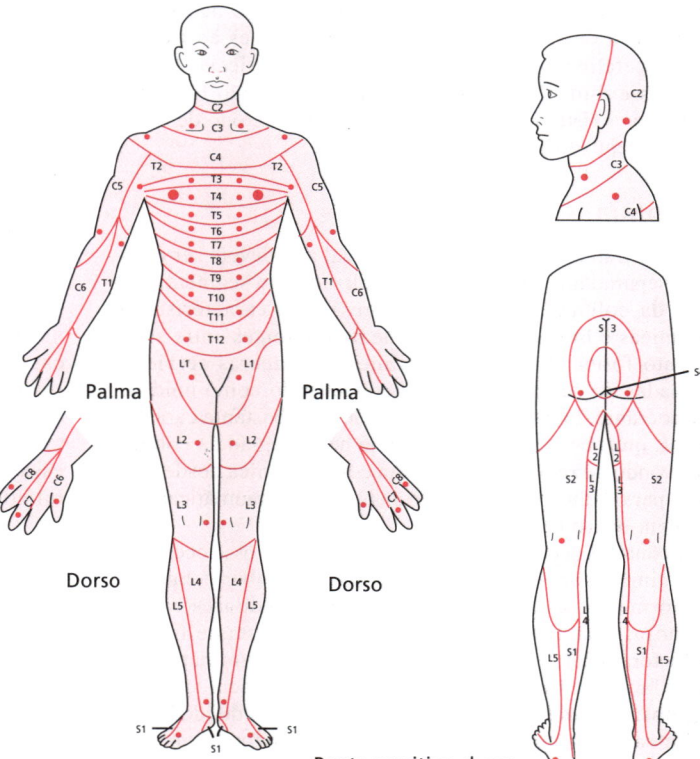

Figura 48.1 – Esquema de exame físico dos níveis sensitivos.

COLUNA CERVICAL ALTA

Nesse segmento da coluna cervical, algumas lesões características ocorrem, apresentando evolução e tratamento diferentes e serão analisadas individualmente: fraturas do côndilo occipital, fratura do atlas, luxações C_1-C_2, fraturas do dente do áxis (processo odontóide) e fraturas do *enforcado*.

Fraturas do Côndilo Occipital

A primeira descrição de fratura do côndilo occipital, citada na literatura, é a de Bell, em 1817, que observou um caso em paciente jovem, vítima de trauma cranioencefálico[3]. Somente em 1900 encontrou-se a segunda publicação médica, de autoria de Kissinger, referente a esse tipo de fratura, também na forma de apresentação de caso clínico. O estudo da afecção se seguiu com as publicações de Ahlgren *et al.*, em 1962 e 1964, e de Schliak e Schaefer, em 1965[4,5]. Em 1974, Wackenhein apresentou à comunidade médica mais seis casos de fratura de côndilo occipital, e Bolander, em 1978, mais dois casos[6,7]. Desde então pôde-se encontrar mais 11 casos descritos na literatura, perfazendo total de 26 casos, caracterizando-se esse tipo de fratura como bastante raro.

Em 1957, Werne apresentou estudo realizado no Departamento de Medicina Forense de Lund, Suécia, envolvendo anatomia, aspectos radiológicos e análise biomecânica dos ligamentos da porção superior da coluna cervical. Werne examinou espécimes de 28 indivíduos que haviam falecido em decorrência do que ele chamou de *violência da aceleração*, incluindo fraturas de base de crânio, que se estendiam ao forame occipital e fraturas dos côndilos occipitais, por compressão ou avulsão.

Em 1986, Dvorak e Panjabi publicaram seu estudo da anatomia funcional dos ligamentos alares e, em 1988, Anderson e Montesano propuseram classificação para as fraturas do côndilo occipital[8,9].

As fraturas do côndilo occipital são de tratamento conservador, evoluindo de forma bastante favorável se não forem associadas a outras lesões como as conseqüentes ao trauma craniencefálico e às fraturas de vértebras cervicais. A despeito desse fato, são de difícil diagnóstico se não houver a suspeita de existência destas e utilização de método de diagnóstico adequado para sua identificação.

Anatomia e Biomecânica

As lesões traumáticas da coluna cervical alta devem ser estudadas separadamente das lesões localizadas no segmento inferior da coluna cervical, pois apresentam características anatômicas e biomecânicas totalmente diferentes entre si. O conjunto formado pelas duas primeiras vértebras cervicais associadas ao occipital tem sido conceituado como unidade cervicocrânio, havendo uma série de lesões, bastante características, que ocorrem exclusivamente nessa região da coluna, justificando-se revisão da anatomia e biomecânica desde segmento para melhor compreensão das afecções traumáticas que aí podem ocorrer.

Os côndilos occipitais são as partes laterais do osso occipital; este último é constituído de quatro partes, a saber: a basilar, anteriormente, as já citadas laterais ou condilares e uma escamosa, posteriormente. A parte basilar, bastante fina na região foraminal, estende-se anteriormente em formato quadrangular até se unir ao osso esfenoidal, por articulação cartilaginosa que se ossifica por volta dos 25 anos de idade. Os côndilos aproximam-se entre si anteriormente ao forame magno; ínfero-lateralmente estão as superfícies articulares para as facetas do atlas. Na borda medial do côndilo há incisura ou tubérculo para a inserção do ligamento alar e, em sua base, encontra-se o canal para o nervo hipoglosso. Póstero-lateralmente aos côndilos há um processo jugular e sua incisura, pela qual passam a veia jugular interna e o IX, o X e o XI pares de nervos cranianos.

Articulando-se com os côndilos occipitais está a primeira vértebra cervical, o atlas, que não apresenta corpo vertebral, sendo formado por arcos anterior e posterior e duas massas laterais, sendo estas as porções a articularem com o occipício, através da faceta articular superior. Articula-se com o áxis a segunda vértebra cervical, através de sua faceta articular inferior. O áxis apresenta lâmina, pedículo, processo espinhoso, processos transversos e forames, tal qual as demais vértebras cervicais, com algumas diferenças quanto às proporções dessas mesmas estruturas. Observa-se, no entanto, sobre seu corpo, o processo odontóide ou dente do áxis, literalmente o pivô da articulação atlantoaxial. Nessa articulação se dá aproximadamente 50% do movimento de rotação da cabeça.

Os movimentos possíveis no segmento occipito-atlantoaxial são estabilizados por um conjunto de ligamentos e pela membrana tectorial. A membrana tectorial, o ligamento nucal, o ligamento longitudinal posterior e o ligamento cruciforme conferem estabilidade regional ao movimento de flexão da porção superior da coluna cervical. A estabilidade aos movimentos de rotação e inclinação lateral é conferida pelos ligamentos alares. A rotação da cabeça para a direita é limitada pelo ligamento alar esquerdo e vice-versa, conforma esclarecem Dvorak e Panjabi, e, durante a inclinação da cabeça para um lado, a porção occipital do ligamento alar do mesmo lado está relaxada e a porção mais próxima ao atlas está estirada. O atlas move-se na mesma direção da inclinação, porém não se observa sua rotação. O movimento de extensão de parte superior da coluna cervical é limitado principalmente pela porção transversa dos ligamentos alares. Quando se adiciona o movimento de flexão ao movimento de rotação da cabeça, há estiramento máximo dos ligamentos alares, com maior vulnerabilidade de lesão, conforme Dvorak e Panjabi.

Incidência

Em revisão da literatura, podem-se observar pontos comuns nas histórias naturais das fraturas de côndilo occipital, como mecanismo de trauma, sexo, faixa etária acometida, tipos de fratura, métodos diagnósticos, tratamento, comprometimento de estruturas vizinhas e evolução após o tratamento.

Em geral, esse tipo de fratura é causado por acidentes envolvendo traumas de grande energia, tais como acidentes automobilísticos, na grande maioria dos casos e acidentes ocorridos na prática esportiva. Em função dos próprios tipos de fatores causais, mormente são acometidos os indivíduos jovens, na segunda e na terceira décadas de vida, principalmente os do sexo masculino. Há, na literatura, casos descritos acometendo indivíduos mais idosos, crianças e mulheres; no entanto, essas fraturas resultaram também de acidentes automobilísticos.

Classificação

As fraturas do côndilo occipital classificam-se, conforme proposta de Anderson e Montesano em publicação de 1988, segundo a anatomia regional, a biomecânica das estruturas envolvidas e suas morfologias (Fig. 48.2).

Apresentam-se três grupos de fraturas de côndilo occipital. Em um primeiro grupo (tipo I), observa-se fratura impactada do côndilo occipital, tendo como mecanismos de trauma a

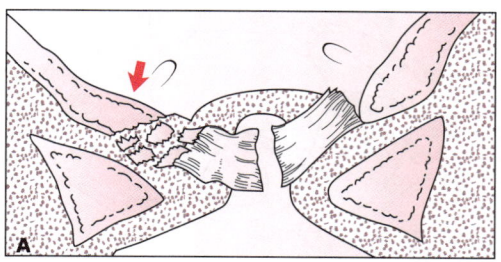
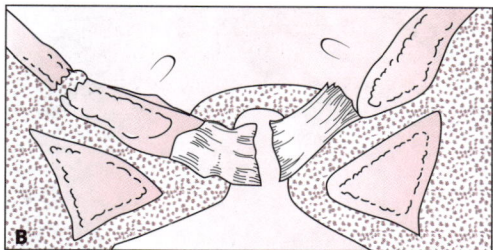
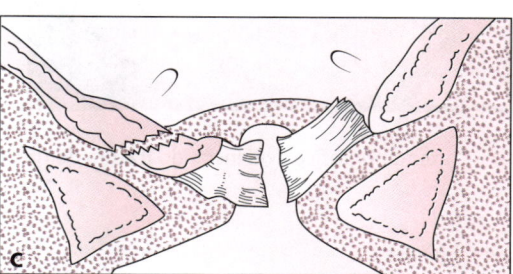

Figura 48.2 – Esquema de classificação de Anderson e Montesano. (*A*) Tipo I. (*B*) Tipo II. (*C*) Tipo III.

carga axial do crânio sobre o atlas. Nesta, há comunicação do côndilo occipital com ou sem mínimo desvio dos fragmentos em direção do forame magno. A membrana tectorial está intacta, bem como o ligamento alar contralateral à fratura, garantindo sua estabilidade. Em um segundo grupo (tipo II), tem-se a fratura do côndilo occipital como parte de uma fratura da base do crânio que se apresenta com traço em direção ao forame magno. É fratura causada por trauma direto regional e é estável em função da integridade dos ligamentos alares e da membrana tectorial. O terceiro grupo (tipo III) traz a fratura-avulsão do côndilo occipital pelo ligamento alar, causada por rotação ou inclinação lateral da cabeça ou pela associação dos dois movimentos. Nesse caso, em razão da lesão do ligamento alar contralateral e da membrana tectorial, observa-se uma lesão potencialmente instável.

Quadro Clínico

O quadro clínico das fraturas do côndilo occipital é bastante inespecífico, queixando-se o paciente, em geral, apenas de dor na face posterior do pescoço e de espasmos da musculatura paravertebral cervical, dificultando, assim, o diagnóstico destas. Raramente se pode observar paralisia dos IX, X e XI pares cranianos. Essa sintomatologia é atribuída ao grande potencial apresentado por esse tipo de fratura para o comprometimento do canal hipoglosso que se encontra na base do côndilo occipital. Ainda, as laterais dos côndilos formam o processo jugular, que contém o sulco jugular; este associado à porção correspondente do osso temporal, forma o forame jugular, que transmite a veia jugular interna e os pares cranianos já citados.

O trauma cranioencefálico acompanha a grande maioria dessas fraturas, colaborando também para a constituição do quadro clínico desses pacientes, dificultando o diagnóstico (em decorrência de possível alteração do nível de consciência, por exemplo) e sendo, muitas vezes, o responsável pelo óbito destes[10].

Cabe ressaltar a possível associação dessas lesões às fraturas de vértebras cervicais, fazendo-se, muitas vezes, o diagnósticos destas últimas em detrimento do diagnóstico das fraturas do côndilo occipital.

Diagnóstico

As fraturas de côndilo occipital são de difícil diagnóstico, dada a inespecificidade de seu quadro clínico. É extremamente difícil a sua visualização com as técnicas radiográficas convencionais, sendo necessária a utilização de métodos de diagnóstico por imagem mais sofisticados para seu reconhecimento. Entre esses métodos destacam-se a planigrafia convencional e a tomografia computadorizada (TC), sendo esta última o exame de escolha em virtude da facilidade de realização e interpretação, permitindo a reconstrução das imagens nos planos sagital e coronal, bem como a reconstrução tridimensional.

Cabe ressaltar que, em conseqüência da necessidade de exames específicos para o diagnóstico dessas fraturas, muitas vezes elas passam desapercebidas, apresentando, o paciente, quadro de dor persistente na região cervical posterior, acompanhado de espasmo muscular por longo período, sem que se suspeite da existência da lesão. Outra situação bastante comum é o diagnóstico dessas fraturas como achado de exames para verificação de quaisquer outras lesões do segmento craniocervical, como fratura do processo odontóide, fratura da base do crânio e outros[11].

A transição occipitocervical deve ser avaliada com extrema atenção, em especial nos pacientes que apresentam traumas de face e crânio associados (Fig. 48.3).

Tratamento

O tratamento conservador das fraturas do côndilo occipital evolui com bons resultados, ficando o paciente livre de dor cervical, mantendo o arco total de movimento do segmento envolvido, em média após 3 meses de tratamento. Preconiza-se o uso do colar tipo Philadelphia para os casos classificados como tipo I ou II de Anderson e Montesano e imobilização mais rígida, como halogesso ou gesso tipo Minerva para as fraturas classificadas como tipo III.

As lesões dos pares cranianos devem ser tratadas com corticoterapia inicial e, com esta, associada à imobilização, observa-se recuperação espontânea da função desses nervos em alguns dias, caracterizando neuropraxia destes.

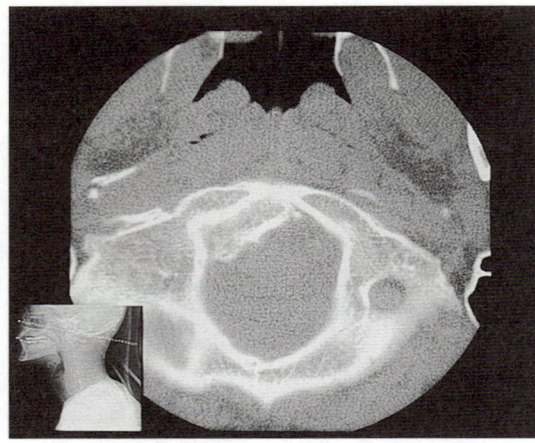

Figura 48.3 – Corte tomográfico evidenciando fratura do tipo III.

Prognóstico

O prognóstico isolado dessas lesões é absolutamente favorável. Deve-se, no entanto, atentar às lesões associadas, como o trauma cranioencefálico, as fraturas de vértebras cervicais e as lesões medulares nesse mesmo nível, pois estes seriam, no caso de estarem presentes, os fatores determinantes na evolução e no prognóstico dos pacientes. Como se trata de fratura intra-articular, alguns desses acidentes podem evoluir com dor na região occipital posterior do tipo cefaléia cervicogênica.

Fraturas e Luxações de C_1 e C_2

As fraturas osteoarticulares traumáticas das duas primeiras vértebras cervicais diferem das demais em razão de suas particularidades anatômicas.

O atlas não tem corpo vertebral, sendo constituído por dois arcos ósseos, um anterior e um posterior e, entre eles, as massas laterais. Não há processo espinhoso desenvolvido na união das hemilâminas posteriores, mas um pequeno tubérculo dorsal[12].

Nas massas laterais existem as superfícies articulares superiores em articulação com o osso occipital e as inferiores para com o áxis.

Na face medial de cada massa lateral se insere o ligamento transverso que divide o forame delimitado pelos arcos e massas laterais em dois segmentos: o anterior, no qual se localiza o dente do áxis, e o posterior, no qual passa a medula.

O áxis tem particularidade de ter na superfície cranial do corpo vertebral o dente do áxis, que se localizará no segmento anterior do forame do atlas entre o seu arco anterior e o ligamento transverso.

Fratura do Atlas

Uma compressão axial (vertical) do crânio sobre o atlas força-o sobre o áxis, determinando a sua ruptura nos pontos mais fracos, que são os arcos anterior e posterior, com conseqüente afastamento das massas laterais, constituindo a denominada fratura de Jefferson.

Podem aparecer também fraturas isoladas do arco posterior, que são consideradas resultantes da compressão vertical sobre a cabeça em extensão.

A pressão exercida sobre o atlas pode não só determinar a fratura dos arcos como também a ruptura do ligamento trans-

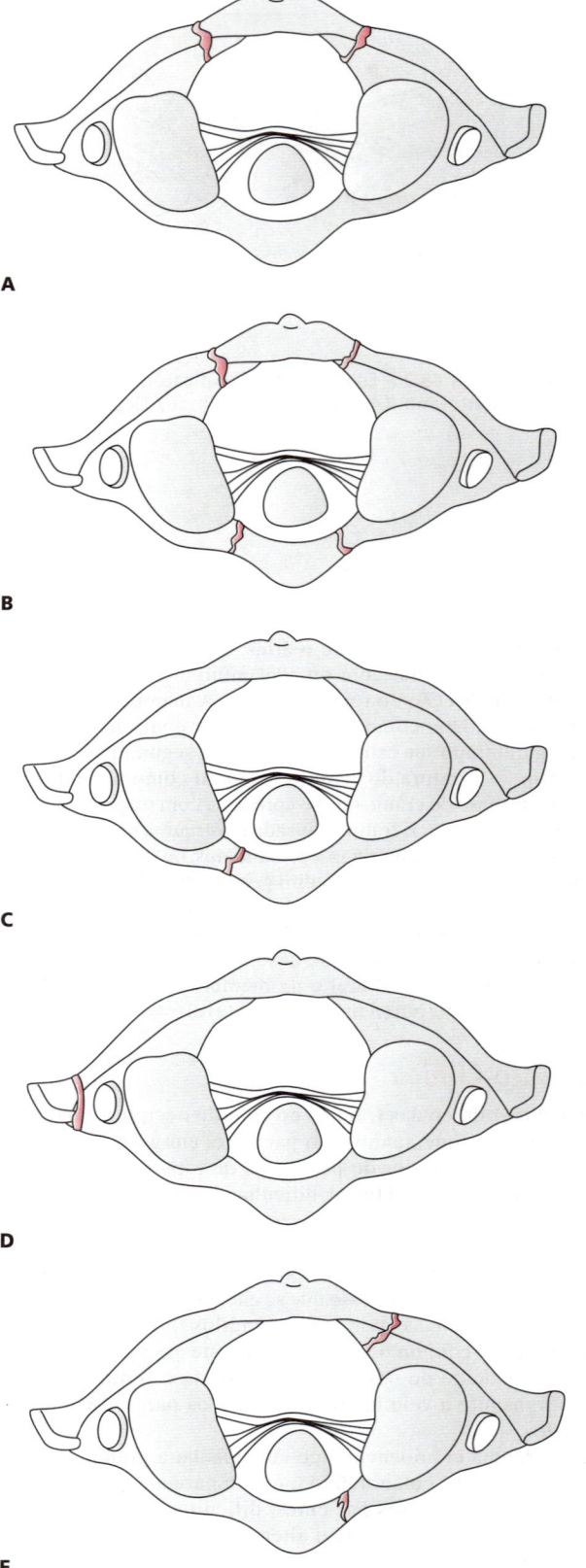

Figura 48.4 – Classificação das fraturas do atlas. (*A*) Fratura do arco posterior. (*B*) Fratura-explosão. (*C*) Fratura do arco anterior. (*D*) Fratura do processo transverso. (*E*) Fratura cominutiva ou massa lateral.

verso, que é a principal estrutura a assegurar a estabilidade anterior dessa vértebra, impedindo o seu escorregamento sobre o áxis (Fig. 48.4).

Nas fraturas de Jefferson é fundamental para o prognóstico saber se houve ou não a ruptura do ligamento transverso.

Nas radiografias de frente, o diagnóstico feito pela observação da articulação C_1-C_2. Normalmente, deve haver continuidade da linha vertical traçada sobre as margens laterais das massas laterais do atlas e dos maciços articulares do áxis; quando há fratura dos arcos anterior e posterior do atlas, essa continuidade desaparece em virtude do afastamento das massas laterais.

Resta saber até quando o afastamento é compatível com a integridade do ligamento transverso. Estudos experimentais em cadáveres demonstram que, se o afastamento for superior a 7mm, houve ruptura do ligamento (Fig. 48.5).

Se ocorrer ruptura haverá instabilidade C_1-C_2, que permanecerá após a consolidação das fraturas dos arcos, facilitando a ocorrência de luxação C_1-C_2, mesmo com pequenos traumas (Fig. 48.6).

O tratamento indicado na fratura de Jefferson é a redução por tração craniana e a imobilização por 3 a 4 meses[14].

Nos casos em que houver ruptura do ligamento transverso será necessária a artrodese occipitocervical imediata, o que abrevia o tratamento, mas condiciona limitação também da flexão.

Por vezes, o estudo radiográfico rotineiro da fratura de Jefferson apenas revela a fratura do arco posterior, só aparecendo a do arco anterior na TC.

Luxação Atlas-áxis

As luxações entre o occipital e o atlas, com sobrevida dos pacientes, são excepcionais. Não temos experiência pessoal na observação desses casos e são raríssimos os relatos na literatura.

As luxações C_1-C_2 puras, isto é, sem fratura do dente do áxis, também são raras porque só são possíveis por um violento mecanismo de flexão com ruptura do ligamento transverso, havendo projeção do dente do áxis para o canal neutral, com trauma medular geralmente incompatível com a vida.

Com mais freqüência, são as subluxações determinadas por instabilidade já existente como nas displasias do dente do áxis, artrite reumatóide etc.

O diagnóstico radiográfico da luxação C_1-C_2 é feito especialmente na projeção de perfil, quando a distância entre a margem posterior do arco anterior do atlas e a margem anterior do dente do áxis for acima de 3mm no adulto e 5mm na criança; havendo dúvida é interessante fazer radiografias na incidência de perfil em flexão e extensão, quando normalmente

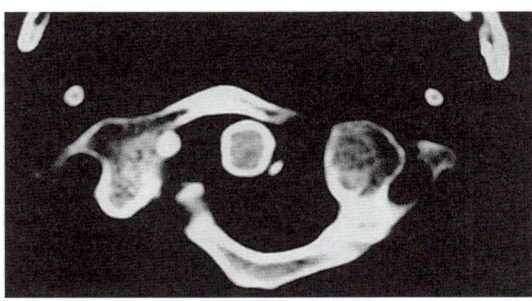

Figura 48.6 – Corte axial tomográfico evidenciando fratura de atlas com grande desvio das massas laterais indicando instabilidade.

não deverá haver diferença significativa da distância referida; nesse estudo dinâmico, em particular quando há suspeita de luxação, não esquecer os cuidados já referidos. Nas projeções ântero-posteriores não aparecerão normalmente as fendas articulares entre as massas laterais do atlas e as superiores articulares superiores do áxis, mas a superposição delas.

Na luxação C_1-C_2 não levamos em consideração o tratamento incruento; o tratamento será sempre cirúrgico, quando após a redução são feitos o amarrilho metálico e a artrodese entre os arcos posteriores de C_1-C_2.

Fraturas do Dente do Áxis

As fraturas do dente do áxis podem ou não apresentar desvio.

O seu mecanismo é pouco claro. Os estudos biomecânicos sugerem que ocorrem por forças de cisalhamento.

Se houver componente de hiperflexão pode ocorrer desvio anterior, quando existirá também deslocamento anterior do atlas, lesão denominada fratura-luxação C_1-C_2 e, no caso, haverá maior possibilidade de integridade medular do que na luxação pura, em virtude da probabilidade de sobrevida ser muito maior[15].

Se o mecanismo for a hiperextensão poderá haver desvio posterior.

No estudo radiográfico, nas fraturas sem desvio, seja na projeção ântero-posterior, seja na de perfil, apenas será visto o traço de fratura do dente do áxis, e nas fraturas com desvio será vista a fratura com desvio do fragmento distal e o escorregamento do atlas. Nas fraturas sem desvio, por vezes, é muito difícil que se veja o traço de fratura, só sendo possível o diagnóstico pela planigrafia.

Ainda quanto ao diagnóstico radiológico das fraturas sem desvio deve-se acrescentar que carece haver cuidado especial com as crianças, quando ainda não ocorreu ossificação completa da vértebra. A ossificação do corpo do áxis começa no 5º mês de vida intra-uterina, em geral por um centro e o dente do áxis na mesma época por dois centros que se fundem ao nascimento, quando encontraremos apenas dois centros, um para o corpo vertebral e um para o dente do áxis. Portanto, radiologicamente, na criança, o dente e o corpo do áxis estão separados por uma faixa de tecido transparente aos raios X, que progressivamente vai estreitando, até desaparecer aos 10 a 11 anos, quando o dente e o corpo do áxis se fundem, o que quase nunca não se completa em idades maiores. A não fusão do dente do áxis pode simular uma fratura sem desvio. Os pacientes com fratura do dente do áxis freqüentemente têm queixas pobres, apenas de cervicalgia pouco intensa e certa dificuldade para a movimentação do pescoço, não raramente procurando tratamento vários dias depois do acidente. Algumas vezes, procuram tratamento referindo dor violenta, gran-

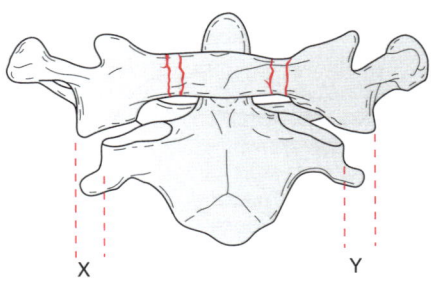

Figura 48.5 – Método de Spencer[13]. Ocorre ruptura do ligamento transverso quando superior a 7mm.

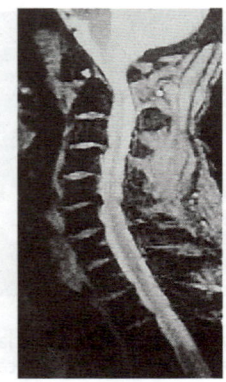

Figura 48.7 – Fratura do odontóide com desvio visualizada na ressonância magnética.

turas da coluna cervical, em geral, coexistem com traumas cranianos com perda da consciência, sendo indispensável o seu exame radiológico na vigência desses últimos traumas. Também nos traumas graves da face, em decorrência de sua magnitude, não é raro que passem despercebidas lesões de C_1-C_2 que, como foi referido, por vezes determinam sintomatologia precária. Nesses casos, também, a coluna cervical sempre deve ser radiografada[18].

Fratura do *Enforcado*

Também chamada de espondilolistese traumática do áxis, é a fratura típica por hiperextensão-distração, na qual há fratura dos pedículos de C_2 com deslizamento do corpo dessa vértebra sobre C_3[19].

Essa fratura, apesar do grande escorregamento de C_2 sobre C_3 que aparece, com freqüência, muito raramente condiciona lesão medular, porque ela, ao contrário de produzir um estreitamento do canal espinal, provoca seu alargamento (Fig. 48.9).

de dificuldade à movimentação e suportando a cabeça com as mãos. Sinais neurológicos só aparecem numa pequena minoria (Fig. 48.7).

É importante para o prognóstico observar a localização da fratura. Anderson e D'Alonso elaboraram uma classificação relacionando a altura do traço ao prognóstico[16] (Fig. 48.8).

- *Tipo I*: fratura do ápice do dente do áxis.
- *Tipo II*: fratura da base do dente do áxis.
- *Tipo III*: fratura atingindo o corpo do áxis.

As fraturas do tipo I não apresentam problemas quanto à consolidação, as do tipo III costumam consolidar bem e as do tipo II são as com consolidação mais difícil[17].

O tratamento consiste na redução, que é feita quase sempre por tração e imobilização, que no tipo II deverá ir até 4 a 5 meses e, freqüentemente, mais.

Se não houver consolidação óssea ou união fibrosa estável, está indicada a artrodese C_1-C_2. Vale salientar que as fra-

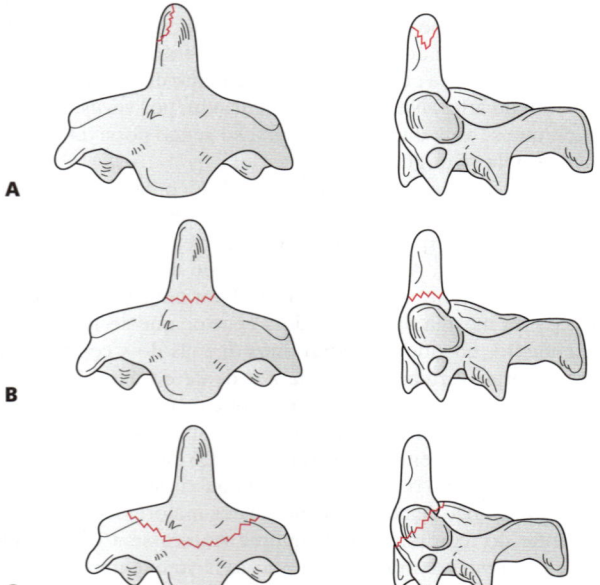

Figura 48.8 – Esquema de Classificação de Anderson e D'Alonso. (*A*) Tipo I. (*B*) TIpo II. (*C*) Tipo III.

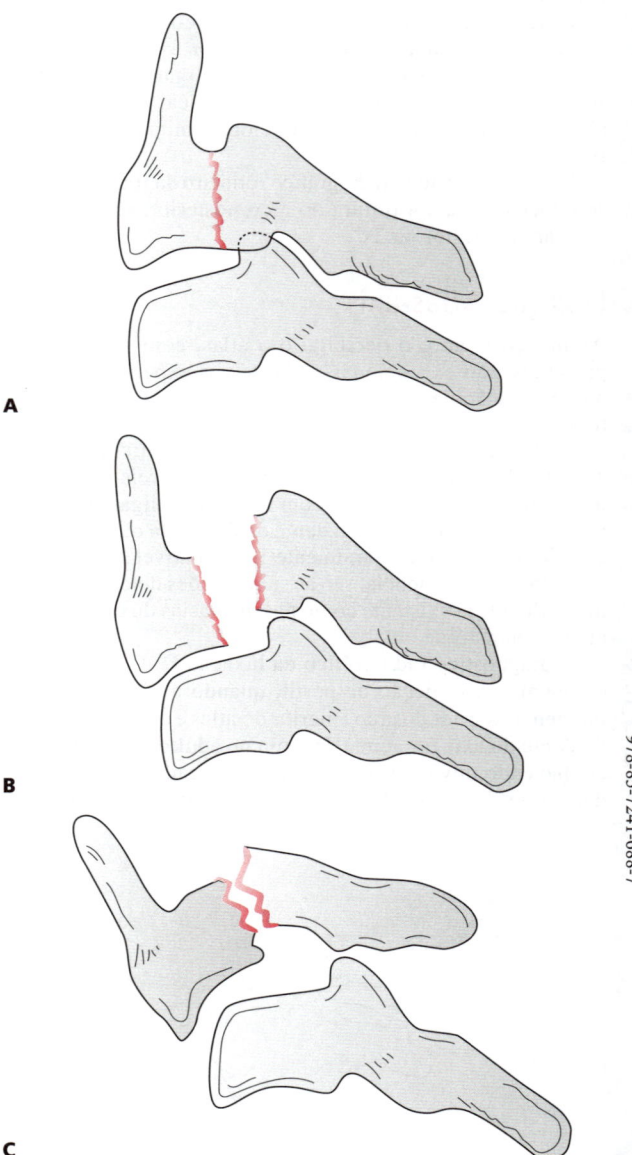

Figura 48.9 – Classificação das fraturas do enforcado. (*A*) Tipo I. (*B*) TIpo II. (*C*) Tipo III.

A sua redução por tração se consegue geralmente com facilidade, ao que deverá seguir imobilização com aparelho gessado do tipo Minerva por cerca de 3 meses. Quando não há desvio ou este é muito discreto, pode ser feita a imobilização de imediato sem redução.

Alguns autores preconizam a artrodese com freqüência nessas fraturas, o que, a nosso ver, só está indicada na ausência de consolidação, o que é raro.

COLUNA CERVICAL BAIXA

Basicamente, as lesões podem ser divididas em seis tipos: compressão-flexão, compressão vertical, distração-flexão, compressão-extensão, distração-extensão e flexão lateral[20,21] (Fig. 48.10).

Fraturas por Compressão-Flexão

Nesse tipo de mecanismo podemos encontrar várias situações.

1. Afilamento da margem vertebral ântero-superior, com aspecto arredondado no seu contorno. Não há falência do complexo ligamentar posterior.
2. Obliqüidade da porção anterior do corpo vertebral:
   - Perda da altura do corpo vertebral na porção anterior ou central.
   - Porção ântero-inferior do corpo vertebral com a aparência de um *bico* (afilado).
   - Pode existir aumento da concavidade do platô vertebral inferior da vértebra e fratura vertical do centro da vértebra.
3. A terceira linha de fratura passa obliquamente da superfície anterior pelo centro da vértebra até a placa subcondral inferior. É o tipo de fratura em forma triangular que ocorre onde houve o afilamento da vértebra (bico).
4. Em adição à deformidade do centro a vértebra e à fratura da porção afilada da vértebra, ocorre uma subluxação (leve – inferior a 3mm) na margem ínfero-posterior da vértebra para dentro do canal neural, no segmento em estudo.
5. O mesmo que ocorre no item 3, a luxação da porção posterior da vértebra para o interior do canal neural. O arco vertebral permanece intacto. As facetas apresentam-se separadas. Há aumento da distância entre os processos espinhosos. Tal luxação indica falência posterior do complexo ligamentar anterior e de todo o complexo ligamentar posterior. O afilamento anterior da vértebra permanece. A margem póstero-inferior da vértebra superior pode se aproximar da vértebra subjacente.

Fraturas por Compressão Vertical

Nesse tipo de mecanismo podemos encontrar várias situações.

1. Fratura ou da superfície superior ou inferior com deformidade em cúpula. A fratura é inicialmente mais central que anterior. Não há falência do complexo ligamentar anterior ou posterior.
2. Fratura tanto da superfície superior como da inferior com deformidade do tipo côncava. Pode haver linhas de fraturas ao nível da porção central da vértebra, mas o desvio é mínimo.
3. Progressão da lesão vista no item 2. Ocorre então uma diminuição da porção central da vértebra, com os fragmentos desviados perifericamente em múltiplas direções, inclusive para o canal neural.

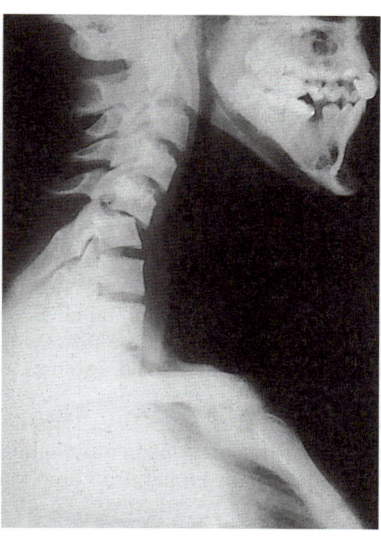

Figura 48.10 – Fratura-luxação C5-C6. Notar a abertura do espaço interespinal.

Os fragmentos podem ser poucos e grandes, dando a aparência da fratura vertical vista no tipo de compressão-flexão ou mais freqüentemente apresentam grandes comunicações, com falência do centro da vértebra. A porção posterior do corpo vertebral, fraturado, pode estar luxada para o interior do canal neural. O arco vertebral pode estar intacto, sem evidências de falência ligamentar ou pode estar cominuído, com evidência de falência do complexo ligamentar posterior entre a vértebra fraturada e a subjacente por aumento do ângulo de cifose.

Fraturas por Flexão-Distração

Nesses tipos de fraturas podemos encontrar várias situações, dependendo da força de ação do mecanismo.

- Falência do complexo ligamentar posterior, com subluxação, aumento da divergência dos processos espinhosos ao nível da lesão. Arrancamento da margem ântero-superior da vértebra ou arredondamento da vértebra, como se vê no tipo compressão-flexão.
- Luxação unifacetária: o grau de falência dos ligamentos posteriores pode variar, de parcial até (mais raro) de ambos os complexos ligamentares anterior e posterior. A subluxação da faceta oposta à faceta luxada sugere lesão ligamentar grave. Nesses casos, precisam ser realizadas radiografias dinâmicas para avaliar a extensão da lesão, sempre com a presença do médico. Pode haver pequena espícula óssea posteriormente ao processo articular luxado para a frente, uma listese rotatória pode ser vista por estudo radiográfico em incidência ântero-posterior, por aumento do espaço da articulação uncovertebral no lado da luxação e desvio do processo espinhoso para o lado a luxação.
- Luxação bifacetária com desvio anterior de aproximadamente 50% dos corpos vertebrais. As superfícies posteriores dos processos articulares da vértebra superior ficam contra as superfícies anteriores dos processos articulares da vértebra inferior ou numa posição a cavaleiro. Pode haver ou não arrancamento da margem ântero-superior da vértebra inferior, ficando como contornos arredondados.
- Vértebra flutuante (grande instabilidade do segmento motor) ou luxação do corno vertebral totalmente anteriorizado.

Fraturas e/ou Luxações por Compressão-Extensão

Nesse tipo de mecanismo podem ocorrer vários graus de alterações com relação ao segmento atingido.

1. Fratura do arco vertebral unilateral com ou sem desvio rotatório anterior do corpo vertebral. Na falência do arco posterior, podem ocorrer traço de fratura através do processo articular, compressão do processo articular, fratura da lâmina ou do pedículo ipsilateral ou a combinação de fraturas ipsilaterais do pedículo e processo articular.
2. Fraturas bilaminares sem evidência de outras lesões. Podem ocorrer em vários níveis contíguos.
3. Estágio hipotético (entre os tipos leves e graves) com fraturas dos processos articulares; pedículos; lâminas ou outra combinação de fratura bilateral do arco vertebral, sem desvio.
4. Estágio hipotético – o mesmo que no item 3 com desvio anterior parcial do corpo vertebral.
5. Fratura bilateral do arco com todo o corpo vertebral desviado anteriormente. A porção posterior não se desvia, o que desvia é a porção anterior do arco junto com a porção posterior do corpo vertebral. Ocorre falência do complexo ligamentar em dois níveis: posteriormente entre a vértebra subjacente e a vértebra fraturada e anteriormente entre a vértebra subjacente e a vértebra fraturada. A porção ântero-superior dentro do corpo vertebral subjacente é caracteristicamente partida.

Fraturas e/ou Luxações por Distração-Extensão

Nesse tipo de mecanismo podem ocorrer os mais variados tipos de alterações.

- Falência do complexo ligamentar anterior ou fratura transversa não deformante do centro do corpo vertebral. Quando há falência ligamentar (mais freqüente) há muitas vezes associação com fratura-avulsão da margem anterior do corpo vertebral adjacente. Outros achados também podem ocorrer: aumento do espaço discal e não ocorrer desvio posterior.
- Em adição ao que é visto no item anterior, há falência do complexo ligamentar posterior com desvio da vértebra superior posteriormente, por dentro do canal neural. Pelo tipo de desvio, a luxação tende a reduzir-se quando se coloca a cabeça e o pescoço em posição neutra ou em flexão. A luxação raramente tem desvio superior a 3mm.

Fraturas e/ou Luxações por Flexão Lateral

Neste tipo de mecanismo podem ocorrer várias alterações.

- Fratura – compressão assimétrica da porção central da vértebra com fratura do arco do lado ipsilateral, sem desvio do arco, no estudo radiográfico na incidência ântero-posterior. Incidências especiais de radiografia ou tomografia podem mostrar compressão do processo articular ou cominuição do ângulo do arco vertebral. A compressão assimétrica do corpo vertebral pode aparecer como fratura uncovertebral com colapso, ou por fratura vertical do centro da vértebra.

- Ocorrem ambas:
  - Compressão assimétrica lateral do corpo vertebral e fratura o arco vertebral com desvio no estudo radiográfico na incidência ântero-posterior.
  - Compressão assimétrica lateral do entro do corpo vertebral com falência ligamentar no lado contralateral com separação do processo articular. Em alguns casos, ambas (fratura do arco e falência ligamentar) podem estar presentes concomitantemente.

Tanto no mecanismo de flexão, compressão axial ou distração devemos destacar que é indispensável a visualização de toda a coluna cervical. É comum principalmente em pacientes muito musculosos ou obesos e com pescoço curto, não se visualizarem as últimas vértebras cervicais na projeção de perfil em conseqüência da superposição dos ombros. Nesses casos, é indispensável que se façam as radiografias, tracionando caudalmente os membros superiores. Por vezes isso é insuficiente, tornando-se necessárias planigrafias convencionais, TC ou ressonância magnética (RM).

Ainda quanto à técnica radiográfica, na ausência de visualização de lesões osteoarticulares, é indispensável que se façam radiografias dinâmicas, quando, não raramente, se evidenciam pinçamento, discretos escorregamentos e subluxações. Devemos destacar que o estudo dinâmico deverá ser feito com a presença do médico, que orientará os movimentos de flexão e extensão de modo que os mesmos não sejam danosos.

Tratamento

As lesões traumáticas da coluna cervical exigem tratamento de urgência porque podem inicialmente já ser determinantes de lesão medular ou causá-las depois, o que pode resultar em gravíssimas e definitivas incapacidades para os pacientes.

Ao se socorrer vítima de acidente com suspeita de lesão cervical, deve haver o cuidado especial de que não sejam feitos movimentos em flexão, extensão, rotação ou lateralidade do pescoço. A maneira mais correta de transportar o paciente é em decúbito dorsal sobre superfície rígida, com uma pessoa ou coxins laterais mantendo a cabeça para evitar movimentos de rotação desta. O ideal seria a colocação imediata de um colar, o qual deveria fazer parte do equipamento das equipes de socorro[22].

Uma vez feito o diagnóstico, se houver sinais de comprometimento medular, devem imediatamente ser tomadas medidas visando ao seu tratamento.

No quadro anatomopatológico, quando há comprometimento medular, há sempre significante componente de edema, sendo de grande utilidade a administração de drogas que o reduzem. Com essa finalidade, administramos metilprednisolona em forma de pulsoterapia.

Metilprednisolona

Nos casos com menos de 8h, decorrentes do trauma, sendo as dosagens utilizadas: 30mg/kg de peso na primeira hora e após 5,4mg/kg/h nas próximas 23h[23].

Para evitar complicações gástricas, administramos cimetidina, em esquema preventivo.

Concomitantemente, deverá ser instituído o tratamento ortopédico visando reduzir fratura ou luxação, pois sua realização reconduzirá o canal vertebral às suas formas e às dimensões normais, fazendo-se, assim, descompressão medular.

As luxações quase sempre determinam lesões medulares, quando imediatamente deve ser instituído o tratamento medicamentoso e feita a redução, por meio da tração com halo craniano, que é um método eficiente e bem tolerado pelo paciente[24].

Após instalado o halo, inicia-se a tração, em posição de repouso. O peso inicial deverá ser de 4 a 8kg, dependendo do peso do paciente, devendo a cama ser colocada em proclive, funcionando como contração[25].

A cada 15 a 30min é feito controle radiológico, naturalmente em perfil, aumentando-se a tração até ser conseguida a redução dos processos articulares. Nesse momento, faz-se discreta flexão, a fim de que os ápices dos processos articulares inferiores de vértebra suprajacente passem para trás das superiores da vértebra infrajacente. Uma vez obtido, faz-se a extensão da coluna cervical por meio da colocação de um coxim sob os ombros do paciente. Após a redução, reduzimos a tração para 4 ou 5kg, com finalidade de manutenção desta.

Nos casos de luxações unilaterais, a redução é mais difícil e, em geral, para ser obtida, há necessidade de se colocar a tração excentricamente, deslocada para o lado da inversão[26,27].

Contra-indicamos a redução por manipulação sob anestesia geral, por ser um método extremamente perigoso; mesmo usando a tração progressiva há que ter cuidados, iniciando-se com pequenos pesos, levando em conta o desenvolvimento muscular do paciente e o quadro radiológico, pois nos casos de pacientes com pouca musculatura e luxação bilateral é possível haver distração e estiramento medular.

Em decorrência da freqüência da instabilidade resultante das luxações e para evitar a incômoda imobilização, está indicada estabilização cirúrgica por meio de amarrilhos sublaminares ou interespinal (Fig. 48.11).

Uma vez obtida a redução, resta mantê-la, principalmente nos casos em que não há quadro neurológico associado. Atualmente, temos adotado o tratamento cirúrgico para estas lesões, pois, com isso, eliminamos o uso do gesso tipo Minerva ou do halogesso. Nos casos em que se optar pelo tratamento conservador o paciente deverá permanecer em tração por 3 a 4 semanas e após a colocação do aparelho gessado do tipo Minerva ou halogesso por 3 meses. Após os 3 meses, o aparelho gessado é retirado e o estudo é feito com radiografias dinâmicas em flexão e extensão[28].

Nas situações em que há lesão medular associada, a conduta é diferente, há necessidade constante de mudança de decúbito, evitando-se, assim, a formação de úlceras de compressão. O paciente deve ser mobilizado para evitar a estase brônquica, que condiciona piora da insuficiência respiratória já existente e há necessidade de fisioterapia precoce para apressar a reabilitação. Com o paciente em tração é difícil a realização desses processos terapêuticos, sendo, dessa forma, o procedimento cirúrgico indicado de imediato, pois, com a retirada precoce da tração sem suporte externo como aparelho gessado do tipo Minerva ou halogesso, pode-se perder a redução.

Como método de estabilização podemos usar amarrilho por via posterior, porém a colocação do paciente em decúbito ventral pode resultar em perda da redução.

Além disso, devemos considerar que a compressão medular pode também ser exercida por protrusão discal, o que pode ocorrer nas luxações quando a sua ruptura faz parte da lesão.

Alguns autores não indicam qualquer ação local nos casos de lesão medular, senão a redução da lesão osteoarticular, argumentando que as lesões anatômicas medulares são irreparáveis, mas não temos como saber se as lesões são realmente anatômicas ou irreversíveis, a não ser com a evolução do processo patológico e, durante esse tempo, lesões que seriam total ou parcialmente reversíveis podem tornar irreversíveis.

Ainda, mesmo considerando a irreversibilidade do comprometimento medular, há que considerar que sempre existem compressões e estiramentos radiculares suscetíveis e cura ou melhora com a retirada do agente mecânico, e isso pode conduzir ao paciente retorno ou à melhora da função mesmo de um só músculo, ou da sensibilidade de uma região, o *eu* é de grande valia para um tetraplégico.

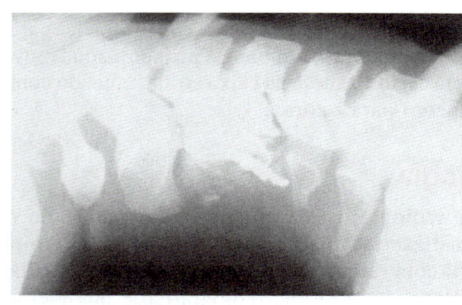

Figura 48.11 – Radiografia em perfil mostrando amarrilho sublaminar.

Estes autores foram levados a essa atitude pelo descrédito da laminectomia usada indiscriminadamente com finalidade descompressiva, o que é lógico, pois a compressão da medula não é exercida apenas pela lâmina, mas também por fragmentos ósseos, que obrigatoriamente devem ser reduzidos ou mesmo por hérnias discais que devem ser removidas, não sendo possível a resolução dessas últimas duas condições. Ainda, a laminectomia quase sempre causa instabilidade, o que condicionará piora das condições neurológicas e deformidades.

Nas luxações com comprometimento medular, há que considerar os seguintes fatores:

- Compressão da medula e/ou raízes pelas vértebras deslocadas.
- Pode haver retropulsão do disco como fator compressivo[29].
- Necessidade de estabilizar a coluna para evitar subseqüentes danos medulares, sem o uso de suportes externos, mobilizando-se para o paciente o mais rapidamente possível.

Assim, a compressão pelas vértebras deslocadas é feita pela redução da luxação e a compressão pelo disco só pode ser removida pela sua ressecção.

A ressecção do disco deve ser total com exposição da duramáter, substituindo-o por enxerto retirado do ilíaco, segundo a técnica de Smith-Robinson. O uso da placa com o parafuso é optativo, estando indicado quando o enxerto colocado não der uma boa fixação ou nos casos onde for realizada a corpectomia por fraturas explosivas. Evidentemente, esse procedimento só é possível pela via anterior de acesso à coluna cervical.

As vantagens do acesso anterior são muitas, em que destacamos: operação em decúbito dorsal, abordagem direta do disco, pouco sangramento, possibilidade de síntese firme e pós-operatório simples[30].

O uso do enxerto pela técnica de Smith-Robinson e a fixação com placa metálica condicionarão solidez ao conjunto, impedindo a flexão e a extensão.

COLUNA TORACOLOMBAR

A fratura da coluna toracolombar é comum no paciente politraumatizado. A suspeita da fratura é a primeira etapa para seu diagnóstico e, dessa forma, aconselha-se radiografia de toda a coluna vertebral em pacientes com dor ou alterações neurológicas após quedas de altura ou envolvidos em acidentes automobilísticos.

A junção toracolombar é a região com maior risco de fraturas. A maior parte das lesões ocorre nessa zona de transição em que há modificação da orientação das facetas do plano coronal para sagital e modificação da cifose torácica para lordose lombar. A junção toracolombar é a primeira zona móvel distal a influência estabilizadora da caixa costal, atuando como fulcro de movimento para o tórax.

Radiologia

O exame radiográfico da coluna toracolombar do paciente politraumatizado se inicia com as incidências ântero-posterior e de perfil com raios horizontais, permitindo visualização de toda a coluna. Pelo exame radiográfico é possível avaliar o grau de encunhamento da vértebra acometida, a angulação resultante e a alteração das curva normal da coluna.

A tomografia é solicitada para melhor avaliação da coluna média da vértebra fraturada e o grau de estreitamento do canal vertebral.

A ressonância magnética é solicitada para avaliar o grau de lesão ligamentar e avaliação de eventuais lesões discais e medulares.

Os critérios de instabilidade da coluna toracolombar incluem: angulação acima de 20° entre as vértebras contíguas, encunhamento superior a 50% do corpo vertebral, lesão de duas das três colunas de Dennis, lesão neurológica ou estenose do canal maior que 50%[31] (Fig. 48.12).

Tratamento Conservador

O principal objetivo das fraturas da coluna toracolombar é garantir a estabilidade, os movimentos e a função da área lesada.

O tratamento conservador baseia-se no repouso no leito ou no uso de órtese toracolombossacra, moldando a lordose para evitar perda de redução da área fraturada. O colete geralmente é utilizado por 3 meses com repouso durante os primeiros 45 a 60 dias, dependendo do grau de instabilidade da fratura.

A análise tomográfica do nível lesado demonstra grande reabsorção dos fragmentos ósseos intracanais com remodelação deste (Fig. 48.13).

Tratamento Cirúrgico

Nos pacientes politraumatizados tende-se a indicar tratamento cirúrgico para fraturas que isoladamente poderiam ser tratadas de modo conservador. O tratamento cirúrgico se impõe

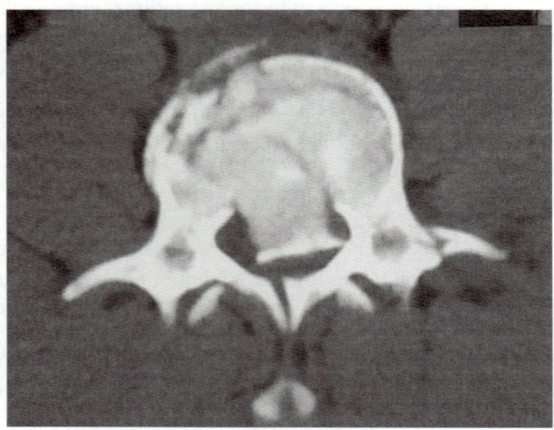

Figura 48.12 – Corte tomográfico revelando fratura de corpo vertebral com grande comprometimento do canal vertebral.

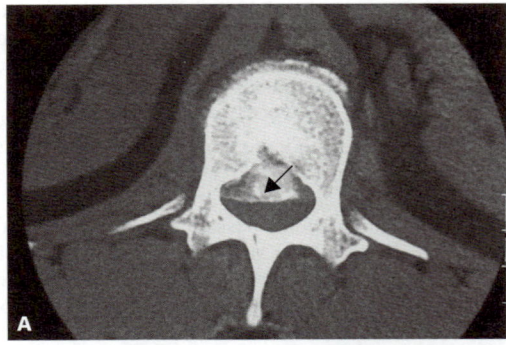

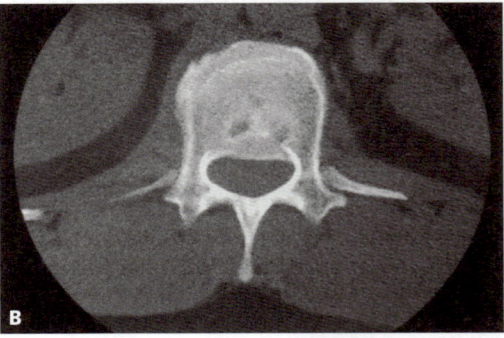

Figura 48.13 – (*A*) Corte tomográfico de fratura de coluna torácica aguda revelando comprometimento do canal. (*B*) Após 6 meses demonstrando remodelação.

quando há cifose progressiva, cifose superior a 20°, estenose do canal maior que 50%, ruptura de duas das três colunas de Dennis ou lesão neurológica.

A descompressão do canal está indicada quando há estenose superior a 30% do canal após redução da fratura ou em caso de déficit neurológico progressivo.

Existem vários tipos de matérias de síntese passíveis de serem empregados no tratamento cirúrgico das fraturas de coluna toracolombar:

- Hastes de Harrington.
- Fixação segmentar de Luque.
- Técnica de Cotrel-Dubousset.
- Fixação com parafusos pediculares.

Classificação das Fraturas

Fraturas por Compressão

Resultam de flexão anterior ou lateral causando lesão na coluna anterior. Radiologicamente, a altura do corpo vertebral anterior está diminuída e a parte posterior permanece normal. Essas fraturas são normalmente estáveis e quase nunca apresentam comprometimento neurológico. O tratamento pode ser feito por repouso ou colete gessado dependendo das condições do paciente (Fig. 48.14).

Fraturas-Explosão (Burst)

Resultam de força de compressão axial que resulta em fratura da vértebra. Queda de altura na posição vertical é o mecanismo típico dessa fratura. Na radiografia lateral é observada diminuição da altura do corpo vertebral tanto anterior como posterior e na radiografia anterior, aumento da distância interpedicular.

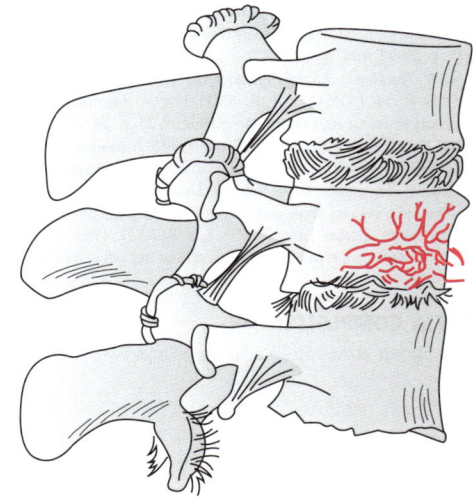

Figura 48.14 – Esquema de fratura de compressão.

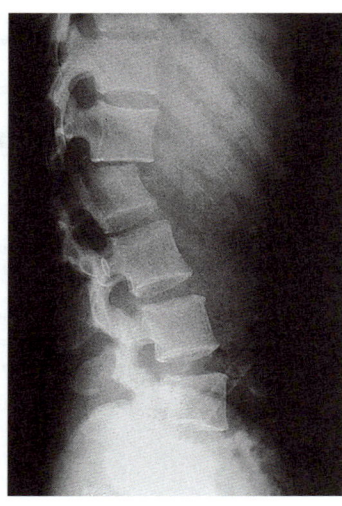

Figura 48.16 – Radiografia de fratura de coluna lombar tipo fratura-luxação.

O acometimento da parte posterior do corpo vertebral diferencia essa lesão do tipo anterior e aumenta o risco de lesão neurológica.

O tratamento depende do grau de instabilidade e da associação com lesão neurológica. O tratamento cirúrgico está indicado nos casos de instabilidade e na vigência de lesão medular. A redução é cirúrgica e a fixação feita com hastes presas à coluna por meio de ganchos, amarrilhos ou parafusos.

Fraturas do Tipo Cinto de Segurança

Tipo de fratura característico em acidentes nos quais o paciente está usando cinto de segurança abdominal. A força resultante de lesão na coluna é de distração. Ocorre uma fratura *abrindo* toda a vértebra, chamada de fratura de Chance[32]. Radiologicamente, apresenta aumento da distância entre os processos espinhosos na projeção anterior e aumento da altura posterior do corpo vertebral na incidência lateral. Raramente existe lesão medular e o tratamento, na maioria das vezes, é conservador (Fig. 48.15).

Fraturas-Luxação

Engloba as lesões nas quais ocorre a luxação entre as vértebras. Em conseqüência da anatomia local, esta é sempre acompanhada de fratura. Pode ocorrer por mecanismos variados de trauma, por exemplo, flexão-rotação. Esse tipo de lesão está altamente associado a lesão neurológica e intra-abdominal em razão do alto grau de instabilidade. O tratamento de escolha é cirúrgico para estabilizar a fratura (Fig. 48.16).

REFERÊNCIAS BIBLIOGRÁFICAS

1. EPSTEIN, B. S. *Afecciones de la Columna Vertebral y de la Medula Espinal*. Barcelona: Jims, 1973.
2. DITUNNO, J. F. *Standart for Neurological and Functional Classification of Spine Cord Injury*. Chicago: ASIA, 1992.
3. BELL, C. Surgical observations. *Middl. Hosp. J.*, v. 4, p. 469, 1817.
4. AHLGREN, P.; DAHLERUP, J. V. Fractura condylus occipitalis. *Fortshcer: Geb. Roentgenstr. Nuklearmed.*, v. 101, p. 202-204, 1964.
5. SCHLIAK, H.; SCHAEFER, P. Hypoglossal and accessory nerve paralysis in a fracture of the occipital condyle. *Nervenarzi*, v. 36, p. 362-364, 1965.
6. WACKENHEIN, A. *Roentgen Diagnosis of the Craniovertebral Region*. Berlin: Springer-Verlag, 1974.
7. BOLANDER, H.; CROMWELL, L. D.; WEDLING, L. Fracture of the occipital condyle. *ARJ.*, v. 131, p. 729-731, 1978.
8. DVORAK, J.; PANJABI, M. M. Functional anatomy of the allyl ligaments. *Spine*, v. 12, p. 182-189, 1987.
9. ANDERSON, P. A.; MONTESANO, P. X. Morphology and treatment of occipital condyle fractures. *Spine*, v. 13, p. 731-736, 1988.
10. HARDING-SMITH, J.; MACINTOSH, P. K.; SHERBON, K. J. Fracture of the occipital condyle. *J. Bone Jt. Surg.*, v. 63-A, p. 1170-1171, 1981.
11. GOLDSTEIN, S. J.; WOODRING, J. H.; YOUNG, A. B. Occipital condyle fracture associated with cervical spine injury. *Surg. Neurol.*, v. 17, p. 350-352, 1982.
12. FIELDING, W.; HAWKINS, J. R. Spine fusion for atlanto-axial instability. *J. Bone Jr. Surg.*, v. 58-A, p. 400-407, 1976.
13. SPENCER, J. A. et al. Fracture of occipital condyle. *Neurosurgery*, v. 15, p. 101-103, 1984.
14. BARROS FILHO, T. E. P. *Fratura do Arco do Áxis: estudo baseado em 23 casos*. Dissertação (Mestrado) – Faculdade de Medicina da Universidade de São Paulo, 1984.
15. STAUFFER, E. S.; TAYLOR, T. K. E. Odontoid fractures. *J. Bone Jt. Surg.*, v. 64-B, p. 416-421, 1982.
16. ANDERSON, I. D.; D'ALONSO, R. T. Fractures of the odontoid process of the axis. *J. Bone Jt. Surg.*, v. 56-A, p. 1663-1674, 1974.
17. SILVA, J. S. *Tratamento Conservador das Fraturas do Dente de Áxis*. Dissertação (Mestrado) – Faculdade de Medicina da Universidade de São Paulo, 1993.
18. MENDONÇA NETTO, A. B. F. *Tratamento das Luxações da Coluna Cervical com Lesão Medular*. Dissertação (Mestrado) – Faculdade de Medicina da Universidade de São Paulo, 1980.
19. TORKLUS, D.; VON FORSYTH, F. *The Upper Cervical Spine*. New York: Grune & Stratton, 1972.

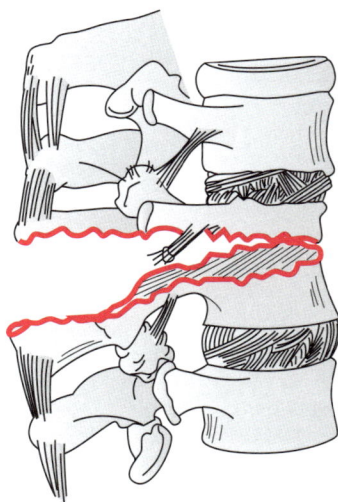

Figura 48.15 – Esquema de fratura de Chance.

20. ALLEN, B. L.; FERGUSSON, R. L.; LEHMANN, T. R.; O'BRIEN, R. P. A mechanistic classification of closed, indirect fractures and dislocations of the lower cervical spine. *Spine*, v. 7, p. 1-127, 1982.
21. WHRITLEY, J. E.; FORSYTH, F. The classification of cervical spine injuries. *Am. J. Roentgenol.*, v. 83, p. 633-644, 1960.
22. OLIVEIRA, R. P. *Tratamento da Luxação Unilateral Traumática dos Processos Articulares da Coluna Cervical*. São Paulo, 1989. Dissertação (Mestrado) – Faculdade de Medicina da Universidade de São Paulo.
23. MCDONALD, J. M. Repairing the damaged spinal cord. *Scientific American*, v. 281, n. 3, p. 65-73, 1999.
24. KALIL, E. M.; TARICCO, M. A.; OLIVEIRA, R. P. Fraturas de coluna cervical. In: BARROS FILHO, T. E. P.; BASILE JR., R. (eds.). *Coluna Vertebral*. São Paulo: Sarvier, 1995.
25. ROTHMAN, R. H.; SIMEONE, F. A. *The Spine*. Philadelphia: Saunders, 1975.
26. PEETERS, F.; VERBEETEN, B. Evaluation of occipital condyle fracture and atlantial fracture, two uncommun complications of cranial vertebral trauma. *ROFO*, v. 138, p. 631-633, 1983.
27. RORABECK, C. H.; RICK, M. G.; HAWKINS, R. J.; BOURNE, R. B. Unilateral facet dislocation of the cervical spine: an analysis of results of treatment in 26 patients. *Spine*, v. 12, p. 23-27, 1987.
28. BAILEY, R. W. *The Cervical Spine*. Philadelphia: J.B. Lippincott, 1983.
29. APPLE JR., D. F.; MCDONALD, A. P.; SMITH, R. A. Identification of herniated nucleus pulposis in spinal cord injury. *Paraplegia*, v. 25, p. 78-85, 1987.
30. BARROS FILHO, T. E. P. *Descompressão Anterior no Tratamento das Lesões Traumáticas da Coluna Cervical. Indicações, Técnicas e Resultados*. São Paulo, 1990. Tese (Livre Docência) – Faculdade de Medicina da Universidade de São Paulo.
31. DENIS, F. The three column spine and its significance in the classification of acute thoracolumbar spinal injuries. *Spine*, v. 8, n. 8, p. 817-831, 1983.
32. CHANCE, C. K. Note on a type of flexion fracture of the spine. *Br. L. Radiol.*, v. 21, p. 452-453, 1948.

BIBLIOGRAFIA COMPLEMENTAR

MCGRAW, R. W.; RUSH, R. M. Atlanto-axial artrodesis. *J. Bone Jt. Surg.*, v. 55-B, p. 482-489, 1973.

CAPÍTULO 49

Tratamento

Marcelo J. J. Ares • Adriana Rosa Lovisotto Cristante

PROGNÓSTICO FUNCIONAL E REABILITAÇÃO MOTORA

O tratamento motor de reabilitação é parte fundamental para que se atinjam as metas traçadas pela equipe de reabilitação, porém sempre será influenciado por aspectos individuais, além, obviamente, do grau de preservação sensitivo-motora.

Esses aspectos incluem idade, peso, deformidades, função cardiorrespiratória, aspectos emocionais e socioculturais, entre outros.

Todo trabalho motor no paciente lesado medular deve visar ao alcance de algumas metas funcionais no que se refere a:

- Atividades de vida diária (AVD): alimentação, vestuário, higiene elementar e básica, escrita, manejo de aparelhos em domicílios e no trabalho.
- *Mudanças de posição* e *transferências*.
- No *manejo de cadeira de rodas* e *condução* de automóvel adaptado.
- *Ortostatismo*.
- *Marcha*.

Segundo a avaliação do profissional, o paciente pode ser classificado em: dependente, semi-independente e independente para cada uma dessas atividades.

Para exemplificar o grau de independência que pode ser atingido em cada nível, utilizaremos as *lesões completas* e citaremos algumas *síndromes medulares*.

Tetraplegia

Nos níveis mais altos, acima do nível C4, os pacientes possuem apenas o controle cefálico e são dependentes para todas as atividades citadas.

Nível C4

Se for conseguido o desmame do ventilador, o paciente pode atingir as seguintes metas:

- AVD: dependência total para alimentação, vestuário, higiene, porém o uso de ponteiras cefálicas, orais ou mentonianas pode proporcionar independência em escrita em teclado, leitura e pintura. O desenvolvimento da tecnologia assistida também permite a execução de tarefas como a condução de cadeira de rodas motorizada e a abertura de portas e janelas, por exemplo.
  - Dependência total para *mudanças de posição* e *transferências*.
  - Ortostatismo em prancha ortostática ou em alguns casos em *stand-in-table*.

Nível C5

Com a preservação motora dos músculos deltóide e bíceps braquial os pacientes podem obter independência, com auxílio de adaptações, para alimentação, higiene elementar, escrita e digitação.

São dependentes nas transferências e podem manejar a cadeira de rodas em terrenos planos e curtas distâncias, se colocados pinos em seus sobrearos. Também devemos considerar a cadeira de rodas motorizada como opção para esses pacientes.

O ortostatismo pode ser realizado em prancha ortostática ou em *stand-in-table*.

Nível C6

Os pacientes com a preservação braquiorradial e extensor radial do carpo adquirem, se bem orientados e tratados, maior grau de habilidade e independência.

Podem tornar-se independentes para alimentação higiene básica, vestuário do tronco superior e até auxiliar nas transferências com o auxílio de tabuas. Tocam suas cadeiras de rodas em terrenos planos também com o auxílio dos pinos nos sobrearos e o ortostatismo geralmente é realizado no *stand-in-table*.

Neste nível também podem ser realizadas adaptações em veículos.

Nível C7

Os pacientes com extensão do cotovelo ganham independência nas AVD e nas transferências; podem tocar a cadeira de rodas em aclives suaves e realizam ortostatismo em *stand-in-table*.

Nível C8

Neste nível de tetraplegia existe a deficiência nos músculos intrínsecos das mãos, o que proporciona independência total aos pacientes.

Paraplegia

Os pacientes com lesão de T1 para baixo podem adquirir independência total nas AVD e transferências, condução de cadeira de rodas e de carros adaptados.

O ortostatismo é realizado em *stand-in-table* ou com órteses e meios auxiliares de acordo com seu nível de lesão e seu desempenho no tratamento.

Em algumas síndromes medulares podemos traçar, também, metas funcionais a serem atingidas conforme o seu quadro clínico.

Na *síndrome centromedular*, por exemplo, os membros superiores estão mais preservados, levando-nos a pensar em bom prognóstico de marcha, porém segundo o grau de comprometimento motor e sensitivo dos membros superiores, haverá dificuldade para a realização de atividades de vida diária e inclusive na deambulação, se forem necessários apoios com meios auxiliares (andadores ou muletas canadenses).

Essas seqüelas normalmente levam o paciente a certo grau de insatisfação com a reabilitação atingida, mesmo sendo esta uma lesão incompleta.

Na *síndrome de Brown-Séquard*, os pacientes apresentam, em geral, bom prognóstico funcional, inclusive com possibilidades de marcha.

No entanto, necessitam de órteses no membro com melhor sensibilidade e seu treino pode ser dificultado pelo déficit sensitivo e proprioceptivo no lado com melhor força muscular.

As síndromes de lesões mais baixas, como *do cone medular* e *da cauda eqüina*, proporcionam bom prognóstico de marcha. Nos pacientes que adquirem a marcha comunitária, deve-se sempre orientar para os devidos cuidados com os sistemas musculoesquelético e cardiovascular (em virtude do esforço realizado durante a marcha) e a prevenção de lesões de pele (cuidados com as órteses e com os apoios plantares).

Assim, um dos grandes desafios da equipe que trabalha com o lesado medular é traçar metas funcionais de acordo com cada nível e grau de lesão e fazer com que essas metas sejam atingidas, conforme as características individuais de cada paciente.

ALTERAÇÕES RESPIRATÓRIAS

Na fase aguda da lesão medular, as complicações provenientes da dificuldade respiratória constituem a principal causa de morbidade e mortalidade. Elas estão relacionadas tanto a eventos traumáticos diretos sobre o pulmão quanto ao comprometimento da musculatura respiratória.

As dificuldades respiratórias são mais evidentes nos pacientes com lesão cervical e mais grave nos níveis mais altos, quando são mais acometidos os músculos diretamente responsáveis pelos processos de inspiração e expiração (diafragma, intercostais internos e externos, acessórios, abdominais).

Os quadros clínicos mais comuns encontrados são os de atelectasia, broncopneumonias, tromboembolismo pulmonar (principalmente nos primeiros 3 meses), síndrome da angústia respiratória aguda (SARA).

Nas lesões completas acima do nível C4, a lesão do nervo frênico responsável pela inervação diafragmática provoca alteração na percepção do ritmo respiratório; este último prejudicado também pela flacidez abdominal.

Tanto pelos quadros de infecção quanto pelos riscos de apnéia durante o sono, a ventilação assistida deve ser instituída imediatamente e pode tornar-se permanente.

Nas *lesões de C5 a T1* ocorre a preservação em diferentes graus de inervação diafragmática, porém com disfunção da musculatura intercostal, podendo haver diminuição da capacidade vital (em especial com paciente sentado), restrição da respiração e quadros precoces de infecção das vias aéreas principalmente nos níveis mais altos (C5 e C6). Nas lesões de C6 a T1, os músculos acessórios são mais comprometidos, resultando em risco de ocorrerem quadro de insuficiência respiratória tardia e atelectasias. Nos pacientes com *lesão torácica*, os quadros pulmonares podem ser causadas por dificuldade na mobilização de secreções, diminuições da reserva pulmonar (por distensão do trato gastrointestinal, por exemplo).

Merece destaque o cuidado que deve ser tomado na realização de manobras de manipulação das vias aéreas (por exemplo, aspiração de traqueostomias). Nessas ocasiões, pode-se estimular o nervo vago, que sem o normal controle exercido pelo sistema nervoso simpático, pode causar bradiarritmia apnéica, acarretando parada cardiorrespiratória e choque. Pode-se lançar mão da atropina como medicação profilática nessas situações.

Existem, nos centros especializados e nas unidades de terapia intensiva, métodos padronizados, na prevenção da insuficiência respiratória e do tromboembolismo pulmonar, no tratamento das complicações respiratórias e nos desmames do suporte ventilatório mecânico (com o uso eficaz da pressão positiva intermitente e de baixos níveis de pressão expiratória final positiva quando indicado) e, em alguns centros de pesquisa, até os testes com eletroestimulação frênica. Todos esses procedimentos visam à preservação do conforto físico e respiratório dos pacientes, para que se possa, no futuro, aproveitar ao máximo os recursos oferecidos pela equipe de reabilitação de acordo com seu potencial residual.

ALTERAÇÕES VASCULARES

Alterações vasculares são comuns no paciente lesado medular, principalmente na fase inicial do tratamento e merecem especial atenção por seu impacto no quadro clínico.

Destacam-se a trombose venosa profunda, o tromboembolismo pulmonar e a hipotensão ortostática.

Trombose Venosa Profunda e Tromboembolismo Pulmonar

A gravidade e o conseqüente potencial devastador dos quadros de trombose venosa profunda (TVP) torna de suma importância a prevenção, o diagnóstico e o tratamento apropriado dessa doença nos pacientes com lesão medular.

Ela é considerada por muitos autores a mais comum complicação na fase aguda, com incidência de 80% nas primeiras 2 semanas (risco máximo do 7º ao 10º dia).

Se considerarmos o diagnóstico com base no quadro clínico, obtemos incidência de 15 a 20%, porém devemos lembrar que cerca de 80% dos quadros vasculares trombóticos são assintomáticos.

Como fatores predisponentes no lesado medular, para o desenvolvimento do trombo, temos:

- Estase venosa (associada à flacidez de membros inferiores encontrada na fase aguda e a vasoplegia).
- Estado de hiper-regulabilidade transitória.
- Redução da ação fibrinolítica do fator VII.
- Lesão da camada íntima do endofílio causada pela liberação de aminas vasoativas.
- Menor ação do sistema autonômico sobre o sistema venoso, não esquecendo da predisposição genética que alguns indivíduos possuem para a formação de trombos venosos (fator V de Leiden).

Alguns estudos revelam que a TVP é mais comum em lesões completas, nos paraplégicos do sexo masculino.

Em paciente acometido de lesão neurológica da medula espinal e conseqüente vasoplegia, o diagnóstico de alterações torna-se mais difícil se levarmos em conta os sinais e sintomas clínicos típicos da TVP.

Os sinais clínicos incluem edema em membros inferiores quase sempre unilateral, alteração da coloração cutânea (entre outros fatores por aumento da circulação venosa colateral), empastamento muscular, febre baixa de etiologia não esclarecida, discreto aumento da temperatura do membro acometido, alterações de sensibilidade ou dor em pacientes com lesões incompletas (lembrar que nas lesões completas com anestesia a dor não pode ser utilizada como parâmetro).

A suspeita clínica de TVP pode ser confirmada ou não pela realização de exames de imagem.

A ultra-sonografia Doppler com compressão manual é um exame sensível, específico e não invasivo muito utilizado para pacientes sintomáticos. Entretanto, tem como limitações a baixa visualização do sistema venoso distal e a baixa acurácia mediante a presença concomitante de ossificação heterotópica (que pode ter seu papel no processo de formação do trombo por seu papel obstrutivo nos leitos vasculares).

O exame padrão-ouro continua sendo a flebografia com contraste e o diagnóstico é confirmado mediante a ocorrência de falha de enchimento.

Possui alta especificidade e sensibilidade, porém além de ser caro, pode causar desconforto, flebite, reação alérgica e dor.

As tromboses de veia cava, por serem de difícil diagnóstico, exigem avaliação de imagem mais minuciosa, como tomografia computadorizada ou ressonância magnética.

Atualmente, pesquisadores buscam um marcador para auxiliar no diagnóstico de TVP aguda. O D-dímero é um deles, produto da lise de fibrina, porém o exame é de baixa especificidade, uma vez que pode estar aumentando também em vigência de infecções e procedimentos cirúrgicos e *não* tem níveis elevados em pacientes assintomáticos.

Profilaxia e Tratamento da Trombose Venosa Profunda

Recursos mecânicos e farmacológicos procuram ser eficazes na prevenção de TVP.

Entre os primeiros podemos destacar: cinesioterapia precoce, elevação dos membros inferiores no leito e periódicas, quando sentado em cadeira de rodas e uso de meias elásticas e de compressão pneumática (sempre observando as condições de pele).

A profilaxia medicamentosa deve ser utilizada concomitante a esses recursos: com a heparina não fracionada em baixas doses (5.000UI, 2 a 3 vezes ao dia) sempre com monitoração laboratorial ou com heparina de baixo peso molecular com dosagens de 30 a 60mg ao dia dose única, que além de proporcionar menor risco de sangramento, promove melhor absorção por via subcutânea, possui maior meia-vida, resposta anticoagulante mais suave, sem alterar a permeabilidade vascular. A duração, em geral, é de 3 meses.

Ainda podem ser utilizados: varfarina por via oral, no entanto, atingindo elevadas doses para obter poder profilático ou, em casos de elevado risco, alguns centros preconizam a utilização de filtros de veia cava que são eficazes, mas têm alto índice de complicações – perfuração da parede ou deslocamento do filtro.

Uma vez comprovada a ocorrência da TVP, deve-se instituir o tratamento com a heparina endovenosa não fracionada (5.000UI em bolo e dose de manutenção nas primeiras 24h) durante 4 a 7 dias após o diagnóstico. Uma semana depois, se continua o tratamento com varfarina mantida durante 3 a 6 meses, de acordo com o risco de recorrência da TVP (monitoração com os índices de relação internacional normalizada [INR] – ideal é de 2,5).

A enoxaparina (de baixo peso molecular) também pode ser prescrita proporcionando menor risco de trombocitopenia e osteopenia.

Não devemos esquecer, entretanto, de sempre pensar em diagnósticos diferenciais mediante quadro clínico sugestivo de TVP antes de instituir tratamento agressivo. Como outras hipóteses temos o desenvolvimento de ossificação heterotópica, celulites, hematomas, artrite séptica, fraturas e até neoplasias.

Casos recorrentes de trombose podem provocar surgimento de edema crônico e ulceração de pele – síndrome pós-trombótica crônica.

Os trombos formados nas veias profundas dos membros inferiores podem deslocar-se até a artéria pulmonar, ocasionando *tromboembolismo pulmonar*, mais comum em tetraplégicos, do sexo masculino e acima de 40 anos de idade. Seu quadro clínico é diverso e, por vezes, confuso principalmente nos pacientes com lesão neurológica, cursando com arritmias, dispnéia súbita, dor torácica, febre e hemoptise, entre outros.

O diagnóstico pode ser confirmado com arteriografia pulmonar e cintilografia por ventilação-perfusão.

O tratamento é realizado com anticoagulação endovenosa no início e posteriormente oral, respeitadas as contra-indicações observadas nas complicações dessa conduta.

Hipotensão Ortostática

No início do processo de reabilitação, quando o paciente lesado medular começa a sentar no leito, pode ocorrer, em particular nos tetraplégicos ou em níveis altos de lesão, hipotensão ortostática (baixos níveis de pressão arterial sistólica e diastólica).

Tal fenômeno se dá em decorrência do represamento do sangue nos vasos dos membros inferiores associado a menor liberação de aminas vasoativas (em especial, adrenalina e noradrenalina) durante as trocas posturais. Concomitantemente, sucedem os estímulos de barorreceptores dos seios carotídeos e desenvolvimento da inibição vagal.

O quadro clínico inclui tontura, náusea, turvação visual, zumbido, perda de consciência e taquicardia, devendo ser revertido tão logo seja detectado.

As medidas terapêuticas são: elevação sempre lenta e gradativa do tronco ou reclíneo da cadeira de rodas, elevação dos membros inferiores, uso de faixa abdominal e meias elásticas, utilização precoce do ortostatismo gradual em prancha e ingesta hídrica adequada. Se não houver o aumento dos níveis pressóricos e persistirem os sinais e sintomas da hipotensão, podem ser utilizados efedrina por via oral, ingestão de sal, aumento do volume plasmático ou até uso de glicocorticóides que aumentem a absorção de sódio.

Em casos mais graves, pacientes com lesões altas podem apresentar quadros crônicos de baixos níveis pressóricos, o que pode dificultar o diagnóstico de alterações clínicas que cursem com queda de pressão arterial.

Outras Alterações Cardiovasculares

Com o aumento da sobrevida dos pacientes com lesão medular, alterações e disfunções do aparelho cardiovascular também passam a ser diagnosticadas. Cuidado especial deve ser tomado durante manobras de aspiração traqueal, que, ao estimularem o nervo vago, causam ou agravam bradicardia, podendo resultar em parada cardíaca.

As coronariopatias podem ocorrer assintomaticamente nos pacientes com tetraplegia e as doenças cardiovasculares são responsáveis por 46% das mortes de lesados medulares com mais de 30 anos de idade.

Arritmias são descritas principalmente em lesões altas, alterações com baixo débito cardíaco, dislipidemias, intolerância à glicose e diminuição da massa corporal também constituem fatores de risco para o desenvolvimento de doenças cardiovasculares.

Assim, é importante a realização de exames laboratoriais e controles cardiológicos sempre que necessário, inclusive com testes ergométricos de esforço para aqueles pacientes que tenham prática esportiva regular ou que realizem esforços como treino de marcha.

ALTERAÇÕES AUTONÔMICAS

Desde a descrição do quadro clínico dos primeiros pacientes portadores de lesão medular, já eram relatadas alterações que não se limitaram a distúrbio de movimento e/ou sensibilidade. Pacientes tetraplégicos apresentaram disfunção autonômica associada às funções vesical e intestinal. Hoje em dia, sabemos que esse fenômeno ocorre em pacientes com tetraplegia ou lesão torácica acima do nível T6.

As manifestações clínicas mais evidentes da disfunção do sistema autonômico são: bradiarritmia, hipotensão ortostática, disreflexia autonômica e resposta anormal às mudanças de temperatura, entre outros.

Elas ocorrem por quebra do equilíbrio em que funciona o sistema nervoso autonômico (simpático e parassimpático), que é envolvido na aquisição de informações recebidas pelo sistema nervoso (visceral e locomotora) e no controle da musculatura estriada.

Como a bradiarritmia e a hipotensão postural já foram citadas, enfocaremos com mais detalhe a disreflexia autonômica e as alterações no controle da temperatura.

Disreflexia Autonômica

Também denominada crise autonômica hipertensiva, essa síndrome é desencadeada por estímulos nocivos abaixo do nível da lesão e pode se dar tanto em lesões completas como incompletas.

Sua provável causa é hiperatividade simpática acarretando vasoconstrição periférica e visceral, taquicardia e elevação da pressão arterial. Como há desconexão entre os neurônios simpáticos pré-glanglionares e o bulbo espinal, a resposta vagal esperada não sucede abaixo do nível da lesão, mantendo estado de vasoconstrição prolongada e desencadeando os sinais e sintomas que caracterizam a síndrome.

São eles: aumento das pressões sistólica e diastólica, bradicardia, sudorese, cefaléia latejante, piloereção, *rash* cutâneo (acima do nível da lesão), rubor facial e congestão nasal.

Dentre estes, o mais temido é a manutenção por tempo prolongado de níveis pressóricos elevados, que pode resultar em quadros de encefalopatia hipertensiva podendo culminar em hemorragia intracraniana.

A causa desencadeante mais comum é a distensão vesical seguida da impactação intestinal. Outras causas freqüentes são: existência de úlceras de pressão, complicações urológicas (infecções do trato urinário, cálculos vesicais), unhas encravadas, uso de roupas, órteses ou acessórios apertados, procedimentos invasivos (cirurgias) e qualquer estímulo que ative o sistema nociceptivo em indivíduos sem lesão medular.

Atividades como cateterização vesical e estimulação retal, feitas de forma inadequada, ou o ato sexual também podem desencadear a crise autonômica hipertensiva.

O tratamento raramente requer o uso de recursos farmacológicos. A primeira medida é a determinação do fator desencadeante para sua correção imediata.

O paciente deve ser mantido sentado em superfície macia; roupas e órteses devem ser afrouxadas. Se a causa for distensão vesical, o esvaziamento da bexiga deve ser realizado suave e imediatamente (atenção para sondas vesicais de demora fechadas ou obstruídas); o intestino também deve ser esvaziado gradativamente e todos os fatores detectados devem ser tratados.

Os níveis pressóricos devem retornar à normalidade em 15 a 20min, mas se permanecerem elevados, o médico deve abrir mão das medicações anti-hipertensivas de início de ação rápido e baixa meia-vida. A nifedipina é a droga de escolha (deve-se evitar o uso de diuréticos), porém se deve monitorar a pressão arterial, evitando quadro de hipotensão.

Em pacientes que apresentam quadros recorrentes de disautonomia hipertensiva e de difícil identificação da causa, pode-se fazer uso de medidas profiláticas, como emprego de nifedipina de horário ou bloqueadores alfa-adrenérgicos (terazosina) em doses únicas diárias.

Para procedimentos cirúrgicos é de suma importância a realização de procedimentos anestésicos, sejam eles por via oral, regional, espinal ou epidural, a fim de evitar fenômeno de crise autonômica durante estes.

Vale ressaltar também que após a alta do tratamento de reabilitação, pacientes e familiares devem ser orientados quanto ao risco de desenvolver episódios disautonômicos, suas causas, quadro clínico e medidas para o tratamento.

Regulação Térmica

O lesado medular apresenta dificuldade no controle e na manutenção de equilíbrio térmico-produção e perda de calor de acordo com a temperatura ambiental. Envolvidos nesse sistema estão as vias aferentes e eferentes periféricas, medula espinal e hipotálamo no sistema nervoso central.

Para a produção de calor, o organismo recorre a vasoconstrição periférica, tremor ou calafrios e alteração do metabolismo basal, já para a perda de calor, utiliza a vasodilatação e sudorese.

Na lesão medular, em decorrência das alterações no sistema simpático (sudorese, controle vasomotor) e somático (calafrio), a correta regulação térmica é prejudicada.

Assim, em temperaturas ambientes confortáveis (entre 20 e 30°C) pode-se manter bom controle da temperatura corporal, porém enquanto indivíduos normais conseguem aumentar o fluxo sangüíneo em temperaturas elevadas, os lesados medulares não desencadeiam mecanismos de adaptação de forma rápida e eficaz.

Não há aumento do fluxo sangüíneo suficiente, há diminuição da sudorese abaixo do nível de lesão nos paraplégicos e quase ausência dessa nos tetraplégicos que, assim, mantêm-se em situações de grande desconforto com temperatura corporal elevada.

Para evitar tal situação, deve-se manter sempre a temperatura ambiente uniforme e agradável e evitar a exposição a extremos sem proteção adequada.

ALTERAÇÕES MUSCULOESQUELÉTICAS

O sistema musculoesquelético também pode estar associado a complicações, como deformidades, ossificação heterotópica e osteoporose (conseqüentemente com maior chance de fraturas), que podem dificultar o processo de reabilitação e implicar em piora na qualidade de vida destes pacientes.

Quanto às deformidades, sabemos que desde a fase aguda é necessária a avaliação do tronco e da amplitude de movimento articular de membros superiores e inferiores (em tetraplégicos) e dos membros inferiores (em paraplégicos) visando, desde então, instituir a prevenção destas.

Dessa maneira, inicialmente podem ser adotadas medidas conservadoras, como cinesioterapia diária, com alongamentos suaves e passivos que permitam não só a manutenção da amplitude de movimento articular, mas também o relaxamento muscular nos pacientes com espasticidade. Sempre que possível, o próprio paciente deve ser orientado e incentivado a fazê-lo[1]. Também o ortostatismo, primeiramente em prancha ortostática, gradativo e depois em *stand-in-table*, constitui-se em forma eficaz de alongamento para os membros inferiores, além de trazer benefícios do ponto de vista cardiovascular e relaxamento muscular nos pacientes espásticos.

Outras medidas comumente adotadas em nosso meio são a prescrição de algumas órteses de posicionamento, como as goteiras antieqüino (suro-podálicas), que em decorrência de hipoestesia/anestesia prevalente nesses pacientes, deve ser confeccionada sob molde de gesso e ter acolchoamento total[2]. Para os pacientes tetraplégicos, nível C5, que não possuem extensão ativa de punho, *splints* estabilizadores de punho. Também a preocupação com o alinhamento postural adequado em quaisquer posições, seja em decúbito, sentado na cadeira de rodas ou na posição ortostática, deve estar presente. Para tal, muitas vezes faz-se uso de artefatos de espuma, como rolos e triângulo e a prescrição da cadeira de rodas deve levar em conta as características de cada paciente e, portanto, ser individualizada.

Nos pacientes adultos com fraqueza da musculatura abdominal, tetraplégicos e paraplégicos com níveis mais altos, pode-se testar o uso de faixa elástica abdominal. Essa faixa pode auxiliar no equilíbrio de tronco desses pacientes, melhorando não só a postura deles, como também na função respiratória e até nas atividades de vida diária. Caso o teste com a faixa se mostre satisfatório para o médico e para o paciente, pode-se prescrevê-la.

Quando a espasticidade constituir-se como fator deformante podemos instituir, além das medidas já citadas (cinesioterapia), medicações miorrelaxantes de ação central, como baclofeno e diazepam. Quando notamos que há forte tendência à deformidade, associada à espasticidade exacerbada de alguns grupos musculares, podemos efetuar os bloqueios neurolíticos, com fenol a 5%. Os pontos mais comuns de aplicação são, em membros superiores, o nervo musculocutâneo e, em membros inferiores, o ramo anterior do nervo obturador. O fenol também pode ser utilizado nos pontos motores de músculos, no entanto, atualmente, quando se detecta espasticidade mais restrita a algum grupo muscular, tem se optado pelo bloqueio com a toxina botulínica do tipo A.

Perante o diagnóstico de deformidades estruturadas, desde que estejam prejudicando o paciente, seja no que se refere ao seu posicionamento, seja em alguma função, pode-se proceder o tratamento cirúrgico destas devendo-se considerar, para estabelecer a conduta, os nível e o grau de lesão medular e esclarecer ao paciente quanto aos objetivos da cirurgia ortopédica[3].

As crianças acometidas por lesão medular merecem atenção especial, pois são organismos em crescimento e, por conseguinte, além dos cuidados citados anteriormente, maior preocupação deve ser dada à coluna vertebral, que com freqüência significativa evolui com deformidade. Segundo Bergström *et al.* verificou-se que a escoliose ocorre com mais freqüência e com maior gravidade nas crianças cuja lesão medular deu-se em idade mais precoce, com paraplegia e lesões completas[4]. Também o ângulo de lordose foi mais comum nos paraplégicos em relação aos tetraplégicos. Nas crianças com lesão medular é preconizado o uso de colete bivalvado infra-axilar precocemente, acompanhado de controles clínico e radiológico freqüentes, sendo eventualmente necessário tratamento cirúrgico das deformidades vertebrais.

A ossificação heterotópica consiste em complicação relativamente presente e, por vezes, incapacitante nos pacientes com lesão medular. Sua incidência descrita é bastante variável (por volta de 10 a 53%), de acordo com o desenho do estudo realizado e o método utilizado para diagnosticá-la. Parece ser menos comum em crianças e pacientes com etiologia não traumática. Quanto à fisiopatologia ainda não está bem esclarecido; no entanto parece ocorrer reação inflamatória no tecido conjuntivo próximo ao esqueleto, com infiltrado de células seguido de proliferação de fibroblastos, formação de tecido osteóide e de sua matriz que, por fim, se calcifica. Alguns autores acreditam que fatores humorais, neuroimunológicos, fatores de condição locais (como trombose ou microtraumas) e até associações a alguns tipos de marcadores (como alguns tipos de antígenos leucocitários humanos – HLA) possam estar envolvidos nesse processo fisiopatológico, mas ainda são motivos de estudos. Clinicamente, caracteriza-se por surgir no primeiro ano pós-lesão medular, com pico de ocorrência do 2º ao 4º mês, mas há exceções. As articulações mais acometidas são quadris, joelhos, cotovelos e ombros (nos tetraplégicos). Apresenta-se inicialmente com sinais flogísticos periarticulares, associados ou não à febre, podendo evoluir para diminuição e até perda da amplitude de movimento articular com anquilose, sendo possível, dessa forma, repercutir prejudicando o processo de reabilitação, tanto em termos de função, quanto predispondo à ocorrência de úlceras de pressão. O diagnóstico pode ser clínico. Podem ser utilizados alguns exames complementares, por exemplo: velocidade de hemossedimentação, dosagem sérica de fosfatase alcalina, exames radiológicos, como cintilografia com tecnécio, ultra-sonografia, radiografia e tomografia computadorizada. É importante lembrar que alguns desses exames são inespecíficos e sua sensibilidade também é variável, sendo o seu significado mais relevante quando comparado ao quadro clínico, ao tempo pós-lesão medular e à fase de instalação de ossificação. Diante da fisiopatologia ainda não esclarecida totalmente, há vários tipos de tratamento propostos, com diversos protocolos de aplicação, podendo ser citados os seguintes agentes para tratamento: etidronato dissódico (ação diminuindo a calcificação da matriz osteóide), antiinflamatórios não hormonais, radioterapia em dose antiinflamatória e na ossificação heterotópica incapacitante pode eventualmente ser realizado tratamento cirúrgico.

A osteoporose também pode ser conseqüência da lesão medular. Diminuição na densidade mineral óssea, desde a 6ª semana pós-lesão medular, pode ser detectada radiologicamente nos membros inferiores paralíticos. Essa perda pode progredir do primeiro ao segundo ano após a lesão medular, devendo estabilizar-se subseqüentemente. A ocorrência dessa fragilidade óssea acaba por aumentar o risco de fraturas nessa população. Alguns estudos mostram que na lesão medular a ocorrência de fraturas é maior nos membros inferiores e desencadeadas por traumas de pequena energia[5]. Portanto deve-se atentar ao diagnóstico de fraturas durante o exame físico desses pacientes e quando for confirmado tal diagnóstico, o tratamento deve ser efetuado segundo o preconizado habitualmente. No entanto, devendo-se evitar tratamento com trações e ter muito cuidado ao se instituir tratamento conservador usando gesso, devendo acolchoá-lo bem – em razão do risco de úlceras de pressão. A avaliação pela densitometria óssea parece ter boa correlação com o risco de fraturas, já tendo sido inclusive descrito por Demirel *et al.* que pacientes espásticos têm menor perda mineral óssea que pacientes flácidos[6]. Tem sido estudado mais recentemente o uso de bifosfonados para o tratamento da osteoporose, mas seu uso ainda é controverso. O paciente com lesão medular deve ser bem orientado quanto aos riscos de fratura, ensinado quanto às técnicas corretas de transferências e demais atividades de vida diária e quando espasticidade estiver muito forte instituir tratamento adequado.

REFERÊNCIAS BIBLIOGRÁFICAS

1. MARUYAMA, D. B.; SOARES, D. P. Tratamento fisioterápico na lesão medular. In: *Diagnóstico e Tratamento da Lesão da Medula Espinal*. São Paulo: Roca, 2001. cap. 4, p. 93-114.
2. SAURON, F. N.; CASALIS, M. E. P. Órteses na lesão medular. In: *Diagnóstico e Tratamento da Lesão da Medula Espinal*. São Paulo: Roca, 2001. cap. 4, p. 185-210.
3. SANTOS, C. A.; REGINALDO, P. O.; BARROS, T. E. P.; BARROS, M. K. P. Deformidades osteoarticulares. In: *Diagnóstico e Tratamento da Lesão da Medula Espinal*. São Paulo: Roca, 2001. cap. 6, p. 366-374.
4. BERGSTRÖM, M. K.; SHORT, D. J.; FRANFEL, H. L. et al. The effect of childhood spinal cord injury on skeletal development: a retrospective study. *Spinal Cord*, v. 37, p. 838-846, 1999.
5. VESTERGAARD, P.; KROGH, K.; REJNMARK, L.; MOSEKILDE, L. Fracture rates and risk factors for fractures in patients with spinal cord injury. *Spinal Cord*, v. 36, p. 790-796, 1998.
6. DEMIREL, G.; YILMAZ, H.; PAKER, N.; ÖNEL, S. Osteoporosis after spinal cord injury. *Spinal Cord*, v. 36, p. 822-825, 1998.

Úlceras de Pressão – Cuidados de Pele

Adriana Rosa Lovisotto Cristante

As úlceras de pressão geralmente ocorrem em regiões de proeminência óssea, em pacientes com hipo ou anestesia e com imobilismo, portanto são complicações freqüentes nos portadores de lesão medular.

A fisiopatologia das úlceras de pressão consiste na pressão propriamente dita das saliências ósseas, nas quais há diminuição de sensibilidade. Nos paraplégicos são mais suscetíveis regiões em membros inferiores como: calcanhares, maléolos, joelhos, além dos ísquios, sacro e região trocantérica. Nos tetraplégicos somam-se ainda saliências em membros superiores, como cotovelos, região escapular e occipital. As proeminências ósseas acabam por comprimir a pele, prejudicando a circulação sangüínea provocando isquemia e necrose da pele adjacente. Cabe salientar que, dependendo da posição do paciente, ocorrem úlceras com mais freqüência em algumas regiões, podendo-se citar úlceras isquiáticas na posição sentada e sacral associadas aos calcanhares no paciente que fica muito em decúbito dorsal, por exemplo.

Alguns fatores, como deformidades e estado nutricional do paciente, podem tanto facilitar o surgimento das úlceras, como também retardar o seu tratamento.

Diante do exposto, cabe aos profissionais que participam do tratamento desses pacientes preocupar-se desde o início com a prevenção dessa complicação. Deve-se logo ao primeiro contato, informar pacientes e acompanhantes quanto a fisiopatologia, modos de prevenção e tratamento.

A prevenção da úlcera de pressão constitui-se no conjunto de medidas igualmente importantes. São elas: mudança de decúbito a cada 2h; manter bom estado nutricional e de hidratação; usar assento adequado na cadeira de rodas (na Associação de Assistência à Criança Deficiente – AACD preconizamos a almofada de água ou ar, quadrada e sem orifício central) e se possível realizar *push up* (manobra de elevação nos paraplégicos) e de inclinação nos tetraplégicos, enquanto estiver na cadeira de rodas a cada 20 ou 30min; sempre usar roupas, calçados e órteses bem acolchoados e fazer inspeção diária da pele para detectar pontos de hiperemia precocemente.

Quanto ao grau e à abordagem terapêutica, as úlceras são classificadas em:

- **Grau 1**: hiperemia por mais de 24h (acometimento de epiderme); conduta: mudança de decúbito e evitar apoio da região.
- **Grau 2**: acomete a epiderme e a porção superficial da derme; conduta: ainda conservadora, fazer curativo com pomada ou óleo cicatrizante, mudança de decúbito e evitar apoio da região.
- **Grau 3**: atinge tecido subcutâneo; conduta: avaliar caso a caso, ainda pode ser tratada conservadoramente com curativo e pomada cicatrizante (eventualmente antibiótico tópico), e caso se deseje acelerar o tratamento, em situações especiais, pode ser indicado tratamento cirúrgico.
- **Grau 4**: atinge planos musculares e ósseos; conduta: tratamento cirúrgico.
- **Úlcera** fechada: fístula que atinge até planos ósseos; conduta: cirurgia.

BIBLIOGRAFIA

DELISA, J. A.; GANS, B. M. *Rehabilitation Medicine: principles and practice*. 3. ed. Philadelphia: Lippincott, 1998.
GREVE, J. M. D.; CASALIS, M. E. P.; BARROS, T. E. P. *Diagnóstico e Tratamento da Lesão da Medula Espinal*. São Paulo: Roca, 2001.
LIANZA, S. *Medicina de Reabilitação*. 2. ed. Rio de Janeiro: Guanabara Koogan, 1995.

Disfunção Intestinal

Adriana Rosa Lovisotto Cristante

Durante o processo de reabilitação dos portadores de lesão medular, um aspecto importante a ser considerado seriam as alterações do trânsito intestinal.

Os problemas mais citados pelos pacientes são: ocorrência de incontinência fecal, dificuldades para evacuação e necessidade de assistência de acompanhante para bom esvaziamento intestinal.

Fisiologicamente, o funcionamento do intestino depende de complexa integração entre vários fatores, dentre eles[1]:

- Musculatura lisa do próprio intestino e musculatura estriada da parede abdominal e do assoalho pélvico.
- Presença de sistema nervoso entérico (intrínseco), podendo-se citar, por exemplo, os plexos mioentérico (Auerbach) e submucoso (Meissner), que se comunicam com o sistema nervoso central através do sistema nervoso autônomo (simpático e parassimpático), e atuam como estimuladores da contração da musculatura intestinal e como secretores de vários neuropeptídeos como a substância P e o peptídeo intestinal vasoativo, entre outros.

Acredita-se que as alterações sejam relacionadas ao nível e ao grau de lesão medular. Nas lesões completas de motoneurônio superior, além da perda do desejo de evacuação e do controle sobre a musculatura voluntária, há, ainda, dissinergia anorretal (com espasticidade esfincteriana), alteração de motilidade e perda da complacência do cólon, podendo gerar não apenas a incontinência fecal, como também tendência à obstipação com distensão e desconforto abdominal. Nas lesões de motoneurônio inferior (cone medular e cauda eqüina) parece haver flacidez da musculatura do assoalho pélvico e do esfíncter anal externo associada à perda do controle parassimpático sobre a região anorretal, portanto, com diminuição do tônus de repouso do esfíncter anal interno resultando, com freqüência, em quadro de incontinência fecal.

Nos primeiros dias e/ou semanas após a lesão medular – fase de choque medular – é descrita a ocorrência de íleo paralítico ou adinâmico, podendo provocar distensão abdominal grave[2]. Nessa fase, preconiza-se a instituição das medidas gerais de esvaziamento intestinal, como dieta rica em fibras e precária em carboidratos obstipantes (por exemplo, farinhas e derivados) e ingestão de líquidos em abundância associados a laxantes suaves de superfície.

Nas lesões completas, após sair da fase do choque medular, estabelece-se o padrão de disfunção intestinal e, dessa forma, faz-se necessária abordagem ampla do paciente inicialmente por meio da anamnese e do exame físico, que, em alguns casos, podem ser complementados com manometria anorretal e em pacientes com quadro de distensão abdominal associado a obstipação, realização de radiografias simples de abdome e até estudos de motilidade colônica[3].

Na fase subaguda ou crônica, os objetivos das orientações quanto a medidas laxativas são: adquirir evacuação eficaz com freqüência regular (diária ou em dias alternados), com horário escolhido, preestabelecido pelo paciente; obter fezes de consistência adequada, prevenir a incontinência fecal e outras complicações, como fecalomas, além de eliminar hábitos inadequados[4].

O paciente deve ser esclarecido quanto à influência da lesão medular na mudança do padrão de funcionamento intestinal, sendo importante a sua participação ativa no processo de reeducação intestinal. Restabelecer ritmo de evacuações exige disciplina quanto aos horários de refeições, atividades sociais, físicas e descanso. Em relação às medidas laxativas, há consenso quanto à orientação de dieta rica em fibras e líquidos visando melhorar a consistência das fezes, deixando-as mais pastosas. Nos pacientes com lesão de motoneurônio superior pode-se associar uso de laxantes suaves periodicamente, com freqüência diária ou de dias alternados e caso persista a obstipação está indicado o uso de supositórios (como o de glicerina) ou toque retal manual (com luva glicerinada) previamente ao banho, para desencadear a evacuação reflexa. Os pacientes portadores de lesão de motoneurônio inferior podem beneficiar-se da manobra de Valsalva, que ao aumentar a pressão intra-abdominal, facilita a evacuação por efeito mecânico; o auxílio manual também pode ser utilizado na extração de fezes, utilizando-se luva glicerinada. Esses pacientes podem chegar a evacuar mais do que uma vez ao dia, inclusive durante realização de manobras de esvaziamento vesical (Valsalva + Credé). Em todos os pacientes é fundamental reavaliar a medicação de uso habitual, que, muitas vezes, têm efeitos anticolinérgicos e podem dificultar esse aspecto da reabilitação.

De acordo com a literatura, verificamos que, apesar de a disfunção intestinal ser tema ainda em estudo, na população de portadores de lesão medular já é possível melhorar a reintegração social desses pacientes com as medidas citadas.

BIBLIOGRAFIA

ARES, M. J. J. Disfunção intestinal na lesão medular. In: GREVE, J. M. D.; CASALIS, M. E. P.; BARROS, T. E. P. *Diagnóstico e Tratamento da Lesão da Medula Espinal*. São Paulo: Roca, 2001. cap. 5, p. 293-294.

CORREA, G. I.; ROTTER, K. P. Clinical evaluation and management of neurogenic bowel after spinal cord injury. *Spinal Cord*, v. 38, p. 301-308, 2000.

LYNCH, A. C.; ANTHONY, A.; DOBBS, B. R.; FRIZELLE, F. A. Anorectal physiology following spinal cord injury. *Spinal Cord*, v. 38, p. 573-580, 2000.

LYNCH, A. C.; ANTHONY, A.; DOBBS, B. R.; FRIZELLE, F. A. Bowel dysfunction following spinal cord injury. *Spinal Cord*, v. 39, p. 193-203, 2001.

CAPÍTULO 50

Dor Mielopática

José Cláudio Marinho da Nóbrega

INTRODUÇÃO

A maioria dos doentes que sofre traumas físicos apresenta dor[1]. A dor, conceituada como "uma experiência sensorial e emocional desagradável, associada ou descrita em termos de lesões teciduais" (IASP – International Association of Study of Pain)[2]. É uma sensação que alerta os indivíduos para a ocorrência de lesões teciduais e que induz à adoção de mecanismos de defesa ou de fuga. Da análise crítica de sua expressão é que, independentemente dos métodos complementares, o diagnóstico de várias condições clínicas é estabelecido e estratégias terapêuticas, visando ao seu controle ou à eliminação das condições causais, são implementadas. A dor evoca reações emocionais e comportamentais físicas e psíquicas que magnificam ou suprimem sua expressão[3]. É causa de incapacidade e de anormalidades biológicas danosas nos âmbitos orgânico, comportamental, psíquico e social, o que justifica a utilização de medidas objetivando sua prevenção e controle.

Dor ainda é um sério problema na sociedade moderna. A sua ocorrência é crescente, em decorrência, talvez, dos novos hábitos da vida, da maior longevidade do indivíduo, do prolongamento da sobrevida dos doentes com afecções clínicas naturalmente fatais ou muito incapacitantes, das modificações do meio ambiente e, provavelmente, do decréscimo da tolerância ao sofrimento do homem moderno e da aplicação dos novos conceitos que traduzem seu significado. A dor aguda, com raríssimas exceções, é de ocorrência universal[4]. A dor crônica, entretanto, é persistente, do que resulta alto custo para o indivíduo e a sociedade. Em cerca de 80% dos indivíduos, em algum momento da vida, a dor é intensa[5]. Ocorre dor recentemente instalada em 65% dos indivíduos com idades entre 18 e 84 anos. A prevalência da dor crônica na comunidade varia entre 7 e 40%, sendo intensa em 8% dos indivíduos[6,7]. A dor tem duração de, pelo menos, 1 dia inteiro, diversas vezes no ano, em 12 a 41% dos indivíduos[8]. Cerca de 3% da população apresenta dor incapacitante episódica durante 7 dias ou mais ao ano, 5 a 10% dos indivíduos apresentam dor com duração superior a 3 meses e, 10%, superior a 6 meses[5,9,10]. Em torno de 10 a 30% da população adulta apresentam dor contínua; adultos experimentam três tipos ou mais de dores diferentes a cada ano; admite-se que 10 a 50% dos indivíduos procuram clínicas gerais em consequência da dor[5,11-13]. A dor aguda é uma das mais freqüentes razões das consultas médicas[14]. Os custos sociais em decorrência da dor e suas conseqüências são elevados. Nos Estados Unidos, aproximadamente US$ 89 bilhões são gastos por ano para tratamento, compensações trabalhistas e litígios envolvendo doentes com dor crônica[5].

EPIDEMIOLOGIA DA DOR MIELOPÁTICA

Lesões da Medula Espinal

Ocorrem síndromes álgicas em 6,4 a 100% dos doentes com afecções da medula espinal ou da cauda eqüina[15-17]. São incapacitantes em 27 a 40% deles; cerca de 10% dos doentes necessitam de tratamento neurocirúrgico para seu controle[18,19]. A dor nos segmentos desaferentados é mais freqüente quando são lesadas as porções caudais da medula espinal: é observada em 15% das lesões cervicais, em 24% das torácicas e, em 51% das lesões torácicas caudais e lombares. As lesões raquimedulares foram as responsáveis por 15,5% dos casos de dor neuropática na Unidade de Triagem do Centro de Dor do Hospital das Clínicas da Faculdade de Medicina da Universidade de São Paulo (HCFMUSP) e manifestaram-se predominantemente nos indivíduos do sexo masculino (62,5%). A mediana das idades dos doentes foi 45 anos[4].

Traumas Mecânicos

Nos Estados Unidos ocorrem, ao ano, 29 a 50 casos de lesões raquimedulares para cada 1.000.000 habitantes. Naquele país, em 50% dos casos, a causa é acidente de automóvel, em 15 a 20%, acidentes domésticos e, em 10 a 15%, atos de violência. Admite-se que lá existam 72 casos de mielopatas traumáticos para cada 100.000 habitantes[20]. Essa condição predomina nos indivíduos do sexo masculino e nos jovens. A dor manifesta-se imediatamente após a lesão em 31% dos doentes e se mantém 2 anos após em 8% e apresenta modificação quanto à intensidade e às características em 7% deles[21].

Esclerose Múltipla

É mais comum no sexo feminino. Nos países do hemisfério norte ocorre 1 a 3 casos a cada 100.000 habitantes ao ano. O pico de ocorrência manifesta-se aos 30 anos de idade[22]. Dor sucede em 28% dos doentes com esclerose múltipla; a neuralgia do trigêmeo é observada em 4% deles[22].

Lesões Expansivas

Os tumores podem ser causa de dor mielopática ou radicular. Podem ser extramedulares (dois terços dos casos) representados pelos neurinomas (40%), meningiomas (40%), ependimomas de filo terminal (15%) e outras lesões (5%), ou intramedulares (um terço dos casos) representados pelos ependimomas (45%), astrocitomas (40%), hemangioblastomas (5%) e outras neoplasias (10%). Em ambas as condições a dor radicular pode ocorrer, especialmente em casos de tumores extramedulares. A dor segmentar é mais comum em casos de lesões intramedulares[17].

Malformações Congênitas

A siringomielia costuma expressar-se em doentes com 17 a 41 anos de idade. Há dor em 50% dos doentes com siringomielia. Esta, às vezes é o sintoma inaugural dessa condição[23].

Mielorradiculopatias Iatrogênicas

Aproximadamente 3 a 5% dos doentes desenvolvem dor central após cordotomias[21].

FISIOPATOLOGIA DA DOR NEUROPÁTICA

Dor por desaferenciação é a que se manifesta em doentes com lesões do sistema nervoso periférico (SNP), *medula espinal*, tronco encefálico e encéfalo. Define-se *dor mielopática* como a decorrente de lesões específicas localizadas na medula espinal. A fisiopatologia da dor neuropática constitui um enigma[24]. A lesão das vias e unidades procedoras e moduladoras da nocicepção periféricas e centrais pode resultar na ocorrência de dor espontânea nas áreas desaferentadas[25]. Em condições normais, a informação sensorial é captada pelas estruturas do SNP e transmitida para as unidades do sistema nervoso central (SNC), nas quais é decodificada e interpretada. As propriedades funcionais dos axônios e das unidades centrais devem ser mantidas íntegras para que a informação sensitiva seja processada de modo adequado. Havendo modificações na função ou na anatomia das terminações nervosas e troncos nervosos periféricos ou das vias de condução e de processamento central da informação, dor espontânea ou gerada por estímulos não nocivos, pode se manifestar. A sensibilização dos receptores, a ocorrência de focos ectópicos de potencial de ação nas fibras nervosas periféricas e nas vias centrais, bem como a atividade anormal das unidades de processamento central da aferência sensitiva são os mecanismos mais importantes envolvidos na gênese da dor por desaferenciação[26]. Em doentes com neuropatias periféricas e centrais há modificações anatômicas, eletrofisiológicas e neuroquímicas significativas das vias nervosas periféricas e dos núcleos e tratos implicados no processamento sensitivo.

Vários argumentos de experimentação animal e de achados clínicos sustentam o papel de fenômenos periféricos e centrais: sua gênese, incluindo a sensibilização dos nociceptores por substâncias algiogênicas produzidas nos tecidos ou nelas liberadas pela atividade do sistema nervoso neurovegetativo simpático (SNNVS) ou pela ativação das vias sensitivas (inflamação neurogênica), a atividade neuronal ectópica dos neurônios lesados e dos gânglios das raízes sensitivas, as correntes enfáticas, a sensibilização de unidades neuronais centrais, o desenvolvimento de sinapses aberrantes e as reações físicas, psíquicas, neuroendócrinas e neurovegetativas comuns à dor em geral e à incapacidade.

Dor Mielopática

A dor em doentes com lesões raquimedulares pode resultar de anormalidades musculares, viscerais, psicogênicas e radiculares ou do comprometimento da medula espinal. A dor por lesão da medula espinal pode decorrer da interrupção do trato de Lissauer (dor segmentar) ou ser projetada distalmente (dor fantasma). A dor nos segmentos desaferentados é atribuída à hiperatividade neuronal segmentar[27,28] e à modificação do padrão de chegada dos estímulos sensitivos ao tálamo[29]. Quando há lesão transversal à medula espinal, ocorre expansão dos campos receptivos e hiperatividade dos neurônios justapostos aos dos segmentos lesados do corno posterior da medula espinal (CPME)[27,28,30]. Nessa eventualidade, existe maior influência de aferências inibitórias contralaterais, sugerindo que essas conexões sofram interferência de vias rostrocaudais[26]. Há evidências de que a hiperatividade neuronal dos neurônios do CPME seja reduzida pela estimulação da cápsula interna, núcleos do complexo ventrobasal do tálamo e do córtex cerebral nessas condições[31,32]. A lesão das vias rostrocaudais supressoras é uma das causas da expansão do campo receptivo das unidades neuronais da lâmina V do CPME e da redução da proporção dos neurônios que reagem aos estímulos não nocivos[33]. Observou-se que há queda na concentração das catecolaminas e aumento na concentração da substância P (sP) no CPME, em casos de secção da medula espinal em animais de experimentação[34]. A hiperatividade dos neurônios do CPME é a causa da dor em faixa segmentar localizada na transição entre o tegumento que está com a sensibilidade preservada e a comprometida. A lesão dos funículos posteriores provoca surtos de atividade espontânea no núcleo grácil e a lesão desse núcleo resulta em aumento do campo receptivo das unidades celulares desaferentadas no complexo ventrobasal do tálamo[35]. As zonas-gatilho nas áreas de faixa de transição que se observam em doentes com paraplegia é decorrente da instalação e do prolongamento de atividade excitatória originada em áreas distantes e com inervação normal. É necessária a lesão das vias espinotalâmicas para o desenvolvimento da dor central[36]. Esta é quase exclusivamente observada nos doentes com hiperalgesia ou alodinia referidas nas áreas dolorosas, indicando que a sensibilização do SNC seja elemento importante para a sua ocorrência e que esteja diretamente relacionada ao comprometimento do processamento sensitivo. Anormalidades eletroencefalográficas também foram observadas em doentes com lesões medulares e mesencefálicas[37,38]. Esse fato pode indicar que exista reorganização e aumento da área de projeção dos aferentes nociceptivos nessas unidades neuronais[39]. Esse dado sugere existir inibição alfa-2-adrenérgica nos aferentes primários no CPME. O fator de crescimento nervoso aumenta síntese, o transporte axonal e o conteúdo de neuropeptídeos (sP, prostaglandina) e reduz a atividade do ácido gama-aminobutírico (GABA)[40]. Há evidências de que a estimulação das vias discriminativas da medula espinal reduza a hiperatividade neuronal espontânea nos núcleos mediais e no complexo ventrobasal do tálamo e que, em doentes com dor mielopática, ocorra incremento da atividade neuronal no núcleo talâmico ventral posterior, que representa as áreas desaferentadas como produto da ação excitatória mediada pelo aspartato e glutamato nos receptores N-metil-D-aspartato (NMDA)[41-43]. Quando há lesão da medula espinal, há alteração da somatotopia e evocação de dor após estimulação do núcleo ventral póstero-medial e lateral do tálamo. Nos núcleos talâmicos, ocorre hiperatividade neuronal; o aumento da atividade neuronal manifesta-se nos momentos em que há dor. Foi demonstrado que a estimulação elétrica do núcleo ventral posterior do tálamo suprime a atividade neuronal excessiva em conseqüência da lesão da medula espinal.

Dor Fantasma

Fenômeno fantasma é habitualmente observado em casos de amputação de membros, mama, reto, nariz, genitais externos e ânus ou de avulsões plexulares, neuropatias plexulares e *mielopatias*, quando há secção transversa da medula espinal[44]. O esquema corporal é condicionamento geneticamente e desenvolve-se no córtex cerebral como resultado de estímulos periféricos de diferentes modalidades. Como esse esquema não se altera com a amputação, surge o fenômeno fantasma. A dor fantasma, por sua vez, caracteriza-se pela incorporação da sensação dolorosa à imagem do membro fantasma. A ocorrência de manifestações neurovegetativas, como vasoconstrição e sudorese excessiva na região do coto, a piora da dor em situações em que há hiperatividade visceral, como durante micção e defecação ou quando há formação de neuromas, abscessos e tecido cicatricial ou quando são induzidas irritações mecânica, química e elétrica no coto e a melhora observada em alguns casos após bloqueios anestésicos, indicam haver participação de mecanismos periféricos em sua gênese[45]. São contrários à teoria periférica, os fatos de a rizotomia ou o bloqueio simpático não aliviar a dor, de a dor não guardar relação com a distribuição dermatométrica dos nervos seccionados e de ocorrer, com menor freqüência, antes dos 6 anos de idade[45-48]. A possibilidade de a dor ocorrer indefinidamente, de as zonas-gatilho se dispersarem para regiões sadias do corpo, bem como o fato de ser abolida por aplicação de estímulos discriminativos ao SNC e ao SNP sugere haver participação do SNC na sua gênese. Devem estar envolvidos na sua ocorrência, anormalidades dos mecanismos supressores e sensibilizadores do SNC[46,49]. Segundo Melzack, Livingston propôs que o trauma da amputação gera hiperatividade anormal dos circuitos neurais auto-excitatórios do CPME, que é conduzida ao encéfalo[50]. A atividade reverberante, difundindo-se para a substância cinzenta anterior e lateral da medula espinal, acarreta eventos motores (espasmos no coto de amputação) e neurovegetativos referidos no órgão amputado. Quando a atividade neuronal torna-se independente, a retirada dos focos periféricos de geração de potenciais não bloqueia a dor. Gerard postulou que a lesão dos nervos periféricos causa comprometimento do controle da atividade dos neurônios internunciais do CPME[51]. A atividade sincrônica dessas unidades recrutaria circuitos neuronais adicionais, deslocar-se-ia ao longo da substância cinzenta e seria incrementada por estímulos diferentes daqueles que a originaram.

A estimulação elétrica do núcleo ventral posterior do tálamo evoca dor em doentes com síndrome pós-amputação[38]. A hipoatividade do sistema supressor de dor parece contribuir também para a ocorrência da dor fantasma. A formação reticular exerce atividade inibitória tônica nos circuitos neuronais nociceptivos segmentares[46]. A ausência dos estímulos sensitivos, que ocorre após amputação, reduz essa inibição tônica e possibilita a ocorrência da atividade nociceptiva auto-alimentadora. A dor prolongada seria decorrente da persistência da atividade neuronal aberrante segmentar, do recrutamento de unidades neuronais adjacentes e da ocorrência de numerosos focos de anormalidade neuronal no SNC. Esses fenômenos segmentares sofrem a influência de estruturas encefálicas, justificando a modificação da expressão da síndrome álgica diante das mudanças do estado emocional dos doentes. Há, obviamente, contribuição de fatores psicológicos para a dor fantasma, já que a crise pode ser desencadeada por transtornos emocionais e aliviada por hipnose, psicoterapia e técnicas de relaxamento, mas, não freqüentemente, pelos procedimentos cirúrgicos[45,47]. As teorias psicogênicas baseiam-se no fato de que os conflitos gerados pela mutilação e pela incapacidade sejam mais evidentes em doentes que apresentam ansiedade e dificuldades no ajustamento social. Os doentes com dor fantasma não aceitariam a mutilação e apresentariam alucinações que se manifestariam pela sensação da presença do membro; a dor seria um sonho e o desejo da preservação da integridade anatômica do corpo, expresso de modo distorcido[45]. A participação de fatores psicológicos na manifestação da dor envolve a atuação do córtex cerebral sobre a formação reticular do tronco encefálico. Essa correlação anatômica justifica a melhora da síndrome álgica mediante métodos psicoterápicos[46]. Entretanto, a teoria de que a dor fantasma seja essencialmente psicogênica não é sustentável, uma vez que ela pode ser aliviada, em alguns casos, por bloqueios nervosos e não é mais comum em doentes neuróticos[52]. Os transtornos emocionais ocorrem nos doentes com dor no membro fantasma, mas não são suas causas principais[45]. Apesar de as alterações funcionais e anatômicas no SNP e no SNC poderem contribuir para a gênese da dor fantasma, nem as teorias periféricas nem as centrais explicam o início imediato da dor, referido por alguns doentes, e a melhora que ocorre, às vezes, após a cordotomia[38,53].

SÍNDROMES DOLOROSAS

A dor em doentes com neuropatias pode ser produto dos mecanismos diretamente relacionados às doenças neuropáticas de ocorrência natural ou acidental, às iatrogenias ou aos eventos secundários à evolução das afecções neuropáticas ou ao comportamento reacional ou adaptativo adotado pelos doentes adiante da dor ou das anormalidades neurológicas[54]. Pode ser resultado da desaferenciação das unidades supressoras, sensibilização e reorganização das unidades nociceptivas periféricas e centrais decorrentes do comprometimento anatômico ou funcional do sistema nervoso periférico ou central, ou da excitação das unidades nociceptivas em razão das condições inflamatórias, traumáticas e sobrecarga de estruturas do aparelho locomotor comprometidas funcionalmente por causa do desequilíbrio funcional do aparelho locomotor devido às neuropatias ou ser agravada ou secundária a doenças psiquiátricas, psicológicas ou psicoorgânicas[54]. Habitualmente, vários desses fenômenos coexistem. A dor gera, modificações do comportamento e, em conseqüência, instalação de anormalidades psicocomportamentais e de alterações da função do sistema nervoso neurovegetativo, do que resultam anormalidades vasomotoras, viscerais e piloerectoras, modificação da atividade do compartimento neuroendócrino e do aparelho locomotor, induzindo modificações posturais e do tônus muscular que causam síndrome dolorosa miofascial e, causa de imobilização e desuso que, somados às anormalidades neurogênicas, são razão da instalação de alterações tróficas que agravam as condições álgicas preexistentes.

Características das Síndromes Dolorosas

A dor pode ser localizada ou generalizada, referida, superficial ou profunda. Pode ser descrita com expressões variadas, de acordo com suas características próprias, experiências prévias e aprendizado dos doentes[46]. Várias anormalidades sensitivas são evidenciadas nos doentes com dor neuropática. Incluem-se, entre elas, hipoestesia, anestesia, hipoalgesia, analgesia, hiperpatia, hiperalgesia, alodinia e panestesia[2,30].

- *Alodinia*: é a dor evocada por estímulos térmicos ou mecânicos que normalmente não provocam dor. Manifesta-se em afecções neuropáticas e quando há sensibilização tecidual por traumas ou inflamações. A alodinia mecânica estática é veiculada pelas fibras A-δ e a dinâmica, pelas fibras A-β[55].
- *Analgesia*: é conceituada como não deflagração da sensação dolorosa durante a aplicação de estímulos normalmente dolorosos[55].
- *Anestesia*: caracteriza-se pela abolição de percepção de todas as qualidades sensoriais extero e visceroceptivas[55].
- *Anestesia dolorosa*: consiste na ocorrência da dor em áreas ou regiões anestesiadas[55].
- *Causalgia*: é a condição caracterizada pela ocorrência de dor e queimor constantes, alodinia e hiperpatia, manifestadas após lesões traumáticas de nervos. Geralmente é associada a anormalidades da vasoatividade e da sudorese e a alterações tróficas[55].
- *Disestesias*: são sensações anormais desagradáveis, espontâneas ou evocadas[55].
- *Hiperalgesia*: reação exagerada desencadeada por estímulos dolorosos. Traduz redução do limiar para estímulos dolorosos[55].
- *Hiperestesia*: consiste no aumento da sensação durante aplicação de estímulos térmicos, mecânicos ou químicos (excluem-se os sentidos especiais) e indica tanto redução

do limiar, como aumento da reação aos estímulos. Inclui alodinia e hiperalgesia[55].

- *Hiperpatia*: caracteriza-se pela ocorrência de reações anormais, em geral explosivas, perante estímulos dolorosos, especialmente repetitivos, em condições em que há aumento do limiar à dor. Pode manifestar-se tardiamente após a aplicação dos estímulos ou gerar sensação dolorosa irradiada. Pode associar-se à alodinia e à disestesia[55].
- *Hipalgesia*: significa evocação da sensação dolorosa com menor intensidade que a esperada ante os estímulos dolorosos[55].
- *Hipoestesia*: consiste na diminuição da sensibilidade à estimulação sensitiva (exclui os sentidos especiais)[55].
- *Panestesia*: caracteriza o comprometimento da discriminação espacial de pontos na superfície do corpo submetidos à estimulação tátil, térmica ou dolorosa[55].
- *Parestesias*: são sensações anormais espontâneas ou evocadas (incluem disestesia e outras sensações anormais). Recomenda-se usar o termo parestesia para sensações não-desagradáveis e disestesia para as desagradáveis[55].
- *Alodinia*, *hiperalgesia* e *hiperestesia*: podem manifestar-se em condições da dor neuropática ou nociceptiva. Os demais sintomas ou sinais expressam-se em condições neuropáticas[30].

Síndromes Dolorosas Neuropáticas

As síndromes dolorosas podem ser classificadas conforme a duração do quadro álgico ou a natureza dos órgãos ou das estruturas acometidas[56].

Duração

De acordo com a duração, a dor pode ser aguda, crônica ou recorrente.

Dor Aguda

A dor aguda segue a instalação da lesão tecidual e quase sempre desaparece com a resolução do processo causal. Apresenta-se bem delineada, espacial e temporalmente e associa-se a alterações neurovegetativas gerais, que incluem a bradi ou taquicardia, hiper ou hipotensão arterial, sudorese ou anidrose, palidez ou vasodilatação generalizadas, alentecimento do trânsito gastrointestinal, retenção urinária, expressão facial de desconforto, agitação psicomotora e anormalidades neuroendócrinas (liberação de hormônio adrenocorticotrófico – ACTH, hormônio melanotrófico, hormônio antidiurético). A alteração do humor mais marcante nessa condição é a ansiedade[14].

Dor Crônica

A dor crônica decorre da perpetuação da dor aguda. É aquela que persiste além do tempo razoável para a cura da lesão causal ou é decorrente de processos patológicos crônicos que a tornam contínua ou recorrente. Segundo alguns, deve ter duração superior a 3 ou 6 meses[14]. Geralmente é vaga e mal delineada. Mais que a dor aguda, é agravada por vários estressores ambientais ou psicopatológicos. Em decorrência da adaptação funcional dos sistemas neuronais, não se associa às anormalidades neurovegetativas gerais características da dor aguda. Não exerce a função biológica de alerta da dor aguda, gera estresse físico, emocional, econômico e social significativo para o doente, seus familiares e circundantes e causa prolongada incapacidade funcional incluindo atividades físicas, sono, apetite, atividade sexual e vida afetiva. Caracteriza-se pela pequena expressão dos aspectos racionais neuroendócrinos ou neurovegetativos próprios da dor aguda e pela ocorrência de depressão, ansiedade, hostilidade, adoção de posturas particulares, aumento das preocupações somáticas e do período de repouso, com as óbvias conseqüências financeiras e sociais para os doentes e seus cuidadores[57].

Dor Episódica ou Recidivante

A dor crônica episódica ou recidivante decorre de afecções cíclicas (enxaqueca, neuralgia do trigêmeo) ou que naturalmente progridem e resultam em síndromes dolorosas agudas recorrentes, em adição às crônicas (neoplasias)[56].

Natureza das Estruturas Acometidas

Quanto à estrutura que sedia o mecanismo primordial para a sua ocorrência, a dor pode ser classificada como somática ou psicogênica[58]. A dor somática pode ser por desaferenciação (neuropática) ou por nocicepção.

Dor Neuropática ou Neurogênica

É conseqüente de lesão estrutural ou disfunção de estruturas neurais periféricas ou centrais[59,60]. A dor neuropática pode apresentar caráter bizarro[61]. É vaga, descrita como queimor, dolorimento, lancinante, picada, laceração, pressão, choque, aperto, latejamento, esmagante, dilacerante, pontada, câimbra, aperto, dolorimento ou cortante (disestesias) constantes, episódicos ou paroxísticos nas áreas desaferentadas ou como dormência ou sensação de frio (parestesias)[46,62]. Pode ser superficial ou profunda[54]. Na maioria das vezes, mais uma qualidade dolorosa está presente na mesma região ou regiões diferentes. Habitualmente, modifica-se quanto à intensidade e à freqüência de ocorrência em decorrência de eventos externos e internos ao organismo (estímulos cutâneos, sonoros, visuais, viscerais, estado de alerta, emoções, modificação do humor, sons ambientais)[36,61,62]. O exame clínico pode ser normal ou evidenciar anormalidades sensitivas (anestesia, analgesia, hipoestesia, alodinia, hiperalgesia, alodinia, panestesia)[57,63]. Quando há comprometimento de fibras motoras podem ocorrer perda da destreza, déficit de força, hipo ou hiper-reflexia, espasmos musculares, clônus, fasciculações e amiotrofias. Quando as unidades neurovegetativas são acometidas, podem ocorrer hiperidrose ou anidrose, vasodilatação ou palidez e/ou comprometimento da função piloeretora nas regiões acometidas, retenção ou incontinência urinária, automatismo vesical, obstipação ou incontinência fecal, impotência sexual, alterações no controle da pressão arterial (hipotensão arterial, crises hipertensivas) ou de funções específicas (atividade pupilar, secreção salivar e das mucosas)[58,63]. As anormalidades tróficas (amiotrofia, distrofia do tegumento, anexos da pele, ossos e articulações) são decorrentes da neuropatia (comprometimento da produção e liberação de fatores tróficos), do imobilismo (anquiloses, deformidades ósseas) ou da perda da sensibilidade (ocorrência de traumas localizados não percebidos)[58,63].

Neuropatias Centrais

Dor central é a iniciada ou causada por lesão primária ou disfunção do sistema nervoso central[30]. A dor geralmente é mal localizada, acomete amplas áreas do corpo, muitas vezes, todo um hemicorpo; predomina na região perioral e nas extremidades (áreas de grande representação no esquema corporal), mas pode ser evidenciada em áreas restritas do abdome ou do tórax[61]. Anormalidades neurológicas, sensitivas ou não, podem ou não ser evidenciadas nesses doentes. As lesões dos tratos sensitivos longos (que não necessariamente afligem as unidades neoespinotalâmicas) geram alterações sensitivas que incluem o comprometimento da sensibilidade superficial em amplas áreas do corpo[55]. Quando há lesão dos tratos motores longos, as anormalidades motoras são do tipo neurônio motor superior caracterizadas por perda da destreza, redução da força, hiper-reflexia miotática, espasticidade, espasmos musculares, reflexo cutaneoplantar em extensão e abolição dos reflexos cutaneo-abdominais[63]. Anormalidades neurovegetativas são comuns em doentes com dor central, quer por acometimento dos tratos longos reguladores das funções simpáticas e parassimpáticas, quer pelo desuso[58]. Lesões de estruturas nervosas periféricas podem ocorrer quando o agente lesivo no sistema nervoso central é contíguo aos núcleos ou vias de saída dos elementos neurais do sistema nervoso periférico. As anormalidades tróficas são conseqüentes de desuso, sobrecargas mecânicas em áreas hipoestésicas, posturas anormais etc.[58,61].

Mielopatias

Em casos de lesão raquimedular, a dor costuma ocorrer nas porções distais do corpo, em um ou ambos os membros inferiores, nos membros superior e inferior, abdome ou tórax de um hemicorpo. Quando há lesão dos tratos motores longos, as anormalidades motoras são do tipo motoneurônio superior e caracterizadas por hiper-reflexia miotática, espasticidade, espasmos musculares, perda da destreza, reflexo cutaneoplantar em extensão e abolição dos reflexos cutâneo-abdominais[63]. Anormalidades neurovegetativas são comuns em doentes com dor central, quer por acometimento dos tratos longos reguladores das funções simpáticas e parassimpáticas, quer pelo desuso[58]. Lesões de estruturas nervosas periféricas podem ocorrer quando o agente lesivo é contíguo aos elementos neurais periféricos. As anormalidades tróficas são decorrentes do desuso, sobrecargas mecânicas em áreas hipoestésicas, posturas anormais etc.[63,64].

Síndrome Tabética. A lesão das raízes e as alterações secundárias do trato grácil e cuneiforme são razão da ocorrência de anartrestesia, comprometimento da sensibilidade vibratória e discriminativa, sinal de Romberg, ataxia, hiperalgesia e dor lancinante nos territórios desaferentados[63].

Dissociação Siringomiélica. Em casos de siringomielia, a dor pode localizar-se nos membros superiores, no tórax em um lado, em um membro superior, em um hemitórax ou em um membro inferior. Lesões sediadas no corno posterior da substância cinzenta da medula espinal podem causar alterações sensitivas com distribuição segmentar idênticas às das lesões das raízes posteriores, predominando quanto à sensação dolorosa e térmica. Quando há acometimento da substância cinzenta do corno posterior da medula espinal, padrão neurogênico tipo motoneurônio inferior, pode se manifestar. O acometimento da coluna intermediolateral é causa de alterações neurovegetativas[63]. Lesões na região central da medula espinal acometem as vias que veiculam sensação térmica e dolorosa e que ocasionam decussação na comissura branca anterior, resultando na instalação de faixa de termoanalgesia suspensa e preservação da propriocepção e da sensibilidade tátil e pressórica, com trajeto transversal na região cervical e tronco ou ao longo dos membros. Quando o trato corticospinal é alterado, ocorre síndrome motora tipo motoneurônio superior e quando tal ocorre com o trato espinotalâmico há déficits sensitivos distais em amplas área do corpo. Quando há acometimento do bulbo, pode haver comprometimento de núcleos motores envolvidos na articulação da fala e na deglutição (siringobulbia)[63].

Síndrome da Hemissecção Medular ou de Brown-Séquard. É decorrente do comprometimento do trato espinotalâmico gerando hipoestesia superficial (hipo ou analgesia; hipo ou anestesia térmica) nos dermatômeros contralaterais e distais à lesão, ao comprometimento do trato grácil e cuneiforme e, portanto, da sensibilidade profunda (ataxia, anartrestesia, apalestesia) e ao comprometimento do trato corticospinal (déficit tipo motoneurônio superior) ipsilateral à lesão. Quando a lesão está localizada na medula cervical, pode-se observar síndrome de Horner ipsilateral[63]. Na faixa de transição entre a região do tegumento em que a sensibilidade é preservada e aquela em que a sensibilidade superficial está comprometida pode ocorrer hiperpatia ou hiperalgesia[54]. O comprometimento segmentar de neurônios do corno anterior da substância cinzenta da medula espinal pode gerar síndrome do motoneurônio inferior segmentar, ipsilateral à lesão. Nessa síndrome, a dor pode ocorrer freqüentemente de modo contínuo em queimor e formigamento nas áreas em que a termoanalgesia é observada ou se manifestar como dor paroxística quase sempre em choque, pontada ou latejamento na área de transição em que a sensibilidade do tegumento é normal e aquela em que está comprometida (dor em faixa). Alterações tróficas são comuns no segmento em que a sensibilidade superficial está comprometida[63].

Síndrome de Secção Transversa da Medula Espinal. A lesão transversa súbita da medula espinal causa, inicialmente, para ou tetraparesia sensitiva superficial e profunda completa e motora flácida (choque espinal), comprometimento da regulação da temperatura, da pressão arterial, das funções vesical, anal e sexual. Com o passar das horas, dias, semanas ou meses, ocorre a instalação de espasticidade e de bexiga espástica automática ou reflexa (síndrome do motoneurônio superior)[63]. Na transição entre o tegumento, em que a sensibilidade é preservada e aquele em que está comprometida, identifica-se uma faixa na qual hiperpatia e hiperalgesia podem ser evocadas e dor paroxística, em geral em choque, pontada ou latejamento (dor segmentar) são referidas naturalmente pelos doentes. Nos segmentos distais ao local da lesão, há dor fantasma, formigamento ou queimor constante. Distensão de vísceras ocas, infecções urinárias e escaras de decúbito podem desencadear crises de automatismo medular e de dor. A adoção de posturas inadequadas, as crises de espasticidade e a ausência de sensibilidade são causas de alterações tróficas especialmente, as escaras de decúbito e as deformidades ósseas[29,54]. Quando a lesão acomete a medula espinal cervical podem ocorrer anormalidades da função respiratória em razão do acometimento da musculatura intercostal e dos nervos frênicos, síndrome de Horner e comprometimento da sensibilidade térmica e dolorosa da face[54].

Síndrome do Cone e Epicone Medular. Caracteriza-se por paralisia ou paresia bilateral e anormalidades sensitivas abaixo do quarto segmento lombar, ao lado do comprometimento das funções vesical e anal. Alterações neurovegetativas vasomotoras e de sudorese podem ser observadas no períneo e membros inferiores. Quando o epicone medular é acometido, ocorre anestesia em sela (segmentos S3 a S5), abolição do reflexo anal, impotência sexual, incontinência fecal e bexiga atônica. Em ambas as condições, dor nos segmentos desaferentados é ocorrência comum[63].

AVALIAÇÃO DO DOENTE COM DOR

A interpretação da dor envolve aspectos sensitivos, cognitivos, comportamentais e culturais e sofre influência de fatores socioeconômicos, pensamentos, dinâmicas familiares, estratégias de enfrentamento e compensações[24,65,66]. A expressão das queixas álgicas, em doentes com neuropatia, varia de acordo com o fato de as lesões serem periféricas ou centrais e com idade, estado mental, natureza da lesão causal, repercussões físicas, psíquicas e sociais da dor, fatores ambientais, culturais e ritmo biológico dos indivíduos. Muitos doentes experienciam mais de uma qualidade de dor na mesma ou em diferentes regiões do corpo.

A identificação das anormalidades sensitivas, motoras e outros parâmetros neurológicos e físicos localizados nas regiões em que a dor está presente ou gerais e a identificação e mensuração das características da dor (intensidade, qualidade sensitiva e afetiva, localização), dos aspectos comportamentais culturais e psíquicos dos doentes, a identificação dos fatores de piora e melhora e das repercussões da dor nas atividades biológicas, funcionais, mentais e sociais do indivíduo possibilitam o diagnóstico e aquilatar os resultados das terapias analgésicas e a evolução das neuropatias[57,67,68].

Anamnese

A história e a descrição verbal das características da dor e de outros sintomas que se associam a ela, incluindo anormalidades sensitivas, motoras, neurovegetativas e simbólicas; incapacidades; inabilidades e prejuízos sociais resultantes do quadro álgico, devem ser colhidas dos doentes e dos seus cuidadores[54,57,65,69].

A história deve aferir os aspectos cronológicos quanto ao início e curso de dor e da doença, estado atual da condição dolorosa, localização, ritmo, periodicidade e características sensitivas da dor e das sensibilidades gerais e especiais, ocorrência de anormalidades motoras (comprometimento da destreza, força, movimentos do tronco, membros, crânio e face), alterações da marcha, equilíbrio, memória e humor, ocorrência de convulsões, anormalidades neurovegetativas (pressão arterial, perfusão cutânea, continência esfincteriana), os fatores desencadeantes ou que aliviam ou que agravam a condição dolorosa e a neuropatia, a interferência de fatores psicológicos na expressão da dor, os estados litigiosos e de compensações, as incapacidades e os prejuízos gerados pela dor e as neuropatias[54,70].

Havendo litígio ou várias intervenções terapêuticas, em especial quando ocorrem nas complicações, muitas vezes pode ser difícil estabelecer o diagnóstico. O examinador deve colher dados que sugiram ser a dor predominantemente orgânica ou funcional e, se de cunho orgânico, se ela é nociceptiva ou por desaferenciação[54]. Elementos sobre condições prévias à doença, condições do trabalho, ambientes de vida e estresses familiares podem ser de grande valor[69,70]. Dados históricos presentes e passados são, às vezes, mais importantes para o diagnóstico que os do exame físico e dos exames complementares em muitas condições dolorosas, por exemplo, em casos de cefaléias funcionais e das neuralgias essenciais da face[70].

Não há uniformidade quanto à apresentação dos sintomas nos doentes que manifestam dor neuropática. A dor decorrente de alterações metabólicas e neoplásicas exibe, normalmente, progressão lenta e a dor decorrente de lesões vasculares e traumáticas pode se instalar subitamente[70]. Com freqüência, os termos usados para descrever a dor neuropática diferem dos utilizados para a dor por nocicepção. Ela, geralmente é descrita como choques, tremor, pontadas e agulhadas. Pode acentuar-se quando o indivíduo está em repouso ou sob tensão emocional ou quando há modificação das condições meteorológicas e melhorar com atividades físicas ou relaxamento[36,61]. Pode ser paroxística, episódica ou contínua, referida ou irradiada em locais distantes e ser superficial ou profunda, acompanhada ou não de déficits sensitivos, alodinia, hiperpatia, hiperalgesia, disestesias e parestesias, espontânea ou evocada por estímulos físicos, químicos ou emocionais. Quando superficial, quase sempre é descrita como queimor, agulhada e ardor e quando profunda, como doída, em pressão ou em aperto. Quando paroxística, tem caráter lancinante, em choque, pontada, agulhada ou facada, com duração de alguns segundos; quando constante, é descrita como queimor, formigamento ou peso. Podem ocorrer períodos de remissão prolongados e algumas condições.

As alterações motoras caracterizam-se por queixas de fraqueza, fadiga, instabilidade da marcha e comprometimento da destreza[63].

Exame Físico

O aspecto geral do doente, a face, a postura, o estado nutricional, os traços ansiosos e/ou depressivos devem ser valorizados. Quando a dor é aguda podem ocorrer anormalidades neurovegetativas e neuroendócrinas, ou seja, alterações da pressão arterial, freqüência do pulso, padrão respiratório e diâmetro pupilar, retenção urinária, obstipação, diarréia, náuseas, vômitos, alteração de cortisol circulante, PO_2, arterial etc.[50]. A região dolorosa deve ser inspecionada, palpada e percutida. A inspeção pode evidenciar áreas de palidez, hiperemia, cianose, hiper ou anidrose, alterações pigmentares, atrofias e assimetrias dos músculos, do tegumento e dos anexos da pele[58]. A palpação deve ser realizada nas áreas com dor e nas suas correspondentes contralaterais. A identificação de espasmos musculares, áreas reflexas e pontos-gatilhos (dor irradiada do ponto de palpação para áreas remotas) ou dos pontos dolorosos, configura o diagnóstico de síndromes dolorosas miofaciais e da fibromialgia, respectivamente[71]. O dolorimento à palpação deve ser aferido por palpações repetidas. A palpação pode provocar adoção de atitudes ou expressões desproporcionais à intensidade da sintomatologia descrita durante entrevista e que sugerem simulação[70]. O agravamento da dor durante a movimentação das estruturas articulares pode denotar artropatia, quando agravada por tosse, espirro, manobra de Valsalva e na posição ortostática ou sentada, e atenuada durante o decúbito, pode denotar radiculopatias compressivas e quando melhorada com as atividades físicas, denota fibromialgia[63].

O exame neurológico deve ser realizado enfocando, especialmente a avaliação da sensibilidade, motricidade, função dos nervos cranianos e funções simbólicas. A lesão das unidades motoras centrais caracteriza-se por perda de destreza, déficit de força muscular, hiper-reflexia, ocorrência de clônus, espasticidade, instalação do reflexo cutaneoplantar em extensão e abolição dos reflexos cutâneo-abdominais (síndrome do motoneurônio superior). Em casos de lesões do sistema nervoso motor periférico, há perda de destreza, déficit da força muscular, amiotrofia, fasciculações, hipotonia muscular e hipo ou arreflexia (síndrome do neurônio motor inferior)[63].

O exame da sensibilidade pode não acessar diretamente a dor, mas permite evidenciar a existência de lesões do sistema nervoso. Pode, entretanto, ser normal. Para a avaliação da sensibilidade, a participação dos doentes é fundamental. Os doentes devem estar alertas, serenos e ter capacidade intelectual e de concentração suficiente para informar de modo apropriado. O exame é mais difícil quando há grande sofrimento. O doente deve responder imediatamente e revelar a ocorrência de modificações da qualidade e intensidade das sensibilidades. O examinador deve evitar interferir nas respostas ou relatar sensações com conotações preconcebidas[70]. Há áreas, como região cervical, fossa supraclavicular e face interna do braço e do antebraço, muito sensíveis à estimulação nociceptiva. Doentes hipocondríacos, perfeccionistas ou muito cooperativos podem descrever modificações pouco significativas da sensibilidade, mesmo na ausência de alterações sensitivas. Muitos relatam sensações semelhantes perante estimulação de diferentes intensidades. Nas lesões do sistema nervoso periférico, as alterações motoras, sensitivas e neurovegetativas se distribuem com padrão radicular, plexular, troncular ou multineuropático e sinal de Tinel pode ser identificado pela percussão ao longo das estruturas nervosas lesadas. Nas lesões do sistema nervoso central, as anormalidades sensitivas guardam padrão topográfico[63]. Doentes com síndromes dolorosas encefálicas podem apresentar afasias, apraxias, anormalidades do equilíbrio, das funções neurovegetativas, da coordenação motora e da função de nervos cranianos. As anormalidades sensitivas mais importantes são classificadas como hipoestesia, hipalgesia, hiperpatia, hiperalgesia, panestesia, digmanestesia, tricoanestesia e topoanestesia[55].

A sensibilidade superficial pode ser avaliada com vários instrumentos. Agulhas, alfinetes ou algesiômetros podem acessar a sensibilidade dolorosa superficial. Para avaliar a sensibilidade tátil pode-se utilizar algodão, escovas ou filetes de von Frey; o contato e a identificação da direção da aplicação dos estímulos devem ser aferidos[72,73]. A alodinia é pesquisada com o uso de algodão ou pincéis. A sensibilidade térmica é avaliada com tubos contendo água quente ou fria ou dispositivos adaptados para tal função. A sensibilidade dolorosa somática profunda é avaliada pela compressão digital ou com algesiômetros aplicados aos músculos e tendões e pela hiperextensão das articulações dos dedos e, a visceral, pela compressão testicular. A sensibilidade vibratória profunda é testada com o uso de um diapasão (117Hz) e, a cinético-postural, como identificação de posição dos dedos e dos artelhos, estando os doentes com os olhos fechados[63].

As avaliações da sensibilidade podem variar em exames seqüenciais, não necessariamente como resultado do uso de técnicas inapropriadas de avaliação, da progressão do evento causal ou em decorrência de doenças não orgânicas[70]. Em casos duvidosos, testes com injeções de anestésicos locais ou solução salina nos troncos nervosos ou a aplicação de *spray* refrigerantes nas áreas comprometidas podem auxiliar o diagnóstico. A resposta aos bloqueios com placebo ou com anestésicos locais, entretanto, não deve ser utilizada para configurar condição orgânica ou funcional para a dor. Bloqueios anestésicos diagnósticos podem resultar em melhora temporária tanto da dor por nocicepção como da dor por neuropatias periféricas ou por psicopatias[74]. A dor conseqüente da distrofia simpático-reflexa e da causalgia pode melhorar após bloqueios da cadeia neurovegetativa simpática[58].

Incapacidades e Déficits

As anormalidades do exame neurológico e das estruturas do aparelho locomotor, não são necessariamente relacionadas às incapacidades[58,74]. A avaliação da capacidade física evidencia objetivamente disfunções e permite distinguir o comportamento orgânico do não orgânico em doentes funcionalmente normais e naqueles que apresentam incapacidade funcional[75]. A avaliação dos déficits envolve o exame físico geral e das áreas acometidas pela dor, a pesquisa de áreas com espasmos musculares, as atitudes para a movimentação articular e o exame neurológico (reflexos, força, sensibilidade, funções simbólicas, nervos cranianos)[58,74,76].

Exames Complementares

Exames radiográficos, ressonância nuclear magnética, ultrasonografia, exame cintilográfico ósseo, exames hematológicos, exame do fluido cerebrospinal, estudos eletrofisiológicos e exames anatomopatológicos determinam os diagnósticos topográficos, etiológicos e nosológicos e muitas neuropatias[54,77].

A eletroneuromiografia pode confirmar neuropatias periféricas, especialmente as desmielinizantes. Determina a localização da lesão e sua natureza axonal ou desmielinizante. A neuromicrografia avalia com mais detalhe as fibras nervosas comprometidas. O potencial evocado sensitivo analisa o comprometimento de estruturas (tratos e núcleos) centrais que veiculam ou processam as informações sensoriais principalmente em casos de mielopatia e lesões do tronco encefálico[63,70,77].

Radiografia óssea simples, tomografia computadorizada e ressonância nuclear magnética dos membros, fossa supraclavicular, retroperitônio, região cervical, canal raquidiano e crânio auxiliam no esclarecimento da localização e podem sugerir a natureza da neuropatia. Angiografias encefálica e espinal são indicadas em casos de suspeita de vasculopatias ou de lesões tumorais vascularizadas[54,77].

Os exames de laboratórios são, muitas vezes, necessários para a confirmação da etiologia e nosologia das neuropatias. Os exames hematológicos possibilitam o diagnóstico de neuropatias carenciais, tóxicas e neuropatias inflamatórias. As provas de atividade inflamatória devem ser realizadas quando há suspeita de dor causada por neuropatias de origem inflamatória ou infecciosa. A avaliação das condições metabólicas especialmente a glicemia, função das glândulas tireóide, renal e hepática, entre outros, é necessária em casos de suspeita de neuropatias com possíveis etiologias ou desencadeantes metabólicos. Provas laboratoriais específicas podem ser necessárias para o diagnóstico de neuropatia associadas a neoplasias, doenças infecciosas e imunoalérgicas. Provas bioquímicas para o estudo de urina, saliva, lágrima e outros humores podem ser indicadas em condições especiais. O exame do fluido cerebrospinal é de fundamental importância em casos de suspeita de neuropatias envolvendo raízes nervosas (infecciosas, inflamatórias, parasitárias, oncológicas, imunoalérgicas) e de mielopatias (desmielinizantes, inflamatórias, infecciosas, parasitárias, oncológicas) e de encefalopatias (inflamatória, desmielinizantes, oncopáticas). Provas intradérmicas podem ser úteis no diagnóstico de afecções infecciosas e inflamatórias[77].

A biópsia nervosa é útil para o diagnóstico de neuropatias e pode determinar o mecanismo e a etiologia da afecção, em particular as neuropatias periféricas vasculíticas e herodoconstitucionais. Tem menor valor no diagnóstico das neuropatias metabólicas, tóxicas ou nutricionais, condições em que os achados são inespecíficos. Em caso de neuropatias hereditárias, a técnica de recombinação de ácido desoxirribonucléico (DNA) é recomendada. As polineuropatias são caracterizadas por regeneração axonal, desmielinização segmentar e neuronopatia. Habitualmente, as várias apresentações coexistem, embora as anormalidades metabólicas e tóxicas causem, predominantemente, degeneração axonal[77]. A biópsia muscular possibilita o diagnóstico diferencial entre neuropatias e miopatias. Biópsia de pele, mucosas, encéfalo, meninges e vasos encefálicos é recomendada em casos em que provas anteriores não esclareceram o diagnóstico.

Avaliação da Dor Propriamente Dita

Dor é uma experiência multidimensional que envolve aspectos quantitativos, sensitivos e hedônicos e que gera repercussões biopsicossociais[10,54]. A quantificação de intensidades, qualidades, duração, localização e fatores de melhora e de piora da dor deve ser somada à avaliação das reações psicocomportamentais dela decorrentes[78]. Os instrumentos de auto-relato são os mais utilizados para aferir a dor e o impacto desta na vida dos indivíduos. São indicados quando a capacidade de compreensão, abstração e verbalização é satisfatória[68,79]. Observação dos comportamentos adotados pelos doentes, quantidade e potência dos medicamentos ou intervenções analgésicas prescritas, duração dos períodos de hospitalização, rendimento nas atividades, desempenho físico, compensações por entidades previdenciárias e freqüência da procura pelas entidades assistenciais podem quantificar a dor indiretamente[10,53,63,66].

A intensidade da dor deve ser avaliada no momento da entrevista e, pelo menos, nas últimas 24h e na última semana e no último mês, assim como a magnitude da dor mais intensa e mais fraca e a média de sua intensidade[57]. Diversas escalas foram desenvolvidas para mensurar a intensidade da dor, incluindo-se as escalas numéricas, as de categorias de expressões verbais, as analógicas visuais ou quantitativas não numéricas, as fisiológicas e as comportamentais[63,78]. As de certo relatório são mais específicas e sensíveis[53]. As escalas de avaliação verbal, visual analógica, de expressões faciais, de cores e multidimensionais, como o Questionário de Dor McGill, avaliam as intensidades das dimensões sensitiva, emocional e avaliativa[16,50,65,68]. Na fase pré-verbal, a análise das alterações comportamentais (choro, expressões de sofrimento, gemidos, queixas, atitudes de proteção, movimentos gerais do corpo e comportamentos específicos), fisiológicas (freqüências cardíaca e respiratória, pressão arterial, transpiração palmar, pressão arterial transcutânea de oxigênio, níveis de cortisol e de endorfinas circulantes), psicológicas (atitudes) e percepções (seleção de cores, interpretação de figuras e de histórias), são referenciais para avaliar a dor[65,70,79].

A descrição da dor contribui para a identificação da origem visceral, somática ou neuropática dos sintomas. As qualidades sensitivas podem ser conhecidas solicitando-se ao doente para descrever a dor espontaneamente ou por meio de inventários padronizados[57]. Em casos de dor por lesão encefálica e da medula espinal, os descritores mais empregados são queimor, laceração, agulhada, dolorimento e pressão. As neuralgias essenciais da face são descritas como choque, agulhadas ou pontadas lancinantes[30]. Em outras neuropatias periféricas, a dor é descrita como queimor, formigamento, facada, pontada ou latejamento[67,80]. A dor resultante do acometimento das estruturas musculoesqueléticas ou das vísceras é vaga e geralmente referida a distância do órgão comprometido[71,81]. A dor musculoesquelética é descrita como peso, queimor, latejamento ou câimbras; a dor visceral é descrita como cólica, peso ou queimor[54,70].

A dor central quase sempre é amplamente distribuída, embora possa estar restrita a pequenas áreas, em particular nos locais de grande representação no esquema corporal (face, mãos, e pés)[36,61]. Em casos de polineuropatias periféricas é freqüente e distal e simétrica nos membros, especialmente os inferiores e, em casos de mononeuropatias, distribui-se ao longo da área de inervação do nervo ou raiz acometida[67,80,82]. Para documentar o local da dor os diagramas corporais são muito úteis[68].

Fatores que desencadeiam ou aliviam a dor, a avaliação dos déficits e das incapacidades decorrentes da dor, a avaliação do comportamento doloroso, as atividades de vida prática e diária, o diário de atividades (Inventário de Dor de Wisconsin), as escalas de potência de analgésicos, a avaliação das reações fisiológicas (estudos, avaliações dos parâmetros cardiocirculatórios, temperatura, impedância elétrica cutânea, fotopletismografia, laser, ultra-sonografia, termografia) e a avaliação das estratégias de enfrentamento e dos aspectos psíquicos e emocionais (entrevistas estruturadas, semi-estruturas, auto-relato) dos doentes são recomendados para avaliação complementar. A avaliação psicológica especializada é recomendada em doentes que apresentam dor rebelde, comprometimento funcional desproporcional com o achado clínico, intensos estresses psicológicos ou que fazem uso exagerado dos serviços de saúde, de medicamentos psicotrópicos ou do álcool[67,83].

PRINCÍPIOS GERAIS DE TRATAMENTO DA DOR NEUROPÁTICA

Vários procedimentos podem contribuir para reduzir a dor e o sofrimento. A pesquisa de etiologia e nosologia da dor são fundamentais para a instalação de medidas terapêuticas apropriadas[20]. Eliminação ou minimização dos desconfortos facilita e acelera o processo de recuperação, previne os efeitos adversos da dor e melhora da relação custo-benefício das intervenções[84]. Além da adequação de esquemas terapêuticos analgésicos, a orientação do doente, dos familiares e dos cuidadores sobre as razões e mecanismos da dor e sobre as indicações e riscos dos procedimentos propostos para seu controle amplia a confiança dos doentes na equipe de saúde e proporciona melhor adesão ao programa prescrito[14].

Tratamento dos Fatores Causais

Não necessariamente o tratamento nosológico controla a dor neuropática.

- *Vitaminas*: as vitaminas do complexo B são indicadas para casos de deficiência nutricional e vitamínica. A administração de vitamina V1 (tiamina) ou ácido nicotínico pode proporcionar melhora de alguns casos de polineuropatia alcoólica.
- *Químio e radioterapia*: podem proporcionar melhora da dor em casos de compressões ou infiltrações de estruturas nervosas por afecções neoplásicas[80].
- *Controle das anormalidades metabólicas*: a dor da neuropatia diabética quase sempre melhora após o controle da glicemia. Comumente ocorre melhora da dor muscular e, às vezes, das neuropatias após o tratamento do hipotireoidismo. A dor associada à neuropatia urêmica pode ser revertida após o transplante renal e a amiloidose pode ser controlada com o transplante hepático[80].
- *Neuropatias tóxicas*
  - Isoniazida. É tratada com piridoxina (vitamina B6).
  - Tálio. O uso de carvão ativado e azul da Prússia pode melhorar alguns casos.
  - Arsênico. O tratamento consiste no uso de quelante, BAL ou penicilamina.
  - Cisplatina. O tratamento com ACTH pode ser útil.

Esclarecimento

Para prevenir e tratar a dor é recomendável que todos os membros da equipe de saúde conheçam a epidemiologia, a anatomia, a fisiologia, a bioquímica e os aspectos psicológicos da dor, bem como os procedimentos reabilitativos e terapêuticos destinados a seu controle[20]. A prevenção da ansiedade, componente psicológico cardinal para a ocorrência da dor pós-operatória ou pós-traumática, é tática eficaz para minimizar a dor. A adoção de atitudes encorajadoras e a exposição clara, mas polida, das situações clínicas, propostas terapêuticas, riscos e possibilidades e a evitação de informações contraditórias, confusas e nebulosas, o uso de expressões verbais não acessíveis ao padrão cultural, etário e étnico dos doentes, o emprego de palavras grotescas e as descrições de situações deprimentes, reduzem as incertezas e permitem melhor aderência ao tratamento e mais confiança nas atitudes terapêuticas[67,85,86].

Intervenções Biocognitivo-comportamentais

A psicoprofilaxia e o encorajamento reduzem a ansiedade e o consumo de analgésicos, o período de tratamento e melhoram a capacidade de o doente enfrentar a dor resultante do trauma cirúrgico[67,84]. Os doentes devem ser orientados a respeito de auto-hipnose, distração, imaginação dirigida, técnicas de relaxamento, exercícios respiratórios e manobras corporais destinadas à indução de conforto[87].

Procedimentos Analgésicos Preventivos

Dentre as medidas farmacológicas para prevenção da sensibilização das vias nociceptivas em casos de traumas cirúrgicos destacam-se o emprego pré-operatório dos bloqueios anestésicos, medicações opióides, antiinflamatórios não hormonais (AINH) e anticonvulsivantes[87-89].

Procedimentos Analgésicos Terapêuticos

Os medicamentos analgésicos e adjuvantes, os procedimentos anestésicos e de medicina física e a psicoterapia, quando aplicados de modo racional, proporcionam melhora dos desconfortos e da qualidade de vida da maioria dos doentes[90]. É importante avaliar o resultado das intervenções analgésicas prévias e as atitudes dos doentes perante o uso de analgésicos, ansiolíticos e outras medicações, a utilização abusiva de fármacos, a ocorrência de anormalidades psiquiátricas (depressão, ansiedade, psicoses), os pensamentos e as expectativas do doente e da família em relação à dor, ao estresse e às reações diante da dor[84]. O planejamento das medidas analgésicas deve ser realizado em cooperação com os doentes. Alguns têm medo de superdosagem, outros sabem serem mais propensos às adversidades com alguns agentes farmacológicos. A ocorrência de ansiedade pode sinalizar condição médica concorrente (uso abusivo ou efeitos adversos de medicamentos, síndrome de abstinência, hipertireoidismo, transtorno ansioso-depressivo, psicose)[12]. O tratamento deve levar em conta os riscos relativos, os benefícios e os custos das opções analgésicas. Deve também contemplar a correção dos conceitos mal elaborados sobre o uso de medidas analgésicas farmacológicas ou não farmacológicas[84]. Devem ser selecionados os métodos de avaliação, dentre os aplicáveis, que os doentes julgarem mais apropriados para quantificar seus sintomas[84].

A seleção dos instrumentos terapêuticos deve seguir escala crescente quanto a magnitude, complexidade e custos e respeitar as necessidades e as tolerâncias de cada indivíduo. A avaliação das habilidades e das capacidades dos doentes e dos cuidadores, as recomendações quanto aos cuidados gerais, ao ajustamento das doses dos agentes e ao tratamento dos efeitos colaterais das intervenções são passos importantes para o sucesso das terapias[20]. As medidas antálgicas devem ser instituídas imediatamente após as primeiras manifestações da condição dolorosa, pois não comprometem o resultado da semiologia clínica ou armada, minimizam a sensibilização das vias nociceptivas e reduzem a expressão do comportamento doloroso[14]. Em casos de dor aguda, as intervenções visam ao alívio do desconforto e recorrem fundamentalmente à remoção das causas, à farmacoterapia com analgésicos e aos bloqueios anestésicos[91]. Em casos de dor crônica, as intervenções visam a normalização do comportamento doloroso. Recorre fundamentalmente ao tratamento dos sintomas incluem o uso de medicação adjuvante, aos métodos de reabilitação física e de psicoterapia[92]. As intervenções cognitivo-comportamentais, procedimentos neurocirúrgicos funcionais antálgicos são, muitas vezes necessários como método terapêutico da dor[86]. A seleção do método deve se basear nas qualidades dos procedimentos dos medicamentos, na tolerabilidade e na capacidade de aderência de cada doente, no respeito às condições etárias e à ocorrência de afecções clínicas que, entre outras condições, podem constituir contra-indicações para seu emprego[91]. Os bloqueios anestésicos são úteis para o tratamento da dor aguda, distrofia simpático-reflexa, dor visceral e algumas dores neuropáticas e para a realização de procedimentos cirúrgicos e manipulações de estruturas traumatizadas[74].

Tratamento Farmacológico

Os AINH e os agentes opióides são os medicamentos mais utilizados para o tratamento da dor aguda por nocicepção e, em doses elevadas, podem beneficiar doentes com dor neuropática[79,91]. Os anticonvulsivantes e os antidepressivos são os mais utilizados para o tratamento da dor neuropática[93]. Anestésicos locais e gerais, ansiolíticos, miorrelaxantes, anfetaminas, anti-histamínicos, moduladores adrenérgicos e inibidores da reabsorção óssea são indicados em casos especiais[91]. As prescrições devem ser adaptadas às necessidades de cada caso, respeitar a farmacodinâmica e a farmacocinética de cada agente e as contra-indicações peculiares de cada doente. Alguns efeitos colaterais são dependentes da dose e, outros, da natureza dos fármacos. Alguns podem ser minimizados com medidas medicamentosas ou físicas específicas, outros não[93]. Os medicamentos devem ser, de preferência, de baixo custo e de fácil aquisição, selecionados segundo escala crescente de potência e administrados conforme as vias mais convenientes de administração e a intervalos regulares[91].

Medicina Física

As medidas fisiátricas visam ao alívio da dor, à melhora do desempenho físico, à prevenção, ao tratamento e à minimização das anormalidades primárias e das repercussões tegumentares, viscerais e neuropáticas geradas pela dor e pelo imobilismo[88]. Proporcionam reabilitação mais rápida e mais apropriada dos doentes com incapacidades motoras e neurovegetativas, geram conforto, corrigem as disfunções físicas, alteram as propriedades fisiológicas dos tecidos e reduzem os medos associados à mobilização ou à imobilização dos segmentos do corpo. Incluem termoterapia, massoterapia, exercícios, imobilização, eletroanalgesia e acupuntura[58,71]. Acupuntura e eletroacupuntura parecem também proporcionar analgesia[94].

Tratamento Psicocomportamental

Os procedimentos psicocomportamentais objetivam a eliminação dos comportamentos doentios e de evitação, melhor aceitação da doença, melhora da funcionalidade e indução do uso de estratégias de enfrentamento mais adequadas. Contribuem para a reintegração dos doentes na vida produtiva[85].

Seleção dos Procedimentos Analgésicos

Para escolha dos procedimentos devem ser considerados aspectos clínicos dos doentes e os relacionados às intervenções e às condições da instituição na qual a intervenção é realizada[84].

Dor em Crianças

Em crianças, as medidas analgésicas devem ser adaptadas ao peso e à idade. A sedação em crianças com menos de 6 anos de idade pode ser realizada com hidrato de cloral e pentobarbital. Em casos de procedimentos dolorosos, devem-se usar medidas analgésicas profiláticas, reduzir o período de execução do procedimento, evitar os estímulos ambientais, preferir via oral (VO), retal, transmucosa, sublingual (SL) ou endovenosa (EV) com cateteres, procedimentos fisiátricos e psicológicos (relaxamento, distração, convivência com familiares, brinquedos, preparo cognitivo) por serem menos dolorosos. A distração e a imaginação podem beneficiar as crianças mais velhas[79,84]. A analgesia controlada pelos doentes é eficaz e segura em criança com mais de 7 anos de idade e em adolescentes[6].

Idosos

Cuidados especiais devem ser adotados em indivíduos com mais de 65 anos. Nessas faixas etárias, os AINH induzem mais freqüentemente doença péptica e insuficiência renal. Perante morfínicos, o comprometimento cognitivo, a obstipação e a depressão respiratória são mais comuns que nos adultos jovens[95]. Pode haver acúmulo de metabólitos em razão da menor infiltração renal nessas faixas etárias[70,95].

Dependentes de Drogas

Em doentes dependentes de agentes morfínicos ou com história prévia de dependência, pode ocorrer síndrome de abstinência após a suspensão desses agentes ou depois do emprego de agonistas e antagonistas[95]. Em casos de doentes que tenham deixado o uso regular de agentes que geram psicodependência há muito tempo, a medicação morfínica deve ser utilizada sem cuidados, além dos habituais. Entretanto, a reintrodução poder induzir o indivíduo à dependência[84].

TRATAMENTO FARMACOLÓGICO DA DOR EM NEUROPATIAS

O tratamento farmacológico da dor consiste no bloqueio da síntese ou na ação dos mediadores excitatórios nos nociceptores no SNP ou no SNC, de inibição da sensibilização e/ou da ativação dos centros e das unidades supressoras da nocicepção no SNP ou no SNC. O bloqueio da síntese das substâncias sensibilizadoras periféricas centrais (prostaglandinas) pode ser realizado com AINH ou corticosteróide. Estabilizadores de membrana inibem a propagação ou a geração de potenciais ectópicos (bloqueadores de canais de Na^+ ou de Ca^{++}). A inibição da sensibilização dos receptores cutâneos pode ser realizada com vários agentes (cetamina). A ativação do sistema supressor da dor pode ser realizada com moduladores da atividade serotoninérgica, noradrenérgica (antidepressivos tricíclicos) ou encefalinérgica (morfina).

Portanto, vários fármacos são utilizados para o tratamento da dor:

- *Analgésicos*: AINH e opióides.
- *Medicamentos adjuvantes*: corticosteróides, antidepressivos, neurolépticos, ansiolíticos, anticonvulsivantes, miorrelaxantes, anestésicos locais, anestésicos gerais, agonistas e antagonistas adrenérgicos, agonistas e antagonistas serotoninérgicos, bloqueadores de canais de Ca^{++}, bloqueadores de fluxo axonal e depletores de neurotransmissores.

Anticonvulsivantes antineurálgicos, miorrelaxantes, antidepressivos, neurolépticos, bloqueadores de canais de Na^+ e Ca^{++} e moduladores serotoninérgicos e noradrenérgicos são os medicamentos mais utilizados no tratamento da dor neuropática. Corticosteróides, ansiolíticos, opióides e bloqueadores de fluxo axonal são indicados em casos especiais. A associação de fármacos pode ser conveniente em algumas situações, mas pode resultar em efeitos adversos em outras.

Administração de Fármacos

O conhecimento dos intervalos entre as doses, das vias mais convenientes de administração entre as doses e dos efeitos colaterais é fundamental para que o tratamento seja satisfatório[91].

Seqüência de Administração

A administração de analgésicos deve ser realizada regularmente e não apenas quando necessário[93]. Esses cuidados reduzem o sofrimento e a ansiedade dos doentes, a sensibilização das vias nociceptivas e a quantidade de analgésicos[91,96]. À medida que a dor torna-se controlada, a substituição do regime horário pelo regime de uso, quando necessário (demanda) é mais apropriado porque reduz os riscos dos efeitos adversos da medicação[96]. Para que esses esquemas sejam utilizados é preciso que o doente seja avaliado a intervalos regulares para a determinação da eficácia do agente, da ocorrência de efeitos adversos e da necessidade de ajustamentos das doses suplementares[91].

Vias de Administração

Há fármacos apresentados para uso por vias enteral (retal ou oral) e parenteral (transdérmica, via intramuscular, subcutânea, endovenosa, intratecal e peridural). A VO deve ser priorizada porque é mais natural e, habitualmente menos dispendiosa e traumática que a parenteral e a transdérmica[84]. É pouco empregada quando há íleo paralítico, vômitos, necessidade de jejum ou analgesia imediata. Apresenta a desvantagem da irregularidade da absorção e do tempo prolongado necessário para alcançar o nível sérico, quando a analgesia imediata é necessária[91]. A via retal pode ser alternativa à VO, mas se associa à menor adesão dos doentes e à irregularidade de absorção. A via intramuscular (IM) é uma das mais divulgadas, apesar do desconforto do trauma das injeções, da grande variabilidade quanto ao tempo necessário para o início da ação, à magnitude da ação e ao grau de analgesia induzida. Não alivia a dor em cerca da metade das ocasiões[84]. Deve ser considerada quando é necessário o aporte parenteral e há dificuldade para o acesso venoso. Durante pelo menos as três primeiras doses, os doentes devem ser monitorados para acessar a eficácia e a duração da analgesia, quantificar os efeitos colaterais e reajustar as doses. A punção do tecido celular subcutâneo (SC) com cateteres permite analgesia prolongada sem o desconforto das injeções IM. Os agentes devem ser administrados a intervalos, normalmente 15 a 20min, mais curtos do que a duração da analgesia[91]. A via EV tem a vantagem de não se associar à variabilidade do tempo necessário para alcançar o pico plasmático e de dose necessária para atingi-lo. O início de ação é rápido, resultando em alívio imediato da dor[12]. A precocidade dos efeitos de pico facilita a titulação do agente analgésico para atender às necessidades individuais; o rápido declínio na concentração sérica reduz o tempo durante o qual efeitos adversos eventualmente se manifestam[70]. A infusão de anestésicos locais, agentes morfínicos, clonidina, calcitonina, midazolam e tizanidina, por via epidural ou subaraquinóidea, é eficaz para o tratamento da dor intensa e rebelde em regiões delimitadas do corpo, quando há tolerância ou contra-indicação para o uso de medicações sistêmicas[97-99]. Essa técnica minimiza o comprometimento do estado mental e as adversidades dos analgésicos utilizados por via sistêmica. Doentes que sentem ter a liberdade comprometida para funções básicas (alimentação, movimentação, privacidade, controle das funções do corpo) podem ser beneficiados com a analgesia controlada pelos doentes (ACP), que consiste no uso de uma bomba de infusão contínua de medicamentos administrados por via SC, EV ou peridural e que possibilita a auto-administração (pelos próprios doentes) de doses adicionais de fármacos, a velocidades, quantidades e intervalos e duração (*lock-out*) preestabelecidos e seguros quando a dor recorrer[6,12,70]. Essa técnica minimiza as variações da concentração dos medicamentos em ambientes em que a assistência de enfermagem é precário, o que implicaria em retardo entre o momento da instalação da dor e o fornecimento dos analgésicos. A administração intracavitária e intra-articular de morfina ou anestésicos locais (bupivacaína) pode ser eficaz para o tratamento da dor em cirurgias ortopédicas[87,92]. Anestésicos locais, AINH, clonidina e capsaicina podem ser aplicados topicamente como cremes, pomadas e aerossóis[87]. O método de iontoforese e de massoterapia acelera a penetração transcutânea dos agentes ionizáveis a favor de gradiente elétrico; a velocidade da administração do agente pode ser ajustada modificando-se a magnitude da corrente elétrica[58]. As vias sublingual e intranasal são indicadas quando há impossibilidade do uso da VO e apresentam a vantagem de evitar a primeira passagem pelo fígado e a degradação gastrointestinal que ocorre com o uso da VO.

MEDICAMENTOS PARA TRATAMENTO DA DOR

Analgésicos

Analgésicos Antiinflamatórios Não Hormonais

Inibem a ciclooxigenase (COX) que catalisa a conversão do ácido araquidônico em prostaglandinas (PG) e prostaciclinas envolvidos no processo inflamatório e na sensibilização das unidades nociceptivas centrais e periféricas. A inibição da COX no tronco encefálico possibilita aumento da concentração de 12-HPETE, que é mediador da analgesia induzida pelos agentes morfínicos[100]. Os AINH são eficazes no tratamento da inflamação, da gota e da dor por nocicepção[11,93]. São pouco eficazes ou ineficazes no tratamento da dor neuropática, exceto em casos de fase aguda de compressões de estruturas nervosas por afecções neoplásicas e traumáticas e hérnias discais, inflamações (polirradiculoneurite aguda), crises de cefaléia, distrofia simpático-reflexa, neuropatia isquêmica e ocasionalmente de dor resultante da síndrome de Guillain-Barré. Podem ser predominantemente analgésicos com pouca ou nenhuma ação antiinflamatória (agentes não ácidos, acetaminofeno, fenazona) ou com moderado ou intenso efeito antiinflamatório (agentes ácidos)[11,101,102]. Podem ser administrados por VO, retal, EV, IM, SC, tópica ou transdérmica. Doses acima das máximas recomendadas não resultam em melhora adicional da sintomatologia e elevam a freqüência de complicações[11]. Medicamentos da mesma classe farmacológica apresentam a mesma potência analgésica; as interações são aditivas[96,102]. Quando a melhora com fármacos de um grupo é insatisfatória, recomendam-se AINH de outros grupos farmacológicos. A associação dos AINH com medicamentos opióides é vantajosa porque cada um deles atua segundo mecanismos diferentes e em locais distintos; a interação é potenciada[78,103,104]. A cafeína aumenta a inibição da COX e acentua a analgesia[104]. A associação com meios físicos e medicamentos adjuvantes também é vantajosa[93].

Opióides

Analgésicos Opióides

Ligam-se a um ou mais receptores morfínicos (μ, δ, κ, ε, σ) nas terminações nervosas, nos gânglios sensitivos ou em diversas áreas do SNC (corno posterior da medula espinal, substância cinzenta da formação reticular do tronco encefálico, núcleo caudado, amígdala) que modulam a atividade sensitiva e psíquica, inibem a liberação de neurotransmissores algiogênicos nas terminações nervosas livres e na medula espinal e alteram os processamentos cognitivos e emocionais associados à dor[95,102].

Seus efeitos farmacológicos dependem da natureza do receptor no qual se ligam e das suas características moleculares[95,105,106]. Podem ser empregados por VO, retal, sublingual, IM, EV, SC, transdérmica, epidural, intratecal e intra-articular[3]. Após a instituição do tratamento com fármacos de curta duração, a analgesia deve ser mantida com preparações de liberação lenta ou de ação prolongada[96]. Apesar de ocorrer tolerância cruzada, a substituição de um fármaco por outro deve ser iniciada com dose menor (cerca de metade ou dois terços da dose eqüianalgésica)[104]. A analgesia pode ser melhorada ou prolongada com a adição de alfa-2-agonistas adrenérgicos (clonidina) e com associação aos outros procedimentos analgésicos e ao AINH[104].

Os opióides fracos (fosfato de codeína, dextropropoxifeno, tramadol) são indicados freqüentemente em associação com AINH para tratamento da dor de pequena intensidade. Os opióides potentes agonistas puros (morfina, metadona, fentanila, oxicodona, sufentanila, alfentanila), os agonistas parciais (buprenorfina) e os agonistas-antagonistas (nalbufina) são indicados para o tratamento da dor moderada ou intensa ou rebelde ao tratamento convencional[106]. Alguns (metadona) apresentam efeito de longa duração (12 ou 57h), mas a maioria (morfina, meperidina) tem curta duração de efeito (3 a 4h)[102,106-108].

A dor neuropática normalmente necessita do uso de opióides em doses mais elevadas que as para o tratamento da dor por nocicepção. Vários fatores estão envolvidos na ineficácia dos agentes morfínicos em doentes com neuropatia, incluindo a redução do número ou a disfunção dos receptores morfínicos pré-sinápticos nos aferentes primários, o acúmulo de metabólitos (morfina-3-glicuronida) que exercem ação antagônica à morfina em estruturas encefálicas (mas não na medula espinal), o aumento da síntese de peptídeos, incluindo a colecistoquinina que exerce efeito inibitório sobre os receptores μ e a sensibilização do SNC pela ativação dos receptores NMDA. Alguns (20%) doentes com dor por lesão encefálica melhoram com tais agentes[59]. Podem ser eficazes, por via intra-espinal, em casos de síndrome de Guillain-Barré[15].

Devem ser usados com cautela e a dose inicial reduzida em idosos, debilitados, hepatopatas, nefropatas, em doentes com afecções tireoidianas, supra-renais, abdominais agudas, hipertrofia prostática, estenose uretral, hipertensão intracraniana, arritmias cardíacas, crises de asma, doença pulmonar obstrutiva, diminuição da reserva respiratória, hipóxia, hipercapnia e em doentes sob tratamento com sedativos, narcóticos ou que apresentem condições que os predisponham à depressão respiratória e à hipotensão arterial[102]. Cruzam a placenta, são excretados no leite, podendo causar dependência física na criança que está sendo gerada ou amamentada. Potencializam os efeitos depressores no SNC e no aparelho cardiocirculatório e respiratório dos sedativos, álcool, anestésicos voláteis, psicotrópicos, anti-histamínicos, barbitúricos e clonidina, em particular, nos doentes idosos[104]. Os níveis plasmáticos e os efeitos farmacológicos dos opióides estão aumentados quando associados à fluoxetina e a outros antidepressivos e cimetidina (inibidores do citocromo P-450) e diminuídos quando associados à fenitoína ou à rifampicina (indutores do citocromo P-450). O clareamento é acelerado com acidificantes alcalinizantes urinários[104]. Podem ocorrer reações, às vezes fatais (hipertemia, hipertensão, convulsões), quando associados aos inibidores da monoaminoxidase (IMAO) e isoniazida ou quando estes forem administrados até 2 semanas antes do início do tratamento com opióides[102,104,106]. São desaconselhadas as associações de agonistas com os agonistas-antagonistas (nalbufina) e agonistas parciais (buprenorfina) em decorrência do desencadeamento de sintomas de abstinência e de reversão parcial da analgesia[96].

Quase todos os agentes morfínicos são seletivos para os receptores μ, que mediam seus efeitos indesejáveis (depressão respiratória, náuseas, obstipação, dependência). Podem comprometer o alerta, causar disforia, agitação, síncopes, convulsões, mialgia, borramento visual, lacrimejamento, xerostomia, anorexia, obstipação intestinal, espasmo das vias biliares, náuseas, vômitos, cólicas abdominais, piloereção, rubor facial, sudorese, hipotensão arterial, obstrução nasal, bocejos, laringoespasmo, rigidez da parede torácica, depressão respiratória, retenção urinária, redução da libido e da potência sexual, síndrome de secreção inadequada do hormônio antidiurético, prurido, aumento da pressão intracraniana, dependências física e psíquica e tolerância[96,106]. A obstipação intestinal é tratada com formadores de massa, aumentos das ingestões de líquidos e de fibras (metilcelulose, mucilóide, farelo), soluções salinas (sulfato de magnésio, leite de magnésia, enema de fosfato de sódio), agentes osmóticos (lactulose, glicerina), estimulantes do peristaltismo (fenolftaleína, bisacodil, antracenos, óleo de rícino, docusato por via retal, cisaprida), lubrificantes (óleo mineral) e naloxona administrada VO[96]. As náuseas e os vômitos são controlados com haloperidol e metoclopramida[106]. O prurido é tratado com anti-histamínicos (difenidramina) e antagonistas morfínicos (naloxona)[96]. A retenção urinária é tratada com a redução da dose do agente, manobras de esvaziamento vesical, sondagem vesical e betanecol. A confusão mental pode ser controlada com a redução da dose do agente morfínico e, a sonolência, com a redução da dose e uso de metilfenidato e naloxona[104]. A tolerância é compensada com a elevação da dose e da freqüência de sua administração[96,104]. Para prevenção da síndrome de abstinência, a dose do opióide deve ser reduzida em 25% a cada 2 ou 3 dias, até a suspensão completa[96]. A ocorrência de dependência física é prevenida com a redução lenta do agente e com o uso de alfa-2 agonistas (clonidina)[104]. A dependência psíquica é rara (menos de 1%) em doentes que utilizam fármacos opióides para o tratamento da dor, é tratada com a substituição do fármaco pela metadona e com medidas de apoio[109].

MEDICAMENTOS ADJUVANTES

São representados por fármacos originalmente utilizados para outras finalidades que não o tratamento da dor, mas que atuam melhorando o rendimento do tratamento analgésico, o desempenho afetivo-motivacional, o apetite e o sono dos doentes[93]. Incluem-se, entre eles, corticosteróides, antidepressivos, neurolépticos, ansiolíticos, anticonvulsivantes, anfetaminas, moduladores adrenérgicos e serotoninérgicos, anestésicos locais e bloqueadores de canais[104] de Ca^{++} e de Na^+.

Antidepressivos

Os antidepressivos (AD) exercem ações sedativa, ansiolítica, miorrelaxante e antiinflamatória, normalizam o ritmo do sono (prolongam a fase 4), melhoram o apetite e estabilizam o humor[110]. O efeito analgésico dos antidepressivos tricíclicos (ADT) é precoce e atribuído ao bloqueio da recaptação da serotonina (clomipramina) ou noradrenalina (maprotilina) ou de ambas (imipramina) nas vias supressoras de dor que, a partir do tronco encefálico, projetam-se nas unidades neuronais do corno posterior da substância cinzenta da medula espinal e nas estruturas modulatórias encefálicas[70,110]. Reduzem a sensibilidade dos beta-receptores centrais, potencializam os efeitos dos fármacos morfínicos, bloqueiam canais de Ca^{++} e Na^+ e os receptores de histamina, inibem a síntese das PG, a degradação da encefalinas (atuam no receptor δ) e de diversos receptores, elevam os níveis sinápticos de dopamina e alteram a atividade de outros neurotransmissores moduladores da dor, como o sP, o hormônio liberador de tireotrofina (TRH) e o GABA[3,103,110,111]. São úteis para o tratamento da dor crônica em geral[103,112].

Antidepressivos Tricíclicos

A amitriptilina é o antidepressivo tricíclico mais utilizado para o tratamento da dor crônica, especialmente no doente ansioso, deprimido e agitado[63,113]. Clomipramina, imipramina e nortriptilina são indicadas no tratamento da depressão; a nortriptilina, em casos de ansiedade, bulimia, narcolepsia, síndrome do pânico, úlcera péptica e enurese; e a nortriptilina em casos de náuseas e de prurido[104].

O efeito analgésico dos ADT pode ser melhorado com o uso concomitante de opióides, AINH, anticonvulsivantes, neurolépticos e outras medidas analgésicas. A eliminação é hepática e renal[63,102,114,115]. Em doentes geriátricos ou com comprometimento das funções hepática e renal, a dose deve ser reduzida a um terço ou metade[104]. Depositam-se na musculatura cardíaca determinando cardiotoxicidade[68,104]. Estabilizam membranas e alteram o ritmo e a condução cardíaca (aumento dos intervalos AH e HV, alongamento do PRI e alargamento do QRS) e causam hipotensão ortostática[116]. Não devem ser prescritos em doentes com bloqueio de ramo, durante a fase de recuperação do infarto do miocárdio ou em doentes que apresentem hipersensibilidade aos ADT[104]. Estes bloqueiam os receptores colinérgicos muscarínicos (causam xerostomia, constipação, retenção urinária, exacerbação de glaucoma de ângulo estreito, aumento da freqüência cardíaca e delírio), os adrenoceptores alfa-1 (hipotensão ortostática, quedas, fraturas), os receptores histaminérgicos, receptores de histamina (sedação, ganho de peso) e a enzima adenosinotrifosfatase (ATPase) $Na^+ K^+$ (retardo da condução intraventricular)[117]. Seu uso deve ser cauteloso em doentes com diabetes, anorexia nervosa, anormalidades cardiovasculares, doenças tireoidianas e síndromes convulsivas ou quando a atividade anticolinérgica pode ser danosa (retenção urinária, prostatismo, glaucoma de ângulo fechado)[118]. Para evitar abstinência, os agentes devem ser retirados de modo gradual durante 2 semanas[119].

Existem poucos trabalhos com o uso de ADT no tratamento da dor aguda. Parecem não proporcionar analgesia nessas condições, apesar de aparentemente melhorarem a qualidade da analgesia induzida pela morfina nessas condições. Há trabalhos sugerindo a eficácia no tratamento da lombalgia aguda, enxaqueca e trauma dentário. Foi demonstrado que mais de 50% dos doentes apresentam melhora moderada ou completa da dor crônica e que o desligamento do tratamento ocorre em menos de 10% dos casos. Vários estudos controlados demonstraram que os ADT produzem mais alívio da dor que o placebo; poucos comprovaram o contrário. Foi revelado, segundo estudos controlados, que amitriptilina e imipramina são mais eficazes no tratamento da osteoartrite e da artrite reumatóide e que baixas doses de amitriptilina são superiores ao naproxifeno e ao placebo no tratamento da fibromialgia[3]. Os ADT são eficazes no tratamento da dor neuropática segundo estudos experimentais. Estudos controlados revelaram que são indicados ao tratamento de neuropatia diabética, neuralgia pós-herpética e polirradiculoneurite; a amitriptilina e a imipramina são eficazes no tratamento da neuropatia diabética; a amitriptilina é eficaz no tratamento da enxaqueca e da neuralgia pós-herpética; a amitriptilina e a mianserina são úteis para o tratamento da cefaléia crônica; a amitriptilina é semelhante ao propranolol no controle da dor da enxaqueca; a amitriptilina proporciona melhor controle da dor que a carbamazepina ou o placebo em doentes com dor central por lesão encefálica; e a amitriptilina proporciona melhora em 50% dos doentes com dor central resultante de infarto encefálico[61,104,120,121]. Há melhora em 55 a 67% dos doentes com dor central após tratamento com medicação antidepressiva[49]. São mais eficazes no tratamento da dor em queimor e da dor profunda mais que da alodinia mecânica. Aparentemente, as dores localizadas no segmento cefálico apresentam melhora mais expressiva do que em outras regiões do corpo.

Parece que o efeito é mais apropriado em doentes que apresentam depressão clinicamente identificada, história de depressão na família, ausência de uso prévio de analgésicos, ausência de supressão com a dexametasona, aumento da concentração de 3-hidróxi-4-hidroxifenilglicol (MHPG) no fluido cerebrospinal (CSF) e aumento dos escores de ansiedade[49]. Há relação entre os níveis séricos e o produto do tratamento. Os piores resultados são observados em doentes que apresentam supressão no teste com dexametasona, elevado uso de analgésicos, elevada freqüência de história familiar de dor e aumento dos níveis de E-10-hidróxi-nortriptilina[110]. Doentes com lesão cerebrovascular toleram menos os ADT que doentes com outras neuropatias[61]. A associação de ADT com mexiletina e baclofeno não foi apropriadamente testada[49]. Associação de ADT com carbamazepina, difenil-hidantoína (DFH) e valproato de sódio é satisfatória no tratamento da neuralgia pós-herpética[122]. A associação de antidepressivos com neurolépticos parece não modificar a expressão da dor aguda; parece que essa associação proporciona resultados favoráveis no tratamento da dor artrítica, dor causada por câncer e dor neurogênica, incluindo as cefaléias rebeldes, as causalgias e as síndromes de dor por desaferenciação; a associação de nortriptilina com flupenazina é superior ao placebo e à carbamazepina em doentes com neuropatia diabética[123,124].

Hipotensão paradoxal e potencialização do bloqueio neuromuscular manifestam-se quando associados aos antibióticos polipeptídicos. Há risco de hipertermia quando associados a medicações anticolinérgicas (atropina, fenotiazinas) e hormônios tireoidianos[121]. Os níveis séricos e os seus efeitos tóxicos aumentam com o uso concomitante de aspirina, cloranfenicol, metilfenidato, quinidina, fluoxetina, cimetidina, ranitidina, haloperidol, clorpromazina e álcool[102]. Aumentam os efeitos pressóricos e cardíacos dos simpatomiméticos (isoproterenol, fenilefrina, noradrenalina, adrenalina, anfetamina) e os níveis séricos, a toxicidade da glicosamina e dicumarínicos. Reduzem os níveis séricos e os efeitos farmacológicos da levodopa e da fenilbutazona e a eficácia do bretílio. Tabagismo, corticosteróides e barbitúricos reduzem seus níveis séricos. Quando associados à tiroxina, têm efeito mais rápido e há aumento na incidência das reações adversas[104]. Crises hipertensivas ou convulsivas fatais podem manifestar-se quando associados aos IMAO[117]. Deve-se aguardar até 2 semanas após suspensão dos IMAO para iniciar o tratamento com ADT[102].

As manifestações tóxicas estão relacionadas aos seus efeitos anticolinérgicos, noradrenérgicos e serotoninérgicos[104]. Aguda e cronicamente, podem ocorrer anormalidades do sono e dos sonhos, acatisia, ansiedade, horripilações, cefaléia, tonturas, náuseas, vômitos, coriza, mal-estar e mialgia. Dentre as manifestações da intoxicação aguda, citam-se: excitação e depressão do SNC, sonolência, fadiga, confusão mental, cefaléia, delírio, alucinações, hiper-reflexia, mioclonias, ataxia, disartria, movimentos coréicos, síndrome parkinsoniana, convulsões, coma, polirradiculoneuropatia, hiperpirexia, hipotermia, aumento do apetite, hipotensão postural, hipertensão arterial, bloqueio da condução atrioventricular, alongamento do traçado do QRS do eletrocardiograma (ECG), arritmias cardíacas, taquicardia, morte súbita, depressão respiratória, lesões pulmonares, cianose, retenção urinária, nictúria paradoxal, polaciúria, insuficiência renal, ginecomastia, redução ou aumento da libido, secreção inadequada de hormônio antidiurético, retenção hídrica, secura das mucosas, midríase, borramento visual, elevação da pressão intraocular, prurido, urticária, fotossensibilidade, anemia, trombocitopenia, leucopenia, eosinofilia, púrpura, agranulocitose, alentecimento do trânsito esofagogastroduodenal, obstipação intestinal, icterícia, náuseas, vômitos, diarréia, disfunção hepática, acidoses metabólica e respiratória, prurido, urticária e lesões cutâneas bolhosas. Não existe, necessariamente, relação entre os níveis sérico e urinário, o grau de intoxicação e a eficácia terapêutica[102,118,125].

Inibidores da Monoaminoxidase

A fenelzina e a tranilcipromina são inibidores irreversíveis e não seletivos da monoaminoxidase (MAO) A e B. Não alteram, a condução cardíaca e apresentam menos efeitos anticolinérgicos e hipotensão ortostática. Interagem com simpatomiméticos e alimentos contendo tiramina, causando hipertensão grave, bradicardia reflexa cefaléia, hemorragias cerebrais, arritmias, convulsões e morte. Aparentemente, metade dos doentes com dor, tratados com IMAO, apresenta melhora em mais de 50% do desconforto original. Comprovadamente são muito eficazes no tratamento das cefaléias[110]. São necessários estudos controlados apropriados com esses agentes. Proporcionam analgesia superior à observada com a medicação placebo. Na maioria das vezes, a depressão e a dor são aliviadas concomitantemente. O escape ao tratamento é baixo (4%).

Os IMAO seletivos e reversíveis permitem retorno do nível normal de MAO em 24h. A moclobemida causa menos hipotensão ortostática, disfunção sexual e ganho de peso e interage menos com aminas simpatomiméticas de ação indireta ou mista e com alimentos contendo tiramina que os IMAO clássicos. Seu efeito analgésico ainda não foi determinado[104].

Inibidores Seletivos da Recaptação de Serotonina

Os inibidores seletivos da recaptação de serotonina (ISRS) bloqueiam seletivamente a recaptação de serotonina, exercem pequena afinidade pelos receptores adrenérgicos, colinérgicos e histamérgicos e não estabilizam membranas, o que os torna bem tolerados em cardiopatas. Entretanto, o citalopram, fluoxetina, paroxetina e a trazodona não apresentam efeito analgésico ou esses efeitos são inferiores aos dos ADT clássicos[121]. Alguns estudos, no entanto, demonstraram que a trazodona e a fluoxetina têm propriedades analgésicas semelhantes à amitriptilina[126]. Apesar de 50% dos trabalhos evidenciarem que os ISRS proporcionem analgesia, outros não confirmaram tais achados. A fluoxetina demonstrou-se não superior ao placebo em condições de enxaqueca, mas paroxetina revelou-se superior ao placebo em casos de neuropatia diabética[127]. O citalopram revelou-se ineficaz no tratamento da cefaléia de tensão.

Os ISRS causam marcantes interações medicamentosas, pois inibem enzimas oxidativas hepáticas (P4502D6), reduzindo o metabolismo da fenitoína, ADT, diazepínicos, antipsicóticos, lítio, carbamazepina e anticoagulantes orais. Há risco de hipertemia, convulsões, alterações do estudo mental, mioclonias, hiper-reflexia, inquietação, diaforese, tremores e horripilações, quando utilizados com fármacos serotoninérgicos. Os níveis séricos podem ser aumentados com inibidores H_2 (cimetidina) e reduzidos com indutores enzimáticos (fenitoína, fenobarbital, rifampicina)[104].

Os ISRS diferem entre si quanto à farmacocinética e aos metabólitos ativos. Seus efeitos adversos mais comuns incluem insônia, cefaléia, agitação, hipomania, amnésia, vertigens, taquicardia, braquicardia, hipertensão arterial, nervosismo, acatisia, tremor, náuseas, vômitos, diarréia, dispesia, anorexia, sintomas extrapiramidais, anormalidades do eletroencefalograma e redução do limiar convulsígeno. As superdosagens caracterizam-se por agitação, nervosismo, náuseas, vômitos, convulsões, hipomania, delírios, alucinações, mania, hipomania, hiporreflexia, mioclonias, anormalidades extrapiramidais, depressão do SNC (sonolência, arreflexia, hipotonia), depressão respiratória, hiperpirexia, cianose, hipotensão arterial, arritmias cardíacas, insuficiência hepática, icterícia, diarréia, borramento visual, midríase, hipertensão intra-ocular, prurido, urticária, petéquias, fotossensibilidade, anemia, trombocitopenia, eosinofilia, agranulocitose, disúria, urgência miccional, retenção urinária, aumento ou redução da libido, impotência sexual, ginecomastia, amenorréia e dismenorréia[104]. A adesão ao tratamento com esses fármacos é elevada em decorrência do seu baixo efeito colateral. O abandono do tratamento é pequeno (4%).

Inibidores Seletivos da Recaptação de Serotonina e Noradrenalina

A venlafaxina é um inibidor seletivo da recaptação de serotonina e noradrenalina. Não apresenta efeitos anticolinérgicos e alfa-adrenérgicos. É eficaz no tratamento da lombalgia crônica e da dor neuropática de natureza variada[121]. A mirtazapina bloqueia auto-receptores alfa-2-adrenérgicos, estimula a liberação neuronal de noradrenalina e aumenta a transmissão serotoninérgica via bloqueio de heterorreceptores alfa-2, elevação da atividade dos neurônios serotoninérgicos da rafe e liberação de serotonina[104].

Neurolépticos

Interferem na neurotransmissão serotoninérgica e anti-histamínica e exercem atividade ganglioplégica, sedativa, anestésica local, relaxante muscular, alfa-1-adrenérgica, dopaminérgica e colinérgica periférica e central e morfínica[121]. A associação de ADT com fenotiazinas melhora o resultado do tratamento[128,129].

São eficazes no tratamento da dor crônica em geral e da dor disestésica e lancinante decorrente de neuropatias[63]. As fenotiazinas apresentam efeito analgésico semelhante à meperidina e ao cetarolaco na dor pós-operatória, na dependência da dose. Segundo estudos controlados, apresentam eficácia no tratamento da cefaléia em salvas e tensional, enxaqueca matinal, dor central por lesão encefálica, causalgias, avulsão de plexo braquial, lombociatalgia, neuralgia pós-herpética e diabética e outras condições neuropáticas e no tratamento adjuvante de doentes com dor causada por câncer[104]. Há alívio da dor em 93 a 96% dos doentes com crises agudas de enxaqueca após tratamento com a clorpromazina EV ou IM, segundo estudos controlados. Na fase aguda do herpes-zoster, clorpromazina, clorprotixeno e metotrimeprazina produzem alívio em 90 a 100% dos doentes durante os primeiros 5 dias de tratamento, segundo estudos não controlados. O haloperidol não reduz o consumo de morfínicos em doentes com câncer. A melhora inicial, observada nos doentes com neuralgia pós-herpética, reduz-se a longo prazo. Parece que, quanto mais precoce a instituição do tratamento, mais satisfatório é o resultado a longo prazo. Em 72 a 89% dos doentes com neuralgia pós-herpética, tratados com combinação de ADT (amitriptilina) e anticonvulsivantes (DFH, carbamazepina, ácido valpróico), ocorre melhora moderada ou completa da dor. A associação de neurolépticos com ADT melhora os resultados do tratamento provavelmente porque aqueles inibem a degradação e aumentam os níveis séricos dos ADT[110]. Essa associação é igualmente eficaz à carbamazepina em doentes com neuropatia diabética. A associação de clomipramina com neurolépticos é superior ao uso de neurolépticos apenas em algumas condições dolorosas[121].

A desistência do tratamento ocorre em menos de 10% dos casos. Em doses terapêuticas, não interferem com a respiração, mas podem potencializar o efeito depressor respiratório de outros depressores do SNC (barbitúricos, morfínicos, anestésicos). Aumentam os níveis séricos e a toxicidade dos ADT e da fenitoína, reduzem a biodisponibilidade do lítio e o efeito anti-hipertensivo da guanetidina[104]. Adrenalina, diuréticos tiazídicos e propranolol potencializam o seu efeito[125]. Devem ser usados com cuidado em doentes geriátricos, glaucomatosos, prostáticos e epilépticos e em crianças com doenças agudas e em parkinsonianos[36].

São complicações associadas a esses medicamentos: sedação, sonolência, síndromes psicóticas, confusão mental, retenção urinária, fenômenos extrapiramidais (síndrome parkinsoniana, discinesias tardias), redução do limiar convulsivo, hipotensão arterial, taqui e braquicardia, síncopes, prolongamento do intervalo QT do ECG, urticária, fotossensibilização, agranulocitose, anemia hemolítica, laringoespasmo, broncoespasmo, hiper-salivação, diarréia, náuseas, vômitos, hiperglicemia, anormalidades visuais e síndrome neuroléptica maligna (rigidez muscular, alteração do estado mental, instabilidade neurovegetativa)[104]. Clozapina e risperidona apresentam menor risco de efeitos extrapiramidais. Entretanto, ensaios clínicos com estes últimos agentes, no que tange à dor, em seres humanos, não foram realizados[110].

Em casos de intoxicação, recomenda-se a redução ou a descontinuidade da medicação e assistências ventilatória e cardiocirculatória[125,130].

Anticonvulsivantes

São medicamentos muito eficazes no tratamento da dor neuropática, especialmente a paroxística[54,131,132]. Sua associação com ADT necessita ser mais bem avaliada.

A carbamazepina alentece a recuperação da ativação dos canais de Na^+ dependente de voltagem, inibe a ação da somatostatina e exerce efeito antagonista sobre as bombas de Ca^{++} (atua como antagonista não competitivo dos receptores NMDA), deprimindo a transmissão sináptica nos circuitos polissinápticos do tronco encefálico e a potencialização pós-sináptica da medula espinal. É eficaz no tratamento das neuralgias paroxísticas, em particular da face[3,111], crises tônicas dolorosas, esclerose múltipla de dor decorrente de mielopatias traumáticas. Ainda não está definido seu papel no tratamento das dores paroxísticas em casos de neuralgia pós-herpética, polineuropatias, neuralgia pós-traumáticas etc.[133]. Há melhora em 20% dos doentes com dor por lesão encefálica. Ocorre melhora da dor não paroxística em doentes com esclerose múltipla, em 10% dos casos[61]. Há efeito somatório quando associada a DFH e mefenesina[5,134]. Tremores, vertigens, sonolência, confusão mental, hiper e hipotensão arterial, bradicardia, erupção eritematosa, esfoliativa ou descamativa, leucopenia, neutropenia, anemia aplástica, alterações das provas de função hepática, icterícia obstrutiva, diarréia, epigastralgia, obstipação intestinal e anormalidades da acomodação visual são seus efeitos adversos[104]. A oxcarbamazepina é mais bem tolerada.

A DFH inibe os canais de Na^+ dependentes de voltagem (bloqueio do influxo e aumento do efluxo de Na^+)[102]. É eficaz no tratamento das dores neuropáticas paroxísticas[5]. O efeito analgésico pode ser aumentado pela combinação com outros anticonvulsivantes e ADT. Cruza a placenta e pode determinar anormalidades congênitas, devendo ser evitada em gestantes e nutrizes[104]. Eleva as concentrações de diazepam, clordiazepóxido, cloranfenicol, dissulfiram, tolbutamida, salicilatos, halotano, cimetidina, álcool e sulfonamidas, reduz os níveis séricos da reserpina e da carbamazepina e o efeito dos corticosteróides, anticoagulantes orais, quinidina, digitoxina e furosemida[104]. Podem causar nistagmo, vertigens, ataxia, agitação, irritabilidade, disartria, diplopia, coma, náuseas, vômitos, hiperglicemia, parada respiratória, dermatite esfoliativa, síndrome de Stevens-Johnson, hiperplasia gengival e epidérmica e hirsutismo[102,104].

O clonazepam eleva a atividade GABAérgica e reduz a atividade da levodopa[131,135]. Os barbitúricos e as hidantoínas aceleram sua metabolização. Dentre os efeitos indesejáveis citam-se: fadiga, depressão respiratória, incontinência urinária, hipotonia muscular, anormalidades visuais e da coordenação motora, aumento da secreção brônquica, excitação, irritabilidade, agressividade, sonolência, instabilidade da marcha, confusão mental, dependência e síndrome de abstinência (sudorese, espasmos musculares e abdominais, alterações perceptivas)[104].

O ácido valpróico e o valproato de sódio são eficazes no tratamento das neuralgias paroxísticas[5,104]. Reduzem o catabolismo e aumentam a concentração de GABA (facilitam a penetração intracelular de Cl intracelular e hiperpolarizam a membrana neuronal) e inibem a condutância ao K$^+$, os canais de Na$^+$ dependentes de voltagem e os canais de Ca^{++}. A eliminação é hepática e renal. Potencializam o efeito depressor sobre o SNC do álcool, sedativos, ADT e de outros anticonvulsivantes[104]. Aumentam o efeito dos anticoagulantes cumarínicos, os efeitos antiplaquetários dos salicilatos, os níveis séricos e a toxicidade de fenobarbital, primidona e fenitoína. O efeito tóxico e o nível sérico do ácido valpróico/valproato são elevados com o uso concomitante de salicilatos[104]. Como manifestações adversas citam-se: hipotensão arterial, colapso cardiovascular, depressão atrial e ventricular, fibrilação ventricular, alterações visuais, asterixe, ataxia, confusão mental, tonturas, tremores, cefaléia, neuropatia periférica, náuseas, vômitos, indigestão, diarréia, obstipação, hipersalivação, cólicas abdominais, disfunção hepática, lúpus eritematoso, erupções cutâneas, prurido, alopécia, síndrome de Stevens-Johnson, trombocitopenia, petéquias, prolongamento do tempo de sangramento, leucopenia, enurese, fraqueza muscular, fadiga, coma e morte[102].

A vigabatrina é inibidor irreversível da GABA-transaminase nas células gliais e nos neurônios pré-sinápticos; aumenta a concentração do GABA no SNC. É excretada pelo rim e a metabolização hepática é mínima. Reduz os níveis séricos da fenitoína. Agressividade, psicose, sonolência, fadiga, náuseas, nervosismo, irritabilidade, depressão, cefaléia, confusão mental, alterações da memória, diplopia e aumento do peso são os efeitos adversos descritos com seu uso[117].

O topiramato bloqueia os canais de Na$^+$ dependentes de voltagem e os receptores glutaminérgicos, cainato e AMPA (2-amino-3-[3-hidróxi-5-metil-4-isoxagolil] propionato) aumenta a atividade dos receptores GABA$_A$ e da atividade da anidrase carbônica. A eliminação é renal e a ligação protéica é pequena. Interage com receptores não benzodiazepínicos. Dentre seus efeitos colaterais citam-se: fadiga, tontura, ataxia, emagrecimento, alterações da fala e náuseas.

A lamotrigina suprime a liberação de aminoácidos excitatórios (glutamato, aspartato, acetilcolina), reduz a ativação dos receptores NMDA, exerce atividade GABAérgica e bloqueia os canais de Na$^+$ dependentes de voltagem[117].

A gabapentina é um aminoácido estruturalmente relacionado ao GABA que não interage com os receptores gabaérgicos. Não é convertido em GABA ou em agonistas do GABA e não inibe a captação ou a degradação do GABA. Apresenta elevada afinidade pela subunidade alfa-2-delta dos canais de Ca^{++}, reduzindo, possivelmente, a liberação de neurotransmissores. Não se liga às proteínas plasmáticas, não é metabolizado, não induz nem inibe as enzimas hepáticas que metabolizam as drogas e não interage com outros fármacos. A cinética é linear em doses terapêuticas. A biodisponibilidade é de 60%. Em doses mais elevadas, a fração da dose absorvida é diminuída. Esse aspecto da farmacocinética reduz seu potencial de complicações em casos de superdosagem. A eliminação é por excreção renal. Os efeitos adversos mais freqüentes são: sonolência, tontura, ataxia, fadiga, nistagmo, cefaléia, tremores, náusea, vômito e diplopia. Foi demonstrado ser potente analgésico em casos de esclerose múltipla, neuralgia pós-herpética e neuralgia diabética[122]. Seu análogo, isobutil-GABA, também apresenta propriedades similares.

Miorrelaxantes

O baclofeno é um miorrelaxante que bloqueia a ação dos neurotransmissores excitatórios nos núcleos sensitivos e que inibe os reflexos mono e polissinápticos na medula espinal, atuando à semelhança de neurotransmissores inibitórios, hiperpolarizando os terminais dos aferentes primários[74]. É utilizado no tratamento de espasticidade, doença de Parkinson, neuralgia do trigêmeo, cefaléia e outras dores neuropáticas[5,74,90,136]. Pode ser utilizado por VO ou intratecal. A excreção é renal. A associação a carbamazepina, ADT e DFH melhora o resultado do tratamento[5,100]. Potencializa o efeito depressor do álcool, barbituratos, narcóticos e anestésicos voláteis[74,104]. A suspensão abrupta do baclofeno pode gerar alucinações, convulsões e aumento súbito da espasticidade. Pode causar sonolência, sensação de fraqueza, prostração, náusea, vômito, ataxia e aumento da desidrogenase lática[74,100]. Havendo intoxicação podem ocorrer taquicardia, palpitações, hipotensão arterial, angina, síncope, dispnéia, vertigem, tontura, excitação, cefaléia, alucinações, euforia, disartria, convulsões, borramento visual, estrabismo, depressão respiratória, salivação, obstipação intestinal, diarréia, disageusia, dor abdominal, mialgias, erupção cutânea, prurido etc.[90,102,104].

Ansiolíticos

Ligam-se aos receptores diazepínicos localizados na região do complexo receptor GABA$_A$, facilitando a penetração dos íons Cl$^-$, gerando hiperpolarização e reduzindo a excitabilidade neuronal[102,137]. A ação é cortical e, em parte, concentrada no sistema límbico. A administração intratecal do midazolam resulta em analgesia e aumento da atividade morfínica mediada pelo NMDA. A administração intracraniana não apresenta efeito analgésico e antagoniza os efeitos da morfina. A buspirona é um antagonista/agonista dopaminérgico D2 e agonista 5-HT$_{1A}$, que parece exercer atividade antinociceptiva possivelmente mediada pelas suas propriedades serotoninérgicas. Atua como agonista parcial 5HT$_{1A}$ do sistema límbico, hipocampo, mesencéfalo e hipotálamo[137].

Os ansiolíticos apresentam efeito sedativo, ansiolítico, anticonvulsivante e miorrelaxante. São eficazes no tratamento de ansiedade, fobias, espasmos musculares, convulsões, mioclonias e insônia inicial[3,138]. *Não apresentam efeito analgésico primário*. O limiar da dor pode ser elevado em razão do controle da ansiedade e da agitação. Aproximadamente um terço dos doentes apresenta discreta ou moderada melhora da dor aguda com o uso de diazepínicos. O clonazepam apresenta efeito antineurálgico, o midazolan, efeito analgésico central e o alprazolam, efeito antidepressivo[5,104,131]. Estudo controlado revelou que em 54,4% dos doentes tratados com buspirona ocorreu melhora de mais de 50% da cefaléia de tensão, contra 61% dos doentes tratados com amitriptilina. Os benzodiazepínicos podem reduzir a dor relacionada ao infarto do miocárdio e às hérnias discais quando há espasmos musculares. O lorazepam é superior ao placebo quando associado a agentes morfínicos em casos de queimaduras, quando há ansiedade; o alprazolam é superior à progesterona ou ao placebo em doentes com dor cíclica pré-menstrual. Podem agravar a dor aguda ou crônica.

Como indutores do sono, lorazepam, flunitrazepam furazepam, triazolam e midazolam são os mais empregados; como ansiolíticos, alprazolam, cloxazolam, bromazepam e buspirona; e como miorrelaxante, diazepam[125,137]. Produzem sedação relacionada à dose. São metabolizados e eliminados por rins e fígado[104]. Deprimem o SNC, podem causar dependências psíquica e somática, acentuam a hostilidade, pervertem o ritmo do sono, inibem a liberação da serotonina, aumentam a percepção da dor e causam depressão, razões pelas quais deve ser evitado seu uso liberal em doentes com dor crônica[93]. Inicialmente prolongam a fase 2 e reduzem a duração das fases 3 e 4 do sono[137]. O diazepam apresenta meia-vida longa (acima de 20h), o alprazolam, o lorazepam e o clordiazepóxido, meias-vidas intermediárias (6 a 20h) e, midazolam, triazolam e flurazepam, meias-vidas curtas (inferior a 6h)[102,137].

A desistência ao tratamento é baixa (5%). Devem ser usados com cuidado em casos de glaucoma de ângulo fechado não adequadamente tratado[102,104]. Produzem mínimos efeitos depressores sobre a ventilação e a circulação, na ausência de outros depressores do SNC[104]. Devem ser prescritos com cautela em idosos ou quando os doentes fazem uso de outras medicações depressoras do SNC. Os efeitos depressores sobre o SNC e circulatórios são potenciados por álcool, morfínicos, sedativos, barbituratos, fenotiazinas, IMAO e agentes anestésicos voláteis[102]. Tolerância aguda pode manifestar-se, especialmente com agentes de meias-vidas curtas (triazolam)[137]. Dentre as principais reações adversas desses fármacos citam-se: hiper e hipotensão arterial, bradi e taquicardia, sedação, tontura, fraqueza, depressão, agitação, amnésia, euforia, histeria, dependência, psicose, delírios, movimentos tônico-clônicos, síndrome vago-vagal, modificações do apetite, borramento visual, erupção cutânea, urticária, prurido, complexos prematuros ventriculares, broncoespasmo, laringospasmo, apnéia, hipoventilação, salivação, sensação de sabor ácido na boca, sensação de frio ou de calor no local da injeção etc. As manifestações tóxicas caracterizam-se por depressão respiratória, apnéia, hipotensão arterial, confusão mental, convulsões e coma[104].

Anti-histamínicos

Apresentam efeitos sedativo (depressão da atividade subcortical do SNC), antiemético (ação anticolinérgica central), antialérgico, antiespasmódico, orexígeno e anestésico local[102,139]. Proporcionam melhora de algumas síndromes dolorosas, especialmente em doses elevadas[104]. São eficazes para o tratamento das crises de cefaléia e na prevenção da enxaqueca (pizotifeno, ciproeptadina)[104]. Potencializam os efeitos sedativo e analgésico dos opióides e controlam a êmese induzida por estes fármacos[93].

Interagem com o álcool, sedativos, barbitúricos, narcóticos, anestésicos voláteis e anticolinérgicos (atropina). Há efeito hipotensor paradoxal com a adrenalina[117]. Hiper ou hipotensão arterial, taquicardia, braquicardia, sensação de opressão torácica, sedação, tonturas, alentecimento do discurso, cefaléia, ataxia, desinibição, tremores, convulsões, náuseas, diarréia, petéquias e aumento do apetite podem ser observados com o uso desses fármacos. A injeção intra-arterial pode causar trombose e grangrena[102,104].

Anestésicos Locais

Os anestésicos locais estabilizam as membranas neuronais, inibem o fluxo de Na^+ dos nervos periféricos envolvidos na deflagração dos potenciais de ação e geram analgesia central em conseqüência de ação anestésica local, inibição da liberação central de neurotransmissores (sP, trifosfato de adenosina – ATP) dos aferentes primários, bloqueio central das unidades do sistema nervoso neurovegetativo simpático e inibição de reflexos vasocontritores[104,140]. São antiarrítimicos do grupo 1b; suprimem o automatismo cardíaco, aumentam o período refratário efetivo, encurtam a duração do potencial de ação e diminuem a velocidade máxima de despolarização[104].

A lidocaína (8,4mg/min, 60min), por via EV, é utilizada no tratamento de enxaqueca dor neuropática, neuralgia do trigêmeo e polirradiculoneurite[102,121,140].

A emulsão de óleo, água, prilocaína 2,5% e lidocaína 2,5% (EMLA), por via tópica, é utilizada para o tratamento da dor associada a neuropatias periféricas (neuralgias pós-herpética e diabética). A penetração tecidual e a ação sistêmica resultante de ambos os anestésicos aumentam com a elevação da temperatura corporal na área de aplicação. Início, profundidade e duração da anestesia dependem do tempo da aplicação; esta tende a crescer durante as primeiras 3h após a oclusão. Não deve ser aplicada sobre mucosas, tegumento inflamado ou lesado ou superfícies com áreas superiores[141] a 2.000cm².

A mexiletina, por VO, exerce atividade anestésica e antiarrítmica. Apresenta efeito analgésico nas dores lancinantes de origem neuropática (neuralgias do trigêmeo, pós-herpética e diabética, bem como outras neuralgias da face)[104,117]. Os níveis séricos são reduzidos com o uso de fenitoína, fenobarbital e rifampicina e aumentados com a teofilina. A absorção é diminuída com narcóticos, atropina, hidróxido de magnésio e alumínio[102].

Os bloqueios anestésicos de raízes ou troncos nervosos somáticos e neurovegetativos e as anestesias EV regionais são empregados para o tratamento de neuropatias dolorosas focais e segmentares[74]. A duração e a qualidade da anestesia regional podem ser aumentadas com a adição de adrenalina, alfa-2-agonistas (clonidina) e opióides[102,104]. A alcalização eleva a velocidade de instalação e a duração da anestesia local ou regional (1mL de bicarbonato de sódio a 8,4% em 10mL de solução anestésica)[104].

Efeitos aditivos sobre o coração podem ocorrer quando há associação de anestésicos locais com propranolol ou quinidina. A metemoglobinemia é complicação grave que se manifesta quando a prilocaína é associada a fármacos metaemoglobinizantes (sulfonamidas, acetaminofeno, corantes de anilina, mesocaína, dapsona, nitratos, nitritos, nitrofurantoína, nitroglicerina, nitroprussiato, fenacetina, fenobarbital, fenitoína, quinina). Os anestésicos locais potencializam o bloqueio neuromuscular dos curares, interagem com beta-bloqueadores e cimetidina (reduzem o seu clareamento). A eliminação é hepática (lidocaína)[104]. Benzodiazepínicos, barbituratos e anestésicos voláteis elevam o limiar convulsivante dos anestésicos locais[140]. Devem ser usados com cautela em doentes idosos, hipotensos, doentes com insuficiência cardíaca congestiva (ICC) ou com comprometimento da função hepática e em gestantes. São contra-indicados em casos de choque cardiogênico ou de bloqueio de segundo e terceiro graus e em crianças com menos de 1 mês de idade[104].

Náuseas, vômitos, diarréia, dor abdominal, hipotensão arterial, braquicardia, bloqueio da condução cardíaca, arritmias cardíacas, palidez cutânea, colapso circulatório, depressão respiratória, broncoespasmo, confusão mental, borramento visual, hipoacusia, parestesias, ansiedade, diplopia, zumbidos, euforia, convulsões, eritema, edema, urticária, prurido, reações anafiláticas, metemoglobinemia, leucopenia, agranulocitose, tonturas, tremores, alentecimento do discurso, dormência perioral e inquietação são manifestações tóxicas desses fármacos. Araquinoidite, comprometimento da função vesical, déficits motores e sensitivos, permanentes ou temporários, podem ocorrer quando a via intratecal é utilizada, em especial com solução hiperbárica de lidocaína a 5%[140]. A desinsuflação do manguito deve ser realizada gradualmente após a realização dos bloqueios EV regionais[58].

Antagonistas de Receptores N-metil-D-aspartato

A cetamina, antagonista não competitivo do receptor NMDA, por via EV ou SC (0,15 a 0,20mg/kg) alivia a dor no membro fantasma, a neuralgia pós-herpética e atua como analgésico preventivo[97,132]. Alucinações, delírios e comportamentos irritativos, aumento da pressão arterial e da freqüência cardíaca podem decorrer de seu uso[102].

A amantadina bloqueia o receptor NMDA, exerce ação preventiva em casos de dor e proporciona melhora de doentes com dor neuropática associada a câncer, neuropatia diabética etc.[31].

Bloqueadores de Fluxo Axonal

Os alcalóides da vinca (vincristina), a doxorrubicina e a colchicina bloqueiam a metáfase do ciclo de divisão celular, inibem a atividade dos microtúbulos axonais periféricos e, conseqüentemente, o fluxo axoplasmático rápido porque se fixam às microtubulinas da arborização axonal periférica acarretando degeneração transganglionar dos neurônios da medula espinal e depletando a sP nas projeções centrais dos aferentes primários[142]. A aplicação por iontoforese ou mesoterapia de vincristina (3 a 5mg) nos locais das lesões, ou de doxorrubicina (1 a 3mg) por infiltração troncular, é eficaz no tratamento da neuralgia pós-herpética, neuralgia do trigêmeo, algias isquêmicas, neuropatias diabética e alcoólica, radiculopatia por discartrose, distrofia simpático-reflexa e dor neuropática de origem oncológica[142,143].

PROCEDIMENTOS NEUROCIRÚRGICOS PARA TRATAMENTO DA DOR MIELOPÁTICA

Os procedimentos neurocirúrgicos antiálgicos estão indicados nos casos em que os procedimentos farmacoterápicos, psicoterápicos, fisiátricos e os bloqueios anestésicos não proporcionaram melhora satisfatória da sintomatologia ou causaram adversidades[54,91]. A interrupção das vias nociceptivas centrais ou periféricas pode ser eficaz em casos de dor por nocicepção. As intervenções nas estruturas envolvidas com o comportamento psíquico podem ser eficazes. Há aberrações psíquicas, a estimulação elétrica do sistema supressor é eficaz no tratamento da dor por desaferenciação e o implante de cateteres, câmaras ou de bombas para infusão de drogas analgésicas no compartimento liquórico no tratamento de doentes que melhoraram com o emprego sistêmico de agentes morfínicos, miorrelaxantes ou outros agentes e que apresentaram efeitos colaterais ou tolerância a tais fármacos[74].

Procedimentos Neuroablativos

Os procedimentos neurocirúrgicos percutâneos, realizados sob sedação, são preferíveis aos a céu aberto; a anestesia geral pode ser elemento de risco de morte ou da função dos doentes nos quais as condições clínicas e nutricionais estão comprometidas. Exceção feita às simpatectomias e à utilização do glicerol para o tratamento da nevralgia do trigêmeo e do álcool com finalidade de indução de simpatectomia destinadas ao tratamento da dor visceral, os agentes químicos (álcool, fenol, solução salina hipertônica) não devem ser utilizados com objetivo neurolítico em consequência das complicações relacionadas com o seu uso[54]. Os meios físicos, como o calor (radiofreqüência) ou o frio (criogulação), são mais seguros para a interrupção de vias e centros nervosos[54].

Lesão do Trato de Lissauer e do Corno Posterior da Medula Espinal

Consiste na lise, por radiofreqüência, após laminectomia do trato de Lissauer e da substância cinzenta do CPME, no qual há hiperatividade neuronal em casos de dor por desaferenciação. É indicada para o tratamento da dor no membro fantasma, dor resultante de neuropatias plexulares actínicas, oncopáticas ou *traumáticas*, das neuropatias por herpes-zoster e da dor resultante de mielopatias e de radiculopatias da cauda eqüina[19,144,145]. A nucleotratomia trigeminal caudal estereotáxica é método eficaz em casos de dor por doença neoplásica de face, orofaringe e região cervical rostral[146]. A nucleotratomia trigeminal pontina estereotáxica está indicada em casos de dor persistente após a nucleotratotomia trigeminal caudal[19]. Ataxia sensitiva e déficits motores e esfincterianos são complicações eventuais com tais procedimentos, especialmente quando executados na medula espinal dorsal e lombar[19].

Talamomesencefalotomia

É a interrupção estereotáxica das vias palioespinorreticulo-talâmicas no mesencéfalo rostral e medial e nos núcleos talâmicos inespecíficos (centro mediano, parafascicular, pulvinar). É eficaz em casos de dor por nocicepção e por desaferenciação em amplas regiões do organismo, em particular as localizada no segmento craniocervical e braquial[147,148].

Psicocirurgias

Hipotalamotomia póstero-medial, cingulotomia, capsulotomia anterior e tratotomia subcaudada estereotáxicas são indicadas em doentes com dor rebelde que apresentam componentes ansiosos, depressivos e obsessivos incapacitantes e não controlados com medicação psicotrópica e psicoterapia. As complicações são raras[149].

Procedimentos Neuromoduladores

Estimulação Elétrica do Sistema Nervoso

A estimulação elétrica dos sistemas nervosos periférico e central, com eletrodos implantados, visa à ativação das vias supressoras da dor e ao bloqueio eletrofisiológico das unidades nociceptivas[115].

Estimulação Elétrica do Sistema Nervoso Periférico

A estimulação elétrica do sistema nervoso periférico consiste na implantação de eletrodos sobre troncos nervosos periféricos que se distribuem ao longo do território desaferentado e de um gerador de pulsos, com parâmetros modulados por radiofreqüência, no tecido celular subcutâneo regional. É indicada em casos de dor mononeuropática oligossegmentar[115].

Estimulação Elétrica do Sistema Nervoso Central

A estimulação elétrica do cordão posterior da medula espinal e das estruturas encefálicas profundas proporciona resultados satisfatórios em doentes com dor por desaferenciação em decorrência de neuropatias periféricas e centrais. É pouco indicada quando a dor é por nocicepção. A estimulação medular é realizada após a implantação percutânea ou a céu aberto de eletrodos sobre a dura-máter que cobre a face posterior da medula espinal[150]. A estimulação encefálica consiste na implantação por estereotaxia de um eletrodo na substância cinzenta periaqüedutal mesencefálica, substância cinzenta periventricular, cápsula interna, núcleos talâmicos específicos, área septal ou núcleo caudado[19,49,115,151]. A estimulação da substância periaquedutal mesencefálica é eficaz em casos de dor por nocicepção e a dos núcleos talâmicos e cápsula interna em casos de dor por desaferenciação[19,42]. A estimulação da área septal e do núcleo caudado é eficaz para ambas as condições[151]. A estimulação do córtex motor é técnica promissora no tratamento da dor por desaferenciação[115].

Dispositivos para a Administração de Fármacos Analgésicos no Sistema Nervoso Central

Indica-se a implantação de dispositivos providos de câmaras carregáveis com agentes analgésicos, conectados por cateteres com o compartimento peridural e subaracnóideo espinal ou ventricular encefálico, quando o tratamento foi previamente eficaz com a administração sistêmica de agentes morfínicos, mas resultou em desenvolvimento de tolerância, perda da eficácia ou na ocorrência de efeitos colaterais incontroláveis[99]. É indicada em casos de dor causada por câncer, por desaferenciação e síndromes dolorosas e do aparelho locomotor. Sulfato ou cloridrato de morfina, meperidina, tramadol, fentanila, buprenorfina, clonidina, somatostatina, calcitonina, baclofeno e tizanidina são os agentes mais utilizados para administração[152]. A infusão espinal é ideal para o tratamento da dor em tronco, membros inferiores e períneo e, a infusão ventricular, em casos de dor nos segmentos craniano, cervical e braquial[98]. As câmaras necessitam ser puncionadas para que os agentes analgésicos sejam injetados periodicamente. As bombas contêm reservatórios que são carregados periodicamente a intervalos longos com a solução analgésica. O analgésico é ejetado por ação manual, êmbolos a gás ou dispositivos eletrônicos[89,152].

REFERÊNCIAS BIBLIOGRÁFICAS

1. TEIXEIRA, M. J. Fisiopatologia da dor. *Rev. Med.*, v. 76, p. 7-20, 1997.
2. MERSKEY, H.; ALBE-FESSARD, D. G.; BONICA, J. J.; CARMON, A.; DUBNER, R. et al. Pain terms: a list with definitions and notes on usage. Recommended by the IASP subcommittee on Taxonomy. *Pain*, v. 6, p. 249-252, 1979.
3. TEIXEIRA, M. J.; PIMENTA, C. A. M. Tratamento farmacológico da dor. *Rev. Med.*, v. 76, p. 59-70, 1997.
4. TEIXEIRA, M. J.; MARCON, R. M.; ROCHA, R. O.; FIGUEIRÓ, J. B. Epidemiologia clínica da dor. *Rev. Med.*, v. 78, p. 36-54, 1999.
5. TEIXEIRA, M. J. *A Rizotomia Percutânea por Radiofreqüência e a Descompressão Vascular do Nervo Trigêmeo no Tratamento das Algias Faciais.* São Paulo, 1984, 425p. Dissertação (Mestrado) – São Paulo Faculdade de Medicina da Universidade de São Paulo.
6. BERDE, C. B.; LEHN, B. M.; YEE, J. D.; SETHNA, N. F.; RUSSO, D. Patient-controlled analgesia in children and adolescents: a randomized, prospective comparison with intramuscular administration of morphine for postoperative analgesia. *J. Pediatrics*, v. 118, p. 460-466, 1991.
7. TEIXEIRA, M. J.; CESCATO, W. A.; CORREA, C.; LIN, T. Y.; KAZIAMA, H. H. S. Neuralgia gênito-femoral. *Arq. Bras. Neurocirurg.*, v. 10, p. 127-133, 1992.
8. VON KORFF, A.; DWORKIN, S. F.; LE RESCHE, L.; KRUGER, A. An epidemiologic comparison of pain complaints. Pain WHO: progress towards eliminating leprosy as a public health problem. *Wkly Epidemiol. Rec.*, v. 20, p. 145,151, 1993.
9. STERNBACH, R. A. Survey of pain in the United States. The Nuprin Pain Report. *Clin. J. Pain*, v. 1, p. 49-53, 1986.
10. TURK, D. C.; MELZACK, R. The measurement of pain and the assessment of people experiencing pain. In: *Handbook of Pain Assessment*. New York: The Guilford Press, 1992. p. 3-12.
11. BOVIM, G.; SCHRADER, H.; SAND, T. Neck pain in the general population. *Spine*, v. 19, p. 1307-1309, 1994.
12. BRATTBERG, G. Epidemiological studies of pain. *Acta Universitatis Upsaliensis*, v. 196, 52p, 1989.
13. JACOBSON, L.; LINDGARDE, F.; MANTHORPE, R. The commonest rheumatic complaints of over six weeks duration in a twelve-month period in a defined Swedish population. *Scand. J. Rheumatol.*, v. 18, p. 353-360, 1989.
14. TEIXEIRA, M. J.; PIMENTA, C. A. M.; LIN, T. Y.; FIGUEIRÓ, J. A. B. Assistência ao doente com dor. *Revista Médicos (HC-FMUSP)*, p. 104-109, 1998.
15. BOTTERELL, E. H.; CALLAGHAN, G. C.; JOUSSE, A. T. Pain in paraplegia; clinical management and surgical treatment. *Proc. R. Soc. Med.*, v. 47, p. 281-288, 1954.
16. GRAHAM, C. Use of the McGill Pain Questionnaire in the assessment of cancer pain: replicability and consistency. *Pain*, v. 8, p. 377-387, 1980.
17. MCCORMICK, P. C.; STEIN, B. M. Spinal cord tumors in adults. In: YOUMANS, J. R. (ed.). *Neurological Surgery*. 4. ed. Philadelphia: W.B. Saunders, 1996. p. 3102-3122.
18. LAMID, S.; CHIA, J. K.; KOHLI, A. CID – Chronic pain in spinal cord injury: comparison between inpatients and outpatients. *Arch. Phys. Med. Rehabil.*, v. 66, p. 777-778, 1985.
19. TEIXEIRA, M. J. *A Lesão do Trato de Lissauer e do Corno Posterior da Medula Espinal e a Estimulação Elétrica do Sistema Nervoso Central para o Tratamento da Dor por Desaferentação*. São Paulo, 1990, 256p. Tese (Doutorado) – Faculdade de Medicina da Universidade de São Paulo.
20. LOBOSKY, J. R. The epidemiology of spinal cord injury. In: NARAYAR, R. K.; WILBERGER, J. E.; POVLISHACK, J. T. (eds.). *Neurotrauma*. New York: McGraw-Hill, 1996. p. 1049-1058.
21. TASKER, R. Pain resulting from central nervous system pathology (central pain). In: BONICA, J. J. (ed.). *The Management of Pain*. 2. ed. Philadelphia: Lea and Febiger, 1990. p. 264-280.
22. KURTZKE, J. F. Epidemiology of Multiple Sclerosis, In: VINKEN, P. J.; BRYN, G. W.; KLAWANS, H. L. (eds.). *Handbook of Clinical Neurology*. Amsterdan: Elsevier, 1985. v., 47, p. 259-287.
23. SICHEZ, J. P.; CAPELLE, L.; DUFFAU, H. Syringomyélie. In: *Encycl Méd Chir Neurologie*. Paris: Elsevier, 1997. 17-077-A-10, 26p.
24. BOADA, F. V.; DELATTRE, J. Y. Neuropathies néoplasioques et paranéoplasiques au cours des tumeurs solides. In: *Encycl Méd Chir Neurologie*. Paris: Elsevier, 1994. 17-104-A-10, 7p.
25. INBAL, R.; DEVOR, M.; TUCHENDLER, O.; LIEBLICH, I. Autotomy following nerve injury: genetic factors in the development of chronic pain. *Pain*, v. 9, p. 327-337, 1988.
26. PAGNI, C. A. S. Central pain and painful anesthesia. *Prog. Neurol. Surg.*, v. 8, p. 132-257, 1976.
27. LOESER, J. D.; WARD, A. A. Some effects of desafferentation on neurons of the cat spinal cord. *Arch. Neurol.*, v. 17, p. 629-636, 1967.
28. LOESER, J. D.; WARD, A. A.; WHITE, I. E. Chronic deafferentiation of human spinal cord neuron. *J. Neurosurg.*, v. 29, p. 48-50, 1968.
29. BERIC, A.; DIMITRIJEVIC, M. R.; LINDBLOM, U. Central dysesthesia syndrome in spinal cord injury patients. *Pain*, v. 34, p. 109-116, 1988.
30. PAGNI, C. A. S. Central pain due to spinal cord and brain stem damage. In: WALL, P. D.; MELZACK, R. (eds.). *Textbook of Pain*. Edinburgh: Churchill Livingstone, 1989. p. 634-655.
31. MOSSO, J. A.; KRUGR, L. Spinal trigeminal neurons excited by noxious and thermal stimuli. *Brain Res.*, v. 38, p. 206-210, 1972.
32. WAISBROD, H.; HANSEN, D.; GERBERSHAGEN, H. V. Chronic pain in paraplegics. *Neurosurgery*, v. 15, p. 993-994, 1984.
33. OLVELMEN-LEVITT, J. Abnormal physiology of the dorsal horn as related to the deaferentation syndrome. *Appl. Neurophysiol.*, v. 51, p. 104-116, 1988.
34. BLOEDEL, J. R. The substrate for integration in the central pain pathways. *Clin. Neurosurg.*, v. 16, p. 194-228, 1976.
35. BEVAN, S.; WINTERAN, J. Nerve growth factor (NGF) differentially regulates the chemosensitivy of adult rat cultured sensory neurons. *J. Neurosci.*, v. 15, p. 4918-4926, 1995.
36. BOIVIE, J. Central pain syndromes. In: CAMPBELL, J. N. (ed.). Pain 1996 – An updated review. Refresher course syllabus. *VIII World Congress On Pain*. Seattle: IASP, 1996. p. 23-29.
37. OLSSON, Y.; SJOSTRAND, J. Origin of macrophages in Wallerian degeneration of peripheral nerves demonstrated autoradiographically. *Exp. Neurol.*, v. 23, p. 102-112, 1969.
38. TASKER, R. R.; DOSTROVSKY, F. O. Deafferentation and central pain. In: WALL, P. D.; MELZACK, R. (eds.). *Textbook of Pain*. Edinburgh: Churchill Livingstone, 1989. p. 154-180.
39. NASHOLD JR., B. S. Deafferentation pain in man and animals as it relates to the DREZ operation. *Can. J. Neurol. Sci.*, v. 15, p. 5-9, 1988.
40. BESSON, P.; PERL, E. R. Responses of cutaneous sensory units with unmyelinated fibers to noxious stimuli. *J. Neurophysiol.*, v. 39, p. 1025-1043, 1969.
41. SALT, T. E. The possible involvement of excitatory amino acids and NMDA receptors in thalamic pain mechanisms and central pain syndromes. *Am. Pain Soc. J.*, v. 1, p. 52-54, 1992.
42. HOSOBUCHI, Y.; ADAMS, J.; LINCHITZ, R. Pain relief by electrical stimulation of the central gray matter in humans and its reversal by naloxone. *Science*, v. 197, p. 183-186, 1977.
43. TSUBOKAWA, T.; KATAYAMA, Y.; YAMAMOTO, T.; HIRAYAMA, T. Deafferentation pain and stimulation of the thalamic sensory relay nucleus: clinical and experimental study. *Appl. Neurophysiol.*, v. 48, p. 166-171, 1985.
44. MELZACK, R.; LOESER, J. D. Phantom body pain in paraplegics: evidence for a central "pattern generating mechanism" for pain. *Pain*, v. 4, p. 195-210, 1978.
45. POSTONE, N. Phantom limb pain – a review. *Int. J. Psychiatry*, v. 17, p. 57-70, 1987.
46. MELZACK, R. The McGill pain questionnaire: major properties and scoring methods. *Pain*, v. 1, p. 277-299, 1975.
47. WILLIS, W. D. The origin and destination of pathways involved in pain transmission. In: WALL, P. D.; MELZACK, R. (eds.). *Textbook of Pain*. Edinburgh: Churchill Livingstone, 1989. p. 122-127.
48. SHERMAN, R. A.; SHERMAN, C. J.; PARKER, L. Chronic phantom and stump pain among American veterans: results of a survey. *Pain*, v. 18, p. 83-95, 1984.
49. BOIVIE, J.; LEIJON, G.; JOHANSSON, L. Central post-stroke pain – a study of the mechanisms through analysis of the sensory abnormalities. *Pain*, v. 37, p. 173-185, 1989.
50. MELZACK, R.; KATZ, J. Pain measurement in persons in pain. In: WALL, P. D.; MELZACK, R. (eds.). *Textbook of Pain*. 3. ed. Edinburgh: Churchill Livingstone, 1994. p. 337-351.
51. GERARD, R. W. The physiology of pain: abnormal neuron states in causalgia and related phenomena. *Anesthesiology*, v. 12, p. 1-13, 1951.
52. ABRAMSON, A. S.; FEIBEL, A. The phantom phenomenon: its use and disuse. *Bull. N.Y. Acad. Med.*, v. 57, p. 99-112, 1977.
53. JENSEN, T. S.; KREBS, B.; NIELSEN, J.; RAMMUSSEN, P. Immediate and long term phantom limb pain in amputees incidence, clinical characteristics and relationship to pre-amputation limb pain. *Pain*, v. 21, p. 267-278, 1985.

54. TEIXEIRA, M. J. Tratamento neurocirúrgico da dor. In: RAIA, A. A.; ZERBINI, E. J. (eds.). *Clínica Cirúrgica Alípio Correa Netto*. São Paulo: Sarvier, 1988. v. 2, p. 541-572.
55. NEVES, A. T. A.; TEIXEIRA, M. J. Taxonomia da dor. *Rev. Cefaléia e Dor*, v. 2, p. 5-7, 1997.
56. FOLEY, K. M. Pain syndromes in patients with cancer. In: BONICA, J. J.; VENTAFRIDDA, V. (eds.). *Advances in Pain Research and Therapy*. New York: Raven, 1979. v. 2, p. 59-78.
57. PIMENTA, C. A. M.; TEIXEIRA, M. J. Avaliação da dor. *Rev. Med.*, v. 76, p. 27-35, 1997.
58. LIN, T. Y. *Distrofia Simpático-reflexa e Causalgia – Estudo Clínico e Terapêutico*. São Paulo, 1995, 299p. Dissertação (Mestrado) – Faculdade de Medicina da Universidade de São Paulo.
59. ANAND, K. J. S.; CRAIG, K. D. New perspectives on the definition of pain. *Pain*, v. 67, p. 3-6, 1996.
60. MCGRATH, P. A.; BRIGHAM, M. C. The assessment of pain in children and adolescents. In: TURK, D. C.; MELZACK, R. (eds.). *Handbook of Pain Assessment*. New York: The Guilford Press, 1992. p. 295-314.
61. AMÂNCIO, E. J. *Dor Central Encefálica*. São Paulo, 1994. Tese (Doutorado) –Escola Paulista de Medicina.
62. BOIVIE, J. Central pain. In: WALL, P. D.; MELZACK, R. (eds.). *Textbook of Pain*. New York: Raven, 1994. p. 871-902.
63. BUDD, K. Psychotropic drugs in the treatment of chronic pain. *Anaesthesia*, v. 33, p. 531-534, 1978.
64. FOLEY, K. M.; ROGER, A.; ROUDE, R. W. Clinical assessment of cancer pain. *Acta Anesthesiol. Scand.*, v. 79, p. 9, p. 91, 1982.
65. KAROLY, P.; JENSEN, M. P. Multimethod assessment of chronic pain. In: GOLDSTEIN, A. P.; KRASNER, L.; GARFIELD, S. L. (eds.). *Psychology Practitioner Guidebooks*. New York: Pergamon, 1987.
66. KEEFE, F. J.; WILLIAMS, D. A. Assessment of pain behaviors. In: TURK, D. C.; MELZACK, R. (eds.). *Handbook of Pain Assessment*. New York: The Guilford Press, 1992. p. 277-292.
67. BURCHIEL, K. J. Pain in neurology and neurosurgery: posttraumatic and postoperative neuralgia. In: CAMPBELL, J. N. (ed.). Pain 1996 – An updated review. Refresher course syllabus. 8th World Congress on Pain, Seattle, IASP 1996, pp. 31-39.
68. PIMENTA, C. A. M. Escalas de avaliação de dor. In: TEIXEIRA, M. J.; PIMENTA, C. A. M.; CORREA, F. C. (eds.). *Dor: conceitos gerais*. São Paulo: Limay, 1994. p. 46-50.
69. HUSKISSON, E. C. Measurement of pain. *Lancet*, v. 2, p. 1127-1131, 1974.
70. BONICA, J. J. Postoperative pain. In: *The Management of Pain*. Philadelphia: Lea & Febiger, 1990. v. 1, p. 461-480.
71. GAL, P. L.; KAZIYAMA, H. H. S.; LIN, T. Y.; TEIXEIRA, M. J.; CORRÊA, C. Síndrome miofascial: abordagem fisiátrica. *Arq. Bras. Neurocirurg.*, v. 10, p. 4-15, 1991.
72. SORRI. *Estesiômetro: kit para testes de sensibilidade Semmes-Weinstein*. Bauru: Sorri.
73. LEHMAN, L. F.; ORSINI, M. B. P.; NICHOLL, A. R. J. The development and adaptation of the Semmmes-Weinstein Monofilaments in Brazil. *J. Hand Ther.*, p. 290-297, 1993.
74. BONICA, J. J. Introduction of nerve blocks. In: BONICA, J. J.; VENTAFRIDDA, V. (eds.). *Advances in Pain Research and Therapy*. New York, Raven, 1979. v. 2, p. 303-310.
75. FEUERSTEIN, M.; HICKEY, P. F. Ergonomic approaches in the clinical assessment of occupational musculoskeletal disorders. In: TURK, D. C.; MELZACK, R. (eds.). *Handbook of Pain Assessment*. New York: The Guilford Press, 1992. p. 71-99.
76. VASUDEVAN, S. V. Impairment, disability, and functional capacity assessment. Pain. In: TURK, D. C.; MELZACK, R. *Handbook of Pain Assessment*. New York: The Guilford Press, 1992. p. 100-108.
77. LOMBARD, M. C.; NASHOLD JR., B. S.; PELESSIER, T. Thalamic recordings in rats hyperalgesia. In: BONICCA, J. J.; LIEBESKIND, D.; ALBE-FESSARD, D. (eds.). *Advances in Pain Research and Therapy*. New York: Raven, 1979. v. 3, p. 767-772.
78. FERRELL, B. R. Patient education and nondrug interventions. In: FERRELL, B. R.; FERRELL, B. A. (eds.). *Pain in the Elderly*. Seattle: International Association for the Study of Pain, 1996. p. 35-44.
79. MCGRATH, P. A.; COHEN, D. E.; FOWELER-KERRY, S.; MCINTOSHI, N. Controlling children's pain: a practical approach to assessment and management. In: CAMPBELL, J. N. (ed.). *Pain and Updated Review – IASP Committee on Refresher Courses*. Seattle: IASP Press, 1996. p. 157-170.
80. NURMIKKO, T. Polyneuropathy pain. In: CAMPBELL, J. N. (ed.). *Pain and Updated Review – IASP Committee on Refresher Courses*. Seattle: IASP Press, 1996. p. 61-67. In: CAMPBELL, J. N. (ed.). *Pain and Updated Review – IASP Committee on Refresher Courses*. Seattle: IASP Press, 1996.
81. GERWIN, R. D. The clinical assessment of myofascial pain. In: TURK, D. C.; MELZACK, R. (eds.). *Handbook of Pain Assessment*. New York: The Guilford Press, 1992. p. 61-70.
82. NURMIKKO, T. Zoster associated pain In: CAMPBELL, J. N. (ed.). *Pain and Updated Review – IASP Committee on Refresher Courses*. Seattle: IASP Press, 1996. p. 69-76.
83. BOGDAN, C.; VODOVOTZ, Y.; NATHAN, C. Macrophage deactivation by interleukin-10. *J. Exp. Med.*, v. 174, p. 1549-1555, 1991.
84. READY, L. B.; EDWARDS, W. T. *Management of Acute Pain: a practical guide*. Seattle: IASP, 1992. 73p.
85. FIGUEIRÓ, J. A. B.; TEIXEIRA, M. J. Aspectos psicossociais relacionados à dor. In: TEIXEIRA, M. J. (ed.). *Dor: conceitos gerais*. São Paulo: Limay, 1994. p. 42-45.
86. FIGUEIRÓ, J. A. B.; TEIXEIRA, M. J. Reações comportamentais desencadeadas pela dor. *Rev. Med.*, v. 73, p. 67-68, 1995.
87. JOSHI, G. P. *Postoperative Pain Management*. p. 113-126.
88. LIN, T. Y.; TEIXEIRA, M. J.; FISCHER, A. A.; HERÁCLITO, B. G. F.; IMAMURA, S. T.; AZZE, R. J.; MATTAR JR., R. Work related musculosketal disorders. *Phys. Med. Rehab. Clin. North Amer.*, p. 113-117, 1997.
89. WHIPPLE, J. K.; LEWIS, K. S.; WUEBBEMAN, E. J.; WOLFF, M.; GOTTLIEB, M. S. et al. Current patterns of prescribing and administering morphine in trauma patients. *Pharmacotherapy*, v. 15, p. 210-215, 1995.
90. FROMM, G. H.; TERRENCE, C. F.; CHATTHA, A. F.; GLASS, J. D. Baclofen in trigeminal neuralgia: its effect on the spinal trigeminal nucleus: a pilot study. *Arch. Neurol.*, v. 37, p. 768-771, 1980.
91. TEIXEIRA, M. J. Aspectos gerais do tratamento da dor. *Rev. Med.*, v. 76, p. 46-47, 1997.
92. NARCHI, P.; BENHAMOU, D.; FERNANDEZ, H. Intraperitoneal local anesthetic for shoulder pain after day-case laparoscopy. *Lancet*, v. 338, p. 1569-1570, 1991.
93. FOLEY, K. M.; MACALUSO, C. Adjuvant analgesics in cancer pain management. In: ARONOFF, G. M. (ed.). *Evaluation and Treatment of Chronic Pain*. 2. ed. Baltimore: Williams & Wilkins, 1992. p. 340-348.
94. LEVINE, J. D.; GORMLEY, J.; FIELDS, H. L. Observations on analgesic effects of needle puncture (acupuncture). *Pain*, v. 2, p. 149-159, 1976.
95. HOUDE, R. W. Systemic analgesics and related drugs: narcotic analgesics. In: BONICA, J. J.; VENTRAFRIDDA, V. (eds.). *Advances in Pain Research and Therapy*. New York: Raven, 1979. v. 2, p. 263-273.
96. FOLEY, K. M. Analgesic drug therapy in cancer pain: principles and practice. *Med. Clin. North Am.*, v. 71, p. 207, 1987.
97. CANDELEHI, S.; ROMUALDI, P.; SPADARO, C.; SPAMPINATO, S.; FERRI, S. Studies on the antinociceptive effect of intrathecal salmon calcitonin. *Peptides*, v. 6, p. 273-276, 1985.
98. CORREA, C. F.; TEIXEIRA, M. J.; OLIVEIRA JR., J. O.; PIMENTA, C. A. M. Sistemas implantáveis de infusão de drogas em doentes com dor oncológica de difícil controle. *Arq. Bras. Neurocirurg.*, v. 13, p. 123-128, 1994.
99. PIMENTA, C. A. M.; TEIXEIRA, M. J.; CORREA, C. F.; FUKUDA, C. L. Analgesia peridural: experiência do ambulatório de dor do Hospital das Clínicas da Faculdade de Medicina da Universidade de São Paulo. *Rev. Bras. Cancerol.*, v. 39, p. 191-196, 1993.
100. BRUNE, K.; ZEILHOFER, H. U. Antipyretic (non-narcotic) analgesics. In: WALL, P. D.; MELZACK, R. (eds.). *Textbook of Pain*. 4. ed. Philadelphia: Churchill Livingstone, 1999. p. 1139-1153.
101. INSEL, P. A. Analgesic-antipyretics and antiinflamatory agents; drugs employed in the treatment of rheumatoid arthritis and gout. In: GILMAN, A. F.; RALL, T. W.; NIES, A. S.; TAYLOR, P. (eds.). *The Pharmacological Basis of Therapeutics*. 8. ed. New York: Pergamon, 1990. p. 638-681.
102. RANG, H. P.; DALE, M. M. *Pharmacology*. Edinburgh: Churchill Livingstone, 1991. 955p.
103. FEINMANN, C. Pain relief by antidepressants: possible modes of action. *Pain*, v. 23, p. 1-8, 1985.
104. OMOIGUI, S. *The Pain Drugs Handbook*. St Louis: Mosby, 1995. 603p.
105. HERTZ, A. Opiates, opioids and their reception in the modulation of pain. *Acta Neurochir.*, v. 38, p. 36-40, 1987.
106. JAFFE, J. H.; MARTIN, W. R. Opioid analgesics and antagonists. In: GILMAN, A. F.; RALL, T. W.; NIES, A. S.; TAYLOR, P. (eds.). *The Pharmacological Basis of Therapeutics*. 8. ed. New York: Pergamon, 1990. p. 485-521.
107. FERRER-BRECHNER, T.; GANZ, P. Combination therapy with ibuprofen and methadone for chronic cancer pain. *Am. J. Med.*, v. 77, p. 78-83, 1984.
108. PORTENOY, R. K. Practical aspects of pain control in the patient with cancer. In: HILL, C. S.; PORTENOY, R. K. (eds.). *Pain Control in the Patient with Cancer*. Atlanta: American Cancer Society, 1989. p. 7-32.
109. TEIXEIRA, M. J. Controvérsias no uso de morfínicos no tratamento da dor não-oncológica. In: CORREA, C. F.; TEIXEIRA, M. J.; PIMENTA, C. A. M. (eds.). III SIMBIDOR – SIMPÓSIO INTERNACIONAL DE DOR, 1997. São Paulo. *Anais do III Simbidor – Simpósio Internacional de Dor*, 1997, p. 2-9.
110. MONKS, R.; MERSKEY, H. Psychotropic drugs. In: WALL, P. D.; MELZACK, R. (eds.). *Textbook of Pain*. Edinburgh: Churchill Livingstone, 1989. p. 702-721.
111. BOTNEY, M.; FIELDS, H. Z. Amitriptyline potentiates morphine analgesia in a direct action on the central nervous system. *Ann. Neurol.*, v. 13, p. 160-164, 1983.
112. HART, F. D. The use of psychotropic drugs in rheumatology. *J. Int. Med. Res.*, v. 4, p. 15-19, 1976.
113. TAUB, A. Relief of post-herpetic neuralgia with psychotropic drugs. *J. Neurosurg.*, v. 39, p. 235-239, 1973.
114. GERSON, G. R.; JONES, R. B.; LUSCOMBE, D. K. Studies on the concomitant use of carbamazepine and clomipramine for the relief of post-herpetic neuralgia. *Post Grad. Med. J.*, v. 53, p. 104-109, 1977.
115. ROOSE, S. P.; GLASSMAN, A. H.; GIARDINA, E. G. V.; WALSH, B. T.; WOODRING, S. R. M. A.; BIGGER, J. T. Tricyclic antidepressants in depressed patients with cardiac conduction disease. *Arch. Gen. Psychiat.*, v. 44, p. 273-275, 1987.
116. TEIXEIRA, M. J. Dor crônica. In: NITRINI, R. (ed.). *Condutas em Neurologia 1989-1990*. São Paulo: Clínica Neurológica, 1989. p. 143-148.
117. PR VADE-MÉCUM. São Paulo: Soriak, 1997. 1056p.
118. HALL, R. C. W.; BERESFORD, T. P. Tricyclic antidepressants in treatment of the elderly. *Geriatrics*, v. 39, p. 81-93, 1984.
119. HALLE, M. H.; DEL MEDICO, V. J.; DILSAVER, S. C. Symptoms of major depression: acute effect of withdrawing antidepressants. *Acta Psychiat. Scand.*, v. 83, p. 238-239, 1991.
120. MAX, M. B.; LYNCH, A. S.; MUIR, J. Effects of desipramine, amitriptyline, and fluoxetina on pain in diabetic neurpopathy. *N. Engl. J. Med.*, v. 326, p. 1250-1256, 1992.
121. MONKS, R.; MERSKEY, H. Psychotropic drugs. In: WALL, P. D.; MELZACK, R. (eds.). *Textbook of Pain*. 4. ed. New York: Churchill Livingstone, 1999. p. 1155-1186.
122. HOUTCHENS, M. K.; RICHERT, J. R.; SAMI, A.; ROSE, J. W. Open label gabapentin treatment for pain in multiple sclerosis. *Multiple Sclerosis*, v. 3, p. 250-253, 1997.
123. GOMEZ-PEREZ, F. J.; RIELL, J. A.; DIES, H. Nortriptyline and fluphenazine in the symptomatic treatment of diabetic neuropathy. A double-blind cross-over study. *Pain*, v. 23, p. 3945-4000, 1985.

124. GOMEZ PERZ, F. J.; RULL, J. A.; AQUILAR, C. A. Nortriptyline-fluphenazine vs carbamazepine in the symptomatic treatment of diabetic neuropathy. *Arch. Med. Res.*, v. 27, p. 525-529, 1996.
125. BALDESSARINI, R. J. Drugs and the treatment of Psychiatric disorders. In: GILMAN, A. F.; RALL, T. W.; NIES, A. S.; TAYLOR, P. (eds.). *The Pharmacological Basis of Therapeutics*. 8. ed. New York: Pergamon, 1990, pp. 383-435.
126. ONGHENA, P.; VAN HOUDENHOVE, B. Andidepressant-induced analgesia in chronic non-malignant pain: a meta-analysis of 39 placebo controlled studies. *Pain*, v. 49, p. 205-219, 1992.
127. SINDRUP, S. H.; GRAM, L. F.; BROSEN, K.; ESHOJ, O.; MOGENSEN, E. F. The selective serotonin reuptake inhibitor paroxetine is effective in the treatment of diabetic neuropathy symptoms. *Pain*, v. 42, p. 135-144, 1990.
128. TAUB, A.; COLLINS JR., W. F. Observation on the treatment of denervation dysesthesia with psychotropic drugs. Postherpetic neuralgia, anaesthesia dolorosa, peripheral neuropathy. In: BONICA, J. J. (ed.). *Advances in Neurology*. New York: Raven, 1974. v. 4, p. 309-316.
129. WEIS, O.; SRIWATANAKUL, K.; WEINTRAUB, M. Treatment of post-herpetic neuralgia and acute herpetic pain with amitriptyle and perphenazine. *SA Med. J.*, v. 62, p. 274-275, 1982.
130. PEABODY, C. A.; WARNER, D.; WHITEFORD, H. A.; MRANZCP, B. S.; HOLLISTER, L. E. Neuroleptics and elderly. *Amer. Geriatrics Soc.*, v. 35, p. 233-238, 1987.
131. COURT, J. E.; KASE, C. S. Treatment of tic douloureux with a new anticonvulsant (clonazepan). *J. Neurol. Neurosurg. Psychiat.*, v. 39, p. 297-299, 1976.
132. EIDE, P. K. Ketamine produces specifc types of pain relief. *Pain*, v. 72, p. 290-291, 1997.
133. MCQUAY, H.; CARROL, D.; JADED, A. R.; WIFFEN, P.; MOORE, A. Anticonvulsants drugs for management of pain: a systematic review. *Br. Med. J.*, v. 311, p. 1047-1052, 1995.
134. RASMUSSEN, T. B.; FREEDMAN, H. Treatment of causalgia: an analysis of 100 cases. *J. Neurosurg.*, v. 3, p. 165-173, 1946.
135. STANILA, J. K.; SIMPSON, G. M. Drugs to treat extrapyramidal side effects. In: SCHALZBERG, A. F.; NEMEROFF, C. B. (eds.). *Textbook of Psychopharmacology*. Washington: The American Psychiatric Press, 1995. p. 281-299.
136. CUTTING, D. A.; JORDAN, C. C. Alternative approaches to analgesia: baclofen as a model compound. *Br. J. Pharmacol.*, v. 54, p. 171-179, 1975.
137. RALL, T. W. Hypnotics and sedatives: ethanol. In: GILMAN, A. F.; RALL, T. W.; NIES, A. S.; TAYLOR, P. (eds.). *The Pharmacological Basis of Therapeutics*. 8. ed. New York: Pergamon, 1990. p. 345-382.
138. TEIXEIRA, M. J.; CORREIA, C. F.; PIMENTA, C. A. M. *Dor: conceitos gerais*. São Paulo: Limay, 1994. 61p.
139. GARRISON, J. C. Histamine, bradykinin, 5-hydroxytryptamine, and their antagonists. In: GILMAN, A. F.; RALL, T. W.; NIES, A. S.; TAYLOR, P. (eds.). *The Pharmacolocial Basis of Therapeutics*. 8. ed. New York: Pergamon, 1990. p. 575-599.
140. RITCHIE, J. M.; GRENE, N. M. Local anesthetics – general pharmacology of local anesthetics. In: GILMAN, A. F.; RALL, T. W.; NIES, A. S.; TAYLOR, P. (eds.). *The Pharmacological Basis of Therapeutics*. 8. ed. New York: Pergamon, 1990. p. 311-331.
141. ROWBOTHAM, M. C. Topical agents for post-herpetic neuralgia. In: WATSON, C. P. N. (ed.). *Herpes Zoster and Postherpetic Neuralgia*. Amsterdam: Elsevier, 1993. p. 185-203.
142. CSILLIK, B.; KNYIHAR-CSILLIK, E.; SZÜCS, A. Treatment of chronic pain syndromes with iontophoresis of vinca alkaloids to the skin of patients. *Neurosci. Letters*, v. 31, p. 87-90, 1982.
143. SEIYA, K.; TAISUKE, O.; TEIJI, Y.; YUZO, I.; TAKASHI, Y. Retrograde adriamycin sensory ganglionectomy: novel approach for the treatment of intractable pain. *Stereotact Funct. Neurosurg.*, v. 54/55, p. 86-89, 1990.
144. NASHOLD JR., B. S. Introduction to second international symposium on dorsal root entry zone (DREZ) lesions. *Apll. Neurophysiol.*, v. 51, p. 76-77, 1988.
145. NASHOLD JR., B. S.; OSTDAHL, R. H. Pain relief after dorsal root entry zone lesions. *Acta Neurochir. (Wien)*, v. 30, p. 383-389, 1980.
146. SCHVARCZ, J. R. Stereotactic trigeminal tratoctotomy. *Confin. Neurol.*, v. 37, p. 73-77, 1975.
147. HITCHCOCK, E. R.; TEIXEIRA, M. J. Centre median thalamotomies and basal thalamotomies for treatment of pain. *Surg. Neurol.*, v. 15, p. 241-351, 1981.
148. NASHOLD JR., B. S.; WILSON, W. P.; SLAUGHTER, D. G. Sensations evoked by stimulation in the midbrain of man. *J. Neurosurg.*, v. 30, p. 14-24, 1969.
149. WHITE, J. C.; SWEET, W. H. *Pain and the Neurosurgeon*. Springfield: Charles C Thomas, 1969.
150. RICHARDSON, R. R.; SIQUEIRA, E. Spinal epidural neurostimulation in acute and chronic intractable pain: initial and long-term results. *Neurosurgery*, v. 5, p. 344-348, 1979.
151. SCHVARCZ, J. R. Chronic stimulation of the septal area for relief of intractable pain. *Appl. Neurophysiol.*, v. 48, p. 191-194, 1985.
152. TEIXEIRA, M. J.; PIMENTA, C. A. M.; CORREA, C. F.; AGNER, C.; CASAROLLI, C.; SHU, E. B. S. Sistemas para analgesia peridural. *Arq. Bras. Neurocirurg.*, v. 13, p. 15-19, 1994.

BIBLIOGRAFIA COMPLEMENTAR

CARLEN, P. L.; WALL, P. D.; NADVORNA, H.; STEINBACK, T. Phantom limbs and related phenomena in recent traumatic amputations. *Neurology*, v. 28, p. 211-217, 1978.
CEDARBAUM, J. M.; SCHLEIFER, L. S. Drugs for Parkinson's disease, spasticity, and acute muscle spams. In: GILMAN, A. F.; RALL, T. W.; NIES, A. S.; TAYLOR, P. (eds.). *The Pharmacological Basis of Therapeutics*. 8. ed. New York: Pergamon, 1990. p. 463-484.
CHAPMAM, C. R.; CASEY, K. L.; DUBNER, R.; FOLEY, K. M.; GRACELY, R. H.; READING, A. E. Pain measurement: an overview. *Pain*, v. 22, p. 1-31, 1985.
CHUTKA, D. S. Cardiovascular effects of the antidepressants: recognition and control. *Geriatrics*, v. 61, p. 67, 1990.
CONNELY, M.; SHAGRIN, J.; WARFIELD, C. Epidural opioids in the management of pain in a patient with Guillain-Barré syndrome. *Anesthesiology*, v. 72, p. 381-383, 1990.
COSSERMELLI, W.; PASTOR, E. H. Antiinflamatórios não esteróides e doenças reumatológicas. *Rev. Hosp. Clin. Fac. Med. São Paulo*, v. 50, p. 115-124, 1995.
COUSINS, M. J. Acute and postoperative pain. In: WALL, P. D.; MELZACK, R. (eds.). *Textbook of Pain*. 3. ed. London: Churchill Livingstone, 1994. p. 357-386.
DALESSIO, D. J. Medical treatment of trigeminal neuralgia. *Clin. Neurosurg.*, v. 24, p. 579-583, 1976.
DUUS, P. *Topical Diagnosis in Neurology*. Stuttgart: Georg Thieme, 1983, 471p.
EGBERT, L. D.; BATTIT, G. E.; WELCH, C. E.; BARTTLETT, M. K. Reduction of postoperative pain by encouragement and instruction of patients: a study of doctor-patient rapport. *N. Engl. J. Med.*, v. 270, p. 825-827, 1964.
EIDE, P. K.; JORUM, E.; STUBHAUG, A.; BREMNES, J.; BREIVIK, H. Relief of post-herpetic neuralgia with the N-methyl-D-aspartic acid receptor antagonist ketamine: a double-blind, cross-over comparison with morphine and placebo. *Pain*, v. 58, p. 347-354, 1994.
NOBREGA, J. C. M. Tratamento neurocirúrgico da dor. In: BRAGA, F. M.; MELO, P. M. P. (ed.). *Guia de Neurocirurgia*. São Paulo: Manole, 2005. p. 657-664.
TEIXEIRA, M. J. Síndromes dolorosas. *Rev. Med.*, v. 76, p. 21-26, 1997.

Anexo

CÂMARA TÉCNICA DE MEDICAMENTOS

Riscos e Benefícios dos Inibidores Seletivos de Ciclooxigenase-2: Recomendações da Câmara Técnica de Medicamentos

Em 30 de novembro e 1º de dezembro de 2004, durante a 27ª reunião ordinária da Câmara Técnica de Medicamentos (CATEME), foram feitas apresentação e discussão sobre o rofecoxibe e demais coxibes inibidores seletivos de ciclooxigenase-2 (COX-2), tema que foi incluído na pauta em função da então recente retirada do mercado, em nível mundial, do Vioxx® (rofecoxibe), e da preocupação com a segurança de outros medicamentos do mesmo grupo, já comercializados ou em via de comercialização no Brasil. Dessa reunião resultou a versão preliminar de um documento, o qual foi revisado e ampliado na 28ª reunião ordinária daquela Câmara, realizada em 15 e 16 de fevereiro de 2005. Esse documento é aqui resumido e deve subsidiar as decisões da Agência Nacional de Vigilância Sanitária (Anvisa) a respeito dos medicamentos dessa classe atualmente registrados no país ou que aqui estejam sendo utilizados em pesquisas clínicas.

A CATEME considerou que existem evidências de eficácia dos coxibes como analgésicos e/ou antiinflamatórios para diversas indicações aprovadas no Brasil para os seguintes produtos:

PRINCÍPIO ATIVO	NOME COMERCIAL	FABRICANTE
Celecoxibe	Celebra®	Pfizer
Etoricoxibe	Arcoxia®	Merck Sharp & Dohme
Lumiracoxibe	Prexige®	Novartis
Parecoxibe	Bextra IM/IV®	Pfizer
Rofecoxibe*	Vioxx®	Merck Sharp & Dohme
Valdecoxibe	Bextra®	Pfizer

*Registro cancelado.

A dose diária e o tempo de uso variam conforme o produto e a indicação terapêutica. Considerou-se que não há prova conclusiva de eficácia e segurança na faixa pediátrica para os coxibes atualmente registrados no Brasil. Os coxibes não são considerados mais eficazes que os outros antiinflamatórios não hormonais (AINH) para as indicações aprovadas. Quanto à segurança, de uma maneira geral, os ensaios clínicos com os coxibes mostraram incidência menor de complicações no trato gastrointestinal (TGI) superior que os comparadores utilizados (outros AINH). Existem estudos que sugerem aumento de eventos cardiovasculares associados ao uso de coxibes, ressaltando-se que tais eventos são farmacologicamente plausíveis para a classe dos coxibes. Por não existirem ensaios clínicos que comparem entre si a segurança entre coxibes, é difícil estabelecer se há variação de risco de reações adversas a medicamentos (RAM) cardiovasculares entre os diferentes medicamentos pertencentes a essa classe. De maneira geral parece que os riscos de RAM cardiovasculares estão relacionados à dose e ao tempo de uso dos coxibes. Há outras RAM associadas ao uso de coxibes, seja por efeito de classe destes, como nefrotoxicidade, seja por reações raras e presumivelmente idiossincráticas associadas a cada um deles, individualmente.

A CATEME sugeriu que fossem feitas as seguintes recomendações aos profissionais de saúde e aos consumidores quanto ao uso dos coxibes.

Recomendações para Profissionais de Saúde

Recomendações Gerais

- Tendo em vista recentes mudanças no conhecimento do perfil de segurança dos inibidores de COX-2, é indispensável que prescritores e dispensadores se mantenham constantemente atualizados quanto aos fármacos dessa classe terapêutica.
- O uso de coxibes deve ser considerado somente para pacientes com significante risco aumentado de sangramento gastrointestinal e sem risco simultâneo de doença cardiovascular.
- Não há estudos que demonstrem a segurança da utilização desses fármacos em pacientes com menos de 18 anos.
- Pacientes tratados com qualquer inibidor seletivo de COX-2, e que tenham doença cardíaca isquêmica ou cardiovascular, devem ter seus tratamentos substituídos, tão logo seja possível, por inibidores não seletivos de COX-2.
- Para todos os pacientes, a alternativa de tratamento com inibidores não seletivos de COX-2 deve ser considerada à luz de avaliação individual de riscos e benefícios de inibidores de COX-2, em particular, de fatores de risco cardiovascular, gastrointestinal e outros.
- Prescritores devem ser alertados que para todos os AINH, incluindo os inibidores de COX-2, deve-se usar a menor dose efetiva pelo menor tempo necessário de tratamento.
- Para pacientes cujo tratamento foi substituído por AINH não seletivos, deve-se considerar a possível necessidade de tratamentos gastroprotetores.
- Está contra-indicado o uso de inibidores seletivos de COX-2 em pacientes sob tratamento com ácido acetilsalicílico como antiagregante plaquetário.
- Monitoração e *notificação* de RAM observados em pacientes sob tratamento com inibidores de COX-2.

Recomendações Específicas

- Excluir a indicação de uso para a profilaxia de poliposes adenomatosas familiares com relação ao celecoxibe.
- O uso de valdecoxibe e parecoxibe está contra-indicado para pacientes que realizaram procedimentos cirúrgicos de revascularização do miocárdio.
- Considerar a interrupção de uso de valdecoxibe na presença de exantema cutâneo, lesão de mucosa ou qualquer outro sintoma indicativo de hipersensibilidade, pois foram observadas as seguintes reações cutâneas graves com esse fármaco: síndrome de Stevens-Johnson e necrólise epidérmica tóxica, em pacientes com ou sem história de alergia a sulfonamidas.
- Para o celecoxibe não utilizar doses diárias superiores a 400mg e revisar os tratamentos nos quais são administradas doses diárias acima de 200mg.

Recomendações aos Usuários

- Nenhum antiinflamatório deve ser utilizado sem a devida prescrição de médico ou de cirurgião-dentista.
- Sempre solicitar esclarecimentos ao prescritor sobre benefícios e riscos do tratamento.
- A dispensação de antiinflamatórios prescritos deve ser feita sob orientação de farmacêutico.
- Seguir rigorosamente a posologia conforme a prescrição determinada.
- Comunicar imediatamente ao médico, ao cirurgião-dentista ou ao farmacêutico o aparecimento de problemas durante o tratamento.

A CATEME também recomendou as seguintes ações a serem tomadas pela Anvisa:

- Exigir que os produtores de medicamentos enquadrados como inibidores seletivos de COX-2 façam o protocolo na Anvisa de petição de *Notificação de Alteração de Texto de Bula*, contendo recomendações e advertências relacionadas aos riscos cardiovasculares e aos outros riscos tratados nesse documento.
- Retirar do texto de bula do celecoxibe a possibilidade de utilização de doses superiores a 400mg.
- Produzir documento informativo ao prescritor/dispensador e demais profissionais de saúde, recomendando o uso racional desses medicamentos. A divulgação desse documento poderá ser realizada por meio dos Conselhos Profissionais e das Associações de Classe.
- Revisar as indicações de uso aprovadas dos coxibes registrados no Brasil.
- Revisar as propagandas divulgadas pelos laboratórios brasileiros sobre os coxibes.

Outras recomendações de ordem mais geral dirigidas à prevenção de situações semelhantes no futuro, mas que não se aplicam exclusivamente ao caso dos coxibes, foram as seguintes:

- Criar e acrescentar um símbolo na embalagem/rotulagem/bula de medicamentos inovadores, indicando que é um medicamento novo e que o conhecimento do perfil de segurança é limitado, necessitando atenção especial.
- Estimular a notificação voluntária de reações adversas dos profissionais de saúde, em especial para medicamentos novos.
- Promover o uso racional de medicamentos.
- Incentivar a realização de estudos independentes da indústria farmacêutica.
- Revisões sistemáticas de eventos adversos atualizadas continuamente com base em dados publicados e não publicados de ensaios controlados randomizados e estudos observacionais.

Brasília, 21 de fevereiro de 2005
Gerência de Medicamentos Novos,
Pesquisa e Ensaios Clínicos
Unidade de Farmacovigilância

CAPÍTULO 51

Disfunção Sexual

Milton Borrelli Jr.

A reabilitação da pessoa com lesão medular deveria buscar o mais completo reajuste físico e psicológico possível, diante de sua deficiência permanente, devolvendo-lhe a capacidade de viver e trabalhar.

Sir Ludwig Guttman[1]

Grande progresso tem sido registrado no tratamento do paciente com lesão medular nas últimas décadas em razão do conceito de tratamento institucional multidisciplinar idealizado por Guttman.

Em função disso houve acentuada melhora, tanto na qualidade de vida como na sobrevida do lesado medular[2]. Graças a esses avanços, os pacientes passaram a ter condições de exercer atividade profissional, atingindo a reabilitação profissional, fator responsável pela volta à sociedade com independência, obtendo seus próprios recursos para sobreviver. Conseqüência direta de todo esse esforço para a reintegração social do portador de lesão medular é a nova etapa (mais avançada), considerada *reabilitação sentimental*, estando aí incluída a reabilitação sexual.

A importância da sexualidade na vida do indivíduo com lesão medular foi pouco estudada até a década de 1950, quando Bors e Comarr, em estudo memorável, iniciaram as primeiras investigações das alterações nas funções sexuais desses pacientes[3].

Na Associação de Assistência à Criança Deficiente (AACD), a fisiatra Maria Eugênia Pebe Casalis foi quem primeiro atuou no trabalho de reabilitação sexual, consciente de que a sexualidade é inerente ao ser humano e as inúmeras formas de expressá-la permanecem após a lesão medular[4].

Cole *et al.* reportaram que até 70% dos pacientes mantinham contato íntimo e 70% dos pacientes paraplégicos e tetraplégicos, de ambos os sexos, praticavam sexo oral achando-o prazeroso[5].

O relacionamento sexual aumenta o prazer pelo próprio corpo, estimula a comunicação e constrói a auto-estima. Esses fatos fazem da reabilitação sexual motivo de destaque na atualidade. Portanto, a feminilidade ou a masculinidade persiste após lesão medular, pois são inerentes ao ser humano, influenciadas por fatores genéticos, físicos, emocionais e culturais.

A função sexual é parte integrante dessa sexualidade e sofre alterações após a lesão medular.

SEXUALIDADE

A criação de centros de reabilitação tornou possível a socialização dos pacientes com lesão medular. A reabilitação sexual faz parte desse amplo processo, já que a população atingida é, na sua grande maioria, de jovens que até o momento do trauma encontravam-se na plenitude de sua sexualidade[6]. Torna-se fundamental na abordagem multidisciplinar, o conhecimento das dificuldades encontradas por esse grupo de pacientes.

No homem, apesar das diversas mudanças no corpo e na área reprodutora, o desejo sexual não muda após a lesão medular. Muitas vezes, esse desejo pode estar reprimido em conseqüência de inúmeros fatores, como mudança na imagem corporal e insegurança. No entanto, ele existe e, como tantos outros aspectos da reabilitação, deverá ser *trabalhado* pelo portador de lesão medular. Se isso não acontecer, a frustração interna do indivíduo, gerada pela repressão de sua sexualidade e manifestação sexual, poderá interferir negativamente em diversas áreas de sua vida[7].

Infelizmente, a nossa sociedade não contribui positivamente para a melhora da qualidade de vida sexual. Por vezes, a sexualidade do portador de deficiência física é vista com grande preconceito, não só pela sociedade como também pelo próprio portador de deficiência física. A tradição machista, que atribui ao homem o papel de conquistador ativo na relação, também é um grande peso para o sucesso da reabilitação sexual. Com freqüência, por se deparar com movimentos limitados, o homem com lesão medular acredita que a sua sexualidade não pode ser mais manifestada e esse comportamento pode gerar depressão e isolamento.

Em nossa sociedade é dada muita importância à imagem do corpo. A mulher com lesão medular sente, de forma profunda, esse impacto. Seu corpo não mais corresponde aos padrões ditados pela moda e isso afeta sua auto-estima, gerando retração e isolamento. A mulher com lesão medular se autodesvaloriza e abandona a busca de satisfação sexual, o que igualmente gera conflitos internos, uma vez que a satisfação sexual é uma necessidade importante na vida do indivíduo.

Na AACD, 34 pacientes de ambos os sexos, portadores de lesão medular, foram analisados quanto à sexualidade por intermédio de questionário enviado por correio[8]. Nesse instrumento de pesquisa, procurou-se avaliar a vida sexual antes e após a lesão. Além disso, buscou-se avaliar quais seriam os principais fatores responsáveis pela redução da atividade sexual.

Dados coletados nesse trabalho indicaram que após a lesão medular houve redução significativa da atividade sexual (52% nas mulheres e 41% nos homens). Aspecto físico, controles fecal e urinário, espasticidade e diminuição da sensibilidade foram os principais fatores inibidores. A auto-imagem prejudicada e influências socioculturais, que delimitam papéis sexuais rígidos para homens e mulheres, somam-se às dificuldades para melhor qualidade de vida sexual.

A orientação sexual faz-se necessária e deve respeitar a individualidade, preencher as lacunas da informação e trabalhar concomitantemente com preconceitos e conflitos. Elaborar a nova imagem corporal, recuperar a auto-estima e a identidade sexual são os pontos básicos para o reeqüilíbrio da personalidade, surgindo, então, a confiança do portador de lesão medular para reassumir um papel sexual e social positivo.

O grau de disfunção dependerá do tempo, do nível e da extensão da lesão medular, sendo função do orientador conhecer essas alterações e transmiti-las ao paciente, dissipando mitos sobre sua incapacidade sexual, mostrando as diferentes formas de obter prazer, pela ativação de múltiplas zonas erógenas, informando sobre as diferentes técnicas dirigidas a melhorar seu desempenho sexual e sua capacidade de procriação. Dessa forma, conhecendo seus limites e possibilidades, evitam-se ansiedades e frustrações provocadas pela repressão sexual e estimulam-se as potencialidades remanescentes.

REABILITAÇÃO SEXUAL

Na AACD a *reabilitação sexual* é abordada inicialmente em um curso para os deficientes que ingressam na instituição, denominado Curso de Lesão Medular. Nesse curso são abordados todos os temas inerentes à reabilitação, enfatizando-se que a *reabilitação sexual* é a última etapa desse processo.

Fica claro pelo exposto anteriormente que o controle dos esfíncteres, da espasticidade e o apoio psicológico são primordiais e que, se não tratados, retardarão a *reabilitação sentimental*. Durante o processo de reabilitação, o tema da sexualidade será abordado em grupo e individualmente pela psicologia. Aconselha-se começar com informações gerais e, posteriormente, conforme o interesse demonstrado por este, interrogar particularidades sobre a vida sexual, respeitando-se hábitos e tendências, evitando-se sempre julgamentos morais.

O tratamento das disfunções erétil e fértil é feito pelo urologista. Preferimos, sempre que possível, que o casal compareça à consulta e não só o lesado medular. Algumas experiências são marcantes quando os casais nos procuram. É também a melhor forma de fazer com que o casal discuta sua sexualidade, hábito pouco freqüente nos dias de hoje.

FISIOLOGIA DA EREÇÃO

No homem, a ereção representa parte integrante da função sexual e sua fisiologia depende da integração de mecanismos psíquicos, vasculares, endócrinos, neurológicos e miogênicos desenvolvidos por estímulos sensitivos locais dos órgãos genitais (ereções reflexogênicas) e por estímulos psicogênicos de origem central (ereções psicogênicas) (Quadro 51.1).

Os estímulos de receptores da glande e pele peniana, transmitidos pelo nervo dorsal do pênis ao nervo pudendo, são responsáveis pela ereção reflexa.

A ereção psicogênica é decorrente de grande variedade de estímulos, como visual, olfativo, gustativo e auditivo. Representa resposta erétil supra-espinal, complexa e menos compreendida. Várias regiões do cérebro com o núcleo talâmico, rinencéfalo e estruturas límbicas estão envolvidas na modulação da ereção peniana psicogênica.

A transformação de um pênis do estado flácido para ereto inicia-se pelo relaxamento da musculatura lisa das trabéculas sinusoidais dos corpos cavernosos. Segue-se aumento do fluxo arterial peniano. Existe elevação gradativa do volume peniano, enquanto os sinusóides vão se enchendo de sangue sem alteração da pressão intracavernosa. Quando o volume peniano atinge o máximo, o enchimento sinusoidal continua e o plexo subalbugíneo (venoso) é comprimido contra a albugínea que não se distende mais. Dessa forma, a drenagem dos sinusóides é restringida e a pressão intracavernosa começa a aumentar até atingir 100mmHg.

Portanto, a ereção é resultante de estímulo psicogênico ou reflexo que através de nervos simpáticos originados de T_{11}-L_2 ou parassimpáticos de S_{2-4} respectivamente, determinarão relaxamento sinusoidal, aumento do afluxo arterial e redução da drenagem venosa.

Do ponto de vista farmacológico, a ereção é mediada pela liberação de óxido nítrico pelo endotélio sinusoidal. Esse estímulo é parassimpático por meio da liberação de acetilcolina e de outros neurotransmissores, como a prostaglandina E_1 (PGE_1). O óxido nítrico promove a liberação de monofosfato de guanosina cíclico (GMPc), que produz relaxamento das fibras musculares lisas. Por sua vez, a PGE_1 age pela liberação de monofosfato de adenosina cíclico (AMPc), que também induz o relaxamento de fibras musculares lisas[9] (Fig. 51.1).

Tanto o AMPc como o GMPc são degradados pelas fosfodiesterases (PDE), principalmente a PDE_5.

FISIOPATOLOGIA DA EREÇÃO

O grau de disfunção dependerá do tempo, do nível e da extensão da lesão medular. A disfunção decorrente envolverá ereção, emissão, ejaculação e orgasmo no homem[10]. No sexo feminino, observamos alterações relacionadas à ereção clitoriana, à lubrificação vaginal e ao orgasmo.

Imediatamente após a lesão neurológica, instala-se o choque medular, caracterizado por paralisia flácida e anestesia nos segmentos sublesionais. Nessa fase, cuja duração média é de 3 semanas, observa-se ausência de ereção, de lubrificação vaginal e de ejaculação em virtude da interrupção dos estímulos psicogênicos descendentes, responsáveis pela ativação do centro toracolombar e da total ausência de resposta reflexa do centro sacral. O pênis pode apresentar aumento de volume provocado por vasoplegia, manifestação esta que não deve ser interpretada como verdadeira ereção.

QUADRO 51.1 – Neurofisiologia da ereção

- É um processo neurovascular
- Estímulo visual
- Estímulo tátil
- Imaginação

Detumescência ← → ereção
(simpático)   (parassimpático)

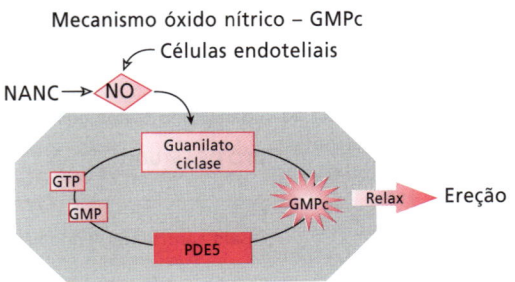

Figura 51.1 – Farmacologia da ereção peniana[9]. GMPc = monofosfato de guanosina cíclico; GTP = trifosfato de guanosina; NANC = hormônios não adrenérgicos não colinérgicos; NO = óxido nítrico; PDE5 = fosfodiesterase 5.

Há amenorréia em 50% das mulheres, com duração média de 4 meses[11]. Após esse período anovulatório, as menstruações retomam seu ritmo habitual e a mulher recupera sua capacidade conceptiva.

Superada a fase de choque, as alterações nos mecanismos de ereção, emissão e ejaculação dependem da extensão e do nível da lesão medular. Quanto mais incompleta a lesão medular, menor é a disfunção orgânica apresentada pelo paciente. Esse fato é habitualmente observado em pacientes com síndrome de Brown-Séquard ou com lesão cervical tipo centro-medular, que mantêm preservada a função sexual, uma vez passada a fase de choque[12]. Quando a lesão medular é completa, as alterações nos mecanismos de ereção e ejaculação dependerão do nível da lesão.

Simplificando esses conceitos, podemos dizer que, as pessoas com lesão medular completa acima do centro sacral preservam o mecanismo reflexo da ereção, enquanto aqueles com lesão sacral mantêm o mecanismo psicogênico (Quadros 51.2 e 51.3). A ejaculação, decorrente de um complexo processo, sofre maior comprometimento que a ereção, mantendo-se preservada apenas em alguns pacientes com lesão medular sacra incompleta ou completa.

DISFUNÇÃO ERÉTIL

Há disfunção erétil em 70% dos lesados medulares cujo padrão é uma ereção parcial de curta duração[12]. A sistematização do tratamento dependerá da capacidade ou não do paciente obter ereção. Para pacientes com ereção reflexa ou psicogênica, a queixa principal é quanto à duração da ereção. Nesses casos, o tratamento de escolha é realizado com a instituição de sildenafil.

QUADRO 51.2 – Neurofisiologia

- Dois mecanismos centrais e sinérgicos
  - Centro-toracolombar (T11-L2)
    - Mecanismo psicogênico
  - Centro-sacral (S2-S4)
    - Mecanismo reflexo

QUADRO 51.3 – Padrão de ereção conforme o nível da lesão

- Do centro toracolombar
  - Reflexa (curta duração)
- Lesão entre os centros toracolombar e sacral
  - Psicogênica e reflexa
- Lesão sacral
  - Psicogênica (débil ou ausente) 25%

Inibidores da Fosfodiesterase 5

O sildenafil é um inibir seletivo da fosfodiesterase 5, mostrando-se promissora modalidade terapêutica para o tratamento da disfunção erétil.

Derry et al. avaliaram a eficácia e a segurança do sildenafil durante 28 dias em lesados medulares[12]. O estudo duplo-cego placebo controlado demonstrou eficácia de 68% do fármaco no tratamento da disfunção erétil nesses pacientes (Tabela 51.1).

Na AACD, foram estudados 20 pacientes do sexo masculino com disfunção erétil em decorrência da lesão medular que receberam sildenafil 50mg, retornando após 2 semanas para avaliação da resposta e de eventuais efeitos colaterais[13,14]. Foram selecionados apenas os que que apresentavam algum tipo de ereção residual (psicogênica ou reflexa). Pacientes com lesões acima de T6 experimentaram sua primeira ereção por meio de estímulo vibratório em âmbito hospitalar. Aqueles que apresentassem o desencadeamento de disreflexia autonômica eram excluídos do estudo. Na segunda visita, os pacientes sem resposta foram orientados a mais 2 semanas de tentativas com 100mg. Além disso, procurou-se avaliar os efeitos colaterais, classificando-os de menores (toleráveis) e maiores.

Dados coletados nesse trabalho indicaram que 66% dos pacientes tratados com sildenafil tiveram boa resposta, o que lhes permitiu relação com penetração por tempo suficiente para o orgasmo da parceira (54% com 50mg e 13% com 100mg). Os efeitos colaterais foram considerados menores, toleráveis (14% de rubor facial e 7% de cefaléia), menos em um paciente que experimentou quadro diarréico, o obrigando a descontinuar o tratamento.

O sildenafil mostrou-se eficaz e seguro[15,16]. Considera-se como a primeira opção de tratamento da disfunção erétil em portadores de lesão medular. Não existem até o momento estudos com o vardenafil e tadalafil em portadores de lesão medular, mas a experiência clínica tem mostrado ótimos resultados também.

Injeções Intracavernosas

Em pacientes que não respondem ao uso de inibidores da PDE_5 ou que não apresentem qualquer forma de ereção, a segunda opção de tratamento são os fármacos intracavernosos. Virag descreveu o uso de papaverina no início da década de 1980[17]. Entretanto, observaram-se, com seu uso, inúmeros casos de priapismo. Além disso, por ter pH baixo, desencadeia fibrose dos corpos cavernosos determinando o encurvamento do pênis em até 15% dos casos. Desestimula-se o uso de papaverina isoladamente.

Zorgniotti e Lefleur reportaram, posteriormente, o uso de 30mg de papaverina em associação a 0,5mg de fentolamina (agente alfa-bloqueador) com bons resultados e menor índice de priapismo[18]. Sidi reviu a experiência desses autores comprovando 100% de eficácia em pacientes com disfunção erétil de origem neurogênica[19].

TABELA 51.1 – Resposta ao sildenafil no tratamento da disfunção erétil na lesão medular

AUTORES	TIPO DE ESTUDO	NÚMERO DE PACIENTES	RESULTADOS
Derry et al.[12]	Ensaio clínico Ensaio controlado randomizado	27	9/12 (68%) 1/14 (7%)/Placebo (p = 0,0043)
Giuliano et al.	Ensaio clínico Ensaio controlado randomizado	178	132/166 (80%) 17/166 (10%)/Placebo
Maytom et al.[14]	Ensaio clínico Estudo multicêntrico Ensaio controlado randomizado	26	17/26 (65%) 2/26 (8%) (p = 0,0003)

Stackl *et al.* reportaram eficácia em 90% dos casos com 10μg de PGE₁ com menor número de efeitos colaterais[20]. Na AACD, a segunda opção de tratamento é o uso de PGE₁ e, para aqueles que não podem comprá-la, orientamos o uso da associação entre fentolamina e papaverina, esclarecendo que ereções superiores a 4h devem ser drenadas em pronto-socorro evitando-se isquemia dos corpos cavernosos decorrente do priapismo[21,22].

Bombas de Vácuo

A terceira opção de tratamento é a utilização de bombas de vácuo. Vácuo é criado dentro de um cilindro plástico posicionado sobre o pênis preenchendo os corpos cavernosos de sangue. Obtida a tumescência, esta é mantida pelo posicionamento de anel constritor na base peniana. Os pacientes são orientados a manter a ereção por 30min. A eficácia desse aparelho é de 91% e a satisfação de pacientes de 88% nos primeiros meses, caindo para 41% após 6 meses[23]. Em estudo com pacientes com trauma raquimedular, 73% apresentaram satisfação com o uso do aparelho e 69% de rigidez peniana suficiente para relação peniana. Seu uso é contra-indicado em pacientes com distúrbios de coagulação. Em nosso meio, esse aparelho é pouco utilizado em razão do alto custo e sua baixa aceitação.

Próteses Penianas

Como quarta e última opção indicam-se as próteses penianas. As próteses penianas semi-rígidas estão associadas ao elevado índice de extrusão em pacientes com sensibilidade genital diminuída ou ausente. Em revisão com 53 pacientes portadores de lesão medular, 20% foram submetidos à retirada da prótese por erosão[24,25]. Complicações menos freqüentes são: infecção, erosão uretral durante o caterismo intermitente limpo e fratura da prótese.

As próteses penianas infláveis são opção atraente com índices de extrusão próximos a zero[26]. O preço dessas próteses é elevado, inviabilizando seu uso em nosso meio.

A incidência de complicações infecciosas nesse grupo de pacientes é superior, quando comparada a outros pacientes em que se implanta próteses.

DISFUNÇÃO ORGÁSTICA

Muitos pacientes referem experimentar o prazer sexual com características diferentes às sentidas antes da lesão medular. Essas sensações de prazer, denominadas paraorgasmo, geralmente são desencadeadas por estímulos provenientes de áreas erógenas extragenitais e da criação e recriação de fantasias sexuais. Existe alta correlação entre a riqueza das fantasias sexuais e a vida sexual satisfatória[27].

Alguns pacientes associam o aumento dos automatismos medulares e os sinais próprios de liberação autonômica de baixa intensidade, manifestada por parestesias, calor, rubor e taquicardia, com o momento de máximo prazer ou clímax do ato sexual, que quase sempre é seguido de completo relaxamento muscular.

É bastante freqüente que os pacientes relatem sonhos eróticos com seu corpo normal, alcançando sensações orgásticas, fenômeno este que reafirma a importância do fator psicogênico.

O prazer experimentado pela pessoa com lesão medular não está limitado ao fato de dar prazer a seu parceiro, tendo condições de atingir seu próprio prazer.

Estimular o casal a essa redescoberta, criando jogos eróticos dentro de sua intimidade, é passo fundamental na reabilitação sexual.

INFERTILIDADE

Reabilitações física, social, profissional e sexual resultaram em inúmeros casamentos, despertando, nesses pacientes, o anseio por ter filhos, impondo uma tomada de posição dos profissionais que os assistem, objetivando novos limites no seu tratamento.

Sexo Feminino

A mulher, após a fase amenorréia inicial, retoma seu ciclo e, portanto, deve ser informada e orientada sobre o uso de anticoncepcionais para evitar a gravidez indesejada, bem como o uso de preservativos para evitar doenças sexualmente transmissíveis. *Na fase inicial pós-lesão não é aconselhável o uso de anticoncepcionais orais em decorrência do alto risco de trombose venosa profunda (TVP).* A utilização de dispositivo intra-uterino exige cuidados e controles especiais em razão das possíveis lesões uterinas em ausência de sensibilidade.

A gravidez da mulher com lesão medular é sempre de alto risco e, assim, exige controles clínicos e laboratoriais freqüentes até a 32ª semana e permanentes a partir da 34ª. Incidência de abortos, natimortos e malformações é semelhante à da população geral.

Durante o trabalho de parto, mãe e filho devem ser monitorados, sendo preconizado o parto normal na maioria das situações.

As complicações mais freqüentemente observadas são: infecção urinária, anemia, TVP, úlceras de pressão, aumento da espasticidade, alterações da dinâmica respiratória e disreflexia autonômica. As complicações devem ser prevenidas ou tratadas de forma precoce[23].

Sexo Masculino

O homem lesado medular apresenta capacidade reprodutiva altamente comprometida em conseqüência, principalmente, das alterações no mecanismo de emissão e ejaculação[28]. Cerca de 95% dos pacientes têm sua ejaculação comprometida[29]. Além disso, a espermatogênese está comprometida, observando-se em biópsias testiculares desses pacientes atrofia tubular e hipoplasia do epitélio germinal com preservação das células intersticiais. Acredita-se que as alterações na espermatogênese são decorrentes da hipertermia testicular secundária às alterações vasomotoras, infecções epididimárias de repetição, ao uso de fármacos de potencial espermatotóxico e por maior presença de radicais livres no plasma seminal[30,31]. As alterações de espermatogênese não são progressivas com o tempo. O espermograma demonstra quantidade de espermatozóides normais e motilidade diminuída[32]. Os espermatozóides imóveis estão, em sua maioria, mortos e os móveis perdem sua motilidade mais rapidamente do que de indivíduos sem lesão[33] (Quadro 51.4).

As mesmas técnicas de reprodução assistida, usadas para tratamento da infertilidade do fator masculino na população em geral, podem e são empregadas para o tratamento de casais inférteis decorrentes de lesão medular. O índice de sucesso dessas técnicas é similar aos obtidos na população em geral.

QUADRO 51.4 – Alterações seminais

- Concentração normal de espermatozóides
- Motilidade extremamente diminuída (27%)
    - Alta concentração de leucócitos (células T)
        - Citocinas elevadas (interleucinas)
- Taxa de motilidade piora mais acentuadamente com o tempo

Ejaculação

Através dos anos três técnicas têm sido empregadas para induzir a ejaculação para fins reprodutivos em pacientes com lesão medular: estimulação química intratecal, eletroejaculação (EEJ), estimulação vibratória do pênis (vibroejaculação). A aspiração direta do deferente, apesar de não se tratar de técnica para promover a ejaculação, pode ser utilizada para a obtenção de espermatozóides. Segundo Brackett, a mobilidade dos espermatzóides é melhor quando obtidos assim[33,34]. Entretanto, por se tratar de técnica invasiva, deve ser usada apenas em casos selecionados.

Em 1947, Guttman reportou sucesso na administração de neostigmina intratecal para obtenção de ereção e ejaculação em pacientes lesado medulares. Em paralisias completas do motoneurônio superior, obtiveram-se 60% de ejaculações e em lesões incompletas, 75%. Ademais, o emprego concomitante de técnicas de reprodução proporcionou a obtenção de gestação em alguns casos. Embora os resultados sugerissem tratar-se de técnica eficiente, trabalhos subseqüentes não conseguiram reproduzir o sucesso inicial, além de demonstrar tratar-se de procedimento invasivo com graves efeitos colaterais[35].

A estimulação elétrica, utilizada amplamente na medicina veterinária, é utilizada em pacientes incapazes de ejacular por meio de estimulador elétrico inserido pelo ânus e aplicado sobre a próstata. A primeira descrição do procedimento em humanos foi feita em 1931, por Learmonth[36]. Sua aplicação em portadores de lesão medular ocorreu pela primeira vez em 1948.

O procedimento de EEJ deve ser realizado sob narcose, em pacientes que tenham parte de sua sensibilidade preservada, por se tratar de procedimento doloroso. Orienta-se o paciente a esvaziar o intestino antes do procedimento. O paciente é submetido imediatamente antes da EEJ a um cateterismo para esvaziamento da bexiga. No primeiro procedimento isso é obrigatório, pois não se pode antever se a ejaculação será anterógrada ou retrógrada. Mesmo com o esvaziamento da bexiga, é aconselhável a alcalinização da urina pelo uso de bicarbonato de sódio administrado às refeições durante as 24h que antecedem o procedimento. Após o esvaziamento vesical instilam-se 10mL de meio de conservação (Hamm F-10) e retira-se o cateter.

Tão logo o cateter seja retirado, o paciente é colocado em decúbito lateral. Um toque retal é feito para certificação da ausência de fezes na ampola retal. A sonda do eletroejaculador é lubrificada e introduzida no ânus vagarosamente entre 10 e 11cm, até que os eletrodos estejam em contato com a próstata e vesículas seminais. A sonda é conectada ao estimulador e inicia-se a estimulação. Pacientes com lesões acima de T_{10} ejacularão com estímulos entre 4 e 10V e aqueles com lesões mais baixas entre 10 e 15V, com 100 a 400mA, respectivamente. Os estímulos são intermitentes, de 5s de duração cada. Anuscopia é realizada após o procedimento, para verificação de eventuais lesões. Os aparelhos são dotados de termostatos, desligando-se automaticamente se a temperatura atingir 40°C. Ao final do procedimento o paciente é reposicionado em decúbito dorsal horizontal e submetido a novo cateterismo para colheita de eventual ejaculado retrógrado. O material obtido é, então, enviado para análise em laboratório.

Pacientes com lesões acima de T6 devem ser monitorados, já que o procedimento pode desencadear disreflexia autonômica. Nifedipina e nitroglicerina sublingual devem estar disponíveis.

Ejaculação foi obtida por François, utilizando-se esse método, em 63 pacientes de um grupo de 116 pacientes e por Brindley em 50% de seus 84 pacientes[37,38].

A vibroejaculação peniana (VEP) foi descrita inicialmente por Sobrero e Comarr a utilizou em pacientes lesados medulares[39,40]. François, em 1980, obteve 36 ejaculações em um grupo de 50 pacientes submetidos a estímulos vibratórios na região do frênulo peniano[41]. A seqüência de eventos observados durante a VEP foi relatada por Szasc e Carpenter (Quadro 51.5). Sonksen et al. demonstraram em estudo com 66 lesados medulares que o limiar ejaculatório era mais eficientemente atingido em aparelhos com 2,5mm de amplitude e com freqüência de 100Hz[32].

A VEP é um procedimento simples e de fácil execução que funciona muito bem em pacientes com lesões acima de T_{10} quando a integridade da medula sacral está mantida.

Recentemente, em estudo realizado por Ohl et al., foi demonstrado que a ejaculação anterógrada obtida por VEP, comparada à obtida por EEJ, em paciente lesado medular, tinha motilidade superior (26 versus 11%), vitalidade superior (25 versus 10%) e motilidade total superior (185 milhões versus 97 milhões)[42]. Além disso, dois outros estudos demonstraram superioridade do material obtido por VEP em comparação a EEJ.

A VEP e posterior auto-inseminação vaginal do ejaculado, realizada pelo casal em âmbito domiciliar, são as primeiras opções de tratamento da infertilidade. Vários autores reportaram sucesso com essa técnica (Quadro 51.6; Tabelas 51.2 a 51.4). Na AACD tivemos sucesso com três casais em um grupo de cinco.

QUADRO 51.5 – Seqüência de eventos observados à vibroejaculação[2]

- 5 – 10s: espasmo abdominal
- 16 – 20s: perda de ereção
- 21 – 45s: espasmo das pernas
- 46 – 50s: bradicardia
- 51 – 55s: intumescimento da glande
- 56 – 60s: "algo vai acontecer"
- 61 – 75s: espasmo contínuo de pernas, quadril e abdome
- 76 – 80s: ejaculação

QUADRO 51.6 – Eletroejaculação versus vibroejaculação[43]

- Fertilização (27 casais)
  - Auto-inseminação: 5
  - Inseminação intra-uterina: 5
  - Reprodução assistida: 7
    - Sucesso: 17/27 – 62%

TABELA 51.2 – Porcentagem de sucesso da vibroejaculação em relação à eletroejaculação (100%)[43]

VIBROEJACULAÇÃO	PACIENTES ESTUDADOS	% DE SUCESSO
Lesão cervical	20/37	54
Lesão torácica acima de T10	14/26	54
Lesão abaixo de T10	0/15	0

TABELA 51.3 – Gravidez obtida por vibroejaculação e auto-inseminação vaginal caseira

AUTORES	NÚMERO DE CASAIS (TENTATIVA)	NÚMERO DE CASAIS QUE OBTIVERAM GRAVIDEZ
Dahlberg et al.	19	9 (42%)
Nehra et al.[43]	8	5 (62%)
Sonksen et al.[32]	16	4 (25%)

TABELA 51.4 – Gravidez por obtenção de esperma pela técnica de vibroejaculação (VEJ) ou eletroejaculação (EEJ), combinada com inseminação intra-uterina (IIU) ou fertilização *in vitro* (FIV), com ou sem injeção intracitoplasmática de espermatozóide (ICSI)

AUTORES	MÉTODO DE OBTENÇÃO DE ESPERMA	TÉCNICA DE REPRODUÇÃO	NÚMERO DE CASAIS	GESTAÇÕES OBTIDAS
Ohl et al.[42]	EEJ	IIU/FIV	120	54 (45%)
Brackett et al.[33,34]	VEJ/EEJ	IIU/FIV	23	11 (48%)
Nehra et al.[43]	VEJ/EEJ	IIU/FIV	31	12 (39%)
Sonksen et al.[32]	VEJ/EEJ	IIU/FIV/ICSI	12	6 (50%)
Hultling et al.[15]	VEJ/EEJ	FIV/ICSI	25	16 (64%)

Embora aparentemente efetiva, os resultados de grandes séries demonstram que a VEP e a auto-inseminação domiciliar devem ser tentadas por casais jovens. Observa-se queda drástica dos bons resultados quando as parceiras atingem 36 anos. A monitoração do ciclo por meio de ultra-sonografia seriada ou de dosagens hormonais aparentemente melhora os resultados, uma vez que se determina o dia da ovulação e, em conseqüência, o melhor dia para se realizar a auto-inseminação.

Inseminação intra-uterina com estimulação ovariana concomitante, com citrato de clomifeno, é outra técnica utilizada com chance de gestação entre 10 e 20% por tentativa. Essa técnica normalmente é tentada por três a seis ciclos quando há falha da primeira técnica ou quando a parceira tem mais de 35 anos.

Por fim, a fertilização *in vitro* (Fig. 51.14) é utilizada em caso de falha das duas técnicas descritas ulteriormente. A efetividade do procedimento é de 37%, porém tem alto custo e não é coberta pelos planos de saúde. Na AACD, com a determinante colaboração do Serviço de Reprodução Humana da Universidade Federal de São Paulo (Unifesp), obtivemos sucesso com dois casais em três empregando essa técnica. Em um dos casais a gestação foi gemelar e o insucesso ocorreu em casal cuja parceira tinha 38 anos.

REFERÊNCIAS BIBLIOGRÁFICAS

1. GUTTMANN, L. New hope for spinal injury sufferes. Paraplegia, v. 17, p. 6-15, 1979.
2. SZASZ, G. Sexual function in the spinal cord injured. In: BLOCH, R. F.; BASBAUM, M. (eds.). Management of Spinal Cord Injuries. London: *Williams & Wilkins*, 1986.
3. BORS, E.; COMARR, A. E. Neurological disturbances of sexual function with special reference to 529 patients with spinal cord injury. Urol. Surv., v. 10, p. 191-222, 1960.
4. CASALIS, M. E. P. Sexualidade e função sexual na lesão medular. Urol. Comtemp., v. 3, n. 4, p. 196, 1977.
5. COLE, T. M. et al. A new program of sex education and counseling for spinal cord injured adults and health care professionals. Paraplegia, v. 11, p. 111, 1973.
6. COMARR, A. E. Sexual function among patients with spinal cord injury. Urol. Int., v. 25, p. 168, 1970.
7. YARKONY, G. M. Spinal cord injury rehabilitation. In: LEE, B. Y. (ed.). The Spinal Cord Injured Patient: comprehensive management. *Philadelphia: W.B. Saunders*, 1991.
8. PICCIN, V. S.; BORRELLI JR., M. A sexualidade no portador de lesão medular. Tema livre. In: XXVIII CONGRESSO BRASILEIRO DE UROLOGIA. Anais do XXVIII Congresso Brasileiro de Urologia, 2001.
9. IGNARRO, L. J. et al. Pharmacology of erection. J. Pharmacol. Exp. Ther., v. 218, n. 3, p. 739, 1981.
10. GOTT, L. J. Anatomy and physiology of male sexual response and fertility as related to spinal cord injury. In: SHA'KED, A. Human and Rehabilitation Medicine – Sexual Function Following Spinal Cord Injury. London: *Williams & Wilkins*, 1981.
11. BERARD, E. J. J. The sexuality of spinal cord injured women: physiology and pathophysiology. Paraplegia, v. 27, p. 99, 1989.
12. DERRY, F. A. et al. Efficacy and safety of oral Sildenafil (Viagra) in men with erectile dysfunction caused by spinal cord injury. Neurology, v. 51, n. 6, p. 1629, 1998.
13. BORRELLI JR., M. Eficácia e segurança do Sildenafil no tratamento da disfunção erétil no portador de lesão medular. In: XXVIII CONGRESSO BRASILEIRO DE UROLOGIA. Anais do XXVIII Congresso Brasileiro de Urologia, 2001.
14. MAYTOM, M. C. et al. A two-part pilot study of Sildenafil in men with erectile dysfunction caused by spinal cord injury. Paraplegia, v. 37, p. 110, 1999.
15. HULTLING, C. Quality of life in patients with spinal cord injury receiving Sildenafilfor the treatment of erectile dysfunction. Spinal Cord., v. 38, n. 6, p. 363, 2000.
16. VIRAG, R. Intracvervous injection of papaverin for erectile failure. Lancet, v. 2, p. 938, 1982.
17. ZORGNIOTTI, A. W.; LEFLEUR, R. S. Auto injection of corpus cavernosum with vasoactive drug combination for vasculogenic impotence. J. Urol., v. 133, p. 39, 1985.
18. SIDI, A. A. Vasoactive intracavernous pharmacotherapy for the treatment of erectile impotence in men with spinal cord injury. J. Urol., v. 138, n. 3, p. 539, 1987.
19. STACKL, W. et al. Intracavernous injection of prostaglandin E1 in impotent men. J. Urol., v. 140, p. 66, 1988.
20. EARLE, C. M. et al. Prostaglandin E1 therapy for impotence. Comparison with papaverin. J. Urol., v. 143, p. 57, 1990.
21. VAIDYANATHAN, S. et al. Special precautions to be observed while using alprostadil in patients with spinal cord injury. Spinal Cord., v. 35, p. 402, 1997.
22. SECKIN, B. et al. External vacuum device therapy for spinal cord injured males with erectile dysfunction. Int. Urol. Neph., v. 28, p. 235, 1996.
23. GOLGI, H. Experience with penile prostheses in spinal cord injury patients. J. Urol., v. 121, p. 288, 1979.
24. STEIDLE, C. P.; MULCAHY, J. J. Erosion of penile prostheses: a complication of urethral catheterization. J. Urol., v. 142, p. 736, 1988.
25. RAMOS, A. S.; SAMSO, J. V. Specific aspects of erectile dysfunction in spinal cord injury. Int. J. Impot. Res., v. 16, suppl. 2, p. 42, 2004.
26. EISENBERG, M.; RUSTAD, L. Sex education and counseling program on spinal cord injury service. Arch. Phys. Med. Rehabil., v. 57, p. 135, 1976.
27. TALBOT, H. The sexual function in paraplegia. J. Urol., v. 73, p. 91, 1955.
28. AMELIAR, R. D.; DUBIN, L. Sexual function and fertility in paraplegic males. Urology, v. 20, p. 62, 1982.
29. DENIL, J. et al. Functional characteristics of sperm obteined by eletroejaculation. J. Urol., v. 147, p. 69, 1992.
30. DENIL, J. et al. Motility longevity of sperm samples obtained for intrauterine insemination. Fertil. Steril., v. 58, p. 436, 1992.
31. PADRON, O. F. et al. Seminal reactive oxygen species and sperm morphology in men with spinal cord injury. Fertil. Steril., v. 67, p. 1115, 1997.
32. SONKSEN, J. et al. Quality of semen obtained by penile vibratory stimulation in men with spinal cord injuries. Observations predictors. Urology, v. 48, p. 453, 1996.
33. BRACKETT, N. L. et al. semen quality of spinal cord injured men is better when obtained by vibratory stimulation versus eletroejaculation. J. Urol., v. 157, p. 151, 1997.
34. BRACKETT, N. L. et al. Treatment of assisted conception of severe male factor infertility to spinal cord injury or other neurologic impairment. J. Assist. Reprod. Genet., v. 12, p. 210, 1995.
35. GUTTMAN, L.; WALSH, J. J. Prostigmin assessment test of fertility in pinal men. Paraplegia, v. 9, p. 39, 1970.
36. LEARMONTH, J. R. A contribution to neurophysiology of the urinary bladder in men. Brain, v. 54, p. 147, 1931.
37. FRANÇOIS, N. et al. Electroejaculation of a complete paraplegic followed by pregnancy. Paraplegia, v. 16, p. 248, 1978.
38. BRINDLEY, G. S. Electroejaculation and fertility in spinal cord men. Sexuality and Disability, v. 3, p. 223, 1980.
39. SOBRERO, A. J. et al. Technique for induction of ejaculation in humans. Fertil. Steril., v. 16, p. 765, 1965.
40. COMARR, A. E. Sexual function among patients with spinal cord injury. Urologia Internationalia, v. 25, p. 134, 1970.
41. FRANÇOIS, N. et al. L'ejaculation par le vibromassage chez le paraplegique: à propos de 50 cas avec 7 grossesses. Ann. Med. Phys., v. 23, p. 24, 1980.
42. OHL, D. A. et al. Predictors of success in eletroejaculation of spinal cord injury patient. J. Urol., v. 141, p. 1483, 1989.
43. NEHRA, A. et al. Eletroejaculation and vibroejaculation of the paraplegic male followed by pregnancy. J. Urol., v. 155, p. 554, 1990.

CAPÍTULO 52

Regeneração Medular – Pesquisas e Perspectivas Atuais

Tarcísio Eloy Pessoa de Barros Filho • Alexandre Fogaça Cristante

INTRODUÇÃO

As dificuldades de tratamento de pacientes com lesão medular são conhecidas há muito tempo, sendo a primeira citação creditada ao papiro de Edwin Smith, que data de cerca de três mil anos antes de Cristo e descrevia que a lesão medular não deveria ser tratada[1].

Na Primeira Guerra Mundial, Cushing relata que 80% dos pacientes, vítimas de trauma raquimedular, evoluíam para óbito durante as duas primeiras semanas pós-lesão[2].

Na Segunda Guerra Mundial, desenvolveu-se o conceito de centros especializados no tratamento de pacientes lesados medulares a partir da experiência de Guttman na Inglaterra[3]. Nesses centros, com a participação de equipes multidisciplinares, conseguiu-se diminuir drasticamente a mortalidade e permitiu maior conhecimento das alterações decorrentes da lesão medular.

O progredir do conhecimento da fisiopatologia envolvida na lesão medular, o conhecimento mais adequado da circulação sangüínea da medula e a melhoria das técnicas cirúrgicas, da segurança anestésica e dos instrumentais de estabilização da coluna vertebral propiciaram que, praticamente no final da década de 1970 e início da década de 1980 fosse estabelecido um protocolo mais adequado de tratamento para esses casos:

- Descompressão do canal vertebral o mais rapidamente possível para possibilitar melhor chance de recuperação neurológica, como demonstrado no clássico trabalho de Bohlman em 1979[4].
- Estabilização rígida da coluna vertebral com instrumentais que permitam a mobilização precoce dos pacientes sem a necessidade de grandes aparelhos de imobilização externa.
- Programas de reabilitação iniciados precocemente com atividades de fisioterapia motora e respiratória, reeducação de esfíncteres, acompanhamento psicológico visando evitar as graves complicações decorrentes da lesão medular.

Com esse protocolo, o prognóstico dos pacientes melhorou, porém ainda pouco era feito em relação à lesão medular propriamente dita.

A Organização Mundial da Saúde (OMS) agrupa as medidas de tratamento da lesão medular em: prevenção primária, secundária e terciária. As medidas de prevenção primária incluem as ações de prevenção propriamente dita, como as campanhas para evitar ocorrência de fraturas na coluna vertebral por acidentes de mergulho, as várias medidas para diminuir a incidência de acidentes de trânsito, para aumentar a segurança dos veículos, as campanhas de desarmamento e projetos para aumentar a segurança residencial, em especial para diminuir a incidência de quedas de indivíduos idosos. As medidas de prevenção secundária são aquelas desenvolvidas a partir do momento da ocorrência do acidente e devem se iniciar com sistema de resgate e transporte adequado para os centros especializados de atendimento do lesado medular. A prevenção terciária é a fase mais complexa da reabilitação, pois envolve não somente a família do paciente, mas também a sociedade como um todo, a qual deveria fornecer as condições para que os pacientes, após saírem do hospital, pudessem ser reintegrados ao convívio social e exercerem suas atividades com o máximo de capacidade possível.

A observação clínica mostrava que a evolução das lesões do sistema nervoso central (SNC) era totalmente diferente daquela observada nas lesões do sistema nervoso periférico. Inúmeros estudos experimentais demonstraram que o microambiente notado após a lesão é desfavorável, e mesmo inibidor, às tentativas de regeneração e crescimento axonal (Fig. 52.1), ao contrário do verificado no sistema nervoso periférico[5-8].

Outra contribuição importante adveio da melhor compreensão da fisiopatologia e dos fenômenos envolvidos após o trauma físico direto sobre a medula espinal. Uma série de fenômenos em cascata ocorre com a liberação de mediadores endógenos que causam destruição progressiva da medula com infarto local e hemorragia na substância cinzenta, com liberação de aminoácidos excitatórios, acúmulo de opióides endógenos, liberação de radicais livres e peroxidação lipídica. A chamada lesão secundária, ou necrose secundária, decorre desses fatores que resultam em conseqüente perda de auto-regulação do fluxo

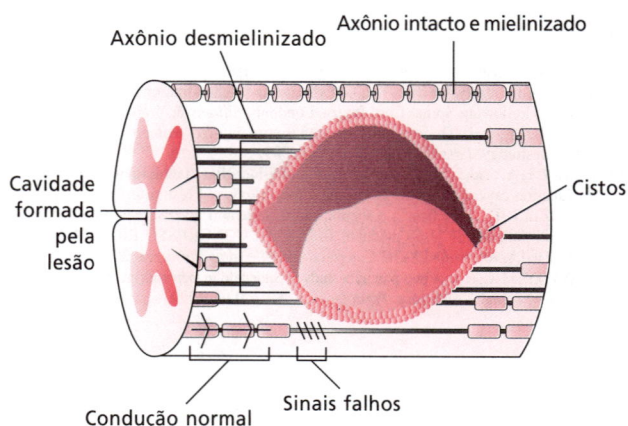

Figura 52.1 – Microambiente desfavorável à regeneração axonal.

sangüíneo, com elevação de microcirculação medular, que persiste por horas, provocando morte celular e aumentando a área de isquemia e de dano medular[1,9].

Na década de 1990, a pesquisa sobre lesão medular voltou-se para drogas que interferissem nessa cascata de fenômenos que provoca necrose secundária e de drogas que estimulem a neuroplasticidade.

Na presente década demonstrou-se que após lesões do SNC há período de déficit seguido de período de variável recuperação funcional. Tal recuperação se deve principalmente a alterações nos circuitos não lesados, mas o processo exato de recuperação ainda não foi esclarecido por completo. Atualmente, têm sido desenvolvidas linhas de pesquisas para utilização de neurotransmissores, transplantes de células fetais e de células indiferenciadas, implante de eletrodos, emprego de substâncias promotoras de remielinização; mas ainda não apresentam resultados definitivos[10].

TRATAMENTO MEDICAMENTOSO DA LESÃO MEDULAR

Inúmeras drogas têm sido testadas experimentalmente e mesmo clinicamente, ainda que algumas vezes de forma empírica, sem estarem fundamentadas em evidências.

Metilprednisolona

Essa droga administrada nas primeiras 8h após o trauma medular foi a primeira a demonstrar melhora na recuperação neurológica em seres humanos.

Três ensaios clínicos foram conduzidos para estudar de maneira padronizada a ação da metilprednisolona em pacientes com trauma raquimedular. Esses estudos foram denominados National Acute Spinal Cord Injury Study (NASCIS), sendo o primeiro (NASCIS1) publicado em 1984. O NASCIS 2 e o NASCIS 3, em 1997. Os estudos foram multicêntricos e coordenados por Brecken[11-13].

Consideramos que a padronização recomendada a partir desses estudos deve ser adotada na prática clínica, no atendimento do paciente vítima de lesão traumática da coluna vertebral fechada com déficit neurológico associado. Nos pacientes que chegam ao hospital nas primeiras 3h após lesão, deve-se administrar a metilprednisolona em forma de pulsoterapia: um bolo inicial de 30mg/kg de peso, seguido por infusão por 24h de 5,4mg/kg de peso por hora. Naqueles que chegarem entre 3 e 8h após a lesão, faz-se a administração de 30mg/kg de peso e a infusão de 5,4mg/kg de peso por hora por 48h.

Os critérios de exclusão são pacientes que chegaram ao centro especializado depois de 8h da lesão, vítimas de lesão por arma de fogo ou arma branca, pacientes com risco de morte iminente, crianças menores de 14 anos e gestantes.

As publicações nos NASCIS 2 e 3 mostraram melhor recuperação tanto nos índices motores quanto nos sensitivos, nos pacientes que receberam a metilprednisolona em comparação com o grupo placebo, sem haver significativamente aumento do número de complicações a despeito da alta dosagem empregada. Contudo, estudos europeus não corroboraram os resultados dos NASCIS e alguns centros europeus não empregam mais essa droga no tratamento do lesado medular.

Tirilazade

A alta dosagem da metilprednisolona necessária para obtenção do efeito neuroprotetor e a preocupação com possível ocorrência de efeitos colaterais, como hemorragia digestiva e infecção, conduziram os pesquisadores ao desenvolvimento de drogas que tivessem os efeitos protetores da metilprednisolona sem seus efeitos colaterais. A medicação tirilazade foi testada no NASCIS 3, mas ainda não é rotineiramente empregada na prática clínica[13].

Gangliosídeos

Os gangliosídeos são moléculas de glicolipídeos derivados de ácido siálico. *In vitro*, eles aumentam a formação e o crescimento de neuritos, que são expansões protoplasmáticas dos axônios que originam novas conexões funcionais, induzem a regeneração neuronal e promovem a neuroplasticidade[14].

O gangliosídeo GM1 tem sido estudado no trauma raquimedular e demonstrado melhoria dos índices motores e sensitivos e mesmo na função esfincteriana nos pacientes que receberam o GM1 em relação ao grupo placebo[15].

Em nosso serviço, recomendamos a administração de gangliosídeos nos pacientes com lesão traumática da coluna vertebral com lesão neurológica associada, na dose de 300mg como dose de ataque e seguida de 100mg diários por 30 dias. A administração é endovenosa ou intramuscular.

Recomenda-se que não seja administrada simultaneamente à metilprednisolona.

Naloxona

Consiste em antagonista opióide estudado durante o NASCIS 2, mas que não demonstrou qualquer benefício em relação ao grupo placebo.

Ainda é estudado experimentalmente, porém não a recomendamos em nosso centro[16-18].

Bloqueadores de Canal de Cálcio

Alguns estudos demonstraram efeitos benéficos para microcirculação medular, que seria aumentada com seu uso[19,20]. Um dos bloqueadores testados clinicamente foi a nimodipina e as evidências observadas não recomendam seu uso clínico em pacientes com lesão medular traumática[21].

Antagonistas do N-metil-D-aspartato

Experimentalmente, essas drogas mostraram efeito benéfico em lesões medulares experimentais[22,23]. Clinicamente, uma dessas drogas, o GK11 está sendo objeto de ensaio clínico de fase 3 da Food and Drug Administration (FDA), não estando disponível para uso fora dos centros participantes do estudo[24].

4-Aminopiridina

É substância bloqueadora dos canais de potássio e sua ação resultaria na melhora de condução nervosa em axônios desmielinizados, com melhores resultados funcionais, tanto motores quanto sensitivos[25].

Estudos clínicos de fase 2 da FDA estão sendo conduzidos para comprovar sua eficácia[21].

Antioxidantes e Bloqueadores de Radicais Livres

Mesmo experimentalmente, poucas são as evidências de que esse grupo de drogas apresente efeito benéfico no tratamento da lesão medular[1].

Fatores Neurotróficos

Vários são os fatores neurotróficos descritos e, experimentalmente, eles têm mostrado a sua eficácia, evitando a morte neuronal programada (apoptose) e estimulando a formação e a extensão dos prolongamentos dos neurônios. Apresentam um inconveniente para seu uso clínico, pelo fato de serem moléculas grandes que não atravessam a barreira hematoliquórica, o que, no momento, é fator limitante para seu uso[25,26].

Anticorpos Bloqueadores dos Fatores Inibitórios da Regeneração

Schwab, ao bloquear seletivamente os fatores inibitórios da regeneração axonal com o uso de anticorpos específicos, obteve a regeneração de axônios do trato corticospinal em ratos. A possibilidade dessa linha de pesquisa para futuro uso clínico é interessante, porém, no momento, seus dados são todos experimentais[8].

TRATAMENTO CIRÚRGICO

Estudos acerca de possibilidades cirúrgicas para o tratamento da lesão medular também têm demonstrado resultados estimulantes ao longo da última década.

Descompressão Medular

As descompressões medulares, sobretudo por via anterior, têm demonstrado melhoria da circulação medular mesmo quando realizadas tardiamente. Tal melhoria do aporte sangüíneo abre possibilidades de melhoria funcional e melhor aporte de drogas na área lesada de medula.

Omentoplastia

A omentoplastia apesar de amplamente divulgada pela imprensa leiga há alguns anos como real possibilidade de tratamento da lesão medular, não teve tais resultados reproduzidos em outros centros que também praticaram tal técnica. A maioria dos pacientes apresentou apenas diminuição da espasticidade, creditada à revascularização medular, mas com risco cirúrgico e índice de complicações praticamente proibitivos.

Guiar Conexões

Uma das abordagens do tratamento da lesão medular consiste em criar pontes para transpor a área lesada da medula (Fig. 52.2). Para tanto, são utilizados enxertos de células do SNC e de nervos periféricos, tubos revestidos de células de Schwann, células da glia olfativa e fibroblastos modificados por engenharia genética.

Tais técnicas, combinadas com fatores neurotróficos exógenos, abrem novas perspectivas para o estudo da regeneração axonal funcional no trauma raquimedular.

Substituição de Células Lesadas

Técnicas de transplante de células-tronco e de células fetais teriam não apenas a função de ponte, mas também o potencial de liberar fatores que estimulariam a regeneração axonal e de substituir as células lesadas.

Células do Sistema Nervoso Central Fetal

O transplante de células do SNC foi empregado nos últimos 20 anos e auxiliou a aumentar a compreensão acerca do desenvolvimento do sistema nervoso e da resposta dos neurônios às lesões. Mais recentemente, os estudos envolvendo transplante de células do SNC têm sido dirigidos para restaurar ou diminuir a perda de função resultante da lesão. Provou-se que os transplantes podem reduzir os déficits ou mesmo aumentar a recuperação

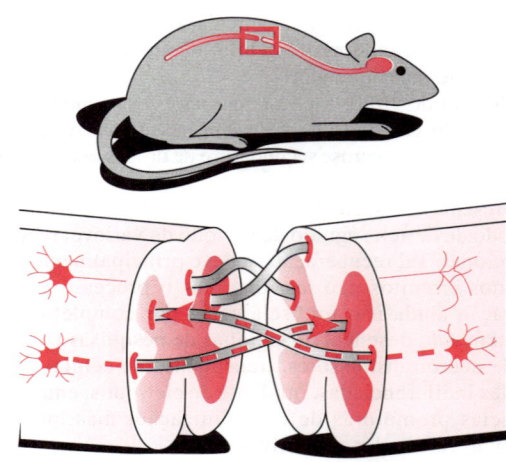

Figura 52.2 – Ponte de nervo periférico transpondo a lesão medular em rato.

funcional resultante do dano do SNC, sobretudo nos casos de doenças degenerativas. Os transplantes podem influenciar a recuperação da função pós-dano do SNC por meio de grande variedade de mecanismos: como conseqüências não específicas de transplantes, ações tróficas, liberação hormonal e transmissores, e inclusive por mecanismos mais específicos envolvendo reinervação de células hospedeiras e estabelecimento de conexões recíprocas entre o tecido transplantado e o tecido hospedeiro[27-29]. O transplante de células do SNC fetal pode servir como ponte entre a medula e os níveis supra-espinais através do local da lesão; pode fornecer população de células no local da lesão que pode servir de substrato para o restabelecimento de comunicação celular entre os níveis supra e infralesionais.

Os requisitos para reparação anatômica e funcional, após lesão medular, são mais complexos que os requisitos para recuperação de outros danos neurológicos que geralmente requerem apenas restauração dos níveis de neurotransmissores para que haja importante recuperação funcional[27].

Transplante usando células do SNC pode melhorar a função locomotora pós-lesão medular e proporciona microambiente mais complexo que o ambiente promovido por transplante de nervos periféricos, suspensão de células ou de células geneticamente modificadas[29]. Hoje, sabe-se que o transplante de células fetais potencializa a recuperação motora, tanto de indivíduos imaturos como adultos.

Células-tronco

O tratamento ideal para a lesão medular seria aquele que não apenas diminuísse a lesão, mas que também estimulasse o processo de reparação. Ao contrário do conceito de 10 anos atrás, já está provado que neurônios fora do SNC, na medula espinal imatura e em meios especiais de cultura podem se regenerar[30].

A utilização de transplante de células indiferenciadas e células precursoras em estudos para tratamento da lesão medular tem cerca de 10 anos. Células indiferenciadas são células multipotentes que apresentam a capacidade de se proliferar e originar células de qualquer linhagem e de qualquer tecido. Em animais, foi provado que células indiferenciadas transplantadas na medula normal ou lesada pode se diferenciar em neurônios ou em glia. Células precursoras de neurônios podem ser isoladas e expandidas em culturas na presença de mitógenos e, quando transplantadas, podem originar neurônios e oligodendrócitos. Podem ainda se diferenciar em astrócitos, evidenciando que sinais do ambiente são determinantes na especificação da linhagem[10,30-32].

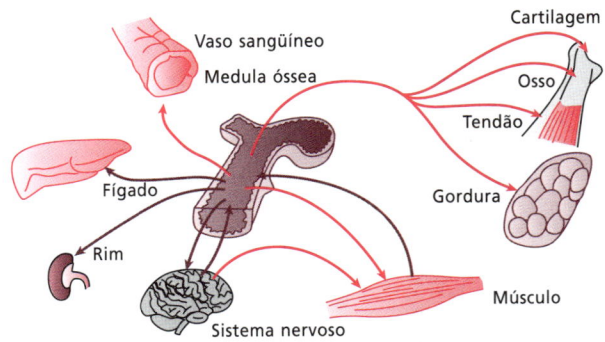

Figura 52.3 – Possibilidades terapêuticas das células-tronco.

Outro conceito foi recentemente alterado quando se provou que células adultas podem ser reprogramadas a expressar genes típicos de células diferenciadas de qualquer uma das três linhagens: mesoderma, ectoderma e endoderma. Esse fato possibilitou a constatação de que o estado diferenciado das células é reversível e que requer regulação contínua do meio, possibilitando estudos como o que provou que após irradiação letal, células derivadas da medula óssea, administradas endovenosamente, originaram células que expressavam genes específicos de neurônios[10].

Assim, o emprego de células-tronco tem sido bastante expandido e atualmente existem linhas de pesquisa que utilizam células-tronco no tratamento de diversas doenças, como:

- Doenças cardíacas: infarto agudo do miocárdio, Chagas.
- Doenças degenerativas musculares e neurológicas.
- Doenças endocrinológicas: diabetes, hipotireoidismo.
- Substitutos ósseos.
- Doenças oncológicas.
- Lesões medulares.

A manipulação dessas células-tronco permite perspectivas futuras de cura de doenças tidas, hoje, como incuráveis (Fig. 52.3).

CONSIDERAÇÕES FINAIS

O conhecimento adequado dos mecanismos envolvidos na cascata de fenômenos, decorrentes da lesão medular, é extremamente importante para que se estabeleçam as janelas de indicação específicas de cada uma das terapias descritas. Embora nenhuma delas isoladamente seja a solução definitiva, provavelmente o caminho deverá ser a associação de procedimentos cirúrgicos e intervenções farmacológicas.

No momento atual do conhecimento, as evidências só nos permitem recomendar o uso de metilprednisolona e gangliosídeos no tratamento medicamentoso da lesão medular traumática, respeitando-se as indicações e as janelas terapêuticas de cada uma das referidas drogas.

Os avanços observados na última década nos permitem encorajar o desenvolvimento de trabalhos experimentais no campo da regeneração medular. A combinação de várias estratégias deverá viabilizar a possibilidade de recuperação funcional dos pacientes com lesão medular, mesmo que parcial, resultando em conseqüente melhoria de sua qualidade de vida.

REFERÊNCIAS BIBLIOGRÁFICAS

1. AMAR, A. P; LEVY, L. Pathogenesis and pharmacological strategies for mitigating secondary damage in acute spinal cord injury. *Neurosurgery*, v. 44, p. 1027-1040, 1999.
2. GRADY, M. S. Physiopathology and experimental treatment of spinal cord injury. In: LEVINE, A. M. *Orthopaedic Knowledge Update – Trauma*. Chicago: American Academy of Orthopaedic Surgeons, 1977.
3. WATSON, D. D.; SHERRITT, P. W.; KERR, M. Medical care and restoration. In: BEDBROOK, G. *Lifetime Care of the Paraplegic Patient*. Edinburgh: Churchill Livingstone, 1985. p. 721.
4. BOHLMAN, H. H. Acute fractures and dislocations of the cervical spine. *J. Bone Join Surg.*, v. 61, p. 1119-1142, 1979.
5. AGUAYO, A. J.; BENTEY, M.; DAVID, S. A. Potential for axonal regeneration in neurons of the rat adult mammalian central nervous system. *Birth Defects*, v. 194, p. 327-340, 1983.
6. GEBRIN, A. S.; CUNHA, A. S.; SILVA, C. F.; BARROS FILHO, T. E. P.; AZZE, R. Perspectivas de recuperação do lesado medular. *Rev. Brás. Ort.*, v. 32, p. 103-108, 1997.
7. DAVIESS, S.; ILLIS, L. S. Regeneration in the central nervous system and related factors. *Paraplegia*, v. 33, p. 10-17, 1995.
8. SCHWAB, M. E.; BANDTLOW, C. E. Inhibitory influences. *Nature*, v. 371, p. 658-659, 1994.
9. DELAMARTER, R. B.; COYKE, J. Acute management of spinal cord injury. *JAAOS*, v. 7, p. 166-175, 1999.
10. MCDONALD, J. W. repairing the damaged spinal cord. *Scientific American*, p. 65-73, Sep. 1999.
11. BRACKEN, M. B.; COLLINS, W. F.; FREEMAN, D. F. Efficacy of methylprednisolone in acute spinal cord injury. *JAMA*, v. 25, p. 45-52, 1993.
12. BRACKEN, M. B.; HOLFORDT, T. Effects of timing of methylprednisolone or naloxone administration of recovery of segmental and longtract neurological function in NASCIS2. *J. Neurosurg.*, v. 79, p. 500-507, 1993.
13. BRACKEN, M. B.; SHEPARDM, J.; HOLDFORD, T. P. Administration of methylprednisoloen for 24 or 48 hours or tirilazad mesylate for 48 hours in the treatment of acute spinal cord injury. *JAMA*, v. 277, p. 1597-1604, 1997.
14. GEISLER, F. H.; DORSEY, F. C. Q.; COLEMAN, W. P. Recovery of motor function after spinal cord injury. A randomized controlled trial with GM 1 ganglioside. *N. Engl. J. Med.*, v. 324, p. 1829-1833, 1991.
15. GEISLER, E. H. *Gm 1 Multicentric Study in Spinal Cord Injury*. Atlanta: Apresentado no 25 Congresso da American Spinal Injury Association, 1999.
16. FADEN, A. L. Neuropeptides and central nervous system injury: clinical implications. *Arch. Nurol.*, v. 43, p. 501-504, 1986.
17. FADEN, A. L.; JACOBS, T. P. Opiate antagonist improves neurologic recovery after spinal Injury. *Science*, v. 211, p. 493-494, 1981.
18. FADEN, A. L.; JACOBS, T. P.; SMITH, M. T. Evaluation of the calcium channel antagonist nimodipine in experimental spinal cord ischemia. *J. Neurosurg.*, v. 60, p. 796-799, 1984.
19. FEHLINGS, M. G.; TATOR, C. H.; LINDEN, R. D. The effect of nimodipine and dextran on axonal function and blood flow following experimental spinal cord injury. *J. Neurosurg.*, v. 71, p. 403-416, 1989.
20. GUHA, A. A.; TATOR, C. H.; PIPER, I. Effect of a calciumchannel blocker on posttraumatic spinal cord blood flow. *J. Neurosurg.*, v. 66, p. 423-430, 1987.
21. GEBRIN, A. S.; CRISTANTE, A. F.; SILVA, A. F.; BARROS FILHO, T. E. P. Intervenções farmacológicas no trauma raquimedular: uma nova visão terapêutica. *Acta Ortp. Brás.*, v. 5, p. 123-136, 1997.
22. CHOI, D. W. Glutamate neurotoxicity in cortical cell cultures *J. Neurosurg.*, v. 7, p. 357-368, 1987.
23. GEISLER, F. H. *Neuroprotection and Regeneration of Spinal cord Principles of Spinal Surgery*. New York: McGraw-Hill, 1996. p. 769-784.
24. TATOR, C. H. Biology of neurological recovery and functional restoration after cord injury. *Neurosurgery*, v. 42, p. 696-708, 1998.
25. IBANES, C. F. Neurotrophic factors from structure function studies to effective therapeutics. *Trnds Biotechnol.*, v. 13, p. 217-227, 1995.
26. SCHETRESON, I. C.; BOTHWELL, M. Novell roles for neurotrophins are suggested by BDNF and NT3 Mrna expression in developing neuros. *Neuron.*, v. 9, p. 449-453, 1992.
27. BREGMAN, B. S.; BAGDEN, E. K. Potential Mechanisms underlying transplant mediated recovery of function after spinal cord injury. In: MARWAH, J.; TEITELBAUM, H.; PRASAD, K. N. *Neural Transplantation, CNS Neuronal Injuries and Regeneration*. Boca Raton: CRC, 1994. p. 81-102.
28. BREGMAN, B. S.; REIER, P. J. Neural tissue transplants rescue axotomized rubrospinal cells from retrograde death. *The Journal of Comparative Neurology*, v. 244, p. 86-95, 1986.
29. HORNER, P. J.; POPOVICH, P. G.; REIER, P. J.; STOKES, B. T. Fetal spinal transplant vascularity: metabolic and immunology mechanisms. In: MARWAH, J.; TEITELBAUM, H.; PRASAD, K. N. *Neural Transplantation, CNS Neuronal Injuries and Regeneration*. Boca Raton: CRC, 1994. p. 81 102.
30. AKIYAMA, Y.; HONMOU, O.; KATO, T. Transplantation of clonal neural precursor cells derived from adult human brain establishes functional peripheral myelin in the rat spinal cord. *Exp. Neurol.*, v. 167, p. 27-39, 2001.
31. CAO, Q. L.; ZHANG, P.; HOWARD, R. M.; WALTERS, W. Pluripotent stem cells engrafted into the normal or lessioned adult rat spinal cord are restricted to aglial lineage. *Expper. Neurol.*, v. 167, p. 48-58, 2001.
32. MCDONALD, J. W. repairing the damaged spinal cord. *Scientific American*, p. 65-73, Sep. 1999.

BIBLIOGRAFIA COMPLEMENTAR

HANSEBOUT, R. R.; BLIGHT, A. R.; FAWCETT, S. Aminopyridine in chronic spinal cord injury: a controlled, double blind, crossover study in eight patients. *J. Neurotrauma*, v. 10, p. 1-18, 1993.

Seção 10

Reabilitação na Síndrome de Parkinson

Coordenadora: Ana Paula Coutinho Fonseca

53	Etiologia e Epidemiologia	446
54	Neuroanatomia e Neuropatologia	448
55	Quadro Clínico e Diagnóstico Diferencial	460
56	Tratamento da Fase Inicial	464
57	Reabilitação	469
58	Disfagia	472
59	Aspectos Psicológicos e Cognitivos	477
60	Tratamento Cirúrgico	482

CAPÍTULO 53

Etiologia e Epidemiologia

Ana Paula Coutinho Fonseca

CONCEITO

Em 1871, James Parkinson, médico inglês, publicou uma descrição da doença que denominou de "paralisia agitante". Os pacientes portadores dessa doença apresentavam tremor de repouso, postura encurvada para frente, marcha com passadas curtas e arrastadas, além de retropulsão. Reconheceu que os sintomas pioravam progressivamente, levando finalmente à morte por complicações pela imobilidade[1]. O médico francês Jean Marie Charcot acrescentou a rigidez muscular, a micrografia, as alterações sensoriais e várias outras características à descrição original de Parkinson, dando à doença o nome de seu descobridor e primeiro médico a descrevê-la[2].

Sabemos hoje que a doença de Parkinson (DP) é um distúrbio neurológico progressivo causado pela degeneração de neurônios dopaminérgicos nigroestriais. A DP está presente no mundo inteiro e em todas as populações[3].

INCIDÊNCIA

Existem poucas investigações epidemiológicas que abordam a incidência da DP e a grande variabilidade dos números indica pouca confiabilidade estatística. Tanner e Goldman descrevem uma incidência de 4,5 a 21 casos a cada 100.000 habitantes por ano[4]. Vines *et al.* estudaram a incidência da DP em Navarra, Espanha, pelo período de 1994 a 1995, e encontraram a cifra de 10,06 e 4,92 casos para 100.000 habitantes, homens e mulheres, respectivamente[5].

PREVALÊNCIA

As taxas de prevalência variam de região para região. Errea *et al.* encontraram em Aragón, Espanha, uma taxa de 220,6 enfermos a cada 100.000 habitantes[6]. Tanner *et al.* encontraram resultados variáveis com taxas de prevalências de 18 a cada 100.000 pessoas em Xangai, China e 328 a cada 100.000 em Bombay, Índia[4]. Taxas médias aproximadas de prevalência para a DP foram estimadas em 120 a 180 por 100.000 em população branca e a prevalência em indivíduos com idade superior a 65 anos é de aproximadamente 1%, sendo que por volta da oitava década de vida a prevalência da DP na América do Norte e Europa é de 2 a 3%[7,8]. As maiores taxas de prevalência da DP são na América do Norte e na Europa, enquanto as menores taxas são encontradas na China, Nigéria e Sardenha[7]. A Argentina apresenta uma taxa de prevalência da DP alta, cerca de 206 casos por 100.000 habitantes[9].

DISTRIBUIÇÃO POR IDADE

A DP geralmente ocorre em indivíduos com idade superior a 50 anos e raramente antes de 25 anos. A idade média de início da DP é de aproximadamente 60 anos[10]. A incidência e a prevalência da DP aumentam com o avançar da idade. Kusumi *et al.*, por meio de estudos realizados no Japão, concluem que o aumento da expectativa de vida e conseqüentemente a maior sobrevida contribuem para uma maior prevalência da DP[11]. Bower *et al.*, em um estudo durante um período longo (1976 a 1990) em Minnesota, relataram a incidência de 114,7 casos para cada 100.000 habitantes com idade superior a 50 anos[12]. A prevalência de DP sobe de forma exponencial com a idade, estima-se uma taxa de 3 a 47 casos por 100.000 habitantes com idade inferior a 50 anos e 2.179 a 3.096 por 100.000 habitantes após a idade de 80 anos[13].

PREVALÊNCIA POR SEXO

Numerosos estudos demonstraram que a DP é mais comum em homens do que em mulheres. Rijk *et al.* realizaram estudos em várias regiões como Espanha, Itália, Holanda e França e obtiveram como resultados em todas elas uma prevalência maior no paciente do sexo masculino[14].

DISTRIBUIÇÃO SEGUNDO ETNIAS

Com relação à etnia, são necessários mais estudos para substanciar a crença de que a DP é mais comum em caucasianos e para determinar se o acesso à saúde e outros fatores afetam, de forma diferenciada, a incidência e prevalência da DP nas várias populações. Alguns estudos mostram uma maior freqüência da DP em brancos da Europa e EUA e menor em negros da África[15].

FATORES DE RISCO

Existem artigos que correlacionam fatores extrínsecos ao desenvolvimento da DP, entre eles a vida rural, a ingestão de água de poço, o cultivo de vegetais, a exposição à polpa de madeira e aos pesticidas[7]. O interesse pelas toxinas ambientais foi impulsionado pela descoberta de que um derivado da heroína provocava sintomas e sinais semelhantes aos da DP em adultos jovens que injetavam essa droga[16].

HISTÓRIA FAMILIAR

O progresso recente da genética abre uma porta para o entendimento dos mecanismos patogenéticos da DP. Cerca de um terço de todos os casos de DP são familiares, acredita-se que essa cifra se deva a uma associação de suscetibilidade genética e exposição a agentes ambientais. Estudos têm sido conduzidos para definir alguns genes que regulam o metabolismo de drogas e neurotoxinas nos pacientes portadores de DP. Existem evidências de disfunção mitocondrial na DP, bem como o envolvimento de múltiplos genes nucleares[13].

MORTALIDADE

A dificuldade de encontrar a real taxa de mortalidade da DP se deve ao fato de que a doença não constitui uma causa direta de morte. Observa-se uma redução da taxa de mortalidade em indivíduos mais jovens. Burguera *et al.*, na Espanha, investigaram a taxa de mortalidade da DP entre 1980 a 1985 e obtiveram um valor de 2,14 casos para cada 100.000 habitantes[17]. Chió *et al.* em um estudo retrospectivo, analisaram a taxa de mortalidade entre 1951 e 1987 na Itália e encontraram taxas de 4,27 e 2,77 casos para cada 100.000 habitantes, homens e mulheres, respectivamente[18].

REFERÊNCIAS BIBLIOGRÁFICAS

1. PARKINSON J. An Essay on the Shaking Palsy. *London: Sherwood, Neely & Jones*, 1817, p. 66.
2. DUVOISIN, R. C. History of parkinsonism. *Pharmacology and Therapeutics*, v. 32, p. 1-17, 1987.
3. CALNE, D.; CALNE, S. (eds.). Parkinson's Disease: advances in neurology. *Philadelphia: Lippincott Williams & Wilkins*, 2001. v. 86, p. 163-172.
4. TANNER, C. M.; GOLDMAN, S. M. Epidemiology of Parkinson's disease. *Neurol. Clin.*, v. 14, n. 2, p. 317-335, May 1996.
5. VINES, J. J.; LARUMBE, R.; GAMIDE, I. Y.; ARTAZCOZ, M. T. Incidencia de la enfermedad de Parkinson idiopática y secundaria en Navarra. Registro poblacional de casos. *Neurología*, v. 14, n. 1, p. 16-22, 1999.
6. ERREA, J. M.; ARA, J. R.; AIBAR, C.; PEDRO CUESTA, J. Prevalence of Parkinson's disease in lower Aragon, Spain. *Mov. Disord.*, v. 14, n. 4, p. 596-604, Jul. 1999.
7. MARTILLA, R. J.; RINNE, U. K. Epidemiological approaches to the etiology of Parkinson's disease. *Acta Neurol. Scand.*, v. 126, p. 13-18, 1989.
8. TANNER, C. M.; BEM-SHLOMO, Y. Epidemiology of Parkinson's disease. *Adv. Neurol.*, v. 80, p. 153-159, 1999.
9. MELCON, M. O.; ANDERSON, D. W.; VERGARA, R. H.; ROCCA, W. A. Prevalence of Parkinson's disease in Junin, Buenos Aires Province, Argentina. *Mov. Disord.*, v. 12, p. 197-205, 1997.
10. MARTILLA, R. J.; RINNE, U. K. Epidemiology of Parkinson's disease in Finland. *Acta Neurol. Scand.*, v. 53, n. 2, p. 81-102, 1976.
11. KUSUMI, M.; NAKASHIMA, K.; HARADA, H.; NAKAYAMA, H.; TAKAHASHI, K. Epidemiology of Parkinson's disease in Yonago City, Japan. Comparison with a study carried out 12 years ago. *Neuroepidemiology*, v. 15, n. 4, p. 201-207, 1996.
12. BOWER, J. H.; MARAGANORE, D. M.; MCDONNELL, S. K.; ROCCA, W. A. Incidence and distribution of parkinsonism in Olmsted Country, Minnesota, 1976-1990. *Neurology*, v. 52, n. 6, p. 1214-1220, Apr. 1999.
13. PAYAMI, H.; ZAREPARSI, S. Genetic epidemiology of Parkinson disease. *Journal of Geriatric Psychiatry and Neurology*, v. 11, p. 98-106, 1998.
14. RIJK, M. C.; TZOURIO, C.; BRETELER, M. M.; DARTIGUES, J. F.; AMADUCCI, L. et al. Prevalence of parkinsonism and Parkinson's disease in Europe: the EUROPARKINSON Collaborative Study. *J. Neurol. Neurosurg. Psychiatry*, v. 62, n. 1, p. 10-15, Jan. 1997.
15. RICHARDS, M.; CHAUDHURI, K. R. Parkinson's disease in populations of Africa origin: a review. *Neuroepidemiology*, v. 15, n. 4, p. 201-207, 1996.
16. BALLARD, P. A.; TETRUD, J. W.; LANGSTON, J. W. Permanent human parkinsonism due to 1-methyl-4-phenyl-1,2,3,6-tetrahydropyridine (MPTP): seven cases. *Neurology*, v. 35, p. 949-956, 1985.
17. BURGUERA, J. A.; CATALÁ, J.; TABERNER, P. Y.; MUÑOZ, R. Mortalidad por enfermedad de Parkinson en España (1980-1985). Distribución por edades, sexo y áreas geográficas. *Neurología*, v. 7, n. 3, p. 89-93, Mar. 1992.
18. CHIÓ, A.; MAGNANI, C.; TOLARDO, G.; SCHIFFER, D. Parkinson's disease mortality in Italy, 1951 through 1987. *Arch. Neurol.*, v. 50, p. 149-152, Feb. 1993.

# CAPÍTULO 54

Neuroanatomia e Neuropatologia

José Eymard Homem Pittella

ANATOMIA DOS NÚCLEOS DA BASE

Os movimentos voluntários são essenciais para o bem-estar dos animais, permitindo respostas apropriadas relacionadas com a autopreservação e a preservação da espécie. Embora os estímulos que direcionam a ação da musculatura esquelética se originem no córtex cerebral, eles são modulados por várias estruturas subcorticais, entre as quais estão os núcleos da base[1]. Estes constituem um conjunto de núcleos situados na região centro-medial do encéfalo, originados do telencéfalo e, em menor grau, do diencéfalo, mesencéfalo e ponte, relacionados com o controle das funções motoras voluntárias, cognitivas e afetivas[1,2]. A lesão de um ou mais componentes desses núcleos provoca diversas síndromes clínicas caracterizadas por distúrbios no controle dos movimentos, resultando em tremor, rigidez, bradicinesia, movimentos involuntários rápidos ou lentos etc., entre as quais destaca-se a doença de Parkinson. De modo diverso do córtex cerebral motor, que tem conexão direta com os neurônios motores do tronco encefálico e da medula espinhal, os núcleos da base influenciam o planejamento e a execução dos movimentos voluntários de maneira indireta, através de conexões aferentes do córtex cerebral, circuitos intrínsecos dos próprios núcleos da base e conexões eferentes, via tálamo, para o córtex cerebral[1,2]. Lesões dos núcleos da base também podem prejudicar as funções cognitivas, como ocorre na doença de Huntington e nas fases avançadas da doença de Parkinson, sugerindo um importante papel destas estruturas nas funções cerebrais mais superiores. De fato, estudos recentes com base em evidências de ordem anatômica, neurofisiológica e clínica indicam que os núcleos da base estão envolvidos em funções cognitivas[3]. Para se compreender os distúrbios do movimento e, em particular, a doença de Parkinson, faz-se necessário rever a anatomia e o modelo de organização dos núcleos da base com suas conexões aferentes e eferentes, neurotransmissores e receptores.

Anatomia Macroscópica

Os núcleos da base são massas de substância cinzenta situadas sob o córtex cerebral e envolvidas pelo centro branco medular ou localizadas na parede ventricular ou sob o tálamo. São constituídos pelo *núcleo caudado*, *putâmen*, nucleus accumbens, *globo pálido*, *núcleo subtalâmico*, *substância negra*, *área tegmentar ventral* e *núcleo tegmentar pedúnculo-pontino*[1,2]. São ainda incluídos nos núcleos da base: o claustro, a amígdala (complexo amigdalóide) e o núcleo basal de Meynert. O claustro, situado entre o putâmen e o córtex da ínsula, apesar de conectado topograficamente com o córtex cerebral, tem função desconhecida. A amígdala é um importante componente do sistema límbico, enquanto que o núcleo basal de Meynert faz parte junto com outros núcleos talâmicos e o lócus cerúleo de estruturas relacionadas funcionalmente com a excitação cortical cerebral e, por isto, não serão descritos neste texto.

O núcleo caudado e o putâmen constituem o estriado, *striatum* ou *neostriatum* e o globo pálido forma o paleoestriado (*paleostriatum*) ou *pallidum*[2,4]. O núcleo caudado e o putâmen são unidos rostroventralmente (cabeça do núcleo caudado e parte anterior do putâmen) e, em níveis mais posteriores, embora separados um do outro por fibras da cápsula interna, estão conectados por pontes de substância cinzenta que lembram raios de uma roda. O *nucleus accumbens* (juntamente com o tubérculo olfatório) forma o *striatum* ventral e localiza-se ventromedialmente e abaixo da área de união do núcleo caudado com o putâmen (Fig. 54.1). O putâmen e o globo pálido constituem o *núcleo lentiforme*, assim denominado pela sua forma semelhante a uma lente. Contrariamente ao núcleo caudado, o núcleo lentiforme não é visível na superfície ventricular. O núcleo lentiforme tem o tamanho de uma castanha e, em cortes frontais, aparece como uma cunha com o ápice em direção medial. Uma delgada faixa vertical ligeiramente curva de substância branca, a lâmina medular lateral, separa o núcleo lentiforme, em uma porção lateral o putâmen e em uma porção medial o globo pálido. O putâmen é a parte maior e mais lateral dos núcleos da base. É atravessado por numerosos fascículos de fibras mielínicas, procedentes do próprio putâmen e do núcleo caudado, que convergem ventral e medialmente para o globo pálido, melhor visualizados em cortes que coram a mielina. O globo pálido, formando a parte mais medial e menor do núcleo lentiforme, acompanha toda a borda medial do putâmen (Fig. 54.2). Forma também a borda dorsolateral da perna posterior da cápsula interna. O globo pálido possui dois segmentos, um medial (interno) e outro lateral (externo), orientados ao longo da superfície lateral da cápsula interna e separados um do outro pela lâmina medular medial. Uma lâmina medular acessória, menos nítida, divide o segmento medial do pálido em uma região externa e outra interna que originam fibras eferentes com destinos distintos (ver conexões eferentes). O pálido ventral é uma extensão ventral do globo pálido, situada abaixo da comissura anterior, dorsal e lateralmente ao núcleo basal de Meynert (Fig. 54.2). Devido ao grande número de fibras nervosas mielínicas aferentes que convergem para o globo pálido e de fibras eferentes que dali saem, este globo tem uma cor clara e homogênea que lhe valeu o nome de pálido.

O núcleo caudado consiste em massa cinzenta arqueada em forma de *C* e alongada, relacionada em toda sua extensão com os ventrículos laterais[2,4]. Embora seja uma estrutura contínua, é dividido em três partes:

- Cabeça, uma parte anterior dilatada, que faz protrusão para o interior do corno anterior do ventrículo lateral.
- Corpo, localizado dorsolateralmente ao tálamo, próximo à parede lateral do ventrículo lateral.
- Cauda, que representa sua parte posterior, alongada, diminuindo de tamanho de frente para trás, dobrando-se

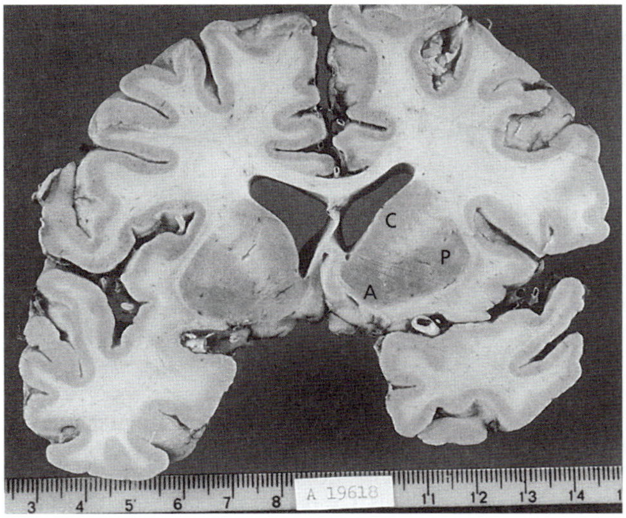

Neuroanatomia e Neuropatologia ■ 449

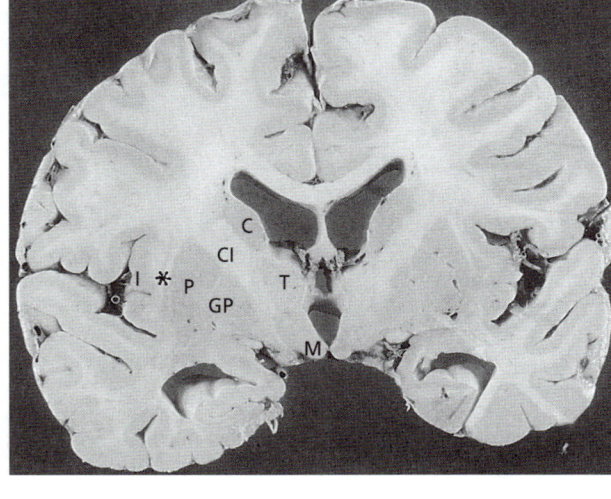

Figura 54.1 – Corte frontal dos hemisférios cerebrais no nível do septo pelúcido. A = *nucleus accumbens*; C = núcleo caudado; P = putâmen.

Figura 54.3 – Corte frontal dos hemisférios cerebrais no nível dos corpos mamilares. * = claustro; C = núcleo caudado; CI = cápsula interna; GP = globo pálido; I = córtex da ínsula; M = corpos mamilares; P = putâmen; T = tálamo.

ao penetrar no lobo temporal, onde se localiza no teto do corno inferior do ventrículo lateral, seguindo sua curvatura.

A cauda do núcleo caudado termina na região do complexo amigdalóide. Separando o tálamo do núcleo lentiforme existem as fibras da cápsula interna. Lateralmente ao núcleo lentiforme há uma delgada lâmina de substância cinzenta, o claustro, situado logo abaixo do córtex da ínsula.

De fora para dentro, portanto, em cortes frontais (coronais) no nível dos corpos mamilares identificam-se: córtex da ínsula, cápsula extrema (delgada faixa de substância branca entre a ínsula e o claustro), claustro, cápsula externa (delgada faixa de substância branca entre o claustro e o putâmen), núcleo lentiforme, cápsula interna, núcleo caudado e tálamo, estas duas últimas estruturas situadas na superfície ventricular (o núcleo caudado, superiormente e o tálamo, inferiormente)[2,4] (Figs. 54.3 e 54.4). Em cortes mais posteriores, o putâmen aparece mais volumoso e o núcleo caudado torna-se progressivamente menor; o globo pálido é identificado medialmente ao putâmen e lateralmente à cápsula interna. Em níveis ainda mais posteriores (no nível do mesencéfalo), o tálamo é visualizado e torna-se proeminente; o putâmen e o globo pálido são deslocados lateralmente e diminuem de volume e o segmento medial do globo pálido não é mais identificado (Fig. 54.5). A cápsula interna separa o putâmen e globo pálido (lateralmente) do núcleo caudado e tálamo (medialmente). Em cortes horizontais, a cápsula interna sofre uma inflexão, sendo conhecida como joelho da cápsula interna. A porção da cápsula interna situada posteriormente ao joelho é denominada de perna posterior (entre o putâmen

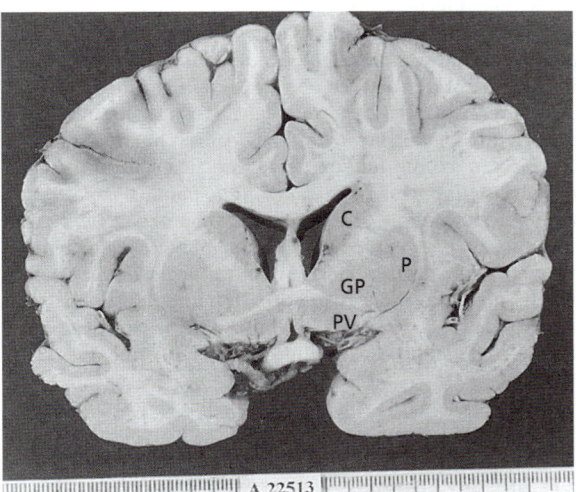

Figura 54.2 – Corte frontal dos hemisférios cerebrais no nível da comissura anterior. C = núcleo caudado; GP = globo pálido; P = putâmen; PV = pálido ventral.

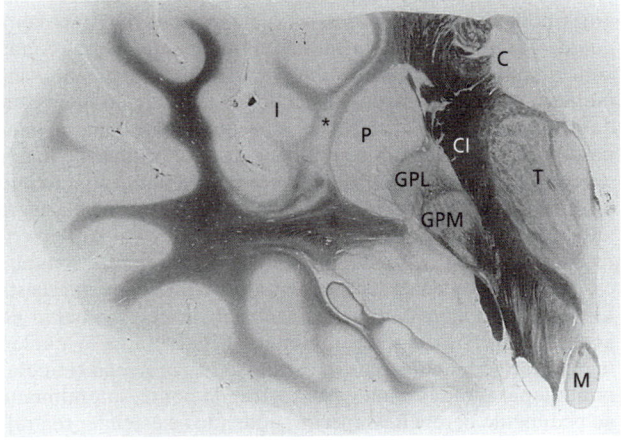

Figura 54.4 – Corte frontal do hemisfério cerebral esquerdo no nível do corpo mamilar, coloração para mielina. * = claustro; C = núcleo caudado; CI = cápsula interna; GPL = segmento lateral do globo pálido; GPM = segmento medial do globo pálido; I = córtex da ínsula; M = corpo mamilar; P = putâmen; T = tálamo.

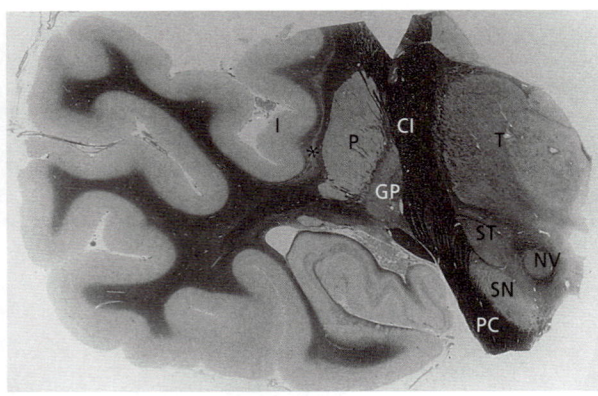

Figura 54.5 – Corte frontal do hemisfério cerebral esquerdo no nível do pedúnculo cerebral, coloração para mielina. * = claustro; I = córtex da ínsula; C = núcleo caudado; CI = cápsula interna; GP = globo pálido; NV = núcleo vermelho; P = putâmen; PC = pedúnculo cerebral; SN = substância negra; ST = núcleo subtalâmico; T = tálamo.

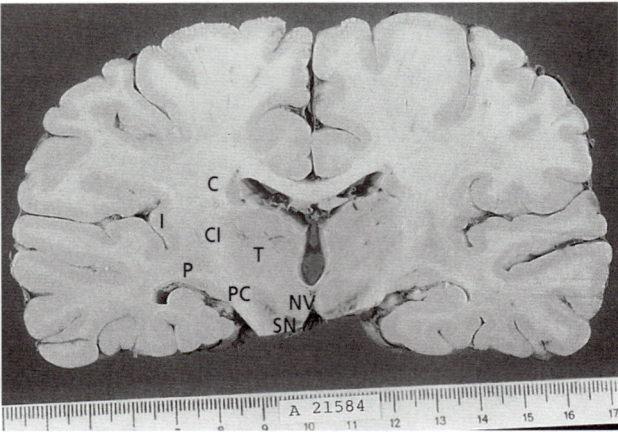

Figura 54.6 – Corte frontal dos hemisférios cerebrais no nível dos pedúnculos cerebrais. C = núcleo caudado; CI = cápsula interna; I = córtex da ínsula; NV = núcleo vermelho; P = putâmen; PC = pedúnculo cerebral; SN = substância negra; T = tálamo.

e globo pálido e o tálamo) e continua-se inferiormente com o pedúnculo cerebral no mesencéfalo.

Cortes efetuados no nível do pedúnculo cerebral mostram uma pequena área bem definida de substância cinzenta em forma de espessa lente biconvexa, ricamente vascularizada, posicionada obliquamente abaixo do tálamo e medialmente à cápsula interna, o núcleo subtalâmico[4] (Fig. 54.5). A parte medial e caudal desse núcleo recobre a região mais rostral da substância negra. Esta é identificada como uma faixa pigmentada cinza-escura a negra, situada oblíqua e inferiormente aos núcleos subtalâmico e vermelho (Figs. 54.5 e 54.6). Por outro lado, a perna posterior da cápsula interna separa o segmento medial do globo pálido da substância negra. Os limites da substância negra são, na face rostral, os corpos mamilares e, na face ventral, os núcleos pontinos recobrem o mesencéfalo, representando seu limite inferior. A substância negra forma, assim, a massa nuclear mais volumosa do mesencéfalo humano, estendendo-se verticalmente por todo o comprimento dessa estrutura até a região caudal do diencéfalo[2,4]. O termo substância negra deriva da presença do pigmento negro neuromelanina, um produto da auto-oxidação da dopamina[1]. Em cortes macroscópicos, duas áreas podem ser observadas na substância negra: uma zona compacta (*pars compacta*) dorsal, pigmentada, negra, e uma zona reticulada (*pars reticulada*) ventral, de cor marrom-avermelhada. A zona compacta estende-se até a região mais caudal do mesencéfalo onde é recoberta ventralmente pelos núcleos pontinos. A intensidade da pigmentação em primatas é maior do que em qualquer outra espécie e atinge seu grau máximo no homem. Nele, os neurônios pigmentados da substância negra não aparecem até o quarto ou quinto ano de vida. A pigmentação macroscópica da substância negra, entretanto, somente é visível por volta da puberdade. A área tegmentar ventral está localizada dorsomedialmente à substância negra, abaixo do assoalho da fossa interpeduncular. Finalizando, o núcleo tegmentar pedúnculo-pontino situa-se na formação reticular pontina parabraquial, na parte rostral da ponte, lateralmente ao pedúnculo cerebelar superior, podendo se estender rostralmente até a região caudal de mesencéfalo[4].

Anatomia Microscópica

Em cortes corados pelo método de Nissl, o núcleo caudado e o putâmen apresentam aspecto homogêneo, sem estratificação ou agrupamento especial de células, sendo identificados dois tipos de neurônios: pequenos, arredondados ou fusiformes, e maiores, multipolares. O número de células pequenas é muito maior do que o das grandes, na proporção de 40 ou 60:1. Em cortes corados pela técnica de Golgi são encontrados *neurônios de projeção* (células de Golgi tipo I ou de axônio longo) e *interneurônios* (células de Golgi tipo II ou de axônio curto), na proporção de 3:1 em primatas[5,6]. Os neurônios de projeção possuem um corpo celular arredondado, ovalado ou fusiforme de tamanho médio (12 a 20µm) de onde partem quatro a cinco dendritos primários providos de numerosas espinhas, irradiando-se em todas as direções e formando um campo esferoidal de 300 a 400µm de diâmetro. Esses neurônios, denominados *neurônios espinhosos médios,* ricos em calbindina (uma proteína com afinidade pelo cálcio), representam a população mais numerosa do *neostriatum* (acima de 90%) e constituem a origem do principal sistema de fibras eferentes do *neostriatum*. O axônio origina-se do corpo ou próximo ao tronco do dendrito e emite grande quantidade de colaterais antes de deixar as proximidades do corpo celular. Essas colaterais ramificam-se profusamente de acordo com dois padrões: o mais comum consiste em um axônio curto com ramificação que termina a curta distância do corpo celular, as sinapses se estabelecendo com os próprios dendritos da célula de origem ou em dendritos de neurônios de projeção adjacentes[7]. Essa ramificação de colaterais contribui para a interação com circuitos locais no *striatum*. O padrão menos comum consiste em um axônio longo que se ramifica e forma sinapses a distância (no próprio *neostriatum*, globo pálido e zona reticulada da substância negra). Existe, ainda, uma classe de neurônios espinais de tamanho médio a grande, que difere dos anteriores pelo menor número de espinhas e ramificação dendrítica e colaterais axonais mais escassas. A maioria dos interneurônios, quando examinados pela técnica de Golgi, não possui espinhas nos dendritos, podendo ser divididos em quatro tipos[5]:

- Neurônios sem espinhas de tamanho médio com dendritos varicosos e um axônio delgado ramificando-se nas proximidades do corpo celular.
- Grandes neurônios sem espinhas possuindo dendritos varicosos espessos e delgados.
- Neurônios sem espinhas de tamanho médio com dendritos alongados e um axônio que se ramifica profusamente dentro do campo dendrítico.

- Pequena célula neurogliforme sem espinhas com numerosos dendritos alongados, radiados.

O *striatum* é dividido ainda em um compartimento maior, denominado de *matriz* ou *matriossomo*, rico em acetilcolinesterase e em calbindina-D, contendo cerca de 85% do volume total do *neostriatum*, e um compartimento menor, o *estriossomo*, escasso em acetilcolinesterase e rico em calretina (outra proteína com afinidade pelo cálcio) e calbindina-D (em níveis estriatais caudais), contendo cerca de 15% do volume restante[8-10]. O estriossomo aparece como pequenas manchas envolvidas pelo matriossomo, mais numerosas na cabeça do núcleo caudado e putâmen rostral[1]. Os neurônios do matriossomo formam agrupamentos e cada agrupamento é considerado um módulo funcional ou zona de microexcitabilidade, capaz de responder homogeneamente a um limiar de estimulação que não ultrapassa 40μA[11]. O matriossomo recebe projeções aferentes do córtex cerebral, principalmente das camadas III e V, enquanto que o estriossomo recebe aferentes das camadas IV, V e VI. O matriossomo e o estriossomo diferem tanto no que diz respeito aos tipos de neurotransmissores e receptores, quanto às projeções aferentes e eferentes (ver adiante).

Os neurônios do globo pálido são grandes células fusiformes, com dendritos relativamente lisos (sem espinhas) e longos que estabelecem conexões com os plexos de fibras aferentes, formando conexões axodendríticas. Os neurônios de projeção dos segmentos medial e lateral do globo pálido são ricos em parvalbumina, uma proteína com afinidade pelo cálcio.

Os neurônios do núcleo subtalâmico possuem forma, tamanho e concentração variáveis, conforme a região examinada. São identificadas células fusiformes, piramidais ou arredondadas com dendritos ramificados. Nas regiões mediais, predominam neurônios arredondados, menores e mais densamente distribuídos do que nas regiões laterais. Os neurônios de projeção do núcleo subtalâmico são ricos em parvalbumina. O núcleo subtalâmico é organizado somatotopicamente, ou seja, lesão em uma parte pode envolver o membro superior e, em outra, o membro inferior.

A zona compacta da substância negra aparece como uma faixa irregular de grandes células poligonais ou piramidais, densamente agrupadas, identificando-se duas populações de neurônios pigmentados, morfológica e funcionalmente distintas, grupos ventral e dorsal, cada grupo por sua vez podendo ser subdividido em três regiões[12]. Os neurônios do grupo ventral lateral têm menor concentração de neuromelanina comparados com os do grupo dorsal medial[13]. O grupo ventral lateral projeta-se para a região dorsal do núcleo caudado e putâmen, inervando principalmente o estriossomo. O grupo dorsal projeta-se para a região caudal do núcleo caudado e inerva principalmente o matriossomo. Os dendritos desses grandes neurônios estendem-se para dentro da zona reticulada da substância negra, podendo, assim, aumentar a área de recepção e integração de informações e influenciar o *striatum* por meio das projeções eferentes da zona reticulada (ver adiante, conexões aferentes e eferentes)[1]. Com base na imunomarcação para calbindina-D (presente nas fibras aferentes estriato-nigrais) a zona compacta possui áreas calbindina-D fracamente positivas, contínuas entre si (nigrossomos), em meio a compartimento calbindina-D intensamente positivo (matriz nigral)[14]. Os neurônios dopaminérgicos da zona compacta distribuem-se desigualmente nesses dois compartimentos: 60% na matriz nigral e 40% nos nigrossomos. A zona reticulada encontra-se ao lado e no interior da borda medial das fibras córtico-fugais descendentes que formam a cruz do cérebro, sendo composta por células esparsas, de tamanho médio a grande, de formato irregular, ricas em parvalbumina e ferro, mas sem neuromelanina. Esses neurônios possuem axônios com numerosas ramificações que se estendem à zona compacta e a diversas estruturas adjacentes[1].

Neurotransmissores e Receptores

Os núcleos da base constituem a região cerebral mais rica em neurotransmissores e receptores. Diversos neurotransmissores, caracterizados por ações pós-sinápticas rápidas, e neuromoduladores, contendo ações sinápticas lentas, são encontrados em vários componentes dos núcleos da base. Do ponto de vista de sua estrutura bioquímica, os neurotransmissores podem ser divididos em três categorias: *aminoácidos* (tipo 1), *aminas* (tipo 2) e *peptídeos* (tipo 3), os quais diferem em seu mecanismo de ação[15]. Os neurotransmissores do tipo 1 são ácidos dicarboxílicos excitatórios (glutamato ou aspartato), ou ácidos monocarboxílicos inibitórios, tais como o ácido gama-aminobutírico (GABA) e glicina. Seu mecanismo de ação é ionotrópico, ou seja, os excitatórios abrem os canais de sódio, enquanto os inibitórios abrem os canais de cloro. Os principais neurotransmissores do tipo 2 são a dopamina e acetilcolina, além da serotonina, noradrenalina e histamina, com ação metabotrópica, atuando por meio do sistema de segundo mensageiro. Os neurotransmissores do tipo 3 são representados pelos opióides encefalina e dinorfina, taquicinina, substância P e colecistocinina, também com ação metabotrópica e atuando como moduladores das ações dos aminoácidos e aminas.

O neurotransmissor excitatório glutamato encontra-se nos terminais das fibras córtico-estriatais (a maior conexão aferente dos núcleos da base) e nas terminações dos neurônios talâmicos no córtex frontal (fibras tálamo-corticais). O mais importante neurotransmissor dos núcleos da base é o GABA, com ação inibitória, sendo encontrado no *striatum* e no globo pálido[2,16]. No *striatum*, localiza-se nos neurônios de projeção (neurônios espinhosos médios), que projetam seus axônios para os segmentos medial e lateral do globo pálido (fibras estriato-palidais) e para a zona reticulada da substância negra (fibras estriato-nigrais). Os neurônios espinhosos médios, além do GABA, possuem também neuropeptídeos, como a encefalina, substância P e dinorfina. Portanto, quando ativados, os neurônios espinhosos médios têm função tanto inibitória quanto neuromoduladora para suas células-alvos[1]. Os neurônios espinhosos médios são os únicos neurônios eferentes do *neostriatum* e disparam poucos potenciais de ação espontaneamente, necessitando de ativação pelas fibras aferentes que neles terminam[1].

Do ponto de vista morfológico e citoquímico são descritas quatro classes de interneurônios no *striatum*[17]:

- Interneurônios colinérgicos gigantes, identificados pela presença de colina acetiltransferase.
- Interneurônios GABAérgicos que contêm parvalbumina.
- Interneurônios GABAérgicos que contêm calretina.
- Interneurônios que possuem somatostatina, NADPH-diaforase e sintetase do óxido nítrico.

A rica ramificação dendrítica dos interneurônios colinérgicos permite uma extensa comunicação sináptica com os circuitos neuronais locais, possibilitando-os funcionarem como neurônios de associação. São inervados principalmente por fibras talâmicas e menor quantidade de fibras dopaminérgicas, funcionando como moduladores do estímulo talâmico para o matriossomo. Os interneurônios que contêm parvalbumina, calretina e NADPH-diaforase distribuem-se uniformemente no *striatum* em direção rostrocaudal, mas os dois primeiros são mais numerosos no núcleo caudado do que no putâmen[18]. Os interneurônios GABAérgicos que contêm parvalbumina constituem 3 a 5% das células estriatais, estão presentes no matriossomo e estriossomo e possuem junções comunicantes que lhes permitem integrar o estímulo recebido de forma sincronizada; recebem estímulo excitatório do córtex cerebral, respondendo de forma inibitória. Não estão ainda bem estabelecidos o fenó-tipo do receptor e a função dos interneurônios GABAérgicos que contêm calretina. Os interneurônios que possuem somatostatina, NADPH-diaforase e sintetase do óxido nítrico representam apenas 1 a 2% dos neurônios estriatais. Possuem ramificação dendrítica e axonal menos rica (esta última, porém, mais extensa), inervam principalmente o matriossomo e recebem fibras glutamatérgicas do córtex cerebral. O óxido nítrico exerce duas funções no *striatum*:

- Estimulação da guanilato ciclase do músculo liso da parede vascular, produzindo vasodilatação e podendo, assim, controlar o fluxo sangüíneo local.
- Ação neurotransmissora, por exemplo, modificando os receptores N-metil-D-aspartato e influenciando a liberação dos neurotransmissores estriatais.

O matriossomo é rico em encefalina. O estriossomo contém também encefalina, além de dinorfina, substância P, colina acetiltransferase e NADPH-diaforase[8,10]. O *nucleus accumbens* possui numerosos neurônios com corpos celulares imunorreativos para colina acetiltransferase e calretinina[19].

Os neurônios de projeção dos segmentos medial e lateral do globo pálido e da zona reticulada da substância negra, de modo similar ao *striatum*, também contêm GABA. Portanto, a via eferente dos núcleos da base é inibitória. A substância P e a dinorfina encontram-se em maior quantidade no segmento medial do globo pálido e zona reticulada da substância negra, ao passo que a encefalina é quase que restrita ao segmento lateral do globo pálido. Esses peptídeos estão contidos nas fibras estriatais de projeção para estas estruturas. O neurotransmissor excitatório glutamato encontra-se nos neurônios de projeção do núcleo subtalâmico[1,2,16]. O núcleo tegmentar pedúnculo-pontino contém neurônios colinérgicos que se projetam para a zona compacta da substância negra.

O maior grupo de neurônios dopaminérgicos está no mesencéfalo (grupos A8, A9 e A10) da terminologia de Dahlstrom e Fuxe[20]. O grupo A9 (grupo nigral) está localizado na substância negra, especialmente na parte lateral da zona compacta. O grupo A10 situa-se na área tegmentar ventral, estendendo-se da região dos corpos mamilares à decussação do pedúnculo cerebelar superior. O grupo A8 (núcleo retrobulbar) localiza-se caudalmente à substância negra. A zona compacta da substância negra contém, ainda, colecistocinina e substância P.

Os receptores podem ser classificados em três categorias[21]:

- *Ionotrópico*: contém canais iônicos com ação excitatória ou inibitória.
- *Metabotrópico*: no qual o neurotransmissor liga-se na superfície celular e ativa proteínas na interface intracelular, resultando na formação do segundo mensageiro por meio de nucleotídeos cíclicos, Ca^{2+}-calmodulina ou fosfatidilinositol.
- *Genotrópico*: no qual as ações dos neurotransmissores são transmitidas da superfície celular para o núcleo, regulando para mais ou para menos a ação dos genes-alvos.

Há três tipo de receptores ionotrópicos excitatórios, que quando ativados permitem a passagem seletiva de íons: 2-amino-3-hidróxi-5-metil-4-isoxazolepropionato (contém canais de sódio), N-metil-D-aspartato (contém canais de cálcio e sódio) e ácido caínico, sensível à toxina *pertussis*. Os receptores ionotrópicos inibitórios são o $GABA_A$ e $GABA_B$. O primeiro opera com canais de cloro. Os receptores dopaminérgicos dividem-se em D1, D2, D3, D4 e D5, os quais com base em similaridade estrutural e farmacológica são agrupados em duas famílias, D1-símile (D1 e D5) e D2-símile (D2, D3 e D4)[21]. Os receptores da família D1-símile atuam através da ativação da adenilato ciclase, enquanto os da família D2-símile atuam inibindo a atividade desta enzima[22]. Os receptores D3, embora estejam estruturalmente relacionados com os receptores D2, de modo similar aos receptores D1, localizam-se nos estriossomos, podendo funcionar de modo inverso aos receptores D2[23].

Os receptores D1 e D2 distribuem-se predominantemente no *striatum*, *nucleus accumbens*, tubérculo olfatório e zona compacta da substância negra[24]. O matriossomo é rico em receptores dopaminérgicos D2, enquanto que o estriossomo possui receptores dopaminérgicos D1 e receptores opióides[8]. Os receptores D3 concentram-se no estriossomo do *nucleus accumbens* e putâmen ventral e no segmento medial do globo pálido, pálido ventral e área tegmentar ventral[23].

Conexões Aferentes e Eferentes dos Núcleos da Base

Os núcleos da base parecem atuar facilitando a execução de programas motores no nível do córtex cerebral. Pelo fato de não haver conexão direta entre os núcleos da base e a área motora, esta ação é indireta, através de conexões aferentes do córtex cerebral, circuitos intrínsecos dos próprios núcleos da base e conexões eferentes, via tálamo, para o córtex cerebral, constituindo um circuito córtico-basal-tálamo-cortical[25]. Com base em suas conexões, os núcleos da base podem ser divididos em três categorias: *núcleos aferentes* ou de *entrada*, que recebem conexões aferentes do córtex cerebral e, em menor grau, do tálamo, substância negra e núcleo tegmentar pedúnculo-pontino e, por sua vez, projetam-se para núcleos intrínsecos e eferentes; *núcleos eferentes* ou de *saída*, que se projetam para regiões do tálamo e do tronco encefálico que não fazem parte dos núcleos da base; *núcleos intrínsecos*, que têm conexões virtualmente restritas aos componentes dos núcleos da base[2]. A organização geral dos núcleos da base aferentes, eferentes e intrínsecos é mostrada na Figura 54.7. O *neostriatum* (núcleo caudado e putâmen) e o *nucleus accumbens* correspondem aos núcleos aferentes, recebendo projeções aferentes dos neurônios piramidais do córtex cerebral dos lobos frontal, parietal, temporal e occipital (fibras córtico-estriatais glutamatérgicas), especialmente do córtex motor e sensitivo[2]. A projeção predominante é homolateral, comparada à projeção contralateral e bilateral. Nota-se distribuição topográfica somatotópica, cada região do *striatum* recebendo projeções procedentes da área cortical mais próxima. O córtex cerebral de associação (áreas 8, 9, 10 e 46 de Brodmann) e sensitivomotor (córtex motor primário, pré-motor, motor suplementar e somatossensitivo) e componentes do sistema límbico (hipocampo, amígdala e áreas pré-frontais associadas a função autonômica) projetam-se separadamente em três regiões distintas do *striatum*, referidas como territórios estriatais de associação, sensitivomotor e límbico. O território associativo compreende grande parte do putâmen rostral até a comissura anterior e a maior parte da cabeça, corpo e cauda do núcleo caudado. O território sensitivomotor compreende o setor dorsolateral da porção pós-comissural do putâmen e a borda dorsolateral da cabeça do núcleo caudado. O território límbico abrange o *nucleus accumbens*, porção profunda do tubérculo olfatório e parte ventral do núcleo caudado e putâmen. As fibras córtico-estriatais projetam-se de modo distinto em relação aos dois compartimentos do *striatum*. Os estriossomos recebem projeções do córtex pré-frontal e límbico, enquanto que o matriossomo é inervado pelo córtex sensitivomotor, frontal,

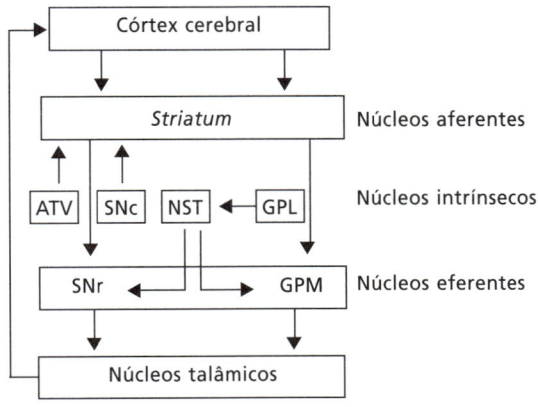

Figura 54.7 – Diagrama esquemático da organização geral dos núcleos da base aferentes, eferentes e intrínsecos e suas principais conexões. ATV = área tegmentar ventral; GPL = segmento lateral do globo pálido; GPM = segmento medial do globo pálido; NST = núcleo subtalâmico; SNc = zona compacta da substância negra; SNr = zona reticulada da substância negra. Esquema elaborado a partir de Martin e Lowe e Leigh[1,25].

parietal e occipital. O *striatum* envia projeções eferentes GABAérgicas para os segmentos lateral e medial do globo pálido (fibras estriato-palidais) e zonas reticulada e compacta da substância negra (fibras estriato-nigrais)[1]. Os neurônios espinais médios que se projetam do *striatum* para o segmento medial do globo pálido e zona reticulada da substância negra, além do GABA, contêm substância P e dinorfina, enquanto os que se projetam para o segmento lateral do globo pálido contêm encefalina[1,17].

Os núcleos eferentes, representados pelo segmento medial do globo pálido, pálido ventral e zona reticulada da substância negra enviam projeções eferentes GABAérgicas inibitórias para alguns núcleos talâmicos (núcleos ventral lateral e, em menor escala, ventral anterior, medial dorsal, centro-mediano e habenular), os quais, por sua vez, se projetam para diferentes áreas do lobo frontal através de fibras tálamo-corticais glutamatérgicas excitatórias[2]. Esse circuito GABAérgico inibitório atua no tálamo restringindo a atividade glutamatérgica excitatória tálamo-cortical. O segmento medial do globo pálido representa o principal núcleo eferente dos núcleos da base e projeta-se principalmente para o tálamo através das fibras pálido-talâmicas, que cursam em duas vias anatomicamente separadas: o fascículo lenticular (campo H_2 de Forel) e a alça (*ansa*) lenticular[1,2]. As fibras do fascículo lenticular originam-se da porção dorsomedial do segmento medial do globo pálido e cursam diretamente através da cápsula interna como pequenos grupos de axônios, sendo, entretanto, visualizados com distinção somente após se juntarem medialmente à cápsula interna (entre a zona incerta e o núcleo subtalâmico). As fibras da alça lenticular originam-se da porção lateral do segmento medial do globo pálido e cursam ao redor da perna posterior da cápsula interna para alcançar o tálamo. O fascículo lenticular e a alça lenticular convergem abaixo do tálamo e reúnem-se às fibras do trato cerebelo-talâmico, formando o fascículo talâmico (campo H1 de Forel). Esse sistema de projeção pálido-talâmica é predominantemente homolateral e, em menor grau, contralateral[26]. A zona reticulada da substância negra recebe projeções aferentes do *striatum* (fibras estriato-nigrais), segmento lateral do globo pálido (fibras pálido-nigrais) e, em menor grau, do córtex cerebral (fibras córtico-nigrais) e núcleo subtalâmico (fibras subtálamo-nigrais) e projeta-se principalmente para o *striatum* (fibras nigroestriatais), tálamo (fibras nigro-talâmicas), núcleo subtalâmico (fibras nigro-subtalâmicas) e para o núcleo tegmentar pedúnculo-pontino[1]. Existem, ainda, conexões recíprocas entre as zonas reticulada e compacta da substância negra, formando alças moduladoras entre os neurônios destas duas estruturas. O núcleo tegmentar pedúnculo-pontino recebe projeções aferentes GABAérgicas da zona reticulada da substância negra e envia projeções eferentes colinérgicas para o *striatum* e zona compacta da substância negra, além de centros motores do tronco encefálico que se projetam para a medula espinal[1]. São também descritas conexões entre o tálamo e o *striatum* (fibras tálamo-estriatais) que parecem interagir com o sistema de projeção aferente e eferente dos núcleos da base[27]. Finalizando, há conexões dos núcleos da base com o tronco encefálico. O segmento medial do globo pálido projeta-se homo e contralateralmente para o núcleo tegmentar pedúnculo-pontino, enquanto que a zona reticulada da substância negra envia fibras eferentes para o colículo superior[26].

Os núcleos intrínsecos são constituídos pelo segmento lateral do globo pálido, núcleo subtalâmico, zona compacta da substância negra e área tegmentar ventral[2]. O segmento lateral do globo pálido recebe projeções dos núcleos aferentes (fibras estriato-palidais GABAérgicas) e, em escala menor, do núcleo subtalâmico (fibras subtálamo-palidais) e zona reticulada da substância negra (fibras nigro-palidais) e projeta-se para o núcleo subtalâmico (fibras pálido-subtalâmicas), segmento medial do globo pálido (fibras pálido-palidais) e zona reticulada da substância negra (fibras pálido-nigrais), além de algumas outras regiões encefálicas (núcleo centro-mediano do tálamo, habênula e núcleo tegmental pedúnculo-pontino e mesopontino)[1]. Os neurônios do globo pálido contêm GABA e apresentam taxas elevadas de atividade espontânea, exercendo controle inibitório tônico sobre os núcleos eferentes[1]. Na presença de lesões do segmento lateral do globo pálido, observa-se aumento da resposta dos neurônios subtalâmicos ao estímulo cortical motor. Esse circuito estriato-pálido-subtalâmico-nigro-palidal exerce função importante no mecanismo alternante inibitório e excitatório durante o movimento[28]. Assim, a excitação cortical cerebral ativa simultaneamente os neurônios subtalâmicos e estriatais. A ativação dos neurônios estriatais produz inibição dos neurônios do segmento lateral do globo pálido, desinibindo os neurônios subtalâmicos e tornando-os mais sensíveis ao estímulo cortical. O estado de inibição é restaurado pelo estímulo excitatório subtalâmico para os neurônios do segmento lateral do globo pálido, reativando a via pálido-subtalâmica.

O núcleo subtalâmico recebe projeções aferentes do segmento lateral do globo pálido (fibras pálido-subtalâmicas), substância negra (fibras nigro-subtalâmicas), núcleo tegmentar pedúnculo-pontino e córtex cerebral (fibras córtico-subtalâmicas) e envia projeções glutamatérgicas excitatórias para os núcleos eferentes (segmento medial do globo pálido, pálido ventral e zona reticulada da substância negra), segmento lateral do globo pálido (um dos núcleos intrínsecos) e, em pequena escala, para o *striatum* (núcleos aferentes)[1,2]. Observa-se distribuição topográfica das suas projeções, os neurônios da região dorsolateral, ventromediais e mediais projetando-se, respectivamente, para áreas sensitivomotoras, de associação e límbicas dos núcleos da base. Em condições normais, os neurônios subtalâmicos são inativos por causa da constante inibição GABAérgica exercida pelos neurônios do segmento lateral do globo pálido. No caso de remoção dessas projeções aferentes inibitórias, os neurônios subtalâmicos mantêm uma atividade elevada, mediada em parte pelas projeções aferentes córtico-subtalâmicas[1]. Admite-se que o núcleo subtalâmico tenha um papel chave na modulação do circuito estriato-palidal-tálamo-cortical[25]. De fato, a ação excitatória do núcleo subtalâmico sobre os núcleos eferentes (especialmente para o segmento medial do globo pálido), que enviam projeções inibitórias para o tálamo, resulta em inibição da via tálamo-cortical excitatória.

A zona compacta da substância negra recebe projeção GABAérgica inibitória do *striatum* e, a partir de neurônios do grupo A9, emite projeções dopaminérgicas para o *striatum*, através das fibras nigroestriatais. Essas fibras seguem medialmente, próximas à linha média e infletem-se cranialmente em direção ao núcleo caudado e putâmen ipsilaterais[1]. As fibras nigroestriatais projetam-se para os três territórios estriatais (associação, sensitivomotor e límbico), mas, no primata, a origem destas fibras de projeção na substância negra não são ainda bem conhecidas. Ao que parece, o *striatum* límbico recebe fibras das regiões mais mediais da substância negra, enquanto o *striatum* sensitivomotor e de associação recebe fibras de toda a extensão da substância negra. As terminações das fibras nigroestriatais distribuem-se em um padrão heterogêneo no matriossomo e estriossomo: em níveis mais rostrais, a inervação é mais rica no matriossomo e mais pobre no estriossomo; em níveis mais caudais, observa-se o inverso[29]. A dopamina liberada nas terminações das fibras nigroestriatais pode excitar ou inibir os neurônios do *striatum*, dependendo do tipo de receptor na membrana pós-sináptica. Ao se ligar aos receptores D1 a dopamina produz excitação dos neurônios estriatais GABAérgicos inibitórios que se projetam para os núcleos eferen-tes (segmento medial do globo pálido e zona reticulada da substância negra), liberando a inibição destes núcleos sobre o tálamo e, assim, mantendo a velocidade normal e o tônus do movimento[25]. A dopamina inibe também (via receptores D2) os neurônios estriatais GABAérgicos inibitórios que se projetam para o segmento lateral do globo pálido, controlando (por meio das conexões pálido-subtalâmicas GABAérgicas) o efeito negativo sobre a velocidade e tônus motores que estaria associado a uma elevada atividade funcional do núcleo subtalâmico[25]. Existe, também, conexão direta entre a zona compacta da substância negra e o globo pálido, pálido ventral e núcleo subtalâmico por meio de colaterais que emergem das fibras nigroestriatais (fibras dopaminérgicas extra-estriatais)[29,30]. A área tegmentar ventral, por meio de neurônios do grupo A10, constitui a via mesolímbica que envia projeções para o *nucleus accumbens*, tubérculo olfatório, amígdala e córtex pré-frontal, por meio do fascículo prosencefá-lico medial, na face ventromedial da via nigroestriatal. As projeções que terminam no *nucleus accumbens* e tubérculo olfatório fazem sinapses com neurônios que têm receptores D2[1,2]. A Figura 54.8 mostra, topograficamente, as principais conexões aferentes, eferentes e intrínsecas dos núcleos da base, incluindo seus neurotransmissores.

Os circuitos que se originam no córtex cerebral, fazem conexão nos núcleos da base e, a partir daí, se dirigem novamente ao córtex, via tálamo (circuito córtico-basal-tálamo-cortical), conforme os efeitos antagônicos que exercem sobre o tálamo, são divididos em vias direta e indireta[1]. A *via direta*, com efeito excitatório, é formada por fibras de projeção glutaminérgicas do córtex cerebral para o *striatum*, fibras GABAérgicas do *striatum* para o segmento medial do globo pálido e zona reticulada da substância negra e fibras GABAérgicas do segmento medial do globo pálido e zona reticulada da substância negra para o tálamo, resultando em transformação da ação excitatória cortical sobre o *striatum* em ação inibitória sobre o segmento medial do globo pálido e zona reticulada da substância negra. As fibras pálido-talâmicas e nigro-talâmicas possuem atividade espontânea elevada e, portanto, inibem os neurônios talâmicos. A ação inibitória do *striatum* sobre os neurônios palidais e nigrais diminui o efeito inibitório destes neurônios sobre o tálamo, liberando a atividade talâmica e a conseqüente ação excitatória do tálamo sobre o córtex cerebral (fibras tálamo-corticais

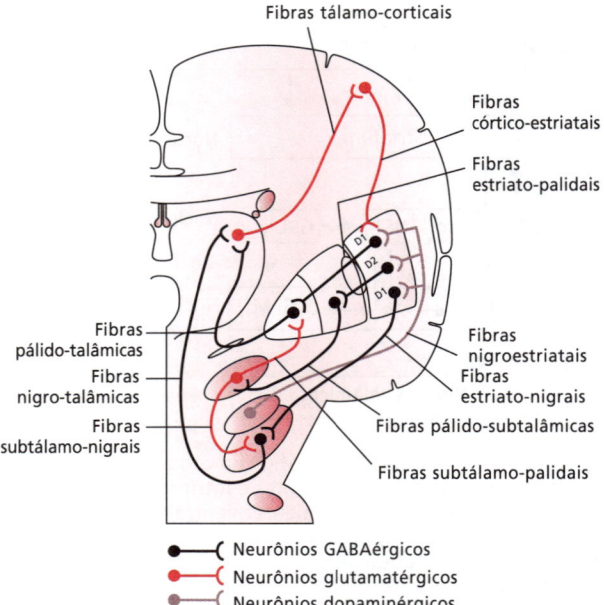

Figura 54.8 – Representação esquemática dos núcleos da base e suas principais conexões e neurotransmissores. Ver texto para explicação. D1 e D2 = receptores dopaminérgicos. Esquema elaborado a partir de Ma e Lowe e Leigh[1,25].

glutamatérgicas), facilitando o início dos movimentos. A *via indireta*, com efeito inibitório, é formada por fibras de projeção glutaminérgicas do córtex cerebral para o *striatum*, fibras GABAérgicas do *striatum* para o segmento lateral do globo pálido, fibras GABAérgicas do segmento lateral do globo pálido para o núcleo subtalâmico, fibras glutamatérgicas do núcleo subtalâmico para o segmento medial do globo pálido e fibras GABAérgicas do segmento medial do globo pálido para o tálamo. A inibição do segmento lateral do globo pálido pelo *striatum* resulta em inibição das fibras pálido-subtalâmicas e conseqüente desibinição subtalâmica (os neurônios subtalâ-micos possuem atividade espontânea e estão constantemente inibidos pelas fibras pálido-subtalâmicas GABAérgicas). Essa ação desinibitória irá aumentar a ação excitatória do núcleo subtalâmico sobre o segmento medial do globo pálido, provocando efeito inibitório sobre o tálamo que, por sua vez, restringe a atividade glutamatérgica excitatória tálamo-cortical, suprimindo os movimentos. A zona compacta da substância negra, através das fibras nigroestriatais, tem efeito antagônico sobre as vias direta e indireta: excitatório para os neurônios estriatais que originam a via direta (via receptores D1) e inibitório para os neurônios estriatais que originam a via indireta (via receptores D2)[1].

As conexões aferentes e eferentes que unem os núcleos da base ao córtex cerebral, via tálamo, constituem ainda alças anatômicas específicas, topograficamente organizadas, independentes, que se originam de áreas distintas do córtex cerebral motor e não-motor, passam através de diferentes partes dos núcleos da base, modulam diferentes áreas do tálamo e retornam para regiões corticais funcionalmente distintas, cada uma delas mediando um conjunto de funções. Assim, são descritas cinco alças anatômicas e funcionais[1]:

- **Alça motora**: envolve a área motora suplementar e córtex motor primário, pré-motor e somatossensitivo, putâmen, porção ventral do segmento medial do globo pálido,

porção dorsolateral da zona reticulada da substância negra e núcleos ventral anterior, ventral lateral e centro-mediano do tálamo e retornando para o córtex cerebral, relacionada com o controle somatomotor e somatossensitivo.
- *Alça oculomotora*: abrange o córtex parietal posterior e pré-frontal dorsolateral, os campos ocular frontal e ocular suplementar, corpo do núcleo caudado, porção ventrolateral da zona reticulada da substância negra, porção central do segmento medial do globo pálido e núcleos ventral anterior e medial dorsal do tálamo e retornando para o córtex cerebral, relacionada com o controle da orientação espacial e do olhar.
- *Alça pré-frontal dorsolateral*: contém o córtex pré-frontal dorsolateral, pré-motor e parietal posterior, porção dorsolateral da cabeça do núcleo caudado, porção ventromedial da zona reticulada da substância negra, porção lateral do segmento medial do globo pálido e núcleos ventral anterior e medial dorsal do tálamo, retornando ao córtex cerebral, relacionada com processos cognitivos[31].
- *Alça órbito-frontal lateral*: inclui o córtex órbito-frontal lateral, temporal superior e inferior e cingular anterior, porção ventromedial da cabeça do núcleo caudado, porção medial do segmento medial do globo pálido e porção dorsomedial da zona reticulada da substância negra e núcleos ventral anterior e medial dorsal do tálamo, retornando para o córtex cerebral, relacionada igualmente com processos cognitivos.
- *Alça límbica*: envolve o córtex temporal superior e inferior, entorrinal, hipocampal e cingular anterior, *striatum* ventral, pálido ventral, área tegmentar ventral e núcleo medial dorsal do tálamo, retornando para o córtex cerebral, relacionada com as emoções.

Em todas as cinco alças há também conexões envolvendo os núcleos intrínsecos. Por meio dessas complexas alças anatômicas os núcleos da base podem influenciar a decisão inicial do movimento, a direção do movimento de apreensão, o estabelecimento de mapas espaciais ao redor do indivíduo e os movimentos coordenados da musculatura esquelética dos membros e olhos[2].

NEUROPATOLOGIA DA SÍNDROME DE PARKINSON

A *síndrome de Parkinson* ou *parkinsonismo* tem várias causas, a mais comum constituindo a *doença de Parkinson*, também denominada de *paralisia agitante* ou *parkinsonismo idiopático*[25]. Outras causas comuns são representadas por *drogas* (principalmente neurolépticas, por meio de bloqueio dos receptores dopaminérgicos D2 e, raramente, intoxicação por chumbo, manganês e monóxido de carbono), *atrofia de múltiplos sistemas* e *paralisia supranuclear progressiva*. A síndrome de Parkinson pode ser causada raramente pela *degeneração corticobasal, encefalite letárgica (parkinsonismo pós-encefalítico), aterosclerose, encefalopatia pugilística* e *parkinsonismo/demência fronto-temporal ligados ao cromossomo 17*, entre outras. Neste texto serão descritas as alterações neuropatológicas da doença de Parkinson, atrofia de múltiplos sistemas, paralisia supranuclear progressiva, degeneração corticobasal, parkinsonismo pós-encefalítico e aterosclerose.

Doença de Parkinson

A lesão macroscópica característica é a *despigmentação da zona compacta da substância negra e do lócus cerúleo*[25] (Fig. 54.9). O *striatum* e o globo pálido não mostram alterações. Microscopicamente, há perda neuronal de grau variável da zona compacta da substância negra (Fig. 54.10), lócus cerúleo, núcleo motor dorsal do vago, alguns outros núcleos do tronco encefálico e o núcleo basal de Meynert[25]. Na substância negra, a perda neuronal é maior nos grupos ventral lateral (perda neuronal de 91%) e ventral medial (71%) e menor no grupo dorsal (56%), o que difere do padrão de perda neuronal do envelhecimento, no qual as maiores perdas ocorrem nas regiões dorsal e ventral medial[12]. O grau de perda neuronal é maior nos nigrossomos do que na matriz, sendo maior nos segmentos caudais e mediolaterais e menor nos segmentos mais mediais e rostrais[32]. O desaparecimento dos neurônios é associado à fagocitose da neuromelanina pelos macrófagos e astrocitose fibrilar (gliose). O achado microscópico característico da doença de Parkinson é uma inclusão citoplasmática arredondada, eosinófila, contendo uma parte central mais densa, hialina, envolvida por halo delgado mais claro, denominada *corpo de Lewy*, encontrada em alguns neurônios remanescentes (Fig. 54.11). Um único neurônio pode conter duas ou mais inclusões. À microscopia eletrônica, é constituído por um núcleo central denso filamentoso e granular, circundado por filamentos intermediários arranjados radialmente, estruturas vesiculares e material elétron denso granular. Os corpos de Lewy são encontrados nas mesmas regiões onde ocorre perda neuronal, bem como em pequeno número no córtex cerebral. Os principais componentes dos corpos de Lewy são diversas proteínas citoplasmáticas envolvidas em várias funções celulares: α-sinucleína, proteínas do neurofilamento (em forma fosforilada), αβ-cristalina, ubiquitina, enzimas associadas à proteólise mediada pela ubiquitina, sinfilina-1 (que interage com a α-sinucleína), parênquina, tubulina, proteína tau associada aos microtúbulos e a proteína precursora do β-amilóide. Outro achado microscópico característico é a presença de inclusões filamentosas nos neuritos (*neuritos de Lewy*), identificadas por método imunoistoquímico e algumas técnicas de coloração pela prata, constituídas principalmente de α-sinucleína e ubiquitina, sendo encontradas particularmente nos setores CA2-CA3 do hipocampo, substância negra, núcleo motor dorsal do vago e núcleo basal de Meynert.

Admite-se que a fase pré-sintomática da doença de Parkinson tenha duração de cerca de cinco anos, sendo representada pelo achado ocasional de corpos de Lewy e perda neuronal da ordem de 52%, limitada à região ventral lateral da zona compacta da substância negra[12,13]. Com base na lenta progressão da doença e no envolvimento de regiões cerebrais específicas pelos corpos de Lewy, foi proposto que a doença progride, do ponto de vista neuropatológico e clínico, em uma seqüência topograficamente predizível[33,34]. Nos estágios pré-sintomáticos (1 e 2), os corpos de Lewy estão confinados ao bulbo (núcleos motor dorsal do vago e glossofaríngeo) e bulbo olfatório (núcleo olfatório anterior). Nos estágios sintomáticos (3 e 4), os corpos de Lewy estão presentes na substância negra, outros núcleos do tronco encefálico e prosencéfalo basal. Nos estágios clínicos mais avançados (5 e 6), os corpos de Lewy são também encontrados no córtex cerebral, inicialmente no mesocórtex temporal ânteromedial e, progressivamente, no neocórtex de associação, pré-frontal, pré-motor e motor e sensitivo primário. Os pacientes que apresentam demência nas fases avançadas da doença exibem um número cerca de dez vezes maior de corpos de Lewy no neocórtex cerebral e áreas límbicas, quando comparado com os pacientes sem demência, sugerindo que este corpo de inclusão representa o substrato da demência na doença de Parkinson[35].

A *patogênese da doença de Parkinson* parece ser multifatorial, envolvendo *suscetibilidade genética, agente tóxico ambiental, disfunção mitocondrial com subseqüente estresse oxidativo gerando*

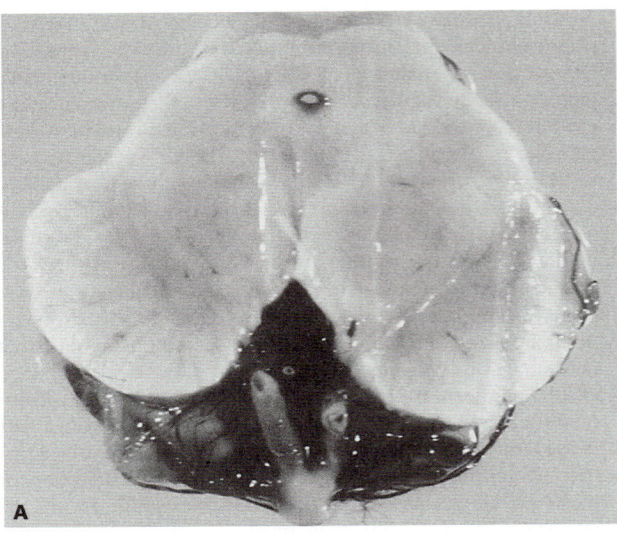

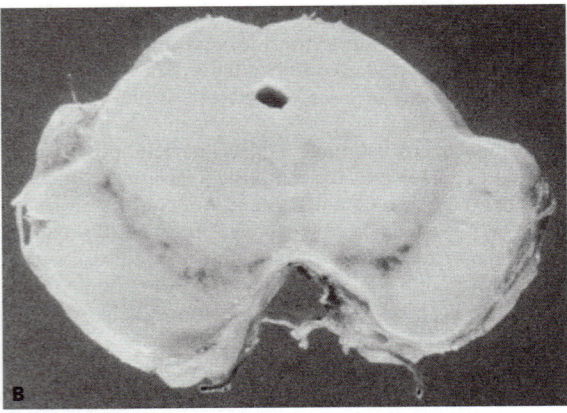

Figura 54.9 – (*A*) Doença de Parkinson. Despigmentação difusa da zona compacta da substância negra. (*B*) Mesencéfalo normal para comparação.

radicais livres e *acúmulo intraneuronal de proteínas*[36]. Mutações em oito diferentes genes relacionados com casos raros da doença de Parkinson (dos quais três foram identificados: α-sinucleína, de herança autossômica dominante, com corpos de Lewy; parquina, usualmente autossômica recessiva, sem corpos de Lewy; ubiquitina carboxi-terminal hidrolase L1, autossômica dominante) foram descritas nos últimos anos, reforçando a hipótese de que outros genes possam também contribuir para a morte neuronal na doença de Parkinson[37]. A mutação da proteína α-sinucleína resulta em mudança em sua configuração espacial, tornando-a resistente à degradação pelo sistema proteassoma-ubiquitina[38]. As proteínas parquina e ubiquitina carboxi-terminal hidrolase L1 são enzimas integrantes do sistema proteassoma-ubiquitina. Embora nenhum fator ambiental tenha sido ainda identificado para explicar o aparecimento da doença de Parkinson, a exposição a pesticidas e herbicidas tem sido aventada em estudos epidemiológicos. Além disso, observações clínicas (usuários de heroína contaminada) e experimentais demonstraram que a toxina 1-metil-4-fenil-1,2,3,6-tetraidropiridina (MPTP) causa perda seletiva dos neurônios da zona compacta da substância negra. O aumento do estresse oxidativo na doença de Parkinson parece depender de disfunção mitocondrial afetando o complexo I (localizado na membrana mitocondrial interna), que faz parte da cadeia de transporte de elétrons que produz ATP por meio da fosforilação oxidativa. O próprio estresse oxidativo contribui para a alteração da atividade do complexo I, regulando para baixo a expressão de genes que codificam algumas subunidades protéicas do complexo I[39]. Em conseqüência da disfunção mitocondrial há escape de elétrons que reagem com moléculas de oxigênio, reduzindo-as para superóxido (O_2^-) e peróxido de hidrogênio (H_2O_2), que são moléculas muito reativas (radicais livres), capazes de reagir facilmente com lipídeos, proteínas e DNA. Além da geração de radicais livres, o aumento do estresse oxidativo na doença de Parkinson pode estar também relacionado com a elevação dos níveis locais do ferro livre ou diminuição dos mecanismos protetores anti-radicais livres no nível da substância negra. A a-sinucleína, o principal componente dos corpos de Lewy, é uma proteína codificada por um gene do cromossomo 4, com função na homeostase da vesícula pré-sináptica, sendo degradada pela via proteassomo-ubiquitina, responsável pela degradação não-lisossômica de proteínas anormais[40]. O acúmulo de α-sinucleína parece ser causado por fatores genéticos e distúrbios nos mecanismos de degradação desta proteína, possivelmente decorrentes da ação de radicais livres ou de defeitos no sistema proteassomo-ubiquitina (por exemplo, nos proteassomos 26/20S), resultando na formação de agregados filamentosos

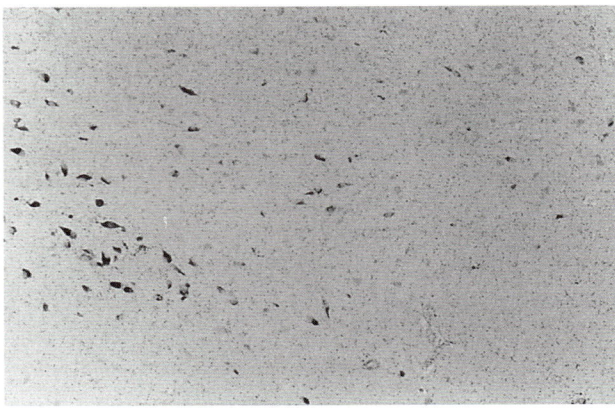

Figura 54.10 – Doença de Parkinson. Perda neuronal intensa da zona compacta da substância negra, no centro e à direita da figura.

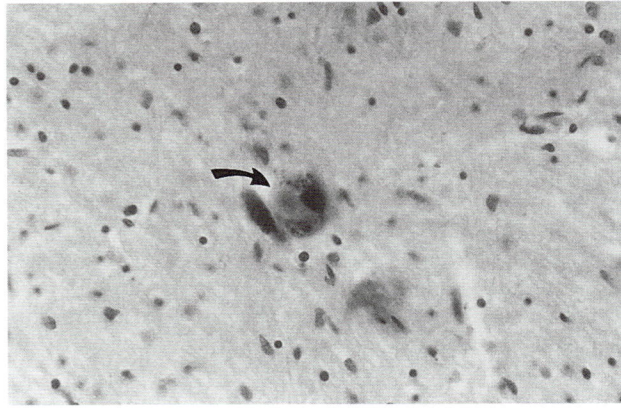

Figura 54.11 – Doença de Parkinson. Corpo de Lewy em neurônio pigmentado da substância negra (*seta*). Hematoxilina-eosina.

insolúveis de α-sinucleína[38,41]. Admite-se que os agregados de α-sinucleína nos corpos de Lewy possam potenciar o estresse oxidativo na presença de ferro, tornando as células afetadas mais suscetíveis à apoptose (uma forma geneticamente determinada de morte celular programada). A utilização de técnicas imunoistoquímicas tem evidenciado que a apoptose pode contribuir para a perda neuronal na substância negra na doença de Parkinson, possivelmente via bax (uma proteína pró-apoptótica), em interação com outras moléculas participantes do processo da apoptose (proteína p53, receptor Fas e capsase 8)[42]. Contudo, outros autores, com base na ausência ou escassez de evidências que demonstrem a participação da apoptose nos mecanismos de morte neuronal na doença de Parkinson (por exemplo, fragmentação do DNA, aumento da expressão de proteínas pró-apoptóticas e ativação da capsase-3, a enzima efetora terminal da cascata da apoptose) e levando em consideração o rápido curso do processo da apopto-se e a lenta progressão da neurodegeneração na substância negra, acham pouco provável a participação da apoptose na patogênese da perda neuronal na doença de Parkinson[43].

A fisiopatologia da doença de Parkinson é explicada pela perda dos neurônios dopaminérgicos da zona compacta da substância negra e conseqüente redução da inervação dopaminérgica para o striatum (fibras nigroestriatais). Admite-se que o aparecimento dos sintomas da doença de Parkinson ocorra quando há:

- Perda de cerca de 50% dos neurônios dopaminérgicos da zona compacta da substância negra, correlacionando-se com a duração da doença e a gravidade do quadro clínico[16,43,44].
- Redução para cerca de 75% dos níveis de dopamina no putâmen e de 91% no núcleo caudado[45].
- Diminuição de 28% dos sítios de captação de dopamina no putâmen anterior e de 56% no putâmen posterior[46].

A redução da inervação dopaminérgica para o *striatum* resulta em:

- Diminuição intensa da concentração da dopamina no *striatum*, da ordem de 86 a 90% no *striatum* caudal (particularmente no putâmen), onde é mais acentuada[47].
- Diminuição dos sítios de captação da dopamina no *striatum*, da ordem de 75% no putâmen caudal, acentuando-se com a duração da doença[47].
- Aumento dos receptores D1 e D2 no *striatum*, de natureza compensatória, mais acentuada nos níveis rostrais (D2) e caudal (D1)[47].
- Diminuição dos receptores D3, particularmente no putâmen ventral caudal[47].
- Perda da ação dopaminérgica excitatória (via receptores D1) sobre os neurônios estriatais GABAérgicos inibitórios da via direta que se projetam para os núcleos eferentes (segmento medial do globo pálido e zona reticulada da substância negra) e liberação da ação inibitória destes núcleos sobre o tálamo, via fibras pálido-talâmicas e nigro-talâmicas GABAérgicas[25].
- Perda da ação dopaminérgica inibitória (via receptores D2) sobre os neurônios estriatais GABAérgicos inibitórios da via indireta que se projetam para o segmento lateral do globo pálido, diminuindo sua ação inibitória habitual sobre o núcleo subtalâmico, o qual, por sua ação excitatória sobre os núcleos eferentes resulta também em inibição do tálamo[25].

A intensa inibição do tálamo (ausência de desinibição pela via direta e aumento da inibição pela via indireta) causa redução

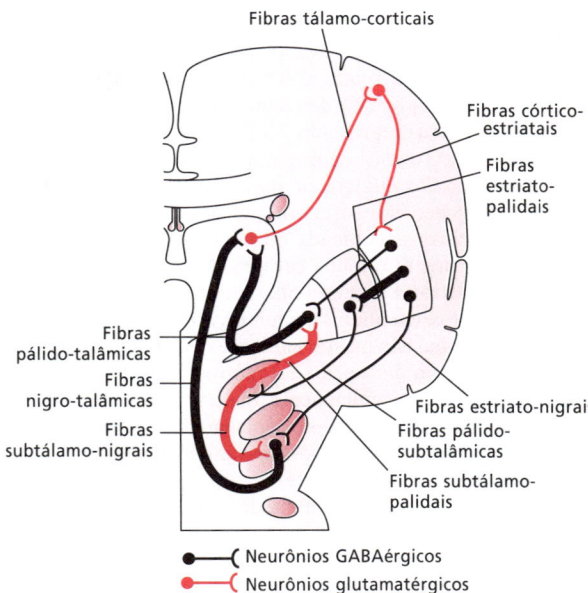

Figura 54.12 – Representação esquemática dos núcleos da base e suas principais conexões e neurotransmissores na doença de Parkinson. Comparar com a Figura 54.8. Ver texto para explicação. Esquema elaborado a partir de Ma e Lowe e Leigh[1,25].

da ação glutamatérgica excitatória do tálamo sobre o córtex cerebral (via fibras tálamo-corticais), resultando em diminuição da atividade cortical, redução da atividade dos neurônios corticospinais e aparecimento de acinesia e rigidez. Resumindo, o quadro clínico do parkinsonismo pode ser explicado por hiperfunção do segmento medial do globo pálido e do núcleo subtalâmico[48] (Fig. 54.12). Nas fases iniciais da doença de Parkinson pode haver estabilização do quadro clínico atribuída ao aumento da reciclagem de dopamina pelos neurônios remanescentes da zona compacta da substância negra que originam as fibras nigropalidais que se projetam no segmento medial do globo pálido[49]. A maior atividade funcional dessa projeção eferente dopaminérgica resultaria na manutenção de um padrão funcional próximo do normal das conexões envolvendo o segmento medial do globo pálido-tálamo ventral-córtex motor nas fases iniciais da doença. Nas fases avançadas da doença de Parkinson haveria perda deste processo adaptativo. As formas de doença de Parkinson com predomínio da rigidez e acinesia apresentam perda neuronal mais acentuada na parte ventral lateral da substância negra; estes sintomas motores estão relacionados a hiperatividade da alça motora indireta GABAérgica que causa inibição da via glutamatérgica tálamo-cortical e redução da atividade cortical[43]. As formas com predomínio do tremor exibem perda neuronal mais intensa na parte medial da substância negra que se projeta para o *striatum* dorsolateral e tálamo ventromedial; o tremor relaciona-se com hiperatividade das projeções tálamo-motoras e cerebelares[43].

Atrofia de Múltiplos Sistemas

Essa entidade abrange três doenças esporádicas, consideradas durante muito tempo como entidades separadas, quais sejam, *degeneração nigroestriatal*, *atrofia olivo-ponto-cerebelar* e *síndrome de Shy-Drager*, caracterizadas, respectivamente, por parkinsonismo, ataxia cerebelar e disfunção autonômica (hipotensão ortostática, disfunção barorreflexa, alteração na liberação da vasopressina em resposta à hipotensão e distúrbios na ventilação mecânica, particularmente durante o sono), havendo usualmente sobreposição dos sintomas clínicos. A atrofia de múltiplos sistemas representa 7 a 20% dos casos da síndrome de Parkinson[25]. O exame neuropatológico demonstra alterações macroscópicas dos núcleos da base, substância negra e lócus cerúleo na degeneração estriato-nigral, caracterizadas por atrofia e coloração cinza-esverdeada do putâmen e despigmentação da substância negra e lócus cerúleo. Na atrofia olivo-pontocerebelar, há atrofia do cerebelo, pedúnculo cerebelar médio e base da ponte e, em alguns pacientes, atrofia cortical cerebral. A medula espinhal não mostra alterações macroscópicas, mesmo em pacientes com disfunção autonômica grave (síndrome de Shy-Drager). Microscopicamente, observam-se perda neuronal, astrocitose fibrilar e inclusões citoplasmáticas e nucleares gliais e neuronais[25]. A perda neuronal afeta especialmente o putâmen, substância negra (comprometendo em ordem decrescente as regiões ventral lateral, ventral medial e dorsal), lócus cerúleo, núcleos pontinos, núcleo olivar inferior, células de Purkinje do cerebelo, núcleo dorsal do vago, coluna intermediolateral da medula espinhal (responsável pela função autonômica simpática), neurônios catecolaminérgicos da porção ventrolateral rostral do bulbo que se projetam para a coluna intermediolateral (envolvidos na modulação do sistema vasomotor simpático eferente), neurônios adrenérgicos da porção ventrolateral caudal do bulbo que se projetam para o núcleo magnocelular do hipotálamo (reguladores da liberação de vasopressina), neurônios cardiovagais da porção ventrolateral do núcleo ambíguo e neurônios colinérgicos do núcleo arqueado bulbar (envolvidos na regulação da ventilação automática)[12,50].

As inclusões citoplasmáticas gliais são as mais características, sendo encontradas nos oligodendrócitos, difusamente nas substâncias cinzenta e branca. Do ponto de vista imuno-histoquímico são constituídas de α-sinucleína, ubiquitina, proteína tau, tubulina, proteínas associadas aos microtúbulos, αβ-cristalina e sinfilina-1[51]. Não se observa diferença na densidade de inclusões citoplasmáticas gliais em várias regiões cerebrais na degeneração estriato-nigral e atrofia olivo-ponto-cerebelar[52]. As inclusões citoplasmáticas neuronais são encontradas no putâmen, base da ponte, substância negra, núcleo subtalâmico e formação hipocampal, entre outros, sendo constituídas de α-sinucleína e ubiquitina[51]. As inclusões intranucleares neuronais e gliais são menos comuns, contendo igualmente α-sinucleína e ubiquitina. A presença de parkinsonismo na atrofia de múltiplos sistemas explica-se pela perda dos neurônios dopaminérgicos da zona compacta da substância negra e conseqüente redução da inervação dopaminérgica para o *striatum* (fibras nigroestriatais). O quadro clínico do parkinsonismo pode apresentar boa resposta ao tratamento com L-Dopa na fase inicial da doença. Com o progredir do processo, ocorre envolvimento do *striatum* com diminuição na densidade dos receptores D2 aí situados, não se observando mais resposta ao tratamento clínico.

Paralisia Supranuclear Progressiva

Corresponde a 1 a 8% dos casos de síndrome de Parkinson[25]. O exame neuropatológico macroscópico revela atrofia do mesencéfalo, tegmento pontino e globo pálido, com despigmentação da substância negra e lócus cerúleo. Alguns pacientes mostram atrofia cortical frontotemporal, por vezes comprometendo o córtex motor. O quadro histopatológico caracteriza-se por perda neuronal, astrocitose fibrilar e presença de inclusões citoplasmáticas da proteína tau hiperfosforilada (uma proteína associada aos microtúbulos, envolvida na união e estabilização destas organelas) em neurônios, astrócitos e oligodendrócitos, especialmente na substância negra, lócus cerúleo, globo pálido, núcleo subtalâmico, substância cinzenta periaqueductal, núcleo vermelho, núcleos da rafe medial e dorsal, alguns núcleos de nervos cranianos (III, IV, motor dorsal do vago e XII) e núcleo denteado do cerebelo[53]. O córtex cerebelar não é comprometido na paralisia supranuclear progressiva. O acúmulo da proteína tau nos neurônios ocorre sob a forma de emaranhados neurofibrilares ou difusamente, neste último caso sendo detectados apenas por meio de técnicas imunoistoquímicas. Estudos de biologia molecular revelaram que a proteína tau encontrada na paralisia supranuclear progressiva é constituída de uma isoforma codificada pelo éxon 10 do gene da proteína tau[54]. A presença de parkinsonismo na paralisia supranuclear progressiva, de modo similar à atrofia de múltiplos sistemas, é explicada pela perda dos neurônios dopaminérgicos da zona compacta da substância negra e conseqüente redução da inervação dopaminérgica para o *striatum* (fibras nigroestriatais). Clinicamente, além do parkinsonismo, observam-se distúrbios dos movimentos oculares com perda da visão vertical, desequilíbrio, disartria, disfagia e demência progressiva.

Degeneração Corticobasal

Representa uma causa pouco comum da síndrome de Parkinson. O exame neuropatológico macroscópico demonstra despigmentação da substância negra e lócus cerúleo e atrofia assimétrica do córtex frontal posterior, parietal e em torno do sulco central[25]. Microscopicamente, há perda neuronal, microvacuolização tecidual e astrocitose fibrilar associadas ao acúmulo da proteína tau hiperfosforilada em neurônios corticais balonizados e células gliais (oligodendrócitos e astrócitos), sob a forma de inclusões intraneuronais filamentosas e globulares e nos prolongamentos de neurônios e células gliais[25,53]. A isoforma da proteína tau encontrada na degeneração corticobasal é idêntica à observada na paralisia supranuclear progressiva[54]. O quadro clínico da degeneração corticobasal caracteriza-se por rigidez distônica, acinesia e mioclonia rítmica de um membro (geralmente o braço), dificuldade de marcha, distúrbios sensitivos corticais, disartria, disfagia e oftalmoplegia supranuclear, seguidos de demência progressiva. As alterações clínicas do parkinsonismo devem-se ao acometimento da substância negra, com perda dos neurônios dopaminérgicos e redução da inervação dopaminérgica para o *striatum* (fibras nigroestriatais).

Parkinsonismo Pós-encefalítico

Esta condição tem sobretudo valor histórico, já que está relacionada à *encefalite epidêmica letárgica de von Economo*, observada entre 1915-1930[55]. Ocorrem perda neuronal e astrocitose fibrilar intensas na substância negra, mas os corpúsculos de Lewy estão ausentes, relacionando-se as lesões com encefalite aguda prévia. A perda neuronal e a resultante despigmentação macroscópica da substância negra são usualmente maiores do que na doença de Parkinson. Os neurônios remanescentes exibem com freqüência emaranhados neurofibrilares. Diferentemente da doença de Parkinson, o lócus cerúleo mantém a pigmentação usual.

Aterosclerose

É uma causa incomum da síndrome de Parkinson, também conhecida como *pseudoparkinsonismo vascular*[25]. A base anatômica dessa condição é o achado de infartos lacunares nos núcleos da base e porção profunda do centro branco medular dos lobos frontais. Os pacientes apresentam, geralmente, fatores de risco para hipertensão arterial. As alterações clínicas dominantes são bradicinesia e rigidez afetando os membros inferiores. A face e os membros superiores não são comprometidos nesse tipo de parkinsonismo.

REFERÊNCIAS BIBLIOGRÁFICAS

1. MA, T. P. The basal ganglia. In: HAINES, D. E. *Fundamental Neuroscience.* Philadelphia: Churchill Livingstone, 1997. cap. 25, p. 363-378.
2. MARTIN, J. H. *Neuroanatomia: texto e atlas.* 2. ed. Porto Alegre: Artes Médicas, 1998. 574p.
3. MIDDLETON, F. A.; STRICK, P. L. Basal ganglia output and cognition: evidence from anatomical, behavioral, and clinical studies. *Brain Cogn.,* v. 42, p. 183-200, 2000.
4. CARPENTER, M. B. *Neuroanatomia Humana.* 7. ed. Rio de Janeiro: Interamericana, 1978. 700p.
5. DIFIGLIA, M.; PASIK, P.; PASIK, T. A Golgi study of neuronal types in the neostriatum of monkeys. *Brain Res.,* v. 114, p. 245-256, 1976.
6. GRAVELAND, G. A.; WILLIAMS, R. S.; DIFIGLIA, M. A Golgi study of the human neostriatum: neurons and afferent fibers. *J. Comp. Neurol.,* v. 234, p. 317-333, 1985.
7. KAWAGUCHI, Y.; WILSON, C. J.; EMSON, P. C. et al. Projection subtypes of rat neostriatal matrix cells revealed by intracellular injection of biocytin. *J. Neurosci.,* v. 10, p. 3421-3438, 1990.
8. GRAYBIEL, A. M.; FLAHERTY, A. W.; GIMÉNEZ-AMAYA, J. M. Striosomes and matriosomes. In: BERNARD, G.; CARPENTER, M. B.; DI CHIARA, G.; MORELLI, M.; STANZIONE, P. *The Basal Ganglia III.* New York: Plenum, 1991. p. 3-12.
9. PARENT, A.; FORTIN, M.; COTE, P. Y. et al. Calcium-binding proteins in primate basal ganglia. *Neurosci Res.,* v. 25, p. 309-334, 1996.
10. PRENSA, L.; GIMENEZ-AMAYA, J. M.; PARENT, A. Chemical heterogeneity of the striosomal compartment in the human striatum. *J. Comp. Neurol.,* v. 413, p. 603-618, 1999.
11. ALEXANDER, G. E.; DELONG, M. R. Microstimulation of the primate neostriatum. I. Physiological properties of striatal microexcitable zones. *J. Neurophysiol.,* v. 53, p. 1401-1416, 1985.
12. FEARNLEY, J. M.; LEES, A. J. Ageing and Parkinson's disease: substantia nigra regional selectivity. *Brain,* v. 114, p. 2283-2301, 1991.
13. GIBB, W. R.; LEES, A. J. Anatomy, pigmentation, ventral and dorsal subpopulations of the substantia nigra, and differential cell death in Parkinson's disease. *J. Neurol. Neurosurg. Psychiatry,* v. 54, p. 388-396, 1991.
14. DAMIER, P.; HIRSCH, E. C.; AGID, Y. et al. The substance nigra of the human brain. I. Nigrosomes and the nigral matrix, a compartmental organization based on calbindin D (28K) immunohistochemistry. *Brain,* v. 122, p. 1421-1436, 1999a.
15. MCGEER, P. L.; MCGEER, E. G. Neurotransmitters and their receptors in the basal ganglia. *Adv. Neurol.,* v. 60, p. 93-101, 1993.
16. GRAYBIEL, A. M. Neurotransmitters and neuromodulators in the basal ganglia. *Trends Neurosci.,* v. 13, p. 244-254, 1990.
17. KAWAGUCHI, Y.; WILSON, C. J.; AUGOOD, S. J. et al. Striatal interneurons: chemical, physiological and morphological characterization. *Trends Neurosci.,* v. 18, p. 527-535, 1995.
18. WU, Y.; PARENT, A. Striatal interneurons expressing calretin, parvalbumin or NADPH-diaphorase: a comparative study in the rat, monkey and human. *Brain Res,* 863:182-191, 2000.
19. PRENSA, L.; RICHARD, S.; PARENT, A. Chemical anatomy of the human ventral striatum and adjacent basal forebrain structures. *J. Comp. Neurol.,* v. 460, p. 345-367, 2003.
20. DAHLSTROM, A.; FUXE, K. Evidence for the existence of monoamine-containing neurons in the central nervous system. I. Demonstration of monoamines in the cell bodies of brain stem neurons. *Acta Physiol. Scand.,* v. 62, suppl. 232, p. 1-55, 1964.
21. O'DOWD, B. F. Structures of dopamine receptors. *J. Neurochem.,* v. 60, p. 804-816, 1993.
22. SIBLEY, D. R.; MONSMA JR., F. J. Molecular biology of dopamine receptors. *Trends Pharmacol. Sci.,* v. 13, p. 61-69, 1992.
23. MURRAY, A. M.; RYOO, H. L.; GUREVICH, E. et al. Localization of dopamine D3 receptors to mesolimbic and D2 receptors to mesostriatal regions of human forebrain. *Proc. Natl. Acad. Sci. USA,* v. 91, p. 11271-11275, 1994.
24. LEVANT, B. The D3 dopamine receptor: neurobiology and potential clinical relevance. *Pharmacol Rev.,* v. 49, p. 231-252, 1997.
25. LOWE, J. S.; LEIGH, N. Disorders of movement and system degenerations. In: GRAHAM, D. I.; LANTOS, P. L. *Greenfield's Neuropathology.* 7. ed. London: Arnold, 2002. v. 2, cap. 6, p. 325-430.
26. PARENT, M.; LEVESQUE, M.; PARENT, A. The pallidofugal projection system in primates: evidence for neurons branching ipsilaterally and contralaterally to the thalamus and brainstem. *J. Chem. Neuroanat.,* v. 16, p. 153-165, 1999.
27. GIMENEZ-AMAYA, J. M.; DE LAS HERAS, S.; ERRO, E. et al. Considerations on the thalamostriatal system with some functional implications. *Histol. Histopathol.,* v. 15, p. 1285-1292, 2000.
28. GERFEN, C. R. The neostriatal mosaic: multiple levels of compartmental organization. *J. Neural. Transm,* v. 36, p. 43-59, 1992.
29. PRENSA, L.; COSSETTE, M.; PARENT, A. Dopaminergic innervation of human basal ganglia. *J. Chem. Neuroanat.,* v. 20, p. 207-213, 2000.
30. PRENSA, L.; PARENT, A. The nigrostriatal pathway in the rat: a single-axon study of the relationship between dorsal and ventral tier nigral neurons and the striosome/ matrix striatal compartments. *J. Neurosci.,* v. 21, p. 7247-7260, 2001.
31. MIDDLETON, F. A.; STRICK, P. L. Basal ganglia 'projections' to the prefrontal cortex of the primate. *Cereb. Cortex,* v. 12, p. 926-935, 2002.
32. DAMIER, P.; HIRSCH, E. C.; AGID, Y. et al. The substantia nigra of the human brain. II. Patterns of loss of dopamine-containing neurons in Parkinson's disease. *Brain,* v. 122, p. 1437-1448, 1999b.
33. BRAAK, H.; DEL TREDICI, K.; BRATZKE, H. et al. Staging of the intracerebral inclusion body pathology associated with idiopathic Parkinson's disease (preclinical and clinical stages). *J. Neurol.,* v. 249, suppl. 3, p. 1-5, 2002.
34. BRAAK, H.; DEL TREDICI, K.; RUB, U. et al. Staging of brain pathology related to sporadic Parkinson's disease. *Neurobiol. Aging,* v. 24, p. 197-211, 2003.
35. APAYDIN, H.; AHLSKOG, J. E.; PARISI, J. E. et al. Parkinson disease neuropathology: later-developing dementia and loss of the levodopa response. *Arch. Neurol.,* v. 59, p. 102-112, 2002.
36. BETARBET, R.; SHERER, T. B.; DI MONTE, D. A.; GREENAMYRE, J. T. Mechanistic approaches to Parkinson's disease pathogenesis. *Brain Pathol.,* v. 12, p. 499-510, 2002.
37. NUSSBAUM, R. L.; ELLIS, C. E. Alzheimer's disease and Parkinson's disease. *N. Engl. J. Med.,* v. 348, p. 1356-1364, 2003.
38. MCNAUGHT, K. S.; OLANOW, C. W. Proteolytic stress: a unifying concept for the etiopathogenesis of Parkinson's disease. *Ann. Neurol.,* v. 53, suppl. 3, S73-84, 2003.
39. YOO, M. S.; CHUN, H. S.; SON, J. J. et al. Oxidative stress regulated genes in nigral dopaminergic neuronal cells: correlation with the known pathology in Parkinson's disease. *Brain Res. Mol. Brain Res.,* v. 110, p. 76-84, 2003.
40. HASHIMOTO, M.; MASLIAH, E. Alpha-synuclein in Lewy body disease and Alzheimer's disease. *Brain Pathol.,* v. 9, p. 707-720, 1999.
41. MCNAUGHT, K. S.; BELIZAIRE, R.; ISACSON, O. et al. Altered proteasomal function in sporadic Parkinson's disease. *Exp. Neurol.,* v. 179, p. 38-46, 2003.
42. TATTON, W. G.; CHALMERS-REDMAN, R.; BROWN, D. et al. Apoptosis in Parkinson's disease: signals for neuronal degeneration. *Ann. Neurol.,* v. 53, suppl. 3, S61-70, 2003.
43. JELLINGER, K. A. Recent developments in the pathology of Parkinson's disease. *J. Neural Transm.,* v. 62, p. 347-376, 2002.
44. ZAROW, C.; LYNESS, S. A.; MORTIMER, J. A. et al. Neuronal loss is greater in the locus ceruleus than nucleus basalis and substantia nigra in Alzheimer and Parkinson diseases. *Arch Neurol.,* v. 60, p. 337-341, 2003.
45. MORRISH, P. K.; RAKSHI, J. S.; BAILEY, D. L. et al. Measuring the rate of progression and estimating the preclinical period of Parkinson's disease with [18F] dopa PET. *J. Neurol. Neurosurg. Psychiatry,* v. 64, p. 314-319, 1998.
46. GUTTMAN, M.; BURKHOLDER, J.; KISH, S. J. et al. [11C]RTI-32 PET studies of the dopamine transporter in early dopa-naive Parkinson's disease: implications for the symptomatic threshold. *Neurology,* v. 48, p. 1578-1583, 1997.
47. PIGGOTT, M. A.; MARSHALL, E. F.; THOMAS, N. et al. Striatal dopaminergic markers in dementia with Lewy bodies, Alzheimer's and Parkinson's disease: rostrocaudal distribution. *Brain,* v. 122, p. 1449-1468, 1999.
48. CROSSMAN, A. R. Functional anatomy of movement disorders. *J. Anat.,* v. 196, p. 519-525, 2000.
49. WHONE, A. L.; MOORE, R. Y.; PICCINI, P. P. et al. Plasticity of the nigropallidal pathway in Parkinson's disease. *Ann. Neurol.,* v. 53, p. 206-213, 2003.
50. BENARROCH, E. E. New findings on the neuropathology of multiple system atrophy. *Auton. Neurosci.,* v. 96, p. 59-62, 2002.
51. DICKSON, D. W.; LIN, W. L.; LIU, W. K.; YEN, S. H. Multiple system atrophy: a sporadic synucleinopathy. *Brain Pathol.,* v. 9, p. 721-732, 1999a.
52. DICKSON, D. W.; LIU, W.; HARDY, J. et al. Widespread alterations of alpha-synuclein in multiple system atrophy. *Am. J. Pathol.,* v. 155, p. 1241-1251, 1999b.
53. KOMORI, T. Tau-positive glial inclusions in progressive supranuclear palsy, corticobasal degeneration and Pick's disease. *Brain Pathol.,* v. 9, p. 663-679, 1999.
54. BUÉE, L.; DELACOURTE, A. Comparative biochemistry of tau in progressive supranuclear palsy, corticobasal degeneration, FTDP-17 and Pick's disease. *Brain Pathol.,* v. 9, p. 681-693, 1999.
55. LOVE, S.; WILEY, C. A. Viral diseases. In: GRAHAM, D. I.; LANTOS, P. L. *Greenfield's Neuropathology.* 7. ed. London: Arnold, 2002. v. 2, cap. 1, p. 1-105.

CAPÍTULO 55

Quadro Clínico e Diagnóstico Diferencial

Francisco Cardoso

DEFINIÇÃO E CLASSIFICAÇÃO

O mais importante objetivo deste capítulo é descrever as características clínicas da doença de Parkinson (DP). Antes de fazermos isso, porém, precisamos definir alguns termos e discorrer sobre a classificação etiológica de síndrome de Parkinson.

Parkinsonismo, sinônimo de síndrome de Parkinson (SP), é definido como a combinação de bradicinesia (lentidão dos movimentos) com pelo menos um ou mais dos seguintes sinais cardinais: rigidez, tremor, instabilidade postural, distúrbio de marcha e bloqueio motor. SP é uma entidade cujo diagnóstico é exclusivamente clínico, inexistindo até o presente qualquer método complementar que confirme sua existência. Nesse sentido, vale comentário sobre métodos de neuroimagem funcional que, ainda não disponíveis no Brasil, têm sido usados de modo crescente no exterior. O substrato bioquímico de SP é redução da atividade sináptica no sistema nigroestriatal. Pelo uso de tomografia por emissão de pósitron (PET) ou tomografia computadorizada de emissão de fótons isolados (SPECT) com certos ligantes pode-se visualizar *in vivo* esse sistema neuronal. Dentre os vários isótopos disponíveis, os mais usados são 18F-fluorodopa e β-CIT. O primeiro, utilizado em PET, cruza a barreira hemato-encefálica e no sistema nervoso central (SNC) é descarboxilado, gerando 18F-fluorodopamina, a qual é incorporada aos neurônios da parte compacta da substância negra (SNc). Já o segundo, um análogo da cocaína empregado para exames de SPECT, marca o transportador de dopamina, molécula situada na membrana da parte terminal dos axônios da SNc e que é responsável pela remoção desta amina da fenda sináptica[1]. Mesmo sendo capazes de demonstrar que existe redução da atividade sináptica no sistema nigro-estriatal, esses dois testes só confirmam a existência de parkinsonismo quando existem dados clínicos sugestivos. Isso se explica, pois SP surge apenas quando há perda de pelo menos 50% dos neurônios na SNc. Deve-se levar em conta que, em primeiro lugar, há dificuldades em se quantificar o número de células a partir dos dados de PET e SPECT. Adicionalmente, mesmo quando se consegue obter esse valor, o limiar individual é variável, havendo extensa superposição entre controles e parkinsonianos. Um terceiro ponto é que, a depender da causa de síndrome de Parkinson, varia o aspecto radiológico. Os dois isótopos mencionados, por exemplo, são marcadores pré-sinápticos, mas há formas de parkinsonismo, como aqueles casos induzidos por manganês, que são pós-sinápticos. Nesses casos, usar 18F-fluorodopa e β-CIT geraria exames *normais*. Sendo assim, continua válida a percepção de que o diagnóstico de SP é exclusivamente clínico.

À luz do exposto no parágrafo anterior, é necessário, então, apresentar a classificação de parkinsonismo. Como se pode ver no Quadro 55.1, são extremamente numerosas as causas de SP listadas na literatura. Em um estudo feito em nosso serviço alguns anos atrás, identificamos quais são as situações mais comumente responsáveis por parkinsonismo em nosso meio[2]. Dentre 338 pacientes com SP, DP foi diagnosticado em 68,9% dos casos, parkinsonismo induzido por droga foi identificado em 13,3% dos pacientes, a terceira causa foi parkinsonismo vascular (4,7%), paralisia supranuclear progressiva ou síndrome de Steele-Richardson-Olszewski foi o diagnóstico de 2% dos pacientes, atrofia de múltiplos sistemas foi responsável por 1,8% dos casos e outros diagnósticos foram diagnosticados nos demais 9,7%. Duas ressalvas são necessárias, na interpretação desses dados. A primeira é que os dados não são necessariamente representativos da situação encontrada na comunidade, visto que o estudo foi feito em um centro terciário. A segunda precaução é a inexistência de comprovação anatomopatológica dos diagnósticos. Vários estudos mostram que mesmo especialistas em transtornos do movimento podem enganar-se quanto a diagnósticos etiológicos em 26 a 10% dos casos[3,4].

SINAIS CARDINAIS DO PARKINSONISMO

Como já mencionado no item anterior, o mais fundamental de todos é a bradicinesia. Estudos com PET e 18F-fluorodopa mostram que existe estreita correlação entre redução do tônus dopaminérgico e esse sinal[1]. A bradicinesia corresponde à lentidão do movimento que, em casos extremos, chega à impossibilidade de sua execução. Nessa situação pode-se usar o termo acinesia. Sob o ponto de vista de sintomas, a bradicinesia resulta em grande dificuldade funcional, pois a maioria, se não todas, as atividades da vida diária passam a ser difíceis. Problemas mais significativos surgem em tarefas como alimentar-se, vestir-se, manter a higiene e mudar de posição na cama. Não incomumente os pacientes percebem a lentidão com redução da força. Por vezes, sua insistência em mencionar a palavra *paralisia* pode confundir o médico. Na verdade, o próprio James Parkinson, quando descreveu a enfermidade em 1817, usou o termo *shaking palsy*. No exame físico, manobras que demonstram com clareza a bradicinesia são pedir para bater repetidamente os dedos indicador e polegar ou o calcanhar sobre o solo.

A rigidez é caracterizada pelo aumento do tônus muscular. O que lhe é peculiar é a simetria, isto é, tomando-se como exemplo rigidez do antebraço, o examinador encontrará igual resistência ao fazer flexão ou extensão do cotovelo. Essa característica torna a rigidez extrapiramidal muito distinta da espasticidade. Um outro aspecto a ser discutido é o chamado *sinal da roda dentada*. Quando presente, ao se fazer movimentação passiva da articulação encontra-se alternância regular de momentos de maior e menor resistência. Ao contrário de convicção comum, esse sinal não é indispensável para o diagnóstico de SP além de ser inespecífico. Em doenças com tremor proeminente, como tremor essencial, freqüentemente detecta-se essa alternância de tônus – neste caso corresponde às contrações rítmicas do tremor. Sob o ponto de vista do paciente, associada à bradicinesia a rigidez intensifica as dificuldades funcionais descritas no parágrafo anterior.

O tremor de repouso é o mais comumente associado ao parkinsonismo. Sua presença é mais bem detectada colocando-se o paciente deitado em decúbito dorsal e com as mãos ao lado do corpo. Sentado e com as mãos sobre as coxas pode também ser eficaz, mas se o paciente tiver tremor postural intenso a contração mínima associada a esta postura pode levar a surgir tremor que falsamente se confunde como sendo de repouso. Curiosamente, uma das situações em que mais caracteristicamente ocorre seu aumento é durante a marcha. O típico tremor de repouso das mãos é rotatório e de baixa freqüência (3 a 6Hz) e quando envolve os dedos pode simular ato de contar dinheiro. Suas características, porém, variam bastante, podem ser mais rápidos e de flexão-extensão. Outras regiões do corpo podem apresentar tremor de repouso: mandíbula, língua e lábios e membros inferiores. Outras formas de tremores de membros superiores, como tremor postural (observado quando o paciente estende os braços em frente do corpo), ou cinético (melhor visto na prova dedo nariz, isto é, quando toca a ponta do seu indicador na ponta de seu nariz e na ponta do indicador do examinador), costumam ocorrer com freqüência em parkinsonismo. Curiosamente, porém, tremor na escrita é raro em SP e excepcional mesmo é tremor de cabeça. Na maioria das vezes o que se toma por tremor cefálico é, na verdade, tremor de membros superiores que se transmite para a cabeça. Por conta dessas características, o impacto funcional do tremor no parkinsoniano é bastante menor que o da bradicinesia e rigidez. Um último e importante comentário sobre tremor é que de modo algum sua presença é indispensável ao diagnóstico de SP. Mesmo em DP, até 25% dos seus portadores nunca apresentam tremor e em outras formas de parkinsonismo esta hipercinesia é rara. Em paralisia supranuclear progressiva (PSP), por exemplo, menos de 6% dos pacientes têm alguma forma de tremor. Um último comentário sobre tremores é a possibilidade dos pacientes suprimirem-no quer seja mentalmente (isto é, concentram-se no membro afetado e o tremor é interrompido) ou com truques sensoriais. Essa última estratégia consiste em tocar a área corporal que treme e isto leva à parada do tremor. O estímulo sensorial pode ser feito com o corpo do próprio paciente ou mesmo com objetos. Alguns parkinsonianos, então, desenvolvem o hábito de manter pequena bola, chave, ou outros na mão para controlar o tremor.

Muito comumente a marcha apresenta padrão diferente do habitual na SP. No entanto, seu caráter exato varia conforme a causa. Por exemplo, na DP há a clássica marcha de pequenos passos, com postura em flexão do tronco e pernas, base estreita, os pés arrastados no chão e os passos curtos. Em outras causas de parkinsonismo, porém, as características são diferentes. Em PSP, por exemplo, a postura é em extensão de tronco e pernas, a base é alargada, os passos são longos e o paciente dá a volta pivoteando (isto é, fixa um dos pés e roda em torno dele). Já em DP, o paciente roda em bloco, ou seja, os dois pés fazem pequenos movimentos ao mesmo tempo).

QUADRO 55.1 – Classificação etiológica de parkinsonismo

Parkinsonismo idiopático
- Doença de Parkinson
- Parkinsonismo ligado ao gene Parkin-2
- Síndromes de parkinsonismo-plus
    - Demência por corpos de Lewy
    - Atrofia de múltiplos sistemas
        - Síndrome de Shy-Drager
        - Atrofia olivopontocerebelar
        - Degeneração estriato-nigral
    - Paralisia supranuclear progressiva
    - Degeneração corticobasal ganglionar
    - Atrofia palidal progressiva
    - Parkinsonismo-demência-esclerose lateral amiotrófica

Parkinsonismo secundário
- Induzido por droga
    - Bloqueadores de canal de Ca^{++} (flunarizina, cinarizina)
    - Bloqueadores de receptores dopaminérgicos
    - Depletores de dopamina
    - Lítio, metildopa, amiodarona
    - Outros
- Hemiatrofia-hemiparkinsonismo
- Hidrocefalia de pressão normal e não-comunicante
- Hipóxia
- Infecções
    - Doença de inclusão hialina intracitoplasmática
    - Doença por príons
    - Fungo
    - Parkinsonismo pós-encefalítico
    - Panencefalite esclerosante subaguda
    - AIDS
- Metabólico
    - Hipocalcemia
    - Insuficiência hepática crônica
    - Parkinsonismo paraneoplásico
    - Parkinsonismo psicogênico
    - Siringomesencefalia
    - Toxinas
        - Cianureto
        - Dissulfeto de carbono
        - Dissulfiram
        - Etanol
        - Manganês
        - Metanol
        - Monóxido de carbono
        - MPTP
    - Trauma
    - Tumor
    - Vascular
        - Doença de Binswanger
        - Múltiplos infartos
        - Parkinsonismo da metade inferior do corpo

Doenças heredodegenerativas
- Doença de Hallervorden-Spatz
- Doença de Huntington
- Doença de Machado-Joseph e outras atrofias espinocerebelares
- Doença de Segawa
- Doença de Wilson
- Lipofuscinose ceróide neuronal
- Necrose estriatal
- Neuroacantocitose
- Parkinsonismo-distonia ligado ao X
- Síndrome da demência talâmica

AIDS = síndrome da imunodeficiência adquirida; MPTP = metil-fenil-tetraidroperidina.

Outro sinal cardinal da SP é a instabilidade postural. O comprometimento de reflexos posturais leva o paciente a desenvolver tendência a quedas da própria altura. Esse problema é particularmente proeminente em deslocamentos do tronco para trás, resultando na tendência de andar para trás espontaneamente (retropulsão). Os tombos também são mais comuns nessa direção.

Por fim, o último sinal cardinal da SP é o bloqueio motor ou *freezing*. Esse problema consiste na interrupção súbita de um ato motor. Ainda que possa afetar qualquer parte do corpo, é muito mais comum nas pernas, durante a marcha. Desencadeantes habituais são cruzar portas, entrar em elevador, andar em ambientes pouco iluminados, andar carregando objetos ou falando e caminhar em ambientes aglomerados. O paciente tem a sensação de que os pés estão colados ao solo e, ao insistir em movê-los, como a metade superior do corpo fica livre, costuma cair para a frente.

OUTRAS MANIFESTAÇÕES CLÍNICAS DA SÍNDROME DE PARKINSON

A fácies do paciente parkinsoniano é inexpressiva em conseqüência da rigidez da musculatura facial. Denominações comumente usadas para esse sinal são fácies em máscara ou hipomimia facial. Uma outra característica facial que chama a atenção em SP é a redução da freqüência do piscar. Por vezes isso é tão proeminente que a lubrificação da córnea fica prejudicada, podendo causar olho vermelho ou mesmo úlcera desta região. Há, ainda, aumento da secreção sebácea facial, de modo que a pele torna-se oleosa.

A voz também costuma sofrer modificações que são genericamente descritas como disartria hipocinética. As características mais evidentes desse defeito de articulação são baixo volume e menor clareza da voz, mas outros problemas, como palilalia (repetição de uma mesma palavra) e disprosódia (perda da entonação) podem aparecer.

A caligrafia modifica-se de maneira peculiar, com redução do tamanho da letra (micrografia), que se torna tão menor quanto mais longa for a sentença. Curiosamente, um dos primeiros indícios de que Adolf Hitler teve parkinsonismo, fato ocultado pelas autoridades do Terceiro Reich, foi a descoberta de que sua assinatura diminuiu de tamanho ao longo dos anos[5]. Escrita trêmula só é percebida pelos pacientes que apresentam tremor cinético proeminente.

Apesar da ênfase dada na literatura de que SP é um quadro exclusivamente motor, vários estudos mostram inequivocamente que sintomas sensitivos, sobretudo dores, são muito comuns. Em uma investigação, por exemplo, até 60% dos pacientes com DP apresentavam dor[6]. Outro estudo mais recente confirma a alta freqüência de dor em pacientes com essa enfermidade, quase sempre coincidindo com períodos de redução do efeito dos medicamentos[7].

Outros sintomas autonômicos comumente presentes em parkinsonismo são constipação intestinal, urgência miccional, insuficiência erétil, crises de sudorese e alterações da temperatura corporal. Modificações neuropsiquiátricas também são freqüentes e incluem alteração do humor (sobretudo depressão), ansiedade e acatisia (esta consiste em inquietude, com dificuldade de manter-se parado). Por fim, há também alterações cognitivas. A depender da causa da SP, há risco aumentado de se apresentar demência. Em DP, por exemplo, cerca de 20% dos pacientes apresentarão este problema enquanto que em PSP demência ocorre em virtualmente todos os pacientes. Por outro lado, já em atrofia de múltiplos sistemas a princípio nunca ocorre demência.

DIAGNÓSTICO DIFERENCIAL

O problema do diagnóstico diferencial da SP pode ser visto em dois níveis. Em primeiro lugar, deve-se fazer sua distinção de outras síndromes neurológicas. Em seguida, como já mencionado brevemente no item 1 deste capítulo, procura-se fazer a definição etiológica.

Em relação a problemas que se confundem com SP, a enfermidade que mais comumente gera confusão é o tremor essencial. Trata-se de doença comum, atingindo até 5% da população acima de 40 anos de idade, e que costuma ser transmitida de modo autossômico dominante. Sua característica principal é a presença de tremor de ação de membros superiores, com componentes postural e cinético. Outras partes do corpo que podem também apresentar tremor são cabeça, voz e pernas. Ao contrário da SP, a incapacidade funcional resulta do envolvimento das mãos pelo tremor de ação, de modo que atos como escrever, alimentar-se, beber e outros se tornam penosos ou mesmo francamente impossíveis. Pode haver certa confusão diagnóstica quando os portadores de tremor essencial desenvolvem rigidez muscular ou tremor de repouso. No entanto, a bradicinesia, nunca presente nessa condição, diferencia-a de SP. Além disto, ao contrário dos parkinsonianos, os pacientes respondem a propranolol e/ou primidona.

Problema mais complicado, mesmo para especialistas em distúrbios do movimento, é a definição da etiologia da SP. As dificuldades decorrem da inexistência de marcador biológico para a maioria das doenças que causam parkinsonismo (ou seja, exames complementares, com uma ou outra rara exceção, não auxiliam o clínico na realização deste diagnóstico diferencial) e da comum superposição de quadros clínicos de muitas destas doenças. Está além do objetivo deste texto discutir em profundidade características clínicas das numerosas causas de SP. No entanto, nos próximos parágrafos será descrito o quadro clínico das principais etiologias de parkinsonismo vistas no nosso meio.

A maioria dos pacientes com DP desenvolve esta enfermidade por volta do 60 anos de idade. No entanto, quanto maior a idade de um indivíduo, maior sua chance de apresentar DP. O que é típico do parkinsonismo nessa enfermidade é a assimetria do quadro, presença de característico tremor de repouso em pelo menos 75% dos pacientes e postura em flexão com marcha de pequenos passos. Instabilidade postural, bloqueio motor, sinais de insuficiência autonômica e declínio cognitivo, quando surgem, são eventos tardios.

A segunda causa mais comum de SP em nosso meio é parkinsonismo induzido por droga[2]. Seu quadro clínico é, de um modo geral, indistinguível de DP em relação ao exame físico. Apenas a presença de manifestações compatíveis com o diagnóstico de discinesia tardia (sobretudo estereotipias oro-buco-linguais) pode sugerir exposição a droga bloqueadora de receptor dopaminérgico. O que faz sua diferenciação de DP é a história de uso de medicação suspeita (ver lista no Quadro 55.1) nos seis meses que antecederam o desenvolvimento da SP e refratariedade a tratamento.

Já o parkinsonismo relacionado a doença vascular cerebral apresenta características costumeiramente distintas da DP. Ao contrário dessa enfermidade, seu início pode ser (embora nem sempre o seja) súbito. Tremor de repouso é bem menos freqüente e o quadro costuma ser desproporcionalmente mais grave nos membros inferiores. Essa última característica implica em manutenção de boa capacidade funcional dos membros superiores, mas muitas dificuldades de locomoção, com presença precoce e intensa de tendência a quedas e *freezing* da marcha. Outras manifestações não-parkinsonianas (como síndrome piramidal e outros sinais focais, demência) costumam coexistir com a SP. Adicionalmente, exames de imagem, sobretudo ressonância magnética, costumam mostrar achados compatíveis com lesões vasculares, em especial múltiplos infartos lacunares nas regiões de núcleos da base e centro branco medular profundo. Sob o ponto de vista terapêutico, os pacientes com parkinsonismo vascular costumam ser refratários a quaisquer medidas farmacológicas.

A atrofia de múltiplos sistemas é uma afecção degenerativa caracterizada por defeito em proteína α-sinucleína com perda de neurônios em sistema nigro-estriatal, sistema piramidal, cerebelo e sistema nervoso autônomo. Sua idade de início costuma ser mais baixa do que a de DP ainda que a SP aqui vista seja comumente indistinguível da observada naquela enfermidade. Não é surpreendente, pois, que seja uma das causas mais comuns de dificuldades diagnósticas, mesmo quando se leva em conta especialistas em distúrbios do movimento. À medida, porém, que a doença evolui podem surgir outros problemas que sugerem seu diagnóstico. As alterações mais comumente vistas são hipotensão postural sintomática e grave, insuficiência erétil, bexiga neurogênica, sinais piramidais e síndrome cerebelar. No entanto, o mais característico dessa doença é sua malignidade em comparação com DP. Rapidamente os pacientes perdem a capacidade de deambular, disfunção bulbar costuma ser intensa e precoce levando a episódios de pneumonia por aspiração, apenas um terço dos pacientes respondem a L-dopa (em DP este valor é em torno de 100%) e a sobrevida média não excede seis anos.

Por fim, outra forma grave de SP é a causada pela PSP. À diferença de DP e atrofia de múltiplos sistemas, a idade média de início dessa enfermidade é mais tardia, por volta dos 70 anos. Em formas típicas, a SP aqui vista se caracteriza por simetria dos achados, mas que tendem a ser mais intensos nas regiões mais axiais. Outras diferenças em relação à DP são raridade de tremor (menos de 6% dos pacientes), postura em extensão, marcha com base alargada e passos compridos, instabilidade postural e *freezing* de marcha são comuns e precoces. Há, ainda, alterações não-parkinsonianas: oftalmoparesia supranuclear vertical para baixo (esta é a alteração clínica que define o diagnóstico da condição), disfunção bulbar com disartria e disfagia (a *causa mortis* mais comum é pneumonia de aspiração), demência subcortical além de pobreza de resposta a terapia farmacológica. Apesar desse quadro aparentemente tão distinto de DP, vários estudos com correlação anatomopatológica mostram que muitos pacientes desenvolvem essas alterações clínicas típicas apenas depois de muitos anos de doença. Além disso, em vários outros em nenhum momento da enfermidade surgem esses achados característicos[8].

REFERÊNCIAS BIBLIOGRÁFICAS

1. SNOW, B. Objective measures for the progression of Parkinson's disease. *J. Neurol. Neurosurg. Psychiatry*, v. 74, n. 3, p. 287, Mar. 2003.
2. CARDOSO, F.; CAMARGOS, S. T.; SILVA JR., G. A. Etiology of parkinsonism in a Brazilian movement disorders clinic. *Arq. Neuropsiquiatr.*, v. 56, n. 2, p. 171-175, Jun. 1998.
3. HUGHES, A. J.; DANIEL, S. E.; BEN-SHLOMO, Y.; LEES, A. J. The accuracy of diagnosis of parkinsonian syndromes in a specialist movement disorder service. *Brain*, v. 125, Pt 4, p. 861-870, Apr. 2002.
4. HUGHES, A. J.; DANIEL, S. E.; KILFORD, L.; LEES, A. J. Accuracy of clinical diagnosis of idiopathic Parkinson's disease: a clinico-pathological study of 100 cases. *J. Neurol. Neurosurg. Psychiatry*, v. 55, n. 3, p. 181-184, Mar. 1992.
5. LIEBERMAN, A. N. Adolph Hitler: his diaries and Parkinson's disease. *N. Engl. J. Med.*, v. 309, n. 6, p. 375-376, Aug. 1983.
6. QUINN, N. P.; KOLLER, W. C.; LANG, A. E.; MARSDEN, C. D. Painful Parkinson's disease. *Lancet*, v. 1, n. 8494, p. 1366-1369, 1986.
7. WITJAS, T.; KAPHAN, E.; AZULAY, J. P.; BLIN, O.; CECCALDI, M.; POUGET, J.; PONCET, M.; CHERIF, A. A. Nonmotor fluctuations in Parkinson's disease: frequent and disabling. *Neurology*, v. 59, n. 3, p. 408-413, Aug. 2002.
8. GOETZ, C. G.; LEURGANS, S.; LANG, A. E.; LITVAN, I. Progression of gait, speech and swallowing deficits in progressive supranuclear palsy. *Neurology*, v. 60, n. 6, p. 917-922, Mar. 2003.

BIBLIOGRAFIA COMPLEMENTAR

HARDIE, R. J.; LEES, A. J. Neuroleptic-induced Parkinson's syndrome: clinical features and results of treatment with levodopa. *J. Neurol. Neurosurg. Psychiatry*, v. 51, n. 6, p. 850-854, Jun. 1988.

CAPÍTULO 56

Tratamento da Fase Inicial

Egberto Reis Barbosa

O tratamento da fase inicial da doença de Parkinson (DP) envolve o uso de duas classes de drogas: as que têm como objetivo interferir na evolução da doença (terapia protetora) e as de efeito sintomático.

TERAPIA PROTETORA

Os conhecimentos a respeito da etiopatogenia da DP ainda são precários e, conseqüentemente, os progressos no sentido de alcançar meios de tratamento que impeçam a progressão da moléstia têm sido modestos. Contudo, algumas hipóteses apoiadas em evidências de natureza experimental têm sido aventadas para explicar a perda de neurônios nigrais em pacientes com DP. A de maior aceitação entre essas hipóteses é do estresse oxidativo que envolveria a oxidação da dopamina pela monoaminoxidase (MAO) e a conseqüente geração de oxirradicais citotóxicos. A partir dessa teoria, extrapola-se que drogas de ação antioxidante, como a vitamina E, ou drogas que bloqueiam a MAO, como a selegilina, poderiam retardar a evolução da DP. Além dessa classe de agentes farmacológicos, tem sido atribuído um possível papel neuroprotetor aos antagonistas de glutamato e aos próprios agonistas dopaminérgicos. Dessas drogas, a mais extensamente estudada quanto a seu efeito neuroprotetor na DP é a selegilina, um inibidor irreversível e seletivo da MAO-B.

Na década de 1980 vários estudos demonstraram que, em modelos animais, drogas com ação inibitória sobre a MAO-B, inclusive a selegilina, preveniam o parkinsonismo experimental induzido pelo agente tóxico metil-fenil-tetraidroperidina (MPTP). Porém, a selegilina, além da sua ação bloqueadora da MAO-B, apresenta outras propriedades farmacológicas que poderiam explicar sua ação neuroprotetora:

- Indução da atividade de enzimas removedoras de radicais livres[1].
- Inibição da auto-oxidação de dopamina[2].
- Resgate de neurônios da morte por apoptose[3].

Essas observações motivaram a realização de alguns estudos clínicos para a avaliação da capacidade da selegilina de modificar a evolução da DP. Em dois desses estudos a selegilina postergou a necessidade do uso de levodopa em quatro a nove meses[4,5]. Contudo, esses dados têm sido recebidos com reservas e a principal crítica refere-se à impossibilidade de excluir-se a interferência do efeito sintomático da selegilina nos resultados observados. O efeito sintomático da selegilina decorre da sua ação sobre a MAO-B, portanto poupando dopamina, e também da sua transformação em metabólitos anfetamínicos que promovem a liberação de anfetamina dos terminais pré-sinápticos dopaminérgicos.

O estudo norte-americano desenvolvido pelo Parkinson Study Group foi posteriormente direcionado para avaliar a capacidade da selegilina em reduzir a incidência das complicações da levodopaterapia em todos e a necessidade do uso da levodopa no grupo inicialmente tratado que não havia recebido essa droga[6,7]. Em ambas as situações os resultados foram decepcionantes.

Em que pesem essas ressalvas, a selegilina tem sido largamente empregada como a única opção terapêutica disponível potencialmente capaz de retardar o progresso da DP.

Outro aspecto que se coloca em relação ao uso da selegilina é a sua influência sobre a mortalidade na DP. O estudo de Lees *et al.* mostrou aumento da mortalidade nos pacientes fazendo uso da selegilina, atribuível a alterações autonômicas[8]. Porém a metodologia empregada nesse estudo foi bastante criticada. Mais recentemente Donnan *et al.* constataram o oposto: menor taxa de mortalidade em pacientes com DP em uso de selegilina do que no grupo em monoterapia com levodopa[9]. Contudo, esse estudo, de natureza retrospectiva, também esbarra em distorções metodológicas.

A lazabemida é outro inibidor da MAO-B, de feito reversível e meia-vida curta, com potencial efeito neuroprotetor. O seu efeito leve sintomático e a sua eficácia em retardar a introdução da levodopa foram demonstrados em estudo controlado envolvendo pacientes em fase inicial da DP, sem tratamento prévio[10].

A rasagilina é também um inibidor da MAO-B, que se diferencia da selegilina por não gerar metabólitos anfetamínicos. Essa droga tem sido testada em fases iniciais da DP, mostrando efeito sintomático e boa tolerância em doses de 1 e 2mg/dia[11]. Estudos experimentais têm evidenciado a capacidade da rasagilina de recuperar neurônios em processo de degeneração[12], porém seu efeito neuroprotetor ainda não está clinicamente comprovado.

Quanto às drogas primariamente antioxidantes, apenas a vitamina E (alfa-tocoferol) foi avaliada em ensaios controlados. Nestes, essa substância não mostrou nenhum efeito neuroprotetor em pacientes com DP, embora tenha se mostrado eficaz, nas mesmas doses empregadas (2.000 unidades diárias) para o tratamento da doença de Alzheimer[4,6,7,13]. Em estudo recente, Schults *et al.* avaliaram o efeito da coenzima Q 10 associada à vitamina E (drogas com potencial ação protetora contra radicais livres) em pacientes em fase inicial da DP[14]. A coenzima Q foi avaliada em três doses: 300, 600 e 1.200mg/dia, comparada com placebo. No grupo que recebeu 1.200mg/dia os autores observaram diferença significativa quanto à progressão da doença após 18 meses de seguimento.

A participação de mecanismos excitotóxicos na etiopatogenia da DP tem sido aventada por alguns autores. Essa toxicidade poderia ser mediada por receptores de glutamato do tipo N-metil-D-aspartato (NMDA). Esses receptores têm sua atividade bloqueada por processo ativo que requer energia. Em situações de redução de produção de energia, como a observada em agressão tóxica a mitocôndrias, pode haver ativação excessiva desses receptores, causando danos celulares. Turski *et al.* demonstraram que antagonistas de NMDA conferem proteção a células nigrais em modelo de parkinsonismo induzido por MPTP[15]. Portanto, se houver neurotoxinas gerando defeitos bioenergéticos envolvidas na etiopatogenia da DP, antagonistas de glutamato poderiam retardar a evolução da moléstia. A amantadina, com ação antiparkinsoniana sintomática conhecida de longa data, é atualmente reconhecida como uma droga com ação bloqueadora de receptores de NMDA e, portanto, seria potencialmente um agente neuroprotetor. Uitti *et al.*, em estudo retrospectivo, demonstraram um aumento significativo da longevidade em pacientes com DP que receberam amantadina quando comparados com aqueles não tratados com essa droga[16]. Contudo, o efeito neuroprotetor da amantadina ainda não está definitivamente comprovado.

O riluzol é outra droga de ação antiglutamatérgica, cujo mecanismo de ação consiste na inibição da liberação do ácido glutâmico e no bloqueio não competitivo de receptores NMDA, e que tem sido empregado no tratamento da esclerose lateral amiotrófica. Recentemente, o riluzol foi testado como droga de efeito neuroprotetor em pacientes em fase precoce da DP, mas os resultados foram desapontadores[17].

Evidências experimentais indicam um possível efeito neuroprotetor de vários agonistas dopaminérgicos: a bromocriptina, a pergolida, o pramipexol e o ropinirol[18-20]. Por outro lado, os raros estudos clínicos controlados com o objetivo de aferir o efeito neuroprotetor dessas drogas não têm mostrado resultados positivos. Em estudo recente, foi avaliado o efeito neuroprotetor do pramipexol, comparado com levodopa, tendo como parâmetro a integridade do sistema nigroestriatal, aferida por tomografia computadorizada de emissão de fótons isolados (SPECT) e utilizando-se como marcador o β-CIT[21]. Ao longo de dois anos a taxa de captação do β-CIT foi similar nos dois grupos. Da mesma forma estudos clínicos avaliando a bromocriptina e o ropinirol mostraram que essas drogas não foram eficazes no sentido de impedir a contínua progressão da DP[22,23].

Finalizando este tópico, faremos uma breve menção às drogas com potencial ação neuroprotetora contra as caspases 1 e 3, que participam ativamente do processo de morte celular por apoptose e que têm sido implicadas na etiopatogenia da DP[24,25]. A principal droga deste grupo é o antibiótico minociclina, que atualmente está sendo testado quanto à sua eficácia e segurança a longo prazo no tratamento da DP e outras doenças degenerativas[26].

TRATAMENTO SINTOMÁTICO

O tratamento sintomático farmacológico da DP deve objetivar, pelo aumento da atividade dopaminérgica e da redução da atividade colinérgica, minimizar o desequilíbrio de neurotransmissores em nível estriatal. A quase totalidade das drogas empregadas no tratamento da DP atua por esses dois mecanismos, conforme mostra o Quadro 56.1. Nesse quadro estão relacionadas drogas utilizadas para o tratamento da DP.

ANTICOLINÉRGICOS

Os anticolinérgicos (biperideno, triexifenidil), a mais antiga modalidade farmacológica utilizada no tratamento da DP, podem ser empregados em doses de 2 a 12mg/dia, com intervalos de 4h. Os anticolinérgicos vêm progressivamente perdendo espaço no arsenal terapêutico empregado nessa moléstia por duas razões:

- Reduzida capacidade de controlar a bradicinesia, embora apresentem ação satisfatória sobre o tremor parkinsoniano.

QUADRO 56.1 – Tratamento sintomático da doença de Parkinson

Drogas que aumentam atividade dopaminérgica
- Precursores de dopamina: levodopa
- Bloqueadores da degradação de dopamina:
  - Inibidores da monoaminoxidase (selegilina)
  - Inibidores da catecol-orto-metiltransferase (tolcapona, entacapona)
- Bloqueadores da recaptação de dopamina: amantadina
- Agonistas dopaminérgicos: piribedil, bromocriptina, lisurida, pergolida, cabergolina, pramipexol, ropinirol

Drogas que reduzem a atividade colinérgica
- Anticolinérgicos: biperideno, triexifenidil

- Freqüentemente induzem efeitos colaterais anticolinérgicos sistêmicos (sialosquese, obstipação intestinal e retenção urinária) e em pacientes mais idosos e/ou com disfunção cognitiva podem comprometer o desempenho cognitivo ou mesmo provocarem estado confusional ou alucinações.

Além dessas limitações há certa preocupação quanto a efeitos mais permanentes dessas drogas sobre áreas cerebrais que integram os processos cognitivos. Embora esse tipo de ação deletéria não tenha sido definitivamente comprovado, em estudo recente Perry *et al.* demonstraram maior densidade das alterações anatomopatológicas de tipo Alzheimer (placa amilóide e emaranhado neurofibrilar) em pacientes com DP que haviam recebido tratamento com anticolinérgicos por mais de dois anos do que naqueles tratados com essas drogas por período inferior[27].

AMANTADINA

A atividade antiparkinsoniana da amantadina é atribuída à sua atividade anticolinérgica e dopaminérgica (bloqueia recaptação da dopamina) e pode ser administrada em doses de 100 a 300mg por dia, divididas em três vezes. Os efeitos colaterais mais importantes são relacionados à sua ação anticolinérgica e são, portanto, superponíveis aos dos anticolinérgicos. Os efeitos colaterais não relacionados à atividade anticolinérgica são: livedo reticular e edema de membros inferiores.

LEVODOPA

A introdução da levodopa (LD) nos anos de 1960 representou um avanço terapêutico enorme e trouxe benefícios a praticamente todos os pacientes com a DP. No início da doença, o tratamento com LD leva a uma resposta clínica sustentada, possivelmente refletindo a capacidade de armazenamento adequada de dopamina nos terminais nigro-estriatais do paciente em estágios iniciais. Entretanto, após alguns anos de uso da LD, a maioria dos pacientes experimenta flutuações motoras, relacionadas a diversos fatores: avanço da DP, com redução progressiva da população de neurônios nigrais e portanto diminuição da capacidade de armazenamento da LD exógena; extensão do processo degenerativo a outros sistemas neuronais; e fatores farmacocinéticos e farmacodinâmicos relacionados à própria LD.

Portanto, embora a levodopa continue sendo o padrão-ouro no tratamento da DP, tem sido desenvolvida ao longo das últimas décadas uma busca intensa de novas drogas que possibilitem uma melhora no controle clínico da DP, especialmente visando retardar o aparecimento das flutuações motoras e tratá-las adequadamente.

Admite-se que entre os fatores diretamente relacionados ao uso crônico da LD e implicados no aparecimento de algumas das complicações anteriormente referidas está a estimulação intermitente dos receptores dopaminérgicos exercida pela dopamina gerada a partir dessa droga. Sabe-se que em condições fisiológicas a estimulação de receptores determinada pela dopamina endógena é contínua (tônica). A estimulação intermitente de receptores dopaminérgicos pela LD decorre de oscilações de sua biodisponibilidade: meia vida curta, condições variáveis de esvaziamento gástrico, absorção intestinal e passagem pela barreira hematoencefálica. O transporte da LD através das mencionadas barreiras naturais é feito através de um sistema que normalmente é utilizado por aminoácidos neutros e que, portanto, competem com essa droga. Por outro lado, a formação de 3-O-metildopa (3-OMD), um subproduto da LD decorrente da ação periférica da catecol-O-metil-transferase (COMT) é outro fator de interferência no sistema de transporte dessa droga e, portanto contribui para as suas oscilações de biodisponibilidade. A estimulação intermitente de receptores dopaminérgicos estriatais, através de mecanismos interativos entre estes e receptores de glutamato, gera respostas anormais a partir de neurônios estriatais cuja expressão clínica são as discinesias induzidas por LD.

AGONISTAS DOPAMINÉRGICOS

Os agonistas dopaminérgicos, drogas que estimulam diretamente os receptores dopaminérgicos, têm sido desenvolvidos na tentativa de superar as limitações da LD no tratamento da DP.

Numerosos agonistas dopaminérgicos foram testados no tratamento da DP nas últimas décadas, porém as drogas deste grupo que já foram definitivamente incorporadas ao arsenal terapêutico são: a bromocriptina, a lisurida e a pergolida, todos derivados ergolíneos e ainda o piribedil (não ergolínico). Mais recentemente, três novos agonistas dopaminérgicos foram introduzidos no tratamento da DP: o pramipexol, o ropinirol (não comercializado no Brasil) e a cabergolina. Além desses, inclui-se também no grupo dos agonistas dopaminérgicos a apomorfina, o mais antigo deles, cujo uso é limitado pelas suas características farmacológicas, conforme será exposto adiante e não está disponível no mercado brasileiro.

Os receptores dopaminérgicos pertencem a uma categoria de receptores que tem sua ação mediada por proteína G e são classificados, de acordo com suas características bioquímicas, farmacológicas e fisiológicas, em dois tipos básicos: D1 e D2. Os receptores D1 têm sua ação mediada pelo sistema da adenilciclase, enquanto que os receptores D2 atuam de forma independente desse sistema e em certas circunstâncias determinam sua inibição. Além dos receptores D1 e D2, que se expressam principalmente em neurônios estriatais, há ainda os receptores D3, D4 e D5. Os receptores D3 e D4 são farmacologicamente similares aos D2 e estão localizados principalmente em estruturas componentes do sistema límbico, tubérculo olfatório, hipotálamo (D3), córtex frontal, bulbo; os receptores D5, relacionados aos de tipo D1, são encontrados no hipocampo e hipotálamo.

A Tabela 56.1 resume a atividade dos diferentes agonistas dopaminérgicos sobre os subtipos de receptores dopaminérgicos e receptores para noradrenalina (NA) e serotonina (5-HT).

As doses habituais dos agonistas dopaminérgicos constam da Tabela 56.2. Diante da baixa tolerância observada na fase de introdução dos agonistas dopaminérgicos, as doses terapêuticas devem obrigatoriamente ser atingidas após um período de titulação cumprido ao longo de algumas semanas.

O Quadro 56.2 mostra os principais efeitos colaterais dos agonistas dopaminérgicos. Ensaios clínicos têm demonstrado que os agonistas dopaminérgicos, seja em monoterapia ou em associação com levodopa, reduzem a incidência de flutuações motoras, principalmente discinesias, complicações tipicamente relacionadas ao uso da levodopa. Entretanto, os agonistas dopaminérgicos são mais propensos a induzir distúrbios psiquiátricos (alucinações e delírio) que a levodopa. Um importante aspecto que diferencia os novos agonistas dopaminérgicos não ergolíneos dos agonistas dopaminérgicos derivados do *ergot* é a seletividade de sua ação sobre os receptores dopaminérgicos. Essas drogas, ao contrário dos derivados do *ergot* não atuam significativamente sobre receptores alfa-adrenérgicos ou serotoninérgicos, perfil farmacológico que representaria teoricamente maior espectro de ação antiparkinsoniana, mas, por outro lado, possibilidades ampliadas de efeitos colaterais[28].

No Quadro 56.3 constam as principais vantagens e desvantagens dos agonistas dopaminérgicos em relação à LD. Atuando no nível dos receptores dopaminérgicos estriatais, os agonistas dopaminérgicos não dependem, como a LD, da ação de sistemas enzimáticos presentes nos neurônios nigrais que estão em processo de degeneração. Outro aspecto favorável na ação desses agentes farmacológicos é o fato de, diferentemente da LD, não aumentarem o *turnover* de dopamina. Por essa razão, não aumentam a geração de radicais livres, decorrentes da metabolização de dopamina, que podem estar envolvidos no processo degenerativo que afeta os neurônios nigrais na DP. Os agonistas dopaminérgicos

TABELA 56.1 – Ação dos agonistas dopaminérgicos sobre receptores dopaminérgicos (DA), noradrenérgicos (NA) e serotoninérgicos (SE)

DROGA	RECEPTOR DA	RECEPTOR NA	RECEPTOR SE
Bromocriptina	D2	+	+
Lisurida	D2	+	+
Pergolida	D2 > D1	+	+
Cabergolina	D2 > D1	+	+
Pramipexol	D3 > D2 > D4	+	-
Ropinirol	D3 > D2 > D4	-	-
Piribedil	D3 > D2	-	-

TABELA 56.2 – Doses usuais dos agonistas dopaminérgicos

DROGA	DOSES TERAPÊUTICAS (mg/dia)
Bromocriptina	5 – 40
Cabergolina	0,5 – 1
Lisurida	2 – 4,5
Pergolida	0,75 – 5
Pramipexol	1,5 – 4,5
Ropinirol	0,75 – 8
Piribedil	40 – 300

QUADRO 56.2 – Efeitos colaterais dos agonistas dopaminérgicos

- Constipação
- Fadiga/sonolência
- Náuseas/vômitos
- Hipotensão postural
- Flutuações motoras/discinesias
- Distúrbios psiquiátricos
- Eritromelalgia*
- Fibrose retroperitoneal e pleural*
- Vasoespasmo digital*
- Retirada abrupta: rigidez e hipertermia

* Específicos dos derivados do *ergot*.

têm meia-vida mais longa que a dopamina, o que implica em estimulação mais tônica dos receptores dopaminérgicos. Desde que a estimulação intermitente dos receptores dopaminérgicos, exercida pela DA formada a partir da LD exógena, tem sido implicada como o principal fator responsável pela gênese das complicações da levodopaterapia, essa vanta-gem farmacológica pode ser decisiva para reduzir a tendência a provocar discinesias e flutuações motoras decorrentes do uso crônico desses agentes que intensificam a atividade dopaminérgica. Com a finalidade de proporcionar níveis plasmáticos mais estáveis e, portanto, estimulação tônica de receptores dopaminérgicos, está em fase experimental o uso transdérmico de um novo agonista dopaminérgico, a rotigotina[29].

ESTRATÉGIAS DE TRATAMENTO

A opção deve ser individualizada de acordo com as condições peculiares de cada paciente. Os principais fatores que irão determinar a escolha da droga a ser utilizada são: idade, grau de parkinsonismo, condições mentais, manifestação motora predominante, tipo de atividade do paciente e custo do medicamento a ser utilizado.

Pacientes em idade mais avançada (mais de 70 anos) ou que apresentam disfunções cognitivas toleram mal o uso de drogas com efeito anticolinérgico como os próprios anticolinérgicos ou a amantadina. Essas drogas, que são de baixa potência antiparkinsoniana ficam reservadas para pacientes mais jovens, com desempenho cognitivo normal e que apresentam formas leves de parkinsonismo nas quais predomina o tremor. Por outro lado, para aqueles que preenchem essas condições, mas que desempenham atividades profissionais que pelas suas características exigem controle máximo do parkinsonismo, a opção pode ser por drogas mais potentes como os agonistas dopaminérgicos ou mesmo a levodopa. Outro fator que pode interferir na escolha da medicação é o seu custo. Para exemplificar: os agonistas dopaminérgicos ainda que apresentem vantagens sobre a levodopa, eventualmente podem ser preteridos em função do seu custo mais elevado.

No contexto do tratamento da fase inicial da DP insere-se a controvérsia sobre o uso precoce ou tardio da levodopa, que justifica comentários adicionais. Os principais argumentos contra o uso precoce da levodopa são a sua possível toxicidade e o maior risco de induzir flutuações motoras ou discinesias (quando comparada com agonistas dopaminérgicos).

A hipotética toxicidade da levodopa estaria relacionada à teoria do estresse oxidativo, mencionada anteriormente, na qual a metabolização oxidativa da dopamina em neurônios nigrais estaria intimamente relacionada ao processo degenerativo presente na DP. Corroborando essa hipótese, alguns estudos *in vitro* têm mostrado que a levodopa e a dopamina são tóxicas para neurônios em cultura[30,31].

Por outro lado, os argumentos contra a neurotoxicidade da levodopa são mais consistentes e incluem evidências de natureza clínica. Entre esses argumentos destacam-se os seguintes:

- Nos estudos *in vitro* mencionados que sugerem um efeito neurotóxico da levodopa/dopamina, as condições do experimento são absolutamente diversas das fisiológicas, nas quais os neurônios estão protegidos por mecanismos homeostáticos e citoprotetores. Assim, demonstrou-se que substâncias reconhecidamente não tóxicas *in vivo*, como o ácido ascórbico, igualmente podem exercer efeito danoso sobre cultura de neurônios. Estudos recentes mostram que quando no meio de cultura para os neurônios estão presentes células da glia, situação que reproduz em parte o que ocorre *in vivo*, a levodopa tem efeito neuroprotetor[32,33].

QUADRO 56.3 – Agonistas dopaminérgicos × levodopa

- Vantagens em relação à levodopa
  - Meia-vida mais longa
  - Estimulam receptores DA específicos
  - Não dependem de conversão enzimática
  - Não sofrem competição no transporte (intestinal e BHE)
  - Não geram radicais livres
  - Menor incidência de flutuações motoras
- Desvantagens em relação à levodopa
  - Menor eficácia na reversão do parkinsonismo
  - Maior incidência de náuseas/vômitos e hipotensão postural
  - Maior incidência de distúrbios psiquiátricos
  - Custo mais elevado

- Estudos anatomopatológicos mostram que a administração crônica de levodopa a pacientes portadores de outras doenças neurológicas distintas da DP não resulta em qualquer dano à substância negra[34,35].
- A administração de levodopa a camundongos por mais de 18 meses não causou qualquer alteração da substância negra, examinada *post-mortem*[36].

Portanto, conforme assinalam Agyd *et al.* em publicação recente, está firmando-se um consenso contra a toxicidade da levodopa[37]. Contudo, a despeito da opinião corrente de que a levodopa não é neurotóxica, os efeitos colaterais a longo prazo dessa droga, principalmente as flutuações motoras e as discinesias devem ser ponderados quando se coloca a questão da sua introdução precoce. Nesse aspecto insere-se outra controvérsia: o uso de agonistas dopaminérgicos em monoterapia ou em associação com levodopa minimizaria essas complicações? Analisaremos a seguir as correntes de opinião a respeito do emprego da levodopa ou agonistas dopaminérgicos em fases iniciais da DP.

A literatura registra vários estudos comparando levodopa e vários tipos de agonistas dopaminérgicos em fases iniciais da DP quanto à incidência de discinesias e flutuações motoras observadas em períodos de seguimento variando de dois a cinco anos. Excluídos estudos em que sérias falhas metodológicas ocorreram, tais como vieses na seleção de pacientes ou número excessivo de pacientes que abandonaram o ensaio, analisaremos a seguir os resultados de seis outros, considerados bem conduzidos. Entre os seis referidos estudos, cinco testando as seguintes drogas: bromocriptina, cabergolina, pramipexol e ropinirol, mostraram menor incidência de flutuações motoras e discinesias no grupo tratado com agonistas dopaminérgicos e apenas em um, utilizando bromocriptina, não se constatou diferença significativa entre as duas drogas quanto a estas complicações[7,23,38-41]. Admite-se atualmente que as complicações motoras induzidas pela levodopa estão estreitamente vinculadas à estimulação pulsátil de receptores dopaminérgicos. Dessa forma, a menor incidência delas em pacientes sob o uso de agonistas dopaminérgicos é atribuída à meia vida mais longa dessas drogas que, portanto, teriam uma atuação mais tônica sobre os receptores dopaminérgicos estriatais.

Portanto, com base nos estudos anteriormente mencionados, deve-se considerar que em fases iniciais da evolução da DP, à medida que se torna necessário o uso de drogas mais potentes para controlar as manifestações da moléstia, o emprego de agonistas dopaminérgicos isoladamente ou em associação com levodopa diminui a incidência de complicações motoras. Contudo, o controle da DP com uso de agonistas dopaminérgicos em monoterapia, dada a menor potência e a maior intolerância a essas drogas (principalmente náuseas e vômitos), comparadas com a levodopa, geralmente só é possível por poucos anos.

Esse aspecto negativo dos agonistas dopaminérgicos pode ser ilustrado por dados dos dois mais recentes estudos dentre os anteriormente mencionados: Rascol *et al.* observaram ao fim do período de cinco anos de seguimento que apenas 16% dos pacientes permaneciam em monoterapia com ropinirol e, da mesma forma, os pesquisadores do Parkinson Study Group constataram que após dois anos menos da metade dos casos estava em uso exclusivo de pramipexol[21,23]. Outras desvantagens dos agonistas dopaminérgicos em relação à LD são o custo mais alto e a maior incidência de complicações psiquiátricas (delírios e alucinações).

Por fim, algumas considerações sobre o uso das formulações de levodopa de liberação gradual e a associação de LD e inibidores da catecol-orto-metiltransferase (COMT) em fases iniciais do tratamento da DP são necessárias para completar os principais tópicos relacionados ao tratamento sintomático da moléstia.

Conforme mencionado anteriormente, a estimulação intermitente de receptores dopaminérgicos parece estar relacionada ao aparecimento das complicações motoras da levodopaterapia. Com base nesse dado foram desenvolvidas preparações (Prolopa HBS e Cronomet) de liberação lenta que proporcionariam níveis plasmáticos mais estáveis de levodopa. Dessa forma, seria esperado que o uso dessas formulações por ocasião da introdução da levodopa para pacientes em fases iniciais da DP poderia trazer como benefício a longo prazo uma menor incidência de complicações motoras. Porém, em dois estudos multicêntricos, comparando-se a freqüência dessas complicações entre pacientes que recebiam a forma de liberação imediata e a de liberação gradual, não foram observadas diferenças entre os dois grupos[42,43]. Provavelmente o desempenho das formas *retard* de LD fique aquém do esperado em função da menor biodisponibilidade da LD nessas preparações[44].

Sempre com a finalidade de alcançar concentrações plasmáticas mais estáveis de LD e retardar e/ou diminuir a incidência de flutuações motoras estão em curso ensaios terapêuticos utilizando os inibidores da COMT em associação com LD em fases iniciais da DP, antes do surgimento das complicações motoras[45]. Os resultados a longo prazo desses estudos ainda não são conhecidos.

REFERÊNCIAS BIBLIOGRÁFICAS

1. KUSHLEIKA, J.; CHECKOWAY, H.; WOODS, J. S. et al. Selegiline and lymphocyte superoxide dismutase activities in Parkinson's disease. *Ann. Neurol.*, v. 39, p. 378-381, 1996.
2. CHIUCH, C. C.; HUANG, S. J.; MURPHY, D. L. Suppression of hydroxyl radical formation by MAO inhibitors: a novel possible neuroprotective mechanism in dopaminergic neurotoxicity. *J. Neural. Transm.*, v. 41, p. 189-196, 1994.
3. TATTON, W. G. Selegiline can mediate neuronal rescue rather than neuronal protection. *Mov. Disord.*, v. 8, p. S20-S30, 1993.
4. PARKINSON STUDY GROUP. Effects of tocopherol and deprenyl on the progression of disability in early Parkinson's disease. *N. Engl. J. Med.*, v. 328, p. 176-183, 1993a.
5. PALHAGEN, S.; HEINONEN, E. H.; HAGGLUND, J. et al. Selegiline delays the onset of disability in de novo parkinsonian patients. *Neurology*, v. 51, p. 520-525, 1998.
6. PARKINSON STUDY GROUP. Impact of deprenyl and tocopherol treatment on Parkinson's disease in DATATOP patients requiring levodopa. *Ann. Neurol.*, v. 39, p. 29-36, 1996a.
7. PARKINSON STUDY GROUP. Impact of deprenyl and tocopherol treatment on Parkinson's disease in DATATOP patients not requiring levodopa. *Ann. Neurol.*, v. 39, p. 37-45, 1996b.
8. LEES, A. J. Kingdom obotPsDRgotU. Comparison of therapeutic effects and mortality data of levodopa and evodopa combined with selegiline in patients with early, mild Parkinson's disease. *BMJ*, v. 311, p. 1602-1607, 1995.
9. DONNAN, P. T.; STEINKE, D. T.; STUBBINGS, C. et al. Selegiline and mortality in patients with Parkinson's disease. A longitudinal community study. *Neurology*, v. 55, p. 1770-1771, 2000.
10. PARKINSON STUDY GROUP. A controlled trial of lazabemide (Ro 19-6327) in untreated Parkinson's disease. *Ann. Neurol.*, v. 33, p. 350-356, 1993b.
11. KIEBURTZ, K. Efficacy and safety of rasagiline as monotherapy in early Parkinson's disease. *Parkinsonism Rel. Disord.*, v. 7, p. S60, 2001.
12. FINBERG, J. P. M.; TAKESHIMA, T.; JOHNSTON, J. M. et al. Increased survival of dopaminergic neurons by rasagiline, a monoamine B oxidase inhibitor. *Neuroreport*, v. 9, p. 703-707, 1998.
13. SANO, M.; ERNESTO, C.; THOMAS, R. G. et al. A controlled trial of selegiline, alpha-tocopherol or both as treatment for Alzheimer's disease. *N. Engl. J. Med.*, v. 336, p. 1216-1222, 1997.
14. SCHULZ, C. W. et al. Effects of coenzima Q 10 in early Parkinson's disease: evidence of slowing of the functional decline. *Arch. Neurol.*, v. 59, p. 1541-1550, 2002.
15. TURSKI, L.; BRESSLER, K.; RETTIG, K. J.; LOSCHMAN, P. A.; WACHTEL, H. Protection of substantia nigra from MPP + neurotoxicity by N-methyl-D-aspartate antagonists. *Nature*, v. 349, p. 414-428, 1991.
16. UITTI, R. J.; RAJPUT, A. H.; AHLSKOG, J. E. et al. Amantadine treatment is an independent predictor of improved survival in parkinsonism. *Neurology*, v. 46, p. 1551-1556, 1996.
17. JANKOVIC, J.; HUNTER, C. A double-blind, placebo-controlled and longitudinal study to assess safety and efficacy of riluzole in early Parkinson's disease. *Parkinosnism Rel. Disord.*, v. 8, p. 271-277, 2002.
18. SETHY, V. H.; WU, H.; OOSTVEEN, J. A.; HALL, E D. Neuroprotective effects of the dopamine agonist pramipexole and bromocriptine in 3-acetylpyridine-treted rats. *Brain Res.*, v. 754, p. 181-186, 1997.
19. GOMEZ-VARGAS, M.; NISHIBAYASHI-ASANUMA, S.; ASANUMA, M. et al. Pergolide scavenges both hydroxyl and nitric oxide in free radicals in vitro and inhibits lipid peroxidation in different regions of the brain. *Brain Res.*, v. 790, p. 22-208, 1998.
20. IIDA, M.; MIYAZAKY, I.; TANAKA, K. et al. Dopamine D2 receptor-mediated antioxidant and neuroprotective effects of ropinirole, a dopamine agonist. *Brain Research*, v. 838, p. 51-59, 1999.
21. PARKINSON STUDY GROUP. A randomized controlled trial comparing the agonist pramipexole with levodopa as initial dopaminergic treatment for Parkinson's disease. *JAMA*, v. 284, p. 1931-1938, 2000.
22. HELY, M. A.; MORRIS, J. G. L.; REID, W. G. J. et al. The Sidney multicentre study of Parkinson's disease: a randomized, prospective five year study comparing low dose of bromocriptine with low dose levodopa-carbidopa. *J. Neurol. Neurosurg. Psychiatry*, v. 57, p. 903-910, 1994.
23. RASCOL, O.; BROOKS, D.; KORCZYN, A. D. et al. A five year study of the incidence of dyskinesia in patients with early Parkinson's disease who were treated with ropinirole or levodopa. *N. Engl. J. Med.*, v. 342, p. 1484-1491, 2000.
24. TATTON, N. A. Increased caspase 3 and Bax immunoreactivity accompany nuclear GAPDH translocation and neural apoptosis in Parkinson's disease. *Exp. Neurol.*, v. 166, p. 29-43, 2000.
25. MOGI, M.; TOGARI, A.; KONDO, T. Caspase activities and tumor necrosis factor receptor R1 (p55) level are elevated in the substantia nigra from parkinsonian brain. *J. Neural Transm.*, v. 107, p. 335-341, 2000.
26. JANKOVIC, J. J. Therapeutic Strategies in Parkinson's Disease. In: JANKOVIC, J. J.; TOLOSA, E. *Parkinson's Disease and Movement Disorders*. Philadelphia: Lippincott, 2002. p. 116-151.
27. PERRY, E. K.; KILFORD, L.; LEES, A. J.; BURN, D. J.; PERRY, R. H. *Ann. Neurol.*, v. 54, p. 235-238, 2003.
28. RASCOL, O.; FEREIRA, J. J.; THALAMAS, C.; GALITSKY, M.; MONTASTRUC, J. L. Dopamine agonists. Their role in the management of Parkinson's disease. *Adv. Neurol.*, v. 86, p. 301-309, 2001.
29. METMAN, L. V.; GILLESPIE, M.; FARMER, C. et al. *Clin. Neuropharmacol.*, v. 24, p. 163-169, 2001.
30. TANAKA, M.; SOTOMATSU, A.; KANAI, H.; HIRAI, S. Dopa and dopamine cause cultured neuronal death in the presence of iron. *J. Neurol. Sci.*, v. 101, p. 198-203, 1991.
31. MENA, M. A.; PARDO, B.; CASAREJOS, M. J. et al. Neurotoxicity of levodopa on catecholamine-rich neurons. *Mov. Disord*, v. 7, p. 23-31, 1992.
32. MENA, M. A.; CASAREJOS, M. J.; CARZO, A. et al. Glia protect fetal midbrain dopamine neurons in culture from L-DOPA toxicity through multiple mechanisms. *J. Neural Transm.*, v. 104, p. 317-328, 1997.
33. MENA, M. A.; DAVILA, V.; SULZER, D. Neurotrophic effects of L-DOPA in postnatal midbrain dopamin neuron/ cortical astrocyte cocultures. *J. Neurochem.*, v. 69, p. 1398-1408, 1997.
34. QUINN, N.; PARKES, D.; JANOTA, I.; MARSDEN, C. D. Preservation of the substantia nigra and locus coeruleus in a patient receiving levodopa (2kg) plus decarboxylase inhibitorover a four year period. *Mov. Disord.*, v. 1, p. 65-68, 1986.
35. RAJPUT, A. H.; FENTON, M. E.; BIRDI, S.; MACAULAY, R. Is levodopa toxic to human substantia nigra? *Mov. Disord.*, v. 12, p. 634-638, 1997.
36. HEFTI, F.; MELAMED, E.; BHAWAN, J.; WURTMAN, R. J. Long-term administration of l-dopa does not damage dopaminergic neurons in the mouse. *Neurology*, v. 31, p. 1194-1195, 1981.
37. AGYD, Y.; AHLSKOG, E.; ALBANESE, A. et al. Levodopa in the treatment of Parkinson's disease: a consensus meeting. *Mov. Disord.*, v. 14, p. 911-913, 1999.
38. MONTASTRUC, J. L.; RASCOL, L.; SENARD, J. M. et al. A randomised controlled study comparing bromocriptine to which levodopa was latter added, with levodopa levodopa alone in previously untreated patients with Parkinson's disease: five year follow up. *J. Neurol. Neurosurg. Psychiatry*, v. 57, p. 1034-1038, 1994.
39. GIMENEZ-ROLDAN, S.; TOLOSA, E.; BURGUERA, J. A. et al. Early combination of bromocriptine and levodopa in Parkinson's disease: a prospective randomized study of two parallel groups over a total follow-up period of 44 months including an initial 8-month double-blind stage. *Clin. Neuropharmacol.*, v. 20, p. 67-76, 1997.
40. RINNE, U. K.; BRACCO, F.; CHOUZA, C. et al. Early treatment of Parkinson's disease with cabergoline delays the onset of motor complications. Results of a double-blind levodopa controlled trial. *Drugs*, p. 23-30, 1998.
41. WEINER, W. J.; FACTOR, S. A.; SANCHEZ-RAMOS, J. R. et al. Early combination therapy (bromocriptine and levodopa) does not prevent motor fluctuations in Parkinson's disease. *Neurology*, v. 143, p. 21-27, 1993.
42. DU PONT, E.; ANDERSON, F.; BOOS, I. et al. Sustained-release Madopar HBS compared with standard Madopar. *Acta Neurol. Scand.*, v. 93, p. 14-20, 1996.
43. BLOCK, G.; JISS, C.; REINES, S. et al. Comparison of immediate-release and controlled-release carbidopa/levodopa in Parkinson's disease. *Eur. Neurol.*, v. 37, p. 23-27, 1997.
44. YEH, K. C.; AUGUST, T. F.; BUSCH, D. F. et al. Pharmacokinetics and bioavailability of Sinemet CR: a summary of human studies. *Neurology*, v. 39, p. 25-38, 1989.
45. MROWKA, M.; JOHNELS, B.; BREMEN, D. The effect of entacapone on motor performance in non-fluctuating patients with Parkinson's disease. *Mov. Disord.*, v. 17, suppl. 5, S80, 2002.

CAPÍTULO 57

Reabilitação

Gabriella Mendes Souza • Ana Paula Coutinho Fonseca • Cláudia Fonseca Pereira

Um programa de reabilitação pode não reverter a natureza progressiva da doença de Parkinson (DP), mas ensina ao paciente mecanismos compensatórios, ajuda-o a prevenir complicações e melhorar sua qualidade de vida[1]. Um grande número de estudos vem comprovando a eficácia da terapia física em associação com o tratamento farmacológico em pacientes afetados pela DP[2]. Não há ainda um consenso quanto ao tipo de programa de reabilitação mais útil para esses pacientes. Entretanto, sabe-se que os programas de reabilitação a longo prazo e individualizados com base nos déficits predominantes são ideais para sustentar uma melhora dos sintomas da DP[3].

A intervenção fisiátrica coordena uma proposta de tratamento multidisciplinar que permite ao paciente o máximo possível de independência funcional. A expectativa de vida é próxima da normal, mas há um risco duas vezes maior de morte estreitamente relacionado com as quedas devidas a distúrbios na marcha[4-6].

A falta de técnicas reabilitadoras apropriadas para as alterações fisiopatológicas específicas da doença pode limitar seu efeito ou mesmo levar a resultados negativos. Dessa forma, as seqüências de exercícios devem ser direcionadas para alguns objetivos: melhora das habilidades motoras, correção de anormalidades posturais, controle do equilíbrio, condicionamento cardiovascular com ganho de resistência à fadiga e relaxamento muscular (Quadro 57.1).

Para melhorar as habilidades motoras, os exercícios de facilitação neuromuscular proprioceptiva e os exercícios de coordenação para membros superiores e membros inferiores se mostraram benéficos, desde que aplicados sob a forma de terapia contínua[7]. Os exercícios de Frenkel também podem estar associados.

A coordenação motora fina pode ser bem trabalhada pela terapia ocupacional. A utilização de exercícios para o controle do tronco, bem como o alongamento muscular e posicionamento específico das mãos (evitando o desvio ulnar e a flexão das articulações metacarpofalangeanas) devem ser incentivados. A destreza dos dedos pode ser estimulada com a montagem de figuras usando pinos, trabalho com barbantes em contas coloridas e o treino em habilidades de escrita. Por fim, o uso de dispositivos de adaptação para comer e se higienizar e o uso de equipamentos para adaptação domiciliar (banheiro, cama, grades para apoio etc.) são eficazes para melhorar as atividades de vida diária (AVD).

A instabilidade postural é provavelmente o sintoma menos específico e mais incapacitante de todos. A marcha e os problemas posturais são resultados de uma combinação de bradicinesia, rigidez, perda dos reflexos proprioceptivos e das reações protetoras para a queda[1]. Para corrigir as anormalidades posturais, os exercícios de estimulação do controle postural segundo a técnica de Mezieres, método postural global, contribuem para recuperação da flexibilidade dos membros e da coluna vertebral[3,8]. Os exercícios e instruções para o equilíbrio em pé e melhora da postura com incentivo ao apoio dos pés com os calcanhares são também eficazes. As atividades de equilíbrio com transferência de peso, seguidas por treino de deambulação progressiva, são indicadas para desencadear reflexos normais de endireitamento. Os pacientes devem realizar treino de marcha sistematizado: postura adequada, olhar para frente, alargar a base da marcha com os pés afastados 25 a 30cm, usar um padrão de marcha com passos altos e passadas longas. Instruir sempre o balanço dos membros superiores e as mudanças de direção com paradas e reinícios[1,9].

Um programa de treinamento que trabalha com estratégias conscientes para vencer obstáculos ao movimento durante a marcha se mostrou eficaz. A adoção de pistas visuais para se concentrar no tamanho dos passos, bem como pistas auditivas como palmas e musicoterapia para ajudar nos movimentos alternantes são algumas estratégias[10,11].

Um programa de condicionamento aeróbio, com exercícios como andar, nadar e pedalar pode também ser prescrito, evitando-se sempre a fadiga muscular. Como os indivíduos com DP leve a moderada têm uma significativa redução na força muscular respiratória, é importante manter sua capacidade para o exercício com treinamento aeróbio regular[12,13].

A maioria dos estudos mostra que os exercícios devem ser realizados 1h/dia, pelo menos três vezes/semana, com programas de reabilitação física regulares[2]. Dessa forma, os exercícios podem ser domiciliares e devem ser individualizados para a capacidade do indivíduo.

A utilização de técnicas de relaxamento é uma estratégia importante para diminuir a rigidez. Os movimentos lentos, rítmicos e rotacionais, inicialmente com mobilização passiva e então evoluindo para movimentos ativos são sugeridos. Os estudos mostraram a eficácia dos exercícios de relaxamento e alongamento quando realizados em água aquecida[3] (28 a 32°C). Depois dos exercícios de relaxamento, seria interessante o trabalho de atividades funcionais, incluindo mobilidade no leito e treino de transferências.

O uso de auxiliares da marcha, como muletas e andadores, está associado a um maior número de quedas[6,14]. A falta de

---

QUADRO 57.1 – Tratamento com meios físicos e ocupacionais na doença de Parkinson

Objetivos da cinesioterapia
- Habilidade motora
- Postura
- Equilíbrio
- Condicionamento cardiovascular
- Relaxamento muscular

coordenação pode impossibilitar o uso seguro desses dispositivos de assistência e propiciar o padrão de marcha festinada. Assim sendo, as possibilidades de intervenção para prevenir quedas na DP se baseiam nos fatores de risco conhecidos e incluem estratégias médicas e psicossociais para controle do medo de cair, técnicas reabilitadoras e de atuação sobre o ambiente em que vivem (adaptações ambientais).

O tratamento do paciente portador de DP deve ser inter e multidisciplinar. A composição da equipe de reabilitação deve ser definida após uma acurada avaliação clínica fisiátrica do paciente definindo o diagnóstico da DP e suas co-morbidades, a definição da incapacidade, da capacidade residual e potencial. O dimensionamento da equipe vai depender dessa avaliação, sendo mais complexa quanto mais complexo for o caso em estudo.

Além da fisioterapia e terapia ocupacional descritas, acrescenta-se a participação de psicólogos para suporte e aconselhamento ao paciente e seus familiares, de fonoaudiólogos para a realização de exercícios faciais e próprios para a língua, visando à melhora da mímica, da mastigação e deglutição. Há também a contribuição do nutrólogo ou nutricionista visando à preparação de dietas leves, ricas em fibras e com poucas proteínas são de extrema importância. A enfermagem especializada torna-se fundamental para o tratamento do paciente e da família, bem como a abordagem do assistente social, minimizando os percalços da natureza progressiva da doença.

REFERÊNCIAS BIBLIOGRÁFICAS

1. DELISA, G. *Rehabilitation Medicine – Principles and Practice*. Philadelphia: Lippincott-Raven, 1998.
2. COMELLA, C. L.; STEBBINS, G. T.; BROWN-TONS, N.; GOETZ, C. G. Physical therapy and Parkinson's disease: a controlled clinical trial. *Neurology*, v. 44, p. 376-378, 1994.
3. PELLECCHIA, M. T.; GRASSO, A.; BIANCARD, L. G.; SQUILLANTE, M.; BONAVITA, V.; BARONE, P. Physical therapy in Parkinson's disease: an open long term rehabilitation trial. *J. Neurol.*, v. 251, n. 5, p. 595-598, May 2004.
4. MARSDEN, C. D. Parkinson's disease. *J. Neurol. Neurosurg. Psychiatry*, v. 57, p. 672-681, 1994.
5. BENNETT, D. A.; BECKETT, L. A.; MURRAY, A. M. et al. Prevalence of parkinsonian signs and associated mortality in community population of older people. *N. Engl. J. Med.*, v. 334, p. 71-76, 1996.
6. CANO-DE LA CUERDA, R.; MACIAS-JIMÉNCE, A. L.; CUADRADO-PÉRES, M. L. Posture and gait disorders and the incidence of falling in patients with Parkinson. *Rev. Neurol.*, v. 38, n. 12, p. 1128-1132, Jun. 2004. 204.
7. KNOT, M.; VOSS, P. E. *Proprioceptive Neuromuscular Patterns and Technique*. New York: PB Hoeber, 1958.
8. MEZIERES, F. Methode Mezieres et function du sympatique. *Homeop. Fr.*, 1972.
9. JOBGES, M.; HEUSCHKEL, G.; PRETZEL, C.; ILLHART, C.; RENNER, C. Repetitive training of compensatory steps: a therapeutic approach for postural instability in Parkinson's disease. *J. Neurol. Neurosurg. Psychiatry*, v. 75, n. 12, p. 1682-7168, Dec. 2004.
10. YEKUTIEL, M. P.; PINHASON, A.; SHAHAR, G.; SROKA, H. A clinical trial of the reduction of movement in patients with Parkinson's disease. *Clin. Rehabil.*, n. 5, p. 207-214, 1991.
11. MORRIS, M. E.; IANSEK, R.; MATYAS, T. A.; SUMMERS, J. J. The pathogenesis of gait hypokinesia in Parkinson's disease. *Brain*, v. 117, p. 1169-1181, 1994.
12. CANNIG, C. G.; ALISON, J. A.; ALLEN, N. E.; GOELLER, H. Parkinson's disease: an investigation of exercise capacity, respiratory functions and gait. *Arch. Phys. Med. Reabilit.*, v. 78, p. 199-207, 1997.
13. HAAS, B. M.; TREW, M.; CASTLE, P. C. Effects of respiratory muscle weakness on daily living function, quality of life, activity levels, and exercise capacity in mild to moderate Parkinson's disease. *Am. J. Phys. Med. Rehabil.*, v. 83, n. 8, p. 601-607, Aug. 2004.
14. GRAY, P.; HILDEBRAND, K. Fall risk factors in Parkinson's disease. *J. Neurosci. Nurs.*, v. 4, p. 222-228, 2000.

Exames Físico e Neurológico

Ivana Maria Couy Fonseca

O exame físico na doença de Parkinson completamente desenvolvida é bem característico, sendo evidentes três sintomas primários: acinesia, hipertonia e tremor (Fig. 57.1).

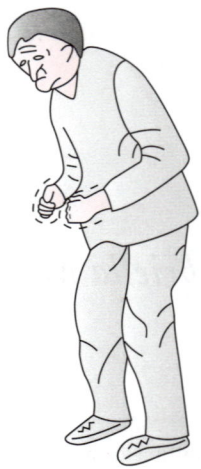

Figura 57.1 – Representação da postura característica do paciente parkinsoniano.

ACINESIA

Raridade e lentidão dos movimentos, levando à perda do balanceamento dos braços durante a marcha, da gesticulação e dos movimentos espontâneos. Pode-se observar um retardo na iniciação e uma lentidão no desenvolvimento dos movimentos voluntários. Essa acinesia, quando unilateral, pode lembrar, à primeira vista, uma hemiparesia, impressão esta que é afastada ao exame muscular que mostra a ausência de déficit motor. Ocorre uma considerável redução da motilidade também da face, ocasionando uma expressão fixa inexpressiva, impassível, sobre a qual não se refletem as emoções, uma redução da mímica e uma raridade do piscar. Algumas vezes, essa amimia predomina de um lado do rosto, podendo até dar a impressão de uma paresia facial.

HIPERTONIA

Hipertonia *plástica*, pois se caracteriza por uma resistência constante ao estiramento passivo dos músculos ou à mobilização de uma articulação durante toda a sua duração. Utiliza-se o termo *rigidez em cano de chumbo*, por ter um caráter maleável, ao contrário da rigidez *elástica* da síndrome piramidal. Com a mobilização passiva, ocorre o fenômeno da roda dentada, no qual a rigidez cede por etapas sucessivas, indicando uma contração simultânea do antagonista do músculo estirado. Sua predominância sobre os músculos flexores é responsável pela atitude geral de flexão do parkinsoniano, que se manifesta precocemente no nível do cotovelo e evolui para flexão do tronco e especialmente da cabeça e, em menor grau, semiflexão dos joelhos (postura encurvada). Essa atitude anormal persiste mesmo no decúbito e interfere particularmente na marcha, que se faz num só bloco, sem flexibilidade, com passos curtos, às vezes acelerando-se até chegar à corrida (festinação), como se o paciente quisesse alcançar seu centro de gravidade. Tudo isso torna o equilíbrio instável.

TREMOR

De repouso, regular e rápido (4 a 8/s), que pode ser uni ou bilateral, desaparecendo ao movimento voluntário ou completo relaxamento (durante o sono). É geralmente mais pronunciado nas mãos, lembrando o movimento de contar dinheiro (movimentos alternados de flexo-extensão dos dedos e adução-abdução do polegar), mas pode comprometer também os membros inferiores, músculos cervicais, lábios, língua, sendo facilmente observado nas pálpebras quando ligeiramente fechadas. Emoções fortes, fadiga e esforço de concentração intelectual são fatores exacerbantes.

A associação desses três sinais fundamentais causa numerosas variantes semiológicas (formas onde os tremores são predominantes, formas acineto-hipertônicas etc.), ocasionando graus diferentes de déficit funcional e incapacidade. As atividades da vida diária podem ficar significativamente comprometidas e podem ocorrer alterações na escrita (tendência à micrografia, muito característica) e na fala (monótona, entrecortada, com acelerações que dificultam a compreensão).

Não são raros distúrbios vegetativos como hipersialorréia, hipersecreção sebácea, surtos de hipersudação ou perturbações vasomotoras.

O exame clínico dos reflexos tendinosos não mostra anormalidades, mas os cutâneos plantares respondem em flexão, o reflexo nasopalpebral é exagerado e constata-se freqüentemente um reflexo palmomentoniano bilateral.

É freqüente uma limitação dos movimentos oculares de convergência e para o alto.

O desenvolvimento de um estado depressivo é tão freqüente que não pode ser considerado como secundário; deve ser reconhecido como um componente da doença.

Embora a pobreza da mímica e a diminuição da atividade dêem a impressão de demência, testes mostram que a inteligência permanece normal por muito tempo. A deterioração intelectual não é um aspecto constante, exceto numa fase avançada da doença.

BIBLIOGRAFIA

ADAMS, R. D.; VICTOR, M. *Principles of Neurology*. New York: McGraw-Hill.
CAMBIER, J.; MASSON, M.; DEHEN, H. *Manual de Neurologia*. São Paulo: Santos.
DE LISA, J. A. *Medicina de Reabilitação – Princípios e Prática*. São Paulo: Manole.
ISSELBACHER, K. J.; ADAMS, R. D.; BRAUNWALD, E.; PETERSDORF, R. G.; WILSON, J. D. *Harrison Medicina Interna*. Rio de Janeiro: Guanabara Koogan.
KOTTKE, F. J.; STILLWELL, G. K.; LEHMANN, J. F. *Krusen Tratado de Medicina Física e Reabilitação*. São Paulo: Manole.

CAPÍTULO 58

Disfagia

Gisela de Almeida Batista

INTRODUÇÃO

As dificuldades de deglutição são relatadas e abordadas há muitos anos na medicina, porém, antigamente eram poucos os profissionais que se especializavam em disfagia e poucos eram os recursos tecnológicos disponíveis para o diagnóstico. Os pacientes então permaneciam com sonda para alimentação e cânulas de traqueotomia, sem um tratamento especializado[1]. Nos últimos anos, o estudo da deglutição foi uma das áreas da fonoaudiologia que mais se desenvolveu.

Até aproximadamente 20 anos atrás, o termo disfagia era usado, quase que exclusivamente, para significar uma dificuldade na passagem do alimento pelo esôfago até chegar ao estômago. O aumento do interesse pelas dificuldades quanto à orofaringe iniciou-se nos anos de 1980 e estas dificuldades também foram chamadas de disfagia. Hoje muitos restringem o termo a dificuldades na cavidade oral e/ou orofaringe o que também é inadequado[2].

A disfagia deve ser entendida como qualquer dificuldade de deglutição decorrente de processo agudo ou progressivo, que interfere no transporte do bolo alimentar da boca ao estômago. Pode ser devida à fraqueza da musculatura responsável pela propulsão do bolo; disfunção neurológica que prejudica o controle e a coordenação da deglutição; alteração das estruturas anatômicas envolvidas no processo; diminuição de saliva etc.

O primeiro passo para entendermos a disfagia é conhecermos o processo normal de deglutição. Podemos definir deglutição como o ato de engolir, responsável por levar o alimento e/ou saliva desde a boca até o estômago. Esse ato se processa por complexa ação neuromuscular sinérgica, eliciada voluntariamente, tendo a finalidade de satisfazer os requisitos nutricionais do indivíduo e proteger a via aérea, mantendo o prazer de se alimentar[2].

Devemos lembrar ainda que historicamente o ato de se alimentar faz parte de relações sociais. A alimentação está presente em praticamente todas as formas de comemoração e confraternização do ser humano, como: casamentos, festas, negócios etc.[2].

FISIOLOGIA DA DEGLUTIÇÃO

As áreas anatômicas envolvidas na deglutição incluem: cavidade oral, faringe, laringe e esôfago. Didaticamente o ato da deglutição é dividido em quatro fases: fase preparatória oral, fase oral, fase faríngea e fase esofágica. A seguir descreveremos resumidamente cada uma delas.

Fase Preparatória Oral

Responsável pela apreensão do alimento, mastigação, manipulação, formação e posicionamento do bolo para ser deglutido. A movimentação das estruturas orais, nessa fase, varia de acordo com a consistência do alimento, temperatura e do tempo que cada indivíduo manipula o alimento para saboreá-lo. A vedação labial deve ser mantida para evitar que o alimento escape da cavidade oral. Antes de iniciar a deglutição, o material é agrupado em um bolo coeso e segurado entre a língua e a região anterior do palato.

Durante essa fase o palato mole está normalmente em posição mais baixa e se apóia na base da língua, que quando levemente elevada evita que o alimento chegue prematuramente na faringe. A via aérea está aberta e a respiração nasal pode se manter até que o ato voluntário da deglutição seja iniciado. Quando um indivíduo perde o controle do bolo alimentar durante essa fase, ele escorre para a faringe, pode continuar a cair e entrar na via aérea aberta. O reflexo da deglutição raramente é disparado por esse material, provavelmente porque o ato voluntário não foi iniciado[3].

Fase Oral

Inicia-se quando a língua começa o movimento posterior do bolo. A língua faz um movimento ondulatório da região anterior para a posterior, contra o palato. Um sulco central é formado na língua e através dele o alimento chega à faringe. É a língua então que propulsiona o alimento da cavidade oral até a faringe. Quando o bolo alimentar entra em contato com os pilares anteriores, o estágio oral termina e o reflexo da deglutição é disparado[1,4].

Fase Faríngea

A partir dessa fase a deglutição processa-se de forma involuntária. A fase faríngea inicia-se com o disparo do reflexo da deglutição e dura até o bolo chegar ao esôfago. Por meio de informações sensoriais colhidas pelos nervos glossofaríngeo, vago e acessório e enviadas ao centro da deglutição no tronco cerebral, ocorrem eventos seqüenciais que são responsáveis por uma deglutição bem-sucedida: fechamento do esfíncter velofaríngeo; início do peristaltismo faríngeo; elevação e fechamento da laringe nos três esfíncteres (epiglote/pregas ariepiglóticas, falsas pregas vocais e pregas vocais verdadeiras) e abertura do esfíncter esofágico superior[1,4]. Estudos mais recentes combinando manometria com videofluoroscopia desenvolveram o conceito de formação da pressão dirigida. Esse conceito explica a propulsão do bolo alimentar devido a um diferencial de pressão. Inicialmente, devido à força de propulsão da língua sobre o bolo, aumenta-se a pressão na base da língua, fazendo com que o bolo se dirija à orofaringe, pois a pressão ali é mais baixa. Na fase faríngea, o relaxamento do músculo cricofaríngeo faz com que o alimento caminhe em direção ao esôfago, que tem a pressão menor. Portanto, a passagem do alimento da boca ao esôfago, depende do movimento de pistão da língua e do diferencial de pressão entre os compartimentos envolvidos. A ocorrência dessa diferença pressórica depende ainda da boa vedação labial, fechamento velofaríngeo, fechamento da laringe e bom funcionamento do músculo cricofaríngeo[1].

Fase Esofágica

Inicia-se quando o alimento entra no esôfago e termina quando ele entra no estômago. O bolo alimentar é impulsionado por movimento peristáltico. Alterações nessa fase não são sensíveis a exercícios ou manobras terapêuticas.

CLASSIFICAÇÃO

As disfagias são classificadas em orofaríngea e esofagiana.

Disfagia Orofaríngea

Também conhecida como disfagia alta, é quando a alteração ocorre na cavidade oral ou na orofaringe. Pode ser subdividida de acordo com a etiologia em:

Disfagia Orofaríngea Neurogênica

Causada por doenças neurológicas ou trauma no sistema nervoso central (SNC). É o tipo mais comum de disfagia. As mais freqüentes são devidas a acidente vascular cerebral (AVC), esclerose lateral amiotrófica (ELA), doença de Parkinson, paralisia cerebral, tumor cerebral e traumatismo cranioencefálico.

Disfagia Orofaríngea Mecânica

Causada por alterações nas estruturas anatômicas necessárias para realizar uma deglutição normal. O controle neurológico central e os nervos periféricos estão intactos. As causas mais comuns são traumatismos, inflamações agudas do tecido da orofaringe, câncer de cabeça e pescoço e ressecções cirúrgicas.

Disfagia Orofaríngea Decorrente da Idade

É muito comum no idoso e deve-se a vários fatores, como mastigação ineficiente por problemas na arcada dentária ou prótese mal adaptada, diminuição do volume de saliva, da força da língua e da pressão da orofaringe, maior suscetibilidade a efeitos colaterais de medicamentos que podem comprometer a atividade muscular dos órgãos envolvidos na deglutição etc.

Disfagia Orofaríngea Induzida por Drogas

Aparece como efeito colateral de alguns medicamentos, porém não é freqüente. O mais comum é que o uso de certos medicamentos piore um quadro disfágico preexistente. O efeito dos medicamentos pode se dar no SNC, sistema nervoso periférico (SNP), ou na musculatura. Alguns medicamentos de uso comum que interferem na deglutição são: benzodiazepínicos, neurolépticos, sedativos, anticonvulsivantes e antidepressivos tricíclicos.

Disfagia Orofaríngea Psicogênica

Não é comum, porém a disfagia pode aparecer como manifestação de quadros ansiosos, depressivos, ou mesmo conversivos. Antes de dar este diagnóstico, outras causas devem ser afastadas pela história, avaliação clínica e até mesmo exame complementar se necessário[1].

Disfagia Esofagiana

Também conhecida como disfagia baixa, é quando a alteração ocorre no esôfago.

AVALIAÇÃO CLÍNICA

Na abordagem ao paciente disfágico devemos ter em mente que os principais objetivos do tratamento são manter uma nutrição adequada, uma hidratação adequada, prevenir as pneumonias de aspiração e manter o prazer de se alimentar.

A avaliação clínica da disfagia inclui a anamnese e o exame clínico. A anamnese deve ser bem detalhada e esclarecer as seguintes questões:

- Quais dificuldades o paciente ou os familiares percebem na alimentação?
- Paciente usa ou usou via alternativa de alimentação? Por quanto tempo?
- Quando os sintomas começaram?
- Como os sintomas evoluíram?
- Qual a freqüência da tosse e dos engasgos? Eles ocorrem apenas durante a alimentação ou fora destes momentos, como por exemplo quando o paciente vai se deitar?
- Qual tem sido a alimentação do paciente? Qual a consistência mais fácil e a mais difícil de engolir?
- Qual o tempo médio de uma refeição?
- O paciente já apresentou pneumonia? Quantas vezes e quando?
- É necessário deglutir várias vezes para o alimento descer? Sobram restos alimentares na boca?
- O paciente perdeu peso recentemente? Quanto?

Após a anamnese, procedemos ao exame clínico, cujo fio condutor já foi definido na entrevista, de acordo com cada caso.

O primeiro ponto a ser observado e cuja avaliação, em geral, é realizada durante a anamnese de acordo com a participação do paciente, é seu estado cognitivo. Caso esse ponto não tenha ainda se esclarecido, devemos avaliar a linguagem do paciente, seu nível de compreensão, sua voz, sua capacidade de fala e sua habilidade de seguir comandos.

O exame físico é realizado inicialmente sem o uso de alimentos, testando-se a mobilidade, força, tônus e sensibilidade das estruturas orais envolvidas na deglutição. Deve-se observar a vedação labial; os movimentos voluntários de lábios, língua e bochechas; o reflexo palatal; a adaptação das próteses; o estado de higiene e conservação dos dentes e principalmente observar se o paciente deglute espontaneamente a saliva e como isto é feito.

A seguir, sempre que possível, passa-se para a avaliação com alimentos nas consistências pastosa, líquida e sólida, seguindo em geral esta ordem a não ser que o paciente relate diferente ordem de facilidade. Nessa avaliação devemos observar: a postura do paciente durante a alimentação; utensílios usados; como o alimento é oferecido ao paciente (caso seja alimentado por outra pessoa); capacidade de retirar o alimento do utensílio; vedação labial; escape oral; manipulação intra-oral; movimentos para a deglutição; elevação de laringe e principalmente sinais sugestivos de aspiração como: tosse, engasgo, sufocamento, fadiga, dispnéia, alteração da voz, cianose de lábios e extremidades, sonolência e alteração na ausculta cervical. Devemos também observar qual o nível de dificuldade para cada consistência testada.

Após essa avaliação, quando necessário, poderemos indicar os exames complementares mais adequados para o caso, assim como realizarmos algumas orientações e intervenções que tornem a alimentação mais segura.

EXAMES COMPLEMENTARES

Videofluoroscopia

A videofluoroscopia, também conhecida por videodeglutograma, é considerada o método padrão-ouro de avaliação, pois possibilita um grande número de informações e análise dinâmica de todas as fases da deglutição.

Os objetivos do exame são determinar se o paciente apresenta uma deglutição segura, podendo alimentar-se via oral; mostrar quais dificuldades que o paciente apresenta; verificar o resultado de manobras posturais e manobras de limpeza dos recessos faríngeos e facilitar na escolha de qual consistência de alimento mais adequada ao paciente.

O exame é realizado oferecendo-se ao paciente alimento misturado com contraste e observando-se as várias fases da deglutição. Na fase preparatória oral estaremos atentos para: capacidade de reter o alimento na cavidade oral; formação do bolo; restos alimentares nos sulcos laterais ou anteriores; perda prematura de alimento para a faringe e presença de aspiração antes da deglutição. Na fase oral iremos observar se os movimentos linguais são adequados; o contato da língua com o palato; o fechamento velofaríngeo; perda prematura de alimento para a faringe; aspiração; presença de resíduos alimentares; tempo de trânsito oral e se ocorre atraso no disparo do reflexo. Na fase faríngea avaliaremos o tempo de trânsito faríngeo; a presença do reflexo da deglutição, com os fenômenos seqüenciais envolvidos na proteção das vias aéreas, como elevação e anteriorização da laringe; resíduos na valécula, seios piriformes e parede faríngea; penetração laríngea ou aspiração. Na fase esofágica nossa atenção estará voltada para a detecção do refluxo gastroesofágico, presença de divertículo de Zencker e para o relaxamento do esfíncter esofágico superior.

Avaliação Endoscópica da Deglutição

Também conhecida como nasolaringoscopia, este exame nos fornece várias informações sobre a dinâmica da deglutição. Em relação à avaliação videofluoroscópica, apresenta as seguintes vantagens: permite avaliar a sensibilidade das estruturas; apresenta boa visualização anatômica; pode-se detectar a estase salivar quanto aos recessos faríngeos e a penetração ou aspiração de saliva. Além disso, esse exame é mais acessível, estando disponível em vários hospitais e consultórios. Durante o exame, o ato da deglutição é observado diretamente oferecendo-se ao paciente alimento corado em azul (corante alimentar).

Eletromiografia

É um método pouco utilizado no nosso meio para avaliação da deglutição, porém inúmeras são as pesquisas relacionadas à disfagia que o utilizam. A eletromiografia de superfície tem mostrado ser uma excelente ferramenta para o estudo da patofisiologia da disfagia nas diversas doenças. Os eletrodos de superfície são colocados na região submentoniana, no complexo muscular envolvendo os músculos miloióideo, genioióideo e ventre anterior do digástrico. Esses eletrodos vão inicialmente medir a movimentação da língua, mas o objetivo principal é medir a atividade dos músculos elevadores de laringe. Outro eletrodo é colocado na região anterior entre a cartilagem cricóide e a tireóide, na linha média, para medir a elevação da laringe. Assim a fase faríngea pode ser avaliada por meio das seguintes medidas: tempo que a laringe gasta para se elevar e retornar à posição inicial; duração da atividade dos músculos elevadores da laringe; intervalo entre o início da atividade dos músculos elevadores e o início da elevação da laringe (tempo gasto para disparar o reflexo de deglutição).

A atividade do músculo cricofaríngeo, do esfíncter esofágico superior (EES), é medida pela colocação de agulha, introduzida através da pele no nível da cartilagem cricóide, mais ou menos 1,5cm lateralmente à sua borda palpável em direção pósteromedial[5]. Esse estudo nos mostra que o músculo cricofaríngeo fica sempre em contração tônica, apresentando uma pausa na contração durante a deglutição. Essa pausa indica o relaxamento e a abertura do EES e coincide com o momento em que a laringe está elevada. A laringe se eleva mais ou menos antes da pausa e retorna à sua posição baixa mais ou menos após a pausa.

Cintilografia

Estuda o caminho percorrido pelo alimento marcado com um radionuclídeo. Por essa técnica é possível quantificar, com precisão, o material retido nos recessos faríngeos ou aspirado.

TERAPIA

O principal objetivo do tratamento é manter ou retornar à alimentação oral de forma segura, mantendo uma nutrição e uma hidratação adequadas. Existem basicamente dois tipos de abordagens aos distúrbios da deglutição. A terapia indireta, basicamente uma orientação que envolve tudo que está relacionado com a alimentação do paciente, é uma interferência no ambiente e abrange modificações no posicionamento do paciente, utensílios, consistência, volume, temperatura e sabor dos alimentos. É de extrema importância que os auxiliares e familiares compreendam as dificuldades do paciente e o porquê de cada exercício, pois são eles que vão lidar com estas dificuldades no dia a dia. A terapia direta é aquela que vai trabalhar diretamente com o paciente. Inclui estimulação cognitiva, exercícios motores que favoreçam a força e o controle muscular, exercícios para adequar a sensibilidade oral, manobras posturais e manobras compensatórias.

As manobras são amplamente usadas. Descreveremos a seguir cada uma delas.

Manobras Posturais

- *Cabeça fletida ou queixo para baixo*: o paciente deve fletir a cabeça em direção ao tórax. Esta manobra aumenta o espaço valecular aumentando a proteção das vias aéreas em paciente com atraso no início da fase faríngea
- *Cabeça em hiperextensão*: usada em pacientes com dificuldade na fase oral, mas com bom fechamento das vias aéreas e bom trânsito faríngeo.
- *Cabeça inclinada para o lado bom*: usada em pacientes com déficits unilaterais na faringe. Promove a descida do alimento pelo lado melhor.
- *Rotação da cabeça para o lado lesado*: também promove e descida do alimento pelo lado não comprometido, pois *fecha* o lado lesado.

Manobras Compensatórias

- *Deglutições múltiplas*: o paciente deve deglutir várias vezes cada porção de alimento, a fim de favorecer a limpeza da cavidade oral e recessos faríngeos.
- *Deglutição de esforço*: é solicitado ao paciente que engula com força. Visa aumentar a força de ejeção da musculatura envolvida a fim de que sobrem menos resíduos na cavidade oral e faringe.
- *Deglutição supraglótica*: visa a um controle voluntário sobre o fechamento das vias aéreas, que normalmente é involuntário. O paciente deve inspirar, prender a respiração, deglutir e então tossir para limpar a faringe. É difícil de ser realizada por pacientes neurológicos, pois requer a compreensão e retenção de várias ordens e boa coordenação das ações.

- *Manobra de Mendelsohn*: é solicitado ao paciente que durante a deglutição mantenha a laringe em sua posição mais elevada por alguns segundos. É indicada em pacientes com pouca elevação da laringe e com relaxamento incompleto ou prematuro do esfíncter esofágico superior.
- *Deglutição supersupraglótica*: semelhante à supraglótica, porém com um passo a mais. O paciente inspira, prende a respiração, engole com esforço, tosse, engole novamente e só então respira livremente.
- *Manobra de Masako*: o paciente é orientado a protrair a língua e segurá-la entre os dentes para deglutir. Desta forma, diminuindo a participação da língua, a musculatura faríngea vai ser mais requisitada.
- *Tosse voluntária seguida de deglutição*: tem como objetivo limpar o ádito laríngeo sempre que o paciente apresentar voz molhada ou outro sinal de penetração laríngea.

Biofeedback

A eletromiografia de superfície pode ser utilizada como exame para avaliar a participação da musculatura na deglutição e na terapia por *biofeedback*.

Como o *biofeedback* possibilita que o paciente monitore sua atividade muscular pelo estímulo visual e/ou auditivo, ele facilita o aprendizado do relaxamento ou contração muscular. Com esse retorno, o paciente se conscientiza mais facilmente do que influi em cada movimento.

O *biofeedback* tem se mostrado muito útil para melhoria da contração faríngea, da elevação laríngea, do fechamento labial e da movimentação da língua.

DISFAGIA NA DOENÇA DE PARKINSON

A disfagia é comumente observada na doença de Parkinson, especialmente nos estados avançados[6]. Estudos com videofluoroscopia mostram alterações da deglutição em 75 a 100% dos pacientes, apesar de menos da metade reclamar de disfagia[7].

Observam-se alterações em todas as fases da deglutição[5,6]. Na fase oral ocorre: mastigação ineficiente, alteração na formação do bolo, resíduos na língua, sulcos laterais e anterior, movimento típico de vai e vem da língua, falta de controle do bolo, perda prematura de líquido para a faringe e o achado mais freqüente que é a deglutição de pequenos volumes (menores que 20mL)[5,6,8].

O movimento de língua observado é um padrão típico ondulatório repetitivo de protrusão da língua ao propelir o bolo. O paciente segura o bolo alimentar na posição adequada, elevando a ponta da língua e empurra então o bolo para trás. Porém, devido à rigidez muscular e à bradicinesia, o paciente não é capaz de abaixar o dorso da língua, que estava elevado a fim de impedir a entrada prematura de alimento na faringe. Assim, o alimento volta para frente, reiniciando o processo, até que finalmente um movimento ântero-posterior é suficiente para empurrar o bolo e o dorso da língua é abaixado permitindo a passagem do alimento para a faringe. Essas alterações da movimentação da língua, que não permitem uma ejeção eficiente do alimento, junto com uma dificuldade de passar dos movimentos voluntários da língua aos movimentos reflexos seqüenciais da faringe, levam a um atraso no disparo do reflexo da deglutição. Essa dificuldade de passar dos movimentos voluntários para os movimentos reflexos seqüenciais ocorre também em outros movimentos da musculatura estriada[5,9].

A avaliação com eletromiografia mostra claramente que nos pacientes com Parkinson os músculos elevadores da laringe iniciam sua ação muito antes da laringe se elevar, ou seja, o intervalo entre o início da atividade muscular e o movimento de elevação está aumentado[9].

Na videofluoroscopia também é possível visualizar o movimento de vai e vem da língua, assim como um trânsito oral mais prolongado em relação aos indivíduos saudáveis da mesma faixa etária[6].

De todas as alterações na fase oral, a mais freqüente é a diminuição do volume de cada deglutição. É considerado normal um bolo até 20mL. Valores abaixo deste são considerados alterados e são altamente significativos de alterações disfágicas. Esse parâmetro parece ser o mais fidedigno para se determinar uma alteração no processo de deglutição, sendo de grande ajuda no diagnóstico de disfagias subclínicas. Wiles *et al.* desenvolveram um teste clínico em que: solicita-se ao paciente que beba 150mL de água, rapidamente, da forma mais segura possível e mede-se o número de deglutições e o tempo gasto para se beber toda a água. A partir desses valores calcula-se a velocidade de deglutição e o volume médio de cada bolo. Caso algum sinal de aspiração seja notado, o teste é suspenso e o volume residual é medido. Anota-se também a presença de voz molhada ou tosse após o teste[7,8].

Na fase faríngea as alterações freqüentes são resíduos em valécula e seios piriformes e atraso no reflexo[5,6]. A eletromiografia nos mostra claramente esse atraso nos movimentos do reflexo. A elevação, anteriorização, fechamento e abaixamento da laringe estão extremamente prolongados e parece que esta lentidão, junto com o atraso no disparo do reflexo, é altamente específica da doença de Parkinson. O prolongamento dos eventos envolvidos no reflexo também foi encontrado em *miastenia gravis* e outros distúrbios musculares, porém nestas doenças não foi encontrada nenhuma alteração clínica ou eletrofisiológica no disparo do reflexo. Na ELA, por sua vez, ocorre o atraso no disparo do reflexo, mas a sua duração é normal[5,9]. Esses achados da eletromiografia são compatíveis com as alterações da videofluoroscopia que mostram atraso e lentidão na elevação laríngea[6].

Os resíduos encontrados em valécula e seios piriformes parecem ser devidos à fraqueza da musculatura da faringe, que não é clareada de forma eficaz. Esses resíduos aumentam a cada deglutição consecutiva de uma nova porção.

Em relação ao tempo de trânsito faríngeo, as pesquisas mostram que ele é compatível ao encontrado em pessoas saudáveis da mesma faixa etária e só se altera em fases avançados da doença[6].

Alguns estudos eletromiográficos do EES mostram alterações deste esfíncter com hiperatividade muscular e diminuição do tempo de abertura[5,10]. Entretanto, outros estudos nos levam a crer que não é o EES que tem seu tempo de abertura diminuído, mas sim o movimento da laringe que está muito lento, aumentando assim, o intervalo de tempo entre o fechamento do esfíncter e o abaixamento da laringe[5,9].

Apesar de importantes, as alterações na fase faríngea só levam à aspiração se o fechamento laríngeo durante a deglutição estiver inadequado, permitindo que algum material entre na via aérea durante ou após a deglutição[5]. É comum a aspiração silente devido à diminuição do reflexo de tosse[5,8,11]. Isso deixa o clínico em uma situação complicada, pois muitos pacientes assintomáticos podem estar aspirando. Não é suficiente, então, simplesmente perguntar ao paciente se ele percebe alguma dificuldade na deglutição. Também não é viável encaminhar todos os pacientes para uma videofluoroscopia ou eletromiografia[7]. O ideal é que os pacientes sejam encaminhados para avaliação clínica da deglutição com profissional especializado, foniatra ou fonoaudiólogo, que deve solicitar os exames complementares caso julgue necessário, ou fazer as orientações adequadas. Entretanto, não é isso que normalmente acontece e, em geral, a disfagia orofaríngea é subestimada nos doentes com Parkinson que não recebem orientações e terapia no momento adequado. Muitas vezes o paciente chega ao consultório, depois de muito sofrimento alimentar, quando já não há mais nada a se fazer a não ser indicar a gastrostomia. O teste clínico desenvolvido por Wiles *et al.*, relatado anteriormente, visa exatamente identificar de forma simples, barata e confiável os pacientes que necessitam de uma intervenção mais específica.

Grande parte das dificuldades de deglutição pode ser amenizada com mudanças na dieta, como engrossar os líquidos, mudanças na postura do paciente ao se alimentar, ou mesmo com a introdução de pistas verbais que promovem uma significativa redução na duração da fase oral. Dificuldades mais graves podem ser abordadas com mudanças na dieta e manobras de proteção das vias aéreas.

Importante é entender que o desenvolvimento da disfagia depende da gravidade da doença e não do tempo de duração desta. Em casos bem avançados, em que a dificuldade é grande podendo levar a uma desnutrição grave ou a uma pneumonia aspirativa, é indicada gastrostomia.

REFERÊNCIAS BIBLIOGRÁFICAS

1. MACEDO FILHO, E. D.; GOMES, G. F.; FURKIN, A. *Manual de Cuidados do Paciente com Disfagia*. São Paulo: Lovise, 2000. 127p.
2. FURKIN, A. M.; SILVA, R. G. *Programas de Reabilitação em Disfagia Neurogênica*. São Paulo: Frôntis, 1999. 52p.
3. FURKIN, A. M.; SANTINI, C. S. *Disfagias Orofaríngeas*. Carapicuíba: Pró-Fono, 1999. 340p.
4. MAECHESAN, I. Q. Disfagia. In: MARCHESAN, I. Q.; BOLAFFI, C.; GOMES, I. C. D.; ZORZI, J. L. (org.). *Tópicos em Fonoaudiologia*. São Paulo: Lovise, 1995. p. 161-166.
5. ERTEKIN, C.; TARLACI, S.; AYDOGDU, I. et al. *Eletrophysiological evaluation of pharyngeal phase of swallowing in patients with Parkinson's disease*. Movement Disorders, v. 17, n. 5, p. 942-949, 2002.
6. NAGAYA, M.; KACHI, T.; YAMADA, T.; IGATA, A. *Videofluorographic study of swallowing in Parkinson's disease*. Dysphagia (New York), v. 13, n. 2, p. 95-100, 1998.
7. CLARKE, C. E.; GULLAKSEN, E.; MACDONALD, S.; LOWE, F. *Referral criteria for speech and language therapy assessment of dysphagia caused by idiopathic Parkinson's disease*. Acta Neurol. Scand., v. 97, n. 1, p. 27-35, 1998.
8. PINNINGTON, L. L.; MUHIDDIN, K. A.; ELLIS, R. E.; PLAYFORD, E. D. *Non-invasive assessment of swallowing and respiration in Parkinson's disease*. J. Neurol., v. 247, n. 10, p. 773-777, 2000.
9. ERTEKIN, C.; AYDOGDU, I.; YÜCEYAR, N. et al. *Eletrodiagnostic methods for neurogenic dysphagia*. Electroencephalogr Clin. Neurophysiol., v. 109, n. 4, p. 331-340, 1998.
10. RESTIVO, D. A.; PALMIERE, A.; MARCHESE-RAGONA, R. *Botulinum toxin for cricopharyngeal dysfunction in Parkinson's disease*. N. Engl. J. Med., v. 346, n. 15, p. 1174-1175, 2002.
11. MARI, F.; MATEI, M.; CERAVOLO, M. G. et al. *Predictive value of clinical indices in detecting aspiration in patients with neurological disorders*. J. Neurol. Neurosurg. Psychiatry, v. 63, n. 4, p. 456-460, 1997.

CAPÍTULO 59

Aspectos Psicológicos e Cognitivos

Flávia Pinheiro Machado de Lara Resende

ASPECTOS PSICOLÓGICOS

A associação da doença de Parkinson (DP) com alguns atributos psicológicos remonta ao século passado. As questões eram: algumas características da personalidade poderiam contribuir ou mesmo prenunciar o aparecimento da doença? A doença poderia promover alterações emocionais? Ou a doença de Parkinson era, por si, uma doença psicológica?

Desde que James Parkinson descreveu a doença, ele já mencionava mudanças no estado afetivo dos portadores, além das alterações motoras e do comportamento, causadas pela deficiência de dopamina em alguns circuitos cerebrais. Charcot também fez referência às alterações mentais observadas nos portadores em 1800.

A noção de que a DP era um distúrbio psicológico foi definitivamente descartada com o advento da psiquiatria biológica. Hoje sabemos que a diminuição dos níveis de dopamina no cérebro é que provocam um estado de degeneração cerebral. A degeneração progressiva das conexões dos gânglios basais e áreas corticais envolvidas no controle do humor e do comportamento explica a elevada prevalência de distúrbios psiquiátricos e DP e podem ser consideradas partes integrantes do quadro clínico dessa doença. O uso de medicação para contornar as dificuldades motoras também contribui para o aparecimento de alterações psíquicas observadas em alguns parkinsonianos. As principais drogas para o tratamento de DP podem produzir sintomas psiquiátricos devido aos seus efeitos na neuroquímica cerebral.

Os distúrbios psiquiátricos podem ser mais incapacitantes que o quadro motor. Segundo Arsland e Larsen, 40% dos pacientes apresentam sintomas depressivos em grau suficiente para interferir em suas atividades de vida diária[1].

Os portadores da doença de Parkinson já foram descritos como diligentes e isolados por Camp, malsucedidos, detalhistas e inflexíveis por Booth[2,3]. Já Machover, utilizando o teste de personalidade de Rorschach em 30 pacientes, observou que os portadores da doença tornavam-se passivos e dependentes, como conseqüência de terem que conviver com a doença, mas não viu nenhum outro atributo característico de personalidade[4]. Um outro estudo de Cloninger, utilizando um Questionário de Personalidade Tridimensional desenvolvido por ele, descrevia os pacientes como reflexivos, rígidos, leais, detalhistas e persistentes[5].

A soma das informações disponíveis a respeito das características da personalidade de pacientes parkinsonianos sugere que eles foram mais fortemente definidos como quietos e introvertidos antes do início das manifestações motoras da doença. Esses dados devem ser analisados com cuidado, já que a maior incidência da doença ocorre em pessoas acima de 65 anos e algumas dessas modificações da personalidade podem ser observadas no envelhecimento normal. Há que se levar em consideração a dificuldade em se avaliar aspectos da personalidade e lembrar que as informações normalmente são obtidas com familiares.

O envelhecimento harmonioso do cérebro é marcado por uma profunda lentação do processamento das informações e uma dificuldade de processamento simultâneo, além de uma diminuição da flexibilidade cognitiva. Assim como observamos características cognitivas relacionadas ao envelhecimento, podemos notar mudanças da personalidade e de caráter em idosos. É sabido que pessoas nas etapas mais avançadas da vida se tornam mais cautelosas e lentas, existindo uma tendência ao isolamento e uma dificuldade em formar novos conceitos. O que os estudos podem ter evidenciado, portanto, pode ser a manifestação psicológica do simples ato de envelhecer.

Depressão

Depressão é o distúrbio psiquiátrico mais freqüentemente associado à DP. Outras alterações são observadas como ansiedade, alucinação, delírio e mania, porém, com menor incidência.

As alucinações ocorrem em 15 a 20% dos pacientes e usualmente é secundária ao tratamento dopaminérgico[6]. Um estudo realizado no Brasil com 62 pacientes portadores da DP mostrou que 24,2% dos pacientes apresentavam depressão, 14,5% ansiedade e 12,9% distimia[7].

Embora freqüente, a depressão manifesta-se diferentemente nos pacientes e parece depender de alguns fatores, tais como: duração e estágio da doença, gravidade dos sintomas, idade de início, incapacidade que ela pode provocar e taxa de progressão da doença. O grupo mais vulnerável ao aparecimento de depressão inclui pacientes nos estágios iniciais da DP, pacientes que foram acometidos em idades mais precoces e com taxa de deterioração acelerada. Também é prevalente a associação entre depressão e DP nos estágios mais avançados da doença. Há que se imaginar o impacto emocional dos portadores frente à dificuldade ou mesmo à incapacidade de execução de atividades de vida diária tais como virar-se na cama ou mesmo servir e segurar uma xícara de café.

Alguns estudos têm demonstrado que a associação entre depressão e DP não é linear e não ocorre em paralelo à progressão da deterioração física. Isso sugere ainda não termos evidências suficientes para dizer se a associação entre depressão e DP é um fenômeno psicológico ou primariamente biológico. O que podemos afirmar é que a depressão está mais relacionada ao seu potencial de causar incapacidade do que à gravidade dos sintomas físicos.

Um estudo de Erdal revelou que os pacientes com DP experimentam uma depressão qualitativamente diferente da mesma patologia experimentada por outros adultos sem a doença[8]. Pacientes com DP apresentam menos culpa e sensação de fracasso e mais perturbações somáticas (alteração do padrão de sono, por exemplo) e do humor como tristeza e desesperança.

Um estudo de Saladie com 30 pacientes demonstrou que, nesse grupo, a depressão não teve relação significativa com os prejuízos cognitivos e nem mesmo com a incapacidade motora[9].

O estudo quantitativo e qualitativo das alterações do humor não é uma tarefa fácil e sofre interferência de vários fatores. O critério adotado, a Escala de Depressão utilizada e ainda o ponto de corte podem interferir nos resultados, aumentando ou diminuindo a prevalência desse transtorno.

Apatia

A apatia é um sintoma psiquiátrico freqüente e uma queixa significativa, especialmente dos familiares. A apatia na DP parece ser a conseqüência direta da doença e da carência dopaminérgica, mais do que a manifestação das mudanças psicológicas ou o aparecimento das incapacidades. A apatia da DP pode ser distinguida de outros sintomas psiquiátricos e corre em paralelo ao declínio cognitivo, demonstrando a importância do fator orgânico no aparecimento desse sintoma específico[10].

Outras Alterações

Mudanças na conduta sexual podem ocorrer como resultante do tratamento antiparkinsoniano. A levodopa pode desencadear um quadro de hipersexualidade e aumento da libido.

Os distúrbios do sono aparecem em quase todos os portadores, especialmente naqueles com sintomas psiquiátricos induzidos pelas drogas. Pesadelos e despertares freqüentes, além de diminuição dos estágios III e IV do sono foram observados por Kuller e Megafinb[11].

Considerações Finais

Duas fortes hipóteses podem explicar a elevada associação entre depressão e DP.

A depressão pode ser vista como uma reação dos portadores às limitações físicas e cognitivas impostas pela doença ou como conseqüência direta da depleção de dopamina no cérebro observada nos portadores da doença.

Seria razoável considerar que as duas hipóteses podem coexistir e se sobrepor. Isso parece variar de um indivíduo para outro e no mesmo indivíduo, em diferentes estágios da doença.

As características de personalidade pré-mórbidas dos pacientes têm um grande peso na maneira como eles irão enfrentar as modificações físicas e psicossociais impostas pela doença. Os indivíduos que, ao longo da vida, enfrentaram os desafios, não se abateram e não ficaram paralisados frente aos obstáculos, reagiram com coragem e sabedoria frente às dificuldades inerentes ao viver, com certeza enfrentarão a doença de maneira mais positiva e bem-sucedida.

ASPECTOS COGNITIVOS

Chamamos de cognição tudo o que envolve os processos mentais relacionados a conhecimento, entendimento, aprendizado, percepção, juízo, lembrança e pensamento.

A doença de Parkinson (DP) é uma doença degenerativa do sistema nervoso central que afeta pessoas na meia idade, embora possa ocorrer em pacientes mais jovens, que ocasionam distúrbios motores, lentação e rigidez muscular.

Mudanças no funcionamento cognitivo e distúrbios neuropsicológicos ocorrem com freqüência nos pacientes com doença de Parkinson e refletem a degeneração subcortical progressiva do sistema extrapiramidal. Segundo estudos de Habib et al.[1], cerca de 30% dos pacientes portadores da doença de Parkinson apresentam alterações cognitivas como parte integrante do quadro clínico, mas esse número é bastante variável e pode chegar a 90% dos casos[12,13]. Felizmente, um número menor de pacientes com doença de Parkinson vai desenvolver demência. Estima-se que a prevalência de demência causada por essa doença esteja entre 15 e 25% (Gershanik), 15 e 20% (Brown e Marsden)[14,15].

As diferenças estatísticas encontradas nos diversos estudos de prevalência de déficits cognitivos e demência provavelmente se referem ao número de sujeitos estudados, às características do grupo-controle e ao instrumento psicométrico utilizado.

Os critérios para o diagnóstico sindrômico de demência do Manual de Diagnóstico e Estatística de Transtornos Mentais (DSM-IV) incluem um déficit proeminente de memória e prejuízo em mais um domínio cognitivo: linguagem, praxias (realização de algum gesto ou ato motor), gnosias (percepção), ou funcionamento executivo[16]. Além disso, esses déficits devem ser suficientemente importantes para comprometerem as atividades ocupacionais e sociais do indivíduo e devem representar uma alteração do nível do funcionamento anterior. Idade avançada, co-morbidade com depressão, a gravidade da acinesia e a presença de psicose tipo dopaminérgica são consideradas fatores de risco para o desenvolvimento de deterioração cognitiva nesse grupo de pacientes.

Alguns autores, como Boller e Hughes, não acreditam que a doença de Parkinson possa levar a um quadro demencial e sim que as manifestações de deterioração cognitiva seriam na verdade uma associação da DP com a doença de Alzheimer[17,18].

As alterações neuropsicológicas observadas na doença de Parkinson são o alentecimento progressivo dos processos mentais, além de alterações comportamentais, especialmente depressão e apatia. As principais alterações descritas como clássicas nessa doença são a "lentação do pensamento, distúrbios visuoespaciais e de memória, além de síndrome frontal com perseverações e déficits atencionais importantes"[19]. Segundo Lezak, a doença de Parkinson apresenta as mesmas alterações neuropsicológicas observadas em todas as formas de demências subcorticais e que são caracterizadas por uma lentação dos processos mentais, distúrbios de concentração e atenção, deficiência no funcionamento executivo evidenciado na dificuldade em montar estratégias e manipular dados e conceitos, alterações visuoespaciais e déficit primário de memória de evocação e posteriormente de aprendizagem[20]. Amnésia e a clássica tríade observada nas demências corticais, que incluem a afasia, agnosia e apraxia não são comuns na doença de Parkinson. Nesta sessão, consideraremos apenas as alterações exclusivamente observadas na doença de Parkinson, sem considerar as outras formas de demências subcorticais.

Avaliação Neuropsicológica

Propõe-se a avaliar quantitativamente e qualitativamente as disfunções cerebrais. É muito útil no acompanhamento a longo prazo dos pacientes em relação ao tratamento cirúrgico ou medicamentoso. Para tal, utiliza testes psicométricos padronizados para o estudo da cognição normal e seus distúrbios. Uma revisão de 50 artigos entre 1983 a 1993 feita por Mohr et al. mostrou que alguns testes foram mais estudados e citados na literatura quando se referiam ao estudo do funcionamento cerebral de pacientes com doença de Parkinson[21].

Tais testes são os seguintes:

- Testes do estado mental global
    - Wechsler Adult Intelligence Scales (WAIS-WAIS-R).
    - Mattis Dementia Rating Scale.
    - Blessed Dementia Rating Scale.
    - Mini-mental Status Exam.
    - Raven's Progressive Matrices.
    - Cambridge Neuropsychological Test Automated Battery.
    - National Adult Reading Test.

- Testes para o funcionamento executivo
  - Wisconsin Card Sorting Task.
  - Controlled Word Association Test.
- Testes de atenção
  - Simple and Choice Reaction Times.
  - Purdue Pegboard.
  - Finger or Bead Tapping Test.
- Testes para função visuoespacial
  - Rey-Osterrich Complex figure.
  - Money Road Map Test.
  - Benton's Line Orientation Test.
  - Benton's Visual Retention Test.
  - Block design (WAIS, WAIS-R).
- Testes de memória
  - Wechsler Memory Scale.
  - Wechsler Memory Scale-Revised.
  - Rey Auditory Verbal Learning.
  - Rey-Osterrieth Complex Figure (evoc. tardia).
  - Digit Span (WAIS, WAIS-R, WMS-R).
- Testes de linguagem
  - Boston Naming Test.
  - Controlled Word Association Test.

Funções Executivas

Segundo Haddad, "a disfunção executiva nas demências subcorticais parece ocupar papel central e manifesta-se na dificuldade de abstração, seqüenciamento de atos, pensamentos, comportamentos monitorados e mudança de *set* mental[22]. Os pacientes têm grande dificuldade em avaliar e selecionar a ação mais adequada, controlá-la e mudar quando apropriado". As profundas conexões, especialmente de áreas do córtex pré-frontal e áreas estriatais, são o que nos fazem observar as mesmas características neuropsicológicas nas demências subcorticais e na síndrome disexecutiva do lobo frontal. Déficit no funcionamento executivo e alterações emocionais são usualmente observados nas demências subcorticais, o que reflete o envolvimento deste circuito nesse domínio cognitivo.

Segundo a definição de Lezak, as funções executivas se relacionam a processos mentais que envolvem a formulação, antecipação, planejamento, monitorização e desempenho com vistas a um objetivo[20]. Compreendem funções complexas que capacitam e preparam um indivíduo para ações voluntárias dirigidas para metas específicas. O desempenho eficiente do funcionamento executivo faz com que possamos focalizar, direcionar, gerenciar e integrar o funcionamento cerebral, as emoções e o comportamento, de modo a mantê-lo fluente, visando à realização de tarefas rotineiras e a solução de novos problemas. Possibilita a antecipação de ações futuras, muda as estratégias de modo flexível se a situação assim exige, direciona o comportamento para metas específicas, inibe estímulos competitivos e avalia os resultados parciais comparando com o plano original. Enfim, os sistemas frontais têm o caráter regulador das funções motivacionais, emocionais, afetivas, perceptivas, cognitivas e do comportamento em geral.

Estudos de Woods *et al.* sobre as características neuropsicológicas preditivas para incidência de demência em pacientes portadores de Parkinson evidenciaram que pacientes que evoluíram para quadro demencial em um ano apresentaram previamente pior performance nos testes de números inversos (Wechsler Memory Scale-Revised) e no teste de memória de lista de palavras e maior número de erros perseverantes no teste de Wisconsin Card Sorting Task, quando comparados com portadores que não evoluíram para demência[23].

Memória

Prejuízo de memória é observado em fases iniciais da doença de Parkinson e costuma revelar um padrão neuropsicológico observado em outras formas de lesões subcorticais[24].

Tipicamente, os pacientes apresentam aprendizado e memória imediata prejudicadas, recuperação inconsistente após tentativas de aprendizado repetitivo e taxas de retenção normais após intervalos. Reconhecimento e evocação com pistas são usual e desproporcionalmente melhores que o reconhecimento e evocação livre.

Memória é o processo no qual registramos, estocamos e evocamos ou recuperamos uma informação. Inclui várias modalidades e alguns aspectos da memória podem se mostrar alterados e outras habilidades podem manter-se intactas[25]. A memória episódica costuma mostrar-se mais alterada do que a memória semântica[26].

Um estudo dos processos mnemônicos de pacientes demenciados e não demenciados portadores da DP pareados por idade, nível de escolaridade e déficit motor evidenciou que a memória episódica mostrou-se precocemente alterada com relativa preservação da memória semântica em ambos os grupos[27]. A memória semântica se refere à memória para fatos e conhecimentos gerais sem que essa lembrança nos traga junto o momento onde foi feita a aquisição dessa informação. A memória episódica se refere à lembrança consciente de uma situação em que a aprendizagem sobre um determinado item ocorreu. É uma memória autobiográfica. Tanto a memória semântica quanto a episódica são classificadas como memórias declarativas, considerando o conteúdo da informação. Pacientes com DP podem mostrar também, alteração na memória de procedimento, memória não declarativa e que "é revelada quando a experiência prévia facilita o desempenho numa tarefa que não requer a evocação consciente ou intencional daquela experiência"[28].

A memória de procedimento parece depender das eferências corticais de áreas sensoriais de associação e os gânglios da base. Pesquisa de Taylor comparou 15 sujeitos com diagnóstico recente de DP a 15 indivíduos-controle[29]. Foram utilizados testes neuropsicológicos que avaliaram diferentes aspectos da memória incluindo a capacidade de aprendizagem com testes de evocação imediata e tardia de lista de palavras e tarefas não verbais. Os indivíduos com DP apresentaram performance semelhante ao grupo-controle nos testes de evocação imediata e tardia. No entanto, foi evidenciada uma dificuldade de organização dos estímulos nesse grupo. Os portadores de DP foram capazes de utilizar menos estratégias mnemônicas e se beneficiaram menos de pistas semânticas do que o grupo-controle. Além disso, apresentaram estratégias deficitárias de aprendizagem de lista de palavras não relacionadas e menor capacidade de resistência à interferência. Fischer *et al.* estudaram os efeitos de primazia e recentidade em estágios iniciais da doença. O efeito de primazia é a capacidade de nos lembrarmos dos primeiros estímulos apresentados em seqüência[30]. O efeito de recentidade se refere à capacidade de nos lembrarmos dos últimos estímulos. Pacientes com DP tiveram mais dificuldades em se lembrar dos últimos 22 desenhos apresentados que o grupo-controle.

O *striatum* e o núcleo caudado são estruturas essenciais na capacidade de retenção de novas informações. Conexões aferentes do córtex parietal posterior e do córtex pré-frontal dorsolateral e suas conexões eferentes para o córtex frontal dorsolateral com áreas do córtex pré-frontal e áreas estriatais explicam por que alguns autores observam as mesmas características neuropsicológicas nas demências subcorticais e nas *síndromes disexecutivas do lobo frontal*[31].

Linguagem

O maior número de trabalhos a respeito de alterações da linguagem e doença de Parkinson se refere às alterações da fala, tais como: os distúrbios articulatórios, de intensidade de voz e de prosódia e não propriamente da linguagem como um todo.

As alterações da fala são freqüentes e fazem parte do quadro clínico da doença e claramente se associam ao quadro motor, notadamente afetado, que caracteriza a doença. A patologia de fala mais comumente associada à doença de Parkinson é a disartria hipocinética. Por disartria entende-se "uma alteração oral causada por paralisia, fraqueza, tonicidade anormal ou incoordenação dos músculos usados na fala coexistindo com alterações da respiração, fonação, ressonância, articulação e prosódia"[32]. A disartria hipocinética é caracterizada por redução da mobilidade e amplitude de movimentos das estruturas envolvidas na fala e musculatura da face devido à rigidez, redução da intensidade vocal devido à rigidez laríngea e incoordenação pneumofonoarticulatória, variação de velocidade e prosódia da fala. Essas alterações levam a uma fala mal articulada, voz monótona e baixa (hipofonia) com características de rouquidão, aspereza e soprosidade.

Em relação à linguagem, alguns estudos têm demonstrado que portadores de Parkinson apresentam número maior de pausas, hesitações, diminuição da utilização de interjeições e simplificação sintática no discurso quando comparados com grupo-controle. Ecolalia, definida como tendência a repetir as emissões do interlocutor, pode ocorrer nas lesões subcorticais assim como estereotipia, que é definida como a redução da possibilidade de produção oral à utilização em um único item lexical ou sílaba.

Em relação à escrita é comum observarmos a presença de micrografia devido às alterações motoras que resultam em alterações de grafismo.

A avaliação da linguagem nesses pacientes deve levar em consideração todos os aspectos da linguagem e o protocolo deve conter testes de expressão verbal com testes de nomeação e fluência, testes de compreensão verbal, leitura e escrita. Alguns testes de linguagem mostraram que esses pacientes podem apresentar alterações de linguagem que se associam com a síndrome disexecutiva. Lees e Smith demonstraram dificuldade em testes de fluência verbal, no qual o paciente tem que gerar o maior número possível de palavras começadas com as letras F, A e S (COWA), respectivamente, durante 1min[33]. Os autores observaram uma diminuição da quantidade de palavras lembradas com a última letra, ou seja, letra S. Interpretaram essa piora da *performance* como uma dificuldade de fazer mudanças no curso de um pensamento e uma tendência a um pensamento perseverante. O estudo da *performance* de pacientes com DP em testes de nomeação, como o de Boston, por exemplo, mostraram que, diferentemente de pacientes com doença de Alzheimer, que apresentam dificuldades nominativas, pacientes com Parkinson apresentam dificuldades na percepção do objeto apresentado. Essa diferença evidencia o déficit visuoespacial, típico dessa doença. Outra diferença observada foi a presença de um maior número de circunlóquios nos pacientes com DP e presença de parafasias e neologismos em DA.

Distúrbios Visuoespaciais

Os distúrbios visuoespaciais fazem parte de um conjunto de alterações associadas a lesões cerebrais e são os mais comuns e controversos déficits neuropsicológicos observados na doença de Parkinson[34]. A controvérsia é alimentada pela baixa concordância dos autores sobre a definição do que seja déficit visuoespacial. Outra crítica pertinente se refere ao fato de que os testes que avaliam essa área necessitam de destreza manual motora e a baixa performance de pacientes com DP pode ser explicada pela dificuldade motora desses pacientes e não propriamente por uma dificuldade visuoespacial.

Alguns autores acreditam que a baixa performance em um dos aspectos desse domínio cognitivo já caracteriza uma inabilidade e outros autores acreditam que é necessário um prejuízo em todas as esferas dessa área.

Os distúrbios visuoespaciais referem-se à percepção deficitária de formas, características, distância, cores, local, tamanho, comprimento, volume, angulação, luminosidade, movimento e profundidade. A percepção visual provê ao observador informações sobre *que* objetos estão no meio, *onde* e *como* estão localizados. Segundo Anauate, "abrange um número grande de funções e circuitos cerebrais que incluem: procura e pesquisa visual, plano e exploração visual, sustentação da fixação visual no estímulo por tempo programado, distinção das características do objeto ou figura, captação e comparação de detalhes, pesquisa por *scanning* em diferentes arranjos, localização da informação no espaço, monitoramento da velocidade de resposta para informação visual, observação do todo e divisão em partes, reconhecimento do estímulo em diferentes perspectivas, formação e uso de imagens visuais para descrever objetos, figuras ou cenas que não estão presentes e estocagem de atributos visuais elementares num sistema de memória visual"[35].

Vários estudos têm demonstrado mudanças na percepção visuoespacial em estágios iniciais da doença de Parkinson. Montgomery *et al.* compararam pacientes com doença de Parkinson em estágios iniciais e moderados com um grupo-controle pareado por idade[36]. Foram aplicados testes de orientação de linhas (*judgment of line orientation*) e tarefas espaciais, entre elas, uma tarefa que solicitava aos pacientes que mantivessem o senso de direção após terem sido movidos em uma cadeira de rodas com os olhos parcialmente tampados, permitindo-lhes ver apenas as paredes e o teto. Pacientes com doença de Parkinson, mesmo em fases iniciais, demonstraram pior *performance* nessas tarefas que o grupo-controle, evidenciando assim, problemas na percepção visual. Cooper *et al.* demonstraram déficit visuomotor em tarefas que envolvem habilidade visuoconstrutiva como na cópia de uma figura geométrica complexa (Rey Osterrieth Complex Figure)[27]. No entanto, pacientes em estágios iniciais da doença apresentaram escores esperados em tarefas em que foram usados modelos tridimensionais. Em estágios mais avançados da doença e nas demências, observamos alteração em todas as habilidades visuoespaciais, incluindo reconhecimento de faces, construção com cubos, cópia de desenhos tridimensionais e orientação espacial.

Na prática, é possível que esses pacientes apresentem dificuldades em se orientar em trajetos familiares e mesmo dentro da própria casa, percam a capacidade de interpretar mapas e apresentem grave dificuldade em tarefas visualmente guiadas. É possível que a *performance* dos pacientes com demência fique ainda mais prejudicada pela interferência de outras áreas cognitivas envolvidas nesses testes e que se encontrem também afetadas nas demências, como a memória, a compreensão verbal e as apraxias.

Enfim, parece que o prejuízo das habilidades visuoespaciais é realmente um achado neuropsicológico importante nos pacientes com doença de Parkinson, a despeito das dificuldades motoras. Essas mudanças são perceptíveis em estágios iniciais da doença e podem ser evidenciadas em tarefas que requeiram julgamento de ângulos, organização visual, habilidade visuoconstrutiva etc. Para alguns autores, as precoces mudanças e dificuldades nas habilidades visuoespaciais observadas nesses pacientes são mais um componente da síndrome disexecutiva, característica da doença[15,37,38].

CONSIDERAÇÕES FINAIS

Atualmente existem importantes evidências de que as alterações do sistema frontoestriatal estão na base dos distúrbios neuropsicológicos observados na DP. O déficit do funcionamento executivo aparece precocemente e influencia fortemente todos os aspectos da cognição. Tanto os prejuízos de memória quanto as dificuldades visuoespaciais e de linguagem refletem estratégias e planejamentos de ações ineficientes. Idade do paciente, idade do início da doença, medicação e a constelação de sintomas motores também influenciam na cognição desses pacientes.

Não podemos esquecer também a co-morbidade com depressão e a baixa motivacional que ela pode gerar, inclusive na execução dos testes neuropsicológicos, piorando ainda mais a *performance* desses pacientes.

REFERÊNCIAS BIBLIOGRÁFICAS

1. ARSLAND, D.; LARSEN, J. P. Emotional and cognitive disorders in Parkinson disease. *Brain Cogn.*, v. 38, n. 1, p. 36-52, Oct. 1998.
2. CAMP, C. D. Paralysis agitans, multiple sclerosis and their treatment. In: WHITE, W. A.; JELLIFFE, S. E.; KIMPTON, H. (eds.). *Modern Treatment of Nervous and Mental Disease*. Philadelphia: 1913. p. 651-657.
3. BOOTH, G. Psychodynamics in Parkinsonism. *Psychosom. Med.,* v. 10, p. 1-4, 1948.
4. MACHOVER, S. Rorschach study on the nature and origin of common factors in the personalities of parkinsonians. *Psychosom. Med.*, v. 19, p. 332-338, 1957.
5. CLONINGER, R. C. A systematic method for clinical description and classification of personality variants. *Arch. Gen. Psychiatry*, v. 44, p. 573-588, 1987.
6. ARSLAND, D.; LARSEN, J. P. Emotional and cognitive disorders in Parkinson disease. *Brain Cogn.*, v. 38, p. 36-52, Oct. 1998.
7. PEREIRA, J. S.; PIMENTEL, M. L. Cognitive disorders in Parkinson disease. Eletroencephalographic correlations. *Neurologia*, v. 7, n. 7, p. 176-180, Aug/Sep. 1992.
8. ERDAL, K. J. Depressive symptom patterns in patients with Parkinson's disease and other adults. *Semin. Neurol.*, v. 21, n. 1, p. 23-32, 2001.
9. GIL, S. D.; DELGADO, G. M.; OLIVEIRAS, S. C. et al. Depression in Parkinson's disease and its relation to the cognitive and motor manifestations. *Psychol. Bull.,* v. 98, n. 3, p. 471-494, Nov. 1985.
10. PLUCK, G. C.; BROWN, R. G. Apathy in Parkinson's disease. *Vertex*, v. 13, n. 49, p. 184-188, Sep/Nov. 2002.
11. KULLER, W. C.; MEGAFINB, B. Parkinson's disease and parkinsonism. In: COFFEY, C. E.; CUMMINGS, J. (eds.). *Textbook of Neuropsychiatry*. Washington D.C.: American Psychiatry Press, 1994.
12. HABIB, M.; DONNET, A.; CECCADI, M. et al. Démence sous-corticale. In: HABIB, M.; JOANETTE, Y.; PUEL, M. (eds.). *Démences et Syndromes Démentiels. Approche Neuropsychologique*. Paris: Masson, 1991. p. 29-44.
13. LIEBERMAN, A.; DZIATOLOWSKI, M.; KUPERSMITH, M. et al. *Dementia in Parkinson's disease*. Ann. Neurol., v. 6, p. 355-359, 1979.
14. GERSHANIK, O. S. Dementia and cognitive impairment in Parkinson's disease. *J. Nerv. Ment. Dis.*, v. 190, n. 6, p. 407-410, Jun. 2002.
15. BROWN, R. G.; MARSDEN, C. D. How common is dementia in Parkinson's disease? *Lancet*, v. 1, p. 1262-1265.
16. AMERICAN PSYCHIATRIC ASSOCIATION. *Diagnostic and Statistic Manual of Mental Disorder*. 4. ed. Washington: American Psychiatric Association, 1994.
17. BOLLER, F.; MIZUTANI, R. et al. Parkinson disease, dementia and Alzheimer's disease: clinico pathological correlation. *Ann. Neurol.*, v. 7, p. 329-335.
18. HUGHES, A. J.; DANIEL, S. E.; KILFORD, L. et al. Accuracy of clinical diagnosis of idiopathic Parkinson's disease: a clinico-pathological study of 100 cases. *Journal of neurology, Neurosciences and Psychiatry*, v. 55, p. 181-184, 1992.
19. BROWN, R. G.; MARSDEN, C. D. Visuospatial function in Parkinson's disease. *Brain*, v. 109, p. 987-1002, 1986.
20. LEZAK, M. D. *Neuropsychological Assessment*. 3. ed. New York: Oxford University Press, 1995.
21. MOHR, E.; JUNCOS, J.; COX, C. et al. Selective deficits in cognition and memory in high functioning Parkinson's patients.
22. HADDAD, M. S.; CUMMINGS, J. Huntingtons's disease. *The Psychiatric Clinics of North America*, v. 20, 1997.
23. WOODS, S. P.; TROSTER, A. L. Prodromal frontal/executive dysfunction predicts incident dementia in Parkinson disease. *Dement Geriatr. Cogn. Disord.*, v. 15, n. 2, p. 55-66, 2003.
24. SAVAGE, C. R. Neuropsychology of subcortical dementias. *The Psychiatric Clinics of North America*, v. 20, p. 911-931, 1997.
25. BUTTERS, N.; SAX, D.; MONTGOMERY, K. et al. Comparison of the neuropsychological deficits associated with early and advanced Huntington's disease. *Arch. Neurol.*, v. 35, p. 585-589, 1978.
26. SCHACTER, D. L.; CHIU, P.; OCHSNER, K. N. Implicit memory: a selective review. *Annu. Rev. Neurosci.,* v. 16, p. 159-182, 1983.
27. COOPER, J. A.; SAGAR, H. J.; JORDAN, N. et al. Cognitive impairment in early untreated Parkinson's disease and its relationship to motor disability. *Brain*, v. 114, p. 2095-2122, 1991.
28. IZQUIERDO, I. *Memoria*, p. 22-29, 2002.
29. TAYLOR, A. E.; SAINT-CYR, J. A.; LANG, A. E. *Memory and learning in early Parkinson's disease*. Brain Cogn., v. 2, p. 211-232, 1990.
30. FISCHER, P.; KENDLER, P.; GOLDENBERG, G. *Recency-primacy recognition in Parkinson's disease*. J. Neural. Transm., v. 2, p. 71-77, 1990.
31. LANGE, K. W.; SAHAKIAN, B. J.; MARSDEN, C. D. et al. Comparison of executive and visuospatial memory function in Huntington's disease and dementia of Alzheimer's type matched for degree of dementia. *J. Neurol. Neurosurg. Psychiatry*, v. 58, p. 598-606, 1995.
32. ROSENBEK, J. C.; LAPOINT, L. L. The dysarthrias; description, diagnosis and treatment. In: JOHNS, D. F. *Clinical Management of Neurogenic Communicative Disorder*. 2. ed. Boston: Little, Brown & Company, 1985.
33. LEES, A. J.; SMITH, E. *Cognitive deficits in the early stages of Parkinson's disease*. Brain, v. 106, p. 257-270, 1983.
34. LEVIN, B. E.; KATZEN, H. L. *Early cognitive changes and nondementing behavioral abnormalities in Parkinson's disease*. In: Advances in Neurology. New York: Raven, 1995. v. 65, p. 85-94.
35. ANAUATE, M. C. *Intervenção em agnosias visuais e distúrbios visuoespacias: uma abordagem da terapia ocupacional*. In: Tecnologia em (Re)Habilitação Cognitiva. EDUNISC, 1998. p. 221-224.
36. MONTGOMERY, P.; SILVERTEIN PWICHMANN, R. et al. Spatial updating in Parkinson's disease. *Brain Cogn.*, v. 23, p. 113-126, 1993.
37. BROWN, R. G.; MARSDEN, C. D. Neuropsychology and cognitive function in Parkinson's disease: an overview. In: MARSDEN, C. D.; FAHN, S. (eds.). *Movement disorders*. 2. Boston.
38. LANGE, K. W.; SAHAKIAN, B. J.; MARSDEN, C. D. et al. Comparison of executive and visuospatial memory function in Huntington's disease and dementia of Alzheimer's type matched for degree of dementia. *J. Neurol. Neurosurg. Psychiatry*, v. 58, p. 598-606, 1995.

CAPÍTULO 60

Tratamento Cirúrgico

Gervásio Teles Cardoso de Carvalho • Gilberto de Almeida Fonseca Filho

INTRODUÇÃO

O tratamento cirúrgico pode ser indicado na doença de Parkinson (DP) ou parkinsonismo primário e não tem boas respostas no parkinsonismo secundário (por drogas, infecções, toxinas, traumas, processos expansivos do sistema nervoso central (SNC), hidrocefalia, distúrbios vasculares ou metabólicos) e no parkinsonismo-plus ou atípico (paralisia supranuclear progressiva, atrofia de múltiplos sistemas, degeneração corticobasal, demência dos corpos de Lewy, doença de Wilson, doença de Hallervorden-Spatz, síndrome de Fahr, degeneração palidal, parkinsonismo com neuroacantocitose, doença de Machado-Joseph, demência frontotemporal com parkinsonismo, forma rígida da doença de Huntington, esclerose lateral amiotrófica de Gam, parkinsonismo atípico das Antilhas).

Inicialmente se deve tentar o tratamento medicamentoso e somente quando este se torna ineficiente ou o paciente apresenta reações adversas à medicação é que pensamos no tratamento cirúrgico.

Com o advento de técnicas estereotáxicas que permitiram a precisa localização de alvos no sistema nervoso central, com o objetivo de atingir vias extrapiramidais envolvidas na doença de Parkinson, na década de 1950, houve um grande número de procedimentos cirúrgicos para tratamento da DP em todos os grandes centros do mundo. Na década de 1960, com a descoberta da levodopa, houve um decréscimo significativo desse tipo de tratamento, porém, devido ao aparecimento de complicações da levodopaterapia, ressurgiu interesse pelo tratamento cirúrgico.

A interrupção das vias envolvidas na DP, dento-talâmicas, pálido-talâmicas, com alvos no tálamo (VIM, VOP), no pálido interno (GPi – parte ventro-póstero-lateral) e no núcleo subtalâmico, pode ser realizada por ablação ou neuromodulação. A ablação inclui métodos físicos como as leucotomias; métodos químicos como o álcool ou glicerol; coagulação por radiofreqüência; radioterapia e métodos de congelação-criotomia. De todos esses métodos, a ablação por radiofreqüência é a preferida, por ser mais segura e melhor reproduzida. A interrupção pode também ser realizada por neuromodulação, com estimulação elétrica cerebral profunda (DBS) por meio de gerador implantável e até mesmo por procedimentos biológicos, como terapia genética, células-tronco e tecidos transplantados, colocados no SNC com auxílio de estereotaxia.

HISTÓRICO

As primeiras tentativas neurocirúrgicas para o tratamento dos sintomas da DP nas décadas de 1930 e 1940 objetivaram a lesão das vias sensitivas e motoras, tanto em nível medular, quanto no tronco cerebral ou cortical. Obtinha-se melhora dos sintomas parkinsonianos, em troca do déficit motor.

Em 1939, Meyers fez a interrupção das vias extrapiramidais por craniotomia e visão direta dos gânglios basais. Apesar da alta mortalidade (15%), podia-se aliviar parcialmente o tremor e a rigidez, sem envolvimento do trato corticospinal. Ele fez lesões na cabeça do núcleo caudado e na perna anterior da cápsula interna e depois nas fibras pálido-talâmicas na *ansa lenticularis*.

Cooper fez a ligadura da artéria coróidea-anterior, na tentativa de melhorar os sintomas da DP.

Em 1947, Spiegel e Wycis iniciaram o emprego da estereotaxia em humanos e em 1950 publicaram um trabalho sobre o uso deste método no tratamento dos movimentos anormais.

Vários autores visaram diferentes alvos com emprego da estereotaxia na tentativa de melhora dos sintomas parkinsonianos e outros movimentos anormais. Assim, Talairach *et al.*, em 1949, realizaram a corticectomia frontal e coagulação da *ansa lenticularis* e da porção interna do globo pálido; Lars Leksell, em 1951, fez a palidotomia ântero-dorsomedial para tratamento da rigidez e em 1956 propôs a palidotomia ventroposterior, com melhora considerável do tremor e rigidez da DP; Narabayashi e Okuma, em 1953, fizeram o bloqueio do globo pálido interno; Guiot e Brion, em 1953, realizaram a coagulação palidal; Hassler e Richert, em 1954, fizeram a palidotomia medial na DP e a talamotomia ventrolateral nos casos com predomínio de tremor; Cooper, em 1954, fez a lesão do pálido interno nas discinesias e do tálamo ventrolateral (VL) para tremor na DP; Spigel *et al.*, em 1963, fizeram a campotomia de Forel; Story, em 1965, lesou a área subtalâmica; Mundinger, em 1965, coagulou a zona incerta.

Na década de 1960 a talamotomia do núcleo ventrolateral (VIM/VOP/VOA) passou a ser o alvo predileto no tratamento dos movimentos anormais, principalmente naqueles com predomínio de tremores.

A palidotomia ventro-póstero-lateral (PVPL) proposta por Leksell foi revivida em 1985 por Laitinen, confirmando sua eficácia nos pacientes com predomínio de rigidez/bradicinesia e também nas discinesias induzidas por levodopa[1].

Em 1954, Brierley e Beck já defendiam que, para obter um alvo estereotaxicamente correto, era necessária sua identificação fisiológica. Vários métodos com macro e depois com microeletrodos foram desenvolvidos tanto para estimular eletricamente, como para captar as atividades dos neurônios desejados. Durante estudos de mapeamentos talâmicos foi observado que a estimulação com alta freqüência podia cessar o tremor extrapiramidal. Esses achados levaram Benabid *et al.* (1987) a empregarem a técnica de neuroestimulação permanente do tálamo para tratamento do tremor. Depois foram usados outros alvos como GPi e subtálamo para tratamento da rigidez/bradicinesia.

A radiocirurgia, dose única de radioterapia, administrada por equipamento que permite concentração dos raios em um ponto (Gama – Knife ou Linac) vem sendo usada para fazer lesões em núcleos talâmicos e do globo pálido, porém com a desvantagem de não podermos realizar a estimulação elétrico-fisiológica prévia, que permite o controle e correção do posicionamento real da lesão no local desejado.

INDICAÇÕES

O tratamento cirúrgico da DP deve ser considerado aos pacientes com menos de 70 anos, sem distúrbios cognitivos consideráveis, em boas condições clínicas, nos quais as drogas antiparkinsonianas não estão sendo efetivas, ou causam muitos efeitos colaterais ou intolerância (como náuseas/vômitos).

Naqueles com predomínio de sintomas unilaterais, como os tremores, preferimos a talamotomia (VIM/VOP) e nos com predomínio de rigidez/bradicinesia ou com discinesias induzidas por levodopa, preferimos a palidotomia (PVPL).

Os efeitos indesejados que podem ocorrer quando realizamos procedimento ablativo bilateral, nos casos de sintomatologia bilateral, são os distúrbios da fala, cognição e sintomas pseudobulbares. Por essa razão prefere-se sempre que possível a estimulação elétrica bilateral, ou a ablação de um lado e estimulação elétrica do lado contralateral nesses pacientes. Quando, por razões econômicas ou sociais, temos que realizar ablações bilaterais, damos sempre preferência para lesão inicial à esquerda e após seis meses à direita, diminuindo desta forma os efeitos adversos mencionados.

Alguns autores preferem a subtalamotomia para tratamento de qualquer dos sintomas da DP, exceto das discinesias induzidas por levodopa, apesar do risco de hemibalismo, e referem resultados animadores.

TÉCNICA DA TALAMOTOMIA E PALIDOTOMIA

Para obtenção dos cálculos estereotáxicos, pode-se usar a tomografia computadorizada (TC) ou a ressonância magnética (RM) do crânio. Existem no mercado atualmente inúmeros aparelhos de estereotaxia e programas computadorizados que permitem os cálculos dos alvos estereotáxicos, por meio de fusão de imagem de tomografia computadorizada e ressonância magnética a atlas neurofuncionais.

O halo de estereotaxia é fixado no crânio do paciente por quatro pinos, sob anestesia local com lidocaína a 1% sem adrenalina. Deve acompanhar a linha órbito-meatal, o que possibilita, às vezes, obter-se no mesmo corte tomográfico as comissuras anterior e posterior. Os pinos são introduzidos na tábua óssea externa por movimentos rotatórios. Após a fixação do halo, é colocado sobre ele um acrílico com barras contendo elemento radiopaco ou óleo vegetal, que vão proporcionar os pontos (*fiducial*) na TC ou RM. Por meio desses pontos são realizados os cálculos estereotáxicos.

Já com o paciente posicionado na mesa da TC, é feito um topograma e por intermédio deste são programados os cortes paralelos ao halo estereotáxico (Fig. 60.1). Os cortes iniciam na fossa posterior e logo que são encontrados os colículos superiores, avança-se cranialmente mais 2mm, onde estará localizada a comissura posterior. Outra técnica é encontrar a glândula pineal e continuar fazendo cortes tomográficos de 2mm caudalmente, até localizar a CP. Geralmente ela está 2mm abaixo da glândula pineal (Fig. 60.2).

Após encontrar a comissura posterior, continua-se fazendo cortes tomográficos de 2mm cranialmente até encontrar o forame de Monroe. Sabe-se que 2mm abaixo dele está a comissura anterior. Às vezes é possível obter-se comissuras posterior e anterior no mesmo corte tomográfico, o que facilita os cálculos estereotáxicos.

No próprio aparelho de TC são determinadas as coordenadas estereotáxicas de (Fig. 60.3) e com cálculos simples ou com uso de mapas estereotáxicos de Schaltenbrand e Wahren, ou utilizando-se programas computadorizados que permitem fusão de imagem de tomografia computadorizada e ressonância magnética a atlas neurofuncionais, são determinadas as coordenadas estereotáxicas do alvo a ser atingido (alvo anatômico).

O paciente é levado para o bloco cirúrgico e com anestesia local é realizada uma pequena trepanação sobre a sutura coronal a 3cm da linha média e feitas a abertura e a coagulação da dura-máter e do córtex. É introduzido o eletrodo no tálamo (VIM/VOP) ou no pálido (PVPL), conforme a indicação. E como o paciente encontra-se acordado, é realizada estimulação na ponta do eletrodo e o paciente relata a sensação periférica em determinada área corporal (Fig. 60.4). Assim, consegue-se localizar eletrofisiologicamente o alvo pretendido. Após mapeamento da área desejada e testando a motricidade e fala, é realizada a coagulação do alvo com radiofreqüência. Nesse momento já se podem avaliar os benefícios da cirurgia (Figs. 60.5 a 60.7).

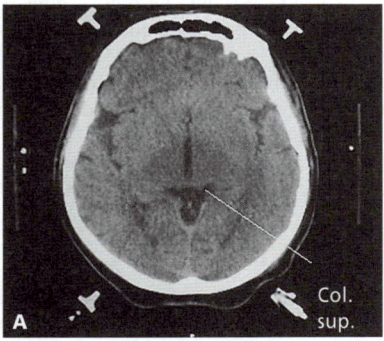
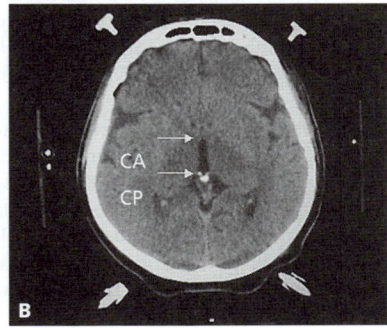

Figura 60.2 – (*A* e *B*) Localização da comissura posterior (CP). CA = comissura anterior. Col. sup. = colículo superior.

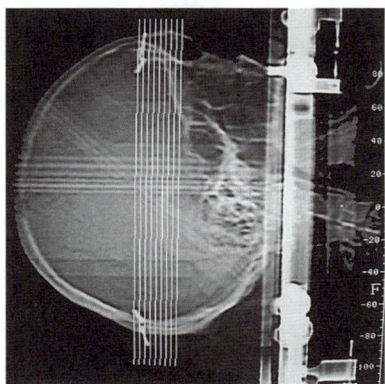

Figura 60.1 – Topograma com tomografia computadorizada.

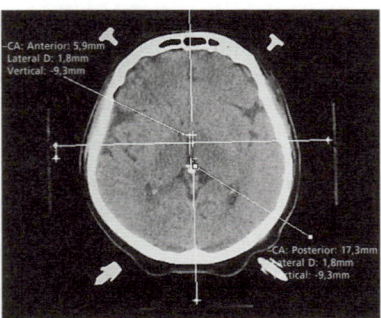

Figura 60.3 – Cálculos estereotáxicos de comissuras posterior (CP) e anterior (CA).

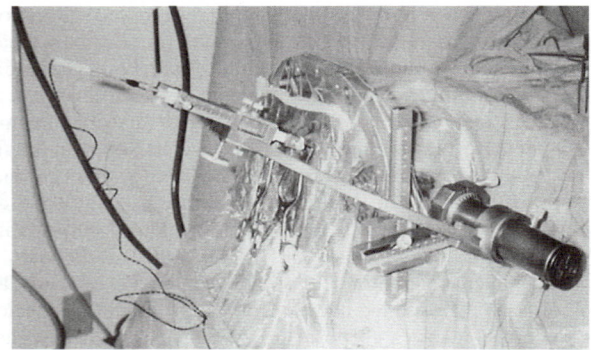

Figura 60.4 – Identificação do ponto de aplicação por radiofreqüência.

RESULTADOS

A talamotomia do VIM/VOP melhora o tremor contralateral em 85% dos casos. Quando não há recorrência do tremor nos três primeiros meses, a chance de que o resultado seja definitivo é grande.

A palidotomia melhora a rigidez/bradicinesia contralateral em torno de 60%. Mas com a evolução da doença, esses sintomas pioram gradativamente.

Nas discinesias causadas pelo uso da levodopa, a palidotomia melhora o lado contralateral em aproximadamente 90% dos casos.

CONSIDERAÇÕES FINAIS

A cirurgia está indicada nos pacientes com DP que continuam a apresentar alterações motoras significativas, apesar do tratamento medicamentoso adequado, ou que desenvolvem intolerância a este. A mortalidade cirúrgica é em torno de 1% e a morbidade permanente é de 6% (hipotonia cerebelar, disfasia motora, disartria, piora da cognição, déficit motor, quadrantanopsia).

Os melhores resultados são obtidos com a talamotomia (VIM/VOP) nos pacientes mais jovens, com predomínio de tremores. Naqueles com rigidez/bradicinesia e com discinesias induzidas por levodopa, a palidotomia (GPi) é uma boa indicação.

O núcleo subtalâmico (NST) parece estar envolvido na gênese dos sintomas parkinsonianos. Ele está hiperativo na DP, resultando, em última análise, em uma hipoatividade do córtex motor, sendo esta a fisiopatologia da bradicinesia. A atividade excitatória do NST para o tronco cerebral e deste, pela via reticuloespinal inibitória sobre os interneurônios I-B, possivelmente resulte na rigidez. Células tremorosas, sincronizadas

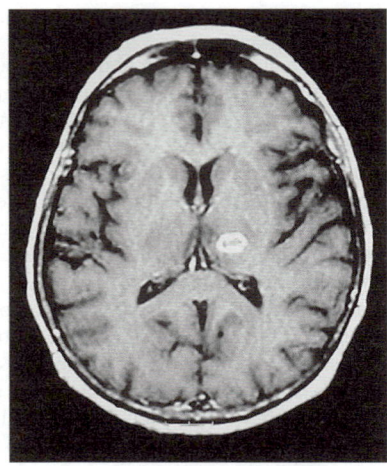

Figura 60.5 – Ressonância magnética após talamotomia (controle precoce).

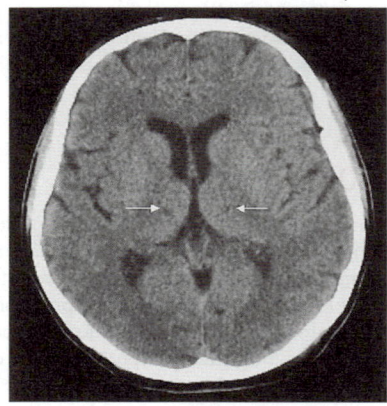

Figura 60.6 – Tomografia computadorizada após talamotomia bilateral em tempos diferentes (controle tardio).

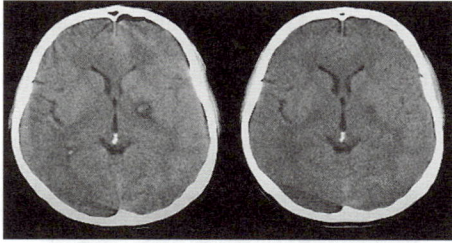

Figura 60.7 – Tomografia computadorizada após palidotomia (controles precoce e tardio).

com o tremor periférico, além de serem encontradas no VIM talâmico e GPi, foram também localizadas no NST. Com base nesses achados, alguns autores resolveram realizar a ablação da parte dorsolateral do NST, apesar do risco de hemibalismo. Outros autores fizeram a estimulação com eletrodos profundos permanentes, com resultados animadores na maioria dos sintomas parkinsonianos, inclusive nos de linha média (axial). Os resultados para melhora das discinesias induzidas por levodopa foram pobres. Maior número de pacientes e com seguimentos mais prolongados devem ser analisados para melhor definição na escolha desse alvo.

A indicação da neuroestimulação pode ser aventada naqueles pacientes com sintomas bilaterais, escolhendo-se o alvo conforme o sintoma preponderante (VIM para tremor; GPi para rigidez/bradicinesia e discinesias induzidas por levodopa; NST para rigidez/bradicinesia principalmente axial).

O transplante de células fetais ou células-tronco ainda necessita de mais investigações científicas.

REFERÊNCIA BIBLIOGRÁFICA

1. LAITINEN, L. V. Pallidotomy for Parkinson's disease, in: GILDENBERG, P. L. (ed.). *Neurosurgery Clinics of North America*. Philadelphia: W.B. Saunders, 1995. p. 105-111.

BIBLIOGRAFIA COMPLEMENTAR

CARVALHO, G. T. C. *Talamotomia na Doença de Parkinson. Bases Anátomo-fisiológicas*. São Paulo, 1996. Tese (Mestrado) – Universidade Federal de São Paulo.

JANKOVIC, J.; TOLOSA, E. *Parkinson's Disease and Movement Disorders*. Baltimore: Williams and Wilkins, 1993.

KRAUSS, J. K.; GROSSMAN, R. G.; JANKOVIC, J. *Pallidal Surgery for the Treatment of Parkinson's Disease and Movement Disorders*. New York: Lippincott-Raven, 1998.

GILDENBERG, P. L.; TASKER, R. R. *Textbook of Stereotatic and Functional Neurosurgery*. New York: McGraw-Hill, 1998.

STERN, M. B.; HURTIG, H. I. *Doença de Parkinson e Síndromes Parkinsonianas*. Harcourt: Clinics of North America, 1999.

OBESO, J. A.; DE LONG, M. R.; OHYE, C.; MARSDEN, C. D. The basal ganglia and new surgical approaches for Parkinson's disease. In: *Advances in Neurology*. New York: Lippincott-Raven, 1997. v. 74.

MENESES, M. S.; TEIVE, H. A. G. *Doença de Parkinson*. Rio de Janeiro: Guanabara Koogan, 2003.

Seção 11

Reabilitação das Lesões Nervosas Periféricas

Coordenador: Affonso Carneiro Filho

61	Etiologia e Epidemiologia	488
62	Anatomia	498
63	Histopatologia	517
64	Exames Físico e Neurológico	521
65	Classificação Funcional nas Neuropatias Periféricas	537
66	Eletroneuromiografia	540
67	Neuropatias dos Membros Superiores	550
68	Neuropatias dos Membros Inferiores	573
69	Tratamento na Fase Aguda	583
70	Tratamento Fisiátrico das Neuropatias Periféricas	588
71	Aspectos Sociais da Reabilitação de Lesões Nervosas Periféricas	591
72	Aspectos Psicossociais da Reabilitação em Lesões Nervosas Periféricas	596

CAPÍTULO 61

Etiologia e Epidemiologia

Affonso Carneiro Filho • Biagio de Almeida Barbosa

INTRODUÇÃO

Existe relação direta entre a gravidade da lesão nervosa periférica ou do comprometimento do axônio ou da bainha de mielina e o grau de êxito no processo de reabilitação, bem como as condições dos nervos periféricos antes da lesão e o resultado final do tratamento. Isso implica que múltiplos fatores estejam envolvidos no estudo epidemiológico dessas lesões.

O homem está em contato contínuo com inúmeras substâncias químicas, sejam elas medicamentos, produtos de beleza, agrotóxicos etc., além de seus subprodutos. O efeito a longo prazo desse contato não tem como ser previsto epidemiologicamente, e a análise do impacto dos novos produtos criados a cada dia é impossível de ser realizada.

Além de todas essas inúmeras substâncias criadas em laboratórios ou indústrias, o homem também interfere na natureza determinando incontáveis novas situações sem controle. O número de seres humanos no planeta, bem como sua longevidade, tem aumentado ao longo das décadas e com isto aumentam também a necessidade de produção de alimentos e a importância do controle de dejetos e do gerenciamento dos recursos naturais. Ao longo de centenas de anos o homem busca na natureza a satisfação de suas necessidades de uma maneira absolutamente depredadora. O equilíbrio alcançado em milhares de anos é quebrado pelo homem. Assim, novas substâncias, novos vírus e novas toxinas entram no seu círculo de vida, com conseqüências difíceis de serem previstas.

A população aumenta, as demandas aumentam e passa-se, por necessidade, a introduzir novos conceitos e caminhos. Introduz-se, por exemplo, no hábito alimentar de um animal (vaca/mamífero), o esterco de frango (ave), uma opção que não existe na natureza. Esse animal, não tendo a opção natural de sua alimentação, passa então a comer o esterco de frango. Esses animais têm tempos de vida totalmente diferentes. Sua digestão e suas fezes são diferentes. O remédio dado ao frango é eliminado nas fezes. Essa ave está pronta para consumo em 45 dias, mas suas fezes entram na cadeia alimentar de um outro animal que vive 10 a 15 anos e que depois é consumido pelo homem. Não há como se prever o efeito disso ao longo dos anos. Imagine-se quantas substâncias novas o homem está gerando e lançando todos os dias na natureza, destruindo o equilíbrio natural. São substâncias novas que poderão ou não ter conseqüências para o homem e seu sistema nervoso. A doença de Creutzfeldt-Jakob, degeneração esponjosa do sistema nervoso, é um desses exemplos em que o homem gerou uma nova situação e a evolução mostra o aparecimento de uma nova dimensão, o príon[1,2]. A doença da vaca louca é exemplo de nossos dias, início de século XXI.

Os alimentos geneticamente modificados serão vistos, dentro de 40 a 50 anos, como o são hoje? O ser humano alimentado com transgênicos apresentará alterações tardias em sua saúde? Sua flora intestinal, por exemplo, nada sofrerá? Não está ele sendo usado como verdadeiro laboratório? A colocação dos transgênicos para a humanidade poderia ser uma forma de criação de um império tecnológico?

Uma outra possibilidade no estudo epidemiológico é a variante da instalação de neuropatias insidiosas como no diabetes melito (DM), disfunções tireoidianas e hepáticas, deficiência de vitaminas do complexo B, estados pluricarenciais, alcoolismo, mal de Hansen etc.[3] Essas são situações em que a pessoa pode viver anos sem saber do problema ou relegando-o por conta do bem-estar relativo e imediato. O próprio profissional médico às vezes não o valoriza, deixando para ter posição pró-ativa quando as manifestações dessas doenças nos nervos periféricos estiverem claramente manifestas. Epidemiologicamente é importante identificar os diabéticos, os indivíduos com deficiência de vitamina B, entre outros, e verificar quais apresentam comprometimento neuropático.

As neuropatias periféricas foram, nos anos de 1980, a segunda causa de internação hospitalar no Brasil. O mal de Hansen tem no Brasil a maior prevalência mundial (6,6/10.000)[3].

A presença de neuropatia periférica numa freqüência significativa em determinadas localidades ou regiões, ou num período, ou mesmo dentro de uma família, são dados importantes que ajudarão a identificar a sua causa, como por exemplo, uma contaminação ambiental ou uma forma heredodegenerativa da doença (como a doença de Charcot-Marie-Tooth)[4,5].

Assim pode-se obter epidemiologicamente a freqüência de cada neuropatia em número de casos. Por exemplo, numa determinada população pode-se ter:

- Neuropatia pós-herpes-zoster: 3 a 5 casos/100.000/ano.
- Síndrome de Guillain-Barré: 1 a 2 casos/100.000/ano.

Um outro aspecto epidemiológico relevante é o aparecimento de uma determinada neuropatia periférica associada a outra doença, com significado estatístico. A incidência significativamente maior da instalação da síndrome de Guillain-Barré após infecções respiratórias, com intervalo de um mês entre a infecção respiratória e as alterações neurológicas, é um exemplo desse caso. Uma outra situação é a presença no soro de pacientes com a síndrome de Guillain-Barré da titulação de anticorpos contra citomegalovírus, adenovírus e vírus do sarampo, estatisticamente superior ao grupo-controle, sugerindo relação entre o vírus e a síndrome[2].

Apesar de todo o avanço no conhecimento das neuropatias periféricas e na propedêutica médica, mais de 20% das neuropatias periféricas não têm sua causa determinada com exatidão[6].

Deve-se lembrar ainda que em um determinado grupo a neuropatia periférica é contida em si mesma, ou seja, somente o sistema nervoso periférico está acometido, e em outro grupo a neuropatia periférica é um aspecto de uma doença com múltiplos envolvimentos generalizados. Nesses casos, os sinais clínicos da doença em questão podem ou não estar presentes junto com os sinais e sintomas da doença primária.

Nas neuropatias periféricas de causa tóxica é de fundamental importância o estudo do ambiente que o paciente acometido freqüenta e o local onde trabalha. Na imensa maioria das vezes o paciente está em contato com substâncias neurotóxicas sem nenhum conhecimento da sua presença e de suas possíveis conseqüências.

Dentro do ambiente do trabalho, conforme a área de atuação da empresa, deve-se lembrar de imediato da possibilidade do uso de substâncias neurotóxicas na produção, como por exemplo, na fabricação de borracha (mercúrio, telênio), de baterias (chumbo) e de polímeros (acrilamida), nas gráficas (acetona) etc.[7]

Sendo assim, é muito importante sistematizar as neuropatias periféricas para se criar um roteiro de pesquisa.

CONCEITUAÇÃO

Consideram-se como neuropatias periféricas as doenças que envolvem o neurônio motor do tronco cerebral e do corno anterior da medula e/ou os neurônios sensitivos do gânglio da raiz posterior e/ou neurônios vegetativos periféricos. É importante ressaltar que em muitas situações serão vistos múltiplos envolvimentos, mas a sistematização com o envolvimento predominante ainda assim é importante.

Para se caracterizar uma neuropatia periférica deve-se ter pelo menos duas anormalidades dentre os requisitos[3]:

- Sintomas de neuropatia.
- Exame neurológico positivo.
- Exame sensitivo alterado.
- Condução nervosa alterada.
- Exame autonômico quantitativo alterado.

SISTEMATIZAÇÃO

- Segundo o predomínio do envolvimento
  - Motora.
  - Sensitiva.
  - Vegetativa.
  - Mista.
- Segundo a região envolvida
  - Distal ou proximal.
  - Mononeuropatia.
  - Mononeuropatia múltipla.
  - Radiculopatia.
  - Comprometimento localizado (acometimento atípico de ramos terminais).
- Segundo a evolução
  - *Aguda*: até 4 semanas de evolução do quadro.
  - *Subaguda*: 4 a 8 semanas de evolução do quadro.
  - *Crônica*: mais de 8 semanas de evolução do quadro.
  - Recorrente.
- Segundo as alterações celulares predominantes
  - *Axonopatia*: quando a neuropatia é de predomínio de perda do número de axônios funcionantes. São as neuropatias que no estudo eletroneurográfico apresentam amplitude dos potenciais evocados abaixo do esperado. Este comprometimento pode ser mais intenso nas fibras motoras com baixa da amplitude dos potenciais motores ou ter maior envolvimento das fibras sensitivas com perda numérica de axônios sensitivos e perda de amplitude dos potenciais sensitivos.
  - *Mielinopatia*: são as doenças com predomínio de comprometimento das bainhas de mielina causando desmielinização que vai acarretar perda de velocidade na condução nervosa na eletroneurografia. As alterações podem envolver predominantemente as fibras motoras com perda da velocidade nas pesquisas motoras ou serem de predomínio desmielinizante nas fibras sensitivas causando perda de velocidade e condução sensitiva. Também se pode ter o processo de desmielinização sendo detectado nas fibras motoras e sensitivas simultaneamente.

CLASSIFICAÇÃO DAS NEUROPATIAS PERIFÉRICAS

Na tentativa de sistematizar as neuropatias periféricas segundo a etiopatologia, a classificação mais racional as divide naquelas que comprometem os axônios, nas que comprometem a mielina e nas que têm comportamento atípico (comprometendo axônio e mielina de forma irregular)[6].

O Quadro 61.1 mostra a classificação das neuropatias periféricas. Algumas neuropatias estarão em mais de uma coluna por apresentarem mais de um comportamento.

QUADRO 61.1 – Classificação das neuropatias periféricas[6]

Axonopatias
Genéticas
- Atrofia muscular peroneira
- Neuropatia axônica gigante
- Sensitivas hereditárias
- Ataxia telangiectasia
- Axonopatia de corpo poliglicosânico
- Doença de Fabry
- Vasculites
- Doença de Tangier
- Doença de Bassen-Korzweig
- Disautonomia familiar
- Ataxia de Friedreich
- Distrofia neuroxônica
- Doença de Leigh
- Agenesia do corpo caloso

Adquiridas
- Toxinas exógenas e fármacos
  - Metais (arsênico, mercúrio, ouro-alquil-estanho, alumínio, zinco, tálio)
  - Solventes (hexano, tetracloreto de carbono, dissulfeto de carbono, metil-a-butil cetona, 2-5-hexanediona)
  - Diversos (acrilamida, leptofos, organofosforados, monóxido de carbono, dióxido de nitrogênio, ácido 2,4-diclorofeno-noxi-acético, clordecone)
  - Medicamentos (vincristina, nitrofurantoína, isoniazida, adriamicina, clioquinol, talidomida, dissulfiram, dapsona, difenil-hidantoína, amitriptilina)
  - Alimentares (neurolatirismo, etanol)
  - Venenos de invertebrados: botulino, veneno da viúva-negra, veneno do carrapato
- Distúrbios metabólicos
  - Diabetes melito
  - Insuficiência renal
  - Insuficiência hepática
  - Porfiria
  - Hipoglicemia
  - Hipotireoidismo crônico
  - Doenças carenciais
  - Tiamina (abuso de álcool)
  - Vitamina B12
  - Folato
  - Piridoxina
  - Desnutrição protéica
  - Niacina
  - Ácido pantotênico
  - Riboflavina
- Diversos
  - Carcinomas
  - Mieloma
  - Geriátricas

(Continua)

QUADRO 61.1 – (Cont.) Classificação das neuropatias periféricas[6]

Mielinopatias

Genéticas
- Síndrome de Charcot-Marie-Tooth
- Doença de Dejerine-Sottas
- Síndrome de Roussy-Lévy
- Doença de Refsum
- Adrenoleucodistrofia
- Leucodistrofia metacromática
- Doença de Krabbe
- Doença de Pelizaeus-Merzbacher

Adquiridas
- Infecciosas idiopáticas ou pós-infecciosas
  - Aguda (síndrome de Guillain-Barré)
  - Crônica
  - Recidivante
  - Braquial
  - Pós-vacinal
  - Infantil
- Tóxicas
  - Difteria
  - Chumbo
  - Hexaclorofeno
  - Telúrio
  - Acetil etil tetra-metil tetralina (AETT)
  - Cianetos
- Metabólicas
  - Diabetes melito
  - Disproteinemias

Outros Tipos

Infecciosas
- Hanseníase
- Herpes-zoster
- Virais

Isquêmicas
- Doença vascular do colágeno
- Outras
- Diabetes melito
- Aterosclerose
- Mecânicas
- Compressão (encarceramento)
- Estiramento
- Ruptura

Diversos
- Amilóide
- Tumores (primários e secundários)
- Mucopolissacaridoses
- Lesão térmica e elétrica
- Perineurite
- Paralisia idiopática de Bell
- Nevralgia do trigêmeo

ABORDAGEM NO DIAGNÓSTICO DAS NEUROPATIAS PERIFÉRICAS

Exame Clínico

Na avaliação da neuropatia periférica devem-se analisar[3]:

- Alterações sensitivas: sensação tátil de alfinetadas e fina de toque leve, com algodão, discriminação quente-frio, localização do estímulo, discriminação entre dois pontos, discriminação tátil, sintomas em faixa nos membros ou tronco, proximal, distal, assimétrica ou simétrica, restritas ou generalizadas.

As alterações sensoriais presentes nas polineuropatias normalmente são em botas e luvas com hipoestesias, parestesias, sensação de queimação etc. e alterações na marcha quando envolve perda da propriocepção. Pode envolver uma determinada área cutânea ou de dermátomo nas mononeuropatias.

Além disso, deve ser considerado o grau de subjetividade na avaliação, caso a caso, quando se fala de parestesias ou disestesias dolorosas.

- Alterações motoras: fraqueza muscular pela prova de função muscular, distal, proximal, focal, simétrica ou assimétrica, e amiotrofias.

Nas alterações motoras existem hipotrofia muscular e perda de força muscular. Na grande maioria das neuropatias periféricas com alterações motoras, estas são distais e geralmente com início em membros inferiores. Podem ocorrer queixas motoras proximais, mas o predomínio das queixas é de envolvimento distal, simétrico, evoluindo de membros inferiores para superiores. Quando a atrofia atinge determinados músculos ou grupos musculares supridos por nervos distintos, caracteriza-se a mononeuropatia múltipla[8-11]. Os reflexos tendíneos profundos poderão estar presentes e simétricos em uma fase inicial, mas tipicamente deverão estar diminuídos ou abolidos.

- Alterações autonômicas: anidrose ou hiperidrose, edema, alteração da temperatura cutânea e/ou do trofismo dos tecidos (especialmente unha e pele), hipotensão postural, taquicardia.

- Se a neuropatia ocorreu depois de estados febris, intoxicações, uso de drogas ou de medicamentos.

- Evolução: aguda (até 4 semanas), subaguda (4 a 8 semanas) ou crônica (acima de 8 semanas).

É interessante notar que podem ser encontradas alterações motoras e/ou sensitivas e/ou vegetativas.

Algumas neuropatias apresentam manifestações clínicas que caracterizam a etiologia, por exemplo: efeito muscarínico em intoxicações por organofosforados (trabalhadores agrícolas que lidam com pulverização e, em especial, de algumas culturas como a do tomate e morango); ulcerações e mutilações na hanseníase; dor abdominal na intoxicação por chumbo; diarréia e alterações cutâneas na intoxicação por arsênico etc.

Algumas condições trabalhistas determinam maior incidência de neuropatia periférica. Por exemplo: fábrica de baterias (intoxicação por chumbo) e polímeros (acrilamida) e gráfica (acetona).

Torna-se evidente que o diagnóstico da neuropatia periférica inclui a eventual necessidade de pesquisa familiar na possibilidade das neuropatias heredodegenerativas, as avaliações específicas das disfunções hepáticas, tireoidianas, pancreáticas, o estudo do ambiente de trabalho nos casos de agentes neurotóxicos, os efeitos colaterais de determinados medicamentos, as conseqüências da radioterapia, as infecções (viróticas, bacterianas, hanseníase), o trauma, o alcoolismo e os estados pluricarenciais.

O exame neurológico está abordado em mais detalhes em capítulo específico.

Os exames laboratoriais, eletroneuromiografia, potencial evocado somatossensitivo, biópsia de nervo e pesquisa do fluido cerebrospinal completam a primeira abordagem das neuropatias periféricas.

Exames Laboratoriais

Dentro dos exames de laboratório, no caso de suspeita de neuropatia tóxica, far-se-á a pesquisa do respectivo agente no organismo, com sua dosagem e o tempo de exposição.

Na abordagem das neuropatias periféricas, independentemente de o paciente informar ou não se vem de família de diabéticos, é indispensável que a doença seja pesquisada. Em situações não raras descobre-se o DM nessas ocasiões.

Nos casos de neuropatias por alterações renais, insuficiência hepática, disfunção tireoidiana, estados pluricarenciais, alcoolismo, infecções e doenças metabólicas é muito importante que o diagnóstico específico e a intensidade do quadro sejam estabelecidos, pois o resultado final do processo de reabilitação está diretamente ligado ao resultado do controle específico da causa da neuropatia periférica.

Assim, podem-se avaliar:

- Glicemia de jejum e pós-prandial, hemoglobina glicosilada e frutosamina no DM.
- Provas de função hepática e os marcadores de hepatite, nas neuropatias por disfunção hepática.
- Hemograma e VHS nas suspeitas de neuropatias inflamatórias.
- Dosagem de vitamina B12 homocisteína nos pacientes com história de doença gástrica antiga, nos pluricarenciais, na gastroplastia, nos casos de obesidade mórbida e no alcoolismo.
- Provas de função renal, nos casos de neuropatias urêmicas, apesar de a imensa maioria desses portadores de neuropatias estar em programas de hemodiálise ou em filas de transplante renal.
- TSH e T4, na suspeita clínica de neuropatia periférica por disfunção da glândula tireóide.
- Pesquisa de HIV, na possibilidade de AIDS[12,13].
- Pesquisa de crioglobulinas e crioaglutininas na suspeita de hepatite C ou vasculite[12].

Em caso de suspeita de algumas neuropatias específicas, o estudo dos auto-anticorpos contra componentes dos nervos periféricos deve ser pedido para diagnóstico. Nas neuropatias periféricas tipo mononeuropatias motoras múltiplas, o anticorpo anti-GM 1 (antigangliosídeo) está presente em 80% dos casos e em 30% das formas de predomínio axonal da síndrome de Guillain-Barré. O anticorpo GQ1b está presente em 95% da variante Miller-Fischer. Nas neuropatias periféricas do tipo sensitivo, associadas à neoplasia de pequenas células do pulmão, o anticorpo anti-Hu está presente em 95% das neuropatias (Tabela 61.1).

Eletroneuromiografia

Para se atingir esse objetivo lança-se mão da eletroneuromiografia, que se mostra de extrema valia e indispensável no estudo, abordagem e acompanhamento das neuropatias periféricas.

A pesquisa eletroneuromiográfica tem sempre que ser citada porque indiscutivelmente é o exame subsidiário das neuropatias periféricas. Vários exames complementares ajudam no diagnóstico etiológico, mas para o diagnóstico topográfico e da intensidade da lesão, e para o acompanhamento evolutivo, a eletroneuromiografia é de extrema valia. Possui muitas limitações, principalmente no estudo das fibras finas e nas que não possuem bainhas de mielina, mas mesmo assim é a ferramenta de escolha no diagnóstico, acompanhamento e estabelecimento de prognóstico nas neuropatias periféricas.

Nas neuropatias periféricas de fibras sensitivas finas ou amielínicas, os pacientes apresentam alterações da sensibilidade térmica e distúrbios autonômicos, mas a velocidade de condução sensitiva detectada pela eletroneurografia pode estar normal ou pouco alterada[13,14].

Nas neuropatias periféricas sensitivas envolvendo as fibras grossamente mielinizadas, há diminuição da sensibilidade

TABELA 61.1 – Porcentagem de positividade de anticorpos em neuropatias periféricas

NEUROPATIAS[15]	ANTICORPOS	PORCENTAGEM
Neuropatias motoras multifocais	Anti-GM1	60 – 80
Síndrome de Guillain-Barré	Anti-GM1	20 – 30
Síndrome de Miller-Fisher	Anti-GQ1b	> 95
Neuropatia sensitiva paraneoplásica	Anti-Hu	> 95

profunda e artrestesias. Nesse caso, as velocidades de condução estarão bastante alteradas.

Nas neuropatias traumáticas, a eletroneuromiografia tem valor maior, tanto no diagnóstico da lesão, quanto na definição de seu local, classificação, acompanhamento e indicação ou não da intervenção cirúrgica na tentativa de melhorar o prognóstico. Sempre, nesses casos, os achados têm que ser relacionados com o tempo da lesão, e nas fibras com endoneuro preservado o processo de crescimento esperado através de seu canal é de 1mm por dia. Esse cálculo deve ser com base do local da lesão até o músculo mais distal. Caso tenha sofrido neurorrafia, não basta saber se há ou não solução de continuidade. É necessário saber sobre a *performance* da anastomose, se está permeável e quanto é possível se esperar naquele momento e naquela distância.

O resultado final do tratamento depende do tipo de lesão ocorrida (neurotmese por uma lâmina, queimadura pelo atrito de um projétil de arma de fogo, esmagamento regional em um acidente automobilístico etc.), das condições prévias do indivíduo que a sofreu (diabético, alcoólatra, portador de neoplasia ou deficiência nutricional etc.), de ser o local de fácil acesso ou não, da técnica que foi executada na neurorrafia, da habilidade da equipe que realizou o ato, da infra-estrutura do local de atendimento e também depende muito da equipe de reabilitação, obrigatoriamente multidisciplinar e, se possível, sob coordenação de um fisiatra. A visão do processo como um todo, o indivíduo, sua família, seu ambiente de trabalho com certeza vai minorar limitações e aumentar as possibilidades de reabilitação.

FLUIDO CEREBROSPINAL

Nas neuropatias periféricas, principalmente as que alteram as bainhas de mielina, a dosagem de proteínas no fluido cerebrospinal (CSF) é muito importante, pois se apresenta acima do normal e com número de células pouco ou não modificadas. Nos casos em que elevação do número de células é o dado marcante no exame, deve-se pensar em processo infeccioso (HIV)[2,15].

Biópsia

A biópsia do nervo periférico deve ser cogitada quando a causa não tiver sido esclarecida e não se estiver evoluindo no diagnóstico etiológico da doença.

Em muitos casos podem ser encontradas as manifestações clínicas de neuropatia periférica com eletroneuromiografia alterada sem se ter a sua causa determinada. No entanto, se sua abordagem vem apresentando boa evolução, a biópsia pode aguardar. O nervo mais usado para biópsia é o sural.

Neuroimagem

Outro recurso no estudo das neuropatias periféricas é o uso da neuroimagem. A tomografia computadorizada e a ressonância nuclear magnética diante de quadros de cervicobraquialgia e lombociatalgia são de muito valor no diagnóstico de hérnia do núcleo pulposo (HNP)[16-20]. A neuroimagem pode ou não apresentar relação clínica com as queixas do paciente, sendo comum os exames clínico e físico sugerirem um nível de sofrimento e a pesquisa de neuroimagem relatar outro nível ou mesmo outro lado, ou seja, a alteração estrutural detectada na imagem não possui significado neuropatológico. Aqui, mais do que nunca, a eletroneuromiografia marca posição, com pesquisa celular e não de estrutura.

Ácido Desoxirribonucléico

Finalmente na suspeita de neuropatia heredodegenerativa pela clínica, exame físico e história familiar de casos semelhantes, o exame de ácido desoxirribonucléico (DNA) é de importância, como nos casos de Charcot-Marie-Tooth e nas polineuropatias amiloidóticas familiares[15].

ALTERAÇÕES MAIS TÍPICAS

De tudo o que foi visto, são encontradas na prática clínica doenças que são típicas de cada envolvimento (motor, sensitivo, mista, autônomica).

Nas neuropatias periféricas exclusivamente motoras são encontradas amiotrofias sem queixas sensitivas ou autonômicas associadas e deve-se estar diante de neuropatias com o envolvimento do corpo do segundo neurônio motor[4,5]. Na eletroneuromiografia são encontrados potenciais gigantes (macrounidades motoras) com amplitudes acima de 5mV.

Quando no quadro relatado são encontrados sinais piramidais, indicativos de envolvimento do primeiro neurônio motor, o diagnóstico mais provável será a esclerose lateral amiotrófica (ELA), principalmente quando estão presentes as miofasciculações na musculatura esquelética e na língua[15].

O envolvimento misto (sensitivo, motor e autônomico) é muito comum, e a doença que mais freqüentemente apresenta estas características é a neuropatia periférica do DM.

As alterações autonômicas mais comumente encontradas são as alterações na sudorese, na temperatura de extremidades, alterações tróficas, hipotensão postural, constipação intercalada com diarréia, disfunção miccional. As neuropatias que mais comumente apresentam envolvimento autonômico são a diabética, a síndrome de Guillain-Barré, a polineuropatia associada ao HIV e a amiloidótica[2,12,13].

Nas alterações motoras mais comuns deve ser observado se a perda de força muscular é simétrica (compromete de modo semelhante membros superiores direito e esquerdo ou inferiores direito e esquerdo) ou assimétrica (quando compromete com intensidade diferente os diferentes membros) e se é distal ou proximal. A NP mais comum com fraqueza simétrica proximal e distal, com alteração na sensibilidade, é a síndrome de Guillain-Barré.

Com fraqueza distal e perda de sensibilidade têm-se as neuropatias periféricas metabólicas, tóxicas, por drogas, ou hereditárias.

Com envolvimento assimétrico têm-se as radiculopatias cervicais e lombares, sendo C7 a mais comum entre as cervicais e L5 entre as lombares, tendo como causas mais comuns as alterações degenerativas, as alterações do canal e a HNP.

Outras causas que podem determinar sofrimento radicular, porém em menor freqüência, são as metástases, os cistos e o vírus do herpes-zoster.

Nas plexopatias encontra-se mais comumente o envolvimento dos plexos braquial e lombossacro. As causas mais comuns de plexopatia cervical na prática clínica são as lesões por trauma, principalmente as lesões do tronco superior (C5 e C6) por acidente com motocicletas, sendo a lesão por estiramento do tronco superior a mais comum. Essas lesões ocorrem com uma flexão lateral forçada durante impacto da cabeça e ombro. Caso o estiramento seja muito intenso pode ocorrer avulsão parcial ou total da raiz. A lesão em si é de grande potencial incapacitante e, nos casos de avulsão de raiz, o prognóstico funcional é ruim, por não apresentar chance de qualquer abordagem cirúrgica dentro do canal até o momento.

As lesões pléxicas envolvendo os troncos médio e inferior são bem menos freqüentes, mesmo porque estas estruturas estão anatomicamente muito mais protegidas.

As lesões traumáticas inferiores ocorrem com mais freqüência com a abdução forçada dos membros superiores e o mecanismo mais comumente visto ocorre nas situações em que o paciente se segura nos transportes coletivos, nas barras do teto e, em uma freada, o corpo tende a seguir por inércia o movimento dianteiro e o passageiro se segura mais firmemente causando abdução forçada. Também como exemplo, as situações de queda de alturas na construção civil quando o operário tenta desesperadamente se segurar para interromper a queda e causa o estiramento do plexo braquial.

A infiltração tumoral do plexo braquial também pode ocorrer, mesmo que mais raramente. Os pacientes que, para tratamento oncológico, se submetem a radioterapia também ocupam posição de destaque em nossa prática diária, pela sua freqüência não rara.

Nas mononeuropatias múltiplas pode-se encontrar o comprometimento de mais de um nervo, com envolvimento axonal, mielínico, autônomico ou misto, em geral com predomínio de uma apresentação ou de outra[8-11]. Ocorre comumente em DM, vasculites, neuropatia motora multifocal, neuropatia desmielinizante sensitivo-motora multifocal, AIDS etc.

Nas neuropatias compressivas é importante saber se o nervo é motor, sensitivo ou misto (motor e sensitivo), conhecer sua área de representação cutânea e os músculos por ele inervados. Nesse tipo de neuropatia, a compressão (*entrapment*) do nervo mediano no nível do túnel do carpo é a lesão mais comum. Em presença de dor e parestesias nas mãos, de predomínio noturno e nos três primeiros quirodáctilos, deve-se obrigatoriamente pensar em neurocompressão do nervo mediano.

Havendo queixa de parestesias nos dois últimos quirodáctilos, inervados pelo ulnar, deve-se pensar na neurocompressão do ulnar no nível do canal cubital no cotovelo (síndrome do canal cubital), comumente causada pelo hábito de se apoiar sobre o cotovelo.

No nervo radial a neurocompressão mais comum é o quadro de mão caída chamada de paralisia dos amantes ou paralisia do sábado à noite. Nesse quadro, o paciente relata que acordou não podendo fazer a dorsoflexão do punho e com história de compressão do braço pela cabeça do acompanhante ao dormir. Na altura de sua ranhura, no úmero, o nervo radial é particularmente suscetível a compressão. Se a lesão for neuropráxica terá boa evolução. A lesão axonotmética (com denervação demonstrada pela atividade elétrica espontânea na eletroneuromiografia) complica o quadro, exigindo tempo maior para recuperação e podendo apresentar seqüela.

Nos membros inferiores as lesões mais comuns são as que envolvem o nervo cutâneo femoral lateral, ramo puramente sensitivo oriundo de L2-L3, que pode sofrer compressão mais comumente ao ganhar a coxa no nível do ligamento inguinal, junto à espinha ilíaca ântero-superior. As causas mais comuns são o abdome em avental dos grandes obesos, modismo com compressão temporária do local (cinta etc.), ou cirurgia no local (principalmente nas herniorrafias inguinais). Hipoestesias podem ocorrer em forma de ilha ou em faixa e quando esta área hipoestésica tem a forma de ilha praticamente se caracteriza o quadro de neuropatia do cutâneo femoral lateral (meralgia parestésica).

Em relação aos fibulares, o *pé caído* é a neurocompressão mais comum, com lesão compressiva no nível da cabeça da fíbula, sendo muito comum a história de perna cruzada por tempo prolongado ou apoio prolongado contra a face lateral do joelho.

No nervo tibial posterior a neurocompressão mais freqüente é no nível do canal tarsal retromaleolar, muito freqüente após entorses ou fraturas com clínica de dores e/ou parestesias álgicas no pé.

Nas queixas sensitivas podem-se ter as perdas de sensibilidade (dormência), alterações da sensibilidade (parestesias) e dor. A dor neuropática pode ser *surda*, mal localizada, transmitida pelas fibras nociceptivas do tipo C e chamada protopática, ou pode ser *fina*, localizada, transmitida por fibras Aδ e chamada de dor epicrítica. A dor neuropática é extremamente freqüente nas polineuropatias diabéticas e na síndrome de Guillain-Barré. As neuropatias puramente sensitivas freqüentemente comprometem a sensibilidade térmica e dolorosa e traduzem o envolvimento das fibras finas. Como causas das neuropatias sensitivas, as mais comuns são as neoplasias, hipovitaminose B, infecção por HIV e a síndrome de Sjögren.

Muitos casos de neuropatias periféricas vêm com história de casos semelhantes na família, lembrando as neuropatias hereditárias. Normalmente apresentam evolução arrastada com duração de anos. A mais comum com envolvimento motor e sensitivo, com atrofia mais nítida nos membros inferiores, abaixo dos joelhos e nos músculos fibulares, é a doença de Charcot-Marie-Tooth[4,5,9,10].

A mononeuropatia múltipla deve ser entendida como uma neuropatia envolvendo mais que um nervo-tronco, com as conseqüências de cada neuropatia.

Mononeuropatia múltipla *multiplex* é uma síndrome de causas diversas, sendo mais comuns as isquêmicas das microangiopatias dos *vasa nervorum* no DM e nas doenças do colágeno. As neuropatias periféricas de desmielinização segmentar com os bloqueios multifocais à condução nervosa também estão dentro das mononeuropatias múltiplas.

As mononeuropatias poderão causar sintomas de distribuição simétrica ou não. As neuropatias compressivas nos pacientes diabéticos e nos pacientes com artrite reumatóide podem estar presentes em múltiplos locais determinando múltiplas compressões em múltiplos nervos.

As mononeuropatias múltiplas também estão nas neuropatias infecciosas, como no mal de Hansen e na neuropatia do herpes-zoster. Nas neoplásicas pode-se ter também o envolvimento de múltiplos nervos-troncos, como, por exemplo, na neurofibromatose.

Finalmente, pode-se encontrar o envolvimento de múltiplos nervos em condições que não se enquadram nas causas vasculares, de desmielinização, compressivas, infecciosas ou neoplásicas, como as neuropatias do plexo braquial.

A classificação a seguir, didaticamente, subdivide as mononeuropatias múltiplas *multiplex* em função da etiologia presumida:

Mononeuropatia *multiplex*[10]:

- Vasculares
  - Vasculite sistêmica
    - Poliarterite nodosa.
    - Angiite alérgica Churg-Strauss.
    - Vasculites associadas a alterações dos tecidos conjuntivos – artrite reumatóide.
    - Sensibilidade a drogas (sulfonamidas e anfetaminas).
    - Granulomatose de Wegener.
    - Complicação de processos malignos.
  - Angiopatia do DM.
  - Doença aterosclerótica.
  - Vasculopatia da amiloidose.
- Desmielinizantes
  - Síndrome de Guillain-Barré.
  - Polineuropatia inflamatória crônica.
  - Labilidade hereditária a paralisia por pressão.
- Neurocompressões
- Infecciosas
  - Mal de Hansen.
  - Herpes-zoster.
  - Neuropatia da AIDS.
  - Neuropatia da artrite de Lynae.
- Neoplásicas
  - Neurofibromatose.
  - Invasão do processo neoplásico.
- Outras
  - Representação focal de processo generalizado de polineuropatia.
  - Neuropatia do plexo braquial.
  - Perineurites sensitivas.

NEUROPATIAS PERIFÉRICAS MAIS COMUNS NO BRASIL

Neuropatia Diabética

A polineuropatia diabética adquire importância fundamental pela freqüência na prática clínica. É a mais freqüente das polineuropatias, assim como das neuropatias por compressão é a síndrome do túnel do carpo.

O DM apresenta algumas características muito interessantes que não podem ser esquecidas:

- Sua incidência – hoje, para o Brasil, são estimados doze milhões de diabéticos (início do século XXI).
- O número extremamente importante de pessoas que estão diabéticas e não sabem disso.
- É uma doença que, quando controlada, permite vida normal para o portador.
- Quando não controlada causa grandes transtornos em vários sistemas, sendo comuns, quando já acomete os nervos periféricos, dores e parestesias, perda de força muscular, impotência sexual, incontinência esfincteriana e pé diabético.
- A polineuropatia quando instalada, mesmo que convenientemente tratada, tende a deixar seqüelas.
- São muito comuns, na vida do paciente diabético, períodos de descontrole pelos mais diversos motivos, como por exemplo:
  - Abandono da dieta.
  - Estresse.
  - Mudança de hábitos de vida por condições, como troca de serviço, mudança de cidade etc.
- Um número muito grande de pacientes, mesmo devidamente orientados, vive longos períodos de suas vidas com glicemia elevada, informando que estão se sentindo bem, não considerando que os efeitos deletérios estão ocorrendo nos diversos sistemas.
- São comuns aqueles pacientes que, pela presença da neuropatia periférica, dão menor valor que o necessário aos cuidados com as extremidades, indo ao consultório com nítida insuficiência arterial distal, apesar de orientados quanto aos cuidados especiais que devem tomar,

especialmente com os pés, fazendo inspeção visual interdigital diária e secagem completa dos pés após o banho para não permitir aparecimento de micoses.

O DM é produzido por inúmeros fatores ambientais e genéticos, decorrentes da incapacidade da insulina em cumprir sua função ou mesmo por sua falta, induzindo à hiperglicemia crônica. A classificação mais comum divide o DM em tipos 1 e 2. O tipo 1 é a deficiência absoluta de insulina por destruição das células produtoras de insulina no pâncreas e o tipo 2 se caracteriza pela secreção inadequada de insulina, resistência à insulina e/ou produção aumentada de glicose.

Os principais fatores de risco para o desenvolvimento do DM são:

- História familiar de DM.
- Obesidade.
- Idade acima de 45 anos.
- Hipertensão arterial.
- DM na gravidez.
- Níveis de glicemia entre 110 e 126mg/dL. A OMS estabelece como indicativos do DM glicemia acima de 126mg/dL em jejum de 12h ou acima de 200mg/dL após a última refeição, independentemente do tempo.

No DM tipo 2 pode-se evitar ou retardar seu estabelecimento com medidas como:

- Alimentação saudável.
- Controle de peso.
- Atividade física regular.
- Abandono do hábito de fumar.
- Abstinência ou moderação do consumo de álcool.

No DM, quando aparece a neuropatia periférica, a mesma se comporta como polineuropatia sensitivo-motora de envolvimento mielínico e axonal.

Vários escores foram criados para estudar e monitorar a neuropatia diabética. Um deles, o *Diabetic Neuropathy Examination Score* (DNES), preconiza valorização de 0 a 2, sendo 0 para normal, 1 para quadro moderado com teste muscular de 3 a 4, reflexo diminuído, mas presente, sensibilidade diminuída, mas presente, e nota 2 para as situações graves com força muscular de 0 a 2, reflexo ausente, sensibilidade ausente. É preconizado para padronização o estudo somente no membro inferior direito do paciente.

Itens:

1. Quadríceps – extensão do joelho.
2. Tibial anterior – dorsoflexão do pé.
3. Reflexo – aquileu.
4. Sensibilidade do indicador – agulha (fibras nervosas finas).
5. Sensibilidade do hálux – agulha (fibras nervosas finas).
6. Sensibilidade tátil (fibras grossas e mielinizadas).
7. Percepção vibratória – diapasão (fibras grossas e mielinizadas).
8. Sensibilidade da posição articular (fibras mielínicas grossas).

A cada item, de 1 a 8, é dada a nota de 0 a 2, com a nota máxima de 16 pontos para o caso mais grave.

O paciente diabético apresenta, em relação ao não diabético da mesma faixa etária, maior freqüência de hipertensão arterial, acidente vascular cerebral, artrite, distúrbio visual e depressão.

O DM é mais freqüente no homem que na mulher (1,5×), o tipo 2 é mais freqüente que o tipo 1 (2,1×), e em idade acima de 45 anos. Cerca de dois terços dos pacientes diabéticos apresentam neuropatia periférica manifesta ou subclínica. A neuropatia periférica do DM está relacionada com o tempo de evolução da doença, descontrole da glicemia e com a presença de retinopatia e nefropatia.

A neuropatia diabética apresenta relação com as alterações vasculares e metabólicas do nervo periférico. As lesões vasculares determinam a neuropatia focal (mononeuropatia) e multifocal (mononeuropatia múltipla) e as alterações metabólicas são responsáveis pela polineuropatia.

No predomínio vascular encontram-se comumente extremidades frias, ausência de pulsos arteriais nas extremidades, dor ao repouso. No predomínio neuropático, dormência das extremidades, hipoestesia, extremidades com temperatura normal, artropatia de Charcot. A presença de envolvimento autonômico determina redução ou ausência de sudação.

As fibras nervosas finas, responsáveis pela sensibilidade térmica e dolorosa, e as fibras mielinizadas grossas também estão envolvidas modificando a sensibilidade tátil, a noção de posição articular e a sensibilidade vibratória.

O DM é segunda maior causa de amputação de extremidades, perdendo apenas para a amputação de causa traumática. O estudo do pé diabético é um capítulo dentro da medicina pela freqüência e importância na possibilidade de amputação. No pé diabético são encontrados envolvimentos neuropático e vascular isquêmico. Quando predomina o componente neuropático, trata-se de um pé neuropático, e quando predomina o vascular, trata-se de pé isquêmico.

O tratamento da neuropatia periférica passa obrigatoriamente pelo controle da glicemia, prevenção das alterações distais das extremidades (como o mal perfurante plantar), controle das alterações autonômicas e da dor neuropática.

Na abordagem da dor neuropática da neuropatia diabética faz-se uso de antidepressivos tricíclicos, carbamazepina, gabapentina e, quando necessário, opióides como a codeína, ou analgésicos como o tramadol.

Polineuropatia Alcoólica

O alcoolismo crônico é uma síndrome de dependência psicológica ou física ao etanol em conseqüência do uso excessivo e prolongado deste. A polineuropatia alcoólica está relacionada ao alcoolismo grave e crônico, onde as alterações evidentes relacionam-se à parte periférica do sistema nervoso. É definida como um distúrbio predominantemente sensitivo-motor, de caráter degenerativo, que acomete a parte periférica do sistema nervoso, caracterizado por uma desordem nutricional ocasionada por um elevado aporte calórico proporcionado pelo álcool e uma ingestão insuficiente de vitaminas, proteínas, sais minerais e outros elementos nutritivos, observando-se alterações no metabolismo vitamínico com a carência de tiamina (vitamina B1), principalmente, e de outras vitaminas que podem contribuir para a gênese da neuropatia alcoólica, como é o caso do ácido fólico, ácido pantotênico, riboflavina (vitamina B2) e piridoxina (B6). Além disso, presume-se que o próprio etanol tenha um efeito tóxico direto que afeta o metabolismo neuronal, pois existem evidências de casos de pacientes com polineuropatia alcoólica sem déficit nutricional.

A polineuropatia alcoólica é provavelmente uma das complicações mais comuns do alcoolismo, podendo ocorrer de maneira isolada ou associada a outras complicações neurológicas dele decorrentes. A neuropatia é encontrada na maioria dos pacientes com síndrome de Wernicke-Korsakoff. Sua incidência é mais freqüente no sexo masculino, após os 40 anos, já que ocorre em pacientes portadores de alcoolismo crônico. Porém, não se pode descartar o seu aparecimento numa faixa etária menor, uma vez que este tipo de neuropatia está estreitamente relacionado com o tempo e dependência do álcool.

Esse distúrbio, de caráter degenerativo, apresenta evolução subaguda ou crônica devido tanto aos efeitos tóxicos diretos do álcool como a um estado carencial associado. Torna-se difícil estabelecer, de maneira absoluta e isolada, os tipos de degeneração, já que axônio e células de Schwann estão intimamente ligados e a agressão primária em um desses elementos repercute secundariamente no outro. Apesar de o mecanismo patogênico não estar bem elucidado, parece que o distúrbio nutricional e o álcool atuam diretamente sobre as membranas da célula nervosa e de organelas presentes no seu citoplasma ou ainda sobre a bainha de mielina e célula de Schwann, perturbando o metabolismo neuronal e, conseqüentemente, o transporte axonoplasmático e a função nervosa.

Por meio de exploração bioquímica dos nervos periféricos, constatou-se degradação de lipídeos constituintes tanto da membrana axonal como da bainha de mielina, o que causa um efeito secundário ou o efeito direto do álcool sobre o metabolismo dos lipídeos, desestruturando a célula nervosa. Os achados histopatológicos predominam sobre as fibras mais longas, sensitivas e/ou motoras e raramente acometem fibras autonômicas. Em princípio, os fatores que perturbam o metabolismo neuronal determinam seus efeitos nas partes distais dos prolongamentos axonais dando início ao processo degenerativo de modo retrógrado.

O quadro clínico é caracterizado pelo acometimento de vários nervos, simultaneamente. É predominantemente distal, bilateral e simétrica. Apresenta início insidioso e afeta mais membros inferiores, porém, posteriormente pode acometer os membros superiores. As alterações motoras relacionadas à instalação do processo patológico nas fibras nervosas eferentes dos nervos periféricos levam a distúrbios como a diminuição ou perda do tônus, dos reflexos e da contração ativa dos músculos, causando alterações nos movimentos de membros superiores e na marcha.

A paresia ou paralisia são alterações motoras que ocorrem principalmente nos músculos dorsoflexores do pé, sobretudo na região ântero-externa da perna, promovendo a "queda do pé" com instalação de eqüinismo. Os membros superiores são acometidos com menor freqüência afetando mais os músculos extensores do punho levando à "mão caída". Os distúrbios motores em membros superiores costumam ser apenas nas mãos, ocorrendo com menor freqüência que nos membros inferiores.

Em relação à marcha, no início o paciente apresenta períodos de fadiga que se caracterizam por um movimento arrastado nas escadas e, posteriormente, por marcha tipo escarvante. Os reflexos tendíneos estão abolidos ou diminuídos por interrupção do arco reflexo, redução da velocidade de condução nervosa ou alterações elétricas na fibra nervosa motora e/ou sensitiva. A ataxia proprioceptiva relacionada com a perda da sensibilidade proprioceptiva (sensibilidade de posição) determina a ataxia sensitiva, levando a outro tipo de marcha (atáxica) ou a mistura desta última com a marcha escarvante. A presença de um ou outro tipo de marcha, ou ambos os tipos, varia de acordo com a distribuição da lesão nas fibras nervosas. As câimbras geralmente ocorrem pela contração de um músculo, que já se encontra encurtado, em uma posição diferente da sua anatomia de repouso. Pode haver contração espontânea de diferentes grupos de fibras musculares produzindo um tremor visível do músculo, que se manifesta sob a forma de rápidos abalos da pele e é chamada de fasciculação.

Em relação às alterações sensitivas, as parestesias são, com freqüência, o primeiro sintoma e, como as dores contínuas, em queimação, ou lancinantes, encontram-se nas partes distais de membros inferiores. Disestesia ou hiperpatia e perda sensitiva são achados comumente encontrados no processo evolutivo da polineuropatia alcoólica. A participação de fibras sensitivas mostra um quadro com maior comprometimento da sensibilidade superficial e menor da profunda.

Além disso, podem estar associadas alterações tróficas e autonômicas. Nas alterações tróficas há o comprometimento de fibras motoras e sensitivas dos nervos periféricos, provocando alterações teciduais no território de distribuição dos nervos afetados, como atrofia muscular por denervação e alterações tróficas na pele e anexos (pele fina, delgada, brilhante, vermelha ou cianótica, com descamação e unhas quebradiças). Se os distúrbios sensitivos são graves, pode-se instalar o mal perfurante dos pés (úlceras que aparecem na superfície plantar devido à anestesia e pressão constante da região comprometida), contraturas e deformidades e artropatia neuropática dos pés, que podem ocorrer tardiamente, de maneira crônica e progressiva, acometendo uma ou mais articulações do pé devido à perda de sensibilidade dolorosa e proprioceptiva com degeneração articular, deformação e limitação do movimento.

As alterações autonômicas são raras. Porém, se estão presentes podem ocasionar vasoparesia com formação de edema, hipotensão arterial, alterações de sudorese por comprometimento da parte simpática, disfasia, disfonia, rouquidão, incontinência urinária e fecal e impotência sexual por comprometimento da parte parassimpática.

É importante esclarecer que o edema pode ser desencadeado pela falta de mobilização do membro afetado, sem no entanto haver comprometimento da parte autônoma do sistema nervoso.

Esse tipo de distúrbio apresenta um prognóstico lento, dependendo do grau de lesão sofrido pelo nervo. O tratamento consiste na eliminação do fator etiológico – o álcool –, ou seja, na supressão da doença de base, o alcoolismo crônico.

O diagnóstico da polineuropatia alcoólica, além de uma anamnese e um exame físico adequado, é determinado por exames neurológicos e outros testes diagnósticos, como eletromiografia (EMG), estudo da velocidade de condução nervosa (VCN), biópsia do nervo sural e outros exames.

A suspensão completa da ingestão de álcool e a correção das desordens nutricionais são condições indispensáveis para toda e qualquer ação terapêutica, em que se indicam também ingestão calórica e suplementação vitamínica, principalmente com as vitaminas do complexo B, em especial a administração de tiamina. A terapia com vitamina B1 deve ser utilizada, ao menos em grande parte, sob a forma parenteral devido às alterações de absorção promovidas pelo álcool. Em relação ao uso de drogas, os tranqüilizantes e sedativos são utilizados no combate ao alcoolismo crônico. O tratamento cirúrgico é indicado em apenas algumas complicações da polineuropatia alcoólica, como correção de tendões, nas lesões articulares graves e nos males perfurantes dos pés.

Hanseníase

É uma doença endêmica, predominante em áreas tropicais. A neuropatia periférica da lepra está associada à infecção crônica causada pelo *Mycobacterium leprae*, que possui capacidade de infiltração em fibras nervosas de pequeno diâmetro, determinando lesões de pele, mucosas, nervos e ossos. A doença possui como sintomas gerais distúrbios motores, sensitivos, tróficos, neurovegetativos, além da hipertrofia de nervos periféricos. Os nervos motores mais atingidos são o ulnar e o mediano. Normalmente o quadro é do tipo paralítico-amiotrófico, com localização eletiva nas extremidades distais dos membros.

Nos membros superiores o comprometimento pode gerar mão em garra (devido a alteração do nervo ulnar) e mão simiesca (alteração dos nervos ulnar e mediano).

Nos membros inferiores ocorre amiotrofia da região ânterolateral da perna com déficit dos músculos dorsoflexores do pé (alteração do nervo fibular).

O comprometimento do nervo facial é dissociado, havendo predileção para os músculos orbicular do olho e frontal.

No quadro sensitivo ocorrem parestesias, dores, hipoestesias ou anestesias, e a sensibilidade profunda estará especialmente alterada. A distribuição do déficit sensitivo é variável, podendo ser insular, neurotroncular, em faixa, segmentar e generalizado.

Os distúrbios tróficos são muito exacerbados e compreendem alterações da pele, ulcerações tróficas, osteoartropatias neurogênicas (quadro em que ocorre a reabsorção das falanges distais da mão). A doença possui ainda distúrbios sensitivos tróficos que podem levar à mutilação nas extremidades distais dos membros.

O quadro clínico é de uma mononeuropatia múltipla, que deve ser entendida como processo inicial inflamatório e não-inflamatório. Na presença dos fenômenos inflamatórios é classificada como tipo I com a inflamação desencadeada pela imunidade celular, e tipo II desencadeada pela imunidade humoral.

Nos fenômenos não-inflamatórios, o bacilo invade as células de Schwann, provocando desmielinização segmentar e forte aumento do volume dos nervos com neurocompressão nos locais de maior propensão osteoligamentar e, finalmente, a presença da neuropatia intersticial com hipertrofia do tecido conjuntivo intraneural. O quadro de mononeuropatia múltipla é encontrado na forma virchoviana (V), dimorfa (D), tuberculóide (T) e nas formas interpolares DV e DT, ficando a forma mononeuropatia múltipla mais nítida nas virchovianas e de mononeuropatia na tuberculóide. Os nervos mais comprometidos são o tibial e ulnar, com 80% dos pacientes apresentando estas neuropatias. Logo em seguida os nervos fibular, mediano, trigêmeo e o facial comprometendo 25% dos pacientes.

Na abordagem clínica da neurite aguda e subaguda, a corticoterapia é essencial com o uso de dexametasona ou prednisona. No processo inflamatório dos tipos I e II, Garbino preconiza de 1 a 1,5mg/kg em dose mais alta durante 1 a 2 meses e menor pelo mesmo período[3]. No tipo II introduz a talidomida após a queda da dosagem da prednisona. Na dor neuropática, faz-se uso de antidepressivos como a amitriptilina de 25 até 150mg/dia. Nos casos mais difíceis é feita a introdução da clorpromazina e antiinflamatórios não hormonais.

Neuropatia Periférica na Síndrome da Imunodeficiência Adquirida

A neuropatia periférica da AIDS pode aparecer em fases avançadas da doença pela ação do vírus HIV, por quadros de infecção oportunista como o produzido pelo citomegalovírus e mais freqüentemente como efeito dos medicamentos anti-retrovirais.

No início do século XXI a doença não tem ainda cura e a ciência tem avançado muito na introdução de novos medicamentos com menos efeitos colaterais, melhorando e alongando a perspectiva de vida dos portadores do vírus HIV. Políticas públicas, com o governo fornecendo o coquetel de medicamentos, fizeram com que todos os portadores tivessem acesso às drogas. Política agressiva de conscientização em massa tem colocado o Brasil quase como ilha em relação ao resto da humanidade. Em países da África, a AIDS já desestruturou a sociedade pela morte de professores, políticos, militares, autoridades etc., sem que a sociedade tenha condições de repor estas peças em velocidade igual à que as perde. É a doença do século. A humanidade cresceu na periferia da doença, mas ainda falta muito, que é a cura da doença. Todos os dias podem ser vistos progressos. Agora, por exemplo, a medicina está conseguindo que a mãe portadora do HIV não transmita, na gestação, o vírus para o filho. Esse pequeno grande feito está circunscrito a um local de técnica e capacidade específica. Quantos milhares de futuras mães estão infectados pelo vírus HIV e terão filhos sem qualquer aporte dessa tecnologia, no mundo e no Brasil?

A forma de neuropatia periférica mais freqüente nesses casos é a polineuropatia sensitiva distal (PSD). É uma neuropatia simétrica, de predomínio em membros inferiores, podendo com a evolução causar comprometimento em membros superiores. Se atingir as fibras sensitivas grossas mielinizadas, o paciente perde parte ou toda a propriocepção, além da sensibilidade vibratória. Se o comprometimento atingir as fibras sensitivas finas e amielínicas, as queixas estarão voltadas para dor e alterações na percepção de temperatura. Apesar de a PSD ser a neuropatia periférica mais comum, ela pode também se apresentar como mononeuropatia múltipla ou polineurorradiculopatia (Guillain-Barré).

A síndrome de Guillain-Barré pode surgir após um quadro infeccioso. Considerada como auto-imune, o sistema imunológico produz anticorpos que atacam as bainhas de mielina que protegem as fibras nervosas. Na eletromiografia, grande parte dos portadores do HIV apresenta alterações neuropáticas e se considera que 30% dos portadores do HIV apresentarão clínica manifesta de neuropatia periférica.

A neuropatia periférica aumenta a sua incidência à medida que aumenta a imunodeficiência. Quanto mais alta for a carga viral antes do início da terapia com os anti-retrovirais mais freqüente será o aparecimento da neuropatia periférica nestes pacientes.

A PSD da AIDS está muito relacionada com os efeitos colaterais das medicações, em especial ddL, ddC e d4T.

A dor neuropática pode ser muito intensa e ter predomínio no período noturno. Ainda não está estabelecido se o HIV ataca diretamente o sistema nervoso, mas sua presença é detectada em macrófagos e linfócitos T que se infiltram nas células nervosas e produzem substâncias inflamatórias chamadas citocinas, que danificam o axônio ou as bainhas de mielina. Provocam processo inflamatório no gânglio da raiz posterior causando dano axonal, mais facilmente nas fibras desmielinizadas. O processo pode gerar facilitação com hipersensibilidade, conduzindo e produzindo dor e parestesias. Essa hipótese reflete como seria a ação direta do vírus HIV no sistema nervoso.

No entanto, a neuropatia periférica da AIDS está mais relacionada com os medicamentos usados nesses pacientes, alguns mais neurotóxicos como a didanosina, zalcitabina e estavudina, outros menos como a lamivudina, o AZT e o sulfato de abacavir. É preciso ainda considerar as drogas neurotóxicas usadas comumente nas infecções oportunistas, como a dapsona, isoniazida, metronidazol etc.

Os pacientes portadores do HIV e em uso dessas drogas devem ser monitorados, para que elas sejam retiradas ou substituídas tão logo comece a ser montado o cenário da neuropatia periférica. A introdução de analgésicos deve ser com os de menor potência e acompanhando a evolução, como, por exemplo, o acetominofeno e gel de lidocaína para usar nas extremidades. Caso não ocorra o controle da dor neuropática, os antidepressivos tricíclicos devem ser introduzidos (como a amitriptilina) junto com as drogas analgésicas.

Os anticonvulsivantes como a carbamazepina e a gabapentina também são usados em um passo seguinte. Caso ainda persista a dor neuropática, lança-se mão dos analgésicos opióides.

Em laboratório e em grupos de pacientes estão sendo testadas substâncias que interferem diretamente no nervo, no *fator biotecnológico de crescimento do nervo humano*. As neurofilinas têm mostrado, em laboratório, estímulos na recuperação da fibra neurológica.

O vírus HIV está entre as preocupações do médico fisiatra eletroneuromiografista, pela incidência da AIDS e da alta porcentagem destes pacientes (maior que 30%) que em alguma fase de sua doença apresentam neuropatia periférica e muito provavelmente irão se submeter à pesquisa eletroneuromiográfica. O HIV é claramente um risco ocupacional para esses profissionais. Além dos riscos de transmissão, existem os riscos e benefícios associados à quimioprofilaxia e à resistência às drogas anti-retrovirais. No entanto, quando o profissional se expõe, existe um consenso no uso, durante quatro semanas, de um esquema de duas drogas (zidovudina e lamivudina, lamivudina e estavudina, ou estavudina e didanosina), lembrando que este esquema anti-retroviral não precisa ser aplicado no caso de contato de pele íntegra com sangue ou fluidos corpóreos contaminados com HIV.

Nas pessoas expostas ao vírus, o teste Elisa deve ser realizado o mais rápido possível após a exposição e seis meses após esta.

Neuropatia na Gastroplastia para Tratamento da Obesidade Mórbida

Pode ser encontrado na prática diária um número crescente de pacientes que, no pós-operatório de gastroplastia, apresentam quadro de neuropatia periférica. Muitos desses pacientes apresentam DM associada e/ou uso de medicamentos com potencial para desenvolver neuropatia iatrogênica como a amiodarona. No entanto, o eletroneuromiografista recebe atualmente pacientes pós-gastroplastia sem outra intercorrência que não a própria obesidade e que, após certo tempo, começaram a apresentar queixas sensitivo-motoras, principalmente de membros inferiores. De um modo geral, todos fazem complementação vitamínica, em especial da vitamina B, e são pacientes operados em vários serviços, com diferentes técnicas e que fazem uso dessa complementação em dosagem, apresentação, via de administração e tempo de uso sem muita padronização. À primeira observação, essas neuropatias devem ser por deficiência de vitamina B e mais raramente por estado pluricarencial.

O que pode ser notado nos últimos anos é uma variação do critério de elegibilidade do paciente para esse tipo de cirurgia. Nos primeiros anos a cirurgia era exclusivamente para os grandes obesos e pacientes com múltiplas complicações (cardiovasculares, metabólicas, respiratórias, osteomusculares). Nesses pacientes, a relação custo/benefício era vantajosa pelos grandes benefícios que a cirurgia trazia. A neuropatia periférica tinha menor conotação. Hoje, no entanto, além do número crescente de pacientes que têm acesso a essa técnica, a cirurgia não é indicada somente na obesidade mórbida, mas também para o obeso cansado de lutar contra a balança e com condições de bancar os custos do procedimento. Para estes, o possível aparecimento da neuropatia periférica é uma conseqüência não aceita com facilidade e que deteriora o relacionamento médico-paciente. Ou seja, a possibilidade do aparecimento da neuropatia periférica no pós-operatório da obesidade mórbida no nível técnico da primeira década do século XXI é uma realidade ainda não equacionada. A fisiopatologia, a possível deficiência de vitamina B ou outro mecanismo, sua suplementação e modo de usar não estão consolidados e o alívio dos critérios para elegibilidade para uma conduta tão agressiva farão aumentar a incidência dessa neuropatia. Será assunto para pesquisa, publicação e tema para congressos nos próximos anos. Existem casos de pacientes que se submeteram à cirurgia por via endoscópica inventando, para a família e amigos, uma história de um passeio, mas se internaram para cirurgia sem comunicarem a ninguém que fariam a gastroplastia. Evoluíram com neuropatia periférica, com dores e parestesias em membros inferiores. Ou a medicina encontra solução para esses novos casos cada vez mais freqüentes ou poderemos ter muito mais deficientes de grande porte em um futuro não muito distante.

Agradecimentos

Agradecemos aos colaboradores Guilherme Marostegan e Carneiro, Roberta Giatti Carneiro e Eduardo Henrique Rossi e Simões, acadêmicos de Medicina da Faculdade de Medicina da Universidade de Ribeirão Preto, pela valiosa contribuição prestada neste capítulo.

REFERÊNCIAS BIBLIOGRÁFICAS

1. GAJDUSEK, D. C.; GIBBS JR., C. J.; ASHER, D. M. et al. Precautions in medical care of, and in handling materials from, patients with transmissible virus dementia (Creutzfeldt-Jakob disease). *N. Engl. J. Med.*, v. 297, p. 1253-1258, Dec. 1977.
2. ALBERS, J. W.; KELLY JR., J. J. Acquired inflammatory demyelinating polyneuropathies: clinical and electrodiagnostic features. *Muscle Nerve*, v. 12, p. 435-451, Jun. 1989.
3. GARBINO, A. Abordagem clínica e eletrofisiologia em neuropatias periféricas. *Acta Fisiátrica*, v. 5, n. 1, p. 11-17, 1998.
4. DAUBE, J. R. Electrophysiologic studies in the diagnosis and prognosis of motor neuron diseases. *Neurol. Clin.*, v. 3, p. 473-493, Aug. 1985.
5. FISHER, M. A.; SHAHANI, B. T.; YOUNG, R. R. Assessing segmental excitability after acute rostral lesions. *Neurology*, v. 28, p. 1265-1271, Dec. 1978.
6. ORGANIZAÇÃO MUNDIAL DA SAÚDE. Neuropatias Periféricas. *Genebra: OMS*, 1980. 141p.
7. PINTO, L. C. Lesões Nervosas Periféricas na Eletroneuromiografia Clínica. Rio de Janeiro: *Atheneu*, 1996. 294p.
8. JABLECKI, C. K.; ANDARY, M. T.; SO, Y. T. et al. Literature review of the usefulness of nerve conduction studies and needle electromyography for the evaluation of patients with carpal tunnel syndrome. *Muscle Nerve*, v. 22, suppl. 8, S145-S167, 1999.
9. KATIRJI, M. B.; WILBOURN, A. J. Common peroneal mononeuropathy: a clinical and electrophysiologic study of 116 lesions. *Neurology*, v. 38, p. 1723-1728, Nov. 1988.
10. PARRY, G. J. G. Mononeuropathy multiplex (AAEE case report # 11). *Muscle Nerve*, v. 8, p. 493-498, 1985.
11. SO, Y. T.; WEBER, C. F.; CAMPBELL, W. C. Practice parameter for needle electromyographic evaluation of patients with suspected cervical radiculopathy: summary statement. *Muscle Nerve*, v. 22, suppl. 8, S209-S211, 1999.
12. MMWR. Universal precautions for prevention of transmission of human immunodeficiency virus, hepatitis B virus, and other bloodborne pathogens in health-care settings. *MMWR*, v. 37, p. 377-388, 1988.
13. MARIN, L. S.; MCDOUJAL, J. S.; LOSKOSKI, S. L. Disinfections and inactivation of the human lymphotropic virus type III/lymphadenopathy-associated virus. *J. Infect. Dis.*, v. 152, p. 400-403, 1985.
14. MATTAR JR., R.; AZZE, R. J.; CAMILLO, A. C. Reabilitação dos nervos periféricos no membro superior. In: GREVE, J. M. D.; AMATUZZI, M. M. *Medicina de Reabilitação Aplicada à Ortopedia e Traumatologia*. São Paulo: Roca, 1999. cap. 10, p. 225-250.
15. NASCIMENTO, O. J. M.; FREITAS, M. R. G. Neuropatia periférica. *Programa de Educação Médica Contínua em Neuropatias Periféricas*, 2003.
16. SO, Y. T.; WEBER, C. F.; BALL, R. D. et al. The electrodiagnostic evaluation of patients with suspected cervical radiculopathy: literature review on the usefulness of needle electromyography. *Muscle Nerve*, v. 22, suppl. 8, S213-S221, 1999.
17. FISHER, M. A.; SHIVDE, A. J.; TEIXEIRA, C. et al. Clinical and electrophysiological appraisal of the significance of radicular injury in back pain. J. Neurol. *Neurosurg. Psychiatry*, v. 41, p. 303-306, 1978.
18. NOORDHOUT, A. M.; ROTHWELL, J. C.; THOMPSON, P. D. et al. Percutaneous electrical stimulation of lumbosacral roots in man. J. Neurol. *Neurosurg. Psychiatry*, v. 51, p. 174-181, 1988.
19. PERLIK, S.; FISHER, M. A.; PATEL, D. V. et al. On the usefulness of somatosensory evoked responses for the evaluation of lower back pain. *Arch. Neurol.*, v. 43, p. 907-913, Sep. 1986.
20. BRADDON, R. I.; JONHSON, E. W. Standardization of H reflex and diagnostic use in S1 radiculopathy. Arch. Phys. *Med. Rehabil.*, v. 55, p. 161-166, 1974.

CAPÍTULO 62

Anatomia

Biagio de Almeida Barbosa • Affonso Carneiro Filho

INTRODUÇÃO

O sistema nervoso geralmente é dividido sob o ponto de vista estrutural, para fins descritivos, em parte central (PCSN) e parte periférica (PPSN) do sistema nervoso. Essas duas partes são anatômica e operacionalmente contínuas entre si. A PCSN é composta pelo encéfalo e medula espinal. A PPSN é composta pelos nervos, gânglios e órgãos terminais.

Os gânglios são conjuntos de células nervosas localizadas fora da PCSN.

Os nervos periféricos são feixes de fibras nervosas (axônios) unidas por uma bainha de tecido conjuntivo. Podem ter fibras aferentes ou sensitivas, responsáveis por levar à PCSN os estímulos originados nos órgãos terminais sensitivos, ou fibras eferentes ou motoras, que conduzem estímulos da PCSN para os músculos e outros órgãos de resposta.

Os nervos periféricos são nervos cranianos ou espinais. São responsáveis por conduzir os impulsos nervosos da ou para a parte central do sistema nervoso, fazendo a ligação desta com todas as outras partes do corpo.

Onze pares de nervos cranianos originam-se do cérebro e um deles, o XI par craniano (nervo acessório), origina-se principalmente da parte superior da medula espinal. Todos os nervos cranianos deixam a cavidade craniana através de forames na base do crânio. Os nervos espinais têm origem ao longo da medula espinal, com a união da raiz dorsal (sensitiva) com a ventral (motora) logo após o gânglio espinal. Os 31 pares de nervos espinais originam-se da medula espinal e saem através dos forames intervertebrais[1]. São 8 cervicais, 12 torácicos, 5 lombares, 5 sacrais e 1 coccígeo. Desses originam-se todos os outros nervos periféricos e seus ramos. Qualquer nervo pode ser lesado em qualquer parte do corpo, seja por compressão, laceração, corte etc. Alguns nervos periféricos são anatomicamente mais protegidos que outros, dados seu trajeto e localização. Vários são os pontos típicos de lesão de cada nervo, que normalmente representam o grande percentual de lesões nervosas periféricas encontradas no dia-a-dia do consultório. Assim, grande parte das lesões pode ser diagnosticada com um bom conhecimento de anatomia e de clínica. Variações anatômicas devem ser levadas em conta quando a tipicidade da lesão não está presente. Outros tipos de trauma, como, por exemplo, acidentes de motocicleta, podem levar a lesões complexas e atípicas, ou envolvendo mais de um nervo, em diversas localizações.

Alguns grupos de pessoas se mostram mais suscetíveis a lesões, sejam elas compressivas ou não, em função de hereditariedade, doenças subjacentes ou mesmo em função do trabalho ou das atividades que exercem.

É de extrema importância conhecer a anatomia desses nervos, especialmente seus trajetos e seus ramos motores e sensitivos, o que pode nos auxiliar em muito no diagnóstico clínico, por meio da história e exame físico acurados. Além disso, o conhecimento minucioso do sistema nervoso periférico é importante também para guiar o tratamento cirúrgico preciso (facilitando o acesso cirúrgico), propiciar bloqueios nervosos, bem como evitar lesões durante aplicações de agulhas de acupuntura, ou mesmo infiltrações e injeções intramusculares.

A proposta do presente capítulo é sistematizar a anatomia da PPSN, servindo como um roteiro para a análise clínica das lesões nervosas periféricas. Muitas variações anatômicas podem ocorrer, principalmente na anatomia mais distal dos ramos de inervação cutânea.

NERVOS CRANIANOS

Os nervos cranianos são em número de doze e contêm em sua estrutura fibras aferentes ou eferentes, ou ambas. São numerados de I a XII, de anterior para posterior, de acordo com sua origem na base do encéfalo. Em função das características próprias dos nervos cranianos, estes muitas vezes apresentam funções muito específicas, não sendo, portanto, detalhados neste capítulo. É de extrema importância o conhecimento da anatomia desses nervos, bem como conhecer suas funções e características clínicas, para que se possa ter a avaliação do paciente de forma global e se chegar ao diagnóstico mais preciso possível, além da importância do diagnóstico diferencial das mais diversas doenças. Entretanto, devido à sua especificidade, as lesões nervosas periféricas de nervos cranianos mais comumente encontradas no dia-a-dia do fisiatra limitam-se a lesões do nervo facial (VII par) e, em menor freqüência, do nervo acessório.

Nervo Facial

Origem no Encéfalo

Emerge da junção pontomedular, no recesso entre a oliva e o pedúnculo cerebelar inferior, através de duas raízes de tamanho desigual (nervo intermédio e nervo facial propriamente dito).

Ramos

- Nervo petroso maior.
- Nervo do músculo estapédio.
- Corda do tímpano.
- Nervo auricular posterior
  - Ramo auricular.
  - Ramo occipital.
- Ramo para o ventre posterior do músculo digástrico.
- Ramo para o músculo estilo-hióideo.
- Plexo intraparotídeo
  - Ramo temporal.
  - Ramo zigomático.
  - Ramo bucal.
  - Ramo marginal da mandíbula.
  - Ramo do pescoço.

Inervação Muscular

- Músculos da expressão facial.
- Músculos do couro cabeludo.
- Músculos da orelha externa.
- Músculo bucinador.
- Músculo platisma.
- Músculo estapédio.
- Músculo estilo-hióideo.
- Ventre posterior do músculo digástrico.

Inervação Sensitiva

Dois terços anteriores da língua (gustação), assoalho da boca e palato, pele do meato acústico externo.

Inervação Parassimpática

Fibras secretoras para as glândulas submandibular, sublingual, lacrimal, nasal e palatina.

Trajeto e Pontos Comuns de Lesão

Depois de seu curto trajeto intracraniano, o nervo facial penetra na substância da porção petrosa do osso temporal (canal facial), sai do crânio pelo forame estilomastóideo e penetra na glândula parótida. Dá então origem aos seus ramos terminais, mais superficiais e passíveis de lesões traumáticas, como as causadas por projétil de arma de fogo, arma branca, ou cirurgias faciais. No seu trajeto mais proximal, as lesões mais comuns ocorrem dentro do canal do facial. Pode ainda ser lesado por tumores de parótida, ou secundariamente a outras doenças (tumores cerebrais, aneurismas etc.).

Nervo Acessório

Descrito juntamente com os nervos dos membros superiores, por ter componente medular alto.

MEMBROS SUPERIORES

Nervos Espinais

São formados pela união das raízes dorsais com as ventrais, logo após o gânglio espinal. As raízes são formadas por radículas, sejam elas ventrais ou dorsais.

Imediatamente após a formação do nervo espinal, ele dá origem a um ramo primário posterior e a um ramo primário anterior, este bem mais espesso que o primeiro (Fig. 62.1). Com exceção do primeiro par cervical, que normalmente não supre região cutânea, e quarto e quinto sacrais, os ramos primários posteriores suprem a pele e musculatura da parte posterior do pescoço e tronco.

Os ramos primários anteriores inervam as partes lateral e anterior do tronco e todas as partes dos membros. Formam o plexo cervical (C1 a C4), braquial (C5 a T1), plexo lombar (L1 a L4), plexo sacral (L4 a S3) e plexo coccígeo (S4 e S5). Nos membros superiores, o plexo braquial é responsável pela totalidade da inervação cutânea e a quase totalidade da inervação muscular.

A inervação cutânea dos membros superiores é feita pelos nervos espinais de C5 a T1 (Figs. 62.2 e 62.3) e por vários dos nervos originados no plexo braquial (Figs. 62.4 e 62.5).

Plexo Braquial

Dá origem aos nervos para o membro superior (Fig. 62.6). É organizado em troncos (superior, médio e inferior), divisões (anterior e posterior de cada tronco) e fascículos (lateral, posterior e medial, em relação à segunda parte da artéria axilar).

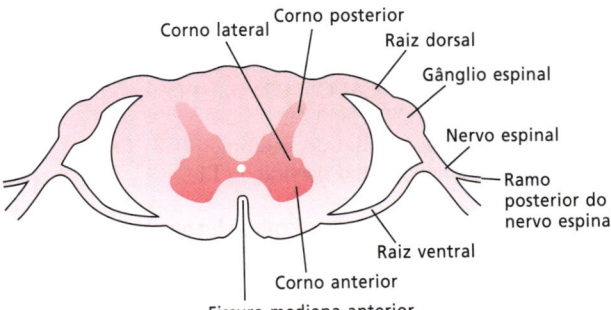

Figura 62.1 – Formação dos nervos espinais.

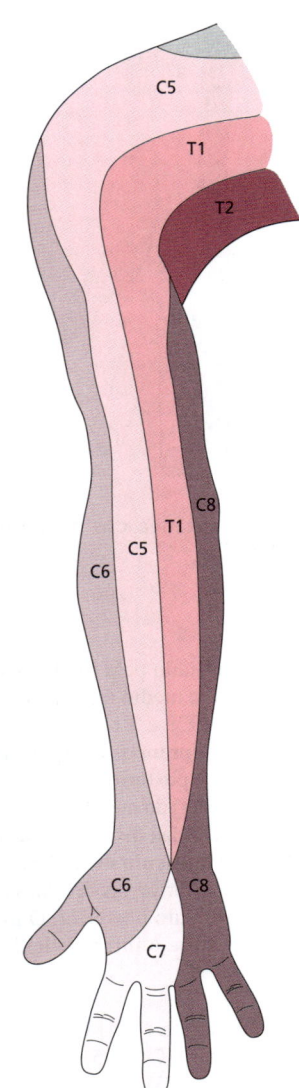

Figura 62.2 – Inervação cutânea dos membros superiores – dermátomos (vista ventral).

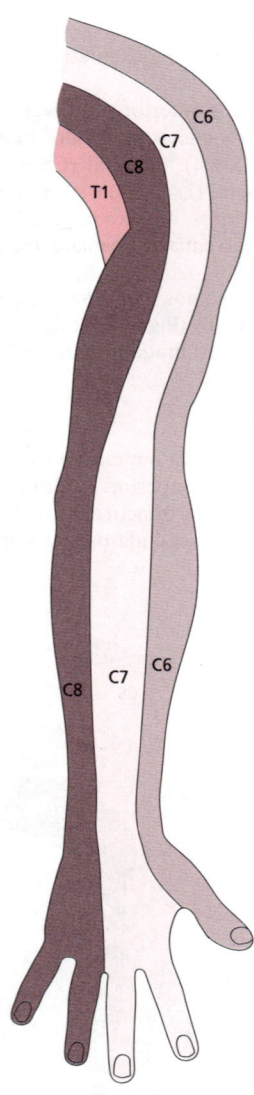

Figura 62.3 – Inervação cutânea dos membros superiores – dermátomos (vista dorsal).

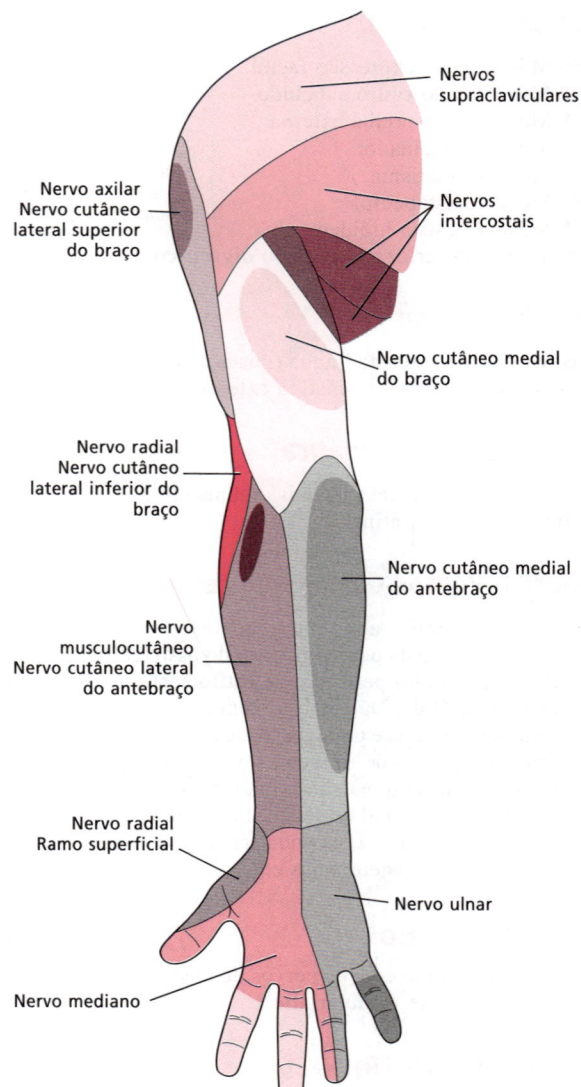

Figura 62.4 – Inervação cutânea dos membros superiores – nervos cutâneos (vista ventral). As zonas escuras mostram áreas de inervação exclusiva (sem sobreposição).

O tronco superior é formado pela união dos ramos primários anteriores de C5 e C6, o médio é uma continuação de C7, e o posterior, formado por C8 e T1.

As divisões anteriores suprem os compartimentos anteriores (flexores) e as divisões posteriores suprem os compartimentos posteriores (extensores) do membro superior. O fascículo lateral é formado pela união das divisões anteriores dos troncos superior e médio; já o fascículo medial é a continuação da divisão anterior do tronco inferior. As divisões posteriores dos três troncos formam o fascículo posterior. O plexo braquial é dividido ainda em parte supra e infraclavicular.

Ramos supraclaviculares[2]:

- Nervo dorsal da escápula ([C4] C5).
- Nervo supra-escapular ([C4] C5, C6).
- Nervo subclávio ([C4] C5, C6).
- Nervo subescapular (C5, C6).
- Nervo toracodorsal (C5, C6).
- Nervo torácico longo (C5, C6, C7).

- Nervo peitoral lateral (C5, C6, C7).
- Nervo peitoral medial (C8, T1).

Ramos infraclaviculares:

- Nervo axilar (C5, C6).
- Nervo radial ([C5] C6, C7, C8, T1).
- Nervo musculocutâneo (C5, C6, C7).
- Nervo mediano ([C5] C6, C7, C8, T1).
- Nervo ulnar ([C7] C8, T1).
- Nervo cutâneo medial do antebraço (C8, T1).
- Nervo cutâneo medial do braço (T1).

Os diversos nervos originados do plexo braquial serão descritos a seguir, com seus respectivos ramos. Outras descrições serão vistas também nos tópicos referentes à doença específica de cada nervo.

É interessante ainda observar que os nervos cutâneos do membro superior recebem o mesmo nome que os fascículos do plexo braquial: lateral, medial e posterior[1].

Nervo Mediano

Ver Figura 62.7.

Origem Espinal

(C5) C6, C7, C8 e T1.

Origem no Plexo Braquial

Formado pela união de uma raiz medial do fascículo medial e uma raiz lateral do fascículo lateral do plexo braquial (Fig. 62.6).

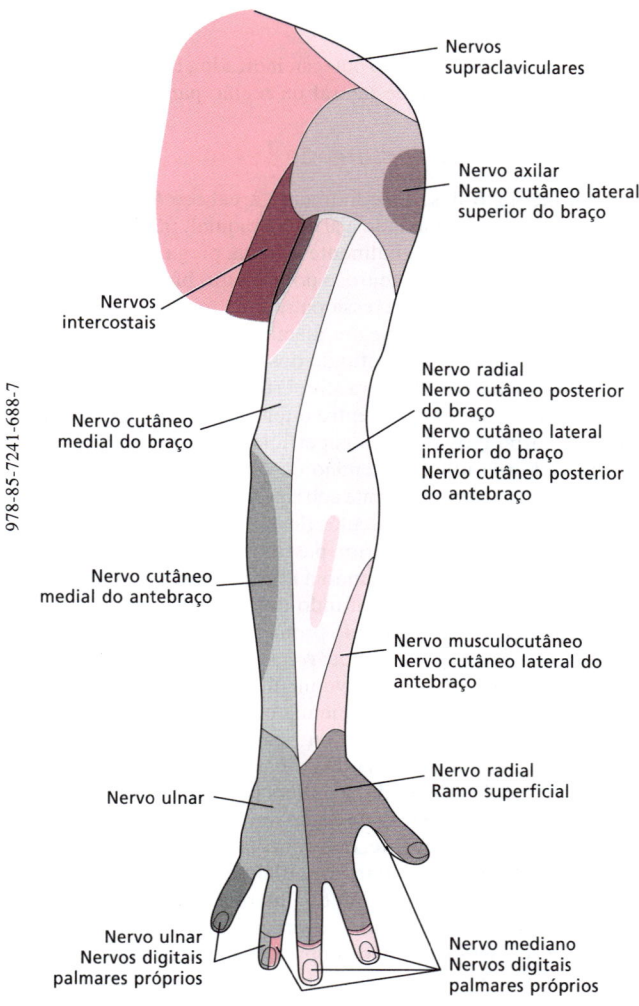

Figura 62.5 – Inervação cutânea dos membros superiores – nervos cutâneos (vista dorsal). As zonas escuras mostram áreas de inervação exclusiva (sem sobreposição).

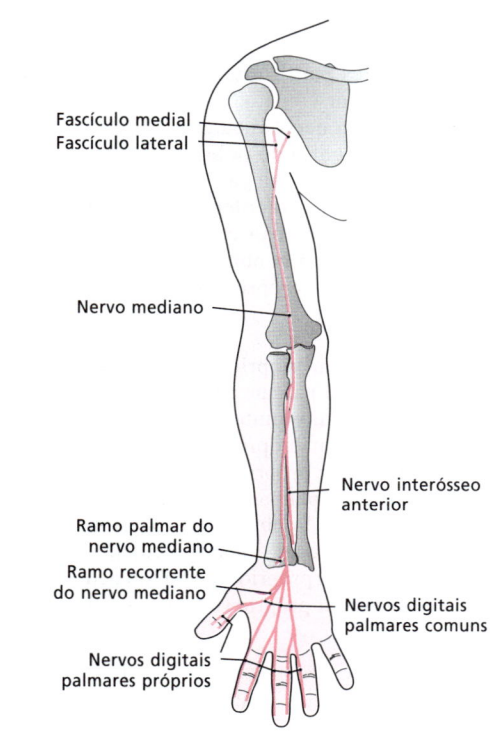

Figura 62.7 – Nervo mediano e seus principais ramos.

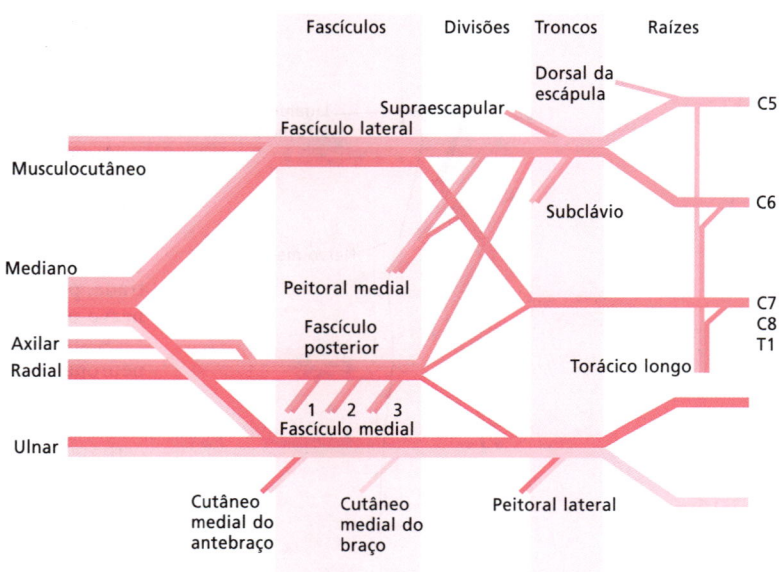

Figura 62.6 – Plexo braquial e seus principais ramos. 1 = subescapular superior; 2 = toracodorsal; 3 = subescapular inferior.

Ramos

- Ramos articulares para o cotovelo.
- Ramos musculares: todos são originados abaixo do cotovelo, exceto eventual ramo para o músculo pronador redondo originado neste nível.
  - Músculo pronador redondo.
  - Músculo flexor radial do carpo.
  - Músculo palmar longo.
  - Músculo flexor superficial dos dedos.
- Ramo interósseo anterior.
  - Músculo flexor profundo dos dedos (II e III).
  - Músculo flexor longo do polegar.
  - Músculo pronador quadrado.
  - Ramos articulares para a articulação radiocárpica.
- Ramo cutâneo palmar.
- "Ramo recorrente do nervo mediano"[1].
  - Músculo abdutor curto do polegar.
  - Músculo oponente do polegar.
  - Músculo flexor curto do polegar (feixe superficial).
- Primeiro nervo digital palmar comum.
  - Ramo para o músculo lumbrical I.
  - Nervo digital palmar próprio (polegar).
    - Ramo lateral.
    - Ramo medial.
  - Nervo digital palmar próprio (lateral do indicador).
- Segundo nervo digital palmar comum.
  - Ramo para o músculo lumbrical II.
  - Nervo digital palmar próprio (medial do indicador).
  - Nervo digital palmar próprio (lateral do dedo médio).
- Terceiro nervo digital palmar comum.
  - Ramo para músculo lumbrical III (ocasional).
  - Ramo comunicante com o nervo mediano.
  - Nervo digital palmar próprio (medial do dedo médio).
  - Nervo digital palmar próprio (lateral do dedo anular).

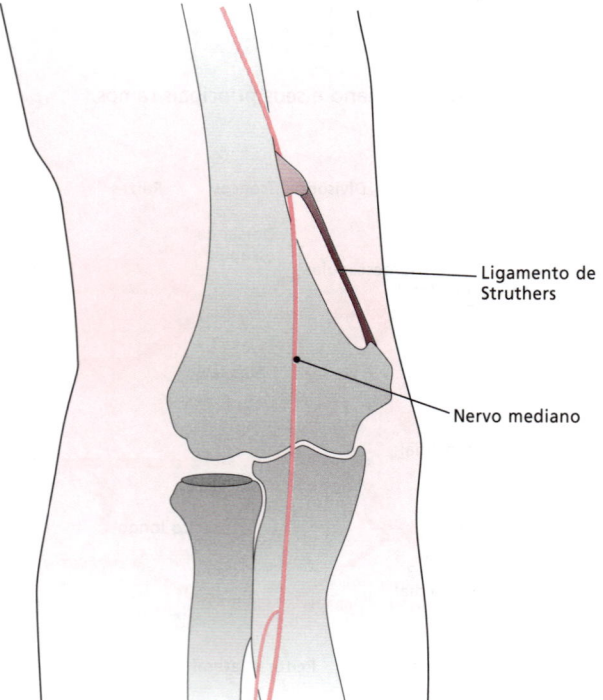

Figura 62.8 – Nervo mediano e ligamento de Struthers.

Inervação Cutânea

Face palmar e dorsal distal do polegar, indicador, médio e porção lateral do anular e metade lateral da região palmar.

Trajeto e Pontos Comuns de Lesão

O nervo mediano desce medialmente à cabeça longa do bíceps do braço acompanhando a artéria braquial, iniciando lateralmente e chegando medialmente a ela na prega do cotovelo, onde se situa entre a aponeurose do músculo bíceps do braço e o músculo braquial. Atravessa entre dois feixes do músculo pronador redondo, e prossegue distalmente entre os músculos flexores superficial e profundo dos dedos até o terço distal do antebraço, na face flexora. Superficializa-se próximo ao canal do carpo, situando-se entre o tendão do músculo flexor radial do carpo e os flexores superficiais dos dedos, profundamente à borda ulnar do tendão do músculo palmar longo. Na mão, passa superficialmente sob a pele e aponeurose palmar. Ao sair do retináculo dos músculos flexores, divide-se em ramos.

O nervo interósseo anterior passa anteriormente à membrana interóssea, acompanhando a artéria interóssea anterior, entre os músculos flexor profundo dos dedos e flexor longo do polegar. Termina no músculo pronador quadrado, emitindo ramos para a articulação radiocárpica.

As lesões proximais do nervo mediano são raras, podendo ocorrer por compressão ou isquemia causadas por uso inadequado de muletas, torniquetes ou posicionamento (paralisia do sábado à noite e paralisia dos amantes).

No braço, o ligamento de Struthers pode comprimir o nervo mediano[3] (Fig. 62.8). Trata-se de um ligamento fibroso ou fibro-ósseo pouco freqüente, que conecta o epicôndilo medial a um processo supracondilar (eventualmente palpável) localizado na porção ântero-medial do úmero a 3 a 6cm proximal ao epicôndilo medial[2]. Ainda no braço, pode ser observada compressão do nervo mediano por uma origem atípica do pronador redondo ou uma variante do músculo coracobraquial.

No cotovelo, o nervo mediano pode ser comprimido pelo pronador redondo, arco fibroso do músculo flexor superficial dos dedos, ou aponeurose do bíceps, levando à síndrome do pronador redondo[3,4]. Outras causas para essa região são fratura ou luxação do cotovelo, fratura supracondilar do úmero, ou hemorragia intracompartimental. Na região do cotovelo, quando ocorre lesão por corte do nervo mediano, temos perda da força de flexão das articulações interfalângicas proximais e distais de dedos II e III, interfalângica do polegar e metacarpofalângicas de 2º e 3º dedos. Há ainda enfraquecimento da flexão de interfalângicas proximais de 4º e 5º dedos.

No antebraço, o nervo interósseo anterior, ramo do nervo mediano, pode ser comprimido em casos de variações anatômicas (origem tendínea da cabeça profunda do pronador redondo, bandas fibrosas, vasos etc.), fraturas, traumas locais, ou injeções. Uma anastomose de Martin-Gruber, rara de ser encontrada, pode levar a perda da inervação intrínseca provida pelo nervo ulnar.

A síndrome do túnel do carpo (STC), a mais freqüente das neuropatias compressivas, ocorre na passagem do nervo mediano sob o ligamento transverso do carpo[3]. Qualquer processo que interfira na relação continente/conteúdo do túnel do carpo pode ser responsável pelo aparecimento de sintomas clínicos típicos da STC. As causas, extrínsecas ou intrínsecas ao túnel do carpo, podem ser traumáticas, inflamatórias, congênitas, idiopáticas etc. Grande parte das vezes, as lesões são de origem ocupacional. Lesão cirúrgica ou irritação das terminações nervosas livres do ramo cutâneo palmar do nervo mediano, que inervam o ligamento transverso do carpo, podem ser responsáveis por dor regional, bem como interferir na propriocepção do punho, confundindo com síndrome do túnel do carpo[5].

Próximo ao retináculo dos músculos flexores, ocorre lesão por laceração de partes moles do punho, em tentativas de suicídio, ou comumente em vidros de portas e janelas. Nesse caso, ocorre paralisia dos músculos da mão inervados pelo nervo mediano e anestesia no território do nervo mediano na mão.

Variações anatômicas no túnel do carpo podem favorecer a lesão do ramo muscular do nervo mediano, que se origina de proximal a distal ao ligamento transverso do carpo. Incisões muito laterais podem ser responsáveis por lesão do ramo cutâneo palmar do nervo mediano em cirurgias para tratamento da síndrome do túnel do carpo[6].

Na região tênar, o ramo recorrente (motor para a região tênar) pode ser lesado diretamente (ferimentos cortocontusos, incisões locais, traumatismos por ferramentas etc.)[1].

Pode ser comprimido nos dedos, especialmente no polegar em seu ramo lateral, quando o microtrauma repetido, típico em jogadores de boliche, leva à formação de fibrose perineural, com dor localizada e distúrbios sensitivos da metade do dedo[3].

Em qualquer região, pode ser lesado por arma de fogo, arma branca, ou lacerações. Ainda, em situações de proximidade com artérias (axilar e braquial), pode haver compressão do nervo mediano por aneurismas.

Comunicações do nervo mediano com o nervo ulnar podem levar a conclusões erradas sobre as lesões nervosas do membro superior.

Em função de a origem do ramo cutâneo palmar do nervo mediano ocorrer proximalmente ao túnel do carpo, alterações de sensibilidade da região tênar indicam lesão mais alta deste nervo.

Nervo Interósseo Anterior

Descrito juntamente com o nervo mediano, por ser seu ramo, origina-se deste 5 a 8cm distalmente ao epicôndilo lateral do úmero, ao emergir entre as cabeças do pronador redondo. Não tem fibras para sensibilidade cutânea.

Nervo Ulnar

Ver Figura 62.9.

Origem Espinal

C8 e T1, com fibras ocasionais de C7 através da raiz lateral do nervo mediano[4,7].

Origem no Plexo Braquial

Continuação do fascículo medial do plexo braquial (ver Fig. 62.6).

Ramos

Todos abaixo do cotovelo[1,2,8,9].

- Ramos articulares para o cotovelo.
- Ramos musculares.
  - Músculo flexor ulnar do carpo.
  - Músculo flexor profundo dos dedos (IV e V).
- Ramo palmar.
- Ramo dorsal.
  - Nervos digitais dorsais (medial do dedo mínimo).
  - Nervos digitais dorsais (lateral do dedo mínimo e medial do dedo anular).
  - Ramo comunicante metacárpico com o nervo radial superficial (lateral do dedo anular e medial do dedo indicador).

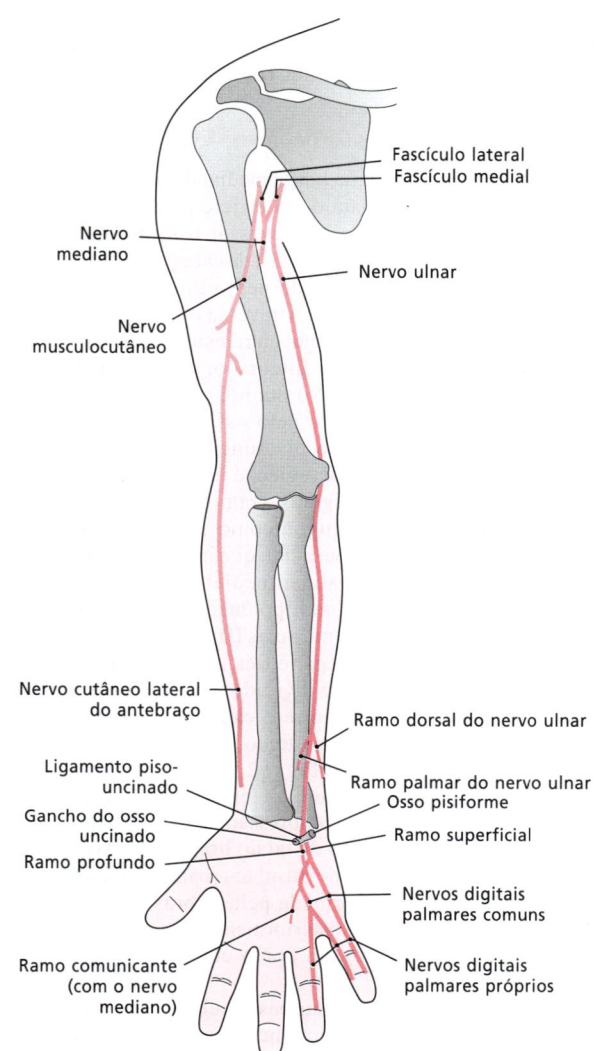

Figura 62.9 – Nervo ulnar e nervo musculocutâneo e seus principais ramos.

- Ramo superficial.
  - Músculo palmar curto.
  - Nervo digital palmar próprio (medial do dedo mínimo).
  - Nervo digital palmar comum.
    - Nervo digital palmar próprio (medial do dedo anular).
    - Nervo digital palmar próprio (lateral do dedo mínimo).
- Ramo profundo.
  - Músculo abdutor do dedo mínimo.
  - Músculo flexor curto do dedo mínimo.
  - Músculo oponente do dedo mínimo.
  - Músculos lumbricais III e IV.
  - Músculos interósseos dorsais e palmares.
  - Músculo adutor do polegar.
  - Músculo flexor curto do polegar (feixe profundo).
  - Ramos articulares para o punho.

Inervação Cutânea

Pele da base medial da região palmar (ramo cutâneo palmar), porção medial do dorso da mão, porção proximal do dorso do dedo mínimo e da porção medial do dedo anular (ramo cutâneo dorsal) e face palmar e dorsal distal do dedo mínimo e da metade medial do dedo anular (ramo superficial).

Trajeto e Pontos Comuns de Lesão

Faz seu trajeto proximal na borda medial do braço, medialmente à artéria braquial, iniciando um trajeto posterior na altura do terço médio do braço para atravessar o septo intermuscular medial e acompanhar a porção distal da cabeça medial do músculo tríceps do braço até o sulco do nervo ulnar, entre olecrano e epicôndilo medial do úmero. Atravessa o músculo flexor ulnar do carpo e caminha distalmente entre este e o flexor profundo dos dedos até a metade do antebraço, de onde acompanha a artéria ulnar até o punho. No punho, o nervo ulnar atravessa o canal de Guyon, formado pelo osso pisiforme, gancho do osso uncinado e ligamento piso-uncinado[2]. Para diferenciar as síndromes geradas nessa região, é importante conhecer seus ramos distais. Após dar origem ao ramo cutâneo dorsal, o nervo ulnar entra no canal de Guyon como um tronco comum. Divide-se então em ramo superficial, que inerva o músculo palmar curto e a pele da região palmar medial, e ramo profundo, que dá ramos para os músculos hipotênares e posteriormente dá ramos para os músculos lumbricais III e IV, interósseos dorsais e palmares, adutor do polegar e flexor curto do polegar (feixe profundo). O nervo ulnar é dividido em três zonas a partir do canal de Guyon: zona 1, entre o canal de Guyon e a divisão entre ramos superficial e profundo; zona 2, ramo profundo; e zona 3, ramo superficial[3] (Fig. 62.10).

Acima do cotovelo podem-se ter lesões por arma de fogo, arma branca, muletas, ou compressão na paralisia dos amantes, torniquetes etc. Na porção distal do braço, o nervo ulnar pode ser comprimido na arcada de Struthers (banda fascial 8cm acima do epicôndilo medial, formada pelas fibras profundas da cabeça medial do tríceps – posteriormente – e septo intermuscular medial – anteriormente), no ponto em que atravessa o septo intermuscular medial[7,10].

No cotovelo, o nervo ulnar passa pelo sulco do nervo ulnar, entre o epicôndilo medial do úmero e o olecrano. Nessa situação, é coberto somente pela pele e fáscia e pode ser palpado com facilidade nesta parte do cotovelo[8]. Uma banda fibrosa ligando o epicôndilo medial ao olecrano forma a borda medial do teto do canal cubital[10]. Quando feita a flexão do cotovelo, as relações anatômicas do canal se alteram, favorecendo a lesão[7].

A síndrome do canal cubital é a segunda síndrome compressiva mais comum[3]. Pode ocorrer devido à flexão mantida ou repetitiva do cotovelo, ou por apoio continuado sobre os cotovelos, tanto para trabalho como em repouso prolongado no leito em posição supina[11]. Caso o nervo ulnar se desloque sobre o epicôndilo medial, predispõe-se a uma neurite por fricção. Uma subluxação expõe o nervo a compressão ou trauma direto[3].

Neuropatia aguda do nervo ulnar também pode estar relacionada à compressão do nervo ou de vasos a ele relacionados em seus trajetos próximos ao tubérculo do processo coronóide da ulna, especialmente no sexo masculino[12].

Abaixo desse ponto, a aponeurose comum entre o flexor superficial dos dedos (porção para o dedo anular) e a cabeça umeral do flexor ulnar do carpo, situada 5cm distalmente ao epicôndilo medial, pode comprimir o nervo ulnar em situações mais raras[10].

Pontos anatômicos em que o nervo ulnar se torna mais superficial, favorecendo o seu exame (por exemplo, palpação e sinal de Tinel), incluem seu trajeto no sulco do nervo ulnar, no cotovelo, medialmente ao tubérculo do processo coronóide e no canal de Guyon, no punho.

Nervo Radial

Ver Figura 62.11.

Origem Espinal

C5, C6, C7, C8 e eventualmente T1[2,4].

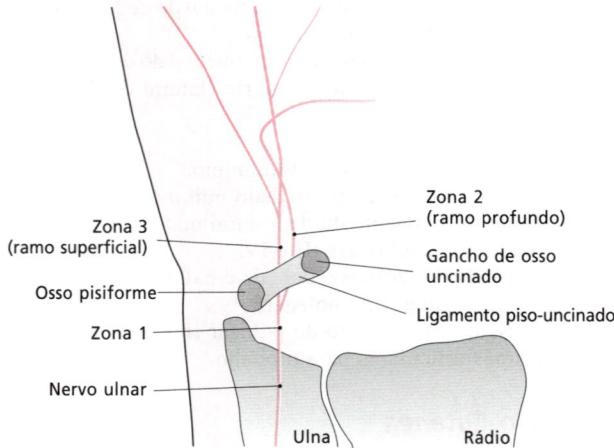

Figura 62.10 – Canal de Guyon.

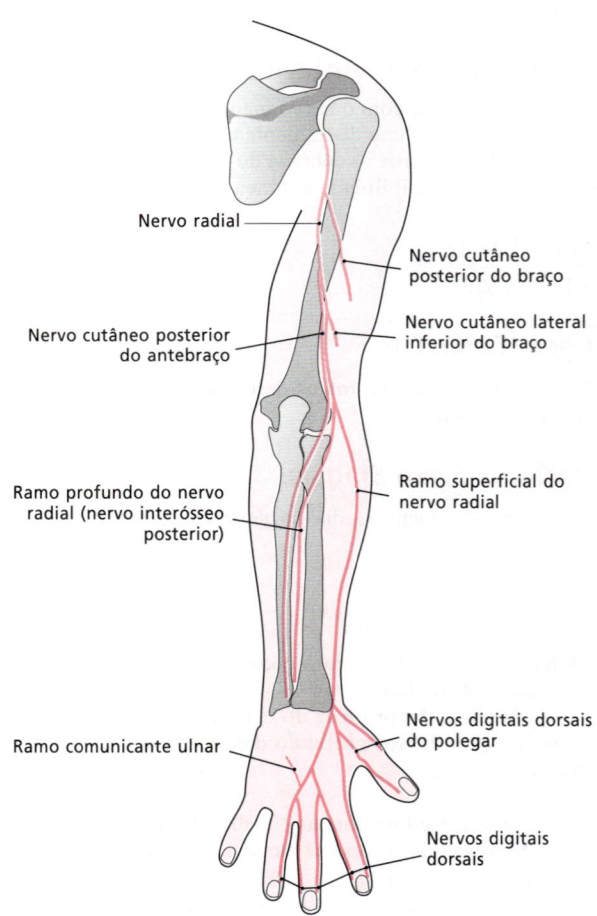

Figura 62.11 – Nervo radial e seus principais ramos.

Origem no Plexo Braquial

É a continuação direta do fascículo posterior do plexo braquial[1,4,8] (ver Fig. 62.6).

Ramos

- Nervo cutâneo posterior do braço.
- Ramos musculares.
  - Porção longa do tríceps.
  - Porção lateral do tríceps.
  - Porção medial do tríceps e ancôneo.
- Nervo cutâneo posterior do antebraço.
  - Ramo proximal.
  - Ramo distal.
- Nervo cutâneo lateral inferior do braço.
- Ramos musculares laterais (músculo braquiorradial, extensor radial longo do carpo e parte lateral do braquial).
- Ramos articulares (para o cotovelo).
- Ramo profundo (nervo interósseo posterior).
  - Ramos musculares.
    - Extensor radial curto do carpo, supinador.
    - Extensor comum dos dedos, extensor do dedo mínimo, extensor ulnar do carpo.
    - Abdutor longo do polegar, extensor longo do polegar, extensor curto do polegar, extensor do dedo indicador.
  - Filetes articulares (para ligamentos e articulações do carpo e metacarpo).
- Ramo superficial.
  - Ramo lateral.
  - Ramo medial.
    - Nervos digitais dorsais.

Inervação Cutânea

Inerva a pele da superfície extensora lateral do braço (nervo cutâneo posterior do braço e nervo cutâneo lateral inferior do braço) e do antebraço (nervo cutâneo posterior do antebraço), região dorsal radial do punho e mão (ramo superficial), borda ulnar do polegar, borda radial do indicador até a borda radial do anular, na porção proximal destes dedos (nervos digitais dorsais). A área autônoma do ramo superficial do nervo radial é uma área em forma de moeda, distal às bases dos ossos metacarpais I e II[1].

Trajeto e Pontos Comuns de Lesão

Na axila, o nervo radial cruza o tendão do grande dorsal, profundamente à artéria axilar, e passa pela borda inferior do redondo maior, contorna o lado medial do úmero e entra no tríceps. Nesse trajeto, pode ser comprimido por uso inadequado de muletas, contra o tendão do grande dorsal e borda inferior do redondo maior.

No seu trajeto em espiral descendente para o braço, o nervo radial passa entre as cabeças medial e longa do tríceps, muito próximo ao úmero, no sulco do nervo radial, pelo que pode ser lesado por fratura da diáfise umeral ou por compressão (*paralisia de sábado à noite*)[1,9]. Nessa região pode ser lesado ainda por alterações pós-traumáticas (cicatrizes e calos) ou por contração violenta sustentada do tríceps[3]. Os ramos para o tríceps do braço são originados antes do trajeto do nervo radial junto ao sulco no úmero.

O nervo interósseo posterior pode ser comprimido no antebraço proximal, pela arcada de Frohse (arco fibroso na borda proximal do músculo supinador). Pode ainda ser comprimido por bandas fibrosas no cotovelo, por vasos, borda tendínea do extensor radial curto do carpo, ventre, ou borda distal do músculo supinador, lesões expansivas, ou ferimentos profundos[1,3].

No seu trajeto distal, pode ser lesado por movimentação repetitiva entre os tendões do braquiorradial e extensor radial longo do carpo, aproximadamente 8cm proximal ao processo estilóide do rádio[3].

Próximo ao processo estilóide do rádio, o nervo radial superficial pode ser comprimido por acessórios (pulseira de relógio, luvas esportivas, ou algemas apertadas etc.), ou lesado por traumas diretos ou cirurgias[3,4].

Nervo Axilar

Origem Espinal

C5, C6[1,2,4,13].

Origem no Plexo Braquial

É o último ramo do fascículo posterior do plexo braquial[1,4,8,13] (ver Fig. 62.6).

Ramos

- Anterior (porção anterior e média do deltóide).
- Posterior.
  - Ramos musculares (porção posterior do deltóide e redondo menor).
  - Nervo cutâneo lateral superior do braço.

Inervação Cutânea

Inerva a pele sobre o músculo deltóide posterior e lateral, com área autônoma na face lateral proximal do braço, sobre a inserção do músculo deltóide[1,2,4,8].

Pontos Comuns de Lesão

O nervo axilar passa através do forame axilar lateral, formado pelas cabeças longa (limite medial) e lateral (limite lateral) do tríceps braquial, músculo redondo menor (limite superior) e redondo maior (limite inferior)[2,3]. Nesse ponto, relaciona-se intimamente com a cápsula articular do ombro, curvando-se sobre a porção posterior do colo cirúrgico do úmero, favorecendo sua lesão em fratura do colo cirúrgico do úmero ou luxação glenoumeral[4]. Podem ainda ocorrer lesões por estiramento (facilitadas pela sua curta extensão), pelo uso de muletas, por posicionamento prolongado com braço em abdução/rotação externa, por bandas fibrosas no limite inferior do redondo menor, ou por cirurgias de ombro (mesmo artroscopias)[13].

Nervo Supra-escapular

Origem Espinal

C5 e C6, freqüentemente de C4[1,2,4,13,14].

Origem no Plexo Braquial

Tronco superior no ponto de Erb[1-4,8,13,14].

Ramos

- Ramos musculares (músculo supra-espinal).
- Ramos articulares (cápsula posterior da articulação glenoumeral e articulação acromioclavicular)[13-15].
- Ramos musculares (músculo infra-espinal).

Inervação Cutânea

Não faz inervação cutânea. Um nervo cutâneo subacromial é raramente encontrado inervando a pele sobre a porção lateral do músculo deltóide[16].

Trajeto e Pontos Comuns de Lesão

Ao atravessar a incisura da escápula, o nervo supra-escapular é coberto pelo ligamento transverso superior da escápula, sendo comprimido por ele[3]. Nesse ponto existe pouca mobilidade do nervo, favorecendo sua lesão[13,17]. A presença de um ligamento atípico na região, inferiormente ao ligamento transverso superior da escápula, pode favorecer a compressão nesse ponto[14]. Da mesma forma que o nervo axilar, seu curto trajeto favorece lesões por compressão ou tração[13]. Ao atravessar para a fossa infra-espinal, o nervo passa entre o colo da escápula e a base da espinha da escápula (incisura espinoglenoidal), onde cistos da articulação glenoumeral, o ligamento transverso inferior da escápula, ou as bordas tendíneas dos músculos supra e infra-espinal podem comprimir seu ramo terminal para o músculo infra-espinais[13,15,18]. Pode ainda haver lesão iatrogênica em cirurgias para correção de lesão do manguito rotador[17]. Posição forçada de abdução ou adução horizontal pode promover lesão do nervo supra-escapular[14].

Nervo Musculocutâneo

Ver Figura 62.9.

Origem Espinal

C5, C6, C7[1,13].

Origem no Plexo Braquial

Fascículo lateral, na altura da borda inferior do peitoral menor[1,8,13].

Ramos

- Ramos musculares (coracobraquial, bíceps, maior parte do braquial).
- Ramo articular (para o cotovelo).
- Ramo para o úmero.
- Nervo cutâneo lateral do antebraço.
  - Ramo anterior.
  - Ramo dorsal.

Inervação Cutânea

Pele sobre a porção lateral anterior do antebraço, do cotovelo até o punho, e porção mais lateral dorsal do antebraço, na sua metade distal. A área autônoma do nervo cutâneo lateral do antebraço é a pele que recobre a porção proximal anterior do braquiorradial no antebraço.

Trajeto e Pontos Comuns de Lesão

O nervo musculocutâneo atravessa o músculo coracobraquial, passa entre os músculos braquial e bíceps braquial, passa lateralmente ao braço e continua como nervo cutâneo lateral do antebraço. Devido à sua posição privilegiada, raros casos de compressão proximal são observados, podendo ser conseqüentes a tração, trauma, ou cirurgia[1,3,4,13]. Seus pontos proximal e distal mais suscetíveis a lesão são respectivamente sua entrada no músculo coracobraquial e junto à aponeurose do bíceps[3,4].

Lesões do nervo cutâneo lateral do antebraço podem ocorrer como conseqüência de exercícios repetitivos ou microtraumas no ponto em que o nervo emerge junto à borda lateral do tendão do bíceps braquial, bem como em cirurgias locais.

Nervo Torácico Longo

Origem Espinal

C5, C6 e C7[1,2,8,13].

Origem no Plexo Braquial

Origina-se antes da formação do plexo braquial, diretamente dos ramos anteriores das raízes cervicais C5-C7[4].

Ramos

- Com *ramo* único, as fibras provenientes de C5 suprem a parte superior do músculo serrátil anterior, as de C6, a parte média, e as de C7, a parte inferior do músculo[8].

Inervação Cutânea

Não faz inervação cutânea.

Trajeto e Pontos Comuns de Lesão

Desce anteriormente à porção lateral da parede torácica e dá ramos para todas as digitações do músculo serrátil anterior. Torna-se vulnerável a lesão entre seus dois pontos fixos, quais sejam escaleno médio, na base do pescoço, e sua entrada no limite superior do músculo serrátil anterior.

Nervo Dorsal da Escápula

Origem Espinal

Ramo direto de C5, próximo ao forame intervertebral, com eventual contribuição de C4[1,2,4,8].

Origem no Plexo Braquial

Origina-se antes da formação do tronco superior do plexo braquial após a fusão de C5 com um ramo de C4[1,2,4,8].

Ramos

- Ramo para o músculo levantador da escápula (junto com fibras de C3 e C4)[8].
- Ramos para os músculos rombóides maior e menor.

Inervação Cutânea

Não faz inervação cutânea.

Trajeto e Pontos Comuns de Lesão

Após sua origem no 5º nervo espinal, junto com a raiz para o nervo torácico longo, penetra no escaleno médio e, ao sair dele, corre posteriormente em direção aos rombóides, passando por entre as fibras do músculo levantador da escápula. Não é comum o acometimento isolado do nervo.

Nervo Acessório

Origem Espinal

Células motoras da porção lateral da medula espinal, nos níveis C5 e C6.

Origem Central

Pequenas radículas ao lado da medula oblonga[8].

Ramos

- Ramos para o esternocleidomastóideo.
- Ramos para o trapézio.

Inervação Cutânea

Não faz inervação cutânea.

Trajeto e Pontos Comuns de Lesão

O nervo acessório tem duas partes: a espinal e a encefálica. A parte espinal origina-se nos cinco primeiros segmentos cervicais, corre cranialmente em um trajeto intrameníngeo até atravessar o forame magno, troca fibras com a parte encefálica do nervo acessório, com a qual se une por curto trajeto até atravessar o forame jugular. Desce posteriormente atravessando o músculo esternocleidomastóideo, cruza o trígono cervical posterior e continua seu trajeto descendente obliquamente até a borda ventral do trapézio[1,13]. No trígono cervical posterior coloca-se de forma superficial, sendo coberto apenas por fáscia, subcutâneo e pele, tendo aí o seu trajeto mais vulnerável a lesões, especialmente pela sua proximidade aos linfonodos cervicais[3,8].

Nervo Subescapular

Origem Espinal

C5, C6.

Origem no Plexo

Fascículo posterior do plexo braquial.

Ramos

- Nervo subescapular superior (porção superior do músculo subescapular).
- Nervo subescapular inferior (porção inferior do músculo subescapular e músculo redondo maior).

Inervação Cutânea

Não faz inervação cutânea.

Trajeto e Pontos Comuns de Lesão

Devido a seu trajeto ser curto e profundo, não são comuns suas lesões, bem como não apresenta vulnerabilidade típica.

Nervo Toracodorsal

Origem Espinal

C5, C6.

Origem no Plexo

Fascículo posterior do plexo braquial.

Ramo

- Ramo terminal para o músculo latíssimo do dorso[1,4,8].

Inervação Cutânea

Não faz inervação cutânea.

Trajeto e Pontos Comuns de Lesão

Origina-se próximo de sua entrada no músculo latíssimo do dorso[2]. Lesões isoladas desse nervo são incomuns.

Nervo Peitoral Medial

Origem Espinal

C8, T1.

Origem no Plexo

Origina-se do fascículo medial do plexo braquial.

Ramos

- Ramo anastomótico para o nervo peitoral lateral (forma uma alça plexiforme).
  - Ramos para os músculos peitoral maior e menor.
- Ramo para o músculo peitoral menor.
- Ramos para o músculo peitoral maior (porção esternocostal caudal e abdominal).

Inervação Cutânea

Não faz inervação cutânea.

Trajeto e Pontos Comuns de Lesão

Passa entre artéria e veia axilares, dá um ramo que se une ao ramo comunicante do nervo peitoral lateral e penetra na face profunda do músculo peitoral menor. Dois ou três dos seus ramos suprem a parte abdominal e esternocostal (porção caudal) do músculo peitoral maior. Lesões desse nervo são raras, acontecendo em cirurgias que atingem seu trajeto.

Nervo Peitoral Lateral

Origem Espinal

C5, C6, C7.

Origem no Plexo Braquial

Origina-se no fascículo lateral do plexo braquial ou dos troncos superior e médio, antes de formarem o fascículo lateral.

Ramos

- Ramo para anastomose com o nervo peitoral medial (forma uma alça plexiforme).
  - Ramos para os músculos peitoral maior e menor.
- Ramos terminais para o músculo peitoral maior (porção clavicular e esternocostal cranial).

Inervação Cutânea

Não faz inervação cutânea.

Trajeto e Pontos Comuns de Lesão

É lateral à artéria axilar, passando superficialmente a ela e à veia axilar, envia um ramo para fazer anastomose com o nervo peitoral medial e perfura a fáscia clavipeitoral, penetrando nas porções superiores do músculo peitoral maior (parte clavicular e fibras superiores da parte esternocostal). Lesões também raras, como as do nervo peitoral medial.

Nervo Subclávio
Origem Espinal
(C4), C5, C6.

Origem no Plexo Braquial
Face anterior do tronco superior do plexo braquial[1].

Ramo
- Ramo terminal para o músculo subclávio.

Inervação Cutânea
Não faz inervação cutânea.

Trajeto e Pontos Comuns de Lesão
A partir de sua origem passa entre o plexo braquial e a clavícula, penetrando no músculo subclávio. Suas lesões não têm importância clinica[4].

Nervo Cutâneo Medial do Braço
Origem Espinal
T1.

Origem no Plexo Braquial
Fascículo medial do plexo braquial.

Ramos
- Ramos para a área medial do braço.
- Ramo para formar alça com o nervo intercostobraquial.
- Ramo anastomótico para o ramo ulnar do nervo cutâneo medial do antebraço.

Inervação Cutânea
Face medial do braço.

Trajeto e Pontos Comuns de Lesão
Trajeto superficial na face medial do braço, podendo ser lesado por trauma local.

Nervo Cutâneo Medial do Antebraço
Origem Espinal
C8, T1.

Origem no Plexo Braquial
Fascículo medial do plexo braquial.

Ramos
- Ramo para a área cutânea distal sobre o bíceps braquial.
- Ramo anterior.
  - Ramo anastomótico para o ramo cutâneo palmar do nervo ulnar.
- Ramo ulnar.
  - Ramo anastomótico para o nervo cutâneo medial do braço.
  - Ramo anastomótico para o nervo cutâneo posterior do antebraço.
  - Ramo anastomótico para o ramo dorsal do nervo ulnar.

Inervação Cutânea
Pele sobre a porção distal do músculo bíceps braquial e superfície medial do antebraço.

Trajeto e Pontos Comuns de Lesão
Trajeto superficial na face medial do antebraço, podendo ser lesado por trauma local.

MEMBROS INFERIORES

Nervos Espinais
O aumento progressivo da espessura do nervo espinal de L1 para L5, juntamente com a diminuição progressiva dos respectivos forames, além de outros fatores locais, fazem com que a maior incidência de neurocompressão proximal ocorra em L5[1].

São ramos dos nervos espinais lombares e sacrais:

- *Nervos clúnios superiores*: ramos cutâneos laterais dos ramos dorsais dos nervos L1, L2, L3.
- *Nervos clúnios médios*: ramos laterais dos ramos dorsais dos nervos S1 a S3.
- *Nervos clúnios inferiores*: ramos cutâneos do nervo cutâneo femoral posterior (S1 a S3).

A inervação cutânea dos membros inferiores é feita pelos nervos espinais lombares e sacrais (Figs. 62.12 e 62.13) e por nervos originados no plexo lombossacral (Figs. 62.14 e 62.15).

Plexo Lombossacral
Formado pela união dos plexos lombar, sacral e coccígeo (Fig. 62.16). É responsável pela inervação dos membros inferiores, região coccígea (plexo coccígeo) e períneo (plexo pudendo).

Plexo Lombar
Formado pelos ramos primários anteriores dos nervos espinais lombares L1 a L4 (maior parte deste), eventualmente com fibras do décimo segundo nervo torácico. Situa-se entre o músculo psoas maior e os processos transversos das vértebras lombares. Seus ramos diretos são:

- Nervo ílio-hipogástrico ([T12] L1).
- Nervo ilioinguinal ([T12] L1).
- Nervo genitofemoral (L1, L2).
- Nervo cutâneo femoral lateral (L2, L3).
- Nervo obturatório (L2, L3, L4).
- Nervo obturatório acessório (L3, L4).
- Nervo femoral (L2, L3, L4).

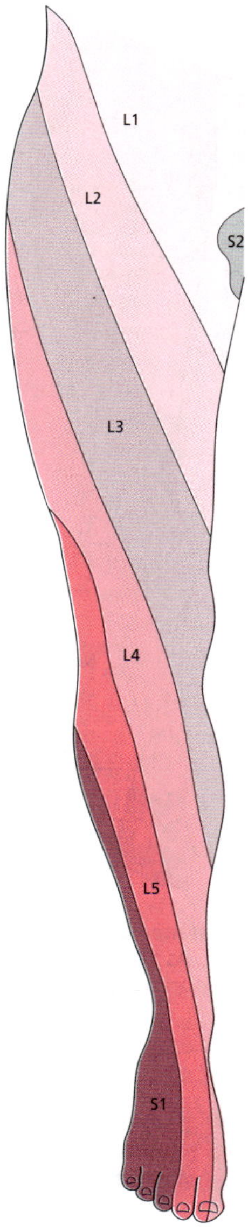

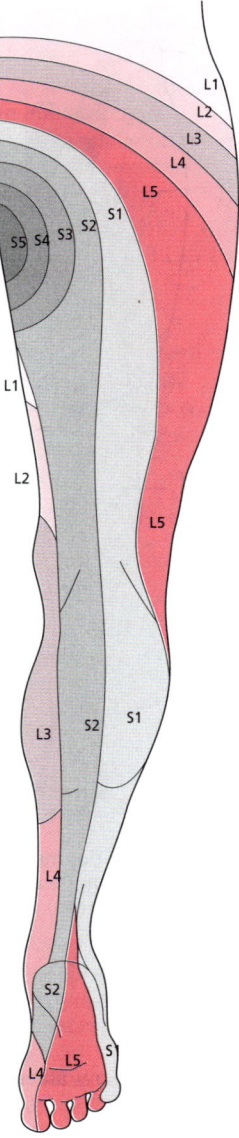

Figura 62.12 – Inervação cutânea dos membros inferiores – dermátomos (vista ventral).

Figura 62.13 – Inervação cutânea dos membros inferiores – dermátomos (vista dorsal).

Plexo Sacral

Formado pelo tronco lombossacral (fibras de L4 e L5) e ramos primários anteriores do primeiro ao terceiro nervo sacro. Situa-se entre o músculo piriforme e os vasos ilíacos, na parede póstero-lateral da pelve. Os nervos de L4 a S2 dividem-se em porção ventral e dorsal, fazendo a divisão anterior e posterior do plexo sacral. Seus ramos diretos são:

- Nervo para o quadrado do fêmur e gêmeo inferior.
- Nervo para o obturatório externo e gêmeo superior.
- Nervo para o obturatório interno.
- Nervo para o piriforme.
- Nervo glúteo superior (L4, L5, S1).
- Nervo glúteo inferior (L5, S1, S2).
- Nervo cutâneo posterior da coxa (S1, S2, S3).
- Nervo cutâneo perfurante.
- Nervo isquiático (L4, L5, S1, S2, S3).
- Nervo pudendo (S2, S3, S4).

Nervo Ílio-hipogástrico

Origem Espinal

T12 (variável), L1.

Origem no Plexo

Porção cranial do ramo ventral do primeiro nervo espinal lombar.

Ramos

- Ramo cutâneo lateral.
- Ramo cutâneo anterior.
- Ramos musculares.
  − Músculo oblíquo interno.
  − Músculo transverso do abdome.

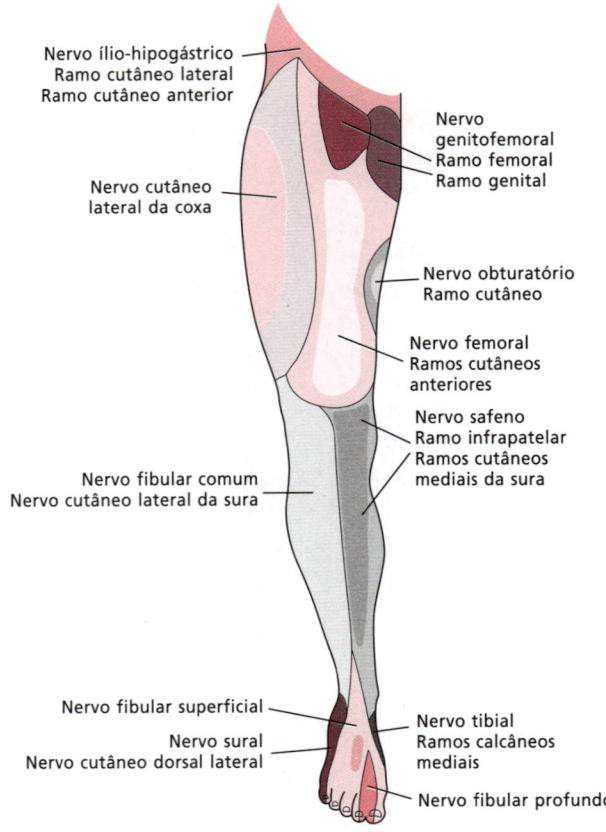

Figura 62.14 – Inervação cutânea dos membros inferiores – nervos cutâneos (vista ventral). As zonas escuras mostram áreas de inervação exclusiva (sem sobreposição).

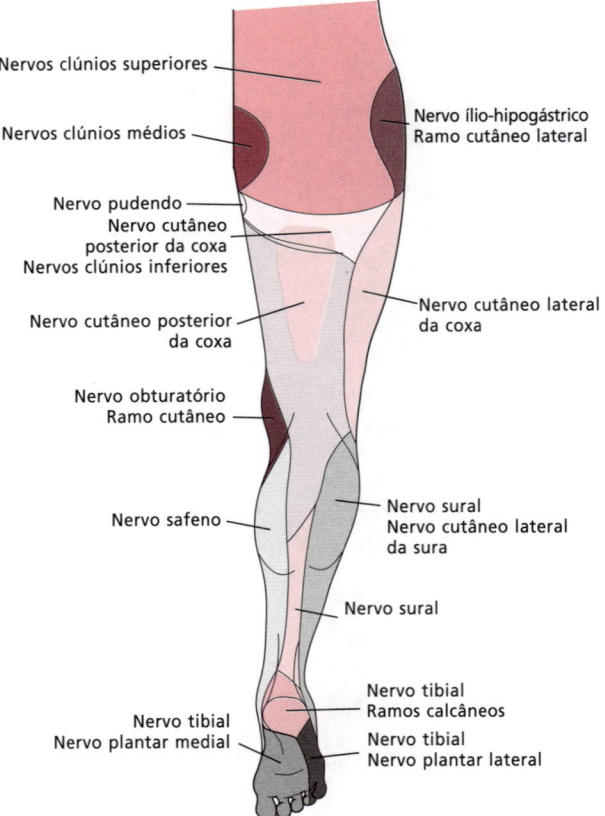

Figura 62.15 – Inervação cutânea dos membros inferiores – nervos cutâneos (vista dorsal). As zonas escuras mostram áreas de inervação exclusiva (sem sobreposição).

Inervação Cutânea

Pele da região hipogástrica (ramo anterior) e sobre a crista ilíaca (ramo lateral)[1].

Trajeto e Pontos Comuns de Lesão

Emerge junto à borda superior lateral do músculo psoas maior, descendo anteriormente ao músculo quadrado lombar em um trajeto ínfero-lateral, perfura o músculo transverso do abdome próximo à crista ilíaca e divide-se em dois ramos.

Os raros casos de lesão isolada do nervo ílio-hipogástrico são geralmente decorrentes de incisão cirúrgica, sutura, ou cicatrização envolvendo o nervo.

Nervo Ilioinguinal

Origem Espinal

L1.

Origem no Plexo

Porção cranial do ramo ventral do primeiro nervo espinal lombar, imediatamente abaixo do nervo ílio-hipogástrico.

Ramos

- Ramos cutâneos.
- Ramos musculares.
  - Músculo oblíquo interno.
  - Músculo transverso do abdome.

Inervação Cutânea

Parte proximal medial da coxa, terço anterior do escroto e raiz do pênis e lábio maior e monte do púbis[1,8].

Trajeto e Pontos Comuns de Lesão

Trajeto semelhante e caudal ao nervo ílio-hipogástrico, comunicando-se com este na altura em que perfura o músculo transverso do abdome. Acompanha o funículo espermático através do canal inguinal[8]. Suas lesões são comuns por incisões cirúrgicas em região inguinal.

Nervo Genitofemoral

Origem Espinal

L1, L2.

Origem no Plexo

Porção caudal do ramo ventral do primeiro nervo espinal lombar que se une a um ramo do segundo nervo espinal lombar.

Ramos

- Ramo femoral.
  - Ramo cutâneo.
  - Ramo comunicante para o ramo cutâneo anterior do nervo femoral.
- Ramo genital.
  - Ramo cutâneo.
  - Ramo para o cremáster.

Inervação Cutânea

Inerva a parte proximal da face anterior da coxa, sobre o trígono femoral (ramo femoral) e a pele do escroto e parte adjacente da coxa (ramo genital)[1,8].

Trajeto e Pontos Comuns de Lesão

Dirige-se caudalmente por entre as fibras do músculo psoas maior, emergindo deste sob a fáscia transversal na altura de L3-L4, onde se divide em ramos genital e femoral, que acompanham as artérias ilíacas comum e externa. O ramo femoral passa inferiormente ao ligamento inguinal e se superficializa para fazer a inervação cutânea. O ramo genital passa pelo anel inguinal profundo, inerva o músculo cremáster e se distribui para a pele de seu território.

Seus pontos mais comuns de lesão, como nos nervos íliohipogástrico e ilioinguinal, são os que estão em regiões comumente utilizadas para incisão cirúrgica (herniorrafia e apendicectomia)[4]. Variações desses três nervos podem ocorrer, com mudança das respectivas áreas cutâneas.

Nervo Cutâneo Femoral Lateral

Origem Espinal

L2, L3.

Origem no Plexo

Os ramos primários anteriores do segundo e terceiro nervos espinais lombares dividem-se em porções anterior (pequena) e posterior (grande). A porção posterior de cada um deles se divide em dois ramos, um menor e um maior. Os dois menores se unem para formar o nervo cutâneo femoral lateral.

Ramos

- Ramo anterior.
  - Ramos terminais.
  - Ramo comunicante com os ramos cutâneos anteriores do nervo femoral e com os ramos infrapatelares do nervo safeno, formando o plexo patelar.
- Ramo posterior.

Inervação Cutânea

Pele da parte lateral e anterior da coxa, até próximo ao joelho (ramo anterior) e pele do trocanter maior à parte média da coxa (ramo posterior).

Trajeto e Pontos Comuns de Lesão

Superficializa-se sobre o músculo psoas maior, corre sobre o músculo ilíaco e alcança a espinha ilíaca ântero-superior. Passa sob o ligamento inguinal (ou através dele), aproximadamente

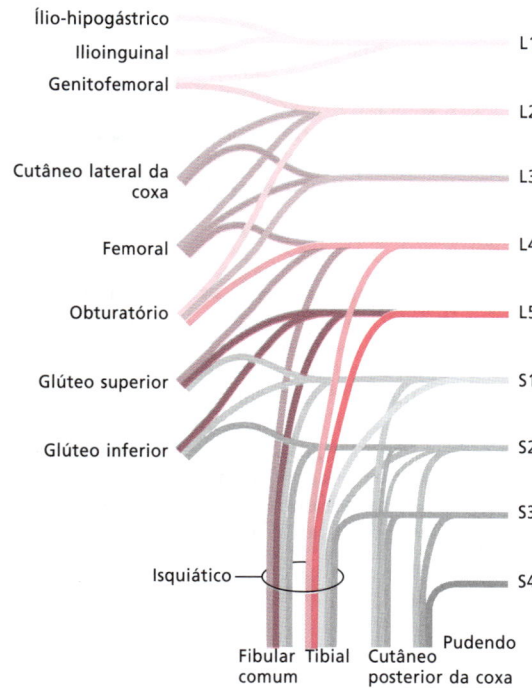

Figura 62.16 – Plexo lombossacral e seus principais ramos.

1cm medial à espinha ilíaca ântero-superior. Desce sobre o músculo sartório e se divide em dois ramos. Seu ponto de lesão mais comum é na proximidade com a espinha ilíaca ânterosuperior, onde faz um ângulo agudo e se predispõe a lesões compressivas, mais comuns em obesos, ou conseqüentes de cirurgias[19].

Nervo Obturatório

Origem Espinal

L2, L3, L4.

Origem no Plexo

Partes ventrais dos ramos primários anteriores dos nervos lombares L2 a L4.

Ramos[8]

- Ramo anterior (ou superficial).
  - Ramo comunicante para o nervo obturatório acessório (se presente).
  - Ramo comunicante para o nervo cutâneo anterior e ramos safenos do nervo femoral, formando o plexo subsartorial.
  - Ramo articular (articulação do quadril).
  - Ramos musculares.
    - Músculo adutor longo.
    - Músculo grácil.
    - Músculo adutor curto (poder ser inervado pelo ramo posterior).
    - Músculo pectíneo (geralmente inervado pelo nervo femoral ou nervo femoral acessório).
  - Ramo cutâneo.

- Ramo posterior.
  - Ramos musculares.
    - Músculo obturatório externo.
    - Músculo adutor magno.
    - Músculo adutor curto (poder ser inervado pelo ramo anterior).
  - Ramo articular (articulação do joelho).

Inervação Cutânea

Face medial da metade proximal da perna (ramo anterior).

Trajeto e Pontos Comuns de Lesão

Emerge da borda medial do músculo psoas maior, próximo à altura da crista ilíaca, caminha caudalmente até a parte superior do forame obturado. Após sua divisão em ramos anterior e posterior, o ramo anterior caminha entre os músculos adutores longo e curto e o posterior entre os músculos adutores curto e magno. Suas lesões são raras, geralmente pélvicas.

Nervo Obturatório Acessório

Origem Espinal

L3, L4.

Origem no Plexo

Partes ventrais dos ramos primários anteriores dos nervos lombares L3 e L4.

Ramos

- Ramo muscular (músculo pectíneo).
- Ramo comunicante para o ramo anterior do nervo obturatório.
- Ramo articular (articulação do quadril).

Inervação Cutânea

Não faz inervação cutânea.

Trajeto e Pontos Comuns de Lesão

Caminha juntamente com o nervo obturatório até a proximidade do púbis, atravessando para a coxa por sobre o ramo superior do osso púbis, profundamente ao músculo pectíneo. Presente em 29% das pessoas, sua lesão não é comumente descrita[8].

Nervo Femoral

Ver Figura 62.17.

Origem Espinal

L2, L3, L4.

Origem no Plexo

Origina-se das porções dorsais do ramo primário anterior do segundo ao quarto nervos espinais lombares.

Ramos[8]

- Ramos musculares (músculo ilíaco).
- Ramos cutâneos anteriores.
  - Nervo cutâneo intermédio.
    - Ramo medial.
      - Ramo comunicante para o nervo cutâneo medial e ramo infrapatelar do nervo safeno (formando o plexo patelar).
      - Ramo lateral.
      - Ramo comunicante para o ramo femoral do nervo genitofemoral.
  - Nervo cutâneo medial.
    - Ramo cutâneo para a face medial da coxa (acompanhando a veia safena magna).
    - Ramo anterior.
      - Ramo cutâneo para a face medial do joelho.
      - Ramo comunicante com o ramo infrapatelar do nervo safeno.
    - Ramo posterior.
      - Ramo comunicante com o safeno.
      - Ramos cutâneos.
      - Ramo para o plexo subsartorial (com os ramos dos nervos safeno e obturatório).
- Nervo para o músculo pectíneo.
- Nervo para o músculo sartório.
- Nervo safeno.
  - Ramo para o plexo subsartorial.
  - Ramo infrapatelar.
  - Ramos cutâneos abaixo do joelho.
- Ramo para o quadríceps femoral.
  - Ramo para o músculo reto femoral.
    - Ramo articular (articulação do quadril).
  - Ramo para o músculo vasto lateral.
    - Ramos articulares (articulação do joelho).
  - Ramo para o músculo vasto medial.
    - Ramos articulares (articulação do joelho).

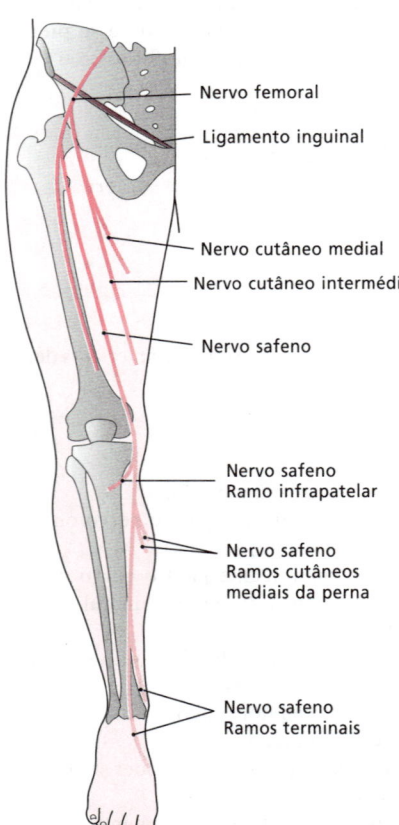

Figura 62.17 – Nervo femoral e seus principais ramos.

- Ramo para o músculo vasto intermédio.
  - Ramo para o músculo articular do joelho.
  - Ramos articulares (articulação do joelho).

Inervação Cutânea

Supre a pele do lado ântero-medial da coxa (ramos cutâneos anteriores), ântero-medial do joelho (ramo infrapatelar do nervo safeno) e pele do lado medial da perna e pé até a cabeça do primeiro metatarsal (ramo terminal do nervo safeno).

Trajeto e Pontos Comuns de Lesão

Caminha por trás do músculo psoas maior até sua porção distal, dirigindo-se para baixo entre o músculo psoas e músculo ilíaco. Passa profundamente ao ponto médio do ligamento inguinal, lateralmente aos vasos femorais, quando então se ramifica. O ponto de lesão mais comum para o nervo femoral é onde ele se torna superficial, junto ao ligamento inguinal, geralmente por trauma direito ou cirurgia. Pode ainda ser lesado na intimidade com o músculo psoas, em cirurgias pélvicas. Raros casos de lesões por torniquete em cirurgia são relatados[20].

O nervo safeno origina-se do nervo femoral no trígono femoral, desce profunda e medialmente ao músculo sartório, atravessa a fáscia entre os tendões dos músculos sartório e grácil e se torna subcutâneo. Acompanha então a veia safena magna até dividir-se em seus ramos terminais no terço distal da perna. Geralmente sua lesão é traumática ou iatrogênica mais que compressiva e ocorre em seu trajeto proximal ao joelho, no terço distal da coxa. Menos comumente é lesado junto ao joelho[19].

Nervo Glúteo Superior

Origem Espinal

L4, L5, S1.

Origem no Plexo

Porções dorsais de L4, L5 e S1.

Ramos

- Ramo superior (músculo glúteo mínimo).
- Ramo inferior (músculos glúteo mínimo e médio e músculo tensor da fáscia lata).

Inervação Cutânea

Não faz inervação cutânea.

Trajeto e Pontos Comuns de Lesão

Deixa a pelve através do forame isquiático maior, proximal ao músculo piriforme. Lesões focais são raras[4].

Nervo Glúteo Inferior

Origem Espinal

L5, S1, S2.

Origem no Plexo

Porções dorsais de L5, S1 e S2.

Ramos

- Ramos musculares (músculo glúteo máximo).

Inervação Cutânea

Não faz inervação cutânea.

Trajeto e Pontos Comuns de Lesão

Deixa a pelve através do forame isquiático maior, distal ao músculo piriforme. Lesões focais são raras[4].

Nervo Pudendo

Origem Espinal

S2, S3, S4.

Origem no Plexo

Porções ventrais do segundo ao quarto nervo espinal sacro.

Ramos

- Nervo retal inferior
  - Músculo esfíncter anal externo e músculo elevador do ânus.
  - Ramo cutâneo.
- Nervo perineal.
  - Ramos superficiais.
  - Ramo profundo (músculos transverso superficial do períneo, bulbocavernoso, isquiocavernoso, transverso profundo do períneo e esfíncter uretral externo).
- Nervo dorsal do pênis/nervo dorsal do clitóris.

Inervação Cutânea

Pele da região perineal (nervo retal inferior), face posterior da bolsa escrotal/grandes lábios (nervo perineal), pênis e glande (nervo dorsal do pênis), ou clitóris (nervo dorsal do clitóris).

Trajeto e Pontos Comuns de Lesão

Origina-se na parte posterior da cavidade pélvica, na superfície ventral do músculo piriforme, passa na parte inferior do forame ciático maior e dirige-se ao períneo, passando pelo forame ciático menor[4]. Suas lesões isoladas são raras, devido ao trajeto profundo.

Nervo Cutâneo Posterior da Coxa

Origem Espinal

S1, S2.

Origem no Plexo

Porções dorsais de S1 e S2 e divisões ventrais de S2 e S3[8].

Ramos

- Ramos glúteos.
- Ramos perineais.
  - Nervo pudendo inferior (nervo escrotal longo).
- Ramos femorais.
- Ramos surais.

Inervação Cutânea

Pele sobre a parte ínfero-lateral do músculo glúteo máximo (ramos glúteos), pele das partes genitais externas e a face medial proximal adjacente da coxa (ramos perineais), faces medial e posterior da coxa e fossa poplítea (ramos femorais) e pele da face posterior da perna (ramos surais em comunicação com o nervo sural).

Trajeto e Pontos Comuns de Lesão

Deixa a pelve através do forame isquiático maior, distal ao piriforme. Desce até a borda inferior do músculo glúteo máximo e continua até a face posterior da coxa, superficial à porção longa do músculo bíceps da coxa, alcançando a parte posterior do joelho e comunicando-se através de seus ramos terminais com o nervo sural na face dorsal da perna. Suas lesões mais comuns estão relacionadas a lesões com o nervo ciático (em seu trajeto comum) ou na sua porção inferior ao músculo glúteo máximo[4].

Nervo Isquiático

Ver Figura 62.18

Origem Espinal

L4, L5, S1, S2.

Origem no Plexo

Formado pelas porções dorsais de L4, L5, S1, S2 (porção fibular comum) e porções ventrais de L4, L5, S1, S2, S3 (porção tibial).

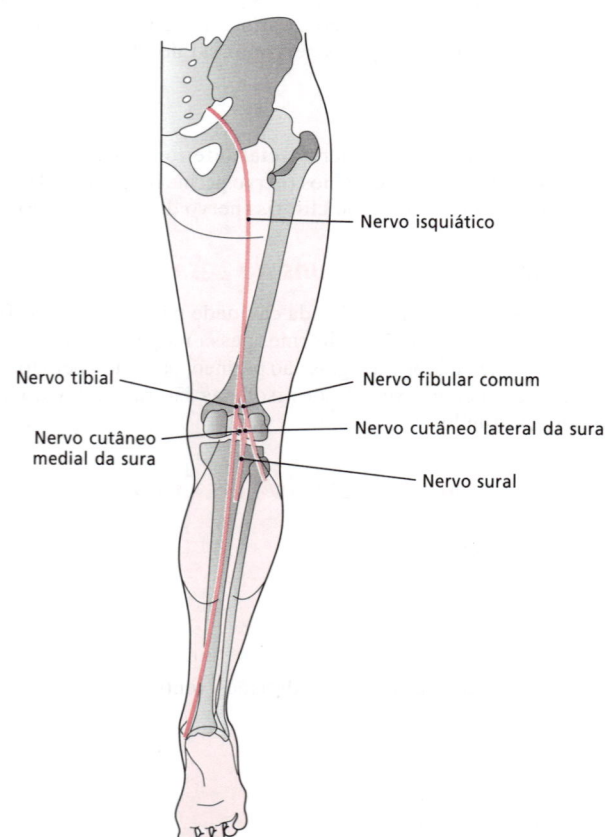

Figura 62.18 – Nervo isquiático e seus principais ramos.

Ramos

- Ramos articulares (parte posterior da articulação do quadril).
- Ramos musculares.
  - Porção tibial (cabeça longa do músculo bíceps da coxa e músculos semimembranáceo, semitendíneo, adutor magno).
  - Porção fibular (cabeça curta do músculo bíceps da coxa).
- Nervo tibial.
- Nervo fibular comum.

Inervação Cutânea

Não faz inervação cutânea[4].

Trajeto e Pontos Comuns de Lesão

Forma-se como continuação direta do plexo sacro e atravessa o forame isquiático maior, passa anteriormente e sob o músculo piriforme, entre o túber isquiático e o trocanter maior do fêmur, cruza os músculos obturatório interno, gêmeos e quadrado do fêmur e desce até o ápice da fossa poplítea, onde se divide em seus ramos terminais. Na sua parte proximal é comumente lesado na região glútea, especialmente a porção fibular, que é mais exposta, menos protegida e mais angulada que a porção tibial. Variações de sua relação com o músculo piriforme são encontradas em 15% dos casos, com a porção fibular do nervo ciático passando sobre ou por entre as fibras do músculo piriforme, ou ainda todo o nervo ciático penetrando o músculo piriforme[21].

A maior predisposição anatômica da porção fibular do nervo isquiático para lesão em relação à porção tibial se deve à sua fixação (relativa) proximal na saída do nervo ciático e distal no colo da fíbula, facilitando uma lesão por estiramento. A diferença estrutural de ambos, tendo a porção fibular menos e maiores fascículos, além de menos tecido conjuntivo, também favorece no mesmo sentido[19].

Nervo Tibial

Origem Espinal

L4, L5, S1, S2, S3.

Origem no Plexo

Continuação da divisão maior do nervo ciático (com fibras das porções ventrais dos ramos primários ventrais de L4 a S3).

Ramos

- Ramos articulares (articulações do joelho e tornozelo).
- Ramos musculares.
  - Músculo gastrocnêmio (cabeças medial e lateral).
  - Músculo plantar.
  - Músculo sóleo.
  - Músculo poplíteo.
  - Músculo tibial posterior.
  - Músculo flexor longo dos dedos.
  - Músculo flexor longo do hálux.
- Nervo cutâneo medial da sura.
  - Nervo sural (pela união com o ramo comunicante do nervo cutâneo lateral da sura) (Fig. 62.18).
    - Nervos calcâneos laterais.
    - Nervo cutâneo dorsal lateral (lateral do dedo V).
- Ramos calcâneos mediais.

- Nervo plantar medial.
  - Ramos cutâneos plantares.
  - Ramos musculares.
    - Músculo abdutor do hálux.
    - Músculo flexor curto dos dedos.
  - Ramos articulares.
  - Nervo digital próprio do hálux.
    - Músculo flexor curto do hálux.
  - Nervos digitais plantares comuns.
    - Nervo digital plantar próprio (medial do hálux).
    - Nervos digitais plantares próprios (lateral do hálux e medial do dedo II).
      - Ramo para o músculo lumbrical.
    - Nervos digitais plantares próprios (lateral do dedo II e medial do dedo III).
    - Nervos digitais plantares próprios (lateral do dedo III e medial do dedo IV).
      - Comunicação com o nervo plantar lateral.
- Nervo plantar lateral.
  - Ramo para o músculo quadrado plantar e músculo abdutor do dedo mínimo.
  - Ramo superficial.
    - Músculo flexor curto do dedo mínimo.
    - Nervo digital plantar próprio (lateral do dedo V).
    - Nervo digital plantar comum.
      - Nervos digitais plantares próprios (faces adjacentes dos dedos IV e V, após comunicação com o nervo digital plantar comum do nervo plantar medial)
    - Músculo interósseo dorsal IV e plantar III.
  - Ramo profundo.
    - Músculos interósseos dorsais I, II e III e plantares I e II.
    - Músculos lumbricais II, III e IV.
    - Músculo adutor do hálux.

Inervação Cutânea

Pele do dorso da perna (nervo sural), borda lateral do pé e dedo V (nervo cutâneo dorsal lateral), pele do calcanhar e borda medial posterior da planta do pé (ramos calcâneos mediais), borda medial da planta do pé (ramos cutâneos plantares do nervo plantar medial), borda medial do hálux (nervo digital próprio do hálux), faces adjacentes dos dedos I e II, II e III, III e IV e polpas dos dedos (nervos digitais próprios), pele do dedo V e metade lateral do dedo IV (nervo plantar lateral), faces adjacentes dos dedos IV e V (nervo digital comum do nervo plantar lateral).

Trajeto e Pontos Comuns de Lesão

Após se separar da porção fibular do nervo ciático, desce profundamente na fossa poplítea e entra sob as duas cabeças do músculo gastrocnêmio e sob o músculo sóleo, atravessa o compartimento profundo posterior (entre os músculos tibial posterior anteriormente, músculo flexor longo do hálux lateralmente e o músculo sóleo posteriormente), dirige-se distalmente sob a borda medial do tendão do calcâneo até alcançar o retináculo dos músculos flexores, onde se divide em nervos plantares medial e lateral[1]. O nervo plantar medial alcança a planta do pé após passar sob a origem do músculo abdutor do hálux e através de um túnel fibro-ósseo formado pela fixação do flexor curto do hálux no calcâneo[22]. O nervo plantar lateral passa separadamente abaixo do músculo abdutor do hálux e então entre o músculo flexor curto dos dedos e o músculo quadrado plantar.

Seus pontos mais comuns de lesão devem-se às particularidades anatômicas de seu trajeto no compartimento posterior na perna e da sua estreita relação com as estruturas do túnel do tarso. Entretanto, comparativamente à síndrome do túnel do carpo, a síndrome do túnel do tarso é bem menos freqüente, uma vez que as estruturas que atravessam o retináculo dos músculos flexores estão em compartimentos separados.

Nervo Fibular

Origem Espinal

L4, L5, S1, S2.

Origem no Plexo

Continuação da divisão menor do nervo ciático (com fibras das porções dorsais dos ramos primários ventrais de L4 a S2).

Ramos

- Ramos articulares (articulação do joelho).
- Nervo cutâneo lateral da sura.
  - Nervo sural.
- Nervo fibular profundo.
  - Ramos musculares.
    - Músculo tibial anterior.
    - Músculo extensor longo dos dedos.
    - Músculo fibular terceiro.
    - Músculo extensor longo do hálux.
  - Ramo articular (articulação do tornozelo).
  - Ramo terminal lateral.
    - Músculo extensor curto dos dedos.
    - Ramos articulares (articulações társicas e metatarsofalângicas dos dedos II, III e IV).
      - Músculo interósseo dorsal II.
  - Ramo terminal medial.
    - Ramo interósseo (para a articulação metatarsofalângica do hálux e músculo interósseo dorsal I).
    - Nervos digitais dorsais.
- Nervo fibular superficial.
  - Ramos musculares.
    - Músculo fibular longo.
    - Músculo fibular curto.
  - Fascículos cutâneos.
  - Nervo cutâneo dorsal medial.
    - Ramo digital dorsal medial (medial do hálux e comunicação com o nervo fibular profundo).
    - Ramo digital dorsal lateral (lateral do dedo II e medial do dedo III).
  - Nervo cutâneo dorsal intermédio.
    - Comunicação com o nervo sural.
    - Ramo digital dorsal medial (lateral do dedo III e medial do dedo IV).
    - Ramo digital dorsal lateral (lateral do dedo IV e medial do dedo V).

Inervação Cutânea

Pele da superfície póstero-lateral da perna (nervo cutâneo lateral da sura), faces adjacentes dos dedos I e II (ramo terminal medial do nervo fibular profundo), pele da parte inferior da perna (nervo fibular superficial), superfície medial do hálux (ramo digital dorsal lateral no nervo cutâneo dorsal medial), faces adjacentes dos dedos II e III e pele da borda medial do tornozelo e pé (ramo digital dorsal medial no nervo cutâneo dorsal medial), pele da borda lateral do tornozelo e pé (nervo cutâneo dorsal intermédio), faces adjacentes dos dedos III e IV, IV e V (ramo digital dorsal no nervo cutâneo dorsal intermédio).

Trajeto e Pontos Comuns de Lesão

Dirige-se obliquamente ao longo do lado lateral da fossa poplítea, na borda medial do músculo bíceps da coxa, passando entre este e a inserção da cabeça lateral do músculo gastrocnêmio, em direção à cabeça da fíbula. Contorna o colo da fíbula, passa profundamente ao músculo fibular longo e se divide em nervos fibulares superficial e profundo. O nervo fibular profundo desce entre a fíbula e o músculo fibular longo até alcançar a face anterior da membrana interóssea, passa sob o retináculo dos extensores e termina na altura da articulação do tornozelo, dividindo-se em ramos medial e lateral. A proximidade do nervo fibular comum do colo da fíbula num trajeto superficial faz com que este nervo seja comprimido facilmente neste local, tornando-se a neuropatia compressiva mais comum dos membros inferiores[19]. Outro ponto suscetível de lesão é o chamado *túnel fibular*, que é um túnel fibro-ósseo formado pelas cabeças superficial e profunda do músculo fibular longo, que se comporta como uma corda esticada entre o colo da fíbula e o côndilo tibial, sob o qual passa o nervo fibular comum[19,22].

O retináculo inferior dos músculos extensores no pé se mostra como ponto de vulnerabilidade para lesão do nervo fibular profundo (síndrome do túnel do tarso anterior), que tem seu trajeto entre a artéria dorsal do pé e o tendão do músculo extensor longo do hálux[19].

O ponto de compressão mais comum do nervo fibular superficial situa-se 10cm acima do tornozelo, na face ânterolateral da perna, onde perfura a fáscia para se superficializar, dando origem à *síndrome do nervo fibular superficial*[19,22].

REFERÊNCIAS BIBLIOGRÁFICAS

1. MOORE, K. L.; DALLEY, A. F. *Anatomia Orientada para a Clínica*. 4. ed. Rio de Janeiro: Guanabara-Koogan, 2001. 1023p.
2. WOLF-HEIDEGGER, G. *Atlas de Anatomia Humana*. 5. ed. Rio de Janeiro: Guanabara-Koogan, 2000. v. 1, 311p.
3. SPINNER, R. J.; AMADIO, P. C. Compressive neuropathies of the upper extremity. *Clin Plastic Surg.*, v. 30, p. 155-173, Apr. 2003.
4. FERREIRA, A. S. *Lesões Nervosas Periféricas: diagnóstico e tratamento*. São Paulo: Santos, 1999. 253p.
5. MASHOOF, A. A.; LEVY, H. J.; SOIFER, T. B. et al. Neural anatomy of the transverse carpal ligament. *Clin. Orthop. Rel. Res.*, v. 386, p. 218-221, May 2001.
6. GIELE, H. Evidence-based treatment of carpal tunnel syndrome. *Current Orthopaedics*, v. 15, p. 249-255, 2001.
7. BOZENTKA, D. J. Cubital tunnel syndrome pathophysiology. *Clin. Orthop. Rel. Res.*, v. 351, p. 90-94, Jun. 1998.
8. GRAY, H. *Anatomia*. 29. ed. Rio de Janeiro: Guanabara-Koogan, 1998. 1147p.
9. CARNEIRO, A. P.; CÂMARA, F. M.; MUSSE, C. I. Lesão nervosa periférica. In: LIANZA, S. *Medicina de Reabilitação*. Rio de Janeiro: Guanabara-Koogan. cap. 19, p. 314-333.
10. COLLIER, A.; BURGE, P. Management of mechanical neuropathy of the ulnar nerve at the elbow. *Current Orthopaedics*, v. 15, p. 256-263, 2001.
11. WARNER, M. A.; WARNER, D. O.; HARPER, C. M. Ulnar neuropathy in medical patients. *Anesthesiology*, v. 92, n. 2, p. 613-615, Feb. 2000.
12. CONTRERAS, M. G.; WARNER, M. A.; CHARBONEAU, W. J. et al. Anatomy of the ulnar nerve at the elbow: potential relationship of acute ulnar neuropathy to gender differences. *Clin. Anat.*, v. 11, p. 372-378, 1998.
13. DURALDE, X. A. Neurologic injuries in the athlete's shoulder. *Journal of Athletic Training*, v. 35, n. 3, p. 316-328, 2000.
14. AVERY, B. W.; PILON, F. M.; BARCLAY, J. K. Anterior coracoscapular ligament and suprascapular nerve entrapment. *Clin. Anat.*, v. 15, n. 6, p. 383-386, Nov. 2002.
15. IDE, J.; MAEDA, S.; TAKAGI, K. Does the inferior transverse scapular ligament cause distal suprascapular nerve entrapment? An anatomic and morphologic study. *J. Shoulder Elbow Surg.*, v. 12, n. 3, p. 253-255, May/Jun. 2003.
16. AKITA, K.; KAWASHIMA, T.; SHIMOKAEA, T. et al. Cutaneous nerve to the subacromial region originating from the lateral pectoral nerve. *Ann. Anat.*, v. 184, p. 15-19, 2002.
17. GREINER, A.; GOLSER, K.; WAMBACHER, M. et al. The course of suprascapular nerve in the supraspinatus fossa and its vulnerability in muscle advancement. *J. Shoulder Elbow Surg.*, v. 12, n. 3, p. 256-259, May/Jun. 2003.
18. ANTONIOU, J.; TAE, S.; WILLIAMS, G. R. et al. Suprascapular neuropathy. *Clin. Orthop. Rel. Res.*, v. 386, p. 131-138, May 2001.
19. THOMA, A.; LEVIS, C. Compressive neuropathies of the lower extremity. *Clin. Plastic Surg.*, v. 30, p. 189-201, Apr. 2003.
20. KORNBLUTH, I. D.; FREEDMAN, D. O.; SHER, L. et al. Femoral, saphenous nerve palsy after tourniquet use: a case report. *Arch. Phys. Med. Rehab.*, v. 84, p. 909-911, Jun. 2003.
21. TRAVEL, J. G. *Myofascial Pain and Dysfunction: the trigger point manual*. Baltimore: Williams & Wilkins, 1983. v. 2, 607p.
22. MCCRORY, P.; BELL, S.; BRADSHAW, C. Nerve entrapments of the lower leg, ankle and foot in sport. *Sports Med.*, v. 32, n. 6, p. 371-391, 2002.

CAPÍTULO 63

Histopatologia

Fortunato Antônio Badan Palhares • Affonso Carneiro Filho • Biagio de Almeida Barbosa

INTRODUÇÃO

A parte periférica do sistema nervoso (PPSN) é formada pelos nervos periféricos, que se formam ao sair do envolvimento da dura-máter, na altura da medula espinal.

Em uma visão histológica, na PPSN, as fibras nervosas agrupam-se em feixes, dando origem aos nervos. Quando examinados em uma lâmina histológica, em corte transversal, é possível encontrar células gliais, de Schwann, vasos sangüíneos, tecido conjuntivo, nervos mielinizados e nervos desmielinizados. É a mielina que acaba sendo a responsável pela tonalidade esbranquiçada observada nessas terminações, quando vistas macroscopicamente[1]. Somente nos nervos muito finos é que não se encontra a mielina e, portanto, a tonalidade é diferente[2]. Cada feixe de axônios forma o fascículo que é envolvido por uma bainha de células achatadas, em camadas justapostas, que se denominam *perineuro*. O conjunto dessas disposições histológicas é preenchido por tecido conjuntivo denso fibroso, denominado *epineuro*.

Dentro da bainha perineural encontram-se os axônios, cada um envolvido pela bainha da célula de Schwann, que se apresenta envolvida por um conjunto de fibras reticulares denominado *endoneuro*.

Alguns estudos evidenciam que essas finas fibras reticulares são sintetizadas pela própria célula de Schwann.

É o perineuro que isola e protege os feixes de axônios.

As funções do sistema nervoso dependem principalmente da produção de neurotransmissores, da condução de impulsos e da síntese de neuro-hormônios[1].

São essas estruturas nervosas que estabelecem as comunicações entre os centros nervosos e a periferia, onde se encontram as glândulas, músculos e órgãos sensitivos. Elas possuem as chamadas fibras aferentes e eferentes.

As que possuem fibras sensitivas são denominadas aferentes. São as que transmitem as informações elétricas das extremidades à medula ou ao cérebro. As que levam as mensagens do centro (cérebro ou medula) para os músculos, glândulas etc. são denominadas eferentes. A quase totalidade dos nervos possui os dois tipos de fibras e, portanto, são denominados nervos mistos.

As lesões nas fibras sensitivas provocam mudanças na sensibilidade. Por outro lado, as lesões nas fibras motoras modificam os movimentos ou funções dos músculos, ossos, pele, pêlos, unhas etc.

Os axônios periféricos contêm organelas e estruturas citoesqueléticas, incluindo microfilamentos, neurofilamentos, microtúbulos, mitocôndrias, vesículas, retículo endoplasmático e lisossomos. Vesículas de centro denso e recobertas estão ligadas nas terminações nervosas. A síntese protéica não ocorre no axônio e o fluxo axoplasmático traz proteínas e outras substâncias sintetizadas no pericário através do axônio. Um sistema de transporte retrógrado funciona como sistema de retroalimentação para o corpo celular[3].

As lesões encontradas nessas terminações nervosas periféricas podem ser decorrentes de:

- Ações traumáticas, por exemplo, os acidentes ou mesmo cirurgias localizadas.
- Doenças que afetem, direta ou indiretamente, esses nervos.
- Determinados tipos de intoxicações.

Os mecanismos básicos para que ocorram lesões nos nervos periféricos são respostas estereotipadas, como degeneração walleriana, degeneração axonal, regeneração axonal e desmielinizações segmentares.

LESÕES TRAUMÁTICAS

Essas lesões podem ocorrer por vários mecanismos, desde acidentes no campo ou na cidade, com instrumentos contundentes, cortocontundentes, cortantes, perfurocortantes, ou ainda as lesões hoje mais freqüentes na nossa sociedade que são as produzidas por projéteis de arma de fogo. Não se pode, entretanto, desconsiderar uma outra causa muito presente no nosso meio urbano, que são as lesões ocasionadas pelos acidentes de trânsito.

Havendo secção do nervo e conseqüente interrupção dos neurônios, sua porção distal se degenera completamente. A porção proximal que está ligada ao corpo do neurônio sofre um processo de degeneração até onde existir o primeiro nódulo de Ranvier. Os livros clássicos de Histologia, Neurologia e Fisiologia apresentam esquemas bastante ilustrativos a respeito. Os espaços existentes entre essas constrições lembram gomos semelhantes aos de lingüiça e se denominam *internodos*[2].

A partir daí, aparecem formações em forma de brotos que podem formar uma nova porção perdida, tendo como origem as células de Schwann. A área degenerada e que não se recupera por si só sofre degeneração denominada walleriana. Esse tipo de degeneração não ocorre nos processos tóxicos.

A outra área que poderá sofrer processo de regeneração fica condicionada ao tipo de lesão sofrida, se por secção do nervo ou por esmagamento.

Se o trauma for por esmagamento, o processo de regeneração será mais eficaz e a qualidade de regeneração será tanto melhor quanto mais distal for a lesão, pois o processo de recuperação exigirá menor quantidade de proliferação das células de Schwann, responsáveis pela formação das bainhas de mielina. Após a regeneração completa do nervo, a velocidade de condução dos impulsos será menor que a do nervo original íntegro.

Se, entretanto, a lesão for por secção do nervo, as formações que crescem como brotos nem sempre conseguem atingir a outra extremidade degenerada. Dependerá do espaço que ficou entre uma extremidade e a outra. A proliferação fibroblástica e de colágeno formará um enovelado de axônios que nada mais é senão o conhecido *neuroma de amputação*, geralmente uma estrutura muito dolorosa.

É certo também que essas alterações estarão na dependência de vários fatores, tais como: identificação do processo, tempo de atendimento da lesão, manobras cirúrgicas empregadas, reabilitação competentemente aplicada etc.

O corpo celular que sofre a lesão apresenta modificações morfológicas, entre elas:

- A cromatólise, com diminuição da basofilia citoplasmática, em função da dissolução dos corpúsculos de Nissl.
- Deslocamento do núcleo para a periferia da célula.
- As células de Schwann proliferam formando uma coluna de células compactas que podem ou não levar à regeneração completa dos nervos, dependendo das questões já descritas.

Em um nervo misto, por exemplo, se as fibras sensitivas regeneradas ocuparem colunas destinadas às placas motoras do músculo estriado, a função do músculo não será restabelecida e vice-versa.

NEUROPATIAS SECUNDÁRIAS A OUTRAS DOENÇAS

Em muitos casos, mesmo com os recursos atuais disponíveis, como ultramicroscopia eletrônica, a causa das neuropatias poderá ainda ficar indeterminada.

Uma infinidade de causas pode propiciar essas doenças, tais como: carências vitamínicas, agentes tóxicos, drogas de uso terapêutico com reação secundária, doenças hereditárias, doenças paraneoplásicas, doenças imunológicas, infecções, doenças metabólicas etc. Em muitas circunstâncias, sintomas se mesclam, dificultando o diagnóstico definitivo.

Bilbao apresentou duas tabelas que revelam as dificuldades para se estabelecer um diagnóstico preciso dessas enfermidades[4].

Dos 683 casos estudados, somente 196 tiveram seus diagnósticos definitivos, ou seja, 28,7%. No restante, os diagnósticos ficaram como: degeneração axonal, degeneração axonal e desmielinização, inflamação crônica com degeneração axonal e, em 12,9%, nada foi encontrado na biópsia dos nervos examinados.

É importante citar o diabetes, uma das doenças que mais comprometem os pacientes, apresentando uma neuropatia periférica. Essa doença parece estar mais afeita aos diabéticos que fumam, àqueles que pouca ou quase nenhuma atividade física exercem, como caminhar, praticar esportes etc. Geralmente, essas alterações são mais freqüentes nos pacientes com mais de 40 anos.

Marcondes descreve que a melhor arma terapêutica para melhorar as neuropatias periféricas do diabetes é compensar o diabético[5].

É comum, na história desses pacientes, serem encontradas referências de adormecimento e diminuição da sensibilidade a temperaturas, particularmente nas regiões plantares. Tais alterações vão se agravando com a não-identificação da moléstia e passam a ser mais sentidas à noite.

Pela falta de sensibilidade, podem começar a aparecer ulcerações que podem se infectar e levar ao aparecimento de lesões mais graves, a ponto mesmo de ser necessária a amputação do pé ou da perna.

Nos diabéticos podem ocorrer também as neuropatias viscerais, com repercussão na micção, por exemplo. Há um esvaziamento incompleto da bexiga, o que facilita as infecções urinárias e renais. Esses pacientes podem apresentar igualmente disfunção sexual, que é mais sentida nos homens.

Há também, nos diabéticos, uma correlação muito íntima com hipertensão arterial. Essa correlação pode favorecer o aparecimento de infartos do miocárdio, de acidentes vasculares cerebrais e de alterações renais.

Nos casos mais avançados, não só os pés e as pernas são atingidos, mas as mãos, da mesma forma, podem vir a ter alterações sensitivas e motoras.

Nas polineuropatias estão afetados os nervos dos membros inferiores e superiores, com distribuição em *botas e luvas*, ou seja, as lesões afetam mais as extremidades, e são simétricas.

Nesses casos, a biópsia pode apresentar dois tipos de alterações: as neuropatias axonais e a desmielinização segmentar. Mesmo assim, com a descrição do quadro histopatológico, não é possível determinar a causa da neuropatia.

Neuropatia Axonal

Essa doença é observada nos axônios dos neurônios sensitivos ou motores. A partir das áreas mais distantes da lesão é que vai começar a ocorrer a degeneração e encurtamento da área viável. A esse fenômeno se denomina *dying-back neuropathy*[2].

Nesses casos, o simples exame histopatológico não determina a causa da degeneração dos axônios. A anamnese acompanhada de um bom exame clínico poderá ser o caminho da identificação.

A observação histológica, então, costuma ser pobre, pois, ao se examinar o nervo, o processo já ocorreu há algum tempo, sendo um fato crônico, e o que se observa é a pequena quantidade de axônios com diâmetros maiores e bainha de mielina.

Nesse tipo de degeneração, as fibras musculares dependentes daquela inervação sofrem atrofia por denervação. Isso, entretanto, não significa que elas se tornarão inviáveis, mas acarretará sua atrofia.

Por outro lado, a atrofia não é o indicativo seguro desse tipo de degeneração, já que ela poderá ocorrer também pelo desuso, por exemplo, nos casos de membros engessados por longo período. O achado no exame histológico deve ser bem avaliado, para não se produzir um diagnóstico de etiologia que não seja a correta.

Não é incomum ocorrer a mielinização de alguns axônios, o que é, em outras palavras, a regeneração. É lenta, mas garante parte da recuperação funcional do músculo afetado, por reinervação.

Desmielinização Segmentar

É uma alteração que ocorre nas células de Schwann ou na bainha de mielina e não nos axônios. O interessante, nesse processo, é que algumas células de Schwann são afetadas enquanto outras, do mesmo nervo, não o são.

Ela pode ser grave, como na síndrome de Guillain-Barré, que é uma entidade proveniente provavelmente de um mecanismo auto-imune. Essa entidade ocasiona uma polirradiculoneuropatia, predominantemente motora, que pode levar a um quadro de paralisia respiratória.

Os agentes desencadeantes desse quadro são: *Mycoplasma pneumoniae*, citomegalovírus, hepatites B e C, vacinas, alguns linfomas e eventuais intervenções cirúrgicas.

Os estudos revelam que a enfermidade começa junto aos nódulos de Ranvier, com desaparecimento da bainha de mielina de todo um segmento internodal, que é invadido por macrófagos.

Não se sabe o porquê, mas outros segmentos contíguos são preservados.

Ainda dentro da avaliação das neuropatias, é possível estudar as pessoas portadoras de HIV/AIDS. Calcula-se que 30% dos portadores da doença apresentem quadro de polineuropatia sensitiva distal (PND).

McArthur entende que o fator de risco que mais predispõe ao desenvolvimento da neuropatia sensitiva por HIV/AIDS é o nível inicial da carga viral existente antes de se iniciar o tratamento específico[6]. Quanto mais elevado esse nível, maior a probabilidade do aparecimento da neuropatia periférica.

O mesmo pesquisador acredita que a inflamação dos gânglios das raízes dorsais e nervos periféricos acarrete degeneração axonal, lesando principalmente as fibras nervosas desmielinizadas. Isso, segundo ele, pode ocasionar hiperexcitabilidade (sensitiva) dos neurônios sensitivos, levando à dor e parestesia. Sugere ainda que, além do fator doença, a própria medicação antiviral contribua para a neuropatia periférica por toxicidade.

Neuropatias Identificadas como Decorrentes de Certos Tumores

Em determinadas circunstâncias, o quadro clínico de comprometimento de uma terminação nervosa pode ser o primeiro sinal de uma neoplasia em desenvolvimento, ainda que sem sintomatologia específica dela.

A compressão de nervos periféricos pela neoplasia pode, portanto, ser o primeiro sinal clínico da neoplasia, conhecido como síndrome ou sinal paraneoplásico.

Exemplo clássico desses sinais é o que ocorre com o carcinoma de pequenas células do pulmão, *oat cells carcinoma*. Causam fraqueza e déficit sensorial, particularmente nos membros inferiores, e se arrastam às vezes por meses antes de ser descoberta a doença.

Essas manifestações sensoriais ocorrem por degeneração de células dos gânglios das raízes dorsais. Essa degeneração axonal está presente tanto no nervo periférico como na medula espinal. Nesses locais existe um infiltrado inflamatório linfoplasmocitário.

Existem estudos demonstrando que portadores de tumores de plasmócitos (plasmocitoma – mieloma múltiplo) podem desenvolver neuropatia periférica por deposição de amilóide de cadeias leves nos nervos periféricos, ou por deposição de imunoglobulina (IgM) ao longo do nervo.

Outras Neuropatias

Neuropatias Diftéricas

Ocorrem por ação tóxica da exotoxina diftérica sobre os nervos periféricos, levando assim ao agravamento da doença. Pelo que se conhece, é através da barreira incompleta, hematoneural, que ocorre a penetração da toxina.

Vírus da Varicela-zóster

É outra entidade em que é possível encontrar lesão nos nervos periféricos por ação viral. Ocorre uma erupção cutânea extremamente dolorosa, mais comum na região abdominal (predominantemente flanco) e, às vezes, na região do trigêmeo na face. Nesses casos, os gânglios sensoriais revelam destruição e perda de neurônios, com processo inflamatório linfomonocitário. Esse quadro parece estar intimamente ligado a fatores imunológicos.

NEUROPATIAS METABÓLICAS E TÓXICAS

Neuropatias Metabólicas

As neuropatias metabólicas podem estar associadas a pacientes com doenças hepáticas, tireoidianas, renais, pancreáticas, insuficiência respiratória etc.

Um bom exemplo é a deficiência da vitamina B1 (tiamina) que desenvolve uma neuropatia axonal (beribéri) e a deficiência de outras vitaminas, como a B6, B12 etc.

A neuropatia urêmica que ocorre nos portadores de insuficiência renal crônica é outro exemplo.

No diabetes é comum encontrar neuropatia simétrica, em que estão comprometidos os nervos sensoriais e motores distais. Isso acaba acarretando perda de sensibilidade à dor e não é incomum o aparecimento de úlceras, muitas vezes de difícil cicatrização. Isso ocorre em função das alterações microvasculares nos nervos dos diabéticos. As arteríolas endoneurais mostram espessamento e hialinização com alargamento da membrana basal.

Nos diabéticos mais idosos, com clínica reconhecida de muitos anos, é possível identificar também a paralisia unilateral dos nervos oculares, havendo, entretanto, a preservação dos reflexos.

Neuropatias Tóxicas

Ainda dentro das doenças dos nervos periféricos, merecem ser citadas, mesmo que seja para simples conhecimento, as chamadas neuropatias tóxicas.

Já foram feitas algumas considerações, anteriormente, mas agora serão citadas as avaliadas como decorrentes de substâncias químicas, biológicas, pesticidas etc.

Compostos orgânicos e inorgânicos, dentre eles alguns metais na forma de sais ou na forma elementar, podem produzir uma neuropatia, geralmente axonal e de evolução aguda ou crônica. As intoxicações por esses metais não se limitam à parte periférica do sistema nervoso (PPSN), mas a neuropatia pode se manifestar no contexto de uma afecção sistêmica com manifestações gastrointestinais, dérmicas, hematológicas e não infreqüente no SNC[7].

Chumbo: leva a neuropatias que ocorrem por exposição crônica, geralmente motora, com acometimento de membros superiores, iniciando-se com debilidade muscular. Nos casos mais avançados, o processo pode progredir para os membros inferiores.

Arsênio: é também responsável por uma intoxicação crônica a causadora desse tipo de neuropatia. As afecções são do tipo sensitivo-motora e são simétricas. As áreas afetadas geralmente são as extremidades distais dos membros inferiores. A polineuropatia arsenical pode ser confundida, muitas vezes, com a alcoólica. A histopatologia na arsenical pode, em determinados casos, revelar atrofia da pele e seus anexos, o que não ocorre na alcoólica.

Tálio: a neuropatia por esse elemento é sempre sensitivo-motora, com quadro clínico de parestesia, mialgias, tremores, ataxia. As pessoas têm muita dor nas plantas dos pés, particularmente ao contato. No transcorrer da doença, poderá evoluir para um comportamento semelhante ao da síndrome de Guillain-Barré.

Outros metais também podem vir a produzir neuropatias periféricas, mas são de ocorrência muito mais rara que as aqui citadas. Merecem menção, porém, o mercúrio, antimônio, ouro, cobre, além de sais de lítio e magnésio etc. Deverão ser objeto de investigação, quando os outros forem descartados laboratorialmente.

Os pesticidas utilizados no nosso campo podem vir a produzir neuropatias periféricas. Geralmente são do tipo distais e simétricas. Nos casos agudos, a paralisia é a forma mais proeminente. Quaisquer deles, em doses altas, produzem intoxicações sérias que levam à morte, antes mesmo do quadro de lesão nervosa.

Ainda como fonte de pesquisa para essa modalidade de neuropatia tóxica, não se pode deixar de consignar certos fármacos, como: (2,4-diclorofenoxi)acético e (2,4,5-triclorofenoxi)acético, solventes orgânicos (hexano, tricloroetileno), acrilamida, álcool, nitrofurantoína, isoniazida, vincristina, cloranfenicol. difenil-hidantoína etc.

Neuropatias Hereditárias

Várias são as causas hereditárias das neuropatias periféricas, algumas já determinadas geneticamente, como a atrofia dos músculos fibulares (doença de Charcot-Marie-Tooth) e a neuropatia intersticial hipertrófica hereditária (doença de Déjérine-Sottas).

No laboratório, com a histopatologia para análise das raízes motoras, observa-se infiltrado inflamatório mononuclear, acometendo os vasos perineurais. Na seqüência, são os axônios os envolvidos. Pode ser observada, igualmente, a desmielinização segmentar dos axônios. Estes poderão ou não sofrer o processo de degeneração.

A microscopia eletrônica é a indicada para avaliar lesões iniciais. Os axônios desmielinizados estão envoltos por células de Schwann que produzirão nova bainha, podendo a espessura mostrar a evolução no diagnóstico de remielinização.

No estudo das neuropatias, muito embora boa parte das lesões não tenha um substrato histopatológico definido e imediato, em outros tipos de neuropatia periférica é possível, através da microscopia comum, identificar o agente responsável, como no mal de Hansen, onde o agente é o *Mycobacterium leprae*. Por meio de colorações especiais é possível identificá-lo no corte histológico.

Neuropatias Amilóides

São doenças autossômicas dominantes.

Exemplo: a doença dos pezinhos, descrita em Portugal em 1952, em pacientes da localidade de Póvoa de Varzim (polineuropatia amiloidótica familial tipo Andrade ou tipo I).

A evolução para essa doença ainda hoje é grave.

O quadro das neuropatias amiloidóticas apresenta quatro formas, segundo Faria[2]:

- *Difusa*: o amilóide está distribuído difusamente no endoneuro.
- *Globular*: são nódulos que se apresentam entre os feixes de axônios, que os comprimem.
- *Vascular*: os depósitos ocorrem nos *vasa nervorum*.
- *Extraneural*: são depósitos que ocorrem fora das estruturas nervosas, mas que, por estarem próximos, comprimem-nas, afetando-as. Por exemplo: síndrome do túnel do carpo.

REFERÊNCIAS BIBLIOGRÁFICAS

1. JUNQUEIRA; CARNEIRO. *Histologia Básica /Tecido Nervoso*. 7. ed. Rio de Janeiro: Guanabara Koogan, 1990. p. 120-145.
2. FARIA, J. L. et al. *Patologia Especial – Nervos Periféricos*. 2. ed. Rio de Janeiro: Guanabara Koogan, 1999. p. 568-576.
3. COTRAU, KUMAR; ROBBINS. *Patologia Estrutural e Funcional – Nervo Periférico e Músculo Esquelético*. 5. ed. Rio de Janeiro: Guanabara Koogan, 1996. p. 1151-1170.
4. BILBAO, J. M. Normal Anatomy Basic Pathologic Mecanisms Neuropathies. 8. ed. St. Louis-Missouri, 1999, p. 2365-97. Ackerman´s Surgical Pathology. Juan Rosai.
5. MARCONDES, SUSTAVICH; RAMOS. *Propedêutica e Fisiopatologia – Neurologia*. 4. ed. Rio de Janeiro: Guanabara Koogan, 1989. p. 703-717.
6. MCARTHUR, J. C. Sensory neuropathy in HIV/AIDS. Report from the 8th CROI. In: VIII CROI. *The Hopkins HIV Report*. May, 2001.
7. GISBERT CALABUIG, J. A. *Medicina Legal e Toxicologia/Neuropatia Periférica*. 5. ed. Barcelona: Masson, 1999. p. 648-653.

CAPÍTULO 64

Exames Físico e Neurológico

Claudia Barata Ribeiro Blanco Barroso

INTRODUÇÃO

O exame físico do paciente com suspeita de lesão nervosa periférica deve ser realizado tendo-se em mente que os nervos periféricos podem ser comprometidos em qualquer local de seu curso, desde a medula espinal até os músculos e a pele por eles inervados. Assim, o local da lesão pode estar nas raízes nervosas, nos nervos espinais, nos plexos, nos troncos nervosos maiores, ou em seus ramos individuais. O papel do exame físico deve ser o de decidir a distribuição anatômica da disfunção nervosa periférica, descobrir se existe um nervo, dois ou mais nervos distintos, ou vários nervos comprometidos de forma simétrica, orientando a classificação da lesão como mononeuropatia, mononeuropatia múltipla, ou polineuropatia, respectivamente. O exame físico também deve ser capaz de estabelecer se a lesão é preferencialmente de fibras finas (redução de dor e temperatura) ou de fibras grossas (redução de sensibilidade tátil, vibratória e posicional)[1]. Além dessa caracterização da lesão nervosa periférica, o exame físico deve ser associado aos dados de anamnese para suspeita diagnóstica de lesão isolada do sistema nervoso periférico ou de lesão deste como parte de contexto maior, em patologias que comprometem vários sistemas.

Além do exame dirigido à queixa principal do paciente, o médico fisiatra ainda deve procurar por sinais que indiquem problemas secundários, que podem estar presentes como resultado do tratamento ou como resultado de medidas preventivas inapropriadas, uma vez que estes problemas adicionam incapacidade àquelas causadas diretamente pela patologia primária. Ao fisiatra ainda cabe a verificação de habilidades residuais que possam ser trabalhadas para diminuir a incapacidade e restabelecer habilidades funcionais perdidas[2].

EXAME FÍSICO GERAL

Muitas pistas em relação à causa das neuropatias, sejam generalizadas ou focais, podem ser obtidas somente por exame físico completo. Se examinarmos somente o membro sintomático, um comprometimento de outros nervos (periféricos ou cranianos) pode não ser percebido e tornar um diagnóstico de mononeuropatia múltipla ou de esclerose lateral amiotrófica, por exemplo, impossível.

Anormalidades cutâneas como neurofibromas, manchas café-com-leite, áreas despigmentadas ou hipoestésicas podem fazer pensar em neurofibromatose ou em hanseníase, respectivamente. Lesões de pele secundárias à irradiação podem levar ao diagnóstico de síndrome pós-radiação. Lesões tipo máculas ou pápulas eritematosas, nódulos, púrpuras e úlceras necróticas localizadas ou disseminadas podem levar ao diagnóstico de vasculite.

Nas neuropatias associadas a doenças específicas podem ser encontradas manifestações sistêmicas da doença em questão. Nas polirradiculopatias inflamatórias agudas pode ocorrer significativa instabilidade autonômica, com hipotensão ou até com arritmia cardíaca. No lúpus eritematoso sistêmico pode haver comprometimento do sistema cardiorrespiratório, sinais de artrite, sinais de insuficiência renal, dentre outros. Na porfiria pode haver dor abdominal, hipertensão, taquicardia. Na sarcoidose pode haver linfoadenomegalia, déficit visual por uveíte, lesões mucosas em nariz, comprometimento pulmonar, hepatomegalia, aumento da parótida, entre outros.

Assim, um exame completo pode revelar uma doença sistêmica como neoplasia, vasculite ou infecção, para citar algumas possibilidades.

O exame completo também permite que o fisiatra liste problemas em outros sistemas que possam interferir no plano de reabilitação e que devam ser abordados concomitantemente à incapacidade específica causada pela neuropatia. Assim, o sistema cardiovascular deve ser cuidadosamente checado, pois a recuperação das atividades básicas de autocuidado perdidas geralmente requer um regime específico de exercícios terapêuticos, sendo essencial uma reserva cardiovascular adequada. Como o sistema cardiovascular, a reserva respiratória necessita ser acessada durante a avaliação da tolerância ao exercício. Alterações autonômicas e sensitivo-motoras que afetem as funções de micção, de evacuação e de função sexual devem ser atentamente pesquisadas, pois influenciam de forma importante na qualidade de vida dos portadores de neuropatias periféricas.

EXAME NEUROLÓGICO

Estado Mental

O exame do estado mental não precisa ser sistematizado, a realização da anamnese já indica se existem déficits que mereçam análise mais cuidadosa.

Nervos Cranianos

O exame sucinto dos pares cranianos é essencial, pois várias neuropatias periféricas comprometem os nervos cranianos:

- *Nervo olfatório (I par)*: geralmente não é testado no exame de rotina para neuropatias.
- *Nervo óptico (II par)*: peça para o paciente contar seus dedos a uma distância de 2m. Aproxime-se até a distância de 60cm, peça que o paciente faça a oclusão de um dos olhos, feche seu olho contralateral e mova seu braço à frente, nos limites do seu campo visual, comparando-o com o do paciente[3].
- *Nervos oculomotor, troclear e abducente (III, IV, VI pares)* – (Fig. 64.1): peça para o paciente olhar para cima, para baixo, para os lados e obliquamente. Observe se suas pupilas são regulares e simétricas. Faça incidir um feixe de luz e observe a constrição das pupilas. Observe se existe nistagmo.

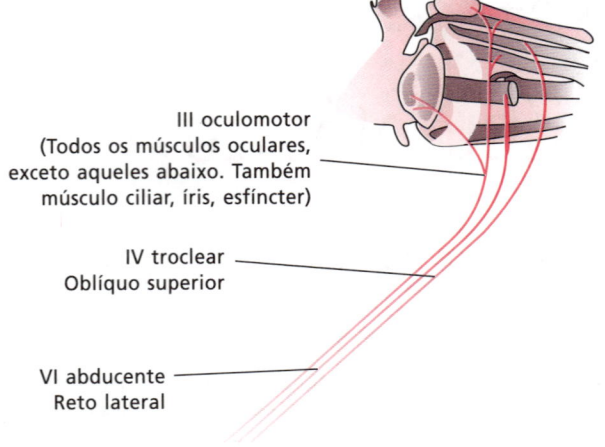

Figura 64.1 – Nervos oculomotor, troclear e abducente com os músculos por eles inervados.

- *Nervo trigêmeo (V par)* – (Fig. 64.2): normalmente basta examinar sua porção sensitiva tocando a face no território dos três ramos do trigêmeo e comparando um lado com o outro.
- *Nervo facial (VII par)* – (Fig. 64.3): solicite que o paciente enrugue a testa, feche os olhos com força e sorria. Observe a simetria.
- *Nervo vestibulococlear (VIII par)* – (Fig. 64.4): esfregue um chumaço de cabelo próximo ao ouvido de um lado e do outro.
- *Nervos glossofaríngeo e vago (IX e X pares)* – (Fig. 64.5): solicite que o paciente abra a boca e diga "A", observe se a úvula se eleva de forma simétrica. Toque com um abaixador de língua a parede posterior da faringe e observe se o reflexo de vômito é simétrico.
- *Nervo acessório (XI par)* – (Fig. 64.6): teste a força do músculo esternocleidomastóideo pedindo que o paciente vire a cabeça com força para um lado e para o outro. Teste o músculo trapézio solicitando que o paciente eleve os ombros.
- *Nervo hipoglosso (XII par)* – (Fig. 64.7): mande o paciente mover a língua em todos os sentidos e observe a movimentação. Observe também se existe atrofia ou fasciculações.

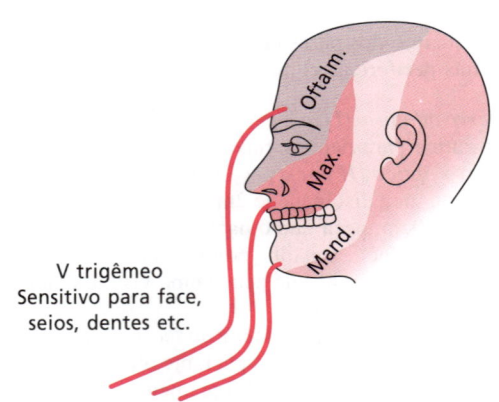

Figura 64.2 – Nervo trigêmeo e área de inervação sensitiva de seus três ramos.

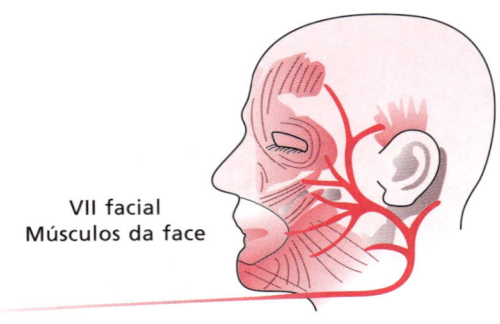

Figura 64.3 – Nervo facial.

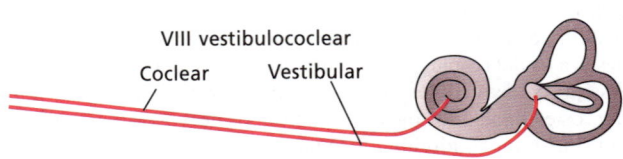

Figura 64.4 – Nervo vestibulococlear.

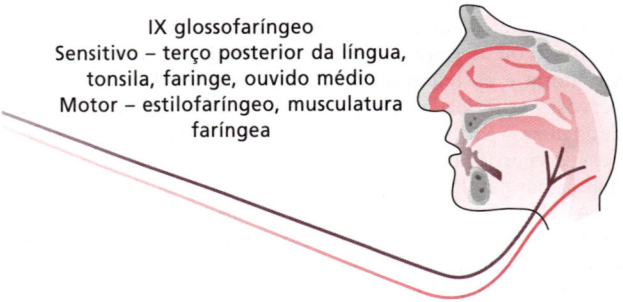

Figura 64.5 – Nervo glossofaríngeo.

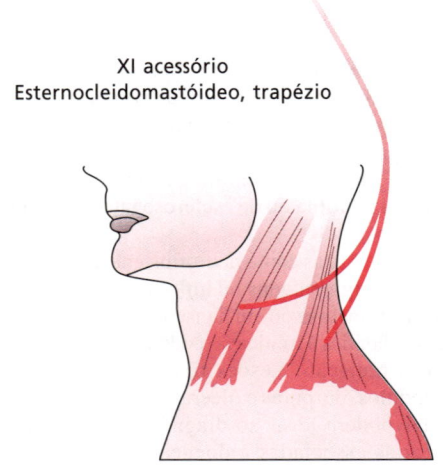

Figura 64.6 – Nervo acessório com sua área de inervação sensitiva e motora.

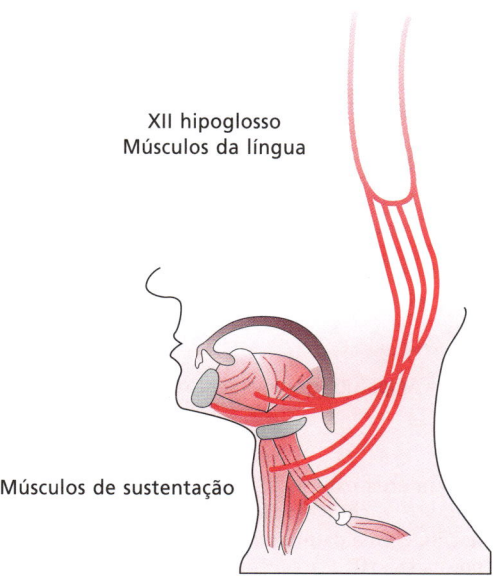

Figura 64.7 – Nervo hipoglosso.

Trofismo Muscular

A seguir deve ser observado o trofismo muscular. Nunca é demais lembrar que para verificação da existência ou não de atrofia ou hipertrofia muscular é essencial que o paciente esteja com o tronco, os membros superiores e os membros inferiores descobertos. Áreas com alterações tróficas devem ser anotadas e colocadas em perspectiva com outras anormalidades do exame neurológico (Fig. 64.8).

Tônus Muscular

O passo seguinte é a avaliação do tônus muscular pela realização de movimentos passivos com os membros do paciente. Deve ser notado se existe aumento do tônus (que fala contra neuropatia periférica, exceto em casos de comprometimento misto, periférico e central) ou diminuição (mais característico das neuropatias) e se esta alteração é segmentar ou generalizada.

Amplitude dos Movimentos e Força Muscular

Logo depois se inicia o exame dos movimentos ativos do paciente e quantifica-se sua força. O conhecimento acurado dos músculos empregados na execução dos vários movimentos é pré-requisito para a localização de lesões nervosas periféricas. Determinadas combinações de déficit motor podem indicar lesão de determinado nervo, e outras combinações podem indicar lesão de plexos ou de raízes nervosas. Exemplo ilustrativo é o de uma neuropatia do nervo musculocutâneo (Fig. 64.9), com hipotrofia e fraqueza do músculo bíceps braquial e com alteração sensitiva no aspecto radial do antebraço (ramo sensitivo do musculocutâneo – nervo cutâneo lateral do antebraço). O diagnóstico diferencial mais importante é o de ruptura do tendão do bíceps, havendo fraqueza para flexão do cotovelo, mas sem perda sensitiva. Outro diagnóstico diferencial seria uma radiculopatia de C6, mas nesse caso outros músculos inervados por C6 (deltóide, braquiorradial) estariam fracos, além das alterações sensitivas usualmente se estenderem até a mão (Fig. 64.10), enquanto no comprometimento do nervo cutâneo lateral do antebraço elas se estendem até o punho, poupando a mão.

Durante o exame, fatores como a temperatura ambiente, a fadiga e a dificuldade de concentração do paciente devem ser levados em conta e, se necessário, corrigidos, minimizando sua influência nos resultados obtidos. Variações anatômicas podem tornar a interpretação dos achados difícil.

A graduação da força é realizada por escala numérica, como se segue:

- *Grau 0*: ausência de contração perceptível.
- *Grau 1*: presença de contração palpável, mas insuficiente para que haja movimento.
- *Grau 2*: presença de movimentação ativa com eliminação da gravidade.
- *Grau 3*: presença de movimentação ativa que vence a gravidade em todo o arco de movimento, sem no entanto vencer mínimo grau de contra-resistência.
- *Grau 4*: presença de movimentação ativa contra resistência, embora com força diminuída.
- *Grau 5*: força muscular normal.

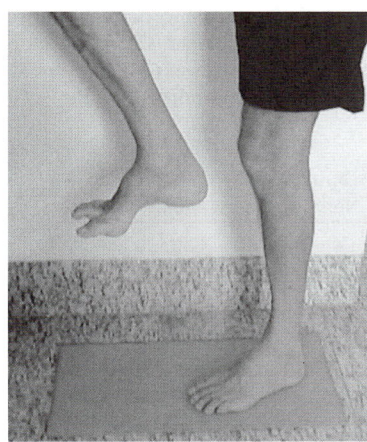

Figura 64.8 – Hipotrofia importante da musculatura intrínseca do pé.

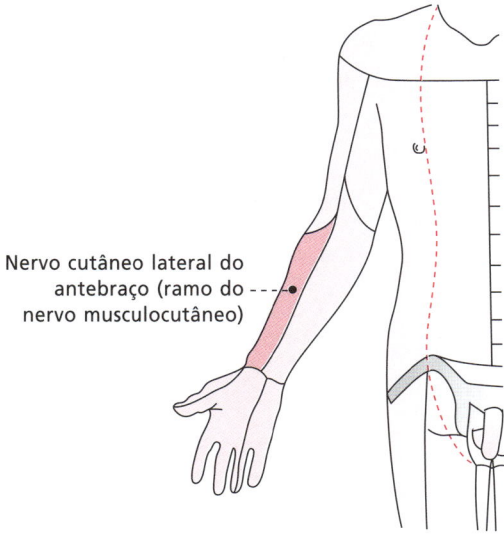

Figura 64.9 – Curso e distribuição do nervo musculocutâneo.

Alterações da sensibilidade

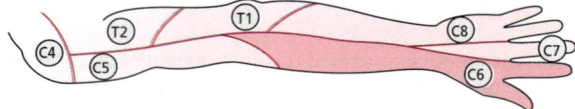

Figura 64.10 – Dermátomo C6.

Os testes a seguir, quando sistematizados, podem ser realizados em poucos minutos, trazendo informações valiosas.

Movimentos do Ombro

Amplitude dos Movimentos

Flexão-extensão é medida no plano sagital, com o braço ao lado do corpo do paciente. Coloca-se o goniômetro no centro do ombro, um braço alinhado paralelamente à linha média do corpo e o outro com o eixo longitudinal do úmero (Fig. 64.11). Os limites normais são de 10 a 240°.

Abdução-adução é medida no plano frontal, com o braço ao lado do corpo do paciente, com a palma da mão virada para o corpo. A partir de 90° a palma da mão é rodada externamente e passa a ser virada para a linha média do corpo. O goniômetro é colocado posteriormente, nivelado com o acrômio, um braço alinhado paralelamente à linha média do corpo e o outro com o eixo longitudinal do úmero (Fig. 64.12). Os limites normais são de 10 a 180°.

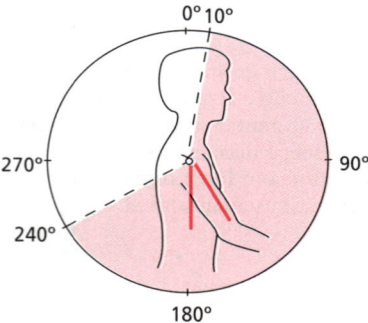

Figura 64.11 – Amplitude de movimento de flexão-extensão do ombro.

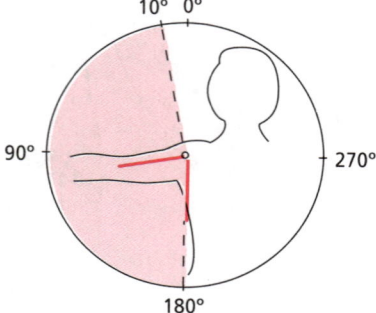

Figura 64.12 – Amplitude de movimento de abdução-adução do ombro.

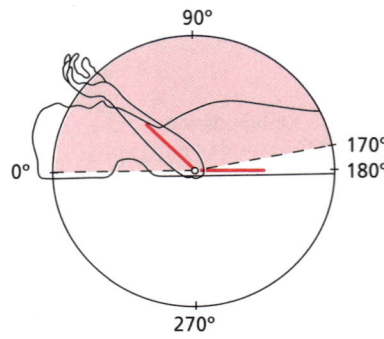

Figura 64.13 – Amplitude de movimento de rotação externa-interna do ombro.

Rotação interna-externa é medida no plano sagital, o úmero é abduzido 90°, o cotovelo fletido 90° e o antebraço colocado em pronação, com a palma virada para os pés (Fig. 64.13). Os limites normais são 0° de rotação externa e 170° de rotação interna.

Todos os músculos adjacentes ao ombro trabalham nos movimentos deste, sejam como motores primários, secundários, ou fixadores (Fig. 64.14).

Abdução do Braço a Partir da Posição de Repouso ao Lado do Corpo até 60°

O paciente tenta abduzir o braço enquanto o examinador resiste ao movimento (Fig. 64.15)[4].

Essa manobra testa bem os músculos supra-espinal e trapézio. O supra-espinal, inervado pelo nervo supra-escapular (C5-C6) é o motor primário e os dois terços inferiores do trapézio funcionam como fixadores.

Abdução do Braço a Partir de 60°

O músculo deltóide é o motor primário, podendo ser vista e sentida sua contração se for realizada contra-resistência (Fig. 64.16). Esse músculo é inervado pelo nervo axilar através das raízes C5-C6.

Observação: a abdução do braço até 45° pode ser realizada na presença de paralisia dos músculos supra-espinal e deltóide por contração do trapézio.

Elevação do Braço Acima da Cabeça

Esse movimento pode ser realizado por abdução ou flexão do braço (Fig. 64.17). A principal diferença é que se for utilizada a flexão existe participação importante do músculo peitoral maior e se for usada a abdução não. Vários músculos participam desse movimento: os rotadores externos, o serrátil anterior, o elevador da escápula e o rombóide.

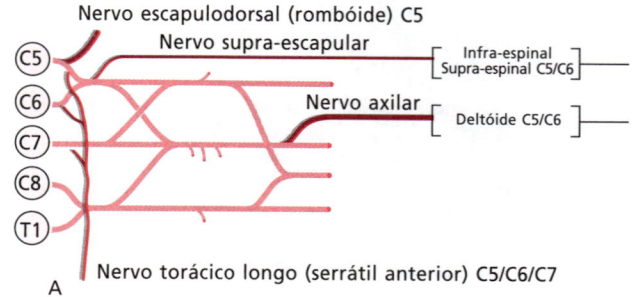

Figura 64.14 – Plexo braquial: inervação do ombro.

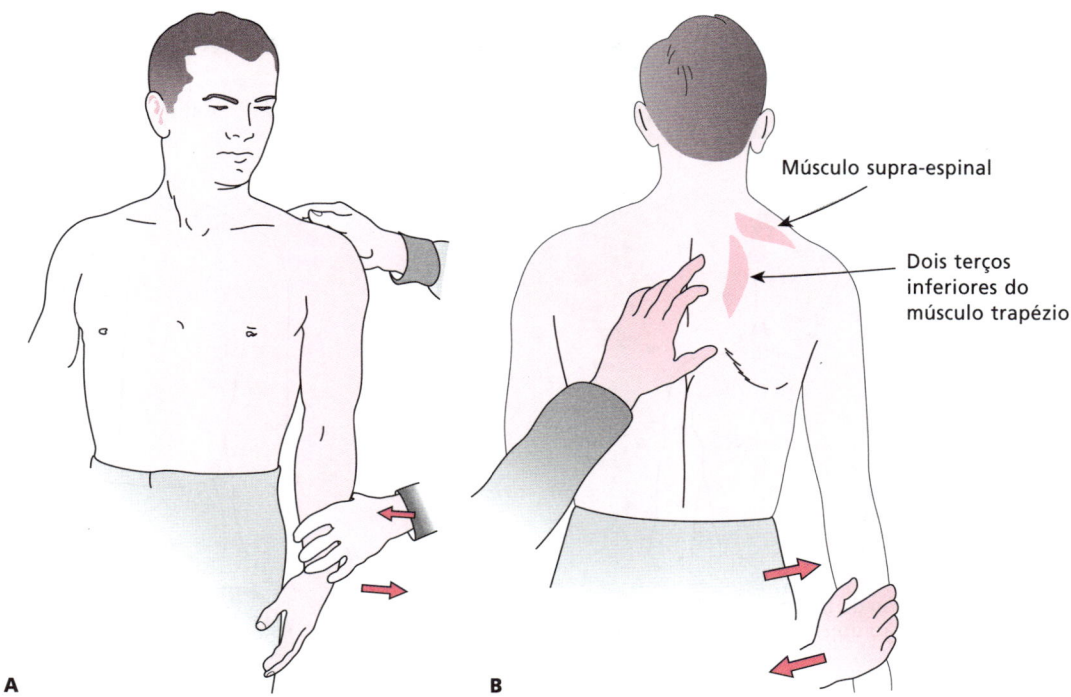

Figura 64.15 – (*A* e *B*) Abdução do braço a partir da posição de repouso ao longo do corpo.

Observação: quando este movimento é realizado, o ritmo escapuloumeral deve ser observado atentamente; anormalidades indicam mau funcionamento dos músculos e/ou das articulações envolvidas.

Elevação dos Ombros

Esse movimento testa a parte superior do trapézio, músculo inervado pelo nervo acessório e o elevador da escápula, inervado pelas raízes C3-C4-C5 (Fig. 64.18).

Fixação do Ombro

Pedimos para o paciente colocar a mão na cintura e empurramos seu cotovelo para frente, solicitando que ele mantenha o braço imóvel, fazendo força com o ombro para trás (Fig. 64.19). Durante esta manobra, a contração do rombóide, inervado pelo nervo escapulodorsal, raízes C4-C5 e pelos dois terços inferiores do trapézio, pode ser sentida.

Manobra de Empurrar uma Parede

O paciente tenta empurrar firmemente uma parede (Fig. 64.20). Normalmente a escápula mantém sua posição próxima à caixa torácica pela contração do músculo serrátil anterior, inervado pelo nervo torácico longo através dos segmentos espinais C5-C6-C7. Se a escápula se afastar da caixa torácica (escápula alada), este músculo não estar contraindo de forma eficaz.

Rotação Interna ou Medial do Braço

O antebraço é fletido até formar um ângulo reto e o paciente é requisitado a rodar o braço em direção ao tórax enquanto o examinador exerce contra-resistência (Fig. 64.21). Os motores primários são o subescapular e o redondo maior. Fraqueza nesse movimento constitui evidência de comprometimento dos nervos subescapular e toracodorsal, por meio dos segmentos espinais C5-C6-C7.

Rotação Externa ou Lateral do Braço

A partir da mesma posição anterior o paciente resiste à tentativa do examinador de rodar seu braço internamente (Fig.

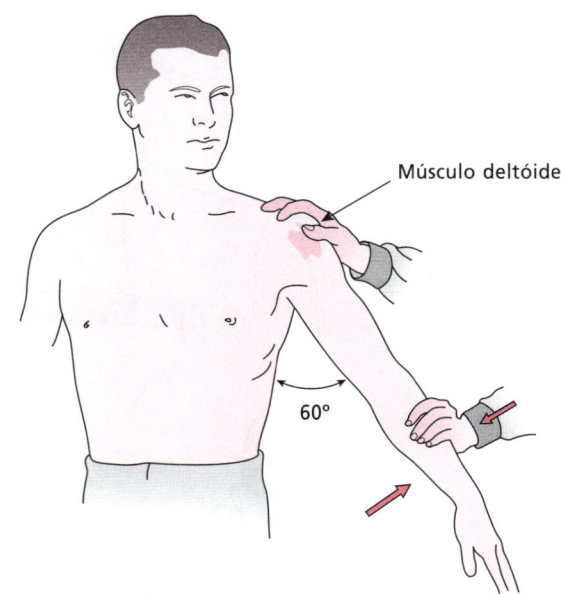

Figura 64.16 – Abdução do braço a partir de 60°.

64.22). O motor primário é o músculo infra-espinal, inervado pelo nervo supra-escapular, oriundo dos segmentos C5-C6.

Adução do Braço Contra o Corpo

O braço é levemente abduzido e fletido no cotovelo. Pede-se ao paciente que mantenha o braço nessa posição enquanto o examinador tenta abduzi-lo ainda mais, ao mesmo tempo palpando a contração do músculo peitoral maior, motor primário desse movimento, inervado pelo nervo peitoral medial e lateral, raízes C5-C6-C7-C8-T1 (Fig. 64.23).

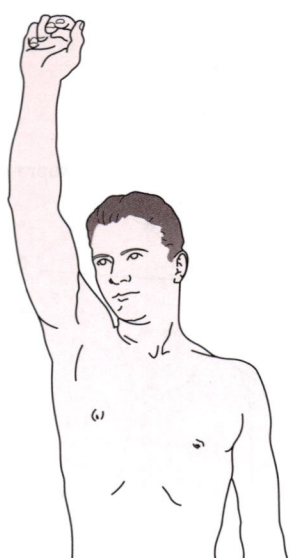

Figura 64.17 – Elevação do braço acima da cabeça: deve ser realizada para observação do ritmo escapuloumeral.

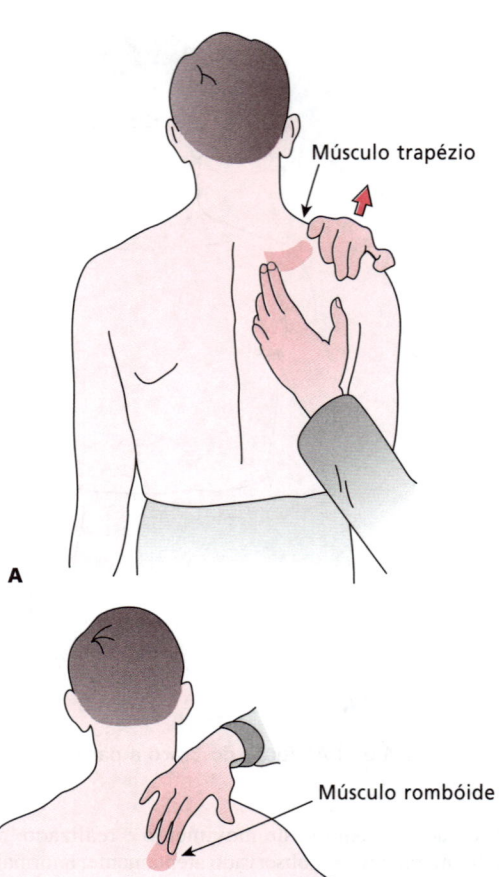

Figura 64.19 – (*A* e *B*) Fixação do ombro.

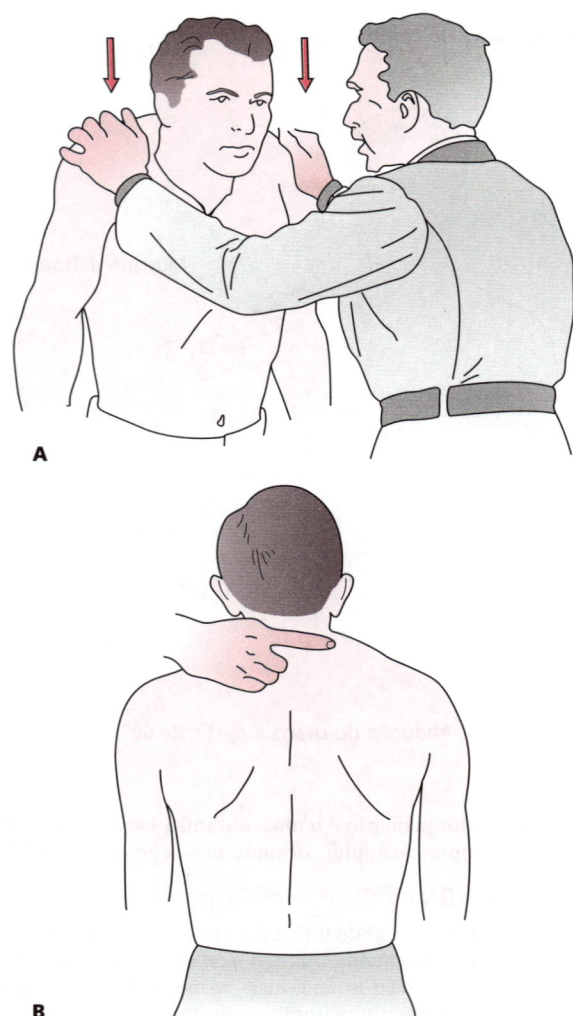

Figura 64.18 – (*A* e *B*) Elevação dos ombros.

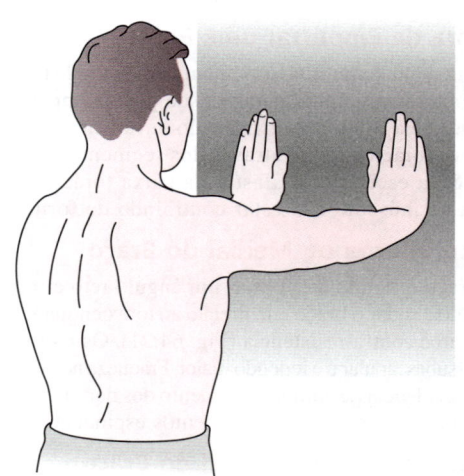

Figura 64.20 – Manobra de empurrar parede.

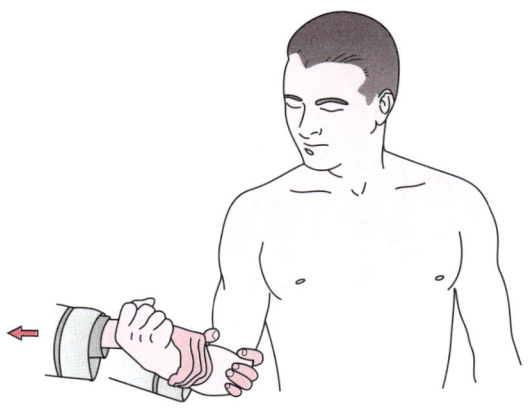

Figura 64.21 – Rotação interna do braço.

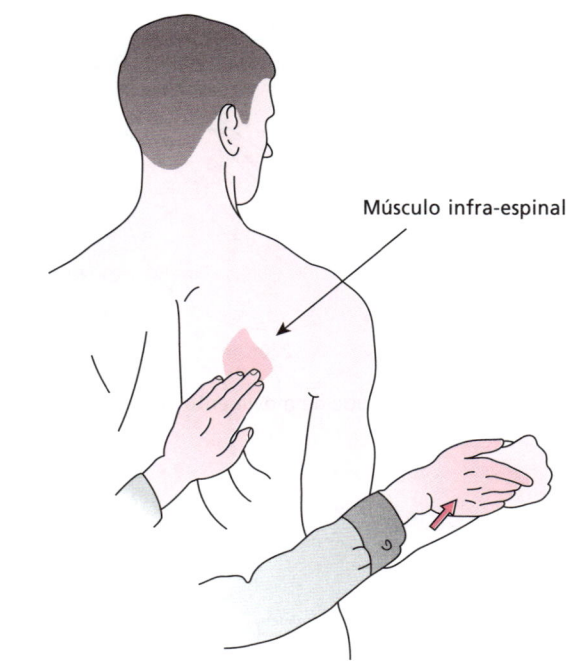

Figura 64.22 – Rotação externa do braço.

Caso clínico: paciente de 26 anos, sexo masculino, referindo dor no ombro após acidente automobilístico ocorrido três meses antes. Durante o exame foi notada hipotrofia dos músculos supra e infra-espinal, leve fraqueza na abdução do ombro até 60°, ausência de hipotrofia de deltóide e força normal da porção posterior do deltóide, testada com o paciente mantendo o braço em abdução de 90° e solicitando que empurre o braço para trás, o que separa a contração do deltóide da contração do supra-espinal. Com esse exame, ficou claro que a lesão nervosa periférica era só do nervo supra-escapular. Ainda existe, nesse caso, um diagnóstico diferencial importante com lesão de manguito rotador do ombro, podendo haver hipotrofia por desuso e fraqueza por dor à tentativa de realizar os movimentos solicitados.

Principais Movimentos do Cotovelo

Amplitude dos Movimentos

Flexão-extensão é medida no plano sagital, com o braço ao lado do corpo do paciente, em posição anatômica (Fig. 64.24). Os limites normais são de 30 a 180° (Fig. 64.25).

Flexão do Antebraço

Com o antebraço supinado, pede-se que o paciente dobre o braço enquanto o examinador resiste ao movimento. Nessa situação, o músculo bíceps braquial é o motor primário (Fig. 64.26). O mesmo movimento com o antebraço em posição neutra entre supinado e pronado testa o músculo braquiorradial. Ambos são inervados pelo nervo musculocutâneo, oriundo do tronco superior do plexo braquial, a partir das raízes C5-C6.

Extensão do Antebraço

Tomando-se cuidado para eliminar o efeito facilitador da gravidade, a partir de uma posição com o cotovelo levemente fletido, pede-se que o paciente o estenda enquanto o examinador resiste. O motor primário é o músculo tríceps braquial e o secundário o músculo ancôneo, ambos inervados pelo nervo radial, oriundo do cordão posterior do plexo braquial a partir das raízes C7-C8.

Principais Movimentos do Punho

Amplitude dos Movimentos

Flexão-extensão é medido no plano sagital, com o antebraço e a mão em pronação. (Fig. 64.27). Os limites normais são de 90 a 250° (Fig. 64.28).

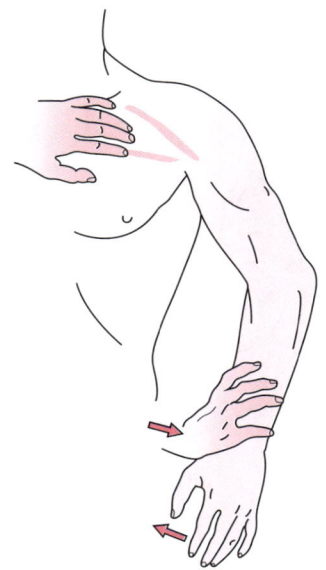

Figura 64.23 – Adução do braço contra o corpo.

Flexão do Punho

A flexão do punho é realizada principalmente pelos músculos flexor radial do carpo e flexor ulnar do carpo, inervados pelos nervos mediano e ulnar respectivamente, oriundos das raízes C7-C8 (Fig. 64.29).

Extensão do Punho

A extensão do punho é realizada pelos músculos extensor ulnar do carpo, extensor radial do carpo e extensor comum dos dedos, todos inervados pelo nervo radial, oriundos das raízes C6-C7 principalmente (Fig. 64.30).

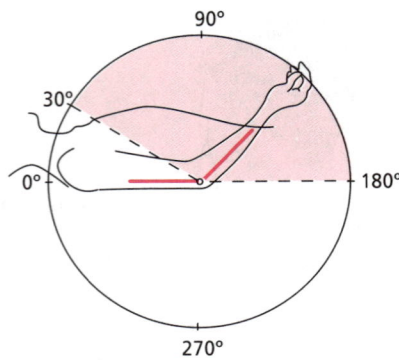

Figura 64.24 – Amplitude de movimento de flexão-extensão do cotovelo.

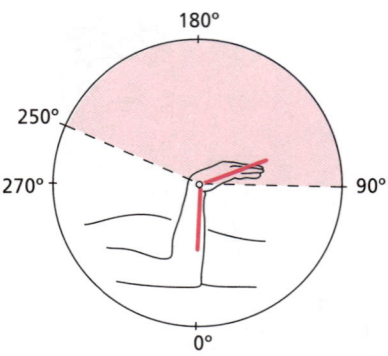

Figura 64.27 – Amplitude de movimento de flexão-extensão do punho.

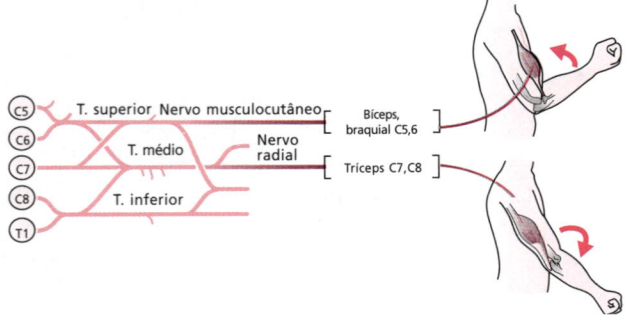

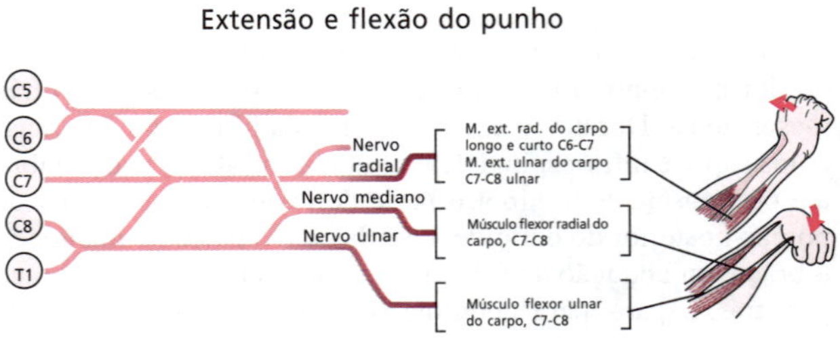

Figura 64.25 – Plexo braquial: inervação do cotovelo.

Figura 64.28 – Plexo braquial: inervação do punho.

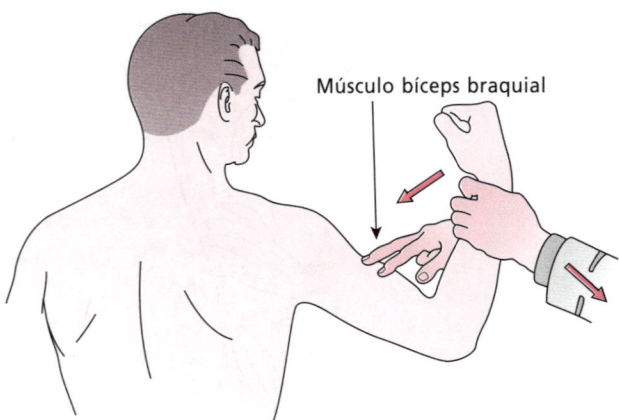

Figura 64.26 – Flexão do cotovelo com o antebraço em supinação, movimento dependente quase que inteiramente dos músculos bíceps braquial e braquial.

Principais Movimentos do Polegar e dos Dedos

Adução do Polegar e dos Dedos

O polegar pode ser aduzido em dois planos, no plano da palma (adução ulnar) e no plano fazendo 90º com a palma (adução palmar). Para testar esses movimentos basta colocar a mão com a borda ulnar voltada em direção a uma superfície plana e fazer o paciente resistir à tentativa do examinador de retirar um pedaço de papel que ele esteja segurando entre o polegar e a borda radial da mão e entre o polegar e a palma da mão, respectivamente (Fig. 64.31). Quanto à adução dos dedos, é só prosseguir colocando o papel entre cada um deles e repetir a tentativa de retirá-lo (Fig. 64.32). Esses movimentos são realizados principalmente à custa dos músculos adutor do polegar e dos interósseos palmares, inervados pelo nervo ulnar, pelas raízes C8-T1.

Abdução dos Dedos

Com os dedos estendidos e bem separados, o paciente resiste à tentativa do examinador de fechar seus dedos. Serão testados os músculos interosseodorsais, além dos lumbricais e do abdutor do V dedo, todos inervados pelo nervo ulnar, a partir dos segmentos C8-T1.

Observação: esse teste rápido geralmente é tomado como parâmetro para verificação da função do nervo ulnar. É útil lembrar que a flexão das falanges distais do quarto e do quinto dedos também pode ser utilizada como parâmetro de função do nervo ulnar.

Abdução do Polegar

A partir da mesma posição inicial anterior, esse movimento pode ser realizado de duas maneiras, uma no mesmo plano da palma da mão e outra em um plano em ângulo reto com a palma da mão (Fig. 64.33). No primeiro caso testam-se os músculos extensor curto do polegar, extensor longo do polegar, abdutor curto do polegar e abdutor longo do polegar, inervados pelos nervos radial e mediano. No segundo caso, os músculos abdutor curto do polegar, abdutor longo do polegar, oponente do polegar e flexor curto do polegar, inervados pelos nervos mediano e ulnar.

Observação: este segundo teste geralmente é tomado como parâmetro para teste da função do nervo mediano. É útil lembrar que a flexão das falanges distais do segundo e do terceiro

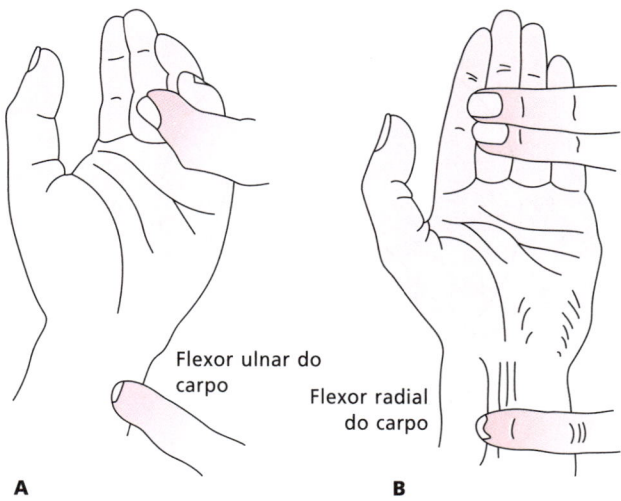

Figura 64.29 – (*A*) Flexão do punho, mediada pelo músculo flexor ulnar do carpo. (*B*) Flexão do punho, mediada pelo músculo flexor radial do carpo.

dedos também pode ser um bom parâmetro para teste da função do nervo mediano. *Extensão do polegar e dos dedos nas articulações metacarpofalangeanas* é realizada pelos músculos extensor dos dedos, extensor do índex e extensor do quinto dedo, todos inervados pelo nervo radial, raízes C7-C8. Esse teste é geralmente utilizado como parâmetro para função do nervo radial.

Movimentos do Quadril

Amplitude de Movimentos

Flexão-extensão

Com o paciente em supino, coloca-se o centro do goniômetro na altura do grande trocanter, um braço em um eixo paralelo ao eixo do fêmur e o outro em uma linha traçada perpendicularmente à linha entre a crista ilíaca ântero-superior e a crista ilíaca póstero-superior, como na Figura 64.34. Os limites normais são 50° e 170° com o joelho fletido e 90 e 170° com o joelho estendido.

Abdução-adução

Com o paciente em supino, coloca-se um braço do goniômetro em uma linha traçada entre as cristas ilíacas ântero-superiores. O outro braço do goniômetro é alinhado paralelamente à linha média da região anterior da coxa (Fig. 64.35). Os limites normais são 135 a 195°.

Rotação Interna-externa

Com o paciente em supino, quadril e joelho fletidos 90° cada, centro do goniômetro da articulação do joelho, os dois braços do goniômetro alinhados ao eixo longitudinal da tíbia, mover um dos braços acompanhando o movimento lateral e medial da tíbia (Fig. 64.36). Os limites normais são 40° para rotação externa e 45° para rotação interna.

Força Muscular

Flexão

Esse movimento depende primariamente do músculo iliopsoas, sendo o ilíaco inervado pelo nervo femoral (L2-L3) e o psoas por ramos diretos dos segmentos L1-L2-L3 do plexo lombar. Pode ser testado de duas maneiras, como mostra a Figura 64.37. A fraqueza muscular do iliopsoas pode não refletir patologia nervosa, pois pode estar alterada em patologias articulares do quadril e do joelho.

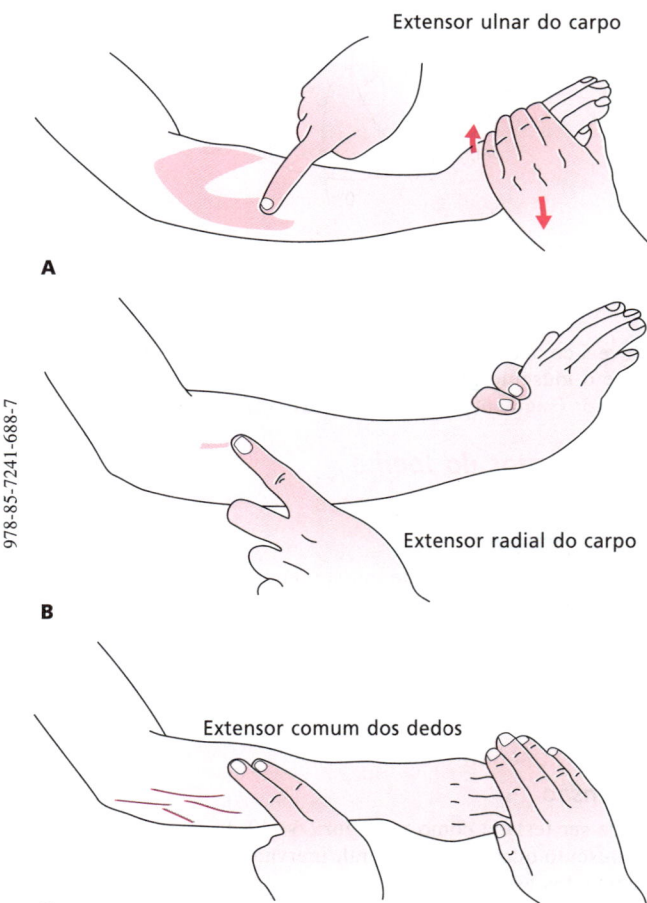

Figura 64.30 – (*A* a *C*) Teste de força muscular dos extensores do punho.

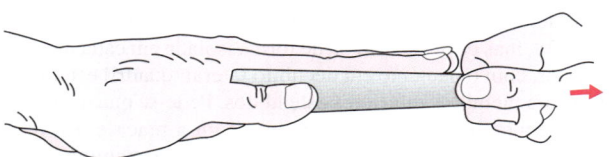

Figura 64.31 – Adução do polegar.

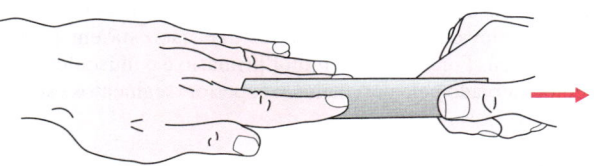

Figura 64.32 – Adução dos dedos.

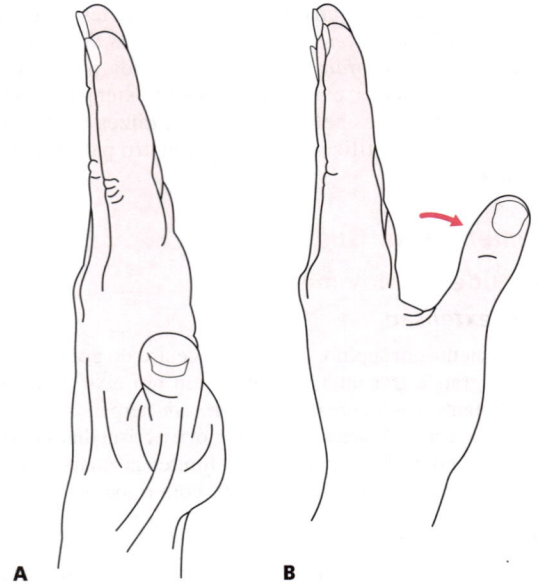

Figura 64.33 – (*A* e *B*) Abdução do polegar.

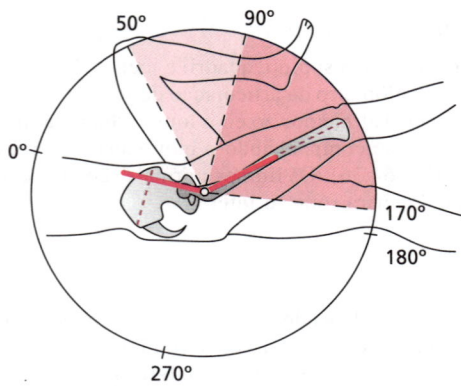

Figura 64.34 – Amplitude de movimento de flexão-extensão do quadril.

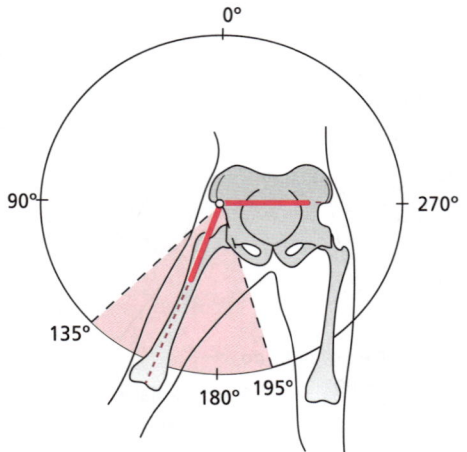

Figura 64.35 – Amplitude de movimento de abdução-adução do quadril.

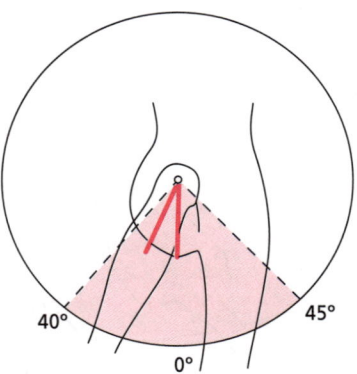

Figura 64.36 – Amplitude de movimento de rotação externa-interna do quadril.

Adução

Pode ser estimada nos dois membros inferiores como na Figura 64.38, mas deve ser testada de forma isolada em cada membro inferior, com o paciente em decúbito lateral, quadril estabilizado e com membros inferiores estendidos. Pede-se que o paciente eleve o membro inferior em contato com a maca e o leve ao encontro do outro, mantido em suspensão pelo examinador. Os motores primários são os adutores, inervados pelo nervo obturador (segmentos espinais L2-L3, principalmente).

Abdução

Paciente em decúbito lateral, membros inferiores estendidos, procurar elevar o membro inferior que não está em contato com a maca (Fig. 64.39). O motor primário é o músculo glúteo médio, inervado pelo nervo glúteo superior (segmentos espinais L4-L5-S1).

Extensão

Testado com o paciente em decúbito ventral, joelho do membro inferior a ser testado em flexão, solicita-se que o paciente eleve a coxa da maca de exame (Fig. 64.40). O motor primário é o músculo glúteo máximo, inervado pelo nervo glúteo inferior (segmentos espinais L5-S1-S2).

Movimentos do Joelho

Amplitude de Movimentos

Flexão-extensão

Medimos com o paciente em supino ou sentado na beira da cadeira ou da maca de exame. O goniômetro é centrado lateralmente à articulação do joelho, um braço paralelo ao eixo longitudinal do fêmur e o outro paralelo ao eixo longitudinal da tíbia (Fig. 64.41). Os valores normais do arco de movimento são de 45 a 180°.

Força Muscular

Extensão

Deve ser testada como na Figura 64.42. O motor primário é o músculo quadríceps femoral, inervado pelo nervo femoral, segmentos espinais L2-L3-L4.

Flexão

O melhor método de teste é o da Figura 64.43. Os motores primários são os músculos bíceps femoral, semitendíneo e

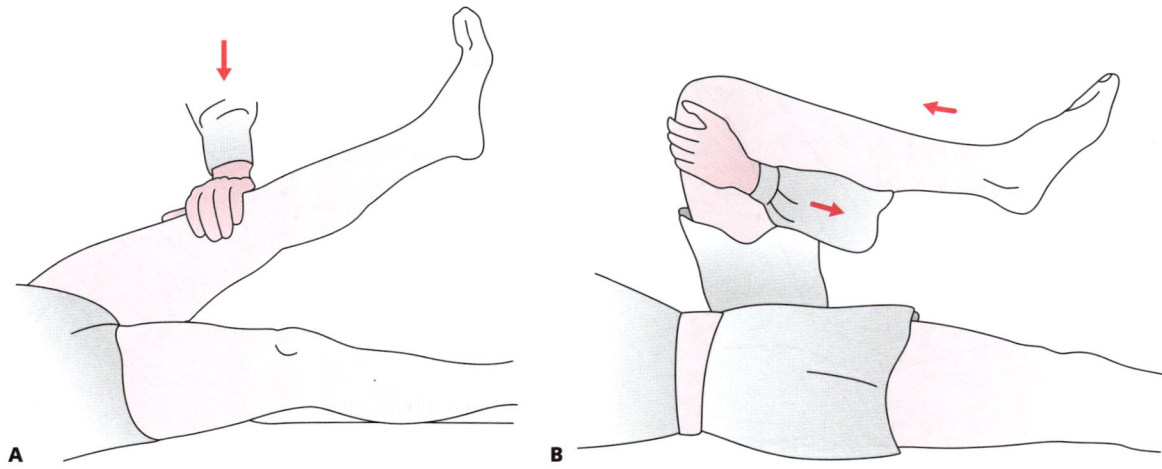

Figura 64.37 – (A e B) Teste de força muscular dos flexores do quadril.

semimembranoso, inervados pelo nervo ciático, segmentos espinais L5-S1-S2.

Movimentos do Tornozelo

Dorsoflexão-Flexão Plantar

O paciente pode estar sentado ou em supino, mas o joelho deve estar fletido para permitir a máxima dorsoflexão do tornozelo. Um braço do goniômetro é colocado em uma linha paralela ao eixo longitudinal da fíbula, na face lateral da perna, e o outro paralelo ao eixo longitudinal do quinto metatarso, como na Figura 64.44. Os limites normais vão de 80 a 155°.

O motor primário da dorsoflexão é o músculo tibial anterior, inervado pelo nervo fibular profundo, segmentos espinais L4-L5 (Fig. 64.45).

O motor primário da flexão plantar é o músculo gastrocnêmio, inervado pelo nervo tibial, segmentos espinais S1-S2 (Fig. 64.46).

Inversão-eversão

O paciente pode estar sentado ou supino, sempre com o pé formando ângulo reto com a perna. Os limites normais vão de 30° na inversão até 15° na eversão, como mostram as Figuras 64.47 e 64.48.

Os motores primários da eversão são os músculos fibular longo e fibular curto, ambos inervados pelo nervo fibular superficial, segmentos espinais L5-S1.

O motor primário da inversão é o músculo tibial posterior, inervado pelo nervo tibial, segmentos espinais L5-S1-S2.

Exame Sensitivo

Freqüentemente, a informação do paciente sobre a área de anormalidade sensitiva não é suficiente, sendo necessária a realização de exame sistematizado com a utilização de estímulos táteis (algodão), térmicos (tubos de ensaio com água aquecida ou fria), dolorosos (alfinete de fralda) e teste da propriocepção (posicional e vibratória). Existem inúmeras dificuldades na realização dessa parte do exame neurológico: falta de colaboração do paciente, variações nas áreas de pele inervadas por raízes nervosas (dermátomos) (Fig. 64.49, A e B) e por nervos periféricos específicos (Fig. 64.50, A a C). Exceto em lesões muito graves, a distribuição de perda sensorial é parcial. Pacientes com comprometimento de determinada raiz raramente apresentam parestesias ou perda sensitiva em toda a área do dermátomo correspondente. Pode ser difícil a distinção

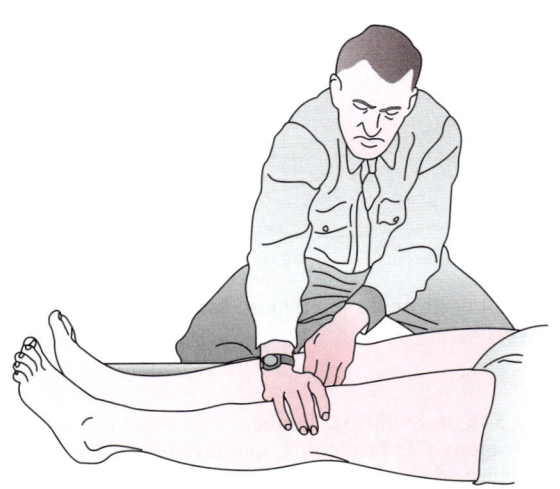

Figura 64.38 – (A e B) Teste de força muscular dos adutores do quadril.

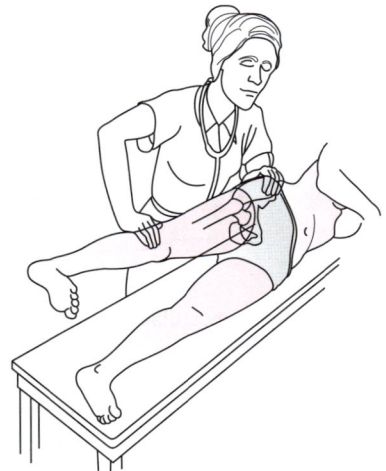

Figura 64.39 – Teste de força muscular dos abdutores do quadril.

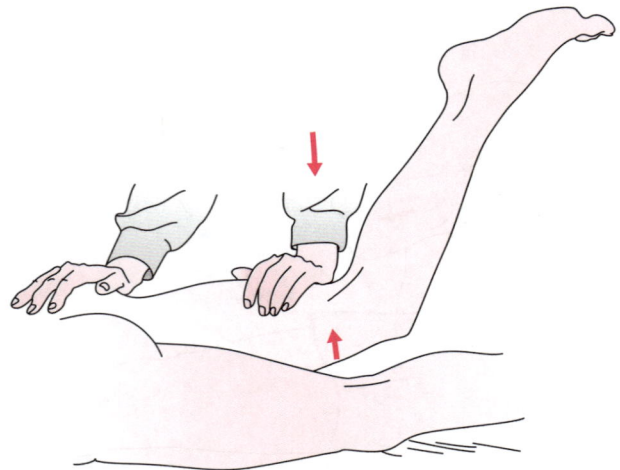

Figura 64.40 – Teste de força muscular dos extensores do quadril.

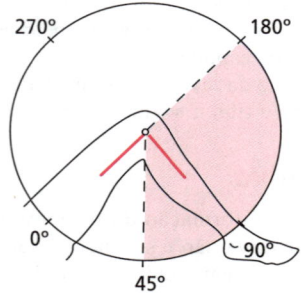

Figura 64.41 – Amplitude de movimento de flexão-extensão do joelho.

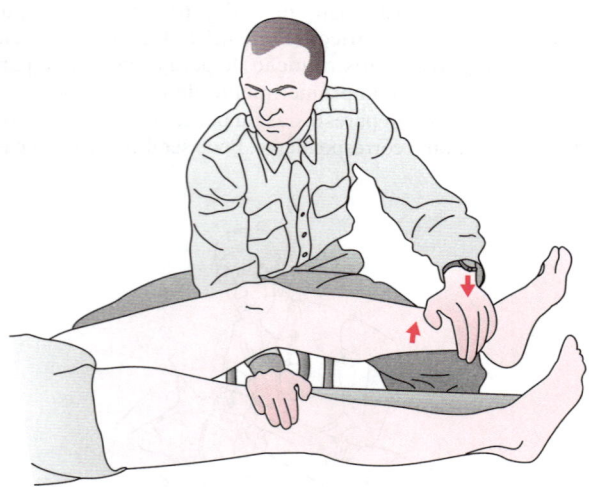

Figura 64.42 – Teste de força muscular dos extensores do joelho.

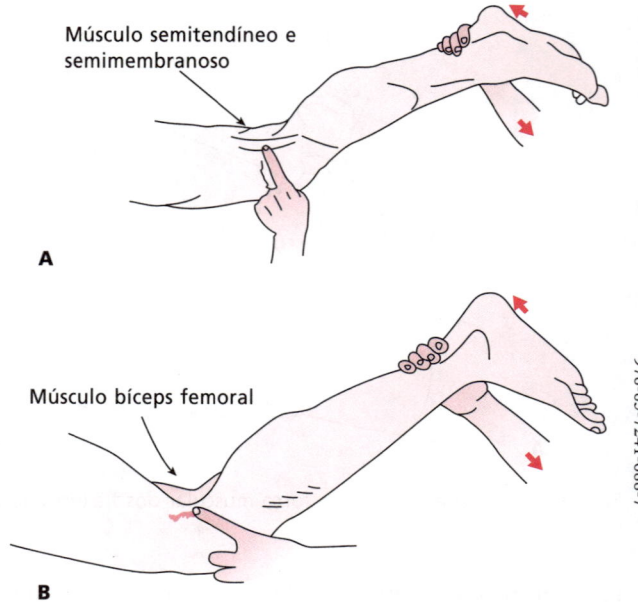

Figura 64.43 – Teste de força muscular dos flexores do joelho.

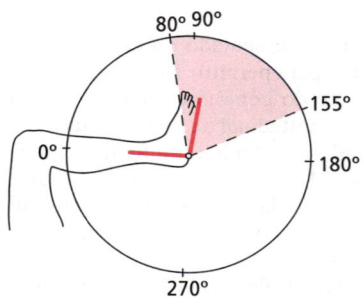

Figura 64.44 – Amplitude de movimento de dorsoflexão-flexão plantar do tornozelo.

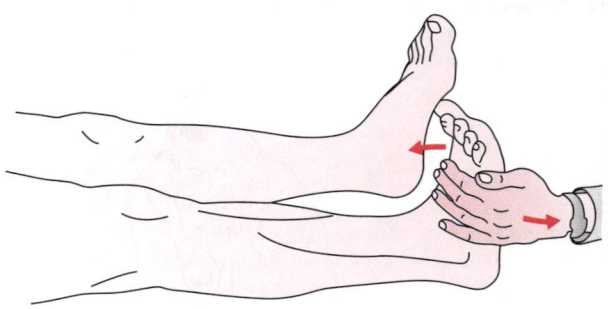

Figura 64.45 – Teste de força muscular dos dorsoflexores do tornozelo.

entre anormalidades sensitivas nas porções distais de um dermátomo e anormalidades na distribuição de um nervo periférico. Essa dificuldade pode ser exemplificada pelo comprometimento da raiz C8 (Fig. 64.51) e do nervo ulnar (Fig. 64.52), da raiz L5 (Fig. 64.53) e do nervo fibular comum (Fig. 64.54), entre outros. Também é possível o comprometimento seletivo de fascículos, que levam à perda sensitiva na distribuição de alguns ramos de um nervo periférico, levando o examinador a localizar a lesão em um ramo e não no tronco nervoso principal.

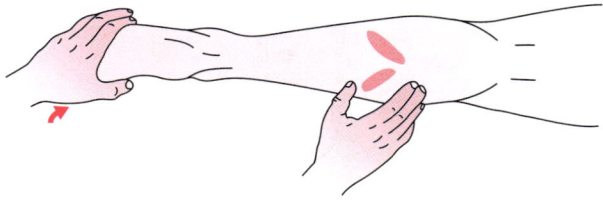

Figura 64.46 – Teste de força muscular dos flexores plantares do tornozelo.

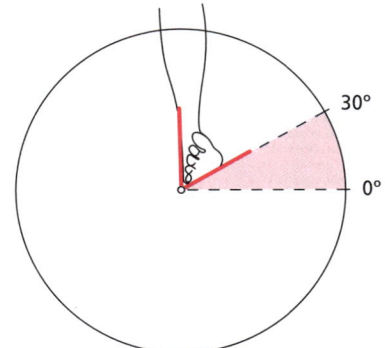

Figura 64.47 – Amplitude de movimento de inversão do tornozelo.

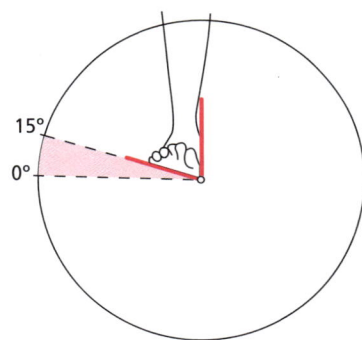

Figura 64.48 – Amplitude de movimento de eversão do tornozelo.

Reflexos Profundos

O exame dos reflexos traz informações importantes. Devem estar diminuídos ou abolidos nas neuropatias periféricas. Como cada reflexo é mediado em um segmento medular, seu comprometimento também ajuda na localização da lesão.

Reflexo Bicipital

Percute-se o tendão do músculo bíceps com o braço em semiflexão e ligeira pronação. A resposta normal é a contração do bíceps. Esse reflexo é mediado pelo segmento C5[5] (Fig. 64.55).

Reflexo Braquiorradial

Percute-se o tendão do músculo braquiorradial, junto à extremidade distal do rádio, devendo haver como resposta leve

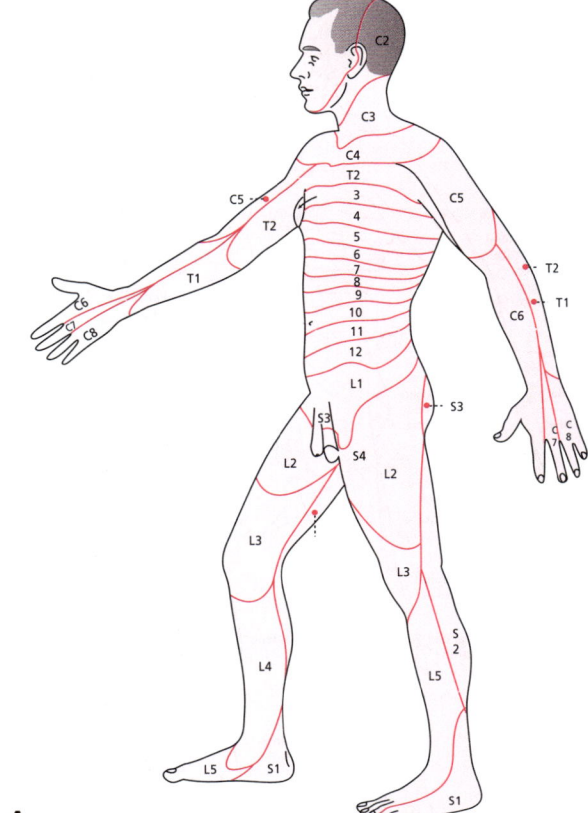

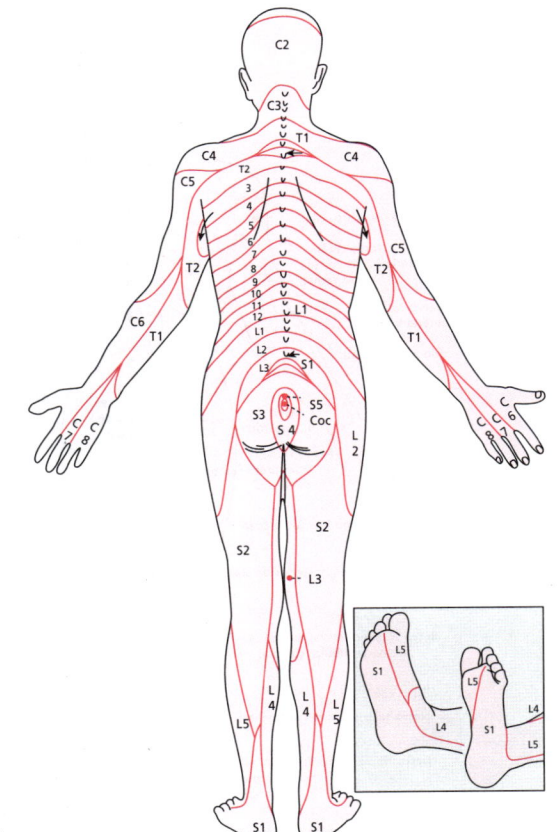

Figura 64.49 – (A e B) Dermátomos do corpo.

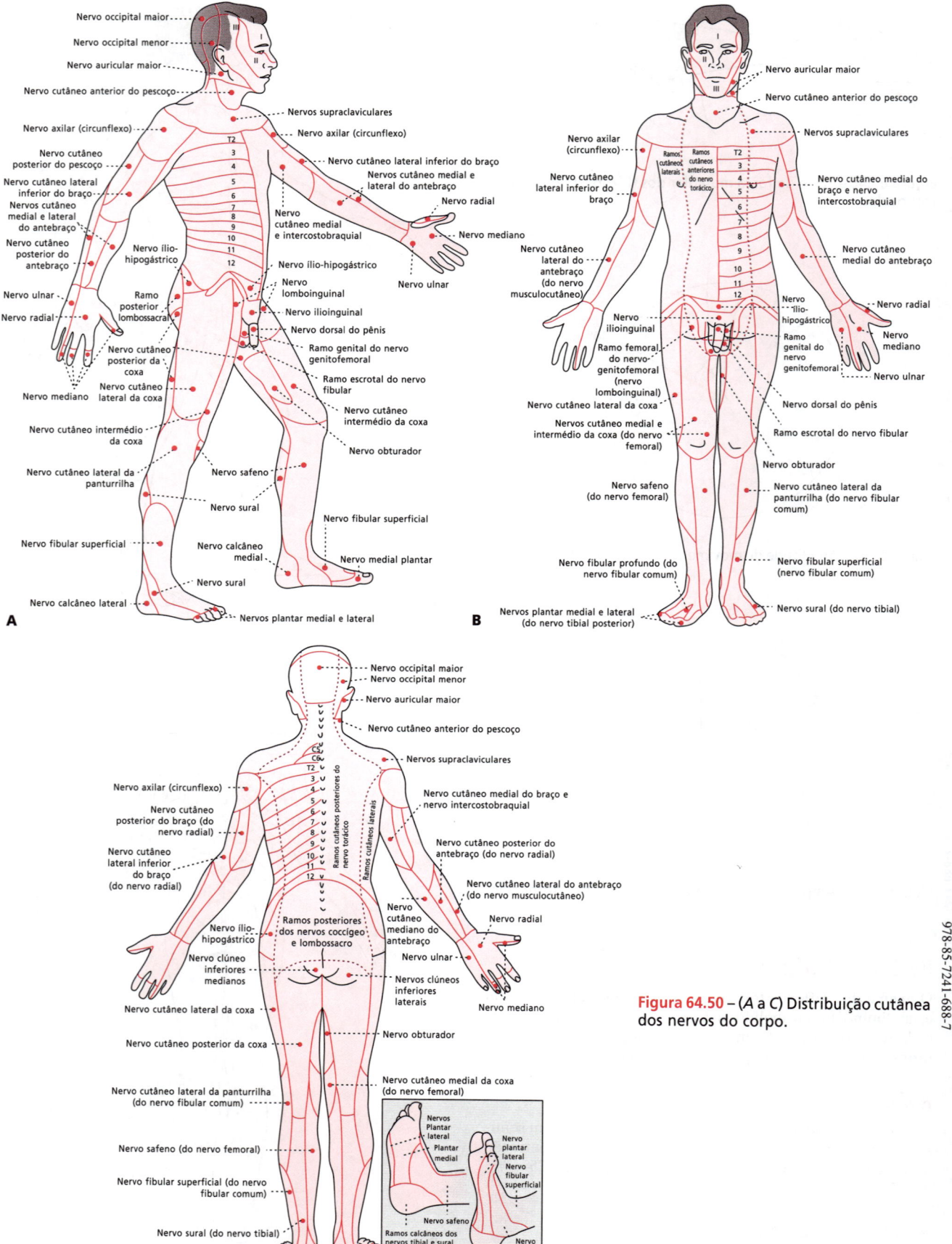

Figura 64.50 – (A a C) Distribuição cutânea dos nervos do corpo.

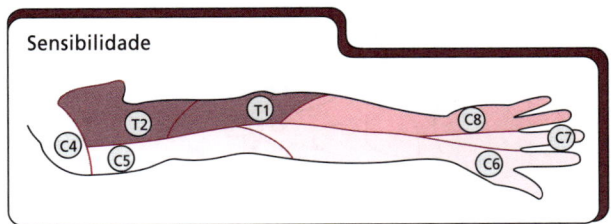

Figura 64.51 – Dermátomo C8.

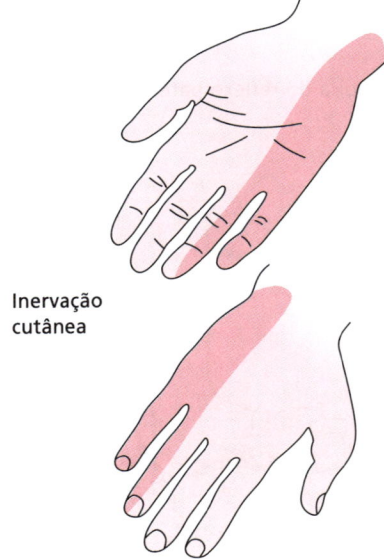

Inervação cutânea

Figura 64.52 – Nervo ulnar.

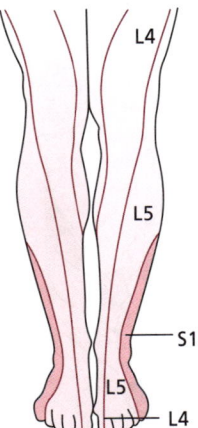

Figura 64.53 – Dermátomo L5.

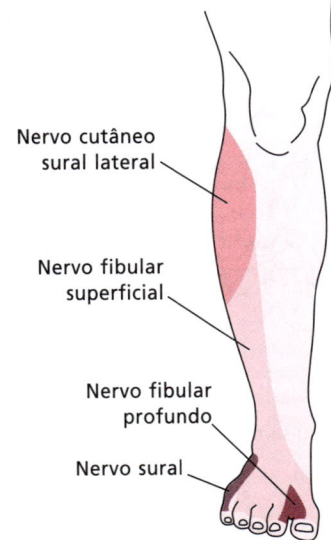

Figura 64.54 – Nervo fibular comum.

contração com desvio radial. Esse reflexo é mediado pelo segmento C6 (Fig. 64.56).

Reflexo Tricipital

Percute-se o tendão do músculo tríceps, no ponto onde ele cruza a fossa do olecrano e observa-se um pequeno sobressalto em seu tendão. Esse reflexo é mediado por C7 (Fig. 64.57).

Reflexo Patelar

Com o paciente sentado na beira da mesa de exame com as pernas pendentes, palpa-se o tendão do músculo quadríceps femoral, e percutindo através de um movimento rápido e preciso do punho (Fig. 64.58). Esse reflexo é mediado principalmente por L4.

Reflexo Aquileu

Paciente sentado na beira da mesa de exame com as pernas pendentes, tendão do complexo muscular gastrocnêmio/solear ligeiramente distendido por discreta dorsoflexão do pé realizada pelo examinador, percute-se o tendão, sendo desencadeado movimento involuntário de flexão plantar do pé (Fig. 64.59). Esse reflexo é mediado por S1.

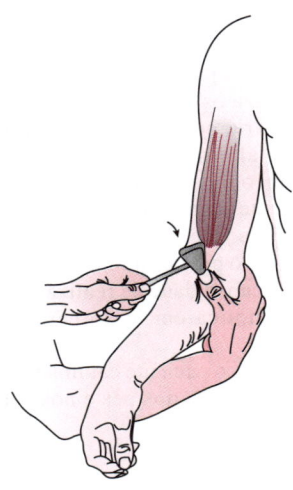

Figura 64.55 – Pesquisa do reflexo bicipital.

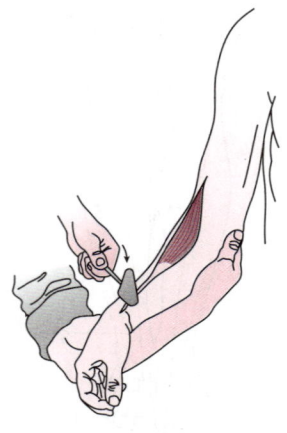

Figura 64.56 – Pesquisa do reflexo estilorradial.

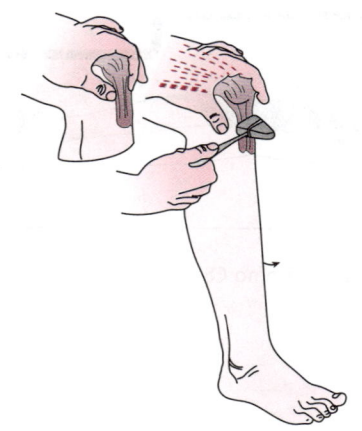

Figura 64.58 – Pesquisa do reflexo patelar.

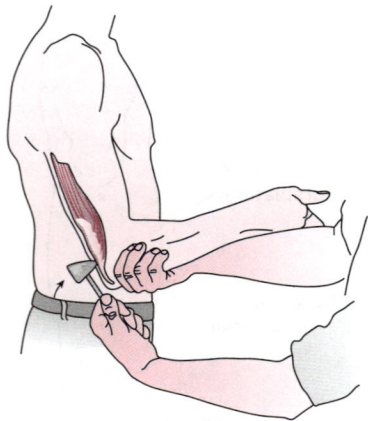

Figura 64.57 – Pesquisa do reflexo tricipital.

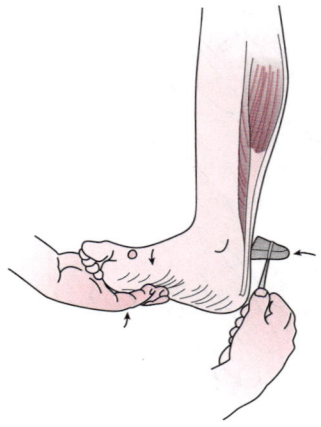

Figura 64.59 – Pesquisa do reflexo aquileu.

Coordenação, Equilíbrio e Marcha

Pede-se que o paciente fique de pé com os pés juntos, braços caídos ao longo do corpo e observa-se se existe oscilação do corpo ou queda. Logo após pede-se que feche os olhos e observa-se a mesma coisa. Em casos de transtornos da propriocepção, como nas neuropatias periféricas, o paciente oscila ao fechar os olhos (sinal de Romberg). A seguir, permite-se que o paciente afaste um pouco os pés e solicita-se que abduza os braços até 90°. Pede-se então que toque a ponta do nariz com a ponta do indicador direito e esquerdo de forma alternada, observando-se a capacidade de regular a direção, o fim, a rapidez e a força do movimento. Pede-se que o paciente sente e que coloque o calcanhar direito no joelho esquerdo e que desça o calcanhar rapidamente pela crista da tíbia até o pé, fazendo logo depois o movimento com o outro lado. Incapacidade de realizar esses movimentos de forma correta implica em lesão cerebelar ou das vias proprioceptivas.

Por fim, pede-se que o paciente caminhe normalmente pela sala, que caminhe na ponta dos pés e nos calcanhares e que caminhe em linha reta colocando um pé na frente do outro. Nas polineuropatias periféricas pode ser notado desequilíbrio e incapacidade de marcha nos calcanhares, principalmente.

CONSIDERAÇÕES FINAIS

O exame físico e neurológico bem realizado é capaz de indicar perfeitamente se existe ou não lesão de nervos periféricos, além de fornecer sua localização. Além disso, deve permitir que o médico determine as incapacidades funcionais resultantes dos déficits observados, contribuindo de forma decisiva na formulação de metas de tratamento.

REFERÊNCIAS BIBLIOGRÁFICAS

1. STEWART, J. D. *Focal Peripheral Neuropathies*. Elsevier, 1987. 419p.
2. STOLOV, W. C. Evaluation of the patient. In: KOTTKE, F. J.; STILLWEL, G. K.; LEHMANN, J. F. *Krusen's Handbook of Physical Medicine and Rehabilitation*. 3. ed. London: Saunders, 1982. cap. 1, p. 1-18.
3. CRIVELLARI, H. *O Exame Neurológico – um Método Progressivo de Estudo*. Belo Horizonte, 1979. 78p.
4. HAYMAKER, W.; WOODHALL, B. *Peripheral Nerve Injuries – Principles of Diagnosis*. 2. ed. London: Saunders, 1953. 333p.
5. HOPPENFELD, S. *Neurologia para Ortopedistas*. Rio de Janeiro: Cultura Médica, 1985. 121p.

CAPÍTULO 65

Classificação Funcional nas Neuropatias Periféricas

Affonso Carneiro Filho • Biagio de Almeida Barbosa

Muito ou quase tudo que há para classificação das neuropatias periféricas concentra-se na neuropatia periférica do diabetes e é muito focado nesta doença. A mais próxima foi o *Neuropathy Disability Score* (NSD).

O Michigan Diabetes Research and Training Center apresenta um questionário para triagem de pacientes com neuropatia diabética (*Michigan Neuropathy Scorening Instrument* – MNSI), em que a primeira parte é respondida pelo paciente (Quadro 65.1) e a segunda pelo profissional da área de saúde (Quadro 65.2)[1].

O questionário é preenchido conforme os itens a seguir.

HISTÓRIA

O questionário da história é respondido pelo próprio paciente. As respostas são somadas para se obter a contagem final. Respostas *sim* para os itens 1-3, 5-6, 8-9, 11-12, 14-15 valem 1 ponto cada uma. Respostas *não* nos itens 7 e 13 contam como 1 ponto cada. O item número 4 diz respeito ao comprometimento da circulação e o item número 10 é uma avaliação da astenia e não estão incluídos na contagem. Para se diminuir o potencial subjetivo, todas as informações duvidosas são eliminadas nas respostas dos pacientes.

AVALIAÇÃO FÍSICA

Para todas as avaliações o pé deve estar aquecido (mais que 30°C).

QUADRO 65.1 – *Michigan Neuropathy Screening Instrument* (MNSI) (Ferramenta de Triagem de Neuropatia de Michigan)

A - História (para ser preenchido pelo paciente com diabetes)

Gaste alguns minutos para responder as perguntas a seguir, de como você sente suas pernas e pés. Marque sim ou não, com base no que normalmente você sente. Obrigado.

#	Pergunta	Sim	Não
1	Você sente "formigamento" em suas pernas e/ou pés?	☐ 1 Sim	☐ 0 Não
2	Você costuma ter dor em queimação nas pernas ou pés?	☐ 1 Sim	☐ 0 Não
3	Seus pés são muito sensíveis ao toque?	☐ 1 Sim	☐ 0 Não
4	Você tem câimbras em suas pernas e pés?	☐ 0 Sim	☐ 0 Não
5	Você costuma sentir agulhadas em suas pernas e pés?	☐ 1 Sim	☐ 0 Não
6	Você sente dor quando as roupas da cama tocam sua pele?	☐ 1 Sim	☐ 0 Não
7	Quando você entra em uma banheira ou no chuveiro é capaz de sentir se a água está quente ou fria?	☐ 0 Sim	☐ 1 Não
8	Você já teve uma ferida aberta em seu pé?	☐ 1 Sim	☐ 0 Não
9	Seu médico já lhe disse que você tem neuropatia diabética?	☐ 1 Sim	☐ 0 Não
10	Você se sente fraco quase todo o tempo?	☐ 0 Sim	☐ 0 Não
11	Seus sintomas pioram à noite?	☐ 1 Sim	☐ 0 Não
12	Suas pernas doem quando caminha?	☐ 1 Sim	☐ 0 Não
13	Você sente seus pés quando caminha?	☐ 0 Sim	☐ 1 Não
14	A pele dos seus pés é tão seca a ponto de se partir?	☐ 1 Sim	☐ 0 Não
15	Você já teve alguma amputação?	☐ 1 Sim	☐ 0 Não

Total (máximo 13 pontos): _____

Reproduzido com permissão de MICHIGAN[1].

QUADRO 65.2 – *Michigan Neuropathy Screening Instrument* (MNSI) (Ferramenta de Triagem de Neuropatia de Michigan)

B - Avaliação Física (para ser realizada por profissional da saúde)

	Direito		Esquerdo	
1 – Aspecto dos pés				
a – Normal	☐ 0 Sim	☐ 1 Não	☐ 0 Sim	☐ 1 Não
b – Se não, marque o que se aplica:				
Deformidade	☐		☐	
Pele seca, calos	☐		☐	
Infecção	☐		☐	
Fissura	☐		☐	
Outro	☐		☐	
Qual: _____				

	Ausente	Presente	Ausente	Presente
2 – Ulceração	☐ 0	☐ 1	☐ 0	☐ 1

	Ausente	Facilitado	Presente	Ausente	Facilitado	Presente
3 – Reflexo aquileu	☐ 0	☐ 0,5	☐ 1	☐ 0	☐ 0,5	☐ 1

	Ausente	Reduzida	Presente	Ausente	Reduzida	Presente
4 – Vibração (no hálux)	☐ 0	☐ 0,5	☐ 1	☐ 0	☐ 0,5	☐ 1
5 – Monofilamento	☐ 0	☐ 0,5	☐ 1	☐ 0	☐ 0,5	☐ 1

Total (máximo 10 pontos): _____

Reproduzido com permissão de MICHIGAN[1].

Inspeção do Pé

Os pés são inspecionados na busca de pele excessivamente seca, calos, fissura, ulcerações e deformidades. Nas deformidades incluem-se pés planos, dedos em martelo, dedos sobrepostos, *hallux valgus*, subluxação de articulações, desabamento de arco transverso anterior, convexidade medial (pé de Charcot) e amputação.

Reflexos Profundos

Os reflexos no tornozelo serão testados usando o martelo apropriado. Os reflexos do tornozelo deverão ser testados na posição sentada e com o pé em dorsoflexão suave para obter uma ótima contração muscular. O tendão de Aquiles deve ser percutido diretamente. Se o reflexo é obtido, é dado como presente. Se o reflexo não está presente, é pedida ao paciente a realização da manobra de Jendrassic (enganchar indicador direito com esquerdo e puxar um contra o outro). Reflexos obtidos por essa manobra são classificados como *presente com facilitação*. Se o reflexo não está presente, mesmo com a realização da manobra de Jendrassic, é considerado ausente. Assim:

- *Presente*: reflexo obtido normalmente.
- *Facilitado*: reflexo obtido apenas com manobra de Jendrassic.
- *Ausente*: reflexo não obtido, apesar da manobra.

Sensação de Vibração

A pesquisa da vibração deve ser realizada com o hálux não apoiado. A pesquisa deve ser bilateral, usando um diapasão de 128Hz sobre o dorso do hálux, na proeminência da articulação interfalangiana. O paciente, com os olhos fechados, deverá indicar quando parar de sentir a vibração do diapasão.

No geral, o examinador é capaz de sentir a vibração do diapasão por 5s a mais no seu dedo indicador que uma pessoa normal pode sentir em seu hálux (o exame é a comparação da sensibilidade à vibração do seu primeiro dedo *versus* hálux do paciente). Se o examinador sentir a vibração por 10s ou mais em seu dedo indicador, a sensibilidade à vibração será considerada diminuída. Um teste deve ser feito quando o diapasão não está vibrando, para ter-se certeza de que o paciente está respondendo sobre a vibração e não pressão ou outra sensação. A sensibilidade à vibração é classificada como:

- *Presente*: se o examinador sente a vibração em seu dedo por menos de 10s (a mais que o paciente).
- *Reduzida*: se percebe por 10s ou mais (a mais que o paciente).
- *Ausente*: a vibração não é detectada pelo paciente.

Teste com Monofilamento

Para esse teste é importante que o pé do paciente esteja apoiado (a planta do pé deve estar descansando sobre uma superfície plana aquecida). O filamento deve inicialmente ser pressionado (4 a 6 aplicações perpendiculares ao dorso do 1º dedo do examinador). O filamento é então aplicado no dorso do hálux, no meio da distância entre a unha e a articulação interfalangeana. O hálux não deve ser segurado. O filamento deve ser aplicado perpendicular e rapidamente (menos que 1s) com a mesma pressão. Quando o filamento dobra, uma força de 10g foi aplicada. O paciente, com os olhos fechados, deve responder se está sentindo o filamento. A sensibilidade ao monofilamento é classificada como:

- *Normal*: oito respostas corretas em dez aplicações.
- *Reduzida*: uma a sete respostas corretas em dez aplicações.
- *Ausente*: nenhuma resposta correta.

PONTUAÇÃO

O *Neuropathy Examination Score* apresenta 8 tópicos, aos quais foram acrescentados 12 tópicos considerados importantes na caracterização fisiátrica:

- Item 1 – Força muscular – Teste do quadríceps: extensão do joelho
  0 – grau 5
  1 – grau 2-4
  2 – grau 0-2
- Item 2 – Força muscular – Tibial anterior: dorsoflexão do pé
  0 – grau 5
  1 – grau 2-4
  2 – grau 0-2
- Item 3 – Reflexo aquileu
  0 – normal
  1 – diminuído
  2 – ausente
- Item 4 – Sensibilidade do dedo indicador: com monofilamento
  0 – normal
  1 – diminuída
  2 – ausência
- Item 5 – Sensibilidade do hálux: com monofilamento
  0 – normal
  1 – diminuída
  2 – ausência
- Item 6 – Sensibilidade tátil
  0 – normal
  1 – diminuída
  2 – ausente
- Item 7 – Percepção de vibração: diapasão
  0 – normal
  1 – diminuída
  2 – ausente
- Item 8 – Percepção da posição articular
  0 – normal
  1 – diminuída
  2 – ausente
- Item 9 – Translado
  0 – normal
  1 – alguma dificuldade
  2 – necessita de auxílio
- Item 10 – Transporte
  0 – normal (sem dificuldade)
  1 – alguma dificuldade
  2 – necessita de auxílio
- Item 11 – Vestuário
  0 – sem dificuldade (normal)
  1 – peças especiais
  2 – necessita de auxílio
- Item 12 – Alimentação
  0 – sem dificuldade
  1 – alguma dificuldade
  2 – necessita de auxílio
- Item 13 – Higiene
  0 – sem dificuldade (normal)
  1 – alguma dificuldade
  2 – necessita de auxílio

- Item 14 – Quanto à neuropatia (aspecto funcional)
  0 – bom prognóstico
  1 – alguma limitação
  2 – limitação
- Item 15 – Quanto à perspectiva de vida
  0 – não interfere na longevidade
  1 – limita
  2 – determina
- Item 16 – Quanto a atividades da vida diária (AVD) – *home work*
  0 – não limita
  1 – realiza com dificuldade
  2 – necessita de auxílio
- Item 17 – Quanto ao trabalho
  0 – não limita
  1 – dificulta
  2 – não permite
- Item 18 – Quanto ao tratamento de reabilitação (socioeconômico)
  0 – sem dificuldade
  1 – limitação
  2 – não permite
- Item 19 – Quanto a auxílio de órteses e próteses
  0 – não necessita
  1 – necessita e melhora
  2 – não modifica
- Item 20 – Quanto a *nurse home*
  0 – não necessita
  1 – temporariamente
  2 – necessita
- Pontuação de 0 a 2 para cada item, na pontuação máxima de 40 pontos.
- 0 a 5 pontos – paciente permanece com o especialista de origem (neurologista, endocrinologista, infectologista, médico do trabalho, dermatologista etc.) e, se possível, com orientações fisiátricas.
- 5 a 20 pontos – paciente é transferido para a fisiatria, para abordagem multidisciplinar e acompanhado pelo médico de origem na especialidade.
- Acima de 20 pontos – além da fisiatria, envolve condições complexas de infra-estrutura e a comunidade no processo de reintrodução.

A proposta é uma visão fisiátrica do paciente e não apenas a visão da doença. Os critérios para pontuação são os seguintes:

- *Nota 0*: sempre que o item estudado em nada envolve o paciente (normal).
- *Nota 1*: quando o paciente executa a atividade avaliada, independentemente da dificuldade (atividade muscular 3-4, reflexo diminuído, mas presente, sensibilidade diminuída, mas presente).
- *Nota 2*: quando o paciente necessita de auxílio de outras pessoas para execução da atividade avaliada, independentemente do grau de auxílio (atividade muscular 0-2, reflexo ausente, sensibilidade ausente).

Nessa visão, o item avaliado recebe nota 0 quando a doença em nada interfere na vida do paciente, além da necessidade dos cuidados da doença no momento. Recebe nota 1 quando o paciente é independente, indiferente de usar ou não órtese, de ter adaptações em casa ou não, dirigir carro adaptado ou não. A nota 2 é dada quando o paciente necessita de auxílio de outra pessoa para execução da atividade, existindo dependência em qualquer nível, parcial ou total.

A avaliação deve ser periódica e deve servir de orientação para a equipe de reabilitação.

AGRADECIMENTOS

Ao Michigan Diabetes Research and Training Center, pelo fornecimento do material utilizado neste capítulo.

REFERÊNCIA BIBLIOGRÁFICA

1. MICHIGAN DIABETES RESEARCH AND TRAINING CENTER: *Michigan Neuropathy Scoring Instrument*. Disponível em: \l http://www.med.umich.edu/mdrtc/survey/index.html#mnsi. Acesso em: 14/Dez/2003.

CAPÍTULO 66

Eletroneuromiografia

Affonso Carneiro Filho • Biagio de Almeida Barbosa

INTRODUÇÃO

Este capítulo sobre eletroneuromiografia tem o objetivo de informar o profissional médico e não formar o eletromiografista. Tem como objetivo claro orientar como e quando pedir o exame, suas possibilidades e limitações.

O pedido deve ser objetivo e responder ao questionamento do solicitante. Na prática clínica são comuns pedidos assim:
Nome do paciente – eletroneuromiografia – data – assinatura.

Parece uma receita onde se escreve o medicamento sem especificar qual, quanto, dosagem e forma de utilização.

Exemplos da prática clínica:

Pede-se exame de um segmento quando a queixa é bilateral, supondo que o quadro obrigatoriamente é o mesmo no segmento contralateral.

Pede-se um segmento em suspeita de processo generalizado. Como especificar se é generalizado, simétrico etc.?

O paciente estranha o pedido do médico e faz colocações como: "Eu falei que também tenho dormência no outro braço", ou "Tenho queixas nos braços e nas pernas, mas o doutor pediu o exame só para os braços".

Concluindo, o exame mal pedido pode prejudicar o resultado.

Também são comuns solicitações com suspeita de radiculopatia e o achado ser de uma neurocompressão, com ou sem relação com a queixa clínica. Por esse motivo, ao receber o exame, o solicitante deve estar consciente que poderá vir um dado como achado de pesquisa sem relação com a solicitação ou com a clínica.

A pesquisa eletroneuromiográfica avalia a unidade motora que corresponde ao corpo do neurônio no corno anterior da medula, os axônios, a junção mioneural e as fibras musculares (Fig. 66.1).

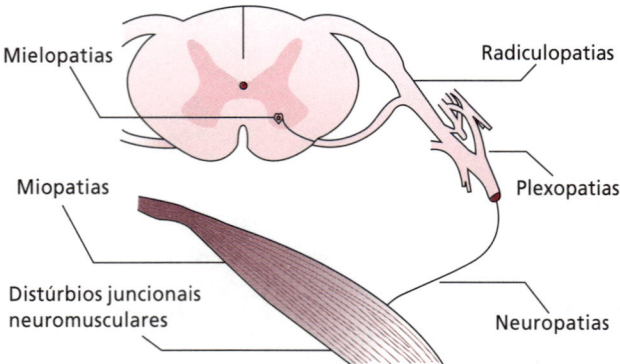

Figura 66.1 – Unidade motora: conjunto do corpo do neurônio no corno anterior da medula, axônio, junção mioneural e fibra muscular.

Apresenta limitações (crianças, pacientes em uso de anticoagulantes, infecções) e vantagens que todo médico deve e todo fisiatra é obrigado a conhecer. Apresenta também riscos para o eletromiografista (hepatite, AIDS)[1-5].

Pode ser realizada em pacientes de todas as idades, mas a dificuldade técnica em crianças não pode ser esquecida. De rotina, abaixo de 14 anos usa-se hidrato de cloral 12% nas dosagens recomendadas, de tal modo que a criança seja trazida sonolenta e permita a realização do exame. O esquema consta de orientação familiar para ministrar o medicamento à criança durante os três dias que antecedem a pesquisa e meia hora antes do exame. A família é orientada a fazer contato com o serviço em caso de qualquer dúvida. Não raro a criança não permite a pesquisa e novo exame é marcado.

A eletroneuromiografia, na clínica, se caracteriza pelo princípio de buscar na pesquisa dados que afastem, comprovem, ou conduzam uma observação clínica.

Isso implica que, nesse prisma, toda pesquisa deve ser precedida pela coleta da história, pesquisa dos reflexos, provas de função muscular e teste para detecção de déficit sensitivo. São formuladas hipóteses e é desenvolvido mentalmente um roteiro de pesquisa para averiguação de cada hipótese.

É um estudo do grau de excitabilidade de membranas e este estado depende de alterações histoquímicas que ocorrem nos tecidos. Por esse motivo a pesquisa atinge seu auge de segurança após o 21º dia do ocorrido. Entretanto, a pesquisa pode permitir diagnóstico mais precoce, mas sempre preocupa o falso-negativo.

Na realização da pesquisa pode-se deparar com um exame rico em dados, pobre em dados, ou normal. A pesquisa rica em dados por si só já determina o diagnóstico. A pesquisa pobre deve obedecer com muito critério à história e ao exame físico prévio e a conclusão será em função dos dados detectados e do discernimento de valorizar este ou aquele achado. Aqui é importante ressaltar a freqüente possibilidade de se ter dados que são meros achados da pesquisa, sem qualquer relacionamento com a queixa do paciente e que devem ser apenas relatados.

É interessante também lembrar que, não raro, durante a pesquisa, o eletromiografista muda o rumo de sua pesquisa em função de algum dado captado. Isso explica porque nunca esse tipo de pesquisa poderá ser feito por pessoal técnico, sendo exclusivamente do médico que tem formação e raciocínio clínico.

A pesquisa normal não invalida a queixa clínica e deve ser colocada como não explicativa de envolvimento da parte periférica do sistema nervoso (PPSN) detectável no momento da realização do exame.

ELETRONEUROGRAFIA

A pesquisa eletroneurográfica é feita por meio da captação e análise do potencial evocado produzido por estímulos sobre pontos mais superficiais das estruturas nervosas motoras, sensitivas, autonômicas, ou mistas. O estímulo é captado e repassado ao osciloscópio onde é fixado (congelado) para estudo (Fig. 66.2). Como é sabido, as bainhas de mielina são fundamentais para condução nervosa. Assim, o cálculo da velocidade de condução do nervo permite detectar a presença de alterações nessas bainhas. Nas alterações das fibras sensitivas grossamente mielinizadas tem-se a velocidade de condução nervosa sensitiva distal muito alterada e baixa amplitude dos potenciais de ação sensitiva (PAS) e, na clínica, encontrar-se-á a sensibilidade profunda diminuída, artrestesia prejudicada e perda de sensibilidade tátil. Nas fibras finamente mielinizadas e amielínicas, a eletroneurografia (ENG) pouco pode contribuir, pois mostra a velocidade de condução nervosa sensitiva normal ou pouco alterada. A sensibilidade térmica, dor e distúrbios autonômicos são conduzidos por essas fibras. As fibras nervosas obedecem à lei do *tudo ou nada* para ocorrer despolarização. Ou seja, um estímulo presente, mas insuficiente para produzir esse estado excitatório nada representa. Por outro lado um estímulo suficiente produzirá a despolarização da fibra com conseqüente estímulo que percorrerá todo o axônio. Aumentado o estímulo, aumentará o número de fibras despolarizadas. Como cada fibra que causa sua despolarização gera uma contribuição no potencial da *onda* de despolarização do nervo, quanto maior o número de fibras despolarizadas maior é a *onda* e maior é a variação no osciloscópio. Isso cresce até o limite da contribuição de todas as fibras, quando então se pode aumentar o estímulo sem que ocorra o correspondente aumento do potencial. A pesquisa deve ser feita com essa intensidade (estímulo supramáximo).

No entanto, quando se está diante de um paciente de baixo limiar doloroso freqüentemente se trabalha com estímulos mais baixos, valorizando, nestes casos, a velocidade e não o estudo da amplitude da resposta captada. Vale ressaltar que deve ser visto com sérias restrições o uso da comparação da amplitude de um potencial obtido em um membro com o membro contra lateral. A possibilidade de erro é muito significativa.

Os pontos de estímulo de cada nervo já estão estabelecidos universalmente e só se devem usar aqueles necessários para a pesquisa. Alguns pontos, quando estimulados intensamente, são muito dolorosos e suas pesquisas, quando desnecessárias, só causam desconforto ao paciente podendo fazer o eletroneuromiografista perder a sua colaboração, o que pode ser prejudicial à pesquisa.

Resumidamente, será mostrado como são obtidas as velocidades de condução sensitiva e motora e como elas devem ser interpretadas.

As velocidades de condução representam a habilidade de condução nervosa das membranas celulares das fibras motoras e sensitivas, sua variação indicando a presença ou não de desmielinização. Na determinação da presença de processo de desmielinização, deve-se considerar que degeneração axonal, com perda numérica de axônios funcionantes, causa queda da velocidade de condução nervosa, ficando esta entre 80 a 90% da velocidade de condução esperada, quando a amplitude do potencial motor (onda M) não for menor do que 50% da amplitude normal. Na presença de desmielinização, a amplitude do potencial está menor que 50% da amplitude normal para aquele nervo e a velocidade de condução nervosa (VC) menor que 70 a 80% do limite inferior da normalidade. Usando os parâmetros aceitos como limites inferiores da normalidade – velocidades de condução nervosa para os membros superiores de 50m/s, para os membros inferiores de 40m/s – têm-se, nos processos de desmielinização primários, velocidades de 40m/s para membros superiores e 32m/s para membros inferiores.

Quando se aplica um estímulo que, por suas características, é capaz de produzir despolarização das fibras nervosas, uma

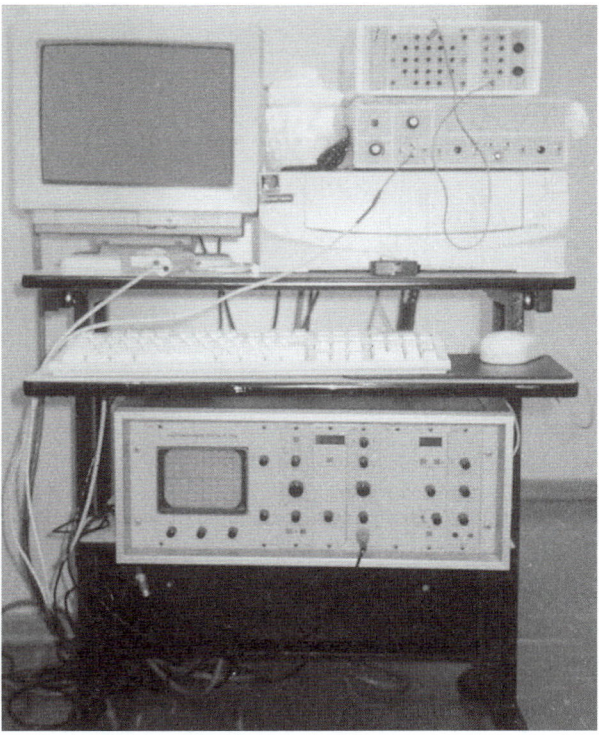

Figura 66.2 – Eletromiógrafo: conjunto de pré-amplificador, unidade geradora de estímulos, monitor (que funciona como osciloscópio) e CPU.

corrente elétrica percorre então os axônios. Essa onda de despolarização causada pelo estímulo determina uma diferença de potencial que é captada pelo osciloscópio do eletromiógrafo, dando uma imagem que é fixada na tela (congelada) para estudo. Pode-se na tela medir o tempo gasto entre o estímulo e a captação. Por convenção, tudo que está abaixo da linha de base é positivo e o que está acima é negativo.

Assim, medindo-se a distância entre os dois pontos (de estímulo e de captação) e o tempo que o potencial evocado gastou para percorrê-la, pode-se determinar a velocidade neste trecho.

Como a velocidade é dada em metros por segundo e nossas medidas corpóreas geralmente são feitas em centímetros, deve-se efetuar as transformações para a mesma unidade do sistema métrico para não se ter erros.

Existe uma diferença fundamental na medida da condução sensitiva e da motora.

Na fibra sensitiva o estímulo percorre, em uma onda de despolarização, diretamente do receptor sensitivo para o corno posterior da medula (Fig. 66.3). Se o estímulo é feito distalmente e captado proximalmente, isto é, no sentido fisiológico do estímulo (centrípeto), tem-se a chamada leitura ortodrômica. Se feito proximalmente e captado distalmente, ou seja, no sentido contrário ao fluxo sensitivo normal, tem-se a chamada tomada de velocidade antidrômica. Na imensa maioria das vezes a captação é antidrômica.

Já na captação dos estímulos motores deve-se considerar que estes gastam um tempo percorrendo os axônios e outro tempo na despolarização das fibras musculares. Por esse motivo, para se ter apenas o tempo gasto no trajeto e calcular a velocidade de condução na fibra nervosa, usa-se o artifício do estímulo em dois pontos, com medição da velocidade entre eles, eliminando assim, do cálculo, a interferência do tempo gasto na despolarização das fibras musculares (Fig. 66.4).

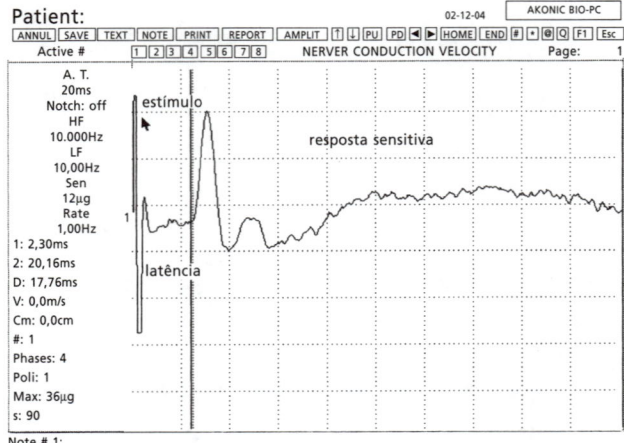

Figura 66.3 – Gráfico mostrando o momento do estímulo e a resposta sensitiva. O tempo entre o estímulo e o início da deflexão chama-se latência.

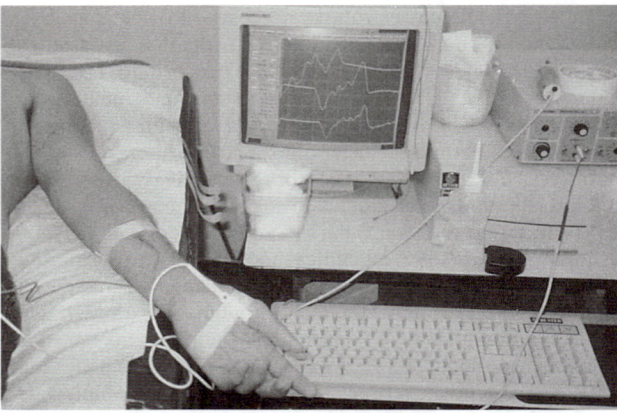

Figura 66.5 – Paciente posicionado para estudo motor do nervo mediano. Eletrodos de superfície posicionados sobre o abdutor curto do polegar.

Os dados obtidos nesse estudo são:

- *Latência*: é o tempo entre o estímulo e o início da deflexão negativa (Fig. 66.5). Sua leitura é em milissegundos.
    - Latência proximal: é o tempo entre o estímulo mais próximo da linha média do corpo e a sua captação no membro em estudo.
    - Latência distal: é o tempo entre o estímulo mais longe da linha média do corpo e a sua captação.
- *Amplitude*: é o tamanho do potencial de pico a pico. Sua leitura na maioria das vezes é em microvolts (1.000µV = 1mV) (Fig. 66.6). O nervo é constituído de axônios e cada um, quando despolarizado, contribui com sua diferença de voltagem na deflexão da linha de base. Isso significa que a amplitude do potencial dá uma idéia do número (em termos de normalidade) de cilindros funcionantes. É fundamental lembrar que a despolarização obedece à lei do *tudo ou nada*, ou seja, para que a onda de excitação ocorra é mister que o estímulo tenha, nas suas condições intrínsecas de duração, intensidade e freqüência, condições para produzir o disparo da onda que percorrerá a fibra. Isso implica que o paciente pode manifestar desconforto com a aplicação do estímulo sem que ocorra a resposta. Ainda mais, pode ser suficiente apenas para despolarizar parte das fibras, fato que determinará uma deflexão menor do que ocorreria em uma despolarização de todas as fibras. Pode-se assim inferir que, para tentar evitar erros, toda ENG básica está sustentada pelo estudo dos nervos em pontos mais acessíveis de serem estimulados, sendo o posicionamento dos eletrodos para estimulação e captação e as características do estímulo aplicado fundamentais para se obter uma curva capaz de ter uma interpretação que possa ajudar na condução da pesquisa. É necessário absoluto cuidado para não ser induzido a erros grosseiros. É necessário procurar até conseguir uma melhor resposta, muitas vezes com o mesmo estímulo. Cuidado!
- *Duração*: é o tempo que dura a deflexão. Sua leitura é dada em ms (milissegundos). A amplitude e duração são estudadas tanto na ENG como na eletromiografia (EMG). Na ENG tem seu valor no estudo do número de cilindros funcionantes, na interpretação da despolarização e das

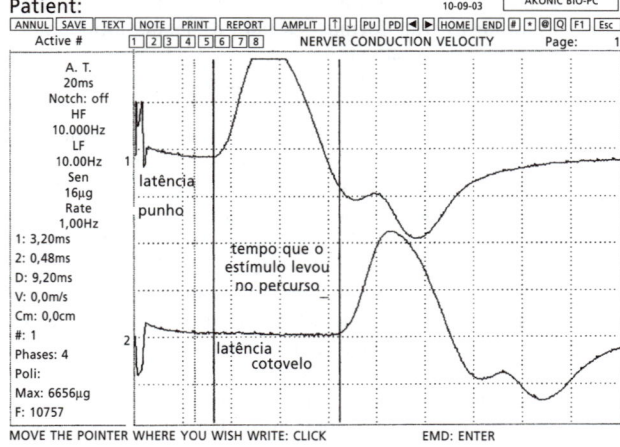

Figura 66.4 – Determinação da latência distal e proximal, para cálculo da velocidade de condução motora. Tomando o tempo entre dois pontos, descarta-se o tempo de despolarização das fibras musculares.

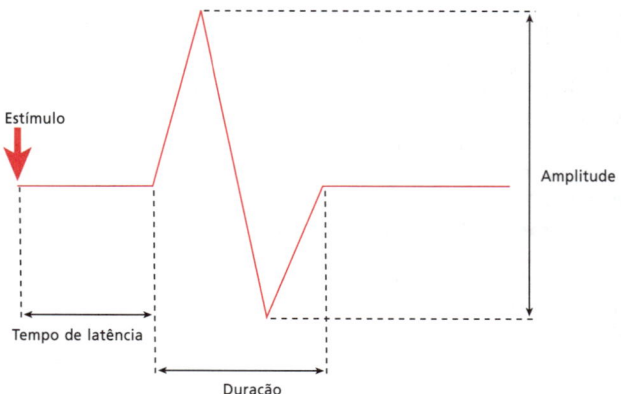

Figura 66.6 – Esquema mostrando a latência do potencial, a duração e a amplitude.

bainhas de mielina. Com condições técnicas especiais, é importante no estudo da junção mioneural. Na EMG tem valor no estudo da despolarização das fibras musculares de uma unidade motora que é pesquisada nas mínimas contrações.

ELETROMIOGRAFIA

É interessante recordar que na contração muscular tem-se o somatório das contrações das unidades motoras formadoras deste músculo e que se tem o somatório espacial e o temporal.

No primeiro, somatório espacial, o que acontece é que outras unidades motoras próximas são recrutadas para contribuírem neste esforço. Caso esse recrutamento não contemple a necessidade, as unidades motoras aumentam sua freqüência de disparo e assim se tem o somatório temporal.

Em uma seqüência normal, todas as fibras teoricamente se despolarizam ao mesmo tempo e nestas condições tem-se a deflexão. Em uma condição anormal, pode-se ter dificuldade na onda de despolarização, não ocorrendo esta ao mesmo tempo em todas as unidades motoras, gerando um potencial com maior número de fases e/ou de longa duração.

Uma unidade motora normal tem de 3 a 6ms de duração e até três fases. Acima de quatro fases é chamada de polifásica (Fig. 66.7). No entanto, todo músculo normal possui unidades motoras normais polifásicas que podem atingir até 20 a 30% das unidades que constituem o músculo. Somente quando as unidades motoras polifásicas ultrapassam francamente esse limite é que devem ser valorizadas (Fig. 66.8).

A atividade elétrica das membranas celulares é captada pelos eletrodos do eletromiógrafo. Em um músculo normal, em repouso, nada acontece, tendo-se o chamado repouso elétrico, e sua linha de base é uma linha isoelétrica (Fig. 66.9).

Em condições patológicas de degeneração das fibras musculares o estado de excitabilidade das membranas é alterado e despolarizações ocorrem espontaneamente, sendo traduzidas na tela do osciloscópio do eletromiógrafo (Fig. 66.10).

Atividade Espontânea

Nas atividades espontâneas podem aparecer o *barulho da placa motora*, a fibrilação, a onda positiva e as fasciculações (Fig. 66.11).

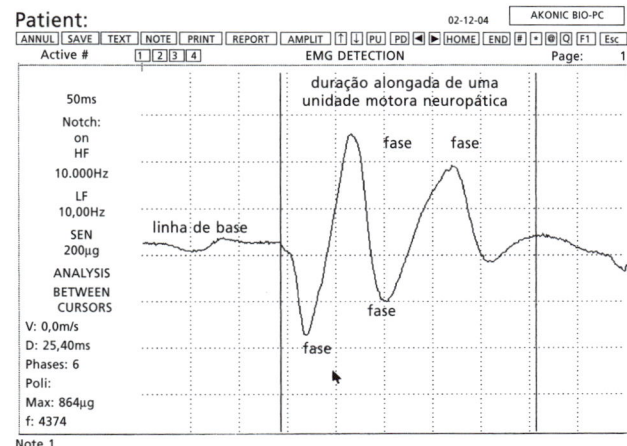

Figura 66.8 – Unidade motora neuropática de duração alargada e polifásica de reinervação.

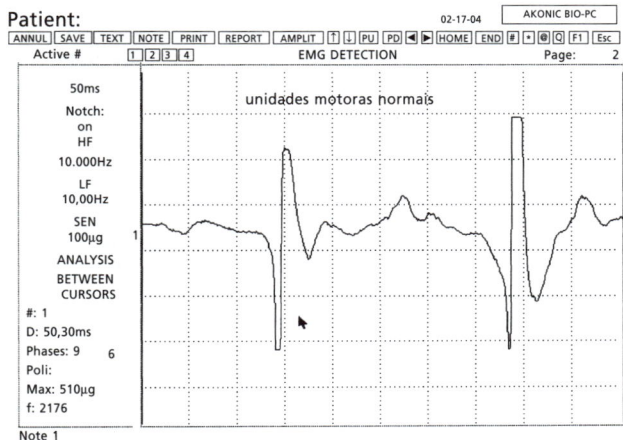

Figura 66.9 – Nas mínimas contrações podem-se individualizar as unidades motoras.

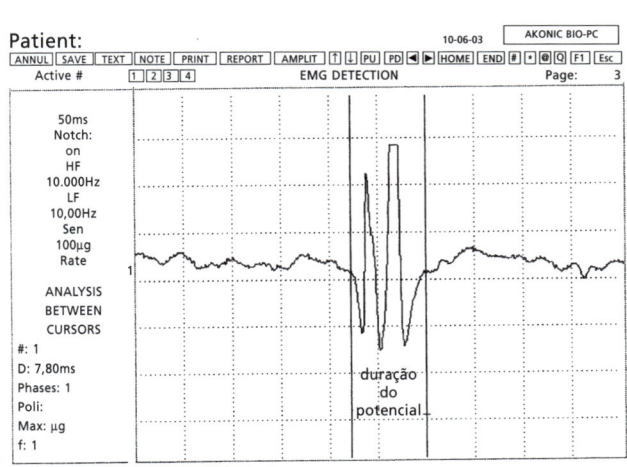

Figura 66.7 – Unidade motora polifásica em uma contração mínima.

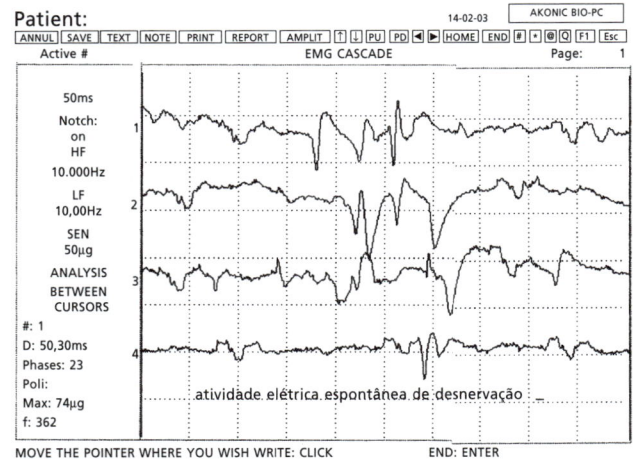

Figura 66.10 – Atividade elétrica espontânea de denervação.

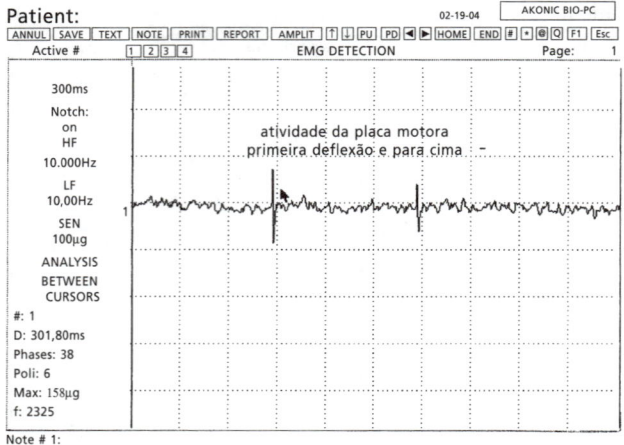

Figura 66.11 – *End plate activity* (atividade da placa terminal): surge quando a extremidade do eletrodo está muito próxima da placa terminal. Na atividade da placa terminal a primeira deflexão é negativa (por convenção, deflexão para cima é negativa e para baixo, positiva).

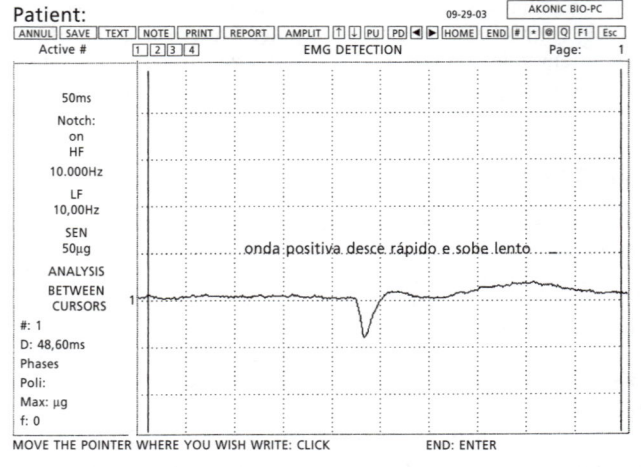

Figura 66.13 – Ondas positivas. Atividade elétrica desencadeada pelo movimento da agulha, sendo atividade elétrica espontânea com deflexão positiva rápida e subida lenta. Alteração típica de denervação.

O *barulho da placa motora* acontece quando a ponta da agulha se aproxima muito da placa motora e sua excitação mecânica provoca disparos, que cessam quando a ponta da agulha é afastada do local. Os disparos (*end plate noise*) geram deflexão para cima (negativa).

As *fibrilações* são atividades elétricas espontâneas com duração abaixo de 3ms e amplitude abaixo de 300µV e que se iniciam em deflexão para baixo (positiva). Possuem um ruído muito característico que sugere o amassar de papel celofane (Fig. 66.12).

As *ondas positivas* possuem uma imagem muito característica, com deflexão para baixo (positiva) muito abrupta e ascensão lenta.

Tanto as fibrilações como as ondas positivas (Fig. 66.13) aparecem por alterações histoquímicas que determinam alteração de excitabilidade das membranas celulares e aparecem com segurança após 21 dias de lesão, podendo até ser captadas antes deste período, mas dependem da experiência do eletromiografista e são causa de erro de interpretação. Cuidado com as pesquisas realizadas com menos de 21 dias de evolução do quadro.

As *fasciculações* aparecem em muitas condições, inclusive normais, e correspondem a contrações insuficientes para mobilizarem articulações, mas suficientes para causarem tremores visíveis na pele e tecido subcutâneo. Uma causa extremamente comum e sem qualquer significado patológico são as fasciculações pós-esforço físico.

São chamadas benignas quando nada traduzem. As fasciculações patológicas participam da formação do quadro eletromiográfico de doenças, destacadamente as do corpo do neurônio no corno anterior da medula.

A freqüência é um dado fundamental em sua valorização, sendo as benignas mais rápidas que as patológicas. As fasciculações patológicas estão presentes no envolvimento do corpo do neurônio nas doenças neurológicas periféricas, lesões de raízes e polineuropatias. Nas condições patológicas que aparecem, a queda de força é freqüentemente relatada pelos pacientes junto com câimbras e *tremores*.

Ainda no repouso, porém com o estímulo da agulha, têm-se a atividade de inserção da agulha e as descargas de alta freqüência.

A *atividade de inserção da agulha* (Fig. 66.14) ocorre quando se penetra ou movimenta a agulha. Seu atrito com a massa muscular causa alterações na linha de base do traçado. Isso é normal e sempre acontece. No entanto, em condições que causam irritação, essa atividade pode estar excepcionalmente aumentada, passando a ter valor esse registro. Exemplo disso ocorre em um processo inflamatório do músculo (miosite), onde se encontra muito aumentada. Outro exemplo seria em um músculo usado para pesquisa de um miótomo (músculo tibial anterior para L4, músculo extensor longo dos dedos para L5 etc.). Com treino, logo o eletromiografista vai acostumar sua vista aos aumentos das variações do traçado e seu ouvido aos ruídos produzidos de forma anormal (Fig. 66.15).

As *descargas de alta freqüência* são variações da linha de base sem qualquer atividade voluntária do paciente e conseqüente à movimentação da agulha. Existem dois tipos de descargas:

- *Descargas com variações da amplitude e freqüência*: produzem um som que lembra um avião de bombardeio em mergulho (*dive bomber*). São encontradas nas miopatias

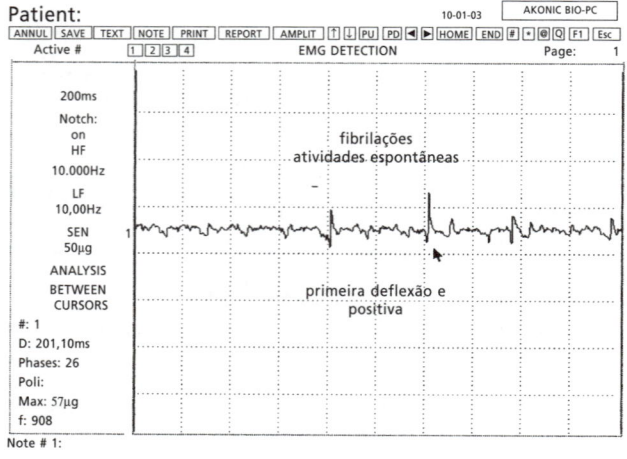

Figura 66.12 – Fibrilação. Atividade elétrica espontânea indicativa de denervação: de curta duração e baixa amplitude. Na fibrilação, a primeira deflexão é positiva (por convenção, deflexão para cima é negativa e para baixo, positiva).

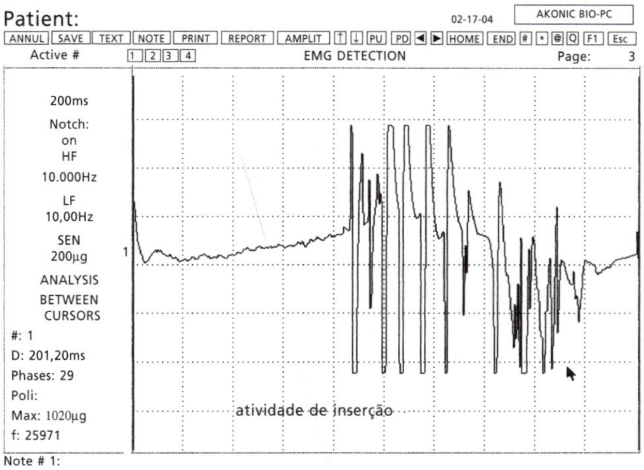

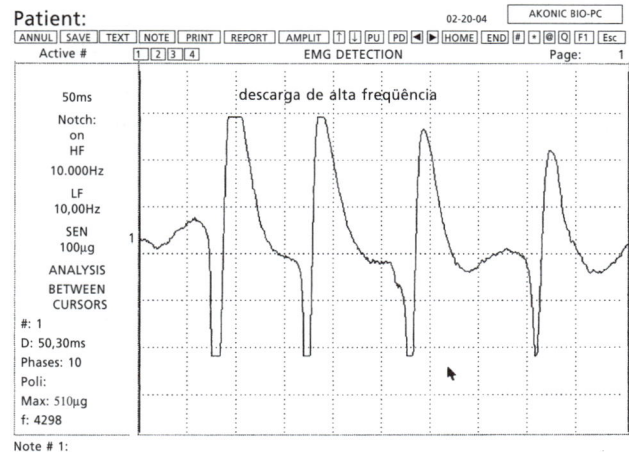

Figura 66.14 – Atividade de inserção da agulha. A atividade elétrica é causada pela inserção da agulha. Quando aumentada tem valor na caracterização de processo irritativo.

miotônicas (distrófica, paralisia congênita, paramiotonia, paralisia periódica por hipercalemia, miotonia condrodistrófica) (Fig. 66.16).

- *Descargas sem variação de amplitude e freqüência*: aparecem quando da movimentação da agulha. São chamadas de *pseudomiotônicas*. São encontradas nas lesões do neurônio (corpo do neurônio, axônios e suas miopatias).

Atividade Voluntária

Na menor contração muscular, causada pelo disparo de poucas unidades motoras, é quando se tem a melhor condição de estudo das unidades motoras, pois elas estão bem individualizadas nesta situação.

Sempre se deve lembrar que na contração voluntária crescente tem-se o recrutamento espacial e temporal das unidades motoras. Quanto mais força de contração é solicitada mais unidades motoras entram em ação em um recrutamento espacial. Em uma maior demanda ocorre um aumento da freqüência de disparos e tem-se o recrutamento temporal.

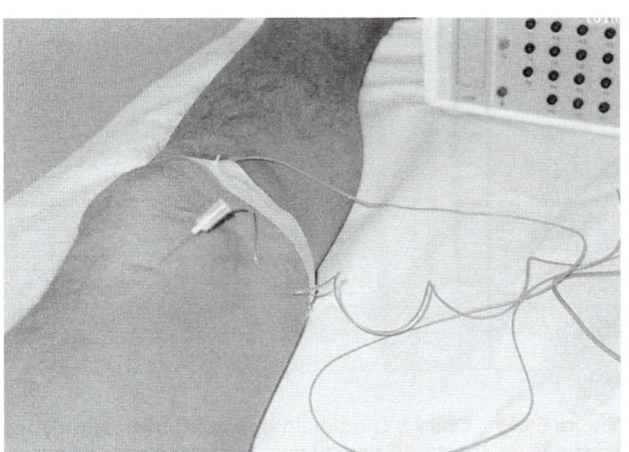

Figura 66.15 – Eletrodos em agulha no músculo vasto medial e eletrodos de referência na superfície inferior da patela.

Figura 66.16 – Descargas de alta freqüência: com eletrodos de agulha intramuscular, descargas de freqüência entre 20 e 80Hz.

TÉCNICAS ESPECIAIS

A fibra nervosa, como já foi dito, obedece à lei do *tudo ou nada* na despolarização. Quando o estímulo apresenta condições para produzir a despolarização, uma corrente elétrica percorre a fibra, atinge a junção mioneural e despolariza as fibras musculares sob sua responsabilidade. Cada fibra nervosa tem sob sua responsabilidade um número muito variável de fibras musculares. Quanto mais fino e delicado é o movimento, menor é o número fibras musculares por axônio. À medida que mais unidades motoras são acionadas, maior é a diferença de potencial elétrico e maior é a deflexão do osciloscópio do eletromiógrafo. A despolarização do músculo causa uma onda que é chamada *onda M*. O tempo decorrido entre o estímulo no nervo e a contração muscular é a latência. A resposta cresce com o aumento de unidades motoras despolarizadas até o número de axônios presentes naquele sítio estimulado.

A partir daí pode-se aumentar indefinidamente o estímulo para a mesma amplitude de resposta muscular. É chamada de estimulação supramáxima.

Reflexo H e Onda F

Nos primeiros estudos dos fenômenos eletroneurofisiológicos foram descobertas respostas de latência tardia, de grande demora e com características significativamente diferentes. O surgimento de uma onda com estímulos de pequena intensidade, que desaparece à medida que o estímulo aumenta de intensidade, constitui o chamado *reflexo H*. A outra, totalmente diferente, só aparece com estimulação supramáxima e é chamada *onda F*. Mais difícil nessas descobertas foram suas interpretações eletroneurofisiológicas. É fundamental que se diga que ambas as respostas podem ser obtidas em múltiplas montagens, mas foram padronizadas. Os grandes avanços, além da correta interpretação dos achados, entendendo os caminhos percorridos por cada estímulo e gerando as diferentes respostas (reflexo H e onda F), foram as correlações destes com múltiplas doenças que modificam sua captação, seja na demora (latência), na freqüência de presença em estímulos repetidos, na morfologia da onda, ou mesmo na captura ou não do potencial.

Reflexo H

Reflexo H em homenagem a Hoffman, que o descreveu. Trata-se de um reflexo monossináptico. A descrição clássica é obtida pela estimulação do nervo tibial posterior na fossa poplítea e captação das respostas através de eletrodos de superfície colocados sobre a panturrilha e tendão de Aquiles. Os estímulos menores despolarizam as fibras proprioceptivas Iα e são insuficientes para despolarizar os motoneurônios alfa. O estímulo alcança a medula no nível S1, retorna em um reflexo monossináptico e é capturado na panturrilha. O aumento da intensidade do estímulo vai alcançar o limiar de excitabilidade dos motoneurônios alfa, causando sua despolarização (Fig. 66.17). O estímulo caminha nos dois sentidos. No sentido da fibra muscular vai produzir contração muscular. No sentido ascendente antidrômico produz bloqueio do estímulo, com queda da amplitude do potencial H até que desapareça.

Foi desenvolvida uma fórmula para se determinar o valor esperado para cada paciente:

Reflexo H = 9,14 + 0,46 × CP + 0,1 × idade.

CP é o comprimento da perna, determinado em centímetros pela distância desde o maléolo interno da tíbia até a prega poplítea.

O estudo é sempre bilateral e tem significado a diferença das latências de mais de 1ms.

O lado atrasado indica para radiculopatia de S1 devido a uma demora no arco reflexo causada pela compressão da hérnia discal, em um quadro de lombociatalgia. O reflexo H também é usado para estudo das neuropatias do nervo tibial posterior e lesões encefálicas.

Onda F

A onda F, também de latência alta, mas totalmente diferente do reflexo H, é obtida somente por estimulação supramáxima repetida.

O esquema é montado da mesma forma para a obtenção da resposta do potencial evocado motor com eletrodos de superfície fixados sobre o ventre do músculo e o estimulador com o pólo negativo voltado para o segmento medular. O mecanismo da formação da onda é a despolarização que caminha proximalmente em direção ao corno anterior da medula, provocando uma hiperpolarização local que determina a despolarização de corpos de neurônios ali situados, causando a onda que será captada pelo eletromiógrafo na sua volta. Ou seja, na onda F a ida e a volta se fazem pelo motoneurônio alfa. Isso explica como diferentes grupos de neurônios se despolarizando no corno anterior da medula produzem ondas F diferentes (Fig. 66.18).

Por esse motivo é que são feitos trens de estímulos obtendo ondas F, que são promediadas. Obtém-se a média entre as respostas, a qual passa a ser a onda F a ser valorizada. Como o princípio do fenômeno é a despolarização que caminha em direção ao corno anterior da medula, é lógico que a onda F é usada para estudos da velocidade de condução nos segmentos proximais, como as suspeitas de lesões do plexo, nos membros superiores nas suspeitas de síndrome do desfiladeiro torácico.

Mas o avanço no estudo na onda F foi na correlação de seu comportamento em outras doenças, principalmente nas polineurorradiculopatias (síndrome de Guillain-Barré) como avaliação da integridade das estruturas nervosas.

Em uma suspeita de radiculopatia de S1, afastada a possibilidade de neuropatia periférica, o estudo da onda F com eletrodos no músculo sóleo e estímulos no nervo tibial posterior pode apresentar retardo do lado comprometido, com diferença acima de 1ms para o lado assintomático.

Na síndrome de Guillain-Barré pode-se não obter a onda F ou obtê-la em poucos estímulos do trem.

ESTUDO DA UNIDADE MOTORA

A unidade motora é o conjunto constituído pelo corpo do neurônio no corno anterior da medula, o axônio, a junção mioneural e a fibra muscular. Todo o conjunto está dentro do alcance da pesquisa eletroneuromiográfica.

Doenças da Ponta Anterior da Medula

As principais doenças da ponta anterior são[6,7]:

- Werdnig-Hoffmann: atrofia espinal progressiva (infantil).
- Wohlfart-Kugelberg-Welander: atrofia espinal progressiva (juvenil).
- Poliomielite.
- Artrogripose congênita.

Como são doenças que envolvem o corpo do neurônio, é lógico que a velocidade de condução motora, quando medida

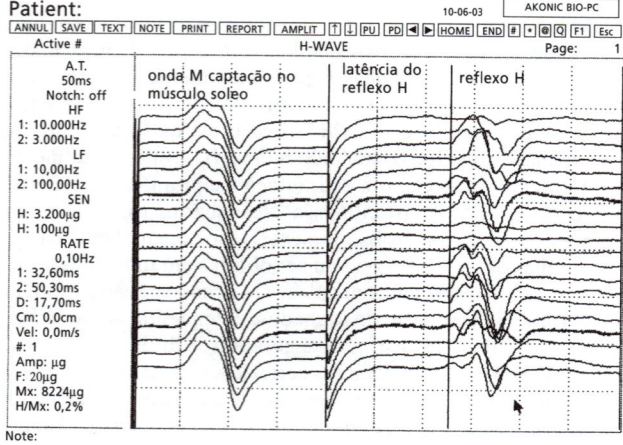

Figura 66.17 – Reflexo H: com estímulos na prega poplítea, provoca-se a contração dos músculos sóleos (resposta M) e o reflexo H de latência tardia, que corresponde a um reflexo monossináptico no nível S1, com chegada na ponta posterior e saída na ponta anterior da medula. Obtido com estímulos inframáximos.

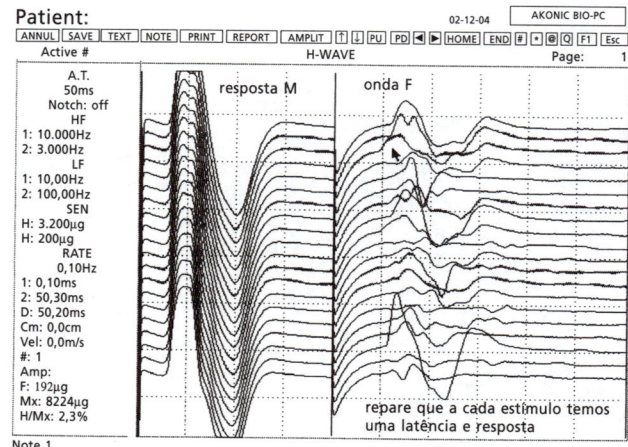

Figura 66.18 – Onda F. O estímulo supramáximo provoca a resposta M de contração muscular e, via retrógrada, atinge os neurônios do corno anterior da medula, causando instabilidade local com despolarizações que percorrerão o neurônio motor e serão captadas pelos eletrodos em uma resposta tardia (onda F).

naqueles axônios em que o corpo permanecer preservado, determinará velocidades de condução motora normais ou levemente diminuídas. A amplitude do potencial evocado motor será menor devido à baixa do numero de células normais que contribuirão para a formação deste potencial. A resposta sensitiva será normal porque em nada se encontra envolvida. Na EMG ver-se-á a reinervação das fibras musculares por axônios remanescentes fazendo presença através de unidades motoras francamente polifásicas, de longa duração e grandes amplitudes. Como isso acontece de modo significativo, surgem então as macrounidades motoras, fruto de grande reinervação, com amplitudes acima de 5mV. Denervação (fibrilações e ondas positivas) normalmente estão presentes. Descargas de alta freqüência e fasciculações também montam esse quadro eletromiográfico com queixas clínicas de fraqueza muscular progressiva.

Um destaque deve ser dado à síndrome pós-pólio, em que o paciente que sofreu poliomielite apresenta recaídas da doença após anos da agressão inicial. Como na poliomielite os sinais de denervação permanecem por décadas, é quase impossível determinar se a denervação detectada se deve a uma reagudização ou se é ainda da crise inicial.

Polineuropatia

A polineuropatia pode ser motora, quando o envolvimento é específico na área motora, sensitiva, ou autonômica[8]. Pode ser mista quando envolve a parte motora e sensitiva e/ou autonômica (Fig. 66.19).

Pode ainda ser classificada quanto ao envolvimento das bainhas de mielina, ou dos axônios. A pesquisa da velocidade de condução sensitiva e motora dá uma idéia, junto com a morfologia do potencial evocado, da integridade das bainhas de mielina.

A desmielinização causa perda da velocidade de condução do estímulo nervoso, que pode ocorrer na fibra motora, na fibra sensitiva, ou nas duas. A amplitude do potencial dará idéia do número de cilindros funcionantes. A duração do potencial mostra o sincronismo e o tempo de despolarização das fibras musculares quando são atingidas pela onda de despolarização. A alteração nas velocidades de condução caracteriza envolvimento mielínico. A presença de denervação (fibrilações e ondas positivas) indica uma lesão axonal. Uma polineuropatia de predomínio mielínico pode evoluir, com o tempo, para envolvimento axonal.

Polirradiculopatia

As queixas clínicas mais comuns no laboratório de EMG são a lombociatalgia e a cervicobraquialgia, geralmente conseqüentes a radiculopatia que, na maioria das vezes, corresponde à

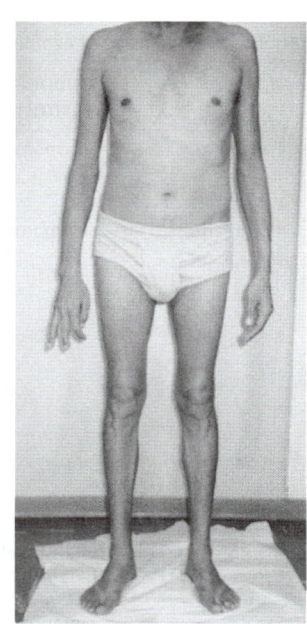

Figura 66.19 – Paciente com polineuropatia. Franca perda de massa muscular com predomínio distal. Pigmentação da pele nas extremidades inferiores.

lesão de uma única raiz e que são detectadas pela presença de achados neuropáticos (fibrilações, ondas positivas, aumento da atividade de inserção, descargas de alta freqüência, unidades motoras de reinervação) em músculos do miótomo afetado.

Na polirradiculopatia tem-se o envolvimento de algumas doenças de múltiplas raízes (Guillain-Barré, difteria, diabetes melito). Em muitas oportunidades, quando não se faz o estudo do ramo posterior através da massa paravertebral, fica muito difícil separar uma polirradiculopatia de uma polineuropatia[8].

Dentro das doenças mais comuns do laboratório de eletroneuromiografia, sem dúvida, estão as radiculopatias (cervicais e lombares) e a síndrome do canal do carpo, seguidas das polineuropatias, miopatias e as doenças da junção mioneural. Por esse motivo essas doenças têm que estar na mente do eletromiografista.

Dentre as radiculopatias, as lombares são as mais freqüentes e principalmente a de L5. É de grande importância o conhecimento do dermátomo, do miótomo e o exame de cada raiz.

Na Tabela 66.1 é apresentado o resumo desses dados[1,9-13].

TABELA 66.1 – Resumo do exame físico por nervo espinal[1,9-13]

RAIZ	SENSIBILIDADE	MÚSCULO	REFLEXO
C5	Face lateral do braço	Deltóide e supra-espinal	Bicipital
C6	Face lateral do antebraço, polegar e indicador	Bíceps do braço e extensores do punho	Estilorradial
C7	3º quirodáctilo	Tríceps do braço, flexores do punho e extensores dos dedos	Tricipital
C8	Face interna do antebraço, 4º e 5º quirodáctilos	Flexores dos dedos	Não tem
T1 (disco herniado entre T1 e T2)	Face interna do cotovelo	Interósseos da mão	Não tem
L4	Face interna da perna	Tibial anterior e vasto medial	Patelar
L5	Face lateral da perna, dorso do pé	Extensor longo dos dedos, extensor longo do hálux	Não tem
S1	Face lateral do pé	Fibular longo	Aquileu

TABELA 66.2 – Requisitos mínimos para exame eletrodiagnóstico[14]

DOENÇA PESQUISADA	PORTE DO EXAME	CONDUÇÃO SENSITIVA	CONDUÇÃO MOTORA	ELETROMIOGRAFIA	TESTES ESPECIAIS	POTENCIAL EVOCADO
Miopatias	4 segmentos	4 membros	4 membros	4 membros e face	Von Bonsdorff etc., conforme a necessidade	–
Doenças da junção neuromuscular	4 segmentos	3 membros	3 membros	Músculos da face, membros superiores e inferiores. EMG de fibra única	Teste de estimulação repetitiva antes e após exercício	–
Polineuropatia	4 segmentos	4 membros	4 membros	4 membros	Resposta simpática cutânea (RSC), intervalo RR (IRR), conforme necessidade	–
Mononeuropatia múltipla	4 segmentos	4 membros	4 membros	4 membros, músculos proximais e distais	Estimulação repetitiva e freqüência alta	–
Mononeuropatia simples	2 segmentos	Nervo lesado, nervo próximo e (mesmo) nervo no membro contralateral	Acima e abaixo do ponto lesado e no membro contralateral	Membro lesado (acima e abaixo da lesão) e mesmo nervo no membro contralateral	–	–
Neuropatia do facial	2 segmentos	–	Três ramos do facial lesado e um ramo do facial contralateral	Três músculos da hemiface lesada e um músculo da hemiface contralateral	Reflexo do piscamento	–
Radiculopatia	2 segmentos	2 membros	2 membros	2 membros, em um músculo acima e outro abaixo do miótomo comprometido	Reflexo H/ Resposta F – de dois membros, se necessário	PESS, no dermátomo lesado e, se necessário, em dois membros
Plexopatia	2 segmentos	2 membros	2 membros	Localizar a lesão e nos músculos equivalentes contralaterais. Musculatura paravertebral se necessário	Onda F	PESS se necessário, dois membros
Neuronopatias	4 segmentos	4 membros	4 membros	4 membros, proximal e distal	Reflexo do piscamento, reflexo H, onda F, se necessário	PESS, se necessário, em dois membros
Doenças do sistema nervoso central	2 segmentos	2 membros	2 membros	2 membros	Reflexo H, onda F, reflexo do piscamento, se necessário. Estudo do tremor/da cãibra, se presente	PESS com captação espinal e cortical bilateral. Potencial evocado visual e auditivo, se necessário
Incontinências esfincterianas	3 segmentos	Membros inferiores	Membros inferiores	Segmentar em membros inferiores, esfíncter anal ao repouso, com reflexo da tosse e com esforço voluntário, com captação por agulha nos quatro quadrantes	Reflexo glande-ânus ou clitóris-ânus captando em cada um dos quatro quadrantes anais	–
Estudo da disfunção sexual masculina	3 segmentos	Membros inferiores, velocidade de condução do nervo dorsal do pênis	Membros inferiores	Membros inferiores, músculos proximais e distais	Reflexo bulbo-cavernoso	Potencial evocado genitocortical

EMG: eletromiografia, PESS = potencial evocado somatossensitivo.

RESUMO DOS REQUISITOS MÍNIMOS DO EXAME ELETRODIAGNÓSTICO

Na Tabela 66.2 estão listados os requisitos mínimos para um bom exame eletrodiagnóstico, segundo os critérios definidos pelas Diretrizes da Associação Médica Brasileira e Conselho Federal de Medicina[14].

REFERÊNCIAS BIBLIOGRÁFICAS

1. REINSTEIN, L.; TAWARDZIK, F. G.; MECH JR., K. F. Pneumothorax: a complication of needle electromyography of the supraspinatus muscle. *Arch. Phys. Med. Rehabil.*, v. 68, p. 561-562, 1987.
2. FERREIRA, A. F. *Lesões Nervosas Periféricas – Fisiopatologia das Lesões Nervosas Periféricas*. São Paulo: Santos, 1999. 253p.
3. CUZZIOL, L. H. Reabilitação de lesão nervosa periférica. In: CHAMLIAN, T. R. *Medicina Física e Reabilitação – Parte 2*. São Paulo: Universidade Federal de São Paulo – Escola Paulista de Medicina, 1999. p. 47-57.
4. BUSIS, N. A.; NORA, L. M.; AALBERS, J. A. et al. The scope of eletrodiagnostic medicine. *Muscle Nerve*, v. 22, suppl. 8, S5-S12, 1999.
5. AMERICAN ASSOCIATION OF ELECTRODIAGNOSTIC MEDICINE – AAEM. Responsibilities of an electrodiagnostic technologist. *Muscle Nerve*, v. 22, suppl. 8, S17-S18, 1999.
6. KATIRJI, M. B.; WILBOURN, A. J. Common peroneal mononeuropathy: a clinical and electrophysiologic study of 116 lesions. *Neurology*, v. 38, p. 1723-1728, Nov. 1988.
7. PARRY, G. J. G. Mononeuropathy multiplex (AAEE case report # 11). *Muscle Nerve*, v. 8, p. 493-498, 1985.
8. Occupational safety and health administration occupacional exposure to bloodborne pathogens; final rule. *Muscle Nerve*, v. 22, suppl. 8, S59-S69, 1999. Reprinted from the Federal Register Friday, December 6, 1991, Part II (Excerpts), p. 64175-64182.
9. HONETT, J. E.; HONET, J. C.; CASCADE, P. Pneumothorax after electromyografic eletrode insertion in the paracervicalmuscles: case report and radiografic analysis. *Arch. Phys. Med. Rehabil.*, v. 67, p. 601-603, 1986.
10. KEESEY, J. C. AAEE Minimonograph # 33: Eletrodiagnostic approach to defects of neuromuscular transmission. *Muscle Nerve*, v. 12, p. 613-626, 1989.
11. SANDERS, D. B.; HOWARD, J. F. AAEE Minimonografh #25: single-fiber electromyography in myasthenia gravis. *Muscle Nerve*, v. 9, p. 809-819, 1986.
12. AMERICAN ASSOCIATION FOR ELECTRODIAGNOSTIC MEDICINE, AMERICAN ACADEMY OF NEUROLOGY, AMERICAN ACADEMY OF PHYSICAL MEDICINE AND REHABILITATION. Practice parameter for electrodiagnostic studies in carpal tunnel syndrome: summary statement. *Muscle Nerve*, v. 22, suppl. 8, S141-S143, 1999.
13. LABAN, M. M.; PETTY, D.; HAUSER, A. M. et al. Peripheral nerve conduction stimulation: its effect on cardiac pacemakers. *Arch. Phys. Med. Rehabil.*, v. 69, p. 358-362, May 1988.
14. CARNEIRO FILHO, A.; CARNEIRO, A. P.; VAZ, C. J. N.; CRUZ, M. W.; COELHO, R. L. A.; SCOLA, R. H. *Eletroneuromiografia e Potenciais Evocados – Projeto Diretrizes*. São Paulo: Associação Médica Brasileira e Conselho Federal de Medicina, 2002. p. 261-278.

CAPÍTULO 67

Neuropatias dos Membros Superiores

Anthero Sarmento Ferreira

NERVO MUSCULOCUTÂNEO

Anatomia

As fibras nervosas do nervo musculocutâneo originam-se dos segmentos espinais C5 e C6, podendo eventualmente receber contribuição também de C4 e C7.

O nervo musculocutâneo emerge do cordão lateral do plexo braquial, juntamente com a raiz lateral do nervo mediano e é o principal nervo motor do compartimento anterior do braço (Fig. 67.1).

Após sua formação, inerva pela ordem os músculos coracobraquial, bíceps e braquial.

Em torno de 2 a 5cm acima da prega do cotovelo, logo lateral ao tendão do bíceps, o nervo penetra a fáscia profunda e continua como o nervo cutâneo lateral do antebraço, que possui dois ramos terminais (divisão anterior e posterior).

A divisão anterior inerva o aspecto ântero-lateral do antebraço e emite ramos terminais para a base da eminência tênar.

A divisão posterior volta-se para trás e inerva o aspecto póstero-lateral do antebraço e termina no dorso do punho e na base dos dois primeiros metacarpos.

Tanto a divisão anterior como a posterior possuem ramos articulares para os ossos do carpo e punho.

Lesões do Nervo Musculocutâneo

As lesões deste nervo não são comuns[1].

A lesão proximal mais freqüente do nervo musculocutâneo é devida a projétil de arma de fogo, que geralmente o afeta junto com o cordão lateral do plexo braquial[2].

O nervo pode ser lesado em uma luxação anterior do ombro, que pode também lesar o nervo axilar[3].

Como o nervo musculocutâneo encontra-se fixo no músculo coracobraquial à medida que desce pelo braço, pode ser lesado por uma extensão violenta do cotovelo[4]. Pelo mesmo motivo pode ser lesado em traumas do ombro.

Lesões desse nervo podem ocorrer após a realização de exercícios pesados, como levantar peso e foram descritos casos de paralisia pós-anestesia[5-7]. Nesses casos, o provável mecanismo da lesão é uma compressão no nível do músculo coracobraquial, ou estiramento do nervo.

O nervo musculocutâneo é um dos nervos que costumam ser acometidos na neuralgia amiotrófica[8].

O ramo sensitivo terminal do nervo musculocutâneo, o nervo cutâneo lateral do antebraço, pode ser lesado na fossa antecubital durante flebotomia, cateterismo cardíaco, durante canulação de veia, ou por pressão provocada sobre essa região.

Uma compressão desse nervo pode ser provocada pela borda lateral da aponeurose do bíceps quando o cotovelo encontra-se em uma posição de extensão completa e o antebraço em pronação também completa[9].

Quadro Clínico

Em uma secção do nervo musculocutâneo, em que já tenha havido tempo de evolução suficiente para o surgimento de atrofia muscular, a atrofia dos músculos bíceps e braquial leva a uma perda de massa muscular da superfície anterior do braço.

A paralisia do músculo coracobraquial (que estabiliza a cabeça do úmero na fossa glenóide) e do braquial (que apenas realiza a flexão do cotovelo) não é facilmente evidenciada em função da compensação por músculos não afetados.

O bíceps realiza a flexão e supinação do antebraço e sua paralisia é facilmente notada, embora a flexão do antebraço possa ser realizada pelos músculos braquiorradial, inervado pelo radial, e pronador redondo, inervado pelo mediano. Essa compensação é realizada predominantemente pelo pronador redondo, que realiza uma pronação concomitante do antebraço. Isso se comprova pelo fato de que em lesões associadas dos nervos musculocutâneo e radial a flexão do antebraço ainda

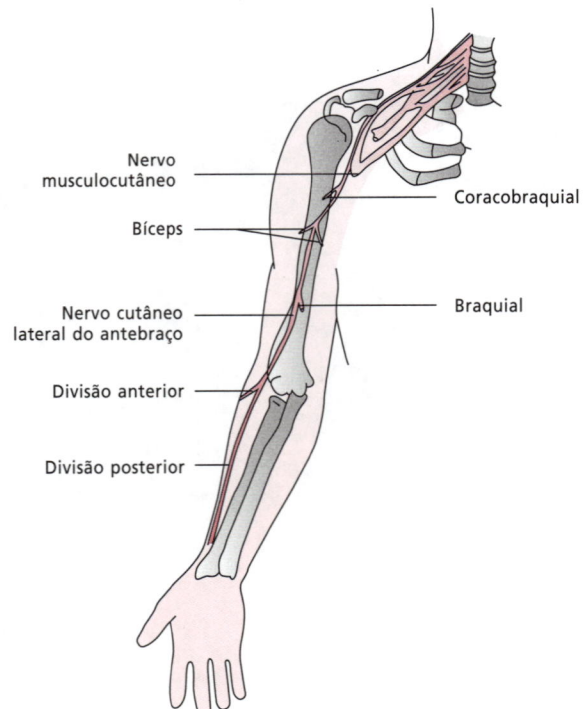

Figura 67.1 – Trajeto anatômico do nervo musculocutâneo.

pode ser realizada pelo pronador redondo. Ainda no caso de uma lesão exclusivamente do musculocutâneo, se o antebraço for colocado em uma posição de supinação, a flexão do cotovelo não ocorrerá.

Quanto à supinação do antebraço, também ocorrerá uma perda de força desta, mas os músculos supinador e braquiorradial, inervados pelo radial, poderão realizar esse movimento.

A alteração de sensibilidade decorrente dessa lesão restringe-se a uma área cutânea anestésica estreita situada na margem lateral do antebraço, inervada pelo cutâneo lateral do antebraço. A extensão dessa área é consideravelmente menor que os limites anatômicos do campo cutâneo desse nervo em função da sobreposição de inervação a partir de um nervo cutâneo vizinho.

NERVO AXILAR

Anatomia

O nervo axilar origina-se dos segmentos espinais C5 e C6 e é o menor ramo do cordão posterior do plexo braquial, sendo o nervo radial o maior.

Na borda inferior do músculo subescapular, o nervo curva-se posteriormente através do espaço quadrangular que é delimitado pela cápsula da articulação do ombro acima, o colo cirúrgico do úmero lateralmente, a cabeça longa do músculo tríceps medialmente e o músculo redondo maior abaixo (Fig. 67.2).

Após atravessar o espaço quadrangular, o nervo curva-se sobre a porção posterior do colo cirúrgico do úmero e a seguir penetra no músculo deltóide, onde se divide em seus ramos terminais.

A divisão terminal posterior inerva o músculo redondo menor e a porção posterior do deltóide e após transforma-se no nervo cutâneo lateral superior do braço, que inerva uma área da pele no aspecto superior e lateral do braço, superficial ao músculo deltóide.

A divisão terminal anterior inerva as porções anterior e média do deltóide.

Lesões do Nervo Axilar

As lesões que acometem o nervo axilar não são freqüentes[10].

As lesões mais freqüentes são aquelas associadas com traumatismo do ombro e a lesão do nervo axilar é uma das complicações mais comuns de uma luxação do ombro[11]. Em uma luxação do ombro provocada por um movimento forçado de abdução e rotação externa do braço pode ocorrer um estiramento do nervo através da cabeça do úmero. Isso pode ocorrer em um deslocamento inferior do ombro provocado por uma tração para baixo deste.

O nervo também pode ser lesado em fraturas do colo cirúrgico do úmero e durante manobras para reduzir uma luxação do ombro ou fratura do úmero.

Injeções mal aplicadas podem lesar o nervo, bem como projéteis de arma de fogo[11].

Lesões também podem ocorrer durante anestesia geral, na neuralgia amiotrófica, ao dormir com os braços elevados e pelo uso de muletas axilares mal posicionadas (o que geralmente também lesa o nervo radial).

O nervo pode ser comprimido no espaço quadrangular por hematomas traumáticos e hipertrofia muscular e nestes casos eventualmente também pode ocorrer acometimento da artéria umeral circunflexa posterior[12].

Quadro Clínico

O músculo deltóide apresenta três porções: anterior, média e posterior.

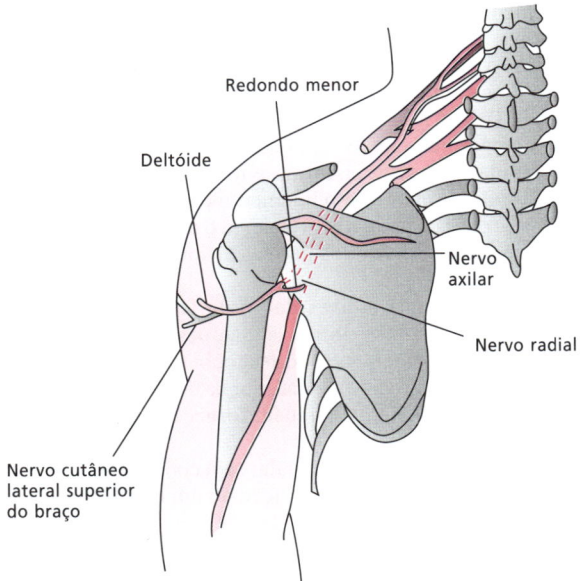

Figura 67.2 – Trajeto anatômico do nervo axilar.

As fibras médias são as principais responsáveis pela abdução do ombro, especialmente após os 30º (uma vez que a abdução dos primeiros 30º é realizada pelo supra-espinal). As fibras anteriores fletem e realizam a rotação interna do ombro e as fibras posteriores estendem o ombro e o rotam lateralmente.

Já o músculo redondo menor é um rotador externo do ombro.

A paralisia do músculo deltóide leva a uma dificuldade na abdução do braço, uma vez que esse músculo é o seu principal abdutor.

Pode ocorrer uma compensação por parte dos músculos supra-espinal, trapézio, serrátil anterior, peitoral maior, coracobraquial e cabeça longa do bíceps. Devido a essa compensação, mesmo quando ocorre uma paralisia do deltóide, é possível a realização de uma abdução completa do braço, uma vez que ocorra uma leve projeção deste para a frente.

Assim, ao avaliar-se o deltóide é importante palpá-lo para sentir sua contração e observar a existência de atrofia de suas fibras.

Naturalmente, embora o paciente consiga realizar uma abdução do braço à custa de outros músculos, a força estará significativamente reduzida.

A perda de função das fibras anteriores do músculo pode ser completamente compensada pelos músculos peitoral maior (porção clavicular) e bíceps e a das fibras posteriores pode ser compensada pelos músculos grande dorsal e redondo maior.

Da mesma forma, a paralisia do músculo redondo menor não gera uma perda funcional em termos de rotação externa, uma vez que este movimento pode ser realizado pelo músculo infra-espinal.

Na lesão do nervo axilar ocorre também uma perda de sensibilidade na região do nervo cutâneo lateral superior do braço no aspecto superior e lateral deste, sobre o músculo deltóide.

Eventualmente pode haver preservação da sensibilidade na vigência de denervação total do músculo deltóide.

NERVO SUPRA-ESCAPULAR

Anatomia

O nervo supra-escapular é o único ramo do tronco superior do plexo braquial e suas fibras originam-se principalmente do segmento espinal C5, podendo eventualmente receber contribuições de C6, em geral, e ocasionalmente de C4.

O nervo origina-se no triângulo cervical posterior e passa abaixo do músculo trapézio, dirigindo-se à borda superior da escápula (Fig. 67.3).

A seguir penetra na fossa supra-espinal através da incisura da escápula, que se transforma em um forame fibro-ósseo, coberto superiormente pelo ligamento transverso da escápula.

Uma vez nessa fossa, o nervo inerva o músculo supra-espinal e fornece ramos articulares para as articulações acromioclavicular e glenoumeral.

O nervo continua através da borda lateral da espinha da escápula e entra na fossa infra-espinal, passando através da incisura espinoglenoidal, que pode ser coberta por um ligamento espinoglenóide (ou transverso inferior da escápula), para inervar o músculo infra-espinal e também fornece mais ramos para a articulação do ombro.

Embora o nervo supra-escapular seja considerado um nervo puramente motor, existe a descrição de um ramo cutâneo dele em alguns indivíduos[13].

Lesões do Nervo Supra-escapular

Na região do triângulo cervical posterior, onde o nervo supra-escapular encontra-se localizado superficialmente, acima do músculo omoióideo, é possível que ferimentos penetrantes ou por arma de fogo possam lesá-lo.

O nervo pode ser lesado em traumas ou luxações do ombro, bem como em fraturas da incisura escapular[14-16].

O nervo também pode ser afetado em trauma direto na região supraclavicular, o que em geral também lesa o tronco superior do plexo braquial, em traumas fechados ou cortantes sobre a escápula, ou pelo uso inadequado de muletas[17,18].

Eventualmente, o nervo supra-escapular pode ser lesado em dissecções radicais do pescoço[19].

Como o nervo supra-escapular é relativamente fixo à incisura escapular (que com a cobertura do ligamento transverso superior da escápula transforma-se no forame supra-escapular) e também à sua origem no tronco superior do plexo braquial, ele se torna suscetível à lesão por tração e compressão sob o ligamento transverso superior da escápula em função da mobilidade escapular decorrente do movimento do braço, o que pode ocorrer bilateralmente, inclusive[17,20-23].

Uma incisura escapular rasa pode ser um fator predisponente para uma neuropatia do supra-escapular[24].

Mais raramente pode ocorrer uma compressão do nervo na incisura espinoglenoidal, com envolvimento seletivo do ramo para o músculo infra-espinal que pode ser devido ao ligamento espinoglenóide ou transverso inferior da escápula ou a gânglios[25-28].

É possível haver lesão do nervo supra-escapular em vários tipos de esportes como beisebol, vôlei e basquete[29-32].

Uma ruptura do manguito rotador ou um deslocamento para baixo do tronco inferior do plexo braquial também podem estirar o nervo que se encontra ancorado na incisura escapular[33].

O nervo supra-escapular também pode ser comprometido na neuralgia amiotrófica[34].

Quadro Clínico

Em uma neuropatia compressiva aguda do nervo supra-escapular o principal sintoma é de dor.

Embora esse nervo não possua uma região de inervação cutânea, ele apresenta alguns ramos articulares e musculares, conforme visto anteriormente, o que explica o quadro álgico.

A dor localiza-se na borda superior da escápula e na articulação do ombro, especialmente em seus aspectos lateral e posterior, podendo também localizar-se na altura da articulação acromioclavicular. É uma dor descrita como profunda e geralmente mal localizada, que na fase aguda é intensa em repouso, especialmente à noite e que eventualmente pode irradiar-se para o pescoço e braço. A dor é agravada pelos movimentos do ombro, especialmente durante sua flexão e adução com o cotovelo estendido passando o braço pela linha média, o que afasta a escápula do tórax, estirando o nervo que se encontra comprimido na incisura escapular[20,35]. Após alguns meses a dor geralmente diminui e desenvolve-se paresia e atrofia dos músculos supra e infra-espinal.

Com a paralisia do músculo supra-espinal, que é um abdutor do ombro, e do infra-espinal, que é um rotador externo, ocorre uma paresia desses movimentos, especialmente quando se compara a força com o lado contralateral.

Não ocorre a incapacidade completa de realização desses movimentos em função da compensação por outros músculos.

Como o deltóide é o principal abdutor do ombro, a abdução do ombro ainda é possível de ser realizada mesmo na vigência de uma paralisia do supra-espinal. Isso é possível também pela ação dos outros músculos que compõem o manguito rotador além do supra e infra-espinal, o redondo menor e o subescapular, que conseguem manter a cabeça do úmero em posição estável na fossa glenóide, permitindo o movimento do deltóide. A rotação externa do ombro segue sendo possível de se realizar pela contração do músculo redondo menor e porção posterior do deltóide.

Em uma lesão axonal grave observa-se atrofia marcada dos músculos supra e infra-espinal nas fossas supra e infra-espinal respectivamente.

É importante realizar o diagnóstico diferencial da lesão do nervo supra-escapular com doenças do ombro, como bursite subacromial, tendinite bicipital, fibrose pericapsular e artrite acromioclavicular. Também se deve identificar uma lesão do manguito rotador, que embora possa provocar uma lesão do nervo,

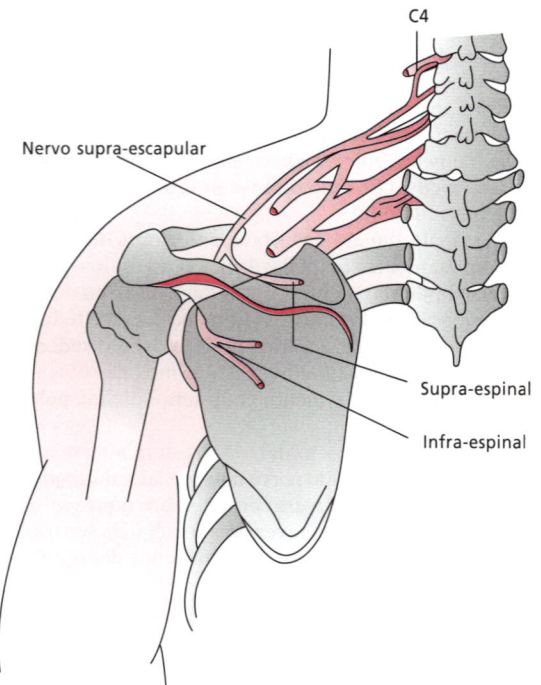

Figura 67.3 – Trajeto anatômico do nervo supra-escapular.

conforme visto anteriormente, também pode simulá-la, uma vez que os músculos supra e infra-espinal aparentam uma paresia em função de suas inserções estarem instáveis e pela dor provocada pelo movimento. Além disso, os músculos podem apresentar algum grau de atrofia por desuso.

Além da eletroneuromiografia normal nas doenças citadas anteriormente, a injeção de anestésico local na incisura escapular, bloqueando o nervo supra-escapular, não altera o quadro de dor nessas doenças, enquanto que em uma neuropatia desse nervo ocorre uma melhora na dor.

Também se deve diferenciar uma lesão do nervo supra-escapular de uma radiculopatia afetando as raízes C5 e C6, uma vez que uma lesão do ramo posterior primário dessas raízes pode provocar dor referida sobre a escápula, especialmente em sua borda medial. Naturalmente que em uma radiculopatia a dor se irradia para o braço e acomete outros músculos do miótomo, o que pode ser detectado clínica e eletroneuromiograficamente.

Por fim cabe diferenciar uma síndrome de Parsonage-Turner ou neuralgia amiotrófica de uma lesão do nervo supra-escapular. Nessa doença existe um início abrupto de dor aguda no ombro que à medida que vai cedendo dá lugar a um quadro de paresia e atrofia muscular. Além disso, como muitas vezes são afetados outros músculos inervados por outros nervos, como o deltóide, serrátil anterior, peitorais maior e menor e extensores do punho e dedos, o diagnóstico pode ser realizado clínica e eletroneuromiograficamente.

NERVO TORÁCICO LONGO

Anatomia

O nervo torácico longo origina-se diretamente do ramo primário anterior do nervo misto, logo após sua saída do forame intervertebral nos segmentos espinais C5, C6 e C7, proximal, portanto, aos troncos do plexo braquial. Eventualmente, pode não haver contribuição do sétimo nervo espinal cervical e em alguns indivíduos pode haver contribuição também do oitavo e/ou quarto nervo.

Uma vez formado, o nervo emerge do músculo escaleno médio e desce de maneira vertical em direção à axila, passando posteriormente ao plexo braquial e descendo pela parede torácica lateral, inervando as várias digitações do músculo serrátil anterior ao longo da margem ântero-posterior das primeiras oito a dez costelas (Fig. 67.4).

Lesões do Nervo Torácico Longo

As lesões desse nervo em geral devem-se a trauma ou tração e não a processos compressivos.

O nervo encontra-se sujeito a traumatismo direto ou ferimentos contusos na região do triângulo posterior do pescoço.

Existe uma suscetibilidade a um tracionamento do nervo torácico longo em função dele se encontrar fixo nos músculos escaleno médio e serrátil anterior, além de haver uma angulação no local de sua entrada na axila.

Assim, o nervo pode ser tracionado em um episódio agudo ou em movimentos repetitivos em que ocorra um abaixamento do ombro ou uma inclinação do pescoço para o outro lado, aumentando o ângulo entre o pescoço e o ombro. Esse tipo de lesão pode ocorrer ao carregar objetos pesados sobre o ombro, como uma mochila pesada, ou após exercícios prolongados envolvendo o ombro, como em um operador de máquina ou um jogador de tênis[36-38].

Também pode haver lesão nervosa devido a um mau posicionamento do braço durante o sono ou durante um procedimento cirúrgico, em que o paciente se encontra anestesiado[39-41].

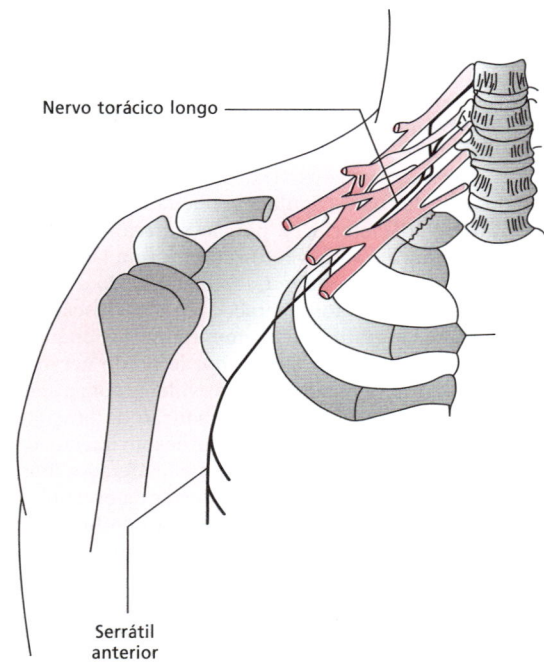

Figura 67.4 – Trajeto anatômico do nervo torácico longo.

Pode ocorrer lesão nervosa em procedimentos cirúrgicos realizados na axila, como toracotomias, mastectomias e ressecção de linfonodos ou da primeira costela[42,43].

Traumas diretos sobre o ombro ou parede torácica lateral também podem lesar o nervo, como em quedas, acidentes de carro e motocicleta, ou esportes.

Finalmente, pode ocorrer comprometimento do nervo torácico longo na neuralgia amiotrófica, a exemplo do que foi descrito em relação aos nervos musculocutâneo, axilar e supra-escapular[43].

Quadro Clínico

O único músculo inervado pelo nervo torácico longo é o serrátil anterior, que conforme colocado anteriormente, origina-se da superfície externa e superior das primeiras oito ou dez costelas e insere-se na margem costal da escápula.

A função do serrátil anterior é a de fixar e estabilizar a escápula e conseqüentemente a cintura escapular durante os movimentos do membro superior.

Essa função é realizada pela contração desse músculo que puxa a escápula para frente em movimentos de elevação do braço, ou ao empurrar alguma coisa com ele, mantendo a escápula aderida à parede torácica.

Além disso, o serrátil anterior também rota o ângulo inferior da escápula para cima e lateralmente quando o braço é elevado.

Em uma lesão do torácico longo a escápula se ala, tornando-se proeminente, especialmente durante a flexão do braço.

A escápula alada se deve à perda de fixação da escápula à parede torácica e a uma dificuldade em estabilizar o seu ângulo inferior.

Durante o repouso, com o braço colocado ao longo do corpo, a escápula não se ala de maneira intensa, embora se possa observar uma rotação medial dela, de maneira que a porção inferior de sua borda interna encontra-se mais próxima da coluna vertebral. Pode-se observar também uma discreta alteração no aspecto do ombro, que pode estar projetado para trás e medialmente, aparentando estar mais baixo pela ação dos músculos trapézio, grande dorsal e rombóide sem antagonismo do serrátil anterior.

Durante o movimento de empurrar uma parede com os braços, o alar torna-se pronunciado, especialmente da metade medial da escápula.

Ao elevar o braço para cima, flexionando o ombro, em função da ação do elevador da escápula e perda da fixação dela pela paralisia do serrátil anterior, a porção superior da escápula move-se para cima e o seu ângulo superior rota lateralmente, afastando-se da coluna vertebral, também alando a escápula.

A tentativa de abdução do braço não ala a escápula tão intensamente, o que é um dado importante no diagnóstico diferencial da paralisia do trapézio por lesão do nervo acessório, que também ala a escápula, mais evidente na abdução do braço. Por outro lado, embora a abdução do braço ainda possa ser realizada em toda sua amplitude de movimento, ocorre uma paresia comparativamente ao lado não afetado, uma vez que o serrátil anterior rota o ângulo inferior da escápula lateralmente, auxiliando o trapézio na elevação do braço acima da horizontal. Eventualmente pode ocorrer uma limitação de movimentos acima de 90° de abdução.

Além do aspecto da escápula e da paresia do braço, habitualmente o paciente refere dores na região do ombro com irradiação para o pescoço e braço.

NERVO ACESSÓRIO ESPINAL

Anatomia

O nervo acessório espinal, que é o XI par craniano, é constituído de dois componentes: o acessório (bulbar) e o espinal.

Sua porção espinal origina-se dos motoneurônios dos primeiros cinco segmentos cervicais que se unem para formar um tronco comum e ascendem para penetrar no crânio pelo forame magno (Fig. 67.5).

Sua porção craniana tem o corpo celular no núcleo ambíguo localizado no bulbo.

A porção espinal, ao penetrar no crânio, une-se à porção bulbar, formando o nervo acessório espinal, que sai do crânio através do forame jugular em companhia dos nervos glossofaríngeo e vago.

Logo após sair do crânio, esse tronco se divide em um ramo interno e outro externo.

O ramo interno contém as fibras da porção bulbar e une-se ao vago, inervando os músculos da faringe e laringe, através do nervo laríngeo recorrente.

O ramo externo contém as fibras espinais e desce pelo pescoço dirigindo-se ao músculo esternocleidomastóideo, inervando-o. A seguir, cruza o triângulo posterior do pescoço, situado posteriormente à borda do esternocleidomastóideo, terminando no músculo trapézio.

O músculo trapézio também recebe uma inervação adicional dos terceiros e quarto nervos espinais cervicais, por meio do plexo cervical.

Esses nervos cervicais, embora geralmente considerados como exclusivamente relacionados à sensibilidade proprioceptiva, também têm um pequeno componente motor, especialmente destinado à inervação da porção inferior do músculo trapézio.

Lesões do Nervo Acessório Espinal

Em função de seu percurso anatômico, o nervo acessório espinal pode ser afetado intramedularmente em doenças que atingem o neurônio motor do corno anterior da medula nos primeiros cinco segmentos cervicais, incluindo siringomielia, poliomielite, tumor medular, ou trauma medular cervical[44].

O nervo também pode ser afetado intracranialmente por tumores como meningiomas da fossa posterior e neurinomas[45].

A lesão mais comum do nervo acessório espinal é a que ocorre em sua porção periférica, resultante de procedimento cirúrgico no triângulo cervical posterior, que é delimitado pela borda posterior do músculo esternocleidomastóideo, borda anterior do músculo trapézio e pela clavícula, onde o nervo encontra-se intimamente relacionado com o linfonodo.

Dentre os procedimentos cirúrgicos que lesam o nervo acessório no triângulo cervical posterior, talvez o mais freqüente seja a ressecção de linfonodo cervical para biópsia[46,47].

O nervo também pode ser lesado em dissecções cervicais radicais, canulação da veia jugular interna e endarterectomia da artéria carótida[48-50].

Em função de sua localização superficial, o nervo pode ser traumatizado por lesões que o estirem, por lesão direta ou compressão externa, trauma ou luxação do ombro, ou por lesões cortocontusas, ou por arma de fogo[51-55].

Lesões idiopáticas do nervo acessório espinal foram descritas e, provavelmente, trata-se de variantes da neuralgia amiotrófica[56,57].

Quadro Clínico

A apresentação clínica das lesões do nervo acessório depende da topografia da lesão do nervo.

Iremos nos limitar a descrever as alterações decorrentes de uma lesão da porção periférica do nervo espinal acessório.

Lesões que ocorrem na medula espinal até o local da inervação do esternocleidomastóideo acometem tanto este como o trapézio, embora possa haver preservação de função da porção inferior do trapézio, que conforme visto anteriormente é também inervada pelos terceiro e quarto nervos espinais cervicais, através do plexo cervical.

As lesões mais freqüentes do nervo acessório espinal ocorrem no triângulo cervical posterior e, neste caso, o esternocleidomastóideo é preservado, havendo acometimento exclusivamente do trapézio.

As funções do trapézio consistem em elevação, adução e rotação da escápula (movimenta seu ângulo lateral para cima). Além disso, fixa a escápula ao tórax durante determinados movimentos do braço.

Assim, o músculo participa na elevação dos ombros (porção superior) e ao empurrar os ombros para trás, aduzindo as escápulas (porção média).

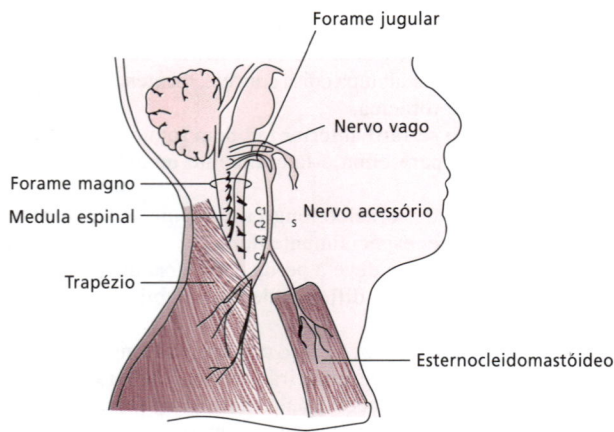

Figura 67.5 – Trajeto anatômico do nervo acessório.

Na paralisia do trapézio observa-se a queda do ombro do lado afetado, o que pode estirar as raízes nervosas e o plexo braquial, provocando dor no ombro, que pode inclusive ser intensa.

Observa-se também a perda do contorno normal da região entre o pescoço e o ombro, devido à paralisia e atrofia da porção superior do trapézio.

O paciente perde a capacidade de elevar o ombro e de abduzir o braço acima da horizontal, embora este movimento possa ainda ser realizado pelos músculos rombóide, elevador da escápula e serrátil anterior.

Já a escápula se ala de forma acentuada pela abdução do ombro e não por sua flexão, como foi descrito anteriormente em relação à paralisia do serrátil anterior.

Além disso, a escápula encontra-se rotada para baixo e lateralmente, estando seu ângulo inferior situado mais medial que seu ângulo superior. Aqui também existe outra diferença com a paralisia do serrátil anterior onde a escápula encontra-se deslocada medialmente.

Quando ocorre paralisia do esternocleidomastóideo, além da sua atrofia visível no pescoço, o paciente apresenta paresia na rotação da face para o lado do ombro oposto.

Em decúbito dorsal, ao tentar fletir o pescoço pode haver um desvio da cabeça para o lado lesado.

Em casos de envolvimento bilateral desse músculo, a flexão do pescoço também se torna prejudicada.

NERVO ESCAPULAR DORSAL

Anatomia

A exemplo do nervo torácico longo, o nervo escapular dorsal origina-se diretamente do quinto nervo espinal cervical, imediatamente após sua saída do forame intervertebral, dentro da substância do músculo escaleno médio.

Eventualmente pode haver contribuição adicional do quarto e sexto nervos espinais cervicais.

Após emergir do escaleno médio, o escapular dorsal dirige-se posteriormente e antes de inervar os músculos rombóide maior e rombóide menor fornece um ramo para o músculo elevador da escápula, que também é inervado pelos terceiro e quarto nervos espinais cervicais, por meio do plexo cervical, como acontece também com o músculo trapézio.

Lesões do Nervo Escapular Dorsal

Lesões isoladas desse nervo são raras e provavelmente o comprometimento dos músculos por ele inervados apresentam uma maior importância nas lesões do plexo braquial. Isso se deve ao fato de que o nervo escapular dorsal, a exemplo do nervo torácico longo, origina-se diretamente do nervo espinal e, portanto, proximal ao plexo braquial. Seu acometimento em lesões do plexo braquial sugere um envolvimento radicular cervical e, portanto, um pior prognóstico. Além disso, uma lesão apenas do nervo escapular dorsal pode não apresentar sinais clínicos definidos em função da compensação de movimento realizada pelos músculos não acometidos.

Kopell e Thompsom descreveram a compressão desse nervo no músculo escaleno médio, embora esta lesão isolada não seja observada na prática diária[22].

Quadro Clínico

A função dos músculos rombóide maior e menor é retrair (aduzir) a escápula, fixá-la, elevar sua borda vertebral e fazer a rotação da escápula de maneira que o seu ângulo inferior mova-se medialmente.

A função do músculo elevador da escápula, conforme o próprio nome diz, é elevar a escápula e sua importância clínica reside em sua capacidade em compensar uma paresia da porção superior do trapézio.

Em uma paralisia dos rombóides a escápula se ala discretamente, ocorrendo deslocamento lateral e afastamento do tórax do ângulo inferior da escápula, especialmente durante o movimento, como elevar os braços acima da cabeça ou ao testar esses músculos com a mão nas costas na altura da cintura com a palma da mão voltada posteriormente empurrando para trás contra uma resistência (mão do examinador, por exemplo).

Além disso, nas lesões destes músculos os dedos do examinador podem ser inseridos com mais facilidade sob a borda vertebral da escápula.

Conforme dito anteriormente, a paralisia isolada dos músculos rombóides não apresenta significativa perda funcional em função da compensação por parte de outros músculos não afetados.

Por outro lado, em uma lesão do nervo escapular dorsal, o músculo elevador da escápula pode não ter sua função comprometida devido à inervação a partir do plexo cervical que este músculo recebe, além daquela fornecida pelo nervo escapular dorsal.

NERVO SUBESCAPULAR

Anatomia

Existem dois nervos subescapulares: o superior e o inferior. Suas fibras originam-se dos segmentos espinais C5 e C6 e são ramos do cordão posterior do plexo braquial.

O nervo subescapular superior inerva o músculo subescapular, enquanto o nervo subescapular inferior inerva o músculo redondo maior e também fornece um ramo para o músculo subescapular.

Quadro Clínico

O músculo subescapular é um dos constituintes do manguito rotador e é um rotador medial do braço no ombro.

Como esse músculo não é visível, pois encontra-se inserido na porção anterior da escápula, não é possível avaliar sua função isoladamente.

Já o redondo maior é possível de ser testado clinicamente e realiza a adução, extensão e rotação medial do braço.

Em uma paralisia dos músculos redondo maior e subescapular ocorre pouco prejuízo funcional na rotação interna do braço em função da compensação por músculos não afetados. Essa compensação é realizada pelo músculo peitoral maior, que é o mais potente rotador medial do braço, porção anterior do deltóide e grande dorsal.

Dessa forma, lesões isoladas dos nervos subescapulares são difíceis de serem detectadas e em geral esses nervos são afetados por lesões que comprometem o plexo braquial.

NERVO TORACODORSAL

Anatomia

O nervo toracodorsal, a exemplo dos nervos subescapulares, é um ramo do cordão posterior do plexo braquial e origina-se dos segmentos espinais C6, C7 e C8.

O único músculo por ele inervado é o grande dorsal.

Quadro Clínico

O grande dorsal é um poderoso abdutor e extensor do braço e também é um rotador medial dele.

Uma lesão do nervo toracodorsal, via de regra, não cria nenhum tipo de deformidade visível, embora o ângulo inferior da escápula possa se alar levemente, em função de paresia da porção do grande dorsal que recobre essa parte da escápula e que auxilia a mantê-la aderida ao tórax.

A paralisia desse músculo, embora possa ser compensada por outros músculos, pode diminuir a força de adução do ombro e é melhor detectada ao realizar um movimento combinado de extensão, adução e rotação interna do braço, como ao colocar o dorso da mão do lado afetado na nádega contralateral.

NERVOS PEITORAIS MEDIAL E LATERAL

Anatomia

O nervo peitoral medial é um ramo do cordão medial do plexo braquial e origina-se dos segmentos espinais C8 e T1.

O nervo peitoral lateral comumente é um ramo do cordão lateral do plexo braquial e origina-se dos segmentos espinais C5, C6 e C7. Ocasionalmente, esse nervo pode originar-se das divisões anteriores dos troncos superior e médio, logo antes de se formar o cordão lateral. Esse nervo inerva as porções clavicular e esternocostal do músculo peitoral maior.

Já o nervo peitoral medial, associado às fibras anastomóticas do nervo peitoral lateral (a partir do segmento C7), inerva o músculo peitoral menor e a porção esternocostal do peitoral maior.

Desta forma, o peitoral menor é inervado pelos segmentos espinais C7, C8 e T1. Já o peitoral maior tem sua porção clavicular inervada pelos segmentos espinais C5 e C6 e sua porção esternocostal por C5, C6, C7, C8 e T1.

Quadro Clínico

Conforme visto anteriormente, o músculo peitoral maior possui duas porções: clavicular e esternocostal. Uma terceira porção, a abdominal, não tem importância clínica funcional.

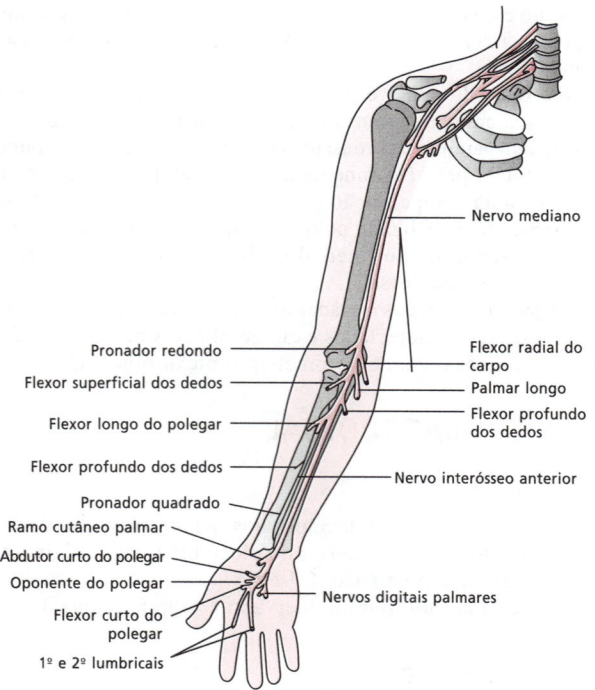

Figura 67.6 – Trajeto anatômico do nervo mediano.

A porção clavicular eleva o ombro e flete o braço e a porção esternocostal traciona o ombro para baixo.

As principais funções do músculo como um todo são a adução, rotação medial e flexão do braço.

Já o músculo peitoral menor auxilia na estabilização da escápula durante a extensão do ombro e traciona a escápula para baixo, além de ser um músculo respiratório auxiliar.

Na paralisia do músculo peitoral maior pode ocorrer algum grau de paresia na adução do braço, que pode ser compensada por outros grupos musculares. Em uma lesão antiga é possível observar-se sua atrofia.

Já uma paralisia do músculo peitoral menor pode levar a algum grau de paresia na extensão do braço em função da pouca fixação da escápula.

Lesões isoladas desses nervos são raras e podem ocorrer em procedimentos cirúrgicos na axila e região torácica anterior, como mastectomias[58].

O acometimento mais freqüente desses nervos ocorre nas lesões do plexo braquial e pode haver ausência congênita da musculatura peitoral.

NERVO SUBCLÁVIO

É um ramo do tronco superior do plexor braquial e que se origina no segmento espinal C5, embora possa originar-se diretamente da divisão primária anterior do nervo espinal de C5 e ocasionalmente de C4 e C6.

Esse nervo inerva o músculo subclávio, que é um pequeno músculo em forma de lápis que se origina da junção da primeira costela e sua cartilagem e que se situa paralelo à face inferior da clavícula. Esse músculo tem como função baixar a parte lateral da clavícula.

É um nervo sem importância clínica, uma vez que não pode ser testado do ponto de vista clínico ou neurofisiológico.

NERVOS CUTÂNEOS MEDIAIS DO BRAÇO E DO ANTEBRAÇO

Esses nervos originam-se do cordão medial do plexo braquial, e o nervo cutâneo medial do braço origina-se no segmento espinal T1 e o nervo cutâneo medial do antebraço dos segmentos C8 e T1.

Conforme o nome indica, o nervo cutâneo medial do braço fornece inervação da pele da região medial do braço e o nervo cutâneo medial do antebraço inerva a pele da região medial do antebraço.

Em função de suas localizações superficiais, estes nervos cutâneos podem ser lesados em traumas do braço ou do antebraço. Como ocorre uma sobreposição de inervação sensitiva com outros nervos, a área cutânea acometida pode ser menor que a região do nervo, ou a perda sensitiva pode ser transitória.

NERVO MEDIANO

Anatomia

As fibras nervosas para o nervo mediano originam-se nos segmentos espinais C6, C7, C8 e T1, podendo, em alguns casos, também derivarem de C5.

O nervo mediano é formado a partir de ramos terminais dos cordões lateral e medial do plexo braquial. Esses ramos terminais constituem as raízes lateral e medial do nervo mediano, as quais se unem na axila para formá-lo (Fig. 67.6).

A raiz lateral é a mais espessa e é composta de fibras provenientes dos níveis espinais (C5), C6 e C7, ao passo que a raiz medial contém fibras dos níveis espinais C8 e T1.

As fibras motoras são oriundas de (C5), C6, C7, C8 e T1, enquanto as fibras sensitivas originam-se de (C5), C6 e C7.

As fibras sensitivas percorrem os troncos superior e médio e o cordão lateral do plexo braquial e daí se dirigem à raiz lateral do nervo, ao passo que as fibras motoras percorrem os troncos superior, médio e inferior, bem como os cordões medial e lateral do plexo braquial e terminam nas raízes lateral e medial do nervo mediano.

As fibras sensitivas para a pele do polegar e indicador recebem inervação de C5, C6 e C7 através dos troncos superior e médio e cordão lateral do plexo braquial e as do dedo médio e metade lateral do anular apenas de C7 através do tronco médio e cordão lateral do plexo braquial.

Uma vez formado, o nervo desce pelo braço, onde não inerva nenhum músculo, podendo apenas emitir um ramo ocasional para o músculo pronador redondo.

Ao chegar ao antebraço, o nervo mediano penetra no pronador redondo entre suas duas cabeças (umeral e ulnar) e a seguir passa sob uma ponte tendínea, conectando as cabeças úmero-ulnar e radial do flexor superficial dos dedos (*pons sublimis*). Nessa porção proximal do antebraço inerva, pela ordem, os músculos pronador redondo, flexor radial do carpo, palmar longo (presente em 87% da população) e flexor superficial dos dedos.

Logo após emergir do pronador redondo e ter inervado os músculos anteriormente citados, dá origem ao nervo interósseo anterior, considerado um nervo puramente motor, embora contenha fibras aferentes para a articulação do punho e para os fusos dos músculos por ele inervados sem, no entanto, fornecer inervação cutânea em seu trajeto. O nervo interósseo anterior inerva, pela ordem, a porção do flexor profundo dos dedos, destinada aos dedos indicador e médio, e os músculos flexor longo do polegar e pronador quadrado.

O último ramo do tronco principal do nervo mediano no antebraço é o ramo cutâneo palmar que se origina em seu terço distal e inerva uma porção variável de pele da região tênar.

O tronco principal do nervo mediano desce pelo antebraço e entra na mão passando através do túnel do carpo, sob o ligamento transverso do carpo (retináculo flexor), entre o punho e a palma da mão.

Após deixar o túnel do carpo, o nervo mediano divide-se em seus ramos terminais lateral, medial e recorrente tênar. Esse último, um ramo motor, deixa o canal do carpo em um túnel separado através do ligamento transverso do carpo.

O ramo recorrente tênar inerva os músculos oponente do polegar, abdutor curto do polegar e a cabeça lateral do flexor curto do polegar, estando o oponente do polegar situado mais lateralmente na região tênar e o flexor curto do polegar mais medial, enquanto o abdutor curto do polegar localiza-se entre os dois.

Na palma da mão, o ramo lateral torna-se o primeiro nervo digital palmar comum, que se divide em três nervos digitais palmares próprios, sendo que os dois primeiros inervam o polegar e eminência tênar e o terceiro a face lateral do indicador e também fornece um ramo motor para o primeiro lumbrical.

O ramo medial divide-se em dois: o segundo e o terceiro nervo digital palmar comum. O segundo ramo digital palmar fornece um ramo motor para o segundo lumbrical e se bifurca em dois nervos digitais próprios, para os lados adjacentes do indicador e dedo médio. O terceiro ramo digital palmar comum inerva a pele dos lados adjacentes dos dedos médio e anular.

Geralmente existe uma comunicação entre esse nervo e o nervo ulnar na palma da mão. Ocasionalmente, um pequeno ramo desse nervo pode inervar o músculo terceiro lumbrical.

Todos os nervos digitais próprios fornecem sensibilidade cutânea para a superfície palmar dos dedos polegar, indicador, médio e metade lateral do anular e para a porção dorsal da pele da falange distal desses dedos (Fig. 67.7).

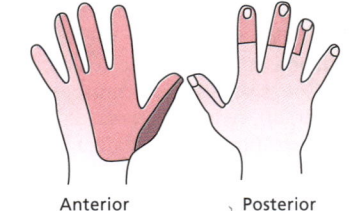

Figura 67.7 – Inervação cutânea do nervo mediano.

Lesões no Nervo Mediano

Axila e Porção Proximal do Braço

São lesões raras, que podem acometer o nervo isoladamente ou juntamente com os nervos ulnar e radial. Também pode haver envolvimento concomitante do nervo musculocutâneo no nível do desfiladeiro axilar ou imediatamente abaixo deste, onde o nervo ulnar também pode ser acometido, como ocorre nas lesões por arma de fogo na região[59].

A compressão espontânea do nervo mediano na região do ombro é rara, havendo, porém, a descrição de quatro casos por Roth *et al.* de neuropatia do nervo mediano adquirida durante o sono, provavelmente causada por compressão no *canalis brachialis* de Cruveilhier, um espaço fibromuscular estreito sob a borda inferior do músculo peitoral maior[60,61]. Spinner também relatou um caso de paralisia espontânea do mediano provocada pela penetração do nervo pela artéria circunflexa umeral posterior[60,62]. A ligação do vaso resultou em completo retorno à função do nervo.

Conforme Sunderland, dada a íntima relação entre o nervo e as artérias axilar e braquial, ele está sujeito à compressão em casos de aneurisma delas[59].

As lesões traumáticas são a causa mais comum de neuropatia proximal isolada do nervo mediano, podendo dever-se a ferimento por arma de fogo, ferimento por arma branca, ou lacerações[63].

A luxação anterior do ombro, embora possa causar lesão do nervo mediano, mais geralmente provoca lesão do nervo axilar[64].

Fraturas de úmero também podem lesar o nervo mediano, mas como este é protegido por tecidos moles, em geral costumam lesar o nervo radial[59].

O uso de muletas axilares também pode lesar o nervo mediano, assim como o nervo radial.

A *paralisia de sábado à noite*, em que durante o sono, estupor pelo uso de álcool ou drogas, ou no coma o paciente encontra-se com o braço mal posicionado, apoiando-o contra uma superfície dura (cadeira, banco, ou cama) e que também pode lesar os nervos ulnar e radial, e a *paralisia da lua de mel* ou *dos amantes*, em que o nervo é comprimido pelo apoio da cabeça do parceiro no braço, são outros exemplos de compressão externa do nervo mediano no braço[61,65]. Essas situações também podem comprimir os nervos radial e ulnar.

Paralisias pós-anestesia não são muito comuns, mas estão descritas devido ao mau posicionamento do braço durante a cirurgia ou por pressão externa sobre ele[66-69].

O nervo também pode ser lesado devido ao uso de torniquetes durante a cirurgia[59].

A lesão compressiva do nervo mediano no punho, que produz a síndrome do túnel do carpo, em função de sua grande incidência, sendo a neuropatia compressiva mais comum, será discutida em um capítulo exclusivo.

Quadro Clínico

Considerando-se a hipótese de uma lesão completa do nervo, haverá paralisia de todos os músculos inervados pelo mediano no antebraço e mão, bem como alteração de sensibilidade na porção da mão por ele inervada, incluindo a região do ramo cutâneo palmar (região tênar).

Com a paralisia dos músculos pronador redondo e pronador quadrado, ocorre a perda da pronação do antebraço que, no entanto, poderá ser realizada em algum grau pelo músculo braquiorradial, uma vez que testada a partir de uma posição de supinação completa.

Com a paralisia do flexor radial do carpo ocorre desvio ulnar do punho ao tentar sua flexão em função da contração do flexor ulnar do carpo, inervado pelo nervo ulnar.

A paralisia do flexor superficial dos dedos provoca a incapacidade de fletir as articulações interfalangeanas proximais dos dedos indicador, médio, anular e mínimo.

Com a paralisia do flexor profundo dos dedos, o paciente não realiza a flexão das articulações interfalangeanas distais dos dedos indicador e médio. Eventualmente, o nervo ulnar poderá inervar a porção do flexor profundo dos dedos destinada ao dedo médio, que neste caso conseguirá realizar a flexão da articulação interfalangeana distal.

A paralisia do flexor longo do polegar leva à perda da flexão da articulação interfalangeana do polegar.

A flexão das articulações metacarpofalangeanas é preservada uma vez que os interósseos que realizam este movimento são inervados pelo ulnar.

Com a paralisia da musculatura tênar, além de sua atrofia, ocorre perda da oponência do polegar, havendo perda da capacidade de pinça da mão pela paralisia desse oponente, embora possa haver algum movimento do polegar em adução, realizado pelo seu adutor inervado pelo ulnar e de sua flexão feita pela cabeça profunda do flexor curto do polegar, também inervado pelo ulnar. Também ocorre perda de sua abdução em sentido perpendicular à palma da mão (abdução palmar), pela paralisia do abdutor curto do polegar, embora algum grau de abdução possa ser possível pela cabeça profunda do músculo flexor curto do polegar, inervada pelo ulnar.

A abdução radial do polegar (no mesmo plano da palma da mão) é possível em função do abdutor longo do polegar, inervado pelo radial.

Ao tentar fechar a mão, o paciente não consegue flexionar o polegar e o indicador, ao passo que os demais dedos encontram-se flexionados, lembrando a posição da mão de um padre ao dar a bênção (sinal da bênção).

A atrofia da região tênar dá à mão uma aparência chamada de simiesca ou achatada.

É comum nas lesões do nervo mediano o surgimento de uma causalgia, especialmente nas lesões parciais, ocorrendo dor em queimação muito forte no trajeto do nervo, acompanhada de alodinia, hiperalgesia e hiperpatia e que pode ser agravada por fatores emocionais. Também se observam distúrbios vasomotores, sudorese e alterações tróficas.

Cotovelo (Incluindo Porção Distal do Braço e Proximal do Antebraço)

Compressão pelo Ligamento de Struthers

Em 0,7 a 2,7% da população pode existir um esporão de aproximadamente 2cm de comprimento que se origina 3 a 6cm proximal ao epicôndilo medial do úmero em seu aspecto ânteromedial[67].

Pode haver um ligamento fibroso ou fibro-ósseo (ligamento de Struthers) estendendo-se distalmente ao esporão para inserir-se no epicôndilo medial do úmero.

O nervo mediano passa através da abertura entre o úmero e o ligamento de Struthers, acompanhado ou não da artéria braquial. Normalmente, esta anomalia não causa sintomas e trata-se de um achado radiológico.

Quando o nervo é comprimido, observa-se um quadro clínico de início insidioso de fraqueza muscular que pode afetar todos os músculos inervados pelo mediano, dor profunda acima do cotovelo e na região proximal do antebraço e dolorimento localizado na região do ligamento. Eventualmente é possível palpar o esporão no terço distal do braço.

Ocorrem também alterações de sensibilidade no local do mediano, incluindo a região tênar, inervada pelo ramo cutâneo palmar.

O diagnóstico etiológico da paralisia é confirmado pela descoberta de um processo supracondilar por radiografia.

Síndrome do Pronador Redondo

Trata-se de uma síndrome controversa, que resulta na compressão do nervo mediano e que pode ocorrer em mais de um local.

À medida que o nervo mediano cruza o cotovelo, ele passa pelo *lacertus fibrosus*, uma banda espessa de fáscia que se estende do tendão do bíceps para a fáscia do antebraço, que prende o bíceps à ulna. Essa estrutura anatômica encontra-se presente em graus variáveis de tamanho na maioria de pessoas, mas raramente comprime o nervo.

A seguir, o nervo passa entre a cabeça superficial e profunda do músculo pronador redondo e depois sob o arco fibroso do músculo flexor superficial dos dedos (*pons sublimis*), sendo possível sua compressão nesses dois locais (Fig. 67.8).

Assim, o nervo pode ser comprimido em qualquer um dos três pontos anteriormente citados nas seguintes condições:

- Quando ocorre um espessamento do *lacertus fibrosus*.
- Em caso de hipertrofia do pronador redondo ou quando há uma banda fibrosa anômala dentro dele. A compressão pode dever-se a movimentos repetitivos de pronação e supinação ou a um episódio agudo de pronação forçada.
- Compressão no arco fibroso do músculo flexor superficial dos dedos (*pons sublimis*) ou por bandas fibrosas anômalas cruzando as duas cabeças dele.

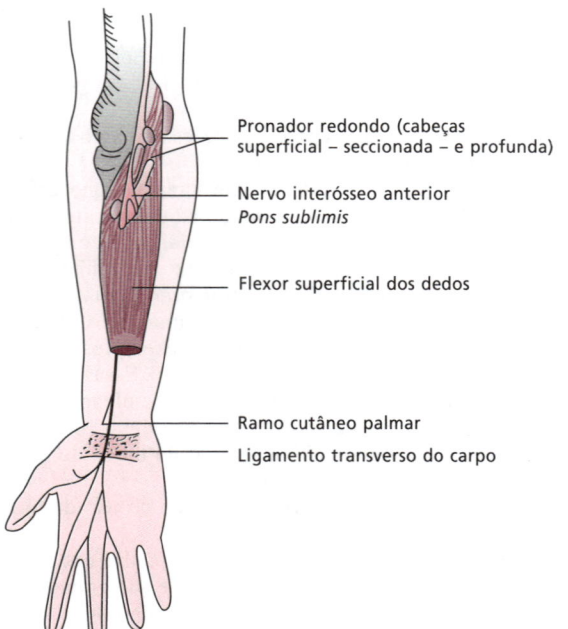

Figura 67.8 – Nervo mediano: detalhe anatômico de sua passagem entre ambas as cabeças do músculo pronador redondo (cuja cabeça superficial se encontra seccionada) e sob a *pons sublimis*.

Quadro Clínico

Trata-se de um quadro insidioso de dor de leve a moderada intensidade na região proximal do antebraço e sobre o músculo pronador redondo, muitas vezes referida como um cansaço ou peso no local, que é exacerbada pela pronação forçada do antebraço.

Pode haver também irradiação proximal da dor para o cotovelo e ombro e pode haver parestesias na região do mediano, mas que em geral são mínimas e intermitentes e não possuem uma localização bem definida.

O paciente pode referir dificuldade em usar a mão e mesmo paresia da musculatura do antebraço e mão inervada pelo mediano, podendo ser poupado o músculo pronador redondo, que pode receber sua inervação proximalmente ao local da lesão.

Ao exame físico, o músculo pronador redondo pode estar hipertrofiado à palpação, pode haver um sinal de Tinel positivo quando se percute o músculo e a pressão manual sobre ele pode produzir dor irradiada e dormência nos dedos da mão inervados pelo mediano.

Spinner descreveu três testes para avaliar os três possíveis locais de compressão do nervo mediano[71].

No primeiro teste, o paciente mantém o antebraço em pronação e o punho em flexão e o examinador tenta supinar e estender o punho contra a resistência do pronador redondo e dos flexores do punho. Um teste positivo aumenta a dor no antebraço proximal e indica compressão no nível do pronador redondo.

Um segundo teste é feito com o paciente fletindo o cotovelo e supinando o antebraço e resistindo a uma manobra de pronação do antebraço realizada pelo examinador. Essa manobra causa contração do bíceps braquial e estreita o *lacertus fibrosus*. Um aumento da dor indica compressão nele.

O último teste é feito com o paciente fletindo a interfalangeana proximal do dedo médio contra a resistência. Essa manobra contrai a porção do flexor superficial dos dedos para o dedo médio e o surgimento de dor no antebraço significa compressão do nervo mediano na altura de seu arco fibroso (*pons sublimis*).

Outras Causas de Lesão no Cotovelo

- Fratura ou luxação do cotovelo.
- Fratura supracondilar do úmero, que pode afetar mais geralmente o nervo radial, seguido do mediano e menos freqüentemente o nervo ulnar[72].
- Hemorragia intracompartimental.

Um trauma grave na região do cotovelo pode causar fratura de úmero, rádio, ou ulna e pode levar a um quadro de contratura isquêmica de Volkman, em que ocorre um aumento de pressão dentro do compartimento da fáscia do antebraço a partir de um processo inflamatório seguido de necrose do músculo flexor superficial dos dedos devido a um extravasamento de sangue e transudatos, comprimindo o nervo mediano que sofre inicialmente isquemia, seguida de necrose[60,73,74].

Também pode haver um quadro espontâneo de sangramento no antebraço em pacientes anticoagulados que desenvolvem uma paralisia insidiosa do nervo mediano, ou um sangramento provocado por punção da artéria braquial que também leva a um quadro insidioso de paralisia do mediano[63].

A compressão aguda do nervo mediano devido a sangramento ou aumento de pressão intracompartimental deve ser tratada imediatamente com descompressão do nervo e fasciotomia.

Síndrome do Nervo Interósseo Anterior (Síndrome de Kiloh-Nevin)

O nervo interósseo anterior origina-se do nervo mediano 5 a 8cm distalmente ao epicôndilo lateral assim que ele emerge entre as duas cabeças do pronador redondo.

A partir daí inerva os músculos flexor longo do polegar, flexor profundo dos dedos para os segundo e terceiro dedos e o pronador quadrado.

É um nervo que não contém fibras de sensibilidade superficial, mas que transmite sensibilidade de dor profunda e propriocepção para alguns tecidos, incluindo o punho.

Quadro Clínico

Existe uma história de início espontâneo de dor na porção proximal do antebraço e eventualmente no cotovelo e que evolui para paresia dos músculos inervados pelo interósseo anterior.

O paciente apresenta incapacidade de fazer o sinal de *OK* pela perda de flexão da articulação interfalangeana do polegar, pela paresia do músculo flexor longo do polegar, e pela perda da flexão da interfalangeana distal do dedo indicador, pela paresia do músculo flexor profundo dos dedos. Para avaliar a paresia do músculo pronador quadrado, o teste deve ser realizado com o cotovelo fletido para bloquear a contribuição da cabeça umeral do músculo pronador redondo.

Etiologia

A compressão espontânea do interósseo anterior resulta na síndrome de Kiloh-Nevin quando o nervo é comprimido distal ao pronador redondo, uni ou bilateralmente, assim que se separa do tronco principal do nervo mediano[75,76].

Pode haver variações anatômicas como bandas fibrosas originando-se dos músculos pronador redondo e flexor superficial dos dedos, uma origem tendinosa da cabeça profunda do músculo pronador redondo ou uma origem tendinosa do músculo flexor superficial dos dedos para o dedo médio[77]. Também pode haver músculos e tendões acessórios para os músculos flexor superficial dos dedos e flexor longo do polegar[71].

Outra variação anatômica é a presença de uma cabeça acessória do músculo flexor longo do polegar (músculo de Gantzer)[71].

Outra possível etiologia de lesão do nervo interósseo anterior é a contratura isquêmica de Volkman[78].

Na vigência de uma anomalia anatômica prévia, pode ocorrer paralisia do nervo interósseo anterior desencadeada por trauma de pequena intensidade.

A paralisia espontânea é mais freqüente em indivíduos cuja ocupação exija pronação e flexão repetitiva do cotovelo[63].

Também pode haver desencadeamento do quadro por exercício pesado, bem como por trauma mínimo, como pressão no antebraço durante o sono.

Outras causas de lesão do nervo são as fraturas do antebraço e úmero, injeções e ferimentos contusos no antebraço.

Finalmente, cabe lembrar que a neuralgia amiotrófica, uma plexopatia braquial idiopática, pode manifestar-se como uma lesão do interósseo anterior[79,80].

Lesão do Ramo Recorrente Tênar

Conforme já visto, trata-se de um ramo puramente motor, que deixa o canal do carpo em um túnel separado através do ligamento transverso do carpo e que inerva os músculos da região tênar.

Pode haver uma lesão seletiva desse nervo, levando à paresia e atrofia da região tênar, sem alterações de sensibilidade[71,81,82].

Em função de sua localização superficial no aspecto medial da base da eminência tênar, na borda distal do retináculo flexor, o nervo encontra-se sujeito à lesão por ferimentos cortocontusos, lacerações e incisões cirúrgicas[59].

Também se encontra exposto à pressão direta como a provocada por ferramentas pesadas que pressionam a região tênar[59].

Lesão do Ramo Cutâneo Palmar

O ramo cutâneo palmar do nervo mediano origina-se em torno de 5cm acima da prega do punho, passa através de um curto túnel próprio dentro do ligamento transverso do carpo e fornece sensibilidade para a região tênar.

Esse ramo puramente sensitivo do nervo mediano pode ser lesado durante cirurgia de liberação do túnel do carpo se a incisão for realizada incorretamente[83,84]. Também foram descritas lesões desse nervo por trauma, gânglio ou músculos anômalos[71].

Na localização topográfica das lesões do nervo mediano, a presença de alterações de sensibilidade na região tênar por envolvimento do ramo cutâneo palmar indica uma lesão proximal do nervo mediano, geralmente acima do cotovelo.

Lesão de Nervos Digitais Palmares

Esses nervos podem ser lesados eletivamente na mão por uma variada gama de situações, incluindo vários tipos de trauma como ferimentos cortocontusos, lacerações, tumor, fratura falangeana, gânglio, inflamação da articulação metacarpofalangeana ou do tendão, bem como compressão contra a borda do ligamento metacarpiano profundo transverso[85].

Ocorre perda de sensibilidade na metade do dedo ou em todo o dedo, associado a dor e disestesia, especialmente ao mobilizar em adução ou abdução o dedo lesado.

Em casos de secção nervosa pode ocorrer a formação de um neuroma, provocando desconforto e dor[59].

Síndrome do Túnel do Carpo

A síndrome do túnel do carpo (STC) é a mononeuropatia compressiva mais comum e deve-se à compressão do nervo mediano no canal do carpo no punho.

Descrita inicialmente por Paget, em 1854, apresenta sintomatologia muito característica de dor, parestesias e disestesias nos quatro dedos laterais da mão, especialmente à noite, acordando o paciente. Ocorre muito mais freqüentemente em mulheres e muitas vezes é bilateral.

É uma doença que com freqüência não é diagnosticada precocemente, sendo confundida com problemas de origem circulatória ou de coluna cervical.

A realização de um diagnóstico precoce e a utilização de um tratamento adequado levam à cura completa da STC. Por outro lado, a demora no diagnóstico e tratamento pode resultar em dano irreversível do nervo mediano com a persistência dos sintomas e limitação funcional.

A utilização da eletroneuromiografia, que pode ser considerada o padrão-ouro no diagnóstico dessa doença, permite a realização de um diagnóstico precoce e quantificação da lesão, auxiliando na decisão terapêutica.

É importante também buscar a prevenção da STC, especialmente naqueles indivíduos que realizam movimentos repetitivos das mãos, por avaliação de aspectos ergonômicos, mudanças na rotina de trabalho e prescrição de exercícios preventivos.

O tratamento nos casos iniciais e leves pode ser conservador à base de repouso, afastamento da atividade causal, injeção de corticóide no local, imobilização do punho, tratamento fisiátrico e farmacoterapia. Nos casos moderados e graves é indicada a cirurgia de secção do ligamento transverso do carpo. Descreveremos a seguir aspectos anatômicos, fisiopatológicos, clínicos, neurofisiológicos, terapêuticos e de prevenção da STC.

Anatomia

O túnel do carpo é uma estrutura rígida, delimitada dorso-lateralmente pelos ossos do carpo (escafóide e trapezóide no lado medial e hamato no lado ulnar) e na superfície palmar pelo espesso ligamento transverso do carpo. Através deste estreito espaço passam nove tendões flexores e o nervo mediano (Fig. 67.9).

Fisiopatologia

A anatomia do túnel do carpo é propícia ao desenvolvimento de uma lesão do nervo mediano dada a sua inextensibilidade.

Estudos anatomopatológicos demonstram que ocorre uma marcante redução no diâmetro das fibras mielinizadas do nervo mediano sob o ligamento transverso do carpo em um ponto situado 2 a 2,5cm distal à entrada do túnel do carpo, onde há um estreitamento em sua secção transversal[86,87]. Pode também haver um túnel mais estreito congenitamente, sendo a compressão do nervo decorrente de alterações degenerativas normais nas membranas sinoviais e outras estruturas dentro do túnel[88]. Qualquer processo que leve a um aumento de pressão no interior do túnel gerará compressão do nervo. Os aumentos eventuais de pressão em seu interior provocam, inicialmente, dificuldade de retorno venoso do nervo mediano, que por sua vez leva a uma diminuição da velocidade de perfusão arterial por hipertensão retrógrada, levando a um sofrimento do tecido neural com o surgimento de sintomas. Se a pressão no túnel do carpo aumentar, ela poderá exceder a pressão de perfusão arterial, levando à oclusão das arteríolas. Esse processo poderá gerar hipóxia do tecido neural e degeneração focal da bainha de mielina com intussuscepção de um nódulo de Ranvier sobre o seu vizinho no local de compressão. Com a evolução do processo, ocorre degeneração axonal, havendo, nas lesões mais graves, fibrose inter e intrafascicular.

Etiologia

Qualquer lesão, doença sistêmica, ou doença local que reduza o tamanho do túnel do carpo abaixo de um nível crítico, ou que aumente o volume de seus componentes, levando a um aumento de pressão, irá comprimir o nervo mediano.

Segundo Dawson, a causa mais comum da STC é o acometimento dos tendões flexores do punho por uma tenossinovite não específica, muitas vezes relacionada à realização de movimentos repetitivos do punho[89].

Esses tendões também podem ser inflamados em doenças como artrite reumatóide, tuberculose, gota, amiloidose e sarcoidose.

Outras doenças causadoras de STC são tumores, fraturas e luxações do punho, mixedema, acromegalia, mieloma múltiplo, diabetes melito e insuficiência renal crônica.

Por outro lado, as alterações hormonais da mulher na gravidez, menopausa, pós-ooforectomia, ou pelo uso de anticoncepcionais orais também levam à STC, sugerindo uma relação entre o nível de estrógenos e um aumento no fluido extracelular e alterações em tecidos moles[90].

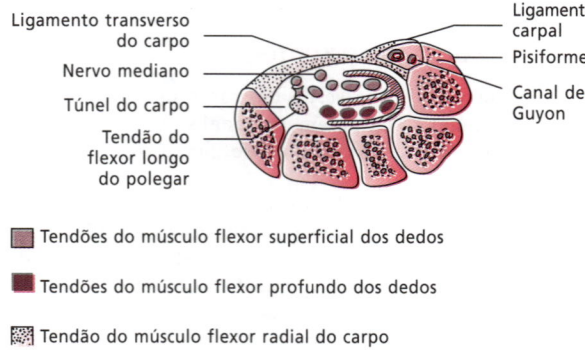

Figura 67.9 – Anatomia do túnel do carpo.

Quadro Clínico e Diagnóstico

Clinicamente o paciente queixa-se de dor, parestesias e disestesias na distribuição cutânea do nervo mediano na mão, que caracteristicamente pioram à noite, podendo inclusive acordar o paciente, levando-o a movimentar as mãos e sacudi-las para melhorar os sintomas. Os sintomas podem irradiar-se proximalmente para o cotovelo, o ombro e a região cervical e muitas vezes são bilaterais e as mulheres são muito mais freqüentemente acometidas que os homens, especialmente entre a quinta e a sexta décadas.

O exame físico apresenta um sinal de Tinel ao percutir o nervo no punho, com parestesias irradiadas para um ou mais dedos da mão inervados pelo mediano, o que não é um teste muito específico, podendo ocorrer em indivíduos assintomáticos, inclusive.

O teste de Phalen, que consiste em realizar uma flexão forçada do punho por um minuto, ou o teste de Phalen invertido, em que se realiza uma extensão forçada do punho, também por um minuto, quando positivos causam uma reprodução dos sintomas de dor e parestesias na mão.

A compressão sustentada do túnel do carpo com os polegares, também por um minuto, igualmente reproduz os sintomas.

Normalmente, as queixas restringem-se aos dedos da mão inervados pelo mediano (primeiro, segundo, terceiro e metade lateral do quarto), mas raramente encontram-se alterações objetivas de sensibilidade tátil, dolorosa, ou de discriminação de dois pontos, a não ser nos casos antigos e graves.

Pesquisa-se também a força da musculatura tênar, em especial do músculo abdutor curto do polegar, que é testado pedindo-se ao paciente que abduza o polegar perpendicularmente à palma da mão. Busca-se também detectar atrofia dessa musculatura. A exemplo das alterações objetivas de sensibilidade, somente existe paresia ou atrofia muscular nos casos antigos e graves.

Os pacientes com STC podem ser classificados em três categorias, de acordo com os seus sintomas (leve, moderada e grave), o que é útil não apenas para a realização do diagnóstico, como também para orientar o tratamento e prognóstico[89].

Os pacientes com STC grave têm sintomas de longa data e apresentam além dos sintomas de dor, parestesias e disestesias na mão, perda objetiva da sensibilidade tátil, dolorosa e discriminação de dois pontos e também paresia e atrofia da musculatura tênar.

Os pacientes com STC leve apresentam os sintomas já referidos que, porém, ainda são intermitentes e pioram caracteristicamente à noite. O exame neurológico é normal.

Já os pacientes com STC moderada apresentam sintomas mais intensos e persistentes e de mais difícil remissão que os pacientes com STC leve. O exame neurológico desses pacientes poderá apresentar diminuição de sensibilidade na região do mediano e mesmo algum grau de fraqueza da musculatura tênar.

É importante salientar que os sintomas são proporcionais ao grau da lesão nervosa e não ao tempo de evolução.

Prevenção

Conforme comentado anteriormente, uma das causas de STC é a tenossinovite dos tendões flexores, que pode estar relacionada à realização de movimentos repetitivos. Algumas pessoas são mais predispostas que outras a desenvolverem STC. Uma das causas é que a quantidade de lubrificação natural dos tendões flexores varia de pessoa para pessoa. Quanto menos lubrificação, maior a possibilidade de surgimento de STC. Quando se realiza a flexão do punho ou dos dedos, os tendões flexores friccionam-se contra as paredes do túnel do carpo. Se não há um repouso regular entre os movimentos, ocorre um processo inflamatório nesses tendões.

A prevenção das lesões de esforço repetitivo está relacionada a aspectos ergonômicos e a modificações nas rotinas de trabalho.

Os aspectos ergonômicos dizem respeito à relação do indivíduo com móveis e utensílios utilizados em seu trabalho, que devem ser os mais anatômicos possíveis.

Quanto à rotina do trabalho, que deve ser analisada caso a caso, deve obedecer algumas regras básicas, como o repouso intermitente entre as atividades a fim de permitir a lubrificação dos tendões e a eliminação da tarefa única através da rotação de atividades.

Finalmente, deve haver uma conscientização dos trabalhadores que realizam movimentos repetitivos a respeito das lesões de esforço repetitivo e a prescrição de exercícios preventivos de alongamento e reforço muscular durante a jornada de trabalho, especificamente no caso da STC, da musculatura flexora e extensora do punho.

É fundamental o diagnóstico precoce da STC a fim de evitar dano irreversível do nervo mediano, com sintomas sensitivos persistentes e fraqueza na mão.

Uma correta avaliação clínica e neurofisiológica permite a confirmação precoce do diagnóstico na maioria dos casos.

Pela eletroneuromiografia é possível avaliar objetivamente a gravidade da lesão e a contribuição de desmielinização e lesão axonal do nervo. Essa informação pode ser usada na tomada de decisões terapêuticas, uma vez que uma lesão puramente mielínica tem um bom prognóstico de recuperação.

Já uma lesão axonal sugere uma doença mais grave, indicando a necessidade de tratamento cirúrgico. Nos casos de STC de leve intensidade é possível realizar tratamento conservador inicialmente e observar o grau de melhora do paciente.

Finalmente, deve-se buscar a prevenção dessa doença, especialmente naqueles pacientes que realizam movimentos repetitivos das mãos e punhos.

NERVO ULNAR

Anatomia

As fibras nervosas para o nervo ulnar originam-se nos segmentos espinais C7, C8 e T1 (Fig. 67.10).

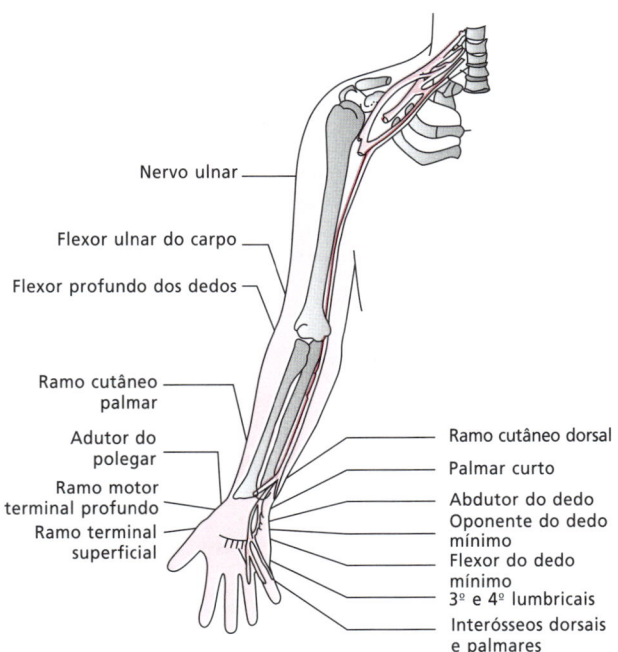

Figura 67.10 – Trajeto anatômico do nervo ulnar.

O nervo é uma continuação do cordão medial do plexo braquial, mas o componente C7, destinado ao músculo flexor ulnar do carpo, normalmente emerge da raiz lateral do nervo mediano ou do cordão lateral do plexo braquial, constituindo a raiz lateral do nervo ulnar que se une ao seu tronco principal.

Uma vez formado, o nervo desce pelo braço, onde não inerva nenhum músculo, e no cotovelo passa através da goteira condilar (ulnar) atrás do epicôndilo medial. Após emergir dessa goteira, penetra entre as duas cabeças do músculo flexor ulnar do carpo (túnel cubital), cujo assoalho é formado pelo ligamento medial da articulação do cotovelo e a porção superior pela densa aponeurose (arco fibroso) que conecta as duas cabeças, umeral e ulnar, do músculo flexor ulnar do carpo.

Distal ao epicôndilo medial, o nervo ulnar emite seu primeiro ramo, destinado ao músculo flexor ulnar do carpo. Normalmente, esse músculo é inervado por múltiplos ramos. Logo após é inervada a porção do músculo flexor profundo dos dedos destinado aos dedos anular e mínimo.

A seguir, no meio do antebraço, origina-se o ramo cutâneo palmar do nervo ulnar, que fornece sensibilidade para uma porção variável de pele na região hipotênar.

Após aproximadamente 5 a 10cm proximal ao punho, origina-se o ramo cutâneo dorsal do nervo ulnar, que se divide em ramos que vão inervar o aspecto dorsal da mão. O ramo mais medial dirige-se à porção medial do dorso da mão, atingindo o lado medial do dedo mínimo, de onde continua até a unha. O ramo central segue o quarto interespaço metacarpal para dividir-se em ramos para os lados adjacentes dos dedos anular e mínimo, estendendo-se até a unha do dedo mínimo e a falange medial do anular. O ramo lateral ou radial inerva os lados adjacentes dos dedos anular e médio em suas faces dorsais. Esse ramo lateral comunica-se com o nervo digital dorsal do ramo superficial do nervo radial. Conforme visto anteriormente, os ramos digitais dorsais não atingem as extremidades dos dedos, sendo que apenas no nível do dedo mínimo atingem a região ungueal. A inervação dorsal é completada distalmente pelos ramos digitais palmares, que serão descritos a seguir.

O tronco principal do nervo ulnar atinge a região do punho, onde passa através do canal de Guyon que possui os seguintes limites: o assoalho é composto do retináculo flexor e do ligamento piso-hamato; a parede lateral é formada pela convexa superfície ulnar do gancho do osso hamato e a parede medial pelo osso pisoforme juntamente com fibras tendinosas do músculo flexor ulnar do carpo; o teto é composto do fino ligamento carpal e das fibras do músculo palmar curto.

O nervo bifurca-se dentro do canal em seus ramos sensitivo terminal superficial e motor profundo, que inicialmente inerva os músculos hipotênares (abdutor, flexor e oponente do dedo mínimo), e a seguir dirige-se lateralmente inervando os interósseos palmares e dorsais, o terceiro e quarto lumbricais, o adutor do polegar, o primeiro interósseo dorsal e a cabeça medial do flexor curto do polegar.

O ramo terminal superficial divide-se nos ramos digital palmar próprio e digital palmar comum. O ramo digital palmar próprio inerva o aspecto medial do dedo mínimo, enquanto que o ramo digital palmar comum divide-se para inervar o aspecto cutâneo da superfície lateral do dedo mínimo e a região medial do dedo anular. Essa divisão destinada à região medial do dedo anular geralmente se anastomosa com um ramo digital do nervo mediano (Fig. 67.11).

Existe também um ramo para o músculo palmar curto que se origina do ramo terminal superficial proximalmente, antes de sua divisão em ramos digital palmar próprio e palmar comum.

Lesões do Nervo Ulnar

Lesões Acima do Cotovelo

São lesões raras em relação à incidência de lesões na altura do cotovelo.

Em função de sua proximidade, muitas das lesões que afetam os nervos mediano e radial também podem lesar o ulnar na axila e porção proximal do braço. Assim, o uso de muletas axilares e ferimentos por arma de fogo, por arma branca, ou lacerações nessa região podem lesar o nervo ulnar e/ou os nervos mediano e radial.

O nervo ulnar também pode ser lesado na porção superior do braço pela aplicação de torniquetes e no transoperatório em que o paciente anestesiado pode ter seu braço mal posicionado e o nervo comprimido na região superior e medial do braço[91].

A arcada de Struthers é uma estrutura fibrosa que recobre o nervo ulnar em uma profunda goteira na superfície medial da cabeça medial do músculo tríceps braquial e pode comprimi-lo aproximadamente 7cm proximal ao epicôndilo medial ou limitar sua mobilidade após cirurgia para sua transposição anterior. Daí a importância de seccionar essa estrutura durante transposição do nervo ulnar[92].

Pode haver lesão do nervo ulnar sob um músculo anômalo chamado ancôneo epitroclear, que se origina da borda medial do olecrano e tendão adjacente do músculo tríceps braquial e que se insere no epicôndilo medial.

A exemplo dos nervos mediano e radial, o nervo ulnar também pode ser comprimido na "paralisia de sábado à noite", em que o paciente dorme muito cansado ou sob o efeito de álcool ou drogas e posiciona seu braço inadequadamente, levando à compressão do nervo. O local da compressão pode ser a união axilobraquial, onde os nervos mediano e/ou radial também podem ser lesados, ou na porção inferior do terço superior do braço[91].

O nervo também pode ser comprimido na *paralisia da lua de mel* ou *dos amantes* pela cabeça do parceiro posicionada sobre o braço, a exemplo do que já foi descrito em relação ao nervo mediano e que será descrito em relação ao nervo radial.

Pacientes comatosos também são suscetíveis de compressão do nervo ulnar pelo mau posicionamento do braço, a exemplo da *paralisia de sábado à noite* descrita anteriormente.

Em fraturas de úmero é difícil haver lesão do nervo ulnar em função da proteção feita pela massa muscular, embora fraturas do terço distal do úmero possam lesá-lo[91].

Mais raramente, o nervo ulnar pode ser comprimido juntamente com o nervo mediano pelo ligamento de Struthers, conforme descrito em relação a ele.

Quadro Clínico

Considerando-se a hipótese de uma lesão completa do nervo acima do cotovelo, haverá paralisia de todos os músculos inervados

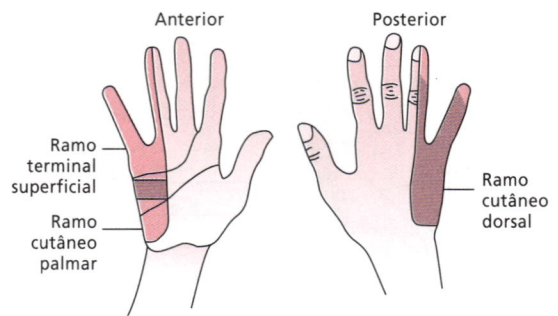

Figura 67.11 – Região cutânea do nervo ulnar.

pelo ulnar no antebraço e mão, bem como alteração de sensibilidade na região da mão por ele inervada, incluindo a dos nervos cutâneo palmar e cutâneo dorsal. Assim, haverá perda de sensibilidade na base da região hipotênar, pelo comprometimento do ramo cutâneo palmar, no aspecto medial do dorso da mão, pelo comprometimento do ramo cutâneo dorsal e no aspecto anterior da porção medial da palma da mão, do dedo mínimo e metade medial do dedo anular, por comprometimento do seu ramo terminal superficial. É importante observar que a sensibilidade no aspecto medial do braço e antebraço encontra-se preservada, a menos que tenha ocorrido lesão associada dos nervos cutâneo medial do braço e antebraço.

Em uma lesão antiga também haverá atrofia da musculatura inervada pelo ulnar como veremos a seguir.

A mão apresenta caracteristicamente uma semigarra, a chamada *garra ulnar*, afetando os dedos anular e mínimo, que se encontram hiperestendidos na articulação metacarpofalangeana e fletidos nas articulações interfalangeanas. A hiperextensão das articulações metacarpofalangeanas deve-se à paralisia dos interósseos e terceiro e quarto lumbricais que normalmente atuam como flexores dos dedos no nível dessas articulações e extensores dos dedos nas articulações interfalangeanas, associado à ação sem oposição do extensor comum dos dedos, inervado pelo nervo radial, que realiza a extensão das articulações metacarpofalangeanas e do flexor superficial dos dedos, inervado pelo mediano e que realiza a flexão das articulações interfalangeanas proximais dos dedos anular e mínimo.

Essa posição da mão em semigarra é mais evidente e desenvolve-se mais precocemente quando a lesão é abaixo da inervação da cabeça medial do músculo flexor profundo dos dedos que, por estar funcionando, irá aumentar a flexão das articulações interfalangeanas distais dos dedos anular e mínimo. É importante salientar que a posição de garra ulnar apresenta-se mais evidente quando o paciente tenta abrir a mão e que uma lesão do nervo mediano pode apresentar uma posição semelhante da mão quando o paciente tenta fechá-la (sinal da bênção).

Devido à atrofia de interósseos dos terceiros e quartos lumbricais e do adutor do polegar, observa-se no dorso da mão afundamentos nos espaços entre os tendões extensores dos dedos, particularmente evidentes entre o indicador e o polegar em função da atrofia dos músculos primeiro interósseo dorsal e adutor do polegar.

Também ocorre um achatamento da região hipotênar em função da atrofia dos músculos palmar curto e abdutor, flexor e oponente do dedo mínimo.

A posição do dedo mínimo é característica em uma lesão do nervo ulnar, pois ele se encontra espontaneamente em abdução devido à perda de função do terceiro interósseo palmar, que realiza a adução do dedo mínimo, associado à ação sem oposição do extensor do dedo mínimo e de uma porção do extensor comum dos dedos, constituindo o sinal de Wartenberg.

Com a paralisia dos interósseos dorsais e palmares, ocorre perda da capacidade de abdução e adução dos dedos. Entretanto, algum grau de abdução poderá ser realizado pelo extensor comum dos dedos, inervado pelo radial, substituindo minimamente a função dos interósseos dorsais. Da mesma forma, um pequeno grau de adução poderá ser realizado a partir da contração do flexor superficial dos dedos, inervado pelo mediano, desde que os dedos encontrem-se levemente fletidos. Essa pequena adução dos dedos não ocorrerá se os eles estiverem totalmente estendidos, por inibir a ação do flexor superficial dos dedos. Apenas o dedo indicador poderá ainda apresentar algum grau de adução em função da contração do seu extensor, inervado pelo radial.

A paralisia do abdutor do quinto dedo leva à incapacidade de abdução deste dedo.

Apesar da paralisia do adutor do polegar, algum grau de adução deste dedo ainda torna-se possível no sentido palmar e medial. Isso ocorre em função de algum grau de adução do polegar, realizada pelo seu flexor longo, inervado pelo mediano, e em menor intensidade pelo extensor longo do polegar, inervado pelo radial. Esse movimento pode ser demonstrado pedindo-se ao paciente para segurar uma folha de papel entre o polegar e o lado lateral do dedo indicador com as duas mãos. A mão afetada apresenta a flexão da falange distal do polegar, pela contração do seu músculo flexor longo, o que constitui o sinal de Froment. A mão não afetada mantém normalmente a articulação interfalangeana do polegar em extensão.

No nível do antebraço, observa-se a perda da convexidade normal em sua metade superior em função da atrofia dos músculos flexor ulnar do carpo e porção do flexor profundo dos dedos, inervada pelo ulnar.

Com a paralisia do flexor ulnar do carpo não chega a ocorrer limitação funcional significativa na flexão do punho em função da integridade do flexor radial do carpo e palmar longo, se presente, inervados pelo mediano e que realizam essa função. Poderá ocorrer um desvio radial do punho na tentativa de fleti-lo contra a resistência em função da ação sem oposição desses músculos.

Com a paralisia da porção do flexor profundo dos dedos destinado ao anular e ao mínimo, ocorre a perda da capacidade de flexão das articulações interfalangeanas distais desses dedos.

Lesões no Cotovelo

São lesões bastante freqüentes, constituindo-se na segunda maior causa de neuropatia compressiva dos membros superiores, sendo suplantada em incidência apenas pela síndrome do túnel do carpo, e obviamente é o local mais comum de lesão do nervo ulnar.

Essa alta incidência de lesões do nervo ulnar no cotovelo se deve à localização superficial do nervo na goteira condilar, o que o expõe a traumas agudos ou repetitivos.

Na verdade, o nervo ulnar pode ser comprimido em mais de um local no cotovelo.

Lesões na Goteira Condilar

A goteira condilar, conforme visto anteriormente, é um local raso onde o nervo encontra-se apenas recoberto por pele e gordura subcutânea, sendo um local onde pode ser facilmente lesado. Isso é agravado pelo fato de, além do nervo cruzar o aspecto extensor da articulação do cotovelo, o que em geral não ocorre, uma vez que na maior parte das vezes os nervos cruzam o aspecto flexor das articulações, o que os torna mais protegidos, o nervo ulnar encontrar-se composto de poucos e grossos fascículos com pouco tecido epineural de suporte, ao contrário da maioria dos outros nervos, que ao cruzarem uma articulação são compostos de muitos fascículos de pequeno calibre separados por uma grande quantidade de epineuro[93] (Fig. 67.12).

A lesão na goteira condilar pode ocorrer no nível do epicôndilo medial ou logo proximal a este[94].

Essa lesão pode resultar de um evento agudo, como uma contusão, ou devido a anestesia geral, intoxicação, ou coma, em que o paciente permanece muito tempo com o(s) cotovelo(s) apoiado(s)[95-98].

É importante observar que pacientes sob anestesia geral submetidos a procedimentos cirúrgicos devem ter seus membros superiores adequadamente posicionados com os antebraços supinados de maneira que o olecrano suporte o peso do ante-

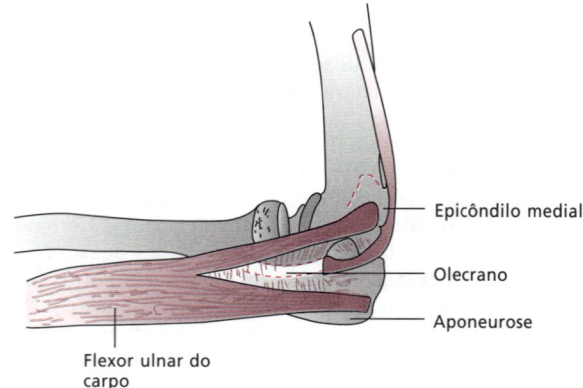

Figura 67.12 – Goteira condilar e túnel cubital.

braço. Estando o antebraço pronado, o nervo ulnar pode ser comprimido entre a goteira condilar e a superfície rígida da mesa operatória[95-97].

O nervo ulnar também pode ser cronicamente comprimido na goteira condilar por aumentos de volume na região, como os causados por gânglios, lipomas, cistos epidermóides, ou artrites do cotovelo.

Pacientes com polineuropatia periférica são particularmente suscetíveis a desenvolver neuropatia do ulnar no nível do cotovelo, sobreposto ao quadro sistêmico[99].

Também é importante salientar que o nervo ulnar é freqüentemente envolvido na lepra e quando as lesões são avançadas o nervo pode apresentar alargamentos palpáveis logo acima do cotovelo ou do punho[93].

Também pode haver traumas menores repetitivos comprimindo cronicamente o nervo, como o apoio continuado do(s) cotovelo(s) em atividades profissionais, como ocorre com costureiras. Muitas vezes é lesado o nervo ulnar do lado não dominante, já que enquanto a mão dominante executa determinada tarefa, como escrever, por exemplo, o outro membro superior permanece com o cotovelo apoiado em uma superfície rígida por um período prolongado, lesando o nervo[100].

Síndrome do Túnel Cubital

Além da goteira condilar, o nervo ulnar pode ser comprimido no túnel cubital, descrito em 1958 por Feindel e Stratford, entre as duas cabeças do flexor ulnar do carpo, no nível da borda de sua aponeurose (ligamento arqueado ou arco aponeurótico), constituindo a síndrome do túnel cubital[101] (ver Fig. 67.12).

Essa compressão pode dever-se ao fato da borda da aponeurose do flexor ulnar do carpo ser anormalmente fibrosa, comprimindo o nervo na entrada do túnel[102,103].

Por outro lado, é sabido que a aponeurose do flexor ulnar do carpo encontra-se frouxa quando o cotovelo está em extensão e apertada quando este se encontra em flexão, levando a um estreitamento do túnel cubital quando o cotovelo está nessa posição. Além disto, a contração do flexor ulnar do carpo, por atuar em sua aponeurose, provocando sua contração, também pode diminuir o diâmetro do túnel cubital[93].

Assim, pacientes que realizam movimentos repetitivos de flexão do cotovelo e atividades que resultam em contrações repetidas do flexor ulnar do carpo podem desenvolver uma compressão do nervo ulnar no nível de sua aponeurose, que muitas vezes pode ser bilateral[104]. Essa compressão pode tornar o nervo intumescido proximal à entrada do túnel cubital. Esse inchaço do nervo a princípio é macio, mas a seguir torna-se duro, devido ao desenvolvimento de fibrose intraneural[93].

Outra causa de redução do espaço disponível para o nervo no túnel cubital é o fato do ligamento colateral medial do cotovelo dobrar-se medialmente durante a flexão do cotovelo, o que, associado a um espessamento da aponeurose do flexor ulnar do carpo, pode comprimir o nervo ulnar entre essas duas estruturas[93].

Existe uma controvérsia sobre a real localização das lesões espontâneas do nervo ulnar. Miller e Hummel observaram uma constrição da aponeurose do flexor ulnar do carpo em todos os seus pacientes e encontraram um bloqueio de condução localizado nessa área na avaliação da neurocondução intra-operatória do nervo[105]. Também Eisen e Danom afirmaram que a síndrome do túnel cubital é a causa mais comum da lesão do nervo ulnar no cotovelo[106].

Por outro lado, Brown *et al.*, com estudos intra-operatórios da condução do nervo, localizaram alterações ao nível da goteira condilar e não no túnel cubital[94,107].

Muitas vezes, existe uma combinação de fatores causando a lesão do nervo, como por exemplo, quando o cotovelo é mantido em flexão sobre uma superfície dura ocorre uma compressão do nervo ulnar na goteira condilar ao mesmo tempo em que uma compressão também pode ocorrer no nível do túnel cubital[93].

Dessa forma, torna-se difícil definir a exata localização e causa da paralisia do nervo ulnar no cotovelo. De qualquer maneira, é importante salientar que essas condições são indistinguíveis clinicamente e não podem ser diferenciadas pelos métodos neurofisiológicos.

Paralisia Ulnar Tardia

O nervo ulnar pode ser lesado por fraturas ou luxações na região do cotovelo.

Sunderland dividiu essas lesões em três grupos[93]:

- *Lesão primária*: ocorre no momento da fratura ou luxação.
- *Lesão secundária precoce*: relacionada à tentativa de redução ou outras causas indeterminadas e que se desenvolve no período de uma semana ou poucos meses depois.
- *Lesão tardia*: quando os sintomas e sinais de lesão do nervo levam meses e, em geral, anos para se tornarem evidentes, constituindo o quadro clássico de paralisia ulnar tardia.

A primeira descrição de um caso de paralisia ulnar tardia foi feita por Panas, em 1878, que relatou um caso de paralisia ulnar 12 anos e meio após uma fratura do terço distal do úmero[108].

Vários tipos de fratura ou luxação do cotovelo estão relacionados com o desenvolvimento da paralisia ulnar tardia, como por exemplo, fraturas dos côndilos medial e lateral do úmero, supracondilar do úmero e do terço superior do rádio.

Uma fratura distal do úmero e mais especificamente do côndilo lateral do úmero, com deslocamento importante, levando a uma deformidade em valgo do cotovelo, é especialmente possível de ser seguida de uma paralisia ulnar tardia[93,109,110].

Também a fratura da cabeça do úmero (*capitulum*) em indivíduos jovens pode resultar em atraso no desenvolvimento da epífise lateral do úmero, levando a uma perda da formação da cabeça do úmero e consequentemente a uma deformidade em valgo do cotovelo. Essa deformidade leva a uma tensão anormal sobre o nervo ulnar, predispondo-o a uma lesão por estiramento ou fricção[97].

As alterações de anatomia da região do cotovelo, provocadas pela fratura, levam a um mau alinhamento da articulação, tornando o nervo ulnar angulado em seu percurso. Em uma deformidade em valgo do cotovelo normalmente é a fricção provocada no local da angulação que é prejudicial ao nervo. Ocorre que a superfície da goteira condilar, que normalmente é lisa, transforma-se em uma superfície áspera devido às irregularidades advindas do calo ósseo decorrente da fratura. Com a fricção crônica do nervo contra um fragmento ósseo ocorre fibrose intraneural no nível do perineuro e epineuro e espessamento do nervo no nível do cotovelo, levando ao aparecimento de sintomas[93].

Por outro lado, a paralisia ulnar tardia pode ser desencadeada por artrose do cotovelo decorrente de uma fratura antiga. Com a limitação funcional do cotovelo em função da fratura ocorre fibrose da membrana sinovial, das estruturas periarticulares e da própria cartilagem articular. Como o nervo ulnar é intimamente relacionado com as estruturas periarticulares, à medida que ele passa pela goteira condilar é possível que a fibrose intraneural seja agravada por irregularidades ósseas provocadas pela artrose e por fibrose das estruturas periarticulares.

É possível que as alterações anteriormente descritas possam ser agravadas por um trauma menor sofrido pelo cotovelo recentemente, na vigência, é claro, de uma fratura antiga, ou pelo uso excessivo da articulação, precipitando o aparecimento dos sintomas.

Subluxação Recorrente no Nervo Ulnar

O nervo ulnar, durante a flexão do cotovelo, pode luxar completamente deixando a goteira condilar e entrando totalmente no aspecto anterior do braço, ou apenas subluxar parcialmente, aproximando-se do epicôndilo medial, retornando à sua posição original, nas duas situações descritas anteriormente, quando o cotovelo é estendido.

Em aproximadamente 16% de indivíduos assintomáticos foi observado por Childress algum grau de subluxação ou luxação do nervo para fora da goteira condilar, geralmente bilateral[111]. Segundo esse autor, a causa da luxação devia-se a uma frouxidão congênita da aponeurose que une as duas cabeças do músculo flexor ulnar do carpo e que normalmente mantém o nervo em sua posição normal durante a flexão do cotovelo.

Outras possíveis causas de luxação do nervo são uma goteira condilar rasa, uma deformidade em valgo do cotovelo, uma inserção anômala do músculo tríceps braquial e alterações no tamanho, forma e orientação do epicôndilo medial, que podem predispor ao deslocamento do nervo.

Em alguns casos pode ocorrer o deslocamento agudo do nervo relacionado a algum incidente específico, como uma pancada sobre o cotovelo ou a realização de exercícios forçados com ele. O deslocamento inicial é repentino e doloroso. O nervo apresenta-se dolorido e um ou dois dias após pode surgir um hematoma próximo ao epicôndilo medial.

A maioria dos indivíduos com essa anormalidade é assintomática e para o surgimento dos sintomas, via de regra, existe um fator precipitante como um trauma, compressão do nervo contra superfícies duras, ou esforços repetitivos de flexão e extensão do cotovelo, em geral relacionados a atividades ocupacionais.

Quadro Clínico

Naturalmente que as lesões apresentarão uma variação em sua apresentação clínica de acordo com sua etiologia e tempo de evolução.

Traumas agudos na região do cotovelo ou um evento compressivo único, como durante a anestesia geral, apresentarão uma manifestação clínica imediata, diferentemente de uma compressão crônica do nervo.

Conforme visto anteriormente, não é possível diferenciar clínica e neurofisiologicamente uma lesão do nervo ulnar no nível da goteira condilar de uma lesão no nível do túnel cubital.

Da mesma forma, a paralisia ulnar tardia e o surgimento de sintomas de neuropatia na vigência de um nervo luxável não apresentam um quadro clínico específico, sendo a etiologia da lesão inferida pela história e exame físico do paciente.

Os pacientes com compressão crônica do nervo ulnar no cotovelo podem ser separados em três categorias[112]:

- *Grupo I*: inclui pacientes com sintomas intermitentes de parestesia e hipoestesia de início recente e de leve intensidade.
- *Grupo II*: que constitui o grupo mais numeroso, consiste em pacientes com sintomas persistentes e graus variáveis de fraqueza dos músculos inervados pelo ulnar e atrofia da musculatura ulnar da mão.
- *Grupo III*: formado por pacientes com atrofia muscular pronunciada, paresia e deformidade, além, é claro, de alteração de sensibilidade na região do ulnar.

Normalmente, o paciente com compressão do nervo ulnar no cotovelo começa a apresentar sintomas de hipoestesias e parestesias na região cutânea por ele inervada, incluindo a região hipotênar, inervada por seu ramo cutâneo palmar, a superfície dorsal da metade ulnar da mão e o dorso da metade medial do dedo anular e de todo o dedo mínimo, inervado por seu ramo cutâneo dorsal, e a superfície palmar da mesma região desses dedos, inervada pelo seu ramo terminal superficial.

Para testar a perda sensitiva é melhor iniciar o teste de sensibilidade a partir da região mais comprometida em direção à zona de sensibilidade normal.

As alterações de sensibilidade são mais evidentes na avaliação do tato do que ao avaliar a sensibilidade térmica e dolorosa. Assim, a discriminação de dois pontos, o toque leve e a habilidade de sentir texturas são os testes mais sensíveis[113].

É importante lembrar que existem variações anatômicas na região de inervação sensitiva do ulnar. Por exemplo, a superfície palmar do dedo anular classicamente é dividida em sua inervação pelos nervos mediano (porção lateral) e ulnar (porção medial). Porém, em torno de 20% dos casos o nervo ulnar pode inervar todo esse dedo e a metade ulnar do dedo médio[113].

Esses sintomas são tipicamente exacerbados pela flexão prolongada e por movimentos repetitivos de flexão e extensão do cotovelo e aliviam com o seu repouso e a sua extensão.

Pode haver também dor no cotovelo que pode irradiar-se proximalmente para o ombro e/ou distalmente para o punho e região hipotênar.

Os pacientes podem ser acordados à noite com dor no cotovelo, na mão e no dedo mínimo e parestesias e hipoestesias na região cutânea do nervo.

Esses sintomas intermitentes podem ocorrer durante meses ou anos, podendo com o decorrer do tempo tornarem-se persistentes.

Em geral, inicialmente o paciente não refere fraqueza, embora, em alguns casos, o problema inicial possa ser justamente uma disfunção motora, notada inicialmente nos músculos da mão inervados pelo ulnar.

O déficit motor pode manifestar-se inicialmente como diminuição da força de preensão da mão e da capacidade de realizar a pinça. Também é notada uma instabilidade dos dedos, como quando o dedo indicador escorrega para o lado ao segurar uma caneta. Um dos sintomas motores mais precoces é a perda de controle do dedo mínimo, devido à paresia do músculo terceiro interósseo palmar.

Uma lesão grave no cotovelo produz alteração de sensibilidade em toda a distribuição do nervo, conforme visto anteriormente, ao contrário, por exemplo, de uma lesão no punho onde apenas a região inervada pelo ramo terminal superficial apresenta sintomas (região palmar da metade ulnar do dedo anular e de todo o dedo mínimo).

Cabe lembrar que a região do nervo ulnar na eminência hipotênar termina na altura da prega do punho, sendo a face medial do antebraço inervada pelo seu nervo cutâneo medial e, portanto, não se apresenta envolvida em uma neuropatia do ulnar.

Além disso, ocorre paresia e, eventualmente, dependendo do tempo de evolução da lesão, atrofia de todos os músculos inervados pelo ulnar, incluindo o flexor ulnar do carpo, a porção do flexor profundo dos dedos destinada ao anular e ao mínimo e musculatura da mão inervada pelo ulnar (terceiro e quarto lumbricais, musculatura hipotênar e interósseos).

O trajeto do nervo deve ser examinado da axila ao punho buscando estruturas anormais que comprimam o nervo e também pontos de dolorimento do mesmo. Também se observam deformidades na articulação do cotovelo.

Sinal de Tinel no cotovelo auxilia a localizar a lesão, embora indivíduos normais possam ter parestesias leves quando o nervo ulnar é percutido e por este motivo esse sinal é significativo apenas quando o nervo se encontra muito sensível à percussão. Por outro lado, o sinal de Tinel está habitualmente ausente em uma neuropatia grave[114].

A palpação do nervo ulnar na goteira condilar pode evidenciar um nervo alargado, dolorido, rígido e mesmo com uma mobilidade diminuída ou imóvel durante uma flexão de 90° do cotovelo.

Também pode haver dor à compressão do túnel cubital (localizado 2 a 3cm distal ao epicôndilo medial).

É bastante freqüente ocorrer déficit sensitivo e motor apenas parcial, tornando difícil a localização topográfica da lesão no cotovelo, punho, ou mão.

Algumas vezes ocorre uma perda sensitiva na região de um ou dois ramos cutâneos.

Em geral, os músculos do antebraço são poupados e a fraqueza é limitada aos músculos da mão.

Em muitos casos, a fraqueza e a atrofia são mais importantes no primeiro interósseo dorsal e adutor do polegar, embora possa ocorrer um comprometimento exclusivo da musculatura hipotênar, sem alteração de sensibilidade[93].

Essa variabilidade é devida ao dano seletivo sofrido por certos fascículos do nervo ulnar no cotovelo[93,113].

A localização dos fascículos nervosos do nervo ulnar no cotovelo favorece o comprometimento das fibras sensitivas e motoras para a mão por estarem mais intimamente relacionados com a aponeurose do flexor ulnar do carpo e com o assoalho ósseo do nervo[93].

Além desse arranjo intraneural, que protege os fascículos destinados aos músculos flexor profundo dos dedos e flexor ulnar do carpo, este último pode ser poupado em função de sua inervação que é fornecida por mais de um ramo, conforme visto anteriormente, e pode ocorrer acima, abaixo, ou na própria goteira condilar. Classicamente, nas lesões do nervo ulnar no cotovelo, o músculo flexor ulnar do carpo não é afetado, enquanto a porção do flexor profundo dos dedos inervada pelo ulnar encontra-se comprometida[99].

Assim, o envolvimento do flexor ulnar do carpo sugere a presença de uma lesão do nervo ulnar acima do cotovelo.

Naturalmente que o grau de acometimento motor variará de acordo com o grau da lesão e seu tempo de evolução.

Embora um quadro de paralisia completa do nervo possa ocorrer, especialmente nas lesões traumáticas do nervo no cotovelo, onde o quadro clínico é muito semelhante ao descrito em relação às lesões acima do cotovelo, as lesões compressivas crônicas do nervo costumam apresentar quadros variados de paresia e atrofia, especialmente da musculatura da mão, conforme citado anteriormente.

A descrição das alterações motoras decorrentes de uma lesão do nervo ulnar já foi feita anteriormente neste capítulo e por este motivo não será abordada novamente.

Lesões no Punho e Mão

O segundo local mais comum da lesão do nervo ulnar é o punho.

Existem quatro diferentes síndromes clínicas decorrentes de uma compressão do nervo ulnar no punho e mão, dependendo do local da lesão (Fig. 67.13):

- Ocorre paresia de todos os músculos da mão inervados pelo ulnar e perda de sensibilidade na distribuição do ramo sensitivo terminal superficial. Esse quadro é causado por compressão do nervo proximal ou no canal de Guyon.
- Ocorre paresia de todos os músculos da mão inervados pelo ulnar, sem perda sensitiva. Esse quadro resulta de lesão do ramo motor profundo proximal à origem dos ramos para os músculos hipotênares.
- Ocorre fraqueza de todos os músculos da mão inervados pelo ulnar, com exceção dos músculos hipotênares e também não ocorre perda sensitiva. Esse quadro resulta de compressão do ramo motor profundo distal à origem dos ramos da musculatura hipotênar.
- Ocorre um quadro de déficit puramente sensitivo na região do ramo terminal superficial, devido a uma lesão deste dentro ou logo distal ao canal de Guyon.

Segundo Stewart, as lesões dos tipos 2 e 3 são as mais comuns, embora segundo Monein a lesão mais comum seja a do tipo 1. Quanto ao tipo de lesão menos comum, existe uma concordância de que seja a do tipo 4.

Naturalmente que em todas essas lesões está preservada a inervação sensitiva dos ramos cutâneo palmar e cutâneo dorsal do nervo ulnar.

Também não há comprometimento dos músculos flexor ulnar do carpo e flexor profundo dos dedos.

Além disso, pode haver dolorimento à palpação do nervo no punho e mesmo um sinal de Tinel fortemente positivo nessa região, auxiliando a diferenciar uma lesão no punho de uma localizada no cotovelo.

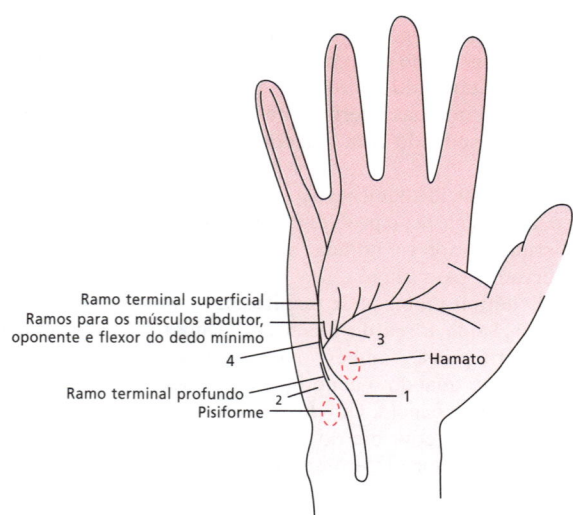

Figura 67.13 – Lesões do nervo ulnar no punho. 1 = compressão do tronco do nervo proximal ou no canal de Guyon; 2 = lesão do ramo terminal motor profundo proximal à origem dos ramos para os músculos hipotênares; 3 = lesão do ramo terminal motor profundo distal à origem dos ramos para os músculos hipotênares; 4 = lesão do ramo terminal superficial.

Nas lesões completas do tipo 1 ocorre o surgimento de uma garra ulnar, já descrita anteriormente, que, porém, é mais pronunciada em função da preservação da porção do músculo flexor profundo dos dedos, destinada aos dedos anular e mínimo. A função desse músculo sem oposição dos lumbricais e interósseos, que estão paralisados, acentua a posição de garra ulnar, que é menos acentuada nas lesões que comprometem o flexor profundo dos dedos (lesões no cotovelo).

Em torno de metade das lesões do nervo ulnar no punho ocorre em função de algum tipo de trauma agudo ou crônico, muitas vezes relacionados à ocupação. Como exemplo, poderíamos citar a pressão externa repetida por ferramentas, apoio na direção da bicicleta e apoio em muletas e bengalas.

Naturalmente, ferimentos cortocontusos também ocorrem com bastante freqüência nessa região onde o nervo encontra-se localizado superficialmente.

Uma outra causa bastante freqüente é a compressão por um gânglio.

Outras causas incluem artrite, músculos anômalos, lipomas, outros tumores, doença arterial, fraturas dos ossos do carpo, do metacarpo e da porção distal do rádio.

Por outro lado, uma verdadeira compressão (*entrapment*) dentro do canal de Guyon, a exemplo do que ocorre no túnel do carpo em relação ao nervo mediano, é raro.

NERVO RADIAL

Anatomia

O nervo radial é a continuação do cordão posterior do plexo braquial e suas fibras nervosas originam-se dos segmentos espinais C5, C6, C7, C8 e eventualmente T1, tratando-se do maior ramo do plexo braquial (Fig. 67.14).

Na axila o nervo radial dá origem a um pequeno nervo cutâneo, o nervo cutâneo posterior do braço, que inerva uma área de pele situada centralmente na face posterior do braço até o olecrano, entre a região do nervo cutâneo lateral inferior do braço, situada lateralmente e também inervada pelo radial e o nervo cutâneo medial do braço, situado medialmente (Fig. 67.15).

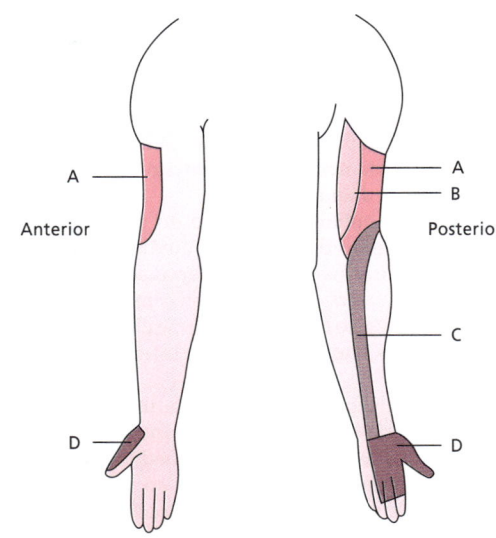

Figura 67.15 – Inervação cutânea do nervo radial. A = nervo cutâneo lateral inferior do braço; B = nervo cutâneo posterior do braço; C = nervo cutâneo posterior do antebraço; D = nervo radial superficial.

O primeiro ramo motor fornecido pelo radial, ainda na axila, destina-se à cabeça longa do músculo tríceps.

Ao sair da axila, o nervo penetra na goteira espiral do úmero, contornando-o posteriormente, do sentido medial para o lateral, onde se encontra intimamente relacionado com o osso no raso sulco do nervo radial (Fig. 67.16). Nessa altura, o nervo radial emite os ramos para as cabeças lateral e medial do tríceps.

O ramo que inerva a cabeça do tríceps também inerva o músculo ancôneo.

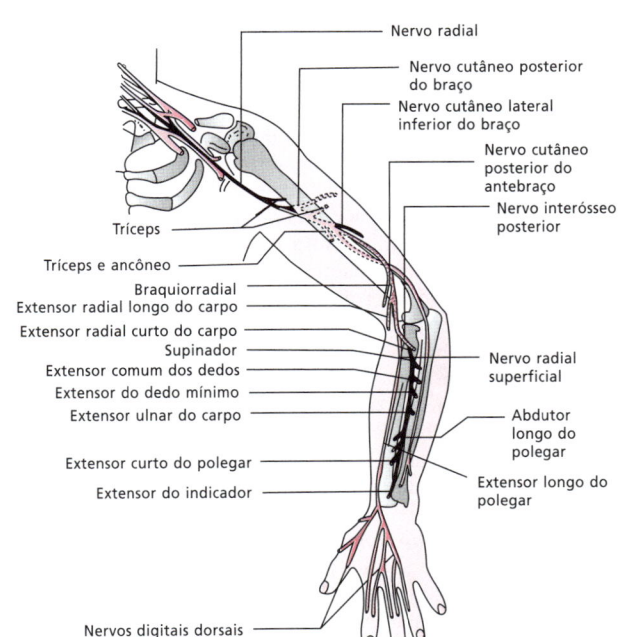

Figura 67.14 – Trajeto anatômico do nervo radial.

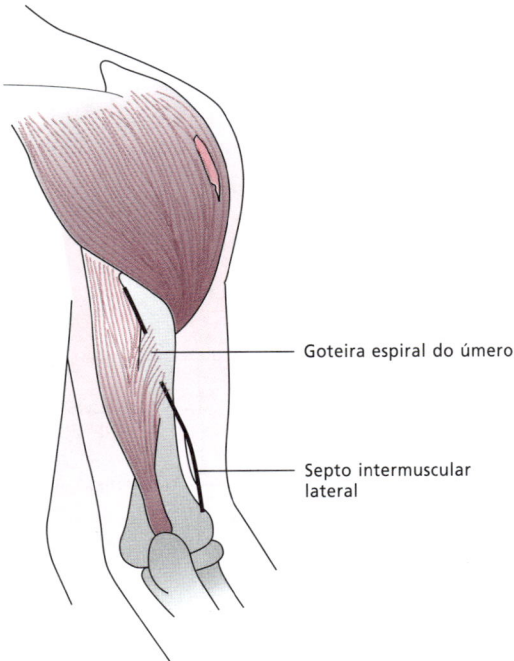

Figura 67.16 – Trajeto do nervo radial por meio da goteira espiral.

Um pouco antes do nervo penetrar na goteira espiral, origina-se o nervo cutâneo posterior do antebraço que se encontra separado do tronco principal do radial na goteira espiral e que inerva uma área da pele na região posterior e central do antebraço, estando localizada medialmente uma área cutânea suprida pelo nervo cutâneo medial do antebraço e lateralmente uma área suprida pelo nervo cutâneo lateral do antebraço (ramo do nervo musculocutâneo).

O último nervo cutâneo originado do tronco principal do nervo radial na região do braço é o cutâneo lateral inferior do braço, que se origina como um nervo separado do tronco principal na goteira espiral, ou em comum com o cutâneo posterior do antebraço, cuja região cutânea, conforme citado anteriormente, situa-se na porção lateral, anterior e inferior do braço (ver Fig. 67.12).

Após passar pela goteira espiral, ao atingir a margem lateral do úmero, o nervo penetra no septo intermuscular lateral, aproximadamente 10cm proximal ao epicôndilo lateral do úmero, para entrar no compartimento anterior do braço.

A seguir inerva os músculos braquiorradial, extensor radial longo do carpo e, eventualmente, extensor radial curto do carpo.

O nervo atinge então a região do cotovelo e divide-se nos nervos radial superficial e interósseo posterior, em um ponto imediatamente anterior ao músculo supinador em torno de 3 a 4cm distal ao epicôndilo lateral. Essa região é chamada de túnel radial. Esse túnel é delimitado pelos músculos braquial, que também recebe um ramo do nervo radial, além de sua inervação pelo nervo musculocutâneo, situado medialmente, braquiorradial, situado anteriormente, extensor radial longo do carpo, situado lateralmente, e a cabeça do úmero (*capitulum*), situada posteriormente.

Ainda antes de entrar no supinador, o nervo interósseo posterior o inerva e a seguir penetra entre suas cabeças superficial e profunda.

O ponto onde o nervo interósseo posterior penetra na cabeça superficial do supinador é chamado de arcada de Frohse, que consiste em um arco fibroso na origem do músculo entre o aspecto lateral e medial do epicôndilo lateral (Fig. 67.17).

Na porção inferior do músculo supinador o nervo interósseo posterior emite um ramo que inerva os músculos extensor comum dos dedos, extensor do dedo mínimo e extensor ulnar do carpo.

Distais ao supinador são inervados os músculos abdutor longo do polegar, extensor longo do polegar, extensor curto do polegar e extensor do indicador.

O nervo radial superficial, exclusivamente sensitivo, torna-se superficial na altura do terço inferior do antebraço e cruza através do retináculo extensor, dividindo-se nos ramos medial e lateral, que por sua vez dividem-se em ramos terminais digitais dorsais que inervam o aspecto lateral do dorso da mão (desde a metade lateral do dorso do dedo anular até o dorso do polegar, incluindo o aspecto dorsal dos dedos indicador e médio, até sua falange medial e o aspecto lateral da eminência tenar).

Lesões do Nervo Radial

Lesão no Braço

Etiologia

O nervo radial é mais comumente lesado por trauma ou compressão aguda e menos freqüentemente envolvido em síndromes compressivas ou *entrapment* do que os demais nervos dos membros superiores.

Como colocado em relação aos nervos mediano e ulnar, o nervo radial pode ser lesado por ferimento por arma de fogo, ferimentos cortantes e contusões em qualquer local do braço.

Na axila, o nervo pode ser lesado pelo uso de muletas axilares não ajustadas adequadamente. Essa compressão ocorre no desfiladeiro axilar contra um tecido fibrotendíneo na união da cabeça longa do tríceps com os tendões do grande dorsal e redondo maior[115]. Também pode haver lesão do nervo radial nas luxações do ombro.

Em pacientes restritos a uma cadeira de rodas pode ocorrer lesão do nervo radial na região do braço em função de repousá-lo no encosto da cadeira, ou por usar o braço para mudar o corpo de posição[116,117].

A aplicação de torniquetes no braço ou mesmo manguitos infláveis comprimem o nervo onde ele encontra-se subcutâneo, logo atrás e distal à inserção do músculo deltóide[118-121].

O nervo radial, a exemplo do que foi visto em relação aos nervos mediano e ulnar, também pode ser comprimido durante cirurgias em que o braço do paciente anestesiado sofre pressão prolongada em seu aspecto lateral, fica pendurado sobre a borda da mesa operatória, ou fica numa posição muito estendida e abduzida por muito tempo[122-125].

Uma das lesões mais freqüentemente observadas na clínica diária é a *paralisia de sábado à noite* ou *paralisia do sono*, em que o indivíduo extremamente cansado, alcoolizado ou drogado dorme com o braço mal posicionado, pressionando o nervo na goteira espiral contra o úmero ou um pouco mais abaixo, próximo à sua penetração no septo intermuscular lateral, por um período prolongado, gerando uma paralisia. O nervo pode ser comprimido pela própria cabeça do paciente apoiada sobre o braço e neste caso a lesão pode dever-se também ao fato de que o braço completamente abduzido para suportar o peso da cabeça leva a um estiramento do nervo no ângulo braquioaxilar. Também pode ocorrer a compressão do nervo contra o úmero quando o paciente dorme sobre o braço pressionando-o contra uma superfície dura.

Outra situação em que o radial pode ser comprimido é na chamada *paralisia dos amantes*, quando o parceiro dorme com a cabeça sobre o braço do paciente, lesando o nervo.

O nervo radial também pode ser lesado pela aplicação de injeção intramuscular aplicada muito posteriormente no músculo tríceps ou distal ao deltóide[126].

Uma lesão do nervo radial pode ocorrer após um esforço intenso envolvendo o tríceps. Essa neuropatia é atribuída à

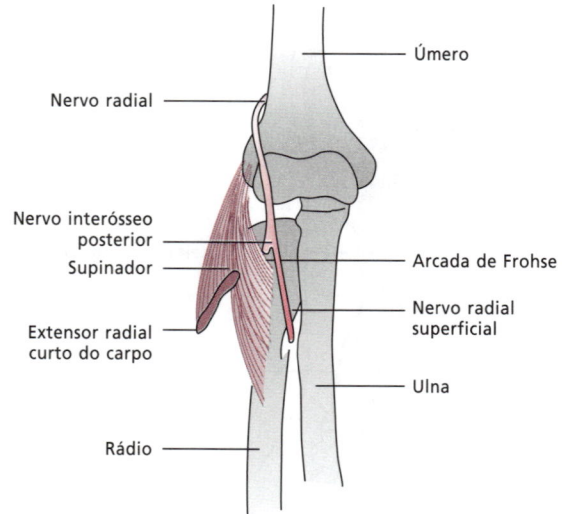

Figura 67.17 – Anatomia do nervo radial no cotovelo: nervo interósseo posterior penetrando no músculo supinador sob a arcada de Frohse.

compressão do nervo quando ele passa através da porção distal da goteira espiral por um arco fibroso na cabeça lateral do tríceps[127]. O efeito da angulação do nervo no septo intermuscular lateral também pode ser um fator de lesão nesse nível[128]. Além disso, uma paralisia progressiva do radial resultante de uma compressão pela cabeça lateral do tríceps na ausência de um arco fibroso definido também foi relatada[129].

Lesões do nervo radial podem ocorrer durante o parto devido ao uso de fórceps, constrição intra-uterina por bandas amnióticas ou circular de cordão umbilical, rigidez de cérvice uterina ou contração uterina exageradas, posição intra-uterina anormal do braço e finalmente por uma necrose gordurosa envolvendo o aspecto externo do braço acima do cotovelo devido a um trauma obstétrico[128]. O prognóstico de recuperação dessas lesões em geral é bom.

A proximidade do nervo radial com o úmero torna-o particularmente suscetível à lesão nas fraturas desse osso. Em torno de 2 a 16% das fraturas de úmero resultam em lesão do nervo radial. Essas lesões são mais comuns em fraturas do terço médio do úmero em função do tronco do nervo encontrar-se relativamente fixo onde ele deixa a goteira espiral e penetra no septo intermuscular lateral, predispondo-o a uma lesão por tração quando as extremidades do osso fraturado são separadas[128].

Além disso, o nervo pode ser lesado pelo próprio trauma que provocou a fratura, por fragmentos ósseos, ou durante a redução da fratura, ou cirurgia para tratá-la.

Quadro Clínico

As lesões que ocorrem no nível da axila podem determinar o surgimento de paralisia no tríceps, o que leva à impossibilidade de estender o cotovelo, e nos demais músculos inervados pelo radial, como veremos a seguir.

Além disso, é possível que ocorra alteração de sensibilidade na região do nervo cutâneo posterior do braço e também nos demais ramos cutâneos do radial (nervo cutâneo posterior do antebraço, nervo cutâneo lateral inferior do braço e nervo radial superficial).

Quanto às alterações de sensibilidade que ocorrem nas lesões do nervo radial, é importante salientar que muitas vezes podem ocorrer apenas discretas alterações sensitivas, ou mesmo não ocorrerem, em função da sobreposição de inervação por nervos vizinhos, ou comprometimento seletivo de fascículos motores no tronco nervoso. A área cutânea que costuma apresentar maior alteração de sensibilidade é a que se localiza na mão, entre o primeiro e o segundo metacarpiano. Conforme veremos a seguir, as lesões do nervo interósseo posterior não apresentam alterações de sensibilidade.

A lesão decorrente de uma paralisia de sábado à noite, provocada por uma compressão do nervo na goteira espiral, costuma poupar o tríceps afetando os demais músculos inervados pelo radial e pode levar à alteração de sensibilidade na região do nervo cutâneo posterior do antebraço, além de também provocar perda sensitiva na região do nervo radial superficial.

Descreveremos a seguir o quadro clínico de uma lesão completa do nervo radial decorrente de um trauma no braço, abaixo do ramo para o tríceps.

Nesse tipo de lesão obviamente o músculo tríceps encontra-se reservado e os demais músculos inervados pelo radial estão paralisados.

A alteração mais típica de uma paralisia do radial é o punho caído, não sendo possível realizar sua extensão em função da paralisia dos músculos extensor radial longo e curto do carpo e extensor ulnar do carpo. Cabe lembrar que algum grau de extensão do punho pode ser obtido pela ação de fletir os dedos completamente, o que leva a um encurtamento dos tendões do extensor comum dos dedos, extensor do indicador e extensor do dedo mínimo. Conforme visto anteriormente a extensão das articulações interfalangeanas encontra-se preservada, uma vez que esse movimento é realizado pelos músculos interósseos e lumbricais, inervados pelos nervos mediano e ulnar. Porém, é possível ocorrer algum grau de extensão das articulações metacarpianas ao fletir completamente o punho, o que encurta os tendões do extensor comum dos dedos, levando a uma extensão dessas articulações.

Ao avaliar uma lesão do radial deve-se, portanto, prevenir que ocorra uma flexão dos dedos e punho a fim de evitar essas substituições de movimento e ao mesmo tempo palpar o músculo que está sendo testado.

A paralisia do músculo extensor longo do polegar provoca uma perda da capacidade de extensão da sua articulação interfalangeana, o que, no entanto, pode ser realizado pela contração do abdutor curto do polegar, quando realiza sua abdução palmar.

A paralisia dos músculos abdutor longo e extensor curto do polegar leva a uma perda da sua abdução radial (no plano da palma da mão).

Com a paralisia do braquiorradial, que realiza a flexão do cotovelo com o antebraço em posição de semipronação, ocorre uma diminuição na força desse movimento, que, no entanto, não é perdida em função da contração do bíceps. Além disso, verifica-se a ausência do músculo no ângulo entre o braço e o antebraço quando da tentativa de realizar sua contração.

A paralisia do supinador também não impede a execução do movimento de supinação, que também é realizado pelo bíceps.

Lesões no Antebraço

Nervo Interósseo Posterior

Etiologia

Como o nervo radial divide-se nos nervos interósseo posterior e radial superficial na altura do epicôndilo lateral do úmero ou logo abaixo deste, as lesões no antebraço que causam déficit motor afetam o nervo interósseo posterior.

O nervo interósseo posterior pode ser lesado por traumas no antebraço, ferimentos por arma de fogo, lacerações e fraturas.

Em fraturas do terço superior do rádio, é possível ocorrer lesão do nervo, uma vez que este se encontra fixo nessa região entre as duas porções do supinador e próximo ao osso. Também pode ocorrer lesão do nervo interósseo posterior em fraturas de Monteggia (fratura da porção proximal da ulna associada a deslocamento da cabeça do rádio), fratura da cabeça do rádio e luxações do cotovelo.

Além disso, pode ocorrer acometimento do nervo interósseo posterior na região do cotovelo por lipomas, gânglios, fibromas e hemangiomas.

O nervo radial é comumente envolvido na neuropatia da intoxicação por chumbo e como ela pode ser assimétrica e em geral preserva o braquiorradial, causando paresia na extensão do punho e dedos, deve-se diferenciar esse quadro de uma lesão do nervo interósseo posterior.

Síndrome do Túnel Radial

Essa é uma neuropatia compressiva controversa descrita por Roles e Maudsley em 1972[130].

Na verdade, a denominação dessa síndrome não é correta, uma vez que a localização anatômica do local da lesão não se constitui em um túnel, mas sim em um espaço, cujos limites anatômicos foram descritos anteriormente, onde passam os nervos radial e interósseo posterior. Esses nervos poderiam ser comprimidos no túnel radial por bandas fibrosas na margem anterior da cabeça do rádio e pela borda tendínea do músculo extensor radial curto do carpo.

Pacientes com epicondilite (*tennis elbow*), foram considerados por esses autores como tendo uma compressão do nervo radial ou interósseo posterior nesse local, embora não apresentem sinais clínicos ou neurofisiológicos de lesão desses nervos.

Como não existe um substrato anatômico, clínico e neurofisiológico para o diagnóstico desta síndrome, deve-se questionar sua existência[131].

Síndrome do Supinador

Essa síndrome compressiva do nervo interósseo posterior deve-se à lesão deste quando passa através do músculo supinador.

O local da lesão é a porção proximal da cabeça superficial do músculo supinador, onde uma banda fibrosa, conhecida como arcada de Frohse, pode estar presente e comprimir o nervo interósseo posterior[132]. Em aproximadamente 30% dos indivíduos a abertura dessas duas cabeças do supinador é constituída por bandas tendinosas fibrosas. Movimentos repetitivos de supinação do antebraço e traumas na região do cotovelo podem levar à formação de edema ou sinovite, que pode comprimir o nervo contra a arcada de Frohse.

Nervo Radial Superficial

Esse nervo pode ser lesado na porção distal do antebraço ou na região do punho por pulseira de relógio ou algemas apertadas. Também pode ocorrer lesão nessa região por traumas, fraturas e por cirurgias no punho, como por exemplo, para tratamento da doença de Quervain (tenossinovite estenosante dos tendões do abdutor longo do polegar e extensor curto do polegar).

Quando o nervo é afetado no punho, a lesão é conhecida como *quiralgia parestésica*.

O nervo também pode ser comprimido na porção distal do antebraço entre os tendões do braquiorradial e do extensor radial longo do carpo, onde este penetra a fáscia que conecta esses tendões.

Quadro Clínico

Lesões do Nervo Interósseo Posterior

Como se trata de um nervo motor, ocorre um quadro de paresia da mão, sem alteração de sensibilidade.

Devido ao fato de a lesão do nervo localizar-se abaixo do ramo para os músculos tríceps, braquiorradial e extensores radiais longo e curto do carpo, eles se encontram preservados.

Dessa forma, o paciente é capaz de estender o cotovelo e fletir o cotovelo estando o punho semipronado.

Quanto à extensão do punho, o paciente é capaz de realizá-la com desvio radial dele em função da preservação dos extensores radiais longo e curto do punho e devido à paralisia do extensor ulnar do carpo que ao não contrair-se não consegue manter o punho estendido em posição neutra. Naturalmente ocorre uma perda da força de extensão do punho pela paralisia desse músculo.

Com a paralisia do extensor comum dos dedos, abdutor longo do polegar e extensor longo do polegar, ocorre uma perda da capacidade de extensão das articulações metacarpofalangeanas, de abdução radial do polegar e de extensão da interfalangeana do polegar, respectivamente.

A paralisia do supinador é de difícil avaliação porque sua função não é possível de avaliar isoladamente, uma vez que o bíceps também a realiza, embora quando se testa a supinação com o braço fletido ao máximo e o cotovelo a 90°, possa eliminar-se a função desse músculo.

Se o nervo é comprimido dentro da substância do supinador, como ocorre na arcada de Frohse, ele pode ser preservado, uma vez que é inervado antes do interósseo posterior penetrá-lo.

O paciente pode ainda apresentar dor no epicôndilo lateral e musculatura extensora do antebraço. Essa dor pode dever-se ao envolvimento de aferentes esqueléticos carregados por um ramo recorrente epicondilar do nervo radial para o epicôndilo lateral.

A compressão do nervo interósseo posterior deve entrar no diagnóstico diferencial de uma epicondilite (*tennis elbow*), que na verdade é uma tendinite da origem comum dos músculos extensores do antebraço.

Esse diagnóstico diferencial é difícil e controverso, uma vez que os quadros de epicondilite se caracterizam por dor, muitas vezes crônica, porém sem déficit motor, que é justamente a característica clínica de uma lesão do nervo interósseo posterior. Também os estudos neurofisiológicos apresentam-se normais na avaliação das epicondilites[133,134].

Existem alguns sinais clínicos que embora não sejam definitivos podem auxiliar no diagnóstico diferencial dessas duas doenças.

Na epicondilite lateral a dor é mais intensa à palpação do epicôndilo, na origem da musculatura extensora do antebraço, enquanto na compressão do nervo interósseo posterior a dor é maior à palpação da massa extensora do antebraço, distal à cabeça do rádio, sobre o ponto onde se encontra o nervo interósseo posterior.

Um outro sinal de lesão do interósseo posterior é o aumento da dor durante uma supinação contra resistência, o que aumenta a compressão do nervo na arcada de Frohse.

Finalmente, um terceiro sinal de lesão do interósseo posterior é a extensão do dedo médio contra a resistência estando o cotovelo e o punho também estendidos. Essa manobra aumenta a dor por fixação do punho pelo extensor radial curto do carpo, o que também causa pressão sobre o nervo.

A dificuldade em valorizar essas manobras é que também provocam um aumento da dor em uma epicondilite lateral, não sendo específicos de uma compressão do nervo interósseo posterior.

Lesões do Nervo Radial Superficial

Pacientes com uma lesão desse nervo apresentam queixas de alteração de sensibilidade no aspecto dorso-radial da mão, podendo referir sensação de dormência e também de queimação nessa região.

Flexão palmar e ulnar, bem como pronação forçada do antebraço, podem exacerbar os sintomas.

Em lesões traumáticas do nervo o maior problema não é a perda sensitiva, mas as disestesias resultantes da lesão, acompanhadas de dor. Além disso, pode ocorrer o surgimento de uma causalgia associada a alterações tróficas e vasomotoras na mão.

REFERÊNCIAS BIBLIOGRÁFICAS

1. BATEMAN, J. E. Nerve injuries about the shoulder in sports. *Am. J. Bone Joint Surg.*, v. 47, p. 785-792, 1967.
2. WEBER, R. Motor and sensory conduction and entrapment syndromes. In: JOHNSON, E. W. *Practical Electromyography.* 2. ed. Philadelphia: Williams Wilkins, 1988. cap. 4. p. 92-186.
3. LIVESOM, J. A. Nerve lesions associated with shoulder dislocation: an electrodiagnostic study of 11 cases. *J. Neurol. Neurosurg. Psychiatry*, v. 47, p. 742-744, 1984.
4. TROJABORG, W. Motor and sensory conduction in the musculocutaneous nerve. *J. Neurol. Neurosurg. Psychiatry*, v. 39, p. 890-899, 1976.
5. BRADDOM, R. L.; WOLFE, C Musculocutaneous nerve injury after heavy exercise. *Arch. Phys. Med. Rehab.*, v. 59, p. 290, 1978.
6. EWING, M. R. Postoperative paralysis in the upper extremity. *Lancet*, v. 1, p. 99-103, 1959.
7. DUNDORE, D. E.; DE LISA, J. A. Musculocutaneous nerve palsy. An isolated complication of surgery. *Arch. Phys. Med. Rehab.*, v. 60, p. 130-133, 1979.
8. TSAIRI, S. P.; DICK, J. P.; MULDER, D. W. Natural history of brachial plexus neuropathy: report on 99 cases. *Arch. Neurol.*, v. 27, p. 109-117, 1972.
9. BASSET, F. H.; NUNLEY, J. A. Compression of the musculocutaneous nerve at the elbow. *Am. J. Bone Joint Surg.*, v. 62, p. 1050-1052, 1982.

10. SUNDERLAND, S. *Nerves and Nerves Injuries*. 2. ed. New York: Churchill Livingstone, 1978.
11. SEDDOM, H. *Surgical Disorders of the Peripheral Nerves*. 2. ed. New York: Churchill Livingstone, 1972.
12. CHILL, B. R.; PALMER, R. E. Quadrilateral space syndrome. *J. Hand Surg.*, v. 8, p. 65-69, 1983.
13. HORIGUCHI, M. The cutaneous branch of some human suprascapular nerves. *J. Anat.*, v. 130, p. 191-195, 1980.
14. TOOM, T. N.; BRAVOIS, M.; GUILLEN, M. Suprascapular nerve injury following trauma to the shoulder. *J. Trauma*, v. 21, p. 652-655, 1981.
15. ZOLTAN, J. D. Injury to the suprascapular nerve associated with anterior dislocation of the shoulder: case report and review of the literature. *J. Trauma*, v. 19, p. 203-206, 1979.
16. SOLHEIM, L. F.; ROAAS, A. Compression of the suprascapular nerve after fracture of the scapular notch. *Acta Orthop. Scand*, v. 49, p. 338-340, 1978.
17. GELMERS, H. J.; BUYS, D. A. Suprascapular entrapment neuropathy. *Acta Neurochir.*, v. 38, p. 121-124, 1977.
18. SHABAS, D.; SCHEIBER, M. Suprascapular neuropathy related to the use of crutches. *Am. J. Phys. Med.*, v. 65, p. 298-300, 1986.
19. SWIFT, T. R. Involvement of peripheral nerves in radical neck dissection. *Am. J. Surg.*, v. 119, p. 649-698, 1967.
20. KOPPEL, H. P.; THOMPSON, W. A. L. *Peripheral Entrapment Neuropathies*. Baltimore: Williams & Wilkins, 1963. p. 130-142.
21. CLEIN, L. J. Suprascapular entrapment neuropathy. *J. Neurosurg.*, v. 43, p. 337-342, 1975.
22. RASK, M. R. Suprascapular nerve entrapment: a report of two cases treated with suprascapular notch resection. *Clin. Orthop.*, v. 123, p. 73-75, 1977.
23. GARCIA, G.; MCQUEEN, D. Bilateral suprascapular nerve entrapment syndrome. *Am. J. Bone Joint Surg.*, v. 63, p. 491-492, 1982.
24. RENGACHERY, S. S.; BUR, D.; LUCAS, S. et al. Suprascapular entrapment neuropathy: A clinical, anatomical, and comparative study. *Neurosurgery*, v. 5, p. 447-451, 1979.
25. AILELLO, I.; SERRA, G.; TROINA, G. C. et al. Entrapment of the suprascapular nerve injury – a problem in differential diagnosis. *Arch. Phys. Med. Rehab.*, v. 55, p. 424-428, 1974.
26. KISS, G.; KOMAR, J. Suprascapular nerve compression at the spinoglenoid notch. *Muscle Nerve*, v. 13, p. 556-557, 1990.
27. GANZHORN, R. W.; HACKER, J. T.; HOROWITZ, M. et al. Suprascapular nerve entrapment. *Am. J. Bone Joint Surg.*, v. 63, p. 492-494, 1981.
28. THOMSOM, R. C.; SCHNEIDER, W.; KENNEDY, T. Entrapment of the inferior branch of the suprascapular nerve by ganglia. *Clin. Orthop.*, v. 166, p. 185-187, 1982.
29. CARNEIRO, A. P.; LEMOS, M. N.; LIMONGE, Z. F. Síndromes compressivas do nervo supra-escapular – resumo de casos e revisão da literatura. *Medicina de Reabilitação*, n. 27, 1994.
30. COLLINS, K.; PETERSON, K. Diagnosing suprascapular neuropathy. *The Physician and Sports Medicine*, v. 22, p. 59-69, 1994.
31. FERRETTI, A.; CERULLO, G.; RUSSO, G. Suprascapular neuropathy in volleyball players. *Am. J. Bone Joint Surg.*, v. 69, p. 260-263, 1987.
32. RINGEL, S. P.; TREIHEGT, M.; CARRY, M. et al. Suprascapular neuropathy in pitchers. *Am. J. Sports Med.*, v. 18, p. 80-86, 1990.
33. KAPLAN, P. E.; KERNETTEN, W. T. Rotator cuff rupture: management with suprascapular neuropathy. *Arch. Phys. Med. Reabil.*, v. 65, p. 273-275, 1984.
34. PARSONAGE, M. J.; TURNER, A. J. W. Neuralgic amyotrophy: the shoulder – girdle syndrome. *Lancet*, v. 1, p. 973-978, 1948.
35. KOPELL, H. P.; THOMPSON, W. A. L. Pain and frozen shoulder. *Surg. Gynecol. Obstet.*, v. 109, p. 92, 1959.
36. ILFELD, F. W.; HOLDER, H. G. Winged scapular case occurring in shoulder from a knapsack. *JAMA*, v. 120, p. 448-449, 1942.
37. SKILLERN, P. G. Serratus magnus palsy with proposal of a new operation for intractable cases. *Ann. Surg.*, v. 57, p. 909-915, 1913.
38. GREGG, J. R.; LABOSKY, D.; HARTY, M. et al. Serratus anterior paralysis in the young athlete. *Am. J. Bone Joint Surg.*, v. 61, p. 825-832, 1979.
39. POTTS, C. S. Isolated paralysis of the serratus magnus. *Arch. Neurol. Psychiatry*, v. 20, p. 184-186, 1928.
40. THOREK, M. Compression paralysis of the long thoracic nerve following an abdominal operation. *Ann. J. Surg.*, v. 40, p. 26-27, 1926.
41. LORHAN, P. H. Isolated paralysis at the serratus magnus following surgical procedures. *Arch. Surg.*, v. 54, p. 656-659, 1957.
42. PETRERA, J. E.; TROJABORG, W. Conduction studies of the long thoracic nerve in serratus anterior palsy of different etiology. *Neurology*, v. 34, p. 1033-1037, 1984.
43. WOOD, V. E.; FRYKMAN, G. K. Winging of the scapula as a complication of first rib resection. *Clin. Orthop.*, v. 149, p. 160-163, 1980.
44. THOMAS, P. K.; MATHIAS, C. J. Diseases of the ninth, tenth, eleventh and twelfth cranial nerves. In: DYCK, P. J.; THOMAS, P. K.; GRIFFIN, J. W. et al. (eds.). *Peripheral Neuropathy*. 3. ed. Philadelphia: W.B. Saunders, 1993. p. 869-885.
45. CHERINGTON, M. Accessory nerve: conduction studies. *Arch. Neurol.*, v. 18, p. 708, 1968.
46. LECH, O.; FERREIRA, A. et al. Paralisia do trapézio por lesão do nervo espinhal acessório. *Rev. Bras. Ortop.*, v. 29, p. 617-622, 1994.
47. SAEED, M. A.; GATERS, P. F. Accessory nerve palsy – a hazard of lymph node biopsy: case reports. *Milit. Med.*, v. 147, p. 586-588, 1982.
48. RAY, P. H.; BEAHRS, O. Spinal accessory nerve in radical neck dissections. *Am. J. Surg.*, v. 118, p. 800, 1969.
49. HOFFMAN, J. C. Permanent paralysis of the accessory nerve after cannulation of the internal jugular vein. *Anesthesiology*, v. 58, p. 583, 1984.
50. SWANN, K. W. Accessory palsy following carotid endarterectomy: report of two cases. *J. Neurosurg.*, v. 63, p. 630, 1985.
51. LOGIGIAN, E. L.; MCINNES, J. M.; BERGER, A. B. et al. Stretch-induced spinal accessory nerve palsy. *Muscle Nerve*, v. 11, p. 146, 1988.
52. BELL, D. S. Pressure palsy of the accessory nerve. *Br. Med. J.*, v. 1, p. 1483, 1964.
53. BLOM, S.; DAHLBACK, L. O. Nerve injuries in dislocations of the shoulder joint and fractures of the neck of the humerus. *Acta Chir. Scand.*, v. 136, p. 461-466, 1967.
54. PATTERSON, W. R. Inferior dislocation of the distal end of the clavicle. *J. Bone Joint Surg.*, v. 49 a, p. 1184-1186, 1967.
55. HAYMAKER, W.; WOODHALL, B. *Peripheral Nerve Injuries*. 2. ed. Philadelphia: Saunders, 1953.
56. EISEN, A.; BERTRAND, G. Isolated accessory nerve palsy of spontaneous origin. A clinical and electromyographic study. *Arch. Neurol.*, v. 27, p. 496, 1972.
57. DUMITRU, D. *Electrodiagnostic Medicine*. Philadelphia: Hanley P. Belfus, 1995.
58. SCANLON, E. F. The importance of the anterior thoracic nerves in modified radical mastectomy. *Surg. Gynecol. Obstet.*, v. 152, p. 789-791, 1981.
59. SUNDERLAND, S. *Nerve and Nerve Injuries*. Edinburgh: Churchill Livingstone, 1978.
60. SPINNER, M. *Injuries to the Major Branches of Peripheral Nerves of the Forearm*. Philadelphia: W.B. Saunders, 1972.
61. ROTH, G.; LUDY, J. P.; EGLOFF-BAER, S. Isolated proximal and median neuropathy. *Muscle Nerve*, v. 5, p. 247-249, 1982.
62. SPINNER, M. Cryptogenic infraclavicular brachial plexus neuritis. *Bull. Hosp. Joint Dis.*, v. 37, p. 98, 1977.
63. DAWSON, D.; HALLETT, M.; MILLENDER, L. *Entrapment Neuropathies*. Boston: Little, Brown & Company, 1983.
64. BLOM, S.; DAHLBACK, L. O. Nerve injuries in dislocations of the shoulder joint and fractures of the neck of the humerus. A clinical and electromyographical study. *Acta Chir. Scand.*, v. 136, p. 461, 1967.
65. MARINACCI, A. The value of electromyogram in the diagnosis of pressure neuropathy from "handing arm". *Electromyogram. Clin. Neurophysiol.*, v. 7, p. 5, 1967.
66. SLOCUM, H. C.; O'NEAL, K. C.; ALLEN, C. R. Neurovascular complications from mal position on the operating table. *Surgery. Gynec. Obstet.*, v. 86, p. 729, 1948.
67. WESTIN, B. Prevention of upper-limb nerve injuries in Trendelemburg position. *Acta Chir. Scand.*, v. 108, p. 61, 1954.
68. LINCOLN, J. R.; SAWYER, H. P. Complications related to body positions during surgical procedures. *Anesthesiology*, v. 22, p. 800, 1961.
69. PARKS, B. J. Postoperative peripheral neuropathies. *Surgery*, v. 74, p. 348, 1967.
67. TERRY, R. J. A study of the supracondyloid process in the living. *Am. J. Phys. Anthropol.*, v. 4, p. 129, 1921.
71. SPINNER, M. *Injuries of the Major Branches of Peripheral Nerves in the Forearm*. 2. ed. Philadelphia: W.B. Saunders, 1978.
72. LIPSCOMB, P. R.; BURLESON, R. J. Vascular and neural complications in supracondylar fractures of the humerus in children. *J. Bone Joint Surg.*, v. 37A, p. 487-492, 1955.
67. KOPELL, H. P.; THOMPSON, W. A. *Peripheral Entrapment Neuropathies*. Baltimore: William & Wilkins, 1963.
74. GRIFFITHS, D. L. Volkmann's ischaemic contracture. *Br. J. Surg.*, v. 28, p. 239, 1940.
75. KILOH, L. G.; NEVIN, S. Isolated neuritis of the anterior interosseous nerve. *Br. Med. J.*, v. 1, p. 850-851, 1952.
76. NAKANO, K. K.; LUNDERGAN, C.; OKIHINO, M. M. Anterior interosseous nerve syndromes. Diagnostic methods and alternative treatments. *Arch. Neurol.*, v. 34, p. 477-480, 1977.
77. SCHMIDT, H.; EIKEN, O. The anterior interosseus nerve syndrome. *Scand. J. Plast. Reconstr. Surg.*, v. 5, p. 53, 1971.
78. LIPSCOMB, P. R.; BORLESON, R. J. Vascular and neural complications in supracondylar fractures of the humerus in children. *J. Bone Joint Surg.*, v. 37-a, p. 487, 1955.
79. PARSONAGE, M. J.; TURNER, J. W. A. Neuralgic amyotrophy: the shoulder girdle syndrome. *Lancet*, v. 1, p. 973-978, 1948.
80. RENNELS, G. O.; OCHOA, J. Neuralgic amyotrophy manifesting as anterior interosseous nerve palsy. *Muscle Nerve*, v. 3, p. 160-164, 1980.
81. BENNET, J. B.; CROUCH, C. C. Compression syndrome of the recurrent motor branch of the median nerve. *J. Hand Surg.*, v. 7, p. 407-409, 1982.
82. JOHNSON, R. K.; SPINNER, M.; SHREWBURY, M. M. Median nerve entrapment syndrome in the proximal forearm. *J. Hand Surg.*, v. 4, p. 48-51, 1979.
83. CARROL, R. E.; GREEN, D. P. The significance of the palmar cutaneous nerve at the wrist. *Clin. Orthop.*, v. 83, p. 24-28, 1972.
84. TALIISNIK, J. The palmar cutaneous branch of the median nerve and the approach to the carpal tunnel. *J. Bone Joint Surg.*, v. 55A, p. 1212-1217, 1967.
85. KOPPELL, H. P.; THOMPSON, W. A. L. *Peripheral Entrapment Neuropathies*. 2. ed. Huntington: Robert E. Krieger, 1976.
86. THOMAS, P. K.; FULLERTON, P. M. Nerve fiber size in the carpal tunnel syndrome. *J. Neurol. Neurosurg. Psychiatry*, v. 26, p. 520-527, 1963.
87. ROBBINS, H. Anatomical study of the median nerve in the carpal tunnel and etiologies of the carpal tunnel syndrome. *J. Bone Joint Surg.*, v. 45 A, p. 953-966, 1963.
88. DEKEL, S.; PAPAIOANNOU, T.; RUSHWORTH, G.; COATES, R. Idiopathic carpal tunnel syndrome caused by carpal stenosis. *Br. Med. J.*, v. 1, p. 1297, 1980.
89. DAWSON, D. M.; HALLETT, M.; MILLENDER, L. H. Carpal tunnel syndrome. In: *Entrapment Neuropathy*. Boston: Little, Brown & Co, 1983.
90. SUNDERLAND, S. The carpal tunnel syndrome. In: *Nerves and Nerves Injuries*. 2. ed. New York: Churchill Livingstone, 1978.
91. DUMITRU, D. *Electrodiagnostic Medicine*. Philadelphia: Hanley P Belfus, 1995.
92. SPINNER, M. *Injuries to the Major Branches of Peripheral Nerves of the Forearm*. Philadelphia: W.B. Saunders, 1972.
93. SUNDERLAND, S. *Nerves and Nerves Injuries*. 2. ed. New York: Churchill Livingstone, 1978.

94. BROWN, W. F.; FERGUSON, G. G.; JONES, M. W. et al. The location of conduction abnormalities in human entrapment neuropathies. *Can. J. Neurol. Sci.*, v. 3, p. 111-122, 1979.
95. MILLER, R. G.; CAMP, P. E. Postoperative ulnar neuropathy. *JAMA*, v. 242, p. 1636-1639, 1979.
96. WADSWORTH, T. G.; WILLIAMS, J. R. Cubital tunnel external compression syndrome. *Br. Med. J.*, v. 1, p. 662-666, 1967.
97. WADSWORTH, T. G. The external compression syndrome of the ulnar nerve at the cubital tunnel: a clinical study of external compression ulnar neuropathy at the elbow and a classification of the cubital tunnel syndrome. *Clin. Orthop.*, v. 124, p. 189-204, 1977.
98. WADSWORTH, T. G. The cubital tunnel and external compression syndrome. *Anesth. Analg.*, v. 53, p. 303-308, 1974.
99. MILLER, G. M. Ulnar nerve lesions In: BROWN W. F.; BOLTON, C. F. *Clinical Electromyography*. 2. ed. Woburn: Butterworth-Heinemann, 1993. cap. 10, p. 249-267.
100. CHAN, R. C.; PAINE, K. W.; VARGHESE, G. Ulnar neuropathy at the elbow: comparison of simple decompression and anterior transposition. *Neurosurgery*, v. 7, p. 545, 1980.
101. FEINDEL, W.; STRATFORD, J. Cubital tunnel compression in tardy ulnar palsy (short communication). *Can. Med. Assoc. J.*, v. 78, p. 351-353, 1958.
102. MACNICOL, M. F. The results of operation for ulnar neurites. *J. Bone Joint Surg.*, v. 61b, p. 159, 1979.
103. MILLER, R. G. The cubital tunnel syndrome: diagnosis and precise localization. *Ann. Neurol.*, v. 6, p. 56-59, 1979.
104. FEINDEL, W.; STRATFORD, J. The role of the cubital tunnel in tardy ulnar palsy. *Can. J. Surg.*, v. 1, p. 287-300, 1958.
105. MILLER, R. G.; HUMMEL, E. E. The cubital tunnel syndrome: treatment with simple decompression. *Ann. Neurol.*, v. 7, p. 567, 1980.
106. EISEN, A.; DANON, J. The mild cubital tunnel syndrome. *Neurology*, v. 4, p. 608-613, 1974.
107. BROWN, W. F.; YATES, S. K.; FERGURSON, G. G. Cubital tunnel and ulnar neuropathy. *Ann. Neurol.*, v. 7, p. 287, 1980.
108. PANAS, P. Sur une cause peu connue de paralysie du nerf cubital. *Arch. Gen. Med.*, v. 2, p. 5-7, 1978.
109. BUZZARD, E. F. Some varieties of traumatic and toxic ulnar neuritis. *Lancet*, v. 1, p. 317-319, 325-326, 1922.
110. PAINE, K. W. E. Tardy ulnar palsy. *Can. J. Surg.*, v. 13, p. 255-261, 1967.
111. CHILDRESS, H. M. Recurrent ulnar nerve dislocation at the elbow. *J. Bone Joint Surg.*, v. 38 A, p. 978-984, 1956.
112. MCGOWAN, A. J. The results of transposition of the ulnar nerve for traumatic ulnar neuritis. *J. Bone Joint Surg.*, v. 32B, p. 293, 1950.
113. DAWSON, D.; HALLETT, M.; MILLENDER, L. *Entrapment Neuropathies*. Boston: Little, Brown & Co., 1983.
114. EISEN, A. Early diagnosis of ulnar nerve palsy. *Neurology*, v. 24, p. 256-262, 1974.
115. SUNDERLAND, S. Traumatic injuries of peripheral nerves. I. Simple compression injuries of the radial nerve. *Brain*, v. 68, p. 58-72, 1945.
116. HARTIGAN, J. The dangerous wheelchair. *J. Am. Geriatr. Soc.*, v. 9, p. 572-573, 1982.
117. SLOANE, P. D.; MCLEOAD, M. M. Radial nerve palsy in nursing home patients: association with immobility and haloperidol. *J. Am. Geriatr. Soc.*, v. 35, p. 465-466, 1987.
118. MOLDAVER, J. Tourniquet paralysis syndrome. *Arch. Surg.*, v. 68, p. 136-144, 1954.
119. BRUNER, J. M. Safety factors in the use of the pneumatic tourniquet for hemostasis in surgery of the hand. *J. Bone Joint Surg.*, v. 33A, p. 221-224, 1951.
120. BOLTON, C. F.; MCFARLANE, R. M. Human pneumatic tourniquet paralysis. *Neurology*, v. 28, p. 787-793, 1978.
121. BICKLER, P. E.; SCHAPERA, A.; BAINTON, C. R. Acute radial nerve injury from use of an automatic blood pressure monitor. *Anesthesiology*, v. 73, p. 186-188, 1990.
122. DHUNER, K. G. Nerve injuries following operations: a survey of cases occurring during a six-year period. *Anesthesiology*, v. 11, p. 289-293, 1950.
123. PARKS, B. J. Postoperative peripheral neuropathies. *Surgery*, v. 74, p. 348-357, 1974.
124. MARINACCI, A. A.; RAND, C. W. Electromyogram in peripheral nerve complications following general surgical procedures. *Western J. Surg.*, v. 67, p. 199, 1959.
125. WESTIN, B. Prevention of upper limb nerve injuries in Trendelemburg position. *Acta Chir. Scand.*, v. 108, p. 61-68, 1954.
126. LING, C. M.; LOONG, S. C. Injection injury of the radial nerve. *Injury*, v. 8, p. 60-62, 1976.
127. LOTEM, M.; FRIED, A.; SOLZII, P. et al. Radial nerve palsy following muscular effort. *J. Bone Joint Surg.*, v. 53B, p. 500-506, 1971.
128. SUNDERLAND, S. *Nerves and Nerve Injuries*. New York: Churchill Livingstone, 1978. p. 820-842.
129. MANSKE, P. R. Compression of the radial nerve by the triceps muscles. *J. Bone Joint Surg.*, v. 59A, p. 835-836, 1977.
130. ROLES, N. C.; MAUDSLEY, R. H. Radial tunnel syndrome. *Br. J. Bone Joint Surg.*, v. 54, p. 499-508, 1972.
131. WILBOURN, A. J. Electrodiagnosis with entrapment neuropathies. In: 1992 AAEM – American Association of Electrodiagnosis Medicine Plenary Session I: Entrapment Neuropathies. Rochester Minnesota, 1992.
132. SPINNER, M. The arcade of Frohse and its relationship to posterior interosseous nerve paralysis. *Br. J. Bone Joint Surg.*, v. 50, p. 809-812, 1968.
133. ROSSUM, J. V.; BURUMA, O. J. S.; KAMPHYESEN, H. A. C.; ONVLEE, G. J. Tennis elbow – a radial tunnel syndrome? *J. Bone Joint Surg.*, v. 60B, p. 197-198, 1978.
134. VERHAAR, J.; SPAANS, F. Radial tunnel syndrome. *J. Bone Joint Surg.*, v. 73A, p. 539-544, 1991.

CAPÍTULO 68

Neuropatias dos Membros Inferiores

Reginaldo César de Campos

INTRODUÇÃO

À primeira vista pode-se ter a impressão de que a ocorrência de neuropatias compressivas nos membros inferiores seja menos comum do que as observadas nos membros superiores. Pode ser uma impressão incorreta, causada pelo fato de que as síndromes dos membros superiores são muito mais conhecidas e também pelo fato de que os estudos de eletroneuromiografia (ENMG) são utilizados de maneira muito mais rotineira nos membros superiores.

As síndromes compressivas nos membros inferiores são divididas nas que afetam nervos localizados nas porções lateral, anterior e medial da coxa (como as compressões dos nervos cutâneo femoral lateral da coxa, femoral e obturador, respectivamente), nas que afetam nervos que percorrem o aspecto posterior da coxa (como as lesões do nervo ciático), nas que afetam nervos na perna (como as lesões dos nervos fibular comum, tibial e seus ramos), nas que afetam nervos no nível do tornozelo (como as lesões do nervo tibial posterior no nível do túnel do tarso) e finalmente nas lesões que afetam os ramos terminais dos nervos tibial posterior e fibular no nível do pé.

LESÕES COMPRESSIVAS NO NÍVEL DA COXA

Nervo Cutâneo Femoral Lateral (Meralgia Parestésica)

Anatomia

O nervo cutâneo femoral lateral da coxa (CFL) é formado por ramos que se originam diretamente das raízes L2 e L3. Após um percurso inicial intrapélvico, o nervo entra na coxa passando sob o ligamento inguinal, no ponto em que ele se insere na espinha ilíaca ântero-superior (EIAS). Em alguns pacientes – como uma variação anatômica – ele pode passar por cima do ligamento inguinal e em outros entre dois feixes da inserção do ligamento inguinal na EIAS (Fig. 68.1). Nesse local, além da proximidade com o osso e com o ligamento inguinal, o nervo guarda também uma relação anatômica de proximidade com a inserção de origem do músculo sartório. O nervo cutâneo femoral lateral é puramente sensitivo e inerva o aspecto ântero-lateral e lateral da coxa, chegando sua área de inervação quase até o joelho, lateralmente[1].

Sintomatologia

A compressão desse nervo provoca sintomas parestésicos (queimação, ardência e choques), hiperpatia e hiperestesia (desconforto ao contato de roupas), no aspecto lateral da coxa, daí a denominação de meralgia (*meros* – coxa) parestésica. A palpação das áreas adjacentes à EIAS é dolorosa e com freqüência no local é possível produzir-se um sinal de Tinel à percussão. Os sintomas pioram com o ortostatismo prolongado, caminhadas e às vezes até pelo simples hábito de aduzir ou estender o membro inferior. Ocorre com maior freqüência em indivíduos obesos e nestes a posição sentada e o ato de entrar ou sair do automóvel pode desencadear as manifestações dolorosas e parestésicas.

Como regra geral, a meralgia parestésica ocorre de maneira unilateral, mas em 20% dos casos pode ocorrer de maneira bilateral.

Mecanismo de Lesão

Com freqüência, a meralgia parestésica pode ocorrer de maneira espontânea em associação com obesidade e gravidez, condições que produzem flacidez da parede abdominal e

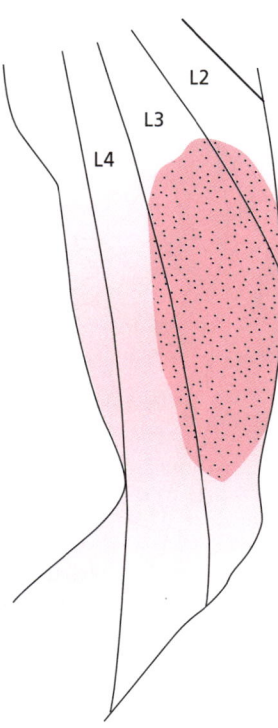

Figura 68.1 – Nervo cutâneo femoral lateral. Indica as áreas da sensibilidade cutânea suprida pelo nervo cutâneo femoral lateral (*pontilhado*) e raízes L2, L3 e L4. Notar a sobreposição parcial entre as áreas.

angulações exageradas na passagem do nervo CFL sob o ligamento inguinal. Pode ocorrer em conseqüência de traumatismos diretos nos limites anatômicos adjacentes à EIAS, como nos traumatismos causados pelo cinto de segurança em acidentes automobilísticos, ou causas iatrogênicas como as produzidas pela retirada de enxertos ósseos do ilíaco e/ou áreas adjacentes à EIAS, pós-osteotomias pélvicas, pós-próteses totais dos quadris, pós-herniorrafias inguinais (abertas ou endoscópicas), ou ainda como complicações de posicionamento cirúrgico em prono para procedimentos de cirurgias da coluna, principalmente quando se utiliza a férula de Hall-Reston[2,3].

Diagnóstico

É sempre importante lembrar que as manifestações clínicas de parestesias na face lateral da coxa podem não apenas estar relacionadas com distúrbios compressivos do nervo CFL no nível de sua passagem sob o ligamento inguinal, como também representar sintomas clínicos de um comprometimento neuropático mais proximal, como tumores intrapélvicos, tumores metastáticos da coluna lombar, ou sintomas resultantes de processos radiculopáticos das raízes L2 e L3. Há que se considerar, porém, que os processos radiculopáticos e doenças intrapélvicas alteram a expressão do reflexo patelar que estará reduzido ou abolido, aspecto nunca observado na meralgia parestésica por compressão do nervo CFL sob o ligamento inguinal. O método mais importante para o diagnóstico da compressão do nervo CFL e/ou para identificação dos diagnósticos diferenciais citados é o da obtenção de estudos de eletroneuromiografia. A análise da condução sensitiva do nervo cutâneo femoral lateral mostrou-se superior, como método diagnóstico, ao método de obtenção de potenciais evocados somatossensitivos, segundo a avaliação comparativa entre esses dois métodos realizada por Seror[4].

Tratamento

Essa neuropatia tende a regredir espontaneamente – principalmente após o final da gestação – mas recorrências do quadro sintomático são comuns. Em pacientes obesos, recomendações de perda de peso e adoção de exercícios para fortalecimento abdominal são muito úteis. Outros fatores de constrição locais como o uso de cintos, órteses e roupas íntimas apertadas, devem ser removidos. O tratamento com aplicações locais de gelo por 20min, três vezes ao dia, aplicações de ultra-som, infiltrações com anestésicos e esteróides e uso de antiinflamatórios orais não esteróides são medidas conservadoras que, na maioria dos casos, trarão bons resultados[5]. Entretanto, se melhorias clínicas não forem obtidas com as medidas conservadoras citadas, o tratamento cirúrgico poderá ser considerado. Duas técnicas disputam a preferência dos cirurgiões, quais sejam, a da neurólise (com eventual descompressão de condições fibrótico-compressivas da região da EIAS), ou a da neurectomia (com transecção completa do nervo CFL).

Os autores que defendem o método da neurectomia relatam que a remissão completa dos sintomas parestésicos pode chegar a 82% dos casos submetidos a ela, contra 72% dos casos submetidos à neurólise[6,7].

Nervo Femoral

Anatomia

O nervo femoral tem origem nas raízes L2, L3 e L4. No seu percurso intrapélvico ele caminha ao lado do bordo lateral do músculo psoas. Deixa a pelve e entra na coxa passando sob o ligamento inguinal (ligamento de Poupart), lateralmente à artéria femoral. Logo após passar sob o ligamento, o nervo se divide em dois ramos: anterior e posterior. O ramo anterior dá ramos motores aos músculos sartório e pectíneo e supre a sensibilidade de todo aspecto da superfície ântero-medial da coxa pelos seus ramos cutâneos femorais anteriores.

A divisão posterior inerva as diferentes porções do músculo quadríceps e continua descendo pelo canal subsartorial, de onde emerge acima do joelho. A partir desse ponto ele se torna subcutâneo e passa a ser denominado nervo safeno. Esse nervo supre a sensibilidade da pele do aspecto medial da perna, desde o joelho até o maléolo medial (Fig. 68.2).

Sintomatologia

A neuropatia femoral se manifesta com atrofia e fraqueza do músculo quadríceps, diminuição ou até ausência do reflexo patelar e comprometimento sensitivo no aspecto ântero-medial da coxa e aspecto ântero-medial da perna. Nos casos onde há também fraqueza da flexão voluntária do quadril é provável que o acometimento neuropático ocorra em segmentos mais proximais no interior da pelve, por envolvimento do plexo lombossacral. A compressão local do nervo femoral causa dores espontâneas na virilha, que é aumentada pela extensão da coxa (manobra de Lasègue invertida).

Mecanismo de Lesão

A causa mais comum de neuropatia femoral é a diabética. Dores na coxa, fraqueza e déficits sensitivos podem ser manifestações

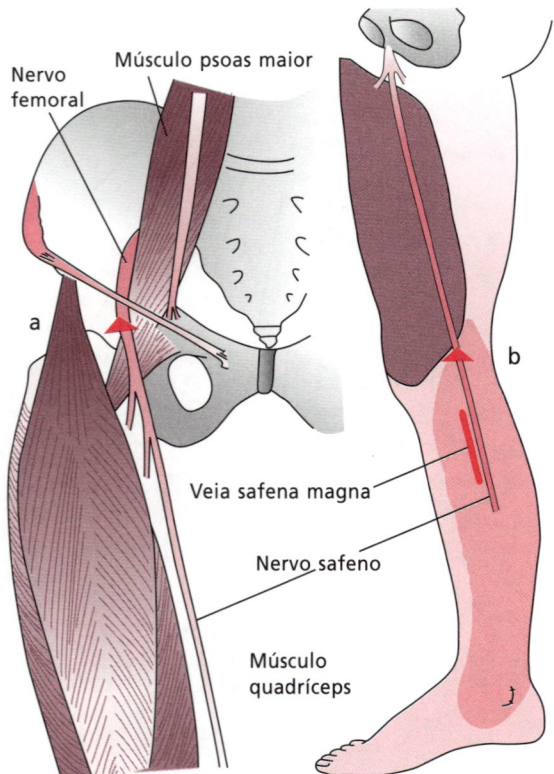

Figura 68.2 – Nervo femoral. Compressão na região inguinal (a) pode causar fraqueza no músculo quadríceps e distúrbios sensitivos na face anterior da coxa e áreas de seu ramo sensitivo na perna (área do nervo safeno). Pressões no joelho (b) ou safenectomias podem afetar o nervo safeno.

de uma neuropatia femoral isolada. Conseqüentemente, quando a possibilidade de uma lesão compressiva é considerada, deve-se ter o cuidado de se afastar a possibilidade de um diabetes ser o fator etiológico, ou uma causa contributiva para o aparecimento da neuropatia.

A neuropatia isolada do nervo femoral é incomum e pode ocorrer secundariamente a lesões compressivas da região inguinal, como compressões causadas por hérnias inguinais, hematomas locais (pós-cateterização da artéria femoral), schwannomas. Lesões do plexo lombossacro, acompanhadas de lesões do nervo femoral podem resultar de hematomas retroperitoneais – relacionados ao uso de anticoagulantes e/ou em pacientes hemofílicos. O uso indiscriminado de medicações contendo paracetamol pode aumentar o efeito anticoagulante de pacientes recebendo warfarina – antecedente que pode ampliar o risco de aparecimento de hematomas retroperitoneais espontâneos, que são acompanhados de lesões neuropáticas do nervo femoral e plexo lombossacro[8]. Lesões intrapélvicas do nervo femoral podem ainda resultar de compressões causadas por tumores da região, avulsões traumáticas, hematomas e abscessos do músculo iliopsoas, uso indiscriminado de afastadores, complicações isquêmicas de cirurgias de aneurismas da aorta abdominal, após transplantes renais, procedimentos cirúrgicos ortopédicos (como artroplastias do quadril, osteotomias pélvicas) e após procedimentos ginecológicos, como histerectomias vaginais, quando são realizados na posição de litotomia – com flexão, abdução e rotação externa excessivas durante períodos prolongados[9].

Compressões do nervo safeno podem ocorrer de maneira iatrogênica, secundariamente à compressão direta desse nervo contra os contornos do côndilo femoral medial, em partos prolongados, ou procedimentos do períneo, nos quais as pernas são suspensas e imobilizadas com cintos apertados. Lesões compressivas desse nervo e do nervo femoral podem também ocorrer secundariamente ao uso prolongado de garrotes pneumáticos empregados em cirurgias ortopédicas dos joelhos[10]. São relativamente freqüentes os casos de lesões causadas ao ramo infrapatelar do nervo safeno por cirurgias artroscópicas (podem ocorrer em 22% dos casos), ou outros procedimentos do joelho, quando incisões mediais são utilizadas[11]. Neuralgias do nervo safeno podem ocorrer como conseqüência de síndromes compressivas desse nervo no canal subsartorial, ou quando ele passa e se angula por diante da transição musculotendínea do músculo sartório[12].

Diagnóstico

Os estudos de eletroneuromiografia são importantes testes diagnósticos para a avaliação de pacientes portadores de quadros suspeitos de lesões compressivas do nervo femoral e nervo safeno. Além da confirmação topográfica da lesão, os estudos de ENMG auxiliam na exclusão de diagnósticos diferenciais, que podem incluir atrofias miopáticas da coxa, atrofias de desuso, atrofias associadas a osteoma osteóide, ou atrofias quadricipitais resultantes de outras condições álgicas como artrite gotosa aguda. Nesses casos citados, o exame clínico pode revelar que o reflexo patelar se mantém preservado e a avaliação eletromiográfica do quadríceps não revela sinais de denervação.

Tratamento

O tratamento deverá ser dirigido para a causa da lesão e em geral o prognóstico das neuropatias femorais é bom. As formas de neuropatias femorais diabéticas, embora acentuadamente álgicas em seu início, evoluem bem. Os processos compressivos da região inguinal devem ser corrigidos cirurgicamente. Nas neuropatias do nervo safeno, neurólises e neurectomias trazem bons resultados.

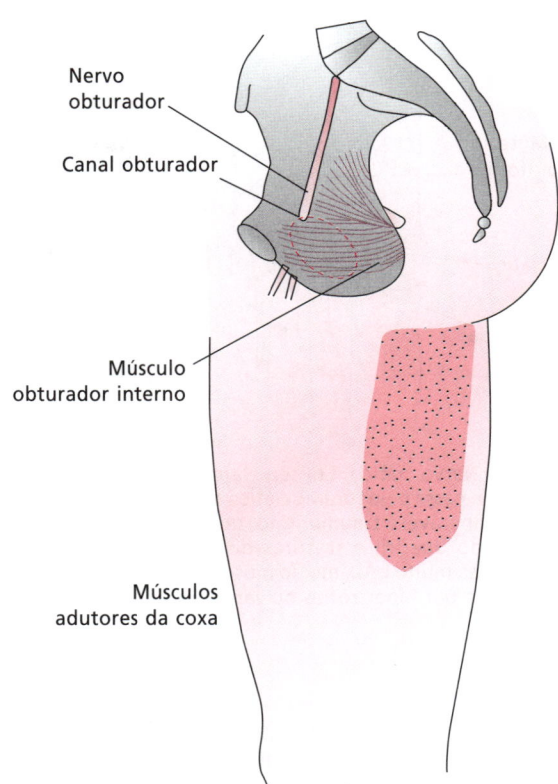

Figura 68.3 – Nervo obturador. Este nervo pode ser comprimido ao longo da parede óssea da pelve ou no canal obturador. Sua lesão resulta em fraqueza dos músculos adutores da coxa e em déficits sensitivos no aspecto medial proximal da coxa (pontilhado).

Nervo Obturador

Anatomia

O nervo obturador se origina no plexo lombar a partir de fibras da 2ª, 3ª e 4ª raízes lombares. Tem seu curso ao longo da parede da pelve e passa através do canal obturador com os vasos obturadores (Fig. 68.3). A esse nível, o nervo se divide em um ramo anterior e um posterior. Esses ramos suprem a pele do lado interno da coxa, o músculo obturador externo e os músculos adutor longo e breve, assim como os músculos grácil e adutor magno. Compressão desse nervo causa dor na virilha e déficit sensitivo em sua distribuição, além de fraqueza para adução e rotações interna e externa da coxa. Lesões compressivas do nervo obturador são raras. Resultam de compressão produzida por uma hérnia obturadora, ou de danos – dentro da pelve – produzidos por tumores, ou inflamações. Durante o trabalho de parto, a pressão produzida pela cabeça do feto ou pelo uso de fórceps pode danificar o nervo obturador. O tratamento é inicialmente conservador, mas dores rebeldes, persistentes, podem ser fatores decisivos para uma indicação cirúrgica.

Nervo Ciático

Anatomia

O nervo ciático é o maior nervo do corpo. Origina-se no plexo lombossacro e é formado por axônios provenientes das raízes

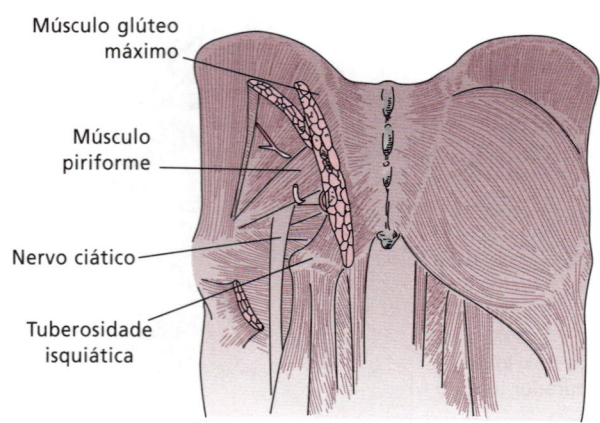

Figura 68.4 – Nervo ciático. Em seu trajeto de saída da região intrapélvica ele passa pelo forame ciático maior. Mostra-se anatomicamente vulnerável a traumatismos desta região, como fraturas-luxações do quadril e fraturas do rebordo posterior do acetábulo. Passa muito próximo do músculo piriforme, podendo ser comprimido por hipertrofias ou variações anatômicas locais deste músculo.

L4-L5-S1-S2 e S3. Deixa a pelve através do forame isquiático maior, passando atrás, ou com freqüência através do músculo piriforme (Fig. 68.4). Os nervos glúteo inferior (que inerva o músculo glúteo máximo) e glúteo superior (que inerva os músculos glúteo médio e glúteo mínimo) também se originam no plexo lombossacral, e acompanham o nervo ciático em seu curto percurso intrapélvico. Na região glútea, o nervo ciático é coberto e protegido pelo músculo glúteo máximo, descendo em seguida entre as estruturas do trocanter maior e tuberosidade isquiática (túber isquiático). Na altura da prega glútea ele é relativamente superficial, mas dentro da coxa assume novamente um curso profundo e bem protegido. Na região posterior da coxa ele emite ramos musculares para os músculos adutor magno, semimembranáceo, semitendíneo e bíceps femoral (músculos isquiotibiais). O nervo cutâneo femoral posterior da coxa, que tem origem nas raízes S1, S2 e S3, acompanha o nervo ciático no percurso inicial do seu trajeto, na porção superior da coxa. Após percorrer um trajeto descendente na região posterior da coxa, o nervo ciático de divide – a uma distância variável da fossa poplítea – em dois ramos: o nervo tibial e o nervo fibular comum. Esses ramos dão inervação a todos os grupos musculares situados abaixo do joelho na perna e pé. A região sensitiva do nervo ciático inclui toda a região posterior da coxa, a região lateral da perna e a região plantar.

Sintomatologia

Lesões do nervo ciático e lesões em seu percurso intrapélvico (como parte do plexo lombossacro), produzem dores e outros sinais em distribuição *ciática*. Lesões intrapélvicas proximais à sua passagem pelo forame isquiático maior produzem fraqueza da musculatura glútea e dores na região do forame. Lesões distais ao forame isquiático maior poupam a inervação dos músculos glúteos, mas comprometem a inervação dos músculos isquiotibiais (flexores do joelho) e de todos os músculos abaixo do joelho. Clinicamente, nas lesões completas do nervo ciático, os flexores do joelho (isquiotibiais) são paralisados. Porém, a flexão do joelho ainda poderá ser possível, pela ação dos músculos sartório (inervado pelo nervo femoral) e grácil (inervado pelo nervo obturador).

A presença de distúrbios sensitivos na região posterior da coxa sugere que o comprometimento do nervo ciático é alto, uma vez que o nervo cutâneo femoral posterior da coxa caminha junto com o nervo ciático em seu percurso inicial na coxa.

Mecanismo de Lesão

O nervo ciático pode ser comprimido no interior da pelve (por tumores, como lipomas e sarcomas). Compressões por tumores podem também ocorrer na região do forame isquiático maior e região glútea (como neurofibromas). Compressões glúteas podem ainda ser o resultado de hematomas, abscessos locais e processos fibrótico-cicatriciais. Um comprometimento incomum, descrito recentemente, é o de uma forma de endometriose extrapélvica, com implantação direta do tecido da endometriose no trajeto inicial extrapélvico do nervo ciático[13]. Nesses casos, as queixas de dores ciáticas têm um característico comportamento de ocorrência cíclica, necessitando – uma vez diagnosticados (por estudos de ENMG e MRI) – de remoção cirúrgica do tecido anormal.

Compressões diretas do nervo ciático raramente resultam de compressões externas, devido ao seu percurso profundo, protegido por estruturas musculares da região glútea e coxa, mas podem, ocasionalmente, ocorrer em pacientes debilitados, emagrecidos, em coma, ou naqueles que permanecem deitados por longas horas na posição de decúbito dorsal sobre uma superfície dura. Esse pode ser o caso, por exemplo, de pacientes que aguardam vagas hospitalares em pronto-socorros, deitados em macas inapropriadas. Paralisias podem ocorrer como resultado de posturas incomuns, como longa permanência sentado com as pernas fletidas e abduzidas (posição de lótus), ou em decorrência de posicionamento cirúrgico na posição de litotomia, nas cirurgias pélvicas (como em histerectomias vaginais), com manutenção de flexão, abdução e rotação externa dos quadris por tempo prolongado. Lesões por mecanismos de tração podem ocorrer como resultado de posturas em flexão do tronco, abaixado para frente, em agricultores durante o ato da colheita, quando então mecanismos de estiramento são produzidos nas regiões glútea e posterior da coxa. Com maior freqüência, as lesões intrapélvicas e proximais do nervo ciático e lesões do plexo lombossacro são relacionadas com traumas. As fraturas do quadril são as causas mais comuns, freqüentemente associadas a fraturas do rebordo posterior do acetábulo e luxação posterior da cabeça do fêmur. Além do nervo ciático, o plexo lombossacro e até raízes lombares podem ser lesados por estiramentos resultantes de graves fraturas e luxação do quadril.

Fraturas pélvicas, com mais freqüência, danificam o nervo ciático – e em particular seus axônios fibulares – mas podem também lesar o plexo e seus ramos, particularmente nos casos em que as fraturas envolvem o anel pélvico póstero-lateral, ou áreas proximais à articulação sacroilíaca. Afastamento ou abertura traumática da articulação sacroilíaca, mesmo sem a identificação radiológica de fraturas, podem lesar por estiramento o nervo ciático, o nervo glúteo superior, o nervo obturador, outras porções do plexo lombossacro e até elementos da cauda eqüina. É importante notar que as lesões traumáticas do nervo ciático, na maioria dos casos, produzem déficits de denervação mais acentuados nos componentes fibulares, devido ao fato de que o nervo fibular é fixo ao nível de sua passagem junto à cabeça da fíbula. Lesões traumáticas do nervo ciático podem também ocorrer secundariamente à penetração de projéteis de arma de fogo.

Podem também ocorrer de forma iatrogênica secundariamente a cirurgias ortopédicas da articulação do quadril (próteses parciais, próteses totais, osteotomias, artrodeses etc.), a injeções glúteas e como complicações de partos distócicos.

Uma forma de comprometimento do nervo ciático, cujo diagnóstico tem se tornado recentemente mais freqüente, é o da chamada síndrome do músculo piriforme. Nesses casos, o nervo ciático é comprimido pela massa hipertrofiada (por exemplo, em atletas) do músculo piriforme, ou apresenta-se comprimido pelos fascículos musculares ao passar por dentro desse músculo. A dor ciática é exacerbada pela posição sentada e agravada pela combinação de flexão, adução e rotação interna (medial) do quadril. A dor pode ser desencadeada pela palpação profunda ou percussão da emergência do nervo ciático da região glútea e pode também aparecer durante a realização do teste de Pace (contração isométrica sustentada dos adutores).

Diagnóstico

Muitas vezes é difícil realizar o diagnóstico diferencial entre uma neuropatia do nervo ciático e uma radiculopatia lombar, sobretudo quando coexistem sintomas associados de lombalgia. Nesses casos, e também em todos outros casos de neuropatias do nervo ciático, o mais importante exame diagnóstico é o da eletroneuromiografia (ENMG), que permite uma determinação topográfica da lesão, além de identificar outras características do processo neuropático. Estudos por imagens (raios X simples, tomografia computadorizada e ressonância magnética) auxiliam na identificação de doenças compressivas da região glútea.

Tratamento

O tratamento depende do tipo de lesão. Nos casos em que estão afetados os componentes fibulares e tibiais do nervo ciático, os procedimentos de aparelhamento (emprego de órteses curtas – para controle da posição em pé) para melhoria da marcha, são indicados e serão discutidos adiante, neste capítulo.

Nas síndromes compressivas resultantes de doenças tumorais, o tratamento cirúrgico se impõe, mas nos casos de síndromes compressivas do músculo piriforme, o tratamento inicial deve incluir medidas conservadoras. Alongamentos do músculo piriforme, ultra-som, infiltrações do músculo e mais recentemente bloqueios com toxina botulínica desse músculo devem ser tentados[14]. O bloqueio percutâneo com toxina botulínica guiado pela obtenção simultânea de imagens de tomografia computadorizada é técnica emergente que permite um bloqueio mais anatomicamente preciso, sem o risco de injeções intraneurais. Os resultados do bloqueio podem ser monitorados clinicamente por obtenção de estudos de ENMG e imagens de ressonância magnética.

Nervo Fibular Comum
Anatomia

O nervo fibular comum, cujas lesões se constituem nas mais freqüentes lesões neurológicas dos membros inferiores, origina-se da bifurcação do nervo ciático, que ocorre proximalmente ao cavo poplíteo. Antes de fazê-lo, isto é, antes da bifurcação, emite um ramo motor para a cabeça curta do músculo bíceps femoral. Ao atingir o cavo poplíteo, o nervo fibular comum se divide em três ramos: o ramo anastomótico fibular (nervo cutâneo sural lateral) – que vai se juntar ao ramo anastomótico tibial (nervo cutâneo sural medial) para constituir o nervo sural – e os nervos fibular profundo e fibular superficial. Ao passar pela região da cabeça da fíbula, o nervo fibular comum torna-se alvo de freqüentes lesões compressivas, não só pela sua proximidade aos contornos ósseos da cabeça fibular, como também pelo fato de passar por um verdadeiro túnel (*túnel fibular*), um arco fibroso constituído por fibras das origens do músculo fibular longo na cabeça da fíbula[15]. Na perna o nervo fibular profundo (nervo tibial anterior) dá ramos aos músculos tibial anterior, extensor longo dos artelhos, extensor longo do hálux e fibular terceiro. Esses músculos atuam na dorsoflexão do pé e dorsoflexão (extensão) dos artelhos. No pé, o nervo fibular longo inerva os músculos extensor curto dos artelhos e segundo interósseo dorsal.

Em 28% das pessoas, o músculo extensor curto dos artelhos é também inervado pelo nervo fibular longo acessório, que é ramo do nervo fibular superficial. O ramo sensitivo cutâneo do nervo fibular longo supre a pele situada entre o hálux e segundo artelho (Fig. 68.5). O nervo fibular superficial inerva os músculos fibulares longo e curto, responsáveis pela eversão do pé, e inerva e pele da porção lateral do terço inferior da perna e dorso do pé.

Mecanismo de Lesão

As lesões do nervo fibular comum ocorrem principalmente no nível da cabeça da fíbula, onde ele é superficial, fixo e

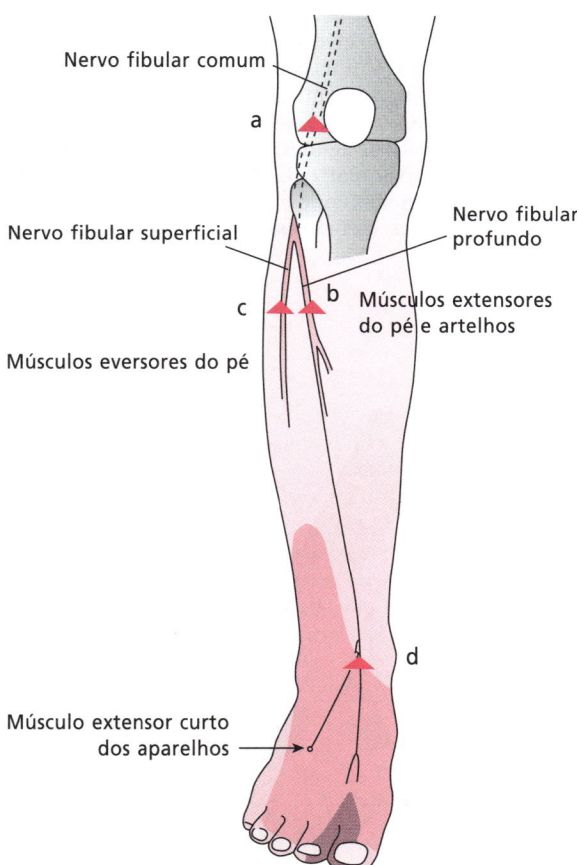

Figura 68.5 – Nervo fibular comum. Compressões no nível do joelho e/ou no nível do anel fibroso do músculo fibular longo (*a*) podem causar danos aos ramos do nervo fibular profundo e do nervo fibular superficial. Na lesão isolada do nervo fibular profundo (*b*) ocorre fraqueza dos músculos extensores do pé e artelhos, e déficits sensitivos no pé entre o hálux e o 2º artelho. A lesão do nervo fibular superficial (*c*) causa déficits nos eversores e comprometimento sensitivo mais extenso sobre todo dorso do pé. A compressão do nervo fibular profundo no tornozelo (*d*) produz fraqueza muscular apenas no músculo extensor curto dos artelhos e déficit sensitivo na área cutânea entre o hálux e o 2º artelho.

angulado. Nesse local, o nervo está em contato direto com o osso e, conseqüentemente, exposto a mecanismos de compressão direta (como por exemplo, pelo ato de cruzar uma perna sobre a outra), por pressões locais ocorridas durante o sono profundo (pelo uso de álcool, narcóticos, ou períodos prolongados de procedimentos anestésicos), pela pressão local provocada por gessos apertados, botas de couro de cano alto, enfaixamentos apertados em trações cutâneas para imobilização (no leito) de fraturas da perna etc. Causas tumorais locais resultam em compressões extrínsecas causadas por cistos de Baker, tumores ósseos, calos de fraturas, cistos sinoviais intraneurais, malformações vasculares, hematomas da fossa poplítea. Causas associadas a traumatismos do joelho como fraturas da cabeça da fíbula, lesões ligamentares graves do joelho, seguidas de luxação ou desvios em varo excessivo, após osteotomias varizantes, após meniscectomias, próteses totais do joelho etc.

A literatura descreve casos menos comuns de lesões associadas, por exemplo, a crioterapia local (aplicação de bolsas de gelo no aspecto lateral do joelho), praticada com freqüência em medicina esportiva[16]. Pode ocorrer também depois de prolongados períodos de permanência na posição de cócoras, após partos nesta posição[17]. Em atletas, pode surgir após períodos prolongados de treinamento de corrida, que produzem compressão ou irritações repetitivas no nível do arco fibroso do túnel fibular junto à cabeça da fíbula[18,19] (Fig. 68.6). Fenômenos compressivos associados a síndromes isquêmicas intracompartimentais têm sido também descritos como causas de lesões fibulares não só em casos pós-traumáticos agudos, como também em associação a práticas esportivas realizadas por períodos prolongados – e até mesmo por períodos curtos[20-22]. Formas de mononeurites compressivas fibulares, quando associadas a neuropatias compressivas em outros locais, devem levantar a sus-peita de um quadro familiar – a neuropatia hereditária barosensitiva, também descrita na literatura sob a denominação de *hereditary neuropathy with liability to pressure palsies* (HNPP), condição ainda pouco suspeitada e subdiagnosticada[23]. Neuropatias compressivas multifocais devem também justificar a investigação de causas sistêmicas de neuropatias que incluem mononeurites associadas a distúrbios metabólicos (diabetes melito, insuficiência renal crônica), doenças inflamatórias (artrite reumatóide, doenças do colágeno acompanhadas de vasculites – como a poliarterite nodosa), doenças infecciosas (hanseníase, herpes-zoster, neuropatias motoras associadas ao vírus da hepatite C, infiltrações paraneoplásicas, amiloidose, sarcoidose etc.[24,25]).

Sintomatologia

O sintoma inicial da neuropatia fibular é dor no aspecto lateral da perna e pé. Quando o mecanismo de compressão é crônico e leve, como nos casos de compressão junto à cabeça da fíbula, apenas distúrbios sensitivos poderão estar presentes nos territórios cutâneos do nervo fibular comum (aspecto lateral, distal da perna e dorso do pé). Contudo, quando a compressão se acentua, surgem déficits para dorsoflexão ativa do pé e artelhos e freqüentemente atrofia dos músculos do compartimento ântero-lateral da perna e do músculo extensor curto dos artelhos no dorso do pé. Essas perdas de massa e força muscular podem ser sutis em seu início, justificando uma avaliação propedêutica pormenorizada, incluindo-se a palpação das estruturas adjacentes ao cavo poplíteo e cabeça da fíbula (buscando-se, por exemplo, por sinais de cistos, de espessamentos do nervo e/ou massas pulsantes). A pesquisa do sinal de Tinel, percutindo-se áreas correspondentes ao trajeto suspeito do nervo fibular desde o cavo poplíteo até o pé, pode fornecer evidências sobre o local da compressão.

A lesão do nervo fibular comum produz uma marcha com pé caído e típico bater de pé contra o solo (*stepage* ou *slapping*). Embora as compressões usualmente afetem o nervo fibular comum, envolvimentos mais seletivos dos nervos fibular profundo e fibular superficial podem também ocorrer. Quando a lesão é apenas do nervo fibular profundo, os déficits incluem pé caído, tendência a eversão e pé valgo (devido à ação dos eversores preservados pela ação do nervo fibular superficial). Contudo, quando apenas o nervo fibular superficial é comprometido com a paralisia dos músculos fibular longo e curto, o pé tende à inversão durante a marcha, sem a perda da dorsoflexão. O ramo cutâneo do nervo fibular superficial ao perfurar a fáscia superficial da perna no terço inferior do aspecto ântero-lateral da perna torna-se subcutâneo (cerca de 10cm proximalmente ao maléolo lateral) e neste local pode ser aprisionado, sofrendo efeitos de uma compressão focal[26]. Essa compressão pode produzir manifestações dolorosas e parestesias em seu território no dorso do pé – sendo poupada a área de sensibilidade autóctone do ramo cutâneo do nervo fibular profundo entre o hálux e o 2º artelho.

O mecanismo etiológico da compressão desse nervo foi, na opinião do autor de uma recente publicação, associado à manutenção da posição de joelhos e posição de cócoras assumida no trabalho durante muitos anos[27]. Outra publicação recente menciona que nesse local, o ramo cutâneo do nervo fibular superficial foi sede de um fibrolipoma neural, que produziu um abaulamento localizado – semelhante a uma lesão lipomatosa – mas sobre o qual um sinal de Tinel podia produzir à percussão uma típica irradiação para o dorso do pé[28].

Diagnóstico e Tratamento

A avaliação diagnóstica de uma lesão suspeita de envolver o nervo fibular exige inicialmente uma detalhada anamnese, um

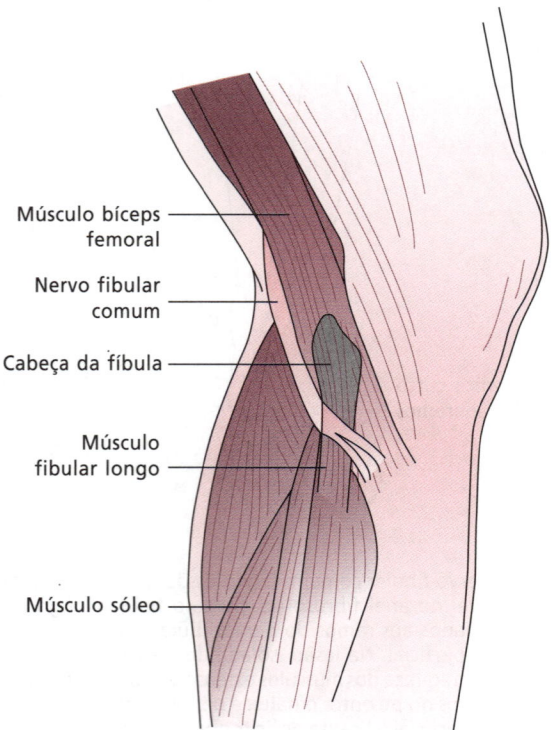

Figura 68.6 – Nervo fibular. Local de sua passagem pelo anel fibroso da inserção de origem do músculo fibular longo na cabeça da fíbula, onde, com freqüência, é comprimido.

exame clínico neurológico criterioso, mas exige também, na grande maioria dos casos, a obtenção de estudos propedêuticos especiais para se chegar ao diagnóstico etiológico.

O principal método diagnóstico nos casos suspeitos de neuropatia compressiva fibular é o estudo eletroneuromiográfico (ENMG). A detecção de desacelerações e/ou de bloqueios da condução motora na área adjacente à cabeça da fíbula e a detecção de manifestações denervativas em músculos do território motor fibular observadas nos estudos de eletromiografia com agulhas pode, na grande maioria dos casos, identificar o local da lesão, o grau do acometimento (parcial ou total), o estado funcional da lesão (neuropatia, axonotmese e neurotmese) e quais os componentes acometidos (comprometimento do nervo fibular comum? – ou de seus ramos profundo ou superficial?).

Os estudos de ENMG permitem, sobretudo, caracterizar e diferenciar lesões periféricas do nervo fibular, dos diagnósticos diferenciais de comprometimentos neuropáticos mais proximais (do nervo ciático, do plexo lombo sacro e/ou da raiz L5), que podem produzir quadros sintomáticos muito semelhantes ao do envolvimento fibular periférico. Na atualidade, os estudos por imagens tornaram-se também métodos diagnósticos auxiliares importantes na avaliação de neuropatias compressivas. Os estudos de raios X simples fornecem aspectos para a avaliação das estruturas ósseas adjacentes à cabeça da fíbula. Os estudos de ressonância magnética e mais recentemente estudos de ultra-sonografia (com a utilização de aparelhos de alta resolução que usam transdutores de 15Mhz, com foco em campos mais próximos) permitem documentar alterações na forma e ecotextura dos nervos, possibilitando avaliar um longo espectro de causas extrínsecas de compressão, tais como sinovites, cistos sinoviais (*ganglia*), tumores de partes moles, anormalidades ósseas e articulares, músculos anômalos e, sobretudo, os estreitamentos anatômicos osteofibrosos do túnel fibular[29].

O tratamento da neuropatia do nervo fibular depende do tipo de lesão, podendo ser desde o simples emprego de antiinflamatórios orais, ou de infiltrações locais, até o tratamento cirúrgico da lesão. Nas fases agudas, quando a paralisia é completa, o uso de uma órtese curta moldada em polipropileno evita a atitude de pé caído resultante da perda, geralmente transitória, da dorsoflexão ativa.

No geral, o prognóstico das lesões compressivas do nervo fibular é bom, devido ao caráter em geral parcial das lesões, boa resposta à descompressão por neurólise e rapidez do processo de reinervação, que deve percorrer uma distância relativamente pequena – desde a cabeça da fíbula até os ramos motores que inervam os músculos dorsoflexores do pé. A descompressão cirúrgica é recomendada nos casos em que a recuperação motora se mantém ausente, ou o quadro clínico e eletrofisiológico se mantém inalterado – sem melhora espontânea por dois a quatro meses após a confirmação diagnóstica por meios eletrofisiológicos[30,31]. Resultados cirúrgicos bons e excelentes são observados em 83% dos pacientes portadores de síndromes compressivas no nível do túnel fibular (tenólise do arco fibroso do fibular longo). A neurólise é realizada nos casos em que o nervo fibular está em continuidade e a sutura do nervo (neurorrafia) ou auto-enxertia, nos casos de perda da continuidade. Os melhores resultados são conseguidos nos pacientes portadores de compressões extrínsecas tumorais (89% dos casos) e os mais limitados (36%), nos pacientes portadores de lesões por estiramento (lesões em varo do joelho). Nas lesões irreparáveis do nervo fibular, como lesões devidas a síndromes compartimentais, artrodeses tríplices do pé poderão ser recomendadas para melhoria funcional e estética. Transposições do tendão do músculo tibial posterior para o dorso do pé poderão resultar em um controle voluntário da dorsoflexão do pé[32].

Nervo Tibial

Anatomia

O nervo tibial tem origem no nervo ciático, desce pela região posterior da coxa percorrendo um trajeto vertical no centro do cavo poplíteo (fossa poplítea) e, ao atingir o nível anatômico do músculo poplíteo entrando na região da panturrilha, passa a denominar-se nervo tibial posterior. Passa, juntamente com a artéria poplítea, por baixo do arco tendíneo do músculo sóleo (local que pode sofrer compressão) e segue seu curso descendente coberto pelo músculo sóleo, acompanhado sempre pela artéria tibial posterior, até atingir o terço inferior da panturrilha, quando se torna novamente superficial, ao perder a cobertura do músculo sóleo que se junta ao tendão de Aquiles. Atinge o tornozelo pelo aspecto medial e entra no túnel tarsal, túnel osteofibroso recoberto pelo retináculo flexor. Com o nervo tibial posterior no túnel do tarso penetram também os tendões dos músculos flexor longo dos dedos, flexor longo do hálux, tibial posterior e artéria tibial posterior (estruturas que trazem riscos potenciais de compressão ao nervo tibial posterior). No interior do túnel do tarso o nervo tibial posterior se divide em dois ramos, os nervos plantar medial e plantar lateral, que inervarão os pequenos músculos do pé. O nervo tibial supre os músculos gastrocnêmio, plantar (delgado), sóleo e poplíteo. O nervo tibial posterior inerva o restante dos músculos da panturrilha (músculos tibial posterior, flexor longo do hálux, flexor longo dos dedos). Todos esses músculos atuam na flexão plantar do pé e dedos. O nervo tibial é responsável pela sensibilidade da região posterior da perna, calcanhar, região plantar e borda lateral do pé até o V dedo. O nervo sural se origina no nível da fossa poplítea, percorre a panturrilha no plano subaponeurótico e só após perfurar a fáscia no nível do terço médio da região posterior da panturrilha e receber o ramo comunicante do nervo cutâneo sural lateral (vindo do nervo fibular comum) passa a ser chamado nervo sural, descendo ao longo da margem lateral do tendão de Aquiles para suprir a sensibilidade cutânea do aspecto lateral do pé e do V dedo.

Sintomatologia

Lesões completas do nervo tibial no nível da fossa poplítea, que são raras devido a sua boa proteção nos planos profundos, produzem um quadro clínico com uma deformidade em calcâneo valgo do pé, paralisia de todos os músculos flexores do pé e dos artelhos e de todos os pequenos músculos do pé (com exceção do músculo extensor curto dos artelhos). Os déficits sensitivos afetam o aspecto posterior da perna, calcanhar, região plantar e borda lateral do pé. O reflexo aquileu e reflexos plantares estão abolidos.

Síndrome compressiva do nervo sural foi também documentada em atletas, no local onde o nervo sural passa pela aponeurose superficial. Nesses pacientes, aumentos da massa muscular do músculo tríceps sural produzem sintomas de dor na panturrilha e dolorimento no percurso do nervo sural na perna[33].

Mecanismo de Lesão

As lesões dos nervos tibial e tibial posterior são infrequentes. Nas lesões altas, no nível da fossa poplítea, o nervo tibial pode ser comprimido por cistos sinoviais de Baker, hematomas pós-traumáticos, malformações vasculares e tumores. No trajeto descendente pela perna, abaixo do músculo sóleo, ele pode ser comprimido por contraturas isquêmicas de Volkmann. Os nervos tibial posterior e sural podem ser comprimidos na perna, por compressão extrínseca de botas de *ski* ou de moto, muito apertadas.

LESÕES COMPRESSIVAS NO NÍVEL DO TORNOZELO E PÉ

Os seguintes nervos suprem a inervação do tornozelo e pé: nervo tibial posterior (e seus ramos plantares e calcâneos), nervo fibular superficial, nervo fibular profundo, nervo safeno e nervo sural.

Nervo Tibial Posterior (Síndrome do Túnel do Tarso)

Anatomia

A síndrome do túnel do tarso resulta da compressão do nervo tibial posterior no nível de sua passagem pelo túnel do tarso medial – passagem osteofibrosa recoberta pelo retináculo flexor (Fig. 68.7). No interior do túnel, o nervo tibial posterior divide espaço com os tendões dos músculos tibial posterior, flexor longo do hálux, flexor longo dos dedos e com o feixe vascular (artéria e veia). Nos limites anatômicos do túnel, o nervo tibial posterior se divide em seus ramos plantar medial e plantar lateral. O nervo plantar medial inerva os músculos flexor curto do hálux, abdutor curto do hálux, flexor curto dos dedos e primeiro lumbrical. Também supre a sensibilidade cutânea da região plantar – área que se estende lateralmente até o nível correspondente ao 4º artelho. O ramo plantar lateral inerva os músculos abdutor, flexor curto e oponente do 5º artelho, quadrado plantar, três lumbricais laterais e todos os interósseos. Também supre a sensibilidade cutânea do restante do aspecto plantar do pé. Os ramos calcâneos do nervo tibial posterior suprem o calcanhar.

Sintomatologia

Geralmente o paciente com síndrome do túnel do tarso apresenta-se com dores, queimação, formigamento e parestesia, geralmente confinadas à sola de um dos pés, mas o comprometimento pode ser bilateral. Os sintomas podem aparecer em conseqüência de ortostatismo prolongado ou caminhadas e podem também surgir à noite, em repouso. Recentemente, um teste foi descrito para auxiliar no diagnóstico clínico da síndrome do túnel do tarso, que consiste em aplicar uma manobra de dorsoflexão passiva do pé com eversão máxima, com todas as articulações metatarsofalangeanas mantidas em dorsoflexão durante 10s[34]. Com essa manobra, o nervo tibial posterior é comprimido sob o retináculo flexor atrás do maléolo medial, intensificando a dor local, reproduzindo a sensação de dormência e produzindo um aumento do sinal de Tinel no nível do túnel.

Os pacientes afetados pela compressão no nível do túnel raramente se queixam de qualquer déficit motor e por conseqüência esses déficits devem ser pesquisados por meio de uma cuidadosa inspeção e palpação dos pequenos músculos do pé, em especial do abdutor curto do hálux, que desenha o contorno do arco plantar medial do pé. A pressão digital aplicada abaixo do maléolo medial tibial pode produzir dor local e parestesias que se irradiam para os dedos. A percussão digital pode também produzir o típico sinal de Tinel. Cabe aqui comentar que muitos dos casos descritos como dores intratáveis do calcanhar têm sido relatados na literatura como resultantes de uma síndrome compressiva do túnel tarsal[35,36]. Em outra publicação recente os autores propõem a denominação de *tríade do calcanhar doloroso*, referindo-se à combinação de distúrbios encontrados, quais sejam, disfunção do tendão do músculo tibial posterior, fasciite plantar e síndrome do túnel tarsal[37]. A tríade compromete os mecanismos estáticos (fáscia plantar) e dinâmicos (tendão do músculo tibial posterior) do arco plantar longitudinal, o que resulta em tração e lesão do nervo tibial posterior (síndrome do túnel tarsal).

Mecanismo de Lesão

As lesões do túnel do tarso podem ser produzidas de maneira aguda, pós-traumática (pós-entorses, pós-fraturas do tornozelo, pós-rupturas traumáticas do tendão do músculo tibial posterior – seguidas de hematoma), mas em sua grande maioria têm instalação lenta, evoluindo como quadros crônicos. Podem ocorrer como decorrência de edemas *sistêmicos* crônicos do tornozelo. Ou condições inflamatórias locais como tenossinovites dos tendões dentro do túnel, artrite reumatóide, distensão venosa crônica, ou varicosidades das veias tibiais posteriores. Pode resultar de deformidades em valgo do calcâneo e/ou secundariamente a osteoartrose do tornozelo.

Diagnóstico e Tratamento

Os estudos de ENMG identificam desacelerações da condução motora do nervo tibial posterior e permitem também a diferenciação entre as lesões que comprometem apenas um dos ramos plantares do nervo tibial posterior.

Recentemente, os estudos por imagens (ultra-sonografia e ressonância magnética) passaram a ser mais utilizados na avaliação das doenças da região do túnel tarsal, auxiliando na identificação de desvios anatômicos do túnel e lesões das partes moles locais e devem ser usados como complementação da ENMG[38].

O tratamento conservador inicial, nos casos de doenças inflamatórias, como tenossinovites agudas, inclui o uso de antiinflamatórios sistêmicos, medidas para imobilização do tornozelo e pé (como órteses ou imobilizações temporárias com talas gessadas), medidas para redução do edema local, com auxílio de meios físicos (ultra-som, TENS) e infiltrações locais com corticóides[32].

Quando o tratamento conservador não traz melhorias clínicas, o tratamento cirúrgico deve ser adotado para neurólise do nervo tibial posterior.

Lesões dos Ramos Plantares do Nervo Tibial Posterior

A predominância de sintomas parestésicos mais mediais ou mais laterais no pé pode indicar um maior envolvimento do

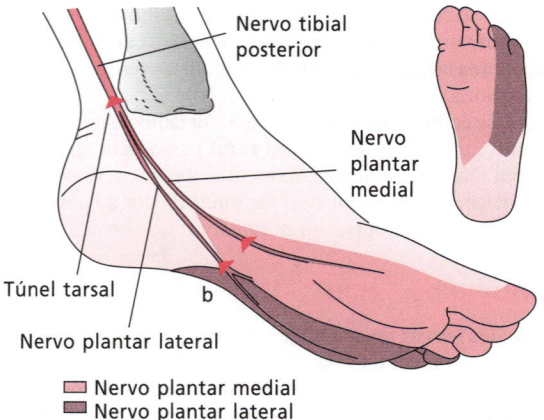

Figura 68.7 – Túnel tarsal. A compressão do nervo tibial posterior no túnel tarsal (*a*) ou dos seus ramos plantares (*b*) causa distúrbios sensitivos no aspecto plantar do pé e fraqueza nos músculos intrínsecos do pé.

ramo medial ou lateral, respectivamente. A compressão de um ou de ambos os ramos plantares do nervo tibial posterior pode ser o resultado de uma postura em pronação excessiva do pé, ou de uma permanência demorada com o pé descalço apoiado no degrau de uma escada, ou pode resultar de uma compressão causada por tenossinovites de tendões dos músculos dos pés.

Compressão dos Nervos Interdigitais (Metatarsalgia de Morton)

A metatarsalgia de Morton é uma neuropatia compressiva de um nervo interdigital. Essa condição dolorosa resulta de um neuroma, um edema fusiforme do nervo que via de regra se localiza entre o terceiro e quarto artelhos (Fig. 68.8). Um neuroma incomum pode também ser encontrado entre o segundo e terceiro artelhos. Esses distúrbios são encontrados de maneira mais freqüente em mulheres de meia idade, em conseqüência do uso de calçados apertados, de *bico fino*, ou calçados de salto alto. A compressão do nervo interdigital pode ocorrer em posições de trabalho que resultem em hiperextensão nas articulações metatarsofalangeanas – como nas posições em agachamento e/ou na posição de cócoras. Doenças que produzam deformidades no pé, como artrite reumatóide e enfermidades que produzam alterações do arco metatarsal – como 1º metatarsal curto congênito, podem resultar em lesões do nervo interdigital.

O paciente queixa-se de uma dor de natureza *neurítica* que se irradia desde um local entre as cabeças dos metatarsais até a ponta dos dedos. De início a dor ocorre apenas durante o ortostatismo, mas na evolução ocorre mesmo em repouso.

O desejo de sentar, tirar os sapatos e massagear o pé é indicativo de neuroma. Clinicamente, a palpação do espaço interdigital torna-se dolorosa e desencadeia um sinal local de Tinel. Dormência no aspecto contíguo dos dedos (III e IV) e percepção de um tumor palpável no aspecto entre as cabeças dos metatarsais são achados freqüentes. Na avaliação diagnóstica, a análise da condução sensitiva dos nervos interdigitais identifica distúrbios locais da condução nervosa. Os estudos por imagens da região complementam a avaliação diagnóstica. Ultra-sonografia e estudos de ressonância magnética dos nervos interdigitais auxiliam na identificação dessas doenças compressivas e/ou de outras enfermidades locais que produzam sintomas de metatarsalgias (tumores ósseos e/ou de partes moles, fraturas de estresse, tenossinovites, bursites, infecções, artrites etc.)[39].

O tratamento consiste na prevenção contra as causas de hiperextensão dos dedos, evitando-se as posturas ocupacionais incorretas (agachamento). Uma palmilha que produza flexão dos dedos e restaure o arco dos metatarsal com apoio retrocapital pode ajudar muito, principalmente quando usada com calçados largos, confortáveis no antepé e sem elevações exageradas no calcanhar.

Infiltrações com anestésicos e esteróides podem ser medidas diagnósticas e terapêuticas excelentes de início, mas não são duradouras quando há um neuroma. Nesses casos, o tratamento cirúrgico, com ressecção do neuroma via dorsal, torna-se uma indicação absoluta.

Neuroma de Joplin

Descrito inicialmente em 1971, esse neuroma afeta o nervo digital plantar próprio do hálux e produz parestesias dolorosas no aspecto medial do hálux (Fig. 68.8). As alterações são desencadeadas por fibrose perineural causada pelo uso de sandálias com tiras que exercem pressões e traumatismos

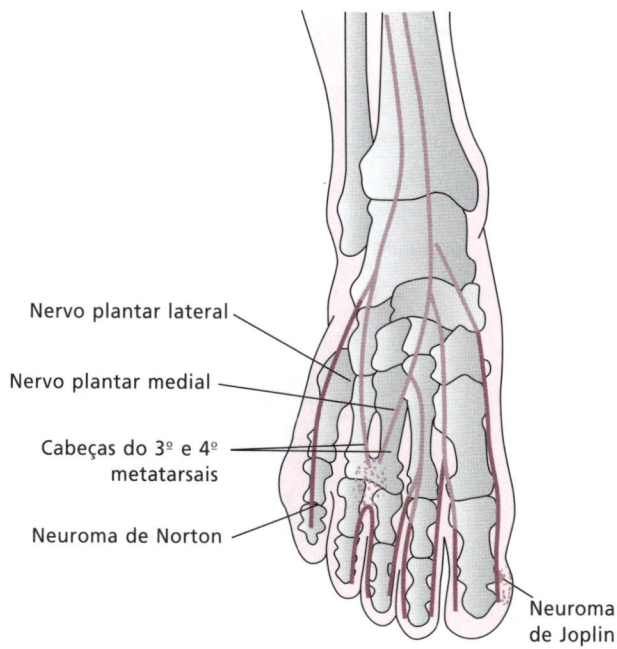

Figura 68.8 – Neuroma de Morton. Compressão do nervo interdigital que atravessa o espaço entre o 3º e 4º artelhos. Pode, mais raramente, ocorrer no espaço adjacente entre o 2º e 3º artelhos.

repetitivos nos contornos mediais (tibiais) do hálux[40]. No geral, respondem a medidas conservadoras (uso de calçados apropriados e infiltração local), mas se estas não produzirem alívios dos sintomas o tratamento cirúrgico deve ser indicado.

Compressão do Nervo Fibular Profundo (Tibial Anterior) no Dorso do Pé

Anatomia

O nervo fibular profundo, antigamente denominado de nervo tibial anterior passa no dorso do pé, sob o retináculo extensor (que se estende entre o maléolo medial e maléolo lateral). Essa passagem é um verdadeiro túnel do tarso anterior. Após passar sob o ligamento, o nervo se torna superficial e muito exposto a traumatismos externos. Sapatos ou chuteiras apertadas podem pressioná-lo contra os ossos, ou eventuais osteófitos das articulações do tarso[41]. Abaixo do retináculo extensor, esse nervo se divide em dois ramos: o medial e o lateral. O ramo medial inerva o músculo primeiro interósseo e pele entre o 1º e 2º artelhos. O ramo lateral inerva o músculo extensor curto dos artelhos e não tem distribuição sensitiva.

Nessas compressões se observam dores à palpação, Tinel no trajeto do nervo no dorso do pé, atrofia no músculo extensor curto dos artelhos e déficits sensitivos localizados no espaço entre o hálux e 2º artelho.

O tratamento conservador deve incluir medidas para redução dos traumatismos locais (evitar o uso de sapatos apertados) e infiltrações locais com esteróides.

Se os sintomas persistirem, ou se evidências de exostoses ósseas locais existirem, o tratamento cirúrgico deve ser considerado (Fig. 68.9).

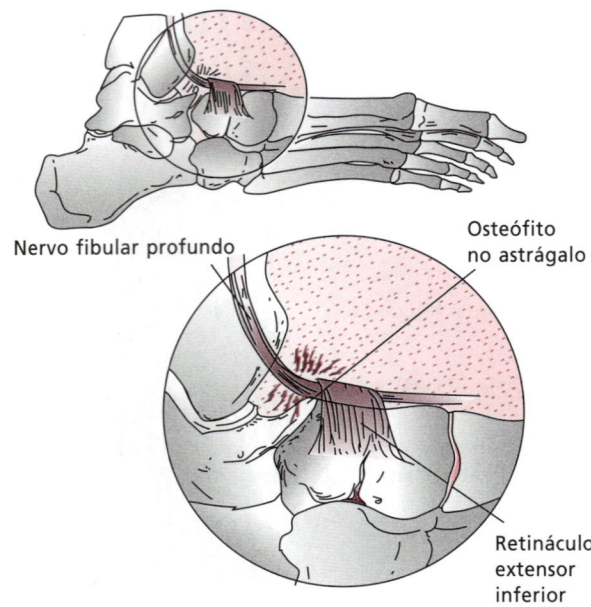

Figura 68.9 – Nervo fibular profundo. Compressão no tornozelo ocorre sob o retináculo extensor inferior, podendo ser também comprimido por osteófitos do astrágalo e compressões extrínsecas por calçados apertados.

REFERÊNCIAS BIBLIOGRÁFICAS

1. ADAMS, R. D. Diseases of peripheral nerves. In: *Principles of Neurology*. 6. ed. New York: McGraw Hill, 1986.
2. BROIN, E. O.; HORNER, C.; MEALY, K. et al. Meralgia paresthetica following laparoscopic inguinal hernia repair. An anatomical analysis. *Surg. Endosc.*, v. 9, n. 1, p. 76-78, Jan. 1995.
3. MIROVSKY, Y.; NEUWIRTH, M. Injuries to the lateral femoral cutaneous nerve during spine surgery. *Spine*, v. 25, n. 10, p. 1266-1269, May 2000.
4. SEROR, P. Lateral femoral cutaneous nerve conduction versus somatosensory evoked potentials for electrodiagnosis of meralgia paresthetica. *Am. J. Phys. Med. Rehabil.*, v. 78, n. 4, p. 313-316, Jul/Aug. 1999.
5. GROSSMAN, M. G.; DUCEY, S. A.; NADLER, S. S. et al. Meralgia paresthetica: diagnosis and treatment. *J. Am. Acad. Orthop. Surg.*, v. 9, n. 5, p. 336-344, Sep/Oct. 2001.
6. ANTONIADIS, G.; BRAUN, V.; RATH, S. et al. Meralgia paresthetica and its surgical treatment. *Nervenarzt.*, v. 66, n. 8, p. 614-617, Aug. 1995.
7. VAN EERTEN, P. V.; POLDER, T. W.; BROERE, C. A. Operative treatment of meralgia paresthetica: transection versus neurolysis. *Neurosurgery*, v. 37, n. 1, p. 63-65, Jul. 1995.
8. LABIB, A. F. J. Retroperitoneal haematoma after paracetamol increased anticoagulation. *Emerg. Med. J.*, v. 19, n. 1, p. 84-85, Jan. 2002.
9. HSIEH, L. F.; LIAW, E. S.; CHENG, H. Y. et al. Bilateral femoral neuropathy after vaginal hysterectomy. *Arch. Phys. Med. Rehabil.*, v. 79, n. 8, p. 1018-1021, Aug. 1998.
10. KORNBLUTH, I. D.; FREEDMAN, M. K.; SHER, L. et al. Femoral, saphenous nerve palsy after tourniquet use: a case report. *Arch. Phys. Med. Rehabil.*, v. 84, n. 6, p. 909-911, Jun. 2003.
11. MOCHIDA, H.; KIKUCHI, S. Injury to intrapatellar branch of saphenous nerve in arthroscopic knee surgery. *Clin. Orthop.*, v. 320, p. 88-94, Nov. 1995.
12. HOUSE, J. H.; AHMED, K. Entrapment neuropathy of the infrapatellar branch of the saphenous nerve. *Am. J. Sports Med.*, v. 5, n. 5, p. 217-224, Sep/Oct. 1977.
13. PAPAPIETRO, N.; GULINO, G.; ZOBEL, B. B. et al. Cyclic sciatica related to an extrapelvic endometriosis of the sciatic nerve: new concepts in surgical therapy. *J. Spinal Disord. Tech.*, v. 15, n. 5, p. 436-439, Oct. 2002.
14. FANUCCI, E.; MASALA, S.; SQUILLACI, E. et al. Pyriformis muscle syndrome: CT/MR findings in the percutaneous therapy with botulinic toxin. *Radiol. Med. (Torino)*, v. 105, n. 1-2, p. 69-75, Jan/Feb. 2003.
15. IHUNWO, A. O.; DIMITROV, N. D. Anatomical basis for pressure on the common peroneal nerve. *Cent. Afr. J. Med.*, v. 45, n. 3, p. 77-79, Mar. 1999.
16. MOELLER, J. L.; MONROE, J.; MCKEAG, D. B. Cryotherapy-induced common peroneal nerve palsy. *Clin. J. Sport Med.*, v. 7, n. 3, p. 212-216, Jul. 1997.
17. TOGROL, E. Bilateral peroneal nerve palsy induced by prolonged squatting. *Mil Med.*, v. 165, n. 3, p. 240-242, Mar. 2000.
18. LEACH, R. E.; PURNELL, M. B.; SAITO, A. Peroneal nerve entrapment in runners. *Am. J. Sport Med.*, v. 17, n. 2, p. 287-291, Mar/Apr. 1989.
19. MITRA, A.; STERN, J. D.; PERROTTA, V. J. et al. Peroneal nerve entrapment in athletes. *Am. Plast. Surg.*, v. 35, n. 4, p. 366-368, Oct. 1995.
20. EGAN, T. D.; JOYCE, S. M. Acute compartment syndrome following a minor athletic injury. *J. Emerg. Med.*, v. 7, n. 4, p. 353-357, Jul. 1989.
21. LIEBENDORFER, M.; JENNY, M. E. Post-traumatic anterior and posterior compartment syndrome in clinically "uninjured" lower legs. *Z. Unfallchir Versicherungsmed Berufskr*, v. 77, n. 4, p. 241-244, 1984.
22. POWER, R. A.; GREENGROSS, P. Acute lower leg compartment syndrome. *Br. J. Sports Med.*, v. 25, n. 4, p. 218-220, Dec. 1991.
23. LANE, J. E.; FOULKES, G. D.; HOPE, T. D. et al. Hereditary neuropathy with liability to pressure palsies mimicking multifocal compression neuropathy. *Am. J. Hand Surg.*, v. 26, n. 4, p. 670-674, Jul. 2001.
24. HECKMANN, J. G.; KAYSER, C.; HEUSS, D. et al. Neurological manifestations of chronic hepatitis C. *J. Neurol.*, v. 246, n. 6, p. 486-491, Jun. 1999.
25. RIPAULT, M. P.; BORDERIE, C.; DUMAS, P. et al. Peripheral neuropathies and chronic hepatitis C: a frequent association? *Gastroenterol. Clin. Biol.*, v. 22, n. 11, p. 891-896, Nov. 1998.
26. KERNOHAN, J.; LEVACK, B.; WILSON, J. N. Entrapment of the superficial peroneal nerve. Three cases reports. *J. Bone Joint Surg. Br.*, v. 67, n. 1, p. 60-61, Jan. 1985.
27. PIZA-KATZER, H.; PILZ, E. Compression syndrome of the superficial fibular nerve. Case report. *Handchir. Mikrochir. Plast. Chir.*, v. 29, n. 3, p. 124-126, May 1997.
28. AKISUE, T.; MATSUMOTO, K.; YAMAMOTO, T. et al. Neural fibrolipoma of the superficial peroneal nerve in the ankle: a case report with immunohistochemical analysis. *Pathol. Int.*, v. 52, n. 11, p. 730-733, Nov. 2002.
29. MARTINOLI, C.; BIANCHI, S.; GANDOLFO, N. et al. US of nerve entrapments in osteofibrous tunnels of the upper and lower limbs. *Radiographics*, S199-213, discussion S213-217, Oct. 2000.
30. FABRE, T.; PITON, C.; ANDRE, D. et al. Peroneal nerve entrapment. *J. Bone Joint Surg. Am.*, v. 80, n. 1, p. 47-53, Jan. 1998.
31. PITON, C.; FABRE, T.; LASSEUR, E. et al. Common fibular nerve lesions. Etiology and treatment. Apropos of 146 cases with surgical treatment. *Rev. Chir. Orthop. Reparatrice Appar. Mot.*, v. 83, n. 6, p. 515-521, 1997.
32. CARNEIRO, A. P.; MUSSE, C. A. I. Lesão nervosa periférica. In: LIANZA, S. *Medicina de Reabilitação*. 3. ed. Rio de Janeiro: Guanabara Koogan, 2001. cap. 22, p. 323-350.
33. FABRE, T.; MONTERO, C.; GAUJARD, E. et al. Chronic calf pain in athletes due to sural nerve entrapment. A report of 18 cases. *Am. J. Sport Med.*, v. 28, n. 5, p. 679-682, Sep/Oct. 2000.
34. KINOSHITA, M.; OKUDA, R.; MORIKAWA, J. et al. The dorsiflexon-eversion test for diagnosis of tarsal tunnel syndrome. *J. Bone Joint Surg. Br.*, v. 83A, n. 12, p. 1835-1839, Dec. 2001.
35. HENDRIX, C. L.; JOLLY, G. P.; GARBALOSA, J. C. et al. Entrapment neuropathy: the etiology of intractable chronic heel pain syndrome. *J. Foot Ankle Surg.*, v. 37, n. 4, p. 273-279, Jul/Aug. 1998.
36. OZTUNA, V.; OZGE, A.; ESKANDARI, M. M. et al. Nerve entrapment in painful heel syndrome. *Foot Ankle Int.*, v. 23, n. 3, p. 208-211, Mar. 2002.
37. LABIB, A. S.; GOULD, J. S.; RODRIGUEZ-DEL-RIO, F. A. et al. Heel pain triad (HPT): the combination of plantar fasciitis, posterior tibial tendon dysfunction and tarsal tunnel syndrome. *Foot Ankle Int.*, v. 23, n. 3, p. 212-220, Mar. 2002.
38. DELFAUT, E. M.; DEMONDION, X.; BIEGANKI, A. et al. Imaging of foot and ankle nerve entrapment syndromes: from well-demonstrated to unfamiliar sites. *Radiographics*, v. 23, n. 3, p. 613-623, May/Jun. 2003.
39. ASHMAN, C. J.; KLECKER, R. J.; YU, J. S. Forefoot pain involving the metatarsal region: differential diagnosis with MR imaging. *Radiographics*, v. 21, n. 6, p. 1425-1440, Nov/Dec. 2001.
40. STIIL, G. P.; FOWLER, M. B. Joplin's neuroma or compression neuropathy of the plantar proper digital nerve to the hallux: clinicopathologic study of three cases. *J. Foot Ankle Surg.*, v. 37, n. 6, p. 524-530, Nov/Dec. 1998.
41. MURPHY, P. C.; BAXTER, D. E. Nerve entrapment of the foot and ankle in runners. *Clinics in Sport Medicine.* v. 4, n. 4, p. 753-763, Oct. 1985.

CAPÍTULO 69

Tratamento na Fase Aguda

Donizeti César Honorato • José Jorge Facure

TRATAMENTO CIRÚRGICO NA FASE AGUDA DA LESÃO DE NERVO PERIFÉRICO

Introdução

Quando um nervo periférico sofre uma lesão aguda, reage de diversas maneiras de acordo com a natureza da agressão. Várias são as etiologias que podem provocar comprometimento do nervo, sendo as mais freqüentes os ferimentos diretos que podem produzir secção parcial ou completa do nervo, as contusões ou compressões, os estiramentos, ou ainda lesões devidas a agentes físicos e químicos.

Seddon, em 1943, classificou as lesões dos nervos periféricos em três tipos de comprometimento, classificação esta que continua clássica até os dias de hoje[1].

Neuropraxia

Trata-se do comprometimento mais leve da lesão do nervo, em que a única anomalia consiste em uma alteração localizada na bainha de mielina com conseqüente comprometimento da velocidade de condução através do nervo, que pode estar completamente bloqueada ou diminuída. O axônio está íntegro. A recuperação é espontânea e sempre completa, desde que o agente produtor da lesão seja suprimido. O fato de a continuidade axonal estar mantida faz com que a condução neural esteja preservada proximal e distalmente ao segmento lesado. A sensibilidade e as funções simpáticas podem estar parcialmente preservadas. No exame elétrico não se detectam alterações de denervação. São alterações mais freqüentes nas neuropatias por compressão[2].

Axonotmese

Aqui existe uma lesão do axônio, com a preservação ou lesão parcial da bainha de mielina do nervo, contudo, sem comprometimento do tubo de endoneuro. Embora ocorra nessa situação a degeneração walleriana distal ao local da lesão, a manutenção dos tubos de endoneuro possibilitará uma regeneração adequada dos axônios, possibilitando a reinervação muscular com recuperação da função. A eletromiografia mostra potenciais de denervação, que são detectados duas ou três semanas após a lesão. Esse grau de lesão pode ser conseqüência de trações, esmagamentos e injeções locais de substâncias tóxicas.

Neurotmese

Constitui uma ruptura completa do axônio e das estruturas de sustentação conjuntiva do nervo, o que torna impossível uma recuperação espontânea. Quando entre as bordas da lesão se estabelece um tecido cicatricial, este vai alterar notadamente o processo de regeneração axonal. O crescimento desorganizado dos axônios dará lugar no nível da extremidade proximal à formação de um verdadeiro pseudotumor, que é o neuroma em continuidade. Na extremidade distal ocorrerá a degeneração walleriana, com um abaulamento menor, resultante da proliferação de tecido conjuntivo e das células de Schwann. Na neurotmese estão abolidas todas as funções do nervo periférico, existindo paralisia, perda da sensibilidade e das funções simpáticas.

Na prática, esses três tipos de lesões não ocorrem em sua forma típica, podendo ocorrer no mesmo nervo lesionado uma combinação dos diferentes graus de lesão.

Com os avanços ocorridos nas pesquisas experimentais sobre as modificações que ocorrem no nervo lesado, Sunderland propôs uma nova classificação mais detalhada, fundamentada na anatomia e na funcionalidade pós-trauma, em cinco graus de gravidade crescente[2-4]:

- *Grau I*: corresponde à perda da condução nervosa pelo axônio sem lesões anatômicas, sendo comparável a neuropraxia.
- *Grau II*: ocorre perda da continuidade do axônio, mas sem lesões dos cilindros endoneurais, sendo comparável a axonotmese.
- *Grau III*: lesão axonal e dos cilindros endoneurais, porém com conservação do perineuro.
- *Grau IV*: verifica-se comprometimento grave, ou até mesmo secção do fascículo, com ruptura do perineuro.
- *Grau V*: caracteriza-se pela perda da continuidade do nervo periférico com ruptura completa do tronco nervoso, inclusive do epineuro.

Para os últimos três graus, que correspondem à neurotmese, não há recuperação espontânea possível, mesmo estando o epineuro intacto ao redor dos tubos endoneurais rotos.

Mackinnon e Dellon, em 1988, aperfeiçoaram ainda mais a classificação colocando um sexto grau que depende da combinação dos graus acima, que cada fascículo apresenta após a lesão[5].

Na prática, o mais interessante é estabelecer o diagnóstico diferencial entre axonotmese e neurotmese, pois sendo a clínica semelhante, o tratamento varia por completo, sendo expectante e conservador nos casos de axonotmese e cirúrgico na neurotmese. Como orientação, pode-se dizer que para os casos de ferimento aberto ocorrerá neurotmese em 50% e para os de ferimento fechado aproximadamente 80% corresponderão a axonotmese.

Conseqüências da Lesão Traumática sobre o Nervo Periférico

Colli e Carlottti Jr. publicaram em 2003 uma revisão completa sobre os aspectos neurofisiológicos da lesão dos nervos periféricos[6]. Quando um nervo periférico é seccionado vão ocorrer fenômenos de degeneração em ambos os cotos.

Coto Distal

Após a secção nervosa, as fibras do extremo distal sofrem o conhecido processo da degeneração walleriana, onde o axônio e a bainha de mielina começam a fragmentar-se e as células de Schwann a proliferar. Inicia-se no local da lesão e progride distalmente até o órgão efetor. Localmente, as modificações axonais são mais precoces e sua fragmentação se produz até o 4º dia. A bainha de mielina degenera, se fragmenta e desaparece entre o 5º dia e o final da segunda semana, período em que aparecem os macrófagos que fagocitam os detritos existentes. Simultaneamente, as células de Schwann hipertrofiam-se. O tubo endoneural pode persistir, mas diminui de calibre e na ausência de regeneração axonal ocorre uma fibrose e o tubo se colaba.

Coto Proximal

Ocorrem as mesmas modificações histológicas do segmento distal, com fragmentação axonal e da bainha de mielina. Entretanto, elas diferem pela extensão do comprometimento, sendo que aqui atinge tão somente o nível do 1º ou 2º nódulo de Ranvier suprajacente no axônio. Quando a lesão é por demais proximal, pode ocorrer o risco de comprometimento do corpo celular, que poderá evoluir para necrose ou até mesmo uma regeneração, o que levaria semanas ou meses.

Regeneração Normal

Ao mesmo tempo que se produzem fenômenos de degeneração no nível periférico, observam-se variações metabólicas e morfológicas no corpo celular. O neurônio incha e aumenta seu metabolismo. As proteínas formadas no corpo são enviadas através do axônio para dar lugar à sua regeneração. Dessa maneira a fibra nervosa volta a se formar através da porção proximal do nervo lesado. A velocidade de crescimento dessa fibra vária de 0,25 a 3mm por dia. À medida que vai crescendo, essa nova fibra assim formada vai canalizando progressivamente as células de Schwann que haviam proliferado na extremidade distal, dando lugar a uma nova fibra mielinizada.

Regeneração Anormal

Quando ocorre uma separação suficiente entre ambos os cotos, ou quando existem obstáculos (corpo estranhos, fibrose, hematomas etc.), o novo axônio não consegue ultrapassar essa distância e a proliferação axonal se faz de forma anárquica, que juntamente com a proliferação de tecido conjuntivo e das células de Schwann produzem um abaulamento local denominado *neuroma*, o qual representa um esforço abortado da regeneração da fibra nervosa.

Etiologia dos Traumatismos Agudos

Ferimento Direto sobre o Nervo

O nervo pode estar seccionado, completa ou parcialmente à ocasião de:

- Ferimentos de partes moles. Esse tipo de acometimento ocorre nos acidentes de trânsito, nos acidentes de trabalho, na violência dos grandes centros, por arma branca ou de fogo, ou ainda tentativas de suicídio, ou acidentes domésticos. Não existe um paralelismo entre a importância do ferimento e a gravidade do comprometimento nervoso. Um ferimento mínimo pode levar a uma secção completa do nervo. As lesões associadas (musculares, ósseas, vasculares) podem, ao contrário, ser maiores, agravando o prognóstico. A lesão nervosa pode ter uma secção nítida ou, ao contrário, extensa, irregular, com laceração, complicando a terapêutica.
- Fraturas, onde um fragmento ósseo termina por lesionar o nervo.
- Luxações podem promover ruptura mais ou menos completa do nervo.
- Certas intervenções cirúrgicas.
- Injeções medicamentosas, no terço superior do braço, na prega do cotovelo ou nas nádegas.

Contusão ou Compressão do Nervo

- Por um choque direto sobre o nervo, quando ele tem um trajeto superficial ou é esmagado contra um plano ósseo.
- Pelo deslocamento dos nervos quando de fraturas, luxações de osso longo ou vértebras, por exemplo, uma queda sobre a mão estendida, podendo esmagar o mediano contra o semilunar, projetando-o para frente.
- Por uma lesão vascular vizinha do tipo hematoma, aneurisma, fístula arteriovenosa.

Estiramento e/ou Tração do Nervo

Ocorre mais comumente em raízes, plexos, ou troncos nervosos, quando de uma tração brutal sobre um membro, por exemplo, nos acidentes com motocicleta, em que o indivíduo é arremessado da moto contra o solo ou outro anteparo. Essa lesão pode ocorrer também durante o parto, ou ainda na prática de certos esportes.

Lesão dos Nervos Devido a Agentes Físicos

- *Choque elétrico*: a passagem da corrente pode levar a lesões bastante profundas dos músculos e dos nervos[4].
- *Frio*: as lesões mais importantes são vasculares, mas de comprometimento nervoso.
- *Irradiação*: após um período de latência de várias semanas e até meses, acaba constituindo uma fibrose interneural, bastante extensa em altura, sendo que a fibrose de tecidos envolvendo o nervo pode terminar por ter um papel nefasto.

Avaliação de uma Lesão Nervosa em Urgência

A avaliação clínica pode mostrar:

- Dor sobre o trajeto de um nervo no momento do ferimento, sobretudo se é do tipo de descarga elétrica, ou uma sensação difusa de formigamento podem ser os únicos sinais.
- Distúrbios motores podem ser difíceis de evidenciar devido às lesões associadas (ferimentos, fraturas, ou luxações). Não obstante, em casos de lesão nítida nota-se ao menos a existência de um déficit motor, que só é apreciado de forma superficial.
- Distúrbios sensitivos do tipo hipoestesia ou anestesia no território do nervo lesado podem ser reconhecidos facilmente pelas provas de picar-tocar e de calor e frio. Entretanto, pode persistir certa sensibilidade por condução nas primeiras horas após a lesão[1].

A exploração cirúrgica de todo ferimento sobre o trajeto de um nervo dever ser realizada sempre. Já em caso de lesão nervosa associada a uma luxação ou fratura sem ferimento aberto, a repetição dos exames clínicos durante os primeiros dias permite precisar exatamente a extensão da lesão e dos déficits motores ou sensitivos.

Após os primeiros dias, a avaliação passa a ser clínica e neurofisiológica, sendo que em vários centros os exames elétricos têm sido realizados precocemente. Na avaliação clínica à distância é de suma importância o *sinal de Tinel-Hoffman*, que permite comprovar o comprometimento e em seqüência a regeneração axonal. Os exames motores devem ser realizados de modo analítico, músculo por músculo, segundo a escala de Seddon graduada de 0 a 5. Deve-se registrar por escrito para comparar os exames sucessivos e avaliar a recuperação motora ou a parada na evolução. As avaliações sensitivas são bem mais difíceis de serem apreciadas, inúmeros testes foram propostos com objetivos diferentes e na prática há que se eleger os testes em função do nervo afetado e repeti-los a cada avaliação. Os transtornos simpáticos e vasomotores à distância do traumatismo são constantes, e estão relacionados com a importância do contingente simpático do nervo afetado. Esses transtornos são apreciados pelo estado dos fâneros (pele, unhas), da sudorese, da amiotrofia, dos pulsos capilares e às vezes pela termografia.

Quanto à avaliação dos quadros dolorosos que podem aparecer após o traumatismo de um nervo periférico, a análise dessas dores permite identificar etapas indispensáveis antes de decidir o tratamento. O neuroma apresenta dor intensa desencadeada por contato superficial ou por um golpe, com características que se assemelham a descargas elétricas no território do nervo. Já a hiperestesia se manifesta como uma sensação de queimadura em território normalmente inervado, que pode se sobrepor. Essa sensação é provocada por um roçamento superficial, mas com a pressão forte indolor. Pode ocorrer ainda dor retrógrada e a causalgia, podendo estender-se para todo um membro ou ainda a um hemicorpo.

A avaliação elétrica proporciona dados objetivos que completam os resultados dos exames clínicos, compreende vários métodos complementares já demonstrados nesta obra, como: a estimulação elétrica, a eletroneurografia, a eletromiografia e, mais recentemente, potenciais evocados dos nervos. Se, há algum tempo, os exames elétricos eram tidos como úteis somente ao final da terceira semana, quando a fase de degeneração havia terminado, atualmente as condutas têm mudado bastante, já que uma vez tendo as condições ideais, alguns desses exames podem ser realizados o mais precocemente possível, sendo de grande valia para o acompanhamento e tomadas de decisões terapêuticas.

Anatomia Cirúrgica dos Nervos Periféricos
Constituição do Tronco Nervoso
Fascículo

A menor unidade cirúrgica do nervo periférico é o fascículo. Consiste em fibras nervosas envoltas pelo endoneuro. Cada fascículo é fechado pelo perineuro e todos os fascículos são envoltos pelo epineuro. Essa concepção fascicular do nervo é a base da maioria das técnicas atuais da cirurgia dos nervos periféricos[7]. O fundamento do ato cirúrgico na reconstrução do nervo periférico é que os fascículos devem ser alinhados e mantidos sem tensão no ato operatório. O *perineuro* é um tecido conjuntivo resistente que isola os fascículos, tanto física quanto quimicamente, formado por uma dezena de camadas de células achatadas dispostas de forma circular e separadas pelas fibras de colágeno. A morfologia dessas células perineurais está muito próxima da estrutura das células de Schwann. Nos cortes histológicos na microscopia óptica, o perineuro aparece particularmente bem individualizado, limitando muito claramente os fascículos. Nos troncos nervosos mais grossos, ele pode ser visto mesmo a olho nu, entretanto, individualiza-se melhor ao microscópio cirúrgico. O perineuro apresenta uma bainha regular, dando a impressão de estar sob tensão. É finamente anular, com borda de corte bem evidente quando se examinam as extremidades nervosas, podendo ser observada a saída de fibras nervosas e tecido conjuntivo endofascicular que desbordam essa bainha. Esse tecido intrafascicular gelatinoso que escapa sob pressão do envelope perineural é característico do fascículo brotando do perineuro. Essa estrutura confere força mecânica ao nervo periférico e além dessa propriedade ele também se torna uma barreira à difusão, isolando o espaço endoneural (em torno do axônio) do tecido circundante. Essa barreira ajuda a preservar o ambiente iônico do axônio. O perineuro deve ser particularmente preservado em toda cirurgia de nervos. Uma vez que a sua alteração resulta em uma verdadeira explosão axonal, sua manipulação deve ser extremamente prudente.

No aumento fraco, os fascículos aparecem às vezes menos numerosos do que são na realidade se compararmos a visão cirúrgica com um corte histológico do nervo no mesmo nível. Isso se deve a uma insuficiência da separação óptica. Alguns fascículos podem estar em contato uns com outros, formando verdadeiros feixes de vários fascículos onde o cirurgião não verá a parte externa. Na realidade, à medida que aumentamos o *zoom* do microscópio, percebemos, estudando com detalhes a borda seccionada desse grupo fascicular, que todos os fascículos podem ser identificados, ao preço de uma dissecção minuciosa. O número aparece então bem maior, sendo possível diferenciá-los graças às suas bainhas perineurais sempre perfeitamente individualizadas. Essa insuficiência de visão cirúrgica levou a técnicas que visam mais freqüentemente grupos fasciculares e não os fascículos individuais, dando origem à distinção do fascículo anatômico do corte histológico e do fascículo cirúrgico[8].

Tecido Conjuntivo

Vários fascículos reunidos formam *feixes fasciculares*, envoltos por perineuro, extensamente multilaminados. Os feixes fasciculares, por sua vez, formam coletivamente o nervo periférico incluído em tecido conjuntivo frouxo, denominado *epineuro*. Esse último delimita assim o tronco nervoso, condensando-se na periferia e formando a bainha do nervo ou neurilema. O epineuro conjuntivo, seja aquele que envolve o conjunto de fascículos ou aquele entre os fascículos, é idêntico, assim a verdadeira unidade anatômica do tronco nervoso continua sendo o fascículo. O epineuro está relacionado com o tecido conjuntivo periférico ambiente, em particular com os eixos vasculares. Contém os vasos e é bastante diferente do perineuro ou bainha perifascicular, que é a única estrutura bem individualizada. O epineuro não deixa de ser um tecido conjuntivo peri e interfascicular em contato estreito com o tecido conjuntivo ambiente, separando o nervo das estruturas vizinhas. Isso explica as mudanças de orientação topográfica dos fascículos que não têm um lugar definido dentro de uma estrutura rígida.

A porcentagem de tecido conjuntivo no interior de um nervo é variável (entre 22 e 28%), mas é sempre importante. É mais abundante tanto quanto os fascículos forem menores e numerosos. Essa noção de porcentagem de tecido conjuntivo muito bem estudada por Sunderland é particularmente importante, visto ser a cicatrização conjuntiva o principal obstáculo à regeneração nervosa, o que permite, pelo menos em parte, explicar os bons resultados obtidos em algumas zonas onde esse tecido conjuntivo é menos volumoso.

Tratamento Cirúrgico

A indicação do tratamento cirúrgico após uma lesão aguda do nervo periférico deve levar em conta o tempo transcorrido, o tipo de traumatismo, a natureza da lesão nervosa, os atos terapêuticos já realizados e as lesões associadas. As lesões dos nervos periféricos dividem-se em dois grandes grupos: lesões nervosas sem solução de continuidade e lesões nervosas com solução de continuidade associada a feridas abertas de partes moles.

Lesões Nervosas sem Solução de Continuidade

Geralmente produzidas por fraturas, luxações, movimentos exagerados na articulação do ombro e em menor proporção por compressões nervosas em espaços estreitos, como nas síndromes do desfiladeiro torácico. Na maioria dos casos, essas lesões nervosas são axonotmeses, entretanto, todos os graus de lesões podem ocorrer, desde a avulsão de raízes da medula até a lesão de um tronco nervoso, que permanece em continuidade e que pode apresentar até mesmo neurotmese.

Kline e Nulsen demonstraram que, embora possa ocorrer melhora espontânea nas lesões por estiramento, não haverá tratamento cirúrgico definitivo caso essa melhora não ocorra. Geralmente quando há predomínio de neurotmese, o segmento comprometido é muito extenso e a reparação pode exigir longos enxertos, os quais nem sempre apresentam bons resultados nas lesões proximais[9].

Lesões Nervosas com Solução de Continuidade Associadas a Ferimentos Abertos das Partes Moles

Nesses casos o problema consiste em decidir o momento exato da sutura nervosa, se será imediata ou secundária à cicatrização da partes moles. Atualmente, admite-se que a maioria das lesões dos nervos que ocorre nesses ferimentos deve ser reparada de imediato. Millesi preconiza para os casos dos ferimentos com instrumentos cortantes a neurorrafia primária, imediata. Para os traumatismos com extensa lesão tecidual, o autor recomenda que o cirurgião deve decidir entre a sutura imediata ou a reconstrução secundária a ser feita entre três a seis semanas após o trauma. Vários autores propõem que a exploração cirúrgica seja precoce, pois existem lesões graves do plexo braquial, do nervo ciático e de outros nervos que merecem exploração diagnóstica urgente, para que se estabeleça o diagnóstico preciso, ainda que a reparação imediata não possa ser feita.

Está demonstrado que uma sutura imediata não impede o aparecimento da degeneração walleriana e, mesmo na abordagem precoce, às vezes é difícil avaliar a extensão da lesão nervosa e o perineuro oferece pouca resistência a sutura. Por último, as lesões associadas a ferimentos de partes moles ou formação de calos ósseos podem, em sua evolução, englobar a sutura nervosa levando-a ao fracasso. Portanto, quando se realiza a reconstrução imediata é necessário atento acompanhamento clínico e neurofisiológico para indicação de reoperação, que deve ser feita dentro dos seis meses do trauma.

Nas lesões de nervos periféricos a intervenção cirúrgica de urgência não era usual, pois os autores se baseavam nos trabalhos de Seddon, que vivenciou experiências de ferimentos de guerra. Atualmente, parece existir um clamor geral pedindo a reparação das lesões nervosas em urgência, desde que as condições clínicas permitam[5,10].

São três os procedimentos empregados no tratamento de lesões agudas dos nervos periféricos.

Neurólise

Geralmente efetuada nas lesões em que há continuidade do arcabouço conjuntivo, visando melhorar a circulação do tronco nervoso. Consiste na ressecção do tecido cicatricial do nervo lesado. A neurólise pode ser externa, quando a limpeza é efetuada ao redor do epineuro, liberando-o de aderências aos tecidos vizinhos, ou interna (fascicular), com o objetivo de descomprimir o tronco nervoso, grupos de fascículos e, eventualmente, fascículos individuais.

Reparo Término-terminal/Sutura Direta

A técnica clássica de suturas de nervos periféricos consistia em realizar a *sutura epineural*, aproximar as duas extremidades por pontos laterais, suturando inicialmente o plano superficial e terminando com a sutura do plano profundo, tornando-o superficial por uma rotação de 180°, esperando que os condutos de endoneuro ficassem bastante próximos para permitir a passagem das fibras em regeneração, através da lesão.

Alguns autores modificaram essa conduta inicial, propondo ajustes nesse reparo. A nosso ver, uma das técnicas mais simples e eficientes é aquela desenvolvida por Roullet, onde as duas extremidades são ressecadas até que se encontre coto livre e viável, sendo então a disposição dos fascículos examinada no microscópio. Inicialmente, são realizados pontos de sutura no plano posterior, suscetíveis de afrontar corretamente os fascículos observados, sendo dados um após o outro. Posteriormente, realizam-se os nós nos fios já passados (Fig. 69.1, *A*).

Se o plano superficial for simplesmente suturado, o afrontamento exagerado dos fascículos será inevitável. O que se procura nessa técnica é justamente evitar esse fato e ainda criar um hiato próprio ao desenvolvimento de uma rede de fibrina que irá proporcionar a progressão dos condutos de endoneuro. Para que isso aconteça, os fascículos são seguidos um a um, com ajuda de uma micropinça e cortados pela microtesoura (Fig. 69.1, *B*), até o aparecimento do plano de sutura profundo (Fig. 69.1, *C*), criando então o hiato indispensável para a recuperação nervosa. Após esse procedimento, torna-se possível realizar a sutura do plano superficial com toda segurança.

Em algumas situações, pode-se usar a reparação fascicular por meio da *sutura do perineuro* (Fig. 69.2, *A*). Embora muito bem embasada em cirurgias experimentais (Millesi), que mostraram o papel desfavorável da tensão no nível da sutura e o perfeito alinhamento dos fascículos, a sua realização implica na ressecção do epineuro. Essa técnica presta-se melhor às reparações secundárias e quando os nervos são multifasciculares.

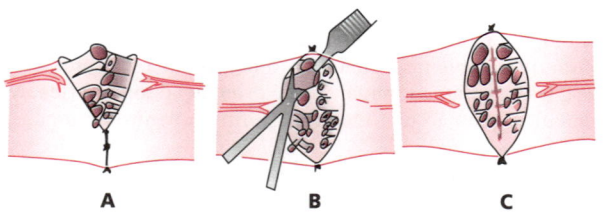

Figura 69.1 – Sutura epineural. (*A*) Pontos de sutura no plano posterior. (*B*) Fascículos sendo cortados com microtesoura. (*C*) Plano profundo de sutura.

Uma outra técnica bastante usada tem sido a *sutura epineuro/perineuro* (Fig. 69.2, *B*), onde os fios de sutura são colocados somente na parte externa dos fascículos, englobando ao mesmo tempo o epineuro e o perineuro. Esse método promove uma orientação bem precisa dos fascículos e evita as retrações fasciculares das suturas epineurais.

Inúmeras pesquisas e constatações clínicas e cirúrgicas apontam a tensão no nível da sutura nervosa como o fator mais importante para influenciar os resultados das reparações nervosas. Um afrontamento exato dos fascículos é difícil de se obter por uma sutura epineural. Assim sendo, se o espaço entre as extremidades nervosas atingir algo maior que 10% do comprimento do nervo, um enxerto será necessário para evitar qualquer tensão na reparação.

Enxerto de Nervos

O enxerto de nervos implica na utilização de segmento nervoso retirado de um nervo sensitivo (geralmente o nervo sural), que sofrerá um processo de degeneração e funcionará apenas como conduto para que os axônios em regeneração atinjam o coto distal do nervo lesado. O enxerto apresenta como inconvenientes a necessidade de duas suturas e de um leito com vascularização adequada para recebê-lo. Tais condições rendem aos enxertos longos menores chances de se obter bons resultados.

CONSIDERAÇÕES FINAIS

Atualmente se recomenda que, sempre que as condições clínicas do paciente permitirem, o reparo da lesão em nervos periféricos seja feito de imediato. A maioria das lesões admite sutura término-terminal, sem tensão. Deve se ter em conta que o princípio cirúrgico é do alinhamento fascicular. É preciso que se tenha em mente que esse procedimento não elimina a possibilidade de insucesso. O cirurgião deve estar atento à necessidade de reoperação em tempo aproximadamente de seis meses de seguimento clínico e neurofisiológico.

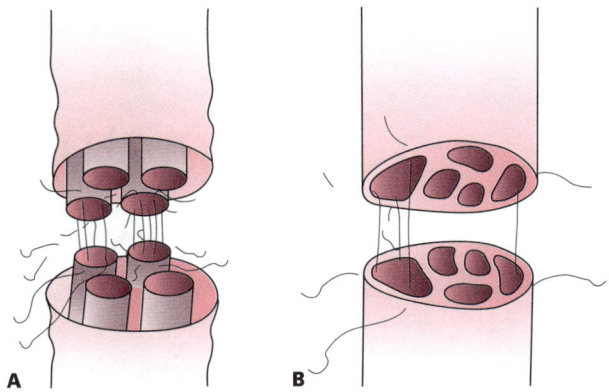

Figura 69.2 – (*A*) Sutura perineural. (*B*) Sutura epineuro/perineuro.

REFERÊNCIAS BIBLIOGRÁFICAS

1. SEDDON, H. J. Three types of nerve injury. *Brain*, v. 66, p. 237-288, 1943.
2. SEDEL, L. *Le Nerf Périphérique, Patologie et Traitement Chirurgical*. Paris: Masson, 1989. 129p.
3. SUNDERLAND, S. A classification of peripheral nerves injuries producing loss of function. *Brain*, v. 74, p. 491-516, 1952.
4. SUNDERLAND, S. *Nerves and Nerves Injuries*. 2. ed. London & New York: Churchill Livingstone, 1978.
5. MACKINNON, S. E.; DELLON, A. L. Nerve repair and nerve grafts. In: *Surgery of Peripheral Nerve*. New York: Thieme, 1988. p. 89-129.
6. COLLI, B. O.; CARLOTTI JR. Aspectos gerais das lesões traumáticas agudas dos nervos periféricos. In: TATAGIBA, M.; MAZZER, N.; AGUIAR, P. H. P.; PEREIRA, C. H. *Nervos Periféricos*. São Paulo: Revinter, 2003. cap. 6, p. 39-54.
7. SAMII, M. Fascicular peripheral nerve repair. In: RANSOHOFF, J. *Modern Technics in Surgery*. New York: Futura, 1979. cap. 17, p. 1-22.
8. MILESI, H.; MEISSL, G.; BERGER, A. The interfascicular nerve grafting of the median and ulnar nerves. *J. Bone Joint Surg.*, v. 54, p. 727-750, 1969.
9. KLINE, D. G.; NULSEN, F. E. Acute injuries of peripheral nerve. In: YOUMANS, J. R. *Neurological Surgery*. 2. ed. Philadelphia: W.B. Saunders, 1982. p. 2363-2429.
10. MASINI, M.; LIMA, G. A. L. Lesões de nervos periféricos associadas a lesões arteriais e venosas. *Arq. Bras. Neurocir.*, v. 47, p.137-145, 1992.

CAPÍTULO 70

Tratamento Fisiátrico das Neuropatias Periféricas

Armando Pereira Carneiro • Affonso Carneiro Filho • Biagio de Almeida Barbosa

A abordagem fisiátrica de um paciente com lesão do nervo periférico (LNP) deve ser semelhante àquela que dedicamos a pacientes com outros tipos de incapacidade ou deficiência, buscando o máximo de seu potencial funcional e sua reinserção social.

A primeira busca a ser feita deve ser quanto ao diagnóstico etiológico da lesão neural. As neuropatias periféricas mais comuns, na prática médica privada, são as advindas dos pacientes diabéticos, dos alcoólatras, dos hansenianos, da iatrogenia pelos medicamentos (para tratamento de AIDS e câncer, antiarrítmicos etc.) e nas traumáticas por arma de fogo e acidentes de trânsito, aqui destacadamente as lesões em acidentes com motocicletas.

É importante conhecer o fator causal, uma vez que as repercussões podem variar com a etiologia da lesão, pois é sabido que uma lesão isquêmica produz um tipo de alteração mais freqüente nas fibras sensitivas, enquanto o traumatismo compressivo atinge mais as fibras motoras. Devemos estabelecer a intensidade da lesão para sabermos se haverá uma remielinização ou uma regeneração após degeneração walleriana. O local da lesão é essencial para nossa conduta, pois uma avulsão radicular não comporta intervenção cirúrgica, uma lesão próxima da junção mioneural tem tratamento clínico exclusivo e aquelas intermediárias podem necessitar de abordagem clínica e/ou cirúrgica[1]. Devemos ainda estabelecer se a lesão é restrita (mononeuropatia) ou ampla (polineuropatia) e se tem indicação de tratamento específico[2].

Além da anamnese detalhada, o fisiatra deve cuidar para que o exame físico seja minucioso, estabelecendo as alterações do trofismo da pele e dos músculos, as áreas com alteração de sensibilidade (que devem ser marcadas), o tipo de dor referida pelo paciente, com o uso do termo correto (hiperestesia, hiperpatia, alodinia, hipoestesia, disestesia), os testes musculares, os reflexos, os pulsos e outros pontos importantes, para se ter uma idéia exata da lesão nervosa sofrida, o que interferirá na elaboração do programa terapêutico. Somente após essa avaliação clínica pode-se atrever a solicitar os exames complementares. Atrever, sim, pois o que se faz hoje, na maioria dos consultórios, é um atrevimento. Pede-se eletroneuromiografia (ENMG) sem ao menos pesquisar se o paciente tem lesão central ou periférica. Esse exame é essencial em casos de lesão do sistema nervoso periférico, mas nas lesões medulares e cerebrais o potencial evocado somatossensitivo é muito superior e deve ser preferido[3,4]. O potencial evocado do dermátomo é hoje pouco utilizado e o potencial evocado motor é ainda um início promissor principalmente para as doenças centrais. A tomografia computadorizada não oferece uma imagem satisfatória do nervo lesado, sendo superada pela maior resolução da ressonância magnética nuclear, que ainda é uma imagem estática do nervo e não espelha sua função como a ENMG. A ultra-sonografia, nos equipamentos mais modernos, permite uma visualização razoável do nervo lesado em alguns trajetos. A termografia vem se desenvolvendo bem em nosso meio e nos oferece uma bela imagem da atividade do sistema nervoso autônomo.

Estabelecidas essas premissas técnicas, o fisiatra deve ocupar-se dos sentimentos do paciente em vista daquela lesão e de suas expectativas na reversão da incapacidade e reinserção social, pois, caso contrário, não haverá reabilitação e sim mais um deficiente.

Na abordagem do paciente é preciso conhecer se o quadro que está diante de nós é possível de recuperação nervosa ou não. Como o relacionamento médico-paciente será intenso e de longa evolução, esse dado se mostra de grande importância. Quando a lesão vai deixar seqüelas, o paciente e sua família devem estar muito bem esclarecidos sobre as limitações e o potencial residual a ser explorado. Quando a lesão apresenta possibilidade de reversão, seja tirando o indivíduo da exposição ao agente neurotóxico, equilibrando a disfunção glandular, ou com um pós-operatório neurológico bem-sucedido, deve-se trabalhar de forma segura e com etapas, dependendo da estrutura interna do paciente, que rapidamente pode assimilar, entender e participar ativamente de sua reabilitação.

A participação do neurocirurgião praticamente se extingue no pós-operatório, a do endocrinologista no controle da glicemia ou da disfunção tireoidiana etc. Como são pacientes que apresentam perda de função, escapam dos médicos das especialidades do primeiro atendimento e caem na fisiatria[5]. O fisiatra vai conduzir a lesão de plexo braquial na paralisia do recém-nascido, a lesão de plexo braquial do jovem *motoqueiro* ou do acidente de carro do chefe de família. Essas lesões podem ter até as mesmas características, mas dependem de uma atuação completamente diferente, tanto na etapa de terapia, como na da orientação pessoal, aconselhamento familiar e laboral.

A criança terá quase sempre uma evolução satisfatória e sua imagem será influenciada pela forma que seus pais a tratarem. Uma orientação familiar segura, aliada a uma terapia eficiente, abrirá as portas para esse ser humano. O motoqueiro jovem, no primeiro momento, mesmo informado da eventual gravidade de sua lesão, conta o acontecido e fala de sua limitação como se fosse temporária, mesmo que ela venha a ser definitiva. Não avalia o quanto aquela lesão nervosa periférica vai interferir em seus planos para o futuro. No chefe de família, ele quer saber quando vai voltar a trabalhar, independentemente da função que exerce. Se for autônomo, sua situação é mais difícil ainda. São quadros de abordagens fisiátricas diferentes e quase sempre fora das habilidades dos médicos do primeiro atendimento.

O resultado da abordagem multidisciplinar na vida desses pacientes é absolutamente superior ao dos pacientes que permanecem no nível do primeiro atendimento. Isso vale tanto na abordagem, como na terapia, na orientação para a família e no ambiente laboral. Orientação, conscientização, uso de órteses, testes de evolução, de sensibilidade, de recuperação motora e de manutenção articular, cuidados com cicatrizes hipertróficas etc., tudo tem importância e seu tempo.

Nas alterações da sensibilidade, o paciente necessita ser reeducado para passar a se preocupar com a forma dos objetos, sua temperatura, a força necessária para manipulá-los. A proteção dos pés com calçados e acessórios apropriados deve ser estimulada para diminuir as mutilações[3,6]. O auto-exame deve ser valorizado para avaliação da integridade cutânea, bem como a presença de ferimentos deve ser encarada com maior importância.

A avaliação motora inicial e periódica vai nos possibilitar acompanhar o que está acontecendo. Aqui deve ser valorizado o questionamento nas atividades de vida diária (AVD). Deve ser dado muito valor a ganhos ou perdas, como nas transferências, nos deslocamentos em casa para alimentação e higiene pessoal, no vestuário etc. Depois dos ganhos visando independência nas AVD, quando toda a equipe está trabalhando para esses objetivos, é que se amplia para a visão de *endurance*, ou mais independência. Resolver os problemas com vestuário, higiene pessoal, transferência e AVD aumentam em muito a qualidade de vida dos pacientes com lesão nervosa periférica.

O planejamento do tratamento de um paciente com LNP não pode ser feito sem uma avaliação eletroneuromiográfica prévia em que seja definido o tipo de lesão neural de acordo com a classificação de Sunderland[7,8] (Tabela 70.1).

Nas lesões grau I, tipo neuropraxia, com perda da condutividade local do nervo, mas com manutenção de sua estrutura, sem degeneração walleriana, a orientação pode ficar aos cuidados até mesmo de um médico não especialista, mas interessado e responsável. Nesses casos a manutenção de um posicionamento adequado (para evitar retrações tendíneas), os estiramentos por meio de órteses simples, a garantia de relaxamento e a boa circulação no nervo e músculos por meio de calor, massagem e exercícios terapêuticos bem dosados geralmente levam a um bom resultado final.

Nas lesões grau II, também chamada axonostenose, os axônios são atingidos e ocorre degeneração walleriana, mas com manutenção dos endoneuros em posição, permitindo o crescimento axonal sem inervações aberrantes. Essa lesão atinge um maior número de nodos de Ranvier que na neuropraxia e é conseqüente à compressão. Nesse tipo de lesão há o risco de fibrose e contratura muscular e dor em virtude do longo tempo de recuperação, sendo, portanto, indispensável que um fisiatra planeje o tratamento.

O músculo deverá ser mantido em posição por meio de uma órtese estática, que será retirada periodicamente para cinesioterapia passiva (músculo classificado em zero ou um), ativa (músculos classificados em dois ou três), ou resistida (músculos classificados em 4 e 5). Durante a fase inicial, quando ainda o músculo não realiza um trabalho contra a gravidade, é muito importante a estimulação elétrica e o tipo de corrente deverá ser definido pela curva de intensidade/duração para que não causemos lesões nas placas motoras recém-formadas, em virtude de correntes que tenham picos de longa duração, nem façamos aplicações inócuas, pelo uso de correntes de duração muito curtas com cronaxia inferior àquela do músculo estimulado. Uma outra forma de tratamento muito importante é a termoterapia superficial, que irá melhorar a circulação muscular comprometida pela vasoplegia da lesão do sistema nervoso autônomo, e também a massoterapia superficial e profunda, que irá atuar tanto na remoção dos catabólitos quanto no alívio da dor. O prognóstico de reinervação e recuperação nas lesões de grau II geralmente é bom.

Nas lesões grau III ocorre uma perda da continuidade dos túbulos endoneurais, destruição axonal e degeneração walleriana com preservação do epineuro e do perineuro, fibrose intrafascicular que dificulta a regeneração e leva à formação de neuromas. O calibre do axônio fica muito reduzido abaixo da lesão.

Nesse tipo de lesão neural deve haver a participação do fisiatra e do neurocirurgião que fará a exposição do nervo para neurólise e retirada de neuromas, o que vai melhorar a capacidade de regeneração. A órtese deve ser prescrita antes mesmo da cirurgia, permitindo um posicionamento funcional do membro. A mobilização poderá ser passiva com algum grau de estiramento até o 8º dia, mas daí em diante as reações inflamatórias tornam-se mais intensas e aumentam os riscos de deiscência das suturas. Os músculos próximos à área lesada devem também ser tratados com exercícios para que possam estabilizar as articulações envolvidas. O uso da estimulação elétrica deve ser cuidadoso e portar-se pelos valores da cronaxia e curva I/D, pois os músculos desnervados pedem correntes de longa duração e estas produzem muito calor, podendo queimar os *hot spots* que se renovam a cada 36h para receber o nervo. Seguindo o mesmo esquema dos outros tipos de lesão, também aqui devemos aquecer suavemente o músculo e massageá-lo com cuidado e usar crioterapia na região operada, sobre o nervo. As dores em queimação e choque são freqüentes nesses pacientes e alguns evoluem com alodinias de difícil resolução. Recomenda-se o uso da estimulação elétrica transcutânea (TENS) de baixa freqüência. O uso de medicamentos é necessário e nem sempre os AINH oferecem um resultado satisfatório. O segundo degrau terapêutico é atingido pela associação de codeína e, caso não se consiga o alívio, passa-se para um terceiro degrau com adição do antidepressivo tricíclico (amitriptilina) e no quarto nível administram-se os anticonvulsivantes (gabapentina). A partir desse ponto inicia-se a eletroacupuntura e depois os derivados morfínicos. O tratamento, a partir do terceiro degrau, deve ser conduzido preferencialmente em uma clínica de dor. O prognóstico nas lesões do grau III nem sempre é favorável e depende de uma boa

TABELA 70.1 – Tipos de lesão neural de acordo com a classificação de Seddon[9] e Sunderland[7]

SEDDON (1943)	SUNDERLAND (1952)	LESÃO
Neuropraxia	Grau I	Perda da condução nervosa pelo axônio; sem lesões anatômicas
	Grau II	Perda da continuidade do axônio; cilindros endoneurais preservados
Axonotmese	Grau III	Lesão axonal e dos cilindros endoneurais; perineuro preservado
	Grau IV	Fascículo com grave comprometimento; ruptura do perineuro
Neurotmese	Grau V	Ruptura completa do tronco nervoso, inclusive do epineuro (perda da continuidade do nervo periférico)

microcirurgia. Mesmo assim é freqüente a ocorrência de *inervações cruzadas* que poderão ser trabalhadas com exercícios específicos e *biofeedback*.

Nas lesões do tipo IV a desorganização do fascículo é total, com lesão do endoneuro e perineuro, fibrose extensa, degeneração walleriana, preservando apenas o epineuro que sustenta o nervo. As células de Schwann se proliferam e formam neuromas no coto distal do nervo, que se atrofia e não permite a condução dos estímulos elétricos até os músculos que ficam totalmente desnervados. Esse tipo de lesão grave é chamado por alguns autores de axonotmese e sua recuperação depende do local lesado e da qualidade da reconstituição cirúrgica. O prognóstico é reservado, pois a fibrose é extensa e faz desaparecer os esqueletos dos endoneuros, chamados de bandas de Büngner, que são direcionadores dos axônios proximais. A microcirurgia e os *fatores de crescimento neural* são o futuro para a correção dessas lesões mais graves.

Nesse tipo de lesão, onde somente resta o epineuro como sustentação do nervo, caso falhe o enxerto de nervo, o fisiatra deverá buscar o treinamento de músculos que secundariamente possam exercer a função perdida e o auxílio de órteses dinâmicas funcionais mecânicas, já que as elétricas não estão indicadas na LNP. Nos membros inferiores, as órteses objetivam mais a sustentação e nos membros superiores visam o posicionamento e a função. A transferência de tendões é um outro recurso terapêutico que resulta quase sempre em fracasso funcional caso não haja um treinamento intensivo com *biofeedback* ou um excelente e dedicado terapeuta que saiba estimular o paciente. Nesses casos, deverá haver um bom entendimento neurocirurgião – fisiatra – ortopedista, sendo que o tratamento deverá ser realizado no Serviço de Terapia Ocupacional para que possamos, sempre que possível, desenvolver alguma atividade da vida diária em seguida.

Nas lesões do tipo V, que são também chamadas neurotmese, endoneuro, perineuro e epineuro são separados totalmente do coto proximal e distal do nervo, com formação de um *glioma distal*, e um *neuroma proximal* brando.

O tratamento é primeiramente cirúrgico e o nervo não conduz os estímulos elétricos, deixando os músculos distais totalmente desnervados. Sua recuperação e prognóstico podem ser melhores do que nas lesões de grau IV, pois, naquelas, o comprometimento é mais difuso e nessa (de grau V) é localizado, sendo a correção cirúrgica mais fácil. Os músculos devem ser tratados como na lesão grau III, na expectativa de uma reinervação.

Nas neuropatias em que o resultado caminha para seqüelas, além de controlar o agente etiológico, é de fundamental importância que o paciente seja amparado na aceitação da seqüela, orientado quanto à evolução e potencial residual para que, se possível, não desestruture a família e não sejam perdidas oportunidades de verdadeira reabilitação, visando à independência nas atividades da vida diária, transferência, transporte, higiene, alimentação e vestuário. Devem ainda ser dadas orientações quanto à conscientização da importância de não somarmos mais limitações com quedas ou acidentes com possíveis fraturas, lesões ligamentares, queimaduras ou ferimentos em pacientes com alterações da sensibilidade. Devem ser removidos obstáculos arquitetônicos do meio onde vive o paciente. Diante da necessidade de cuidados constantes, a indicação antecipada de acompanhantes, de órteses e auxílios na locomoção deverão ser feitos.

O resultado final da reabilitação, como vemos, está fincado no diagnóstico correto da neuropatia, no tratamento específico no limite da nossa capacidade, no fato de ser sensível ou não, no estágio em que passamos a acompanhar o paciente, na condição socioeconômica da família, na posição que o paciente ocupa no ambiente em que vive (em casa e no trabalho), nos recursos disponíveis para reabilitação e, finalmente, na estrutura emocional do paciente.

Fator determinante na reabilitação das neuropatias é o conhecimento do potencial de sensibilidade (capacidade de recuperação) de cada uma delas. Naquelas onde o potencial de sensibilidade está presente, quanto mais cedo for tratada a causa, feito o isolamento da exposição ao agente tóxico e equilibrado o distúrbio metabólico, melhor e mais rápido será o resultado.

O afastamento do paciente da exposição ao agente neurotóxico, o tratamento específico da neuropatia (se possível), o tratamento da doença de base, o acompanhamento através de protocolos, a orientação profissional e a reintrodução no ambiente de trabalho completam o processo de reabilitação.

REFERÊNCIAS BIBLIOGRÁFICAS

1. FERREIRA, A. S. *Lesões Nervosas Periféricas: diagnóstico e tratamento*. São Paulo: Santos, 1999. 253p.
2. SPINNER, R. J.; AMADIO, P. C. Compressive neuropathies of the upper extremity. *Clin. Plastic Surg.*, v. 30, p. 155-173, Apr. 2003.
3. CARNEIRO, A. P.; CÂMARA, F. M.; MUSSE, C. I. Lesão nervosa periférica. In: LIANZA, S. *Medicina de Reabilitação*. Rio de Janeiro: Guanabara Koogan. cap. 19, p. 314-333.
4. PINTO, L. C. *Lesões Nervosas Periféricas na Eletroneuromiografia Clínica*. Rio de Janeiro: Atheneu, 1996. 294p.
5. CUZZIOL, L. H. Reabilitação de lesão nervosa periférica. In: CHAMLIAN, T. R. *Medicina Física e Reabilitação – Parte 2*. São Paulo: Universidade Federal de São Paulo – Escola Paulista de Medicina, 1999. p. 47-57.
6. MATTAR JR., R.; AZZE, R. J.; CAMILLO, A. C. Reabilitação dos nervos periféricos no membro superior. In: GREVE, J. M. D.; AMATUZZI, M. M. *Medicina de Reabilitação Aplicada à Ortopedia e Traumatologia*. São Paulo: Roca, 1999. cap. 10, p. 225-250.
7. SUNDERLAND, S. A Classification of peripheral nerve injuries producing loss of function. *Brain*, v. 74, p. 491-516, 1952.
8. MCCRORY, P.; BELL, S.; BRADSHAW, C. Nerve entrapments of the lower leg, ankle and foot in sport. *Sports Med.*, v. 32, n. 6, p. 371-391, 2002.
9. SEDDON, H. J. Three types of nerve injuries. *Brain*, v. 66, p. 237-288, 1943.

CAPÍTULO 71

Aspectos Sociais da Reabilitação de Lesões Nervosas Periféricas

Martha Coelho de Souza

Em realidade, os efeitos da incapacidade física sobre o ser humano não se limitam exclusivamente à questão da incapacidade vista em si mesma. Fazem-se, igualmente, sentir no âmbito das esferas psicológica, social, profissional e econômica, acarretando para o reabilitando dificuldades materiais e econômicas, sentimentos de frustração, insegurança, tudo isso levando-o a graves perturbações nas relações sociais que desempenha junto à família, junto à comunidade e no recorte específico de sua dignidade humana. Nessa perspectiva, a saúde não se limita exclusivamente a condições de equilíbrio fisiológico; ao contrário, ultrapassa essa visão acanhada e visualiza o homem como um todo indivisível, como um ser político, portador de dignidade que deve ser analisada no contexto de sua inserção social[1].

INTRODUÇÃO

Neste texto realizaremos uma abordagem sociopolítica da questão da reabilitação das lesões nervosas periféricas, pois discutiremos a construção social do processo saúde-doença, os grandes temas de nossa sociedade e a conseqüente modificação do perfil epidemiológico e abordaremos a reabilitação profissional, que vai além da preocupação voltada para aspectos clínicos do tratamento médico e da recuperação da capacidade física do trabalhador. Entendemos aqui a reabilitação profissional como a política pública que visa tornar o trabalhador lesionado independente, restaurar – quando possível – sua capacidade profissional e promover sua reinserção social. Para Matsuo, a reabilitação profissional é "um processo contínuo e coordenado que objetiva restaurar o indivíduo ao mais completo desempenho físico, mental, social, profissional e econômico de que é capaz"[2]. Levantaremos também os marcos legais e institucionais da reabilitação profissional nas diversas esferas da política social brasileira.

RELAÇÃO SAÚDE E SOCIEDADE

O pensamento clássico da saúde vê a doença como um fenômeno biológico que ocorre no indivíduo, porém a relação saúde-doença não é resultante exclusiva da ação isolada de agentes patogênicos, tampouco pode ser explicada pela interação de vários agentes de existência e efeitos evidentes (físicos, químicos, mecânicos e biológicos). O estado de saúde ou de doença dos homens é determinado socialmente e o trabalho é elemento central na compreensão do processo saúde-doença, não apenas porque gera riscos à saúde, mas principalmente porque o trabalho – como categoria social – é o que estrutura a organização da sociedade. Para Laurell, o processo de trabalho evolui historicamente, dando origem a relações de produção concretas e específicas a cada formação social, em estreita relação com o processo saúde-doença[3].

O homem, ao desenvolver atividades para suprir suas necessidades básicas de sobrevivência, busca laços de colaboração social. Por meio do trabalho se constrói como ser social, diferenciando-se dos animais. No trabalho o homem dá respostas ao mundo material, às exigências do real[4]. Ao se autonomizar da natureza, pelo trabalho, constrói a si mesmo e suas condições de vida e de reprodução. Constrói relações sociais sob essa base material que determina toda a vida da sociedade e faz História.

A modificação da natureza pelo trabalho e a sociedade são indissociáveis. Essa modificação da natureza não é livre de riscos. "Talvez as primeiras fogueiras do homem primitivo tenham causado queimaduras, e até intoxicação por monóxido de carbono em cavernas sem ventilação". Buschinelli, considerando as grandes modificações ambientais do início da civilização com a invenção da agricultura, indaga até que ponto são doenças *naturais* a febre tifóide, a hepatite, a cólera, a peste negra etc., "pois o desmatamento, por exemplo, trouxe para o homem uma série de microorganismos que antes parasitavam nas copas das árvores"[5]. Vivemos atualmente as conseqüências sanitárias do estabelecimento das cidades e da evolução das relações de trabalho que causam problemas de lixo e dejetos, a poluição da água e do ar, o contato com ruído elevado, poeiras de sílica livre, metais pesados etc. E o "nosso desenvolvimento biológico, muito antigo e condicionante básico de nossa vida, não suporta tais agressões, assim como não suporta atividade monótona e repetitiva, jornadas prolongadas, trabalho noturno e ritmos alucinantes: são agressões"[6].

GRANDES TEMAS DE NOSSA SOCIEDADE E AS LESÕES NERVOSAS PERIFÉRICAS

As novas tecnologias, as modificações no mundo do trabalho e no meio ambiente, a exclusão social, a violência urbana e do trânsito, os novos hábitos de vida e o exacerbado individualismo constroem novas formas de adoecer.

O aumento da mortalidade e morbidade por causas externas – principalmente nos jovens –, a vida sedentária, a obesidade e o diabetes melito, o alcoolismo, a drogadição, a falta de perspectiva de vida dos trabalhadores e o isolamento dos jovens, as novas-antigas doenças do trabalho e a aceleração no ritmo de trabalho trazem novo perfil epidemiológico das lesões nervosas periféricas.

A seguir discutiremos importantes problemas sociais da atualidade que estão modificando as formas e os fatores desencadeantes do adoecer por lesões nervosas periféricas.

Violência Urbana

A violência praticada e sofrida por jovens tem, gradativamente, se transformado em um grave problema para a sociedade brasileira, especialmente nos seus centros urbanos, acompanhando uma tendência mundial de crescimento desse fenômeno. Segundo dados do SEADE, a violência rouba até quatro anos de esperança de vida do paulistano de periferia[7]. A expectativa de vida dos homens na cidade de São Paulo é de 65,2 anos; sem causas violentas seria de 68,5 anos. Em um bairro reconhecidamente violento como o Jardim Ângela, a expectativa de vida dos homens é de 64,4 anos; sem as causas violentas seria de 68,9. Já nos bairros ricos, a expectativa de vida dos homens é de 72,5 anos; sem as causas violentas seria de 73,5 anos. O efeito é menor em áreas nobres.

A mortalidade de jovens de 15 a 29 anos, entre a população masculina brasileira, por causas externas, aumentou de 69% em 1980 para 74,1% em 1995. A mortalidade proporcional por causas na faixa de 15 a 29 anos e do sexo feminino é um fenômeno mais distribuído; em 1995 assim ficou: 10,5%, doenças endócrinas, nutricionais, metabólicas e transtornos imunológicos; 11,3%, doenças do aparelho circulatório; 37,1%, causas externas e 41,1% outras causas, conforme Araújo em sua pesquisa sobre desigualdades, mudanças demográficas recentes e perfil epidemiológico[8]. É relevante frisar a associação existente entre mortalidade juvenil por causas externas e uma alta proporção de morbidade e seqüelas – inclusive as lesões nervosas periféricas – por essas mesmas causas externas.

Obesidade e Vida Sedentária

"A humanidade está mais pesada", revelam as estatísticas em série. Nos EUA, em 20 anos o percentual de obesos dobrou entre os adultos e triplicou entre as crianças. A epidemia não se restringe aos ricos. De acordo com a Organização Mundial da Saúde, um terço dos obesos do planeta vive em países subdesenvolvidos. Estudo da faculdade de Medicina da USP encontrou 40% da população adulta acima do peso no Sudeste do Brasil[9]. Resultado de pouco exercício físico e excesso de calorias, um modo de vida ligado a transformações sociais do mundo informatizado e consumista. Ligado ao avanço da obesidade, está relacionado o aumento da prevalência de doenças cardiovasculares, do diabetes e da hipertensão, entre outros males.

O diabetes melito, segundo Leite, acomete cerca de 7,6% da população mundial, sem predomínio de raça, sexo, ou localização geográfica[10]. O diabetes resulta também em algumas das formas de lesões nervosas periféricas, produzidas dessa maneira pelo modo de vida atual.

Alcoolismo e Drogadição

O uso de drogas ilícitas no mundo vem crescendo, apesar dos esforços mundiais de controle. Segundo dados de um relatório do Escritório da ONU de Combate às Drogas e ao Crime (Unodoc), 4,7% da população mundial acima de 15 anos consumiu drogas ilegais no período de 2000 a 2001, contra 4,3% na média do período de 1998 a 2000. O consumo global de álcool é de 60%[11].

No caso do alcoolismo, os problemas hoje podem ser, de alguma forma, tratados dentro dos sistemas de saúde e de educação. No caso das drogas ilícitas, a questão do tráfico, do crime organizado, do desemprego e da violência tornam o problema maior que a questão educacional ou de saúde. Uma política pública que pense o combate ao uso de drogas deve ser aliada à assistência e reabilitação de seus usuários, considerando os aspectos sociais e emocionais, mas também pensando no suporte médico e paramédico para seqüelas como as lesões nervosas periféricas.

Mudanças no Mundo do Trabalho

As mudanças no mundo do trabalho estão se dando de diferentes maneiras em diferentes países, regiões, setores da produção, porém sob a mesma necessidade de aumentar os ganhos de produtividade e condições de concorrência no mercado. Assim, as lesões por esforços repetitivos (LER)* podem ser compreendidas como um efeito desse imperativo que move as empresas nesse momento da acumulação capitalista. Mas, ela também se manifesta de diferentes maneiras, em pessoas diferentes e com diferentes intensidades. Souza destacou, ao analisar os fatores desencadeantes da LER, a repetitividade das tarefas e o ritmo acelerado na sua execução, entre outros, como principais fatores da organização do trabalho responsáveis pelo aumento dos casos de LER na atualidade[12].

Ribeiro considera a LER uma doença "emblemática", pois revela as contradições desse novo ciclo de acumulação capitalista. Para Codo, a LER é "sintoma" do atual estágio da organização do trabalho que o mantém fragmentado com exigências de um trabalho "plenipotenciário"[13,14].

"Embora as evidências científicas mostrem-se discutíveis, há um consenso de que repetitividade, uso de força e posturas incorretas das mãos estão associados com o desenvolvimento de lesões músculo-esqueléticas do punho, em particular na síndrome do túnel do carpo (...) muitos estudos têm buscado encontrar a relação desses fatores com a velocidade dos movimentos do punho"[15].

A LER, doença profissional muito antiga que, no entanto, a nosso ver, é um dos emblemas do momento atual da relação saúde-trabalho, assume caráter de problema de saúde pública por seus elevados números; a comparação da prevalência das doenças profissionais nos últimos dez anos mostra a importância do problema. A sistematização da experiência no atendimento cotidiano dos adoecidos por LER no Centro de Reabilitação Profissional de Campinas – INSS – revelou-nos o caráter complexo de sua prevenção, assistência e reabilitação. Para Souza, essa experiência mostrou que o atendimento do problema deve ser diferente do realizado em outras doenças profissionais, exigindo trabalho interdisciplinar e ações interinstitucionais complexas[16].

Lesões por esforços repetitivos (LER) ou distúrbios osteomusculares relacionados ao trabalho (DORT), como quer a Previdência Social, são uma doença do trabalho** que resulta, em alguns casos, em lesões nervosas periféricas.

---

*Em 05/08/1998 o Instituto Nacional de Seguro Social decretou norma técnica de avaliação de incapacidade para fins de benefícios previdenciários, denominando a doença do trabalho de distúrbios osteomusculares relacionados ao trabalho – DORT. Convencionamos que as lesões por esforços repetitivos serão tratadas por sua sigla – LER – e que, ao utilizarmos a sigla, faremos a concordância verbal no singular.

**Doença do trabalho aqui entendida como a doença ou conjunto de doenças causadas pelas condições do exercício profissional.

REABILITAÇÃO PROFISSIONAL: MARCOS LEGAIS E INSTITUCIONAIS

A Organização Mundial da Saúde (OMS) estima que, em tempos de paz, 10% da população de países desenvolvidos constitua-se de pessoas com algum tipo de deficiência[17]. Para os países em vias de desenvolvimento estima-se de 12 a 15%. Desses, 20% seriam portadores de deficiência física. Considerando-se o total dos portadores de qualquer deficiência, apenas 2% deles recebem atendimento especializado, público ou privado. Mais de um quinto do tempo de vida do brasileiro será vivido com menos qualidade por causa de limitações físicas, funcionais, ou doenças crônicas. É o que mostram novos dados do Censo 2000 divulgados em 27/06/2003 pelo IBGE, "apesar de ter uma expectativa média ao nascer de chegar aos 68,6 anos de idade, a esperança de vida com qualidade do brasileiro é de 54 anos. Isso significa que, em 21,3% de sua vida, irá conviver com alguma incapacidade"[18].

Em 22 de maio de 1991 o Brasil, pelo Decreto nº 129, promulga a Convenção nº 159, da Organização Internacional do Trabalho (OIT) sobre Reabilitação Profissional e Emprego de Pessoas Deficientes. Para efeitos dessa Convenção, todo país-membro deverá considerar que a finalidade da reabilitação profissional é a de permitir que a pessoa deficiente obtenha e conserve um emprego e nele progrida e que se promova, assim, a integração ou a reintegração dessa pessoa na sociedade. E todo país-membro deverá aplicar os dispositivos dessa Convenção por meio de medidas adequadas às condições nacionais e de acordo com a experiência (costumes, uso e hábitos) nacional.

Um dos grandes problemas enfrentados pelos deficientes é a dificuldade de encontrar, em um único lugar, tratamento multidisciplinar, além da falta de locomoção até os serviços de saúde. Centros de Reabilitação com equipes interdisciplinares são encontrados principalmente nos Hospitais-Escola e em honrosas exceções (por exemplo, a AACD – Associação de Assistência à Criança Deficiente e os Hospitais Sarah Kubitschek). Infelizmente "como todas as instituições públicas em nossa cultura, as que se ocupam da medicina e da saúde sofrem os efeitos da 'racionalização' instrumental com base na segmentação dos saberes e domínios da prática. Isso implica a criação de serviços cada vez mais especializados, em que prevalece a atenção a dimensões isoladas dos 'doentes' ou das 'doenças'"[19].

No relato de suas experiências em reabilitação profissional, Carneiro Filho e Souza destacam a importância das ações interinstitucionais e que, para viver com qualidade, a reabilitação profissional deverá articular-se e integrar-se, não só à assistência médica, mas também, e principalmente, à prevenção de doenças e acidentes incapacitantes[20]. Por estar no extremo final do processo desencadeado pelo acidente ou doença, os técnicos e estudiosos da reabilitação profissional têm uma visão privilegiada da totalidade dos problemas por que passa a pessoa portadora de deficiência física e, portanto, têm muito a contribuir com a visão prevencionista.

A política de reabilitação profissional dos acidentados do trabalho, segundo o INSS, conta, entre Unidade de Reabilitação Profissional (URP) e Unidade de Referência de Reabilitação Profissional (URRP), com 60 unidades em todo o país, e pretendia, por intermédio do Programa Reabilita, dotar todas as 1.050 agências do INSS com esse programa[21]. No entanto, as equipes de reabilitação profissional, compostas por médicos, assistentes sociais, psicólogos, fisioterapeutas e terapeutas ocupacionais, foram extintas, e o programa hoje se resume à orientação profissional e concessão de benefícios, sem um real processo de reabilitação.

A reabilitação profissional é devida obrigatoriamente ao segurado da Previdência Social, inapto temporariamente para o trabalho, mas portador de capacidade laborativa residual. Visa proporcionar ao segurado assistência (re)educativa e (re)adaptação profissional. As pessoas portadoras de deficiência, não contribuintes com o Regime Geral de Previdência Social, poderão ser atendidas nos serviços da reabilitação profissional mediante celebração de convênio de cooperação técnico-financeira com entidades vinculadas à Assistência Social. A reabilitação profissional compreende:

- Avaliação e definição da capacidade laborativa residual.
- Orientação e acompanhamento do programa de reabilitação profissional.
- Reinserção no mercado de trabalho.
- Segmento e pesquisa de fixação no mercado de trabalho.
- Transporte, alimentação, documentação, taxas de inscrição e mensalidades de cursos, implemento profissional, instrumento de trabalho.
- Fornecimento de aparelho de prótese, órtese e instrumentos de auxílio para locomoção quando a perda ou redução da capacidade funcional puder ser atenuada por seu uso e dos equipamentos necessários à habilitação social e profissional;
- Reparação ou substituição dos aparelhos mencionados anteriormente, desgastados pelo uso normal ou por ocorrência estranha à vontade do beneficiário.

Está a cargo do Ministério do Trabalho o cumprimento do art. 93 da Lei nº 8.213 que determina que empresas com mais de 100 empregados estão obrigadas a preencher de 2 a 5% dos seus cargos com beneficiários ou pessoas portadoras de deficiência, habilitadas na seguinte proporção: até 200 empregados, 2%; de 201 a 500 empregados, 3%; de 501 a 1.000 empregados, 4% e acima de 1001, 5%. Infelizmente, não há uma ação incisiva na fiscalização do cumprimento da lei[22].

A proteção social aos incapacitados e/ou com seqüelas por doença ou acidente de qualquer natureza é de responsabilidade da Previdência Social e da Assistência Social. É a Previdência Social que concede o maior número de benefícios. Os portadores de lesões nervosas periféricas, quando não causadas por acidente do trabalho, têm direito ao auxílio-doença ou aposentadoria por invalidez e ao Serviço Social, sem, contudo, usufruir dos demais direitos a seguir reportados. As pessoas deficientes que não são contribuintes da Previdência Social têm direito ao Benefício de Prestação Continuada – BPC, no valor de um salário mínimo, conforme a Lei Orgânica da Assistência Social – LOAS – Lei nº 8.742, de 7 de dezembro de 1993.

O Regime Geral da Previdência Social compreende as seguintes prestações, devidas em razão de eventos decorrentes de acidente do trabalho, expressas em benefícios e serviços[23]:

- *Aposentadoria por invalidez (B-92)*: devida ao segurado que, estando ou não em gozo do auxílio-doença, for considerado incapaz e insuscetível de reabilitação para o exercício de atividade que lhe garanta a subsistência, e ser-lhe-á paga enquanto permanecer nessa condição.
- *Auxílio-doença (B-91)*: será devido ao segurado que ficar incapacitado para o trabalho ou para a sua atividade habitual por mais de 15 dias consecutivos, contados a partir do dia seguinte ao do acidente do trabalho. No caso de acidente do trabalho, corresponderá a 92% do salário de contribuição vigente no dia do acidente. Somente cessará após a perícia médica e a reabilitação profissional, quando o empregado retornar às suas atividades.
- *Auxílio-acidente (B-94)*: benefício mensal e vitalício, será concedido ao segurado quando, após a consolidação das

lesões decorrentes do acidente do trabalho, resultar seqüela que implique:
- Redução da capacidade laborativa que exija maior esforço ou necessidade de adaptação para exercer a mesma atividade, independentemente de reabilitação profissional. Nesse caso, corresponderá a 30% do salário de contribuição do acidentado, vigente no dia do acidente.
- Redução da capacidade laborativa que impeça, por si só, o desempenho da atividade que exercia à época do acidente, porém não de outra, do mesmo nível de complexidade após a reabilitação profissional. O acidentado fará jus a um percentual de 40% do salário de contribuição, vigente no dia do acidente.
- Redução da capacidade laborativa que impeça, por si só, o desempenho da atividade que exercia à época do acidente, porém não o de outra, de nível inferior de complexidade, após a reabilitação profissional. O percentual correspondente é de 60% do salário de contribuição do acidentado, vigente na data do acidente.

■ *Pensão por morte (B-93)*: será devida ao conjunto de dependentes do segurado que falecer. O valor mensal da pensão será 100% do salário de benefício ou salário de contribuição vigente no dia do acidente, o que for mais vantajoso, por morte decorrente de acidente do trabalho. Havendo mais de um pensionista, será rateada entre todos, em partes iguais.

■ *Pecúlio por morte (B-97)*: será devido aos dependentes de segurado falecido em decorrência de acidente do trabalho. O pecúlio consistirá em um pagamento único de 150% do limite máximo do salário de contribuição.

■ *Pecúlio por invalidez (B-96)*: será devido ao segurado em caso de invalidez decorrente de acidente do trabalho. Corresponderá a 75% do limite máximo do salário de contribuição.

■ *Serviço social*: sempre que necessitar, nos casos de acidente do trabalho e de qualquer outro tipo de problema, para auxiliar no acesso e na utilização de seus benefícios, os segurados poderão contar com profissionais altamente especializados.

A Previdência Social, apesar de todas as dificuldades para acessá-la, da insuficiência de seus benefícios e da superficialidade atual de seus serviços, é a política pública com maior acúmulo de conhecimento e realizações na área de reabilitação profissional.

CONSIDERAÇÕES FINAIS

Reabilitação profissional, não apenas a reabilitação física, é o grande desafio para resgatar a autonomia e a cidadania dos adoecidos e/ou com seqüelas por lesões nervosas periféricas.

As bases sociais são consideradas fundamentais para o processo de reabilitação, isso sem desconsiderar a importância dos aspectos políticos, econômicos e culturais. Uma das questões importantes que queremos ressaltar é a necessidade de conhecermos os relacionamentos sociais desenvolvidos pelos reabilitandos na vida pública e privada. Observar também a repercussão do acidente ou doença e suas seqüelas e limitações na vida dos sujeitos para melhor compreender como o processo de reabilitação se reflete nos espaços institucionais da família e do trabalho; sem essa preocupação poderemos desconhecer ou desconsiderar entraves ao processo de reabilitação. Esses "entraves" podem ser de natureza simples, como a impossibilidade orçamentária da família de arcar com as despesas do transporte no processo de reabilitação, ou podem ser mesmo de valores, preconceitos, estigmas e exclusão de pessoas portadoras de necessidades especiais. As diferenças das características familiares e a existência ou não de redes sociais de apoio são os determinantes do sucesso ou do malogro do processo de reabilitação profissional.

O Serviço Social tem um importante papel; além de discutir com o adoecido, sua família e a empresa aspectos relacionados com sua vida profissional, pode trabalhar em grupo ou individualmente a dimensão social do problema, buscando a articulação da rede de proteção e de relações sociais. É na relação de redes que se colocam as questões enfrentadas pelos próprios sujeitos na sua perda de poder (trabalho, autonomia física e social) para articulá-las em estruturas e movimentos de fortalecimento da cidadania, da identidade, da autonomia. Para Faleiros "indivíduos sozinhos não têm condições de se fortalecer (...) a construção das redes é processual e dinâmica, envolvendo tanto família como os amigos, os vizinhos, os companheiros de trabalho, partido, sindicato, como redes formais das organizações de saúde, de assistência, educação ou outras, a partir de sujeitos implicados"[24].

Advogamos a importância de ações interinstitucionais: a interação de ações de reabilitação, pesquisa, prevenção, assistência médica e social. O planejamento das ações interinstitucionais deverá partir de dados epidemiológicos. A participação de outras instituições no processo de reabilitação é fundamental, não só para garantir as condições de retorno ao trabalho e inserção social, como também do monitoramento posterior dos casos, suas garantias de trabalho adequado e de emprego, mas principalmente para a intervenção nas condições sociais desencadeantes das lesões nervosas periféricas e na instituição de protocolos para tratamento precoce adequado, procurando aliar o conhecimento desenvolvido pela reabilitação à prevenção. A ação interinstitucional não substitui o trabalho em equipe interdisciplinar, pois apenas a interação das diversas disciplinas, por meio do trabalho em equipe, garante a reabilitação física, emocional e social.

Os benefícios da reabilitação, principalmente da reabilitação profissional que se preocupa com aspectos biológicos, sociais, culturais e psicossociais enfocando a totalidade da situação de vida e saúde com a participação ativa de todos os integrantes da equipe interdisciplinar e do reabilitando – enquanto sujeito das ações –, estão mais do que comprovados, embora apenas uma pequena parte dos lesionados brasileiros tenha acesso a serviços especializados.

Concordamos com Matsuo que a promoção de uma política de integração socioprofissional e de qualidade de vida digna é, sem dúvida, a meta final de todo serviço de assistência médica e da política de proteção social[25]. Para tal, torna-se imperiosa a criação de novos espaços de reabilitação profissional e inclusão.

REFERÊNCIAS BIBLIOGRÁFICAS

1. FERREIRA, I. M. *Reabilitação Profissional e Serviço Social*. São Paulo: Cortez, 1985. p. 234.
2. MATSUO, M. *Acidentado do Trabalho: reabilitação ou exclusão?*. Rio de Janeiro: Fundacentro, 1999. p. 338.
3. LAURELL, A. C. – Saúde e Trabalho: Os Enfoques Teóricos. In: Nunes, E. (org.) As Ciências Sociais em Saúde na América Latina – Tendências e Perspectivas. Brasília, Opas, 1985. p.264.
4. MARX, K. Fundamentos da história In: IANNY, O.; FERNANDES, F. (orgs.). *Karl Marx – Sociologia*. São Paulo: Ática, 1979. p. 45-54. (Os Grandes Cientistas Sociais).
5. BUSCHINELLI, J. T. P. Do universo ao homem In: BUSCHINELLI, J. T. P.; ROCHA, L. E.; RIGOTTO, R. M. (org.). *Isto é Trabalho de Gente? Vida, Doença e Trabalho no Brasil*. Petrópolis: Vozes, 1994. cap. 1, p. 20-75.
6. BUSCHINELLI, J. T. P. Do universo ao homem. In: BUSCHINELLI, J. T. P.; ROCHA, L. E.; RIGOTTO, R. M. (org.). *Isto é Trabalho de Gente? Vida, Doença e Trabalho no Brasil*. Petrópolis: Vozes, 1994. cap. 1, p. 20-75.
7. FOLHA DE SÃO PAULO. Homicídios roubam até 4 anos de vida do paulistano. *Folha de S. Paulo*, São Paulo, 17 out. 2001. Caderno Regional, Campinas.
8. ARAÚJO, H. E. Desigualdades, mudanças demográficas recentes e perfil epidemiológico como variáveis políticas de saúde. In: NEGRI, B.; DI GIOVANI, G. (org.). *Brasil: radiografia da saúde*. Campinas: UNICAMP, 2001. p. 515-529.

9. FOLHA DE SÃO PAULO. Mundo obeso. *Folha de S. Paulo*, São Paulo, 10 jul. 2003. Editorial.
10. GONÇALVES LEITE, E. et al. Manifestações Gastrofágicas do diabetes. Disponível em: http://www.unirio.br/ccbs/revista/cadernosbrasileirosdemedicina. Acesso em: Jan/2003.
11. WASSERMANN, R. Cresce uso de drogas ilegais no mundo. *Folha de S. Paulo*, São Paulo, 26 jun. 2003. Caderno Mundo.
12. SOUZA, M. C. *As Lesões por Esforços Repetitivos – LER: um estudo dos prontuários da Reabilitação Profissional*. Campinas, 1998. 153p. Dissertação (Mestrado) – Programa de Pós-Graduação em Saúde Coletiva do Departamento de Medicina Preventiva e Social da Faculdade de Ciências Médicas da Universidade Estadual de Campinas – UNICAMP.
13. RIBEIRO, H. P. *A Violência do Trabalho no Capitalismo. O Caso das Lesões dos Membros Superiores por Esforços Repetitivos em Trabalhadores Bancários*. São Paulo, 1997. 531p. Tese (Doutorado) – Universidade de São Paulo, 1997.
14. CODO, W. Providências na organização do trabalho para a prevenção da LER. In: CODO, W.; ALMEIDA, M. C. G. (orgs.). LER *Lesões por Esforços Repetitivos – Diagnóstico, Tratamento e Prevenção: uma abordagem interdisciplinar*. Petrópolis: Vozes, 1995. p. 355.
15. MALCHAIRE, J. B.; COCK, N. A.; ROBERT, A. R. Prevalence of musculoskeletal disorders at the wrist as a function of angles, force, repetitiveness and movement velocities. *Scand. J. Work Environ. Health*, v. 22, p. 176-181, May/Sep. 1996.
16. SOUZA, M. C. Lesões por Esforços Repetitivos e a Experiência do Centro de Reabilitação Profissional INSS/Campinas. In: V CONGRESSO BRASILEIRO DE SAÚDE COLETIVA, 1997. Águas de Lindóia, SP. *Anais do V Congresso Brasileiro de Saúde Coletiva*, 1997, p. 160.
17. MINISTÉRIO DA SAÚDE. Coordenação de Atenção a Grupos Especiais, 1995. Disponível em: http://www.portal.saude.gov.br. Acesso em: 23/Jun/2003.
18. PETRY, S.; GOIS, A. Brasileiro vive 1/5 de sua vida sem qualidade. *Folha de S. Paulo*, São Paulo, 28 jun. 2003. Caderno Campinas.
19. DUARTE, L. F. D. Indivíduo e pessoa na experiência da saúde e da doença. *Revista Ciência & Saúde Coletiva*, v. 8, n. 1, p. 173-185, 2003.
20. CARNEIRO FILHO, A.; SOUZA, M. C. Reabilitação profissional. In: LIANZA, S. (org.). *Medicina de Reabilitação*. 2. ed. Rio de Janeiro: Guanabara Koogan, 1995. cap. 30, p. 429-437.
21. MINISTÉRIO DA ASSISTÊNCIA E PREVIDÊNCIA SOCIAL. Conselho Nacional da Previdência Social, 2002. Disponível em: http://www.previdenciasocial.gov.br. Acesso em: Jan/2003.
22. MINISTÉRIO DA ASSISTÊNCIA E PREVIDÊNCIA SOCIAL. Conselho Nacional da Previdência Social, 2002. Disponível em http://www.previdenciasocial.gov.br. Acesso: Jan/2003.
23. MINISTÉRIO DA ASSISTÊNCIA E PREVIDÊNCIA SOCIAL. Disponível em: http://www.previdenciasocial.gov.br. Acesso em: Jan/2003.
24. FALEIROS, V. P. *Estratégias em Serviço Social*. São Paulo: Cortez, 1997. p. 208.
25. MATSUO, M. *Acidentado do Trabalho: reabilitação ou exclusão?*. Rio de Janeiro: Fundacentro, 1999. p. 338.

CAPÍTULO 72

Aspectos Psicossociais da Reabilitação em Lesões Nervosas Periféricas

Maria da Consolação G. Cunha F. Tavares

O diagnóstico da lesão nervosa é feito a partir de sinais e sintomas que se constituem em dados objetivos que, adicionados a exames complementares, na maioria das vezes são suficientes para o diagnóstico do tipo e local da lesão. No entanto, para o paciente, a estranheza dos sinais, sintomas e exames complementares os remete à vivência do inesperado, do desconhecido, gerando uma experiência pessoal desagradável, muitas vezes de cunho emocional traumático, causando freqüentemente um estado de grande insegurança.

As lesões no sistema nervoso central são reconhecidas como potencialmente capazes de provocar alterações psicológicas no paciente. Os estudos sobre imagem corporal realizados há mais de um século tiveram como base observações de alterações bizarras da imagem corporal que ocorriam em pacientes com dano cerebral. As lesões no sistema nervoso periférico, no entanto, freqüentemente têm sido vistas como menos conectadas às alterações emocionais. Essa visão equivocada dificulta a escuta empática e compreensão do paciente pelo médico e por toda a equipe de saúde.

Sacks partiu do relato de sua experiência pessoal como paciente acometido de lesão nervosa periférica com exuberante distúrbio de imagem corporal, para apontar a dimensão da solidão e do sofrimento vividos pelo paciente devido à falta de compreensão pelo médico e pela equipe de saúde dos aspectos emocionais pertinentes às neuropatias periféricas[1]. Esse autor aponta para um enfoque das lesões periféricas para além do *reino das funções*, alcançando o reconhecimento da experiência existencial do paciente.

Após sua recuperação, Sacks pôde constatar que outros pacientes com lesões nervosas periféricas tiveram experiências semelhantes à sua. Concluiu então que distúrbios graves de imagem corporal e do ego corporal podem ocorrer em conseqüência de diversos tipos de agravos no sistema nervoso periférico. Trocando idéias a esse respeito por meio de cartas com Luria, este declarou que, em sua opinião, podem-se esperar os fenômenos negativos observados – alienação, desrealização, indiferença, inatenção – com origem periférica, porque o organismo é um sistema unitário e, sendo assim, poderia apresentar um colapso do sistema como um todo se uma parte é lesada, independentemente de o distúrbio original ser central ou periférico.

Os depoimentos, investigações e reflexões de Sacks apontam para a necessidade de ampliarmos nosso referencial de observação do paciente acometido de lesão nervosa periférica para além dos limites do desempenho funcional, alcançando a dimensão do universo das experiências existenciais humanas. Além disso, somos levados a refletir sobre o mecanismo pelo qual podemos observar alteração da imagem corporal nas neuropatias periféricas.

Os primeiros estudos sobre imagem corporal emergiram de observações clínicas, destacando-se o reconhecido neurologista britânico Henry Head, que no início do século XX descreveu inúmeros casos de alterações da imagem corporal relacionando-as com danos cerebrais em seus pacientes. Paul Schilder ampliou a visão da imagem corporal para além do campo da neurologia. Sem excluir os aspectos fisiológicos envolvidos, acrescentou os aspectos sociais e psicológicos em uma perspectiva sistêmica na qual a experiência existencial do corpo constitui-se essencial para o desenvolvimento da imagem corporal[2-4].

A perspectiva de Schilder é fundamental para compreendermos os distúrbios da imagem corporal dos pacientes com lesões de nervos periféricos. Segundo esse autor, a imagem corporal é dinâmica, estando em constante processo de transformação. As lesões de nervos periféricos perturbam a ordem anteriormente estabelecida e dessa forma ameaçam a identidade corporal do sujeito. A imagem que o sujeito tem de seu corpo não corresponde à sua condição corporal atual. O reconhecimento da nova situação corporal deverá resultar em nova *gestalt*, figurando uma nova representação do corpo. Esse processo é fundamental para o bem-estar emocional da pessoa.

Krueger propõe o desenvolvimento interligado do "eu corporal" e do "eu psicológico". Para ele, esse processo ocorre em estágios seqüenciais, a saber[5]:

- *Experiências psíquicas precoces do corpo*: vivência corporal de sensações, movimentos e afetos nos primeiros meses de vida.
- *Consciência inicial da imagem corporal com integração de experiências internas e externas*: as percepções corporais são vivenciadas pela criança como pertencentes a ela mesma. Ocorre diferenciação entre o *eu* e o mundo externo, o indivíduo desenvolve o sentido de sua própria ação e nessa fase a capacidade de imaginar é fundamental.
- *Definição e coesão do "eu corporal" como base da consciência do "eu"*: começa a partir dos 15 a 18 meses; a criança já se reconhece no espelho e tem a capacidade de dizer "não". Esse estágio se caracteriza pela consolidação do senso de identidade estabelecida a partir de uma representação integrada do corpo.

Krueger aponta que, no desenvolvimento da imagem corporal, o que torna internalizado, construindo o senso de identidade, é a experiência corporal do indivíduo advinda de suas relações consigo e com o mundo[5]. Podemos compreender então, que nas lesões de nervos periféricos, quando ocorrem alterações sensoriais e/ou motoras, o sujeito é afetado em sua identidade corporal. Ela deverá ser reorganizada a partir do reconhecimento e da integração de vivências corporais atualizadas do paciente acometido de uma neuropatia periférica.

A necessidade de o médico entender esse processo relaciona-se a duas questões: em primeiro lugar, ele poderá compreender melhor seu paciente, aliviando sua angústia através de uma escuta empática. A validação das experiências corporais do paciente, nesse momento que se encontra fragilizado pela ameaça à sua identidade corporal, é fundamental para o restabelecimento da integração de sua imagem corporal. O segundo motivo relaciona-se à valorização de abordagens terapêuticas que estimulem a vivência global do corpo. O paciente necessita reconhecer o seu corpo como um todo em ação, interagindo com o mundo. É importante assim que o fisiatra estimule novas experiências corporais e converse sobre elas com seu paciente.

Outro aspecto relevante é a importância de dimensionar a experiência de *perda* do paciente a partir da distância entre as suas expectativas e sua realidade. A percepção subjetiva do paciente pode mudar durante o tratamento fisiátrico, tendo o médico um importante papel nesse processo. Ele pode apresentar ao paciente outras perspectivas de relacionamento com o mundo e com o próprio corpo. Por isso, o sucesso do tratamento não depende apenas das intervenções realizadas, mas também da forma como foram implementadas.

Tavares aponta a importância dos processos de continência e consciência corporal para o desenvolvimento da imagem corporal em todas as etapas da vida[3]. Assim, o reconhecimento e validação da realidade corporal do paciente podem facilitar o desenvolvimento de sua imagem corporal. O paciente necessita reconhecer suas sensações como pertencentes a ele mesmo. Para isso, precisa sentir que pode falar de suas *estranhas sensações* e o médico ser capaz de ouvi-lo.

De outra forma, o conhecimento sobre a doença é também importante; além do paciente sentir-se seguro por estar sendo cuidado eficazmente, poderá colaborar com o tratamento de forma mais consciente. Sua participação no planejamento do programa de reabilitação estimula o desenvolvimento da consciência quanto à sua realidade corporal e às suas possibilidades funcionais, modificando o impacto emocional da doença, do tratamento e de eventuais sequelas.

A mudança nas entradas sensoriais e possibilidades motoras da pessoa pode representar uma ameaça à integridade de sua unidade psicológica. A validação da experiência individual com a vivência de múltiplas abordagens terapêuticas, como aquelas relacionadas com os recursos fisioterápicos, uso de *tecnologia assistiva*, cirurgias e outros procedimentos médicos, é fundamental para o estabelecimento da integração da identidade desses pacientes. Modificações na forma de se relacionar com o próprio corpo e com o mundo podem ser incrementadas no processo de reabilitação, representando maior diferenciação da pessoa e aprimoramento das relações interpessoais.

As condições que podem causar lesões de nervos periféricos são tão variadas como as pessoas acometidas e as manifestações clínicas decorrentes. Abresch, Jensen e Carter apontam que essa inacreditável diversidade pode ser a razão da escassez de estudos realizados buscando determinar a relação entre o efeito das neuropatias periféricas e a qualidade de vida dos pacientes[6]. Estudos realizados têm sido criticados porque focalizam dados como dor intensa ou déficit funcional ao invés de considerar a forma como os pacientes experimentam e manipulam a neuropatia periférica. O foco na qualidade de vida pode apontar para um caminho importante no gerenciamento de tratamentos de pessoas com neuropatia periférica, permitindo o reconhecimento e avaliação de aspectos psicossociais inerentes à história natural da doença.

A Organização Mundial da Saúde considera a *qualidade de vida* como a percepção pelo indivíduo de sua posição na vida, no contexto da cultura e do sistema de valores e em relação aos seus objetivos, expectativas, padrões e preocupações. *Qualidade de vida* é um conceito amplo que leva em consideração atributos financeiros, sociais, psicológicos e físicos e descreve habilidades do indivíduo para funcionar e obter satisfação com sua vida. Nessa perspectiva, pode-se supor que pacientes com doenças similares podem ter níveis muito diversos de qualidade de vida.

A maioria dos estudos relacionando *qualidade de vida* e lesões de nervos periféricos enfoca a neuropatia periférica diabética. Observa-se que as pessoas diabéticas têm uma redução na qualidade de vida e aquelas com neuropatia periférica associada apresentam uma qualidade de vida ainda pior. Não foi demonstrada a relação entre qualidade de vida e duração do diabetes, dor, controle glicêmico e índice de massa corpórea. No entanto, foi mostrado que o regime de autocuidado associado à administração de insulina e monitoramento da glicemia criaram um problema psicossocial maior para os pacientes do que aqueles cujos regimes não envolviam a injeção de insulina.

A dor está associada a perda de sono e mobilidade reduzida. A dor reduz a qualidade de vida tanto em pacientes com neuropatia periférica diabética como naqueles com doença de Charcot-Marie-Tooth. Abresch, Jensen e Carter, comparando essas duas condições, demonstraram que a dor, e não o tipo de doença, guardava relação com a vitalidade, função física, função social e saúde mental em avaliações de qualidade de vida[6]. Esses dados sugerem que pacientes com níveis moderados ou altos de dor podem se beneficiar de uma abordagem direcionada de forma específica para a dor, buscando obter com isso uma melhora na saúde mental e no papel social.

A percepção da própria qualidade de vida pelo paciente pode ser muito diferente da percepção de seus familiares ou cuidadores. Os médicos geralmente tomam como referência a percepção dos familiares ou cuidadores[6]. Negligenciando a percepção própria do paciente, a expectativa dos médicos inevitavelmente incluirá equívocos, com frequentes prejuízos na condução do tratamento. Além disso, todas as suas ações e atitudes são dimensionadas por uma imagem deslocada das expectativas do próprio paciente, prejudicando a relação médico-paciente, o que pode dificultar o processo de reabilitação. Torna-se assim importante que o médico reconheça o aspecto subjetivo relacionado à qualidade de vida de uma pessoa e mantenha seu foco principal na percepção do próprio paciente.

Schilder aponta que a imagem corporal é estruturada no contexto relacional: existe modificação constante das relações espaciais e emocionais entre as imagens corporais das pessoas. A relação entre as imagens corporais não é fixa[4]. Dessa forma, a percepção do paciente pelos familiares, amigos e colegas de trabalho pode influenciar o processo de integração da identidade corporal do paciente.

A queda no desempenho pode levar a problemas psicológicos. Ansiedade, depressão e medo podem coexistir com doenças físicas e afetam o desempenho funcional. Uma pessoa que é considerada por outros como estando bem, mas se vê ou se sente como doente, pode ter um baixo nível de desempenho funcional em relação à sua capacidade. Para a compreensão da complexa interação recíproca entre aspectos emocionais e desempenho funcional, faz-se necessária uma observação constante das reações do paciente, exigindo do fisiatra, além de conhecimentos clínicos consistentes, sensibilidade e respeito à singularidade de cada caso.

Fordyce aponta que o modelo cognitivo-comportamental tem se mostrado de grande utilidade em melhorar a participação e colaboração de um paciente no programa de reabilitação[7]. O foco do modelo comportamental está na valorização dos fatores externos no ajustamento da pessoa; enfatiza aspectos observáveis e mensuráveis dando, no entanto, pouca atenção aos fatores internos da personalidade.

Shontz considera que a experiência corporal desempenha múltiplas funções como: registro sensorial, instrumento para a ação, fonte de necessidades, espaço para um mundo privado, estímulo social, instrumento expressivo, entre outros[8]. Essas funções ocorrem de forma integrada em cada experiência, ora umas, ora outras aparecendo com mais evidência. Isso ocorre na vida cotidiana normal.

Um trabalho corporal pouco integrado tende a ter resultados pouco duradouros. Dessa forma, quando se propõe uma atividade com objetivo bem definido, por exemplo, desenvolver uma função, deve-se estar atento ao programa de reabilitação global. Utilizar recursos como programas de condicionamento de comportamento através de reforços positivos para alcançar um ganho funcional determinado pode ser necessário. No entanto, o espaço para outras manifestações corporais é fundamental para garantir um trabalho integrado e sem sofrimento.

Finalmente, faz-se necessário considerar que nem sempre o diagnóstico etiológico e o prognóstico preciso das neuropatias periféricas são possíveis. Essa indefinição pode gerar grande ansiedade e sofrimento para o paciente. O médico fisiatra deverá sustentar uma relação de confiança e apoio ao paciente, orientando nessa direção toda a equipe de reabilitação, para que todo o tratamento possa ocorrer com eficácia e mínimo desconforto possível.

O reconhecimento do caráter subjetivo da experiência pessoal do paciente acometido de uma lesão nervosa periférica deve incrementar a precisão das intervenções e garantir ao máximo a preservação e o desenvolvimento da identidade corporal do indivíduo. Dados objetivos e subjetivos devem ser manipulados com coerência e harmonia, pois estão interligados e relacionados com a mesma questão.

REFERÊNCIAS BIBLIOGRÁFICAS

1. SACKS, O. *Com uma Perna Só*. São Paulo: Companhia das Letras, 2003. 208p.
2. FISHER, S. The evolution of psychological concepts about the body. In: CASH, T. F.; PRUZINSKY, T. *Body Image: development, deviance and change*. New York: The Guilford Press, 1990. cap. 1, p. 3-20.
3. TAVARES, M. C. G. C. F. *Imagem Corporal: conceito e desenvolvimento*. São Paulo: Manole, 2003. 147p.
4. SCHILDER, P. *A Imagem do Corpo: as energias construtivas da psique*. 2. ed. São Paulo: Martins Fontes, 1994. 316p.
5. KRUEGER, D. W. Developmental and psychodynamic perspectives on body-image change. In: CASH, T. F.; PRUZINSKY, T. *Body Image: development, deviance and change*. New York: The Guilford Press, 1990. cap. 12, p. 255-271.
6. ABRESCH, R. T.; JENSEN, M. P.; CARTER, G. T. Health-related quality of life in peripheral neuropathy. *Phys. Med. Rehabil. Clin. N. Am.*, v. 12, n. 2, p. 461-472, May 2001.
7. FORDYCE, W. E. Psychological assessment and management. In: KOTTKE, F. J.; STILLWELL, G. K.; LEHMANN, J. F. *Krusen's Handbook of Physical Medicine and Rehabilitation*. 3. ed. Philadelphia: W. B. Saunders, 1982. cap. 6, p. 124-150.
8. SHONTZ, F. C. Body image and physical disability. In: CASH, T. F.; PRUZINSKY, T. *Body Image: development, deviance and change*. New York: The Guilford Press, 1990. cap. 7, p. 149-169.

Seção 12

Peculiaridades da Reabilitação do Paciente Pediátrico

Coordenadoras: Gláucia Somensi de Oliveira-Alonso e
Adriana Rosa Lovisotto Cristante

73	Deficiência e Acompanhamento Pediátrico	600
74	Relação entre Equipe, Criança e Família	604
75	Aspectos Neurológicos da Linguagem e do Aprendizado	606
76	Distúrbios Psiquiátricos Infantis e Reabilitação	614
77	Escalas de Avaliação Funcional	627
78	Intervenção Precoce	634
79	Criança Deficiente e Escola	639
80	Aspectos Gerais da Deficiência Mental	648
81	Alterações Genéticas e Deficiência Mental	654
82	Deficiência Mental e Doenças Metabólicas	667
83	Aspectos Emocionais e Comportamentais da Deficiência Mental	671

CAPÍTULO 73

Deficiência e Acompanhamento Pediátrico

Cássia Maria Carvalho Abrantes do Amaral

INTRODUÇÃO

Ao falar de uma criança com deficiência deve-se ter em mente que são vários os tipos e graus de deficiência, cabendo, neste capítulo, salientar as principais deficiências físicas na infância encontradas tanto nas instituições de reabilitação como nas clínicas pediátricas.

Para a realização de um adequado acompanhamento pediátrico da criança deficiente, é necessário, antes de tudo, compreender a natureza multidisciplinar desse acompanhamento, cabendo ao pediatra, em muitos casos, servir de referência e de coordenador da equipe, no que se refere às avaliações clínicas e, por vezes, psicológicas necessárias, bem como à indicação de determinados procedimentos a que os pacientes terão de ser submetidos no decorrer de seu processo de reabilitação. Outro aspecto importante é a posição da Pediatria diante da família desses pacientes, servindo como referencial para possíveis dúvidas ou angústias que, por vezes, são desencadeadas pelo processo de reabilitação.

Outro ponto a se considerar é que não se pode avaliar esses pacientes como crianças dentro dos padrões normais, logo, em muitos casos, não se conseguirá uma situação considerada ideal para a realização de determinados procedimentos, cabendo ao *pediatra*, nesses casos, permanecer bastante atento durante a evolução pré e pós-intervenção.

Portanto, o papel do pediatra no acompanhamento desses pacientes é de grande importância e bastante abrangente, o que será comentado no decorrer deste capítulo, tentando-se dar uma visão global do tema, ficando as áreas específicas de cada patologia descritas no desenvolvimento dos demais capítulos.

PEDIATRA E PARALISIA CEREBRAL

Paralisia Cerebral e Nutrição

A criança com paralisia cerebral apresenta comprometimentos físicos e, muitas vezes, um comprometimento cognitivo associado, que variam de acordo com o grau de lesão neurológica. Dentro das grandes dificuldades desse paciente, podemos incluir a dificuldade na nutrição e deglutição. Muitos deles apresentam quadros de tosse crônica ou chiado crônico, por vezes secundários a quadros de aspiração pulmonar durante o processo de deglutição. Ou então também podem ocorrer quadros de refluxo gastroesofágico, comuns nesses pacientes, o que acarreta danos nutricionais muito importantes, levando a quadros de desnutrição protéico-energética[1]. Outro ponto importante a ser salientado é que muitos desses pacientes, pela dificuldade já mencionada, ou então aqueles que apresentam quadros de refluxo gastroesofágico grave, associados a quadros de esofagite, passam a apresentar sintomas e sinais de anemia, a qual deve ser diagnosticada e tratada o mais precocemente possível, pois poderão resultar em piora do quadro nutricional desses pacientes[2]. Logo, as avaliações oromotora e clínica podem proporcionar informações valiosas, devendo sempre serem realizadas o mais precocemente possível; é de grande importância que o pediatra, durante o questionário realizado com a mãe em relação à alimentação do paciente, pergunte sobre quadros de engasgos, pneumonias de repetição ou uso intermitente de antibioticoterapia, que, em muitos casos, é realizado de maneira indiscriminada (ficando os familiares sem saber o porquê da prescrição) ou encobre processos de infecções de vias aéreas superiores e inferiores.

É de grande importância avaliar o quadro nutricional desse paciente, podendo colocá-lo na escala de referência padrão do National Child Health Statistics, que pode ser muito útil para o acompanhamento do crescimento a *longo prazo*, devendo sempre ser utilizada para avaliar o crescimento dentro dos padrões da criança que é avaliada, uma vez que essa escala se baseia na população pediátrica em geral, e não em crianças com paralisia cerebral[3]. Além de todos esses problemas com padrões de referência, há também grandes dificuldades com a determinação da estatura padrão, pois, por vezes, encontram-se quadros de contraturas que impedem a obtenção de uma avaliação real por meio do estadiômetro, recomendando-se a utilização de métodos alternativos para a avaliação do crescimento linear, como comprimento de membro superior, comprimento de membro inferior ou medidas dos segmentos corporais.

Infelizmente, não há, até hoje, nenhuma curva adequada, uma vez que as variáveis são muitas e de grande significado nesses casos.

Outro aspecto que deve ser discutido e avaliado é o das parasitoses, muitas vezes presentes, tanto pela faixa etária pediátrica como pelo fato de muitos se locomoverem com as mãos, bem como pela dificuldade na higienização associada à falta de informação sobre prevenção dessas doenças.

Em estudo realizado por Troughton com crianças que freqüentam escolas especiais e instituições sociais de assistência a pacientes com paralisia cerebral – grupo composto por pacientes com diversos quadros neurológicos –, verificou-se que nem todos os pacientes tinham uma avaliação antropométrica e que também existia uma relação positiva entre os achados de desenvolvimento de habilidades motoras e o melhor quadro nutricional do paciente[4]. Portanto, uma avaliação precoce da habilidade e/ou dificuldade oromotora é importante para uma intervenção precoce nesses pacientes, devendo o pediatra encaminhá-los para uma avaliação especializada; em muitos casos, deve-se prosseguir com atitudes de intervenção (passagem de sonda nasoenteral ou mesmo a indicação de gastrostomia), que variarão de acordo com o diagnóstico neurológico e o seu ganho energético.

Várias são as abordagens nutricionais que se fazem necessárias em pacientes com paralisia cerebral, e as principais intervenções estão relacionadas à postura, tônus, sucção, refluxo gastroesofágico, condições nutricionais, condição psicossocial.

Após a avaliação nutricional, deve-se partir para a avaliação da alimentação do paciente, objetivando-se esclarecer se as dificuldades são em razão de prováveis problemas de deglutição ou decorrentes de uma baixa oferta, muitas vezes causada pela condição socioeconômica desses pacientes.

Alimentar uma criança com paralisia cerebral é, muitas vezes, um processo difícil e demorado, sobrecarregando os cuidadores do paciente, além disso, a criança pode proporcionar poucas informações sobre fome ou saciedade, e, conseqüentemente, não receber a quantidade necessária de nutrientes para seu adequado desenvolvimento. O nutricionista pode ensinar meios de detecção da saciedade, além de métodos mais eficientes de alimentação e alternativas de posicionamento para a criança nas refeições[5].

Imunização e Paralisia Cerebral

De grande importância é a atenção que deve ser dada ao calendário vacinal, que às vezes se encontra desatualizado tanto pelas dificuldades que os próprios cuidadores apresentam de locomover a criança com paralisia cerebral como também pela dificuldade do sistema de saúde em manusear esses pacientes, deixando de administrar algumas vacinas por desconhecimento ou receio de que ocorra piora neurológica após a administração. Deve-se salientar que não existe contra-indicação de nenhuma vacina do Programa Nacional de Vacinação, instituído pelo Ministério da Saúde, em relação à doença, assim como quanto às vacinas propostas pela Sociedade Brasileira de Pediatria em 2003.

Além das vacinas a que esses pacientes têm acesso pelo Programa Nacional de Vacinação, algumas, que são apenas disponíveis em clínicas particulares de vacinação ou então nos centros de referência imunológica e epidemiológica (CRIE), devem ser consideradas e indicadas. Conforme as indicações mencionadas a seguir, são administradas gratuitamente nos CRIE as seguintes vacinas[6]:

- *Vacina para pneumococo*: o *Streptococcus pneumoniae* é um patógeno que atinge adultos e crianças em todo o mundo, e é uma das principais causas de doença e morte em crianças de baixa idade. Idosos e pessoas com doenças debilitadas ou imunocomprometidos são especialmente vulneráveis às infecções por pneumococo. É indicada a *crianças com dois anos ou mais com doença pulmonar ou cardiovascular crônica grave* e a pacientes com paralisia cerebral, que apresentam quadros de infecções respiratórias de repetição.
- *Vacina contra influenza (gripe)*: o vírus *influenza*, que causa infecção respiratória aguda (gripe), é um ortomixovírus com três tipos antigênicos: A, B e C. O mais importante epidemiologicamente é o tipo A, capaz de provocar pandemias; as pessoas mais idosas e aquelas com *doenças de base* correm maior risco de complicações. No que se refere aos CRIE, o Comitê Técnico Assessor de Imunizações do Ministério da Saúde estabeleceu, entre as prioridades para a vacina contra *influenza*, adultos e *crianças com seis meses de idade ou mais, com doença pulmonar ou cardiovascular crônicas graves*, seguindo-se então a indicação descrita para a vacina para o pneumococo.

Paralisia Cerebral e Constipação Intestinal Crônica Funcional

A constipação intestinal crônica funcional é definida como um quadro de constipação intestinal sem as evidências de anormalidades anatômicas, caracterizado por menos de três evacuações na semana ou, então, pela eliminação de fezes ressecadas em menor volume que o habitual, expelidas com dificuldade, acompanhada geralmente de aumento do intervalo entre as evacuações. Considera-se também como constipação a sensação subjetiva de eliminação incompleta do conteúdo retal. Para se considerar alterado o hábito intestinal, condição relativamente comum e muitas vezes não diagnosticada, é fundamental conhecer o seu funcionamento prévio e individual[7]. As crianças com paralisia cerebral apresentam quadros de constipação intestinal funcional com bastante freqüência, principalmente em decorrência pouca atividade física; da permanência, em diversos casos, no leito ou em cadeira de rodas; da fraqueza muscular, juntamente com a posição inadequada para evacuar; e da já discutida dificuldade nutricional, principalmente no que se refere à ingestão de fibras na dieta. A verificação etiológica do quadro de constipação intestinal funcional em crianças com paralisia cerebral, entretanto, demanda ainda estudos quanto à importância de cada um dos fatores citados anteriormente. O uso de alguns medicamentos pode ser um agravante no quadro da constipação intestinal, cuja sintomatologia é variável e, em geral, cede com a interrupção do tratamento. Entre as principais drogas usadas por esses pacientes, podemos citar os anticonvulsivantes, antidepressivos, ferro, laxativos (quando utilizados por tempo prolongado) e agentes anticolinérgicos[8].

Um grande número de trabalhos tem demonstrado a relação entre os quadros de constipação intestinal funcional e os quadros urinários, incluindo infecções do trato urinário, enurese, refluxo vesicoureteral e hidronefrose, apesar de o real mecanismo para que isso ocorra ainda não ter sido completamente esclarecido.

A constipação de caráter obstrutivo nas doenças neurológicas é principalmente atribuída a uma inabilidade para relaxar o assoalho pélvico e para reduzir o ângulo anorretal, caracterizando-se como obstrução funcional, em contrapartida às obstruções atribuídas às neoplasias e outras causas de estenose. Quando o músculo puborretal não realiza o relaxamento ou mesmo se contrai durante a defecação, a passagem natural de fezes fica obstruída. Contrações paradoxais do esfíncter externo podem ocorrer também[9]. Pacientes que apresentam dificuldade no esvaziamento para o reto geralmente apresentam obstruções pequenas, e a constipação ocorre muitas vezes, pois as fezes permanecem impactadas na região do reto. Essa condição produz uma aparência de *massa abdominal*, levando a quadros de desconforto abdominal. O desconforto e a dor, causados pela eliminação de fezes endurecidas e calibrosas, acarretam medo de evacuar, aumentando a retenção fecal e agravando ainda mais o quadro. O material eliminado nessas condições lesa, com freqüência, a região anal, produzindo escoriações e fissuras, que constituem motivos agravantes da dor e aumento da retenção de fezes.

Sintomas urinários foram já bem documentados em crianças com constipação intestinal crônica funcional, acreditando-se na sua reversibilidade com a realização de tratamento adequado[10]. Os autores sugerem a possibilidade de uma relação causal entre o reto distendido e o surgimento de alterações. Estudos urodinâmicos têm demonstrado que a distensão retal em crianças com constipação intestinal pressiona a parede da bexiga e produz obstrução em seu fluxo, com estase urinária, o que pode acarretar instabilidade do músculo detrusor, traduzida pelas contrações irregulares da bexiga[11].

Tal fato pode levar à diminuição da capacidade vesical e conseqüente enurese, além do esvaziamento incompleto da bexiga constituir-se em reservatório para agentes bacterianos, predispondo à infecção do trato urinário inferior.

Dohl e Hansen observaram, por meio de ultra-sonografia, que 66% das crianças com constipação intestinal funcional apresentavam resíduo de urina após a micção, incidência que caiu significativamente para 21% com o tratamento da constipação[12].

A enurese e o escape fecal são manifestações que podem levar a alterações psicológicas na criança com constipação intestinal; os problemas psicológicos ocorrem de forma secundária às conseqüências sociais da constipação.

Paralisia Cerebral e Bexiga Neurogênica

Poucos são os trabalhos na literatura que relacionam o quadro de disfunções urinárias à paralisia cerebral. Em estudo realizado por McNeal et al., foram avaliados 45 pacientes com quadro de paralisia cerebral que apresentavam o quociente intelectual (QI) acima de 40 e idade acima de oito anos, verificando-se uma incidência de 9% de casos com o diagnóstico de bexiga neurogênica, o que pode ser considerado uma ocorrência baixa em relação a uma população em que 36% dos pacientes apresentavam um ou mais sintomas urinários disfuncionais[13]. Já em outro estudo, realizado por Decter et al., entre os pacientes encaminhados para o serviço de urologia com sintomas urinários disfuncionais, 86% apresentavam alterações urodinâmicas, e o predomínio dos sintomas era de quadros de incontinência urinária (67%), seguido de urgência e incontinência (3%)[14]. Apenas 2% dos pacientes avaliados apresentavam quadros de infecção do trato urinário.

A maior parte das crianças com paralisia cerebral e cognição normal adquire controle adequado da micção durante a infância, porém, cerca de 30% apresentam sintomas de disfunção do trato urinário inferior, e, entre os pacientes que apresentam diagnóstico de bexiga neurogênica, nenhum evoluiu para alteração anatômica do trato urinário superior ou para alterações em relação à função renal[13]. Em outro estudo realizado por Reid e Borzyskowsky, foram avaliados – considerando-se variáveis como cognição, comunicação e motricidade – 27 pacientes com quadro de paralisia cerebral, com idade média de dez anos e sintomas disfuncionais urinários, mostrando uma alta incidência de anormalidade urodinâmica nos pacientes sintomáticos[15]. Conclui-se que os pacientes com paralisia cerebral devem ser investigados e que as variáveis estudadas não devem ser uma barreira, uma vez que todos responderam ao tratamento adequado dos seus achados urodinâmicos. Logo, deve-se valorizar os sintomas urinários nesses pacientes o mais precocemente possível, principalmente em relação aos danos sociais que estes acarretam e, conseqüentemente, aos danos psicológicos, procurando uma melhor qualidade de vida. Dentre os principais achados do estudo urodinâmico, a grande maioria dos pacientes apresentava como diagnóstico a hiper-reflexia detrusora sem dissinergismo, com uma resposta bastante significativa após a implementação de técnicas de esvaziamento vesical associadas a medicações anticolinérgicas.

Pediatria e Mielomeningocele

A mielomeningocele se forma pela protusão segmentar das raízes nervosas, por meio de uma falha de fechamento do canal medular, causada por um defeito de fusão dos arcos vertebrais.

O conteúdo da herniação pode ser a meninge, a medula ou as raízes nervosas, com comunicação com o espaço subaracnóideo; ocorre mais freqüentemente na região lombossacra. Esses pacientes apresentam uma gama de alterações anatômicas e funcionais; entre as alterações funcionais principais estão os problemas relacionados à deambulação e alterações de sensibilidade, principalmente em membros inferiores, o que leva a quadros dermatológicos de gravidade variável, como escaras, úlceras de pressão e queimaduras.

Pediatria e Bexiga Neurogênica

Em pediatria, a bexiga neurogênica acontece principalmente associada a lesões medulares congênitas, mais freqüentemente em razão da mielomeningocele. As lesões medulares alteram o processo de micção normal que envolve a interdependência da coordenação entre os sistemas nervosos autônomo e somático, os centros de micção e as estruturas anatômicas que formam o trato urinário médio e inferior. As disfunções urinárias por alterações neurológicas, conhecidas como bexiga neurogênica, têm sido a principal causa de lesão do trato urinário inferior no grupo etário pediátrico, e ocorrem em 90% dos casos de crianças com defeito no fechamento do tubo neural, e a principal meta nesses pacientes é diminuir os riscos de lesão do trato urinário superior, controlar a infecção urinária e promover a continência urinária. Instituir o tratamento precoce é de grande importância, evitando, muitas vezes, um quadro progressivo de lesão renal[16].

Desenvolvimento Nutricional e a Mielomeningocele

Grande parte dos pacientes com quadro de mielomeningocele apresenta obesidade associada. Fica como responsabilidade do pediatra o acompanhamento de quadro nutricional desses pacientes, os encaminhando ao nutricionista, a fim de investigar possíveis erros nutricionais, ou então prosseguir com a investigação de alterações endocrinológicas, presentes, com freqüência, em razão do quadro de hidronefrose que os pacientes desenvolvem logo após o nascimento, apresentando, concomitantemente, alterações como Arnold Chiari.

Logo, deve-se estar sempre atento ao desenvolvimento nutricional, descrito para pacientes com paralisia cerebral, utilizando-se das tabelas de acompanhamento nutricional como um instrumento para o acompanhamento crônico desses pacientes, e não para a avaliação em uma consulta inicial, pois muitos evoluem com deformidades ortopédicas, principalmente relacionadas a deformidades de membros inferiores.

Mielomeningocele e Puberdade Precoce

Pouco se sabe em relação ao real mecanismo de desenvolvimento da puberdade precoce, porém o que se percebe é que muitos apresentam quadro de desenvolvimento puberal precoce, devendo ser diagnosticado o mais breve possível, os encaminhando para um serviço de endocrinologia pediátrica, para que não ocorra perda pondero-estatural, importante fator do inadequado desenvolvimento dessas crianças.

CONSIDERAÇÕES FINAIS

O pediatra deve atuar de maneira abrangente nos seus pacientes, objetivando tanto um desenvolvimento físico adequado como psicológico. Serve em muitos casos, como o principal intermediador, pois, em geral, será o primeiro profissional médico que receberá essa criança. Deve saber também, orientar as famílias em relação ao diagnóstico da criança e ao seu processo de reabilitação e atuar de acordo com as necessidades de seus pacientes. Alguns pacientes, ainda que com grave comprometimento físico/motor, apresentam desenvolvimento cognitivo normal ou operacional e precisam ser estimulados para ganhos funcionais e qualidade de vida.

REFERÊNCIAS BIBLIOGRÁFICAS

1. ARVEDSON, J. C. Management of swallowing problems. In: ARVEDSON, J. C.; BRODSKY (eds.). Paediatric Swallowing and Feeding – Assessment and Management. San Diego: *Singular*, 1993. p. 364-365.
2. PEMBERTON, C. M.; MOXNESS, K. E.; GERMAN, M. J. Developmental disability. In: Mayo Clinic Diet Manual. 6. ed. *Toronto; B.C. Decker*, 1988. p. 320.
3. KRICK, J.; MURPHY, P. E.; MARKLAM, J. F. B. A proposed formula for calculating energy needs of children with cerebral palsy. *Dev. Med. Child Neurol.*, v. 34, p. 481-487, 1992.
4. TROUGHTON, K. E. V. Relation between objectivily measured feeding competence and nutrition in children with cerebral palsy. Dev. *Med. Child Neurol.*, v. 43, p. 187-190, 2001.
5. KRIEGER, I. Nutrition and central nervous system. In: Paediatric Disorders of Feeding, Nutrition, and Metabolism. *New York: Wiley*, 1982.
6. UNIVERSIDADE FEDERAL DE SÃO PAULO. Manual de Imunização 2003. São Paulo: Departamento de Pediatria da Universidade Federal de São Paulo.
7. PENNA, F. J.; FANTONI TORRES, M. R. Constipação intestinal. In: WEHBA, J. Gastroenterologia Pediátrica. 2. ed. São Paulo: *Medsi*, 1991. cap. 39, p. 341-348.
8. SCHULMAN, S. L.; QUINN, C. K.; PLACHTER, N.; KODMAN-JONES, C. Comprehensive management of dysfunctional voiding. *Paediatr.*, v. 103, n. 3, E31, 1999.
9. BRANDS, F. H.; PANNEK, J. Voiding dysfunction in children: role of urodynamic studies. *Urol. Int.*, v. 69, n. 4, p. 297-301, 2002.
10. BACHELARD, M.; SELLEN, U.; JACOBSSON, B. Urodynamic pattern in infants with urinary tract infection. *J. Urol.*, v. 160, n. 2, p. 522-526, Aug. 1998.
11. CHANDRA, M. Reflux nephropathy, urinary tract infection, and voiding disorders. Curr. *Open Pediatr.*, v. 7, n. 2, p. 164-170, 1995.
12. DOHL, K.; HANSEN, A. Voiding disorders and bladder dysfunction. *Acta Paediatrs*, v. 86, n. 12, p. 1354-1359, Dec. 1997.
13. MCNEAL, D.; CHARLES, E.; HAWTREY, M. Symptomatic neurogenic bladder in a Cerebral-Palsied Population. Dev. Med. *Child Neurol.*, v. 25, p. 612, 1993.
14. DECTER, R. M.; BAUER, S. B.; KHOSHBIN, S.; DYRO, F. M.; KRARUP, C.; COLODNEY, A. H. Urodynamic assessment of children with cerebral palsy. *J. Urol.*, v. 138, p. 1110, 1987.
15. REID, C. J. D.; BORZYSKOWSKY, M. Lower urinary dysfunction in cerebral palsy. *Arch. Dis. Child.*, v. 68, p. 739-742, 1993.
16. COSTA MONTEIRO, L. M. Mielomeningocele. In: LEVI DANCONA, C. A.; RODRIGUES, N. Aplicações Clínicas da Urodinâmica. 3. ed. São Paulo: *Atheneu*, 2001. cap. 14, p. 97-104.

CAPÍTULO 74

Relação entre Equipe, Criança e Família

Iracema Maceira Pires Madaleno • Adriana Rosa Lovisotto Cristante

Quando falamos em sucesso dentro de um processo de reabilitação, é porque a tríade estabelecida entre família, criança e equipe formou um *casamento* harmônico e vitorioso.

Para que qualquer trabalho obtenha um resultado positivo, é preciso definir papéis. Dentro de um processo de reabilitação, esses papéis são importantes para que haja respeito de todas as partes envolvidas, e é por isso que se faz necessário, antes de mais nada, definir o que cada um representa dentro dessa tríade.

EQUIPE

É um conjunto ou grupo de pessoas que se aplica a uma tarefa. Transportando para o processo de reabilitação, é um grupo de pessoas que têm como objetivo reabilitar o paciente, nesse caso, a criança.

Alguns pontos básicos são necessários para que o trabalho se desenvolva de forma harmônica e produtiva. Os componentes da equipe devem manter diálogos freqüentes e, desde o princípio, na atuação em cada caso, estabelecer metas claras e objetivas. Essas metas devem ser compartilhadas com a família e a criança, tentando desde o início adequar as expectativas ao tratamento a ser efetuado. Quando os objetivos estão bem definidos, o papel da cada membro da equipe pode ser desempenhado com mais facilidade. Na equipe, deve haver respeito, tolerância e paciência com o outro.

- Respeito é saber ouvir, escutar o outro e aceitá-lo, por mais estranho que possa parecer, pois é este seu ponto de vista.
- Tolerância é compreender que cada ser humano é ímpar.
- Paciência é esperar que o outro amadureça para que possa compreender e aceitar a reabilitação e seus objetivos.

CRIANÇA

Está em formação e muitas vezes não tem noção do que está ou pode acontecer consigo mesmo.

Uma criança com limitações físicas mais acentuadas pode até mesmo sentir-se aprisionada dentro de um corpo que não responde a seus desejos e a seus comandos, podendo se frustrar com as suas dificuldades.

Dentro do processo de reabilitação, tudo é direcionado a ela. Este somente existe, porque há uma criança que necessita ser habilitada.

FAMÍLIA

Pessoas aparentadas que vivem geralmente na mesma casa. *A priori*, são envolvidas por sentimentos e objetivos comuns.

A família que tem uma criança *especial* é constituída como as outras, mas tentando se adaptar à nova realidade.

Sobre essas três realidades é que escreveremos.

Quando um casal planeja ter um filho, este já foi concebido em sua psique: "... a mãe antes do nascimento da criança concebe mentalmente o seu filho"[1].

Durante os meses que se seguem, o casal planeja, sonha com seu filho que nascerá e com tudo o que eles podem fazer. Os pais, em geral, depositam em seus filhos todos os sonhos que não conseguiram realizar. O menino será um grande homem, um doutor, um jogador de futebol; a menina uma grande mulher de projeção, uma modelo... Mas depois de toda essa elaboração mental e emocional, nem sempre acontece exatamente como o idealizado.

Ocorre o nascimento dessa criança, e já na hora do parto surgem pistas que demonstram que nem tudo transcorre como o planejado.

Algumas famílias já na maternidade são informadas que seus filhos terão problemas que levam a limitações. Outras famílias apenas descobrirão quando seus filhos não se desenvolverem de forma adequada e, nesse momento, é que perceberão as seqüelas.

Diante de tal fatalidade, buscam por respostas, e aos poucos o *choque* inicial cede lugar à tristeza e desolação, iniciando-se o processo de luto pelo que perderam[2].

As pessoas reagem de formas diferentes, pois cada uma possui uma característica de personalidade, experiências de vida e tudo isso influi em suas reações.

Existem pessoas e famílias que são mais reservadas, não conseguem procurar ajuda e demoram até terem a iniciativa de levarem seus filhos para tratamento.

Outras pessoas ou famílias preferem esperar um pouco até se estruturarem melhor, se informarem mais e depois buscam um tratamento para seus filhos.

Outras ainda são mais ativas em suas reações; quando são informadas ou percebem as limitações da criança, buscam, mais precocemente, um tratamento.

Portanto, cada pessoa e família reage de forma diferente, mas a forma de reação, para tudo em sua vida, será semelhante, desde a notícia de algo muito bom até notícia ade um filho em uma situação especial.

Quando a família busca *ajuda*, deve-se agir com muito cuidado: "... não devemos interferir nos mecanismos delicados que se revelam no estabelecimento das relações interpessoais como as que ocorrem entre o bebê e a mãe"[1].

A família chega muito fragilizada, desinformada, percebendo algumas limitações na criança, com muitos questionamentos e necessitando de acolhimento. O acolhimento adequado é o que permite a aproximação da equipe de forma mais tranqüila. Esse momento é fundamental para selar o relacionamento entre família e equipe.

Se a equipe obtiver um bom relacionamento com a família, a aproximação do paciente, nesse caso a criança, é feita de forma mais amena.

O que a equipe nunca pode esquecer é que a família é quem traz a criança para o tratamento, e que cada ser humano tem uma percepção própria. A visão da equipe nem sempre é a mesma que a da família, os objetivos nem sempre são os mesmos e isso acaba comprometendo a reabilitação da criança. Diante disso, se faz fundamental o esclarecimento das metas do processo de reabilitação de maneira cautelosa, mas realista, favorecendo a relação entre a família e a equipe.

A família precisa ter certeza, confiança na equipe, para deixar que a criança seja cuidada e tocada por ela. Se formos analisar, essa dificuldade que a família tem de deixar seu filho aos cuidados de terceiros é até compreensível, pois ela precisou cuidar dessa criança mesmo tendo concebido em sua psique uma outra. Precisou adaptar-se gradativamente a idéia de uma criança com limitações. As famílias são cobradas para agirem e cuidarem de seus bebês especiais, mas foi esquecido que o tempo do luto pela criança ideal e a adaptação da criança real muitas vezes não existiu ou foi tão reduzido que não foi o suficiente para haver uma reestruturação pessoal e familiar. A criança com deficiência só terá um desenvolvimento saudável mediante o compromisso de seus pais em também se desenvolverem[2].

A criança especial não *surpreende* apenas ao seu cuidador, mas a toda família.

Limitações inerentes a sua deficiência, a criança torna-se por vezes ainda mais dependente de sua mãe[3].

Em geral, o cuidador é a mãe – a pessoa que tem mais afetividade; o vínculo da mãe é mais efetivo quando comparado a outros membros da família.

Portanto, esse cuidador é aquele com quem a equipe terá mais contato, pois além de ser ele quem trará a criança para o tratamento, ele dará a permissão para que a equipe tenha acesso ao paciente e é quem executará as orientações em casa. Não se deve esquecer que a mãe/cuidador desempenha outros papéis dentro do núcleo familiar.

A mãe, entre outras funções, cuida do paciente, de outros filhos, dos familiares, do marido, da casa e, muitas vezes, traz o sustento financeiro; seu próprio cuidado é o último a ganhar importância na ordem de prioridades.

Não podemos esquecer que dentro desse núcleo familiar existem os pais que também tiveram seus sonhos e os irmãos, que desejaram um companheiro idealizado, e isso nem sempre se realizará, podendo, portanto interferir muito no relacionamento entre pais e filhos.

Outros parentes, principalmente avós, não podem ser esquecidos, porque acabam tendo uma compreensão bem diferente desse processo. Em geral, são mais protetores das crianças, preferem deixar a disciplina para os pais, e são mais permissivos. Muitas vezes, não compreendem os objetivos e os métodos utilizados durante a reabilitação, portanto o esclarecimento também deve estender-se a eles.

Depois desse apanhado geral sobre a família, podemos perceber que se esta não permitir o *toque*, a aproximação da criança com a equipe estará prejudicada, e a presença de um mediador entre a equipe e a família será útil e importante.

Em geral, o papel de mediador é atribuído ao psicólogo da equipe, mas isso não é regra, pois esse papel pode ser desempenhado por qualquer membro da equipe que tenha uma boa empatia com a família e o paciente.

A equipe também precisa ter empatia por essa criança; quando isso não acontece, ponderar a melhor conduta, ter a humildade e respeito pelo paciente e cedê-lo a outro profissional simpatize mais.

Outro fator que pode prejudicar o relacionamento entre equipe e família é que esta última pode apresentar resistência ao tratamento, mas cabe a equipe entender que cada um reage de forma diferente, entendendo e ouvindo a realidade no tempo em que estiver preparado para ouvir. Todos temos um tempo próprio para absorvermos as informações, e a família estará mais sensível, assim muitas insatisfações serão destinadas à equipe. Mas, de fato, essas insatisfações direcionadas à equipe acontecem, muitas vezes, pelo que a equipe de reabilitação representa, ou seja, o contato concreto com a deficiência.

A equipe deve ter em mente que a família busca a cura e que o profissional representa essa expectativa. A constatação da não-cura pode gerar insatisfação.

Se a família permitir que a equipe trabalhe com a criança, esta terá mais aceitação pela equipe e poderão se deixar tocar, o que contribui com o tratamento. Isso acontece porque, até então, o núcleo que a criança conhece é o familiar, e sentindo que a família que a ama tem um bom relacionamento e aceitação pela equipe, ela aceitará e colaborará com o tratamento.

Portanto, o relacionamento e sucesso da reabilitação de uma criança contam com a boa interação dela própria, da família e da equipe.

O vínculo deve ser feito de forma efetiva, mas a equipe necessita estar bem consciente que esse vínculo e o papel a ser desempenhado são profissionais, pois é isso que a família e a criança vieram procurar quando saíram de suas casas. É importante que o profissional tenha postura adequada e discernimento para não se envolver com a criança e família mais do que o necessário e o esperado.

A família e a criança nõ esperam da equipe apenas a *cura*, mas que ela possa ajudar nos problemas, ouvir sobre as dificuldades; podem, até mesmo de forma inconsciente, envolver a equipe para garantir uma permanência mais prolongada no tratamento.

Além de a equipe estar bem coesa e saber não se deixar envolver, cabe à psicologia, por possuir maior número de instrumentos, orientar a equipe e redefinir papéis, mostrando que em todo vínculo existe a hora da desvinculação. Essa desvinculação pode ser feita de várias formas, mas para a tríade o melhor é a forma gradativa, dando segurança de que as metas propostas inicialmente foram atingidas naquele momento.

Em resumo, para se obter um bom resultado na reabilitação, a interação da tríade deve ser feita, inicialmente, a partir do estabelecimento de metas claras e homogêneas definidas pelos membros da equipe e compartilhadas com a criança e a família. Em todo o processo de tratamento, cada integrante da tríade deverá desempenhar seu papel, considerando seus direitos e deveres, que devem ser respeitados por todas as partes.

REFERÊNCIAS BIBLIOGRÁFICAS

1. WINNICOTT. D. *Os Bebês e suas Mães*. São Paulo: Martins Fontes.
2. AJURIAGUERRA. *Manual de Psiquiatria Infantil*. 2. ed. Paris: Masson.
3. GALDERER, C. *Criança, Adolescentes e Nós – Questionamento e Emoção*. Rio de Janeiro: Record.

BIBLIOGRAFIA COMPLEMENTAR

SOUZA, M. A.; FERRARETTO, I. *Paralisia Cerebral – Aspectos Práticos*. São Paulo: Frontis Editorial, 1998.
WINNICOTT. D. *A Criança e seu Medo*. São Paulo: Artes Médicas.

CAPÍTULO 75

Aspectos Neurológicos da Linguagem e do Aprendizado

Carmen Silvia Molleis Galego Miziara

LINGUAGEM

Aspectos Neurológicos da Linguagem

O sistema nervoso central tem função de processar e integrar as informações originadas do meio externo e do meio interno ao organismo, função esta denominada de ordenadora. Ele também direciona as informações de forma coordenada aos órgãos efetores, resultando em respostas que são necessárias à sobrevivência da espécie (motricidade voluntária, funções psíquicas, respiração, digestão, circulação sangüínea)[1].

A capacidade do cérebro humano de processar e programar as informações que recebe, bem como de gerar o comportamento mais oportuno, é definida como função cognitiva. Por meio das funções cognitivas é dada a oportunidade do indivíduo permanecer em contato com o mundo exterior (vigilância), de selecionar e focar as informações (atenção) e de memorizá-las (memória). Assim, o ser humano tem a oportunidade de ter consciência de si mesmo e de resolver problemas, o que pode ser chamado de inteligência. Para que esse processo aconteça, é necessário um conjunto de estruturas corticais e subcorticais atuando em paralelo e em seqüência[2,3].

A linguagem é, certamente, umas das funções cognitivas mais importantes, se não for a mais. Ela não é específica do homem, formas mais primitivas de vida apresentam meios de comunicação, mesmo que menos sofisticados, entretanto, cabe ao ser humano a capacidade de se expressar por meio de sons, gestos e escrita.

Quando nos referimos à comunicação, parte-se do pressuposto da existência de um sistema capaz de produzir sinais e de mecanismos decodificadores desses sinais. Essa relação em questão envolve sistemas sensoriais e motores, que se aperfeiçoaram com o desenvolvimento das espécies até atingir o nível mais alto de comunicação que é a linguagem humana[4].

Define-se linguagem como um sistema estruturado de sons vocais arbitrários e de suas seqüências, o qual é usado na comunicação interpessoal e que é catalogado às coisas, eventos e a processos da experiência humana.

O sistema inerente à linguagem deriva essencial e primariamente de uma seqüência de sons articulados e ouvidos (expressão verbal ou pronúncia da fala ou mensagem). Assim, podemos definir linguagem como um sistema de correspondência do significado do som[5].

Alguns aspectos da linguagem são inatos, porém, está claro que o indivíduo aprende por meio de experiências prévias com o som da fala (fonemas), construindo, dessa maneira, blocos da sua língua[6].

Nos primeiros meses de vida, um bebê emprega sinais de entonações diversas que se referem às expressões fisiológicas. Posteriormente, eles imitam os sons com padrões de fala ouvida gerados no ambiente que o cerca. Ao amadurecer, o bebê utiliza essas entonações como os primeiros sinais de fala que futuramente serão aprimoradas, desenvolvendo os morfemas e seqüências de sons mais elaborados e com consequentes impressões melódicas sobre os padrões sintáticos e semânticos da linguagem.

O desenvolvimento da linguagem (gestual e verbal) presente em fases precoces da vida do indivíduo se dá pela necessidade do estabelecimento da relação dele, indivíduo, com o meio que o cerca, com finalidade de assegurar que suas necessidades sejam atendidas ou para se defender de fatos ou coisas desagradáveis. A linguagem passa a representar um mecanismo adaptativo, empregado para estabilizar o indivíduo com o meio ambiente que o cerca, tanto interna como externamente.

Com os novos conhecimentos sobre o desenvolvimento cerebral, é possível elucidar conseqüências anatômicas e fisiológicas provocadas por experiências que são expostas precocemente às crianças.

Ao nascimento, todos os neurônios estão formados, porém as conexões entre eles, em grande parte, são estabelecidas e elaboradas após o nascimento, assim sendo a proliferação e expansão sinápticas ocorrem de maneira expressiva nos primeiros anos de vida e atingem o seu pico máximo por volta do terceiro ano.

Na adolescência, metade dessa rede sináptica é desativada (*poda* sináptica), enfatizando, assim, que nos primórdios da vida uma grande quantidade de conexões cerebrais é desenvolvida além do necessário. Esta sináptica, em parte, é direcionada pelas experiências vividas pela criança[7].

Esse mecanismo de contenção de estruturas neuronais determina o surgimento do comportamento e de funções cognitivas, que emergem e se tornam automatizados; conseqüentemente, as bases cerebrais representativas são reorganizadas, assimilando novos aprendizados e ignorando ou inibindo informações irrelevantes, assim se formam vias mais *econômicas* de representação de informação. Essa organização modular acontece gradualmente[8].

A aquisição e o desenvolvimento da linguagem, que é um dos marcos mais importantes no desenvolvimento da criança nos primeiros meses de vida, envolvem, a princípio, o circuito neuronal inato, que permite que o cérebro reconheça alguns fonemas indiscriminadamente, porém, no final do primeiro ano de vida, a criança está apta a reconhecer apenas os fonemas típicos do seu ambiente lingüístico e perde a habilidade de perceber outros fonemas, reduzindo assim a quantidade de integrações neuronais[9].

A linguagem é uma função cerebral superior, cujo desenvolvimento se sustenta tanto por uma estrutura anatomofuncional geneticamente determinada como pelos estímulos verbais oferecidos pelo ambiente[10].

Empregam-se basicamente duas vias de linguagem: a primeira, chamada via direta ou corticocortical, está relacionada à linguagem associativa e envolve sistemas mais elevados e conscientes; a segunda via, denominada via corticosubcortical, envolve os gânglios da base do hemisfério cerebral dominante e o núcleo ântero-lateral do tálamo, responsável pela aprendizagem de hábitos. Essas duas vias podem ser acionadas de forma conjunta ou isolada conforme necessário[11].

A maior implicação do hemisfério cerebral esquerdo (HCE) no processamento da linguagem foi descrita por Marc Max, em 1836, no Congresso da Sociedade Médica de Montpellier, na França, por meio da apresentação de observações clínicas que associavam a lesão do HCE à perda da habilidade da linguagem[12].

Em 1865, Paul Broca revolucionou o conceito da organização funcional do emparelhamento dos órgãos, quando descreveu a especialização do HCE na linguagem. Broca publicou uma série de pacientes lesionados à esquerda que perderam as habilidades da linguagem, inferindo, dessa forma, o conceito da dominância cerebral esquerda para a linguagem. Essa forma clínica, a princípio, foi nomeada pelo autor como *afemia* e posteriormente chamada de afasia não-fluente ou afasia de Broca[13].

Antes da descrição de Broca, em 1683, foi descrita por Peter Rommelius uma forma semelhante de comprometimento da fala, tratava-se da narrativa de um caso clínico de uma senhora de 52 anos que após sofrer de apoplexia com paralisia do hemicorpo direito perdeu a capacidade de falar, com exceção das palavras *sim* e *e*, com preservação da memória e da compreensão para o que ela dizia e ouvia. Para se comunicar, a paciente utilizava gestos. Esse quadro clínico foi definido, pelo autor, como uma *forma rara de afonia*[14].

A correlação anatomofuncional entre o HCE e a linguagem teve continuidade com Carl Wernicke que, em 1874, descreveu como centros da fala a região perissilviana e o córtex da ínsula. Além disso, o autor observou que a destruição do córtex do primeiro giro temporal causava a perda da memória para sons de nomes de objetos e a perda da capacidade de compreender a palavra falada, enquanto o conceito permanecia completamente intacto.

A conhecida afasia de Wernicke, afasia fluente, é caracterizada pela perda da compreensão e pela presença de fala fluente que ocorre freqüentemente em razão da lesão da região posterior do HCE, também conhecida como área de Wernicke[15].

A importância dos fenômenos verbais e lingüísticos dentro do desempenho cognitivo reforçou o conceito da dominância cerebral esquerda sobre a direita[12]. Ao HCE, foi atribuído a função de natureza lingüística, de memória verbal, analítica e abstrata. Entretanto, ao hemisfério cerebral direito (HCD) foi relacionado à percepção visoespacial e de melodias, manutenção da atenção, expressão e interpretação de informações emocionais e memória espacial e fisionômica, sendo assim responsável pela captação global das informações[16-18].

O som ambiente, onda acústica, sensibiliza o sistema auditivo, o qual é constituído pelo ouvido e pelas vias auditivas, que são responsáveis pela condução da informação ao cérebro. Esse sistema permite que o sinal sonoro seja transformado em ondas elétricas que atingem o tronco cerebral por meio do nervo auditivo. A partir do núcleo do nervo auditivo, partem duas vias, uma cruzada e outra direta, que se projetam para o corpo geniculado medial. A importância dessas duas vias está na capacidade de permitir a detecção da origem do som, gerando o conceito de localização do som no espaço exterior. Partindo do tronco cerebral, a informação auditiva chega às áreas corticais e subcorticais do cérebro responsáveis pela função auditiva. Entre elas, tem-se como as mais importantes o giro de Heschl, o platô temporal (que se estende da parte posterior do giro de Heschl até o final da fissura silviana [sulco lateral]) e a fissura silviana com a ínsula. Essas estruturas, também nomeadas como córtex auditivo primário, mantém conexões com áreas corticais de associação, em que a informação é trabalhada de forma orientada; dessa maneira, o som passa a ser reconhecido como linguagem.

O hemisfério cerebral dominante, na grande maioria das vezes o HCE, é fundamentalmente ativado nas informações auditivas verbais, não esquecendo de que inúmeras funções relacionadas à linguagem são processadas no hemisfério cerebral não-dominante (direito, na maioria das vezes). As informações que chegam ao córtex auditivo são encaminhadas para o hemisfério mais apropriado por meio do corpo caloso para que sejam processadas.

Segundo Damásio, o cérebro processa a linguagem por meio de três grupos de estruturas que se influenciam de forma recíproca. A primeira estrutura está relacionada a um sistema cerebral amplo que envolve os dois hemisférios cerebrais e representa a integração não lingüística entre o corpo e o meio ambiente, mediada por diversos sistemas sensoriais e motores. Essa primeira estrutura tem a função de classificar as representações não lingüísticas (forma, cor, seqüência e estado emocional) e de criar outros níveis representacionais, culminando com bases para abstração e metáfora.

O segundo sistema neuronal descrito é mais restrito, está localizado no hemisfério dominante e representa os fonemas, as combinações fonêmicas e as regras sintáticas para a combinação das palavras. Quando os estímulos são gerados no interior do cérebro, formas verbais e frases serão construídas para serem posteriormente convertidas em pronuncias ou formas escritas. Entretanto, quando os estímulos provem do meio exterior (fala ou leitura), o processamento será por meio da recepção auditiva ou visual.

Finalmente, um terceiro grupo, localizado também no hemisfério dominante, serve para intermediar os dois sistemas anteriores, tornando possível que o cérebro receba conceitos e produza formas verbais, ou o inverso, que receba palavras e evoque conceitos correspondentes[11].

Estudos com ressonância magnética funcional (RMF) têm estabelecido que várias áreas do HCE estão envolvidas no processamento das palavras. Podemos citar, por exemplo, que o acesso a nomes de animais está associado à ativação da região inferior do lobo temporal esquerdo, ao passo que, para os verbos, a ativação se dá na região inferior do lobo frontal esquerdo, e áreas dos lobos temporal e frontal esquerdo contribuem para o processamento de verbos e substantivos, respectivamente.

A importância do HCD no processamento de palavras e no acesso lexical também tem sido objeto de estudo O hemisfério não dominante para a linguagem é suficientemente capaz de processar palavras comuns e de significado concreto[19].

Existe forte evidência de que o processamento da palavra é mais efetivo quando ambos os hemisférios cerebrais têm acesso à informação do estímulo, se comparado com a estimulação apenas do hemisfério dominante. Esse fenômeno reforça a existência de um mecanismo facilitador do hemisfério direito no processamento da palavra[20].

Os achados descritos anteriormente sugerem a existência de áreas suplementares da linguagem fora do HCE e a presença de processos categóricos e específicos no hemisfério não dominante para linguagem. O HCD está mais relacionado ao processamento emocional[21,22].

Existem duas teorias que tentam explicar o processo de lateralização hemisférica, isto é, a especialização hemisférica. A primeira teoria, defendida por Lennenberg, em 1967, considera que o processo de lateralização se completa de forma progressiva ao longo da infância e a segunda, defendida por Kinsbourne, em 1976, propõe que fatores genéticos inerentes à regulação intrínseca do desenvolvimento cerebral estão presentes no momento do nascimento e trazem os delineamentos dos processos de lateralização[23].

Goldberg e Costa propuseram que os hemisférios cerebrais têm diferentes maneiras de processar as informações, e que são necessários em diferentes aspectos e estados cognitivos. Os autores ainda salientam que o HCE é superior em análises e classificações de processos cognitivos dentro de esquemas existentes, ao passo que o HCD processa principalmente informações novas e constrói esquemas que são compartilhados com o HCE para seu uso posterior[24].

É altamente sugestivo que o HCD atue melhor quando as informações são vinculadas por meio de múltiplas modalidades sensoriais, ao passo que o HCE é mais especializado em informações apresentadas por uma única modalidade sensorial.

A maioria dos estudos sobre o funcionamento de cada hemisfério cerebral permite compreender que as funções dos hemisférios cerebrais não são independentes, mas que se complementam em cada tarefa realizada[12].

As lesões cerebrais que ocorrem no cérebro em desenvolvimento têm repercussões diferentes na organização e reorganização funcional, quando comparadas com as mesmas lesões ocorridas na vida adulta. Grande parte dos processos de arborização dendrítica e mielinização ocorre após o nascimento. Assim, é provável que o HCD seja mais afetado que o HCE em decorrência do maior número de conexões inter-hemisféricas. Isto explica a diferença clínica entre lesões cerebrais ocorridas na infância precoce e as ocorridas na vida adulta. O HCD é mais hábil no processamento de informações complexas, e lesões cerebrais ocorridas na infância precoce ocasionam maiores repercussões sobre o HCD do que sobre o HCE[25].

O mecanismo da plasticidade cerebral, os processos normais de desenvolvimento e as características do processamento das informações no momento da vida a que o indivíduo está exposto são responsáveis pelas variações clínicas observadas nos indivíduos com lesão cerebral[12].

Transtornos de Linguagem

Transtornos de Desenvolvimento da Linguagem

Os transtornos de aprendizagem da linguagem têm sido denominados por alguns autores como disfasia de desenvolvimento ou afasia do desenvolvimento.

Muitas crianças desenvolvem a fala e a linguagem de forma rápida e sem dificuldades, independentemente da herança genética e do meio ambiente. Crianças portadoras de deficiência mental, perda auditiva, autismo, paralisia cerebral, distúrbios emocionais graves ou intensa privação ambiental, em geral, apresentam alguma dificuldade na comunicação oral, o que é facilmente esperado. Entretanto, existe um grupo de crianças com importante transtorno isolado do desenvolvimento da linguagem e que não apresentam qualquer anormalidade neurológica evidente. Muitas dessas crianças apresentam dificuldades em mais de um aspecto da comunicação verbal, gerando, dessa maneira, problemas de aprendizagem global, com necessidade, em muitas ocasiões, de métodos educacionais especiais.

Comprometimento do aprendizado da linguagem afeta 10 a 20% das crianças e, conseqüentemente, aumenta o risco de problemas de aprendizagem escolar (dislexia) e de transtornos psicológicos[26].

São descritos seis tipos de disfasia de desenvolvimento:

- *Agnosia auditiva verbal*: criança com pouco ou nenhum entendimento da fala, muitas vezes associada a agnosia auditiva completa sem reconhecimento de sons ambientais.
- *Dispraxia verbal*: criança com adequada compreensão, mas com dificuldade na produção da palavra, com conseqüente limitação da linguagem expressiva, dificuldade articulatória e com dispraxia oral.
- *Transtorno da programação fonológica*: criança com adequada compreensão e fluência da fala, mas com grave problema articulatório.
- *Transtorno fonológico-sintático*: criança com baixa compreensão da linguagem abstrata, com defeito articulatório e com problemas na construção de sentenças.
- *Transtorno lexical-sintático*: crianças com dificuldades na construção de sentenças e grave problema na recuperação de palavras, apresentando como conseqüência fala sem fluência.
- *Transtorno semântico-pragmático*: crianças com dificuldades na compreensão, mas com linguagem expressiva fluente, boa articulação e gramática correta[27].

Apesar da aparente normalidade cerebral nesse grupo de crianças, alguns estudos demonstraram a existência de um padrão cerebral simétrico, assim como a presença de anormalidades cromossômicas, e não é infreqüente a ocorrência de familiares com transtornos pregressos da fala (40%) e de aprendizagem escolar (33%).

Crianças com transtornos de linguagem devem ser avaliadas sob múltiplos aspectos, entre eles o socioambiental, pois ambientes carentes de estímulo desempenham importante papel no desencadeamento de problemas relacionados à aprendizagem como um todo, incluindo linguagem e cognição, especialmente relacionado ao déficit de memória de trabalho (operacional)[28].

Em crianças que apresentam perda da linguagem decorrente de lesão focal aguda do cérebro podem recuperar a função principalmente se esta ocorreu entre um e nove anos de idade. A recuperação é tanto mais completa quanto menor for a época da lesão, e é decorrente da plasticidade cerebral presente no cérebro jovem e pelo fato de que a dominância hemisférica ainda não está completa, permitindo assim que o HCD tome o comando das funções lingüísticas originalmente atribuídas ao HCE e vice-versa[10]. Outro fenômeno observado na criança é a existência de uma grande organização inter-hemisférica que auxilia nos mecanismos anteriormente descritos.

É interessante salientar que fenômeno descrito anteriormente não ocorre nos transtornos do desenvolvimento da linguagem. Uma hipótese que tenta explicar esse fato é de que a lesão hemisférica esquerda que ocorre durante a vida fetal é capaz de afetar áreas da linguagem sem chegar a comprometer a dominância hemisférica, inibindo o hemisfério direito de comandar o desenvolvimento da linguagem[29].

Explicações mais recentes para as alterações no desenvolvimento da linguagem enfatizam o papel de estruturas subcorticais, como o tronco cerebral e o sistema vestibular. Essa hipótese é reforçada quando não é observada lesão cortical por exame de neuroimagem, mas com anormalidades nos exames de potenciais evocados auditivos de tronco[30].

Estudos recentes têm relacionado anormalidades no processamento auditivo e transtornos de aprendizagem escolar. Esse fato foi confirmado em crianças portadoras de epilepsia rolândica as quais demonstraram, em comparação ao grupo controle pareado, déficit de memória atencional auditiva associado ao fracasso escolar[31].

Não é infreqüente a associação de atividade paroxística ao eletroencefalograma (EEG) e transtornos de linguagem, mesmo sem antecedente de crise epiléptica. Isto pode sugerir que algumas disfasias, em especial as com agnosia auditiva verbal, sejam formas congênitas da síndrome de Landau-Kleffner ou serem decorrentes de anormalidades na citoarquitetura cortical, provavelmente secundária a um transtorno na migração neuronal[32,33].

Afasias

Com o desenvolvimento de novas técnicas de neuroimagem, foi possível analisar com maior precisão as vias cognitivas. Muitos estudos mostram que o processamento da linguagem não depende apenas das áreas de Broca e Wernicke, mas de muitos outros sítios neurais, compondo uma verdadeira rede neuronal[34].

A afasia pode afetar os vários aspectos do processamento da linguagem, como a sintaxe (estrutura gramatical da sentença), o léxico (que denota o particular significado da palavra) e a morfologia (forma como os fonemas são combinados para formarem os morfemas, que são a base para a estrutura da palavra), isolados ou combinados. As principais combinações das afasias são:

- *Afasia de Broca*: fala não-fluente, escassa, forçada, melodicamente plana, sem repetição. A compreensão está preservada. Geralmente, decorrente de lesão da região póstero-inferior do lobo frontal esquerdo.
- *Afasia de Wernicke*: fala fluente, bem articulada e melódica. Existe déficit de compreensão e a lesão geralmente está localizada na região póstero-superior do lobo temporal esquerdo.
- *Afasia de condução*: fala fluente com problemas articulares. A compreensão está preservada e a lesão está localizada no giro supramarginal esquerdo ou no córtex auditivo esquerdo e ínsula.
- *Afasia global*: fala escassa, monossilábica e estereotipada. A compreensão está comprometida. A localização mais provável da lesão é a região perissilviana esquerda.
- *Afasia transcortical motora*: fala não fluente com compreensão preservada, mas com a repetição intacta. O local mais provável da lesão é anterior ou superior a região de Broca, podendo às vezes envolver parte dela.
- *Afasia transcortical sensorial*: fala fluente e escassa, com comprometimento da compreensão, mas com repetição preservada. A lesão provavelmente está na região inferior ou posterior da área de Wernicke.
- *Afasia atípica*: fala disártrica, mas fluente, associada a déficit de compreensão, a repetição está relativamente alterada. A localização da lesão é a cabeça do núcleo caudado ou braço anterior da cápsula. Essa afasia também pode ser nomeada como afasia dos gânglios da base. Nesses pacientes, existe hemiparesia desproporcionada de predomínio braquial.
- *Afasia atípica talâmica*: fala fluente, podendo ser logorréica. A compreensão está comprometida, mas a repetição está preservada. A localização da lesão é na região ânterolateral do tálamo. Nesses pacientes, é freqüente a presença de alteração atencional e da memória nas fases agudas da doença.

As principais causas de afasia são decorrentes de traumas cranianos, acidentes vasculares cerebrais, tumores ou doenças degenerativas. Portanto, está relacionada à lesão cerebral circunscrita, o que torna a afasia de grande interesse para a ciência cognitiva[34].

APRENDIZAGEM

Aspectos Neurológicos da Aprendizagem

Aprendizagem é um processo complexo, elaborado corticalmente, o qual a partir de atividades motoras e sensoriais dá origem ao conhecimento, e para que este novo conhecimento possa estar disponível é preciso que ocorra seu armazenamento, isto é, que ocorra a sua retenção ao longo do tempo; a esse processo dá-se o nome de memória[35,36].

O mecanismo biológico que regula a memória está diretamente relacionado ao hipocampo; tem a função de armazenar a informação (memória) durante semanas e, posteriormente, distribuí-la gradualmente para regiões específicas do córtex cerebral[37].

O processamento das informações que chegam ao cérebro é regulado pelos três componentes da atenção:

- Atenção mantida relacionada à região frontoparietal direita.
- Atenção seletiva mediada pela região anterior do córtex cingular.
- Atenção dividida, cujo córtex pré-frontal e região anterior do giro do cíngulo estão envolvidos[38].

Em 1973, Lúria descreveu três unidades cerebrais funcionais necessárias para as atividades mentais. A primeira unidade funcional (sistema reticular ativador do tronco cerebral e córtex cerebral, especialmente o pré-frontal) é responsável pela manutenção do tono e da vigília, a segunda unidade (córtex temporal, parietal e occipital, com as áreas primárias, secundárias e terciárias) está relacionada ao recebimento das informações provenientes do meio exterior, cuja função é realizar o processamento e o armazenamento das informações, e a terceira (sem uma localização específica) tem finalidade de programar, regular e verificar as atividades mentais[39,40].

Transtornos de Aprendizagem

Os transtornos de aprendizagem têm um significante impacto sobre o indivíduo e a sociedade. O indivíduo afetado terá dificuldades na aquisição e processamento de novas informações e conhecimento. Como conseqüência, muitos podem necessitar de cuidados escolares e médicos adicionais[41].

Os transtornos iniciados na infância ou na adolescência estão incluídos dentro dos transtornos clínicos no Manual Diagnóstico e Estatístico dos Transtornos Mentais (DSM-IV 1994) e englobam múltiplos tipos de anormalidades, tais como retardo mental e transtornos das habilidades motoras; entre elas estão incluídos os transtornos de aprendizagem[42].

Os transtornos específicos de aprendizagem, ou transtornos das habilidades acadêmicas, incluem os transtornos de leitura (dislexia), de cálculos (discalculia), da expressão escrita (disgrafia) e um grupo que inclui transtornos de aprendizagem não especificados. Para o diagnóstico desse fenômeno, segundo o DSM-IV 1995, é necessário que o rendimento apresentado pelo indivíduo testado esteja substancialmente abaixo do esperado para a sua idade cronológica, seu quociente intelectual (QI) e para o nível de escolaridade esperado para sua idade cronológica.

Dislexia

A dislexia é uma específica dificuldade de aprendizagem e é mais freqüentemente atribuída a comprometimentos fonológicos, manifestados por comprometimento do córtex temporal e temporoparietal esquerdo em resposta à linguagem apresentada por via auditiva e, possivelmente, associada a anormalidades na citoarquitetura e à simetria hemisférica do platô temporal. Estudo realizado em indivíduos disléxicos mostrou a existência de comprometimento na percepção das palavras como unidade específica[43].

Um mecanismo exato que explique a dislexia ainda é questionado, o déficit no processamento fonológico, que seria a incapacidade de reconhecer um som como um grafema correspondente, é aventado por alguns autores como a hipótese mais adequada. Atualmente, aspectos no processamento visual e temporal de estímulos auditivos também têm sido considerados[44,45].

A leitura é a aquisição de informações por meio da palavra escrita, a qual precisa ser decodificada para resultar em um significado; requer tanto sistemas sensoriais e motores básicos como também componentes ortográficos, fonológicos e semânticos, assim a leitura requer o processamento visual das palavras escritas (decodificação) e da compreensão dos símbolos para que possam ser extraídos significados[46].

A dislexia de desenvolvimento é um dos mais freqüentes transtornos da leitura, e é caracterizada por dificuldade reiterada e persistente para aprender a ler apesar das instruções convencionais, de adequada inteligência e da oportunidade sociocultural. Os indivíduos afetados cursam com baixo rendimento escolar incompatível com a idade cronológica, nível socioeconômico e grau de escolaridade, e afeta entre 5 e 17% das crianças em idade escolar[47,48].

Discalculia

Os transtornos matemáticos específicos estão relacionados geralmente a problemas da percepção, memória, linguagem, raciocínio, funcionamento motor e leitura[49].

A freqüência de discalculia é estimada entre 5 e 6% da população infantil. A realização de processos aritméticos envolve funções cognitivas coordenadas de ambos os hemisférios cerebrais.

O sistema de cálculo é composto por três elementos específicos e independentes: o processamento dos sinais aritméticos, o conhecimento dos dados aritméticos e os procedimentos de cálculos. Dessa maneira, as alterações relacionadas à discalculia são subdivididas em:

- Alexia e agrafia para números (observada em pacientes afásicos; a região cerebral envolvida é o lobo temporal).
- Discalculia espacial (disfunção visoespacial, relacionada aos lobos occipital e parietal).
- Anarritmia (relacionada anatomicamente ao lobo frontal).
- Atencional e seqüencial (observadas em crianças com transtornos atencionais, o lobo pré-frontal é a região envolvida).
- Formas mistas.

A discalculia também pode ser de origem funcional, e é observada com freqüência em crianças com transtorno de déficit de atenção com hiperatividade. Essas crianças apresentam intensa dificuldade na seqüenciamento de vários eventos, com conseqüente dificuldade no manejo e na orientação numérica, bem como na aplicação de rotinas analíticas seqüenciadas para a resolução de cálculos. Esse grupo de crianças demonstra também, em maior ou menor grau, comprometimento em quase todas as tarefas de execução cerebral, razão pela qual a discalculia é uma manifestação sintomática secundária ao processo principal (disfunção pré-frontal)[50].

Agrafia

O transtorno da expressão escrita ou agrafia é decorrente do comprometimento na realização visomotora que inclui a capacidade de copiar e escrever ditados. Em geral, existem vários fatores que interferem na capacidade do indivíduo em criar um texto escrito, o que se manifesta por erros gramaticais ou de pontuação na elaboração de frases, em pobreza de organização dos parágrafos, erros ortográficos variados e em uma grafia deficitária.

A agrafia pode ser encontrada isolada ou acompanhada de outros transtornos de aprendizagem; são descritos dois grupos de agrafia, o das disgrafias de desenvolvimento ou pré-escolar – que é benigna e transitória –, e o grupo das disgrafias associadas a transtornos sensoriais, secundárias à lesão do lobo parietal, e motoras, decorrentes de transtornos do desenvolvimento da coordenação motora.

A correlação anatomoclínica das disgrafias pode ser resumida em três categorias:

- Transtornos no planejamento de frases – lobo pré-frontal.
- Transtorno ortográfico e gramatical – lobo temporal e parietal.
- Transtorno caligráfico e espacial – lobo frontal e occipital[49].

Aspectos Etiológicos dos Transtornos de Aprendizagem

Genéticos

É grande a incidência de dislexia entre pais e irmãos; para alguns autores chega a 36 a 45%.

Neuroanatômicos

Caracterizados pela presença de anormalidades estruturais visíveis por exame de neuroimagem em portadores de dislexia, como, por exemplo, a simetria ou assimetria invertida do *planum* temporal, do córtex parietal inferior e da região frontal, além da redução volumétrica da ínsula e alterações do corpo caloso, o qual apresenta alargamento do esplênio e redução do tamanho do joelho[51,52]. Outra alteração observada é a presença de baixo grau de ectopias e displasias focais nas regiões frontal bilateral e temporal esquerda[53]. Estudos têm demonstrado a existência de certo número de desconexão anatomofuncional no cérebro de disléxicos, caracterizada pela desconexão temporoparietoccipital e pelo córtex frontal esquerdo. Os pacientes disléxicos durante a leitura de palavras demonstraram, durante a realização de tomografia por emissão de pósitrons (PET), que a ativação do giro angular esquerdo não se correlacionava com a atividade do córtex extra-estriatal occipital e do lobo temporal. Esse achado também pode ser observado em pacientes com alexia (perda da habilidade da leitura). Essa hipótese é apoiada pelo encontro de anormalidade da substância branca, assim como redução do número de neurônios na região temporoparietal de indivíduos disléxicos[54].

Orgânicos

Podem acontecer antes, durante ou após o nascimento. Entre os fatores gestacionais encontra-se as doenças infecciosas, como a toxoplasmose e rubéola, e a exposição a substâncias tóxicas, incluindo álcool e diferentes tipos de medicamentos, durante a gestação. Durante o parto, pode-se citar fatores como as hemorragias intraventriculares, prematuridade e baixo peso, e entre os fatores pós-natais há a epilepsia, os processos infecciosos do sistema nervoso central e o trauma craniano, entre os principais.

Neuropsicológicos e Sociais

Podem estar associados ou não a um ambiente carente de estimulação[22].

Um estudo brasileiro realizado em Curitiba demonstrou que a incidência de dificuldades escolares é mais alta em meninos (84,1%) do que em outros membros da família também afetados (42%), e que a maior dificuldade apresentada pelas crianças é na expressão escrita (56,5%). Entre as possíveis causas, o déficit de atenção/hiperatividade foi o que mais se destacou (39,1%)[55].

Transtorno de Déficit de Atenção com Hiperatividade

Muitas crianças apresentam transtorno de aprendizagem relacionado a problema atencional, associado ou não a transtorno comportamental – a impulsividade. Esse grupo crianças é classificado como portadoras de transtorno de déficit de atenção com ou sem hiperatividade.

O termo hiperatividade significa, simplesmente, excesso de atividade, mas quando esse excesso é mantido por mais de seis meses e interfere na vida diária do indivíduo (relações sociais, trabalho, estudo etc.), o termo utilizado é transtorno de hiperatividade[56]. As principais manifestações clínicas são decorrentes da dificuldade do indivíduo focar a atenção e mantê-la, associada a excesso de atividade motora e impulsividade[42].

Os critérios clínicos para se estabelecer o diagnóstico do transtorno de déficit de atenção com hiperatividade (TDAH) estão representados no Quadro 75.1 e são distinguidos em três grupos:

- TDAH com predomínio de déficit atencional.
- TDAH com predomínio hiperativo-impulsivo.
- TDAH combinado ou misto.

Aspectos Etiológicos do Transtorno de Déficit de Atenção com Hiperatividade

A etiologia exata do transtorno de déficit de atenção com hiperatividade (TDAH) permanece desconhecida; possivelmente não seja decorrente de uma única causa e sim de um conjunto fatores que interagem.

Genéticos

Estudos estimam que a transmissão hereditária seja de 55 a 92%. A concordância de gêmeos monozigóticos é de 55% e entre dizigóticos de 33%[57].

Ambientais

São inúmeros fatores externos que podem de alguma maneira interferir na aprendizagem e no comportamento do indivíduo, entre eles: caráter tóxico (exposição ao chumbo), complicações durante a gestação (exposição ao álcool, fumo) ou parto (síndrome hipóxico-isquêmica), fatores psicossociais decorrentes de extrema carência de estímulo, especialmente os de origem materna, déficits alimentares e ambientes familiares caóticos[58].

Neuropatológicos

Com o desenvolvimento de técnicas de neuroimagem, é possível analisar a correlação clínico-anatômica dos distúrbios comportamentais. As crianças portadoras de hiperatividade demonstram certas similaridades com pacientes com lesão do lobo frontal, mas apesar disso não é possível estabelecer, de maneira concreta, as bases neurobiológicas do TDAH[59]. Alguns estudos descrevem anormalidades anatômicas em portadores de TDAH, como, por exemplo, redução do volume do núcleo caudado esquerdo e córtex frontal direito (inversão do padrão normal da assimetria cerebral), heterotipias (alteração da migração neuronal) e anormalidades na fossa posterior (excesso de liquor), redução de 10% do volume do lobo frontal (por-

---

QUADRO 75.1 – Critérios diagnósticos de transtorno de déficit de atenção com hiperatividade (DSM-IV 1995)

Critério A

I. Déficit de atenção (no mínimo seis dos nove sintomas, durante seis meses ao menos)
  1. É incapaz de reconhecer detalhes ou comete freqüentes erros por descuido nas tarefas escolares
  2. Custa a manter a atenção nas tarefas ou jogos
  3. Com freqüência, parece não escutar o que lhe é dito
  4. Tem dificuldade em seguir instruções apesar de ter compreendido, razão para o qual não termina seu trabalho (sem que possa ser explicado por transtorno oposicionista de conduta)
  5. Tem dificuldade para organizar suas tarefas ou atividades (desordenado, desorganizado)
  6. Tende a evitar toda atividade que demande esforço mental prolongado
  7. Rapidamente, perde objetos necessários para suas tarefas e atividades
  8. Distrai-se com facilidade diante de estímulos irrelevantes
  9. Esquece facilmente das coisas que deve fazer habitualmente (atividades do dia-a-dia)
II. Hiperatividade-impulsividade (no mínimo seis dos nove, durante seis meses ao menos)
  1. Realiza movimentos freqüentes com as mãos e pés, e remexe-se na cadeira
  2. Freqüentemente se levanta da cadeira sem permissão
  3. Corre, escala ou salta em situações inadequadas (adolescente e adulto podem apresentar apenas sensação subjetiva de inquietação)
  4. Tem dificuldade para relaxar e ficar quieto em atividades de lazer
  5. Parece como se tivesse um motor por dentro *a todo vapor*
  6. Fala exaustivamente
  7. Responde verbal e fisicamente antes que se tenha terminado de formular a pergunta
  8. Tem dificuldade para aguardar sua vez
  9. Interrompe ou se intromete em conversas ou atividades dos outros

Critério B: os sintomas se iniciam antes dos sete anos de idade
Critério C: os sintomas estão presentes em mais de um lugar, especialmente fora de casa
Critério D: os sintomas devem interferir nas atividades acadêmicas e sociais
Critério E: os sintomas não são explicados por outras doenças gerais, neurológicas, psicológicas ou psiquiátricas

ção pré-frontal dorsolateral e cíngulo anterior), gânglios da base (caudado e globo pálido) e corpo caloso (esplênio e *rostrum*) que liga os lobo frontais e parietais, particularmente do lado direito, e a redução do vermis cerebelar, que teria um importante papel na cognição por meio das suas conexões com os lobos frontais e *parietais*[60-63].

Neuroquímicos

Ocorrem em razão da imaturidade do sistema neurotransmissor, basicamente do sistema monoaminérgico; são descritos como uma possível explicação para a ocorrência do TDAH. Os estudos sobre esse fator baseiam-se em modelos animais. São descritos três modelos animais:

- *Modelo dopaminérgico*: as razões para acreditar que a dopamina está envolvida no mecanismo do TDAH é que ela está relacionada ao comportamento motor, o qual participa das atividades das regiões cerebrais relacionadas à TDAH, e que drogas dopaminérgicas são utilizadas no tratamento desses pacientes[64].
- *Modelo noradrenérgico*: a noradrenalina está implicada no TDAH por razões semelhantes a da dopamina (eficácia terapêutica de drogas noradrenérgicas, distribuição anatômica etc.), mas também por seu papel modulador nas funções corticais, como atenção, vigilância e funções executivas. Zametkin propôs que o TDAH seria causado por conexões inibidoras frontoestriatais deficientes mediadas por neurônios noradrenérgicos[56]. Tem sido descrito o efeito inibitório da adrenalina sobre a atividade do *lócus ceruleus*, na hora de regular a hipervigilância e a hiperatividade no TDAH[65].
- *Modelo serotoninérgico*: estudos direcionados a avaliar a influência da serotonina no desencadeamento do TDAH utilizam ratos *knockout* DAT-KO. Alterações nos genes transportadores de dopamina nesses animais os tornam hiperativos. A administração de drogas estimulantes determina um aumento da atividade em ratos-controle e redução nos ratos modificados geneticamente. A partir desses achados, os autores mostraram que a administração de drogas inibidoras de serotonina (fluoxetina), drogas agonista dos receptores de serotonina (quipazina) ou drogas precursoras da serotonina (triptofano) atenuariam a atividade nos ratos mutantes sem afetar os ratos controle, dessa forma esses estudos sugeriram que a serotonina poderia modular a hiperatividade sem alterar as concentrações de dopamina[66].

Eletrofisiológicos

A maioria desses estudos é inconclusiva em razão da heterogeneidade dos grupos avaliados e também por se dedicar mais aos aspectos atencionais do que aos da hiperatividade. Os principais parâmetros analisados se referem à amplitude, à latência e à topografia do componente P 300 das respostas evocadas. Os indivíduos portadores de TDAH demonstram potenciais com latência mais prolongada e amplitude diminuídos. Com a introdução de medicamentos, a amplitude do P 300 aumenta, fato não estabelecido claramente quanto à latência[67].

O TDAH é determinado por múltiplas causas, assim a existência do fator genético sob a influência de fatores ambientais resultaria em alterações no desenvolvimento de determinadas estruturas cerebrais ou no sistema de neurotransmissão[56].

A persistência dos sintomas de TDAH na adolescência está associada a grande comprometimento acadêmico e social; no adulto, à formação escolar inferior e conseqüentemente baixo nível de emprego e de salário, além de personalidade anti-social. É freqüente o uso de substâncias ilícitas por adolescentes e adultos jovens com TDAH[68].

Síndrome do Transtorno de Aprendizagem Não-verbal

Caracterizada pela presença de alterações neuropsicológicas decorrentes de lesão do hemisfério cerebral direito, com relativa preservação da função da linguagem. Descrita pela primeira vez por Johnson Milepost, em 1971, essa síndrome tem por principal manifestação clínica a incapacidade do indivíduo em adquirir habilidades de interpretar o significado dos aspectos não-verbais básicos da vida diária, mesmo quando o desempenho intelectual verbal seja normal ou superior[25]. Os transtornos sociais e interpessoais, a pobreza na habilidade de auto-ajuda, dificuldade na aprendizagem de conceitos de direito-esquerdo, dificuldade na habilidade do manejo do tempo, na leitura e no seguimento de mapas ou instruções, dificuldade em matemática e déficit na interpretação de ações, emoções e expressões faciais são as conseqüências mais evidentes dessa síndrome[69,70]. Ela é causada por um comprometimento da substância branca cerebral, e as manifestações clínicas são diretamente proporcionais à quantidade de substância branca destruída na época do desenvolvimento cerebral em que ocorreu a lesão e do desenvolvimento e manutenção da conduta aprendida[71].

REFERÊNCIAS BIBLIOGRÁFICAS

1. GUARDIOLA, L. Z.; ROTTA, N. T. Estudio de las funciones cerebrales superiores en escolares de enseñanza primaria y su relación con la alfabetización. *Rev. Neurol.*, v. 30, p. 806-810, 2000.
2. ALDENKAMP, A. P.; BRONSWIJK, K. Cognitive side effects as an outcome measure in antiepileptic drug treatment: the current debate. In: SILLANPAA, M.; GRAM, L.; JOHANNESSEN, T.; TOMSON, T. (eds.). *Epilepsy and Mental Retardation*. Petersfield: Wrightson Biomedica, 1999. p. 135-146.
3. CONAGGIA, C. M.; GOBBI, G. Learning disability in epilepsy: definitions and classification. *Epilepsia*, v. 42, suppl. 1, p. 2-5, 2001.
4. CALDAS, A. C. A herança de Franz Joseph Gall – O cérebro ao serviço do comportamento humano. In: *A Linguagem Oral*. Portugal: McGraw-Hill de Portugal, 2000. cap. 9, p. 150-192.
5. MILDRED, F. B. Language disorders of children: the bases and diagnoses. In: *Mildred Freburg Berry*. New York: Meredith Corporation, 1969.
6. JUSCZYK, P. How infants adapt speech-processing capacities to native-language structure. *Curr. Direct. Psich. Sci.*, v. 11, p. 15-18, 2002.
7. KLASS, P. E.; NEEDLMAN, R.; ZUCKERMAN, B. The developing brain and early learning. *Arch. Dis. Child*, v. 88, p. 651-654, 2003.
8. BISHOP, D. V. M. How does the brain learn language? Insights from the study of children with and without language impairment. *Dev. Med. Child. Neurol.*, v. 42, p. 133-142, 2000.
9. KUHL, P. K.; WILLIAMS, K. A.; LACERDA, F. Linguistic experience altars phonetic perception in infants by 6 months of age. *Science*, v. 255, p. 606-608, 1992.
10. CASTAÑO, J. Bases neurobiológicas del lenguaje y sus alteraciones. *Rev. Neurol.*, v. 36, p. 781-785, 2003.
11. DAMASIO, A. R.; DAMASIO, H. Brain and language. *Sci. Am.*, v. 267, p. 63-71, 1992.
12. ACOSTA, M. T. Síndrome del hemisferio derecho en niños: correlación funcional y madurativa de los trastornos del aprendizaje no verbales. *Rev. Neurol.*, v. 31, p. 360-367, 2000.
13. MADEU, K. Aphasia. *Arch. Neurol.*, v. 57, p. 892-895, 2000.
14. ROMMELIUS, P. De aphonia rara, misceanea curiosa medico-physica. *Academia Nature Curiosorum*, v. 2, p. 222-227, 1683.
15. DICK, F.; BATES, E.; WULFECK, B. et al. Language deficits, localization, and grammar: evidence for a distributive model of language breakdown in aphasia patients and neurologically intact individuals. *Psych. Review*, v. 108, p. 759-788, 2001.
16. MALONE, M. A.; KERSHNER, J. R.; SWANSON, J. M. Hemispheric processing and methylphenidate effects in attention-deficit hyperactivity disorders. *J. Child Neurol.*, v. 9, p. 181-189, 1994.
17. MESULAN, M. M. A cortical network for directed attention and unilateral neglect. *Ann. Neurol.*, v. 38, p. 561-569, 1981.
18. REBOLLO, M. A. Disfunciones hemisféricas. *Anal Neuropediatr. Latinoam.*, p. 1-19, 1991.
19. ZAIDEL, E. Language in the right hemisphere following callosal disconnection. In: STERMMER, B.; WHITAKER, H. A. *Handbook of Neurolinguistics*. San Diego: Academic Press, 1998. p. 357-413.
20. MOHR, B.; PULVEMÜLLER, F.; MITTELSTÄDT, K. et al. Multiple stimulus presentation facilitates lexical processing. *Neuropsychologia*, v. 34, p. 1003-1013, 1996.
21. JOAN, C. B. Cerebral mechanisms underlying facial, prosodic, and lexical emotional expression: a review of neuropsychological studies and methodological issues. *Neuropsych.*, v. 7, p. 445-463, 1993.
22. NEININGER, B.; PULVEMÜLLER, F. The right hemisphere's role in action word processing: a double case study. *Neurocase*, v. 7, p. 303-317, 2001.

23. SPREEN, O.; RISSER, A. T.; EDGELL, D. Cerebral lateralization. In: SPREEN, O.; RISSER, A. T.; EDGELL, D. *Developmental Neuropsychology*. New York: Oxford University Press, 1995. p. 81-102.
24. GOLDBERG, E.; COSTA, L. D. Hemisphere differences in the acquisition and use of descriptive systems. *Brain Lang.*, v. 14, p. 144-173, 1981.
25. SEMRUD-CLIKEMAN, M.; HYND, G. Right hemispheric dysfunction in non-verbal learning disabilities: social, academic and adaptative functioning in adults and children. *Psychol. Bull.*, v. 107, p. 196-209, 1990.
26. TALLA, P. Language learning disabilities: integrating research approaches. *Curr. Direc. Psych. Sci.*, v. 12, p. 206-211, 2003.
27. RAPIN, I.; ALLEN, D. Syndromes in developmental dysphasia and adult aphasia. In: PLUM, F. Language, Communication and Brain. *New York: Raven*, 1988. p. 56-75.
28. MONTGOMERY, J. Information processing and language comprehension in children with specific language impairment. *Topics in Language Disorders*, v. 22, p. 62-84, 2002.
29. YENE-KOMSHIAN, G. H. Speech perception in brain injured children. In: *Conference by Biological Basis in Language Disabilities*. New York: City University, 1977.
30. MILLS, D. L.; NEVILLE, H. J. Electrophysiological studies of language and language impairment. *Sem. Pediatr. Neurol.*, v. 4, p. 125-134, 1997.
31. MIZIARA, C. S. M. G. *Avaliação das Funções Cognitivas na Epilepsia Focal Benigna da Infância com Descargas Centrotemporais*. São Paulo, 2003, 211p. Tese (Doutorado) – Universidade de São Paulo.
32. PICARD, A.; CHELIOUT-HERAUT, F.; BOUSKRAOUI, M. Sleep EEG and developmental dysphasia. *Dev. Med. Child Neurol.*, v. 40, p. 595-599, 1998.
33. SOPRANO, A. M.; GARCIA, E. F.; CARABALLO, R. et al. Acquired epileptic aphasia: neuropsychological follow-up of 12 patients. *Pediatr. Neurol.*, v. 11, p. 230-235, 1994.
34. DAMASIO, R.; DAMASIO, H. Aphasia and the neural basis of language. In: MESULAM, M. M. *Principles of Behavioral and Cognitive Neurology*. 2. ed. New York: Oxford University Press, 2000. cap. 5, p. 294-315.
35. KANDEL, E. R.; HAWKINS, R. D. Bases biológicas del aprendizaje y de la individualidad. *Science*, v. 5, p. 55-63, 1996.
36. ROTTA, N. T. Aspectos neurológicos de los problemas de aprendizaje. *Anales de Neuropediatria Latinoamericana*, v. 1, p. 11-16, 1988.
37. SQUIRE, L. R. Memory and the hippocampus: a synthesis from findings with rats, monkeys and humans. *Psychol. Rev.*, v. 99, p. 195-231, 1992.
38. POSNER, M. I.; PETERSEN, S. E. The attention system of human brain. *Annu. Rev. Neurosci.*, v. 13, p. 309-325, 1990.
39. LURIA, A. R. *The Working Brain*. New York: NY Basic books, 1973.
40. LURIA, A. R. As principais três unidades funcionais In: *Fundamentos de Neuropsicologia*. Rio de Janeiro: Livros Técnicos Científicos, 1981. cap. 2, p. 27-80.
41. RITTEY, C. D. Learning difficulties: what the neurologist needs to know. *Neurology*, v. 74, p. 30-36, 2003.
42. AMERICAN PSYCHIATRIC ASSOCIATION. *Diagnostic and Statistical Manual of Mental Disorders (DSM-IV)*. 4. ed. Washington: American Psychiatric Press, 1994. p. 39-128.
43. SALMELIN, R.; KIESILA, P.; UUTELA, K. et al. O. Impaired visual word processing in dyslexia revealed with magnetoencephalography. *Ann. Neurol.*, v. 40, p. 157-162, 1996.
44. ÉDEN, G.; VAN METER, J.; RUMSEY, J. et al. Abnormal processing of visual motion in dyslexia revealed by functional brain imaging. *Nature*, v. 382, p. 66-69, 1996.
45. TALLAL, P. E.; POLDRACK, R. A.; DEUTSCH, G. K. et al. Disruption in neural processing of rapid acoustic stimuli in dyslexic children: in fMRI study of developmental dyslexia. *Abbr. Abstr. Soc. Neurosci.*, v. 27, p. 1396, 2001.
46. OSTROSKY-SOLIS, F.; CANSECO, E.; MENESES, S. et al. Neuroelectric correlates of a neuropsychological model of word decoding and semantic processing in normal children. *Int. Neurosci.*, v. 34, p. 97-113, 1987.
47. LOZANO, A.; RAMIREZ, M.; OSTROSKY-SOLIS, F. Neurobiologia de la dislexia del desarrollo: uma revisión. *Rev. Neurol.*, v. 36, p. 1077-1082, 2003.
48. SHAYWTZ, S. E.; SHAIWITZ, B. A.; PUGH, K. R. et al. Functional disruption in the organization of the brain for reading in dyslexia. *Proc. Natl. Acad. Sci. USA*, v. 95, p. 2636-264, 1998.
49. ETCHEPAREBORDA, M. C. Abordaje neurocognitivo y farmacológico de los trastornos específicos del aprendizaje. *Rev. Neurol.*, v. 28, suppl. 2, S81-S93, 1999.
50. ZAMETKIN, A. J. Attention-deficit disorders. Born to the hyperactive? *JAMA*, v. 273, p. 1871-1874, 1995.
51. GALABURDA, A. M. Neuroanatomical basis of developmental dyslexia. *Neurol. Clin.*, v. 11, p. 1 61-173, 1993.
52. HYND, G. W.; SEMRUD-CLIKEMAN, M.; LORYS, A. R.; NOVEY, E. S. et al. Brain morphology in developmental dyslexia and attention disorders/hyperactivity. *Arch. Neurol.*, v. 47, p. 919-926, 1990.
53. GALABURDA, A. M.; SHERMAN, G. F.; ROSEN, G. D. et al. Developmental dyslexia: four consecutive patients with cortical anomalies. *Ann. Neurol.*, v. 18, p. 222-233, 1985.
54. KLINBERG, T.; HEDEUS, M.; TEMPLE, E. et al. Microestructure of temporoparietal White matter as basis for reading. *Neuron.*, v. 25, p. 493-500, 2000.
55. MEISTER, E. K.; BRUCK, I.; ANTONIUK, A. S. et al. Learning disabilities. *Arq. Neuropsiquiatr.*, v. 59, p. 338-341, 2001.
56. MERDIAVILLA-GÁRCIA, C. Neurobiologia del transtorno de hiperatividad. *Rev. Neurol.*, v. 36, p. 555-565, 2003.
57. GOODMAN, R.; STEVENSON, J. A twin study of hyperactivity. II. The etiologic role of genes, family relationships, and perinatal adversity. *J. Child Psychol. Psychiatry*, v. 30, p. 691-709, 1989.
58. BRADLEY, J. D. D.; GOLDEN, C. J. Biological contributions to the presentation and understanding of attention-deficit/hyperactivity: a review. *Clin. Psychol. Rev.*, v. 21, p. 907-929, 2001.
59. FARAONE, S. V.; BIEDERMAN, J. Neurobiology of attention-deficit-hyperactivity disorders. *Biol. Psychiatry*, v. 44, p. 951-958, 1998.
60. CASTELLANOS, F. X.; ACOSTA, M. T. El síndrome de déficit de atención con hiperactividad como expresión de un transtorno orgánico. *Rev. Neurol.*, v. 35, p. 1-11, 2002.
61. FILIPEK, P. A.; SEMRUD-CLIKEMAN, M.; STEINGARD, R. J. et al. Volumetric MRI analysis comparing subjects having attention-deficit hyperactivity disorders with normal controls. *Neurology*, v. 48, p. 589-601, 1997.
62. NOPOULOS, P.; BERG, S.; CASTELLENOS, F. X. et al. Developmental brain anomalies in children with attention-deficit hyperactivity disorders. *J. Child. Neurol.*, v. 15, p. 102-108, 2000.
63. SWANSON, J. M.; SERGEANT, J. A.; TAYLOR. E. et al. Attention-deficit hyperactivity disorder and hyperkinetic disorder. *Lancet*, v. 351, p. 429-433, 1998.
64. CASTELLANOS, F. X.; TANNOCK, R. Neuroscience of attention-deficit/hyperactivity disorders: the search for endophenotypes. *Nat. Neurosci.*, v. 3, p. 617-628, 2002.
65. SOLANTO, M. V. Neuropychopharmacological mechanisms of stimulant drug action in attention-deficit hyperactivity disorders: a review and integration. *Behav. Brain Res.*, v. 94, p. 127-152, 1998.
66. GAINETDINOV, R. R.; WETSEL, W. C.; JONES, S. R. et al. Role of serotonin in the paradoxical calming effect of psychostimulants on hyperactivity. *Science*, v. 283, p. 397-400, 1999.
67. NARBONA-GARCIA, J.; SANCHES-CARPINTERO, R. Neurobiologia del transtorno de la aténcion e hipercinesis em el niño. *Rev. Neurol.*, v. 28, suppl., S160-164, 1999.
68. ALASTAIR, J. J.; WOOD, M. D. Treatment of attention-deficit-hyperactivity disorders. *New Engl. J. Med.*, v. 340, p. 780-788, 1999.
69. GROSS-TSUR, V.; SHALEV, R. S.; AMIR, N. Developmental right hemisphere syndrome: clinical, spectrum in the non-verbal learning disability. *J. Learn Disabil.*, v. 28, p. 80-86, 1995.
70. HARNADEK, M. C.; ROURKE, B. P. Principal identifying features of the syndrome of non-verbal learning in children. *J. Learn Disabil.*, v. 27, p. 144-154, 1994.
71. ROURKE, B. P. Introduction: the NLD syndrome and the white matter model. In: Syndrome of Non-verbal Learning Disabilities. *Neurodevelopment Manifestations*. London: The Guildford Press/New York, 1995.

BIBLIOGRAFIA COMPLEMENTAR

MULAS, F.; MORAN, F. Niños com riesgo de padecer dificultades em el aprendizaje. Rev. Neurol., v. 28, suppl. 2, S76-S80, 1999.

PENNINGTON, B. F. Annotation. The genetics of dislexia. *J. Child Psychol. Psychiatry*, v. 31, p. 193-201, 1990.

ROBINSON, R. The causes of language disorders, introduction and overview. In: Proceedings of the First International Symposium Specific Speech-Language Disorders in Children. England: University of Reading, 1987. p. 1-19.

CAPÍTULO 76

Distúrbios Psiquiátricos Infantis e Reabilitação

Paulo Germano Marmorato

INTRODUÇÃO

Crianças e adolescentes que possuem alguma deficiência – motora, sensorial ou psíquica – apresentam uma série de condições que as tornam mais suscetíveis a quadros psicopatológicos. Tais condições vão desde um substrato etiológico comum – no caso de uma criança cuja lesão cerebral difusa cause paralisia motora e deficiência intelectual – até casos sem patologia cerebral de base, mas que em razão de adversidades, como abusos de diversas naturezas ou condições sociais muito desfavoráveis, vem a desenvolver doenças depressivas ou ansiosas. Pode-se dizer que, na maioria dos casos, componentes biológicos, psicológicos e sociais estão envolvidos sinergicamente, isto é, associados de modo a se reforçarem mutuamente e levar ao resultante patológico final.

O cuidado de crianças portadoras de deficiências requer uma atenciosa avaliação de sua condição psíquica. A multiplicidade de fatores envolvidos no desenvolvimento psíquico infantil demanda a consideração de aspectos que vão desde os genéticos, passando pelos processos de maturação do sistema nervoso central até questões que envolvem a psicologia individual, familiar e social. Uma abordagem que exclua alguns desses fatores estará fadada a ser menos eficaz, quando não prejudicial para a criança.

A consideração da existência de doenças mentais em crianças deficientes é imprescindível em qualquer avaliação. Podemos enumerar os seguintes pontos como justificativa:

- É fato bem estabelecido que crianças deficientes apresentam prevalência de diagnósticos psiquiátricos maior do que a população em geral. O clássico estudo epidemiológico de Rutter, na Ilha de Wight, no Reino Unido, constatou a alta prevalência de quadros mentais em crianças deficientes[1].
- A ocorrência de transtornos mentais tende a dificultar em muito o desenvolvimento da criança, uma vez que nessas situações são diminuídos os recursos disponíveis para lidar com os estímulos dos meios externo e interno naturalmente existentes, cuja interação é necessária para a maturação cerebral. Assim, as capacidades cognitivas, afetivas e sociais da criança estarão prejudicadas, afetando, por fim, a formação de sua personalidade. Alguns comportamentos e manifestações emocionais podem ser considerados *normais* em vista da deficiência da criança, quando na realidade representam uma manifestação de adoecimento que não faz parte dessa deficiência, que poderia ser evitada, debilitando ainda mais a criança. Nesse sentido, possíveis programas de habilitação a serem realizados com a criança terão resultados aquém do esperado se não houver adequada abordagem psiquiátrica/psicológica.
- Diversas doenças que resultam em deficiências motoras concorrem com alterações mentais em razão de compartilharem de um mesmo substrato fisiopatológico, como no caso de anóxias cerebrais, certos traumas cranioencefálicos e em uma diversidade de síndromes genéticas.

Além disso, a criança deficiente está exposta, com maior frequência, a uma série de estressores psicossociais – abusos físico, emocional e sexual; discriminação e estigma social; acesso restrito a programas educacionais adequados – que também contribui para a ocorrência de quadros psicopatológicos.

Uma vez que *este capítulo* destina-se especialmente aos profissionais envolvidos com o processo de reabilitação, acreditamos que será útil expor alguns princípios básicos da avaliação psiquiátrica de uma criança, já que esta requer uma abordagem qualitativamente distinta das avaliações clínicas habituais. Será feita também uma breve exposição dos diagnósticos psiquiátricos mais comuns e, em seguida, de ocorrência nas deficiências mais habitualmente encontradas.

ASPECTOS GERAIS DA PSIQUIATRIA INFANTIL

Deve-se ter em mente que a apresentação dos quadros clínicos em indivíduos mais jovens tende a ser distinta daquela que acontece nos adultos. Por exemplo, uma criança de 12 anos com depressão pode ser trazida pelos pais em decorrência de inquietação, agressividade, evasão escolar e fuga de casa, sem referências a uma suposta alteração do humor. O avaliador deve estar familiarizado com essas variações. É nesse sentido que se faz imprescindível o conhecimento do processo de desenvolvimento das crianças e adolescentes e seus correlatos psicopatológicos.

Para uma coerente avaliação psiquiátrica é importante distinguir de forma adequada diferentes níveis de fenômenos psicopatológicos que são habitualmente confundidos. Pode-se resumi-los como se segue:

- *Sinais e sintomas*: alterações particulares de determinadas funções psíquicas (por exemplo alucinações – como alteração da sensopercepção –, delírios – como alteração do juízo –, hipomnésia – como alteração da memória –, fácies depressiva – como alteração do humor – etc.) não constituem um diagnóstico distinto por si só.
- *Quadros sindrômicos*: são conjuntos de sinais e sintomas que tendem a ocorrer agrupados, delimitando quadros mórbidos inespecíficos de diversas origens possíveis.

Por exemplo, síndrome psicótica, síndrome mental orgânica, síndrome ansiosa etc.
- *Doenças propriamente ditas*: são quadros mórbidos que possuem manifestação clínica (quadro sindrômico), etiologia e fisiopatologia relativamente bem estabelecidas. Por exemplo, demência vascular, síndrome do X frágil e distrofia miotônica de Duchenne.

No entanto, a maioria dos diagnósticos psiquiátricos situa-se em um nível intermediário entre as síndromes e as doenças *stricto sensu*, pois não constituem entidades mórbidas com etiologia e fisiopatologia bem esclarecidas. Nesse nível, encontram-se os diagnósticos de depressão, transtorno obsessivo-compulsivo, esquizofrenias, transtorno de déficit de atenção com hiperatividade (TDAH), entre outros. Em virtude disso, esses diagnósticos recebem a alcunha de *transtornos* (ou *disorders*, na língua inglesa) na nomenclatura atual.

Quanto mais precoce o quadro psicopatológico, menos específicas tendem a ser as alterações e, assim, maior será a dificuldade para a delimitação de um diagnóstico preciso. Isto leva à necessidade de um acompanhamento longitudinal, isto é, ao longo de um extenso período, meses ou anos, a fim de obter uma caracterização mais precisa, que muitas vezes só a evolução do quadro clínico pode oferecer. Daí que uma postura cautelosa e uma avaliação o mais ampla possível são recomendadas, já que se trata de uma área em que há muito mais incertezas do que conhecimentos sólidos. O profissional deve ter flexibilidade para reconsiderar seus diagnósticos e condutas ao longo do tempo.

A seguir, serão tratados, brevemente, alguns temas que devem sempre permear o raciocínio clínico na psiquiatria infantil.

Desenvolvimento

Ao se avaliar as condições psíquicas de uma criança, é essencial que se considere a noção de *desenvolvimento*, um dos conceitos fundamentais em psiquiatria e psicologia infantil. A idéia de desenvolvimento pressupõe o ganho progressivo de habilidades e funções. Segundo Piaget, esse ganho se dá por meio de processos complementares de acúmulo quantitativo (assimilação) de novas informações, bem como de reajuste qualitativo (acomodação) dos esquemas mentais a situações mais complexas. Poderíamos exemplificar o ganho de novo vocabulário como quantitativo (assimilação) e a utilização deste em construções gramaticais mais elaboradas como qualitativa (acomodação). Existe uma ordem relativamente bem estabelecida para a aquisição dessas funções; sem as fundamentais, as posteriores, mais avançadas e complexas, não poderão ser realizadas, pois carecerão de uma base sólida em que se apoiar. A abordagem do desenvolvimento é essencial, uma vez que a criança passa por rápidas e contínuas transformações ao longo do tempo. Quando algumas dessas transformações fundamentais são interrompidas por uma doença, o desenvolvimento posterior será bastante prejudicado, muitas vezes de forma irreversível. Cabe aos profissionais de saúde evitar que isso ocorra.

Contexto Familiar

O núcleo familiar exerce um papel fundamental na vida e desenvolvimento da criança, desde sua gestação até a adolescência. A família transmite desde os genes até seus nomes e história, que influenciarão de modo mais direto ou sutil o curso daquela nova vida. É a família que fornece os suportes vitais para a criança na forma de alimento, calor, carinho e interação, propiciando o desenvolvimento corporal, cognitivo emocional e social. Alterações no funcionamento familiar podem se refletir de diversas formas sobre a criança.

É útil a consideração da família como um sistema cujas unidades são os seus membros. Como sistema, é regido por regras de funcionamento mais ou menos estabelecidas, ainda que não explicitadas, e trata-se de um sistema dinâmico já que está naturalmente sujeito a mudanças ao longo do tempo. Em analogia aos sistemas corporais humanos, também é suscetível a adoecimentos e, nesse caso, todos os seus membros podem ser afetados. De modo inverso, o adoecimento de um dos membros pode causar o adoecimento do sistema como um todo.

Com o tempo, as famílias desenvolvem um conjunto de padrões de interações que se torna relativamente estável. Esses padrões estão relacionados a crenças, percepções e expectativas que diferentes membros da família possuem, algumas das quais podem ser compartilhadas e também podem se tornar relativamente fixas.

Em famílias com uma criança doente, o comportamento sintomático pode freqüentemente tomar um papel central nas transações familiares ao ponto de que muito do que acontece parece se mover em torno desse modo de interação sintomático, de modo a tanto reforçar o sintoma quanto ser mantido por ele.

A estabilidade e a previsibilidade do ambiente familiar é um aspecto importante da vida da família, já que provém o contexto em que as necessidades de desenvolvimento dos indivíduos são encontradas. Por exemplo, a necessidade de uma criança de dependência e ligação requer um grau de estabilidade e constância na família, mas conforme a criança se desenvolve, a família deve encontrar maneiras de contemplar suas necessidade de independência e separação.

Os relacionamentos na família, o clima emocional e os padrões de interação são uma parte importante da complexa matriz de contribuintes para o desenvolvimento e/ou manutenção da psicopatologia individual.

Funcionamento familiar ruim, discórdia e parentagem inadequada são, em geral, mais altos em amostras clínicas do que em grupos controles (Beavers e Hampson), mas é provável que isto seja um reflexo da interação complexa ao longo do tempo entre o efeito do ambiente familiar; características de personalidade e temperamento da criança; o impacto do transtorno na família; fatores de resistência, e fatores mediados geneticamente[1].

O fato de que padrões disfuncionais de funcionamento da família possam ser a causa subjacente dos problemas da criança e devam ser abordados para ajudá-la não deve ser supervalorizado, pois tomado de maneira simplista será terapeuticamente inútil e, se não manejado com cuidado, poderá reforçar sentimentos de culpa e acusação entre os membros da família.

Contexto Escolar

Como extensão do núcleo familiar, a escola é o ambiente em que a criança expandirá seu aprendizado motor, cognitivo e social. A escola é uma fonte preciosa de informações sobre a criança, em que são feitas observações de pontos de vista distintos daqueles realizados pela família. Justamente por isso, é comum que sejam os professores os primeiros a perceber que algo não anda bem com a criança e a recomendar uma avaliação. Além disso, quando ocorrem quadros de alteração comportamental na criança, é importante que se verifique se tais comportamentos acontecem apenas em casa e não na escola, ou vice-versa, de modo a distinguir possíveis problemas do ambiente e da interação da criança com esse no conjunto de variáveis causais do quadro.

Vulnerabilidade e Resiliência

Para termos um conhecimento amplo dos fatores que influenciam a gênese e a evolução dos quadros psiquiátricos, é importante que se avalie a *vulnerabilidade*, isto é, o conjunto de fatores que torna a criança mais suscetível à psicopatologia e que contribui para a ocorrência de um quadro psiquiátrico. A maioria das crianças consegue lidar com situação de risco leve, sem conseqüências sérias para o seu desenvolvimento. A vulnerabilidade ocorre quando há acumulo de fatores de risco. Assim, uma criança com alguma carga genética para certos quadros psiquiátricos, somada a más condições sociais, suporte familiar pobre, deficiência física, entre outros, será mais vulnerável ao desenvolvimento de tais quadros. Como fatores de risco, pode-se classificar:

- Riscos biológicos (saúde física; baixo peso ao nascimento).
- Riscos socioeconômicos (etnia, desemprego, educação, renda, tamanho da família).
- Saúde mental e inteligência materna (transtorno psiquiátrico, habilidade verbal, ansiedade).
- Dinâmica e suporte familiar (discórdia conjugal, negatividade, suporte social, eventos vitais estressantes).

Como *resiliência*, entende-se a habilidade para empreender um bom desenvolvimento e adaptação em um contexto de risco ou em evolução mais benigna, ou a capacidade de recuperação diante de uma determinada doença. Como fatores de resiliência, são considerados aqueles que podem contribuir para a manutenção de um psiquismo saudável a despeito de fatores patogênicos. Como tais, pode-se considerar características de temperamento, bom suporte familiar, bom nível de inteligência, constituição física geral saudável, entre outros.

Três principais dimensões de características distinguem a criança resiliente da mais vulnerável ao estresse:

- Atributos disposicionais (por exemplo, temperamento, habilidades cognitivas; *self beliefs*).
- Características familiares (proximidade, coesão, trocas afetivas).
- A disponibilidade e o uso de sistemas de suporte externo por membros da família.

É importante notar que esses fatores devem ser analisados de forma particular em cada caso. Sabe-se, por exemplo, que, em determinadas doenças, um bom nível de inteligência pode aumentar o risco para tentativas de suicídio, uma vez que uma percepção mais claras das perdas decorrentes pode trazer um vivência mais dolorosa e insuportável ao sujeito.

Fisiopatologia

É importante esclarecer se a alteração psicopatológica manifestada pela criança tem a mesma origem que a deficiência física. Naturalmente, considera-se, aqui, aquelas doenças que afetam o sistema nervoso central, tais como paralisia cerebral, traumas cranioencefálicos (TCE), acidentes vasculares cerebrais (AVC) e algumas síndromes genéticas, tais como a síndrome de Angelman, a síndrome de Rett etc. Não se deve esquecer, enfim, dos casos em que o quadro psiquiátrico ocorre independentemente do quadro físico, como em qualquer outra criança.

Em geral, os transtornos mentais em crianças e adolescentes possuem, assim como nos adultos, etiopatogenia multifatorial.

Na avaliação de uma criança, deve-se considerar desde as doenças de causa orgânicas (como uma epilepsia) até aquelas psicológicas e ambientais (como uma reação ansiosa diante do nascimento de um novo irmão). No entanto, uma posição dualista em que mente e corpo são considerados entidades completamente distintas não costumam ajudar um bom raciocínio clínico. Isto é percebido facilmente em casos em que afecções orgânicas têm sérias conseqüências sobre o desenvolvimento psicológico e em que eventos de forte estresse psicológico podem desencadear alterações orgânicas de curso agudo ou crônico. Assim, uma criança exposta a um longo período de abuso emocional pode desenvolver depressão, com fisiopatologia orgânica que ganhe independência de sua causa original. Por outro lado, uma criança com diabetes tipo 1 tem uma chance aumentada de desenvolver sofrimento psíquico que não deve ser ignorada, sob pena de ter uma pior evolução de sua doença endocrinológica, a despeito de um tratamento adequado do ponto de vista técnico.

Uma vez que se usa o referencial biológico, alguns conceitos gerais sobre as relações entre o cérebro e o comportamento podem ser úteis, apesar de necessitarem de cautela para grandes generalizações.

O conhecimento da função cortical dos lobos cerebrais, assim como de algumas outras estruturas, pode ajudar a fazer correlações de utilidade clínica. Em relação aos lobos cerebrais, daremos maior importância aos frontais e temporais em decorrência de sua maior relevância para os processos mentais. Os primeiros estão associados a funções executivas e motoras, como fala, organização e planejamento de atividades complexas. Lesões nessa estrutura levam a alguns tipos de afasias, apraxias (como inabilidade para planejar e executar movimentos, por exemplo, vestir-se), déficits de atenção, planejamento e execução de atividades complexas. Os lobos temporais e sistema límbico estão associados a funções de memória e regulação de emoções, com ligações íntimas com outras estruturas relacionadas à expressão emocional e memória (hipotálamo e núcleos basais de Meynert), assim como com outras áreas corticais. *Déjà-vu*, sintomas alucinatórios, embotamento afetivo e desregulações emocionais (irritabilidade, crises de pânico) estão ligadas a disfunções nessas áreas.

Lipowski sugere a classificação de síndromes cérebro-comportamentais em localizadas e generalizadas:

- *Localizadas*: afetariam partes específicas do cérebro com repercussão nas funções que essas estruturas governam. Por exemplo, síndromes amnésticas e alterações de personalidade decorrentes de lesões frontais e/ou temporais; transtorno específicos da linguagem, transtorno de aprendizado e habilidade motora, e TDAH (áreas frontais); transtorno obsessivo-compulsivo (TOC) e síndrome de Gilles de la Tourette (áreas de gânglios da base e córtex frontal). No entanto, tais relações são ainda relativamente frágeis_ e muitos estudos serão necessários para sua consolidação, permanecendo as associações de síndromes localizadas em psiquiatria infantil sujeitas a muita especulação.
- *Generalizadas*: afetariam difusamente o cérebro, sem uma função específica afetada. Por exemplo, *delirium*, algumas demências, retardos mentais de diversas etiologias, como anóxia perinatal, e algumas síndromes genéticas.

Aspectos Profissionais

A área da psiquiatria infantil traz uma série de complexidades que podem desestimular o profissional a se voltar a ela. Trata-se de um campo de estudo que, há relativamente pouco tempo, tem recebido maior atenção de médicos e pesquisadores, mas muito desconhecimento ainda paira sobre quadros psiquiátricos na infância e diversos conceitos estão em reformulação. É uma especialidade de incertezas e por isso preceitos de boa prática clínica devem ser ressaltados.

É ainda nossa tarefa nos questionarmos criticamente sobre nossas condutas e seus efeitos sobre nossos pacientes. Isto porque a grande disponibilidade de recursos técnicos para o tratamento traz o risco de perder o foco dos atos, tornando-nos cumpridores de papéis meramente técnicos, sem auto-implicação e de sentido esvaziado.

Por fim, é necessária a promoção de melhor interação entre psiquiatras, demais médicos e profissionais de saúde, de modo a realizar tratamentos que sejam de fato integrais.

ANAMNESE E SEMIOLOGIA PSIQUIÁTRICAS

A questão da presença dos pais ou responsáveis durante a consulta pode variar conforme a situação particular de cada caso. Em geral, recomenda-se, no início, avaliar criança acompanhada dos pais, de modo que ela possa sentir-se mais segura diante do um novo desconhecido. Após a entrevista inicial, recomenda-se realizar a entrevista a sós com a criança. No caso dos adolescentes mais velhos, essa ordem em geral se inverte: primeiro o adolescente sozinho, depois acompanhado dos responsáveis. No entanto, há várias exceções, como em casos, por exemplo, de um adolescente muito inseguro ou paranóide.

É importante que, em algum momento, a avaliação seja feita em conjunto com os responsáveis a fim de envolvê-los no processo terapêutico da intervenção e não abordar o paciente como o único objeto de atenção da consulta. Do mesmo modo, o paciente e o médico não devem ser os únicos responsáveis pela resolução do problema apresentado. Por isso, é importante investigar as expectativas que os familiares envolvidos tem em relação à consulta e ao suposto tratamento. Nesse sentido, é importante manter um equilíbrio na escuta dos familiares e do paciente, já que caso eles não sejam compreendidos nas suas demandas, poderão simplesmente não seguir as orientações fornecidas e procurar um outro profissional[2]. Com freqüência, familiares focam excessivamente os sintomas da criança enquanto negam qualquer doença familiar, um mecanismo de defesa que deve ser reconhecido.

Ainda no caso de adolescentes, deve-se ter o cuidado para evitar a reprodução do papel realizado por pais e outras figuras de autoridade, fato que pode comprometer a confiança do adolescente no médico. Deve-se também evitar a tendência de ater-se mais às exteriorizações, isto é, aos comportamentos e atuações que o adolescente tende a levantar e procurar dar ouvido ao que se passa com ele, aos sentimentos que evocaram tal ação, assim como aos seus temores e necessidades não manifestos. Isto pode ter o efeito positivo de uma quebra no padrão de abordagem a que esse jovem era submetido até então, e possibilitar a revelação de fatos até então omitidos. Quando um adolescente insiste em não colaborar com a entrevista ou se percebe a repetição de atitudes agressivas, é melhor apontar a natureza disruptiva ou negativa do comportamento, em vez de simplesmente a corrigir.

Para que se possa estabelecer uma boa relação médico-paciente e obter o máximo de informações relevantes, é preciso estabelecer um contato e realizar um diálogo o mais próximo do nível de compreensão e do universo da criança. A freqüente frase "a criança estava resistente" poderia muitas vezes ser substituída por "o examinador teve dificuldades em se comunicar com a criança". Para isso, é essencial ajustar sua linguagem à dela, de modo que ela o compreenda e possa sentir-se confortada. Isto se dá tanto pelo vocabulário (por exemplo, utilizando nervoso, ao invés de ansioso) quanto pelo modo e tom de voz do avaliador, sem que seja artificialmente infantilizada. A entrevista diagnóstica é freqüentemente o contato inicial entre a criança e o médico; e este é o primeiro passo para o estabelecimento de uma aliança de tratamento. No início da entrevista, deve-se esclarecer para a criança o motivo da consulta, para dissipar possíveis temores, como medo de injeção. Explicar também o propósito da entrevista e como esta ocorrerá.

Em razão da grande variedade contextual oferecida pela avaliação de crianças e adolescentes, o avaliador deve ter uma postura flexível, que possa se ajustar da melhor maneira para lidar com determinada situação. No caso de crianças, alguns recursos de fácil emprego podem ser bastante úteis. A realização de desenhos por parte da criança, por exemplo, pode ter várias funções: ajudar no estabelecimento de relação empática com a criança, que assim pode começar a desfazer a figura do médico como um estranho ameaçador; oferecer um recurso de avaliação de habilidades que envolve praxia, capacidade de organização, capacidade simbólica, nível de abstração; indicação indireta de condições psicopatológicas, como estado de humor; e revelação de conteúdos do pensamento de difícil expressão verbal, como nos casos de abusos físico e sexual. Outros recursos, como jogos e brincadeiras simples, também podem ser usados com esses intuitos.

Crianças e adolescentes são melhores informantes sobre seus próprios estados internos que seus pais, e sabem mais sobre atitudes anti-sociais e uso de drogas. Recomenda-se obter informações por meio de exemplos específicos ocorridos com a criança ao invés de ater-se somente a verificações de conceitos que freqüentemente não são conhecidos pelos entrevistados. Por exemplo, ao invés de perguntar: "seu filho tem apresentado problemas de atenção?", é mais esclarecedor perguntar: "ele consegue permanecer em atividades sem se distrair ou mudar rapidamente seu interesse?".

O avaliador deve estar atento às posturas e expectativas do paciente e também para as relações familiares, que podem ser observadas pelas atitudes durante as avaliações. É comum, por exemplo, que pais levem seus filhos ao médico usando de justificativas enganosas e que durante a consulta procurem transmitir informações escondidas dos filhos. Não raro, a própria avaliação médica é usada previamente como uma forma de ameaça. São atitudes que denotam, no mínimo, dificuldades e inseguranças na comunicação familiar, mas também agressividade velada. No caso de adolescentes, é comum adesão passiva à consulta como forma de barganha com os pais, casos em que é importante verificar se ele está consciente de possíveis problemas ou reconhece algum sofrimento próprio ou alheio.

Uma boa avaliação requer a investigação de diversos aspectos, que inclusive extrapolam a esfera estritamente médica. Assim, fatores sociais (como condições de moradia), fatores socioeconômicos, dinâmica familiar e aspectos psicológicos devem ser vistos. Uma criança que receba um antidepressivo não estará sendo tratada adequadamente caso eventos como abusos físicos e emocionais continuarem a ocorrer e ser ignorados.

Anamnese

Para que se obtenham informações suficientes para a realização de um diagnóstico adequado, é necessário a obtenção dos seguintes dados de anamnese:

- Apresentação cronológica dos sintomas
  - Início, freqüência, intensidade, duração e local de ocorrência (casa, escola etc.). Verificar se os sintomas relatados ocorrem em momentos e locais específicos ou se tendem ocupam a maior parte do dia da criança, independentemente do local.
  - Foram feitas tentativas prévias de resolver o problema? Por que especialmente *neste dia* decidiu-se por procurar auxílio médico?
  - É importante a descrição do funcionamento geral da criança previamente ao início do problema ou durante períodos assintomáticos.

- Como os pais reagem diante do comportamento da criança, que atitudes tomam, como se estabelecem limites, como e diante de que situações punem a criança?
- Na escola: como se adaptou, comportamento geral, desempenho acadêmico, relações com colegas, professores e funcionários. Gosta de ir à escola? Faz as tarefas escolares em casa?

■ Gestação e parto: especial atenção para condições de risco, como problemas gestacionais, uso de medicações, álcool ou drogas nesse período; problemas no periparto que tenham ocasionado hipóxia, e evidências de que isto possa ter ocorrido, como cianose, presença de mecônio, convulsão etc.

■ Desenvolvimento neuropsicomotor
- Idade de apresentação esperada para as seguintes habilidades:
  - Sorriso social (três meses); sentar sem apoio (seis meses); primeiros passos sem apoio (um ano); primeiras palavras (um ano); sentenças de pelo menos duas palavras (dois anos); continência fecal (dois anos); continência urinária diurna e noturna (dos dois aos quatro anos).
  - Houve quadro de convulsões? Na vigência ou não de febre?
  - Temperamento: modo habitual de responder a diversas situações, nível de impulsividade, tendência a isolamento ou interação social.
  - Padrão de relacionamento social.
  - Problemas no desenvolvimento precoce: podem indicar problemas relacionados diretamente com a causa em questão, assim como serem independentes desta, mas representarem uma maior vulnerabilidade e menor aptidão para lidar com as situações atuais.
  - Puberdade: início de aparecimento de caracteres sexuais secundários, menarca e posturas diante dessas mudanças.

■ Contexto familiar
- Relações familiares: com quem vive, quantas pessoas moram em sua casa. Quem dorme em seu quarto. Com quem tem relações mais próximas. Ambiente familiar (por exemplo, brigas constantes). Condição conjugal, financeira-trabalhista, presença de violência doméstica, proximidade e suporte de outros familiares (como avós) e amigos. Comunicação dos pais com filhos.
- Separações: dos pais entre si, da criança de algum deles, assim como de algum familiar de importância singular (por exemplo, avó) e sua reação a curto e longo prazo diante dessa ausência.
- Antecedentes médicos e psiquiátricos dos pais. Aspectos psiquiátricos dos pais, em decorrência de implicâncias hereditárias de vulnerabilidade a certos transtornos mentais, assim como do ambiente emocional, possivelmente disfuncional, que pode ocorrer nesses casos.
- Investigar as crenças familiares e da criança sobre as causas e motivações do problema, bem como sua inserção cultural. Isto terá importância em como será recebida e seguida a explicação e orientação do médico. Por exemplo, um casal que traz sua filha de 15 anos com uma paralisia histérica, acreditando que isto seja resultado de um encosto, provavelmente não seguirá as orientações dadas, não respeitará sua concepção e não serão negociadas medidas que possam contemplar as duas concepções da doença.
- Atitude negativista diante de problemas é comum em famílias disfuncionais, em que a relação conjugal não funciona bem e a criança em sofrimento é necessária para manter a família unida. Em geral, os transtornos mentais em crianças e adolescentes possuem etiopatogenia multifatorial. Por isso, a avaliação também será realizada no sentido de se investigar os vários fatores em jogo na apresentação de determinado problema, e nas percepções e significados que diferentes membros da família têm sobre o problema.

O produto da entrevista não deve ser apenas a obtenção de informações. Ela é mais eficaz quando a criança sente que algo importante a respeito dela foi compreendido por alguém que se importa e deseja (e talvez possa) ajudar. Uma boa entrevista deve ter coleta eficiente de informação, olho observador e projeção de interesse e preocupação sobre os problemas da criança.

A entrevista tem efeito tanto no sentido de possibilitar uma avaliação abrangente da situação de vida do paciente como o de proporcionar um efeito terapêutico em si pelo fato de oferecer escuta, realizar uma interlocução e proporcionar a comunicação entre os membros da família. O adiamento em se estabelecer um diálogo entre pais e filhos polarizados pode resultar num posterior enrijecimento da posição parental com concomitante deterioração do comportamento da criança. É uma espiral destrutiva que pode ser prevenida com uma intervenção imediata e vigorosa.

Semiologia Psiquiátrica

No exame psíquico, atenta-se para os fenômenos e as manifestações de psiquismo da criança durante o breve período de contato, isto é, no chamado corte transversal. As informações do corte longitudinal: histórias da família e da vida da criança são obtidas em sua maior parte com os pais e outros adultos.

Sem dúvida, o exame psíquico é fundamental para uma compreensão e entendimento mais claros da criança, já que o profissional é amparado por uma formação técnica mais apurada em termos de conhecimento psicopatológico, assim como por uma disposição afetiva para compartilhar vivências da criança, não habitualmente realizadas pelos observadores adultos convencionais.

Como condição fundamental, esse compartilhar se assenta sobre o sentimento de confiança, algo que pode ocorrer de imediato ou necessitar de anos para se desenvolver. Esse segundo caso justifica, ao menos em parte, a necessidade de um longo acompanhamento para que um diagnóstico seja estabelecido.

Limitar-nos-emos a expor, aqui, aspectos especialmente importantes para a semiologia em psiquiatria infantil:

■ Apresentação
- Notar se a aparência física geral da criança corresponde a esperada para a idade cronológica. Discrepâncias podem indicar um desenvolvimento atrasado em razão de síndromes genéticas, carência alimentar, ausência de estímulos etc.
- Verificar estatura, tamanho da cabeça, sinais e *estigmas* indicativos de síndromes, como síndrome de Down, síndrome do X frágil, síndrome alcoólica fetal, síndrome de Prader-Willi e distúrbios neurocutâneos.
- Observar o modo como a criança está vestida, o que dá informações significativas sobre o seu cuidador. No caso de adolescentes, esse dado também pode ser bastante rico em informações.
- Investigar ativamente por sinais de abuso físico (por exemplo, hematomas, vergões, queimaduras e outras

lesões) e negligência (por exemplo, má higiene, vestuário inapropriado para o tempo).
- Atitude e psicomotricidade
    - Observar presença de hipotonias, tiques, coréia, atetoses e outros movimentos involuntários, *marcha* e habilidades motoras. Verificar se as habilidades motoras correspondem ao esperado para a faixa etária.
    - Observar nível de atividade, *psicomotricidade*, inquietude, desinibição, bem como se é falante, o mutismo, em negativismo. A *hiperatividade* pode refletir medo do ambiente hospitalar em geral, mas circunstâncias intimidativas inibem a atividade de crianças hiperativas.
    - Como a criança se comporta em relação aos pais: ignora pedidos, é desafiadora, procura por proteção, insiste em ficar no colo com dez anos de idade? Como explora o ambiente? Como reage diante de um objeto (por exemplo, uma caneta) oferecido a ela? É espontânea, ativa ou passiva? É obediente ou desafiadora?
- Sensopercepção
    - Em crianças, pode ser difícil discernir fenômenos *alucinatórios* de imaginações e fantasias, algo que já não se espera que ocorra em adolescentes. Cuidado para não supervalorizar alterações ocorridas em estados alterados de consciência, como as alucinações hipnagógicas.
    - Em crianças, essas alterações podem ocorrer permeados por objetos do seu contexto, como imagens e sons de desenhos animados, *videogames*, fantasmas, monstros.
    - É mais comum a ocorrência de *alucinações visuais* em crianças do que em adultos. É necessária investigação ativa do entrevistador, já que as crianças não relatam espontaneamente esse tipo de sintoma.
- Linguagem
    - Este é um importante parâmetro no estágio de evolução cognitiva e afetiva de uma criança, e um meio para expor seu pensamento e desejos.
    - A maioria das palavras de uma criança de três anos deve ser inteligível a um não membro da família.
    - As palavras de uma criança de cinco anos devem ser inteligíveis.
    - O conteúdo do discurso de uma criança de três a cinco anos nem sempre faz sentido a não ser que o ouvinte seja familiar ao mundo da criança.
    - Vocabulário, gramática (meio social, familiar e escolar após sete anos de idade).
- Pensamento
    - *Pensamento mágico* é típico do pré-escolar (três a sete anos de idade). Por exemplo: "hoje choveu porque a nuvem estava triste". A criança tende a ser mais maleável do que a ideação delirante.
    - *Pensamento lógico* e geralmente *concreto* é típico da criança de 7 a 12 anos. Por exemplo: Preciso de dinheiro para aquele brinquedo.
    - O processo de pensamento do adolescente deve estar amadurecido, capaz de elaborar conceitos abstratos como o de amizade, aventura, tristeza, com a possibilidade de fazer discernimento dos fatos por meio de múltiplos pontos de vista.
    - Crianças comumente não apresentam sintomas obsessivo-compulsivos e psicóticos de forma espontânea, por isso devem ser questionadas ativamente.
    - *Idéias de morte* e sua compreensão surgem em geral a partir dos oito anos de idade.
- Juízo e crítica
    - Desenvolvimento de *pensamento lógico*.
    - Discernimento do *juízo* deve ser ponderado com a capacidade esperada para a idade da criança.
    - Conceitos ético-morais. O que faria se encontrasse uma carteira na rua? O que pensa de um mendigo pedindo dinheiro na rua?
    - *Delírios* ocorrem em quadros psicóticos precoces, são pouco sistematizados, mais simples e mutáveis. Cuidado no diferencial com idéias mágicas normais. Há também *amigo imaginário*.
- Humor e afeto
    - O examinador deve perguntar diretamente sobre a presença de *tristeza*, se tem chorado com freqüência, pois o choro tende a ocorrer com mais freqüência do que em adultos, apesar de ter significados distintos.
    - Em geral, crianças pequenas sentem-se deprimidas quando se sentem desamparadas, não amadas, quaisquer que sejam as razões para tal. Crianças são, muitas vezes, incapazes de oferecer um relato claro do seu estado de *humor*; muitas vezes, é necessária a informação do responsável.
    - Adolescentes são capazes de descrever seu próprio humor e freqüentemente relatam mais tristeza do que é percebida por seus pais.
    - Como se dá a interação afetiva do paciente com os familiares e o entrevistador?
- Volição, pragmatismo e prospecção
    - Capacidade de suportar frustrações. Presença de crises de birra com descontrole psicomotor e *auto* ou *heteroagressão*. Investigar planejamento de atividades e a capacidade de realizar esse planejamento.
    - O que quer ser quando crescer, o que gosta de fazer, qual sua brincadeira favorita? Com quem gosta de brincar? O que gosta de comer? O que não gosta?

QUADROS NOSOLÓGICOS

O objetivo dessa seção é fazer uma breve apresentação geral dos diagnósticos habitualmente realizados no âmbito da psiquiatria infantil, sem, no entanto, se ater aos critérios diagnósticos formais preconizados por Classificação Estatística Internacional de Doenças e Problemas relacionados à Saúde, 10ª revisão, Organização Panamericana da Saúde/Organização Mundial da Saúde (CID-10) e DSM-IV, que poderão ser consultados facilmente pelo leitor.

Deficiências Mentais

As deficiências mentais compreendem um conjunto heterogêneo de condições que apresentam como denominador comum o funcionamento intelectual significativamente abaixo do esperado para determinada faixa etária e conseqüentes déficits no funcionamento adaptativo (independência e capacidades para suficiências pessoal e social)[3].

A definição envolve o déficit intelectual. Trata-se aqui de um campo – a conceituação de inteligência – sujeito a divergências entre diversos autores. Objetivamente, é quantificada pelo quociente de inteligência (QI), que geralmente é mensurado, em crianças, por meio de testes padronizados, como o de Wisc e Treman-Merril.

Definições legais e administrativas do retardo mental geralmente estipulam que além do déficit intelectual, o nível de funcionamento social seja tal que o indivíduo tenha necessidade de proteção ou cuidado especiais. Apresenta as seguintes subdivisões segundo sua intensidade:

- *Leve*: com prevalência de cerca de 2% da população geral, com QI estimado entre 50 e 69.
- *Moderado*: com QI entre 35 e 49.

■ *Grave*: QI entre 20 e 34. Ocorre em torno de 0,4% da população, o que é cerca de 10 vezes maior do que o esperado caso a distribuição do QI fosse segundo uma curva de Gauss. Isto se deve ao fato de que a maioria desses casos é decorrente de doenças do sistema nervoso central, e não representa um fenômeno não patológico como nos casos de RM leves.

O RM em si não representa necessariamente uma condição patológica, podendo, conforme o caso, ser considerado tão somente uma variação da normalidade. Por isso, é atualmente classificado como condição de eixo II, isto é, concernente às variações da normalidade, assim como aos transtornos de personalidade.

Também tem sido denominado de desabilidade de aprendizado e desabilidade de desenvolvimento, no entanto o preconceito disseminado faz com que qualquer termo venha a se tornar pejorativo e estigmatizante[4].

A deficiência intelectual é diretamente associada à gravidade da lesão cerebral, principalmente lesões bilaterais[1]. Por outro lado, a deficiência intelectual *per se* pode aumentar o risco para transtorno psiquiátrico.

Entre as crianças com RM leve, a mistura de transtornos psiquiátricos é, em geral, similar àquela das crianças sem retardo mental, e é dominada por transtornos emocionais, de hiperatividade, de conduta e autísticos, em que variações parciais do quadro típico são cada vez mais reconhecidas.

Autolesões, como esfregar os olhos, bater a cabeça e mordeduras, é uma outra síndrome comportamental que é particularmente comum em RM grave. Trata-se de um componente funcional que varia de indivíduo para indivíduo, e tem como objetivo aliviar o vazio, atrair atenção ou livrar-se de atenção indesejada.

São descritas também manifestações habitualmente associadas a alguns RM de causas orgânicas, chamadas de fenótipo comportamental:

■ *Síndrome de Lesch-Nyhan*: ataxia, coréia, freqüentes automordeduras graves, agressão, ansiedade, retardo mental leve a moderado.
■ *Síndrome alcoólica fetal*: retardo mental leve a moderado, irritabilidade, desatenção, déficits de memória.
■ *Síndrome do X frágil*: hiperatividade, desatenção, ansiedade, estereotipias, atrasos na fala, declínio de QI, aversão ao olhar, evitação social, timidez, irritabilidade, retardo mental leve nas mulheres, moderado a grave nos homens.
■ *Síndrome de Prader-Willi*: comportamento compulsivo, hiperfagia, colecionismo, impulsividade, retardo leve a moderado, labilidade emocional, crises de birra, sonolência excessiva durante o dia, lesão de pele, ansiedade e agressão.
■ *Síndrome de Angelmann*: disposição alegre, risos paroxísticos, *flapping* de mãos, palmas, retardo mental profundo, distúrbio do sono com despertar noturno, possível incidência aumentada de características autísticas, relatos anedóticos de adoração por água e música.
■ *Síndrome de Cornelia de Lange*: autolesões, fala limitada em casos graves, atrasos na linguagem, evitação em ser segurado, movimentos estereotipados, movimentos rotacionais, retardo mental grave a profundo.
■ *Síndrome de Williams*: ansiedade, hiperatividade, fobias, extroversão, sociabilidade, habilidades verbais, habilidades visuoespaciais.
■ *Síndrome do cri-du-chat*: retardo mental grave, choro assemelhado ao do gato, hiperatividade, estereoritias, autolesões.
■ *Síndrome de Smith Magenis*: retardo mental grave; hiperatividade; autolesões graves, incluindo mordedura das mãos, batimento da cabeça e arrancamento das unhas; auto-abraço estereotipado; procura por atenção; agressão; distúrbios do sono (sono diminuído).
■ *Neurofibromatose*: dificuldades em linguagem e fala na metade dos casos, retardo mental moderado a profundo em 10% dos casos, QI verbal, desempenho do QI, distração, impulsividade, hiperatividade, ansiedade, possivelmente associada à incidência aumentada de transtornos ansiosos e do humor.

Autismo

O autismo infantil, quadro originalmente descrito por Leo Kanner, em 1942. Basicamente, a síndrome autística é constituída por três agrupamentos de sintomas:

■ Déficits qualitativos na interação social.
■ Déficit qualitativo na comunicação verbal e não-verbal, e no brincar.
■ Anormalidades no comportamento motor (repertório de atividades e interesses marcadamente restritos).

Com freqüência ocorrem também as seguintes alterações associadas, apesar de não serem necessárias para o diagnóstico:

■ Respostas anormais a estímulos sensórios.
■ Distúrbios na fala e no apetite.
■ Distúrbios no afeto e humor.
■ Auto e heteroagressão.
■ Convulsões.
■ Características físicas.

Nas últimas décadas, foram reconhecidos quadros atípicos que, no entanto, parecem fazer parte do mesmo espectro psicopatológico. Assim, a definição clássica do autismo tem sido estendida para um conceito mais dimensional, que atualmente é denominado como o grupo dos transtornos invasivos (ou abrangentes) do desenvolvimento ou quadros do espectro autístico. Nestes, se enquadram a síndrome de Asperger e a síndrome de Rett.

Esquizofrenias e Outras Psicoses

Quadros psicóticos são atualmente caracterizados por alguns sintomas fundamentais:

■ Alterações formais do pensamento.
■ Delírios.
■ Alterações da sensopercepção.

Ainda existe, na literatura, a denominação de psicose para os quadros autísticos, que nesses casos assim são denominados em razão das alterações de pensamento e do isolamento social. Não está claro se o autismo consiste em uma forma muito precoce do espectro esquizofrênico ou de uma doença distinta.

Considerando aqui o termo psicose de forma restrita às características mencionadas anteriormente, os quadros psicóticos podem ter diversas origens, podendo ser a alteração primária de alguns quadros como a esquizofrenia e os transtornos delirantes, ou ser a manifestação secundária de outros quadros psiquiátricos, como o *delirium*, os transtornos afetivos e as intoxicações e abstinências de substancias psicoativas.

A esquizofrenia infantil, também chamada precocíssima, que ocorre antes da puberdade, é relativamente rara. Em boa parte dos casos, as crianças afetadas já apresentavam a chamada personalidade pré-mórbida, com marcante isolamento social e alguns déficits cognitivos que freqüentemente passam desapercebidos.

Depressão e Transtorno Afetivo Bipolar

São formas particulares de apresentação de depressão na infância e na adolescência: fuga de casa; queda do rendimento escolar; ansiedade de separação e recusa escolar; dor somática, particularmente cabeça, abdome e tronco; comportamento anti-social e agressividade física e verbal.

Também ocorre freqüentemente irritabilidade, crises de birra, baixa tolerância à frustração, explosões de raiva, perda de controle, infelicidade constante e resposta limitada a cuidados carinhosos e agrados. Irritabilidade manifesta-se com humor disfórico, que pode iniciar-se logo de manhã, com a dificuldade para levantar da cama. Qualquer demanda é aborrecedora e qualquer expectativa é demais para a criança. Sentimentos de culpa por coisas que não fez, como abandono de um familiar, e mesmo por punições e abusos que tenha sofrido injustamente podem chegar à ideação delirante de culpa, isolamento emocional, anedonia, desesperança, cansaço, dores no corpo, falta de concentração com conseqüente queda no rendimento escolar, alterações no sono e apetite, hiperatividade, inquietação e agitação. Má conduta na escola é, com freqüência, uma conseqüência de disforia, uma forma, ainda que ineficaz, de lutar contra seu sofrimento. Em relação ao sono, além de *insônia* é comum a manifestação de *hipersônia* na criança deprimida.

De particular importância é a identificação de ideação suicida, assim como de alucinações auditivas que comandam a criança a realizar atos homicidas e suicidas.

Deve-se atentar para apresentações e história de quadros de mania: sentimentos inapropriados de bem-estar, alegria e negação de problemas; irritabilidade e/ou agitação; hiperatividade; logorréia, fala de curso rápido e incompreensível, chegando à fuga de idéias; discurso de conteúdo grandioso (chegando até ao delírio); insônia ou padrão não usual de sono; e distração. Na adolescência, a mania passa a ter apresentação gradativamente mais próxima da do adulto, a não ser pela maior freqüência de quadros mistos nos adolescentes. Deve-se tomar o cuidado para não diagnosticar como mania a apresentação do transtorno de déficit de atenção e hiperatividade. Neste último, a hiperatividade tem início precoce (necessariamente antes dos sete anos) e não representa uma fase destacada da vida da criança, mas seu padrão habitual de comportamento.

Quadros de início precoce ocorrem, apesar de infreqüentes. Esses casos têm sido crescentemente associados à importante herança genética. Suas primeiras manifestações podem ser facilmente confundidas com alterações de conduta e hiperatividade.

Transtorno de Déficit de Atenção com Hiperatividade

Esse diagnóstico deve ser realizado com cuidado, uma vez que boa parte da psicopatologia na infância se manifesta por meio de hipercinesia e/ou déficits atencionais, sem que com isso configurem o diagnóstico de TDAH propriamente dito. Assim, uma criança que apresente certo grau de deficiência intelectual pode ficar consideravelmente inquieta e desatenta em uma sala de aula em que as demandas estão muito além de suas capacidades no momento. Da mesma forma, um menino de dez anos pode apresentar nos últimos quatro meses alguns sintomas de TDAH, como quadro prodrômico de uma psicose ou uma fase de mania. Deve estar claro que este não é um quadro que se inicia a partir dos sete anos em uma criança que até então era *tranqüila e atenta*.

Em geral, as crianças são diagnosticadas com um componente maior de hiperatividade, pelo fato do próprio sintoma exteriorizar-ser mais e incomodar a outras pessoas. Já a desatenção pode passar mais tempo sem ser percebida; quando isto acontece, a criança já foi considerada *cabeça fraca* em decorrência do baixo rendimento escolar.

Em crianças com TDAH, o humor tende a estar menos alterado em relação a crianças com quadro maníaco.

Transtornos Ansiosos

Estão entre os mais prevalentes entre as crianças. Uma vez que a ansiedade é uma manifestação normal do indivíduo perante situações de ameaça à sua integridade, é importante saber distinguir uma ansiedade normal da patológica. Em geral, o observador leva em conta o contexto e os possíveis desencadeantes, além das características individuais do sujeito, a fim de determinar se as manifestações ansiosas são desproporcionais em intensidade, duração, interferência com o desempenho ou freqüência com que ocorrem. Os transtornos ansiosos são definidos como estados emocionais repetitivos ou persistentes, em que a ansiedade patológica desempenha um papel fundamental. Atualmente, a classificação psiquiátrica identifica os seguintes quadros ansiosos nas crianças:

- Transtorno obsessivo-compulsivo: é caracterizado pela ocorrência de pensamentos obsessivos (isto é, repetitivos e involuntários apesar de reconhecidos como próprios e geralmente desagradáveis), acompanhados por comportamentos compulsivos (atos realizados repetidamente, com a sensação de premência, em geral para aliviar ou *anular* a ansiedade gerada pelas obsessões).
- Transtorno do estresse pós-traumático.
- Transtorno de ansiedade de separação: situações fortemente estressantes, agudas ou repetidas (tais como as encontradas em doenças muito dolorosas ou graves, família periodicamente caótica e ambiente estranho ou assustador, como um hospital) ocasionalmente podem produzir um estado de ansiedade aguda, que requer uma intervenção emergencial para ajudar a criança a recuperar a calma e o controle. O transtorno de ansiedade de separação pode ocorrer quando a criança se depara com a insuportável possibilidade de separar-se de suas figuras de referência e confiança, gerando quadros recorrentes de ansiedade aguda, geralmente com sintomas somáticos proeminentes. Especula-se a possibilidade de representarem a manifestação precoce de transtorno de pânico em crianças.
- Transtorno de pânico.
- Mutismo seletivo: nesse quadro, a criança fala apenas com um grupo restrito de pessoas íntimas, geralmente os pais e irmãos em casa, mas não conversa colegas e professores na escola e em outros ambientes, apesar de sua compreensão ser normal. Estudos recentes têm enfatizado uma proporção grande de ansiedade social nessas crianças.
- Tiques e síndrome de Gilles de la Tourette.

Somatizações, Conversões e Dissociações

Trata-se de um conjunto de manifestações de importância, uma vez que pela própria natureza das apresentações a maioria dos pacientes procura por uma assistência médica que, não constatando indícios de afecção orgânica para as queixas apresentadas, encaminha tais pacientes ao psiquiatra.

São manifestações de sofrimento psíquico que costumam gerar intensa reação negativa por parte de muitos profissionais de saúde e ser abordadas de forma preconceituosa, com o uso de termos como histeria, piti, *piripaque* ou distúrbio neurovegetativo (DNV), que quase nada significam a não ser o desdém ao usuário. Isto tende a piorar a situação, com a estigmatização do paciente, e a gerar um longo percurso de consultas médicas frustrantes; os pediatras costumam ser os primeiros envolvidos e, com freqüência, os pacientes são referidos de modo pejorativo por meio de termos como piti, DNV histérico etc. Isto porque tendem a suscitar uma série de contratransferências negativas por parte dos médicos, inclusive psiquiatras.

É freqüente a ocorrência de alexitimia, a redução ou ausência de vocabulário para expressar os sentimentos, o que favorece sua expressão por meio do sofrimento somático, uma marcante dificuldade na expressão verbal de afeto.

Não deixar de considerar a organicidade, pois muitos quadros dessa origem são facilmente assim rotulados. Lembrar-se que a falta de evidências para um fator causal estritamente orgânico num dado momento não exclui simplesmente a possibilidade deste não existir[5]. Nesse sentido, deve-se estar especialmente atento a atipias, como: longa duração, sintomas neurológicos duradouros etc. Quadros conversivos podem complementar e florear uma doença biológica, de modo que causas orgânicas não devem ser descartadas muito rapidamente. Da mesma forma, quadros como depressão podem apresentar-se com manifestações conversivas e dissociativas.

As formas mais comuns de apresentação dos transtornos conversivos em crianças são distúrbios da função motora (paresias e paralisias), dores abdominais e cefaléias. Os tiques são os sintomas mais comuns de conversão nas crianças e precisam ser diferenciados da síndrome de Gilles de la Tourette, do torcicolo, hipercinesia e coreoatetose.

Os sintomas de ansiedade são: cefaléia, tontura, alteração do sono e alimentação, soluço, tosse e tremores de origem psicológica.

Outros sintomas e sinais que pode estar vinculados aos transtornos conversivos são: perda episódica de consciência, pseudocrises epilépticas, síncopes, disfunção motora e anormalidades sensoriais. Antes de iniciar o tratamento anticonvulsivo, realizar eletroencefalograma. Ocorrem mais em meninas adolescentes; fatores culturais (religiosos) são importantes. Os sintomas neurológicos: paralisias, crises convulsivas, perda de visão (total ou parcial – perda sensória dissociativa) são muito prevalentes. As disfunções anatômicas somatoformes (diarréias, palpitações, hiperventilação, rubor, sudorese) precisam ser diferenciadas de quadros clínicos reais. Essas alterações eram chamadas de histeria e atualmente recebem o nome de: transtornos de somatização, dissociativos e conversivos. Neurastenia (fadiga crônica), hipocondria (preocupação mórbida com a possibilidade de uma doença) e transtorno de somatização (múltiplos sintomas somáticos persistentes) são caracterizados por sintomas comuns que mimetizam a apresentação de síndromes orgânicas.

Enurese e Encoprese

O diagnóstico de enurese ocorre quando a criança não consegue realizar controle esfincteriano apropriado para sua faixa etária.

Deve-se distinguir enurese primária, em que a criança nunca adquiriu um controle sobre a micção da enurese secundária em que a criança passa a Ter descontrole após um período em que este já havia sido atingido.

Transtornos de Conduta e Oposicional-desafiador

A criança com transtorno oposicional-desafiador apresenta um padrão de negativismo, desafio e desobediência. Ela irrita os outros, culpa outras pessoas pelos seus erros, é vingativa, fica facilmente irritada e com raiva.

No transtorno de conduta, a criança tem um padrão constante de desafio às normas sociais, com comportamentos que vão desde mentiras constantes e crueldades com animais e pessoas, até furtos, agressividade e destruição de propriedade alheia.

A criança com esse tipo de transtorno pode ou não ser socializada, mas os quadros que iniciam mais cedo têm prognóstico pior. Os transtornos de conduta são bem freqüentes em crianças com deficiência. Têm etiologia bem pouco conhecida e precisam ser diferenciados dos TDAH e depressão.

Abuso e Dependência de Substâncias

Transtornos Alimentares

São raros na infância, mas tem um expressivo aumento da prevalência a partir da adolescência; incidem muito mais em meninas do que em meninos, na proporção estimada de 10/1.

A anorexia se caracteriza essencialmente por um comportamento de restrição voluntária à ingestão alimentar, associado a um medo intenso de engordar, acompanhado, em geral, de uma distorção na imagem corporal. Incluem-se nos critérios diagnósticos um índice de massa corporal (IMC = peso/altura^2) menor que 17,5, assim como amenorréia durante ao menos seis meses. Com freqüência, evolui para quadros de bulimia nervosa.

A bulimia nervosa caracteriza-se por repetidos episódios de ingestão de grande quantidade de alimento em um curto período, geralmente acompanhados de intensa ansiedade e seguidos de sentimentos de culpa e temor de engordar. Em razão disto, são realizados comportamentos purgativos, como vômitos auto-induzidos, abuso de laxantes e substâncias anorexígenas, exercícios físicos intensos, entre outros.

Delirium e *Outras Síndromes Mentais Orgânicas*

Manifestam-se basicamente como alterações do nível de consciência (como sonolência excessiva e/ou insônia e inquietação) e déficits cognitivos (como desorientação temporoespacial, amnésias e dificuldade de manter atenção). Freqüentemente acompanhados de sintomas delirantes e alucinatórios frouxos e passageiros.

Maus-tratos e Abusos

Crianças que apresentam características especiais têm maior risco de sofrer algum tipo de abuso. Certamente outros fatores contribuem para esse risco aumentado, como quadros psiquiátricos nos pais e abandono.

Reações de Ajustamento

São quadros decorrentes de estresse físico ou psicossocial, em que a criança apresenta um conjunto inespecífico de sintomas que são considerados desproporcionais aos estímulos desencadeantes e resultam em funcionamento prejudicado. Nesse caso, o risco das crianças é maior em razão da vulnerabilidade pela menor capacidade de se adaptar às situações inesperadas. Vale lembrar que é nessa ocasião que doenças, até então latentes, emergem ou se instalam em consequência da ruptura da capacidade psíquica de continência das emoções.

A CID-10 subdivide essas reações, segundo os sintomas predominantes, em: reação de ajustamento depressiva breve; depressiva prolongada; mista de ansiedade e depressão; com perturbação predominante de outras emoções; com perturbação predominante de conduta, e com perturbações mista de emoções e conduta.

Entre os estressores mais comuns, estão problemas escolares, rejeição parental, divórcio dos pais e abuso de álcool e drogas.

ESPECIFICIDADES DA CRIANÇA DEFICIENTE

O risco de transtornos psiquiátricos diagnosticáveis em crianças com quadros clínicos graves é praticamente 2 vezes maior em relação à freqüência encontrada em crianças saudáveis. Aproximadamente 30 a 40% de crianças com quadros psiquiátricos graves apresentam um transtorno psiquiátrico co-mórbido; até um passado recente, crianças cronicamente doentes não eram reconhecidas como apresentando um transtorno psiquiátrico co-mórbido. Isto se deve, em parte, à expectativa de que crianças com limitações físicas graves *compreensivelment*e começariam a ter isolamento social e desânimo.

Seidel comparou 33 crianças em idade escolar, com distúrbio cerebrais (a maioria, paralisia cerebral) e nível de inteligência normal, com 42 crianças com deficiências com origem em lesão abaixo do tronco cerebral (pólio, distrofia muscular e outros). Ambos os grupos eram comparáveis em termos da deficiência visível, mas transtornos psiquiátricos ocorriam duas vezes mais no grupo de crianças com lesão cerebral. Breslau *et al.* compararam 306 crianças normais a 304 crianças com mucoviscidose, paralisia cerebral, mielodisplasia e múltiplas deficiências físicas. Em comparação com o grupo normal, as crianças com deficiências físicas crônicas tinham risco aumentado para transtornos psiquiátricos inespecíficos. Aquelas com doença cerebral apresentavam quadros psiquiátricos mais graves. Esses quadros, no entanto, variavam com o nível de retardo mental. A gravidade da deficiência física tinha pouca relação com o distúrbio psiquiátrico quando o tipo de condição e retardo mentais eram controlados. Os já clássicos estudos de Rutter e Shaffer, na ilha de Wight, mostraram que os tipos de transtornos psiquiátricos encontrados em crianças com lesões cerebrais cobriam um amplo espectro e, assim, não eram específicos a esse grupo, com exceção de aumento da incidência de isolamento social e comportamento social desinibido, marcantemente *outspoken*, assim como falta geral de consideração pelas convenções sociais. Além disso, falavam em demasia, tinham esquecimentos freqüentes, má higiene e comportamento impulsivo.

Mrazec mostrou que a estimulação parental positiva tende a ser menos freqüente e menos contingente a sinais do bebê. Como conseqüência dessas experiências precoces mais problemáticas, crianças com temperamentos difíceis, isto é, facilmente sensíveis e irritáveis, são mais suscetíveis a desenvolver relações de ligação parental menos seguras.

Não é demais lembrar que é uma criança que está sendo tratada e não uma deficiência. Toda a equipe envolvida com o tratamento de uma criança com deficiência deve sempre considerar os aspectos psicológicos do contato da criança e sua família com sua deficiência e as perdas que essa deficiência significa.

É freqüentemente esquecido ou consciente ou inconscientemente ignorado o impacto da deficiência. O cuidado de saúde da deficiência pode fazer com que, freqüentemente, se esqueça da pessoa portadora.

Todos são submetidos ao impacto emocional da deficiência e às representações negativas que ela suscita, podendo sobrecarregar a vida inter e intra-relacional da criança, com um peso que ela tem dificuldade de se livrar. Isso entrava a constituição de sua personalidade, o que pode ser compreendido como uma sobredeficiência. Se o contrário ocorrer, podem-se observar a mudança das representações e a evolução, bastante favorável, do desenvolvimento e das realizações da criança.

Reconhecer e aceitar a deficiência permite reconhecer uma posição de sujeito e de parceiro ativos nos tratamentos.

A compreensão da especificidade pessoal desses problemas é capital. Três riscos ameaçam o profissional. Quando são colocadas questões a propósito da criança, o primeiro risco é de levar em conta coisas sobre a deficiência que não lhe diz respeito, por exemplo, explicar um comportamento pela existência do dano ou explicar um problema afetivo pela existência de um problema intelectual ou de um problema neurológico ligado a uma paralisia cerebral. O risco é de pensar *a priori* que uma certa quantidade de característica está ligada intrinsecamente à deficiência, e não pensar caso a caso. Ao contrário, o segundo risco é de atribuir ao psiquismo o que é ligado à deficiência (por exemplo, pode-se atribuir um distúrbio sensório-motor, numa criança portadora de paralisia cerebral, a um problema psíquico). O terceiro risco é o de pensar estritamente por meio de protocolos, e não a partir da criança.

Para a criança emergir como pessoa digna de interesse de seu meio ambiente, deve começar a tomar consciência de sua deficiência, encontrando na ajuda dos profissionais e nas proposições técnicas o modo de descobrir suas competências e limitar os efeitos de sua deficiência, assim como fazer a experiência do encontro com seus pares na coletividade de crianças.

Encontrar entre os pais e a criança uma boa distância psíquica e afetiva que permita a ela tornar-se autônoma, aos seus pais reencontrarem uma vida de casal, social e profissional, e a seus irmãos e irmãs, uma vida familiar mais serena.

Há grande identificação da criança com sua doença e com a imagem que o ambiente social faz dela, mas é importante que a equipe lide com isto de forma natural.

As informações médicas úteis aos pais, também são às outras crianças da família. Uma vez que estas vêm a uma consulta, suas questões são numerosas e interessantes. Elas se referem ao futuro de sua irmã ou irmão, mas também ao seu próprio e o de seus futuros filhos.

Deve-se reconhecer que os profissionais não são todos formados para o encontro emocional da criança com seus pais em grande sofrimento. Não estão sempre prontos para se engajar numa troca verbal com eles. De início, não conhecem também todos os aspectos do desenvolvimento da criança. Deve-se adquirir uma certa polivalência, o que aciona necessidades de formação suplementar para os membros da equipe, não para realizar o trabalho de um outro mais qualificado, mas para melhor compreender a criança e seus pais, e para melhor tomar parte na resposta que eles esperam dos profissionais.

As necessidades da criança situam-se no nível de todas as facetas de seu desenvolvimento, mas também no nível de sua deficiência e ainda nas ligações e nos equilíbrios que ela construirá, de um lado com a força de seus desejos e de suas pulsões, e por outro lado, e apesar dos avatares e dos freios que talvez as dificuldades ligadas a sua deficiência lhe imporão.

Criança introjeta a capacidade da mãe de pensar; assim seus pais precisam de condições para por um sentido em seus pensamentos e afetividade, por meio de uma interlocução.

Trauma Cranioencefálico

As manifestações psiquiátricas do TCE podem variar de uma síndrome pós-concuncional até seqüelas cognitivas e psiquiátricas a longo prazo.

Observar que crianças que sofreram TCE e suas famílias tinham características prévias que indicavam uma provável predisposição à exposição ao risco. Esse fato deve ser levado em conta ao se avaliar as seqüelas neuropsiquiátricas de TCE; crianças com TDAH tem maior risco para TCE.

Alguns dos déficits encontrados são bastante similares àqueles encontrados em crianças com paralisia cerebral.

As conseqüências neuropsiquiátricas referem-se primariamente ao local da extensão e ao tipo de dano cerebral.

A questão já foi investigada por alguns autores em um conjunto de comportamentos e características de risco como importantes contribuintes etiológicos para trauma encefálico em crianças e adolescentes. Entre essas características encontram-se o uso de álcool, déficits cognitivos prévios, comportamento desviante e estabilidade emocional parental diminuída.

Crianças vítimas de trauma craniano não são uma amostra aleatória da população. Nesse sentido, mesmo que diversos estudos mostrem declínio intelectual e problemas comportamentais, às vezes fica difícil discernir em que extensão tais problemas derivaram do trauma cerebral, de conseqüências não neurológicas da lesão ou de dificuldades preexistentes que precediam a lesão[6].

Crianças com lesões cerebrais tendem a ser impulsivas, agressivas, com grande demanda de atenção e perturbadas comportamentalmente, ocasionando probabilidades mais altas de se exporem a situações perigosas que poderiam resultar em acidentes. As famílias de tais crianças também apresentam mais doenças parentais e transtornos mentais, mais desvantagens sociais de vários tipos e menos supervisão adequada das atividades das crianças do que a população em geral[1].

Diversos estudos mostraram uma correlação direta entre a duração do coma e o nível de QI pós-lesão ou entre a duração da amnésia pós-traumática e o déficit intelectual subseqüente. Mas também se verificou que a melhora intelectual significativa continua em crianças ao longo do primeiro ano pós-acidente, com possíveis ganhos mais discretos no segundo ano subseqüente.

Habitualmente, os padrões de transtorno psiquiátrico encontrados em crianças com trauma craniano são semelhantes àqueles encontrados na população de crianças em geral. Uma diferença foi a incidência aumentada de comportamento socialmente desinibido, principalmente após lesões graves.

Além dos problemas causados pela lesão em si, como em outras condições debilitantes, muitas famílias e pacientes com lesão cerebral deparam-se com uma variedade de limitações e desafios de desenvolvimento (por exemplo, questões de autonomia em adolescentes) que podem induzir problemas comportamentais graves.

Em relação à especificidade do local da lesão em relação ao quadro, já se foi associado maior incidência de depressão em casos de lesão em regiões frontais direitas e posteriores esquerdas, assim como diversos casos de mania em lesão hemisférica direita ou no sistema límbico. No entanto, é razoável ponderar que as características psicopatológicas de pacientes com lesão cerebral devem ser um produto da interação entre a extensão e o local da lesão cerebral, os fatores genéticos e outras influências predisponentes, como padrão de comportamento prévio, nível intelectual e *status* socioeconômico.

Lesões cerebrais freqüentemente produzem efeitos disseminados permanentes e microscópicos como resultado de aceleração e torção bruscas. Conforme a intensidade dessas lesões, ocorre declínio na eficiência mental afetando a atenção, a velocidade de processos mentais, a eficiência cognitiva e as funções intelectuais de alto nível, como o raciocínio abstrato. Isto é freqüentemente acompanhado de irritabilidade, fadigabilidade e perda da iniciativa LEZAK. Além disso, em crianças, se demonstrou uma maior incidência para transtornos psiquiátricos como um todo, o que vem a sugerir um efeito generalizado.

Há de se considerar também efeitos sutis que acontecem *a posteriori*, isto é, não se manifestam logo após a lesão, mas meses ou anos após esta, necessitando, de certa forma, do amadurecimento cerebral para sua manifestação.

Lesão Medular

Lesões medulares de origem traumática expõem a criança a repentina situação de perda do controle de importantes partes do corpo previamente íntegro. Esse fato de dimensões trágicas requer um longo período de ajustamento emocional, que teve sua duração estimada por Trieschmann entre 18 e 24 meses, mas que certamente requer uma readaptação e superação contínua dos obstáculos impostos aos deficientes físicos ao longo da vida.

Quatro fases de ajustamento foram concebidas por alguns autores:

- *1ª fase*: choque.
- *2ª fase*: negação.
- *3ª fase*: reconhecimento.
- *4ª fase*: adaptação.

Nesse período, principalmente a partir da fase de reconhecimento, podem ocorrer diversos quadros psiquiátricos, entre eles transtornos ansiosos, transtornos depressivos, reações de ajustamento e transtorno do estresse pós-traumático.

Bombardier (1994) encontrou uma prevalência de 30% de episódios depressivos em crianças vítimas de lesões medulares. Certamente uma porcentagem expressiva apresenta sintomas mais atenuados ou em menor número, insuficientes assim para caracterizar um episódio depressivo maior, mas que também suscita cuidados em decorrência de possível evolução para apresentações mais graves e mesmo em razão do sofrimento e desadaptação decorrentes.

Paralisia Cerebral

Pode ocorrer nas crianças com paralisia cerebral:

- 50 a 75% de retardo mental dependendo da gravidade motora.
- Dificuldades de aprendizado e problemas sociais emocionais e intrafamiliares[7].
- Disfunção cognitiva mesmo em crianças com inteligência normal.
- Retardo na leitura, compreensão atrasada da ordem do movimento para mensurar conceitos espaciais[1]. Isto provavelmente se deve ao fato de que crianças com PC têm restrições motoras em decorrência de sua deficiência física afetar seu desenvolvimento cognitivo e percepção espacial.

Apresentam alto risco de desenvolvimento de distúrbios emocionais e comportamentais, pois, em razão de sua deficiência física, são prontamente identificadas por outros e passam a ver a si mesmas como *diferentes* por volta dos quatro anos. Os sentimentos de auto-estima negativos se cristalizam geralmente durante a escola primária[8].

Nielsen mostrou que crianças com PC com inteligência normal, pareadas com crianças do mesmo sexo, idade, QI e *status* socioeconômico, sem lesão cerebral, demonstravam uma incidência três vezes maior de distúrbios de personalidade moderados ou graves. As características mais comuns apresentadas eram dificuldades em relações interpessoais, expectativa de hostilidade, rejeição alheia e baixa tolerância à frustração com conseqüente tendência ao desafio e agressão.

Não há categoria psiquiátrica que possa ser considerada típica de adolescentes com PC, apesar da maior incidência de distúrbios emocionais.

Rutter refere que a incidência de distúrbios emocionais é 5 vezes maior que população geral e 3 vezes mais que crianças deficientes sem lesão cerebral[1].

As variedades de problemas psiquiátricos eram similares àquelas encontradas em qualquer grupo de jovens sem lesão cerebral. Maioria neuróticos ou anti-sociais. tendência a baixa concentração e fraca mas significativa relação entre hipoatividade e lesão cerebral.

Anderson (1982) detectou preponderância de características neuróticas sobre anti-sociais, principalmente depressão, medos, insegurança e preocupação com ansiedade, relacionados a escola e aos efeitos da deficiência. Também apresentavam irritabilidade e alguns adolescentes mostravam crises de birra e raiva.

Torna-se claro que para uma ampla compreensão da paralisia cerebral é necessário identificar não apenas a deficiências individuais, mas também a interação dessas deficiências e no modo que afetam o paciente e sua família.

No curso do crescimento, a criança, em decorrência da restrição de movimentos e dos distúrbios na percepção e na habilidade para reagir, pode fracassar em engajar em interações normais com objetos no ambiente com conseqüentes atrasos no desenvolvimento cognitivo. Interações sociais também podem ser menos freqüentes e significativas do que as de outras crianças, em conseqüência de fatores como superproteção parental e freqüência escolar esporádica. Isto pode resultar em *feedback* interpessoal distorcido e reduzido, tal que o desenvolvimento social da criança é empobrecido, superficial e imaturo. Um padrão de passividade pode ter sido imposto à criança desde sua infância mais precoce.

Para o adolescente com paralisia cerebral, problemas emocionais são em geral maiores e mais sérios do que na infância. Preocupações de desenvolvimento normais a respeito de aceitação no seu grupo de pares, relacionamentos com o sexo oposto e conquista de independência são compostas pelas múltiplas deficiências.

Em um estudo que avaliou expectativas das mães e o desempenho de seus filhos em mensurações sociais, vocacionais e intelectuais, notou-se que as mães subestimavam o nível de funcionamento dos jovens e as predições dos adolescentes eram menores ainda. Em uma amostra de estudantes adolescentes britânicos, não apenas os pais, mas também a escola e os serviços médicos falhavam em encorajar a independência. Sessenta por cento de adolescentes com paralisia cerebral não sabiam o nome de sua condição e tinham pouca informação acurada a esse respeito. De modo similar, Minde (1978), em um segmento de 34 adolescentes com PC, também encontrou comunicação pobre, isolamento social com distanciamento entre os pais, irmãos e os jovens com PC a respeito da natureza da deficiência. O desenvolvimento dessas crianças de idade entre 10 e 14 anos era marcado pela crescente consciência de que sua deficiência era permanente e pela conseqüente procura por uma identidade pessoal e profissional que, em geral, não ia além da esperança de terminar a escola; demonstravam baixa auto-estima e o início de uma passividade geral.

Intervenções psicoterápicas são parte integral do tratamento. Intervenção psicofarmacológica apropriada, quando indicada, é freqüentemente efetiva e deve também ser considerada. Estão indicados psicoterapia em grupo e individual, aconselhamento familiar e grupo de trabalhos com pais e irmãos. Foi demonstrado que irmãos de crianças com PC que foram ensinados a envolverem-se no plano de cuidados serviam como modelos de papel positivos e agentes de mudança para seus irmãos.

Doenças Neurodegenerativas e Neuromusculares

Vários graus de retardo mental de patogênese desconhecida tem sido relatados em casos de distrofias de Duchene, miotônica e muscular congênita, mas, em menor quantidade, na de Becker e na fascioescapuloumeral. Uma série de déficits cognitivos foram encontrados em diferentes níveis nos portadores dessas distrofias, mas permanece a controvérsia sobre a extensão da existência de prejuízo cognitivo e a possibilidade de envolvimento do sistema nervoso central.

Fitzpatrick encontrou diagnósticos freqüentes de distimia e depressão em meninos com diagnóstico de Duchene, especialmente nos mais velhos[9,10]. Isolamento social, humor depressivo e reações de luto prolongadas são freqüentes. Pais demonstraram negação, preocupação excessiva com a criança, dificuldade em responder a questões referentes à morte, culpa sobre a transmissão genética e dificuldades conjugais[11,12]. Comunicações nas famílias sobre a distrofia muscular representam dificuldades para os pais, assim como para a criança, e esta é freqüentemente um parceiro silencioso na tomada de decisões[9,10].

Os distúrbios neuromusculares e neurodegenerativos abrangem diversas doenças com diversas manifestações neuropsiquiátricas. São mais comumente encontrados: prejuízo intelectual leve (por exemplo, neurofibromatose), depressão (por exemplo, distrofia muscular de Duchenne), inabilidade cognitiva grave (por exemplo, coréia de Huntington) ou autismo (por exemplo, esclerose tuberosa); também, pode não apresentar sintomas psiquiátricos específicos (por exemplo, distrofia muscular do tipo Becker)[6].

CONSIDERAÇÕES TERAPÊUTICAS GERAIS

A conduta médica também requer intervenções múltiplas, como realização de exames complementares, informação e orientações gerais para a família, uso de medicações, psicoterapia, comunicação com escola etc.

O tratamento tem sido expandido para incluir intervenções ativas que envolva os pais e os membros da família, assim como o manejo psicofarmacológico.

Quando se fala em tratamento, existe habitualmente o sintomático equívoco de restringir o uso da palavra *medicar* a *prescrever uma medicação, uma droga*. No entanto, é sabido que qualquer tratamento deveria envolver orientações quanto a hábitos desejáveis e indesejáveis para a saúde, em relação à alimentação, sono, atividades físicas etc. No campo da psiquiatria, certamente isto se amplia a áreas complexas, como relações pessoais, educação e sexualidade.

Os objetivos iniciais da abordagem com os pais são: reencontrar seu filho; esclarecer termos médicos abstratos; desligá-los do trauma do nascimento difícil (ou prematuro) e da revelação da deficiência (ou de problemas). Ao exprimirem o que experimentam os pais constroem uma relação com sua criança, o que pode facilitar a demanda ou aceitação de uma consulta com psiquiatra ou psicólogo e evitar um consumo médico supérfluo, ineficaz e desgastante.

Medicação psicotrópica pode ser considerada para alívio dos sintomas claramente definidos[6].

No campo da psiquiatria infantil enfrenta-se o problema da restrição que se faz ao uso de muitas medicações em razão do fato de que boa parte delas não têm seus potenciais riscos e sua eficácia terapêutica devidamente avaliados.

REFERÊNCIAS BIBLIOGRÁFICAS

1. RUTTER, M.; TIZARD, J.; YULE, W. Research report: Isle of White studies, 1964 – 1974. *Psychological Medicine*, v. 6, p. 313, 1976.
2. DE CLERQ, M.; FERRAND, I.; ANDREOLI, A. Urgences psychiatriques et psychiatrie des urgences. *Encycl. Med. Chir. (Elsevier, Paris)*, p. 37-678-A-10, 1996.
3. AMERICAN PSYCHIATRIC ASSOCIATION. *Diagnostic and Statistical Manual of Mental Disorders (DSM-IV)*. 4. ed. Washington: APA, 1994. p. 175-272.
4. GOODMAN, R.; SCOTT, S. *Child Psychiatry*. Oxford: Blackwell Science, 1997.
5. MERSKEY. *The Analysis of Hysteria*. 2. ed. London: Gaskell, 3ry5.
6. WILLIANS, D. T.; PLEAK, R. R.; HANESIAN, H. Neurological disorders. In: LEWIS, M. *Child and Adolescent Psychiatry – A Comprehensive Textbook*. 2. ed. Baltimore: Williams & Wilkins, 1996. cap. 59, p. 636-650.
7. SCHERZER, A. L.; TSCHARNUTER, I. *Early Diagnosis and Therapy in Cerebral Palsy: a primer on infant developmental problems*. New York: Marcel Dekker, 1982.
8. TEMPLIN, S. W.; HOWARD, J. A.; O'CONNOR, M. J. Self concept of young children with cerebral palsy. *Dev. Med. Child Neurology*, v. 23, p. 730, 1981.
9. FITZPATRICK, C.; BARRY, C.; GARVEY, C. Psychiatric disorders among boys with Duchenne muscular dystrophy. *Dev. Med. Child Neurology*, v. 28, p. 589, 1986.
10. FITZPATRICK, C1)ÄBARRY, C. Communication within families about Duchenne muscular dystrophy. *Dev. Med. Child Neurology*, v. 28, p. 589, 1986.
11. BUCHANAN, D. C.; LABARBERA, C. J.; ROELOFS, R. et al. Reactions of families to children with Duchenne muscular dystrophy. *General Hospital Psychiatry*, v. 1, p. 262, 1979.
12. WITTE, R. A. The psychological impact of a progressive physical handicap and terminal illness (Duchenne muscular dystrophy) on adolescents and their families. *British Journal of Medical Psychology*, v. 58, p. 179, 1985.

BIBLIOGRAFIA COMPLEMENTAR

AICARDI, J. *Diseases of the Nervous System in Childhood*. Mac Keith, 1992.
ANGOLD, A. Clinical interviewing with children and adolescents. In: RUTTER, M.; TAYLOR, E.; HERSOV, L. *Child and Adolescent Psychiatry: modern approaches*. 3. ed. Oxford: Blackwell, 1994.
ASSUMPÇÃO JR., F. B.; KUCCZYNSKI, E. *Tratado de Psiquiatria da Infância e Adolescência*. São Paulo: Atheneu, 2003.
BEE, H. A. *Criança em Desenvolvimento*. 7. ed. Porto Alegre, 1996.
BOTBOL, M.; SPERANZA, M.; BARRÈRE, Y. *Psychoses à L'adolescence*. 37 – 215 – b-30, 2001, 10p.
BRACCONIER, A.; MARCELLI, D. *Comprehensive Textbook of Psychiatry*.
CEPEDA, C. *The Psychiatric Interview of Children and Adolescents*. Washington: American Psychiatric Press, 2000.
FEINSTEIN, C.; REISS, A. L. Psychiatric disorders in mentally retarded children and adolescents. *Child and Adolescent Psychiatric Clinics of North America*, v. 5/4, p. 827-852.
FERRARI, M. C. L. *Esquizofrenia com Início na Infância e na Adolescência – Estudo Comparativo com Relação à Psicopatologia, Neuroimagem e Evolução*. São Paulo, 1998, 206p. Tese – Universidade de São Paulo.
GEMELLI, R. *Normal Child and Adolescent Development*. Washington: American Psychiatric Press, 1996.
GREEN, H. W. *Child & Adolescent Clinical Psychopharmacology*. 3. ed. Philadelphia: Lippincott Williams & Wilkins, 2001.
JONES, K. L. *Padrões Reconhecíveis de Malformações Congênitas*. 5. ed. São Paulo: Manole, 1998.
LEWIS, M. *Child and Adolescent Psychiatry – A Comprehensive Textbook*. 2. ed. Baltimore: Williams and Wilkins, 1996.
MANNONI, M. *A Criança Retardada e a Mãe*. 5. ed. São Paulo: Martins Fontes, 1999.
MORRISON, G. C. *Emergencies in Child Psychiatry*. Springfield: Charles C. Thomas, 1975.
NEWCOMBE, N. *Desenvolvimento Infantil: abordagem de Mussen*. 8. ed. Porto Alegre: Artes Médicas Sul, 1999.
RAUCH, P. K.; RAPPAPORT, N. Child psychiatric emergencies. In: HYMAN, S. E.; PFEFFER, C. R. Tentativa de suicídio em crianças e adolescentes: causas e manejo. In: LEWIS, M. *Tratado de Psiquiatria da Infância e Adolescência*. Porto Alegre: Artes Médicas, 1995. p. 677-685.
ROSENBERG, R. Psicofarmacoterapia. In: ASSUMPÇÃO JR., F. *Psiquiatria da Infância e Adolescência*. São Paulo: Maltese, 1994. p. 509-524.
SADOCK, B. J.; SADOCK, V. A. *Comprehensive Textbook of Psychiatry*. 7. ed. Philadelphia: Lippincott Williams and Wilkins, 2000.
SIFFERT, J.; GREENLEAF, M.; MANNIS, R.; ALLEN, J. Pediatric brain tumors. *Psychiatric Journal of North America*, v. 8, p. 879-903, Oct. 1999.
SIMEON, J. G.; FERGUSON, H. B. Alprazolam effects in children with anxiety disorders. *Can. J. Psychiatry*, v. 32, p. 570-574, 1987.
SKUSE, D.; BENTOVIN, A. Physical and emotional maltreatment. In: RUTTER, M.; TAYLOR, E.; HERSOV, L. (eds.). *Child and Adolescent Psychiatry: modern approaches*. 3. ed. Oxford: Blackwell Science, 1994. p. 209-229.
STEWART, J. T.; MYERS, W. C.; BURKET, R. C. et al. A review of the pharmacotherapy of aggression in children and adolescents. *J. Am. Acad. Child. Adolesc. Psychiatry*, 29: 269, 1990.
STUBER, M. Psychiatric sequelae of in seriously ill children and their families. *Psychiatr. Clin. North Am.*, v. 19, p. 481, 1996.
TESAR, G. E. *Manual of Psychiatric Emergencies*. 3. ed. Boston: Little, Brown, 1994.
TOMB, D. A. Emergências em psiquiatria infantil. In: LEWIS, M. *Tratado de Psiquiatria da Infância e Adolescência*. Porto Alegre: Artes Médicas, 1995. p. 943-950.
VANTALON, V.; LECENDREUX, M.; MOUREN-SIMEONI, M. C. Indications de traitements psychotropes chez l'enfant. *Encycl. Med. Chir. (Elservier, Paris)*, p. 37-209-A-10, 1999.

CAPÍTULO 77

Escalas de Avaliação Funcional

Maria Cristina de Oliveira • Elcinete Wentz de Moura • Maria Cristina dos Santos Galvão

DEFINIÇÃO DE FUNÇÃO

Nordmark define como função a habilidade da criança para desempenhar as atividades de vida diária independentemente e de forma segura no ambiente[1]. Essa definição pressupõe a capacidade da criança para assumir os papéis de estudante, filho, integrante de um núcleo familiar e membro participante de contextos socioculturais. Terapeutas pediátricos envolvidos na avaliação de crianças não podem considerar apenas específicas habilidades do desenvolvimento, pois o desempenho é sabidamente influenciado pelas exigências e expectativas do contexto doméstico, escolar e comunitário, bem como das características pessoais da criança, como auto-estima e interesse.

De acordo com a Classificação Internacional de Funcionalidades, Incapacidades e Saúde (CIF), uma doença pode trazer consequências no âmbito da estrutura e função do corpo e/ou no nível das atividades e/ou na participação do indivíduo na sociedade[2]. No âmbito da estrutura do corpo, uma limitação funcional é a consequência de um problema de saúde e representa a impossibilidade de se alcançar um estado adequado do ponto de vista anatômico, fisiológico ou de natureza mental. Avaliar os componentes da estrutura e função do corpo implica na adoção de instrumentos que informem sobre amplitude de movimentos, força, percepção, memória, entre outros. Como se pode perceber, nesse nível se examina a integridade dos elementos que fundamentam o desempenho funcional e não a função propriamente dita.

No nível das atividades, a limitação funcional pode se expressar pelos prejuízos no desempenho em todos os aspectos da vida humana ("o que o indivíduo faz"). As restrições funcionais podem ser verificadas por meio de avaliação das atividades da vida diária, brincadeira e mobilidade. Nesse nível, o que se pesquisa é o desempenho em tarefas que compõem metas funcionais, verificadas em avaliações como: *Pediatric Evaluation Disability Inventory* (PEDI), medida da função motora grosseira (GMFM), *Alberta Infant Motor Scale*, *Functional Independence Measure for Children* (WeeFIM®), *Play Based* (Play) e outras[3-5].

A participação é definida como o engajamento do indivíduo nos vários domínios da vida. O foco é a verificação do quanto o indivíduo tem acesso e participa ativamente das atividades e papéis disponíveis para outros indivíduos da mesma faixa etária na sociedade; pode-se identificar limitações funcionais em decorrência de variáveis, como: barreiras arquitetônicas ou políticas discriminatórias, ou atitudes estigmatizantes. A avaliação da função escolar School Function Assessment é um bom exemplo desse tipo de instrumento, possibilitando inclusive a identificação das diferenças no desempenho funcional em diferentes contextos[6]. Nesse caso específico, verifica-se, por exemplo, o desempenho da criança em ambiente mais estruturado, como a sala de aula, e mais livre, como o recreio.

Cabe salientar que embora o foco da avaliação seja direcionado para um ou outro nível (estrutura e função do corpo/atividades/participação), algumas avaliações abrangem mais de um nível. Dessa forma, no PEDI se pesquisam as atividades de autocuidado (como usar bem a colher, por exemplo) e também tarefas relativas à participação na comunidade, tais como, seguir regras da escola e de estabelecimentos comunitários ou explorar e atuar em estabelecimentos comunitários e familiares sem supervisão. CIF possibilita ao terapeuta uma visão ampliada das repercussões de uma doença ou da ausência de bem-estar físico e emocional, no entanto deve-se levar em conta que a seqüência proposta dos níveis apenas é probabilística. O comprometimento num nível não necessariamente implicará em prejuízo nos outros níveis nas mesmas proporções. Uma criança portadora de mielomeningocele tem déficits em força e tônus muscular, amplitude de movimentos e sensibilidade, que se repercutem em prejuízos na função locomotora, entre outras, mas pode não estar limitada na participação na escola ou outros contextos socioculturais.

Conforme o objetivo da avaliação: triagem, diagnóstico, planejamento ou avaliação de programa, o processo poderá incluir várias formas de coleta de dados, entre elas, observação, entrevista, observação de filmagem, leitura de prontuário e testes padronizados. Segundo Magalhães, a utilização de medidas objetivas ou testes, possibilita a classificação dos indivíduos em diferentes categorias, provê base para pesquisa e permite comparações entre técnicas e abordagens de tratamentos[7].

Este último recurso é utilizado com maior freqüência por possibilitar mensuração objetiva e fidedigna, na medida em que a coleta dos dados segue padronização estabelecida e os resultados são descritos por meio de uma escala numérica ou outro sistema de categorização.

A conjuntura atual em que os terapeutas estão inseridos é composta por variáveis, como: avanço tecnológico de procedimentos terapêuticos, racionalização dos gastos com a reabilitação e aumento do nível de exigência do cliente e seus familiares; estas, entre outras questões, obrigam os terapeutas a escolherem medidas de avaliação que sejam específicas, observáveis, objetivas e congruentes com as demandas do cliente.

Como assinala Mandich, é imperativo que os profissionais de saúde tenham uma clara compreensão da terminologia científica concernente com uma prática baseada em evidências e no uso de estatísticas que mensurem as evoluções desejadas[8].

TIPOS DE TESTES PADRONIZADOS

Existem dois tipos principais de instrumentos que se diferenciam quanto aos objetivos: norma de referência e critério de referência. O primeiro é desenvolvido com base na aplicação do teste com um grupo de crianças, amostra normativa, e os escores médios são alcançados por meio das pontuações obtidas por essa amostra. O desempenho da criança avaliada é, portanto, comparado com o desempenho do grupo normativo.

Como assinala Richardson, o objetivo desse tipo de teste é determinar como está o desempenho da criança testada em relação ao desempenho médio da amostra normativa[9].

O desenvolvimento desses testes prevê uma amostra que inclua crianças de variadas localidades com diferentes composições étnicas, raciais e socioeconômicas que geralmente obedecem a uma proporcionalidade do perfil definido no último censo do país em que o teste foi desenvolvido. PEDI, A*lberta Infant Motor Scale*, *Peabody developmental Motor Scales* (PDMS) e o *Bayley Scales of Infant Development* (BSID-II) possuem propriedades psicométricas específicas de testes do tipo norma de referência.

Os testes definidos com critério de referência são designados para prover informação de como a criança desempenha determinadas tarefas. Nesse caso, o objetivo é verificar quais habilidades a criança possui e quais não desenvolveu.

Esse tipo de teste pode incluir itens definidos a partir da análise de tarefas ou de marcos importantes do desenvolvimento, e quanto mais relacionados com habilidades funcionais, mais facilmente essas informações poderão ser utilizadas no planejamento terapêutico. GMFM, PEDI, SFA, *Peabody Development Motor Scale II* (PDMS-II), *Erhardt Developmental Prehension Assessment* (EDPA) e *Quality of Upper Extremity Skills Test* (QUEST) são exemplos de teste do tipo critério de referência.

Alguns testes por terem as características de critério de referência e também de norma de referência possibilitam ao examinador analisar o desempenho da criança avaliada em relação às habilidades, bem como compará-la ao grupo normativo.

O SFA, embora se configure primariamente como um teste de critério de referência, prevê escore de critério e erro padrão definido a partir de amostra composta de 363 estudantes portadores de necessidades especiais.

Previamente à adoção de um teste, sugere-se verificar os estudos de confiabilidade e validade realizados que asseguram a fidedignidade da escala.

Ao utilizar testes padronizados, o terapeuta deverá considerar as questões éticas subjacentes nessa prática. Anastasi relaciona algumas variáveis importantes, como a necessidade de prévio treinamento que possibilita a competência do examinador, a observância da privacidade do sujeito avaliado, a clara comunicação dos resultados do teste para os familiares e os vieses culturais que podem ocorrer pela utilização de testes com crianças inseridas em contextos socioculturais diferentes daqueles em que o instrumento foi desenvolvido[10].

A literatura provê informações sobre grande quantidade de avaliações na área de reabilitação Willard-Spackman, Trombly, Dunn, Case-Smith e Lima, contudo a adoção de um teste envolve profunda pesquisa, treinamento e rigor na observância dos critérios estabelecidos[11-15].

Na prática clínica, essas variáveis devem ser contempladas na interface do atendimento imediato da grande demanda de pacientes em tratamento no serviço em que se está inserido. Embora o vasto número de avaliações possibilite ao terapeuta a descrição sistematizada da situação de vários atributos da criança, cabe ao profissional a racionalização no uso desses recursos. Segundo Law, uma estratégia em que terapeutas e famílias trabalham em conjunto para identificar atributos-chave que precisam ser avaliados e atributos-chave para avaliar a eficácia do tratamento poderá levar ao uso de um número restrito de avaliações padronizadas[16].

Dentre as avaliações citadas, *School Function Assessment* (SFA), PEDI, GMFM, Erhardt e QUEST vem sendo utilizados para verificação do *status* funcional e função motora de crianças portadoras de paralisia cerebral, observando-se a indicação de uma ou outra escala em função da informação necessária. Somamos, ainda, dois instrumentos descritos a seguir:

- Ficha ilustrada de avaliação do nível de desenvolvimento físico, mental e social da criança que utilizada em conjunto com o manual de observação do desempenho se configura como uma avaliação simples e eficaz para o planejamento terapêutico, embora não possua as propriedades psicométricas necessárias no âmbito da pesquisa[17,18].
- Quebec User Evaluation of Satisfaction with Assistive Technology (QUEST 2) que possibilita a avaliação da satisfação de adolescentes, adultos e idosos com seus equipamentos de tecnologia assistiva em fase de implementação, embora os estudos de validação e confiabilidade dessa avaliação tenham indicado a necessidade de mudanças no procedimento de administração, na formulação das variáveis de satisfação e na pontuação da importância dos itens[4]. Na Tabela 77.1, são apresentadas as avaliações citadas nesse capítulo.

A seguir, descreveremos estudo de caso de uma criança portadora de paralisia cerebral e paralisia obstétrica exemplificando a utilização de duas escalas de avaliação funcional citadas.

ESTUDO DE CASO

História

Os dados relativos à criança são: M.C.C., nascido em 26/10/1997 por parto fórceps a termo, após gestação sem intercorrências com Apgar 2-5-7, sofrimento perinatal, luxação de ombro, tendo apresentado crises convulsivas nas primeiras 24h. Permaneceu na unidade de terapia intensiva (UTI) por 10 dias, medicado com Gardenal e permaneceu com enfaixamento do membro superior direito por 30 dias.

Iniciou atendimento na Associação de Assistência à Criança Deficiente (AACD) com três meses, com seguimento fisiátrico e terapêutico ocupacional, e foi diagnosticado como portador de paralisia braquial obstétrica (PBO) à direita mista. Aos cinco meses, foi encaminhado para o setor de fisioterapia por apresentar aumento de tônus em cintura escapular, tensão nos alongamentos de região cervical, ausência de preensão com mão esquerda, assimetria facial, entre outros sinais sugestivos de comprometimento neuromotor global.

A partir dessa data, a criança segue no programa de reabilitação, com acompanhamento ortopédico e fisiátrico periódico; foi diagnosticado como portador de paralisia cerebral atetóide e paralisia braquial obstétrica à direita mista, com duas sessões semanais de fisioterapia e terapia ocupacional, uma sessão de hidroterapia e uma de fonoaudiologia, seguindo abordagem preconizada pelo método neuroevolutivo Bobath. Semanalmente, criança e mãe participavam também do grupo de Psicopedagogia.

Avaliação das Habilidades Funcionais

Monitorar função motora ao longo do tempo é complexo e permeado por múltiplas variáveis, como motivação, adaptações ambientais, intensidade de tratamento e maturação, tornando difícil testar cientificamente se o tratamento é efetivo, como assinala Bower e McLellan, na medida em que as características individuais, as expectativas e experiências da criança, da família e da equipe responsável pelo tratamento também podem variar[19].

Msall *et al*. após em revisão de instrumentos para mensuração funcional aplicável a crianças, adolescentes e adultos jovens

TABELA 77.1 – Instrumentos de avaliação utilizados em crianças

INSTRUMENTO	POPULAÇÃO-ALVO	CONTEÚDO	REFERÊNCIAS	OBSERVAÇÕES
Pediatric Evaluation Disability Inventory (PEDI)	Crianças portadoras de vários tipos de problemas de saúde ou deficiências; 6 meses – 7,5 anos	Entrevista com pais ou cuidadores, que avalia o desenvolvimento e o nível de independência no desempenho de atividades funcionais em três áreas: autocuidado, mobilidade e função social	Haley et al.[3]	Formulário de escore traduzido com adaptações culturais pelo Laboratório de Atividade e Desenvolvimento Infantil (LADIN) da UFMG
Gross Motor Function Measure (GMFM)	Crianças portadoras de paralisia cerebral sem limite de idade	Instrumento de caráter quantitativo com 88 itens que mede a mudança nas habilidades motoras grossas, ao longo do tempo, em cinco dimensões: • Deitar e rolar • Sentar • Engatinhar e ajoelhar • Em pé • Andar, correr e pular	Russell et al.[4]	
Alberta Infant Motor Scale	Bebês entre 0 e 18 meses	Escala observacional da maturação das habilidades motoras grossas; comportamento motor essencial para avaliação de bebês de risco	Piper e Darrah[5]	
Transdisciplinary Play-based Assessment	Crianças com desempenho compatível até seis anos	Observação do desenvolvimento, por meio do brincar, nas áreas da cognição, emocional-social e da linguagem-comunicação	Linder[20]	A aplicação da avaliação/intervenção prevê sete etapas; envolve pais e equipe transdisciplinar em situações livres e estruturadas
School Functional Assessment (SFA)	Crianças portadoras de diversos tipos de deficiências e níveis de gravidade, inseridas em escola de ensino regular; também pode ser aplicado em crianças que freqüentam escolas especiais	Questionário preenchido pelo julgamento profissional do desempenho habitual da criança em atividades e tarefas realizadas na escola. Capta as habilidades e dificuldades funcionais durante a participação da criança nos ambientes acadêmicos e sociais da escola	Coster[21]	
Peabody Developmental Motor Scales (PMDS-II)	0 – 83 meses	Observação do desempenho motor grosso e fino, avaliando os seguintes aspectos: subtestes motor grosso – reflexos (0 – 11 meses), habilidades motoras estacionárias (todas as idades), locomoção e manipulação de objetos; motor fino – habilidades manuais de preensão e de integração visuomotora (todas as idades)	Folio[21]	
Bayley Scales of Infant Development (BSID-II)	1 – 42 meses	Observação das habilidades mentais, psicomotoras e comportamentais do desenvolvimento, avaliando o nível cognitivo, linguagem, pessoal-social, desenvolvimento motor grosso e fino, e o comportamento durante a situação de teste	Bayley[22]	
Erhardt Developmental Prehension Assessment (EDPA)	Crianças com disfunções motoras	Avalia padrões de movimento involuntários de membros superiores, movimentos voluntários (alcance, preensão, manipulação e soltar) e habilidades de pré-escrita. Mede mudanças qualitativas no desenvolvimento da função manual (componentes desenvolvidos entre 0 e 6 anos)	Erhardt[23]	O manual adverte para a necessidade de estudos para estabelecer evidências estatísticas da validade de construto, bem como de estudos de confiabilidade teste/reteste

(Continua)

TABELA 77.1 – (Cont.) Instrumentos de avaliação utilizados em crianças

INSTRUMENTO	POPULAÇÃO-ALVO	CONTEÚDO	REFERÊNCIAS	OBSERVAÇÕES
Quality of Upper Extremity Skills Test (QUEST)	Crianças com disfunção neuromotora com espasticidade	Verifica a qualidade da função de membros superiores. Subtestes: movimentos dissociados, preensão, reação de proteção e descarga de peso (componentes desenvolvidos entre 0 e 18 meses)	De Matteo[24]	Validação baseada em estudo com crianças portadoras de paralisia cerebral de 18 meses a 8 anos
Functional Independence Measure for Children (WeeFIM®)	6 meses – 6 anos	Habilidades funcionais avaliadas de acordo com a assistência requerida no autocuidado, mobilidade, locomoção, controle esfincteriano, comunicação e cognição social		Contrato anual obrigatório para utilização do teste
Quebec User Evaluation of Satisfaction with Assistive Technology (QUEST VERSION 2.0)	Usuários de equipamentos de tecnologia assistiva (adaptações)	Satisfação avaliada em duas partes: • *Equipamento*: dimensões, segurança, durabilidade, simplicidade de uso, conforto e eficácia nas atividades de vida diária *Serviço*: entrega de materiais e adaptações, reparos e assistência, atuação dos profissionais e acompanhamento profissional	Scherer[25]	Manual relaciona dois estudos de validação e confiabilidade, que indicam a necessidade de mudanças no procedimento de administração, na formulação das variáveis de satisfação e na pontuação da importância dos itens

com paralisia cerebral assinalaram que o GMFM e o PEDI apresentaram excelente confiabilidade[26].

GMFM foi desenvolvido com o objetivo de medir as mudanças na função motora grossa de crianças portadoras de paralisia cerebral ao longo do tempo[9]. É uma avaliação com 88 testes, em que cada teste é pontuado numa escala de quatro pontos; é atribuído (0) quando a criança não inicia a atividade; (1) quando inicia; (2) se completa parcialmente e (3) se completa a atividade.

O escore total é calculado por meio da média dos escores das cinco dimensões e o escore meta inclui, apenas, as dimensões em que se espera (terapeuta/família) que ocorram mudanças. O manual fornece descrições específicas para a pontuação, e é preconizado treinamento formal para sua utilização. A versão GMFM-66 possibilita a identificação do padrão do desempenho atual da criança numa escala contínua que dispõe as atividades motoras graduadas de acordo com o grau de dificuldade, o que possibilita uma avaliação mais precisa e comparativa entre as cinco dimensões pesquisadas no teste.

O PEDI mensura habilidades funcionais, assistência do cuidador e modificações nas áreas de autocuidado (73 itens), mobilidade (59 itens) e função social (65 itens) em crianças de seis meses a sete anos e meio. Na primeira parte do teste, são avaliadas as habilidades da criança nas três áreas descritas, na segunda parte é verificado o nível de assistência que a criança recebe em seu cotidiano e, na última seção, são documentadas as modificações utilizadas no desempenho das tarefas pesquisadas.

Ao final da avaliação, podem-se obter:

- *Escore bruto*: soma dos itens que a criança é capaz de realizar.
- *Escore normativo*: comparação do desempenho da criança avaliada com crianças típicas da mesma faixa etária (padrão normativo).
- *Escore contínuo*: indicação do desempenho da criança avaliada com base nas atividades organizadas, considerando-se padrão de complexidade crescente.
- *Freqüência de modificações*: número de modificações utilizadas na realização das atividades pesquisadas.

Essa avaliação foi traduzida para o português e adaptada para contemplar as especificidades socioculturais do Brasil, com permissão e colaboração dos autores[27].

O PEDI foi aplicado por uma terapeuta ocupacional treinada, utilizando-se entrevista estruturada com a mãe, seguindo padronização proposta no manual e formulário traduzido e adaptado por Mancini[22]. Por meio de software específico, os escores brutos foram transformados em escores normativos.

O GMFM foi administrado por uma fisioterapeuta treinada, utilizando-se mobiliários adequados, de acordo com as medidas preconizadas no manual (Quadro 77.1).

Foram realizadas duas avaliações com o PEDI com intervalo de um ano e dez meses, e três avaliações com o GMFM em intervalos de um ano; no presente artigo, serão utilizados os dados do primeiro e último GMFM e dos dois PEDI (Tabelas 77.2 e 77.3).

No período dos testes, a criança esteve em acompanhamento no programa descrito anteriormente.

QUADRO 77.1 – Resultados obtidos na primeira aplicação da Medida da função motora grosseira (GMFM)

Data da aplicação: agosto de 2000
Idade: 2 anos e 10 meses
Dimensões:
A. Deitar e rolar: 80,39%
B. Sentar: 61,66%
C. Engatinhar e ajoelhar: 4,76%
D. Em pé: 41,02%
E. Andar, correr e pular: 18,05%
Escore total: 41,17%

TABELA 77.2 – Resultados obtidos na primeira aplicação do *Pediatric Evaluation Disability Inventory* (PEDI)

	ESCORE BRUTO	ESCORE NORMATIVO	ESCORE CONTÍNUO
Data da aplicação	Outubro de 2000	Outubro de 2000	Outubro de 2000
Idade	3 anos	3 anos	3 anos
Habilidades funcionais			
Autocuidado	26	26,5	46
Mobilidade	16	< 10	38,2
Função social	45	46,1	57,2
Assistência do cuidador			
Autocuidado	8	22,1	39,3
Mobilidade	9	12,4	40,9
Função social	10	38	50,9

TABELA 77.3 – Freqüência das modificações utilizadas

MODIFICAÇÕES	FREQÜÊNCIA (1ª AVALIAÇÃO)			
	N	C	R	E
Autocuidado	2	5	1	0
Mobilidade	5	2	0	0
Função social	3	0	2	0

C = modificações dirigidas a crianças típicas; E = modificações extensivas; N = nenhuma; R = modificações de reabilitação.

RESULTADOS

Análise e Proposta Terapêutica

A partir dos dados coletados no GMFM, observa-se que, na dimensão A (deitar e rolar), M apenas iniciava a flexão de pescoço, não conseguindo levantar a cabeça (teste 3) e apresentava flexão parcial de quadril e joelhos D e E (testes 4 e 5)*, demonstrando seu pobre controle flexor. Esse padrão foi identificado pela mãe como a inabilidade de retirar meias e abrir os sapatos (item 54)**, que poderiam ser realizados na postura deitada.

Na dimensão B (sentar), a criança era capaz de, em pé, atingir a posição sentada em um banco pequeno (teste 35), mas estando sentado só conseguia manter braços livres por 10s se com apoio dos pés no chão (teste 34). No PEDI, sua mãe observou que M não permanecia sentado sem apoio na privada ou troninho (item 2), não era capaz de sentar e levantar de cadeiras de tamanho adulto (item 9) nem subir e descer da própria cama (item 18).

Deve-se salientar que, nessa ocasião, o impacto da paralisia braquial obstétrica em membro superior direito determinava um quadro de ausência de movimentação ativa, somando a assimetria e movimentação involuntária com incoordenação em membro superior esquerdo. Esse quadro era reconhecido pela mãe por meio das dificuldades de pegar a comida com a colher e levá-la à boca, levantar o copo sem tampa, assoar o nariz, retirar as meias e abrir os sapatos (itens 6, 11, 25, 44 e 54).

Na dimensão C (engatinhar e ajoelhar), seu escore geral foi de dois em 42 pontos possíveis, demonstrando uma importante defasagem nessa área. Não conseguia arrastar-se além de 60cm (teste 38) e, portanto, não se movia entre ambientes (itens 31 e 34).

Na dimensão E (andar, correr e pular), seu escore foi de 13 em 72 pontos possíveis; era capaz de andar dez passos necessitando ser segurado por uma ou duas mãos (testes 67 e 68), segundo a mãe pela falta de agilidade. A locomoção externa era feita integralmente no colo (itens 38 a 49).

Na dimensão D (em pé), não era capaz de utilizar os membros superiores para alcançar a postura ortostática (teste 52).

Estes achados demonstravam alteração tônica global, flutuante, típica de indivíduos portadores de paralisia cerebral do tipo atetóide, o que levava à incoordenação da musculatura orofacial resultando num quadro de disartria. A comunicação funcional falhava nos itens 13, 14, 18, que se referem ao uso de frases simples, busca de informações por meio de perguntas e descrever objetos ou ações. As dificuldades nessa área interferiam, ainda, na capacidade de resolução de problemas (itens 22 e 23) e de auto-informação (itens 42 e 43).

A partir dos dados coletados, foram traçados os seguintes focos de intervenção:

- Ênfase na postura em pé e na marcha (equilíbrio estático e dinâmico, visando à mobilidade em ambientes internos e externos).
- Trocas posturais, objetivando melhora nas transferências.
- Favorecer melhora da simetria e controle da movimentação involuntária de membro superior esquerdo.
- Equilíbrio na postura sentada, possibilitando melhor desempenho na alimentação e uso de vaso sanitário.
- Favorecer controle esfincteriano.
- Introdução da comunicação suplementar e/ou alternativa.

As modificações sugeridas foram: colher angulada e peso em antebraço, mesa com antiderrapante, prato fundo, aparador, apoio para favorecer abdução de antebraço, copo com bico e tampa e redutor para vaso sanitário e pasta de comunicação.

Os objetivos traçados foram discutidos com a mãe identificando-se, em conjunto, estratégias que viabilizassem o exercício das tarefas no cotidiano, bem como observações e sugestões dos pais sobre o desempenho de M. A intervenção foi dirigida para tarefas funcionais que se mostraram importantes na direção de maior independência.

Darrah salienta que, embora o tratamento possa ser dirigido ao nível dos mecanismos patológicos, como força muscular e equilíbrio, os efeitos da intervenção devem ser aplicados às habilidades funcionais[16].

O tratamento realizado não será discutido no presente artigo, contudo é oportuno salientar que os objetivos propostos envolveram não apenas alvos no âmbito das funções do corpo, mas também modificações e adaptações da atividade e do contexto necessários para o desenvolvimento e execução das tarefas.

Pautadas no modelo da CIF, buscamos identificar e descrever metas claras e observáveis, que possibilitassem avaliar as intervenções e que pudessem prover evidências clínicas sobre sua efetividade.

Resultados após Intervenção

As Tabelas 77.4 e 77.5, bem como o Quadro 77.2 apresentam os dados relativos às testagens por meio do PEDI e GMFM, realizados em intervalo médio de 23 meses. Observa-se importante incremento nas dimensões C, D e E do GMFM, demonstrados nas habilidades de arrastar-se e engatinhar, embora não os fizesse reciprocamente (teste 45). Passa a ser capaz de se puxar para alcançar a posição em pé (teste 52); anda 10 passos

---

* As anotações nomeadas como *teste* referem-se aos dados do GMFM.
** As anotações nomeadas como *item* referem-se aos dados do PEDI.

TABELA 77.4 – Resultados obtidos na segunda aplicação do *Pediatric Evaluation of Disability Inventory*

	ESCORE BRUTO	ESCORE NORMATIVO	ESCORE CONTÍNUO
Data da aplicação	Agosto de 2002	Agosto de 2002	Agosto de 2002
Idade	4 anos e 10 meses	4 anos e 10 meses	4 anos e 10 meses
Habilidades funcionais			
Autocuidado	35	<10	52,4
Mobilidade	35	<10	55,6
Função social	48	28,7	59,2
Assistência do cuidador			
Autocuidado	17	23,3	52,3
Mobilidade	12	<10	45,8
Função social	13	29	57,3

TABELA 77.5 – Freqüência das modificações utilizadas

MODIFICAÇÕES	FREQUÊNCIA (2ª AVALIAÇÃO)			
	N	C	R	E
Autocuidado	3	4	1	0
Mobilidade	5	2	0	0
Função social	4	0	1	0

C = modificações dirigidas a crianças típicas; E = modificações extensivas; N = nenhuma; R = modificações de reabilitação.

sem auxílio (teste 69) inclusive carregando objetos (teste 72). De acordo com a mãe, sua evolução na mobilidade pôde ser constatada por mostrar-se capaz de realizar atividades relativas à transferência em vaso sanitário, no chuveiro e na locomoção em ambientes internos e externos.

Na dimensão B, sentar, embora tenha recebido apenas 14 pontos (23,34%), esse ganho foi identificado pela mãe como fundamental para o exercício das habilidades adquiridas em autocuidado, como o uso da colher (item 6), capacidade de levantar com firmeza o copo sem a tampa usando uma mão (item 13), aquisição do controle urinário e intestinal diurno (itens 66, 67, 71, 72 e 73) e participação do fechamento de vestimentas (item 44).

Na função social, observa-se aumento de apenas três pontos relativos: procura de informações fazendo perguntas (item 13), descrever ações e objetos (item 14), conseguir pedir ajuda diante de um problema e esperar se houver uma demora de pouco tempo (item 22).

QUADRO 77.2 – Resultados obtidos na segunda aplicação da medida da função grosseira (GMFM)

Data da aplicação: agosto de 2002
Idade: 4 anos e 10 meses
Dimensões:
A. Deitar e rolar: 88,23%
B. Sentar: 85%
C. Engatinhar e ajoelhar: 69,04%
D. Em pé: 82,05%
E. Andar, correr e pular: 61,11%
Escore total: 77,08%

Deve-se observar que, embora a pasta de comunicação alternativa tenha sido introduzida, não possibilitou, até o momento da coleta de dados, maior complexidade na comunicação expressiva e esta não era usada sistematicamente.

O escore bruto no PEDI aumentou nas três áreas funcionais, e foi maior na mobilidade e menor na função social. O escore normativo diminui em praticamente todas as áreas, pois o déficit identificado é maior quando o desempenho é comparado ao de crianças típicas da mesma faixa etária. O escore contínuo aumentou pelo ganho de capacidades referidas na segunda entrevista.

Esses dados indicam as áreas em que as ações demonstraram eficácia, bem como a necessidade de implementação de estratégias adicionais na área de função social, especificamente na comunicação. A continuidade do tratamento fisioterápico e de terapia ocupacional objetivou o desenvolvimento das habilidades funcionais de maior complexidade que requerem refinamento na movimentação e introdução de modificações e adaptações nas atividades em que os componentes motores não forem suficientes.

CONSIDERAÇÕES FINAIS

O uso de avaliações padronizadas como GMFM e PEDI é vantajoso por permitir a comparação de dados entre os clientes, entre o cliente e um grupo normativo, entre momentos diferentes do próprio cliente (permitindo o monitoramento da evolução), entre o cliente e resultados publicados, entre outros.

Por se configurarem como avaliações funcionais, esses instrumentos permitem aos terapeutas a identificação do impacto das ações propostas e realizadas para redução do déficit funcional.

A relação entre os componentes da estrutura e função do copo, bem como as habilidades do indivíduo, é complexa e permeada por muitos fatores. Ambos os níveis são relevantes e cabe ao terapeuta a investigação e explicitação dessa relação para que as intervenções sejam eficazes.

A complementaridade do GMFM e PEDI possibilitou, no presente caso, a elaboração de metas terapêuticas que envolveram tarefas da vida real e o desempenho contextualizado, bem como a necessidade de medidas complementares e a readequação da proposta em função do impacto funcional identificado.

Como assinalam Mandich *et al.*, a mensuração é essencial à pesquisa e prática clínica, e quanto mais precisas e apropriadas forem as avaliações, mais sensíveis serão as pesquisas e mais relevantes e individualizadas às necessidades do cliente serão as intervenções propostas[8].

No apêndice, são relacionadas avaliações pediátricas frequentemente citadas na literatura.

REFERÊNCIAS BIBLIOGRÁFICAS

1. NORDMARK, E.; JAMBO, G. B.; HAGGLUND, G. Comparison of the gross motor function measure and pediatric evaluation of disability inventory in assessing motor function in children undergoing selective dorsal rhizotomy. *Develop. Med. Child. Neurol.*, v. 42, p. 245-252, 2000.
2. BATTISTELLA, L. R.; BRITO, C. M. M. Classificação internacional de funcionalidade CIF – International classification of functioning disability and health ICF. *Acta Fisiátrica*, v. 9, n. 2, p. 98-101, 2002.
3. HALEY, S. M.; COSTER, W. J.; LUDLOW, L. H. et al. *Pediatric Evaluation of Disability Inventory and Development, Standartization and Administration Manual Version 1.0* Boston: New England Medical Center, 1992.
4. RUSSELL, D.; ROSEMBAUM, P.; GROWLAND, C. Administration and scoring. In: *Gross Motor Function Measure Manual*. 2. ed. Toronto: Mcmaster University, 1993. 103p.
5. PIPER, M. C.; DARRAH, J. *Motor Assessment of the Developing Infant*. Philadelphia: W.B. Saunders, 1994.
6. COSTER, W. et al. *School Function Assessment*. San Antonio: The Psychological Corporation/Therapy Skill Builders, 1988.
7. MAGALHÃES, L. C. *Apostila do Curso: métodos de avaliação do desenvolvimento infantil – revisão dos principais instrumentos utilizados na área de reabilitação infantil*. São Paulo: AACD, 1999.

8. MANDICH, A.; MILLER, L.; LAW, M. Outcomes in evidence-based pratice. In: LAW, M. *Evidence Based Reabilitation*. Thoofare: N.J. Slack, 2002. p. 50-69.
9. RICHARDSON, P. K. et al. *Occupational Therapy for Children*. 4. ed. St. Louis: Mosby, 2001.
10. ANASTASI, A. *Psichological Testing*. 6. ed. New York: Macmillan, 1988.
11. HOPKINS, H. L.; SMITH, H. D. *Willard/Spackman – Terapia Ocupacional*. 8. ed. Madrid: Panamericana, 1998.
12. TROMBLY, C. A.; RODONSKI, M. V. *Occupational Therapy for Physical Disfunction*. 5. ed. Philadelphia: Lippincott Williams e Wilkins, 2002.
13. DUNN, W. *Pediatric Occupational Therapy – Facilitating Effective Service Provision Slack*. USA Incorporated, 1991.
14. CASE-SMITH, J.; ALLEN, A. S.; PRATT, P. N. *Occupation Therapy For Children*. 3. ed. St. Louis: Mosby, 1996.
15. LIMA, C. L. A.; FONSECA, L. F. *Paralisia Cerebral – Neurologia Ortopedia Reabilitação*. Rio de Janeiro: Guanabara Koogan, 2004.
16. DARRAH, J.; LAW, M.; POLLOCK, N. Family centered functional therapy: a choice for children with motor dysfunction. *Inf. Young Children*, v. 13, n. 4, p. 79-87, 2001.
17. WERNER, D. *Guia de Deficiências e Reabilitação Simplificada*. Brasília: Corde, 1994.
18. HEYMEYER, U.; GANEM, L. *Observação do Desempenho*. 2. ed. São Paulo: Mennon, 1999.
19. BOWER, E.; MCLELLAN. Assessing motor-skill aquisition in four centres for the treatment of children with cerebral palsy. *Develop. Med. Child. Neuro.*, v. 36, p. 902-909, 1994.
20. LINDER, T. W.; PAUL, H. TPBA. *Revised edition*. Brookes, 1993. Disponível em: www.brookespublishing.com. Acesso em 2006.
21. FOLIO, M. R.; FEWEL, R. R. *Peabody Developmental Motor Scales, Examiner's Manual*. 2. ed. Austin: Pro-ed, 2000.
22. BAYLEY, N. *Bayley Scales of Infant Development Manual*. 2. ed. San Antonio: Psychological Corporation, 1993.
23. ERHART, R. P. *Developmental Hand Dysfunction: theory, assessment, treatment*. Laurel: Ramsco, 1982.
24. DEMATTEO, C. et al. *Quality of Upper Extremity Skills Test*. Ontario, Canada: Canchild Centre for Childhood Disability Research, 1992.
25. SCHERER, M. J. *Quebec User Evaluation of Satisfaction with Assistive Technology Institute for Matching Person of Technology Quest Version 2.0*. Inc. 486 Lake RD, Webster, NY 14580.
26. MSALL, M. E.; ROGERS, B. T.; RIPSTEIN, H. et al. Measurements of functional outcomes in children with cerebral palsy. *Mental Retard. Develop. Disab. Res. Rev.*, v. 3, p. 194-203, 1997.
27. MANCINI, M. C. et al. Comparação do desempenho de atividades funcionais em crianças com desenvolvimento típico e crianças com paralisia cerebral. *Arquivos de Neuropsiquiatria*, v. 60, n. 2b, p. 446-452, 2002a.

BIBLIOGRAFIA COMPLEMENTAR

ANDRICH, D. *Rasch Models for Measurement*. Beverly Hills: Sage, 1988.

APÊNDICE

Denver Developmental Screening Test (revised)
FRANKENBURG, W.; DOODS, J.; ARCHER, P.; BRESNICK, B.; MASCHKA, P.; EDELMAN, N.; SHAPIRO, H. (1990)
Denver Developmental Materials, Inc. – P.O. Box 6919 – Denver, CO 80206

Sensory Integration and Praxis Tests
AYRES, A. J. et al. (1989)
Western Psychological Services
1203 Wilshire Boulevard – Los Angeles, CA 90025-1251 (310) 4782061

Test of Infant Motor Performance
CAMPBELL, S. K., OSTEN, E.T., KOLOBE, T.H.A. AND FISHER, A.G. (1993)
Development of the Test of Infant Motor Performance. In C.V. Granger & G.E. Gresham (Eds.), *New developments in functional assessment*.

Home Observation and Measurement of the Environment
CALDWELL, B. (1984)
Center for Early Development and Education
University of Arkansas – Little Rock, AR 77204

Gesell Preschool Test
AMES, L. B., GILLESPIE, C., HAINES, J., & ILG, F. L. (1980)
Programs for Education, Inc. – P.O. Box 167 – Rosemnot, NJ 08556 (609) 3972214

Alberta Infant Motor Scales
PIPER, M. C.; DARRAH, J. Motor Assessment of the developing infant (1994)
W.B. Saunders Company – Philadelphia, PA 19106

Battelle Developmental Inventory
NEWBORG, J., STOCK, J. R., WNCK, L. et al. (1998)
Riverside Publishing – 8420 West Bryn Mawr Avenue – Chicago, IL 60631

Bruininks-Oseretsky Test of Motor Proficiency
BRUININKS, R. (1978)
American Guidance Service – 4201 Wooland Road – Circle Pines, MN 55014

Coping Inventory
ZEITLIN, S. (1991)
Scholastic Testing Service – Bensenville, IL 60106-8056

Evaluation Tool of Children's Handwriting
AMUNDSON, S. J. (1995)
O.T. KIDS, Inc. – P.O. Box 1118 – Homer, AK 99603

The First Step
MILLER, L. J. (1993)
The Psichological Corporation
555 Academic Court – San Antonio, TX 78204

In-Hand Manipulation Test
EXNER, C. E.
Occupational Therapy Department – Towson State University – Towson, MD 21204

Quality of Upper Extremity Skills Test (QUEST)
IAHS BLDG, Room 408
Mcmaster University, 1400
Main Street West, Hamilton,
Ontário L851C7

Toodler and Infant Motor Evaluation
MILLER, L. J.; ROID, G. H. (1994)
The Psichological Corporation – 555 Academic Court – San Antonio, TX 78204-2498

Test of Sensory Function in Infants
DEGANGI, G. A.; GREENSPAN, S. L. (1989)
Western Psychological Services – 1203 Wilshire Boulevard – Los Angeles, CA 90025-1251

Functional Independence Measure for Children (WeeFIM®)
Hamilton e Granger. *WeeFim* Research Foundation of the State University of New York, University at Bufalo, NY 14214 1992.

CAPÍTULO 78

Intervenção Precoce

Gláucia Somensi de Oliveira-Alonso • Adriana Rosa Lovisotto Cristante

Intervenção precoce é um termo genérico, bastante amplo e freqüentemente utilizado dentro da área médica. Programas de intervenção precoce implicam em medidas de prevenção primárias (antes que ocorra o dano), secundárias (detecção e atendimento precoce) e terciárias (habilitação/reabilitação). E para que se possa pensar em intervenção precoce, é preciso ter bastante claro o grupo de risco a ser acompanhado para cada situação, bem como os parâmetros da normalidade.

Este capítulo não tem a pretensão de esgotar o assunto, que é bastante extenso e envolve inúmeras áreas médicas. Aqui o tema será abordado com relação à criança e será enfatizada a importância de uma avaliação sistematizada do desenvolvimento neurossensorial e psicomotor, com a finalidade de se identificar precocemente os desvios da normalidade. No entanto, não se pode esquecer que os cuidados com a criança devem ter início durante a gestação ou mesmo antes desta. Então, começaremos comentando um pouco sobre a importância dos cuidados durante a gestação.

VALOR DE UM ADEQUADO ACOMPANHAMENTO PRÉ-NATAL

O desenvolvimento do sistema nervoso central (SNC) se inicia na vida intra-uterina e prossegue após o nascimento até a idade de 18 a 21 anos, quando, para a maioria dos autores, se completaria a maturação. Porém, tanto na vida intra-uterina quanto nos primeiros anos de vida extra-uterina, grandes transformações se processam no desenvolvimento do SNC, fazendo com que esse período seja bastante vulnerável a agressões externas[1].

A formação do tecido neural inicia-se entre a 2ª e 3ª semanas de gestação, e sabe-se que existem inúmeros fatores intrínsecos e extrínsecos que podem afetar o desenvolvimento normal do SNC. É importante atentar para os fatores extrínsecos, pois, na maioria das vezes, podem ser evitados. Então, durante a gravidez é muito importante que a paciente tenha um acompanhamento médico adequado.

Uma gravidez de alto risco aumenta a chance de complicações para o feto ou para o recém-nascido. Inúmeras condições maternas podem causar impacto negativo no desenvolvimento fetal. Existem vários fatores que interferem na manutenção da unidade materno-fetal, diminuindo a tensão de oxigênio do sangue placentário, dentre eles podemos citar diferentes tipos de doença placentária, toxemia gravídica e doenças crônicas da gestante (tais como cardiopatia, pneumopatia, hipertensão arterial e anemia grave). Diabetes e desnutrição materna são fatores metabólicos que também são maléficos ao desenvolvimento fetal. Portanto, é de fundamental importância que a gestante tenha suas doenças crônicas controladas durante a gravidez. No caso do diabetes melito, a hiperglicemia e a cetose persistentes, particularmente durante a embriogênese, estão associadas a uma incidência duas a três vezes maior de defeitos congênitos[2]. O ideal seria ter uma gravidez programada, estando compensada desde o início.

O tabagismo materno é uma causa bem demonstrada de retardo do crescimento intra-uterino. Em grandes fumantes (20 cigarros ou mais por dia), o parto prematuro é duas vezes mais freqüente que nas mães que não fumam, e seus filhos pesam menos que o normal[3]. Uma medida simples que é parar de fumar durante a gestação trará benefícios para o feto. Quanto ao consumo de álcool durante a gravidez, sabe-se que pode levar à deficiência do crescimento pré e pós-natal, deficiência mental e outras anomalias. Quanto maior a ingestão, mais graves os sinais. Hoje se acredita que o abuso de álcool pela mãe seja o fator ambiental mais comum causador de deficiência mental. Até mesmo um consumo moderado de álcool (30 a 60g/dia) pode produzir danos, como crianças com alterações comportamentais e de aprendizagem, especialmente quando a bebida está associada à desnutrição. O período suscetível do desenvolvimento encefálico cobre a maior parte da gestação e, sendo assim, o melhor conselho é abster-se de tomar álcool durante toda a gravidez[3]. O uso de drogas ilícitas também pode ser extremamente danoso para o desenvolvimento fetal.

Uma outra informação importante se relaciona com a atividade profissional da gestante. As intoxicações profissionais, de ação lenta, comprometem a evolução gravídica e podem comprometer o feto. É o que se dá com as produzidas pelo chumbo, mercúrio, fósforo, pesticidas, gases anestésicos, monóxido de carbono, entre outros. Da mesma forma atuam as profissões que obrigam a gestante a se conservar próxima de foco de temperatura elevada à altura do baixo ventre (cozinheira)[4].

Outro fator a se considerar são os antecedentes pessoais e uso de medicamentos. É importante lembrar que algumas drogas são teratogênicas e devem ser suspensas ou substituídas durante a gestação sempre que possível. Existem livros inteiros que tratam desse assunto, porém gostaríamos de ressaltar o uso de anticonvulsivante na gestação por se tratar de uma situação muito especial. Os anticonvulsivantes são considerados potenciais teratógenos, porém, a epilepsia em si representa um grande risco tanto para a gestante quanto para o feto. Assim, cada caso deve ser avaliado individualmente no intuito de se obter uma relação risco-benefício favorável à mãe e ao bebê. A monoterapia é o esquema mais adequado, e a carbamazepina é o fármaco de escolha. No entanto, o tratamento com outros anticonvulsivantes é justificável se necessário para o controle das crises[5].

Durante toda a vida pré-natal, o embrião e o feto estão sob risco de vários microrganismos. Na maioria dos casos, há resistência contra esse ataque; em alguns casos ocorre aborto; em outros, as crianças nascem pequenas para a idade gestacional, com anomalias congênitas ou doenças neonatais. Os microrganismos mais importantes são: *Toxoplasma gondii* (toxoplasmose), vírus da rubéola, citomegalovírus, vírus do herpes simples, conhecido coloquialmente como TORCH, além de

Treponema pallidum (sífilis), vírus da varicela e vírus da imunodeficiência humana (HIV)[3].

A exposição a altos níveis de radiação ionizante pode lesar células do embrião, levando à morte celular, à lesão de cromossomos e ao atraso do desenvolvimento mental e do crescimento físico. A intensidade do dano ao embrião está relacionada com a intensidade da dose absorvida e com o estágio de desenvolvimento do embrião ou do feto quando ocorre a exposição[3].

Em resumo, a intervenção precoce se inicia com um pré-natal bem conduzido, visando a saúde materna e conseqüentemente a do bebê; o acompanhamento do desenvolvimento fetal, detectando-se precocemente possíveis complicações ou mesmo se antecipando a elas, assim como orientações à mãe para que evite situações de risco. Uma alimentação adequada também é fundamental.

IDENTIFICAÇÃO DO RECÉM-NASCIDO DE ALTO RISCO

A transição do ambiente intra para o extra-uterino é um dos períodos mais críticos da vida do ser humano. Em nenhuma outra fase, ele está sujeito a tantas intercorrências, com risco de lesões neurológicas permanentes, como no período neonatal imediato. Daí a importância de uma assistência efetiva e imediata ao recém-nascido (RN) na sala de parto. A presença de profissionais qualificados para o atendimento do RN na sala de parto e no período neonatal imediato é vital para a redução das taxas de mortalidade neonatal e infantil. Desde 1993, o Ministério da Saúde recomenda a presença de um pediatra na sala de parto[6].

O avanço nos cuidados perinatais tem sido responsável pela diminuição significativa dos índices de mortalidade peri e neonatal. No entanto, com o aumento da sobrevida dos RN de risco surge a necessidade de se fazer um acompanhamento multidisciplinar dessas crianças ao longo do tempo, visto que um grande número poderá evoluir com deficiências múltiplas, incluindo deficiência motora, visual, auditiva, mental, problemas para o aprendizado, entre outras. O ideal seria que essas crianças fossem acompanhadas até a idade escolar, visando a detecção precoce de desvios da normalidade nas diferentes etapas do desenvolvimento.

Sendo assim, existem critérios indicadores para a identificação de neonatos que apresentam maior risco de evoluírem distúrbios do desenvolvimento[7]. Essas crianças são subdivididas em dois grupos:

- Grupo de alto risco
  - Peso ao nascimento menor que 1.250g.
  - Idade gestacional: 30 semanas ou menos.
  - Hemorragia intraventricular/leucomalácia periventricular.
  - Asfixia perinatal grave.
  - Problemas neurológicos graves.
  - Broncodisplasia pulmonar.
  - Doença cardíaca cianótica congênita.
  - Exame neurológico alterado na alta hospitalar.
  - Problemas significativos para alimentação.
  - Patologia intracraniana congênita ou adquirida.
  - Membrana de oxigenação extracorporal.
  - Hérnia diafragmática.
  - Hipertensão pulmonar persistente do RN.
  - Falência circulatória significativa.
  - Infecção congênita (HIV, TORCH).
  - Hipoglicemia prolongada ou persistente.
  - Anomalias múltiplas congênitas e distúrbios genéticos.

- Grupo de risco moderado
  - Peso ao nascimento entre 1.250 e 1.500g.
  - Ventilação mecânica prolongada.
  - Cirurgias em razão de anomalias anais, gastrosquise e encefalocele.
  - Traqueostomia.
  - Desordens metabólicas.

Essas crianças precisam ter um acompanhamento por equipe interdisciplinar, sendo que o coordenador geralmente é um pediatra que deve ter conhecimentos de neonatologia e neuropediatria. O ideal é que a equipe possa contar com a presença de profissionais da área de neuropediatria, fisiatria, oftalmologia, otorrinolaringologia, enfermagem, serviço social, psicologia, fisioterapia, fonoaudiologia e terapia ocupacional.

O atendimento médico deve ser periódico e constar de exame clínico, medidas antropométricas, exame neurológico, avaliação visual e auditiva, e do desenvolvimento global. Perante alterações de tônus muscular, persistência de reflexos primitivos ou presença de reflexos patológicos e atraso do desenvolvimento neuropsicomotor (DNPM), o médico responsável deverá tomar as medidas cabíveis para elucidação diagnóstica e, ao mesmo tempo, encaminhar essa criança para iniciar o processo de reabilitação. Caso se perceba alteração visual ou auditiva, a criança também deve ser encaminhada para o especialista. Caso o RN de risco evolua com desenvolvimento normal, a conduta deve ser expectante e as reavaliações devem ser mantidas periodicamente.

É importante ressaltar que mesmo as crianças que não são consideradas de risco podem evoluir com alguma doença que provoque alteração no DNPM. Sendo assim, consideramos essencial o acompanhamento pediátrico para todas as crianças, visando à detecção precoce de algum desvio do desenvolvimento normal ou sinais incipientes de uma determinada patologia. Além disso, é muito importante que as famílias sejam conscientizadas quanto à prevenção de acidentes. Vários acidentes acontecem por causas banais, muitas vezes dentro da própria casa. Um momento de descuido pode provocar seqüelas irreversíveis. A prevenção sempre é o melhor remédio.

TRIAGEM AUDITIVA NEONATAL

A deficiência auditiva (DA) é uma das mais comuns anormalidades congênitas, afetando aproximadamente 1 a 2 crianças a cada 1.000 nascimentos. A intervenção é mais eficiente quando iniciada nos primeiros meses de vida. Caso haja demora em se fazer o diagnóstico da DA, a criança pode evoluir com atraso no desenvolvimento global, principalmente para aquisição da linguagem e da fala. O Joint Committee for Infant Hearing e o Consenso Europeu de Milão defendem o diagnóstico até os três meses e a intervenção terapêutica até os seis meses de idade, o que justifica a necessidade de rastreio[8]. Há pelo menos duas décadas existe discussão a respeito da melhor estratégia para se identificar precocemente as crianças com DA. Hoje em dia aconselha-se que se realizem as emissões otoacústicas evocadas (EOA) ou a audiometria de resposta evocada no tronco cerebral (BERA)[9]. As EOA avaliam a integridade coclear e o BERA avalia a condução eletrofisiológica do estímulo auditivo da porção periférica até o tronco encefálico.

Existem algumas críticas quanto à implantação da triagem auditiva neonatal universal em decorrência do alto custo financeiro. Caso a triagem fosse direcionada apenas para os RN com indicadores de risco para DA (Quadro 78.1), o custo diminuiria, pois seriam avaliados apenas 10% dos neonatos. A grande desvantagem é que os indicadores de risco para DA não identificam nem a metade dos casos, o que tornaria o programa

> **QUADRO 78.1 – Fatores de risco para deficiência auditiva infantil**
>
> Neonatais:
> - História familiar de deficiência auditiva (DA)
> - Infecções congênitas (TORCH)
> - Malformações anatômicas de cabeça e pescoço
> - Baixo peso (< 1.500g)
> - Hiperbilirrubinemia grave
> - Síndromes associadas à DA
> - Uso materno de drogas ou ototóxicos
> - Asfixia perinatal com Apgar < 4
> - Internação em unidade de terapia intensiva (UTI) neonatal
> - Trauma cranioencefálico no parto
>
> Durante a infância (> três meses):
> - Meningite bacteriana, encefalite ou labirintite
> - Trauma acústico
> - Trauma cranioencefálico
> - Ototóxicos
> - História familiar
> - Otites médias de repetição

ineficaz[8,10]. Outra crítica é com relação aos falso-positivos (2 a 3%) que podem gerar grande ansiedade nos pais até a elucidação do caso por meio de exames complementares. Dessa forma, ainda não existe um programa de triagem auditiva neonatal universal na rede pública de saúde, e apenas alguns hospitais particulares oferecem esse recurso. Cabe ao pediatra ficar atento para essa questão.

Também é importante frisar que existem deficiências auditivas que são adquiridas ou progressivas com aparecimento tardio. Pesquisas devem ser feitas para se identificar esses casos, que podem compreender 10 a 20% do total das DA na infância[9]. Novamente, cabe ao pediatra estar atento à história e ao exame de cada paciente.

TRIAGEM NEONATAL (TESTE DO PEZINHO)

A triagem neonatal é uma ação preventiva que permite fazer o diagnóstico de diversas doenças assintomáticas no período neonatal, a tempo de se interferir no curso da doença, permitindo a instituição de tratamento precoce específico e, conseqüentemente, diminuindo ou eliminando as seqüelas associadas a cada doença[11]. Todo RN deve submeter-se à triagem neonatal, que popularmente é conhecida como teste do pezinho. Esse exame é feito a partir de gotas de sangue colhidas do calcanhar do RN.

O teste foi introduzido no Brasil na década de 1970, para identificar duas doenças: a fenilcetonúria e o hipotireoidismo congênito. Ambas, se não tratadas a tempo, podem levar à deficiência mental. No entanto, perante diagnóstico precoce e tratamento adequado, a criança evoluirá bem, sem maiores problemas. Por isso recomenda-se realizar o teste imediatamente entre o 3º e o 7º dia de vida do bebê. Antes disso, os resultados não são muito precisos ou confiáveis.

Em 1992, o teste tornou-se obrigatório em todo o país, por meio de lei federal. Em 2001, o Ministério da Saúde criou o Programa Nacional de Triagem Neonatal (PNTN), com o objetivo de atender a todos os RN em todo o território nacional. O PNTN prevê o diagnóstico de quatro doenças: hipotireoidismo congênito, fenilcetonúria, hemoglobinopatias e fibrose cística. Os exames realizados em cada Estado serão aqueles para os quais este está habilitado a fazer, conforme as fases de implantação estabelecidas pelo Ministério da Saúde, a saber:

- *Fase I*: hipotireoidismo congênito e fenilcetonúria.
- *Fase II*: hipotireoidismo congênito, fenilcetonúria e hemoglobinopatias.
- *Fase III*: hipotireoidismo congênito, fenilcetonúria, hemoglobinopatias e fibrose cística.

Atualmente, já existe uma versão ampliada do teste que permite identificar mais de 30 doenças antes que seus sintomas se manifestem (Quadro 78.2). Trata-se, no entanto, de um recurso sofisticado e ainda bastante caro, não disponível na rede pública de saúde.

Caso o teste seja positivo para alguma doença, deve-se primeiro fazer a confirmação diagnóstica e logo em seguida iniciar o tratamento e acompanhamento específicos.

MEIO AMBIENTE E DESENVOLVIMENTO ENCEFÁLICO PÓS-NATAL

Atualmente, é bastante reconhecida a importância que o meio ambiente representa para o desenvolvimento global da criança. Para entender o impacto que o meio ambiente exerce sobre o DNPM, é preciso discorrer um pouco sobre o desenvolvimento encefálico pós-natal.

Ao nascimento, a grande maioria dos neurônios está apropriadamente locada, mas é ainda imatura. Enquanto a criança se desenvolve, existe uma intensa arborização axonal e dendrítica, que é fundamental para o início da sinaptogênese. Até os três anos de idade, os neurônios estabelecerão um número muito maior de sinapses com outros neurônios do que poderá ser mantido por um encéfalo maduro. Essa proliferação inicial de sinapses cria um potencial para o desenvolvimento encefálico, porém, de certa forma, torna o encéfalo imaturo um tanto *ineficiente*, em decorrência de conexões redundantes e desnecessárias. Conseqüentemente, essa *explosão* de sinapses é seguida pelo processo de *poda*, em que sinapses pouco utilizadas são gradualmente eliminadas, permitindo, assim, maior eficiência no funcionamento encefálico. Nesse momento, os estímulos que a criança recebe do meio ambiente possuem papel fundamental para definir quais sinapses serão mantidas e quais serão eliminadas. É importante ressaltar que o período de intensa sinaptogênese é muito importante para o início da função cognitiva,

> **QUADRO 78.2 – Algumas doenças que podem ser detectadas por meio da triagem neonatal ampliada**
>
> - Fenilcetonúria
> - Hipotireoidismo congênito
> - Anemia falciforme e outras hemoglobinopatias
> - Hiperplasia adrenal congênita
> - Fibrose cística
> - Galactosemia
> - Deficiência de biotinase
> - Deficiência de glicose-6-fosfato-desidrogenase
> - Toxoplasmose congênita
> - Sífilis congênita
> - Citomegalovirose congênita
> - Doença de Chagas congênita
> - Síndrome da imunodeficiência adquirida (AIDS) congênita
> - Deficiência da desidrogenase das acil-CoA dos ácidos graxos de cadeia média (MCAD)
> - Espectrometria de massa (é uma metodologia recente, ainda não difundida amplamente no Brasil, capaz de detectar várias aminoacidopatias, acidemias orgânicas e defeitos na beta-oxidação dos ácidos graxos)

Acil-Coa = acilcoenizma A.

representando uma fase crítica e vulnerável, e qualquer lesão encefálica nessa fase poderá causar danos estruturais e funcionais para o desenvolvimento cortical, trazendo consequências negativas para o cognitivo da criança[12]. Além disso, tanto a privação de estímulos quanto a desnutrição podem acarretar prejuízos para o desenvolvimento global da criança[13]. Durante dez anos, pesquisadores estudaram o desenvolvimento de crianças advindas de orfanatos e puderam observar o impacto que a privação de estímulos representou para esse grupo, tanto no aspecto intelectual quanto físico, comportamental e emocional[14].

É importante reconhecer os períodos críticos do desenvolvimento, pois representam um intervalo estreito de tempo durante o qual uma parte específica do organismo é mais vulnerável à ausência de estimulação ou a influências ambientais[15]. A visão é um bom exemplo, pois caso uma criança não seja exposta à luz durante os primeiros seis meses de vida, o córtex visual que processaria aqueles sinais acaba degenerando e, a partir daí, mesmo que venham os sinais luminosos, a criança não enxergará mais. Para ilustrar essa situação, pode ser citada a catarata congênita, que deve ser operada o mais rápido possível, caso contrário as lesões serão irreversíveis. Também pode-se citar o hipotireoidismo congênito, que deve ser detectado antes do primeiro mês de vida para que o tratamento seja instituído o mais precoce possível. Caso contrário, a criança evolui com deficiência mental grave e irreversível, visto que os hormônios tireoidianos são fundamentais para o desenvolvimento adequado do SNC.

Durante o desenvolvimento, também existem períodos de maior sensibilidade, que representam intervalos menos precisos e mais amplos, em que existem maiores oportunidades para determinados tipos de aprendizado, como, por exemplo, o aprendizado de um segundo idioma. Durante a infância, existe facilidade muito maior para tal aprendizado, porém, caso não surja a oportunidade, esse potencial não estará perdido para sempre. Para citar um exemplo, na área da música, Schlaug *et al.* encontraram diferenças significativas nas medidas da região anterior do corpo caloso entre os músicos que iniciaram o aprendizado antes dos sete anos de idade e aqueles que iniciaram o aprendizado após os sete anos[16]. Os músicos que iniciaram o treinamento mais cedo apresentaram medidas significativamente maiores na região anterior do corpo caloso. É difícil tirar conclusões precisas a partir desse dado, mas não deixa de ser um resultado interessante. A mensagem é que o adulto precisa criar oportunidades para que a criança possa desenvolver seu potencial e suas habilidades. É claro que existem as diferenças genéticas inerentes a cada indivíduo, e isso não pode ser esquecido, mas o meio ambiente exerce papel fundamental permitindo a expressão de uma aptidão inata[15].

Sendo assim, fica claro que os primeiros anos são cruciais para toda a vida futura da criança. Então, além das medidas de prevenção de doenças e acidentes ou de detecção precoce de doenças, visando um tratamento imediato e provavelmente mais eficaz, toda criança necessita de um meio ambiente rico em experiências sensório-motoras, que possibilite um desenvolvimento encefálico pós-natal adequado. Além disso, ela também precisa de relações sociais e emocionais saudáveis.

Durante a infância, as experiências sensório-motoras se dão principalmente por meio das brincadeiras. Conforme a criança se desenvolve, o brincar torna-se o organizador de habilidades que serão necessárias para o crescimento e desenvolvimento na vida adulta. Quando se está diante de uma criança portadora de algum tipo de deficiência, é necessário criar meios para que ela não seja privada dessa atividade básica que é o brincar. Muitas vezes, a deficiência acarreta perdas no âmbito das relações sociais e limita a vivência de experiências. Para que essa criança tenha a oportunidade de brincar e explorar as coisas do mundo, é necessário levá-la até essas coisas ou trazer esses estímulos até a criança, a auxiliando na exploração. É muito importante não limitar muito o espaço físico, mesmo que a criança ainda não se locomova. As orientações à família quanto à importância do brincar e de como fazê-lo adequadamente são de fundamental importância. Muitas vezes, a mãe é bastante orientada quanto aos exercícios e posicionamentos que devem ser feitos em casa, porém as orientações quanto à estimulação são esquecidas. Muitas vezes, a mãe não sabe como brincar com o filho deficiente e cabe à equipe de reabilitação ajudá-la com essa nova situação. Os pais devem estar bem orientados, visto que é com eles que a criança convive o tempo todo[17].

O potencial de uma criança portadora de algum tipo de deficiência pode ser menor em alguns aspectos. Porém, cabe à equipe de reabilitação, aliada à família, criar condições favoráveis para que todo o potencial existente seja desenvolvido de maneira adequada.

REABILITAÇÃO

Como já foi discutido, o paciente deve ser encaminhado o mais precocemente possível para a reabilitação. É importante tentar fazer o diagnóstico etiológico, além de se identificar problemas eventualmente associados com a doença de base. Muitas vezes, o paciente tem uma deficiência física, mas associadamente apresenta epilepsia, problemas para deglutição, problemas urológicos e ortopédicos, e assim por diante. Desse modo, a criança deverá ter o acompanhamento dos especialistas em questão. Em muitos casos, o paciente apresenta múltiplas deficiências (deficiência física, mental, auditiva, visual), o que também deve ser diagnosticado o mais precoce possível para que as condutas cabíveis a cada caso sejam tomadas.

Como a reabilitação representa uma medida terciária de intervenção, muitas pessoas acreditam que a reabilitação representa o *fim da linha*, ou seja, quando não se tem mais nada a se fazer. Esse pensamento é extremamente equivocado, visto que dentro de um programa de reabilitação também são tomadas medidas preventivas específicas para cada caso. Ou seja, o médico precisa ter amplo conhecimento a respeito da evolução de cada patologia para se antecipar e evitar complicações que possam prejudicar a evolução do paciente. Antecipar-se significa adotar medidas preventivas tanto no sentido de se evitar uma complicação quanto no de diagnosticar precocemente, tomando a conduta terapêutica necessária. Daí a importância do paciente ser encaminhado para a reabilitação o mais precocemente possível. Muitas vezes, o paciente chega em idade avançada, em condições precárias, já repleto de complicações que poderiam ter sido evitadas.

A equipe de reabilitação deve ser multidisciplinar para que o paciente obtenha o máximo de êxito possível. Idealmente, ela deve ser composta por médicos de diversas especialidades (fisiatria, pediatria, neuropediatria, oftalmologia, otorrinolaringologia, neurocirurgia, ortopedia, genética, entre outras), odontologia, enfermagem, serviço social, fisioterapia, terapia ocupacional, fonoaudiologia, psicologia e pedagogia. Em alguns centros, existe também a presença da música e da arte para reabilitação, além da reabilitação desportiva, o que enriquece muito o desenvolvimento da criança. Cada membro da equipe deve interagir com os demais colegas, com o objetivo de trocar informações a respeito do paciente, visando traçar metas realistas e adequar o programa de reabilitação de acordo com cada caso. Reavaliações periódicas são necessárias para documentar a evolução do paciente, e para rever os objetivos.

Em termos gerais, a reabilitação visa promover mobilidade, prevenir deformidades, adequar a postura (sentada, deitada e ortostática) por meio de adaptações sempre que necessárias, estimular o DNPM visando atingir função, promover independência nas atividades de vida diária, permitir a comunicação sempre que possível, fornecer orientações aos familiares, estimular a prática de esportes e o lazer, orientar a inclusão escolar e, por fim, estimular a inclusão no mercado de trabalho sempre que possível.

Cada criança, de acordo com o seu tipo e grau de deficiência, terá um prognóstico diferente. Cabe à equipe de reabilitação traçar o prognóstico e utilizar todos os recursos disponíveis para atingi-lo.

CONSIDERAÇÕES FINAIS

Prevenção, diagnóstico, tratamento e reabilitação precoces. Estes são os pilares da medicina. Todo o esforço dos pesquisadores e dos clínicos se volta sempre para que a intervenção precoce seja possível. Primeiramente, prevenir uma doença é o melhor remédio. Caso não se possa prevenir, o diagnóstico precoce pode fazer uma diferença muito grande no resultado do tratamento. E a reabilitação, se instituída desde o início, também pode fazer muita diferença no prognóstico final. Acreditamos que a missão dos profissionais da área da saúde seja tentar promover sempre a intervenção precoce em todos os seus níveis.

REFERÊNCIAS BIBLIOGRÁFICAS

1. DIAMENT, A.; GHERPELLI, J. L. D. Introdução à neurologia infantil. In: NITRINI, R.; BACHESCHI, L. A. *A Neurologia que Todo Médico Deve Saber*. São Paulo: Maltese, 1991. cap. 19, p. 293-294.
2. REECE, E. A.; ERIKSSON, U. J. The pathogenesis of diabetes-associated congenital malformations. *Obstet. Gynecol. Clin. North Am.*, v. 23, p. 29, 1996.
3. MOORE, K. L.; PERSAUD, T. V. N. *Embriologia Clínica*. 6. ed. Rio de Janeiro: Guanabara Koogan, 2000. cap. 8, p. 161-193.
4. DELASCIO, D.; GUARIENTO, A. *Obstetrícia Normal Briquet*. 3. ed. São Paulo: Sarvier, 1987. p. 192.
5. GIUGLIANI, C.; AMARAL, O. B. Anticonvulsivantes. In: SANSEVERINO, M. T. V.; SPRITZER, D. T.; SCHÜLER-FACCINI, L. *Manual de Teratogênese*. Porto Alegre: Universidade/UFRGS, 2001. cap. 12, p. 149-161.
6. MIYOSHI, M. H.; GUINSBURG, R.; ALMEIDA, M. F. B.; KOPELMAN, B. I. O pediatra na sala de parto. *Temas de Pediatria Nestlé*, n. 65, 1997.
7. BEAR, M. L. Early identification of infants at risk for developmental disabilities. *Pediatr. Clin. North Am.*, v. 51, n. 3, p. 685-701, Jun. 2004.
8. OLIVEIRA, P.; CASTRO, F.; RIBEIRO, A. Surdez infantil. *Rev. Bras. Otorrinolaringol.*, v. 68, n. 3, p. 417-423, Mai/Jun, 2002.
9. CUNNINGHAM, M.; COX, E. O. et al. Hearing assessment in infants and children: recommendations beyond neonatal screening. *Pediatrics*, v. 111, n. 2, p. 436-440, Feb. 2003.
10. KERSCHNER, J. E. Neonatal hearing screening: to do or not to do. *Pediatric Clin. North Am.*, v. 51, n. 3, p. 725-736, Jun. 2004.
11. SOCIEDADE BRASILEIRA DE TRIAGEM NEONATAL – SBTN. Triagem neonatal. Disponível em: http://www.sbtn.org. Acesso em: 20/Out./2004.
12. WEBB, S. J.; MONK, C. S.; NELSON, C. A. Mechanisms of postnatal neurobiological development: Implications for human development. *Developmental Neuropsychology*, v. 19, n. 2, p. 147-171, 2001.
13. GUESRY, P. The role of nutrition in brain development. *Prev. Med.*, v. 27, n. 2, p. 189-194, 1998.
14. MACLEAN, K. The impact of institutionalization on child development. *Dev. Psychopathol.*, v. 15, n. 4, p. 853-884, 2003.
15. THOMPSON, R. A. Development in the first years of life. *Future Child.*, v. 11, n. 1, p. 20-33, 2001.
16. SCHLAUG, G.; JÄNCKE, L.; HUANG, Y. et al. Increased corpus callosum size in musicians. *Neuropsychology*, v. 33, n. 8, p. 1047-1055, 1995.
17. RODRIGUES, M. F. A.; MIRANDA, S. M. *A Estimulação da Criança Especial em Casa: entenda o que acontece no sistema nervoso central da criança deficiente e como você pode atuar sobre ele*. São Paulo: Atheneu, 2001.

CAPÍTULO 79

Criança Deficiente e Escola

Ana Maria de Godoi

*Se uma criança não pode aprender da maneira que é ensinada,
é melhor ensiná-la da maneira que ela pode aprender.*
Marion Welchmann

*A criança precisa construir em si mesma uma imagem de que
é amada, capaz, criativa, segura.*
Carl Rogers

INTRODUÇÃO

Em todo o mundo, a educação básica de boa qualidade é reconhecida como imprescindível para a formação do ser humano do terceiro milênio; principalmente no caso dos países que, além de necessidade de atualização do processo de produção, carecem de urgente modernização das estruturas sociais, econômicas e políticas.

A educação oferecida ao ser humano do século XXI deve possibilitar a inclusão social e proporcionar a todos o exercício qualificado da cidadania; ou seja, é preciso aumentar, em quantidade e qualidade, a participação de todos na vida social, política e econômica do País, na direção da construção de uma sociedade mais justa e democrática. Para isso, a questão do conhecimento é vital. Sem dúvida, atualmente, mais do que nunca, o conhecimento é um dos principais pilares para a realização da eqüidade social, e a sua democratização é o único elemento capaz de unir modernização e desenvolvimento humano.

Formar esse novo cidadão não é tarefa apenas da escola; no entanto, ela ainda é um dos espaços privilegiados de trabalho com o conhecimento. E a escola pública, em especial, é um dos poucos lugares ao qual tem acesso grande parte da população excluída de outros espaços sociais. Sua função, nesse contexto, é garantir ao universo da população em idade escolar o acesso aos conhecimentos socialmente produzidos.

É preciso que a escola esteja comprometida com a aprendizagem de todos os alunos, inclusive aqueles que têm necessidades educacionais especiais, possibilitando-lhes apropriação e produção de conhecimento. Somente assim, de fato, ela poderá cumprir sua função social.

Uma escola que ofereça ensino de qualidade a todos, que possibilite uma formação básica sólida, necessária à nova realidade, poderá resgatar o sentido emancipatório da ação educativa, tão urgente e necessário para a formação qualificada da cidadania.

A aprendizagem escolar/institucional de qualidade deve aproveitar a diversidade de fontes de cultura existentes e fundamentar a capacidade de construção de uma trajetória na vida da sociedade, que promova a liberdade própria da educação, como caminho para autonomia, para a inclusão social e para o exercício da cidadania, incluindo aqueles que apresentam necessidades educacionais especiais.

A conjuntura social, política e econômica em que vive o País nos faz olhar o papel da escola como um espaço de inclusão e de emancipação social, contextualizando a construção do saber na realidade e na compreensão dessas relações, numa perspectiva de mudança e transformação dessa realidade.

Ensinar a *todos* significa romper com o ensino massificado e atender à diversidade. Não podemos nos esquecer que os seres humanos são singulares e aprendem de jeitos e em tempos diferentes, portanto, é parte integrante do fazer pedagógico refletir sobre o ensinar, o aprender, assim como propor diferentes intervenções que levem todos (alunos, pais e profissionais da Educação) a atingir novos patamares de conhecimento.

A Lei de Diretrizes e Bases para a Educação Nacional – LDB (nº 9.394, aprovada em 20 de dezembro de 1996) tornou obrigatório o atendimento educacional especializado, com o objetivo de incluir na rede regular de ensino as pessoas com deficiências (física, mental sensorial e auditiva), visando corrigir uma distorção cruel que durante dezenas de anos privou esse segmento da população brasileira.

Não podemos acreditar que somente as leis resolverão o problema da inclusão dessas crianças no ensino regular. Para se concretizar essa mudança, é necessário que educadores de todos os perfis, educandos, associações de pais, instituições educativas de assistência à criança deficiente e aos cidadãos em geral se unam na luta pelo direito a uma escola de qualidade para todos. Isto não é perseguir utopias: é perseguir um direito fundamental de cidadania.

É importante deixar claro que todos os indivíduos se desenvolvem com ou sem deficiência. Se sabemos o que fazer para impulsionar esse desenvolvimento, para garantir o direito de apropriação do conhecimento, para contribuir com a ruptura dos estigmas de fracasso e de incapacidade, devemos levar esse saber para as instituições escolares, em que, a cada dia, se produzem e consolidam rótulos que incapacitam muitos alunos a exercer o seu direito à escolarização.

BREVE HISTÓRICO SOBRE EDUCAÇÃO ESPECIAL

Voltando no tempo para compreender o processo histórico em defesa da igualdade de direitos, encontra-se Martinho Lutero, reformador religioso alemão, que acreditava na idéia de os deficientes mentais serem criaturas diabólicas e, por isso, precisarem ser castigados para atingirem a purificação.

No século XVI, a humanidade insistia no isolamento social dos deficientes e, na ocasião, surgiu o primeiro hospital psiquiátrico na Europa. Não havia ainda tratamento especializado nem preocupação com a educação dos deficientes; eles eram simplesmente aprisionados nas instituições destinadas a esse fim.

A partir do século XX, a sociedade começou a olhar o deficiente como cidadão, muito embora a ótica da caridade prevalecesse sobre a igualdade. Em 1948, a Declaração Universal dos Direitos Humanos determinou: "todo ser humano tem direito à educação".

Na década de 1960, começam a surgir em diferentes países movimentos a favor da inclusão educacional de alunos com deficiência. O objetivo desse movimento era reivindicar condições educacionais satisfatórias para esses alunos na escola regular, e sensibilizar professores, pais, autoridades da educação e a comunidade de modo geral para que assumissem uma atitude positiva em todo esse processo.

Na época, o motivo apontado foi o seguinte: todos os alunos têm direito que lhe sejam oferecidas possibilidades educacionais nas condições mais normais possíveis, que favoreçam o contato e a socialização com colegas da mesma faixa etária e que no futuro lhes permitam integrar-se e participar de forma adequada na sociedade.

Além disso, esse processo seria benéfico para os demais alunos considerados normais, para que pudessem adquirir atitudes de respeito e solidariedade em relação aos seus colegas deficientes.

Não se pode deixar de mencionar o movimento em prol da sociedade inclusiva, iniciado pelas Nações Unidas, em 1990, gerando a resolução em defesa de uma sociedade para todos, configurando assim a normativa universal que fundamenta a implantação da inclusão. Essa abrangência foi definida no âmbito educacional, em 1994, por meio do documento Declaração de Salamanca, assinado por diversos países. Tal documento, que marcou época, determina a transformação das instituições educacionais em *escola para todos*, que tem como princípio orientador a inclusão de todo aluno em seu contexto educacional e comunitário. Contempla essa Declaração a necessidade de implementação de uma pedagogia voltada para a diversidade e necessidades específicas do aluno em diferentes contextos, com a adoção de estratégias pedagógicas diferenciadas que possam beneficiar todos os alunos.

Brasil, século XXI. A história atual retrata uma realidade que é adaptada há alguns anos. A educação em nosso país é tema permanente de discussões entre autoridades e cidadãos comuns. A educação inclusiva ainda é assunto que gera muita discussão e poucos resultados práticos, mas em muitos lugares ela acontece como bom exemplo de que é possível conviver com a diferença.

Hoje, a imagem que se faz de uma pessoa deficiente é a de alguém que, apesar das limitações impostas, pode ter maior autonomia sobre seu agir no ambiente em que vive. Substituir o olhar de pena e enxergar com respeito qualquer tipo de deficiência é a bandeira que a inclusão carrega, apesar de todas as dificuldades impostas socialmente.

Dados da Organização Mundial da Saúde (OMS) indicam que entre 10 e 15% da população brasileira possuem algum tipo de restrição física ou mental. As estatísticas apontam que, mensalmente, mais de 10 mil pessoas tornam-se deficientes em decorrência de acidentes automobilísticos e da violência urbana. Isso imprime um caráter de urgência ainda maior à inclusão desses deficientes nas escolas e na sociedade. Se os números chocam ou não, a verdade é que o preconceito e a desinformação ainda violentam as pessoas com deficiência. Para falar de uma escola para todos, faz-se necessário pensar, antes, em uma reformulação estrutural da sociedade brasileira. A inclusão não pode ser do interesse somente dos pais e das pessoas deficientes. Mas deve ser a crença de todos, um projeto coletivo cuja prática exigirá empenho e compromisso de cada cidadão.

ENSINAR A TODOS – UM IDEAL A SER PERSEGUIDO

Nos dizeres de Celso Antunes, "o desenvolvimento pleno da capacidade humana exige o comprometimento e a segurança de uma mão afetuosa, que conduza a criança ao despertar de suas inteligências e à ampliação de seus horizontes" e "todos os talentos humanos são possíveis de serem despertados, cabendo aos pais e professores oferecer o maior número de oportunidades para que a criança venha a desenvolvê-los".

O ideal a ser perseguido, agora, passa a ser o da adoção de maneiras de ensinar que se adaptem à diversidade do alunado, no contexto de uma educação para todos; e o da criação e experimentação de situações que favoreçam o desenvolvimento afetivo, cognitivo, social e perceptivo motor dos alunos.

Mas tais vivências exigem muito mais. Supõem uma estruturação curricular com métodos, técnicas e recursos educativos que dêem espaço à intercomunicação; uma sintonia de ação em torno de objetos comuns, e também uma perfeita integração pessoal de apoio com a direção, a coordenação pedagógica, os serviços de orientação, o corpo docente, os pais e os representantes comunitários. É fundamental despertar o hábito do trabalho cooperativo e da reflexão coletiva. Portanto, somente por meio dessa revolução, no sentido sociológico do termo, que se chegará a uma escola capaz de responder às necessidades das crianças e de servir de resposta concreta às reais expectativas da sociedade quanto à inclusão escolar e à educabilidade da criança com algum tipo de deficiência.

Dentro desse contexto integrativo é que será possível tornar produtivas as políticas sociais que facilitam o desenvolvimento de potencialidades capazes de habilitar o deficiente para enfrentar o mundo.

DESENVOLVIMENTO E APRENDIZAGEM DA CRIANÇA COM DEFICIÊNCIA

É importante lembrar que o desenvolvimento da criança com deficiência acontece como o de uma sem deficiência, porém em um ritmo mais lento, em que as etapas da conquista de autonomia e do conhecimento seguem a mesma ordem e acontecem pelas mesmas razões. As fases de desenvolvimento dessas crianças poderão iniciar mais tarde em comparação à criança normal, e poderão também ser mais demoradas porque o ritmo de interação social e de execução das suas ações apresentarão formas diferentes de manipulação e experimentação com o meio e com as pessoas que as rodeiam.

É normal que a criança com deficiência encontre dificuldades na interação com o meio, mas essas dificuldades não podem ser entendidas como padrão estabelecido para julgar todos os que se enquadram nesse perfil. A qualidade do relacionamento com os adultos (pais na família, professor na escola) será determinante para minorar ou agravar a descoberta de habilidades e de possibilidades da criança nas suas tentativas de interação social[1].

Cada criança deverá ser vista como única, num universo de possibilidades, sem que se estabeleça qualquer tipo de comparação, considerando-se que as diferenças são características evidentes de um indivíduo para o outro, e o educador tem o mérito de abrir e expandir um leque de oportunidades iguais para todas as características individuais, com ou sem deficiência, com objetivo de que cada uma construa a sua pessoa e sua concepção de mundo.

A alteração existente no desenvolvimento da criança em razão de uma deficiência não significa que ela seja inferior às outras crianças, mas que o seu desenvolvimento acontece por outros caminhos, por outros recursos internos que ela criou para se adaptar ao mundo.

Desde o nascimento da criança, apresentando ou não qualquer tipo de deficiência, ela deverá ser envolvida no universo social, participando de todas as oportunidades para compreender, integrar-se e interagir com o meio. É preciso deixar bem claro, mais uma vez, que toda criança, apresentando ou não qualquer anomalia, necessita das mesmas oportunidades e experiências para que ocorra seu desenvolvimento. O que é característico e particular a cada uma, é o tempo e o ritmo individual que deverão ser considerados, respeitados e valorizados, para que possa sentir-se produtiva e em compasso com o movimento social dos ambientes familiar e escolar.

Algumas crianças poderão apresentar problemas de comunicação, principalmente aquelas que não têm condições de se comunicar por meio da fala (não estamos nos referindo ao surdo-mudo). Esses problemas de comunicação são decorrentes de seqüelas neurológicas e, por esse motivo, essas crianças não conseguem se fazer entender, mas compreendem muito bem a linguagem falada. Será preciso criar condições para que ela possa se comunicar com as pessoas ao seu redor, expondo seu pensamento, vontades, opinião e necessidade de participação nas situações que lhe sejam significativas, num processo denominado comunicação suplementar alternativa.

A comunicação suplementar alternativa e/ou aumentativa é um recurso que envolve formas diferentes de expressão falada, ou melhor, da palavra articulada. Estar atento aos sinais de compreensão da comunicação que a criança transmite é fundamental para que, junto com ela, possa se estabelecer uma forma alternativa de comunicação eficiente, considerando-se que, a linguagem falada de um interlocutor deverá estar presente como forma de tradução da idéia que a criança quer transmitir.

É importante enfatizar que, em um processo de comunicação alternativa, vários elementos necessitam ser considerados: em todo processo de exploração e efetivação da comunicação alternativa, deve-se dar importância não somente ao estabelecimento dos símbolos significativos para a criança nesse processo, mas também todos os sinais corporais manifestados por ela nas situações em que queira se comunicar, para que se estabeleça um real vínculo entre as informações (símbolos e expressões corporais diversas), de forma que venha ao encontro das necessidades de comunicação da criança e da compreensão do interlocutor.

É necessário ressaltar que a ação (atividade/motricidade), a afetividade e a inteligência trabalham em harmonia, estabelecendo-se um estreito paralelismo entre desenvolvimento da afetividade e das funções intelectuais, pois são dois aspectos inseparáveis de cada ação[2]. É da afetividade que provêm a motivação e o dinamismo energético de toda ação, enquanto que o aspecto cognitivo, sensório motor ou racional ajusta as técnicas e os meios empregados. Esses dois elementos, sempre e em todo lugar, se implicam e intervêm em todas as condutas relacionadas tanto a objetos como a pessoas. Nenhuma ação poderá ser inteiramente racional ou puramente afetiva. O que pode existir são sujeitos que se interessam mais por pessoas do que pelas coisas ou abstrações, enquanto que, com outros, se dá o inverso. Os primeiros parecem mais sentimentais e os últimos, mais secos, mas são apenas condutas e sentimentos que implicam, necessariamente ao mesmo tempo, a inteligência e a afetividade[2].

Um fator muito importante relacionado aos aspectos da afetividade e da inteligência é a construção da auto-estima do sujeito, que ocorre como conseqüência das respostas obtidas pela interação com o meio, como as insistentes tentativas até alcançar o sucesso e/ou aprovação, despertando sentimentos de prazer e de alegria, fortalecendo-o emocionalmente e dando-lhe segurança para tentar novamente, caso haja fracasso ou frustração.

As seqüelas decorrentes de uma deficiência que comprometem a manifestação global e interação social do sujeito em estado patológico podem ser irreversíveis, entretanto não se deve considerá-las como doenças ou males. Fatores importantes, como atenção, reabilitação física e educação, se aplicados correta e convenientemente por profissionais especializados, podem melhorar ou manter a capacidade funcional desse sujeito, aproximando-o do desenvolvimento cada vez mais próximo do normal.

PROFESSOR – PROFISSIONAL CRIATIVO

Nós professores estamos acostumados a esperar um padrão de desenvolvimento específico, organizando nosso trabalho a partir dele. Receber uma criança que não progrida no tempo esperado, usa fraldas, não fala ou canta e não consegue segurar um lápis ou um brinquedo parece tornar inviável qualquer forma de atuação educativa dentro de um currículo normal. Preocupamo-nos com tantas diferenças e com a nossa impossibilidade de lidar com elas que esquecemos de olhar para o que há de comum entre todas as crianças: sua necessidade de aprender, sua paixão pelo novo.

Um aluno com deficiência, seja ela qual for, apresenta as mesmas necessidades e desejos de qualquer outra criança. Encanta-se com histórias, adora músicas, gosta de desenhar e brincar. A sua especificidade não está no conteúdo, mas na forma como realizar as atividades e expressar seu pensamento.

Dessa forma, o saber do educador é imprescindível dentro do processo de aprendizagem e formação dessa criança, e é necessário adaptar formas de lidar com ela e entendê-la. Para isso, a busca de ajuda e orientações com técnicos da saúde, criatividade e disposição para o novo darão conta de tantas dúvidas e incertezas.

Conhecer a história médica da criança é um dos fatores que o professor deve considerar. Algumas crianças podem apresentar restrições físicas e têm, freqüentemente, histórias médicas complicadas, por isso, é fundamental conhecer esses aspectos antes de começar a intervir junto dela. Para obter essas informações, o educador pode fazer algumas perguntas à família e aos profissionais da saúde que cuidam da criança para melhor conhecê-la, por exemplo:

- O seu diagnóstico indica cuidados especiais?
- Tem implicações educacionais? Quais?
- A criança toma medicamentos? Quais? A dose é acompanhada pelo médico?
- Ela tem algum tipo de alergia? Quais?
- Tem epilepsia? Quais são os sinais? Tem um padrão específico?
- Tem alguma forma de comunicação específica? Qual?
- Tem algumas restrições físicas? Quais?
- O que fazer numa situação de emergência médica?

Fazer as adaptações que forem consideradas necessárias para ir ao encontro de suas necessidades físicas. A criança deficiente normalmente tem dificuldades no acesso ao mundo que a rodeia. A falta de visão e as dificuldades no desenvolvimento motor e cognitivo podem afetar profundamente a sua capacidade para explorar o ambiente. Com alguma imaginação e criatividade, o educador pode fazer adaptações nos brinquedos, nos jogos e em outros materiais, proporcionando à criança o acesso a eles. Por exemplo: texturas podem ser adicionadas aos brinquedos de modo a ajudá-la a identificar as suas diferentes partes do objeto (no caso da criança cega); para criança com dificuldades motoras, o conteúdo da matéria que for passada na lousa para copiar deverá ser providenciado em xérox ou solicitar que um colega copie com um carbono, gerando, assim, uma cópia para que a criança com deficiência motora possa estudar; elaborar as atividades de avaliação com questões de múltiplas escolhas etc.

Criar um ambiente que estimule o desenvolvimento da criança com deficiência o melhor possível é outro aspecto a considerar. É importante estruturar o ambiente de modo que ela possa desenvolver-se com todo o seu potencial. A grande maioria das crianças deficientes não consegue organizar o meio que vive de uma forma significativa, ficando dependente da estruturação do ambiente que os outros organizam para ela. Quando se preparar um espaço, devem ser considerados fatores como luz, parte acústica, disposição física dos materiais e equipamentos. Muitas dessas crianças têm dificuldade em recolher informação relevante do ambiente que as rodeiam, e os sons de uma sala barulhenta podem tornar-se hiper-estimulantes, prejudicando ainda mais. Podem ser importantes para o desenvolvimento de mecanismos de imitação, mas podem causar irritação. Assim, por vezes é necessário minimizar as distrações provocadas pelos sons ambientais, para poderem focalizar-se nas situações imediatas.

Estruturar o seu *espaço de trabalho* é primordial, organizando os materiais e os equipamentos necessários. Pode-se usar caixas, divisórias e/ou tabuleiros para definir os espaços e ajudá-las a organizarem-se na exploração de materiais e no seu trabalho. A sua localização física na sala de aula pode também dificultar a capacidade individual de desenvolvimento independente; portanto é fundamental colocá-la sempre nas fileiras da frente, mais próxima possível do professor e da lousa. Por outro lado, alguma dessas crianças dependem fortemente de previsibilidade das suas rotinas para compreenderem o mundo. Providenciar uma rotina na qual as expectativas sejam claras e consistentes é, por isso, fundamental. Contudo, também é desejável serem um pouco flexíveis e aprenderem a se adaptar às mudanças que ocorrem no mundo.

CRIANÇAS ESPECIAIS NECESSITAM DE EDUCADORES ESPECIAIS

Educar crianças deficientes é um processo complexo que exige muita criatividade e propósitos bem definidos. As estratégias educativas adequadas a uma criança poderão não ser para outra, dado que cada uma é um ser único. Fica difícil generalizar a utilização de uma abordagem correta para todas, porém existem alguns princípios que se consideram importantes e que podem ajudar na intervenção com a criança especial, os quais são:

- Os relacionados à atitude do educador e da família.
- Os relacionados ao ambiente de aprendizagem.
- Os relacionados à criança propriamente dita.

Atitude do Educador e da Família

Cabe ao educador enfatizar ao máximo o potencial da criança deficiente e trabalhar com suas possibilidades e capacidades para driblar as limitações.

O papel do educador no processo de inclusão é de fundamental importância, pois é ele quem estimulará esse aluno a acreditar que é capaz de aprender, produzir, ter opiniões, discuti-las e colocar suas necessidades, aspirações, incertezas, sucessos e possíveis fracassos.

No trabalho a ser desenvolvido com a criança deficiente, é importante a colaboração da família, bem como dos profissionais de outros serviços relevantes para a educação desssa criança, no sentido de uma abordagem em equipe multidisciplinar, em que as pessoas que dela fazem parte partilhem dos mesmos objetivos. Dessa forma, a intervenção será mais rica para todos, e a responsabilidade do processo educativo partilhada por todos os elementos que a constituem. Conseqüentemente, a família e o educador não se sentem tão isolados, ambos dispõem de mais *peças do quebra-cabeça,* ficando todos com um quadro mais completo da criança. Com esse tipo de abordagem, o educador e a família serão os principais impulsionadores da sua educação.

A família (parte integrante da equipe) deve ser o mais ativa possível no processo educativo, uma vez que a criança aprende mais eficazmente quando a aprendizagem é integrada às atividades de vida diária, dadas as dificuldades na generalização de comportamentos. Por outro lado, como sempre existe, em função do sistema educacional, a mudança de professor, a família passa a ser o único elemento que, ano após ano, continua o trabalho com a criança. Assim, quando está envolvida é mais fácil manter a consistência das estratégias e dar continuidade ao trabalho desenvolvido. Isto é válido para todas as crianças com necessidades educativas especiais.

Como acontece na educação de qualquer criança, devemos considerar, com bastante importância, a *independência*. O educador e a família devem procurar ajudar a criança a se desenvolver o mais independente possível nos ambientes onde se encontra inserida. Para algumas crianças isto só é viável com a ajuda de alguns equipamentos especiais, como, por exemplo, cadeiras de rodas, andadores, muletas, sistema braille, sistemas de comunicação alternativos... É também necessário, por vezes, muita energia, criatividade e tolerância das pessoas que trabalham com essa criança, pois pode ser mais fácil realizar as atividades (tarefas) por ela do que ensiná-la a fazer, mesmo que seja uma pequena parte. Assim, é importante que o educador e a família estruturem situações em que a criança consiga completar a tarefa dentro de suas possibilidades, criando oportunidades de sucesso.

Grande parte dessas crianças não é capaz de defender os seus próprios interesses, e é essencial que quem trabalha com elas sistematicamente, como no caso o professor, respeite seus direitos individuais, por exemplo:

- Ter consciência da privacidade da criança, isto é, não discutir assuntos relacionados a ela em sua presença. O fato de não conseguir falar ou ter dificuldade em pensar não significa que não compreenda o que se está falando a seu respeito.
- Permitir que tenha a dignidade de correr alguns riscos naturais, deixando-a fazer algumas coisas por si mesma, embora, por vezes, possa ser inconveniente para os outros. Se possível, deixá-la escolher as roupas que quer vestir.
- Ajudá-la a escolher materiais e atividades adequadas à sua idade de desenvolvimento.

O professor poderá orientar os pais quanto à disciplina dessa criança especial. "Toda criança precisa de limites"; muitas vezes esses pais poderão relutar em discipliná-la, repreendê-la, ensinar quais são seus os seus limites, como faz com os outros filhos. Talvez porque pensem assim: "coitadinha, já tem tantos problemas" ou "é tão limitada e sofre tanto" e deixam a criança fazer o que bem quer, negligenciando o seu importante papel de educar em detrimento da pena que sentem pelo fato do filho ser deficiente. A criança especial precisa e deve aprender a viver e conviver com a família e o mundo, entendendo que nem tudo o que deseja terá que ser feito pelos outros.

A tarefa de educar filhos não é fácil, porém constitui-se grande parte em bom senso, reforçado por um interesse sincero e pelo amor. É um compromisso consciente, entre pais e filhos, de confiança e respeito mútuos.

A atitude positiva do professor com certeza influenciará a criança, por isso este deve ser entusiasta. É importante repreendê-la quando faz transgressões, mas é fundamental elogiá-la quando faz o que é certo.

Ambientes de Aprendizagem

É indispensável criar um ambiente de aprendizagem que constitua uma verdadeira vivência e experiência de aprendizagem para a criança. O educador deve planejar um meio envolvente, em que a criança possa estar ativa, promovendo sua própria aprendizagem, ou seja, um ambiente que incite à resposta. Quanto mais cedo essa criança for estimulada de modo a não tornar-se passiva, permitindo-lhe alguma iniciativa e a tomada de algumas decisões, melhor será para seu futuro no que diz respeito à sua independência.

O professor deve envolver a criança numa aprendizagem ativa, de modo que ela possa ter algum controle sobre seu ambiente.

É fundamental considerar a abordagem multissensorial, notadamente quando a criança apresenta atrasos de desenvolvimento e problemas sensoriais. Como a criança multideficiente com deficiência visual poderá ter algumas dificuldades em aprender por meio da visão, ela se beneficiará com uma intervenção fundamentada no desenvolvimento dos outros sentidos. As experiências táteis são uma forma de se adquirir informação sobre o mundo, e é essencial se a criança for cega. Os canais auditivos são também muito importantes para ajudar a interpretar e dar sentido ao que ouve, e são indispensáveis para sua capacidade de agir nos ambientes em que vive. Adicionalmente, os sentidos do cheiro e do gosto também ajudarão a compreender melhor o mundo que a rodeia. Cada um dos sentidos deve ser incorporado numa intervenção integrada, de maneira a encorajar cada criança a explorar sempre e cada vez mais o mundo à sua volta.

É muito importante proporcionar experiências que permitam à criança deficiente ter sucesso, devendo as atividades programadas serem adequadas às suas capacidades e interesses; freqüentemente, é preciso usar objetos reais, dadas as suas dificuldades visuais, motoras, cognitivas e a sua faixa etária. Desse modo, compreenderá os conceitos básicos relacionados em fatos reais e significativos para ela. Quando o seu desenvolvimento permitir, pode-se (e deve-se) usar formas de representação mais simbólica, progressivamente mais afastadas do real.

Cabe ressaltar que será vital proporciona-lhe experiências em quantidade suficiente para que possa aprender, pois ela precisará de muitas repetições para manter a informação na sua memória. A memória permite imaginar que é possível voltar a fazer a mesma coisa várias vezes, assim, as repetições auxiliarão na aprendizagem. Por essa razão, chama-se a atenção para o fato de que as *experiências* devem ser *significativas* e em quantidade suficiente para a criança ter a oportunidade de as praticar.

Princípios Relacionados à Criança Propriamente Dita

As atividades e experiências que o professor realizará devem centrar-se nos interesses da criança. Por meio da observação desta, o educador conhece suas preferências e interesses particulares em determinados objetivos e atividades. Partindo desse conhecimento, pode-se selecionar o vocabulário que usará, estruturar o seu dia-a-dia, dar reforços positivos e compreender a perspectiva do ponto de vista da criança.

Outro aspecto importantíssimo na intervenção é dar disponibilizar o tempo necessário para a criança dar suas respostas. A criança deficiente precisa de mais tempo para manipular os objetos e explorá-los tatilmente. Se tiver problemas motores graves ou dificuldade no processamento da informação sensorial, ainda necessitará de mais tempo para processar e compreender essa informação para então produzir uma resposta. Dessa forma, é de suma importância dar-lhe tempo para focar a sua atenção e explorar os materiais. Ela precisa de tempo para dar sentido ao que acontece à sua volta.

A deficiência visual é fator muito relevante a ser considerado no desenvolvimento das crianças multideficientes. As pessoas mais significativas na vida dessas crianças devem entender a dimensão da perda da visão na aprendizagem, antes de começarem a planificar um programa educativo para elas. A visão é um dos órgãos dos sentidos que ajuda a compreender o mundo à nossa volta e dá significado para os objetos, conceitos e idéias. As crianças sem problemas nessa área aprendem por imitação, por meio da observação e da experimentação do seu ambiente, e a visão é um dos sentidos facilitadores da integração de toda a informação recebida. Assim sendo, a criança multideficiente com deficiência visual não aprende da mesma forma que seus pares. As suas dificuldades visuais, cognitivas, motoras, comportamentais e de comunicação certamente têm um impacto na forma como cada criança aprende.

É Importante Saber – Cuidados Diferentes para Cada Deficiência

Na educação inclusiva não se espera que a pessoa com deficiência se adapte à escola, mas que esta se transforme de forma a possibilitar a inserção daquela. Para isso, algumas orientações são úteis. As disponibilizadas a seguir mesclam informações do *kit* Escola Viva, criado pelo Ministério da Educação e Cultura (MEC) em conjunto com a associação Sorri Brasil, com indicações elaboradas pela Procuradoria Federal dos Direitos do Cidadão. Vale lembrar que os serviços de apoio não substituem o professor da escola regular.

Deficiência Auditiva

Perda total ou parcial, congênita ou adquirida, da capacidade de compreender a fala por intermédio do ouvido. Manifesta-se como:

- *Surdez leve/moderada*: perda auditiva até 70 decibéis, que dificulta, mas não impede, o indivíduo de se expressar oralmente, bem como de perceber a voz humana, com ou sem a utilização de um aparelho auditivo.
- *Surdez grave/profunda*: perda auditiva acima de 70 decibéis, que impede o indivíduo de entender, com ou sem aparelho auditivo, a voz humana, bem como de adquirir, naturalmente, o código da língua oral.

Sempre Fale de Frente

A escola precisa providenciar um instrutor para a criança que não conhece a Língua Brasileira de Sinais (LIBRAS), mas cujos pais tenham optado pelo uso dessa forma de comunicação. Esse profissional deve estar disponível para ensiná-la aos professores e às demais crianças. O ideal é ter fonoaudiólogos disponíveis. Sugestões:

- Consiga junto ao médico do aluno informações sobre o funcionamento e a potência do aparelho auditivo que ele usa.
- Garanta que ele possa ver, do lugar onde estiver sentado, seus lábios. Ou seja, nunca fale de costas para a classe.
- Solicite que o aluno repita suas instruções para se certificar de que a proposta foi compreendida.
- Use representações gráficas para introduzir conceitos novos.
- Oriente o restante da classe a falar sempre de frente para o colega deficiente.
- A escola deve contratar um intérprete de língua de sinais (em português), especialmente durante as provas ou revisão.
- Flexibilidade na correção das provas escritas, valorizando o conteúdo semântico.
- Solicite materiais de informação aos professores esclarecendo a especificidade lingüística dos surdos.

Deficiência Visual

É a redução ou perda total da capacidade de ver com o melhor olho e após a melhor correção ótica. Manifestam-se:

- *Cegueira*: perda da visão, em ambos os olhos, de menos de 0,1 no melhor olho após correção, ou campo visual que não excede 20° no maior meridiano do melhor olho, mesmo com o uso de lentes de correção. Sob o enfoque educacional, a cegueira representa a perda total ou o resíduo mínimo da visão que leva o indivíduo a necessitar do método braille como meio de leitura escrita, além de outros recursos didáticos e equipamentos especiais para sua educação.
- *Visão reduzida*: acuidade visual entre 6/20 e 6/60 no melhor olho, após correção máxima. Sob o enfoque educacional, trata-se de resíduo que permite ao educando ler impressos à tinta, desde que se empreguem recursos didáticos e equipamentos especiais.

Material Específico

A escola deve solicitar à mantenedora o material didático necessário – regletes (régua para escrever em braille) e *soroban*, além da presença de um profissional para ensinar a criança cega, os colegas e os professores a ler e escrever em braille. O deficiente visual deve contar com tratamento oftalmológico e receber, na rede ou em instituições especializadas, instruções sobre mobilidade e locomoção nas ruas. Deve também conhecer e aprender a utilizar ferramentas de comunicação, como sintetizadores de voz que possibilitam ao cego escrever e ler via computador. Em termos de acessibilidade, o ideal é colocar cercados no chão, abaixo dos extintores, e instalar corrimão nas escadas. Sugestões:

- Pergunte ao aluno e à família quais são as possibilidades dele.
- A melhor maneira de guiar o cego é oferecer-lhe o braço flexionado, de forma que ele possa segurá-lo pelo cotovelo.
- Descreva os ambientes com detalhes e não mude os móveis de lugar com freqüência. Os recursos didáticos aconselhados são lupa, livro falado, e materiais desportivos, como bola com guizo.
- Busque na turma colegas dispostos a ajudá-lo.
- Substitua explicações com gestos por atividades em que o deficiente se movimente. Por exemplo: forme uma roda com as crianças para explicar o movimento de translação da terra.

Deficiência Física

Variedade de condições não sensoriais que afetam o indivíduo em termos de mobilidade, coordenação motora geral ou de fala, como decorrência de lesões neurológicas, neuromusculares e ortopédicas ou ainda de malformações congênitas ou adquiridas.

Adaptar os Espaços

Toda escola precisa eliminar as barreiras arquitetônicas, mesmo que não tenha alunos com deficiências matriculados. As adaptações do edifício incluem rampas de acesso, instalação de barras de apoio e alargamento das portas. No caso de haver deficientes físicos nas classes, a modelagem do mobiliário deve levar em conta as características dele. Entre os materiais de apoio pedagógicos necessários estão pranchas, fita crepe ou presilhas para prender o papel na carteira, suporte para lápis, computadores que funcionam por contato de tela ou com teclado adaptado, e outros recursos tecnológicos. Sugestões:

- Pergunte ao aluno e à família que tipo de ajuda ele precisa, se toma medicamentos, se tem horário específico para ir ao banheiro, se tem crise convulsivas e que procedimento adotar se isto ocorrer.
- Aqueles que se locomovem em cadeira de rodas precisam mudar constantemente de posição para evitar cansaço, desconforto e formação de escaras (feridas).
- Informe-se sobre a postura adequada ao aluno, tanto em pé quanto sentado, e garanta que ele não fuja dela para prevenir deformidades.
- Se necessário fixe as folhas de papel na carteira usando fita adesiva. Os lápis podem ser engrossados com esparadrapo para auxiliar na escrita caso haja necessidade.
- Ouça com paciência aquele aluno que tem comprometimento de fala; não termine as frases por ele.

Deficiência Mental

Caracteriza-se por registrar um funcionamento intelectual geral significativamente abaixo da média, oriundo do período de desenvolvimento, concomitante com limitações associadas a duas ou mais áreas da conduta adaptativa ou da capacidade do indivíduo em responder adequadamente às demandas da sociedade, nos seguintes aspectos:

- Comunicação.
- Cuidados pessoais.
- Habilidades sociais.
- Desempenho na família e comunidade.
- Independência na locomoção.
- Saúde e segurança.
- Desempenho escolar.
- Lazer e trabalho.

Tarefas Individuais

Geralmente, os deficientes mentais têm dificuldade para operar as idéias de forma abstrata. Como não há um perfil único, é necessário um acompanhamento individual e contínuo, tanto da família como do corpo médico. As deficiências não podem ser medidas e definidas de forma genérica. Há que se levar em conta a situação atual da pessoa, ou seja, a condição que

Pranchas

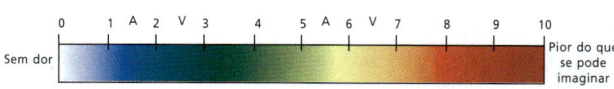

Figuras 16.1 e 158.3 – Escala visual analógica de dor.

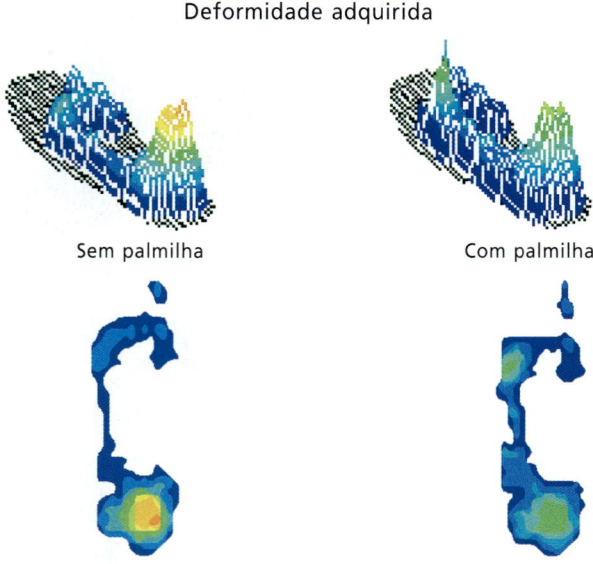

Figura 23.7 – Imagem de deformidade traumática adquirida.

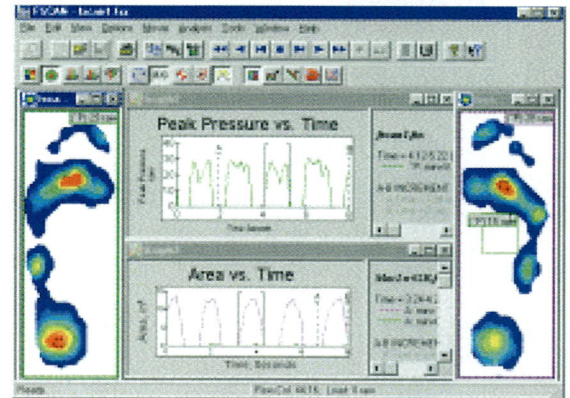

Figura 23.4 – Imagens de tela com dados de um exame de podobarometria normal.

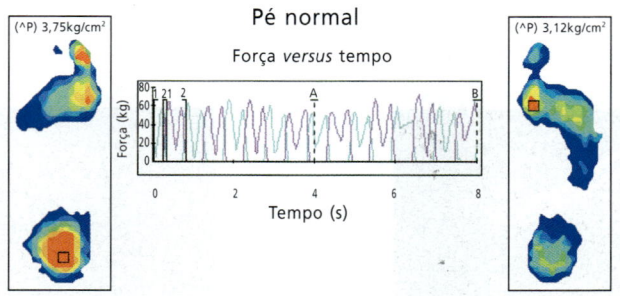

Figura 23.5 – Imagens do exame de paciente com 22 anos, sexo feminino e sem queixa.

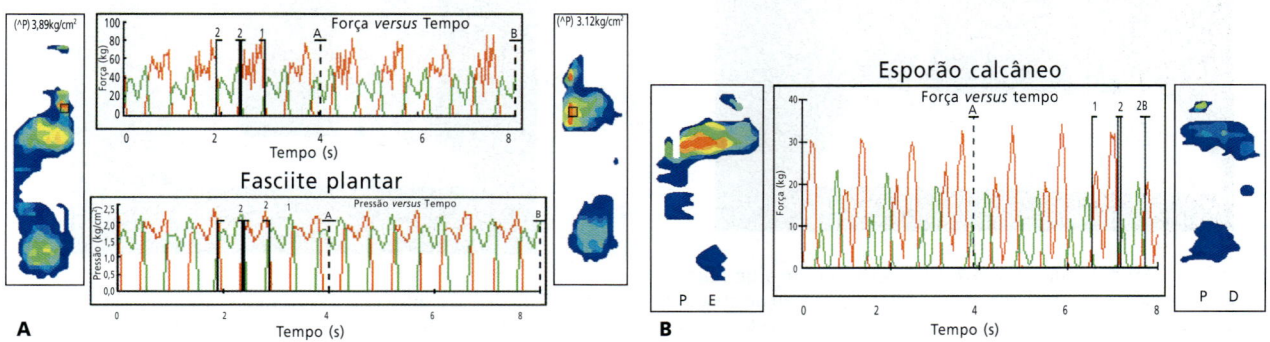

Figura 23.6 – (A e B) Imagens do exame de fasciite plantar.

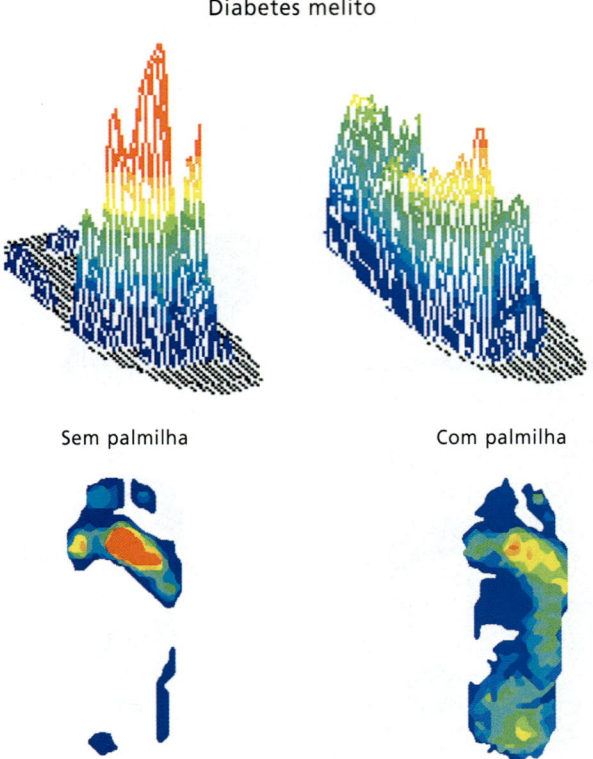

Figura 23.8 – Neuropatia diabética.

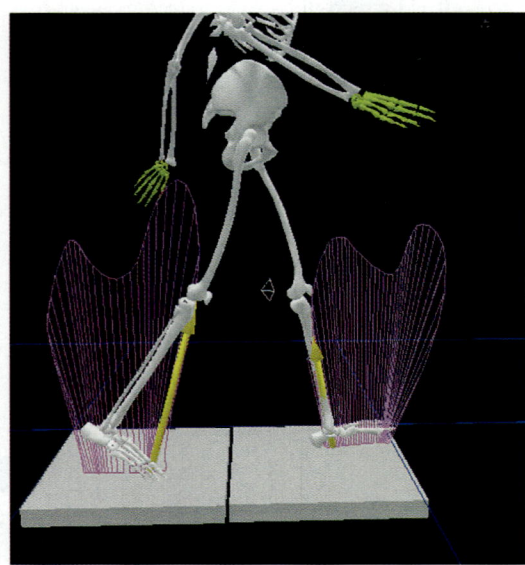

Figura 24.3 – Modelo representativo do vetor de força de reação ao solo em amarelo e a intensidade da força de reação ao solo em rosa. É possível notar que há maior intensidade durante o 1º e o 2º duplo apoio.

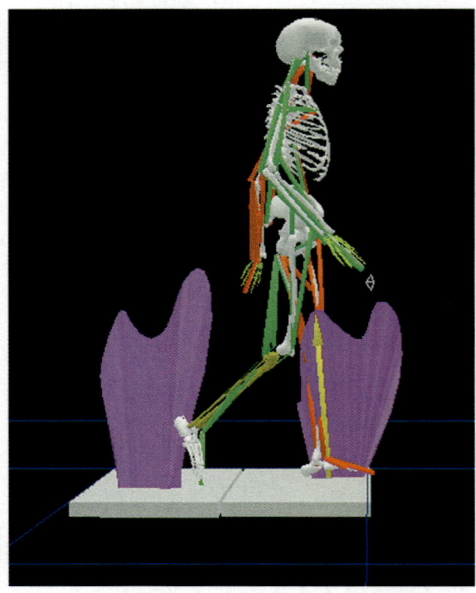

Figura 24.4 – Ação muscular associada à força de reação ao solo. Os músculos ilustram as forças internas e a força de reação ao solo e as forças externas.

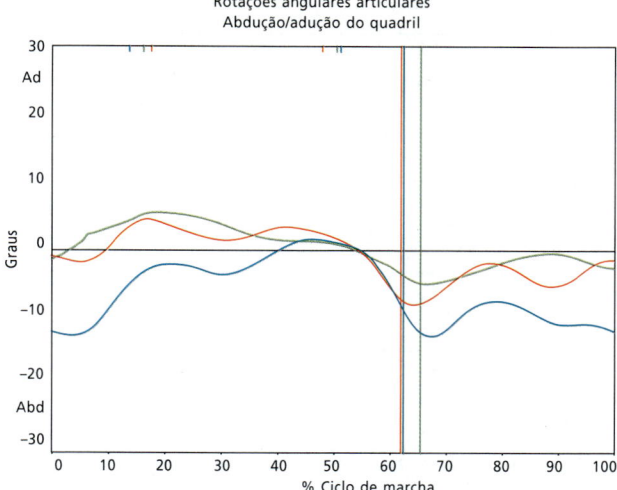

Figura 24.6 – Gráfico de cinemática dos quadris no plano coronal. A linha verde é a curva normal, a linha azul é o lado direito e a linha vermelha, o lado esquerdo. O gráfico é dividido em duas partes por uma linha longitudinal, sendo a primeira parte a fase de apoio e a segunda parte a fase de balanço. A linha transversal divide o gráfico em duas metades, sendo a metade superior referente à adução e a inferior à abdução dos quadris. Neste exemplo notamos que ambos os quadris apresentam aumento da abdução no final da fase de apoio e início da fase de balanço (55 a 70% do ciclo de marcha), comparados à linha verde da normalidade.

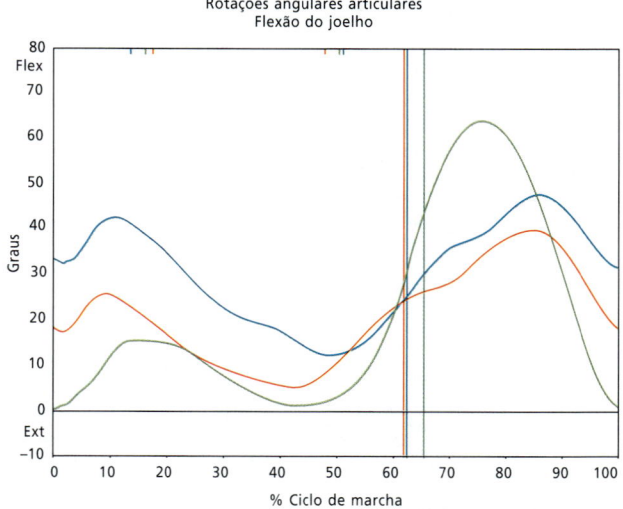

Figura 24.7 – Gráfico de cinemática dos joelhos no plano sagital. A linha verde é a curva normal, a linha azul é o lado direito e a linha vermelha, o lado esquerdo. O gráfico é dividido em duas partes por uma linha longitudinal, sendo a primeira parte a fase de apoio e a segunda parte a fase de balanço. A parte superior à linha transversal corresponde à flexão dos joelhos, enquanto a parte inferior se refere à extensão. Este paciente é o mesmo da Figura 24.7, em que se visualiza aumento da abdução dos quadris no final da fase de apoio e início da fase de balanço. Com base no gráfico dos joelhos, podemos notar que existe atraso e limitação no pico de flexão durante a fase de balanço bilateralmente, o que causa prejuízo para liberação dos pés para essa mesma fase. Com o objetivo de facilitar a passagem dos pés para a fase de balanço, os quadris são abduzidos no final da fase de apoio e balanço inicial, o que caracteriza o mecanismo compensatório chamado circundução.

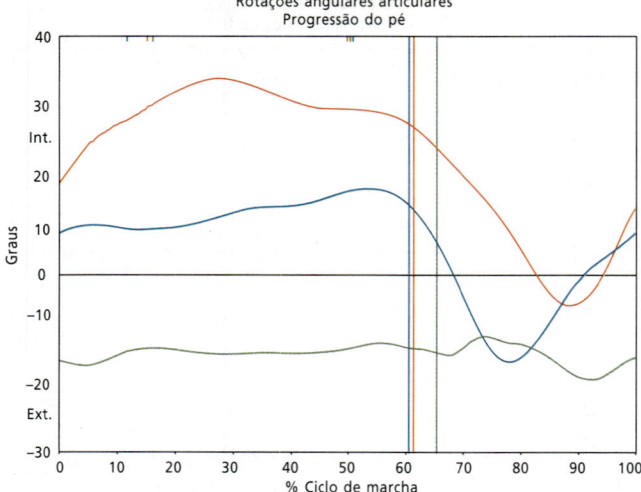

Figura 24.9 – Gráfico de cinemática do ângulo de progressão dos pés. A linha verde é a curva normal, a linha azul é o lado direito e a linha vermelha, o lado esquerdo. O gráfico é dividido em duas partes por uma linha longitudinal, sendo a primeira parte a fase de apoio e a segunda parte a fase de balanço. Os valores negativos correspondem ao desvio externo, os valores positivos ao desvio interno. Neste exemplo notamos que ambos os pés apresentam-se desviados internamente durante todo o ciclo de marcha. Ao exame físico o paciente não apresenta deformidades nos pés e a torção tibial externa encontra-se dentro da normalidade.

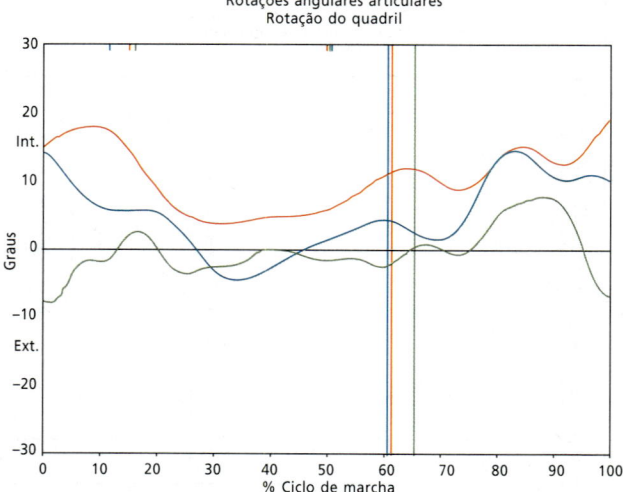

Figura 24.10 – Gráfico de cinemática dos quadris no plano transverso. A linha verde é a curva normal, a linha azul é o lado direito e a linha vermelha, o lado esquerdo. O gráfico é dividido em duas partes por uma linha longitudinal, sendo a primeira parte a fase de apoio e a segunda parte a fase do balanço. Os valores negativos correspondem ao desvio externo, os valores positivos ao desvio interno. Este é o mesmo paciente da Figura 24.9, e podemos observar que existe aumento da rotação interna dos quadris, o que justifica o desvio interno no ângulo de progressão dos pés.

resulta da interação entre as características do indivíduo e as do ambiente. Informe-se sobre as especificidades e os instrumentos adequados para fazer com que o aluno encontre um ambiente agradável, sem discriminação e capaz de proporcionar um aprendizado efetivo, tanto do ponto de vista educativo quanto social. Sugestões:

- Posicione o aluno nas primeiras carteiras, de forma que você possa estar sempre atento a ele.
- Estimule o desenvolvimento de habilidades interpessoais e ensine-o a pedir instruções e solicitar ajuda.
- Trate-o de acordo com a faixa etária.
- Só adapte os conteúdos curriculares depois de cuidadosa avaliação de uma equipe de apoio multiprofissional.
- Avalie a criança pelo progresso individual e com base em seus talentos e suas habilidades naturais, sem compará-la com a turma.

Onde Obter Ajuda

Se receber um aluno deficiente em sua sala de aula e não obteve formação para trabalhar com ele, primeiramente não se assuste, procure entrar em contato com as redes estaduais e o Ministério da Educação. Esses órgãos contam com uma estrutura e podem auxiliar tanto o corpo docente da escola quanto as famílias dessas crianças e jovens.

As prefeituras podem solicitar os serviços em sistema de cooperação ou buscar ajuda nas associações especializadas. Na internet, são encontradas as associações especializadas no Brasil no *site* www.entreamigos.com.br/links.html.

Na rede, também é possível saber quem é o dirigente de educação especial em seu Estado. Para isso, acesse o endereço www.mec.gov.br/seesp/dirig.shtm.

CONSIDERAÇÕES FINAIS

Muito mais do que incluir os estudantes com deficiência nas escolas regulares, é necessário uma reestruturação do sistema de ensino, tendo como objetivo fazer com que a escola se torne aberta às diferenças e competente para trabalhar com todos os alunos, sem distinção de classe, raça, gênero ou quaisquer características pessoais, ou seja, a escola verdadeiramente para todos.

Sabe-se que 10% da população brasileira possuem algum tipo de deficiência (física, mental, visual, auditiva, múltipla e portadores de altas habilidades) e que menos de 3% dessa população com necessidades especiais têm acesso a algum tipo de atendimento, além de serem submetidas a diversos tipos de discriminação.

Uma ação educativa comprometida com a cidadania e com a formação de uma sociedade democrática e mais justa deve, certamente, promover o convívio com o *diferente*, que é marca da realidade do nosso país. Essa diversidade engloba não apenas as diversas culturas, os hábitos e os costumes, mas também as competências e as especificidades de cada um.

Aprender a conviver e a relacionar-se com indivíduos que possuem competências e habilidades diferentes, e que possuem valores e expressões culturais próprios, é condição indispensável para o desenvolvimento de valores éticos, como solidariedade, respeito ao outro, igualdade e dignidade do ser humano. A criança convivendo com toda essa diversidade na escola poderá aprender muito com isso. Por outro lado, as crianças que tenham uma deficiência se beneficiarão do convívio com outras crianças favorecendo seu desenvolvimento e aprendizagem por meio de uma estimulação muito mais atrativa.

O sistema educacional brasileiro vem trabalhando a necessidade do abandono de práticas segregacionistas que, ao longo da história, marginalizaram e estigmatizaram pessoas com diferenças individuais acentuadas. A Lei de Diretrizes e Bases, no seu capítulo 5, Da Educação Especial, parágrafo 3º, determina que: "a oferta de educação especial, dever constitucional do Estado, tem início na faixa etária de zero a seis anos, durante a educação infantil".

A educação especial, termo utilizado para a educação dirigida aos alunos com deficiências, é considerado pela constituição brasileira, como parte inseparável do direito à educação. O Estatuto da Criança e do Adolescente, em seu art. 54, III, afirma que "é dever do Estado assegurar à criança e ao adolescente (...) atendimento educacional especializado aos portadores de deficiência, preferencialmente na rede regular de ensino". O Ministério da Educação e Cultura desenvolve, por intermédio de sua Secretaria de Educação Especial (SEESP), uma política visando à integração das crianças com necessidades educativas especiais ao sistema de ensino, propondo a inclusão destas nas instituições de educação infantil e ensino fundamental.

Observa-se que no mundo inteiro o movimento e as iniciativas relativas à inclusão de indivíduos com deficiência estão cada vez maiores nos mais diferentes espaços sociais, o que nos remete novamente à Declaração de Salamanca, já mencionada no início deste capítulo, que preconiza o reconhecimento da necessidade de ação para conseguir escola para todos, ou seja, escolas que incluam todos, independentemente da necessidade educativa específica, e que, conhecendo as diferenças de cada um, promovam a aprendizagem.

A escola que se idealiza para o século XXI deverá ter o compromisso não apenas com a produção e a difusão do saber culturalmente construído, mas com a formação do cidadão crítico, participativo e criativo, com a finalidade de atender as demandas cada vez mais complexas da sociedade moderna.

Sendo assim, vê-se a importância da educação escolar no exercício da cidadania, implicando na efetiva participação da pessoa na vida social resguardada a sua dignidade, a sua igualdade de direitos, a importância da solidariedade e do respeito, bem como a recusa categórica de quaisquer formas de discriminação.

Todos aprendendo juntos sem preconceitos é o ideal a ser buscado; essa mudança não é fácil nem muito simples, pois encontrar professores preparados para receber em sua sala alunos com deficiência ainda é raro.

Como afirma Arthur Guimarães, "mais do que criar condições para os deficientes, a inclusão é um desafio que implica mudar a escola como um todo, no projeto pedagógico, na postura diante dos alunos, na filosofia...".

Sabemos que, nesse universo de transformação educacional, muitas escolas públicas e privadas já desenvolvem projetos de inclusão com sucesso, recebendo crianças com todas as deficiências, inclusive múltiplas deficiências. Isto tem demonstrado que a inclusão não beneficia somente as crianças com necessidades educacionais especiais, como também contribui muito para a melhoria da escola e a transformação do fazer pedagógico para todas as crianças.

Vale lembrar que as crianças com qualquer tipo de deficiência, independentemente de suas condições físicas, sensoriais, cognitivas ou emocionais, têm as mesmas necessidades básicas de afeto, cuidado e proteção; os mesmos desejos e sentimentos das outras crianças. Elas têm a possibilidade de conviver, interagir, trocar, aprender, brincar e de ser feliz, embora muitas vezes de forma diferente.

REFERÊNCIAS BIBLIOGRÁFICAS

1. VAYER, P.; CHARLES, R. *Integração da Criança Deficiente na Classe*. São Paulo: Manole, 1989.
2. RODRIGUES, M. *Psicologia Educacional – uma Crônica do Desenvolvimento Humano*. São Paulo: McGraw-Hill, 1976.

BIBLIOGRAFIA COMPLEMENTAR

BRASIL. Ministério da Educação. *Estratégias e Orientações Pedagógicas para a Educação de Crianças com Necessidades Educacionais Especiais: dificuldades acentuadas de aprendizagem: deficiência física*. Brasília: MEC/SEESP, 2002. (Educação Infantil, 5).

BRASIL. Ministério da Educação e do Desporto. Secretaria de Educação Fundamental. *Referencial Curricular Nacional para Educação Infantil*. Brasília: MEC/SEF, 1998.

BRASIL. Ministério da Educação. *Referencial Curricular Nacional para Educação Infantil – Estratégias e Orientações para a Educação de Crianças com Necessidades Educacionais Especiais*. Brasília: MEC, 2001.

CENPEC. *Dez Anos Promovendo a Escola Pública*. São Paulo: CENPEC, 1998.

Revista Integração Ministério da Educação e do Desporto/Secretaria de Educação Especial, n. 20, 1998.

Revista do Professor, *Nova Escola (São Paulo)*, Set. 2003.

ANEXO

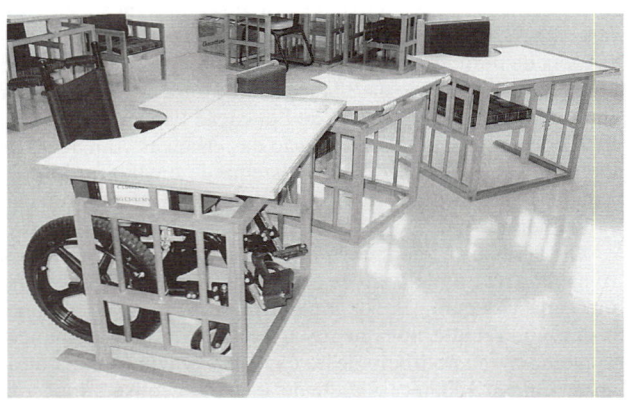

Figura 79.1 – Mesas com recorte, em diferentes tamanhos, que se adaptam a cadeiras pequenas, médias, grandes e a cadeiras de rodas. Possuem regulagem de altura e de inclinação do tampo da mesa, permitindo que o mesmo mobiliário sirva para diferentes crianças.

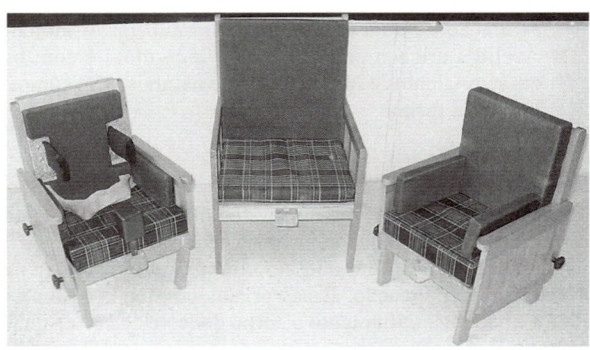

Figura 79.3 – Cadeiras com espumas para assento, encosto e laterais da coxa, de diferentes tamanhos (P, M, G), com regulagem de altura do apoio de braço e possibilidade de acoplarem as seguintes adaptações: cavalo de abdução de membros inferiores, cinto pélvico e apoio de tronco lateral. As diferentes espessuras de espuma, as regulagens e as adaptações permitem que o mesmo mobiliário sirva para diferentes crianças.

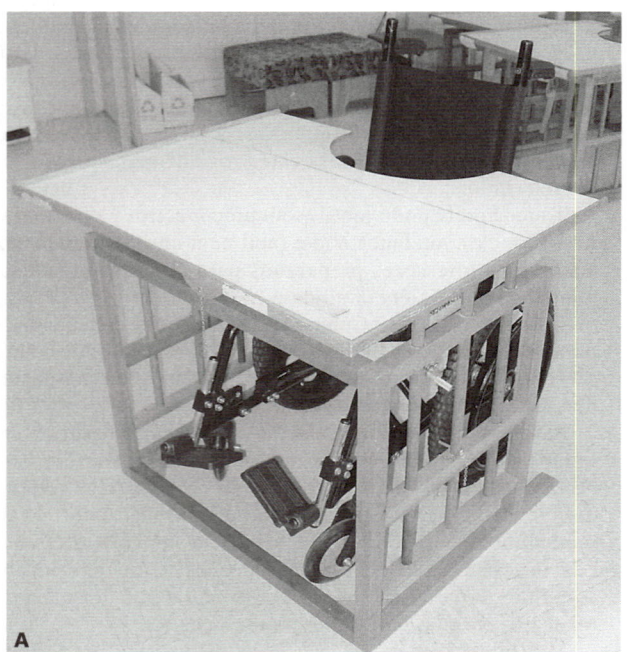
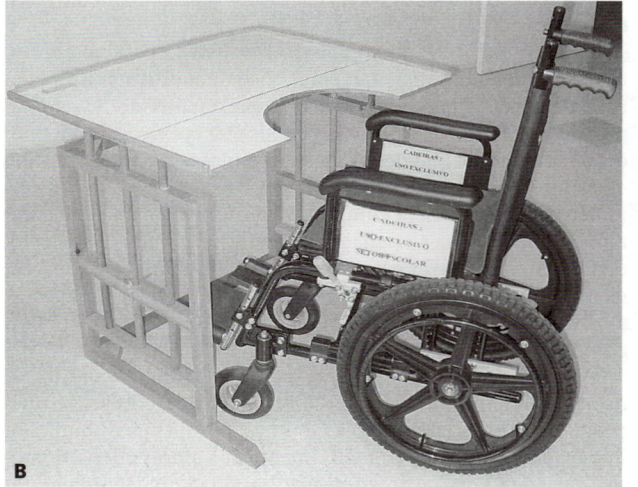

Figura 79.2 – (*A* e *B*) Mesas com recorte que se adapta à cadeira de rodas. Possui regulagem de altura e de inclinação do tampo da mesa, permitindo que o mesmo mobiliário sirva para diferentes crianças.

Criança Deficiente e Escola ■ **647**

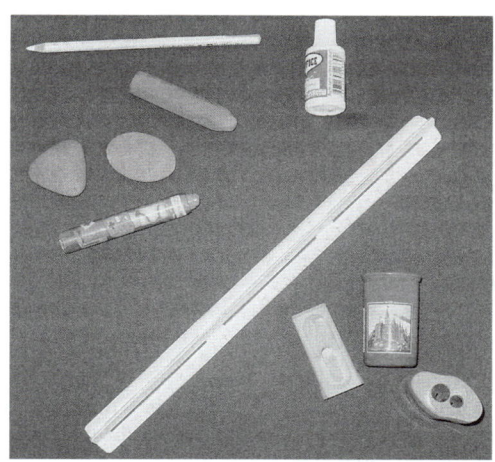

Figura 79.4 – Muitos materiais comuns, com formatos diferentes, podem facilitar o uso pelo aluno, adaptando-se ao padrão de preensão e/ou força da criança. Exemplos: apontadores e borrachas grandes, régua triangular, lápis borracha e corretivo.

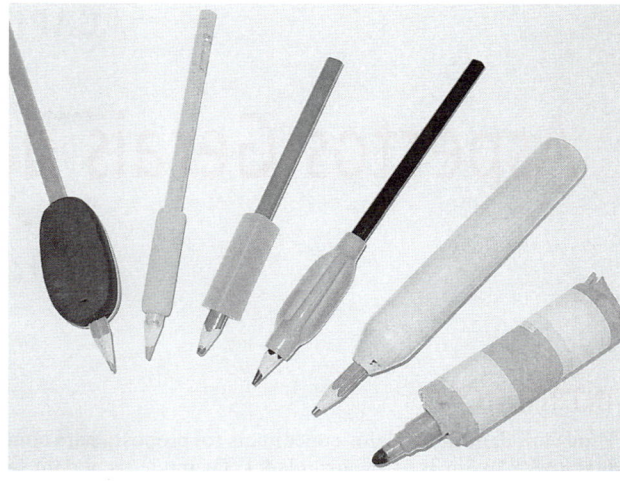

Figura 79.6 – Os lápis e canetas podem ser engrossados com diferentes materiais, como material termomoldável (EVA), madeira, espuma, além de outros modelos comercializados.

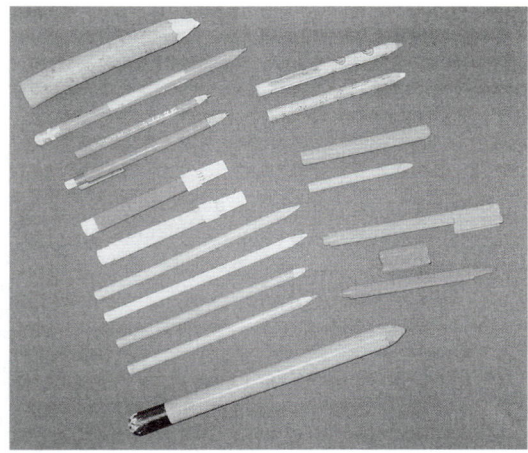

Figura 79.5 – Muitos materiais comuns, com formatos diferentes, podem facilitar o uso pelo aluno, adaptando-se ao padrão de preensão e/ou força da criança. Exemplo: lápis preto, lápis de cor e caneta hidrocor com espessuras maiores, lápis de cor aquarelável e lapiseira com grafite mais escuro (6B).

CAPÍTULO 80

Aspectos Gerais da Deficiência Mental

Marcelo Gomes

INTRODUÇÃO

Uma variedade de modelos conceituais foi proposta para compreender e explicar as incapacidades. Os modelos podem ser analisados dentro de uma visão médica *versus* visão social. O modelo médico considera a incapacidade como um problema da pessoa causado diretamente por doença, trauma ou outro estado de saúde, que requer assistência médica fornecida por meio de tratamento individual por profissionais. Os cuidados em relação à incapacidade têm como objetivo a cura ou a adaptação do indivíduo e a mudança do comportamento. A assistência médica é considerada como a questão principal e, em nível político, a principal resposta é a modificação ou reforma da política de saúde. O modelo social, por sua vez, considera a questão como um problema criado socialmente e como uma questão da integração plena do indivíduo à sociedade. A incapacidade não é um atributo do indivíduo, mas sim um conjunto complexo de condições, muitas das quais criadas pelo ambiente social. Assim, o enfrentamento do problema requer ação social, e é responsabilidade coletiva da sociedade fazer as modificações ambientais necessárias para a participação plena, em todas as áreas da vida social, das pessoas com incapacidades. Portanto, é uma questão de atitude ou ideologia que requer mudanças sociais que, em nível político, transformam-se em questões de direitos humanos.

A deficiência mental é uma categoria diagnóstica dentro das incapacidades, definida arbitrariamente, e que vem sofrendo substanciais e freqüentes mudanças durante o passar dos anos.

A compreensão mais moderna do conceito de deficiência mental é a de uma abordagem global e funcional do indivíduo, representando, em última análise, a combinação desses dois modelos. A abordagem biopsicossocial é utilizada para se obter a integração de várias perspectivas da funcionalidade. Esse estádio atual de compreensão reflete práticas e concepções de profissionais e estudiosos, de familiares e amigos de pessoas com tais diferenças e dos próprios indivíduos portadores de deficiências.

Os termos utilizados na área das incapacidades, em particular na deficiência mental, também sofreram e sofrem influência de acordo com o modelo teórico que se utiliza, gerando termos como retardo mental, deficiência intelectual, incapacidade intelectual, déficit cognitivo, entre outros. A procura de termos que sejam de entendimento e utilização universal deve sempre ser acompanhada de esforços para evitar que estes sejam instrumentos estigmatizantes e rotuladores.

Ainda permanece a difícil questão de como se referir aos indivíduos que enfrentam algum grau de limitação ou restrição funcional. Por diversas razões, quando se referem a indivíduos, algumas pessoas preferem utilizar o termo *pessoas com incapacidade*, ao passo que outras preferem *pessoas incapacitadas*. Entretanto, não há uma prática universal a ser adotada, em vez disto, o princípio de que as pessoas têm o direito de ser chamadas da forma como melhor lhes convir deve ser valorizado.

O problema não é apenas uma questão de linguagem, mas também, e principalmente, uma questão das atitudes dos outros indivíduos e da sociedade em relação às pessoas portadoras de deficiências.

Não importa como a deficiência é definida, ela existe independentemente de rótulos. A proporção de pessoas portadoras de algum tipo de incapacidade oscila entre valores muito diferentes, pois dependem dos conceitos utilizados em cada país, tendo como exemplos: 20% na Nova Zelândia, 19,3% nos Estados Unidos, 15% na Espanha, 12,2% na Inglaterra, 5% na China e na Itália e 2,3% no México. No Brasil, segundo dados do Censo 2000, existem cerca de 24,6 milhões de pessoas portadoras de algum tipo de deficiência, representando cerca de 14,5% da população brasileira[1]. Os deficientes mentais, por sua vez, totalizam cerca de 2,8 milhões de pessoas. Os números mostram que o tema incapacidade, e entre eles a deficiência mental, deve ter seu espaço de discussões e ações dentro da sociedade brasileira.

CONCEITOS

Dentre as várias definições existentes para a deficiência mental, são citadas as mais utilizadas e enfatizados os pontos em que a relação com aspectos de habilitação/reabilitação é maior.

Alguns termos são revistos com o propósito de proporcionar uma linguagem unificada e padronizada. Para isso, a Organização Mundial da Saúde, por meio da Classificação Internacional de Funcionalidades, Incapacidades e Saúde (CIF), utiliza os seguintes termos principais, ressaltando-se que são utilizados com significados específicos que podem diferir do seu uso na vida cotidiana[2]:

- *Funcionalidade*: abrange todas as funções do corpo, atividades e participação.
- *Incapacidade*: abrange deficiências, limitações de atividades ou restrições na participação.

Os termos *atividade* e *participação* podem ser qualificados de acordo com o desempenho e a capacidade de cada indivíduo. O desempenho descreve o que a pessoa faz no seu ambiente habitual, ou seja, o aspecto de envolvimento de uma pessoa nas situações de vida real; a capacidade descreve as habilidades para executar uma tarefa ou ação em um ambiente ideal.

A funcionalidade e incapacidade de uma pessoa são concebidas como uma interação dinâmica ou um processo entre os estados de saúde (doenças, distúrbios, lesões, traumas) e os fatores contextuais – que incluem fatores pessoais e ambientais. Nesse contexto, deficiência é definida como uma perda ou anormalidade (variação significativa das normas estatísticas estabelecidas) de uma estrutura do corpo ou função fisiológica, *incluindo as funções mentais*.

Do ponto de vista médico, as deficiências não são equivalentes às doenças de base, mas manifestações dessas doenças. As deficiências podem ser parte ou expressão de uma condição de saúde, mas não indicam necessariamente a presença da doença ou que o indivíduo deva ser considerado com doente.

Baseada nesses conceitos, a CIF descreve a deficiência mental como um fenômeno multidimensional que resulta da interação entre pessoas e seu ambiente físico e social, em que a anormalidade está presente nas funções intelectuais – funções mentais gerais, necessárias para compreender e integrar de forma construtiva as diferentes funções mentais, incluindo todas as funções cognitivas e seu desenvolvimento ao longo da vida[2].

Pelo *Manual Diagnóstico e Estatístico de Transtornos Mentais* (DSM-IV), a característica essencial do retardo mental é um funcionamento intelectual significativamente inferior à média, acompanhado de limitações significativas no funcionamento adaptativo em pelo menos duas das seguintes áreas de habilidades: comunicação, autocuidados, vida doméstica, habilidades sociais/interpessoais, uso de recursos comunitários, auto-suficiência, habilidades acadêmicas, trabalho, lazer, saúde e segurança[3]. O início deve ocorrer antes dos 18 anos. O retardo mental possui muitas etiologias diferentes e pode ser visto como uma via final comum de vários processos patológicos que afetam o funcionamento do sistema nervoso central. Quatro níveis de gravidade podem ser especificados, refletindo o atual nível de prejuízo intelectual: leve, moderado, grave, profundo ou gravidade não especificada.

Pela Classificação de Transtornos Mentais e de Comportamento da Classificação Internacional de Doenças e Problemas Relacionados à Saúde, décima revisão (CID-10), da Organização Mundial da Saúde, o retardo mental caracteriza a parada do desenvolvimento ou desenvolvimento incompleto do funcionamento intelectual, caracterizado essencialmente por um comprometimento, durante o período de desenvolvimento, das faculdades que determinam o nível global de inteligência, isto é, das funções cognitivas, de linguagem, da motricidade e do comportamento social[4]. O retardo mental pode acompanhar um outro transtorno mental ou físico, ou ocorrer de modo independente. Pode ser classificado de acordo com o quociente de inteligência em retardo mental leve, moderado, grave, profundo ou não especificado.

Por convenção, boa parte dos autores utiliza tais definições para crianças maiores de cinco anos de idade. Para crianças mais novas, o termo *atraso global do desenvolvimento* é mais comumente utilizado; é definido como atraso significativo em duas ou mais áreas de desenvolvimento: motora, motora fina, cognição, linguagem/fala, atividades sociais/pessoais ou atividades de vida diária.

E, finalmente, pela Associação Americana de Deficiência Mental (AAMR), a deficiência mental refere-se a limitações significativas no funcionamento atual[5]. A característica essencial é um funcionamento intelectual significantemente inferior à média, acompanhado de limitações significativas no funcionamento adaptativo em pelo menos duas das seguintes áreas de habilidades: comunicação, habilidades acadêmicas, autocuidados, atividades domésticas, trabalho, lazer, autodeterminação, saúde, uso de recursos da comunidade, segurança e habilidades sociais e interpessoais. A deficiência mental se manifesta antes dos 18 anos de idade.

Independentemente da definição utilizada, que, em última análise, são bastante semelhantes, observa-se que a deficiência mental não é um traço absoluto manifestado pelo indivíduo, mas uma expressão da interação entre o indivíduo com funcionamento intelectual limitado e um ambiente sem sistemas de apoios eficientes para proporcionar-lhe um melhor desempenho.

ABORDAGEM DIAGNÓSTICA

O conceito de deficiência mental está alicerçado em três pontos: o funcionamento atual da pessoa, as suas habilidades e o ambientes em que vive. O funcionamento é a base de todo o processo e está intimamente ligado aos apoios recebidos. Quanto mais adequados os apoios, melhor será o desempenho do indivíduo. As habilidades são delineadas, como já referido, pela inteligência propriamente dita, e as habilidades adaptativas e os ambientes são os locais onde o indivíduo mora, estuda, trabalha e se diverte.

O processo de avaliação se baseia em três passos:

- Diagnóstico de deficiência mental (estabelecendo se o indivíduo é ou não elegível para receber determinados apoios) e provável etiologia.
- Classificação e descrição, identificando as potencialidades e fraquezas do indivíduo e suas necessidades de apoios.
- Perfil e intensidade dos apoios necessários, identificando os tipos e intensidade dos apoios.

A anamnese desempenha um papel essencial na abordagem diagnóstica. Após a avaliação clínica, deve-se estabelecer, do ponto de vista médico, se o quadro é estático ou progressivo, a provável época dos fatores de risco e as possíveis causas genéticas de base. Exames complementares são solicitados com base na história e exame físico.

O diagnóstico da deficiência mental é estabelecido com auxílio de profissionais experientes em psicodiagnóstico, quando o funcionamento intelectual do indivíduo é aproximadamente 70 a 75% ou abaixo. Os testes psicodiagnósticos devem ser adequados a cada pessoa, sua faixa etária, suas limitações culturais, presença de outras deficiências (como deficiência visual e auditiva), entre outros.

Destaca-se a importância da avaliação clínica não só para o diagnóstico da deficiência mental como para estabelecer comorbidades e diagnósticos diferenciais. Quando é necessário realizar o diagnóstico diferencial entre deficiência mental e outras condições de saúde – doença mental (Quadro 80.1), deficiências sensoriais, como déficit auditivo e visual, encefalopatias, transtornos de comportamentos, transtornos de comunicação, transtornos de aprendizado e transtornos invasivos do desenvolvimento, entre outros –, a presença da equipe multidisciplinar (neurologistas, geneticistas, psiquiatras, psicólogos, fonoaudiólogos, assistentes sociais, terapeutas ocupacionais, fisioterapeutas, enfermeiros etc.) é essencial para a avaliação sob diferentes enfoques.

Todos os indivíduos são ricos em complexidades que os tornam diferentes. Cada pessoa portadora de deficiência mental é um ser humano complexo, cujas limitações intelectuais e adaptativas, capacidades emocionais e psicológicas, estado físico e de saúde, causa específica da condição e necessidades ambientais são únicas. A experiência e juízo clínico são necessários para se diagnosticar e descrever as *deficiências* de uma pessoa e o que ela necessita.

O funcionamento intelectual refere-se em parte ao quociente intelectual (QI), e o funcionamento adaptativo, ao modo como os indivíduos enfrentam efetivamente as exigências comuns da vida e o grau em que satisfazem os critérios de independência pessoal esperados para alguém da sua faixa de idade, bagagem sociocultural e contextos ambientais específicos. A alteração em uma ou outra área de forma isolada não é suficiente para diagnóstico de deficiência mental.

As diversidades culturais e lingüísticas devem sempre ser valorizadas nas avaliações, e as limitações, por sua vez, coexistem com as capacidades e devem ser observadas como

> **QUADRO 80.1 – Diagnóstico diferencial entre deficiência mental e doença mental**
>
> Doença mental é o termo utilizado para transtornos ou distúrbios que afetam de forma transitória ou permanente o conjunto de alterações psíquicas do indivíduo – funcionamento emocional, social, cognitivo e comportamental
> Na doença mental, o indivíduo pode também estar com seu funcionamento adaptativo prejudicado, porém existe uma condição patológica (depressão, síndrome do pânico, psicose, transtorno obsessivo-compulsivo, transtornos de personalidade, entre outras) em que há um prejuízo de determinada área do funcionamento psíquico, que não o funcionamento intelectual, interferindo na capacidade do indivíduo para solucionar seus problemas
> Mesmo considerados como dois diagnósticos independentes, o deficiente mental possui maior risco de apresentar co-morbidades (alterações do funcionamento mental que estão associadas ao diagnóstico principal) psicopatológicas do que a população em geral; a prevalência de doença mental em indivíduos com deficiência mental é de 20 a 35%
> Alguns pontos importantes que auxiliam no diagnóstico diferencial entre essas duas condições:
> - Deficiência mental:
>   - Geralmente, há atraso do desenvolvimento neuropsicomotor
>   - A idade de aparecimento é na infância ou, no máximo, na adolescência
>   - O tratamento se baseia na estimulação e valorização das potencialidades, não havendo necessidade de tratamento medicamentoso na maior parte dos casos
> - Doença mental:
>   - O desenvolvimento neuropsicomotor é normal na grande maioria dos casos
>   - Pode haver dificuldades de relacionamento pessoal, com tendência ao isolamento
>   - Pode surgir em qualquer faixa etária, da infância à terceira idade. Na maior parte das vezes, há necessidade de tratamento médico psiquiátrico com uso de medicação e psicoterapia visando à reabilitação e à reintegração à vida na comunidade

um todo. As limitações percebidas na área adaptativa se relacionam às exigências do meio em que vive e as necessidades dos apoios.

O ambiente atual em que vive a pessoa e o ambiente ideal que promoveria o desenvolvimento e crescimento contínuo do indivíduo devem ser analisados, buscando-se identificar o tipo e a intensidade dos apoios necessários, com base no funcionamento intelectual e adaptativo e nas considerações psicológicas, físicas e etiológicas.

Essa abordagem *não elimina a necessidade do diagnóstico de deficiência mental*, mas substitui o processo diagnóstico de rotulagem dos indivíduos pela descrição de uma pessoa com suas diferenças e apoios que necessita para ter uma qualidade de vida satisfatória. Como é possível visualizar e entender melhor uma pessoa? Se fosse descrita como portadora de deficiência mental *moderada* ou como uma pessoa portadora de deficiência mental que necessita de apoios extensos na área da comunicação e apoios limitados na área de autocuidados? O objetivo diagnóstico passa a ser o planejamento de intervenções.

Os sistemas de apoios ou suporte são mecanismos pelos quais pessoas portadoras de deficiência mental podem ter suas dificuldades efetivamente minimizadas (Quadro 80.2). São objetivos gerais dos sistemas de apoios:

- Melhorar o nível das capacidades adaptativas e funcionais.
- Potencializar os serviços de habilitação relacionados à saúde e ao bem-estar físico, psicológico e funcional do indivíduo.
- Incentivar as condições ambientais de participação na comunidade e as possibilidades de escolhas e de respeito.

O objetivo principal, a busca da qualidade de vida, é na verdade a mesma para qualquer pessoa, com ou sem algum tipo de deficiência.

Os níveis de apoios são determinados por capacidades e limitações, baseiam-se na interação do indivíduo com o meio em que vive e são realizados por equipe multidisciplinar. São vistos como potencialmente modificáveis e com necessidade de reavaliações constantes, ou seja, valem para um determinado momento, para determinada área e numa determinada intensidade.

ETIOLOGIA

A mudança do conceito de deficiência mental tem importantes repercussões sobre o modo de avaliar e analisar as causas que levam a essa deficiência.

As principais diferenças observadas são:

- *Abordagem multifatorial*: substituição da valorização do fator biológico como fator relevante *único* nos processos que levam à deficiência mental, com melhor compreensão dos muitos fatores que podem causar ou contribuir para essa deficiência.
- *Contexto biopsicossocial*: ampliar o conceito de que a identificação da causa da deficiência mental não é lo-

> **QUADRO 80.2 – Sistemas de apoio em saúde**
>
> - Fontes de apoio
>   - Recursos individuais ou pessoais que afetam a saúde: bagagem genética e hábitos – podem ser fatores facilitadores ou limitantes
>   - Outras pessoas: família, cuidadores, médicos, terapeutas etc.
>   - Técnico: todas as formas de tratamentos prescritas como medicações, terapias, órteses, entre outras, ou medidas técnicas de auxílio para facilitar o funcionamento, como melhora das habilidades de comunicação, de alimentação, acessibilidade, entre outras
> - Funções de apoio
>   - Treinamento e assessoramento para desenvolver comportamentos saudáveis
>   - Proporcionar a utilização de serviços de saúde da comunidade, como o transporte para facilitar o acesso aos serviços de saúde, a assistência durante as consultas, o auxílio na adesão ao tratamento, entre outras
> - Intensidade dos apoios
>   - Freqüência, periodicidade e custo dos recursos de apoio utilizados

calizar um diagnóstico dentro de uma longa lista de possibilidades, e sim a necessidade de analisar o indivíduo dentro do seu contexto biopsicossocial.
- *Prevenção*: enfatizar os fatores de risco, como influências reversíveis e passíveis de prevenção.

A Real Necessidade de se Identificar a(s) Causa(s) da Deficiência Mental

A causa da deficiência mental pode ser por si só tratável, por exemplo, na fenilcetonúria (erro inato do metabolismo, determinado geneticamente, que consiste em um defeito no metabolismo do aminoácido fenilalanina, ocasionando aumento no sangue e a produção de substâncias tóxicas ao sistema nervoso central, com conseqüente atraso no desenvolvimento neuropsicomotor). O diagnóstico implica no início do tratamento, que é basicamente dietético. Crianças com diagnóstico precoce, realizado pelo *teste do pezinho* ou triagem neonatal, e regularidade na dieta especial apresentam desenvolvimento e vida normais.

A causa pode estar associada a outras condições que podem ser tratadas – por exemplo, as crianças portadoras de síndrome de Down têm maior possibilidade de apresentar cardiopatias congênitas, que podem ser tratadas de forma bastante eficaz na maioria dos casos, contribuindo para a diminuição da morbimortalidade desses indivíduos.

Dados sobre a freqüência de determinadas doenças são necessários para se estabelecer e avaliar esforços de prevenção, como exemplo os programas existentes de diagnóstico precoce e tratamento de doenças detectadas pela triagem neonatal – não se previne o que não se conhece.

Como descrito previamente, até uma ou duas décadas atrás, se acreditava que a deficiência mental era causada unicamente por processos biológicos ou psicossociais. A deficiência mental seria o resultado de um ou outro processo, valorizando-se a *desvantagem* psicossocial apenas quando não se encontrava uma causa biológica. Desse modo, não se explica porque indivíduos com as mesmas doenças, em semelhantes condições biológicas, apresentam desempenhos diferentes, ou seja, porque entre duas crianças com síndrome de Down, em semelhantes condições clínicas, uma consegue ser alfabetizada e outra não. Outro exemplo pode ser dado considerando o fator baixo peso ao nascimento, que é sabidamente um ponto de risco para alterações no desenvolvimento da criança. Não se pode também afirmar que unicamente fatores biológicos levaram a essa condição. Qual é a importância dos fatores como pobreza, desvantagem cultural, assistência pré-natal inadequada, idade materna, entre outros? Trabalhos publicados no final da década de 1980 mostravam que, em cerca de 50% dos casos de deficiência mental, mais de um fator causal poderia estar presente. Atualmente, apesar de todo aparato tecnológico, cerca de 30% dos casos de deficiência mental permanece sem causa biológica definida, e essa taxa é ainda maior para muitos pesquisadores, nos casos em que há menor comprometimento cognitivo.

Deve haver esforços contínuos para se identificar as causas nos casos denominados de *etiologia não especificada*, valendo-se da substituição de uma forma simplista de abordagem por uma ampla, baseada em fatores biológicos, psicológicos e sociais, denominados fatores de risco.

Fatores de risco são indicadores estatísticos que podem direcionar a descoberta de mecanismos etiológicos de base e representam a influência de fatores somáticos e ambientais atuando no período pré, peri ou pós-natal e que podem ou não provocar déficit prolongado ou até permanente no desenvolvimento do indivíduo.

A abordagem então denominada multifatorial se baseia em fatores biológicos (Quadro 80.3), sociais, comportamentais e educacionais.

O diagnóstico etiológico ou dos fatores de risco não é o *destino*. O indivíduo pode ter uma condição clínica considerada como causa de deficiência mental, porém não preencher critérios funcionais para ser considerado como tal. Com base no exemplo citado, nem todos os indivíduos que nascem com baixo peso serão diagnosticados como deficientes mentais.

Os fatores de risco podem também interagir em diferentes gerações dentro de uma mesma família, podendo estar presentes nos pais da criança com deficiência mental, na própria criança ou em ambos.

As visões multifatorial e intergeração são fundamentais quando se fala em prevenção da deficiência mental, pois enfatizam as causas de deficiência mental como influências reversíveis e passíveis de prevenção (Quadro 80.4). O entendimento desses efeitos facilita a inclusão do indivíduo na comunidade, bem como a melhoria na sua qualidade de vida.

A analogia da prevenção da deficiência mental com a prevenção de determinados distúrbios unicamente de causas bio-

---

QUADRO 80.3 – Fatores de risco biológicos para deficiência mental

- Fatores pré-natais
  - Distúrbios cromossômicos (síndrome de Down, síndrome do X frágil, síndrome de Turner, entre outros)
  - Distúrbios sindrômicos de origem não cromossômica (neurofibromatose, síndrome de Prader-Willi, entre outros)
  - Erros inatos do metabolismo (fenilcetonúria, mucopolissacaridoses, entre outros)
  - Distúrbios do desenvolvimento da formação cerebral (malformações do sistema nervoso central, como hidrocefalia, microcefalia, esquizencefalia, entre outros)
  - Influências ambientais (desnutrição materna, cocaína, álcool, radiação ionizante, entre outras)
- Fatores perinatais
  - Distúrbios intra-uterinos (insuficiência placentária, prematuridade, gestação múltipla, entre outros)
  - Distúrbios neonatais (asfixia neonatal, hemorragias intracranianas, distúrbios respiratórios graves, infecções de sistema nervoso central, entre outros)
- Fatores pós-natais
  - Traumas cranianos graves
  - Infecções do sistema nervoso central (meningite, encefalite, entre outras)
  - Distúrbios degenerativos (síndrome de Rett, leucodistrofias, entre outros)
  - Distúrbios desmielinizantes
  - Distúrbios epilépticos graves (síndrome de West, estado de mal epiléptico, entre outros)
  - Distúrbios tóxico-metabólicos (encefalopatias agudas, intoxicações, encefalopatia hipóxico-isquêmica, entre outros)
  - Desnutrição

> **QUADRO 80.4 – Níveis de prevenção**
>
> - *Prevenção primária*: foco nas ações que ocorrem antes do início da condição, por exemplo, medidas tomadas para se evitar a prematuridade
> - *Prevenção secundária*: foco nas ações para diminuir a duração ou reverter os efeitos dos problemas existentes, por exemplo, tratamento medicamentoso específico para hipotireoidismo congênito
> - *Prevenção terciária*: foco nas ações para tentar limitar as conseqüências adversas do problema ou melhorar o nível de atividade e participação do indivíduo, por exemplo, trabalho de estimulação precoce realizado em crianças portadoras de paralisia cerebral, inclusão de crianças com deficiência mental em classes regulares de ensino, entre outros

lógicas, como a utilização de vacinas para prevenção de doenças infectocontagiosas, não deve ser estabelecida, pois, conforme descrito, a deficiência mental não é uma doença propriamente dita, mas uma condição também socialmente determinada, que descreve a relação entre as habilidades do indivíduo e as demandas e expectativas ambientais. Portanto, não há sucesso na prevenção da deficiência mental se ações ficarem focadas unicamente nos fatores biológicos; é necessária a prevenção baseada numa *abordagem ecológica*.

Abordagem ecológica, visa melhorar as capacidades individuais pela melhora do ambiente, para que haja redução das incapacidades e maior independência funcional.

CONSIDERAÇÕES FÍSICAS E DA SAÚDE DE PESSOAS COM DEFICIÊNCIAS

A saúde constitui um aspecto fundamental da vida e inclui várias capacidades pessoais, como força física, vitalidade, atenção e habilidades sensório-motoras que não estão necessariamente afetadas nos modelos descritos para deficiência mental.

A saúde também representa um fator que pode ser facilitador ou inibidor do desenvolvimento global de um indivíduo. A maioria das pessoas com deficiência mental está em algum ponto entre os dois extremos, ou seja, pontos em que as condições de saúde são grandes barreiras ao seu funcionamento, por exemplo, crianças com paralisia cerebral associada à epilepsia de difícil controle ou condições de saúde que sejam facilitadores efetivos do processo de desenvolvimento, como deficientes mentais com capacidades físicas que os tornam atletas participantes em competições.

As influências que a saúde exerce no funcionamento do indivíduo podem ter repercussão na execução e interpretação da avaliação, bem como no estabelecimento dos apoios necessários:

- Nível de atenção e vitalidade: o impacto da limitação intelectual sobre a atenção pode ser bastante significativo, entretanto a atenção pode estar comprometida não necessariamente apenas pelo déficit cognitivo, mas também por distúrbios graves de sono, uso de medicações anticonvulsivantes (estudos mostram que o fenobarbital pode alterar o rendimento em testes de inteligência e a fenitoína pode alterar a coordenação motora) ou sedativas, hipóxia crônica causada por problemas graves pulmonares ou cardíacos, entre outros.
- A desnutrição, comum em nosso meio, pode traduzir-se por apatia e desinteresse.
- Pessoas com deficiência mental que apresentam também deficiência física podem ver reduzidas suas oportunidades de participação na comunidade, em razão fundamentalmente da falta de apoios apropriados para deficiência física e não para o déficit intelectual, como, por exemplo, dificuldade em acessar os serviços de saúde (do transporte à capacitação da equipe de saúde, passando pelos aspectos financeiros/econômicos dos sistemas de saúde, como seguros médicos inadequados ou seguros sociais ineficientes).

Todos necessitam de serviços de atenção primária à saúde, como programas de puericultura e vacinação, além de serviços de atenção médica de urgência. Muitos indivíduos, entretanto, com problemas crônicos de saúde, necessitam de serviços de atenção médica continuada. O acesso a qualquer um desses serviços pode ser fator limitante, caso não exista adequada estrutura no sistema de saúde do país, levando provavelmente a condições de saúde deficitárias, com piora do desempenho individual.

Complexidade dos Problemas de Saúde

Os problemas de saúde mais freqüentes na pessoa com deficiência mental – alteração de motricidade, de força muscular, de coordenação motora, obesidade, hipertensão arterial, escoliose, crises epilépticas – de modo geral não são diferentes dos problemas dos indivíduos sem deficiência mental, entretanto as conseqüências podem ser diferentes.

As pessoas com deficiência mental podem também ter problemas de saúde, cuja complexidade requer atenção especial. Determinadas causas de deficiência mental podem, por si só, predispor a problemas de saúde específicos, por exemplo, na síndrome de Down – alterações cardíacas, oculares, epilépticas, entre outras – os problemas são mais freqüentes que na população em geral. Nesses casos, os serviços de saúde devem oferecer atendimento especializado e, muitas vezes, multidisciplinar.

Muitas das pessoas que precisam de atenção médica complexa poderão desempenhar suas atividades na medida em que forem supridas as suas necessidades, ao passo que outras continuarão apresentando um funcionamento bastante limitado em razão da magnitude dos seus problemas de saúde.

A relação médico-paciente, quando se refere a pessoas com deficiência mental, apresenta as seguintes peculiaridades, que se não observadas podem resultar em dificuldades diagnósticas:

- Comunicação entre o profissional da saúde e o paciente.
- Reconhecimento dos sintomas, que é, em última análise, a entrada do indivíduo no sistema de saúde.
- Descrição dos sintomas: no indivíduo não-verbal, as dicas comportamentais acabam sendo de grande valia, tanto para o profissional como para os cuidadores (por exemplo, perda de apetite pode indicar amigdalite, alteração da preferência alimentar pode indicar gastrite, comportamento auto-agressivo pode indicar dor, entre outros). Por outro lado, no indivíduo que consegue verbalizar os sintomas, pode haver dificuldades de um diagnóstico preciso em decorrência da descrição limitada dos sintomas (características de uma dor, tempo de existência de sintomas, entre outros).
- Cooperação para o exame físico e exames subsidiários.

- Interpretação de sintomas, sinais e exames complementares. Uma criança com paralisia cerebral pode apresentar constipação intestinal por diferentes causas, únicas ou em associação: ingestão diminuída de líquidos, dieta pobre em fibras, dificuldade de mastigação/deglutição, motricidade diminuída, doença intestinal, efeito colateral de medicações, entre outros.

Indivíduos com deficiência mental podem necessitar de determinados apoios para alcançar as metas de habilitação relacionadas à saúde, como a promoção de comportamentos saudáveis, a prevenção e tratamento de doenças e a melhoria das incapacidades relacionadas à saúde.

A garantia de ambientes seguros para as pessoas portadoras de deficiências é uma necessidade que deve ser observada, pois tais indivíduos podem ter dificuldades em reconhecer e reagir às situações de perigo. Muitas pessoas, inclusive estudiosas da área, acreditam erroneamente que a solução está em ambientes restritos, fazendo com que a necessidade de ambientes seguros seja mais um fator limitante da inclusão desses indivíduos na sociedade.

Como regra geral, o nível do risco inerente ao ambiente dos indivíduos com deficiência mental não deve ser maior que o risco para a comunidade em geral. A presença de apoios apropriados, como treinamento de segurança pessoal, transporte acessível e seguro, supervisão durante atividades na comunidade quando necessário e melhoria na elaboração e execução de leis contra abusos, podem reduzir de forma eficaz os riscos ambientais sem restringir a participação na comunidade.

CONSIDERAÇÕES FINAIS

A ampla compreensão da deficiência mental deve ser promovida entre os profissionais da área de saúde e a sociedade como um todo, facilitando os indivíduos com essas diferenças a alcançarem seus objetivos. Para que possam usufruir uma vida satisfatória e com qualidade, objetivos que todos nós, com ou sem algum tipo de deficiência, almejamos, devem ser proporcionados os serviços de apoio que necessitam e garantidos os seus direitos como cidadãos.

Quando aprendermos a conviver com as diferenças, certamente estaremos vivendo em um mundo melhor.

REFERÊNCIAS BIBLIOGRÁFICAS

1. INSTITUTO BRASILEIRO DE GEOGRAFIA E ESTATÍSTICA. Censo 2000. Disponível em: http://www.ibge.gov.br/home/estatistica/populacao/censo2000. Acesso em: 29/Dez/2003.
2. ORGANIZAÇÃO MUNDIAL DA SAÚDE. *Classificação Internacional de Funcionalidade, Incapacidade e Saúde (CIF)*. São Paulo: Edusp, 2003. 325p.
3. JORGE, M. R. (ed.). *Manual Diagnóstico e Estatístico de Transtornos Mentais: DSM-IV*. 4. ed. Porto Alegre: Artes Médicas, 1995. 830p.
4. ORGANIZAÇÃO MUNDIAL DA SAÚDE. *Classificação de Transtornos Mentais e de Comportamento da CID-10: descrições clínicas e diretrizes diagnósticas*. Porto Alegre: Artes Médicas, 1993. 351p.
5. AMERICAN ASSOCIATION ON MENTAL RETARDATION. *Retraso Mental: definición, clasificación y sistemas de apoyo*. Alianza Psicologia, 1997.

CAPÍTULO 81

Alterações Genéticas e Deficiência Mental

Luís Garcia Alonso

INTRODUÇÃO

A deficiência mental corresponde a uma das mais intrigantes e complexas desordens neuropsiquiátricas cuja etiopatogenia é ainda pobremente entendida. Estima-se que sua prevalência populacional oscile entre 1 e 10%, o que gera um impacto em termos sociais e de saúde pública[1]. Sua etiologia é diversificada e, de maneira geral, pode ser determinada por alterações genéticas (anomalias cromossômicas, monogênicas e poligênicas), ambientais (pré-natais, perinatais e pós-natais) e mistas (multifatoriais)[2].

Por definição, a deficiência mental é considerada uma inaptidão persistente, com prejuízo nas habilidades mentais e adaptativas. A Associação Americana de Deficiência Mental a define como uma substancial redução na atividade do indivíduo, caracterizada por um funcionamento intelectual significativamente abaixo da média populacional, coexistente com uma limitação em duas ou mais das seguintes áreas: comunicação, cuidados pessoais, atividades de vida diária, atividades sociais, vida comunitária, autocontrole, saúde e segurança, e atividades acadêmicas, de trabalho e de lazer[3].

Apesar dos esforços no sentido de delimitar os mecanismos fisiopatológicos envolvidos na gênese da deficiência mental, cerca de 50% dos afetados são rotulados como portadores de *deficiência mental idiopática*. Essa assertiva é resultado da pouca especificidade dos achados clínicos e laboratoriais nesses indivíduos e, assim, o aconselhamento genético, quanto aos riscos de recorrência na prole e irmandade dos propósitos, baseia-se em probabilidades empíricas e na análise de genealogias limitadas pelo tamanho das famílias e pela fidedignidade na apuração das informações[1].

Em termos dismorfológicos, a deficiência mental pode apresentar-se sob duas formas: isolada e associada. A primeira é de rápida percepção, porém de difícil diagnóstico etiológico. A segunda, por sua vez, configura quadros complexos que podem representar, clinicamente, síndromes malformativas, seqüências malformativas ou associações. Nas modalidades associadas de etiologia desconhecida, rotulam-se os diagnósticos genéricos de *Developmental Delay–Mental Retardation/Multiple Congenital Anomalies* (DD–MR/MCA). Esses quadros exigem esforços redobrados no sentido de melhorar a eficiência diagnóstica e, assim, propiciar uma orientação mais adequada às famílias envolvidas.

O objetivo deste capítulo, dentro de um Tratado de Medicina de Reabilitação, não é o de discutir e apresentar pormenorizadamente as centenas de situações genéticas que cursam com deficiência mental. O imprescindível é o entendimento etiológico, a interpretação genético-clínica, as principais estratégias diagnósticas e as orientações iniciais em termos de aconselhamento genético oferecido aos pacientes e famílias.

CLASSIFICAÇÃO E ASPECTOS EPIDEMIOLÓGICOS

Há uma grande discussão em termos de metodologia e protocolos para avaliar se um indivíduo apresenta atraso no desenvolvimento neuropsicomotor (ADNPM) ou deficiência mental. No Centro de Genética Médica dos Departamentos de Morfologia e Pediatria da Universidade Federal de São Paulo – Escola Paulista de Medicina, são considerados ADNPM os quadros desde o nascimento até os seis anos de idade (ou idade pré-escolar formal), e a partir daí são considerados os déficits como deficiência mental. Outro paradoxo são os testes utilizados para mensurar a inteligência dos indivíduos e denotá-los como apresentando deficiência mental. Essa discussão está longe de um consenso entre os psicólogos, psiquiatras e outros estudiosos das ciências do comportamento. No entanto, é fato que em termos práticos é preciso ter um referencial para se avaliar e conduzir as atividades clínicas rotineiras em um ambulatório de genética clínica. Assim, a deficiência mental pode ser categorizada a partir da avaliação do discutido quociente intelectual (QI). Esse quociente é obtido a partir da aplicação individual de testes padronizados e seqüenciais em complexidade, avaliados a partir de um padrão. Assim, é possível obter os seguintes achados correlacionados com o desempenho individual dos pacientes[3,4]:

- *Deficiência mental leve*: QI entre 50 e 70.
- *Deficiência mental moderada*: QI entre 35 e 50.
- *Deficiência mental grave*: QI entre 20 e 35.
- *Deficiência mental profunda*: QI inferior a 20.

A deficiência mental, como já vimos, apresenta uma prevalência da ordem de 1 a 10%. Essa discrepância se deve às formas e critérios de mensuração, bem como à população estudada. Sabe-se que os homens são mais afetados que as mulheres em proporções de 1,5/1, respectivamente. O porquê dessa preferência masculina é ainda discutido, porém acredita-se que esteja vinculado ao desequilíbrio de cromossomos X entre homens e mulheres. Hoje sabemos de uma gama enorme de quadros com deficiência mental ligados ao cromossomo X. Assim, é maior a possibilidade de um homem afetado (pois basta seu único cromossomo X portar o gene mutado) ao invés das mulheres que, em sua maioria, são portadoras (e, portanto, heterozigotas, com um cromossomo X normal e outro alterado). Some-se a isso o fato das mulheres apresentarem o fenômeno da inativação aleatória de um dos cromossomos X (hipótese de Lyon), o que torna o sexo feminino um mosaico com duas populações de células[4,5].

Se considerar a deficiência mental como a resultante de uma disfunção morfo-funcional do sistema nervoso central, pode-se defini-la como fruto de influências genéticas, ambientais ou mistas. Supondo-se um casal jovem (homem com menos de 55 anos e mulher com menos de 35 anos), saudável geneticamente, com história familiar negativa para doenças genéticas e não-consangüíneas, seu risco reprodutivo mínimo para anomalias congênitas é da ordem de 3 a 4%. Nesse universo, o risco do nascimento de uma criança com deficiência mental ou física é da ordem de 1 em 50 ou 2%. Dessa probabilidade, temos as diversas porcentagens e causas vinculadas a recém-nascidos com deficiência mental (Tabela 81.1)[4,6].

DEFICIÊNCIA MENTAL E ETIOLOGIA GENÉTICA

Em genética médica, quando nos referimos ao termo *etiologia genética*, em geral, estamos nos reportando a quadros determinados integralmente por alterações genéticas e, portanto, desprovidos de componentes ambientais.

As causas genéticas podem ser agrupadas de acordo com a quantidade ou grandeza de material genético envolvido. Assim, podemos nos deparar com alterações de um segmento cromossômico ou do cromossomo inteiro (causas cromossômicas), com alterações em um único gene (causas monogênicas) ou em alguns ou vários genes (causas poligênicas)[2,4].

Causas Cromossômicas

O ácido desoxirribonucléico (DNA) é o patrimônio genético de cada indivíduo. Nosso DNA divide-se em 46 unidades, denominadas cromossomos. Os cromossomos estão aos pares e, assim, na verdade, tem-se 23 pares de cromossomos. Isto se deve ao fato de, no momento da fertilização, recebermos um representante de cada par cromossômico de cada um dos genitores.

O cariótipo humano é a descrição da constituição cromossômica de um indivíduo. Para a obtenção do cariótipo, coleta-se sangue periférico, do qual analisa-se os núcleos dos linfócitos durante a fase de metáfase da mitose. Desse cariótipo disposto em uma lâmina em um microscópio, pode-se obter uma fotografia ou captar a imagem por meio de um programa de computador. Pela fotografia, procede-se ao recorte e pareamento dos cromossomos homólogos. Por meio de métodos informatizados, o programa realiza automaticamente esse pareamento, e na tela do monitor apenas acompanha-se as possíveis alterações demonstradas pelo exame. Assim, o resultado final dessa análise é o cariograma de um indivíduo (Fig. 81.1). O estudo cromossômico é otimizado pelo bandeamento cromossômico, que corresponde a uma série de bandas claro-escuras peculiares

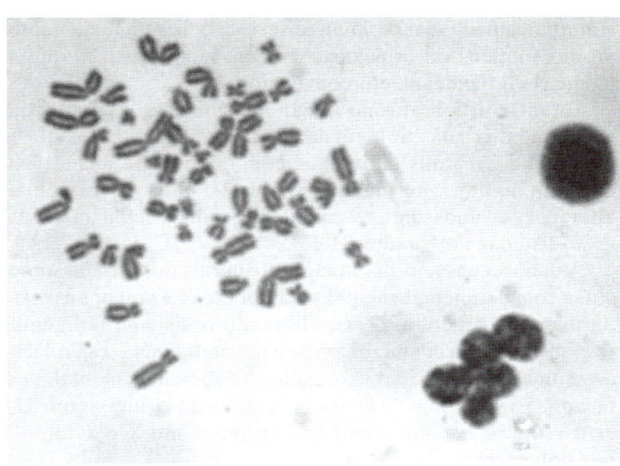

Figura 81.1 – Cromossomos humanos em metáfase de linfócito de sangue periférico.

de cada cromossomo. Um citogeneticista (profissional especializado na análise dos cariótipos e cariogramas) é capaz, por meio do bandeamento, de detectar evidências de algum tipo de alteração de cerca de alguns megabases (Mb) de DNA ou milhões de pares de bases. Apesar de paradoxal pela grandeza dos números, é extremamente difícil visualizar, por exemplo, perdas cromossômicas de cerca de três milhões de pares de bases. Além do mais, para cada busca específica, há um tipo de bandeamento, destacando-se: bandeamento G e bandeamento R (cujas bandas claro-escuras se contrapõem em ambos os métodos), bandeamento Q (que permite a observação por fluorescência em ultravioleta), bandeamento T (que analisa especialmente as regiões teloméricas ou extremidades dos cromossomos), bandeamento C (destinado à observação centromérica), bandeamento NOR (destinado à identificação das regiões organizadoras de nucléolos que se situam nos braços curtos dos cromossomos acrocêntricos), entre outros[7,8].

A citogenética evoluiu progressivamente nos últimos anos e técnicas novas trazem a possibilidade de detecção de alterações estruturais cromossômicas cada vez menores. As técnicas de bandeamento (ou alongamento) cromossômico de alta resolução baseiam-se na análise dos cromossomos durante a fase mitótica de pró-metáfase (quando se apresentam intensamente alongados). Por essa metodologia, é possível a obtenção de até 800 bandas cromossômicas contra as cerca de 400 do bandeamento metafásico. Assim, é possível a observação das microdeleções ou pequenas perdas cromossômicas invisíveis ao estudo convencional[7,8].

Há alguns anos, a evolução da citogenética atingiu o nível molecular, do qual nasceu a chamada citogenética molecular. Trata-se de um conjunto de técnicas para o estudo do cariótipo por meio do método de hibridação *in situ* fluorescente (FISH), com a qual é possível localizar precisamente uma seqüência gênica específica em um cromossomo. Essa abordagem é útil na detecção de deleções, microdeleções, identificação de cromossomos marcadores, detecção de rearranjos cromossômicos, entre outros[7]. Uma importante característica da técnica de FISH é sua aplicação em núcleos interfásicos o que torna o exame mais rápido, menos complexo metodologicamente e de resultado imediato, especialmente em situações de diagnóstico pré-natal.

A técnica de FISH evoluiu e atingiu o nível da chamada *pintura cromossômica* (*chromosome painting*), na qual se utilizam distintos corantes na mesma preparação cromossômica, o que possibilita a distinção de diversos segmentos cromossômicos

TABELA 81.1 – Causas de deficiência mental

CAUSAS	PORCENTAGENS (%)
Aberrações cromossômicas	4 – 28
Síndromes dismórficas	3 – 7
Doenças monogênicas	3 – 9
Malformações do sistema nervoso central	7 – 17
Prematuridade e complicações	2 – 10
Ambientais e teratogênicas	5 – 13
Culturais e familiares	3 – 12
Síndromes não estabelecidas	1 – 5
Metabólicas	1 – 5
Idiopáticas	30 – 50

simultaneamente e auxilia na observação de remanejamentos cromossômicos ou translocações com mais precisão que as técnicas de bandeamento convencionais[7,8].

Torna-se difícil afirmar a real contribuição das anomalias cromossômicas na etiologia da deficiência mental. Postula-se que de 4 a 31% dos indivíduos com deficiência mental evidenciem alguma anormalidade cromossômica. As principais alterações cromossômicas vinculadas com deficiência mental estão listadas no Quadro 81.1[9-12].

A maioria das anomalias estruturais dos cromossomos cursa com deficiência mental, seja por escassez ou por excesso de material genético, desequilibrando o sistema poligênico responsável pelo condicionamento da inteligência. Em relação às anomalias numéricas associadas à deficiência mental, destacam-se a síndrome de Down (trissomia do cromossomo 21), as trissomias e monossomias do cromossomo X e o duplo Y nos homens[2].

A síndrome de Down é a aberração cromossômica mais freqüente que cursa com deficiência mental. Sua incidência populacional oscila em torno de 1/800 nascidos vivos. Fenotipicamente, caracteriza-se por hipoplasia maxilar, crânio braquicefálico, fendas palpebrais oblíquas para cima, orelhas de implantação baixa, hipotonia global, cardiopatia congênita, braquidactilia das mãos com clinodactilia bilateral do 5º dedo, prega palmar transversa das mãos e, principalmente, macroglossia relativa. Do ponto de vista genético, 95% dos casos são determinados por uma trissomia livre do cromossomo 21, e essa configuração está associada a baixos riscos de recorrência na irmandade do propósito. Em 4% dos casos, a síndrome se dá por uma translocação que pode ser recíproca ou robertsoniana. Essas anormalidades, em geral, são herdadas de genitores que as carregam, porém de forma equilibrada. Assim, são altos os riscos de recorrência na irmandade dos propósitos. A trissomia livre e as translocações são formas etiopatogênicas pré-zigóticas. Uma forma pós-zigótica e associada a baixos riscos de recorrência na irmandade dos afetados é o mosaicismo, em que o indivíduo possui duas populações celulares cromossômicas a partir de não-disjunções mitóticas, durante a formação e desenvolvimento iniciais do zigoto ou embrião[2].

A questão fundamental na orientação das futuras gestantes é demonstrar a correlação entre a idade materna e o risco de nascimento de uma criança com síndrome de Down. A incidência está diretamente ligada ao avanço da idade materna (Tabela 81.2). Duas hipóteses tentam explicar esse fenômeno: a clássica

QUADRO 81.1 – Principais anormalidades cromossômicas associadas à deficiência mental

- Trissomia do cromossomo 21 (síndrome de Down)
- Síndrome do X frágil
- Translocações não balanceadas
- Duplicações:

– dup(4)(p16.3)	Macrocefalia e deficiência mental
– dup(5p)	Macrocefalia, hipotonia, convulsões, hidrocefalia e deficiência mental
– dup(12p)	Hipotonia e deficiência mental
– dup(12)(q11/q15)	Hipotonia e deficiência mental
– dup(15)(q15/qter)	Hipotonia, microcefalia, convulsões e deficiência mental
– dup(15)(q25/qter)	Craniostenose, alta estatura, macrocefalia e deficiência mental

- Deleções intersticiais e terminais
- Cromossomos extranumerários (marcadores)
- Mosaicismos diplóide/triplóide e diplóide/tetraplóide
- Isocromossomos:

– mosaico i(12p)	Síndrome de Pallister-Killian

- Alterações submicroscópicas em pontos de quebra aparentemente balanceados
- Rearranjos subteloméricos
- Deleções crípticas:

– del(1)(p36.3)	Monossomia 1p
– del(4)(p16)	Síndrome de Wolf-Hirschhorn
– del(5)(p15)	Síndrome do cri-du-chat (miado do gato)
– del(7)(q11.23q11.23)	Síndrome de Williams
– del(8)(q24.1q24.1)	Síndrome de Langer-Giedion
– del(11)(p13p13)	Síndrome WAGR
– del(15)(q11q13)pat	Síndrome de Prader-Willi
– del(15)(q11q13)mat	Síndrome de Angelmann
– del(15)(q12)	Atraso no desenvolvimento neuropsicomotor (ADNPM)
– del(16)(p13.3)	Síndrome de Rubinstein-Taybi
– del(17)(p11.2p11.2)	Síndrome de Smith-Magenis
– del(17)(p13.3)	Síndrome de Miller-Dieker
– del(20)(p11.23p11.23)	Síndrome de Alagille
– del(22)(q11.2q11.2)	Síndrome velocardiofacial
– del(22)(q13/qter)	Hipotonia e ADNPM

- Dissomias uniparentais (DUP):

– DUP(14)mat	Retardo de crescimento intra-uterino, atraso de desenvolvimento, puberdade precoce, baixa estatura, braquidactilia das mãos e dos pés
– DUP(14)pat	Poliidrâmnio, anomalias faciais, grave envolvimento neurológico, anomalias esqueléticas e retardo de crescimento
– DUP(15)mat	Síndrome de Prader-Willi
– DUP(15)pat	Síndrome de Angelmann

WAGR = tumor de Wilms, aniridia, malformação geniturinária e atraso no desenvolvimento neuropsicomotor.

hipótese da não-disjunção meiótica, em virtude do envelhecimento do ovócito, e a hipótese estocástica, que prega que os ovócitos já portam, ao nascimento, um erro de disjunção meiótica e que seria uma questão de tempo para esse ovócito maturar e ser liberado para fertilização. A primeira teoria vai ao encontro da associação da idade materna avançada com o aumento da incidência da síndrome, e a segunda vai ao encontro do porquê de mulheres jovens (até com idade inferior a 20 anos e, portanto, sem ovócitos envelhecidos) gerarem fetos com a síndrome.

Um grande dilema dos geneticistas clínicos é a alta freqüência de casos de deficiência mental idiopática. Tais pseudodiagnósticos chegam ao patamar de cerca de 50% dos casos. Estudos recentes têm demonstrado que aberrações subteloméricas podem explicar algumas situações de deficiência mental idiopática. Saccone et al. observaram que essas regiões são ricas em genes e que, portanto, rearranjos propiciariam conseqüências clínicas desagradáveis[13]. Aliado a esse fato, sabe-se que as regiões teloméricas possuem as mais altas taxas de recombinação ou permuta (*crossing over*) e por isso tendem a uma maior quantidade de aberrações por pareamentos desiguais[9].

Os principais estudos multicêntricos aponta para uma média de 4 a 5% de casos de deficiência mental idiopática relacionados a alterações teloméricas (variando de 0 a 29,4%). Destas, destacam-se as deleções (49%), translocações não balanceadas (45,1%), duplicações (3,9%) e cromossomos recombinantes (2%). Knight et al. demonstraram alterações subteloméricas em 7,4% dos pacientes com deficiência mental moderada e grave (numa amostra de 284 crianças afetadas) e em 0,5% de afetados com deficiência mental leve, numa casuística de 182 crianças[14].

Nos estudos de alterações subteloméricas e deficiência mental, alguns genitores foram analisados e resultados surpreendentes apareceram: 94% das deleções e 75% das duplicações foram *de novo*. Por outro lado, 84% das translocações não balanceadas foram derivadas de translocações familiares balanceadas (e, portanto, sem qualquer manifestação clínica)[9]. Assim, é fundamental a análise cromossômica parental em desarranjos cromossômicos da prole por ocasião do aconselhamento genético reprodutivo.

Dessa forma, percebe-se que em situações em que há atraso no desenvolvimento neuropsicomotor, deficiência mental isolada, ou em crianças dismórficas ou com múltiplas anomalias físicas é impreterível a realização de cariotipagem. Infelizmente, no Brasil, poucos são os centros tecnicamente capacitados para esse tipo de procedimento investigativo, e estão essencialmente ligados a hospitais-escola ou instituições privadas. Outro empecilho é o oneroso custo do exame em decorrência da necessidade de diversos reagentes e de pessoal técnico altamente especializado para sua realização. As perspectivas da Sociedade Brasileira de Genética Clínica são a de incorporação de serviços de citogenética na rede nacional do Sistema Único de Saúde, especialmente em locais de nível terciário. Tais medidas, desde que interligadas com os níveis primário e secundário, possibilitariam uma adequação da distribuição da demanda e permitiriam que os centros universitários dedicassem seus esforços em pesquisas acadêmicas de vanguarda, que acabariam revertendo, no futuro, em novos benefícios para a população no que tange o entendimento da etiopatogenia cromossômica nas diversas anomalias congênitas.

Causas Monogênicas

Como foi visto, nosso patrimônio genético ou DNA é formado por 46 unidades, os cromossomos, os quais, por sua vez, são constituídos por segmentos menores: os genes. Estima-se que

TABELA 81.2 – Incidência da síndrome de Down *versus* idade materna

IDADE MATERNA (ANOS)	INCIDÊNCIA DA SÍNDROME DE DOWN
20	1/1.500
30	1/900
35	1/400
38	1/250
40	1/100
42	1/65

nos 23 pares de cromossomos humanos, estejam alocados entre 40.000 e 50.000 genes.

De maneira sucinta, um gene é o segmento de DNA que contém o código necessário para a síntese de uma proteína ou que contém a seqüência reguladora para o controle da expressão de um outro gene[15].

Foi discutido anteriormente que quando há alterações de um segmento cromossômico de tamanho considerável, é possível observá-las por meio da cariotipagem. No entanto, é intuitivo perceber que alterações cromossômicas visíveis devam envolver, simultaneamente, centenas ou milhares de genes. Um grande problema é o reconhecimento de quadros em que apenas um gene está envolvido. Essas alterações monogênicas são de difícil compreensão para os pacientes que não assimilam o fato de possuir uma alteração genética com cariotipagem normal. Cabe ao profissional médico dirimir essas dúvidas e demonstrar que todo método investigativo tem seus objetivos e limites, e que apesar de toda a tecnologia e evolução com os estudos do Projeto Genoma Humano não há, de rotina, testes laboratoriais que permitam a investigação *gene a gene*. Erroneamente, muitos pacientes e até colegas da área da saúde acreditam existir um *mapeamento genético* que discrimine a integridade das nossas dezenas de milhares de genes. Infelizmente, ainda não é disponível tal metodologia e o próprio nome *mapeamento genético*, formalmente, tem um significado completamente distinto do que essas pessoas o rotulam, e refere-se aos métodos de localização dos genes nos cromossomos. Na prática, o tal *mapeamento* é o estudo dos cromossomos ou cariotipagem. Nas alterações de um único gene, ou monogênicas, na grande maioria dos casos o diagnóstico é clínico e se baseia numa propedêutica genético-clínica específica, por meio de exames laboratoriais e de imagem e pela comparação com quadros clínicos semelhantes, obedecendo a rigorosos algoritmos de apoio diagnóstico. Esses quadros possuem cariotipagem normal e, em alguns deles, é possível efetuarmos a análise direta da alteração gênica envolvida. No entanto, esse tipo de análise deve ser solicitada e seguida por um médico geneticista. Esse tipo de estudo é o oposto da rotina laboratorial da medicina. Enquanto solicita-se exames para atingir um diagnóstico (por exemplo, mensura-se a glicemia para saber se o paciente é hiper ou hipoglicêmico), na genética tem-se que ter o diagnóstico firmado, e o estudo molecular servirá apenas para demonstrar a alteração do gene ou a mutação responsável pela doença. Ao contrário do que muitos pensam, o reconhecimento da mutação não reverte diretamente para o tratamento dos propósitos, mas funciona como elemento informativo e preditivo para o diagnóstico pré-natal em sua prole e irmandade.

As causas monogênicas seguem os princípios mendelianos clássicos de herança, e podem ser subdivididas em autossômicas e ligadas ao cromossomo X. Cada uma delas ainda pode ser dominante ou recessiva[16,17].

O catálogo eletrônico de doenças genéticas humanas (Online Mendelian Inheritance in Man), da Universidade Johns Hopkins, em Baltimore, editado pela equipe do Professor Victor McKusick, contabiliza cerca de 1.200 diagnósticos monogênicos associados à deficiência mental. Idênticos achados são obtidos em outras bases de dados dismorfológicos, como Possum 5.0 e Oxford Medical Databases.

Causas Monogênicas Autossômicas Dominantes

Um fenótipo expresso do mesmo modo em homozigotos quanto em heterozigotos é considerado dominante. Se o gene envolvido situar-se em um dos cromossomos autossômicos (1 a 22), tem-se então o padrão de herança autossômica dominante. Na prática clínica, a construção de heredogramas é útil para caracterizarmos um modelo de herança. A partir dessa, informação é possível delinear as primeiras orientações sobre o aconselhamento genético que poderá ser oferecido ao paciente e a seus parentes em primeiro grau[2,17].

Evidentemente, essa definição clássica de modelo de herança vem sofrendo mudanças conforme os mecanismos moleculares das heredopatias são mais bem entendidos. Assim, no modelo autossômico dominante, o fenótipo dos homozigotos (AA, supondo-se o gene A como o alelo responsável) é, em geral, mais acentuado que o dos heterozigotos (Aa). Nesses casos, dizemos que o fenótipo é incompletamente dominante, pois os heterozigotos são intermediários entre os gravemente afetados (homozigotos) e os indivíduos normais (aa)[16,17].

Ao confeccionar um heredograma de um padrão autossômico dominante deve-se estar atento às seguintes características[17]:

- Homens e mulheres possuem a mesma probabilidade de serem afetados. Esta é uma importante característica, pois o modelo autossômico, em grandes genealogias, comporta-se, em geral, dentro dessas proporções.
- O fenótipo, normalmente, se expressa em todas as gerações, com as pessoas afetadas tendo um genitor afetado.
- Qualquer filho(a) de um genitor afetado tem um risco teórico de 50% de herdar a característica.
- Indivíduos de família fenotipicamente normais não transmitem o fenótipo para seus filhos.
- Casos isolados são em razão de mutações novas.

Nem sempre, ao se analisar individualmente o heredograma de uma família, são observadas todas essas características. No entanto, são úteis para saber se a impressão quanto ao modelo de herança está correta.

O padrão de herança autossômica dominante apresenta algumas peculiaridades que os menos afeitos à genética médica precisam estar atentos durante sua interpretação. Uma delas é a penetrância que corresponde à probabilidade de que um gene tenha qualquer expressão fenotípica. Populacionalmente, a penetrância de um gene é expressa em porcentagens, ao passo que, de forma individual, é considerada completa ou incompleta[17]. Por exemplo, suponha-se um indivíduo com a síndrome de Apert (de herança autossômica dominante, caracterizada por craniostenose e sindactilia das mãos e pés, e que cerca da metade dos afetados evoluem com deficiência mental). Um afetado Aa terá probabilidade de 50% de passar esse gene adiante. Caso se soubesse, por exemplo, que o gene A possui uma penetrância populacional de 30% (o que significa que 30% das pessoas que o possuem expressam a doença), haveria uma probabilidade de 15% de um afetado gerar prole afetada (50%[0,5] × 30%[0,3] = 15%[0,15]). Assim, mesmo com a alta probabilidade de passar o gene adiante, a penetrância, quando reduzida, diminui a probabilidade do fenótipo se manifestar. Essa característica não pode ser esquecida no aconselhamento genético, pois se se lidar com genes de baixíssima penetrância, poderá-se ter o chamado *salto de gerações*, e um gene dominante expresso em uma geração pode ser passado adiante e reaparecer expresso em gerações posteriores. Nessa situação, a interpretação não será em razão de uma mutação nova, mas em função de um gene com penetrância incompleta. Os porquês de um mesmo gene, em uma mesma família e em duas pessoas diferentes expressar em uma e não na outra ainda são obscuros, mas as primeiras hipóteses e comprovações moleculares são bem discutidas por Lewin e Strachan et al.[8,18].

Outra peculiaridade do modelo de herança autossômica dominante é a expressividade que corresponde à gravidade da expressão do fenótipo, e que pode ser variável e não-variável. A expressividade variável corresponde a diferentes fenótipos dentro de uma mesma família, que são determinados pelo mesmo gene mutado. As explicações para esse fenômeno também estão sendo estudadas, porém postula-se que o mecanismo clássico *um gene – uma doença* esteja equivocado e que um fenótipo alterado seria a resultante da expressão do gene mutado correlacionado com os produtos gênicos do restante do genoma. Se isto for verdade, cada indivíduo possui um patrimônio genético próprio, o que levaria a infinitas manifestações fenotípicas a partir de um mesmo gene deflagrador alterado[17].

A pleiotropia é outra característica a ser observada em genealogias de padrão de herança autossômica dominante e representa efeitos fenotípicos diversos a partir de um mesmo gene alterado. Assim, duas pessoas, numa mesma família, com o mesmo gene alterado, podem expressar a doença em sistemas diferentes (deficiência mental em alguns e neoplasias em outros, por exemplo)[16].

Outra situação de difícil compreensão para os pacientes são os casos sem recorrência familiar. Nessas situações, provavelmente o afetado é fruto de uma mutação nova. Em nosso serviço, costumamos exemplificar que mesmo em famílias aonde o fenótipo vem se mantendo há gerações, provavelmente houve um primeiro afetado que se originou por esse mecanismo. As mutações novas são as formas de novos alelos serem introduzidos em uma população e, com o passar das gerações, podem ser removidos por seleção. O pêndulo dessa balança *mutação nova – seleção* é a adaptabilidade que garante a sobrevida de uma mutação numa população, e representa o número de prole de pessoas afetadas que sobrevivem até a idade reprodutiva comparado com um grupo-controle apropriado. As mutações com adaptabilidade zero são removidas rapidamente, pois os afetados não se reproduzem[17]. Assim, poderíamos levantar uma questão: Se uma condição possui adaptabilidade zero e os indivíduos não se reproduzem, como é possível o fenótipo existir ao longo do tempo? A explicação se baseia no equilíbrio gênico que existe na natureza por meio do modelo matemático de Hardy-Weinberg, em que as mutações removidas por seleção voltam à cena a partir de mutações *de novo*. Logo, quanto menor a adaptabilidade, maior é a proporção em decorrência de uma mutação nova.

Todos esses aspectos devem ser considerados durante a avaliação de uma genealogia autossômica dominante com deficiência mental. Naturalmente, essas nuances não são de interesse para os pacientes, mas auxiliam a estruturar as orientações reprodutivas que serão passadas a eles e seus familiares.

Nas doenças genéticas com padrão de transmissibilidade autossômica dominante, o aconselhamento genético, em linhas gerais, baseia-se em:

- Indivíduo afetado possui risco de 50% de passar adiante o gene alterado, portanto, apresenta um alto risco reprodutivo.

- Se a doença surgiu por mutação nova, os genitores do afetado possuem, para aquela condição, riscos reprodutivos desprezíveis, ao passo que o probante permanece com o risco teórico de 50% de transmissibilidade.
- Em algumas situações, é possível a realização de diagnóstico pré-natal, visando ao reconhecimento precoce do quadro e, eventualmente, permitindo medidas terapêuticas no sentido de minimizar a morbidade ao nascimento. O momento para tal diagnóstico é variável e pode se dar antes da implantação do zigoto (diagnóstico genético pré-implantacional, no caso de fertilizações *in vitro*), nas primeiras semanas de gestação (por volta da 8ª semana) por meio da amostragem de vilosidades coriônicas, entre a 14ª e 17ª semanas de gestação por amniocentese e a partir da 18ª semana pela análise do sangue do cordão umbilical (cordocentese). O tipo de metodologia investigativa dependerá de qual doença se quer estudar, e varia desde rastreamento para aberrações cromossômicas até a busca por mutações monogênicas. Os métodos para cada uma dessas alterações são absolutamente distintos, e novamente deve ser enfatizado aos pacientes que o diagnóstico pré-natal não é rastreador, mas busca um quadro ou uma possibilidade recorrente na família ou uma tendência do casal que pode se perpetuar na prole. Vale ainda ressaltar que a coleta de material para as triagens neonatais apresenta uma probabilidade pequena de insucesso quanto aos riscos de perda fetal. No caso da amniocentese, situa-se em torno de 0,5%, e na análise dos fragmentos das vilosidades coriônicas, em torno de 0,8%[19].
- Apesar de evidente, muitos pacientes não têm claro que as metodologias de imagem (ultra-sonografia convencional e morfológica) não detectam quadros de deficiências mental, auditiva, visual, entre outras. Assim, uma ultra-sonografia normal não é indicativa de um feto completamente normal. Nos casos, com recorrência familiar de deficiência mental autossômica dominante, o acompanhamento pré-natal com suporte psicológico traz grandes benefícios para genitores e equipe médica.

Os principais quadros monogênicos autossômicos dominantes que cursam com deficiência mental estão listados na Tabela 81.3.

Causas Monogênicas Autossômicas Recessivas

Um fenótipo expresso apenas em homozigotos, cujo gene situa-se em um cromossomo autossômico é dito autossômico recessivo.

TABELA 81.3 – Principais quadros autossômicos dominantes com deficiência mental ou atraso no desenvolvimento neuropsicomotor associado

CATÁLOGO OMIM	SÍNDROME	LÓCUS ENVOLVIDO
156200	Deficiência mental isolada autossômica dominante	?
#180849	Síndrome de Rubinstein-Taybi	16p13.3
#150250	Síndrome de Larsen	3p14.3, 3p21.1-p14.1
%164280	Síndrome óculo-digito-esôfago-duodenal	2p24-p23
138770	Síndrome GMS (Galoway-Monat Syndrome)	?
182610	Deficiência mental, paraplegia espástica e epilepsia	?
%148050	síndrome KBG	?
142625	Hirsutismo, deficiência mental e displasia esquelética	?
156190	Deficiência mental, baixa estatura e ambliopia	?
122430	Síndrome de Ramos-Arroyo	?
107500	Síndrome de Strong	?
120433	Coloboma, deficiência mental e fenda labiopalatina	?
#147950	Síndrome de Kallmann tipo 2	8p11.2-p11.1
139210	Síndrome de Myhre	?
165150	Síndrome de Levic	?
#122470	Síndrome de Cornelia de Lange	5p13.1
147920	Síndrome Kabuki	?
#194050	Síndrome de Williams-Beuren	7q11.2
117650	Síndrome cerebrocostomandibular	?
#117550	Síndrome de Sotos	5q35
#191100	Esclerose tuberosa	16p13.3, 12q14, 9q34
%180700	Síndrome de Robinow	?
#130650	Síndrome de Beckwith-Wiedemann	11p15.5, 5q35
#192430	Síndrome velocardiofacial	22q11.2
115150	Síndrome cardiofaciocutânea	?
#153480	Síndrome de Bannayan-Riley-Ruvalcaba	10q23.31
#163950	Síndrome de Noonan	12q24.1
%180860	Síndrome de Silver-Russell	7p11.2
#110100	Blefarofimose, ptose e epicanto invertido	3q23
#148820	Síndrome de Waardenburg tipo 3	2q35
#164200	Displasia oculodentodigital	6q21-q23.2
#149000	Síndrome de Klippel-Trénaunay-Weber	5q13.3
#160900	Distrofia miotônica congênita	19q13.2-q13.3
#169100	Síndrome CHAR	6p12
%129900	Síndrome EEC tipo 1	7q11.2-q21.3
#123790	Síndrome de Beare-Stevenson	10q26

\# indica um fenótipo que provavelmente possui mais de um lócus associado; % indica um fenótipo mendeliano confirmado ou um lócus cuja base molecular não está completamente compreendida.

Essa definição formal tem sofrido reformulações nos últimos anos, e atualmente sabe-se que a distinção entre herança dominante e recessiva não é absoluta. É uma diferenciação arbitrária, com base em fenótipos clínicos e ação da proteína codificada. Assim, se em um indivíduo heterozigoto, com um alelo normal (A) e um mutante (a), a metade da quantidade normal do produto gênico do alelo normal for suficiente para efetuar uma determinada função, sem comprometê-la, diremos que o alelo mutante e o distúrbio associado são recessivos[17].

Embora um fenótipo recessivo seja definido como não detectável nos heterozigotos, muitos deles expressam manifestações em nível celular, bioquímico e molecular. Essas discretas variações da normalidade são extremamente úteis para caracterizar os indivíduos heterozigotos e, assim, efetuar com tranquilidade o aconselhamento genético[16,17].

Em genealogias autossômicas recessivas, observa-se[17]:

- Homens e mulheres possuem a mesma probabilidade de ser afetados.
- Indivíduos afetados possuem ambos os genitores heterozigotos e, portanto, são portadores *assintomáticos*.
- Genitores heterozigotos (Aa) possuem uma probabilidade de 25% de gerar prole afetada.
- Os genitores podem ser consangüíneos, especialmente se o gene responsável pela condição for raro na população.
- O genótipo é visto, em geral, no probante e em sua irmandade, e não em sua prole e em seus genitores.
- A prole de um propósito é portadora heterozigota do gene.

A herança autossômica recessiva é permeada por algumas características especiais, que devem ser levadas em conta por ocasião da avaliação genético-clínica. Uma delas é a consangüinidade que se refere a um casal ligado por laços consangüíneos. É evidente, mas vale a pena recordar que a consangüinidade não se refere a laços de parentesco (um irmão e sua cunhada são parentes, mas não consangüíneos do ponto de vista genético). Os alelos mutantes podem estar presentes em uma família, oriundos de um ancestral comum, e se expressarem após várias gerações quando do encontro de um casal consangüíneo. No Brasil, a frequência de consangüinidade oscila em torno de 1% dos casamentos. Essas cifras são maiores em outras comunidades e, por esse motivo, alguns fenótipos autossômicos recessivos são mais prevalentes em determinadas populações em relação a outras. Outra observação importante na anamnese se refere ao local de nascimento dos genitores. Temos a experiência, em nosso serviço, de fenótipos recessivos com genitores que se julgam não-consangüíneos, mas que nasceram em povoados com população restrita. São situações que, apesar dos genitores não se julgarem consangüíneos, provavelmente o são (sem saberem) oriundos de algum ancestral comum e, dessa forma, heterozigotos para a condição em estudo[17].

Vale ressaltar, no entanto, que a consangüinidade não está presente em todas as condições autossômicas recessivas. Sua presença torna-se maior conforme a freqüência da doença (e conseqüentemente do gene patogênico) torna-se menor. Portanto, a relação entre número de afetados oriundos de casais consangüíneos e de casais não consangüíneos é inversamente proporcional à freqüência gênica. Supondo-se uma doença genética autossômica recessiva, cujo gene *a* possua uma freqüência populacional de 1%, a quantidade de afetados advindos de casais consangüíneos é idêntica àquela de casais não consangüíneos. Vê-se assim, que não há influência da consangüinidade. Um exemplo de uma doença com essa freqüência gênica é a fenilcetonúria (que cursa com deficiência mental), cuja incidência populacional é de cerca de 1/10.000 nascidos vivos. Por outro lado, se nos depararmos com uma doença autossômica recessiva cuja freqüência do gene *a* for 0,001%, a probabilidade de um afetado ser fruto de uma união consangüínea é de cerca de 63 vezes maior em relação a uma união não consangüínea. Logo, a importância da consangüinidade é relativa e pautada na freqüência da doença e, por extensão, do gene. Evidentemente, a demonstração matemática desses valores não é do escopo deste livro e explanações mais profundas poderão ser obtidas em Otto *et al.*[2].

Há vários tipos de uniões consangüíneas, das quais se destacam: pai-filha, irmão-irmã, mãe-filho, irmão-meia-irmã, irmã-meio-irmão, tio-sobrinha, tia-sobrinho, meio-tio-sobrinha, meia-tia-sobrinho, primos em primeiro grau, primos em primeiro grau duplo, meio-primos em primeiro grau, primos em segundo grau e primos em terceiro grau. Essas combinações, estatisticamente, carregam proporções de genes em comum (Tabela 81.4) que será maior conforme as uniões forem mais próximas em termos de grau de parentesco. Essa possibilidade de genes em comum aumenta a probabilidade do aparecimento de prole com quadros autossômicos recessivos[17]. Sabe-se que a partir da união *entre primos em terceiro grau*, os riscos reprodutivos comportam-se como os de um casal não consangüíneo.

Um grupo importante de doenças autossômicas recessivas que podem estar associadas à deficiência mental ou ADNPM são as doenças metabólicas hereditárias, que correspondem aos quadros em que há um erro inato do metabolismo. Nem todas as doenças metabólicas hereditárias são autossômicas recessivas, mas uma parcela bastante considerável delas segue esse modelo de herança. Os erros inatos do metabolismo (EIM) são doenças deflagradas por um defeito enzimático específico, que leva ao bloqueio de uma determinada via metabólica. Esse bloqueio acarreta o acúmulo do substrato da enzima deficiente, a deficiência do produto da reação ou o desvio do substrato para uma rota metabólica alternativa[20]. Acredita-se que cerca de 10% das doenças genéticas pertençam a essa categoria nosológica.

O início dos sintomas de um EIM pode ocorrer horas, meses e até anos após o nascimento. Assim, diante de um paciente com ADNPM ou deficiência mental inespecífico acompanhado por manifestações ou histórico expressos no Quadro 81.2, deve-se aventar a possibilidade de se tratar de uma doença metabólica hereditária[20,21].

A investigação de um EIM exige, muitas vezes, uma equipe multidisciplinar, dada a infinidade de possibilidades de erro dentro do mapa metabólico humano. Clínicos, pediatras e neurologistas estão aptos a iniciar a investigação que, por vezes, necessita ser complementada e acompanhada por geneticistas clínicos voltados a essa área da genética médica. No Brasil, poucos são os grandes centros de referência em EIM, destacando-se o Hospital

TABELA 81.4 – Proporções de genes em comum em uniões consangüíneas

TIPO	GRAU DE PARENTESCO	PROPORÇÕES DE GENES EM COMUM
• Gêmeos monozigóticos	–	1
• Genitor-filho	1º	1/2
• Irmão-irmã	1º	1/2
• Irmão-meia-irmã	2º	1/4
• Tio-sobrinha ou tia-sobrinho	2º	1/4
• Meio-tio-sobrinha	3º	1/8
• Primos em 1º grau	3º	1/8
• Primos em 1º grau duplo	2º	1/4
• Primos em 2º grau	4º	1/16
• Meio-primos em 1º grau	4º	1/16
• Primos em 3º grau	5º	1/32

> **QUADRO 81.2 – Principais características não específicas sugestivas de um erro inato do metabolismo**[21]
>
> - Genitores consangüíneos
> - Relato de algum membro da irmandade do propósito falecido precocemente sem diagnóstico definido
> - Deficiência de crescimento e/ou alterações osteoarticulares
> - Episódios recorrentes de hipoglicemia, acidose metabólica, desequilíbrio hidroeletrolítico
> - Hepato e/ou esplenomegalia, icterícia colestática
> - Regressão neurológica com perda de habilidades já adquiridas
> - Atraso no desenvolvimento neuropsicomotor ou deficiência mental
> - Recém-nascido com quadro de coma, hipotonia, irritabilidade, convulsões, acidose metabólica persistente, distúrbio hidroeletrolítico, hipoglicemia, sepse, icterícia, vômitos e diarréia crônica

> **QUADRO 81.3 – Tipos de teste do pezinho e doenças investigadas***
>
> - Teste do pezinho básico ou tradicional
>   - Fenilcetonúria
>   - Hipotireoidismo congênito
> - Teste do pezinho *plus*
>   - Teste do pezinho básico ou tradicional
>   - Hiperplasia congênita da glândula supra-renal
>   - Fibrose cística ou mucoviscidose
> - Teste do pezinho ampliado
>   - Teste do pezinho *plus*
>   - Galactosemias
>   - Toxoplasmose congênita
>   - Deficiência de biotinidase
>   - Aminoacidopatias
>   - Organoacidopatias ou distúrbios dos ácidos orgânicos
>   - Defeitos da beta-oxidação de ácidos graxos
>   - Hemoglobinopatias C e E; anemia falciforme
> - Teste do pezinho expandido
>   - Teste do pezinho ampliado
>   - Deficiência congênita da enzima glicose-6-fosfato-desidrogenase (G6PD)
>   - Deficiência da acil-coenzima A desidrogenase de cadeia média
>   - Infecção congênita pelo vírus da imunodeficiência humana (HIV)
>   - Sífilis
>   - Rubéola
>   - Citomegalovirose
>   - Doença de Chagas
>
> * As doenças investigadas podem variar de acordo com o laboratório, hospital e maternidade, região do país e de acordo com as necessidades individuais de cada recém-nascido, levando-se em conta o histórico familiar.

de Clínicas de Porto Alegre e o Centro de Referência em Erros Inatos do Metabolismo da Universidade Federal de São Paulo – Escola Paulista de Medicina. Para o encaminhamento, se necessário, a esses pólos de referência deve-se, inicialmente, realizar uma triagem com os seguintes exames[22,23]:

- Hemograma completo com quantificação de plaquetas.
- Doses séricas de sódio, potássio, cloro e magnésio.
- Gasometria venosa.
- Doses séricas das transaminases aspartato aminotransferase (AST), alanina aminotransferase (ALT) e gama-glutamiltransferase.
- Doses séricas de colesterol total e frações.
- Dose sérica de triglicerídeos.
- Dose sérica da glicemia de jejum.
- Doses séricas de ácido úrico, lactato, piruvato e amônia.
- Ultra-sonografia abdominal.
- Triagem urinária para erros inatos do metabolismo.
- Cromatografia de aminoácidos e açúcares na urina.
- Cromatografia de aminoácidos e açúcares no sangue.

Outra forma de detectar doenças autossômicas recessivas vinculadas com deficiên-cia mental e ADNPM é por meio do teste do pezinho. O teste do pezinho básico tria os recém-nascidos para duas doenças autossômicas recessivas: fenilcetonúria (1/10.000 recém-nascidos vivos) e hipotireoidismo congênito (1/3.000 recém-nascidos vivos). Como essas duas situações evoluem com deficiência mental e seus primeiros sinais manifestam-se por volta do 8º mês de vida, faz-se imprescindível essa triagem neonatal que é obrigatória em todas as maternidades e hospitais do estado de São Paulo, por meio da lei nº 3.914 de 14 de novembro de 1983. Infelizmente, nem todos os Estados seguem a mesma determinação paulista. Piauí, por exemplo, ainda não se interligou plenamente a esse Programa Nacional de Triagem Neonatal, até o momento. Postula-se que o teste seja feito entre o 3º e 30º dia de vida, e o ideal é a sua coleta até no máximo o 7º dia de vida.

Além do teste do pezinho básico ou tradicional, que é gratuito, obrigatório e assegurado por lei federal, há três outros tipos: teste do pezinho *plus*, teste do pezinho ampliado e teste do pezinho expandido. A diferença entre eles está na quantidade de doenças triadas (Quadro 81.3). Esses três testes alternativos não são cobertos pelo Sistema Único de Saúde (SUS) e, portanto, estão restritos a algumas regiões, hospitais, maternidades e laboratórios privados. De acordo com o local onde são solicitados, podem sofrer pequenas variações quanto à metodologia investigativa e quantidade de doenças analisadas.

As principais heredopatias autossômicas recessivas que podem cursar com deficiência mental e atraso no desenvolvimento neuropsicomotor estão apresentadas na Tabela 81.5.

Causas Monogênicas Ligadas ao Cromossomo X

Há décadas reconhece-se o papel de vários genes do cromossomo X na etiologia da deficiência mental. Atualmente, acredita-se que de todas as formas genéticas de deficiência mental, cerca de 14% estão associadas a genes do cromossomo X que conta com mais de 200 diferentes *loci* vinculados à deficiência mental[24].

Dessas formas de deficiência mental ligadas ao cromossomo X, cerca de 30 a 40% decorrem da síndrome do X frágil, com uma prevalência aproximada de 1/5.000 homens e 1/9.000 mulheres, com uma média de 1,5 caso/10.000 indivíduos[24].

As formas de deficiência mental ligadas ao cromossomo X podem manifestar-se isoladas ou associadas a outros desvios do fenótipo morfológico externo e são denominadas, de rotina, *não sindrômicas* e *sindrômicas*, respectivamente. Apesar de os casos *não sindrômicos* sugerirem não haver desvios fenotípicos, estudos longitudinais em famílias podem demonstrar que, na verdade, há dismorfias associadas. Historicamente, isto aconteceu na clássica síndrome do X frágil. Em sua descrição de 1943, Martin e Bell descartaram quaisquer alterações morfológicas nos afetados que após o seguimento de vários anos evidenciaram macrotia, macrorquidismo e macrognatia. Portanto, muitos dos ditos quadros *não sindrômicos* podem ser revistos com o passar do tempo[24]. Assim, na prática clínica, mesmo na presença de um diagnóstico de deficiência mental ligada ao cromossomo X isolada, o cuidado clínico e a investigação dismorfológica devem ser os mesmos, como se estivesse diante de um quadro sindrômico.

TABELA 81.5 – Principais quadros autossômicos recessivos com deficiência mental ou atraso no desenvolvimento neuropsicomotor associado

CATÁLOGO OMIM	SÍNDROME	LÓCUS ENVOLVIDO
#235730	Síndrome de Mowat-Wilson	2q22
#241410	Síndrome de Sanjadi-Sakati	1q42-q43
203550	Síndrome da deficiência mental-ACD	?
276821	Hipoplasia ulnar com deficiência mental	?
#249500	Deficiência mental isolada não sindrômica	4q25-q26
%249310	Megalocórnea e deficiência mental	?
212720	Catarata, hipogonadismo e deficiência mental	?
234250	Deficiência mental de Hall-Riggs	?
218649	Craniostenose e deficiência mental	?
268050	Síndrome de Mirhosseini-Holmes-Walton	?
270850	Paresia espástica, glaucoma e deficiência mental	?
#225000	Síndrome de Rosselli-Gulienetti	11q23-q24
215480	Calcificação do plexo corióideo e deficiência mental	?
208081	Artrogripose, deficiência mental e fácies característica	?
241760	Hipospádia e deficiência mental	?
%239300	Hiperfosfatasemia e deficiência mental	?
#253800	Distrofia muscular congênita de Fukuyama	9q31
%213200	Ataxia cerebelar tipo 1	9q34-qter
#214800	Síndrome CHARGE	8q12.1
248400	Disostose mandibulofacial com deficiência mental	?
+261600	Fenilcetonúria	12q24.1
#216550	Síndrome de Cohen	8q22-q23
%218040	Síndrome de Costello	22q13.1
+236200	Homocistinúria	21q22.3
#210600	Síndrome de Seckel	3q22-q24
#200990	Síndrome acrocalosal	7p13
#270400	Síndrome de Smith-Lemli-Opitz	11q12-q13
#218000	Agenesia do corpo caloso e deficiência mental	15q13-q14
%248800	Síndrome de Marinesco-Sjögren	5q31
+230000	Fucosidose	1p34
+276710	Tirosinemia tipo III	12q24-qter
+207800	Argininemia	6q23
#22300	Síndrome de Wolfram	4p16.1
#252900	Mucopolissacaridose tipo IIIA	17q25.3
268850	Síndrome MCA/MR de São Paulo	?
#210900	Síndrome de Bloom	15q26.1
%229850	Síndrome de Frynz	?

# indica um fenótipo que provavelmente possui mais de um lócus associado; % indica um fenótipo mendeliano confirmado ou um lócus cuja base molecular não está completamente compreendida; + indica um gene cuja seqüência e genótipo são conhecidos.
ACD = adrenocortical displasia; CHARGE = coloboma do olho, *heart* anomaly (anomalia cardíaca), *a*tresia de coanas, *r*etardo e anomalias genitais e do ouvido (*ear*); MCA/MR = anomalias congênitas múltiplas/retardo mental.

Os quadros clínicos vinculados ao cromossomo X podem ser de dois tipos: recessivos e dominantes. Na confecção de um heredograma, é possível delinearmos qual dos dois modelos é expresso na família estudada. Assim, no padrão de herança ligado ao X recessivo[5,25]:

- Indivíduos do sexo masculino são mais afetados em relação aos do gênero feminino.
- Indivíduos afetados são ligados por mulheres em comum.
- Indivíduos masculinos afetados transmitem o gene para suas filhas, que se tornam *heterozigotas portadoras*.
- Mulheres afetadas podem surgir da união entre mãe portadora e pai afetado, um evento raro, mas teoricamente possível de acontecer.

Já o padrão de herança ligado ao cromossomo X dominante caracteriza-se por[5,25]:

- Indivíduos do sexo feminino mais afetados em relação aos do gênero masculino.
- Indivíduos femininos freqüentemente afetados de forma mais leve e variável em relação aos do sexo masculino.
- Todas as filhas e nenhum filho de um homem afetado serão afetados.
- Filhos de mulheres afetadas possuindo 50% de probabilidade de serem afetados.

Em relação ao padrão de transmissibilidade ligado ao cromossomo X, o quadro clínico mais importante em termos de freqüência é a síndrome do X frágil, cujo lócus situa-se no Xq27.3, onde está o gene FMR-1 (FRAXA). A doença caracteriza-se pelo aumento ou expansão de repetições de trinucleotídeos. Na região promotora do gene FMR-1, no Xq27.3, fisiologicamente há um conjunto de trinucleotídeos contíguos (CGG, citosina-guanina-guanina) chamado de repetição trinucleotídica. Em indivíduos normais, há entre 6 e 50 dessas repetições. Nos afetados com a síndrome, são observadas de 200 a 4.000 trincas de nucleotídeos repetidas e de origem materna. Postula-se que uma das formas geradoras desse fenômeno seja a recombinação cromossômica desigual durante a meiose na gametogênese, e o efeito molecular da mutação seria o descontrole da tradução das proteínas sinápticas envolvidas em diversos processos de neuromodulação[26]. Deleções e mutações de ponto, no gene FMR-1, também são observadas em alguns pacientes[27,28].

Outra importante síndrome com deficiência mental ligada ao cromossomo X é a ATR-X (alfa-talassemia-deficiência mental). Descrita, inicialmente, em 1981, apenas anos mais tarde foi considerada uma entidade sindrômica. Caracteriza-se por alfa-talassemia, deficiência mental e outros desvios do fenótipo morfológico externo, como anormalidades esqueléticas, microcefalia, baixa estatura, convulsões e alterações renais e cardíacas. A doença, apesar de rara, é um modelo genético para a compreensão da interatividade entre os genes, pois a proteína codificada pelo gene ATRX, no Xq13, regula a expressão dos genes da alfa-globina no braço curto do cromossomo 16 e, dessa forma, tem-se um fenótipo determinado por uma cadeia de genes, a exemplo do que ocorre no processo de diferenciação sexual com o gene SRY[29].

Algumas dessas doenças ligadas ao cromossomo X já possuem testes moleculares disponíveis para elucidação diagnóstica. A técnica de *Southern blot* (por exemplo) é útil para a identificação de doenças determinadas por expansões de trinucleotídeos, como a síndrome do X frágil. A especificidade desses testes, a interpretação dos resultados e a correlação genótipo-fenótipo devem ser feitos com o apoio de um geneticista clínico, dentro da equipe multidisciplinar de reabilitação.

Alguns dos quadros clínicos ligados ao cromossomo X e que cursam com deficiência mental ou ADNPM estão listados na Tabela 81.6.

Causas Poligênicas

Em genética médica, quando se refere ao termo *poligênico*, significa dizer que uma determinada característica se dá a partir de diversos genes, sem a participação de fatores ambientais. A inteligência, *a priori*, é resultado de um delicado sistema poligênico que codifica proteínas estruturais para a arquitetura neuronal, e neurotransmissores e neuromodulares, as quais regularão o processo de maturação encefálica pré e pós-natal. Esses genes envolvidos nos processos neurofisiológicos são ainda desconhecidos, em sua maioria, e provavelmente atuam em um sistema de cascata em que a proteína de um atua em alguma via morfofuncional, bem como na regulação da expressão de outros genes.

Diversos genes atuam também na definição da arquitetura morfológica encefálica em quatro níveis: neurulação, segmentação, proliferação e migração. Em todas essas situações, o fenótipo resultante pode cursar com ADNPM ou deficiência mental[3].

Os defeitos de fechamento do tubo neural são o protótipo das alterações de neurulação e não serão considerados nesse momento, pois são de caráter multifatorial. No fenômeno de segmentação, a holoprosencefalia é um dos mais típicos representantes; por definição, é uma seqüência ou complexo

TABELA 81.6 – Principais quadros ligados ao cromossomo X com deficiência mental ou atraso no desenvolvimento neuropsicomotor associado

CATÁLOGO OMIM	SÍNDROME	LÓCUS ENVOLVIDO
+309550	Síndrome do X frágil	Xq27.3
%309610	Deficiência mental de Prieto	Xp11-q21
%309585	Deficiência mental de Wilson-Turner	Xp21.1-q22
%309605	Deficiência mental de Miles-Carpenter	Xq13-q22
#309510	Deficiência mental de Partington	Xp22.13
#303550	Síndrome MASA	Xq28
%304340	Síndrome de Pettigrew	Xq25-q27
%300434	Deficiência mental de Stocco dos Santos	Xp11.3-q21.1
%300261	Deficiência mental de Armfield	Xq28
312840	Deficiência mental de Schimke	?
%300262	Deficiência mental de Abidi	Xq13.2
#309500	Síndrome de Renpenning	Xp11.23
%300263	Deficiência mental de Siderius	Xp11.3-q21.3
%300260	Deficiência mental de Lubs	Xq28
#300397	Deficiência mental, baixa estatura e convulsões	Xq28
#301040	Alfa-talassemia e deficiência mental	Xq13
%309600	Deficiência mental e hipotonia	Xq21
300232	Displasia espondiloepimetafisária com deficiência mental	?
+305400	Displasia faciogenital	Xp11.21
%309545	Deficiência mental com afasia	Xp11
%300423	Deficiência mental com crises de epilepsia	Xp21.1-p11.4
#300465	Deficiência mental de Sutherland-Haan	Xq13
%309520	Deficiência mental com hábito marfanóide	?
#300279	Deficiência mental com espasticidade progressiva	Xq28
%305450	Síndrome FG	Xq12-q21.31
+300000	Síndrome de Opitz	Xp22
#300055	Deficiência mental, macroorquidismo e psicose	Xq28
%309620	Deficiência mental, estrabismo e displasia esquelética	Xq28
%309555	Deficiência mental, convulsões, surdez e amaurose	Xq26
309480	Deficiência mental e psoríase	?
309640	Deficiência mental e paraplegia espástica	?
#301900	Síndrome de Börjeson-Forssman-Lehmann	Xq26.3
#300240	Síndrome de Hoyeraal-Hreidarsson	Xq28
#304700	Síndrome de Mohr-Tranebjaerg	Xq22
#302350	Síndrome de Nance-Horan	Xp22.13
#312870	Síndrome de Simpson-Golabi-Behmel	Xq26
?	Síndrome de Arena	Xq22-q25

\# indica um fenótipo que provavelmente possui mais de um lócus associado; % indica um fenótipo mendeliano confirmado ou um lócus cuja base molecular não está completamente compreendida; + indica um gene cuja seqüência e genótipo são conhecidos.
MASA = retardo mental, afasia, marcha desequilibrada e polegar aduzido.

malformativo. É considerada de etiologia poligênica e, atualmente, há cerca de 12 *loci* vinculados (consequentemente 12 genes) à sua etiopatogenia[30]. Dependendo de qual gene está envolvido, podemos ter um padrão de transmissibilidade diferente de um paciente para outro, um fenômeno chamado heterogeneidade genética não-alélica.

As agenesias e hipoplasias (do corpo caloso, do verme do cerebelo, entre outras) são modelos de alterações da proliferação na morfogênese encefálica. Tais processos são regulados por diversos genes de maneira que não há um padrão específico de transmissibilidade a ser considerado no aconselhamento genético dos afetados, o que torna cada caso individual em função de histórico familiar e achados clínicos dos probantes[3].

Os defeitos de migração são representados pelas heterotopias, principalmente. Tais alterações, além de genes autossômicos, possuem genes ligados ao cromossomo X em sua gênese. Por exemplo, a heterotopia subcortical e a heterotopia nodular periventricular estão relacionadas a disfunções dos genes DCX e FLN1 alocados no Xq[31]. Apesar de variáveis em manifestações clínicas e radiológicas, muitas heterotopias são ocasionadas por genes iguais, o que as torna como anomalias congênitas com expressividade variável.

Há ainda anomalias associadas, ligadas à morfogênese encefálica, que podem levar à instalação de quadros com deficiência mental ou ADNPM. Dentre elas, destacam-se as hidrocefalias e as malformações vasculares, cujo principal representante é a hidranencefalia. Tais anomalias são determinadas por diversos genes, embora muitos deles sejam ainda desconhecidos[3].

DEFICIÊNCIA MENTAL E ETIOLOGIA AMBIENTAL

Os fatores ambientais podem expressar-se em três momentos principais: no período pré-natal, perinatal ou pós-natal, e terem, como sequela, atraso no desenvolvimento neuropsicomotor ou deficiência mental.

Não é objetivo deste capítulo a discussão minuciosa desses fatores, pois eles não são de cunho genético. As causas perinatais são representadas principalmente pela prematuridade, partos distócicos com hipoxemia ou anoxemia intercorrente, incompatibilidade Rh materno-fetal, hiperbilirrubinemia (incluindo *kernicterus*), hemorragias encefálicas, estados graves de hipoglicemia, meningite e septicemia[2,3].

As principais causas pós-natais incluem os traumas cranioencefálicos, meningites, encefalites, hipoxemias graves, hipoglicemias graves, hipernatremias graves, alterações vasculares ou degenerativas encefálicas, envenenamentos e estados convulsivos crônicos[2,3].

Quando da lesão do sistema nervoso central, seja por causas perinatais ou pós-natais, muitas vezes as sequelas são acompanhadas de deficiência mental ou ADNPM. Para isso, um delicado processo de reabilitação deve ser iniciado prontamente, visando estimular o processo de plasticidade cerebral com o objetivo de aproveitar ao máximo a capacidade readaptativa encefálica e, assim, minimizar a morbidade dos quadros lesionais, tanto os decorrentes de paralisia cerebral (do nascimento até um ano de idade) quanto de uma lesão encefálica infantil adquirida (após um ano de idade).

Um momento importante para o geneticista clínico é o período pré-natal e, especialmente, as primeiras 12 semanas de gestação. Nesse intervalo, ocorre o processo de formação e diferenciação das principais estruturas embrionárias, e quaisquer agressões por agentes ambientais podem interferir na integridade desse processo. Os agentes ambientais que atuam, desfavoravelmente, nesse momento da embriogênese são denominados de teratogênicos. Assim, um agente teratogênico é definido como qualquer substância, organismo, agente físico ou estado de deficiência que, estando presente durante a vida embrionária ou fetal, produz uma alteração na estrutura ou função[32].

Estudos demonstram que 90% das mulheres fazem uso de algum medicamento durante a gestação, e, em 40% delas, esse uso se deu no primeiro trimestre e, portanto, no período crítico do desenvolvimento do concepto. Os principais danos reprodutivos podem ser agrupados em: morte do concepto, malformações, retardo do crescimento intra-uterino e deficiências funcionais (dentre elas a deficiência mental ou atraso no desenvolvimento neuropsicomotor)[32].

Evidentemente, as consequências da exposição a um agente teratogênico são influenciadas por alguns fatores, como: estágio do desenvolvimento do concepto, relação entre dose e efeito, genótipo materno-fetal e mecanismo patogênico específico de cada agente[32]. Todas essas nuances devem ser consideradas por ocasião do aconselhamento reprodutivo pré-natal ou pré-concepcional.

Vários agentes podem interferir na embriogênese normal. O álcool, na gestação, pode levar a recém-nascidos com rebaixamento do QI, além de microcefalia, hiperatividade e dismorfias menores. As infecções do grupo TORSCH (toxoplasmose, rubéola, sífilis, citomegalovírus e herpes) e a exposição materna ao chumbo são também agentes com grande potencial de determinar quadros de deficiência mental ou ADNPM[2,3,32].

Assim, em relação ao aconselhamento reprodutivo, cujo objetivo é uma evolução saudável da gestação para mãe e bebê, devem se frisados os cuidados preventivos de infecções congênitas. Por exemplo, toda mulher em idade fértil deve realizar a dose de imunoglobulinas IgG para rubéola; na ausência de anticorpos circulantes, deve receber a vacina e a orientação do intervalo de três meses, desde sua administração até as tentativas de fertilização. Orientações quanto a exposições ocupacionais são imprescindíveis não apenas para gestantes, mas para médicos especializados em saúde ocupacional (medicina do trabalho). Drogas de adição devem ser evitadas, dados seus efeitos adversos (cigarro, álcool, cocaína, maconha, heroína, entre outras)[32].

Em relação às doenças crônicas (diabetes, hipertensão arterial, epilepsia, doenças psiquiátricas ou reumatológicas, pós-operatórios recentes ou tardios de cirurgias cardíacas, entre outras), é necessário um ajuste para drogas sabidamente seguras, muitas vezes optando-se por esquemas monoterápicos na menor dose efetiva[32]. Essas medidas devem ter um rigoroso acompanhamento clínico, buscando a otimização clínica do binômio materno-fetal.

DEFICIÊNCIA MENTAL E ETIOLOGIA MULTIFATORIAL

Em genética médica, o termo *multifatorial* se refere a situações determinadas pela interação de fatores genéticos (vários genes) e ambientais. Em alguns casos, a característica ou alteração decorre da interação de ambos os fatores, ao passo que, em outros, um dos componentes pode amplificar o efeito deletério do outro, porém atuando em conjunto e simultaneamente.

Como vimos, ao longo do texto, vários são os genes responsáveis pela morfogênese encefálica, pela inteligência e pelo mecanismo neurotransmissor e neuromodulador do sistema nervoso central. Uma alteração desse equilíbrio gênico (com gene ou genes mutados e, consequentemente, com produtos protéicos alterados) pode levar ao estabelecimento de quadros com deficiência mental ou ADNPM. No tópico anterior, listamos várias situações ambientais que, quando desfavoráveis, interferem no processo normal de formação.

No entanto, em nosso meio, uma causa ambiental assume proporções significativas e deve ser levada em conta em um diagnóstico supostamente idiopático: a desnutrição. Em algumas populações, a desnutrição interfere fortemente no processo de maturação e mielinização do sistema nervoso central e as conseqüências vão desde uma leve dificuldade escolar até uma deficiência mental franca. Tal padrão pode se repetir em gerações, e já houve a oportunidade de constatar esse fenômeno em nosso serviço: um fator ambiental se perpetuando. Uma assertiva inusitada considerando-se a genética formal, mas não tão estranha imaginando-se as condições socioeconômicas de diversos aglomerados humanos, especialmente em algumas áreas interioranas das regiões Nordeste e Norte do Brasil.

Se além desse fator ambiental, o indivíduo tiver uma predisposição genética inata, se dará o característico conjunto multifatorial. Em termos de aconselhamento genético, nas características multifatoriais, deve-se evitar em alguns casos, ou suplementar em outros, o componente ambiental e com isso as probabilidades de recorrência serão reduzidas. Nos casos, por exemplo, de defeitos de fechamento do tubo neural (pacientes com quadros intermediários de mielomeningocele ou meningomielocele) que podem cursar com deficiência mental ou ADNPM, o fator ambiental ausente é o ácido fólico (vitamina B9). Assim, em nosso meio, orienta-se a suplementação vitamínica em famílias em que há um caso pregresso, em doses de 4 a 5mg por dia, via oral, três meses antes da fertilização e até o terceiro mês de gestação. Um dos desafios dos pesquisadores é a descoberta dos diversos fatores ambientais e suas interações bioquímicas nas características multifatoriais, de forma a se planejarem programas de prevenção populacionais, visando a diminuição da morbimortalidade dessas condições.

Um cuidado especial na avaliação genético-clínica se refere à sobreposição de fatores, ao invés da composição de ambos. Não raro, nos deparamos com propósitos que possuem uma anomalia congênita de base (por exemplo, microcefalia) e, em virtude disso, evoluem com um parto distócico e hipoxemia. Nessa situação, há um componente genético original e um quadro clínico piorado pelas condições desfavoráveis do parto. Essa sobreposição pode dificultar o diagnóstico e, por vezes, conduzir a hipóteses diagnósticas equivocadas, como, por exemplo, um quadro convulsivo deflagrado por uma anóxia neonatal e não por uma malformação primária do sistema nervoso central[2,3].

AVALIAÇÃO GERAL DO PACIENTE COM DEFICIÊNCIA MENTAL

Os detalhes de uma avaliação minuciosa de um afetado com deficiência mental ou ADNPM ultrapassam os limites deste capítulo. No entanto, em linhas gerais, ao final de uma ou mais consultas genético-clínicas, o profissional deverá ter respostas às seguintes questões[3]:

- Trata-se de uma encefalopatia progressiva ou não-progressiva?
- Qual o nível da deficiência (leve, moderada, grave ou profunda)?
- Há uma possível etiologia a ser considerada?
- Qual a época da sua ocorrência (pré-natal, perinatal ou pós-natal)?

As respostas a essas indagações nem sempre são fáceis de obter e muitas vezes requerem a chamada *avaliação seqüencial* ou *avaliação continuada*. Em ambulatórios de dismorfologia ao redor do mundo, a maioria dos diagnósticos é obtida após diversas avaliações clínicas e com a evolução natural da doença e do fenótipo dismórfico do afetado.

A avaliação de um propósito inicia-se com uma boa anamnese e exame físico geral, especial e específico (com ênfase na descrição do fenótipo morfológico externo e na antropometria corporal completa comparada com curvas populacionais e, se necessário, comparada com os parâmetros dos genitores). Não se deve esquecer que há características que são familiais e, dessa forma, não patológicas. Além do componente parental, o contexto racial pode excluir ou incluir achados dismórficos como significativos para o diagnóstico. Essa avaliação requer bom senso e intenso treinamento de pediatras e geneticistas, pois se consegue definir o fenótipo alterado após muita experiência com fenótipos normais em ambulatórios de pediatria geral, puericultura e unidades neonatais. Um cuidado especial deve ser tomado nas fenocópias que representam fenótipos que mimetizam anomalias congênitas, mas na verdade não são.

Exames complementares devem ser solicitados conforme se julgar necessário para o aprofundamento da investigação. Não raro, nos deparamos com crianças de um ano de idade e que já passaram por diversas análises de ressonância nuclear magnética ou por diversos eletroencefalogramas. Essa distorção de recursos complementares não é boa medicina e indica uma ansiedade do profissional em buscar aleatoriamente qualquer tipo de resposta. A boa propedêutica conduz à quantidade ideal de exames e conseqüentemente ao diagnóstico correto. Infelizmente, as novas gerações estão impregnadas com o vício dos *pacotes de exames*, que são solicitados sem crítica, sem objetivos e, muitas vezes, sem o conhecimento suficiente e necessário para sua posterior interpretação e correlação clínica.

Os exames específicos para investigação genética devem ter indicação criteriosa e, de preferência, referendada por um geneticista clínico. São exames onerosos, nem sempre disponíveis em todos os centros e que têm um objetivo preciso, devendo, então, ser ponderados por profissionais experientes em sua solicitação e análise posterior.

O texto de Aguiar é um excelente referencial para aqueles que desejarem aprofundar-se na avaliação da criança com deficiência mental[3].

ACONSELHAMENTO GENÉTICO

Notificar o diagnóstico de deficiência mental para os genitores de uma criança afetada é desgastante mesmo para os mais experientes geneticistas. A negação por parte dos pais que, em geral, passam a buscar outros colegas na tentativa de *ouvir* diagnósticos *menos sombrios* é um comportamento que se observa rotineiramente. É por isso que a boa relação médico-paciente é imprescindível para que os laços se criem e estejam suficientemente fortalecidos para o dia dessa notícia. Assim, não apenas o diagnóstico, mas o acompanhamento do probante e de sua família devem ser multidisciplinares e contar com a presença indispensável do psicólogo, que dirimirá as dúvidas, discutirá e vivenciará com os pais as opções futuras para o cotidiano da criança com deficiência mental. Na Universidade Federal de São Paulo – Escola Paulista de Medicina, o serviço conta com o apoio continuado de psicólogos para o acompanhamento dos pacientes após a consulta médica de aconselhamento genético. O ideal é que as avaliações psicológicas ocorram em intervalos seriados, no sentido de reforçar os pontos principais abordados em consultas anteriores. Dessa forma, sedimenta-se a orientação e consegue-se um seguimento amiúde do futuro do paciente e de sua família.

No aconselhamento genético, em linhas gerais, são considerados os riscos de recorrência na prole e irmandade dos afetados, bem como as formas de tratamento, prognóstico e seguimento. Para os objetivos deste capítulo, será discutido apenas os riscos de recorrência envolvidos.

Nas condições com diagnósticos e padrões de transmissibilidade bem definidos, os riscos de recorrência seguem os princípios mendelianos. No entanto, nos quadros poligênicos e multifatoriais, nos valemos de riscos empíricos a partir de extensos levantamentos epidemiológicos da literatura[3].

Nas microcefalias, por exemplo, o risco de recorrência após um primeiro caso na família varia de 12,5 a 16,5% (riscos médios e altos, respectivamente). Já na paralisia cerebral, o risco de recorrência oscila em torno de 0,5% (risco baixo). Nas deficiências mentais graves não específicas, os riscos de recorrência variam de 5 a 7%, ao passo que nas deficiências mentais leves não específicas esses riscos situam-se entre 2 e 4%. Na deficiência mental com sinais neurológicos não progressivos (sinais neurológicos assimétricos, espasticidade simétrica, diplegia atáxica, ataxia congênita, entre outros), os riscos de recorrência situam-se entre 0,5 e 13% (riscos baixos e médios, respectivamente)[33].

Cada orientação é individual e deve ser pautada não apenas nos riscos de recorrência da deficiência mental, mas também na contabilização de outras situações genéticas presentes na família. É papel do geneticista clínico prestar todos os esclarecimentos à família, coordenar a investigação diagnóstica junto a colegas de outras especialidades, conduzir o tratamento e ter uma atitude não-diretiva, deixando os genitores com livre arbítrio para decidir (evidentemente, embasados com todas as informações possíveis) sobre o tratamento e a condução de seu familiar afetado com deficiência mental.

CONSIDERAÇÕES FINAIS

A deficiência mental é etiopatogenicamente heterogênea. Apesar de vários genes terem sido identificados e associados à sua gênese, há uma diversidade de outros que estão por ser descobertos. Nesses quase 60 anos de estudos contínuos para o entendimento molecular da deficiência mental, grandes avanços foram dados e novos paradigmas são aguardados para os próximos anos, seja com a terapia gênica, seja com o desenvolvimento de terapias baseadas em células-tronco.

A multidisciplinaridade é a chave para o sucesso do tratamento de pacientes com deficiência mental. Esse quesito é levado a sério nas duas instituições em que atuamos: Universidade Federal de São Paulo – Escola Paulista de Medicina e Associação de Assistência à Criança Deficiente (AACD).

A busca pelo diagnóstico correto, pela orientação e assistência continuadas a genitores e parentes em primeiro grau, pela disponibilidade de técnicas e objetivos de reabilitação e, acima de tudo, pela busca contínua da melhor qualidade de vida para pacientes com deficiência mental são os norteadores precípuos de uma equipe de saúde voltada para o atendimento dessa condição. Apesar de todas as adversidades, é nessa meta que devemos trilhar nossos esforços e nosso caminho.

REFERÊNCIAS BIBLIOGRÁFICAS

1. BATTAGLIA, A. Genetics of mental retardation. *Am. J. Med. Genet.*, v. 117C, p. 1-2, Feb. 2003.
2. OTTO, P. G.; OTTO, P. A.; FROTA-PESSOA, O. *Genética Humana e Clínica*. São Paulo: Roca, 1998. 333p.
3. AGUIAR, M. J. B. A criança com deficiência mental. In: CARAKUSHANSKY, G. *Doenças Genéticas em Pediatria*. Rio de Janeiro: Guanabara Koogan, 2001. cap. 45, p. 448-454.
4. BATTAGLIA, A.; CAREY, J. C. Diagnostic evaluation of developmental delay/mental retardation: an overview. *Am. J. Med. Genet.*, v. 117C, p. 3-14, Feb. 2003.
5. JORDE, L. B.; CAREY, J. C.; BAMSHAD, M. J. et al. *Genética Médica*. 3. ed. Rio de Janeiro: Elsevier, 2004. 415p.
6. THOMPSON, M. W.; MCINNES, R. R.; WILLARD, H. F. *Thompson & Thompson: genética médica*. 5. ed. Rio de Janeiro: Guanabara Koogan, 1993. 339p.
7. CARAKUSHANSKY, G.; PELLEGRINI, S. A. A base cromossômica das doenças. In: CARAKUSHANSKY, G. *Doenças Genéticas em Pediatria*. Rio de Janeiro: Guanabara Koogan, 2001. cap. 45, p. 448-454.
8. STRACHAN, T.; READ, A. P. *Genética Molecular Humana*. 2. ed. Porto Alegre: Artmed, 2002. 576p.
9. XU, J.; CHEN, Z. Advances in molecular cytogenetics for the evaluation of mental retardation. *Am. J. Med. Genet.*, v. 117C, p. 15-24, Feb. 2003.
10. ALONSO, L.; MELARAGNO, I.; BORTOLAI, A. et al. Tetraploid/diploid mosaicism: case report and review of the literature. *Ann. Genet.*, v. 45, p. 177-180, 2002.
11. COHEN JR., M. M. Mental deficiency, alterations in performance, and CNS abnormalities in overgrowth syndromes. *Am. J. Med. Genet.*, v. 117C, p. 49-56, Feb. 2003.
12. GARDNER, R. J. M.; SUTHERLAND, G. R. *Chromosome Abnormalities and Genetic Counseling*. New York: Oxford University Press, 1996. 478p.
13. SACCONE, S.; DE SARIO, A.; DELLA VALLE, G. et al. The highest gene concentrations in the human genome are in telomeric bands of metaphase chromosomes. *Proc. Natl. Acad. Sci. USA*, v. 89, p. 4913-4917, 1992.
14. KNIGHT, S. J.; REGAN, R.; NICOD, A. et al. Subtle chromosomal rearrangements in children with unexplained mental retardation. *Lancet*, v. 354, p. 1676-1681, 1999.
15. BROWN, T. A. *Genética: um enfoque molecular*. 3. ed. Rio de Janeiro: Guanabara Koogan, 1999. 336p.
16. SACK JR., G. H. *Medical Genetics*. New York: McGraw-Hill, 1999. 286p.
17. NUSSBAUM, R. L.; MCINNES, R. R.; WILLARD, H. F. *Thompson & Thompson: genética médica*. 6. ed. Rio de Janeiro: Guanabara Koogan, 2002. 387p.
18. LEWIN, B. *Genes VII*. 7. ed. Porto Alegre: Artmed, 2001. 955p.
19. SADLER, T. W. *Langman´s Medical Embryology*. 9. ed. Philadelphia: Lippincott Williams & Wilkins, 2004. 534p.
20. KARAM, S. M.; SCHWARTZ, I. V. D.; GIUGLIANI, R. Erros inatos do metabolismo: introdução e aspectos clínicos. In: CARAKUSHANSKY, G. *Doenças Genéticas em Pediatria*. Rio de Janeiro: Guanabara Koogan, 2001. cap. 14, p. 155-158.
21. GIUGLIANI, R. Erros inatos do metabolismo: uma visão panorâmica. *Ped. Mod.*, v. 23, p. 29-40, 1988.
22. OLIVEIRA, A. C.; SANTOS, A. M. N.; MARTINS, A. M. et al. Screening for inborn errors of metabolism among newborns with metabolic disturbance and/or neurological manifestations without determined cause. *São Paulo Med. J.*, v. 119, p. 160-164, Sep. 2001.
23. MARTINS, A. M. Inborn errors of metabolism: a clinical overview. *São Paulo Med. J.*, v. 117, p. 251-265, Nov. 1999.
24. STEVENSON, R. E. Splitting and lumping in the nosology of XLMR. *Am. J. Med. Genet.*, v. 97, p. 174-182, 2000.
25. MUELLER, R. F.; YOUNG, I. D. *Emery´s: elements of medical genetics*. 10. ed. Edinburgh: Churchill Livingstone, 1998. 369p.
26. PASTERNAK, J. J. *Genética Molecular Humana: mecanismos das doenças hereditárias*. Barueri: Manole, 2002. 497p.
27. WILLEMSEN, R.; OOSTRA, B. A. FMRP detection assay for the diagnosis of the fragile X syndrome. *Am. J. Med. Genet.*, v. 97, p. 183-188, 2000.
28. TASSONE, F.; HAGERMAN, R. J.; CHAMBERLAIN, W. D. et al. Transcription of the FMR-1 gene in individuals with fragile X syndrome. *Am. J. Med. Genet.*, v. 97, p. 195-203, 2000.
29. GIBBONS, R. J.; HIGGS, D. R. Molecular-clinical spectrum of the ATR-X syndrome. *Am. J. Med. Genet.*, v. 97, p. 204-212, 2000.
30. WALLIS, D.; MUENKE, M. Mutations in holoprosencephaly. *Hum. Mut.*, v. 16, p. 99-108, 2000.
31. LEVENTER, R. J.; MILLS, P. L.; DOBYNS, W. B. X-linked malformations of cortical development. *Am. J. Med. Genet.*, v. 97, p. 213-220, 2000.
32. SANSEVERINO, M. T. V.; SPRITZER, D. T.; SCHÜLER-FACCINI, L. *Manual de Teratogênese*. Porto Alegre: Editora da Universidade Federal do Rio Grande do Sul, 2001. 556p.
33. HERBST, D. S.; BAIRD, P. A. Sib risks for nonspecific mental retardation in British Columbia. *Am. J. Med. Genet.*, v. 13, p. 197-208, 1982.

CAPÍTULO 82

Deficiência Mental e Doenças Metabólicas

Lúcia Maria Guimarães Santos

A deficiência mental, ou retardo mental, é definida como um comprometimento do funcionamento intelectual associado a uma diminuição da capacidade de adaptações exigências da vida diária[1]. Segundo critérios do DSM-IV, para considerarmos um indivíduo com deficiência mental, além do funcionamento intelectual inferior à média, ele deve apresentar limitações significativas no funcionamento adaptativo em pelo menos duas das seguintes áreas de habilidades: comunicação, autocuidado, vida doméstica, habilidades sociais/interpessoais, uso de recursos comunitários, autossuficiência, habilidades acadêmicas, trabalho, lazer, saúde e segurança; o início deve ocorrer antes dos 18 anos[2].

A prevalência da deficiência mental na população varia de 1 a 3%, e cerca de 85% dos casos correspondem a quadros leves. A ocorrência de deficiência mental é maior em países em desenvolvimento em razão de uma incidência maior de intercorrências peri e pós-natais, infecções do sistema nervoso central na primeira infância e desnutrição[1,2].

A etiologia da deficiência mental pode ser dividida em pré-natal, perinatal, pós-natal e indeterminada. As causas pré-natais correspondem a cerca de 60% dos casos, incluindo os erros inatos do metabolismo, alterações cromossômicas e intercorrências durante a gestação. Os erros inatos do metabolismo correspondem a uma pequena porcentagem dessa população; estima-se que entre 0,6 e 1,3% dos casos de deficiência mental sejam secundários a doenças metabólicas[3-5].

As doenças metabólicas são raras quando consideradas isoladamente, entretanto correspondem a centenas de doenças, e a incidência geral é de 1:5.000 nascidos vivos. Estima-se que 20% dos recém-nascidos com sepse na ausência de fatores de risco sejam portadores de algum erro inato do metabolismo[6,7].

As doenças metabólicas são causadas por erros inatos do metabolismo, ou seja, ausência completa ou diminuição da atividade de uma enzima necessária para o funcionamento perfeito de uma via metabólica. A alteração na atividade enzimática leva tanto a um acúmulo de substrato como a falta do produto final. Além disso, o organismo tende a usar vias alternativas para compensar a alteração[6,7].

Fenilcetonúria é um erro inato do metabolismo dos aminoácidos e secundária à deficiência da enzima fenilalanina hidroxilase hepática. Essa enzima converte o aminoácido fenilalanina (substrato) em tirosina, precursor da dopamina e noradrenalina (produto final). Como resultado dessa deficiência, após o nascimento, há um acúmulo progressivo de fenilalanina e conseqüente deficiência desses neurotransmissores. A incidência da fenilcetonúria é de 1:12.000 nascidos vivos e faz parte das doenças detectadas pelo teste do pezinho[6-8].

A deficiência mental é um sintoma muito freqüente em erros inatos do metabolismo, em alguns casos apresentando-se como quadro progressivo de deterioração mental, como, por exemplo, na adrenoleucodistrofia ligada ao X, em que os sintomas se iniciam entre quatro e oito anos de idade, com quadro de franca deterioração neurológica[6]. Na síndrome de Lowe, a deficiência mental está presente em cerca de 70% dos casos, porém com curso estável, sem sinais de rápida deterioração[3,4,6,9] (Tabela 82.1).

As doenças metabólicas podem afetar somente um órgão ou vários, com conseqüências sistêmicas. Nesse segundo grupo, o sistema nervoso central está freqüentemente envolvido[6].

Os erros inatos do metabolismo podem ser divididos didaticamente em três grandes grupos, de acordo com a fisiopatologia e o tipo de metabolismo afetado[6] (Tabela 82.2).

O grupo I corresponde às doenças causadas por alterações na síntese de moléculas complexas ou macromoléculas. Os sintomas clínicos são progressivos, permanentes e não relacionados à alimentação. São exemplos desse grupo as mucopolissacaridoses, a síndrome de Lowe e a doença de Gaucher[6].

O grupo II corresponde a doenças do metabolismo intermediário, com quadros de intoxicações agudas ou progressivas, secundárias ao acúmulo de substrato não metabolizado. Os sintomas podem ser intermitentes, com quadros de coma, vômitos e letargia, e com períodos livres de sintomas. São exemplos desse grupo as aminoacidopatias, como a fenilcetonúria, a maioria das acidúrias orgânicas, as desordens do ciclo da uréia e a intolerância a açúcares[6].

O grupo III corresponde a doenças decorrentes da deficiência da produção ou utilização de energia secundária a alterações no metabolismo intermediário no fígado, cérebro, músculo e miocárdio. Os sintomas clínicos são variados, podendo ser secundários ao acúmulo de metabólitos ou por falta de produção de energia. São sintomas comuns hipoglicemia, hiperlactacidemia, hipotonia generalizada e cardiomiopatias. São exemplos desse grupo as doenças mitocondriais, os defeitos de beta-oxidação e as glicogenoses[6].

A herança genética das doenças metabólicas é, na sua grande maioria, autossômica recessiva, ou seja, tem um risco de recorrência de 25% a cada gestação de pais heterozigotos. Entretanto, algumas doenças, como na mucopolissacaridose II (síndrome de Hunter) são de herança ligada ao X, isto é, a mãe é portadora da mutação, e o risco de recorrência, nesses casos, é de 50% a cada gestação para o sexo masculino e de 50% das filhas serem portadoras da mutação[10]. Há ainda as chamadas doenças de herança mitocondrial, determinadas por mutações no DNA mitocondrial, em que o risco de recorrência é de praticamente 100% de comprometimento dos filhos de ambos os sexos[6,11-13].

| TABELA 82.1 – Doenças metabólicas que cursam com deficiência mental e/ou deterioração neurológica |||
IDADE DE INÍCIO	OUTROS SINTOMAS	DOENÇAS
1 a 12 meses	Sinais extrapiramidais Macro ou microcefalia Sintomas oculares Quadros autistas-*like* Convulsões	Doença de Lesch-Nyhan Doença de Canavan Doença de Pelizaeus Merzbacher Doença de Leigh Doença de Tay-Sachs Doença de Krabbe Fenilcetonúria Acidúria glutárica tipo I Outras acidúrias orgânicas
1 a 5 anos	Sinais extrapiramidais Convulsões Alterações comportamentais Hepatoesplenomegalia Alterações faciais	Leucodistrofia Metacromática Adrenoleucodistrofia Mucopolissacaridoses Doença de Niemann-Pick tipo C Acidúria L-2-hidroxiglutárica
5 a 15 anos	Sinais extrapiramidais Convulsões Alterações comportamentais Paraplegia Polineuropatia Oftalmoplegia	Doença de Wilson Coréia de Huntington Doença de Lafora Desordens da cadeia respiratória Doença de Gaucher tipo III Homocistinúria Porfirias

| TABELA 82.2 – Classificação clínica dos erros inatos do metabolismo ||||
GRUPO	VIA METABÓLICA	DOENÇAS	SINTOMAS
I	Alterações na síntese de moléculas complexas ou macromoléculas	Mucopolissacaridoses	Sintomas progressivos Hepato e/ou esplenomegalia
		Síndrome de Lowe	Deficiência auditiva Alterações oculares
		Adrenoleucodistrofia	Infiltrações articulares e esqueléticas Achados dismórficos
II	Alterações no metabolismo intermediário	Argininemia	Episódios recorrentes de vômito, letargia e coma
		Fenilcetonúria	Odor anormal na urina e/ou no suor
		Acidemia isovalérica	Acidose metabólica Hiperamonemia
III	Alterações na produção e utilização de energia	Glicogenoses	Hipotonia Convulsões
		Doenças mitocondriais	Miopatia e cardiomiopatia Hiperlacticemia
		Defeitos de beta-oxidação	Hipoglicemia

O quadro clínico das doenças metabólicas é bastante variado, dependendo do órgão e via metabólica afetados. Os primeiros sintomas podem estar presentes já ao nascimento, porém pode haver um intervalo assintomático e os primeiros sintomas aparecerem somente nos primeiros anos de vida. Nas mucopolissacaridoses (grupo I), há infiltração de glicosaminoglicanos nas articulações, com limitações progressivas, no baço e no fígado, levando à hepatoesplenomegalia, além de características faciais evidentes; é de fácil reconhecimento e diagnóstico logo nos primeiros anos de vida[6,10] (Quadro 82.1).

Na doença de Leigh (grupo III), uma encefalomiopatia mitocondrial necrosante subaguda, a criança pode ser assintomática até 1 ou 2 anos de idade quando passa a apresentar involução das aquisições motoras, atrofia ótica e convulsões. A doença de Leigh pode ter quadro clínico muito variado, e o diagnóstico é feito pelos sintomas neurológicos associados ao ácido láctico elevado no liquor e a lesões cerebrais simétricas características envolvendo tronco cerebral, gânglios da base e cerebelo, facilmente visualizadas na ressonância magnética de crânio[14,15].

Apesar dos quadros clínicos variados e da raridade das doenças isoladamente, há alguns sintomas e sinais que levam a forte suspeita dessas doenças. O não reconhecimento desses sinais e sintomas, deixando de fazer o diagnóstico de um erro inato do metabolismo, pode ser devastador tanto para a criança afetada, em virtude dos efeitos permanentes da doença, como para os pais, pelo risco de recorrência nas futuras gestações do casal[15].

A involução nas aquisições motoras e cognitivas é um sintoma muito freqüente e importante em doenças metabólicas. São crianças que apresentam um desenvolvimento neuropsicomotor adequado e perdem essas aquisições. Esse quadro pode ser desencadeado ou ocorrer concomitante a uma infecção comum na infância ou mesmo sem nenhum fator desencadeante. Também é indicativo desse grupo de doenças: atraso global do desenvolvimento, sem etiologia definida, ou parada no desenvolvimento neuropsicomotor; pode não haver regressão do desenvolvimento, porém a criança não é capaz de atingir novas etapas[6,11].

Outro dado importante é a presença de quadros clínicos muito graves, com antecendente pessoal que não os justifique. Doenças metabólicas podem, em raras ocasiões, ser confundidas com paralisia cerebral (por exemplo, em uma criança portadora de paralisia cerebral espástica com grave comprometimento dos membros (forma tetraplégica), sem nenhum antecedente de gestação e parto, a hipótese de erro inato do meta-

QUADRO 82.1 – Sinais e sintomas freqüentes em erros inatos do metabolismo

- Involução das aquisições motoras e cognitivas
- Atraso ou parada no desenvolvimento neuropsicomotor
- Sintomas gerais crônicos e progressivos
- Episódios intermitentes de vômitos, letargia e coma
- Sepse no período neonatal sem fatores etiológicos
- Odores anormais
- Quadros neurológicos graves, com histórias clínicas pobres
- Recorrência familiar

bolismo deve ser levantada). A síndrome de Lesch-Nyhan é um erro inato do metabolismo das purinas; o quadro clínico é caracterizado por atraso no desenvolvimento neuropsicomotor, evoluindo para quadro coreoatetóide e automutilação, podendo ser confundido com um quadro de paralisia cerebral extrapiramidal (coreoatetóide)[6,11,17].

Diante da suspeita de um erro inato do metabolismo, a investigação deve ser iniciada rapidamente, pois muitas dessas doenças possuem tratamento específico e eficaz, mudando completamente o prognóstico dessa criança. A investigação laboratorial para erros inatos é variável, de acordo com a suspeita clínica. O diagnóstico definitivo é feito pela dose enzimática ou pela pesquisa da mutação por meio de biologia molecular[6,11] (Tabela 82.3).

Entretanto, alguns exames sangüíneos e urinários podem direcionar o diagnóstico. Gasometria sangüínea, dose de amônia, ácido láctico e glicose no sangue e no líquor, perfil de carnitina séricos e pesquisa de corpos cetônicos na urina são considerados exames iniciais na investigação das doenças dos grupos II e III. A partir desse ponto, exames mais específicos devem ser solicitados, incluindo a cromatografia de aminoácidos urinários e plasmáticos, a pesquisa de ácido orótico urinário e a pesquisa de ácidos orgânicos na urina, dependendo da suspeita clínica[6-8,11,15,16].

Nas doenças de depósito, como as mucopolissacaridoses, a pesquisa urinária de metabólitos pode ser o passo inicial. A pesquisa de glicosaminoglicanos na urina, bem como seu perfil pode auxiliar na pesquisa de mucopolisacaridose, porém o diagnóstico definitivo é a dose enzimática[6,11,18,19].

Nas leucodistrofias, a ressonância magnética de crânio é fundamental. Na adrenoleucodistrofia ligada ao X (grupo I), cerca de 80% dos pacientes apresentam lesões simétricas envolvendo a substância branca periventricular em lobos parietais e occipitais, com aspecto característico. O diagnóstico deve ser feito por meio da dose de ácidos graxos de cadeia muito longa (VLCFA)[10].

O teste do pezinho foi introduzido no Brasil na década de 1970, na sua versão mais simples, a fim de identificar a fenilcetonúria e hipotireoidismo. A fenilcetonúria e o hipotireoidismo congênito, quando não tratados precocemente, levam à deficiência mental e outros comprometimentos neurológicos. A partir de 1992, o teste do pezinho se tornou obrigatório em todo território nacional. Em 2001, o Ministério da Saúde criou o Programa Nacional de Triagem Neonatal, ampliando a cobertura para hemoglobinopatias e fibrose cística. Apesar da cobertura nacional atual do teste de triagem neonatal ser em torno de 60%, o projeto inclui cobertura de 100% das crianças nascidas em território nacional, bem como confirmar o diagnóstico e instituir o tratamento em centros multidisciplinares especializados[20,21].

O exame é realizado por meio da coleta de gotas de sangue do calcanhar da criança em papel de filtro, após 48 a 72h do nascimento, e o resultado leva cerca de 30 dias. Com esse mesmo material, é possível realizar um número maior de testes, detectando cerca de 30 doenças, como a galactosemia, deficiência da biotinidase, toxoplasmose congênita, deficiência da enzima G6PD, entre outras, porém esse exame só está disponível na rede privada[20].

O tratamento varia de acordo com a doença e o conhecimento do erro inato do metabolismo, bem como suas conseqüências no organismo. A dietoterapia é uma alternativa bastante utlizada, e é baseada no princípio de que há uma enzima ou um complexo enzimático deficiente que leva ao acúmulo de substrato e deficiência de produtos no final dessa via metabólica. A dieta é elaborada visando diminuir a ingestão desse substrato não metabolizado, oferecer os produtos que estão em deficiência no organismo e introduzir co-fatores que auxiliem na atividade residual da enzima ou do complexo enzimático deficiente (Quadro 82.2)[6,11,22].

A reposição enzimática por meio de enzima humana recombinante é outra alternativa para o tratamento. Na doença de Gaucher, a reposição da enzima glicocerebrosidase apresenta bons resultados, com diminuição da hepatoesplenomegalia, bem como alterações hematológicas e ósseas[23]. Na mucopolissacaridose tipo I (Hurler, Scheie e Hurler-Scheie), a reposição da enzima alfa-L-iduronidase tem demonstrado normalização da excreção urinária de glicosaminoglicanos (GAG),

TABELA 82.3 – Investigação laboratorial na suspeita de erros inatos do metabolismo

MATERIAL	INVESTIGAÇÃO BÁSICA	INVESTIGAÇÃO ESPECÍFICA
Urina	Urina 1 Eletrólitos Ácido úrico Triagem urinária para erros inatos	Pesquisa de ácidos orgânicos Cromatografia de aminoácidos Dose de ácido orótico
Sangue	Hemograma Eletrólitos Glicose Gasometria Ácido úrico Amônia Ácido láctico e pirúvico Transaminases hepáticas Coagulograma	Cromatografia de aminoácidos Doses de ácidos graxos Perfil de carnitina Dose enzimática específica Pesquisa da mutação por meio de biologia molecular
Outros	Radiografia de tórax Radiografia das mãos e ossos longos Ecocardiograma Eletroencefalograma Exames de neuroimagem	Biópsia de pele

QUADRO 82.2 – Tratamento dos erros inatos do metabolismo

- Tratamento das fases agudas
- Dietoterapia
- Introdução de co-fatores
- Reposição enzimática
- Transplante de medula óssea
- Reabilitação
- Aconselhamento genético

diminuição da hepatoesplenomegalia e melhora do comprometimento articular e dos sintomas respiratorios[10,24]. Estudos clínicos recentes para reposição enzimática nas doenças de Pompe, Fabry, mucopolissacaridoses II (Hunter) e IV (Mareatoux-Lamy) têm mostrado resultados satisfatórios[25-27].

O transplante de medula óssea é realizado em algumas doenças, como na adrenoleucodistrofia ligada ao X, entretanto resultados positivos, como estabilização do quadro e discreta melhora dos sintomas, só foram evidenciados em pacientes nas fases iniciais da doença[10].

Nos quadros agudos, o tratamento deve priorizar o suporte à vida, com correção dos distúrbios eletrolíticos, correção do equilíbrio ácido-base e hidratação. Caso a criança já tenha diagnóstico prévio, o tratamento específico para a doença deve ser associado[28].

O tratamento de reabilitação deve ser considerado em todos os pacientes, dependendo das condições clínicas e controle atual da doença. Em muitos casos, em que não há tratamento específico, o trabalho de reabilitação deve ser de suporte, visando à melhoria na qualidade de vida.

O aconselhamento genético é considerado parte fundamental no tratamento das doenças metabólicas, explicando à família o que é a doença, o motivo pelo qual ela ocorre e os riscos de recorrência nas futuras gestações[22].

Embora raras, as doenças metabólicas tornam-se importantes a partir do momento em que se tenha tratamento efetivo, mudando por completo a evolução do paciente em questão, principalmente com os avanços nos métodos diagnósticos e as novas formas de tratamento descritas nos últimos anos.

REFERÊNCIAS BIBLIOGRÁFICAS

1. WORLD HEALTH ORGANIZATION. The World Health Report 2001. Mental Health: new understanding, new hope. Disponível em http://www.who.int/whr2001/2001/main/en/chapter2/002e6.htm. Acesso em: 19/Out/2004.
2. AMERICAN PSYCHIATRIC ASSOCIATION. *Diagnostic and Statistical Manual of Mental Disorders*. 4. ed. (DSM-IV). Washington: American Psychiatric Association, 1994.
3. STREMME, P.; HAGBERG, G. Aetiological in severe and mild mental retardation: a population-based study of Norwegian children. *Developmental Medicine and Child Neurology*, v. 42, p. 76-86, 2000.
4. CURRY, C. J. Rational evaluation of the adolescent with mental retardation. *Adolescent Medicine*, v. 13, n. 2, p. 331-43, Jun. 2002.
5. SHEVELL, M.; ASHWAL, S.; DONLEY, D. et al. Practice parameter: evaluation of the child with global developmental delay. Report of the Quality Standards Subcommittee of the American Academy of Neurology and The Practice Committee of the Child Neurology Society. *Neurology*, v. 60, n. 3, p. 367-380, Feb. 2003.
6. SCRIVER, C. R.; BEAUDET, L.; SLY, W. S. et al. *The Metabolic and Molecular Bases of Inherited Disease*. 7. ed. rev. New York: McGraw-Hill, 1995. cap. 5, p. 327-400.
7. WILCOX, W. R. Inborn errors of metabolism. Online Copyright© 1995. Disponível em <http://www.neonatology.org/syllabus/iem.html>. Acesso em: 21/Dez/04.
8. RHEAD, W. J.; IRONS, M. The call from the newbornscreening laboratory: frustration in the afternoon. *Pediatr. Clin. North Am.*, v. 51, n. 3, p. 803-818, Jun. 2004.
9. SANTOS, L. M. G. *Síndrome de Lowe: aspectos clínicos e de neuroimagem em seis pacientes*. São Paulo, 2002, p. 6. Dissertação (Mestrado) – Universidade Federal de São Paulo/Escola Paulista de Medicina.
10. BEHRMAN, E. R.; KLIEGMAN, R. M.; JENSON, H. B. *Nelson Textbook of Pediatrics*. 17. ed. rev. Philadelhpia: Elsevier, 2004. cap. 77, p. 482-486.
11. LYON, J.; ADAMS, R. D.; KOLODNY, E. H. *Neurology of Hereditary Metabolic Diseases of Children*. 2. ed. New York: McGraw-Hill, 1996. cap. 3-5.
12. RÖTIG, A.; MUNNICH, A. Genetic features of mitochondrial respiratory chain disorders. *J. Am. Soc. Nephrol.*, v. 14, n. 12, p. 2995-3007, Dec. 2003.
13. MCFARLAND, R.; TAYLOR, R. W.; TURNBULL, D. M. The neurology of mitochondrial DNA disease. *Lancet Neurol.*, v. 1, n. 6, p. 343-51, Oct. 2002.
14. LONGO, N. Mitochondrial encephalopathy. *Neurol. Clin.*, v. 21, n. 4, p. 817-831, Dec. 2003.
15. VU, T. H.; HIRANO, M.; DIMAURO, S. Mitochondrial diseases. *Neurol. Clin.*, v. 20, n. 3, p. 809-839, Aug. 2002.
16. ASHWAL, S.; RUSSMAN, B. S.; BLASCO, P. A. Practice Parameter: diagnostic assessment of the child with cerebral palsy. Report of the Quality Standards Subcommittee of the American Academy of Neurology and the Practice Committee of the Child Neurology Society. *Neurology*, v. 62, n. 6, p. 851-863, Mar. 2004.
17. BARNESS, L. A. Analyzing signs and symptoms of metabolic diseases. *South Med. J.*, v. 89, n. 2, p. 163-166, 1996.
18. MUENZER, J. The mucopolysaccharidoses: a heterogeneous group of disorders with variable pediatric presentations. *J. Pediatr.*, v. 144, suppl. 5, S27-34, May 2004.
19. MAHALINGAM, K.; JANANI, S.; PRIYA, S. et al. Diagnosis of mucopolysaccharidoses: how to avoid false positives and false negatives. *Indian J. Pediatr.*, v. 71, n. 1, p. 29-32, Jan. 2004.
20. SOCIEDADE NACIONAL DE TRIAGEM NEONATAL. Histórico da Criação do PNTN. Disponível em: http://www.sbtn.org.br. Acesso em: 20/Out/2004.
21. MANUAL DE NORMAS TÉCNICAS E ROTINAS OPERACIONAIS DO PNTN. Disponível em: http://dtr2001.saude.gov.br/sas/dsra/epntn.htm. Acesso em: 20/Out/2004.
22. GOLDMAN, L.; BENETT, J. C. *Goldman: Cecil Textbook of Medicine*. 21. ed. Philadelphia: W.B. Saunders, 2000. cap. 201, p. 1082-1084.
23. CHARROW, J.; ANDERSSON, H. C.; KAPLAN, P. et al. Enzyme replacement therapy and monitoring for children with type 1 Gaucher disease: consensus recommendation. *J. Pediatr.*, v. 144, n. 1, p. 112-120, Jan. 2004.
24. WRAITH, J. E.; CLARKE, L. A.; BECK, M. et al. Enzyme replacement therapy for mucopolysaccharidosis I: a randomized, double-blinded, placebo-controlled, multinational study of recombinant human α-L-iduronidase (laronidase). *J. Pediatr.*, v. 144, n. 5, p. 581-588, May 2004.
25. HARMATZ, P.; WHITLEY, C. B.; WABER, L. et al. Enzyme replacement therapy in mucopolysaccharidosis VI (Maroteaux-Lamy syndrome). *J. Pediatr.*, v. 144, n. 5, p. 574-580, May 2004.
26. WILCOX, W. R. Lysosomal storage disorders: the need for better pediatric recognition and comprehensive care. *J. Pediatr.*, v. 144, suppl. 5, S3-14, May 2004.
27. HILZ, J. M.; BRYS, M.; MARTHOL, H. et al. Enzyme replacement therapy improves function of C-, Aδ-, and Aβ-nerve fibers in fabry neuropathy. *Neurology*, v. 62, n. 7, p. 1066-1072, Apr. 2004.
28. MARTINS, A. M. *Support – Erros Inatos do Metabolismo – Abordagem Clínica*. 2. ed. Disponível em: http://www.supportnet.com.br/site/secao.asp?c=3&f=39&koef=98. Acesso em: 21/Out/2004.

CAPÍTULO 83

Aspectos Emocionais e Comportamentais da Deficiência Mental

Parizete de Souza Freire • Vera Lúcia de Alencar Monteiro

INTRODUÇÃO

Discorrer sobre deficiência mental é sempre muito complexo e talvez até polêmico, pois a questão intelectual esbarra em valores morais e sociais, adormecendo importantes habilidades tanto para o perfil profissional quanto para o aspecto emocional das pessoas, em suas relações interpessoais, numa sociedade em que impera a competitividade no mercado de trabalho.

Deve-se cuidar para não rotular a pessoa por meio de mensuração de testes de inteligência, impossibilitando-a de interagir e dividir suas virtudes (intelectuais e emocionais) com pessoas deficientes de humildade e, principalmente, preconceituosas, ressaltando toda e qualquer *diferença* física, intelectual e moral do próximo.

O papel que desempenha uma deficiência no começo da vida de um sujeito não é o de ser o centro inevitável de seu desenvolvimento, mas, pelo contrário, sua força matriz. O cérebro, nos primeiros anos de vida, é de tal flexibilidade e plasticidade que só uma profunda e errada abordagem clínica negaria todo potencial de compensação que se reúne na direção contrária ao déficit. Então, a criança não vive a partir de sua deficiência, mas a partir daquilo que para ela resulta ser um equivalente funcional. Tudo isso seria certo se o modelo clínico-terapêutico não se obstinasse tanto em lutar contra a deficiência, o que implica, em geral, conseqüências sociais ainda maiores.

A reflexão sobre as modificações quanto à visão sobre o diferente na sociedade se faz necessário ao longo da história da humanidade, em que o estigma é fruto do desconhecimento, da ignorância e do preconceito.

A educação especial, atualmente, é um processo que visa promover o desenvolvimento das potencialidades de pessoas portadoras de deficiências, suas condutas típicas, as altas habilidades, bem como identificar distúrbios de aprendizagem, abrangendo os diferentes níveis e graus do sistema de ensino. Fundamenta-se em referenciais teóricos e práticos compatíveis com as necessidades específicas do alunado.

O processo deve ser integral, fluindo desde a estimulação essencial até os graus superiores de ensino. Sob o enfoque sistêmico, a educação especial integra o sistema educacional vigente, identificando-se com sua finalidade, que é a de formar cidadãos conscientes e participativos.

DEFICIÊNCIA MENTAL

Conceito e Classificação

De acordo com o DSM-IV, a deficiência mental é caracterizada por um funcionamento intelectual significativamente inferior à média, acompanhado de limitações significativas no funcionamento adaptativo em pelo menos duas das seguintes áreas de habilidades: comunicação, autocuidados, vida doméstica, habilidades sociais/interpessoais, uso de recursos comunitários, auto-suficiência, habilidades acadêmicas, trabalho, lazer, saúde e segurança; o início deve ocorrer antes dos 18 anos. A deficiência mental possui muitas etiologias diferentes e pode ser vista como um desaguadouro comum de vários processos patológicos que afetam o funcionamento do sistema nervoso central. O funcionamento intelectual geral é definido pelo quociente intelectual (QI ou equivalente), obtido mediante avaliação com um ou mais testes de inteligência padronizados.

Um funcionamento intelectual significativamente abaixo da média é definido como um Q1 de cerca de 70 ou menos (aproximadamente dois desvios padrão abaixo da média); é possível diagnosticar a deficiência mental em indivíduos com QI entre 70 e 75, desde que apresentem déficits significativos no comportamento adaptativo. O funcionamento adaptativo refere-se ao modo como o indivíduo enfrenta eficientemente as exigências comuns da vida e o grau em que satisfaz os critérios de independência pessoal esperados de alguém de sua faixa etária, bagagem sociocultural e contento comunitário. O funcionamento adaptativo pode ser influenciado por vários fatores, incluindo grau de instrução, características de personalidade, oportunidades sociais e profissionais, transtornos mentais e condições médicas gerais que podem coexistir com a deficiência. Os problemas na adaptação habitualmente estão mais propensos a apresentar melhora com esforços terapêuticos do que o QI cognitivo, que tende a permanecer como um atributo mais estável. Em geral, é útil obter evidências dos déficits no funcionamento adaptativo a partir de uma ou mais fontes independentes e confiáveis (por exemplo, avaliação do professor e histórico médico, educacional e evolutivo).

Níveis de Gravidade da Deficiência Mental

Quatro níveis de gravidade podem ser especificados, refletindo o nível atual de comprometimento intelectual:

- *Deficiência mental leve*: QI de 50 a 55 até aproximadamente 70.
- *Deficiência mental moderada*: QI de 35 – 40 a 50 – 55.
- *Deficiência mental grave*: QI de 20 – 25 a 35 – 40.
- *Deficiência mental profunda*: QI abaixo de 20 ou 25.

Deficiência Mental Leve

A deficiência mental leve equivale, basicamente, é antiga categoria pedagógica dos *educáveis*. Esse grupo constitui o maior segmento (cerca de 85%) dos indivíduos com o transtorno. Em seu conjunto, os indivíduos com esse nível de deficiência tipicamente desenvolvem habilidades sociais e de comunicação durante os anos pré-escolares (dos zero aos cinco anos), têm um comprometimento mínimo nas áreas sensório-motoras e com freqüência não são facilmente diferenciados de crianças sem deficiência mental até uma idade mais tardia. Ao final da adolescência, podem atingir habilidades acadêmicas equivalentes, aproximadamente, à sexta série. Em geral, durante a idade adulta, adquirem habilidades sociais e profissionais adequadas para um custeio mínimo das próprias despesas, mas podem precisar de supervisão, orientação e assistência, especialmente sob estresse social ou econômico incomum. Com suporte apropriado, os indivíduos com deficiência mental leve habitualmente podem viver sem problemas na comunidade, tanto de forma auto-suficiente quanto em contextos supervisionados.

Deficiência Mental Moderada

A deficiência mental moderada equivale, basicamente, à antiga categoria pedagógica dos *treináveis*. Esse termo está ultrapassado, pois implica, erroneamente, que as pessoas com esse tipo de deficiência não possam se beneficiar de programas educacionais. Esse grupo constitui cerca de 10% de toda a população de indivíduos com deficiência mental. A maioria dos indivíduos com esse nível de deficiência adquire habilidades de comunicação durante o primeiros anos da infância. Eles beneficiam-se de treinamento profissional e, com supervisão moderada, podem tomar conta de si mesmos. Eles também podem se beneficiar do treinamento de habilidades sociais e ocupacionais, mas provavelmente não progredirão além do nível da segunda série. Essas pessoas podem aprender a viajar sozinhas por locais que lhes sejam familiares. Durante a adolescência, suas dificuldades no reconhecimento das convenções sociais podem interferir no relacionamento com seus pares. Na idade adulta, a maioria é capaz de executar trabalhos não qualificados ou semiqualificados, sob supervisão, em oficinas protegidas ou no mercado de trabalho, adaptando-se bem à vida na comunidade.

Deficiência Mental Grave

O grupo com deficiência mental grave constitui 3 a 4% dos indivíduos com deficiência mental. Durante os primeiros anos da infância, esses indivíduos adquirem pouca ou nenhuma fala comunicativa. Durante o período escolar, podem aprender a falar e ser treinados em habilidades elementares de higiene, mas se beneficiam apenas em um grau limitado da instrução em matérias pré-escolares, tais como as familiaridades com o alfabeto e contagem simples, embora possam dominar habilidades como a identificação visual de algumas palavras fundamentais à *sobrevivência*. Na idade adulta, podem ser capazes de executar tarefas simples sob estrita supervisão. A maioria adapta-se bem à vida na comunidade, em pensões ou com suas famílias, a menos que tenham deficiência associada que exija cuidado especializado de enfermagem ou outra espécie de atenção.

Deficiência Mental Profunda

O grupo com deficiência mental profunda constitui aproximadamente 1 a 2% dos indivíduos com deficiência mental. A maioria dos indivíduos com esse diagnóstico tem uma doença neurológica identificada como responsável por sua deficiência.

Durante os primeiros anos da infância, apresentam comprometimento considerável do funcionamento sensório-motor.

Um desenvolvimento mais favorável pode ocorrer em um ambiente altamente estruturado, com constante auxílio e supervisão, e no relacionamento individualizado com alguém responsável por seus cuidados. O desenvolvimento motor e as habilidades de higiene e comunicação podem melhorar com o treinamento apropriado; alguns desses indivíduos conseguem executar tarefas simples, em contextos abrigados e estritamente supervisionados.

Existe uma grande variedade de formas pelas quais a mãe entrará em contato com a deficiência do filho. Isto pode acontecer logo após o nascimento, caso se trate de criança portadora de alterações genéticas (síndrome de Down); em decorrência de algum erro inato do metabolismo (fenilcetonúria, hipotireoidismo), quando não diagnosticado/tratado; se a mãe, durante a gestação, sofrer processo infeccioso que se transmita ao feto (rubéola, toxoplasmose); ou se o parto for muito traumático e demorado, causando lesões à criança (paralisia cerebral). Mas a criança pode nascer bem e tornar-se portadora de algum tipo de deficiência no decorrer de sua vida, em decorrência de processos infecciosos (meningite, encefalites), carências nutricionais e afetivas (desnutrição grave), autismo, acidentes graves com traumatismo craniano, tumores em órgãos importantes (como o cérebro, olhos, ouvidos) etc.

Em trabalhos com grupos de apoio às famílias, observa-se que, durante o processo de desenvolvimento do filho, os pais passam por várias etapas envolvendo:

- Choque.
- Questionamentos.
- Dúvidas.
- Negação.
- Sentimentos ambivalentes
  - Aceitação/rejeição.
  - Amor/ódio.
  - Confiança/descrença.
- Confusão.
- Insegurança.
- Hostilidade.
- Esperança e tristeza crônica.

Quando se propicia aos pais a troca desses sentimentos com outros pais que vivenciaram a mesma situação, há uma tendência natural e facilitadora do seu caminhar nesse novo mundo, ainda tão desconhecido e, portanto, ameaçador.

O serviço de psicologia atua como mediador entre a família e o técnico, mais efetivamente nos grupos de pais, irmãos, avós e demais familiares (individualmente, quando necessário), trabalhando sentimentos, angústias e questionamentos sobre a deficiência mental, bem como o processo de desenvolvimento da criança e sua inclusão social e escolar.

Em geral, os profissionais que transmitem a notícia aos pais também não estão preparados emocionalmente para fazê-lo, e apresentam atitudes das mais diversas, tais como:

- Omissão e/ou transferência para terceiros, tanto por não reconhecerem os sinais relativos ao problema apresentado pela criança como por falta de coragem para enfrentar a situação, temendo a reação dos pais. Essa atitude é mais freqüente quando existe uma relação de amizade entre o profissional e os genitores.
- Transmissão da notícia de forma destrutiva, como se os pais nada devessem esperar daquela criança em termos de desenvolvimento e/ou alertando-os para a fragilidade e morte precoce. É muito freqüente a colocação: "seu filho é como um vegetal, não espere nada, pois só viverá alguns meses". Esses profissionais estão colocando seus próprios sentimentos de frustração e desconhecem o que é possível realizar por meio de um trabalho de habilitação.

- Minimização do problema, prometendo aos pais um futuro fantasioso fora da realidade, iludindo-os. Em geral, a intenção é poupar os pais e a si próprio, uma vez que o profissional não apresenta condição emocional para enfrentar a angústia que eles vivenciarão.
- Transmissão da notícia de forma impessoal e distante, sem maiores explicações quanto ao problema e sem envolvimento afetivo, causando a impressão de desinteresse. É uma forma do profissional se defender e não entrar em contato com o sofrimento que causará.

A concepção de um filho inicia-se muito antes de ser gerado, ainda quando a menina é uma criança e brinca com sua boneca – seu bebê imaginário. Com o passar do tempo, esse bebê estará presente nas fantasias inconscientes de seus pais, e com a confirmação da concepção, essas fantasias darão lugar à construção do bebê real.

De acordo com Maud Mannoni[1]:

> "... na medida em que aquilo que deseja no decurso da gravidez, é, antes de mais nada, a recompensa ou a repetição de sua própria infância, o nascimento de um filho ocupará um lugar entre os seus sonhos perdidos: um sonho encarregado de preencher o que ficou vazio no seu próprio passado, uma imagem fantasmática que se sobrepõe à pessoa *real* do filho. Esse filho de sonho tem por missão restabelecer, separar o que na história da mãe foi julgado deficiente, sentido como falta, ou de prolongar aquilo a que ela teve que renunciar. Se esse filho, carregado com todos os sonhos perdidos da mãe, nasce *doente*, o que acontecerá? A irrupção na realidade da imagem de corpo enfermo produz um choque na mãe: no momento em que, no plano fantasimático, o vazio era preenchido por filho imaginário, eis que aparece o ser real que, pela sua enfermidade, não só renovará os traumas e as insatisfações anteriores, como também impedirá posteriormente, no plano simbólico, a resolução para a mãe do seu próprio problema de castração".

Alterações no Vínculo Mãe/Filho Deficiente

A importância do cuidado materno e da relação mãe/filho ficou evidenciada no que foi exposto anteriormente sobre o desenvolvimento emocional, cognitivo e social da criança. Faz-se necessária uma reflexão do que ocorre sem esse vínculo quando o bebê nasce com algum problema. Concordamos com Jerusalinsky e Coriat, quando escrevem que "ao nascer uma criança deficiente, o contraste entre o filho esperado e o que acaba de nascer afeta mentalmente a função materna".

É um fator cultural a educação da mulher, que desde cedo é preparada para exercer o seu papel de mãe. Boa parte das atividades lúdicas vivenciadas pelas meninas propicia a formação de uma expectativa futura que provavelmente virá a interferir no período gestacional, em que há uma idealização do filho desejado.

O nascimento da criança que não corresponde aos anseios da mãe, faz com que esta se depare com a imperfeição de seu filho. Há um choque, dificultando a aceitação, dependendo, em parte, do grau de expectativa frustrada, do tipo de personalidade e do momento de vida de cada família. São vários os sentimentos vivenciados pela perda da criança normal, a saber: choque, tristeza, depressão, culpa etc.

A aceitação é um fato muito difícil de ser assimilado pelos pais; cada pessoa tem um tempo e uma maneira específica de elaborar os seus sentimentos.

A mãe estimula naturalmente seu filho por meio da conversa, alimentação, jogos e demonstrações de carinhos. Na criança deficiente, o processo torna-se mais complexo, em razão da perturbação do vínculo mãe-filho, e a estimulação oferecida não se mostra significativa para a criança. É nesse momento que a estimulação precoce entra como um processo terapêutico. Segundo Brandão:

> "É necessário reconstituir a função materna ou substituí-la parcial ou totalmente enquanto dura a crise da mãe, e muitas vezes é possível fornecer à mãe elementos de substituição durante a sua luta por recuperar a sua posição de mulher, disposta a criar um filho.
> É absurdo esperar que os pais se resignem imediatamente ao nascimento de um filho deficiente e que se disponham a participar do processo de educação da criança. Antes de tudo é preciso fazê-los compreender que seus sentimentos são normais, que é natural que se sintam desapontados e deprimidos, que padeçam dor, incerteza e medo, que desejarem que tudo se desvanecesse como um pesadelo".

Dessa forma, a atenção inicial nos atendimentos de estimulação precoce é a de preservar, fortalecer e/ou recompor terapeuticamente o vínculo mãe/filho. O ponto de partida desse processo terapêutico é a sustentação e o suporte para a família, ajudando-a a sair do choque ocasionado pelo nascimento da criança deficiente. Essa ajuda se constitui em mostrar na criança a sua viabilidade, permitindo uma reestruturação interna e uma nova organização da família, possibilitando, por meio dos cuidados de maternagem, uma aproximação entre mãe e bebê, propiciando que ela consiga estimular a criança, apesar da deficiência.

No início da vida do bebê, a figura predominante é a da mãe, e o pai ou se aproxima para reforçar os cuidados de maternagem ou se mantém afastado da díade mãe-bebê. No caso da criança portadora de deficiência mental, a tendência do pai de se afastar, principalmente no primeiro ano de vida, pode ocultar uma opção deste em abandonar, desde o princípio, a mãe e o bebê deficiente. A família que se organiza dessa forma corre o risco de perpetuar vínculos simbiotizados entre a mãe e o bebê, podendo prejudicar a saúde psíquica da criança.

Se, por um lado, um dos primeiros objetivos num trabalho de estimulação precoce é o de restabelecer o vínculo mãe/filho, num momento posterior, haverá necessidade de que esse vínculo seja gradativamente quebrado para que a criança possa evoluir em direção a uma autonomia. Dessa forma, primeiro se reforça a função materna para, num segundo momento, opor-se a ela, e cada terapeuta é um representante da função paterna, ou seja, aquele que intervém e quebra a simbiose mãe-bebê. Quando esse caminho não é percorrido, há tendência da criança em fixar-se na relação indiscriminada com a mãe, e etapas do seu desenvolvimento global estarão comprometidas. Assim, o atraso nas aquisições é potencializado por fatores orgânicos, de um lado, e por fatores emocionais, do outro.

Quando a criança demonstra não estar aproveitando bem o seu potencial psicomotor, deve-se procurar compreender o seu desenvolvimento e a sua situação familiar de forma dinâmica, dando prioridade às dificuldades que estariam interferindo na sua evolução, sem pressioná-la para que ultrapasse as etapas do seu desenvolvimento enquanto essas forem sentidas como ameaçadoras.

Vale a pena ressaltar que desde o nascimento de uma criança portadora de deficiência mental e por muito tempo durante as etapas do desenvolvimento da criança, os pais passarão por vários sentimentos, caracterizando fases de questionamento, dúvidas, aceitação, rejeição, descrença, confusão, insegurança, hostilidade e esperança. Na medida em que lhes for favorecida a colocação desses sentimentos, estarão sendo facilitados oa convivência com os demais e o apoio dos profissionais.

É importante esclarecer que não existem características de personalidade e de comportamento associados especificamente à deficiência mental, a não ser que haja alguma alteração médica geral associada à deficiência, podendo levar os indivíduos com deficiência mental a manifestar comportamento auto-agressivo.

É muito comum pais, profissionais, familiares e professores comentarem sobre comportamentos agressivos e de birras em crianças deficientes, entretanto, o que se observa, é que essas crianças vivenciam um ambiente familiar bastante superprotetor desde o seu nascimento, até porque já existe uma tendência natural de qualquer mãe/pai em proteger seu filho; tratando-se de criança com atraso no desenvolvimento, é esperado esse tipo de reação natural dos pais, por isso é importante um atendimento especializado, em que uma equipe de profissionais orientará esses pais, aliviando suas inseguranças quanto ao desenvolvimento da criança. Ressaltamos que as atitudes permissivas/superprotetoras levam os filhos a apresentarem-se com maiores prejuízos, seja na área emocional seja na cognitiva, e uma está associada à outra. Muitos pais tratam essas crianças de modo a subestimar as potencialidades adaptativas (social, cognitiva, lazer, trabalho), dificultando sua independência, principalmente nas atividades de vida diária.

Ressaltamos que comportamentos agressivos e de birras são comuns em crianças não deficientes, visto a grande dificuldade dos pais, atualmente, de estabelecer limites aos filhos.

Segundo Tania Zagury, é fundamental acreditar que dar limites aos filhos é iniciar o processo de compreensão e apreensão do outro (atualmente, muitos acreditam que o limite provoca necessariamente um trauma psicológico, e em conseqüência acaba abrindo mão desse elemento fundamental na educação)[2]. Ninguém pode respeitar seus semelhantes se não aprender quais são os seus limites, e isso inclui compreender que nem sempre se pode fazer tudo o que se deseja na vida.

Desenvolvimento da Inteligência

Piaget foi o primeiro a descrever a criança como um ser dotado de inteligência; as habilidades de processamento cognitivo são substratos da inteligência, e a ampla variedade de habilidades depende da atenção, do processamento de informações e da memória. A seqüência do desenvolvimento cognitivo parece ocorrer em todas as crianças, mas o ritmo pode variar. Existe, portanto, uma diferença na época em que surgem as operações formais, que pode ser proveniente do código genético e/ou da qualidade das experiências sociais vivenciadas.

Na atualidade, observa-se numerosa pesquisa na área cognitiva enfatizando o papel ativo da criança no desenvolvimento e nas mudanças seqüenciais em suas estratégias de interação com o meio ambiente.

Piaget considerava que o desenvolvimento ocorria por meio de transformações cognitivas por estágios; é por meio do estágio do desenvolvimento que a criança se encontra, que ela organiza essas informações a fim de formular novas teorias sobre a forma de como o mundo funciona. A relação com o objeto propicia à criança a formação de estruturas cognitivas, e toda a relação com o ambiente se faz pela assimilação e acomodação.

- *Período sensório-motor*: 0 a 24 meses.
- *Período pré-operacional/pré-conceitual*: 2 a 4 anos.
- *Período intuitivo*: 4 a 7 anos.
- *Período de operações concretas*: 7 a 12 anos.
- *Período de operações formais*: 12 anos em diante.

Para Piaget, a criança com deficiência mental parece ter tendência a ficar presa em estruturas anteriores (na realidade não existe somente um atraso, mas vão se formando lacunas que interferem na funcionalidade desse processo de desenvolvimento). As estruturas se desenvolvem de maneira mais simples e lenta e, no momento que passam de um estágio para outro, podem não completar o anterior.

Intervenção Precoce e Estimulação Global

Segundo a Organização das Nações Unidas para a Educação, a Ciência e a Cultra (Unesco, 1995), a intervenção precoce é caracterizada como:

> "Um conjunto dinâmico de atividades e de recursos humanos e ambientais incentivadores, que são destinados a proporcionar à criança nos seus primeiros anos de vida, experiências significativas para alcançar pleno desenvolvimento no seu processo evolutivo.
> A criança, por se encontrar em fase de crescimento e desenvolvimento, é mais suscetível aos agravos ambientais. As seqüelas dependerão da extensão, localização e intensidade da lesão, bem como do grau de maturação do sistema nervoso central".

As crianças, em sua maioria, têm em comum seu aprendizado por meio da participação ativa, de acordo com suas próprias capacidades e limitações. É importante salientar que, embora a criança tenha atrasos no seu processo de desenvolvimento, é possível que tenha ganhos, portanto a evolução é certa, mas o ritmo pode variar. Assim, muitas vezes é difícil ao profissional envolvido num programa de estimulação global prever que todas as crianças atinjam com a mesma velocidade e qualidade o seu desempenho.

Deve-se estar atento às habilidades das crianças com necessidades especiais, pois, além das capacidades residuais, podem também apresentar habilidades não prejudicadas. Essas capacidades não prejudicadas precisam ser detectadas e desenvolvidas, objetivando a interação uma com as outras durante uma atividade.

O programa de estimulação precoce, envolvendo principais metas e procedimentos, deve ter abordagem global e ampla, atendendo às necessidades da criança, o envolvimento e participação familiar, e sobretudo considerando-se suas especificidades em cada fase do desenvolvimento. O trabalho de estimulação voltado a bebês/crianças que apresentam defasagem e alteração no desenvolvimento neuropsicomotor requer uma dinâmica com enfoque funcional e integrado desenvolvido por uma equipe interdisciplinar constituída de profissionais especialistas na área de comprometimento da criança, avaliando condições gerais do paciente e estabelecendo metas nos diferentes estágios do processo terapêutico.

O serviço de intervenção precoce deve estar vinculado à atenção do grupo familiar, objetivando desenvolver uma atividade psicosocial grupal (individual, quando necessário) que contemple as necessidades psíquicas e sociais dessas famílias. É papel do profissional criar e estabelecer estratégias que favoreçam a sensibilização e a reflexão, direcionando a família não só para atividades que envolvam determinados exercícios físicos e psicopedagógicos, mas para todas as atividades do cotidiano que favoreçam o desenvolvimento global da criança. Sabe-se também da importância do cuidado materno (ou da pessoa que o substitui) nessa fase de vida em que uma simples atitude pode expressar o amor à criança, estimulando instintivamente suas reações emocionais. O ato de alimentar, banhar e demais cuidados inseridos na rotina diária da criança são de extrema importância, envolvem ações de demonstrações de sentimentos de ternura, por exemplo: afagar, cantar e acariciar.

Para Vygotsky, o nascimento de uma criança está integrado a uma história e uma cultura de seus antepassados, próximos e distantes, que se caracterizarão como fatores importantes na construção do desenvolvimento[3]. Tal processo pode ser entendido como determinismo histórico e cultural passivo, mas uma participação dinâmica modifica e provoca transformações por meio da interação com outras pessoas.

A reciprocidade na interação mãe/criança a partir do nascimento é semelhante a das relações existentes entre os comportamentos de dois parceiros, levando-se em consideração não mais a natureza e características desse comportamento, mas os laços que o unem.

A mãe, que é o primeiro objeto externo identificado pela criança, é alvo de seus afetos e a primeira realidade a ser internalizada, portanto é de extrema relevância a qualidade de um vínculo (de confiança) que sirva de modelo condutor para futuras relações (noção de reciprocidade na interação).

Princípios da Inclusão

- Celebração das diferenças.
- Direito de pertences.
- Valorização da diversidade humana.
- Contribuição de cada pessoa.
- Aprendizado cooperativo.
- Solidariedade humanitária.
- Igual importância da minoria em relação à maioria.
- Cidadania com qualidade de vida.

VISÃO LEGAL DA INCLUSÃO

O Ministério da Educação (MEC), com base no princípio de que o sistema educacional deve promover a cidadania sem discriminações, cumpre o dispositivo constitucional que prega a Educação como direito de todos.

Os fundamentos axiológicos que embasam a educação especial são a individualização, a normalização e a integração, e têm como respaldo filosófico, legal e político-educacional os seguintes documentos:

- Declaração Universal dos Direitos do Homem (1948).
- Constituição da República Federativa do Brasil (1988), Artigo 208, inciso III, que garante o atendimento educacional especializado aos portadores de deficiências preferencialmente na rede regular de ensino.
- Convenção sobre os Direitos da Criança (1989).
- Declaração de Salamanca, resultante da Conferência Mundial sobre Necessidades Educativas Especiais: Acesso e Qualidade, ocorrido na Espanha, em junho de 1994, que reafirmou o direito de todos à educação, independentemente de suas diferenças, enfatizando que a educação de pessoas portadoras de deficiências é parte integrante do sistema educativo (ao apresentar 85 artigos cujo eixo é a integração, observa-se que aumenta, a cada dia, o interesse dos governantes pela educação especial).
- Política Nacional de Educação Especial (1994), que estabelece objetivos gerais e específicos, decorrentes da interpretação de interesses, necessidades e aspirações das pessoas portadoras de deficiências, de suas condutas típicas (problemas de conduta) e altas habilidades (superdotadas). Também orienta todas as atividades que garantem a conquista e a manutenção de tais objetivos. Ela pretende assegurar o atendimento educacional ao alunado portador de necessidades especiais (cujo direito à igualdade nem sempre é respeitado), inspirando planos de ações que redefinam responsabilidades dos órgãos públicos e ONG, somando forças das esferas do Governo e da sociedade civil.
- Plano Decenal de Educação para Todos (1994).
- Lei de Diretrizes e Bases da Educação (Lei nº 9.394 de 1996, Artigo 85, § 2*), que menciona que "o atendimento educacional será feito em classes, escolas ou serviços especializados, sempre que, em função das condições específicas dos alunos, não for possível a sua integração nas classes comuns do ensino regular".

No Brasil, na Constituição de 1988, foi reafirmada a posição democrática do Sistema Educacional Brasileiro, quando é estabelecido que a Educação é direito de todos e dever do Estado. Cabe lembrar que, também por força da Constituição e da nova Lei de Diretrizes e Bases (Lei nº 9.394 de 1996), as creches e pré-escolas passam a integrar a educação básica.

Essa mesma lei dispõe a educação infantil como parte inicial da educação básica, com a finalidade de desenvolver integralmente a criança de até seis anos de idade em seu aspecto físico, psicológico, intelectual e social, junto à ação da família e da sociedade.

Foram, então, regulamentadas estas leis por meio de normalizações e resoluções:

Resolução CNE/CEB (Conselho Nacional de Educação/Câmara de Educação Básica) nº 2, de 11 de setembro de 2001, que institui diretrizes nacionais para a educação especial na educação básica:

Art. 1º A presente resolução institui as diretrizes nacionais para a educação de alunos que apresentem necessidades educacionais especiais na educação básica, em todas as suas etapas e modalidades.
Parágrafo único. O atendimento escolar desses alunos terá início na educação infantil, em creches e pré-escolas, assegurando-lhes os serviços de educação especial sempre que se evidencie, mediante avaliação e interação com a família e a comunidade, a necessidade de atendimento educacional especializado.
Art. 2º Os sistemas de ensino devem matricular todos os alunos, cabendo às escolas organizarem-se para o atendimento aos educandos com necessidades educacionais especiais, assegurando as condições necessárias para uma educação de qualidade para todos...
Art. 7º O atendimento aos alunos com necessidades educacionais especiais deve ser realizado em classes comuns do ensino regular, em qualquer etapa ou modalidade da educação básica.

A partir desses respaldos legais, vê-se que a inclusão do aluno portador de necessidades educativas especiais decorre de um processo resultante da evolução histórica calcada nos direitos humanos, percebendo-se uma tendência que está se acentuando nos últimos anos.

A partir dessa tendência, a educação especial passou a ter uma função dupla:

- Atender a todos os alunos que, pela complexidade de suas necessidades educativas, requerem atendimento nas modalidades específicas da educação especial.

- Apoiar o aluno incluído na escola comum, bem como os docentes responsáveis por esse aluno.

A educação especial é otimizada com currículos, metodologias e recursos didáticos próprios. Estes servem como suporte para a escolarização dos alunos e como orientação à prática dos educadores, sejam eles especialistas ou não.

Para os professores de ensino regular, o conhecimento desses componentes é da maior relevância, a fim de viabilizar a integração de portadores de necessidades educativas especiais e de facilitar a ação docente junto a todos os alunos, inclusive aos que têm distúrbios de aprendizagem e não são deficientes.

A prática da integração impõe a reestruturação das instituições especializadas para que passem, gradativamente, a dar suporte ao sistema de ensino regular como fornecedoras de serviços complementares, assegurando aos portadores de necessidades especiais a permanência bem-sucedida na escola.

A Secretaria de Educação Especial do MEC tem procurado sensibilizar os profissionais da área, particularmente os que exercem suas funções em instituições especializadas, a respeito da importância da proposta pedagógica que rege as escolas integradoras e de seus novos compromissos de apoio profissional às escolas comuns.

TIPOS DE APOIO

A freqüência da criança na escola deve estar pautada na importância de *apoios* ou *suportes*, viabilizando a conjunção dinâmica das pessoas deficientes com o seu ambiente; são necessários apoios adequados para que essas pessoas possam levar uma vida de qualidade. A nova visão sobre a deficiência prioriza a pessoa e não suas dificuldades, propiciando suportes em diferentes níveis.

Os indivíduos portadores de necessidades especiais (deficientes mentais) não são afetados da mesma forma. Assim, dependendo do grau de comprometimento, a intensidade dos apoios será:

- *Intermitente*: caracterizada por ser de natureza esporádica (apoio de curta duração), durante momentos de transição, em determinados ciclos da vida.
- *Limitada*: intensa, caracterizada por sua duração de tempo limitado, mas não intermitente.
- *Extensa*: caracterizada por sua regularidade. Por exemplo, atendimento diário e sem limitação temporal.
- *Desenvolvimento generalizado*: apoios caracterizados por sua constância e elevada intensidade, propiciados em diferentes áreas, a fim de proporcionar a melhora na qualidade de vida.

Portanto, a inclusão escolar (pré-escolar) não significa somente a presença física na sala de aula, mas o atendimento às necessidades individuais. A criança deve participar de todas as atividades pertinentes à programação em que está inserida.

A inserção da criança no módulo deve levar em consideração a faixa etária, mas este não é o único critério a ser observado. O educador deve estar atento às fases do desenvolvimento, utilizando estratégicas para uma melhor adequação às necessidades de cada criança.

"A participação dos pais das crianças deficientes no processo educacional pode contribuir notavelmente para o adequado desenvolvimento de seus filhos. É fundamental que colaborem nas atividades da escola, que contribuam na avaliação e no planejamento do currículo, que apóiem determinadas aprendizagens em casa e que colaborem na observação dos progressos de seus filhos. Comprometer os pais é o primeiro passo para a facilitação da integração da criança no meio familiar e para o desenvolvimento de um enfoque com base na comunidade, o qual é de especial relevância nos países em desenvolvimento".

Rosa Bianco e Cynthía Dijk, 1998

Dessa ação inicial, há a necessidade de alguns suportes para o fortalecimento da escola inclusiva, como:

- Sensibilização e treinamento dos recursos humanos da escola.
- Modificação dos espaços físicos e dos recursos materiais.
- Sensibilização de pais e familiares de alunos.
- Valorização, aceitação e participação plena dos estudantes.
- Adaptação de planejamentos e metodologia para atender às necessidades individuais.
- Parceria ativa com especialistas.
- Seleção de atividades coerentes às necessidades apresentadas.
- Proporcionar acessos.
- Incentivar as relações grupais.

A escola será inclusiva se ela se situar na direção do desenvolvimento pleno do ser humano. É aí que as portas serão abertas e que será possível dizer que foi cumprida a LDB: "a finalidade da educação básica é o pleno desenvolvimento do educando" (Rosita E. Carvalho, 1997).

Todo ser humano, sem exceção, tem limites a serem superados, limites distintos, relativos às características individuais. Qualquer ser humano, portador ou não de uma deficiência, precisa vencer desafios e superar obstáculos no decorrer de sua existência. A capacidade de aceitar ou não essa diversidade, adequando, no processo de ensino e aprendizagem, as condições para que essa superação se dê, é determinante para que a inclusão, se torne real.

"A inclusão social, portanto, é um processo para a construção de um novo tipo de sociedade, por meio de transformações, pequenas e grandes, nos ambientes físicos (espaços internos e externos, equipamentos, aparelhos e utensílios mobiliários, e meios de transporte), nos procedimentos técnicos e na mentalidade de todas as pessoais, portanto, também do próprio portador de necessidades especiais"[4].

No mundo globalizado há uma tendência à ênfase na centralização do ser humano como um ser social. O modelo clínico ainda permanece, mas lentamente cede lugar ao modelo pedagógico na Educação. Embora a fase clínico/assistencialista não possa ser considerada como passado, o presente vê crescer e fortalecer os ideais da ética contemporânea: integração e direitos.

A inclusão não obriga todos os cidadãos a seguirem o mesmo rumo, mas garante a eles a oportunidade de que tenham acesso a todos os recursos da comunidade que puderem utilizar.

"A inclusão, nesse aspecto, difere do conceito de globalização, que força todos pelo mesmo brete, borrando as diferenças em nome de uma igualdade pragmática.

A inclusão respeita a individualidade, enquanto oferece oportunidades iguais a todos"[5].

"Muitos de nossos problemas são criados por nós mesmos, com base em divisões de ideologias, religião, raça, *status* econômicos ou outros fatores. É chegado o tempo de pensarmos num nível mais profundo, num nível humano, e apreciarmos e respeitarmos nossos semelhantes como seres humanos".

Sua santidade, o XIV Dalai Lama

REFERÊNCIAS BIBLIOGRÁFICAS

1. MANNOMI, M. *A Criança Retardada e a Mãe*. São Paulo: Martins Fontes.
2. ZAGURY, T. *Limites sem Trauma*. 55. ed. Rio de Janeiro: Record.
3. VYGOTSKY, L. S. *Pensamento e Linguagem*. 2. ed. São Paulo: Martins Fontes, 1989.
4. SASSAKI, R. K. *Inclusão – Construindo uma Sociedade para Todos*. Rio de Janeiro: WVA, 1997.
5. SCHIMIDT, A. P. *Uma Perspectiva Acerca da Sociedade Inclusiva*. Porto Alegre: Centro Lídia Coriat, 1998. n. 5.

BIBLIOGRAFIA COMPLEMENTAR

AMERICAN PSYCHIATRIC ASSOCIATION. *Manual Diagnóstico e Estatístico de Transtornos Mentais – IV*. Porto Alegre: Artes Médicas, 1995.
BRAZELTON, T. B. *Bebês e Mamães*. Tradução de Álvaro Cabral. Rio de Janeiro: Campus, 1991.
BUSCAGLIA, L. *Os Deficientes e seus Pais*. Tradução de Raquel Mendes. Rio de Janeiro: Record, 1991.
EVANGELISTA, L. M. C. *Novas Abordagens do Diagnóstico Psicológico da Deficiência Mental*. São Paulo: 1 Vetor, 2002.
REGEN, M.; ARDORE, M.; HOFFMAN, V. M. B. H. *Mães e Filhos Especiais – Relato de Experiência com Grupos de Mães de Crianças com Deficiência*. p. 14-15.
SASSAKI, R. K. *Educação Inclusiva*. Apostila, 1996.

Seção 13

Reabilitação do Idoso

Coordenadora: Jailene Chiovatto Parra Rocco

84	Reabilitação Geriátrica – Conceitos em Reabilitação do Idoso	680
85	Aspectos Estruturais da Reabilitação do Idoso	684
86	Envelhecimento Normal e Patológico	688
87	Avaliação Clínica Reabilitativa	690
88	Avaliação Funcional	694
89	Neuropsiquiatria no Idoso – Avaliação e Diagnósticos Cognitivos e Emocionais e seus Aspectos Reabilitativos	703
90	Quedas e Fraturas	706
91	Pé Geriátrico – Aspectos Diagnósticos e Reabilitativos	711
92	Indicação e Prescrição de Atividade Física para o Idoso	715
93	Aspectos Especiais da Atividade Física no Idoso	721

CAPÍTULO 84

Reabilitação Geriátrica – Conceitos em Reabilitação do Idoso

Jailene Chiovatto Parra Rocco

A população mundial está envelhecendo.

Trata-se de um fenômeno mundial, sem precedentes na história da humanidade e, embora fosse uma situação familiar para os países ditos do primeiro mundo, atualmente apresenta-se com maior intensidade nos países em desenvolvimento, trazendo consigo repercussões sociais e econômicas, às quais esses países ainda tentam se adaptar.

Estudos populacionais norte-americanos demonstram que, se no início do século apenas 4% da população tinham mais de 65 anos, já entre as décadas de 1980 e 1990 algo como 12,2% da população tinham 65 anos ou mais e que em cinco décadas um quinto da população americana estará nessa faixa etária, caracterizando-a como a de maior crescimento absoluto e relativo, hoje, nos Estados Unidos.

Desde a década de 1980, a maioria dos idosos vive em países do terceiro mundo e, até o final do século, cerca de três quartos do aumento da população idosa mundial ocorreu nesses países.

No Brasil, considerando o censo populacional de 1990, os idosos já perfaziam um total 10 milhões de indivíduos, algo em torno de 7,3% da população. Dados mais recentes, do Censo 2000, divulgados pelo Instituto Brasileiro de Geografia e Estatística (IBGE), mostram o impressionante envelhecimento da população brasileira e a faixa etária que registrou o maior crescimento em uma década foi a das pessoas com no mínimo 80 anos – a exemplo do que ocorre em todo o mundo – com variação de 65%. Estimativas conservadoras apontam que em 2025 o número de habitantes com idade acima de 60 anos será em torno de 31,8 milhões de pessoas (15% da população brasileira), alçando o país a sexta posição no mundo em contingente de população idosa.

Esse fenômeno é atribuído a vários fatores, como o chamado *baby boom* ocorrido após a Segunda Guerra Mundial, que determinou o grande e rápido crescimento populacional e que exprime um número significativamente grande de indivíduos, hoje na meia-idade, que devem adentrar a terceira idade nos próximos anos.

Outros aspectos determinantes dessa situação são os avanços médicos, principalmente no atendimento emergencial e na evolução de recursos que permitem a sobrevida de indivíduos que, há bem pouco tempo, evoluiriam para óbito. Apesar de esses avanços tecnológicos efetivamente contribuírem para o aumento da expectativa de vida dos indivíduos, nem sempre são capazes de, concomitantemente, provê-lo de qualidade de vida.

Ainda que o envelhecimento de uma população seja aspiração natural de qualquer sociedade, os países ditos em desenvolvimento, como o Brasil, ainda carecem estruturar-se no sentido de suprir as necessidades básicas dessa população, particularmente se considerando o fato de que esses indivíduos, a exemplo das crianças e jovens, encontram-se fora da produção econômica e há dificuldades substanciais em se mobilizar recursos para sua manutenção.

De acordo com a Organização Mundial da Saúde (OMS), chamamos idosos aos indivíduos acima de 65 anos e, na maioria dos países, este é o grupo etário de maior crescimento, bem como o de maior demanda dentro do sistema de saúde.

Do ponto de vista da morbidade, em torno de 50% dos idosos têm doenças crônicas potencialmente incapacitantes. Dentre os indivíduos de uma população considerados altamente incapacitados, grande parte é composta de mulheres idosas que são um dos segmentos de maior crescimento populacional.

No Reino Unido, estatísticas demonstram que, de todos os indivíduos portadores de ao menos uma incapacidade, aproximadamente 50% têm mais de 70 anos. Além disso, constataram que, em média, em algumas áreas nas quais um maior número de idosos vivem sós e, às vezes, mais desprovidos de assistência específica, cerca de 43% dos homens e 61% das mulheres acima de 75 anos apresentam incapacidade, e quase 25% dos indivíduos acima de 85 anos têm dificuldade até para pequenas atividades diárias, como preparar uma xícara de chá.

Muito embora o processo normal de envelhecimento, por si só, não possa ser considerado incapacitante, uma parcela significativa da população idosa desenvolve incapacidades ou disfunções quase sempre associadas não só ao declínio das funções orgânicas, mas também às múltiplas condições mórbidas e/ou patológicas que estão relacionadas à terceira idade.

Sem dúvida, atualmente os processos patológicos crônicos seguidos ou não de incapacidade, em particular na população geriátrica, apresentam-se como um dos grandes desafios das estruturas de saúde, uma vez que estas estão, nos dias de hoje, muito mais adaptadas tecnologicamente para a solução dos quadros agudos.

Apesar de a literatura comprovar a correlação entre idade superior a 65 anos e a maior incidência de processos patológicos crônicos e/ou múltiplos, não esclarece sobre a relação entre tais processos e a instalação de incapacidades; o que a prática tem demonstrado, no entanto, é que porcentagem bastante significativa dessa população apresenta algum tipo de queixa ou limitação funcional, quer em atividades de vida diária, quer em mobilidade, quer em quaisquer aspectos funcionais.

De fato, as estatísticas demonstram que cerca de 60% da população adulta portadora de limitação funcional, conseqüente a processos crônicos, têm mais de 65 anos de idade.

A plasticidade, a reversibilidade, ou melhor, a capacidade de modificação desse processo tem sido amplamente comprovada. De forma insistente, a literatura tem demonstrado, ainda, que a *performance* de um indivíduo em qualquer atividade pode ser melhorada independentemente da idade e com relativamente poucos recursos.

O envelhecimento é um processo complexo que envolve muitas variáveis, como fatores genéticos, fatores ambientais, aqueles relacionados às peculiaridades da biologia celular e sua influência na qualidade funcional de tecidos e órgãos.

Nessa linha de raciocínio define-se *senescência* como o conjunto de alterações fisiológicas presentes em todos os indivíduos, que não tenham sido desencadeadas ou promovidas por doenças e que possam ser atribuídas, unicamente à passagem do tempo.

As alterações estruturais e funcionais relacionadas a processos patológicos, fatores incidentais e ação de fatores externos encontradas nos idosos, embora apresentem altíssima prevalência, caracterizariam o que conhecemos como *senilidade*.

Pesquisas recentes demonstram que intervenções reabilitativas são bastante efetivas no sentido de prevenir, sanar, minimizar ou até reverter situações de incapacidade causadas por processos patológicos como acontece nas hemiplegias, por exemplo, ou ainda podem ser de grande auxílio na gerontologia preventiva, promovendo desde reabilitação precoce, como acontece nas síndromes dolorosas musculoesqueléticas em suas fases mais iniciais, ou ainda, com programas de recondicionamento físico, mantendo o indivíduo em seu máximo potencial funcional e evitando a progressão das disfunções.

Sob essa perspectiva, a observação e a pesquisa dos aspectos funcionais relacionados ao envelhecimento são essenciais tanto para a prática clínica de assistência ao idoso, quanto para maior compreensão do próprio processo de envelhecimento, fornecendo dados para prevenção dos eventos indesejáveis relacionados a terceira idade, controle das manifestações dos processos patológicos, promoção da saúde e melhora da qualidade de vida.

Há que se considerar, ainda, o impacto que a instalação das disfunções e/ou incapacidades representa na vida e na qualidade de vida dos indivíduos idosos. Sabe-se que o idoso portador de qualquer incapacidade tende a se isolar socialmente, o que quase sempre culmina com a exacerbação de seus problemas físicos, do seu déficit funcional e até mesmo de sua saúde mental, resultando em distúrbios da esfera psicológica como ocorre, por exemplo, nas síndromes depressivas, aliás, bastante comuns nessa faixa etária.

É, sob esse ponto de vista, e ampliando o conceito de *função*, que a consideração dos aspectos psicossociais envolvidos torna-se fundamental tanto para estabelecer diagnósticos em reabilitação como para uma mais adequada, realista e factível atuação terapêutica.

Uma das bases de qualquer programa de reabilitação geriátrica é o estabelecimento do quadro funcional desse indivíduo, ou seja, o estabelecimento de *diagnósticos funcionais*. Na população de terceira idade são essenciais a compreensão do processo normal de envelhecimento e a consideração de todos os fatores clínicos, patológicos ou não, psicológicos, sociais, ambientais, culturais, individuais etc., que possam estar envolvidos.

A partir do estabelecimento desses diagnósticos, vários níveis de atuação podem ser necessários: desde programas de orientação para o domicílio, que o idoso poderá realizar sozinho, até atuação com o idoso acamado em leito hospitalar, ou institucionalizado, ou ainda por intermédio de equipes volantes que promovam os procedimentos terapêuticos no domicílio do paciente, orientando-o e a seu cuidador.

O quadro funcional está, portanto, intimamente relacionado aos conceitos de independência, autonomia e autogerência.

Muito embora a população geriátrica, com mais de 65 anos, seja agrupada quase sempre de forma homogênea, é importante lembrarmos que variações funcionais entre os indivíduos dessa faixa etária são muito maiores do que as encontradas entre as demais faixas etárias; sendo assim, existem mais freqüentemente dissemelhanças do que igualdades entre os idosos, quando avaliados do ponto de vista funcional, dado o grande número de variáveis envolvidas.

Alguns conceitos específicos devem ser comentados quando se aborda a reabilitação de indivíduos idosos. O primeiro deles diz respeito às co-morbidades.

Os indivíduos idosos sofrem comumente de doenças crônicas que se sobrepõem a processos disfuncionais ou outras situações patológicas e mórbidas concomitantes. À interação de todos esses aspectos e sua influência sobre o indivíduo denomina-se co-morbidade.

A presença de co-morbidades – associações de processos mórbidos – dificulta, em geral, a investigação clínica, bem como a compreensão exata dos processos patológicos envolvidos, tanto por parte do paciente como do próprio médico investigador que necessita considerar a complexidade clínica desse paciente. Além disso pode provocar comprometimento progressivo desse indivíduo e torná-lo *idoso frágil*.

Fragilidade é um conceito ainda pouco compreendido no envelhecimento, embora muito real para todos os profissionais que trabalham com terceira idade.

De forma geral *fragilidade* poderia ser definida como o resultado de *perdas* funcionais acumuladas nos sistemas fisiológicos e que acabam por determinar queda da capacidade funcional e incapacidade de responder a novas demandas. Um idoso com distúrbios de equilíbrio, que resultam em quedas freqüentes, é um exemplo de *idoso frágil*.

No intuito de facilitar o entendimento de como diagnósticos clínicos em idosos se sobrepõem e interagem, são bastante conhecidos entre os geriatras os princípios dos "cinco *is*" e dos "quatro *des*".

Os cinco "*is*" são formados pelas iniciais de cinco situações clínicas, infelizmente muito prevalentes entre idosos e que costumam determinar seqüelas e limitar o prognóstico clínico e funcional, induzindo à *fragilidade*; são eles: **I**mobilismo, **I**ncontinência, **I**nstabilidade postural, **I**atrogenia e alterações do **I**ntelecto (alterações cognitivas). A presença de um ou mais desses diagnósticos traz graves comprometimentos à saúde e à qualidade de vida dos idosos.

Os quatro "*des*" também partem do mesmo princípio e comprometem, da mesma forma a saúde e a evolução dos indivíduos idosos; são eles: **D**epressão (disfunção psíquica), **D**emências (disfunção cognitiva), **D**ependência e **D**esnutrição (que inclui aspectos do equilíbrio hidroeletrolítico também).

Cinco índices são os mais utilizados para estudo de co-morbidades em pacientes idosos: *Cumulative Illness Rating Scale* (CIRS), índice de Kaplan-Feinstein, índice de Charlson, *Index of Coexisting Disease* (ICED) e *Total Illness Burden Index* (TIBI). Em nosso meio o mais utilizado é o CIRS.

Uma outra forma de se quantificar a saúde de um idoso é por meio do grau de autonomia que ele possui e do grau de independência com que desempenha suas atividades funcionais.

Embora não haja consenso quanto à definição exata de ambos os termos, de maneira geral pode-se entender autonomia como a capacidade do indivíduo de governar a si mesmo, tomar decisões, estabelecer e seguir suas regras e gerenciar sua vida.

Nessa linha de raciocínio, uma definição possível para ter independência seria ter condição pessoal – que não recorre a meios que não os próprios – de realização de alguma atividade ou função; dependência e independência são conceitos que sempre devem estar relacionados a alguma outra coisa, por exemplo, um indivíduo pode ter independência funcional em suas atividades diárias, mas pode ter dependência financeira de outrem para se manter.

É possível que um indivíduo, portanto, seja totalmente autônomo no gerenciamento de sua vida e, no entanto, dependente de outros até para suas mais básicas atividades funcionais. Bem como é possível que o indivíduo seja totalmente independente para se locomover e realizar atividades funcionais e, porém, não seja autônomo para fazê-lo, como ocorre em pacientes com deficiência cognitiva, por exemplo.

É, portanto, objetivo fundamental de qualquer intervenção à saúde do idoso a possibilidade de manutenção de sua autonomia e independência – seja relacionada ao desempenho físico, psíquico (cognitivo e afetivo) ou social.

Em termos de reabilitação, os principais objetivos são o diagnóstico e o tratamento das disfunções e incapacidades e esse perfil a caracteriza como uma das áreas da saúde de maior importância nos anos vindouros.

Na população idosa, as incapacidades e disfunções são sempre multifatoriais e, dessa forma, representam desafio maior e necessitam, em sua abordagem, do empenho conjunto e dos conhecimentos integrados tanto da medicina geriátrica quanto da medicina de reabilitação.

Reabilitação pode ser definida como a restauração da forma e/ou da função após lesão ou doença ou a recuperação da capacidade de um indivíduo de interagir da forma mais plena possível com as demandas de sua vida, respeitando suas possibilidades e limitações.

Essa abordagem qualitativa tem especial relevância na terceira idade, quando qualidade de vida é essencial face à expectativa de vida.

O modelo de saúde enfocado pela reabilitação é concentrado nos aspectos biopsicossociais e, por conseguinte, tem boa aplicabilidade em disfunções e incapacidades de etiologia multifatorial, como as que acometem os indivíduos idosos; não somente as patologias, *per se*, variam na forma como se apresentam no indivíduo idoso, como também em sua capacidade de gerar disfunção ou incapacidade e na forma como essa doença e as incapacidades por ela geradas interagem.

O caminho pelo qual uma afecção pode gerar incapacidade é didaticamente explanado pelo conhecido modelo proposto pela Organização Mundial da Saúde:

Patologia – Disfunção – ?Incapacidade – ??Deficiência

Nos idosos, os processos patológicos associados às disfunções interagem e evoluem em incapacidades. A deambulação é um bom exemplo. Qualquer doença que comprometa a função articular ou do sistema musculoesquelético ou evolua com sintoma álgico pode implicar em disfunção de marcha como claudicação, diminuição do rendimento dessa marcha (por sobrecarga cardiorrespiratória, por exemplo), diminuição da velocidade, utilização de atitudes compensatórias (uso de apoios ou descarga em outro membro) etc. Tais demandas extras podem, com o tempo, implicar em incapacidade para marcha, por exemplo.

As técnicas em reabilitação, assim, devem ser empregadas desde o início dos processos visando à prevenção, à redução ou à recuperação das disfunções e/ou das incapacidades, modificando, adequando ou adaptando a função, sempre que necessário, evitando dessa forma, enquanto possível, a instalação da deficiência.

Para tanto, o plano reabilitativo deve se guiar tanto pela natureza da incapacidade quanto pelos aspectos relacionados às doenças de base e às associadas e embasar-se em quatro etapas básicas de avaliação: caracterização da incapacidade, identificação das disfunções implicadas em sua origem, determinação das enfermidades com ligação direta com as disfunções e diagnóstico principal e fator associado.

A partir dos diagnósticos funcionais estabelecem-se as *medidas terapêuticas* que podem incluir desde abordagem medicamentosa específica às síndromes reabilitativas, como: antiespásticos, que auxiliam a função pela adequação do tônus; farmacoterapia dos distúrbios vesicais neurogênicos que promovem ação direta sobre a função da micção; analgésicos e antidepressivos na terapêutica da dor crônica incapacitante, por exemplo.

Além da terapêutica medicamentosa o *médico reabilitador* poderá, no paciente idoso, estabelecer programas terapêuticos direcionados, abrangendo cada um dos diagnósticos estabelecidos, utilizando para isso recursos de: *fisioterapia*, como uso de meios físicos, cinesioterapia, hidroterapia, hipoterapia etc; *terapia ocupacional* com programas mais voltados para área perceptiva ou automatização de movimentos e/ou funções, treino de atividades de vida diária, entre outros; *fonoterapia* com uso e adaptação de próteses dentárias, auditivas, ou mesmo programas de desenvolvimento das funções orovegetativas etc.; *enfermagem* na orientação de manobras de reeducação vesical, intestinal, da função sexual etc.; *nutrição* com programas dietoterápicos específicos, por exemplo, ou ainda com educação em nutrição; *psicologia* com programas terapêuticos específicos; *serviço social* com orientação familiar ou buscando recursos comunitários que implementem o processo de reabilitação; *odontologia* na adequação de próteses, prevenção da perda de dentes, outros, com a avaliação e a utilização de soluções ambientais que a *arquitetura* pode prover, ou na interação de todos ou parte desses procedimentos, de acordo com as necessidades e as possibilidades reabilitativas do indivíduo, ou arregimentação de outros recursos que se façam necessários: arte terapia, musicoterapia, educação física e desporto etc.

Outras possibilidades que podem integrar os programas de reabilitação, no paciente geriátrico, incluem uso de: meios auxiliares de marcha, de outros meios de locomoção (cadeiras de rodas, cadeiras motorizadas, outros), de órteses – auxiliando determinada função –, de próteses, adequação do calçado, adequação do vestuário, sempre visando ao máximo grau de independência.

Pode-se ainda, lançar mão das adaptações, ou seja, uma vez concluído que o indivíduo idoso não é capacitado para execução de determinada função de forma convencional, promove-se adaptação da função à capacidade funcional do indivíduo, ou ainda a orientação e o treinamento do familiar ou cuidador de qual a maneira mais eficaz de manutenção ou auxílio ou cuidado para com o paciente.

Por fim, outros recursos podem ser utilizados, como programas preventivos de educação em saúde, intervenção no ambiente interno (residência do indivíduo) e externo (calçadas e outros espaços públicos), programas preventivos às quedas, aos acidentes domésticos, programas em condicionamento físico, atividade física recreativa, atividade desportiva, atividades de lazer, *hobbies*, passatempos etc., sem perder de vista as possibilidades terapêuticas de outras atividades, ainda que classicamente consideradas não terapêuticas.

Os recursos e a abordagem da medicina de reabilitação sempre em íntima conexão com os profissionais da equipe multi-interdisciplinar, e associados aos procedimentos da clínica geriátrica, são a maneira mais eficaz na promoção da saúde da população idosa.

O desenvolvimento dessas interfaces e suas benéficas conseqüências na assistência à saúde do paciente idoso devem ser objetivo constante dentro das políticas de saúde, tanto da medicina geriátrica quanto da medicina de reabilitação.

Concluindo, a atenção à saúde do idoso deve significar não a ausência de doença, mas sim o exercício da independência, da autonomia, da liberdade de escolha de seu estilo de vida e da dignidade.

Dessa forma, todos os procedimentos adotados devem considerar não apenas os aspectos funcionais, mas também a identidade biopsicossocial do indivíduo e objetivar, acima de tudo, qualidade de vida.

BIBLIOGRAFIA

ANDREWS, K.; BROCKLEHURST, J. C. A profile of geriatric rehabilitation units. *Journal of the Royal College of Physicians or London*, v. 19, n. 4, p. 240-243, 1985.

BADLEY, E. M. The genesis of handicap: definition, models of disablement and role of external factors. *Disability and Rehabilitation*, v. 17, n. 4, p. 53-62, 1995.

BARBERGER-GATEAU, P.; FABRIGOULE, C. Disability and cognitive impairment in the elderly. *Disability and Rehabilitation*, v. 19, n. 5, p. 175-193, 1997.

BERG, K.; NORMAN, K. E. Functional assessment of balance and gait. *Clinics in Geriatric Medicine*, v. 12, n. 4, p. 705-723, 1996.

BERMAN, A.; STUDENSKI, S. Musculoskeletal rehabilitation. *Clinics in Geriatric Medicine*, v. 14, n. 3, p. 641-659, 1998.

BOZARTH, J. D. The rehabilitation process and older people. *Journal of Rehabilitation*, v. 48, n. 1, p. 28-32, 1981.

BRACH, J. S.; VANSWEARINGEN, J. M.; NEWMAN, A. B.; KRISKA, A. M. Identifying early decline of physical function in community dwelling older women: performance-based and self report measures. *Phys. Ther.*, v. 82, n. 4, p. 320-328, 2002.

CARABELLESE, C.; APPOLLONIO, I.; ROZZINI, R. et al. Sensory impairment and quality of life in a community elderly population. *JAGS*, v. 43, p. 401-407, 1993.

CHIOVATTO, J. Reabilitação em geriatria. In: PAPALÉO NETTO, M. *Gerontologia*. São Paulo: Atheneu, 1996.

CHIOVATTO, J.; SAMPAIO, I. C.; SAITO, M. Geriatric rehabilitation – our five year experience In: *IRMA VII Abstract Book*, 1994. p. 14.

CLARK, G. S. et al. Rehabilitation of the geriatric patient. In: DeLISA, J. A. et al. *Rehabilitation Medicine: principles and practice*. Philadelphia: J. B. Lippincott, 1993.

DIPIETRO, L. Physical activity in aging: changes in patterns and their relationship to health and function. *J. Gerontol. A. Biol. Med. Sci.*, v. 56, n. 2, p. 13-22, 2001.

FERRER, M. et al. Comparison of performance based and self rated functional capacity in Spanish elderly. *American Journal of Epidemiology*, v. 149, n. 3, 1999.

FIATARONE, M. A.; O'NEILL, E. F.; DOYLE, N. et al. The Boston FICSIT study: the effects of resistance training and nutritional supplementation on physical frailty in the oldest old. *JAGS*, v. 41, p. 333-337, 1993.

FORSTER, A.; YOUNG, J.; LANGHORNE, P. Systematic review of day hospital care for elderly people. The day-hospital group. *BMJ*, v. 318, n. 7187, p. 837-841, 1999.

FREDERICKSON, N.; CANNON, N. L. The role of the rehabilitation physician in the postacute continuum. *Arch. Phys. Med. Rehabil.*, v. 76, p. 5-9, 1995.

FRIES, J. F. Physical activity, the compression of morbidity, and the health of the elderly. *Journal of the Royal Society of Medicine*, v. 89, p. 64-68, 1996.

GAL, P. L. M.; CHIOVATTO, J.; TROMBETTA, I. C. Avaliação e treinamento de coordenação e equilíbrio em população idosa em condicionamento físico. *Med. Reabilit.*, v. 25, p. 16-18, 1990.

GARDNER, A. W.; POEHLMAN, E. T. Exercise rehabilitation program for the treatment of claudication pain: a meta analysis. *JAMA*, v. 274, p. 975-980, 1995.

GIAQUINTO, S.; PALMA, E.; MAIOLO, I. et al. Importance and evaluation of comorbidity in rehabilitation. *Disabil. Rehabil.*, v. 23, n. 7, p. 296-299, 2001.

GREINER, P. A.; SNOWDON, D. A.; SCHMITT, F. A. The loss of independence in activities of daily living: the role of low normal cognitive function in elderly nuns. *Am. J. Publ. Health*, v. 86, p. 62-64, 1996.

HALL, R. G. P.; CHANNING, D. M. A pattern of consulation, and functional disability in elderly patients in one general practice. *BMJ*, v. 301, p. 424-428, 1990.

HARBOUN, M.; ANKRI, J. Comorbidity indexes: review of the literature and application to studies of elderly population. *Rev. Epidemiol. Sante Publique*, v. 49, n. 3, p. 287-298, 2001.

HART, D. et al. Locomotor disbility in very elderly people: value of a programme for screening and provision of aids for daily living. *BMJ*, v. 301, p. 216-220, 1990.

HAZUDA, H. P.; GERETY, M. B.; LEE, S. et al. Measuring subclinical disability in older mexican americans. *Psychosom. Med.*, v. 64, n. 3, p. 520-530, 2002.

HOENIG, H.; NUSBAUM, N.; BRUMMEL-SMITH, K. Geriatric rehabilitation: state of art. *JAGS*, v. 45, p. 1371-1381, 1997.

KRAMER, A. M.; FOX, P. D.; MORGENSTERN, N. Geriatric care approaches in health maintenance organizations. *J. Am. Geriatr. Soc.*, v. 40, n. 10, p. 1055-1067, 1992.

KUMAR, V. Ageing in India – an overview. *Indian J. Med. Res.*, v. 106, p. 257-264, 1997.

LIEM, P. H.; CHERNOFF, R.; CARTER, W. J. Geriatric rehabilitation unit: a 3-year outcome evaluation. *Journal of Gerontology*, v. 41, n. 1, p. 44-50, 1986.

LUK, J. K.; OR, K. H.; WOO, J. Using the comprehensive geriatric assessment technique to assess alderly patients. *Hong Kong Med. J.*, v. 6, n. 1, p. 93-98, 2000.

PALMER, R. M. Geriatric assessment. *Med. Clin. North Am.*, v. 83, n. 6, p. 1503-1523, 1999.

PAPALÉO NETTO, M. DA PONTE, J. R. Envelhecimento: desafio na transição do século. In: PAPALÉO NETTO, M. *Gerontologia*. São Paulo: Atheneu, 1996. p. 3-12.

PASCHOAL, S. M. P. Autonomia e independência. In: PAPALÉO NETTO, M. *Gerontologia*. São Paulo: Atheneu, 1996. p. 313-323.

PHILIP, I.; ARMSTRONG, G. K.; COYLE, G. G. et al. A better way to measure disability in older people. *Age Ageing*, v. 27, n. 4, p. 519-522, 1998.

RESNICK, B.; SLOCUM, D.; RA, L.; MOFFETT, P. Geriatric rehabilitation: nursing interventions and outcomes focusing on urinary function and knowledge of medications. *Rehabil. Nurs.*, v. 21, n. 3, p. 142-147, 1996.

REUBEN, D. B.; SIU, A. L. An objective measure of physical function of elderly outpatients. *JAGS*, v. 38, n. 10, p. 1105-1112, 1990.

ROCCO, J. C. P. *Avaliação do Pé Geriátrico e sua Relação com Quedas*. São Paulo, 2000. Tese (Mestrado) – Faculdade de Medicina – Universidade de São Paulo.

SHINKAI, R. S.; CURY, A. A. D. B. O papel da odontologia na equipe interdisciplinar: contribuindo para o atendimento integral ao idoso. *Cad. Saúde Pública*, v. 16, n. 4, p. 1099-1109, 2000.

SMITH, D. B. Human factors and ageing: an overview of research needs and application opportunities. *Hum. Factors*, v. 32, n. 5, p. 505-526, 1990.

SRUCK, A. E.; SIU, A. L.; WIEDLAND, G. D. Effects of a comprehensive geriatric assessment on survival, residence and function. *Lancet*, v. 342, p. 1032-1036, 1993.

STRAX, T. E. et al. Rehabilitating the geriatric patient: potential and limitations. *Geriatrics*, v. 6, p. 99-103, 1979.

SVANBORG, A; Practical and functional consequences of aging. *Gerontology*, v. 34, suppl. 1, p. 11-15, 1988.

VERAS, R. P. Atenção preventiva ao idoso – uma abordagem de saúde coletiva. In: PAPALÉO NETTO, M. *Gerontologia*. São Paulo: Atheneu, 1996. p. 383-392.

VERBRUGGE, L. M.; RENNERI, C.; MADANS, J. H. The great efficacy of personal assistance and equipment in reducing disability. *Am. J. Public Health*, v. 87, p. 384-392, 1997.

WEINER, D. K.; DUNCAN, P. W.; CHANDLER, J.; STUDENSKI, S. A. Functional reach: a marker of physical frailty. *JAGS*, v. 40, n. 3, p. 203-207, 1992.

WILKINSON, I. E. C. The needs of the elderly: a short review. *Austr. Family Physician*, v. 23, n. 4, p. 636-640, 1994.

WONG, S. F.; YAP, K. B.; CHAN, K. M. Day hospital rehabilitation for the elderly: a retrospective study. *Ann. Acad. Med. Singapore*, v. 27, n. 4, p. 468-473, 1998.

CAPÍTULO 85

Aspectos Estruturais da Reabilitação do Idoso

Jailene Chiovatto Parra Rocco

Enquanto área do conhecimento médico e da atenção à saúde, a reabilitação visa não apenas à recuperação das funções perdidas, mas também à preservação dessa função, ou mesmo o adiamento da instalação de incapacidades por meio de medidas preventivas e/ou terapêuticas. Da mesma forma, pode-se ter como objetivo reabilitativo diminuir o comprometimento imposto por incapacidade ou disfunção, adaptando o indivíduo e, dessa forma, propiciar a ele, melhor qualidade de vida.

Muito embora os recursos reabilitativos venham recebendo cada vez mais atenção por parte das estruturas de saúde, ainda não são adequadamente compreendidos ou utilizados na prática gerontológica.

Atualmente, a abordagem de reabilitação pode ocorrer em vários níveis de complexidade e em diversos locais de atuação: desde pacientes internados em unidade de terapia intensiva ou por toda estrutura intra-hospitalar, até no atendimento domiciliar, seja diretamente com programas terapêuticos para o paciente, seja na orientação do familiar ou cuidador, passando pelo atendimento ambulatorial e pela estrutura de hospital-dia; isto é, a atuação da medicina de reabilitação pode, e deve, ser acessada em toda e qualquer fase da atenção à saúde do indivíduo idoso.

No Brasil, a exemplo do que acontece em vários países, o desconhecimento das indicações, das possibilidades e da amplitude das medidas de reabilitação acaba restringindo a atuação do médico de reabilitação, bem como de toda a equipe interdisciplinar e, por conseguinte, muitas vezes, comprometendo o prognóstico funcional do paciente. Como resultado dessa condição, os especialistas em reabilitação permanecem restritos aos cuidados de pacientes portadores de grandes incapacidades. Raramente, outras circunstâncias, como as causadas por disfunções crônicas, altamente prevalentes em população idosa, são encaminhadas a tais recursos.

O maior número de encaminhamentos ao médico de reabilitação ocorre em nível dos Centros de Reabilitação, seja como consultor – fornecendo ao clínico subsídios complementares ao tratamento de seu paciente, ou como retaguarda – no atendimento de pacientes idosos portadores de deficiência ou incapacidade, na qual atuará em programas de reabilitação, com a equipe interdisciplinar.

Nas estruturas de reabilitação, como nos Centros de Reabilitação ou serviços especializados, trabalha-se, predominantemente, na atenção à saúde do indivíduo portador de deficiência. Dessa forma, apenas o idoso portador de deficiência física e o indivíduo portador de deficiência física que envelheceu, têm acesso a tais serviços.

Nos últimos anos, a medicina de reabilitação vem tentando introduzir uma *atitude reabilitativa* nas estruturas de atenção à saúde do idoso.

Além da conceituação usual em reabilitação e geriatria, cabe enumerar e definir os princípios reabilitativos. Tais princípios integram todo um processo interativo de saúde – ações em reabilitação – no qual:

- Valorizam-se ganhos funcionais tanto quanto a perspectiva de melhora clínica ou de eliminação da doença – pois ambos os aspectos são igualmente importantes.
- Adotam-se procedimentos terapêuticos considerando a identidade biopsicossocial do paciente e suas opções em reabilitação, objetivando seu máximo grau de independência e liberdade de escolha de seu estilo de vida (autonomia).
- Elaboram-se diagnósticos funcionais que objetivem sempre a máxima reintegração na comunidade, na família, no grupo ao qual pertence etc.
- Trabalha-se em equipe interdisciplinar para ampliar recursos terapêuticos e possibilidades reabilitativas, e com dinâmica transdisciplinar de forma que tais recursos possam, a todo momento, ser adaptados às necessidades e às possibilidades do indivíduo.
- Estabelecem-se objetivos funcionais amplos e individualizados, procurando habilitar o indivíduo para realização de suas atividades e, caso não seja possível, adaptam-se e adéquam-se as atividades às possibilidades funcionais do indivíduo, de modo a multiplicar as possibilidades de reabilitação.

A partir dessas premissas, esbarra-se em alguns estereótipos que podem dificultar todo processo de reabilitação. O principal deles se refere à identificação dos idosos como um grupo homogêneo e claramente delineado no qual se esperam determinadas disfunções e incapacidades.

Tornam-se necessárias, portanto, mais três considerações – aqui colocadas como premissas – para que se compreenda a complexidade e a necessidade de individualização das ações envolvidas na reabilitação geriátrica:

- A definição de indivíduo idoso é extremamente variável em relação à época, à cultura e a diversos outros aspectos de determinada população.
- Os indivíduos considerados idosos apresentam muito mais diferenças entre si do que semelhanças.
- As necessidades a serem consideradas ao elaborar o programa de reabilitação para essa população comparam-se à estrutura de um *iceberg* na qual se encontram demandas conhecidas (aparentes) e outras desconhecidas ou não aparentes.

Algumas questões epidemiológicas devem ser consideradas quando se pretende falar em reabilitação geriátrica:

Dentre os idosos que vivem na comunidade aproximadamente 30% dos homens e 53% das mulheres apresentam queixas de dor articular; 25% dos homens e 40% das mulheres têm queixas álgicas em coluna cervical e/ou lombar. No grupo etário da terceira idade, encontram-se em torno de 25% dos indivíduos com queixa de dispnéia e outros 24% com história clínica de hipertensão e sujeitos a suas repercussões. Sabe-se, ainda, que cerca de 30% dos idosos estão insatisfeitos com sua condição de saúde; entre 20 e 50% dos indivíduos idosos apresentam dificuldades na execução de suas atividades de vida diária e até 30% desses indivíduos são fisicamente incapacitados.

Dada a complexidade da avaliação e do grande número de variáveis decorrentes dessa avaliação, do ponto de vista prático e, na tentativa de simplificar essa tarefa, vários estudos elegeram a divisão da população idosa em quatro grandes grupos *funcionais*: idosos ativos e condicionados; idosos portadores de incapacidades, que comprometem significativamente seu estilo de vida, mas que não determinam seu confinamento no domicílio; idosos incapacitados com grave comprometimento de seu estilo de vida de modo a restringi-los ao confinamento domiciliar; e no último grupo estão os pacientes confinados ao leito (que apresentam o maior grau de dependência).

Fica claro, pelo exposto que o idoso constitui-se paciente complexo e freqüentemente de múltiplas demandas terapêuticas; assim sendo, tudo começa com detalhada avaliação. Há diversas metodologias de avaliação descritas na literatura e todas pretendem, de alguma forma, estadiar o *status* funcional (de independência) do indivíduo, diagnosticar suas demandas terapêuticas atuais, fazer levantamento de possíveis fatores de risco para perdas funcionais ou mudanças no estado de saúde atual e da qualidade de vida; dessa forma, não há ainda consenso de qual instrumento ou metodologia seja a mais indicada para esse tipo de avaliação.

A partir dessa avaliação traça-se um diagnóstico(s) desses indivíduos e um prognóstico de curto a médio prazo, estabelece-se um programa terapêutico específico visando à melhora atual, bem como aspectos preventivos que possam, de alguma maneira, melhorar o prognóstico desse paciente ou, ao menos, mantê-lo nas melhores condições possíveis pelo maior período possível, indicando-se, inclusive, programas em manutenção que são muito importantes nessa faixa etária.

Esse tipo de atuação só é possível em programas de atenção interdisciplinar, no qual se multiplicam as possibilidades de tratamento por meio das diferentes abordagens na busca de um objetivo comum. Por conseguinte, a própria conformação da equipe, quais os profissionais que estarão envolvidos, de que modo atuarão e com que objetivos são questões pertinentes e adequadas a cada caso, sempre com o objetivo de otimizar o tratamento; ou seja, nem todos os pacientes farão uso de todos serviços em todo momento.

Deve haver, assim, uma linha de trabalho muito bem definida e objetivos muito claros, além de espaço para troca entre os integrantes da equipe para que o indivíduo idoso possa ter seu tratamento como desejável. Como exemplo podemos citar um programa de independência em alimentação que, dependendo do caso, poderá necessitar abordagem de dentista, nutricionista, terapeuta ocupacional e fonoaudiólogo e, em outras circunstâncias, além desses profissionais deverá contar também com o acompanhamento do psicólogo; em contrapartida, num outro caso, o paciente pode necessitar, para o mesmo fim, apenas do fonoaudiólogo especializado em disfagia.

É nessa linha de assistência reabilitativa ao indivíduo idoso que se estabelecem níveis de atenção divididos conforme a complexidade necessária para seu funcionamento.

Basicamente tem-se: as unidades ambulatoriais de atendimento, o atendimento em centro de reabilitação (programas de reabilitação), o atendimento domiciliar, o hospital-dia geriátrico, a internação hospitalar, a institucionalização, o *home-care* e os cuidados paliativos.

Os atendimentos ambulatoriais e o atendimento em programa de reabilitação destinam-se basicamente àqueles indivíduos idosos que vivem na comunidade – e que representam, em nosso meio, a maioria da população nessa faixa etária – avaliando-os, tratando-os e promovendo saúde, independência e autonomia nesses indivíduos.

Nesse nível, ainda, é possível que se previna disfunções ou incapacidades pela ação conjunta dos profissionais na reversão de quadros disfuncionais ou incapacitantes, desde que não requeiram suporte intra-hospitalar.

Em outro patamar, encontra-se o atendimento domiciliar com equipes volantes. Esse tipo de atendimento de reabilitação recebe basicamente aqueles indivíduos com dificuldade de locomoção, mas que apresentam demandas reabilitativas, por exemplo, quanto às orientações e visitas periódicas, como os que necessitam cuidados podiátricos, orientações domiciliares ou aqueles em estado terminal, para os quais a equipe interdisciplinar orientará o cuidador com relação a cuidados gerais e, eventualmente, cuidados paliativos.

O *home-care* constituir-se-ia uma intensificação do atendimento domiciliar e obedece, portanto, a outros critérios de elegibilidade a saber: indivíduos que necessitam suporte de reabilitação pois estão em fase subaguda (não hospitalar) de doença incapacitante, por exemplo, pós-acidentes vasculares cerebrais, fraturas ou amputações e, por vários motivos, não têm ainda condições de freqüentar o centro de reabilitação ou programa de reabilitação na comunidade. Outra indicação comum para programa em *home-care* é reservada para aqueles pacientes portadores de doenças crônicas e que tendem a ter internações freqüentes, nos quais um dos principais objetivos do programa é justamente diminuir ou evitar, em última instância, a hospitalização. Por fim, esse tipo de abordagem pode ser utilizado para manutenção do quadro clínico e/ou funcional com equipe mais reduzida, porém com atendimentos diários e interdisciplinares.

Hospital-dia poderia ser definido como instância intermediária de assistência de reabilitação do idoso entre a atenção extra e intra-hospitalar. Sob esse aspecto prioriza atendimento médico, particularmente de reabilitação e manutenção do estado físico, incluindo ou não serviços diagnóstico e de enfermagem, ou seja, nos quais os pacientes despendem parte substancial do seu tempo em programa terapêutico como descrito e, ao final da tarde retornam a suas residências. Nesse tipo de abordagem, dadas suas características, tem-se um controle maior do ponto de vista médico da evolução desses pacientes e, concomitantemente, estimula-se maior participação da família e/ou de outros cuidadores.

A hospitalização do indivíduo idoso é sempre questão de muitas discussões primeiramente pela constatação de que, em todo mundo, o maior número de leitos ocupados e os maiores períodos de ocupação estão ligados à população idosa, com repercussões importantes relacionadas à propria melhora desse indivíduo, bem como relacionadas a custos financeiros e sociais.

Fato é que nem todos os idosos necessitarão de internação, em particular aqueles que mantêm adequado acompanhamento em outros níveis de atenção e reabilitação; assim sendo, a literatura, de maneira geral, estabelece alguns parâmetros para admissão do idoso em serviço intra-hospitalar, a saber:

- Quando de uma emergência médica.
- Para otimização de um programa terapêutico (de reabilitação, por exemplo) por períodos inferiores a 3 meses.

- Quando em tratamento comunitário há piora do quadro do paciente.
- Para alívio do estresse de cuidadores, principalmente em quadros terminais.

Na situação de hospitalização, a demanda clínica, porque aguda e muitas vezes implicando em risco de morte, torna-se, de certa forma, prioritária em relação à reabilitação. Nesses casos, o suporte reabilitativo visará à manutenção do máximo *status* funcional possível e funcionará como retaguarda para os procedimentos clínicos otimizando o tratamento primário e evitando possíveis complicações decorrentes da situação de internação hospitalar.

A institucionalização do indivíduo idoso evoluiu como etapa do tratamento destes e, atualmente obedece a critérios bastante claros para admissão e programas direcionados de reabilitação em níveis diferentes de demandas.

Nos Estados Unidos, as instituições são divididas em quatro tipos básicos:

- Instituições para idosos independentes (os antigos *lares*), que proporcionam atenção 24h, mas não oferecem atendimento médico, exceto controle de medicamentos e destina-se, portanto, a idosos capazes de funcionamento independente.
- Instituições tipo intermediário, que proporcionam cuidados médicos simples, plantão de enfermagem de, em média, 8h, de forma que dão atendimento a indivíduos idosos com controle sobre suas eliminações, deve ser capaz de alimentação e transferências de forma independente.
- Instituições com enfermagem especializada que proporcionam assistência médica parcial, cuidados gerais de enfermagem com plantão 24h de enfermagem, proporcionando assistência em eliminações, alimentação, transferências e locomoção.
- Serviços especializados para idosos com distúrbios cognitivos e mentais, que fornecem serviços de enfermagem em ambiente fechado (24h de assistência) e que atendem a idosos com demandas especiais, como aqueles agressivos e que perambulam e, assim, necessitam de um *supervisor* treinado.

A equipe de reabilitação pode, ainda, atuar em cuidados paliativos, particularmente nos pacientes terminais, ou seja, aqueles que se encontram além das possibilidades terapêuticas. Dessa forma, promovendo qualidade de vida que é, sempre, o objetivo maior da reabilitação.

Os cuidados paliativos incluem objetivos como controle de quadros álgicos que constituem a maior causa de desconforto no paciente terminal. Além da dor, outras condições podem ser trabalhadas em cuidados paliativos: boca seca, pirose, constipação, impactação fecal, outras disfunções gastrointestinais, insônia, tosse, sudorese, ressecamento da pele com prurido, coriza etc.

Ainda em cuidados paliativos, outros recursos podem ser utilizados para facilitar seu suporte aos pacientes idosos, como o treinamento de familiares ou cuidadores pela equipe ou mesmo utilizando recursos da comunidade, caso disponíveis.

Por fim, deve-se lembrar que cuidados paliativos e promoção de qualidade de vida, em idosos que necessitem desse recurso, incluem além dos suportes físico, psicológico e social, o emocional e o espiritual, entre outros.

Qualidade de vida é um termo universalmente utilizado e, ainda assim, permanece complexo e vago enquanto definição; isso significa que não há consenso quanto a sua definição e nem qual a melhor forma de avaliá-lo.

Nos últimos anos, inúmeros instrumentos foram criados e validados em nosso meio, tentando abranger a multidimencionalidade compreendida sob o termo *qualidade de vida*, porém, particularmente com relação à população idosa, o instrumento universal e adequado ainda está em discussão.

O que é indiscutível é que qualidade de vida compreende, em sua essência, aspectos sociais (função social, ocupacional, familiar, do convívio social), emocionais (afetivos, bem-estar, perspectivas e esperanças, sexualidade/intimidade), cognitivos (aspectos neuropsíquicos, do aprendizado, da capacidade laborativa), físicos (aspectos da saúde e da funcionalidade) e da espiritualidade. Talvez seja essa característica a principal dificuldade em sua avaliação.

Estudos recentes levantam ainda a importância das variáveis sociodemográficas e das variações culturais na compreensão de qualidade de vida e sua relevância na elaboração de instrumentos avaliativos.

Paralelamente, é consenso que aspectos como hábitos de saúde, estado de saúde, funcionalidade (independência e autonomia), disponibilidade de recursos sociais e suporte social existente, são importantes como parâmetros de qualidade de vida e servem ainda como preditores de variação em qualidade de vida.

Outro fator relevante quando se fala em indivíduos idosos é a faixa etária; sem dúvida, as medidas de qualidade de vida para indivíduos entre 65 e 74 anos são bastante diferentes daquelas esperadas para indivíduos com idades acima de 75 anos.

A grande importância, atualmente, dos índices e dos instrumentos de avaliação de qualidade de vida é o fato de que são métodos confiáveis de previsão, em população idosa, de hospitalização, declínio funcional, institucionalização e de mortalidade.

A questão definitiva é que, apesar de todas as dúvidas pendentes com relação ao real significado de *qualidade de vida*, a função primordial do grupo de reabilitação com relação ao indivíduo idoso, independentemente do nível de atenção, das técnicas empregadas, dos objetivos dessa assistência, ou ainda da dimensão das demandas desse indivíduo, é a promoção de *qualidade de vida* de uma maneira global e, porque não dizer, *holística*, por meio da melhoria e do aprimoramento de cada um dos aspectos que a compõem.

BIBLIOGRAFIA

ANDREWS, K.; BLOCKLEHURST, J. C. A profile of geriatric rehabilitation units. *J. Royal Coll. Phys. London*, v. 19, n. 4, p. 240-244, 1985.

CHALLIS, D.; HUGHES, J. Frail old people at the margins of care: some recent research findings. *Br. J. Psychiatry*, v. 180, p. 126-130, 2002.

CHIOVATTO, J.; SAMPAIO, I. C.; SAITO, M. Geriatric rehabilitation: our five years experience. *IRMA VII Abstract Book*, A14, 1994.

FONDA, D. Improving management of urinary incontinence in geriatric centers and nursing homes. Victorian Geriatricians Peer Review Group. *Aust. Clin. Rev.*, v. 10, n. 2, p. 66-71, 1990.

FORTER, A.; YOUNG, J.; LANGHORNE, P. Systematic review of day hospital care for elderly people. The Day Hospital Group. *BMJ*, v. 318, n. 7187, p. 837-841, 1999.

GIAQUINTO, S.; PALMA, E.; MAIOLO, I.; PIRO, M. T.; RONCACCI, S.; SCIARRA, A.; VITTORIA, E. Importance and evaluation of comorbidity in rehabilitation. *Disabil. Rehabil.*, v. 23, n. 7, p. 296-299, 2001.

HALL, R. G. P.; CHANNING, D. M. Age, pattern of consultation and functional disability in elderly patients in one general practice. *BMJ*, v. 301, p. 424-428, 1990.

HAZUDA, H. P.; GERETY, M. B.; LEE, S.; MULROW, C. D.; LICHTENSTEIN, M. J. Measuring subclinical disability in older Mexican Americans. *Psychosom. Med.*, v. 64, n. 3, p. 520-530, 2002.

HOMER, A. C.; GILLEARD, C. Abuse of elderly people by their careers. *BMJ*, v. 301, p. 1359-1362, 1990.

KEMPER, P.; MURTAUGH, C. M. Lifetime use of nursing home care. *The New England Journal of Medicine*, v. 324, n. 9, p. 595-600, 1991.

KRAMER, A. M.; FOX, P. D.; MORGENSTERN, N. Geriatric care approaches in health maintenance organizations. *J. Am. Geriatr. Soc.*, v. 40, n. 10, p. 1055-1067, 1992.

LEVKOFF, S. E.; CLEARY, P. D.; WETLE, T.; BESDINE, R. W. Illness behavior in the aged. *J. Am. Geriatr. Soc.*, v. 36, n. 7, p. 622-629, 1988.

LIEM, P. H.; CHERNOFF, R.; CARTER, W. J. Geriatric rehabilitation unit: a 3-year outcome evaluation. *J. Gerontol.*, v. 41, n. 1, p. 44-50, 1986.

LUK, J. K.; OR, K. H.; WOO, J. Using the comprehensive geriatric assessment technique to assess elderly patients. *Hong Kong Med. J.*, v. 6, n. 1, p. 93-98, 2000.

MINICUCI, N.; NOALE, M.; BARDAGE, C.; BLUMSTEIN, T.; DEEG, D. J.; GINDIN, J.; JYLHÄ, M.; NIKULA, S.; OTERO, A.; PEDERSEN, N. L.; PLUIJM, S. M.; ZUNZUNEGHI, M. V.; MAGGI, S. Cross national determinants of QOL from 6 longitudinal studies on ageing: the CLESA project. *Ageing Clin. Exp. Res.*, v. 15, n. 3, p. 187-202, 2003.

PAPALÉO NETTO, M. *Gerontologia*. São Paulo: Atheneu, 1996.

RESNICK, B.; SLOCUM, D.; RA, L.; MOFFETT, P. Geriatric rehabilitation: nursing interventions and outcomes focusing on urinary function and knowledge of medications. *Rehabil. Nurs.*, v. 21, n. 3, p. 142-147, 1996.

REUBEN, D. B.; WOLDE-TSADIK, G.; PARDAMEAN, B.; HAMMOND, B.; BOROK, G. M.; RUBENSTEIN, L. G.; BECK, J. C. The use of targeting criteria in hospitalized HMO patients: results from the demonstration phase of the hospitalized older persons evaluation (HOPE) study. *J. Am. Geriatr. Soc.*, v. 40, n. 5, p. 482-488, 1992.

SHINKAI, R. S.; DEL BEL CURY, A. A. The role of dentistry in the interdisciplinary team: contributing to comprehensive health care for the elderly. *Cad. Saúde Pública*, v. 16, n. 4, p. 1099-1109, 2000.

SMITH, D. B. Human factors and aging: an overview of research needs and application opportunities. *Hum. Factors*, v. 32, n. 5, p. 509-526, 1990.

STODDART, H.; WHITLEY, E.; HARVEY, I.; SHARP, D. What determines the use of home care services by elderly people? *Health Soc. Care Community*, v. 10, n. 5, p. 348-360, 2002.

STUCK, A. E.; EGGER, M.; HAMMER, A.; MINDER, C. E.; BECK, J. C. Home visits to prevent nursing home admission and functional decline in elderly people: systematic review and meta-regression analysis. *JAMA*, v. 287, n. 8, p. 1022-1028, 2002.

VALKENBURG, H. A. Epidemiologic considerations of the geriatric population. *Gerontology*, v. 34, suppl. 1, p. 2-10, 1988.

VITETTA, L.; KENNER, D.; KISSANE, D.; SALI, A. Clinical outcomes in terminally ill patients admitted to hospice care: diagnostic and therapeutic interventions. *J. Palliat. Care*, v. 17, n. 2, p. 69-77, 2001.

WILKINSON, I. E. C. The needs of the elderly: a short review. *Australian Family Physician*, v. 23, n. 4, p. 636-640, 1994.

WONG, S. F.; YAP, K. B.; CHAN, K. M. Day hospital rehabilitation for the elderly: a retrospective study. *Ann. Acad. Med. Singapore*, v. 27, n. 4, p. 468-473, 1998

CAPÍTULO 86
Envelhecimento Normal e Patológico

Milton Luiz Gorzoni

INTRODUÇÃO

Fenômeno demográfico recente, o envelhecimento populacional está ocorrendo em escala mundial. Ele decorre da relação temporal da progressiva redução dos indicadores de mortalidade com a queda das taxas de fecundidade nas últimas décadas do século XX[1-4]. Há aproximadamente 40 anos, o Brasil vem apresentando indicadores dessa mudança etária entre seus habitantes. O índice de envelhecimento populacional brasileiro (IEPB) (*população com idade superior a 64 anos × 100/população com idade inferior a 15 anos*) sofreu crescimento acima de 150% entre 1960 (IEPB = 6,4) e 1966 (IEPB = 17)[5]. Brasileiros com idade igual ou superior a 60 anos tornar-se-ão a sexta maior população de idosos no mundo em 2025, quando o país terá aproximadamente 32 milhões deles[2,3].

Individual ou comunitariamente, envelhecer significa mudanças biológicas, econômicas e sociais que podem estabelecer incapacidades físicas e mentais. Esse processo provoca aumento progressivo de morbidade e mortalidade nessa faixa etária.

Observam-se, constantemente, na prática clínica, idades cronológicas e biológicas com marcantes diferenças. Embora desejável, não existem atualmente marcadores biológicos que definam o paciente como geriátrico. Diz-se que a característica mais peculiar do envelhecer é sua heterogeneidade individual e de órgão a órgão, criando variáveis de difícil interpretação para cuidados e assistência de profissionais da saúde[6].

ALTERAÇÕES ORGÂNICAS NO IDOSO DE INTERESSE EM REABILITAÇÃO

Manifestações Atípicas

Mudanças orgânicas provocadas pelo envelhecimento originam manifestações clínicas atípicas em várias situações habituais aos pacientes idosos. Observam-se sintomas, sinais e valores laboratoriais não idênticos, qualitativa e/ou quantitativamente aos descritos em adultos jovens. Os próprios idosos, seus familiares ou cuidadores e profissionais da saúde atribuem, com freqüência, queixas agudas e crônicas à *velhice*[7]. Sintomas como tremores, incontinência urinária e alterações cognitivas são relacionados equivocada e periodicamente com o envelhecimento[8]. Podem, no entanto, estar relacionados a febre (tremores), infecção urinária (incontinência) e como pródromo de processos infecciosos (confusão mental aguda ou *delirium*). Mudanças abruptas do quadro clínico devem sempre ser valorizadas e avaliadas cuidadosamente[9-11]. Deve-se ainda lembrar que número significativo de pacientes dessa faixa etária apresenta várias doenças ao mesmo tempo[8]. Isso pode impedir, por exemplo, a queixa de dor característica de angina do peito ou de claudicação intermitente em idosos que não possam realizar esforços físicos para desencadeá-la pelo fato de também serem portadores de seqüelas motoras de outras afecções. Outra circunstância comum, durante avaliação clínica desses pacientes, é a ausência de sintomas e sinais. Exemplo clássico é o do reflexo de tosse significativamente menor em idosos que em adultos jovens, retardando, em muitos casos, diagnósticos de infecções respiratórias[12].

Composição Corporal e Sarcopenia

A composição corporal sofre alterações com o envelhecimento. Observa-se a duplicação da porcentagem de tecido adiposo e o decréscimo de 30% da massa tissular total, particularmente tecido muscular esquelético (sarcopenia), entre 25 e 75 anos de idade. Há também redução do volume de água corporal total, com menos 20% de água intracelular em septuagenários que em adultos jovens[13-15].

Sarcopenia é a perda de massa e de força muscular com a idade. Embora considerada como parte do envelhecimento normal, tendo sido detectada inclusive em atletas veteranos, é claramente acelerada em processos de inatividade física. Contribui para o desenvolvimento de dependências e incapacidades, reduz a habilidade em enfrentar situações de estresse e aumenta a mortalidade em idosos. Sua fisiopatologia não está totalmente definida, mas sabe-se que parte da sarcopenia decorre da perda de motoneurônios alfa, declínio da capacidade contrátil das células musculares, disfunções hormonais (como alterações das concentrações séricas de androgênio e estrogênio) e elevação da produção de citocinas. Sob a ótica da saúde pública para o século XXI, abordagens para prevenção e tratamento da sarcopenia, como o incremento da atividade física em todas as idades, serão cruciais para impedir verdadeira epidemia de incapacidades em futuro próximo[16-18].

Sistema Respiratório

Idosos, saudáveis ou não, sofrem progressivas alterações estruturais e funcionais no sistema respiratório, que ocasionam lento declínio das funções pulmonares. Notam-se, no denominado *pulmão senil*, aumento do espaço morto pelo alargamento e calcificação das cartilagens das vias respiratórias, redução da área de superfície de volume secundária ao aumento do diâmetro dos ductos alveolares, achatamento dos sacos alveolares e diminuição da superfície alveolar e redução do *clearance* mucociliar. Verifica-se também que a mobilidade da caixa torácica está limitada pela progressiva calcificação das articulações condroesternais e condrovertebrais, redução dos espaços intervertebrais e perda de força e massa nos músculos relacionados à respiração. Há, ainda, maior sensibilidade torácica à pressão intra-abdominal[6,19-22]. Mesmo mantendo a capacidade pulmonar total, envelhecer provoca mudanças para menos nas complacências das paredes torácica e pulmonar, na capacidade vital, no fluxo das pequenas vias aéreas e nas trocas gasosas nos pulmões[6,19-24]. Vários fatores ampliam essas alterações, como tabagismo, exposições profissionais e doenças respiratórias pregressas[22].

Implicações do envelhecimento do sistema respiratório na prática de cuidados aos pacientes dessa faixa etária devem ser sempre consideradas. Ocorre maior risco de hipoxemia, depressão respiratória e apnéia após sedação e adaptação mais difícil à ventilação mecânica assistida. Provocada pelas alterações descritas anteriormente, há menor reserva funcional respiratória durante atos cirúrgicos, colaborando para instalação de insuficiência respiratória aguda no pós-operatório em muitos casos[6,24]. Acrescente-se também o risco de broncoaspiração em conseqüência das alterações de deglutição, tosse e capacidade de reação das vias aéreas a corpos estranhos[6].

Sistema Cardiovascular

Aproximadamente um em cada dois idosos apresenta alguma doença cardiovascular, sintomática ou não. Esse dado epidemiológico exige extrema cautela às avaliações de pacientes nessa faixa etária que serão submetidos a processos de estresse físico. O envelhecer provoca alterações morfológicas e funcionais, como hipertrofia ventricular esquerda associada ao aumento da proporção de colágeno, principalmente em endocárdico e epicárdico, infiltração de tecido fibroso no sistema de condução intracardíaco e perda de tecido elástico nas paredes arteriais. A capacidade de reserva funcional cardiovascular é reduzida durante o envelhecimento, com retardo do enchimento diastólico ventricular, predispondo o paciente idoso a distúrbios hemodinâmicos em quadros isquêmicos, hipertensivos ou arrítmicos. Observa-se ainda aumento gradual da resistência vascular periférica concomitantemente à diminuição das perfusões cerebral e renal. Quadros de estresse agudo não apresentam volume diastólico ventricular final adequado em razão do decréscimo das respostas cronotrópicas e inotrópicas a estímulos beta-adrenérgicos[6].

Envelhecimento Hepático e Renal

A redução de massa, peso e volume hepáticos, comparando-se adultos jovens e octogenários, é de 20 a 40%. Correlato a esse evento, o fluxo sangüíneo e esplâncnico diminui e as células hepáticas perdem parte de sua capacidade metabólica. Doenças subliminares ou clinicamente diagnosticadas, número e tipo de fármacos tomados em concomitância e interações medicamentosas podem contribuir para o decréscimo do metabolismo hepático[6,13-15].

Idosos sem doenças renais e em circunstâncias basais conseguem manter seu equilíbrio homeostático, apesar de alterações morfológicas e funcionais decorrentes do envelhecimento. Situações de estresse, como cirurgias de grande porte ou não-eletivas, doenças agudas, desidratação ou medicamentos nefrotóxicos desencadeiam, com constância, piora da função renal nessa faixa etária. Isso decorre da perda de 20 a 25% da massa renal, principalmente cortical, entre 30 e 80 anos de idade. Observam-se também perda de 50% do fluxo plasmático renal entre 40 e 90 anos de idade, com a formação de circulações colaterais e o aumento da vulnerabilidade renal a alterações circulatórias como as relacionadas a quadros de hipotensão arterial e insuficiência cardíaca. Há maior dependência à secreção de prostaglandinas em virtude dos efeitos vasoespásticos locais da renina na filtração glomerular. Justifica-se, assim, o encontro comum de piora da função renal em idosos medicados com antiinflamatórios não hormonais. Ocorre ainda redução do fluxo plasmático renal que obriga o sistema justaglomerular a reduzir a produção de renina/aldosterona e sua capacidade de adaptação a situações com perda de volume ou hipercalcemia[6,13,25].

REFERÊNCIAS BIBLIOGRÁFICAS

1. ORGANIZACIÓN MUNDIAL DE LA SALUD. *Aplicaciones de la Epidemiología al Estudio de los Ancianos*. Genebra: Organización Mundial de la Salud, 1984. 90p. (Serie de Informes Técnicos, 706).
2. RAMOS, L. R. A explosão demográfica da terceira idade no Brasil: uma questão de saúde pública. *Gerontologia*, v. 1, p. 3-8, 1993.
3. SCHOUERI JR., R.; RAMOS, L. R.; PAPALÉO NETTO, M. Crescimento populacional: aspectos demográficos e sociais. In: CARVALHO FILHO, E. T.; PAPALÉO NETTO, M. (eds.). *Geriatria: fundamentos, clínica e terapêutica*. São Paulo: Atheneu, 1994. p. 9-29.
4. PASCHOAL, S. M. P. Epidemiologia do envelhecimento. In: PAPALÉO NETTO, M. *Gerontologia*. São Paulo: Atheneu, 1996. p. 26-43.
5. CHAIMOWICZ, F. *Os Idosos Brasileiros no Século XXI: demografia, saúde e sociedade*. Belo Horizonte: Postgraduate, 1998. 92p.
6. OSKVIG, R. M. Special problems in the elderly. *Chest*, v. 115, p. 158S-164S, 1999.
7. SUSTOVICH, D. R. Anamnese. In: *Semiologia do Idoso para o Clínico*. São Paulo: Sarvier, 1999. p. 3-4.
8. MONTESANTI, L. T.; MARQUES JR., O. W.; QUADRANTE, A. C. R.; GORZONI, M. L.; RIBEIRO, M. C. S. A. Anamnese clínica x geriátrica. *Gerontologia*, v. 7, p. 8-16, 1999.
9. EMMETT, K. R. Nonspecific and atypical presentation of disease in the older patient. *Geriatrics*, v. 53, p. 50-60, 1998.
10. NORMAN, D. C.; YOSHIKAWA, T. T. Fever in the elderly. *Infect. Dis. Clin. North Am.*, v. 10, p. 93-99, 1996.
11. GEORGE, J.; BLEASDALE, S.; SINGLETON, S. J. Causes and prognosis of delirium in elderly patients admitted to a district general hospital. *Age and Ageing*, v. 26, p. 423-427, 1997.
12. NEWNHAM, D. M.; HAMILTON, S. J. Sensitivity of the cough reflex in young and elderly subjects. *Age and Ageing*, v. 26, p. 185-188, 1997.
13. GORZONI, M. L. Aspectos de farmacologia clínica em pacientes idosos. *Gerontologia*, v. 1, p. 9-12, 1993.
14. GILL, S.; LIU, B. How to avoid dangerous medication prescribing practices. *Geriatrics Aging*, v. 4, p. 18-19, 2001.
15. WITTE, R. Understanding pharmacokinetic changes are imperative. *Geriatrics Aging*, v. 2, p. 10-16, 1999.
16. ROUBENOFF, R. Sarcopenia and its implications for the elderly. *Eur. J. Clin. Nutr.*, v. 54, suppl. 3, p. S40-S47, 2000.
17. DUTTA, C. Significance of sarcopenia in the elderly. *J. Nutr.*, v. 127, p. 992S-993S, 1997.
18. HARRIS, T. Muscle mass and strength: relation to function in population studies. *J. Nutr.*, v. 127, p. 1004S-1006S, 1997.
19. GRIFFTH, K. A.; SHERRILL, D. L.; SIEGEL, E. M.; MANOLIO, T. A.; BONEKAT, H. W.; ENRIGHT, P. L. Predictors of loss of lung function in the elderly. The Cardiovascular Health Study. *Am. J. Respir. Crit. Care. Med.*, v. 163, p. 61-68, 2001.
20. RUSSO, M. R. *Avaliação Espirométrica de Idosos em Instituição Asilar*. São Paulo, 2000. Dissertação (Mestrado) – Faculdade de Ciências Médicas da Santa Casa de São Paulo.
21. RUSSO, M. R.; STIRBULOV, R. Retardando as complicações pulmonares associadas ao envelhecimento. *Pneumologia Paulista*, v. 12, p. 11-13, 2001.
22. GORZONI, M. L.; RUSSO, M. R. Envelhecimento respiratório. In: FREITAS, E. V.; PY, L.; NERI, A. L.; CANÇADO, F. A. X.; GORZONI, M. L.; ROCHA, S. M. (eds.). *Tratado de Geriatria e Gerontologia*. Rio de Janeiro: Guanabara Koogan, 2002. p. 340-343.
23. VERBEKEN, E. K.; CAUBERGHS, M.; MERTENS, I.; CLEMENT, J.; LAUWERYNS, J. M.; VAN DE WOESTIJNE, K. P. The senile lung. Comparison with normal and emphysematous lungs. 2. Functional aspects. *Chest*, v. 101, p. 800-809, 1992.
24. CHAN, E. D.; WELSH, C. H. Geriatric respiratory medicine. *Chest*, v. 114, p. 1704-1733, 1998.
25. BECK, L. H. The aging kidney: defending a delicate balance of fluid and electrolytes. *Geriatrics*, v. 55, p. 26-32, 2000.

CAPÍTULO 87

Avaliação Clínica Reabilitativa

Cyro Scala de Almeida Jr. • Jailene Chiovatto Parra Rocco

A anamnese é parte fundamental na avaliação de todos os pacientes, sendo oportunidade excelente para o médico criar um bom vínculo médico-paciente, gerando as condições para que o paciente possa relatar suas queixas da melhor maneira possível.

Abordagens mais *holísticas*, que englobem desde aspectos clínicos até aspectos pessoais, situacionais etc.; como os realizados por determinadas classes de especialistas como homeopatas, reabilitadores, geriatras e outros, são verdadeiros exemplos, em particular no atendimento do indivíduo idoso, pois elas objetivam chegar não ao tratamento da doença e sim do doente portador de determinada doença.

Assim como as crianças não são adultos pequenos, o idoso não é simplesmente um adulto que envelheceu.

O envelhecimento, enquanto parte do ciclo da vida, constitui-se como um processo natural – e não patológico – que determina uma série de alterações fisiológicas. Tais alterações, todavia, superajuntadas podem acarretar conseqüências ou seqüelas clínicas, disfunção, incapacidade e, eventualmente algum nível de dependência.

Além disso o envelhecimento, *per se*, torna o indivíduo mais susceptível a doenças inflamatórias, infecciosas e neoplásicas, assim como, é nessa faixa etária que se encontra o maior número de indivíduos com disfunções e/ou incapacidades, seqüelas de eventos ocorridos previamente ou mesmo das doenças mais recorrentes na terceira idade.

A anamnese do idoso apresenta peculiaridades e especificidades que, em vários aspectos, acabam por diferenciá-la em termos do conteúdo e da forma de realizá-la.

A princípio é interessante que seja feita com o próprio paciente, podendo ser necessária a presença de acompanhantes, se ele assim o desejar ou, eventualmente, caso haja necessidade prática de sua presença, por exemplo, quando há distúrbios de comunicação, ou de linguagem, ou de memória, entre outros.

É importante lembrar, e a literatura é pródiga em exemplos, a influência dos aspectos culturais sobre as informações coletadas, particularmente quando se tratam de indivíduos idosos. Muitos sintomas e distúrbios funcionais, que podem ocorrer nessa faixa etária, são, em muitas culturas – mesmo entre profissionais médicos – "coisas da idade..." ou próprias da idade, quando, na verdade constituem-se sinais clínicos de processos patológicos que devem ser diagnosticados e adequadamente tratados.

Tais dados não são trazidos espontaneamente pelo paciente – ou por serem menosprezados como situações clínicas significativas ou por serem motivo de embaraço ou pudor por parte do paciente.

O médico reabilitador deve, ainda, estar preparado para adaptar a colheita dos dados às mais variadas situações, por exemplo, na presença de distúrbios de linguagem (na afasia, por exemplo), poderá realizar perguntas com respostas afirmativas ou negativas facilitando o contato.

Algumas questões funcionais são fundamentais no estabelecimento de diagnósticos de reabilitação, a saber: locomoção, *performance* em atividades básicas de vida diária, *performance* em atividades instrumentais da vida diária, atividades relativas ao trabalho doméstico (uma vez que a maioria dos idosos vive só ou com familiares e são responsáveis ou co-responsáveis pelas atividades do lar), aspectos da comunicação, da função orovegetativa, higienodietéticos, funções percepto-cognitiva e afetivo-emocional, bem como aspectos relativos à interação social (saúde social) desse indivíduo, entre outros.

Outras áreas de interesse são funções específicas, como função laborativa, atividade educacional ou de aprendizado que o paciente realize, ou ainda aspetos ambientais ou comportamentais (como, por exemplo, ocorre nos idosos que desenvolvem comportamento de risco para quedas) e, até mesmo, culturais que possam interferir de alguma forma quer na disfunção propriamente dita, quer no prognóstico reabilitativo, quer na opção terapêutica. Na população de terceira idade, os aspectos cultural e pessoal (como hábitos adquiridos, por exemplo) têm dimensão ampliada relativamente a outras faixas etárias.

Por todos esses motivos, a consulta do idoso é longa e, freqüentemente, é difícil colher todos os dados em uma única entrevista.

Na identificação devem-se colher dados importantes, como sua idade; deve-se indagar sobre sua profissão, pois estando ou não aposentado pode sofrer algum mal decorrente de seu trabalho (por exemplo, déficit auditivo ou outras seqüelas). Também na identificação podemos ter idéia de sua estrutura familiar com dados como estado civil e local e com quem habita. Dados sociais, como tipo de habitação (se mora em imóvel próprio ou com filhos, ou está institucionalizado), tornam-se relevantes à medida que influenciam, sobremaneira o quadro funcional e a possibilidade de independência do indivíduo idoso. Da mesma forma, estado civil é fundamental, já que perda de cônjuge ou de filhos são normalmente questões situacionais que impõem alterações funcionais aos idosos.

Para que se estabeleçam diagnósticos funcionais, é necessário que se avalie cada sistema em suas peculiaridades funcionais tanto por meio de interrogatório simples, do qual já se pode apreender a freqüência de quedas, por exemplo, ou dificuldades em atividades habituais etc., quanto por intermédio de exame físico detalhado com ênfase nos aspectos funcionais – exame fisiátrico – em que aspectos como: deficiência auditiva, alterações de mastigação e de equilíbrio, sobrepeso e suas repercussões na mobilidade global, deformidades articulares, pé geriátrico, aspectos da neuropsicomotricidade, coordenação, equilíbrio, propriocepção, entre outros, poderão ser diagnosticados.

Já na apresentação do idoso e na colheita de dados aspectos disfuncionais, outros já podem ser avaliados, como alterações de memória, disartrofonias (que são muito comuns e, com freqüências disfuncionais) associadas à hipotonia da musculatura da face, ou a mal-adaptação de próteses dentárias ou mesmo a alterações de voz determinadas pelas mudanças hormonais decorrentes do envelhecimento e suas conseqüências sobre as cordas vocais como rouquidão, alterações do timbre da voz etc., com variáveis graus de acometimento da comunicação e da sociabilização, como um todo.

Também a questão sensorial pode ser, numa abordagem inicial, inferida nesse momento. Deficiências auditiva e/ou visual, conseqüentes à presbiacusia e à presbiopia, já podem ser observadas nessa fase da entrevista e poderão ser mais bem investigadas no interrogatório sobre diversos aparelhos e no exame físico, pelos testes ambulatoriais específicos.

Sua locomoção também pode, de forma preliminar, ser observada nessa fase; se é um indivíduo deambulador ou não, as peculiaridades, como: se em cadeira de rodas o paciente é quem a impulsiona e se o faz de forma adequada; se apresenta marcha qual o padrão já que, em sua maioria, os idosos apresentam diminuição da velocidade da marcha, diminuição do comprimento dos passos e das passadas, alargamento de base e, por vezes, abaixamento do centro de gravidade – relacionado a distúrbios sensoriais e de equilíbrio – resultando em leve flexão de quadris e joelhos enquanto caminham.

Ainda na inspeção, aspectos mecânicos como volume abdominal, no idoso, têm particular importância. Com o envelhecimento há diminuição de massa magra e aumento da massa gorda mais concentradamente em região abdominal e de tronco. Abdomes volumosos implicam em alterações biomecânicas da marcha e de várias atividades de vida diária comprometendo o desempenho funcional global do indivíduo.

Queixa e duração do idoso muitas vezes não são únicas e quase sempre aparte as queixas álgicas, pode apresentar certa imprecisão, como acontece por exemplo nas queixas de tonturas, *mal-estares*, sensações (como a sensação de *fraqueza*, por exemplo) que, não necessariamente, fazem parte de apenas um quadro clínico.

A queixa principal deverá ser completada pela história da moléstia atual na qual é importante que se apure procedimentos médicos prévios e a atual medicação em uso, já que, é na população geriátrica – por ser, amiúde, polimedicada – que ocorrem as principais conseqüências da iatrogenia com repercussões funcionais significantes.

No interrogatório sobre os diferentes aparelhos, devemos pesquisar os aspectos que são mais comuns no idoso e que trazem repercussões funcionais, em cada sistema.

O idoso apresenta alto risco de deterioração mental como déficit de memória recente, alterações comportamentais e demência. É fundamental que o médico reabilitador tenha atenção para esses aspectos já no início de sua investigação. Vários instrumentos existem para aferição dos aspectos cognitivos no idoso, como Questionário de Avaliação Mental, o Miniexame do Estado Mental (MEEM), Medida de Independência Funcional (MIF) cognitiva, Escalas de Avaliação de Blessed (BLS), *Cambridge Mental Disorders of the Elderly Examination* (CAMDEX), *Lowenstein Occupational Therapy Cognitive Assessment* (LOTCA), para citar os mais genéricos e mais utilizados. Do ponto de vista prático, o MEEM é o mais utilizado, entre outros motivos, por ser o instrumento de mais fácil aplicação (requer pouco treinamento prévio do avaliador) e por avaliar outras áreas além de memória: orientações temporal e espacial, capacidade de registro, atenção e cálculo, linguagem e memória recente.

Os diagnósticos psiquiátricos mais prevalentes nos idosos são as síndromes ansioso-depressivas e as demências. De fato, a Organização Mundial da Saúde (OMS) estima que 30 a 35% da população acima de 60 anos, nos países industrializados, apresentam algum tipo de distúrbio mental e que um em cada dez idosos sofre de depressão. Assim sendo, é uma hipótese diagnóstica importante de ser investigada em sua anamnese e, em caso de suspeita clínica, providenciar o correto encaminhamento para aprofundar a pesquisa diagnóstica. Deve-se, ainda, na colheita de dados, procurar fatores que possam estar associados à depressão, como: doenças orgânicas depressogênicas (como dor crônica ou acidente vascular cerebral – AVC), uso de drogas que podem induzir depressão (como benzodiazepínicos ou álcool) ou alterações biológicas associadas à gênese da depressão (por exemplo, anormalidades do sono).

Distúrbios do sono são comuns entre os idosos. Ainda que algumas alterações, mesmo que detectáveis apenas em polissonografias, possam ser consideradas decorrentes unicamente do processo de envelhecimento normal (a duração do sono diminui fisiologicamente no idoso), o sono disfuncional (por exemplo a insônia – queixa comum principalmente nas mulheres idosas) é considerado patológico em qualquer faixa etária e, nos idosos, pode ser responsável por um sem-número de conseqüências, o que justifica sua pesquisa em nível de interrogatório e colheita de dados.

A deficiência visual é comum no idoso, sendo usuais as queixas de alterações do fluxo lacrimal, visão dupla, dores oculares, cefaléia e perda da visão, que decorrem principalmente de problemas oftalmológicos primários, como o glaucoma e a catarata, ou associados a doenças sistêmicas, como hipertensão arterial e diabetes melito.

Nos idosos há alta incidência de distúrbios auditivos, sendo a perda progressiva da audição para sons de alta freqüência a causa mais comum de déficit auditivo no idoso, gerando dificuldades de comunicação e riscos de depressão e isolamento social. Assim, a avaliação auditiva é imperativa e a audiometria pode ser solicitada quando necessário.

Os zumbidos associados à hipoacusia e as tonturas relacionadas a quadros vertiginosos decorrentes do envelhecimento do sistema vestibular podem ser causa de quedas, sendo também queixas freqüentes. O teste de Romberg associado a outros instrumentos de avaliação clínica do equilíbrio deve ser utilizado. Não há consenso de qual seria a melhor forma de avaliar o equilíbrio e suas disfunções como as tonturas (*falsas vertigens*), as vertigens e as lipotimias.

As provas mais utilizadas são as provas clínicas de observação – como a observação da marcha em linha reta, a pesquisa de hipotensão ortostática (muitíssimo habitual em idosos), bem como de outras causas como as tonturas de origem visual – associadas a alterações visuais – e outras de origem central ou periférica associadas a outros sintomas clínicos relativos a sua origem. Nesse sentido, a literatura é pródiga em protocolos funcionais que aferem coordenação e equilíbrio e que serão discutidos melhor na avaliação funcional do idoso.

Dentro das instabilidades posturais é fundamental que se investigue as quedas. Deve-se questionar a ocorrência destas – que são definidas como eventos inesperados nos quais o indivíduo cai ao chão – e aspectos a elas relacionados. Sabe-se que um terço dos indivíduos acima de 65 anos experimenta ao menos uma queda ao ano, assim sendo, é de interesse a freqüência dessas quedas – e é considerado idoso *caidor* aquele que apresenta mais de uma queda ao ano; onde e como ocorrem – já que a literatura mostra que mais de 80% dos idosos caem fazendo atividades que sempre fazem e que 60% deles caem dentro do próprio domicílio; e a ocorrência e a gravidade das lesões delas decorrentes – já que 75% dos idosos que caem sofrem lesões.

As quedas com freqüência estão relacionadas a multifatores, como: alteração de equilíbrio, deficiência visual, fraqueza muscular, uso de medicamentos que causam sonolência e outras causas, devendo, portanto, ser abordadas e profundamente investigadas pelo médico na anamnese e no exame físico.

No sistema tegumentar alteração freqüente é ressecamento da pele, cursando, por vezes, com solução de continuidade, principalmente em calcanhares. Ainda que a hiperqueratose plantar seja um processo fisiológico no idoso, dor calcânea associada a fissuras e/ou de calosidades é patológica e, relacionadas a sua localização, disfuncionais e com comprometimento da marcha e outras funções.

Ulcerações, embora achados comuns especialmente em membros inferiores, precisam ser pesquisadas, pois, nem sempre, aparecem como queixa espontânea, apesar de sua gravidade. As unhas apresentam-se quebradiças, espessadas e, com facilidade, evoluem com onicomicoses que pioram o espessamento do leito ungueal e dificultam os cuidados com as unhas que acabam resultando em unhas longas e sobrelevadas; nos pés acabam dificultando o calçamento e tornam-se fator de risco para quedas. Outro achado dermatológico importante são as onicocriptoses ou *unhas encravadas*, que tanto em membros superiores quanto em membros inferiores resultam em grande comprometimento funcional.

São freqüentes, ainda, outras lesões de pele, tanto as neoplásicas malignas – melanomas ou não melanomas, quanto as benignas – queratose, xeratose, lesões verrucosas, alterações de pigmentação e dermatite seborréica – que, dessa forma, devem ser pesquisadas e diagnosticadas.

A avaliação do sistema cardiovascular compreende a pesquisa de dispnéia e taquicardia de esforço, tonturas ou outras queixas e sintomas que sugiram insuficiência circulatória cerebral. Pesquisa de insuficiência vascular periférica, dos pulsos periféricos e varizes (insuficiência venosa), em particular em pés que interferem na marcha do indivíduo. Devem-se verificar as variações da pressão relacionadas às mudanças posturais, pois além da hipotensão postural ser freqüente, está relacionada às quedas e suas conseqüências.

No sistema respiratório, queixas como cansaço e *falta de ar* são usuais e podem refletir um sem-número de situações. Normalmente, o idoso já apresenta acompanhamento clínico na comunidade, porém aspectos específicos, como função mecânica da caixa torácica, influência da postura e do condicionamento muscular (musculatura primária e secundária respiratória) na função ventilatória, devem ser pesquisados pelo médico reabilitador, pois são parâmetros passíveis de tratamento reabilitativo e que influenciam, sobremaneira, no prognóstico funcional e clínico do paciente.

Os aspectos relacionados ao sistema osteomioarticular costumam ser os principais alvos de queixas e sintomas em população idosa. As dores articulares ocorrem com freqüência, em especial pela alta prevalência da osteoartrose, que é potencialmente incapacitante. Na osteoartrose, as queixas álgicas articulares são piores pela manhã, e nas articulações de carga ao ocorrer a descarga de peso.

Embora a sarcopenia do idoso seja parte do processo de senescência, fraquezas musculares disfuncionais, que impeçam o indivíduo de realizar suas atividades, são sempre patológicas. Deve-se lembrar que o tecido muscular é um dos mais plásticos do corpo humano e tem, por esse motivo, capacidade de ser treinado e fortalecido independentemente de idade, sexo ou de doença articular; nesse sentido, a avaliação de força muscular, do sinergismo entre agonista e antagonista em determinadas funções, instabilidades e deformidades articulares (principalmente em membros inferiores), retrações de partes moles, entre outras, são muito importantes.

Além disso, deformidades de coluna – que interferem no equilíbrio, restrições articulares (álgicas ou não) – como é comum em ombros e quadris, por exemplo, flexibilidade (que é medida em termos de amplitude de movimento), dismetrias etc. são parâmetros importantes, porque influenciam toda mobilidade e qualidade funcional do indivíduo idoso e devem fazer parte da investigação clínica do médico reabilitador.

A osteoporose senil também ocorre com freqüência, particularmente em mulheres após a menopausa, sendo sua principal complicação a ocorrência de fraturas pela maior fragilidade óssea associada a quedas, o que torna fundamental seu diagnóstico e estadiamento.

Dentre as queixas relacionadas aos sistemas digestivo e gastrointestinal podemos encontrar boca seca (diminuição do fluxo salivar), alteração de dentes, uso inadequado de prótese dentária, distúrbios mastigatórios e de deglutição (como incoordenação e engasgos), queixas dispépticas, refluxo gastroesofágico (principalmente entre os mais obesos) além de obstipação (achados relacionados à diminuição fisiológica da peristaltismo) e, por vezes, incontinência fecal – em especial nos idosos com depressão, demência e os submetidos à imobilização prolongada.

As hérnias tanto abdominais – conseqüência de diástase de reto abdominal – quanto as inguinais e umbelicais também devem ser pesquisadas diante de sua grande prevalência nessa faixa etária. Hemorróidas também podem estar relacionadas às dificuldades de eliminação.

Aspectos nutricionais e estado de hidratação – cujas alterações são bastante prevalentes em população idosa – necessitam quase sempre de investigação específica e de programa de adequação e orientação, especialmente entre os idosos mais incapacitados.

O sistema geniturinário e a função sexual costumam ser locais comuns de disfunção, porém dificilmente constituem queixa voluntária dos idosos; isso ocorre, talvez, por influência de questões culturais associadas; por esse motivo cabe ao médico a iniciativa de aprofundar a pesquisa e a investigação desses aspectos. Ainda que a atividade sexual tenda a diminuir com a idade, tanto por causas orgânicas quanto por causas sociais, sua investigação é tópico relevante. No homem idoso, a disfunção erétil (ou impotência) e a diminuição da libido são as principais queixas, principalmente associadas a problemas vasculares e, com freqüência, a aspectos psicossociais, cujos diagnóstico e tratamento são fundamentais para sua qualidade de vida.

Ainda no sexo masculino, podem-se encontrar retenção urinária e urgência miccional associada ou não à incontinência urinária relacionada à hipertrofia prostática benigna ou mesmo à neoplasia de próstata.

No sexo feminino, a principal queixa é a incontinência urinária de estresse e a urgência miccional relacionadas principalmente ao *relaxamento* da musculatura pélvica pós-menopausa. Causas associadas para a incontinência, porém, devem ser pesquisadas, como alterações neurogênicas (em particular entre diabéticas) e alterações psicológicas. Outras queixas habituais são: dispareunia, perda da libido e disfunção orgástica, cuja origem é multifatorial e as conseqüências interferem, significativamente, em sua auto-estima, sua auto-imagem e, em última análise, sua qualidade de vida.

A avaliação neurológica no idoso tem foco, particularmente, nos aspectos da neuropsicomotricidade, na qual estão áreas relacionadas à percepção do corpo no espaço, esquema corporal, coordenação (dismetrias, disdiadococinesias, sincinesias, discinesias), movimentos involuntários (tremor essencial, por exemplo), equilíbrio, controle sensorial (visual, principalmente), aspectos práxicos do movimento, propriocepção (mecanorreceptores articulares, plantares etc.), outros.

Tal avaliação compreende provas específicas do exame neurológico comum, além de algumas do exame funcional – em particular na avaliação dos aspectos práxicos do movimento.

Aspectos sensitivos são importantes na pesquisa da sensibilidade periférica em mãos e pés, locais freqüentes de complicações decorrentes da perda de sensibilidade tátil, térmica e dolorosa.

A avaliação da funcionalidade no idoso deve ser sempre realizada, pois representa o reflexo das diversas alterações esperadas no idoso e pesquisadas na anamnese do seu comportamento nas diversas atividades do dia-a-dia. Assim, deve-se indagar sobre como ele realiza suas atividades de vida diária (da independência até a dependência) como vestuário, higiene, deslocamento e alimentação; pesquisar as atividades instrumentais de vida diária, como uso do telefone, fazer compras, preparo de alimentos, cuidados com a casa e com a roupa, transporte e gerenciamento de dinheiro. Os métodos e os instrumentos de avaliação funcional do indivíduo idoso serão mais minuciosamente abordados em outro capítulo.

Os antecedentes pessoais e familiares deverão ser questionados, principalmente as doenças clínicas de base, cirurgias prévias e antecedentes psiquiátricos do idoso, neoplasias e doenças cardiovasculares na família.

Hábitos e vícios também devem ser pesquisados, como uso de drogas e medicamentos; lembrar que o idoso é, amiúde, vítima de iatrogenias decorrentes da polimedicação. Outros como tabagismo, etilismo (já que uso abusivo de álcool tem grande prevalência nessa faixa etária tanto entre homens quanto entre mulheres), imunizações, hábitos alimentares e a história quanto à realização de atividade física durante a vida.

Aspectos relacionados ao vestuário são muito importantes. Sabe-se que os idosos e, particularmente, as mulheres costumam utilizar calçados menores e mais estreitos do que seria o indicado, além disso, roupas justas ou largas demais costumam acarretar repercussões funcionais e aumentam o risco de acidentes e/ou quedas.

Também é fundamental que se conheça a situação socioeconômica do idoso, com intuito de se estabelecer abordagem adequada para o caso, de acordo com as possibilidades do paciente. Ainda que em nosso meio, a maioria dos idosos que vivem em comunidade seja aposentada e tenha moradia própria, são, ao mesmo tempo responsáveis pela manutenção dessa casa e quase sempre de filhos e netos que também têm dificuldades sociais.

No caso dos idosos mais dependentes, avaliar as condições e as capacitações do cuidador, bem como desconfiar de possíveis maus-tratos que não são tão raros em nosso meio.

Assim sendo, a avaliação clínica, do ponto de vista do médico reabilitador, deve vislumbrar todos os aspectos passíveis de diagnósticos disfuncionais e suas possíveis repercussões em funcionalidade, independência, autonomia e qualidade de vida do indivíduo.

BIBLIOGRAFIA

BATES, B. *Propedêutica Médica*. 7. ed. Rio de Janeiro: Guanabara Koogan, 1999. p. 22-23.
BENSEÑOR, I. M. *Semiologia Clínica*. Rio de Janeiro: Sarvier, 2002. cap. 19, p. 201-206.
BENVENUTI, F. et al. Kinematic characteristics of standing disequilibrium: reliability and validity of a posturographic protocol. *Arch. Phys. Med. Rehabil.*, v. 80, p. 278-287, 1999.
BERG, K.; NORMAN, K. E. Functional assessment of balance and gait. *Clinics in Geriatric Medicine*, v. 12, n. 4, p. 705-723, 1996.
BRILL, P. A.; COMMAN, C. B. et al. The value of strength training for older adults. *Home Care Provid.*, v. 4, n. 2, p. 62-66, 1999.
CARABELLESE, C.; APPOLLONIO, I. et al. Sensory impairment and quality of life in a community elderly population. *JAGS*, v. 41, p. 401-407, 1993.
CARVALHO FILHO, E. T. Fisiologia do envelhecimento. In: PAPALÉO NETTO, M. *Gerontologia*. São Paulo: Atheneu, 1996. p. 60-70, 1996.
CARVALHO FILHO, E. T.; ALENCAR, Y. M. G. Teorias do Envelhecimento. In: CARVALHO FILHO, E. T. *Geriatria: fundamentos, clínica e terapêutica*. São Paulo: Atheneu, 1994.
CHIOVATTO, J. Reabilitação em geriatria. In: PAPALÉO NETTO, M. *Gerontologia*. São Paulo: Atheneu, 1996.
CHIOVATTO, J.; SAMPAIO, I. C., SAITO, M. Geriatric rehabilitaion – our five year experience. *IRMA VII Abstract Book*, p. 14, 1994.
CHIOVATTO, J.; TROMBETTA, I. C. Balance and coordination in the elderly evaluation of an assessment protocol and a physical activity program. *IRMA VII Abstract Book*, p. 14, 1994.
CLARK, G. S. et al. Rehabilitation of the geriatric patient. In: DELISA, J. A. et al. *Rehabilitation Medicine: principles and practice*. Philadelphia: J. B. Lippincott, 1993.
DELBANCO, J. l. Enriching the doctor – patient relationship by inviting the patient's perspective. *Ann. Intern. Méd.*, v. 116, p. 414-418, 1992.
FERRER, M. et al. Comparison of performance based and self rated functional capacity in Spanish elderly. *American Journal of Epidemiology*, v. 149, n. 3, 1999.
FIELDS, S. D. Hystory – taking in the elderly; obtaining useful information. *Geriatrics*, v. 46, p. 26-30, 2000.
FRIED, A. V.; CWIKEL, J.; RING, H.; ELGAM – Extra-Laboratory Gait Assessment Method: identification of risk factors for falls among elderly at home. *Int. Disabil. Stud.*, v. 12, n. 4, p. 161-164, 1991.
GAL, P. L. M.; CHIOVATTO, J.; TROMBETTA, I. C. Avaliação e treinamento de coordenação e equilíbrio d população idosa em condicionamento físico. *Med. Reabil.*, v. 25, p. 16-17, 1990.
GROBLER, L. J. Back and leg pain in older adults. *Clinics in Geriatric Medicine*, v. 14, n. 3, p. 543-575, 1998.
GU, M. J.; SCHULTZ, A. B.; SHEPARD, N. T.; ALEXANDER, N. B. Postural control in young and elderly adults when stance is perturbed: dynamics. *J. Biomech.*, v. 29, n. 3, p. 319-329, 1996.
HALL, R. G. P. et al. A pattern of consulation, and functional disability in elderly patients in one general practice. *BMJ*, v. 301, p. 424-428, 1990.
HART, D. et al. Locomotor disbility in very elderly people: value of a programme for screening and provision of aids for daily living. *BMJ*, v. 301, p. 216-220, 1990.
HOMER, A. C.; GILLEARD, C. Abuse of elderly people by their careers. *BMJ*, v. 301, p. 1359-1362, 1990.
IGBAL, P.; CASTLEDEN, C. M. Management of urinary incontinence in the elderly. *Gerontology*, v. 43, p. 151-157, 1997.
IVERSON, B. D.; GROSSMAN, M. R.; SHADDEAU, S. A.; TURNER, M. E. Balance performance, force production and activity levels in noninstitutionalized men 60 to 90 years of age. *Physical Therapy*, v. 70, n. 6, p. 348-355, 1990.
KATZ, N.; ITZKOVICH, M.; AVERBUCH, S.; ELAZAR, B. Lowenstein occupational therapy cognitive assessment (LOTCA) battery for brain-injured patients: reliability and validity. *Am. J. Occup. Ther.*, v. 43, n. 3, p. 184-192, 1989.
KENNEY, R. A. Physiology of aging. *Clinics in Geriatric Medicine*, v. 1. n. 1. p. 37-59, 1985.
LORD, S. R.; BASHFORD, G. M. Shoe characteristics and balance in older women. *JAGS*, v. 44, p. 429-433, 1996.
MAKI, B. E.; MCILROY, W. E. Postural control in the older adult. *Clinics in Geriatric Medicine*, v. 12, n. 4, p. 635-677, 1996.
MAZZEO, R. S. Exercise and physical activity for older adults. *Med. Sci. Sports Exer.*, v. 30, n. 6, p. 992-1008, 1998.
MAZZEO, R. S.; TANAKA, H. Exercise prescription for the elderly: current recommendations. *Sports Med.*, v. 31, n. 11, p. 809-818, 2001.
PHILIP, I. et al. A better way to measure disability in older people. *Age Ageing*, v. 27, n. 4, p. 519-522, 1998.
POLCYN, A. F.; LIPSITZ, L. A.; KERRIGAN, C. K.; COLLINS, J. J. Age related changes in the iniciation of gait: degradation of central mechanisms for momentum generation. *Arch. Prys. Med. Rehabil.*, v. 79, p. 1582-1589, 1998.
PRINZ, P. N.; VITTIELLO, M. V.; RASKIND, M. A.; THORPY, M. J. Geriatrics: sleep disorders and ageing. *The New England Journal of Medicine*, v. 23, p. 520-526, 1990.
REFSHAUGE, K. M.; TAYLOR, D. I.; MCCLOSKEY, M. et al. Movement detection at the human big toe. *Journal of Physiology*, v. 513, n. 1, p. 307-314, 1998.
RISSANEN, A.; HELIÖVAARA, M.; KNEKT, P. et al. Risk of disability and mortality due to overweight in a finnish population. *BMJ*, v. 301, p. 835-837, 1990.
ROCCO, J. C. P. *Avaliação do Pé Geriátrico e sua Relação com Quedas*. São Paulo, 2000. Tese (Mestrado) – Faculdade de Medicina – Universidade de São Paulo.
STRAX, T. E. et al. Rehabilitating the geriatric patient: potential and limitations. *Geriatrics*, v. 6, p. 99-103, 1979.
TANNENBAUM, C.; PERRIN, L.; DUBEAU, C. E.; KUTCHEL, C. A. Diagnosis and management or urinary incontinence in the older patient. *Arch. Phys. Med. Rehabil.*, v. 82, p. 134-138, 2001.
WOO, J.; HO, S. C.; CHAN, S. G.; YUEN, Y. K. Age-associated gait changes in the elderly: pathological or physiological? *Neuroepidemiology*, v. 14, n. 5, p. 65-71, 1995.
ZWECKER, M.; LEVENKROHN, S.; FLEISIG, Y. et al. Mini-mental state examination, cognitive FIM instrument and the Lowestein occupational therapy cognitive assessment: relation to functional outcomes in stroke patients. *Arch. Phys. Med. Rehabil.*, v. 83, n. 3, p. 342-345, 2002.

CAPÍTULO 88

Avaliação Funcional

João António Martini Paula

INTRODUÇÃO

O fenômeno do envelhecimento repercute nos mecanismos de regulação homeostática e na reatividade do indivíduo, que se torna mais propenso às doenças. As alterações nos vários sistemas orgânicos, envolvendo o aparelho locomotor, o sistema cardiovascular, a visão, a audição e outros, incluindo as que resultam em perdas cognitivas, favorecem o aparecimento das situações de dependência[1-3]. Diante dessa perspectiva, a avaliação do estado de saúde das pessoas idosas deve incluir a investigação de sua capacidade funcional, entendida como a habilidade para superar os desafios do autocuidado, da vida no lar e da mobilidade[2]. Essencial no exame global do idoso, a avaliação funcional abrangente envolve o estudo de aspectos como o equilíbrio e a mobilidade, o funcionamento cognitivo e emocional, a disponibilidade e adequação do suporte familiar e social, e as condições ambientais[4]. Eles podem ser avaliados por meio de procedimentos específicos e são fatores que se relacionam à capacidade para executar com independência as atividades da vida cotidiana. Estas são avaliadas pelos vários testes ou escalas, que estudam o desempenho do indivíduo nas chamadas atividades (básicas) de vida diária (AVD), e que incluem a capacidade de banhar-se, vestir-se, alimentar-se, transferir-se do leito para cadeira ou para a posição ortostática e vice-versa, fazer a toalete pessoal e controlar os esfíncteres vesical e anal. Também há testes para avaliar a habilidade em tarefas de maior complexidade, as atividades instrumentais de vida diária (AIVD). Estas envolvem o uso do transporte, a capacidade de fazer compras, cozinhar, usar o telefone, administrar as finanças pessoais, tomar medicamentos corretamente e cuidar ou administrar os afazeres da casa. O desempenho nas AVD e nas AIVD é importante na determinação da capacidade de um indivíduo viver sozinho. Há indicações de que cerca de um quarto das pessoas com 65 anos ou mais tenha algum tipo de dificuldade nas atividades instrumentais e de que em torno da metade dos indivíduos com 85 anos ou mais apresente dificuldades nas atividades básicas da vida diária. Entre outros aspectos, um exemplo do que significa o impacto desses dados na saúde dos idosos é a probabilidade muitas vezes maior de se diagnosticar síndrome demencial entre os que são dependentes nas AIVD[2]. Existem também outras práticas, como as atividades físicas, esportivas e artísticas, a habilidade para conduzir veículos, a participação em atividades sociais ou políticas e o trabalho não remunerado na vida familiar e na sociedade, que são consideradas atividades avançadas de vida diária. Embora não essenciais para a vida independente, estão relacionadas a melhor qualidade de vida e caracterizam os idosos que as praticam como altamente funcionais[1,2]. A queixa de dificuldade na execução de uma dessas atividades, que antes era realizada sem problemas, ou mesmo o relato do idoso de que deixou de praticar uma delas, pode significar algum déficit incipiente na área cognitiva, sensorial ou física, e deve ser verificada.

Os dados fornecidos pela avaliação funcional do idoso são valiosos em várias situações: podem ser utilizados como informação de base, ou ponto de partida para o acompanhamento clínico; são úteis no diagnóstico das necessidades de cuidados e serviços específicos, incluindo, em certas circunstâncias, a indicação de hospitalização ou institucionalização; podem fazer suspeitar de possível estresse do cuidador; são potenciais marcadores da atividade de uma enfermidade específica e, ainda, auxiliam na determinação de intervenções terapêuticas[2]. Considere-se também a observação de que, na perspectiva dos idosos, seu nível de função e sua capacidade de manutenção da independência são mais importantes na determinação da qualidade de vida que os diagnósticos específicos dados por seus médicos[5].

Pretende-se neste texto comentar alguns aspectos relevantes do desenvolvimento dos métodos de avaliação funcional do idoso, apresentando também as formas mais correntemente utilizadas para esse procedimento, que é considerado parte integrante de uma cuidadosa e abrangente avaliação clínica[4,6].

DESENVOLVIMENTO DOS MEIOS DE AVALIAÇÃO FUNCIONAL DO IDOSO

A utilização da classificação funcional para pacientes com doença cardíaca da New York Heart Association, iniciada em 1928, deu início à avaliação sistemática do impacto da doença de um indivíduo em sua capacidade funcional e permanece como referência no acompanhamento evolutivo de pacientes cardiopatas, sendo utilizada para avaliar as mudanças funcionais decorrentes das doenças, dos tratamentos clínicos e das intervenções cirúrgicas[5,7-10].

Em 1948, Karnofsky, Abelmann, Craver *et al.*, ao estudarem o efeito da mostarda nitrogenada no tratamento do câncer, introduziram a utilização dos dados de auto-avaliação do paciente na determinação do seu estado funcional[5]. A partir disso se desenvolveu a escala *Karnofsky Performance Status* (KPS), com o objetivo de medir o nível de atividade e as necessidades de cuidados em pacientes oncológicos. Embora considerada confiável, e amplamente utilizada na avaliação geral da independência dos pacientes por longos anos, sua confiabilidade e sua validade foram aceitas, inicialmente, sem investigações formais. Entretanto, em 1980, Yates, Chalmer e Mckegney observaram forte correlação entre os escores da aplicação da KPS e muitas variáveis relativas à função física dos pacientes, considerando-a válida como indicador global do estado funcional do paciente com câncer[11]. Sugeriram também que essa escala poderia ser útil no seguimento de outros pacientes com doença crônica. Ela permanece em uso na avaliação de pacientes com diversos tipos de câncer e comprometimentos crônicos[12-15].

A partir da década de 1950, houve a proposição de muitos protocolos ou escalas avaliativas dos aspectos funcionais dos pacientes, enfatizando o desempenho nas AVD e, posteriormente, nas AIVD. Considerando a grande variação de protocolos existentes, Tolon, Ara, Bernardo et al. realizaram, em 1994, uma revisão bibliográfica do período de 1950 a 1992, com o objetivo de analisar as vantagens e as desvantagens dos principais protocolos de avaliação, e observar se eles exploravam as distintas categorias de incapacidade enumeradas na Classificação Internacional de Deficiências, Incapacidades e Desvantagens (CIDID), que foi recomendada pela Organização Mundial da Saúde (OMS), em 1980, em caráter de estudo, e que representou um avanço no sentido de incentivar os profissionais de saúde a valorizar as conseqüências, ou o impacto das doenças nos indivíduos[16-18]. Observaram que os cinco protocolos que mais se adaptavam à recomendação da OMS eram: *Burke Stroke Time-Orientation Profile* (BUSTOP), *Graig Handicap Assessment and Reporting Technique* (CHART), *Activity Index*, Perfil PULSES e *Long-Range Evaluation System* (LRES). Em sua análise, concluíram que o Perfil PULSES seria o ideal, mas era muito globalizador e, por conseguinte, pouco sensível às mudanças. Consideraram que protocolos como o Índice Barthel e o Índice Katz de Atividades de Vida Diária eram muito bons para avaliar esses aspectos, mas tinham como defeito a não inclusão de áreas importantes como conduta, comunicação e destreza, imprescindíveis para o desenvolvimento normal do paciente na sociedade.

Christiansen, Schwartz e Barnes, ao revisarem os muitos instrumentos designados para avaliar o desempenho no cuidado pessoal, descrevem, como merecedores de destaque, em ordem de desenvolvimento e de aparecimento na literatura, os seguintes[19]:

- O Perfil PULSES, de 1957, que foi o primeiro instrumento formal de avaliação funcional a ser amplamente utilizado, segundo esses autores, em serviços de reabilitação médica nos Estados Unidos. O acróstico é formado pelas iniciais das subseções que compreendem o instrumento total, que medem condições físicas, desempenho ao usar os membros superiores, mobilidade conforme a função dos membros inferiores, comunicação e funcionamento sensorial, desempenho dos intestinos e bexiga, bem como estado psicossocial. Dentro de cada item, notas de 1 a 4 são dadas, representando desde *nenhuma anormalidade* até *grave anormalidade*. O protocolo foi modificado em 1975, com a inclusão de um sistema de pontos e com a melhor elucidação dos critérios para definir que o comprometimento verificado é, de fato, correspondente a uma incapacidade. As pesquisas, desde então, sugerem sua utilidade na identificação de casos mais provavelmente sujeitos a mudanças no estado funcional, como em pacientes com acidentes vasculares cerebrais (AVC) e trauma raquimedular (TRM).
- O Índice Katz de Atividades de Vida Diária, publicado em 1963, e desenvolvido para estudar os resultados dos tratamentos e o prognóstico de idosos com doenças crônicas. Seu desenvolvimento baseou-se na observação das atividades desempenhadas por pacientes com fratura de quadril e avalia a independência dos pacientes para tomar banho, vestir-se, ir ao toalete, transferir-se, manter a continência esfincteriana e se alimentar. A ficha de avaliação proposta na publicação de Katz, Ford e Moskowitz usa três descritores para medir a independência nessas seis categorias[20]. O paciente é graduado em uma escala hierárquica, com notas que vão de *A* até *G* ou *outro*, segundo seu grau de independência:

- *A*: independente em todas as atividades.
- *B*: não é independente em apenas uma das seis atividades.
- *C*: não é independente apenas para tomar banho e para executar uma função adicional.
- *D*: não é independente para tomar banho, vestir-se e uma atividade adicional.
- *E*: não é independente para banho, vestir-se, ir ao toalete e uma atividade adicional.
- *F*: não é independente para banho, vestir-se, ir ao toalete, transferências e uma atividade adicional.
- *G*: se for dependente em todas as atividades.
- *Outro*: é dependente em pelo menos duas atividades, mas não é classificável como *C*, *D*, *E* ou *F*.

A escala tem um padrão ordenado, sendo a atividade de tomar banho considerada a de maior exigência, e a de se alimentar a de menor dificuldade. Assim, com grande freqüência, a pessoa capaz de desempenhar certa atividade independentemente também tem bom desempenho em tarefa graduada em nível mais baixo de dificuldade. Tem sido utilizada para acumular informações sobre a recuperação após AVC e sobre as necessidades de cuidados em pacientes com artrite reumatóide, sendo instrumento de estudo sobre a dinâmica da incapacidade no processo de envelhecimento. Brorsson e Asberg utilizaram o Índice Katz para avaliar independentemente 100 pacientes idosos do departamento de medicina interna de um hospital da Suécia[21]. A escalabilidade e a variabilidade interobservador foram testadas com a Escala Analítica de Guttman. Os resultados do estudo foram publicados em 1984, concluindo que as atividades avaliadas podem ser classificadas conforme a escala cumulativa e confiável. Os pacientes considerados independentes em AVD tiveram menor tempo de hospitalização e receberam alta para retornar ao lar com mais frequência que os dependentes, indicando a validade da escala. Um ano após as avaliações, a maior parte dos pacientes classificados como dependentes não tinha sobrevivido ou estava institucionalizada, indicando que houve bom potencial preditivo do instrumento.

- O Índice Barthel, publicado em 1965, por Mahoney e Barthel, descrito como "um índice simples de independência para graduar a capacidade de um paciente com distúrbio neuromuscular ou musculoesquelético para cuidar de si mesmo", incluindo dez itens: alimentação, transferências, deambulação, uso de escadas, vestir-se, arrumar-se, higiene, banho, controle de intestinos e bexiga[5]. A pontuação varia de zero a 100 e o sistema é ponderal, fundamentado no desempenho independente ou assistido. Assim, no item alimentação, que vale 10 pontos, a pessoa que faz a tarefa com independência recebe 10, a que necessita de ajuda para comer recebe 5 pontos nessa atividade e, a dependente, zero. Pacientes com 100 pontos são definidos como continentes, capazes de se alimentar e se vestir, andar pelo menos um quarteirão, subir e descer escadas. Pontuação máxima não significa necessariamente independência, pois as atividades instrumentais de vida diária não são especificamente contempladas na avaliação. É provável que tenha sido a avaliação de cuidados pessoais mais estudada até o final da década de 1980[19]. Estudos mostram sua boa confiabilidade e valor preditivo de reabilitação[22,23]. Segundo Granger, Dewis, Peters et al., um escore de pelo menos 60 pontos no Índice Barthel em pacientes internados está correlacionado a menor tempo de hospitalização e esse parece ser o ponto a partir do qual os indivíduos passam do estado de dependência para o de independência assistida[24]. Granger, Albrecht e Hamilton utilizaram o Perfil PULSES e o Índice Barthel para avaliar a gravidade das incapacidades e o progresso da reabilitação em uma amostra heterogênea de 307 pacientes em centros de reabilitação[25]. Os ganhos em independência funcional foram registrados até 2 anos após a admissão aos programas de tratamento. Observaram que os dois instrumentos foram suficientes para identificar a gravidade das incapacidades e sua conclusão foi de que ambos são válidos, confiáveis e sensíveis para descrever as habilidades funcionais e as mudanças ao longo do tempo. O'Toole, Goldberg e Ryan também consideraram validade concomitante ao utilizar o Índice Barthel, o Perfil PULSES e o Perfil ESCROW para avaliar o estado funcional, a necessidade de suporte social e o progresso da reabilitação de 60 amputados por doença vascular periférica, embora os domínios de avaliação de cada instrumento não fossem os mesmos[26]. DeJong, Branch e Corcoran projetaram uma pesquisa para isolar os fatores médicos, pessoais e ambientais com maior valor preditivo da habilidade de uma pessoa com lesão medular para viver com independência após a alta do programa médico de reabilitação[27]. Analisando os dados de 111 pessoas com lesão medular após alta de 10 diferentes centros de reabilitação dos Estados Unidos, observaram que os mais importantes preditores de vida independente foram o estado conjugal, a educação, as barreiras no transporte, os aspectos econômicos e a gravidade da incapacidade de acordo com a pontuação do paciente no Índice Barthel.

- O Índice Kenny de Cuidado Pessoal, de 1965, que mede seis categorias de autocuidado, incluindo mudanças de decúbito, transferências, locomoção, vestir-se, higiene pessoal e alimentação[28]. Avalia 17 itens, dentro das seis categorias, com pontuação de zero (completamente dependente) a quatro (independente) por categoria, com escore possível de zero a 24, que indica independência máxima nas AVD. Os relatos de sua utilização em pesquisas não são freqüentes, mas Donaldson, Wagner e Gresham observaram maior sensibilidade às mudanças com essa escala, comparativamente aos Índices Katz e Barthel[19,29].
- A Escala Klein-Bell de Atividades de Vida Diária, publicada em 1982. Especificamente projetada para melhorar a eficácia da avaliação considerando os pontos deficientes das escalas anteriores, ela foi apresentada com 170 itens, distribuídos em seis categorias: vestir-se, eliminação, mobilidade, banho/higiene, alimentação e comunicação[30]. A pontuação é dada em porcentagem do número de habilidades nas atividades de vida diária que o paciente pode desempenhar independentemente. Os autores observaram, no estudo de confiabilidade, concordância de 92% entre os avaliadores, mesmo sem treinamento extensivo para utilizar o instrumento. Ao compararem os escores à época da alta com a necessidade de assistência física ou orientação verbal dos pacientes cinco a dez meses após esta verificaram correlação inversa, interpretando esse dado como indicativo da validade da escala, e considerando-a merecedora de novos estudos.

Na opinião dos autores da revisão, entre as cinco analisadas, a Escala Klein-Bell parece ser a mais abrangente e a mais sensível às mudanças no estado do paciente. Ainda segundo esses autores, as escalas têm se mostrado relacionadas entre si nos resultados, o que lhes confere evidência de validade concomitante. Entretanto, em decorrência do reconhecimento das deficiências de todas elas, dois projetos governamentais foram iniciados para desenvolver medidas melhoradas de reabilitação, tanto para o processo reabilitador quanto para os propósitos de avaliar resultados dos tratamentos com potencial de adoção disseminada, sendo ambos sediados no estado de Nova York[19]. O primeiro deles foi o Projeto de Indicadores de Reabilitação, do Instituto de Medicina de Reabilitação da Universidade de Nova York, que procurou desenvolver instrumentos que descrevessem com sensibilidade o impacto da reabilitação sobre o cliente e fornecessem visão detalhada e sistemática dos benefícios da reabilitação. Esses instrumentos foram considerados globalmente flexíveis e detalhados, sendo úteis para propósitos e locais diferentes. Essa flexibilidade, porém, acabou por restringir os estudos de confiabilidade sob vários tipos de administração dos testes e impossibilitou as tentativas de padronização das escalas para uso disseminado. Ainda assim, Brown, Gordon e Diller, que publicaram os resultados desse projeto em 1984, consideraram importantes os benefícios práticos da existência de instrumentos flexíveis de avaliação. O segundo projeto governamental, desenvolvido pelo Departamento de Medicina de Reabilitação da Escola Médica da Universidade de Nova York a partir de 1983, é a medida de independência funcional (MIF). Uma revisão geral das medidas publicadas e não publicadas de independência funcional foi levada a efeito, o que permitiu a identificação dos itens dessa nova proposta de avaliação, que foi validada em 25 serviços de reabilitação nos Estados Unidos. Os resultados do projeto foram publicados por Granger, Hamilton e Sherwin, em 1986. O instrumento contempla 18 atividades/elementos, contidos em seis áreas de funcionamento:

- *Cuidados pessoais*: incluindo as atividades alimentação, cuidados com a aparência, banho, vestir a parte superior do corpo, vestir a parte inferior do corpo e asseio pessoal.
- *Controle de esfíncteres*: com as atividades controle vesical e controle do esfíncter anal.
- *Mobilidade*: incluindo as transferências cama-cadeira-cadeira de rodas, vaso sanitário e banheira/chuveiro.
- *Locomoção*: com as atividades caminhar/cadeira de rodas e escada.
- *Comunicação*: com as atividades de compreensão e expressão.
- *Cognição social*: abrangendo os elementos de interação social, solução de problemas e memória.

Cada atividade tem cotação mínima de um ponto, no caso de necessidade de assistência total para a execução da tarefa, e cotação máxima de sete, quando há independência completa para a atividade em questão, que é tipicamente realizada de forma segura, sem modificação, sem órtese ou apoio assistencial e em tempo razoável[31]. O escore máximo possível é de 126 pontos, e o mínimo de 18, pois todas as atividades avaliadas são obrigatoriamente contempladas com a nota mínima de um ponto. Trata-se de avaliação de natureza multidimensional dos fatores ligados ao sucesso da reabilitação e, desde sua publicação, diferentes pesquisas têm mostrado que a MIF é um passo importante na direção de uma escala de resultados padronizados, com o fim de colher dados de resultados funcionais nos diversos tipos de ambientes de reabilitação. Sua utilização em pacientes internados, feita na ocasião da admissão e da alta, mostra que o instrumento é sensível para captar as alterações evolutivas. Pode-se, também, avaliar separadamente as mudanças do estado de independência funcional nos 13 elementos que definem a função motora e nos cinco que avaliam a função cognitiva[32-35]. A American Spinal Injury Association (ASIA) e a International Medical Society of Paraplegia (IMSOP) têm recomendado a MIF como medida padronizada de avaliação funcional nas lesões medulares, reconhecendo-a como abordagem já amplamente utilizada nos Estados Unidos, que vem obtendo aceitação internacional[31].

Cohen e Marino[10] revisaram cinco das principais medidas do estado funcional de uso corrente na pesquisa em reabilitação: a MIF, o Índice Katz, a *Level of Rehabilitation Scale* (LORS), publicada por Carey e Posavac, em 1978, o Índice Barthel e a *Patient Evaluation and Conference System* (PECS), desenvolvida em 1979, por Harvey e Jellinek. Analisaram aspectos como o domínio, o alcance e as propriedades psicométricas desses instrumentos, utilizando-os em pacientes adultos. A avaliação das medidas foi feita com base em evidências publicadas de validade, confiabilidade, sensibilidade, dificuldades de aplicação e possíveis distorções destas. Em suas conclusões referem que o Índice Katz, o Índice Barthel e a MIF foram de relativamente breve aplicação, exigindo pouco tempo do respondente. A MIF apresentou a menor distorção e teve os melhores escores de confiabilidade, validade e responsividade. Com exceção do Índice Katz, as medidas foram desenvolvidas para acompanhar a evolução de pacientes em programa de reabilitação e a MIF apresentou os maiores escores também para esse propósito. Ao final, consideraram a MIF a melhor medida de incapacidade, mas enfatizaram a necessidade do desenvolvimento de instrumentos com responsividade e sensibilidade suficientes para rastrear as alterações que ocorrem nas incapacidades dos pacientes entre o período de reabilitação em regime de internação e o pós-alta, na comunidade.

Uma escala unidimensional, para avaliação específica das atividades instrumentais da vida diária, foi proposta por Lawton e Brody, em 1969. Essas atividades também são estudadas em outros instrumentos de natureza multidimensional, mas a escala de Lawton continua sendo muito utilizada e recomendada para a investigação das AIVD em idosos[1,36,37].

Guralnik, Branch, Cummings *et al.*, enfatizando a importância da avaliação funcional na clínica e na pesquisa gerontológica, observam que, em geral, as informações sobre a função física são obtidas por meio do relato do paciente ou de terceiros[5]. Sugerem a incorporação de medidas objetivas do desempenho físico, nas quais se solicita dos indivíduos a execução das tarefas específicas, empregando-se critérios padronizados. Comentam que muitos instrumentos avaliativos dessa natureza têm mostrado alta correlação com outras medidas do estado de saúde, com boa capacidade preditiva das necessidades de cuidados a longo prazo e de mortalidade. Entre as vantagens da utilização desses métodos citam-se: validade mais evidente de instrumentos com os quais se pode verificar a execução da atividade, maior reprodutibilidade e sensibilidade às mudanças, possibilidade de confrontar a atividade usual do examinando com sua capacidade máxima para executar a tarefa e, por fim, menor influência da função cognitiva deficiente, da educação, da língua e da cultura nos resultados do teste. Em contraposição, maior consumo de tempo na realização dos testes, necessidade de espaço e equipamento especial, exigência de treinamento do examinador e risco de lesões acidentais são pontos desfavoráveis. Também o fato de que testes simples podem não refletir o desempenho em desafios complexos, ou na adaptação ao ambiente da vida diária, é uma desvantagem.

Fleming, Evans, Weber *et al.* descrevem medidas práticas e simples de avaliação das funções físicas e psicossociais de idosos, para auxiliar os médicos de atendimento primário na detecção de problemas e no aprimoramento do cuidado aos seus pacientes[38]. Entendem que, utilizando-se apenas o julgamento clínico, déficits importantes e comuns que ocorrem nos idosos podem não ser diagnosticados. Acreditam que, por sua complexidade, ou pelo longo tempo necessário para aplicá-los, muitos instrumentos padronizados de avaliação de idosos não são práticos para uso no atendimento primário. Algumas versões condensadas e simplificadas de avaliação, como o *Functional Reach Test* (teste do alcance funcional) e o *Get Up and Go Test* (teste de levantar e andar) podem ser substitutos eficientes, em sua visão.

Uma pesquisa nacional mostrou tendência à correlação entre os resultados de testes de avaliação da mobilidade e do equilíbrio de idosos institucionalizados, pela observação direta do seu desempenho, e os verificados com a aplicação do Índice Barthel, por meio de informações fornecidas pela equipe de enfermagem da instituição e pelos próprios sujeitos da pesquisa[39]. Também se verificou nesse estudo que as alterações cognitivas, visuais e auditivas, assim como o número de diagnósticos e de medicamentos em uso, estavam associados a menor mobilidade e equilíbrio dos idosos examinados.

CLASSIFICAÇÃO INTERNACIONAL DE FUNCIONALIDADES, INCAPACIDADES E SAÚDE

A necessidade de complementação da classificação e do registro das enfermidades, já feita internacionalmente com a utilização da Classificação Internacional de Doenças e de Problemas Relacionados à Saúde (CID), no momento em sua décima versão, conduziu a OMS a desenvolver a Classificação Internacional de Funcionalidades, Incapacidades e Saúde (CIF)[16]. Ela é fruto de uma proposta inicial que dividia o entendimento do binômio lesão e incapacidade em três níveis: deficiência, incapacidade e desvantagem. A evolução desse trabalho culminou com a versão da CIF, cuja classificação tem cinco componentes: função corporal e estrutura do corpo (relacionados à doença ou à deficiência), atividade e participação social (retratando a incapacidade), e ambiente, que atua sobre incapacidade, como fator positivo ou negativo. Cada um dos cinco componentes da CIF é dividido em capítulos, que são subdivididos em um número variado de domínios. A Organização Mundial da Saúde (OMS) programou conferências internacionais para definir os descritores essenciais da CIF. Esse projeto foi coordenado por médicos do Departamento de Medicina de Reabilitação da Universidade de Munique e contou com a participação de duas médicas fisiatras brasileiras. Além de relacionar os descritores, a CIF permite quantificar os acometimentos funcional, estrutural e participativo, assim como a influência dos fatores ambientais. É uma classificação ampla, em adaptação à prática clínica. Ela pretende permitir que se faça um registro fiel da condição funcional da pessoa portadora de deficiência e será útil para profissionais de várias áreas. Um interesse especial é a sua aplicação na avaliação dos ganhos decorrentes do processo de reabilitação. Não se trata de instrumento feito para competir com as medidas de avaliação funcional correntes, mas sim de linguagem padronizada, que viabilizará uma visão abrangente do estado de saúde da pessoa e permitirá que se compare a saúde de grupos populacionais em um contexto internacional.

AVALIAÇÃO FUNCIONAL DO IDOSO – SUGESTÕES

A avaliação funcional propriamente dita envolve a investigação da independência do idoso nas atividades básicas e instrumentais de vida diária. Segundo Williams, foram importantes os trabalhos originais de Katz *et al.* ao desenvolver maneiras consistentes de avaliar as AVD e os de Lawton e Brody, ao definir as AIVD[40]. Isso resultou no desenvolvimento de muitas outras maneiras sistematizadas de avaliação que são úteis para acompanhar o tratamento de pacientes idosos. Entretanto, esse tipo de abordagem pode não ser suficiente como um guia para planos terapêuticos individuais. Portanto, é preciso que se esteja atento a detalhes que podem servir de base para recomendações específicas de serviços e tratamentos, ou seja, há que se investigar os comprometimentos que interferem na capacidade de execução das AVD e AIVD, ou estão freqüentemente associados a ela. Assim, um exame de execução rápida pode ser realizado como triagem para a detecção dos déficits visual, auditivo e cognitivo, e também para a depressão e as alterações do equilíbrio e da marcha, que são fatores predisponentes ao maior risco de quedas.

A acuidade visual pode ser testada com as tabelas de Snellen ou a de Jaeger, que dão boa noção da acuidade visual. É importante lembrar que o exame oftalmológico regular não deve ser substituído por essa triagem, pois o glaucoma, a catarata, a degeneração macular relacionada à idade e algumas outras afecções demandam avaliação específica[2].

A acuidade auditiva pode ser testada com razoável sensibilidade sussurrando-se algumas palavras à distância de 15 a 30cm do ouvido do paciente, ou mesmo falando com volume normal de voz em posição fora de seu alcance de visão[41]. Também é útil perguntar diretamente se há sensação de frustração ou constrangimento ao conhecer novas pessoas, se há dificuldade ao conversar com familiares, ao ouvir rádio, assistir à televisão e para ouvir em ambientes com maior nível de ruído. A audiometria e a referência ao especialista podem ser necessárias, mas o teste é suficiente para fins de avaliação funcional. O déficit auditivo pode estar relacionado ao isolamento social e à depressão[2].

A função cognitiva pode ser avaliada com o Miniexame do Estado Mental (MEEM)[42]. Esse teste de triagem é de rápida aplicação, avaliando áreas como orientação temporal e espacial, memória imediata e evocada, atenção, cálculo e linguagem. O escore máximo é de 30 pontos. Foi adaptado para uso no Brasil (Quadro 88.1), com a inclusão de notas de corte de acordo com o nível de escolaridade do paciente: 13 pontos para analfabetos, 18 para indivíduos com baixa e média escolaridade (de 1 a 8 anos incompletos de estudo, considerando o nível escolar atingido, e não o número de anos freqüentados) e 26 pontos para pessoas com alta escolaridade (8 anos completos ou mais de nível escolar atingido)[43]. Uma pontuação abaixo desses valores não é diagnóstica de síndrome demencial ou de confusão mental, porém é indicação para análise mais detalhada. Segundo Folstein e Folstein, a sensibilidade e a especificidade do teste são adequadas para detecção de demência em população de comunidade ou em hospital, mas as baixas pontuações não indicam necessariamente diagnóstico médico: elas podem estar associadas a estados confusionais ou depressivos importantes[44]. Considerando que a prevalência de demência dobra a cada 5 anos a partir dos 60, e que 30 a 50% das pessoas com, no mínimo, 85 anos têm algum grau de déficit cognitivo, a detecção precoce dessas alterações pode ser significante no sentido de se intervir nas causas reversíveis e planejar intervenções adaptativas, assim como para orientação aos familiares e cuidadores de idosos com quadros progressivos[2].

Embora a depressão maior não seja mais prevalente em idosos que em populações mais jovens, a sintomatologia depressiva é mais comum na terceira idade, especialmente nos doentes e nos hospitalizados[45]. Por causar grande sofrimento ao paciente e interferir em outros aspectos da sua funcionalidade, sua detecção é importante nos pacientes idosos. Um teste com apenas duas perguntas mostrou 96% de sensibilidade para detectar depressão maior em população geral e tem sensibilidade provavelmente maior em indivíduos acima de 65 anos[10]. As perguntas são:

- No último mês, você foi incomodado ou aborrecido, com freqüência, por um sentimento de tristeza, depressão ou falta de esperança?
- Durante o último mês, você freqüentemente se sentiu aborrecido pela falta de interesse ou de prazer em fazer as coisas?

Se a resposta for positiva em ambas, há indicação para investigação por intermédio de questionários mais estruturados, entre eles a Escala de Depressão Geriátrica de Yesavage, cujo formato curto é o seguinte, com as respectivas respostas esperadas para um paciente deprimido:

- Em geral, você está satisfeito com a sua vida? (não)
- Você abandonou várias de suas atividades e interesses? (sim)
- Você sente que sua vida é vazia? (sim)
- Você se sente aborrecido com freqüência? (sim)
- Você está de bom humor durante a maior parte do tempo? (não)
- Você teme que alguma coisa ruim aconteça com você? (sim)
- Você se sente feliz durante a maior parte do tempo? (não)
- Você se sente desamparado, ou sem ajuda, com freqüência? (sim)
- Você prefere ficar em casa à noite, a sair e fazer coisas novas? (sim)
- Você sente que tem mais problemas com a memória do que a maioria? (sim)

QUADRO 88.1 – Miniexame do Estado Mental (MEEM)*

Orientação
- Qual é o ano, o semestre, o mês, o dia do mês e o dia da semana? (5 pontos)
- Onde estamos (estado, cidade, bairro, hospital, andar)? (5 pontos)

Memória imediata
- Nomeie três objetos (um segundo para cada nome). Posteriormente pergunte ao paciente os três nomes. Dê 1 ponto para cada resposta correta (total de 3 pontos). Então, repita-os até o paciente aprender. Conte as tentativas e anote

Tentativas

Atenção e cálculo
Sete seriado. O examinando deve subtrair 7 de 100 e assim sucessivamente, até completar cinco operações. Dê 1 ponto para cada cálculo correto. Alternativamente, solicite para soletrar a palavra *mundo* de trás para frente, considerando o subteste com melhor desempenho (5 pontos)

Memória de evocação
Pergunte pelos três objetos nomeados anteriormente. Dê 1 ponto para cada resposta correta (3 pontos)

Linguagem
Mostre um relógio e uma caneta; pergunte o nome dos objetos. Dê 2 pontos se correto (2 pontos)
Repita o seguinte: "Nem aqui, nem ali, nem lá" (1 ponto)
Seguir o comando com três estágios: "Pegue este papel com a mão direita, dobre-o ao meio e coloque no chão" (3 pontos)
Leia e execute a ordem: FECHE OS OLHOS (1 ponto)
Escreva uma frase (1 ponto)
Copie o desenho (1 ponto)
Escore total = 30

* Adaptado da publicação original de Folstein, Folstein e McHugh, e da versão em língua portuguesa para o Brasil, proposta e estudada por Bertolucci, Brucki, Campacci et al. Para mais detalhes, sugere-se consulta aos autores citados[42,43].

- Você sente que é maravilhoso estar vivo agora? (não)
- Você considera inútil o modo em que se encontra agora? (sim)
- Você se sente cheio de energia? (não)
- Você sente que a sua situação é sem esperança? (sim)
- Você acha que a maioria das pessoas está em melhor situação que você? (sim)

Deve-se anotar um ponto para cada resposta coincidente com a esperada. Uma pontuação de 3, com tolerância de 2 pontos para mais ou para menos, é normal, ou seja, própria de indivíduos não deprimidos. O escore de 7 pontos, mais ou menos 3, pode significar depressão moderada. Um total de 12 pontos, mais ou menos 2, ocorre em indivíduos muito deprimidos[2]. Pode-se, também, utilizar o escore de 5 pontos como limite normal, supeitando-se a partir de 6[1,4]. Entretanto, não se deve depender apenas do número obtido para diagnosticar depressão, isto é, o resultado da aplicação da escala pode resultar em suspeita de um quadro depressivo que deve ser avaliado com investigação mais pormenorizada.

Equilíbrio, risco de quedas e mobilidade dos membros inferiores podem ser avaliados por meio dos testes apresentados a seguir, sugeridos por autores internacionais, sendo já utilizados e citados na literatura nacional[4,6,46].

Teste de Romberg Modificado

- *Fase 1*: em ortostática, com os pés confortavelmente separados (aproximadamente na largura dos quadris), o paciente é solicitado a elevar os membros superiores para frente, em posição horizontal, mantendo-se na posição por 10s. Se não perder o equilíbrio, repete o teste com os olhos fechados por mais 10s.
- *Fase 2*: o teste é feito com os pés juntos, lado a lado, na mesma linha, inicialmente com os olhos abertos e, se não perder o equilíbrio, com os olhos fechados.
- *Fase 3*: o exame é realizado com os pés juntos, mas agora com um deles cerca de meio pé à frente do outro (lado a lado, com um avançado). Inicialmente com olhos abertos e, se permanecer sem perder o equilíbrio, com os olhos fechados.
- *Fase 4*: com um pé alinhado atrás do outro, olhos abertos e, após, fechados.

Pode-se atribuir pontuação segundo a fase em que é interrompido o teste por impossibilidade de manutenção da posição em equilíbrio por 10s:

- *Fase 1 com olhos abertos*: zero.
- *Fase 1 com olhos fechados*: um.
- *Fase 2 com olhos abertos*: dois.
- *Fase 2 com olhos fechados*: três.
- *Fase 3 com olhos abertos*: quatro.
- *Fase 3 com olhos fechados*: cinco.
- *Fase 4 com olhos abertos*: seis.
- *Fase 4 com olhos fechados*: sete.
- *Completou sem perda do equilíbrio*: oito.

Teste do Alcance Funcional

Avalia o risco de queda. O paciente fica em ortostática, com os pés juntos, posicionado ao lado de uma parede, com um ombro próximo a ela e o membro superior correspondente elevado para frente, na horizontal, ao longo dessa parede. Marcar a posição inicial do punho na parede e solicitar que, sem tirar os pés da posição, ele incline o corpo para frente o quanto puder, avançando a mão adiante, acompanhando a parede. Marcar a distância alcançada no final da manobra, anotando o deslocamento conseguido em centímetros. Valores inferiores a 15cm são descritos como representativos de alto risco de quedas. Pode-se, também, dividir o valor conseguido pela estatura em centímetros do paciente, o que representará a proporção alcançada em relação à sua altura. Não há descrição do significado desse valor porcentual na literatura internacional, mas ele pode ser útil para comparações entre os indivíduos e para acompanhamento evolutivo do próprio paciente. Parece ser mais representativo, pois pacientes mais altos tenderão a obter maior alcance absoluto, não significando obrigatoriamente que tenham menor risco de quedas.

Teste de Levantar e Andar com Marcação do Tempo

Sentado em uma cadeira com encosto, o examinando, utilizando seus calçados regulares e seu dispositivo auxiliar de marcha, se for o caso, deve se levantar, caminhar uma distância de 3m demarcada no solo, da maneira mais rápida que a sua condição física permitir, voltar à cadeira e se sentar. Anota-se o tempo de execução da tarefa. Verifica-se que os idosos saudáveis executam o teste em torno de 10s. Um tempo acima de 15s deve alertar para possíveis alterações no estado funcional decorrentes da piora de condições clínicas variadas.

Escalas de Avaliação Funcional

Os Índices Katz e Barthel (Quadro 88.2 e Tabela 88.1) são muito citados na literatura como escalas específicas de AVD. De aplicação fácil e rápida, foram bastante pesquisados, com numerosos estudos que confirmam sua validade e confiabilidade. Segundo Cohen e Marino, entre os dois, o Índice Barthel tem a vantagem de permitir melhor acompanhamento evolutivo do paciente em reabilitação[47]. Entretanto, ainda segundo esses autores, a MIF (Quadro 88.3) é a melhor medida para avaliar a incapacidade funcional no momento, com melhor confiabilidade, validade e sensibilidade às mudanças. É também de prática e breve administração, e tem a vantagem de avaliar também aspectos cognitivos. A exigência de treinamento do aplicador é maior. Todavia, uma vez treinado, o profissional dispõe de

---

QUADRO 88.2 – Índice Katz, para avaliação das atividades básicas de vida diária (AVD)*

Atividade Independente: um ponto para cada resposta sim

- *Banho*: não recebe ajuda ou recebe somente para uma parte do corpo?
- *Vestir-se*: escolhe as roupas e se veste sem nenhuma assistência, exceto para calçar sapatos?
- *Higiene pessoal*: vai ao banheiro, usa o toalete, veste-se e retorna sem qualquer ajuda?
  (pode usar bengala ou andador como apoio e comadre ou urinol à noite)
- *Transferência*: deita-se ou levanta-se da cama, senta-se em uma cadeira, com ou sem auxílio de bengala ou andador?
- *Continência*: tem o controle do intestino e da bexiga sem acidentes ocasionais?
- *Alimentação*: alimenta-se sem ajuda, exceto para cortar a carne ou passar manteiga no pão?

* Traduzido e adaptado da versão modificada de Katz, Downs, Cash et al. O escore máximo de 6 pontos é próprio de independência nas funções básicas, sugerindo ser desnecessária a prestação de cuidados especializados no lar. O escore de 2 pontos indica dependência importante, mas geralmente com a preservação da capacidade para os itens de menor dificuldade, como alimentação e continência[48].

QUADRO 88.3 – Medida de Independência Funcional (MIF), que tem subescalas motora e cognitiva*

Níveis e pontuação

Independência
7: imediata, com segurança (completa)
6: aparelhada (modificada)

7 e 6: sem assistência

Dependência modificada
5: supervisão
4: assistência mínima (capacidade = 75% ou mais)
3: assistência moderada (capacidade = 50% ou mais)

Dependência completa
2: assistência máxima (capacidade = 25% ou mais)
1: assistência total (capacidade < 25%)

5 a 1: com assistência

Atividades

Cuidados pessoais
Alimentação:
Cuidados com a aparência:
Banho:
Vestir a parte superior do corpo:
Vestir a parte inferior do corpo:
Asseio:

Controle de esfíncteres
Controle vesical:
Controle do esfíncter anal:

Mobilidade (o aspecto avaliado é a transferência)
Cama, cadeira, cadeira de rodas:
Banheiro:
Banheira, chuveiro:

Locomoção
Caminhar/cadeira de rodas   Marcha:
                            Cadeira:
                            Escada:

Comunicação
Compreensão   Auditiva:
               Visual:
Expressão   Verbal:
               Não verbal:

Cognição social
Interação social:
Solução de problemas:
Memória: MIF total:

* É uma medida abrangente, não exige muito tempo de aplicação, é sensível às mudanças funcionais, com validade e confiabilidade bem estudadas. Para utilizá-la bem, exige-se treinamento[31,49].

Observação: a pontuação mínima para cada um dos 18 subitens é 1 e a máxima, 7. O menor escore possível é 18 e a pontuação máxima, 126. Deve-se anotar 1 para atividades nas quais o paciente não pode ser examinado em decorrência de riscos.

---

um instrumento que vem sendo utilizado internacionalmente e é tido como medida padronizada para avaliação e acompanhamento dos resultados de programas de reabilitação, especialmente de pacientes internados. Já foi traduzida para utilização em países de língua portuguesa e especificamente para o Brasil. A Divisão de Medicina de Reabilitação do Hospital das Clínicas da Universidade de São Paulo, com autorização dos autores, tem realizado cursos de treinamento para o uso da MIF[49].

Com a finalidade específica de avaliar a capacidade dos idosos nas AIVD, a escala de Lawton é recomendada. É útil empregar a pontuação para avaliação de base e para o acompanhamento evolutivo do paciente, individualmente (Quadro 88.4).

Modelo de Triagem Funcional

Johnston, William, Lyons *et al.* sugerem a utilização de uma lista simples para checar a capacidade nas AVD e AIVD e também para procurar evidências de problemas de saúde que podem afetar os pacientes idosos, como aspectos sensoriais, mobilidade de membros superiores e inferiores, risco de quedas, perda de peso, incontinência, humor deprimido e déficit cognitivo[2]. Não se trata de modelo padronizado para estudos comparativos, mas de uma lista prática de avaliação, com dez procedimentos avaliativos, capaz de direcionar o clínico para o diagnóstico e a busca da melhor resolução de problemas quase sempre enfrentados nos idosos:

- Perguntar se há alguma dificuldade visual, testar cada olho com correção (se houver), utilizando a tabela de Snellen ou a de Jaeger. Diante de resposta afirmativa quanto à dificuldade visual, ou se não for possível atingir acuidade de 20/40 no teste, indica-se avaliação oftalmológica.

- Sussurrar sentença curta à distância entre 15 e 30cm de cada orelha do paciente, fora de seu campo de visão, ou teste audiométrico, se possível. Se houver dificuldade, verificar cerume no conduto auditivo externo, podendo ser necessária a avaliação otológica.

- Solicitar ao paciente que toque a nuca com as mãos e que pegue um lápis. Caso seja incapaz de executar as

TABELA 88.1 – Índice Barthel, para avaliação das atividades (básicas) de vida diária (AVD)*

ESCALA DE ATIVIDADES BÁSICAS DE VIDA DIÁRIA – ÍNDICE BARTHEL	COM AJUDA	INDEPENDENTE
Alimentação (se a comida precisa ser cortada com ajuda)	5	10
Movimentar cadeira de rodas para a cama e retornar (inclui sentar na cama)	5 – 10	15
Toalete pessoal (lavar o rosto, pentear o cabelo, barbear-se, escovar os dentes)	0	5
Ir e voltar do toalete (segurando roupas, limpar-se, dar descarga)	5	10
Banhar-se sozinho	0	5
Andar em superfície plana (ou, se incapaz de andar, mover cadeira de rodas)	10	15
(*marcar apenas se é incapaz de andar)	0*	5*
Sobe e desce escadas	5	10
Veste-se (incluindo amarrar sapatos e manejar fechos)	5	10
Controle do intestino	5	10
Controle da bexiga	5	10
O paciente com escore de 100 pontos é continente, alimenta-se sozinho, veste-se, sai da cama e da cadeira de rodas, toma banho sozinho, anda no mínimo a distância de um quarteirão e pode subir e descer escadas. Isso não significa que ele seja capaz de viver só: pode não ser capaz de cozinhar, limpar a casa e se relacionar com as pessoas, mas é independente no autocuidado		

* Traduzido e adaptado de Mahoney e Barthel[50].

tarefas, considerar avaliações posteriores ou encaminhamento à terapia ocupacional.

- Solicitar ao idoso que se levante de uma cadeira sem utilizar as mãos para se apoiar, ande 3m, volte à cadeira e se sente. Caso sejam observados problemas importantes de marcha, ou o tempo de realização seja superior a 15s, há indicação para avaliação de equilíbrio e marcha, avaliações evolutivas, avaliação domiciliar e fisioterapia.
- Perguntar: "Você caiu alguma vez no último ano?" e "Você tem problemas para subir e descer escadas, áreas com iluminação ruim em casa, áreas de perigo de queda no banheiro ou outros riscos em casa?" A resposta positiva a alguma das questões justifica avaliação de equilíbrio e marcha, avaliação domiciliar e fisioterapia.
- Índice de massa corporal inferior a 21, ou perda de peso superior a 5%, justifica avaliação nutricional.
- Perguntar sobre perdas de urina ou acidentes ocasionais. A resposta afirmativa justifica avaliação de incontinência.
- Perguntar: "No último mês, você ficou incomodado ou aborrecido, muitas vezes, por sentimentos de tristeza, depressão ou falta de esperança?" e "Durante o último mês, foi se sentiu aborrecido por ter pouco interesse ou prazer nas coisas que faz?" A resposta positiva a essas perguntas justifica a avaliação por meio da Escala Geriátrica de Depressão de Yesavage ou outra forma estruturada de avaliação.
- Nomear três objetos, perguntando novamente os nomes após 3min. Se houver incapacidade de resposta, há indicação para Miniexame do Estado Mental.
- Perguntar sobre dificuldades para: atividades vigorosas (caminhada rápida e bicicleta), cozinhar, fazer compras, limpeza da casa, lavagem de roupas, transporte em veículo próprio ou público, controle das finanças, transferências para fora da cama, vestuário, uso do vaso sanitário, comer, andar e se banhar. Saber se ajuda é necessária e quem auxilia nas tarefas. Perguntar se o paciente utiliza dispositivos auxiliares para executar as tarefas. A resposta positiva a essas questões faz pensar na necessidade de apoio da terapia ocupacional, da fisioterapia e do serviço social.

CONSIDERAÇÕES FINAIS

Há que se ter em mente, ao iniciar a avaliação funcional de um idoso, que o objetivo dessa abordagem é identificar incapacidades ou limitações que dêem uma idéia do seu grau de risco ou fragilidade, visando definir medidas preventivas

---

QUADRO 88.4 – Atividades instrumentais da vida diária de Lawton*

ATIVIDADES INSTRUMENTAIS DA VIDA DIÁRIA DE LAWTON

1. O(a) Sr(a). consegue usar o telefone?
2. O(a) Sr(a). consegue ir a locais distantes, usando algum transporte, sem necessidade de planejamentos especiais?
3. O(a) Sr(a). consegue fazer compras?
4. O(a) Sr(a). consegue preparar suas próprias refeições?
5. O(a) Sr(a). consegue arrumar a casa?
6. O(a) Sr(a). consegue fazer os trabalhos manuais domésticos, como pequenos reparos?
7. O(a) Sr(a). consegue lavar e passar sua roupa?
8. O(a) Sr(a). consegue tomar os seus remédios na dose certa e no horário correto?
9. O(a) Sr(a). consegue cuidar de suas finanças?

Anota-se 3 pontos para cada atividade executada com independência, 2 pontos para as atividades executadas com ajuda e 1 ponto para as atividades nas quais o paciente é dependente. O escore máximo é de 27 pontos, o mínimo, de 9 e a pontuação tem significado apenas para o paciente individual, servindo como base para comparação evolutiva. As questões 4 a 7 podem ter variações conforme o sexo, podendo ser adaptadas para atividades como subir escadas ou cuidar do jardim

* Adaptado de Freitas, Berkenbrock e Machado[51].

---

e intervenções terapêuticas, sejam elas curativas ou de reabilitação. É importante lembrar que mudanças funcionais podem fornecer pistas de piora clínica ou fazer suspeitar de alguma descompensação homeostática. As mudanças do envelhecimento não ocorrem no mesmo ritmo e com a mesma intensidade em todas as pessoas, fazendo com que existam menos semelhanças entre indivíduos que hoje são idosos do que havia entre essas mesmas pessoas alguns anos atrás. Assim, ao se perceber declínio abrupto em alguma função, deve-se pensar inicialmente em doença e não em alteração causada pelo envelhecimento normal. Estando em processo de declínio da reserva fisiológica, os idosos são mais propensos às doenças, às incapacidades e aos efeitos colaterais dos medicamentos. As agressões do ambiente e das doenças são, por conseguinte, mais sentidas. O conhecimento desses fatos permite que se avalie e trate os idosos da maneira mais adequada.

REFERÊNCIAS BIBLIOGRÁFICAS

1. FREITAS, E. V.; MIRANDA, R. D.; NERY, M. R. Parâmetros clínicos do envelhecimento e avaliação geriátrica global. In: FREITAS, E. V.; PY, L.; NERI, A. L. et al. *Tratado de Geriatria e Gerontologia*. Rio de Janeiro: Guanabara Koogan, 2002. cap. 72, p. 609-617.

2. JOHNSTON, C. B.; LYONS, W. L.; COVINSKY, K. E. Geriatric medicine. In: TIERNEY JR., L. M.; MCPHEE, S. J.; PAPADAKIS, M. A. *Current Medical Diagnosis & Treatment*. 42. ed. New York: Lange-McGraw-Hill, 2003. cap. 4, p. 41-59.

3. PORTO, C. C. Anamnese. In: *Exame Clínico – Bases para a Prática Médica*. 4. ed. Rio de Janeiro: Guanabara Koogan, 2000. cap. 3, p. 20-36.

4. PORTO, C. C. Exame psíquico, avaliação das condições emocionais, tipos de pacientes e avaliação funcional do idoso. In: *Exame Clínico – Bases para a Prática Médica*. 4. ed. Rio de Janeiro: Guanabara Koogan, 2000. cap. 5, p. 125-139.

5. GURALNIK, J. M.; BRANCH, L. G.; CUMMINGS, S. R. et al. Physical performance measures in aging research. *J. Gerontol.*, v. 44, p. 141-146, 1989.

6. PEREIRA, S. R. M.; BUKSMAN, S.; PERRACINI, M. et al. Quedas em idosos. In: JATENE, F. B.; CUTAIT, R. *Projeto Diretrizes*. São Paulo: Associação Médica Brasileira e Conselho Federal de Medicina, 2002. p. 405-413.

7. GRADAUS, R.; BLOCK, M.; BRACHMANN, J. et al. Mortality, morbidity, and complications in 3.344 patients with implantable cardioverter defibrillators: results from the German ICD Registry EURID. *Pacing Clin. Electrophysiol.*, v. 26, 7 Pt 1, p. 1511-1518, Jul. 2003.

8. KEATING, G.; JARVIS, B. Carvedilol: a review of its use in chronic heart failure. *Drugs*, v. 63, n. 16, p. 1697-1741, 2003.

9. OKADA, Y.; NASU, M.; TAKAHASHI, Y. et al. Late results of mitral valve repair for mitral regurgitation. *Jpn. J. Thorac. Cardiovasc. Surg.*, v. 51, n. 7, p. 282-288, Jul. 2003.

10. BELGI, A.; YALCINKAYA, S.; UMUTTAN, D. et al. Echocardiographic predictors of hemodynamic response and significance of dyspnea development in patients with stenosis during dobutamine stress echocardiography. *J. Heart Valve Dis.*, v. 12, n. 4, p. 482-487, Jul. 2003.

11. YATES, J. W.; CHALMER, B.; MCKEGNEY, F. P. Evaluation of patients with advanced cancer using the Karnofsky performance status. *Cancer*, v. 15, n. 8, p. 2220-2204, Apr. 1980.

12. BURTON, L. A.; LEAHY, D. M.; VOLPE, B. Traumatic brain injury brief outcome interview. *Appl. Neuropsychol.*, v. 10, n. 3, p. 145-152, 2003.

13. HARRISON, B. E.; JOHNSON, J. L.; CLOUGH, R. W. et al. Selection of patients with melanoma brain metastases for aggressive treatment. *Am. J. Clin. Oncol.*, v. 26, n. 4, p. 354-357, Aug. 2003.

14. HWANG, S. S.; CHANG, V. T.; KASIMIS, B. S. A comparison of three fatigue measures in veterans with cancer. *Cancer Invest.*, v. 21, n. 3, p. 363-373, Jun. 2003.

15. LIEPE, K.; KROPP, J.; RUNGE, R. et al. Therapeutic efficiency of rhenium-188-HEDP in human prostate cancer skeletal metastases. *Br. J. Cancer*, v. 89, n. 4, p. 625-629, Aug. 2003.

16. BATTISTELLA, L. R.; BRITO, C. M. M. Classificação Internacional de Funcionalidade (CIF). *Acta Fisiátrica*, v. 9, n. 2, p. 98-101, 2002.

17. PAULA, J. A. M.; TAVARES, M. C. G. C. F.; DIOGO, M. J. D. Avaliação funcional em gerontologia. *Gerontologia*, v. 6, n. 2, p. 81-88, 1998.

18. TOLON, J. G.; ARA, M. J. T.; BERNARDO, M. J. T. et al. Protocolos valoración funcional en el discapacitado: revisión bibliográfica. *Rehabilitación*, v. 28, n. 4, p. 264-268, 1994.

19. CHRISTIANSEN, H. C.; SCHWARTZ, R. K.; BARNES, K. J. Cuidados pessoais: avaliação e controle. In: DELISA, J. A. *Medicina de Reabilitação*. São Paulo: Manole, 1992. cap. 5, p. 109-131.

20. KATZ, S.; FORD, A. B.; MOSKOWITZ, R. W. et al. Studies of illness in the aged: the index of ADL: a standardized measure of biological and psychosocial function. *JAMA*, v. 185, p. 914-919, 1963.

21. BRORSSON, B.; ASBERG, K. H. Katz Index of independence in ADL: reliability and validity in short-term care. *Scand. J. Rehabil. Med.*, v. 16, n. 3, p. 125-132, 1984.

22. HERTANU, J. S.; DEMOPOULOS, J. T.; YANG, W. C. et al. Stroke rehabilitation: correlation and prognostic value of computerized tomography and sequential functional assessments. *Arch. Phys. Med. Rehabil.*, v. 65, n. 9, p. 505-508, Sep. 1984.

23. WADE, D. T.; SKILBECK, C. E.; HEWER, R. L. Predicting Barthel ADL score at 6 month after an acute stroke. *Arch. Phys. Med. Rehabil.*, v. 64, n. 1, p. 24-28, Jan. 1983.

24. GRANGER, C. V.; DEWIS, L. S.; PETERS, N. C. et al. Stroke rehabilitation: analysis of repeated Barthel index measures. *Arch. Phys. Med. Rehabil.*, v. 60, n. 1, p. 14-17, Jan. 1979.

25. GRANGER, C. V.; ALBRECHT, G. L.; HAMILTON, B. B. Outcome of comprehensive medical rehabilitation: measurement by PULSES profile and the Barthel Index. *Arch. Phys. Med. Rehabil.*, v. 60, n. 4, p. 145-154, Apr. 1979.

26. O'TOOLE, D. M.; GOLDBERG, R. T.; RYAN, B. Functional changes in vascular amputee patients: evaluation by Barthel Index, PULSES profile and ESCROW scale. *Arch. Phys. Med. Rehabil.*, v. 66, n. 8, p. 508-511, Aug. 1985.

27. DEJONG, G.; BRANCH, L. G.; CORCORAN, P. J. Independent living outcomes in spinal cord injury: multivariate analyses. *Arch. Phys. Med. Rehabil.*, v. 65, n. 2, p. 66-73, Feb. 1984.

28. SCHOENING, H. A.; ANDEREGG, L.; BERGSTROM, D. et al. Numerical scoring of self-care status of patients. *Arch. Phys. Med. Rehabil.*, v. 46, n. 10, p. 689-697, Oct. 1965.

29. DONALDSON, S. W.; WAGNER, C. C.; GRESHAM, G. E. A unified ADL evaluation form. *Arch. Phys. Med. Rehabil.*, v. 54, n. 4, p. 175-179, Apr. 1973.

30. KLEIN, R. M.; BELL, B. Self-care skills: behavioral measurement with Klein-Bell ADL scale. *Arch. Phys. Med. Rehabil.*, v. 63, n. 7, p. 335-338, Jul. 1982.

31. AMERICAN SPINAL INJURY ASSOCIATION/INTERNATIONAL MEDICAL SOCIETY OF PARAPLEGIA – ASIA/IMSOP. *Padrões Internacionais para Classificação Neurológica e Funcional de Lesões na Medula Espinal* – Revisado 1996. São Paulo: TRB Pharma, 1999.

32. BODE, R. K.; HEINEMANN, A. W. Course of functional improvement after stroke, spinal cord injury, and traumatic brain injury. *Arch. Phys. Med. Rehabil.*, v. 83, p. 100-106, Jan. 2002.

33. CHANG, W. C.; CHAN, C. Rasch analysis for outcomes measures: some methodological considerations. *Arch. Phys. Med. Rehabil.*, v. 76, p. 934-939, Oct. 1995.

34. LINACRE, J. M.; HEINEMANN, A. W.; WRIGHT, B. D. et al. The structure and stability of the functional independence measure. *Arch. Phys. Med. Rehabil.*, v. 75, p. 127-132, Feb. 1994.

35. STINEMAN, M. G.; GOIN, J. E.; GRANGER, C. V. et al. Discharge motor FIM – function related groups. *Arch. Phys. Med. Rehabil.*, v. 78, p. 980-985, Sep. 1997.

36. RUBENSTEIN, L. Z. Instrumentos de avaliação. In: ABRAMS, W. B.; BERKOW, R. *Manual Merck de Geriatria*. São Paulo: Roca, 1995. cap. 103, p. 1268-1278.

37. NERY, A. L. *Palavras-chave em Gerontologia*. Campinas: Alínea, 2001. 136p.

38. FLEMING, K. C.; EVANS, J. M.; WEBER, D. C. et al. Practical functional assessment of elderly persons: a primary-care approach. *Mayo Clin. Proc.*, v. 70, n. 9, p. 890-910, Sep. 1995.

39. PAULA, J. A. M. *Mobilidade do Idoso: proposta para uma avaliação inicial*. Campinas, 1999, 101p. Dissertação (Mestrado) – Faculdade de Educação da Universidade Estadual de Campinas.

40. WILLIAMS, T. F. Comprehensive geriatric assessment. In: DUTHIE JR., E. H.; KATZ, P. R. *Practice of Geriatrics*. 3. ed. Philadelphia: Saunders, 1998. cap. 2, p. 15-22.

41. DUTHIE JR., E. H. History and physical examination. In: DUTHIE JR., E. H.; KATZ, P. R. *Practice of Geriatrics*. 3. ed. Philadelphia: Saunders, 1998. cap. 1, p. 3-14.

42. FOLSTEIN, M. F.; FOLSTEIN, S. E.; MCHUGH, P. R. "Mini-Mental State". A practical method for grading the cognitive state of patients for the clinician. *J. Psychiatr. Res.*, v. 12, n. 3, p. 189-198, Nov. 1975.

43. BERTOLUCCI, P. H. F.; BRUCKI, S. M. D.; CAMPACCI, S. R. et al. O mini-exame do estado mental em uma população geral: impacto da escolaridade. *Arquivos de Neuropsiquiatria*, v. 52, n. 1, p.1-7, 1994.

44. FOLSTEIN, M. F.; FOLSTEIN, S. E. Exame do estado mental. In: ABRAMS, W. B.; BERKOW, R. *Manual Merck de Geriatria*. São Paulo: Roca, 1995. cap. 80, p. 993-997.

45. STEFFENS, D. C.; SKOOG, I.; NORTON, M. C. et al. Prevalence of depression and its treatment in an elderly population: the Cache County study. *Arch. Gen. Psychiatry*, v. 57, n. 6, p. 601-607, Jun. 2000.

46. PAULA, J. A. M.; DIOGO, M. J. D.; TAVARES, M. C. G. C. F. Mobilidade do idoso: proposta para uma avaliação inicial. *Medicina de Reabilitação*, v. 52, p. 7-12, Jan/Abr, 2000.

47. COHEN, M. E.; MARINO, R. J. The tools of disability outcomes research functional status measures. *Arch. Phys. Med. Rehabil.*, v. 81, suppl. 2, p. 21-29, Dec. 2000.

48. KATZ, S.; DOWNS, T. D.; CASH, H. R. et al. Progress in the development of the index of ADL. *Gerontologist*, v. 10, n. 1, p. 20-30, 1970.

49. RIBERTO, M. Curso de capacitação para uso da medida de independência funcional – MIF. *Divisão de Medicina de Reabilitação – HC-FMUSP*, 2003.

50. MAHONEY, F. I.; BARTHEL, D. W. Functional evaluation: the Barthel Index. *Md. State Med. J.*, v. 14, p. 61-65, Feb. 1965.

51. FREITAS, E. V.; BERKENBROCK, I.; MACHADO, J. C. B. Apêndices. In: FREITAS, E. V.; PY, L.; NERI, A. L. et al. *Tratado de Geriatria e Gerontologia*. Rio de Janeiro: Guanabara Koogan, 2002. p. 1140-1154.

CAPÍTULO 89

Neuropsiquiatria no Idoso – Avaliação e Diagnósticos Cognitivos e Emocionais e seus Aspectos Reabilitativos

Cristiane Isabela de Almeida • Flávio Antonio Amarante Rodrigues

A avaliação fisiátrica do paciente idoso, com ou sem diagnóstico associado de incapacidade física, deve se ater inicialmente a abordar os aspectos cognitivos e emocionais do indivíduo, os quais freqüentemente determinam seu prognóstico funcional.

Cabe ao médico fisiatra, em sua avaliação inicial, fazer um rastreamento de todas as funções cognitivas, suspeitar das áreas de déficit e solicitar a avaliação neuropsicológica, com especial atenção para uma ou mais funções mentais, a fim de tornar o teste um instrumento individualizado, preocupando-se não somente com o diagnóstico, mas também com as possibilidades de tratamento.

De posse de tais informações, será ele o guia da equipe interdisciplinar, traduzindo as alterações cognitivas a cada área de tratamento, planejando com o terapeuta o impacto daquele déficit nas atividades motoras e de vida diária, comunicação, estudos, atividade profissional e relacionamento social e afetivo.

AVALIAÇÃO NEUROPSICOLÓGICA

O neuropsicólogo, profissional que cada vez se faz mais necessário na equipe interdisciplinar de reabilitação de lesados cerebrais, é um psicólogo especializado na aplicação de princípios de avaliação e intervenção, fundamentados no estudo científico do comportamento humano e na sua relação com o funcionamento normal e anormal do sistema nervoso central, provendo diagnóstico e intervenção[1].

A avaliação neuropsicológica deve ser um instrumento utilizado com cautela, após investigação detalhada da história clínica do paciente, que considera o aparecimento e a evolução dos sintomas, o curso e a história da perda das funções e a presença de doenças associadas como hipertensão arterial, acidente vascular cerebral, arritmias cardíacas, diabetes ou outras alterações endócrinas e psiquiátricas, como psicose e depressão.

É necessário que identifiquemos o perfil do funcionamento cognitivo atual do indivíduo, por meio de testes específicos, sensíveis e de aplicação sistemática, que diferenciem déficits primários de secundários e levando-se em consideração idade, escolaridade e cultura do paciente.

A idade, por si só, pode provocar mudanças sensoriais que afetam principalmente a visão e a audição, o que alterará o modo como o indivíduo lida com as informações, podendo influenciar negativamente os testes neuropsicológicos, resultando em conclusões equivocadas se não forem percebidas e compensadas quando possível[2].

Tendo-se um diagnóstico mensurável das disfunções cognitivas encontradas, tal instrumento assume importância ainda maior quando podemos compará-lo aos resultados obtidos durante e após o tratamento de reabilitação global ou especificamente neuropsicológica, avaliando a progressão dos déficits ou a eficiência terapêutica[3].

Dependendo da etiologia da lesão, observaremos declínio global do funcionamento cognitivo ou déficits em áreas específicas. No caso de idosos, obrigatoriamente devem-se avaliar: atenção, iniciativa, construção, linguagem e memória[4].

DÉFICITS DA ATENÇÃO

Presentes nas lesões de hemisfério não dominante, preferencialmente em fases iniciais de lesões adquiridas localizadas; caracterizam-se por déficit na percepção visual, auditiva, sensitiva ou motora, que, em grau extremo, se expressa pela falta de percepção do defeito ou anosognosia. Felizmente, resta como seqüela definitiva na minoria dos casos, já que representa fator de mau prognóstico de reabilitação global.

Deve-se fazer o diagnóstico diferencial com transtornos como desmotivação e depressão, com uso de medicação sedativa e com distúrbios de linguagem com compreensão prejudicada.

DISTÚRBIOS GESTUAIS

Apraxias e dispraxias são distúrbios na execução de seqüências de gestos com intenção, na ausência de déficit motor ou de sensibilidade; apresentam-se em graus variados e um mesmo indivíduo pode manifestar várias modalidades, o que confunde a avaliação do examinador menos experiente. Presente em lesões do hemisfério dominante, exceto pela apraxia do se vestir.

- *Construtiva*: inabilidade de fazer quebra-cabeças, desenhos em papel e com palitos, montagem de cubos.
- *Espacial*: inabilidade de fazer e interpretar mapas, itinerários, seqüências, localização de direita/esquerda em si mesmo e no outro.
- *Gestual*: dificuldade na execução de gestos simples, espontâneos ou por imitação; executa melhor em contexto adequado.
- *Apraxia ideomotora/ideatória*: dificuldade na seqüência de gestos simples que representam uma ação; mais fácil executar com apoio de objetos concretos; o paciente precisa planejar antes a seqüência motora.

- *Apraxia do se vestir*: dificuldade na seqüência de gestos utilizados na colocação e retirada de roupas.
- *Apraxia de marcha*: dificuldade na execução da seqüência de movimentos que resultam na marcha; dificuldade em planejar atividades motoras como rolar, sentar, ajoelhar e engatinhar.
- *Apraxia oral*: dificuldade na execução de movimentos voluntários de boca e língua, às vezes interferindo na fala e na deglutição.

DÉFICITS DA LINGUAGEM

Este é um ponto fundamental na avaliação do idoso, já que além das lesões que envolvem o hemisfério dominante, o declínio intelectual nas doenças degenerativas se manifesta pelo empobrecimento na capacidade do indivíduo se comunicar, por lentidão no raciocínio e na abstração, déficits na competência de expressão e compreensão da linguagem falada ou escrita.

É fundamental que se estabeleça, no início do contato com o paciente, seu provável grau de compreensão, sem o qual outras provas de avaliação ficam prejudicadas e sem valor.

DÉFICITS DA MEMÓRIA

É um dos tópicos mais importantes da avaliação cognitiva do idoso, quando se pode diferenciar declínios decorrentes da idade e processos degenerativos em fase inicial de instalação. Trata-se de queixa espontânea, em consultórios, pelo próprio paciente (metamemória) ou pelos familiares.

Em casos de doenças degenerativas, é o primeiro sintoma a se manifestar, com disnomias seguidas mais tardiamente de alterações visuoespaciais e, por fim, afetando funções executivas.

Em indivíduos com doenças sistêmicas potencialmente lesivas para o cérebro, como hipertensão arterial sistêmica e diabetes, observa-se também declínio cognitivo leve, um quadro intermediário entre a normalidade e a demência, sendo este mensurável e sutil, não interferindo negativamente nas atividades de vida diária, podendo estar presente somente na memória ou em outras áreas[5,6].

Deve-se avaliar a capacidade de armazenamento de informações a curto prazo, para palavras e dígitos, a memória operacional (*working memory*) que atua na manipulação das informações armazenadas e a memória a longo prazo, que avalia períodos precedentes de horas a meses, na evocação de uma história; para isso é necessário que se faça uma codificação (classificar um evento, armazená-lo e recuperá-lo). No idoso é importante que o examinador gere sempre estratégias auxiliares de codificação, para que se faça uma memorização eficiente[7].

Deve-se avaliar, ainda, a capacidade de evocação de estímulos sensoriais, visuais, auditivos, olfativos e cinestésicos. A memória semântica ou memória de conceitos apresenta pouco declínio com a idade e é afetada mais tardiamente nas demências.

Avaliação ideal deve contemplar: amplitude de retenção imediata, a retenção de curto prazo com interferência, aprendizagem (capacidade de retenção imediata e evocação) e evocação de material aprendido recentemente a longo prazo[8].

DISFUNÇÕES EXECUTIVAS

Inabilidade cognitiva em lidar com as situações flutuantes e ambíguas do relacionamento social, sem que o indivíduo tenha a organização mental necessária, conduta apropriada, responsável e efetiva[8].

Avalia o planejamento e a capacidade de adaptação às diferentes situações sociais de forma objetiva, a capacidade e a efetividade em lidar com duas situações simultaneamente de forma efetiva; de difícil avaliação em ambiente de teste, às vezes passam desapercebidas.

ALTERAÇÕES DO COMPORTAMENTO

Essas alterações dependem do tipo, local e tempo da lesão; manifestam-se por: falta de iniciativa, interesse, tristeza, isolamento, depressão ou comportamento exacerbado com agitação, agressividade, ansiedade, labilidade emocional, falta de crítica, pânico ou manifestações psicóticas.

Torna-se fundamental o trabalho em conjunto com o psiquiatra, que conduzirá a terapêutica medicamentosa, buscando aliar poucos efeitos colaterais, pouca interação medicamentosa e melhora na *performance* cognitiva.

REABILITAÇÃO NEUROPSICOLÓGICA

Aplica-se a todos os indivíduos que sofreram perdas nas funções cognitivas por distúrbios neurológicos, psiquiátricos ou decorrentes do envelhecimento.

O objetivo é melhorar a qualidade de vida dos indivíduos e de suas famílias, conhecendo, aceitando, convivendo, compensando e, se possível, reduzindo o impacto que as disfunções cognitivas causam no dia-a-dia.

Não se tem como meta a restauração de funções, mas sim a adaptação do paciente às novas limitações, sempre que possível, visando não apenas à *reabilitação cognitiva*, que se preocupa em melhorar o desempenho de tarefas que demandam funções cerebrais determinadas (muito importante para pesquisas), mas sim à *reabilitação neuropsicológica*, que, além da melhora cognitiva, prioriza o indivíduo como um todo e se baseia em sua qualidade de vida. Técnicas e estratégias são construídas para cada caso e existem testes padronizados para a avaliar e acompanhar a reabilitação[3,9].

Utilizam-se, nesse treino, instrumentos como agendas, gravadores, *pagers*, computadores, revistas e jogos, auxiliando o processo de reabilitação.

INTERVENÇÃO PSIQUIÁTRICA

Nos últimos anos, vários trabalhos foram publicados com objetivo de avaliar novos fármacos empregados no tratamento das demências, embora muitos tenham sido testados, ainda não podemos efetivamente concluir que consigam interromper a síndrome demencial ou sua progressão.

Entre os fármacos mais recentes, os inibidores da colinesterase têm desempenhado importante papel no tratamento dos sintomas cognitivos dos pacientes com quadros demenciais, sendo atualmente bastante utilizados em quadros demenciais independentemente de sua etiologia[10].

Da mesma forma, o tratamento psiquiátrico dos sintomas secundários visa apenas melhorar as condições de vida dos pacientes, não podendo efetivamente alterar o curso da doença. Os sintomas encontrados com mais freqüência são os psicóticos e os depressivos, e muitas vezes constituem os primeiros sintomas das demências.

No caso dos fármacos inibidores da colinesterase, o primeiro utilizado foi a tacrina, com melhora dos sintomas cognitivos das demências, mas que apresentava hepatotoxicidade bastante elevada e sintomas colinérgicos como náuseas vômitos e diarréia freqüentes. Com a alta incidência de efeitos colaterais, a tacrina acabou sendo rapidamente substituída por novas classes de inibidores de colinesterase.

O primeiro deles foi o donezepil, que apresentou, em estudos clínicos, melhora significativa dos sintomas cognitivos e baixa, porém, ainda, dose dependente e incidência de efeitos colaterais; em seguida, surgiu a rivastigmina, com perfil semelhante ao anterior[11].

Outro inibidor é a galantamina, inibidor da acetilcolinesterase e pequena atividade inibitória da butirilcolinesterase, apresentou melhora dos aspectos cognitivos e diminuição da avaliação de incapacidade por demência; quanto aos efeitos colaterais são similares aos anteriores[12,13].

Outros tratamentos com uso de piracetam, CCP colina, hidergina, mostram ser promissores, porém não apresentam estudos mais longos ou detalhados de sua eficácia. Alguns estudos com selegilina exibem melhora da memória, mas com poucas respostas em outros aspectos cognitivos[14].

Nos casos de demência vascular (DV), o uso de *Ginkgo biloba* também evidencia respostas, mas não encontramos trabalhos suficientes para indicar seu uso.

Pacientes com demência quase sempre manifestam sintomas psicóticos, como delírios auditivos e persecutórios; nesses casos, devemos utilizar medicamento neuroléptico preferencialmente atípico, pela menor incidência de efeitos colaterais, e sempre em pequenas doses[15]. Dentre eles, os mais utilizados são risperidona e clozapina; no primeiro caso inclusive por ter apresentação oral que muitas vezes facilita seu uso.

Com maior freqüência ainda, em particular em pacientes com DV, encontramos sintomas depressivos geralmente graves, razão pela qual minuciosa avaliação deve ser realizada inicialmente para diagnostico diferencial[15].

Esses pacientes necessitam do uso de antidepressivos, por vezes em doses elevadas, sendo fundamental acompanhamento em decorrência dos efeitos colaterais.

A escolha do fármaco recai preferencialmente nos inibidores seletivos da recaptação de serotonina (ISRS), como fluoxetina, sertralina, citalopram, escitalopram e venlafaxina, mais utilizados nesses tratamentos. Nos casos de DV, o uso de antidepressivos melhora consideravelmente os aspectos cognitivos e a iniciativa do paciente, o que facilita inclusive o aproveitamento em outras terapias aplicadas. Os fármacos tricíclicos constituem medicações de segunda escolha nesses casos, em razão de sua maior incidência de efeitos colaterais (anticolinérgicos)[16]. Os mais empregados são: amitriptilina, clomipramina, nortriptilina.

Tratamentos psicoterápicos normalmente indicados são os cognitivo-comportamentais, os demais apresentam pouca ou nenhuma resposta.

REFERÊNCIAS BIBLIOGRÁFICAS

1. The Clinical Neuropsychologist. Special Issue. v. 3, p. 22.
2. STROUSE, A. L.; DE CHICCHIS, A. R.; BESS, F. H. Age related differences in naming latency. *American Journal of Psychology*, v. 90, p. 499-509, 1997.
3. WILSON, B. A. Reabilitação nas deficiências cognitivas. In: NITRINI, R.; CARAMELLI, P.; MANSUR, L. L. (eds.). *Neuropsicologia: das bases anatômicas à reabilitação*. São Paulo, 1996. p. 315-329.
4. MESULA, M. M.; WEINTRAUB, S. Spectrum of primary progressive aphasia. *Bailiièrés Clinical Neurology*, v. 1, n. 3, p. 583-609, 1992.
5. PETERSEN, R. C.; SMITH, G.; WAING S. C.; KOKMEN, E.; IVNIK, R. J.; TANGALOS, E. C. Mild cognitive impairment. *Archives of Neurology*, v. 56, p. 303-308, 1999.
6. PETERSEN, R. C.; SMITH, G.; KOKMEN, E.; IVNIK, R. J.; TANGALOS, E. C. Memory function in normal aging. *Neurology*, v. 42, p. 396-401, 1992
7. SHAW, R. J.; CRAIK, F. I. M. Age differences in predictions and performance on a cued recall task. *Psychology and Aging*, v. 4, p. 131-135, 1989.
8. LEZAK, M. D. Memory tests. In: *Neuropsychological Assessment*. New York: Oxford University Press, 1995. p. 429-498.
9. WILSON, B. A. Cognitive Rehabilitation: how it is and how it might be. *Journal of the International Neuropsychological Society*, p. 487-496, 1997.
10. CHAVES, M. L. F. *Diagnóstico Diferencial das Doenças Demenciantes*. São Paulo: Atheneu, 2000. p. 81-104.
11. BIRKS, J.; MELZER, D. *Donepezil for Mild and Moderate Alzheimer's Disease*. Oxford: Update Software, 2001.
12. BIRKS, J.; EVANS, G. et al. *Rivastigmine for Alzheimer´s Disease*. Oxford: Update Software, 2001.
13. HARVEY, A. L. The pharmacology of galanthamine and its analogues. *Pharmacy Ther.*, p. 113-128, 1995.
14. ALMEIDA, O. P.; BARCLAY, l. Hormones and their impact on dementia and depression: a clinical perspective expert opin. *Pharmacother.*, v. 2, p. 527-535, 2001.
15. AMERICAN PSYCHIATRIC ASSOCIATION. *Diagnostic and Statistical Manual of Mental Disorders (DSM IV)*. 143-7 – 1994.
16. CARAMELLI, P.; NITRINI, R. *Conduta Diagnóstica em Demências – Depressão e Demência no Idoso*. São Paulo: Lemos, 1997.

BIBLIOGRAFIA COMPLEMENTAR

FORLENZA, O. V.; CARAMELLI, P. *Neuropsiquiatria Geriátrica*. São Paulo: Atheneu.

CAPÍTULO 90

Quedas e Fraturas

Jailene Chiovatto Parra Rocco

QUEDAS

Apesar das inúmeras pesquisas realizadas nos últimos anos sobre quedas em população idosa e suas repercussões, elas continuam sendo importantíssimo e complexo problema de saúde.

Além de sua importância no tocante à saúde e à qualidade de vida dos indivíduos idosos, constituem-se, hoje, sérios problemas de saúde pública com substancial impacto em todo o sistema de saúde.

Estima-se que aproximadamente 30% dos indivíduos acima de 65 anos apresentam ao menos uma queda ao ano. Essa porcentagem tende a 40% para indivíduos acima de 75 anos e praticamente ultrapassa os 40% em octagenários, quando suas conseqüências também são mais graves.

Lesões graves são comuns em 15% das quedas e destas 75% são fraturas.

É fundamental lembrar que as quedas estão relacionadas a altos níveis de mortalidade e morbidade; na verdade, elas são a principal cauda de morbidade e mortalidade relacionadas a traumas em idosos.

Aqueles idosos que sobrevivem à queda – que pode ser, *per se*, fatal – podem exibir restrição de sua atividade, lesões de partes moles ou, até mesmo fraturas que os limitam e, com alguma freqüência, determinam dependência.

Além disso, estatisticamente, 25% dos indivíduos idosos que experimentam queda, desenvolvem medo de novas quedas, o que pode funcionar como grave limitante funcional, determinando níveis variáveis de dependência.

Quedas podem ser definidas como eventos inesperados, nos quais o indivíduo cai ao chão; isto exclui conseqüências de acidentes automobilísticos e violência doméstica.

A literatura demonstra que com relação à situação de queda, 80% dos indivíduos caem realizando algo que fazem freqüentemente, ou seja, em suas atividades rotineiras; 60% deles caem dentro de casa; 57% desses indivíduos apresentam queda para frente e 43% caem escorregando ou tropeçando.

Nas estatísticas nacionais, foi demonstrado que 75% dos idosos caem em sua própria residência e 46% das fraturas domiciliares ocorrem no trajeto quarto-banheiro à noite.

Quanto ao âmbito da reabilitação, o aspecto crucial dessa atuação é o diagnóstico de qual(is) idoso(s) apresenta(m) risco para quedas e porquê; isto é, quais os fatores de risco para quedas envolvidos e que comprometem a segurança desse indivíduo, de forma a elaborar estratégias e/ou programas terapêuticos no sentido de controlar os fatores de risco e prevenir a ocorrência de quedas ou, ao menos, minorar suas conseqüências.

Didaticamente, os fatores de risco podem ser divididos em fatores intrínsecos – aqueles relacionados ao indivíduo e suas atividades funcionais e fatores extrínsecos – aqueles relacionados ao ambiente.

Fatores Intrínsecos

Perfil Socioeconômico

A literatura mostra que há um perfil significativamente delimitado, que indica quais idosos apresentam mais risco para quedas.

Gênero

Sabe-se que até os 75 anos de idade os indivíduos do sexo feminino caem quase duas vezes mais freqüentemente do que os do sexo masculino. Após os 75 anos, a proporção de caidores tende à igualdade em ambos os sexos.

Idade

Idosos mais velhos caem mais vezes que os mais novos, ou seja, a ocorrência de quedas aumenta com a idade.

Institucionalizados

A literatura confirma que indivíduos institucionalizados caem com mais freqüência; uma das explicações possíveis seria o fato de esses indivíduos apresentarem mais fatores de risco relacionados à queda do estado geral e piores condições de saúde do que aqueles que vivem na comunidade.

Histórico Clínico

- Polimedicação: indivíduos que fazem uso de vários medicamentos são mais propensos a quedas, em particular os que utilizam opiáceos, sedativos, benzodiazepínicos, antidepressivos, anti-hipertensivos (principalmente diuréticos).
- Uso de álcool ou outras drogas.
- Déficit funcional: indicadores de perda de mobilidade e de declínio funcional, como dependência em uma ou mais de suas atividades de vida diária.
- Histórico de queda anterior: principalmente se da queda resultar alguma seqüela, como lesões de partes moles ou fraturas.
- Histórico de internação recente.
- Disfunção cognitiva.
- Depressão.
- Incontinência urinária.
- Hipoacusia.
- Uso de meio auxiliar de marcha.
- Alguns pesquisadores sugerem que indivíduos com sobrepeso caem mais, porém não há consenso na literatura.

Instabilidade Postural

O termo instabilidade postural, embora amplamente utilizado pelos autores quando se referem a quedas, ainda não está claramente definido. Pode-se dizer que se refere a todas as circunstâncias que, de alguma forma, comprometam a estabilidade do indivíduo em sua mobilidade, suas funções motoras e, mais especificamente, na marcha.

Ele engloba desde os aspectos práxicos do ato motor – tanto nas atividades motoras mais simples como nas mais complexas, como a marcha – até aspectos neuromotores, biomecânicos ou mesmo proprioceptivos, que possam, de alguma forma, comprometer a execução de determinado movimento ou função.

As alterações práxicas relacionadas ao envelhecimento fisiológico e os aspectos da neuropsicomotricidade, como esquema corporal, controle motor, coordenação, equilíbrio, entre outros, que também se apresentam em diferentes graus deficitários com o envelhecimento, acabam por induzir respostas motoras menos precisas, lenteadas e, quase sempre insuficientes para regulação do ato motor, particularmente em atividades de maior complexidade como são as transferências posturais e a marcha.

Diante da importância desses sistemas na estabilização do movimento e prevenção de quedas, sua avaliação é essencial e deve constar da abordagem clínica do indivíduo idoso. Testes ambulatoriais práticos para aferição de praxias, provas clínicas de propriocepção (prova do hálux, pesquisa de mecanorreceptores plantares, déficit visual etc.), entre outros, são propedêutica básica para avaliação do risco de quedas.

Alterações neuropsicomotoras como alterações proprioceptivas: alteração do esquema corporal, percepção do corpo no espaço, deficiência dos mecanorreceptores articulares – particularmente aqueles de coluna cervical e tornozelo –, são comuns em especial naqueles indivíduos que experimentaram mudanças no peso corporal (ganho ou perda ponderal recente) ou aqueles que apresentam afecções ortopédicas que interferiram sobremaneira no padrão de marcha que conheciam.

A combinação dessas alterações, somada ao fato de que no envelhecimento há perda fisiológica da velocidade de condução nervosa que culmina com a lentação das respostas motoras, por exemplo, as reações automáticas de equilíbrio, acabam por determinar, entre outras, respostas adaptativas no padrão de marcha desses indivíduos, alterando a biomecânica da marcha normal.

Marcha segura e confiável é um, senão o mais importante, dos aspectos envolvidos no desempenho funcional do indivíduo e a qualidade da marcha apresenta relação direta com a qualidade de vida dos indivíduos.

Há, como achado clínico na observação do idoso, diminuição da velocidade da marcha e, em geral, o alargamento concomitante da base de sustentação. Outros achados adaptativos podem incluir: redução do tamanho dos passos, flexão de tronco (como tentativa de estabilização), semiflexão de membros inferiores (rebaixando o centro de gravidade para promover maior equilíbrio) ou, ainda, tentativa de apoio de membros superiores – idosos que se utilizam de móveis, paredes etc. para apoiar enquanto caminham.

Do ponto de vista biomecânico, pode ocorrer ainda a diminuição da dorsoflexão do pé durante a marcha, que determina propensão do idoso a tropeçar em pequenos desníveis no solo.

Ainda dentro das instabilidades posturais, há que se lembrar da perda gradual de mobilidade cervical e principalmente de tronco, o que faz com que as reações de equilíbrio na posição em pé sejam predominantemente distais – utilizando basicamente movimentos de membros superiores e inferiores, em vez do tronco e, portanto, menos efetivas.

Outras Causas

- Alteração de tônus muscular: como ocorre nos indivíduos com espasticidade (como em hemiplégicos), rigidez (como no parkinsonismo ou na doença de Parkinson) ou portadores de quadros com variação de tônus (como em portadores de coréia de Huntington ou outros quadros coreoatetóides).
- Alterações de equilíbrio: como ocorre nas deficiências visuais, quadros cerebelares, quadros vestibulares, tonturas ou vertigens, déficit proprioceptivo etc.
- Disfunção musculoesquelética: perda de força muscular, quadro álgico em coluna lombossacra ou em membros inferiores, artropatia degenerativa, instabilidade articular, déficit de mobilidade articular principalmente em coluna cervical, tronco e tornozelos, déficit de mobilidade em membros superiores (por quadros álgicos, por exemplo), doença ortopédica em membros inferiores (osteoartrose, por exemplo), histórico de cirurgia ortopédica anterior (artroplastias, por exemplo), histórico de intervenção ortopédica anterior (como fraturas ou cirurgias), claudicação de qualquer origem, problemas nos pés (quadros álgicos, calosidades, déficit proprioceptivo, unhas longas, onicomicoses ou espessamento ungueal, hálux valgo, outras deformidades dos dedos etc.).
- Seqüela neurológica: hemiplegia, doença de Parkinson, disfunção cerebelar, neuropatia periférica etc.
- Outras disfunções da marcha.
- Hipotensão postural.
- Arritmias cardíacas.
- Disfunção gastrointestinal.
- Diabetes.
- Outros.

Fatores Extrínsecos

Os fatores extrínsecos têm fundamental papel na gênese das quedas, em particular quando não são percebidos pelo indivíduo idoso como fator de risco. Deve-se lembrar que mais de 50% das quedas ocorridas dentro de casa acontecem nos deslocamentos de um ambiente a outro e sob a influência de fatores ambientais.

Os mais comumente citados são:

- Móveis instáveis, principalmente se muito próximos ou em áreas de passagem.
- Tapetes soltos e/ou com dobras, carpetes com áreas mal-adaptadas.
- Escadas sem corrimãos, assimétricas, com problemas de iluminação ou demasiadamente inclinadas (idem para rampas).
- Pisos molhados, encerados ou que estejam escorregadios por qualquer motivo.
- Iluminação insuficiente ou demasiada: que provoca reflexos e cegueira momentânea.
- Tacos ou tábuas soltas no chão.
- Objetos soltos pelo chão como brinquedos infantis (dos netos) ou objetos de decoração de pequeno porte, por exemplo.
- Presença de animais domésticos, principalmente os pequenos.
- Uso de utensílios em locais de difícil acesso como prateleiras altas demais.
- Camas altas.
- Cadeiras, poltronas, sofás e vasos sanitários baixos dos quais é difícil se levantar.
- Fios elétricos ou outros soltos ou próximos à área de passagem.
- Uso de calçados inadequados (como chinelos ou outros calçados instáveis) ou que não permitam boa adequação do pé ao calçado e do calçado ao solo.

- Comportamentos de risco como o hábito de subir em cadeiras ou mesas para alcançar objetos altos ou uso de utensílios instáveis como escadas domésticas.
- Imprudência na travessia de ruas, como atravessar fora da faixa de pedestres, ou no comportamento em ambientes públicos como acelerar o passo para tentar alcançar o ônibus ou o metrô, entre outros.

Pelo exposto, fica claro que a abordagem do médico reabilitador necessita atenção e minúcia no sentido de que se diagnostique o maior número possível de fatores de risco inerentes a cada indivíduo e se estabeleçam medidas preventivas e terapêuticas específicas e individualizadas.

Provas ambulatoriais simples como a aplicação do miniexame do estado mental (MEEM), que sugere disfunção cognitiva, provas neurológicas simples que avaliem praxias (provas da propedêutica neurológica), investigação na anamnese de queixas depressivas, medicação utilizada, múltiplos diagnósticos, queixa de tonturas ou vertigens etc., constituem importante parte dessa avaliação.

No exame físico, a observação ambulatorial da marcha, de parâmetros antropométricos como peso, altura, volume abdominal, testes funcionais para mobilidade, como o *get up and go test*, aplicação de escalas funcionais para avaliação da funcionalidade como a escala de Barthel, por exemplo ou medida de independência funcional (MIF) ou outra escala funcional, já que, como foi visto, há relação direta entre independência funcional e ocorrência de quedas.

Testes proprioceptivos práticos como a *prova do hálux* ou a testagem das amplitudes de movimento de coluna cervical, tronco e tornozelos, além da pesquisa de mecanorreceptores plantares em ambos os pés é recomendada.

Testes de sensibilidade, particularmente na detecção de pés insensíveis, comuns em diabéticos ou outras neuropatias periféricas, como o teste do filamento de Semmes-Weinstein.

Testes clínicos de equilíbrio e coordenação, como o teste de Romberg ou caminhar sobre linha reta, as provas índex-índex e índex-nariz, pesquisa de diadococinesias são maneiras simples e práticas de aferir fatores de risco.

Avaliação de força muscular com escala de Kendall e amplitudes de movimento com uso de goniômetro são muito úteis e nada onerosas em termos de investigação clínica.

Avaliação vascular, insuficiência arterial ou varizes em membros inferiores, em especial no terço distal, achados estes que estão diretamente relacionados à ocorrência de quedas.

Avaliação clínica do pé, pela simples observação na tentativa de detectar deformidades, áreas hiperqueratósicas, calosidades, alterações tróficas das unhas, comprimento das unhas etc.

Em alguns casos, uma investigação mais aprofundada se faz necessária na detecção das disfunções descritas com recursos mais sofisticados ou onerosos e provas mais complexas de serem aplicadas, porém, na maioria dos casos, detalhada avaliação clínica que aborde as variáveis anteriormente descritas é suficiente.

Os recursos necessários para intervenção terapêutica dependem dos diagnósticos estabelecidos e de que se avalie a possibilidade de melhora ou reversão (no caso dos distúrbios cognitivos, por exemplo) de cada um deles. Assim sendo, alguns pacientes utilizarão programas em fisioterapia (exercícios de coordenação, equilíbrio, força, treino de reações de proteção etc.), em terapia ocupacional (treino de coordenação, treino de atenção, orientações ergonômicas etc.), retaguarda de assistência social, assistência psicológica, programas em atividade física, abordagem fonoterápica (nos déficits auditivos, por exemplo), adequação ambiental (com a participação de arquitetos entre outros), programas de orientação familiar e do próprio indivíduo no sentido de mudança de hábitos e abandono de comportamentos de risco, uso de meios auxiliares de marcha, quando necessário, controle das alterações de tônus, treinos funcionais para maior independência, uso de adaptações em atividades de vida diária, condicionamento físico, orientar cuidados com os pés (corte de unhas, limpeza, retirada de calos e calosidades, cuidados podológicos, uso de órteses e palmilhas etc.), entre outros.

Sabe-se que o exercício físico tem ação benéfica na prevenção de quedas, indivíduos idosos que mantêm atividade física constante caem menos e apresentam consequências menores quando caem, nesse sentido a indicação de atividade física específica com fins de melhora da instabilidade postural, por exemplo, exercícios que desenvolvam ou priorizem equilíbrio, coordenação, flexibilidade, condicionamento físico e força muscular, entre outros, pode ser de grande auxílio.

A adequação do pé ao calçado e a adequação do calçado ao solo merecem atenção especial. Quase sempre os idoso fazem uso de calçados menores e mais estreitos do que seria ideal; além disso, calçados instáveis (soltos no pé) ou demasiado moles (sem contenção) podem resultar em quedas. Portanto, orientar o melhor calçado, adaptá-lo com palmilhas ou outros recursos como separadores de dedos, contrafortes reforçados etc. constituem fase importante da terapêutica.

A reabilitação atuará também para diminuir o risco ambiental orientando e coordenando ações da equipe transdisciplinar, corrigindo e adequando eventuais achados que possam constituir risco no ambiente domiciliar. É interessante citar o Projeto Casa Segura aprovado pelo Ministério da Saúde que orienta atitudes simples, mas de grande relevância na prevenção de quedas, como: escadas com corrimãos, iluminação adequada, pisos com antiderrapantes, elevação do vaso sanitário, barras de segurança em banheiros, tapetes (se imprescindíveis) bem fixados ao solo (colados e adequadamente assentados), cama mais baixa, poltronas, cadeiras e sofás mais altos, entre outros. Cadeiras, poltronas e sofás são capítulo à parte dentro desse contexto, já que diferentes alturas, desenhos, acessórios, posições determinam resultados funcionais diversos. O estudo ergonômico do mobiliário é etapa essencial no processo de prevenção das quedas.

Orientações como cuidados específicos com riscos ambientais externos, tais como atravessar somente nas faixas de pedestres, utilizar percursos, ainda que mais longos, menos acidentados, evitar acelerar o passo, entre outros, são também parte da abordagem reabilitativa.

Elaboração de programas de educação em saúde, para prevenção de quedas, para a comunidade em geral ou para grupos específicos em serviços de saúde, programas de saúde pública etc.

Por fim, há que se trabalhar em conjunto com o poder público para intervenções ambientais que minorem o risco de quedas dos idosos, por exemplo, cuidados com calçamento, facilitação de acesso a locais e serviços públicos, facilitação do uso de transporte coletivo, aumento do tempo de semáforos para pedestres etc. Aliás, no Estado de São Paulo, algumas cidades com maior contingente de população idosa já têm essa preocupação e, notadamente, nessas cidades vê-se maior número de idosos em áreas públicas, utilizando-se da estrutura da cidade, convivendo como cidadãos e se sentindo mais seguros e respeitados.

FRATURAS

Fraturas são, hoje, a sexta para quinta causa de morte em indivíduos idosos, equiparando-se ao câncer de mama e a grande maioria dessas fraturas é decorrente de quedas.

Outras causas possíveis para fraturas em idosos são os traumas, como sucede em acidentes automobilísticos, atropelamentos e espancamentos, e as fraturas espontâneas, como as fraturas vertebrais osteoporóticas.

Das fraturas não decorrentes de quedas cabe citar, além do politrauma, dois tipos específicos de lesões que são mais prevalentes em idosos: as fraturas de face, nas quais 41% são conseqüentes de espancamentos e as fraturas de platô tibial decorrentes de trauma direto local, por exemplo, a partir de atropelamento caracterizado por choque leve com pára-choques de automóveis.

Embora apenas 15% das quedas resultem em lesões graves e 75% delas sejam fraturas, 90% das fraturas de fêmur são em razão de quedas.

Particularmente, as fraturas do fêmur constituem-se causa importante tanto de morbidade quanto de mortalidade em indivíduos idosos e seu impacto, tanto para o indivíduo quanto para a sociedade é substancial.

Quanto à prevalência, calcula-se que uma em cada quatro mulheres terá uma ou mais fraturas na vida, relacionadas à osteoporose, a partir dos 50 anos.

Embora as fraturas de fêmur não sejam as mais freqüentes são, sem dúvida, as de conseqüências mais graves e com pior prognóstico. A alta mortalidade está relacionada às complicações pós-fratura entre os primeiros 3 a 6 meses após o evento, porém há indícios de mortalidade maior do que na população geral até dois anos pós-fratura.

Quanto à morbidade, estudos demonstram que apenas 50% desses indivíduos serão independentes como antes da lesão, seja em decorrência de seqüela física ou pelo medo de novas fraturas com a conseqüente diminuição das atividades e perda progressiva da autonomia e da independência.

Nos pacientes idosos osteoporóticos, a doença quase sempre evolui assintomática até que uma fratura ocorra; e, mesmo nos casos de fratura espontânea de corpos vertebrais, o diagnóstico pode ocorrer acidentalmente como achado radiográfico a partir de outra queixa clínica como dor ou perda da mobilidade de tronco.

Uma vez que o maior contingente de fraturas é secundário a quedas, é fundamental que se saiba quais indivíduos idosos são mais propensos a lesões graves, isto é, fraturas, quando caem. Há relação direta com a idade, pois 90% das fraturas de fêmur ocorrem em indivíduos acima de 70 anos e, particularmente, com fragilidade.

Fragilidade pode ser definida como um estado de saúde no qual há significante redução das reservas fisiológicas associadas a aumento da suscetibilidade à incapacidade. Nessa condição, há significante comprometimento de força, mobilidade, equilíbrio e resistência que comprometem sobremaneira a *performance* funcional do indivíduo e sua capacidade para ações do dia-a-dia.

Outro achado a ser considerado é que grande parte dos indivíduos idosos, vítimas de fraturas, estão comumente em mau estado nutricional ou desnutrido.

Vale lembrar que é justamente nessa população que ocorrem mais complicações pós-fratura, com mais morbidade e mortalidade associadas.

Perante as dificuldades relacionadas ao manuseio desses indivíduos, os ortopedistas, de modo geral, optam por soluções cirúrgicas com o objetivo de abreviar o tempo de imobilidade e hospitalização desses indivíduos e suas nefastas conseqüências.

Considerando o paciente pós-fratura, para o qual a conduta ortopédica é não cirúrgica, deverão ser avaliados desde aspectos nutricionais até aspectos biomecânicos, como imobilização gessada, assimetria de movimento por imobilização, posicionamentos viciosos, tendência à imobilidade do segmento ou do próprio indivíduo, formação de retrações/contraturas de partes moles, comprometimento do equilíbrio e da segurança da marcha, necessidade de adequação das funções diárias no período de imobilização, sintomas depressivo-ansiosos pela sensação de perda da independência etc., de sorte a estabelecer diagnósticos e programa terapêutico que englobe todos os aspectos diagnosticados, além, é claro, de programas fisioterápicos específicos relacionados à recuperação do segmento fraturado e à cicatrização da fratura.

Fica claro que, independentemente da fratura, os recursos reabilitativos devem ser indicados o mais precocemente possível.

Os cuidados reabilitativos serão redobrados naquele paciente submetido a procedimento cirúrgico e que comumente evolui com período pós-operatório intra-hospitalar.

A avaliação inicia-se pela clínica, estabelecendo-se diagnósticos das condições respiratórias; aspectos nutricionais (que se já não eram adequados previamente à cirurgia, como ocorre na maioria dos indivíduos, tendem a se intensificar no pós-operatório); diagnósticos relacionados ao imobilismo, como retrações de partes moles, risco de tromboembolismo (particularmente nas intervenções em membros inferiores), risco de úlceras de decúbito, infecção urinária (já que incontinência urinária e infecções de repetição são diagnósticos comuns nessa população), obstipação, entre outras; diagnósticos da esfera neuropsíquica, como quadros ansiosos (relacionados à permanência em ambiente hospitalar, ao imobilismo em si e à invasividade dos procedimentos como venóclises, tubos etc.) ou a ocorrêcia de *delirium*, que é um quadro relativamente freqüente em pós-operatórios nos pacientes idosos e está relacionado a multifatores como idade, equilíbrio hidroeletrolítico, magnitude do procedimento, fármacos empregados, doenças associadas, disfunção cognitiva prévia, entre outros; além dos aspectos relacionados à recuperação da fratura em si e da recuperação de funções básicas, como transferências, alimentar-se, auxiliar no vestuário etc., que já pode ocorrer no ambiente hospitalar.

Além disso, devem-se procurar possíveis complicações pósfratura ou pós-correção cirúrgica, como dismetrias, restrição de amplitude de movimento, posicionamentos viciosos, perda de força, alterações de tônus e trofismo muscular, disfunção de marcha – ou mesmo perda desta –, dificuldades para transferências, locomoção ou de outras funções.

Assim sendo, programas terapêuticos que implementem estimulação sensorio-percepto-cognitiva, acompanhamento terapêutico psicoemocional (que trabalhe motivação e autonomia), cuidados respiratórios e nutricionais, posicionamentos, ações visando agilizar o ortostatismo, programas preventivos às complicações do imobilismo, controle de infecções, adequação da função vesical, entre outros cuidados, podem estar indicados.

Adequação de alterações biomecânicas seqüelares, como uso de compensações nas dismetrias, programas para ganho de amplitude de movimento (ADM), ganho de força, estimulação proprioceptiva, adequação de tônus, ganho de trofismo muscular, treino funcional de atividades (básicas) de vida diária (AVD) e atividades instrumentais de vida diária (AIVD) com ou sem indicação de adaptações, treino de transferências, reaprendizado da marcha, aprendizado de locomoção alternativa (se for o caso), indicação de meios auxiliares, uso de palmilhas e de adaptações em calçados, são alguns dos recursos a serem empregados.

Dentro da reabilitação funcional pós-fratura ou pós-correção cirúrgica, outros recursos poderão ser utilizados, como treinos de trocas posturais visando ao ganho de mobilidade, troca de dominância (quando necessário), terapêutica social, trabalho de orientação com cuidador ou até indicação de atividade física direcionada como terapêutica de manutenção.

Nas fraturas vertebrais, uso de coletes de imobilização e dinâmicos, treino de mobilidade global, particularmente de tronco e eixo, treino de reações de proteção, programa proprioceptivo específico, tratamento da dor, entre outros, podem também ser orientados.

Em quaisquer dos casos de fratura é essencial que a reabilitação esteja focada no indivíduo como um todo e não isoladamente no membro fraturado. Deve-se lembrar que as fraturas em pacientes idosos apresentam peculiaridades e especificidades e todos os aspectos estão relacionados às características pessoais de cada indivíduo. Dessa forma, o objetivo final de qualquer programa de reabilitação de fraturas será sempre a melhora global do paciente.

BIBLIOGRAFIA

ALEXANDER, N. B.; KOESTER, D. J.; GRUNAWALT, J. A. Chair design affects how older adults rise from a chair. *JAGS*, v. 44, p. 356-362, 1996.

ALVI, A.; DOHERTY, T.; LEWEN, G. Facial fractures and concomitant injuries in trauma patients. *Laringoscope*, v. 113, n. 1, p. 102-106, 2003.

AVENELL, A.; HANDOLL, H. H. Nutritional supplementation for hip fracture aftercare in the elderly. *Cochrane Database Syst. Rev.*, n. 1, p. CD001880, 2004.

BLAKE, A. J.; MORGAN, K.; BENDALL, M. J.; DALLOSSO, H.; EBRAHIM, S. B. J.; ARIE, T. H. D.; FENTEM, P. H.; BASSEY, E. J. Falls by the elderly peiople at home: prevalence and associated factors. *Age and Ageing*, v. 17, p. 365-372, 1988.

CAMERON, I. D.; HANDOLL, H. H.; FINNEGAN, T. P.; MADHOK, R.; LANGHORNE, P. Co-ordinated multidisciplinary approaches for inpatient rehabilitation of older patients with proximal femoral fractures. *Cochrane Database Syst. Rev.*, v. 3, p. CD000106, 2001.

CAMPBELL, A. J.; REINKEN, J.; ALLAN, B. C.; MARTINEZ, G. S. Falls in old age: a study of frequency and related clinical factors. *Age and Ageing*, v. 10, p. 264-270, 1981.

CHANG, J. T.; RUBENSTEIN, L. Z.; MOJICA, W. A.; MAGLIONE, M.; SUTTORP, M. J.; ROTH, E. A.; SHEKELLE, P. G. Interventions for the prevention of falls in older adults: systematic review and meta-analysis of randomized clinical trials. *BMJ*, v. 328, n. 7441, p. 653-654 2004.

CHIOVATTO, J. Reabilitação em geriatria. In: PAPALÉO NETTO, M. *Gerontologia*. São Paulo: Atheneu, 1996.

CHIOVATTO, J.; TROMBETTA, I. C. Balance and coordination in the elderly evaluation of an assessment protocol and a physical activity program. *IRMA VII Abstract Book*, a-14, 1994.

CLARK, R. D.; LORD, S. R.; WEBSTER, I. W. Clinical parameters associated with falls in an elderly population. *Gerontology*, v. 39, p. 117-123, 1993.

DAVIS, J. W.; ROSS, P. D.; NEVITT, M. C.; WASNICH, R. D. Risk factors for falls and for serious injuries on falling among older japanese women in Hawaii. *JAGS*, v. 47, p. 792-798, 1999.

DUNNE, R. G.; BERGMAN, A. B.; INGLIN, B.; RIVARA, F. P. Elderly persons' attitudes towards footwear a factor in preventing falls. *Public Health Re.*, v. 108, n. 2, p. 245-248, 1993.

FERRANDEZ, L.; HERNANDEZ, J.; GONZALEZ-ORUS, A.; DEVESA, F.; CEINOS, M. Hip fracture in the elderly in Spain – incidence 1977-88 in the province of Salamanca. *Acta Orthop. Scand.*, v. 63, n. 4, p. 386-388, 1992.

FITZGERALD, J. F.; MOORE, P. S.; DITTUS, R. S. The care of the elderly with hip fracture. *N. Engl. J. Med.*, v. 319, n. 21, p. 1392-1397, 1988.

GAL, P. L. M.; CHIOVATTO, J.; TROMBETTA, I. C. Avaliação e treinamento de coordenação e equilíbrio de população idosa em condicionamento físico. *Med. Reabilit.*, v. 25, p. 16, 1990.

GREGG, E. W.; PEREIRA, M. A.; CASPERSEN, C. J. Physical activity, falls, and fractures among older adults: a review of the epidemiologic evidence. *JAGS*, v. 48, n. 8, p. 883-893, 2000.

GRISSO, J. A.; KELSEY, J. L.; STROM, B. L.; CHIU, G. Y.; MAISLIN, G.; O'BRIAN, L. A.; HOFFMAN, S.; KAPLAN, F. Risk factor for falls as a cause of hip fracture in women. *N. Engl. J. Med.*, v. 324, n. 19, p. 1326-1331, 1991.

HELFAND, A. E. Basic consideration for geriatric footwear. *Clin. Podiatr. Med. Surg.*, v. 20, n. 3, p. 593-605, 2003.

HEYBURN, G.; BERINGER, T.; ELLIOT, J.; MARSH, D. Orthogeriatric care in patients with fractures of the proximal femur. *Clin. Orthop.*, v. 425, p. 35-43, 2004.

KARLSSON, M. Does exercise reduce the burden of fractures? A review. *Acta Orthop. Scand.*, v. 73, n. 6, p. 691-705, 2002.

KENNIE, D. C.; REID, J.; RICHARDSON, I. R.; KIAMARI, A. A.; KELT, C. Effectiveness of geriatric rehabilitative care after fractures of the proximal femur in elderly women: a randomized clinical trial. *BMJ*, v. 297, p. 1083-1086, 1988.

KING, M. B.; TINETTI, M. E. A multifactorial approach to reducing injurious falls. *Clin. Geriatr. Med.*, v. 12, n. 4, p. 745-759, 1996.

KLENERMAN, L.; DOBBS, R. J.; WELLER, C.; LEEMAN, A. L.; NICHOLSON, P. W. Bringing gait analysis out of the laboratlry and into the clinic. *Age Ageing*, v. 17, p. 387-400, 1988.

LORRAIN, J.; PAIEMENT, G.; CHEVRIER, N.; LALUMIERE, G.; LAFLAMME, G. H.; CARON, P.; FILLION, A. Population demographics and socioeconomic impact of oteoporotic fractures in Canada. *Menopause*, v. 10, n. 3, p. 228-234, 2003.

MARKS, R.; ALLEGRANTE, J. P.; MACKENZIE, C.; LANE, J. M. Hip fractures among the elderly: causes, consequences and control. *Ageing Res. Rev.*, v. 2, n. 1, p. 57-93, 2003.

MATHIAS, S.; NAYAK, U. S. L.; ISAACS, B Balance in the elderly patient: The "get up and go" test. *Arch. Phys. Med. Rehabil.*, v. 67, p. 387-389, 1986.

NEVITT, M. C.; CUMMINGS, S. R.; KIDD, S. Risk factors for recurrent nonsyncopal falls. *JAMA*, v. 261, p. 2662-2665, 1989.

PAULA, J. A. M.; DIOGO, M. J. D.; TAVARES, M. C. G. C. F. Mobilidade do idoso: proposta para uma avaliação inicial. *Med. Reabil.*, v. 52, p. 7-12, 2000.

RICHMOND, J.; AHARONOFF, G. B.; ZUCKERMAN, J. D.; KOVAL, K. J. Mortality risk after hip fracture. *J. Orthop. Trauma*, v. 17, n. 1, p. 53-56, 2003.

ROBBINS, A. S.; RUBENSTEIN, L. Z.; JOSEPHSON, K. R.; SCHULMAN, B. L.; OSTERWEIL, D.; FINE, G. Predictors or falls among elderly people – results of two population-based studies. *Arch. Intern. Med.*, v. 149, p. 1628-1633, 1989.

ROBBINS, S.; WAKED, E.; MCCLARAN, J. Proprioception and stability: foot position awareness as a function of age and foot wear. *Age Ageing*, v. 24, n. 1, p. 67-72, 1995.

ROCCO, J. C. P. *Avaliação do Pé Geriátrico e sua Relação com Quedas*. São Paulo, 2000. Tese (Mestrado) – Faculdade de Medicina da Universidade de São Paulo.

SINAKI, M. Critical appraisal of physical rehabilitation measures after osteoporotic vertebral fracture. *Osteoporos Int.*, v. 14, n. 9, p. 773-779, 2003.

TANAKA, T.; TAKEDA, H.; IZUMIT, I.; ITUKUBE, T. Effects on the location of the center of gravity and foot pressure contribution to standing balance associated with ageing. *Ergonomics*, v. 42, n. 7, p. 995-999, 1999.

TINETTI, M. E. Performance-oriented assessment of mobility problems in elderly patients. *JAGS*, v. 34, p. 118-121, 1986.

TINETTI, M. E.; BAKER, D. I.; GARRET, P. A.; GOTTSCHALK, M.; KOCH, M. L.; HORWITZ, R. I. Yale Ficsit: risk factor abatement strategy for fall prevention. *JAGS*, v. 41, n. 3, p. 315-320, 1993.

TINETTI, M. E.; DOUCETTE, J. T.; CLAUS, E. B. Risk factors for serious injury during falls by community elderly persons. *JAGS*, v. 43, p. 1213-1216, 1995.

TINETTI, M. E.; DOUCETTE, J. T.; CLAUS, E. B. The contribution of predisposing and situational risk factor to serious fall injuries. *JAGS*, v. 43, p. 1205-1210, 1995.

TINETTI, M. E.; SPEECHLEY, M.; GINTER, S. F. Risk factors for falls among elderly people living in the community. *N. Engl. J. Med.*, v. 319, p. 1700-1705, 1988.

YASUDA, T.; NAKAGAWA, T.; INOUE, H.; IWAMOTO, M.; INOKUCHI, A. The role of the labyrinth, proprioception and plantar mechanosensors in the maintenance of an upright posture. *Eur. Arch. Otorhinolaryngol.*, v. 256, p. 527-532, 1999.

# CAPÍTULO 91

Pé Geriátrico – Aspectos Diagnósticos e Reabilitativos

Jailene Chiovatto Parra Rocco

O pé, como estrutura anatomofuncional, constitui parte importantíssima do aparelho locomotor, estando relacionado não somente à capacidade de suporte do peso corporal, como também à adequada distribuição dessa carga; ainda, pela recepção de sensações térmicas, táteis e de pressão e orientando o controle postural do indivíduo, funciona como um proprioceptor periférico.

Ainda que muitos pesquisadores considerem que as alterações encontradas nos pés dos indivíduos idosos sejam um espelho do processo de envelhecimento como um todo, a literatura não especifica quais dessas alterações fazem parte do processo de senescência (conjunto de alterações fisiológicas presentes em todos os indivíduos, que não tenham sido desencadeadas ou promovidas por doenças e que possam ser atribuídas, unicamente, à passagem do tempo) e quais, embora muito prevalentes nos idosos, constituir-se-íam em processos patológicos, passíveis de diagnóstico e tratamento.

Pela freqüência com que ocorrem, as alterações encontradas nos pés dos indivíduos idosos, sejam modificações próprias do envelhecimento natural, ou não, têm sido englobadas no conceito de *pé geriátrico*, pela literatura.

As alterações relacionadas ao *pé geriátrico* são, em geral, de caráter estrutural, mas que, em sua evolução, acabam por comprometer o desempenho funcional do indivíduo em vários níveis.

Sem dúvida, tais alterações são de grande relevância para a prática clínica e, principalmente, dentro da abrangência da reabilitação, perante o fato de que podem determinar conseqüências nefastas, que vão desde a instalação de incapacidade para mobilidade até o favorecimento de quedas e suas seqüelas, pondo em risco a independência e a sobrevida desses idosos.

As alterações podiátricas mais freqüentemente associadas aos pés dos indivíduos idosos são: ressecamento da pele, espessamento das unhas, unhas quebradiças, alterações tróficas da unha e do leito ungueal, unhas encravadas, onicocriptose, onicomicose, unhas longas, hiperqueratose plantar, fissuras de pele, ulcerações, *tinha pedis*, prurido, calosidades, neuromas, diminuição do coxim gorduroso calcâneo, talalgias (de qualquer origem), metatarsalgias (de qualquer origem), *esporão* de calcâneo, alterações do arco plantar (pés cavos, pés planos), deformidades de dedos e articulações (hálux valgo, hálux rígido, dedos *em garra, em martelo*, sobreposição de dedos), varizes, diminuição da sensibilidade, da propriocepção, da força muscular (principalmente insuficiência do tibial posterior) e da amplitude de movimento do tornozelo, outros.

A maioria dos estudos confirma que a prevalência de, ao menos, uma alteração significativa – dentre as descritas anteriormente – nos pés de indivíduos acima de 50 anos é cerca de 80%.

Em termos de definição, poucos trabalhos descrevem *pés normais* (pés senescentes) em população idosa e, quando isso ocorre, a definição é feita por exclusão – pés de indivíduos idosos que não apresentavam quaisquer alterações – e essa porcentagem varia em torno de apenas 5 a 7% dos indivíduos, na maioria dos estudos.

Do ponto de vista funcional, a capacidade de manter marcha independente é um dos maiores – se não o mais importante – determinantes da independência e da funcionalidade em geral em população idosa.

A grande maioria das afecções compreendidas no conceito de *pé geriátrico* é, potencialmente incapacitante, em especial no tocante à marcha e à mobilidade do indivíduo como um todo, podendo acarretar dependências física, psíquica e social, comprometendo sua qualidade de vida.

Importante lembrar que o diagnóstico da maioria dessas afecções baseia-se única e exclusivamente na observação clínica (anamnese e exame físico), não demandando qualquer procedimento oneroso ou dificuldades técnicas; assim sendo, devem fazer parte da rotina em serviços de assistência ao idoso, ainda que assintomático.

A partir dos diagnósticos, cabe ao reabilitador estabelecer programas terapêuticos visando não somente ao máximo de função e mobilidade, mas também à prevenção de complicações ou outras alterações decorrentes desses diagnósticos.

Para fins didáticos, serão abordados os problemas mais comuns encontrados nos pés dos indivíduos idosos divididos em cinco áreas de interesse: alterações dermatológicas; alterações das unhas, do leito ungueal e periungueais; deformidades, alterações estruturais e biomecânicas; distúrbios álgicos e outras alterações e aspectos proprioceptivos.

ALTERAÇÕES DERMATOLÓGICAS

Embora o ressecamento progressivo da pele, particularmente da região plantar, seja considerado alteração normal relacionada ao envelhecimento, o aparecimento de descamação, hiperqueratose dolorosa, prurido, entre outras, não é desejável já que dificulta o calçamento do paciente e pode interferir no padrão de marcha.

O envelhecimento cutâneo cursa, em geral, com diminuição da atividade sebácea, desidratação das camadas córneas e hiperqueratose, que são os mecanismos envolvidos nas alterações anteriormente descritas; ainda assim, essas alterações e seus efeitos sobre a função dos pés podem ser minimizados pela aplicação de emolientes e/ou hidratantes com função de lubrificar e hidratar a pele, assim como com cuidados podológicos, como o lixamento de áreas hiperqueratósicas, prevenindo a formação de áreas de atrito e posterior formação de calos ou calosidades.

Pode haver prurido e é associado a, além do ressecamento da pele, a outras alterações degenerativas que culminam com a deposição de pigmento na pele e à oclusão vascular que permite maior deposição de hemossiderina, ou ainda a fatores externos, como o hábito do indivíduo tomar banhos muito quentes. O tratamento consiste em orientação, hidratação e, se necessário, uso eventual de anti-histamínicos.

As fissuras localizam-se com mais freqüência na região do calcâneo e estão associadas à hipequeratose. Além de configurarem causa comum de dor calcânea, podem se tornar porta de entrada para infecções bacterianas e por fungos. O tratamento prevê o diagnóstico de infecção secundária – seja por bactéria ou por fungo – e seu tratamento, além de cuidados dermatológicos no sentido do fechamento dessas fissuras (com uso de anti-sépticos e cicatrizantes) e na diminuição da área de hiperqueratose (por meio de lixamento, hidratação e uso de palmilhas e outros recursos que permitam diminuição do atrito na região).

As tinhas ou dermatofitoses podem estar presentes em qualquer forma e/ou localização; apesar de o diagnóstico ser feito apenas pela observação clínica, nesses casos é importante que se peça o micológico direto para tratamento antifúngico específico. Também, em tais situações, não são infreqüentes a infecção bacteriana secundária e a necessidade de antibioticoterapia conjunta.

Podem ocorrer ulcerações e, o mais das vezes, estão associadas a áreas hiperqueratósicas ou a traumas internos ou externos. Outras associações significantes, por sua freqüência na gênese das ulcerações, são as alterações circulatórias e sensitivas; portanto, a pesquisa de doenças associadas, como o diabete e a hiperuricemia, faz parte da investigação clínica.

Além de cuidados locais, é essencial que se localize e elimine a causa de atrito, seja o tipo de calçado ou protuberância óssea, para evitar recidivas.

Pacientes com alterações circulatórias ou de sensibilidade, como ocorre em diabéticos, podem necessitar de cuidados mais intensivos, já que tais alterações são fatores de agravamento dos quadros infecciosos.

Ainda que o ressecamento e a hiperqueratose possam ser considerados achados normais relacionados ao envelhecimento, a instalação de calos, calosidades e pérolas córneas necessita de fatores causais específicos que exponham áreas de pele a maior pressão e/ou ao atrito, como alterações estruturais e biomecânicas dos pés; assim sendo, as calosidades, calos e pérolas córneas serão comentadas com asdeformidades e alterações mecânicas e estruturais dos pés.

ALTERAÇÕES DAS UNHAS, DO LEITO UNGUEAL E PERIUNGUEAIS

Pelas modificações degenerativas que ocorrem com o envelhecimento, as unhas tornam-se espessas e duras e pela dificuldade que a maioria dos idosos apresenta em cortá-las (pela dificuldade de acesso – dificuldade de fletir suficientemente o tronco, obesidade, deficiência visual ou simplesmente pela dureza da própria unha), longas.

Trabalhos recentes mostram que unhas espessas (que se elevam a mais de 0,3cm do leito ungueal) ou longas (que ultrapassam a extensão do dedo) é, comprovadamente, fator de risco para quedas.

Além disso, podem provocar limitação da deambulação, hematomas subungueais e até ulcerações do pé. Uma das explicações possíveis é que tais achados não permitem boa adequação do pé ao calçado, criando áreas de atrito e alterando a propriocepção.

O espessamento da unha e do leito ungueal favorece a instalação de onicomicoses – infecção por fungos. O diagnóstico de infecção secundária é realizado pelo micológico direto, que indica também a terapêutica a ser utilizada.

Cuidados com corte, higiene e adequação do calçado – evitando microtraumas repetidos que implementam o espessamento da unha e, principalmente do leito ungueal. Às vezes, pode haver a necessidade de limpeza cirúrgica e uso de fungicidas sistêmicos.

Ainda que as unhas espessadas tenham mau prognóstico para retornarem ao normal, os cuidados locais já descritos minimizam, senão eliminam as complicações delas decorrentes.

As *unhas encravadas* ou onicocriptose é uma das alterações mais graves encontradas nos pés dos idosos, primeiramente pelo intenso quadro álgico que é incapacitante, mas também pela freqüência da instalação de processos infecciosos secundários, em particular os abscessos – paroníquia – que, em pacientes idosos (principalmente os diabéticos e aqueles com doença vascular), que são a população mais carente de cuidados podiátricos adequados, pode evoluir para gangrena e até amputação. O tratamento consiste na excisão da lesão e na orientação de cuidados podiátricos adequados e comuns no sentido da prevenção de novas lesões.

DEFORMIDADES, ALTERAÇÕES ESTRUTURAIS E BIOMECÂNICAS

O hálux valgo é considerado a deformidade dos pés mais freqüentemente encontrada em população idosa e está presente, segundo a literatura, em média, em 48% dos indivíduos idosos.

Trata-se de verdadeira afecção sindrômica causada por fatores extrínsecos ao hálux, mais especificamente às cargas que sobre ele incidem e ao calçamento, fatores esses que explicam a predominância no sexo feminino de quase 18:1 em relação ao sexo masculino. É notável que em populações que andam descalças sua prevalência seja baixíssima.

A literatura não é consensual quanto ao ângulo de valgo a partir do qual se estabelece o diagnóstico de hálux valgo, porém, em média, são considerados ângulos a partir de 15º.

Concomitantemente, ao valgismo do hálux encontram-se: varismo, encurtamento ou hipermobilidade do primeiro raio metatarsiano, formação de bursite sobre a cabeça do metatarsiano e, eventualmente, distúrbios tróficos nessas áreas. O tratamento inclui desde o uso de sapatos adequados, palmilhas e separadores que favoreçam o posicionamento adequado e confortável do antepé, medidas analgésicas e anti-inflamatórias (procedimentos locais, fisioterapia, outras) ou até, em último caso, procedimentos cirúrgicos.

O hálux rígido é uma afecção na qual os movimentos articulares da metatarsofalangeana do hálux estão ausentes. O tratamento visa basicamente à diminuição da movimentação a esse nível do pé pelo uso de palmilhas ou outros recursos, além da adequação do padrão de marcha que quase sempre está prejudicado nesses pacientes. Esta é outra situação na qual, eventualmente, faz-se indicação de tratamento cirúrgico.

As outras deformidades, são: *dedos em garra, dedos em martelo* e sobreposição de dedos têm menor ocorrência, porém quando presentes, em qualquer grau, segundo a literatura, acarretam probabilidade duas vezes maior de ocorrência de quedas em idosos, relativamente à população idosa geral. Nesses casos, o tratamento, em geral, é muito complexo, pois nem sempre a adequação dos calçados e a utilização de palmilhas e outros recursos compensatórios ou mesmo a adequação e o treino do padrão de marcha são suficientes, perante as alterações proprioceptivas determinadas por essas deformidades. Ainda que a indicação cirúrgica seja necessária, o sucesso desse procedimento também é relativo e implica em programação cirúrgica e pós-operatória minuciosa e abrangente.

A literatura aponta prevalência de aproximadamente 80% das condições hiperqueratósica nos pés dos indivíduos idosos. Como já dito, embora a hiperqueratose, isoladamente, possa ser considerada parte do envelhecimento da pele, formação de calos, calosidades e pérolas córneas necessitam de hiperpressão local para se formarem.

Fatores, como exostoses, deformidades, alterações estruturais dos pés decorrentes do processo de artrose, associados às alterações próprias da pele dos idosos, são arrolados na etiologia das calosidades e explicam, em parte, sua grande prevalência nessa faixa etária.

Outro exemplo de calosidade freqüente nos idosos é o calo interdigital ou heloma (calo mole). Ele ocorre quando a cabeça de uma falange é comprimida pela base da falange de outro dedo ou por um metatarsiano adjacente, formando área de hiperqueratose no sulco interdigital. Esse achado quase sempre acompanha deformidades dos dedos como a *garra* ou o *martelo*.

O tratamento, em qualquer dos casos, visa à eliminação das áreas de hiperpressão seja reduzindo deformidade, acomodando melhor o pé ou simplesmente redistribuindo as cargas responsáveis pelo aumento da pressão. Dessa forma, estão indicados calçados adequados (biomecanicamente, uso de materias que deformem, distribuição ou retirada de costuras e detalhes etc.), palmilhas e adaptações (barra metatarsiana, pilotos, escavações etc.) confeccionadas com materiais flexíveis e sob molde ou pós-avaliação podobarométrica, quando possível. Em alguns casos, estão indicados procedimentos cirúrgicos, em particular naqueles em que as deformidades estão estruturadas e causam dor e disfunção de marcha que coloque em risco a qualidade funcional do paciente.

DISTÚRBIOS ÁLGICOS E OUTRAS ALTERAÇÕES

Os principais quadros álgicos do pé idoso são as metatarsalgias e as talalgias.

As metatarsalgias são as mais comuns. Alguns trabalhos referem incidência de até 70% em população geral. Trata-se de afecção multifatorial e, em sua maioria, na população idosa, está relacionada a fatores biomecânicos, por exemplo, o uso de calçados inadequados (com saltos altos, bicos finos etc.). Um achado usual associado às metatarsalgias de origem biomecânica é o neuroma de Morton. O tratamento das algias, com ou sem neuromas, está na erradicação dos fatores biomecânicos que determinaram a dor. Dessa forma, palmilhas de descarga, calçados adequados, redistribuição de carga, entre outros, podem ser utilizados.

As talalgias também são encontradas nos pés dos idosos e sua causa mais freqüente é a bursite retrocalcânea, resultado do aumento da pressão local durante a marcha, graças, entre outros fatores, à perda do coxim gorduroso do calcâneo com o envelhecimento. Outro achado comum, também relacionado à diminuição do coxim calcâneo, é a entesopatia da fáscia plantar quando de sua inserção no tubérculo ântero-medial do calcâneo, associada ou não à imagem radiográfica de esporão calcâneo. Em ambos os casos, o tratamento é por meio de medidas antiinflamatórias e analgésicas e uso de recursos que diminuam impacto no local, tais como: palmilhas, calcanheiras, adequação do calçado etc.

Outros achados como varizes (insuficiência venosa), sinais de insuficiência arterial, pés insensíveis etc., por constituirem entidades nosológicas específicas e, por estarem relacionados a alterações sistêmicas que, de fato, as descaracterizam como exclusividade da população de terceira idade, devem ser abordados em capítulos reservados a essas doenças.

ASPECTOS PROPRIOCEPTIVOS

No processo normal de envelhecimento ocorre a diminuição da velocidade de condução nervosa chegando até 25 a 30% de perda após a oitava década de vida (isto é, após os 70 anos). Sabe-se, ainda, que há diminuição da sensibilidade sensorial e do número de receptores neuro-sensoriais periféricos com repercussões funcionais, ainda não plenamente esclarecidas. Uma das áreas de função neural mais afetadas no envelhecimento é a propriocepção.

Pesquisas recentes descrevem a propriocepção como mecanismo essencial na prevenção de quedas e destacam a relevante função dos pés humanos e sua adequação ao solo nesse mecanismo. Aliás, a qualidade do contato do pé com o solo seria um dos mecanismos mais importantes na organização e no controle da própria postura ereta.

Essas pesquisas apontam os mecanorreceptores plantares como as estruturas responsáveis por essa função. Eles funcionariam como uma rede de dinamômetros puntiformes que mapeariam as pressões detectadas pelos pés, orientando a estruturação postural do indivíduo a partir desse *mapa dinamométrico*, determinando, juntamente com outros sistemas reguladores posturais já conhecidos, sua estabilidade postural.

As alterações proprioceptivas dos mecanorreceptores plantares dos pés dos indivíduos idosos, isoladamente, estão relacionadas à ocorrência de quedas.

Assim sendo, a testagem dos aspectos proprioceptivos dos pés como a prova do hálux – que avalia a propriocepção articular na articulação do tornozelo e a pesquisa da sensibilidade profunda pela digitopressão da região plantar, que auxilia na investigação funcional dos mecanorreceptores plantares, é fundamental como instrumento de investigação funcional do pé, em particular em população idosa.

Pelo exposto, conclui-se ser fundamental a avaliação dos pés dos indivíduos idosos, sob seus aspectos estruturais e funcionais em todo serviço de assistência ao indivíduo idoso e, especialmente, nos serviços de reabilitação, face à importância dos achados na funcionalidade desses indivíduos, em sua independência e, em última instância, em sua qualidade de vida.

BIBLIOGRAFIA

BLAKE, A. J.; MORGAN, K.; BENDALL, M. J. Falls by elderly people at home: prevalence and associated factors. *Age Ageing*, v. 17, p. 365-372, 1988.

CAMPBELL, A. J.; REINKEN, J.; ALLAN, B. C. Falls in old age: a study of frequency and related clinical factors. *Age Ageing*, v. 10, p. 264-270, 1981.

CESARI, M.; LANDI, F.; TORRE, S.; ONDER, G.; LATTANZIO, F.; BARNABEI, R. Prevalence and risk factors for falls in an older community-dwelling population. *J. Gerontol. A. Biol. Sci. Med. Sci.*, v. 57, n. 11, p. 722-726, 2002.

CHUNG, S. Foot care: a health care maintenance program. *Journal of Gerontological Nursing*, v. 9, n. 4, p. 213-227, 1993.

CLARK, G. S.; SIEBENS, H. C. Rehabilitation of the geriatric patient. In: DELISA, J. A.; GANS, B. M. *Rehabilitation Medicine: principles and practice*. Philadelphia: JB Lippincott, 1993.

CLARK, R. D.; LORD, S. R.; WEBSTER, I. W. Clinical parameters associated with falls in an elderly population. *Gerontology*, v. 39, p. 117-123, 1993.

COHEN, P. R.; SCHER, R. K. Geriatric nail disorders: diagnosis and treatment. *J. Am. Acad. Dermatol.*, v. 26, n. 4, p. 521-531, 1992.

DAVIS, J. W.; ROSS, P. D.; NEVITT, M. C.; WASNICH, R. D. Risk factors for falls and for serious injuries on falling among older Japanese women in Hawaii. *J. Am. Geriatr. Soc.*, v. 47, n. 6, p. 792-798, 1999.

EVANS, S. L.; NIXON, B. P.; LEE, I. The prevalence and nature of podiatric problems in elderly diabetic patients. *J. Am. Geriatr. Soc.*, v. 39, n. 3, p. 241-245, 1991.

GIBBS, R. C.; BOXER, M. C. Abnormal biomechanics of feet and their cause of hyperkeratoses. *J. Am. Acad. Dermatol.*, v. 6, n. 6, p. 1066-1084, 1982.

GOMEZ, E. C.; BERMAN, B. The aging skin. *Clinics in Geriatric Medicine*, v. 1, n. 1, p. 285-305, 1985.

HAMERMAN, D. Biology of the aging joint. *Clinics in Geriatric Medicine*, v. 14, n. 3, p. 417-433, 1998.

HELFAND, A. E. Assesseing onychial disorders in the older patients. *Clin. Podiatr. Med. Surg.*, v. 20, n. 3, p. 431-442, 2003.

HELFAND, A. E. Geriatric primary podiatric medicine. *Clin. Podiatr. Med. Surg.*, v. 20, n. 3, p. 583-591, 2003.

HELFAND, A. E. Podiatric assessment of the geriatric patient. *Clin. Podiatr. Med. Surg.*, v. 20, n. 3, p. 407-429, 2003

HERSH, A. The geriatric foot: disorders and treatment. *Bull. Hosp. Jt. Dis. Orthop. Inst.*, v. 47, n. 2, p. 144-152, 1987.

HUNG, L. K.; HO, Y. F.; LEUNG, P. C. Survey of foot deformities among 166 geriatric inpatients. *Foot Ankle*, v. 5, n. 4, p. 156-164, 1985.

KARPMAN, R. R. Foot problems in the geriatric patient. *Clin. Orthop.*, v. 316, p. 59-62, 1995.

KATZMAN, R.; TERRY, R. Normal aging of the nervous system. In: *The Neurology of Aging*. Philadelphia: FA Davis, 1983. p. 15-50.

KAVOUNOUDIAS, A.; GILHODES, J. C.; ROLL, R.; ROLL, J. P. From balance to body orientation: two goals for muscle proprioception information processing? *Exp. Brain Res.*, v. 124, p. 80-88, 1999.

KAVOUNOUDIAS, A.; ROLL, R.; ROLL, J. P. The plantar sole is a "dynamometer map" for human balance control. *Neuroreport.*, v. 9, n. 14, p. 3247-3252, 1998.

KITAOKA, H. B.; AHN, T. K.; LUO, Z. P.; AN, K. N. Stability of the arch of the foot. *Foot Anckle.*, v. 18, n. 10, p. 644-648, 1997.

KOSINSKI, M.; RAMCHARITAR, S. In-office management of common geriatric foot problems. *Geriatrics.*, v. 49, n. 5, p. 43-47, 1994.

LAMUR, K. S.; HOUSON, A.; SNIDJERS, C. J.; STOECKART, R. Geometric data of halux valgus feet. *Foot Anckle.*, v. 17, n. 9, p. 548-554, 1996.

LORD, S. R.; BASHFORD, G. M. Shoe characteristics and balance in older women. *JAGS*, v. 44, p. 429-433, 1996.

MAKI, B. E.; MCILROY, W. E. Postural control in the older adult. *Clinics in Geriatric Medicine*, v. 12, n. 4, p. 635-676, 1996.

MAZZEO, R. S. Exercise and physical activity for older adults. *Med. Sci. Sports Exer.*, v. 30, n. 6, p. 992-1008, 1998.

MAZZEO, R. S.; TANAKA, H. Exercise prescription for the elderly: current recommendations. *Sports Med.*, v. 31, n. 11, p. 809-818, 2001.

OLIVER, D.; BRITTON, M.; SEED, P.; MARTIN, F. C.; HOPPER, A. H. Development and evaluation of evidence based risk assessment tool (STRATIFY) to predict which elderly inpatients will fall: case-control and cohort studies. *Brit. J. Med.*, v. 315, p. 1049-1053, 1997.

PLUMMER, E. S.; ALBERT, S. G. Focused assessment of foot care in older adults. *JAGS*, v. 44, p. 310-313, 1996.

REFSHAUGE, K. M.; TAYLOR, J. L.; MCCLOSKEY, D. I.; GIANOUTSOS, M. Movement detection at the human big toe. *J. Physiol.*, v. 513, n. 1, p. 307-314, 1998.

ROBBINS, S.; WAKED, E.; MCCLARAN, J. Proprioception and stability: foot position awareness as a function of age and foot wear. *Age Ageing*, v. 24, n. 1, p. 67-72, 1995.

ROCCO, J. C. P. *Avaliação Do Pé Geriátrico e sua Relação com Quedas*. São Paulo, 2000. Tese (Mestrado) – Faculdade de Medicina da Universidade de São Paulo.

SPEECHLEY, M.; TINETTI, M. Assessment of risk and prevention of falls among among elderly persons: role of the physiotherapist. *Physiotherapy Canada*, v. 42, n. 2, 1990.

STUDENSKI, S.; RIGLER, S. K. Clinical overview of instability in the elderly. *Clinics in Geriatric Medicine*, v. 12, n. 4, p. 679-688, 1996.

TINETTI, M. E.; BAKER, D. I.; GARRET, P. A.; GOTTSCHALK, M.; KOCH, M. S. Yale Ficsit: risk factors abatement strategy for fall prevention. *JAGS*, v. 41, p. 315-320, 1993.

TINETTI, M. E.; SPEECHLEY, M.; GINTER, S. F. Risk factors for falls among elderly persons living in the community. *N. Engl. J. Med.*, v. 319, p. 1701-1707, 1988.

WEISS, M.; MILMAN, B.; ROSEN, B.; EISENSTEIN, Z.; ZIMLICHMAN, R. Analysis of the diminished skin perfusion in elderly people by laser Doppler flowmetry. *Age Ageing*, v. 21, p. 237-241, 1992.

WOOLLACOTT, M. H.; TANG, P. F. Balance control during walking in the older adult: research and its implication. *Phys. Ther.*, v. 77, n. 6, p. 647-660, 1997.

YASUDA, T.; NAKAGAWA, T.; INOUE, H.; IWAMOTO, M.; INOKUCHI, A. The role of the labyrinth, proprioception and plantar mechanosensors in the maintenance or an upright posture. *Eur. Arch. Otorhinolaryngol.*, v. 256, p. 27-32, 1999.

CAPÍTULO 92

Indicação e Prescrição de Atividade Física para o Idoso

Antonio Sérgio de Almeira Prado Terreri • Miguel Antonio Rahal

INTRODUÇÃO

A noção atual da atividade física realizada de forma regular, com conseqüente benefício à saúde e melhor qualidade de vida, encontra-se bem caracterizada em estudos epidemiológicos, sendo definida como qualquer movimento corporal decorrente de contração muscular, com dispêndio energético maior que o de repouso, exemplificada por esportes, exercícios físicos e determinadas experiências de lazer e atividades utilitárias[1-5]. Ela tem como objetivos a manutenção ou a recuperação de saúde, sociabilização e lazer. Torna-se de extrema importância na qualidade de vida e manutenção da independência da população idosa, apresentando relevância na promoção de saúde.

Também a população, de um modo geral, está cada vez mais informada e consciente de tais benefícios; na vida cotidiana percebe-se o hábito, cada vez mais freqüente de suas diversas camadas, da realização de exercícios e esportes. Ao contrário, o sedentarismo constitui fator de risco para a saúde, contribuindo, inclusive, para o aumento de morbidade e mortalidade, assim como outros fatores, como estresse, tabagismo e outras drogas, alcoolismo, obesidade, osteoporose, diabetes, colesterol e hipertensão arterial. De tal forma, a atividade física deve elevar a reserva funcional, compensar limitações, evitar ou postergar manifestações das doenças, controlar doenças existentes, promover mudanças de hábitos, prevenir traumas e acidentes, incentivar a cidadania e a inserção social.

Pode-se enfatizar que o exercício físico, quer seja para uma vida mais saudável, no auxílio e até no controle de doenças e afecções que acometem muitos indivíduos, tem seu lugar de grande destaque na sociedade contemporânea. A perda da massa muscular, da sua força e da sua qualidade (sarcopenia) é, talvez, a principal responsável pela deterioração da mobilidade e capacidade funcional do indivíduo que está envelhecendo[6]. Mesmo naqueles que não tiveram o hábito de praticar exercícios quando jovens, a indicação e a prescrição de atividade física devem ser recomendadas, inclusive para o idoso.

Os benefícios da atividade física diante de determinadas doenças caracterizam-se principalmente quanto aos seus aspectos preventivos, combatendo os fatores de risco. A qualidade de vida melhora pela mudança no estilo de vida que as pessoas passarão a adquirir, facilitando o controle de eventuais doenças. Como a população idosa no Brasil tende ao crescimento, obteremos benefícios significativos para a saúde, se houver condições para realização e manutenção de programas de exercícios e qualidade de vida para esse grupo.

O médico fisiatra, pelo fato de lidar com avaliação e reabilitação das alterações funcionais neuropsicomotoras de várias afecções e de doenças limitantes ou mesmo incapacitantes, deve estar inserido nesse contexto, ou seja, deve atuar também promovendo saúde e qualidade de vida, indicando e prescrevendo atividade física. E, trabalhando em conjunto com geriatras e outros profissionais da área de saúde que lidam com idosos, haverá ampla cobertura na prevenção, recuperação e eventuais adaptações a essa população.

As atuais diretrizes de Center for Disease Control and Prevention (CDC), National Institutes of Health, American Heart Association, American College of Sports Medicine (ACSM) e American for Cardiovascular and Pulmonary Reabilitation recomendam que os norte-americanos pratiquem pelo menos 30min de atividade física de moderada intensidade quase todos os dias ou, preferencialmente, todos os dias da semana. Estima-se que apenas 35 a 45% da população idosa dos Estados Unidos e Reino Unido pratiquem atividades físicas com regularidade. Quanto à recomendação médica, apenas 36% dos profissionais indicam exercícios físicos a pacientes idosos.

Estudos recentes em nosso meio sobre fatores de risco mostram que uma parcela significativa da população é sedentária. Rego *et al.*, em 1990, observaram entre adultos de 15 a 59 anos do município de São Paulo, prevalência de sedentarismo de 57,3% para homens e 80,2% para mulheres. Ducan *et al.*, em estudo realizado no município de Porto Alegre na população de 15 a 64 anos, observaram prevalência de sedentarismo geral de 36% em homens e 57% em mulheres.

Em idosos, no município de São Paulo, na década de 1990, a prevalência de inatividade era de 38,6% e a atividade física irregular era de 57,6%. Os homens são mais ativos que as mulheres, preferindo caminhar; as mulheres preferem a ginástica. Os ativos de ambos os sexos têm melhores níveis de instrução, renda e mais independência. No sexo feminino, as que moram sozinhas são mais ativas do que as que residem com familiares; as que possuem mais de 75 anos têm maior prevalência de inatividade.

ATIVIDADE FÍSICA, LONGEVIDADE E MORTALIDADE

Mesmo quando os idosos possuem limitações ou estão fragilizados por co-morbidades, há benefícios marcantes para reabilitação e prevenção, aumentando a qualidade de vida dessa população. Basta lembrar que a prevalência de algumas afecções crônicas e limitações têm íntima relação com o aumento da idade. Estudo australiano identificou aumento na mortalidade em 74% dos sedentários acometidos por doenças crônicas. A Tabela 92.1 mostra a prevalência de condições crônicas e limitações físicas com a faixa etária, levando a equipe interdisciplinar a individualizar e adaptar, conforme necessidades individuais, a estratégia para o programa inicial de atividade física no idoso.

A noção de que a longevidade pode ser estendida por meio da atividade física é um fator estimulante para que a realizemos. Paffenbarger acompanhou aproximadamente 16.000 ex-alunos de Harvard por 16 anos; observou que as pessoas que começaram a praticar esportes tiveram chance menor de morrer de 21%, comparados com os sedentários[2]. Os indivíduos que se tornaram mais vigorosos obtiveram índice 28% menor de morte daqueles que sempre se mantiveram vigorosos; índice menor em 37% em relação aos que nunca fizeram exercícios vigorosos. Em contrapartida, os indivíduos que pararam de praticar esportes tiveram aumento do risco de morte em 35% comparados àqueles que nunca praticaram esportes. As condições pré-mórbidas podem estar relacionadas à diminuição da atividade e à morte precoce. Conforme o gasto calórico, houve aumento da expectativa de vida nos mais ativos (2.000kcal/sem) comparados aos menos ativos (500kcal/sem) e moderadamente ativos (501 a 1.999kcal/sem). Quando os mais ativos foram comparados com os menos ativos, a elevação da expectativa de vida foi em média 2,51 anos entre os indivíduos de 35 a 39 anos de idade no início do estudo e de 0,42 ano entre os de 75 a 79 anos de idade. A porcentagem dos idosos com mais de 80 anos foi maior nos indivíduos ativos (69,7%) comparados aos menos ativos (59,8%). Estudo realizado com cerca de 1.000 indivíduos de ambos os sexos, acima de 65 anos, seguido por 10 anos, mostrou que alto nível de atividade física aos 65 anos de idade foi associado a maior índice de sobrevivência aos 80 anos[7]. Entre 63 e 70% daqueles que mantiveram nível maior de atividade física sobreviveram até os 85 anos, enquanto 34 a 47% daqueles com baixo nível conseguiram sobreviver naquela idade. Os indivíduos mais ativos tiveram duas vezes mais chance de morrer sem incapacidade quando comparados aos sedentários.

A relação entre a mobilidade e o nível de atividade física com a mortalidade e independência para as atividades de vida diária em 1.109 homens e mulheres de 65 a 84 anos de idade foi seguida por 8 anos[8]. A mobilidade foi definida como a habilidade de caminhar 2km e subir um lance de escadas sem dificuldade. Os indivíduos com alterações da mobilidade tiveram risco maior de morte e de dependência do que aqueles que conseguiram manter a mobilidade. Os homens sedentários e com alteração da mobilidade tiveram risco sete vezes maior de perder a independência do que os ativos sem alteração; nas mulheres esse risco foi quase quatro vezes maior. Com relação à mortalidade, esse risco foi três vezes maior em ambos os sexos. Foi observado que os indivíduos com alterações da mobilidade, mas que se mantiveram ativos, apresentaram risco de morte menor do que os sedentários. Portanto, a mobilidade e a atividade física devem ser valorizadas quanto à longevidade e à qualidade de vida.

ALTERAÇÕES MUSCULOESQUELÉTICAS

Entre a 3ª e 4ª décadas, a força muscular permanece estável ou com reduções pouco significativas. Em torno dos 60 anos, observa-se redução da força máxima muscular entre 30 e 40%, o que corresponde à perda de força de cerca de 6% por década dos 35 aos 50 anos de idade e, a partir daí, 10% por década. Progressão da atrofia muscular já é verificada no adulto jovem e progride com a idade, conforme mostrou resultado de biópsias realizadas no músculo vasto lateral de 43 homens com idade variando entre 15 e 83 anos; embora não tenha ocorrido diferença significativa no tamanho das fibras musculares de contração lenta com o envelhecimento, encontrou-se, entretanto, redução de 26% no tamanho das fibras musculares de contração rápida, que se inicia por volta dos 25 anos; e o número total de fibras musculares mostrou-se diminuído em 39% entre 20 e 80 anos[9]. Grande parte da perda de massa muscular que ocorre com o avanço da idade pode ser, então, atribuída à redução específica no tamanho das fibras musculares de contração rápida.

Em relação às unidades motoras, há relatos de diminuição dos motoneurônios somente a partir dos 60 anos, chegando, em vários casos, à taxa de diminuição de cerca de 50% do número encontrado nos indivíduos jovens e de meia-idade; o tamanho das unidades motoras aumenta, no entanto, a partir dos 60 anos[10]. Segundo revisão realizada, o número de unidades motoras diminui com o envelhecimento, sendo evidente a partir dos 60 anos de idade. Os motoneurônios remanescentes são incapazes de compensar totalmente essa perda, sendo esse déficit um importante fator na diminuição da massa e da força musculares nos idosos[11].

No idoso, além da redução da massa óssea, mais frequente em mulheres, tem-se, a partir dos 35 anos, alteração natural da cartilagem articular que, associada às alterações biomecânicas adquiridas ou não, provoca, ao longo da vida, degenerações diversas que podem acarretar diminuição da função locomotora e da flexibilidade. Portanto, além do risco maior de fraturas, pode haver risco maior de lesões.

Estudo de avaliação muscular isocinética realizado no Laboratório de Movimento do Instituto de Ortopedia do Hospital das Clínicas da Faculdade de Medicina da Universidade de São Paulo (HCFMUSP) mostrou que idosas de diferentes grupos etários apresentaram redução dos valores dos parâmetros de torque muscular na articulação do joelho com o avanço da idade, redução esta, maior na musculatura extensora que na flexora; o grupo 1 (média de 66 anos, n = 30) apresentou pico de torque no grupo muscular flexor de 47 Newtons-metro (Nm) e no grupo extensor de 89Nm; o grupo 2 (média de 78 anos, n = 26) evidenciou, respectivamente, 42 e 77Nm[12]. Em relação à proporção de balanço muscular flexor/extensor no joelho, o resultado indicou o valor de 53% no grupo 1 e 55% para o grupo 2. Tal proporção mostra, no entanto, valores considerados dentro da normalidade, inclusive se comparados a indivíduos adultos[13].

ALTERAÇÕES CARDIOVASCULARES

O envelhecimento está associado a alterações estruturais cardíacas. Sucede aumento da massa cardíaca de 1 a 1,5g/ano, entre 30 e 90 anos de idade. Há, ao longo do tempo, leve aumento da espessura do ventrículo esquerdo e do septo interventricular

TABELA 92.1 – Prevalência de condições crônicas e limitações físicas nos idosos vivendo na comunidade

CONDIÇÕES CRÔNICAS/IDADE	FAIXAS ETÁRIAS		
	65 – 74 ANOS (%)	75 – 84 ANOS (%)	≥ 85 ANOS (%)
Doença arterial periférica	8,3	14,4	23,3
Doença de Parkinson	14,9	29,5	52,4
Doença de Alzheimer	3	18,7	47,2
Osteoartrite de joelhos	27,4	34,1	43,7
LIMITAÇÕES FÍSICAS			
Inabilidade para subir 1 lance de escada	8,8	16,6	23
Inabilidade para andar 800m	15,7	29,4	50,1
Comprometimento visual	7,2	13	31,7

e deposição de colágeno, elevando a rigidez do coração. As paredes da aorta tornam-se, também, mais espessas. A conseqüente diminuição da complacência, favorece o aumento da pressão arterial sistólica. A redução da complacência ventricular, prejudica a função diastólica, determinando o prolongamento do tempo de relaxamento ventricular. O aumento da resistência arterial periférica determina, de forma progressiva, maior pressão arterial média. Em função da alteração do sistema nervoso autônomo, tem-se a redução da atividade beta-adrenérgica e conseqüente diminuição de cronotropismo, inotropismo e vasodilatação arterial. Dessa forma, durante o esforço físico, ocorre diminuição da freqüência cardíaca e do volume sistólico máximos. Tais alterações cardiovasculares proporcionam diminuição do débito cardíaco máximo, que produz redução do consumo máximo de oxigênio de 0,4 a 0,5mL/kg/min ao ano (1% ao ano no adulto). A realização de atividade física regular pode diminuir significativamente essa perda[3].

BENEFÍCIOS DA ATIVIDADE FÍSICA PARA O IDOSO

Um programa para realização de exercícios com prescrição adequada promove saúde e qualidade de vida. Constitui-se em excelente método preventivo e de controle de fatores de risco à saúde e de determinadas doenças. Ao idoso, acima de tudo, favorece condição para minimizar os efeitos específicos referentes ao envelhecimento, havendo a promoção de um estilo de vida ativo com aumento da capacidade de realizar atividades diárias. Embora ocorra perda inevitável da massa muscular, é possível, por meio da atividade física, evitar queda mais acentuada da força muscular.

A atividade física regular proporciona saúde também para o idoso, em função de fatores fisiológicos:

- Aumento da força e resistência muscular.
- Melhora da propriocepção, do equilíbrio e da marcha.
- Melhora das flexibilidades miotendínea e articular.
- Melhora da densidade mineral óssea.
- Aumento do consumo máximo de oxigênio.
- Melhora do controle glicêmico.
- Melhora do perfil lipídico.
- Redução do peso corporal.
- Melhora da pressão arterial de repouso.
- Melhora da função circulatória periférica.
- Melhora da função pulmonar.

As atividades físicas leves e moderadas estão associadas à redução na incidência de doenças crônico-degenerativas e maior potencial de reabilitação nos indivíduos fragilizados (Tabelas 92.2 e 92.3).

Entre outros benefícios que devem ser considerados, encontram-se:

- Melhora da auto-estima, humor, autoconfiança e do bem-estar.
- Combate à depressão.
- Diminuição do estresse.
- Redução da incidência de quedas.
- Maior independência para realização das atividades de vida diária.
- Melhora da qualidade de vida.

PRESCRIÇÃO DE EXERCÍCIOS

De maneira geral, o idoso deve ser estimulado e orientado a realizar atividade física. Qualquer atividade deve ser constante e prazerosa, gradual para diminuir riscos, auxiliar prováveis tratamentos, promover a motivação e a satisfação. Seguindo esses passos, atividades, como trabalhos manuais, recreação ativa, esportes, programas de condicionamento em casa, ou em academias ou em instituições, podem atingir melhora da qualidade de vida dessa população.

Os melhores benefícios são obtidos com programas que enfocam a reversibilidade de déficits musculares, ósseos, cardiovasculares, marcha e equilíbrio. Melhores resultados são obtidos naquelas instituições em que há a participação de equipes interdisciplinares, cuja atuação engloba aspectos de mudanças de hábitos de vida e afastamento dos fatores de risco ou minimizando-os.

Além da prescrição, é preciso criar condições, incentivo, local e equipamento adequados para sua realização, bem como diminuir barreiras que venham a dificultá-la. Ao idoso deve ser considerado o seu estado de saúde, orientar um programa de atividade física regular, avaliar função cognitiva e nível de educação. Participar na escolha da atividade e adequá-la a seu(s) tipo(s), intensidade, duração e freqüência reverte-se num fator relevante. É recomendada atividade física variada, se possível com inclusão de atividade de resistência (aeróbica), de força e de flexibilidade/coordenação. As atividades de baixo impacto ganham relevância e segurança. A caminhada é a que parece mostrar maior aceitação e facilidade. Há forte relação dose-resposta entre a quantidade de atividade e seu efeito protetor e o risco diminui à medida que a atividade aumenta. Eakin *et al.*, em revisão de 15 trabalhos, apresentaram o impacto da atividade física na qualidade de vida comparando o risco da inatividade[17,18]. Relataram 10 trabalhos com respostas efetivas.

TABELA 92.2 – Evidências de estudos controlados comprovando os benefícios da atividade física em idosos com 75 anos ou mais

AUTOR/ANO	PARTICIPANTES	TIPO DE EXERCÍCIO	DURAÇÃO	RESULTADOS
Tinetti *et al.*[14]	301 membros da comunidade com 70 anos, com aumento no risco para quedas (média de 78 anos)	Intervenções domiciliar e multifatorial, incluindo exercícios de equilíbrio e resistência muscular *versus* grupo-controle com visitas sociais	3 meses	Redução nas quedas em 31%
Wolf *et al.*[15]	136 pessoas da comunidade com 70 anos ou mais (média de 76,2 anos)	*Tai chi chuan versus* educação (grupo-controle)	15 semanas	Redução no risco de quedas em 47,5%
Buchener *et al.* 1997	105 pessoas da comunidade, 65 a 85 anos de pequeno a médio risco para quedas (média de 75 anos)	Trabalho de ganho de força utilizando equipamentos de musculação e/ou treinamento aeróbico com bicicletas *versus* grupo-controle	24 – 26 semanas	Redução no risco de quedas em 47%

TABELA 92.3 – Alguns benefícios na realização de exercícios[16]

BENEFÍCIOS	TIPO DE EXERCÍCIO
Aumento de força e potência	Musculação combinada a exercícios aeróbicos
Redução de quedas	*Tai chi chuan*, hidroginástica, musculação e alongamentos com exercícios aeróbicos
Diminuição de níveis pressóricos	Exercícios aeróbicos (caminhar, nadar, ciclismo)
Diminuição da resistência periférica à insulina	Musculação e exercícios aeróbicos
Aumento de HDL-colesterol	Aeróbicos e musculação
Aumento da densidade óssea	Exercícios de resistência

HDL = lipoproteína de alta densidade.

O *The Nurses Health Study* evidenciou a redução de acidentes vasculares cerebrais praticando-se caminhadas em intensidade moderada; no *Honolulu Heart Study*, a distância das caminhadas foi inversamente relacionada ao risco coronariano e à mortalidade total.

Há, também, o ciclismo/bicicleta ergométrica, natação/hidroginástica, ioga, *tai chi chuan*, dança e ginástica localizada/alongamento. Tais atividades são preferíveis às chamadas de alto impacto, como corrida, *jogging*, esportes de quadra, de campo e que envolvam saltos e grandes impulsos de aceleração e/ou desaceleração. Embora sejam recomendados tanto os programas de atividades aeróbicas como os de treinamento de força muscular, são estes últimos que podem controlar melhor ou reverter perda de massa muscular. Com isso, evitamos uma das principais causas de inabilidade e quedas, tendo, assim, menores índices de suas ocorrências. No entanto, a combinação do treinamento aeróbico, da força muscular, equilíbrio e coordenação resulta em efeitos benéficos. Há melhora da densidade mineral óssea, da homeostase da glicose, do sistema imunológico, diminuição da ocorrência de quedas ao solo. Entretanto, se o objetivo for melhorar o condicionamento cardiovascular, diminuir a pressão arterial, melhorar o perfil de lipoproteínas plasmáticas, amenizar a hipertrofia do ventrículo esquerdo, o treinamento aeróbico parece ser mais eficaz. Se o objetivo, porém, for aumentar a massa e a força muscular, os exercícios com peso são a melhor opção.

As questões que merecem atenção na prescrição de um programa de atividade física, que envolva ou não exercícios específicos, são a qualidade e a quantidade de carga que deve ser atribuída individualmente para resultado voltado para melhor condicionamento físico. Contudo, para que se tenha prevenção e manutenção de saúde, é necessário gasto energético por volta de 2.000kcal/sem, com realização de atividade física regular (Tabela 92.4). De acordo com CDC/ACSM), a promoção de saúde é recomendada por intermédio da realização de 30min ao dia de atividade física moderada, na maior parte dos dias da semana, de preferência todos, de forma contínua ou em intervalos[4]. As atividades realizadas com intensidade acima de 4,5MET (equivalente metabólico – 1 MET = 3,5mL/kg/min) proporcionam redução adicional da mortalidade geral e cardiovascular de aproximadamente 10%. Isso equivale à realização de caminhada com velocidade de mais ou menos 6km/h, ou seja, com passos mais rápidos.

Preventivamente, é recomendada sempre a avaliação pré-participação da atividade física, com realização de exame clínico e testes laboratoriais, devendo estar incluídos teste de força muscular, flexibilidade, coordenação, análise postural e determinação da composição corporal. Considerar estados cognitivo, metabólico e nutricional, hidratação e vestuário como fatores preventivos antes da realização dos exercícios. Combater o estresse e eventual depressão com exercícios leva o idoso a se sentir mais estimulado e a dar continuidade à manutenção e à regularidade da prática de atividade física.

O nível da função física é avaliado melhor pelo teste ergométrico, por meio do valor do consumo máximo de oxigênio. Abaixo de 18mL/kg/min é considerado nível de função física baixo[19].

A prescrição de exercícios físicos deve ser criteriosa, já que poderemos encontrar: praticantes regulares, sedentários, fragilizados e indivíduos com diferentes reservas funcionais conforme a faixa etária compreendida, com atenção especial aos grande idosos (com, no mínimo, 85 anos).

Deve-se visar aos programas que valorizem a aptidão física pelo aumento da resistência cardiovascular, força, composição corporal e flexibilidade, reduzindo, assim, riscos de instabilidade e quedas; diminuindo os níveis de pressão arterial; aumentando a tolerância à glicose; diminuindo a resistência à insulina; aumentando os níveis de lipoproteína de alta densidade (HDL)-colesterol; reduzindo riscos de doença arterial crônica; diabetes; obesidade; câncer colorretal; aumentando a densidade óssea; atuando favoravelmente na ansiedade e sociabilização do indivíduo.

Os idosos apresentam, entretanto, capacidade funcional diminuída que não permite, de forma ideal, a prescrição de exercícios. Portanto, começar com adaptação às cargas, que devem ficar, inicialmente, abaixo do ideal; realizar aquecimento, exercícios de mobilidade, flexibilidade/alongamento,

TABELA 92.4 – Tempo necessário para um indivíduo de 70kg alcançar gasto calórico semanal de 2.000kcal por atividades

ATIVIDADE	TEMPO SEMANAL	TEMPO DIÁRIO (7X/SEMANA)	TEMPO DIÁRIO (5X/SEMANA)
Caminhar no plano	6h	51min	1h11min
Pedalar (9km/h)	7h26min	1h4min	1h29min
Pedalar (15km/h)	4h45min	41min	57min
Correr devagar (7min/km)	3h32min	30min	42min
Correr moderado (5min e 10s/km)	2h28min	21min	30min
Correr rápido (4min e 21s/km)	1h05min	18min	25min
Jardinagem	4h45min	41min	57min
Dança de salão	9h20min	1h20min	1h52min
Fazer compras	7h56min	1h8min	1h35min
Nadar (devagar)	3h43min	32min	45min
Nadar (rápido)	3h03min	26min	37min
Varrer tapete	10h34min	1h31min	2h07min
Tênis	4h22min	37min	52min

atividade principal e terminar com relaxamento. O aquecimento torna-se importante, pois eleva o fluxo sangüíneo para os músculos e estimula os proprioceptores, diminuindo os riscos de lesões. A redução progressiva dos exercícios tem benefício por prevenir a hipotensão pós-esforço.

EXERCÍCIOS PARA FORÇA E RESISTÊNCIA MUSCULAR

A efetividade do programa de treinamento inclui vários fatores: freqüência, intensidade, duração (sessões X repetições X resistência), modo de treinamento (carga livre *versus* aumento na resistência), exercícios dinâmicos *versus* isométricos e contrações excêntricas *versus* concêntricas[20].

Nos exercícios de força, recomenda-se prescrever duas a três séries com seis a doze repetições, realizados duas a três vezes por semana, com duração de, no mínimo, quatro a vinte semanas, com aumento progressivo na resistência, dinâmicos, incluindo torque isométrico e com duração de 30, 60 ou mais minutos, respeitando aquecimento prévio. Nas primeiras sessões deve-se aplicar a carga em torno de 30 a 40% de 1RM para membros superiores e 50 a 60% para membros inferiores. Em cada repetição deve-se estimular 2 a 3s nas contrações concêntricas e 4 a 6s nas excêntricas com baixos pesos. Pode-se aumentar a carga em 5% progressivamente ou acompanhando o aumento de peso pelo índice de autopercepção para o esforço de Borg (IPE de Borg) (Tabela 92.5). O praticante deve referir uma pontuação em torno de 12 a 13 pontos nas sessões iniciais; com o passar do tempo, o paciente deve atingir 15 a 16 pontos do IPE de Borg, conseguindo, assim, uma carga moderada de exercícios. Aos mais fragilizados, poderemos prescrever acréscimos a cada duas a quatro semanas[21-24], mantendo-os com a escala de autopercepção de Borg sempre igual ou inferior a 15. Deve haver equiparação entre exercícios de força e equilíbrio de 50% para cada, ou a divisão de, no mínimo, 60% de exercícios aeróbicos para 40% de flexibilidade e força. Todos os equipamentos utilizados devem obedecer à ergonomia, protegendo o indivíduo de lesões e acidentes. Em três a quatro meses de treinamento, pode-se atingir o dobro da força e, às vezes, até o triplo da força prévia do idoso.

A Tabela 92.6 apresenta recomendações para os exercícios de força e resistência muscular.

O consumo máximo de oxigênio (VO_2máx), que é utilizado como índice da função cardíaca, decresce 5 a 15% por década após os 30 anos. A associação do decréscimo na freqüência cardíaca máxima e na diferença arteriovenosa contribui para a redução do VO_2máx. Há decréscimo de 6 a 10bpm a cada década; redução na complacência do ventrículo esquerdo e da fração de ejeção em relação ao jovem, acarretando reserva cardíaca, em relação ao jovem, menor em situações em que é atingida a freqüência cardíaca máxima.

A intensidade do exercício realizado na fase aeróbica pode ser determinada através do consumo máximo de oxigênio (VO_2máx) ou da freqüência cardíaca máxima (FC máx). Recomenda-se atividade moderada como 40 a 75% do VO_2máx ou 55 a 85% da FC máx. A duração pode variar de 30 a 90min, guardando-se relação inversa com a intensidade. Para o começo do programa, os exercícios podem ser iniciados com sessões de curta duração (5 a 10min), realizados em dois ou mais períodos ao dia. É importante que o exercício torne-se um hábito regular na vida diária. Exercícios de resistência (*endurance*) podem incrementar em 10 a 30% o VO_2máx, porém a dependência do acréscimo decorrerá da intensidade do treinamento. A realização desses exercícios pode diminuir níveis

TABELA 92.5 – Escala de percepção subjetiva do nível do esforço realizado de Borg[24]

PONTUAÇÃO	PERCEPÇÃO DO EXERCÍCIO	PERCEPÇÃO DO EXERCÍCIO
6		
7	Muito, muito leve	Muito fácil
8		
9	Muito leve	Fácil
10		
11	Pouco leve	Relativamente fácil
12		
13	Um pouco forte	Ligeiramente cansativo
14		
15	Forte	Cansativo
16		
17	Muito forte	Muito cansativo
18		
19	Muito, muito forte	Exaustivo
20		

pressóricos, desde que a intensidade do exercício atinja 50 a 60% do VO_2máx. O HDL-colesterol está aumentado em sua fração HDL e os níveis de triglicérides reduzidos. Há a possibilidade na redução em 1 a 4% na gordura corporal com exercícios de resistência e com perda de 25% ou 2,5kg da circunferência abdominal no idoso. A intensidade desses exercícios deve ser otimizada e sempre prescrita com intensidade leve para moderada[21,25,26].

Equilíbrio

Em todas as atividades físicas deve-se visar ao treinamento do equilíbrio e postura, principalmente na população mais idosa e nos indivíduos que apresentam quedas de repetição. Cresce a importância de exercícios de baixo impacto, alto poder de reabilitação e prevenção de quedas. O equilíbrio, por meio do componente postural dinâmico e estático, deve ser mantido e aperfeiçoado, sendo influenciado por alterações sensoriais e motoras. Incluem-se nesse conjunto os sistemas vestibular, visual e somatossensorial, medicamentos (sedativos), do estado cognitivo, da hipotensão postural e de déficits anatômicos em extremidades e no sistema osteoarticular[22].

Em todo o programa envolvido em postura e equilíbrio, foi observada redução em até 48% de quedas, nas 16 primeiras semanas de treinamento. O melhor exemplo foi obtido no *tai chi chuan*, que no estudo – *The Fitness, Arthritis and Seniors Trial* (FAST) – demonstrou os melhores resultados de todos os grupos comparativos, diminuindo o risco de quedas (IR = 0,63, p = 0,0003)[27].

A flexibilidade deve ser estimulada para toda atividade física, sendo progressivamente aumentada em todos os programas estabelecidos pela equipe que segue o idoso. A maioria dos trabalhos chega à conclusão que articulações como joelhos, cotovelos, ombros, punhos são beneficiadas em amplitude de movimentos, diminuição de processos álgicos, ganho em propriocepção e melhora na independência do idoso. Recomendamos que sejam realizados progressivamente com acréscimo na amplitude a cada seis semanas, no início e no final de atividades como: caminhadas, ciclismo, natação e ginástica[16].

Movimentar o corpo de forma mais ordenada e organizada deve ser considerada como alimento diário mais nutritivo para a ocorrência de melhor desempenho das diferentes atividades de nossa vida diária.

TABELA 92.6 – Recomendações para exercícios de força e resistência muscular

ADULTOS SEDENTÁRIOS	SESSÕES/RM	Nº DE EXERCÍCIOS	FREQUÊNCIA
ACSM Guidelines –1998	1 sessão/8 – 12 RM	8 – 10	2 dias/sem no mínimo
Surgeon General's Report – 1996	1 – 2 sessões/ 8 – 12 RM	8 – 10	2 dias/sem
Pessoas idosas			
Pollock et al.	1 sessão/10 – 15 RM	8 – 10	2 dias/sem no mínimo
Pacientes cardíacos			
AHA – 1995	1 sessão/10 – 15 RM	8 – 10	2 – 3 dias/sem
AACVPR Guidelines – 1995	1 sessão/12 – 15 RM	8 – 10	2 – 3 dias/sem

AACVPR = American Association of Cardiovascular and Pulmonary Rehabilitation; ACSM = American College of Sports Medicine, 1998; AHA = American Heart Association; RM = resistência muscular; sem = semana.

REFERÊNCIAS BIBLIOGRÁFICAS

1. PAFFENBARGER, R. S.; HYDE, R. T.; WING, A. L.; HSIEH, C. C. Physical activity, all-cause mortality and longevity of college alumni. *N. Engl. J. Med.*, v. 314, p. 605-613, 1986.
2. PAFFENBARGER, R. S. Contributions of epidemiology to exercise science and cardiovascular health. *Med. Sci. Sports Exerc.*, v. 20, p. 426-438, 1988.
3. NÓBREGA, A. C. L.; FREITAS, E. V.; OLIVEIRA, M. A. B.; LEITÃO, M. B.; LAZZOLI, J. K.; NAHAS, R. M. et al. Posicionamento Oficial da Sociedade Brasileira de Medicina do Esporte e da Sociedade Brasileira de Geriatria e Gerontologia: atividade física e saúde no idoso. *Rev. Bras. Med. Esporte*, v. 5, p. 207-211, 1999.
4. PATE, R.; PRATT, M.; BLAIR, S. N.; HASKEL, W.; MACERA, C. A.; BOUCHARD, C. et al. Physical activity and public health; a recommendation from the Centers for Disease Control and Prevention and the American College of Sports Medicine. *JAMA*, v. 273, p. 402-407, 1995.
5. MATSUDO, S. M.; MATSUDO, V. K. R.; NETO, T. L. B. Atividade física e envelhecimento: aspectos epidemiológicos. *Rev. Bras. Med. Esporte*, v. 7, p. 2-13, 2001.
6. MATSUDO, S. M.; MATSUDO, V. K. R.; NETO, T. L. B.; ARAÚJO, T. L. Evolução do perfil neuromotor e capacidade funcional de mulheres fisicamente ativas de acordo com a idade cronológica. *Rev. Bras. Med. Esporte*, v. 9, p. 365-376, 2003.
7. LEVEILLE, S. G.; GURALNIK, J. M.; FERRUCCI, L.; LANGLOIS, J. A. Aging successfully until death in old age: opportunities for increasing active life expectancy. *Am. J. Epidemiol.*, v. 149, p. 654-664, 1999.
8. HIRVENSALO, M.; RANTENEN, T.; HEIKKINEN, E. Mobility difficulties and physical activity as predictors of mortality and loss of independence in the community-living older population. *J. Am. Geriatr. Soc.*, v. 48, p. 493-498, 2000.
9. LEXELL, J.; TAYLOR, C. C.; SJOSTROM, M. What is the cause of ageing atrophy? Total number, size and proportion of different fiber types studied in whole vastus lateralis muscle form 15 to 83 years-old men. *J. Neurol. Sci.*, v. 84, p. 275-294, 1988.
10. TOMLINSON, B. E.; IRVING, D. The number of limb motor neurons in the human lumbosacral cord throughout life. *J. Neurol. Sci.*, v. 34, p. 213-219, 1977.
11. LUFF, A. R. Age-associated changes in the innervation of muscle fibers and changes in the mechanical properties of motor units. *Ann. N.Y. Acad. Sci.*, v. 854, p. 92-101, 1995.
12. AQUINO, M. A. *Estudo Isocinético dos Músculos Flexores e Extensores do Joelho em Mulheres com Idade Superior a Sessenta Anos Sem Afecções do Sistema Músculo-esquelético*. São Paulo, 2000. Dissertação (Mestrado) – Faculdade de Medicina da Universidade de São Paulo.
13. TERRERI, A. S. A. P.; GREVE, J. M. D.; AMATUZZI, M. M. Avaliação isocinética no joelho do atleta. *Rev. Bras. Med. Esporte*, v. 7, p. 170-174, 2001.
14. TINETTI, M. E.; BAKER, D. I.; MCAVEY, G. et al. A multifatorial intervention to reduce the risk of falling among elderly in the community. *N. Engl. J. Med.*, v. 331, p. 821, 1994.
15. WOLFF, I.; CROONENBORG, J. J.; KEMPER, H. C. G. et al. The effect of exercise training programs on bone mass. *Osteoporosis International*, v. 9, p. 1, 1999.
16. GUNNARSSON, O. T.; JUDGE, J. O. Exercise at midlife: how and why to prescribe it for sedentary patients. *Geriatrics*, v. 52, n. 5, p. 71, 1997.
17. EAKIN, E. G.; GLASGOW, R. E. Recruitment of manage care Medicare patients for a physical active study. *Am. J. Health Promo.*, v. 12, p. 98, 1997.
18. EAKIN, E. G.; GLASGOW, R. E.; RILEY, K. M. et al. Review of primary care based physical activity intervention studies. *J. Pract.*, v. 49, p. 158, 2000.
19. MOREY, M. C.; PIEPER, C. F.; CORNONI-HUNTLEY, J. Is there a threshold between peak oxygen uptake and self-reported physical functioning in older adults? *Med. Sci. Sports Exerc.*, v. 8, p. 1223-1229, 1995.
20. MOREY, M. C.; PIEPER, C. F.; SULLIVAN, R. J. et al. Five year performance trends for older exercisers: a hierarchical model of endurance, strength and flexibility. *J. Am. Geriatr. Soc.*, v. 44, p. 1226, 1996.
21. ROBERTSON, M. C.; CAMPBELL, A. J.; GARDENER, M. M. et al. Preventing injuries in older people by preventing falls: a meta-analysis of individual-level data. *J. Am. Geriatr. Soc.*, v. 50, p. 905, 2002.
22. SALEM, G. J.; WANG, M. et al. Knee strength and lower and higher intensity functional performance in older adults. *Med. Sci. Sports Exerc.*, v. 32, n. 10, p. 1679-1684, 2000.
23. VISSER, M.; KRITCHEVSKY, S. B.; GOODPASTER, B. H. et al. Leg muscle and composition in relation to lower extremity performance in men and women aged 70 to 79: the health, aging and body composition study. *J. Am. Geriatr. Soc.*, v. 50, p. 897, 2002.
24. BORG, G. A. The scale for rating perceived exertion. *Med. Sci. Sports Exerc.*, v. 14, p. 377, 1982.
25. PRATLEY, R. E.; HAGBERG, J. M. et al. Aerobic exercise training induced reductions in abdominal fat and glucose-stimulated insulin responses in older men. *J. Am. Geriatr. Soc.*, v. 48, p. 1055, 2000.
26. PESCATELLO, L. S.; MURPHY, D. Lower intensity physical activity is advantageous for fat distribution and blood glucose among viscerally obese older adults. *Med. Sci. Sports Exerc.*, v. 30, n. 9, p. 1408, 1995.
27. MESSIER, S. P.; ROYER, T. D.; CRAVEN, T. E. et al. Long-term exercise and its effect on balance in older, osteoarthritic adults: results from the fitness, arthritis and seniors trial (FAST). *J. Am.Geriatr. Soc.*, v. 48, p. 131, 2000.

BIBLIOGRAFIA COMPLEMENTAR

DAMUSH, T. M.; STEWART, A. L. et al. Prevalence and correlates of physician recommendations to older adults to exercise. *Ann. Behav. Med.*, v. 20, p. S 194, 1995.
EVANS, W. J. et al. Exercise training guideline for the elderly. *Med. Sci. Sports Exerc.*, v. 31, n. 1, p. 12, 1999.
FIATARONE, M. A.; O'NEILL, E. F.; RYAN, N. D. et al. Exercise training and nutritional supplementation for physical frailty in very elderly people. *N. Engl. J. Med.*, v. 330, p. 1769, 1994.
FLETCHER, M. D.; CHAIR, G. B. et al. Statement on exercise: benefits and recommendations for physical activity programs for all Americans. American Heart Association/Scientific Statement. AHA. *Circulation*, v. 102, p. 1069, 2000.
GHORAYEB, N.; BARROS, T. L. O *Exercício – Preparação Fisiológica, Avaliação Médica – Aspectos Especiais e Preventivos*. São Paulo: Atheneu, 1999.
GOODPASTER, B. H.; CARSON, C. L.; VISSER, M. et al. The attenuation of skeletal muscle and strength in the elderly: The Health ABC study. *J. Appl. Physiol.*, v. 90, p. 2157, 2001.
HU, F. B.; STAMPHER, M. J.; COLDITZ, G. A. et al. The nurses health study. *JAMA*, v. 283, p. 2961, 2000.
KARLSSON, M. K.; LINDEN, C. et al. Exercise during growth and bone mineral density and fracture in old age. *Lancet*, v. 355, n. 5, p. 469, 2000.
LAVIE, C. J.; MILANI, R. V. Cardiovascular disease in the elderly. *Cardiology Clinics*, v. 17, n. 1, p. 233-243, 1999.
LEE, I. M.; SESSO, H. D.; PAFFENBARGER, R. S. Physical activity and coronary heart disease risk in men. *Circulation*, v. 102, p. 981, 2000.
MAZZEO, R. S.; CAVANAGH, P. et al. Exercise and physical activity for older adults. *Med. Sci. Sports Exerc.*, v. 30, n. 6, p. 992, 1995.
ORNISH, D.; SCHERWITZ, L. W.; BILLINGS, J. H. et al. Intensive lifestyle changes for reversal of coronary heart disease. *JAMA*, v. 280, p. 2001, 1995.
PONTES, R. H. P. *Atividade de Lazer e Exercício Físico entre os Idosos do Distrito de São Paulo*. São Paulo, 1994. Tese (Mestrado) – Universidade Federal de Medicina do Estado de São Paulo.
REJESKI, W. J.; BRAWLEY, L. R. et al. Compliance to exercise therapy in older participants with knee osteoarthritis: implications for treating disability. *Med. Sci. Sports Exerc.*, v. 29, n. 8, p. 977, 1997.
REUTER, I.; ENGELHARDT, K. S.; STECKER, K. et al. Therapeutic value of exercise training in Parkinson's disease. *Med. Sci. Sports Exerc.*, v. 31, n. 11, p. 1544, 1999.
SHINTON, R.; SAGAR, G. Lifelong exercise and stroke. *BMJ*, v. 307, p. 231, 1993.
WANNAMETHEE, S. G.; SHAPER, A. G. et al. Changes in physical activity, mortality and incidence of coronary heart disease in older men. *Lancet*, v. 351, p. 1603-1608, 1995.
WU, G. Evaluation of the effectiveness of tai chi for improving balance and preventing falls in the older population – a review. *J. Am.Geriatr. Soc.*, v. 50, p. 746, 2002.

CAPÍTULO 93

Aspectos Especiais da Atividade Física no Idoso

Jailene Chiovatto Parra Rocco

Envelhecimento é um processo complexo, que envolve inúmeras variáveis, entre elas, aspectos genéticos, estilo de vida, processos patológicos crônicos etc., as quais interagem entre si e influenciam e determinam a maneira como o indivíduo envelhece.

O estilo de vida sedentário é apontado como fator de risco para um sem-número de condições patológicas e disfuncionais; da mesma forma que a participação regular em programas de atividade física está associada a reconhecidos benefícios em diversos órgãos e sistemas que contribuem para o envelhecimento saudável.

Apesar de bastante bem documentada pela literatura e da insistente indicação médica à prática regular de atividade física entre os indivíduos acima de 65 anos, ocorre em apenas 30% deles.

A idéia de atividade física enquanto modalidade terapêutica tem sido muito difundida no meio médico nas últimas décadas, em especial entre alguns especialistas, e tem sido particularmente utilizada entre fisiatras e outros profissionais da área de reabilitação.

Os objetivos para indicação de atividade física como terapêutica são os mais variados e vão desde o treino aeróbico e de resistência física (o mais comum) até objetivos mais específicos como ganho de massa muscular, diminuição de massa gorda, treino de equilíbrio e coordenação ou até mudança de estilo de vida, promover sensação de bem-estar, entre outros.

Ainda que não seja possível abordar num único capítulo todas as situações que requeiram cuidados especiais na indicação e na prescrição de atividade física para o indivíduo idoso e nem todas as possíveis indicações para sua prática, de maneira didática, cinco tópicos específicos serão comentados:

- Exercício para os muito idosos: sarcopenia e perda da densidade óssea – capacidade de treinamento.
- Treino de estabilidade postural e flexibilidade – prevenção de quedas.
- Exercício físico *versus* função psicocognitiva.
- Exercício físico em idosos portadores de outras incapacidades.
- Outros cuidados.

EXERCÍCIO PARA OS MUITO IDOSOS

Até há pouco tempo havia por parte do profissional médico, no geral, certo temor na prescrição de atividade física para indivíduos muito idosos, talvez porque se acreditasse que os benefícios dessa prática seriam poucos, bem como essa população apresentaria risco maior de lesões relacionadas à prática de atividade física.

Na verdade, estudos recentes demonstram que as adaptações fisiológicas, metabólicas, psicológicas e funcionais decorrentes da prática de atividade física, assim como os efeitos benéficos que culminam com substancial melhoria na qualidade de vida dessa população supera, em muito, eventuais riscos e dificuldades encontradas.

A primeira questão importante a ser discutida são os próprios objetivos da indicação de atividade física que deixam de ser, como no jovem, aumento da expectativa de vida, melhora do condicionamento físico etc. e passam a ser, por exemplo, prevenção dos efeitos do envelhecimento, reversão da situação de imobilismo, melhora da sensação de independência (não necessariamente da independência em si), do bem-estar psicológico, melhora da mobilidade e da função como um todo, ou ainda, atividade física como parte de um programa de reabilitação de algumas das afecções geriátricas mais prevalentes nesse grupo que se constitui, certamente, no grupo etário mais suscetível a essas ocorrências.

As contra-indicações para prescrição de atividade física nessa população não diferem muito daquelas descritas para populações mais jovens, embora alguns aspectos específicos e presentes com mais freqüência nesses indivíduos, devam ser considerados e individualizados caso a caso como contra-indicações relativas ou absolutas: doença aguda (particularmente aquelas que cursem com estado febril), angina instável, descompensação diabética, hipertensão, asma, insuficiência cardíaca congestiva, dor musculoesquelética, perda ponderal, quedas de origem ainda indeterminada e não controlada. Como contra-indicações absolutas há, ainda: aneurisma de aorta inoperável, arritmias cardíacas relacionadas ao exercício, estenose aórtica grave, insuficiência cardíaca congestiva grave e/ou descompensada, doença terminal rapidamente progressiva, agitação psicomotora induzida por exercício.

Quanto à questão da treinabilidade, estudos recentes demonstram que a resposta ao treino para atividades anaeróbicas, especificamente o treino de força (que é a atividade mais indicada nessa faixa etária), está muito mais relacionada à intensidade do treinamento em si do que a fatores como: idade, sexo, estado de saúde do indivíduo, depressão ou demência, aspectos nutricionais ou funcionais.

No tocante ao treinamento de atividades aeróbicas, a literatura ainda não é consensual até por haver poucos dados conclusivos sobre as efetivas mudanças quanto à função cardiovascular em programa desse tipo em indivíduos muito idosos. Não são descritos programas aeróbicos de alta intensidade e os de baixa intensidade, como caminhada, bicicleta ergométrica a 60% da freqüência cardíaca máxima, entre outros, estão associados a ganhos pouco significativos tanto na função cardiorrespiratória como nos aspectos funcionais relacionados à mobilidade geral e à independência. Há algum relato quanto à melhora de parâmetros subjetivos como bem-estar psíquico, melhora de quadros álgicos e, eventualmente, melhora da qualidade de vida, ainda que sem ganhos mensuráveis relacionados à função cardiovascular.

Sendo a fraqueza muscular e a sarcopenia os parâmetros mais relevantes do ponto de vista funcional nessa faixa etária e, provavelmente os mais reversíveis, os exercícios mais adequados para os idosos mais velhos são os de força. A literatura mostra que aumento significativo de massa muscular está, como no indivíduo jovem, relacionado a programas de alta intensidade com cargas progressivas. Melhora do padrão de marcha, da velocidade, do equilíbrio, da *performance* em provas funcionais, como o *get up and go*, da capacidade aeróbica (resistência), da capacidade na realização de atividades diárias, da capacidade de subir escadas, da sensação de independência, de sintomas depressivos e do bem-estar geral está associada aos ganhos conseguidos após programas de fortalecimento e ao ganho de força em idosos frágeis.

Concluindo, a prescrição de atividade física para os indivíduos muito idosos deve, ao contrário do que é feito atualmente (quando se recomenda ao paciente que faça caminhadas), iniciar e priorizar exercícios de força visando ao ganho de força e massa muscular e deve ser realizado com seqüências já preestabelecidas como eficazes e com cargas progressivas, mas sempre com alta intensidade de treinamento. Deve ainda incluir treinos de equilíbrio e propriocepção que ajudarão esse indivíduo a ter ganhos funcionais significativos.

Um programa aeróbico pode até vir na seqüência de um programa de força, desde que o indivíduo já tenha ganho uma marcha segura, estável e equilibrada e tenha mecanismos de defesa treinados para evitar possíveis quedas e/ou lesões.

Ainda que grande contingente de idosos mais velhos viva em ambientes abrigados com supervisão de cuidadores (familiares, pessoal técnico, outros), cabe ao médico reabilitador propiciar as mudanças necessárias para familiarizar todos a essas recomendações tão essenciais à vida e à qualidade de vida desses indivíduos e promover uma nova mentalidade para que tais medidas possam ser efetivas e proporcionar a melhora geral (funcional, psíquica, outras) que esses indivíduos possam ter.

TREINO DE ESTABILIDADE POSTURAL E FLEXIBILIDADE – PREVENÇÃO DE QUEDAS

A estabilidade postural é um dos mais importantes parâmetros funcionais para o indivíduo idoso, já que participa e determina a qualidade da marcha e de várias atividades dinâmicas.

Trata-se de um conceito não muito bem definido, mas que depende do bom funcionamento de todos os sistemas da neuropsicomotricidade, ou seja, engloba desde aspectos mecânicos do movimento como aqueles do sistema musculoesquelético até os aspectos práxicos, de esquema corporal, propriocepção, percepção do corpo no espaço, sistema somatossensorial, equilíbrio, coordenação, entre outros, que determinam, modulam, controlam e efetuam esse movimento.

Estando essa função intimamente relacionada à capacidade do indivíduo manter a postura, seja estática ou dinamicamente, a maneira mais simples e, ainda assim confiável, dentro da prática clínica diária para medição da estabilidade postural, é medir o número de quedas sofridas pelo indivíduo.

Nesse sentido, nos indivíduos idosos e particularmente em situação de fragilidade, na qual as quedas são mais freqüentes, é fundamental a recomendação de atividades físicas que estimulem e implementem essa função.

Os pesquisadores têm, nos últimos anos, avaliado e recomendado diversas modalidades de exercício com essa finalidade. Atividades como exercícios para treino específico de equilíbrio, dança (que trabalha muito com coordenação, esquema corporal e propriocepção), *tai chi chuan* (e, eventualmente, outras modalidades semelhantes que priorizem percepção do corpo no espaço, coordenação e manutenção de posturas), entre outras, são descritas como eficazes na melhora do equilíbrio e na redução do número de quedas, ou seja, melhorando a estabilidade postural nos pacientes idosos.

A flexibilidade é aspecto relevante da funcionalidade, pois está relacionada à execução de atividades específicas tanto quanto interfere no equilíbrio e na capacidade funcional como um todo.

Não há definição exata para flexibilidade, mas está relacionada às amplitudes de movimento articulares e, portanto, à própria fisiologia do tecido conjuntivo, que sofre mudanças com o passar dos anos e que pode determinar alterações também em nível proprioceptivo, uma vez que nesse processo há perda quantitativa e qualitativa dos mecanorreceptores articulares que são parte essencial da neuropsicomotricidade.

Tal perda de mobilidade e de arco de movimento articular é particularmente dramática quando acomete articulações-*chave* na manutenção do equilíbrio, que são as articulações do tornozelo e da coluna cervical.

Sabe-se que há também perda progressiva das propriedades viscoelásticas do tecido conjuntivo no envelhecimento, o que pode comprometer as amplitudes de movimento e, dessa forma, a qualidade/possibilidade de execução de determinadas tarefas.

Não há consenso sobre quais seriam as recomendações específicas em termos de atividade física para melhora da flexibilidade, mas, como afirma a literatura, exercícios de alongamento e ioga estão entre os mais indicados.

EXERCÍCIO FÍSICO *VERSUS* FUNÇÃO PSICOCOGNITIVA

Embora na literatura não esteja ainda suficientemente claro quais aspectos da cognição seriam beneficiados pela prática da atividade física, todos os trabalhos referem que a prática continuada de atividade aeróbica tem ação benéfica sobre a manutenção da função cognitiva.

Sabe-se que populações idosas, que praticam atividade física aeróbica regular, têm significativamente menor porcentagem de comprometimento cognitivo que aquelas que não a praticam, ou seja, a prática de atividade física regular diminui a incidência de distúrbios cognitivos no indivíduo idoso.

O que não fica claro na literatura é a melhora efetiva promovida pelo exercício físico em indivíduos que já tenham distúrbios cognitivos instalados.

Aparentemente, dentre os parâmetros cognitivos estudados, tempo de reação (velocidade de reação) e flexibilidade mental talvez sejam os mais beneficiados, enquanto memória, atenção e inteligência cristalizada e fluida parecem não sofrer grande variação, uma vez já com alterações presentes, pela ação da atividade física.

Quanto às funções psicológicas, os dois principais focos de atenção são a ação do exercício sobre a depressão e a sensação de auto-suficiência.

A literatura é bastante clara em afirmar que há nítida melhora na sensação de auto-suficiência em indivíduos idosos que praticam atividade física regular. Afirma, ainda, que os indivíduos referem melhora da sensação de auto-suficiência quando participam de programas desse tipo.

Por outro lado, apesar de haver muitos trabalhos que afirmam ter a atividade física indubitável papel na redução do índice de depressão em indivíduos idosos e mesmo papel essencial na redução do sintoma depressivo nessa população, tais conclusões ainda carecem de elucidação no sentido de quais seriam exatamente os mecanismos envolvidos nesses achados.

De fato, a incidência de depressão está, comprovadamente, associada à imobilidade e ao sedentarismo e a inferência contrária é natural, porém, até o momento os trabalhos conseguem apenas demonstrar que entre os indivíduos idosos, que praticam alguma atividade física, a referência de sintomas depressivos é menor. Por outro lado, tais trabalhos somente sugerem, isto é, não há comprovação consistente, de que naqueles indivíduos que já tenham sintomas depressivos a ação da atividade física seja eficaz em sua reversão.

EXERCÍCIO FÍSICO EM IDOSOS PORTADORES DE OUTRAS INCAPACIDADES

Os idosos portadores de outras incapacidades são um capítulo à parte para prescrição de atividade física, em especial porquê 50% dos indivíduos idosos apresentam doenças crônicas potencialmente incapacitantes e dos indivíduos portadores de incapacidades, 50% têm mais de 70 anos.

Dentre as doenças incapacitantes mais freqüentes nos idosos foram selecionadas: osteoartrose, hemiplegias e doença de Parkinson.

A osteoartrose é uma das condições mais comuns de dificuldade para a prática de atividade física e constitui-se alteração das mais freqüentes em população idosa.

A literatura demonstra que atividades repetitivas com alto nível de impacto, principalmente para articulações de carga como ocorre na corrida (em determinado nível) e no futebol, por exemplo, estão relacionadas à intensificação do processo degenerativo articular e são de alto risco para o aparecimento e a piora dos sintomas relacionados à artrose.

Por outro lado, atividades consideradas leves a moderadas, demonstrou-se, não aumentam tais riscos, ao contrário, alguns estudos sugerem que a manutenção de atividade regular de baixo impacto seria, de alguma forma, protetiva para o aparecimento dos sintomas artrósicos.

No indivíduo idoso, é fundamental, na indicação de atividade física, minuciosa avaliação das condições dessas articulações para se identificar possíveis distúrbios de alinhamento articular, instabilidades, sobrepeso do indivíduo, déficits musculares ou mesmo artrose de moderada a grave (estadiamento do grau de artrose), previamente ao encaminhamento. Dessa forma, é possível que se orientem atividades mais leves, programas de recondicionamento prévio à atividade – por exemplo, o treino de força e estabilização proprioceptiva da articulação – e a escolha de atividades que tenham intensidade e/ou freqüência adequadas e não apresentem carga *em torção* (que é o tipo mais lesivo ao tecido articular), bem como se oriente a utilização de equipamento adequado e, se necessário, adaptado para a prática de determinado exercício.

Nas hemiplegias quase sempre os indivíduos idosos tendem a ficar mais imobilizados e sedentários tanto pelo fato de que a prática da atividade física constitui-se num maior gasto energético, como, na maioria das vezes, esses indivíduos encontram-se concomitantemente em fase ansioso-depressiva.

Em contrapartida, a literatura está repleta de estudos que demonstram ser altamente benéfica a prática de atividade física de recondicionamento nesses indivíduos visando a maior resistência na execução suas atividades de vida diária, bem como tem efeitos positivos na percepção de auto-suficiência desses indivíduos, facilitando o controle dos sintomas depressivos.

As atividades mais indicadas são: caminhada em esteira, natação e bicicleta ergométrica.

Em alguns casos, há a necessidade do acompanhamento simultâneo do fisioterapeuta a esses indivíduos em atividade física, para facilitar a sua execução e evitar possíveis riscos de acidentes decorrentes da incapacidade enquanto praticam seu exercício.

Na doença de Parkinson, há indícios na literatura que atividade física direcionada possa melhorar aspectos específicos como coordenação, equilíbrio e padrão de marcha, porém ainda há poucas evidências conclusivas.

Uma das atividades utilizada para tais fins é a prática de caratê, que auxilia no controle dos tremores de membros superiores e exercícios de alongamento – dentro ou fora da água – que diminuem a rigidez e facilitam a *performance* em atividades de vida diária e a marcha.

OUTROS CUIDADOS

Serão comentados aspectos da indicação dos recursos adequados para a prática de atividade física e alguns pré-requisitos para indicação de exercícios físicos nos idosos.

É importante que se oriente o indivíduo idoso o uso de vestuário adequado, particularmente a escolha do calçado correto.

Devem-se evitar solados escorregadios ou aqueles que dificultem a percepção das variações do piso em que a atividade será realizada, como solados espessos, por exemplo, que diminuem a ação dos mecanorreceptores plantares no controle da postura ortostática e em sua estabilização.

Os indivíduos idosos costumam utilizar calçados freqüentemente mais estreitos e menores do que seria necessário. Esse hábito, na prática de caminhada, por exemplo, pode resultar em quedas, pois diminui o papel estabilizador dos pés na manutenção da postura ereta, além do que calçados esportivos com o antepé mais estreito são excelentes para melhora do desempenho esportivo; porém no caso do indivíduo idoso, isso pode comprometer sua estabilidade e favorecer o aparecimento de deformidades como hálux valgo ou de quadros dolorosos que comprometem a marcha, como os pontos de atrito e as calosidades; dessa forma, calçados mais largos e flexíveis estariam mais bem indicados.

Concluindo, o exercício físico para o indivíduo idoso constitui-se excelente ferramenta terapêutica, desde que haja cuidado na avaliação minuciosa desse indivíduo para escolha da modalidade a ser indicada, dos objetivos dessa indicação e na recomendação de como essa atividade deva ser realizada, ou seja, se há necessidade da utilização de equipamentos, se outros recursos ou medidas pré-exercício devem ser tentadas, se há necessidade de supervisão ou não e de que forma ela deva ocorrer.

Quanto aos benefícios da indicação da prática de atividade física, a literatura é pródiga em afirmar a importância do exercício físico na prevenção, melhora e até no tratamento de uma série de quadros patológicos e disfuncionais, motivo pelo qual é fundamental para o médico reabilitador estar afeito às peculiaridades e aos cuidados para essa indicação.

BIBLIOGRAFIA

ALLISON, M.; KELLER, C. Physical activity in the elderly: benefits and intervention strategies. *Nurse Practitioner*, v. 22, n. 8, p. 53-69, 1997.

ALLMAN, B. L.; RICE, C. L. Neuromuscular fatigue and ageing: central and peripheral factors. *Muscle Nerve*, v. 25, n. 6, p. 785-796, 2002.

BATTY, G. D. Physical activity and coronary heart disease in older adults. A systematic review of epidemiological studies *Eur. J. Public Health*, v. 12, n. 3, p. 171-176, 2002.

BUCKWALTER, J. A.; LANE, N. E. Athletics and osteoarthritis. *Am. J. Sports Med.*, v. 25, n. 6, p. 873-881, 1997.

CHIOVATTO, J.; SAMPAIO, I. C., SAITO, M. Geriatric rehabilitation – our five year experience. *IRMA VII Abstract Book*, a-14, 1994.

CHIOVATTO, J.; TROMBETTA, I. C. Balance and coordination in the elderly evaluation of an assessment protocol and a physical activity program. *IRMA VII Abstract Book*, a-14, 1994.

CHRISTMAS, C.; ANDERSEN, R. A. Exercise and older people: guidelines for the clinician. *J. Am. Geriatr. Soc.*, v. 48, n. 3, p. 318-324, 2000.

CLARK, D. O. Physical activity efficacy and effectiveness among older adults and minorities. *Diabetes Care*, v. 20, n. 7, p. 1176-1182, 1997.

DREWNOWSKI, A.; EVANS, W. J. Nutrition, physical activity and quality of life in older adults: summary. *J. Gerontol. A. Biol. Sci. Med. Sci.*, v. 2, n. 2, p. 89-94, 2001.

ELDAR, R.; MARINCEK, O. Physical activity for elderly persons with neurological impairment: a review. *Scand. J. Rehab. Med.*, v. 32, p. 99-103, 2000.

EVANS, W. J. Reversing sarcopenia: how weight training can build strength and vitality. *Geriatrics*, v. 51, n. 5, p. 46-53, 1996.

GAL, P. L. M.; CHIOVATTO, J.; TROMBETTA, I. C. Avaliação e treinamento de coordenação e equilíbrio d população idosa em condicionamento físico. *Med. Reabil.*, v. 25, p. 16-17, 1990.

GREGG, E. W.; PEREIRA, M. A.; CASPERSEN, C. J. Physical activity, falls and fractures among older adults: a review of the epidemiologic evidence. *JAMA*, v. 48, n. 8, p. 883-893, 2000.

HAMDORFF, P. A.; WITHERS, R. T.; PENHALL, R. K.; HASLAM, M. V. Physical training effects on the fitness and habitual activity patterns of elderly women. *Arch. Phys. Med. Rehabil.*, v. 73, p. 603-608, 1992.

KARLSSON, M. Does exercise reduce the burden of fractures: a review. *Acta. Orthop. Scand.*, v. 73, n. 6, p. 691-705, 2002.

KREBS, D. E.; JETT, A. M.; ASSMANN, S. F. Moderate exercise improves gait stability in disabled elders. *Arch. Phys. Med. Rehabil.*, v. 78, p. 1489-1495, 1998.

LAYNE, J. E.; NELSON, M. E. The effects of progressive resistance training on bone density: a review. *Med. Sci. Sports Exerc.*, v. 31, n. 1, p. 25-30, 1999.

MAZZEO, R. S.; KAVANAGH, P.; EVANS, W. J.; FIATARONI, M.; HAGBERG, J.; MACAULEY, E.; STARTZELL, J. Exercise and physical activity for older adults. *Med. Sci. Sports Exerc.*, v. 30, n. 6, p. 992-1008, 1998.

NASO, F.; CARNER, E.; BLANKFORT-DOYLE, W.; CAUGHEY, K. Endurance training in the elderly nursing home patient. *Arch. Phys. Med. Rehabil.*, v. 71, p. 241-243, 1990.

ROCCO, J. C. P. *Avaliação do Pé Geriátrico e sua Relação com Quedas*. São Paulo, 2000. Tese (Mestrado) – Faculdade de Medicina da Universidade de São Paulo.

SCROLL, M. Physical activity in an aging population. *Scand. J. Med. Sci. Sports*, v. 13, p. 63-69, 2003.

TAUNTON, J. E.; MARTIN, A. D.; RHODES, E. C.; WOLSKI, L. A.; DONELLY, M; ELLIOT, J. Exercise for older woman: choosing the right prescription. *Br. J. Sports Med.*, v. 31, p. 5-10, 1997.

THOMPSON, R. F.; CRIST, D. M.; OSBORN, L. A.; ATTERBOM, H. A. Treadmill exercise electrocardiography in the elderly with physical impairments. *Gerontology*, v. 36, p. 112-118, 1990.

VAN DER BIJ, A. K.; LAURANT, M. G. H.; WENSING, M. Effectiveness pf physical activity interventions for older adults: a review. *Am. J. Prev. Med.*, v. 22, n. 2, p. 120-133, 2002.

WAJNGARTEN, M.; KALIL, L. M. P.; NEGRÃO, C. E.; BRAGA, A. M. F. W.; YAZBEK, P.; BELLOTTI, G.; PILEGGI, F.; SERRO-AZUL, L. G.; DÉCOURT, L. V. Avaliação cardiorrespiratória ao exercício no idoso sadio. *Arq. Bras. Cardiol.*, v. 63, n. 1, p. 27-33, 1994.

WESTERTERP, K. R. Daily physical activity, aging and body composition. *J. Nutr. Health Aging*, v. 4, n. 4, p. 239-242,

Seção 14

Reabilitação do Trauma Cranioencefálico

Coordenadora: Cristiane Isabela de Almeida

94 Distúrbios de Fala, Voz e Linguagem no Paciente com Trauma Cranioencefálico 726
95 Disfagia nos Traumas Cranioencefálicos 737
96 Déficits Cognitivos após Trauma Cranioencefálico – Avaliação e Reabilitação ... 744
97 Alterações Visuais e de Motilidade Ocular no Paciente com
   Trauma Cranioencefálico 754
98 Alterações Nutricionais no Paciente com Trauma Cranioencefálico 761
99 Atuação do Enfermeiro de Reabilitação no Paciente com Trauma Cranioencefálico .. 766
100 Avaliação e Tratamento Pedagógico na Criança com Trauma Cranioencefálico ... 773
101 Fisioterapia Respiratória no Paciente com Trauma Cranioencefálico 775
102 Terapia Ocupacional no Paciente com Trauma Cranioencefálico 779
103 Fisioterapia Motora no Paciente com Trauma Cranioencefálico 791
104 Reabilitação Aquática no Paciente Portador de Trauma Cranioencefálico 804
105 Intervenção Psicológica na Família e no Paciente com Trauma Cranioencefálico ... 818

CAPÍTULO 94

Distúrbios de Fala, Voz e Linguagem no Paciente com Trauma Cranioencefálico

Renata Soneghet • Andréa M. N. Capuano

INTRODUÇÃO

As alterações da comunicação envolvendo fala e linguagem podem ser resultantes de doenças neurológicas diferentes como: acidente vascular cerebral (AVC), processos infecciosos, tumores, doenças neuromusculares progressivas, ferimentos por objetos penetrantes, entre outros. Na vida moderna, porém, os acidentes automobilísticos são a causa mais freqüente de trauma cranioencefálico (TCE). As lesões cerebrais podem ser decorrentes de trauma aberto ou fechado e podem ser classificadas como focais ou difusas, respectivamente. São classificadas como lesões difusas: lesão axonal difusa, tumefação cerebral (*brain swelling*) e hemorragia subaracnóidea traumática, e como lesões focais: hematoma extradural, subdural agudo, subdural crônico e contusão cerebral. Os pacientes, vítimas de trauma fechado, diferenciam-se de outros com alterações neurogênicas da comunicação, pela lesão que ocorre de forma aguda, pela idade e principalmente pela natureza da lesão.

O trauma cranioencefálico pode causar graus variáveis de lesões e iniciar uma cascata de eventos que resultam em dano celular. Essas lesões podem suceder também associadas, por exemplo, lesão axonal difusa ocorrendo concomitantemente com hematoma subdural agudo. Cabe ressaltar, que outros eventos que ocorrem no politrauma, como hipóxia e choque hemorrágico, acarretam lesão cerebral secundária.

A lesão axonal difusa, por sua vez, se caracteriza pelo dano causado à substância branca do cérebro, afetando, em particular, o corpo caloso e o tronco cerebral. Merece grande atenção por resultar, com freqüência, em seqüelas ao paciente em traumas cranioencefálicos de intensidade variável. A lesão axonal difusa grave não acompanhada de lesões intracranianas maciças ocorre em quase 50% dos pacientes que sofrem traumas cranioencefálicos graves, causando 35% de todas as mortes após lesão encefálica traumática.

Os pacientes, vítimas de TCE, podem apresentar alterações na comunicação decorrentes de distúrbios de fala e/ou linguagem. O mecanismo de trauma e a natureza das lesões são bastante variados, portanto as alterações de fala e linguagem conseqüentes de TCE podem apresentar-se de forma pouco específica.

Segundo Darley e Groher, pacientes com trauma fechado apresentam melhor prognóstico das alterações de fala e linguagem em relação a trauma aberto[1,2]. Outros, relacionam o prognóstico ao grau de gravidade do trauma definido pela pontuação segundo escala de coma de Glasgow na admissão[3,4].

Sarno refere que todos os pacientes TCE (trauma fechado) pós-coma apresentaram alterações verbais leves ou aparentes que persistiram por mais de 1 ano após o trauma[5].

COMUNICAÇÃO VERBAL

A comunicação verbal engloba o processamento lingüístico das informações, o controle motor da fala, a programação motora da fala e as habilidades pragmáticas.

Processamento Lingüístico

A linguagem é o meio pelo qual conseguimos direcionar e expor pensamentos. A linguagem engloba a palavra, um símbolo arbitrário composto de sons e significado, a gramática e as habilidades pragmáticas. O uso da linguagem depende de conhecimentos múltiplos, incluindo sistemas de informação lingüística, e sistemas de informação conceptual e perceptual não lingüísticas. Tais conhecimentos coordenam as estruturas fonológicas, sintáticas, semânticas e discursivas. O indivíduo depende, então, da preservação de outras funções cognitivas como memória e atenção para apresentar bom desempenho lingüístico[6,7].

A neurolingüística, estudo das correlações entre fala e linguagem e seus mecanismos neurais, busca a descrição e a compreensão do funcionamento psicológico por meio de modelos de processamento de informação. Esses modelos baseiam-se no postulado de modularidade, caracterizado pela interação de subsistemas de processamento, tendo cada um certa independência funcional[7].

Existem diferentes níveis de representação e processos na linguagem, ordenados seqüencial e paralelamente, desde a entrada do estímulo sensorial até a produção da palavra. Em geral, as etapas de tratamento são distintas e podem ser classificadas em etapas perceptuais, de representações semânticas e processos pós-semânticos de produção. Segundo Pinker, a produção e a compreensão requerem os seguintes sistemas de entrada e saída das informações[8]:

- *Fonética acústica*: decodificação do grupo de sons em palavras durante a percepção de fala.
- *Análise*: agrupamento mental de palavras em frases e sentenças e interpretação de seus significados durante a compreensão.

- *Produção*: planejamento mental de palavras e sentenças a serem produzidas.
- *Fonética articulatória*: conversão da fala em comandos motores durante a produção.

A lesão cerebral pode alterar alguns subcomponentes do sistema de processamento da informação e, ao mesmo tempo, preservar outros.

Para avaliar os diferentes processos, são utilizadas várias provas para acessar as habilidades lingüísticas, como: fala espontânea, repetição, nomeação, leitura e escrita[9].

Para cada tarefa, é feita uma análise dos processos envolvidos e o desempenho do paciente é comparado entre as tarefas. Por intermédio dessas tarefas é possível avaliar os vários tipos de sistemas de entrada (*input*) e saída (*output*) em modalidades distintas de processamento de estruturas fonológicas, sintáticas, semânticas e discursivas. A investigação da linguagem avalia também as habilidades lingüísticas no contexto discursivo e habilidades pragmáticas (consideração ao interlocutor e ao contexto) por meio de uma conversa previamente estruturada.

Os testes utilizados na avaliação possibilitam a caracterização do tipo de afasia apresentada de acordo com as modalidades afetadas pela lesão cerebral, que pode ocorrer em localizações diversas.

Existem diversos sistemas de classificação das afasias. Elas podem ser classificadas como:

- Expressivo-receptiva.
- Sensorial-motora.
- Fluente-não fluente[10].
- Ântero-posterior[11].

A *afasia expressiva ou motora* é caracterizada como decorrente de lesão na área de Broca (centro anterior da linguagem no hemisfério dominante) e tem como manifestação a incapacidade de realizar a produção de fala. A fala é não-fluente, ou seja, escassa, com pronúncia vagarosa e sob grande esforço e articulação precária.

A *afasia receptiva ou sensorial* é conseqüente de lesões nas áreas posteriores e a alteração característica é a dificuldade na compreensão de fala. A fala é fluente, porém alterada (palavras ininteligíveis, não palavras, parafasias). A fala fluente é caracterizada pela produção sem esforços, com frases longas e bem articuladas, com gramática, melodia e ritmo normais.

O sistema de classificação de Boston é um sistema bastante utilizado e mais refinado que diferencia os tipos de afasia da seguinte forma: afasia de Broca; afasia de Wernicke; afasia de condução; afasia global; afasia transcortical motora; afasia transcortical sensorial; afasia de isolamento (transcortical mista) e afasia anômica.

Os diferentes tipos de afasias variam conforme a modalidade de linguagem afetada. Na *afasia de Wernicke*, por exemplo, conhecida como afasia de compreensão, as compreensões oral e escrita estão prejudicadas, bem como a capacidade de nomeação e repetição. A fala é fluente, bem articulada, com uso de palavras e frases de comprimento normal e com prosódia. Geralmente, apresentam logorréia (falam muito) e, em alguns casos, observa-se fala desconexa e com jargão (palavras sem sentido).

Na *afasia de Broca*, conhecida como afasia motora ou de emissão, a capacidade de nomeação está prejudicada e o indivíduo apresenta dificuldades de repetição, porém com compreensão preservada. O paciente produz poucas palavras e frases curtas, que são produzidas de forma pouco clara. Em geral, exibe dificuldade na construção gramatical denominada agramatismo. Este é caracterizado pelo pouco uso ou ausência de palavras, de funções e de marcadores lingüísticos. O paciente manifesta dificuldade em produzir e compreender expressões gramaticais, como palavras de função (advérbios, conjunções, preposições) e cláusulas subordinadas. Os afásicos de Broca apresentam, dessa forma, dificuldade na compreensão e na produção de construções gramaticais.

A *afasia de condução* é caracterizada por fala fluente e compreensão relativamente preservada, porém o paciente apresenta dificuldades de repetição, isto é, a fala espontânea e a compreensão oral e escrita estão bem melhores que a repetição, que é a principal habilidade afetada nesses pacientes. São fluentes, mas cometem erros parafásicos (trocas de fonemas); pausas; hesitações, comprometendo um pouco a prosódia. O prejuízo na escrita pode ser semelhante ao da fala (omissões, inversões e substituições de letras).

Os sintomas da *afasia transcortical sensorial* são semelhantes aos da afasia de Wernicke, assim como os sintomas da *afasia transcortical motora* são similares aos da afasia de Broca, entretanto o paciente exibe capacidade de repetição preservada.

Na *afasia transcortical motora*, o paciente manifesta redução na quantidade e na complexidade da fala espontânea e preservação da repetição (sabem o que estão repetindo), não apresenta ecolalia.

Na *afasia transcortical sensorial*, a fala é fluente, com erros parafásicos, neologismos e substituições semânticas e o paciente apresenta preservação da repetição com ecolalia (não sabem o que estão repetindo).

Na *afasia transcortical mista,* a fala é não-fluente e o paciente não apresenta intenção comunicativa, embora também ocorra preservação da capacidade de repetição.

A *afasia global* caracteriza-se por déficits graves em todas ou quase todas as modalidades lingüísticas e a *afasia anômica* tem, como sintoma único, a dificuldade em encontrar palavras. A produção verbal é fluente, a compreensão está preservada, assim como a repetição.

É importante distinguir a afasia anômica de anomia (distúrbio específico em outros tipos de afasia). A anomia é caracterizada pela dificuldade em encontrar palavras e é um distúrbio presente em todos os tipos de afasia. Contudo, a anomia apresenta-se de forma diferente nos diversos quadros afásicos.

A anomia é observada por meio dos tipos de erros apresentados tanto na fala espontânea como em situações de teste específicas. Na fala espontânea, é possível verificar *pausas* para a procura da palavra, *substituições genéricas* e *circunlóquios* (definição ou descrição aproximada). Em situações de teste é possível verificar *neologismos* (palavras inventadas), *parafasias fonêmicas* (substituições fonêmicas inadequadas em uma palavra), *parafasias semânticas* (substituição da palavra-alvo por outra de significado semelhante) e *circunlóquios*.

Os déficits anômicos podem ser classificados em quatro categorias:

- Anomia para produção de palavras.
- Anomia para seleção de palavras.
- Anomia semântica.
- Anomia de desconexão.

Na anomia para produção de palavras, o paciente parece ter conhecimento do nome, mas não é capaz de produzi-lo corretamente. Pode ser de dois tipos:

- *Iniciação articulatória*: na qual o paciente tem dificuldade em nomear o objeto, porém demonstra facilitação quando uma pista fonêmica (sílaba ou fonema inicial da palavra) ou contextual (descrição do objeto) é fornecida; tipo de distúrbio comum nas afasias de Broca e transcortical motora.

- *Distúrbio parafásico*: no qual o paciente é capaz de iniciar facilmente a palavra, mas a produção é tão contaminada que torna a nomeação incorreta. Esse tipo de distúrbio é comum nas afasias de condução e de Wernicke.

A anomia para seleção de palavras apresenta-se como um déficit puro de encontrar a palavra. O paciente tem dificuldade em nomear um objeto apresentado em qualquer modalidade sensorial, porém é apto a descrever o uso do objeto e selecionar o objeto adequado quando nomeado pelo examinador.

A anomia semântica é caracterizada pela inabilidade do paciente em nomear um objeto ou identificar o objeto quando o nome é apresentado. É a perda do significado simbólico. O paciente é capaz de repetir mesmo não reconhecendo o nome. Esse tipo de distúrbio é comum na afasia transcortical sensorial.

A anomia de desconexão pode ser:

- *De modalidade específica*: caracterizada pela capacidade de nomear normalmente em todas as modalidades sensoriais exceto, em uma delas ou
- *De categoria específica*: caracterizada pela capacidade de nomear adequadamente exceto, em uma categoria.

Existe a necessidade de diagnóstico preciso dos sintomas que constituem as afasias para se propor terapia adequada aos sintomas apresentados pelo paciente e para avaliar a terapia utilizada nos diversos momentos terapêuticos. Quase sempre esse diagnóstico é realizado por testes que possibilitam análise qualitativa e quantitativa do padrão lingüístico do paciente.

Controle Motor da Fala

A fala depende das funções motoras de respiração, fonação, ressonância, articulação e prosódia. As alterações no controle do mecanismo da fala decorrentes de lesão no sistema nervoso central ou periférico, com comprometimento em qualquer dos processos motores básicos envolvidos na sua produção são caracterizadas como disartrias e podem variar quanto à forma de apresentação e grau de gravidade.

Na disartria, as estruturas lingüísticas estão preservadas, porém a comunicação torna-se prejudicada, pois a fala pode apresentar-se alterada em relação ao ritmo, prosódia, precisão articulatória, velocidade, intensidade e entonação. A disartria também pode ser em consequência de lesão cerebral que afete órgãos envolvidos na produção da fala, podendo ocorrer paresia ou paralisia da musculatura da fala e incoordenação. Existem diferentes tipos de disartrias, que variam sua sintomatologia dependendo do local da lesão e estão associadas a algumas doenças.

A ocorrência de disartria decorrente de TCE é comumente relatada na literatura e sua característica também pode diferir de acordo com o local da lesão.

No entanto, quando se fala em disartria, seja ela qual for, devemos ter em mente cinco aspectos que podem estar comprometidos[12]:

- *Respiração*: em geral, observa-se a emissão de frases curtas, com necessidade de inspiração freqüente e latência maior entre a emissão de uma palavra e outra.
- *Fonação*: pode-se encontrar desde voz soprosa até qualidade vocal tensa-estrangulada. Pode haver variações excessivas no *pitch* e na *loudness*, ou simplesmente o contrário: monoaltura e monointensidade.
- *Ressonância*: a hipernasalidade é manifestação usual nas disartrias, sendo comum a quase todos os tipos (exceto na disartria atáxica). O grau de comprometimento estará relacionado à ausência ou à gravidade do prejuízo da movimentação do véu palatino.
- *Articulação*: a imprecisão na articulação principalmente das consoantes é característica presente nas disartrias. Vários estudos têm sido feitos com o objetivo de mensurar a capacidade de movimentação dos órgãos fonoarticulatórios em pacientes disártricos para comparação com indivíduos normais.
- *Prosódia*: é comum identificarmos uma fala sem inflexões, na qual não se percebe a intenção do discurso (interrogativo, exclamativo). A alteração de prosódia pode estar prejudicada tanto em uma palavra (indefinição da sílaba tônica) quanto em uma frase.

Dependendo do local da lesão cada um desses aspectos pode estar alterado de maneira distinta. Lesões decorrentes do TCE podem afetar várias partes do sistema neuromuscular que incluem: motoneurônios inferiores, motoneurônios superiores, sistema extrapiramidal, cerebelo ou a junção neuromuscular.

Distúrbios de fala, de modo geral, podem ocorrer quando os nervos cranianos: V (trigêmeo), VII (facial), X (vago) ou XII (hipoglosso) e os músculos por eles inervados estiverem afetados. O TCE especificamente pode causar disfunção desses nervos por lesão nos núcleos nervosos do tronco cerebral.

Lesões que afetem o nervo trigêmeo, cuja porção motora é responsável pela inervação de estruturas orais, responsáveis pela mastigação, também podem acarretar em prejuízos para a articulação das palavras.

Lesões com impacto no nervo facial, responsável pela inervação da musculatura da mímica facial, e/ou do nervo hipoglosso, responsável pela inervação da musculatura da língua, também poderão dificultar a correta articulação dos fonemas, desencadeando uma fala mais lenta ou pastosa[13].

Já os nervos vago, sensitivo e motor, que respondem pela inervação dos músculos da laringe e levantadores do palato mole, quando lesionados em sua extensão podem afetar tanto a fonação quanto a ressonância, ambos aspectos importantes na produção da fala[13].

Em casos em que há lesão dos nervos cranianos responsáveis pela musculatura da fala no trajeto periférico, ou no núcleo dos nervos no tronco cerebral, observa-se quase sempre *disartria flácida*, caracterizada principalmente por hipernasalidade, voz soprosa e *inspiração audível*. Imprecisão na articulação de consoantes, *loudness* reduzida, uso de frases curtas e com pouca modulação também são características da disartria flácida[14].

Já a *disartria espástica*, que está associada a traumas com lesão difusa nos motoneurônios superiores que inervam a musculatura da fala, é caracterizada por: lentidão, voz tensa-estrangulada com esforço ao falar, qualidade vocal áspera, imprecisão na emissão de consoantes, monoaltura, monointensidade, hipernasalidade e distorção de vogais.

Vale ressaltar, que a presença dessas alterações e o grau de gravidade dependerão muito de quais nervos cranianos e músculos foram afetados.

Em situações em que há comprometimento de cerebelo ou em suas conexões, que afetem a musculatura responsável pelos mecanismos da fala, observa-se a *disartria* do tipo *atáxica*. Ela é caracterizada por qualidade vocal áspera, tensa-estrangulada e produzida sob esforço. Há interrupção articulatória irregular, como se a fala fosse impropriamente ritmada, com uso de acentuação excessiva, porém sem diferenciação da sílaba tônica ou do elemento frasal mais importante. Observam-se lentidão e imprecisão articulatórias, caracterizadas por movimentos precários de língua, erros de direção e alinhamento dos movimentos articulatórios para a produção de vogais e consoantes. Nesse tipo de disartria, a hipernasalidade não é característica comum, sugerindo que a função velofaríngea esteja normal[14].

A melhora da inteligibilidade de fala para um nível funcional é, em geral, o principal objetivo do tratamento da disartria. A abordagem de tratamento para o paciente dependerá da análise dos resultados obtidos com a avaliação e o aspecto que tiver maior impacto na inteligibilidade de fala.

A escolha e hierarquia dos procedimentos terapêuticos podem seguir diretamente a fisiologia de funcionamento e a severidade de cada um dos componentes envolvidos, conforme sugerem LaPointe e Rosenbek[12].

Num caso de disartria flácida, por exemplo, em que seja identificado fluxo excessivo de ar na voz, um dos objetivos principais do tratamento deve ser o uso mais eficiente do fluxo expiratório que pode ser alcançado por meio do aumento do fechamento velofaríngeo e controle respiratório. O aumento da adução de cordas vocais para redução do escape de ar glótico, aumento da *loudness* e melhora da qualidade vocal podem ser objetivos secundários. O trabalho com articulação e prosódia podem ser objetivos finais.

Haverá situações, no entanto, em que o aumento da precisão articulatória, a correta tonicidade das palavras e a estabilização de fatores temporais associados ao ritmo da fala, podem ser considerados como principais no início do tratamento.

Apesar de sabermos que a melhora de um determinado aspecto pode depender da melhora de outro, a ênfase em todos esses aspectos simultaneamente pode não ter a efetividade terapêutica desejada.

Nos traumas cranioencefálicos não é raro haver lesões simultâneas dos motoneurônios inferiores e superiores, bem como em outras regiões do cérebro, causando disartria do tipo mista.

Nesse tipo de disartria, poderá haver ampla escala de sintomas característicos de qualquer uma das disartrias, (flácida, espástica, atáxica, hipocinética ou hipercinética)[14].

Mais uma vez, cabe ressaltar que a avaliação deve ser precisa para identificar qual aspecto comprometido está tendo maior impacto na inteligibilidade da fala e mereça ser inicialmente trabalhado.

Programação Motora

Apesar de a apraxia de fala ter repercussões que possam limitar a comunicação, ela difere-se da afasia, por ter caráter mais motor em vez de lingüístico.

O processador central da linguagem seleciona e ordena palavras para transformar o conteúdo interno de significado em linguagem e exteriorizar pelo sistema de controle motor da fala. Uma vez selecionadas, essas seqüências de palavras são convertidas em código neural e direcionadas para o programador motor da fala. O programador, dirigido pelo processador central da linguagem, realiza a tarefa de converter o pensamento a ser exteriorizado em código neural para produção voluntária de sons de fala. Lesões nesses circuitos prejudicam a habilidade de programar movimentos articulatórios voluntários.

Tais dificuldades também resultam em tipo distinto de alteração da comunicação caracterizado por apraxia de fala.

A apraxia de fala é definida como distúrbio na programação motora da fala, causado por lesão cerebral. Caracteriza-se por incapacidade de organizar o posicionamento da musculatura da fala e de seqüenciar os movimentos na produção espontânea de fonemas ou de uma seqüência deles. Ficam preservados, entretanto, os atos reflexos e automáticos.

Não há fraqueza ou paralisia da musculatura oral que justifiquem esta dificuldade e sim, um prejuízo nos circuitos cerebrais destinados a determinar a seqüência dos movimentos musculares para a produção da fala.

Além disso, os pacientes podem ter consciência dos erros, mas isso não impede necessariamente que eles os corrijam.

Pragmática Discursiva – Regras e Uso da Linguagem

Indivíduos que falam certa língua seguem determinadas regras lingüísticas para ordenar os símbolos lingüísticos e expressar idéias. O sistema de regras fonológicas determina o modo como sons são combinados em palavras. As regras sintáticas são responsáveis pela ordem das palavras na formação de sentenças. O sistema semântico é responsável pelo significado das palavras. Esse sistema de regras é utilizado tanto na expressão como na compreensão de sentenças. Em interação comunicativa, os falantes trocam regras. Eles variam o conteúdo e a forma de suas mensagens, compartilhando e dividindo turnos. São sensíveis aos sinais que um dá ao outro como gestos, movimentos de cabeça, expressão facial, mudanças na voz e ao contexto físico em que ocorre a comunicação. O falante competente sabe como conversar com diferentes interlocutores em diversos contextos. Tais comportamentos lingüísticos são caracterizados como habilidades pragmáticas do discurso.

ALTERAÇÕES DA COMUNICAÇÃO VERBAL NO TRAUMA CRANIOENCEFÁLICO

Os pacientes com lesão por trauma fechado apresentam problemas de comunicação, porém tais alterações são qualitativamente diferentes daquelas apresentadas por pacientes afásicos, apráxicos ou disártricos. O paciente que sofre trauma fechado é, em geral, competente lingüisticamente, ou seja, obedece às regras fonológicas, sintáticas e semânticas, mas apresenta dificuldade em obedecer às regras do discurso social. Quase sempre os pacientes *falam* melhor do que se comunicam. Esses indivíduos, manifestam alterações na pragmática discursiva, isto é, no modo como a linguagem é utilizada.

As diferenças encontradas na linguagem de pacientes com esse tipo de lesão, em relação a outras etiologias, devem-se à natureza da lesão cerebral e às alterações cognitivas que comprometem a linguagem.

No estudo de Milton *et al.*, foi utilizado um protocolo de avaliação das habilidades pragmáticas da linguagem (*pragmatic protocol*) e os autores compararam o desempenho de pacientes com lesão cerebral decorrente de TCE (trauma fechado) e decorrente de lesão vascular[3]. O grupo de TCE apresentou número maior de comportamentos inadequados em relação aos pacientes com lesão vascular. Dificuldade na seleção e manutenção de tópicos, revezamento para iniciar e dar pausas no discurso, ou seja, respeito ao interlocutor, prosódia e afeto foram as alterações mais freqüentes da pragmática discursiva.

Segundo Junque *et al.*, os processos cognitivos mais relevantes em relação à comunicação são os processos atencionais, perceptuais, mnêmicos, de organização da informação, velocidade de processamento da informação e funções executivas[15]. Os autores citam algumas das características mais comuns de alterações da pragmática no TCE:

- Dificuldade para falar de assunto concreto, passando, com muita facilidade, de um assunto para o outro.
- Dificuldade nos turnos da conversação; não se sabe quando acabam e é comum que interrompam o interlocutor.
- Dificuldade para manter conversação.
- Dificuldade em estruturar o discurso de maneira lógica e/ou seqüenciada.
- Alterações nos elementos não-verbais da conversação, por exemplo sorriso exagerado.
- Excessiva informação ou redundância.
- Dificuldade para se situar no lugar do interlocutor.
- Dificuldade para se expressar de forma concisa.

- Utilização de terminologia inapropriada em relação à conversação, em conseqüência das dificuldades de vocabulário.
- Alteração na competência comunicativa, entendida como capacidade de identificar as necessidades ou mensagens do interlocutor e de adequar suas respostas às demandas do interlocutor.

Segundo Marshall, as dificuldades de comunicação podem ser decorrentes tanto de alterações cognitivas como de alterações lingüísticas, uma vez que cognição e linguagem estão intrinsecamente relacionadas[6]. Isso indica que alteração em um ou mais processos cognitivos pode mudar a comunicação. Alterações da comunicação em razão de alterações cognitivas devem ser caracterizadas como alterações lingüístico-cognitivas. Os déficits cognitivos limitam a habilidade de responder seletivamente, discriminar estímulos, ordenar pensamentos, recordar, integrar, analisar e sintetizar informação. Organização, estruturação e ordenação de pensamentos ficam, portanto, alteradas. As implicações dessas alterações na linguagem expressiva são:

- *Desorientação*: o paciente apresenta-se não apropriado à situação.
- *Desorganização*: apresenta compreensão fragmentada e incompleta.
- *Confusão-confabulatório*: irrelevante ou tangencial.
- *Limitação a um estímulo*: mostra-se relevante à parte da informação, mas não à idéia geral.
- *Falta de iniciativa*: depende de outros para estimular resposta.
- *Circunlóquios*: dificuldade em ser específico e preciso em relação ao tema original.

As conseqüências de desorganização cognitiva aparecem tanto na forma expressiva como receptiva da linguagem e podem prejudicar o processamento auditivo, a compreensão da leitura e memória visual e a coerência discursiva. O paciente pode apresentar fala excessiva, dificuldade na seleção e recuperação das palavras, além de manifestar-se irrelevante no discurso.

Embora existam exceções, a afasia geralmente ocorre após lesão focal em áreas específicas do cérebro. Lesões extensivas às áreas da fala e linguagem, lesões múltiplas ou difusas complicam o quadro. Tais complicações são mais regras do que exceções nos traumas fechados.

Mesmo que possam manifestar comportamentos afásicos como: anomia, retenção auditiva reduzida e perseveração, os pacientes, vítimas de TCE, não apresentam, com freqüência, quadros afásicos semelhantes aos de pacientes com lesões advindas de outras etiologias.

Alguns autores encontraram sintomas afásicos em pacientes com esse tipo de lesão. A anomia é relatada como sintoma comum e alguns autores citam alterações de linguagem condizentes com quadro de afasia anômica.

Thomsen encontrou como sintomas afásicos usuais em pacientes com trauma fechado, afasia amnéstica e parafasias verbais[7].

Sarno avaliou a linguagem e a fala em pacientes TCE (lesão difusa) para determinar presença e natureza de déficits verbais e classificou os pacientes em três grupos de acordo com a alteração apresentada: 32% apresentaram sintomas afásicos clássicos, 28% apresentaram disartria e 17% apresentaram alterações nos testes de linguagem, porém na fala espontânea não eram evidenciados sintomas afásicos[4]. Observaram-se em todos os pacientes disártricos déficits lingüísticos subclínicos.

Sarno *et al*. Avaliaram, por meio de testes formais de afasia, 125 pacientes com trauma fechado após aproximadamente 45 semanas do trauma[5]. Todos os pacientes apresentaram alterações lingüísticas que eram evidentes apenas nos testes, mas não na conversação. A população foi classificada em três grupos conforme a alteração de comunicação apresentada: afasia clássica, disartria acompanhada de déficits lingüísticos e afasia subclínica. Os autores relatam que todos os pacientes que exibiram coma após o TCE, mostraram *performance* lingüística alterada e que pacientes que sofreram coma após TCE e manifestaram quadro de disartria demonstraram também déficit no processamento lingüístico.

Há controvérsia em relação à denominação dos distúrbios de linguagem no trauma fechado. Alguns autores consideram que a alteração de linguagem encontrada nesses pacientes é decorrente de alterações de memória, que são consistentes com a amnésia pós-traumática apresentada por esses pacientes. Segundo Brooks, em traumas fechados não são comuns quadros clássicos de afasias, a menos que o paciente exiba lesões focais[16]. As lesões focais podem ou não acarretar alteração da comunicação.

Hinchliffe examinou a variabilidade na inter-relação entre habilidades lingüísticas e funções neuropsicológicas em pacientes com trauma fechado grave[17]. Os resultados sugerem que enquanto alguns déficits são comuns a todos os pacientes, tais alterações não representam necessariamente alterações universais. As habilidades nas tarefas envolvendo compreensão auditiva, nomeação, memória verbal, memória visual e habilidades visoespaciais parecem ser componentes importantes na diferenciação entre os grupos. As alterações lingüístico-cognitivas, que são comuns a todos os pacientes e parecem ser características de traumas fechados graves, são alterações nas habilidades semântico-lexicais e semântico-sentenciais, fluência verbal, compreensão auditiva complexa e operações atenciosas.

Payne-Johnson avaliou pacientes com trauma fechado com testes que incluíam: inteligência, linguagem verbal receptiva e emissiva, articulação, memória de curta duração visual e auditiva, agilidade oral, fala automática, escrita, leitura e aritmética[18]. Verificou-se desempenho inferior do grupo TCE em relação ao controle em todos os testes, exceto articulação e alguns subtestes de leitura. Os TCE menos graves apresentaram *performance* melhor do que os graves nos subtestes de seqüência automatizada e agilidade oral. O autor sugere que o trauma fechado tem efeito generalizado sobre os mecanismos cerebrais que subsidiam inteligência, fala, linguagem, memória e habilidades específicas de leitura, escrita e aritmética e que as diferenças observadas nas habilidades de fala e oromotoras parecem ser dependentes da gravidade da lesão.

AVALIAÇÃO

Avaliação e tratamento de pacientes que sofreram trauma fechado envolvem equipe interdisciplinar de profissionais.

Segundo Coelho, o TCE pode resultar em uma variedade de alterações cognitivo-comunicativas, ou seja, déficits em funções cognitivas lingüísticas e não lingüísticas[19]. O fonoaudiólogo atua como membro da equipe interdisciplinar para avaliar e tratar o paciente com TCE. O papel do fonoaudiólogo inclui avaliação de todos os aspectos da comunicação, bem como as implicações dos déficits cognitivos na comunicação, plano e programa de tratamento, dependendo do estágio da recuperação, orientação e discussão interdisciplinar.

Avaliação do Comportamento

No período recente de lesão, o paciente pode encontrar-se confuso, desorientado e agitado. A observação clínica oferece mais dados do que avaliação formal. O objetivo dessa avaliação é descrever o comportamento e suas possíveis mudanças.

A escala proposta por Hagen permite a observação do comportamento desses pacientes durante a recuperação[20]. Ela possibilita categorizar de forma sistemática e imediata o nível de funcionamento cognitivo e linguístico, além de auxiliar o examinador a diferenciar problemas de linguagem secundários à ruptura temporária de processos linguístico-cognitivos daquelas que sugerem lesão focal.

É interessante realizar a avaliação do comportamento em vários ambientes e momentos do dia para identificar as situações em que o paciente apresenta melhor desempenho e quais são os fatores que interferem negativamente no desempenho desse paciente.

Níveis de Funcionamento Cognitivo[20]

1. *Sem resposta*: o paciente parece estar em sono profundo e é completamente irresponsivo a qualquer estímulo.
2. *Resposta generalizada*: o paciente reage a um estímulo de maneira não específica, de forma inconsistente e não apropriada. As repostas são limitadas; quase sempre são as mesmas independentemente do estímulo apresentado. Podem ser: mudanças fisiológicas, movimentos corporais grosseiros e/ou vocalização.
3. *Resposta localizada*: o paciente reage especificamente, porém de forma inconsistente a um estímulo. As respostas são diretamente relacionadas ao tipo de estímulo apresentado. O paciente é capaz de seguir comandos simples como: *feche seus olhos*, porém de forma inconsistente e com latência de resposta aumentada.
4. *Confuso/agitado*: o comportamento é bizarro e não apropriado em relação ao ambiente imediato; não discrimina pessoas e/ou objetos e é incapaz de cooperar diretamente com o tratamento. As verbalizações são inapropriadas e incoerentes ao meio ambiente e pode haver confabulação. O tempo de atenção ao ambiente é muito curto e a atenção seletiva é quase inexistente. O paciente apresenta dificuldades importantes na recordação de curto prazo.
5. *Confuso/inapropriado/não agitado*: o paciente é capaz de responder a comandos simples de modo mais consistente, contudo, com o aumento da complexidade dos comandos, ou falta de qualquer estrutura externa, as respostas são aleatórias, inapropriadas ou fragmentadas. Apresenta atenção para o ambiente, mas se distrai com muita facilidade. Manifesta dificuldade em manter atenção em determinada tarefa. Com apoio, pode ser capaz de conversar em um nível social-automático por curtos períodos. As verbalizações são, em geral, inapropriadas e confabulatórias e a memória está gravemente prejudicada. Com auxílio, é capaz de realizar tarefas aprendidas previamente, mas é incapaz de aprender novas informações.
6. *Confuso/apropriado*: o paciente demonstra comportamento dirigido ao objetivo, porém apresenta necessidade de estímulo externo para a direção; segue instruções simples de forma consistente e mostra mais facilidade nas tarefas. As respostas podem ser incorretas em razão dos distúrbios de memória, entretanto são apropriadas à situação. As memórias remotas são mais profundas e detalhadas do que as recentes.
7. *Automático/apropriado*: o paciente se mostra apropriado e orientado, tanto no hospital como em casa; realiza atividades de rotina diária automaticamente, com mínima ou nenhuma dificuldade; apresenta lembranças curtas das atividades e demonstra mais facilidade para aprendizagens novas. Com auxílio, é capaz de iniciar atividades sociais ou recreacionais. O julgamento permanece prejudicado.
8. *Objetivo/determinado e apropriado*: o paciente é capaz de recordar e integrar eventos recentes e passados, sendo consciente e responsivo ao ambiente. Exibe facilidade para novas aprendizagens e não necessita de supervisão quando aprende a atividade. Pode manifestar alterações, em comparação ao estado pré-mórbido, na linguagem, raciocínio abstrato, tolerância para o estresse e julgamento em situações emergenciais ou pouco circunstanciais.

Uma vez que o paciente atinja o nível 8, é necessária avaliação mais precisa do seu comportamento, para detectar o distúrbio que apresenta e poder tratá-lo.

Alguns dos comportamentos apresentados pelos pacientes no início da recuperação são:

- *Distração*: diminuição da atenção em tarefas visuais e auditivas.
- *Confusão*: falta de relevância no discurso.
- *Desorientação*: inapropriado à situação, com falta de consciência de tempo e espaço.
- *Inibição reduzida*: dificuldade em interromper a resposta sobre um estímulo.
- *Concretude*: interpretação literal.
- *Flexibilidade reduzida*: demora ou dificuldade em mudar de uma condição para outra.
- *Desorganização*: resposta pode ser apropriada, porém com organização incoerente ou informações não pertinentes ao contexto.
- *Julgamento precário*: inabilidade de entender relações de causa e efeito.

Tais comportamentos interferem na comunicação desses pacientes, porém não representam distúrbios específicos de comunicação como afasia ou disartria. Sabe-se que processos cognitivos são importantes para a linguagem, mas a distinção entre o que é alteração cognitiva e o que é alteração linguística não é sempre clara.

Avaliação da Comunicação

A alteração da comunicação é caracterizada pela dificuldade na transmissão da mensagem entre o falante e o interlocutor ou apenas pela detecção da deficiência comunicativa pelo interlocutor.

A capacidade de comunicação do paciente deve ser avaliada por meio de:

- Observações clínicas.
- História do paciente.
- Testes específicos de fala e linguagem.
- Avaliação das habilidades pragmáticas.

O fonoaudiólogo deve determinar se o paciente apresenta alteração de linguagem, fala ou fluência ou uma combinação delas. Muitas vezes, alterações linguísticas que parecem afasias são manifestações de problema cognitivo mais generalizado, por exemplo, alteração de memória. Os dados da avaliação funcional e formal devem ser interpretados pelo fonoaudiólogo conjuntamente com os dados fornecidos por outros membros da equipe multidisciplinar.

A avaliação das habilidades de comunicação de pacientes com trauma fechado é mais difícil de acessar do que simples amnésias. A avaliação deve ser iniciada por aspectos funcionais da comunicação e é importante considerar as dificuldades relatadas pelos pacientes. Eles podem relatar dificuldade em compreender o que lêem e/ou o que ouvem ou ainda dificuldade em se expressar com outras pessoas. Alterações da compreensão são relatadas quase sempre durante 5 a 7 anos de lesão. Após esse período, tais alterações são geralmente observadas apenas em situações estressantes para o paciente. De forma similar, alterações na expressão podem estar presentes apenas quando o paciente está em situações de estresse. Alguns pacientes relatam dificuldades em acessar os nomes das palavras com mais freqüentes no final do dia, quando estão cansados[16].

Avaliação da Linguagem

Muitos pacientes que sofrem lesão difusa apresentam dificuldades na nomeação e na compreensão. Outros realizam, sem problemas, os testes de linguagem, porém exibem dificuldades no processamento lingüístico que se diferencia dos distúrbios demonstrados nas afasias.

Avaliação Funcional da Linguagem

Por meio da fala espontânea é possível avaliar diferentes habilidades lingüísticas como: fluência, extensão, complexidade sintática, dificuldade em encontrar palavras (anomia), melodia/prosódia, agilidade articulatória, parafasias (fonêmicas, semânticas, literais, verbais) e neologismos. Além de sintomas encontrados nos quadros afásicos, o examinador observa ainda: organização discursiva, perseverança dos temas, procura de palavras, consciência dos erros, manutenção de tópicos e abstrações da linguagem e julgamentos. É possível notar também o uso de expressões faciais, gestos ou outros comportamentos não-verbais. A fala espontânea, por usa vez, permite ao examinador avaliar as características da fala como: qualidade vocal, ressonância, articulação, coordenação pneumofonoarticulatória e velocidade. O examinador verifica a habilidade do paciente em se beneficiar de pistas contextuais como facilitador da comunicação. A avaliação de linguagem e fala por intermédio da fala/conversa espontânea pode se dar a partir de conversa/diálogo/atividade dirigida ou de tarefas de descrição de figuras.

Pela avaliação funcional é possível obter e analisar os diferentes tipos de discurso, como narrativo, descritivo, argumentativo e de procedimento.

A produção do discurso narrativo é uma das habilidades afetadas nos déficits cognitivos e lingüísticos na população de trauma mais graves, porém Tucker verificou diferenças significativas na descrição narrativa em pacientes com trauma leve[21]. Ele utilizou tarefas de descrição de figuras em seqüência, sugerindo que as alterações cognitivas que ocorrem no trauma leve podem afetar a qualidade do discurso narrativo. O estudo discursivo do paciente com TCE pode ser avaliado também por meio do uso de estórias[22].

Avaliação Formal da Linguagem

A avaliação formal contém testes que avaliam: compreensão oral e escrita, nomeação, fluência verbal, repetição, fala automática, praxias bucofaciais, leitura e escrita.

Nas diferentes tarefas, o desempenho deve ser analisado para que se possa identificar e compreender a natureza dos déficits. O teste não é utilizado apenas para indicar alterações e quantificá-las. A tarefa de nomeação, por exemplo, pode ser realizada por nomeação de figuras e/ou objetos e da tarefa de acesso lexical (lexical e fonológico). A dificuldade na realização da tarefa deve ser avaliada observando-se o tipo de erro apresentado. Os erros apresentados pelos pacientes com lesão difusa geralmente estão relacionados à situação pessoal ou são confabulatórios, porém também podem ocorrer erros por dificuldades visuais. No teste de fluência verbal, os pacientes afásicos comumente acessam por categorias. Estudos mostram que podem ser observadas diferenças significativas entre pacientes com TCE quanto ao controle nos testes de fluência verbal semântica e fonológica e na quantidade e qualidade das respostas. Tais dificuldades foram correlacionadas à gravidade do trauma. Outro exemplo é na tarefa de compreensão auditiva. Compreender o significado de uma mensagem é tarefa complexa. O modelo *bottom up* de compreensão auditiva sugere que o processamento ocorra de acordo com os seguintes estágios:

- Identificação dos sons (fonemas) na mensagem.
- Combinação de fonemas em representações de palavras.
- Identificação de palavras numa sentença.
- Recuperação de significado das palavras.
- Identificação das relações entre as palavras nas frases.
- Construção de representação para o significado da sentença.

O modelo *top down* propõe que os conhecimentos gerais e as expectativas sobre o que será dito afetam a compreensão. Muitos ouvintes utilizam a combinação dos dois modelos de processamento de informação. Compreensão e memória auditivas são interdependentes e inseparáveis. A compreensão auditiva depende da memória auditiva para que a informação seja mantida e possa ser processada. Depende então da memória operacional, memória de curta e de longa duração.

O processamento da informação mostra a dificuldade em avaliar a compreensão auditiva de pacientes TCE. Esses pacientes podem compreender, compreender parcialmente ou não compreender por várias razões. Muitas vezes, são incapazes de manter a informação na memória de curta duração para poder processá-la, ou incapazes de integrá-la na memória de longa duração para que a aprendizagem possa ocorrer.

Além das tarefas específicas de linguagem, é importante a observação de outras habilidades que podem influenciar na comunicação do paciente que sofreu um TCE. Entre elas estão:

- *Capacidade de atenção*: alguns pacientes podem falhar em entender a porção inicial de uma mensagem ou mensagens curtas em razão de déficit de atenção.
- *Capacidade de seqüenciamento*: o paciente pode ser capaz de manter instruções e comandos, mas pode apresentar dificuldade em executar a tarefa em uma seqüência previamente estabelecida. O seqüenciamento pode ser avaliado solicitando-se ao paciente que aponte objetos em determinada seqüência ou repetição (palavras e dígitos) na ordem estipulada pelo examinador.
- *Capacidade de agrupamento (chunking)*: o paciente é capaz de reter mais facilmente informações apresentadas em grupos (ou *chunks*), como, escrever um número de telefone em grupo de 2 (por exemplo, 64-73-85-90). A informação pode também ser agrupada semanticamente para facilitar a *performance* (por exemplo, "Vá ao mercado e compre café e leite, pão e manteiga").
- *Switching*: alguns pacientes compreendem melhor tópicos relacionados aos seus interesses pessoais. Dividir o foco do tópico pode reduzir a atenção. Para avaliar tal capacidade utiliza-se um teste em que o examinador faz perguntas seguidas rápidas, de tópicos variados.
- *Distração*: o processamento da linguagem pode ser mais efetivo em lugares quietos do que em ambientes ruidosos. O examinador deve observar o paciente em várias situações.

Em pacientes com lesões cerebrais, é comum haver associação de mais de uma alteração da comunicação. O paciente pode apresentar afasia associada a quadro de disartria. No TCE particularmente, não é raro observarmos melhora da linguagem após alguns meses da lesão, com persistência da disartria por bem mais tempo.

Também é possível observarmos alterações de linguagem associadas a outro distúrbio motor da fala, a apraxia de fala.

Avaliação da Fala

Considerando a variedade de possibilidades de etiologias do TCE, é provável entender porquê não existe um padrão de manifestações de características únicas para todos os TCE. Sendo assim, diferentes tipos de alterações da fala e voz podem ocorrer.

A disartria e a apraxia são ambas distúrbios motores da fala que afetam a expressão verbal. Apesar de apresentarem sintomas diversos, ainda há certa confusão quanto à realização do seu diagnóstico[23].

A possibilidade de conhecer as principais manifestações relativas aos diferentes distúrbios da fala permite diagnóstico diferencial correto e o conseqüente encaminhamento para a conduta terapêutica apropriada.

Disartria

Existe uma série de testes específicos para a avaliação da disartria (*Assessment of Intelligibility of Dysartric Speech, Frenchay Dysarthria Assessment*), mas em geral, todos eles têm foco na avaliação de cinco principais aspectos: respiração, fonação, ressonância, articulação e prosódia[12,24,25].

Tanto em disartrias decorrentes de TCE como de outras etiologias estes são os pontos essenciais que devem ser avaliados, pois eles, por conseguinte, serão trabalhados em terapia.

A avaliação da disartria deve possibilitar a análise das características da fala em diversas situações, o que auxilia na determinação do tipo de disartria existente. Dessa forma, compreende a realização de tarefas de emissão de vogais sustentadas, de frases, leitura de um texto curto (parágrafo) e alguns minutos de fala espontânea. Provas de diadococinesias (por exemplo, pa, ta, ka, pa, ta, ka) e de repetição de frases com 6 a 7 sílabas também auxiliam na avaliação.

Qualidade vocal, tipo e modo respiratórios durante a fonação, assim como coordenação pneumofonoarticulatória, podem ser observados por meio dessas emissões, bem como as características articulatórias e de ritmo de fala.

A gravação dessas emissões possibilita a análise posterior detalhada e permite adicionar dados à avaliação inicial, por exemplo:

- Número de palavras por expiração em contagem de números e leitura.
- Velocidade de leitura (número de palavras por minuto).
- Porcentagem de inteligibilidade de fala (palavras e sentenças) em conversa espontânea e leitura.
- Ênfase (ou falta dela) nas palavras e frases e a situação preferencial em que isso ocorre.

Além disso, a avaliação específica da mobilidade das estruturas do sistema sensório-motor-oral traz informações importantes quanto à função das principais estruturas envolvidas na fala.

O uso de medidas de análise acústica (laboratório de voz/fala) pode ser um recurso valioso, tanto para a obtenção de medidas objetivas da voz e/ou da fala do paciente na avaliação, quanto para *feedback* durante o tratamento.

Em estudo de McHenry, dados acústicos da voz de 100 pacientes com TCE foram obtidos pelo *Multi-Dimensional Voice Program* (MDVP)[TM 26]. A autora concluiu que nenhum paciente teve os parâmetros vocais acústicos (*jitter*, amplitude do quociente de perturbação, índice de turbulência da voz e proporção harmônico-ruído) dentro dos padrões de normalidade. Com base nesses resultados, ela confirma que estes são consistentes com hipofunção laríngea e afirma que "a disfunção laríngea é realmente um componente comum de problemas motores da fala em TCE".

Jaeger *et al*. relataram dados acústicos (*jitter, shimmer*, proporção harmônico-ruído, índice de turbulência da voz e índice de fonação suave) de nove pacientes com TCE e concluíram que, se comparando os resultados da avaliação perceptual e acústica, os valores da proporção harmônico-ruído refletiram qualidades vocais tensa-estrangulada e crepitante, enquanto o *jitter* e o *shimmer* refletiram rouquidão[27]. Os autores concluíram que os achados acústicos e perceptuais "foram indicativos de hipertonicidade laríngea na maioria dos pacientes investigados nesse grupo de TCE".

Cabe ressaltar aqui que o MDVP, ou qualquer outro instrumento para análise acústica da voz ou da fala, pode ser um recurso muito poderoso, no entanto, seu uso efetivo e regular requer alguns cuidados. Ele deve ser utilizado como ferramenta adicional às outras formas de análise vocal, como avaliação perceptual, aerodinâmica, eletroglotográfica etc.

Ademais, dependendo do nível (agitado, confuso) que o paciente de TCE se encontra no momento da avaliação, podem se fazer necessários ajustes nessa avaliação.

Disfonia

A avaliação da fala implica diretamente na avaliação vocal, uma vez que a fonação é um dos aspectos que envolvem essa avaliação.

Muito já se falou anteriormente sobre o controle motor oral no paciente com TCE, mas cabem aqui algumas considerações específicas quanto à fonação.

De maneira muito simplista, pode-se afirmar que a habilidade de fonação depende de delicado e contínuo ajuste entre as vias aferentes e eferentes da laringe e suas conexões neurológicas extrínsecas e intrínsecas.

A aquisição da produção vocal voluntária exigiu o desenvolvimento de uma série de vias que conectam a musculatura laríngea e as áreas cerebrais correspondentes. Essa atividade complexa depende da inervação dos diversos níveis dos sistemas nervoso central (SNC) e periférico (SNP), além da ação programada e coordenada dos receptores sensoriais[13].

O controle volitivo da voz inicia-se no SNC, mais especificamente no córtex cerebral, cujas três principais áreas responsáveis pela vocalização são: giro pré-central (área 4 de Broadmann) e pós-central, área anterior (ou de Broca, área 44 de Broadmann) e a área motora suplementar, localizada na superfície medial do hemisfério esquerdo ou dominante[13].

A inervação motora da laringe inicia-se no giro pré-central. As fibras nervosas do SNC transmitem os impulsos nervosos para outros neurônios. Já no SNP, os nervos transmitirão os impulsos para os órgãos[13].

Lesões neurológicas centrais são responsáveis por porcentagem relativamente baixa de paralisias laríngeas e podem ser decorrentes de trauma, infecções ou acidente vascular, por exemplo[28].

No entanto, um dano maciço no córtex pode produzir lesões de motoneurônio inferior, responsável pela mediação da atividade motora, ou seja, pela finalização dos eventos neurais. As vias finais comuns do sistema motor para a voz são formadas pelos nervos laríngeos. Essas lesões podem acarretar paralisia bilateral da laringe, fraqueza, e conseqüentemente, atrofia muscular. Isso porque sua função principal é estimular a contração e os movimentos do órgão em questão por meio dos nervos cranianos e espinais.

Já lesões de motoneurônio superior, isto é, de sistema piramidal, produzem perda ou redução de movimentos voluntários, mas de modo não tão profundo como as lesões no motoneurônio inferior. Se a lesão for unilateral, por exemplo, pode-se verificar disartria com disfonia leve. No entanto, se houver acometimento do trato corticobulbar bilateral, a qualidade vocal será áspera, extremamente tensa, talvez com hiperadução de cordas vocais e pregas vestibulares[14].

A avaliação provavelmente evidenciará pouca flexibilidade vocal, com dificuldade de mudança do padrão vocal em provas terapêuticas.

Como já foi dito, o TCE pode originar lesões em diferentes áreas cerebrais, com manifestações diversas.

Vários nervos cranianos estão envolvidos na produção da fala; todavia, o nervo vago (X) é o principal relacionado à fonação. Se por lesão direta ou indireta (por exemplo, compressão) do tronco cerebral, esse nervo for atingido, o paciente poderá evoluir com paralisia ou paresia de corda vocal, temporária ou permanente[14].

Nesse caso, observa-se voz fraca e com *loudness* reduzida, além de poder haver comprometimento da ressonância. Lesões que afetem bilateralmente essa estrutura podem acarretar disfonia grave, com voz sussurrada e componente de hipernasalidade ainda maior.

Apraxia de Fala

Assim como para a disartria, existem atualmente inúmeros protocolos utilizados para a avaliação da apraxia de fala: *Screening Test for Developmental Apraxia Speech, Apraxia Battery for adults, Comprehensive Apraxia Test*, entre outros[29-31].

No entanto, quando avaliamos um paciente com apraxia, devemos ter em mente algumas das principais manifestações clínicas características desse distúrbio[32]:

- A fala é caracterizada por vários erros fonêmicos como substituições, omissões, adições, repetições e prolongamentos. Na apraxia, porém, diferentemente da disartria, as substituições de fonemas (parafasias) são bem mais freqüentes. Observa-se (visual e auditivamente) um esforço do paciente na tentativa de produzir seqüência correta para a produção da palavra ou frase.
- A fala automática ou reativa apresenta-se muito melhor que a fala espontânea, que, por sua vez, é melhor que a repetição.
- Os erros na articulação aumentam à medida que aumenta a complexidade do ajuste motor necessário para a articulação de determinado fonema; sendo assim, ocorrem muito mais erros na produção das consoantes do que das vogais.
- Fonemas isolados são mais fáceis de serem produzidos do que uma seqüência de fonemas, como em diadococinesias, palavras ou frases.
- Há mais facilidade na emissão de fonemas na posição medial ou final do que na posição inicial.
- Palavras mais curtas têm menor incidência de erros que palavras extensas.
- Fonemas com maior incidência na língua falada tendem a ser mais bem articulados.
- Há alterações na prosódia da fala, em razão de hesitações e pausas que sucedem na tentativa de corrigir os erros articulatórios.
- Pode estar associada à apraxia oral.

Dessa forma, sugerimos iniciar a avaliação com estímulos conhecidos ou que tenham significado para o paciente. Podem ser solicitadas emissões de seqüências automáticas, como contagem de números, dias da semana, entre outras.

Apesar de ser tarefa mais difícil, a capacidade de repetição deve ser testada. A escolha de sílabas (construção consoante-vogal ou consoante-vogal-consoante) ou de palavras familiares (seu nome ou da família, da cidade em que mora etc.) pode facilitar a realização dessa tarefa.

Além disso, testa-se a produção oral de todas as vogais e consoantes, por meio da qual será possível identificar se, e quais fonemas, o paciente tem mais facilidade para produzir. A partir daí, pode-se utilizar essa informação para o começo da construção de uma comunicação funcional.

Wang *et al.* propõem a realização de diadococinesias como indicador de distúrbio motor da fala para pacientes em TCE[33]. Foi realizado estudo quantitativo e qualitativo da análise acústica das diadococinesias em sete pacientes com TCE, com o objetivo principal de avaliar o controle motor da fala do indivíduo e do grupo. A análise quantitativa incluiu medidas de velocidade da produção das sílabas, duração do *gap* entre as sílabas, a energia máxima na produção e o *voice onset time* (VOT), que seria o tempo de início da vocalização. A análise qualitativa incluiu a classificação da configuração observada nos espectrogramas e formatos de ondas.

O grupo de TCE apresentou diminuição na velocidade de produção das sílabas, decorrente do alongamento destas e alta correlação entre as velocidades de produção silábica nas diadococinesias e o padrão utilizado na conversa espontânea. Outrossim, um número de anormalidades na produção de fala foi revelado por meio da análise qualitativa, incluindo qualidade vocal soprosa, instabilidade fonatória, múltiplas ou falta de pausas, entre outras.

A análise acústica das tarefas de diadococinesias propicia informação específica das limitações motoras de fala em indivíduos com TCE.

Em pacientes com TCE pode haver variabilidade de paciente para paciente, desde aquele que apresenta dificuldade de produzir uma sílaba CV até o que apresenta déficits sutis.

Em geral, o foco do trabalho com o paciente apráxico está voltado para o distúrbio de articulação; inicialmente com a produção correta e estabilização da produção de fonemas isolados e, em seguida, para a combinação desses estímulos em unidades funcionais maiores.

Dependendo da gravidade da apraxia, alguns pacientes não conseguem produzir tantos fonemas e, em consequência, são capazes de combiná-los. Nesses casos, cada fonema ou sílaba deverá ser aprendido a partir de variadas pistas visuais, táteis ou auditivas e, certamente, num período muito maior.

A comunicação alternativa e/ou suplementar é um recurso valioso nos casos de disartrias ou apraxias graves ou em situações em que há a necessidade de comunicação, mas a fala funcional ainda não foi restabelecida. Nessas situações, outras formas de comunicação, como o uso de gestos, língua de sinais, expressões faciais, o uso de pranchas de alfabeto ou símbolos pictográficos, e até mesmo o uso de sistemas sofisticados de computador com voz sintetizada ou de adaptação de estímulos para otimizar a compreensão auditiva, podem ser utilizadas para pacientes com dificuldades de comunicação oral temporária ou permanente, inclusive durante a internação, para facilitar o diálogo com profissionais e familiares e melhorar a qualidade de vida do paciente nesse período.

Ao assumirmos que as habilidades lingüísticas e cognitivas do indivíduo com disartria ou apraxia estão globalmente intactas, a seleção do recurso de comunicação alternativa ou suplementar dependerá principalmente da necessidade de comunicação do paciente, das suas habilidades motoras e sensoriais e do prognóstico do caso.

O trabalho integrado de fonoaudiólogo e terapeuta ocupacional pode facilitar e viabilizar a escolha do melhor instrumento para cada situação em particular.

Avaliação da Competência da Comunicação

Os distúrbios de comunicação de pacientes com lesão difusa nem sempre refletem alterações como afasia, apraxia de fala ou disartria. Conversas casuais não revelam a natureza dos déficits de comunicação apresentados por esses pacientes.

Os déficits cognitivos nesses pacientes afetam o modo como eles utilizam a linguagem em situações sociais.

A avaliação das habilidades pragmáticas desses pacientes deve incluir a análise daqueles comportamentos que são inapropriados ou interferem nas mudanças na conversação. O domínio da pragmática vai além da produção e compreensão isolada de palavras, sentenças e estruturas gramaticais. A dificuldade está no uso da linguagem e é por essa razão que os pacientes ficam isolados socialmente. Em muitos casos, isso pode acentuar outros comportamentos secundários à lesão como impulsividade, inibição reduzida ou reação exagerada.

Nas trocas conversacionais, certas regras devem ser obedecidas. Em situações contextualizadas, utilizamos convenções aceitas socialmente, por exemplo, pode-se citar o modo como falamos com diferentes pessoas. Falamos com nossos amigos de forma diferente da qual falamos com o nosso chefe. Aspectos, como respeito ao sentimento alheio e distanciamento, são considerados. Pacientes com TCE podem ter dificuldade em seguir essas regras e convenções. Ao avaliar a competência comunicativa desses pacientes, o fonoaudiólogo observa:

- Comportamentos não-verbais.
- Troca de turnos.
- Manutenção do tópico.
- Adequação de comportamento social.

Comportamentos Não-verbais

Inclui a avaliação de proximidade (distância entre o falante e o ouvinte) contato físico e posicionamento do corpo. Esses pacientes tendem a maior aproximação e a *tocar* muito o interlocutor.

O contato de olho é um comportamento não-verbal importante para se manter interação comunicativa. Observamos expressões faciais do interlocutor para sabermos se fomos compreendidos, se estão cansativas. Geralmente esses pacientes não apresentam tais sinais e também não reagem a eles.

Troca de Turnos

Numa conversação, as pessoas assumem papéis de falante e ouvinte, respeitando o tempo em que o falante expõe utilizando apenas movimentos de cabeça ou interjeições. Dificuldade em iniciar conversação, demora para responder ou responder abruptamente, ou ausência de uso dos sinais anteriormente citados são comportamentos freqüentes nesses pacientes.

Manutenção do Tópico

O falante emprega certas regras para introduzir um tópico, manter e mudar o tópico durante a interação. A introdução de um tópico baseia-se no conhecimento que temos sobre o ouvinte. O paciente com lesão difusa quase sempre não inicia adequadamente um tópico, não o mantém e ainda pode apresentar trocas de turnos abruptas, sem alertar o interlocutor. Em geral, fornece informações longas, apresenta digressões e faz referências a informações não pertinentes.

Adequação de Comportamento Social

Muitos comportamentos sociais inapropriados são apresentados por esses pacientes, o que afeta direta ou indiretamente a comunicação. Por exemplo, rir do que não é engraçado, falar alto, perder a inibição e agir impulsivamente, podem causar alguns transtornos indesejáveis.

CONSIDERAÇÕES FINAIS

O prognóstico de recuperação das funções de fala e linguagem decorrentes de TCE é comumente favorável.

A maior parte da recuperação lingüística ocorre durante os 6 meses seguintes ao trauma. No entanto, nos casos de ferimento fechado com histórico de coma, os problemas de linguagem podem persistir, no mínimo, por 1 ano. De maneira geral, os déficits de memória têm resolução mais rápida que os déficits de linguagem e orientação.

Independentemente do prognóstico do caso, o fonoaudiólogo tem o papel fundamental de participar do diagnóstico diferencial, promover tratamento de fala, voz e/ou linguagem, fornecer informações quanto à evolução do caso e propiciar educação continuada relativa aos aspectos de comunicação, a pacientes, cuidadores e familiares, a fim de que eles possam estar bem informados quanto às alternativas de comunicação existentes.

REFERÊNCIAS BIBLIOGRÁFICAS

1. DARLEY, F. L. *Aphasia*. New York: W.B. Saunders, 1982.
2. GROHER, M. Language and memory disorders following closed head trauma. *J. Speech Hear Res.*, v. 20, p. 212-223, 1983.
3. MILTON, S. B.; PRUTTING, C. A.; BINDER, G. M. Appraisal of communicative competence in head injured patients. In: *Clinical Aphasiology Conference Proceedings*. Minneapolis: BRK, 1984.
4. SARNO, M. T. The nature of verbal impairment after closed head injury. *J. Nerv. Ment. Dis.*, v. 168, p. 685-692, 1980.
5. SARNO, M. T.; BUONAGURO, A.; LEVITA, E. Characteristics of verbal impairment in closed head injured patients. *Arch. Phys. Med. Rehabil.*, v. 67, n. 6, p. 400-405, Jun. 1986.
6. MARSHALL, R. C. Evaluation of communication deficits of closed head injury patients. In: LEZAC, M. D. *Assessment of the Behavioral Consequences of Head Trauma*. New York: Allan R. Liss, 1989. p. 87-112.
7. THOMSEN, I. V. Evaluation and outcome of aphasia in patients with severe closed head trauma. *J. Neurol. Neurosurg. Psychiatry*, v. 38, n. 7, p. 713-718, Jul. 1975.
8. PINKER, S. *The Language Instinct*. New York: Morrow, 1994. 494p.
9. BENSON, D. F.; GESCHWIND, N. Aphasia and related disorders: a clinical approach. In: MESULAM, M. *Principles of Behavioral Neurology*. 3. ed. Philadelphia: Davis, 1987. p. 193-220.
10. BENSON, D. F. Fluency in aphasia: Correlation with radioactive scan localization. *Cortex*, v. 3, p. 373-394, 1967.
11. GOODGLASS, H.; KAPLAN, E. *The Assessment of Aphasia and Related Disorders*. Philadelphia: Lea & Febiger, 1972.
12. LAPOINTE, L.; ROSENBEK, J. The dysarthrias: description, diagnosis and treatment. In: JOHNS, D. F. *Clinical Management of Neurogenic Communicative Disorders*. 2. ed. Boston: Little, 1985.
13. BEHLAU, M.; AZEVEDO, R.; MAZIO, G. Anatomia da laringe e fisiologia da produção vocal. In: BEHLAU, M. *Voz: o livro do especialista*. Rio de Janeiro: Revinter, 2001. p. 1-42.
14. HARRISON, M.; TUCKER, H. Voice pathology. In: TUCKER, H. *The Larynx*. New York: Thieme, 1987. p. 135-162.
15. JUNQUÉ, C.; BRUNA, O.; MADARÓ, M. Conseqüências na linguagem e na comunicação após um TCE: uma abordagem da neuropsicologia e da fonoaudiologia, 2001.
16. BROOKS, N. Closed head trauma: assessing the common cognitive problems. In: LEZAC, M. D. *Assessment of the Behavioral Consequences of Head Trauma*. new York: Allan R. Liss, 1989. p. 61-85.
17. HINCHLIFFE, F. J.; MURDOCH, B. E.; CHENERY, H. J. et al. Cognitive-linguistic subgroups in closed-head injury. *Brain Inj.*, v. 12, n. 5, p. 369-398, May 1998.
18. PAYNE-JOHNSON, J. C. Evaluation of communication competence in patients with closed head injury. *J. Commun. Disord.*, v. 19, n. 4, p. 237-249, Aug. 1986.
19. COELHO, C. A.; DERUYTER, F.; STEIN, M. Treatment efficacy: cognitive-communicative disorders resulting from traumatic brain injury in adults. *J. Speech Hear Res.*, v. 39, n. 5, p. S5-17, Oct. 1996.
20. HAGEN, C. Language disorders in head trauma. In: HOLLAND, A. *Language Disorders in Adults*. San Diego: College Hill Press, 1984. p. 257-258.
21. TUCKER, H. M. Vocal cord paralysis: etiology and management. *Laryngoscope*, v. 90, p. 585, 1980.
22. COELHO, C. A.; LILES, B. Z.; DUFFY, R. J. Discourse analyses with closed head injured adults: evidence for differing patterns of deficits. *Arch. Phys. Med. Rehabil.*, v. 72, n. 7, p. 465-468, Jun. 1991.

23. HALPERN, H.; DARLEY, F. L.; BROWN, J. R. Differential language and neurologic characteristics in cerebral involvement. *J. Speech Hear Res.*, v. 38, p. 162-173, 1973.
24. YORKSTRON, K. M.; BEUKELMAN, D. P.; TRAYNOR, C. *Assessment of Intelligibility of Dysarthric Speech*. Austin: Pro-Ed, 1984.
25. ENDERBY, P. M. *Frenchay Dysarthria Assessment*. Austin: Pro-Ed, 1983.
26. MCHENRY, M. Acoustic characteristics of voice after severe traumatic brain injury. *Laryngoscope*, v. 110, p. 1157-1161, 2000.
27. JAEGER, M.; FROHLICH, M.; ACKERMANN, H. et al. Dysphonia subsequent to severe traumatic brain injury: comparative perceptual, acoustic and electroglottographic analyses. *Folia Phon. Logop.*, v. 53, p. 326-337, 2001.
28. TUCKER, F. M.; HANLON, R. E. Effects of mild traumatic brain injury on narrative discourse production. *Brain Inj.*, v. 12, n. 9, p. 783-792, Sep. 1998.
29. BLAKELEY, R. W. *Screening Test for Developmental Apraxia of Speech*. Austin: Pro-Ed, 1980.
30. DABUL, B. *Apraxia Battery for Adults*. Austin: Pro-Ed, 1986.
31. DiSIMONI, F. G. *Comprehensive Apraxia Test*. Dalton: Praxis House, 1989.
32. LAPOINTE, L.; JOHNS, D. Some phonetic perceptual characteristics in apraxia of speech. *J. Commun. Disord.*, v. 8, p. 259-269,1975.
33. WANG, Y. T.; KENT, R. D.; DUFFY, J. R. et al. Alternating motion rate as an index of speech motor disorder in traumatic brain injury. *Clin. Linguist. Phon.*, v. 18, n. 1, p. 57-84, Jan.-Feb., 2004.

BIBLIOGRAFIA COMPLEMENTAR

COHEN, R. S. The symptom-complex of aphasia. *Boston Studies in the Philosophy of Science. Reidel Dor Drecht Hollands*, v. 4, p. 34-97, 1969. (Original: alemão)

JOHNS, D.; DARLEY, F. Phonemic variability in apraxia of speech. *J. Speech Hear Res.*, v. 13, p. 556-583, 1970.

KENT, R. D.; VORPERIAN, H. K.; KENT, J. F. et al. Voice dysfunction in dysarthria: application of the Multi-Dimensional Voice Program™. *J. Commun. Disord.*, v. 36, n. 4, p. 281-306, Jul.-Aug. 2003.

LECOURS, A. R.; LHERMITTE, F. Aphasiology – Flammarion Médicine – Sciences. Montreal: Les Presses de L'université de Montreal, 1983.

MENON, E. B.; RAVICHANDRAN, S.; TAN, E. S. Speech disorders in closed head injury patients. *Singapore Med. J.*, v. 34, n. 1, p. 45-8, Feb.1993.

REY, G. J.; FELDMAN, E.; HERNANDEZ, D. et al. Application of the multilingual aphasia examination-spanish in the evaluation of Hispanic patients post closed-head trauma. *Clin. Neuropsychol.*, v. 15, n. 1, p. 13-18, Feb. 2001.

SARNO, M. T. Verbal impairment after closed head injury: report of a replication study. *J. Nerv. Ment. Dis.*, v. 172, n. 8, p. 475-479, Aug. 1984.

SERON, X.; JEANNEROD, M. *Neuropsychologie Humaine*. Liége: Mardaga, 1993. 615p.

CAPÍTULO 95

Disfagia nos Traumas Cranioencefálicos

Ana Maria Furkim • Antonella Mattana

DEGLUTIÇÃO, ALIMENTAÇÃO E DISFAGIA

A deglutição é definida como processo sinérgico composto de fases intrinsecamente relacionadas, seqüenciais e harmônicas, divididas em fase antecipatória, fase oral, fase faríngea e fase esofágica. Para que seja eficiente esse ato depende de complexa ação neuromuscular (sensibilidade, paladar, propriocepção, mobilidade, tônus e tensão), além da intenção de se alimentar. Faz-se necessária integridade de vários sistemas neuronais: vias aferentes: integração dos estímulos no sistema nervoso central; vias eferentes: resposta motora, integridade das estruturas envolvidas e comando voluntário[1].

A deglutição tem como finalidade nutrir e hidratar o indivíduo mantendo o seu estado nutricional e protegendo a via aérea com manutenção do prazer alimentar, garantindo, assim, sua sobrevivência.

Para tanto, o alimento e/ou saliva é transportada de forma segura e eficiente da boca até o estômago.

Durante o processo de deglutição ocorre reflexamente a proteção das vias aéreas superiores por elevação e anteriorização da laringe e fechamento glótico. O fechamento da nasofaringe aumenta a pressão intrafaríngea, o que contribui para o direcionamento do bolo alimentar para o esôfago.

Disfagia é definida como o sintoma de doença de base que pode acometer qualquer parte do trato digestivo desde a boca até o estômago, podendo trazer prejuízos ao estado nutricional e de hidratação do indivíduo, causar risco de aspiração traqueal do alimento, saliva ou secreções e desprazer e desconforto durante a alimentação[2].

TRAUMA CRANIOENCEFÁLICO

O trauma cranioencefálico (TCE) é a maior causa de morbidade e mortalidade nas comunidades e a incidência desta afecção aumenta de forma proporcional ao desenvolvimento tecnológico e a modernização[3].

Segundo dados do Ministério da Saúde cerca de dois milhões de pessoas por ano são internadas a cada ano em hospitais da rede pública, vítimas de traumas em geral.

O trauma craniocerebral ou trauma cranioencefálico constitui-se a principal causa de óbitos e seqüelas nesses pacientes multitraumatizados. Os acidentes automobilísticos são responsáveis por metade dos casos de trauma cranioencefálico (50%) e em 72% dos acidentes está associado o consumo de bebidas alcoólicas[4,5]. Traumas cranioencefálicos, conseqüentes de acidentes automobilísticos, são seguidos pelos acidentes de motocicleta e bicicleta[6]. Outras causas de trauma cranioencefálico são quedas (21%), particularmente em crianças e idosos, assaltos e agressões (12%) e causas relacionadas a esportes e recreação (10%).

Estatísticas sobre as Lesões Cerebrais

Segundo a Brain Injury Association, cerca de 1,9 milhão da população dos Estados Unidos sofre lesão cerebral traumática a cada ano[7]. Mais de 5 milhões de americanos vivem atualmente com seqüela relacionada à lesão cerebral traumática. Cada ano, mais de 50.000 americanos morreram em razão de lesões cerebrais traumáticas. O risco de sofrer um TCE é maior entre os adolescentes, os adultos jovens e os com mais de 75 anos. Mais exatamente, grande parte dos estudos indica que os maiores índices de TCE ocorrem nas pessoas entre 15 e 24 anos de idade[8,9]. Os homens de qualquer idade têm o dobro de probabilidades, que as mulheres, de sofrer um TCE. As três principais causas de TCE são os acidentes de trânsito, as quedas e as armas de fogo. Estas últimas produzem mais mortes por TCE que qualquer outra causa. Calcula-se que a cada ano se gastam 48.300 milhões de dólares nas lesões cerebrais traumáticas[10-13].

O bom atendimento inicial adequado a estes como a todos os pacientes, vítimas de trauma, reflete positivamente em seu prognóstico. A identificação inicial dos problemas e a solicitação prudente de exames diagnósticos podem abreviar o período entre a lesão e o tratamento definitivo com o especialista. Em vista disso, todos os profissionais envolvidos na reabilitação devem estudar as conseqüências de um TCE e acompanhá-lo desde a fase aguda, inclusive os terapeutas de reabilitação (fisioterapeuta, fonoaudiólogo, terapeuta ocupacional, psicólogo e enfermeiros de reabilitação).

Vários são os mecanismos responsáveis pelos TCE: lesões cortocontusas, perfurações e fraturas de crânio, movimentos bruscos de aceleração e desaceleração[6,9] e estiramento da massa cerebral, dos vasos intracranianos e das meninges[14].

As lesões podem ser focais ou difusas do ponto de vista anatomopatológico, classificando as lesões topograficamente[15-19]. As *lesões focais* caracterizam-se por ser geralmente macroscópicas e limitadas a determinada área. São conseqüentes ao trauma localizado, sendo encontradas em cerca da metade dos pacientes com lesão cerebral grave e causam dois terços das mortes por TCE[20-22]. São lesões focais: contusão cerebral, hematoma intracraniano, hemorragia e infarto do tronco cerebral conseqüentes à hipertensão intracraniana. As *lesões difusas*, por outro lado, são quase sempre microscópicas e estão associadas à disfunção difusa do cérebro[23].

São representadas por: lesão axonal difusa (LAD), lesão cerebral hipóxica, tumefação cerebral difusa e lesão vascular focal múltipla[16]. São observadas em aproximadamente 40% dos pacientes com lesão cerebral grave, causam um terço das mortes por TCE e representam a origem mais freqüente de incapacidade neurológica persistente[22]. São nas lesões axonais difusas que encontramos predominantemente as disfagias corticais ou pseudobulbares.

O TCE pode ser classificado quanto à natureza do ferimento do crânio e quanto a sua gravidade (escala de Glasgow).

Quanto à natureza do ferimento do crânio, os TCE podem ser classificados em três tipos: trauma craniano fechado, fratura com afundamento do crânio e trauma craniano aberto ou fratura exposta de crânio. Essa classificação ajuda a definir a necessidade de tratamento cirúrgico.

Trauma Craniano Fechado (Concussão)

Caracteriza-se por ausência de ferimentos no crânio ou fratura linear. Quando não há lesão estrutural macroscópica do cérebro, o trauma craniano é chamado de concussão. Contusão, laceração, hemorragias e edema podem acontecer nos traumas cranianos fechados com lesão do parênquima cerebral.

Foi realizado um estudo com 53 pacientes que sofreram trauma craniano fechado (38 homens e 15 mulheres), com a finalidade de observar a freqüência dos distúrbios de motilidade e a gravidade da disfagia[24]. Esses pacientes foram submetidos a exames de videodeglutograma constantes e periódicos. O estudo não se ateve à correlação entre o local da lesão e a natureza do distúrbio da deglutição, uma vez que 32% dos pacientes manifestavam atrofia cortical difusa. A avaliação desses pacientes estabeleceu parâmetros da intensidade do distúrbio da deglutição de acordo com o tempo de trânsito oral, atraso do disparo da reação da deglutição e a gravidade da aspiração. A gravidade de disfagia esteve diretamente relacionada ao estado de coma dos pacientes, em particular em tempo de coma superior a 24h. O uso de via alternativa de alimentação não indicou correlação com a gravidade da disfagia. Dentre os distúrbios de motilidade, 81% apresentaram atraso na deglutição faríngea; 53% apresentaram controle de língua reduzido; 32% exibiram diminuição da motilidade faríngea; 14% evidenciaram distúrbio laríngeo: fechamento, elevação e espasmo; e 6% mostraram distúrbio cricofaríngeo. Além desses dados, foram observados distúrbios combinados[24].

Fratura com Afundamento do Crânio

Caracteriza-se por fragmento ósseo fraturado afundado, comprimindo e lesando o tecido cerebral adjacente. O prognóstico depende do grau da lesão provocada no tecido encefálico.

Trauma Craniano Aberto

Ocorre com a fratura exposta do crânio com laceração dos tecidos pericranianos e comunicação direta do couro cabeludo com a massa cerebral por meio de fragmentos ósseos afundados ou estilhaçados. Esse tipo de lesão é, em geral, grave e há grande possibilidade de complicações infecciosas intracranianas.

Classificação das Lesões

Nos casos de TCE, as lesões cerebrais podem ser classificadas como primárias ou imediatas e secundárias ou complicações da lesão original[8,20,25].

Lesões Primárias

Representam os efeitos imediatos e/ou irreversíveis da dissipação de energia dentro do cérebro. Esses fenômenos ocorrem no momento do impacto ou penetração. Podem se dar em tempo posterior ao trauma e são, então, conhecidas como lesões primárias tardias[23]. Corresponde principalmente à contusão cerebral e à LAD[23].

Contusão

A contusão (do latim, *contusio*, de *contundere*, "bater") é lesão traumática dos tecidos com ruptura de vasos sangüíneos e sem solução de continuidade da pele. É resultante da movimentação do encéfalo em relação ao crânio quando ocorre o impacto. As manifestações clínicas são déficits neurológicos focais, como paralisias, transtornos da linguagem, alteração da memória e do afeto, e mais raramente, alterações visuais. Os déficits neurológicos podem persistir como seqüelas[23].

Lesão Axonal Difusa

A LDA (Fig. 95.1), descrita por Strich, é considerada o fator mais importante da determinação da morbidade e da mortalidade no TCE e o substrato morfológico da inconsciência traumática de instalação imediata[20,29-31].

Caracteriza-se por estiramento dos neurônios em decorrência dos movimentos súbitos de aceleração e desaceleração; a alteração pode ser transitória ou lesão anatômica. A manifestação principal é a alteração do nível de consciência que ocorre no momento do trauma e pode persistir por tempo variável, dependendo da intensidade da lesão[4].

Lesões Secundárias

Constituem uma cascata de eventos secundários às lesões primárias. Consiste em uma série de eventos reativos que iniciam causando acentuação do quadro anterior ou nova manifestação imediata. Os processos iniciados no momento do trauma são clinicamente evidentes algum tempo depois[26]. São lesões secundárias: hematomas intracranianos, tumefação cerebral, lesão cerebral secundária à hipertensão intracraniana e lesão cerebral hipóxica.

O tecido cerebral pode ser lesado diretamente no lugar do impacto (lesão por *golpe*), ou em pontos diametralmente opostos ao impacto (lesão por *contragolpe*). As porções inferiores dos lobos frontais e temporais são as áreas mais acometidas pelas lesões por *contragolpe*, pois os ossos da base do crânio, sobretudo nas fossas temporal e frontal, apresentam superfícies rugosas, cheias de acidentes anatômicos[4, 17,27,28].

Hematomas Intracranianos

Os hematomas intracranianos são classificados em epidural ou extradural e intradurais, localizados no espaço delimitado pela dura-máter craniana), sendo os últimos divididos em subdurais e intracerebrais. Essa classificação leva em conta os fatos de que hematomas epidurais e intradurais apresentam patogenias diferentes e de que os hematomas subdurais e intracerebrais estão freqüentemente associados à entidade denominada explosão lobar[32].

Entre os hematomas intracranianos traumáticos, os intradurais são os mais comuns e aproximadamente um terço de todos os hematomas é representado pela explosão lobar[17].

Tumefação Cerebral

O aumento da massa cerebral decorre de diferentes lesões, sendo conseqüente a dois mecanismos:

- Congestão causada por aumento do volume sangüíneo secundário à vasodilatação dos vasos cerebrais.
- Edema conseqüente ao aumento do teor de água no tecido nervoso cerebral[33,34].

Lesão Cerebral Secundária à Hipertensão Intracraniana

A hipertensão intracraniana altera a função neurológica pela diminuição do fluxo sangüíneo cerebral[35,36]. Este está estreitamente ligado ao metabolismo cerebral, variando com a atividade neuronal[37,38].

A hipertensão intracraniana no TCE é causada por tumefação cerebral e hematomas intracranianos[17,18].

Lesão Cerebral Hipóxica

É conhecido o freqüente acometimento do cérebro por lesão hipóxica em indivíduos falecidos por TCE[39-41]. Na realidade, a isquemia e a anoxia constituem os mecanismos predominantes de lesão secundária[42,43].

A lesão cerebral hipóxica distribui-se fundamentalmente sob três padrões:

- Nas zonas de transição da irrigação das grandes artérias cerebrais, em especial entre os territórios das artérias cerebrais anterior e média.
- Difusa no córtex de ambos os hemisférios cerebrais.
- Nos territórios de irrigação das artérias cerebrais anterior e média[17].

ESCALAS DE GRAVIDADE

Quanto à gravidade do trauma descreveremos a seguir duas escalas que utilizamos como parâmetro:

- A profundidade do coma geralmente se avalia nas salas de emergência com cuidados intensivos utilizando a escala de coma Glasgow.
- Nível cognitivo, estado de agitação ou inapropriação, capacidade funcional, pelos quais os pacientes com TCE passam conforme vão melhorando do trauma, podem ser avaliados pela Escala Rancho Los Amigos. Esta escala é bastante utilizada nos Centros de reabilitação, inclusive monitorando a evolução do paciente.

Escala de Coma de Glasgow – Escore Fisiológico

A *escala de coma de Glasgow* (GCS) é uma das escalas de trauma utilizadas para quantificar o nível da gravidade de um paciente traumatizado, sendo fator decisivo para determinar as condutas e predizer o prognóstico do paciente. Sendo padronizada, também é usada como linguagem uniforme entre especialistas que utilizam parâmetros definidos. Existem outros escores de trauma e são divididos em três grupos: anatômicos, fisiológicos e mistos, de acordo com o método de avaliação e seus critérios. A *GCS* se enquadra em escores fisiológicos por avaliar respostas orgânicas diante do trauma, medida principalmente pelos sinais vitais, que por sua vez refletem as respostas do sistema nervoso central (Tabela 95.1). É utilizada para triagem no local do acidente e compreende uma medida de resposta do sistema nervoso central[44].

É importante o fonoaudiólogo conhecer a escala para prognosticar a possibilidade da intervenção fonoaudiológica e qual tipo de intervenção seria mais apropriada. Para que seja possível o mínimo de retorno do paciente às propostas de reabilitação fonoaudiológica, sugere-se iniciar o trabalho da pontuação de 9 a 15. É possível estimular o paciente abaixo dessa pontuação, a depender do estado clínico e utilizando manobras de indução e facilitação com pouca participação voluntária do paciente, porém esse trabalho ainda não tem comprovação específica na literatura. O mesmo se dá para a Escala de Comportamento Cognitivo que descreveremos a seguir.

Em estudo realizado com 53 pacientes pós-trauma cranioencefálico foi observada como fator de risco para a aspiração a diminuição ou a baixa pontuação na escala de coma de Glasgow (escores 3, 4 e 5)[45].

Escala Rancho Los Amigos

Terapeutas especializados na reabilitação de pacientes com lesões cerebrais costumam usar a escala *Rancho Los Amigos*,

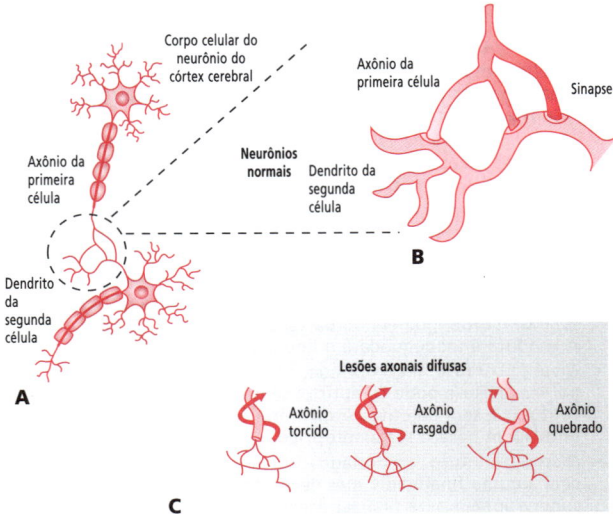

Figura 95.1 – Mecanismos variados da lesão axonal difusa (LAD). (*A*) Representação típica da sinapse e dos principais componentes estruturais da célula nervosa. (*B*) Ampliação demonstrando a interação sináptica. (*C*) Formas hipotéticas das lesões do axônio quando acometido pela LAD.

desenvolvida num instituto do mesmo nome, na Califórnia. A escala atribui valores de I a VIII aos diferentes níveis de função cerebral, do mais baixo ao mais alto. Essa escala se baseia na reação do paciente aos estímulos externos. Compõe-se de oito níveis diferentes e conforme o paciente vai evoluindo, espera-se que ele avance progressivamente nesses níveis, podendo passar por períodos estacionários dentro de um mesmo nível, ou até parar em determinado nível. No Quadro 95.1 é apresentado um breve resumo dos componentes da escala Rancho Los Amigos.

Nos programas de reabilitação fonoaudiológica da disfagia, observamos que nos níveis II e III, em geral, só é possível a utilização de técnicas indutivas, facilitadoras e passivas, pois o paciente pouco consegue participar. Nos níveis confusionais

TABELA 95.1 – Escala de Coma de Glasgow

		VALOR
Abertura ocular	Espontânea	4
	Ao comando verbal	3
	À dor	2
	Ausente	1
Resposta motora	Obedece a comandos	6
	Localização à dor	5
	Flexão inespecífica (retirada)	4
	Flexão hipertônica	3
	Extensão hipertônica	2
	Sem resposta	1
Resposta verbal	Orientado e conversando	5
	Desorientado e conversando	4
	Palavras inapropriadas	3
	Sons incompreensíveis	2
	Sem resposta	1

Grau de Comprometimento
Traumas graves: escores de 3 – 8
Traumas moderados: escores de 9 – 12
Traumas leves: escores de 13 – 15

> **QUADRO 95.1 – Escala Rancho Los Amigos**
>
> - *Nível I*: sem resposta – o paciente está em coma profundo e parece estar dormindo profundamente; ausência total de resposta aos estímulos
> - *Nível II*: resposta geral – o paciente responde aos estímulos dolorosos e a estímulos repetidos com movimentos involuntários e aumento da atividade
> - *Nível III*: resposta local – a resposta do paciente é mais específica, como virar a cabeça, dar um sorriso ou cumprir uma ordem simples. As respostas são lentas e inconsistentes
> - *Nível IV*: confuso, agitado – o paciente está um pouco mais desperto, em estado de confusão, agitado, tenta retirar as sondas, morde, golpeia ou dá tapas em seus cuidadores. A conduta é inadequada e a linguagem é incoerente
> - *Nível V*: confuso, inapropriado, não agitado – o paciente parece alerta e pode cumprir ordens simples. As respostas são confusas e sem objetivo. A memória está deteriorada e a linguagem parece ser inapropriada
> - *Nível VI*: confuso, apropriado – o paciente realiza condutas com alguma finalidade, mas necessita que o dirijam e o supervisionem para realizar atividades como se vestir ou comer; vai ficando mais consciente de sua situação; a memória vai melhorando
> - *Nível VII*: automático, apropriado – o paciente realiza atividades de forma adequada e com o mínimo de confusão, mas, com freqüência, parece se comportar automaticamente. O juízo, o pensamento e a resolução de problemas seguem ainda deteriorados
> - *Nível VIII*: intencional, apropriado – o paciente está orientado e a memória e as habilidades vão melhorando. Pode precisar de alguma supervisão em razão da deterioração da capacidade cognitiva

é necessária absoluta atenção à quantidade de via oral (alimentação) segura que o paciente é capaz de apreender, porque, em razão da falta de atenção, ele pode recusar a ingestão adequada, independentemente do distúrbio da deglutição apresentado.

No nível VII, apesar de poder participar ativamente do processo, o paciente pode não conseguir se automonitorar; assim, é fundamental a orientação e a participação do cuidador, bem como o treinamento das manobras, observação da prescrição das consistências e volumes e monitorar possíveis sinais clínicos de aspiração.

Podemos observar em estudo retrospectivo com vítimas de TCE, o estabelecimento de relação possível entre a disfagia e o nível cognitivo que o paciente apresenta. Os pacientes desse estudo eram admitidos em um Centro de Reabilitação, no qual aproximadamente 27% demonstravam disfagia na admissão e desses, 82% apresentavam proibição de via oral e apenas 18% alimentavam-se por dieta pastosa via oral. Desse grupo, 94% conseguiram se alimentar via oral por meio de programas de reabilitação com duração de 3 meses. Apresentavam, concomitantemente, problemas cognitivos e reflexos primitivos. Foi observado que o nível cognitivo avaliado pela Escala Rancho Los Amigos, para os pacientes com proibição de via oral, era o IV e que os pacientes que se alimentavam por via oral, com dieta em consistência pastosa, estavam no nível V ou níveis mais altos. Constatou-se que os pacientes com proibição de via oral exibiam o nível cognitivo rebaixado, o que compromete diretamente o desempenho alimentar desses pacientes[46].

Foram analisados 54 pacientes pós-trauma craniencefálico em estudo que apontou diminuição ou baixa reação do paciente aos estímulos externos, que compreende os baixos níveis de classificação da Escala Rancho Los Amigos (níveis I e II), como fatores de risco para aspiração[45].

REABILITAÇÃO

Como já discutido, inicialmente, a ocorrência de TCE tem aumentado; dessa forma, a medicina tem estudado avanços nas técnicas de remoção das vítimas, nas técnicas de diagnóstico e nos avanços cirúrgicos que implicam diretamente em maior número de pacientes sobreviventes.

Com a crescente possibilidade de sobrevivência pós-trauma, passou-se a se preocupar com a qualidade de vida desses pacientes após a lesão. A preocupação em fazer com que os pacientes efetivamente se tornassem funcionais dentro da sociedade, permitiu aos profissionais envolvidos aprimorar e desenvolver técnicas de reabilitação que pudessem compensar ou amenizar seqüelas ou distúrbios transitórios após o acidente[47,48].

Em outro estudo sobre a qualidade de vida dos pacientes pós-TCE, visando observar os efeitos dessas seqüelas, seguiu-se os pacientes 2 anos após alta hospitalar[49]. Esse trabalho longitudinal analisou 293 pacientes que estavam em acompanhamento após 2 anos do trauma craniencefálico e nos permite perceber que os profissionais devem se preocupar com os aspectos demográfico, psicossocial, físico e de reabilitação para posterior adaptação dos pacientes no meio social.

Intervenção Fonoaudiológica

Na ocorrência de um trauma craniano, o cérebro pode passar por um movimento dinâmico de aceleração-desaceleração, no qual a massa cerebral se choca contra o crânio[50,51].

Esse impacto pode ocorrer em diferentes regiões cerebrais e atingem diversos lobos. Além disso, podem suceder escoriações e lesões do cérebro na superfície inferior, atingindo também áreas do tronco cerebral. Lesões na base do crânio podem afetar a deglutição quando os nervos cranianos são atingidos (V, VII, IX, X e XII pares de nervos cranianos) ou o tronco cerebral é comprimido.

Participam da deglutição em torno de 30 músculos e 6 pares cerebrais[19,52]. A deglutição exige controle neuromotor fino com a participação do córtex cerebral, do tronco cerebral e dos nervos cerebrais; trigêmeo (V), facial (VII), glossofaríngeo (IX), vago (X), acessório espinal (XI) e hipoglosso (XII)[53-55].

A intervenção fonoaudiológica em casos de TCE vem aumentando consideravelmente nos últimos anos[27]. Um estudo demonstrou que cerca de 27% dos pacientes pós-trauma craniano com disfagia iniciam tratamento de deglutição após 1 ano de trauma[46].

Este capítulo informa sobre a atuação fonoaudiológica nos pacientes que sofrem trauma craniencefálico e apresentam comprometimento no mecanismo de deglutição.

Cabe ressaltar que a avaliação clínica das disfagias só é completa quando há atuação multidisciplinar, assim os profissionais terão mais informações sobre o paciente, o que resultará em diagnóstico preciso, prognóstico estimado e posterior reabilitação eficaz[56,57].

Pacientes com lesões semelhantes podem manifestar diferentes sintomas e de intensidades diversificadas. Os sintomas podem variar, dependendo do tipo de lesão (local ou difusa), intensidade do impacto e do próprio paciente.

Complicações, como anóxia, pressão intracraniana, edema cerebral, hemorragias intracranianas, alterações na pressão sangüínea, hipertermia e convulsões, também podem resultar em lesões neurológicas e piorar o quadro disfágico.

Dependendo das áreas atingidas, podemos encontrar diferentes distúrbios nos pacientes vítimas de TCE. Dentre esses distúrbios destacamos comprometimentos motores, auditivos, visuais, de leitura e escrita, de memória, dificuldades de atenção, concentração, percepção, alterações emocionais (ansiedade, baixa estima, agitação, mudança de humor, depressão, fobias), disfagia, disfonia, agnosia, comprometimento cognitivo, disartria, apraxias e problemas relacionados à linguagem.

Comprometimento Cognitivo

O grau de comprometimento cognitivo pode abranger desde pacientes sem nenhuma resposta até aqueles nos quais as dificuldades só podem ser identificadas por testes específicos.

A maioria dos pacientes que sofrem um TCE apresenta acometimento de lobo frontal. Esse tipo de lesão pode acarretar características relacionadas a funções desempenhadas por essa região cerebral (lobo frontal), como dificuldade de planejamento, memória, impulsividade, distúrbios de atenção e comportamento. Esses comprometimentos podem influenciar diretamente na fase antecipatória da alimentação e na manutenção adequada do contexto alimentar durante uma refeição. Assim, evitar distrações e concentrar o paciente na refeição, além de antecipar suas tarefas de forma ordenada e controlada, pode ser fundamental para a reintrodução segura da via oral.

As deficiências cognitivas e neuropsicológicas costumam ter recuperação significativa nos primeiros 6 a 12 meses. Após esse período, os sinais de melhora surgem lentamente e o período de recuperação pode se prolongar. Pesquisas comprovam que pacientes com a cognição preservada apresentam melhores respostas em terapia. Tal fato, pode ser concluído pela colaboração do paciente em determinadas intervenções que auxiliam no processo de reabilitação. O prognóstico desses pacientes é melhor do aqueles com lesões que comprometam sua capacidade cognitiva. Sua incapacitação, ao apresentar prejuízos da cognição, pode tornar a terapia mais prolongada e intensiva.

O prejuízo cognitivo pode ser amenizado por meio de atuação terapêutica com ênfase nas atividades cotidianas do paciente antes da lesão. Preferências alimentares, sabores, consistências e toda a linguagem que permeia a atuação terapêutica podem ser adaptadas para fornecer prazer ao paciente e permitir maior colaboração por parte dele, considerando suas limitações[1].

Em pacientes vítimas de TCE, devem-se considerar as conseqüências do déficit cognitivo desse paciente que estará diretamente ligado ao desempenho e à segurança da deglutição. Um paciente com nível de atenção comprometido certamente terá maior possibilidade de aspirar o alimento ingerido. O mesmo pode-se dizer dos pacientes impulsivos. Já os pacientes com comprometimento na compreensão não poderão se beneficiar das manobras compensatórias (posturais, facilitadoras e de limpeza).

Essas características influenciam diretamente o desempenho do mecanismo da deglutição, já que o nível cognitivo é fator fundamental para execução do ato de deglutir. Terapia cognitiva visando à reabilitação dessas funções é de grande valia para a melhora do desempenho da deglutição.

Preferências alimentares, sabores, consistências e toda a linguagem que permeia a atuação terapêutica podem ser adaptados para fornecer prazer ao paciente e permitir maior colaboração por parte dele, levando em conta suas limitações[58].

Em estudo retrospectivo de 30 indivíduos que sofreram trauma cranioencefálico foi analisado, entre outros aspectos, o nível cognitivo (Escala Rancho Los Amigos). As conclusões desse estudo apontaram que o nível cognitivo é fator no comprometimento da deglutição[59].

Disartria

Outro sintoma encontrado com freqüência nos casos de TCE é a disartria. Ocorre principalmente em lesões fechadas e difusas e pode trazer grandes conseqüências no controle do mecanismo da fala[60].

Um estudo apontou que pacientes graves, de 2 a 6 meses após o acometimento cerebral, apresentavam disartria residual[61].

Observa-se que o tipo de disartria está associado à gravidade do acometimento neuromuscular envolvido. Os déficits mais comumente encontrados são resultantes de comprometimento bilateral dos tratos piramidais e extrapiramidais, produzindo a disartria espástica. Esta, por sua vez, é caracterizada pela imprecisão articulatória, monoaltura, monointensidade, entonação monótona e voz pastosa. As forças de aceleração e desaceleração podem acarretar disartria flácida ou atáxica. Na disartria flácida, encontramos emissão nasal, hipernasalidade e imprecisão na produção vocal das consoantes. Já na disartria atáxica há articulação entrecortada e irregular, distorção na emissão de vogais e qualidade vocal pastosa[62].

Apraxias

Um estudo define a apraxia de deglutição e demonstra, conforme a revisão de literatura e discussões, diferenças e semelhanças entre as formas tradicionais da apraxia (apraxias bucomaxilofaciais, de fala e dos membros). As apraxias, em geral, apresentam características que incluem dificuldade na iniciação do movimento, coordenação dos sistemas motores, velocidade, ritmo e rapidez dos movimentos, dificuldades em realizar movimentos em seqüência e comportamentos perseverantes[2].

A apraxia da deglutição é descrita como a falta de habilidade para organizar os movimentos de língua ântero-posteriores para a retropropulsão do bolo alimentar, embora a extensão do movimento esteja preservada. Além disso, a autora descreve que as diminuições da contração e da coordenação da língua estão diretamente ligadas ao comprometimento na fase oral da deglutição[63].

Déficits de Linguagem

O déficit lingüístico residual mais comum em pacientes que sofreram trauma cranioencefálico é a repetição de palavras associadas a circunlóquios e parafrasias verbais[26,28,64,65].

Esses déficits influenciam diretamente na dinâmica alimentar à medida que limitam a compreensão do paciente do ato alimentar, podendo interferir nos processos voluntários da alimentação. A dificuldade de expressão pode dificultar a preferência de certos alimentos em detrimento de outros e favorece a perda do prazer alimentar.

Dinâmica da Deglutição

Muitos dos pacientes vítimas de TCE grave, que apresentam pontuação baixa de acordo com a escala de coma de Glasgow e pouca ou nenhuma resposta orgânica perante o trauma (medida principalmente pelos sinais vitais), passam por período de inconsciência ou coma. Quando há melhora nos sinais vitais e esses pacientes exibem melhora no nível de consciência, observa-se quadro de hipotonia e fraqueza generalizada. Esse padrão pode interferir diretamente na dinâmica da deglutição, partindo do acometimento das estruturas envolvidas na função.

Um estudo retrospectivo de 30 indivíduos, denominado *Disfagia nos Traumas Cranianos*, foi publicado com os objetivos de analisar a incidência da disfagia, relatar a importância do videodeglutograma na avaliação dos TCE e o valor do tratamento das disfagias na realização do exame de videodeglutograma[59].

Foi realizada avaliação clínica por meio do videodeglutograma, acompanhada pelo profissional fonoaudiólogo e tomografia computadorizada pela grande variedade de traumas. As conclusões desse estudo apontaram complicações relacionados à disfagia. Como complicações, foram apontadas: diminuição da reação de deglutição, estase em recessos faríngeos e seios piriformes, redução da motilidade faríngea, aumento do tempo de trânsito oral para a faringe, atraso do disparo da reação de deglutição e aspiração de bário[59].

Com o objetivo de determinar a incidência e o tipo do distúrbio da deglutição com o auxílio da videofluoroscopia digestiva e fatores de risco que afetam essa dinâmica, foram analisados 54 pacientes pós-trauma cranioencefálico. Dessa amostra, 61% apresentaram alteração na deglutição e 41%, aspiração. Foram descritos como fatores de risco para a alteração na dinâmica da deglutição: indivíduos classificados em níveis mais baixos de acordo com a Escala Rancho Los Amigos e/ou sua diminuição, baixos escores da escala de Glasgow e/ou sua diminuição, comprometimento neurológico, uso de traqueostomia e tempo de ventilação (*cuff* desinsuflado superior a 2 semanas). Os fatores de risco para aspiração foram: perda do bolo ou escape anterior; diminuição do controle da língua; dos movimentos anteriores e posteriores de língua, da força de retropropulsão, do disparo da reação de deglutição, do fechamento laríngeo, da elevação laríngea e paralisia unilateral faríngea e disfunção do cricofaríngeo[45].

Um estudo classificou a intensidade e a evolução dos problemas na deglutição determinados por três parâmetros: tempo de trânsito oral aumentado, indicando redução da função da língua na fase oral da deglutição; lentidão do reflexo de deglutição e grau de intensidade da aspiração (em porcentagem). Se alguns dos itens especificados demonstrassem comprometimento em alguma das três categorias, a disfagia era considerada grave[52].

Dentro dessa atual condição, os achados mais comuns na dinâmica da deglutição em pacientes vítimas de TCE serão descritos a seguir, didaticamente, segundo as fases da deglutição.

Fase Antecipatória

O acometimento nessa fase será dado pelo estado de consciência do indivíduo, pois permitem a vontade do indivíduo, embora seja usualmente subconsciente. O paciente poderá ou não realizar a escolha do alimento, o posicionamento mais confortável e satisfatório para deglutir, a administração desse alimento e o ambiente em que será realizando a refeição.

Fase Oral

O acometimento dessa fase pode resultar em captação inadequada do bolo alimentar, com escape extra-oral em conseqüência de alterações das estruturas orais.

O vedamento labial nessa etapa é fundamental para manter o alimento na boca, sem permitir escape extra-oral. Além disso, o vedamento labial é um mecanismo importante para gerar pressão necessária durante ejeção do bolo. Tal informação nos permite concluir que pacientes com acometimento nessa fase terão ineficiência na produção do bolo alimentar, bem como falta de força na ejeção.

A dificuldade na percepção do alimento pode resultar em estase oral, com acúmulo de resíduos no vestíbulo e diminuição do controle do bolo na cavidade oral. Tais fatores poderão contribuir para escape extra-oral ou até mesmo escape posterior.

As disfunções no TCE podem ser predominantemente corticais, o que pode afetar, de forma importante, as fases antecipatória e oral da deglutição.

Fase Faríngea

O acometimento na fase faríngea implica na quebra da dinâmica de direcionamento da ejeção oral e a dissipação da onda pressórica, interferindo na migração do bolo para a laringofaringe.

A diminuição da percepção pode acarretar aspiração maciça do alimento, sem apresentar sinais clínicos de aspiração; a hipotonia muscular pode resultar em alteração da ejeção oral e possível estase de alimentos em recessos faríngeos e a diminuição da elevação e a anteriorização do osso hióide e da laringe podem propiciar estase de alimentos na valécula.

A entubação prolongada ainda pode trazer danos às cordas vocais, podendo haver déficit na aproximação das aritenóides e falta de adução completa das cordas vocais.

CONSIDERAÇÕES FINAIS

Quanto mais precoce for a intervenção da equipe de reabilitação, maior a possibilidade dessa intervenção assumir caráter preventivo e otimizar o prognóstico funcional desses pacientes. As disfagias orofaríngeas, distúrbios da deglutição de caráter funcional nesses pacientes, podem ser gerenciadas por equipe especializada no atendimento, minimizando o risco de complicações clínicas, como aspiração seguida de pneumonias, desidratação e desnutrição, além de minimizar riscos de impacto social ou emocional pela privação da alimentação por via oral.

REFERÊNCIAS BIBLIOGRÁFICAS

1. GARRAWAY, M. Stroke rehabilitation units: concepts, evaluation and unresolved issues. *Stroke*, v. 16, p. 178, 1985.
2. DONNER, M. W. Editorial. *Dysphagia*, v. 1, p. 1-2, 1986.
3. COLOHAN, A. R. T.; ALVES. W. M.; GROSS, C. R. Head injury mortality in two centers with different emergency medical services and intensive care. *J. Neurosurg.*, v. 71, p. 202-207, 1989.
4. BIGLER, E. D. *Traumatic Brain Injury – Mechanisms of Damage, Assessment, Intervention and Outcome*. Austin: Pro-Ed, 1990.
5. SIMS, A. C. P. Head injury, neurosis and accident proneness. *Adv. Psychosom. Med.*, v. 13, p. 49-70, 1985.
6. RIVARA, F. P.; MUELLER, B. A. The epidemiology and prevention of pediatric head injury. *J. Head Trauma Rehabilit.*, v. 1, p. 7-15, 1986.
7. KALSBEEK, W.; MCLAURIN, R.; HARRIS, B. et al. the national head and spinal cord injury survey: major findings. *J. Neurosurg.*, v. 53, p. 519-531, 1980.
8. JANNETT, B.; TEASDALE, G. *Management of Head Injuries*. Philadelphia: F. A. Davis, 1981.
9. RIMEL, R. N.; JANE, J. A. Characteristics of the head injured patient. In: ROSENTAL, M.; GRIFFITH, E. R.; BOND, M. R. et al. (eds.). *Rehabilitation of the Head Injured Adult*. Philadelphia: F. A. Davis, 1983. p. 9-21.
10. FRANKOWSKI, R. F. Descriptive epidemiologic studies of head injury in the United States: 1974-1984. *Adv. Psychoses. Med.*, v. 16, p. 153-172, 1986.
11. KLAUBER, M. R.; BARRETT-CONNOR, E.; MARSHALL, L. F. et al. The epidemiology of head injury: a prospective study of an entire community – San Diego Country, California 1978. *Am. J. Epidemiol.*, v. 133, p. 500-509, 1981.
12. KRAUS, J. F. Epidemiology features of head and spinal cord injury. *Adv. Neurol.*, v. 19, p. 261-278, 1978.
13. RIMEL, R. N.; GIORDANI, B.; BARTH, J. T. Disability caused by minor head injury. *Neurosurgery*, v. 9, p. 221-228, 1981.
14. KAUFMAN, H. H.; MAKELA, M. E.; LEE, K. F. et al. Gunshot wounds to the head: a perspective. *Neurosurgery*, v. 18, p. 689-695, 1986.
15. ADAMS, J. H.; GRAHAM, D. I.; GENNARELLI, T. A. Head Injury in man and experimental animals: neuropathology. *Acta Neurochir. Suppl.*, v. 32, p. 15-30, 1983.
16. ADAMS, J. H.; GRAHAM, D. I. Diffuse brain damage in non-missile head injury. In: ANTONY, P. P.; MACSWEEN, R. N. M. (eds.) *Recent Advances in Histopathology*. Edinburg: Churchill Livingstone, 1984. p. 241-257, 1984.
17. ADAMS, J. H. Head injury. In: ADAMS, J. H.; CORSELLIS, J. A. N.; DUCHEN, L. N. (eds.). *Greenfild's Neuropathology*. 4. ed. London: Edward Arnold, 1984. p. 85-124.
18. ADAMS, J. H. Head injury. In: ADAMS, J. H.; DUCHEN, L. W. (eds.) *Greenfield's Neurophatology*. 5. ed. New York: Oxford University Press, 1992. p. 106-152.
19. PARKER, J. H.; PARKER, J. C.; OVERMAN, J. C. Intracranial diffuse axonal injury at autopsy. *Ann. Clin. Lab. Sci.*, v. 20, p. 220-224, 1990.
20. ADAMS, J. H.; GENNARELLI, T. A.; GRAHAM, D. I. Brain damage in non-missile head injury: observations in man and subhuman primates. In: SMITH, W. T.; CAVANAGH, J. B. (eds.). *Recent Advances in Neurophatology*. 2. ed. Edinburgh: Churchill Livinstone, 1982. p. 165-196.
21. GENARELLI, T. A.; THIBAULT, L. E.; ADAMS, J. H. et al. Difuse axonal injury and traumatic coma in the primate. *Ann. Neurol.*, v. 12, p. 564-574, 1982.
22. GENARELLI, T. A. Head Injury in man and experimental animals: clinical aspects. *Acta Neurochir. Suppl.*, v. 32, p. 1-13, 1983.
23. PITTELLA, J. E. H.; GUSMÃO, S. N. S. *Patologia do Trauma Cranioencefálico*. Rio de Janeiro: Revinter, 1995.
24. LAZARUS, C.; LOGEMANN, J. A. Swallowing disorders in closed head trauma patients. *Arch. Phy. Med. Rehabil.*, v. 68, p. 79-84, 1987.

25. ADAMS, J. H.; GRAHAM, D. I. The pathology of blunt head injuries. In: CRITCHEY, M.; O'LEARY, J. L.; JENNETT, B. (eds.). *Scientific Foundations of Neurology*. Heineman Medical: London, 1972. p. 478-491.
26. NAJENSON, T.; SAZBON, I.; FISELZON, et al. Recovery of communicative functions after prolonged traumatic coma. *Scandinavian J. Rehabilit. Med.*, v. 10, p. 15-21, 1978.
27. GRAHAM, D. I.; ADAMS, J. H.; GENNARELLI, T. A. Patology of brain damage in head injury. In: COOPER, P. R. (ed.). *Head Injury*. 2. ed. Baltimore: Williams and Wilkins, 1987. p. 72-88.
28. LINDENBERG, R.; FREYTAG, E. The mechanism of cerebral contusions: a phathologicanatomic study. *Arch. Pathol.*, v. 69, p. 440-469, 1960.
29. ADAMS, J. H.; DOYLE, D.; FORD, I. et al. Difuse axonal injury in head injury: definition, diagnosis and grading. *Histopathology*, v. 15, p. 49-59, 1989.
30. JANNETT, B.; PLUM, F. Persistent vegetative state after brain damage. *Lancet*, v. 1, p. 734-737, 1972.
31. STRICH, S. J. Diffuse degeneration of the cerebral white matter in severe dementia following head injury. *J. Neurol. Neurosurg. Psychiatry*, v. 19, p. 163-185, 1956.
32. TEASDALE, G. M.; GALBRAITH, S. Acute traumatic intracranial hematomas. In: KRAYENBUAL, H.; MASPES, P. E.; SWEET. W. H. (eds.). *Progress in Neurological Surgery*. Basel: Karger, 1981. v. 10, p. 252-290.
33. KLATZO, I.; SUZUKI, R.; ORZI, F. et al. Patho mechanisms of ischemic brain edema. In: GO, K. G.; BAETHMANN, A. (eds.). *Brain Edema*. New York: Plenum Press, 1984. p. 1-10.
34. LANGFITT, T. W.; TANNANBAUM, H. M.; KASSEL, N. F. The etiology of acute brain swelling following experimental head injury. *J. Neurosurg.*, v. 24, p. 47-56, 1966.
35. GROSSMAN, R. G.; TURNER, J. W.; MILLER, J. D. et al. The relationship between cortical electrical activity, cerebral perfusion pressure and cerebral blood flow during increased intracranial pressure. In: LANGFITT, T. W.; MCHENERY, L. C.; REIVICH, M. et al. (eds.). *Cerebral Circulation and Metabolism*. Berlin: Springer-Verlag, 1975. p. 232-234.
36. TEASDALE, G. M.; ROWAN, J. O.; TURNER, J. Cerebral perfusion failure and cortical electrical activity. In: INGVAR, D. H.; LASSEN, N. A. (eds.). *Cerebral Function, Metabolism and Circulation*. Copenhagen: Munksgaard, 1977. p. 430-431.
37. HALSEY JR., J. H.; BLAUENSTEIN, U. W.; WILSON, E. M. et al. Regional cerebral blood flow comparison of right and left hand movement. *Neulology*, v. 29, p. 21-28, 1979.
38. RAICHLE, M. E.; GRUBB, R. L.; GADO, M. H. et al. Correlation between regional cerebral blood flow and oxidative metabolism. *Arch. Neurol.*, v. 33, p. 523-526, 1976.
39. EVANS, J. P.; SCHEINKER, I. M. Histological studies of the brain following head trauma. *Arch. Neurol. Psych.*, v. 50, p. 258-278, 1943.
40. EVANS, J. P.; SCHEINKER, I. M. Histological studies of the brain following head trauma. *Res. Publ. Assoc. Res. Mental Nerv. Dis.*, v. 24, p. 254-274, 1945.
41. HELFAND, M. Cerebral lesions due to vasomotor disturbances following brain trauma. *J. Nerv. Ment. Dis.*, v. 90, p. 157-179, 1939.
42. MILLER, J. D.; ADAMS, J. H. The pathophysiology of raised intracranial pressure. In: ADAMS, J. H.; CORSELLIS, J. A. N.; DUCHEN, L. W. (eds.). *Greenfield's Neuropathology*. 4. ed. New York: John Wiley and Sons, 1984. p. 53-84.
43. MILLER, J. D. Pathophysiology of human head injury. In: BECKER, D. P.; GUDEMAN, S. K. (eds.). *Textbook of Head Injury*. Philadelphia: W.B. Saunders, 1989. p. 507-524.
44. TEASDALE, G.; JANNETT, B. Assessment of coma and impaired consciousness: a practical scale. *Lancet*, v. 2, p. 81-84, 1974.
45. MACKAY, L. E.; MORGAN. A. S.; BERNSTEIN, B. A. Swallowing disorders in severe brain injury: risk factors affecting return to oral intake. *Arch. Phy. Med. Rehabil.*, v. 80, p. 365-371, 1999.
46. WINSTEIN, C. J. Neurogenic dysphagia: frequency, progression and outcome in adults following head injury. *Phys. Therapy*, v. 2, n. 12, Dec. 1992.
47. CHAMBERLAIN, M. A. Head injury – the challenge: principles and practice of service organization. In: *Traumatic Brain Injury Rehabilitation – Services, Treatments and Outcomes*. London: Chapman & Hall, 1995.
48. THORNHILL, S. *BMJ Health Latin Am.*, v. 320, p. 1631-1635, 2000.
49. WEBB, C. R.; WRIGLEY, M.; YOELS, W. et al. Explaining quality of life for persons with traumatic brain injury 2 years after injury. *Arch. Phy. Med. Rehabil.*, v. 76, p. 1113-1119, 1995.
50. HOLBOURN, A. H. S. Mechanics of head injuries. *Lancet*, v. 2, p. 438-441, 1943.
51. HOLBOURN, A. H. S. Mechanics of brain injuries. *Br. Med. Bull.*, v. 3, p. 147-149, 1945.
52. LEVIN, H.; GROSSMAN, R.; KELLY, P. Aphasic disorders in patients with closed head injury. *J. Neurol., Neurosurg. Psych.*, v. 39, p. 1062-1070, 1976.
53. MARCHESAN, I. Q. Deglutição – diagnóstico e possibilidades terapêuticas. In: MARCHESAN, I. Q. *Fundamentos em Fonoaudiologia*. São Paulo: Guanabara Koogan, 51-58, 1998.
54. MARCHESAN, I. Q. Deglutição – normalidade. In: FURKIM, A. M.; SANTINI, C. S. *Disfagias Orofaríngeas*. São Paulo: Pró-Fono, 1999. p. 3-18.
55. ROCHA, E. M. S. S. Disfagia – avaliação e terapia. In: MARCHESAN, I. Q. *Fundamentos em Fonoaudiologia*. São Paulo: Guanabara Koogan, 1998. p. 51-58.
56. MARTENS, L.; CAMERON, T.; SIMONSEN, M. Effects of a multidisciplinary manegement program on neurologically impaired patients with dysphagia. *Dysphagia*, v. 5, p. 147-151, 1990.
57. SALTZMAN, L. S.; ROSENBERG, C. H.; WOLF, R. H. Brainstem infarct with pharyngeal dysmotility and paralysed vocal cord; management with a multidisciplinary approach. *Arch. Phys. Med. Rebabil.*, v. 74, p. 214-216, Feb. 1993.
58. FURKIM. A. M.; SILVA, R. G. *Programa de Reabilitação em Disfagia Neurogênica*. São Paulo: Frontis, 1999.
59. FIELD, L. H.; WEISS, C. J. Dysphagia with head injury. *Brain Injury*, v. 3, n. 1, p. 19-26, 1989.
60. MARQUARDT, T. P.; STOLL. J.; SUSSMAN, H. Disorders of communication in traumatic brain injury. In: BIGLER, E. D. *Traumatic Brain Injury – Mechanisms of Damage, Assessment, Intervention and Outcome*. Austin: Pro-Ed, 1990.
61. GROHER, M. E. Communication disorders. In: ROSENTHAL, M.; GRIFFITH, E.; BOND, M.; MILLER, J. (eds.). *Rehabilitation of the Head Injury Adult*. Philadelphia: F. A. Davis, 1984. p. 155-165.
62. DARLEY, F.; ARONSON, A.; BROWN, J. *Motor Speech Disorders*. Philadelphia: F. A. Davis, 1975.
63. LOGEMANN, J. A. *Evaluation and Treatment of Swallowing Disorders*. 2. ed. Austin: Pro-Ed, 1998.
64. HEILMAN, K.; SAFRAN, A.; GESCHWIND, N. Cosed head trauma and aphasia. *J. Neurol. Neurosurg. Psychiatr.*, v. 34, p. 265-269, 1971.
65. THOMSEN, I. Evaluation and outcome of aphasia in patients with severe closed head trauma. *J. Neurol. Neurosurg. Psychiatr.*, v. 38, p. 713-718, 1975.

BIBLIOGRAFIA COMPLEMENTAR

ADAMS, J. H.; GRAHAM, D. I.; GENNARELLI, T. A. Contemporry neuropathological considerations regarding brain damage in head injury. In BECKER, D. P.; POVLISHACK, J. T. (eds.). *Central Nervous System Trauma Status Report* –1985. Washington: National Institutes of Health, National Institute for Neurological and Communicative Disorders and Stroke, 1985.

AUERBACH, S. H. Neuroanatomical correlates of attention and memory disorders in traumatic brain injury: Na application of neurobehavioral subtypes. *J. Head Trauma Rehabilit.*, v. 1, p. 1-12, 1986.

GROHER, M. E. The detection of aspiration and videofluoroscopy. *Dysphagia*, v. 9, p. 147-148, 1994.

GROHER, M. E. The prevalence of swallowing disorders in two teaching hospitals. *Dysphagia*, p. 13-6, 1986.

POSTMA, D. S.; PILLSBURY, H. C. Pathophysiology and evaluation of swallowing disorders. In: DOBIE, R. A.; PILLSBURG, H. C.; POSTMA, D. S. et al. *Otolaryngology Approach to Swallowing Disorders*. American Academy of Otolaryngology – Head and Neck Surgery Foundation, 1984.

WEISS, C. J.; FIELD, L. H. Dysphagia with head injury. Brain injury. *Arch. Phys. Med. Rehabil.* v. 3, n. 11, p. 19-26, 1989.

CAPÍTULO 96

Déficits Cognitivos após Trauma Cranioencefálico – Avaliação e Reabilitação

Anita Taub • Barbara Wilson • Camila Prade • Paula Gouveia • Walkiria L. Boschetti

INTRODUÇÃO

Dada a alta morbidade física e psicológica e suas conseqüências sociais devastadoras, o trauma cranioencefálico (TCE) é hoje um problema crítico enfrentado pelos sistemas de saúde mundialmente. Se levarmos em conta que a média de idade de pessoas vítimas de TCE está abaixo dos 38 anos, veremos que essa condição apresenta enorme impacto socioeconômico à sociedade.

Estudos apontam as alterações cognitivas secundárias às lesões cerebrais como aquelas que têm o impacto mais significativo e persistente na vida do paciente e identificam-nas como a principal causa de prognóstico precário dos pontos de vista ocupacional, social e emocional[1]. Portanto, é fundamental a avaliação minuciosa desses pacientes, quanto a seus déficits e o impacto destes na vida diária. É a partir de ampla avaliação que poderá ser planejado o programa de reabilitação neuropsicológica do pacientes com histórico de TCE.

Este capítulo será dividido em duas sessões principais:

- Avaliação das alterações cognitivas e comportamentais do paciente vítima de TCE ao longo do processo de recuperação.
- Aspectos teóricos e práticos da reabilitação neuropsicológica do paciente vítima de TCE.

ALTERAÇÕES COGNITIVAS E COMPORTAMENTAIS APÓS TRAUMA CRANIOENCEFÁLICO

A recuperação neurocomportamental de um indivíduo após TCE deve ser compreendida como processo contínuo, cuja duração e intensidade das alterações cognitivas, comportamentais e afetivo-emocionais variam de acordo com a gravidade do trauma[2].

Vítimas de TCE, quando avaliadas em período recente (cerca de 1 a 3 meses após o trauma), podem manifestar diferentes padrões de prejuízos cognitivos e comportamentais, que dependerão de vários fatores, alguns ligados diretamente à lesão, como gravidade do trauma, localização (áreas e sistemas afetados) e extensão da lesão (focal ou difusa), bem como outros fatores ligados às características do indivíduo e de sua rede social, como história clínica, características de personalidade pré-mórbida, capacidade de tolerância a frustrações e recursos de enfrentamento às situações de crise, além de aspectos da dinâmica familiar e dos mecanismos de apoio social disponíveis em sua comunidade[1].

Na fase recente, mesmo vítimas de TCE leve experimentam algum grau de disfunção cognitiva, embora os déficits sejam mais limitados às esferas da atenção e memória, podendo também apresentar alterações comportamentais. Apesar de o TCE leve nem sempre ocasionar déficits neuropsicológicos evidentes, esses indivíduos, com muita freqüência, desenvolvem sintomas chamados pós-concussionais, caracterizados por cefaléia, tontura, sensibilidade aumentada ao barulho ou claridade, diplopia, insônia, cansaço, dificuldades de concentração, irritabilidade, afeto lábil e ansiedade, os quais podem durar dias ou semanas, podendo tornarem-se persistentes em alguns casos[3,4].

TCE fechados, de nível moderado a grave, em geral acarretam alterações cognitivas e comportamentais mais extensas e persistentes. Nas lesões por desaceleração, em que é comum a lesão axonal difusa (LAD), as regiões temporais e frontais são as mais suscetíveis ao dano cerebral, ocasionando principalmente alterações mnésticas e de funções executivas. Lesões cerebrais difusas podem acarretar prejuízos diversos, com alterações em outras esferas cognitivas, como atenção, linguagem e habilidades visoespaciais[5].

Atenção

A fadiga é um dos sintomas mais comuns após o TCE e os prejuízos de atenção são muito freqüentes em todos os graus de lesão. As alterações mais comumente descritas na literatura são diminuição da velocidade de processamento de informações, dificuldade para sustentar o foco de atenção, prejuízos quanto à atenção dividida em situações complexas e dificuldade de atenção seletiva, com grande suscetibilidade à distração[3,6].

Memória

Logo após a ocorrência do dano cerebral, é comum que o paciente apresente quadro de amnésia pós-traumática (APT), caracterizado por período logo após a lesão em que o paciente está confuso e desorientado, manifestando inabilidade para registrar e recuperar informações novas (amnésia anterógrada) e para recuperar as informações mais recentes prévias ao trauma, o que é chamado de amnésia retrógrada[7]. Mesmo após a resolução da APT, muitos indivíduos podem continuar experimentando dificuldades de memória e aprendizagem, e esses déficits podem ser heterogêneos e variar em sua natureza e gravidade. Alguns indivíduos podem apresentar importante prejuízo no registro e no armazenamento de material novo, enquanto outros experimentam alterações mais brandas, caracterizadas por déficits na organização do registro e/ou na evocação das informações.

Funções Executivas

Como os lobos frontais são quase sempre afetados no TCE, prejuízos de funções executivas são comuns. Estas se caracterizam por dificuldades de planejamento, auto-regulação e memória, comprometendo a execução de novas tarefas, principalmente quando apresentadas demandas desconhecidas e de forma pouco estruturadas[8]. Outros possíveis sintomas associados são: perseverança de respostas, iniciativa reduzida ou comportamento impulsivo e dificuldades de abstração e resolução de problemas. Dessa forma, esses pacientes tendem a funcionar melhor quando apresentados esquemas ou estruturação externa para solução de problemas, já que exibem dificuldade para gerar estratégias de ação, para automonitoração, para flexibilizar sua conduta e reprogramar suas ações.

Alterações de Comportamento

Indivíduos que sofreram TCE podem desenvolver alterações comportamentais, especialmente aquelas relacionadas às lesões de lobos frontais, que podem ser divididas em dois subgrupos[9]:

- Déficits de inibição comportamental, dentre as quais se encontram: desinibição do comportamento, impulsividade, agressividade, egocentrismo e inadequação social.
    - *Impulsividade/agressividade*: os pacientes podem apresentar baixa tolerância à frustração e dificuldade em controlar respostas impulsivas. A inabilidade para manter o autocontrole, os impede de frear os impulsos e de avaliar a resposta mais adequada para determinada situação, favorecendo o aparecimento de explosões e agressões verbais ou mesmo físicas, que são, em geral, desproporcionais ao evento desencadeante.
    - *Inadequação social*: além da impulsividade que dificulta a avaliação adequada da situação e a antecipação das consequências do próprio comportamento, esses indivíduos manifestam, ainda, incapacidade de discriminar fatores implícitos ao relacionamento interpessoal – especialmente da comunicação não-verbal – que são cruciais para a interpretação das circunstâncias e, em conseqüência, para a emissão de respostas apropriadas ao contexto. Podem estar presentes também sintomas de desinibição sexual, que tornam o comportamento mais inadequado e constrangedor, afastando ainda mais o indivíduo do convívio social.
- Déficits de ativação comportamental, dentre os quais: falta de motivação ou de comportamento intencional, falta de expressão da iniciativa, apatia ou perda de interesse pelas atividades do dia-a-dia e diminuição da ressonância afetiva.
    - *Falta de iniciativa/apatia*: alguns pacientes que sofreram TCE podem apresentar dificuldade para se engajar em atividades, necessitando de estímulo externo para incitá-los a iniciar alguma ação, caso contrário, podem permanecer inativos durante horas. Essas pessoas tendem a permanecer passivas durante conversas, com pouca espontaneidade e respondendo somente quando solicitadas. Além disso, sua responsividade afetiva pode estar reduzida, mesmo perante eventos emocionalmente relevantes.

AVALIAÇÃO NEUROPSICOLÓGICA NO TRAUMA CRANIOENCEFÁLICO

De acordo com Weintraub, a avaliação neuropsicológica é procedimento de exploração dinâmica do estado mental – envolvendo funções cognitivas, *status* emocional e comportamental – o qual pode estar alterado como resultado de disfunções neurológicas[10].

O processo de avaliação neuropsicológica envolve a colheita, a análise e a integração de informações prévias e atuais a respeito do indivíduo que sofreu o TCE. Em primeiro lugar, o psicólogo deve conhecer a história médica do paciente, seu padrão de dano neurológico, as evidências de exames neurológicos, o curso clínico do TCE e os antecedentes clínicos do indivíduo que possam complicar a condição neurológica atual. A investigação da história psicossocial pré-mórbida visa conhecer as experiências educacionais, ocupacionais e/ou profissionais, seu padrão de *performance* nas diferentes áreas, suas habilidades e interesses especiais, características de personalidade e comportamento social prévios, rotinas, dinâmica familiar, recursos de apoio etc. Os dados de história médica e psicossocial do paciente são fundamentais para a compreensão das alterações neuropsicológicas atuais e seu impacto psicossocial.

As observações do funcionamento neuropsicológico atual do paciente, de forma indireta ou direta, informal ou formal, serão os principais escopos da avaliação neuropsicológica[6]. Familiares, cuidadores e outros profissionais, que prestam assistência ao paciente, têm oportunidades de observar seu comportamento em condições e situações variadas, sendo essas fontes de informações clinicamente relevantes, revelando dificuldades e habilidades atuais do paciente, ocorrência de melhoras, bem como situações ou eventos críticos para o paciente. De acordo com o seu estágio de recuperação, a avaliação neuropsicológica terá objetivos específicos, utilizando-se técnicas e instrumentos diversificados.

Segundo Lezak, a avaliação neuropsicológica fornecerá descrição precisa das capacidades e dificuldades cognitivas do paciente após o TCE, com perspectiva de tempo relativamente breve[6]. Requer um profissional com formações teórica e prática especializadas, que utilizará conhecimentos, técnicas e instrumentos apropriados como meio de investigação, de formulação diagnóstica e de planejamento de intervenções visando à reabilitação do paciente após o TCE.

Avaliação dos Déficits Cognitivos na Fase Aguda
Estágio Recente

Embora as vítimas de TCE possam apresentar ampla gama de prejuízos neuropsicológicos na fase recente e em fases posteriores, que dependerão da localização e da extensão dos danos cerebrais, a recuperação desses indivíduos é marcada por processo relativamente ordenado, envolvendo seqüência previsível de eventos nas esferas cognitiva, comportamental e emocional.

A literatura aponta diversas formas de abordar a divisão do processo de recuperação após TCE. Alguns autores propõem a divisão em duas fases: aguda e crônica, ao passo que outros sugerem divisão em três fases: recente, intermediário e tardio[11,12]. Gronwall, por sua vez, divide a fase recente de recuperação em três subestágios: período de inconsciência, período de amnésia pós-traumática e período pós-traumático recente[13].

Tendo em vista essa divisão, serão discutidos, a seguir, aspectos essenciais para a avaliação do estágio recente de recuperação após lesão cerebral traumática, bem como os métodos de avaliação das alterações cognitivo-comportamentais indicados para esse período (Fig. 96.1).

Período de Inconsciência

A fase aguda de recuperação após trauma cranioencefálico, em seu estágio mais precoce, caracteriza-se quase sempre por período de prejuízo da consciência, que pode durar milissegundos no TCE leve, a semanas ou meses nas lesões mais graves, considerando-se os diversos graus de perda da consciência que vão da letargia ao estado de coma[14].

Para aqueles indivíduos que sobrevivem ao TCE e evoluem para o estado de coma, as possibilidades de desfecho são: morte, morte encefálica e estado vegetativo; este último podendo evoluir para incapacidades graves, para a morte ou ainda para estado vegetativo persistente[15,16]. A grande maioria dos sobreviventes progride do coma para período de amnésia pós-traumática, podendo evoluir posteriormente com diferentes graus de prejuízos cognitivos[13].

Nesse período, o exame do estado neuropsicológico do paciente deve incluir instrumentos desenvolvidos para avaliar e monitorar pacientes com lesão cerebral grave, que documentam, por meio de medidas objetivas, o comportamento dos estágios mais precoces da emergência do coma, por sinais sutis de recuperação e/ou processos cognitivos e perceptivos mais simples, adequados aos pacientes com níveis reduzidos de alerta e responsividade[17,18].

Um instrumento amplamente utilizado para avaliação e monitoração de pacientes em emergência do coma ou em estado vegetativo é a escala de coma de Glasgow (GCS), cujo objetivo é avaliar o nível de consciência do paciente. Sua pontuação é utilizada para graduar a gravidade inicial do trauma cerebral, pela avaliação precoce do coma[19]. A escala de coma de Glasgow é uma medida objetiva que visa identificar a melhor resposta do paciente quanto à abertura ocular, resposta verbal e motora em escala de 3 a 15 pontos. Pontuações iniciais de 13 a 15 pontos, associadas a período de inconsciência com duração inferior a 20min, sem déficit neurológico focal ou complicações, sem anormalidades na neuroimagem, são tipicamente associadas à lesão cerebral traumática leve; pontuações de 9 a 12 são associadas à lesão cerebral traumática moderada; pontuações igual ou abaixo de 8 pontos, são associadas à lesão cerebral traumática grave[13].

Apesar de a pontuação obtida na GCS possuir valor prognóstico e ser importante para a monitoração dos pacientes neurológicos, ela é considerada medida de avaliação cognitiva pouco específica. A partir da década de 1980, outros instrumentos foram desenvolvidos com o intuito de avaliar pacientes nesse estágio, como a *Disability Rating Scale for Severe Head Trauma* e a *Rancho Level of Cognitive Functioning Scale (LCFS)*[16,20]. Nesta última, os pacientes podem ser classificados em 10 níveis diferentes, partindo do nível I (nenhuma resposta à dor, toque, luz ou som) até o nível X (exibe comportamento apropriado e intencional-independente modificado). O grau e a qualidade do quadro de confusão mental são abarcados nos níveis IV a VI. Vale ressaltar que essa escala vai além do objetivo diagnóstico, sendo especialmente útil para o planejamento das intervenções de reabilitação, uma vez que fornece informações que auxiliam o planejamento de estratégias de intervenção, a comunicação entre os membros da equipe e a educação dos familiares.

Outra escala voltada especificamente para a avaliação do prognóstico funcional e desfecho clínico é a *Glasgow Outcome Scale* (GOS), que possui quatro classificações possíveis: morte, estado vegetativo persistente, incapacidade grave e incapacidade moderada[21].

Embora os instrumentos citados tenham sido desenvolvidos para avaliar pacientes com alterações da consciência, incluindo o coma, alguns são limitados quanto à amplitude de categorias que abarcam, resultando em avaliação pouco detalhada do ponto de vista cognitivo, que não delimita precisamente a seqüência de recuperação desde a emergência do coma.

Na fase aguda após TCE é indicado o uso de instrumentos que identifiquem mudanças comportamentais sutis, que possam predizer progressos futuros no *status* clínico do paciente. Com esse propósito, citamos outras medidas, como: *Coma Recovery Scale*, *Sensory Assessment Measure*, *Coma Near Coma Scale* e *The Western Neuro Sensory Stimulation Profile*[22-25]. Uma das mais recentes publicações, a *Wessex Head Injury Matrix* (WHIM), com tradução e adaptação por Taub e Valle (2001 –

Fases	Perda da consciência	APT	Pós-trauma recente	Intermediária	Tardia
Trauma					
Meses	0			3	12	24
		Síndrome confusional Amnésia anterógrada e retrógrada	Resolução da APT	Início da diferenciação de alterações específicas	
Avaliação	GCS, GOS, LCFS WHIM	GOAT, WHIM Westmead PTA	Bateria neuropsicológica breve (ênfase atenção, velocidade de processamento e tempo de reação)	Bateria compreensiva	Reavaliação

Figura 96.1 – *Continuum* de recuperação na fase aguda pós-trauma e métodos de avaliação neuropsicológica. APT = amnésia; GCS = escala de coma de Glasgow; GOAT = *Galveston Orientation and Amnesia Test*; GOS = *Glasgow Outcome Scale*; LCFS = *Rancho Level of Cognitive Functioning Scale*; WHIM = *Wessex Head Injury Matrix*.

não publicado), tem se mostrado instrumento útil para o registro de comportamentos, desde o estágio inicial de recuperação até a recuperação da memória contínua, possibilitando a identificação de informações que possam ser usadas para monitorar o progresso e estabelecer objetivos realistas na fase de reabilitação precoce[17].

Ainda que o grande número de instrumentos disponíveis e a importância da avaliação do funcionamento cognitivo e do processo de recuperação dos pacientes após TCE, carecemos de estudos de validação desses instrumentos para a população brasileira.

Amnésia Pós-traumática

A próxima fase de recuperação do estágio agudo do paciente após TCE é o período transitório, conhecido como período de APT, caracterizado por prejuízo mínimo da consciência e da memória anterógrada, associado à desorientação e confusão[13]. Durante a APT, o paciente também pode apresentar amnésia retrógrada, sendo incapaz de recordar eventos pré-mórbidos. A extensão da amnésia retrógrada é variável, mas usualmente diminui ao longo do curso da APT[26].

O período da APT é um fenômeno multidimensional (Quadro 96.1), no qual o indivíduo encontra-se parcial ou totalmente consciente, exibindo não só prejuízos de memória para os eventos atuais e desorientação, mas outras alterações cognitivas, como confusão mental, flutuação do alerta, prejuízos de atenção e distúrbios comportamentais, como agitação psicomotora, comportamentos regredidos, irritabilidade e labilidade emocional. O conteúdo do pensamento é confuso e, em decorrência do prejuízo de atenção, a percepção de estímulos e circunstâncias do ambiente imediato está distorcida, o que pode acarretar aumento da confusão mental, da agitação psicomotora, bem como da ocorrência de ilusões/alucinações e reações emocionais de medo, perplexidade, agressividade física e verbal. Não raro, a falta de crítica em relação a sua condição leva o paciente a questionar sua estadia no hospital, os procedimentos da equipe interdisciplinar e o próprio tratamento[27,28].

A duração da APT inclui o período do coma, sendo definida clinicamente como o intervalo entre o momento da lesão traumática e o momento em que o indivíduo encontra-se orientado em tempo, espaço e pessoalmente, e é finalmente capaz de referir com clareza e seqüenciação temporal correta das circunstâncias em seu ambiente atual[29].

A importância de avaliar o paciente durante o período de APT com medidas padronizadas e objetivas, reside no fato de que sua duração é usada como estimativa do desfecho funcional, sendo reconhecida a relação entre a duração da APT com distúrbios de memória, psicossociais e *status* ocupacional futuro[30,31].

Embora o final desse período marque um ponto fundamental da recuperação, seu término é conceito controverso em razão das dificuldades em avaliá-lo. O paciente em APT pode apresentar *ilhas transitórias* de memória ou recordações de eventos pré-mórbidos que podem ser confundidos com a recuperação permanente da memória para fatos recentes[29].

Existem poucos instrumentos desenvolvidos especificamente para a avaliação desse estágio, os quais se limitam ao acompanhamento das funções de orientação e memória. Os instrumentos mais utilizados são: *Westmead PTA Scale* e *Galveston Orientation and Amnesia Test* (GOAT)[32,33]. O GOAT é o instrumento mais reconhecido e difundido para a avaliação da APT e deve ser aplicado seqüencialmente ao longo do curso da recuperação e inclui medidas de orientação (pessoa, lugar e tempo), de duração da APT e da amnésia anterógrada. Outros instrumentos que podem ser utilizados são: *Good Samaritan Hospital Orientation Test* e o *Questionnaire for Evaluating Posttraumatic Amnésia*[34,35].

QUADRO 96.1 – Alterações cognitivo-comportamentais na amnésia pós-traumática

Cognição
- Desorientações temporal, espacial e pessoal
- Confusão mental (confabulações)
- Flutuação do alerta
- Déficit de atenção em todos os níveis
- Amnésia anterógrada
- Período de amnésia retrógrada
- Velocidade de processamento de informações reduzida

Comportamento
- Perplexidade, medo
- Labilidade emocional
- Sintomas afetivos e psicóticos (ilusões e alucinações)
- Prejuízo do julgamento/crítica
- Confabulação
- Apatia
- Agitação psicomotora
- Redução da iniciativa
- Suscetibilidade à fadiga
- Comportamentos regredidos
- Agressividades física e verbal

Além da avaliação do período de APT, são também sugeridas nessa fase outras medidas, como: tempo de reação, controle mental, testes de reconhecimento verbal e medida de velocidade de processamento de informações. As medidas de tempo de reação e velocidade de processamento de informações parecem ser capazes de discriminar pacientes em APT[31]. A avaliação neuropsicológica durante o período da APT não só é útil para o registro do funcionamento cognitivo inicial do paciente (linha de base) e sua evolução, como também se constitui medida útil para o tratamento clínico do paciente no dia-a-dia, para a elaboração adequada de orientações à família e à equipe quanto à conduta comportamental, para auxiliar a equipe na definição de metas do tratamento, no planejamento da reabilitação precoce e da alta hospitalar[36]. Além disso, permite assinalar quando será apropriado realizar avaliação neuropsicológica mais extensa.

Período Pós-traumático Recente

O terceiro e último estágio da recuperação aguda é o período pós-traumático recente[13]. Tendo em vista as dificuldades para se estabelecer a duração da APT, esse terceiro estágio seria ainda mais difícil de ser definido de maneira acurada.

A despeito das incapacidades específicas que o indivíduo possa apresentar, nesse terceiro estágio é esperado que os sintomas de desorganização cognitiva aguda na APT e grande parte da desorganização do comportamento estejam suficientemente resolvidos. Nessa fase, é possível revelarem-se os déficits neuropsicológicos específicos e permiti-se a realização de avaliação neuropsicológica formal e mais extensa, embora o formato desta deva respeitar as condições do paciente nessa fase[13,29].

Habitualmente, uma avaliação neuropsicológica formal pode ser realizada 12 semanas após o TCE. De modo geral, predições do prognóstico neurocomportamental a longo prazo podem ser consideradas razoavelmente aceitáveis quando fundamentadas em avaliações realizadas após 3 e 6 meses do dano cerebral[12].

Apesar do fato que nesse estágio já é possível a aplicação de uma bateria neuropsicológica mais extensa, ainda é indicada a realização de uma bateria neuropsicológica abreviada e organizada, levando-se em conta o funcionamento cognitivo atual do paciente e sua habilidade de participação em conseqüência de fadiga e resistências. Nesse estágio, focamos os déficits mais proeminentes, em particular aqueles envolvendo a velocidade de processamento de informações, atenção e concentração, processos de memória e, em casos de lesões focais, aqueles que avaliem as funções relacionadas às áreas afetadas.

Fadiga requer planejamento diferente das sessões, sendo recomendado avaliar o paciente em dias e períodos diferentes, a fim de se identificar o padrão de variações dos processos de atenção, se possível evitando a realização de sessões após outras terapias quando o paciente estará cansado.

É recomendada a seleção de diferentes instrumentos de medida da atenção e concentração, para serem úteis tanto para pacientes com déficits mínimos quanto para aqueles com múltiplos déficits e/ou limitações sensoriais e motoras potencialmente impeditivas para a avaliação. Déficits de atenção e fadiga muito significativos limitam a possibilidade de uso de vários testes e certamente limitam a duração das sessões de avaliação[29].

Assim, medidas como Dígitos e Códigos da *Wechsler Adult Intelligence Scale-Revised* (WAIS-R), outros testes que medem tempo de reação e testes de cancelamento de alvos[2] são úteis não só porquê avaliam funções atencionais, mas porquê sua administração é breve e oferecem flexibilidade à bateria, já que alguns deles incluem tarefas com modalidades auditivas e visuais[2,37]. É importante salientar que, sendo a atenção e o tempo de reação os déficits proeminentes nessa fase, os resultados de desempenho em outras esferas e tarefas devem ser interpretados com cautela.

Nesse sentido, não apenas a interpretação dos resultados, mas sua comunicação ao paciente e sua família devem considerar vários aspectos. Primeiramente, o paciente está em fase de recuperação, ou seja, seu perfil cognitivo não é representativo de seqüelas, mas sim de um estado. Outros aspectos relevantes a serem considerados são as expectativas da família e do paciente em relação aos resultados da avaliação, especialmente no que diz respeito à possibilidade de retorno à rotina prévia. O conhecimento dessas expectativas é essencial para que o neuropsicólogo defina como conduzirá a entrevista devolutiva, com orientações e aconselhamentos necessários.

Essa problemática é particularmente importante nos casos de TCE leve, cujas vítimas tendem a retornar às suas atividades precocemente, com expectativas não realistas quanto às suas capacidades funcionais, podendo se deparar com dificuldades sem o apoio e recursos necessários para lidar com as mudanças apresentadas. Nesses casos, a avaliação inicial necessita basear-se em aconselhamento e educação, além da aplicação de testes formais. Com pacientes mais comprometidos (TCE moderado a grave), aconselhamento e educação são fundamentais para o paciente e familiares, assim como o fornecimento constante de *feedback* ao paciente sobre seu próprio desempenho, a fim de estimular sua compreensão acerca de suas dificuldades.

O processo de avaliação neuropsicológica nesse estágio de recuperação deve também fornecer informações sobre as habilidades preservadas e dificuldades para orientar as intervenções de reabilitação, incluindo planejamentos de retorno profissional e social.

Avaliação dos Déficits Cognitivos na Fase Pós-aguda

Estágio Intermediário e Tardio

A avaliação neuropsicológica na fase pós-aguda deve compreender extensão de testes que serão administrados com o objetivo de se estabelecer o perfil de funcionamento cognitivo global do paciente, podendo-se avaliar as esferas cognitivas em risco e esferas preservadas. Na fase pós-aguda do TCE, os dados de história serão de extrema importância para elucidar os problemas e as necessidades dos pacientes na vida real. Com exceção daqueles pacientes com déficits neuropsicológicos graves, muitos pacientes terão condições de apreciar, pelo menos parcialmente, as competências prévias e perdas atuais, devendo-se também avaliar as reações emocionais e comportamentais decorrentes dessa apreciação. Os familiares são fontes indispensáveis para o histórico clínico do paciente desde a ocorrência do TCE, sua recuperação e os problemas atuais. Deve-se obter a história psicossocial prévia e investigar a preexistência de outros distúrbios psiquiátricos e neurológicos.

Lezak fornece extensas referências sobre testes neuropsicológicos e sua administração, no entanto, poucos são os testes validados para a população brasileira[38]. Os testes neuropsicológicos são categorizados de acordo com as funções que examinam, entretanto, a maioria dos testes examina uma ou mais funções cognitivas diretamente, requerendo, assim, a interpretação da *performance* por parte do neuropsicólogo e a diferenciação entre déficits primários e secundários.

Abordaremos aqui, a avaliação neuropsicológica das esferas cognitivas em maior risco no TCE em fase de recuperação intermediária e tardia, devendo ter em vista que outros tipos de seqüelas cognitivas também podem ocorrer.

Segundo vários estudos, problemas com atenção, concentração e lentação são as queixas cognitivas mais comuns relatadas por paciente e familiares[3]. Portanto, deve-se observar e registrar quantitativa e qualitativamente a velocidade de processamento de informações, a habilidade para focar a atenção e evitar distratores, a habilidade para dividir a atenção entre dois focos, a capacidade para manter o controle de informações no plano mental, a atenção para informações audioverbais e visuais, bem como a habilidade para sustentar a atenção ao longo de tarefas de desempenho contínuo. A maioria dos testes de atenção é tempo-dependentes, e em conjunto, abarcará os diferentes processos da atenção (Tabela 96.1). Problemas de atenção também podem ser observados por meio dos comportamentos do paciente na situação de avaliação e interferindo no seu desempenho geral. Sendo assim, pode-se observar distração aos estímulos secundários do ambiente, dificuldades de compreensão de enunciados/instruções e problemas com a manutenção de informações no plano mental.

Dificuldades de memória e aprendizagem de novas informações são quase sempre observadas após a remissão da APT nos quadros de TCE. Na ocorrência de danos na área de lobo temporal, os distúrbios de memória caracterizar-se-ão por déficits no armazenamento ou consolidação de novas informações a longo prazo. Dependendo da extensão e localização dos danos cerebrais, pode ocorrer síndrome amnéstica global ou prejuízo de memória relacionado à modalidade de informação (por exemplo, verbal ou não-verbal). Tipicamente, a habilidade de aprendizagem para novas informações é mais lenta e menos eficiente após TCE moderado a grave.

Pacientes com danos em lobos frontais também poderão apresentar desempenho menos eficiente na aprendizagem e memorização de novas informações. Nesse caso, os pacientes geralmente falham na organização ativa de estratégias ou abordagens que promovam maior codificação do material. Em tais situações, os pacientes apresentam, ainda, dificuldades para evocar o material de forma independente, no entanto, mediante pistas ou confronto direto com o material são capazes de melhor recuperação ou reconhecimento dos eventos. A memória para a ordem temporal dos eventos também pode estar comprometida após danos em lobo frontal. Problemas de atenção, como lentação no processamento de informações, fadiga e dificuldades com a sustentação da atenção seletiva, podem contribuir para a *performance* deficiente em tarefas de memória.

Na avaliação do paciente, deve-se examinar a habilidade para recuperar memórias do passado, como informações biográficas e conhecimentos gerais. Deve-se avaliar a habilidade para adquirir e evocar novas informações aprendidas mediante diferentes contextos e complexidade como material verbal e não-verbal, informações delimitadas e extensas, estruturadas e não estruturadas, por episódio único ou apresentação repetida, a evocação a curto e a longo prazo, a evocação independente e com pistas ou confronto direto com o material. Além disso, deve-se investigar o uso espontâneo de estratégias para a memorização. A seleção dos testes padronizados de memória deve permitir uma ampla avaliação dos diferentes processos mnésticos (Tabela 96.2).

Funções executivas são aquelas habilidades que permitem gerar e selecionar respostas, planejar e regular ações adaptadas e dirigidas a uma meta, a partir das demandas do próprio indivíduo. Segundo Lezak, as funções executivas "capacitam a pessoa a se engajar de maneira bem-sucedida em comportamentos propositados, auto-regulados e independentes"[38]. Os déficits de funções executivas podem se relacionar a falta de iniciativa, dificuldades com planejamento antecipatório, problemas na regulação de respostas, acarretando dificuldades nos processos de tomada de decisão e resolução de problemas. Na avaliação neuropsicológica das funções executivas, devem-se utilizar testes do tipo *resolução de problemas* e que requeiram pensamento abstrato, geração de idéias, planejamento, automonitoração, auto-regulação e inibição de respostas estereotipadas. Deve-se também observar o comportamento do paciente quanto ao nível de iniciativa, capacidade de detectar erros, flexibilidade para mudar de estratégia e persistência na tarefa. Funções executivas são altamente requeridas em condições ou tarefas novas para o indivíduo e que envolvam maior complexidade. O comprometimento de funções executivas deve ser observado ao longo de toda a avaliação do paciente, porém, alguns testes são mais sensíveis às disfunções executivas (Quadro 96.2).

Ao longo de todo o processo de exame, o neuropsicólogo deve avaliar a adequação dos seus procedimentos e adaptá-los quando necessário. Um protocolo padrão de testes pode ser bastante útil, mas não se deve perder de vista que a avaliação deve ser um processo flexível e direcionado às competências e dificuldades do paciente. Deve-se tratar o paciente de forma personalizada, despertando seu interesse e motivação, evitando experiências exaustivas e procurando minimizar experiências negativas.

Os dados de história e as observações comportamentais e qualitativas são o pano de fundo para a interpretação dos resultados quantitativos dos testes, buscando-se, dessa forma, a compreensão global do funcionamento neuropsicológico do paciente.

Sempre que possível, os resultados de exame devem ser compartilhados com o paciente e familiares de forma construtiva. As informações obtidas pela avaliação neuropsicológica podem auxiliar diretamente o paciente, familiares, clínicos e a equipe de apoio a compreender a natureza dos déficits cognitivos, as repercussões na sua vida e, assim, subsidiar o planejamento do processo de reabilitação.

REABILITAÇÃO NEUROPSICOLÓGICA – TEORIA E PRÁTICA

A reabilitação neuropsicológica se preocupa com a melhora de déficits cognitivos e emocionais causados por lesões cerebrais. Da mesma maneira que outros tipos de reabilitação, o objetivo principal da reabilitação neuropsicológica é ajudar pessoas com deficiências a atingir o seu melhor nível possível de bem-estar, reduzindo o impacto de seus problemas na vida diária, ajudando-os, dessa maneira, a retornar ao seu ambiente.

TABELA 96.1 – Testes de atenção

PROCESSOS DE ATENÇÃO	TESTES UTILIZADOS
Sustentação da atenção/vigilância	Teste de *performance* contínua de Conners[39]
Atenção audioverbal	Dígitos (WAIS-R)[37]
Atenção visual	Teste de cancelamento[40]
Controle mental	Dígitos indiretos (WAIS-R)[37], controle mental (WMS-R)[41]
Atenção dividida	Teste das trilhas – Parte B[43]
Atenção seletiva	Teste de Stroop – versão da Universidade de Vitória[44]

WAIS-R = *Wechsler Adult Intelligence Scale-Revised;* WMS-R = Escala de memória Wechsler-Revisada.

Em função da complexidade dos problemas enfrentados pelos portadores de lesões cerebrais, a reabilitação neuropsicológica deve apoiar-se em várias abordagens teóricas. Em relação à reabilitação cognitiva, que é parte integrante da reabilitação neuropsicológica, Gianutsus afirmou ser esta um híbrido nascido de vários pais, como neuropsicologia, terapia ocupacional, fonoaudiologia e educação especial[48].

Wilson acredita que três áreas da psicologia são importantes no âmbito da reabilitação neuropsicológica: *neuropsicologia*, que nos ajuda a compreender o funcionamento do cérebro; *psicologia cognitiva*, da qual obtemos os modelos de funcionamento cognitivo, ajudando a explicar e a prever fenômenos; e *psicologia comportamental*, que nos proporciona técnicas de tratamento passíveis de serem modificadas ou adaptadas aos indivíduos com lesões cerebrais[49]. McMillan e Greenwood acreditam que a reabilitação deva ser fundamentada em neuropsicologia clínica, análise comportamental, aprendizagem cognitiva e psicoterapia em grupo e individual[50]. Diller considera também a relevância dos modelos de reabilitação se basearem em várias abordagens teóricas e técnicas[36].

Em trabalho recente, Wilson delineou um modelo holístico de reabilitação cognitiva, partindo-se do princípio de que nenhum modelo isolado conseguirá fazer frente aos problemas complexos enfrentados por indivíduos com lesão cerebral[51]. O modelo holístico inclui modelos de cognição, avaliação, recuperação, comportamento, emoção, compensação e aprendizagem.

Teorias de Reabilitação Neuropsicológica

Uma das primeiras tentativas de se estabelecer paradigmas ou modelos de tratamento de indivíduos vítimas de lesão cerebral foi apresentada por Powell, que sugeriu seis paradigmas de tratamentos[52]:

- Estratégia da não intervenção (deixando a natureza seguir seu curso).

TABELA 96.2 – Testes de memória

PROCESSOS MNÉSTICOS	TESTES UTILIZADOS
Memória geral	Escala de memória Wechsler-Revisada (WMS-R)[41]
Memória verbal	Teste de aprendizagem audioverbal de Rey[43]
	Teste de recordação seletiva de Buschke[44]
	Figura complexa de Rey[45]
Memória não-verbal	Teste de retenção visual de Benton-revisado[46]

> **QUADRO 96.2 – Testes de execução**
>
> Testes utilizados
> Semelhanças (WAIS-R)[37]
> Aritmética (WAIS-R)[37]
> Arranjo de figuras (WAIS-R)[37]
> Cubos (WAIS-R)[37]
> Teste de associação controlada de palavras[44]
> Teste de classificação de cartões Wisconsin[47]

WAIS-R = Wechsler Adult Intelligence Scale-Revised.

- Paradigma protético, no qual os pacientes são orientados para utilização mais eficaz das próteses.
- Paradigma da prática ou da estimulação, sendo provavelmente a técnica de tratamento mais amplamente utilizada, embora haja pouca comprovação para apoiar a idéia de que, sozinha, possa ser eficaz em relação aos múltiplos problemas enfrentados pelas vítimas de lesão cerebral[53].
- Paradigma de maximização, no qual os terapeutas tendem a maximizar o grau, a velocidade e o nível de aprendizagem por meio de procedimentos, como, reforço positivo e *feedback*.
- Paradigma da função cerebral, ou seja, a estimulação direcionada, visando focalizar ou direcionar tarefas a determinadas regiões do cérebro, para aumentar sua atividade ou recuperar algumas de suas funções em outras áreas.
- Paradigma de tratamentos médico, bioquímico e cirúrgico, que apesar de estar além do escopo deste capítulo, por vezes está associado a outras formas de tratamento[54].

Embora tais paradigmas possam descrever várias situações na reabilitação, eles se assemelham mais a uma lista de tópicos do que propriamente a modelos teóricos. Os modelos mais pertinentes, no sentido de fornecerem teorias de tratamento, são os cinco modelos de intervenções neuropsicológicas indicados por Gross e Schutz[55]:

- Modelo de controle ambiental.
- Modelo de condicionamento estímulo-resposta (E-R).
- Modelo de treino de habilidades.
- Modelo de estratégias compensatórias.
- Modelo do ciclo cognitivo.

Gross e Schuzt alegam que esses modelos são hierárquicos e, portanto, pacientes que não apresentam condições de aprendizagem devem ser tratados com técnicas de controle ambiental[55]. Para os pacientes que conseguem aprender, mas não conseguem generalizar, será necessário um condicionamento de estímulo e resposta (E-R). Aqueles que conseguem aprender e generalizar, mas não possuem autocontrole, devem ser submetidos ao treino de habilidades. Aqueles que têm autocontrole poderão se beneficiar do tratamento usando o modelo de estratégias compensatórias. E, finalmente, aqueles que conseguem realizar todos esses itens e ainda são capazes de definir seus próprios objetivos, encontrarão mais benefício no tratamento compreendido no modelo do ciclo cognitivo.

Embora o modelo hierárquico seja um tanto conciso, a rigorosa observação de seus parâmetros poderá resultar em algumas conclusões espúrias. Seria altamente improvável, por exemplo, que houvesse concordância unânime entre vários terapeutas sobre a capacidade de um certo paciente aprender ou generalizar, no caso destes serem solicitados a se pronunciarem. Esses modelos sugerem que a incapacidade de aprendizado pode ser facilmente identificada, mas sabemos que até os pacientes comatosos com danos cerebrais podem obter certo grau de aprendizado[56,57]. Além disso, em muitos casos, a generalização poderá ser ensinada[58]. A despeito dessas e possivelmente de outras ressalvas, poderá ser argumentado que os modelos de Gross e Schutz servirão para encorajar os terapeutas a pensar sobre como enfrentar os problemas na reabilitação[55].

Um modelo de analogia interessante denominado *sinfonia hemisférica* foi apresentado por Buffery e Burton[59]. Esses autores compararam o cérebro a uma orquestra sinfônica e a lesão cerebral à situação que poderia surgir se vários membros da orquestra tivessem ingerido alimentos envenenados e morressem poucas horas antes do concerto. Dessa analogia, derivam-se várias abordagens compatíveis com a reabilitação cognitiva. Em primeiro lugar, existem três fatores que produzem efeito sobre o desempenho global da orquestra:

- *Tamanho da lesão*: quanto maior o número de violinistas que morreram, pior será o desempenho da orquestra.
- *Localização da lesão*: alguns violinistas, por exemplo, o primeiro violinista, é mais importante que os demais.
- *Choque*: mesmo que os próprios membros remanescentes da orquestra não estiverem doentes, no início, serão afetados pelo falecimento de seus colegas.

Buffery e Barton sugerem várias maneiras em que a orquestra poderia enfrentar essa situação desagradável[59]. Em primeiro lugar, a orquestra poderia recrutar novos membros, substituindo, assim, os músicos que faleceram. Em segundo lugar, a orquestra poderia modificar o seu repertório, de maneira que será desnecessária a apresentação dos membros ausentes. Em terceiro lugar, o maestro poderia pedir a alguns membros que aprendessem a tocar violino. Estes últimos não estariam aprendendo a partir do zero, porque poderiam ler as partituras e seguir o maestro. Entretanto, o subseqüente decréscimo no número de instrumentos acarretaria declínio geral no desempenho da orquestra. Em quarto lugar, o primeiro violinista poderia pedir aos demais instrumentistas que as partes dos violinos fossem tocadas em seus respectivos instrumentos. Mesmo que o som resultante não fosse perfeito, poderia ser razoavelmente aceitável.

Como esses exemplos poderiam ser convertidos para a esfera da reabilitação cognitiva?

O recrutamento de novos membros para substituir os que haviam falecido, equivale à reposição ou ao reparo de tecido cerebral lesado. A modificação do repertório equivale à alteração das condições de vida e das demandas que atingem os indivíduos com lesões cerebrais para se evitar áreas problemáticas e assemelha-se ao modelo de controle do meio. O pedido feito ao demais membros da orquestra equivale à reorganização anatômica, partindo-se do princípio de que as áreas cerebrais não danificadas podem se encarregar das habilidades ou funções anteriormente exercidas pelas áreas lesadas. O pedido feito aos demais instrumentistas, para que aprendam a tocar o violino, equivale à adaptação funcional, ou seja, se for impossível realizar algo de um modo, sempre haverá outra saída.

Mesmo sendo o modelo da *sinfonia hemisférica* uma forma útil de se pensar em reabilitação cognitiva, este é um modelo que apresenta limitações. Mais especificamente, o referido modelo não leva em conta a situação que quase sempre ocorre nas lesões cerebrais, isto é, de danos extensos e difusos, como ocorrem nos TCE. Dessa forma, a orquestra não perderia todos os seus violinistas e também não se perderiam apenas os violinistas. Nesse caso, o tratamento poderá ser ensinar os membros da orquestra a usarem suas habilidades adicionais com mais eficácia, talvez com ensaios adicionais ou menor número de apresentações.

Reabilitação Derivada de Teorias de Função Cognitiva

Coltheart demonstrou que os programas de reabilitação deveriam ser fundamentados em análise teórica sobre a natureza do transtorno a ser tratado[60]. O autor se estendeu sobre o assunto com mais detalhes em 1991, argumentando que o tratamento de um déficit requer conhecimento total sobre a sua natureza e, portanto, sobre como normalmente se realiza sua função. Colheart declarou que sem esse modelo não seria possível determinar o tratamento adequado. Embora seja essencial conhecer a natureza do déficit, os modelos de função cognitiva *per se*, não nos informam sobre o método de tratamento. Saber o que tratar, não nos diz como tratar. Segundo Caramazza: "Não há nada de específico na nossa teoria sobre a estrutura do sistema ortográfico (ou dos sistemas de leitura, denominação, compreensão de frases etc.) que possa restringir a nossa escolha da estratégia de tratamento. O simples *conhecer* o provável lócus do déficit *per se*, não nos permite determinar a estratégia de tratamento. Isso requer, não apenas uma teoria sobre a estrutura do sistema, como também o que é mais importante, a teoria da intervenção terapêutica – a teoria das maneiras pelas quais um sistema danificado pode ser modificado como conseqüência de formas específicas de intervenção"[61].

Assim, pode-se concluir que as teorias de função cognitiva são necessárias, porém, insuficientes na reabilitação cognitiva.

Modelos Teóricos de Reabilitação Cognitiva Existem?

Apesar de muitos autores alegarem estar seguindo uma abordagem teórica, isso na realidade parece dificilmente ocorrer. Um livro influente de Sholberg e Mateer nos informou que a reabilitação cognitiva deve ser fundamentada na teoria[34]. Entretanto, Robertson acredita que aqueles autores não seguem os seus próprios conselhos. Ele escreve, um tanto rispidamente... "as teorias sobre as funções neuropsicológicas apresentadas por Sholberg e Mateer como fundamentais nos métodos de avaliação e tratamento são francamente superficiais. Não são modelos teóricos, mas sim, coleções de tópicos para orientar avaliações e tratamentos"[62].

Robertson reconhece que várias abordagens possam ser intuitivamente razoáveis, mas não concorda em chamá-las de *modelos teóricos*[63]. Em um livro mais recente de Sholberg e Mateer houve tentativa de amenizar tais críticas[64].

Gianutsos argumentou que a reabilitação cognitiva é a aplicação teórica das ciências cognitivas na reabilitação de lesões traumáticas cerebrais[48]. Ainda que os indivíduos com lesão cerebral traumática não sejam os únicos a se submeter à reabilitação cognitiva (os indivíduos com acidente vascular cerebral, encefalite e lesões cerebrais por anóxia, com freqüência participam de seus programas de reabilitação), a abordagem de Gianutsos, de modo algum, parece ser influenciada pela teoria da ciência cognitiva. Essa autora prefere abordagem que enfatiza os exercícios e a prática constante, na qual os clientes se ocupam, de modo geral, com exercícios computadorizados[48,65-67]. Nesses trabalhos se houver alguns indícios, são poucos os que se referem às teorias da neurociência cognitiva.

Segundo Wilson, os modelos e as teorias são difíceis de serem definidos, mas isso não significa que as pessoas não sejam influenciadas pelas teorias[51]. Os modelos de função cognitiva e especialmente os da linguagem e da leitura têm desempenhado importante papel na avaliação e na compreensão dos transtornos, no entanto, limitam-se às suas contribuições ao tratamento[68,69]. Tendem a nos informar sobre o que está errado, em vez de nos mostrar o que fazer a esse respeito.

Outro fator significante é que os pacientes raramente possuem déficits isolados, mas sim, déficits cognitivos complexos associados a problemas emocionais, sociais e de comportamento. Poderão ainda precisar de ajuda em relação aos problemas causados pela sua deficiência nas suas atividades de vida diária, mas não em relação a déficit causado por falha em apenas uma parte do modelo cognitivo. Na avaliação e no tratamento dos déficits neuropsicológicos, não são apenas as teorias de linguagem que têm se mostrado úteis. Outras teorias da psicologia cognitiva, que influenciaram a reabilitação, vêm sendo utilizadas com freqüência e até de maneira implícita. Por exemplo, o modelo de memória de trabalho de Baddeley *et al.* nos leva a entender porquê uma pessoa com memória imediata normal apresenta problemas após distração ou lapso de tempo[70]. O modelo de leitura em via dupla (*dual-route model of reading*) tem modificado radicalmente as avaliações de leitura nos últimos 15 anos[60]. O sistema de supervisão de atenção de Norman e Shallice tem influenciado a reabilitação de indivíduos com déficits de atenção e executivos[71]. A lista de contribuições é extensa, mas para lidar com os inúmeros problemas enfrentados pelos indivíduos com lesões cerebrais, outras abordagens teóricas são, de fato, essenciais[51].

Outras Teorias Relevantes para a Reabilitação Cognitiva

A reabilitação dos déficits cognitivos e problemas emocionais de pacientes vítimas de lesão cerebral vêm conquistando importância cada vez maior ao longo dos últimos 20 anos. Prigatano argumenta que a reabilitação dificilmente obterá sucesso se não soubermos como lidar com as questões emocionais[72]. Nesses casos, é provável que o modelo psicoterapêutico de maior êxito seja o da terapia cognitivo-comportamental (TCC)[73,74]. Segundo Salkovskis, a TCC é um dos modelos psicoterápicos mais importantes e de maior validade, no entanto é menor o número de publicações sobre TCC nos indivíduos com lesão cerebral do que em indivíduos neurologicamente sem lesão[75]. Entretanto, Williams *et al.* descreveram a combinação de reabilitação cognitiva e TCC em dois desses sobreviventes[76]. Ambos apresentavam transtorno de estresse pós-traumático associado aos déficits cognitivos. O tratamento combinado resultou na redução dos sintomas do transtorno e na melhora das funções psicossociais e cognitivas. Outros autores, e especialmente Prigatano, preferem abordagem psicoterápica voltada para o ambiente, desenvolvida com base na abordagem do ambiente holístico de Ben-Yishay[72,77].

A compensação dos déficits cognitivos é, hoje, como tem sido de longa data, uma das maiores correntes da reabilitação neuropsicológica, e segundo Luria, é muito semelhante à adaptação funcional[78,79]. Os esquemas teóricos para se conhecer o comportamento compensatório foi publicado por Bäckman e Dixon e posteriormente modificado pelos mesmos autores em 1999[80]. Wilson aplicou esses esquemas em indivíduos com déficits de memória causados por lesões cerebrais e constataram que grande parte destes se aplicava a esse grupo, porém sendo necessárias algumas modificações[81].

As teorias e os modelos de comportamento e aprendizagem também são necessárias para entender os problemas e elaborar os programas de reabilitação neuropsicológica. Os primeiros modelos comportamentais, como os de Kanfer e Saslow, e outros mais recentes, como os de Wood, nos permite associar as condições físicas e neurológicas do indivíduo com o comportamento, a motivação e outros fatores[82,83].

Nos últimos anos, o princípio da aprendizagem sem erros (*errorless learning*) tem sido altamente influente na reabilitação da memória[84,85].

Embora as teorias e os modelos aqui relatados estejam dentre os mais importantes na reabilitação neuropsicológica, a lista não chega a ser exaustiva. Wilson tentou reunir alguns modelos teóricos para fornecer um modelo completo de reabilitação, mas esse modelo também omitiu alguns aspectos, como função motora e recuperação física[51].

Combinação da Teoria com a Prática

No trabalho clínico, os modelos teóricos somente poderão nos levar até determinado ponto, sendo imprescindíveis adaptações às necessidades e às condições pessoais do indivíduo. Por exemplo, o trabalho sobre a aprendizagem sem erros determinou que a aprendizagem com *tentativa e erro* não é uma boa técnica para as pessoas que apresentam importantes déficits de memória, uma vez que para podermos tirar proveito de nossos erros é essencial mantê-los em mente para não reforçarmos a resposta incorreta. Na prática, porém, o modo pelo qual aplicamos esse princípio poderá variar de acordo com os objetivos a serem alcançados. O trabalho de Clare *et al.*, que é dedicado aos indivíduos com a doença de Alzheimer, demonstrou bem essa questão[86]. Um senhor queria se lembrar dos nomes de pessoas que freqüentavam o seu clube, outra senhora queria verificar a lista de memória para não importunar seu marido até aborrecê-lo. Assim, cada vez que se aplicou esse princípio, foi de maneira diferente. Para que as teorias sejam clinicamente úteis, devemos utilizar a experiência clínica e o bom senso, os quais nos permitirá aplicar os achados das pesquisas desenvolvidas até então.

CONSIDERAÇÕES FINAIS

- Os principais objetivos da avaliação neuropsicológica do paciente vítima de TCE são monitorar sua evolução para desenvolver o plano de reabilitação e orientar a família e o paciente.
- O exame neuropsicológico do paciente vítima de TCE baseia-se no método neuropsicológico de observação e avaliação, e deve ser adaptado aos diferentes estágios de recuperação do paciente.
- Existem vários instrumentos disponíveis para esse fim, mas nenhum deles substitui a avaliação clínica do neuropsicólogo experiente, que poderá interpretar os comportamentos apresentados pelo paciente e correlacioná-los aos sistemas neurais implicados.
- O objetivo principal da reabilitação neuropsicológica é ajudar pessoas com deficiências a atingirem o seu melhor nível possível de bem-estar, reduzindo o impacto de seus problemas na vida diária, ajudando-os, dessa maneira, a retornarem ao seu ambiente.
- Em função da complexidade dos déficits apresentados pelos pacientes com lesões cerebrais, a reabilitação neuropsicológica deve apoiar-se em várias abordagens teóricas, como neuropsicologia, terapia ocupacional, fonoaudiologia e educação especial.
- Existem vários modelos e teorias de reabilitação neuropsicológica descritos, porém, a complexidade dos déficits cognitivos e alterações emocionais apresentados pelos pacientes com lesões cerebrais requerem experiência e bom senso por parte do profissional para sua aplicação.

REFERÊNCIAS BIBLIOGRÁFICAS

1. TAUB, A.; VALLE, S. R.; LACERDA, S. S. Reabilitação neuropsicológica no trauma cranioencefálico: considerações teóricas e técnicas. In: MACEDO, E. C.; GONÇALVES, M. J.; CAPOVILLA, F. C.; SENNYEY, A. L. (eds.). *Tecnologia em (Re) Habilitação Cognitiva 2002*. São Paulo: Centro Universitário São Camilo, 2002. pt. 2, p. 343-359.
2. MESULAM, M. M. *Principles of Behavioral Neurology – Tests of Directed Attention and Memory*. Philadelphia: F. A. Davis, 1985. v. 5, 16p.
3. PONSFORD, J. Mechanisms, recovery and sequelae of traumatic brain injury: a foundation for the REAL approach. In: PONSFORD, J. *Traumatic Brain Injury: rehabilitation for everyday adaptive living*. Hove: Lawrence Erlbaum Associates, 1995. cap. 1, p. 1-31.
4. LEVIN, H. S.; GARY, H. E.; EISENBERG, H. M. et al. Neurobehavioral outcome after severe head injury: experience of the traumatic coma data bank. *J. Neurosurg.*, v. 73, n. 5, p. 699-709, Nov. 1990.
5. MORSE, P. A.; MONTGOMERY, C. E. Neuropsychological evaluation of traumatic brain injury. In: WHITE, R. F. *Clinical Syndromes in Adult Neuropsychology: the practioner's handbook*. Amsterdam: Elsevier Science, 1992. p. 83-175.
6. LEZAK, M. D. Nature, applications and limitations of Neuropsychological Assessment following traumatic brain injury. In: CHRISTENSEN, A. L.; UZZELL, B. P. *International Handbook of Neuropsychological Rehabilitation*. New York: Kluver Academic/Plenum, 2000. p. 67-80.
7. WILSON, B. A. Patients and their problems. In: WILSON, B. A. *Case Studies in Neuropsychological Rehabilitation*. New York: Oxford University Press, 1999. cap. 1, p. 3-12.
8. GILL-THWAITES, H. The sensory modality assessment rehabilitation technique: a tool for assessment and treatment of patients with severe brain injury in a vegetative state. *Brain Injury*, v. 11, n. 10, p. 723-734, Oct. 1997.
9. CUMMINGS, J. L. Frontal-subcortical circuits and human behavior. *Arch. Neurol.*, v. 50, p. 873-880, 1993.
10. WEINTRAUB, S. Neuropsychological assessment of mental state. In: MESULAM, M. M. *Principles of Behavioral and Cognitive Neurology*. 2. ed. New York: Oxford University Press, 2000. cap. 2, p. 121-173.
11. SMITH, R. J.; BARTH, J. T.; DIAMOND, R.; GULIANO, A. J. Evaluation of head trauma. In: GOLDSTEIN, G.; NUSSBAUN, P. D.; BEERS, S. R. *Human Brian Function: assessment and rehabilitation*. New York: Plenum Press, 1998. cap. 7, p. 135-164.
12. WILLIANS, J. M. Neuropsychological assessment of traumatic injury in the intensive care and acute care environment. In: LONG, C. E.; ROSS, L. K. (eds.). *Handbook of Head Trauma*. New York: Plenum Press, 1992. 442p.
13. GRONWALL, D. Behavioral assessment during the acute stages of traumatic brain injury. In: LEZAK, M. D. (ed.). *Assessment of the Behavioral Consequences of Head Trauma*. New York: Alan R. Liss, 1989. cap. 2, p. 19-36.
14. BRUST, J. C. M. *A Prática da Neurociência*. Rio de Janeiro: Reichmann & Affonso, 2000. 289p.
15. GOUVEIA, P. A. R. *Alterações de Planejamento e Aplicação de Estratégias em Indivíduos com Lesão Frontal*. São Paulo, 2004. Tese (Doutorado) – Universidade Federal de São Paulo.
16. SNOW, P.; PONSFORD, J. Assessing and managing impairment of consciousness following TBI. In: PONSFORD, J. *Traumatic Brain Injury: rehabilitation for everyday adaptive living*. Hove: Lawrence Erlbaum Associates, 1995. cap. 2, p. 33-64.
17. SHIEL, A.; HORN, S. A.; WILSON, B. A. et al. The Wessex head injury matrix (WHIM) main scale: a preliminary report on a scale to assess and monitor patients recovery after severe head injury. *Clin. Rehabilit.*, v. 14, n. 4, p. 408-416, Aug. 2000.
18. COSSA, F. M.; FABIANI, M.; FARINATO, A. et al. The 'Preliminary neuropsychological battery: an instrument to grade the cognitive level of minimally responsive patients. *Brian Injury*, v. 13, n. 8, p. 583-592, Aug. 1999.
19. RAPPAPORT, M.; HALL, K. M.; HOPKINS, K. et al. Disability rating scale for severe head trauma: Coma to community. *Arch. Physic. Med. Rehabil.*, v. 63, n. 3, p. 118-123, Mar. 1982.
20. TEASDALE, G.; JENNETT, B. Assessment of coma and impaired consciousness: a practical scale. *Lancet*, v. 13, n. 2, p. 81-84, Jul. 1974.
21. JENNETT, B.; BOND, M. Assessment of outcome after severe brain damage. *Lancet*, v. 1, n. 7905, p. 480-484, Mar. 1975.
22. GIACINO, J. T.; KEZMARSKY, M. A.; DELUCA, J. et al. Monitoring rate of recovery to predict outcome in minimally responsive patients. *Arch. Physic. Med. Rehabil.*, v. 72, n. 11, p. 897-901, Oct. 1991.
23. RADER, M. A.; ELLIS, D. W. The Sensory stimulation assessment measure (SSAM): a tool for early evaluation of severely brain-injured patients. *Brain Injury*, v. 8, n. 4, p. 309-321, May-Jun. 1994.
24. RAPPAPORT, M.; DOUGHERTY, A. M.; KELTING, D. L. Evaluation of coma and vegetative states. *Arch. Phys. Med. Rehabil.*, v. 73, n. 7, p. 628-634, Jul. 1992.
25. ANSELL, B. J.; KEENAN, J. E. The western neuro sensory stimulation profile: a tool for assessing slow-to-recover head-injured patients. *Arch. Phys. Med. Rehabil.*, v. 70, p. 104-108, Feb. 1989.
26. HIGH JR., W. M.; LEVIN, H. S.; GARY JR., H. E. Recovery of orientation following closed head injury. *J. Clin. Exper. Neuropsyc.*, v. 12, n. 5, p. 703-714, Oct. 1990.
27. AHMED, S.; BIERLEY, R.; SHEIKH, I. J. et al. Post-traumatic amnesia after closed head injury: a review of the literature and some suggestions for further research. *Brain Injury*, v. 14, n. 9, p. 765-780, Sep. 2000.
28. SANEDA, D. L.; CORRIGAN, J. D. Predicting clearing of post-traumatic amnesia following closed-head injury. *Brain Injury*, v. 6, n. 2, p. 167-174, Mar.-Apr. 1992.
29. BROOKS, N. Closed head trauma: assessing the common cognitive problems. In: LEZAK, M. D. (ed.). *Assessment of the Behavioral Consequences of Head Trauma*. New York: Alan R. Liss, 1989. cap. 5, p. 61-85.
30. BISHARA, S. N.; PARTRIDGE, F. M.; GODFREY, H. et al. Post-traumatic amnesia and Glasgow coma scale related to outcome in survivors in a consecutive series of patients with severe closed-head injury. *Brain Injury*, v. 6, n. 4, p. 373-380, Jul.-Aug. 1992.

31. WILSON, B. A.; EVANS, J. J.; EMSLIE, H. et al. Measuring recovery from post traumatic amnesia. *Brain Injury*, v. 13, n. 7, p. 505-520, Jul. 1999.
32. SHORES, E. A.; MAROSSZEKY, J. E.; SANDANAM, J. et al. Preliminary validation of a scale for measuring the duration of post-traumatic amnesia. *Med. J. Australia*, v. 144, p. 569-572, May, 1986.
33. LEVIN, H. S.; O'DONNEL, V. M.; GROSSMAN, R. G. The Galveston Orientation and Amnesia Test. *J. Nerv. Mental Dis.*, v. 167, p. 675-684, Nov. 1979.
34. SHOLBERG, M. M.; MATEER, C. A. *Introduction to Cognitive Rehabilitation*: theory and practice. New York: The Guilford Press, 1989. 414p.
35. FORTUNY, L. A.; BRIGGS, M. et al. Measuring the duration of post-traumatic amnesia. *J. Neurol. Neurosur. Psychiat.*, v. 42, p. 377-379, May 1980.
36. DILLER, L. Neuropsychological rehabilitation. In: MEIER, M. J.; BENTON A. L.; DILLER, L. *Neuropsychological Rehabilitation*. Edinburgh: Churchill Livingstone, 1987. p. 3-17.
37. WECHSLER, D. *Wechsler Adult Intelligence Scale-Revised*. New York: Psychological, 1981. 156p.
38. LEZAK, M. D. *Neuropsychological Assessment*. 3. ed. New York: Oxford University Press, 1995. 1026p.
39. CONNERS, C. K.; MULTI-HEALTH SYSTEMS STAFF. *Conners' Continuous Performance Test*. Toronto: MHS, 1995. 170p.
40. MESULAM, M. M. Atencional networks, confusional states and neglect syndromes. In: MESULAM, M. M. *Principles of Behavioral and Cognitive Neurology*. 2. ed. New York: Oxford University Press, 2000. cap. 2, p. 174-256.
41. WECHSLER, D. *Wechsler Memory Scale- Revised*. San Antonio: Psychological Corporation, 1987. 150p.
42. REITAN, R. M.; WOLFSON, D. *The Halstead-Reitan Neuropsychological Test Battery*. Tucson: Neuropsychology Press.
43. SPREEN, O.; STRAUSS, E. *A Compendium of Neuropsychological Tests*. 2. ed. New York: Oxford University Press, 1998. 736p.
44. BUSCHKE, H.; FULD, P. A. Evaluating storage, retention and retrieval in disordered memory and learning. *Neurology*, v. 24, p. 1019-1025, 1974.
45. REY, A.; REY, T.; FRANCO, L. C. F. *Figuras Complexas de Rey*: teste de cópia e de reprodução de memória de figuras geométricas complexas. São Paulo: Casa do Psicólogo, 1999. 72p.
46. BENTON, A. L. *Revised Visual Retention Test*. 4. ed. New York: Psychological Corporation, 1974.
47. HEATON, R. K.; CHELUNE, G. J.; TALLEY,J. L. et al. *Wisconsin Card Sorting Test Manual*: revised and expanded. Odessa: Psychological Assessment Resources, 1993. 230p.
48. GIANUTSUS, R. Cognitive rehabilitation: a neuropsychological specialty comes of age. *Brain Injury*, v. 5, p. 363-368, Oct.-Dec. 1991.
49. WILSON, B. A. Models of cognitive rehabilitation. In: WOOD, R. L.; EAMES, P. (eds.). *Models of Brain Injury Rehabilitation*. London: Chapman & Hall, 1989. cap. 8, p. 117-141.
50. MCMILLAN, T. M.; GREENWOOD, R. J. Models of rehabilitation programmes for the brain injured adult – II: model services and suggestions for change in the UK. *Clin. Rehabil.*, v. 7, p. 346-355, Nov. 1993.
51. WILSON, B. A. Towards a comprehensive model of cognitive rehabilitation. *Neuropsychol. Rehabil.*, v. 12, p. 97-110, Mar. 2002.
52. POWELL, G. E. *Brain Function Therapy*. Aldershot: Gower Press, 1981. 310p.
53. MILLER, E. *Recovery and Management of Neuropsychological Impairments*. Chichester: John Wiley & Sons, 1984.
54. DURAND, V. M. A behavioral/pharmacological intervention for the treatment of severe self-injurious behavior. *J. Autism Develop. Disord.*, v. 12, p. 243-251, Sep. 1982.
55. GROSS, Y.; SCHUTZ, L. E. Intervention models in neuropsychology. In: UZZELL, B. P.; GROSS, Y. (eds.). *Clinical Neuropsychology of Intervention*. Boston: Martinus Nijhoff, 1986. p. 179-205.
56. BOYLE, M. E.; GREER, R. D. Operant procedures and the comatose patient. *J. Applied Behavior Analysis*, v. 16, p. 3-12, 1983.
57. SHIEL, A.; WILSON, B. A.; HORN, S. et al. Can patients in coma following traumatic head injury learn simple tasks?. *Neuropsychol. Rehabilit.*, v. 3, p. 161-175, Jul. 1993.
58. ZARKOWSKA, E. Discrimination and generalization. In: YULE, W.; CARR, J. *Behavior Modification for People with Mental Handicaps*. London: Croom Helm, 1987. p. 79-94.
59. BUFFERY, A. W. H.; BURTON, A. Information processing and redevelopment: Towards a science of neuropsychological rehabilitation. In: BURTON. A. (ed.). *The Pathology and Psychology on Cognition*. London: Methuen, 1982.
60. COLTHEART, M. Cognitive neuropsychology and reading. In: POSNER, M.; MARIN, O. S. M. (eds.). *Attention and Performance*. Hillsdale: Lawrence Erlbaum Associates, 1985. cap. 1, p. 3-37.
61. CARAMAZZA, A. Cognitive neuropsychology and rehabilitation: an unfulfilled promise? In: SERON, X.; DELOCHE, G. (eds.). *Cognitive Approaches in Neuropsychological Rehabilitation*. Hillsdale: Lawrence Erlbaum Associates, 1989. cap. 12, p. 383-398.
62. ROBERTSON, I. H. Book review. *Neuropsychol. Rehabilit.*, n. 1, p. 87-90, 1991.
63. ROBERTSON, I. H.; MURRE, J. M. L. Rehabilitation of brain: damage: brain plasticity and principles of guided recovery. *Psychol. Bul.*, v. 125, p. 544-575, 1999.
64. SHOLBERG, M. M.; MATEER, C. A. *Cognitive Rehabilitation: an Integrative neuropsychological approach*. New York: The Guilford Press, 2001. 492p.
65. GIANUTSOS, R. Training the short- and the long-term verbal recall of a post-encephalitis amnesic. *J. Clin. Neuropsychol.*, v. 3, p. 143-153, Jul. 1981.
66. GIANUTSOS, R.; COCHRAN, E. E.; BLOUIN, M. *Computer Programs for Cognitive Rehabilitation. Therapeutic Memory Exercises for Independent Use*. Bayport: Life Science Associates, 1985. v. 3.
67. GIANUTSOS, R.; MATHESON, P. The rehabilitation of visual perceptual disorders attributable to brain injury. In: MEIER, M.; BENTON, A.; DILLER, L. (eds.). *Neuropsychological Rehabilitation*. London: Churchill-Livingstone, 1987. cap. 10, p. 202-241.
68. BASSO, A.; CAPPA, S.; GAINOTTI, G. *Cognitive Neuropsychology and Language Rehabilitation*. Hove: Psychology Press, 2000. 377p.
69. BERNDT, R. S.; MITCHUM, C. C. *Cognitive Neuropsychological Approaches to the Treatment of the Language Disorders*. Hove: Lawrence Erlbaum Associates, 1995. 181p.
70. BADDELEY, A. D.; HITCH, G. Working memory. In: BOWER, G. H. *The Psychology of Learning and Motivation*. New York: Academic Press, 1974. p. 47-89.
71. NORMAN, D. A.; SHALLICE, T. Attention to action: willed and automatic control of behavior. In: DAVIDSON, R. J.; SCHWARTZ, G. E. SHAPIRO, D. E. (eds.). *Consciousness and Self-regulation*. New York: Plenum Press, 1986. v. 4, cap. 1, p. 1-18.
72. PRIGATANO, G. P. *Principles of Neuropsychological Rehabilitation*. New York: Oxford University Press, 1999. 356p.
73. BECK, A.T. *Cognitive Therapy and Emotional Disorders*. New York: International Universities Press, 1976. 353p.
74. BECK, A. T. Beyond belief: a theory of models, personality, and psychopathology. In: SALKOVSKIS, P. M. (ed.). *Frontiers of Cognitive Therapy*. New York: The Guilford Press,1996. cap. 1, p. 1-25.
75. SALKOVSKIS, P. M. (ed.). *Frontiers of Cognitive Therapy*. New York: The Guilford Press, 1996. 553p.
76. WILLIAMS, W. H.; EVANS, J. J.; WILSON, B. A. Neurorehabilitation for two cases of post-traumatic stress disorder following traumatic brain injury. *Cognitive Neuropsych.*, v. 8, p. 1-18, Feb. 2003.
77. BEN-YISHAY, Y. Reflections on the evolution of the therapeutic milieu concept. *Neuropsychol. Rehabilit.*, v. 6, p. 327-343, Out. 1996.
78. ZANGWILL, O. L. Psychological aspects of rehabilitation in cases of brain injury. *British J. Psychol.*, v. 37, p. 60-69, 1947.
79. LURIA, A. R. *Restoration of Function After Brain Injury*. New York: Pergamon Press, 1963. 277p.
80. BÄCKMAN, L.; DIXON, R. A. Psychological compensation: a theoretical framework. *Psychol. Bul.*, v. 112, p. 259-283, Sep. 1992.
81. WILSON, B. A. Compensating for cognitive deficits following brain injury. *Neuropsychol. Rev.*, v. 10, p. 233-243, Dec. 2000.
82. KANFER, F. H.; SASLOW, G. Behavioral diagnosis. In: FRANKS, C. (ed.). *Behavior Therapy: appraisal and status*. New York: McGraw Hill, 1969. p. 417-444.
83. WOOD, R .L. Towards a model of cognitive rehabilitation. In: WOOD, R. L. FUSSEY, I. (eds.). *Cognitive Rehabilitation in Perspective*. London: Taylor & Francis, 1990. cap. 1, p. 3-25.
84. BADDELEY, A. D.; WILSON, B. A. When implicit learning fails: Amnesia and the problem of error elimination. *Neuropsychologia*, v. 32, p. 53-68, Jan. 1994.
85. WILSON, B. A.; BADDELEY, A. D.; EVANS, J. J. et al. Errorless learning in the rehabilitation of memory impaired people. *Neuropsychol. Rehabilit.*, v. 4, p. 307-326, Jan. 1994.
86. CLARE, L.; WILSON, B. A.; BREEN, E. K. Errorless learning of face-name associations in early Alzheimer's disease. *Neurocase*, v. 5, p. 37-46, v. 1, 1999.

CAPÍTULO 97

Alterações Visuais e de Motilidade Ocular no Paciente com Trauma Cranioencefálico

Márcia Keiko Uyeno Tabuse

INTRODUÇÃO

As alterações visuais no trauma cranioencefálico (TCE) são freqüentes e seu diagnóstico e tratamento adequados colaboram para melhor reabilitação do paciente. Muitas vezes, o profissional que trata desse paciente necessita saber se o fator visual está ou não interferindo na reabilitação, se existe prognóstico para o quadro ocular e qual seria o melhor tratamento. Essas alterações visuais são decorrentes de lesões que podem suceder no trajeto do sistema visual, que vai desde o globo ocular até o córtex occipital (Fig. 97.1).

Além das alterações que afetam a visão, existem também os distúrbios oculares motores que se manifestam com diplopia e dificuldade na cooperação binocular. Esses sintomas, muitas vezes relatados de forma vaga pelo paciente, podem passar despercebidos e, algumas vezes, serem causa de dificuldades na marcha e na coordenação motora.

O objetivo deste capítulo é apresentar as diversas lesões que estão associadas ao TCE e suas repercussões no paciente em fase de reabilitação. Para fins didáticos, o capítulo foi dividido em dois grandes grupos: alterações visuais e alterações da motilidade ocular. No primeiro grupo, serão abordados os vários locais em que podem ocorrer lesões que resultam em perda parcial ou total da visão, começando pelo globo ocular, caminhando por todo o sistema visual até chegar ao córtex visual. No segundo grupo, todos os fatores que podem acarretar limitação ou perda da motricidade ocular normal, com conseqüente perda da visão binocular serão detalhadamente apresentados.

EXAME OFTALMOLÓGICO

É importante salientar que o exame oftalmológico é objetivo, ou seja, com freqüência não requer a cooperação do paciente e, por essa razão, é possível realizar diagnóstico do quadro ocular mesmo com o paciente em coma. Com o uso de uma lanterna, avaliam-se pálpebras, conjuntiva e reflexos pupilares; com o retinoscópio pode-se saber se os meios ópticos, isto é, a córnea e o cristalino mantêm a transparência, e se existe alguma ametropia ou erro refracional; e, por fim, com o uso de um oftalmoscópio é possível examinar a retina e o nervo óptico (fundo de olho). Dessa maneira, conclui-se que a estrutura ocular até a parte anterior do nervo óptico está ou não normal.

O exame da pupila e dos reflexos pupilares traz informações sobre a integridade das vias visuais anteriores e do III nervo. Pupila aferente refere-se a defeitos do reflexo pupilar direto e consensual do olho estimulado pela luz e indica trauma do nervo óptico ou das vias visuais anteriores[1]. Pupila eferente, quando existe lesão do III nervo, apresenta reflexo consensual do olho normal e reflexo direto do olho afetado diminuídos.

Para saber como está a integridade das vias visuais retrobulbares, a tomografia computadorizada (TC) e a ressonância magnética (RM) são de grande ajuda; entretanto a resposta funcional, muitas vezes, pode estar ausente ou diminuída, mesmo nas vias visuais anatomicamente íntegras, ou seja, um paciente com comportamento visual muito precário pode apresentar exames de tomografia e ressonância normais. Nesses casos, Silverman *et al.* sugerem avaliar o fluxo sangüíneo cerebral das vias visuais por meio da tomografia computadorizada de emissão de fótons isolados (SPECT), que tem demonstrado maior correlação com os achados clínicos[2].

Para avaliar a função visual, são realizados os testes de acuidade visual e exame de campo visual, que necessitam da cooperação do paciente. Nos casos em que isso não é possível pode-se recorrer ao exame de potencial visual evocado de varredura, que quantifica a acuidade visual pelo somatório de respostas originadas no córtex occipital, com estímulo visual mostrado num monitor (Fig. 97.2).

O campo visual pode ser avaliado pelo método de confrontação, no qual se compara o campo do examinador com o do paciente.

ALTERAÇÕES VISUAIS

Lesões no Globo Ocular

Podem ocorrer na fase aguda do trauma lesões perfurantes do globo ocular, oclusão da artéria retiniana e hemorragias intra-oculares. Essas lesões, dependendo de sua extensão e do tratamento realizado, acarretam baixa de visão até a cegueira, que pode ser uni ou bilateral.

No estudo apresentado por Holt *et al.*, no qual foi realizada revisão de 1.436 casos de trauma facial, foram encontrados 487 (67%) casos de lesão ocular nos 727 pacientes examinados por oftalmologistas. Setenta e nove por cento dessas lesões eram leves, 18%, graves, resultando em baixa de visão, e 3% provocaram cegueira[3].

História detalhada das circunstâncias do trauma associada a exame ocular minucioso, principalmente atento às lesões

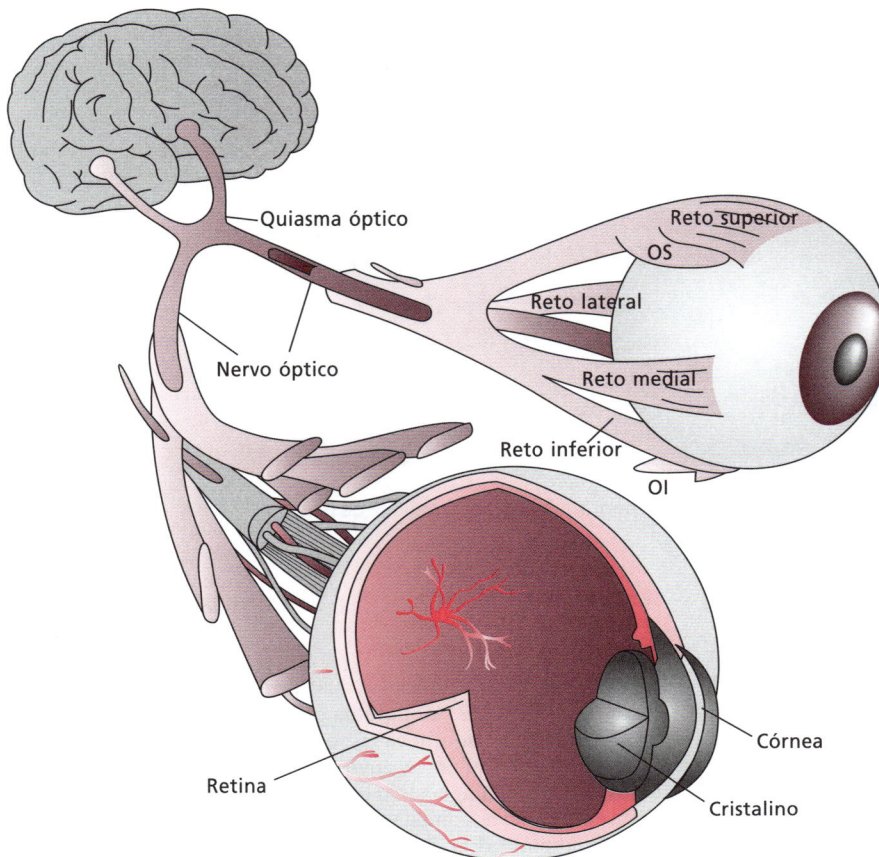

Figura 97.1 – Esquema do sistema visual que se estende desde o globo ocular até o córtex visual e sistema motor ocular com os músculos extrínsecos oculares. OI = oblíquo inferior; OS = oblíquo superior.

ocultas de globo ocular, fazem o diagnóstico; e o tratamento, nessa fase, consiste em manter a integridade ocular da melhor maneira possível[4].

Além das seqüelas da fase aguda, o paciente na fase de reabilitação pode apresentar piora da visão progressiva, que pode estar associada a catarata, glaucoma ou descolamento de retina, que se manifestam durante esse período mais tardio. A catarata traumática tem tratamento cirúrgico com bom prognóstico na maioria dos casos; o glaucoma traumático pode ser controlado com medicações para diminuição da pressão ocular ou, em alguns casos, com cirurgia; já o descolamento de retina deve ser diagnosticado o mais precocemente possível para que o paciente receba tratamento cirúrgico adequado e tenha bom prognóstico visual.

Uma das mais freqüentes complicações no TCE é a exposição de córnea causada pelo não fechamento adequado das pálpebras no período de coma. Essa exposição acarreta perda de epitélio, que, se não for tratada, pode evoluir para úlcera de córnea com ou sem infecção, muitas vezes de difícil tratamento. Para prevenir tal complicação é muito importante a prescrição de pomadas oftalmológicas que evitem o ressecamento da córnea e da conjuntiva, além da adequada oclusão dos olhos.

Lesões do Nervo Óptico

Por estar localizado posteriormente e protegido pelo canal óptico, o nervo óptico é raramente lesado, a não ser em casos de trauma penetrante nessa região. Exceção feita nos casos de traumas contusos frontais que causam deslocamento rápido do nervo óptico com laceração dos pequenos vasos da bainha do nervo óptico e conseqüentes hemorragia e compressão desse. Esse tipo de trauma ocorre principalmente em jovens do sexo masculino pós-queda de bicicleta[1]. Nessas situações, o tratamento é controverso e pode ser realizado com altas doses de metilprednisolona endovenosa (EV) (30mg/kg durante 15min) ou descompressão cirúrgica do nervo óptico[5]. A seqüela é baixa de visão grave com palidez total ou parcial de papila ao fundo de olho, que aparece após algumas semanas (Fig. 97.3).

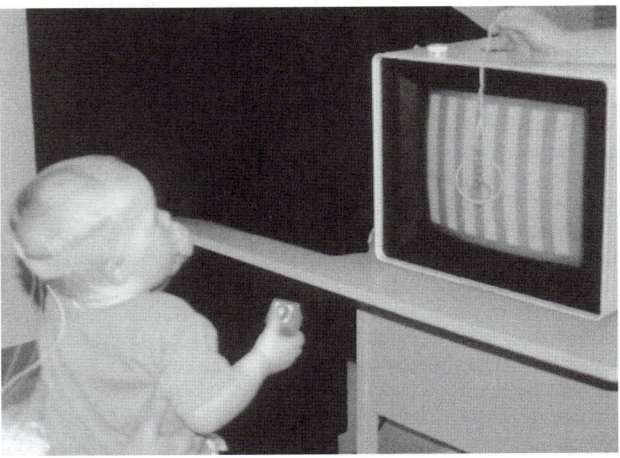

Figura 97.2 – Potencial visual evocado (PVE) de varredura. A criança é colocada em frente ao monitor com padrão listrado preto-e-branco, e eletrodos são colocados na região occipital para captar sinais elétricos que serão interpretados pelo eletrofisiologista.

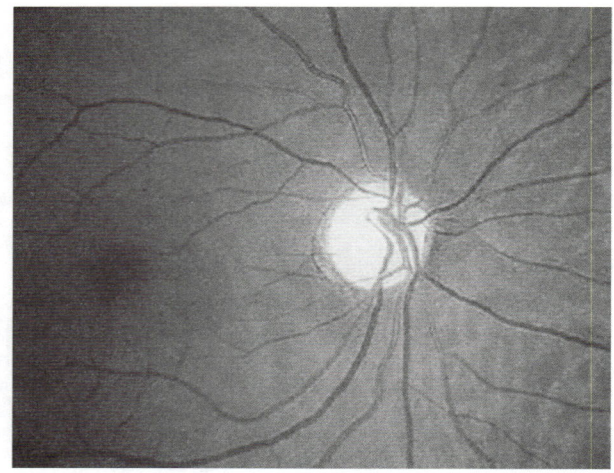

Figura 97.3 – Exame de retinografia mostrando palidez de papila óptica do olho direito.

Lesões do Quiasma Óptico

A lesão ao nível de quiasma óptico, é descrita como causa de baixa de visão em 0,3% dos casos de TCE. A etiologia pode ser por compressão, contusão, mecânica ou isquêmica[6]. É comum estar associado à história de trauma frontal grave, envolvendo sela túrcica, clinóide e ossos da face. O diagnóstico é realizado por ressonância magnética e alteração no campo visual típica, que apresenta hemianopsia bitemporal (Fig. 97.4).

Lesões das Vias Visuais Retroquiasmáticas

Trauma comprometendo unilateralmente o trato óptico, radiações ópticas, ou córtex visual não altera a acuidade visual, mas afeta o campo visual com hemianopsia homônima do lado oposto ao da lesão (Fig. 97.5). Há relativo defeito aferente da pupila ou exame pupilar normal nesses casos. Pode ocorrer palidez de papila do nervo óptico em lesão do trato ou corpo geniculado. O diagnóstico por TC ou RM é superior ao exame clínico e consegue detectar, localizar e caracterizar a lesão intracerebral.

O TCE é responsável por 4,1% dos casos de comprometimento visual cortical bilateral em crianças[8]. Nos casos bilaterais, o paciente apresenta comportamento visual deficiente, sem fixação e seguimento para luzes ou objetos, associado a exame ocular normal e reflexos pupilares normais. O potencial visual evocado (PVE) por *flashes* é utilizado para prever o prognóstico visual, ou seja, quando é normal, significa que haverá recuperação visual parcial ou total, o que pode ocorrer num período entre 5 dias e 3 anos[9].

A literatura relata casos de cegueira cortical visual transitória, pós-TCE leve, caracterizada por perda de visão que pode durar de minutos a horas, em que o provável mecanismo fisiopatogênico é resposta vascular anormal do cérebro com consequente hipóxia transitória[10].

Os pacientes com comprometimento visual de origem cortical apresentam quadro caracterizado por momentos de total ausência de atenção visual entremeados por alguns rápidos relances de resposta visual. O que se observa nesses casos é aumento progressivo dos períodos de atenção visual, que pode ocorrer gradativamente em meses até anos. A melhora funcional é explicada pelo trajeto extra-estriado cortical que as vias visuais corticais tentam buscar para obter alguma resposta visual[11].

ALTERAÇÕES DA MOTILIDADE OCULAR

Os olhos podem perder parcial ou totalmente sua motilidade ocular normal, em decorrência de restrições ou paralisias. As restrições são causadas por traumas diretos nos músculos extraoculares ou na órbita. Paralisias ou paresias podem ser provocadas por trauma no trajeto dos pares cranianos (III, IV e VI), nos núcleos ou supranuclear. As lesões de nervos cranianos ocorrem em 8 a 16% dos TCE e as consequências dessas alterações na motilidade ocular aparecem sob forma de estrabismo com diplopia (visão dupla) e perda da visão binocular (visão de profundidade)[12]. Alguns pacientes com TCE grave, quando recuperam a consciência, apesar de apresentar estrabismo, não se queixam de diplopia, já outros, que têm visão dupla, fazem oclusão reflexa de um dos olhos para tentar aliviar esse incomodo ou adquirem posição de cabeça compensatória.

Exame da Motilidade Ocular Extrínseca

Os métodos de avaliação da motilidade ocular variam conforme o nível de consciência do paciente e dos sintomas.

Para avaliar a função de cada músculo, pedimos ao paciente para seguir visualmente, com cada olho em separado, uma luz, e caso ele não consiga excursionar o olho num dos campos, tentamos realizar o movimento com o uso de uma pinça. Se oferecer resistência à movimentação significa que existe restrição, caso contrário, trata-se de paresia.

O movimento com os dois olhos (versões) pode apresentar assimetria ou incoordenação nos casos de traumas dos pares cranianos e o campo de ação com maior assimetria revela o músculo parético.

O reflexo de perto, composto de convergência, acomodação e miose, está quase sempre alterado ou ausente nos casos de TCE. Por essa razão, é muito importante avaliar a acuidade visual de perto e, se necessário, prescrever lentes corretivas para essa perda de acomodação visual.

A capacidade fusional pode estar diminuída, ou seja, o paciente com TCE não consegue fundir as imagens, o que explica a dificuldade de se obter bons resultados mesmo após vários procedimentos cirúrgicos para realinhar os olhos.

Nos pacientes em coma, para avaliar a integridade do sistema motor ocular, incluindo os pares cranianos e os mecanismos de olhar conjugado, são utilizados os testes de estimulação calórica no ouvido externo e manobra oculocefálica (*cabeça de boneca*)[13].

Lesão da Musculatura Ocular e da Órbita

Traumas diretos na órbita podem resultar em avulsão, laceração ou apenas hemorragia e edema do músculo extraocular, com

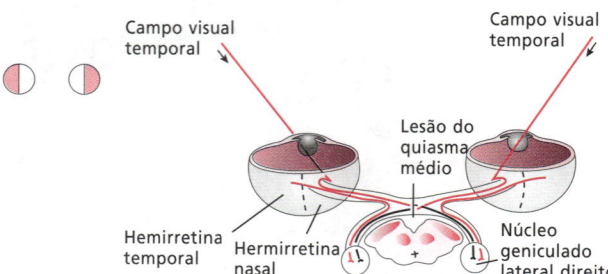

Figura 97.4 – Hemianopsia bitemporal, por lesão do quiasma. Adaptado de Wilson-Pauwels *et al*.[7].

o reto medial sendo o mais atingido, seguido de inferior, superior, lateral e oblíquos. Nesses casos, o olho não excursiona no campo de ação do músculo e a conduta é reinserir o músculo e suturar as partes laceradas.

A fratura de órbita em *blowout*, causada por trauma com soco, bola de tênis e beisebol, caracteriza-se por restrição à movimentação ocular, enoftalmo e diplopia. Em tais situações, a tomografia nos cortes coronal e sagital mostra a fratura no assoalho da órbita, com ou sem encarceramento do músculo reto inferior (Fig. 97.6). A conduta é expectante nas duas primeiras semanas, pois pode ocorrer resolução espontânea da diplopia, e caso não ocorra, fica indicada a cirurgia[14].

Lesão dos Nervos Cranianos

A lesão traumática dos nervos oculomotores (III, IV e VI) é causada por laceração, contusão ou compressão e, com exceção do nervo facial, são os nervos mais afetados no TCE. O quadro pode ser completo (paralisia) ou parcial (paresia) e a recuperação espontânea se dá total ou parcialmente, em período que varia até 1 ano após o trauma.

Nervo Oculomotor

O nervo oculomotor (III) inerva os músculos: reto superior, reto medial, reto inferior, oblíquo inferior, elevador da pálpebra, músculo ciliar (acomodação visual) e esfíncter da pupila (miose). Quando ocorre lesão completa do III nervo, o paciente apresenta: olho desviado para fora e para baixo, ptose palpebral, midríase e paralisia de acomodação visual (Fig. 97.7).

O núcleo do III par está localizado no mesencéfalo, anterior ao aqueduto cerebral, caminha ventralmente, passando pela fossa interpeduncular, seio cavernoso, ápice da órbita, no qual se divide para inervar os respectivos músculos (Fig. 97.8). A paralisia de III nervo, quando associada a outros sinais neurológicos, pode sugerir o diagnóstico anatômico[13].

Algumas semanas ou meses após o trauma, durante a fase de regeneração do III nervo, as ramificações podem migrar para músculos diferentes do originalmente inervado, gerando movimentações anômalas do olho. Essa regeneração anômala exibe os seguintes sinais:

- Elevação da pálpebra ao tentar aduzir o olho.
- Elevação e retração da pálpebra ao olhar para baixo (pseudo-Graefe).
- Retração do globo ocular e adução, na tentativa de elevar ou abaixar o olho.
- Miose na adução (pseudo-Argyll Robertson).

O tratamento da paralisia de III nervo constitui-se em grande desafio para os cirurgiões de estrabismo. Visto que vários músculos estão afetados, o objetivo da cirurgia é colocar o olho em posição central, mas sem resultados funcionais, ou seja, o paciente não consegue movimentar o olho.

Como a elevação está comprometida, o paciente não apresenta fenômeno de Bell, e, conseqüentemente, a cirurgia da ptose é temerária porque causa mau fechamento da pálpebra, podendo provocar úlcera de exposição da córnea.

O III nervo, por estar localizado mais internamente, é lesado apenas em TCE graves que apresentam história de coma, e, na maioria dos casos, os pacientes não referem diplopia.

NERVO TROCLEAR

O nervo troclear (IV) inerva o músculo oblíquo superior e a sua paralisia é a principal causa de estrabismo vertical adqui-

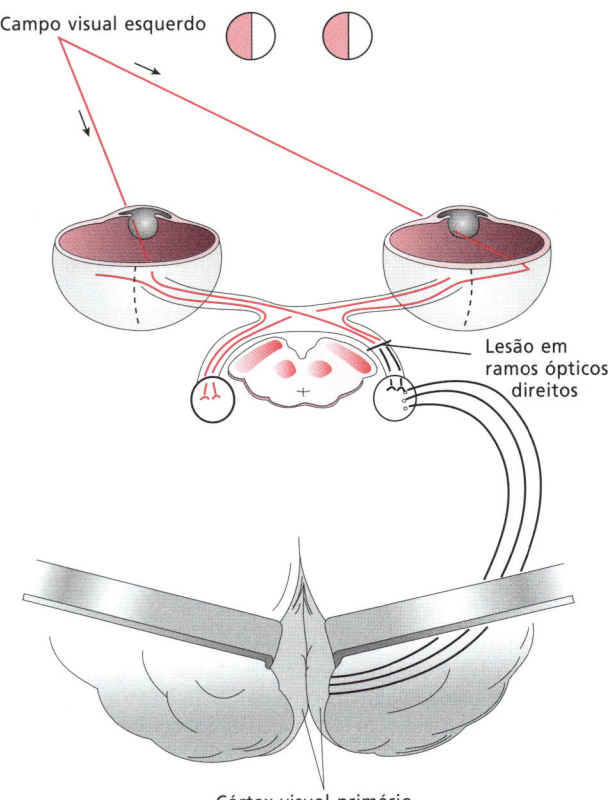

Figura 97.5 – Hemianopsia homônima à esquerda pós-secção do trato óptico direito. Adaptado de Wilson-Pauwels *et al*.[7].

rido. O seu diagnóstico é difícil e pode passar despercebido diante de outras alterações de movimentação ocular pós-trauma, e, por isso, estatisticamente não aparece tanto quanto as lesões de outros pares cranianos[15]. Este é o único nervo que emerge na superfície dorsal do mesencéfalo e cruza totalmente antes de caminhar ventralmente (Fig. 97.9). O seu trajeto anatômico, próximo à borda da tenda do cerebelo e exposto dorsalmente, aumenta a suscetibilidade a traumas contusos, sendo a principal causa de paralisia de IV nervo.

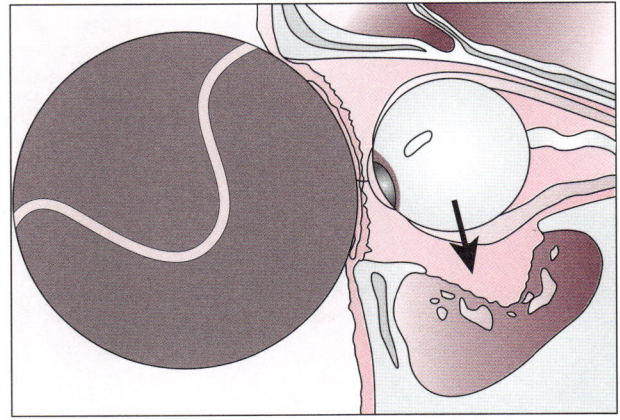

Figura 97.6 – Representação de tomografia de crânio mostrando fratura em *blowout* da órbita. Adaptado de Wilson-Pauwels *et al*.[7].

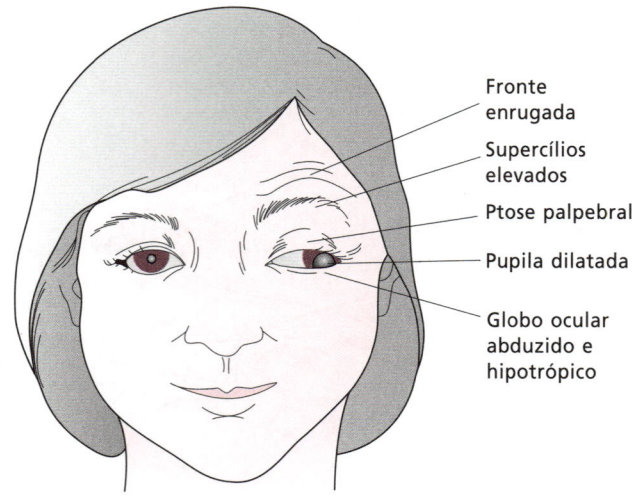

Figura 97.7 – Face com paralisia de III nervo à esquerda. Adaptado de Wilson-Pauwels et al.[7].

O músculo oblíquo superior tem como função primária a intorção ocular, e funções secundária e terciária, de abaixamento e abdução. O paciente com paralisia de IV nervo apresenta extorção ocular, com inclinação de cabeça compensatória para o lado oposto ao afetado (Fig. 97.10) e, por essa razão, deve ser lembrado como diagnóstico diferencial dos torcicolos. Geralmente, o paciente refere dificuldade para descer escadas, ler ou dirigir.

Toda paralisia de IV nervo traumática deve ser considerada bilateral, apesar de aparentar unilateral nos casos muito assimétricos. Na paralisia do IV par, o paciente assume posição de cabeça-mento abaixado e uma hipertropia do olho direito no olhar para a esquerda e hipertropia do olho esquerdo no olhar para a direita.

O tratamento é cirúrgico e de bom prognóstico quando diagnosticado precocemente. Quanto mais tempo passa, outros músculos vão ficando contraturados ou hiperfuncionantes, acarretando número maior de músculos abordados na cirurgia. O princípio da cirurgia é enfraquecer os músculos antagonistas hiperfuncionantes ou fortalecer o músculo parético.

Nervo Abducente

A paresia do nervo abducente (VI) é achado comum em pacientes com TCE. Por ter longo trajeto (Fig. 97.11), pode apresentar lesões em vários níveis e dependendo da localização está associado a outros sinais neurológicos, constituindo algumas síndromes conhecidas, como Millard-Gubler (abducente + facial + hemiplegia contralateral) e síndrome de Foville (hemiparesia + paresia de olhar lateral).

Traumas contusos quase sempre lesam o VI nervo no local mais vulnerável, logo que ele deixa a ponte e passa no espaço subaracnóideo, antes de penetrar a dura-máter. Aumento da pressão intracraniana, comum em TCE grave, também pode acarretar paresia uni ou bilateral do VI nervo.

O quadro clínico característico é de grande estrabismo convergente, com limitação de abdução. O paciente apresenta diplopia e faz posição de cabeça compensatória girando a cabeça para o lado afetado (Fig. 97.12).

O primeiro uso da toxina botulínica tipo A em seres humanos foi para o tratamento da paresia de VI par, realizado por Allan Scott[16]. O objetivo é aplicar a toxina nos músculos retos mediais, evitando-se a contratura desses, enquanto se aguarda a regeneração da paresia. Antes do advento da toxina, a maioria dos casos que exibiam regeneração espontânea tinha que ser operada por causa da contratura que os antagonistas desenvolviam, mantendo o quadro de desvio ocular. Logo que diagnosticado, a conduta é aplicar no músculo reto medial cinco unidades de toxina botulínica tipo A, uni ou bilateralmente, e após 6 meses reavaliar a necessidade de nova aplicação ou indicar a cirurgia para correção do estrabismo. A cirurgia consiste em fazer um amplo recuo do reto medial e ampla ressecção do reto lateral, ou nos casos de paralisia total, realizar transposição de forças dos retos superior e inferior para o lateral.

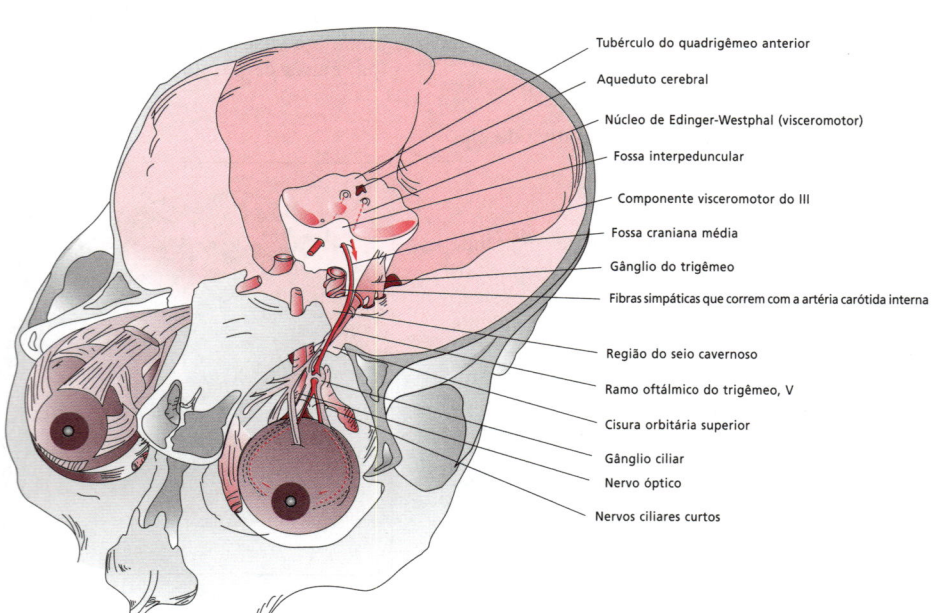

Figura 97.8 – Trajeto anatômico do III nervo esquerdo. Adaptado de Wilson-Pauwels et al.[7].

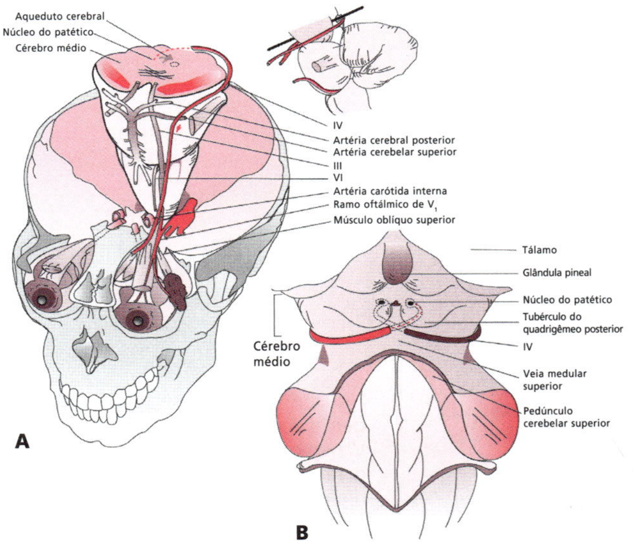

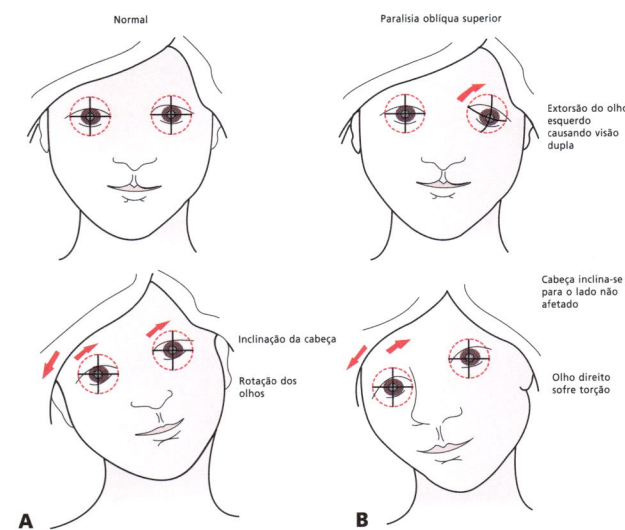

Figura 97.9 – (A) Trajeto do IV nervo esquerdo. (B) Aspecto dorsal da saída do IV nervo. Adaptado de Wilson-Pauwels et al.[7].

Figura 97.10 – (A e B) Posição de cabeça inclinada para o lado oposto ao afetado, no caso de paralisia de IV nervo à esquerda. Adaptado de Wilson-Pauwels et al.[7].

Lesão do Seio Cavernoso, da Fissura Orbitária Superior e do Ápice Orbitário

Trauma penetrante nessa região causa oftalmoplegia com pupila dilatada, perda da acomodação visual, acompanhada de edema importante da conjuntiva e das pálpebras, com proptose e ingurgitamento venoso no fundo do olho.

LESÃO INTRA-AXIAL DO TRONCO CEFÁLICO
Oftalmoplegia Internuclear

Apresenta quadro clínico de adução ausente, incompleta ou lenta, associada a nistagmo em abdução do outro olho quando tenta olhar para o lado oposto ao da lesão e ocorre quando há interrupção do fascículo longitudinal medial, que conecta o núcleo do VI nervo com o núcleo contralateral do III nervo (Fig. 97.11). Apesar de não ser a principal causa, o trauma tem sido apontado como fator etiológico, inclusive apresentando remissão espontânea na maioria dos casos[17].

Paralisia do Olhar Conjugado Horizontal

Os movimentos horizontais podem estar total ou parcialmente limitados por lesões na formação reticular pontina paramediana (PPRF), ou supranuclear nos fascículos que descem para a PPRF. Em geral, está associado a traumas na base do crânio causados por hiperextensão da cabeça e que resultam em hemorragias na junção pontomedular. O quadro clínico é de paralisia ou paresia do olhar horizontal uni ou bilateral, com movimentação vertical normal. A maioria dos casos regride espontaneamente.

Paralisia do Olhar Vertical

O olhar vertical é controlado por mecanismos cerebrais e do tronco cefálico, e lesões na região rostral do fascículo longitudinal medial causam paralisia do olhar vertical, mantendo a movimentação horizontal normal.

Síndrome de Parinaud

Consiste em paralisia do olhar para cima, dissociação do reflexo pupilar perto-luz, limitação da convergência, retração das pálpebras e desvio sesgo. Ocorre em lesões na área da comissura posterior, em traumas contusos, e evoluem com diplopia de difícil tratamento, visto que a habilidade fusional está reduzida.

Desvio Sesgo

É um tipo de desvio vertical resultante de alterações no trato vestibular prenuclear, que se caracteriza por desvio concomitante ou variável conforme a direção do olhar. O trauma é responsável por 5% dos casos diagnosticados e o principal local afetado é a região da ponte[18]. Geralmente o olho hipotrófico é ipsilateral ao lado da lesão.

Alterações na Acomodação Visual, Convergência e Fusão

O reflexo de perto consiste em uma tríade: acomodação, convergência e miose, que é controlada centralmente. Nenhum núcleo foi apontado como controlador das vergências, mas lesões no teto do mesencéfalo podem causar paralisia ou insuficiência de convergência, com diplopia para perto e dificuldade à leitura.

A paralisia de acomodação pós-TCE muitas vezes é mal interpretada como falta de atenção, pouco esforço para conseguir ler ou alexia. Nesses casos, a prescrição de lentes posi-

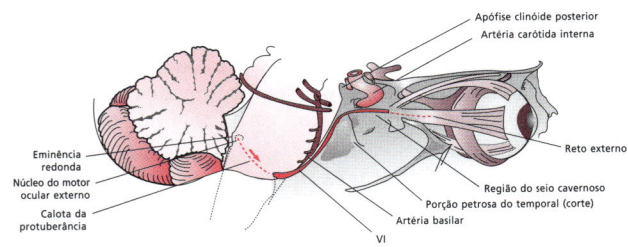

Figura 97.11 – Trajeto do VI nervo. Adaptado de Wilson-Pauwels et al.[7].

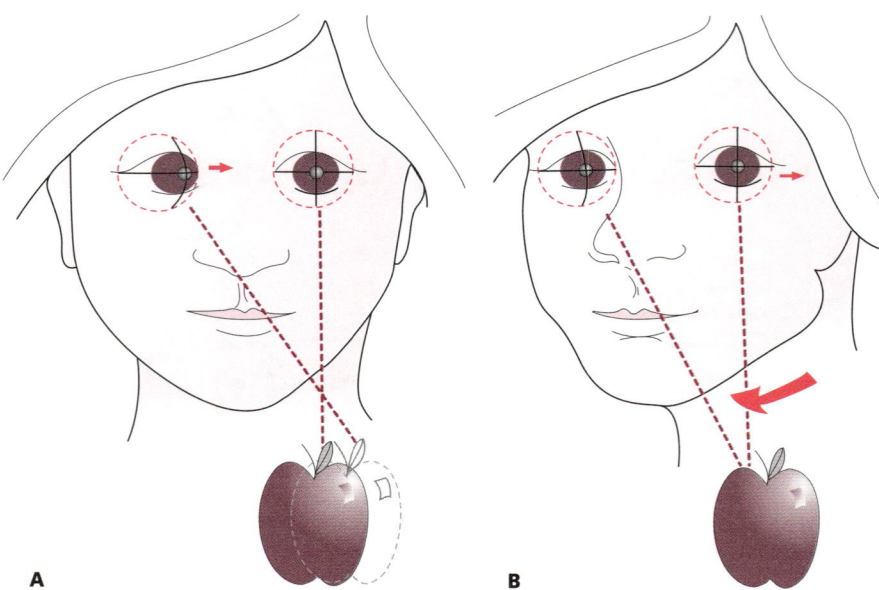

Figura 97.12 – (A) Estrabismo convergente do olho direito por paralisia de VI nervo direito. (B) Cabeça girada para o lado afetado para compensar a diplopia. Adaptado de Wilson-Pauwels et al.[7].

tivas ou convexas compensa a acomodação visual e o paciente consegue ler normalmente[19].

Fusão é um processo mediado pelo córtex cerebral que faz com que as imagens percebidas por cada olho sejam vistas como uma única imagem. Pratt-Johnson descreve pacientes com movimentos oculares normais, que não conseguiam fundir pós-trauma[20]. Essa perda da fusão sensorial pode ser decorrente de TCE grave fechado, mas pode estar associada a enxaqueca e tumores. Nos casos de estrabismo associado à perda da fusão sensorial, por mais que se coloque os olhos em um microdesvio, cirúrgica ou clinicamente com prismas, o paciente não se sente satisfeito, pois mantém a diplopia. Com freqüência, os olhos com as imagens bem afastadas atrapalha menos do que as imagens próximas, sem fusão.

Lesão no Cerebelo

Lesões traumáticas do cerebelo isoladas são raras e o quadro clínico apresenta dificuldade de calibrar os movimentos rápidos dos olhos, causando dismetria sacádica.

LESÕES CEREBRAIS

Os movimentos sacádicos voluntários são gerados pelo hemisfério cerebral contralateral e danos ao lobo frontal provocam desvio conjugado tônico para o lado da lesão e inabilidade de movimentar os olhos para o lado oposto. Essa limitação é transitória e na fase de recuperação aparece o nistagmo evocado na tentativa de olhar para o lado oposto ao da lesão.

Não existe tratamento adequado para os traumas supranucleares. Nesses casos, orienta-se o paciente a buscar uma posição de cabeça que compense o desvio ou indicam-se lentes prismáticas nos desvios pequenos e médios. Exercícios ortópticos não são indicados para casos neurológicos.

CONSIDERAÇÕES FINAIS

Como foi visto neste capítulo, grande número de pacientes vítimas de TCE pode apresentar comprometimento do sistema visuomotor em vários níveis, acarretando quadros de baixa de acuidade visual e transtornos da motilidade ocular. O trabalho multidisciplinar deve incluir o oftalmologista, que atento a todos os fatores apresentados, terá condições de entrar com a terapia mais adequada e, com isso, contribuir para melhor reabilitação do paciente.

REFERÊNCIAS BIBLIOGRÁFICAS

1. LESSELL, S. Traumatic optic neuropathy and visual system injury. In: SHINGLETON, B. J.; HERSH, P. S.; KENYON, K. R. *Eye Trauma*. St. Louis: Mosby Year Book, 1991. cap. 34, p. 374.
2. SILVERMAN, I. E.; GALETTA, S. L.; GRAY, L. G. et al. SPECT in patients with cortical visual loss. *J. Nucl. Med.*; v. 34, n. 9, p. 1447-1451, Sep. 1993.
3. HOLT, J. E.; HOLT, G. R.; BLUDGETT, J. M. Ocular injuries sustained during blunt facial trauma. *Ophthalmology*, v. 90, n. 1, p. 14-18, 1983.
4. HAMILL, M. B. Ophthalmologic injuries in the head injured patient. In: NARAYAN, R. K.; WILBERGER, J. E.; POVLISHOCK, J. T. *Neurotrauma*. New York; Mc Graw Hill, 1995. cap. 16, p. 239.
5. SPOOR, T. C.; HARTEL, W. C.; LENSINK, D. B. Treatment of traumatic optic neuropathy with corticosteroids. *Am. J. Ophthalmol.*, v. 110, n. 6, p. 665-669, 1990.
6. TANG, R. A.; KRAMER, L. A.; SCHIFFMAN, J. et al. Chiasmal trauma: clinical and imaging considerations. *Surv. Ophthalmol.*, v. 38, n. 4, p. 381-383, 1994.
7. WILSON-PAUWELS, L.; AKESSON, E. J.; STEWART, P. A. *Nervios Craneanos. Anatomia y Clínica*. Buenos Aires: Editorial Médica Panamericana, 1991.
8. GOOD, W. V.; JAN, J. E.; DE SA, L. et al. Cortical visual impairment in children. *Surv. Ophthalmol.*, v. 38, n. 4, p. 351-364, 1994.
9. TAYLOR, M. J.; McCULLOCH, D. L. Prognostic value of VEPs in young children with acute onset of cortical blindness. *Pediatr. Neurol.*, v. 7, n. 2, p. 111-115, 1991.
10. RODRIGUEZ, A.; LOZANO, J. A.; DEL POZO, D. et al. Post-traumatic transient cortical blindness. *Int. Ophthalmol.*, v. 17, n. 5, p. 227-283, 1993.
11. PRADAT-DIEHL, P.; MASURE, M. C.; LAURIOT, M. C. Evolution des troubles de la reconnaissance visuelle a distance dún traumatisme cerebral. *Rev. Neurol. (Paris)*, v. 155, n. 5, p. 375-382, 1999.
12. CHUNG, S. M.; FENTON, G. A.; SCHMIDT, J. G. et al. Trauma to the cranial nerves and brainstem. In: NARAYAN, R. K.; WILBERGER, J. E.; POVLISHOCK, J. T. *Neurotrauma*. New York: Mc Graw Hill,1995, 43, p.621
13. BAKER, R. S.; EPSTEIN, A. D. Ocular motor abnormalities from head trauma. *Surv. Ophthalmol.*, v. 35, n. 4, p. 245-267, 1991.
14. DORTZBACH, R. K.; ELNER, V. M. Which orbital floor blowout fractures need surgery? *Adv. Ophthalmic. Plast. Reconstr. Surg.*, v. 6, p. 287-289, 1987.
15. MILLER, N. R. *Walsh and Hoyt´s Clinical Neuro-ophthalmology*. 4. ed. Baltimore: Willians and Wilkins, 1985. v. 2, p. 454-456, 528-544.
16. SCOTT, A. B.; ROSEMBAUM, A. L.; COLLINS, C. C. Pharmacologic weakening of extraocular muscles. *Invest Ophthalmol.*, v. 12, p. 924-927, 1973.
17. BAKER, R. S. Internuclear ophthalmoplegia following head injury. *J. Neurosurg.*, v. 51, p. 552-555, 1979.
18. KEANE, J. R. Ocular skew deviation. Analysis of 100 cases. *Arch. Neurol.*, v. 32, p. 185-190, 1975.
19. WESCOTT, V. Concerning accomodative asthenopia following head injury. *Am. J. Ophthalmol.*, v. 19, p. 385-391, 1936.
20. PRATT-JOHNSON, J. A. Central disruption of fusional amplitude. *Br. J. Ophthalmol.*, v. 64, p. 347-350, 1973.

CAPÍTULO 98

Alterações Nutricionais no Paciente com Trauma Cranioencefálico

Silvia Maria Fraga Piovacari • Roselaine M. Coelho de Oliveira • Odete Sanches Nogueira Silva

INTRODUÇÃO

Pacientes neurológicos requerem cuidado nutricional individualizado. Segundo Nunes et al., a correta intervenção e a monitoração nutricional são imprescindíveis para manter e/ou recuperar o estado nutricional, minimizar as perdas protéicas, melhorar anormalidades metabólicas e preservar a função neurológica[1].

A Tabela 98.1 e o Quadro 98.1 demonstram algumas alterações metabólicas decorrentes do jejum e do trauma cranioencefálico (TCE) em fase aguda.

AVALIAÇÃO NUTRICIONAL

Já é bem conhecida a influência do estado nutricional sobre a evolução clínica de pacientes hospitalizados. A avaliação nutricional objetiva identificar pacientes potenciais para o desenvolvimento de risco nutricional e desnutrição, com a finalidade de intervir por meio de manutenção ou recuperação do estado nutricional como parte integrante da terapia clínica.

Os indicadores antropométricos e bioquímicos são ferramentas comumente utilizadas na identificação dos problemas nutricionais.

Dados Antropométricos

Índice de Massa Corporal

Índice de massa corporal (IMC) é uma forma rápida e prática de se obter *perfil* nutricional do paciente[4] (Tabelas 98.2 e 98.3).

$$IMC = \frac{Peso\ (kg)}{A^2\ (m)}$$

QUADRO 98.1 – Alterações metabólicas em resposta ao trauma cranioencefálico

- *Aumento*: consumo de oxigênio, produção de CO_2, excreção urinária de nitrogênio, volume cardíaco, prova de função hepática, fibrinogênio sérico, alpha 1-glicoproteína ácida, ceruloplasmina, proteína C-reativa, ácido lático sangüíneo, glicemia, zinco e cálcio urinários, cálcio sangüíneo, cobre sérico
- *Redução*: imunocompetência, resistência vascular, peso corporal, albumina sérica, proteína ligada à tiroxina, pré-albumina ligada à tiroxina retinol, massa muscular, zinco sérico
- *Alteração*: balanço hídrico, eletrólitos, aminoácidos no plasma

Adaptado de Hester e Kjelde[3].

Peso Desejável

Pode ser utilizado na ausência do peso atual. Muitas vezes, não é possível pesar pacientes internados em unidade de terapia intensiva (UTI). Sabe-se que para determinação das necessidades nutricionais é preciso pelo menos o peso do paciente. Para isso, podemos estimar a estatura do paciente por meio da medida do comprimento da perna (*knee calipter*). Pela medida do perímetro do pulso (PP) e estatura (E) (E/PP), pode-se obter a compleição física do paciente e com esses dados determina-se o peso desejável que pode ser usado para estimar os requerimentos energéticos e protéicos até que seja possível a medida de peso atual. A Tabela 98.4 apresenta os dados de referência para determinação da compleição física a partir da medida do perímetro do pulso.

Pode-se utilizar como referência para peso desejável ou ideal o cálculo pelo IMC[4]:

Peso ideal ou desejável = IMC desejado × estatura (m²)

TABELA 98.1 – Reposta metabólica ao jejum

	SITUAÇÃO NORMAL	DOENTE GRAVE
Gasto energético basal (GEB)	Reduzido	Inicialmente = normal ou diminuído Posteriormente = aumentado
Utilização de glicose	Limitada	Aumentada
Utilização de gordura	Aumentada	Aumentada
Utilização de cetonas	Aumentada	Diminuída
Gliconeogênese, catabolismo da proteína muscular	Inicialmente = aumentado Após 5 – 7 dias = diminuído	Aumentado

Adaptado de Trujillo et al.[2].

TABELA 98.2 – Classificação do estado nutricional de adultos segundo o índice de massa corporal (IMC)

IMC (kg/m²)	CLASSIFICAÇÃO
< 16	Desnutrição grau III
16 – 16,9	Desnutrição grau II
17 – 18,4	Desnutrição grau I
18,5 – 24,9	Eutrofia
25 – 29,9	Pré-obeso
30 – 34,9	Obesidade grau I
35 – 39,9	Obesidade grau II
≥ 40	Obesidade grau III

Organização Mundial da Saúde (OMS), 1997 apud Cuppari[4].

Adequação de Peso na Obesidade

Utilizado para cálculo das necessidades nutricionais em pacientes adultos[7] com IMC acima de 27kg/m².

Peso ajustado = (peso atual – peso desejável) × 0,25 + peso desejável

Estatura

A estimativa da estatura, com auxílio do *knee calipter*, por intermédio da medida do comprimento da perna, em idosos ou adultos jovens, deve ser realizada caso o paciente e/ou familiar não saiba referir esse dado no momento da avaliação e que não haja condições deste se manter em pé. A estatura pode ser estimada pela seguinte fórmula[8]:

- *Estatura de homens*: 64,19 – (0,04 × idade) + (2,02 × comprimento da perna)
- *Estatura de mulheres*: 84,88 – (0,24 × idade) + (1,83 × comprimento da perna)

Sugere-se que a monitoração nutricional e o controle de peso sejam feitos três vezes por semana[1].

Dados Bioquímicos

O balanço nitrogenado (BN), segundo Bottoni *et al.*, é um dos indicadores bioquímicos que auxiliam no tratamento nutricional[9]. Consiste no cálculo da diferença entre o nitrogênio ingerido e excretado; avalia o grau de equilíbrio nitrogenado. A precisão do cálculo depende de fatores, como: fidelidade na colheita de amostra de urina e a quantificação da ingestão protéica.

Cabe colocar que, o cálculo exato do BN exigiria também a dosagem do nitrogênio urinário perdido pelas outras vias, como fecal. O BN não resulta em diagnóstico nutricional, porém indica a gravidade do estado metabólico para possível adequação do tratamento nutricional, confirmaram Bottoni *et al.*[9].

TABELA 98.3 – Classificação do estado nutricional de idosos segundo o índice de massa corporal (IMC)[5]

IMC (kg/m²)	CLASSIFICAÇÃO
< 22	Magreza
22 – 27	Eutrofia
> 27	Excesso de peso

TABELA 98.4 – Compleição física[6]

SEXO	GRANDE	MÉDIA	PEQUENA
Masculino	< 9,6	10,4 – 9,6	> 10,4
Feminino	< 9,9	10,9 – 9,9	> 10,9

Balanço Nitrogenado

$$BN = NI - (NE + 4)$$

Em que: NI = proteína ingerida + infundida/6,25 e NE = uréia × 0,47[10].

Algumas proteínas séricas podem ser utilizadas como parâmetro na avaliação do estado nutricional. A Tabela 98.5 apresenta a meia-vida e a função dessas proteínas.

Segundo Hester e Nunes *et al.*, no TCE, a albumina e a transferrina não são utilizadas eficazmente nas primeiras 2 semanas após o trauma, pois seus níveis estão prejudicados mesmo com a terapia nutricional (TN) agressiva[1,11].

A proteína C-reativa é uma das principais proteínas de fase aguda e compõe com a alfa1-glicoproteína ácida, a albumina e a pré-albumina o índice prognóstico inflamatório e nutricional (PINI). Pode ser usada para discriminar processo infeccioso; sua concentração pode aumentar precocemente em condições infecciosas, inflamatórias e em algumas neoplasias, segundo Bottoni[9].

DETERMINAÇÃO DAS NECESSIDADES NUTRICIONAIS

Para determinação das necessidades calóricas pode ser utilizada a fórmula de Harris-Benedict, que define o gasto energético basal acrescentando posteriormente o fator atividade e lesão conforme demonstrado no Quadro 98.2, assim se obtém o gasto energético total do paciente.

Fórmula de Harris-Benedict:

- *Homens*: GEB = 66 + (13,8 × P) + (5 × A) – (6,8 × I)
- *Mulheres*: GEB = 655 + (9,6 × P) + (1,9 × A) – (4,7 × I)

Em que GEB = gasto energético basal[13].

Outro método para determinação do gasto energético total é demonstrado na Tabela 98.6; aplica-se a pacientes adultos em terapia nutricional.

Segundo vários autores, as diretrizes para o requerimento energético no TCE dependerão do curso clínico[1,3,11,15]:

- A média do gasto energético é descrita em 75 a 250% do GEB (em média 140%).
- Postura de descerebração ou decorticação aos estímulos dolorosos (escala de coma de Glasgow [GCS] 4 a 5) tem alto gasto energético (aproximadamente 26% acima do previsto).
- Necessidade intermediária com GCS acima de 7.
- Necessidades menores: os que apresentam resposta à dor com retirada ou localização (GCS 6 a 7).
- Coma induzido por barbitúricos (em média 14% abaixo do previsto).
- O paciente pode se apresentar hipometabólico em função da perda de massa magra decorrente do jejum parcial, imobilização e efeitos catabólicos do trauma. Pacientes com morte cerebral podem apresentar GEB menor, se considerarmos que o cérebro contribui com cerca de 20% do GEB.

TABELA 98.5 – Proteínas séricas e sua utilização em avaliação nutricional

PROTEÍNA SÉRICA	VALOR DE REFERÊNCIA	MEIA-VIDA (DIAS)	FUNÇÃO	COMENTÁRIOS
Albumina	> 3,5mg/dL	18 – 20	Manter pressão colóido-osmótica do plasma. Transporte de pequenas moléculas	No trauma e sepse sua síntese está diminuída e o catabolismo aumentado
Transferrina	200mg/dL	8 – 9	Transporte de ferro do plasma para a medula óssea	Na deficiência de ferro há elevação no plasma e aumento da síntese hepática. Em estados catabólicos agudos encontra-se reduzida
Pré-albumina	20mg/dL	2 – 3	Envolvida no transporte dos hormônios da tireóide forma complexo com a proteína transportadora de retinol	Está reduzida nos estados catabólicos agudos, em pós-operatórios, doenças hepáticas, na restrição calórica e situações em que aumentem as proteínas de fase aguda

Adaptado de Lee e Nieman[10].

- *Febre e sepse*: aumento das calorias em 7,2% acima do padrão estimado para cada 1°C > 37°C.
- *Postura anormal/convulsões*: elevação de 20 a 30% do padrão estimado, dependendo da freqüência (máximo 3.500 a 4.000cal no total).
- *Coma não sedado*: 140% do GEB – Harris-Benedict.
- *Coma barbitúrico*: 100 a 120% do GEB – Harris-Benedict.
- *Paciente não grave e afebril*: 120 a 130% do GEB – Harris-Benedict.
- *Complicações*: pneumonia, bronquite, embolia pulmonar e outras complicações, associadas a outras doenças ou cirurgias, podem aumentar o gasto energético.
- *Ventilação*: a energia gasta pela respiração é somente 1 a 3% do GEB, mas pacientes com problemas respiratórios podem requerer mais. O aumento do requerimento energético pode ocorrer com o desmame da ventilação mecânica.
- *Problemas metodológicos*: a mensuração do gasto energético pode ser problemática em pacientes ventilados com altas concentrações de O_2; além disso, a extrapolação dos resultados obtidos durante períodos de 24h pode provocar grandes erros.

Calorimetria Indireta

Em razão da grande variação no gasto energético, a calorimetria indireta é recomendada para determinar mais corretamente os requerimentos energéticos. Recomenda-se a realização da calorimetria indireta duas vezes/semana, quando disponível, segundo Nunes *et al.* e Hester e Kjelde[1,3].

Requerimento Protéico

O paciente com trauma craniano pode evoluir com perda nitrogenada alta e sua associação a trauma sistêmico ou raquimedular acelera ainda mais o balanço nitrogenado negativo, podendo chegar a perdas de 30g de nitrogênio ao dia. Tratamentos com esteróides também podem aumentar a excreção do nitrogênio (N). Já doenças de evolução crônica não apresentam hipercatabolismo exagerado, mas limitam a ingestão por diferentes mecanismos (dificuldade com o autocuidado/auto-alimentação, utilização de alimentação por sonda nasoenteral ou gastrostomia, déficit de deglutição e/ou mastigação). O requerimento protéico é elevado, pois, conforme mencionado, há aumento na excreção de nitrogênio, apesar de não haver relação entre a excreção do nitrogênio e GCS. As proteínas são consideradas o substrato preferido no estresse grave e a necessidade protéica fica estimada entre 1,5 e 2g/kg/dia. A relação calorias não protéicas/g de nitrogênio aproximadamente 100:1, confirmaram vários autores[2,3,11,16].

Muitas vezes, o TCE pode vir acompanhado do trauma raquimedular (TRM).

QUADRO 98.2 – Ajuste para a equação de Harris-Benedict

Fator atividade
- Confinado ao leito: 1,2
- Deambulante: 1,3

Fator lesão
- Paciente não complicado: 1
- Fratura: 1,2
- Sepse: 1,3
- Peritonite: 1,4
- Multitrauma (reabilitação): 1,5
- Multitrauma + sepse: 1,6
- Queimadura 20% SCQ: 1 a 1,5
- Queimadura 30 – 50% SCQ: 1,7
- Queimadura 50 – 70% SCQ: 1,8
- Queimadura 70 – 90% SCQ: 2,8
- Jejum ou inanição: 0,8 – 1,1
- Cirurgia eletiva: 1,1
- TCE: 1,6
- Pequeno trauma de tecido: 1,4
- Pequena cirurgia: 1,2
- Pós-operatório de câncer: 1,1
- Insuficiência hepática: 1,3 – 1,55
- IRA: 1,3
- Tx fígado: 1,2 – 1,5
- TMO: 1,2 – 1,3
- Câncer: 1,1 – 1,45

Adaptado de Long[12].

IRA = insuficiência renal aguda; SCQ = superfície corporal queimada; TCE = trauma cranioencefálico; TMO = transplante de medula óssea; Tx = transplante.

TABELA 98.6 – Calorias sugeridas para pacientes adultos em suporte nutricional

kcal/kg	SITUAÇÃO DE ESTRESSE/LESÃO
20 – 22	Obesidade mórbida (use o ajuste para a obesidade)
22 – 25	Marasmo
25 – 27	Cirurgia sem complicação, doença prolongada
27 – 30	Sepse, trauma
30 – 33	Politrauma
30 – 35	Queimados < 30% superfície corporal, anabolismo

Adaptado de Ogawa[14].

No TRM, na fase aguda, segundo Hester, o consumo aumentado de oxigênio e as perdas protéicas ocorrem em conseqüência do estresse[11].

- Cálculo das necessidades energéticas por Harris-Benedict e Fator estresse, quando a calorimetria indireta não estiver disponível.
- A relação calorias não protéicas/g de N ≤ 150:1 se a função hepática e renal estiverem adequadas.

Após a fase aguda, o cálculo das necessidades energéticas pode ser feito pela seguinte fórmula:

- *Paraplegia*: 28cal/kg/dia, considerando para cálculo do peso ideal a seguinte fórmula: peso ideal calculado – 4,5kg.
- *Tetraplegia*: 23kcal/kg/dia, considerando para cálculo do peso ideal a seguinte fórmula: peso ideal calculado – 9kg.

TERAPIA NUTRICIONAL ENTERAL

Trujillo e Hester recomendam iniciar precocemente em até 2 a 48h após o trauma físico, cirúrgico ou sepse e afirmaram que o uso da terapia nutricional enteral (NE) precoce pode prevenir a secreção excessiva de hormônios catabólicos ao evitar o aumento de cortisol e do glucagon séricos, além de preservação do estado nutricional com manutenção do peso corporal e da massa muscular[2,3]. Também está associada à diminuição de translocação bacteriana e de carga bacteriana intestinal.

Recomendações para utilização da terapia nutricional, segundo vários autores[11,17-19]:

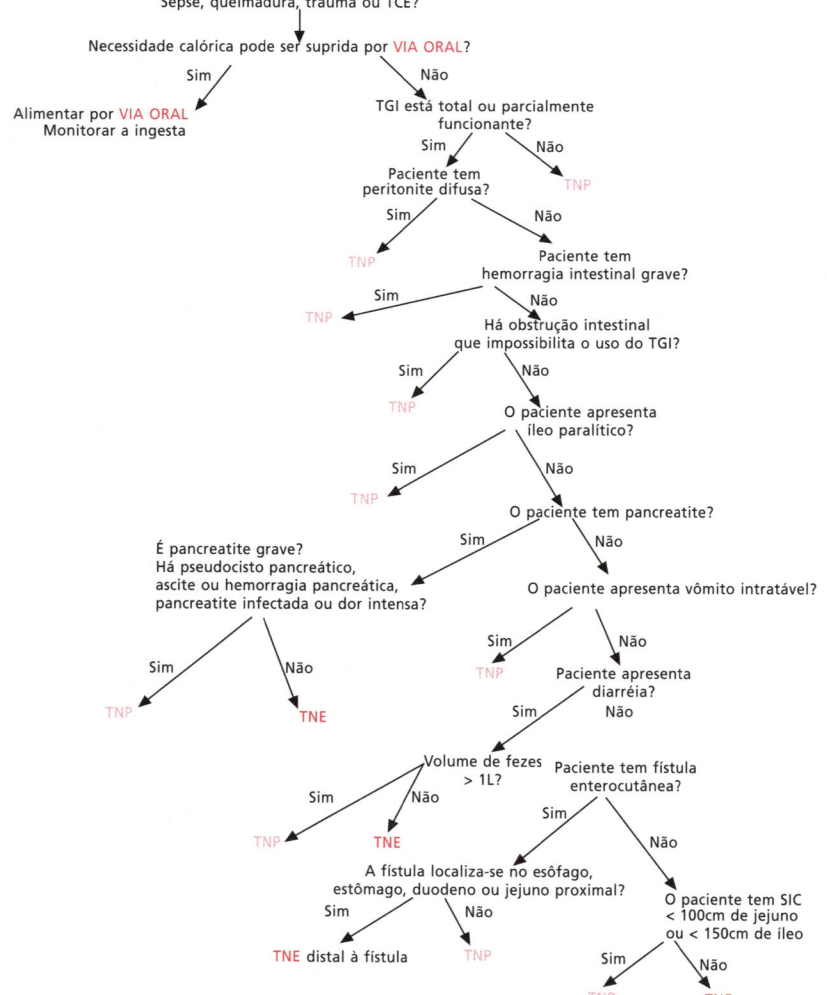

Figura 98.1 – Algoritmo de terapia nutricional em pacientes críticos. Adaptado de Trujillo[2]. SIC = síndrome do intestino curto; TCE = trauma cranioencefálico; TGI = trato gastrointestinal; TNE = terapia nutricional enteral; TNP = terapia nutricional parenteral.

- Iniciar a dieta enteral: infusão contínua 500 a 800mL nas 24h; intermitente 50 a 100mL de 3/3h até no máximo 350mL com intervalos de 3 a 4h. Evoluir gradativamente até atingir as necessidades nutricionais do paciente (10 a 20mL/h a cada 8 a 12h na infusão contínua e/ou 50mL/dose a cada 8 a 12h na infusão intermitente), conforme tolerância.
- Possíveis causas de intolerância: esvaziamento gástrico prejudicado, possibilidade do dano cerebral afetar reflexos intestinais, intolerância significativa relacionada ao aumento da pressão intracraniana (PIC) e à gravidade do trauma e medicações freqüentemente usadas no tratamento (morfina, codeína, barbitúricos) alteram o esvaziamento gástrico.
- A nutrição parenteral é recomendada até que a enteral seja tolerada.
- A nutrição enteral jejunal é bem tolerada em pacientes sem sintomas abdominais.
- Gastrojejunostomia percutânea endoscópica é uma técnica utilizada com sucesso (exceto em pacientes com coma barbitúrico).
- Considerar a utilização de fórmulas enterais com alta densidade energética em pacientes que não toleram volume.
- Aspiração é conseqüência letal que pode ser prevenida por:
  - Posicionamento da sonda duodenal ou jejunal.
  - Administração da dieta em decúbito elevado 30 a 45°.
  - Checagem freqüente do posicionamento da sonda.
  - Infusão lenta ou contínua da dieta.

Na Figura 98.1 é demonstrada a melhor escolha da via de administração da nutrição: terapia nutricional enteral (TNE), terapia nutricional parenteral (TNP) ou via oral.

REFERÊNCIAS BIBLIOGRÁFICAS

1. NUNES, A. L. B.; OLIVEIRA, R. M.; PIOVACARI, S. M. F. Suporte nutricional no pacientes neurológico. In: KNOBEL, E. *Terapia Intensiva – Neurologia*. São Paulo: Atheneu, 2002. p. 33-37.
2. TRUJILLO, E. B. et al. Crtitical illness. In: *The ASPEN Nutrition Support Practice Manual*, Silver Spring: ASPEN, 1998. p. 18-1-18-14.
3. HESTER, D. D.; KJELDE, J. A. Nutrition support in neurologic impairments. In: MATARESE, L. E.; GOTTSCHLICH, M. M. *Contemporary Nutrition Support Practice: a clinical guide*. Philadelphia: W.B. Saunders, 1998. p. 375-386.
4. CUPPARI, L. *Nutrição Clínica no Adulto – Guias de Medicina Ambulatorial e Hospitalar, UNIFESP.* São Paulo: Manole, 2002. p. 71-109.
5. AMERICAN ACADEMY OF FAMILY PHYSICIANS; THE AMERICAN DIETETIC ASSOCIATION; NATIONAL COUNCIL ON THE AGING. INC. *Incorporating Nutrition Screening and Interventions into Medical Practice: a monograph for physicians*. American Academy of Family Physicians, The American Dietetic Association; National Council on the Aging Inc.,1994.
6. LEE, R. D.; NIEMAN, D. C. *Anthropometry – Nutritional Assessment*. 2. ed. St. Louis: Mosby, 1995. p. 223-288.
7. KUSHNER, F. et al. Obesity. In: *The ASPEN Nutrition Support Practice Manual.* Silver Spring: ASPEN, 1998. p. 21-11-21-11.
8. CHUMLEA, W. C.; ROCHE, A. F.; MUKHREJEE, D. *Nutritional Assessment of the Elderly Through Antropometryc.* Columbus: Ross laboratories, 1984.
9. BOTTONI, A. *et al*. Avaliação nutricional: exames laboratorias in: WAITZBERG, D. L. *Nutrição Oral, Enteral e Parenteral na Prática Clínica*. 3. ed. São Paulo: Atheneu, 2002. p. 279-294.
10. LEE, R. D.; NIEMAN, D. C. *Biochemical Assessment of Nutritional Status – Nutritional Assessment*. 2. ed. St. Louis: Mosby, 1995. p. 391-435.
11. HESTER, D. D. Neurologic impairment. In: GOTTSHILICH, M. M. *Nutrition Support Dietetics-Core Curriculum*, 2. ed. Silver Spring: ASPEN, 1993. p. 229-242.
12. LONG, C. et al. Metabolic response to injury and illness: estimation of energy and protein needs from indirect calorimetry and nitrogen balance. *J. Parent. Ent. Nutr*., v. 3, p. 452-456, 1979.
13. LEE, R. D.; NIEMAN, D. C. Measuring Diet – Nutritional Assessment. 2. ed. St. Louis: Mosby, 1995. p. 91-141.
14. OGAWA, A. M. Substracte requirements for the patient. In: *Critical Care Nutrition Support in the ICU*. Silver Spring: ASPEN, 1998.
15. ELIA, M. Energy expenditure in brain injury. in: *Educational Supplement*. ESPEN, 1999. p. 65-66.
16. DARBAR, A. Nutritional requirements in severe head injury. *Nutrition*, v. 17, p. 71-72, 2001.
17. IDENO, K: Enteral nutrition. In: *Nutrition Support Dietetics – Core Curriculum*. 2. ed., Silver Spring: ASPEN, 1993. p. 71-101.
18. KLODELL, C. et al. Routine intragastric feeding following Traumatic Brain Injury is safe and well tolerated. *Am. J. Surg.*, v. 179, n. 3, p. 168-171, Mar. 2000.
19. WAITZBERG, D. L. et al. l. Indicações e técnicas de ministração

CAPÍTULO 99

Atuação do Enfermeiro de Reabilitação no Paciente com Trauma Cranioencefálico

Patrícia Agostini

INTRODUÇÃO

O enfermeiro tem suas atividades profissionais regulamentas pela Lei nº 7.498 de 25 de junho de 1986, que lhe garante autonomia em atividades privativas, como planejamento, organização, coordenação, execução e avaliação dos serviços de assistência de enfermagem; consulta de enfermagem; prescrição da assistência de enfermagem; cuidados de enfermagem de maior complexidade técnica e que exijam conhecimentos de base científica e capacidade de tomar decisões imediatas.

Como integrante da equipe de saúde, tem sua participação, entre outras, em elaboração, execução e avaliação dos planos assistenciais de saúde; prevenção e controle sistemático de danos que possam ser causados à clientela durante a assistência de enfermagem e no processo educativo visando à melhoria de saúde da população.

O enfermeiro tem o privilégio de ser um profissional cuja categoria permanece, durante o processo de internação hospitalar, 24h por dia com o paciente, o que possibilita a avaliação contínua da assistência prestada a ele e a sua família, implementando o plano de cuidados sempre que necessário e, dessa forma, integrando os demais membros da equipe interdisciplinar, fornecendo subsídios para a reformulação da melhor assistência a ser prestada.

A atuação do enfermeiro em reabilitação começou a ser enfatizado principalmente após o XXIX Congresso Brasileiro de Enfermagem ocorrido em 1980. No entanto, infelizmente, poucos enfermeiros recebem na graduação, noções sobre as possibilidades de atuação nessa área e atualmente poucos são os serviços de reabilitação que podem contar com o enfermeiro especialista em reabilitação.

O enfermeiro de reabilitação integra-se na assistência prestada ao paciente com trauma cranioencefálico (TCE) nas diferentes fases de evolução, desde a sua permanência em unidades de terapia intensiva (UTI) e semi-intensiva, unidades de internação, dando continuidade no centro de reabilitação e em seu domicílio. Aborda a sua reabilitação, considerando os aspectos físicos e psicológicos, oferecendo relacionamento ao paciente e sua família com segurança e qualidade de assistência, seguindo as diretrizes institucionais e acompanhando as pesquisas referentes às inovações tecnológicas.

A principal atuação do enfermeiro de reabilitação está no processo educativo do paciente e sua família. Diferentemente da atuação tradicional do enfermeiro, deixa de ser o exclusivo executor dos cuidados, assumindo a posição de ensinar o paciente a fazer por si e/ou treinando seus familiares, porém, supervisionando o cuidado até o esclarecimento total das dúvidas quanto às técnicas aplicadas e, depois, em consultas de monitoração para o estabelecimento de novas etapas a serem atingidas.

O suporte e a orientação à família do paciente pós-trauma de crânio, realizados por enfermeiros em uma unidade de reabilitação, são considerados como componente crítico do cuidado, devendo se basear em critérios do comportamento neupsicológico, por exemplo, com a utilização da escala de níveis cognitivos Rancho Los Amigos para a inclusão de importantes intervenções terapêuticas de enfermagem, bem como para determinar o tempo requerido de enfermagem para que, assim, haja a promoção de reabilitação efetiva[1,2].

O estresse e os estressores dos familiares de pacientes com trauma cranioencefálico em terapia intensiva, também foram estudados por Castro, relacionando-os às variáveis do paciente[3].

Ainda de importância para o enfermeiro, é o conhecimento dos diagnósticos de enfermagem de seu paciente e familiar e/ou pessoa significativa para a adequação dos cuidados a serem prestados[4].

O planejamento dos cuidados deve ser estabelecido não apenas pelo enfermeiro de reabilitação e demais membros da equipe, mas contemplado com o próprio paciente e sua família, que, sem dúvida alguma, terão informações e sugestões pertinentes e que deverão ser levadas em consideração.

Machado fez uma reflexão em seu livro, com a experiência de vida de ser um enfermeiro e estar em reabilitação após ter sofrido trauma de crânio, ressaltando que o enfermeiro deve considerar que muitos de seus procedimentos invadem a privacidade e o espaço do paciente e que nos portadores de deficiência, o enfermeiro deveria ter mais cautela, maturidade e perspicácia[5]. Destacou ainda, que, as dificuldades existentes no processo de comunicação não-verbal com a equipe de saúde são vivenciadas com angústia, pois os sinais por ele emitidos foram interpretados pelos profissionais que prestavam os cuidados como resultantes de possíveis reflexos neurológicos distróficos.

O enfermeiro de reabilitação deve ser, antes de tudo, um facilitador nas relações entre paciente, familiares e equipe, auxiliando no acesso aos recursos, direcionando a modificação de atitudes e ao integrador das diversas disciplinas que atuam com o paciente, buscando-se um ambiente interdisciplinar.

Fazenda considerou que a atitude interdisciplinar é uma atitude de troca, de diálogo com pares idênticos, anônimos ou consigo mesmo, tomando-se atitude de humildade perante o próprio saber, compromissado com os projetos e as pessoas envolvidas[6].

As ações assistenciais devem ser sempre permeadas pelas ações educativas, num constante intercâmbio com a equipe interdisciplinar.

O enfermeiro de reabilitação entende que a integração do indivíduo à sua família, e depois à sociedade, depende de potencialidades que poderão ser desenvolvidas diretamente com o paciente e sua família, considerando sua condição social, cultural e econômica, adequando os recursos a serem utilizados em cada um de seus estágios de evolução pós-TCE. O enfermeiro de unidade de terapia intensiva, semi-intensiva e unidade de internação, auxilia na implementação dos cuidados de enfermagem com ênfase nos aspectos de reabilitação.

Assim, em unidades de terapia intensiva o enfoque está na orientação às atividades de enfermagem de reabilitação a serem realizadas pela própria equipe de enfermagem, pois, em geral, nessa fase o paciente encontra-se em uso de sedativos, que impossibilitam a sua participação de forma ativa. No entanto, a orientação aos seus familiares já deverá ser iniciada, o que certamente estabelecerá vínculos nos relacionamentos posteriores, pois o enfermeiro de reabilitação acompanhará esse paciente de forma horizontal, até o momento de sua alta.

Em unidades de terapia semi-intensiva, o paciente já está em condições parciais de receber algumas orientações e até mesmo de participar de alguns de seus cuidados, juntamente com seus familiares, que deverão ser esclarecidos a cada nova etapa e a cada novo objetivo a ser alcançado. Os cuidados de enfermagem a serem executados por paciente e familiares deverão ser introduzidos e orientados de forma gradativa, e ao serem realizados pelo paciente e/ou família, deverão sempre ser supervisionados diretamente pelo enfermeiro, para que assim não ocorram riscos ao paciente.

Nas unidades de internação, a participação do enfermeiro de reabilitação requer tempo de atuação maior, dado o contingente das atividades educativas à promoção do autocuidado.

Nessa fase, o paciente pode, apesar de ainda estar internado, beneficiar-se do atendimento no centro de reabilitação, exceto em algumas situações, por exemplo, se estiver em precauções aéreas (pois nesse caso deverá permanecer em quarto com pressão negativa) ou precauções durante o contato, em que todos os utensílios utilizados deverão ser descartados ou terem desinfecção com álcool a 70ºGl, com os profissionais de saúde usando vestuário próprio para a prevenção de infecções cruzadas, além de luvas de procedimentos para o seu manuseio. Toda essa paramentação pode constrangê-lo em ambiente mais aberto, como é um centro de reabilitação, em que outros pacientes e familiares podem visualizar alguns dos atendimentos.

Considera-se também, por meio de discussão entre a equipe interdisciplinar e a família do paciente, o tipo de estímulo necessário a ele, propiciado pelo ambiente de forma direta ou indireta, ou seja, tipo de iluminação, número de pessoas que o acompanham e grau de relacionamento e interação com o paciente, nível de ruídos, objetos de uso hospitalar e de uso pessoal e que sejam significativos para o paciente.

No centro de reabilitação, o enfermeiro de reabilitação depara-se com dois tipos diferentes de pacientes, ou seja, o paciente que recebeu, desde a fase aguda do TCE, as orientações referentes ao processo de reabilitação e à promoção do autocuidado, bem como com o paciente proveniente de outra instituição na qual essas orientações não foram consideradas, o que demandará, neste último caso, um tempo estimado de orientações e de acompanhamento do paciente e sua família, cerca de duas a três vezes maior em comparação ao anterior. Deve-se levar em consideração a possibilidade de já existirem complicações decorrentes de assistência não integral, como a ocorrência de deformidades, úlceras por pressão, constipação intestinal, infecções respiratórias e do trato urinário, alterações nutricionais etc.

Utiliza-se, como já citado nos capítulos anteriores, a classificação dos níveis propostos pela Escala de Função Cognitiva – Rancho Los Amigos para nortear em quais momentos a orientação será realizada exclusivamente aos familiares (em estágios iniciais) e em quais momentos o paciente já poderá receber essas orientações para se beneficiar, de forma gradativa e participar ativamente de sua assistência[1].

Algumas dessas potencialidades a serem desenvolvidas são a prevenção e o tratamento de úlceras por pressão, prevenção de deformidades, desenvolvimento do autocuidado, melhor percepção corporal, alimentação pelas diversas vias e consistências e tratamento de estomas, adequação em transferências e movimentação, reeducação em disfunções vesicointestinais e esfincterianas, tratamento de recursos materiais, como dispositivos e equipamentos, conhecimento do tratamento medicamentoso e a participação na elaboração do plano de alta.

Neste capítulo, estão descritos a prevenção e o tratamento de úlceras por pressão e a reeducação em disfunções vesicointestinais e esfincterianas, como os aspectos que melhor retratam a atuação do enfermeiro de reabilitação.

Todos esses aspectos, entre outros, já estão contemplados pelo enfermeiro que é responsável pelos cuidados do paciente com TCE, porém o que está sendo levado em questão é o envolvimento do paciente e sua família a partir de orientações específicas realizadas pelo enfermeiro de reabilitação a estes, para que assumam gradativamente o controle de seus cuidados.

ALGUMAS CONSIDERAÇÕES A RESPEITO DA PRÁTICA DO ENFERMEIRO DE REABILITAÇÃO

Prevenção e Tratamento de Úlceras por Pressão

Muitos recursos materiais são considerados indispensáveis para a prevenção de úlceras por pressão, como colchão piramidal e protetores de calcâneos; porém o mais importante é o posicionamento adequado, objetivando-se a não ocorrência de pressão, cisalhamento e fricção sobre as proeminências ósseas.

Agostini destacou que a ocorrência de úlceras por pressão é situação freqüentemente encontrada entre os pacientes que chegam aos centros de reabilitação, e, muitas vezes, por estarem em estágios avançados, impedem ou prejudicam ainda mais a realização do programa de reabilitação a ser cumprido[7].

Tem-se então um círculo vicioso, pois quando esses pacientes não conseguem ter acesso ao programa de reabilitação, há aumento no risco de aparecimento de novas úlceras por pressão, além de deformidades mio-ósteo-articulares, maior grau de dependência física, alterações nutricionais, entre outras complicações com repercussão direta na qualidade de vida destes.

Em visitas realizadas pela pesquisadora a algumas instituições brasileiras que prestam atendimento à saúde na área de reabilitação, foi possível verificar que os pacientes que apresentam úlceras por pressão não são acompanhados de forma sistemática, sendo orientados, na maioria das vezes, a apenas retornar quando a úlcera já estiver cicatrizada.

É perceptível o quanto a enfermagem poderia exercer seu importante papel no que concerne à orientação e ao acompanhamento desses pacientes, tanto em relação ao tratamento, quanto à orientação para a prevenção de novas úlceras por pressão, facilitar a existência de registros e observações em relação a estas, o que propiciaria melhora do conhecimento do assunto, norteando assistência de enfermagem fundamentada em evidências científicas, contribuindo para a diminuição da morbimortalidade decorrentes dessa grave complicação.

Shea relatou o mecanismo de formação das úlceras por pressão, descrevendo que as proeminências ósseas do corpo são recobertas por múltiplas camadas de tecidos moles que variam em espessura e tipo, dependendo da localização anatômica e nutrição, tendo cada uma delas características histológicas, fisiológicas e físicas distintas[8]. Seguindo em sua descrição, relatou que a camada mais superficial, a pele, é um denso tecido diferenciado em duas outras camadas: uma epiderme avascular, com numerosos pontos que se aprofundam na derme fibroelástica, com muitos órgãos e apêndices, que incluem vasos sanguíneos, folículos pilosos, glândulas sudoríparas e terminações nervosas. Ressaltou, ainda, que o frouxo tecido conjuntivo profundo da pele é composto primariamente de células adiposas, com pouca substância intercelular e vascularização, podendo ser submetido à compressão, fazendo absorção de choque, servindo como revestimento, além de permitir a movimentação da pele em estruturas profundas. No entanto, essa gordura subcutânea ou panículo adiposo, apresenta significantemente menos força tênsil quando comparado à epiderme e torna-se mais vulnerável às forças mecânicas, como as pressões perpendiculares ou laterais que podem comprometer o suprimento sangüíneo pelo estreitamento angular das áreas dos vasos. A gordura subcutânea é sustentada por uma fáscia densa, firme e relativamente avascular que reveste o corpo, dando-lhe o contorno e a forma, com quase todo o conteúdo de colágeno puro dessa camada sendo relativamente resistente às forças mecânicas e menos suscetível para o comprometimento vascular. Mais profundamente, estão os músculos esqueléticos com seus revestimentos miofasciais individuais e distintos planos fasciais, abundantemente inervados e ricos em vasos sanguíneos. Essa musculatura tem pouca tolerância à compressão, apresentando-se, porém, mais resistente à tensão. A quantidade de musculatura envolvendo alguma proeminência óssea é variável, geralmente tornando-se afilada nas inserções e origens. O periósteo, a mais profunda camada de tecido mole, reveste o osso, combinando-se com estruturas capsulares e articulações adjacentes. A pressão em alguma proeminência óssea, na posição sentada ou deitada, é transmitida da superfície para o osso, comprimindo todos os tecidos entre essa faixa em variados graus. Os diferentes tipos de elasticidade desses tecidos resultam em força que é distribuída como em uma rede de efeito interligado entre as camadas de tecidos nas quais a maior pressão está sobre a proeminência óssea atingida, tornando-se progressivamente menos intensa nas camadas mais periféricas. O gradiente de pressão também está presente da superfície para o osso, como uma força que é dissipada em forma de cone, em cada uma de suas sucessivas camadas, em que a parte mais larga do cone está próxima ao osso e a mais estreita na superfície do corpo. Isso faz com que a pressão média sangüínea, que normalmente nos capilares da pele, varia entre 12 e 70mmHg, assuma valores superiores a 300mmHg nas tuberosidades isquiáticas de indivíduos normais, na posição sentada, fazendo com que o fluxo de sangue seja impedido, causando isquemia local em todos os tecidos moles envolvidos. No entanto, as células teciduais continuam o seu metabolismo, produzindo substâncias tóxicas que se acumulam localmente, aumentando a taxa de morte celular que ocorre normalmente. Isso faz com que sobrevivência e idade celulares tornem-se gravemente comprometidas, deixando as células mais suscetíveis aos danos causados por forças mecânicas, inclusive à pressão, uma vez que a magnitude da morte celular depende da atividade metabólica normal e da vascularização de cada tipo de tecido. Outros agentes que provoquem a irritação mecânica local da pele, como a abrasão prolongada em superfícies ásperas, efeito de maceração da urina em pacientes incontinentes e assentos inadequados podem contribuir para o agravamento local da úlcera por pressão. A classificação das úlceras por pressão aqui proposta, baseou-se segundo os limites das estruturas anatômicas comprometidas, variando em quatro graus, sendo a de grau I a úlcera por pressão com comprometimento ao nível da derme, a de grau II ao nível da gordura subcutânea, a de grau III ao nível da fáscia muscular profunda, a de grau IV sem limites nítidos e extensa.

Outras escalas de avaliação de úlceras por pressão foram propostas, derivadas dessa anteriormente descrita.

Yarkony *et al.* propuseram a escala de Yarkony-Kirk em 1990[9]. Essa escala foi comparada à classificação descrita por Shea em 1975 e relatada como uma escala que fornece descrição mais completa da úlcera por pressão, pois tem como vantagens a inclusão da avaliação de áreas com hiperemia, por considerá-las como úlceras (o que ajuda a prevenir deteriorações futuras), bem como a classificação de feridas já cicatrizadas como problema potencial[8]. A nova escala proposta para a avaliação das úlceras por pressão é a seguinte:

- Área com hiperemia
  - Presente há mais de 30min e há menos de 24h.
  - Presente há mais de 24h.
- Ulceração da epiderme e/ou derme, sem observação de tecido adiposo envolvido.
- Tecido adiposo envolvido, sem observação de tecido muscular.
- Musculatura/fáscia muscular envolvidas.
- Tecido ósseo envolvido.
- Envolvimento do espaço articular.

A ocorrência de úlceras por pressão tem sido a preocupação de vários pesquisadores.

Field realizou, em hospitais no nordeste britânico, uma auditoria das práticas em relação às úlceras por pressão, com o objetivo de fornecer subsídios de informações básicas, que são requeridos para avaliar as úlceras por pressão e para conduzir o tratamento, por considerar este um sério problema de saúde[10].

Blaber relatou a importância de conhecimentos básicos e de programas educacionais adequados como elementos essenciais de qualquer iniciativa no cuidado com feridas, fazendo referência a trabalhos que verificaram, em geral, que aproximadamente um em cada dez pacientes desenvolvem úlceras por pressão[11]. A autora fez a descrição das implicações e as intervenções que deveriam ser realizadas e enfatizou a relevância da utilização de um instrumento de avaliação e classificação das úlceras por pressão.

Brandeis *et al.* também usaram uma escala de classificação de úlceras por pressão em estudo realizado com 4.232 indivíduos, objetivando determinar os fatores de risco associados à formação de úlceras por pressão em casas de saúde[12].

Lazarus *et al.* relataram a necessidade da existência de linguagem comum entre os profissionais envolvidos no tratamento de úlceras crônicas[13]. Essa linguagem poderia incluir um sistema de classificação de feridas e descrição dos processos que estão provavelmente afetando a cicatrização. Enfatizaram que a avaliação de uma ferida no ambiente na qual ela ocorre é essencial para diagnóstico, tratamento, conduta e estudo. Dessa forma, avaliação completa da ferida deveria incluir sua extensão, suas características e ações dos hospedeiros que influenciaram o estado da ferida. Sugeriram algumas implementações das diretrizes, que deveriam ser observadas e registradas durante a avaliação de uma ferida, como: área, nível de estruturas envolvidas, determinação da viabilidade tecidual e localização da ferida.

Pierce et al. referiram que os serviços de saúde deveriam preocupar-se com as úlceras por pressão, com maior atenção, pois contribuem para a morbidade e, ocasionalmente, para a mortalidade em pacientes, sugerindo o desenvolvimento e a utilização de métodos que as avaliem[14].

Bergstrom et al. relataram que os custos do tratamento das úlceras por pressão são difíceis de serem estimados, pois estas quase sempre não são documentadas e, em geral, representam uma co-morbidade maior em relação ao diagnóstico primário[15].

Ferrel et al. descreveram uma escala de observação de úlceras por pressão, que, depois de avaliadas as estruturas comprometidas, deveria ser aplicada para se avaliar a qualidade do processo de cicatrização[16]. Foi chamada de escala de Sessing, sendo a seguinte:

- *0*: pele normal, mas com risco de lesão.
- *1*: pele completamente fechada, podendo estar com hipopigmentação ou hiperemia.
- *2*: as bordas da ferida e o seu interior estão preenchidos e os tecidos ao redor estão intactos e não estão hiperemiados.
- *3*: o leito da ferida está sendo preenchido com tecido de granulação róseo, livre de tecido necrótico, com mínima drenagem e mínimo odor.
- *4*: moderado a mínimo tecido de granulação, mínimo tecido necrótico, com moderada drenagem e moderado odor.
- *5*: alta drenagem e odor presentes, hiperemia ou hipopigmentação ao redor da ferida.
- *6*: interrupção da pele ao redor da úlcera primária, drenagem purulenta, odor e/ou tecido necrótico, possibilidade de sintomas sépticos.

Specht et al. descreveram a necessidade de protocolos de avaliação e tratamento de úlceras por pressão, bem como a dificuldade de conhecimento nessa área, por parte dos enfermeiros[17]. Referiram também que pacientes com úlceras resistentes à cicatrização são freqüentemente encaminhados para outros especialistas que também não têm conhecimento suficiente em relação aos princípios de manuseio. Em conseqüência, eles prescrevem tratamentos que, com freqüência, não são resultantes de uma prática fundamentada em pesquisas. Esses autores observaram também que não existia padronização de tratamento e nenhuma forma para evoluir sistematicamente as modalidades de tratamento.

Levine e Totolos relataram que as úlceras por pressão contribuem significantemente para mortalidade, morbidade e estadias hospitalares prolongadas[18]. Ressaltaram que na ocorrência de úlcera, a documentação dos cuidados prestados torna-se necessária como também a revisão dos planos de cuidados interprofissionais, e o conhecimento da biologia da úlcera e o custo-efetividade norteariam a escolha dos produtos a serem utilizados para a cicatrização da ferida. Relataram ainda que, comumente, os hospitais contam com enfermeiros de reabilitação ou estomatoterapeutas, que podem dar excelentes contribuições no cuidado de pacientes com úlceras por pressão. Alertaram também para que não sejam realizados os mesmos erros de tempos anteriores, em que muitos especialistas fizeram uso de lâmpadas quentes, eletricidade, oxigênio hiperbárico, insulina parenteral e aplicação tópica de substâncias diversas, como mel, ácido fórmico, fenitoína e metronidazol. O ponto da questão está em se adotar um método sistemático de assistência e nutrição com um protocolo de cuidados de feridas, avaliando-se custo-efetividade. Esse formulário deve se basear em conhecimento da história natural da cicatrização da ferida e cuidados próprios desta.

Agostini, em estudo comparativo entre dois tipos de curativos utilizados em curativos, utilizou simultaneamente dois tratamentos diferentes no mesmo paciente, que apresentava um ou mais pares de úlceras por pressão, onde cada uma das unidades de cada par, recebeu tratamento diferente[7]. Assim, pôde minimizar a interferência de variáveis de confundimento, pois as variáveis dificultadoras e facilitadoras do processo de reparação tecidual estavam presentes e atuando da mesma forma e intensidade, por se tratar do mesmo indivíduo. Avaliou as úlceras por pressão pelo valor aproximado da área da ferida, calculadas por meio de planimetria computadorizada, comparando as diferenças em relação às áreas iniciais e calculando a velocidade de reparação em cm^2/dia.

Portanto, é conveniente lembrar que, segundo vários autores, as úlceras por pressão contribuem, nas instituições de saúde, não somente para o aumento dos custos envolvidos, mas também para o aumento da mortalidade e morbidade e, dessa forma, não devem ser medidos esforços para a sua prevenção e tratamento, devendo constituir prática de saúde realizada em todos os níveis de assistência, tanto no atendimento ambulatorial, domiciliar, hospitalar, como de reabilitação, propiciando atendimento diferenciado e qualificado de enfermagem, que certamente contribuirá para amenizar a situação epidemiológica desse agravo[11,14,15,18,19].

Reeducação Vesicointestinal e Esfincteriana

A reeducação em disfunções vesicointestinal e esfincteriana deverá receber especial atenção desde a fase inicial, para que em uma fase mais avançada de reabilitação o paciente não sofra as conseqüências de cuidados não realizados na fase aguda.

Atualmente, é conhecido que o estudo da integração dos estímulos vesicais no sistema nervoso central deve considerar, além da integração medular, a integração encefálica[20]. Destacamos algumas estruturas encefálicas e os prováveis comprometimentos subseqüentes às lesões nessas áreas, o que diferenciará a conduta a ser seguida para a reabilitação vesical, uma vez que a micção e a continência estão organizadas de forma independente no cérebro[21]. Estudos com *pet scan* possibilitaram melhor entendimento das áreas cerebrais envolvidas[22].

No córtex cerebral estão as áreas motoras tanto em relação ao detrusor como à musculatura periuretal estriada, sendo estas bilaterais e que, por meio de impulsos facilitadores e inibidores dão lugar à micção voluntária e coordenada. Quando lesionadas, poderão ocasionar estimulação ou inibição da contração do detrusor, afetar a percepção da drenagem vesical, acarretando incontinência de urgência, diminuição da capacidade vesical, abolição do controle voluntário da micção e ocasionalmente retenção urinária. No córtex da cápsula interna, encontramos a representação da musculatura estriada periuretral e lesões nessa área poderão ocasionar a impossibilidade de iniciar e/ou de interromper voluntariamente a micção[23]. Pode-se encontrar, ainda, disfunção vesical após lesões ao nível do trato piramidal, com conseqüentes incontinência urinária, hesitação e gotejamento terminal[24]. As fibras descendentes interligam esse centro com os níveis inferiores localizados em diencéfalo, mesencéfalo, cerebelo e tronco cerebral[20]. Assim também, outras estruturas, quando afetadas, poderão determinar alterações do controle vesical, por exemplo, os núcleos da base, quando afetados, poderão determinar a hiper-reflexia do detrusor, além do aumento do tônus do esfíncter externo; o tálamo, pode estar relacionado à sensibilidade vesical; o sistema límbico à contração do detrusor; o hipotálamo determinando ou a atividade simpática ou a parassimpática visceral; o cerebelo como o responsável pela função moduladora tanto sensitiva como motora, manutenção do tônus periuretral e do assoalho pélvico, cuja lesão poderá ocasionar hiper-reflexia com dissinergia vesicouretral e no controle supressivo dos estímulos miccionais ao nível da ponte, provavelmente coordenando a contração do detrusor e o relaxamento da musculatura estriada periuretral e, por fim, a ponte, na qual encontramos o chamado núcleo detrusor, sendo o principal centro do tronco encefálico responsável pelo controle motor da micção, pois íntegra informações de níveis superiores e as transmite aos centros medulares simpáticos e parassimpáticos[20,23].

Lima indicou a descrição dos fenômenos neurofisiológicos envolvidos na micção, pelo entendimento dos sistemas de alças ou circuitos, propostos por Bradley, sendo o circuito I conectando o córtex do lobo central à formação reticular pontino-mesencefálica do tronco cerebral, o que possibilitaria o controle voluntário do detrusor; o circuito II ou circuito longo, que vai desde a formação reticular pontino-mesencefálica no tronco cerebral até a medula sacra, não incluindo as vias periféricas sensitivas e motoras; o circuito III de vias aferentes do detrusor para a medula com terminações sinápticas com o núcleo do nervo pudendo; e o circuito IV com inervação do córtex frontal para o nervo pudendo e inervação segmentar do músculo uretral externo[25,26].

Em geral, quando a disfunção miccional ocorre depois de trauma craniano fechado, há período de arreflexia do detrusor com consequente retenção urinária e micção em decorrência do excesso de líquido urinário na bexiga, anteriormente chamada de micção por transbordamento. Nessa fase, institui-se o cateterismo vesical intermitente[23,27].

Após a fase aguda, observa-se a existência de um detrusor com atividade reflexa e instável, resultando em capacidade diminuída de armazenamento vesical, aumento da freqüência urinária e volume urinário diminuído a cada micção, urgência e incontinência[28].

É importante a realização de avaliação contínua do hábito miccional do paciente, sendo indicada a utilização de um diário de freqüência e volume urinários, eventos relacionados à incontinência, seus fatores atenuantes e agravantes; entretanto, não dispensando a avaliação por meio de estudo urodinâmico, quando necessário[29].

Com a evolução de sua cognição, o paciente poderá vir a ser beneficiado, ainda com pouco tempo pós-TCE de treinamentos específicos, como a utilização de micção programada.

Nesses casos, a introdução da terapêutica medicamentosa poderá ser benéfica, associada a programa de treinamento condicionado, em que o paciente é orientado a proceder ao esvaziamento vesical voluntário a cada 2h, independentemente do desejo miccional. Orienta-se o responsável pelo paciente para repetir a orientação a cada vez que está programada em horário preestabelecido para a micção, pois dependendo da fase em que se encontra, segundo a escala de cognição, o paciente ainda terá a capacidade de compreender e adequar as orientações oferecidas e recordá-las com a freqüência que o treinamento exige.

O treinamento deverá ser instituído apenas no período de vigília, utilizando-se dispositivos externos para a drenagem de urina durante sono e repouso, por exemplo, um cateter urinário externo para pacientes do sexo masculino (tipo *condon*) ou fraldas com gel absorvente que impeça o extravasamento de urina ao redor da pele para ambos os sexos; também podem ser utilizados absorventes próprios para o sexo masculino, menos volumosos e mais anatômicos, atualmente encontrados até mesmo em supermercados.

Deve-se investigar a ocorrência de alergia ao látex (perguntar sobre irritação da pele ao se encherem balões de aniversário) e também alergia ao consumo de manga e *kiwi*, por apresentarem sensibilidade cruzada ao látex. Em caso de alergia, opta-se por materiais não confeccionados com látex, sendo os de silicone os materiais de escolha, que apesar de mais onerosos, evitam complicações muitas vezes graves.

A indicação do cateter vesical de longa permanência (sonda vesical de demora) restringe-se aos casos de instabilidade hemodinâmica grave, intra e pós-operatório imediato e/ou dificuldades anatomo-estruturais para a introdução de cateter vesical com intervalos freqüentes. Nesse caso, o cateter deverá ser fixado na face medial da coxa, em pacientes do sexo feminino, e na região supra-púbica no caso de paciente do sexo masculino, evitando-se, assim, a fístula penoscrotal, que poderá ocorrer quando o cateter for fixado na raiz da coxa.

Segundo Lenz, a utilização de instrumentos introduzidos pela uretra tem como primeira referência na civilização egípcia (3.000-4.000 a.C.), com a utilização de tubos ocos de cobre e laca[30]. Depois, gregos, romanos e chineses utilizaram instrumento similar, como nas ruínas de Pompéia, em que foram encontrados vários modelos de cateteres uretrais (79 d.C.), sendo Avicena, no século X, quem idealizou o primeiro cateter flexível, com couro de animal. Até o século XIII, foram empregados materiais de prata e seda trançada até que a urologia francesa introduziu materiais com características usadas até nos dias de hoje.

Tanto quanto possível, deverá ser introduzido o cateterismo intermitente, preferencialmente ao cateter vesical de longa permanência, caso o volume residual pós-miccional seja elevado, pois é sabido que volumes residuais pós-miccionais elevados predispõem a infecções do trato urinário e cálculos vesicais.

Sabe-se que a distensão vesical provoca redução da circulação sangüínea da bexiga, com danos ao epitélio e ao músculo detrusor, o que torna o órgão a mais suscetível à invasão bacteriana e, portanto, à infecção urinária.

As vantagens do cateterismo intermitente, com relação ao cateter vesical de longa permanência, são: redução acentuada de estenose e de falsas vias uretrais, infecções urinárias, epididimites e lesões penoscrotais, preservação do estado natural da bexiga, por conseguir, ritmo regular de enchimento-esvaziamento, eliminação do risco de obstrução do cateter, superdistensão vesical e infecção do trato urinário superior, permitindo a atividade sexual e melhorando os benefícios psicológicos para o paciente[31-33].

Antigamente, orientavam-se manobras de esvaziamento vesical, com as quais podemos observar a exteriorização da urina através da uretra, no entanto, sabe-se hoje que essas manobras, por exemplo, a de Credé são ineficazes no esvaziamento vesical, deixando, ainda, resíduo vesical pós-miccional elevado, além de proporcionar micção à custa de altas pressões vesicais, principalmente em homens, sendo responsável por refluxo vesicoureteral e maior freqüência de infecções urinárias[34-36].

Em 1972, Lapides *et al.* difundiram a técnica de realização do cateterismo intermitente, porém utilizando-o de forma não estéril, sendo denominada de cateterismo vesical intermitente limpo e usada não apenas para pacientes portadores de lesão medular, mas para o tratamento de diversas disfunções vesicouretrais, geralmente de origem neurológica, que cursavam com volumes residuais de urina[37].

O cateterismo vesical intermitente pode ser realizado pelo próprio paciente, sendo então denominado autocateterismo intermitente ou realizado por outra pessoa (familiar ou responsável pelos cuidados prestados ao paciente) passando a ser denominado apenas de cateterismo intermitente[38].

Orienta-se a lavagem prévia das mãos, antes de preparar o material que constará de cateter vesical, lidocaína gel a 2%, lenços umedecidos e recipiente para a drenagem de urina, sendo muito prática a utilização de garrafa plástica vazia de água mineral com capacidade de 500mL para esse fim. O cateter vesical poderá ser reutilizado, bastando apenas que seja lavado em água corrente e sabonete líquido logo após o uso, guardado seco, em vasilha plástica fechada. O calibre deverá ser (em adultos) em torno de 10 ou 12Fr, pois calibres mais finos tendem a sofrer torções durante a introdução e calibres mais grossos podem ocasionar traumas uretrais. Os lenços umedecidos são adquiridos comercialmente em farmácias e supermercados, não requerendo o enxágüe da área de pele a ser limpa com estes. Poderão ser substituídos por pequenos pedaços (10 × 10cm) de tecido limpo e macio, umedecidos com água e sabonete líquido, necessitando o enxágüe após a limpeza e antes da introdução do cateter. Orienta-se a não utilização de gazes, pois como são ásperas, acabam por macerar a pele com a utilização freqüente.

Após o preparo do material a ser utilizado, o paciente deve ser posicionado confortavelmente, de forma a relaxar o assoalho pélvico e diminuir a ocorrência de espasmos durante o procedimento.

Sendo o paciente do sexo masculino, poderá permanecer em decúbito dorsal com os membros inferiores ligeiramente flexionados, em posição de Buda, ou, então, sendo preferível a utilização de decúbito lateral, diminuindo a resistência à introdução vesical pelo esfíncter interno. Também poderá estar sentado ou mesmo em pé. Qualquer que seja a posição assumida, o importante a ser lembrado é que o pênis deverá ser posicionado verticalmente ao abdome, tracionando-se em direção à região cefálica para neutralizarmos a angulação na uretra prostática e evitarmos traumatismos nessa região. A limpeza deverá ser iniciada no meato uretral e estendida, em movimentos únicos, circulares ou perpendiculares à região da glande. Após a limpeza, repousar o pênis em um outro lenço umedecido limpo. Em casos de ocorrência de ereção peniana, deve-se introduzir lidocaína gel a 2% no meato uretral e aguardar o seu completo relaxamento, antes da introdução do cateter.

No caso de tratar-se de paciente do sexo feminino, ela poderá estar deitada, de preferência em decúbito dorsal com os membros inferiores ligeiramente flexionados, sentada ou em pé, com uma das pernas apoiada em posição mais elevada. A limpeza ocorrerá no meato uretral, pequenos e grandes lábios vaginais, podendo-se introduzir, ao intróito vaginal, um lenço umedecido para evitar a introdução inadvertida do cateter na vagina.

Após a limpeza da região genital, o paciente ou o responsável pelo procedimento deverá novamente lavar as mãos, ou limpá-las com os lenços umedecidos ou toalha umedecida em sabonete líquido. Além de cateteres flexíveis, em pacientes do sexo feminino, poderão ser utilizados cateteres rígidos, de metal ou de vidro, pois permitem maior durabilidade do material e melhor facilidade de introdução.

A introdução do cateter previamente lubrificado com lidocaína gel a 2%, deverá ser em movimento contínuo, porém lento, não se devendo comprimir a região supra-púbica, evitando-se o aumento da pressão intravesical e conseqüente possibilidade de refluxo para o trato urinário superior. Além disso, o esvaziamento abrupto, sobretudo quando ocorreu grande distensão vesical, poderá provocar sangramento da mucosa vesical, em conseqüência de descompressão brusca.

Em casos de dificuldade motora e/ou visual, poderão ser confeccionadas órteses pelo profissional terapeuta ocupacional, o qual inclusive auxiliará na escolha do material e posicionamento mais adequado à realização do procedimento.

O cateterismo vesical intermitente está contra-indicado nos casos em que se requeira controle rigoroso de volume urinário em intervalos inferiores a 2 ou 3, o que aumentaria muito a freqüência de realização do cateterismo intermitente, na ocorrência de distúrbios mentais, doenças graves com curta expectativa de vida, na existência de falso trajeto uretral, uretrite grave, estenose de uretra não operável por outros motivos, lesão peniana que não permita a introdução do cateter e refluxo vesicoureteral passivo[31,36,39].

Anteriormente à utilização da avaliação por meio da realização de ultra-sonografia com equipamento portátil (*bladder scanner*), o cateterismo intermitente era o padrão-ouro para a avaliação do volume residual pós-miccional em pacientes com disfunção vesical[40]. Atualmente, indica-se a utilização de método não-invasivo para essa avaliação, como descrito pela Jamaica Hospital Medical Center Rehabilitation Unit, que ao utilizar melhorias de *performance* preconizadas pelas Joint Commission on Accreditation of Healthcare Organizations, formou uma equipe composta de um médico, enfermeiro, fisioterapeuta e psicólogo e exploraram as estratégias para melhorar os cuidados com os pacientes com disfunção vesical, com a utilização desse recurso, observando redução de 50% na necessidade de cateterismo intermitente, diminuição do trauma psicológico e físico secundário ao cateterismo, diminuição do tempo de enfermagem e uso de recursos médicos com melhora da auto-estima e do bem-estar dos pacientes. Outros autores também estabeleceram como método de padrão-ouro a utilização desse equipamento para a avaliação prévia ao cateterismo vesical intermitente[41-50].

Com relação à incontinência anal, observa-se que está presente, em geral, concomitante à disfunção vesical, porém com melhor prognóstico de reeducação. Entretanto, quando presente, a reeducação intestinal ainda é quase sempre pouco abordada pela equipe profissional ou mesmo pouco relatada pelo próprio paciente[51]. Também se ressalta a importância do desenvolvimento de instrumentos de avaliação para a identificação dos riscos para a ocorrência de constipação intestinal[52].

A incontinência anal é conceituada, com freqüência, como alteração da capacidade de retenção de gases e/ou de fezes, assim como a sua eliminação em momento e local adequado.

Inicialmente, após o trauma cranioencefálico, o paciente pode apresentar retenção de fezes, muitas vezes por até várias semanas, se não for avaliado e acompanhado de maneira adequada. Precocemente deve-se instituir a avaliação diária das características das fezes, intervir conjuntamente com a equipe interdisciplinar para a promoção de dieta e hidratação adequadas e movimentação passiva de membros inferiores. O enfermeiro deve iniciar massagens de empurramento das fezes, diariamente, exceto quando contra-indicado por razões de ordem clínica. Utiliza-se, para essa massagem, cerca de uma a duas colheres de sopa de creme ou loção hidratante já de uso habitual do paciente ou mesmo óleo de banho (para não ocorrer maceração da pele durante a massagem) e com movimentos únicos, comprimem-se as regiões tênar e hipotenar das mãos do executor da técnica sobre o abdome do paciente, na região dos cólons intestinais, iniciando-se no cólon ascendente, depois em cólon tansverso e finalmente no cólon descendente por cerca de 5min.

Essa massagem, chamada de manobra de Rosing, será mais efetiva se for realizada após cerca de 10min do término das refeições, em particular após o desjejum, por melhor influência do reflexo gastrocólico.

Pode-se realizar a massagem abdominal com o paciente deitado, cabeceira semi-elevada, ou em cadeira higiênica e/ou vaso sanitário, com especial atenção ao posicionamento, que deverá propiciar adequada acomodação do quadril e apoio para que os pés não fiquem dependurados. Propiciar ambiente tranqüilo e privativo, com apenas as pessoas que se fizerem necessárias para o procedimento e auxílio ao paciente nesse momento. Outros recursos, como iluminação menos intensa e música, podem ser benéficos.

Caso o paciente não apresente evacuação há mais de 2 dias ou com evacuação de consistência endurecida, deve-se avaliar se não há impactação de fezes em ampola retal e promover a extração manual de fezes com luvas de procedimentos e lidocaína gel a 2%, antes da massagem abdominal. Atenção especial nos casos de hemorróidas ou extrofia anal.

CONSIDERAÇÕES FINAIS

Espera-se que este trabalho possa ter contribuído, de alguma forma, para o desenvolvimento do profissional enfermeiro e dos demais membros da equipe interdisciplinar, com a certeza de que a enfermagem de reabilitação em breve possa ocupar o seu papel de forma mais abrangente, em benefício da qualidade de vida de nossos pacientes e seus familiares.

Agradecimentos

Ao Centro de Reabilitação e à Diretoria da Prática Assistencial do Hospital Israelita Albert Einstein, aos membros da equipe interdisciplinar a aos pacientes que são os reais motivos de nosso exercício profissional.

REFERÊNCIAS BIBLIOGRÁFICAS

1. HAGEN, C.; MALKMUS, D.; DURHAM, P. *Levels on Cognitive Functioning*. Downey: Rancho Los Amigos Hospital, 1972.
2. GRANT, A. M.; GRINSPUN, D.; HERNANDEZ, C. A. The revision of a workload measurement tool to reflect the nursing needs of patients with traumatic brain injury. *Rehabil. Nurs*, v. 20, n. 60, p. 306-310, 313, Nov.-Dec. 1995.
3. CASTRO, D. S. *Estresse e estressores dos Familiares de Pacientes com Traumatismo Crânio-encefálico em Terapia Intensiva*. Rio de Janeiro, 1999. 144p. Tese (Doutorado) – Escola de Enfermagem Anna Nery.
4. FARIA, A. B.; CRUZ, I. C. F. Diagnósticos de enfermagem em cliente com TCE e em seu familiar e/ou pessoa significativa. *Ver. Bras. Enferm.*, v. 49, n. 4, p. 549-568, 1996.
5. MACHADO, W. C. A. *Minha Prisão sem Grades*. Goiânia: Kelps, 1999.
6. FAZENDA, I. C. A. Interdisciplinaridade: um projeto em parceria. In: SANCHES, V. A. B. *Refletindo sobre a Formação Interdisciplinar do Terapeuta Ocupacional: relação entre a prática e a teoria*. São Paulo, 2003. Dissertação (Mestrado em Educação) – Universidade Cidade de São Paulo. p. 4.
7. AGOSTINI, P. *Estudo Comparativo entre Dois Tipos de Curativos (Solução Aquosa de Papaína a 2% e Hidrocolóide) Utilizados no Tratamento de Úlcera por Pressão em Pacientes Lesados Medulares*. São Paulo, 1998. 107p. Dissertação (Mestrado em Reabilitação) – Universidade Federal de São Paulo.
8. SHEA, J. D. Pressure sores: classifications and management. *Clin. Orthop. Relat. Res.*, v. 112, p. 89-100, 1975.
9. YARKONY, G. M.; KIRK, P. M.; CARLSON, C. et al. Classification of pressure ulcers. *Arch. Dermatol.*, v. 126, p. 1218-1219, 1990.
10. FIELD, G. Practice themes. *Nurs. Times*, v. 89, p. 68-72, 1993.
11. BLABER, C. Centred on excellence. *Nurs. Times*, v. 89, p. 61-66, 1993.
12. BRANDEIS, G. H.; OOI, W. L.; HOSSAIN, M. et al. A longitudinal study of risk factors associated with the formation of pressure ulcers in nursing homes. *J. Am. Geriat. Soc.*, v. 42, p. 388-396, 1994.
13. LAZARUS, G. S.; COOPER, D. M.; KNIGHTON, D. R. et al. Definitions and guidelines for assessment of wounds and evolutions of healing. *Arch. Dermatol.*, v. 130, p. 489-493, 1994.
14. PIERCE, G. F.; MUSTOE, T. A. Pharmacologic enhancement of wound healing. *Ann. Rev. Med.*, v. 46, p. 467-481, 1995.
15. BERGSTROM, N.; BRADEN, B.; BOYNTON, P. et al. Using a research-based assessment scale in clinical practice. *Nurs. Clin. North Am.*, v. 30, p. 539-551, 1995.
16. FERREL, B. A.; ARTINIAN, B. M.; SESSING, D. The Sessing scale for assessment of pressure ulcer healing. *J. Am. Geriatr. Soc.*, v. 43, p. 37-40, 1995.
17. SPECHT, J. P.; BERGQUIST, E.; FRANTZ, R. A. Adoption of a research-based practice for treatment of pressure ulcers. *Nurs. Clin. North Am.*, v. 30, p. 553-563, 1995.
18. LEVINE, J. M.; TOTOLOS, E. Pressure ulcers: a strategic plan to prevent and heal them. *Geriatrics*, v. 50, p. 32-37, 1995.
19. THOMAS, D. R.; GOODE, P. S.; TARQUINE, P. H. et al. Hospital-acquired pressure ulcers and risk of death. *J. Am. Geriatr. Soc.*, v. 44, p. 1435-1440, 1996.
20. IKARI, O.; RICCETO, C. L. Z. Neuroanatomia. In: LEVI D'ANCONA, C. A.; RODRIGUES NETTO JR., N. *Aplicações Clínicas da Urodinâmica*. 3. ed. São Paulo: Atheneu, 2001. cap. 1, p. 1-7.
21. BLOK, B. F. M.; HOLSTEGE, G. The central control of micturition and continence: implications for urology. *BJU Internat.*, v. 83, suppl. 2, p. 1-6, 1999.
22. FOWLER, C. J. Neurological disorders of micturition and their treatment. *Brain*, v. 122, p. 1213-1231, 1999.
23. LLORCA, P. L. Disfunción vesico-uretral por lesion cerebral. In: SALINAS, J.; ROMERO, J. *Urodinamica Clínica*. 2. ed. Madrid: Jarpyo, 1995. cap. 29, p. 485-491.
24. BAD, G.; CARLSSON, D. A.; FALL, M. et al. Cortical evoked potential following stimulation of the urinary bladder in man. *Eletroencephalogr. Clin. Neurophysiol.*, v. 54, p. 494-503, 1982.
25. LIMA, S. V. C. Neurofisiologia da micção. In: LEVI D'ANCONA, C. A.; RODRIGUES NETTO JR., N. *Aplicações Clínicas da Urodinâmica*. 3. ed. São Paulo: Atheneu, 2001. cap. 2, p. 9-13.
26. BRADLEY, W. E.; TIMM, G. W.; SCOTT, F. B. Innervation of detrusor muscle and urethra. *Urol. Clin. North Am.*, v. 1, p. 3-12, 1974.
27. KARLOWICZ, K. A.; MEREDITH, C. E. Adult voiding dysfunction. In: KARLOWICZ, K. A. *Urologic Nursing – Principles and Practice*. Philadelphia: W.B. Saunders, 1995. cap. 14, p. 378-407.
28. WATANABE, T.; CHANCELLOR, M. B.; RIVAS, D. A. Neurogenic voiding dysfunction. In: NITTI, V. W. *Practical Urodynamics*. Philadelphia: W.B. Saunders, 1998. cap. 13, p. 150.
29. SARKAR, P. K.; RITCH, A. E. S. Management of urinary incontinence. *J. Clin. Pharm. Therap.*, v. 25, n. 4, p. 251-263, 2000.
30. LENZ, L. L. Infecção urinária e cateterismo vesical. In: LENZ. L. L. *Infecção Urinária*. São Paulo: BYK, 1994. cap. 12, p. 132-148.
31. BLAS, J. A.; PINTO, A. Disfunción neurógena vésico-uretral. Lesión medular. In: SALINAS, J.; ROMERO, J.; PERALES, L. *Urodinámica Clínica*. Madrid: Vector, 1989. p. 94.
32. PERKASH, J. Intermittent catheterization: The urologist's poin of view. *J. Urol.*, v. 111, p. 356-360, 1974.
33. WARREN, J. W.; MUNCHIE, H. L.; BERGQUIST, E. S. et al. Sequeale and management of urinary infection in the patients requiring chronic catheterization. *J. Urol.*, v. 125, p. 1-8, 1981.
34. BARBALIAS, G. A.; KLAUBER, G. T.; BLAIVAS, J. G. Critical evaluation of the Credé maneuver: a urodynamic study of 207 patients. *J. Urol.*, v. 130, p. 720, 1983.
35. PIETRO, L.; BETHENCIYRTM, F.; DEHAINI, A. et al. Mielodisplasia. Refluxo vésico uretral em las alteraciones de vaciamiento vesical. *Urod. Apl.*, v. 6, n. 3, p. 154-156, 1993.
36. BAKKE, A. Physical and psychological complications in patients treated with clean intermittent catheterization. *J. Urol. Neph.*, v. 150, suppl., 1993.
37. LAPIDES, J.; DIOKNO, A. C.; SILVER, S. J. et al. Clean intermittent self catheterisation in the treatment of urinary tract disease. *J. Urol.*, v. 107, p. 458-461, 1972.
38. ABRAMS, P.; CARDOZO, L.; FALL, M.; GRIFFITHS, D. et al. Padronização da terminologia da função do trato urinário inferior: relato do subcomitê de padronização da sociedade internacional de continência. *Urodinâm. Uroginecol.*, v. 6 n. 2, p. 29-41, abr.-jun. 2003.
39. WEBB, R. J.; LAWSON, A. L.; NEAL, D. E. Clean intermittent self catheterization in 172 adults. *Br. J. Urol.*, v. 65, p. 20-23, 1992.
40. TORRES, S. A.; HOLLEY, J. A.; ANDO, J. et al. Maximizing care outcomes of a patient with impaired bladder function: a PI project in rehabilitation unit. *J. Nursing Care Qual.*, v. 12, n. 6, p. 64-69, Aug. 1998.
41. BARRINGTON, J. W.; EDWARDS, G.; ASHCROFT, M.; ADEKANMI, O. Measurement of bladder volume following cesarean section using bladderscan. *Int. Urogynecol. J. Pelvic. Floor Dysfunct.*, v. 12, n. 3, p. 373-374, 2001.
42. BENT, A. E.; NAHHAS, D. E.; MCLENNAN, M. T. Portable ultrasound determination of urinary residual volume. *Int. Urogynecol. J. Pelvic Floor Dysfunct.*, v. 8, n. 4, p. 200-202, 1997.
43. BORRIE, M. J.; CAMPBELL, K.; ARCESE, Z. A. et al. Urinary tetention in patients in a geriatric rehabilitation unit: prevalence, risk factors, and validity of bladder scan evaluation. *Rehabil. Nurs.*, v. 26, n. 5, p. 187-191, 2001.
44. COOMBES, G. M.; MILLARD, R. J. The accuracy of portable ultrasound scanning in the measurement of residual urine volume. *J. Urol.*, v. 152, n. 6, pt. 1, p. 2083-2085, 1994.
45. FUSE, H.; YOKOYAMA, T.; MURAISHI, Y. et al. Measurement of residual urine volume using a portable ultrasound instrument. *Int. Urol. Nephrol.*, v. 28, n. 5, p. 663-667, 1996.
46. GOODE, P. S.; LOCHER, J. L.; BRYANT, R. L. et al. Measurement of postvoid residual urine with portable transabdominal bladder ultrasound scanner and urethral catheterization. *Int. Urogynecol. J. Pelvic Floor Dysfunct.*, v. 11, n. 5, p. 296-300, 2000.
47. GRANIER, P.; AUDRY, P.; COSTE, B. et al. Place dún échographe vésical portable dans la prise en charge des troubles de la vidange vésicale après accident vasculaire cerebral. *Ann. Readapt. Med. Phys.*, v. 45, n. 4, p. 166-172, 2002.
48. MOORE, D. A.; EDWARDS, K. Using a portable bladder scan to reduce the incidence of nosocomial urinary tract infections. *Medsurg. Nurs.*, v. 6, n. 1, p. 39-43, 1997.
49. ROHDE, T.; JENSEN, K. M.; COLSTRUP, H. Test af ultralydskanner til bestemmelse af urinblaerevolumen. *Ugeskr. Laeger.*, v. 154, n. 49, p. 3499-3501, 1992.
50. SLAPPENDEL, R.; WEBER, E. W. Non-invasive measurement of bladder volume as an indication for bladder catheterization after orthopaedic surgery and its effect on urinary tract infections. *Eur. J. Anaesthesiol.*, v. 16, n. 8, p. 503-506, 1999.
51. SNOOKS, S. F.; SWASH, M. Anorectal incontinence. In: *Urodynamics – Principles, Practice and Application*. 2. ed. Hong Kong: Churchill Livingstone, 1994. cap. 37, p. 523-529.
52. DUFFY, J.; ZERNIKE, W. Development of a constipation risk assessment scale. *Intern. J. Nurs. Prac.*, v. 3, n. 4, p. 260-263, 1997.

BIBLIOGRAFIA COMPLEMENTAR

WARNICK, R.; WILLIAMS, P. L. Esplancnologia. In: WARNICK, R.; WILLIAMS, P. L. *Gray Anatomia*. São Paulo: Guanabara Koogan, 1979. p. 1255-1258.

CAPÍTULO 100

Avaliação e Tratamento Pedagógico na Criança com Trauma Cranioencefálico

Maria Fernanda Pereira de Souza

De acordo com estudos, em traumas cranioencefálicos (TCE), pode-se ler que os danos cerebrais terão como possível conseqüência alteração cognitiva e/ou do funcionamento físico, que acarretarão também em dano social.

Os problemas mais comuns são:

- Alteração de memória.
- Dificuldade de adaptação e interação social.
- Dificuldade em expressões verbais de suas idéias ou sentimentos.
- Limitação no seu rendimento acadêmico.

Essas dificuldades, dentre outras, serão avaliadas e posteriormente a base para a intervenção pedagógica terapêutica. A partir dessas informações, elas deverão ser trocadas com o restante da equipe multidisciplinar (médicos, psicólogo, fonoaudiólogo, terapeuta ocupacional dentre outros profissionais), a fim de trabalho organizado, com objetivo a curto prazo (3 a 6 meses) e integração da equipe.

Os testes pedagógicos, que terão que ser aplicados, serão testes padronizados para sua faixa etária, o que, conseqüentemente se baseará no estágio de desenvolvimento pré-trauma.

Isso resultará na verificação das habilidades preservadas e/ou danificadas e geralmente a pedagogia atenderá o paciente acima dos níveis VI/VII da escala de coma de Glasgow.

Neste capítulo, escrito de forma empírica e prática, com bases teóricas no desenvolvimento cognitivo, seja por abordagens pedagógicas piagentianas, neo-piagentianas, processos de informação contextual, seja por estudos neuropsicológicos e desenvolvimento das áreas corticais, além da neurociência.

O dano cerebral em crianças é diferente dos em adultos e hoje muitas crianças em idade pré-escolar e escolar sofrem danos cerebrais traumáticos.

Aproximadamente 50% dos acidentes são causados por quedas (abaixo dos 5 anos) e atropelamentos (6 a 7 anos), evoluindo para acidentes automobilísticos a partir da adolescência.

As seqüelas dependerão do tempo de coma, amnésia póstraumática (APT), escala de coma de Glasgow e se a lesão foi difusa ou focal.

Assim como já citamos, as crianças que vêm para avaliação pedagógica especializada e futuro tratamento, quase sempre foram vítimas de TCE grave (equivalente a mais de 24h em coma), com seqüelas cognitivas e motoras.

É diferente pela flexibilidade do crânio na infância e há dois fatos a serem levantados:

- O cérebro terá maior amortização e conseqüentemente maior proteção, porém permite-se maior deformação.
- Estiramento e torção do tecido cerebral, que aparecerão como seqüelas mais tardias.

Geralmente as crianças se recuperam melhor de seqüelas de origem focal e pior das difusas.

As lesões focais são responsáveis por afasias, agnosias e apraxias. As difusas, por memória, atenção e velocidade.

Nos TCE graves comumente teremos rendimento intelectual acadêmico abaixo das faixas normais; vale ressaltar que durante os dois primeiros anos pós-lesão, há melhoras significativas das funções cognitivas.

AVALIAÇÃO PEDAGÓGICA

Como se iniciar e realizar avaliação pedagógica em criança com TCE moderado/grave?

Alguns passos são fundamentais:

- Entrevista com os responsáveis.
- Se já freqüentava escola anterior, solicitar material e relatório escolar.
- Verificar *observar/analisar* o quadro clínico e sensório-motor para ver qual canal sensorial está mais intacto (por exemplo, criança sem falta e sem movimentação voluntária de membros superiores [MMSS] e membros inferiores [MMII]).
- Dentre os testes padronizados verificar se existe algum que possa ser aplicado.
- Localizar quais áreas estão mais afetadas (frontal, parietal, temporal, occipital).
- No caso de nenhum teste satisfazer a necessidade, realizar por meio de jogos, histórias, materiais concretos etc. sondagem primeiramente de prontidão, (conceitos, simbolismos) até leitura, cálculo e reversibilidade (não se esquecendo do estágio de desenvolvimento infantil).
- Duração máxima de 1h e 30min, para cada dia de avaliação.
- Pelo resultado de avaliação, formatar tratamento pedagógico com objetivos de curto, médio e longo prazos. Com freqüência, esse tratamento tem período mínimo de 20 meses.
- Devolutiva aos responsáveis e criança/adolescente.
- Se já matriculado ou freqüentando escola, manter intercâmbio e orientação a professores.
- Acompanhamento do conteúdo acadêmico para, em troca com professor, favorecer a melhor apreensão deste.

Terminada a avaliação, inicia-se o tratamento propriamente dito.

INTERVENÇÃO PEDAGÓGICA

De antemão já se sabe que a atenção estará prejudicada e, portanto, o início do tratamento deverá ter espaço físico limitado, estímulos visuais mínimos e colaboração dos familiares na rotina pré-acadêmica ou acadêmica.

Poderemos dividir didaticamente a intervenção pedagógica terapêutica:

- Duração do atendimento de acordo com atenção e fadiga de criança.
- Aumentar gradativamente o atendimento até, no máximo, 1h, 1h e 30min/dia.
- Dividir a terapia em três etapas, sendo a primeira com jogos de atenção/atividades de memória (visual, auditiva visual e tátil), desenvolvimento de atividades dirigidas e, por último, registro (oral, gráfico, por figuras ou gestos). Finaliza-se informando porquê foi realizado e em que melhorarão sua dinâmica social/intelectual/acadêmica.
- Utilização de métodos multissensoriais.
- Uso de recursos audiovisuais dinâmicos, mesclados com atividades sensório-perceptivas.

Por anos de experiência e com base em estudos publicados, vê-se que o sociointeracionismo (Vigotsky) e o método fônico são os mais relevantes em resultados positivos.

No sociointeracionismo teremos dois níveis de desenvolvimento; o primeiro refere-se ao desenvolvimento real (etapas já alcançadas) e o segundo refere-se ao desenvolvimento proximal (que ainda está amadurecendo e necessita de mediação de um adulto), baseando-se em recursos internalizados, como: imagens, representação mentais e conceitos.

Segundo Capovilla, "o método fônico promove o desenvolvimento de consciência fonológica e o ensino explícito das correspondências entre grafemas e fonemas, progride sistematicamente desde os sons das letras, passando pela sílabas, palavras e frases até chegar a textos cada vez mais complexos"[1].

INCLUSÃO DO ALUNO COM TRAUMA CRANIOENCEFÁLICO NA SALA DE AULA COMUM DA ESCOLA REGULAR

Enfim, a criança/adolescente retorna à sala de aula (geralmente a mesma que freqüentava antes do trauma), com suporte pedagógico especializado.

Têm-se duas posições de análise na aceitação do retorno do aluno às aulas:

- Lembrar-se de como ele era em sala de aula antes do trauma e aceitá-lo de imediato.
- Não aceitá-lo por *não reconhecê-lo* como o mesmo, antes do trauma.

Há que se encontrar o equilíbrio fundamentado em leis educacionais que garantem sua vaga em escola regular sempre que possível; porém, incluí-lo significa juntar, introduzir, inserir, envolver e não só receber, colocar o estudante na mesma turma.

Isso denota adaptações físicas e/ou curriculares e a conscientização dos problemas que poderão existir em sala de aula e verificação de que a singularidade humana constitui-se na relação interpessoal.

Concluímos que para a inserção social/acadêmica do paciente acometido por TCE necessita de trabalho de caráter inter/transdisciplinar, passando pela parte clínica, voltando às atividades de vida diária e retornando à sociedade, o que inclui o retorno aos estudos, com resguardo, acompanhamento e orientação de intervenção pedagógica terapêutica especializada, que poderá mediar a cooperação professor × alunos × conteúdo escolar e, assim, a reabilitação de uma pessoa que por acaso terá adversidades motoras-funcionais, que serão trabalhadas com a diversidade, compreendendo-o como um ser dotado de potencialidades infinitas e realizações.

REFERÊNCIA BIBLIOGRÁFICA

1. CAPOVILLA, F. C. (ed.). *Neuropsicologia e Aprendizagem – Uma Abordagem Multidisciplinar*. Scor Tecci, SBNp, 2002.

BIBLIOGRAFIA COMPLEMENTAR

BARBIZET, J.; DUIZABO P. H. *Manual de Neuropsicologia*. Porto Alegre, São Paulo: Artes Médicas, 1985.
BRUST, J. C. M. *A Prática da Neurociência: das sinapses aos sintomas*. Rio de Janeiro, Reichmann & Afonso, 2000.
CATURANI, A. B.; WAJNSZTEIN, R. *Neurologia: uma visão multidisciplinar na aprendizagem*. São Paulo: Olavobrás.
CYPEL, S. A. *Criança com Déficit de Atenção e Hiperatividade – Atualização para pais, Professores e Profissionais de Saúde*. São Paulo: Lemos, 2000.
FLAVELL, J. H.; MILLER, P. H.; MILLER, S. A. *Desenvolvimento Cognitivo*. Porto Alegre: Artes Médicas Sul, 1999.
GUERRA, L. B. *A Criança com Dificuldade de Aprendizagem: considerações sobre a teoria-modos de fazer*. Rio de Janeiro, Enelivros, 2002.
IZQUIERDO, I. *Memória*. Porto Alegre: Artmed, 2002.
JUNQUÉ C. O.; MATARÓ, M. *Traumatismos Crânio Encefálicos: uma abordagem de neuropsicologia e fonoaudiologia*. São Paulo: Livraria Santos, 2001.
LIEURY, A. *Memória e Aproveitamento Escolar*. São Paulo: Loyola, 2001.
RETT, A.; SEIDLER, H. *A Criança com Lesão Cerebral – Problemas Médicos, Educativos e Sociais*. Coimbra: Fundação Calouste Gulbenkian, 1996.
SCHWARTZMAN, J. S. *Transtorno de Déficit de Atenção*. São Paulo: Memnon Edições Científicas, 2001. (Série Neuro-Fácil, 1).
Valle, L. E. L. R. *Temas Multidisciplinares de Neuropsicologia & Aprendizagem*. São Paulo: Robe, 2004.

CAPÍTULO 101

Fisioterapia Respiratória no Paciente com Trauma Cranioencefálico

Leny Vieira Cavalheiro • Milena Carlos Vidotto

INTRODUÇÃO

O objetivo deste capítulo será o de fornecer visão prática dos principais problemas encontrados pela fisioterapia, tanto no manuseio do paciente com trauma cranioencefálico (TCE), como na adequação do suporte ventilatório. Os principais tópicos abordados serão em relação às manobras fisioterapêuticas com ou sem hipertensão intracraniana e a ventilação mecânica no paciente com TCE.

O paciente com trauma craniano pode ser classificado de acordo com o risco de manipulação pelo seu estado de comprometimento cerebral. A atuação fisioterapêutica dependerá basicamente da presença de hipertensão intracraniana ou não.

A hipertensão deve ser controlada durante os procedimentos de fisioterapia. O limite para a decisão de diminuir, aumentar ou parar a manipulação deve ser aquele em que a pressão intracraniana (PIC) fique menor do que 20mmHg. É importante lembrar que longos períodos de PIC aumentados são mais deletérios ao sistema nervoso central (SNC) do que picos isolados. Portanto, todas as manobras de fisioterapia respiratória que alterem a pressão intratorácica repercutirão diretamente no aumento da PIC. A justificativa fisiológica simplificada para tal é que quando aumentamos a pressão intratorácica, elevando a pressão venosa central, diminuímos a capacidade de drenagem venosa cerebral, conseqüentemente teremos aumento da PIC (Fig. 101.1).

A maneira, então, de monitorar o comprometimento do fluxo cerebral é pela pressão de perfusão cerebral (PPC), que deve ser avaliada continuamente durante as manobras de fisioterapia diante de qualquer alteração dos níveis de PIC. A PPC deve estar sempre acima de 70mmHg para preservar a perfusão das áreas isquêmicas cerebrais[1,2]. Para calcularmos a PPC:

$$PPC = PAM - PIC$$

Em que PAM = pressão arterial média, PIC = pressão intracraniana verificadas nos respectivos monitores e PPC = pressão de perfusão cerebral.

MANOBRAS DE FISIOTERAPIA RESPIRATÓRIA

Todas as manobras são passíveis de aplicação nas indicações clássicas nos pacientes com TCE que não tenham hipertensão intracraniana. Entretanto, se há esse sinal clínico temos algumas limitações na indicação de algumas delas.

Há poucos estudos sobre a aplicação das manobras de fisioterapia respiratória em pacientes com TCE que apresentem hipertensão intracraniana.

O efeito de manobras que alterem a pressão intratorácica segue o mesmo raciocínio do mecanismo fisiológico básico de aumento da pressão intracraniana.

Ratjen publicou estudo sobre a aplicação da *compressão torácica* em recém-nascidos[3]. Ele observou que o aumento da pressão aplicada no compartimento torácico e abdominal é diretamente proporcional ao aumento das pressões transpulmonar e intracraniana, porém a PIC demonstrou-se sempre abaixo ou igual à pressão transpulmonar. Os dados sugerem que a técnica é considerada segura apesar de influir nos valores de pressão transpulmonar e intracraniana.

As *manobras de higiene brônquica* comumente utilizadas, como associação de drenagem postural, percussão torácica e aspiração traqueal, são aplicadas com alguns cuidados. A drenagem postural deve respeitar as estratégias de posicionamento para favorecer o retorno venoso cerebral. As posições são adaptadas para promover a eliminação de secreções pulmonares e ao mesmo tempo preservar a PIC em níveis aceitáveis.

A percussão não tem influência direta nessas pressões. É indicada quando há secreção pulmonar. A percussão torácica pode provocar reação de agitação no paciente acarretando indiretamente aumento da pressão intracraniana.

A aspiração traqueal é talvez a técnica que mais tenha efeitos deletérios ao sistema nervoso central. A razão principal é a tosse que ela provoca. Deve ser realizada, porém, quando necessária, com alguns cuidados para minimizar seus efeitos. A seguir podemos listar quais os principais cuidados na aplicação da técnica:

- Posicionamento da cabeça na linha média.
- Decúbito elevado a 30°.

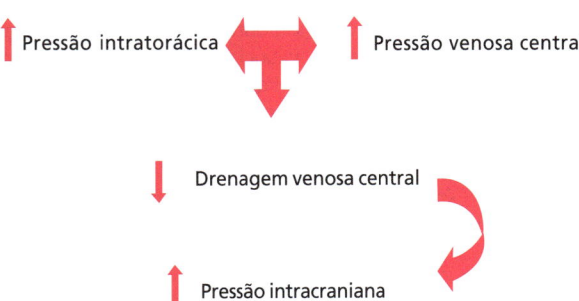

Figura 101.1 – Relação pressão venosa central × pressão intratorácica × pressão intracraniana.

- Fração inspirada de oxigênio a 100%.
- Sedação.
- Sistema fechado de aspiração.
- Observação dos valores de PIC.
- Cálculo da PPC durante a aplicação da técnica.
- Retorno aos valores de PIC basais para repetir a manobra.

Exercícios com pressão positiva intermitente são bem indicados na fase em que o paciente ainda não é capaz de colaborar com o terapeuta. Essa técnica promove melhora na expansão dos pulmões e altera o fluxo aéreo, deixando-o mais turbulento, facilitando a oportunidade de tosse e mobilização das secreções pulmonares. Deve-se ter cuidado também na observação do comportamento de agitação do paciente e em pacientes que apresentem valores de PIC acima de 15mmHg[4,5].

Para evidenciar raciocínio lógico sobre a aplicação de qualquer dessas manobras é necessário avaliar o quanto há de influência na alteração da pressão intracraniana, monitorando sempre o valor da PIC, as reações do paciente e calculando a PPC adequada.

Ventilação Mecânica

A ventilação mecânica invasiva é necessária em pacientes com TCE para manter as vias aéreas pérvias, prevenir broncoaspiração em conseqüência de rebaixamento do nível de consciência e controlar a troca gasosa, principalmente mantendo oxigenação e valores de pressão arterial de gás carbônico ($PaCO_2$) adequados. O TCE provoca, muitas vezes, distúrbios de ritmo respiratório, podendo causar retenção ou queda exagerada de CO_2, e, portanto, alcalose, acidose e/ou hipóxia. Freqüentemente é necessária a ventilação mecânica no pós-trauma imediato e nos primeiros dias para que se possam regular os gases sangüíneos e promover a manutenção da vida do paciente e o não agravamento da lesão cerebral.

Hipertensão Intracraniana

A hipertensão intracraniana (HIC) pós-traumática está associada ao aumento da mortalidade e da morbidade, porque com o aumento da PIC ocorre diminuição concomitante da PPC. A diminuição da PPC reduz o fluxo sangüíneo encefálico (FSE) que já estava comprometido pelo trauma, podendo provocar isquemia e até morte encefálica. A ventilação mecânica pode influenciar a PIC de duas maneiras:

- Alterações da $PaCO_2$.
- Alterações no retorno venoso.

Influência da Pressão Arterial de Gás Carbônico

As arteríolas intracerebrais são sensíveis às alterações na $PaCO_2$. O gás carbônico (CO_2) é o elemento mais potente como mediador da vasodilatação ou vasoconstrição cerebral microcirculatória, porém é improvável que exerça diretamente efeito de vasodilatação ou constrição ao nível das miofibrilas da rede microcirculatória cerebral. Na verdade, elementos, como a adenosina e o óxido nítrico, têm sido, mais recentemente, identificados experimentalmente (ainda sem evidência clínica) como mediadores mais diretos e provavelmente secundários ao efeito mediador do CO_2. Alterações de 1mmHg na $PaCO_2$, normalmente geram modificação na razão percentual de 3% do FSE, desde que os mecanismos de controle de tônus vascular estejam intactos.

Níveis de $PaCO_2$ entre 25 e 33mmHg têm sido utilizados como medida para se diminuir o FSE e, por conseguinte, o volume sangüíneo encefálico, obtendo-se redução da PIC em situações em que ela está elevada. Nos últimos anos, entretanto, essa conduta passou a ser seriamente questionada. Estudos recentes sugerem que o uso prolongado de hiperventilação pode causar resposta adaptativa em algumas horas (até 24h), ocorrendo retorno do pH liquórico ao normal em razão do consumo local de bicarbonato e tampões, mesmo com o pH sangüíneo ainda elevado, ou seja, o FSE poderia voltar ao valor basal antes da hiperventilação, mesmo na vigência de $PaCO_2$ de 25mmHg.

Além disso, alguns estudos sugerem que a hiperventilação prolongada poderia causar situação de hipersensibilidade ao CO_2 em decorrência da depleção dos tampões liquóricos, significando que qualquer retorno da $PaCO_2$ a níveis relativamente mais elevados (por exemplo, pequena elevação de 25 para 28mmHg) poderia ser responsável por hiperfluxo cerebral, com conseqüente aumento da PIC.

O CO_2 também exerce efeitos sobre a oxigenação tecidual cerebral. Alguns estudos sugerem que a hiperventilação exagerada ($PaCO_2$ inferior a 24mmHg) provocaria redução excessiva no FSE, causando algum grau de isquemia. Reduções excessivas do FSE normalmente provocam queda acentuada da pressão parcial venosa de oxigênio (PvO_2), por conta do aumento da extração tecidual de oxigênio.

Por tanto, para adequar a resposta vasoconstritora da $PaCO_2$ em níveis suficientes para controlar a PIC, sem reduzir a níveis críticos, podendo gerar risco na oferta de oxigênio ao cérebro, foi introduzida uma modalidade terapêutica chamada de hiperventilação otimizada, controlada pela extração cerebral de oxigênio (ECO_2). A ECO_2 é uma medida prática para ser realizada à beira do leito que reflete, de forma acurada, o balanço entre o consumo cerebral de oxigênio (CCO_2) e o FSE. A ECO_2 é calculada pela diferença arteriojugular das saturações da oxiemoglobina, com medidas de sangue arterial geralmente obtidas da artéria radial, e medidas de sangue venoso cerebral conseguidas do bulbo jugular:

$$ECO_2 = SAO_2 - SjO_2$$

Em que ECO = extração cerebral de oxigênio, SAO_2 = sangue arterial (concentrado de O_2), SjO_2 = sangue venoso central jugular (concentrado de O_2).

Por meio desses valores podem-se quantificar as alterações de FSE e do consumo, podendo ajustá-los pelo controle da $PaCO_2$. A hiperventilação otimizada consiste em hiperventilar os pacientes com PIC aumentada (acima de 20mmHg), mantendo a ECO_2 em torno de 24 a 42%.

Portanto, a hiperventilação indiscriminada nunca deve ser realizada de forma *profilática*, é preconizado normoventilação ou hiperventilação leve ($PaCO_2$ entre 30 e 35mmHg) associada a outras medidas de controle da PIC, até que se possa realizar tomografia. Quando necessária, a hiperventilação indiscriminada deve ser instituída de forma breve e *desmamada* assim que possível, tão logo se tenha obtido redução estável da PIC. Sempre que possível utilizar a hiperventilação otimizada.

A PaO_2 deve ser mantida entre 80 e 120mmHg e a saturação periférica, acima de 95% pelo ajuste da fração inspirada de O_2 (FIO_2).

Influência da Ventilação Mecânica sobre o Retorno Venoso

As alterações do retorno venoso, causadas pela ventilação mecânica devem-se ao somatório de efeitos desencadeados a partir do aumento da pressão alveolar. Esses efeitos são:

- Compressão das veias intratorácicas com aumento da resistência venosa sistêmica.
- Diminuição da complacência das câmaras cardíacas, o que significa que um mesmo volume sangüíneo em nível atrial deverá gerar pressão atrial direita mais elevada.
- Deslocamento da volemia intratorácica em direção à periferia, com aumento das pressões venosas sistêmicas.

Essas alterações resultam em aumento das pressões venosas sistêmicas e provavelmente também aumento das pressões venosas intracranianas, e, em conseqüência, aumento da PIC.

O comprometimento hemodinâmico, associado a determinado modo de ventilação mecânica, não deve ser analisado de maneira isolada, observando valores de pressão positiva no final da expiração (PEEP), volume corrente, ou de pico de pressão, mas sim, deve-se observar o valor da pressão alveolar (Palv) média, considerando-se que esta reflete um somatório de efeitos durante todo o ciclo respiratório. A pressão das vias aéreas (Paw) média é a principal responsável pelos efeitos cardiovasculares associados à ventilação mecânica. Apesar de a Paw não ser exatamente a Palv, esta correlação da Paw com a hemodinâmica parece se dever ao simples fato de a Paw ser boa estimativa da Palv, desde que em condições de resistência pulmonar próxima ao normal.

Portanto, independentemente do modo ventilatório escolhido para ventilar o paciente com TCE, deve-se ter cuidado com situações que tendem a elevar a pressão média das vias aéreas, comprometendo a situação hemodinâmica e o retorno venoso.

Sendo assim, devem ser analisadas conjuntamente em situação de risco de hipertensão intracraniana as seguintes manobras:

- Aumento do tempo inspiratório.
- Diminuições do tempo expiratório, principalmente quando associados à inversão da relação I:E com geração de auto-PEEP.
- Grandes pausas inspiratórias.
- Uso de altos volumes correntes.
- Uso de fluxos inspiratórios altos e decrescentes.
- Uso de PEEP elevados.

De acordo com o conceito de pressão média das vias aéreas, o modo ventilatório ideal, nessa situação, deveria ter as seguintes características: baixas pressões inspiratórias, baixa relação I:E, baixas chances de gerar auto-PEEP e garantia da ventilação alveolar adequada para controlar a $PaCO_2$. No entanto, não seria possível que um modo isolado apresentasse todas essas características; por isso, qualquer que seja o modo escolhido, é recomendado sempre evitar aumentos na pressão média e controle do CO_2.

A tosse e o assincronismo com o ventilador (esforços expiratórios durante a insuflação pulmonar) podem ser responsáveis por aumentos excessivos das pressões alveolares e isso, numa situação de hipertensão intracraniana, pode ser muito deletério.

Desmame da Ventilação Mecânica

O desmame da ventilação mecânica é demorado, na maioria das vezes, pelas implicações do quadro neurológico e não pulmonar. O trauma de crânio associado a lesões pulmonares lenteia o processo de desmame, assim como acarreta várias estratégias ventilatórias a partir das complicações que se estabelece ao longo da evolução clínica dos pacientes com TCE.

Os métodos ventilatórios utilizados no desmame podem ser: peça em *T* gradativo, ventilação intermitente sincronizada associada à pressão de suporte, pressão de suporte, ventilação de dois níveis (inspiratório e expiratório) e pressão positiva contínua na via aérea.

Há quatro fatores principais que determinam a demanda ventilatória, definida como tarefa ou trabalho a ser executado pelo sistema musculoesquelético respiratório:

- Produção de CO_2.
- Fração inefetiva da ventilação (espaço morto).
- Controle (*drive*) ventilatório.
- Mecânica do sistema respiratório.

A redução da capacidade de gerar determinada pressão inspiratória requerida durante o desmame pode ser proveniente de diminuição da força/*endurance* muscular, Que, na maioria dos pacientes com TCE, a mecânica do sistema respiratório é o ponto de insucesso na retirada da ventilação mecânica, tanto quanto o nível de consciência.

A monitoração dos parâmetros respiratórios segue como a maioria dos processos de desmame difícil, por serem habitualmente prolongados os processos de ventilação.

Para iniciarmos o desmame devemos observar:

- Valores de hemoglobina acima de 12g/dL.
- Estabilidade da mecânica respiratória: broncoespasmos, edemas pulmonares, atelectasias e secreções devem estar sob controle.
- Estabilidade das trocas gasosas: recomenda-se que o paciente seja capaz de obter saturação arterial acima de 90% com FIO_2 de 40% ou menos.
- Estabilidade hidroeletrolítica
- Corrigir os níveis de Ca, Mg, P, K e Na.
- Estabilidade do centro respiratório: quadro neurológico e metabólico estável.

Índices de sucesso no desmame que devemos observar:

- *f/VT*: freqüência respiratória (ciclos/min) sobre volume corrente (L). Valores abaixo de 100 predizem o sucesso do desmame com grande certeza, refletindo a resistência à fadiga diafragmática com padrão de respiração adequado.
- *PaO_2/FiO_2*: pressão parcial de oxigênio sobre a fração inspirada ofertada ao paciente. Valores acima de 200/300 predizem o sucesso do desmame.

Pressão inspiratória máxima (Pimáx) inferior a 20cmH_2O, tentar descobrir a causa e corrigir, após propiciar treinamento muscular.

Treinamento Muscular Respiratório

A musculatura respiratória do paciente com TCE, que foi submetido à ventilação mecânica prolongada, sofre perda de força e *endurance* por desuso. A rapidez da retomada da ventilação espontânea, quando a deficiência muscular é o ponto principal do insucesso, o treinamento é a melhor diretriz do tratamento.

Treinamento durante a Fase de Desmame

Na fase crítica do desmame difícil, a Pimáx pode chegar a níveis muito baixos. É comum encontrarmos níveis de Pimáx abaixo de –10cmH_2O.

É consenso entre os pesquisadores que a Pimáx mínima, para manter a ventilação espontânea, é de –25cmH_2O. Assim, as formas para o treinamento nessa fase crítica são, basicamente: treino com a alteração de sensibilidade do ventilador mecânico ou utilização da corrente elétrica pela estimulação do nervo frênico.

A alteração da sensibilidade, apesar de sofrer influencia na determinação da carga de treinamento por pressão positiva expiratória final e uma opção para o início do processo de adequação da força muscular respiratória.

A estimulação elétrica diafragmática é recurso para otimizar o treinamento. É indicada nessa fase associando-se a ventilação sincronizada, caso haja a colaboração do paciente. Se o nível de consciência ou alteração cognitiva não permitir, temos que regular a freqüência respiratória e a corrente elétrica para o mesmo número de excursões respiratórias por minuto.

A corrente elétrica utilizada para esse estímulo é bipolar e quadrada. Existem equipamentos próprios para esse fim. Podemos sugerir o tipo de formação da curva e modular a corrente elétrica de acordo com o objetivo do fisioterapeuta.

Sugestão da curva:

- *Rampa*: 5 a 7s.
- *Tempo de platô*: 0,5 a 0,8ms.
- *Freqüência*: 20 a 30Hz.
- *Intensidade*: 10 a 20mA.

A freqüência respiratória (FR) e o tempo de terapia são variáveis. Por exemplo: FR de 18 a 20 e tempo de 20 a 30min.

Como localizar o ponto motor:

Posicionar o paciente em decúbito dorsal. Traçar linha imaginária de 10cm do mamilo até a linha axilar e descer dessa topografia 10cm em direção às últimas costelas. O ponto então deverá ser localizado entre as duas últimas costelas. Essa região pode estar alterada quando o tórax for de configuração brevilínea ou longelínea. Após a localização do ponto motor devemos marcá-lo com lápis ou caneta dermográfica. No decorrer da aplicação, o ponto pode deslocar-se com a variação do posicionamento do tronco. Ao verificar que a contração não é mais efetiva, o ponto motor deve ser encontrado novamente.

A melhor forma de posicionar os eletrodos para isso é um fixo abaixo do apêndice xifóide e outro eletrodo tipo caneta para a localização do ponto motor.

Ligar o aparelho nos parâmetros escolhidos, palpar o diafragma com a mão e observar a contração. A intensidade é aplicada de forma crescente, até perceber a melhor contração, seja esta visualizada por ultra-sonografia ou somente pelo exame clínico da palpação.

Nos pacientes em ventilação mecânica observar também a variação do volume corrente durante a aplicação da corrente elétrica.

Após a localização do ponto, fixar o eletrodo lateral.

É importante, para o melhor resultado, estimular o paciente a respirar concomitantemente ao estímulo elétrico.

A confirmação da integridade do trajeto do nervo frênico é necessária se houver histórico de lesão. Podemos averiguar pelo exame de ultra-sonografia transdiafragmática a mobilidade das cúpulas frênicas. Também pela neuroeletromiografia para analisar a resposta do nervo frênico ao estímulo elétrico utilizando os pontos de estimulação atrás do músculo esternocleidomatóideo. Esses exames são para confirmação do diagnóstico de paresia ou paralisia diafragmática. São opcionais conforme a conduta da equipe multiprofissional.

Quando o paciente faz uso de prótese ventilatória, como a traqueostomia, segue-se com a descanulação após o restabelecimento da ventilação espontânea. É fundamental ressaltar que durante o uso da prótese ventilatória, podemos indicar o uso da válvula de fala para propiciar a comunicação verbal, caso o aspecto cognitivo permita.

Após o sucesso na retirada da ventilação mecânica, a abordagem da fisioterapia respiratória continua com o objetivo de promover higiene brônquica e ventilação adequada para o período de menos atividade desses pacientes. As técnicas são aplicadas a partir da avaliação do fisioterapeuta para atingir os objetivos propostos ao tratamento.

REFERÊNCIAS BIBLIOGRÁFICAS

1. ANDRADE, F. C.; ANDRADE JR., F. C. Usos e abusos da hiperventilação nos traumatismos crânio-encefálicos graves. *Arq. Neuropsiquiatr.*, v. 58, n. 3-A, p. 648-655, 2000.
2. CRUZ, J. An additional therapeutic effect of adequate hyperventilation in severe acute brain trauma: normalization of cerebral glucose uptake. *J. Neurosurg.*, v. 82, p. 379-385, 1995.
3. RATJEN, F.; TROST, A.; WELKER, J. et al. The effect of rapid thoracoabdominal compressions on intracranial pressure in newborn lambs. *Pediatric Res.*, n. 38, p. 664-667, 1995.
4. AGENCY FOR HEALTH CARE POLICY AND RESEARCH – AHCPR. Health technology reports: intermittent positive pressure breathing (IPPB) therapy. n. 1, 1991.
5. GONZALES, E. R.; BURKE, T. G. Review of the status of intermittent positive pressure breathing therapy. *Drug Intell. Clin. Pharm.*, v. 18, p. 974-976, 1984.

BIBLIOGRAFIA COMPLEMENTAR

ANDRÉ, C.; FREITAS, G. R. *Terapia Intensiva em Neurologia e Neurocirurgia- Métodos de Monitorização e Situações Especiais*. Rio de Janeiro: Revinter, 2002.

BARBAS, C. S. V.; AMATO, M. B. P. Suporte ventilatório do doente neurológico. In: STÁVALE, M. A. *Bases da Terapia Intensiva Neurológica*. São Paulo: Santos, 1996. cap. 27, p. 533-562.

COPLIN, W. N.; PIERSON, D. J.; COOLEY, K. D. Implications of extubation delay in brain-injured patients meeting stand weaning criteria. *Am. J. Respir. Crit. Care Med.*, v. 161, n. 5, p. 1530-1536, May 2000.

CRUZ, J. Extração cerebral de oxigênio. *Arq. Neuropsiquiatr.*, v. 55, n. 1, p. 24-30, 1997.

CRUZ, J. Hemometabolismo cerebral: parâmetros normais e anormais numa evolução histórica. In: CRUZ, J. *Neurointensivismo*. CBMI. São Paulo: Atheneu, 2002. ano 7, v. 12, cap. 2, p. 13-24.

CRUZ, J. Relevância da otimização ventilatória em hipertensão intracraniana aguda. *Arq. Neuropsiquiatr.*, v. 53, n. 1, p. 131-140, 1995.

FALCÃO, A. L. E.; FILHO, V. P. D.; TERZI, R. G. G. Ventilação mecânica em pacientes com traumatismo cranioencefálico grave: controle pela pressão intracraniana e SjO2. In: CARVALHO, C. R. R. *Ventilação Mecânica*. CBMI. São Paulo: Atheneu, 2000. ano 5, v. 2/9, cap. 7, p. 181-194.

HARDING, J. E.; MILES, F. K.; BECROFT, D. M. Chest physiotherapy may be associated with brain damage in extremely premature infants. *J. Pediatr.*, v. 132, n. 3, pt. 1, p. 131-132, Mar. 1998.

KNIGHT, D. B.; BEVAN, C. J.; HARDING, J. E. et al. Chest physiotherapy and porencephalic brain lesions in very preterm infants. *J. Paediatr. Child. Health*, v. 37, n. 6, p. 554-558, Dec. 2001.

LUERSSEN, T. G. Neurological injuries in infants and children: an overview of current management strategies. *Clin. Neurosurg.*, v. 46, p. 170-184, 2000.

MUIZELAAR, J. P.; MARMAROU, A.; WARD, J. D. et al. Adverse effects of prolonged hyperventilation in patients with severe head injury: a randomized clinical trial. *J. Neurosurg.*, v. 75, p. 731-739, 1991.

SCHIERHOUT, G.; ROBERTS, I. Hyperventilation therapy for acute traumatic brain injury. Review. *Cochrane Database Sust. Rev.*, n. 2, p. CD000566, 2000.

WILKINS, A.; MENON, D. K.; MATTA, B. F. Management of comatose head-injured patients: are we getting any better? *Anaesthesia*, v. 56, p. 350-369, 2001.

CAPÍTULO 102

Terapia Ocupacional no Paciente com Trauma Cranioencefálico

Júnia Jorge Rjeille Cordeiro • Maria Teresa Augusto Ioshimoto

INTRODUÇÃO

Este capítulo tem o objetivo geral de expor os fundamentos para o raciocínio clínico da abordagem terapêutica ocupacional para o portador de seqüelas de trauma cranioencefálico (TCE), a partir da especificidade de seu papel e das diversas fases pela qual passa esse tipo de paciente.

Os objetivos específicos deste capítulo são:

- Fundamentar as bases teóricas do escopo de atuação do terapeuta ocupacional.
- Discutir os aspectos essenciais para a avaliação e o planejamento terapêutico.
- Caracterizar a intervenção nas fases hospitalar, ambulatorial, domiciliar e de manutenção.
- Apresentar os recursos terapêuticos ocupacionais.
- Discutir a importância da pesquisa científica na área e seu impacto no mercado de trabalho.

FUNDAMENTAÇÃO PARA A PRÁTICA TERAPÊUTICA OCUPACIONAL EM TRAUMA CRANIOENCEFÁLICO

O último consenso realizado pelo National Health Institute sobre trauma cranioencefálico estima a existência de 2,5 a 6,5 milhões de portadores de seqüelas desse trauma nos Estados Unidos[1]. Tais seqüelas se manifestam nas esferas física, cognitiva e psicossocial de forma crônica, constituindo-se em importante problema de saúde pública, atingindo especialmente a faixa etária de 15 a 24 anos e a partir de 75 anos, com incidência duplamente maior no sexo masculino[1].

A qualidade de vida do portador de seqüelas de TCE está diretamente ligada às suas possibilidades de reinserção comunitária e à presença mínima de incapacidades, em particular as relacionadas a tomadas de decisão, uso das mãos, controle vesical e integração social, o que aponta a necessidade de acompanhamento desses indivíduos a longo prazo pela terapia ocupacional[2].

Dada a complexidade das seqüelas de TCE na vida do paciente e de sua família, a abordagem dessa problemática só será efetiva se feita por equipe interdisciplinar. Nesse contexto, o terapeuta ocupacional alinhavará os ganhos terapêuticos obtidos com a intervenção de outros profissionais em suas ações voltadas para o resgate das ocupações significativas do paciente, dentro de sua realidade sociofamiliar.

A terapia ocupacional visa auxiliar os indivíduos a se engajarem nas atividades cotidianas que lhe são significativas e necessárias, apesar das deficiências em estruturas corporais e psíquicas, limitações nas tarefas, restrição na participação social ou mesmo dos riscos de desenvolver tais incapacidades[3]. Essas atividades cotidianas, também denominadas ocupações, são classificadas nas seguintes áreas de desempenho ocupacional, as quais se constituem no escopo de atuação da terapia ocupacional[3]:

- *Atividades (básicas) de vida diária (AVD)*: atividades de autocuidado.
- *Atividades instrumentais de vida diária (AIVD)*: atividades mais complexas relacionadas à automanutenção, como fazer compras, cuidar da casa, administrar as finanças pessoais, cuidar de dependentes, cuidar de animais domésticos etc.
- *Atividades educativas*: relacionadas à formação acadêmica e aos processos de aprendizagem.
- *Atividades de trabalho*: relacionadas às funções produtivas remuneradas ou ao trabalho voluntário.
- *Atividades de lazer e brincar*: relacionadas à diversão, ao entretenimento.
- *Participação social*: atividades relacionadas aos padrões de comportamento específicos de papéis desempenhados no meio familiar e comunitário.

Independentemente do momento em que o terapeuta ocupacional aborda o paciente e sua família, seja na fase aguda ou crônica, seja no *setting* hospitalar, centro de reabilitação ou domicílio, ele deve ter em mente o escopo de sua atuação. A sua intervenção compreende desde a restauração de funções e estruturas do corpo até a atuação em instituições comunitárias visando à reinserção social do paciente, conforme sumarizado na Tabela 102.1. Esse quadro conjuga os aspectos relacionados ao modelo de funcionalidade e à incapacidade conforme definido pela Organização Mundial da Saúde (OMS) na Classificação Internacional de Funcionalidades, Incapacidades e Saúde (CIF) e a terminologia correlacionada da terapia ocupacional e suas formas de intervenção[4].

Complementando, esses aspectos da funcionalidade e incapacidade são influenciados diretamente pelos fatores ambientais, que representam as circunstâncias nas quais o indivíduo vive, e pelos fatores pessoais, que se constituem no histórico particular, estilo de vida e características próprias do sujeito independentes de sua condição de saúde/doença[4]. Esse modelo de classificação também é aplicável ao paciente com seqüelas de TCE[5].

TABELA 102.1 – Correlação entre o modelo de funcionalidade e incapacidade da OMS, a terminologia da terapia ocupacional, suas formas e fase de intervenção

TERMINOLOGIA CIF: FUNCIONALIDADE/ INCAPACIDADE	DEFINIÇÃO	TERMINOLOGIA DE TERAPIA OCUPACIONAL	INTERVENÇÃO DE TERAPIA OCUPACIONAL	FASE DE TRATAMENTO EM QUE É MAIS UTILIZADA
Participação/restrições de participação	A participação da pessoa nas situações de vida pode ser estrita em natureza, duração e qualidade	Contextos de desempenho ocupacional; papéis ocupacionais	Compensar e adaptar; prestar serviço de suporte; advogar pelo indivíduo na comunidade	Ambulatorial, domiciliar e manutenção
Atividades/limitação das atividades	Atividades cotidianas podem estar limitadas em sua natureza, duração e qualidade	Áreas de desempenho (AVD, AIVD, trabalho, estudo, lazer, brincar)	Compensar e adaptar	Hospitalar (unidade de internação em clínica médico-cirúrgica), ambulatorial e domiciliar
Funções e estruturas do corpo/deficiência	Perda ou anormalidade de estruturas corporais ou de funções fisiológicas ou psicológicas	Componentes do desempenho (força muscular, amplitude de movimento, percepção, sensibilidade etc.)	Remediar e restaurar	Hospitalar (CTI e unidade de internação em clínica médico-cirúrgica) e domiciliar
Condição de saúde (distúrbio ou doença)	Alterações patológicas; sinais e sintomas	Potencial biológico, cognitivo, psicológico e social	Remediar e restaurar	Hospitalar (CTI)

AIVD = atividades instrumentais de vida diária; AVD = atividades (básicas) de vida diária; CIF = Classificação Internacional de Funcionalidades, Incapacidades e Saúde; CTI = centro de tratamento intensivo; OMS = Organização Mundial da Saúde.

Outro aspecto importante na fundamentação da intervenção terapêutica ocupacional nessa área é a conjugação das abordagens reabilitadora e neurodesenvolvimental. Enquanto a primeira visa compensar os déficits e propiciar a utilização imediata do potencial existente nas ocupações significativas, a segunda abordagem, *paralelamente*, buscará estimular as capacidades do indivíduo para responder, de forma cada vez mais participativa e adequada, às demandas internas e externas[6,7]. Assim, procura-se manter o paciente e a família motivados com o tratamento, uma vez que se adaptam às condições para a imediata participação nas ocupações, enquanto se aguarda o desenvolvimento neurológico das habilidades; processo que implica tempo maior de investimento por parte de todos os envolvidos e, uma vez que se sabe que a recuperação dessas habilidades pode não ser total e se encontra na dependência da localização e extensão da lesão, da idade e das condições gerais de saúde do paciente[8].

Os objetivos específicos da terapia ocupacional para o portador de seqüelas de TCE são[9]:

■ Desenvolver a função percepto-sensório-motora e a integração sensorial.
■ Melhorar o controle motor voluntário.
■ Aumentar gradualmente a tolerância e o envolvimento com as ocupações.
■ Desenvolver habilidades para solução de problemas durante as atividades funcionais.
■ Prevenir e tratar deformidades.
■ Desenvolver métodos de compensação ou adaptação do indivíduo e do ambiente, indicando e treinando no uso de equipamentos e acessórios especiais, facilitando acessibilidade, comunicação e independência.
■ Promover o processo de reinserção social, mediando as habilidades desenvolvidas no processo de reabilitação interdisciplinar com os requisitos comunitários, seja no domicílio ou em ambientes escolares, laborais e de lazer.

BASES PARA A AVALIAÇÃO E O PLANEJAMENTO DA INTERVENÇÃO TERAPÊUTICA OCUPACIONAL

Qualquer que seja a fase do tratamento em que o paciente faça o primeiro contato com o terapeuta ocupacional, dois aspectos são fundamentais para o planejamento de sua intervenção:

■ Contato com a família: diante das dificuldades cognitivas apresentadas em maior ou menor grau pelo paciente, a família se constitui em importante fonte de informação sobre a vida pregressa ao TCE, fornecendo elementos que propiciarão ao terapeuta traçar objetivos e utilizar recursos terapêuticos em ressonância com as raízes socioculturais e de papéis ocupacionais, hábitos e rotinas do paciente[10].
■ Elaboração de avaliação *top-down* (de cima para baixo) em vez de avaliação *bottom-up* (de baixo para cima), ou seja, elaborar um roteiro que permita a avaliação se iniciar pelas perdas de papéis ocupacionais, seguidas das atividades comprometidas no desempenho desses papéis e, por fim, das estruturas corporais afetadas no desempenho dessas tarefas[11]. Dessa forma, não se perde o foco no contexto biopsicossocial do paciente e da importância das ocupações neste. O que não quer dizer que se trabalhará para retornar ao paciente à vida exatamente igual ao período pré-TCE, pois se sabe das graves seqüelas a que o paciente poderá estar submetido. As próprias expectativas do paciente e da família poderão ser reavaliadas com eles pela evolução do tratamento e pela interação com a equipe interdisciplinar, as quais fornecerão subsídios importantes sobre o prognóstico nas áreas que interferem direta ou indiretamente no alcance dessas expectativas.

Da unidade de terapia intensiva (UTI) à reinserção social, a terapia ocupacional tem funções a desempenhar com o paciente e a família da vítima de TCE. Os objetivos e os recursos a serem utilizados na intervenção terapêutica devem se basear no nível de função cognitiva apresentado em cada uma dessas fases e na evolução do caso como um todo, considerando-se também as seqüelas motoras e os recursos profissionais, familiares e comunitários disponíveis.

Para nortear as avaliações e os planejamentos de intervenção, o terapeuta ocupacional deve utilizar alguns parâmetros objetivos para a função cognitiva, de independência funcional e de desempenho de papéis ocupacionais. Esses parâmetros são essenciais não somente para o tratamento individual de cada caso, bem como do ponto de vista estratégico, no que tange à apresentação de resultados para as instâncias administrativas e científicas, às quais se vinculam o serviço de terapia ocupacional de cada instituição. A utilização de parâmetros objetivos e validados é fundamental para se comprovar a eficiência, a eficácia, a qualidade e a relação custo-benefício do serviço para os pacientes, suas famílias e as fontes financiadoras do tratamento[12,13].

A *Lowestein Occupational Therapy Cognitive Assessment* (LOTCA) é útil para determinar o perfil das habilidades cognitivas que fundamentarão o planejamento da intervenção terapêutica ocupacional[14]. Essa bateria avalia os aspectos de orientação, percepção visoespacial, praxia, organização visomotora e operações do pensamento[14,15].

A Escala Revisada dos Níveis de Função Cognitiva do Rancho Los Amigos fornece as diretrizes para as ações apropriadas de toda a equipe interdisciplinar, bem como as orientações que devem ser fornecidas à família em cada fase[16]. Essa escala pode ser correlacionada ao grau de dependência apresentado pelo paciente, tomando-se por base os aspectos funcionais cognitivos:

- *Nível 1*: sem resposta aos estímulos externos – necessita total assistência.
- *Nível 2*: respostas generalizadas – necessita total assistência.
- *Nível 3*: respostas localizadas – necessita total assistência.
- *Nível 4*: confuso, agitado – necessita assistência máxima.
- *Nível 5*: confuso, inapropriado, não-agitado – necessita assistência máxima.
- *Nível 6*: confuso, apropriado – necessita assistência moderada.
- *Nível 7*: automático, apropriado – necessita assistência mínima nas habilidades para a vida diária.
- *Nível 8*: intencional, apropriado – necessita supervisão.
- *Nível 9*: intencional, apropriado – se necessário, solicita supervisão.
- *Nível 10*: Intencional, apropriado – possui independência modificada.

A evolução do grau de independência nas atividades de vida diária pode ser mensurada pela medida de independência funcional (MIF), cujos aspectos motores e cognitivos dimensionarão para a família, a equipe e a fonte pagadora (decisão dos convênios sobre a necessidade de serviço de cuidados de enfermagem domiciliar) a necessidade real de auxílio requerido pelo paciente, como se constitui também em avaliação capaz de medir um dos *inputs* específicos da terapia ocupacional na reabilitação do paciente com TCE, que é o engajamento do indivíduo nas atividades funcionais e o estímulo à independência nestas[3,8,9,17-19]. Os domínios avaliados pela MIF são: autocuidado (alimentação, higiene pessoal, banho, vestir tronco superior, vestir tronco inferior, utilização do vaso sanitário), controle de esfíncteres (controle da urina, controle das fezes), mobilidade (transferências: do leito, cadeira, cadeira de rodas; vaso sanitário; banheira, chuveiro), locomoção (marcha/cadeira de rodas, escadas), comunicação (compreensão, expressão) e cognição social (interação social, resolução de problemas, memória). Os critérios de avaliação para cada aspecto variam de 1 a 7, compreendidos na seguinte escala:

- Graus de independência:
  - *Grau 7*: independência completa – a tarefa é realizada de forma segura, sem auxílio técnico e em tempo razoável.
  - *Grau 6*: independência modificada – a tarefa requer um auxílio técnico seja na forma de adaptação ou uso de órtese, prótese, aumento do tempo para a execução ou não pode ser realizada em condições de segurança suficientes.
- Graus de dependência modificada:
  - *Grau 5*: requer supervisão ou preparação – o paciente necessita somente da presença de alguém ou comando verbal ou controle ou a preparação de objetos, sem o contato físico com este auxiliar, para ao desempenho da tarefa.
  - *Grau 4*: requer auxílio com contato mínimo – o contato com o auxiliar é puramente tátil e o paciente realiza 75% ou mais do esforço.
  - *Grau 3*: requer auxílio moderado – o paciente requer mais que um contato leve e realiza de 50 a 75% do esforço.
- Graus de dependência completa:
  - *Grau 2*: requer auxílio máximo – o paciente realiza de 25 a 50% do esforço.
  - *Grau 1*: requer auxílio – o paciente realiza menos de 25% do esforço.

Para um trabalho significativamente amplo no que tange às atividades funcionais, faz-se necessário avaliar o impacto do TCE não apenas no grau de dependência/independência apresentado a cada fase de evolução pós-TCE, bem como é importante avaliar esse impacto na carreira ocupacional do paciente. Essa carreira se constitui no histórico de papéis ocupacionais assumidos pelo indivíduo no meio sociofamiliar ao longo de sua vida[20]. Os papéis ocupacionais "influenciam a maneira e o conteúdo da interação de uma pessoa com outras, as tarefas que realizam rotineiramente e quando as fazem. Papéis fazem as pessoas terem expectativas no desempenho de suas tarefas e no uso do seu tempo, fornecendo, assim, estrutura e regularidade às suas vidas e canalizando as ações das pessoas em padrões e tarefas necessárias... Por causa dos papéis e hábitos, a maioria das rotinas de vida diária se desdobram automaticamente e de maneira previsível"[10].

Os papéis ocupacionais podem ser avaliados pela Lista de Identificação de Papéis Ocupacionais[21]. Tal avaliação mostrou-se útil no planejamento da reabilitação a partir da identificação das habilidades específicas a serem desenvolvidas para papéis avaliados como importantes pelo paciente, gerando, dessa forma, um programa que tem a visão centrada no cliente[22,23]. Esse instrumento pode ser também utilizado em pesquisas sobre o alcance da reabilitação, uma vez que disfunções físicas e psicossociais afetam o desempenho de papéis ocupacionais, os quais merecem intervenção, já que se constituem em parte essencial do funcionamento ocupacional do ser humano[10,24].

TERAPIA OCUPACIONAL NA FASE HOSPITALAR

A fase hospitalar para a vítima de TCE e sua família é uma fase crítica, especialmente durante a permanência no centro de tratamento intensivo (CTI, compreendido pelas unidades de terapia intensiva e semi-intensiva) até que o paciente alcance a devida estabilidade para ser transferido para unidade de internação de clínica médico-cirúrgica. A questão da sobrevivência e o despertar do coma são os focos da equipe interdisciplinar e da própria família.

A reabilitação precoce na fase hospitalar produz resultados funcionais significativos medidos pela MIF e o terapeuta ocupacional pode ser introduzido na equipe desde a fase de CTI, a partir da liberação pelo médico[25]. Essa liberação levará em conta, principalmente, a evolução clínica que permita ao paciente ser beneficiado por procedimentos dirigidos para as funções corporais (físicas e cognitivas), consideradas as bases para a execução das atividades e, por fim, da participação social[4].

Os objetivos da terapia ocupacional nessa fase são:

- Prevenir deformidades e lesões de nervo periférico causadas por imobilidade e alterações tônicas.
- Aumentar progressivamente o nível de consciência.

O terapeuta ocupacional considerará o nível cognitivo do paciente ao propor sua intervenção, de forma que a estimulação possa ser neurologicamente integrada, produzindo respostas cada vez mais consistentes e elaboradas. A intervenção deverá também levar em conta o contexto da unidade de terapia intensiva ou semi-intensiva, que se caracteriza por alguns fatores delicados que diferenciam as ações de reabilitação precoce comparadas à reabilitação em fase ambulatorial, os quais são: o paciente está monitorado (pressão arterial, saturação de oxigênio, freqüência cardíaca), traqueostomizado com ou sem válvula de fala, em uso de ventilação mecânica, medicações por via endovenosa, alimentação enteral ou parenteral, cuidados diversos de enfermagem nas 24h do dia, rotina com atuação de diversos profissionais, possibilidade de o paciente estar em isolamento para prevenção de infecção hospitalar. Na unidade de terapia semi-intensiva em hospitais privados é permitida a presença de familiares em acompanhamento contínuo no quarto do paciente. O terapeuta terá que manejar adequadamente esses acompanhantes, para se constituírem em importantes aliados nas ações de reabilitação precoce, conduzindo esse potencial em estímulos bem dosados e direcionados.

O programa de terapia ocupacional deverá ser alocado na planilha de cuidados semanais que é organizada e administrada pela enfermagem. O terapeuta ocupacional deverá receber, da equipe, as orientações necessárias das precauções específicas ao lidar com o paciente no contexto descrito anteriormente, à qual ele deve sempre se referir em caso de dúvidas e intercorrências. Em decorrência da possibilidade de instabilidades no quadro clínico nessa fase, a intervenção do terapeuta ocupacional deve ser constantemente avaliada e ajustada.

Em relação aos pacientes que estão em isolamento, o terapeuta ocupacional deve seguir as regras institucionais de precaução padrão e específica no controle de infecção hospitalar. Nos casos de precaução de infecção por contato, o terapeuta deve solicitar à família que forneça os materiais para uso privativo do paciente que serão utilizados na estimulação sensório-cognitivo-motora, uma vez que, geralmente, eles não são passíveis de sofrerem processos efetivos de higienização e descontaminação. Por esse motivo, o terapeuta não deve utilizar com o paciente, os materiais e acessórios pertencentes ao serviço de terapia ocupacional, os quais poderão ser compartilhados com outros pacientes que não exigem essas precauções.

No relacionamento com o paciente, o terapeuta deve, em todas as sessões, chamá-lo pelo nome (ou apelido indicado pela família), deve apresentar-se, dizendo seu nome, a profissão, informando ao paciente a data e o horário, avisando o que será feito (uma mudança de posição, a aplicação de algum estímulo sobre a pele, colocação de órteses) e aguardando a resposta de cada uma dessas ações. Esses cuidados fornecerão ao paciente, gradativamente na medida em que eleva seu nível de consciência, a segurança em relação às sensações corporais, fatos e pessoas que o circundam[7].

Conforme o terapeuta ocupacional começa a colher resultados, no sentido de conhecer as melhores estratégias em cada momento e para cada objetivo, essas estratégias devem ser compartilhadas com a família e a equipe interdisciplinar para que haja continuidade e freqüência adequada dos estímulos e cuidados recomendados pelo terapeuta. Portanto, a orientação da família e da equipe é um aspecto fundamental e integrador das ações do terapeuta ocupacional em prol dos ganhos funcionais do paciente.

Ao ser transferido do CTI para uma ala de internação de clínica médico-cirúrgica, os objetivos da fase anterior se mantêm (ver Tabela 102.1), especialmente se as funções cognitivas permanecerem até o nível 5 da Escala Revisada do Rancho Los Amigos. Livres das restrições próprias da fase de CTI, o terapeuta, o paciente e a família conseguem ampliar os objetivos em busca da independência gradual nas atividades básicas de vida diária. Pode ser que ainda o paciente necessite utilizar alimentação enteral. Pode ser que ele ainda esteja colonizado ou infectado por microrganismos que o levem ao isolamento para precaução de infecção por contato. Pode ser que ele ainda esteja traqueostomizado e não use válvula de fala para se comunicar. Mesmo assim, o terapeuta ocupacional deve e pode ampliar o escopo de sua intervenção, pois se vislumbra, a curto ou médio prazo, a alta hospitalar e todos os recursos que serão necessários à retomada da vida do paciente e da família na vigência de uma seqüela de TCE.

À orientação temporoespacial, à estimulação sensorial e ao posicionamento no leito, somam-se procedimentos de treino de coordenação motora e treino em atividades básicas de vida diária, introdução de atividades de lazer e sociais adaptadas à condição hospitalar, considerando nível cognitivo vigente e estimulando as funções cognitivas conforme o potencial de cada recurso terapêutico ocupacional utilizado. A orientação da família e da equipe se mantém, incorporando agora as novas atividades nas quais o paciente está sendo estimulado a ganhar independência gradativa.

Caso haja perspectiva do paciente necessitar de cadeira de rodas por período que se estenderá após a alta hospitalar, este é o momento de se fazer avaliação para a adequação postural do paciente e indicação do equipamento a ser adquirido ou alugado pela família.

O paciente será atendido dentro do próprio quarto de internação, bem como em serviço ambulatorial existente no hospital em que há mais recursos terapêuticos para alguns procedimentos específicos, desde que haja liberação médica para tal, considerando suas condições clínicas, motoras e cognitivas de se beneficiar desse espaço de atendimento. Podem também ser utilizados os espaços sociais no hospital, como lanchonete, restaurante, jardins, revistaria entre outros, como forma de aproximar o paciente gradativamente de atividades comunitárias, em substituição às atividades desenvolvidas em meio caracterizadamente hospitalar. McLaughin e Peters sugerem forma alternativa de progressão para a alta domiciliar que se constitui em transferência do paciente para unidade de transição bem mais parecida com uma residência do que com o hospital, a qual aponta resultados funcionais melhores com que a alta para o domicílio diretamente após a fase hospitalar[26].

É possível envolver os pacientes que, por motivos diversos, têm internação prolongada na unidade médico-cirúrgico, em atividades sociais fora do hospital, desde que haja consentimento médico e que esta seja devidamente planejada para garantir o aproveitamento e a segurança do paciente.

Uma visita domiciliar preparatória, para receber o paciente de volta ao seu domicílio, deve ser feita próxima à alta hospitalar.

FASE AMBULATORIAL E DOMICILIAR

Após a alta hospitalar, o ideal é que o paciente seja encaminhado a um centro de reabilitação, no qual ele e sua família continuarão a ter assistência de equipe interdisciplinar, dada a complexidade das conseqüências das seqüelas na vida diária de todos.

Nessa fase, o terapeuta ocupacional prossegue seu trabalho ampliando agora o escopo de sua intervenção para a independência nas atividades instrumentais de vida diária, atividades educacionais, laborais e de lazer na comunidade. A aplicação de instrumentos de avaliação, como a MIF e a lista de identificação de papéis ocupacionais, deve ser periódica para medir os ganhos funcionais e determinar os aspectos que precisam ser enfocados na intervenção. Outras escalas e formas de mensuração devem ser agregadas, se necessário, para acompanhar a evolução em diversos aspectos, como amplitude de movimento em tratamentos para deformidades, escalas que medem uso funcional de membros superiores, qualidade de vida, reinserção social, entre outras.

Os aspectos trabalhados nas fases anteriores devem ser continuamente reavaliados para verificar a necessidade de ações relacionadas a reeducação sensorial, adequação postural e ambiental do domicílio, prevenção e tratamento de deformidades. A intervenção terapêutica ocupacional continuará privilegiando as funções corporais (físicas e cognitivas), as tarefas e os papéis ocupacionais, em treinamentos de habilidades básicas como coordenação motora de membros superiores, troca de dominância manual se necessário, treino de escrita, bem como em treinamento aplicado diretamente à atividade funcional. Essas atividades podem ser simuladas em Laboratório de Atividades de Vida Diária, que deve incluir as atividades praticadas em ambientes domésticos e as atividades próprias de ambientes comunitários, segundo enfatiza o Modelo de Reabilitação Cognitiva Funcional[27,52]. Além disso, elas poderão ser estendidas para locais na comunidade e no domicílio do paciente.

O retorno ao trabalho e à direção de automóveis são duas atividades extremamente complexas que requererão elementos de avaliação neuropsicológica e psicossocial associados nas fases de tomada de decisão sobre sua viabilidade, implantação e acompanhamento.

O atendimento em terapia ocupacional pode: ser individual ou em grupo, enfatizar a aplicação de técnicas terapêuticas ou enfocar a questão educativa do paciente e família, acerca dos diversos aspectos relacionados às atividades funcionais e ao portador de seqüelas de TCE.

Em alguns casos, em que fatores complicadores do ponto de vista clínico ou sociofamiliar tornam o atendimento ambulatorial inviável, a continuidade da fase hospitalar dar-se-á via atendimento domiciliar. Nessa situação, o terapeuta ocupacional procurará adaptar-se às condições de espaço físico, recursos terapêuticos, interação familiar e rotinas próprias do domicílio e cuidados do paciente, para promover seus objetivos funcionais. Será necessário esforço maior, mas não menos importante, para manter o contato com os demais profissionais de saúde que continuam prestando assistência ao caso, para que a interdisciplinaridade possa ser praticada e, dessa forma, potencializar os recursos da equipe na abordagem do caso.

FASE DE MANUTENÇÃO

Quando houver a estabilização da evolução conforme demonstrado pela(s) escala(s) de avaliação escolhida(s) para cada caso ou na impossibilidade de continuação do tratamento em centro de reabilitação ou via atendimento domiciliar, o paciente pode ser encaminhado para grupos de atividades sociais, educativas, laborais ou de lazer na comunidade como forma de manutenção dos ganhos terapêuticos obtidos nas fases anteriores. Nesse momento, o terapeuta ocupacional muda o enfoque de seu acompanhamento, passando a orientar a família e outros membros da comunidade na qual o paciente está inserido, no sentido de buscar sempre a melhor adaptação e recursos compensatórios aos déficits residuais nas atividades lá desempenhadas. O acompanhamento poderá ser trimestral, semestral ou anual, conforme a necessidade apontada pelas escalas de avaliação e demandas apresentadas pelo paciente e por aqueles que com ele convivem.

Na fase de manutenção, a freqüência dos contatos com o terapeuta ocupacional diminui, mas esse profissional continua a emprestar seu olhar funcional e holístico no restante da vida do portador de seqüela de TCE, enquanto houver avaliação objetiva da situação que conjuga os déficits, o potencial, o desejo do paciente, a realidade em que ele está inserido e os recursos terapêuticos ocupacionais.

RECURSOS TERAPÊUTICOS OCUPACIONAIS

Análise de Atividade

A análise de atividade é um instrumento de uso específico do terapeuta ocupacional, por meio do qual ele determinará a validade das atividades terapêuticas. Pela análise de atividade, o terapeuta procurará garantir que as atividades utilizadas em sua abordagem[28-32]:

- Sejam dirigidas a um objetivo.
- Tenham significado para o paciente no que tange a suas necessidades, interesses e histórico pessoal.
- Requeiram envolvimento ativo do paciente.
- Sejam direcionadas à prevenção de disfunção e/ou manutenção ou melhoria da função e qualidade de vida.
- Reflitam o envolvimento do paciente em situações práticas de vida diária.
- Sejam adaptáveis e graduadas no que concerne às limitações e aos potenciais do paciente e da atividade.
- Sejam determinadas pelo terapeuta ocupacional com base técnico-científica.

Os seguintes elementos fazem parte do protocolo de análise de atividades[29]:

- *Aspectos gerais*: descrição do procedimento; tempo, espaço físico, materiais e equipamentos requeridos; especificidades relativas à idade e ao sexo; custo; adaptabilidade; segurança e precauções; aplicabilidade como recurso vocacional.
- *Aspectos motores*: posicionamento, amplitude de movimentos, força muscular e resistência requeridas, ritmo e repetições, destreza manual, tipo de coordenação motora envolvida.
- *Aspectos sensoriais*: visual, auditivo, gustativo, olfativo, tátil, vestibular.
- *Aspectos perceptivos*: integração dos sentidos, figura-fundo, relações espaciais, cinestesia, propriocepção, estereognosia, formas, cores, planejamento motor, integração bilateral, esquema corporal.
- *Aspectos cognitivos*: habilidade de organização, solução de problemas, raciocínio, atenção, concentração, capacidade de seguir instruções, leitura, interpretação de sinais e símbolos, planejamento, criatividade, crítica.

- *Aspectos emocionais*: gera passividade ou agressividade, possibilita a gratificação imediata ou não, é estruturada ou semi-estruturada, grau de probabilidade de sucesso ou fracasso, estimula a independência ou dependência, simbolismo envolvido, teste de realidade, manejo de sentimentos, controle de impulsos.
- *Aspectos sociais*: interação requerida, potenciais de competição ou cooperação, responsabilidade envolvida, comunicação necessária.
- *Aspectos culturais*: relevância pessoal, sistema de valores, conexão com situações de vida diária.

Portanto, por meio da análise de atividade, o terapeuta ocupacional está instrumentalizado a selecionar e adaptar as atividades terapêuticas. A utilização de atividades também propicia evidências de como cada aspecto mencionado na análise de atividades se manifesta durante as ocupações, proporcionando à equipe importante *feedback* funcional. O uso desse instrumento, não exclui a possibilidade de atividades de livre escolha pelo paciente, as quais, em algumas situações, são essenciais para facilitar a auto-expressão e reforçar o vínculo do paciente com o tratamento e a sua auto-estima, e que podem igualmente ser analisadas, adaptadas e manejadas terapeuticamente pelo profissional[33].

Posicionamento

O posicionamento do paciente em qualquer das fases é de extrema importância, considerando-se a imobilidade total ou parcial de seguimentos corporais e as alterações de tônus muscular. O posicionamento adequado visa promover a manutenção da postura funcional, o relaxamento do tônus muscular e a melhora da capacidade respiratória. Ele visa também prevenir a instalação de padrões anormais de postura que podem resultar em deformidades, contraturas e úlceras de pressão. O posicionamento corporal, que permita ao máximo a estimulação das habilidades sensório-percepto-motoras, é um aliado essencial nos processos de neuroplasticidade cerebral, em direção à reorganização cerebral após trauma[34,35].

O terapeuta ocupacional atuará especialmente com a equipe de fisioterapia e enfermagem na busca do melhor posicionamento nas diversas posturas no leito, poltrona, cadeira de rodas, cadeira comum ou assento do automóvel.

Durante sua intervenção, o terapeuta ocupacional deverá:

- Orientar a posição da cama dentro do quarto para evitar posturas viciosas da cabeça que se volta sempre para o mesmo lado de onde vêm os estímulos dos cuidadores.
- Orientar os cuidadores a prestarem assistência abordando o paciente alternadamente dos dois lados para não reforçar eventuais negligências em algum dos hemicorpos.
- Reforçar que se cumprimente o paciente tocando em sua mão e membro superior, mesmo que estes estejam plégicos (o que não impede que o paciente utilize sua mão funcional para cumprimentar também).
- Orientar a exposição do membro superior lesado enquanto o paciente estiver no leito e não a sua manutenção sob a coberta, enquanto o outro membro superior funcional executa todas as outras tarefas como cumprimentar as pessoas, alimentar-se etc. É preciso manter os membros lesados no alcance da vista do paciente para reforçar sua representação cerebral.
- Orientar o posicionamento dos membros superiores sobre mesa de refeições, bancada do banheiro, penteadeira, mesa do escritório e bancada de computador, mesmo que um deles esteja plégico, pelo mesmo motivo apresentado no item anterior.
- Indicar e confeccionar coxins, almofadas, suportes, órteses e outros acessórios especiais que auxiliem no posicionamento adequado do paciente.

Órteses

A prevenção de deformidades nos membros superiores, especialmente nas mãos, é de vital importância, porque as mãos são o grande instrumento humano na realização da maior parte das atividades funcionais. As alterações tônicas, além da possível existência de trauma diretos nos tecidos da mão, em situações em que o TCE se inclui nos casos de politrauma, são grande ameaça à funcionalidade dos membros superiores.

Para se alcançar posicionamento adequado das mãos é necessária melhor compreensão da configuração anatômica das articulações da mão e da junção que o punho e os ligamentos colaterais desempenham na produção de padrão previsível de deformidade. A posição desejada não é, necessariamente, uma posição funcional, mas, em vez disso, aquela que evitará a deformidade causada pela contratura. Em conseqüência disso, foi desenvolvida posição antideformidade (segura) que mantenha o comprimento do ligamento colateral, diminuindo consideravelmente as probabilidades de desenvolvimento de contraturas com extensão da articulação metacarpofalangeana, flexão da articulação interfalangeana e adução da articulação carpometacárpica do polegar com imobilização. Atualmente, acredita-se que essa posição antideformidade deva ser empregada como medida preventiva sempre que a mão, que possua tendência para desenvolver rigidez, necessite de imobilização por período prolongado. Isso inclui os casos em que outras posturas estão prescritas para promover a cura dos tecidos especializados, como nas reparações dos tendões flexores ou extensores ou fraturas, ou quando as necessidades funcionais ditam medidas alternativas, como o desenvolvimento de uma mão em tenodese[36].

A posição funcional pode ser atualmente vista como aquela postura da mão a partir da qual a função é mais facilmente iniciada. Para se atingir posição funcional, deve estar preservado o comprimento dos tecidos moles, em especial dos ligamentos colaterais das pequenas articulações da mão. A manutenção do comprimento do ligamento colateral requer que o punho fique em posição de extensão neutra ou suave, as articulações metacarpofalangeanas flexionadas em 70 a 90°, as articulações interfalangeanas mantidas em extensão plena e a articulação carpometacárpica do polegar posicionada em abdução ou extensão plena, que se conhece, de outra forma, como posição antideformidade[36].

As órteses de posicionamento representam recurso importante na reabilitação da mão. Elas delicadamente controlam, preservam, modificam e aumentam a mobilidade com o intuito de corrigir desvios, contraturas articulares, retrações tendinosas e cicatriciais, manter ou ganhar amplitude de movimento e proporcionar tratamentos menos dolorosos, mais modernos e período de recuperação muitas vezes mais curtos[37,38]. No caso da mão espástica, o posicionamento com órtese é fundamental na prevenção de contraturas como medida complementar à mobilização e ao alongamento feitos manualmente[39].

Quando empregada de maneira adequada, a imobilização por órtese é muito efetiva, entretanto, o uso inadequado de uma órtese, pode acarretar consequências prejudiciais, resultando na lesão adicional de um membro já debilitado. A órtese deve se adequar de maneira confortável e funcionar de modo eficiente.

Quando a posição funcional não é passível de ser alcançada em um só estágio, como acontece em mãos com espasticidade grave ou já portadoras de contraturas, deve ser feito um trabalho de posicionamento gradual[40]. Nesse trabalho, as órteses vão tendo seu modelo ajustado ou trocado em direção à posição funcional[40]. Nesse sentido, a utilização de materiais termoplásticos de baixa temperatura permite, com facilidade, essa remodelagem dentro do próprio setor de terapia da mão.

As reavaliações no acompanhamento do uso da órtese devem ser periódicas para se verificar a adequação do posicionamento, tempo e periodicidade de uso, seja relação em às alterações tônicas promovidas por aplicações de toxina botulínica ou fenol, seja por modificações na rotina e desempenho de atividades funcionais.

A existência de um setor de terapia da mão associado ao serviço de terapia ocupacional, enriquece e completa a ação do terapeuta ocupacional que atua com o enfoque neurológico geral. Se localizado no próprio hospital, o profissional especializado em terapia ocupacional pode se locomover ao centro de tratamento intensivo, bem como à unidade de internação em clínica médico-cirúrgica, ao centro de reabilitação e ao domicílio do paciente, confeccionando ou ajustando as órteses *in loco*.

Onde quer que esteja o paciente e quem quer que seja seu principal cuidador (enfermagem, familiar ou acompanhantes leigos), o terapeuta da mão deverá orientar, por escrito, a forma de utilização da órtese (horários, tempo de permanência), de higienização e conservação, assim como os retornos para o acompanhamento. Essas orientações também devem ser registradas em prontuário durante o período de internação para ciência de todos os membros da equipe, especialmente da equipe de enfermagem que estará compartilhando esse cuidado com o terapeuta nos diversos turnos. O programa de uso deverá se adequar à rotina hospitalar e às características da fase em que se encontra durante a internação.

Input Sensorial

"O organismo atua constantemente sobre o meio ambiente... de modo a poder propiciar as interações necessárias à sobrevivência. Mas, para evitar o perigo e procurar de forma eficiente alimento, sexo e abrigo, é necessário sentir o meio ambiente (cheirar, saborear, tocar, ouvir, ver) para que se possam formular respostas adequadas ao que foi sentido. A percepção é tanto atuar sobre o meio ambiente como dele de receber sinais"[41].

Nesse trecho, Damásio pontua a importância das experiências sensoriais na funcionalidade do indivíduo no meio ambiente[41].

Diante de uma pessoa em coma ou até mesmo indivíduo alerta, mas com alteração da sensibilidade tátil em algum seguimento corporal ou hemicorpo, podem-se delinear os prejuízos funcionais causados pela privação das sensações impostas pelo quadro clínico[7].

Procedimentos de estimulação ou inibição sensorial, reeducação sensorial e integração sensorial são tradicionais nos programas de reabilitação neurológica em terapia ocupacional[6,8,9,42,43].

Apesar de diversas dificuldades metodológicas capazes de produzir as melhores evidências científicas, a literatura aponta alguns benefícios para os programas de estimulação sensorial destinados a aumentar o nível de consciência de indivíduos comatosos[43-46]. A pesquisa nessa área deve ser estimulada, em particular no que tange a paciente que tem recuperação lenta após 3 ou 6 meses de lesão, mantendo-se comatosos, em função do esclarecimento dos seguros-saúde sobre a efetividade desse procedimento[47].

Na formatação de um programa de estimulação sensorial, Ansell sugere considerar-se os seguintes fatores: privação sensorial na qual se encontra o paciente comatoso, possibilidade de se enriquecer o ambiente com estímulos, neuroplasticidade e períodos de maior sensibilidade neurodesenvolvimental[47].

Uma das vantagens da atuação de um profissional que entra em contato com o paciente com o propósito primário de estimular suas reações ao meio ambiente é a possibilidade que este tem de perceber respostas que podem passar despercebidas a outros membros da equipe cuja assistência não busque necessariamente esse resultado. Em razão dessa dificuldade de perceber resposta de pacientes em estado vegetativo, Andrews *et al.* acharam 43% de diagnósticos errôneos em relação ao estado de consciência do paciente e recomendam o auxílio da equipe multidisciplinar no estabelecimento deste[48]. Isso propicia impacto na assistência quando se descobre que o paciente pode se comunicar de alguma forma e expressar suas preferências em termos de qualidade de vida.

Utilizando os conceitos da neurobiologia, os terapeutas ocupacionais adaptam as atividades para o melhor aproveitamento *inputs* sensoriais nelas existentes, com a finalidade de se atingir os objetivos nas diversas fases da evolução do nível de consciência até a estimulação sensorial de membros afetados em termos táteis[9,49]. Intervenção básica é o direcionamento funcional preconizado por Davies, que se pode fazer em cada atividade, mesmo em baixos níveis de consciência: levar a mão do paciente, ainda que passivamente, a tocar nos objetos e a executar tarefas simples como espalhar creme hidratante sobre o próprio corpo, pentear os cabelos, segurar uma taça com sobremesa[7]. Durante essas atividades, deve-se fornecer ao paciente, em frases simples, todos os demais referenciais sensório-perceptivos que fazem parte da atividade, como a cor dos objetos, o cheiro, a noção espacial, a noção do esquema corporals etc. As respostas do paciente podem ser lentas e são o sinal da integração cerebral desse estímulo. É importante observar a evolução dessas respostas quanto à sua velocidade e complexidade. Nenhum estímulo deve ser feito sem que se peça uma resposta. A quantidade de estímulos deve ser adequada ao nível cognitivo do paciente e a família deve ser treinada para administrá-la também.

Exemplos de outros procedimentos durante as atividades básicas de vida diária que contribuem para elevar o nível de consciência e respostas ao ambiente:

- No banho ou no pós-banho podem-se utilizar esponjas com diferentes texturas, estimulando o paciente tocar seu próprio corpo ao passar o creme hidratante ou perfume.
- Em qualquer atividade, devem-se nomear os objetos, mostrar-lhe rótulos dos produtos que usa, fotos com pessoas e lugares que têm significado para o paciente.
- As mobilizações passivas que são feitas como preparatórias de outras atividades, podem ser associadas aos procedimentos de estimulação sensorial (vibração, pressão, compressão e estiramento articular, *tapping*, *brushing*, uso de gelo, estímulos auditivos e sonoros) ou inibição sensorial (uso do calor, movimentos lentos e rítmicos, cores e sons suaves, diminuição de luminosidade ambiente)[9]. Essa movimentação pode ser acompanhada de músicas que faziam parte da vida do paciente anteriormente ao TCE e que a família trará ao hospital ou utilizará em casa sob a orientação do terapeuta.
- Passeios em cadeiras de rodas, movimentos de balanceio na postura sentada ou deitada enquanto se houve música, promovem estimulação vestibular e devem ser notadas presença ou ausência de nistagmo durante estas e demais reações do paciente no nível do comportamento, tônus muscular, cor da pele e freqüência cardíaca.

Quando o paciente for capaz de responder a testes de percepção sensorial, os aspectos de sensibilidade, discriminação tátil e estereognosia serão avaliados e tratados por meio de reeducação sensorial[50]. O terapeuta fará uso de materiais com texturas e formas diversas para serem percebidos sem o auxílio da visão, bem como enfatizará esses aspectos nos objetos utilizados nas atividades funcionais. Essas atividades serão associadas à reeducação da preensão[50]. Poderá também orientar o revestimento de alguns objetos de uso pessoal em casa para aumentar o *input* sensorial tátil e, portanto, a resposta do paciente durante as atividades com estes.

Cinesioterapia

O aspecto motor é um dos pilares da atividade funcional e o próprio movimento é um recurso terapêutico. O terapeuta ocupacional levará em conta os princípios que regem a cinesioterapia do portador de lesão cerebral para planejar suas atividades, cujo enfoque será motor[35,51]:

- Funções ocupacionais prejudicadas por aspectos motores.
- Condições cardiorrespiratórias.
- Inervação periférica e controle cortical.
- Mobilidade articular.
- Padrões de preensão.
- Força muscular.
- Coordenação e destreza.
- Neuroplasticidade e princípios de métodos neurointegrativos como facilitação neuromuscular proprioceptiva e Bobath.

Com o foco nas habilidades motoras dos membros superiores, em especial as que envolvem diretamente o uso das mãos, como os diversos tipos de preensão, treino de escrita manual, troca de dominância manual e coordenação motora fina, o terapeuta ocupacional utilizará equipamentos especiais para o treino dessas habilidades. O uso desses equipamentos terapêuticos (de encaixe, de resistência, de coordenação, de preensões variadas) permite a necessária repetição quando se trata de melhorar a coordenação do movimento, o que envolve velocidade e automatismo.

Atividades manuais e artesanais que possuem esses requisitos também podem ser utilizadas, contando-se com a vantagem de terem potencial expressivo e de estimularem funções cognitivas como planejamento motor, percepções de cores, tamanhos, formas e espaço[30].

Por fim, essas habilidades devem ser treinadas e diretamente aplicadas em atividades funcionais no contexto do paciente como descascar e picar alimentos, amarrar sapatos, abotoar/desabotoar roupas, digitar em computador, escrever em agenda etc.

Treino em Atividades Funcionais e Tecnologia Assistiva

Conforme o escopo da terapia ocupacional quanto às atividades funcionais exposto na primeira parte deste capítulo, o terapeuta procurará desenvolver programa funcional o mais precocemente possível, em razão da reorganização e da neuroplasticidade cerebral[1,34,35]. Não se pode esperar que o paciente esteja totalmente consciente e apresentando movimentação ativa nos membros superiores para se iniciar a intervenção terapêutica ocupacional. As atividades oferecidas pelo terapeuta ocupacional gradualmente exigirão, do sistema de processamento de informações, a evolução do simples para o complexo, do automático para o intencional e da habilidade de responder aos estímulos internos para a habilidade de responder às demandas internas[52].

As eventuais apraxias ideomotoras e construtivas terão que ser consideradas quando se planejam as atividades terapêuticas, bem como distúrbios visuais (hemianopsia e diplopia)[53]. As técnicas de compensação desses déficits, tais como pistas táteis, visuais, auditivas, varredura de campo visual com movimentos de pescoço e oclusão de um dos olhos, terão que ser incorporadas nesse treinamento.

A tecnologia assistiva é grande aliada do terapeuta ocupacional na busca pela independência e *performance* ocupacional satisfatória do portador de seqüelas de TCE, uma vez que ela compreende objetos ou equipamentos que se destinam a aumentar, melhorar ou manter as habilidades do indivíduo com limitações funcionais[54]. A tecnologia assistiva compreende desde simples modificações em cabos de utensílios domésticos e de higiene pessoal até sofisticados equipamentos eletrônicos para compensar funções cognitivas, passando pela indicação de cadeiras de rodas e sistemas de comunicação alternativa e suplementar[55].

Esta é uma área em que a terapia ocupacional tem interface com a ergonomia e a bioengenharia, na qual se conjugam as limitações e necessidades dos pacientes com a melhor solução para o problema que se apresenta, em termos de materiais, custos, acessibilidade e praticidade. A oficina de órteses e adaptações do Setor de Terapia da Mão confecciona, além das órteses, pequenas adaptações em material termoplástico. Tomando-se como parceiros outros profissionais, como costureiras, marceneiros, estofadores, fornecedores de cadeiras de rodas, além do bioengenheiro, é possível se produzir uma gama enorme de acessórios especiais. Este é um trabalho extremamente individualizado e, por vezes, complexo, porque deve conjugar os fatores anteriormente expostos para se obter solução viável e que produza impacto consistente na funcionalidade e, por conseqüência, na qualidade de vida do paciente. Muitas vezes, essas soluções são extremamente individualizadas pois não se encontra no mercado, especialmente no brasileiro, um equipamento ou acessório especial, perfeitamente adaptado às necessidades do cliente. Isso requer do terapeuta ocupacional a criatividade e as habilidades manuais que caracterizam seu perfil profissional, bem como raciocínio clínico e capacidade de conjugar os ganhos obtidos com o desenvolvimento dos componentes de desempenho pela equipe interdisciplinar (motricidade, cognição, ajuste emocional, estado clínico) com a função ocupacional[11,56].

No que tange à comunicação alternativa e suplementar, o terapeuta ocupacional cuidará dos aspectos de acessibilidade aos equipamentos especiais utilizados, numa interface com a fonoaudiologia que avaliará e definirá os padrões de comunicação a serem desenvolvidos.

A adequação postural, tanto em cadeira de rodas quanto em outro tipo de cadeira e poltrona, é aspecto básico, considerando-se o tempo em que o paciente utiliza esses equipamentos durante o dia. O maior desafio está na adequação aos casos complexos que já desenvolveram deformidades, para os quais se devem buscar soluções adaptadas ao potencial de correção ou acomodação destas. É importante que o terapeuta defina com o paciente todas as características do equipamento que precisará ser adquirido para que a família possa compatibilizar suas possibilidades financeiras e expectativas, com a indicação técnica, a busca desse equipamento no mercado.

A adequação ambiental complementa o contexto de funcionalidade, já que o indivíduo há de ser independente em seu próprio meio social[6]. No entanto, esse meio pode necessitar de adaptações em sua estrutura física, mobiliário e acessórios, que podem ser definidas em uma ou mais visitas do terapeuta ocupacional ao domicílio ou local de trabalho, estudo ou lazer.

As adaptações veiculares deverão ser compatíveis com os déficits motores residuais e só devem ser consideradas dentro do contexto de uma avaliação global que inclua não apenas os aspectos motores, mas também visuais, cognitivos e psíquicos envolvidos na atividade de direção de veículos automotores[57].

Esta é uma atividade complexa, cuja *performance* pode variar conforme o grau de estresse envolvido no momento em que o indivíduo estiver na situação real.

Equipamentos e acessórios especiais devem ser indicados a partir da colheita de dados que o terapeuta ocupacional faz com o paciente, a família e a equipe, a fim de que possa avaliar todos os aspectos envolvidos nesta, em especial, o significado que eles têm para o paciente e a família. O terapeuta deve questionar se a tecnologia assistiva será um fator que reforça o estigma de pessoa inabilitada ou se o paciente se beneficiará dela dos pontos de vista motor, social e psíquico[54]. Um estudo sueco aponta dificuldades na utilização de equipamentos de transferência que foram distribuídos por um serviço regional de acompanhamento a longo prazo de lesados cerebrais[58]. A maioria dos pacientes não fazia uso dos equipamentos e, os que o faziam, envolviam o auxílio de cuidadores. Realmente, a questão da indicação de adaptações não é simples porque ela deve considerar não somente os aspectos motores e cognitivos, mas também os emocionais, sociais e culturais, para que a indicação seja realmente funcional. Um exemplo disso é a reação dos indivíduos pertencentes à classe socioeconômica mais favorecida, quando lhes indicam algum tipo de tecnologia assistiva. Eles podem preferir pagar um cuidador para auxiliá-los nas atividades funcionais ao invés de se esforçarem para aprender a fazê-las sozinho e/ou com o auxílio de um equipamento adaptado, apesar de possuírem o recurso financeiro para até mesmo importarem o equipamento, se necessário. O terapeuta ocupacional brasileiro deve levar em consideração as diferenças culturais em termos da necessidade e estímulo à independência existente entre o Brasil e os países desenvolvidos, em particular considerando a disparidade cultural e de acesso a produtos e serviços das nossas diversas classes socioeconômicas. Não é possível simplesmente copiar um modelo de indicação de tecnologia assistiva que se encontra nos manuais estrangeiros.

Durante a fase de hospitalização, o Serviço de Terapia Ocupacional deve disponibilizar alguns acessórios especiais para treino do paciente em seu quarto, dentro ou fora do horário da terapia. Dessa forma, ele tem a oportunidade de aumentar a freqüência de uso de acessório que auxilia na função e, ao mesmo tempo, evita que a família adquira um item que poderá ser utilizado por período limitado, uma vez que o paciente poderá evoluir e não mais necessitar deste[54].

O Serviço de Terapia Ocupacional deve disponibilizar um Laboratório de Atividades Funcionais que simule ambientes domésticos e comunitários, incluindo uma área externa que conte inclusive com um carro para treino de transferências e avaliações motoras preliminares sobre a capacidade para a atividade de dirigir, testando os movimentos de membros superiores e inferiores. Nesse laboratório, serão atendidos pacientes ambulatoriais e pacientes internados, cujo hospital possua um centro de reabilitação associado. Para participar das atividades em centro ambulatorial, o paciente internado deverá ter liberação médica para tal, uma vez que cumpra os requisitos mínimos relacionados com cuidados de enfermagem, prevenção para infecção hospitalar e segurança.

O treino em atividades funcionais pode se estender para o domicílio do paciente e para locais na comunidade, como espaços de lazer, escola e ambiente de trabalho[59].

A taxa de retorno ao trabalho é uma das medidas de sucesso da reabilitação[1,2]. As atividades de trabalho deverão ser submetidas à análise das habilidades envolvidas e checada sua adequação para retorno, em avaliação interdisciplinar. Muito provavelmente, esse retorno requererá alteração na função desempenhada com as necessárias adaptações cognitivo-motoras.

Apesar de todos os recursos terapêuticos ocupacionais voltados para o resgate da *performance* em ocupações significativas para o paciente, os aspectos relacionados à autoconsciência e a negação psicológica das deficiências podem ameaçar todo o processo[60]. O terapeuta ocupacional não pode negar esse processo e simplesmente orientar o paciente e engajá-lo em atividades de forma automática e protocolar, como se nada disso estivesse acontecendo. Agindo assim, ele não estará fazendo uma terapia centrada no cliente e sim no protocolo ou programa de reabilitação[23,61]. Jorge pontua que: "A terapia só se torna possível quando o paciente admite estar, de fato, necessitado de ajuda"[61]. O serviço de psicologia estará provendo todo o suporte ao paciente, à família e à equipe no que tange ao manejo dessas questões. No entanto, a terapia ocupacional também pode colaborar nesse aspecto, se colocar em prática todo o potencial de seu recurso terapêutico. Isso é possível, à medida que fazem parte do cenário as atividades livres e criativas, que seguirão todo o padrão de análise de atividade, incluindo os aspectos emocionais envolvidos nela e não somente os aspectos percepto-cognitivo-motores, que costumam ser a tônica da terapêutica ocupacional na reabilitação do portador de seqüela de TCE. Por meio de atividade em que haja liberdade de criação, oferece-se ao paciente um dos muitos mecanismos existentes para a sua expressão, formação e reflexão[33]. Essas atividades têm lugar na terapia ocupacional, especialmente na fase de reinserção social, cuja maior dificuldade é o ajuste entre o desejo do paciente, sua capacidade de crítica das seqüelas e as possibilidades reais que a comunidade lhe oferece para a integração. Nesse momento, o terapeuta ocupacional deve ajustar seus métodos de trabalho com a atividade, para que possa atender essa demanda crucial reabilitação. Jorge adverte que, se a terapia ocupacional pretende alcançar o futuro, ela terá de ser "instrumento de questionamento antes de ser instrumento puro e simples de treinamento; ela terá que ser, necessariamente, crítica da capacidade laborativa do homem"[61].

Visita Domiciliar

Tomando-se por base as seqüelas motoras e cognitivas, os recursos familiares, o histórico ocupacional do paciente e as necessidades de cuidado, o terapeuta ocupacional analisará as barreiras arquitetônicas, o mobiliário, os equipamentos e acessórios que farão parte da rotina diária do paciente[1,59]. A seguir, ele levantará as adaptações que precisarão ser feitas, tanto do ponto de vista de equipamentos e espaço físico, quanto de procedimento para operacionalização da rotina diária. O terapeuta deve fornecer à família um relatório detalhado contendo as adaptações indicadas, juntamente com toda a orientação do treinamento e estimulação nas atividades funcionais. Os recursos comunitários necessários para executar essas adaptações devem ser levantados com o auxílio de um assistente social, uma vez que a família geralmente não tem experiência suficiente para buscar as melhores fontes de recursos (mobiliário, arquitetura especial, cama hospitalar, barras para banheiro etc.). Todas essas adaptações visam à continuidade da estimulação efetuada na fase hospitalar para o desenvolvimento de habilidades percepto-cognitivo-motoras e sociais, bem como da independência e ampliação do desempenho ocupacional para as atividades instrumentais de vida diária.

As visitas domiciliares podem ser feitas como preparatórias para a alta hospitalar como também ocorrem durante a reabilitação ambulatorial, todas as vezes que um ajuste na rotina ou nos equipamentos se fizer necessário. Além disso, ela poderá ser utilizada simplesmente como mais um local de opção para a realização da sessão terapêutica.

Envolvimento e Educação da Família e Cuidadores

A família é um elemento muito importante na relação da equipe que trata de um portador de seqüela de TCE. Este é um trauma que atingiu a família também, a qual necessita suporte e orientações desde os primeiros momentos do tratamento[23]. É ela que trará à equipe, pelo menos inicialmente, o sistema de valores e hábitos nos quais o paciente estava imerso antes da ocorrência do trauma. É ela quem disponibiliza seus recursos para o tratamento. A família deve fazer parte do processo de tomada de decisões da equipe, pois está diretamente envolvida com o caso e que as decisões tomadas terão reflexo direto em si[1,62].

Cabe ao terapeuta ocupacional iniciar o processo educativo da família e demais acompanhantes leigos desde seu primeiro contato. No momento da avaliação, o terapeuta contribui para o esclarecimento da família explicando os sinais e sintomas que detectou, utilizando termos de fácil compreensão. A terapia ocupacional lida, na maior parte do tempo, com procedimentos e equipamento que parecem muito simples aos olhos do leigo. Juntando essa visão ao desconhecimento social desta profissão no Brasil, não raras vezes, esta será preterida diante de escassez de recursos financeiros para se manter o tratamento ou da lentidão da evolução do paciente. É imprescindível que o terapeuta esclareça, para a família, as bases técnico-científicas de seu trabalho, de forma que esta possa entendê-lo e valorizá-lo.

Com o início da intervenção, o terapeuta ocupacional aprenderá como o paciente reage aos estímulos e orientará a aplicação destes pela família nos momentos além do horário da terapia. O mesmo ocorre com posicionamentos, treino em atividades funcionais, uso de acessórios e equipamentos especiais e contato com fornecedores na comunidade sobre produtos e serviço não oferecidos pela instituição e que são importantes para se complementar o processo de reabilitação institucional.

Como processo educativo e não meramente informativo, o terapeuta ocupacional deverá lançar mão de alguns recursos que facilite a absorção e utilização desse conhecimento. Uma vez que pode haver revezamento entre os familiares e acompanhantes no cuidado do paciente, é necessário se repetir a informação quantas vezes forem necessárias para cobrir todo o pessoal envolvido. As orientações podem ser dadas por escrito e afixadas em quadro de aviso no quarto do paciente, para que os acompanhantes possam se atualizar, mesmo na ausência do terapeuta ocupacional. Outra estratégia é colocar a família como observadora, quando isso não se constituir em fator prejudicial ao rendimento do paciente na terapia. A família também pode ser envolvida na atividade com o paciente e, dessa forma, poderá aprender na prática e o terapeuta terá a chance de fazer eventuais correções ajustes na *performance* do familiar ou acompanhante.

Essa orientação também poderá ser feita durante a visita domiciliar, na qual se tem a oportunidade de orientar outras pessoas do convívio diário do paciente, mas que geralmente não o acompanham na instituição de reabilitação.

Por fim, a família deverá entender que reabilitação neurológica funciona 24h por dia, o que quer dizer, 24h de bom posicionamento, de exercícios dosados e de estimulação à independência e utilização das capacidades adquiridas até então. Isso significa que a família e os acompanhantes deverão estimular o paciente a executar, por si só, aquilo que lhe for possível e auxiliará o paciente nos aspectos em que *realmente* houver grau de dependência. Aspectos emocionais da família poderão interferir negativamente na recepção desse processo educativo, o que causará impacto negativo nos resultados da terapia ocupacional[1]. Nesses casos, o acompanhamento da família pela psicologia e pelo serviço social especializado em família é de fundamental importância.

Interação com a Equipe Interdisciplinar

A interdisciplinaridade implica no estabelecimento de objetivos e metas comuns para o paciente, para os quais, cada membro da equipe contribuiu com sua especificidade visando otimizar os recursos empregados no tratamento e alcançar a solução dos problemas em tempo satisfatório[63].

Para que isso aconteça, é necessária a definição dos papéis de cada profissional e a clareza dos critérios de inclusão de cada área no tratamento do paciente. Dentro do escopo de atuação da terapia ocupacional, o serviço poderá ter funções diferenciadas em cada instituição, conforme o perfil desta quanto à constituição da equipe, clientela, tipos de assistência prestada (hospitalar, ambulatorial, domiciliar) e fontes pagadoras da terapia ocupacional.

O terapeuta ocupacional poderá atuar de forma individual e direta com o paciente, como poderá atuar em conjunto com outros profissionais em mesma sessão terapêutica ou educativa. Na interface com a fisioterapia de solo ou na água, o terapeuta ocupacional pode trabalhar com atividade à frente do paciente enquanto o fisioterapeuta estimula o posicionamento corporal global. Na interface com a fonoaudiologia com foco em deglutição, o terapeuta ocupacional estimula a utilização de talheres enquanto o fonoaudiólogo estimula a deglutição adequada. Em situação de grupo educativo ou de treino cognitivo, o terapeuta ocupacional pode atuar junto com o psicólogo e o neuropsicólogo, respectivamente. Visita domiciliar pode ser feita com o enfermeiro ou o assistente social para checar questões relativas ao autocuidado e recursos da família, respectivamente. Seja na hidroterapia, em atividade de cozinha ou atividade de lazer na comunidade, o terapeuta ocupacional poderá contar com o olhar de outro profissional cooperando para o alcance dos objetivos definidos pela equipe e por sua própria disciplina.

Intercorrências clínicas, fatores medicamentosos, psicológicos, cognitivos e sociofamiliares podem alterar substancialmente a evolução e o rendimento do paciente na terapia. O terapeuta ocupacional encontrará nas discussões de caso clínico o foro ideal para se informar, receber orientação e ajustar sua intervenção conforme esse contexto maior. O portador de seqüela de TCE é um paciente de alta complexidade em qualquer das fases de tratamento e o terapeuta ocupacional não pode prescindir das vantagens da integração interdisciplinar.

O terapeuta ocupacional deve contribuir com a equipe desempenhando uma prática fundamentada nas melhores evidências científicas, recebendo e compartilhando orientações em prol da assistência adequada às necessidades e às especificidades de cada paciente[13].

PESQUISA CIENTÍFICA E SEU IMPACTO NO MERCADO DE TRABALHO

Segundo Rice-Oxley e Turner-Stokes, apesar das divergências entre os pesquisadores sobre as melhores formas de se medir os resultados da reabilitação, há evidências suficientes de que o processo de reabilitação, especialmente considerando-se a fase hospitalar com assistência multidisciplinar, traz benefícios palpáveis para o paciente, tanto que se considera antiético fazer-se grupo-controle com pacientes não-reabilitados[26,64]. No entanto, o mesmo estudo aponta que é o momento de se esclarecer quais são os elementos críticos nesse processo, uma vez que há diferentes tipos de programa[26].

As pesquisas na área de reabilitação em TCE são complexas porque devem ser multifacetadas, considerando muitos aspectos ao mesmo tempo, para que se chegue a conclusões relevantes, como aponta Heinemann, em estudo que busca definir a intensidade das diversas terapias em programa de fase hospitalar[65]. Há dificuldades no financiamento da reabilitação e da pesquisa relacionada com as seqüelas de TCE de maneira geral, tanto na área pública como na área privada, mesmo em países desenvolvidos[1].

Em decorrência de toda sua complexidade, essa reabilitação tem alto custo. Se a família arcará com todas as despesas, ela pode não incluir a assistência terapêutica ocupacional por desconhecimento de sua atuação e por achar que "quando o paciente estiver bom, ele se engajará automaticamente nas atividades". Nesses casos, cabe ao médico do paciente indicar a terapia ocupacional no momento adequado e encaminhar a questão dos recursos familiares para que seja estudada cuidadosamente por assistente social, de forma a utilizá-los da maneira mais adequada, sem que nenhuma necessidade do paciente deixe de ser atendida, nem que seja de forma básica. A possibilidade de contribuição da terapia ocupacional na reabilitação do portador de TCE tem-se restrito a instituições públicas e filantrópicas. A restrição da presença desse profissional na área privada está diretamente ligada à dificuldade com as fontes pagadoras (não-credenciamento pelos seguros-saúde ou recursos restritos do próprio paciente).

No que tange aos seguros-saúde, há dificuldade de financiamento de programas de estimulação sensorial em países desenvolvidos para pacientes comatosos por falta de evidências científicas consistentes produzidas por estudos relevantes e de reabilitação em TCE de maneira geral[1,47]. No Brasil, há desinformação não somente sobre a terapia ocupacional, como também sobre a complexidade da reabilitação da vítima do TCE. Para reverter essa situação é necessário proceder um trabalho de esclarecimento dos seguros-saúde, bem como de toda a sociedade civil, de forma fundamentada em evidências científicas. Estudos bem controlados, com número adequado de pacientes e que incluam instrumentos de medida validados para a população brasileira, são imprescindíveis nesse momento do desenvolvimento da terapia ocupacional no Brasil e da reabilitação em TCE.

A falta de financiamento causa impacto na contratação de terapeutas ocupacionais em instituições privadas, pois os recursos gastos com essa contratação devem ser repostos com receita advinda dessa área. Assim, esses elementos atuam em círculo vicioso, restringindo o mercado da terapia ocupacional, especialmente no que tange à parcela da população que depende dos convênios para sua reabilitação.

REFERÊNCIAS BIBLIOGRÁFICAS

1. REHABILITATION OF PERSONS WITH TRAUMATIC BRAIN INJURY. *NIH Consens. Statement*, v. 16, p. 1-41, Oct. 1998. Disponível em http://consensus.nih.gov/cons/109/109_statement.html. Acesso em: 12/abr/2004.
2. HUEBNER, R. A.; JOHNSON, K.; BENNETT, C. M. et al. Community participation and quality of life outcomes after adult traumatic brain injury. *Am. J. Occup. Ther.*, v. 57, p. 177-185, Mar.-Apr. 2003.
3. AMERICAN OCCUPATIONAL THERAPY ASSOCIATION – AOTA. Occupational therapy practice framework: domain and process. *Am. J. Occup. Ther.*, v. 56, p. 609-639, Nov.-Dec., 2002.
4. ORGANIZAÇÃO MUNDIAL DE SAÚDE – OMS; CENTRO COLABORADOR DA OMS PARA A FAMÍLIA DE CLASSIFICAÇÕES INTERNACIONAIS (ed.). *Classificação Internacional de Funcionalidade, Incapacidade e Saúde*. São Paulo: Edusp, 2003. 325p.
5. BILBAO, A.; KENNEDY, C.; CHATTERJI, S. et al. The ICF: applications of the WHO model of functioning, disability and health to brain injury rehabilitation. *NeuroReabilit.*, v. 18, p. 239-250, 2003.
6. TROMBLY, C. *Terapia Ocupacional para a Disfunção Física*. 2. ed. São Paulo: Santos, 1989. pt. 2/9, p. 38-124, 450-508.
7. DAVIES, P. M. *Recomeçando outra Vez*. São Paulo: Manole, 1997. 475p.
8. PULASKI, K. H. Disfunção neurológica no adulto. In: NEISTADT, M. E.; CREPEAU, E. B. *Willard & Spackman Terapia Ocupacional*. 9. ed. Rio de Janeiro: Guanabara Koogan, 2002. cap. 36, p. 616-626.
9. SPENCER, E. A. Functional restoration: specific diagnosis; head injury. In: HOPKINS, H. L.; SMITH, H. D. *Willard and Spackman's Occupational Therapy*. 6. ed. Philadelphia: J. B. Lippincott, 1983. p. 395-403.
10. NEISTADT, M. E.; CREPEAU, E. B. Teorias derivadas de perspectivas do comportamento ocupacional. In: *Willard & Spackman Terapia Ocupacional*. 9. ed. Rio de Janeiro: Guanabara Koogan, 2002. cap. 23, p. 488-497.
11. TROMBLY, C. Anticipating the future: assessment of occupational function. *Am. J. Occup. Ther.*, v. 47, p. 253-257, Mar. 1993.
12. HOPKINS, H. L.; SMITH, H. D. Managing occupational therapy services. In: *Willard and Spackman's Occupational Therapy*. 6. ed. Philadelphia: J. B. Lippincott, 1983. p. 797-865.
13. CHAVES, S. R. *Medicina Baseada em Evidências e Gestão em Saúde: qual a ligação?* [s.l.] [s.n.] [2002?].
14. KATZ, N.; ITZKOVICH, M.; AVERBUCH, S. et al. The Lowestein occupational therapy cognitive assessment (LOTCA) battery for brain injured patients: reliability and validity. *Am. J. Occup. Ther.*, v. 43, p. 184-192, 1989.
15. KATZ, N.; HEFNER, D.; REUBEN, R. Measuring clinical change in cognitive rehabilitation of patients with brain damage: two cases, TBI and CVA. *Occup. Ther. Care*, v. 7, p. 23-43, 1990.
16. MALKMUS, D.; STENDRUP, K. *Rancho Los Amigos – Revised levels of cognitive functioning*. Communication Disorders Service, Rancho Los Amigos Hospital, 1974. Disponível em http://www.neuroskills.com/index.shtml?main=/tbi/rancho.html. Acesso em: 13/abr/2004.
17. RIBERTO, M. et al. Reprodutibilidade da versão brasileira da medida de independência funcional. *Acta Fisiátrica*, v. 8, p. 45-52, 2001.
18. FORREST, G.; SCHWAM, A.; COHEN, E. Time of care required by patients discharged from a rehabilitation unit. *Am. J. Phys. Med. Rehabil.*, v .81, p. 57-62, 2002.
19. TESIO, L. et al. The FIM™ instrument in the United States and Italy. A comparative study. *Am. J. Phys. Med. Rehabil.*, v. 81, p. 68-176, 2002.
20. BARRET, L.; KIELHOFNER, G. Uma visão geral do comportamento ocupacional. NEISTADT, M. E.; CREPEAU, E. B. *Willard & Spackman Terapia Ocupacional*. 9. ed. Rio de Janeiro: Guanabara Koogan, 2002. seção 1, cap. 23, p. 488-490.
21. OAKLEY, F.; KIELHOFNER, G.; BARRIS, R.; REICHLER, R. K. The role checklist; development and empirical assessment of reliability. *The Occup. Ther. J. Res.*, v. 6, p. 157-170, 1986.
22. HALLET, J. D.; ZASLER, N. D.; MAURER, P. et al. Role change after traumatic brain injury in adults. *Am. J. Occup. Ther.*, v. 48, p. 241-246, 1994.
23. FEARING, V. G.; LAW, M.; CLARK, J. An occupational performance process model: Fostering client and therapist alliances. *Can. J. Occup. Ther.*, v. 64, p. 7-15, 1997.
24. DICKERSON, A. E.; OAKLEY, F. Comparing the roles of community-living persons and patient populations. *Am. J. Occup. Ther.*, v. 49, p. 221-228, 1995.
25. DEUTSCH, A.; FIEDLER, R. C.; IWANENKO, W. et al. The uniform data system for medical rehabilitation report: patients discharged from subacute rehabilitation programs in 1999. *Am. J. Phys. Med. Rehabil.*, v. 82, p. 703-711, Sep. 2003.
26. McLAUGHLIN, A. M.; PETERS, S. Evaluation of an innovative cost-effective programme for brain injury patients: response to a need for flexible treatment planning. *Brain Inj.*, v. 7, p. 71-75, Jan.-Feb. 1993.
27. LEE, S. S.; POWELL, N. J.; ESDAILE, S. A functional model of cognitive rehabilitation in occupational therapy. *Can. J. Occup. Ther.*, v. 68, p. 41-50, Feb. 2001.
28. TROMBLY, C. Seleção e análise das atividades. In: *Terapia Ocupacional para a Disfunção Física*. 2. ed. São Paulo: Santos, 1989. pt. 4, p. 243-248.
29. HOPKINS, H. L.; SMITH, H. D.; TIFFANY, E. G. Therapeutic application of activity. In: HOPKINS, H. L.; SMITH, H. D. *Willard and Spackman's Occupational Therapy*. 6. ed. Philadelphia: J. B. Lippincott, 1983. p. 223-229.
30. WILKINSON, V. C.; HEATER, S. L. *Therapeutic Media and Techniques of Application: a guide for activities therapists*. New York: Van Nostrand Reinhold, 1979. 259p.
31. FRANCISCO, R. B. *Terapia Ocupacional*. Campinas: Papirus, 1988. 104p.
32. CREPEAU, E. B. Análise de atividades: uma forma de refletir sobre desempenho ocupacional. In: NEISTADT, M. E.; CREPEAU, E. B. *Willard & Spackman Terapia Ocupacional*. 9. ed. Rio de Janeiro: Guanabara Koogan, 2002. cap. 12, p. 121-133.
33. JORGE, R. C. *O objeto e a Especificidade da Terapia Ocupacional*. Belo Horizonte, 1990. 95p.
34. BACK-Y-RITA, P. Theoretical basis for brain plasticity. *Brain Inj.* v. 17, p. 643-651, 2003.
35. KLEIM, J. A.; JONES, T. A.; SCHALLERT, T. Motor enrichment and the induction of plasticity before or after brain injury. *Neurochem. Res.*, v. 28, p. 1757-1769, Nov. 2003.
36. ZANCOLLI, E. *Cirurgia da mão*: bases dinâmicas e estruturais. 2. ed. São Paulo: Roca, 1983.
37. TROMBLY, C. Órtese: finalidades e tipos. In: *Terapia Ocupacional para a Disfunção Física*. 2. ed. São Paulo: Santos, 1989. p. 265-287.
38. PARRY, C. B. W. *Rehabilitation of the Hand*. 4. ed. London: Butterworth, 1981. p. 75-77.
39. HILL, J. The effects of casting on upper extremity motor disorders after brain injury. *Am. J. Occup. Ther.*, v. 48, p. 219-224, Mar. 1994.
40. McKEE, P.; MORGAN, L. *Orthotics in Rehabilitation*. Philadelphia: F. A. Davies, 1998.
41. DAMÁSIO, A. R. *O Erro de Descartes*. Emoção, Razão e o Cérebro Humano. São Paulo: Companhia das Letras, 1994. p. 256.
42. HUSS, A. J. Alcances del tratamiento sensitivomotor. In: WILLARD, H. S.; SPACKMAN C. S. *Terapéutica Ocupacional*. Barcelona: Editorial Jims, 1973. cap. 13, p. 377-403.
43. RIGAUX, P.; KIEFER, C. Indications, effectiveness and tolerance of the rehabilitation techniques aimed at improving recovery of awareness following a traumatic brain injury. *Ann. Readapt. Med. Phys.*, v. 46, p. 219-226, Jun. 2003.

44. LOMBARDI, F.; TARICCO, M.; DE TANTI, A. et al. Sensory stimulation of brain-injured individuals in coma or vegetative state: results of a Cochrane systematic review. *Clin. Rehabil.*, v. 16, p. 464-472, Aug. 2002.
45. TOLLE, P.; REIMER, M. Do we need programs as a part of nursing care for patients in "persistent vegetative state"? A conceptual analysis. *Axone*, v. 25, p. 20-26, Dec. 2003.
46. OH, H.; SEO, W. Sensory stimulation programme to improve recovery in comatose patients. *J. Clin. Nurs.*, v. 12, p. 394-404, May 2003.
47. ANSELL, B. J. Slow-to-recover brain-injured patients: rationale for treatment. *J. Speech Hear Res.*, v. 34, p. 1017-1022, Oct. 1991.
48. ANDREWS, K.; MURPHY, L.; MUNDAY, R. et al. Misdiagnosis of the vegetative state: retrospective study in a rehabilitation unit. *BMJ*, v. 22, p. 321, n. 7255, p. 196, Jul. 2000.
49. NEISTADT, M. E. The neurobiology of learning: implications for treatment of adults with brain injury. *Am. J. Occup. Ther.*, v. 48, n. 5, p. 421-430, 1994.
50. DANNENBAUM, R. M.; JONES, L. A. The assessment of patients who have sensory loss following cortical lesions. *J. Hand Ther.*, v. 6, p. 130-138, Apr.-Jun. 1993.
51. KISNER, C.; COLBY, L. A. Introdução ao exercício terapêutico. In: *Exercícios Terapêuticos. Fundamentos e Técnicas*. 2. ed. São Paulo: Manole, 1992. cap. 1, p. 3-18.
52. ABREU, B. C.; TOGLIA, J. P. Cognitive rehabilitation: a model for occupational therapy. *Am. J. Occup. Ther.*, v. 41, p. 439-448, Jul. 1987.
53. LANDRY, J.; SPAULDING, S. Assessment and intervention with clients with apraxia: contributions from literature. *Can. J. Occup. Ther.*, v. 66, p. 52-61, 1999.
54. MELLO, M. A. F. *Tecnologia Assistiva*. [s.l.] [s.n.] [2003?].
55. BERGMAN, M. M. The benefits of a cognitive orthotic in brain injury rehabilitation. *J. Head Trauma Rehabil.*, v. 17, p. 431-445, 2002.
56. YUEN, H. K. Self-feeding system for an adult with head injury and severe ataxia. *Am. J. Occup. Ther.*, v. 47, p. 444-451, May 1993.
57. FENTON, S.; KRAFT, W. Avaliação das atividades de trabalho e produtivas: componentes de uma avaliação terapêutica para motoristas. In: NEISTADT, M. E.; CREPEAU, E. B. *Willard & Spackman Terapia Ocupacional*. 9. ed. Rio de Janeiro: Guanabara Koogan, 2002. seção 3, cap. 15, p. 193-195.
58. EDLUND, C. K.; HARMS-RINDAHL, K.; SEIGER, A. Lift/transfer and technical aids for persons with severe acquired brain injury. An inventory of problems. *Scand. J. Caring Sci.*, v. 12, p. 154-159, 1998.
59. TROMBLY, C. A. Avaliação ambiental e reintegração na comunidade. In: *Terapia Ocupacional para a Disfunção Física*. 2. ed. São Paulo: Santos, 1989. cap. 29 p. 493-503.
60. KATZ, N.; FLEMING, J.; KEREN, N. et al. Unawareness and/or denial of disability: implications for occupational therapy intervention. *Can. J. Occup. Ther.*; v. 69, p. 281-292, Dec. 2002.
61. JORGE, R. C. *Terapia Ocupacional Psiquiátrica*: aperfeiçoamento. Belo Horizonte: FUMARC/PUC-MG, 1984. 119p.
62. MARTONE, M. Decisionmaking issues in the rehabilitation process. *Hastings Center Report*. Mar.-Apr., p. 36-41, 2001.
63. GUSDORF, G. Prefácio. In: JAPIASSU, H. *Interdisciplinaridade e a Patologia do Saber*. Rio de Janeiro: Imago, 1976. p. 7-27.
64. RICE-OXLEY, M.; TURNER-STOKES, L. Effectiveness of brain injury rehabilitation. *Clin. Rehabil.*, v. 13, suppl., n. 1, p. 7-24, 1999.
65. 0HEINEMANN, A. W.; HAMILTON, B.; LINACRE, J. M. et al. Functional status and therapeutic intensity during inpatient rehabilitation. *Am. J. Phys. Med. Rehabil.*, v. 74, p. 315-326, Jul.-Ago. 1995.

CAPÍTULO 103

Fisioterapia Motora no Paciente com Trauma Cranioencefálico

Fátima Cristina Martorano Gobbi • Sandra Regina Alouche

INTRODUÇÃO

Uma lesão cerebral pode ser causada por vários fatores, como tumores, acidentes vasculares encefálico ou por trauma. O trauma cranioencefálico (TCE) é definido como lesão causada ao cérebro por meio de força externa, sem necessidade de definir o tipo e a intensidade dessa força, e que resulta em comprometimento das funções físicas, cognitivas e psicossociais[1]. As principais causas do TCE são os acidentes automobilísticos, as quedas, as violências e as atividades esportivas. Ocorre mais no adulto jovem e duas vezes mais no homem do que em mulheres. No Brasil, não há padronização nos bancos de dados governamentais (Instituto Brasileiro de Geografia e Estatística [IBGE] e Sistema Único de Saúde [SUS]) das estatísticas sobre incidência de TCE na população, o que dificulta a obtenção destes dados. Nos Estados Unidos, segundo o National Institute of Health – Consensus Statement, ocorre cerca de 1,5 a 2 milhões de traumas cranioencefálicos por ano, taxa estimada de 100 a cada 100.000 habitantes, com morte anual de 52.000 indivíduos. Cerca de 10% desses doentes morrem antes de chegar ao hospital. Kraus *et al.* relataram que cerca de 50.000 a 70.000 continuam permanentemente incapacitados demonstrando que o trauma craniano tem impacto grande na saúde pública[2].

O trauma craniano comumente causa distúrbios temporários ou permanentes que impedem tanto funções simples do cotidiano como atividades físicas e intelectuais complexas. Esses danos alteram profundamente a vida do paciente e dos seus familiares nos âmbitos físico, emocional, financeiro e social e que teriam melhor evolução se tratados devidamente nos primeiros minutos após o acidente.

As investigações a respeito dos mecanismos envolvidos na recuperação da função após lesão encefálica estão mais freqüentes. Observa-se, em paralelo, o avanço na pesquisa relacionada à fisiopatologia da recuperação e a eficácia de tratamentos para melhorar a recuperação e torná-la mais rápida e completa. Nesse cenário, a preocupação com a qualidade de vida do indivíduo que sofre lesão neurológica e dos seus familiares, apesar dos distúrbios neurológicos persistentes, tem sido progressivamente considerada.

O objetivo inicial do tratamento de paciente vítima de um TCE é preservar a vida e evitar complicações secundárias ao trauma. Para que essa abordagem inicial tenha sucesso, o conhecimento e a experiência de vasto grupo de profissionais da saúde são necessários. O cuidado inicial preventivo poderá evitar complicações secundárias a lesão e, sendo assim, a qualidade da recuperação deverá ser considerada por todos os profissionais a partir do momento do acidente.

O foco inicial para o tratamento será direcionado para a manutenção das funções vitais do paciente, ficando a função e a reabilitação em segundo plano. Geralmente a equipe desconhece as complicações secundárias de trauma craniano que são menos ameaçadoras, mas relacionadas a resultados funcionais, como contraturas e encurtamentos musculares que podem interferir na posição ortostática e na marcha. O papel do fisioterapeuta é necessário, identificando possíveis complicações e desenvolvendo programas os quais serão reconhecidos e compartilhados por todos os membros da equipe.

Este capítulo trata da abordagem motora fisioterapêutica no paciente pós-TCE. A imagem de um paciente grave, internado em um centro de terapia intensiva (CTI), portando sondas, cateteres e monitores em todas as partes do corpo, pode afastar um profissional inexperiente de uma conduta mais efetiva, pelo simples receio em causar prejuízo adicional ao paciente. Conhecer a função de cada um dos equipamentos e, principalmente, todos os detalhes da história, quadro clínico e funcional do paciente; é necessário, a partir daí, traçar objetivos terapêuticos adequados permitindo ao paciente, o mais brevemente possível, a reintegração social.

A fisioterapia é parte de um contexto maior de reabilitação necessária ao paciente, sendo conveniente discutirmos, de antemão, alguns conceitos atuais sobre esse tópico. Da mesma forma, a reabilitação não pode ser dissociada da educação contínua traçada para o paciente e seus familiares e cuidadores e em conjunto com eles para que o processo seja efetivo.

FISIOTERAPIA NO PROCESSO DA REABILITAÇÃO

A atuação dos profissionais da reabilitação deveria ocorrer dentro do âmbito da saúde pública, além do aspecto curativo, no aspecto preventivo e educacional da população em relação aos riscos e benefícios de determinadas práticas do dia-a-dia. No entanto, nossa realidade faz com que a atenção desses profissionais ainda esteja voltada para o processo de recuperação da função após lesão.

A reabilitação é vista por muitos como a área que possibilita ao paciente adquirir sua independência funcional, a reinserção na comunidade e seu retorno ao trabalho. Por trás desses objetivos, a melhora do sentimento de bem-estar, qualidade e satisfação com a vida dos pacientes e de seus familiares, respeitando seus desejos são os verdadeiros objetivos da reabilitação[3].

A fisioterapia como membro ativo no processo de reabilitação, deve considerar simultaneamente: o que é importante para o paciente (medos, desejos e aborrecimentos sobre saúde e estilo de vida); o que é importante para a família (confiança na competência da equipe, ser provida de informações sobre prognósticos para ter vaga idéia do futuro e serem consultadas nas decisões) e o que é importante para a fonte pagadora (se a equipe é competente e o paciente está confortável com ela, se é possível fazer comparação entre o tratamento que o paciente recebe e o que outros recebem, quais serão os resultados, quanto tempo durará e qual seu custo efetivo, o que é possível para torná-lo mais rápido e barato)[3].

Para auxiliar na identificação dessas necessidades, utilizaremos como base a Classificação Internacional de Funcionalidades, Incapacidades e Saúde, desenvolvida pela Organização Mundial da Saúde (OMS)[4]. Essa classificação define separadamente o que são a estrutura e função do corpo, a atividade e a participação do indivíduo (Quadro 103.1).

Estrutura e funções do corpo são as funções fisiológicas dos sistemas corporais, incluindo as funções psicológicas e, estruturas do corpo, como suas partes anatômicas, sejam elas órgãos, membros e seus componentes. A deficiência da estrutura pode envolver uma anomalia, defeito, perda ou outro desvio significante nas estruturas corporais. É a manifestação de uma doença e pode ser temporária ou permanente; progressiva, regressiva ou estática; intermitente ou contínua. O desvio da faixa de normalidade pode ser sutil ou grave ou flutuar com o tempo. Essas deficiências podem resultar em outras deficiências, ditas secundárias. A atividade se refere à execução de uma tarefa ou ação por um indivíduo e as limitações da atividade são as dificuldades que o indivíduo apresenta para executá-las. A participação se refere ao envolvimento em uma situação de vida. Restrições quanto à participação são problemas que um indivíduo pode vir a ter ao se encontrar envolvido em uma situação diária.

Tomemos o paciente pós-trauma craniano como exemplo. A função e a seqüência de ativação muscular desse paciente estão alteradas em razão do trauma, o que pode tornar os membros inferiores incapazes, restringindo-o à cadeira de rodas. O indivíduo é capaz de se locomover de forma independente com auxílio da cadeira de rodas, mas apresenta limitações em manter-se na postura ortostática ou realizar outras atividades que dependam dessa postura. A função corporal e a atividade desse paciente geram restrições quanto à sua participação independente em todos os cômodos de sua residência, como o pavimento superior. As características descritas permitem, porém que o paciente participe de algumas situações de vida e o restringe em outras.

Os fatores ambientais e pessoais interagem com os componentes das funções e estruturas do corpo, com a atividade e com a participação. Fatores ambientais se referem aos ambientes físico e social e de atitude nas quais as pessoas vivem e conduzem suas vidas. Fatores pessoais são os antecedentes da vida do indivíduo e a composição das características do indivíduo não relacionadas à condições de saúde. Esses fatores podem incluir sexo, gênero, raça, idade, estilo de vida, educação, entre outros.

Para que um programa de reabilitação do paciente pós-TCE abranja todos os componentes relacionados à qualidade de vida do indivíduo uma equipe multidisciplinar é necessária. Essa equipe deve ser composta de especialistas médicos, fisioterapeuta, terapeuta ocupacional, fonoaudiólogo, enfermeiro, psicólogo, assistente social e neuropsicólogo. O planejamento conjunto da reabilitação por todos os profissionais e em conjunto com o paciente permitirá maior envolvimento e comprometimento do paciente/família com as metas proposta. Duas pessoas com a mesma função corporal podem não realizar a mesma atividade. Duas pessoas com condições de execução de atividades similares podem não ter a mesma participação. O programa de reabilitação é altamente individualizado e conseqüentemente o planejamento fisioterapêutico também.

Quatro categorias de função são consideradas em um programa de reabilitação: física, mental, afetiva e social[5]. A função física refere-se àquelas habilidades sensório-motoras necessárias ao desempenho de atividades diárias usuais como sair da cama, andar e subir escadas. Os fisioterapeutas estão tradicionalmente mais envolvidos com essa categoria de avaliação e tratamento funcional. Dentro dessa função física, tarefas que dizem respeito aos cuidados pessoais da vida diária são denominadas atividades de vida diária. As habilidades avançadas e consideradas vitais para a independência do indivíduo na comunidade são denominadas atividades instrumentais de vida diária e envolvem cuidar dos negócios pessoais, cozinhar e fazer compras, executar tarefas domésticas e dirigir. A função mental está relacionada à capacidade intelectual e cognitiva do indivíduo. Habilidades afetivas e estratégias de lidar com os problemas e dificuldades dizem respeito à função afetiva. Função social se refere à capacidade do indivíduo em interagir com outras pessoas de forma bem-sucedida, no desempenho dos papéis e obrigações sociais[5].

A fisioterapia deve ser um processo ativo e dinâmico que deve ser iniciado precocemente. Por meio das informações iniciais, como natureza e tipo do trauma, nível de consciência, extensão e localização do trauma, o fisioterapeuta poderá prever as conseqüências e as incapacidades que poderão estar presente e trabalhar de forma preventiva, por exemplo, caso um paciente após acidente de carro apresente trauma craniano com lesão axonal difusa, podemos antecipar que ele poderá apresentar complicações cognitivas e déficit motor relacionado diretamente ao local da lesão. Caso o paciente faça uso de ventilação mecânica, podemos antecipar que ele poderá apresentar complicações na função cardiopulmonar. Aumento do tônus, baixa no nível de consciência, complicações musculoesqueléticas como contraturas articulares, alinhamentos articulares anormais, encurtamentos musculares podem ser identificados como complicações secundárias em potencial. Sendo assim, com todas essas informações o fisioterapeuta identificará as áreas importantes e concentrará seu tratamento nesse contexto.

PROCESSO FISIOTERAPÊUTICO NA ASSISTÊNCIA AO PACIENTE COM TRAUMA CRANIOENCEFÁLICO

Pelo menos três fases distintas na evolução do paciente neurológico podem ser identificadas. A fase aguda corresponde ao coma e ao estado de despertar, quando a alteração de funções e estrutura do corpo pode ser avaliada e a instalação de deficiências secundárias deve ser prevenida. A lesão neurológica pode ser decomposta em lesão primária e lesão secundária. A lesão primária é aquela causada diretamente pelo trauma. A lesão secundária ocorre algum tempo depois e resulta da pressão intracraniana (PIC) elevada e pressão de perfusão cerebral (PPC) diminuída, além de hipóxia e isquemia[6].

Na fase aguda, a hipertensão intracraniana é a afecção de maior importância, ocorrendo em 50 a 70% dos pacientes que sofreram de trauma cranioencefálico[7]. O aumento da PIC requer medidas terapêuticas específicas pela extrema vulnerabilidade do sistema nervoso central a esse tipo de acometimento. A PIC é resultante da presença do componente parenquimatoso, do componente liquórico e do componente vascular dentro da

---

QUADRO 103.1 – Definições relacionadas à reabilitação com base na Classificação Internacional de Funcionalidades, Incapacidades e Saúde da Organização Mundial de Saúde[4]

- *Estrutura e funções do corpo*: funções fisiológicas dos sistemas corporais, incluindo as funções psicológicas e suas partes anatômicas, sejam elas órgãos, membros e seus componentes
- *Atividade*: execução de uma tarefa ou ação por um indivíduo
- *Participação*: envolvimento do indivíduo em uma situação de vida

caixa craniana. Dos três componentes, o vascular é o mais dinâmico e o que mais influi no valor de pressão intracraniana. O volume sangüíneo cerebral tem como fator determinante o diâmetro vascular. Considerando o indivíduo em decúbito dorsal e a cabeça levemente elevada, admitem-se como valores normais da PIC aqueles inferiores a 10mmHg, e tolerável, até 20mmHg. Por mecanismos de auto-regulação o fluxo sangüíneo cerebral é constante mesmo em variações da pressão arterial[8]. Nessa fase, o objeto do fisioterapeuta se concentrará em manter a oxigenação e a ventilação adequadas, o posicionamento no leito, mudanças de decúbito e prevenção da integridade da pele.

A fase subaguda, iniciando-se geralmente ainda na internação hospitalar e abrangendo os primeiros meses de recuperação, é o momento no qual a atividade é crucial para a recuperação da função. O maior objetivo nessa fase é a independência física, considerando qualidade do movimento e psicológica com abordagem cognitiva, comportamental e interativo, estando seu sucesso atrelado à afecção neurológica em questão[3]. No TCE, ao final da fase subaguda, por volta de 40% dos traumas graves se mantêm com deficiências motoras, 50% sofrem de alterações cognitivas e 60%, de alterações psicoafetivas[3].

A terceira fase, ou a fase crônica, inclui a necessidade da aquisição da independência social, aumentando a participação do indivíduo e sua reinserção na comunidade, trabalho e lazer. Os sobreviventes a longo prazo apresentam problemas a longo prazo, ficando os objetivos nessa fase, vinculados a estes problemas[9]. Os problemas encontrados podem, muitas vezes, estar relacionados à localização da lesão como demonstra a Tabela 103.1.

A intervenção fisioterapêutica pode se confundir nas diversas fases de evolução do paciente, porém alguns passos são básicos, qualquer que seja o momento da assistência. Esses

TABELA 103.1 – Possíveis problemas relacionados à localização da lesão

	FUNÇÃO	PROBLEMAS OBSERVADOS
Lobo frontal	• De que forma interagimos com o meio ambiente (consciência) • Como respondemos às solicitações do meio ambiente • Que julgamento fazemos sobre o que ocorre nas atividades do dia-a-dia • Controle emocional • Controle expressão-linguagem • Significado das palavras • Associação das palavras • Memória para atividades motoras	• Paralisia • Incapaz de planejar atividades complexas, necessitando de várias etapas para chegar à atividade final (seqüência) • Perda da espontaneidade em interagir com outros • Perseveração • Incapaz de manter atenção em uma tarefa • Labilidade emocional • Mudanças em comportamento social • Mudanças na personalidade • Dificuldade em resolver problemas • Afasia de Broca
Lobo parietal	• Localização para atenção visual • Localização para percepção tátil • Objetivo direcionado a movimentos voluntários • Manipulação de objetos • Combinação de diferentes sentidos que permite perceber um conceito simples	• Dificuldade em responder a mais de um comando • Dificuldade em nomear objetos (anomia) • Dificuldade em localizar a palavra certa na escrita (agrafia) • Problemas com a leitura (alexia) • Dificuldade em desenhar objetos • Dificuldade em distinguir direito de esquerdo • Dificuldade em realizar contas • Negação de partes do próprio corpo • Dificuldade em atenção visual • Dificuldade na coordenação mão/visão
Lobo occipital	• Visão	• Perda do campo visual • Dificuldade em localizar objetos • Dificuldade em identificar cores • Ilusões visuais • Alucinação • Dificuldade em ler e escrever
Lobo temporal	• Habilidade em escutar • Aquisição de memória • Percepção visual • Categorização dos objetos	• Dificuldade em reconhecer faces (prosopagnosia) • Dificuldade em entender palavras faladas (afasia de Wernicke) • Dificuldade em identificar objetos • Dificuldade de atenção • Perda da memória de curto prazo • Alteração na memória de longo prazo • Diminuição ou aumento no interesse sexual • Dificuldade em categorizar objetos • Lesão no lobo direito causa perseveração na fala • Comportamento agressivo
Tronco cerebral	• Respiração • Função cardíaca • Deglutição • Reflexo, audição e visão • Controla suor, pressão sangüínea, digestão, temperatura (sistema nervoso autônomo) • Afeta o nível de alerta • Habilidade para dormir • Equilíbrio (função vestibular)	• Diminuição da capacidade vital para respirar • Disfagia • Dificuldade com organização/percepção do meio ambiente • Déficit de equilíbrio e movimento • Tonturas e náuseas • Dificuldade para dormir (insônia, apnéia do sono)
Cerebelo	• Coordenação do movimento voluntário • Balanço e equilíbrio • Memória para atos de reflexos motores	• Perda da habilidade para coordenar movimento • Perda na habilidade de caminhar • Inabilidade para pegar objetos • Tremor • Vertigem

passos básicos incluem avaliação clínica e funcional, estabelecimento de objetivos, abordagem fisioterapêutica e avaliação do resultado do processo (Fig. 103.1).

Avaliação Clínica e Funcional

A avaliação do paciente neurológico é uma etapa que se inicia na admissão do paciente e que deve permear todo o processo fisioterapêutico. Qualquer procedimento realizado requer atenção para as respostas que o paciente produz e isso se trata de avaliação. Permite ao fisioterapeuta adequar sua terapia às demandas do paciente, não subestimando sua capacidade e atuando sobre a deficiência utilizando o potencial remanescente do indivíduo. O fisioterapeuta estabelece uma linha de base sobre a qual julgará a melhora futura ou não com as abordagens utilizadas. Conhecer com detalhes o paciente possibilita mais chances de sucesso na terapia e permite ao terapeuta ousar na solicitação do paciente sem receio de complicações.

A idade do paciente deve ser considerada por ser um fator influente tanto na mortalidade como na morbidade, influenciando significativamente nos resultados em pacientes acima de 60 anos. Há grande probabilidade também na relação de pior resultado em pessoas de mais idade[10].

A monitoração por meio de equipamentos modernos e de última geração permite maior controle do paciente e do processo terapêutico, daí a vantagem da atuação precoce do fisioterapeuta, na unidade de terapia intensiva (UTI). O paciente está continuamente monitorado, permitindo que a abordagem seja avaliada e reformulada, quando necessário, de forma constante. Os sinais vitais são monitorados continuamente enquanto houver instabilidade vigente do quadro ou algum risco de vir a ocorrer. Quando necessário, a monitoração da pressão intracraniana fornece importantes informações que precedem o aparecimento de sinais e sintomas de descompensação, o que permite avaliar de forma mais objetiva a eficácia de medidas terapêuticas[11].

Entretanto, alguns sinais clínicos, quando adequadamente avaliados, permitem ao fisioterapeuta inferir a gravidade do quadro (ou sua progressão) e/ou a localização da lesão, sejam eles: consciência, aspectos respiratórios, reflexos pupilares, motricidade ocular extrínseca e atividade motora postural e apendicular.

Consciência se refere ao estado de completa percepção de si e do meio e é avaliada pela análise de dois parâmetros: o grau de alerta e o conteúdo da consciência. O grau de alerta se refere ao despertar, o quão acordado está o indivíduo e depende da integridade do tronco encefálico e do córtex cerebral. O conteúdo da consciência é a soma das funções cognitivas e afetivas e é dependente da atividade hemisférica cerebral. Coma é um estado de inconsciência sem resposta ao meio. O indivíduo permanece de olhos fechados e nem estimulação enérgica o desperta. É decorrente de lesão do sistema ativador reticular ascendente (o qual se origina na formação reticular do tronco encefálico e se distribui difusamente para o córtex cerebral), de comprometimento difuso dos hemisférios cerebrais ou de ambos.

Uma das formas mais difundidas para avaliação do grau de consciência de um indivíduo é o uso da escala de coma de Glasgow. Essa escala avalia três parâmetros: estímulo necessário para que ocorra abertura ocular, melhor resposta motora e a melhor resposta verbal. A utilização de uma escala quantitativa permite que todos os membros da equipe estabeleçam os mesmos critérios para avaliação, evitando-se subjetividade e permitindo que o grau de consciência seja acompanhado por todos de perto.

Ao considerarmos a escala de coma de Glasgow para prognóstico em nossa tomada de decisão para planejamento terapêutico, o paciente com escore baixo na pontuação da escala (4 a 5), sem interferência de medicações ou entubação, aproximadamente 20% desses pacientes sobreviverão e dessa porcentagem de 8 a 10% terão sobrevida funcional. Há grande probabilidade da relação entre resultado ruim com a diminuição escala de coma de Glasgow. Dos pacientes com escala (5 a 7), 34% terão recuperação moderada; aqueles com escala (8 a 10), 68% terão de moderada a boa recuperação e 87% dos pacientes com escala (11 ou mais) terão de moderada a boa recuperação[10].

A avaliação das funções cognitivas superiores, que inclui percepção, razão, linguagem, memória e julgamento, deve ser considerada. Após estudo e observações nos pacientes com trauma cranioencefálico no Rancho de Los Amigos Hospital foi desenvolvida uma escala que categorizava os oito estágios da função cognitiva com o intuito de auxiliar os profissionais nessa avaliação[12] (Quadro 103.2).

É comum na prática clínica o fisioterapeuta detectar pequenas alterações da consciência (ou sua recuperação) antes dos demais membros da equipe. Não se trata de nenhum mérito. O fisioterapeuta, normalmente, é um dos profissionais que despende mais tempo com o paciente em contato direto, manuseando-o e estimulando-o. Dessa forma, tem mais oportunidades para conhecê-lo, notando modificações sutis, muitas vezes desacreditadas pelos outros membros da equipe.

Quanto aos aspectos respiratórios a monitoração contínua da saturação arterial de O_2, por oximetria digital, é fundamental nos pacientes neurológicos, visto que a hipóxia pode provocar lesão neurológica secundária. O mesmo pode ser dito em relação à monitoração pela capnometria do CO_2 expirado, já que tanto níveis elevados quanto muito diminuídos interferem no fluxo sanguíneo cerebral. A avaliação deve abranger a análise do *drive* e do padrão respiratório e a autonomia do paciente em manter a oxigenação e a ventilação adequadas. Não nos prenderemos a esse tópico, pois não é o objetivo deste capítulo.

Os reflexos pupilares de constrição e dilatação são controlados pelo sistema nervoso autônomo simpático e parassimpático. Grande parte das lesões que acometem diretamente o tronco encefálico ou indiretamente, por compressão, acarreta anormalidades pupilares relacionadas a sua forma e tamanho. A avaliação das pupilas deve ser realizada antes, durante e após a sessão de fisioterapia como forma de verificação de possíveis prejuízos relacionados ao procedimento realizado. Anisocoria, ou seja, assimetria do tamanho pupilar e alterações do reflexo fotomotor são fortes indícios de agravamento da lesão encefálica e devem ser notificadas prontamente à equipe médica. Observar a posição dos olhos e pálpebras em repouso e durante o movimento passivo da cabeça, procurando movimentos oculares errantes, nistagmo, desvios laterais ou para baixo e ausência de piscamento, também traz informação adicional sobre a lesão e sua localização.

A avaliação da atividade postural no leito, estando o indivíduo em repouso, traduz o resultado da ação do tônus muscular sobre os segmentos corporais. Tônus muscular é definido um músculo em repouso. Clinicamente, ele é avaliado pela palpação do ventre muscular e pela resistência que o músculo

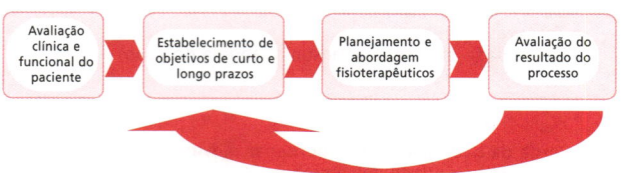

Figura 103.1 – Fluxograma do processo fisioterapêutico na assistência ao paciente neurológico.

QUADRO 103.2 – Escala de níveis de função cognitiva do Rancho de Los Amigos Hospital[13]

I: sem resposta
II: resposta generalizada
III: resposta localizada
IV: confuso-agitado
V: confuso-inapropriado
VI: confuso-apropriado
VII: automático-apropriado
VIII: proposital-apropriado

TABELA 103.2 – Escala de Ashworth modificada[14]

GRAU	DESCRIÇÃO
0	Tônus muscular normal
1	Discreto aumento do tônus muscular, manifestado por contração e relaxamento ou por resistência mínima no final do movimento quando a articulação afetada é fletida ou estendida
1+	Discreto aumento do tônus muscular, manifestado por contração associada à resistência mínima durante o restante (menos da metade) da ADM
2	Aumento mais pronunciado do tônus muscular durante a maior parte da ADM, mas a movimentação passiva é facilmente realizada
3	Aumento considerável do tônus muscular e a movimentação passiva é realizada com dificuldade
4	Articulação afetada, rígida em flexão ou extensão

ADM = amplitude de movimento.

oferece ao alongamento passivo. O tônus postural se refere à tensão muscular necessária para que o corpo esteja pronto para se mover e não desabar diante de ação da gravidade. Alterações do tônus muscular são extremamente comuns nas disfunções neurológicas e sua fisiopatologia não é bem conhecida[14].

Não existe padrão determinado de distribuição do tônus muscular. O tônus normalmente está reduzido nas lesões periféricas ou na fase aguda das lesões centrais, conhecida como fase de choque. No entanto, a hipotonia pode persistir em alguns grupos musculares em fases mais crônicas de lesões centrais e ser característica de distúrbios cerebelares.

A avaliação do tônus muscular é extremamente subjetiva. A quantificação do aumento de tônus é um problema de difícil solução, pois o tônus sofre influência de fatores como ansiedade, depressão, fadiga e temperatura ambiente. A escala de Ashworth e a sua versão modificada (Tabela 103.2), ambas validadas são as mais freqüentemente usadas como medida clínica[14]. Essa escala gradua as alterações do aumento de tônus segundo a resistência apresentada ao alongamento na amplitude de movimento. Entretanto, não é sensível o suficiente para descrever modificações mais sutis da apresentação do tônus muscular. Quanto mais minucioso for o exame do tônus muscular, mais as chances de o terapeuta compreender as alterações da atividade postural e apendicular que o indivíduo apresentar. Não se trata de uma regra, porém, a distribuição do tônus muscular costuma determinar o padrão postural do indivíduo no leito, tanto de tronco quanto de extremidades.

Posturas fixas são consideradas inadequadas. Os termos *rigidez de descerebração* e *rigidez de decorticação* são designações fisiologicamente incorretas, mas denotam respostas posturais estereotipadas a estímulos nocivos[15]. Na rigidez de descerebração, o indivíduo mantém os membros superiores e inferiores estendidos e rodados medialmente, bem como a cabeça, podendo assumir a posição de opistótono, sendo, portanto, mais bem descrita como *resposta extensora dos quatro membros*. Essa postura indica desconexão do mesencéfalo das estruturas inferiores. A *resposta em flexão de membros superiores e em extensão dos membros inferiores* é a característica da rigidez de decorticação e é causada por interrupção das vias corticospinais.

A atividade postural causada por reações cervicais, como o reflexo tônico cervical assimétrico ou o reflexo tônico labiríntico, também pode ser freqüentemente notada em lesões centrais. A perda da modulação desses reflexos em conseqüência de lesão gera posturas estereotipadas e fixas. As reações de suporte positivo e de *endireitamento*, que caracterizam a necessidade do indivíduo manter-se em alinhamento corporal concomitante ao alinhamento da cabeça, refletindo integridade medular e mesencefálica, devem ser avaliadas. Outra reação de endireitamento a ser avaliada é a visual, que ajusta a cabeça no espaço e que depende de integridade cortical, também é parte das reações posturais.

O tônus muscular também varia em função da postura do indivíduo e seus deslocamentos. Esses ajustes são conhecidos como ajustes tônicos e fásicos e devem ser analisados durante a manutenção e troca das diversas posturas do desenvolvimento neuropsicomotor do indivíduo. A análise deve englobar todos os estágios do controle motor normal:

- *Mobilidade*: se o indivíduo movimenta-se para assumir posturas e como assume essas posturas.
- *Estabilidade*: se o indivíduo se mantém mesmo com estímulos externos na postura.
- *Mobilidade sobre estabilidade*: se o indivíduo realiza atividade sobre a postura mantida.
- *Habilidade*: se o indivíduo é capaz de desempenhar uma função[16] (Fig. 103.2).

A motricidade voluntária eficiente requer envolvimento cortical interagindo com os diversos níveis de controle do movimento, desde núcleos da base e cerebelo, até a medula espinal e os nervos periféricos. Pontos a serem avaliados em relação à motricidade voluntária são: iniciação, direção e velocidade do movimento, seqüenciamento e especificidade necessária para a função e o equilíbrio requerido durante o movimento, o qual envolve a integração do controle de tronco com o controle da extremidade[17]. Deficiências primárias, como as alterações de tônus muscular, da força muscular, da sensibilidade e da ativação muscular afetam diretamente a motricidade voluntária. Essas alterações possibilitam a ocorrência de deficiências secundárias incapacitantes, como alterações ortopédicas, alterações no comprimento dos músculos e outros tecidos moles, dor e edema e devem ser cuidadosamente avaliadas[17].

Após a avaliação clínica, o terapeuta terá, na maioria das vezes, que lidar com problemas nos sistemas musculoesquelético,

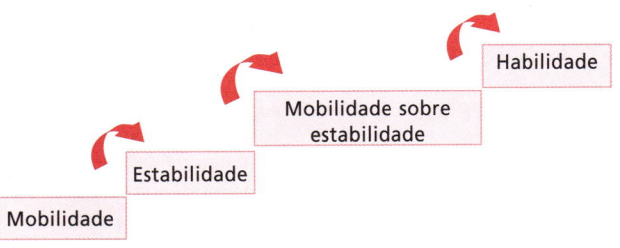

Figura 103.2 – Representação esquemática dos estágios do controle motor.

circulatório, respiratório e nervoso. A Tabela 103.3 exemplifica alguns desses problemas e como eles podem provocar alteração da função.

Assim como o sistema motor, o sistema sensorial poderá sofrer danos e necessitar de abordagem específica, muitas vezes esquecida ou trabalhada de forma não consistente. Problemas sensoriais comprometem a alça de retroalimentação e freqüentemente interferem no sistema motor. Visão, audição, dor, tato, olfato, temperatura, senso de posição e cinestesias são avaliados rotineiramente. Caso o paciente tenha condições de colaborar durante a investigação, os testes deverão seguir os padrões normais; caso contrário, o fisioterapeuta poderá consultar exames prévios de potencial evocado.

Extensa gama de medidas tem sido descrita na literatura com a finalidade de tornar a avaliação do paciente mais objetiva. Essas medidas englobam desde escalas amplas, que buscam avaliar a qualidade de vida dos indivíduos e medidas de independência funcional até medidas específicas de determinada deficiência. A medida mais apropriada a ser utilizada dependerá da localização física (se o paciente está dentro ou fora do ambiente hospitalar); dos diferentes profissionais integrantes do serviço; do tempo de trauma; de fazer parte de uma rotina de prática clínica ou de pesquisa[18]. O índice de Barthel e a medida de independência funcional (MIF) são as medidas mais comumente usadas. São escalas utilizadas para avaliação da independência funcional embora a segunda abranja o componente cognitivo[18].

Estabelecimento de Objetivos

O estabelecimento de objetivos é a chave para um programa de fisioterapia de boa qualidade. As diferentes visões relacionadas ao tratamento refletem, ainda, visão dicotomizada entre os médicos e a equipe de terapeutas. O que temos como certo é que o objetivo da reabilitação é fazer com que o paciente volte, o mais rápido, da melhor forma e o mais integrado possível às rotinas de sua vida.

Randall e McEwen definem como objetivos funcionais àqueles que envolvem "atividades individualmente significativas que uma pessoa não é capaz de realizar como resultado de lesão, doença ou condição congênita ou adquirida, mas que pode ser capaz de alcançar como resultado da fisioterapia"[19]. Os profissionais envolvidos devem, em conjunto e com o paciente, associar a história natural da doença e o quadro clínico atual ao contexto individual e social do paciente e de seus familiares para que objetivos realistas sejam estabelecidos. Desenvolver objetivos funcionais centrados no paciente, cujo foco sejam atividades significativas para eles e que façam diferença em suas vidas. O terapeuta deve olhar para o paciente como um indivíduo completo considerando suas atividades em três áreas: autocuidado, trabalho e lazer.

Uma vez que objetivos a longo prazo são estabelecidos, eles devem ser segmentados em unidades mensuráveis a serem atingidas a cada terapia ou em pequeno número de terapias[20]. Quanto menor e mais objetiva for essa unidade, mais fácil será alcançá-la, proporcionando motivação tanto ao paciente quanto ao terapeuta e garantindo que a continuidade e a eficiência do tratamento sejam estabelecidas. Supondo que o objetivo a longo prazo seja tornar o paciente capaz de levantar-se da cadeira independentemente. Essa função pode ser segmentada em um número de pequenos objetivos a curto prazo, como, sustentar a cabeça em extensão, sentar-se com apoio, sentar-se sem apoio, transferir a base de suporte para os pés, levantar-se com apoio, levantar-se sem apoio.

Essa abordagem, centrada na solução de problemas, pode ser considerada na perspectiva do terapeuta e do paciente[21]. O fisioterapeuta identifica os problemas do paciente e adota abordagem de tratamento apropriada. O próprio paciente aprende a lutar contra a deficiência por meio de estratégias compensatórias. Solucionar os problemas, de forma adequada, requer do fisioterapeuta um preciso e extenso conhecimento do movimento, levando em consideração todos os danos que possam contribuir para a sua ineficiência. Requer também que o paciente determine a maneira mais eficiente de lutar com a sua incapacidade. A função é o objetivo final para ambas as partes.

A proposta de objetivos funcionais deve conter os seguintes elementos: quem fará o que; sob quais condições; quão bem; quando[19]. *Quem*, será sempre o paciente, já que familiares e cuidadores podem estar envolvidos, mas não são o foco do objetivo, mesmo que seja necessária assistência para que o paciente complete a atividade. *O que*, é a atividade que o paciente realizará. As atividades envolvidas no objetivo devem ser observáveis, replicáveis e ter início e fim definidos. Bater em uma tecla e atender ao telefone são funções de uma secretária e podem ser vistas como atividades requeridas para que o paciente retorne ao trabalho. As *condições* sob as quais a atividade será realizada pode envolver ambiente, medidas de distância, tempo para realizar uma atividade. O *quão bem* o paciente realizará tal atividade inclui o montante de assistência requerida (se alguma) de outras pessoas para que o paciente realize a atividade. Nesse caso, o uso de termos descritivos pode ser necessário (por exemplo, ficar em pé com assistência no tronco). *Quando*, se refere à data aproximada para que o objetivo seja alcançado. Esse tempo é normalmente fundamentado em conhecimento da doença, pesquisas disponíveis, experiência pessoal e progresso individual do paciente. Esse tempo pode ser alterado à medida que a terapia prossegue.

Desenvolver objetivos funcionais centrados no paciente permite que os terapeutas estejam de acordo com a política de saúde, tenham suas intervenções reembolsadas, estejam de acordo com as expectativas dos processos de acreditar e legislação e finalmente estejam de acordo com as necessidades dos seus pacientes.

Abordagem Fisioterapêutica

São inúmeras as técnicas desenvolvidas dentro da fisioterapia, as quais poderiam ser utilizadas e trariam benefícios ao paciente. Parte das técnicas foi desenvolvida pela descrição de procedimentos realizados na prática, com os quais o paciente demonstrava melhora da sua função corporal ou da relação do seu corpo com o espaço durante determinadas habilidades. Com o desenvolvimento do conhecimento neurofisiológico, muito do que foi descrito na prática passou a receber embasamento científico de seu mecanismo de ação, enquanto outras abordagens foram

TABELA 103.3 – Relação entre os sistemas e os problemas primários causados por sua alteração

SISTEMA	PROBLEMAS
Musculoesquelético	• Mobilidade e estabilidade • Atrofia • Diminuição da força muscular • Diminuição da resistência • Contraturas e deformidades
Circulatório	• Diminuição na resistência cardiovascular
Respiratório	• Diminuição na mobilidade e na expansão pulmonar
Nervoso	• Distúrbios no desempenho sensório-motor • Distúrbios cognitivos e comportamentais

adequadas a essa nova realidade. A intenção neste capítulo, no entanto, não é relacionar uma lista de técnicas, mas traçar pontos básicos utilizados em todas as sessões independentemente da técnica a ser utilizada. Discutiremos as bases do adequado posicionamento do paciente no leito, a cinesioterapia, a estimulação sensorial e a utilização de recursos auxiliares.

Posicionamento do Paciente

Qualquer que seja a função, ela depende da integração entre a postura e o movimento. A separação dessas duas entidades facilmente nos faz incorrer no erro de pensarmos na prática em separado desses dois componentes. O posicionamento adequado do paciente não deve ser apenas preconizado ao término de qualquer procedimento fisioterapêutico, mas deve estar incluído nele. Apesar de bastante divulgada a necessidade do posicionamento adequado no leito, na prática, ela é pouco utilizada. Quer por tempo, quer por falta de informação, a prática efetiva do posicionamento no leito tem, em geral, sido negligenciada.

Pacientes comatosos ou com restrições motoras graves têm, como única possibilidade de experimentar outras posturas, a troca postural realizada pelos profissionais da equipe que o assistem. Nos estágios iniciais, as posições geralmente são restritas ao decúbito dorsal ou supino e ao decúbito lateral. Mais raramente, o indivíduo é colocado em sedestração. Posturas, como decúbito ventral ou prono e ortostatismo, poderiam ser opções viáveis mesmo na fase aguda desde que devidamente indicadas.

No paciente agudo, uma das grandes preocupações é o cuidado com os níveis de PIC. O cuidado normalmente padronizado, com a finalidade de reduzir a pressão intracraniana, é a elevação da cabeceira. As posições de supino e de elevação da cabeceira a 45° são comumente utilizadas durante as sessões de fisioterapia em pacientes críticos. Entretanto, não existe consenso sobre o real efeito da manutenção do paciente em decúbito horizontal, seja dorsal ou lateral, sobre a PIC. Esta tende a ser significativamente menor com o indivíduo posicionado com elevação do decúbito até 45°, quando comparado ao decúbito horizontal[22-25]. Elevações adicionais mostram efeitos deletérios sobre a PIC[22]. A PPC, porém, pode alcançar os maiores valores no decúbito dorsal horizontal[23]. Apesar de divergentes, todos os artigos enfatizam que a resposta individual ao posicionamento deve ser considerada, em vez do estabelecimento de uma rotina fixa e padronizada.

O adequado posicionamento deve se basear nas posições funcionais dos segmentos e no alinhamento da cabeça e do tronco; todos os segmentos corporais devem estar apoiados para evitar a sobrecarga da gravidade, principalmente sobre as articulações; deve permitir o acesso ao paciente e ser trocado com freqüência, evitando-se a formação de pontos de pressão sobre proeminências ósseas e de alterações secundárias ósseas ou envolvendo os tecidos moles. Esses princípios devem ser considerados qualquer que seja a postura em questão. A utilização de rolos, toalhas, travesseiros, entre outros, é necessária para que o posicionamento adequado seja alcançado (Figs. 103.3 a 103.5). É importante enfatizar que a postura adotada para o repouso do paciente deve pressupor segurança e conforto, de forma a acrescentar benefícios globais ao paciente, como inibição tônus por mudanças nas superfícies de contato, *input* proprioceptivos, *input* visual e estimulação vestibular. Posturas mantidas forçadamente, para alongamento ou sobrecarga, por exemplo, deveriam ser utilizadas apenas durante a sessão fisioterapêutica, quando o terapeuta pode observar a resposta do paciente àquele procedimento.

O ser humano tem como característica ser bípede. O ortostatismo exige do organismo uma série de adaptações cardiovasculares, respiratórias, metabólicas, gastrointestinais, neurais,

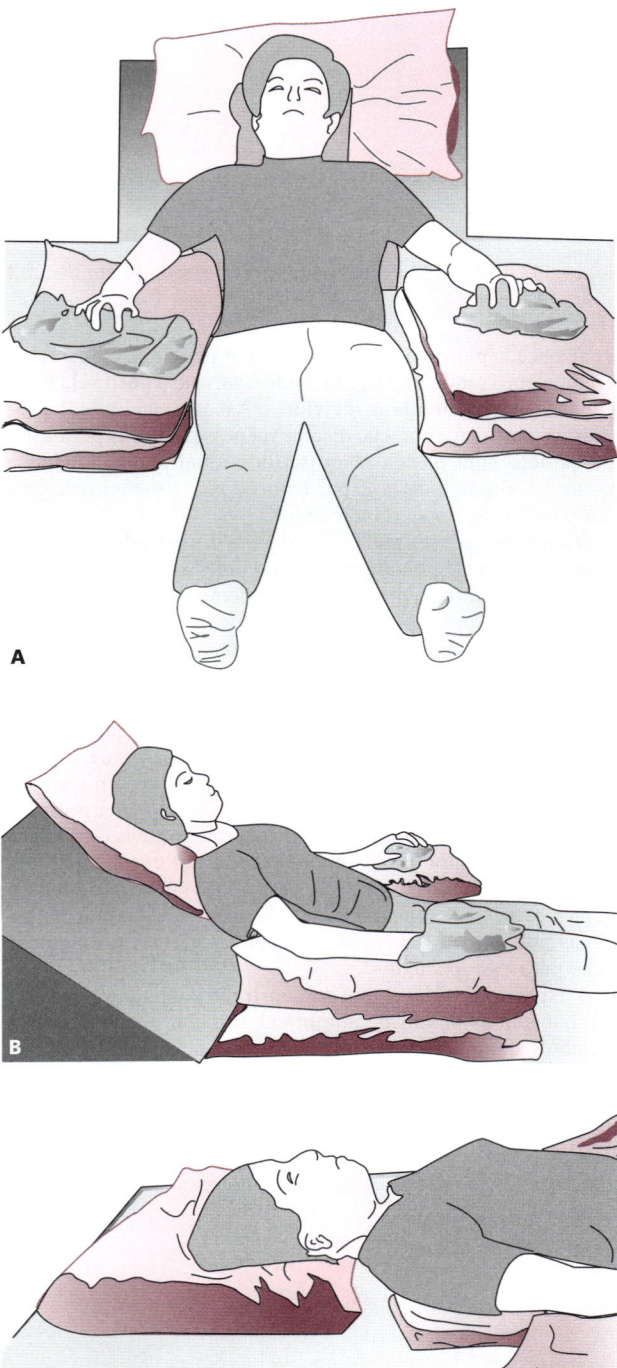

Figura 103.3 – (*A* a *C*) Posicionamento do paciente em decúbito dorsal elevado e horizontal. Cortesia de Laura Alouche.

musculoesqueléticas, além de psicológicas, normais para um indivíduo sadio. O paciente neurológico quer por sua lesão, ou pelos cuidados necessários para a estabilidade do seu quadro clínico, é mantido por muito tempo apenas no leito, ou, no máximo, em sedestração. A utilização da prancha ortostática, para proporcionar o ortostatismo, deveria ser considerada já no CTI, mesmo nos estados de rebaixamento da consciência. Uma possibilidade de início dessa postura pode

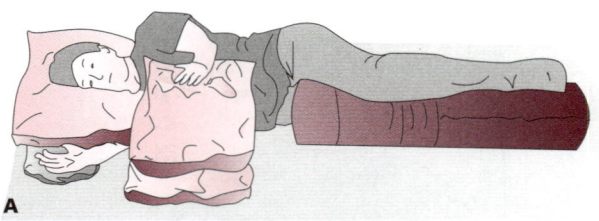 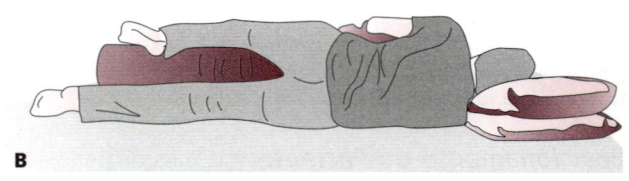

Figura 103.4 – (A e B) Posicionamento do paciente em decúbito lateral. Cortesia de Laura Alouche.

ser alcançada pelo uso de prancha para os pés e posicionamento da cama em Trendelenburg, fazendo com que o peso seja direcionado para os membros inferiores. Associar a elevação progressiva com a monitoração disponível nesses centros permitiria o completo controle da resposta individual a essa mudança postural e proporcionaria ao paciente todos os benefícios da postura para os sistemas relacionados.

O paciente na fase aguda e sedado tem dificuldade em manter a postura alinhada por não conseguir conter a força da gravidade, com grande risco de comprometimento das amplitudes articulares e musculares, visto principalmente nos extensores de tornozelo. Esses pacientes mesmo não sedados apresentam riscos semelhantes ao desenvolver padrões posturais estereotipados, como, postura em extensão dos quatro membros ou flexão de membros superiores e extensão de membros inferiores.

Os pacientes com padrões extensores e reações de suporte positivo requerem atenção quando posicionados em cadeira, pois tendem a adotar postura com apoio sacral e perder o alinhamento obtido durante a terapia. Utilizar almofadas ou toalhas sob os joelhos para que o quadril permaneça em flexão, para apoio e alinhamento da cabeça, para apoio em região lombar, manter os pés adequadamente apoiados e usar toalhas ou espumas entre os dedos do pé para reduzir a garra, seriam algumas dicas para esse paciente[26,27].

A experiência clínica tem demonstrado com que velocidade e freqüência as perdas de amplitude articular ocorrem nesses pacientes. Cinqüenta e seis por cento dos pacientes apresentam diminuição da amplitude de movimento (ADM), sendo 80% em tornozelo; 70% em cotovelo; 60% em cotovelo e tornozelo; 10% em punho e dedos. O impacto negativo que essas limitações articulares causam durante as terapias requer mais atenção com posicionamento e sessões de fisioterapia específicas para esses problemas[28].

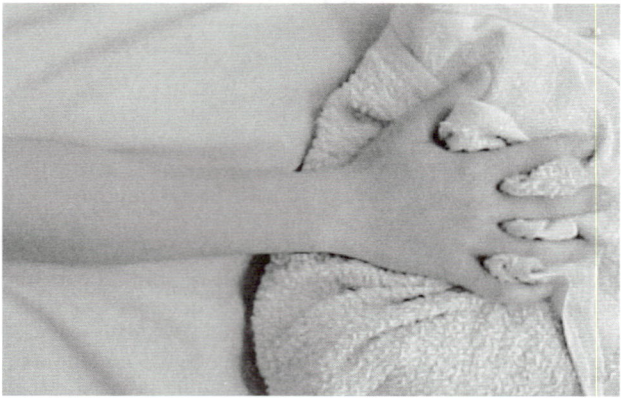

Figura 103.5 – Detalhe do posicionamento da mão do paciente com auxílio de uma toalha.

Cinesioterapia

A cinesioterapia ou terapia pelo movimento, principal recurso utilizado pela fisioterapia qualquer que seja a técnica, faz uso das forças que atuam sobre o corpo e da manipulação dessas forças para que o desempenho humano seja melhorado e lesão adicional seja prevenida[29]. A estratégia normalmente envolve a maximização do potencial remanescente do indivíduo.

Deve-se considerar que para cada movimento uma adequação postural é necessária: o movimento das extremidades ocorre quando há estabilidade da região proximal. Postura fixa não é postura estável, pois na postura fixa não existe adequação durante o movimento, causando sua restrição. Para abrir a porta da geladeira, por exemplo, são necessários movimentos do membro superior. Para que esses movimentos sejam efetivos, ajustes posturais que antecedem a ação e que estabilizem o tronco para trás são necessários, para que durante a ação o indivíduo tenha estabilidade para fletir o membro superior e abrir a porta. Caso contrário, ele iria de encontro à porta. É necessário, ainda, que a região proximal do membro superior não esteja fixa, pois o movimento do membro superior depende de movimentos concomitantes e em menor amplitude da escápula para alcançar a amplitude do membro superior necessária para a função.

Enfatizar, inicialmente, o controle de tronco é fundamental para o desempenho das habilidades funcionais. Considera-se que o controle de tronco de um indivíduo é adequado quando ocorre rotação em todos os seus segmentos, próximo à amplitude máxima. A rotação pode ser descrita como resposta coordenada entre flexão e extensão em todos os planos de movimento, daí sua importância para o controle de tronco[30].

A ênfase sobre a simetria é particularmente importante durante a cinesioterapia, pois designa a linha média do corpo. Esta é um ponto de referência abstrato para o alinhamento corporal e os movimentos que ocorrem no plano sagital, frontal ou horizontal, devendo, por conseguinte, ser considerada como possível objetivo a curto prazo para que metas funcionais sejam atingidas[30].

A postura e o movimento do paciente podem ser efetivamente controlados pelo terapeuta por intermédio dos chamados pontos-chave de controle. Os principais pontos-chave são identificados como proximal e distal. Na região proximal, os pontos-chave são o tronco, a cabeça e os cíngulos escapular e pélvico. Os pontos-chave distais são as mãos e os pés[30]. Se o paciente não apresenta tônus postural adequado no tronco, para que ele realize o alcance de um objeto, o terapeuta pode utilizar o ponto-chave em tronco e cíngulo escapular para obter resposta apropriada. Se com a falta de controle proximal o terapeuta fizer a facilitação pelo ponto-chave distal, poderá traumatizar o ombro do paciente. Edwards coloca que para garantir a estabilidade do tronco antes de facilitar o movimento dos membros, os pontos-chave proximais são mais freqüentemente utilizados que os distais[30].

Considerando-se o controle de tronco, o alinhamento corporal e os pontos-chave de controle, a cinesioterapia pode ocorrer de forma passiva, ativo-assistida, ativa livre ou resistida dependendo das possibilidades do pacientes e dos objetivos traçados. Em cada uma dessas formas de produção do movimento, a solicitação da participação do paciente é progressivamente maior para a geração de força muscular. Contudo, já no movimento passivo, a participação efetiva do paciente, prestando atenção e acompanhando o movimento, deve ser requerida para que nos próximos estágios o sucesso seja maior.

Os movimentos podem ser realizados de forma analítica, envolvendo um único plano ou os três planos de movimento, o que os tornam mais complexos e, ao mesmo tempo, mais próximos da função normal. A velocidade e a intensidade dos movimentos realizados deverão estar de acordo com a característica do paciente. Se o objetivo for relaxar o tônus muscular, o movimento deve ser lento; se o paciente for letárgico em suas repostas, mais velocidade e atenção podem ser utilizadas para englobar o aspecto cognitivo. O comando verbal breve, firme e bem orientado deve ser associado a estímulos facilitadores, enquanto comando verbal suave e lento deve se associar a estímulos inibidores.

Qualquer que seja a postura ou o movimento a ser solicitado, ele deve ser parte integrante da função a ser treinada. Pelas teorias atuais de controle do movimento, o sistema nervoso não controla particularmente cada um dos músculos de cada segmento corporal, mas organiza a ação para que a meta seja alcançada. É fácil notar isso ao longo do movimento de preensão. Durante a preensão de uma caneta, a forma e a dimensão da pinça, realizada pela mão, é absolutamente proporcional à forma e à dimensão da caneta a ser apreendida. O mesmo ocorre na preensão de uma bola ou qualquer outro objeto. O objetivo é fazer com que o paciente reaprenda habilidades motoras e a cinesioterapia é ferramenta utilizada pelo terapeuta para facilitar a aquisição dessas habilidades.

Prevenir complicações musculoesqueléticas é outro objetivo fisioterapêutico-chave em todas as fases de reabilitação, mas especialmente na fase aguda, quando o paciente apresenta maior restrição dos movimentos. Essas alterações podem ocasionar alterações no alinhamento articular, causar dor, limitar a mobilidade articular e conseqüentemente diminuir a flexibilidade muscular. Em muitos casos, essas posturas anormais coincidem com o desenvolvimento de ossificação heterotópica, resultando em dor e diminuição da amplitude de movimento criando um ciclo vicioso. Outro fator complicador é a fraqueza muscular que ocasiona desequilíbrio e desalinhamento articular. As alterações musculoesqueléticas dos pacientes com trauma craniano, na maior parte, são secundárias ao trauma craniano e podem dificultar a abordagem terapêutica.

As contraturas são complicações comuns em pessoas com trauma craniano. O termo contratura refere-se à restrição da amplitude de movimento sobre uma articulação que impedem o desempenho da atividade de vida diária[31]. A contratura pode comprometer o resultado funcional de um paciente, por exemplo, uma limitação na amplitude articular de tornozelo acima de 10º comprometerá atividades de marcha, com diminuição extensão quadril na fase de apoio ou aumento da flexão quadril na fase de oscilação; subir escadas e levantar de uma cadeira, com instabilidade na base de apoio. A contratura resultante de encurtamentos musculares vem sendo administrada por combinação de intervenções, incluindo movimentação passiva da amplitude de movimento, alongamento prolongado pelo posicionamento e bloqueio químico e medicação.

A cinesioterapia é um instrumento para a prevenção de tais complicações, sendo assim, a comunicação entre a equipe é de fundamental importância para a interpretação de achados e definição de condutas durante a fisioterapia. A habilidade do paciente em realizar o movimento, de forma consciente, durante a execução de cada atividade, a velocidade, amplitude e posicionamento devem ser levados em consideração. Por exemplo, a enfermagem, ao abordar o paciente deve observar se ele é capaz de auxiliar em suas mudanças de decúbitos, como passar do decúbito lateral para sentado e quais recursos utilizam para assumir essa posição. É capaz de desempenhá-la sozinho ou necessita de assistência, utiliza um ou ambos os membros superiores, move seus membros inferiores para facilitar essa transição; necessita de pistas visuais ou verbais, faz em um tempo normal ou acima do esperado para aquela atividade, ao sentar, é capaz de se manter alinhado ou necessita de apoio. Como a atividade ocorre, em qual velocidade, qual o tempo necessário para iniciar o movimento e qual a qualidade do movimento, são informações que toda equipe deve ter para otimizar o tratamento.

Estimulação Sensorial

Qualquer que seja a postura a ser assumida ou o movimento a ser realizado ele depende da informação sensorial disponível. Se o controle é sensório-motor não devemos estimular apenas a motricidade, mas também a sensibilidade. A utilização de informações táteis, térmicas, visuais, auditivas, olfativas, vestibulares, proprioceptivas e dolorosas facilita o controle do movimento e a função. O movimento, mesmo quando realizado passivamente, ativa diretamente o córtex motor primário, indicando a profunda relação entre a sensibilidade e a motricidade[32].

Por outro lado, toda a informação sensorial atinge a formação reticular no tronco encefálico. Como discutido anteriormente, o despertar depende do sistema ativador reticular ascendente, que parte da formação reticular e se espalha difusamente para o córtex cerebral. Lesões no tronco encefálico, nas fibras de projeção ou no córtex cerebral podem resultar em rebaixamento da consciência. As aferências sensoriais que chegam na formação reticular podem, dessa forma, estimular o despertar.

Diferentes tipos de textura, cheiro, sons, gelo, diferentes posições da cabeça e do corpo, estímulos visuais etc. são recursos que podem ser utilizados para a estimulação sensorial, seja para adequar a postura e o movimento, seja para promover o despertar.

Recursos Auxiliares
Estimulação Elétrica Neuromuscular

O uso da estimulação elétrica no controle da atrofia muscular por desnervação foi difundido na década de 1960. Atualmente, as principais aplicações clínicas da eletroestimulação incluem: manutenção da amplitude de movimento, controle da espasticidade, facilitação/reeducação do movimento, além do incremento da força e resistência musculares. A aplicação da corrente é realizada pela colocação de eletrodos de superfície sobre o ponto motor. Este é o ponto na superfície da pele que reveste o músculo no qual a menor quantidade de corrente promove sua contração[33]. Diversos estudos têm demonstrado que a melhora do controle voluntário ocorre quando a eletroestimulação está associada ao esforço do paciente em realizar o movimento. Associando-se o esforço inicial do paciente, seguido do estímulo elétrico para que a amplitude do movimento seja completada, alcança-se com mais efetividade o controle motor desejado.

A observação cuidadosa de reações adversas e contra-indicações para o uso da estimulação elétrica deve ser considerada, pois pode provocar lesão secundária. Permitir o uso independente da estimulação elétrica pelo paciente requer segurança do terapeuta de que o paciente foi treinado adequadamente para o uso seguro do aparelho e está ciente dos sinais e dos sintomas adversos que podem ocorrer[33].

Aplicação de Talas e Órteses

O uso de talas e órteses em pacientes com disfunções neurológicas é bastante discutido na prática clínica. Chama-se órtese os aparelhos projetados para aplicar, distribuir ou remover forças para o corpo ou a partir deste, promovendo a estabilidade e/ou facilitando a mobilidade de um segmento corporal[34]. A discussão sobre a adequada indicação ou não de uma órtese ocorre principalmente na vigência de espasticidade e reflexos exacerbados. Questiona-se a adequação do uso de uma órtese tornozelo-pé em paciente com trauma cranioencefálico em fase aguda, principalmente nos pacientes com alterações na PIC, nos quais a elevação da pressão ocasiona aumento de tônus e conseqüentemente limitação na amplitude articular e quando o reflexo positivo de suporte é facilmente deflagrado pelo apoio em antepé[34]. A colocação da órtese, nesse caso, poderia deflagrar a resposta extensora do tornozelo e do membro inferior acarretando encurtamento dos músculos posteriores da perna e o chamado *pé eqüino*. Por outro lado, a não colocação da órtese, no caso do paciente manter-se nessa posição mesmo após a PIC normalizada, permitiria a ação constante da gravidade sobre o pé, levando-o a permanecer em extensão, favorecendo, da mesma forma, o encurtamento muscular.

É possível descrever inúmeros exemplos nos quais a indicação da órtese é controversa. Cabe à equipe de reabilitação discutir os benefícios e os prejuízos do uso da órtese para cada paciente, individualmente, e concluir se há indicação ou não do seu uso. É importante ressaltar, que nenhuma órtese tem como função promover o alongamento de um músculo ou grupo muscular ou *forçar* uma articulação a manter determinada posição. A órtese é de uso individual, deve ser moldada de acordo com as características de cada paciente e reavaliada a cada sessão, verificando-se a real necessidade de sua utilização ou o ajuste na sua modelagem.

O benefício do uso de uma órtese pode ser avaliado pela utilização prévia de uma bandagem temporária, realizada com uma faixa crepe ou elástica. As bandagens melhoram a estabilidade e facilitam o alinhamento normal articular, no entanto, só deve ser indicada para uso temporário pela possibilidade de restringir a circulação. Da mesma forma, a confecção de órtese de gesso pode predizer a vantagem da confecção de órtese definitiva de material mais caro e resistente.

O uso de gesso seriado, com o objetivo de controlar hipertonia em crianças com paralisia cerebral, tem sido descrito desde 1960[35]. O gesso é um recurso temporário, específico e não-invasivo, uma forma alternativa em conjunto com outras intervenções. É comumente aplicado em tornozelo e cotovelo pelo período de 3 a 7 dias e, em alguns casos, são trocados periodicamente, aumentando a amplitude determinada anteriormente com objetivo de elevar a amplitude de movimento[35]. Esse tipo de gesso também é considerado para controlar contraturas e hipertonia em adultos com trauma craniano, porém muitas teorias defendem que a afetividade desse recurso ainda não é bem estabelecida[34,36].

Algumas indicações de gesso seriado podem ser seguidas. Por exemplo, utilizamos gesso longo em membro superior quando a extensão do cotovelo estiver com limitação acima de 30°; utilizamos gesso curso para as deformidades de punho, dedos e polegar. Para membros inferiores, o gesso longo é usado quando a extensão de joelho não está completa; e o gesso curto é aplicado para o tornozelo e flexão dos dedos.

Mortenson e Eng, em revisão sistemática, concluíram que das três indicações sugeridas para o uso de gesso serial (melhora da amplitude de movimento passiva, diminuição da espasticidade e melhora funcional), somente o resultado para melhora na amplitude de movimento passivo apresentou evidência para a prática de gesso seriado[35].

Avaliação do Resultado do Processo

A abordagem fisioterapêutica ao paciente neurológico é particularmente peculiar no que se refere à avaliação do resultado do processo. Alguns quadros neurológicos detalhadamente descritos na literatura se apresentam diferentes na prática clínica. Apesar de lesão na mesma área, com mesmo tempo de lesão e mesma abordagem terapêutica estar presente em dois pacientes, a reabilitação de ambos pode tomar rumos diferentes por causa da evolução. Determinado procedimento fisioterapêutico, que mostrou resultados positivos com um paciente, pode mostrar resultados negativos e até contra-indicados em outro paciente com mesmo diagnóstico. Não existem regras para o atendimento fisioterapêutico ao paciente neurológico. Existem princípios, cuidados, indicações, contra-indicações e, principalmente, bom-senso e experiência do terapeuta na organização do tratamento fisioterapêutico.

A conduta mais adequada para cada paciente neurológico só será estabelecida se a constante reavaliação do quadro clínico e funcional for realizada. A partir daí, novos objetivos de curto e longo prazos podem ser traçados e a abordagem terapêutica reconduzida ou redirecionada. Quanto mais detalhada e minuciosa for essa reavaliação, maior será o conhecimento do fisioterapeuta sobre o seu paciente e decisões acertadas serão tomadas para o benefício do próprio paciente.

ASPECTOS ESPECIAIS DA FISIOTERAPIA MOTORA

A fisioterapia motora lida diretamente com a aquisição de novas habilidades ou o reaprendizado de funções perdidas como resultado da lesão. Aspectos relacionados à aquisição de habilidades motoras podem ser englobados no estudo do aprendizado motor. Muitos dos princípios do aprendizado motor são pouco considerados pelo fisioterapeuta durante suas sessões de fisioterapia ou são até mesmo ignorados por esses profissionais. Uma determinada tarefa será aprendida no momento em que sua prática for intensificada e o indivíduo apresentar melhora na *performance*. Se, em certo momento uma nova tarefa for acrescentada à anterior, ocorrerá piora no desempenho até que suceda um novo aprendizado e, por conseguinte, nova melhora de desempenho (Fig. 103.6).

Organização da Prática

A organização da prática está relacionada a como o terapeuta estrutura as atividades que serão utilizadas na sessão de treinamento[37]. Quais atividades devem ser realizadas? Por quanto tempo? Em que ordem? Essas perguntas tratam de questões que podem interferir no aprendizado do paciente.

Uma das formas de organizar uma sessão terapêutica se refere à prática blocada e à prática randomizada. Na prática blocada todas as repetições de uma mesma tarefa são realizadas para, em seguida, se partir para a prática da segunda atividade. Na prática randomizada, as repetições da primeira e da segunda atividades são intercaladas randomicamente, a fim de não se repetirem várias vezes consecutivamente. A prática bloacada produz desempenho melhor do que a prática randômica durante a fase de aquisição da habilidade[37]. A prática bloacada produz melhora mais rápida do desempenho. No entanto, a preocupação no aprendizado motor está na capacidade do indivíduo reter determinado comportamento. Para a retenção, as condições da prática randômica são mais benéficas do que a prática bloacada[37].

Esses dados sugerem que na estruturação de uma sessão de fisioterapia, o terapeuta deva considerar a fase de aprendizado da habilidade na qual seu paciente se encontra. Se nova atividade está sendo proposta para a terapia, talvez a prática bloacada seja a melhor opção para que o indivíduo obtenha rápida melhora do desempenho e possa compreender o que está sendo solicitado. A partir do momento que o indivíduo já tem ciência do que deve ser executado, a prática randomizada deve ser introduzida para que a retenção da atividade se torne mais efetiva.

A preferência pela organização de uma sessão, utilizando-se a prática randomizada, pode ser reforçada pelo seguinte exemplo: imagine que você está tentando encontrar a solução de um mesmo problema durante horas. Em determinado momento você desiste ou resolve deixar para mais tarde e vai buscar uma atividade diferente para fazer. No retorno ao problema você se dá conta que a solução dele era muito mais óbvia do que você imaginava. A interrupção da prática permitiu que o problema fosse visto por perspectiva diferente e a solução foi encontrada. O mesmo pode ser transportado para os *problemas* motores. O indivíduo que pratica continuamente uma determinada atividade, de forma bloacada, não encontrará resolução para seus problemas, visto que essa prática continuada não lhe permitiu outras tentativas.

A quantidade de prática necessária após a aquisição de nova habilidade é fator crítico para o aprendizado, especialmente se o indivíduo pretende alcançar um desempenho acima da média, como no caso de uma atividade esportiva competitiva[38]. Em relação ao paciente neurológico, a questão está na quantidade de prática para o indivíduo atingir um objetivo específico durante período determinado. O benefício desse tipo de prática parece depender do tipo de tarefa em questão. A prática adicional, realizada após o aprendizado da tarefa, se mostra particularmente benéfica nas habilidades procedurais ou de procedimento comuns nas atividades industriais e ocupacionais, como, digitar um texto, separar cartas em locais específicos, encaixar uma peça em um pequeno orifício[39]. O desempenho em atividades envolvendo o equilíbrio dinâmico também é beneficiado pela prática adicional. Entretanto, estudos mostram que a prática adicional excessiva não traz benefícios adicionais proporcionais[38].

A noção de que quanto maior a prática, melhor para o paciente, deve ser considerada com cuidado no que tange ao aprendizado motor. A quantidade de prática não é uma variável crítica que influencia a aquisição de habilidades motoras[38]. A prática adicional resulta em interação com outras variáveis, como fadiga, perda da atenção e automatização, as quais acabam por interferir no aprendizado. Tais variáveis devem ser sempre consideradas na organização da prática.

Feedback durante o Aprendizado

É bastante conhecido que as informações fornecidas pelo terapeuta durante o aprendizado de habilidades motoras são fatores críticos para o aprendizado motor. Tais informações sobre o desempenho, dadas pelo terapeuta, são conhecidas como *feedback* ou retroalimentação. O *feedback* pode ser classificado como intrínseco ou extrínseco e pode trazer o conhe-

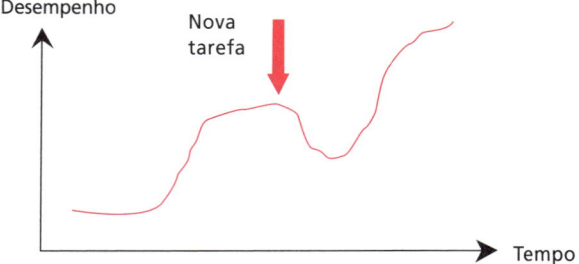

Figura 103.6 – Curva de desempenho no aprendizado de uma habilidade.

cimento do resultado ou o conhecimento do desempenho[37,38]. O *feedback* intrínseco é aquele inerente à tarefa, ou seja, a informação sensorial disponível durante ou após o desempenho fornece a informação do sucesso da tarefa. Para tanto, informações visuais, auditivas, proprioceptivas e/ou táteis podem ser utilizadas. Um indivíduo sabe que atingiu o objetivo de passar da postura sentada para o ortostatismo quando ele já está em ortostatismo.

O *feedback* extrínseco é aquele fornecido pelo terapeuta ao paciente ou por outro recurso independentemente do desempenho. O terapeuta pode informar ao paciente que ele se manteve em ortostatismo sem apoio por 10s ou que o paciente não mantém simetria nessa postura; ambas as informações são exemplos de *feedback* extrínseco e trazem informação adicional ao paciente. Note que apesar dessas informações serem classificadas como *feedback* extrínseco, o seu conteúdo é pouco similar. O primeiro exemplo traz informação sobre o resultado da prática: o movimento foi realizado em 10s. É uma informação apresentada externamente sobre o resultado do desempenho de uma tarefa. Esse tipo de *feedback* traz o conhecimento do resultado. No segundo exemplo, o terapeuta informa sobre as características do movimento que foi executado. Fornece as características cinemáticas do desempenho. Esse tipo de informação ou o conhecimento do desempenho é freqüentemente utilizado na prática da fisioterapia.

O *feedback* extrínseco tem dois papéis no processo de aprendizado[38]. O primeiro é facilitar o alcance do objetivo da tarefa; o segundo é motivar o indivíduo a continuar perseguindo o seu objetivo. Qualquer informação dirige a atenção individual para uma característica particular do desempenho em questão. Sendo assim, a forma como a informação é fornecida ao paciente, deve ser considerada. Ser específico em relação à informação, nos parece essencial. *Muito bom! Isso mesmo!* são comentários comuns em sessões de fisioterapia que não trazem nenhuma informação. O que foi muito bom? Todo o desempenho foi adequado? O que é possível melhorar? Seriam questões inevitáveis. A objetividade da informação será determinante para sua efetividade.

Informar o indivíduo sobre os erros ou os acertos de seu desempenho é outra questão a ser considerada. Pesquisas a esse respeito têm consistentemente demonstrado que a informação sobre o erro é mais efetiva na melhora do desempenho[38]. Em contrapartida, o papel motivacional da informação sobre os aspectos adequados do desempenho é indiscutível. A combinação dos dois tipos de informação parece ser a melhor opção a ser adotada. No início da prática, quando os erros são mais frequentes e variados, optar pela informação sobre os aspectos corretos do desempenho se torna mais viável, motivando o indivíduo a dar continuidade à prática. Quando o desempenho torna-se mais proficiente e aspectos específicos precisam de reparo, a opção por informar o erro, se tornaria mais adequada.

Quando e quanto são questões sobre o *feedback* a ser consideradas. A informação pode ser dada durante, imediatamente após ou depois de algum tempo do término do desempenho. Considera-se normalmente que a informação dada após o desempenho é efetiva para fins de aprendizado. A informação dada durante o desempenho parece valiosa quando a informação intrínseca à tarefa é lenta, o indivíduo mostra alguma deficiência em utilizar essa informação sensorial ou se a própria informação sensorial é destorcida pela ocorrência de lesão[35]. Um exemplo de informação concorrente é o *biofeedback* eletromiográfico. Popularizado nos últimos anos, é indicado para fornecer informação a um indivíduo sobre função ou resposta fisiológica. Dessa forma, o indivíduo torna-se ciente de suas respostas e pode, a partir dessa informação, alterar o sinal de forma a modificar a resposta, tornando-a mais adequada para a função desejada[39].

Intuitivamente parece que a maior freqüência de informação dada ao paciente é a mais eficiente para a melhora do desempenho. A literatura a esse respeito não suporta essa idéia[38]. O importante é considerar com que freqüência o indivíduo recebe a informação em relação ao número de repetições realizadas. A utilização de informação a cada repetição faz com que o indivíduo guie seu desempenho por ela se tornando dependente, não havendo aprendizado efetivo. A informação menos freqüente permite que o indivíduo explore as possibilidades, encontrando a forma mais adequada de atingir ótimo desempenho.

Variabilidade da Prática

Segundo Magill "variabilidade da prática se refere à variedade de movimentos e características do contexto que o indivíduo experimenta enquanto pratica uma tarefa"[38]. Quando um indivíduo bate repetidamente uma bola de basquete contra o chão deve mudar constantemente a direção do movimento do seu membro superior e do restante do corpo, a fim de ter sucesso na tarefa. Tal tarefa é ainda mais árdua se for realizada em terreno irregular. Quando o fisioterapeuta realiza treino de marcha com seu paciente apenas no ambiente de seu consultório e se dá por satisfeito com esse treinamento, não espera que o paciente encontre dificuldades em andar em avenida movimentada às 18h.

A variabilidade da prática permite ao indivíduo aumentar sua capacidade em realizar tarefas, se adaptando às diferentes condições que lhe são impostas. Observar as características das futuras situações, em que as tarefas serão realizadas, é um caminho adequado para a implementação da variabilidade da prática, sejam características físicas, sejam características da tarefa.

Iniciar a prática em contextos estáveis e seguros favorece o melhor desempenho. A imposição de condições gradativamente mais complexas contribui com a ocorrência de erros, mas aprimoram o desempenho final do indivíduo na tarefa. O treino de marcha pode ser iniciado no consultório, mas deve ter continuidade em bases de suporte mais instáveis para que, em seguida, o treinamento externo seja iniciado. Outro exemplo de variabilidade da prática pode ser considerado: quando o paciente consegue passar de sentado para ortostatismo de forma simétrica e em tempo ideal, uma nova tarefa pode ser acrescentada simultaneamente, como segurar um copo de água e se levantar.

PLANO EDUCACIONAL

A falta de informações sobre a doença e o tratamento ou a não compreensão das informações recebidas dos profissionais que assistem o doente podem ser determinantes para a não adesão involuntária do paciente ao tratamento. Informar o paciente sobre sua doença, discutir seus medos e percepções ajudará o paciente a ter interesse em realizar as atividades propostas tanto durante as terapias quanto de forma independente. O objetivo é facilitar um bom tratamento, reduzindo a morbidade (física e psicológica) dos pacientes, a deturpação de informações, o medo, a aflição causada pelo diagnóstico e pelas consequências pós-lesão. O objetivo geral é melhorar o prognóstico e reduzir o impacto do trauma nos pacientes e cuidadores.

É notável o tempo que o fisioterapeuta gasta no contato direto com o paciente. A esse respeito, o fisioterapeuta tem vantagem sobre a maioria dos outros profissionais de saúde que vêem o paciente em intervalos infreqüentes e que raramente tocam o paciente como o fisioterapeuta faz. O contato físico, em si, pode prover suporte psicológico e promover relacionamento íntimo com o paciente. É importante, então, que o fisioterapeuta fique ciente da importância desse relacionamento. Cabe a esse profissional grande parcela do plano educacional.

É necessário ressaltar que as atitudes e os valores do terapeuta podem afetar as expectativas do paciente com respeito ao resultado do tratamento. As expectativas do paciente também podem se tornar realistas, se ele for um participante ativo na assistência desde o começo. Entende-se valor como uma "força interna que propicia os critérios pelos quais são elaborados os padrões de escolha". Os valores são compostos de crenças, emoções e atitudes a respeito do que é melhor e do que não é bom e estão refletidos em nossas ações, especialmente o padrão de nossas ações ao longo de determinado tempo. O conflito entre os valores do terapeuta e do paciente, da família do paciente, colegas, o sistema mais amplo de saúde e/ou a sociedade é freqüente. O plano educacional tem como objetivo envolver o paciente por meio de todo o processo, mostrando a ele o objetivo e a importância dos procedimentos e minimizando os conflitos de valores.

À medida que o paciente se torna mais envolvido no processo terapêutico, o mesmo deve ocorrer com a família. O que raramente é observado na prática. A inclusão da família no processo torna-a menos ansiosa e ela passa a dar mais suporte. Todos esses fatores facilitam o trabalho do fisioterapeuta. O terapeuta, contudo, precisa estar disposto a facilitar o envolvimento da família e ajudá-la a assumir a responsabilidade por parte da assistência e tomada de decisões. A maioria dos profissionais de saúde, no entanto, não está preparada para que o paciente e sua família assumam maior autoridade.

Pela necessidade da atuação de uma equipe multidisciplinar perante o paciente neurológico, o plano educacional deve se estender também entre os componentes dessa equipe. Cabe ao fisioterapeuta, por exemplo, orientar a equipe quanto ao posicionamento mais indicado para facilitar o procedimento de outro profissional ou manter o paciente durante o repouso. Da mesma forma, o neuropsicólogo pode orientar a equipe sobre como abordar, com o paciente, os aspectos relacionados à lesão. O mesmo deve acontecer com todos os profissionais da equipe que assiste o paciente, tornando a reabilitação coordenada e eficiente.

REFERÊNCIAS BIBLIOGRÁFICAS

1. National Institute of Health – NIH; CONSENSUS DEVELOPMENT PANEL. Consensus conference. Rehabilitation of persons with traumatic brain injury. NIH Consensus Development Panel on Rehabilitation of Persons With Traumatic Brain Injury. *JAMA*, v. 8, p. 282, n. 10, p. 974-983, 1999.
2. KRAUS, J. F.; MCARTHUR, D. L. Incidence and prevalence of, and costs associated with traumatic brain injury. In: ROSENTHAL, M.; GRIFFITH, E. R.; KREUTZER, J. S. et al. (eds.). *Rehabilitation of the Adult and Child with Traumatic Brain Injury*. 3. ed. Philadelphia: F. A. Davis, 1999. chap. 1, p. 3-18.

3. MAZAUX, J. M.; RICHER, E. Rehabilitation after traumatic brain injury in adults. *Disabilit. Rehabilit.*, v. 20, n. 12, p. 435-447, 1998.
4. World Health Organization – WHO. *International Classification of Functioning, Disability and Health*. Geneva: WHO, 2001.
5. GUCCIONE, A. A.; CULLEN, K. E.; O'SULLIVAN, S. B. Avaliação funcional. In: O'SULLIVAN, S. B.; SCHMITZ, T. J. *Fisioterapia: avaliação e tratamento*. 2. ed. São Paulo: Manole, 1993.
6. CARTER, P.; EDWARDS, S. Princípios gerais de tratamento. In: EDWARDS, S. *Fisioterapia Neurológica: uma abordagem centrada na solução de problemas*. Porto Alegre: Artes Médicas Sul, 1999.
7. SIMMONS, B. J. Management of intracranial hemodynamics in the adult: a research analysis of head positioning and recommendations for clinical practice and future research. *J. Neurosci. Nurs.*, v. 29, n. 1, p. 44-49, 1997.
8. RIBAS, G.C.; FERNANDES JR., C. J.; JOAQUIM, M. A. S. Hipertensão Intracraniana: edema cerebral. In: KNOBEL, E. *Condutas no Paciente Grave*. 2. ed. São Paulo: Atheneu, 1998. v. 1.
9. GLADMAN, J. R. F. Improving long-term rehabilitation. *British Med. Bul.*, v. 56, n. 2, p. 495-500, 2000.
10. BRAIN TRAUMA FOUNDATION; AMERICAN ASSOCIATION OF NEUROLOGICAL SURGEONS. *Early Indicators of Prognosis in Severe Traumatic Brain Injury*. New York: Brain Trauma Foundation, 2000. pt. 2. 116p.
11. RIBAS, G. C.; FERES JR., H. Monitorização de parâmetros encefálicos. In: KNOBEL, E. *Condutas no Paciente Grave*. 2. ed. São Paulo: Atheneu, 1998. v. 1.
12. HAGEN, C. et al. Level of cognitive functioning. In: *Rehabilitation of the Head Injured Adult: comprehensive physical management*. Downey: Professional Sataff Association of Rancho Los Amigos Hospital, 1979.
13. HAGEN, C.; MALKMUS, D.; DURHAM, P. *Communication Disorders Service*. Downey: Rancho Los Amigos Hospital, 1972. Reviewed 15/11/74 by MALKMUS, D.; STENDERUP, K.
14. TEIXEIRA, L. F.; OLNEY, S. J.; BROUWER, B. Mecanismos e medidas de espasticidade. *Rev. Fisioterap. USP*, v. 5, n. 1, p. 4-19, 1998.
15. BRUST, J. C. M. Coma. In: ROWLAND, L. P. *Merritt Tratado de Neurologia*. 9. ed. Rio de Janeiro: Guanabara Koogan, 1995.
16. GOBBI, F. C. M.; SOUZA JR., J.; ALOUCHE, S. R. Fisioterapia motora no paciente grave. In: KNOBEL, E. *Condutas no Paciente Grave*. 2. ed. São Paulo: Atheneu, 1998. v. 2.
17. RYERSON, S.; LEVIT, K. *Functional Movement Reeducation*. New York/Philadelphia/Eddinburgh: Churchill Livingstone, 1996.
18. TENNANT, A. Measuring outcome. *British Med. Bull.*, v. 56, n. 2, p. 287-295, 2000.
19. RANDALL, K. E.; MCEWEN, I. R. Writing patient-centered functional goals. *Phys. Ther.*, v. 80, n. 12, p. 1197-1203, 2000.
20. BARNES, M. P. Rehabilitation after traumatic brain injury. *British Med. Bull.*, v. 55, n. 12, p. 927-943, 1999.
21. UMPHRED, D. A. Modelo conceitual: uma estrutura para a solução de problemas clínicos. In: UMPHRED, D. A. *Fisioterapia Neurológica*. 2. ed. São Paulo: Manole, 1994.
22. DURWARD, Q. J.; AMACHER, L.; MAESTRO, R. F. D. et al. Cerebral and cardiovascular responses to changes in head elevation in patients with intracranial hypertension. *J. Neurosurg.*, v. 59, p. 938-944, 1983.
23. ROSNER, M. J.; COLEY, I. B. Cerebral perfusion pressure, intracranial pressure, and head elevation. *J. Neurosurg.*, v. 65, p. 636-641, 1986.
24. FELDMAN, Z.; KANTER, M. J.; ROBERTSON, C. S. et al. Effect of head elevation on intracranial pressure, cerebral perfusion pressure, and cerebral blood flow in head-injured patients. *J. Neurosurg.*, v. 76, p. 207-211, 1992.
25. BRIMIOULLE, S.; MORAINE, J. J.; NORRENBERG, D. et al. Effects of positioning and exercise on intracranial pressure in a neurosurgical intensive care unit. *Phys. Ther.*, v. 77, n. 12, p. 1682-1689, 1997.
26. PALMER, M.; WYNESS, M. A. Positioning and handling: important considerations in the care of the severely head-injured patient. *J. Neurocien. Nurse*, v. 20, p. 42, 1988.
27. SHAW, R. Persistent vegetative state: princeples and techniques for seating and positioning. *J. Head Trauma Rehabil.*, v. 1, p. 31, 1986.
28. MASSACHUSETTS GENERAL HOSPITAL PHYSICAL THERAPY DEPARTAMENT; JOINT RANGE OF MOTION MONITOR IN PATIENT WITH CNS LESION. *MGH Qualit Assurance Program*. Boston, 1992. (Unpublished Report).
29. SMITH, L. K.; WEISS, E. L.; LEHMKUHL, L. D. *Cinesiologia Clínica de Brunnstrom*. 5. ed. São Paulo: Manole, 1997.
30. EDWARDS, S. Uma análise do movimento normal como base para desenvolvimento das técnicas de tratamento. In: EDWARDS, S. *Fisioterapia Neurológica: uma abordagem centrada na solução de problemas*. Porto Alegre: Artes Médicas Sul, 1999.
31. BLANTON, S.; GRISSOM, S. P.; RIOLO, L. Use of a static adjustable ankle-foot orthosis following tibial nerve block to reduce plantar-flexion contrature in an individual with brain injury. *Physical Therapy*, v. 82, p. 1087-1097, 2002.
32. ROTHWELL, J. *Control of Human Voluntary Movement*. 2. ed. London: Chapman & Hall, 1994.
33. ROBINSON, A. J. Estimulação elétrica neuromuscular no controle da postura e do movimento. In: ROBINSON, A. J.; SNYDER-MACKLER, L. *Eletrofisiologia Clínica: eletroterapia e teste eletrofisiológico*. 2. ed. Porto Alegre: Artes Médicas Sul, 2001.
34. EDWARDS, S.; CHARLTON, P. Aplicação de tala e uso de órteses no controle de pacientes com distúrbios neurológicos. In: EDWARDS, S. *Fisioterapia Neurológica: uma abordagem centrada na solução de problemas*. Porto Alegre: Artes Médicas Sul, 1999.
35. MARTENSON, P. A.; ENG, J. J. The use of casts in the Management of joint Mobility and hypertonia following brain injury in adults: a systematic review. *Physical Therapy*, v. 83, p. 648-658, 2003.
36. SINGER, B.; SINGER, K. P.; ALLISON, G. Serial plaster casting to correct equinovarus deformity of the ankle following acquired brain injury in adults. *Disabilit. Rehabilit.*, v. 23, p. 829-836, 2001.
37. Schmidt RA. *Motor Control and Learning: a behavioral emphasis*. 2. ed. Champaign: Human Kinetics, 1988.
38. MAGILL, R. A. *Motor Learning: concepts and applications*. 5. ed. New York: McGraw Hill, 1998.
39. BINDER-MACLEOD, S. A. *Biofeedback* eletromiográfico para melhorar o controle voluntário. In: ROBINSON, A. J.; SNYDER-MACKLER, L. *Eletrofisiologia Clínica: eletroterapia e teste eletrofisiológico*. 2. ed. Porto Alegre: Artes Médicas Sul, 2001.

BIBLIOGRAFIA COMPLEMENTAR

STOCCKMANN, T. Casting for the person with spasticity. *Topics in Stroke Rehabilit.*, v. 8, p. 27-35, 2001.

CAPÍTULO 104

Reabilitação Aquática no Paciente Portador de Trauma Cranioencefálico

Fabio Jakaitis

INTRODUÇÃO

A hidroterapia, que tem por finalidade o tratamento ou a cura pela água, vem sendo renomeada a cada pouco. Anteriormente foi designado, ao uso da água com forma de tratamento, como: hidroterapia, hidroginástica, terapia pela água, terapia aquática, entre outros. Hoje em dia, o termo mais usado é a *reabilitação aquática*, na qual fazendo analogia das palavras, significa a reabilitação de pacientes pela água.

Neste capítulo, o leitor terá uma visão global da história da reabilitação aquática, princípios físicos, fisiologia da imersão, métodos de tratamentos e abordagem de reabilitação com o paciente portador de trauma cranioencefálico.

HISTÓRICO

O uso da água pelas pessoas vem de tempos remotos, em que muito antes da era de Cristo os povos antigos já utilizavam a água de forma mística para cura e equilíbrio espiritual. Por volta de 500 a 300 a.C., os registros datam o uso da água, inicialmente pelos gregos para tratamentos físicos e não apenas espiritual, em que Hipócrates (460-375 a.C.) usava a imersão em águas quentes para tratamentos musculares e articulares, ocorrendo a formação de várias Escolas de Medicina próximos aos centros aquáticos, facilitando o desenvolvimento e o crescimento dessa forma de tratamento.

Assim, na evolução da história, a água como modo de tratamento teve seus períodos de crescimentos e declínios, seja ora por mudanças políticas, ora por imposições e normas descritas pela Igreja. Porém, se manteve presente, embora empiricamente, pela credibilidade e respostas positivas do seu uso.

O pioneiro da hidroterapia foi *Sir* John Floyer, que em 1697 publicou o tratado *An Inquiry into the Right Use and Abuse of Hot, Cold and Temperate Baths* (Uma Investigação sobre o Uso Correto e o Abuso de Banhos Quentes, Frios e Temperados).

Winterwitz, em 1834, foi fundador da Escola de Hidroterapia e de um centro de pesquisa em Viena, estudando a reação dos tecidos em diferentes temperaturas, sendo o primeiro a estabelecer as bases fisiológicas aceitáveis pela época para a hidroterapia.

Em 1880, surgiram os primeiros relatos sobre o uso do mar como forma de tratamento, com banhos à beira-mar, descrito por F. W. Beneke.

Em 1920, a hidroginástica, ou a reabilitação aquática, só começou a ter crescente desenvolvimento após a primeira construção do tanque de Hubbard.

Após essa fase surgiram os *Spas*, com grandes destaques na Europa e Inglaterra.

Com as duas Guerras Mundiais, houve crescimento e avanços do uso da água para manutenção do condicionamento físico e começaram a surgir as piscinas de hidroterapia para imersão total como forma de reabilitação para diversas doenças.

No início do século XX, por volta de 1900, surgiram os primeiros métodos e técnicas de tratamentos hidroterapêuticos: Bad Ragaz e Halliwick.

Com a formação dos fisioterapeutas, principalmente pela Escola de Winterwitz, já citada, a reabilitação aquática começou a criar forma e diretrizes, evoluindo de técnicas passivas para exercícios aquático ativos, natação terapêutica etc.

Assim, até os dias de hoje, o histórico enorme do tratamento pela água, faz da reabilitação aquática, um recurso fisioterapêutico, de grandes benefícios aos tratamentos dos diversos tipos de doenças, sejam elas ortopédicas, neurológicas, pediátricas, gineco-obstétricas, geriátricas, entre outras.

PRINCÍPIOS FÍSICOS DA ÁGUA

Neste tópico do capítulo, serão descritos os princípios físicos da água, sendo estes fundamentais para qualquer tipo de atividade e método de tratamento, tais quais, importantes para a explicação das ocorrências dos efeitos fisiológicos, que são aplicados ao corpo imerso.

Já descritos desde tempos remotos, os princípios físicos ocorrem durante todo o tempo em que o corpo é imerso na água, podendo estes, facilitarem ou não os movimentos e as atividades realizadas no meio líquido.

Densidade

Definida como a massa por unidade do volume. É medida em quilogramas por metro cúbico (kg/m^3) ou em gramas por centímetro cúbico (g/cm^3), podendo variar de acordo com a temperatura.

Temperatura

A temperatura da água pode variar desde as mais baixas calorias como o gelo (0°C) até as mais altas (100°C). Dentro do trabalho de reabilitação aquática essa temperatura pode variar de região para região e de doença para doença, no qual pacientes com esclerose múlpla são aconselhados à utilização de temperaturas mais amenas para o tratamento, ao passo que para pacientes com lesões centrais, que apresentam tônus muscular muito elevados, necessitam de temperaturas mais altas para a diminuição da espasticidade.

Dentro das doenças neurológicas mais freqüentes, sendo uma delas abordada neste capítulo, nas quais, na maioria das vezes, apresentarão aumento do tônus e espaticidade presente, iremos estabelecer o uso de temperaturas elevadas para a reabilitação aquática, variando entre 32 e 34ºC. A temperatura é importante auxiliador na redução de dor, em decorrência dos efeitos fisiológicos do calor, em que durante a imersão em águas aquecidas, o sistema nervoso recebe grande quantidade de estímulos, aumentando o limiar sensitivo para percepção da dor.

TABELA 104.1 – Coeficiente das viscosidades dos líquidos*

LÍQUIDOS	TEMPERATURAS (°C)	COEFICIENTE DE VISCOSIDADE (η[Pa·s])
Água	0	$1,8 \times 10^{-3}$
Sangue total	37	4×10^{-3}
Plasma sangüíneo	37	$1,5 \times 10^{-3}$
Óleo lubrificante (SAE 10)	30	200×10^{-3}
Glicerina	20	1.500×10^{-3}
Vapor d'água	100	$0,013 \times 10^{-3}$

* Dados de Giancoli[1].

Flutuações

Flutuação é uma força exercida no corpo imerso e oposta à da ação da gravidade, sendo igual à força inversa (para cima) gerada pelo volume da água deslocado. A flutuação, também conhecida como empuxo, descoberta por Arquimedes (287-212 a.C), tem papel significante no tratamento de pacientes que não suportam o peso corporal fora da água, na qual o corpo imerso facilita movimentos articulares, musculares e funcionais, muitas vezes difíceis de serem realizados fora da água.

Em corpo humano imerso até a região cervical, o peso corporal reduz em 90%, e com imersão até região do processo xifóide, o seu peso reduzirá em 75% pela ação da flutuação ou empuxo e, ainda, imerso até região umbilical seu peso reduz para 50%.

Esse princípio físico além de facilitar movimento, pode também dificultá-lo, dependendo da ação do movimento e posição em que este será realizado, além de auxiliar na diminuição da dor, na qual com redução de cargas o sistema nervoso simpático suprimido à imersão, diminui a percepção de dor. É importante também o efeito metacêntrico e refere-se à interação das forças opostas da gravidade e à flutuação, e à resultante das forças rotacionais sobre o corpo. Assim, quando o centro de gravidade estiver alinhado com a flutuação, o ponto do metacentro conseqüentemente se alinhará, estabilizando o corpo na água. Esse efeito é bastante utilizado pelo método Halliwick, no programa dos 10 pontos, visando à estabilização do corpo, podendo ser utilizado para facilitar ou desafiar a atividade com o mesmo intuito de estabilização e melhora do equilíbrio.

Pressão Hidrostática

É uma pressão exercida em toda superfície do corpo imerso no meio líquido, segundo a Lei de Pascal, sendo medida em newtons por metro quadrado (N/m^2), dinas por centímetro quadrado (dyn/cm^2), milímetro de mercúrio por pé (mmHg/ft). Essa pressão que é exercida no corpo imerso é diretamente proporcional à densidade do líquido e profundidade de imersão, precipitando os fluidos corporais das regiões distais para proximais, na posição vertical, favorecendo a reação diurética, em razão da supressão dos hormônios antidiuréticos, aumentando circulação, reabsorção de edemas e reação de equilíbrio.

Viscosidade

É o atrito entre as moléculas de um líquido. A atração molecular gera resistência ao corpo em movimento, que é a viscosidade. Quanto mais viscoso o líquido, maior a resistência por ele exercida ao corpo em movimento, sendo proporcional ao volume e à velocidade exposta a essa força. Muitos líquidos são expressos em centipoises (centésimo de poise), em homenagem ao cientista J. L. Poiselle, que estudou a física da circulação (Tabela 104.1). Pode-se utilizar esse princípio para fortalecimentos musculares e coordenação de movimentos, usados principalmente em pacientes com ataxias, nos quais facilita a coordenação e a realização de determinados movimentos, por exemplo, melhora da estabilização do tronco e equilíbrio durante o treino de marcha com imersão do corpo até região de cintura escapular.

Fluxo da Água (Turbulência e Laminar)

A água quando colocada em movimento apresenta diversas características, levando em consideração o tipo de movimento e a velocidade nela realizada. Mesmo sendo um local com água sem correnteza, efeitos climáticos, como o vento, podem provocar movimentos turbulentos ou laminares.

Quando ocorrem movimentos desorganizados das moléculas do fluido, causando redemoinhos, esse efeito físico é chamado de turbulência. Quando um objeto realiza um movimento maior ao que se encontrava e esse objeto promove redemoinhos e agito das moléculas, logo atrás dele, isso faz com que ocorra a diminuição de pressões e a formação de turbulência, podendo também ser realizadas por movimentos propositais feitos por um agente externo. Logo após um fluxo turbulento, as moléculas tendem a se organizar e formar um fluxo laminar, sendo este, o fluxo que exerce a menor resistência ao corpo em movimento (Fig. 104.1). Após o efeito laminar ou corrente (esteira), as moléculas da água retornam ao seu estado inicial, caso não tenha ocorrido nenhuma outra ação externa, podendo retornar ao ciclo de pressões e resistências que são ativadas quando um corpo ou objeto passa do processo hidroestático para o hidrodinâmico.

Outro ponto a se destacar dentro do fluxo da água é o coeficiente de arrasto, que é a resistência do líquido em relação ao corpo em movimento, que se dá principalmente pela viscosidade do líquido e a turbulência quando presente; quanto maior a velocidade de movimento maior o coeficiente de arrasto, e quanto mais viscoso o líquido maior também o coeficiente, sendo a resis-

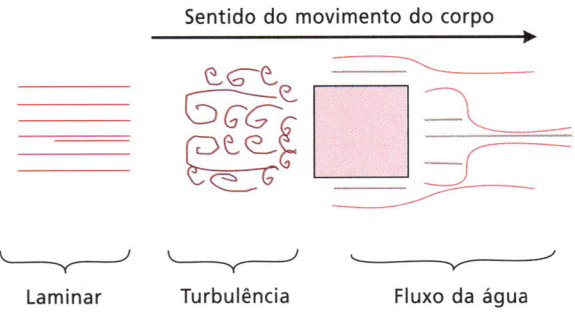

Figura 104.1 – Esquema do fluxo de água de um corpo imerso em movimento.

tência diretamente proporcional à viscosidade do líquido e à velocidade de movimento do corpo.

Tensão Superficial

É a força que atua através de qualquer linha da superfície, ou seja, a camada que permanece na superfície da água e que quando um corpo ou objeto ultrapassa essa linha, seja um movimento de fora para dentro da água ou vice-versa, este encontra uma resistência, chamada de tensão superficial dos líquidos. Esta pode variar conforme o movimento da água e o formato da piscina ou tanque. Em determinadas atividades, em especial que apresentam músculos fracos, essa tensão superficial forma uma resistência bastante considerável para a realização do movimento.

EFEITOS FISIOLÓGICOS DA IMERSÃO E DOS EXERCÍCIOS NA ÁGUA

As alterações que ocorrem em conseqüência da imersão diferem de região para região, isto é, em altitudes elevadas, ocorrerão mudanças, que ao nível do mar não acontecem. Outros pontos que diferem as mudanças fisiológicas são em relação à viscosidade da água, sendo ela doce ou salgada e temperaturas em que esse corpo será imerso. Assim, neste tópico descreveremos, de maneira geral, os principais efeitos fisiológicos ocorridos na imersão e durante os exercícios físicos na água.

Em relação às respostas *cardiocirculatórias* na imersão, logo após o corpo ser imerso, em decorrência da pressão hidrostática, há aumento do retorno venoso e linfático, o débito cardíaco aumenta e, em conseqüência, eleva o volume cardíaco e diminui os batimentos cardíacos ou freqüência cardíaca[2,3]. A flutuação também tem seu papel fundamental para retorno venoso, em que, muitas vezes, acredita-se que se dá o retorno e absorção de edemas somente pelo efeito da pressão hidrostática.

Parte das alterações cardiocirculatórias que ocorrem durante a imersão, estão relacionadas ao reflexo do mergulho, por exemplo, bradicardia e vasoconstrição periférica[4]. A bradicardia também está relacionada à temperatura da água, em que, em temperaturas mais frias, o surgimento de bradicardias se torna mais freqüente, disparado por reflexos neurais.

No *sistema respiratório*, a pressão hidrostática aumenta o volume central e acarreta compressão da caixa torácica e abdome, por conseqüência disso, ocorre o aumento do trabalho respiratório e redução da capacidade vital. As mudanças na capacidade pulmonar estão relacionadas à compressão da caixa torácica[2]. A imersão da água até a região cervical, provoca redução do volume de reserva expiratório, de 1,86 para 0,56L, e a capacidade vital reduz 9% do volume encontrado em terra[5].

No *sistema renal*, sucedem aumentos do débito urinário (diurese) e na excreção de sódio (natriurese) e potássio (potassiurese). As funções renais são controladas pelos hormônios renina, hormônios antidiuréticos (HAD) e aldosterona, sendo este último hormônio o que controla a reabsorção de sódio em até 3h de imersão, permanecendo por horas após a imersão de mais de 1h[6]. Por isso a importância de reposição hídrica a cada 2h e 30min a 3h, período em que o indivíduo deve se retirar da imersão por no mínimo 30min, para o retorno fisiológico das funções renais. A hidratação é muito importante para o retorno e desenvolvimento adequado dos valores renais, mesmo já existindo estudos que dizem que quanto maior a hidratação, maior a diurese, comparada a indivíduos desidratados.

Outro fator relevante é que em águas frias a diurese aumenta comparada à água quente, isso sem realizar atividade física em águas frias, caso contrário a diurese reduz seu débito, além de outros fatores, como emocional e hora do dia[4].

Respostas Fisiológicas aos Exercícios Realizados na Água

Muito bem descritos por Ruoti *et al.*, em 1997, sobre os efeitos fisiológicos da atividade física realizada na água, aqui serão descritos, de modo global, os efeitos fisiológicos principais para o assunto em questão[4].

Em razão da ação da flutuação, o peso do corpo fica mais leve, causando menor gasto energético em determinadas atividades propostas ou mantendo o mesmo gasto, ou aumentado em outras, relacionados sempre a posição do corpo, temperatura e profundidade ao exercício. A viscosidade também influencia no aumento do gasto energético. O trabalho realizado na água é fundamental para o aumento do consumo máximo de oxigênio ($VO_{2máx}$), em diferentes atividades físicas, e em temperaturas mais frias a captação de O_2 é maior que em águas quentes em virtude do tremor realizado para captação de oxigênio. Portanto, se a atividade realizada em terra mantiver o mesmo consumo de oxigênio (VO_2) que os realizados na água, este manterá as diferenças e as respostas fisiológicas quanto ao trabalho muscular, metabólicas, cardiovasculares e corporais[4].

Exercícios em temperaturas entre 17 e 34°C não elevam a temperatura central.

Assim, relacionando as alterações físicas da água, levando em considerações os dados citados anteriormente, ao exercício terapêutico, sejam eles estímulos sensoriais, motores ou funcionais, o terapeuta terá como objetivo central com esses recursos terapêuticos, a reabilitação aquática de inúmeras doenças existentes.

TRAUMA CRANIOENCEFÁLICO

Descrito em capítulos anteriores, neste tópico do capítulo descreveremos algumas características dos pacientes portadores de trauma cranioencefálico, bem como fisiopatologia, conseqüências após o trauma, estágios de evoluções e prognósticos, déficits motores, cognitivos e sensoriais, a fim de facilitar e interpretar os programas e protocolos de tratamentos hidroterapêuticos ou da reabilitação aquática.

Após a ocorrência do trauma cranioencefálico, ele pode se caracterizar por lesões leves, moderadas ou graves, em que o paciente pode sofrer perda da consciência ou períodos leves de alterações de consciência; outras vezes os pacientes podem apresentar síndrome pós-traumática, como cefaléias, vertigens, cansaço, distúrbios de memória, irritabilidade, isso nos casos mais leves do trauma. Nos casos mais graves, podem-se apresentar, quando não vão a óbito, longos períodos em estágio de coma, sendo classificados e avaliados desde a entrada ao pronto atendimento em hospital, pela escala de coma de Glasgow, sendo avaliados periodicamente, acarretando, na maioria das vezes, alterações psicossociais[7].

Os casos mais graves vêm acompanhados por períodos de coma, que vão de horas a longos períodos e, de acordo com o tempo de manutenção nesse estágio, relacionará o trauma pela sua gravidade, segundo a escala de resultados de Glasgow (Tabela 104.2). Essa escala serve para relacionar o paciente pós-trauma de crânio da fase inicial, com sua correlação após 6 meses dentro de uma visão topográfica do diagnóstico, não podendo avaliar e classificar quanto às habilidades funcionais, alterações e padrões cognitivos e nem progressos mais minuciosos do desenvolvimento do processo reabilitativo[7]. Para isso, foi desenvolvida, pelo Rancho Los Amigos, uma escala de níveis, na qual se pode avaliar e classificar o paciente pós-trauma de crânio, dentro de suas funções cognitivas (Tabela 104.3). Essa escala foi descrita em 1965 e atualizada com mais dois itens em 2001[8].

Dentro dos prognósticos pós-trauma, pela escala de Glasgow, um escore 8 significa mau prognóstico; períodos de amnésia pós-trauma por mais de 14 dias também indicam mau resultado[9].

Foram descritas duas variações da escala de avaliação para crianças: uma sendo a *Childrens Coma Scale* (CCS) e a outra a *Adelaide Pediatric Coma Scale* (PCS)[10]. Outra forma de normatização da PCS, em relação à faixa etária da criança, segundo Tecklin em 1998[10], tem prognóstico ruim: crianças de 0 a 6 meses, com pontuação até 9; entre a faixa etária de 12 a 24 meses com pontuação até 12; e também na faixa etária acima de 5 anos, com pontuação até 14. Tecklin também comparou a escala de Glasgow com a PCS[10] (Tabela 104.4).

A fisiopatologia do trauma de crânio se classifica em lesões primárias (lesões imediatas ao trauma) e secundárias (lesões tardias), nas quais nesse período, os avanços terapêuticos são esperados. As lesões primárias são normalmente as lesões por trauma e as secundárias são as por processos patológicos, como hiperpressão intracraniana por hidrocefalia, fatores sistêmicos, como perda de sangue e hipotensão e outros[11].

A regeneração neural do sistema nervoso apresenta bastante evidências para a formação de brotamentos dendríticos e axonais, porém as pesquisas nesse assunto ainda se encontram muito obscuras e vários autores descrevem muitas controvérsias quanto ao assunto, necessitando de inúmeras pesquisas sobre o assunto.

As lesões causadas pelo trauma de crânio são inúmeras, que podem surgir na ocorrência do trauma, podendo elas ser uma simples lesão, como exibir diversas seqüelas, e essas características estão relacionados a tipo do trauma, forma, localização, gravidade, idade do paciente etc.

De acordo com a idade do paciente em que ocorre o trauma, podem-se desenvolver alterações e retardos mentais, em decorrência de não desenvolvimento e aprendizagem que essa criança não vivenciou, diferente das alterações e retardos mentais ocorridos do adulto pós-trauma de crânio[12].

As alterações mais comuns que surgem pós-trauma são hidrocefalia, convulsões, alterações cardiopulmonares, hipertensão, amnésia, déficits cognitivos, sensoriais, motores, físicos, visuais e de percepção (apraxias), disfunções vesicais, intestinais, alimentares, nutricionais e de aprendizagem, distúrbios de comunicação e fala, sendo importante avaliação minuciosa, para detectar as possíveis alterações de cada paciente, para o bom planejamento de um programa de reabilitação.

TABELA 104.3 – Escala de níveis cognitivos funcionais[8]

NÍVEIS COGNITIVOS	RESPOSTAS FUNCIONAIS
I	Nenhuma resposta
II	Resposta generalizada à estimulação
III	Resposta localizada a estímulos
IV	Comportamento confuso e agitado
V	Confuso, inadequado, inapropriado, não agitado
VI	Comportamento confuso, mas apropriado
VII	Comportamento automático e apropriado
VIII	Comportamento apropriado, intencional e com finalidade (necessita de supervisão freqüente)
IX	Intencional e apropriado (supervisão quando solicitado)
X	Intencional e apropriado (independência modificada)

Dentre os déficits motores, é comum o surgimento de hipertonia, espasticidade, distonias, síndromes extrapiramidais, ataxias, déficits de equilíbrio e coordenação, paresia e plegias, alterações posturais e marcha.

A atuação de equipe multidisciplinar é de fundamental importância nesse tipo de paciente, no qual pela complexidade e diferenças dos casos, a equipe, em conjunto, direciona e planeja com menor porcentagem de erro, o programa de reabilitação, visando à funcionalidade e à independência, apoio psicossocial ao paciente e familiares, de acordo com cada prognóstico. O objetivo principal do programa de reabilitação é tornar mais fácil e agradável a vida do paciente e, se possível, até o retorno à vida social, cultural, educacional e, se possível, profissional.

Após o planejamento do programa reabilitativo, o paciente começa o tratamento conforme suas deficiências e alterações, dentro de cada área de atuação, seja ela médica, fisioterapêutica, hidroterapêutica, terapêutica ocupacional, psicológica, fonoaudiológica, entre outras, na qual pacientes com tempo de lesão mais recentes têm pela literatura, possibilidades de melhor prognóstico[7,13-16].

REABILITAÇÃO AQUÁTICA NO PACIENTE COM TRAUMA DE CRÂNIO

Neste tópico do capítulo serão descritos os métodos de tratamento dos pacientes portadores de trauma de crânio, bem como as formas de atividades e manuseio do terapeuta com estes, além de esclarecer paradigmas preexistentes ao trabalho de determinadas atividades no meio líquido.

TABELA 104.2 – Escala de resultados de Glasgow[7]

PONTUAÇÃO CATEGORIA	DEFINIÇÃO
Morte	Como resultado do trauma cranioencefálico
Estado vegetativo persistente	O paciente permanece sem respostas e fala por longos períodos. Abre os olhos e apresenta ciclos de vigília/sono, mas com ausência de função cortical-cerebral, pelo comportamento
Incapacidade grave (consciente, porém incapacitado)	Dependente de suporte diário em decorrência de incapacidade mental e física, geralmente uma combinação de ambas. A incapacidade mental grave justifica essa classificação para paciente com incapacidade física leve ou nenhuma
Incapacidade moderada (incapacitado, porém independente)	Pode utilizar transporte público, trabalhar em local protegido, podendo ser independente na vida cotidiana. As incapacidades encontradas incluem variados graus de disfasias, hemiparesias, ataxias, déficits intelectuais e de memória, bem como mudanças de personalidade. A independência é maior que a habilidade dos cuidados pessoais na própria casa
Boa recuperação	Retomada da vida normal, embora possam existir déficits neurológicos leves

TABELA 104.4 – Comparação entre a escala de coma de Glasgow e a *Adelaide Pediatric Coma Scale*[10]			
ESCALA DE COMA DE GLASGOW (ADULTOS)	**PONTOS**	**ADELAIDE PEDIATRIC COMA SCALE (PCS) (CRIANÇAS)**	**PONTOS**
Abertura ocular		*Abertura ocular*	
Espontânea	4	Idem	4
Sob comando verbal	3	Idem	3
Sob estímulo doloroso	2	Idem	2
Nenhuma	1	Idem	1
Melhor resposta motora		*Melhor resposta motora*	
Obedece a comandos simples	6	Idem	5
Afasta a mão do examinador quando beliscado	5	Idem	4
Afasta uma parte do corpo quando beliscado	4	Não se aplica	
Flexão (posição de descorticação)	3	Idem	3
Extensão (posição de descerebração)	2	Idem	2
Ausência de respostas motoras	1	Idem	1
Resposta verbal		*Resposta verbal*	
Orientado	5	Idem	5
Confuso	4	Palavras	4
Palavras	3	Sons	3
Sons	2	Choro	2
Nenhuma resposta	1	Idem	1

De forma geral, a reabilitação aquática, já descrita anteriormente, é um recurso da fisioterapia que dá suporte à reabilitação realizada no solo. O paciente com trauma de crânio, que realiza terapia aquática, necessita de terapia terrestre, na qual vivenciará posturas e movimentações presentes no meio líquido, que ainda fora da água o paciente não consegue realizar, mas que com os objetivos do trabalho na água é de formar condições para a realização também fora da água.

Alguns paradigmas quanto ao trabalho de pacientes neurológicos na piscina é em relação à ataxia, em que alguns autores relatam que, no meio líquido, o paciente com esse padrão se desorganiza e provoca alteração do *input* sensitivo[17,18]. Outro é em relação ao controle e à reeducação de marcha no meio líquido, a qual se acredita, que na água, fica de difícil parâmetro para reeducação de marcha, pois o paciente mesmo adquirindo marcha no meio líquido, não necessariamente apresenta marcha fora da água.

Dentro desses paradigmas, defendemos que, embora os *inputs* sensoriais fiquem alterados no meio líquido, após uma fase de adaptação ao meio líquido e aos princípios físicos, o paciente com ataxia consegue controlar e coordenar os movimentos de segmentos imersos na água. Em relação à reeducação da marcha, mesmo que na água não exista parâmetro para a reeducação, o trabalho de marcha é facilitado pelos princípios físicos e redução do peso corporal, além de trabalhar o equilíbrio, deslocamentos e melhora do psicológico e auto-estima do paciente para o ganho de confiança e marcha fora da água. A reabilitação aquática tem como positivismo também o trabalho seqüencial e seletivo em posturas tridimensionais, que fora d'água ficam impossíveis de realização, em conseqüência da ação da gravidade e outros fatores que impossibilitam o paciente de realizar tais posturas.

O paciente quando chega ao centro de reabilitação aquática é submetido à avaliação completa, que deve ser realizada parte fora e parte dentro da água, a fim de conhecer, na parte terrestre, padrões e reflexos, movimentos e atividades funcionais do paciente, realização de etapas motoras, suas paresias, atrofias, fraquezas musculares, sensibilidades, controle cardiorrespiratório e depois comparar essas habilidades e funções na atuação dos princípios físicos da imersão. É importante avaliar, na imersão, tensões, controle emocional, deslocamentos, adaptação ao meio, flutuações, entre outros.

Os métodos de tratamentos aplicados aos pacientes com trauma de crânio têm como base os métodos Halliwick, Bad Ragaz e Watsu, que são métodos específicos da reabilitação aquática, mas também na adaptação de métodos terrestres, bem como Bobath, Kabat, reeducação postural global (RPG), adaptados ao meio líquido, com finalidade terapêutica aos pacientes citados. Não sendo parte deste capítulo a explicação dos métodos de tratamentos e, sim, o conjunto deles, com finalidade terapêutica no paciente pós-trauma de crânio.

É fundamental levar em consideração que os pacientes submetidos a programa de reabilitação aquática, dependendo do seu nível cognitivo (escala Rancho Los Amigos) e disfunção ou déficit sensorial e motor em que se encontra, o ambiente (piscina) e essa situação desconhecida, além do terapeuta, fazem com que num primeiro momento, os prognósticos de trabalho fiquem inatingíveis, necessitando de adaptação, tanto no ambiente, como no terapeuta.

A reabilitação de pacientes, que sofreram trauma de crânio, é complexa, não sendo contra-indicados ao trabalho na água, pacientes com baixos níveis cognitivos, a não ser que eles ou terapeuta corram riscos de morte ou acidentais. Também não são contra-indicadas as imersões de pacientes com sondas nasogástricas (que necessitam estar fechadas), gastrostomias (devidamente vedada com material apropriado, tipo tegaderm), bolsas de colostomia (também devidamente vedada) e traqueostomia (onde necessita a atenção de não realizar a imersão da válvula).

As contra-indicações que normalmente impossibilitam a terapia são: lesões dermatológicas que podem causar contaminação de terceiros; incontinência urinária e intestinal importante que por motivos externos dificultem o manuseio e trabalho com o paciente, além de tornar a piscina imprópria para o uso; cardiopatias descompensadas que levem a riscos na imersão; alergias aos produtos químicos para o tratamento da água da piscina e outros que, no momento de ocorrência, o fisioterapeuta em conjunto com a equipe multidisciplinar deverão direcioná-lo ou não à reabilitação aquática.

A indicação de pacientes em estágio de coma Vigil (sendo este, o último estágio de inconsciência em que o paciente se encontra, antes de sair para o nível de consciência), dependerá, como já foi dito antes, de avaliação da equipe multidisciplinar, estabilização clínica do paciente e, ainda, autorizações médica e familiar.

Os objetivos do tratamento hidroterapêutico, em pacientes com trauma de crânio, são adaptar o paciente ao meio líquido, melhorar suas habilidades sensórios-motoras, facilitar movimentos, ganhar e manter amplitudes articulares, reduzir tônus elevados, promover relaxamentos, melhorar coordenação e posturas, atingir e melhorar a marcha, para facilitar e dar suporte à terapia terrestre, levando o paciente à sua melhor independência física, emocional, familiar e profissional.

Com o propósito de facilitar o entendimento dos diferentes tipos e alterações que surgem no paciente com trauma de crânio, descreveremos por tópicos as situações e os programas de tratamentos da reabilitação aquática.

Adaptação do Paciente ao Terapeuta e ao Ambiente

Com a chegada do paciente ao setor, após a avaliação, já descrita anteriormente, é importante que o terapeuta vivencie com o paciente o reconhecimento físico da piscina, como sua profundidade (mudanças de níveis), local de segurança (escada, corrimão), localização de onde e como são realizadas as entradas e saídas da piscina, temperatura da água, tipos de apoio e manuseio do terapeuta com o paciente, independentemente do nível cognitivo em que o paciente se encontre. Fazendo com que o paciente se ajuste emocionalmente ao ambiente para a reabilitação aquática.

É essencial também ensinar os posicionamentos que o paciente pode se colocar com a finalidade e se melhor manter em equilíbrio e segurança no meio líquido, com a atuação dos princípios físicos, como a flutuação e outros. Uma das posições iniciais para o trabalho na piscina, dando a segurança ao paciente, é a posição de bola (Fig. 104.2), na qual utiliza flutuação e apoio do terapeuta para iniciar os movimentos, adaptações e flutuações no meio líquido, sendo essa posição fundamental para realização da maioria dos métodos de tratamento aquático. Outra posição para manter equilíbrio no meio é a posição de cubo (Fig. 104.3), que aumenta a estabilidade do corpo em postura altas na água. Com a melhora da estabilidade e evolução na água, podem-se melhorar as habilidades e posturas, evoluindo para a posição de triângulo (Fig. 104.4) e seguindo essa evolução, chega-se à posição de bastão (Fig. 104.5).

Esse conjunto de estímulos, bem com a adaptação do paciente ao ambiente e ao terapeuta, controle emocional, posicionamentos, manipulações e movimentações no meio líquido, são de fundamental importância, para o desenvolvimento e evolução do paciente.

A adaptação é relativa em pacientes em estágio de coma Vigil, no qual o período de adaptação é antecedido por estimulação sensorial e relaxamento global, e a partir da mudança do nível cognitivo, a adaptação ao meio é retomada.

Estimulação Sensorial e Relaxamento Muscular Global

O paciente com trauma de crânio muitas vezes apresenta déficit sensorial que independe do nível cognitivo em que ele se encontra. Esse trabalho na piscina é fundamental para a reorganização física e mental, no qual com os princípios físicos atuando de forma global e a manipulação e os movimentos adequados, podemos acelerar e adquirir estímulos sensoriais para esses pacientes.

Pressão hidrostática, empuxo, viscosidade da água e temperatura, por si só, agem como estímulos sensoriais no corpo em imersão, cabendo ao fisioterapeuta utilizá-los de forma adequada, com objetivos de estimulação. Um exemplo típico no paciente com trauma de crânio em estágio de coma Vigil

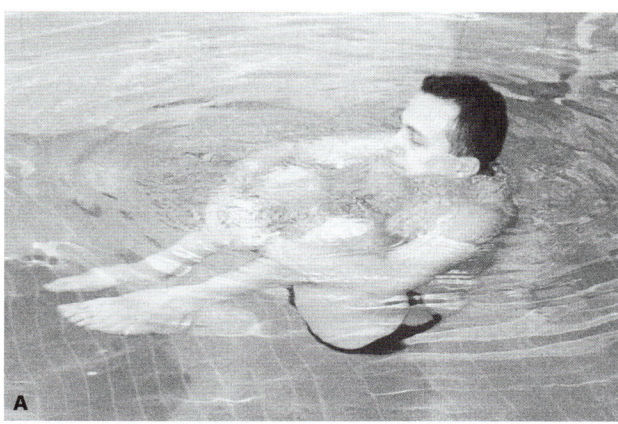

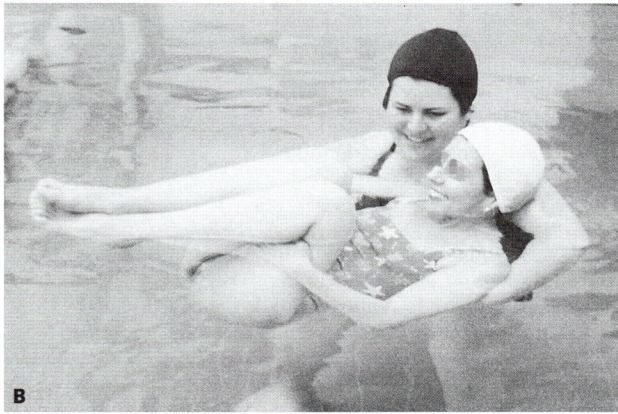

Figura 104.2 – (*A* e *B*) Posição de bola.

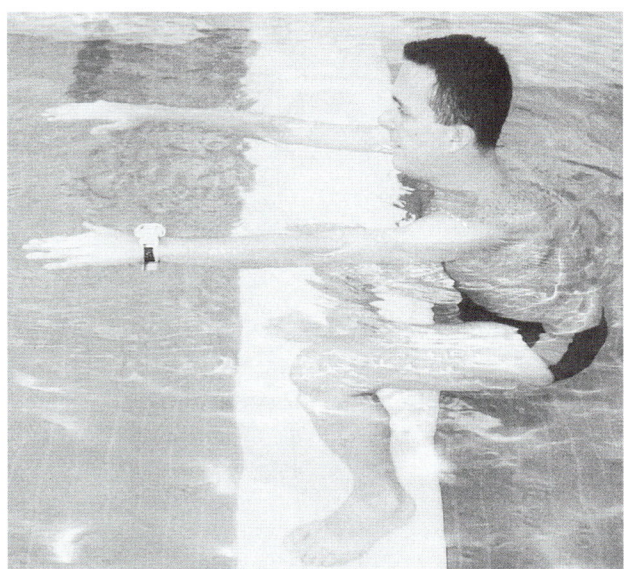

Figura 104.3 – Posição de cubo.

é a estimulação sensorial para acelerar o processo de consciência e organização no tempo e espaço. Para isso é importante o fisioterapeuta utilizar manobras de serpenteios na piscina na posição de supino (Fig. 104.6), mudanças e trocas posturais,

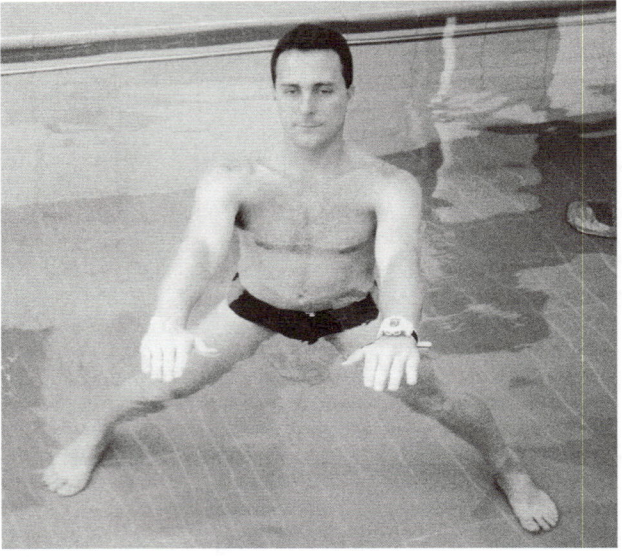

Figura 104.4 – Posição de triângulo.

O relaxamento muscular é importante, pois muitos pacientes com trauma de crânio apresentam espasticidades leves, moderadas e graves, que interferem nos movimentos; exibem também fixações posturais, nas quais determinados movimentos são realizados em bloco, sem seletividade e com padrões de reflexos em razão de espasticidade elevada, além do aspecto emocional que pode provocar tensões musculares, limitando a movimentação. Nessa abordagem, pode-se elevar a temperatura da água para 33,5 a 34°C, assim como a movimentação lenta e harmônica em serpenteios (ver Fig. 104.6), turbilhonamentos (Fig. 104.11), dissociações de cinturas escapulares e pélvicas (Fig. 104.12), exercícios passivos e ativos-assistidos para quebra de padrões patológicos e reflexos (Fig. 104.13), com a finalidade de promover o relaxamento muscular e adequação do tônus muscular. A utilização do método Watsu é bastante explorada nessa etapa do trabalho, na qual, com movimentos lentos e seqüenciais chega-se a relaxamento, adequação do tônus e reorganização postural.

como de supino para prono com movimentos rotacionais (Fig. 104.7), de supino para sentado (Fig. 104.8), de supino para ortostática, utilizando ponto-chave de cabeça (Fig. 104.9) ou apoio em tronco (Fig. 104.10), sendo relevante a imersão total do ouvido, em que a pressão da água na região timpânica estimula o labirinto, ativando sensorialmente estímulos oculares, posicionamento do corpo, mudanças de direções, alterações da postura de cabeça e corpo, onde muitas vezes nesses tipos de pacientes, apresentam negligências ou ausências de percepção sensorial e postural.

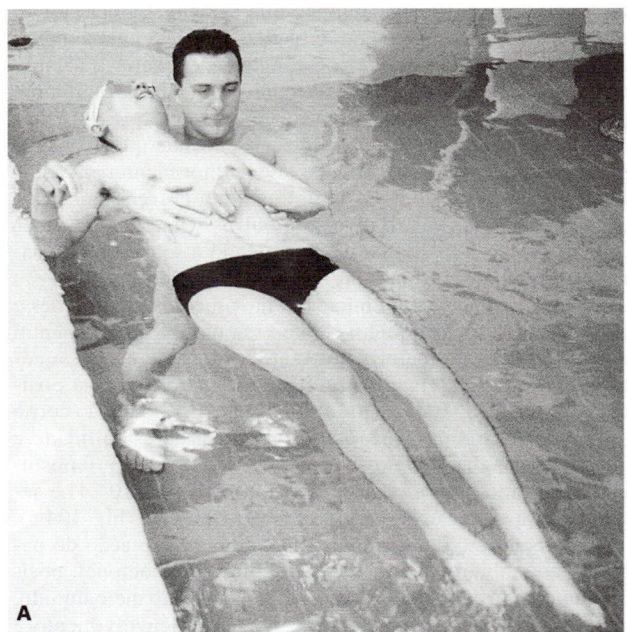

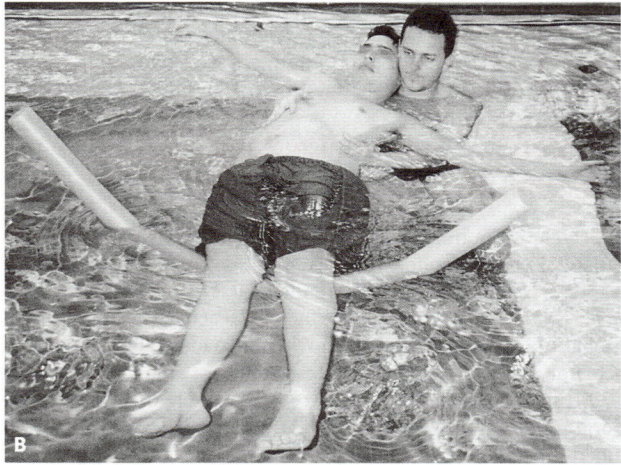

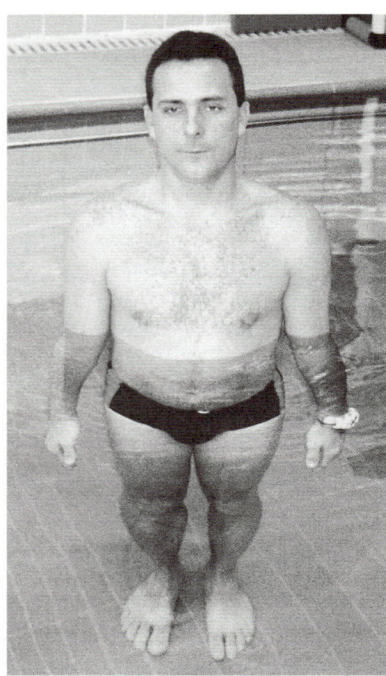

Figura 104.5 – Posição de bastão.

Figura 104.6 – (A e B) Serpenteio.

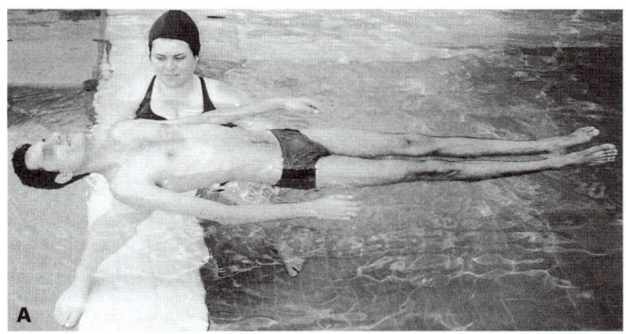
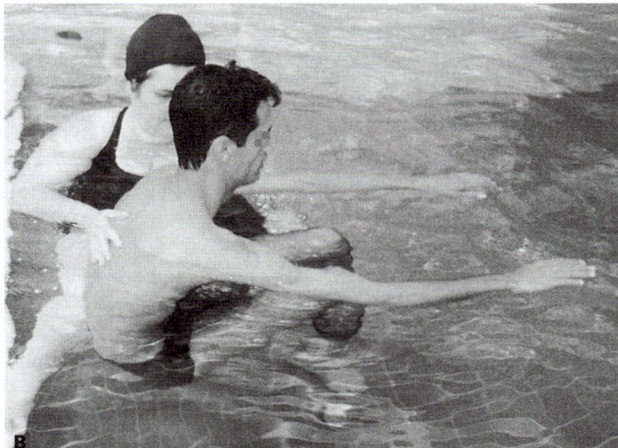
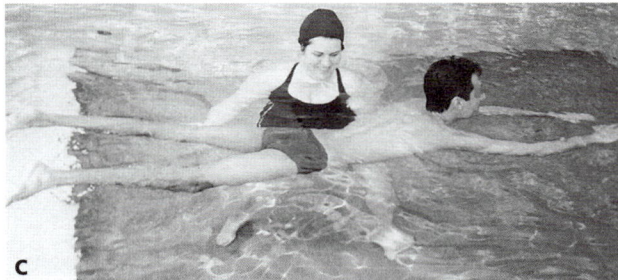

Figura 104.7 – (A a C) Movimentos rotacionais.

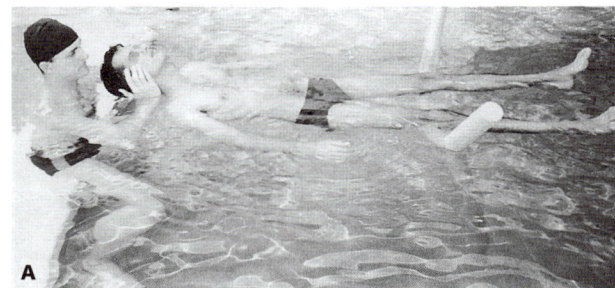
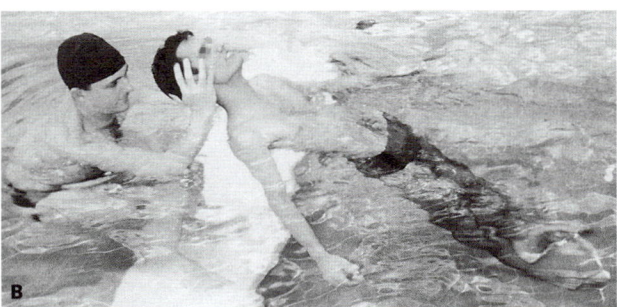
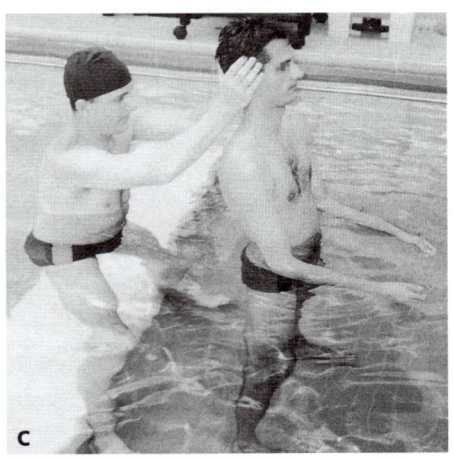

Figura 104.9 – (A a C) Passagem de sentado para ortostatismo pelo ponto-chave de cabeça.

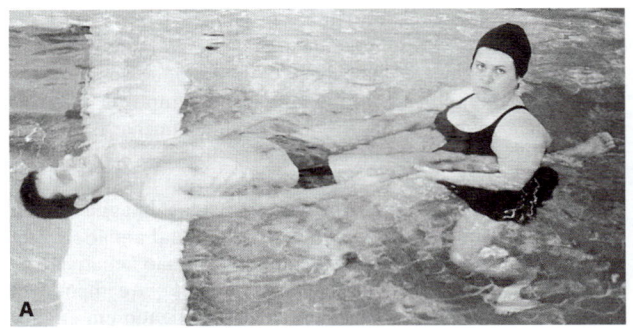
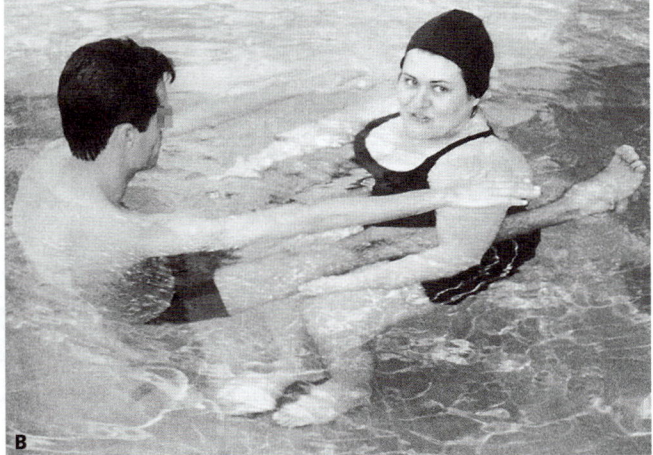

Figura 104.8 – (A e B) Passagem de supino para sentado.

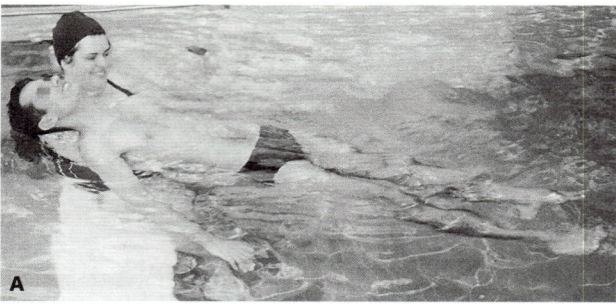

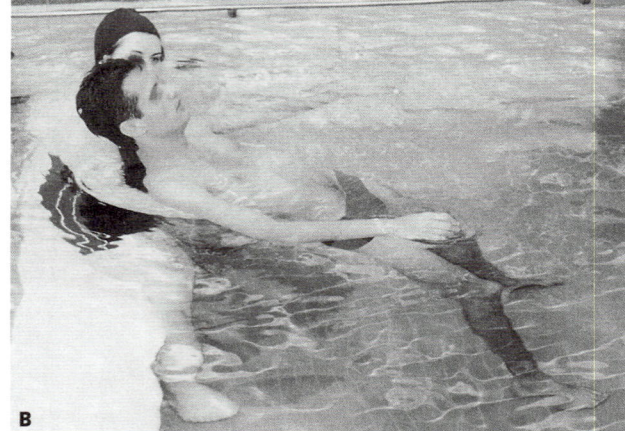

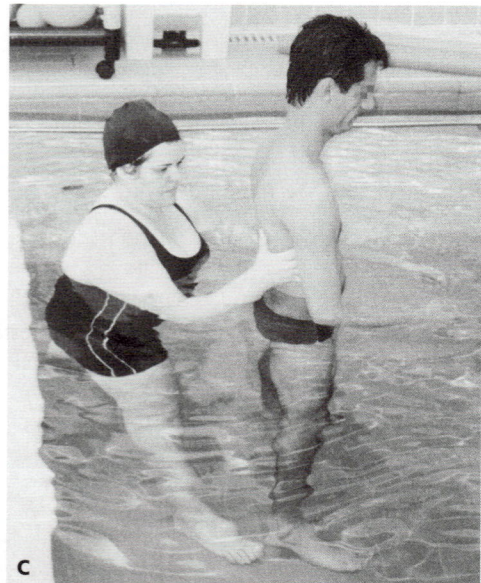

Figura 104.10 – (A a C) Passagem de sentado para ortostatismo pelo ponto-chave de tronco.

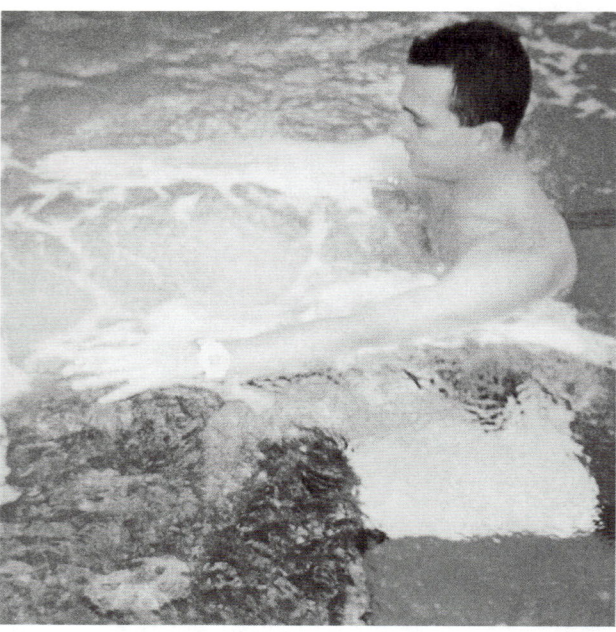

Figura 104.11 – Movimentos na direção do turbilhão.

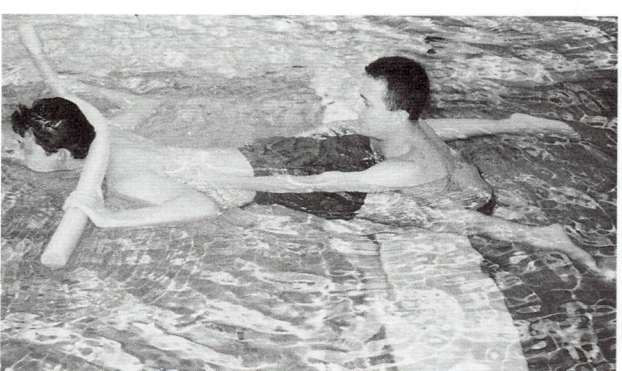

Figura 104.12 – Dissociação de cinturas.

Adaptação ao Meio Líquido

A adaptação ao meio líquido é fundamental para a melhor aceitação e confiança ao trabalho e à permanência física e psicológica em piscina, bem como para a progressão de atividades mais complexas e elaboradas para o desenvolvimento e evoluções de seqüelas diagnósticas, porém a não adaptação nada impede do paciente evoluir nas atividades e funcionalidades a ser adquiridas no trabalho hidroterapêutico, no qual, por exemplo, pacientes que apresentam reflexo de sucção ou valvular de traqueotomias, não poderão realizar esse tipo de atividade, que requer a imersão da região cervical e face, além de vedação labial e fechamento do fluxo de ar nasal.

Esse trabalho pode ser feito sentado em bancos (Fig. 104.14), nas pernas do fisioterapeuta, para dar mais confiança (Fig. 104.15), como pode ser realizado em pé com apoio das mãos na borda da piscina ou corrimãos (Fig. 104.16).

A progressão da atividade de adaptação ao meio líquido é a realização da imersão da cabeça com atividade de membros superiores, também o prolongamento do tempo de imersão para condicionamento cardiorrespiratório. Inicialmente, o paciente pode realizar a imersão da cabeça sem liberar o ar durante a imersão; após essa etapa, pode-se evoluir com liberação de ar nasal durante a imersão. Os princípios físicos da água, com a pressão hidrostática, atuam como o freno labial aquático, que durante a imersão, a liberação de ar gera pressão negativa fortalecendo musculatura expiratória (em pacientes que é impossível a imersão, esse fortalecimento pode ser realizado em encher bexiga com imersão do tronco). Com a ação dos princípios físicos da imersão, o trabalho da musculatura expiratória tor-

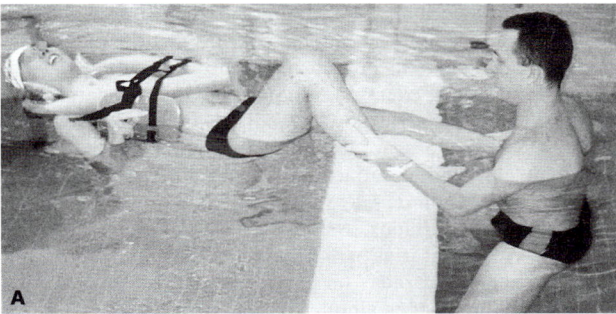
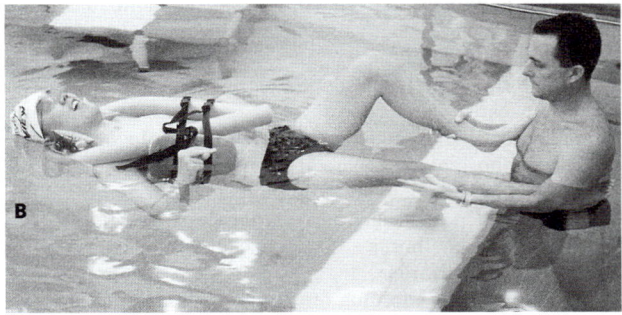
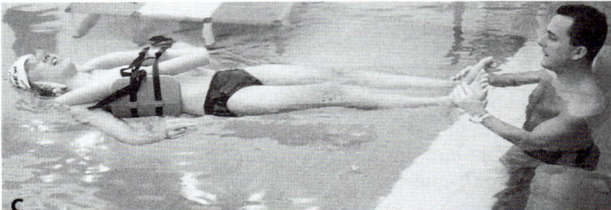
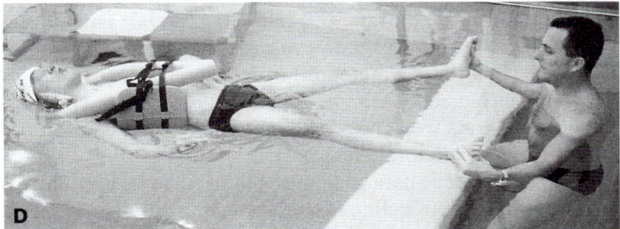

Figura 104.13 – (*A* e *B*) Exercícios de flexo-extensão de joelhos. (*C* e *D*) Exercícios de abdução-adução de quadril.

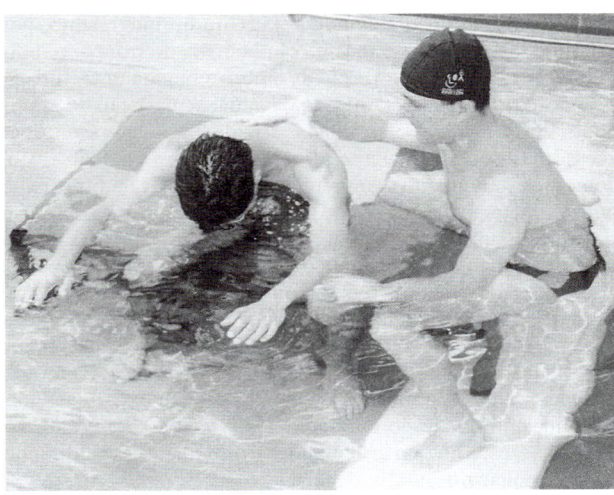

Figura 104.14 – Adaptação ao meio sentado em bancos.

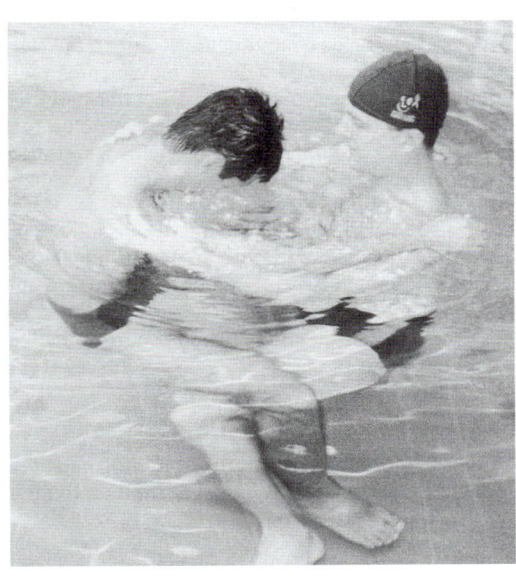

Figura 104.15 – Adaptação ao meio com apoio do terapeuta.

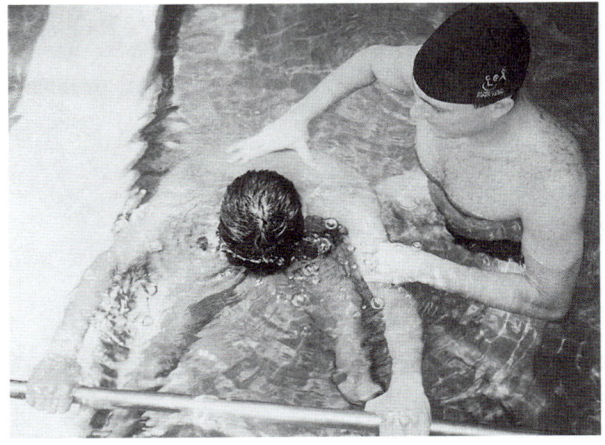

Figura 104.16 – Adaptação em ortostatismo com apoio no corrimão.

na-se facilitado, enquanto a musculatura inspiratória recebe pressão negativa favorecendo maior gasto energético e fortalecimento da atividade, dificultando a ação desse trabalho muscular.

Facilitação de Movimentos, Alongamentos e Fortalecimentos

Os trabalhos realizados no meio líquido, recebendo as ações de agentes físicos já citados anteriormente, facilitando ou dificultando movimentos, dependendo do tipo de atividade realizada e do posicionamento do corpo. A dificuldade de realização de movimentos que muitas vezes o paciente não realiza fora d'água, na água ele consegue, favorecendo a ação de movimento, ganho e manutenção de arco de movimento, melhora da auto-estima e confiança no retorno às atividades normais, adequações do tônus e posturas. Para a facilitação dos movimentos, podem-se utilizar movimentos puros e livres, nos quais se utilizam somente os princípios da água para auxílio do movimento, por exemplo, na posição sentada e com imersão do tronco, o indivíduo consegue realizar flexão de ombro, com maior facilidade pela ação do empuxo e agitação da água, sem a ação da gravidade (Fig. 104.17). Determinadas atividades podem-se utilizar acessórios, como pranchas ou flutuadores, para sua realização, como nos movimentos do método Bad Ragaz, que o paciente utiliza em supino flutuadores em tornozelos para manter a flutuação passiva e, assim, realizar movimentos puros com adução e abdução de quadril com apoio de tronco e cabeça (Fig. 104.18).

Muitos movimentos realizados no trabalho de facilitação, se mantermos o posicionamento muscular nas extremidades promovendo o crescimento dos feixes musculares de proximais para distais, já estaremos realizando nas atividades, o alongamento muscular. A utilização de suportes como bóias, flutuadores e até mesmo a mão do terapeuta posicionada em regiões estratégicas, estabilizam articulações e movimentos, facilitando ação do músculo ou atividade realizada.

Ao contrário da facilitação, podemos utilizar a água com seus acessórios, para dificultar movimentos e fortalecer músculos, na qual a atividade muscular terá de ser realizada contra os princípios físicos, por exemplo, ir contra a flutuação ou empuxo, favorecendo o fortalecimento. Na prática, utilizando atividades funcionais e movimentos contra a resistência da água, seja ela por ductos de água ou movimentos realizados pelo terapeuta, podemos fortalecer e dificultar movimentos e ações musculares (Fig. 104.19). Outro exemplo de fortalecimento mais complexo é utilizar o método Halliwick, com rotações favorecendo, além da dissociação de cinturas, o fortalecimento de abdominais e oblíquos (Fig. 104.20).

A utilização de diferentes velocidades de movimentos na água facilita ou dificulta a realização das atividades. É aconselhável que o trabalho se inicie com velocidades menores para progressão de maiores velocidades, evitando, dessa forma, fadigas musculares e aumentos dos padrões inadequados e do tônus muscular.

Coordenação e Equilíbrio

A incoordenação motora é comum em muitos pacientes com trauma de crânio, com surgimentos de muita movimentação sinérgica e padrões atáxicos. Com o aparecimento dos movimentos e funções nos portadores com trauma de crânio, surgem movimentações incoordenadas e a utilização de estratégias para a função. Por exemplo, um paciente que na marcha não consegue realizar a flexão de quadril pela ação do músculo iliopsoas, utiliza a ação do quadrado lombar para tal movimento de elevação e oscilação do membro inferior na fase de balanço. Assim como esse exemplo existem inúmeros que, na imersão, são facilitados. As atividades sinérgicas, com freqüência, são necessárias para a realização de movimentos, não podendo ser desprezadas ou proibidas para o ganho de funções e movimentações simples e complexas.

Muitas movimentações incoordenadas são facilitadas com a imersão, porém pacientes atáxicos ou com lesão extrapiramidal, que apresentam déficit na coordenação, podem, num primeiro momento do trabalho realizado em piscina, ficar dificultado pela movimentação dinâmica e instável da água, porém com a continuidade do trabalho, podemos ter ganhos e evoluções futuras.

O trabalho realizado para incoordenação de movimento, vai de atividades funcionais com imersão dos membros, e utilizando a resistência da água até o uso de acessórios (flutuadores, bola etc.) para melhorar a coordenação de tronco, membros superiores e inferiores.

O equilíbrio, sendo uma atividade complexa que envolve três aspectos: coordenação motora, biomecânica e integração sensorial surgem com grandes déficit e alterações nos pacientes com trauma de crânio e que, no trabalho realizado na imersão, são facilitados na maioria das vezes[19-21].

Os princípios físicos da imersão ajudam na facilitação do equilíbrio, em que sem a ação de gravidade e com a flutuação ou empuxo, atuam na redução do suporte de peso e estabilização corporal, que fora d'água se torna difícil.

Pode-se trabalhar em diferentes profundidades para ganho de equilíbrio. Também utilizando trabalhos em posicionamentos sentados, em pé, com apoio unipodal, bipodal, para tornar complexas as atividades para evolução do equilíbrio. Na prática, pode-se utilizar o método Halliwick com rotações, deslocamentos e flutuações em que atividades elaboradas com mudanças posturais, rotações e passagem de posições estáticas para dinâmicas e retorno para posições estáticas (Fig. 104.21), sendo esta atividade para pacientes que se encontram em níveis mais evoluídos de trabalho, fazendo com que novamente ocorra ganho e evolução de equilíbrio, bem como coordenação motora.

Com a evolução do trabalho com paciente portadores de trauma de crânio, o fisioterapeuta ensina o paciente a se manter em posições de flutuações, deslocamentos e rotações no meio líquido, com o intuito de adaptar e torná-lo independente na funcionalidade dentro da piscina, favorecendo simultaneamente as respostas fora d'água.

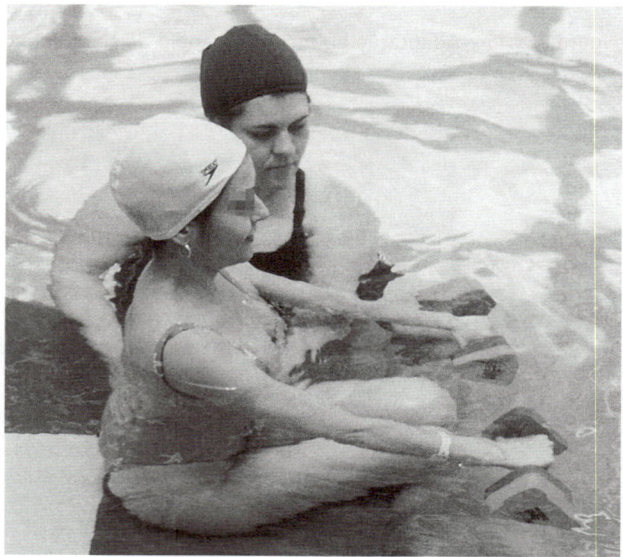

Figura 104.17 – Flexão de ombro com facilitação do empuxo.

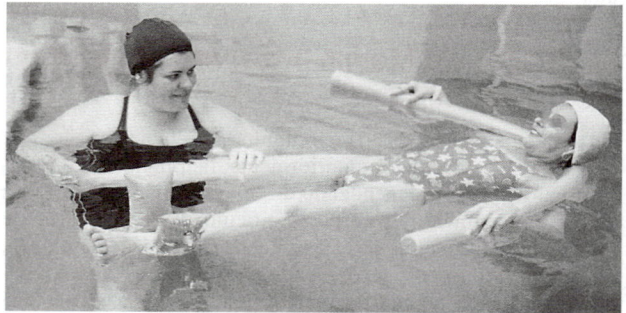

Figura 104.18 – Fortalecimentos com método Bad Ragaz para membros inferiores.

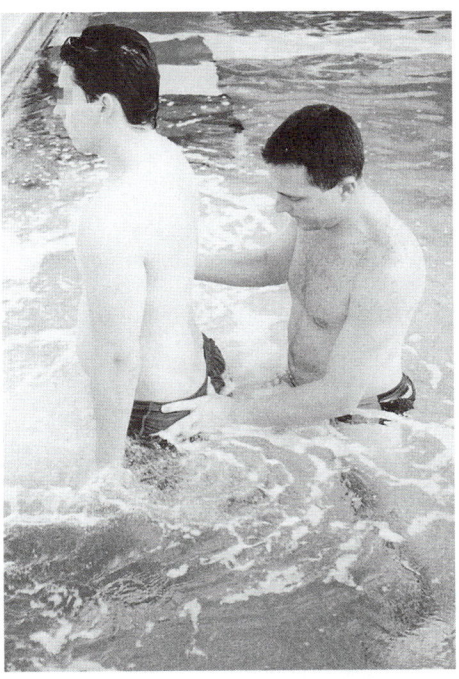

Figura 104.19 – Fortalecimento contra resistência da água.

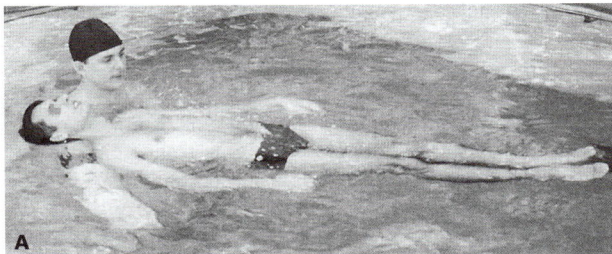

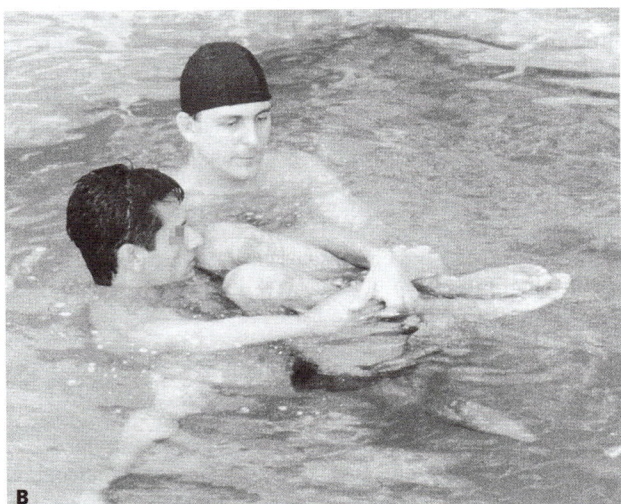

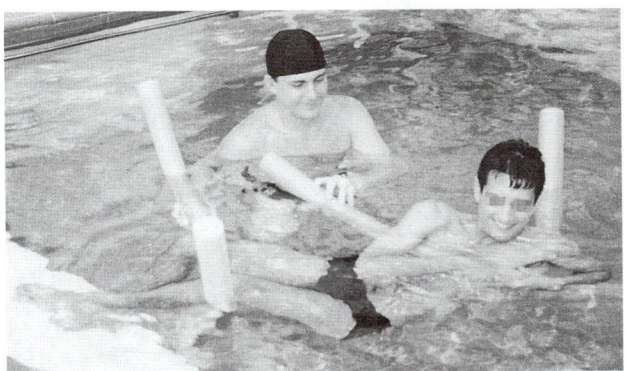

Figura 104.20 – Exercícios para reto e oblíquos abdominais.

Ortostatismo e Marcha

No programa de reabilitação, conforme ocorre à evolução do quadro, seja ela ao nível de déficit sensorial, motor, coordenação e equilíbrio, podemos pensar e propor trabalhos em posturas mais altas. Como na água, sucede a redução do peso corporal, já descrito no início deste capítulo, torna-se mais fácil e confiante o trabalho em posições ortostáticas, mesmo que ainda não é possível fora d'água. Antes de iniciar o trabalho de ortostatismo e marcha, é importante a melhora sensorial das transferências de peso para ambos os hemicorpos, pois, caso contrário, torna-se muito mais difícil o trabalho em posturas altas (às vezes são necessárias as utilizações de pesos em membros inferiores e pés, para que o paciente tenha a sensação de apoio plantígrado e postura ortostática no meio líquido).

Com a evolução do trabalho de ortostatismo, podemos realizar trabalhos das regiões mais profundas nas piscinas, para regiões mais rasas, além de tornar mais complexas as atividades em diferentes profundidades, com apoio bi ou unipodal,

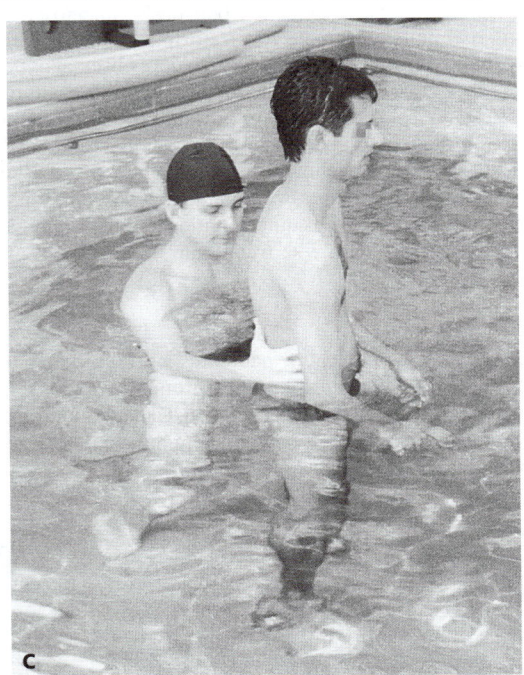

Figura 104.21 – (A a C) Halliwick com passagem de supino para ortostatismo.

com transferências de peso para cada hemicorpo, com exercícios ativos de membros superiores (Fig. 104.22). Os trabalhos de transferência de peso em ortostatismo podem ser realizados utilizando uma prancha sob um dos pés e este realiza flexo-extensão do joelho, no qual automaticamente o paciente precisa realizar a transferência para o hemicorpo contralateral ao do movimento realizado e a evolução desse exercício é iniciar com apoio dos membros superiores para depois realizá-lo sem apoio, livre na piscina (Fig. 104.23).

O treino de marcha é uma forma bastante elaborada de evolução do equilíbrio dinâmico e deslocamentos em posturas altas. Para a marcha, é necessário bom controle de tronco em posturas altas, coordenação, equilíbrio, sensorial e cognitivo adequado para a atividade motora funcional. O treino de marcha, inicialmente, deve ser realizado com apoios de membros superiores em bóias, fisioterapeuta e percursos de curtas distâncias (Fig. 104.24), partindo para evolução com diminuição dos apoios, dinamismo do trabalho, mudanças de direção, aumento de velocidade em outros, no intuito de melhorar o trabalho de marcha e equilíbrio terrestre. A importância da avaliação terrestre periódica é fundamental para planejamentos de objetivos a ser atingidos, dando suporte à terapia de solo. O treino de marcha subaquática deve ser feita de maneira geral, no qual posicionamentos específicos nas fases (balanço, apoio ou propulsão) não são possíveis de correções minuciosas. Podendo ser realizado trabalhos em terrenos planos, rampa, escada dentro da piscina, utilizando também dos diferentes níveis de profundidade para o trabalho.

Natação Terapêutica

A natação terapêutica é um estágio que nem todos os pacientes com trauma de crânio atingem, pois para tal atividade são necessários bom equilíbrio de tronco estático e dinâmico, bom controle sensorial e motor, nível cognitivo adequado para tal função, dentro do aspecto aquático, bom deslocamento e flutuação e, principalmente, controle respiratório durante a imersão.

No treino da natação, o fisioterapeuta deve observar as posturas adequadas, contra-indicações de movimentos e adaptações necessárias para os estilos. É importante o fisioterapeuta iniciar o treino adaptado para a natação, cabendo a ele estabelecer a hora certa para encaminhamento para o trabalho com educadores físicos que realizam natação adaptada. Por isso, a importância do trabalho da equipe multidisciplinar e intercâmbios com educadores físicos que trabalham na área.

CONSIDERAÇÕES FINAIS

A reabilitação aquática em pacientes portadores de trauma cranioencefálico vem apresentando grandes avanços e importância no programa de reabilitação geral. Cada vez mais médicos neurologistas, fisiatras entre outros, vêm indicando os pacientes com trauma craniano para o programa aquático.

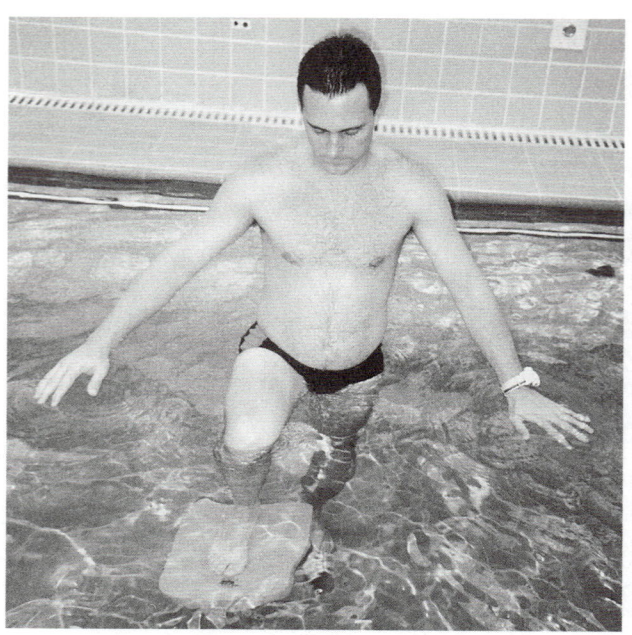

Figura 104.23 – Exercício de transferência de peso, sem apoio.

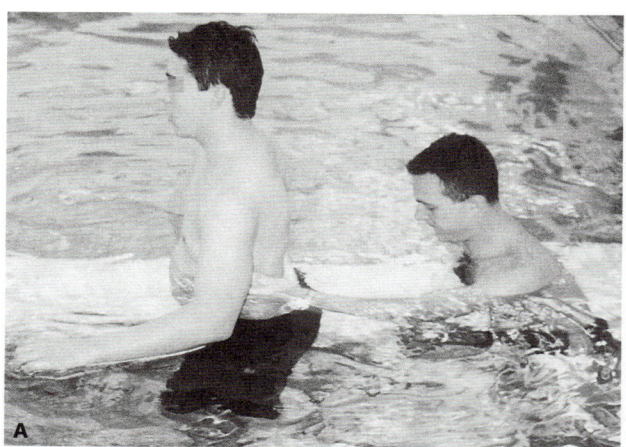

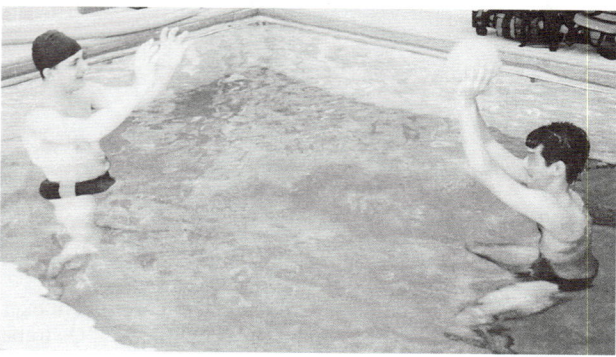

Figura 104.22 – Um exemplo é o trabalho em ortostatismo, com apoio bipodal, e realizando exercícios ativos dos membros superiores sem apoio.

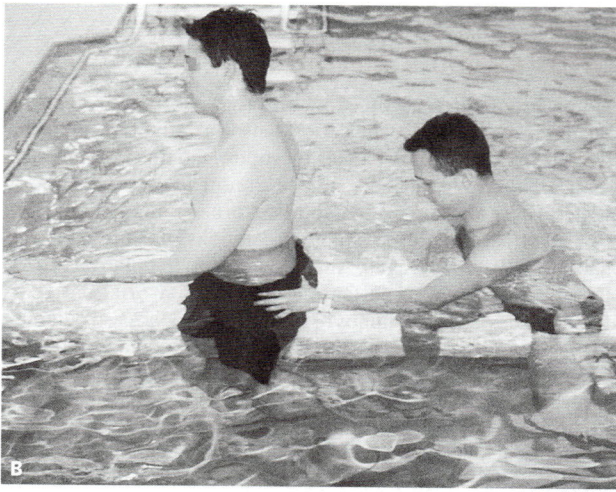

Figura 104.24 – (A e B) Treino de marcha com apoio.

Cada paciente é diferente do outro e cada programa de tratamento segue protocolos diferentes, com vários prognósticos e evoluções, tornando o trabalho complexo. Com os diferentes estágios de cognitivos e seqüelas motoras, sensoriais, cabe ao fisioterapeuta direcionar o programa de reabilitação aquática, para o número de terapias semanais mais adequado para cada tipo de paciente; números de terapias inferiores a duas vezes por semana não são aconselháveis e indicados para continuidade e evolução do quadro neurológico.

Casos de pacientes direcionados precocemente à reabilitação geral e, por conseguinte, à reabilitação aquática, apresentam mais chances de atingir prognósticos sem grandes deformidades, alterações tônicas e negligências motoras e sensoriais.

A abordagem com métodos adequados, como Halliwick, Bad Ragaz e Watsu, além de adaptações de métodos terrestres para o meio líquido, beneficiam também o tratamento.

A filmagem antes e durante o programa de tratamento é fundamental para auto-estima do paciente, reavaliação e comparação periódica do caso. Pacientes em estágios mais complexos em coma Vigil, apraxias, afasias, apresentam melhoras e picos de evoluções, comparados a pacientes que não realizam a terapia em piscina.

O trabalho com crianças que apresentam seqüelas pós-trauma de crânio segue os mesmos tópicos que o trabalho com adulto, porém a evolução do quadro neurológico em crianças é, na maioria das vezes, com melhores prognósticos, também seguindo a norma de que quanto mais precoce o início do trabalho, melhor a evolução.

No trabalho com crianças, o lúdico é essencial para não frustrar e tornar cansativa a terapia.

Embora a reabilitação aquática seja bastante benéfica para o paciente com trauma de crânio, citadas desde tempos remotos, as pesquisas específicas na área ainda são insuficientes, necessitando de estudos mais detalhados para o tratamento aquático.

Assim, com seriedade e conhecimento profundo do diagnóstico e, nesse caso, do paciente portador com trauma de crânio e seguindo avaliação minuciosa com programação adequada de tratamento, conseguimos, da melhor forma possível, proporcionar ao paciente com trauma de crânio, a melhor aceitação da deficiência e independência modificada para as atividades da vida diária, nos âmbitos social, familiar e profissional.

REFERÊNCIAS BIBLIOGRÁFICAS

1. GIANCOLI, D. C. *Physics: principles with application.* 2. ed. Englewood Cliffs: Pretinces Hall, 1985. p. 184-214.
2. BECKER, B. E.; COLE, A. *Comprehensive Aquatic Therapy.* Boston: Butterworth-Heinemann, 1997.
3. DENISON, D. M.; WAGNER, P. D.; KINGABY, G. L. et al. Cardiorespiratory responses to exercises in air and underwater. *J. Appl. Physiol.*, v. 33, n. 4, p. 426-430, 1972.
4. RUOTI, R. G.; MORRIS, D. M.; COLE, A. J. *Aquatic Rehabilitation.* New York, 1997.
5. AGOSTONI, E.; GUTNER, G.; TORRI, G. et al. Respiratory mechanics during submersion and negative-pressure breathing. *J. Appl. Physiol.*, v. 21, n. 1, p. 251-258, 1966.
6. BOOKSPAN, J. Efeitos fisiológicos da imersão em repouso. In: RUOTI, R. G.; MORRIS, D. M.; COLE, A. J. *Reabilitação Aquática.* São Paulo: Manole, 2000.
7. ROSENTHAL, M.; WHYTE, J. Reabilitação do paciente com traumatismo craniano. In: DELISA, J. *Medicina de Reabilitação: princípios e prática.* São Paulo: Manole, 1992. v. 2, cap. 30, p. 677-708.
8. RANCHO LOS AMIGOS HOSPITAL. *Rancho Level of Cognitive Functioning.* Downey: Rancho los Amigos Hospital, 2001/2002.
9. JENNETT, B.; TEASDALE, G. *Management of Head Injuries.* Philadelphia: F. A. Davis, 1981. p. 317-332,
10. TECKLIN, J. S. *Pediatric Physical Therapy.* 3. ed. Philadelphia: Lippincot, 1998.
11. KLAUBER, M. R.; TOUTANT, S. M.; MARSHALL, L. F. A model for predicting delayed intracranial hypertension following severe head injury. *J. Neurosurg.* v. 61, p. 695-699, 1984.
12. ROWE III, M. J.; CARLSON, C. Brain stem auditory evoked potentials in post concussion dizziness. *Arch. Neurol.*, v. 37, p. 679-683, 1980.
13. HALL, D. M. et al. Rehabilitation of head injured children. *Arch. Dis. Child.*, n. 65, p. 553-556, 1990.
14. DI SCALA, C. et al. Functional outcome in children with traumatic brain injury: agreement between clinical judgment and the functional independence measure. *Am. J. Phys. Med. Rehabil.*, n. 71, p. 145-148, 1992.
15. MICHAUD, L.; DUHAIME, A.; BATSHAW, M. Traumatic rain injury in children. *Pediatr. Clin. North Am.*, v. 40, n. 3, p. 553-565, 1993.
16. OLIVEIRA, C. E. N.; SALINA, M. E.; ANUNCIATTO, N. Fatores ambientais que influenciam a plasticidade do SNC. *Acta Fisiatrica*, n. 8, p. 6-13, 2001.
17. CAMPION, M. *Adult Hydrotherapy: a practical approach.* Oxford: Heinemann Medical Books, 1990.
18. DAVIS, B. C.; HARRISON, R. A. *Hydrotherapy in Practice.* New York: Churchill-Livingston, 1988.
19. SCHUMACHER, K. Classification of stroke problems and the use of standard terminology in the care of persons with stroke. *Neurol. Rep.*, v. 15, n. 15, p. 4-8, 1991.
20. MCCOMAS, A. J. et al. Functional changes in motoneurons of hemiparetic patients. *J. Neurol. Neurosurg Psychiatr.* v. 36, p. 183-193, 1973.
21. HORAK, F. B.; SCHUMWAY-COOK, A. Clinical implications of postural control research. In: DUNCAN, P. W. (ed.). *Balance: proceeding of the APTA forum.* Alexandria: American Physical Therapy Association, 1990. p. 105-111.

BIBLIOGRAFIA COMPLEMENTAR

BOND, M. R. Assessment of the psychosocial outcome of severe head injury. *Acta Neurochir.*, v. 34, p. 57-70, 1976.
CAMPION, M. *Hidroterapia: princípios e prática.* São Paulo: Manole, 1999.
CANDELORO, J. M.; CAROMANO F. Fundamentos da Hidroterapia para Idosos. *Arq. Ciên. Saúde*, maio-ago. 2002.
CANDELORO, J. M.; SILVA, R. R. *Proposta de Protocolo Hidroterapêutico para Fratura de Fêmur na Terceira Idade.* Monografia (Pós-graduação *Lato Sensu* em Hidroterapia).
CAROMANO, F.; CANDELORO, J. M.; THEMUDO, M. Efeitos fisiológicos da imersão e do exercício na água. *Rev. Fisioterap.*, out. 2000.
CUNNINGHAM, J. Appying Bad Ragaz, method to the orthopedic client. *Orthop. Physical Therapy Clin. North Am.*, p. 251-260 Jun. 1994.
FICHER, A. L. E. *Atuação do Terapeuta Ocupacional com Crianças após Trauma Crânio Encefálico: proposta baseada na Escala de níveis cognitivos Ranchos Los Amigos.* São Paulo, 2002. Tese (Mestrado) – Universidade Mackenzie.
GROSSE, S. J.; GILDERSLEEVE, L. A. *The Halliwick Method.* Milwaukee Public School, 1984. p. 1.
KAMENETZ, H. L. History of American spas and hydrotherapy. In: LICHT, S. (ed.). *Medical Hydrology.* Baltimor: Waverly Press, 1963. p. 160-163, 165-167,169-176, 182-183.
MARTIN, J. The Halliwick method. *Physiotherapy*, v. 67, n. 10, p. 288, 1981.
RUOTI, R. et al. *Reabilitação Aquática.* São Paulo: Manole, 2000.

CAPÍTULO 105

Intervenção Psicológica na Família e no Paciente com Trauma Cranioencefálico

Luiz Antonio Manzochi

PSICOLOGIA NO TRATAMENTO DE REABILITAÇÃO

A psicologia foi inserida no tratamento de reabilitação em momento histórico, no qual o Estado não conseguia reabilitar os soldados mutilados nas Grandes Guerras em decorrência de traumas e neuroses de guerra e por isso acumulava obrigações econômicas para as quais não estava preparado. Fazia-se necessário resgatar a capacidade de produtividade dessas pessoas para que elas retornassem ao mercado de trabalho obtendo seus próprios rendimentos. Assim, tem início a participação da psicologia nesses processos.

Hoje, a reabilitação global visa à qualidade de vida dos pacientes e a psicologia participa nesse processo atenta para as repercussões subjetivas de condição de incapacidade, seja ela temporária ou definitiva.

A abordagem psicológica focal é a mais utilizada na psicologia de reabilitação, concentrando-se no momento do tratamento que o paciente se encontra, seja no enfrentamento da crise inicial, nas dificuldades surgidas no decorrer do tratamento ou nas incertezas e expectativas quanto ao futuro. Nesse contexto, a psicologia tem o papel de pontuar e questionar os pacientes, auxiliando na vivência e elaboração de medos e incertezas perante a crise atual e na busca de novas formas de realizar aquilo que almejam. A reabilitação é um momento de descobertas que o paciente fará a respeito de seu próprio corpo e de sua subjetividade.

TRAUMA CRANIOENCEFÁLICO E MUDANÇAS FÍSICAS E SUBJETIVAS

As pessoas que sofrem um trauma de cranioencefálico (TCE) e seus familiares passam por processo inesperado, dolorido e com conseqüências e desdobramento desconhecidos. Essas pessoas experimentam momentos de sofrimento emocional intenso e precisam lidar com as dificuldades de adaptação após a lesão e suas seqüelas[1].

A psicologia trabalha com o paciente e seu grupo familiar na tentativa de produzir ambiente propício para a reabilitação, no qual pacientes e familiares possam reconstruir suas vidas entendendo e aprendendo a conviver com as seqüelas, limitações e possibilidades impostas pelo diagnóstico.

Nós, profissionais da saúde que trabalhamos com a reabilitação dessas pessoas e com a orientação de seus familiares, temos a necessidade de estar atentos para as vivências desse processo e suas possíveis conseqüências emocionais.

INTERVENÇÃO PSICOLÓGICA COM O PACIENTE

As estratégias de tratamento do paciente com TCE, tanto na sua fase aguda como pós-aguda, podem contar com a importante contribuição da abordagem psicológica. A ocorrência e as seqüelas de um trauma de crânio podem produzir, nos pacientes, sentimentos de perda, confusão mental e insegurança diante do momento de crise e do seu futuro. É evidente que, dependendo da gravidade e da localização da lesão cerebral, o trabalho emocional com o paciente apresentará particularidades, sendo muitas vezes inviável. Além disso, é importante considerar em que estágio de desenvolvimento físico e emocional o paciente estava quando sofreu o TCE para traçar um prognóstico.

Durante o processo de reabilitação, o paciente poderá ter que lidar com sentimentos de menos-valia, ansiedade, depressão, estranhamento de si mesmo e sensações de fracasso e frustração ante as metas de seu tratamento. A readaptação ao meio social, profissional e de relacionamentos interpessoais pode necessitar de acompanhamento psicológico[2].

As dificuldades motoras e cognitivas e as mudanças na personalidade geram conflitos que desestruturam o paciente e necessitam abordagem terapêutica. Essas mudanças psíquicas, físicas, cognitivas e comportamentais, que podem ocorrer, provocam desestruturação da identidade do paciente, que não se reconhece mais em si mesmo. Para que o paciente possa reconstruir sua identidade, ele necessita de recursos cerebrais para aprender, reconhecer, nomear, perceber seu novo corpo, sua nova realidade. Portanto, o paciente conseguirá se reabilitar de acordo com suas capacidades cognitivas, emocionais e físicas.

A reabilitação funcional terá melhor prognóstico se o paciente puder elaborar sua nova imagem corporal, reconhecer suas emoções e comportamentos e conseguir lidar com suas limitações atuais, sejam de origem física, cognitiva ou emocional. Quando o paciente apresenta recursos cerebrais para lidar com essas questões, a psicologia se utiliza de técnicas de psicoterapia breve focal trabalhando nos focos de conflito e auxiliando o paciente a elaborar o momento presente; reestruturando sua vida conforme suas possibilidades. Estratégias da terapia cognitiva comportamental são usadas para enfrentamento de problemas e resolução de tarefas, além disso, propiciam situação mais estruturada para o paciente atuar.

As seqüelas do TCE podem impossibilitar que o paciente retome suas atividades profissionais e/ou estudantis, gerando muita angustia e possível depressão.

Muitos pacientes com TCE apresentarão dificuldade para reconhecer mudanças em sua personalidade, comportamentos e emoções; em conseqüência da perda dessa capacidade de auto-reconhecimento, o paciente não terá recursos emocionais e cognitivos para enfrentar as dificuldades e reconstruir um caminho de possibilidades e redescobertas a respeito de si mesmo; nesses casos, a psicologia deverá iniciar seu trabalho auxiliando o paciente a reconhecer suas emoções, nomear seus sentimentos e reconhecer seu comportamento e conseqüências. Para esse tipo de trabalho o terapeuta deve ser direto em suas intervenções e repeti-las quantas vezes forem possíveis. O trabalho realizado com fotos ligadas ao contexto do paciente e com desenhos feitos por ele nas sessões pode ser ótimo instrumento para despertar, identificar e nomear emoções. Ademais, esse tipo de abordagem pode facilitar muito o trabalho com pacientes que apresentam problemas com a linguagem[3,4].

A literatura aponta que as seqüelas emocionais são identificadas com mais dificuldade do que as seqüelas cognitivas e físicas e que são poucos os estudos e pesquisas a respeito das mudanças emocionais em pacientes com TCE e possível tratamento psicológico[3,5,6].

O paciente com TCE, que possua seqüelas cognitivas leves, pode se beneficiar muito do tratamento psicológico que respeite suas limitações e, por meio de repetições e experimentações, possibilite a ele entrar em contato com suas potencialidades.

Sabemos que um TCE pode provocar alterações de comportamento e personalidade dos pacientes, exacerbando ou anulando algumas de suas características pessoais. Os pacientes que conseguem perceber, em si, essas mudanças, podem sofrer muito com esse fato e também poderão ser beneficiados pela abordagem psicológica; muitos dos pacientes não conseguem perceber suas mudanças e têm dificuldade em aceitar aquilo que suas famílias relatam a seu respeito.

Pacientes com Transtornos de Humor e de Conduta

Além de todos os fatores emocionais ligados às seqüelas de um TCE elencados anteriormente, que podem provocar reações como ansiedade e depressão, podemos encontrar pacientes com transtornos de humor ou de conduta resultantes das regiões cerebral lesadas. A importância do médico psiquiatra é grande e a psicologia pode abordar esses pacientes fazendo uso de técnicas comportamentais[1,2].

INTERVENÇÃO PSICOLÓGICA COM FAMILIARES

Além do trabalho psicoterápico com o paciente com TCE, devemos estar preparados para orientar e trabalhar com suas famílias[1,7].

O grupo familiar vem sofrendo perdas com o TCE de seu familiar e enfrentando situação inesperada, desconhecida e, por isso, angustiante. A psicologia tem muito a fazer nesse momento. Além de todas as orientações que a neuropsicologia fornece para essas famílias sobre manejo das situações, estratégias para auxiliar o paciente em seu cotidiano e processo de reabilitação, a psicologia pode ajudar essas famílias a elaborar os sentimentos advindos dessa mudança tão brusca e inesperada.

É muito difícil para uma família lidar com as dificuldades dos pacientes e com a nova forma de comportamento e personalidade que ele pode vir a apresentar[4,8].

Em minha experiência profissional tenho trabalhado com pacientes de TCE e seus familiares nos últimos 8 anos e percebo que a maior dificuldade dessas famílias é suportar e trabalhar com os sentimentos ambivalentes que têm em relação ao paciente e as situações vivenciadas; ao mesmo tempo que comemoram a manutenção da vida e a possibilidade de reabilitação de seus entes queridos, sofrem pela *perda* do familiar *que conheciam* e pela dificuldade de se adaptar à *nova pessoa* que se apresenta. Muitas mães chegam ao atendimento chorando de alegria por terem seus filhos vivos e também de tristeza por não reconhecerem mais aquelas pessoas que criaram e viram se desenvolver; os familiares precisam elaborar o luto e ao mesmo tempo comemorar a vida.

O trabalho realizado com as famílias é de extrema importância para o sucesso do processo de reabilitação do paciente com TCE, pois, quanto mais estruturado e disponível esse grupo estiver para lidar com o paciente e seu processo de reconstrução da vida, maiores e melhores serão os frutos desse cultivo. Para isso, as famílias necessitam de espaço para lidar com as diversas reações que podem surgir durante esse processo, como: medo, culpa, ansiedade, tristeza, negação, pessimismo a respeito do processo, otimismo exacerbado, frustração, raiva, exaustão física e emocional.

O trabalho de psicoterapia com as famílias pode ocorrer de diferentes formas: terapia familiar, terapia de casal.

Em nosso trabalho podemos sentir a importância imensurável dessas abordagens familiares quando os pacientes com TCE apresentam quadros de transtorno de humor e/ou transtorno de conduta; os transtornos ligados à área sexual são de difícil manejo para as famílias e parceiros dos pacientes[7].

GRUPO PSICOEDUCATIVO E DE ORIENTAÇÃO PARA FAMÍLIAS

Ao longo de minha experiência profissional tenho obtido bons resultados com grupos psicoeducativos realizados com famílias de pacientes com TCE; nesses grupos trocamos informações a respeito do diagnóstico TCE, possíveis seqüelas e prognóstico.

As famílias se reúnem e têm a oportunidade de conversar sobre o diagnóstico e trocar experiências; esses momentos são impregnados de solidariedade, empatia e respeito pelo sentimento de cada integrante; além disso, esses encontros são ótimos *laboratórios* de troca de experiências e soluções criativas para superar limitações e/ou dificuldades encontradas, tanto pelos pacientes como por seus familiares diante das limitações físicas ou dificuldades de manejo de situações[1]. A literatura científica traz material variado sobre trabalhos e abordagens realizadas com famílias[9-11].

CONSIDERAÇÕES FINAIS

O processo de reabilitação é um momento que traz para o foco da vida de todos nós um dos temas mais difíceis para o ser humano: o desprendimento. Construímos uma cultura que nos aprisiona, somos aquilo que fazemos e possuímos, nosso poder está nas certezas (falsas) que podemos ter e na constância (ilusória) de nossas vidas. Não somos educados nem treinados para lidar com nossa finitude, com a transformação, o desconhecido em nós mesmos. A transformação e o desconhecido são elementos inerentes ao processo de reabilitação, por isso ele é tão ameaçador e difícil de ser vivenciado. Pacientes e familiares sofrem, choram, têm as mais diversas reações emocionais, todas advindas, tanto do luto e dificuldade de assimilar e aceitar a *morte* da vida que tinham, como da dificuldade de abrir os braços para receber o novo, o futuro desconhecido, sobre o qual não possuem qualquer controle.

REFERÊNCIAS BIBLIOGRÁFICAS

1. HENDRYX, P. M. Psycosocial Changes Perceived by Closed-Head Injured Adults and their Families. *Arch. Phys. Reabil.*, v. 70, p. 526-530, Jul. 1969.
2. LICHSENRING, F.; LEIBING, E. The effectiveness of Psycodynamic therapy and cognitive behavior therapy in the treatment of personality disorders: a meta-analysis. *Am. J. Psychiatry*, v. 160, n. 7, p. 1223-1231, Jul. 2003.
3. PRIGATANO, G. P. Recovery and cognitive retraining after craniocerebral trauma. *J. Learn. Disabil.*, v. 20, p. 603-613, 1987.
4. ROSENTHAL, M.; YOUNG, T. Effective Family intervention after traumatic brain injury: theory and practice. *Head Trauma Reabilit.*, v. 3, n. 4, p. 42-45, 1988.
5. FORDYCE, D. J.; ROUECHE JR., PRIGATANO, G. P. Enhanced emotional reactions in chronic head trauma patients. *J. Neurol. Neurosurg. Psychiatry*, v. 46, p. 620-624, 1983.
6. ROUECHE, J. R.; FORDYCE, D. J. Perceptions of deficits following brain injury and their impact on psycosocial adjustment. *Cog. Reabilit.*, v. 1, p. 4-7, 1983.
7. SOLOMON, C. R.; SCHERZER, B. P. Program development. Some guidelines for family therapists working with the traumatically brain injured and their families. *Brain Injury*, v. 5, n. 3, p. 253-266, 1991.
8. ODDY, M.; HUMPHREY, M.; UTTLY, D. Stress upon relatives of head injured patients. *Brith J. Psychiatry*, v. 133, p. 507-513, 1978.
9. BROOKS, N. Head injury and family. In: BROOKS, N. (ed.). *Closed Head Injury: Psychological, Social and Family Consequences.* New York: Oxford University Press. p. 123-147.
10. DEPOMPEI, R.; ZARSKI, J. J.; HALL, D. E. Systems aproach to understanding family functioning. *Cog. Reabil.*, v. 5, p. 6-10, 1987.
11. PANTING, A.; MERRY, P. H. Long term rehabilitation of severe head injuries with particular reference to need for social and medical support for patients family. *Reabilitation*, v. 82, p. 33-37, 1972.

Seção 15

Doenças Neuromusculares

Coordenador: Edmar Zanoteli

106	Doenças do Motoneurônio	822
107	Esclerose Múltipla	829
108	Ataxias Hereditárias	832
109	Miopatias	835
110	Reabilitação nas Doenças Neuromusculares	847

CAPÍTULO 106

Doenças do Motoneurônio

Helga Cristina Almeida da Silva

DEFINIÇÃO

As doenças do motoneurônio (DMN) formam um grande e heterogêneo grupo de doenças caracterizadas basicamente por fraqueza muscular, ao lado de outros sinais e sintomas resultantes da perda dos motoneurônios no córtex cerebral, tronco encefálico e/ou medula espinal[1].

As DMN, em sua maioria, pertencem ao grupo das doenças degenerativas, ou seja, aquelas em que ocorrem início insidioso, progressão lenta e inexorável, distribuição simétrica dos sintomas e sinais, acometimento de um grupo específico de neurônios (no caso das DMN, os neurônios motores) e caráter hereditário em alguns dos casos[2].

BASES ANATÔMICAS

A contração muscular resulta da ação harmônica de vários sistemas, em particular da unidade motora, que é formada pelo músculo esquelético, pela placa mioneural (junção neuromuscular) que interliga o nervo e o músculo, pelo nervo periférico motor que contém os axônios dos motoneurônios inferiores, e pelos próprios motoneurônios inferiores (neurônios da parte anterior da medula espinal e tronco encefálico). Por sua vez, os motoneurônios inferiores estão conectados com os motoneurônios superiores (neurônios da área motora do córtex cerebral) pelos prolongamentos dos próprios motoneurônios superiores – que formam o trato corticospinal ou piramidal (Fig. 106.1)[1].

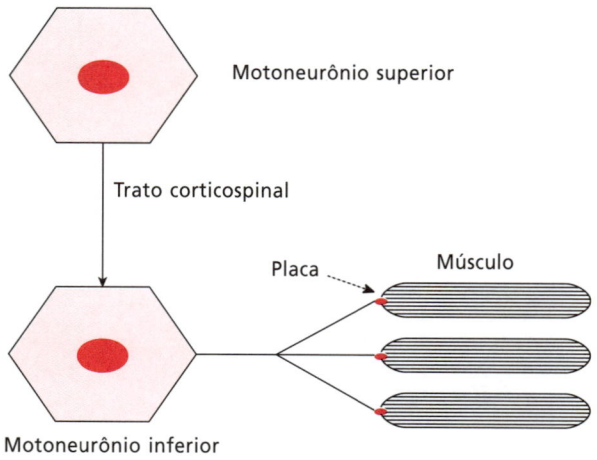

Figura 106.1 – Representação esquemática das conexões entre o motoneurônio superior e o inferior (por meio do trato corticospinal), e entre o motoneurônio inferior e o músculo (por meio do nervo periférico e da placa mioneural).

As DMN são decorrentes de perda dos motoneurônios superiores (MNS), inferiores (MNI) ou ambos; nas DMN as alterações do trato corticospinal, nervo periférico, placa mioneural e músculo são aparentemente secundárias à desnervação (perda da inervação proveniente dos neurônios lesados) e à reinervação (retorno da inervação a partir de brotamento axonal de outro neurônio ainda saudável)[3] (Fig. 106.2).

QUADRO CLÍNICO

O reconhecimento do quadro clínico sugestivo de DMN é de crucial importância, pois o diagnóstico dessas doenças é eminentemente clínico e a classificação dependerá dos achados do exame neurológico. A obtenção de história clínica detalhada e o exame neurológico minucioso permitem realizar o diagnóstico sindrômico, podendo ocorrer síndrome piramidal (por lesão do motoneurônio superior) e/ou síndrome de unidade motora (por lesão do motoneurônio inferior). Nas DMN em que ocorre a presença simultânea de sinais de lesão dos motoneurônios superior e inferior, é possível localizar a lesão, a partir dos dados clínicos, no corno anterior da medula espinal[4]. A Tabela 106.1 mostra os principais achados no exame neurológico em cada um dos tipos de acometimento.

Quando os sinais de síndrome piramidal ou síndrome de unidade motora ocorrem nos membros superiores ou inferiores, torna-se fácil diferenciá-los e determinar quais estão presentes por meio do exame neurológico. A situação é mais difícil quando há acometimento da musculatura da região do tronco ou da região bulbar. No tronco, deve-se pesquisar a rigidez, bem como a presença de atrofia e fasciculações em tórax e/ou abdome. No comprometimento da musculatura bulbar, que compreende os músculos inervados pelos IX e X, XI e XII nervos cranianos, geralmente ocorrem disfonia, disfagia e dispnéia, tanto nas lesões do motoneurônio superior como do inferior; a presença de reflexos axiais exaltados da face, bem como exaltação do reflexo nauseoso, sugere lesão do motoneurônio superior. Outro achado a favor da síndrome piramidal em região bulbar é a chamada síndrome pseudobulbar, em que ocorrem crises de riso e choro imotivado por liberação de reflexos primitivos quando há perda da inibição normalmente exercida pelo motoneurônio superior[5].

CLASSIFICAÇÃO

Há várias formas de classificar as DMN, levando em conta critérios como idade de início, hereditariedade, distribuição da fraqueza muscular e presença de sinais de motoneurônio superior e/ou inferior no exame neurológico[1,3,4,6-9].

Assim, quanto à idade de início as DMN, podem ser classificadas como de início precoce (infância e adolescência) ou tardio (vida adulta). Quanto à hereditariedade as DMN podem ser esporádicas (casos isolados na família) ou familiares;

as formas familiares podem ser de herança autossômica dominante, recessiva ou ligada ao cromossomo X (as mulheres são portadoras e os homens manifestam a doença); há ainda a possibilidade de herança característica de doença mitocondrial (transmissão materna para descendente de ambos os sexos). Quanto à distribuição da fraqueza muscular, pode haver predomínio da musculatura proximal (cinturas escapular e pélvica), distal (antebraços, mãos e/ou pernas e pés) ou bulbar (músculos inervados pelos nervos cranianos bulbares: IX/X, XI, XII). Ainda quanto ao exame neurológico, pode haver presença isolada de síndrome piramidal (sinais de motoneurônio superior), de síndrome de unidade motora (sinais de motoneurônio inferior) ou de ambas.

Entretanto, todas essas classificações mostram-se imperfeitas, pois há sobreposição entre os pacientes dos vários grupos, às vezes dentro da mesma família. A classificação ideal seria aquela que levasse em conta a etiologia ou a mutação responsável por cada forma de DMN; isso ainda é impossível, visto que não se conhece todas as mutações responsáveis pelas DMN. Além disso, os estudos genéticos mostram que há várias mutações localizadas em diferentes cromossomos, que podem levar ao comprometimento dos motoneurônios. A Tabela 106.2 mostra a classificação atualmente proposta para formas familiares com comprometimento clínico associado de motoneurônios superior e inferior; nota-se que há predomínio de início na vida adulta e padrão de herança autossômica dominante. A Tabela 106.3 apresenta a classificação atualmente proposta para formas familiares com comprometimento clínico predominante de motoneurônio inferior; nota-se que há predomínio de início na infância e juventude e padrão de herança variável.

FORMAS CLÍNICAS

Dentre os vários tipos de DMN familiares (Tabelas 106.2 e 106.3) e esporádicas (Tabela 106.4), alguns formam grupos clinicamente bem definidos e que podem ser encontrados com mais freqüência, motivo pelo qual serão abordados com mais detalhes a seguir. Entretanto, pacientes inicialmente classificados em um grupo podem evoluir com o tempo para outro grupo, mostrando a importância do seguimento desses indivíduos[10]. Como exemplos dessa situação, há pacientes com paralisia bulbar progressiva isolada e que com o tempo evoluem para comprometimento de membros superiores e/ou inferiores; ou pacientes com sinais isolados de comprometimento de motoneurônio inferior que evoluem com sinais de motoneurônio superior, caracterizando a esclerose lateral amiotrófica[11].

Na prática clínica, o profissional de saúde precisa diagnosticar a presença de doença do motoneurônio e, a seguir, definir em que subgrupo de doença do motoneurônio cada paciente se encaixa. Para essa classificação inicial, o mais simples é classificar o paciente inicialmente pela idade de início dos sintomas, como será exposto a seguir; em seguida, faz-se a

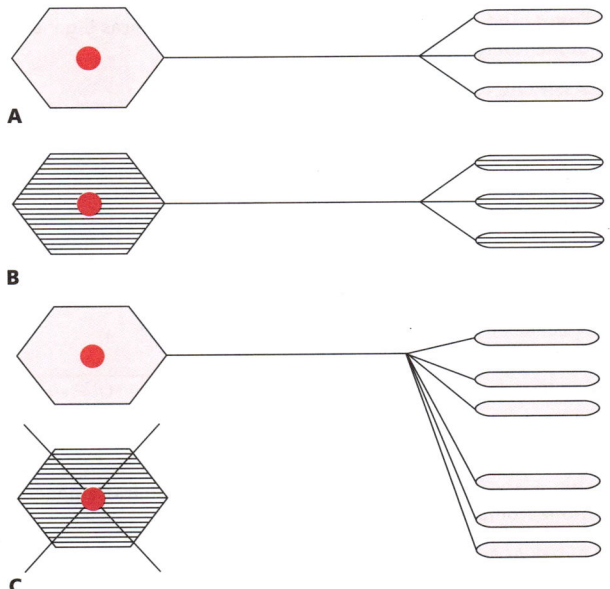

Figura 106.2 – Representação esquemática de duas unidades motoras (dois motoneurônios inferiores e suas respectivas conexões com as fibras musculares por meio do nervo periférico e da placa mioneural). (*A*) O neurônio tipo I inerva três fibras musculares tipo I. (*B*) O neurônio tipo II inerva três fibras musculares tipo II. (*C*) Quando ocorre a perda de um motoneurônio inferior (desnervação), neurônios remanescentes podem inervar as fibras musculares que ficaram desnervadas (reinervação); essas fibras passam a apresentar as características determinadas pelo novo neurônio.

classificação pelas características do exame neurológico (síndrome piramidal ou de unidade motora, acometimento bulbar ou de membros proximal ou distal) e pela hereditariedade (forma esporádica ou familiar).

Doenças do Motoneurônio do Adulto

As formas clínicas clássicas de DMN que se manifestam na vida adulta são divididas, segundo o tipo de acometimento clínico, em esclerose lateral amiotrófica (ELA), esclerose lateral primária (ELP), paralisia bulbar progressiva (PBP) e atrofia muscular progressiva (Tabela 106.4).

Na ELA há envolvimento dos MNS e MNI, tanto em musculatura de membros quanto no bulbar, com quadro clínico exuberante que geralmente não deixa dúvidas quanto ao diagnóstico. A ELP caracteriza-se por acometimento isolado do MNS que pode se manifestar em todas as regiões do corpo.

TABELA 106.1 – Sinais clínicos encontrados em lesões dos motoneurônios inferior e superior		
TIPO DE ACOMETIMENTO	**MOTONEURÔNIO SUPERIOR**	**MOTONEURÔNIO INFERIOR**
Fraqueza muscular	Sim	Sim
Massa muscular	Mantida	Diminuída (atrofia)
Reflexos miotáticos	Aumentados	Diminuídos ou ausentes
Reflexos patológicos	Babinski/Hoffmann	Não
	Síndrome pseudobulbar	
Clônus	Sim	Não
Tônus	Aumentado (espasticidade)	Diminuído (flacidez)
Fasciculação	Não	Sim

TABELA 106.2 – Classificação e características clínicas e genéticas das formas familiares de comprometimento conjunto de motoneurônios superior e inferior[1,3,4,6-9]

CLASSIFICAÇÃO	INÍCIO	HERANÇA	CROMOSSOMO/PROTEÍNA
ELA 1	Adulto	Dominante	21 – SOD
ELA 2	Juvenil	Recessiva	2 – Alsin
ELA 3	Adulto	Dominante	18 – ?
ELA 4	Juvenil	Dominante	9 – ?
ELA 5	Juvenil	Recessiva	15 – ?
ELA 6	Adulto	Dominante	16 – ?
ELA 7	Adulto	Dominante	20 – ?
ELA frontotemporal	Adulto	Dominante	9 – ?
ELA ligada ao X	Adulto	Ligada ao X	X – ?
ELA mitocondrial	Adulto	Materna	DNA mitocondrial – Cox

Cox = citocromo oxidase; DNA = ácido desoxirribonucléico; ELA = esclerose lateral amiotrófica; SOD = superóxido dismutase; X = cromossomo X humano.

TABELA 106.3 – Classificação e características clínicas e genéticas das formas familiares de comprometimento preferencial do motoneurônio inferior[1,3,4,6-9]

CLASSIFICAÇÃO	INÍCIO	HERANÇA	CROMOSSOMO/PROTEÍNA
Atrofia muscular espinal clássica (tipos I, II, III, IV)	Congênito – Infância – Juvenil – Adulto	Recessiva	5 – SMN e NAIP
Fazio Londe	Juvenil	Recessiva	??
Brown-Vialetta-Van Laere	Juvenil	Recessiva	??
HMN tipo 2	Juvenil	Dominante	12 – ?
HMN tipo 5	Juvenil	Dominante	7 – ?
Gangliosidose GM2	Juvenil	Recessiva	15 – Hexosaminidase A
Doença de Kennedy	Juvenil	Ligada ao X	X – Receptor andrógeno

HMN = neuronopatia motora hereditária; NAIP = proteína inibidora da apoptose neuronal; SMN = sobrevivência do motoneurônio; X = cromossomo X humano.

Na PBP, há sinais de comprometimento da musculatura bulbar, geralmente, mas não exclusivamente, sob a forma de síndrome do MNI. Na atrofia muscular progressiva, ocorre envolvimento exclusivo do MNI, preferencialmente na musculatura de membros. No entanto, há controvérsias quanto ao fato dessas formas serem doenças diferentes ou simplesmente formas de evolução de uma única doença, no caso, a ELA[12,13].

Esclerose Lateral Amiotrófica

A ELA é a forma mais comum de DMN do adulto (1:100.000 habitantes). Os sintomas se iniciam por volta da sexta década, com ligeiro predomínio no sexo masculino[1,14]. A maior parte dos casos é esporádica, e 10% correspondem à forma familiar (Tabela 106.2) 20% das formas familiares de ELA estão relacionadas à disfunção da enzima superóxido-dismutase (cromossomo 21)[15].

O diagnóstico da ELA baseia-se quase que exclusivamente em critérios clínicos e eletroneuromiográficos. Em 1994, a Federação Mundial de Neurologia estabeleceu critérios para o diagnóstico de ELA, revisados posteriormente em 1998[5]:

- **ELA definida**: sinais de motoneurônios superior e inferior em região bulbar e duas espinais, ou em três regiões espinais (forma clássica de Charcott).
- **ELA provável**: sinais de motoneurônios superior e inferior em duas regiões, com sinais de motoneurônio superior em uma região rostral aos sinais de motoneurônio inferior.
- **ELA possível**: sinais de motoneurônios superior e inferior em uma região, ou motoneurônio superior em duas regiões (paralisia bulbar, esclerose lateral primária, forma monomélica).
- **ELA suspeita**: sinais de motoneurônio inferior em duas regiões. A forma de ELA suspeita não consta da classificação de 1998, o que é criticado por alguns autores, visto que alguns desses pacientes com o tempo evoluem para ELA definida[8].

Os sintomas na ELA se iniciam de forma bastante variável (membros superiores, membros inferiores e/ou região bulbar), às vezes de forma assimétrica. As queixas mais freqüentes na apresentação são fraqueza, atrofia, fasciculações e rigidez muscular, aparecendo, na evolução, rouquidão, lentificação da fala, disfagia e engasgos freqüentes. O óbito geralmente ocorre dois a três anos após o início dos sintomas, por insuficiência respiratória; a espirometria e a polissonografia podem ser usadas para detectar precocemente e acompanhar o comprometimento da musculatura respiratória. Alguns pacientes podem apresentar alteração psíquica, que vai desde depressão reativa após o diagnóstico de doença degenerativa até quadros de demência tipo frontotemporal (déficit de atenção e memória) ou síndrome

TABELA 106.4 – Quadro clínico nas doenças do motoneurônio (DMN) do adulto esporádicas

TIPO DE DMN ESPORÁDICA	QUADRO CLÍNICO
Esclerose lateral amiotrófica (ELA)	Motoneurônios superior e inferior (bulbar e espinal)
Atrofia muscular progressiva	Motoneurônio inferior (espinal)
Esclerose lateral primária (ELP)	Motoneurônio superior (bulbar e espinal)
Paralisia bulbar progressiva (PBP)	Motoneurônios superior e inferior (bulbar)

pseudobulbar (riso e choro imotivado por liberação de motoneurônios bulbares). A progressão dos sintomas é muito diversificada de um paciente para o outro, dificultando o estudo da história natural da doença e a realização de ensaios terapêuticos. Por esse motivo, foram desenvolvidos sistemas de escore que, juntamente com alguns exames laboratoriais, permitem acompanhar a piora desses pacientes e o efeito das terapêuticas em estudo[3].

Os exames laboratoriais utilizados nas DMN, em geral, e na ELA, em particular, têm o objetivo de afastar outras doenças que podem simular o diagnóstico de DMN[2,4,5,8,11,16-18]. Alguns desses exames são eletroneuromiografia, tomografia computadorizada e ressonância nuclear magnética de medula espinal e encéfalo, estudo do fluido cerebrospinal, potencial evocado (visual, auditivo e somato-sensitivo) e medida da concentração de creatinofosfoquinase sérica. Exames hematológicos e bioquímicos permitem excluir doenças metabólicas, endócrinas, infecciosas e auto-imunes. Exames de imagem pulmonar e abdominal, além de avaliação ginecológica e/ou urológica, permitem excluir doenças paraneoplásicas.

Na ELA, o estudo da biópsia de nervo demonstra desmielinização segmentar secundária, degeneração de fibras mielinizadas e aumento das fibras mielinizadas pequenas; o estudo da biópsia de músculo mostra atrofia neurogênica[1,3,4,17,18]. Já o estudo anatomopatológico mostra gliose e degeneração neuronal nas áreas motoras, com desmielinização do feixe piramidal. O estudo genético pode mostrar mutações associadas à ELA (Tabela 106.2) ou típicas de outras doenças[19].

Esclerose Lateral Primária

Na ELP, observa-se quadro clínico isolado de motoneurônio superior, caracterizado basicamente por rigidez muscular de início insidioso e progressiva que muitas vezes passa desapercebida pelo paciente e pela família[13,20]. O paciente pode se queixar de dores ou câimbras em membros inferiores, cansaço fácil, diminuição do rendimento físico ou dificuldade para caminhar e para realizar movimentos rápidos, como correr ou praticar esportes. Somente o exame neurológico minucioso permite fazer o diagnóstico. Ao exame físico, nota-se fraqueza muscular simétrica que geralmente se inicia em membros inferiores e pode afetar os quatro membros, hipertonia elástica com sinal do canivete em membros inferiores, reflexos tendíneos profundos exaltados, abolição de reflexos superficiais, como o cutâneo plantar e abdominal, sinais de Hoffmann e Babinski, clônus e síndrome pseudobulbar (espasticidade de musculatura bulbar caracterizada por disartria, disfonia, disfagia, e labilidade emocional – riso e choro imotivados)[1]. A ELP tem pico de incidência na quinta década de vida e uma evolução prolongada – por até décadas; com o tempo alguns pacientes podem começar a apresentar sinais de comprometimento de motoneurônio inferior. Atualmente, discute-se se a ELP é uma doença definida, uma forma de paraparesia espástica hereditária ou um subtipo de ELA[5].

Paralisia Bulbar Progressiva

A PBP é a forma de DMN que acomete as musculaturas de faringe, laringe e pescoço que recebem a inervação bulbar (IX, X, XI e XII nervos cranianos); o paciente pode começar a se queixar de alteração da voz, engasgos ou sufocação durante a noite[1,4]. Com a piora progressiva, observa-se quadro bem definido de disartria, disfonia, disfagia e dispnéia. Ao exame da região de inervação bulbar, observam-se sinais de comprometimento do motoneurônio inferior (dificuldade para elevar o palato, sustentar o pescoço ou protrair a língua; atrofia da musculatura dessa região e fasciculações em língua) e superior (aumento do reflexo nauseoso e axiais da face, hipertonia das cordas vocais, síndrome pseudobulbar). Como em todas as formas de DMN, é essencial o acompanhamento a longo prazo desses pacientes para firmar o diagnóstico, pois vários deles podem evoluir para ELA.

Atrofia Muscular Progressiva

Dez por cento dos pacientes com DMN esporádica têm atrofia muscular progressiva; o paciente apresenta fraqueza e atrofia muscular progressivas, com fasciculações e câimbras. Com o tempo, pacientes com atrofia muscular progressiva podem evoluir para ELA clássica, por isso é necessário um seguimento mínimo de quatro anos antes de firmar esse diagnóstico. O prognóstico desses pacientes é melhor que na ELA, com sobrevidas de mais de 10 anos e pouco ou nenhum comprometimento respiratório.

A atrofia muscular progressiva forma um grupo melhor, designado como doença esporádica do motoneurônio inferior com início no adulto. Essas características geralmente permitem a diferenciação da atrofia muscular espinal (AME), uma doença familiar do motoneurônio inferior, com início na infância, como será exposto a seguir. Entretanto, raros casos aparentemente esporádicos de atrofia muscular progressiva podem apresentar a mesma mutação encontrada na AME[21,22]. Além disso, podem ocorrer formas familiares de AME[1,9].

Van den Berg-Vos et al. sugerem uma nova classificação para os pacientes com atrofia muscular progressiva, em três subgrupos: atrofia muscular espinal lentamente progressiva (fraqueza muscular generalizada), atrofia muscular espinal distal (fraqueza muscular não generalizada e simétrica) e atrofia muscular espinal segmentar (fraqueza muscular não generalizada e assimétrica)[10]. O último grupo pode ainda ser subdividido em forma distal (grupo 3A) e proximal (grupo 3B). O grupo 3A inclui pacientes antigamente rotulados de síndrome de Hirayama[8].

Doenças do Motoneurônio da Infância

Atrofia Muscular Espinal

O termo *atrofia muscular espinal* é usado para designar um grupo de doenças do motoneurônio predominantemente da infância, hereditárias e caracterizadas clinicamente por fraqueza e atrofia muscular, decorrentes da degeneração dos motoneurônios inferiores na medula espinal[1]. A AME também é conhecida como *neuronopatia motora hereditária* ou *atrofia e degeneração neuronal predominantemente do motoneurônio*, pois alguns pacientes também apresentam atrofia e fraqueza dos músculos da faringe e laringe, por degeneração dos neurônios motores localizados nos núcleos motores que originam os nervos cranianos bulbares (IX, X, XI e XII)[7].

AME é classicamente dividida em três subgrupos, conforme a época do início dos sintomas e gravidade do quadro clínico[9,23]. O tipo I é também conhecido como forma aguda infantil ou doença de Werdnig-Hoffmann; manifesta-se nos seis primeiros meses de vida e leva ao óbito antes dos dois anos; a criança nunca chega a sentar. O tipo II ou forma intermediária se inicia antes dos 18 meses e leva à morte após os dois anos de idade; a criança nunca chega a ficar de pé. O tipo III ou doença de Kugelberg-Welander se inicia após os 18 meses e pode ser compatível com uma sobrevida longa, em que o óbito acontece na vida adulta; o paciente deambula sem apoio.

A mutação responsável pela AME está situada no cromossomo 5 (ver Tabela 106.3), nos genes SMN (sobrevida do motoneurônio) e NAIP (proteína inibidora da apoptose neuronal)[24,25]. O gene SMN possui duas cópias homólogas, uma cópia telomérica e outra centromérica. A cópia telomérica (SMN1) difere da cópia centromérica (SMN2) por apenas cinco pares de base, e são duas nos éxons 7 e 8. Mais de 90% dos casos de AME são causados por deleção homozigótica do gene SMN1[26]. Em um dos maiores centros de reabilitação do Brasil, Zanoteli encontrou deleção do gene SMN1 em 87% dos casos de pacientes com atrofia espinal progressiva (AEP) tipos II e III[27].

As duas cópias do gene são transcritas em proteínas, porém apenas a ausência da cópia telomérica está relacionada à AME, sugerindo que somente a proteína originada a partir da cópia telomérica tem importância funcional[1]. Entretanto, a proteína resultante da cópia centromérica do gene pode ter efeito protetor na AME, pois o número de cópias do gene SMN2 é maior nos pacientes com AEP tipos II e III do que no tipo I; assim, o maior número de cópias do gene SMN2 produziria um quadro clínico mais leve[28].

DIAGNÓSTICO DIFERENCIAL

Várias doenças podem simular o quadro clínico de DMN e devem ser sistematicamente excluídas, por exemplo, intoxicações exógenas por metais pesados e inseticidas, doenças metabólicas (como deficiência vitamínica ou hipotireoidismo), doenças infecciosas (como síndrome da imunodeficiência adquirida [AIDS]), doenças hematológicas com gamopatia monoclonal e mononeuropatia motora múltipla, hérnias de disco, tumores de medula espinal, siringomielia, *miastenia gravis*, miopatias inflamatórias (como miosite por corpos de inclusão), distrofias musculares, miopatias metabólicas (como glicogenoses), polineuropatias inflamatórias ou desmielinizantes, e doenças paraneoplásicas[11,16-18]. Em todas essas doenças, pode haver melhora do quadro neurológico quando a doença de base é tratada ou um curso clínico e prognóstico diferentes daqueles encontrados nas DMN clássicas. Além disso, merece atenção a possibilidade de DMN associada à poliomielite, comentada a seguir.

Poliomielite e Síndrome Pós-pólio

A poliomielite é uma doença infecciosa causada pelo poliovírus, provocando destruição de motoneurônios predominantemente na medula espinal, mas podendo raramente levar a encefalites com lesão do motoneurônio superior. Na fase aguda da infecção, o paciente apresenta paralisia flácida assimétrica dos membros. Após o ataque agudo, os pacientes evoluem ao longo dos anos com algum grau de recuperação, mas muitos permanecem com seqüelas por toda a vida. As campanhas de erradicação da poliomielite, com vacinação da população contra o poliovírus, aboliram os casos provocados pelo vírus selvagem; entretanto, raros casos pós-vacinais ainda são vistos[29].

Após um período de tempo variável, que pode levar décadas, pacientes com seqüela de poliomielite podem apresentar piora de fraqueza e atrofia muscular em segmentos previamente acometidos pela poliomielite aguda ou surgimento de fraqueza e atrofia em locais nunca afetados. Essa manifestação tardia caracteriza a síndrome pós-pólio, que pode ter acometimento articular e/ou neurológico. Acredita-se que a síndrome pós-pólio resulta da destruição de unidades motoras sobreviventes do ataque de poliomielite aguda e sobrecarregadas pela associação de reinervação e esforço físico excessivo[30].

ETIOLOGIA

A etiologia das DMN esporádicas ainda é desconhecida, provavelmente os casos esporádicos de DMN resultam da associação entre suscetibilidade genética ainda desconhecida e contato com agentes agressores do meio externo. Assim, acredita-se que a etiologia das DMN esporádicas seja multifatorial. Entre os fatores etiológicos propostos, estão a excitotoxidade pelo glutamato, estresse oxidativo, ativação da apoptose, acúmulo de neurofilamentos por defeitos no transporte axonal, déficit de fatores neurotróficos, disfunção dos receptores androgênicos dos neurônios, auto-imunidade, infecções virais, ação tóxica de metais pesados e inseticidas, ação de radiações e efeitos tardios de trauma[3].

O glutamato é o neurotransmissor que atua na sinapse entre o motoneurônio superior e o inferior; vários estudos mostraram aumento da estimulação glutamatérgica nos pacientes com ELA. O excesso de glutamato provoca entrada excessiva de cálcio na célula neuronal e acaba levando à morte celular[17,18].

O aumento intracelular de cálcio desencadeia alteração no funcionamento das mitocôndrias e aumento na produção de radicais livres com resultante estresse oxidativo, ambos lesivos para o neurônio. Na ELA, também já foi descrita a presença de apoptose, uma forma de morte celular autoprogramada, que pode ser ativada por vários mecanismos, como aumento de cálcio intracelular ou estresse oxidativo (Harding). As neurotrofinas, substâncias que protegem os neurônios das agressões endógenas e exógenas e auxiliam na recuperação destes, podem estar diminuídas nas DMN; essa deficiência pode provocar morte neuronal[31].

Quanto à etiologia das formas familiares de DMN, em muitas delas a mutação ou os produtos do gene mutado ainda não são conhecidos; das formas com proteínas identificadas, destacam-se a AME, já discutida, e a ELA. Vinte por cento dos casos familiares de ELA estão associados com mutação do gene que codifica a enzima superóxido dismutase (SOD)[32,33]. A SOD é um dos sistemas de inativação dos radicais livres, normalmente protegendo o neurônio contra o estresse oxidativo, assim, sua deficiência acarreta morte dos neurônios motores.

PROGNÓSTICO E EVOLUÇÃO

Com o tempo, o diagnóstico de ELA vem se tornando mais freqüente em vários países. O motivo ainda não está definido, mas pode estar ligado ao aumento da expectativa de vida da população. Em relação ao prognóstico, os estudos mostram que a ELA é menos freqüente nas mulheres e aparece mais tarde do que nos homens; isso pode indicar um efeito protetor dos hormônios femininos que está em investigação[34,35].

O acúmulo de dados sobre a evolução dos pacientes com ELA tem mostrado que alguns têm uma progressão mais benigna e longa, podendo chegar a mais de dez anos em 4 a 16% dos pacientes e mais de cinco anos em 14,5 a 39% dos casos[36].

TRATAMENTO

Várias medicações estão sendo estudadas para o tratamento da ELA[16]. Para algumas os estudos já foram concluídos, como é o caso do Riluzol. Para outras, só há resultados de estudos em animais e é preciso esperar os resultados em seres humanos. Para outras medicações, há apenas a possibilidade teórica de efeito na ELA, mas os estudos em animais ainda estão em andamento. Em vista dessa situação, é grande a esperança de termos, em breve, novas armas para o combate à ELA. De qualquer forma, permanece a orientação para o tratamento com várias estratégias e medicações, já que a doença parece ter múltiplas causas[8]. As estratégias incluem tratamento fisioterápico, fonoaudiológico, nutricional, psicológico e terapia ocupacional. As medicações incluem aquelas para tentar influir na causa da doença e aquelas aplicadas nos tratamentos sintomático e paliativo[37].

Riluzol

Dois estudos clínicos independentes mostraram melhora do tempo de vida e da qualidade de vida em pacientes que receberam riluzol[38-41]. Esse efeito esteve presente em todas as formas clínicas da ELA, isto é, definida, provável, possível e suspeita. O efeito de aumento do tempo de vida variou de mais de nove meses até mais de 17 meses, em relação aos pacientes que não usaram o medicamento.

Abordagem Multidisciplinar

A abordagem multidisciplinar é o tratamento integrado do paciente com ELA nos vários aspectos que a doença pode afetar[8,16,42,43]. Em geral, isso significa o acompanhamento com profissionais especializados em diversas áreas, principalmente fisioterapia, fonoaudiologia, neurologia, nutrição e psicologia[44-46]. A vantagem desse modelo de atendimento é permitir que o paciente encontre resposta flexível às suas necessidades em um único local, sem ter que passar pelo estresse de se deslocar por vários locais diferentes para ter o atendimento adequado. O atendimento multidisciplinar ainda procura proporcionar informações sobre a ELA para o paciente e seus familiares. Além disso, esses grupos procuram realizar um melhor planejamento ao avaliar o tempo de vida dos pacientes, a qualidade de vida, o grau de incapacidade, a satisfação do paciente e da família com o tratamento, e os custos resultantes da doença. Finalmente, o grupo multidisciplinar inicia quando necessário os tratamentos sintomático e paliativo.

Tratamento Sintomático

O tratamento sintomático tem o objetivo de aliviar as queixas do paciente, mesmo quando não se conhece a causa de determinada doença[8,16,43].

No momento, já existe tratamento para as principais queixas dos pacientes com ELA, e o alívio desses sintomas pode melhorar muito a qualidade de vida desses pacientes. Muitas vezes a percepção do médico e a do paciente difere quanto à melhor droga para cada problema, por isso é preciso que o paciente sempre converse francamente com seu médico sobre os seus sintomas e a resposta aos vários medicamentos. Muitas vezes é preciso tentar vários medicamentos antes de achar o ideal para cada pessoa. Uma das queixas mais comuns na ELA é secreção respiratória espessa, que pode ser tratada com aumento da quantidade de água ingerida durante o dia, nebulizações, aspiração e uso de drogas como o iodeto de potássio e o glicopirralato. Por outro lado, o excesso de saliva pode ser tratado com amitriptilina ou atropina. A sensação de boca seca pode melhorar com o uso de umidificadores ou com a ingestão de alimentos açucarados. Outra queixa freqüente é a fasciculação (abalo involuntário da musculatura), que responde bem ao uso de fenitoína, baclofeno ou gabapentina. As câimbras apresentam melhor resposta com o uso de quinina. A urgência urinária pode ser aliviada com oxibutirina ou amitriptilina. O espasmo da laringe melhora com o uso de baclofeno ou diazepam. A fadiga pode ser minimizada com o próprio repouso entre as atividades e o uso de pemolina. A depressão responde bem ao tratamento com sertralina, fluoxetina e tricíclicos.

Tratamento Paliativo

O avanço da doença pode levar a um agravamento progressivo e irreversível, apesar de todas as medidas tomadas; nessa fase pode ser ainda iniciado o tratamento paliativo, com o intuito de minimizar ao máximo o sofrimento do paciente e da família[8,16,37,43]. Esse tratamento é direcionado para o alívio da dor, dispnéia e estresse psicológico. Vários sinais são propostos para indicar ao médico e à família que pode ser a hora de conversar sobre cuidados paliativos: há grande estresse psicológico ou social, dificuldade para engolir os alimentos, dificuldade respiratória, perda importante da força muscular e dor importante; o paciente ou a família pede informação sobre a fase terminal da doença, bem como solicita orientação para essa fase da doença.

PERSPECTIVAS

A implementação das diretrizes de acompanhamento e tratamento da ELA tem permitido uma melhoria da qualidade de atendimento e uma uniformização das condutas ao redor do mundo[47,48]. Assim, os pacientes têm ampliado o seu leque de escolhas e não precisam mais tomar decisões apressadas. O reflexo disso é o aumento do número de pacientes que utilizam ventilação não invasiva sob máscara nasal e a queda do número daqueles que utilizam ventilação mecânica invasiva. Além disso, atualmente, 60% dos pacientes optam por passar seus momentos finais em suas casas, diminuindo, dessa forma, o número de hospitalizações na fase final da doença e aumentando o número de pacientes que se utilizam de casas de repouso[8,16,37,43].

REFERÊNCIAS BIBLIOGRÁFICAS

1. ADAMS, R. D.; VICTOR, M. Degenerative diseases of the nervous system. In: *Principles of Neurology*. 4. ed. New York: McGraw-Hill, 1989. cap. 44, p. 921-967.
2. SILVA, H. C. A. O que é esclerose lateral amiotrófica? In: PIEMONTE, M. E. P. *Manual de Exercícios Domiciliares para Pacientes Com Esclerose Lateral Amiotrófica*. São Paulo: Manole, 2001. cap. 1, p. 1-6.
3. SERRATRICE, G. T.; MUNSAT, T. L. Pathogenesis and therapy of amyotrophic lateral sclerosis. In: *Advances in Neurology*. New York: Lippincott-Raven, 1995. v. 68, 290p.
4. WILLIANS, B. D.; WINDEBANK, A. J. Motor neuron disease. In: DICK, P. J.; THOMAS, P. K. *Peripheral Neuropathy*. 3. ed. Philadelphia: W.B. Saunders, 1993. cap. 54, p. 1028-1050.
5. BROOKS, B. R. *El Escorial Revisited: revised criteria for the diagnosis of amyotrophic lateral sclerosis*. Disponível em: <http://www.wfnals.org/Articles/elescorial1998introduction.htm>. Acesso em: 10/Out/2001.
6. FIGLEWICZ, D. A.; ORRELL, R. W. The genetics of motor neuron disease. *ALS and Other Motor Neuron Disorders*, v. 4, p. 225-231, 2003.
7. HARDING, A. E. Inherited neuronal atrophy and degeneration predominantly of lower motor neurons. In: DICK, P. J.; THOMAS, P. K. *Peripheral Neuropathy*. 3. ed. Philadelphia: W.B. Saunders, 1993. cap. 55, p. 1051-1064.
8. LEIGH, P. N.; ABRAHAMS, S.; AL-CHALABI, A. et al. The management of motor neuron disease. *British Medical Journal*, v. 74, suppl. IV, p. 32-47, 2003.
9. TALBOT, K.; DAVIES, K. E. Spinal muscular atrophy. *Seminars in Neurology*, v. 21, n. 2, p. 189-197, 2001.
10. VAN DEN BERG-VOS, R. M.; VISSER, J.; FRANSSEN, H. et al. Sporadic lower motor neuron disease with adult onset: classification of subtypes. *Brain*, v. 126, n. 5, p. 1036-1047, 2003.
11. VISSER, J.; VAN DEN BERG-VOS, R. M.; FRANSSEN, H. et al. Mimic syndromes in sporadic cases of progressive spinal muscualr atrophy. *Neurology*, v. 58, n. 11, p. 1593-1596, 2002.
12. NORRIS, F.; SHEPHERD, R.; DENYS, E. U. K. et al. Onset, natural history and outcome in idiopathic adult motor neuron disease. *J. Neurol. Sci.*, v. 118, p. 48-55, 1993.
13. PRINGLE, C. E.; HUDSON, A. J.; MONOZ, D. G. et al. Primary lateral sclerosis. Clinical features, neuropathology and diagnostic criteria. *Brain*, v. 115, p. 495-520, 1992.
14. DIETRICH-NETO, F.; CALLEGARO, D.; DIAS-TOSTA, E. et al. Amyotrophic lateral sclerosis in Brazil: 1998 national survey. *Arq. Neuro Psiquiatr.*, v. 58, n. 3A, p. 607-615, 2000.
15. HAND, C. K.; ROULEAU, G. A. Familial amyotrophic lateral sclerosis. *Muscle Nerve*, v. 25, p. 135-159, 2002.
16. MILONAS, I. Amyotrophic lateral sclerosis. *J. Neurol.*, v. 245, n. 2, S1-S3, 1998.
17. ROBBINS, R. A.; SIMMONS, Z.; BREMER, B. A. et al. Quality of life in ALS is maintained as physical function declines. *Neurology*, v. 56, p. 442-444, 2001.
18. ROWLAND, L. P.; SCHNEIDER, N. A. Amyotrophic lateral sclerosis. *NEJM*, v. 344, n. 22, p. 1688-1700, 2001.
19. PARBOOSINGH, J. S.; FIGLEWICZ, D. A.; KRIZUS, A. et al. Spinoblubar muscular atrophy can mimic ALS: the importance of genetic testing in male patients with atypical ALS. *Neurology*, v. 49, p. 568-572, 1997.
20. BUAINAIN, R. P. *Doença do Neurônio Motor Superior de Longa Duração Seguida por Comprometimento do Neurônio Motor Inferior*. Ribeirão Preto, 2002, 134p. Tese (Mestrado) – Faculdade de Medicina de Ribeirão Preto, Universidade de São Paulo.

21. JACKSON, M.; MORRISON, K. E.; AL-CHABALI, A. et al. Analysis of chromossome 5q13 genes in amyotrophic lateral sclerosis: homozygous NAIP deletion in a sporadic case. *Ann. Neurol.*, v. 39, p. 796-800, 1996.
22. MOULARD, B.; SALACHAS, F.; CHASSANDE, B. et al. Association between centromeric deletions of the SMN gene and sporadic adult-onset lower disease. *Ann. Neurol.*, v. 43, p. 640-644, 1998.
23. MUNSAT, T. L. Workshop report: international SMA collaboration. *Neuromuscul. Disord.*, v. 1, p. 81, 1991.
24. LEFEBVRE, S.; BURGLEN, L.; REBOULLET, S. et al. Identification and characterization of a spinal muscular atrophy determining gene. *Cell*, v. 80, p. 155-165, 1995.
25. ROWLAND, L. P. Diagnosis of amyotrophic lateral sclerosis. *J. Neurol. Sci.*, v. 160, suppl. 1, S6-24, 1998.
26. ROY, N.; MAHADEVAN, M. S.; MCLEAN, M. et al. The gene for neuronal apoptosis inhibitory protein is partially deleted in individuals with spinal muscular atrophy. *Cell*, v. 80, n. 1, p. 167-178, 1995.
27. ZANOTELI, E.; BETETA, J. T.; FIREMAN, M. A. T. et al. Clinical aspects of type II and III spinal muscular atrophy (SMA) patients with deletion on SMNt gene. *Neuromusc. Dis.*, v. 11, n. 6-7, p. 647, 2001.
28. CAMPBELL, L.; POTTER, A.; IGNATIUS, J. et al. Genomic variation and gene conversion in spinal muscular atrophy: implications for disease process and clinical phenotype. *Am. J. Hum. Genet.*, v. 61, n. 1, p. 40-50, 1997.
29. OLIVEIRA, A. B.; MAYNARD, F. M. Síndrome pós-poliomielite: aspectos neurológicos. *Rev. Neurociências*, v. 10, n. 1, p. 31-34, 2002.
30. DUBOWITZ, V. Disorders of the lower motor neurone: the spinal muscular atrophies. In: *Muscle Disorders in Childhood*. 2. ed. London: W.B. Saunders, 1995. p. 325-369.
31. MILLER, R. G.; MITCHELL, J. D.; MOORE, D. H. Riluzole for amyotrophic lateral sclerosis (ALS)/motor neuron disease (MND). *Cochrane Database Syst. Rev.*, v. 2, CD001447, 2002.
32. MORRISON, B. M.; MORRISON, J. H. Amyotrophic lateral sclerosis associated with mutations in superoxide dismutase: a putative mechanism of degeneration. *Brain Res.*, v. 29, p. 121-135, 1999.
33. RIVIERE, M.; MEININGER, V.; ZEISSER, P. et al. An analysis of extended survival in patients with amyotrophic lateral sclerosis treated with riluzole. *Arch. Neurol.*, v. 55, p. 526-528, 1998.
34. DEL AGUILA, M. A.; LONGSTRETH, W. T.; MCGUIRE, V. et al. Prognosis in amyotrophic lateral sclerosis: a population-based study. *Neurology*, v. 60, n. 5, p. 813-819, 2003.
35. MAGNUS, T.; BECK, M.; GLESS, R. et al. Disease progression in amyotrophic lateral sclerosis: predictors of survival. *Muscle Nerve*, v. 26, n. 6, p. 709-714, 2002.
36. COURATIER, P.; MEININGER, V.; BESSON, G. et al. ALS cases with a prolonged course. *ALS Other Motor Neuron. Dis.*, v. 2, n. 2, p. 41, 2001.
37. ALBERT, S. M.; MURPHY, P. L.; DEL BENE, M. L. et al. Prospective study of palliative care in ALS: choice, timing, outcomes. *J. Neurol. Sci.*, v. 169, p. 108-113, 1999.
38. BENSIMON, G.; LACONBLEZ, L.; MEININGER, V. et al. A controlled trial in amyotrophic lateral sclerosis. *NEJM*, v. 330, p. 585-591, 1994.
39. ACOMBLEZ, L.; BENSIMON, G.; LEIGH, P. N. et al. Long-term safety of riluzole in amyotrophic lateral sclerosis. *Amyotroph. Lateral Scler. Other Motor Neuron. Disord.*, v. 3, n. 1, p. 23-29, 2002.
40. MILLER, R. G.; ANDERSON, F. A.; BRADLEY, W. G. et al. The ALS patient care database. *Neurology*, v. 54, p. 53-57, 2000.
41. RODRIGUES, N. R.; OWEN, N.; TALBOT, K. et al. Deletions in the survival motor neuron gene on 5q13 in autosomal recessive spinal muscular atrophy. *Hum. Mol. Genet.*, v. 4, p. 631-634, 1995.
42. BROOKS, B. R. What are the implications of early diagnosis? Maintaining optimal health as long as possible. *Neurology*, v. 53, 8 suppl. 5, p. S43-45, 1999.
43. MILLER, R. G.; ROSENBERG, J. A.; GELINAS, D. F. et al. Practice parameters: the care of the patient with amyotrophic lateral sclerosis (an evidence-based review). *Neurology*, v. 52, p. 1311-1323, 1999.
44. GOLDSTEIN, L. H.; ADAMSON, M.; JEFFREY, L. et al. The psychological impact of MND on patients and carers. *J. Neurol. Sci.*, v. 160, suppl. 1, S114-121, 1998.
45. LYALL, R. A.; DONALDSON, N.; POLKEY, M. I. et al. Respiratory muscle strength and ventilatory failure in amyotrophic lateral sclerosis. *Brain*, v. 124, p. 2000-2003, 2001.
46. SILANI, V.; KASARSKIS, E. J.; YANAGISAWA, N. Nutritional management in amyotrophic lateral sclerosis: a worldwide perspective. *J. Neurol.*, v. 245, suppl. 2, S13-19, 1998.
47. GELANIS, D. F.; O'CONNOR, P.; MILLER, R. G. Quality of life for ventilator-dependent ALS patients and their caregivers. *J. Neurol. Sci.*, v. 160, suppl. 1, S134-136, 1998.
48. ROSEN, D. R.; SIDDIQUE, T.; PATTERSON, D. et al. Mutations in Cu/Zn superoxide dismutase gene are associated with familial amyotrophic lateral sclerosis. *Nature*, v. 362, p. 59-62, 1993.

CAPÍTULO 107

Esclerose Múltipla

Enedina Maria Lobato de Oliveira

INTRODUÇÃO

A esclerose múltipla (EM), conhecida na literatura de língua francesa como esclerose em placas, atualmente é definida como uma doença crônica do sistema nervoso central, caracterizada por áreas de desmielinização, inflamação e lesão axonal. Essa tríade é considerada auto-imune e órgão-específica, porém existem controvérsias a respeito de sua origem[1].

ETIOPATOGENIA

A encefalomielite aguda experimental (EAE) é o modelo animal de doença desmielinizante auto-imune e guarda muitas semelhanças com EM. Diversos aspectos da doença puderam ser estudados e reproduzidos a partir dos estudos experimentais, porém, a diferença básica entre o modelo laboratorial e a doença humana é que, ao se induzir EAE, o auto-antígeno é conhecido[2]. Na EM, os candidatos mais aceitos são:

- *MBP*: proteína básica de mielina.
- *PLP*: proteína proteolipídica.
- *MOG*: glicoproteína associada ao ologodendrócito.

Estudos recentes identificaram outros auto-antígenos potenciais, tais como lipídios de estrutura complexa, que *in vitro* foram capazes de estimular linfócitos T isolados de pacientes portadores da doença[3].

A imunopatogenia da EM é complexa e ainda não esclarecida completamente. A teoria mais aceita é a de que subtipos de células do sistema imunológico (linfócitos T, auto-reativos às proteínas mielínicas) sejam os responsáveis pela cascata de eventos que determinariam o processo inflamatório e conseqüente desmielinização.

Considera-se que fatores genéticos e ambientais sejam importantes no aparecimento da doença. O gene DR2 do complexo de histocompatibilidade principal (MHC) tem o papel mais bem definido na suscetibilidade à EM, e é encontrado entre os pacientes caucasianos[4]. No entanto, a delicada inter-relação genes-ambiente é relevante quando examina-se a hipótese, não comprovada, de EM desenvolver-se a partir ou em conseqüência de um processo infeccioso, pois alguns agentes infecciosos, por exemplo *Chlamydia pneumoniae* e herpesvírus tipo 6, possuem seqüência de aminoácidos semelhantes a epítopes dos principais auto-antígenos mielínicos e foram detectados em altos níveis no fluido cerebrospinal de pacientes com EM.

ANATOMIA PATOLÓGICA

Os achados de histopatologia compreendem a presença de processo inflamatório e áreas confluentes de desmielinização. As lesões são multifocais, têm evolução temporal diferentes e variam em tamanho e extensão, comprometendo predominantemente o nervo óptico, a medula cervical, o tronco cerebral e a substância branca periventricular. Classicamente as lesões, também conhecidas por placas, podem ser divididas em três tipos:

- *Agudo*: apresenta processo inflamatório e desmielinização intensos, e o dano axonal é precoce.
- *Crônico ativo*: constitui-se de um centro gliótico (cicatricial), com intensa inflamação nas bordas.
- *Crônico silencioso*: predomina gliose com pouca ou nenhuma inflamação.

As placas são heterogêneas em relação aos padrões estruturais da imunopatologia do processo desmielinizante e ao grau de comprometimento dos oligodendrócitos[5].

EPIDEMIOLOGIA E QUADRO CLÍNICO

Doença de adulto jovem, a EM predomina no sexo feminino e em brancos, inicia-se entre 20 e 40 anos, e é rara abaixo de 15 e acima dos 60 anos de idade.

Os estudos epidemiológicos, realizados a partir de 1980, permitiram dividir o mundo em três zonas[6]:

- *De alta prevalência*: acima de 30/100.000 habitantes. Inclui o norte da Europa e dos Estados Unidos, o sul do Canadá e da Austrália, e a Nova Zelândia.
- *De média prevalência*: de 5 a 25/100.000. Compreende o sul da Europa e dos Estados Unidos, bem como a maior parte da Austrália.
- *De baixa prevalência*: taxas inferiores a 5/100.000 habitantes, representadas por regiões da Ásia e da África.

O Brasil é considerado país de baixa prevalência. Entretanto, Callegaro *et al.* estimam que, na cidade de São Paulo, essa taxa seja de aproximadamente 15/100.000 habitantes, o que necessariamente não representa a distribuição da doença no território nacional[7].

A forma clínica mais comum é chamada surto-remissiva e, assim, se apresenta em 70% dos casos; os outros 30% são atribuídos à forma primariamente progressiva. Observa-se uma evolução benigna em 20% dos pacientes portadores da forma surto-remissiva e, embora raro, o tipo maligno constitui até 10% de todos os casos[8,9].

A forma surto-remissiva caracteriza-se por apresentar episódios agudos de comprometimento neurológico, com duração de 24h ou mais, e com intervalo de, no mínimo, 30 dias entre cada surto. A forma progressiva apresenta piora contínua e gradual de sinais neurológicos, e é chamada de progressiva secundária quando acontece após uma fase inicial surto-remissiva. Quando os sintomas e sinais neurológicos assumem caráter progressivo desde o início da doença e não é possível a identificação de surtos, são chamados de forma progressiva primária[10].

EM pode envolver qualquer parte do sistema nervoso central, assim, a lista de sintomas e sinais pode ser infinita. Caracteristicamente, a doença é disseminada no tempo e no espaço, o que implica o comprometimento de diversas áreas do sistema nervoso central (SNC) em épocas diferentes.

Os sintomas iniciais mais comuns compreendem alterações piramidais, sensitivas, cerebelares, visuais e esfincterianas[11]. Os sinais piramidais englobam fraqueza, espasticidade, sinais de liberação piramidal (hiper-reflexia, sinal de Babinski, clônus uni ou bilateral). As alterações cerebelares podem ser divididas em comprometimento do equilíbrio e marcha, bem como comprometimento da coordenação apendicular, que se manifesta por tremores, dismetria e disdiadococinesia. As queixas sensitivas mais freqüentes são parestesias, usualmente descritas como *formigamento* ou *adormecimento*. Pode haver comprometimento da sensibilidade profunda, caracterizado por diminuição da sensação vibratória e da noção segmentar espacial, determinando diferentes graus de ataxia sensitiva. Os pacientes queixam-se de *visão embaçada* indistintamente, quer apresentem perda da acuidade visual e da percepção das cores, quer por alterações campimétricas. O comprometimento esfincteriano apresenta-se sob a forma de incontinência ou retenções urinária e fecal. A disfunção sexual (por exemplo, perda da libido e/ou problemas de ereção) é freqüente, mas subestimada em razão da parcimônia das queixas. Fadiga é uma queixa muito comum e pode ser o sintoma mais limitante. Significa menor tolerância às atividades diárias ou uma *lassidão* que impede a realização de tarefas diárias, e se torna pior se sintomas depressivos se manifestarem de forma concomitante. A depressão responde por 50% dos sintomas psiquiátricos em esclerose múltipla[12].

DIAGNÓSTICO

O diagnóstico de EM é clínico e se baseia nos dados de história e exame físico. Os diversos esquemas propostos para facilitar a avaliação clínica têm como propósito demonstrar a disseminação da doença no tempo e no espaço. Os critérios mais usados são os de Poser *et al.* e, mais recentemente, os de McDonald *et al.*[13,14].

Os critérios de Poser *et al.* admitem quatro tipos de situações clínicas para a EM[14]:

- Clinicamente definida
  - Dois surtos e evidência clínica de duas lesões separadas no SNC.
  - Dois surtos; evidência clínica de uma lesão e paraclínica de outra.
- Laboratorialmente definida
  - Dois surtos; evidência clínica ou paraclínica de uma lesão e presença de imunoglobulina (Ig) G à eletroforese de proteínas liquóricas.
  - Um surto; evidência clínica de duas lesões e presença de IgG.
  - Um surto; evidência clínica de uma lesão e paraclínica de outra, e presença de IgG.
- Clinicamente provável
  - Dois surtos e evidência clínica de uma lesão.
  - Um surto e evidência clínica de duas lesões.
  - Um surto; evidência clínica de uma lesão e paraclínica de outra.
- Laboratorialmente provável
  - Dois surtos e presença de IgG.

A avaliação paraclínica é composta, atualmente, de ressonância magnética (RM) e estudos eletrofisiológicos (potenciais evocados) que identificam o comprometimento neurológico não observado ao exame físico. Os dados de RM somente foram incorporados aos critérios de diagnóstico com o estudo de McDonald *et al.* que comprovou a utilidade do exame no acompanhamento clínico[13]. O exame do fluido cerebrospinal auxilia a diferenciar a EM de outras doenças neurológicas. O dado mais importante é a presença de bandas oligoclonais à eletroforese de proteínas.

Várias doenças se assemelham à EM, por exemplo: vasculites do SNC, mielopatia pelo vírus T linfotrópico humano I (HTLV-I), deficiência de vitamina B12, neoplasias, distúrbios metabólicos e doenças genéticas. Essas enfermidades ora têm em comum o quadro clínico, ora os dados de exames laboratoriais, por isso, é de suma importância que se valorize o binômio *quadro clínico-exames* no diagnóstico de EM.

TRATAMENTO

O tratamento da EM requer abordagem ampla e multidisciplinar, a fim de minimizar as seqüelas e a incapacidade neurológica, além de educar e prover suporte psicológico aos portadores e seus familiares, ajudando-os a conviver com a doença. É importante ressaltar que nenhuma terapia atual é curativa e todas implicam em esquemas terapêuticos complexos ou desagradáveis (a administração, em geral, é injetável) e apresentam alto custo. A despeito disso, os ensaios clínicos ressaltam a importância do tratamento precoce para garantir benefício máximo e diminuir o dano axonal e mielínico imuno-induzido.

As manifestações agudas de EM que causam comprometimento funcional grave (neurite óptica, comprometimento esfincteriano, paresias e síndromes cerebelares, medulares ou de tronco cerebral) são tratadas com corticosteróides, sob a forma de pulsoterapia. Surtos sensitivos que causam comprometimento neurológico mínimo e apresentam melhora espontânea não necessitam de tratamento.

O tratamento preventivo é feito usando-se drogas imunomoduladoras (interferons beta [1a e 1b] e acetato de glatiramer), conhecidas por reduzir o número e a gravidade dos surtos[15,16]. Os interferons possuem propriedades antivirais e antiproliferativas, porém, os mecanismos de ação ainda não estão completamente esclarecidos. Acredita-se que diminuem o trânsito de células T por meio da barreira hematoencefálica e estimulam a produção de citoquinas antiinflamatórias. Seus efeitos colaterais incluem reações no local da injeção (dor e eritema), sintomas *flu-like* (febre, mialgias, calafrios) nos primeiros meses, linfopenia e aumento discreto das enzimas hepáticas. Acetato de glatiramer é uma mistura de polipeptídios compreendendo quatro aminoácidos: ácido glutâmico, lisina, tirosina e alanina. O mecanismo de ação é desconhecido, mas acredita-se que *desliga* a resposta imunológica contra a mielina, por meio do controle de linfócitos auto-reativos, do estímulo à produção de fatores neurotróficos e da indução de células T supressoras.

A forma secundariamente progressiva é tratada comumente com drogas imunossupressoras: ciclofosfamida, metotrexato, azatioprina e mitoxantrona[17,18]. Em decorrência da gravidade desse estágio, recomenda-se um tratamento mais agressivo, a fim de estabilizar a evolução da doença. Para o tipo primariamente progressivo, não foram desenvolvidas terapias eficazes até o momento[19].

REFERÊNCIAS BIBLIOGRÁFICAS

1. BAR-OR, A.; OLIVEIRA, E. M.; ANDERSON, D. E.; HAFLER, D. A. et al. Molecular pathogenesis of multiple sclerosis. *J. Neuroimmunol.*, v. 100, p. 252-259, 1999.
2. ZAMVIL, S. S.; STEINMAN, L. The T lymphocyte in experimental allergic encephalomyelitis. *Annu. Rev. Immunol.*, v. 8, p. 579-621, 1990.
3. SCHMIDT, S. Candidate autoantigens in multiple sclerosis. *Mult. Scler.*, v. 5, p. 147-160, 1999.

4. SADOVNICK, A. D.; EBERS, G. C. Epidemiology of multiple sclerosis: a critical overview. *Can. J. Neurol. Sci.*, v. 20, p. 17-29, 1993.
5. LUCCHINETTI, C. F.; BRUCK, W.; RODRIGUEZ, M. et al. Distinct patterns of multiple sclerosis pathology indicates heterogeneity on pathogenesis. *Brain Pathol.*, v. 6, p. 259-274, 1996.
6. KURTZKE, J. F. Epidemiologic contributions to multiple sclerosis: an overview. *Neurology, 30*:61-79, 1980.
7. CALLEGARO, D.; GOLDBAUM, M.; MORAIS, L. et al. The prevalence of multiple sclerosis in the city of Sao Paulo, Brazil, 1997. *Acta Neurol. Scand.*, v. 104, p. 208-213, 2001.
8. MOREIRA, M. A.; FELIPE, E.; MENDES, M. F. et al. Multiple sclerosis: descriptive study of its clinical forms in 302 cases. *Arq. Neuropsiquiatr.*, v. 58, p. 460-466, 2000.
9. POSER, S.; BAUER, H. J.; POSER, W. Prognosis of multiple sclerosis. Results from an epidemiological area in Germany. *Acta Neurol. Scand.*, v. 65, p. 347-354, 1982.
10. LUBLIN, F. D.; REINGOLD, S. C. Defining the clinical course of multiple sclerosis: results of an international survey. National Multiple Sclerosis Society (USA) Advisory Committee on Clinical Trials of New Agents in Multiple Sclerosis. *Neurology*, v. 46, p. 907-911, 1996.
11. DE OLIVEIRA, E. M.; ANNES, M.; OLIVEIRA, A. S. et al. Multiple sclerosis. Clinical survey of 50 patients followed at the Ambulatory of Neurology UNIFESP-EPM. *Arq. Neuropsiquiatr.*, v. 57, p. 51-55, 1999.
12. SADOVNICK, A. D.; REMICK, R. A.; ALLEN, J. et al. Depression and multiple sclerosis. *Neurology*, v. 46, p. 628-632, 1996.
13. MCDONALD, W. I.; COMPSTON, A.; EDAN, G. et al. Recommended diagnostic criteria for multiple sclerosis: guidelines from the International Panel on the diagnosis of multiple sclerosis. *Ann. Neurol.*, v. 50, p. 121-127, 2001.
14. POSER, C. M.; PATY, D. W.; SCHEINBERG, L. et al. New diagnostic criteria for multiple sclerosis: guidelines for research protocols. *Ann. Neurol.*, v. 13, p. 227-231, 1983.
15. COYLE, P. K.; HARTUNG, H. P. Use of interferon beta in multiple sclerosis: rationale for early treatment and evidence for dose- and frequency-dependent effects on clinical response. *Mult. Scler.*, v. 8, p. 2-9, 2002.
16. GOODIN, D. S.; FROHMAN, E. M.; GARMANY, G. P. Jr. et al. Disease modifying therapies in multiple sclerosis: report of the Therapeutics and Technology Assessment Subcommittee of the American Academy of Neurology and the MS Council for Clinical Practice Guidelines. *Neurology*, v. 58, p. 169-178, 2002.
17. CONFAVREUX, C.; MOREAU, T. Emerging treatments in multiple sclerosis: azathioprine and mofetil. *Mult. Scler.*, v. 1, p. 379-384, 1996.
18. TAKASHIMA, H.; SMITH, D. R.; FUKAURA, H. et al. Pulse cyclophosphamide plus methylprednisolone induces myelin-antigen-specific IL-4-secreting T cells in multiple sclerosis patients. *Clin. Immunol. Immunopathol.*, v. 88, p. 28-34, 1998.
19. WEINSHENKER, B. G.; ISSA, M.; BASKERVILLE, J. Meta-analysis of the placebo-treated groups in clinical trials of progressive MS. *Neurology*, v. 46, p. 1613-1619, 1996.

CAPÍTULO 108

Ataxias Hereditárias

Edmar Zanoteli

INTRODUÇÃO

As ataxias hereditárias compreendem um grupo de doenças neurodegenerativas, em que a manifestação predominante é a incoordenação motora progressiva em razão do envolvimento do cerebelo e/ou das vias espinocerebelares. Na infância e na adolescência, a forma mais comum é a ataxia de Friedreich, ao passo que após os 20 anos de idade, as formas predominantes são as ataxias espinocerebelares (AEC). Com o desenvolvimento dos estudos genéticos, já foram mapeados mais de 20 genes responsáveis pelas ataxias hereditárias, com padrão de herança autossômica recessiva ou dominante, e ligada ao X. Neste capítulo, serão abordadas as formas mais comuns de ataxias hereditárias na infância e na vida adulta.

ATAXIA DE FRIEDREICH

A ataxia de Friedreich é a forma mais comum de ataxia cerebelar, com uma prevalência de 1:50.000[1]. É transmitida por herança autossômica recessiva, e causada por mutações no gene *frataxin*, ou *X25*, que codifica a proteína frataxina, e está localizado[1,2] no cromossomo 9. A maior parte das mutações observadas é expansão instável do trinucleotídeo (GAA)n[1-4]. Em indivíduos normais, ocorrem entre 7 e 34 repetições (GAA)n, ao passo que pacientes com ataxia de Friedreich apresentam acima de 100 repetições[1-4]. O início da doença ocorre na primeira ou segunda década de vida, em geral antes dos 25 anos de idade, e as manifestações são decorrentes do envolvimento do cerebelo e do cordão posterior da medula. Acredita-se que a frataxina seja uma proteína mitocondrial, expressa no cérebro, pâncreas e coração. A proteína parece estar envolvida com a saída do íon de ferro do interior das mitocôndrias para o citoplasma. Assim, na ataxia de Friedreich, o ferro se acumularia nas mitocôndrias, interrompendo a função da cadeia respiratória e, por conseguinte, predispondo-se ao estresse oxidativo[2].

Os principais sinais e sintomas são ataxia progressiva da marcha, desequilíbrio, incoordenação motora dos membros, fala escandida e arreflexia tendínea profunda[1-5]. Em alguns poucos casos, os reflexos miotendíneos podem ser normais ou mesmo aumentados. Em razão da neuropatia motora estar presente na grande maioria dos casos, as extremidades distais tornam-se fracas e atrofiadas, enquanto que a presença de neuropatia sensitiva acarreta hipoestesia superficial e proprioceptiva. Outros achados que podem estar presentes incluem sinal de Babinski, cifoscoliose e deformidades dos pés (*pes cavos*)[1-4]. A cardiopatia é uma manifestação usualmente observada nesses pacientes, e é caracterizada por cardiomiopatia hipertrófica, estenose subaórtica e distúrbios de condução atrioventricular[1]. Em torno de 30% dos pacientes apresentam intolerância a glicose e diabetes melito[1,2]. Mais raramente, os pacientes podem desenvolver atrofia do nervo óptico, nistagmo, paralisia de nervos cranianos e surdez[1-4]. As funções corticais superiores são poupadas; embora algum grau de retardo mental possa ser observado. A doença progride lentamente e os pacientes perdem a capacidade para a marcha por volta dos 25 a 35 anos de idade. Os fatores prognósticos são cardiomiopatia, cifoscoliose e insuficiência respiratória restritiva, com a sobrevida variando de 20 a 30 anos após o início da doença. Em geral, o óbito ocorre na quarta década de vida em razão de problemas respiratórios e cardíacos.

Na eletroneuromiografia (ENMG) observa-se, na maioria dos casos, redução nas velocidades de condução motora e sensitiva[1,3]. Os exames de imagem do sistema nervoso central (SNC) revelam graus variáveis de atrofia cerebelar e da medula espinal, embora possam se apresentar normais[1,2]. O diagnóstico definitivo é realizado pelo estudo do ácido desoxirribonucléico (DNA). Quanto maior o número de repetições GAA, mais precoce é a idade de início das manifestações e mais grave é o quadro clínico, com maior freqüência de cardiopatia e escoliose[1-4].

É importante comentar que há uma forma rara de ataxia tratável, clinicamente muito semelhante à ataxia de Friedreich, e que apresenta melhora do quadro neurológico ao se administrar vitamina E (400 a 1.200U/dia)[2,6]. A doença é causada por mutações no gene *TTP1* (proteína-1 transportadora de alfatocoferol), localizado no cromossomo 8, e é conhecida como ataxia cerebelar por deficiência de vitamina E[6].

ATAXIA-TELANGIECTASIA

A ataxia-telangiectasia (AT) é uma doença de herança autossômica recessiva, multissistêmica, com prevalência em 1 a 2/100.000 habitantes[2,7]. Manifesta-se na infância, com atraso das aquisições motoras, hipotonia e hiporreflexia. Já nos primeiros dois anos de vida, observa-se ataxia cerebelar, apraxia oculomotora e neuropatia periférica. O quadro atáxico tende a piorar lentamente. Outros sinais e sintomas neurológicos incluem fala escandida e tremor intencional. Alguns casos podem cursar com deficiência mental, embora não muito intensa. As telangiectasias surgem usualmente após os dois anos de idade e aumentam durante a vida. Podem, inclusive, não ser evidentes até os sete anos[2,7]. As áreas mais afetadas são a conjuntiva bulbar, o pavilhão auricular e a região maxilar.

Esses pacientes apresentam tendência ao desenvolvimento de neoplasias, especialmente da linhagem linfoproliferativa (linfoma, leucemias, doença de Hodgkin)[2,7]. Essa tendência também é observada mesmo em portadores assintomáticos, como pais e irmãos. Neoplasias de pulmão, pele e estômago são também descritas. Há uma tendência também para desenvolvimento de disfunção da imunidade humoral e celular, propiciando infecções de vias aéreas de repetição[2,7]. Os principais diagnósticos diferenciais incluem a paralisia cerebral atáxica, nas crianças mais novas, e a ataxia de Friedreich, após os sete anos de idade, quando as telangiectasias não são muito evidentes.

A doença é causada por mutações no gene *ATM*, localizado no cromossomo 11, o qual codifica uma proteína envolvida na transdução de sinais mitogênicos, na recombinação meiótica e no controle do ciclo celular, acarretando defeitos de reparo/processamento do DNA, bem como quebra e rearranjos cromossômicos[2,7].

Observa-se, nessas crianças, a redução dos níveis séricos de IgA e IgE, e aumento da alfa-fetoproteína em até 90% dos casos[2,7]. Os exames de imagem do SNC mostram atrofia cerebelar. O timo também pode apresentar-se atrofiado. O exame de ENMG revela sinais associados de neuropatia periférica. Em razão do risco aumentado de neoplasias, devem ser evitadas exposições à radiação iônica dos portadores da doença e também dos portadores assintomáticos.

ATAXIAS ESPINOCEREBELARES

As ataxias espinocerebelares (AEC), ou *spinocerebellar ataxia*, compõem um grupo heterogêneo de doenças genéticas neurodegenerativas, de herança autossômica dominante, cuja principal manifestação clínica é a incoordenação motora[2-5,8,10-12]. Caracterizam-se por perda progressiva dos neurônios do cerebelo, com comprometimento variável das células do tronco cerebral, dos núcleos da base, do córtex cerebral e da medula espinal[12,13]. Em geral, os sintomas se manifestam na segunda ou terceira década de vida. No entanto, a idade de início dos sintomas, a velocidade de progressão da doença e a intensidade do quadro clínico podem variar entre diferentes famílias e entre pessoas de uma mesma família. A doença progride lentamente e a sobrevida varia de 20 a 30 anos após o início da doença. Ao lado da ataxia, outras manifestações podem estar presentes: espasticidade, fraqueza e atrofia muscular, oftalmoparesia, atrofia óptica, degeneração de retina, distonia, parkinsonismo, coréia, fasciculações, disfunção cognitiva, epilepsia, polineuropatia periférica e retração palpebral[2,12,13].

Em decorrência dos avanços nos estudos em biologia molecular, mais de 15 genes já foram mapeados nas AEC, e esses lócus genéticos são numerados de acordo com a ordem cronológica de sua identificação[2,12]. Assim, temos atualmente desde a AEC1 (AEC tipo 1) até a AEC25 (AEC tipo 25), porém algumas formas, como a AEC9 e a AEC18, ainda não estão incluídas na classificação, exatamente por não possuírem lócus genéticos identificados até o momento (Tabela 108.1). Algumas formas correspondem a descrições de famílias isoladas; portanto, são extremamente raras. As formas mais freqüentes incluem as ataxias tipos AEC1, AEC2, AEC3, AEC6, AEC7 e AEC17[2,5,8,9,12]. Na maioria dessas formas, a doença é causada por expansões/repetições do trinucleotídeo (CAG)n na região traduzida do gene (AEC1-AEC3, AEC6, AEC7, AEC17 e atrofia dentato-rubro-pálido-Luysiana), ou por expansão de trinucleotídeos na região promotora do gene (CAG na AEC12), no íntron (ATTCT na AEC10) ou no ácido ribonucléico (RNA) não codificante (CTG na AEC8)[9,11,12]. Observa-se, também, na maioria das formas de AEC, o fenômeno de antecipação clínica, ou seja, agravamento do quadro clínico ou início mais precoce das manifestações em sucessivas gerações. Nesses casos, curiosamente, o fenômeno de antecipação tende a ocorrer quando a expansão tem origem paterna[2,11-13].

A incidência das diferentes formas de AEC varia entre as populações mundiais. Na Itália, as formas mais freqüentes são AEC1 e AEC2; na Finlândia, é a AEC7; no México, a AEC10, e na população brasileira, especialmente na região sul do Brasil, é a AEC3 (AEC tipo 3), também conhecida como doença de Machado-Joseph (DMJ)[2,3,9,10,12]. A mutação responsável pela AEC3 está localizada no gene que codifica a proteína ataxina-3, localizado no cromossomo 14. Indivíduos normais têm até 40 glutaminas na posição C-terminal da proteína, ao passo que os afetados possuem de 55 a 84[2,11,12]. Os pacientes com DMJ possuem etnia português-açoriana, e a doença manifesta-se inicialmente com ataxia da marcha e disartria[2,5,13]. Posteriormente, surgem sinais piramidais (espasticidade, hiper-reflexia), nistagmo, fasciculações facio-linguais e oftalmoplegia. Um achado característico é os olhos saltados pela retração palpebral. Sinais extrapiramidais, tais como bradicinesia, parkinsonismo e distonia, e de neuropatia periférica também podem surgir na evolução da doença. As funções corticais superiores são usualmente poupadas.

A AEC tipo 1 (AEC1) manifesta-se, em geral, na terceira década de vida. Os sinais e sintomas iniciais incluem ataxia da marcha e disartria. Outros achados incluem nistagmo, lentificação dos movimentos sacádicos oculares e sinais piramidais. Disfagia e oftalmoparesia surgem nos estágios mais avançados da doença. A doença progride lentamente, com a perda da marcha ocorrendo em média após dez anos do seu início. O óbito ocorre em razão de insuficiência respiratória decorrente de broncoaspiração e pneumonia. A doença é causada por expansão instável do trinucleotídeo CAG na posição traduzida do gene *AEC1*

TABELA 108.1 – Manifestações clínicas mais significativas, ao lado da ataxia, nas ataxias espinocerebelares

AEC	LÓCUS GENÉTICO	GENE/PROTEÍNA	CLÍNICA
AEC1	6p23	ATX1/ataxina-1	Disfagia, sinais piramidais
AEC2	12q24	ATX2/ataxina-2	Movimentos sacádicos lentos do olhar, tremor, demência
AEC3	14q24-q31	ATX3/ataxina-3	Espasticidade, distonia, retração palpebral, neuropatia periférica
AEC4	16q22	?	Neuropatia axonal sensorial
AEC5	11p11-q11	?	
AEC6	19p13	CACNA1A/canal de cálcio alfa-1A	Hipoestesia profunda
AEC7	3p21.1-p11	AEC7/ataxina-7	Degeneração macular
AEC8	13q21	AEC8/ataxina-8	Quadro leve, ataxia cerebelar pura
AEC10	22q13	AEC10/ataxina-10	Convulsões
AEC11	15q14-q21	?	Ataxia cerebelar pura, quadro leve
AEC12	5q31-q33	PPP2R2B/fosfatase PP2A	Tremor, demência
AEC13	19q	?	Quadro demencial, atraso motor, início na infância
AEC14	9q13.4	PRKCG/gama-C-quinase	Movimentos sacádicos lentos do olhar
AEC15	3p24	?	Tremor
AEC16	8q22	?	Ataxia cerebelar pura
AEC17	6q27	TBP/TATA	Similar à doença de Huntington
AEC19	1p21-q21	?	Tremor, déficit cognitivo
AEC20	11p13-q11	?	Calcificação do núcleo denteado
AEC21	7p21-p15	?	Tremor déficit cognitivo
AEC25	2p21-p13	?	Neuropatia sensitiva
ADRPL	12p13.31	DRPLA/atrofina-1	Coréia, convulsão, mioclônica

ADRPL = atrofia dentato-rubro-pálido-Luysiana; AEC = ataxias espinocerebelares.

(cromossomo 6) que codifica a proteína ataxina-1[2,9,12]. É uma das formas mais comuns na Itália, mas no Brasil representa em torno de 5 a 10% dos casos de AEC[5,10].

A AEC tipo 2 (AEC2) também se manifesta na terceira década de vida. Os sinais e sintomas iniciais incluem ataxia da marcha e disartria. Um achado característico é a ocorrência de movimentos sacádicos lentos dos olhos, detectados por eletrooculografia. Outras manifestações descritas incluem quadros demenciais, fasciculações e tremor. A doença é causada por expansão do (CAG)n no gene *AEC2*, localizado no cromossomo 12, que codifica a proteína ataxina-2[2,9,12]. No Brasil, é responsável, em média, por 10 a 15% dos casos de AEC[5,10].

As outras formas de AEC são mais raras, e apenas seguindo critérios clínicos é difícil diferenciá-las entre si. No entanto, algumas manifestações clínicas são mais características em algumas formas de AEC, auxiliando na distinção clínica[2] (ver Tabela 108.1). Por exemplo, na AEC4, ao lado da ataxia cerebelar progressiva, freqüentemente associa-se uma neuropatia axonal sensorial grave. Já na AEC7, ao lado do quadro atáxico, observa-se degeneração macular retiniana, acarretando perda visual progressiva.

Os exames de tomografia computadorizada (TC) ou ressonância magnética (RM) do crânio revelam, de forma variável nas AEC, atrofia do cerebelo, das olivas e do tronco encefálico[2,11,13]. O exame de ENMG é importante no sentido de detectar sinais associados de neuropatia periférica. O exame oftalmológico detalhado também é fundamental em todos esses casos.

A distinção clínica entre as diversas formas de AEC é muito difícil. Assim a análise de DNA nesses casos é importante, especialmente no sentido de auxiliar no aconselhamento genético. Em cerca de 60 a 70% dos casos é possível identificar mutação em um dos genes já mapeados. Nas formas dominantes, os pacientes afetados têm uma probabilidade de 50% de transmitir a mutação para sua descendência, independentemente do sexo.

ATROFIA DENTATO-RUBRO-PÁLIDO-LUYSIANA

Uma doença neurodegenerativa de herança autossômica dominante, caracterizada por envolvimento dos segmentos dentatorubral e pálido-Luysiano do sistema extrapiramidal[2,12]. É uma condição comum no Japão. Manifesta-se clinicamente com graus variáveis de ataxia e rigidez em associação com demência, epilepsia mioclônica, coreoatetose, movimentos sacádicos lentos dos olhos, hiper-reflexia e distonia. O principal diagnóstico diferencial é o da doença de Huntington. A época de início das manifestações varia desde a infância até a terceira e quarta décadas de vida. Há grande variabilidade fenotípica, mesmo em indivíduos afetados de uma mesma família.

A doença é causada por expansão do trinucleotídeo (CAG)n no gene que codifica a proteína atrofina-1, localizado no cromossomo 12[2,12]. Assim como nas AEC, há correlação entre o tamanho da expansão, o grau do comprometimento clínico e a época do início das manifestações. Os exames de neuroimagem revelam calcificação dos núcleos da base e alterações leucodistróficas.

TRATAMENTO

Não há, até o presente momento, tratamento definitivo para ataxias hereditárias. Porém, por meio de uma abordagem multiprofissional, é possível prolongar a sobrevida e melhorar a qualidade de vida dos pacientes. A fisioterapia motora visa retardar o surgimento de deformidades, manter a amplitude dos movimentos articulares, aumentar ou manter a força muscular e prolongar o tempo de marcha ou mesmo melhorar a qualidade desta. O uso de muletas e andadores é especialmente útil, já que o sintoma predominante em todas as formas de ataxia hereditária é a incoordenação da marcha. Cadeira de rodas deve ser indicada quando houver grande instabilidade na deambulação.

O trabalho fonoaudiológico é fundamental para o controle da disfagia e da disfonia. Em casos com disfagia grave, associada à desnutrição e pneumonia aspirativa de repetição, está indicado o uso de sonda enteral ou mesmo de gastrostomia. Medicações úteis na redução da salivação, como a amitriptilina, também podem ser indicadas. Exercícios respiratórios visando ao fortalecimento dos músculos respiratórios e à eliminação de secreções são medidas importantes na prevenção de infecções de vias aéreas inferiores. A cirurgia para correção da escoliose está indicada na ataxia de Friedreich dependendo do grau da deformidade e da função respiratória. Atenção especial deve ser dada para a possibilidade de comprometimento cardíaco e de diabetes na ataxia de Friedreich. Como já vimos anteriormente, as AEC manifestam-se, ao lado da ataxia, com sinais e sintomas neurológicos diversos. Assim, o tratamento medicamentoso deve ser individualizado. Por exemplo, pacientes com espasticidade acentuada podem ser tratados com administração via oral de baclofeno ou benzodiazepínicos. Pacientes com sinais parkinsonianos associados, tais como bradicinesia e tremor, podem se beneficiar de medicamentos específicos para a doença de Parkinson (levodopa/carbidopa, biperideno, amantadina), embora os resultados não sejam muito animadores. A dor, quando presente, pode ser aliviada com antiinflamatórios não hormonais e, nos casos rebeldes, com o uso de opióides. Obviamente, um suporte psicológico é fundamental para os pacientes e familiares. Em alguns casos, é indicado o uso de antidepressivos.

Nos estágios finais da doença, um tratamento paliativo deve ser iniciado, com o intuito de minimizar ao máximo o sofrimento do paciente e da família. Esse tratamento é direcionado para o alívio da dor, dispnéia, disfagia, comunicação alternativa, desnutrição e estresse psicológico. Tanto o paciente quanto a família devem receber informações sobre o prognóstico da doença, as manifestações clínicas nos estágios terminais e toda abordagem que será implantada no sentido de diminuir o sofrimento e o estresse psicológico.

REFERÊNCIAS BIBLIOGRÁFICAS

1. PANDOLFO, M. Friedreich ataxia. *Semin. Pediatr. Neurol.*, v. 10, n. 3, p. 163-172, 2003.
2. OPAL, P.; ZOGHBI, H. Y. The hereditary ataxias. In: RIMOIN, D. L.; CONNOR, J. M.; PYERITZ, R. E.; KORF, B. R. *Principles and Practice of Medical Genetics*. 4. ed. London: Churchill Livingstone, 2002. v. 3, p. 3109-3123.
3. ALBANO, L. M.; ZATZ, M.; KIM, C. A. et al. Friedreich's ataxia: clinical and molecular study of 25 Brazilian cases. *Rev. Hosp. Clin. Fac. Med. São Paulo*, v. 56, n. 5, p. 143-148, 2001.
4. SCHWARTZ, I. V.; JARDIM, L. B.; PUGA, A. C. et al. Clinical and molecular studies in five Brazilian cases of Friedreich ataxia. *Arq. Neuropsiquiatr.*, v. 57, n. 1, p. 1-5, 1999.
5. ARRUDA, W. O.; TEIVE, H. A. Hereditary cerebellar ataxias: from hammer to genetics. *Arq. Neuropsiquiatr.*, v. 55, n. 3B, p. 666-676, 1997.
6. KOENIG, M. Rare forms of autosomal recessive neurodegenerative ataxia. *Semin. Pediatr. Neurol.*, v. 10, n. 3, p. 183-192, 2003.
7. PERLMAN, S.; BECKER-CATANIA, S.; GATTI, R. A. Ataxia-telangiectasia: diagnosis and treatment. *Semin. Pediatr. Neurol.*, v. 10, n. 3, p. 173-182, 2003.
8. ARRUDA, W. O. Classification of hereditary cerebellar ataxias. *Arq. Neuropsiquiatr.*, v. 49, n. 1, p. 57-65, 1991.
9. BRUSCO, A.; GELLERA, C.; CAGNOLI, C. et al. Molecular genetics of hereditary spinocerebellar ataxia: mutation analysis of spinocerebellar ataxia genes and CAG/CTG repeat expansion detection in 225 Italian families. *Arch. Neurol.*, v. 61, n. 5, p. 727-733, 2004.
10. LOPES-CENDES, I.; TEIVE, H. G.; CALCAGNOTTO, M. E. et al. Frequency of the different mutations causing spinocerebellar ataxia (AEC1, AEC2, MJD/AEC3 and DRPLA) in a large group of Brazilian patients. *Arq. Neuropsiquiatr.*, v. 55, n. 3B, p. 519-529, 1997.
11. MARGOLIS, R. L. Dominant spinocerebellar ataxias: a molecular approach to classification, diagnosis, pathogenesis and the future. *Expert Rev. Mol. Diagn.*, v. 3, n. 6, p. 715-732, 2003.
12. SCHOLS, L.; BAUER, P.; SCHMIDT, T. et al. Autosomal dominant cerebellar ataxias: clinical features, genetics, and pathogenesis. *Lancet Neurol.*, v. 3, n. 5, p. 291-304, 2004.
13. GOMEZ, C. M.; SUBRAMONY, S. H. Dominantly inherited ataxias. *Semin. Pediatr. Neurol.*, v. 10, n. 3, p. 210-222, 2003.

CAPÍTULO 109

Miopatias

Edmar Zanoteli • Márcia Cristina Bauer Cunha • Javier Toledano Beteta

INTRODUÇÃO

As doenças musculares compõem um grupo extremamente amplo de doenças que afetam o tecido muscular; são geneticamente determinadas ou adquiridas durante a vida. Algumas formas são congênitas (início já no período gestacional) e outras iniciam as manifestações durante a vida. Dentre as causas genéticas, destacam-se as distrofias musculares progressivas e as miopatias congênitas. Algumas formas de miopatias são autolimitadas e transitórias, durando apenas enquanto há um evento sistêmico causal ou, por exemplo, um efeito tóxico medicamentoso. Uma forma aguda de miopatia é a necrose muscular maciça, situação conhecida como rabdomiólise, que pode levar ao óbito por insuficiência renal. Essas situações agudas ou subagudas estão associadas também a quadros infecciosos virais e isquêmicos. O tecido muscular pode ser envolvido por processo inflamatório, e as duas principais formas são conhecidas como polimiosite e dermatopolimiosite, as quais são causadas por processo auto-imune direcionado contra o tecido muscular, no primeiro caso, e contra o capilar, no segundo caso, produzindo fraqueza muscular progressiva. O tratamento, em geral, é bem-sucedido com imunossupressão. Várias formas de doenças sistêmicas podem afetar o tecido muscular, tais como as endocrinopatias (tireoidopatias), colagenoses (vasculites), neoplasias (síndrome paraneoplásica), infecções (vírus da imunodeficiência humana [HIV]), entre outras.

No entanto, neste capítulo, nos limitaremos a discutir as miopatias geneticamente herdadas, encontradas com mais freqüência na infância e no adulto que usualmente estão em acompanhamento nos centros de reabilitação, em razão do curso crônico e do intenso comprometimento das capacidades funcionais que acarretam. Os aspectos relacionados com a reabilitação desses pacientes serão abordados em outro capítulo.

DISTROFIAS MUSCULARES PROGRESSIVAS

As distrofias musculares formam um grupo de doenças caracterizadas clinicamente por fraqueza muscular progressiva, com grande variação quanto à intensidade do comprometimento motor e à época do início das manifestações[1]. São doenças ocasionadas por mutações em genes responsáveis pela codificação de proteínas específicas do tecido muscular, podendo ser transmitidas por herança autossômica ou ligada ao cromossomo X. Nos últimos anos, os avanços na área de biologia molecular proporcionaram um grande aumento no conhecimento em relação à fisiopatogenia da maioria das doenças musculares. Os estudos do ácido desoxirribonucléico (DNA) e os avanços no conhecimento das proteínas constituintes do tecido muscular, assim como dos métodos para detecção da expressão destas proteínas, têm proporcionado uma classificação mais ampla das distrofias musculares, com base no defeito genético e/ou protéico específico. Os principais tipos de distrofias musculares progressivas são as distrofinopatias e as distrofias musculares de cinturas.

Distrofinopatias (Distrofia Xp21)

São doenças genéticas de herança recessiva ligada ao cromossomo X, que afetam primariamente as musculaturas esquelética e cardíaca. São causadas por mutações no gene localizado na posição Xp21, responsável pela codificação da distrofina – uma grande proteína citoesquelética localizada junto ao sarcolema e que apresenta a propriedade de manter a integridade da membrana da fibra muscular, especialmente durante a contração[2]. Tal deficiência resulta em uma membrana muscular instável e com limitações para manter a homeostase intracelular, causando deterioração contínua das fibras (necrose muscular) até o momento em que a capacidade de regeneração torna-se insuficiente; então o tecido muscular começa a ser substituído por gordura e tecido conjuntivo, produzindo fraqueza muscular progressiva. Quando há uma deficiência total da distrofina, a doença é chamada de distrofia muscular de Duchenne (DMD), e quando há apenas uma redução no peso molecular ou na quantidade da distrofina (déficit parcial), a doença é chamada de distrofia muscular de Becker (DMB)[2-4].

Distrofia Muscular de Duchenne

É a doença neuromuscular mais comum na infância, afetando um a cada 3.000 a 4.000 nascimentos do sexo masculino[1,2]. Os sintomas, em geral, se iniciam por volta dos quatro aos cinco anos de idade, porém o atraso para o início da marcha é usualmente relatado. Mesmo no primeiro ano de vida, hipotonia muscular e atraso para as aquisições motoras já podem ser notados em algumas crianças. As manifestações iniciais incluem fraqueza muscular simétrica e progressiva, predominando nos grupos musculares proximais dos membros (cinturas escapular e pélvica) e afetando inicialmente os membros inferiores (Fig. 109.1). No início do quadro, os principais sintomas incluem quedas freqüentes e dificuldades para correr, subir escadas e levantar-se do chão[1,2]. Observa-se o clássico sinal de Gower, em que a criança apóia-se nas pernas, nos joelhos e no quadril, para assumir a posição ereta a partir da posição sentada. Com o objetivo de compensar a fraqueza dos músculos da cintura pélvica, as crianças mantêm, na posição supina, uma postura hiperlordótica com protrusão do abdome e os ombros jogados para trás (Fig. 109.1); durante a deambulação, tendem a jogar o quadril para os lados, dando um aspecto à marcha semelhante ao de um ganso (marcha anserina). Um sinal clínico na DMD bastante característico é o aumento do volume das panturrilhas em razão da infiltração do tecido muscular por gordura e fibrose[1] (Fig. 109.1).

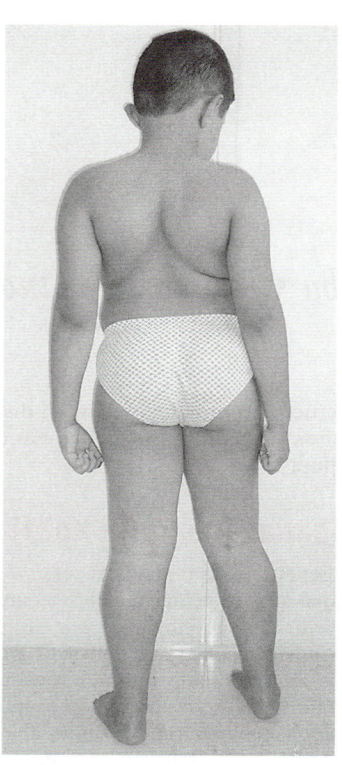

Figura 109.1 – Criança com distrofia muscular de Duchenne. Notar a postura hiperlordótica lombar e o aumento do volume das panturrilhas (pseudo-hipertrofia).

Conforme a doença progride, os membros superiores são afetados de forma mais significativa, limitando funções motoras dependentes da elevação dos braços, tais como pentear os cabelos e levar alimentos à boca. A capacidade para a marcha é perdida em uma faixa de idade variável, em geral, entre 8 e 13 anos de idade. Vários fatores interferem na época em que a criança perde a capacidade para a deambulação, dentre eles destacam-se o desenvolvimento de deformidades em membros inferiores (retrações nos quadris e joelhos), aumento excessivo de peso corporal, imobilização prolongada (procedimentos cirúrgicos, fraturas ósseas) e até mesmo quadros depressivos[1,2]. Em até metade das crianças, observa-se um retardo mental leve ou moderado, o qual na maioria dos casos manifesta-se com déficit de aprendizado escolar[1,2].

Após o confinamento da criança na cadeira de rodas, surgem importantes complicações, tais como deformidades em membros inferiores (retrações dos quadris, joelhos e cotovelos, e pés eqüinovaro), cifoscoliose e obesidade[1,2] (Fig. 109.2). Conforme a doença progride, os músculos da respiração começam a ser envolvidos com mais intensidade, favorecendo o desenvolvimento de infecções respiratórias de repetição e insuficiência respiratória restritiva. O óbito ocorre, em geral, no final da segunda década de vida, em razão de complicações respiratórias e cardíacas. No entanto, a sobrevida é variável e dependente do suporte ventilatório aplicado em cada caso. Crianças com um suporte ventilatório adequado, em *home care*, podem sobreviver até os 25 anos de idade[1,2]. Antes dos 14 anos de idade, em torno de 15% dos pacientes portadores de DMD apresentam anormalidades cardíacas[1,2,5]. Porém, em geral, tais anormalidades não são clinicamente significantes. Exames de eletrocardiograma e ecocardiograma são indicados especialmente após os dez anos de idade e devem ser repetidos todos os anos e antes de procedimentos cirúrgicos.

Os valores séricos da creatinoquinase (CK) encontram-se elevados em média acima de dez vezes o limite superior da normalidade, em decorrência do processo de necrose muscular. O exame de eletroneuromiografia (ENMG) mostra alterações tipicamente miopáticas. O exame de biópsia muscular revela a presença de fibras musculares necrosadas com macrofagia, fibras com aspecto basofílico, variabilidade entre o tamanho das fibras e aumento variável dos tecidos conjuntivo e gorduroso endomisial e perimisial[1,2] (Fig. 109.3). O diagnóstico definitivo é obtido pelo exame de DNA, por meio da detecção de deleções no gene da distrofina. Nos casos em que não foram detectadas deleções, o diagnóstico é confirmado pela demonstração da ausência da distrofina no tecido muscular, obtido por biópsia muscular, por reações imunoistoquímicas e/ou *Western blot*[2,3].

O tratamento baseia-se na reabilitação, incluindo a fisioterapia motora e respiratória (ver Cap. 110). Vários estudos têm mostrado que os corticosteróides (prednisona e deflazacort) podem proporcionar uma significante melhora da força muscular, da função motora dos membros inferiores e da capacidade vital respiratória em pacientes com DMD[5]. Porém, depois de uma melhora inicial da força muscular, em especial nos primeiros seis meses de tratamento, uma piora lentamente progressiva após os 18 meses de tratamento é inevitável. No entanto, o principal efeito dos corticosteróides nessas crianças é o prolongamento do tempo de marcha, que varia de um a dois anos nos diversos estudos[5]. As principais complicações do tratamento são aumento de peso, osteoporose (maior com a prednisona) e catarata (especialmente com o uso do deflazacort). Regimes terapêuticos com doses menores, em dias alternados, ou mesmo intercalando períodos de 10 dias de uso da medicação com 10 dias de descanso, são propostos com o objetivo de reduzir os efeitos colaterais, em particular o aumento do peso corporal[5].

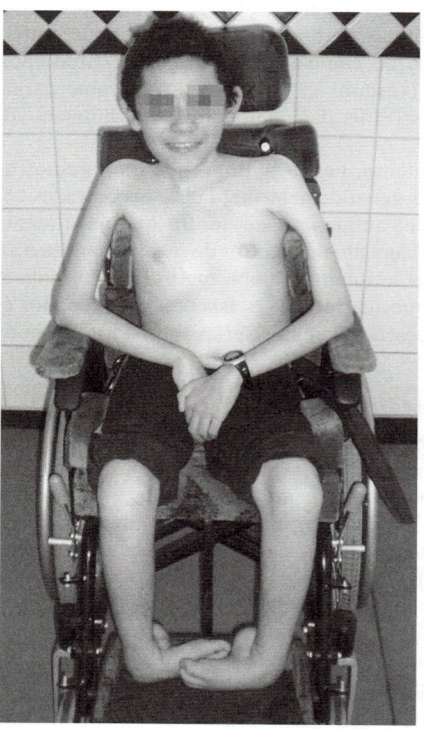

Figura 109.2 – Criança com distrofia muscular de Duchenne. Presença de retrações articulares em membros inferiores (quadris e joelhos) e pés eqüinovaro.

A insuficiência cardíaca pode ser tratada inicialmente com inibidores da enzima conversora da angiotensina, ao lado de restrição hídrica e redução da ingestão de sal[6]. O uso de digoxina é perigoso em razão da ocorrência de arritmias.

A DMD apresenta uma herança recessiva ligada ao cromossomo X, assim apenas os meninos desenvolvem a doença. As mães portadoras do defeito genético apresentam um risco de 50% de transmitirem a doença para os filhos do sexo masculino. No entanto, em torno de 30% das mutações são *novas*, ou seja, não há risco de serem transmitidas para os outros filhos[1,2]. As mulheres portadoras podem apresentar uma forma clínica mais branda, com níveis séricos elevados de CK e comprometimento cardíaco.

Distrofia Muscular de Becker

A distrofia muscular de Becker (DMB) também é causada por uma falha na produção da distrofina, porém tem com um quadro clínico mais brando que a DMD e incidência aproximada de 1:20.000 nascimentos do sexo masculino[1,2,7]. A deficiência da distrofina na DMB é parcial, pois as mutações no gene não comprometem o quadro de leitura para a transcrição e síntese da distrofina, produzindo uma proteína parcialmente funcional[7]. Nesse caso, a doença apresenta grande variabilidade clínica, podendo se manifestar em qualquer idade, incluindo a vida adulta (Fig. 109.4). Em geral, os primeiros sintomas são observados entre os 5 e 20 anos de idade, e caracterizam-se por fraqueza, assim como atrofias musculares simétricas e progressivas, afetando preferencialmente grupos musculares proximais dos membros inferiores[1,2]. Pseudo-hipertrofia das panturrilhas está presente na grande maioria dos casos, e é um sinal bastante característico (Fig. 109.4), assim como a presença do sinal de Gower. A velocidade da progressão da fraqueza é muita variada, e o envolvimento do músculo quadríceps femoral pode ser a única manifestação por vários anos. A perda da marcha ocorre, usualmente, após os 16 anos de idade. A musculatura cardíaca também é afetada pela deficiência da distrofina, e muitos pacientes chegam a desenvolver franca insuficiência cardíaca congestiva com indicação para transplante cardíaco[6]. O óbito, quando ocorre, está relacionado com as complicações respiratórias e cardíacas.

A CK encontra-se elevada no sangue em média acima de 5 vezes o limite superior da normalidade. A ENMG mostra alterações tipicamente miopáticas. O exame de biópsia muscular revela a presença de fibras musculares necrosadas com macrofagia, fibras com aspecto basofílico, variabilidade entre o tamanho das fibras e aumento variável dos tecidos conjuntivo e gorduroso endomisial e perimisial[1,2]. O diagnóstico definitivo é obtido pela detecção de deleções no gene da distrofina. Nos casos em que não forem detectadas deleções, o diagnóstico é confirmado pela demonstração de deficiência parcial da distrofina no tecido muscular por reações imunoistoquímicas e *Western blot*[3].

O tratamento baseia-se na reabilitação, incluindo a fisioterapia motora e respiratória. A insuficiência cardíaca pode ser tratada inicialmente com inibidores da enzima conversora da angiotensina, ao lado de restrição hídrica e redução da ingestão de sal. O transplante cardíaco é uma forma adicional no tratamento da insuficiência cardíaca não controlada com medicamentos[6].

A DMB apresenta herança recessiva ligada ao cromossomo X. Assim, as mães portadoras possuem risco de 50% de transmissão da doença para os filhos homens. As mães portadoras do defeito genético apresentam um risco de 50% de transmitirem a doença para os filhos do sexo masculino. No entanto, em torno de 30% das mutações são *novas*, ou seja, não há risco de serem transmitidas para os outros filhos[1,2].

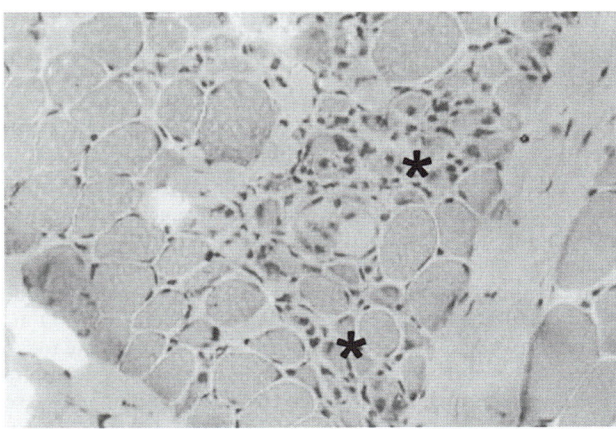

Figura 109.3 – Aspecto distrófico do tecido muscular na distrofia muscular de Duchenne. Presença de extensa área com fibras musculares em necrose com macrofagia (*) e aumento do tecido conjuntivo endomisial e perimisial.

Distrofias Musculares de Cinturas

As distrofias musculares de cinturas, ou *limb-girdle muscular dystrophies* (LGMD), formam um grupo de miopatias de caráter progressivo com grande variabilidade clínica e genética[7,8]. Apresentam fraqueza muscular de predomínio nas porções proximais dos membros (cinturas pélvica e escapular) e atrofia muscular, afetando preferencialmente os membros inferiores.

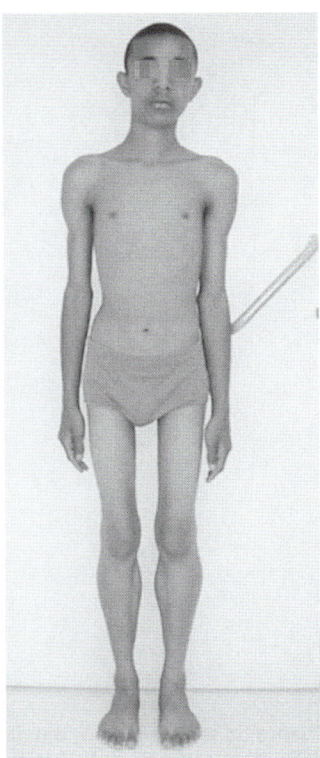

Figura 109.4 – Paciente com distrofia muscular de Becker. Observar a atrofia muscular das cinturas escapular e pélvica (especialmente do músculo quadríceps) e a presença de aumento do volume das panturrilhas (pseudo-hipertrofia).

Os músculos craniofaciais são usualmente poupados ou afetados apenas nos estágios finais da doença. A época do início das manifestações é muito variável. Muitos pacientes apresentam sintomatologia notada já no primeiro ano de vida, ao passo que outros, a maioria dos casos, inicia as manifestações após a primeira década de vida. Alguns pacientes desenvolvem a doença após os 30 anos de idade. Há também grande variabilidade quanto ao grau de comprometimento motor; alguns casos apresentam sintomatologia similar à DMD (Duchenne-like) (Fig. 109.5), ao passo que outros evoluem durante a vida com fraqueza muscular levemente progressiva, mas com mínimo comprometimento das capacidades funcionais[1,7]. O nível cognitivo não chega a ser afetado. Em praticamente todos os casos, o valor sérico da CK encontra-se acima do limite superior da normalidade. Mesmo em indivíduos em uma fase assintomática da doença pode-se observar elevação do valor sérico da CK. A ENMG mostra alterações tipicamente miopáticas. O exame de biópsia muscular revela fibras musculares necrosadas com macrofagia, fibras fendidas, alterações difusas da arquitetura interna das fibras, variabilidade entre o tamanho das fibras e aumento variável dos tecidos conjuntivo e gorduroso endomisial e perimisial[1].

Atualmente, por meio de técnicas para análise da expressão de proteínas, imunoistoquímicas e *Western blot*, pode-se classificar as LGMD conforme a deficiência protéica específica. As formas de herança autossômica dominante constituem o tipo 1 (LGMD1) (Tabela 109.1) e as formas autossômicas recessivas o tipo 2 (LGMD2)[7,8] (Tabela 109.2). No grupo LGMD2, as formas mais comuns são causadas pela deficiência das proteínas

TABELA 109.1 – Distrofias musculares de cinturas de herança autossômica dominante (LGMD-AD)

LGMD-AD	LÓCUS GENÉTICO	PRODUTO GÊNICO
LGMD1A	5q	Miotilina
LGMD1B	1q	Lamina A/C
LGMD1C	3p	Caveolina-3
LGMD1D	6q	?
LDMD1E	7q	?
LGMD1F	5q	?

calpaína (LGMD2A) e disferlina (LGMD2B). Mutações nos genes das proteínas sarcoglicanas (alfa, beta, gama e delta) (LGMD2C-F), teletonina (LGMD2G), TRIM32 (LGMD2H), proteína relacionada à fukutina (LGMD2I) e à titina (LGMDJ) cursam com formas mais raras. O grupo LGMD1 é bem mais raro tanto no Brasil quanto no resto do mundo[8].

Os pacientes com LGMD2A apresentam grande variabilidade clínica intra e interfamiliar, ocorrendo desde em indivíduos assintomáticos até pacientes com a forma severa Duchenne-like (perda da marcha antes dos 16 anos de idade)[7,8]. Em geral, o início das manifestações ocorre entre 8 e 15 anos de idade, com evolução lentamente progressiva e perda da marcha entre 11 e 28 anos. Clinicamente, observa-se acometimento preferencial da cintura pélvica; pseudo-hipertrofia das panturrilhas é um achado comum.

A LGMD2B apresenta grande variabilidade clínica intra e interfamiliar, podendo ocorrer desde indivíduos assintomáticos até pacientes com formas mais graves[7,8]. Em geral, as manifestações começam após a adolescência e evoluem de forma lentamente progressiva. Nessa forma de LGMD, o padrão mais freqüente é a fraqueza dos músculos das cinturas associada a envolvimento dos músculos das porções distais dos membros inferiores, especialmente do compartimento posterior. O nível sérico da CK tende a ser bastante elevado, mesmo numa fase pré-clínica. Uma característica histológica importante nessa forma é a ocorrência de infiltrado inflamatório endomisial, o qual pode produzir erroneamente o diagnóstico de miopatia inflamatória. No entanto, o infiltrado inflamatório da LGMD2B está mais relacionado com um processo macrofágico que com um processo inflamatório primário. Além da LGMD2B, mutações no gene da disferlina podem produzir os fenótipos de miopatia distal de Miyoshi e miopatia tibial anterior[7].

As sarcoglicanas (alfa, beta, gama e delta) compõem um grupo de proteínas componentes do sarcolema que interagem diretamente com a distrofina. Mutações nessas proteínas determinam formas de LGMD na maioria das vezes indistinguíveis da DMD (Duchenne-*like*)[7,8]. No entanto, alguns pacientes podem

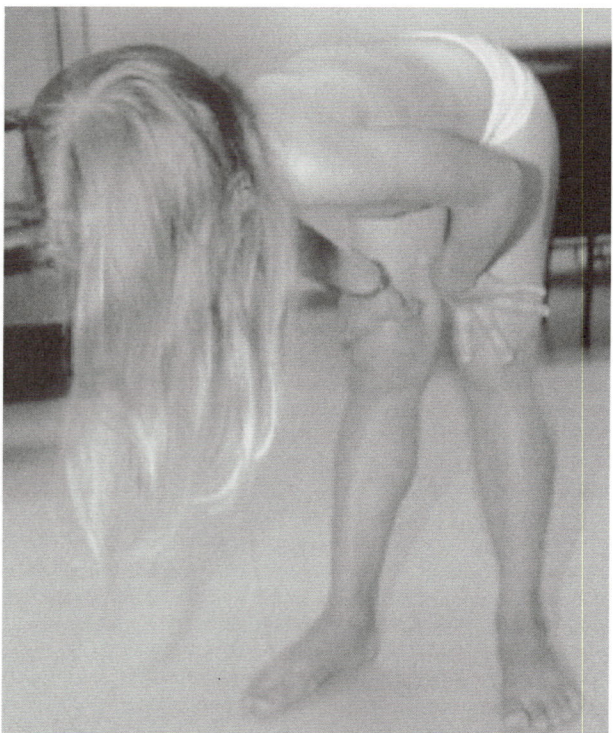

Figura 109.5 – Criança do sexo feminino com distrofia muscular de cinturas (LGMD), decorrente de deficiência de proteínas do complexo sarcoglicano, com um fenótipo similar ao da distrofia muscular de Duchenne (*Duchenne-like*). Observar o característico levantar de Gower, em que devido à fraqueza dos músculos da cintura pélvica, a criança levanta-se do chão se apoiando nas pernas e nos joelhos para assumir a posição ortostática.

TABELA 109.2 – Distrofias musculares de cinturas de herança autossômica recessiva (LGMD-AR)

LGMD-AR	LÓCUS GENÉTICO	PRODUTO GÊNICO
LGMD2A	15q	Calpaína
LGMD2B	2p	Disferlina
LGMD2C	13q	Gama-sarcoglicana
LGMD2D	17q	Adalina (alfa-sarcoglicana)
LGMD2E	4q	Beta-sarcoglicana
LGMD2F	5q	Delta-sarcoglicana
LGMD2G	17q	Teletonina
LGMD2H	9q	TRIN32
LGMD2I	19q	Relacionada à fukutina
LGMD2J	2q	Titina

desenvolver formas mais leves da doença e de início na vida adulta. Apresentam grande variabilidade clínica inter e intrafamiliar, com a época do início dos sinais e sintomas ocorrendo na primeira ou segunda década de vida. Esses casos tendem a apresentar a perda da capacidade para marcha na segunda década de vida.

As formas autossômicas dominantes são extremamente raras, e as mais comuns são a LGMD1A e 1C. A caveolina é um constituinte da membrana da *caveolae*, uma invaginação da membrana responsável por processos de sinalização e transporte. Mutações no gene da caveolina-3 desenvolvem uma situação capaz de produzir fenótipos diversos[7]. As três formas clínicas descritas de caveolinopatia são LGMD1C, elevação persistente da CK sem manifestação clínica e contratura muscular à percussão com silêncio elétrico (*rippling muscle disease*). Mutações no gene da miotilina, uma proteína sarcomérica que interage com a actina, podem causar tanto a LGMD1A quanto uma forma de miopatia distal associada com paresia da faringe e das cordas vocais[7].

DISTROFIA MUSCULAR DE EMERY-DREIFUSS

A distrofia muscular de Emery-Dreifuss (ED) é uma forma rara de distrofia muscular caracterizada clinicamente por contraturas articulares de início precoce, em especial dos tornozelos, tendões do calcâneo (de Aquiles) e da coluna vertebral, com limitação para o movimento de flexão do pescoço[9,10] (Quadro 109.1). Observa-se uma fraqueza e atrofia muscular lentamente progressiva, predominando na musculatura umeral e peroneal. O início das manifestações ocorre, em geral, na infância. A maioria dos pacientes apresenta cardiomiopatia e defeitos da condução atrioventricular, os quais exigem implante de marca-passo cardíaco até os 20 anos de idade[6].

Na maioria dos casos, a herança é recessiva ligada ao cromossomo X. Recentemente, foi identificado, nesses pacientes, mutações no gene que codifica uma proteína chamada emerina, a qual é um dos componentes da membrana nuclear das fibras musculares[9]. A determinação da ausência da emerina nos músculos desses pacientes por estudo imunoistoquímico e *Western blot* confirma o diagnóstico. Em outros casos, a herança é autossômica dominante. Nestes, a proteína deficiente é a lamina A/C, codi-ficada por um gene localizado no cromossomo 1, e que também é um componente da membrana nuclear[10]. Mutações no gene da lamina A/C também causam os fenótipos de distrofia muscular de cinturas tipo 1B, cardiopatia com defeito de condução e a forma de Charcot-Marie-Tooth tipo 2B1[7,10].

DISTROFIA FACIOESCAPULOUMERAL

A distrofia facioescapuloumeral (FSH) é uma doença de herança autossômica dominante, causada pela deleção de um pequeno fragmento de DNA no braço longo do cromossomo 4 (4q)[11,12] (Quadro 109.2). Clinicamente, caracteriza-se pelo envolvimento inicial da musculatura da cintura escapular, da face e dos músculos umerais (bíceps e tríceps) (Fig. 109.6, *A*). Fraqueza dos músculos faciais ocorre em mais de 50% dos casos[11,12]. Os músculos fixadores da escápula são caracteristicamente afetados, assim como os peitorais (Fig. 109.6, *B*). O músculo deltóide é afetado apenas nos estágios finais da doença. O envolvimento tanto dos músculos faciais quanto dos músculos da cintura escapular tende a ser assimétrico. A época do início dos sintomas é variável e ocorre, em geral, na segunda década de vida. Caracteristicamente, observa-se variação quanto ao grau de comprometimento e a época de início das manifestações, entre diferentes membros da mesma família. A velocidade da progressão é muito variada, e apenas 10 a 20% dos pacientes perdem a capacidade de deambulação[11,12]. A fraqueza dos membros inferiores, quando presente, ocorre em especial no compartimento tibial anterior. Outro grupo muscular caracteristicamente afetado é o abdominal. O diagnóstico baseia-se nos achados clínicos especialmente quanto ao padrão de envolvimento muscular. O exame de biópsia muscular revela achados miopáticos inespecíficos e, em alguns casos, reação inflamatória endomisial[11,12]. O valor sérico da CK encontra-se pouco ou moderadamente elevado. O diagnóstico definitivo é obtido pelo estudo do DNA.

> **QUADRO 109.1** – Principais aspectos da distrofia muscular de Emery-Dreifuss
>
> - Atrofia e fraqueza muscular de lenta progressão
> - Músculos umerais preferencialmente afetados
> - Retrações dos cotovelos e cervicais posteriores
> - Bloqueios de condução atrioventricular
> - Herança recessiva ligada ao X – déficit da proteína emerina
> - Herança autossômica dominante – déficit da proteína lamina A/C

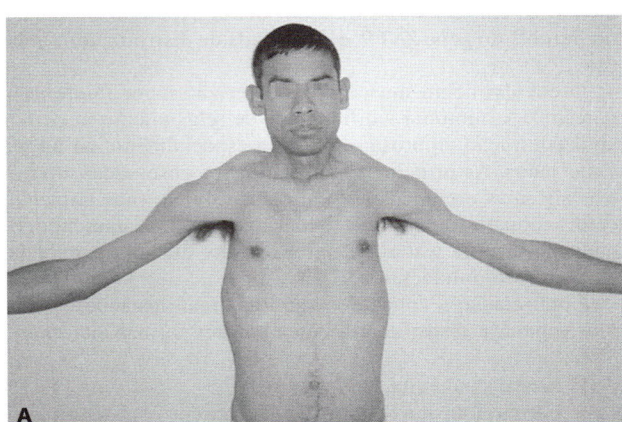

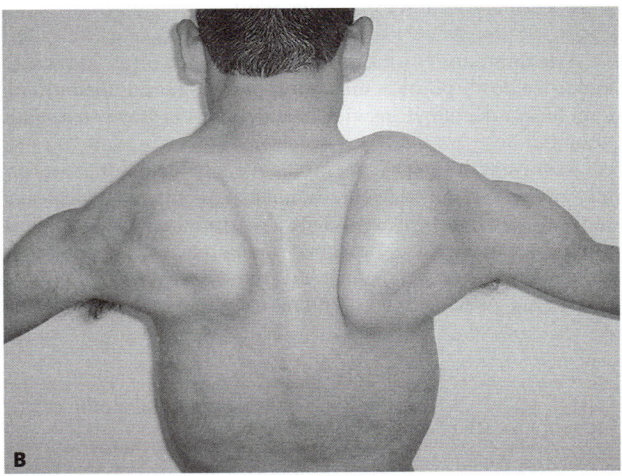

Figura 109.6 – Paciente com distrofia muscular facioescapuloumeral. (*A*) Observam-se a atrofia dos músculos bíceps e tríceps (umerais) e a retificação da clavícula. (*B*) Presença de escápulas aladas, especialmente quando o paciente abduz os braços.

> **QUADRO 109.2 – Principais aspectos da distrofia muscular facioescapuloumeral**
>
> - Atrofia e fraqueza musculares de lenta progressão
> - Músculos umerais, faciais e escapulares mais afetados
> - Eventual envolvimento peroneal
> - Raramente, ocorre perda de capacidade para a marcha
> - Herança autossômica dominante – deleção no cromossomo 4

DISTROFIA MIOTÔNICA (DOENÇA DE STEINERT)

A distrofia miotônica é uma doença de herança autossômica dominante caracterizada por miotonia, fraqueza muscular de predomínio nas porções distais dos membros e manifestações sistêmicas (catarata, endocrinopatias, cardiopatias)[13] (Quadro 109.3). É a forma de distrofia muscular mais comum na vida adulta, com uma prevalência aproximada[13] de 5:100.000. A distrofia miotônica é causada por uma mutação num gene identificado na porção proximal do braço longo do cromossomo 19 (19q13.3)[14]. A mutação nesse gene é causada por uma repetição expandida do trinucleotídeo (CTG)n na região 3' não traduzida do gene, que acarreta uma falha na produção da proteína miotonina-quinase[14,15]. Uma forma de distrofia miotônica menos comum, com quadro clínico semelhante, porém com a fraqueza muscular predominando nas porções proximais dos membros, foi recentemente associada à expansão do CCTG no íntron 1 do gene *ZNF9*, e é chamada de distrofia miotônica tipo 2[15].

O envolvimento muscular caracteriza-se por miotonia e paresia[13]. A miotonia – dificuldade de relaxamento muscular após contração vigorosa – é notada especialmente na língua e nas mãos. As principais anormalidades observadas em outros sistemas orgânicos são catarata, calvície (nos homens), cardiomiopatia, defeitos da condução atrioventricular, hipogonadismo, atrofia testicular, infertilidade, diabetes e redução do quociente intelectual[13].

Com relação à época do início das manifestações, podemos separar a distrofia miotônica em três formas distintas[13]:

- Forma congênita.
- Forma com início na infância, porém com manifestações neonatais discretas ou ausentes.
- Forma com início na vida adulta.

A forma congênita é rara e usualmente fatal, caracterizando-se por hipotonia muscular, paresia facial, dificuldade para sugar e deglutir, e insuficiência respiratória grave no período neonatal.

As formas com início na infância e na vida adulta apresentam grande variabilidade clínica, inclusive dentro de uma mesma família[13]. Em sucessivas gerações, ocorre um aumento da gravidade da doença (fenômeno de antecipação), em razão do aumento progressivo no número de repetições do trinucleotídeo CTG[15]. Em geral, o primeiro sintoma a ser observado é a miotonia.

> **QUADRO 109.3 – Principais aspectos da distrofia miotônica (doença de Steinert)**
>
> - Início na adolescência e vida adulta
> - Fraqueza e atrofia dos músculos distais, faciais e cervicais
> - Fenômeno miotônico – dificuldade de relaxamento muscular
> - Comprometimento sistêmico
> - Herança autossômica dominante – expansão de CTG

Mais tardiamente, surgem atrofia e fraqueza muscular e o comprometimento sistêmico. Todas essas manifestações tendem a progredir de forma lenta. Na vida adulta, a catarata pode ser a única manifestação presente nos casos cujo início é mais tardio. O envolvimento da musculatura esquelética é difuso, com predomínio da fraqueza e da atrofia nos músculos distais dos membros, flexores cervicais, mastigatórios, faciais e bulbares[13] (Fig. 109.7). Posteriormente, a musculatura ocular extrínseca também é afetada.

Nos casos que exibem manifestações clínicas típicas da doença (paresia nas porções distais dos membros, miotonia e calvície), o diagnóstico clínico torna-se fácil. Nos casos subclínicos, ou nos parentes de indivíduos afetados, os melhores métodos para o diagnóstico são a ENMG e o exame ocular (*slit-lamp*). A ENMG revela descargas miotônicas ao lado de potenciais miopáticos. Fundamental para o diagnóstico precoce da catarata, o exame oftalmológico é importante para o estudo dos parentes mais idosos que não possuem sintomatologia de comprometimento neuromuscular[13]. O diagnóstico definitivo é feito pelo estudo do DNA, com a identificação de expansões do trinucleotídeo CTG no cromossomo 19[15].

MIOTONIA CONGÊNITA (MIOTONIA DE THOMSEN E DE BECKER)

Grupo de doenças caracterizadas pela presença de fenômeno miotônico, mas sem distrofia muscular associada. A miotonia pode ser definida como uma dificuldade para o relaxamento muscular após uma contração vigorosa. Assim, notam-se dificuldade na abertura das mãos após cerrá-las de forma vigorosa ou limitação na abertura ocular após o choro. Como há uma atividade muscular persistente, um sinal característico é a hipertrofia muscular generalizada, dando a esses pacientes um aspecto *atlético*[16,17] (Fig. 109.8). Em geral, os primeiros sintomas são notados na primeira década de vida. Na miotonia de Thomsen praticamente não há fraqueza muscular, ao passo que na forma de Becker uma fraqueza muscular residual generalizada pode se associar à miotonia. São doenças causadas por mutações no gene que codifica o canal de cloro (*CLCN1*), localizado no cromossomo 7q35[18]. Na forma de Thomsen, as mutações nesse gene determinam uma herança autossômica dominante, ao passo que, na forma de Becker, as mutações determinam uma herança autossômica recessiva. O diagnóstico baseia-se nos achados clínicos e na presença de descargas miotônicas difusas na eletromiografia[17]. A dosagem sérica da CK e a biópsia muscular são normais. A maioria dos indivíduos com miotonia congênita não necessitam de tratamento. Quando a sintomatologia é exagerada, os pacientes podem ser beneficiados com o uso de medicamentos capazes de reduzir a excitabilidade da membrana celular, reduzindo as descargas miotônicas[16,17]. As principais medicações utilizadas incluem sulfato de quinidina, procainamida, mexitileno, fenitoína e carbamazepina[17].

DISTROFIA OCULOFARÍNGEA

A distrofia oculofaríngea (DOF) é uma forma rara de distrofia muscular de início após a quinta década de vida, que se caracteriza por ptose palpebral, disfagia, disfonia e fraqueza dos grupos musculares proximais dos membros[19]. Pode ser decorrente tanto de herança autossômica dominante quanto recessiva; e as duas formas são causadas por expansão do trinucleotídeo GCG no primeiro exon do gene *PABPN1* (14q11.1), responsável pela poliadenilação do ácido ribonucléico mensageiro (RNAm) no núcleo celular[19]. A forma recessiva ocorre em razão da expansão do GCG (sete vezes) nos dois alelos do gene, e é clinicamente indistinguível da forma autossômica dominante. A evolução nas duas formas é extremamente lenta. O diagnóstico baseia-se nos achados clínicos e de biópsia muscular em que são observadas alterações miopáticas ao lado de vacúolos marginados. Ao estudo ultra-estrutural, observam-se as características inclusões nucleares túbulo-filamentosas[19]. Os principais diagnósticos diferenciais incluem a miopatia mitocondrial e a distrofia miotônica de Steinert.

MIOPATIAS DISTAIS

As miopatias distais compõem um grupo de doenças caracterizadas pelo acometimento predominante dos músculos das porções distais dos membros[20]. A ENMG revela alterações miopáticas, e a dosagem sérica de CK encontra-se acima do limite superior da normalidade. A biópsia muscular revela alterações tipicamente miopáticas, caracterizadas por variabilidade entre o tamanho das fibras, aumento do tecido conjuntivo endomisial e perimisial, e raras necroses musculares. As principais formas são a doença de Welander (2p13); a forma finlandesa, com mutações recentemente descritas no gene da titina; a forma de Miyoshi, associada a mutações no gene da disferlina (o mesmo que causa a LGMD2B); e a forma de Nonaka (9p1-q1), alélica da miopatia por corpos de inclusão[20]. A forma de Welander apresenta início na vida adulta com herança autossômica dominante, e manifesta-se com paresia inicialmente nas mãos e posteriormente nas pernas, de evolução lentamente progressiva. A forma finlandesa também apresenta início na vida adulta e herança autossômica dominante, com a fraqueza predominando nas porções distais dos membros inferiores. Na forma de Miyoshi, o início em geral ocorre após a primeira década de vida e a fraqueza predomina nos músculos do compartimento posterior dos membros inferiores. Na forma de Nonaka, a fraqueza predomina inicialmente nos músculos do compartimento anterior dos membros inferiores. Nessa forma, a herança tende a ser autossômica recessiva e observa-se, usualmente, na biópsia muscular a presença de vacúolos marginados[20].

DISTROFIAS MUSCULARES CONGÊNITAS

As distrofias musculares congênitas (DMC) compõem um grupo de doenças caracterizadas por comprometimento muscular notado já ao nascimento ou no primeiro ano de vida[21-23]. O tecido muscular apresenta-se distrófico e sem substrato histopatológico específico. As principais características clínicas são hipotonia, atrofia e fraqueza muscular de evolução lentamente progressiva ou estacionária. Observa-se progressiva perda das funções motoras já adquiridas pela criança durante a vida. Retrações articulares são características marcantes da doença, podendo estar presentes desde o nascimento e, usualmente, pioram durante a vida. Alguns pacientes podem cursar com artrogripose múltipla. A fraqueza muscular predomina nas porções proximais dos membros; os músculos paravertebrais, cervicais, mastigatórios e faciais são também acometidos. A musculatura ocular extrínseca, em geral, é pouco afetada. Os reflexos tendíneos são diminuídos ou abolidos. O valor sérico de CK varia de normal a moderadamente elevado. A ENMG revela, na maioria dos casos, um padrão tipicamente miopático. Na grande maioria das crianças, o nível cognitivo encontra-se normal. O prognóstico depende do grau do comprometimento muscular, em geral já definido no primeiro ano de vida, e do grau do comprometimento da musculatura respiratória[21-23].

Vários genes estão envolvidos nessa síndrome[21,22] (Tabela 109.3). Quase a metade dos casos é causada por mutações no gene da cadeia alfa 2 da laminina-2 (merosina), uma proteína da matriz extracelular que se relaciona com as proteínas intra-

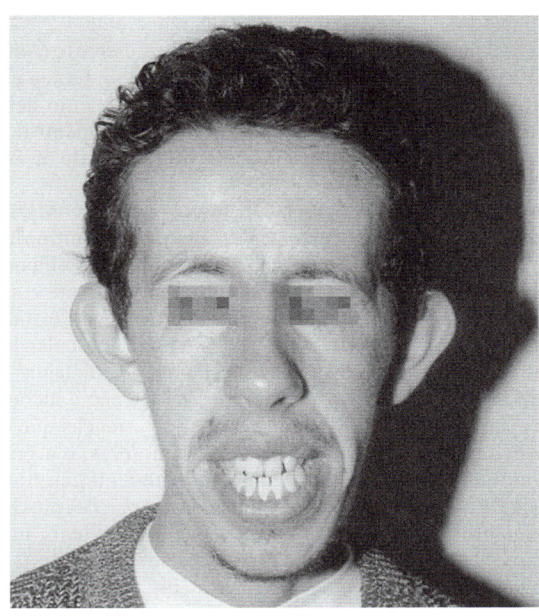

Figura 109.7 – Paciente com distrofia miotônica de Steinert. Notam-se o aspecto dolico-facial (alongado), com atrofia dos músculos mastigatórios (masseteres e temporais) e má oclusão dentária.

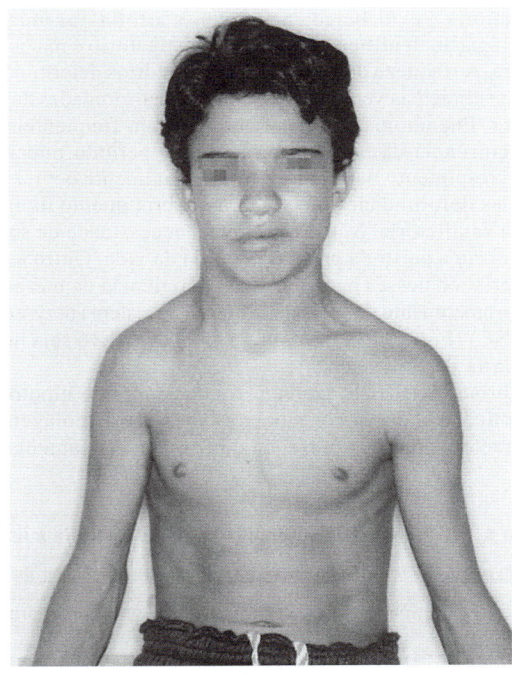

Figura 109.8 – Paciente com miotonia congênita de Thomsen. Nota-se o aspecto muscular hipertrofiado difuso, afetando também os músculos mastigatórios.

citoplasmáticas (como a distrofina), por meio de interações com o complexo distroglicano na membrana da fibra muscular[21,22]. Outras formas mais raras de DMC são causadas pela deficiência genética de diversas proteínas, tais como o colágeno VI (forma de Ullrich), selenoproteína-N1 (forma com espinha rígida), alfa 7-integrina, fukutina-relacionada (DMC1C), fukutina (doença de Fukuyama), O-manose beta-1,2-N-acetilglucosamiltransferase (doença músculo-olho-cérebro) e O-manosiltransferase-1 (doença de Walker-Warburg)[21,22]. Existe ainda um grupo heterogêneo de pacientes com DMC, cujo defeito genético, ou a deficiência protéica, ainda não foi identificado. Esses pacientes são incluídos no subgrupo chamado de DMC com merosina presente.

Os pacientes com deficiência da merosina (DMC-MD), em torno de 40 a 50% dos casos, apresentam um fenótipo mais grave[21,23,24]. Clinicamente, as crianças apresentam intensa hipotonia e fraqueza muscular notadas já ao nascimento ou até o sexto mês de vida. Usualmente, observam-se graves manifestações perinatais, tais como hipóxia perinatal, hipotonia muscular, hipomobilidade dos membros, choro e sucção fracos e disfagia[21,23-25]. O comprometimento respiratório é intenso, e não é incomum a necessidade de ventilação mecânica. São crianças que evoluem com intenso atraso nas aquisições motoras, e a grande maioria nunca chega a deambular. Ao exame clínico notam-se fraqueza muscular global, predominando nas porções proximais dos membros, afetando também os músculos cervicais, mastigatórios e bulbares. O aspecto facial é bastante característico, com pouca mímica e boca entreaberta (Fig. 109.9). Os músculos oculares extrínsecos são afetados com menos intensidade. As principais deformidades desenvolvidas por essas crianças incluem retrações articulares dos quadris, joelhos e cotovelos, pés eqüinovaros e cifoscoliose (Fig. 109.10). Outro achado freqüente é a fraqueza da musculatura cervical, com atrofia muscular e limitação para o sustento cervical e para os movimentos de flexão e lateralização do pescoço. A fraqueza da musculatura mastigatória é evidenciada pela intensa atrofia dos músculos da mastigação, lentificação do ciclo mastigatório e má oclusão dentária. A fraqueza dos músculos respiratórios determina uma grave insuficiência ventilatória e também deformidades da caixa torácica. Pneumonias de repetição ocorrem freqüentemente, em decorrência da broncoaspiração. No período puberal de maior crescimento ponderoestatural, usualmente ocorre piora tanto das deformidades da coluna vertebral quanto da insuficiência ventilatória. Não é incomum a necessidade de suporte ventilatório a partir da primeira década de vida. Outro achado característico nesses pacientes com deficiência da merosina é o comprometimento da substância branca do sistema nervoso central (SNC) (Fig. 109.11), embora o nível cognitivo seja normal na maioria das crianças[21-25].

A forma de Ullrich, também conhecida como hipotônico-esclerótica, é causada por mutações no gene do colágeno VI, e é caracterizada pela presença de frouxidão ligamentar nas articulações distais e retrações articulares nas proximais, especialmente nos cotovelos[21,23]. Outras manifestações características incluem hiper-hidrose e calcanhar saliente. São crianças hipotônicas, com grave atraso motor e que, em geral, também não adquirem a marcha. Porém, apresentam um quadro motor estacionário. O padrão respiratório tende a ser restritivo e, em geral, é o que compromete a sobrevida dessas crianças. A forma de DMC com espinha rígida, com mutações recentemente descritas no gene da selenoproteína-N1, apresenta-se com intensa limitação para os movimentos da coluna vertebral em razão do encurtamento dos músculos paravertebrais[21,22]. Outra característica é a grave síndrome ventilatória restritiva que essas crianças desenvolvem.

As doenças de Fukuyama, músculo-olho-cérebro e Walker-Warburg são formas de DMC que cursam com grave hipotonia e fraqueza muscular, em que, associadamente, há intenso comprometimento do SNC e falha na glicosilação da proteína alfa-distroglicana[21,22]. Na forma de Fukuyama, ocorrem alterações estruturais do SNC (lisencefalia, paquigiria), deficiência mental e epilepsia; praticamente só ocorre em descendentes orientais. A doença músculo-olho-cérebro é uma forma finlandesa de DMC que se apresenta com alterações estruturais cerebrais e malformações oculares. A doença de Walker-Warburg é de ocorrência universal e caracterizada por lissencefalia tipo II, hidrocefalia e intenso comprometimento muscular, com óbito até aos 2 anos de vida[21].

MIOPATIAS CONGÊNITAS ESTRUTURAIS

As miopatias congênitas estruturais formam um grupo de doenças em que as manifestações são notadas já ao nascimento ou no primeiro ano de vida, com mínima ou nenhuma progressão do quadro motor[26]. Inicialmente eram conhecidas como miopatias benignas da infância, em especial quando comparadas com as distrofias musculares cujas manifestações são inexoravelmente progressivas. Atualmente, esse termo é evitado, pois o prognóstico e o comprometimento motor nem sempre são favoráveis. O quadro clínico é caracterizado por hipotonia, atrofia e fraqueza musculares generalizadas. Os músculos das porções proximais dos membros são afetados de forma preferencial, embora usualmente tanto os músculos distais quanto os proximais sejam afetados. As deformidades são comumente observadas e ocorrem em razão de fraqueza e hipotonia musculares. Os músculos faciais, mastigatórios e oculares extrínsecos são caracteristicamente afetados. O nível cognitivo tende a ser normal. Outras manifestações são arreflexia tendínea pro-

TABELA 109.3 – Principais formas clínicas de distrofia muscular congênita (DMC). Outras características clínicas associadas

TIPO CLÍNICO	OUTRAS CARACTERÍSTICAS CLÍNICAS	PRODUTO GÊNICO	LÓCUS GENÉTICO
DMC com merosina presente	Cognição normal, ausência de anormalidades no SNC	?	?
DMC com deficiência de merosina	Anormalidades da substância branca do SNC, ausência de marcha	Merosina	6q
Forma de Ullrich	Frouxidão ligamentar distal	Colágeno VI	21q, 2q
Forma de Fukuyama	Anormalidades estruturais do SNC, deficiência mental e convulsões	Fukutina	9q
Doença músculo-olho-cérebro	Deficiência mental, anormalidades estruturais do SNC e oculares, bem como convulsões	O-manose beta-1, 2-N-acetilglucosamiltransferase	1p
Doença de Walker-Warburg	Deficiência mental, anormalidades oculares e lisencefalia tipo III	O-manosiltransferase-1	9q
DMC com espinha rígida	Contratura da coluna vertebral, insuficiência ventilatória	Selenoproteína-N1	1p
DMC com deficiência de integrina	Retrações articulares, atraso motor, hipotonia	Integrina	12q

SNC = sistema nervoso central.

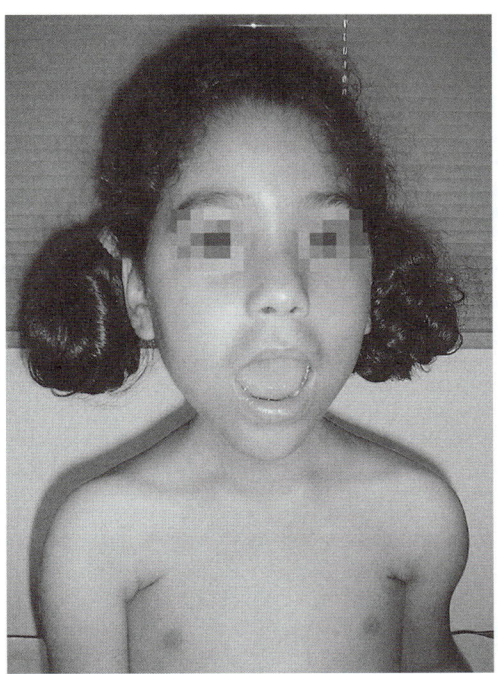

Figura 109.9 – Criança com distrofia muscular congênita com deficiência da proteína merosina. Observa-se o aspecto facial característico (face afilada com pouca mímica, atrofia dos músculos mastigatórios e boca entreaberta).

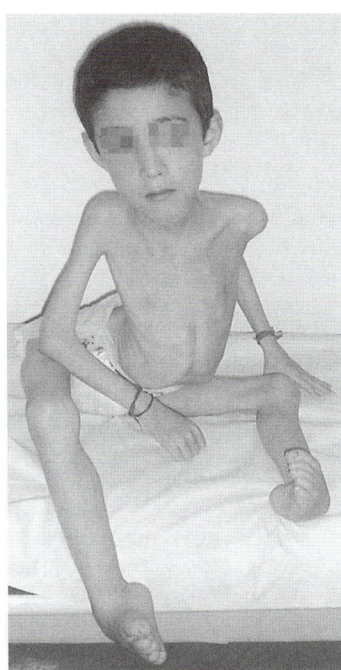

Figura 109.10 – Criança com distrofia muscular congênita com deficiência da proteína merosina. Observam-se deformidades diversas (escoliose e retrações articulares) e atrofia muscular difusa.

funda, disfagia, disfonia e má oclusão dentária. O prognóstico está diretamente relacionado ao grau do comprometimento respiratório, e este depende da fraqueza da musculatura intercostal e das deformidades torácicas e da coluna vertebral. Formas clínicas de início na vida adulta são também descritas, assim como casos com intenso comprometimento motor e respiratório no período neonatal.

As miopatias congênitas estruturais são classificadas conforme a anormalidade estrutural observada nas fibras musculares pelo exame de biópsia muscular (Figs. 109.12, A a D)[26]. Atualmente, estão catalogados mais de 30 tipos, e as mais freqüentes são as miopatias centronuclear, miotubular, nemalínica, central core, multicore e por desproporção congênita de fibras[26].

Miopatia Centronuclear

Na miopatia centronuclear, observa-se na biópsia muscular a persistência anormal do núcleo nas porções centrais das fibras musculares[27] (Fig. 109.12, A). Na forma clínica de início na infância, em geral esporádica e raramente de herança autossômica recessiva, as crianças manifestam a doença já no primeiro ano de vida. Há variável comprometimento nos períodos perinatal e neonatal, caracterizado por hipóxia e hipotonia, e atraso das aquisições motoras nos dois primeiros anos de vida[26,27]. A queixa fundamental é o atraso para início da marcha. São crianças com fraqueza muscular difusa, afetando os músculos proximais e distais dos membros, cervicais, paravertebrais, intercostais e craniofaciais (Fig. 109.13). É a miopatia congênita que compromete com mais freqüência os músculos oculares extrínsecos. O quadro motor é estacionário, raramente ocorrendo perda de habilidades funcionais já adquiridas pela criança[26,27]. Alguns casos raros são decorrentes de herança autossômica dominante, em que as manifestações são mais brandas e o início é mais tardio, podendo mesmo ocorrer na vida adulta[28]. Nas

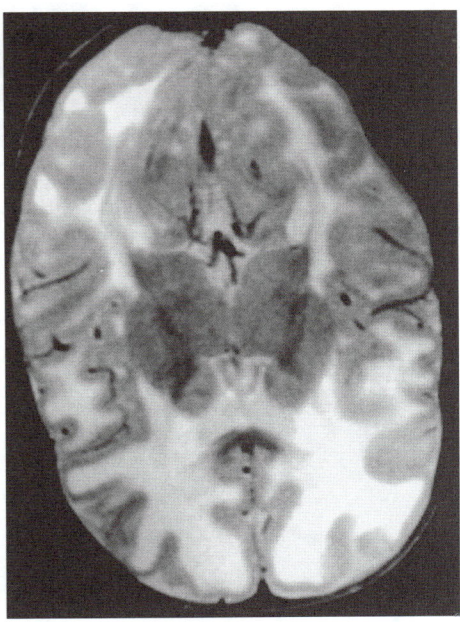

Figura 109.11 – Imagem de ressonância magnética do crânio (pesadas em T2) de uma criança com distrofia muscular congênita com deficiência da proteína merosina. Presença de alterações difusas do sinal (hipersinal) na substância branca periventricular.

duas formas de herança autossômica recessiva e dominante, o defeito genético ou a deficiência protéica ainda não estão identificados.

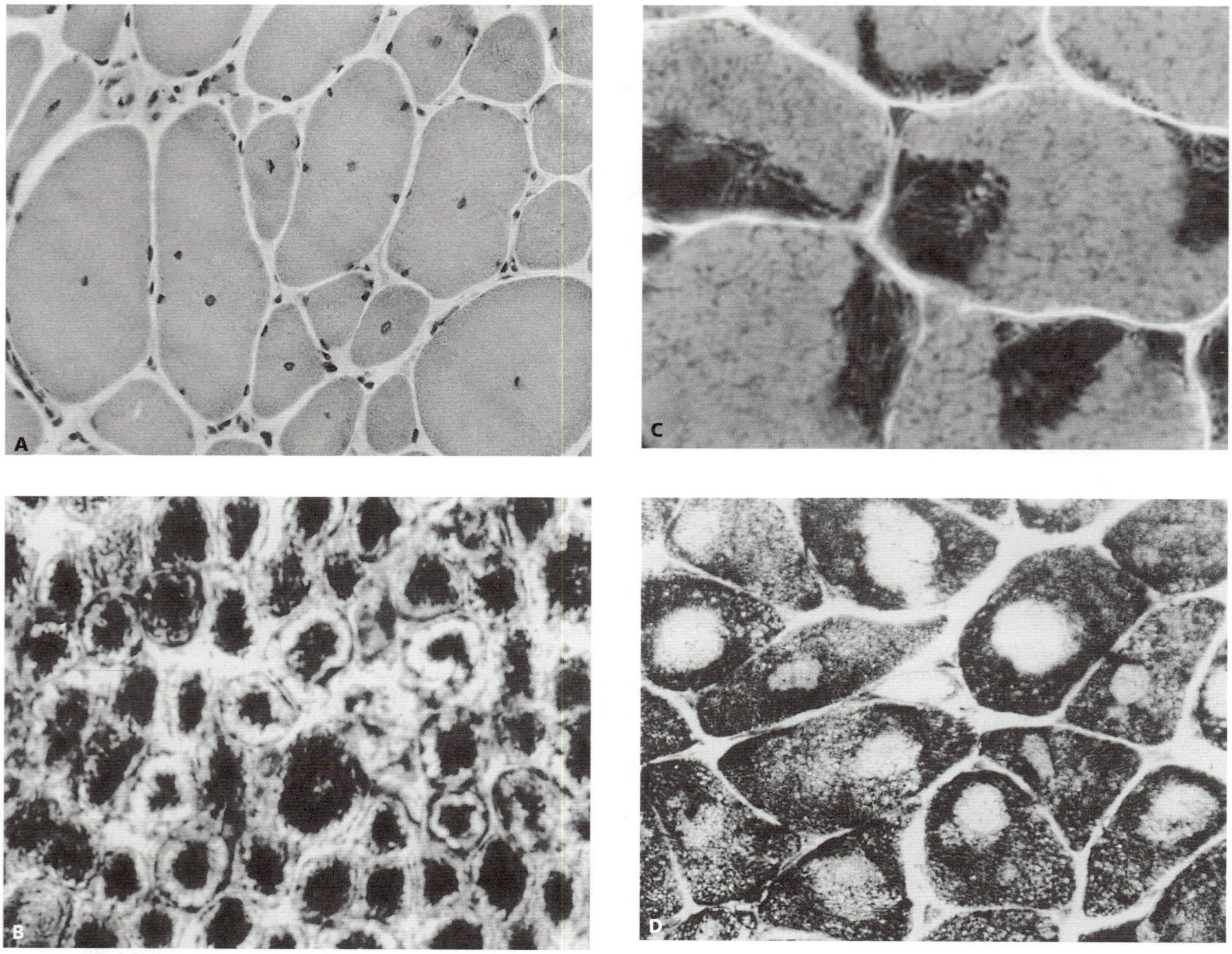

Figura 109.12 – Principais alterações histológicas nas miopatias congênitas estruturais. (*A*) Presença do núcleo centralizado na maioria das fibras musculares na miopatia centronuclear (H&E). (*B*) Há aumento da atividade oxidativa no centro das fibras musculares na miopatia miotubular (NADH). (*C*) Bastões sub-sarcolemais nas fibras musculares na miopatia nemalínica (GO). (*D*) Áreas centrais nas fibras musculares com ausência da atividade oxidativa na miopatia central-core (NADH).

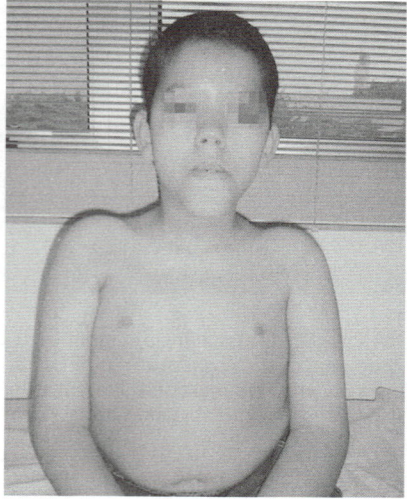

Figura 109.13 – Criança com miopatia centronuclear com a forma de início na infância. Observar o aspecto facial com pouca mímica e a boca entreaberta.

Miopatia Miotubular

A miopatia miotubular é causada por mutações no gene que codifica a proteína miotubularina, a qual está envolvida no processo da miogênese[26,29]. Histologicamente, as fibras musculares apresentam um aspecto fetal chamado de miotubular, com o núcleo posicionado no centro das fibras[29] (Fig. 109.12, *B*). É uma doença de herança recessiva ligada ao cromossomo X, afetando, assim, apenas meninos. As crianças manifestam um quadro clínico extremamente grave, caracterizado por hipóxia perinatal e hipotonia neonatal, com grave comprometimento respiratório e bulbar[26,30]. Em torno de 60% das crianças falecem até os dois anos de idade. No entanto, após o período neonatal de maior morbidade, as crianças tendem a evoluir com melhora das funções motoras e respiratórias[30] (Fig. 109.14). Mesmo assim, a aquisição da marcha é improvável. Há casos descritos na literatura com comprometimento muscular leve, semelhante às crianças com a miopatia centronuclear[30].

Miopatia Nemalínica

A miopatia nemalínica é caracterizada histologicamente por estruturas semelhantes a bastões no interior das fibras muscu-

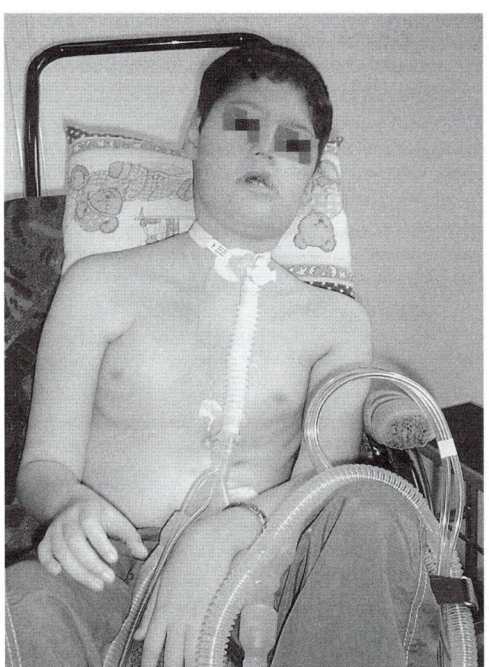

Figura 109.14 – Criança com miopatia miotubular, ainda dependente de ventilação mecânica.

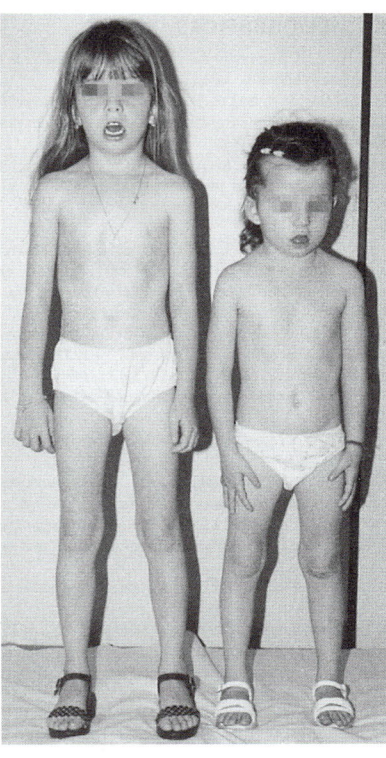

Figura 109.15 – Irmãs com miopatia nemalínica com a forma de início na infância. Observar o aspecto facial com pouca mímica e a boca entreaberta.

lares, chamadas de *rods*[26] (Fig. 109.12, *C*). Esses bastões são formados a partir da linha Z e expressam a proteína alfa-actinina. A doença é causada por mutações em diversas proteínas que constituem os filamentos finos do sarcômero, tais como nebulina, tropomiosiona, alfa-actinina e troponina[26,29]. Basicamente, a doença manifesta-se com pelo menos três fenóti-pos diferentes: forma neonatal grave, forma de início na infância e forma de início na vida adulta[31]. Na forma neonatal grave, observa-se hipóxia perinatal grave e acentuada hipotonia neonatal, com intenso comprometimento respiratório e bulbar. Assim como na miopatia miotubular, as crianças tendem a evoluir, após o período neonatal, com melhora do padrão motor e respiratório. Mesmo assim, a mortalidade é alta. Na forma de início na infância, as manifestações clínicas fundamentais incluem fraqueza muscular difusa com envolvimento craniofacial, atraso nas aquisições motoras (em especial para marcha) e deformidades diversas (escoliose, retrações articulares, pés eqüinovaros)[31] (Fig. 109.15). As crianças evoluem de forma estável ou com mínima progressão, praticamente não havendo perda das habilidades funcionais adquiridas durante a vida. É o padrão clássico da miopatia benigna da infância. No entanto, esses casos podem evoluir de forma insatisfatória em decorrência de infecções respiratórias ou mesmo com o desenvolvimento de escoliose. Os casos de início após a primeira década de vida ou na vida adulta são mais raros, e apresentam um quadro clínico mais brando[31].

Miopatia Central Core

A miopatia central core caracteriza-se pelo achado na biópsia muscular de ausência da atividade oxidativa nas porções centrais das fibras musculares[26,32] (Fig. 109.12, *D*). A maioria dos pacientes apresenta quadro clínico similar às formas de início na infância das miopatias centronuclear e nemalínica[26]. Crianças com comprometimento neonatal grave são bem mais raras. No entanto, é bem mais comum a ocorrência de manifestações insidiosas ou mínimas em adultos com a doença. Em cerca de 50% dos casos, a doença é transmitida por herança autossômica dominante com mutações no gene *RYR1*, o qual codifica a proteína do canal da rianodina[33]. Como mutações nesse gene também produzem o fenótipo de hipertermia maligna, o risco de hipertermia maligna nessa forma de miopatia é bastante elevado, e todos os familiares devem ser pesquisados antes de procedimentos cirúrgicos.

Miopatia Multicore

A miopatia multicore (ou minicore) é caracterizada pela presença de múltiplas áreas de ausência de atividade oxidativa no interior das fibras musculares[26]. A maioria dos casos apresenta herança autossômica recessiva, e recentemente foram descritas mutações no gene da proteína selenoproteína-N1 em algumas famílias[26]. O quadro clínico é caracterizado por fraqueza e hipotonia muscular difusas, de evolução lentamente progressiva ou mesmo estacionária, associadas com atraso motor e deformidades osteoarticulares diversas. O envolvimento pulmonar é freqüente, e é o principal fator determinante do prognóstico.

Miopatia por Desproporção Congênita de Fibras

Forma rara de miopatia congênita, caracterizada histologicamente pela presença isolada de predominância e atrofia de fibras do tipo 1 em relação às fibras do tipo 2[26]. As crianças apresentam hipotonia e fraqueza muscular de padrão não evolutivo, mas em geral com grave comprometimento respiratório. Os músculos craniofaciais são caracteristicamente afetados. Ainda não há defeito genético ou protéico identificado.

REFERÊNCIAS BIBLIOGRÁFICAS

1. DUBOWITZ, V. The muscular dystrophies. In: *Muscle Disorders in Childhood*. 2. ed. London: W.B. Saunders, 1995. p. 34-133.
2. BAKKER, E.; VAN OMMEN, G. J. B. Duchenne and Becker muscular dystrophy. In: EMERY, A. E. H. *Neuromuscular Disorders: clinical and molecular genetics*. Chichester: John Wiley & Sons, 1998. p. 59-86.
3. NICHOLSON, L. V.; JOHNSON, M. A.; BUSHBY, K. M. et al. Integrated study of 100 patients with Xp21 linked muscular dystrophy using clinical, genetic, immunohistochemical and histopathological data. *J. Med. Genet.*, v. 30, p. 6728-6736, 1993.
4. WERNECK, L. C.; FERRAZ, L. E.; SCOLA, R. H. Early differentiation between Duchenne and Becker muscular dystrophy: clinical, laboratory, electrophysiology, histochemical, and immunohistochemical study of 138 cases. *Arq. Neuropsiquiatr.*, v. 50, p. 468-477, 1992.
5. DUBOWITZ, V. 75th European Neuromuscular Centre International Workshop: 2nd Workshop on the Treatment of Muscular Dystrophy 10-12 December, 1999, Naarden, The Netherlands. *Neuromusc. Dis.*, v. 10, p. 313-320, 2000.
6. MUNTONI, F. Cardiac complications of childhood myopathies. *J. Child. Neurol.*, v. 18, p. 191-202, 2003.
7. NISHINO, I.; OZAWA, E. Muscular dystrophies. *Curr. Opin. Neurol.*, v. 15, p. 539-544, 2002.
8. ZATZ, M.; DE PAULA, F.; STARLING, A. et al. The 10 autosomal recessive limb-girdle muscular dystrophies. *Neuromuscul. Disord.*, v. 13, n. 7-8, p. 532-544, 2003.
9. BIONE, S.; MAESTRINI, E.; RIVELLA, S. et al. Identificação of a novel X-linked gene responsible for Emery-Dreifuss muscular dystrophy. *Nat. Genet.*, v. 8, p. 323-327, 1994.
10. OSTLUND, C.; WORMAN, H. J. Nuclear envelope proteins and neuromuscular diseases. *Muscle Nerve*, v. 27, p. 393-406, 2003.
11. KISSEL, J. T. Facioscapuloumeral dystrophy. *Semin. Neurol.*, v. 19, p. 35-43, 1999.
12. PADBERG, G. W. Facioscapuloumeral muscular dystrophy. In: EMERY, A. E. H. *Neuromuscular Disorders: clinical and molecular genetics*. Chichester: John Wiley & Sons, 1998. p. 105-122.
13. HARPER, P. S. *Myotonic Dystrophy*. 2. ed. Philadelphia: W.B. Sauders, 1989.
14. BROOK, J. D.; MCCURRACH, M. E.; HARLEY, H. G. et al. Molecular basis of myotonic dystrophy: expansion of a trinucleotide (CTG) repeat at the 3-prime end of a transcript encoding a protein kinase family member. *Cell*, v. 68, p. 799-808, 1992.
15. TIMCHENKO, L. T.; TAPSCOTT, S. J.; COOPER, T. A. et al. Myotonic dystrophy: discussion of molecular basis. *Adv. Exp. Med. Biol.*, v. 516, p. 27-45, 2002.
16. AZEVEDO, H. C.; MENDONCA, L. I.; SALUM, P. N. et al. Congenital myotonia. Report of 7 patients. *Arq. Neuropsiquiatr.*, v. 54, p. 595-600, 1996.
17. LEHMANN-HORN, F.; RUDEL, R. Channelopathies: the nondystrophic myotonias and periodic paralyses. *Semin. Pediatr. Neurol.*, v. 3, p. 122-139, 1996.
18. ZHANG, J.; GEORGE JR., A. L.; GRIGGS, R. C. et al. Mutations in the human skeletal muscle chloride channel gene (CLCN1) associated with dominant and recessive myotonia congenita. *Neurology*, v. 47, p. 993-998, 1996.
19. FAN, X.; ROULEAU, G. A. Progress in understanding the pathogenesis of oculopharyngeal muscular dystrophy. *Can. J. Neurol. Sci.*, v. 30, p. 8-14, 2003.
20. NONAKA, I. Distal myopathies. *Curr. Opin. Neurol.*, v. 12, p. 493-499, 1999.
21. MERCURI, E.; SEWRY, C.; BROWN, S. C. et al. Congenital muscular dystrophies. *Semin. Pediatr. Neurol.*, v. 9, p. 120-131, 2002.
22. MUNTONI, F.; VALERO DE BERNABE, B.; BITTNER, R. et al. 114th ENMC International Workshop on Congenital Muscular Dystrophy (CMD) 17-19 January 2003, Naarden, The Netherlands: (8th Workshop of the International Consortium on CMD; 3rd Workshop of the MYO-CLUSTER project GENRE). *Neuromuscul. Disord*, v. 13, n. 7-8, p. 579-588, 2003.
23. TOMÉ, F. M. S.; GUICHENEY, P.; FARDEAU, M. Congenital muscular dystrophies. In: EMERY, A. E. H. *Neuromuscular Disorders: clinical and molecular genetics*. Chichester: John Wiley & Sons, 1998. p. 21-58.
24. JONES, K. J.; MORGAN, G.; JOHNSTON, H. et al. The expanding phenotype of laminin alpha2 chain (merosin) abnormalities: case series and review. *J. Med. Genet.*, v. 38, p. 649-657, 2001.
25. REED, U. C.; MARIE, S. K.; VAINZOF, M. et al. Congenital muscular dystrophy with cerebral white matter hypodensity. Correlation of clinical features and merosin deficiency. *Brain Dev.*, v. 18, p. 53-58, 1996.
26. CABELLO, A. Congenital myopathies. *Rev. Neurol.*, v. 37, p. 779-786, 2003.
27. ZANOTELI, E.; OLIVEIRA, A. S. B.; SCHMIDT, B. et al. Centronuclear myopathy: clinical aspects of ten Brazilian patients with childhood onset. *J. Neurol. Sci.*, v. 158, p. 76-82, 1998.
28. GOEBEL, H. H.; MEINCK, H. M.; REINECKE, M. et al. Centronuclear myopathy with special consideration of the adult form. *Eur. Neurol.*, v. 23, p. 425-434, 1984.
29. WALLGREN-PETTERSSON, C. Nemaline and myotubular myopathies. *Semin. Pediatr. Neurol.*, v. 9, p. 132-144, 2002.
30. HERMAN, G. E.; FINEGOLD, M.; DE GOUYON, B. et al. Medical complications in long-term survivors with X-linked myotubular myopathy. *J. Pediat.*, v. 134, p. 206-214, 1999.
31. RYAN, M. M.; SCHNELL, C.; STRICKLAND, C. D. et al. Nemaline myopathy: a clinical study of 143 cases. *Ann. Neurol.*, v. 50, p. 312-320, 2001.
32. SEWRY, C. A.; MULLER, C.; DAVIS, M. et al. The spectrum of pathology in central core disease. *Neuromuscul. Disord.*, v. 12, p. 930-938, 2002.
33. MUNTONI, F.; SEWRY, C. A. Central core disease: new findings in an old disease. *Brain*, v. 126, Pt 11, p. 2339-2340, 2003.

CAPÍTULO 110

Reabilitação nas Doenças Neuromusculares

Edmar Zanoteli • Márcia Cristina Bauer Cunha • Javier Toledano Beteta

INTRODUÇÃO

As doenças neuromusculares (DNM) compõem um grupo de distúrbios, hereditários ou adquiridos, que afetam especialmente a unidade motora, ou seja, o corpo do motoneurônio na medula espinal, o nervo periférico, a placa mioneural e o tecido muscular. No entanto, doenças que afetam o trato corticospinal (trato piramidal), o cerebelo e as vias espinocerebelares também são incluídas no grupo das DNM, em razão do importante comprometimento motor que acarretam. As principais DNM que afetam o trato piramidal são esclerose lateral amiotrófica (ELA) e paraparesia espástica familiar (doença de Strümpell). O cerebelo e as vias cerebelares são envolvidos nas ataxias hereditárias, das quais destacam-se a ataxia de Freidreich e a doença de Machado-Joseph. Algumas DNM caracterizam-se pelo comprometimento do corpo do motoneurônio inferior, localizado no corno anterior da medula espinal, como ocorre na amiotrofia espinal progressiva (AEP) e também na ELA, e outras produzem alterações ao longo do nervo periférico, como ocorre nas neuropatias periféricas hereditárias (doença de Charcot-Marie-Tooth [CMT]) ou adquiridas (polineuropatias periféricas diabética e alcoólica). A *miastenia gravis* caracteriza-se pela produção de auto-anticorpos contra receptores da acetilcolina na placa motora, resultando em paresia e fadigabilidade das musculaturas ocular, bulbar e dos membros. As doenças musculares podem ser de causa adquirida ou genética. Polimiosite, dermatopolimiosite e miosites infecciosas são exemplos de causas adquiridas. Dentre as causas genéticas, destacam-se as distrofias musculares; as distrofias musculares progressivas são ocasionadas pela deficiência hereditária de proteínas específicas do tecido muscular. As distrofias musculares de Duchenne (DMD) e de Becker (DMB) são decorrentes da deficiência da distrofina (proteína da membrana da fibra muscular) e acarretam paresia progressiva nas porções proximais dos membros. A deficiência de outras proteínas, tais como sarcoglicanas, calpaína, disferlina, caveolina, miotilina, titina e teletonina, resulta nas distrofias musculares de cinturas; são doenças que se manifestam, em geral, após a adolescência, acometendo preferencialmente os músculos das cinturas pélvica e escapular. As miopatias congênitas caracterizam-se por comprometimento motor notado já no primeiro ano de vida, e com mínima progressão. Dentre elas, encontram-se as miopatias estruturais (centronuclear, nemalínica, central core etc.), as distrofias musculares congênitas (DMC) com ou sem deficiência da proteína merosina, e as miopatias metabólicas.

Os aspectos clínicos, fisiopatogênicos e laboratoriais detalhados da maioria dessas doenças estão apresentados em outros capítulos deste livro. Neste capítulo, serão abordados os principais aspectos relacionados à reabilitação e ao tratamento desses pacientes.

Embora não haja tratamento definitivo para a maioria das DNM, isso não significa que não se possa tratá-las. Os objetivos fundamentais da reabilitação dos pacientes com DNM incluem, entre outros, aprimorar as habilidades funcionais, prolongar e manter a capacidade para a marcha, prevenir deformidades esqueléticas e melhorar a qualidade de vida, produzindo, assim, meios para uma melhor integração social[1-3]. Os métodos fundamentais para se atingir tais objetivos incluem a manutenção da força muscular dentro dos limites impostos pela própria doença e a prevenção de complicações, tais como atrofia por desuso e retrações articulares[2,3]. O comprometimento neuromuscular, o envolvimento clínico e o grau de incapacidade funcional devem ser avaliados de forma padronizada, utilizando-se escalas bem estabelecidas, as quais incluem informações quanto à medida da força muscular, amplitude dos movimentos articulares, deformidades da coluna vertebral, funções cardíaca e pulmonar, nível intelectual e habilidades funcionais dos membros[1-3].

O sucesso na obtenção dos objetivos, especialmente com relação ao prolongamento do tempo da marcha, depende de vários fatores, que podem sofrer ou não a interferência da equipe profissional. O principal fator determinante no sucesso das terapias é o grau de progressão da própria doença; este independe da equipe profissional. Doenças rapidamente progressivas, como DMD e ELA, certamente apresentarão uma resposta menos satisfatória comparando-se com aquelas doenças de evolução mais lenta[1-3]. Assim, o conhecimento do diagnóstico específico do paciente é crucial para o sucesso de qualquer programa de reabilitação, em decorrência de diferentes apresentações clínicas. Outros fatores determinantes no sucesso das terapias incluem a época do início do tratamento, motivação e colaboração do paciente e experiência da equipe profissional. Doenças em estágios finais, com intensas deformidades esqueléticas e retrações articulares, certamente terão um benefício menor com os programas de reabilitação. O tratamento das DNM é otimizado por meio de um trabalho multidisciplinar envolvendo profissionais que possuam experiência com essas doenças, e deve consistir em médicos, fisioterapeutas, terapeutas ocupacionais, fonoaudiólogos, psicólogos, entre outros.

EXERCÍCIOS FÍSICOS

A falta de atividade física, como ocorre nos longos períodos de imobilização e naqueles indivíduos confinados em cadeiras de rodas, produz deterioração do sistema neuromuscular e redução da capacidade cardiorrespiratória[4-6]. Os principais efeitos da inatividade sobre o sistema muscular incluem atrofia muscular, redução na resistência muscular aos exercícios (fadiga, câimbras, dores) e predisposição para lesões musculoesqueléticas[6]. A redução da capacidade do sistema muscular de resistir aos exercícios físicos e, portanto, acarretando fadiga, está relacionada também com a redução na capacidade cardiocirculatória[6,7]. Em pacientes com DNM, o desenvolvimento de atrofia muscular e a redução na resistência muscular são muito mais significativos com a inatividade que em indivíduos normais[6].

Com a inatividade, o tecido muscular sofre diversas adaptações, incluindo-se atrofia das fibras musculares, envolvendo tanto as fibras do tipo 1 quanto as do tipo 2, e redução na função mitocondrial[3]. Se a tensão máxima diária for menor que 20% da força máxima do músculo, certamente ocorrerá redução na força muscular[3]. Sem dúvida, o método preferível para preservar a força muscular e prevenir a atrofia por desuso é a manutenção de atividades físicas diárias produtoras de contrações musculares repedidas, incluindo caminhadas, sentar, levantar e, eventualmente, natação[8]. Portanto, na instituição, ao lado do programa de reabilitação, devem ser prescritos para os pacientes com DNM alguns exercícios para ser realizados em casa, com base nas próprias atividades rotineiras dos pacientes. Esses exercícios podem, além de prevenir a atrofia por desuso, reduzir a ocorrência de retrações articulares[8,9]. Cuidados especiais devem ser tomados com aqueles pacientes que são imobilizados após procedimentos cirúrgicos ou mesmo internações por problemas clínicos. Tais situações podem predispor à perda de marcha em casos limítrofes[10,11]. É fundamental que exercícios sejam realizados no próprio leito do paciente, horas após o procedimento cirúrgico. Exercícios ativos e passivos nas grandes articulações são fundamentais, pois estas são as que mais sofrem com a imobilização prolongada[10,11].

A fraqueza muscular é a causa fundamental da maioria dos problemas encontrados em pacientes com DNM. Vários estudos têm procurado determinar os efeitos dos exercícios, no sentido de melhorar a força muscular em pacientes com DNM[12]. Exercícios aeróbicos de pouco impacto, como caminhada, natação e bicicleta ergométrica, comprovadamente promovem manutenção do peso corporal, melhora da capacidade cardiovascular e da resistência muscular à fadiga, bem como prevenção da atrofia muscular por desuso, sem danos significativos para o sistema musculoesquelético[3,6,12]. No entanto, existe uma grande controvérsia na literatura quanto ao uso dos exercícios resistivos, especialmente em relação à intensidade da carga prescrita. Nesse caso, os reais efeitos benéficos (no sentido de aumentar a força muscular com real ganho funcional), bem como os riscos de danos ao sistema musculoesquelético, ainda não estão claramente demonstrados.

Em indivíduos normais, já está bem estabelecido que exercícios com resistência progressiva proporcionam aumento da força muscular e da tolerância à fadiga[4,5,7]. Por outro lado, ainda não há consenso quanto aos benefícios ou mesmo aos riscos desse tipo de exercício nas DNM, especialmente nas miopatias. Muitos estudos incluem pacientes com diferentes diagnósticos, o que dificulta a interpretação dos resultados, pois cada doença provavelmente reagirá de forma diferente ao estímulo aplicado[12].

Na DMD, em que há uma disfunção na ligação entre a matriz extracelular e as proteínas intracitoplasmáticas, em decorrência da deficiência da distrofina, as fibras musculares são mais vulneráveis à lesão e menos capazes de sustentar um processo de regeneração[13]. Com base nessa informação, é difícil determinar qual a carga de exercícios capaz de produzir efeitos positivos ou mesmo deletérios na DMD. A maioria dos estudos inclui um número pequeno de crianças, com resultados inconclusivos. O consenso geral, no entanto, é que, para crianças com DMD, exercícios utilizando baixa ou moderada resistência poderiam ser aplicados pelo menos para estimular a atividade enzimática e as propriedades contráteis das fibras musculares, e que exercícios utilizando alta resistência devam ser evitados, em razão do risco de grande estresse mecânico sobre as fibras musculares, as quais necrosam com maior facilidade e possuem menor reserva regenerativa[12,13].

Em estudos que incluíam pacientes com diagnóstico de distrofia muscular de cinturas, foram mostrados aumentos de força muscular, em especial no início do treinamento, com exercícios utilizando moderada e alta resistência, sem efeitos deletérios significativos, embora tenha atingido um platô com alguns meses de treinamento[12,14,15]. Em outras formas de distrofias musculares, como as miopatias distais e a distrofia facioescapuloumeral, programas de exercícios com alta resistência também têm se mostrado eficazes no sentido de aumentar a força muscular, sem efeitos deletérios significativos[12,14,15]. Estudos incluindo pacientes com distrofia miotônica (doença de Steinert) têm mostrado aumento da força muscular e mesmo das funções motoras durante programas com exercícios de alta resistência, sem efeitos deletérios significativos[12,16], embora uma avaliação dos efeitos a longo prazo não tenha sido realizada. É importante ressaltar que, na distrofia miotônica, a atrofia e a fraqueza musculares progressivas parecem ocorrer em conseqüência de uma redução na síntese protéica pela fibra muscular, ao invés de deficiência de proteínas estruturais, como ocorre com as distrofias musculares progressivas, sugerindo assim um defeito anabólico[17]. Essa diferença na fisiopatogenia das diversas formas de miopatias certamente interfere na resposta do tecido muscular aos diferentes tipos, e intensidade, dos exercícios físicos aplicados. Em pacientes portadores de doenças mitocondriais, têm sido demonstrado aumento da capacidade aeróbica, resistência à fadiga e tolerância aos exercícios, com o uso de programas de exercícios utilizando moderado a intenso treino aeróbico[18,19].

Independentemente do programa de treinamento que será utilizado, deverá haver um aumento gradual da carga, respeitando a capacidade muscular e cardiorrespiratória da criança, a fim de evitar fadiga e lesão muscular no início do treinamento. O tempo necessário para que esses pacientes adquiram um condicionamento físico adequado certamente será maior que em indivíduos normais. O principal sintoma de excesso de exercícios é o surgimento de dor muscular acentuada 12 a 24h após o término dos exercícios. A presença de fadiga pode estar relacionada à própria doença de base e ao fraco condicionamento físico do paciente, assim como ao exagero de exercícios físicos aplicados durante o treinamento.

Com relação aos estudos publicados até o momento, parece estar claro que o treinamento de força muscular utilizando exercícios com alta resistência, num nível acima da capacidade máxima muscular, pode ser benéfico pelo menos para aquelas doenças de progressão lenta[12]. Nas formas de miopatias com rápida progressão, como na DMD, os benefícios ainda são controversos. Em todas as formas de doenças musculares, os exercícios físicos devem ser iniciados precocemente, quando ainda há fibras musculares potencialmente treináveis. Nos estágios finais, pouco efeito será obtido em razão da grande quantidade de fibrose e tecido adiposo em substituição às fibras musculares. Não há na literatura estudos de treinamento muscular com um longo seguimento em pacientes miopatas para que possam ser avaliados os efeitos tardios. Assim, não é possível determinar se os exercícios de treinamento causarão uma depleção precoce das células satélites, as quais possuem um limitado potencial de divisão celular, produzindo uma fraqueza muscular tardia.

RETRAÇÕES ARTICULARES

O desenvolvimento de retrações articulares – redução na amplitude dos movimentos articulares – é uma complicação que contribui muito para a deterioração das funções motoras em pacientes com DNM[2,8]. Nas doenças neurogênicas, tendem a ser menos incapacitantes, pois afetam preferencialmente as articulações mais distais dos membros, ao passo que nas miopatias, em razão do comprometimento das grandes articulações, há perdas funcionais motoras significativas, tanto em membros superiores quanto em membros inferiores, com grande comprometimento da capacidade para a deambulação. A incapacidade funcional ocorre em razão da redução na amplitude dos movimentos articulares e também da redução na força muscular decorrente do encurtamento muscular.

Nas doenças musculares, a retração articular ocorre em decorrência de vários fatores:

- Desequilíbrio entre a força dos músculos agonistas e antagonistas.
- Alterações posturais adaptativas crônicas para manter o equilíbrio ortostático das crianças.
- Posturas em flexão das articulações do quadril e joelhos por longos períodos na posição sentada, especialmente naqueles pacientes dependentes de cadeiras de rodas.
- Longos períodos de imobilização dos membros[2,3,8].

Várias medidas podem ser tomadas precocemente com o objetivo de prevenir e tratar as retrações nas DNM:

- Exercícios que visam à mobilização das articulações e alongamentos musculares.
- Fortalecimento muscular (músculos agonistas e antagonistas).
- Uso de órteses.
- Procedimentos cirúrgicos[2,3,8,20].

O conhecimento dos aspectos funcionais das DNM é fundamental para otimizar o tratamento. Por exemplo, em pacientes com DMD, os músculos que mais contribuem para a perda precoce da marcha são o grande glúteo, o tensor da fáscia lata e os iliotibiais[2,3,8,20]. Assim, numa fase inicial do tratamento, esses grupos musculares devem ser priorizados. Na DMD, o achado mais comum no quadril é a deformidade em flexão e em abdução. Outras deformidades incluem retrações das articulações dos joelhos e cotovelos, bem como pés eqüinovaros[2,3,8,20].

Nas miopatias, especificamente na DMD, em razão do predomínio da fraqueza nos músculos da cintura pélvica, a projeção do centro de gravidade do corpo no solo, na postura ortostática, torna-se alterada, passando anteriormente ao quadril, ao joelho e ao tornozelo, ao contrário do que ocorre nos indivíduos normais, em que a projeção do centro de gravidade do corpo passa atrás do quadril, na frente do joelho e anteriormente ao tornozelo[2,21]. Isto resulta numa postura ereta instável, acarretando uma hiperlordose lombar compensatória, a qual permite o deslocamento do centro de gravidade para trás do quadril. O alinhamento do corpo nessas crianças também é alterado pela retração do músculo tensor da fáscia lata e da cinta iliotibial, produzindo a flexão do quadril e o alargamento da base de sustentação[2,21]. Retração da cinta iliotibial é um achado fundamental associado ao desenvolvimento da marcha miopática da criança com DMD. Por outro lado, também a estabilidade do joelho fica comprometida pelo enfraquecimento do músculo quadríceps, acarretando, de forma compensatória, o apoio dos pés em eqüino, no sentido de posicionar o centro de gravidade à frente dos joelhos[2,21].

Finalmente, a cabeça da criança posicionada em flexão, com o tronco em extensão e a hiperlordose lombar, auxilia esses pacientes a prolongarem a sua capacidade de andar[2,21]. Assim, antes da criança perder a capacidade para marcha, estará andando com a base de sustentação alargada, pé em eqüino, hiperlordose lombar, pescoço fletido com o queixo quase encostado no tórax. Nesse estágio, cirurgias percutâneas nos tendões e órteses longas que estabilizem os joelhos podem ser úteis para prolongar o tempo da marcha[8].

Vários estudos têm demonstrado que a prevenção na ocorrência de retrações nos membros inferiores em pacientes com DMD pode prolongar o tempo de marcha em até dois anos[3,8]. Quanto mais tempo o paciente for mantido em posição ortostática, menor será a gravidade e a ocorrência de retrações em membros inferiores[2,3,8]. Os exercícios passivos das articulações (alongamentos) devem ser realizados inicialmente de forma suave e lenta, para evitar dor e defesa por parte do paciente, procurando sempre sua colaboração[3]. Devem ser realizados pelo menos uma vez ao dia com aumento gradual da intensidade. Ao lado dos exercícios passivos, um programa de atividade física domiciliar regular também deve ser indicado[3,8]. Atividades diárias regulares, incluindo caminhada e exercícios como agachar e levantar, são ótimas formas de prevenir tanto a atrofia por desuso quanto o desenvolvimento de retrações. É importante lembrar que em estágios mais avançados da doença, em que a retração já produziu deformidades articulares fixas, um mínimo sucesso será obtido com os exercícios passivos ou com a utilização de órteses. Hyde *et al.* mostraram em pacientes com DMD que o uso noturno de goteiras antieqüino, associado aos exercícios de alongamento do tendão do calcâneo (de Aquiles), é mais efetivo para reduzir o desenvolvimento de retração do que a realização dos exercícios isoladamente[22]. Na DMD, alguns estudos têm demonstrado que procedimentos cirúrgicos para correção de retrações em membros inferiores, quando realizados de maneira precoce, podem prolongar o período de marcha em até um ano e meio[8,23]. No entanto, outros estudos não conseguiram demonstrar uma prevenção significativa das retrações com tais procedimentos cirúrgicos[24].

Nas miopatias congênitas estruturais, na DMC (ver Cap. 112) e na AEP, o predomínio da fraqueza muscular ocorre nas porções proximais dos membros; preferencialmente em membros inferiores. Por conseguinte, as grandes articulações dos membros inferiores, como os quadris e os joelhos, são altamente predispostas a sofrerem com retrações. Então, o trabalho de reabilitação deve ser iniciado precocemente nessas crianças, assim que o diagnóstico for estabelecido. Em todas as formas de miopatias, as cirurgias para correção das retrações devem ser realizadas quando há possibilidade de ganho funcional significativo, especialmente da marcha, com ou sem órteses, ou para aliviar sintomatologia dolorosa.

Algumas miopatias caracteristicamente cursam com retrações articulares em cotovelos e cervicais (espinha rígida), tais como a distrofia muscular de Emery-Dreifuss e a distrofia muscular congênita[2]. Nesses casos, as liberações musculares nos cotovelos devem ser realizadas de forma cautelosa, em razão do alto percentual de recidiva. Já em nível cervical, as liberações cirúrgicas podem produzir desabamento cervical, em decorrência de fraqueza generalizada dos músculos cervicais. Nesses casos, o tratamento fisioterápico e o uso de colar cervical em fases iniciais da doença são mais indicados.

Na doença de CMT, a fraqueza muscular predomina nas porções distais dos membros, produzindo pés com deformidades em eqüino, varo, cavo e adutos, e mãos em garra. Tais alterações ocorrem em decorrência de um maior comprometimento dos músculos eversores (fibulares curto e longo) e do flexor dorsal (tibial anterior). O tratamento cirúrgico baseia-se na liberação de partes moles, como faciotomias plantares; alongamentos e tenotomias; osteotomias társicas, metatársicas e do calcâneo; e artrodeses intratársicas. O tipo do procedimento cirúrgico depende do grau do comprometimento ortopédico e da idade do paciente.

TRATAMENTO COM ÓRTESES

O uso de órtese nas DNM merece atenção especial por se tratar de doenças com características próprias, tais como o predomínio da fraqueza nas porções proximais dos membros, nas miopatias e nas porções distais dos membros nas neuropatias; o caráter progressivo; e as alterações biomecânicas do corpo em decorrência da fraqueza muscular. Os principais objetivos no uso de órteses nesses pacientes são: ortostatismo, melhora do padrão da marcha, prevenção de deformidades e melhora na postura corporal.

Nos pacientes com DMD, o uso regular e precoce de órteses curtas (suropodálicas), como a goteira antieqüino, durante a noite, em associação com exercícios de alongamento, retarda o aparecimento de deformidades fixas e prolonga o tempo de marcha[8,20]. As goteiras de lona para joelho também podem ser usadas durante a noite, com o objetivo de retardar o aparecimento de retrações nos joelhos.

O uso de órteses longas (cruropodálicas), usualmente em associação com órteses curtas antieqüino, é indicado em pacientes com DMD com o objetivo de prolongar o período de marcha; é, então, útil também na prevenção de retrações e da escoliose[8,25,26]. Com órteses longas, esses pacientes poderão andar com os joelhos travados em extensão e em superfícies planas, e poderão ganhar mais dois a quatro anos de marcha, que pode ser funcional ou apenas durante a fisioterapia (marcha terapêutica)[8,25,26]. O uso de órteses longas na DMD deve ser iniciado quando a criança não sobe degraus ou sai da cadeira sem ajuda, ou quando passa menos que 30min em pé por dia[8].

O apoio isquiático nessas órteses é importante por permitir que o paciente caminhe escorado suavemente nesse apoio. A prescrição de órteses longas com apoio isquiático pode ser feita mesmo na presença de deformidades em flexão de joelhos[8] de até 15°. Já o cinto pélvico acoplado nessas órteses poderá limitar os movimentos laterais do tronco nessas crianças, acarretando dificuldade para a marcha. A utilização de órteses longas, com ou sem o cinto pélvico, habitualmente exigirá o uso de auxiliares da marcha (muletas ou andadores). No entanto, a postura hiperlordótica, e com os ombros jogados para trás, observada nos pacientes miopatias, certamente limitará o uso das muletas. Fraqueza acentuada dos membros superiores é outro fator limitante para o uso de auxiliares da marcha.

De acordo com Ziter et al. o uso de órteses nos pacientes com DMD tem um melhor resultado quando a marcha for independente pelo menos até os dez anos de idade[27]. Por outro lado, os resultados são mais modestos quando a marcha independente for perdida antes dos 9 anos. Nesses pacientes com progressão rápida da doença, é aconselhável a internação para treino intensivo de marcha com aparelhos; a prescrição de órteses deve ser feita o mais precocemente possível. Obesidade, deficiência mental, depressão e tempo prolongado em cadeira de rodas (maior que dois meses) são fatores negativos para o sucesso da prescrição de órteses na DMD[8,25].

Cirurgias simples no nível dos quadris ou tornozelos podem ser realizadas por meio de tenotomias percutâneas para alinhamento dos membros inferiores antes mesmo da indicação de órteses[8,22,23]. A época para tais correções cirúrgicas e ortetização deve ser no momento que a criança está deixando de andar, entre os nove e dez anos de idade; obviamente após aceitação da criança e da família[8]. É importe ressaltar que o treino de marcha deve ser reiniciado o mais brevemente possível (menos de 48h) após os procedimentos cirúrgicos referidos anteriormente.

O uso de órteses longas em pacientes com AEP é especialmente útil para treino de marcha, prolongamento do tempo da marcha e ortostatismo. Uma minoria das crianças com AEP tipo 2 pode adquirir marcha funcional com órteses longas, e muitos dos aspectos já discutidos para DMD podem ser aqui aplicados, pois a fraqueza muscular na AEP também predomina nas porções proximais dos membros (ver Cap. 109)[1]. O apoio isquiático permite que o paciente descanse nesse apoio durante o ortostatismo e também durante a marcha, mantendo a lordose lombar e os movimentos laterais do tronco. O uso do cinto pélvico é útil quando a fraqueza proximal é intensa e há dificuldades para estabilização do tronco. O uso simultâneo de muletas canadenses tende a ser limitante, pois pode alterar a postura ereta e lordótica, as quais são desejáveis nesses pacientes. O uso de colete para a coluna vertebral simultaneamente com órteses longas deve ser evitado, pois poderá limitar os movimentos laterais do tronco, prejudicando a marcha desses pacientes[1]. A manutenção de postura em extensão dos joelhos, quando em posição sentada, também é benéfica para promover o alongamento muscular e prevenir retrações nos joelhos. Nesse sentido, o uso de goteiras de lona para joelhos pode estar indicado, especialmente para uso noturno. Para prevenção de eqüinismo dos pés, ao lado dos exercícios para fortalecimento e alongamento musculares, recomenda-se a prescrição de órteses curtas antieqüino, também adequadas para uso noturno. Muitos pacientes com AEP tipo 2 podem ser beneficiados com aparelhos para ortostatismo, como *parapodium*, que auxiliam a criança a ficar em pé. Essa conduta auxilia na prevenção de deformidades, promove alongamento muscular e aumenta a satisfação das crianças com relação ao tratamento[1].

Nas neuropatias periféricas, em particular nas formas hereditárias (CMT), o uso de órteses curtas para estabilização do tornozelo, evitando a queda do pé durante a marcha, é indicado[1]. Geralmente, faz-se necessário tiras antivaro ou antivalgo, ou mesmo palmilhas moldadas às deformidades dos pés. Quando há concomitantemente envolvimento de grupos musculares mais proximais dos membros inferiores, em especial do quadríceps, o uso de órteses longas pode ser necessário para estabilizar a marcha. O uso de muletas canadenses é indicado nesses pacientes desde que a força de preensão das mãos seja adequada.

ESCOLIOSE

A escoliose é uma das principais deformidades observadas em pacientes portadores de DNM[28-30]. Pode progredir de forma rápida e ocasionar instabilidade postural, piora da capacidade vital respiratória, dor lombar, escaras de pressão e dificuldades para higiene. O principal fator determinante no desenvolvimento da escoliose é o grau do comprometimento da musculatura paravertebral (fraqueza muscular e hipotonia) decorrente da doença de base. Outros fatores secundários importantes incluem o crescimento pôndero-estatural, a perda da deambulação com confinamento na cadeira de rodas e o aumento do peso corporal[28]. Nas crianças com DMD, a escoliose ocorre em geral por volta dos 13 aos 15 anos de idade, quando a criança encontra-se confinada em cadeira de rodas e no período puberal de maior crescimento pôndero-estatural[26,28,31]. Já nas crianças com AEP tipo 2 e miopatias congênitas, a escoliose tende a se manifestar de maneira precoce, antes dos cinco anos de idade, em decorrência da grande hipotonia da musculatura paravertebral presente já nos primeiros anos de vida[28,30]. Na maioria das DNM, a escoliose é mais freqüentemente toracolombar com curva em S ou em C, em geral associada com lordose lombar e obliqüidade pélvica[28,30,31].

O tratamento inicial se baseia na adequação postural, especialmente naquelas crianças que passam a maior parte do tempo sentadas. O uso de coletes não têm se mostrado eficaz no controle da progressão da escoliose em pacientes com

DNM[28]. Essas medidas são úteis naquelas crianças em idades abaixo dos sete anos, em que os procedimentos cirúrgicos são protelados.

As cirurgias para correção de escoliose devem ser realizadas tão logo se observe uma curva maior que 20°, desde que o paciente tenha no mínimo 20 a 30% da capacidade vital pulmonar[28,29,31,32]. Procedimentos cirúrgicos em curvas maiores que 40° terão um resultado menos satisfatório. A principal técnica utilizada é a de Luque, com algumas variações técnicas; as complicações cirúrgicas mais freqüentes são sangramento excessivo durante o ato operatório, desencadeamento de insuficiência cardíaca e piora da função respiratória[28,30-32]. Não é possível prever, na avaliação pré-operatória, o grau de tolerância cardíaca dos pacientes com DMD ao estresse cirúrgico, pois a maioria deles é assintomático[31]. Alguns trabalhos têm mostrado que nos pacientes com DMD a cirurgia para correção da escoliose não evita a insuficiência respiratória progressiva, já nas outras formas de miopatias (especialmente nas congênitas) e na AEP, a cirurgia tem grande impacto na sobrevida e na função respiratória[28,30].

OUTRAS DEFORMIDADES OSTEOESQUELÉTICAS

A ocorrência de subluxação e deslocamento de quadril é freqüente em pacientes com DNM, em particular naqueles casos com fraqueza muscular e hipotonia afetando grupos musculares da cintura pélvica, como ocorre na AEP e na DMD[33,34]. No entanto, a cirurgia para correção de deslocamento do quadril deve ser realizada apenas quando há possibilidade em adquirir a marcha ou naqueles casos dolorosos. Caso contrário, a sua indicação é questionável[29,33,34].

Crianças com DNM usualmente manifestam osteoporose, em razão da falta de estímulo à calcificação óssea decorrente da hipotonia e fraqueza musculares. Assim, as crianças acabam por apresentar alta predisposição para fraturas ósseas de repetição[35]. O tônus muscular normal funcionaria como uma proteção mecânica natural do osso contra o trauma direto, assim a hipotonia e atrofia muscular seriam também fatores que predisporiam a fraturas de repetição.

FUNÇÃO RESPIRATÓRIA

O prognóstico e a sobrevida dos pacientes com DNM dependem basicamente da função respiratória. Os músculos intercostais e abdominais, bem como o diafragma, são comprometidos na maioria dos casos, e os exercícios para o fortalecimento desses músculos devem ser iniciados de modo precoce[36-39]. A função pulmonar deve ser monitorada regularmente por meio da quantificação da capacidade vital forçada e das pressões inspiratórias e expiratórias máximas. A presença de restrição ventilatória pulmonar manifesta-se por meio de hipoventilação com retenção de $PaCO_2$. Um bom método para monitorar a $PaCO_2$ é por meio da gasometria arterial. Durante a noite, os sintomas de hipoventilação tornam-se mais evidentes, manifestando-se clinicamente com insônia, cefaléia, fadiga e sonolência diurnas, redução da performance intelectual, redução do apetite e do peso, infecções respiratórias de repetição e arritmias cardíacas[36,40]. As manifestações laboratoriais mais significativas de hipoventilação incluem capacidade vital menor que 50%, PaO_2 menor que 75mmHg e/ou $PaCO_2$ maior que 45mmHg, havendo necessidade de iniciar tratamento respiratório.

Orientações para o controle do peso corporal, treinamento para eliminação de secreção orotraqueal e exercícios respiratórios específicos são medidas básicas iniciais[36-39]. Antes dos sintomas surgirem, não há necessidade de iniciar ventilação não invasiva. Nos estágios iniciais de insuficiência pulmonar, uma ventilação noturna com máscara nasal é suficiente para melhorar a ventilação pulmonar. Posteriormente, se necessário, a ventilação pode ser mantida de forma intermitente, com equipamentos que utilizam pressão contínua positiva das vias aéreas (CPAP) ou pressão positiva das vias aéreas em dois níveis (BIPAP), objetivando pressurização do sistema respiratório e recrutamento alveolar, reduzindo as atelectasias e melhorando a troca gasosa[1,36]. A traqueostomia é indicada quando o paciente perde a autonomia ventilatória e não há mais efetividade com as medidas não invasivas, e também quando a broncoaspiração de secreção da orofaringe causa sufocamento e pneumonias de repetição. A utilização de ventilação não invasiva propiciou um aumento considerável na sobrevida de pacientes com DMD a partir da década de 1990[41].

Na infância, as DNM que mais comprometem a função respiratória incluem as miopatias, em particular as distrofias musculares e as miopatias congênitas, e a AEP. No adulto, a DNM de prognóstico mais desfavorável em relação à função respiratória é a ELA.

FUNÇÃO CARDÍACA

As distrofias musculares são as doenças que mais cursam com cardiopatia, especialmente aquelas decorrentes de defeitos em proteínas fundamentais para o funcionamento muscular adequado[42]. Antes dos 14 anos de idade, em torno de 15% dos pacientes portadores de DMD apresentam manifestações clínicas de cardiopatia[43]. Esse índice aumenta conforme a doença progride. Nos estágios finais da DMD, há uma alta incidência de insuficiência cardíaca congestiva, a qual contribui para o óbito das crianças. Exames de eletrocardiograma e ecocardiograma são indicados pelo menos a cada dois anos e sempre antes de procedimentos cirúrgicos. A insuficiência cardíaca pode ser tratada inicialmente com inibidores da enzima conversora da angiotensina, ao lado de restrição hídrica e redução da ingestão de sal[43]. Em torno de 30% das mães das crianças com DMD, portadoras do defeito genético no gene da distrofina, desenvolvem cardiomiopatia durante a vida. Assim, é importante que nas famílias de crianças com DMD, as mulheres suspeitas de serem portadoras do defeito genético sejam investigadas com eletrocardiograma e ecocardiograma[42].

Nos pacientes com DMB, o comprometimento cardíaco pode ser desproporcional ao comprometimento motor, e deve ser rotineiramente monitorado[43]. Muitos pacientes acabam necessitando de transplante cardíaco. Os pacientes portadores de distrofias musculares de cinturas também estão predispostos a desenvolver cardiomiopatia dilatada, com insuficiência cardíaca congestiva, em razão da deficiência de proteínas específicas do tecido muscular cardíaco[42]. Nas miopatias congênitas e na AEP, a presença de cardiopatia é incomum, e em geral é secundária à hipertensão pulmonar (*cor pulmonale*)[42].

A distrofia miotônica de Steinert se caracteriza, além da cardiomiopatia, pela presença de defeitos de condução atrioventricular, o que acarreta graves formas de bradiarritmias cardíacas[42]. Em geral, são bloqueios parciais ou totais de condução atrioventricular. Não é incomum a ocorrência de morte súbita nesses casos, e em muitos está indicado o implante de marcapasso cardíaco. Em todos esses casos, há necessidade de acompanhamento cardiológico regular. Uma forma extremamente grave de cardiopatia ocorre na distrofia muscular de Emery-Dreifuss, também associada a graves distúrbios de condução atrioventricular[42]. Em mais de 90% desses casos, o tratamento é feito com implante definitivo de marca-passo cardíaco.

DISFAGIA E ASPECTOS NUTRICIONAIS

Controle do Peso

O controle do peso é essencial em pacientes com DNM, a fim de preservar as funções motoras. Em pacientes em fase final de deambulação, a prevenção da obesidade é fundamental para evitar a perda precoce da marcha. O mínimo aumento no peso pode acarretar grandes perdas funcionais. Em pacientes com DNM, há tendência natural para acúmulo de gordura em razão da pouca atividade muscular, em particular naqueles já confinados em cadeira de rodas[44]. Assim, os regimes alimentares devem ser rigorosos, com acompanhamento nutricional, e incluir mudanças nos hábitos alimentares de toda família e também em nível escolar.

Por outro lado, alguns pacientes podem desenvolver desnutrição protéico-calórica. Vários são os fatores que determinam a ocorrência de desnutrição nessas crianças: presença de disfagia, depressão psicológica e limitação funcional para o uso dos membros superiores. Outros fatores que proporcionam perda rápida de peso são os grandes procedimentos cirúrgicos e as infecções[45]. Assim, o acompanhamento nutricional deve ser iniciado precocemente, objetivando tanto a prevenção da obesidade quanto da desnutrição.

Disfagia

A disfagia é freqüente, em especial na ELA, na AEP tipo 1 e, ocasionalmente, no tipo 2, nas miopatias congênitas, na distrofia miotônica e apenas nos estágios finais das distrofias musculares progressivas. Os sinais iniciais da disfagia incluem mudanças na sonoridade da voz e tosse após a ingestão de alimentos[1,46]. O acompanhamento fonoaudiológico é fundamental, e objetiva uma avaliação mais apurada da qualidade da fala e da deglutição, bem como a prescrição de medidas básicas iniciais, tais como mudanças no padrão da dieta. Exames de nasofibrolaringoscopia e videofluoroscopia são importantes para uma melhor avaliação do grau de disfagia, para presença de broncoaspiração e também para definir qual textura de alimentos é mais adequada para os pacientes[46].

A gastrostomia endoscópica percutânea é indicada para casos com grave disfagia, com aspirações freqüentes e desnutrição[1,47]. Em alguns casos raros, é indicada uma cirurgia para separação laringotraqueal, a qual reduz drasticamente a aspiração de secreção[8]. Além do mais, permite que o paciente se alimente pela via oral. No entanto, tal procedimento cirúrgico elimina a fonação, o que pode comprometer a qualidade de vida dos pacientes com fala inteligível.

REFERÊNCIAS BIBLIOGRÁFICAS

1. CARTER, G. T. Rehabilitation management in neuromuscular disease. *J. Neurol. Rehab.*, v. 11, p. 69-80, 1997.
2. DUBOWITZ, V. The muscular dystrophies. In: *Muscle Disorders in Childhood*. London: W.B. Saunders, 1995. p. 34-133.
3. VIGNOS, P. J. Physical models of rehabilitation in neuromuscular disease. *Muscle Nerve*, v. 6, p. 323-338, 1983.
4. MAFFULLI, N.; KING, J. B. Effects of physical activity on some components of the skeletal system. *Sports Med.*, v. 13, p. 393-407, 1992.
5. MATOBA, H.; GOLLNICK, P. D. Response of skeletal muscle to training. *Sports Med.*, v. 1, p. 240-251, 1984.
6. MCDONALD, C. M. Physical activity, health impairments, and disability in neuromuscular disease. *Am. J. Phys. Med. Rehabil.*, v. 81, suppl. 11, S108-120, 2002.
7. LONGHURST, J. C.; STEBBINS, C. L. The power athlete. *Cardiol. Clin.*, v. 15, p. 413-429, 1997.
8. VIGNOS JR., P. J.; WAGNER, M. B.; KARLINCHAK, B. et al. Evaluation of a program for long-term treatment of Duchenne muscular dystrophy. Experience at the University Hospitals of Cleveland. *J. Bone Joint Surg. Am.*, v. 78, p. 1844-1852, 1996.
9. VIGNOS JR., P. J.; SPENCER JR., G. E.; ARCHIBALD, K. C. Management of progressive muscular dystrophy in childhood. *JAMA*, v. 184, p. 89-96, 1963.
10. BAKKER, J. P.; DE GROOT, I. J.; BEELEN, A. et al. Predictive factors of cessation of ambulation in patients with Duchenne muscular dystrophy. *Am. J. Phys. Med. Rehabil.*, v. 81, p. 906-912, 2002.
11. VIGNOS JR., P. J.; ARCHIBALD, K. C. Maintenance of ambulation in childhood muscular dystrophy. *J. Chronic Dis.*, v. 12, p. 273-290, 1960.
12. ANSVED, T. Muscle training in muscular dystrophies. *Acta Physiol. Scand.*, v. 171, p. 359-366, 2001.
13. PETROF, B. J. The molecular basis of activity-induced muscle injury in Duchenne muscular dystrophy. *Mol. Cell Biochem.*, v. 179, n. 1-2, p. 111-123, 1998.
14. MILNER-BROWN, H. S.; MILLER, R. G. Muscle strengthening through high-resistance weight training in patients with neuromuscular disorders. *Arch. Phys. Med. Rehabil.*, v. 69, p. 14-19, 1988.
15. VIGNOS JR., P. J.; WATKINS, M. P. The effect of exercise in muscular dystrophy. *JAMA*, v. 197, p. 843-848, 1966.
16. TOLLBACK, A.; ERIKSSON, S.; WREDENBERG, A. et al. Effects of high resistance training in patients with myotonic dystrophy. *Scand. J. Rehabil. Med.*, v. 31, p. 9-16, 1999.
17. GRIGGS, R. C.; JOZEFOWICZ, R.; KINGSTON, W. et al. Mechanism of muscle wasting in myotonic dystrophy. *Ann. Neurol.*, v. 27, p. 505-512, 1990.
18. TAIVASSALO, T.; DE STEFANO, N.; ARGOV, Z. et al. Effects of aerobic training in patients with mitochondrial myopathies. *Neurology*, v. 50, p. 1055-1060, 1998.
19. TAIVASSALO, T.; JENSEN, T. D.; KENNAWAY, N. et al. The spectrum of exercise tolerance in mitochondrial myopathies: a study of 40 patients. *Brain*, v. 126, p. 413-423, 2003.
20. SCOTT, O. M.; HYDE, S. A.; GODDARD, C. et al. Prevention of deformity in Duchenne muscular dystrophy. A prospective study of passive stretching and splintage. *Physiotherapy*, v. 67, p. 177-180, 1981.
21. JOHNSON, E. W. Walter J. Zeiter Lecture: pathokinesiology of Duchenne muscular dystrophy: implications for management. *Arch. Phys. Med. Rehabil.*, v. 58, p. 4-7, 1977.
22. HYDE, S. A.; FLOYTRUP, I.; GLENT, S. et al. A randomized comparative study of two methods for controlling Tendon Achilles contracture in Duchenne muscular dystrophy. *Neuromuscul. Disord.*, v. 10, p. 257-263, 2000.
23. FORST, J.; FORST, R. Lower limb surgery in Duchenne muscular dystrophy. *Neuromuscul. Disord.*, v. 9, p. 176-181, 1999.
24. MANZUR, A. Y.; HYDE, S. A.; RODILLO, E. et al. A randomized controlled trial of early surgery in Duchenne muscular dystrophy. *Neuromuscul. Disord.*, v. 2, n. 5-6, p. 379-387, 1992.
25. HYDE, S. A.; SCOTT, O. M.; GODDARD, C. M. et al. Prolongation of ambulation in Duchenne muscular dystrophy by appropriate orthoses. *Physiotherapy*, v. 68, p. 105-108, 1982.
26. MCDONALD, C. M.; ABRESCH, R. T.; CARTER, G. T. et al. Profiles of neuromuscular diseases. Duchenne muscular dystrophy. *Am. J. Phys. Med. Rehabil.*, v. 74, suppl. 5, S70-92, 1995.
27. ZITER, F. A.; ALLSOP, K. G. et al. The value of orthoses for patients with Duchenne muscular dystrophy. *Phys. Ther.*, v. 59, p. 1361-1365, 1979.
28. BERVEN, S.; BRADFORD, D. S. Neuromuscular scoliosis: causes of deformity and principles for evaluation and management. *Semin. Neurol.*, v. 22, p. 167-178, 2002.
29. BIRCH, J. G. Orthopedic management of neuromuscular disorders in children. *Semin. Pediatr. Neurol.*, v. 5, p. 78-91, 1998.
30. ROSO, V.; BITU, S. O.; ZANOTELI, E. et al. Surgical treatment of scoliosis in spinal muscular atrophy. *Arq. Neuropsiquiatr.*, v. 61, n. 3A, p. 631-638, 2003.
31. SHAPIRO, F.; SETHNA, N.; COLAN, S. et al. Spinal fusion in Duchenne muscular dystrophy: a multidisciplinary approach. *Muscle Nerve*, v. 15, p. 604-614, 1992.
32. BENTLEY, G.; HADDAD, F.; BULL, T. M. et al. The treatment of scoliosis in muscular dystrophy using modified Luque and Harrington-Luque instrumentation. *J. Bone Joint Surg. Br.*, v. 83, p. 22-28, 2001.
33. CHAN, K. G.; GALASKO, C. S.; DELANEY, C. Hip subluxation and dislocation in Duchenne muscular dystrophy. *J. Pediatr. Orthop. B.*, v. 10, p. 219-225, 2001.
34. SPORER, S. M.; SMITH, B. G. Hip dislocation in patients with spinal muscular atrophy. *J. Pediatr. Orthop.*, v. 23, p. 10-14, 2003.
35. APKON, S. D. Osteoporosis in children who have disabilities. *Phys Med. Rehabil. Clin. N. Am.*, v. 13, p. 839-855, 2002.
36. BACH, J. R.; ISHIKAWA, Y.; TATARA, K. Pulmonary manifestations of neuromuscular disease. *Pediatr. Pulmonol.*, v. 31, p. 89-90, 2001.
37. GOZAL, D.; THIRIET, P. Respiratory muscle training in neuromuscular disease: long-term effects on strength and load perception. *Med. Sci. Sports Exerc.*, v. 31, p. 1522-1527, 1999.
38. KOESSLER, W.; WANKE, T.; WINKLER, G. et al. Two Years' experience with inspiratory muscle training in patients with neuromuscular disorders. *Chest*, v. 120, p. 765-769, 2001.
39. TOPIN, N.; MATECKI, S.; LE BRIS, S. et al. Dose-dependent effect of individualized respiratory muscle training in children with Duchenne muscular dystrophy. *Neuromuscul. Disord.*, v. 12, p. 576-583, 2002.
40. MCNICHOLAS, W. T. Impact of sleep on respiratory muscle function. *Monaldi Arch. Chest Dis.*, v. 57, n. 5-6, p. 277-280, 2002.
41. EAGLE, M.; BAUDOUIN, S. V.; CHANDLER, C. et al. Survival in Duchenne muscular dystrophy: improvements in life expectancy since 1967 and the impact of home nocturnal ventilation. *Neuromuscul. Disord.*, v. 12, p. 926-929, 2002.
42. MUNTONI, F. Cardiac complications of childhood myopathies. *J. Child Neurol.*, v. 18, p. 191-202, 2003.
43. FINSTERER, J.; STOLLBERGER, C. The heart in human dystrophinopathies. *Cardiology*, v. 99, p. 1-19, 2003.
44. ZANARDI, M. C.; TAGLIABUE, A.; ORCESI, S. et al. Body composition and energy expenditure in Duchenne muscular dystrophy. *Eur. J. Clin. Nutr.*, v. 57, p. 273-278, 2003.
45. IANNACCONE, S. T.; OWENS, H.; SCOTT, J. et al. Postoperative malnutrition in Duchenne muscular dystrophy. *J. Child Neurol.*, v. 18, p. 17-20, 2003.
46. TILTON, A. H.; MILLER, M. D.; KHOSHOO, V. Nutrition and swallowing in pediatric neuromuscular patients. *Semin. Pediatr. Neurol.*, v. 5, p. 106-115, 1998.
47. YEH, T. C.; YEUNG, C. Y.; SHEU, J. C. et al. Percutaneous endoscopic gastrostomy in children: 15 cases experience. *Acta Paediatr. Taiwan*, v. 44, p. 135-139, 2003.

Seção 16

Reabilitação de Amputados

Coordenadora: Alice C. Rosa Ramos

111 Histórico, Considerações Gerais e Aspectos Cirúrgicos em Membros Inferiores... 854
112 Reabilitação de Amputados de Membros Inferiores 866
113 Marcha do Paciente Amputado 875
114 Reabilitação de Amputados de Membros Superiores 880
115 Tratamento Medicamentoso da Dor Fantasma 885

CAPÍTULO 111

Histórico, Considerações Gerais e Aspectos Cirúrgicos em Membros Inferiores

Marco Antonio Guedes de Souza Pinto

INTRODUÇÃO

Qualquer amputação deve ser entendida como parte de um processo de reabilitação, e tanto a cirurgia como o tratamento subseqüente devem objetivar que as funções do membro perdido sejam recuperadas o mais completamente possível.

O cirurgião é responsável por um dos passos mais críticos de todo o processo a que será submetido o paciente e precisa estar preparado para isso, tendo sido previamente introduzido aos conceitos de reabilitação e protetização.

Sem esses conhecimentos, o ato cirúrgico se limita ao exercício da técnica, perigosamente desvestido dos ensinamentos que devem nortear o procedimento. A conseqüência é o grande número de cotos de amputação inadequados ao aparelhamento protético que são recebidos pelos centros de reabilitação.

Também como resultado dessa falha de formação, vemos hoje uma enorme quantidade de pessoas carregando ao longo da vida, com extrema limitação funcional, membros que se mostraram inviáveis já nos primeiros momentos da afecção que os atingiu. O cirurgião despreparado, ao não saber indicar a amputação no momento oportuno, pode estar destinando o seu paciente a uma vida muito mais penosa, desagregada social e profissionalmente e dependente de auxílio para viver.

O ciclo completo de medidas que vão afetar a qualidade da vida futura do paciente amputado envolve a decisão de amputar, a determinação do nível de amputação, o ato cirúrgico, o preparo do paciente para a adaptação da prótese, a indicação, a prescrição e a construção dela e o treinamento do paciente no seu uso. Esse trabalho deve ser, dentro do possível, direcionado no sentido da reinserção do paciente na vida comunitária. Quando, por alguma razão, a prótese não puder ser indicada, a equipe responsável pela reabilitação deverá preparar o paciente para a atividade que for capaz de realizar, como por exemplo, a marcha com muletas ou o deslocamento com cadeira de rodas. O simples treinamento de um paciente incapaz de deixar o leito para mudar o decúbito de maneira independente, liberando a necessidade de outra pessoa para fazê-lo, já representa um grau de liberdade e uma qualidade de reabilitação.

Fica evidente que uma equipe multidisciplinar precisará interagir durante o tratamento. Compreende cirurgião, pessoal de enfermagem, fisiatra, fisioterapeuta e/ou terapeuta ocupacional, assistente social, psicólogo e protesista.

O conhecimento desse processo do começo ao fim é que vai dotar o cirurgião da capacidade de atuar da maneira mais justa, oferecendo ao paciente a máxima possibilidade de reabilitação.

Limitar-se apenas a decidir e realizar uma amputação, afastando-se do paciente após a retirada dos pontos é procedimento comum, responsável por boa parte dos maus resultados obtidos na reabilitação. Procedendo dessa forma será difícil o cirurgião perceber a necessidade de criatividade na construção de um bom coto de amputação.

UM POUCO DE HISTÓRIA

A mais antiga referência escrita sobre a amputação dos membros é encontrada em um manuscrito indiano chamado Rig-Veda, datando de 1800 a.C. Relata a história de uma rainha chamada Vishpla que, devido a um grave ferimento sofrido em batalha, precisou ter a perna amputada. Não são dados detalhes do procedimento cirúrgico, mas essa primeira indicação de amputação de que se tem notícia foi por um ferimento de guerra.

A primeira descrição de uma amputação de membro foi feita por Hipócrates, em seu livro *Sobre Articulações*, em torno de 400 a.C., e se referia a uma desarticulação de joelho. A indicação de amputação era sempre por gangrena e ele recomendava que fosse feita através da articulação e pelo tecido morto sem sensibilidade. A técnica era em guilhotina, ou seja, todos os tecidos eram seccionados no mesmo nível e a hemostasia feita por cauterização, com a queima dos tecidos.

A próxima descrição de uma amputação é encontrada na obra de Aurelius Cornelius Celsus (25 a.C. a 50 d.C.), *De Medicina Libri Octo*, escrito em latim. Celsus é mais conhecido pela formulação dos sintomas da inflamação: rubor, calor, dor e tumor. Em relação à cirurgia de amputação, dá somente a gangrena como indicação e descreve a técnica como se segue:

> "A carne deve ser cortada com uma faca cirúrgica, entre o tecido saudável e a parte doente, direto até o osso, e isto não precisa ser feito exatamente sobre a articulação. É preferível que parte do tecido saudável seja cortada fora, do que uma parte doente seja deixada para trás. Quando o osso é atingido, a carne sadia é retraída no sentido proximal e a porção junto ao osso é recortada circularmente. O osso é então serrado o mais próximo possível da carne ainda aderente a ele. Em seguida a extremidade do osso tem as suas

bordas arredondadas e a pele é reposicionada de maneira a cobrir o osso sem tensão, o mais completamente possível".

A hemostasia era feita por ligaduras, hemostáticos, compressão e bandagens com vinagre. A cauterização com ferro quente era usada somente se necessário.

Estava descrita a ligadura dos vasos, técnica que foi, de maneira inexplicável, abandonada na Idade Média e só reintroduzida por mérito de Ambroise Paré, cirurgião militar francês, em 1529, o que pode ser considerado um marco na retomada da evolução da técnica da cirurgia de amputação. Acredita-se caber também a esse habilidoso cirurgião a realização da primeira amputação transfemoral bem-sucedida.

Devemos ainda atentar para o fato de que, até o advento da anestesia em 1846 e da anti-sepsia com Lord Lister em 1867, todos os esforços eram feitos na direção de uma cirurgia mais rápida, menos traumática e menos dolorosa. Daí a maior evolução das técnicas visando desarticulações, que são cirurgias rápidas, pouco traumáticas e menos dolorosas quando comparadas às amputações transósseas que, associadas à secção de grandes massas musculares, invariavelmente resultavam na morte do paciente por infecção e choque.

Assim, tivemos descritas naquela época, as desarticulações de Chopart e de Lisfranc, ambos cirurgiões franceses, a amputação de Syme, cirurgião escocês, talvez o melhor de sua época, cuja filha casou-se com Lord Lister, que veio a sucedê-lo na Cátedra da Universidade de Edimburgo.

Em relação aos aparelhos protéticos, a descrição mais antiga é também encontrada no Rig-Veda. A rainha Vishpla, depois de amputada, recebeu uma prótese de ferro. Segundo a citação, aprendeu a caminhar com ela a ponto de poder retornar ao campo de batalha.

Heródoto, em torno de 400 a.C., em suas *Histórias*, conta o caso de um soldado persa, Hegistratus, que caiu prisioneiro dos espartanos e foi condenado à morte, sendo agrilhoado a um tronco. Com uma faca, amputou o próprio pé no nível de Chopart e cavou um buraco sob a parede, escapando da prisão. Após a cicatrização da ferida, teve um pé de madeira feito para si e, com ele, retornou à luta contra os espartanos. Recapturado, foi finalmente morto pelo inimigo.

Ao longo dos tempos, são freqüentes as referências a aparelhos protéticos em obras de arte como vasos, mosaicos e pinturas.

Coube a Ambroise Paré, em torno de 1560, o primeiro desenho de uma perna protética. Até então o que havia eram pilões sobre os quais os pacientes amputados abaixo do joelho se prendiam, ajoelhados, para caminhar.

INCIDÊNCIA E CAUSAS DE AMPUTAÇÃO

Embora não existam números oficiais sobre a incidência da amputação de membros no Brasil, acreditamos haver diferenças daqueles publicados por países onde esse controle é realizado.

Nos Estados Unidos, por exemplo, em 1979, um levantamento realizado pelo National Health Interview Survey concluiu que havia 86 pessoas amputadas a cada 10.000 habitantes. No Brasil, esse número é certamente maior, devido, entre outras razões, a uma maior incidência de acidentes de trânsito, à incidência de certas moléstias tropicais como a hanseníase e à menor atenção dada em nosso meio ao paciente diabético.

Diabetes, Doença Vascular, Infecção e Neuropatias

Dados fornecidos por artigos de diferentes procedências mostram a doença vascular, associada ou não ao diabetes, com incidência variando de 59% na Inglaterra e País de Gales em 1963, até 91% no Massachusetts General Hospital, nos Estados Unidos, no mesmo ano. Creditamos essa diferença grosseira entre as estatísticas à interpretação do que se trata realmente de amputação de causa vascular. Isso porque, como veremos, o paciente diabético apresenta um quadro clínico bastante complexo, mesclando neuropatia, infecção e vasculopatia. A faixa etária, em todos os trabalhos consultados, indica que os pacientes afetados têm, em média, mais de 60 anos de idade.

No paciente diabético, cedo ou tarde, a neuropatia periférica estará presente no quadro clínico, levando à perda gradativa da sensibilidade tátil e proprioceptiva dos pés associada a outras alterações locais como desidrose, perda de coxins gordurosos e glicolização do colágeno. Como conseqüência, o pé passará a apresentar disfunções tróficas e metabólicas com evidentes alterações no seu aspecto e na sua forma, inicialmente caracterizada por um cavismo acentuado, pronação do antepé, pele seca e quebradiça. Essas deformações, associadas à perda da sensibilidade protetora, irão aumentar tremendamente o risco de surgirem calosidades, ferimentos, ulcerações e infecções por fungos e bactérias. Tratam-se de afecções de enfoque eminentemente ortopédico e que, infelizmente, são freqüentemente endereçadas de forma equivocada ao cirurgião vascular. O cuidado desses pés no sentido de prevenir o surgimento das referidas alterações deve ser feito por prescrição de calçados e palmilhas especiais.

Quando o pé sobrevive às primeiras alterações, a progressão da doença neurológica periférica associada aos pequenos traumas consecutivos que o paciente provoca de maneira inadvertida pelo fato de não mais apresentar sensibilidade protetora e proprioceptiva dos pés, pode, em alguns casos, redundar em uma doença denominada *osteoartropatia neuropática de Charcot*. Sua etiologia exata é ainda motivo de discussão. Acredita-se que o fator mórbido determinante seja a ocorrência de uma auto-simpatectomia metabólica conseqüente à evolução natural do diabetes, gerando um aumento súbito do fluxo sangüíneo arterial para os pés devido ao relaxamento da musculatura da parede média das artérias e também à abertura de *microshunts* arteriovenosos locais, criando um fenômeno de arterialização do sangue venoso distal. O pé, que vinha se apresentando sem maiores problemas, subitamente se apresenta inchado, vermelho e quente, com veias saltadas no seu dorso e no tornozelo. Os pulsos periféricos são facilmente palpáveis, embora possamos observar nas radiografias a presença de calcificações no interior das artérias. Os ossos e as articulações do antepé, do mediopé e eventualmente do tornozelo, amolecidos pelo excessivo aporte sangüíneo e comprometidos pelos sucessivos traumas inadvertidos devidos ao rompimento estrutural provocado pela perda da percepção espacial e à flacidez dos músculos e ligamentos que os mantêm na posição correta, entram em colapso, ocorrendo deformidades notáveis. A superfície plantar freqüentemente apresenta-se abaulada, em formato de mata-borrão, como conseqüência do colapso dos arcos do pé. Em alguns casos, são possíveis de serem observadas fraturas associadas dos ossos metatarsianos. O retropé, por sua vez apresenta-se em eqüino com o tálus apontando para o solo e o calcâneo horizontalizado nas radiografias do pé com carga, em posição lateral (Fig. 111.1). Casos mais graves incluem fraturas do calcâneo e fratura-luxação do tornozelo. O tratamento dessas alterações envolve a imobilização do membro afetado com limitação da marcha até a fase de consolidação das fraturas. O propósito terapêutico será chegar ao final do tratamento com um pé plantígrado e passível de utilizar um calçado, mesmo que feito sob molde e com palmilhas especiais.

Esses pés deformados, durante a marcha, apresentarão concentração anormal e excessiva de pressão e atrito nas áreas salientes e com pouca sensibilidade, provocando bolhas e ferimentos. A infecção será quase inevitável e, quando profunda, de difícil controle, desestabilizando facilmente a condição clínica do paciente diabético. Define-se um quadro bastante grave, difícil de contornar. A contaminação óssea é ocorrência comum e, ao acontecer, dependendo da gravidade, torna inevitável a remoção do osso comprometido ou mesmo a amputação de parte ou de todo o pé.

A gangrena de dedos pode ocorrer na vigência dessas infecções, conseqüente à inflamação das pequenas artérias digitais já afetadas pela doença microangiopática característica da patologia diabética e que, ao entrarem em espasmo, deixam de permear o fluxo sangüíneo. Outra possibilidade seria a embolização dessas artérias devido à liberação de pequenos trombos procedentes de áreas ateromatosas proximais. A gangrena, nesses casos, será úmida devido à presença de circulação próxima à área de necrose tecidual. Essa infecção pode disseminar-se rapidamente pelos espaços entre os compartimentos, fáscias profundas e bainhas de tendões do pé, configurando um quadro infeccioso agudo ascendente, manifestação grave e de evolução muito rápida, exigindo intervenção imediata. Antibioticoterapia específica e debridamento amplo do tecido necrótico infectado, ao provocar a remissão do quadro, permite a preservação da extremidade, limitando-se a perda, nesses casos, ao dedo necrosado. Quando isso não ocorre, o rápido comprometimento do estado geral do paciente devido a toxemia e insuficiência renal, exigem conduta urgente e radical. A amputação deve então ser realizada em nível apropriado para eliminar a área afetada e salvar a vida do paciente.

Isso pode ser evitado quando o paciente diabético é orientado em relação ao cuidado com os pés e tem prescrito o uso de calçado apropriado. Este não pode ter costuras internas, precisa ser largo e alto na região anterior para acomodar livremente os dedos e profundo para permitir a inclusão de uma palmilha espessa de contato total feita de material macio modelado de acordo com as deformidades do pé do paciente. A borda superior e posterior do calçado, em contato com a região da inserção do tendão de Aquiles, deve ser arredondada e macia para evitar ferimentos por atrito nessa região. O contraforte precisa ser firme para manter a estabilidade do retropé. O solado, rígido e em formato de mata-borrão (levemente encurvado no sentido ântero-posterior), evita a flexão dorsal das articulações metatarsofalangeanas promovendo uma rápida transição do peso do corpo por essa área. Dessa forma, pode-se prevenir a formação de escaras de pressão no nível das cabeças dos metatarsianos. Esse tipo de solado exige que haja um biselamento da borda posterior do salto para amortecer o choque do calcâneo, no início da fase de apoio do ciclo da marcha. Deformidades mais graves, envolvendo o tornozelo, tornarão imperativo o uso de órteses estabilizadoras dessa articulação, do tipo AFO (*ankle-foot orthoses*) ou CROW (*Charcot restraint orthotic walker*).

A cirurgia para corrigir deformidades incompatíveis com o uso de calçado e/ou órtese pode ser um último recurso (Fig. 111.2). Por se tratarem de pacientes diabéticos, as complicações, como falta de consolidação, infecções, deiscências e necroses teciduais, serão bem mais freqüentes. A revascularização da extremidade, quando necessária, irá minimizar essas complicações de maneira significativa.

À medida que a doença progride, o comprometimento das grandes artérias dos membros inferiores leva o paciente a apresentar um quadro arteriosclerótico parecido com o que afeta indivíduos não diabéticos a partir dos 60 anos de idade. A amputação agora pode ocorrer principalmente devido à isquemia do membro por obstrução desses grandes vasos e a gangrena será seca, ocorrendo a mumificação da porção comprometida, em geral sem infecção importante. Nesses casos, a auto-amputação, deixando o dedo cair por si só, é conduta freqüente e acertada.

Esses quadros isquêmicos vão exigir muita ponderação e sabedoria por parte do cirurgião vascular, que precisará decidir entre intervir visando a revascularização da extremidade ou indicar uma amputação primária. A regra mais importante deve ser: *qualquer tentativa de reconstrução vascular não deve comprometer o nível de amputação que pode ser conseguido pela indicação primária*. Outros critérios a orientar a conduta estarão relacionados à condição clínica do paciente para suportar um procedimento mais agressivo e que muitas vezes se estende por um tempo longo, aumentando significativamente morbidade e mortalidade.

A preservação do joelho representa para o idoso a chance de retomar uma vida praticamente normal e deve ser considerada como prioritária. Sempre que vislumbrar a possibilidade de preservar essa articulação o cirurgião deve preparar o paciente na mesa de operação para intervir em nível transtibial. Se as condições intra-operatórias o exigirem, pode mudar para nível mais proximal.

A amputação transfemoral no paciente geriátrico, embora cicatrize com maior facilidade, muitas vezes representa a perda da capacidade ambulatória com o uso de prótese.

Não devemos nos esquecer de que a doença não se limita somente às artérias das extremidades inferiores. Esses pacientes apresentam um quadro bem mais complexo, com diminuição da capacidade visual, perda do equilíbrio, cardiopatias, nefropatias e diferentes graus de demência senil, entre outras afecções.

Ainda no universo das amputações de causa vascular, mas menos freqüentes, a arterite ou tromboangiíte obliterante é uma doença inflamatória crônica das artérias, freqüentemente agravada pelo fumo, que afeta uma população de faixa etária menor, podendo levar o paciente à amputação em torno dos 40 anos de idade. Devido ao fato de comprometer até as artérias mais distais, essa patologia apresenta maus resultados às tentativas de revascularização.

Embora menos incidentes, a hipertensão venosa crônica e as malformações vasculares completam o quadro das indicações de amputação de causa vascular.

Trauma Agudo, com ou sem Infecção, ou Seqüelas Traumáticas Tardias, com ou sem Infecção

Bastante significativo em relação aos amputados por causa traumática é o fato de, na maior parte das vezes, se tratarem

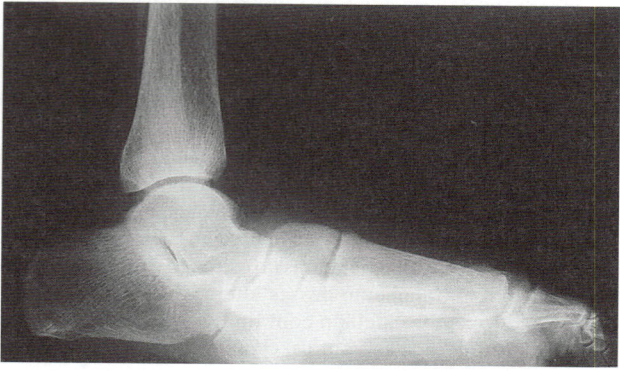

Figura 111.1 – Imagem radiográfica em perfil e com carga de um pé afetado por neurosteoartropatia de Charcot no nível do mediopé. É notável a posição mais vertical do tálus e a horizontalização do calcâneo, caracterizando um eqüinismo do retropé.

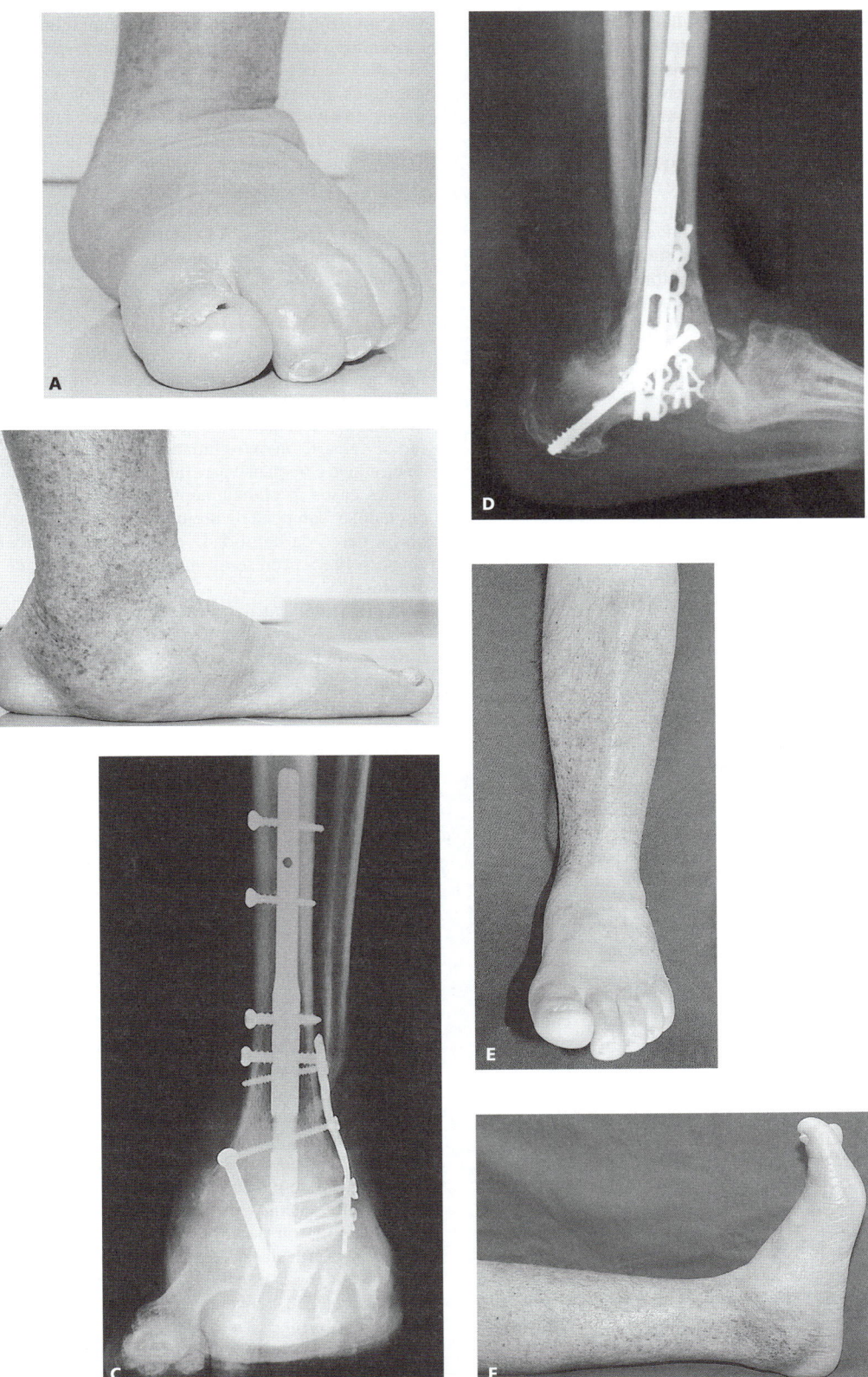

Figura 111.2 – (*A*) Membro inferior esquerdo gravemente afetado por Charcot do tornozelo. (*B*) Valgismo intenso em que o maléolo medial quase toca o solo quando submetido ao peso do corpo do paciente. (*C* e *D*) Fixação com haste intramedular retrógrada calcâneo/tálus/tibial com reforço da síntese com placa modelada no calcâneo e parafuso canulado entre o tálus e o calcâneo. (*E* e *F*) Resultado final com um ano de seguimento. Restou um encurtamento de cerca de 4cm a ser compensado no calçado.

de indivíduos jovens em uma fase produtiva da vida, afetando, por conseqüência, também os seus dependentes.

No nosso meio, o acidente de trânsito é responsável pela maioria das amputações traumáticas envolvendo os membros inferiores e o acidente com motocicleta prevalece de maneira significativa.

A amputação pelo trauma pode ocorrer no momento do acidente quando o membro envolvido é esmagado, arrancado, ou seccionado pelo agente causador, ou pode ocorrer mais tarde, no hospital, ao se verificar a inviabilidade da preservação da extremidade. A infecção, sendo a gangrena gasosa sua manifestação mais temida, é, em geral, o fator decisivo na indicação do procedimento radical. A amputação devido à infecção pode, portanto, ocorrer agudamente ou após evolução prolongada de meses ou mesmo anos.

Não podemos também esquecer a síndrome compartimental, igualmente temida e que ocorre em nosso meio com freqüência maior do que deveria.

É necessário que sejam desenvolvidos métodos mais precisos que determinem a viabilidade ou não do membro na vigência do acidente. A indicação primária da amputação, quando correta, poupará muito sofrimento ao paciente, permitindo inclusive um retorno mais rápido à capacidade laborativa, reduzindo gastos tanto no inútil tratamento prolongado como por promover esse retorno bem mais rápido do paciente.

Infelizmente, é comum vermos pacientes arrastando por anos a fio um membro inviável por falta de indicação competente da amputação. Muitas vezes foram submetidos a osteossínteses extensas, enxertias de pele, retalhos, transposições, fixadores externos etc., com enorme desperdício de tempo, saúde e dinheiro. Seqüelas desses procedimentos, como a perda de músculos utilizados em revestimentos inúteis, de retalhos inguinais ou da panturrilha, deixam tristes lembranças indeléveis a troco de nada. Não é rara a ocorrência de uma total desestruturação social e familiar desses indivíduos.

O critério para a indicação primária da amputação no trauma não deve se basear na extensão da lesão vascular ou da perda óssea, pois estas podem hoje ser reparadas na maioria das vezes. Cremos que a extensão da lesão nervosa sensitiva e motora, a perda de grandes massas musculares ou do revestimento dermoepidérmico extremamente diferenciado e insubstituível das áreas plantares, sejam os fatores mais críticos na tomada de decisão. Essas lesões, quando irreparáveis, é que vão comprometer de maneira definitiva a função da extremidade afetada.

Tumores Malignos ou Benignos que Inviabilizam Funcionalmente o Membro

Tem sido grande a evolução no tratamento dos tumores malignos envolvendo o membro inferior. O desenvolvimento de novas drogas quimioterápicas e a melhora dos protocolos de tratamento passaram a salvar mais vidas.

O diagnóstico precoce do câncer ósseo feito por técnica segura e, quando necessária, cirurgia envolvendo a ressecção do tumor com boa margem de segurança, permitem a substituição da área ressecada por uma endoprótese, preservando o membro afetado. O cirurgião com conhecimento da possibilidade de reabilitação pelo uso de prótese externa estará habilitado a confrontar objetivamente a amputação com a tentativa de preservação do membro utilizando o recurso da endoprótese.

O tumor ósseo maligno mais freqüente é o osteossarcoma, que afeta principalmente crianças e adolescentes na segunda década da vida, portanto, ainda na fase de crescimento. Isso vem inviabilizar ou dificultar substancialmente a utilização das endopróteses. O aumento da sobrevida desses pacientes nos dias de hoje, está levando a um aumento do número de pacientes amputados entre 10 e 15 anos de idade, principalmente no nível femoral, pois esse tumor tem predileção pelos segmentos distal do fêmur e proximal da tíbia.

Os tumores benignos podem levar à amputação quando comprometem o membro a ponto de impedir a sua reabilitação funcional ou então quando a agressividade do tratamento acaba por inviabilizar a extremidade, como por exemplo, em casos submetidos à radioterapia muito intensa.

Amputações Congênitas

Podem ser terminais, amelias, quando a criança nasce com o membro amputado transversalmente em um determinado nível, podem ser focais, focomelias, quando falta um segmento intercalado, ou podem ser longitudinais, hemimelias, com agenesia radial de parte da extremidade. A necessidade da intervenção do cirurgião é freqüente para melhorar a condição de protetização. Nesses casos, o planejamento cirúrgico deve ser oportuno e cuidadoso, sob pena de prejuízos funcionais, como por exemplo, a perda da habilidade de descarga terminal do peso do corpo sobre a prótese ou mesmo o sacrifício de articulações preciosas.

É preferível a utilização de um aparelhamento não convencional por alguns anos até que o tempo, com o crescimento e o desenvolvimento físico do jovem paciente, nos indique a melhor conduta a ser tomada.

Discrepâncias ou Deformidades Congênitas dos Membros

Tratam-se de alterações ocorridas durante o desenvolvimento intra-uterino que ficam evidentes no nascimento e se agravam com o crescimento, tornando necessária a utilização de aparelho ortético ou protético para compensá-las.

Exemplos típicos são o fêmur curto congênito, nas suas diferentes variações, e as seqüelas da pseudo-artrose congênita da tíbia.

O fêmur curto congênito pode apresentar diferentes graus de envolvimento do fêmur, variando o seu tamanho e a presença ou não de anomalia da articulação coxofemoral. A conduta a ser tomada vai depender desse comprometimento. Poderão ser necessárias a redução e estabilização da articulação coxofemoral por meio de osteotomias. A artrodese do joelho terá sua indicação quando o fêmur for extremamente curto e a articulação coxofemoral se mostrar inviável. O objetivo, então, será a criação de um coto nivelado ao joelho do lado contralateral. A amputação do pé, no nível de Pirogoff, Boyd, ou mesmo de Syme, complementa o procedimento, gerando uma extremidade capaz de suportar carga terminal.

Quando a articulação coxofemoral for estável e o pé, em flexão plantar, puder ser encaixado de maneira confortável em um aparelho protético, a conduta será de evitar-se qualquer intervenção cirúrgica. A prótese nesse caso será bem mais simples, do tipo PTB, e a preservação do joelho funcional, mesmo desnivelado em relação ao contralateral, será de grande utilidade.

NÍVEIS DE AMPUTAÇÃO NOS MEMBROS INFERIORES

As amputações de dedos ou de parte deles, chamadas amputações menores, requerem menos atenção quando em membros inferiores do que em membros superiores. Nos membros inferiores, a perda do hálux poderá ter como conseqüência um discreto encurtamento do passo resultante da ausência da ação do flexor longo do hálux, responsável pela impulsão final do corpo para frente, na fase de desprendimento do pé do solo.

Amputações Parciais do Pé

Amputação Transmetatarsiana

É uma amputação que ainda permite o uso de um calçado normal, com aparelhamento mínimo, ou seja, uma palmilha de preenchimento para a parte vazia do calçado (Fig. 111.3). A conseqüência é a perda do final da fase de apoio durante a marcha sobre o lado amputado, quando o antepé se desprende do chão, impulsionado pelos músculos flexores plantares. Isso poderá ser parcialmente compensado com a utilização de palmilhas especiais para a impulsão.

Amputação Tarsometatarsiana de Lisfranc

Descrita pelo próprio em 1815, enquanto cirurgião da Grande Armada Francesa, onde iniciou sua carreira em 1812. Esse nível de amputação já determina um coto de pé bastante curto, dificultando a adaptação de um calçado convencional.

Amputação de Bona-Jäger

Uma possibilidade, entre os níveis de Lisfranc e Chopart, pouco citada na literatura. O navicular é preservado, ajudando a conter o tálus em posição, e o cubóide é seccionado no mesmo nível da articulação naviculocuneiforme (Fig. 111.4).

Amputação Mediotarsal ou Talotarsal de Chopart

Também cirurgião francês, que ensinava na Escola Prática de Cirurgia em Paris. Restarão dos ossos do pé, somente o calcâneo e o tálus. Amputações através desse nível são freqüentemente complicadas por uma deformidade em eqüino, resultante da perda da inserção dos flexores dorsais do pé e a conseqüente predominância da flexão plantar pela manutenção na sua integridade de um potente flexor plantar, cuja inserção na tuberosidade posterior do calcâneo através do tendão calcâneo é preservada intacta (Fig. 111.5). Para equilibrar as forças e manter a articulação funcional, o cirurgião pode tentar a reinserção dos flexores dorsais, preferencialmente na face anterior do calcâneo, ou então uma artrodese subtalar e tibiotarsal, com o tornozelo em posição neutra. Entretanto, boa parte dos pacientes amputados tem o membro isquêmico e a manipulação mais agressiva dos tecidos pode significar o fracasso do procedimento por necrose dos tecidos, deiscência e infecção. A protetização também é bastante precária devido à inexistência de espaço suficiente para a adaptação de um pé mecânico. Esse nível tem suas boas indicações como, por exemplo, em crianças, idosos sem perspectiva de reabilitação ambulatória e em alguns pacientes bilaterais. Deve ser sempre considerada cuidadosamente pelo cirurgião antes de optar por um nível mais proximal.

Amputações de Boyd e de Pirogoff

Variações sobre o mesmo tema, nas quais o tálus é retirado e o calcâneo é artrodesado à tíbia, no primeiro caso em posição horizontal e, no segundo, verticalizado. Tratam-se de opções no nível de Syme, o qual veremos a seguir, desenvolvidas pelos cirurgiões de mesmo nome, na tentativa de se conseguir um melhor apoio distal e um coto de amputação mais equalizado ao membro remanescente. Esses níveis têm grande significado em locais onde o protético não está presente, pois, quase sempre, o paciente consegue descarregar todo o peso do corpo sobre a extremidade amputada, permitindo uma condição ambulatória, embora precária, sem o uso de prótese.

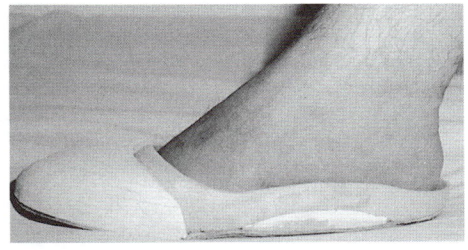

Figura 111.3 – Palmilha de complementação para amputação transmetatarsiana, preenchida com material macio da parte anterior do pé que foi amputada, possibilitando o uso de calçado convencional pelo paciente.

Desarticulação do Tornozelo ou Amputação de Syme

Primeiro nível que implica na perda de todo o pé, é realizada logo acima da articulação do tornozelo, em nível subcondral da tíbia, com a remoção dos dois maléolos. Esse procedimento, descrito por Sir James Syme, cirurgião de Edimburgo, na Escócia, em 1843, ainda hoje apresenta resultados seguros quanto à qualidade do coto de amputação, quando realizado da forma descrita pelo autor há pouco mais de 150 anos. Variantes da técnica original têm sido propostas sem conseguir, entretanto, prevalecer. A técnica de amputação de Syme em dois tempos, talvez a mais importante modificação proposta para a técnica original, teve sua origem estabelecida durante a Guerra da Coréia. Soldados, ao pisar em armadilhas fabricadas com farpas de bambu contaminadas com excremento humano, tinham os antepés tão gravemente contaminados, que se tornava impossível a amputação de Syme pela técnica convencional. Na tentativa de viabilizar a amputação nesse nível, os cirurgiões primeiro

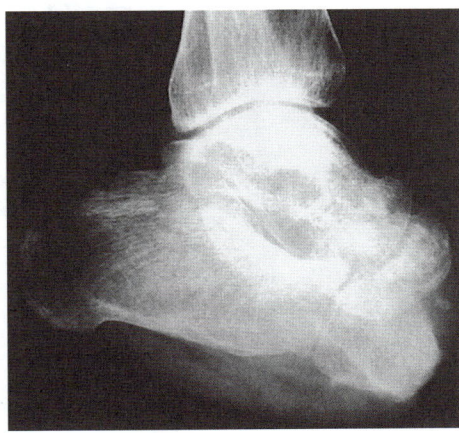

Figura 111.4 – Radiografia em incidência lateral mostrando a preservação do osso navicular e parte do cubóide na amputação de Bona-Jäger.

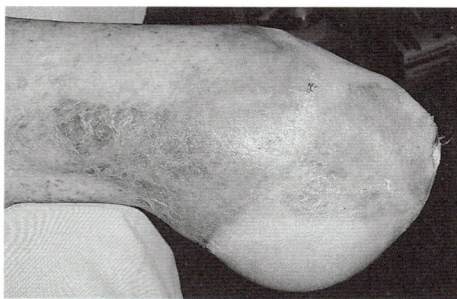

Figura 111.5 – Vista de perfil de um coto de amputação no nível de Chopart, mostrando a freqüente deformidade em eqüino que ocorre nesse nível como conseqüência de uma operação realizada com técnica não satisfatória.

removiam a área infectada por meio de uma desarticulação no nível do tornozelo. Essa operação, sem secção óssea e com menos manipulação, cicatrizava na maioria dos casos. Entre seis a oito semanas após a primeira intervenção, a cirurgia era completada com a remoção dos maléolos por duas incisões, uma medial e outra lateral. Coube a Wagner, do Hospital Rancho Los Amigos, em Los Angeles, Califórnia, em 1969, popularizar a técnica ao utilizá-la no tratamento do paciente diabético com infecção no antepé, com sucesso em 70% dos casos operados. Nessa técnica, entretanto, a cartilagem articular da tíbia é deixada intacta, o que, a nosso ver, explica a tendência de luxação do retalho plantar nos pacientes operados. Na operação original segundo Syme, a cartilagem articular da tíbia é removida e o calcâneo é retirado por dissecção subperiosteal, criando-se duas áreas de osso esponjoso que, ao serem postas em contato, vão unir-se com facilidade, estabilizando, dessa forma, o retalho plantar.

Esse nível de amputação permite a descarga, embora parcial, do peso do corpo sobre a extremidade do coto, favorecendo a protetização e permitindo ao paciente pequenos deslocamentos dentro de casa, sem o uso de prótese.

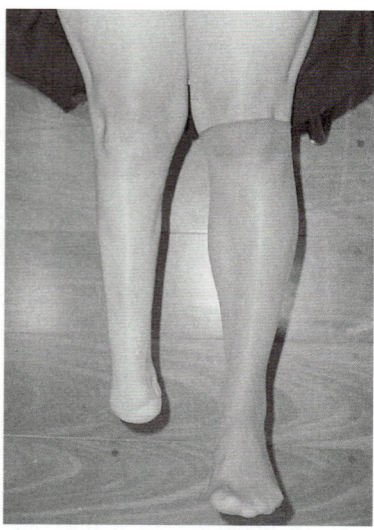

Figura 111.6 – Nesta imagem, pode-se ver a diferença de comprimento entre os membros após a amputação de um deles no nível de Syme. Esse espaço, de aproximadamente 5cm no adulto, é suficiente para a adaptação de um pé protético do tipo SACH.

Trata-se do nível mais distal possível a permitir a adaptação de um pé protético com boa resposta funcional. Isso porque a discrepância de comprimento entre os membros, gerada pela amputação, é suficiente para essa adaptação (Fig. 111.6).

Sua indicação é evitada no caso de mulheres jovens porque o acabamento estético da prótese é bastante pobre, ficando muito larga na região do tornozelo.

Amputação Transtibial

Também chamada de amputação de perna ou amputação abaixo do joelho compreende toda amputação realizada entre o tornozelo e a articulação do joelho. Quando realizada muito distal, na região do pilão tibial, a pobre cobertura dos ossos pela ausência de revestimento muscular gera uma extremidade muito sensível (Fig. 111.7). O alinhamento da prótese também será dificultado pelo varismo característico a esses cotos muito longos. É nossa opinião que o nível ideal para a amputação transtibial localiza-se na transição musculotendínea do gastrocnêmio, gerando um coto longo, bem revestido por músculos e melhor vascularizado. Proximalmente, qualquer nível será passível de reabilitação protética, até o limite da tuberosidade anterior da tíbia, local de inserção do tendão patelar (Fig. 111.8). Acima desse ponto, perde-se a função do joelho e, portanto, não se justifica funcionalmente a preservação de qualquer fragmento ósseo da perna, o que só irá comprometer a qualidade da protetização.

Desarticulação no Nível do Joelho

No passado, foi condenada pela maioria por protesistas que se sentiam incapazes de adaptar uma prótese satisfatória devido à globosidade distal e ao excessivo comprimento do coto de amputação, dificultando a adaptação de um joelho mecânico convencional.

Entretanto, é notável constatar que, mesmo com um encaixe feito em couro moldado à forma do coto e com duas hastes articuladas para substituir a articulação do joelho, esses pacientes apresentam um desempenho notável, muito superior ao do amputado transfemoral protetizado com um joelho mecânico sofisticado. Aprendem mais rápido a usar o aparelho, caminham melhor e são mais independentes. As razões para isso residem nas características do coto de amputação:

- É uma cirurgia que preserva a integridade estrutural da coxa, pois tanto o fêmur como a musculatura são preservados integralmente.
- O braço de alavanca é o maior possível.
- O coto suporta carga terminal. Isso significa que, de maneira mais fisiológica e proprioceptiva, o peso do corpo é descarregado na extremidade distal do coto. Essa possibilidade é extremamente vantajosa (Fig. 111.9). É comum a referência de pacientes apoiando o coto sobre uma cadeira estofada realizando tarefas domésticas como cozinhar, lavar roupa ou louça, ou mesmo se deslocando de maneira independente dentro de casa.
- A prótese não precisa envolver a articulação do quadril, que fica totalmente livre.
- O aparelho pode ser vestido com o paciente sentado. Este fato é da maior importância, pois aumenta o *grau de independência* do paciente idoso, que passa a prescindir da ajuda de outra pessoa para vestir a prótese.

Hoje em dia, o encaixe protético é feito com material laminado termomoldável e com flexibilidade controlada, tornando o aparelho muito confortável.

Em 1973, no Orthopaedic Hospital de Copenhague (Dinamarca), foi desenvolvido o joelho policêntrico de quatro bar-

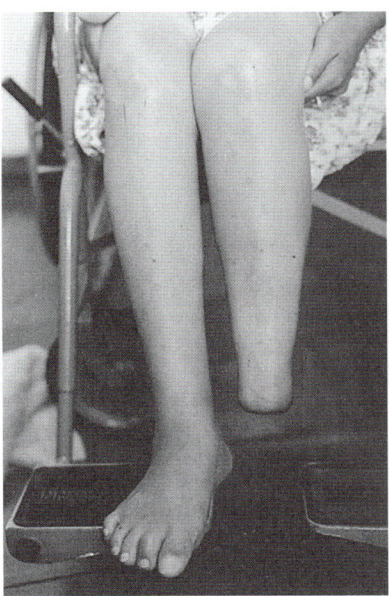

Figura 111.7 – Coto transtibial muito longo, no nível do pilão tibial. Esses cotos são providos de pobre revestimento muscular, dolorosos na extremidade e mais difíceis para o alinhamento protético devido à angulação medial da tíbia.

ras, solucionando o problema da falta de joelho protético adequado para esses pacientes.

Não mais se justifica, portanto, em hipótese alguma, a opção pela amputação transfemoral em detrimento da desarticulação de joelho.

Amputação Transfemoral

Amputação de coxa, pode, com os recursos protéticos atuais, ser realizada em qualquer nível a partir do joelho, até cerca de 8cm abaixo do pequeno trocanter, ponto de inserção do músculo ilíaco, principal flexor da articulação do quadril. Acima desse nível, o coto fica tão curto que não é mais possível a adaptação de uma prótese transfemoral e a solução protética será igual à utilizada para a desarticulação do quadril, com adaptação de um cesto pélvico, onde o paciente fica sentado, ou seja, com o pequeno coto fletido no seu interior.

Para o amputado transfemoral o ato de vestir a prótese é mais complicado do que em níveis mais distais. Esse é um fator bastante crítico no caso de pacientes idosos, com dificuldade de equilíbrio e posicionamento. O grau de independência é definitivamente comprometido porque esses pacientes não têm condição de vestir a prótese sem o auxílio de outra pessoa (Fig. 111.10).

Desarticulação Coxofemoral ou do Quadril

Implica na perda de todo o membro inferior, com a cirurgia realizada no nível da articulação coxofemoral. Está freqüentemente relacionada a tumores malignos envolvendo o fêmur, como o osteossarcoma, que afeta principalmente crianças e adolescentes.

A protetização deve ser considerada com cuidado, sendo muitas vezes contra-indicada no paciente idoso, devido à complexidade do aparelho e ao alto consumo de energia necessária para a locomoção.

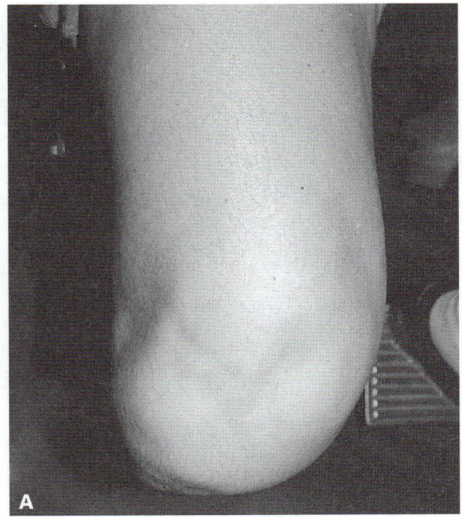

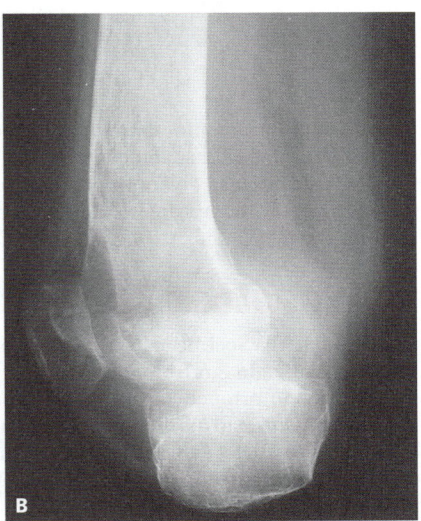

Figura 111.8 – (*A*) Fotografia de um coto transtibial muito curto com a tíbia seccionada no nível da sua tuberosidade anterior. (*B*) Radiografia mostrando a secção óssea no nível da tuberosidade anterior, local da inserção do tendão patelar. Note-se a ausência da fíbula, removida para facilitar a distribuição da carga sobre a prótese.

De maneira geral, o paciente se deslocará com a prótese mais lentamente do que se estivesse caminhando somente com muletas. Esse é um fator que deve ser considerado também nos jovens que, por serem muito ativos, se impacientam com a lentidão de resposta do aparelho protético.

Amputação Transpélvica ou Hemipelvectomia

Implica na remoção de todo o membro inferior com a hemipelve ou parte dela. Relaciona-se a tumores malignos da pelve e grandes traumatismos, como quedas de motocicleta, quando o membro inferior, ao se enroscar em um obstáculo no solo, é totalmente avulsionado. Esses pacientes, quando sobrevivem, apresentam graves lesões associadas, devido ao envolvimento da região do períneo, necessitando freqüentemente colostomias e citostomias definitivas.

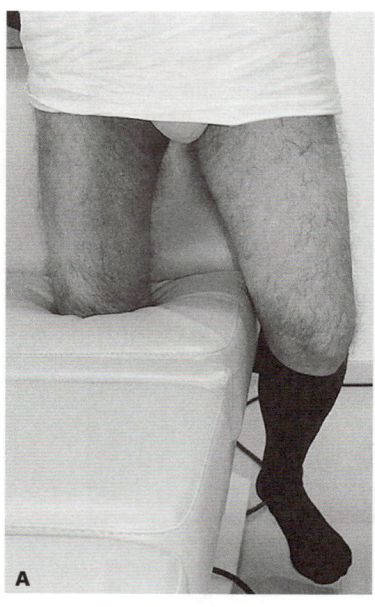
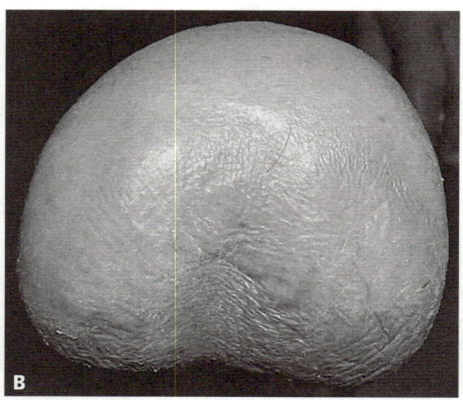

Figura 111.9 – (A) Fotografia de paciente portador de amputação do tipo desarticulação do joelho, descarregando o peso do seu corpo sobre a extremidade do coto. (B) Fica evidente nesta imagem da porção distal do coto a grande área óssea disponível para distribuir o peso do corpo do paciente.

É um nível de comportamento parecido com a desarticulação do quadril em relação à adaptação da prótese, com o agravante da descarga do peso do corpo precisar também ser feita no gradeado costal, comprometendo ainda mais o resultado funcional.

AMPUTAÇÃO FISIOLÓGICA

No II Congresso Mundial da Sociedade Internacional para Próteses e Órteses (ISPO), realizado em Bolonha, na Itália, em 1980, Marian Weiss, cirurgião ortopédico polonês, introduziu, em palestra proferida no anfiteatro principal, o conceito de *amputação fisiológica*, estabelecendo as regras para um procedimento totalmente engajado em um conceito reabilitante. As diversas estruturas envolvidas na cirurgia, ou seja, a pele, os vasos, os nervos, os músculos, os ossos e o periósteo, são tratadas *de maneira a ser criado um órgão*, o coto de amputação, o mais funcional possível, com ou sem a adaptação de uma prótese.

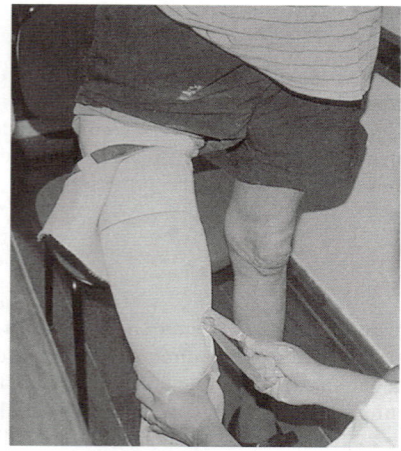

Figura 111.10 – Paciente idoso portador de amputação transfemoral sendo auxiliado na colocação da prótese.

TRATAMENTO DAS DIFERENTES ESTRUTURAS

Ao realizar uma amputação o cirurgião se defrontará com todas as estruturas anatômicas do nível em que estará operando. A maneira como serão tratadas vai determinar a capacidade funcional do novo órgão gerado.

Na maioria dos casos, ao coto poderá ser adaptado um aparelho protético que, controlado pelo paciente, vai reproduzir, da melhor maneira possível, a função comprometida pela perda da extremidade.

As estruturas anatômicas devem ser tratadas e esculpidas pelo cirurgião no intuito de, com base no conhecimento de como a prótese é adaptada e das resultantes das forças geradas sobre o coto durante a locomoção, otimizar a interação entre essas duas estruturas, ou seja, a relação coto-prótese, tanto estática, como dinâmica.

As principais estruturas devem ser tratadas como veremos a seguir.

Pele

Não é fundamental a localização de uma cicatriz, o que importa é a sua qualidade. A boa cicatriz não é hipertrófica nem aderente aos tecidos subjacentes. Esses dois fatores podem afetar adversamente o uso da prótese. Para evitar que isso ocorra, o retalho deve ser planejado para cada caso e nível de amputação. Os tecidos devem ser manipulados de maneira delicada e todo o cuidado deve ser tomado para garantir assepsia.

O enxerto de pele pode ser utilizado com sucesso quando executado da maneira correta, isto é, depositado em leito adequado. Enxertos sobre osso ou tecido fibrótico pouco vascularizado estão fadados ao insucesso imediato ou, posteriormente, sob ação das forças de cisalhamento durante o uso da prótese.

Retalhos ideais nos diferentes níveis:

- *Parciais de pé e Syme*: sempre que possível, cobrir as extremidades distal e anterior do coto com o retalho plantar, naturalmente adequado para resistir às pressões geradas pelo peso do corpo.
- *Amputação transtibial*: utilizar, sempre que possível, um dos seguintes:

- Longo retalho posterior, freqüentemente indicado no caso de doença vascular periférica, pois, em geral, o compartimento posterior da perna é o último a sofrer com a isquemia a ponto de inviabilizar a sua construção.
- Retalhos iguais (ântero-posteriores ou médio-laterais): normalmente utilizados em cirurgia ortopédica ou traumatológica.

■ *Desarticulação do joelho*: utilizar um dos seguintes:
- Longo retalho anterior, sendo o seu ápice localizado 2cm abaixo da tuberosidade anterior da tíbia, e, posteriormente, o ponto mais distal localizado 2cm abaixo da última prega poplítea.
- Retalhos iguais médio-laterais.
- Retalhos iguais com cicatriz distal ântero-posterior, obtida por incisão circular na pele, 0,5cm abaixo da tuberosidade anterior da tíbia. É importante ressaltar para esse nível a necessidade de respeitarmos a dimensão dos retalhos, que aparentam ser muito maiores do que seria preciso. Os côndilos femorais, volumosos, necessitam de muita pele para serem revestidos sem tensão. O fechamento com tensão excessiva vai resultar em isquemia da pele sobre os côndilos femorais posteriores com necrose dela e exposição óssea, o que é mais freqüente sobre o côndilo lateral.

■ *Amputação transfemoral*: o mais comum são os retalhos iguais ântero-posteriores, entretanto, nesse nível, são freqüentes os retalhos atípicos, especialmente em casos de traumatismo, no intuito de preservar o maior comprimento possível para o coto de amputação.

■ *Desarticulação do quadril e transpélvica*: o retalho longo posterior em conjunto com a musculatura glútea proporciona uma boa cobertura ao coto.

Músculos

Um músculo cortado e deixado solto sofrerá retração e atrofia, perdendo a sua capacidade de contração. Como resultado, a extremidade óssea ficará desprotegida e o suprimento de sangue para o coto será reduzido. Para evitar que isso aconteça, devemos dar a devida atenção às técnicas mioplásticas.

Músculos seccionados devem ser reinseridos ao(s) osso(s) ou a estruturas aderidas a eles, como por exemplo, cotos de tendões, com o propósito de permitir sua contração com todo o potencial, bem como revestir a extremidade óssea com um coxim protetor (Fig. 111.11).

Vasos e Nervos

Sempre que possível, a cirurgia de amputação deve ser realizada com o membro afetado sob hemostasia prévia. Esse cuidado, além de minimizar a perda de sangue e agilizar os tempos cirúrgicos, vai aumentar a precisão do procedimento.

Os vasos, idealmente, devem ser dissecados e ligados individualmente, prevenindo a formação acidental de fístulas arteriovenosas. Artérias calibrosas devem receber ligadura dupla com fio inabsorvível ou de absorção lenta.

A formação de neuromas é inevitável, ocorrendo sempre que um nervo é seccionado. É importante que esses neuromas sejam mantidos afastados da superfície do coto e em nenhuma circunstância devem aderir à cicatriz. O procedimento correto é tracionar suavemente o nervo e então seccioná-lo com o bisturi. O coto do nervo se retrairá na profundidade dos tecidos e o neuroma se formará em uma área distante da fibrose cicatricial. Os nervos calibrosos devem ser ligados, caso contrário o sangramento da sua artéria nutriz pode levar à formação de hematoma indesejável.

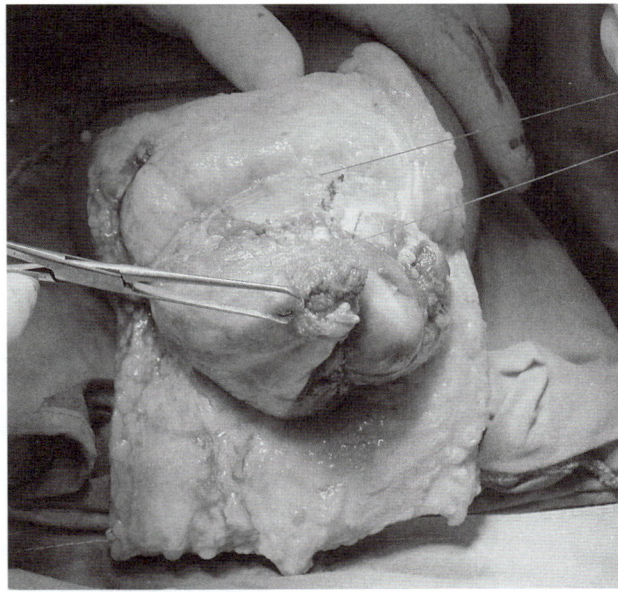

Figura 111.11 – Detalhe de técnica operatória em uma amputação transtibial, podendo notar-se a musculatura do coto sendo ancorada ao esqueleto com fios de sutura de absorção lenta. A utilização de suturas com fios de náilon em planos que não sejam o da pele, de onde serão removidas posteriormente, é contra-indicada em cotos de amputação.

Ossos e Periósteo

O osso seccionado deve ter as bordas arredondadas, utilizando-se, para isso, uma grosa e uma lima de osso, instrumentos obrigatórios na mesa do cirurgião que realiza a amputação.

O periósteo deve ser sempre ser enfocado com atenção. Restos periosteais descolados do osso, freqüentes nas amputações de causa traumática, são os grandes responsáveis por espículas ou neoformações ósseas exuberantes que trazem desconforto e dor ao paciente. Nas amputações através de osso cortical, sempre que possível, devemos utilizar a técnica periosteal, ou seja, o periósteo deve ser recortado mais longo do que o nível de secção óssea e suturado boca a boca, fechando a cavidade medular. Assim estaremos prevenindo a formação das indesejáveis espículas e promovendo um rápido retorno da pressão intra-óssea à normalidade, favorecendo a normalização da fisiologia óssea. A técnica aperiosteal, onde um anel de cerca de 1cm de periósteo é ressecado na extremidade do osso seccionado, por não ser fisiológica e por ser uma potencial criadora de seqüestros ósseos, deve ser condenada.

Quando não for possível a execução da técnica periosteal, devemos cortar o periósteo no mesmo nível da secção óssea, evitando-se o seu descolamento.

Nas *amputações transmetatarsianas*, a secção óssea deve sempre ser feita através das regiões metafisárias distais ou proximais dos ossos metatarsianos. Isso para prevenir danos aos tecidos que recobrem a extremidade do coto, o que tem grande possibilidade de ocorrer quando a secção é realizada por meio das diáfises, pois estas ficarão pontiagudas, perfurando os tecidos de dentro para fora.

Na *amputação de Syme*, a secção da tíbia e da fíbula deve ser feita bem acima da cartilagem articular da tíbia e planejada para ficar paralela ao plano do chão quando o paciente estiver em pé, permitindo assim, ao caminhar, uma distribuição homogênea da carga sobre a superfície do coto ósseo. Alguns

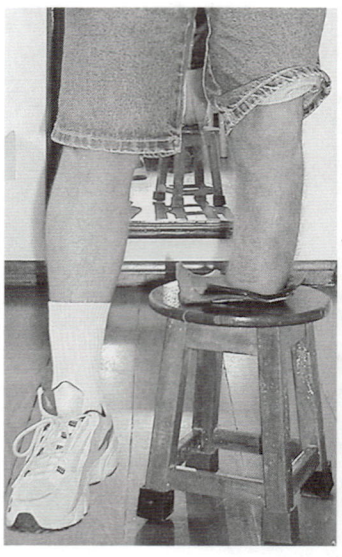
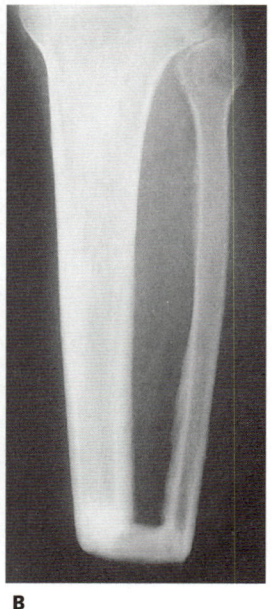

Figura 111.12 – (A) Paciente portador de amputação transtibial, descarregando boa parte do peso do corpo sobre a extremidade do coto. (B) Radiografia em AP do coto do mesmo paciente, mostrando a presença de uma ponte óssea entre a tíbia e a fíbula, construída a partir de um segmento da fíbula.

autores preconizam a manutenção da cartilagem articular da tíbia, o que seria desejável se não fosse a necessidade de estimularmos, de todas as maneiras possíveis, a aderência do retalho plantar à tíbia, prevenindo a sua luxação que, quando ocorre, é desastrosa. O retalho plantar, vai ter muito mais possibilidade de aderir a uma superfície óssea esponjosa cruenta do que à cartilagem articular, tecido naturalmente especializado em prevenir aderências. A sutura da fáscia profunda do retalho plantar ao plano ósseo anterior da tíbia, previamente perfurada para tal fim, aumenta muito a sua estabilidade.

Nas *amputações transtibiais*, a extremidade distal da crista da tíbia deve ser biselada e arredondada com auxílio da grosa e da lima de osso, prevenindo a pressão excessiva neste ponto durante a marcha, no momento do choque do calcanhar contra o solo, no início da fase de apoio.

A fíbula deve ser cortada de igual tamanho ou ligeiramente mais curta do que a tíbia, não mais do que 1cm, e no caso de cotos muito curtos, já próximos da tuberosidade anterior da tíbia, ser totalmente removida.

Uma excelente opção técnica para esse nível de amputação e que deve ser utilizada sempre que possível, mesmo em pacientes com indicação por doença vascular mas que apresentem condição circulatória para a realização da amputação no nível transtibial, é a criação de uma ponte óssea entre a tíbia e a fíbula que, uma vez consolidada, promoverá a estabilização da fíbula quando sob carga dentro do aparelho protético e também possibilitar maior descarga do peso do corpo sobre a extremidade do coto de amputação (Fig. 111.12).

Nas *desarticulações do joelho*, os côndilos femorais são deixados intactos. A preservação da patela, embora desejá-

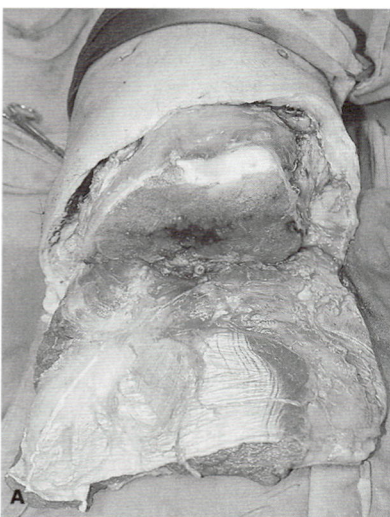
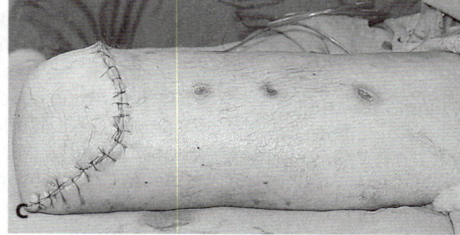
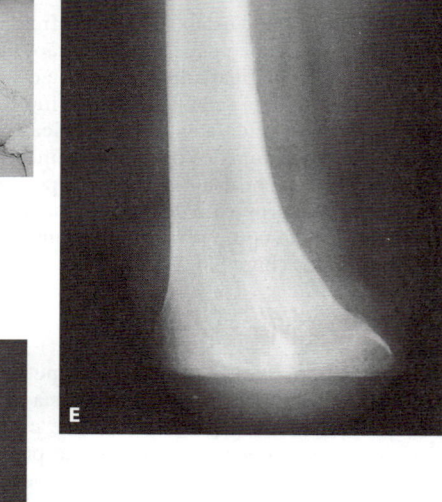
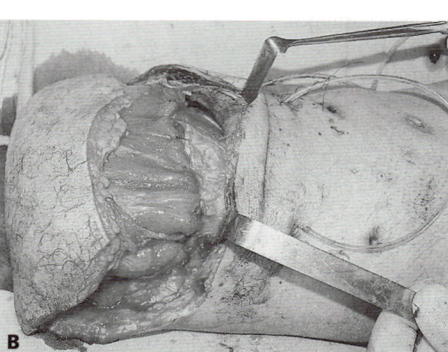
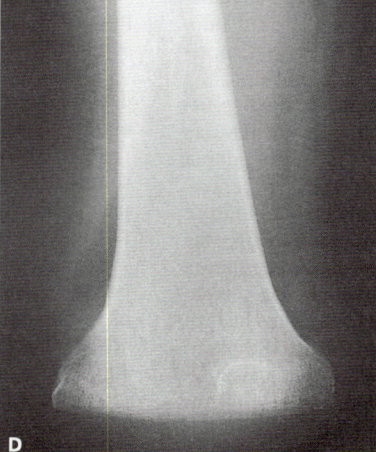

Figura 111.13 – (A) Pode-se notar a grande área óssea conseguida à custa de uma secção do fêmur distal no nível mais largo dos côndilos femorais. (B) Detalhe da sutura dos cotos musculares do gastrocnêmio ao quadríceps distal, gerando assim uma elegante miodese do quadríceps aos côndilos femorais posteriores. (C) Detalhe da sutura da pele. (D e E) Radiografias em AP e perfil mostrando o nível de secção óssea femoral.

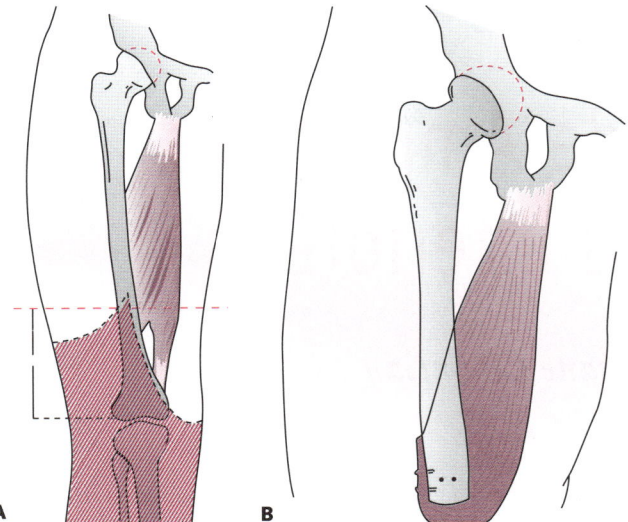
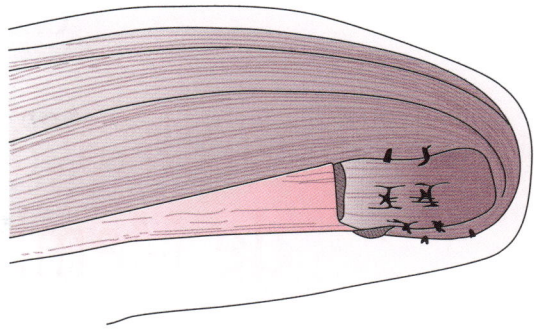

Figura 111.14 – Desenho esquemático da amputação descrita por Frank Gottschalk. (*A* e *B*) Recorte da pele com um longo retalho medial e maneira de fixação do músculo adutor magno à cortical lateral do fêmur. (*C*) Detalhe da maneira de ancoragem do músculo quadríceps na cortical posterior do fêmur.

vel para manter a integridade do aparelho extensor, não é essencial para o bom resultado do procedimento quanto à protetização. A capacidade de suportar carga terminal vai depender da qualidade e da área de osso utilizada para esse fim. Entretanto, em situações especiais, como por exemplo, quando os retalhos de pele forem insuficientes para fechar o coto sem tensão, a patela e/ou os côndilos femorais inferiores e posteriores podem ser removidos sem prejuízo funcional para o uso da prótese, desde que seja mantida a maior superfície óssea possível (Fig. 111.13).

Nas *amputações transfemorais*, a cortical anterior e lateral distal do fêmur deve ser arredondada, de forma a prevenir lesão dos tecidos moles pela tendência à flexo-abdução do coto de amputação. Em condições eletivas, a melhor técnica a ser utilizada é aquela preconizada por Frank Gottshalk, da Universidade do Texas. Sua técnica descreve a cuidadosa reinserção do músculo adutor magno à cortical lateral do fêmur restabelecendo, dessa forma, a quase totalidade da força adutora do membro residual (Fig. 111.14).

BIBLIOGRAFIA

AMERICAN ACADEMY OF ORTHOPAEDIC SURGEONS. *Atlas of Limb Prosthetics, Surgical, Prosthetic, and Rehabilitation Principles*. St. Louis: Mosby-Year Book, 1992.

BAUMGARTNER, R.; BOTTA, P. *Amputation und Prosthesenversorgung der unteren Extremität*. Stuttgart: Ferdinand Enke, 1995.

BOWKER, J. H.; PFEIFER, M. A. (eds.). *Levin and O'Neal's The Diabetic Foot*. 6. ed.

BURGESS, E. M.; ROMANO, R. L.; ZETTL, J. H. *The Management of Lower-Extremity Amputations-Prosthetic and Sensory Aids Service*. Washington: Department of Medicine and Surgery, Veterans Administration, TR 10-6, 1969.

DEDERICH, R. Plastic treatment of the muscles and bone in amputation surgery; a method designed to produce physiological conditions in the stump. *Journal of Bone and Joint Surgery*, v. 45B, n.1, Feb. 1963.

DEDERICH, R. *Stump Correction by Muscle-plastic Procedure*. Copenhagen: International Society for the Welfare of Cripples, 1960. p. 59-61.

EDELMAN, S. V. et al. Neuro-osteoarthropathy (Charcot's Joint) in diabetes mellitus following revascularization surgery. *Arch. Intern. Med.*, v. 147, p. 1504-1508, Aug 1987.

ELOESSER, L. On the nature of neuropathic affections of the joints. *Ann. Surgery*, v. 66, p. 201-207, Aug. 1917.

ERTL, J. Uber Amputationstumpfe. *Chirurg.*, v. 20, p. 218, 1949.

LOGERFO, F. W.; GIBBONS, G. W. Vascular disease of the lower extremities in diabetes mellitus. *Endocrinology and Metabolism Clinics of North America*, v. 25, n. 2, Jun. 1996.

LOON, H. E. Below-knee amputation surgery. *Artificial Limbs*, v. 6, n. 2, p. 86-99, 1962.

MEIJ WILLEM, K. N. *No Leg to Stand On – Historical Relation Between Amputation Surgery and Prostheseology*. Omslag: A.E. Brinkman.

MURDOCH, G. Amputation surgery in the lower extremity. *Prosthetics and Orthotics International*, v. 1, n. 2, p. 72-83, 1977.

MURDOCH, G. *Prosthetic and Orthotic Practice*. London: Edward Arnold, 1970.

MURDOCH, G. *The Surgery of Below-Knee Amputation, Prosthetic and Orthotic Practice*. London: Edward Arnold, 1969. p. 45-60.

PINTO, M. A. G. S. Amputações nos membros inferiores. *Acta Ortop. Bras.*, v. 2, n. 1, p. 3-8, Jan/Mar. 1994.

PINTO, M. A. G. S.; ASTUR FILHO, N.; GUEDES, J. P. B.; YAMAHOKA, M. S. O. Ponte óssea na amputação transtibial. *Rev. Bras. Ortop.*, v. 33, n. 7, p. 525-531, Jul. 1998.

PINTO, M. A. G. S.; HARRIS, W. W. Fibular segment bone bridging in trans-tibial amputation. *Prosthetics and Orthotics International*, v. 28, p. 220-224. 2004.

PINZUR, M. S.; SLOVENKAI, M. P.; TREPMAN, E. Guidelines for diabetic foot care. *Foot & Ankle International*, v. 20, n. 11, p. 695-702, Nov. 1999.

VITALI, M.; ROBINSON, K. P.; KINGSLEY, P.; ANDREWS, B. G.; HARRIS, E. E.; REDHEAD, R. G. *Amputations and Prostheses*. London: Baillière Tindall, 1986.

CAPÍTULO 112

Reabilitação de Amputados de Membros Inferiores

Therezinha Rosane Chamlian

INTRODUÇÃO

Define-se por amputação a ablação parcial ou total de um membro ou parte dele, devido a trauma ou ato cirúrgico.

Dentre as causas mais comuns de amputações adquiridas de membros inferiores, citamos as alterações vasculares, conseqüentes ou não ao diabetes melito. Em segundo lugar, aparecem as etiologias traumáticas, devidas aos acidentes de trânsito ou do trabalho e em menor incidência, os tumores e as infecções[1-8]. A reabilitação do paciente amputado consiste na recuperação funcional, na readaptação profissional e na reintegração social desse indivíduo, com ou sem prótese[9-14].

As metas da reabilitação física devem ser a independência para locomoção, com cadeira de rodas ou auxiliares da marcha, e para atividades de vida diária (AVD) e para atingi-las várias estratégias devem ser implementadas, se possível, antes mesmo da realização da cirurgia de amputação.

Nos traumas graves, apesar dos avanços nos métodos de fixação das fraturas e reparo neurovascular, a decisão entre uma cirurgia reconstrutora ou uma amputação não é tarefa fácil, nem para o cirurgião, paciente e familiares e sempre deve privilegiar a função do membro. A amputação não deve ser considerada como falha e sim como outra modalidade terapêutica[15-17].

REABILITAÇÃO

A reabilitação de um paciente amputado é um processo abrangente, multiprofissional e interdisciplinar, que envolve aspectos físicos, emocionais, sociais e que deve ser instituído o mais precocemente possível. Daí dizermos que, nas indicações eletivas, pode ter início antes mesmo da amputação, quando ainda há a possibilidade da discussão entre médicos de diferentes especialidades, pacientes e familiares sobre o melhor nível de amputação e da orientação sobre as diferentes fases de reabilitação, próteses que poderão ser usadas etc.

Didaticamente, dividimos o tratamento em duas fases distintas: reabilitação pré-protética e reabilitação protética. Entretanto, para que possamos dar início ao programa de reabilitação propriamente dito, o paciente deve ser submetido à avaliação clínica detalhada e o médico deve solicitar os exames subsidiários necessários para promover o tratamento sem riscos adicionais à saúde do paciente.

AVALIAÇÃO CLÍNICA E PROPEDÊUTICA ARMADA

Inicia-se pela anotação detalhada dos dados do paciente, referentes a sexo, idade, endereço e procedência, profissão antes e após a amputação, data e etiologia da amputação, presença de co-morbidades, medicamentos em uso atual, tratamentos clínicos, cirúrgicos e reabilitativos já realizados, uso de próteses ou de auxiliares da locomoção, grau de independência funcional para marcha e AVD.

Durante o exame físico geral, o médico deve ser capaz de detectar alterações clínicas que podem interferir negativamente na reabilitação, tais como:

- Diminuição do nível de compreensão, conseqüente às alterações que limitam a capacidade intelectual, como a arteriosclerose cerebral, afasia sensitiva e retardo mental, que impedem o aprendizado e afetam a participação do paciente no tratamento. Pode ser detectada durante a anamnese e a execução dos comandos verbais no exame físico e deve ser melhor investigada com testes de apraxia, agnosia, de memória, entre outros, para detecção de alterações das funções corticais superiores e definição de diagnóstico neuropsicológico.

- Déficits sensoriais, visuais, como a retinopatia diabética, catarata e hemianopsia secundária a acidente vascular cerebral, ou auditivos podem comprometer o desempenho funcional e determinar prognóstico mais reservado, para não expor o paciente ao risco de acidentes em ambientes externos. Testes simples de leitura e de campo visual podem ser realizados no consultório e o paciente deverá ser encaminhado para avaliação oftalmológica, obrigatoriamente, se for diabético.

- Alterações cardiorrespiratórias, como a hipertensão arterial e a insuficiência respiratória, devem ser detectadas e valorizadas durante o exame físico. Nos Estados Unidos, 75% das amputações de membros inferiores ocorrem em pacientes maiores de 65 anos, sendo 60% devido à vasculopatia periférica por aterosclerose. A co-existência de doença cardiovascular atinge 75% desses pacientes e a maior causa de mortalidade, em longo prazo, é a doença coronariana[18-20]

Em estudo recente, realizado no Lar Escola São Francisco[21], os autores observaram que as doenças associadas encontradas com maior freqüência no Grupo de Amputações e Próteses (GAP) da Disciplina de Fisiatria do Departamento de Ortopedia e Traumatologia (DOT) da Universidade Federal de São Paulo (Unifesp) – Escola Paulista de Medicina (EPM), nos pacientes amputados de etiologia vascular foram: hipertensão arterial sistêmica (55,5%); diabetes melito (63,9%) e coronariopatias[22] (12,25%). Nesse grupo, todos os pacientes são submetidos ao teste de esforço com bicicleta ergométrica adaptada para membros superiores e quando necessário cintilografia do miocárdio, para detecção de isquemia coronariana aos esforços[22-25].

- Alterações vasculares periféricas, tanto arteriais como venosas, devem ser detectadas, pois podem limitar intensamente o prognóstico de marcha, com ou sem prótese, devido à dor, claudicação intermitente, edema, entre outras. O acompanhamento periódico com cirurgião vascular é necessário, nos pacientes vasculopatas e a abordagem por grupos especializados em tratamentos de pés insensíveis se impõe nos pacientes diabéticos, hansenianos, ou com outras neuropatias periféricas para prevenção de úlceras plantares ou feridas e orientações sobre cuidados gerais[26-28].
- Alterações metabólicas, principalmente aquelas causadas pelo diabetes, diminuem a capacidade física do paciente, levando a fraqueza muscular, diminuição da sensibilidade tátil e dolorosa além dos déficits visuais, arteriais e da função renal, que prejudicam muito o desempenho do paciente nos programas de reabilitação e restringem seu prognóstico funcional com próteses.
- Alterações psíquicas, conseqüentes ou não à amputação, como ansiedade ou depressão, devem ser detectadas pelo médico e abordadas juntamente com a equipe de psicologia, para auxiliar nas estratégias de enfrentamento da nova situação e quando necessário, encaminhar o paciente ao psiquiatra, para introdução de medicamentos antidepressivos ou ansiolíticos e para seguimento ambulatorial. Os distúrbios de comportamento, a recusa da aceitação da amputação e da deficiência física e a falta de motivação podem determinar o insucesso no tratamento de um paciente que, do ponto de vista motor, teria ótimo prognóstico de reabilitação.

EXAME ESPECÍFICO DO COTO

O *exame específico do coto* de amputação consiste na observação das suas características em relação aos itens seguintes.

Nível

É considerado adequado ou satisfatório sempre que o coto se prestar à aplicação de uma prótese funcional. Existem níveis proximais, médios e distais de amputação e esta padronização sempre será feita a partir da tomada de medidas do comprimento do coto e da comparação com o membro contralateral. Os parâmetros clínicos adotados em nosso serviço para avaliação do comprimento do coto de amputação de membros inferiores são: bordo inferior do trocanter maior para amputações transfemorais e bordo inferior da patela para amputações transtibiais, ambos medidos com fita métrica, até a extremidade óssea (Fig. 112.1, A e B).

Forma

De um modo geral, o coto deve ser cônico, no qual as dimensões proximais são maiores que as distais e a técnica de amputação empregada corretamente já auxilia muito na obtenção dessa forma, na medida em que o tratamento dado aos cotos ósseos, musculares e cuidados para não permitir o excesso de tecidos moles e pele facilitará o processo de conificação pelo enfaixamento elástico (Fig. 112.2).

Condições da Cicatriz

Deve ser descrita com relação à sua localização no coto de amputação, podendo ser terminal, rebatida anteriormente ou posteri-

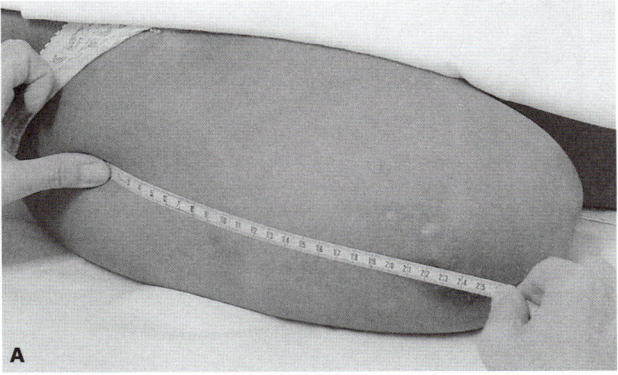
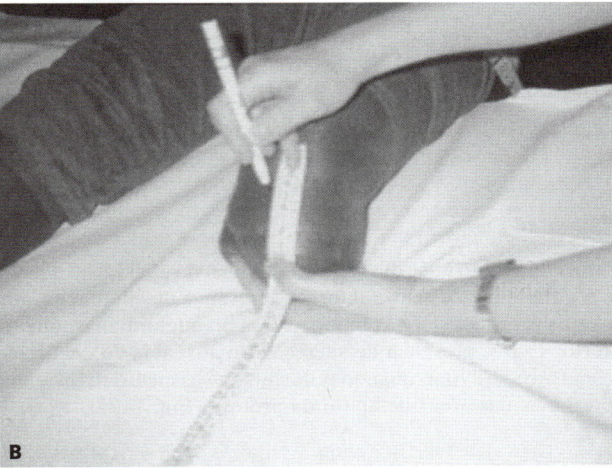

Figura 112.1 – (A) Avaliação do comprimento do coto de amputação transfemoral. (B) Avaliação do comprimento do coto de amputação transtibial.

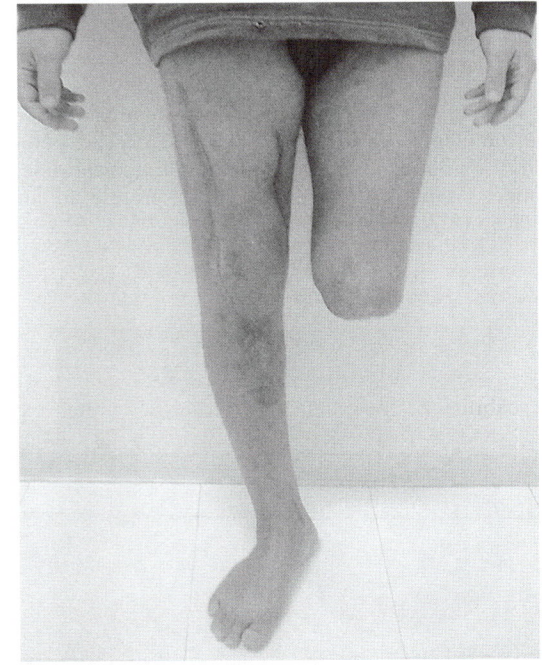

Figura 112.2 – Forma cônica do coto de amputação.

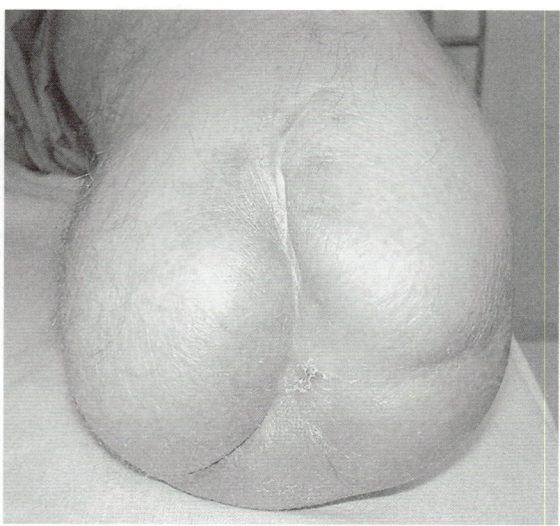

Figura 112.3 – Coto transtibial com invaginação da cicatriz terminal.

ormente; quanto à sua direção, longitudinal ou transversa; quanto a regularidade de seus contornos, presença de aderências aos planos profundos, áreas hipertróficas ou queloidianas, ou enxertos livres, presença de secreção ou ausência de cicatrização. Deve-se evitar, quando possível, que as cicatrizes estejam presentes nas áreas de apoio da prótese (Fig. 112.3).

Condições Tróficas

Pela observação e palpação devemos detectar a presença de atrofias ou hipotrofias musculares, bem como de edemas, comumente conseqüentes aos processos patológicos que causaram a amputação, tais como o diabetes e a insuficiência arterial crônica, ou mesmo ao ato cirúrgico e imobilismo.

Condições da Pele

Deve ser íntegra e a observação de áreas de hiperemia, escoriações ou ulcerações, ressecamento, descamação, pêlos encravados, ou outras dermatoses impõe o tratamento local ou sistêmico, visando melhor adaptação da prótese ao coto de amputação (Fig. 112.4).

Condições Circulatórias

Deve-se avaliar a condição da perfusão periférica pela palpação dos pulsos do coto, proximais e distais. A observação de cianose, palidez ou resfriamento indica déficit circulatório e pior prognóstico de adaptação protética.

Dor

Deve ser verificada se está presente durante a palpação superficial e profunda e a movimentação articular passiva e ativa. Referência de dor tipo choque ou queimação, por percussão da extremidade do coto, o teste de Tinel é positivo e se trata de neuroma doloroso.

Espículas Ósseas

São complicações relacionadas à proliferação óssea conseqüente às manipulações do periósteo da extremidade do coto e devem ser detectadas precocemente, por radiografias do coto de frente e perfil. A indicação de revisão cirúrgica do coto de amputação para regularização de sua extremidade óssea e retirada da espícula só deve ocorrer no impedimento do uso funcional de uma prótese (Fig. 112.5).

Amplitudes Articulares ou Amplitude de Movimento

Obtém-se, inicialmente, com a goniometria ativa da articulação proximal ao coto de amputação. Na observação de restrições ao arco de movimento completo, faz-se a goniometria passiva e conseqüentemente a diferenciação entre uma atitude viciosa ou fraqueza muscular e uma deformidade articular irredutível. Nessa última, poderá haver necessidade de intervenção cirúrgica se impedir a adaptação protética ou prejudicar os mecanismos funcionais de joelhos e pés protéticos e, para sua confirmação diagnóstica, devem-se solicitar radiografias da articulação comprometida de frente e perfil (Fig. 112.6, A e B).

Força Muscular

Pelo teste de força manual, devem-se avaliar todos os grupos musculares do coto de amputação. Quanto maior a força muscular e resistência à fadiga, melhor será o controle sobre a estabilidade e a movimentação da prótese (Fig. 112.7).

Sensibilidade

Deve ser testada superficial e profundamente, tanto tátil como dolorosa, em todo coto de amputação e com atenção especial nas áreas de descarga de peso da prótese. As queixas clínicas

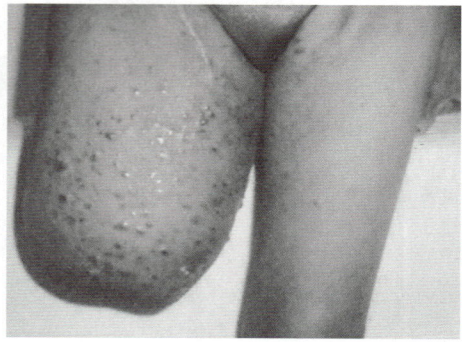

Figura 112.4 – Coto transfemoral com sarcoma de Kaposi.

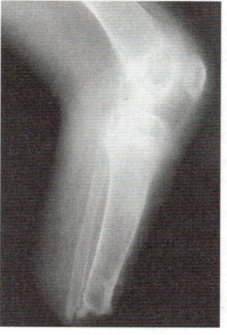

Figura 112.5 – Coto transtibial com espícula óssea.

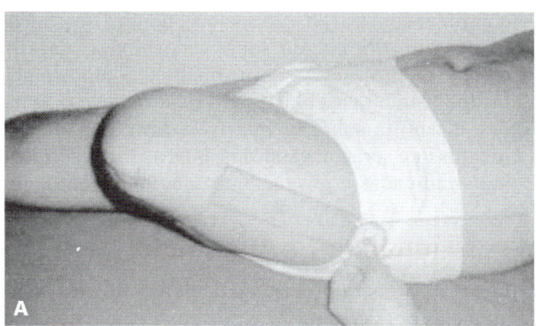
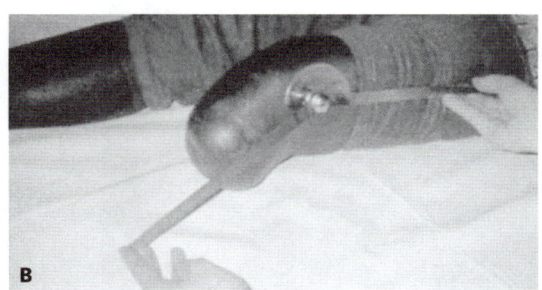

Figura 112.6 – (A) Goniometria da articulação do quadril de coto transfemoral. (B) Goniometria da articulação do joelho de coto transtibial.

de desconforto, ardor, queimação, choque, peso, ou outras devem ser consideradas e tratadas com recursos físicos e medicamentosos, sendo esses locais ou sistêmicos, visando melhor adaptação protética e maior tolerância em relação ao número de horas de uso da prótese por dia.

A queixa de sensação de persistência de parte ou totalidade do membro amputado caracteriza a *sensação fantasma*. Não tem caráter doloroso e pode ser auxiliar durante o treino funcional com a prótese, pois se refere à memória cortical da extremidade amputada. A referência de dor em parte ou totalidade do membro amputado denomina-se *dor fantasma* e por ser incapacitante e poder trazer prejuízo funcional deverá ser tratada com os recursos já referidos ou com técnicas mais invasivas, desde bloqueios de gânglios simpáticos até neurocirurgias.

Circumetria

Deve ser realizada com fita métrica, nas regiões proximal, média e distal do coto de amputação, em regiões padronizadas para a tomada das medidas e serve de instrumento importante para a observação das mudanças das dimensões do coto e do momento adequado para a prescrição da prótese. Objetivamente, a repetição de três medidas seriadas semanais pode indicar a estabilização das medidas do coto (Fig. 112.8, A e B).

EXAMES COMPLEMENTARES

Os *exames complementares* devem ser solicitados de acordo com a etiologia da amputação, ou sempre que, após a avaliação clínica, o médico julgar necessário para avaliar os fatores de risco do paciente. Os exames mais comumente solicitados são hemograma completo com velocidade de hemossedimentação (VHS), glicemia de jejum, urina tipo I, uréia, creatinina e eletrocardiograma, além das radiografias já referidas, que são obrigatórias para detectar espículas ósseas, calcificação de hematomas, processos degenerativos da articulação proximal ou outras alterações osteoarticulares que possam inviabilizar o uso da prótese.

Não podemos deixar de avaliar cuidadosamente as *condições gerais do membro colateral*, principalmente aquelas relacionadas às alterações tróficas, circulatórias, articulares e sensitivas. Pacientes com distúrbios vasculares, processos degenerativos, ou deformidades ósseas, e pés insensíveis terão maior dificuldade na aquisição da marcha, com ou sem prótese (Fig. 112.9).

A atuação interdisciplinar, por meio das interconsultas realizadas por diferentes especialistas, entre eles endocrinologistas, cardiologistas, nefrologistas, cirurgiões ortopedistas e vasculares, é de fundamental importância durante todo o processo de avaliação e reabilitação.

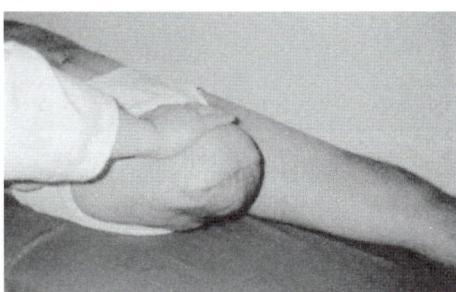

Figura 112.7 – Teste manual de força muscular de coto transfemoral.

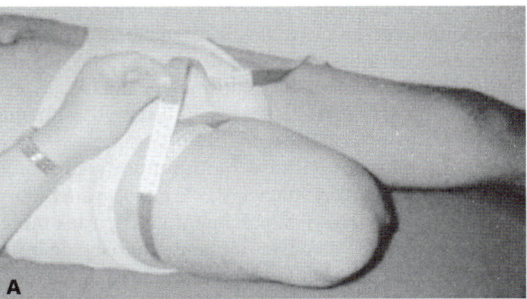
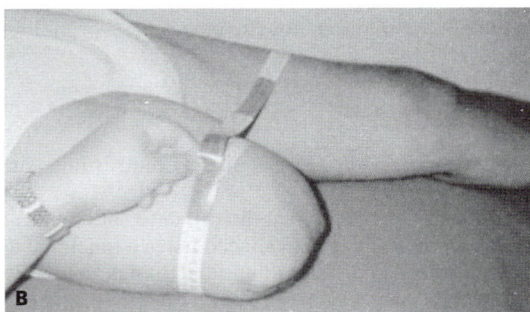

Figura 112.8 – (A) Circumetria de terço proximal de coto transfemoral. (B) Circumetria de terço distal de coto transfemoral.

PRÓTESES IMEDIATAS

A prótese imediata é aplicada com o paciente ainda na mesa cirúrgica e sob efeito anestésico, mediante proteção do coto com malha tubular esterilizada, depois recoberta com feltro e

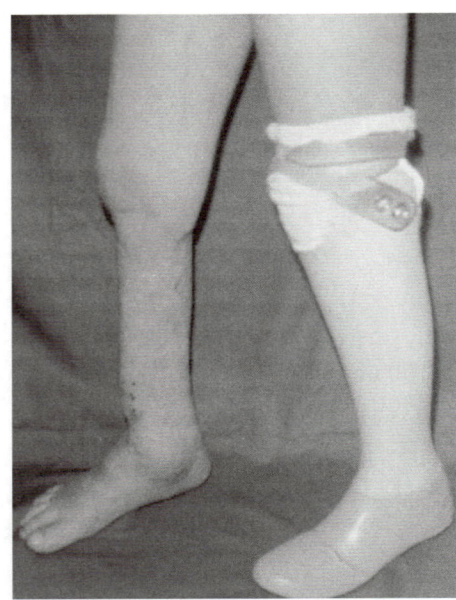

Figura 112.9 – Membro inferior contralateral de paciente com amputação traumática transtibial e prótese.

gesso. A seguir, colocam-se as tiras de suspensão e a armação metálica, complementando o comprimento do membro amputado. Recomenda-se a colocação de articulações mecânicas compatíveis com o nível de amputação, bem como pé protético, propiciando precocemente uma funcionalidade mais próxima do normal. Os autores que defendem o método alegam vantagens, entre as quais, aceleração do processo de cicatrização, conificação mais rápida do coto de amputação por diminuição do edema pós-operatório, favorecimento de ortostatismo e deambulação precoces e otimização no processo de aceitação do novo esquema corporal pelo efeito psicológico positivo[29].

Entretanto, não há consenso na literatura sobre as vantagens descritas e entre as desvantagens, são citadas: difícil inspeção da incisão cirúrgica, risco de sofrimento das partes moles por inadequação no molde de gesso, aumento do risco de infecções por bactérias ou fungos, devido à manutenção da ferida cirúrgica em ambiente quente, escuro e úmido, elevação no custo do tratamento devido a necessidade da manutenção do paciente internado por, no mínimo, duas semanas, até a primeira troca do gesso[30].

REABILITAÇÃO PRÉ-PROTÉTICA

Compreende o período entre o pós-operatório imediato e a colocação da prótese.

Nas cirurgias eletivas, a reabilitação deve ser iniciada antes mesmo da amputação, pela avaliação física e funcional do paciente e da atuação da equipe multidisciplinar, com a fisioterapia e a terapia ocupacional orientando exercícios para melhora do condicionamento muscular global por meio de manutenção da amplitude de movimento, aumento da força muscular, treino de marcha com muletas ou andador e treino de atividades de vida diária e também do condicionamento cardiorrespiratório. A enfermagem deve participar visando prevenir o aparecimento de úlceras de pressão e deformidades articulares consequentes ao mau posicionamento no leito. A nutricionista poderá auxiliar implementando dietas que corrijam as carências alimentares e contribuam com o restabelecimento físico e da cicatrização da ferida no pós-operatório. A assistente social deverá contribuir com a avaliação socioeconômica do paciente e, quando necessário, orientando sobre mecanismos para obtenção da doação da prótese. A equipe médica, composta pelo cirurgião ortopedista ou vascular e pelo fisiatra deve orientar o paciente e a família sobre os possíveis níveis de amputação, tratamentos que serão necessários após a cirurgia, tipos de próteses mais indicadas e prognóstico funcional sem e com prótese.

Posicionamento Adequado

Obrigatório para prevenção de deformidades articulares ocasionadas por desequilíbrio muscular e pelo aumento do edema pós-cirúrgico. Os pacientes devem ficar deitados em decúbito dorsal sobre colchões firmes, com o coto de amputação estendido e alinhado em relação ao tronco e devem ser estimulados a permanecer alguns períodos do dia em decúbito ventral, para estirar suavemente os flexores de quadril, evitando o padrão vicioso de flexo-abdução, comum nas amputações transfemorais. Pode-se ainda elevar os pés da cama em Trendelenburg, para facilitar o retorno venoso. O uso de travesseiros ou rolos sob o coto de amputação visando ao relaxamento muscular e ao alívio dos sintomas dolorosos está contra-indicado, pois propicia o aparecimento de deformidade em flexão de quadril e joelho. Os pacientes devem ser orientados também a não permanecerem longos períodos com o coto pendente, na posição sentada e a utilizarem adaptação para extensão do joelho.

Enfaixamento Elástico

Tem como objetivo conificar e promover a estimulação tátil do coto e reduzir o edema pós-operatório. Esse enfaixamento é realizado com ataduras ou faixas elásticas, logo após a retirada dos pontos de uma cicatriz sem deiscências de sutura. O paciente deve ser orientado a manter o coto enfaixado praticamente o dia todo, só retirando para higiene pessoal e realização de exercícios. A sua colocação deve ser em forma de oito, sendo a pressão exercida decrescente de distal para proximal. Para os pacientes com amputações transfemorais, devemos prescrever de três a quatro faixas, que serão emendadas para dar um comprimento final maior e para viabilizar que a última volta seja dada em torno do quadril. Para os pacientes com amputações transtibiais, normalmente duas faixas são suficientes e o enfaixamento deve ultrapassar a articulação do joelho (Fig. 112.10, A e B).

Esse enfaixamento requer certos cuidados na sua execução. Se estiver muito apertado e a distribuição das pressões não for adequada, poderá haver lesões de pele ou mesmo déficit circulatório no coto devido ao garroteamento proximal; se houver falhas na junção das faixas ou enfaixamento circular, propiciará a formação de *orelhas* ou de formas de difícil adaptação protética; se estiver muito frouxo não haverá a conificação do coto e se desprenderá facilmente, desestimulando o paciente a prosseguir com a técnica.

Já existe a comercialização em nosso meio de meias de compressão para cotos transfemorais com cintas de fixação e transtibiais, de material elástico, mais simples de vestir e de fixar. Estão disponíveis em seis tamanhos e com três ou quatro comprimentos diferentes.

Na literatura, cita-se o método de *engessamento* com objetivos de conificar o coto de amputação. O enfaixamento é feito com ataduras de gesso sobre malha esterilizada, protegendo-se a cicatriz operatória com curativo, com ancoragem acima da articulação proximal ou pela suspensão por cinto ou suspensório, porém tal técnica não é utilizada em nosso meio[28].

Massoterapia

Deve ser realizada de maneira superficial e profunda, visando impedir a ocorrência de aderências cicatriciais, auxiliar na drenagem do edema pós-operatório e posicional e na dessensibilização do coto, por meio da estimulação tátil e dolorosa, reduzindo a dor fantasma.

Analgesia e Relaxamento Muscular

Podem ser obtidos por meio da termoterapia superficial e profunda ou com o uso de correntes de baixa e média freqüência. Usualmente, indicamos o ultra-som como coadjuvante no tratamento para redução de dor em neuromas de coto e crioterapia para processos álgicos ou inflamatórios localizados.

Cinesioterapia e Condicionamento Físico

A cinesioterapia deve ser iniciada no primeiro dia pós-operatório, com exercícios passivos para manutenção da ADM do membro amputado. Para os demais membros e o tronco, realizam-se exercícios ativos contra resistência e cinesioterapia respiratória, objetivando um condicionamento físico geral do paciente. No segundo dia pós-operatório, o paciente pode iniciar o ortostatismo gradativo para restabelecer as condições vasomotoras e o equilíbrio, bem como exercícios ativos, assistidos ou livres, e isométricos, cautelosamente, até a retirada dos pontos, quando então será possível iniciar exercícios resistidos manualmente, com pesos ou polias, esperando-se obter uma força muscular máxima.

Orientações Gerais

O paciente deve ser orientado a realizar a higiene diária do coto, a inspecionar a cicatriz cirúrgica, a movimentar ativamente o coto e todas as articulações não envolvidas na amputação, bem como ser estimulado a realizar suas atividades de vida diária, ainda na enfermaria e quando possível, expor-se ao sol em períodos adequados.

A participação da família no auxílio ao paciente amputado é de grande importância, principalmente no caso de crianças ou de adultos que apresentem dificuldades em realizar seus cuidados pessoais, como por exemplo, idosos, deficientes visuais ou pacientes com amputação bilateral.

Nesses últimos, o tratamento oferecido é semelhante, porém com ênfase maior no fortalecimento de membros superiores.

Prescrição das Próteses

A prótese somente deve ser prescrita após a estabilização das medidas do coto, o que se observa a partir da obtenção da terceira medida semanal consecutiva inalterada.

Entretanto, preconiza-se que desde o início do programa de reabilitação o paciente seja orientado quanto aos diferentes tipos de próteses existentes no mercado, se possível pelo uso de catálogos ilustrativos, seus custos médios, oficinas ortopédicas para sua confecção e, dependendo da situação socioeconômica, seja encaminhado para cadastramento em órgãos municipais, estaduais ou federais para verificar a possibilidade de uma doação.

A prescrição propriamente dita deve ser feita em duas vias, para que uma seja entregue ao paciente e a outra fique arquivada no prontuário. Deve conter todo o detalhamento necessário para sua confecção, como material de fabricação, tipo de encaixe e suspensão, mecanismos de acionamento e controle de quadril, joelho e tornozelo-pé. Essas definições estão intimamente ligadas ao prognóstico de marcha com prótese, ao tipo de trabalho que o paciente desenvolve, ao local onde mora e às facilidades em conseguir realizar as manutenções periódicas em oficinas credenciadas.

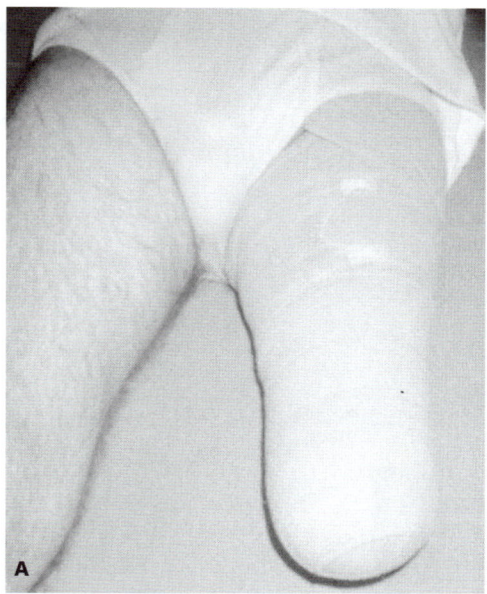

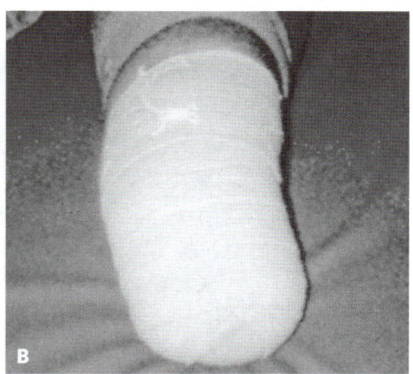

Figura 112.10 – (*A*) Enfaixamento elástico de coto transfemoral. (*B*) Enfaixamento elástico de coto transtibial.

REABILITAÇÃO PROTÉTICA

Compreende o período de aprendizado para a utilização da prótese definitiva.

Deve ter início com a verificação da prótese, com o objetivo de conferir se a prescrição médica foi executada corretamente pela oficina ortopédica. A partir daí, verifica-se, com o paciente vestindo a prótese, se não existem defeitos no ajuste, comprimento, tamanho do encaixe, áreas de hiperpressão, desvios rotacionais e de alinhamento estático.

No Lar Escola São Francisco, onde se desenvolvem as atividades do Grupo de Amputações e Próteses da Disciplina de Fisiatria do Departamento de Ortopedia e Traumatologia da Unifesp/EPM, temos a vantagem de contar com uma oficina ortopédica dentro da instituição e com isso possibilitar que o treinamento com a prótese seja acompanhado simultaneamente por todos os membros da equipe. É nossa conduta iniciar o treinamento com um encaixe de prova ou provisório, que será refeito após adaptação ao seu uso. É comum, apesar dos cuidados de verificação da estabilidade do coto, que este ainda se modifique após um curto período de uso da prótese. No caso das próteses modulares, também costumamos solicitar o acabamento cosmético com espuma somente depois de algum período de treinamento e que todos os ajustes necessários já tenham sido feitos (Fig. 112.11, *A* e *B*).

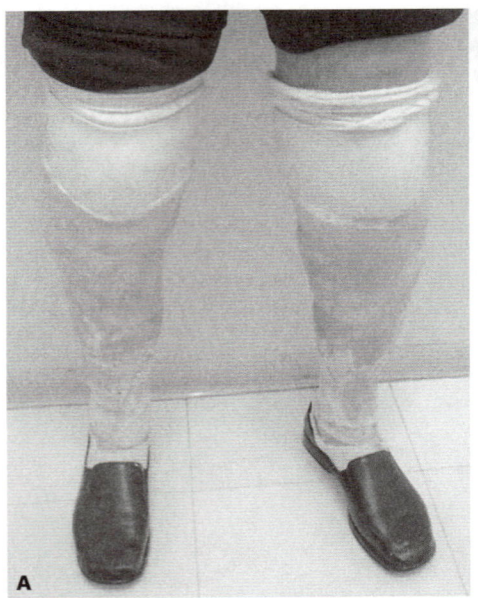
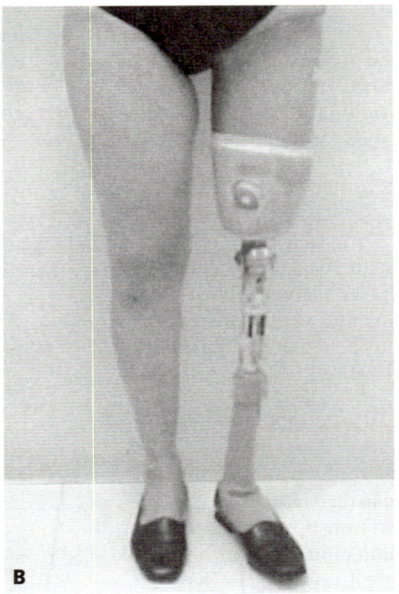

Figura 112.11 – (A) Paciente com amputação bilateral transtibial, com próteses tipo PTS, com encaixes de prova convencionais, sem acabamento cosmético. (B) Paciente com amputação transfemoral, com prótese modular, com encaixe de prova transparente, sem acabamento cosmético.

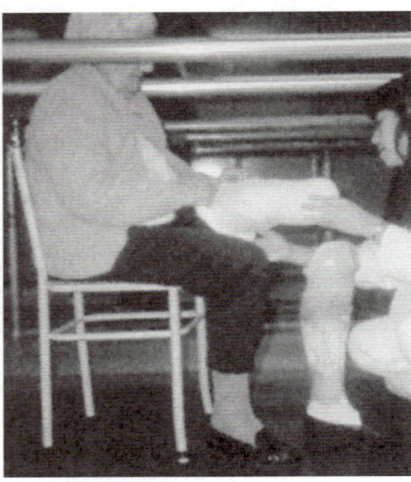

Figura 112.12 – Paciente com amputação transtibial, iniciando treino funcional, aprendendo a vestir a prótese, com supervisão da fisioterapeuta.

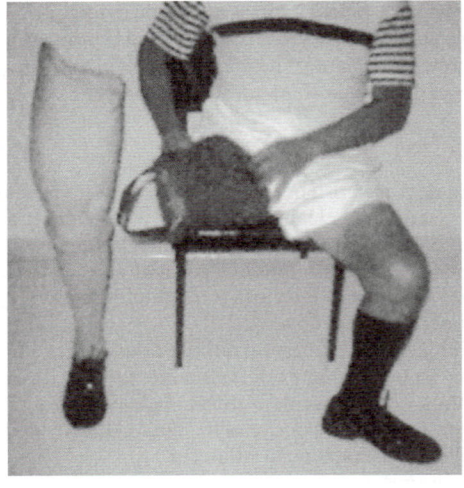

Figura 112.14 – Paciente com amputação transfemoral, em treino funcional, utilizando o *Quick fit*® para vestir a prótese.

Manuseio da Prótese

Inicialmente, o paciente deve aprender a vestir a prótese, com auxílio de uma meia, talco, enfaixamento inverso ou do uso do *Quick fit*® (dispositivo que facilita a colocação de próteses acima do joelho, comercializado em quatro diferentes tamanhos). Para despi-la, o paciente deve ser orientado a retirar a válvula de sucção, nos amputados transfemorais, e a exercer tensão no sentido oposto para próteses transtibiais. A obtenção desta autonomia é indispensável para o melhor resultado funcional (Figs. 112.12 a 112.14).

O treino de trocas posturais ou de mudanças de decúbito e de transferências entre a cadeira de rodas para o tablado, maca, cama ou cadeira comum em planos nivelados e desnivelados deve ser enfatizado em todas as etapas do treinamento com a prótese.

Nos amputados de coxa, bilateralmente, pode-se realizar treino de marcha com *stubbies*, que são próteses provisórias de comprimento reduzido, sem articulações, com pés protéticos tipo *rocker* ou mata-borrão, antes da colocação das próteses definitivas.

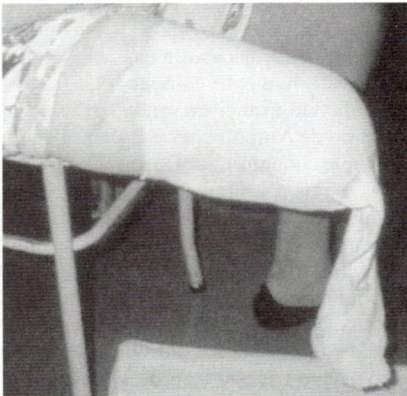

Figura 112.13 – Paciente com amputação transfemoral, iniciando treino funcional, aprendendo a vestir a prótese, com auxílio da malha tubular.

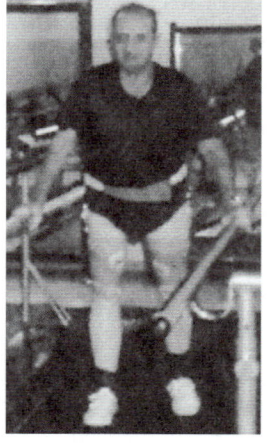

Figura 112.15 – Paciente com amputação bilateral transfemoral, em início do treino com próteses convencionais, sem revestimento cosmético, dentro das barras paralelas e com auxílio de espelho, para melhora da conscientização corporal.

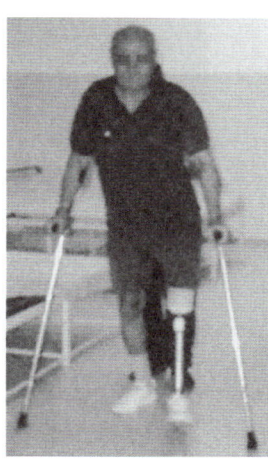

Figura 112.16 – Paciente com amputação transfemoral, em treino de marcha com prótese modular, sem acabamento cosmético, em terreno plano, com supervisão do fisioterapeuta e auxílio de duas muletas canadenses.

Esquema Corporal

A alteração do esquema corporal em um paciente amputado é totalmente previsível e recuperável. Deve-se realizar exercícios com a prótese, de frente a um espelho, inicialmente dentro de barras paralelas, para que o paciente se auto-avalie e possa corrigir suas posturas inadequadas, conscientizando-se do novo padrão corporal (Fig. 112.15).

Treinamento Funcional

No início dessa etapa do treinamento, deve-se dar ênfase aos exercícios de transferência de peso para o lado com a prótese. Com o paciente dentro das barras paralelas e o apoio dos membros superiores, pode-se utilizar duas balanças portáteis, para que se verifique o momento exato no qual se consegue a distribuição de peso eqüitativa entre os hemicorpos. A partir dessa conquista, deve-se realizar o treino de marcha simulado, com o paciente alternando o apoio unipodálico, sem sair do lugar, se possível, com a alternância conjunta dos movimentos de membros superiores para promover a dissociação de cinturas escapular e pélvica. A seguir, treina-se o deslocamento lateral e depois a marcha propriamente dita, inicialmente dentro das barras paralelas e depois no ginásio de fisioterapia, no plano e em rampas e escadas (Figs. 112.16 e 112.17).

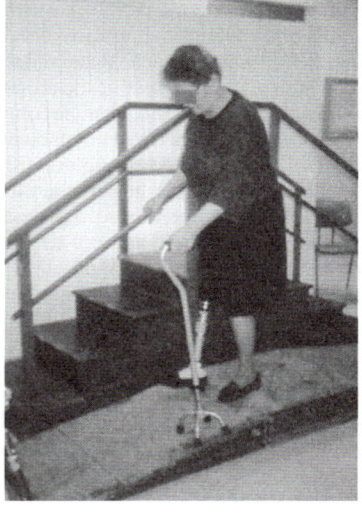

Figura 112.17 – Paciente com amputação transfemoral, em treino de marcha com prótese modular, sem revestimento cosmético, em rampa, com auxílio de bengala de 4 pontos.

Quanto aos auxiliares de marcha, iniciamos com o andador e gradativamente, passa-se para muletas axilares, canadenses e para uma bengala, a depender da *performance* do paciente.

O treino em terrenos acidentados, fora do ginásio de fisioterapia, é obrigatório e deve envolver o uso de rampas e escadas, com e sem corrimão, solo irregular, desníveis de planos, como guias de calçadas e gramados.

Durante o treino nas escadas, o paciente deve ser orientado a subir com o membro inferior não amputado e a descer com o lado protetizado (Fig. 112.18).

O gasto energético da marcha de um paciente amputado, com e sem prótese, obtido através dos valores do consumo máximo de oxigênio, varia de acordo com o nível e a etiologia da amputação, a idade do paciente e a presença de co-morbidades relacionadas ou não à causa da amputação e com a fase de treinamento, inicial ou final. Esse tema ainda é controverso na literatura[31-38].

O treino de quedas também deve ser realizado, a fim de preparar o paciente para situações de stress e risco de lesões. Sempre que possível, supervisionar a utilização de automóveis, para orientar atividades simples de entrar e sair do veículo ou mesmo de transportes coletivos, tais como ônibus, trens e metrô, visando à mais ampla reabilitação funcional e reintegração do indivíduo na sociedade.

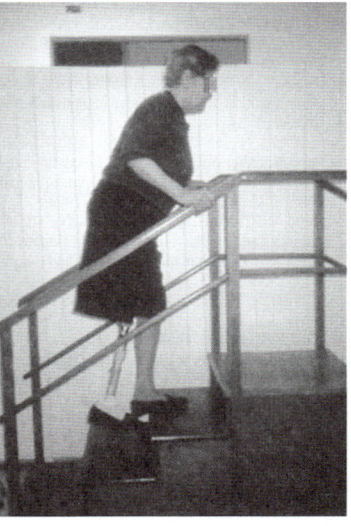

Figura 112.18 – Paciente com amputação transfemoral, em treino de marcha com prótese modular, sem revestimento cosmético, em escada, com auxílio de corrimões.

Durante todo o processo de treinamento é necessário envolver o paciente em atividades de interesse e que promovam a aquisição de função, visando à independência nas atividades de vida diária e de vida prática.

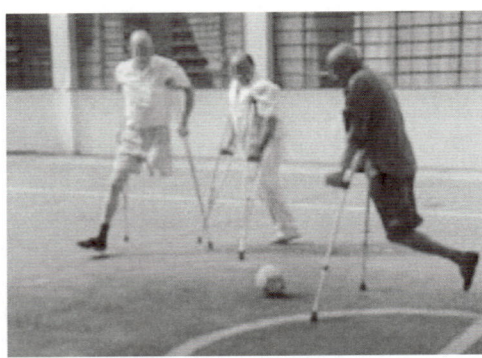

Figura 112.19 – Pacientes com amputações transfemorais, praticando futebol sem as próteses.

A prática de atividade física adaptada, visando a melhora do condicionamento físico global ou a participação em modalidades desportivas, deve ser estimulada, pois tais pacientes têm comprovados benefícios físicos, emocionais, sociais e relacionados à percepção da qualidade de vida[39-41] (Fig. 112.19).

Vários autores têm publicado artigos científicos sobre avaliação funcional, prognóstico de marcha com próteses e saúde relacionada à qualidade de vida (QV) em pacientes amputados. Entretanto, poucos são os métodos que quantificam sistematicamente as melhoras funcionais e até o momento não há consenso sobre quais escalas ou instrumentos utilizar para esse grupo de pacientes[41].

Apesar do grande número de instrumentos de investigação de saúde relacionada à QV desenvolvidos para pacientes amputados, não identificamos um que pudesse ser utilizado nas diversas faixas etárias e para diferentes níveis e etiologias de amputação ou mesmo nas distintas fases da reabilitação[43-53].

Não encontramos, também, questionários que analisassem ao mesmo tempo todos os aspectos envolvidos na QV: físico (locomoção, transferências, AVD/AVP, trocas posturais, presença de dor no coto ou fantasma), social, emocional (imagem corporal, auto-estima, medo, depressão), lazer (diversão ou prática de esportes), laboral e espiritualidade[43-53].

REFERÊNCIAS BIBLIOGRÁFICAS

1. CHAMLIAN, T. R.; MASIERO, D. Perfil epidemiológico dos pacientes amputados tratados no Centro de Reabilitação Lar Escola São Francisco. *Acta Fisiátrica*, v. 5, n. 1, p. 38-42, 1998.
2. AFTABUDDIN, M.; ISLAM, N.; JAFAR, M. A.; HAQUE, I. The status of lower-limb amputation in Bangladesh: a 6-year review. *Surg. Today*, v. 27, n. 2, p. 130-134, 1997.
3. ISAKOV, E.; SUSAK, Z.; BUDORAGIN, N.; MENDELEVICH, I. Self-injury resulting in amputation among vascular patients a retrospective epidemiological study. *Disabil. Reabil.*, v. 14, n. 2, p. 78-80, 1992.
4. LUCCIA, N.; PINTO, M. A. G. S.; GUEDES, J. P. B.; ALBERS, M. T. V. Rehabilitation after amputation for vascular disease: a follow-up study. *Prosth. Orth. Int.*, v. 16, p. 124-128, 1992.
5. STEWART, C. P. U.; JAIN, A. S. Dundee revisited – 25 years of a total amputee service. *Prosth. Orth. Int.*, v. 17, p. 14-20, 1993.
6. NAGASHIMA, H.; INOUE, H.; TAKECHI, H. Incidence and prognosis of dysvascular amputations in Okayama Prefecture (Japan). *Prosth. Orth. Int.*, v. 17, p. 9-13, 1993.
7. DEAN, A. G. Amputations: statistics and trends. *Annals of the Royal College of Surgeons of England*, v. 73, p. 137-142, 1991.
8. STEWART, C. P. U.; JAIN, A. S. Lower limb amputee survival. *Prosth. Orth. Int.*, v. 16, p. 11-18, 1992.
9. GEERTZEN, J. H. B.; MARTINA, S. D.; RIETMAN, H. S. Lower limb amputation Part 2: Rehabilitation – a 10-year literature review. *Prosth. Orth. Int.*, v. 25, p. 14-20, 2001.
10. NISSEN, S. J.; NEWMAN, W. P. Factors influencing reintegration to normal living after amputation. *Arch. Phys. Med. Rehabil.*, v. 73, p. 548-551, 1992.
11. MEIKLE, B.; DEVLIN, M.; GARFINKEL, S. Interruptions to amputee rehabilitation. *Arch. Phys. Med. Rehabil.*, v. 83, p. 1222-1228, 2002.
12. GAGNON, C. G.; GRISÈ, M. C.; POTVIN, D. Predisposing factors related to prosthetic use by people with a transtibial and transfemoral amputation. *J. Prosth. Orth.*, v. 10, n. 4, p. 99-109, 1998.
13. POHJOLAINEN, T.; ALARANTA, H.; WIKSTROM, J. Primary survival and prosthetic fitting of lower limb amputees. *Prosth. Orth. Int.*, v. 13, p. 63-69, 1989.
14. PEZZIN, L. E.; DILLINGHAM, T. R.; MACKENZIE, E. J. Rehabilitation and the long-term outcomes of persons with trauma-related amputations. *Arch. Phys. Med. Rehabil.*, v. 81, p. 292-300, 2000.
15. BOWKER, J. H. The choice between limb salvage and amputation. In: *Atlas of Limb Prosthetics: surgical, prosthetic and rehabilitation principles*. St. Louis: Mosby Year Book, 1992. p. 17-18.
16. SANDERS, R.; HELFET, D. Trauma. In: *Atlas of Limb Prosthetics: surgical, prosthetic and rehabilitation principles*. St. Louis: Mosby Year Book, 1992. p. 19-24.
17. PERSSON, B. Lower limb amputation. Part 1: Amputations methods – a 10 year literature review. *Prosth. Orth. Int.*, v. 25, p. 7-13, 2001.
18. ROTH, E. J.; PARK, K. L.; SULLIVAN, W. J. Cardiovascular disease in patients with dysvascular amputation. *Arch. Phys. Med. Rehabil.*, v. 79, p. 205-215, 1998.
19. CLARK, G. S.; BRUCE, B.; BEARER, J. B. Rehabilitation of the elderly amputee. *J. Am. Geriatr. Soc.*, v. 31, p. 439-448, 1983.
20. STEWART, C. D.; JAIN, A. S. Cause of death of lower limb amputees. *Prosth. Orth. Int.*, v. 16, p. 129-132, 1992.
21. CASSEFO, V.; NACARATTO, D. C.; CHAMLIAN, T. R. Perfil edpidemiológico dos pacientes amputados estudados do Lar Escola São Francisco. Estudo comparativo de três períodos diferentes. *Acta Fisiátrica*, v. 10, n. 2, p. 67-77, 2003.
22. CASSEFO, V.; NACARATTO, D. C.; CHAMLIAN, T. R. Perfil epidemiológico dos pacientes amputados do Lar Escola São Francisco. Estudo comparativo de três períodos diferentes. *Acta Fisiátrica*. No prelo.
23. BARBADIMOS, A. N.; ZOHMAN, L. R. Intravenous dipyridamole thallium imaginig X combined arm-leg cycle stress testing of patients unable to exercise on the treadmill. *Am. J. Phys. Med. Rehabil.*, v. 78, n. 2, p. 111-116, 1999.
24. YOUNGMAN, D. J.; DOVE, T.; BOCCUZZI, S. J.; PRICE, H. L. Noninvasive and angiographic evaluation of coronary artery disease in patients with peripheral vascular disease. *Am. J. Cardiol.*, v. 63, p. 1446-1449, 1989.
25. TRAVERS, A. M.; NEL, C. J.; VA DER WATT, F. J.; JORDAN, P. J. The arm ergometer exercise test for evaluating coronary artery status in patients presenting for peripheral vascular surgery. *Surgery*, v. 28, p. 148-150, 1990.
26. KANNEL, W. B.; SKINNER, J. J.; SCHWARTZ, M. J.; SHURTLEFF, D. Intermittent claudication: incidence in the Framinghan Study. *Circulation*, v. 41, p. 875-883, 1970.
27. KOVANEES, A.; BRUDIN, T. Continuous eletrocardiography recording at the examination of walking in patients with intermittent claudication. *J. Cardiovasc. Surg.*, v. 17, p. 509-512, 1976.
28. MCCABE, C. J.; REIDY, N. C.; ABBOTT, W. M.; FULCHINO, D. M.; BREWSTER, D. C. The value of eletrocardiogram monitoring during treadmill testing for peripheral vascular disease. *Surgery*, v. 89, p. 183-186, 1991.
29. MATIOTTI, M. L. V.; LIANZA, S. A Reabilitação do amputado. In: LIANZA, S. *Medicina de Reabilitação*. 2. ed. Rio de Janeiro: Guanabara Koogan, 1995. p. 178-188.
30. PINTO, M. A. G. S. A reabilitação do paciente amputado. In: LIANZA, S. *Medicina de Reabilitação*. 3. ed. Rio de Janeiro: Guanabara Koogan, 2001. p. 170-187.
31. FISHER, S. V.; GLLICKSON, G. Energy cost of ambulation in health and disability: a literature review. *Arch. Phys. Med. Rehabil.*, v. 59, p. 124-132, 1978.
32. WATERS, R. L.; PERRY, J.; ANTONELLI, D.; HISLOP, H. Energy cost of Walking of amputees: the influence of level of amputation. *J. Bone Joint Surg. Am.*, v. 58A, p. 42-46, 1976.
33. HERBERT, L. M.; ENGSBERT, R. J.; TEDFORT, K. G.; GRIMSTON, S. K. A comparison of oxygen consumption during walking between children with and without below-knee amputations. *Phys. Ther.*, v. 74, p. 943-950, 1994.
34. WU, Y. J.; CHENS, Y.; LIN, M. C.; LAN, C.; LAI, J. S.; LIEN, I. N. Energy expenditure of wheeling and walking during prosthetic rehabilitation in a woman with bilateral transfemoral amputation. *Arch. Phys. Med. Rehabil.*, v. 82, p. 265-269, 2001.
35. BORG, G. A. V. Psychophysical bases of perceived exertion. *Med. Sci. Sports Exerc.*, v. 14, p. 377-381, 1982.
36. POLLOCK, M. L.; MILLER, H. S.; LINNERUD, A. C.; LAUGHRIDGE, E.; COLEMAN, E.; ALEXANDER, E. Arm pedaling as endurance training regiment for the disable. *Arch. Phys. Med. Rehabil.*, v. 55, p. 418-424, 1974.
37. MAGEL, J. R.; MCARDLE, W. D.; TONER, M.; DELIO, D. J. Metabolic and cardiovascular adjustment to arm training. *J. Appl. Physiol.*, v. 45, p. 75-79, 1978.
38. STAMFORD, B. A. Step increments versus constant load tests for determination of maximal oxygen uptake. *Eur. J. Appl. Phys. Occup. Physiol.*, v. 35, p. 89-93, 1976.
39. LAWRENCE, S. M.; FRANK, N. Conditioning program for amputees with significant heart disease. *Arch. Phys. Med. Rehabil.*, v. 57, p. 238-240, 1976.
40. FRANCIS, N. Myocardial performance of disabled patients in a rehabilitation program. *Arch. Phys. Med. Rehabil.*, v. 56, p. 212-215, 1975.
41. WETTERHAHN, K. A.; HANSON, C.; LEVY, C. E. Effect of participation in physical activity on body image of amputees. *Am. J. Phys. Med. Rehabil.*, v. 81, p. 194-201, 2002.
42. ROMMERS, G. M.; VOS, L. D.; GROOTHOFF, J. W.; EISMA, W. H. Mobility of people with lower limb amputations: scales and questionnaire: a review. *Clin. Rehabil.*, v. 15, n. 1, p. 92-102, 2001.
43. GAUTHIER-GAGNON, C.; GRISÉ, M. C.; POTVIN, D. Predisposing factors related to prosthetic use by people with transtibial and transfemoral amputation. *JPO*, v. 10, n. 4, p. 99-109, 1998.
44. GAUTHIER-GAGNON, C.; GRISÉ, M. C.; POTVIN, D. Enabling factors related to prosthetic use by people with transtibial and trasfemoral amputation. *Arch. Phys. Med. Rehabil.*, v. 80, p. 706-713, 1999.
45. HOUGHTON, A.; ALLEN, A.; LUFF, R.; MCCOLL, I. Rehabilitation after lower limb amputation: a comparative study of above-knee, through knee and Gritti-Stokes amputations. *Br. J. Surg.*, v. 76, p. 622-624, 1989.
46. LEUNG, E. C. C; RUSH, P. J.; DEVLIN, M. Predicting prosthetic rehabilitation outcome in lower limb amputee patients with the functional independamole measure. *Arch. Phys. Med. Rehabil.*, v. 77, p. 605-608, 1996.
47. LEGRO, M. W.; REIBER, G. D.; SMITH, D. G.; DELAGUILLA, M.; LARSEN, J.; BOONE, D. Prosthesis evaluation questionnaire for persons with lower limb amputations: assessing prosthesis-related quality of life. *Arch. Phys. Med. Rehabil.*, v. 79, p. 931-938, 1998.
48. HARNESS, N.; PINZUR, M. S. Health related Quality of Life in patients with dysvascular transtibial amputation. *Clin. Orthop.*, v. 383, p. 204-207, 2001.
49. WOOD-DAUPHINEE, S.; WILLIAMS, J. I. Reintegration to normal living as a proxy to quality of live. *Chron. Dis.*, v. 40, p. 491-499, 1987.
50. NISSEN, S. J.; NEWMAN, W. P. Factors influencing reintegration to normal living after amputation. *Arch. Phys. Med. Rehabil.*, v. 73, p. 548-551, 1992.
51. TRABALLESI, M.; BRUNELLI, S.; PRATESI, L.; PULCINI, M.; ANGIONI, C.; PAOLUCCI, S. Prognostic factors in rehabilitation of above knee amputees for vascular diseases. *Disabil. Rehabil.*, v. 20, p. 380-384, 1998.
52. WEISS, G. N.; GORTON, T.; READ, R. C.; NEAL, L. A. Outcomes of lower extremity amputations. *J. Am. Geriatr. Soc.*, v. 38, p. 877-883, 1990.
53. TATE, D. G.; FORCHHEIMER, M. Quality of life, life satisfaction and spirituality. *Am. J. Phys. Med. Rehabil.*, v. 81, p. 400-410, 2002.

CAPÍTULO 113

Marcha do Paciente Amputado

Isabel Chateaubriand Diniz de Salles

INTRODUÇÃO

Importância do Estudo da Marcha

Andar é uma ação fundamental na vida. A marcha, no ser humano, é um encadeamento complexo e lógico de fatores interdependentes, que demanda uma análise sistematizada para se fazer entender. É papel do fisiatra reconhecer deficiências específicas na marcha, determinar suas causas e programar possibilidades de intervenção, tornando-a mais eficiente.

A análise da marcha pode ser apenas observacional, dispensando aparatos sofisticados e profissionais especializados que tornam a estrutura de um laboratório de marcha ainda distante da realidade de nosso país. É claro que a observação apenas visual perde em sensibilidade e especificidade quando comparada ao laboratório, por não poder revelar dados de cinética, cinemática e atividade muscular. Ainda assim, dados valiosos, como comprimento e simetria do passo, velocidade e cadência da marcha, além da adequada transferência de peso ao aparelho, podem ser avaliados no exame clínico. Padrões atípicos de marcha também podem ser caracterizados, como marcha antálgica, marcha em Trendelenburg (por deficiência de glúteo médio) e marcha com joelho rígido (*stiff knee*), entre outros.

Um recurso simples e interessante para auxiliar na análise observacional é o de se registrar o ciclo da marcha em vídeo, obtendo-se assim a possibilidade de fragmentação do processo em suas diferentes fases. O recurso de diminuir a velocidade de progressão da marcha – a câmera lenta – permite a visualização das articulações de maneira separada.

CONSIDERAÇÕES SOBRE A MARCHA[1]

Nomenclatura

Ciclo da Marcha

Unidade funcional, dividido em duas fases, conforme mostra a Figura 113.1.

Força de Reação do Solo

Momento externo gerado na fase de apoio que necessita ser contrabalançado por um momento interno (oposto) para que a articulação fique estabilizada. Como exemplo, se a força de reação estiver posterior ao joelho, um momento externo (flexor) será gerado, criando a necessidade de um momento interno (extensor) para que o membro inferior não colabe.

Esse conceito será importante mais à frente quando mencionarmos alinhamento protético e desvios da marcha.

Conservação de Energia

A eficiência e o conforto da marcha estão diretamente relacionados ao menor gasto energético por distância percorrida.

O menor deslocamento do centro de massa (ponto hipotético do corpo onde toda massa estaria concentrada) promove um menor gasto energético à deambulação. Há mecanismos pelos quais o corpo minimiza a excursão total desse centro. São eles:

- Rotação e obliqüidade pélvica.
- Menor excursão lateral da pelve.
- Movimento articular integrado.

Faz-se necessária uma boa adaptação do encaixe e o correto alinhamento da prótese, para que haja a ação desses mecanismos poupadores de energia, ocasionando um padrão de marcha semelhante ao fisiológico.

Custo Energético da Marcha

A velocidade confortável da marcha, em média, é em torno de 80m/min (indivíduo sem deficiência física). O custo energético desse processo será quatro vezes maior do que o necessário para a manutenção do metabolismo basal desse indivíduo[2].

A velocidade de marcha mais confortável é aquela na qual há menor gasto energético por unidade de distância percorrida.

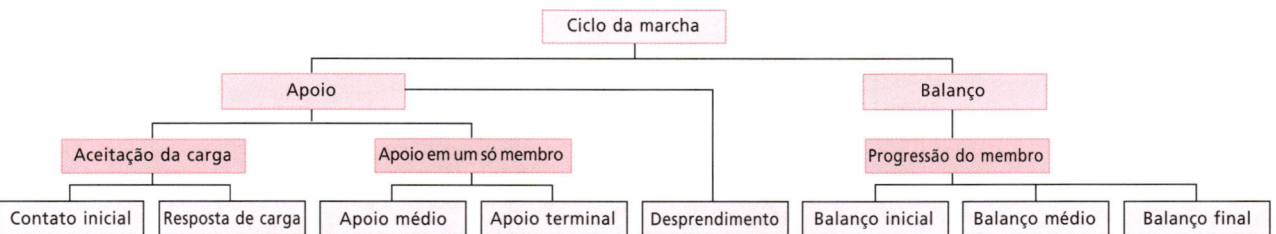

Figura 113.1 – Ciclo da marcha, seus objetivos e suas respectivas fases.

Amputados de membros inferiores com boa função cardiopulmonar e adequado estado nutricional, gastam a mesma quantidade de energia por unidade de tempo quando comparados a seus pares não amputados. O gasto energético por unidade de distância, todavia será mais alto (Tabela 113.1).

O resultado de uma biomecânica anormal da marcha será o aumento no custo energético despendido, usualmente com decréscimo compensatório em sua velocidade.

AVALIAÇÃO DO PACIENTE

Ao observar padrões atípicos de marcha, devem-se estimar:

- Custo energético despendido (grau de funcionalidade): marcha comunitária, domiciliar, ou terapêutica.
- Risco de quedas (segurança).
- Risco de lesões biomecânicas associadas a esse padrão (como lesão de cápsula e ligamentos com *recurvatum* de joelho).
- Cosmese (satisfação do paciente com o aparelho).

Há também que se ter em mente que cada paciente é único; ainda que as limitações motoras possam ser agrupadas, a intensidade do impacto funcional que elas podem exercer é dependente das reservas físicas e emocionais individuais.

Para iniciar a análise observacional da marcha em amputados, deve-se realizar um exame físico geral (estado nutricional, acuidade visual, equilíbrio, coordenação, condição cardiovascular e respiratória) e outro específico (amplitude de movimento articular, força e sensibilidade, condições do coto, presença eventual de dor ou lesões cutâneas).

ANÁLISE DA MARCHA NO PACIENTE AMPUTADO

O primeiro passo para o bom entendimento desse processo é o conhecimento do aparelho e suas especificações[3]. Depois, sua relação com o paciente amputado, ou seja, conforto em relação ao uso, adequação do soquete, eficiência do mecanismo de suspensão, comprimento do membro protético, presença de contato total e alinhamento estático.

Tendo verificado os itens anteriores, deve-se procurar ter uma impressão geral da marcha para, posteriormente, focar a atenção em cada segmento.

Transtibial

Se o aparelho estiver bem adaptado ao paciente, o padrão de uso será bastante funcional com pouco ou nenhum movimento compensatório, haverá ainda simetria de passos e movimentação harmônica de membros superiores.

TABELA 113.1 – Aumento do consumo energético, em média, em diferentes níveis de amputações de membros inferiores

NÍVEL DE AMPUTAÇÃO	AUMENTO NO METABOLISMO ENERGÉTICO (CONSUMO ENERGÉTICO/DISTÂNCIA PERCORRIDA) (%)
Transmetatarsiana	10 – 20
Syme	0 – 30
Transtibial	40 – 50
Transfemoral	90 – 100
Transtibial bilateral	60 – 100

Padrão de Marcha Adequado

- *Contato inicial*: o joelho deve estar levemente fletido; a pelve e o tronco, eretos. A transferência de peso deve ocorrer suavemente para o membro protetizado.
- *Resposta à carga*: o joelho flete um pouco mais (10 a 15°) à medida que o pé encosta por completo no chão. A espuma referente ao calcanhar protético é comprimida, em maior ou menor grau, dependendo do peso da pessoa e da especificação do pé. O tronco permanece estável e bem equilibrado.
- *Apoio médio*: nessa fase, o amputado descarregará todo seu peso na prótese. Pelve e tronco superior encontram-se bem equilibrados no aparelho, com pouco ou nenhum movimento compensatório em direção à prótese. A base de apoio não é larga (menor que 5cm). O deslocamento lateral do soquete é mínimo. O pé apóia-se inteiramente no chão.
- *Apoio terminal/desprendimento*: a transferência de peso do lado protético para o preservado é suave e progressiva sem movimentos compensatórios de cabeça, tronco ou pelve. O joelho flete suavemente e a base de apoio não é alargada.
- *Balanço*: o joelho flete ainda mais para permitir o avanço do membro protético, o encaixe permanece seguro no coto. Há simetria no comprimento de passo.

Desvios

Todas as inadequações da marcha decorrentes da falta de ajuste do soquete, de um mau alinhamento, de um hábito vicioso (por falta de treinamento adequado), ou devido à dor no coto, causarão aumento do consumo de energia despendida à marcha, assim como desconforto e limitação ao uso funcional do aparelho.

Esses desvios do padrão devem ser identificados para que se possa intervir, evitando um hábito permanente de difícil correção posterior.

- Contato inicial
  - *Extensão excessiva do joelho*: nessa fase, o joelho deve estar levemente fletido, visando a uma menor excursão do centro de massa e, conseqüentemente, menor gasto energético. A queixa do paciente será a de ter a impressão de estar "subindo um morro" quando do uso do aparelho. Poderá haver dor ou lesões cutâneas em região ântero-distal do coto. Essa extensão excessiva também aumenta o deslocamento pélvico, podendo parecer que a prótese está muito longa. As causas são:
    • Soquete posteriorizado em relação ao pé (aumento do segmento anterior do pé): durante a resposta de carga, a linha de força será deslocada rapidamente para uma posição anterior ao joelho, forçando-o em hiperextensão.
    • Suporte ou apoio do calcâneo muito macio: propiciará uma flexão plantar muito rápida e um contato prematuro do antepé, forçando o joelho em hiperextensão (em vez de um rolamento adequado da tíbia sobre o tornozelo).
    • Fraqueza do quadríceps.
    • Hábito inadequado (falta de treinamento).
  - *Instabilidade do joelho*: a falta de confiança, por parte do usuário, em descarregar peso na prótese por instabilidade na articulação do joelho, acarretará em uma marcha com maior custo energético e pouca funcionalidade. As duas principais causas são:
    • Inadequação da escolha do pé protético em relação ao usuário: o peso e o nível de atividade do paciente

devem se relacionar às especificações do pé protético, como compressibilidade, densidade, característica de resposta dinâmica, para que essa combinação seja a mais funcional possível.
- Soquete anteriorizado em relação ao pé (diminuição do segmento anterior do pé): na fase de desprendimento, a falta de apoio anterior acarretará uma flexão prematura do joelho ou *drop-off* (flexão abrupta do joelho e queda da pelve do lado protético).

■ Apoio médio
— Ascensão ou queda excessiva do quadril do lado protético
- *Prótese longa*: haverá aumento do centro de gravidade no lado protético. Na fase de balanço, ocorrerá dificuldade na passagem do membro protético; o paciente deverá então, ficar na ponta do pé do membro preservado para permitir a progressão horizontal do aparelho (*vaulting*).
- *Prótese curta*: quadril e ombro caem no início da fase de apoio. O paciente terá a impressão de "pisar em um buraco" toda vez que apóia o membro protético.

— Base de suporte alargada:
- Pé lateralizado em relação ao soquete.
- Soquete medializado (alinhamento em adução): causará maior desgaste em borda medial do pé protético.

— Base de suporte estreita e deslocamento lateral do soquete:
- Pé medializado em relação ao soquete.
- Soquete lateralizado (alinhamento em abdução) causando maior pressão no compartimento medial do encaixe.

■ Apoio terminal
— Instabilidade do joelho (*drop off*).
— Hiperextensão do joelho.

■ Balanço
— Falha do mecanismo de suspensão: a prótese poderá escorregar ou cair.
— Comprimento desigual do passo: será mais longo o referente ao membro protético – devido ao maior tempo de apoio no membro são (insegurança para descarregar peso no aparelho ou dor no coto).
— Circundução (movimento semicircular e lateral do aparelho): prótese longa, suspensão inadequada, dificuldade na flexão do quadril ou joelho.

Transfemoral

Aqui novamente se deve averiguar a adequação do soquete, o mecanismo de suspensão, o conforto do paciente em relação ao uso do aparelho, o comprimento da prótese e o alinhamento estático. O ponto chave para o uso funcional dessa prótese é a estabilidade do joelho, que é dependente do alinhamento (controle involuntário do paciente) e da força para extensão do quadril (controle voluntário). A articulação do joelho protético deve ficar levemente posterior à linha que une o trocanter ao tornozelo (maléolo lateral) para que se crie um momento extensor, estável à articulação. O soquete deve estar alinhado em leve flexão para facilitar a extensão ativa do quadril sem haver uma hiperlordose compensatória.

É fundamental ao paciente a sensação de segurança durante a fase de apoio, conferida pelo joelho protético, mas também há a necessidade de uma boa movimentação flexora para o início da fase de balanço. Quanto maior o controle involuntário, maior será a segurança na fase de apoio, entretanto, haverá maior dificuldade para a passagem do membro na fase de balanço (maior dificuldade para a flexão do joelho) (Fig. 113.2).

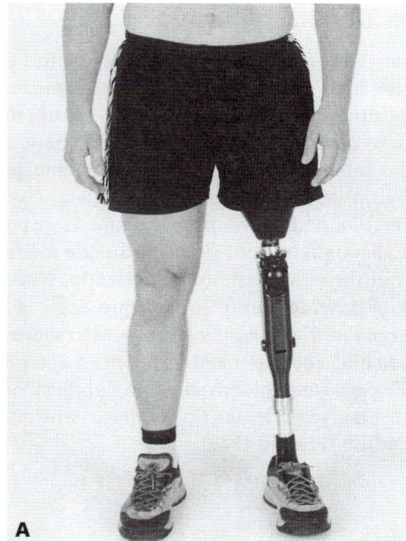
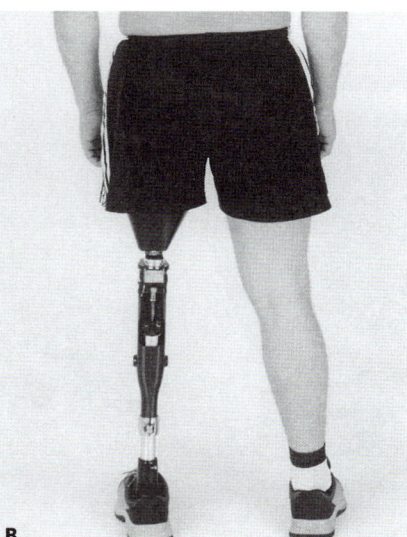
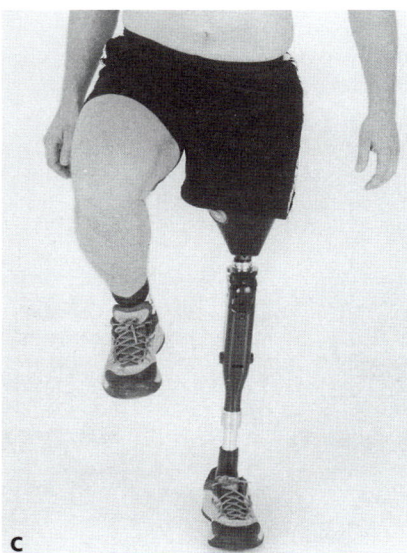

Figura 113.2 – (*A* a *C*) A prótese deve ter boa adequação em relação à altura, conforto no encaixe e segurança no joelho protético.

Padrão de Marcha Esperado

- *Contato inicial/resposta à carga*: o joelho permanece em extensão do contato inicial até o apoio médio, à medida que o pé atinge o chão por completo – de um modo suave – e o peso do corpo é então transferido para o aparelho. O corpo move-se para frente e levemente para o lado (Fig. 113.3 e 113.4).
- *Apoio médio*: pode haver uma leve queda na pelve e certa lateralização do tronco. Há estabilidade médio-lateral e bom equilíbrio do membro protetizado. Não há alargamento da base de apoio (menor que 5cm) (Fig. 113.5).
- *Apoio terminal/desprendimento*: ascensão suave do retropé, à medida que o peso é transferido para o antepé protético. Há extensão do quadril sem aumento significativo da lordose lombar. Ocorrerá flexão do joelho assim que o pé for desprendido do solo (Fig. 113.6).
- *Balanço*: o pé desprende-se do solo; o joelho e o quadril são fletidos à medida que o membro protetizado avança na linha de progressão horizontal. O comprimento de passo é simétrico (Fig. 113.7).

Desvios

- Contato inicial
  - Instabilidade do joelho
    - Eixo do joelho protético localizado anteriormente à linha de referência (trocanter/maléolo lateral): será criado um momento flexor a essa articulação.
    - Falta de flexão adequada do soquete: haverá dificuldade à extensão ativa do quadril.
    - Densidade alta do retropé protético: dificuldade à transferência de peso (resposta de carga), podendo haver flexão do joelho.

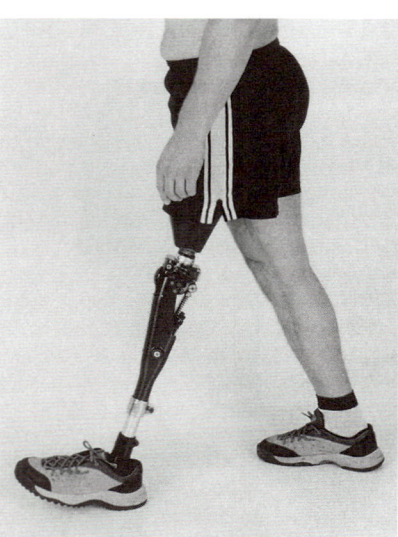

Figura 113.3 – Contato inicial.

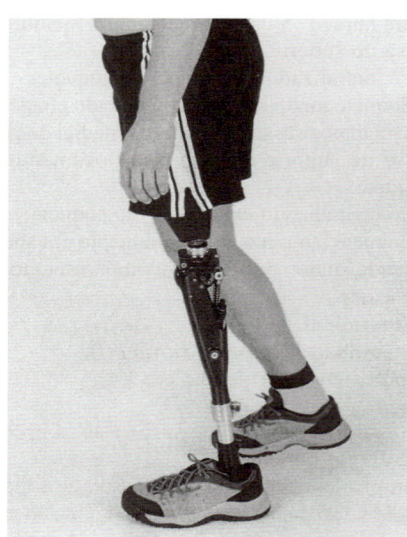

Figura 113.5 – Apoio médio.

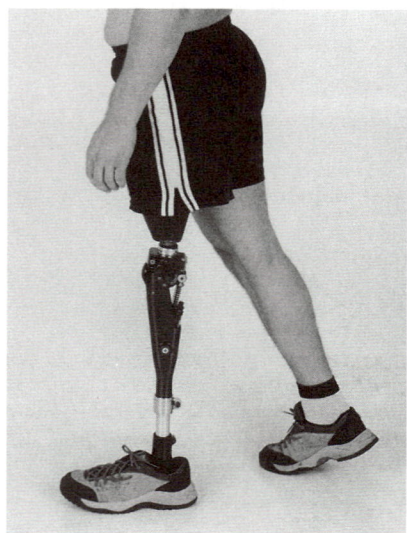

Figura 113.4 – Resposta à carga.

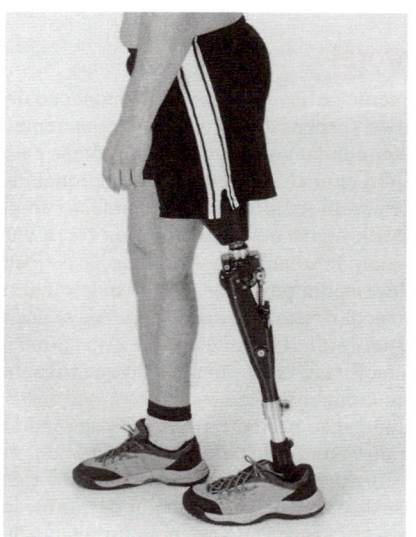

Figura 113.6 – Apoio terminal.

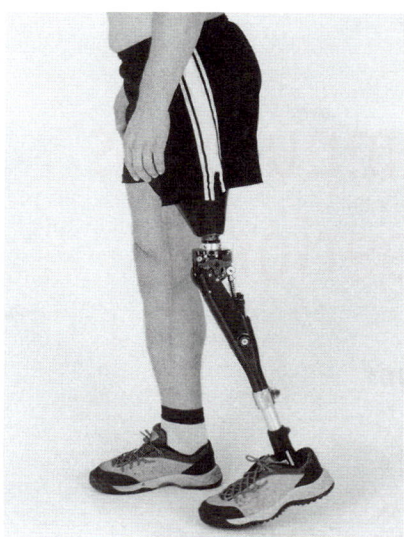

Figura 113.7 – Desprendimento.

- Contratura em flexão do coto não acomodada pelo soquete.
— Impacto terminal: é um hábito adquirido de marcha de difícil correção. Caracteriza-se por um movimento abrupto de flexão do coto que permite ao joelho a máxima extensão antes do contato inicial.
— Queda abrupta do pé (*foot slap*): ocorre quando o antepé desce muito rápido após o contato inicial. Pode ser causado por uma resistência muito macia do mecanismo de flexão plantar (no pé articulado) ou por um braço curto de alavanca do retropé.
■ Apoio médio
— Desvio lateral do tronco: todos os indivíduos que utilizam esse tipo de prótese terão algum grau de lateralização do tronco em direção ao lado protetizado para aumentar a fixação do esqueleto axial ao solo.
- Instabilidade médio-lateral do soquete: ocorrerá em um coto muito curto ou com insuficiente alinhamento em adução do soquete.
- Prótese mais curta (que o membro contralateral): haverá queda do quadril com lateralização do tronco.
- Parede medial alta do soquete: haverá lateralização para evitar a compressão dolorosa dos tendões adutores.
- Falta de equilíbrio ou *balance*: acarretará uma transferência inadequada de peso no aparelho.
- Fraqueza da musculatura abdutora de quadril do lado protético.
- Dor no coto.
— Marcha com base alargada (maior que 5cm de base)
- Prótese longa.
- Parede lateral inadequada do encaixe: não promove suporte adequado ao fêmur.
- Parede medial alta do soquete (já citado anteriormente): causa necessidade de se afastar a prótese lateralmente para evitar dor.
- Contratura em abdução.
- Treinamento inadequado (mau hábito adquirido).
— Extensão excessiva do tronco
- Alinhamento insuficiente em flexão do soquete.
- Flexão excessiva do coto que não consegue ser totalmente acomodada pelo soquete.
- Fraqueza da musculatura extensora de quadril ou da musculatura abdominal.
■ Apoio terminal para desprendimento
— Queda ou *drop off*: movimento de tronco para baixo, assim que o suporte anterior é perdido. Sua principal causa é um braço curto de alavanca (antepé curto).
— Ascensão inadequada do calcâneo: se não houver transferência adequada de peso sobre o aparelho, o retropé não se desprenderá do chão até que todo o pé avance para frente. Esse desvio relaciona-se, usualmente, ao comprimento desigual dos passos.
■ Fase de balanço
— Marcha em circundução
- Prótese longa.
- Joelho protético muito estável (tornando a flexão difícil).
- Fraqueza dos flexores de quadril.
— *Vaulting*: padrão de marcha em que o amputado fica na ponta do pé preservado para permitir que haja livre passagem do membro protético.
- Prótese longa.
- Mecanismo de suspensão insuficiente.
- Limitação à flexão do joelho protético.
- Medo de arrastar o antepé no chão (tropeçar).
— Instabilidade ou movimentação lateral/medial da prótese:
- Medial: está presente quando o tornozelo movimenta-se medialmente no início da fase de balanço e é causada por uma rotação externa excessiva do joelho protético.
- Lateral: está presente quando o tornozelo move-se lateralmente e é causada por uma rotação interna excessiva do joelho.
— Movimentação desigual de membros superiores, comprimento desigual dos passos, tempos diferentes de apoio.
- Esses desvios aparecem concomitantemente e têm como principal causa a insegurança (falta de treino) ou impossibilidade (dor) para descarregar peso apropriadamente na prótese.

Agradecimentos

À Dra. Alice Ramos, à Ft. Eliene Lima, ao Sr. Luiz Antônio Mergulhão e aos pacientes pelo aprendizado diário.

REFERÊNCIAS BIBLIOGRÁFICAS

1. KERRIGAN, C.; SCHAUFELE, M.; WEN, M. Gait analysis. In: DELISA, J.; GANS, B. *Rehabilitation Medicine: principles and practice*. 3. ed. Philadelphia: Lippincott-Raven, 1998. cap. 8, p. 167-187.
2. ESQUENAZI, A. *Analysis of Prosthetic Gait*. Philadelphia: Hanley e Belfus, 1994.
3. MAY, B. J. Lower extremity prosthetic management. In: *Amputation and Prosthetics – a Case Study Approach*. 2. ed. Philadelphia: F.A. Davis, 2002. cap. 8, p. 170-192.

CAPÍTULO 114

Reabilitação de Amputados de Membros Superiores

Alice C. Rosa Ramos

INTRODUÇÃO

A mão tem uma representação cortical extensa em virtude da sua complexidade anatômica, capacidade de comunicação, expressão e sensibilidade. Entretanto a sua função só se fará de modo adequado quando as articulações proximais do membro agirem no seu papel de vetor. Como órgão de percepção, a mão executa gestos harmônicos e reconhece a superfície tocada, mesmo quando não está sob controle visual.

Dessa forma, é fácil concluir que a perda do membro superior causa danos na função manual propriamente dita, além de interferir no desempenho global do indivíduo. O prejuízo na função manual é sempre elevado, independentemente do nível em que ocorreu a amputação, embora seja menor quanto mais baixo for o seu nível.

Os registros do uso de próteses para membros superiores datam de 218 a 201 d.C. quando, durante a Guerra Púnica, o general Marcus Sergius sofreu amputação da mão sendo confeccionada uma mão de aço.

Ambroise Paré, em 1550, desenvolve mecanismos para substituição da mão. Sua primeira prótese, chamada *le petit Lorrain*, adquire importância histórica.

Em 1818, Peter Baliff, cirurgião dentista alemão, projeta uma prótese para as amputações abaixo do cotovelo com acionamento por correias.

Em 1912, D.W. Dorrance desenvolve o primeiro gancho protético, com finalidade de melhorar a função do membro amputado. Ainda hoje essa versão é utilizada, por sua simplicidade e durabilidade.

Após a Segunda Guerra Mundial, devido ao grande número de mutilados, houve um acentuado desenvolvimento em relação às próteses.

INCIDÊNCIA E ETIOLOGIA

Estudo realizado em 1993 pelo National Center for Health Statistics (NCHS) mostrou uma prevalência de 1.546.000 pessoas com amputações, tanto dos membros superiores quanto dos membros inferiores.

Em relação à etiologia, as amputações traumáticas são responsáveis por 75% do total e ocorrem na grande maioria em pessoas do sexo masculino, com idades entre 15 e 45 anos. Estudos têm mostrado uma queda gradativa em relação a esta etiologia. Tumores e doenças vasculares são responsáveis, de forma equivalente, pelo restante das amputações.

Nas crianças, a etiologia tumoral é a responsável pelo maior índice de amputações. As amputações congênitas respondem por 50 a 60% das amputações em pacientes com menos de 15 anos.

AMPUTAÇÕES FUNCIONAIS E NÍVEIS DE AMPUTAÇÃO

A amputação deve ser funcional e cada tecido deve ser tratado diferentemente. É necessário manter o maior comprimento possível, desde que existam boas condições circulatórias e uma cobertura adequada:

- *Nervos*: devem ser tracionados cuidadosamente com o intuito de que se retraiam e não haja uma aderência à cicatriz, provocando dor durante o uso da prótese.
- *Músculos*: para que ocorra um bom controle motor sobre a prótese é preconizada uma sutura miofascial e ancoragem do osso.
- *Pele*: a cicatriz não deve ficar aderida. Para tanto, há necessidade de uma sobra suficiente de pele, evitando tensão.
- *Osso*: a extremidade deverá ser arredondada e homogênea.

Em relação aos níveis de amputação, podemos dividi-los em:

- Desarticulação interescapulotorácica.
- Desarticulação do ombro.
- Amputação transumeral.
- Desarticulação do cotovelo.
- Amputação transradial.
- Desarticulação do punho.
- Amputação transmetacarpal.
- Ressecção de raios.
- Amputação dos dedos.

FASES DA REABILITAÇÃO

De maneira didática, podemos dividir o processo de reabilitação em fases que serão descritas a seguir:

- *Pré-operatória*: nessa fase devem ser fornecidas ao paciente informações sobre a protetização e o processo de reabilitação. Serão avaliados a amplitude de movimento, a força muscular, o condicionamento físico, o grau de independência nas atividades de vida diária e prática, o suporte social e as condições emocionais frente à cirurgia. Também nessa fase, deverá ser avaliado o melhor nível para a amputação e os cuidados cirúrgicos visando à melhor função residual possível. Para os casos congênitos, a preservação de dígitos apendiculares ou apêndices auxiliam no controle externo da prótese e são utilizados com a finalidade de exploração tátil e sensorial. Nessa fase ocorre a estimulação da exploração do meio pelo membro residual.

- *Pós-operatório imediato*: cuidados com a ferida cirúrgica, controle da dor, manutenção das amplitudes de movimento, além do suporte emocional à família e ao paciente.
- *Pré-protética*: nesse momento são iniciadas as terapias visando ao ganho de força muscular global e de amplitude de movimento, alongamentos e controle motor, além da conificação que é feita com uma faixa elástica adequada. O enfaixamento deve ser no sentido de distal para proximal, em *oito* e com maior pressão distal. Deve-se evitar pregas e ser retirado durante o banho, terapias e para a verificação da pele. Em alguns casos é necessário o uso de técnicas de dessensibilização e alívio do neuroma doloroso. Também é iniciada a troca de dominância e confecção de adaptações necessárias para a independência do paciente
- *Prescrição da prótese*: o paciente deve ser orientado quanto às possibilidades adquiridas com o uso de prótese. Deverá ter um contato prévio com ela, observando a cosmese e o peso. O paciente e seus familiares deverão ser orientados quanto às vantagens e desvantagens do uso da prótese.
- *Período protético*: consiste no treinamento propriamente dito, reintegração à sociedade, reabilitação profissional e acompanhamento médico periódico.

O tratamento de reabilitação deve enfocar as necessidades de cada paciente e o tratamento é multidisciplinar.

TIPOS DE PRÓTESES PARA OS DIVERSOS NÍVEIS DE AMPUTAÇÃO

Para a prescrição de próteses para os membros superiores, devemos analisar previamente a habilidade e os objetivos de cada paciente. Nem todos são candidatos à protetização uma vez que possuam independência na realização das atividades da vida diária. Essa opção não deve ser encarada como falha no processo de reabilitação.

A prótese não permite o *feedback* sensório-motor que é necessário para a funcionalidade e harmonia no uso. No amputado unilateral de membro superior, raramente há um nível de habilidade e destreza desejado pelo paciente.

Desarticulação do Ombro

O uso poderá ser ou não considerado. Esse nível favorece o uso de prótese estética, que é a opção mais utilizada, sendo leve, segura e flexível. Quando há a opção por uma prótese mecânica, geralmente há dificuldade no manuseio pelo inadequado braço de alavanca.

Esse nível deverá ser evitado sempre que possível, pois há dificuldade na fixação da prótese e na utilização do dispositivo terminal, além da possibilidade de deformidades do ombro e da coluna. Nesses casos também há uma ausência de movimentação do ombro. O gasto energético é elevado e o abandono muito alto.

As articulações de ombro são apenas confeccionadas no sistema modular, mas podem ser usadas tanto com cotovelos modulares quanto convencionais. Permitem movimentos de adução, abdução, flexão e extensão que podem ser ajustados por parafusos. O controle delas é passivo, ou seja, só podem ser movimentadas de forma manual (Fig. 114.1).

Amputação Transumeral

A amplitude articular e a força muscular serão muito requeridas para o uso da prótese, sendo então necessária sua avaliação detalhada quando existir dor, encaixes mal-adaptados e limitação dos movimentos e nos cotos muito curtos pode haver prejuízo no uso da prótese.

Os movimentos de depressão do ombro, abdução da escápula, abdução, flexão e extensão do ombro são utilizados para o manuseio das próteses mecânicas e híbridas.

Pacientes com esse nível de amputação podem conseguir independência nas atividades de vida diária e prática com auxílio de adaptações. Geralmente são usadas em cerca de 25% das atividades bimanuais, sendo o índice de abandono bastante elevado. Há insatisfação quanto à funcionalidade da prótese, ao peso e ao aspecto estético (Figs. 114.2 e 114.3).

Em estudos realizados por Heger *et al.*, pode-se observar que os pacientes com amputações unilaterais nesse nível optam por próteses mioelétricas ou híbridas (Fig. 114.4) e pacientes com amputação bilateral nesse nível optam por uma única prótese mioelétrica devido ao peso excessivo[1].

Nos amputados congênitos há um desenvolvimento de grandes habilidades com os pés e mesmo após o início do uso de próteses estas são usadas em ocasiões sociais (Fig. 114.5). No entanto, o uso precoce das próteses é indicado (entre o terceiro e o quarto mês de vida) com a finalidade de incorporar o membro protético na imagem corporal, sendo visto pela criança como parte de sua própria extremidade. A protetização precoce proporciona o desenvolvimento natural da coordenação olho-mão protética necessária para o seu controle. Em geral, as crianças estão aptas a utilizar um dispositivo terminal com ativação por ele mesmo entre 14 e 18 meses de idade. Próteses mioelétricas podem ser usadas em cotos muito curtos e, quando há presença de dígitos, estes poderão acionar mecanismo de ativação do dispositivo terminal. O consumo de energia costuma ser menor. O grande problema está no peso do cotovelo mioelétrico que pode ser limitante para as crianças menores, mas que passa a ser uma boa opção em crianças mais velhas, devido ao ganho de força muscular.

Também podem ser usadas próteses estéticas.

Desarticulação do Cotovelo

Os níveis de independência alcançados são semelhantes aos descritos anteriormente e os índices de abandono também são elevados.

Para esse nível de amputação há a necessidade da colocação de uma articulação, o que torna a prótese pouco estética.

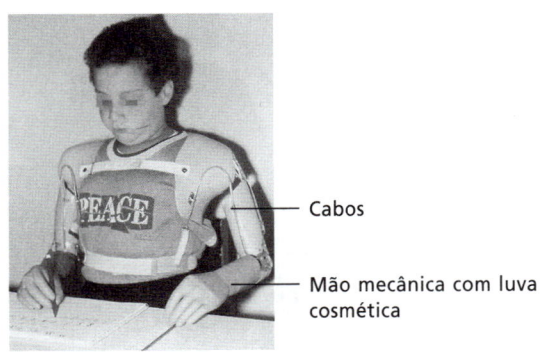

Figura 114.1 – Prótese para desarticulação de ombro.

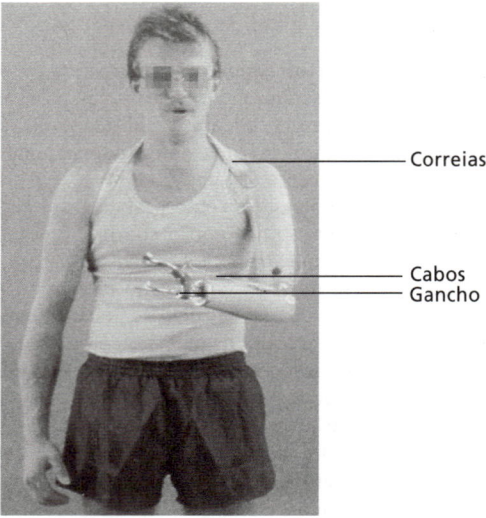

Figura 114.2 – Prótese mecânica para amputação transumeral.

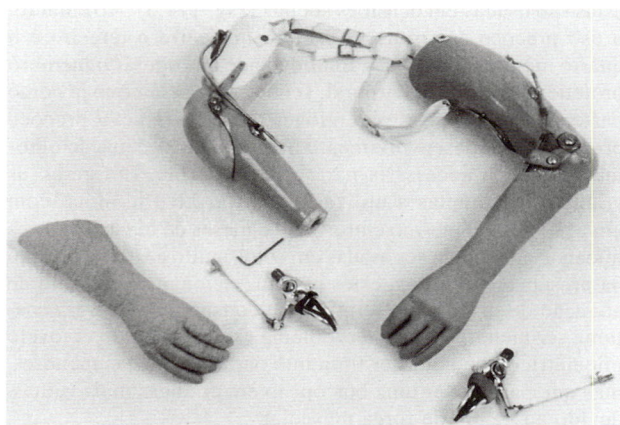

Figura 114.3 – Componentes das próteses de membro superior.

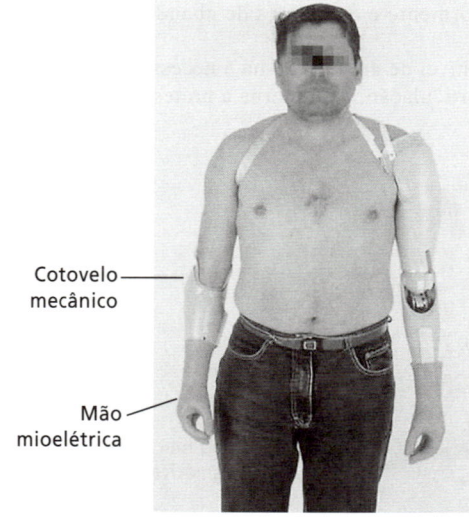

Figura 114.4 – Prótese híbrida para amputação transumeral.

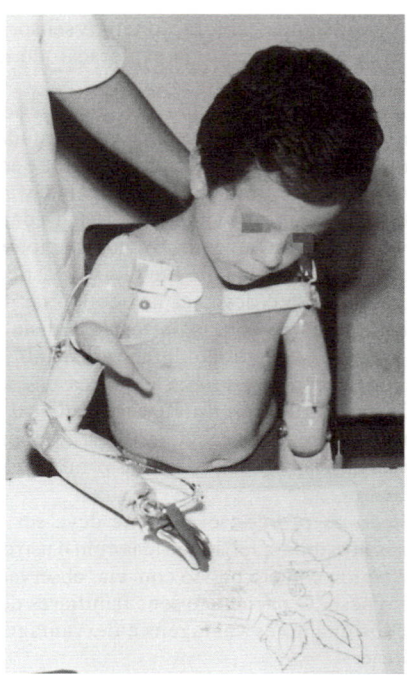

Figura 114.5 – Amputação congênita – uso de prótese adaptada.

Utiliza-se um encaixe de contato total, semelhante ao usado para desarticulação do punho, pois os côndilos permitem uma suspensão segura.

Pode-se fazer a indicação de prótese estética.

Amputação Transradial

Nesse nível de amputação há maior índice de aceitação das próteses.

Nas amputações traumáticas dos membros superiores, cerca de 60% dos casos correspondem a esse nível de amputação. Próteses mecânicas e mioelétricas (Figs. 114.6 a 114.8) podem ser usadas com boa funcionalidade. Geralmente há uma limitação nos movimentos de pronação e supinação do coto, mas que não atrapalham a função do paciente. Cotos mais longos proporcionam melhor alavanca para o controle da prótese.

Nos casos de amputações congênitas, pode ocorrer uma subluxação da cabeça do rádio com manutenção da amplitude de movimento (flexo-extensão do cotovelo).

Próteses mioelétricas são mais indicadas para os indivíduos que exerçam atividades com o público ou para aqueles que

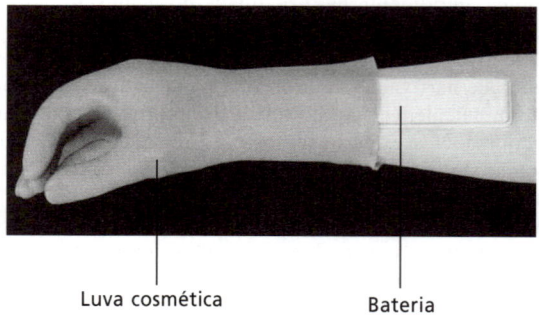

Figura 114.6 – Prótese mioelétrica para amputação transradial.

trabalham sentados devido ao fato de necessitarem de menor suporte. Crianças podem fazer uso precoce desse tipo de prótese (por volta dos três anos de idade). O aprendizado tende a ser rápido e natural. Essas próteses são mais pesadas, com manutenção mais cara e necessitam de maiores cuidados. As vantagens estão no aspecto cosmético, na maior facilidade de manuseio e pelo fato de não haver necessidade do uso da suspensão por cabos e correias.

Amputação do Carpo, Metacarpo e Falanges

Devido à excelente função do coto, há um elevado índice de rejeição da prótese.

As mais utilizadas são as estéticas, que podem, em alguns casos, potencializar a função do membro pela melhora da função preensora da mão para os objetos mais leves. As necessidades individuais dos pacientes deverão ser levadas em consideração para a prescrição de um aparelho protético. Também poderão ser usadas próteses mecânicas e mioelétricas, com alguma dificuldade em suas cosméticas.

Na amputação do polegar, a colocação de prótese estética pode trazer melhora funcional pela possibilidade de realização da oponibilidade entre mínimo, polegar e o segundo quirodáctilo.

Na desarticulação de punho utiliza-se, geralmente, um encaixe com contato total, sem envolver a articulação do cotovelo, permitindo uma grande liberdade de movimentos, inclusive da prono-supinação.

Geralmente, as próteses estéticas, são confeccionadas em silicone (Figs. 114.9 a 114.12). A fixação pode ser feita pelo uso de anéis ornamentais que disfarçam a junção da prótese com o coto, pulseiras ou relógios para camuflagem, nas amputações transmetacarpais ou carpometacarpais.

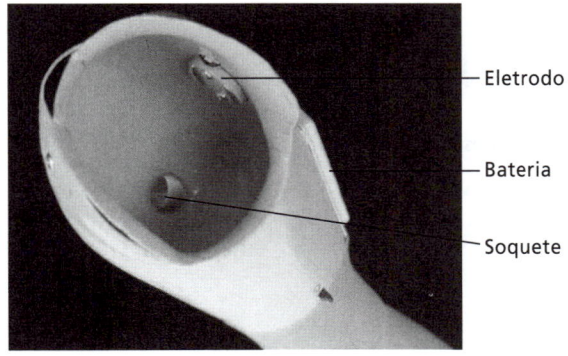

Figura 114.7 – Prótese mioelétrica.

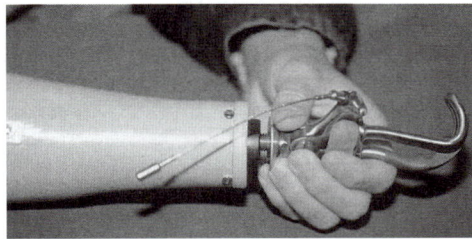

Figura 114.8 – Prótese mecânica com gancho como dispositivo terminal.

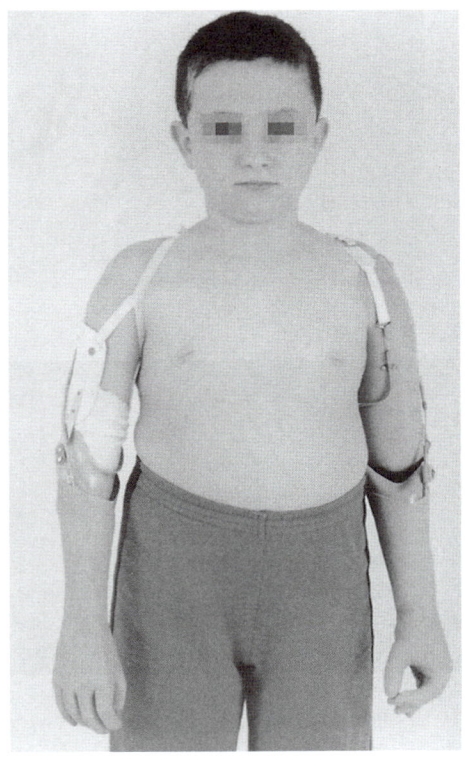

Figura 114.10 – Amputação de membros superiores.

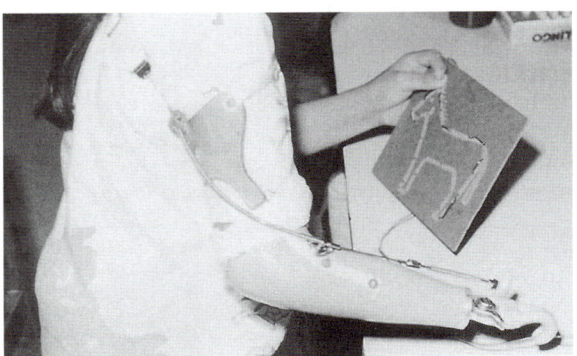

Figura 114.9 – Treinamento com prótese.

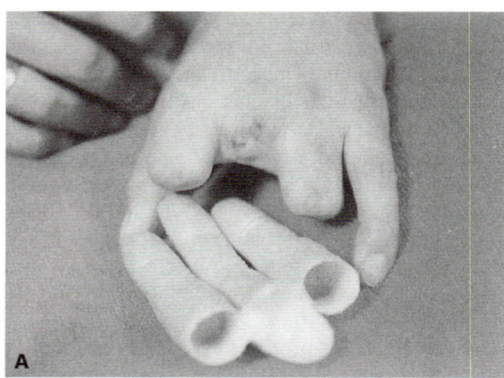
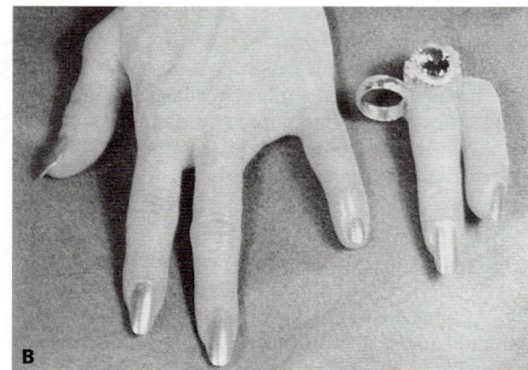
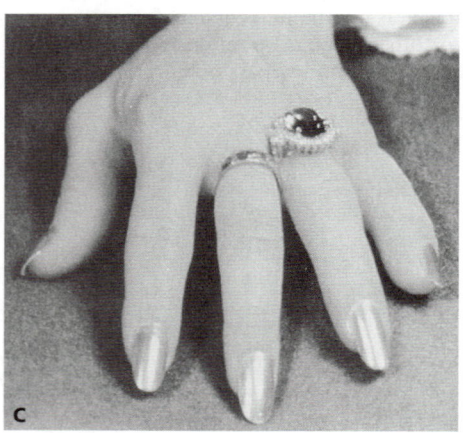

Figura 114.11 – Próteses estéticas para amputação dos dedos.

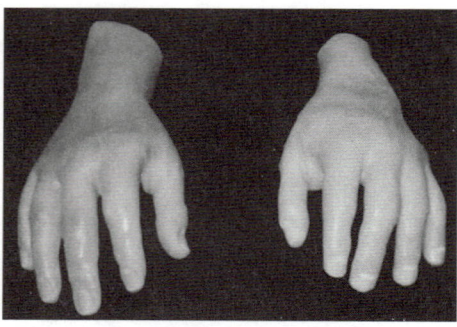

Figura 114.12 – Próteses estéticas para mão.

Nas amputações parciais da mão, a preservação dos dedos, desde que haja uma boa cobertura de pele e preservação da sensibilidade e da movimentação, é preferível à colocação da prótese mais funcional.

REFERÊNCIA BIBLIOGRÁFICA

1. HEGER, H.; MILLSPTEIN, S.; HUNTER, G. A. Electronic powered prosthesis for the adult with na upper limb amputation. *J. Bone Joint Surg.*, v. 67 B, n. 2, p. 273, 1985.

BIBLIOGRAFIA COMPLEMENTAR

AITKEN, G. T. Management of several bilateral upper limb deficiencies. *Clin. Orthop.*, p. 37-53, 1964.

AITKEN, G. T. The child amputee. *Clin. Orthop. North Am.*, v. 3, n. 2, p. 447, 1972.

ANGELIS, V. E. Habilitation of upper limn deficient children. *Am. J. Ocup. Ther.*, v. 28, n. 7, p. 407, 1974.

BLOHMKE, F. Med. Compêndio Ottto Bock Próteses para o membro superior, Campinas, 1994.

COLBURN, J.; IBBOTSON, V. Amputation. In: TURNER, A.; FOSTER, M.; JONHSON, S. E. *Occupational Therapy – Physical Dysfunction Principles – Skills and Pratice.* London: Churchill Livingstone, 1997. cap. 23.

DOBNER, D. L. A prosthetic learness adaptation. *Arch. Phys. Med. Rehabil.*, v. 71, p. 436-439, 1990.

ERHART, R. P. Sequential level on development of prehension. *Am. J. Occup. Ther.*, p. 28-592, 1975.

ESQUENAZI, A.; MEIER III, R. H. Rehabilitation in limb deficiency. *Arch. Phys. Med. Rehabil.*, v. 77, p. 5-18, 5-28, 1996.

HUBBARD, S.; GALWAY, H. R.; MILNER, P. The myoletric training methods for the preschool child with congenital below elbow amputation. *J. Bone and Joint Surg.*, v. 67B, n. 2, p. 273, 1985.

KAY, H. W.; NEWMAN, J. D. Relative incidences of new amputation: statistical comparison of 600 new amputations. *Orthot. Prosthet.*, v. 29, p. 3-16, 1975.

KYM, Y. C.; SHIN, J. C. Statistical analysis of amputation and trends in Korea. *Orthot. Prosthet.*, v. 20, p. 88-95, 1996.

LAMB, D. W.; SCOTT, H. Management of congenital and acquired amputation in children. *Orthop. Clin. North Am.*, n. 4, p. 977, 1981.

MEIER III, R. H. Upper limb amputee rehabilitation: state of the art. *Phys. Med. Rehabil.*, v. 8, n. 1, p. 165-185, 1994.

PILLET, J. The aesthetic hand prostheses. *Orthop. Clin. North Am.*, v. 12, p. 961, 1981.

SCOTLAND, T. R.; GALWAY, D. R. A long turn review of children congenital and acquired upper limb deficiency. *J. Bone Joint Surg.*, v. 65B, n. 3, p. 346, 1983.

WEAVER, A. S.; LANGE, L. K.; VIGTS, V. M. Comparision of myoletric and conventional prostheses for adolescent amputees. *Am. J. Occup. Ther.*, v. 42, n. 2, p. 87, 1988.

WILSON, A. B. The modern history of amputation surgery and artificial limbs. *Orthop. Clin. North Am.*, v. 3, p. 276, 1972.

CAPÍTULO 115

Tratamento Medicamentoso da Dor Fantasma

Marcelo J. J. Ares

DOR APÓS AMPUTAÇÕES

Quase a totalidade dos pacientes submetidos a amputações experimenta sensações anômalas e desagradáveis. Esses quadros álgicos podem estar relacionados às lesões teciduais (musculoesqueléticas, no sistema nervoso periférico) ou a fatores emocionais inerentes ao quadro clínico dessa população.

Os quadros mais comuns são os de dor ou sensação no *membro fantasma*, dor no coto de amputação (por neuroma, síndrome miofascial, pericicatricial).

DOR FANTASMA

A dor fantasma é uma síndrome dolorosa neuropática desaferencial, observada após a amputação de um membro e ocorre em aproximadamente 80% dos pacientes, porém apenas 20% desses têm esse tipo de complicação como fator limitante ao seu processo de reabilitação. É pouco comum em crianças e em amputações congênitas.

Sua fisiopatologia não é bem conhecida, porém existem fortes evidências de que, após a amputação, são gerados no sistema nervoso central (cérebro e medula) potenciais de atividades e tamanho alterados acompanhados de alterações corticais neuroplásticas.

O quadro clínico é o de dor em queimor, choque e ardor acompanhados de sensação fantasma e fenômenos associados, como movimentos bizarros das regiões amputadas e telescopagem.

Muitas vezes também estão presentes fatores emocionais, como depressão, ansiedade e distúrbio do sono, entre outros.

Freqüentemente a dor fantasma surge de 1 a 2 meses após a amputação e felizmente tem solução natural, porém se tornada crônica ou recidivada deve merecer especial atenção da equipe de reabilitação, pois interfere negativa e diretamente nesse processo.

O tratamento de escolha para a dor fantasma inclui farmacoterapia e a psicoterapia, podendo ser adjacentes à terapia física e, em casos extremos, os procedimentos neurológicos.

Os medicamentos utilizados são os clássicos para o tratamento de dor neuropática; os antidepressivos tricíclicos que apresentam bons resultados na prática, porém com poucos estados comprovatórios; os anticonvulsivantes, sendo atualmente o mais estudado a gabapentina, que possui boa eficácia e poucos efeitos colaterais, porém com elevado custo. Os opióides também podem ser utilizados em caso de insucesso dos medicamentos anteriores.

As doses devem sempre ser aumentadas gradativamente e a abordagem dos aspectos emocionais do paciente amputado é sempre benéfica nesses casos.

Procedimentos mais invasivos, como bloqueios nervosos e neurocirurgias ablativas, não costumam ser utilizados, inclusive por sua baixa eficácia nesses pacientes.

DOR NO COTO DE AMPUTAÇÃO

As dores focais no coto de amputação geralmente são de origem neuropática periférica (neuromas cicatriciais), ou miofasciais.

Os neuromas são causados por lesão nos nervos ou aprisionamento dos ramos de um nervo em tecido cicatricial. A dor no coto é aguda, na maioria das vezes em pontada ou choque, acompanhada de fenômenos de alodinia e hiperalgesia local, desencadeada por pressão ou infecção no coto. Pode estar associada à distrofia simpático-reflexa.

O tratamento é difícil, com muitos episódios de recidiva. As primeiras tentativas são medicamentosas com anticonvulsivantes e neurolépticos associados sempre que possível, porém, normalmente são acrescentados meios físicos (crioterapia, calor profundo com ultra-som local) e infiltração local com anestésicos ou agentes neurolíticos (esses últimos podendo causar dor por desaferenciação depois de repetidos procedimentos).

As dores pericicatriciais, as dores miofasciais na musculatura manipulada durante a amputação e contraturas musculares causadas por posicionamentos viciosos inadequados também devem ser consideradas no tratamento das dores após amputação.

O seu tratamento também inclui a utilização de medicação via oral, geralmente iniciando com antiinflamatórios não hormonais, de meios físicos e de inativação de pontos-gatilho quando estes são indicados.

Como citamos anteriormente, sempre os aspectos emocionais devem ser trabalhados junto aos pacientes com dor após amputação, pois certamente exercem grande influência no quadro clínico que geralmente é acompanhado de depressão ou ansiedade desde o início, pela perda do membro.

BIBLIOGRAFIA

BONICA, J. J. *The Management of Pain*. 2. ed. Philadelphia: Lea e Febiger, 1990.
A Clinical Guide to Neuropathic Pain. New York: The Mcgraw-Hill, 2000.
ROLAK, L. A. *Segredos em Neurologia*. Porto Alegre: Artes Médicas Sul, 1995.

Seção 17

Reabilitação nas Osteoartroses

Coordenadores: Helena H. S. Kazyama, Elda Hirose Pastore e Ricardo Fuller

116 Osteoartrose 888
117 Reabilitação 900
118 Fisioterapia após Artroplastia Total de Quadril 905

CAPÍTULO 116

Osteoartrose

Ricardo Fuller

INTRODUÇÃO

A osteoartrose (OA) é a doença articular mais comum do mundo. Ela afeta 10% da população acima dos 60 anos, e torna-se progressivamente mais prevalente com o aumento da idade. Com o envelhecimento da população, a OA amplia sua prevalência e subtrai da cadeia produtiva um número consideravelmente grande de pacientes, constituindo-se num problema de saúde pública.

Além disso, o ser humano torna-se cada vez mais exigente no que se refere a preservar a qualidade de vida com o avançar da idade, e tende a não aceitar passivamente uma doença, cuja evolução confunde-se (incorretamente) com o envelhecimento natural. De fato, atualmente, a osteoartrose é entendida como uma insuficiência cartilaginosa decorrente de fatores mecânicos, genéticos, hormonais, ósseos e metabólicos, que acarretam uma degradação do tecido cartilaginoso, com a conseqüente remodelação óssea e algum grau de inflamação sinovial. Esse processo cursa muitas vezes silencioso do ponto de vista clínico. É bastante freqüente a identificação de sinais radiográficos de OA em indivíduos assintomáticos. Nessa situação, por definição, não se caracteriza o diagnóstico de osteoartrose.

A comunidade científica tem voltado sua atenção para a ao, com ênfase crescente. A relativa dissociação entre as manifestações clínicas e radiográficas, que outrora dificultava as pesquisas, perdeu impacto com o estabelecimento de critérios de classificação, estadiamento e principalmente de aferição do potencial de fármacos que atuam no controle sintomático e evolutivo da osteoartrose. Esses aspectos alavancaram a pesquisa de novas substâncias para o tratamento da OA e promoveram a busca por melhores evidências sobre procedimentos utilizados há muito tempo no controle da doença.

EPIDEMIOLOGIA

A osteoartrose é a doença osteoarticular de maior prevalência, atingindo aproximadamente 3,5% da população. Aos 60 anos de idade, essa cifra alcança os 10%[1]. Porém, sabe-se que muito antes do processo artrósico eclodir como doença, manifesta um lento e silencioso curso fisiopatológico, que altera as estruturas atingidas; tem lugar na cartilagem articular e no osso subcondral. Nesse sentido, e considerando apenas o aspecto histopatológico, a osteoartrose pode se iniciar já na adolescência e atingir, aos 40 anos, 90% dos indivíduos, que apresentam alterações compatíveis com osteoartrose (em geral, assintomática) nos joelhos e quadris[2].

Considerando-se os achados radiográficos, 52% da população adulta apresentam OA de joelhos, e destes, 20% com quadro moderado ou grave[3]. Esses autores observaram também que 85% dos indivíduos na faixa dos 55 aos 64 anos apresentavam algum grau de OA em uma ou mais articulações, e que acima dos 85 anos a prevalência da doença (radiográfica) alcança os 100%. A relação entre osteoartrose e idade é evidenciada nos dados obtidos pelo National Health and Nutrition Examination Survey II que demonstram que, na faixa etária dos 75 aos 79 anos, as alterações radiográficas compatíveis com a OA comprometeram as mãos em 84% dos indivíduos submetidos a esse estudo, os pés em 51%, os joelhos em 13,8% e os quadris em 3,1%, ressaltando, no entanto, que somente uma fração desses casos era sintomática[4].

A osteoartrose parece acometer igualmente ambos os sexos, porém, se considerar a faixa etária abaixo dos 45 anos, os homens são maioria, enquanto que mulheres a prevalência é maior após os 55 anos. O sexo feminino é acometido pela doença de maneira mais grave e generalizada, porém o padrão de articulações atingidas é semelhante para homens e mulheres até os 55 anos. Em indivíduos mais velhos, predomina a OA de quadril em homens, ao passo que nas mulheres há envolvimento de articulações interfalangeanas distais (AIFD) e proximais (AIFP) e da primeira carpometacarpiana[5].

Um dos fatores de risco para o desenvolvimento de OA nas articulações de carga é a obesidade[6]. Indivíduos obesos, com índice de massa corporal (IMC) entre 30 e 35, apresentam risco 4 a 4,8 vezes maior para OA de joelhos[7]. No quadril, o risco de OA foi 2 vezes maior nos indivíduos com IMC de 30 a 35 em relação aos com IMC menor que 25, porém outros autores não encontraram associação entre OA de quadril e obesidade[8,9]. A maior prevalência de OA de joelhos em relação ao quadril pode ser explicada pelo fato dos primeiros suportarem aproximadamente 6 vezes o peso corporal durante a marcha, enquanto que no quadril a carga chega somente a 2 vezes esse peso[5]. Interessante ressaltar que a obesidade parece também estar associada à OA de mãos, conforme estudo longitudinal conduzido durante 23 anos, sugerindo uma possível influência de fatores sistêmicos nesses casos[10].

Do ponto de vista socioeconômico, o impacto gerado pela OA é de grande monta em nível mundial, uma vez que é uma das principais causas de perda de horas de trabalho, além de acarretar vultuosos gastos que incluem internações e cirurgias reparadoras para o tratamento desses doentes[11,12]. No Brasil, dados obtidos no Instituto Nacional de Previdência Social mostraram que, em 1974, as doenças osteoarticulares foram responsáveis por 10,6% das faltas ao trabalho (ocupando o terceiro lugar das causas de incapacidade, após as doenças mentais e as cardiovasculares) e, destas, a osteoartrose foi a causa do impedimento laboratório em 7,8% dos casos[13].

FISIOPATOLOGIA

O desempenho funcional ideal da articulação mantém relação direta com a integridade da arquitetura molecular da cartilagem articular. Alterações na rede de macromoléculas comprometem as propriedades físico-químicas da cartilagem, com redução da sua capacidade de suportar impactos, os quais são transferidos mais intensamente ao osso subcondral. Este se hipertrofia e perde complascência, favorecendo o agravamento da lesão cartilaginosa, uma vez que o impacto gerado pelo movimento articular se transmite de maneira mais intensa, sobrecarregando a cartilagem[14].

A integridade do tecido cartilaginoso depende de um lento *turnover* dos elementos da matriz, que ocorre de maneira a garantir uma adequada homeostase tecidual. O condrócito é dotado de um arsenal enzimático que age sobre o colágeno e os proteoglicanos, de modo a promover uma degradação tecidual localizada e controlada, para dar lugar à síntese de novas moléculas quantitativa e qualitativamente adequadas às necessidades biomecânicas do momento. Trata-se de um mecanismo fisiológico de adaptação e renovação tecidual. A osteoartrose representa a falência cartilaginosa que ocorre quando se instala o desequilíbrio entre a degradação e o processo de reparação tecidual[15].

Mediadores da Degradação Cartilaginosa

O condrócito sofre a ação reguladora de dois tipos de mediadores: os pró-catabólicos (citocinas) e os pró-anabólicos (fatores de crescimento) que, por meio de liberação parácrina e/ou autócrina, podem promover junto ao condrócito a ativação de mecanismos para a degradação tecidual (mediada por enzimas e seus inibidores) e para a regeneração da cartilagem (via multiplicação celular e síntese dos elementos da matriz)[16].

Proteases e Seus Inibidores

O principal sistema de degradação da cartilagem articular inclui enzimas zinco-dependentes, existentes no condrócito e na sinóvia, denominadas metaloproteases colagenase ou metaloprotease da matriz 1 (MMP-1), gelatinase (MMP-2) e estromelisina (MMP-3), todas com atividade colagenolítica, e as duas últimas também com ação proteoglicanolítica[17]. A suscetibilidade dos colágenos tipos II, IX e XI à ação das metaloproteinases não é homogênea. A colagenase tem ação específica sobre o colágeno II, e é pouco eficaz contra os colágenos IX e XI[17]. A gelatinase cliva o colágeno XI íntegro, mas só é capaz de degradar o colágeno II denaturado[18]. Na osteoartrose, ocorre um aumento na produção e ativação dessas três enzimas[19].

As metaloproteinases são ativadas pela plasmina, que resulta da ativação do plasminogênio. Por sua vez, a ativação do plasminogênio é regulada por dois grupos de serino-proteases: os ativadores de plasminogênio tecidual e a uroquinase (respectivamente a tPA e uPA) e os inativadores PAI-1 e PAI-2[20]. A tPA e a uPA apresentam também ação proteolítica sobre as glicoproteínas do tecido conjuntivo[21]. Na osteoartrose, existe aumento de atividade da plasmina e da uroquinase[22]. Os mais importantes agentes inibitórios das metaloproteases são os inibidores teciduais das metaloproteases (TIMP), produzidos pelo condrócito. No processo osteoartrósico, a síntese de TIMP não se eleva na proporção do aumento de atividade das metaloproteases, gerando um estado de desbalanço pró-degradante para os constituintes da matriz extracelular[23].

Outras enzimas, como a elastase e a catepsina B, participam também da degradação da matriz, esta última desempenhando um importante papel na digestão do colágeno e dos proteoglicanos da área pericelular, além de ativar as metaloproteases[17,24]. A estromelisina, por sua vez, é ativadora da colagenase[16].

Citocinas e Fatores de Crescimento

A atividade catabólica da cartilagem decorre basicamente da ação de duas citocinas: a interleucina-1 (IL-1) e o fator de necrose tumoral alfa (TNFα), sintetizados pelos condrócitos e pela sinóvia. Essas citocinas agem principalmente por meio do aumento de produção e ativação de enzimas líticas, como as metaloproteases, via elevação do plasminogênio e seus ativadores, e pela diminuição de produção do TIMP e dos inibidores do plasminogênio[25]. A interleucina-1 e o fator de necrose tumoral alfa aumentam a síntese de prostaglandina E2, que, por sua vez, inibe a síntese dessas citocinas[26]. Na OA, existe um aumento na produção de IL-1 e TNFα, bem como de seus receptores[16]. Além disso, tanto a interleucina-1 como o fator de necrose tumoral acarretam diminuição na síntese dos elementos da matriz e/ou modificam o padrão normal de sua produção. A IL-1, agindo sobre o condrócito, suprime a produção dos colágenos II e IX, próprios da cartilagem articular, e aumentam a produção dos colágenos I e III, o que pode gerar uma matriz impropriamente reparada que poderia favorecer a expansão e agravamento da lesão cartilaginosa na OA[27].

Segundo outros autores, os condrócitos de articulações artrósicas liberam também a interleucina-6 (IL-6), que agiria na proliferação condrocitária da OA[28].

Por sua vez, a atividade anabólica da cartilagem é mediada por fatores de crescimento, dentre os quais destaca-se o fator de crescimento transformador beta (TGFβ), cuja atividade se contrapõe à ação das citocinas, isto é, diminui a síntese de colagenase e induz a síntese de colágeno, de TIMP e dos inibidores do plasminogênio. Outros fatores, como o fator de crescimento semelhante à insulina (IGF-I), o fator de crescimento epitelial (EGF), o fator de crescimento derivado de plaquetas (PDGF) e o fator básico de crescimento fibroblástico (b-FGF), podem acelerar a atividade mitótica e de síntese do condrócito[16].

Óxido Nítrico

É um dos promotores da degradação da matriz cartilaginosa. Esse radical livre é produzido pelo condrócito quando estimulado pelas citocinas. O óxido nítrico estimula o catabolismo cartilaginoso e inibe sua atividade anabólica por meio de vários mecanismos: diminuição da síntese de proteoglicanos e colágeno II, inibição da sulfatação de glicosaminoglicanos, estimulação da síntese de metaloproteases e inibição da resposta a fatores de crescimento, como o IGF-I e o TGFβ.

PATOLOGIA

No complexo processo patológico que envolve o desenvolvimento da osteoartrose, um dos aspectos de consenso entre os autores é o comprometimento da cartilagem hialina, que sofre degradação com perda das suas propriedades biomecânicas. No aspecto morfológico, esse comprometimento se traduz pela presença de ondulações e perda de continuidade na superfície cartilaginosa, bem como pelo surgimento de fibrilações e erosões. Com a evolução do processo, fragmentos de cartilagem destacam-se e ficam soltos no líquido sinovial. Ocorre a redução progressiva da espessura da cartilagem, que culmina com o desnudamento do osso subcondral, que, por sua vez, sofre intensa remodelação, tornando-se mais denso e prolongando-se nas bordas da superfície articular, fenômeno que, associado ao surgimento de metaplasia óssea encondral, leva à formação de exostoses marginais denominados osteófitos[15,29].

Os *debris* osteocartilaginosos são fagocitados pelas células da membrana sinovial, induzindo a liberação de citocinas e outros mediadores inflamatórios[30]. A membrana sinovial inflamada, por sua vez, acelera a degradação cartilaginosa via liberação de enzimas proteolíticas no líquido sinovial[31,32].

O evento inicial verificado na cartilagem osteoartrósica é o aumento no conteúdo de água, presumivelmente por ruptura na rede colágena que propiciaria, assim, maior retenção do líquido pelos proteoglicanos, moléculas altamente hidrofílicas[33,34]. Nas fases finais do processo artrósico, o estado de hidratação da cartilagem diminui em razão da grande depleção dos proteoglicanos[34].

Na microscopia óptica, é de rotina o estudo da cartilagem por meio da utilização de corantes capazes de evidenciar os proteoglicanos e as células da matriz[35]. Na aplicação dessa técnica, destaca-se o emprego dos chamados corantes metacromáticos (como o *azul de toluidina*) que constituem tinturas básicas com afinidade por substâncias polianiônicas.

Preparações de cartilagens osteoartrósicas coradas pelo *azul de toluidina* mostram redução da metacromasia da matriz (locais onde a coloração torna-se mais pálida), como decorrência da redução do sulfato de condroitina. Fenômeno semelhante pode ser verificado no tecido corado pela *hematoxilina-eosina*, em razão de uma diminuição da basofilia do tecido doente[35]. Esses achados encontram suporte na constatação da diminuição precoce do conteúdo de proteoglicanos na OA[36].

Métodos não metacromáticos, como o *alciano azul* (*alcian blue*), tem maior avidez pelos glicosaminoglicanos, ligando-se a grupos sulfato e carboxila, e são também utilizados para o estudo histopatológico da cartilagem[35].

Por outro lado, os condrócitos, distribuídos de maneira homogênea pela matriz, tornam-se metabolicamente mais ativos, com núcleos hipertróficos e multiplicação celular, em especial junto às fibrilações, formando clones de duas ou mais células. Paralelamente, ocorre a morte de condrócitos, o que acarreta o aparecimento de áreas acelulares na cartilagem, além de figuras de necrobiose e presença de restos celulares[37].

É oportuno citar que as alterações descritas estão sujeitas à intensa variação, em função de:

- Estágio evolutivo da osteoartrose.
- Camada da cartilagem em relação à sua espessura (as lesões na osteoartrose são mais pronunciadas na superfície cartilaginosa).
- Região da cartilagem em relação à topografia articular (em cada articulação existem áreas mais vulneráveis à lesão artrósica)[34,37].

MANIFESTAÇÕES CLÍNICAS

O sintoma dominante da osteoartrose é a dor articular de duração e intensidade variáveis de acordo com o estado evolutivo da doença. Nas fases iniciais, a dor é fugaz e episódica. Posteriormente, com a progressão da OA, torna-se contínua e difusa, com características basicamente mecânicas (isto é, aparece com o início do movimento e melhora com o repouso), o que permite diferenciá-la, na maioria das vezes, da dor com característica nitidamente inflamatória, como ocorre, por exemplo, na artrite da doença reumatóide.

O caráter difuso da dor na OA é um sinal propedêutico de importância; assim, o achado de um ponto de dor bem localizado deve levantar a suspeita de tendinite, bursite ou lesão meniscal.

A evolução do processo osteoartrósico leva à perda gradual da estabilidade articular e, conseqüentemente, à dor de maior intensidade e à limitação funcional de defesa. No exame físico, é comum encontrar dor à palpação, crepitação (fina ou grosseira) aos movimentos e alargamento articular de consistência óssea. Às vezes, são encontrados sinais inflamatórios, derrame sinovial e comprometimento do músculo tendíneo. Os casos de evolução mais grave apresentam perda completa de movimento, deterioração da função articular e até anquilose[38].

Outros sintomas de OA incluem rigidez matinal, geralmente de curta duração (menor que 20min), e sensação de *adormecimento* ou *dormência* de membros superiores e inferiores.

Causas de Dor na Osteoartrose

Dor é a principal causa que motiva o paciente com osteoartrose a procurar ajuda médica. Porém é flagrante a falta de correlação dessa manifestação com a lesão dos tecidos da articulação envolvida. Somente 40% dos pacientes com alterações graves à radiografia apresentam dor. Por outro lado, é freqüente a queixa de dor significativa em casos de OA radiograficamente muito leve. Essa aparente dissociação clínico-radiográfica deve-se em parte às múltiplas causas geradoras de dor na artrose. No Quadro 116.1, estão listadas as causas de dor na osteoartrose.

Critérios de Classificação

Para o estudo da síndrome osteoartrósica, tão importante quanto o estabelecimento de critérios diagnósticos é a formulação de uma classificação adequada. Dessa forma, o subcomitê da American Rheumatism Association (ARA) designado para a elaboração dos critérios diagnósticos preocupou-se inicialmente em rever as diferentes classificações existentes até então, propondo uma versão mais abrangente que permite integrar os achados clínicos com aspectos patogênicos, bioquímicos, biomecânicos, topográficos e genéticos da OA[39].

Nessa classificação (Quadro 116.2), a osteoartrose é definida como idiopática quando não existem fatores predisponentes identificáveis, e secundária quando é claramente decorrente de agentes locais ou sistêmicos que, agindo na articulação, modificariam as características desta, fundamentalmente aquelas necessárias para um desempenho funcional ideal[39]. Tanto a OA idiopática como a secundária podem ocorrer como formas localizadas ou generalizadas. Considera-se localizada quando restrita a um ou a dois grupos articulares (por exemplo, joelhos e quadris) e generalizada quando envolve três ou mais grupos articulares.

Na OA secundária, o dano articular atinge, em geral, poucas articulações, frequentemente aquelas que suportam carga, como joelhos, coxofemorais e coluna vertebral[40].

Os elementos de estresse mecânico, deformidades articulares congênitas (joelho varo ou valgo, displasia acetabular, escoliose etc.), instabilidade articular gerada por mal alinhamento, flacidez ou hipotrofia dos elementos estabilizadores da articulação (cápsula, ligamentos, meniscos, tendões e músculos) ou quaisquer fatores que acarretem sobrecarga anormal para as articulações, como: encurtamento de membros, vícios posturais, obesidade etc.

Como exemplo, é citada a meniscectomia: indivíduos submetidos a esse procedimento cirúrgico desenvolvem, a longo prazo, osteoartrose no joelho operado[41]. Em muitos casos, a doença atinge também o joelho não operado[42]. A causa desse

---

QUADRO 116.1 – Causas de dor na osteoartrose

- Inflamação sinovial e bursas causadas pela fagocitose de fragmentos osteocartilaginosos
- Ativação química de nociceptores de sinóvia e tecidos periarticulares
- Distensão da cápsula articular
- Osteófitos causando elevação do periósteo
- Aumento da pressão vascular no osso subcondral
- Espasmo e contratura muscular e mioclonais
- Tensão nas inserções tendíneas e capsulares no osso e periósteo
- Compressão nervosa em razão da distensão inflamatória das estruturas articulares periarticulares
- Isquemia em decorrência da distensão inflamatória das estruturas articulares e periarticulares
- Estresse psicológico

> **QUADRO 116.2** – Classificação da osteoartrose, com base em Altman[39]
>
> **Primária (Idiopática)**
> *Localizada*
> - Articulações periféricas: mãos e pés, joelho, quadril e outras
> - Coluna vertebral: interapofisárias e discos intervertebrais
>
> *Generalizada*
> - Três ou mais grupos articulares
>
> *Subgrupos especiais*
> - Osteoartrose nodal generalizada (generalizada)
> - Osteoartrose nodal erosiva (generalizada)
> - Hiperostose esquelética difusa idiopática (generalizada)
> - Condromalácia de patela (localizada)
>
> **Secundária**
> *Pós-traumática*
> - Congênita e adquirida
>
> *Localizada*
> - Doenças do quadril (Leff-Calve-Perthe)
> - Fatores mecânicos: joelho varo/valgo, obesidade, hipermotilidade, displasia acetabular, escoliose, meniscectomia etc.
>
> *Generalizada*
> - Displasias ósseas e cartilaginosas
> - Displasia epifisária múltipla, condrodisplasias
> - Doenças metabólicas: ocronose, acromegalia, hemocromatose, hiperparatireoidismo, Kashin-Beck etc.
>
> *Doenças por deposição de cristais*
> - Condrocalcinose, gota, artropatia por hidroxiapatita etc.
> - Necrose avascular, artrite reumatóide, doença de Paget etc.
>
> *Miscelânea*
> - Neuropatias (articulação de Charcot), endocrinopatias, infiltrações intra-articulares com corticosteróides etc.

> **QUADRO 116.3** – Critérios de classificação da osteoartrose de joelhos, segundo o Colégio Americano de Reumatologia[39]
>
> **Clínico**
> 1. Dor nos joelhos na maior parte dos dias do último mês
> 2. Crepitação na movimentação ativa
> 3. Rigidez matinal com duração ≤ 30min
> 4. Idade ≥ 38 anos
> 5. Alargamento ósseo no exame físico do joelho
>
> Admite-se osteoartrose quando estão presentes os itens 1, 2, 3, 4 ou 1, 2, 5 ou 1, 4, 5
>
> **Clínico e radiográfico**
> 1. Dor nos joelhos na maior parte dos dias do último mês
> 2. Osteófitos à radiografia
> 3. Líquido sinovial típico de osteoartrose
> 4. Idade ≥ 40 anos
> 5. Rigidez matinal com duração ≤ 30min
> 6. Crepitação na movimentação ativa
>
> Admite-se osteoartrose quando estão presentes os itens 1, 2 ou 1, 3, 5, 6 ou 1, 4, 5, 6

> **QUADRO 116.4** – Critério de classificação da osteoartrose de quadril, segundo o Colégio Americano de Reumatologia (Altman, 1990)
>
> **Clínico e radiográfico**
> 1. Dor nos quadris na maior parte dos dias do último mês
> 2. Hemossedimentação ≤ 20mm/h
> 3. Osteófitos femorais e/ou acetabulares à radiografia
> 4. Redução do espaço articular à radiografia
>
> Admite-se osteoartrose quando estão presentes os itens 1, 2, 3 ou 1, 2, 4 ou 1, 3, 4

> **QUADRO 116.5** – Critério de classificação da osteoartrose de mãos, segundo o Colégio Americano de Reumatologia (Altman, 1990)
>
> 1. Dor ou rigidez das mãos na maior parte dos dias do último mês
> 2. Alargamento do tecido duro articular, em duas ou mais de dez articulações selecionadas
> 3. Edema em duas ou menos articulações metacarpofalangeanas
> 4a. Alargamento do tecido duro em duas ou mais articulações interfalangeanas
> 4b. Deformidade em duas ou mais de dez articulações selecionadas
>
> Admite-se osteoartrose quando estão presentes os itens 1, 2, 3, 4a ou 1, 2, 3, 4b
>
> Observações: A segunda e a terceira articulações interfalangeanas distais podem ser contadas tanto no item 2 como no 4a. As dez articulações selecionadas são a segunda e a terceira interfalangeanas distais, a segunda e a terceira interfalangeanas proximais e a primeira carpometacarpiana de ambas as mãos. Esse método de classificação apresenta sensibilidade de 92% e especificidade de 98%

processo seria a perda da estabilidade articular assegurada pelos meniscos, gerando distribuição anômala de cargas na cartilagem e osso subcondral.

Na confirmação diagnóstica, a dor é o sintoma de presença obrigatória. Porém, dada a grande variedade de fatores envolvidos no desencadeamento e evolução da OA, o quadro clínico é heterogêneo e depende da articulação comprometida, da duração e da intensidade do processo, pois, embora se reconheçam determinantes gerais na patogenia da OA, cada articulação reage de maneira particular e de acordo com suas características histofisiológicas, anatômicas e funcionais, determinando um padrão sintomático-evolutivo próprio. Assim, foram definidos critérios diagnósticos para a osteoartrose de joelhos, mãos e quadris (Quadros 116.3 a 116.5).

Exames Complementares

Na prática clínica, a intensidade do dano articular na OA pode ser avaliada por métodos de imagem clássicos, como a radiografia convencional e, mais recentemente, a tomografia computadorizada e a ressonância nuclear magnética (esses últimos de indicação mais restrita para os casos em que a dor articular é aguda, de grande intensidade e relacionada ao repouso)[43,44]. A radiografia simples é o exame complementar mais utilizado na rotina diagnóstica. Apesar da inespecificidade dos achados radiográficos, por meio deles pode-se identificar alterações que ocorrem na ao, como a perda da cartilagem articular, evidenciada pela redução do espaço articular, e esclerose óssea subcondral e osteófitos, que indicam remodelação óssea (Fig. 116.1). Cistos e erosões ósseas podem estar presentes nos casos mais graves[45,46].

Outros exames complementares utilizados de forma rotineira na prática clínica têm aplicação restrita na OA, pois, em geral, são normais e inespecíficos. A velocidade de hemossedimentação pode estar elevada nos casos mais graves, assim como a proteína C-reativa e a mucoproteína. A constatação da normalidade dos exames laboratoriais constitui *critério* indireto para o diagnóstico de OA, uma vez que indica ausência de comprometimento sistêmico. O exame do líquido sinovial

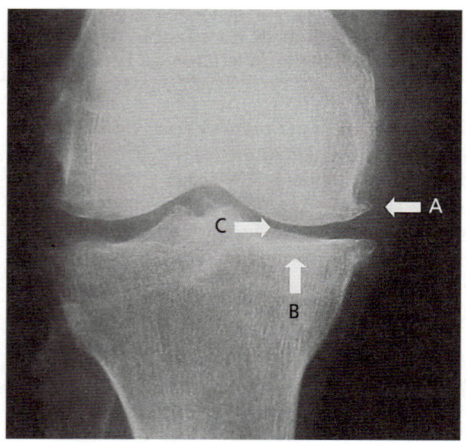

Figura 116.1 – Características radiográficas da osteoartrose. A = osteófitos; B = esclerose óssea subcondral; C = redução do espaço articular.

apresenta discreta elevação de leucócitos, bem como viscosidade preservada ou levemente diminuída[47].

Marcadores

A identificação de *marcadores* do metabolismo cartilaginoso, representados por substâncias provenientes dos tecidos lesados que podem estar presentes no sangue, líquido sinovial e na urina, imprimiram novos rumos na pesquisa, trazendo a perspectiva que, num futuro próximo, seja possível, na rotina e por meio desses marcadores, identificar precocemente o dano da cartilagem, o que permitiria a adoção de medidas preventivas, a fim de evitar a progressão do comprometimento articular[48,49].

Até o presente, os marcadores mais estudados são os relacionados com o metabolismo do colágeno, como a piridinolina e a desoxipiridinolina (que compõe as ligações cruzadas do colágeno), o peptídeo carboxiterminal do procolágeno tipo II (um indicador de síntese de colágeno) e a hidroxiprolina, um aminoácido presente em grande quantidade nas cadeias de colágeno. A degradação de outros componentes da matriz pode ser estudada também pela identificação de agrecanos, queratosulfato, ácido hialurônico e sulfato de condroitina (liberados pelo catabolismo dos proteoglicanos); pela fibronectina e proteína oligomérica da matriz (que indicam lesão nessa estrutura); pelas proteases e seus inibidores; e finalmente pelas citocinas (marcadores do processo inflamatório e da aceleração do metabolismo cartilaginoso)[48].

As articulações afetadas com mais freqüência pela osteoartrose são mãos, joelhos, quadris e coluna vertebral.

Joelhos

A osteoartrose acomete desigualmente os compartimentos do joelho: 75% no medial, 48% no femoropatelar e 26% no lateral[50]. Essa diferença reflete em parte a distribuição dinâmica de cargas. Na posição ortostática, a linha de carga do joelho passa pelo centro da patela. Durante a deambulação, o compartimento medial recebe de 2 a 3 vezes a carga equivalente ao peso corporal, ao passo que o compartimento femoropatelar é submetido a até 7 vezes o peso corporal. Os fatores que interferem mais diretamente no desencadeamento e agravamento da OA dos joelhos são meniscectomia, lesões meniscais, alterações ligamentares, desvios do alinhamento angular normal, displasias e atividades como ajoelhar e agachar. A artrose secundária dos joelhos ocorre em indivíduos mais velhos e associa-se à OA generalizada, já a forma idiopática pode ocorrer em indivíduos mais jovens.

As principais manifestações são dor protocinética, piora à flexão (como ao subir escadas), limitação à flexão completa e, nos casos mais graves, limitação à extensão completa. Crepitação articular é um importante sinal. A OA do joelho pode evoluir com deformidade em varo e, mais raramente, em valgo. Edema e derrame articular podem ocorrer. Na artrose do compartimento femoropatelar, verifica-se dor à flexão e compressão patelar. Uma piora da dor e do edema pode significar osteonecrose, presença simultânea de artropatia microcristalina (pirofosfato de cálcio) ou colapsamento do osso subcondral.

Osteoartrose das Mãos (Osteoartrose Nodal)

Nas mãos, as articulações mais afetadas em ordem de freqüência são as interfalangeanas distais (Fig. 116.2), a primeira carpometacarpal ou rizartrose (Fig. 116.3) e as interfalangeanas proximais[40]. Em muitos pacientes, verifica-se alargamento de consistência rígida nas regiões dorsolateral e dorsomedial das AIFD e AIFP. Essas formações são denominadas nódulos de Heberden, quando localizadas nas AIFD, e de nódulos de Bouchard, quando nas AIFP. Sua distribuição é, geralmente, poliarticular e simétrica. Os nódulos representam proliferação osteocartilaginosa e constituem-se numa das manifestações mais comuns e características da OA idiopática[51]. O termo osteoartrose nodal (OAN) denomina a forma de osteoartrose que cursa com nódulos de Heberden e/ou Bouchard. Existe uma forte predominância de OAN no sexo feminino na proporção de 11:1. Em geral, a doença se manifesta após os 45 anos, no período climatérico[51]. Estudos epidemiológicos demonstram que a incidência de nódulos de Heberden é 2 vezes mais freqüente em mães e 3 vezes em irmãs de mulheres portadoras dessa manifestação clínica, quando comparadas a mulheres sem antecedentes familiares[52].

Do ponto de vista clínico, a OAN representa uma forma de osteartrose de fácil diagnóstico pelo aspecto absolutamente característico ao exame físico (Fig. 116.2). Enquanto para o diagnóstico de ao, em qualquer outra localização, é necessário a presença de alterações clínico-radiográficas para maior especificidade, na OA de mãos, os critérios definidos pelo American College of Rheumatology não incluem dados radiográficos, uma vez que apenas a utilização de dados clínicos permite obter sensibilidade e especificidade suficientemente satisfatórias, como demonstrado num estudo que incluiu 976 mulheres[53-55]. Os dados de imagem pelos métodos convencionais, embora corroborem para o diagnóstico da OA de mãos, são dispensáveis para esse fim.

Dentre os pacientes portadores de nódulos interfalangeanos, destaca-se um subgrupo que apresenta a doença com um comportamento mais agressivo, cursando com maior destruição da cartilagem e do osso subcondral; este último podendo apresentar múltiplos cistos e erosões ósseas (Fig. 116.4). Esse tipo de OAN constitui a osteoartrose nodal erosiva que foi inicialmente descrita em 1961, e posteriormente caracterizada por diversos autores como uma forma distinta de OA[56-59].

Na osteoartrose nodal, existe uma grande freqüência de envolvimento poliarticular de outras articulações, além das interfalangeanas.

Num estudo realizado em 120 portadores de OA generalizada, Kellgren e Moore verificaram a presença de nódulos de Heberden em 85% dos pacientes e de nódulos de Bouchard em 40,8%, constatando ainda o envolvimento freqüente das articulações metatarsofalangeanas e das primeiras carpo-

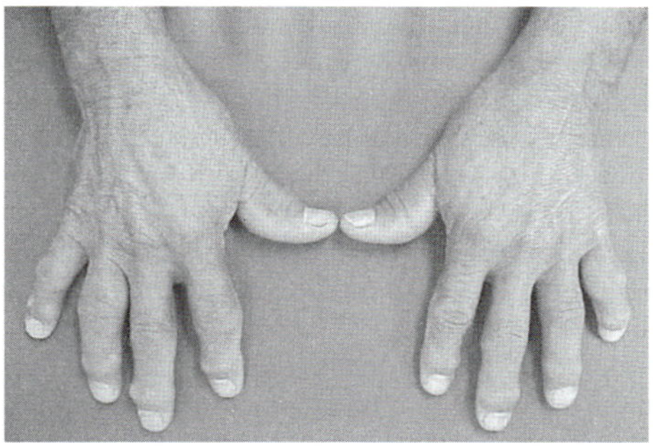

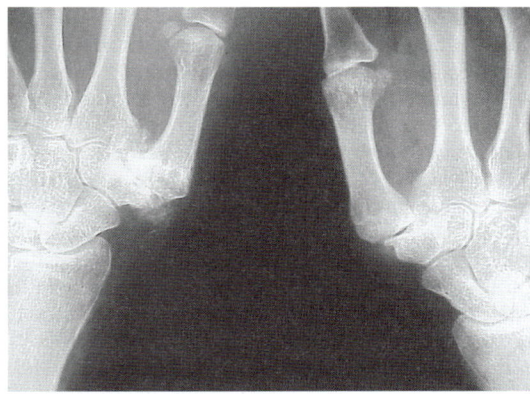

Figura 116.2 – Nódulos de Heberden: aumento de volume de consistência rígida dorso-lateral nas articulações interfalangeanas distais.

Figura 116.3 – Rizartrose – redução do espaço articular e osteófitos nas articulações das primeiras carpo-metacarpianas.

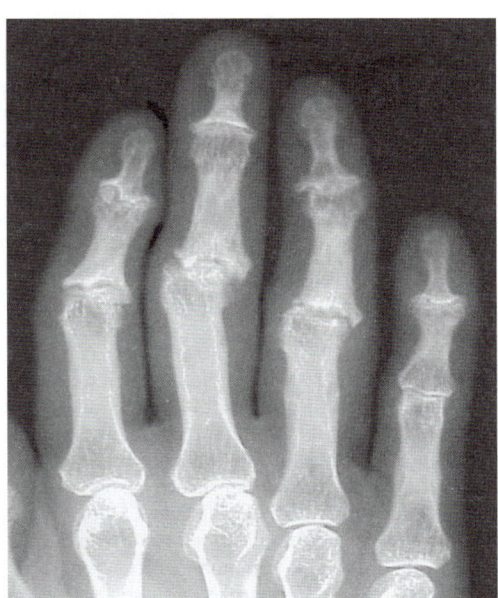

Figura 116.4 – Osteoartrose nodal erosiva. Presença de cistos ósseos subcondrais e erosões.

metacarpianas[51]. A radiografia convencional revelou alguns aspectos diferentes dos achados em outras formas de osteoartrose, como o comprometimento mais intenso das articulações interapofisárias da coluna vertebral, que apresentavam alargamento ósseo subcondral, enquanto os espaços discais permaneciam relativamente preservados. Por outro lado, nos joelhos, havia acentuada redução do espaço articular e osteófitos anormalmente largos, conferindo o aspecto de *cera escorrida* à margem óssea. As observações descritas levaram esses autores a considerar os pacientes com nódulos de Heberden e Bouchard como portadores de OA generalizada, passando a denominar esse quadro de osteoartrose generalizada[51]. Outros autores observaram que, nos pacientes portadores de OAN, os quadris tendem a ser afetados bilateralmente e de maneira mais difusa, isto é, central e concentricamente, ao psso que, nos pacientes não portadores de osteoartrose de mãos, o processo quando compromete as articulações coxofemorais é mais focal e atinge as porções súpero-laterais.

Cooper *et al.*, estudando OA de joelhos, descreveram diferenças regionais na ocorrência de osteoartrose dentro de uma mesma articulação: indivíduos portadores de nódulos de Heberden e antecedente familiar de OA apresentaram maior freqüência de envolvimento do compartimento femoropatelar em relação ao femorotibial, quando comparados com indivíduos portadores de OA de joelhos associada a disfunções mecânicas locais[60].

Doherty *et al.* analisaram as radiografias de mãos e joelhos de 150 pacientes que foram submetidos à meniscectomia unilateral 24,7 anos (em média) antes dessa análise[42]. O autor estabeleceu dois subgrupos de estudo, de acordo com a presença ou não de evidências clínicas e radiográficas de OA de mãos. O grupo com OA de mãos apresentou osteoartrose em 100% dos joelhos operados e em 69,2% dos não operados, contra respectivamente 85,9 e 38,8% nos pacientes não portadores de OA de mãos. O processo artrósico também foi mais grave (nos dois joelhos) no grupo com OA de mãos.

O tecido ósseo de portadores de OAN também parece exibir características singulares. Pacientes com osteoartrose mais grave nas mãos apresentaram trabéculas com espessura maior e mais rígidas que portadores de OA de mãos em grau leve[61]. Admitindo-se que nessa região o tecido ósseo não sofre a sobrecarga mecânica a que está submetido o osso subcondral, bem como está livre da influência dos mediadores do metabolismo osteocartilaginoso presentes na articulação osteoartrósica, pode-se inferir que a OA primária possa ser a expressão de uma doença óssea generalizada, decorrente de um osso generalizadamente (não somente articular) menos complacente.

Existe uma maior prevalência de nódulos de Heberden em familiares de pacientes portadores da doença, sugerindo que a transmissão de pais para filhos ocorra por herança autossômica dominante na mulher e recessiva no homem[52,62]. Alguns autores verificaram uma associação de artrose das mãos e alguns antígenos de histocompatibilidade[63,64]. Num estudo em que se utilizou a hidroxiprolina urinária como um marcador do catabolismo cartilaginoso, verificou-se que filhos clinicamente saudáveis de pacientes com artrose de mãos apresentavam evidência de um metabolismo anormal do seu colágeno, corroborando a idéia de que essa forma de artrose tenha um componente genético[65].

Coxofemorais

A articulação do quadril é frequentemente comprometida pela OA; em muitos casos, a doença evolui para a incapacidade total com indicação cirúrgica (substituição por prótese ortopédica). É mais freqüente em homens e pode ser uni ou bilateral. O envolvimento bilateral é o mais freqüente, porém, mesmo quando unilateral do ponto de vista clínico, ambos os quadris estão igualmente comprometidos[66]. Outros autores observaram uma predominância à direita, que se acentua com a idade[67].

A osteoartrose de quadril atinge a superfície articular de maneira heterogênea[68]. Na evolução do processo artrósico, a cabeça do fêmur migra em relação ao acetábulo. Essa migração indica lesão e perda do tecido cartilaginoso, e pode ocorrer em três direções: superior, medial e axial[69]. Essa classificação topográfica é definida pelas características radiográficas e patológicas próprias de cada região atingida. Para cada local, identificam-se patogênese e fatores causais específicos.

A migração superior ocorre, segundo Resnick, em 78% dos casos de OA de quadril; subdivide-se em súpero-lateral (15% dos casos), súpero-medial (48%) e intermediária (15%)[69]. A primeira ocorre principalmente em mulheres, tende a ser assimétrica e associa-se à displasia acetabular[70]. A migração súpero-medial acomete mais o sexo masculino, e torna-se sintomática em indivíduos relativamente jovens. Sua causa ainda é desconhecida, porém já se aventou a hipótese de que fosse decorrente de pequenos graus de epifisiólise[70].

O padrão medial de migração é simétrico e ocorre em 10 a 35% dos pacientes com OA de quadril[69,70]. Afeta comumente mulheres. Alguns autores consideram esse padrão idiopático (enquanto outros sugerem desvios da anatomia acetabular)[70,71]. Essa forma estaria mais freqüentemente associada a nódulos de Heberden[72].

A migração axial é rara e, quando presente, afeta difusa e concentricamente a cabeça do fêmur[73].

Coluna Vertebral

A coluna vertebral pode ser atingida nas articulações interapofisárias (que são do tipo diartrodiais) e intervertebrais ou discos vertebrais, que embora tenham naturezas distintas, estão muito relacionadas mecanicamente, o que acarreta o envolvimento simultâneo das duas na grande maioria dos casos. A osteoartrose atinge mais freqüentemente a coluna cervical, principalmente nos níveis C5 a C7, e a coluna lombar nos níveis L3 a L5. Na mulher, a OA de coluna acompanha a forma generalizada da doença, ao passo que, no homem, associa-se à artrose precoce do quadril.

Os sintomas da OA da coluna são dor mecânica, isto é, relacionada ao movimento e que melhora com o repouso. A piora à flexão indica comprometimento dos discos intervertebrais; a piora à extensão é mais comum no envolvimento das articulações interapofisárias. A dor da OA de coluna também está relacionada à presença de espasmo muscular paravertebral. A estenose do canal vertebral e dos forames intervertebrais gera sintomas decorrentes de compressão nervosa no segmento afetado.

Na artrose cervical, pode haver dor na região do trapézio, cefaléia occipital e nuca. Na região lombar, a dor piora com a permanência em pé ou sentado. O envolvimento da coluna torácica, embora freqüente, geralmente não se traduz em sintomas importantes, pois se trata de um segmento estabilizado pelo gradeado costal.

Tomando-se por base apenas as alterações radiográficas, o acometimento da coluna é praticamente universal após os 40 anos. Nessa topografia, porém, a dissociação clínico-radiográfica é máxima, e um cuidado muito grande deve ser tomado para não superestimar o diagnóstico de osteoartrose. A presença de osteófitos ocorre nas articulações que estão sob forças de compressão (Fig. 116.5).

A coluna pode ser alvo também de um envolvimento osteoipertrófico, que já foi considerado como um tipo peculiar de osteoartrose. É a denominada *diffuse idiopathic skeletal hyperostosis* (DISH) ou hiperostose senil anquilosante ou, ainda, doença de Forestier. Caracteriza-se por calcificações e ossificações dos ligamentos ântero-laterais da coluna, afetando mais comumente a coluna dorsal e, em segundo lugar, a torácica. Os discos intervertebrais são relativamente poupados. É mais evidente do lado direito da coluna. Poupa as articulações sacroilíacas, e associa-se a calcificações em outras regiões do esqueleto, como esporão de calcâneo e exostose olecraneana. Associa-se também à obesidade, hipertensão arterial, diabetes melito e doença coronariana. Em geral, a dor e a limitação na amplitude dos movimentos são leves ou moderadas, e desproporcionais ao quadro radiográfico.

TRATAMENTO

Para o tratamento da osteoartrose, deve-se identificar claramente os fatores agravantes e desencadeantes presentes, bem como um correto estagiamento das estruturas articulares envolvidas. A eficácia do tratamento medicamentoso, por exemplo, seria muito limitada num caso secundário à sobrecarga mecânica. Pacientes com tendinopatia ou enfraquecimento e dor muscular em uma articulação artrósica devem ser diagnosticados e tratados como tal, sob pena de falência na resolução dos sintomas caso se apliquem apenas medidas para tratamento da osteoartrose.

São três os objetivos básicos do tratamento da osteoartrose:

- Alívio dos sintomas.
- Recuperação funcional.
- Retardo ou bloqueio da evolução da doença, e regeneração dos tecidos lesados.

Na Tabela 116.1, encontram-se listadas as principais modalidades terapêuticas empregadas no tratamento da osteoartrose, segundo o nível de evidência científica.

O tratamento da OA pode ser dividido em farmacológico, não farmacológico (que serão abordados neste capítulo) e cirúrgico.

Tratamento Não Farmacológico

As principais medidas dessa modalidade encontram-se listadas no Quadro 116.6.

Medidas Gerais

No tratamento da osteoartrose, deve-se reconhecer os possíveis fatores de risco, como sobrecarga mecânica, obesidade,

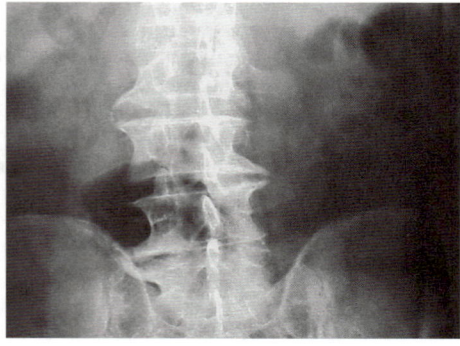

Figura 116.5 – Osteoartrose da coluna lombar. Presença de grandes osteófitos intervertebrais.

trauma, deformidade e instabilidade articulares, atividades de risco e fraqueza muscular, para que sejam eliminados ou minimizados quando possível. Torna-se necessária a educação do paciente quanto à natureza e evolução da doença[76]. Sempre que possível, oferecer orientação sobre atividades profissionais e da vida diária, que possa ter implicações na progressão da artrose. Deve-se evitar posturas inadequadas, como agachar ou permanecer ajoelhado no chão (o que aumenta muito a pressão intra-articular, sobretudo no compartimento femoropatelar) ou manter flexão ou extensão cervical por longos períodos.

O repouso é recomendado em situações em que os sintomas se agudizam, mas em excesso acarreta ganho de peso e atrofia das estruturas articulares, agravando o problema.

Bengala, palmilhas e calçados com solado antiimpacto, bem como redução de peso, são medidas auxiliares de valia na redução dos sintomas e progressão da doença nas articulações de carga.

Calçados devem apresentar três características básicas: flexibilidade, estabilidade (isto é, serem presos no antepé e no calcanhar, o que torna, por exemplo, os chinelos inadequados) e um salto também flexível, de 2 a 3cm, para melhorar a absorção dos impactos. Saltos maiores acarretam aumento da lordose, encurtamento da panturrilha e sobrecarga do antepé (que pode piorar um hálux valgo). Palmilhas de silicone ou sorboplana também são bastante eficazes para redução do impacto.

Uma bengala contralateral reduz em até 60% a carga do quadril lesado. A bengala deve ter um comprimento do trocanter maior do fêmur ao chão, de modo a permitir um ângulo de 20° entre o braço e o antebraço, quando empunhada.

Palmilhas em cunha lateral, com 5 a 10° de inclinação, numa sessão frontal, promovem redução significativa da carga no compartimento medial do joelho varo e diminuem o estiramento dos ligamentos colaterais laterais deste; da mesma maneira, utilizam-se palmilhas em cunha medial para o joelho valgo. Demonstrou-se também que, se utilizadas com tornozeleiras e outros estabilizadores de tornozelo, essas palmilhas em cunha otimizam sua eficácia[77].

O realinhamento da patela por meio de fita adesiva é uma medida simples, e tem sua principal indicação nas situações de artrose da faceta lateral patelofemoral ou osteoartrose femoropatelar com ângulo Q aumentado. Nesse caso, a patela deve ser realinhada medialmente[78]. Tem-se utilizado joelheira fenestrada opcionalmente à fita adesiva.

Joelheiras com hastes articuladas melhoram a estabilidade dos joelhos quando os exercícios de fortalecimento forem insuficientes.

A proteção articular e a conservação de energia são medidas bastante eficazes em razão da sobrecarga mecânica ter um papel importante no desencadeamento e agravamento da osteoartrose. Num estudo em nosso meio, verificou-se que a dor da artrose das mãos estava significativamente associada à realização de atividades da vida diária com baixo nível de proteção articular. Em linhas gerais, recomenda-se que o paciente transfira carga para articulações maiores, poupe articulações afetadas e distribua os esforços bilateralmente.

Uma grande ênfase deve ser dada ao controle da obesidade, pois existem fortes evidências que ela possa desencadear ou piorar a osteoartrose de joelhos. No estudo Framingham, observou-se que mulheres normais, com idade média de 37 anos, uma massa corporal alta aumenta o risco de artrose de joelho, ao passo que uma redução de duas unidades nesse índice já é capaz de reduzir significativamente o risco da OA de joelho[79]. Em outro estudo com a população de Chingford, mulheres com idade média de 54 anos e massa corporal alta também apresentavam risco aumentado para OA de joelho[55].

TABELA 116.1 – Recomendações das modalidades terapêuticas e alguns procedimentos na osteoartrose de joelho[74]

TRATAMENTO DA OSTEOARTROSE DE JOELHO		
INTERVENÇÃO	Nº DE TRABALHOS	RECOMENDAÇÃO (A, B, C OU D)
Analgésico	10	A
Opióides	10	B
Antiinflamatórios não hormonais	365	A
Antiinflamatórios não hormonais tópicos	18	A
Corticóide IA	10	A
Ácido hialurônico IA	34	B
Lavagem	6	B
Sintomáticos de ação lenta*	59	A
Hormônios sexuais	1	C
Psicotrópicos	2	B
Nutrientes	19	C
Educação do paciente	19	A

* Glicosamina, condroitina e diacereína.

Os pacientes obesos com OA de joelho unilateral tiveram quatro vezes mais envolvimento posterior do outro joelho que os controles obesos.

Terapia Física

Os exercícios promovem um aumento do tônus muscular e da resistência das estruturas periarticulares, melhorando o suporte e a estabilidade articular, e reduzindo a progressão de OA. Um programa de exercícios promove redução da dor e aumenta a amplitude dos movimentos, a força e o desempenho nas atividades cotidianas. Estão indicados exercícios contra a resistência, do tipo isométricos, isotônicos e isocinéticos. Os primeiros são indicados no início do tratamento e visam basicamente ao aumento da força; são melhores para a osteoartrose de joelhos. Os dois últimos são indicados posteriormente, e visam melhorar a função via aumento de resistência e velocidade. Também são indicados exercícios aeróbios, como marcha, natação, bicicleta e hidroginástica (particularmente útil pelo baixo grau de impacto articular). No estudo FAST (*fitness arthritis and senior trial*) verificou-se a eficácia similar dos exercícios aeróbios e de resistência na osteoartrose dos joelhos[80].

QUADRO 116.6 – Recomendações para o tratamento não farmacológico da osteoartrose segundo o Colégio Americano de Reumatologia[75]

- Educação
- Programas de auto-ajuda
- Suporte social
- Perda de peso
- Exercícios aeróbios, fortalecimento e alongamento
- Terapias físicas
- Artefatos de assistência para deambulação
- Calçados apropriados
- Palmilhas em cunha
- Joelheiras e similares
- Terapia ocupacional
- Proteção articular e conservação de energia
- Artefatos de assistência para AVD
- Adesivo patelar

AVD = atividade de vida diária.

Alguns pacientes acham que os exercícios podem piorar a OA, e devem ser bem orientados para que haja boa aderência ao tratamento. O programa deve ser progressivo e individualizado. A eventual ocorrência de dor indica que se ultrapassou o nível de tolerância, e os exercícios devem ser realizados com menor freqüência, duração e grau de dificuldade. Exercícios de impacto e carga acentuada de torção articular devem ser evitados, pois podem acelerar a artrose, incluindo competições, corrida em grande velocidade, futebol, basquete e vôlei. A combinação de exercícios de resistência, exercícios aeróbios e educação do paciente tem se mostrado a mais eficaz no controle da dor e na melhora funcional e da qualidade de vida. Nos casos muito avançados, os exercícios podem ser contra-indicados. Recentemente, no estudo ADAPT, a combinação da dieta com exercícios aeróbios e de resistência mostrou efeito superior ao exercício ou dieta isoladamente, ressaltando-se a importância da aplicação da terapia múltipla nesses pacientes.

Os meios físicos incluem a aplicação do calor que promove ação sobre terminações nervosas e fibras gama do fuso muscular, além de melhorar a extensibilidade do colágeno e do músculo; é aplicado sob a forma de calor superficial, transmitido por condução (bolsas térmicas e parafina, na artrose de mãos), convenção (banho quente) e radiação (infravermelho), e de calor profundo, por meio de ultra-som (para áreas mais restritas), ondas curtas e microondas. Apesar de tão utilizados, a eficácia de alguns procedimentos, como a aplicação de ultra-som, tem sido questionada. Revisões sistemáticas recentes mostraram que esse procedimento apresentou eficácia similar ao placebo na osteoartrose[81,82].

A aplicação de frio aumenta o limiar da dor e reduz a espasticidade muscular. A aplicação se faz com bolsas térmicas ou massagem com gelo por um tempo de 20 a 30min.

No alívio da dor, pode ser utilizada também a estimulação elétrica transcutânea (TENS).

A acupuntura pode ser aplicada para melhorar a dor e a contratura muscular, porém alguns trabalhos não constataram sua eficácia[83,84].

Alguns autores referem bons resultados com a aplicação de pulsos eletromagnéticos (PST) nas articulações doentes, porém em outro estudo, não houve eficácia[85,86].

Tratamento Farmacológico

No início da década de 1990, ficou definitivamente estabelecido o conceito terapêutico de *drogas de ação lenta na osteoartrose*[87]. Há duas subclasses dentro desse grupo:

- Drogas sintomáticas de ação lenta na OA, cujas características incluem a melhora dos sintomas, não ser analgésicas ou antiinflamatórios não hormonais (AINH), e ter um início de ação lenta e um efeito residual após a suspensão.
- Drogas modificadoras de doença, impropriamente chamadas de condroprotetoras; são definidas como capazes de prevenir, retardar ou reverter a progressão do processo artrósico.

Ainda, na mesma publicação, estabeleceu-se um guia para o teste de drogas de ação lenta na OA, que tem servido de diretriz aos estudos mais recentes. Os ensaios sobre fármacos modificadores de doença devem ter duração mínima de dois anos, e o *end point* padrão deve ser a aferição do retardo na perda de espaço articular na radiografia convencional.

O Colégio Americano de Reumatologia estabeleceu o acetaminofeno como o fármaco inicial na terapia de pacientes com dor média à moderada, com base na eficácia, tolerabilidade e custo[75]. De modo similar, a Liga Européia contra o Reumatismo recomenda, como opção inicial, a indicação desse fármaco nos casos que necessitem longos períodos de uso[74]. Dois estudos com comparador ativo mostram eficácia similar entre acetaminofeno, naproxeno e ibuprofeno, em artrose com dor leve à moderada, mesmo com sinais flogísticos em alguns casos. Assim, o acetaminofeno tem nível de evidência A no tratamento da OA. Opcionalmente a esse fármaco, outros analgésicos podem ser usados, como o tramadol e outros opióides.

Porém, um número consideravelmente maior de estudos aponta para a superioridade dos AINH, principalmente nos casos mais graves. Uma meta-análise mostrou que pacientes randomizados para AINH tinham melhora significativamente maior da dor ao repouso e à movimentação. Outras revisões sistemáticas também apontam para a superioridade dos AINH[88-90]. Não há evidências consistentes sobre a superioridade de algum AINH sobre outro. Em relação aos inibidores específicos da ciclooxigenase-2 (COX-2), um estudo randomizado e controlado sobre celocoxib em OA e artrite reumatóide comprovou uma maior segurança gastrointestinal em relação a AINH inibidores da COX-1, e sua eficácia foi similar[78].

Assim, o Colégio Americano de Reumatologia estabelece o uso de AINH como opção nos casos com baixa resposta ao acetaminofeno, indicando a opção prioritária de algum COX-2, principalmente nos pacientes com risco de eventos adversos no trato gastrointestinal alto (idade maior ou igual a 65, co-morbidade, uso de corticóide oral, história de úlcera péptica e/ou sangramento alto, e uso de anticoagulantes)[75]. Uma alternativa ao uso de inibidores específicos COX-2 seria a prescrição de um AINH não seletivo com um agente gastroprotetor, conforme preconizado pelo Colégio Americano de Gastroenterologia[91]. O agente protetor pode ser o misoprostol ou, alternativamente, a famotidina e o omeprazol em doses plenas.

Nos casos de fenômenos inflamatórios pronunciados, a infiltração intra-articular de corticoesteróide acarreta uma rápida e eficiente resposta.

Uma revisão sistemática mostrou que os antiinflamatórios tópicos também são eficazes na OA.

As drogas sintomáticas de ação lenta na OA apresentam-se como alternativa ao uso isolado de analgésicos e AINH, podendo exercer um efeito poupador sobre estes ou até substituir o seu uso.

A viscossuplementação com o ácido hialurônico tem eficácia superior a injeções de placebo intra-articular. Altman *et al.*, demonstraram, num estudo randomizado e controlado, uma eficácia semelhante ao naproxeno, cujo efeito perdura por até seis meses após a aplicação. Não parece haver diferenças entre as apresentações de alto e baixo pesos moleculares. Dentre as suas ações, destaca-se o efeito estimulador na produção de ácido hialurônico pela própria articulação.

A diacereína age reduzindo a síntese de IL-1B e de metaloproteases e elevando a produção de colágeno e proteoglicanos. Trabalhos randomizados duplo-cegos controlados mostraram eficácia superior ao placebo e comparável a AINH. Pelletier *et al.* demonstraram, em 483 casos de artrose de joelho tratados durante quatro meses, que a diacereína foi superior ao placebo na melhora da dor e na avaliação pelo questionário Western Ontario and McMaster Universities (WOMAC), mesmo dois meses após sua suspensão, estabelecendo a dose de 100mg diários como a melhor relação eficácia-tolerância[92]. Esses estudos conferem nível A de evidência de ação sintomática na OA. Recentemente, no Estudo ECHODIAH, verificou num estudo randomizado, placebo-controlado em 507 casos de OA de quadril tratados durante três anos, uma redução na perda de espaço articular, abrindo evidência clínica para categorizar essa terapêutica como modificadora de doença[93].

Uma relativa desvantagem é a ocorrência de efeitos colaterais no tubo digestivo, principalmente diarréia.

O sulfato de glicosamina, um aminomonossacáride, vem demonstrando, em inúmeros estudos, se tratar de um medicamento muito promissor, pois alia boa tolerabilidade e eficácia no controle dos sintomas da OA. Uma meta-análise, examinando 15 de 37 estudos revisados, randomizados, duplo-cegos e placebo-controlados, com pelo menos 4 semanas de duração, concluiu que a glicosamina apresenta um efeito moderado em pelo menos um dos avaliadores: dor global, dor à marcha, WOMAC, Lequesne ou dor nas atividades de vida diária[94]. Existe ainda a perspectiva de que a glicosamina tenha ação modificadora de doença. Reginster et al. trataram 212 portadores de osteoartrose de joelhos, que receberam, de forma randomizada e duplo-cega, glicosamina 1.500mg ou placebo durante três anos. No grupo que recebeu placebo, a média da perda articular foi de 0,31mm, ao passo que no que tomou a glicosamina, a redução do espaço foi somente de 0,06mm, além de evoluir com o WOMAC mais favorável.

O sulfato de condroitina mostrou eficácia no tratamento da OA de joelho, coxofemoral e artrose erosiva das mãos em estudos randomizados, controlados e duplo-cegos. A meta-análise de McAlindon et al. confirma sua eficácia na osteoartrose, conferindo evidência A para essa substância[94].

Os extratos não saponificados de soja e abacate mostraram melhorar os sintomas das artroses de joelho e quadril em estudos randomizados e controlados[95]. Por outro lado, outros autores não verificaram eficácia desses óleos num estudo multicêntrico, randomizado, duplo-cego, com grupo paralelo, e placebo-controlado em 163 casos de OA de quadril[96]. É interessante que, nesse mesmo estudo, constatou-se uma melhora na progressão radiográfica no subgrupo de pacientes com artrose mais avançada que tomaram tratados com o extrato de soja e abacate. O papel definitivo dessa terapia na osteoartrose ainda necessita de mais estudos para confirmar seu real potencial.

Finalmente, não se poderia deixar de mencionar a cloroquina, que é prescrita em nosso meio há mais de 20 anos. Sua eficácia foi sugerida inicialmente para o tratamento da osteoartrose erosiva das mãos, num estudo não controlado, com duração de seis meses[57]. Existe apenas um estudo randomizado e placebo-controlado na literatura, conduzido por Ferraz et al., em que se avalia o efeito da hidroxicloroquina versus placebo em 89 casos de artrose de joelho. Houve vantagem para o grupo da cloroquina, mas não clinicamente significativa. Em agosto de 2002, no consenso brasileiro de osteoartrose, estabeleceu-se que a cloroquina é uma opção válida para o tratamento da artrose.

Concluindo, o tratamento da osteoartrose requer a combinação de modalidades farmacológicas e não farmacológicas[97]. Nas primeiras, o lugar dos analgésicos, AINH e infiltrações intra-articulares com corticóide e ácido hialurônico está estabelecido como eficaz. As drogas sintomáticas de ação lenta precisam ainda ser mais bem avaliadas, mas já são uma realidade. Fármacos modificadores do curso da doença ainda estão sob pesquisa.

Em geral, o tratamento cirúrgico é utilizado quando o tratamento clínico falhou; inclui a irrigação e debridamento artroscópico, fenestração do osso subcondral, remoção de osteófitos, osteotomia, colocação de próteses e artrodese.

O transplante de cartilagem e condrócitos, o uso de matriz artificial e a aplicação de fatores de crescimento trariam resultados aceitáveis apenas nos casos de lesões focais em indivíduos mais jovens.

A terapia da osteoartrite envolve uma abordagem multifatorial, e a não observância desse conceito básico pode acarretar a falha nos objetivos do tratamento definidos no início deste capítulo.

REFERÊNCIAS BIBLIOGRÁFICAS

1. PEYRON, J. G. Epidemiologic and etiologic approach of osteoarthritis. Sem. Arthritis Rheum., v. 8, p. 288-306, 1979.
2. LOWMAN, E. W. Osteoarthritis. JAMA, v. 157, p. 487-488, 1955.
3. LAWRENCE, J. S.; BREMNER, J. M.; BIER, F. Osteoarthrosis. Prevalence in the population and relationship between symptoms and x ray changes. Ann. Rheum. Dis., v. 25, p. 1-24, 1966.
4. LAWRENCE, R. C.; HOCKBERG, M. C.; KELSEY, J. L. Estimates of the prevalence of selected arthritic and musculoskeletal diseases in the United States. J. Rheumatol., v. 16, p. 427-441, 1989.
5. KELLGREN, J. H.; LAWRENCE, J. S.; BIER, F. Genetic factors in generalized osteoarthrosis. Ann. Rheum. Dis., v. 22, p. 237-255, 1963.
6. FELSON, D. T. Weight and osteoarthritis. J. Rheumatol., v. 22, suppl. 43, p. 7-9, 1995.
7. ANDERSON, J.; FELTSON, D. T. Factors associated with osteoarthritis of the knee in the first national health and nutrition examination survey (HAYNES). Am. J. Epidemiol., v. 128, p. 179-189, 1988.
8. HELIÖVAARA, M.; MÄKËLA, M.; IMPIVAARA, O.; KNEKT, P; AROMAA, A.; SIEVERS, K. Association of overweight, trauma and workload with coxarthrosis. A health survey of 7217 persons. Acta Orthop. Scand., v. 64, p. 513-518, 1993.
9. TEPPER, S.; HOCHBERG, M. C. Factors associated with hip osteoarthritis: Data from the First National Health and Nutrition Examination Survey (NHANES-1). Am. J. Epidemiol., v. 137, p. 1081-1088, 1993.
10. CARMAN, W. J.; SOWERS, M. F.; HAWTHORNE, V. M.; WEISSFELD, L. A. Obesity as a risk factor for osteoarthritis of the hand and wrist: a prospective study. Am. J. Epidemiol., v. 139, p. 119-129, 1994.
11. KRAMER, J. S.; YELIN, E. H.; EPSTEIN, W. V. Social and economics impacts of four musculoskeletal conditions. Arthritis Rheum., v. 26, p. 901-907, 1988.
12. HADLER, N. M. Osteoarthritis as a public health problem. Clin. Rheum. Dis., v. 11, p. 175-185, 1985.
13. CRUZ FILHO, A. Significado socioeconômico das doenças reumáticas. In: Clínica Reumatológica. Rio de Janeiro: Guanabara-Koogan, 1980. p. 825-827.
14. RADIN, E. L.; ROSE, R. M. Role of subchondral bone in initiation and progression of cartilage damage. Clin. Orthop., v. 213, p. 34-40, 1986.
15. HOUGH JR., A. J. Pathology of osteoarthrosis. In: MCCARTY, D. J. Arthritis and allied conditions: a textbook of rheumatology. Philadelphia: Lea & Febiger, 1993. p. 1699-1721.
16. HOWELL, D. S.; PELLETIER, J. P. Etiopathogenesis of osteoarthritis. In: MCCARTY, D. J.; KOOPMAN, W. J. Arthritis and Allied Conditions – A Textbook of Rheumatology. 12. ed. Philadelphia/London: Lea & Febiger, 1993. p. 1723-1734.
17. GADHER, S. J.; EYRE, D. R.; DUANCE, V. C. et al. Susceptibility of cartilage collagens type II, IX, X, and XI to human synovial collagenase and neutrophil elastase. Eur. J. Biochem., v. 125, p. 1-7, 1988.
18. YU, L. P.; SMITH, G. N.; BRANDT, K. D.; CAPELLO, W. Type XI collagen degrading activity in human osteoarthritic cartilage. Arthritis Rheum., v. 33, p. 1626-1632, 1990.
19. PELLETIER, J. P.; MARTEL-PELLETIER, J.; CLOUTIER, J. M.; WOESSNER, J. F. Proteoglycan-degrading acid metalloprotease activity in human osteoarthritic cartilage and the effect of intraarticular steroid injections. Arthritis Rheum., v. 30, p. 541-548, 1987.
20. KILLACKEY, J. J.; ROUGHLEY, P. J.; MORT, J. S. Proteinase inhibitors of human articular cartilage. Coll. Rel. Res., v. 3, p. 419-430, 1983.
21. QUIGLEY, J. P. Phorbol ester-induced morphological changes in transformed chick fibroblasts: Evidence for direct catalytic involvement of plasminogen activator. Cell, v. 7, p. 131-141, 1979.
22. MARTELL-PELLETIER, J.; CLOUTIER, J. M.; PELLETIER, J. P. Role of plasminogen activators and their inhibitors in the enzymatic degradation of human osteoarthritic cartilage (Abstract). Arthritis Rheum., v. 33, p. 531, 1990.
23. DEAN, D. D.; MARTELL-PELLETIER, J.; PELLETIER, J. P. et al. Evidence for metalloproteinase and metalloproteinase inhibitor (TIMP) imbalance in human osteoarthritic cartilage. J. Clin. Invest., v. 84, p. 678-685, 1989.
24. EECKHOUT, Y.; VAES, G. Further studies on activation of procollagenase, the latent precursor of bone collagenase. Effects of lysosomal cathepsin B, plasmin and kallicrein, and spontaneous activation. Biochem. J., v.166, p. 21-31, 1977.
25. LOTZ, M.; BLANCO, F. J.; VONKEMPIS, J.; DUDLER, J.; MAIER, R.; VILLIGER, P. M.; GENG, Y. Cytokine regulation of chondrocyte functions. J. Rheumatol., v. 22, suppl. 43, p. 104-108, 1995.
26. DAYER, J. M.; BEUTLER, B.; CERAMI, A. Cachectin/tumor necrosis factor stimulates collagenase and prostaglandin E2 production by human sinovial cells and dermal fibroblasts. J. Exp. Med., v. 162, p. 2163-2168, 1985.
27. GOLDRING, M. B.; BERKHEAD, J.; SANDELL, L. J. et al. Interleukin-1 supresses expression of cartilage-specific types II and IX collagens and increased types I and III collagens in human chondrocytes. J. Clin. Invest., v. 82, p. 2026-2037, 1988.
28. GUERNE, P. A.; VAUGHAN, J. H.; CARSON, D. A. et al. Interleukin 6 and joint tissues, Ann. NY Acad. Sci., v. 557, p. 558-561, 1989.
29. HOWEL, D. S. Pathogenesis of osteoarthritis. Am. J. Med., v. 80, suppl. 4B, p. 24-28, 1986.
30. THREKELD, A. J.; CURRIER, D. P. Osteoarthritis – effects on synovial joint tissues. Phys. Ther., v. 68, p. 364-370, 1988.
31. PELLETIER, J. P.; MARTEL-PELLETIER, J.; HOWELL, D. S.; GHANDUR-MNYMNEH, L.; ENIS, J. E.; WOESSNER, J. F. Collagenase and collagenolytic activity in human osteoarthritic cartilage. Arthritis Rheum., v. 26, p. 63-68, 1983.
32. EHRLICH, M. G.; HOULE, P. A.; VIGLIANI, G.; MANKIN, H. G. Correlation between articular cartilage collagenase activity and osteoarthritis. Arthritis Rheum., v. 21, p. 761-766, 1978.

33. BOLLET, A. M.; NANCE, J. L. Biochemical findings in normal and osteoarthritic cartilage. II. Condroitin sulfate concentration and chain lenght, water and ash contents. *J. Clin. Invest.*, v. 45, p. 1170-1177, 1966.
34. MUIR, H. Molecular approach to understanding of osteoarthrosis. *Ann. Rheum. Dis.*, v. 36, p. 199-208, 1976.
35. TROYER, H. Experimental models of osteoarthritis: a review. *Semin. Arthritis Rheum.*, v. 11, n. 3, p. 362-374, 1982.
36. HEINEGARD, D.; INEROT, D.; OLSSON, S. E.; SAXNE, T. Cartilage proteoglycans in degenerative joint disease. *J. Rheumatol.*, v. 14, suppl. 14, p. 110-112, 1987.
37. VIGNON, E.; HARTMAN, D.; MOYEN, B.; VILLE, G. et al. Hypertrophic repair of articular cartilage in experimental osteoarthrosis. *Ann. Rheum. Dis.*, v. 42, p. 82-88, 1983.
38. DOUGADOS, M. Clinical features of osteoarthritis. In: HARRIS, E. D.; BUDD, R. C.; FIESTEIN, G. S. et al. *Textbook of Rheumatology*. 7. ed. Philadelphia: Elsevier, 2005. p. 1514-1527.
39. ALTMAN, R. D.; ASCH, E.; BLOCH, D. et al. Development of criteria for the classification and reporting of osteoarthritis. Classification of osteoarthritis of the knee. *Arthritis Rheum.*, v. 29, p. 1039-1049, 1986.
40. COOPER, C. Osteoarthritis and related disorders – epidemiology. In: KLIPPEL, J. H.; DIEPPE, P. A. *Rheumatology*. 2. ed. London/Philadelphia/St. Louis/Sydney/Tokio: Mosby, 1998. p. 8.
41. TAPPER, E. M.; HOOVER. N. M. Late results after meniscectomy. *J. Bone Joint Surg.*, v. 51A, p. 517-526, 1969.
42. DOHERTY, M.; DIEPPE, P.; WATT, I. Influence of primary generalized osteoarthritis on development of secondary osteoarthritis. *Lancet*, p. 8-11, 1982.
43. HAYES, C. W.; CONWAY, W. F. Evaluation of articular cartilage: radiographic and cross-sectional imaging techniques. *Radiographics*, v. 12, p. 409-428, 1992.
44. RECHT, M. P.; RESNICK, D. Magnetic resonance imaging of articular cartilage: the state of art. *J. Rheumatol.*, v. 22, suppl. 43, p. 52-55, 1995.
45. KELLGREN, J. H.; LAWRENCE, J. S. Radiological assessment of osteoarthrosis. *Ann. Rheum. Dis.*, v. 16, p. 494-502, 1957.
46. SOKOLOFF, L. Osteoarthritis as a remodeling process. *J. Rheumatol.*, v. 14, p. 7-10, 1987.
47. ALTMAN, R. D.; LOZADA, C. J. Osteoarthritis. In: KOOPMAN, W. J.; BOULWARE, D. W.; HEUDEBERT, G. R. *Clinical Primer of Rheumatology*. Philadelphia/Baltimore/New York/London/Buenos Aires/Hong Kong/Sydney/Tokio: Lippincott Williams & Wilkins, 2003. p. 245-261.
48. SHINMEI, M.; KOBAYASHY, T.; YOSHIRARA, Y.; SAMURA, A. Significance of the levels of carboxy terminal type II procollagen peptide, condroitin sulfate isomers, tissue inibitor of metalloproteinases, and metalloproteionases in osteoarthritis join fluid. *J. Rheumatol.*, v. 22, suppl. 43, p. 78-81, 1995.
49. THONAR, E. J. M. A.; MASUDA, K.; LENZ, M. E.; HAUSELMANN, H. J.; KUETTNER, K. E.; MANICOURT, D. H. Serum markers of systemic disease processes in osteoarthritis. *J. Rheumatol.*, v. 22, suppl. 43, p. 68-70, 1995.
50. MCALINDON, T. E.; COOPER, C.; KIRWAN, J. R. et al. Determinants of disability en osteoarthritis of the knee. *Ann. Rheum. Dis.*, v. 52, p. 258-302, 1993.
51. KELLGREN, J. H.; MOORE, R. Generalized osteoarthritis and Heberden's nodes. *Br. Med. J.*, v. 26, p. 181-187, 1952.
52. STECHER, R. M. Heredity in hypertrophic arthritis of the finger joints. *Am. J. M. Sc.*, v. 201, p. 801-809, 1941.
53. ALTMAN, R. Classification of osteoarthritis. *J. Rheumatol.*, v. 22, suppl. 43, p. 42-43, 1995.
54. AMERICAN COLLEGE OF RHEUMATOLOGY. Subcommittee on classification criteria for osteoarthritis: The American College of Rheumatology criteria for the classification and reporting of osteoarthritis of the hand. *Arthritis Rheum.*, v. 33, p. 1601-1610, 1990.
55. HART, D. J.; MOOTOOSARNY, I.; DOYLE, D. et al. The relationship between osteoarthritis and osteoporosis in the general population: the Chingford Study. *Ann. Rheum. Dis.*, v. 53, n. 3, p. 158-162, 1994.
56. KIDD, K. L.; PETER, J. B. Erosive osteoarthritis. *Radiology*, v. 86, p. 640-647, 1966.
57. HIROSE-PASTOR, E.; FULLER, R.; GRANJA, C. B.; LAURINDO, I. M. M.; TEODORO, W. R.; COSSERMELLI, W. Caracterização clínica, laboratorial e radiológica da osteoartrose erosiva. Critérios preliminares. In: XVII CONGRESSO BRASILEIRO DE REUMATOLOGIA, 1988. Florianópolis. *Anais do XVII Congresso Brasileiro de Reumatologia*, 1988.
58. FULLER, R.; HIROSE-PASTOR, E.; GRANJA, C. B. et al. Comprometimento dos pés na osteoartrose erosiva. In: XVII CONGRESSO BRASILEIRO DE REUMATOLOGIA, 1988. Florianópolis. *Anais do XVII Congresso Brasileiro de Reumatologia*, 1988.
59. CRAIN, D. C.; WASHINGTON, C. Interphalangeal osteoarthritis. Caracterized by painful, inflammatory episodes resulting in deformity of the proximal and distal articulations. *JAMA*, v. 175, p. 1049-1053, 1961.
60. COOPER, C.; MCALINDON, T.; SNOW, S. et al. Mechanical and constitutional risk factors for symptomatic knee osteoarthritis: differences between medial tibiofemoral and patellofemoral diseases. *J. Rheumatol.*, v. 21, n. 2, p. 307-313, 1994.
61. GEVERS, G.; DEQUEKER, J.; MARTENS, M. et al. Biomechanical characteristics of iliac crest bone in elderly women, according to osteoarthritis grade at the hand joints. *J. Rheumatol.*, v. 16, p. 660-663, 1989.
62. STECHER, R. M.; HERSH, H. Heberden's nodes: the mechanism of inherance in hypertrophic arthritis of the fingers. *J. Clin. Invest.*, v. 23, p. 699-704, 1944.
63. MACFARLANE, D. G.; BUCKLAND-WRIGHT, C.; CLARK, B. Genetics of osteoarthritis of the hand. *Br. J. Rheumatol.*, v. 27, p. 328, 1988.
64. PATTRICK, M.; MANHIRE, A.; MILFORT-WARD, A.; DOHERTY, M. HLA, B antigens and alpha-1-antitrypsin phenotypes in nodal generalized osteoarthritis and erosive osteoarthritis. *Ann. Rheum. Dis.*, v. 48, p. 470-475, 1989.
65. FULLER, R. *Excreção Urinária de 4-hidroxiprolina em Subpopulações de Pacientes Portadores de Osteoartrose*. São Paulo, 1989. 131p. Dissertação (Mestrado) – Faculdade de Medicina da Universidade de São Paulo.
66. MEACHIN, G.; WHITEHOUSE, G. H.; PEDLEY, R. B.; NICHOL, F. E.; OWEN, R. An investigation of radiological, clinical and pathological correlations in osteoarthrosis of the hip. *Clin. Radiol.*, v. 31, p. 565-574, 1980.
67. MACYS, J. R.; BULLOUGH, P. G.; WILSON, P. D. Coxarthrosis. A study of the natural history based on a correlation of clinical, radiographic, and pathologic findings. *Semin. Arthritis Rheum.*, v. 10, p. 66-80, 1980.
68. BYERS, P. D.; COMTEPOMI, C. A.; FARKAS, T. A. A *post mortem* study of the hip joint. Including the prevalence of the features of the right side. *Ann. Rheum. Dis.*, v. 29, p. 15-31, 1970.
69. RESNICK, D. Patterns of migration of the femoral head in osteoarthritis of the hip. Roentgenographic-pathologic correlation and comparison with rheumatoid arthritis. *Am. J. Roentgenol.*, v. 124, p. 62, 1975.
70. MURRAY, R. O. The aetiology of primary osteoarthritis of the hip. *Br. J. Radiol.*, v. 38, p. 810, 1965.
71. HERMODSSON, I. Roentgen appearence of coxarthrosis. Relation between the anatomy, pathologic changes, and roentgen appearence. *Acta Orthop. Scand.*, v. 41, p. 169, 1970.
72. MARKS, J. S.; STEWART, I. M.; HARDINGE, K. Primary osteoarthritis of the hip and Heberden's nodes. *Ann. Rheum. Dis.*, v. 38, p. 107-111, 1979.
73. CAMERON, H. U.; MACNAB, I. Observations on osteoarthritis of the hip joint. *Clin. Orthop. Rel. Res.*, v. 108, p. 31, 1975.
74. PENDLETON, A.; ARDEN, N.; DOUGADOS, M. et al. EULAR recommendations for the management of knee osteoarthritis: report of a task force of the Standing Committee for International Clinical Studies Including Therapeutic Trials (ESCISIT). *Ann. Rheum. Dis.*, v. 59, p. 936-944, 2000.
75. ALTMAN, R. D.; HOCHBERG, M. C.; MOSKOWITZ, R. W. et al. Recommendations for the medical management of osteoarthritis of the hip and knee: 2000 update. *Arthritis Rheum.*, v. 43, p. 1905-1915, 2000.
76. SUPERIO-CAULSBY, E.; WARD, M.; LORIG, K. Patient education interventions in Osteoarthritis and rheumatoid arthritis: a meta-analytic comparison with nonsteroidal anti-inflammatory drug treatment. *Arthritis Care Res.*, v. 9, p. 292-301, 1996.
77. TODA, Y.; SEGAL, N.; KATO, A. et al. Effect of a novel insole on the subtalar joint of patients with medial compartment osteoarthritis of the knee. *J. Rheumatol.*, v. 28, p. 2705-2710, 2001.
78. CUSHNA, G. H. A. J.; MCCARTHY, C.; DIEPPE, P. Tapping the patella medially: a new treatment for osteoarthritis. *Br. Med. J.*, v. 308, p. 753-755, 1994.
79. FELSON, D. T.; ZHANG, Y.; ANTHONY, J. M. et al. Weight loss reduces the risk for symptomatic knee osteoarthritis in women: the Framingham study. *Ann. Intern. Med.*, v. 116, p. 535-539, 1992.
80. ETTINGER, W. H.; BURNS, R.; MESSIER, S. P. et al. A randomized trial comparing aerobic exercise and resistance exercise with a health education program in older adults with knee osteoarthritis: the fitness arthritis and seniors trial. *JAMA*, v. 277, p. 25-31, 1977.
81. VAN DER WINDT, D.; VAN DER HEIJDEN, G. J.; VAN DER BERG, S. G. M. et al. Ultrasound for musculoskeletal disorders: a systematic review. *Pain*, v. 81, p. 257-271, 1999.
82. WELCH, V.; BROSSEAU, L.; PETERSON, J. et al. Therapeutic ultrasoud for osteoarthritis of the knee (review). *Cochrane Database Systemic Reviews*, Issue 1, 2002.
83. ERNST, E. Acupuncture as a symptomatic treatment of osteoarthritis: a systematic review. *Scand J. Rheumatol.*, v. 26, p. 444-447, 1997.
84. FINK, M. G.; KUNSEBECK, H.; WIPPERMAN, B. et al. Non-specific effects of traditional Chinese acupuncture in osteoarthritis of the hip. *Complement Ther. Med.*, v. 9, p. 82-88, 2001.
85. PIPITONE, N.; SCOTT, D. L. Magnetic pulse treatment for knee osteoarthritis: a randomized, double-blind, placebo-controlled study. *Curr. Med. Res. Opin.*, v. 17, p. 190-196, 2001.
86. TROCK, D. H.; BOLLET, A. J.; MARKOLL, R. The effect of pulsed electromagnetic fields in the treatment of osteoarthritis of the knee and cervical spine: report of randomized, double blind, placebo controlled trials. *J. Rheumatol.*, v. 20, p. 456-460, 1993.
87. LEQUESNE, M. et al. Guidelines for testing slow acting drugs in osteoarthritis. *J. Rheumatol.*, v. 21, suppl. 41, p. 65-72, 1994.
88. WATSON, M. C.; BROOKES, S. T.; KIRWAN, J. R.; FAULKNER, A. *Non-Aspirin, non-Steroidal Anti-inflammatory Drugs for Osteoarthritis of the Knee (Cochrane Review)*. Oxford: The Cochrane Library, Issue I, 2000. Update Software.
89. TOWHEED, T.; SHEA, B.; WELLS, G. et al. *Analgesia and Non-aspirin, Non-steroidal Anti-inflammatory Drugs for Osteoartritis of the Hip (Cochrane Review)*. Oxford: The Cochrane Library, Issue I, 2000. Update Software.
90. ECCLES, M.; FREMANTLE, N.; MASON, J. for the North of England Non-Steroidal Anti-inflammatory Drug Guideline Development Group. North of England evidence-based guideline development project: summary guideline for non-steroidal anti-inflammatory drugs versus basic analgesia in treating the pain of degenerative arthritis. *British Medical Journal*, v. 317, p. 526-530, 1999.
91. LANZA, F. L and the Members of the Ad Hoc Committee on Practice Parameters of the American College of Gastroenterology. A guideline for the treatment and prevention of NSAID-induced ulcers. *American Journal of Gastroenterology*, v. 93, p. 2037-2046, 1998.
92. PELLETIER YARON, N.; HARAOUI, B. et al. Efficacy and safety of diacerein in osteoarthritis of the knee: a double blond, placebo-control ked trial, the diacerein study group. *Arthritis Rheum.*, v. 43, n. 10, p. 2339-2348, Oct. 2000.
93. DOUGADOS, M. Clinical features of osteoarthritis. In: HARRIS, E. D.; BUDD, R. C.; FIESTEIN, G. S. et al. *Textbook of Rheumatology*. 7. ed. Philadelphia: Elsevier, 2005. p. 1514-1527.
94. MCALINDON, T. E.; LAVALLEY, M. P.; GULLIN, J. P. et al. Glucosamine and chondroitin for treatment of osteoartritis: a systematic quality assessment and meta-analysis. *Journal of the American Medical Association*, v. 283, p. 1469-1475, 2000.

95. MAHEU, E.; MAZIERES, B.; VALAT, J. P. et al. Symptomatic efficacy of avocado soybean unsaponifiables in the treatment of osteoarthritis of the knee and hip: a prospective, randomized, double-blind, placebo controlled, multicenter clinical trial with asix-month treatment period and a six-month follow-up demonstrating a persistent effect. *Arthritis & Rheumatism*, v. 41, p. 81-91, 1998.
96. LEQUESNE, M.; MAHEU, E.; CADET, C. et al. Structural effect of avocado/soybean unsapoinifiables on joint space loss in osteoarthritis of the hip. *Arthritis Rheum.*, v. 47, n. 1, p. 50-58, Feb. 2002.
97. HOCHBERG, M. C.; DOUGADOS, M. Pharmacological therapy of osteoarthritis. *Best Prat. Res. Clin. Rheum.*, v. 15, n. 4, p. 583-593, 2001.

BIBLIOGRAFIA COMPLEMENTAR

ALTMAN, R. D.; LOZADA, C. J. Osteoarthritis. In: KOOPMAN, W. J.; BOULWARE, D. W.; HEUDEBERT, G. R. *Clinical Primer of Rheumatology*. Philadelphia/Baltimore/New York/London/Buenos Aires/Hong Kong/Sydney/Tokio: Lippincott Williams & Wilkins, 2003. p. 245-261.

CANNON G. W.; CALDWELL J. R.; HOLT P. et al. Rofecoxib, a specific inhibitor of cyclooxygenase 2, with clinical efficacy comparable with that of diclofenac sodium: results of one-year, randomized, clinical trial in patients wit osteoarthritis of the knee and hip. *Arthritis Rheum.*, v. 43, p. 978-987, 2000.

COOPER, C. Occupational activity and the risk of osteoarthritis. *J. Rheumatol.*, v. 22, suppl. 43, p. 10-12, 1995.

DI-CESARE, P. E.; ABRAMSON, S. B. Patogenesis of osteoarthritis. In: HARRIS, E. D.; BUDD, R. C.; FIESTEIN, G. S. et al. *Textbook of Rheumatology*. 7. ed. Philadelphia: Elsevier, 2005. p. 1493-1513.

DIEPPE, P.; BUCKWALTER, J. A. Management of limb joint osteoarthritis. In: KLIPPEL, J. H.; DIEPPE, P. A. *Rheumatology*. 2. ed. London/Philadelphia/St. Louis/Sydney/Tokio: Mosby, 1998. p. 8.

DIEPPE, P.; LIM, K. Osteoarthritis and related disorders, clinical features and diagnostic problems. In: KLIPPEL, J. H.; DIEPPE, P. A. *Rheumatology*. 2. ed. London/Philadelphia/St. Louis/Sydney/Tokio: Mosby, 1998. p. 8.

FELSON, D. T.; ANDERSON, J. J.; NAIMARK, A. et al. Obesity and knee osteoarthritis, the Framingham study. *Ann. Intern. Med.*, v. 109, p. 18-24, 1988.

FELSON, D. T.; ZHANG, Y.; HANNAN, M. T. et al. Risk factors for incident radiographic knee osteoarthritis in the elderly. *Arthritis Rheum.*, v. 40, p. 728-733, 1997.

KIRKLEY, A.; WESBSTER-BOGAERT, S.; LITCHFIELD, R. et al. The effect of bracing on varus gonarthrosis. *J. Bone Joint Surg. Am.*, v. 81, p. 539-548, 1999.

MOSKOWITZ, R. W. Clinical and laboratory findings in osteoarthritis. In: McCARTY, D. J.; KOOPMAN, W. J. (eds.). *Arthritis and Allied Conditions – A Textbook of Rheumatology*. Philadelphia/London: Lea & Febiger, 1993. p. 1735-1760.

PASTOR, E. M. H.; FULLER, R.; GRANJA, C. B. use of chloroquine in erosive osteoarthritis – an uncontrolled preliminary study. In XVII CONGRESSO DE REUMATOLOGIA, 1989. Rio de Janeiro. *Anais do XVII Congresso de Reumatologia*, 1989, p. 317.

WOOD, P. H. N.; MCLEISH, C. L. Statistical appendix. Digest of data on the rheumatic diseases. 5. Morbidity in industry and rheumatism in general practice. *Ann. Rheum. Dis.*, v. 33, p. 93-105, 1974.

CAPÍTULO 117

Reabilitação

Liliana Lourenço Jorge • Helena H. S. Kaziyama

A reabilitação consiste no manejo interdisciplinar do funcionamento do indivíduo. Tem por objetivo a redução dos sintomas relacionados aos déficits ocasionados pelas doenças, a redução das incapacidades e a melhora da qualidade de vida do paciente. A reabilitação é feita por meio do tratamento de deficiências, superação de limitações nas atividades de vida diária (AVD), superação de restrições na participação social e prevenção das incapacidades.

Para um processo reabilitativo adequado, é necessária uma ampla compreensão das estruturas e funções corporais, bem como a consciência de que os parâmetros prognósticos e as medidas pós-intervenção diferem da perspectiva clínica tradicional, isto é, medidas laboratoriais e orgânicas são substituídas por avaliações funcionais e questionários específicos para dor e qualidade de vida, por exemplo[1].

Nesse contexto, a osteoartrose (OA) é foco da reabilitação, uma vez que consiste em doença reumática crônica progressiva, que leva a múltiplas incapacidades físicas, dor e redução da qualidade de vida. Em razão da ausência de um tratamento único definitivo e do conhecimento total das suas bases fisiopatológicas, a reabilitação assume papel importante na condução clínica do paciente portador de osteoartrose. Considerando-se a alta prevalência mundial da doença e o envelhecimento da população, a questão custo/efetividade do tratamento global também deve ser levada em conta, implicando na necessidade de melhor compreensão das diferentes modalidades de terapia clínica e reabilitação.

O grau de melhora das incapacidades da OA reportado em estudos e revisões sobre terapias não medicamentosas atinge valores semelhantes ao uso isolado de antiinflamatórios não hormonais, considerados como base do tratamento da doença. Contudo, o número de pesquisas sobre terapia medicamentosa prepondera sobre os métodos reabilitativos, apesar da comprovada simplicidade, baixo custo e poucos efeitos colaterais destes últimos. Aparentemente, há pouco financiamento e interesse no desenvolvimento de procedimentos não medicamentosos; a escassez de evidências científicas sobre seus benefícios é resultado da dificuldade da realização de ensaios clínicos cegos controlados. Assim, grande parte do uso de terapias não medicamentosas assenta-se sobre a prática clínica empírica. A maior dificuldade para o sucesso da reabilitação está na adesão do paciente, já que seu princípio fundamental está na postura ativa do paciente e participação no processo de controle das incapacidades[2].

Não cabe, neste capítulo, pormenorizar os mecanismos patológicos da osteoartrose, mas, em resumo, a OA é caracterizada por desequilíbrio entre as vias anabólicas (biossíntese da matriz extracelular) e catabólicas (degradação), que ocorre na cartilagem articular. A sinóvia é o local de resposta inflamatória e contribui para a degeneração articular; os condrócitos são igualmente críticos, na medida em que sua capacidade de resistir à apoptose se relaciona ao padrão de progressão da doença. Sabe-se que fatores de crescimento, como IGF-I e suas proteínas ligantes, contribuem para a síntese compensatória de proteínas na matriz extracelular. Ao mesmo tempo, interleucinas (IL), como a IL-1 e TNFα, têm incremento na OA e inibem a síntese das proteínas ao estimularem metaloproteinases, indutoras da apoptose dos condrócitos[3]. A matriz extracelular que compõe a cartilagem é complexa e consiste em glicosaminoglicanos e proteoglicanos principalmente. Em razão de fatores biomecânicos, predisposição genética/familiar, fatores raciais e ambientais, hipóxia tecidual e baixos níveis de glicemia no microambiente articular, a glicosamina passa a ser consumida para a produção de proteoglicanos. Ocorre também, por conseqüência, o aumento da produção de ácido hialurônico, que eleva a viscosidade sinovial. Recentes linhas de pesquisa para novos tratamentos têm buscado a reposição dos elementos degradados no processo degenerativo ou a viscossuplementação.

Como conseqüência, após evolução lenta e progressiva, o paciente apresenta quadro de dor articular que piora com movimento, crepitação, redução das amplitudes articulares, flogose local; apresenta também piora do padrão funcional para marcha e atividades rotineiras, bem como rigidez matinal e protocinética. Associadamente, a ocorrência de síndromes dolorosas miofasciais dos músculos relacionados à articulação acometida é relevante: quadríceps, músculos adutores, glúteos e piriformes são os mais comuns.

Há um crescente interesse na contribuição dos fatores biomecânicos como causas e conseqüências da OA. Em razão da força muscular reduzida e distúrbios do alinhamento corporal estarem implicados como elementos importantes no início e progressão da OA, há observação da presença de quadríceps insuficiente na OA de joelho; e esse fato é apontado como variável de risco para a doença, porém mais estudos são necessários para a confirmação do achado[4]. A frouxidão articular, associada ao excesso de força muscular, também pode piorar as relações posturais. O mau alinhamento conseqüente causa compressões assimétricas sobre as superfícies articulares; o mau funcionamento do metabolismo decorre do baixo aporte nutricional implicado na maior mobilidade entre os ossos relativos àquela articulação, facilitando o deslocamento/rotação da tíbia sobre o fêmur e da cabeça femoral com o ilíaco. A frouxidão articular associada ao excesso de força muscular também pode piorar as relações posturais: o mau alinhamento conseqüente leva a compressões assimétricas sobre as superfícies articulares e o mau funcionamento do metabolismo sinovial em decorrência do baixo aporte nutricional. Assim, está bem estabelecida a relação entre progressão da OA e os maus alinhamentos articulares. As próprias forças de reação ao solo e linhas de progressão da marcha humana normal geram períodos de maior estreitamento articular no compartimento medial do joelho durante a sua adução.

Os músculos são os principais contribuintes para a carga articular[5]. A carga é estímulo à massa óssea, mas está tipicamente associada ao estabelecimento e progressão da degeneração articular. Por outro lado, a própria degeneração afeta negativamente o controle das forças, tônus e coordenação musculares, explicando as dúvidas que muitas vezes emergem dos achados musculoesqueléticos na OA, implicados como causas ou consequências da doença.

Diante de tais considerações biomecânicas, é esperado que a reabilitação muscular e a saúde musculoesquelética contribuam para o bloqueio da progressão da OA, ao agirem nos fatores causais da doença.

MEIOS FÍSICOS

Consistem no emprego das propriedades térmicas para a analgesia, ganho da elasticidade do tecido conectivo, relaxamento muscular e flexibilidade de partes moles, graças aos princípios físicos do calor ou do frio. O calor profundo (diatermia) pode ser obtido por meio de conversão de energia eletromagnética (ondas curtas ou microondas) ou sonora (ultra-som) para energia cinética e geração conseqüente de calor em profundidades de aproximadamente 3cm a partir da pele.

Há poucos trabalhos buscando eficácia da diatermia na OA de quadril, mas há indicação de que apesar da analgesia relatada pelos pacientes e aumento das amplitudes articulares, não há evidência estatística de sucesso ao uso de tais terapias isoladamente ou mesmo como técnica adjuvante da cinesioterapia[2].

Aplicações de compressas quentes e úmidas, banhos quentes e radiação infravermelha são opções de calor superficial capazes de aquecer os tecidos até aproximadamente 3mm de profundidade. Prescritas tradicionalmente como preparo para os alongamentos, não são comprovadas por estudos controlados. Bolsas de gelo ou *sprays* congelantes são utilizados para analgesia, principalmente após exercícios extenuantes e para alívio de dor muscular. Da mesma forma, carecem de evidências científicas adequadas.

Contudo, a termoterapia na OA gera discussão. Alguns estudos sugerem que calor profundo pode ser um estímulo a maior velocidade de degeneração articular, ao contrário de outros que indicam benefícios. Também é aventada a hipótese de risco de aumento da temperatura intra-articular em razão do calor superficial.

ELETROTERAPIA

Entre todas as modalidades de correntes presentes na reabilitação, a estimulação elétrica transcutânea (TENS) é a mais amplamente utilizada em múltiplas condições crônicas dolorosas; permite que o próprio paciente faça a aplicação, é pouco dolorosa, possui poucas contra-indicações (não deve ser aplicada em regiões com soluções de continuidade em pacientes não colaborativos ou não orientados quanto à técnica) e se baseia em propriedades contra-irritativas das aferências nervosas ao corno posterior da medula espinal, ao ativar o sistema supressor de dor. Sua desvantagem consiste no fenômeno de acomodação, que reduz sua eficácia a médio prazo. Não há estudos que garantam sua vantagem no tratamento de OA de quadril ou joelho em amostras grandes.

O campo eletromagnético pulsado (magnetoterapia) é usado para consolidação de pseudo-artroses e outras condições reumáticas há mais de uma década. Estudos indicam melhora da dor da OA de joelho (não há evidências específicas na OA de quadril), embora não haja ganho em escalas de função[6].

ACUPUNTURA

Praticada há mais de 2.000 anos, é utilizada em inúmeras condições dolorosas com sucesso clínico, embora seu enquadramento na metodologia científica ocidental encontre dificuldades na definição do desenho de estudos que possibilite a realização de trabalhos duplo-cegos controlados randomizados. Pesquisas voltadas para o tratamento de OA inespecífica foram incapazes de demonstrar a evidência da acupuntura sobre o placebo, sugerindo que esse fato seja resultado da história natural da doença ou do efeito positivo dos placebos utilizados (*Sham acupuntura*). O uso eficaz de eletroacupuntura, cuja freqüência de agulhamento é semelhante a TENS, é respaldado em trabalhos para OA de joelhos[6]. Porém, amostras pequenas limitam a generalização dos resultados.

LASER

Com mecanismo de ação não elucidado, o *laser* parece ser benéfico no controle da dor em inúmeras afecções. Apenas OA de joelho foi estudada e parece haver melhora da dor, segundo número limitado de trabalhos. Outros estudos são inconclusivos em relação ao tratamento de OA inespecífica.

FITOTERAPIA

A fitoterapia tem sido amplamente utilizada desde tempos imemoriais da humanidade, mas apenas recentemente foi verificada por poucos estudos de qualidade[7]. Sabe-se que a unha-de-gato possui propriedades antioxidantes e antiinflamatórias; a casca de salgueiro (*Salix purpurea*) e o gengibre são analgésicos; extratos insaponificáveis de abacate e soja por três meses melhoraram a dor acima do valor do placebo. Porém, apenas a glicosamina por uso prolongado possui comprovação mais extensiva e há sugestão de que possua, a longo prazo, efeito de modificação estrutural na cartilagem. O achado vale para OA de joelho e de articulação temporomandibular.

ÓRTESES E SOBRECARGA

Os objetivos do uso de órteses e auxiliares de marcha (bengalas e muletas) são limitação da descarga de peso, redução da mobilidade ao redor da articulação dolorosa e apoiar articulações instáveis. A muleta canadense (apoio no antebraço) contralateral ao membro acometido reduz, em 50%, forças incidentes sobre o quadril ou joelho. Não há órteses específicas para o quadril, embora este seja beneficiado indiretamente por *braces* no joelho: palmilhas para correção de tornozelos valgos parecem aliviar a hiperpressão no compartimento medial do joelho e, assim, melhorar a dor de OA nessa articulação.

As órteses baseiam-se na premissa de que o excesso de peso sobre uma dada articulação predispõe à OA, ao dar início a mecanismos fisiopatológicos biomecânicos. Assim, seria de se esperar que medidas para a redução do peso ponderal dos pacientes fossem benéficas na evolução e no nível de dor da articulação sujeita à sobrecarga. Porém, apesar de comprovação prévia indicando que uma redução média de 6kg reduziria o risco de OA de joelho em 50%, não há evidências de trabalhos controlados sobre tratamento da osteoartrose por meio da redução de peso. Apenas há indicação de melhora da qualidade de vida secundária à perda ponderal[8].

CINESIOTERAPIA

A atividade física busca o controle dos fatores biomecânicos que desencadeiam o processo degenerativo da OA, ao corrigir desalinhamentos esqueléticos e desequilíbrios de força muscular. Tal observação empírica foi corroborada por meta-análise recente de Cochrane, que indica que a cinesioterapia reduz dor e melhora a função física na OA de joelho (não há dados semelhantes para OA de quadril), mas não há padronização de freqüência e dose[9].

Segundo as diretrizes da American Geriatric Society (AGS), pacientes portadores de OA (local não especificado) devem seguir as seguintes recomendações, com a consciência da equipe de saúde de que pacientes nessas condições possuem diminuída reserva funcional em razão de idade, co-morbidades e sedentarismo[10].

Exercícios para Flexibilidade (Ganho de Amplitude de Movimento)

Devem ser realizados preferencialmente ao deitar, período correspondente ao mínimo de rigidez articular no dia. Podem ser precedidos de compressas aquecidas para auxiliar no relaxamento necessário para sua realização. Os movimentos devem ser suaves, com extensão articular até sentir pequena resistência; deve-se permanecer no ponto máximo de estiramento por 20s. Os pacientes devem saber variar os movimentos diante de eventuais agudizações da OA.

Exercícios Isométricos para Fortalecimento

Contrações isométricas devem ser iniciadas com baixa intensidade, isto é, com apenas 30% do esforço voluntário máximo do paciente. O valor pode chegar progressivamente a 75%. As contrações devem durar até 6s (para não haver elevações excessivas na pressão arterial), em oito a dez repetições, 2 até 10 vezes/dia, conforme tolerância.

Exercícios Isotônicos para Fortalecimento

O treino resistido deve abranger oito a dez exercícios para os principais músculos. A intensidade deve partir de 40% uma resistência máxima (1RM) do paciente (isto é, número de repetições realizadas em um minuto pelo indivíduo), até o limite de 80%. O protocolo recomenda um ciclo de quatro a seis repetições, até 2 vezes/semana. As progressões no treino devem ser graduais, sem promover fadiga muscular.

Exercícios Aeróbios

São associados à redução de sintomas depressivos, melhora da resistência (*endurance*) às atividades habituais e redução da dor[8]. São seguros, com poucos efeitos adversos na OA.

Para a escolha da melhor modalidade, vários fatores são considerados: atividade da doença, estabilidade articular, interesses e *hobbies* prévios. O objetivo é que o paciente realize exercícios a longo prazo, e estratégias devem ser utilizadas para evitar o tédio ou a sobrecarga articular. Exemplos abrangem amplo espectro: ciclismo, natação, caminhadas, *tai chi chuan*, dança, marcha na esteira elétrica, passear com o cão etc.

Exercícios aquáticos em água aquecida são modalidade de escolha para OA, em razão da capacidade de analgesia, alívio da sobrecarga articular graças ao empuxo hídrico, facilitação da mobilidade articular e possibilidades de socialização entre os pacientes. Por outro lado, um estudo controlado, comparando hidroginástica com ginástica de solo, mostrou que ambas as modalidades atingiram ganhos funcionais aferidos por escalas, comparados com grupo-controle sem intervenção. Segundo diferenças estatísticas, a hidroterapia prove maior resistência a exercícios e ao componente físico do questionário de qualidade de vida *short form* 12 (SF12); ginástica convencional proporciona maior ganho de velocidade e satisfação própria[11].

Estudos indicam que atividades de alto impacto são deletérias à cartilagem articular: a freqüência de sobrecarga (número de repetições) parece estar mais envolvida na OA do que a magnitude da própria carga.

A intensidade é preconizada segundo vários parâmetros. O consumo máximo de oxigênio (VO_2máx) obtido da ergoespirometria é o padrão-ouro, mas, na falta deste, dados mais práticos são utilizados: freqüência cardíaca (FC) máxima de treino (220bpm menos idade) e cansaço (escala de Borg de 6 a 20). Assim, o exercício deve ser iniciado na intensidade baixa e progredir (o nível moderado corresponde a 50 a 75% da FC máxima e a Borg entre 10 e 13).

O treino aeróbio deve ser realizado por 20 a 30min/dia, podendo ser divididos conforme a tolerância. O objetivo é acumular 60 a 90min de exercícios aeróbios por semana, na freqüência de 3 a 4 dias/semana.

A caminhada é um exercício simples, de baixo custo e alta eficácia na reabilitação da OA, principalmente para o controle da lombalgia; os pacientes devem ser informados que há maior probabilidade de a atividade trazer benefício do que desencadear a dor. Porém, há relatos de exacerbação da dor artrítica, relacionada à flexão da coluna à marcha responsável por hiperpressão nos discos. As recomendações para a caminhada incluem, portanto, orientações quanto à manutenção da coluna ereta pelo fortalecimento dos extensores lombares, uso de calçados macios para maior absorção do impacto ao toque de calcâneo, bem como evitação de terrenos acidentados, desnivelados e duros[12].

Exercícios de propriocepção e coordenação são necessários, uma vez que a perda desses atributos bilateralmente está presente nos pacientes portadores de OA de joelho, mesmo que unilateral[8]. Previnem contra quedas e o medo decorrente destas.

O exercício físico, ao melhorar a *performance* física (capacidade aeróbia, velocidade de marcha, e força muscular), contribui para a prevenção prolongada de fatores relacionados à incapacidade, principalmente entre idosos. Dessa forma, pode-se inferir que a cinesioterapia previne a redução da capacidade de independência funcional durante as atividades de vida diária entre pacientes com OA de joelho, por meio de: ganho de *performance* física, redução da dor e do peso ponderal, estimulação de efeitos psicológicos positivos e melhora nas co-morbidades associadas à incapacidade[13].

Graças ao esclarecimento público amplificado, mais pessoas realizam atividade física no mundo. Porém, grande parte de tais atividades é feita sem orientação, e cuidados devem ser tomados para a prevenção da piora de quadros de OA já instalada ou de predisposição à doença. Estudos caso-controlados verificaram os riscos dos exercícios esportivos e ocupacionais de alto impacto; tais atividades aparecem como risco moderado, para mulheres antes dos 50 anos, para o desenvolvimento de OA grave de quadril. Cargas mecânicas altas sobre o quadril, oriundas de esporte intenso, parece ser, para mulheres, fator de risco de forma dose-dependente; atividades ocupacionais que requerem flexão de joelho e elevação de carga estão implicadas no desenvolvimento de OA de joelho. Agricultores também foram apontados como portadores freqüentes de OA de quadril[14]. Jogadores de futebol também possuem maiores riscos de OA do que a população geral, e o joelho é mais acometido, seguido por coluna e quadril[15].

PROGRAMAS EDUCATIVOS

Intervenções psicossociais e comportamentais têm sido testadas em inúmeras condições crônicas, principalmente naquelas associadas à dor musculoesquelética, bem como dependência funcional e prolongada dos serviços de saúde. O objetivo geral consiste em elevar a confiança do paciente, a qualidade de vida e a sua habilidade em realizar automanejo da doença e dos sintomas, de forma diária e continuada[16].

Sabe-se que o efeito da dor e a incapacidade cai com o tempo nas condições reumáticas estudadas (OA, lombalgia, fibromialgia e artrite reumatóide), mas o ganho no estado de humor parece persistir. Diferentes estilos de intervenção foram propostos no mundo e não há necessidade de padronização, visto que os programas devem ser ajustados com a idade do público, diagnóstico, aspectos culturais e inclusão ou não de cuidadores. Podem variar componentes e intensidades, além dos modos de avaliar o paciente.

Para OA, o programa mais utilizado nos Estados Unidos é o *Arthritis Self Management Program* (ASMP), porém estudos preliminares não apontam vantagem sobre o grupo sem intervenção[16]. O *Chronic Disease Self Management Program* (CDSMP) é genérico e está bem implementado no Reino Unido; aponta melhora de fadiga, estresse, incapacidade, ganho na socialização e redução do número de hospitalizações. Contudo, não há ganho em dor ou bem-estar psicológico, ou seja, não parece ser uma boa opção para OA.

EXERCÍCIO FÍSICO E ARTROPLASTIA DE QUADRIL

O objetivo global da reabilitação pós-artroplastia total de quadril (ATQ) consiste em restabelecer a capacidade funcional para AVD. Os fatores são reconhecidos na influência do processo reabilitativo: método de fixação, abordagem cirúrgica, dificuldade do procedimento, co-morbidades, força e coordenação prévias à cirurgia, presença de cuidador, peso e distúrbios cognitivos do paciente. Considerando o paciente e as condições cirúrgicas ideais, é esperado que reabilitação adequada seja responsável por um pico de benefício de três a seis meses após a operação, mas ganhos podem ser presentes por até dois anos.

Os componentes da reabilitação são:

- Educação.
- Cinesioterapia.
- Mobilidade funcional.

Nesse campo, há freqüentes controvérsias quanto ao manejo pós-cirúrgico, em parte decorrentes do avanço técnico e dos materiais utilizados no procedimento. Considera-se, no entanto, que a massa óssea de qualidade auxilie na fixação da prótese e reduza a incidência de perdas precoces; dessa forma, a reabilitação preconizada na ATQ busca fortalecimento musculoesquelético e deslocamento do indivíduo com segurança e independência funcional, com objetivos de boa manutenção da prótese e qualidade de vida para o paciente.

Em geral, o protocolo de reabilitação para ATQ é dividido em fase inicial imediata nos pacientes internados e em fase domiciliar. Na fase inicial, é realizada orientação pré-operatória, e a cinesioterapia é iniciada no primeiro dia pós-cirurgia (D1), por meio de exercícios de transferências posturais, avaliação da força muscular e marcha em paralelas; porém, a progressão da descarga de peso sobre o quadril operado é fonte de polêmica na literatura. Um estudo mostrou não haver efeito adverso na descarga precoce imediata (D1) ou tardia (após três meses), tampouco benefício: os dados foram avaliados em termos de cintilografia e densitometria ósseas, pois o remodelamento não sofreu interferência durante a descarga de peso[17]. Exercícios no leito (carga zero) não mostram benefícios de amplitude de movimento (ADM) e dor na OA de quadril durante o período agudo[18]. De D2 a D4, ocorre progressão da carga permitida nos exercícios de transferências, fortalecimento e marcha em rampas. Entre D5 e D7, ocorre progressão dos exercícios anteriores, com ênfase nas AVD. A reabilitação preconizada deve ser feita 2 vezes/dia, por 45 a 60min cada sessão, com o auxílio do fisioterapeuta e do terapeuta ocupacional.

Nessa fase, o controle da dor, bem como prevenção de úlceras de decúbito e de trombose venosa profunda, é mandatório, assim como a regularização dos hábitos intestinal e urinário. Trabalho sugere que o ganho funcional será maior quanto mais precoce a intervenção, isto é, antes de D3 e não antes de D7[19]. Estudo com dinamometria isocinética confirmou o benefício do exercício de fortalecimento dos flexoextensores e abdutores do quadril, antes e após ATQ e mesmo em pacientes não cirúrgicos. O fortalecimento é recomendado por, pelo menos, um ano após ATQ[20].

Depois da alta, mudanças no mobiliário, aderência às orientações e atividades recreacionais são os objetivos em casa. Após a cirurgia, os pacientes tendem a experimentar melhora dramática de dor e função física, mas os benefícios tendem a cair com o tempo se não houver assistência social adequada por período prolongado[21]. A cinesioterapia visa à redução de dor, ganho de amplitude articular, incremento da força e progressão da marcha até a independência. As atividades de baixo impacto são recomendadas, pois as atividades de alto impacto podem reduzir a duração das endopróteses, principalmente de joelhos. Objetivos a serem alcançados após dois meses de reabilitação incluem guiar veículos, atividade sexual e capacidade cardiopulmonar.

A educação do paciente antes e após a ATQ é uma etapa importante da reabilitação. Um estudo verificou a tendência de redução do nível de ansiedade, dor e tolerância ao ortostatismo, após ATQ secundária à informação em grupo aos pacientes durante 2 a 6 semanas[23]. Com exceção dessa intervenção, os programas educativos enfatizam treino de atividade física para ser realizada no pré e no pós-operatório, com resultados não desprovidos de controvérsias. Alguns preconizam 6 a 8 semanas de exercícios pré-ATQ seguidos por protocolo padrão pós, apontando melhora de ADM no quadril, com benefícios perdurando por seis meses pós-cirúrgicos, ao passo que outros não observam benefício funcional e de dor com o ciclo pré-ATQ[18,24-26].

REABILITAÇÃO NA OSTEOARTROSE DE TORNOZELO

A OA de tornozelo é oriunda, principalmente, de afecções traumáticas do pé, em que o processo degenerativo é secundário e não primário, ou decorrente de doenças reumáticas como a artrite reumatóide. Na OA de tornozelo, a abordagem mais comum é feita por artroplastia total, com o objetivo de restaurar ADM, reduzir os desalinhamentos osteoarticulares (que por si só são predisponentes da progressão da degeneração) e minimizar a dor artrítica[27]. Porém, os estudos são controversos em relação à evolução da articulação operada a longo prazo. Alguns acreditam que a artrodese tibiotalar seja método útil para a OA talocrural, com resultados satisfatórios de *follow up* de até 12,8 anos, e recomendam que a fixação seja em 90° no plano sagital e de 0 a 5° no plano frontal, a fim de compor um discreto valgo; outros concordam que a artroplastia total de tornozelo seja uma boa opção na OA severa de tornozelo[28,29] em razão da manutenção de dor associada à progressão da degeneração. De fato, um estudo de *follow up* de 2 a 14 anos pós-artrodese observou desenvolvimento de 32,5% de avanço na degeneração subtalar dos pacientes (principalmente naqueles com tais alterações antes da cirurgia) e fratura tibial de estresse em 4,7% do grupo de 42 pacientes[30].

O uso de órteses também é considerado uma estratégia para as OA de joelho e tornozelo, com estatísticas de melhora da dor e redução do uso de antiinflamatórios não hormonais em 100% de casuística de 64 pacientes[31].

REFERÊNCIAS BIBLIOGRÁFICAS

1. UHLIG, T.; FINSET, A.; KVIEN, T. K. Effectiveness and cost-effectiveness of comprehensive rehabilitation programs. *Curr. Op. Rheum.*, v. 15, p. 134-140, 2003.
2. PUETT, D. W.; GRIFFIN, M. R. Published trials of non-medicinal and noninvasive therapies for hip and knee osteoarthritis. *Ann. Intern. Med.*, v. 121, n. 2, p. 133-140, 1994.
3. MALEMUD, C. J.; ISLAM, N.; HAQQI, T. M. Pathophysiological mechanisms in osteoarthritis lead to novel therapeutic strategies. *Cell Tiss. Organ.*, v. 174, n. 1-2, p. 34-48, 2003.
4. TEICHTAHL, A.; WLUKA, A.; CICUTTINI, F. M. Abnormal biomechanics: a precursor or result of knee osteoarthritis? *Br. Med. J.*, v. 37, n. 4, p. 289-290, 2003.
5. HERZOG, W.; LONGINO, D.; CLARK, A. The role of muscle adaptation and degeneration. *Langenbecks Arch. Surg.*, v. 288, n. 5, p. 305-315, Oct. 2003.
6. TROCK, D. H.; BOLLET, A. J.; DYER, R. H. et al. A double-blind trial of the clinical effects of pulsed electromagnetic fields in osteoarthritis. *J. Rheumatol.*, v. 20, p. 456-460, 1993.
7. ERNST, E. Complementary medicine. *Curr. Op. Rheum.*, v. 15, p. 151-155, 2003.
8. BISCHOFF, H. A.; ROOS, E. M. Effectiveness and safety of strengthening, aerobic and coordination exercises for patients with Osteoarthritis. *Curr. Op. Rheum.*, v. 15, p. 141-144, 2003.
9. FRANSEN, M.; MCCONNELL, S.; BELL, M. Exercise for osteoarthritis of the hip or knee. *Cochrane Database Syst. Rev.*, n. 3, CD004286, 2003.
10. AGS Practice Guidelines on the management of chronic pain in older adults. *J. Am. Geriat. Soc.*, v. 49, n. 6, p. 808-823, Jun. 2001.
11. FOLEY, A.; HALBERT, J.; HEWITT, T.; CROTTY, M. Does hydrotherapy improve strength and physical function in patients with osteoarthritis – a randomized controlled trial comparing a gym based and an hydrotherapy based strengthening programme. *Ann. Rheum. Dis.*, v. 62, n. 12, p. 1162-1167, Dec. 2003.
12. LIEMOHN, W. Exercise and arthritis – exercise and back. *Rheum. Dis. Clin. North Am.*, v. 16, n. 4, p. 945-970, Nov. 1990.
13. PENNIX, B. W. J. H.; MESSIER, S. P.; REJESKY, W. J. et al. Physical exercise and prevention of disability in activities of daily living in older persons with osteoarthritis. *Arch. Intern. Med.*, v. 161, n. 19, p. 2309-2316, Oct. 2001.
14. LANE, N. E.; BUCKWALTER, J. A. Exercise and osteoarthritis. *Curr. Op. Orthop.*, v. 11, n. 1, p. 62-65, Feb. 2000.
15. DRAWER, S.; FULLER, C. W. Propensity of osteoarthritis and lower limb joint pain in retired professional soccer players. *Br. J. Sports Med.*, v. 35, n. 6, p. 402-408, Dec. 2001.
16. MULLIGAN, K.; NEUMAN, S. Psychoeducational interventions in rheumatic diseases: a review of papers published from September 2001 to August 2002. *Curr. Op. Rheum.*, v. 15, p. 156-159, 2003.
17. BODEN, H.; ADOLPHSON, P. No adverse effect of early weight bearing after uncemented total hip arthroplasty: a randomized study of 20 patients. *Acta Orthop. Scand.*, v. 75, n. 1, p. 21-29, Feb. 2004.
18. JESUDASON, C.; STILLER, K. Are bed exercises necessary following hip arthroplasty? *Aust. J. Physiother.*, v. 48, n. 2, p. 73-81, 2002.
19. MUNIN, M. C.; HOCKENBERRY, P. S.; FLYNN, P. G. et al. *Arthroplasty and Rehabilitation*. chapter 101.
20. SHIH, C. H.; DU, Y. K.; LIN, Y. H. et al. Muscular recovery around the hip joint after total hip arthroplasty. *Clin. Orthop.*, v. 302, p. 115-120, May 1994.
21. FITZGERALD, J. D.; ORAV, E. J.; LEE, T. H. et al. Patient quality of life during 12 months following joint replacement surgery. *Arthr. Rheum.*, v. 51, n. 1, p. 100-109, Feb. 2004.
22. KUSTER, M. S. Exercise recommendations after total hip arthroplasty: a review of the current literature and proposal of scientifically based guidelines. *Sports Med.*, v. 32, n. 7, p. 433-445, 2002.
23. GIRAUDET, L. E.; QUINTREC, J. S.; COSTE, J.; VASTEL, L. et al. Positive effect of patient education for hip surgery: a randomized trial. *Clin. Orthop.*, v. 414, p. 112-120, Sep. 2003.
24. GILBEY, H. J.; ACKLAND, T. R.; WANG, A. W. et al. Exercise improves early functional recovery after total hip arthroplasty. *Clin. Orthop.*, v. 408, p. 193-200, Mar. 2003.
25. WANG, A. W.; GILBEY, H. J.; ACKLAND, T. R. Perioperative exercise programs improve early return of ambulatory function after total hip arthroplasty: a randomized, controlled trial. *Am. J. Phys. Med. Rehabil.*, v. 81, n. 11, p. 801-806, Nov. 2002.
26. WIJGMAN, A. D.; DEKKERS, G. H.; WALTJE, E. et al. No positive effect of preoperative exercise therapy and teaching in patients to be subjected to hip arthroplasty. *Ned. Tijdschr. Geneeskd.*, v. 138, n. 19, p. 949-952, May 1994.
27. BREWSTER, N.; LEWIS, P. Joint replacement for arthritis. *Aust. Fam. Physician*, v. 27, n. 1-2, p. 21-27, Jan/Feb. 1998.
28. BERTRAND, M.; CHARISSOUX, J. L.; MABIT, C.; ARNAUD, J. P. Tibiotalar arthrodesis: long term influence on the foot. *Rev. Chir. Orthop. Reparatrice Appar. Mot.*, v. 87, n. 7, p. 677-684, Nov. 2001.
29. SALTZMAN, C. L. Perspective on total ankle replacement. *Foot Ankle Clin.*, v. 5, n. 4, p. 761-775, Dec. 2000.
30. TAKAKURA, Y.; TANAKA, Y.; SUGIMOTO, K. et al. Long term results of arthrodesis for osteoarthritis of the ankle. *Clin. Orthop.*, v. 361, p. 178-185, Apr. 1999.
31. THOMPSON, J. A.; JENNINGS, M. B.; HODGE, W. Orthotic therapy in the management of osteoarthritis. *J. Am. Podiatr. Med. Assoc.*, v. 82, n. 3, p. 136-139, Mar. 1992.

CAPÍTULO 118

Fisioterapia após Artroplastia Total de Quadril

Claudia Helena de Azevedo Cernigoy Pereira • Maira Pazian Liranço Costa • Maria José da Silva

Em geral, a artroplastia total de quadril (ATQ) é indicada em pacientes idosos, porém adultos jovens podem ser beneficiados com essa cirurgia.

É recomendada quando existe dor, capacidade funcional comprometida, perda parcial das funções muscular e articular, bem como deambulação com dificuldade.

Em paciente que realiza uma ATQ em decorrência de osteoartrose, não se deve esquecer que ele pode apresentar outras articulações comprometidas, levando ao atraso dos objetivos fisioterapêuticos no pós-operatório, como dor em membros superiores ao realizar transferências e mudanças de posicionamento, assim como dor em joelhos ou quadril contralateral ao deambular.

De acordo com Gilbey *et al.*, um programa de exercícios de 8 semanas antes da cirurgia pode melhorar a rigidez, a função física, a amplitude de flexão do quadril e a força muscular, em pacientes com artrose em estágio avançado[1].

A fisioterapia pré-operatória é importante para que ocorra uma melhora do estado geral do paciente, sempre respeitando, é claro, seu limite de dor.

A força muscular pode ser trabalhada por meio de exercícios isométricos, manutenção da amplitude articular do quadril acometido e das articulações adjacentes, assim como ganho de força muscular nos membros superiores, preparando-os para o uso de um meio auxiliar para marcha, e no membro inferior não acometido, já que este suportará a maior parte do peso corporal no pós-operatório.

A orientação do paciente antes da cirurgia de ATQ, por meio de reuniões e folhetos informativos, diminui a sua ansiedade; é de extrema importância o esclarecimento do procedimento cirúrgico e de seu seguimento, por parte de toda equipe multiprofissional, como médico, fisioterapeuta, enfermeiro, assistente social e outros[2].

O fisioterapeuta deve esclarecer quais os procedimentos e exercícios que o paciente realizará e em qual período do pós-operatório. Devem ser realizadas orientações quanto ao posicionamento do membro inferior operado para se evitar luxações: evitar flexão acima de 90°, adução, rotação externa e extensão do quadril em cirurgias com via de acesso lateral, e evitar flexão acima de 70°, adução e rotação interna do quadril em cirurgias com via de acesso póstero-lateral; sempre associar esses movimentos às atividades de vida diária, para a melhor compreensão do paciente.

Os cuidados nas atividades de vida diária devem ser: elevar a altura do vaso sanitário, sentar em poltrona com braços, assento firme e altura adequada para o tamanho do paciente (aproximadamente 10cm acima da fossa poplítea), usar cadeira higiênica para o banho no primeiro mês, não cruzar os membros inferiores na posição sentada e em pé, usar calçadeira de sapato com cabo longo, utilizar escova de cabo longo para lavar os pés, usar almofadas entre os membros inferiores quando em decúbito lateral para evitar adução, não se abaixar para pegar objetos no chão, evitar uso de salto alto e chinelos, aumentar a altura da cama, instalar barras de apoio no *box* do banheiro, uso de chinelo de borracha quando tomar banho em pé, e retirar objetos e tapetes da passagem.

FISIOTERAPIA APÓS ARTROPLASTIA TOTAL DE QUADRIL NA FASE HOSPITALAR

É importante que haja afinidade entre as equipes de enfermagem e de fisioterapia, e o ideal são dois atendimentos ao dia.

No primeiro dia pós-operatório, o paciente encontra-se em decúbito dorsal, com coxim de abdução em membros inferiores e dreno de sucção.

A fisioterapia é iniciada com exercícios isométricos para glúteo máximo e quadríceps, mobilização passiva de tríplice flexão do membro operado, mobilização ativa para o tornozelo (importante para o retorno venoso) e isotônicos para membro inferior contralateral e membros superiores. Realizam-se, também, exercícios respiratórios ativos, para manutenção da expansão torácica. Após os exercícios, a cabeceira do leito é elevada entre 45 e 70° de inclinação.

No segundo dia pós-operatório, são realizados exercícios ativos assistidos de tríplice flexão e ativos livres sem rotações.

Os exercícios anteriores são mantidos e o paciente já poderá sentar no leito com os membros inferiores direcionados para fora ou na poltrona, de acordo com a sua colaboração. Caso ocorra uma hipotensão postural, seus membros inferiores deverão ser elevados e o apoio da poltrona reclinado até obter melhora do quadro.

Do terceiro ao quinto dia pós-operatório, os exercícios devem ser mantidos. Deve-se realizar a transferência para uma poltrona e treino de marcha com muletas, para indivíduos jovens (por propiciar maior independência), e com andador, para idosos (por oferecer maior equilíbrio e estabilidade).

A descarga de peso ocorrerá de acordo com o tipo de cirurgia. Na ATQ cimentada, será permitido carga parcial; na ATQ híbrida e sem cimento, a carga será estabelecida de acordo com o cirurgião.

Deve-se reforçar os cuidados para evitar luxação, a serem mantidos por, no mínimo, 12 semanas, e realizar orientações aos familiares ou cuidador[3].

FISIOTERAPIA APÓS ARTROPLASTIA TOTAL DE QUADRIL NA FASE AMBULATORIAL

Gilbey mostrou que após 24 semanas de operação, os indivíduos que continuaram os exercícios além dos aprendidos na fase de internação apresentaram diferenças significantes na força muscular, amplitude de movimento e recuperação funcional[1].

Os exercícios podem melhorar a força muscular, o equilíbrio e outros aspectos neuromusculares, prevenindo resultados adversos, tais como quedas[4].

A fase ambulatorial é de grande importância, principalmente por se desenvolver estabilidade postural e força muscular, levando a uma importante melhora da função física do paciente[5].

Os exercícios para melhora da amplitude de movimento devem ser mantidos, acrescentando-se alongamento para ísquiostibiais (com flexão de quadril de até 90°), tríceps sural e quadríceps, tomando o cuidado para que a coxa permaneça apoiada na maca, evitando a extensão de quadril.

Os exercícios de força muscular devem progredir de acordo com a melhora do paciente. É comum a fraqueza dos abdutores após a cirurgia com acesso lateral, em que o glúteo médio é seccionado, então seu trabalho ativo é iniciado sem a força da gravidade, progredindo, aproximadamente após um mês, para o trabalho contra gravidade.

Conforme liberação do cirurgião, o paciente deixará as muletas ou andador e utilizará uma bengala, até apresentar bom equilíbrio e não claudicar. Caso o paciente persista com a claudicação, pode-se investigar três causas: teste de Trendelenburg positivo, discrepância no comprimento de membros inferiores ou vício de marcha antigo.

Após liberação para carga total, é importante realizar o trabalho de equilíbrio, propriocepção e estabilização do tronco, iniciando com a simples descarga de peso no membro operado e progredir com a dissociação de cinturas, andar em colchonete, treino em degraus e terrenos acidentados, uso da cama elástica e outros.

O treino em escadas deve proceder-se da seguinte maneira: para subir, deve-se colocar primeiro o membro inferior não acometido e, em seguida, o operado; para descer, coloca-se, no degrau inferior, primeiro o membro operado e, em seguida, o não operado.

Porém, quando o paciente apresentar facilidade no estágio anterior, progride-se para um pé em cada degrau.

Quanto às atividades sexuais, o paciente deve adotar a posição em decúbito dorsal; se for do sexo feminino, pode apoiar lateralmente suas coxas com travesseiros, evitando a rotação externa exagerada até que se completem 12 semanas.

O retorno para dirigir é de aproximadamente 3 a 4 semanas, mas ocorrem variações de acordo com o cirurgião.

Para o retorno ao trabalho, são necessários 3 meses; caso seja tarefa de esforço físico, há necessidade de remanejamento.

Em geral, após o terceiro mês, é permitido o retorno ao esporte, podendo realizar caminhadas em terreno plano e exercícios na piscina (como hidroginástica ou natação), porém com cuidado ao entrar e sair, em razão da altura dos degraus.

Deve-se evitar esportes agressivos e de alto impacto, que podem provocar desgaste precoce ou luxação da prótese.

REFERÊNCIAS BIBLIOGRÁFICAS

1. GILBEY, H. J.; ACKLAND, T. R.; WANG, A. W. et. al. Exercise improves early functional recovery after total hip arthroplasty. *Clinical Orthopaedics and Related Research*, v. 408, p. 193-200, Mar. 2003.
2. QUINTREC, J. S. G. L.; COSTE, J.; VASTEL, L. et al. Positive effect of patient for hip surgery. *Clinical Orthopaedics and Related Research*, v. 414, p. 112-120, Sep. 2003.
3. MUNIN, M. C.; HOCKENBERRY, P. S.; FLYNN, P. G. et al. Rehabilitation. In: CALLAGHAN, J. J.; ROSENBERG, A. G.; RUBASH, H. E. *The Adult Hip*. Philadelphia: Lippincott-Raven, 1998. v. 2, cap. 101, p. 1571-1579.
4. ROOS, E. M. Effectiveness and practice variation of rehabilitation after joint replacement. *Current Opinion in Rheumatology*, v. 15, n. 2, p. 160-162, Mar. 2003.
5. JACKSON, E. T.; SMITH, S. S. Effects of a lot-phase exercise program after total hip arthroplasty: a randomized controlled trial. *Archives Physical Medicine Rehabilitation (Chicago)*, v. 85, p.1056-1062, Jul. 2004.

Seção 18

Reabilitação em Artrite Reumatóide

Coordenadora: Patricia Liliane Marie Gal

119 Raciocínio Clínico Voltado para Reabilitação		908
120 Artrite Reumatóide		909
121 Cuidados Fisiátricos		923
122 Artrite Reumatóide e Acupuntura		928
123 Artrite Reumatóide – Aspectos Psicológicos		936
124 Terapia Ocupacional em Artrite Reumatóide		938

CAPÍTULO 119

Raciocínio Clínico Voltado para Reabilitação

Patricia Liliane Marie Gal

A artrite reumatóide é uma doença inflamatória crônica de características peculiares determinando destruição progressiva da cartilagem articular, entesopatia periarticular e doença muscular vinculada a fatores vasculares, neuropáticos e inflamatórios. Desse conjunto de defeitos resulta uma condição de incapacidade e de deficiência[1].

As manifestações clínicas da artrite reumatóide podem atingir crianças e adultos, ser mono ou poliarticulares (apendiculares, axiais, temporomandibulares), ou ainda ser extra-articulares (oculares, cardíacas, intestinais, renais, hematológicas, pulmonares)[2,3].

Seu tratamento envolve uma conduta medicamentosa precisa que, por si mesma, gera repercussões musculoesqueléticas, respiratórias e neurológicas que potencializam a incapacidade.

A Medicina física, as técnicas de reabilitação e a readaptação funcional têm um papel primordial na manutenção da qualidade de vida do paciente acometido por artrite reumatóide, em todas as idades e nos seus diferentes estágios[4]. A reabilitação deve ser extremamente precoce, iniciada durante a crise e sempre respeitando a fisiopatologia da doença.

A restauração funcional do paciente só é possível por meio do trabalho integrado do reumatologista, do fisiatra, do acupunturista, do fisioterapeuta, do terapeuta ocupacional, do psicólogo, em alguns casos, do cirurgião e quando possível do nutricionista e do assistente social.

A família tem uma posição de participação obrigatória e fundamental no caso das crianças para que sejam mínimas as repercussões em sua escolaridade e vida social, ou seja, que as incapacidades se transformem menos em deficiências.

O tratamento de reabilitação é guiado pelas seguintes questões:

- ■ Contato com o paciente e seu universo
  - Sexo, idade, situação profissional.
  - Está em fase de crescimento ósseo?
  - Chegou andando, ou com ajuda de meios auxiliares de apoio ou de locomoção?
  - As informações trazidas parecem confiáveis?
  - O paciente tem uma esfera cognitiva íntegra? Manifesta alterações de humor?
  - À primeira inspeção há deformidades, desvios posturais ou padrões respiratórios especiais?
- ■ História da doença e suas repercussões funcionais
  - Em que momento da vida ocorreram as primeiras manifestações? Há um fator marcante físico ou emocional concomitante ou precedendo esse período?
  - Foi feito um diagnóstico da artrite? É acompanhado pelo médico reumatologista?
  - Como foi o curso de sua doença? Fase aguda? Fase crônica?
  - Qual é a maior queixa?
  - Dor.
  - Limitação de amplitude articular, deformidades, presença de artroplastia, condição muscular, capacidade de abrir a boca e se alimentar.
  - Limitações funcionais, alimentares, repercussões sociais, psicológicas, na escolarização e na profissão.
  - Manifestações extra-articulares.
  - Complicações medicamentosas.
  - Co-morbidades: osteoporose, distúrbios respiratórios, alergias.
- ■ Testes funcionais
  - Avaliação por testes de mobilidade, flexibilidade, escalas de funcionalidade e qualidade de vida.
  - Avaliação isocinética da força muscular.
  - Avaliação podobarométrica.
  - Avaliação do condicionamento cardiorrespiratório.
- ■ Estabelecimento de prognóstico e programa de tratamento
  - Dirigido às queixas, à melhora das condições musculares e articulares, à proteção das articulações, à restauração física e nutricional geral, ao apoio psicológico, à reabilitação funcional e profissional.
  - Eventualmente, programa pré, per ou pós-operatório.
  - Prevenção primária quando possível, ou secundária.
  - Salienta-se que o trabalho integrado com o médico acupunturista traz avanços e benefícios para o paciente, pois permite melhor escolha dos agentes físicos a serem empregados e um suporte não somente voltado para analgesia mas também que considera a condição global do paciente e assim auxilia o reumatologista no controle medicamentoso.

REFERÊNCIAS BIBLIOGRÁFICAS

1. GOBELET, D.; PLIHAL, E.; DERUAZ, J. P. et al. Rééducation musculaire dans la polyarthrite rhumatoïde. In: SIMON, L.; PELISSIER, J. (eds.). *Actualités en Rééducation Fonctionnelle et Réadaptation.* 14 ed. Paris, Masson, 1989. p. 284-288.
2. CAROIT, M.; ROUAUD, J. P.; NICOLAS-VULLIERME, S. La Polyarthrite Rhumatoïde à début tardif (aprés 60 ans). In: DE SEZE, S.; RYCKEWAERT, A.; KAHN, M. F. (eds.). *L'Actualité Rhumatologique.* Paris: l'Expansion Scientifique, 1987. v. 14, p. 11-18.
3. BRAUNWALD, E.; FAUCI, A. S.; KASPER, D. L. et al. SLE, RA and other connective tissue diseases. In: *Harrisson's Manual of Medicine.* 15. ed. New York: Mc Graw Hill, 2002. chap. 159, p. 733-742.
4. BATICLE, M.; COMMARE, M. C.; GLORION, C. et al. Rééducation et réadaptation de l'arthrite juvénile idiopathique. In: *Encycl. Méd. Chir.* Paris: Elsevier, 2000.

CAPÍTULO 120

Artrite Reumatóide

Ricardo Fuller • Ieda Maria Magalhães Laurindo

DEFINIÇÃO

A artrite reumatóide (AR) é uma artropatia inflamatória crônica de natureza auto-imune que afeta virtualmente todas as articulações, com ênfase no envolvimento das articulações periféricas.

A sinóvia torna-se edemaciada e densamente ocupada por infiltrado inflamatório predominantemente mononuclear, denominado *pannus*. Esse tecido acarreta os danos à articulação característicos da doença, como aumento de volume articular de consistência fibroelástica à palpação, erosões ósseas, degradação da cartilagem e enfraquecimento de ligamentos, tendões e cápsula articular.

O sintoma principal é a dor contínua, acompanhada de rigidez articular matinal de longa duração. Há forte potencial para a incapacidade funcional progressiva, deixando um enorme contingente de pacientes alijado das atividades profissionais e da vida diária, gerando um alto custo pessoal, social e econômico. Por outro lado, a artrite reumatóide acomete aproximadamente 1% da população, o que a torna um sério problema de saúde pública.

EPIDEMIOLOGIA

Dentre as artropatias inflamatórias crônicas, a artrite reumatóide é a mais freqüente. Sua incidência anual é de 0,15 a 16/1.000 homens e 0,24 a 4,20/1.000 mulheres. Inicia-se após os 18 anos e sua incidência nas mulheres eleva-se até os 34 anos, enquanto nos homens se eleva continuamente[1]. A incidência da artrite reumatóide está diminuindo ao longo do tempo segundo alguns autores[2].

A prevalência é variável segundo a raça. Nos caucasianos situa-se entre 0,5 e 2%. Em alguns povos nativos da América do Norte, como os índios Pima, a prevalência chega a 5%; por outro lado, é rara na África negra rural e grupos urbanos da China.

A doença é 2 a 4 vezes mais prevalente nas mulheres. A prevalência da artrite reumatóide aumenta com a idade, até a quarta e quinta décadas de vida, com pico entre 35 e 50 anos de idade.

Os pacientes com artrite reumatóide têm maior mortalidade. Isso se deve ao envolvimento articular propriamente dito (que determina deterioração da capacidade funcional musculoesquelética do paciente), ao envolvimento extra-articular e finalmente pode estar relacionada ao tratamento prolongado com antiinflamatórios, corticóides, fármacos modificadores de doença e imunomoduladores.

A sobrevida pode estar reduzida em 5 a 10 anos. Nas formas graves, a sobrevida é de 60% em 5 anos[3-5].

Fatores Genéticos

A AR é mais freqüente em familiares de pacientes. Entre gêmeos, existe uma concordância de 12% em monozigóticos e 4% em heterozigóticos[6]. Constatou-se também aumento de freqüência de alguns antígenos de histocompatibilidade, como o HLA-DR4. A presença desse fenótipo também está associada à maior gravidade da artrite, presença de nódulos reumatóides e fator reumatóide.

Fatores Hormonais

A maior prevalência da AR em mulheres, principalmente antes do climatério, pressupõe influência hormonal, o que porém não está claramente definido na literatura. Em um estudo, verificou-se redução da incidência da artrite reumatóide durante a gestação, que volta a elevar-se 12 meses após o parto.

Fatores Ambientais

Aceita-se que algumas infecções podem desencadear a AR em indivíduos geneticamente suscetíveis. Já se detectou aumento nos títulos de anticorpos contra o vírus Epstein-Barr, bem como do parvovírus B 19, citomegalovírus, retrovírus, micoplasma e micobactéria. Discute-se ainda, se essas alterações séricas poderiam estar relacionadas ao próprio processo da doença.

A AR é mais prevalente em regiões mais urbanizadas e industrializadas, e parece não ter relação com o nível sócio econômico.

FISIOPATOLOGIA

Atualmente, considera-se a artrite reumatóide como o resultado de um desequilíbrio do sistema imunológico, em que as reações normais frente a um estímulo antigênico desencadeiam mecanismos de cronificação e perpetuação do processo inflamatório, ainda que o antígeno já tenha há muito sido eliminado. Essa proposta pressupõe um alto nível de interações celulares e de mediadores pró-inflamatórios com participação da imunidade inata e adquirida. Acredita-se que após o reconhecimento do antígeno (qualquer que seja este, endógeno ou exógeno, talvez diferente de paciente para paciente) por macrófagos e células dendríticas, ocorra liberação de mediadores, citocinas pró-inflamatórias e quimiocinas recrutando e ativando outras células incluindo neutrófilos, células T, B e macrófagos. Células endoteliais passam a expressar moléculas de adesão permitindo a migração dos diferentes tipos celulares para a sinóvia reumatóide.

Linfócitos B ativados, transformados em plasmócitos produzem anticorpos desencadeando a formação de imunocomplexos, encontrados no líquido sinovial e soro dos pacientes reumatóides, com a conseqüente ativação de complemento e liberação de fatores quimiotáticos e vasoativos, resultando no influxo de polimorfonucleares e amplificação do processo. Deposição de imunoglobulinas e componentes do complemento é encontrada na cartilagem articular, na sinóvia e nas células fagocíticas da membrana sinovial. A ativação dos polimorfonucleares causa a liberação de enzimas lisossômicas e de espécies ativas derivadas do oxigênio capazes de causar lesão tecidual.

Atribui-se à participação da imunidade celular a cronicidade do processo pela resposta imunológica célula T-dependente ou ativação de monócitos, macrófagos, ou outras células presentes no tecido sinovial capazes de produzir citocinas. Linfócitos T auxiliadores são observados na membrana sinovial, particularmente em íntimo contato com células dendríticas com capacidade de apresentação de antígenos, atribuindo-se papel de destaque a esse complexo (complexo ternário: célula T CD4, antígeno e complexo de histocompatibilidade classe II na superfície da célula apresentadora do antígeno) na fisiopatologia da artrite reumatóide. No líquido sinovial dos pacientes foi identificada a presença de citocinas, principalmente as de origem macrofágica como interleucina-1 (IL-1), e fator de necrose tumoral (TNF). Essas citocinas são capazes de atuar, direta ou indiretamente, sobre linfócitos, polimorfonucleares, fibroblastos, condrócitos e células endoteliais, sugerindo uma ampla interação celular na patogênese da artrite reumatóide. Macrófagos, além de citocinas, liberam prostaglandinas, radicais livres, óxido nítrico e metaloproteinases, amplificando o processo inflamatório e a destruição tecidual. É possível também que a deficiência de inibidores (como do inibidor de IL-1, IL-2 e TNF) ou de citocinas antiinflamatórias (como IL-4 e IL-10), associada à superprodução das outras citocinas pró-inflamatórias (além de TNF e IL-1, IL-6, IL-15, IL-17, IL-18, fatores estimuladores de colônias de granulócitos-macrófagos [GM-CSF] e de granulócitos [G-CSF], fatores de crescimento de fibroblasto [FGF] e endotelial vascular [VEGF]), contribuam de maneira decisiva para a cronicidade do processo inflamatório.

Os mecanismos patogênicos das manifestações extra-articulares da AR são mal conhecidos, embora existam dados sugestivos de participação da imunidade humoral. Imunoglobulinas e componentes do complemento foram identificados na vasculite reumatóide aguda. Nesses casos, os níveis de complemento sérico estão discretamente reduzidos e freqüentemente há complexos imunes circulantes contendo fator reumatóide do tipo IgM ou IgG.

Em resumo, o fator etiológico que desencadeia a artrite reumatóide não é conhecido e é possível que diferentes antígenos venham a ser implicados. Acredita-se que um possível agente infeccioso, viral ou bacteriano, inicie esse processo em indivíduos geneticamente predispostos, em condições ambientais favoráveis. A sinovite reumatóide seria inicialmente uma resposta imunológica específica dirigida contra esse antígeno não identificado (resposta inata), perpetuando-se pela secreção local de citocinas, fatores de crescimento e inter-relações celulares em um processo crônico inflamatório não-específico.

PATOGÊNESE

O tecido mais precoce e intensamente acometido é a membrana sinovial. Ela se torna edemaciada e infiltrada densamente com linfócitos, monócitos, plasmócitos e alguns polimorfonucleares. Existe proliferação capilar e espessamento da camada de sinoviócitos, formando vilosidades. A infiltração linfocitária ocorre principalmente em torno dos vasos e pode ser tão densa que chega a formar pseudofolículos linfóides. Existe também um tecido de granulação, com participação de células semelhantes a macrófagos e fibroblastos. Em uma fase mais tardia ocorre formação de tecido fibroso.

O tecido sinovial nessas condições é denominado de *pannus* reumatóide e é o principal responsável pela degradação da articulação e dos tecidos periarticulares, por meio de enzimas liberadas pelas células inflamatórias.

A cartilagem articular sofre erosões, fibrilações e redução gradual de espessura. A expansão do *pannus* agride as estruturas adjacentes, erodindo o osso subcondral, a cápsula articular, tendões e ligamentos. A bainha sinovial dos tendões também fica inflamada, provocando afilamentos e sua rotura.

As enzimas produzidas também são liberadas no líquido sinovial amplificando a degradação. Através de fissuras na superfície da cartilagem, o líquido penetra no ósseo subcondral originando cistos.

O *turnover* ósseo fica acelerado, porém com predomínio da reabsorção, acarretando osteopenia periarticular.

A destruição da cartilagem e osso subcondral, cápsula, ligamento e tendões, somada à lipotrofia muscular, gera um desequilíbrio de grupos musculares opostos.

QUADRO CLÍNICO

Manifestações Articulares

Todas as articulações diartrodiais podem ser afetadas, tanto periféricas quanto axiais. O aumento do volume articular, de consistência fibroelástica à palpação, que correspondente ao *pannus* é uma característica marcante da doença. Com grande freqüência, existe uma poliartrite com forte tendência à simetria e em 70% dos casos envolve as mãos e os pés. Por outro lado, existem casos de oligoartrite e até monoartrite, acometendo geralmente um ou ambos os joelhos.

É freqüente a queixa de rigidez articular pela manhã, que pode durar em média de 30min a 2h, chegando mesmo a demorar-se mais de 4h em alguns casos. Essa manifestação tem grande peso no estabelecimento do diagnóstico e na monitoração da resposta à terapia.

Os critérios diagnósticos da artrite reumatóide estão discriminados na Tabela 120.1.

Mãos e Punhos

São consideradas conjuntamente por formarem uma unidade funcional. Ocorre um desvio radial dos dedos devido à subluxação das articulações metacarpofalangeanas (Fig. 120.1). Essa deformidade decorre do enfraquecimento do músculo extensor ulnar do carpo, levando a uma rotação dele, associado ao desligamento ulnar dos tendões extensores dos dedos[8,9].

O edema dos punhos é um sinal precoce e relativamente típico da artrite reumatóide. Os tendões extensor ulnar do carpo e extensor comum dos dedos podem ser atingidos. Na face volar do punho são freqüentes os cistos sinoviais. A sinóvia hiperplasiada juntamente com o espessamento do ligamento transversal do carpo podem causar compressão do nervo mediano, causando síndrome do túnel do carpo.

O envolvimento do ligamento colateral ulnar desestabiliza a articulação radioulnar distal, resultando em migração dorsal da cabeça da ulna, que pode retornar à sua posição original quando pressionada durante o exame físico.

A progressão da doença pode levar a uma anquilose do punho. Nas mãos as articulações metacarpofalangeanas (AMF) e as interfalangeanas proximais (AIFP) são as mais afetadas. As deformidades mais freqüentes são a hiperextensão das AIFP e flexão das AMF, denominada dedo em *pescoço de cisne* ou dedo em ziguezague. A hiperextensão das AIFD e a flexão das AIFP configuram o dedo em *casa de botão*. No polegar ocorre a subluxação em flexão da AMF e hiperextensão da interfalangeana, conhecida como *dedo em caroneiro*.

Existe uma atrofia particularmente evidente dos músculos interósseos dos dedos, que associada ao edema do punho e

Artrite Reumatóide

TABELA 120.1 – Critérios reservados da American Rheumatism Association para classificação da artrite reumatóide[7]	
CRITÉRIO	**DEFINIÇÃO**
1. Rigidez matinal	Rigidez matinal de pelo menos 1h até a melhora completa
2. Artrite de 3 ou mais áreas articulares	A artrite deve ocorrer em pelo menos três áreas simultaneamente, deve ser observada por médico e inclui edema e derrame articular, sendo incluído o alargamento ósseo isolado. As áreas articulares consideradas são interfalangeanas proximais (AIFP), metacarpofalangeanas (AMF), punhos, cotovelos, joelhos, tornozelos e metatarsofalangeanas (MTF)
3. Artrite nas mãos	Pelo menos uma área com edema, considerando punhos, AMF e AIFP
4. Artrite simétrica	Envolvimento simultâneo das mesmas áreas (conforme definido em 2) nos dois lados do corpo. O envolvimento bilateral das AIFP, AMF e MTF sem simetria absoluta é aceitável
5. Nódulos reumatóides	Nódulos subcutâneos sobre proeminências ósseas ou superfícies extensoras ou regiões justarticulares, observadas por médico
6. Fator reumatóide sérico	Quantidade anormal de fator reumatóide
7. Alterações radiográficas	Alterações radiográficas típicas de artrite reumatóide na radiografia póstero-anterior de mãos e punhos. Inclui: erosões, descalcificação óssea periarticular

Nota: para o diagnóstico da artrite reumatóide, devem ser preenchidos pelo menos 4 dos 7 critérios. Os critérios 1 ao 4 devem estar presentes por pelo menos 6 semanas.

AMF determina a chamada *mão em colher* (Fig. 120.2). As eminências tênar e hipotênar também sofrem atrofia.

Outra manifestação freqüente nas mãos e punhos são as tenossinovites, que atingem particularmente as bainhas dos tendões flexores dos dedos e punhos, em mais da metade dos pacientes, sendo uma das principais causas do enfraquecimento das mãos[10]. A inflamação dos tendões extensores do polegar também causa dor e desconforto importante. Esse quadro pode ser demonstrado através da manobra de Finkelstein, que revela dor na região extensora na base do primeiro dedo quando se realiza uma flexão ulnar do carpo com o polegar em flexão e adução.

Ao conjunto de deformidades descritas denomina-se *mão reumatóide* (ver Fig. 120.1), porém essas alterações também são eventualmente encontradas nas artropatias soronegativas e doenças difusas do tecido conjuntivo.

Cotovelos

Freqüentemente se acompanha de alguma limitação para a extensão completa e via de regra não é tão sintomática (Fig. 120.3).

Ombros

Na AR, além da articulação glenoumeral, ocorre também o envolvimento do terço distal da clavícula, manguito rotador e músculos próximos do pescoço e parede torácica. Em uma série de 200 casos, rotura do manguito ocorreu em 21% dos pacientes, enquanto em outros 24% havia evidência de tendinopatia[11]. O tornozelo apresenta-se edemaciado localizadamente nas regiões anteriores dos maléolos.

Pés e Tornozelos

Os ligamentos fibulotibiais, que são um dos principais responsáveis pela estabilidade do tornozelo, são comprometidos pela sinovite adjacente, causando inversão do pé (Fig. 120.4). Essa deformidade também pode se originar do envolvimento da articulação subtalar. O tendão do calcâneo pode ser afetado pela presença de nódulos reumatóides, chegando mesmo a se romper.

O pé é acometido seriamente em mais de um terço dos pacientes[12]. As articulações do tarso e as metatarsofalangeanas (MTF) são as mais afetadas, levando a uma queda dos arcos longitudinal e transversal (Fig. 120.5). Ocorre subluxação dorsal dos artelhos, encurtamento dos tendões extensores dos dedos

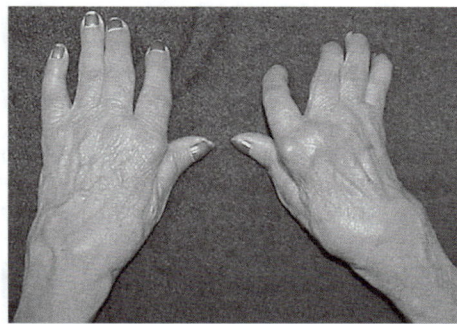

Figura 120.1 – Mãos reumatóides: aumento de volume do punho e metacarpofalangeanas, atrofia dos músculos interósseos e desvio ulnar dos dedos.

e as cabeças dos metatarsos migram para a região plantar, o que acarreta dor significativa e calosidades, principalmente entre a 2ª e a 4ª MTF.

É também freqüente a ocorrência de *hallux valgus* (ver Fig. 120.5) e deformidade em flexão das articulações interfalangeanas proximais, determinando o *dedo em martelo*.

Joelhos

O envolvimento dos joelhos habitualmente é bastante evidente ao exame físico (Fig. 120.6). Nos casos de AR com uma ou

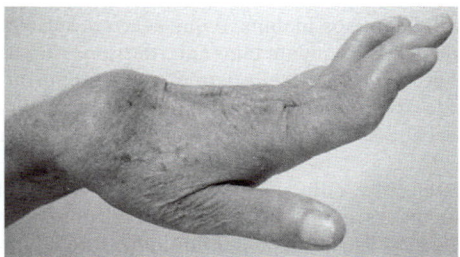

Figura 120.2 – *Mão em colher*, aspecto determinado por aumento de volume dos punhos e atrofia dos músculos interósseos. Dedos em *pescoço de cisne*: hiperextensão das articulações interfalangeanas proximais e flexão das interfalangeanas distais.

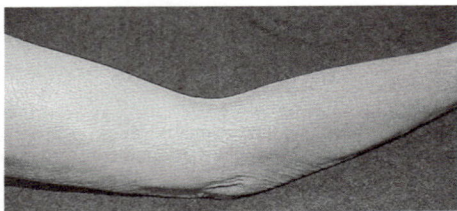

Figura 120.3 – Cotovelo com limitação para a extensão completa.

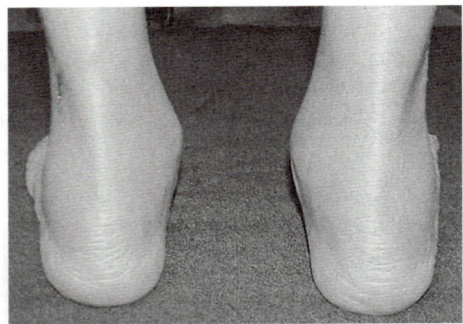

Figura 120.4 – Aumento de volume principalmente perimaleolar e tornozelos valgos.

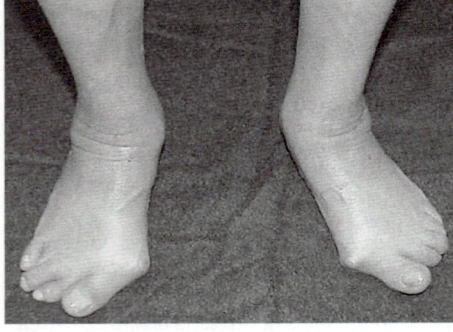

Figura 120.5 – Pés e tornozelos na artrite reumatóide: queda do arco longitudinal e *hallux valgus*.

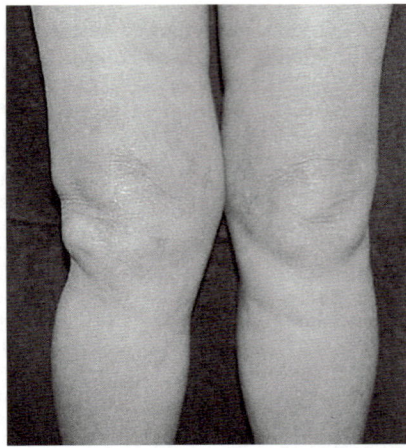

Figura 120.6 – Aumento de volume dos joelhos e deformidade em valgo, mais evidente à direita.

duas articulações atingidas, geralmente os joelhos estão implicados. A atrofia do quadríceps pode ocorrer precocemente na artrite dos joelhos, acarretando aumento da carga da patela sobre o fêmur. Alguns pacientes perdem a capacidade de estender totalmente os joelhos, o que acarreta sério prejuízo à deambulação. É freqüente também o derrame articular, identificado pelo *sinal da tecla*, isto é, ao se empurrar a patela no sentido ântero-posterior, com o joelho estendido e relaxado, percebe-se que ela se movimenta e se impacta contra o fêmur.

A distensão e aumento da pressão intra-articular pode provocar o surgimento de cisto sinovial poplíteo ou cisto de Baker. Essa estrutura contém líquido sinovial mais denso pela reabsorção da água e hipertenso, que em alguns casos sofre rotura e extravasamento, dissecando os músculos da panturrilha. A perna aumenta de volume, simulando uma obstrução venosa. Por isso, essa complicação é denominada pseudotromboflebite.

Quadris

Seu envolvimento é menos freqüente que outras articulações dos membros inferiores e pode ser identificado ao exame físico pela dor e redução da amplitude da rotação interna. O paciente pode referir dor na região glútea ou inguinal. Se a dor for lateral pode ser decorrente de uma bursite trocantérica.

Metade dos pacientes com AR tem alguma evidência radiográfica do envolvimento dos quadris. Em 5% dos casos ocorre a migração da cabeça femoral em direção do acetábulo, causando abaulamento deste na superfície pélvica do ilíaco, denominada otopelvis[8,9]. O colapso da cabeça femoral pode se dar em casos avançados.

Coluna Cervical

A articulação atlantoaxial pode sofrer uma subluxação, a qual pode ocorrer em três direções: a mais comum é quando o atlas move-se anteriormente sobre o áxis; a migração posterior do atlas e a subluxação vertical ou superior, que é a menos freqüente. As manifestações da subluxação incluem dor na região occipital, quadriparesia espástica, episódios transitórios de disfunção medular por compressão da artéria vertebral, parestesias nos ombros e braços durante os movimentos da cabeça. Ao exame físico, observam-se retificação da coluna cervical e resistência à movimentação cervical passiva. Na radiografia lateral com a coluna cervical fletida, quando existe subluxação atlantoaxial, o espaço entre o processo odontóide e o arco do áxis é maior que 3mm.

Outros sintomas indicativos de compressão medular são: desmaios, alteração do nível de consciência, disfagia, vertigem, nistagmo, disartria, convulsões e alterações do nível de consciência.

Existe uma correlação entre a subluxação da coluna cervical e presença de erosões nas mãos e pés[13].

Manifestações neurológicas estão associadas à rápida progressão da mielopatia e ao grande aumento da mortalidade[14].

Colunas Torácica e Lombar

As colunas lombar e torácica são relativamente poupadas. Quando existe comprometimento, ocorre sinovite das articulações interapofisárias. A formação de cisto sinovial nessa localização pode determinar dor e compressão neural.

Articulação Temporomandibular

Cinqüenta e cinco por cento dos pacientes referem queixa de dor nas articulações temporomandibulares. Já a avaliação radiográfica da articulação revela alteração em 78% dos casos. Ao exame físico, verificam-se dor e crepitação à palpação.

Manifestações Extra-articulares

Nódulos Reumatóides

Os nódulos iniciam-se por vasculopatia que acarreta necrose do tecido conjuntivo mediada por proteases. Um agrupamento de fibroblastos circunda a necrose, em uma disposição em paliçada, que por sua vez é cercada por uma cápsula de colágeno e infiltrado inflamatório crônico perivascular[15].

Ocorrem em 20 a 35% dos pacientes com AR, localizando-se geralmente sobre superfícies extensoras das articulações, como o processo olecraniano (Fig. 120.7) e ulna proximal. Outras localizações incluem esclera, região sacral, laringe, coração, pulmões, sistema nervoso central e corpos vertebrais. Formam-se no tecido subcutâneo, periarticular e aderidos ao periósteo.

Associam-se fortemente à presença e o título do fator reumatóide e com uma forma de doença mais agressiva.

Os nódulos reumatóides podem confluir e formar massas maiores. Alguns pacientes podem apresentar abundância de nódulos, principalmente nas mãos, condição denominada nodulose reumatóide[16]. O uso do metotrexato pode aumentar os nódulos já existentes ou acarretar surgimento de novos nódulos.

Vasculite

A vasculite reumatóide é uma panarterite com infiltrado mononuclear. Manifesta-se como endarterite obliterante dos dedos levando a vasculite periungueal e gangrena digital. Quando atinge o sistema nervoso central pode determinar neuropatia sensório-motora distal (mononeurite multiplexa).

A vasculite pode atingir coração, rim, tubo digestivo e vasos cranianos. Correlaciona-se com doença articular mais grave, título maior do fator reumatóide e nódulos subcutâneos. É mais freqüente nos homens.

Olhos

A manifestação mais comum é a ceratoconjuntivite seca associada à síndrome de Sjögren que ocorre em 15% dos casos. Esclerite e episclerite acometem menos de 1% dos pacientes e podem evoluir para um afinamento da esclera e perfuração (escleromálacia perfurante)[17]. A uveíte pode suceder mais raramente.

Pulmões

Existem seis formas de doença pulmonar na artrite reumatóide:

- Pneumonite intersticial e fibrose, determinando um padrão radiográfico reticulonodular, podendo progredir em alguns casos para o pulmão em favo de mel. O quadro decorre de um infiltrado mononuclear e fibrose que reduzem a capacidade de difusão[18].

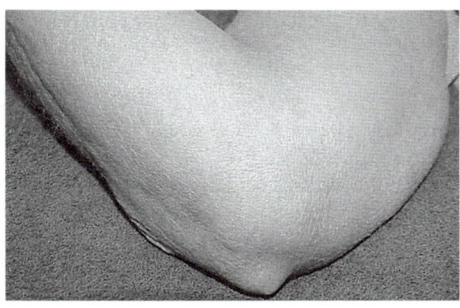

Figura 120.7 – Nódulo reumatóide na região do olecrano.

- Doença pleural, que é um achado relativamente freqüente em autópsia, porém a sua manifestação clínica é incomum. Pode ocorrer espessamento e derrame pleural caracterizado pelo baixo nível de glicose.
- Nódulos pulmonares solitários ou múltiplos, que podem sofrer cavitação. Existe uma associação entre pneumoconiose e nódulos pulmonares denominada síndrome de Caplan[19].
- Bronquiolite, condição rara que ocorre na pneumonite intersticial e pode evoluir para insuficiência respiratória e morte.
- Doença das pequenas vias aéreas, verificada por alguns autores, mas não confirmada por outros[20,21].
- Hipertensão pulmonar é encontrada em 30% dos pacientes, porém geralmente assintomática[22]. Além das manifestações relativas à AR, pode ocorrer pneumopatia relacionada ao uso do metotrexato.

Coração

O envolvimento do coração é relacionado à vasculite e nódulos principalmente nas válvulas e feixes de condução; 70% dos pacientes com nódulos reumatóides periféricos e 40% dos pacientes sem nódulos mostraram algum tipo de envolvimento cardíaco[23].

Alterações Hematológicas

É bastante freqüente anemia nomocítica e nomocrônica, que se correlaciona a períodos de atividade da AR e cursa com nível sérico alto de ferritina. É a chamada anemia da doença crônica, decorrente de uma baixa resposta à eritropoetina[24].

Eosinofilia ocorre em 40% dos pacientes com fator reumatóide positivo[25]. Trombocitose ocorre relacionada a manifestações extra-articulares e fator reumatóide.

Ossos

A artrite reumatóide produz uma osteopenia generalizada. Por outro lado, sabe-se que o tratamento adequado dos pacientes com AR e osteoporose protege contra a perda óssea[26]. Existe também a perda óssea mediada pelo uso de corticóide, na qual identifica-se uma fase de perda rápida (12% em 6 a 12 meses) seguida de uma fase de perda mais lenta[27].

Músculos

Na AR, é freqüente a queixa de fraqueza. Esse sintoma pode ser decorrente do envolvimento muscular inflamatório, ou da própria fraqueza conseqüente à dor e imobilidade crônica. O músculo pode apresentar focos de linfócitos e plasmócitos e degeneração de fibras musculares, configurando uma miosite nodular.

O envolvimento muscular na AR pode ser caracterizado em cinco tipos[28]:

- Atrofia de fibras do tipo II.
- Neuromiopatia devido à mononeurite multiplexa.
- Miopatia do corticóide.
- Miosite com infiltrado mononuclear endomisial.
- Miopatia crônica devido ao processo final de inflamação.

Câncer

Existe um maior risco de câncer na AR. Essa constatação ocorre particularmente com o linfoma e a leucemia, duas a três vezes mais freqüentes que na população geral. Quando existe fibrose intersticial, o risco de carcinoma pulmonar também está aumentado.

Infecção

Existe um maior risco de infecção nos pacientes com AR, relacionado basicamente ao uso de corticóide, imunossupressores e mais recentemente a terapia biológica. As infecções mais freqüentes são a pulmonar e a artrite séptica. Em um estudo tipo coorte, os preditores de infecção na AR foram: aumento de idade, manifestações extra-articulares, leucopenia e co-morbidades, como alcoolismo, diabetes, doença pulmonar e uso de corticóide[29].

Síndrome de Sjögren

Essa síndrome decorre do envolvimento imunoinflamatório de glândulas exócrinas. Classicamente é caracterizada pela ceratoconjuntivite seca e xerostomia, decorrente do envolvimento das glândulas salivares menores e parótidas (que podem ficar com o tamanho aumentado). A síndrome de Sjögren é uma das doenças do tecido conjuntivo e apresenta-se isoladamente, na sua forma primária ou associada a outra doença do tecido conjuntivo, das quais a mais freqüente é a artrite reumatóide. Seu tratamento inclui sintomáticos (colírio de metilcelulose, uso de balas ou chicletes sem açúcar) e medicação adequada para a conectivopatia associada.

Síndrome de Felty

Caracteriza-se pela associação de artrite reumatóide, esplenomegalia e neutropenia, recebendo o nome de síndrome de Felty, que eventualmente acomete pacientes com doença de longa evolução. Anemia e trombocitopenia podem ocorrer, bem como vasculite manifestada como úlceras nos membros inferiores e neuropatia periférica. Infecções freqüentes e graves podem ser complicações da neutropenia grave.

Doença de Still

É uma das formas clínicas da atrite juvenil, mas pode acometer adultos. Manifesta-se inicialmente com febre quase sempre alta e intermitente. Poliartralgia, mialgia, erupção maculo-papular evanescente, pericardite, pneumonite, dor de garganta, linfadenopatia, esplenomegalia e dor abdominal são outras manifestações dessa variante da doença. Deformidades articulares raramente ocorrem e os testes laboratoriais para FR e anticorpos antinucleares são negativos. Esses pacientes usualmente respondem bem a antiinflamatórios, embora possa ser necessário o uso de corticosteróides ou mesmo imunossupressão.

DIAGNÓSTICO

A AR é uma doença cujo diagnóstico pauta-se em aspectos basicamente clínicos. A presença de poliartrite simétrica, atingindo mãos, punhos e pés, com mais de seis semanas de duração e acompanhada de rigidez matinal superior a 1h configuram uma das apresentações mais típicas da AR.

O Colégio Americano de Reumatologia definiu em 1988 critérios de classificação para a artrite reumatóide, conforme disposto na Tabela 120.1. Tais critérios resumem os principais sinais e sintomas da doença e devem estar presentes por pelo menos seis semanas. Quando colocados no formato de *árvore de decisão* salientam a importância das manifestações clínicas (Fig. 120.8). Por outro lado, atualmente enfatiza-se a necessidade de um diagnóstico precoce de maneira que o tratamento possa ser instituído o mais rapidamente possível, de preferência dentro das primeiras 12 semanas de sintomas[30,31]. Sendo assim disporíamos de um período de cerca de seis semanas para estabelecer o diagnóstico e definir a terapêutica – a chamada *janela terapêutica* ou *janela de oportunidade*. Isso significa suspeitar ou considerar o diagnóstico de artrite reumatóide em casos mal definidos, uma vez afastados os principais diagnósticos diferenciais, exigindo experiência e bom senso. Existe ainda a proposta de que diante de um paciente com rigidez matinal de mais de 30min, ou artrite em três ou mais articulações, ou dor à compressão (*squeeze*) das articulações metacarpofalangeanas ou metatarsofalangeanas deve-se considerar o diagnóstico da artrite reumatóide[30].

Em que pese a necessidade do diagnóstico precoce da artrite reumatóide, o seu estabelecimento traz uma pesada carga da doença crônica e incapacitante para o paciente e, assim, diante de um quadro clínico agudo ou de poucas semanas de evolução, caso pairem dúvidas, é prudente aguardar uma melhor definição da doença antes de lhe atribuir um nome, haja vista as implicações psicológicas que um diagnóstico dessa natureza acarreta.

Exames Complementares

Eventualmente, pode ocorrer leucocitose leve com contagem diferencial preservada, podendo haver neutropenia e eosinofilia, principalmente nos pacientes com nódulos reumatóides, vasculite e pneumonite. Trombocitose também pode ser observada. Anemia leve a moderada, normocítica e normocrômica ocorre principalmente relacionada à atividade clínica. O ferro sérico pode estar diminuído, porém com a capacidade total de ligação normal.

As provas de atividade inflamatória, velocidade de hemossedimentação, proteína C-reativa, alfa 2 e alfa 1 globulinas estão elevadas e correlacionam-se com a atividade clínica. Ressalte-se que essas provas não são específicas e se prestam para a monitoração do tratamento. Os níveis de complemento sérico são normais ou discretamente elevados.

Auto-anticorpos

Fator Reumatóide

É um anticorpo, geralmente da classe IgM, e mais raramente das classes IgG ou IgA, direcionada contra uma IgM (anti-IgM). O teste do fator reumatóide é realizado através da aglutinação de partículas de látex. Apenas o FR da classe IgM é avaliado com a utilização das técnicas habituais (Látex e Waaler-Rose). Nesses testes, o antígeno, IgG humana ou de coelho, recobre uma partícula de látex ou de eritrócito de ovelha (no caso do Waaler-Rose) e, quando o soro do paciente tem o fator reumatóide, ocorre aglutinação das partículas.

O FR está presente em aproximadamente 75% dos pacientes com AR, mas a especificidade é baixa, apenas 59 a 65%. Doenças infecciosas como tuberculose, mal de Hansen, sífilis, endocardite bacteriana subaguda, parasitoses, influenza, hepatite viral, hepatite crônica ativa e mononucleose podem apresentar FR positivo. O fator reumatóide também pode estar presente no lúpus eritematoso sistêmico, síndrome de Sjögren, polimiosite, esclerose sistêmica e ainda na fibrose pulmonar idiopática, pneumoconiose, sarcoidose, púrpura hipergamaglobulinêmica, crioglobulinemia mista, macroglobulinemia de Waldenström, cirrose, linfoma, transplantes renais e transfusões de sangue repetidas.

Também indivíduos saudáveis podem apresentar fator reumatóide e a prevalência eleva-se com a idade, um valor inferior a 4% em pessoas com menos de 60 anos, para cerca de 40% em indivíduos com mais de 60 anos. O diferencial com o fator reumatóide da AR é que nos indivíduos idosos saudáveis, os títulos do FR são mais baixos, isto é, próximos dos limites superiores da normalidade.

Embora o título de FR não mantenha relação com a atividade clínica da doença, pacientes com títulos persistentemente elevados tendem a apresentar um quadro clínico mais agressivo, com pior prognóstico. Quadros de vasculites e aparecimento de nódulos reumatóides ocorrem predominantemente em pacientes com FR positivo. Concluindo, pode-se afirmar que a ausência do FR não exclui a AR nem a sua presença confirma esse diagnóstico; é um exame que deve ser sempre interpretado em função do quadro clínico.

Anticorpo Antipeptídeo Citrulinado Cíclico

O alvo desse anticorpo é uma proteína denominada filagrina e seu precursor a profilagrina. Existem dois tipos de anticorpos contra essas proteínas: o anticorpo antifator perinuclear e os erroneamente denominados anticorpos antiqueratina. Na verdade, ambos reagem contra o resíduo citrulina presente na filagrina. Atualmente, utiliza-se um ensaio do tipo imunoabsorvente ligado à enzima (ELISA), cujo substrato são peptídeos citrulinados cíclicos. Esse teste demonstrou uma sensibilidade de 78% e uma especificidade de 96% para a AR, o que representa uma vantagem em relação à detecção do fator reumatóide. Além disso, o anti-CCP pode estar presente antes do início da doença, sendo, portanto, útil no diagnóstico precoce da AR[32]. A desvantagem é seu maior custo em relação ao teste do látex.

Anticorpos Antinucleares e Outros

Anticorpos antinucleares estão presentes em 20 a 60% dos pacientes. Anticorpos anti-ENA estão presentes em 18% dos pacientes com vasculite. Anti-histonas ocorrem em 5 a 75% dos casos e o anti-Ro está associado à AR com manifestações extra-articulares. Anticorpos anticardiolipina, quando presentes na AR, não estão associados à síndrome antifosfolipídeos.

Líquido Sinovial

A análise do líquido sinovial mostra coloração amarelada e turva, com grumos de fibrina. A viscosidade está diminuída. A contagem de leucócitos está aumentada, em torno de 5.000

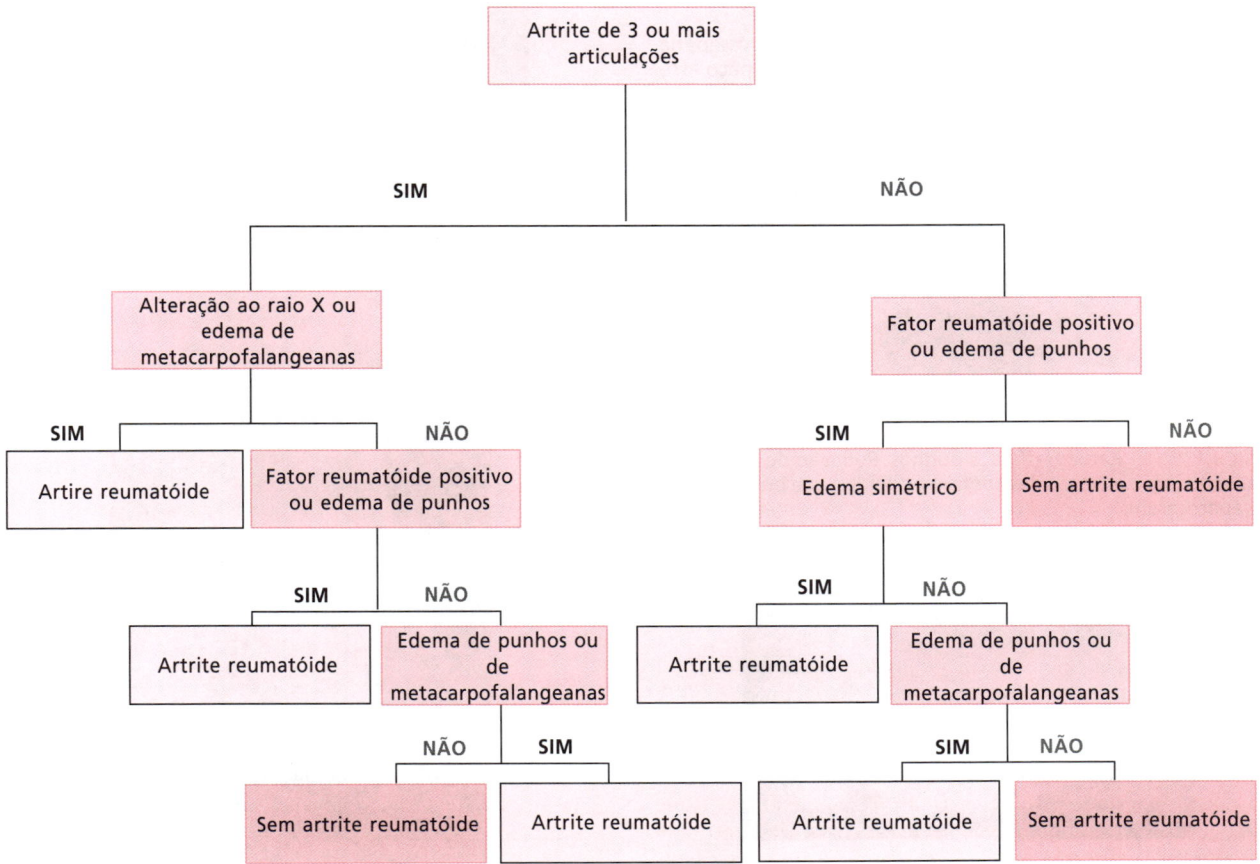

Figura 120.8 – Classificação da artrite reumatóide. Importância das manifestações clínicas para o diagnóstico: equivalentes a alterações radiográficas ou presença de fator reumatóide.

a 25.000/mm³ com pelo menos 50% de polimorfonucleares. Células com granulações citoplasmáticas denominadas ragócitos podem estar presentes. A cultura e a pesquisa de cristais são negativas. A dosagem de glicose é normal ou levemente diminuída.

Métodos de Imagem

- *Radiografia*: a avaliação radiográfica convencional das articulações presta-se inicialmente ao estabelecimento do diagnóstico e posteriormente no seguimento evolutivo (Figs. 120.9 a 120.15). Nas fases iniciais da doença observa-se apenas aumento de partes moles e osteopenia periarticular,

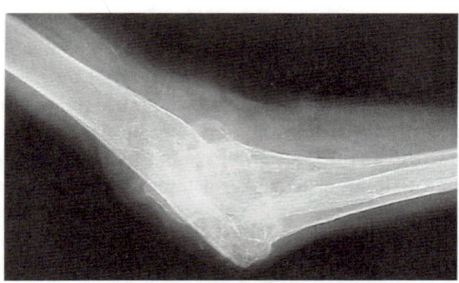

Figura 120.12 – Radiografia do cotovelo mostrando anquilose óssea.

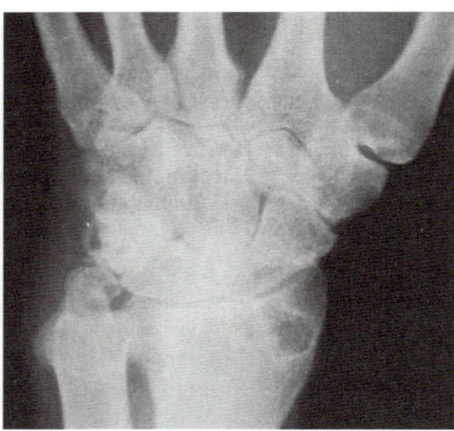

Figura 120.9 – Radiografia do punho mostrando cistos ósseos na apófise estilóide e no rádio, bem como redução do espaço articular dos ossos do carpo.

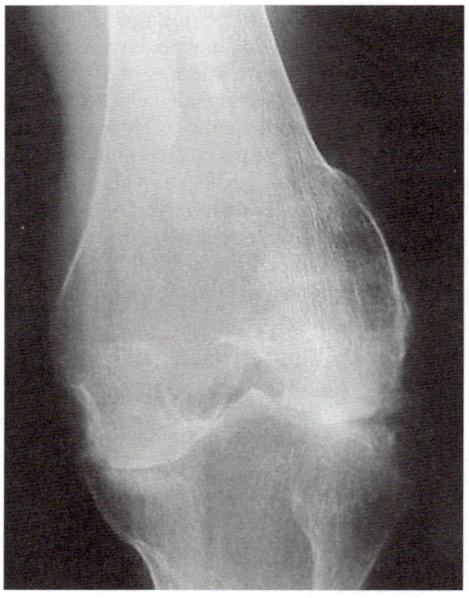

Figura 120.13 – Radiografia do joelho: osteopenia e significativa redução do espaço articular.

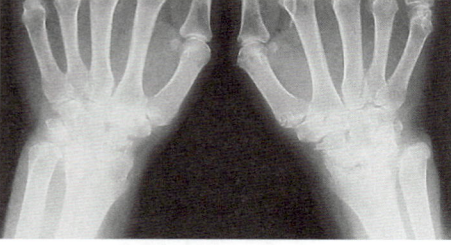

Figura 120.10 – Radiografia dos punhos. Redução do espaço articular no carpo e erosão das apófises estilóides, que praticamente desapareceram.

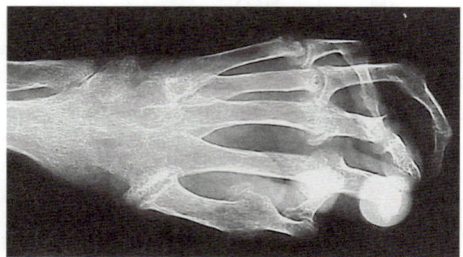

Figura 120.11 – Radiografia das mãos. Artrite reumatóide grave com anquilose dos punhos e erosões muito pronunciadas nas articulações interfalangeanas.

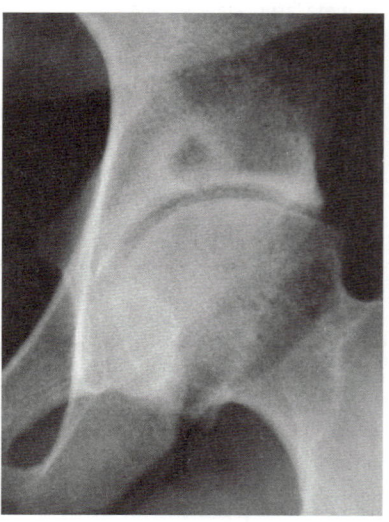

Figura 120.14 – Radiografia do quadril: cisto ósseo subcondral acetabular e redução do espaço articular.

mais evidente inicialmente nas pequenas articulações dos quirodáctilos. Posteriormente, surgem erosões na margem das articulações, particularmente na face radial das 1ªs e 2ªs metacarpofalangeanas e interfalangeanas proximais e também no processo estilóide do rádio e ulna (Fig. 120.10) e nas 4ªs e 5ªs articulações metatarsofalangeanas. As erosões ósseas são uma das manifestações radiográficas mais marcantes da AR; elas podem ocorrer já nas fases iniciais, atingindo uma prevalência de 20 a 50% após 2 a 3 anos de doença. Noventa e nove por cento dos pacientes fator reumatóide positivos apresentam erosões no curso da AR[33]. À medida que ocorre degradação da cartilagem articular, observa-se diminuição do espaço articular. Com o progredir da doença aparece a destruição do osso subcondral e osteopenia difusa. Anquilose óssea (Figs. 120.11, 120.12 e 120.15) e subluxações são comuns nos quadros mais avançados. O envolvimento da coluna cervical pode causar subluxação atlantoaxial detectada por meio de exames realizados com a coluna em flexão e extensão.

- *Ressonância magnética*: esse exame tem o potencial de detectar alterações iniciais mínimas nos ossos do carpo, inflamação nas bainhas dos tendões, redução na espessura da cartilagem antes da radiografia convencional. Seu alto custo limita sua utilização rotineira no diagnóstico e monitoração da AR. É particularmente útil na avaliação do comprometimento neurológico da coluna cervical pelo *pannus* e subluxação C1-C2 e migração do processo odontóide.
- *Cintilografia óssea*: baseia-se no fato do osso periarticular apresentar maior captação do traçador devido a um aumento no seu *turnover* pelo processo reumático. Esse exame presta-se basicamente para a identificação da inflamação articular mais precocemente, antes que ela seja evidente ao exame físico e nas radiografias.
- *Ultra-sonografia*: esse método para a identificação do processo inflamatório articular e periarticular tem se mostrado simples e relativamente econômico. É também um meio mais sensível para a detecção de erosões ósseas quando comparado com a radiografia convencional. Em alguns países, esse recurso está sendo incorporado à própria consulta médica, como um recurso propedêutico articular adicional.

O Quadro 120.1 mostra uma listagem de parâmetros clínicos e de exames complementares visando uma abordagem inicial de complementação diagnóstica e de estadiamento da AR.

DIAGNÓSTICO DIFERENCIAL

O diagnóstico definitivo da AR depende principalmente da presença de manifestações clínicas características e da exclusão de outras artrites inflamatórias. Diante de um quadro de poliartrite simétrica e aditiva, comprometendo principalmente as pequenas articulações das mãos e pés, com nódulos, FR positivo e alterações radiográficas definidas, não haveria dificuldade na caracterização da AR. Entretanto, o paciente que se apresenta com história de fadiga e artralgia, poderá estar tanto na fase prodrômica da AR, como com um quadro depressivo ou uma fibromialgia. Artralgias e artrites de grandes e pequenas articulações podem acompanhar doenças virais, especialmente na fase prodrômica, particularmente da rubéola e hepatite B e ainda mononucleose e quadros associados a coxsackievírus e echovírus. A artrite da febre reumática e a associada aos gonococos podem ser diagnósticos diferenciais importantes.

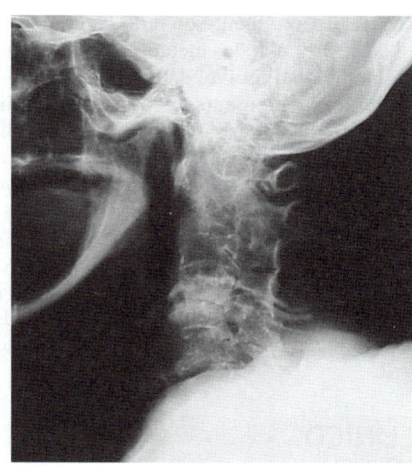

Figura 120.15 – Radiografia da coluna cervical; envolvimento grave da coluna cervical, com anquilose óssea intervertebral e interapofisária.

QUADRO 120.1 – Lista de parâmetros a serem avaliados na abordagem inicial da artrite reumatóide segundo o Consenso Brasileiro de Reumatologia[34]

Artrite reumatóide: avaliação inicial

Medidas subjetivas
- Duração da rigidez matinal
- Intensidade da dor articular
- Limitação da função

Exame físico
- Número de articulações inflamadas (contagem de articulações dolorosas e edemaciadas)
- Problemas articulares mecânicos: limitação da amplitude de movimento, crepitação, instabilidade e deformidades
- Manifestações extra-articulares

Laboratório
- Hemograma completo
- Velocidade de hemossedimentação e/ou proteína C-reativa
- Função renal
- Enzimas hepáticas
- Exame qualitativo de urina
- Fator reumatóide
- Análise do líquido sinovial

Radiologia
- Radiografia das articulações das mãos, dos pés e das demais articulações comprometidas

Outros
- Avaliação global da atividade da doença feita pelo paciente
- Avaliação global da atividade da doença realizada pelo médico
- Questionários de avaliação da capacidade funcional ou qualidade de vida

Outros tipos de artrite inflamatória merecem ser considerados especialmente diante do paciente com doença mono ou oligoarticular e assimétrica. Síndrome de Reiter, artropatia psoriática, lúpus eritematoso sistêmico e artrites associadas a doenças gastrointestinais devem ser parte do diagnóstico diferencial. Alguns pacientes com espondilite anquilosante podem se apresentar com artrite periférica, especialmente no início da doença. A artrite associada à hemocromatose pode se confundir com a AR especialmente quando há edema e aumento ósseo da 2ª e da 3ª articulações metacarpofalangeanas. Osteoartrose é facilmente distinguível da AR, exceto em sua forma erosiva, onde há freqüentemente envolvimento de interfalangeanas proximais e distais. Na Tabela 120.2 estão listados os principais elementos radiográficos de diferenciação entre a AR e a osteoartrose. Caracteristicamente as articulações mais envolvidas na osteoartrose são as interfalangeanas distais e também as proximais, além da primeira articulação carpometacarpal, enquanto na AR as articulações do membro superior mais comumente afetadas são as metacarpofalangeanas, interfalangeanas proximais e punhos. O achado de um teste FR positivo em um indivíduo idoso não implica necessariamente no diagnóstico de AR.

CURSO CLÍNICO

A evolução da AR é extremamente variável e imprevisível. Exacerbações e remissões espontâneas são características, salientando-se porém que as remissões tendem a ocorrer no início da doença. Aproximadamente 10 a 20% dos pacientes apresentam remissão completa ou evoluem com uma forma branda da AR que requer pouca ou nenhuma medicação. Por outro lado, outros 10% dos pacientes sofrerão com uma doença agressiva, deformante, acabando por ficar confinados à cadeira de rodas ou ao leito. A maior parte dos pacientes evolui uma forma intermediária de manifestações clínicas, sendo possível que trabalhem ou executem tarefas domésticas. Aparentemente, existem alguns elementos sugestivos de pior prognóstico como persistência de altos títulos de FR, presença de nódulos reumatóides ou vasculites. O Quadro 120.2 mostra os principais indicadores de mau prognóstico na AR.

TRATAMENTO

Medidas Gerais

Uma vez estabelecido o diagnóstico, deve-se ter certeza de que o paciente e sua família compreendam claramente a natureza crônica e incapacitante da doença (ainda que temporariamente, durante os períodos de maior atividade articular). Quadros depressivos e comportamento passivo freqüentemente são observados no paciente reumatóide e merecem atenção, obtendo-se bons resultados com o uso de antidepressivos.

O objetivo do tratamento é manter a capacidade funcional do paciente e para tanto deve-se reduzir a inflamação e a dor, manter a movimentação e força articular, prevenir e corrigir deformidades. A terapêutica é introduzida tendo-se como alvo a inflamação que causa erosões e destruição articular (alterações radiográficas) e a incapacidade funcional, capazes de determinar um pior prognóstico. Portanto, o tratamento deve ser instituído o mais precocemente possível no sentido de reduzir a inflamação também o mais rapidamente possível e, conseqüentemente, resultar em uma melhor evolução, bom prognóstico e qualidade de vida[35-37].

A partir da melhor compreensão da fisiopatologia da doença novas drogas foram desenvolvidas e as já existentes passaram a ser mais bem utilizadas e conseqüentemente tornou-se possível ter como objetivo a indução de remissão e a manutenção da qualidade de vida. Se a terapêutica será mais agressiva, o acompanhamento do paciente deverá ser proporcionalmente mais detalhado e cuidadoso, recomendando-se que inclua o maior número possível de medidas objetivas, como provas de atividade inflamatória e radiografias seriadas para avaliar a progressão da doença[34]. As expectativas quanto à eficácia do tratamento devem ser realistas tanto da parte do médico como do paciente e o uso de medidas e escores como o DAS 28 e questionários como o HAQ estruturados para não somente orientar ajustes na terapêutica como melhorar a aderência ao tratamento[38,39].

Tratamento Medicamentoso

Em termos gerais, pode ser dividido em tratamento sintomático ou eficaz a curto prazo e tratamento capaz de interferir com o curso da doença ou eficaz a médio e longo prazos.

Na tentativa de reduzir rapidamente a dor e a inflamação utiliza-se como medicação antiinflamatória os antiinflamatórios não hormonais e, se necessário, corticosteróides em doses baixas.

Antiinflamatórios Não Hormonais

Classicamente, os salicilatos são efetivos nas doses de 3 a 6g/dia, divididos em quatro doses, preferencialmente após as refeições. Seus efeitos colaterais mais comuns são gastrite e ulcerações gástricas. Outros efeitos colaterais incluem asma e urticária. A toxicidade pode se manifestar como tinido, surdez, hiperventilação, ou confusão. Pacientes idosos merecem especial atenção quanto a esses efeitos tóxicos da droga e, juntamente com pacientes com insuficiência cardíaca, cirrose com ascite, diabetes, em uso crônico de diuréticos, devem ser cuidadosamente avaliados em relação à sua função renal. Acredita-se atualmente que nesses indivíduos, cuja função normalmente depende da ação das prostaglandinas (em geral, idosos ou portadores de outras co-morbidades que levem a uma diminuição do volume sangüíneo circulante), o uso de antiinflamatórios, particularmente salicilatos e indóis, pode desencadear quadro de insuficiência renal aguda.

Existem outros antiinflamatórios (indometacina, glicametacina, ibuprofeno, cetoprofeno, naproxeno, diclofenaco sódico

TABELA 120.2 – Diagnóstico diferencial radiográfico da artrite reumatóide e da osteoartrose

	ARTRITE REUMATÓIDE	OSTEOARTROSE
Redução do espaço	++++	+++
Esclerose óssea	+/-	++++
Osteófitos	+/-	++++
Osteopenia	+++	0
Erosões	++++	Variável*
Cistos	+++	++
Simetria	+++	Variável**

* Ocorre na forma erosiva das mãos. Nas demais formas é pouco freqüente.
** Nas formas generalizadas e de mãos tende a ser simétrica. Nas formas localizadas e secundárias, tende a ser assimétrica.

QUADRO 120.2 – Parâmetros indicativos de mau prognóstico na artrite reumatóide segundo o Consenso Brasileiro de Reumatologia[34]

- Início da doença em idade precoce
- Altos títulos de fator reumatóide
- Velocidade de hemossedimentação e/ou proteína C-reativa persistentemente elevada
- Artrite em mais de 20 articulações
- Comprometimento extra-articular: presença de nódulos reumatóides, síndrome de Sjögren, episclerite e/ou esclerite, doença pulmonar intersticial, vasculite sistêmica e síndrome de Felty
- Erosões nos dois primeiros anos da doença (raios X de mãos e pés)

TABELA 120.3 – Principais fármacos utilizados no tratamento da artrite reumatóide. Com base em ACR Guideline[42] e Laurindo[34]

DARMD	DOSE USUAL	MONITORAÇÃO
Hidroxicloroquina	6mg/kg/dia	Exame oftalmológico inicial e a cada 6 meses e leucograma
Cloroquina	4mg/kg/dia	Exame oftalmológico inicial e a cada 6 meses e leucograma
Sulfassalazina	0,5 – 1g, 2 – 3 vezes ao dia (aumento de 0,5g/semana)	Hemograma completo, provas hepáticas a cada 2 – 4 semanas (primeiros 3 meses); a seguir a cada 3 meses
Metotrexato	7,5mg/semana até 25 – 30mg/semana	Hemograma completo, provas de função hepática (AST, ALT) Creatinina – a cada 30 dias (primeiros 6 meses); a seguir a cada 1 – 2 meses
Leflunomida	100mg/dia (3 dias) após 10 – 20mg/dia	Hemograma completo, provas de função hepática (AST, ALT) Creatinina – a cada 30 dias (primeiros 6 meses); a seguir a cada 1 – 2 meses
Azatioprina	1 – 2mg/kg/dia	Hemograma completo, provas de função hepática (AST, ALT) Fosfatase alcalina – inicialmente a cada 2 semanas
Ciclosporina	2,5mg/kg/dia, até 4mg/kg/dia em 2 tomadas	Pressão arterial e função renal (creatinina) iniciais e a cada 2 semanas nos primeiros 3 meses

ALT = alanina aminotransferase; AST = aspartato aminotransferase; DARMD = drogas anti-reumáticas modificadoras de doença.

e potássico, piroxicam, tenoxicam, nimesulida, benzidamina, flurbiprofeno, ácido mefenâmico, ácido tolfenâmico) com potência e efeitos colaterais semelhantes aos dos salicilatos, mas de mais fácil administração (menor número de unidades ou apenas uma, duas ou três tomadas diárias). Recomenda-se particularmente para aqueles indivíduos com maior risco de efeitos gastrointestinais a administração simultânea de bloqueadores de bomba de prótons. Nesses casos, também se pode recomendar o uso dos inibidores seletivos (meloxicam) ou específicos da enzima cicloxigenase 2 (celecoxibe, etoricoxibe e valdecoxibe), estes capazes de reduzir o risco de úlceras gástricas e duodenais em 50%[40].

Corticosteróides

Seu uso deve ser reservado para aqueles casos de difícil controle, principalmente em pequenas doses (até 7,5 a 10mg/dia de prednisona) enquanto se aguarda o efeito de uma droga de base ou imunossupressor. Jamais deve ser utilizado como monoterapia. Convém salientar que o corticóide age apenas como antiinflamatório, melhorando os sintomas, não interferindo com o curso da artrite reumatóide[41]. O uso prolongado de doses mais elevadas, acarreta sérios efeitos colaterais. Somente alguns pacientes com quadros pulmonares e vasculite podem eventualmente se beneficiar de doses maiores de corticóide. Seu emprego implica em medidas preventivas para a osteoporose, incluindo administração simultânea de cálcio (1.000 a 1.500mg/dia) e vitamina D (400 a 800UI/dia). O uso de bisfosfonatos e outros agentes anti-reabsortivos deve ser considerado especialmente após a menopausa. Corticosteróide intra-articular constitui outro recurso valioso no controles dos sintomas localizados em poucas articulações[34,40,42].

Drogas Anti-reumáticas Modificadoras de Doença

Aos antiinflamatórios não hormonais sempre é necessário associar as chamadas drogas de base ou de longa ação: antimaláricos (cloroquina e hidroxicloroquina), sais de ouro, D-penicilamina e sulfassalazina, aos quais acrescentamos os imunossupressores (atualmente considerados na realidade imunomoduladores), particularmente o metotrexato e a leflunomida. É um grupo de drogas farmacologicamente não relacionadas, que teriam a propriedade de induzir remissão da artrite reumatóide, alterando o seu curso clínico. Seu efeito só é observado após algumas semanas de uso regular. Todos esses medicamentos se mostraram efetivos no controle dos sintomas (embora os antimaláricos e os sais de ouro oral com menor eficácia) e reduziram a progressão radiológica (exceção aos antimaláricos), não se encontrando reais diferenças em eficácia que justifiquem a preferência por qualquer desses fármacos[43-48] (Tabela 120.3).

Drogas imunossupressoras têm se mostrado úteis no tratamento da AR. Como existem evidências sugerindo a participação de mecanismo imunológico mediando a sinovite e demais manifestações da AR, é justificado o uso desses agentes. Acredita-se que tais drogas sejam efetivas em suprimir a resposta primária humoral e celular desde que administradas nas doses necessárias e em um tempo adequado em relação aos eventos fisiopatológicos iniciais. Seriam capazes de reduzir a resposta celular já iniciada, porém possuem ação menos efetiva no controle da resposta humoral, uma vez desencadeada. Apresentam também propriedades antiinflamatórias, atuando sobre neutrófilos, interferindo com o tráfico de monócitos e linfócitos, que podem justificar sua ação efetiva na AR.

Atualmente têm sido utilizadas na AR: ciclofosfamida (50 a 150mg/dia), clorambucil (2 a 6mg/dia), azatioprina (50 a 150mg/dia) e sobretudo metotrexato (2,5 a 25mg/semana). Respostas favoráveis têm sido descritas particularmente com azatioprina e metotrexato. A toxicidade e efeitos colaterais dessas drogas indicam sua utilização nos casos mais graves que não responderam a outras formas de tratamento. Podem causar depressão medular com leucopenia grave, infecção, esterilidade e maior risco de neoplasia. Como apresentam potencial mutagênico, torna-se necessário o emprego de métodos anticoncepcionais enquanto estiverem sendo utilizadas.

O metotrexato vem sendo empregado com bons resultados em um número crescente de pacientes, sendo recomendado como opção de escolha na ausência de resposta às chamadas drogas de base, sempre com controles hematológicos, enzimas hepáticas e função renal freqüentes. O metotrexato é um antagonista do ácido fólico, potencialmente hepatotóxico, podendo causar fibrose hepática, raramente cirrose, pneumonite e mielosupressão, especialmente neutropenia, trombocitopenia e anemia. Efeitos colaterais em relação ao sistema nervoso central são observados, sendo mais freqüentes em indivíduos idosos com alteração da função renal. Seu uso não é recomendado em pacientes com história de hepatopatia, ingestão alcoólica, obesidade mórbida, e diabetes melito. É considerado droga teratogênica. Entretanto, nas doses baixas empregadas no tratamento da AR, praticamente não têm sido observados efeitos colaterais sérios. O metotrexato está disponível também na apresentação injetável para uso subcutâneo ou intramuscular.

A leflunomida é um inibidor da síntese de pirimidinas e apresenta um perfil de eficácia similar ao do metotrexato, capaz de induzir melhora clínica, funcional e da qualidade de vida. Estudos também demonstraram redução da progressão radiológica da doença[47,48]. Em relação aos efeitos colaterais são relatados alopécia e diarréia como os mais freqüentes e, eventualmente, neuropatia periférica, toxicidade hepática e medular. Apesar de raras, a gravidade potencial dessas duas últimas manifestações justifica a recomendação de controles mensais (hemograma e enzimas hepáticas) pelo menos durante os primeiros seis meses de uso dessa medicação. Como o metotrexato, a leflunomida é teratogênica, devendo-se aguardar dois anos após a interrupção da sua administração antes da concepção. Alternativamente, pode-se eliminar a leflunomida com o uso de colestiramina ou carvão ativado com controles dos níveis séricos residuais.

A ciclosporina é um agente imunomodulador com ação relativamente específica sobre linfócitos T, bloqueando a produção de IL-2 e também inibindo a produção de IL-3 e interferongama. É largamente empregada com sucesso em transplantes e está senso testada no tratamento da AR, aparentemente com bons resultados, mas com o aparecimento de nefrotoxicidade como principal efeito colateral[49].

Infliximabe, adalimumabe e etanercepte são os inibidores de TNF disponíveis no Brasil. Os dois primeiros são anticorpos dirigidos contra TNF. O primeiro é quimérico, ou seja sua porção Fab da imunoglobulina é de camundongo, enquanto que o segundo é totalmente humano. Etanercepte é um inibidor solúvel do TNF, mimetizando o receptor solúvel naturalmente produzido. É formado por dois receptores ligados à porção constante de uma imunoglobulina. Suas diferenças estruturais se traduzem em diferenças de meia vida e de administração. Não há dados ou estudos que apontem a superioridade de um produto sobre os demais. Sua eficácia também é similar, observando-se melhores resultados quando administrados em associação com metotrexato. Apenas para infliximabe recomenda-se administração concomitante de metotrexato na tentativa de evitar a produção de anticorpos dirigidos contra o produto. Todos os três reduzem a atividade articular, melhoram a capacidade funcional e a qualidade de vida e inibem a progressão radiográfica. Em relação aos efeitos colaterais existem relatos esparsos de hepatotoxicidade e depressão medular, difíceis de atribuir ao produto ou às medicações associadas, maior freqüência de infecções. Embora ainda exista certa preocupação em termos de aparecimento de neoplasia em pacientes utilizando terapia anti-TNF durante longos períodos, estudos realizados com esse objetivo não confirmam essa possibilidade. Por outro lado, relatos de esclerose múltipla associados à terapia anti-TNF não recomendam seu uso em pacientes em que esse diagnóstico tenha sido considerado.

O aparecimento de tuberculose constitui uma preocupação real, especialmente em países onde a doença é endêmica. Foram observados novos casos e, principalmente, recrudescimento de doença latente. Recomenda-se avaliação para pesquisa de tuberculose latente para todos os pacientes em que se cogite a administração de terapia anti-TNF. Deve ser solicitada reação intradérmica – PPD e radiografia de tórax. Caso o PPD seja positivo (consideradas como positivas reações iguais ou maiores que 5mm) ou se observe lesões seqüelares à radiografia, deve ser realizada quimioprofilaxia com isoniazida. É consenso geral a importância da história clínica de contato, que se importante e realmente sugestiva, pode ser a única razão para instituição da quimioprofilaxia. Infliximabe deve ser administrado por via endovenosa, intra-hospitalar, 3mg/kg nos dia 0, após 15 dias e decorridas seis semanas da primeira dose. A partir da terceira dose a aplicação deve ser a cada oito sema-

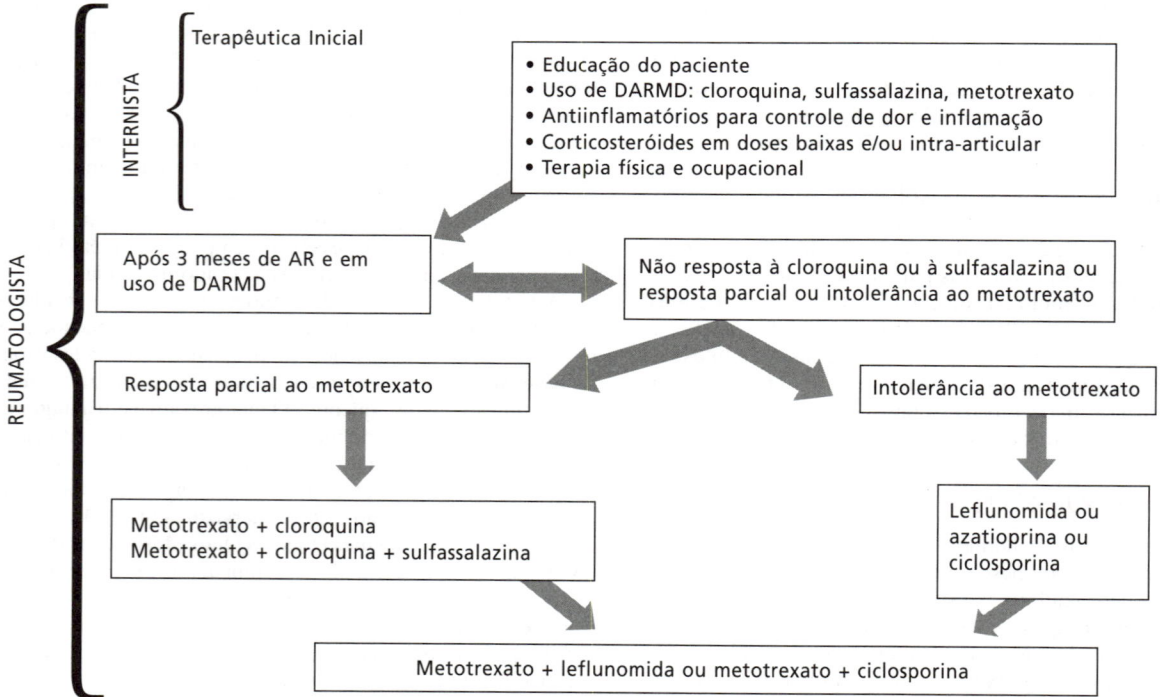

Figura 120.16 – Algoritmo para o tratamento da artrite reumatóide (AR). DARMD = drogas anti-reumáticas modificadoras de doenças; TNF = fator de necrose tumoral.

nas. Adalimumabe e etanercepte são de uso subcutâneo. A dose usual de adalimumabe é de 40mg a cada 15 dias e a de etanercepte é de 25mg duas vezes por semana. Para os três recomenda-se cuidadosa avaliação clínica da resposta terapêutica (eficácia) após três meses de uso e a partir daí considerar ou não manutenção terapêutica do tratamento.

Em resumo, o tratamento da AR deve ser iniciado com antiinflamatórios não hormonais; caso não se obtenha controle da doença, recomenda-se associação com as chamadas drogas de base e metotrexato[50]. Corticosteróides só devem ser utilizados em situações especiais e pelo menor tempo possível. O uso de imunossupressores deve ser reservado aos pacientes que não responderam às formas mais convencionais de tratamento. Na Figura 120.16, encontra-se um algoritmo para o tratamento da artrite reumatóide.

Fisioterapia

Essa forma de tratamento tem um importante papel em todas as fases da doença. Calor local alivia o espasmo muscular e reduz a rigidez. Exercícios passivos ajudam a prevenir ou minimizar a perda de função. Exercícios isométricos aumentam a força muscular e contribuem para a manutenção da estabilidade articular. Durante a fase ativa da doença, exercícios repetitivos não devem ser realizados, enquanto a imobilização por curtos períodos é útil para reduzir a dor e possível inflamação. O uso de talas noturnas é importante para prevenir contraturas em flexão, especialmente dos joelhos e punhos. Avaliação e orientação da rotina em casa e no trabalho e o uso de adaptadores certamente aumentam a habilidade do paciente em manter atividade independente.

REFERÊNCIAS BIBLIOGRÁFICAS

1. SYMMONS, D. P. M.; BARRET, E. M.; BANKHEAD, C. R. et al. The occurrence of rheumatoid arthritis in the United Kingdom: results from the Norfolk Arthritis Register. Br. J. Rheumatol., v. 33, p. 735-739, 1994.
2. SILMAN, A. J. Has the incidence of rheumatoid arthritis declined in the United Kingdom? Br. J. Rheumatol., v. 27, p. 77-78, 1988.
3. PINCUS, T.; CALLAHAN, L. F. Reassessment of twelve traditional paradigms concerning the diagnosis, prevalence, morbidity and mortality of rheumatoid. Scand. J. Rheumatol., v. 79, suppl., p. 67-96, 1989.
4. VAN ZEBEN, D.; HAZES, J. M.; ZWINDERMAN, A. H. et al. Factors predicting outcome of rheumatoid arthritis: results of a follow up study. J. Rheumatol., v. 20, p. 1288-1296, 1993.
5. WOLFE, F. The natural history of rheumatoid arthritis. J. Rheumatol., v. 44, suppl., p. 13-22, 1996.
6. AHO, K.; KOSKENVUO, M.; TUOMINEN, J. Occurrence of rheumatoid arthritis in a nation wide series of twins. J. Rheumatol., v. 13, p. 899-902, 1986.
7. ARNETT, F. C.; EDWORTHY, S. M.; BLOCH, D. A. et al. The American Rheumatism Association 1987 revised criteria for the classification of rheumatoid arthritis. Arthritis Rheum., v. 31, p. 315-324, 1988.
8. HASTING, D. E.; EVANS, J. A. Rheumatoid wrist deformities and their relation to ulnar drift. J. Bone. Joint Surg. Am., v. 57, p. 930-934, 1975.
9. HASTING, D. E.; PARKER, S. M. et al. Protrusio acetabuli in rheumatoid arthritis. Clin. Orthop., v. 108, p. 76-83, 1975.
10. GRAY, R. G.; GOTTLIEB, N. L. et al. Hand flexor tenosynovitis in rheumatoid arthritis: prevalence, distribution, and associated rheumatic features Arthritis Rheum., v. 20, p. 1003-1008,1998.
11. ENNEVAARA, K. Painful shoulder joint in rheumatoid arthritis: a clinical and radiological study of 200 cases, with special reference to arthrography of the glenohumeral joint. Acta Rheumatol. Scand., v. 11, p. 1-16, 1967.
12. VIDIGAL, E.; JACOBY, R.; DIXON, A. S. T. J. et al. The foot in chronic rheumatoid arthritis. Ann. Rheum. Dis., v. 34, p. 292-297, 1975.
13. SMITH, P. H.; BENN, R. T.; SHARP, J. et al. Natural history of rheumatoid cervical luxations. Ann. Rheum. Dis., v. 31, p. 431-439, 1972.
14. OLLINS, D. N.; BARNES, C. L.; FITZRANDOLPH, R. L. et al. Cervical spine instability in rheumatoid patients having total hip or knee arthroplasty Clin. Orthop., v. 272, p. 127-135, 1991.
15. ZIFF, M. et al. The rheumatoid nodule. Arthristis Rheum., v. 33, p. 761-767, 1990.
16. GINSBERG, M. H.; GENANT, H. K.; YU, T. F. et al. Rheumatoid nodulosis: an unusual variant of rheumatoid disease. Arthritis Rheum., v. 18, p. 49-58, 1975.
17. WATSON, P. G.; HAYREH, S. S. Scleritis and episcleritis. Br. J. Ophthalmol., v. 60, p. 163-191, 1976.
18. FRANK, S. T.; WEG, J. G.; HARKLEROAD, L. E. et al. Pulmonary dysfunction in rheumatoid disease. Chest, v. 63, p. 27-34, 1973.
19. CAPLAN, A. Certain unusual radiographic appearances in the chest of coal miners suffering from RA. Thorax, v. 8, p. 29, 1953.
20. RADOUX, V.; MENARD, H. A.; BERGIN, R. et al. Airways disease in rheumatoid arthritis patients: one element of general exocrine dysfunction. Arthritis Rheum., v. 30, p. 249-259, 1987.
21. SASSOON, C.S.; MCALPINE, S. W.; TASHKIN, D. P. et al. Small airways function in non-smokers with rheumatoid arthritis. Arthritis Rheum., v. 27, p. 1218-1226, 1984.
22. DAWSON, J. K.; GOODSON, N. G.; GRAHAM, D. R. et al. Raised pulmonary artery pressures measured with Doppler echocardiography in rheumatoid arthritis patients. Rheumatology, v. 39, p. 1320-1325, 2000.
23. WISLOWSKA, M.; SYPULA, P.; KOWWALIK, I. Echocardiographic findings and 24 hour electrocardiographic Holter monitoring in patients with nodular and non-nodular rheumatoid arthritis. Rheumatol. Int., v. 18, p. 163-169, 1999.
24. VREUGDENHIL, G.; WOGNUM, A. W.; VAN EÏJK, H. G. Anaenia in rheumatoid arthritis: the role of iron, vitamin B12 and folic acid deficiency, and erythropoietin responsiveness. Ann. Rheum. Dis., v. 49, p. 93-98, 1990.
25. WINCHESTER, R. J.; KOFFER, D.; LITWIN, S. D. et al. Observations on the eosinophilia of certain patients with rheumatoid arthritis. Arthritis Rheum., v. 14, p. 650-665, 1971.
26. HAUGEBERG, G.; ORSTAVIK, R. E.; UHLIG, T. Bone loss in patients with rheumatoid arthritis: results from a population-based cohort of 366 patients followed up for two years. Arthritis Rheum., v. 46, p. 1720-1728, 2002.
27. MANOLAGAS, S.C., WEINSTEIN, R.S., Perspective: New developments in the pathogenesis and treatment of steroid-induced osteoporosis. J. Bone Mineral Res., v. 14, p. 1061-1066, 1999.
28. HALLA, J. T.; KOOPMAN, W. J.; FALLAHI, S. et al. Rheumatoid myositis: clinical and histologic features and possible pathogenesis. Arthritis Rheum., v. 27, p. 737-743, 1984.
29. DORAN, M. F.; CROWSON, S.; POND, G. R. et al. Frequency of infection in patients with rheumatoid arthritis compared with controls. Arthritis Rheum., v. 46, p. 2287-2293, 2002.
30. EMERY, P.; BREEDVELD, F. C.; DOUGADOS, M. et al. Early referral recommendation for newly diagnosed rheumatoid arthritis: evidence based development of a clinical guide. Ann. Rheum. Dis., v. 61, p. 290-297, 2002.
31. KIIM, J. M.; WEISMAN, M. H. When does Rheumatoid arthritis begin and why do we need to know? Arthritis Rheum., v. 43, p. 473-484, 2000.
32. VICENT, C.; NOGUEIRA, L.; SEBBAG, M. et al. Detection of antibodies to deiminated recombinant rat filaggrin by enzyme-linked immunoabsorbent assay: a highly effective test for the diagnosis of rheumatoid arthritis. Arthritis Rheum., v. 46, p. 2051-2058, 2002.
33. KAARELA, K.; LUUKKAINEN, R.; KOSKIMIES, S. How often is seropositive rheumatoid arthritis an erosive disease? A 17 year follow up study. J. Rheumatol., v. 20, p. 1670-1673, 1993.
34. LAURINDO, M. M.; PIINHEIRO, G. R. C.; XIMENES, A. C. et al. Consenso Brasileiro para o diagnóstico e tratamento da artrite reumatóide. Rev. Bras. Reumatol., v. 42, n. 6, p. 355-361, 2002.
35. KIRWAN, J. R. The relationship between synovitis and erosions in rheumatoid arthritis. Br. J. Rheumatol., v. 36, p. 225-228, 1997.
36. WILES, N. J.; LUNT, M.; BARRET, E. M. et al. Reduced disability at Five Years with Early treatment of Inflammatory Polyarthritis. Arthritis Rheum., v. 44, p. 1033-1042, 2001.
37. MOTTONEN, T.; HANNONE, P.; KORPELA, M. et al. FIN-RACo Trial Group. Delay to institution of therapy and induction of remission using single-drug or combination-disease-modifying antirheumatic drug therapy in early rheumatoid arthritis. Arthritis Rheum., v. 4, p. 894-898, 2002.
38. PREVOO, M. L. L.; VAN 'T HOF, M. A.; KUPER, H. H. et al. Modified disease activity scores that include twenty-eight-joint counts. Development and validation in a prospective longitudinal study of patients with rheumatoid arthritis. Arthritis Rheum., v. 38, p. 44-48, 1995.
39. BOSI-TERRAZ, M.; MAGALHÃES, O. L.; ARAÚJO, P. M. P. et al. Cross-cultural reliability of the physical ability dimension of the Health Assessment Questionnaire. J. Rheumatol., v. 17, p. 813-817, 1990.
40. O'DELL, J. R. Therapeutic strategies for rheumatoid arthritis. N. Engl. J. Med., v. 350, p. 2591-602, 2004.
41. GOTZCHE, P. C.; JOHANSEN, H. K. Short-term low-dose corticosteroids vs. placebo and nonsteroidal antiinflammatory drugs in rheumatoid arthritis (Cochrane Review). In: The Cochrane Library. 3. ed. Oxford: Update Software, 2000.
42. ACR Guideline for the management of rheumatoid arthritis. Update. Arthitis Rheum, v. 46, p. 328-346, 2002.
43. SUAREZ-ALMAZOR, M. E.; BELSECK, E.; SHEA, B, et al. Antimalarials for rheumatoid arthritis (Cochrane Review). In: The Cochrane Library. 3. ed. Oxford: Update Software, 2000.
44. SUAREZ-ALMAZOR, M. E.; BELSECK, E.; SHEA, B. et al. Methotrexate for rheumatoid arthritis (Cochrane Review). In: The Cochrane Library. 3. ed. Oxford: Update Software, 2000.
45. SUAREZ-ALMAZOR, M. E.; BELSECK, E.; SHEA, B. et al. Sulfasalazine for rheumatoid arthritis (Cochrane Review). In: The Cochrane Library. 3. ed. Oxford: Update Software, 2000.
46. SUAREZ-ALMAZOR, M. E.; SPOONER, C.; BELSECK, E. Azathioprine for rheumatoid arthritis (Cochrane Review). In: The Cochrane Library. 3. ed. Oxford: Update Software, 2000.

47. SHARP, J. T.; STRAND, V.; LEUNG, H. et al. (Leflunomide rheumatoid arthritis investigators group). Treatment with leflunomide slows radiographic progression of rheumatoid Arthritis. Results from three randomized controlled trials leflunomide in patients with active rheumatoid arthritis. *Arthritis Rheum.*, v. 43, p. 495-505, 2000.
48. CHOEN, S.; CANNON, G. W.; SCHIFF, M. et al. Two-Year, blinded, randomized, controlled trial of treatment of active rheumatoid arthritis with leflunomide compared with methotrexate. *Arthritis Rheum,* v. 44, p. 1984-1992, 2001.
49. WELLS, G.; HAUGUENAUER, D.; SHEA, B. et al. Cyclosporin for Rheumatoid Arthritis. In: *The Cochrane Library*. Oxford: Update Software, 2000.
50. WEINBLATT, M. E.; KREMER, J. M.; COBLYN, J. S. et al. Pharmacokinetics, safety, and efficacy of combination treatment with methotrexate and leflunomide in patients with active rheumatoid artheritis. *Arthritis Rheum.*, v. 42, p. 1322-1328, 1999.

BIBLIOGRAFIA COMPLEMENTAR

CHOY, E. H. S.; PANAYI, G. S. Cytokine pathways and joint inflammation in rheumatoid arthrtis. *New Engl. J. Med.*, v. 344, p. 907-916, 2001.

FIRESTEIN, G. S. Etiology and pathogenesis of rheumatoid arthritis. In: HARRIS, E. D. J.; BUDD, R. C.; FIRESTEIN, G. S. et al. *Kelley's Textbook of Rheumatology*. 7. ed. Elsevier Science, 2005. p. 996-1042.

FIRESTEIN, G. S. Evolving concepts of rheumatoid arthritis. *Nature*, v. 423, p. 356-361, 2003.

GENOVESE, M. C.; HARRIS, E. D. J. Treatment of rheumatoid arthritis. In: HARRIS, E. D. J.; BUDD, R. C.; FIRESTEIN, G. S. et al. *Kelley's Textbook of Rheumatology*. 7. ed. Elsevier Science, 2005. p. 1079-1099.

HARRIS, E. D. J. Clinical fectures of rheumatoid arthritis. In: HARRIS, E. D. J.; BUDD, R. C.; FIRESTEIN, G. S. et al. *Kelley's Textbook of Rheumatology*. 7. ed. Elsevier Science, 2005. p. 1043-1078.

LAURINDO, M. M.; PIINHEIRO, G. R. C.; XIMENES, A. C. et al. Consenso Brasileiro para o diagnóstico e tratamento da artrite reumatóide. *Rev. Bras. Reumatol.,* v. 42, n. 6, p. 355-361, 2002.

MAINI, R. N.; ZVAIFLER, N. J. Rheumatoid arthritis and other synovial disorder In: KLIPPEL, J. H.; DIEPPE, P. A. *Rheumatology*. 2. ed. London/Philadelphia/St. Louis/Sydney/Tokio: Mosby, 1998.

MOENS, H. J. B.; MART, A. F. J.; VAN DER LAAR, M. A. F. J. et al. Comparison of the sensitivity and specificity of the 1958 and 1987 criteria for rheumatoid. *J. Rheumatol.*, v. 19, p. 198-203, 1992.

O'DELL, J. R. Rheumatoid arthritis: clinical aspects. In: KOOPMAN, W. J.; BOULWARE, D. W.; HEUDEBERT, G. R. *Clinical Primer of Rheumatology*. Philadelphia/Baltimore/New York/London/Buenos Aires/Hong Kong/Sydney/Tokio: Lippincott Willians and Wilkins, 2003. p. 97-15.

O'DELL, J. R.; LEFF, R.; PAUSEN, G. et al. (RAIN). Treatment of rheumatoid artritis with methotrexate and hydroxycloroquine, methotrexate and sulfasalazine, or a combination of the three medications. Results of a two-year, randomized, double blind, placebo-controlled trial. *Arthritis Rheum.*, v. 46, p. 1164-1170, 2002.

SIMAN, A. J.; HOCHBERG, M. C. *Epidemiology of the Rheumatics Diseases*. Oxford: University Press, 1993.

TSOKOS, G. C. B cells, Be gone – B-cell depletion in the treatment of Rheumatoid artheritis. *New Engl. J. Med.*, v. 350, p. 2546-2548, 2003.

CAPÍTULO 121

Cuidados Fisiátricos

Inês Shiguyo Kobayashi Doi

A presença do médico fisiatra dentro da equipe multiprofissional e multidisciplinar no tratamento do paciente com artrite reumatóide é de fundamental importância em todas as fases da doença, isto é, desde o diagnóstico inicial até o retorno do paciente à sua rotina diária e sua reinserção ao trabalho ou à escola.

Concomitantemente à instituição do tratamento de fundo pelo médico reumatologista e enquanto se aguardam os resultados do tratamento medicamentoso, é importante que o alívio sintomatológico do quadro doloroso possa ser iniciado. Um conjunto de medidas pode ser tomado, como o repouso articular ou no leito em posição adequada, o auxílio de órteses e o recurso da moderna eletroterapia e outros agentes fisioterápicos. Deve-se lembrar também das possibilidades que nos oferecem a medicina tradicional chinesa e a acupuntura como um tratamento adjuvante no curso da doença.

Perante paciente portador de artrite reumatóide, o fisiatra tem como principais objetivos a serem atingidos[1-5]:

- Aliviar o quadro doloroso e inflamatório com a associação dos meios físicos, na tentativa de diminuir a dosagem de medicamentos antiinflamatórios e analgésicos.
- Manter a função articular, prevenindo lesões articulares, ósseas, musculotendíneas e ligamentares, evitando ou diminuindo assim a instalação de seqüelas.
- Facilitar a retomada da recuperação funcional, levando à maior independência possível, dentro das limitações que porventura o paciente venha a apresentar. Em casos avançados em que o paciente já apresente deformidades instaladas, um conjunto de medidas, como a aplicação de técnicas especiais de reabilitação funcional e até mesmo as indicações cirúrgicas, podem ser necessárias.
- Orientar as alterações arquitetônicas no seu lar e no local de trabalho, fazendo uso de adaptações para facilitar o acesso ao destino e às atividades diárias, como as rampas, corrimãos, barras, altura adequada de interruptores e tomadas, balcão da cozinha, pias de banheiro, altura do vaso sanitário, banquetas para banho.
- Orientar, com a atuação da terapia ocupacional, o uso de um conjunto de medidas que poupem as articulações comprometidas na rotina diária, como a deambulação, higiene pessoal, tarefas domésticas e atividades profissionais.
- Enfim, a melhora na qualidade de vida deve ser a principal meta a ser atingida, lembrando que esse paciente necessita de um programa terapêutico completo que envolve um conjunto de profissionais e a família, tendo o fisiatra a responsabilidade de coordenar o trabalho de equipe de forma organizada e harmoniosa, otimizando os resultados.

Convém lembrar que a artrite reumatóide, apesar de ser um processo patológico com características de maior comprometimento do sistema musculoesquelético, é uma enfermidade sistêmica que pode envolver manifestações cutâneas, viscerais, vasculares, ou nervosas, levando muitas vezes a um prognóstico mais grave, justificando um tratamento mais agressivo[1,6-9].

Nas crianças e jovens em fase de crescimento, a terapêutica deverá ser adaptada, o suporte psicológico e de orientação escolar ou profissional garantido, a família orientada e apoiada.

EXAME FISIÁTRICO E ESCALAS DE AVALIAÇÃO

Independentemente da fase evolutiva em que se encontra o paciente, deve-se obrigatoriamente passar por quatro etapas no seu exame, antes de ser traçada uma estratégia terapêutica:

- Avaliação clínica.
- Avaliação da dor.
- Avaliação do aparelho locomotor.
- Avaliação funcional.

A avaliação clínica global e o exame físico geral sistemático são importantes na detecção de alterações sistêmicas e o encaminhamento correto para os especialistas, nesses casos, é de vital importância.

De acordo com os autores Teixeira e Pimenta, as formas de aferição da intensidade de dor devem ser ditadas pelo nível de compreensão, abstração e verbalização do indivíduo[10]. Foram desenvolvidas diversas escalas com essa finalidade e as mais utilizadas pela praticidade são a escala analógica visual que varia de zero (sem dor) até 10 (dor máxima possível), ou a escala de avaliação verbal que segue a classificação: sem dor, dor fraca, moderada, forte e dor insuportável. Em crianças pode-se usar a escala colorida com tons do claro até o escuro, ou a escala de comportamentos com expressões faciais que ilustram variações do sorriso ao choro[10].

Além da medida quantitativa, deve-se pedir ao paciente que descreva os aspectos sensitivos de forma espontânea, com a sua própria forma de expressão e/ou por meio de escalas padronizadas como no Questionário de Dor McGill[10]. Neste, são classificadas as características da dor em quatro grandes grupos que totalizam 78 palavras. Subdividem-se em 20 subgrupos que descrevem os componentes específicos da dor. Para cada palavra descritora corresponde uma pontuação e o índice da dor é aferido pelo somatório da pontuação obtida.

Outros aspectos como a localização da dor, fatores que a desencadeiam, fatores de melhora ou piora, são dados importantes a serem pesquisados.

O exame do aparelho locomotor com a análise sistemática de cada articulação inclui a observação de sinais, como sinovite, derrame articular, enrijecimento, hipertermia periarticular e palpação do *pannus* sinovial; a goniometria para detecção de perda ou diminuição da mobilidade articular e a busca da sua causa (presença de dor, retração de partes moles, anquilose articular), deformidades articulares redutíveis ou não, tenossinovites ou rupturas tendíneas, amiotrofias, déficit de força muscular, presença de contraturas e complicações neurológicas, vasculares ou tróficas cutâneas[11].

Exames complementares como a radiografia, tomografia computadorizada, ressonância magnética, cintilografia e densitometria óssea são úteis para o auxílio diagnóstico detalhado dos tipos de lesões que o paciente apresenta.

Finalmente, para que a avaliação fisiátrica do paciente com artrite reumatóide seja apropriada, deve-se poder quantificar o grau de dano ou perda funcional assim como o grau de independência nas diferentes atividades de vida diária. Essa quantificação é essencial para a determinação de um programa terapêutico correto e adequado para a escolha certa dos profissionais envolvidos e para avaliar os resultados do tratamento proposto.

Inúmeros são os critérios de avaliação que surgiram nas últimas décadas, mas a escolha de um ou mais métodos deve se fundamentar em critérios como os de serem objetivos, baratos, rápidos, concisos e completos (ou seja, deve-se ter um mapeamento das funções da cabeça, pescoço, tronco, membros superiores e inferiores).

Entre os métodos aceitos internacionalmente, um dos mais utilizados é a classificação de Steinbrocker da American Rheumathism Association dos Estados Unidos[1,5]. Pode-se observar que embora seja uma tentativa de institucionalizar o teste funcional, perde-se grande especificidade em muitas situações. O pouco refinamento do método não permite diferenciar os problemas dos membros superiores dos inferiores e os ganhos funcionais, mesmo que pequenos, bastante úteis, não são levados em conta.

Outros métodos buscam avaliar tanto as informações subjetivas e objetivas dadas pelo paciente, como também a sua qualidade de vida. Entre as escalas aceitas mundialmente, podem ser citadas:

- Índice Funcional de Lee: consiste em 17 questões sobre as atividades diárias e cada pergunta valendo pontuação de 0 a 2, com exceção de 11 e 12, que valem 8 pontos[1,5].
- Medida de Independência Funcional (MIF).
- *Arthritis Impact Measurement Scales* (AIMS) que em 2000 sofreu uma revisão e foi transformada em AIMS2 ou *Échelle de Mesure d'Impact de la Polyarthrite Rhumatoïde* (L'EMIR). Houve uma diminuição do questionário em cerca de 50%, adaptado para o portador de artrite reumatóide[12].
- RNLI (Escala de McGill): mede o índice da qualidade de vida.
- *Nottingham Health Profile* (NHP): índice do estado de saúde de Nottingham.
- *Health Assessment Questionnaire* (HAQ). Um estudo preliminar para avaliação mais específica do paciente portador de AR foi proposta recentemente por vários autores[13]. Uma tabela com 46 itens faz uma avaliação funcional global. São divididos em seis grupos concernentes a independência física, mobilidade, ocupação, vida familiar, vida social, independência econômica e religião.
- *Functional Status Index* (FSI).

Em resumo, um teste funcional deve ser capaz de dar indícios sobre o estado geral do aparelho locomotor e dos segmentos corporais para que não passe desapercebida alguma incapacidade que possa gerar uma lesão irreversível.

A partir da detecção da disfunção deve-se realizar um exame mais detalhado para o diagnóstico das causas dessas lesões.

Note-se que existem outros métodos de avaliação, específicos por região anatômica, que são válidos e apropriados em casos de intervenções cirúrgicas, como por exemplo, na avaliação pré e pós-operatória da mão pelo teste de Sollerman que mede a capacidade e evidencia o tipo e a qualidade da preensão[1,5].

TRATAMENTO DE REABILITAÇÃO

Medidas Gerais

O médico reabilitador deve alertar o paciente para alguns cuidados gerais que são de vital importância para o implemento da qualidade de vida:

- *Alimentação*: observações clínicas de vários autores mostram a influência do regime alimentar nos quadros de reagudização da artrite reumatóide[14]. Alimentos classificados como alergênicos, como o leite e seus derivados, poderiam desencadear o aparecimento de complexos imunes circulantes e de anticorpos, provocando as reações inflamatórias da doença. Um estudo detalhado de Panush constata a remissão da doença durante vários anos usando dieta do *Dr. Dong*, bastante popular nos EUA, que exclui vários alimentos do regime alimentar, como leite e derivados, carne vermelha, gordura animal, álcool, produtos com conservantes e outros. Evitar alimentos condimentados, principalmente o sal, por causa da retenção de líquidos provocados pelos medicamentos.
- *Sono*: postura correta durante o sono com travesseiro na altura correta, almofadas que acomodem bem os membros inferiores, colchão de boa qualidade fazem com que o paciente tenha um repouso adequado.
- *Pele*: manter sempre uma boa hidratação com ingestão adequada de líquidos e uso tópico de cremes. É adequado o uso de filtros ou bloqueadores solares em função da fotodermatite associada a alguns medicamentos
- *Calçados*: fazer uso de calçados de formatos anatômicos e confortáveis para não propiciar a instalação de deformidades como no uso de sapatos de bico fino e salto alto.

Medidas Específicas

Fase Aguda

Na fase aguda da doença, as posturas antálgicas adotadas espontaneamente pelo paciente devem ser evitadas. A imobilização deve manter a posição funcional para prevenir a instalação ou o agravamento de deformidades. Em alguns pacientes não existe essa possibilidade por apresentarem deformidades estruturadas.

Quando a doença se manifesta com o comprometimento de poucas ou de uma única articulação, são usadas órteses para o repouso articular mais específico e correção das posturas no caso de deformidades redutíveis. Havendo o comprometimento de várias articulações, recomenda-se o repouso no leito, evitando a instalação de deformidade em flexão das articulações coxofemorais e joelhos. Em locais de ambiente frio, colocam-se arcos ou suportes para que não haja apoio das mantas pesadas sobre o membro inferior do paciente, evitando a instalação de eqüino.

Restringe-se o tempo de imobilização somente na fase inflamatória aguda, pois esse período deve ser o mais curto possível. Entretanto essa imobilização é sempre relativa. A mobilização das articulações deve ser passiva ou ativo-assistida, realizada manualmente, com prudência e bem orientada, respeitando os eixos articulares. As pequenas articulações das mãos e pés são mais sensíveis e o cuidado redobrado deve ser observado.

Quaisquer que sejam as técnicas cinesioterápicas usadas, devem ser bem toleradas pelo paciente sem ultrapassar o limiar de dor. A meta nessa etapa é manter a mobilidade articular. As sessões do tratamento devem ser de curta duração e repetidas várias vezes ao dia. A massagem com os seus efeitos sedativos, relaxantes e circulatórios é associada aos exercícios em ocasiões onde o paciente não permite ao terapeuta a mobilização da articulação.

Além de todo o arsenal medicamentoso que o médico reumatologista utiliza, o médico fisiatra tem ainda a possibilidade de uso dos meios físicos como mais um recurso terapêutico que pode ser associado ao tratamento geral.

O uso do calor superficial na fase aguda ajuda a aliviar a dor e reduzir o tempo de rigidez matinal. Nas pequenas articulações, o recurso de escolha é a parafina por suas peculiaridades. Mantém-se o calor na profundidade por tempo prolongado pela sua propriedade de ser um mau condutor térmico, mas a superfície esfria rapidamente e se solidifica sofrendo uma retração. Com isso, impede a vasodilatação e facilita a drenagem dos tecidos. Nas articulações maiores, ou quando são atingidas várias articulações simultaneamente, podemos lançar mão do uso de turbilhão ou do tanque de Hubbart com os jatos suaves dirigidos para as áreas comprometidas. A hidroterapia em piscina aquecida, em função das características físicas da água associadas aos efeitos do calor, pode ser útil, facilitando a mobilização das articulações dolorosas. A água deve ser aquecida a uma temperatura que varia de 34 a 37°C para que seus efeitos fisiológicos sejam antálgicos, relaxantes e circulatórios. Se, por um lado, há uma indicação lógica do uso da hidroterapia nos casos de artrite, a experiência e a observação da equipe multidisciplinar, em particular do acupunturista, é de que a médio ou longo prazo há uma piora importante do quadro clínico com o tratamento aquático, que pode ser minimizada pelo suporte terapêutico do acupuntor.

A crioterapia com fins antálgicos e antiinflamatórios foi difundida por vários autores[1-3,5]. Da mesma forma que para a hidroterapia, as teorias trazidas à luz pela medicina energética, devem ser consideradas, pois questionam o uso do frio nessa doença. Apesar dos achados de Harris e McCroskery, que mostraram a diminuição da atividade enzimática destrutiva da colagenase em temperaturas entre 30 e 35°C, percebe-se um aumento da rigidez articular com o uso do frio e aumento da mobilidade com o uso do calor[15,16]. Esse assunto será discutido adiante.

As vibrações mecânicas produzidas pelo ultra-som podem ser utilizadas nessa fase, preferencialmente na forma pulsátil, em que se obtêm os efeitos mecânicos de micromassageamento em nível celular sem provocar um aumento exagerado e indesejável da temperatura. A ação antálgica significativa se deve ao aquecimento tecidual e principalmente aos efeitos mecânicos das vibrações. Estudos de vários autores indicam que a formação de corrente de fluidos no campo ultra-sônico e o conseqüente efeito de agitação criam um aumento no gradiente de concentração dos íons através das membranas, acelerando o índice de difusão. Isso altera o potencial de ação da membrana[3,17-19]. Verifica-se também *um aumento da velocidade de condução* dos nervos sensoriais, principalmente quando se aplica sobre o nervo periférico, *aumentando* o limiar de dor e o espasmo muscular. O efeito de agitação com micromassageamento das células parece favorecer a extensibilidade dos tendões[16,20].

Com a laserterapia Brosseau *et al.* demonstraram uma diminuição do quadro álgico e do tempo de rigidez matinal com aumento na flexibilidade nas mãos estatisticamente significativa em comparação com o grupo tratado com placebo[21]. Apesar de evidências clínicas mostrarem a diminuição do quadro álgico e antiinflamatório quando associado a outros meios físicos em um período de tempo mais curto e com menor número de aplicações, faltam trabalhos elaborados dentro de uma metodologia científica rigorosa com estudos comparativos para se validar criteriosamente a laserterapia.

A eletroterapia, conhecida há séculos, foi mais bem difundida em meados do século XIX em função da compreensão teórica da eletricidade. Os principais objetivos da utilização das correntes elétricas em AR são a analgesia com ou sem a introdução percutânea de medicamentos (iontoforese); manutenção de tônus muscular e retardo no processo de instalação de atrofias pela imobilização ou desuso (estimulação muscular com ou sem isometria); reeducação muscular proprioceptiva em particular com a estimulação elétrica funcional (FES) e a melhora do metabolismo tecidual local através das microcorrentes[1,3,5,22-24].

Fase Subaguda

É a fase de remissão da crise inflamatória. Apesar dos bons resultados do tratamento de fundo, pode persistir sinovite localizada em uma ou outra articulação, justificando uma abordagem focalizada com injeções locais de medicamentos ou cirurgias conservadoras. Ainda nessa fase, o paciente pode apresentar um recrudescimento dos sintomas, o que justifica a adaptação da prescrição terapêutica. Na cinesioterapia evita-se o uso excessivo de carga, observando-se os critérios de tolerância ao exercício e à fadiga.

O programa de reabilitação vai depender do exame fisiátrico e deverá ser personalizado para cada paciente.

A atenção deve estar sempre voltada para a preservação da função articular, desde o diagnóstico inicial. É a fase de implantação de todo o conjunto de medidas preventivas de economia articular com finalidades paliativas e profiláticas (órteses e próteses e terapia ocupacional) acompanhado de um seguimento médico constante e vigilante. Deve-se fazer uso das técnicas de reabilitação funcional adequada de forma regular e persistente.

Fase Crônica

Nessa fase, o quadro doloroso não é mais intenso, mas o tratamento continua a ser importante, pois há modificação da condição dolorosa, já crônica, associada às alterações psicoemocionais e às incapacidades. A terapia de apoio psicológico é fundamental.

Muitas vezes, o paciente apresenta depressão de difícil controle, sendo necessário acompanhamento medicamentoso específico.

Como meios físicos de escolha, o calor profundo é o recurso mais utilizado para facilitar outros tratamentos de reabilitação, como a cinesioterapia: movimentos passivos, ativo-assistidos, ativos livres, ativos com resistência, mecanoterapia, estimulação elétrica funcional, reeducação postural global e outros.

Utiliza-se o calor na forma de diatermia por ondas curtas, ou microondas, ou vibrações ultra-sonoras com os objetivos antálgicos, antiinflamatórios, relaxantes e de aumento da extensibilidade dos tecidos musculotendíneos e ligamentares, se não houver implantes metálicos[16,20].

Naqueles casos em que não se pode colocar carga corporal total por causa do comprometimento articular dos membros inferiores ou por estarem em fase pós-operatória, está indicada a hidroterapia em piscina aquecida.

O tratamento envolve todo o aparelho locomotor com a observação de cada articulação do corpo e traçando as metas para cada uma delas.

Em deformidades não tão estruturadas, o uso de órteses dinâmicas pode auxiliar na correção em conjunto, cuidadosamente associada aos recursos cinesioterápicos.

Quando as deformidades são irredutíveis e há perda funcional com restrição das atividades, as cirurgias ortopédicas devem ser consideradas como um recurso terapêutico em qualquer fase da doença. As indicações devem ser bem estudadas e discutidas com os profissionais envolvidos no tratamento, em geral, o reumatologista, o fisiatra e o cirurgião ortopedista. Deve-se traçar prioridades a fim de devolver a independência funcional, sem colocar em risco a integridade de outras articulações submetidas a cirurgias anteriores ou com lesões preexistentes.

Destacam-se três enfoques cirúrgicos[1,3] apresentados a seguir.

Cirurgia Conservadora

- As sinovectomias são indicadas na primeira fase da doença com a finalidade de prevenir a proliferação do tecido sinovial patológico que origina as lesões e deformidades osteoarticulares. Podem ser realizadas no ombro, cotovelo, punho, dedos, joelho e tornozelo. Na articulação coxofemoral não se indica essa cirurgia em *função da necessidade* de luxação articular e do risco de necrose da cabeça do fêmur que esse procedimento pode provocar. É conveniente o trabalho de reabilitação no pós-operatório com o objetivo de recuperar a mobilidade articular inicial. Apesar da expressiva diminuição dos fenômenos inflamatórios e dolorosos, essa cirurgia não previne o aparecimento de destruição osteoarticular a longo prazo.
- Cirurgia de reorientação e correção de deformidades: comumente indicada para as mãos e pés. São cirurgias que ajudam no equilíbrio biomecânico dos tendões do punho e dedos. No pé, o realinhamento ou mesmo a ressecção das cabeças metatarsianas corrigem as deformidades do antepé. Por se tratar de uma doença sistêmica, nem todas as deformidades podem ser corrigidas pensando somente no realinhamento mecânico. Um exemplo clássico são as deformidades em valgo ou em varo do joelho. As osteotomias para a correção do eixo mediante a varização ou valgização não impedem a evolução da doença, levando a um fracasso.

Próteses

As artroplastias totais revolucionaram o prognóstico dos pacientes com artrite reumatóide em estados avançados. Para as articulações coxofemoral e do joelho, os resultados são comparáveis aos dos pacientes com artrose e permitem dar ao paciente uma independência notável na locomoção. Nos membros superiores, a prótese total do ombro traz excelentes resultados, contanto que o manguito rotador esteja íntegro. As próteses de cotovelo e punho estão ainda em fase de estudo, mas com indícios de resultados satisfatórios. Os implantes de silicone estão caindo em desuso e sendo substituídos por próteses verdadeiras.

Artrodeses

É aquela que fixa a articulação de forma definitiva. Quando a lesão é grave, destruindo e provocando a perda funcional associada a sintomas dolorosos, indica-se a artrodese como uma solução. A posição deve ser a mais correta possível para se obter melhor capacidade funcional. É muito indicada no tornozelo para a articulação tibioastragaliana, permitindo a deambulação.

É conveniente lembrar que o trabalho do médico reabilitador no período pré-operatório junto ao paciente com AR faz com que haja maior colaboração por parte dele e abrevie o tempo de recuperação. Como objetivos a serem atingidos, estão a conscientização das etapas do pós-operatório; o apoio psicológico ao paciente e familiares e o trabalho muscular, principalmente daqueles grupos envolvidos no ato cirúrgico. O condicionamento físico cardiorrespiratório deve ser prescrito sempre que houver possibilidade e o paciente estiver em condições clínicas de executá-lo. Caso o paciente apresente várias articulações comprometidas, realiza-se somente um trabalho localizado com isometria.

No pós-operatório, estimula-se o paciente a iniciar o processo de recuperação funcional o mais precocemente possível, isto é, tão logo se recupere da anestesia, a cinesioterapia com exercícios isométricos de forma suave nos músculos que não sofreram a incisão cirúrgica. Isso auxilia na drenagem local, evita atrofias musculares, facilita o controle da dor encurtando o tempo de recuperação. Nos músculos ou tendões que sofreram a incisão cirúrgica, é aconselhável aguardar três semanas para o início do trabalho cinesioterápico.

Para o paciente portador de AR e seus familiares, toda a tentativa de amenizar a convivência com a doença é válida. Alguns cuidados fazem com que ele aprenda a assumir o controle sobre ela. Para tanto, é importante todo o esclarecimento possível sobre a doença; orientar quanto à utilização equilibrada de medicamentos, repouso e exercícios; possibilitar a discussão sobre a doença com outros pacientes portadores de AR, médicos e outros profissionais envolvidos em seus cuidados; orientar a utilização de técnicas que focalizam os aspectos positivos da vida e desenvolver habilidades de boa convivência e a procura de solução para os problemas.

Vale a pena repetir que o principal objetivo da equipe de profissionais que trata do portador de AR é a melhora da qualidade de vida por prevenção e controle da doença.

REFERÊNCIAS BIBLIOGRÁFICAS

1. COURTILLON, A.; FOURASTIER, J.; NOËL, D. et al. Polyarthrite Rhumatoïde de L'adulte. Rééducation Fonctionelle et Estratégie de Réadaptation. In: *Encyclopédie Médico-Chirurgicale. Kinésithérapie – Rééducation Fonctionelle*. Paris: Elsevier, 1993. p. 1-24.
2. DE LISA, J. A. et al. *Medicina de Reabilitação*. São Paulo: Manole, 1992. cap. 39, p. 883-916.
3. KOTTKE, F. J.; LEHMANN, J. F. *Tratado de Medicina Física e Reabilitação de Krusen*. 4. ed. São Paulo: Manole, 1994. cap. 13, 15 e 31, p. 277-356, 363-388, 671-707.
4. LEEK, J. C.; GERSHWIN, M. E.; FOWLER JR., W. M. *Principles of Physical Medicine and Rehabilitation in the Musculoskeletal Diseases*. Orlando: Grune & Sttrantton, 1986. chap. 10-19, p. 235-513.
5. SWEZEY, R. L. *Artrite: medicina física e reabilitação*. Rio de Janeiro: Interamericana, 1978. 221p.
6. ARTHRITIS FOUNDATION revisada pelo American College of Rheumatology. Rheumatoid Arthritis. 2000. 24p. Disponível em http://www.arthritis.org.
7. AMERICAN COLLEGE OF RHEUMATOLOGY. Clinical guidelines Committee: guidelines for the management of rheumatoid arthritis. *Arthritis Rheum.*, v. 39, p. 713-722, 1996.
8. BEENSON, P. B. *Tratado de Medicina Interna de Cecil – Loeb. Doenças das Articulações*. 14. ed. Rio de Janeiro: Interamericana,1977. pt. 6, p. 184-212.
9. FARRERAS, P. V. *Medicina Interna*, 7. ed. Barcelona: Marin, 1970. p. 298-314.
10. TEIXEIRA, M. J.; PIMENTA, C. A. M. *Dor. Epidemiologia, Fisiopatologia, Avaliação, Síndromes Dolorosas e Tratamento. Avaliação do Paciente com Dor*. São Paulo: Moreira Jr., 2001. cap. 5, p. 58-68.
11. HOPPENFELD, S. *Propedêutica Ortopédica. Coluna e Extremidades*. Rio de Janeiro: Atheneu, 1980. 276p.
12. GUILLEMIN, F.; BREGEON, C.; COSTE, J. et al. Le questionnaire EMIR court pour les études longitudinales de la qualité de vie dans la polyarthrite rhumatoïde. Ann. Réadapt. Méd. Phys., v. 43, p. 229-235, Fev. 2000.
13. GUERMAZI, M.; POIRAUDEAU, S.; LEFEVRE-COLAU, M. M. et al. *Ann. Réadapt. Méd. Phys.*, v. 46, p. 241-248, 2003.
14. ROUSSAT, J.; LEMAIRE, V.; VITALE, C. *Polyarthrite Rhumatoïde Et Regime Alimentaire*. p. 25-32.

15. HARRIS, E.; MC CROSKERY, P. A. The influence of temperature and fibril stability on degradation of cartilage collagen by rheumatoid synovial collagenase. *N. Engl. J. Med.*, v. 290, p. 1-6, 1974.
16. WRIGHT, V.; JOHNS, R. J. Quantitative and qualitative analysis of joint stiffness in normal subjects and in patients with connective tissue diseases. *Ann. Rheum. Dis.*, v. 20, p. 36-46, 1961.
17. LEHMANN, J. F. The biophysical basis of biologic ultrasonic reactions with special reference to ultrasonic therapy. *Arch. Phys. Méd. Rehabil.*, v. 34, p. 139-152, 1953.
18. LEHMANN, J. F. The biophysical mode of action of biologic and therapeutic ultrasonic reactions. *J. Acoust. Soc. Am.*, v. 25, p. 17-25, 1953.
19. LEHMANN, J. F. Changes of temperature gradients in membranes caused by ultrasound. *Arch. Phys. Méd. Rehabil.*, v. 35, p. 287-295, 1954.
20. GERSTEN, J. W. Effect of ultrasound on tendon extensibility. *Am. J. Phys. Meed.*, v. 34, p. 362-369, 1955.
21. WELLS, G.; BROSSEAU, L.; WELCH, V. et al. Low level laser therapy for osteoarthritis and rheumatoid arthritis: a metaanalysis. *J. Rheumatol.* v. 27, n. 8, p. 1961-1969, 2000.
22. CAMPBELL, J. N.; TAUB, A. Local analgesia from percutaneous eletrical stimulation. A peripheral mechanism. *Arch. Neurol.*, v. 28, p. 347-354, May 1973.
23. LONG, D. M. External eletrical stimulation as a treatment of chronic pain. *Minn. Med.*, v. 57, p. 195-199, Mar. 1974.
24. SWEET, W. H. Lessons on pain control from eletrical stimulation. *Coll. Phys.*, v. 35, p. 171-177, 1968.

BIBLIOGRAFIA COMPLEMENTAR

LAURINDO, I. M. M.; PINHEIRO, G. R. C.; XIMENES, A. C. et al.. Consenso brasileiro para o diagnóstico e tratamento da artrite reumatóide. *Ver. Bras. Reumatol.*, v. 42, n. 6, p. 355-361, nov.-dez. 2002.

LICHT, S. *Terapêutica por Exercícios*. 3. ed. São Paulo: Manole, 1980. cap. 23, p. 661-682.

MELZAK, R.; WALL, P. D. Pain mechanisms: a new theory. *Science*, v. 150, p. 971-979, Nov. 1965.

SOCIEDADE BRASILEIRA DE REUMATOLOGIA. Disponível em http://www.reumatologia.com.br.

CAPÍTULO 122

Artrite Reumatóide e Acupuntura

Mauro Perini • Lorella Marianne Chiappetta

INTRODUÇÃO

A Medicina Tradicional Chinesa (MTC) muito cedo desenvolveu uma lógica própria na compreensão das afecções osteoarticulares. Este capítulo visa estabelecer um paralelo entre a MTC (em particular a acupuntura), a reumatologia contemporânea e a medicina de reabilitação. Com efeito, a reumatologia correlaciona aspectos anatomoclínicos e imunológicos, formando um quadro bastante heterogêneo. A medicina de reabilitação utiliza recursos como os meios físicos e as técnicas de reabilitação para auxiliar no controle da dor e na manutenção da função articular, evitando o estabelecimento de deformidades e assim favorecendo uma melhor qualidade de vida aos portadores dessa enfermidade[1]. Enfim, a MTC fornece uma interpretação menos polimorfa para as doenças do sistema osteoarticular.

Antes de abordar a noção de reumatismo, aspecto bem definido da patologia em MTC, é útil apresentar como, para os chineses, o aparelho locomotor se insere em uma visão *energética* do corpo do Homem e como a dor é reveladora de um distúrbio da circulação dessa Energia.

CORPO ENERGÉTICO E APARELHO LOCOMOTOR

Para compreender o conjunto das doenças reumáticas em MTC é preciso situar brevemente a visão que os chineses têm do corpo e de suas estruturas, que jamais são considerados em termos anatômicos, mas sempre como lugar de circulação de *Qi* (que passaremos a traduzir pelo termo Energia), que os estruturam e os animam[2].

Corpo do Homem

A concepção chinesa do corpo não é unívoca. Quatro ideogramas permitem considerar o corpo humano em seu conjunto, que são quatro maneiras diferentes de expressar os vários aspectos da realidade que eles querem abranger.

Estrutura Corporal

O que caracteriza a noção de *Ti* é a unidade do corpo, sob a multiplicidade dos elementos que o compõem de modo bem agenciado e uma sucessão bem ordenada. É o suporte material, a ossatura de todo o sistema de organização e de animação do corpo.

Corpo (*Qu*)

Trata-se do corpo sob o ângulo de sua disposição, é o corpo como território a administrar, no qual cada elemento toma seu lugar e sua função por justa denominação.

Forma Corporal (*Xing*)

É o corpo sob o ângulo da forma corporal pela qual diferem os seres cuja imagem se forma e se imagina, a aparência que é vista, tocada. A forma corporal exprime sensivelmente a estrutura profunda não visível, é o lugar de circulação da Energia própria do indivíduo, animadora e produtora ao mesmo tempo da estrutura e da forma. Também é o lugar onde se opera a agressão pelos assim chamados agentes perversos e o das intervenções que restabelecerão a normalidade. A forma corporal exprime a estrutura corporal material *Ti* e freqüentemente os dois termos se associam, *Xing-Ti*, para designar o conjunto do ser visto sob o ângulo da estruturação profunda e da forma que reveste essa ossatura.

Pessoa (*Shen*)

É a personalidade que participa na ação do Céu e da Terra, ela se apresenta como a unidade ordenada tanto da Energia que age no ser como dos Elementos Físicos, que são seu lugar de circulação e de ação. Inclui, ainda, toda a dimensão psíquica, sentimental, emocional e espiritual do ser.

O termo que resume e amplifica seus quatro ideogramas é *Ren* – o homem cuja existência se desenrola entre o Céu e a Terra.

ESTRUTURAS ANATÔMICAS

Cada uma das estruturas anatômicas do organismo: pele, carne (músculo), vasos, tendões, ossos, é posta em relação com um dos Cinco Movimentos (teoria utilizada para interpretar a relação entre a fisiologia do organismo humano e o ambiente natural)[3,4]. Somente três dentre elas interessam diretamente aqui.

Osso (*Gu*)

O osso tem uma relação privilegiada com o Movimento da Água, com o Inverno, com a simbologia do Rim e, portanto, com as noções de sinuosidade em profundidade, de coerência, de força e de poder. Segundo o *Souenn*, "os rins produzem a medula e os ossos" e "os ossos são o domínio do rim"[5], assim como de relação com o cosmo[6].

O osso é uma das vísceras curiosas *qi heng zhi fu*. Todas as Vísceras Curiosas são ligadas à noção de perenidade e utilizam a Quinta Essência Energética que os antigos chineses chamaram de *jing*. Assim, o osso representa a armadura do ser, sua estrutura mais profunda, mais íntima que engloba o que há de mais precioso, a medula (*sui*)[7].

Carne e Músculos (*Rou*)

Rou é o ideograma da carne enquanto massa muscular palpável, que dá forma e aparência e está em relação com o movimento da Terra. O *Jin* é o ideograma dos tendões e dos músculos enquanto força muscular, estando o músculo, assim, relacionado com o Movimento da Madeira.

O ideograma *Rou* contém *a priori* as idéias de organização, de elasticidade que são essenciais a esse caráter. Postos em oposição, o osso e a carne ilustram a dialética do Duro e do Mole, o osso representa a armadura sólida do corpo, sua estrutura interna, a carne representa a aparência externa, é a plasticidade em relação à rigidez.

A carne como massa muscular está em relação com o Movimento da Terra, com a estação intermediária, com a simbologia do Baço e com a noção de transformação. Zhang Zhi Cong, da Dinastia Qing, escreveu em suas notas no *Souenn*: "O Baço é o órgão que tem a função de silo; ele rege o transporte e transformação da essência dos alimentos a fim de produzir e de nutrir os músculos; por isso sua correspondência é a carne"[5]. É bom assinalar também que os textos precisam que o Baço nutre os quatro membros e quando ele sofre os tendões, os ossos, as carnes perdem vitalidade, tornam-se inúteis.

Para assegurar a boa tonicidade das massas musculares deve-se intervir por intermédio dos pontos de acupuntura que regem as funções nutritivas do Baço e do Estômago e do Meridiano Curioso *Chong Mai*.

Tendões e Músculos (*Jin*)

Jin é o ideograma da força muscular; evoca a idéia daquilo que, nos músculos *Rou*, circula com força e poder e anima a forma. Associado ao osso, ele forma um par que dá a idéia, pela solidez do osso e a potência do músculo-tendão, da força e robustez e, de certa forma, os reumatismos são afecções dolorosas que dizem respeito à robustez do corpo.

A força muscular é posta em relação ao Movimento da Madeira, cuja natureza de se contorcer e de se endireitar é caracterizada pela flexibilidade, como a Primavera, como a simbologia do Fígado. O Fígado governa, engendra e leva a vida aos tendões, diz o *Souenn*[5]. Mas o Fígado também está ligado ao conjunto de formações mesenquimatosas do corpo. Seu poder está ligado ao Sangue: "Quando o sangue é abundante os tendões são sólidos e fortes; quando o Sangue é insuficiente os tendões são fracos"[8].

Essa relação dos tendões com o Fígado explica a importância terapêutica dos pontos que agem em particular sobre o sangue do Fígado, como o F3 (*taichong*) indicado nos fenômenos espasmódicos.

Podemos acrescentar a noção de articulação *Guan Jie*, na qual *Guan* é o ideograma de barreira e *Jie* o da articulação. A imagem do nó de bambu onde se concentra a Energia, que aparece de modo ritmado no tempo e no espaço. O conjunto evoca a idéia de algo que às vezes separa e reúne, articula no tempo e no espaço, como um nó de bambu[7].

LÍQUIDOS ORGÂNICOS

Por *Jin Ye* designa-se tudo o que é específico da circulação líquida em um corpo animado. Compreende as diferentes secreções, tais como: líquido gástrico, intestinal, articular, mas também os excretores ligados aos órgãos, tais como suor, saliva, ranho, urina e lágrima. Elaborados no nível do Compartimento Médio, a partir dos elementos sutis da alimentação, eles são distribuídos para todo o organismo pelo Baço e pelos Pulmões, sendo função dos Intestinos e da Bexiga a eliminação da fração impura. O conjunto dessa regulação é em grande parte desenvolvido pelo Rim, *Órgão da Água*[9].

Os Líquidos Orgânicos *Jin* e *Ye* se distinguem por sua natureza, suas funções e suas distribuições.

Os Líquidos *Jin* se encontram ao lado daquilo que é mais claro, *Yang*, sutil, leve. São líquidos que se introduzem por tudo, com uma tendência de ir em direção à superfície e mesmo de se eliminar sob forma de suor, de lágrimas, de saliva. São repartidos pela pele e músculos, os quais eles aquecem e lubrificam. Os líquidos *Ye* encontram-se ao lado daquilo que é turvo, opaco, *Yin*, espesso, denso, viscoso. Concentram-se na profundidade do corpo, responsáveis pela irrigação das articulações, da nutrição do cérebro e da medula. O esvaziamento dos Líquidos Orgânicos é um mecanismo que acarreta os processos degenerativos artrósicos e osteoporóticos, resultados de um enfraquecimento do *Yin* do Rim[4].

MERIDIANOS

Todas as estruturas e funções que foram descritas são reguladas e coordenadas pelo sistema dos Meridianos de Energia. Entre eles, um grupo se individualiza, os Meridianos tendinomusculares (*Jing Jin*), nome consagrado pelo costume, mas incorreto, pois se trata mais exatamente daquilo que circula com força nos fusos musculares ligados ao trajeto dos 12 Meridianos Principais. Mantém a coesão do conjunto do corpo, ligando os 100 ossos e comandando o movimento das articulações. Todos eles começam na extremidade dos membros, nos pontos *Ting* distais, para ganhar o tronco ou a cabeça. Seu trajeto é em faixas largas que se encolhem no nível das articulações para formar os nós e são superpostos aos Meridianos Principais do mesmo nome[10,11].

REUMATISMOS EM MEDICINA TRADICIONAL CHINESA

Em medicina ocidental, a noção de reumatismo refere-se ao conjunto das afecções médicas ósseas e articulares, que têm em comum certo número de atributos semiológicos, dos quais o mais importante é, incontestavelmente, a dor.

Na China, os reumatismos pertencem ao quadro clínico dos *Bi*, quadro teórico bem individualizado, agrupando um conjunto de afecções que resultam da penetração no organismo por *Energias Perversas* como o Vento, o Frio, a Umidade (como na artrite reumatóide) e às vezes o Calor[9]. Quando os ossos, as articulações, os ligamentos, os tendões e os músculos são atacados por essas influências perversas, a doença resultante corresponde aos reumatismos, mas sua extensão é maior, pois a noção de *Bi* inclui os *Bi* dos órgãos, como discutiremos posteriormente.

A compreensão dos reumatismos em MTC reclama, antes de tudo, uma interpretação energética do fenômeno da dor.

Semiologia da Dor em Medicina Tradicional Chinesa

Oito Regras Diagnósticas

Um dos maiores sintomas em artrite reumatóide, a dor incapacitante (*Tong*) é considerada em MTC como a evidência de um distúrbio da circulação da Energia e do Sangue, de um conflito Yin-Yang percebido de forma consciente pelo indivíduo. Para ser interpretado corretamente, esse sintoma significativo deve ser analisado segundo as Oito Regras Diagnósticas (*Ba Gang*): Superficial-Profundo, Frio-Calor, Vazio-Plenitude, *Yin-Yang*, que permitem precisar seus caracteres essenciais a fim de determinar sua etiologia e reconhecer sua evolução[4,12-14].

Nessa aproximação analítica da dor, nenhuma regra deve ser considerada isoladamente ou excluída, a síntese deve poder determinar as diferentes combinações e suas modificações na evolução do quadro doloroso.

Mecanismos Energéticos da Dor

Dor Plenitude (Shitong)

Características

Trata-se de uma dor de surgimento recente, de expressão permanente, às vezes com sensação de inchaço localizado, agravada pela pressão e podendo acompanhar-se de hiperestesia. Ocorre devido a uma deficiência da Energia de Defesa (*Wei Qi*), que permite a penetração de Energias Perversas Vento, Frio, ou Umidade, mais raramente o Calor, atingem o organismo e entravam a Circulação de Energia e de Sangue[12,14].

A dor por penetração de Frio é pouco móvel, aguda, profunda, agravada pelo frio, melhorada por uma aplicação de calor, com movimentos e com massoterapia. A cobertura da língua é fina e branca, o pulso é profundo e tenso (*chen-xian*).

Dor por penetração de Vento é móvel, fugaz, errática, mais superficial, piora com qualquer tipo de termoterapia (frio ou calor) e com movimentos, a cobertura da língua é fina e o pulso é superficial (*fu*).

Dor por penetração de Umidade é fixa, sensível às condições meteorológicas, pode acompanhar-se de inchaço articular, de sensação de entorpecimento, de parestesias, as articulações se deformam, podendo ter algum alívio com calor e com movimentos, o pulso é superficial e mole (*fu-rou*).

Dor do tipo Calor, em regra geral, é o resultado das transformações das Energias Perversas precedentes quando elas estagnam por muito tempo no organismo, ou seja, o Frio estagnado se transforma em Calor. A dor apresenta características inflamatórias com vermelhidão, inchaço, sensação de calor local, melhorada por uma aplicação fria, agravada pelo calor, a cobertura da língua é amarela, o pulso superficial e rápido (*fu-shuo*).

Patogenia

Dor por plenitude de *Yin* é surda, acompanha-se de espasmos ou de contraturas, é agravada pela pressão e pelo Frio, melhorada pelo Calor e é devida à penetração de um Frio Perverso ou a um Vazio de *Yang*.

Dor por plenitude de *Yang* é aguda, intensa, de tipo arrancamento, dilaceração, agravada pela pressão e pelo calor, melhorada pelo frio e atesta um excesso local de Perverso.

Dor por Plenitude de Sangue é surda, lancinante, pulsátil, do tipo picotamento, agravada pela pressão.

Dor Vazio (Xutong)

Características

Trata-se de uma dor antiga, crônica, inconstante, agravada pelo esforço, aliviada pelo repouso e pela pressão. Pode ainda ser atenuada com termoterapia, massoterapia, cinesioterapia passiva para manutenção de amplitude articular. Nunca, nesse caso, utilizar aplicação de frio.

Patogenia

Essa dor sobrevém após uma longa evolução, quando a energia Orgânica enfraquece.

A dor por Vazio de *Yang* é surda, do tipo peso, com sensação de lassidão, agravada pelo movimento, pelo esforço e pelo frio, melhorada pela pressão e calor.

A dor por Vazio de *Yin* dá uma sensação de queimadura, é melhorada pelo frio e pela pressão, agravada pelo calor e atesta um ferimento dos Líquidos Orgânicos pelo calor excessivo.

A dor por Vazio de Sangue é intensa, melhorada pela pressão, sensível ao vento e ao frio, acompanha-se de distúrbios da sensibilidade, a língua é pálida e sem cobertura, o pulso rápido e fino (*shuo-xi*).

Dor por Estagnação (Yutong)

Características

A Estagnação de Energia e de Sangue corresponde a uma forma particular de Plenitude que tem como peculiaridade ser melhorada pelo movimento ou pela aplicação de calor local e de ser agravada pelo repouso e pelo frio.

Patogenia

A dor por Estagnação de *Yang* é aguda e sobrevém essencialmente na segunda parte da noite ou no despertar, obriga o paciente a levantar-se, mas desaparece rapidamente após ele se movimentar. Traduz freqüentemente um ataque do *Shao Yang* por uma Energia Perversa.

A dor por Estagnação de *Yin* é surda e melhora no final do dia se for devida a uma falta de movimento pelo *Yang* Vazio ou Estagnado, manifesta-se preferencialmente de manhã, ao despertar, acompanha-se de sensação de inchaço, de adormecimento, de frio localizado e necessita de uma longa fase de *desenferrujamento*.

A dor por Estagnação de Sangue é do tipo picotamento ou paroxístico, provém de uma dissociação entre a Energia e o Sangue como conseqüência de um traumatismo ou de um esforço, cujo exemplo característico é ilustrado pelo lumbago de esforço. Quando a Energia se mobiliza e o Sangue está Vazio, este último estagna, as dores engendradas são crônicas e se acompanham de distúrbios circulatórios periféricos.

Dor por Estagnação de Mucos (*tan yin*). A produção de mucos é conseqüência de uma perturbação do metabolismo dos Líquidos Orgânicos, pode se realizar não importa em que parte do corpo, onde ela entrava a circulação da energia e se manifesta por uma dor surda com sensação de peso com adormecimento.

Dor por Estagnação dos Líquidos Orgânicos (*jin ye*), nesse caso específico, trata-se de dor por aparecimento de um inchaço ou de edema.

SÍNDROMES *BI*

Expostos no capítulo 43 do *Souenn* e no *Tratado do Cofre de Ouro*, *Jin Gui Yao Liao Fang Lun*, os *bi* correspondem, em parte, às afecções reumáticas[5].

O ideograma *bi* evoca a noção de reumatismos causando o adormecimento ou a insensibilidade, subentendendo sobretudo a idéia de obstrução. Os *bi* correspondem a uma obstrução da circulação da Energia e do Sangue, ligada à penetração de energias perversas que associam em proporção variável o Vento, o Frio e a Umidade[9].

Patogenia

A explicação que os chineses dão é que os fatores atmosféricos ou Energias Perversas (*Xie Qi*) que são o Vento, o Frio, ou a Umidade podem invadir o organismo, em razão da deficiência da Energia de Defesa (*Wei Qi*), que não pode se opor eficazmente à penetração desses Perversos pelos poros da pele (*Culi*). Essas situações se encontram, por exemplo, quando após uma transpiração excessiva o indivíduo se expõe ao vento, quando fica sentado ou deitado em lugar úmido, quando se expõe ao frio após o banho. É então que os Perversos Vento, Frio e Umidade agridem os Meridianos (*Jing Luo*), a estagnação e a má circulação da Energia e do Sangue resultam em dores musculares, articulares, ou ósseas com aparecimento de inchaço. Quando o *bi* fica entre os músculos, as dores se prolongam, o equilíbrio entre as Energias de Defesa e Nutritiva é rompido, o que resulta na doença reumática.

Outros elementos, citados pelo *Souenn*, intervêm mais precisamente na origem de complicações, a perda da serenidade do *Yin*, a agitação do Espírito, a superalimentação, a má conduta, a fadiga, que fazem sair os *bi* do quadro exclusivo das enfermidades de origem externa, Vento, Frio e Umidade, e são também qualificativos emblemáticos empregados para caracterizar as manifestações de um quadro clínico mais profundo[15].

Aspectos Clínicos

Segundo as predominâncias de um ou outro dos fatores patogênicos, o *Souenn*[8] distingue três tipos de *bi*:

- O *bi* de predominância Vento.
- O *bi* de predominância Frio.
- O *bi* de predominância Umidade.

Para uma melhor aproximação patogênica e maior eficácia terapêutica, é preferível distinguir os *bi* em duas grandes categorias:

- Os *bi* de Plenitude:
  - *Bi* de predominância Vento (*fengbi*) ou *bi* errático (*xingbi*).
  - *Bi* de predominância Frio (*hanbi*) ou *bi* doloroso (*tongbi*).
  - *Bi* de predominância Umidade (*shibi*) ou *bi* fixo (*zhuobi*).
  - *Bi* de predominância Calor (*rebi*).
  - *Bi* tenaz (*huanbi*).
- Os *bi* de Vazio
  - *Bi* de Vazio de Energia e de Sangue.
  - *Bi* do Vazio de *Yin*.
  - *Bi* do Vazio de *Yang*.

Bi de Plenitude

Bi *de Predominância Vento* (Fengbi)

Etiologia

Quando a Energia do Vento vence a Energia Orgânica, aloja-se nos Meridianos (*Jing Luo*) e há então uma luta com a Energia e o Sangue, sem lugar fixo, e é por isso que se dá o nome genérico de "*bi* que anda" (*xingbi*) ou "*bi* errante sem localização fixa".

Os *bi* que estão ligados à ação específica do Vento são de natureza móvel, de caráter fugaz e errático, deslocam-se e se espalham por tudo.

Sintomatologia

O paciente se queixa de cansaço generalizado, a capacidade motora diminui, as articulações são doloridas, essas dores vão e vêm sem localização fixa. Por ocasião dos acessos, há medo do frio, tremores e, às vezes, febre. A cobertura da língua é fina e esbranquiçada, o pulso superficial e rápido (*fushuo*).

Formas Clínicas

- *Bi* girante (*zhoubi*): as dores se localizam nos intervalos das porções carnosas dos músculos, se deslocam ao longo dos trajetos dos Meridianos de Energia, indo e vindo sem localização precisa.
- *Bi* dos tendões (*jinbi*): quando os Perversos invadem os tendões, o doente se queixa de dores com contraturas e tremores, que tornam os movimentos difíceis, e quando o doente se inclina, tem dificuldade em retornar à posição inicial.
- O vento que passa através das articulações (*lijiefeng*) faz com que elas se tornem sede de dores que se deslocam rapidamente sem ordem precisa.

Bi *de Predominância Frio* (Hanbi)

Etiologia

Quando a Energia do Frio predomina, ela congela os Meridianos e entrava a circulação de Energia (*Souenn*, cap. 39), a energia nos Meridianos estagna, não há mais comunicação e é doloroso, donde o nome genérico de "*bi* doloroso", *tongbi*. Trata-se de um *bi* devido à ação específica do Frio, que é de abrandar, de retrair, tomar em massa, esse tipo de *bi* se individualiza pela intensidade da dor percebida.

Sintomatologia

O corpo e as articulações são a sede de dores intensas, agravadas pelo frio e acalmadas pelo calor, não há sinais inflamatórios locais, mas as dores podem se acompanhar de uma sensação de frio e são mais intensas à noite. A cobertura da língua é fina e branca, o pulso profundo e tenso (*chen-xian*).

Formas Clínicas

- *Bi* dos Vasos (*maibi*): o Vazio de Sangue permite que o ataque do Frio se dirija aos Vasos (*xuemo*), que ficam congelados, doloridos e congestionados.
- *Bi* da pele (*pibi*): a pele em si é dolorida, com uma sensação de frio intenso e de parestesia, o Frio entrava a energia *Yang* da camada de Defesa (*weifen*), que não pode nem nutrir a pele nem aquecê-la.
- *Bi* do Tigre Branco (*bihufeng*): esse nome caracteriza uma dor articular permanente, de uma intensidade tal que evoca a mordedura de um tigre, tem a tendência de surgir ou agravar-se à noite.

Bi *de Predominância Umidade* (Shibi)

Etiologia

Quando a Energia da Umidade predomina, a Energia dos Meridianos (*jingluo*) é bloqueada, as Energias de Defesa (*weiqi*) e Nutritiva (*rong*) estagnam e não circulam mais, donde o nome genérico de "*bi* atado" (*zhuobi*). Essa forma de *bi* está relacionada com as propriedades específicas da Umidade, pesada e viscosa, tem a tendência de se acumular, estagnar, fixar-se e é difícil de eliminar. A conseqüência é o aparecimento de um *bi* de localização fixa que evolui para a cronicidade.

Sintomatologia

O corpo é pesado, as dores articulares são fixas e não se deslocam, são sensíveis às condições atmosféricas, em particular a umidade, que pode causar acessos dolorosos. Essas dores se acompanham de sensação de adormecimento (*mamu*), de inchaço e progressivamente as articulações se deformam. A cobertura da língua é branca e gordurosa, o pulso é profundo e rugoso.

Formas Clínicas

- *Bi* dos ossos (*gubi*): o Vazio de Sangue e de Energia permite aos Perversos atacarem o osso, a sensação de peso é predominante e impede o menor esforço ou até mesmo de se levantar, as dores são localizadas e percebidas pelo doente no nível dos ossos.

- **Bi das carnes** (*jibi* ou *roubi*): nesse quadro, a sensação de peso, de puxão tem sua sede eletiva no nível das massas musculares.
- **Bi do *joelho do guindaste*** (*bihaoxifeng*): essa expressão descreve uma gonalgia fixa com inchaço localizado e amiotrofia da perna.
- **Bi da *sandália de palha*** (*bicaoxiefeng*): a perna, o calcanhar e o pé são inchados, doloridos e pesados e o caminhar é muito limitado.

Bi *do Calor* (Rebi)

Etiologia

Duas circunstâncias podem estar na origem do *bi* de Calor. Há um Calor latente em um paciente que sofreu uma agressão pelo Vento-Frio, o Frio entrava o Calor, a Energia não circula mais, com a situação se prolongando, o Frio se transforma em Calor causando o *bi*. Outra situação é quando os Perversos Vento, Frio e Umidade estagnam nos Meridianos de Energia (*jingluo*) e se transformam em Calor sob a ação de um ataque de calor climático.

Sintomatologia

O quadro é o de um reumatismo inflamatório, as articulações são vermelhas, quentes, doloridas e inchadas, a palpação e a mobilização articular aumentam as dores, nos acessos dolorosos há febre, sede, medo do vento, opressão torácica. A cobertura da língua é amarela, o pulso rápido e tenso (*shuoxian*).

Em função da localização anatômica, constatamos que a essa classificação dos *bi*, segundo a natureza dos Perversos em questão, se junta e se insere uma outra classificação que identifica cinco tipos de *bi* e permite compreender a evolução e as complicações possíveis dessas afecções. O *Souenn* diferencia esses *bi* em função das Cinco Estações, o que não leva em conta a nomenclatura empregada nos textos modernos:

"Se a doença sobrevém no inverno trata-se de um *bi* dos ossos (*gubi*), se sobrevém na primavera *bi* dos tendões (*jinbi*), no verão *bi* dos Vasos (*maibi*), no *Yin Supremo* periódico da terra, na 5ª estação, trata-se de *bi* da carne (*roubi* ou *jibi*), no outono dá-se o *bi* da pele (*pibi*)"[5].

Bi *Tenaz* (Huanbi)

Etiologia

Quando o *bi* atinge o estado da cronicidade, a circulação da Energia e do Sangue nos Meridianos é fortemente diminuída, produz-se uma estagnação de Sangue e dos Meridianos no nível das articulações. Esse Sangue estagnado e os Mucos se estabelecem juntos, se enraízam profundamente no organismo, donde a dificuldade de eliminá-los.

Sintomatologia

Após uma longa evolução ou recaídas sucessivas, as articulações travam e se deformam. A dor se fixa e se intensifica, a mobilidade articular é restringida, a articulação é vermelha, inchada e dolorida, ou se torna fria e acompanhada de sensação de adormecimento, é sensível às variações climáticas, acentua-se com o frio e se atenua com o calor. Em caso de estagnação de Sangue, o pulso é fino (*xi*) e rugoso (*se*) e sobre a língua podem surgir pequenos pontos violáceos. Em caso de Mucos turvos, o pulso é mole (*rou*) e lento (*huan*), a cobertura da língua é esbranquiçada e gordurosa.

Bi *de Vazio*

Esses tipos de *bi* são sobretudo o resultado de uma longa evolução da doença, podem se manifestar de uma só vez quando há preliminarmente um Vazio de Energia e de Sangue, ou uma deficiência da energia do Fígado e dos Rins. O intrincamento de sinais de Vazio e de sinais de Plenitude é freqüente e demanda uma análise minuciosa para fazer a distinção entre um e outro.

Bi *de Vazio de Energia e de Sangue*

Etiologia

Esse quadro pode ser observado no curso da evolução crônica de um *bi* de Plenitude que se transforma em Vazio por esgotamento progressivo da Energia e do Sangue e um enfraquecimento da Energia Orgânica (*zhengqi*). Pode, ainda, estar relacionado à insuficiência do *Yang* do Rim.

Sintomatologia

Após uma longa evolução da doença, os ossos e as articulações ficam doloridos, a dor é de intensidade variável e se acentua com os movimentos, os músculos e os tendões se retraem, o rosto apresenta uma tez amarelada e sem brilho. Sintomas como astenia, palpitações, respiração curta, transpiração espontânea, emagrecimento, inapetência e diarréia são freqüentes. A língua é pálida e a cobertura é esbranquiçada ou ausente, o pulso é mole (*rou*) e fraco (*ruo*), ou fino (*xi*) e miúdo (*wei*).

Bi *Vazio de* Yang

Etiologia

O Vazio de Energia *Yang* atesta a evolução da patologia que afeta o *Yang* dos Rins, do Fígado e do Baço.

Sintomatologia

Nesse aspecto crônico, as articulações são doloridas e deformadas, são frias à palpação, os músculos e os tendões são atróficos. A tez é pálida, sem brilho, o paciente emagrece, fica cianótico, os lombos e o joelho são fracos, as urinas abundantes, as fezes líquidas ou há queixa de diarréias matinais. A língua é pálida e esbranquiçada, o pulso é profundo (*chen*) e fraco (*ruo*).

Bi *Vazio de* Yin

Etiologia

Esse quadro se observa no decorrer da evolução, quando o *Yin* se enfraquece e afeta o Fígado e os Rins, ou após um tratamento que abusa das medicações quentes, que lesam o *Yin* do Fígado e dos Rins.

Sintomatologia

Nesse aspecto crônico, as articulações são doloridas, os tendões e os vasos se contraem, dor e contratura se acentuam com o movimento. A fadiga é geral e se acompanha de emagrecimento, nervosismo, transpirações súbitas, vertigens, ruídos no ouvido, vermelhidão no rosto, golfadas de calor, febrícula crônica (durante o dia a temperatura fica normal, mas se eleva à noite), os lombos são doloridos e os joelhos fracos. As articulações são a sede de calor e de rubor local, com edema ou deformação que tornam os movimentos difíceis (esses sintomas se atenuam durante o dia e se acentuam à noite). A boca é seca, a língua vermelha, a cobertura é rara, o pulso é fraco (*ruo*).

Evolução dos Bi

Um dos aspectos singulares da fisiologia energética chinesa é de pôr em relação uma víscera com uma estrutura anatômica, o fígado com os tendões, o coração com os vasos, o baço com as massas musculares, o pulmão com a pele, o rim com os ossos. Essa reunião (*he*) responde pelas complicações possíveis por difusão do processo evolutivo da superfície em direção à profundidade. Justificando porque, apesar do tropismo articular, encontram-se na AR manifestações extra-articulares (cutâneas, viscerais, vasculares, ou nervosas).

Quando a doença afeta um dos tecidos, por exemplo, os tendões, por sua reunião ela se propaga ao interior e se aloja na víscera associada, no caso o Fígado, para causar um *bi* nos órgãos (*wuzangbi*). É assim que um *bi* da pele evolui para o Pulmão, um *bi* dos vasos para o Coração, um *bi* dos tendões para o Fígado, um *bi* dos ossos para o Rim e um *bi* das carnes para o Baço, "quer dizer que cada *bi* atinge a víscera pelos ataques repetidos do vento, do frio e da umidade de acordo com a relação entre os tecidos e as vísceras" (*Souenn*, cap. 43)[5].

Bi do Pulmão (Feibi)

Quando um *bi* da pele não cessa e a agressão dos perversos se repete, ele ganha o Pulmão e provoca febre, medo do frio, tosse, sufocação, sensação de plenitude torácica, vômitos, agitação ansiosa. Às vezes esse quadro é consecutivo a uma penetração direta dos Perversos que obstruem a circulação da energia do pulmão. Derrame pleural.

Bi do Coração (Xinbi)

Quando um *bi* dos vasos se prolonga e a agressão dos perversos se repete, ele ganha o Coração, causando palpitações. O coração bate como um tambor, há sensação de inchaço precordial, sufocação, garganta seca, suspiros freqüentes, ansiedade e medo (derrame pericárdico). Às vezes esse quadro sobrevém após inquietações que enfraquecem o Sangue do Coração e facilitam o ataque dos Perversos que se acumulam no peito.

Bi do Fígado (Ganbi)

Quando um *bi* dos tendões não é curado e a agressão dos perversos persiste, ele se propaga ao Fígado, causando cefaléia, sono agitado, pesadelos, sede excessiva, poliúria, inchaços abdominais, dores dos flancos, torácica e costal, lombalgias, pernas e pés frios. Nódulos viscerais e mononeurites múltiplas.

Bi dos Rins (Shenbi)

Na ausência da cura, um *bi* dos ossos submetidos à agressão repetida dos Perversos evolui para o Rim e provoca sensação de fraqueza dos ossos e o caminhar se torna difícil, as costas se curvam para frente e o doente é incapaz de se endireitar, as articulações são inchadas e difíceis de se moverem. Em certos casos esse quadro está ligado a uma acumulação dos Perversos na pequena bacia e órgãos genitais externos, é um *bi* do Rim que atinge os órgãos genitais, "como quando se está adormecido em um banho frio"[5].

Bi do Baço (Pibi)

Quando um *bi* da carne se prolonga e a agressão dos perversos se repete, ele ganha o Baço e provoca fadiga dos quatro membros, sensação de plenitude torácica, tosse, vômitos e regurgitações de líquidos claros. Linfadenopatia, nódulos viscerais, vasculites com úlceras nas pernas.

Essa concepção da difusão dos *bi* em profundidade em direção às vísceras demonstra claramente que a noção de *bi* ultrapassa a noção ocidental de reumatismo. Sob essa óptica, só o *bi* do Rim pode ser considerado como pertencente ao domínio dos reumatismos, o *bi* do Coração pode a rigor evocar certas complicações cardiovasculares.

Diagnóstico Diferencial

Em termos de medicina chinesa, o diagnóstico se passa essencialmente com as síndromes *Wei*, descritas no capítulo 44 do *Souenn*, que afetam igualmente o aparelho locomotor[8]. Se reconhecermos cinco tipos de *Wei*, da pele, dos vasos, dos tendões, da carne e dos ossos, a semiologia não se presta ao equívoco, pois ela descreve sobretudo fenômenos atróficos, paréticos, até paralíticos, cuja origem é interna, seja por excesso de Calor do Pulmão que queima os Líquidos, ou por excesso de Calor *Yang Ming*, seja por Vazio de Energia e de Sangue, ou por Vazio de Rim e de Fígado. A relação é feita sobretudo com uma patologia neurológica.

Terapêutica

O tratamento dos *bi* deve conduzir à resolução da dor, à eliminação do agente perverso em questão e à prevenção das recaídas, o que leva a conceber esse tratamento em três fases, sintomática, etiológica e preventiva. A escolha da conduta depende de cada caso, mas não deve se limitar a uma ação sintomática, que geralmente não é necessária, pois um tratamento etiológico bem conduzido deve levar a uma sedação rápida dos sintomas clínicos[16].

TRATAMENTO ACUPUNTURAL E CORRELAÇÃO COM O USO ADEQUADO DE AGENTES FÍSICOS

Tratamento Local

A escolha e a combinação dos pontos são de importância capital no tratamento por acupuntura, por isso devem ser feitas por profissional apto. Três tipos de pontos podem ser considerados: os pontos locais, os pontos distais e os pontos específicos. São escolhidos segundo a teoria dos Meridianos, objetivando relaxar os músculos, liberar as articulações, eliminar a dor, ativar os vasos *luo*, harmonizar e regularizar a Energia e o Sangue e caçar os Perversos que causam a doença[17].

Os pontos locais estão situados na proximidade da região dolorida.

Pontos Xi

São pontos que comandam as passagens articulares, verdadeiras barreiras energéticas, os movimentos de entrada e saída do *Yin* e do *Yang* no nível de cada articulação.

São chamados também de pontos de desobstrução (*Xi*), devendo-se usar o ponto correspondente do canal de Energia que passa pela área afetada utilizando o método de dispersão[11].

Pontos Ashi

Devem ser pesquisados sistematicamente.

São pontos situados fora dos trajetos energéticos, sem localização fixa, são dolorosos à pressão (*ashi* é a exclamação chinesa pronunciada pelo paciente no momento da pressão exercida pelo médico) e cuja sensibilidade desaparece com a eliminação da dor.

Pontos Distais

São pontos situados a grande distância da zona dolorosa, apresentam regulação locorregional ou geral e são determinados segundo a teoria dos Meridianos.

Pontos Específicos

Reconhecidos pela grande experiência acumulada pelos chineses através dos séculos, sua ação fisiológica é indicada em todos os tratados clássicos de acupuntura[10,11,17].

- V 11 (Dazhu): ponto de reunião dos ossos.
- VB 34 (Yanglingquan): ponto de reunião dos tendões.
- VB 39 (Xuanzhong): ponto de reunião das medulas.
- P 9 (Taiyuan): ponto de reunião dos vasos sangüíneos.
- B 17 (Geshu): ponto de reunião do sangue.
- VC 17 (Shanzhong): ponto de reunião da energia.
- VC 3 (Zhongji): ponto *mo* da bexiga tem relação com o elemento água, comanda o movimento da Energia em profundidade e por isso possui uma ligação estreita com toda a estrutura óssea.
- E 38 (Tiakou): para nós este ponto comandaria toda a expressão motora e gestual do homem, age sobre todas as articulações e reforça a ação dos pontos IG 14 (*Binu*), ponto de comando do ombro, IG 12 (*Zhouliao*), ponto de comando do cotovelo, E 31 (*Biguan*), ponto de comando do quadril e E 35 (*Dubai*), ponto de comando do joelho.

Tratamento Etiológico

Esse aspecto do tratamento visa eliminar os *Perversos* responsáveis pela afecção. Para isso é preciso caçar o Vento, eliminar o Frio, transformar a Umidade, purificar o Calor e nos casos de Vazio tonificar a Energia.

Como indicativo, alguns pontos podem ser propostos, entendendo-se que só a especificidade do paciente conduz a uma escolha rigorosa e judiciosa de pontos sob a visão etiológica.

Bi de Predominância Vento

Para caçar o vento é preciso tratar o sangue e eliminar o vento. Ao iniciar a melhora do quadro doloroso, confirmando com a verificação do pulso, pode-se orientar o começo da cinesioterapia ativa, sempre de acordo com os limites do paciente.

Bi de Predominância Frio

Quando a presença do frio se prolonga, o *Yang* enfraquece, então é preciso tonificar para eliminar o frio por moxas. O tratamento energético poderá ser acrescido por termoterapia superficial e profunda, eletroterapia, cinesioterapia para manutenção de ADM e reforço muscular, além de técnicas adequadas de estimulação neuroproprioceptivas.

Bi de Predominância Umidade

Quando a umidade se acumula no organismo, as funções de transporte e de transformação do Baço são perturbadas e este não pode mais nutrir os quatro membros. Utilizar pontos para transformar a umidade.

Quando os reumatismos são sensíveis às variações atmosféricas, recomenda-se regular o Meridiano Curioso *Yang Wei Mai*. Recomenda-se utilizar a técnica *shu-mo* para regularizar o Baço e o Estômago. Igualmente nesses pacientes pode-se aplicar termoterapia, eletroterapia e realizar a cinesioterapia. No entanto, deve-se ter cuidado maior na mobilização, pois há tendência ainda mais acentuada desses pacientes em sofrer subluxações, além de formar edema articular e *pannus*.

Bi de Predominância Calor

Quando o calor se manifesta é preciso purificá-lo do nível *Yang Ming* e do *Du Mai*. Devido ao quadro inflamatório exuberante, é viável a utilização de crioterapia e repouso nos primeiros dias para ajudar na redução dos sinais flogísticos. Com a remissão do quadro e o tratamento com a acupuntura, deve-se paulatinamente ser introduzida a termoterapia e a cinesioterapia, pois como mencionado, o calor geralmente é uma transformação de uma plenitude *yin*. A manutenção de meios físicos que favoreçam a energia perversa causal tenderá a piorar o quadro.

Um excesso de calor tem por conseqüência lesar os Líquidos Orgânicos e o Sangue, portanto pode ser útil tonificar o Baço, o Pulmão e o Rim, segundo as circunstâncias clínicas.

Nas formas graves é preciso refrescar o sangue através da acupuntura e eliminar toxinas, sendo isso realizado de forma mais efetiva com o uso da farmacopéia.

Bi Tenaz

Em tal tipo de *bi* é preciso caçar o vento, vivificar o sangue, dispersar o frio, purificar o calor e sustentar a Energia Orgânica. O tratamento desse *bi* é difícil e geralmente temos que recorrer à farmacopéia chinesa.

Bi do Vazio de Qi e de Sangue

O princípio terapêutico consiste em tonificar e harmonizar o *Qi* e o Sangue por intermédio dos pontos que agem sobre essas grandes funções, devendo-se usar preferencialmente moxas. Podem-se utilizar termo e cinesioterapias. Não usar eletroterapia em nenhum tipo de *bi* vazio.

Bi Vazio de Yang

Aqui a finalidade é aquecer o *Yang* e fortificar o *Qi* centralizando sua ação sobre a tonificação do Rim *yang*. Não usar eletroterapia.

Bi Vazio de Yin

A base do tratamento é tonificar o *Yin* do Rim e nutrir o Fígado e a técnica deve ser associada ao uso da farmacopéia. Não usar eletroterapia.

Apesar da grande indicação da hidroterapia para pacientes portadores de artrite reumatóide, pela concepção da fisiopatologia energética ela deverá ser evitada na maioria dos casos, salvo em quadros de degeneração articular grave onde a relação do risco/benefício seja maior, pois a água é um elemento de energia *yin* (frio, umidade), aumentando sobremaneira o aporte dessas energias.

Tratamento Preventivo

O verdadeiro tratamento preventivo é o que o colóquio singular médico-paciente chega a instaurar, pela compreensão do mal-estar desse último, com a determinação do seu padrão de adoecimento. A necessidade de uma real tomada de consciência pelo doente, que o conduz a modificar sua rotina (dieta, atividades corporais), seu comportamento e sua forma de abordar e reagir às situações em sua vida, é a melhor garantia[3].

Dietética

Ocupa um lugar de escolha no tratamento de fundo dos reumatismos. O capítulo 3 do *Souenn* diz que é preciso "dosar cuidadosamente os sabores para que os ossos fiquem direitos e os músculos flexíveis, para que o sopro e o sangue sejam fluídicos e que os ligamentos sejam aptos, então o sopro dos ossos será sutil"[5]. Essa mistura sutil de sabores, base da dietética chinesa, deve respeitar os princípios enunciados no capítulo 10 do *Souenn*, "comer muito picante contrai os músculos, comer muito doce causa dor nos ossos"[15].

A essa função estrutural dos sabores associa-se um papel privilegiado na regulação da Energia, do Sangue e dos Líquidos Orgânicos que se opõem à penetração dos perversos no organismo.

Prescrever alimentos segundo sua natureza é a segunda regra a observar, respondendo, assim, a um dos princípios fundamentais da medicina chinesa, que preconiza consumir alimentos de natureza *Yin* para eliminar o Calor em excesso.

Como na artrite reumática encontramos sempre certo grau de Umidade, deve-se evitar os alimentos que possuam tendência a aumentar a retenção desse agente perverso, ou seja, evitar leite e seus derivados, alimentos crus e doces e comer muito tarde da noite, o que significa depois das 20h[18].

Farmacopéia

Complemento indispensável da acupuntura, a farmacopéia permite restabelecer o equilíbrio *Yin-Yang* rompido pela doença e eliminar os agentes perversos[17]. A seleção e a prescrição adequada da fitoterapia chinesa na AR necessitaria de um capítulo isolado para ser abordada. É salientada aqui sua importância como suporte diário no tratamento energético.

Papel das Energias Hereditárias

Elas presidem a organização do ser em sua criação e em sua recriação permanente, estão concentradas na região situada no abdome inferior, para frente e entre os rins, sob o umbigo, na pequena bacia, da qual o *Mingmem* é a porta. A energia ancestral circula pelo corpo humano pelos Meridianos Curiosos que têm sua origem no Rim e é transmitida a todas as Vísceras Curiosas, em particular aos ossos.

CONSIDERAÇÕES FINAIS

A artrite reumática pertence ao quadro clínico teórico dos *bi*, no qual intervêm vários componentes. Um vazio de Energia Essencial, uma ruptura de equilíbrio entre a Energia Nutritiva (*Rong*) e Energia de Defesa (*Wei*), uma obstrução da circulação da Energia e do Sangue e por ação dos fatores perversos externos. Em período evolutivo, o papel das energias perversas externas é preponderante, não sendo raro coexistirem mais de um perverso e a diferenciação se torna difícil, somam-se fatores de origem interna que, segundo nossa experiência, intervêm no equilíbrio energético de todo o ser, sem omitir a participação das energias hereditárias.

Assim como na medicina ocidental, o tratamento da artrite reumática é particularmente complexo, se desenrola em várias etapas que, segundo as circunstâncias, privilegiam o tratamento de fundo e o tratamento sintomático.

Elementos do tratamento de fundo:

- Harmonizar a Energia Nutritiva (*Rong*) e a Energia de Defesa (*Wei*).
- Fazer circular a Energia e o Sangue.
- Desobstruir os Meridianos.
- Fortificar a estrutura anátomo-energética atacada.
- Assegurar o equilíbrio energético da Energia da pelve.
- Manter as Energias Hereditárias (*Yuan Qi*).

Elementos do tratamento sintomático:

- Eliminar os perversos externos Vento, Frio, Calor e Umidade.
- Restabelecer a livre circulação de Energia no nível das articulações.

A escolha da maioria dos pontos que respondem por esses mecanismos já foi tratada nos parágrafos precedentes.

A acupuntura em todos os casos deve ser associada à farmacopéia e à dietética, a eficácia terapêutica está longe de ser negligenciada, o que autoriza a integrá-las aos métodos clássicos, principalmente para atenuar os efeitos secundários causados pelos medicamentos da farmacopéia ocidental.

Essa abordagem da Medicina Chinesa, que não se fundamenta sobre uma nosologia sistêmica, mas privilegia a sintomatologia e o paciente, tem por que surpreender o prático ocidental que, por ausência de referências, tem dificuldades para compreender e tratar a artrite reumatóide. Estamos frente a uma tentativa que, por sua metodologia, apresenta uma outra via de aproximação do paciente, um outro modo de ver o real que nunca dissocia o doente de seu contexto. A concepção fisiopatológica que disso deriva impõe a cada vez recompor o Diagnóstico Ocidental na soma de seus sintomas, para estabelecer um Diagnóstico Energético específico do indivíduo doente, que conduz à escolha dos pontos a punturar com o máximo de eficácia.

Constata-se assim que para uma boa evolução e o sucesso do tratamento reabilitativo da AR, o acompanhamento pelo acupunturista é de fundamental importância. O trabalho integrado favorece um melhor discernimento na escolha dos meios físicos e técnicas cinesioterápicas, favorece a adesão dos pacientes ao uso de órteses (para descarga articular e redução da dor) e ao próprio tratamento fisioterápico, reduz o quadro doloroso, ou a associação de todos esses fatores. Permite uma necessidade cada vez menor do uso contínuo de altas doses de medicação (sem, no entanto, restringir sua utilização), principalmente a corticoterapia, a qual acarreta alterações tão bem conhecidas, como a descalcificação óssea precoce, distúrbios circulatórios, visuais, atrofias musculares e outros. Facilita a redução do número de crises, redução da perda, ou restrição dos dias de trabalho, trazendo de volta esse paciente à rotina laborativa e melhorando sobremaneira a sua qualidade de vida. Dessa forma, unem-se esforços visando atingir os objetivos primordiais do tratamento fisiátrico na AR, que são: o alívio da dor, a manutenção da função articular e a prevenção de deformidades[1].

REFERÊNCIAS BIBLIOGRÁFICAS

1. COURTILLON A.; NOËL, D.; FOURASTIER J. et al. *Artritis Reumatoide del Adulto – Rehabilitación Funcional y Estrategia de Readaptación*. Paris: Enciclopedia Médico-Quirúrgica, 1999.
2. DESPEUX, C. Histoire de la medicine chinoise. In: *Encyclopedie des Medicines Naturelles*. Paris: Editions Techniques, 1989.
3. JUNYING, G.; ZHIHONG, S. *Medicina Tradicional Chinesa Prática e Farmacologia: teorias e princípios básicos*. São Paulo: Roca, 1996. cap. 2, p. 10-16.
4. MACIOCIA, G. *Os Fundamentos da Medicina Chinesa*. São Paulo: Roca, 2000.
5. NGUYEN, V. N. *Hoang Ti Nei King So Ouenn*. Marseille: NVN, 1973. tome 1.
6. LING-SHU. *Base da Acupuntura Tradicional Chinesa*. São Paulo: Andrei, 1995.
7. NGUYEN, V. N.; DZUNG, T. V. Particularites constitutionelles des 5 organes. *Revue Française de Medicine Chinoise (Marseille)*. v. 167, p. 107, 1995.
8. NGUYEN, V. N. *Hoang Ti Nei King So Ouenn*. Marseille: NVN, 1988. tome. 3.
9. TRUNG, T. T. Energies Wei, Qi Rong e Xue et síndromes et traitements. *Revue Française de Medicine Chinoise (Marseille)*, v. 167, p. 147, 1999.
10. SHANGHAI COLLEGE OF TRADITONAL MEDICINE. Acupuntura um Texto Compreensível. São Paulo: Roca, 1996.
11. YAMAMURA, Y. *Acupuntura Tradicional. A arte de inserir*. São Paulo: Roca, 2001.
12. AUTEROCHE, B.; NAVAILH, P. *O Diagnóstico na Medicina Chinesa*. São Paulo: Andrei, 1978.
13. NGUYEN, V. N. Lês Huit Règles de diagnostic em mèdicine traditionelle chinoise. *Revue Française de Medicine Chinoise (Marseille)*. n. 94, p. 937-947, 1982.
14. NGUYEN, V. N.; DONG, M. V.; NGUYEN, C. *Semiologie et Therapeitique em Medicine Energetique Orientale*. Marseille: NVN, 1985.
15. NGUYEN, V. N. *Hoang Ti Nei King So Ouenn*. Marseille: NVN, 1974. tome 2.
16. NGUYEN, V. N. *Hoang Ti Nei King So Ouenn*. Marseille: NVN, 1991. tome 4.
17. MACIOCIA, G. *A Prática na Medicina Chinesa*. São Paulo: Roca, 1996.
18. PERINI, M. *Terapia Dietética Chinesa*. São Paulo: Loyola, 2003.

BIBLIOGRAFIA COMPLEMENTAR

KAPTCHUCK, T. *A Arte de Curar*. Londres: Rider, 1983.

CAPÍTULO 123

Artrite Reumatóide – Aspectos Psicológicos

Carlos Frederico de Oliveira Alves

A artrite reumatóide é um quadro clínico complexo, que apresenta repercussões variadas nos diversos âmbitos da vida do paciente. Tal grau de complexidade requer um olhar multi e interdisciplinar, tendo em vista a ampliação da compreensão e, conseqüentemente, a potencialização de intervenções e recursos terapêuticos a serem utilizados.

Segundo Merskey *apud* Mello Filho, a Associação Internacional para o Estudos da Dor (IASP) define dor como uma experiência desagradável, sensitiva e emocional, associada a lesão real ou potencial dos tecidos, ou descrita em termos dessa lesão[1]. Essa definição aborda, diretamente, dois aspectos básicos e fundamentais na compreensão do fenômeno doloroso: o da ordem do físico e o do psíquico. Entretanto, o enfoque de um tema de tamanha amplitude e relevância na vida dos pacientes remete, invariavelmente, a uma ampliação dessa compreensão, inserindo outras questões condizentes ao comportamento e às relações socioculturais.

Nesse sentido, a terapêutica da dor e, mais particularmente, da artrite reumatóide não pode prescindir de um enfoque biopsicossocial, tendo em vista que é a combinação de tais fatores, relativos à constituição e vivência do sujeito, que modula, determina e caracteriza a experiência dolorosa como individual. É importante destacar que tais compreensões não estão situadas unicamente no enfoque e intervenção de alguns profissionais da equipe, antes, é preciso haver um compartilhamento dessas noções, a fim de proporcionar um cuidado integral e não-reducionista. A artrite reumatóide é freqüentemente associada a componentes psicogênicos importantes, sendo freqüente sua exacerbação relacionada a fatores estressantes associados. Há estudos que, em meio a grandes controvérsias, sugerem a existência de uma estreita relação entre a doença e traços de personalidade com ênfase em características como perfeccionismo, incapacidade de externar raiva, alto grau de sensibilidade a críticas, dependência e dificuldade de suportar perdas. Independentemente de qualquer delimitação em perfis preestabelecidos, percebe-se que o paciente de artrite reumatóide vivencia, em seu dia-a-dia, sentimentos e situações que se apresentam enquanto fontes geradoras de sofrimento e angústia. Identificam-se questões que vão desde a cronicidade e sofrimento da doença, até a repercussão e o comprometimento das atividades cotidianas, refletindo-se em sua vida de relação, trabalho e sexual. Tais fatores constituem fonte de sentimentos depressivos, ansiedade e repercussões negativas na auto-imagem[2]. Pode-se dizer que o indivíduo tem seu destino modificado pelo *evento da dor*.

Um outro aspecto importante a ser ressaltado é que o paciente é alguém que se apresenta, em seu modo de ser-no-mundo, a partir de uma série de vivências e experiências que, por vezes, determinam ou no mínimo influenciam sua forma de lidar com o seu adoecer. Tais marcas repercutem em atitudes que vão desde mecanismos inconscientes de não-aceitação do processo de adoecer, culpabilização de outros atores envolvidos em sua trama constitutiva, agressividade e rejeição, fruto de dificuldades em lidar com a limitação e sofrimento, até movimentos de barganha e estabelecimento de ganhos secundários diversos.

Geralmente, o paciente de artrite reumatóide e seus familiares chegam ao tratamento já esgotados, desesperançados e com uma série de crenças fantasiosas relacionadas ao processo de adoecimento. Em diferentes proporções, a dor combina a dimensão sensitivo-discriminativa, que permite identificar, no tempo e no espaço, o estímulo doloroso; a dimensão cognitivo-avaliativa, que lhe possibilita quantificar e atribuir o contexto simbólico individual aos estímulos nociceptivos e a dimensão afetivo-motivacional, que caracteriza sua relação com seu estado de adoecimento.

A abordagem psicológica, inserida nesse contexto, visa desde o acolhimento e suporte ao paciente em seu sofrimento, o esclarecimento acerca dos diversos fatores de ordem psíquica e comportamental que influenciam o manejo e o relacionar-se com sua dor, bem como a efetivação de intervenções que promovam um redesenho de seus modelos afetivos, cognitivos e comportamentais, tendo em vista a redução da vulnerabilidade e instrumentalização do paciente para lidar com a doença de modo mais satisfatório.

Tais abordagens se fazem de essencial relevância, uma vez que, assim como pontua Angelotti, estabelece-se um círculo vicioso entre o desenvolvimento da dor e o estado emocional do paciente[3]. Ou seja, a incapacidade e impotência vivenciada ante seus próprios sentimentos dolorosos levam o paciente a uma depreciação de sua auto-imagem, tornando-o cada vez mais vulnerável e menos apto a ressignificar tais experiências.

A família do paciente também possui lugar de destaque no tratamento, visto que o caráter de cronicidade da artrite reumatóide, por vezes, requer dos familiares uma disponibilidade intensa, no sentido de cuidar do paciente, gerando, muitas vezes, reações como rejeição, superproteção, cobranças excessivas e expectativas fantasiosas. Outros aspectos associados, tais como perdas financeiras devidas ao afastamento do paciente do trabalho, agressividade muitas vezes dispensada pelo paciente e dirigida aos cuidadores, dentre outras manifestações, tornam tal população vulnerável e, também, necessitada de intervenções terapêuticas. Estudos recentes no campo da psicologia clínica e do trabalho apontam para o alto grau de sofrimento vivenciado por cuidadores, bem como a necessidade de se criarem espaços e propostas terapêuticas voltadas a essa clientela[4-6].

REFERÊNCIAS BIBLIOGRÁFICAS

1. MELLO FILHO, J. (ed.). *Psicossomática Hoje.* Porto Alegre: Artes Médicas Sul, 1992.
2. MOREIRA; MELLO FILHO In: MELLO FILHO, J. (org.) *Psicossomática Hoje.* Porto Alegre: Artes Médicas Sul, 1992.
3. ANGELOTTI, G. Tratamento da dor crônica. In: RANGÉ, B. (ed.). *Psicoterapias Cognitivo-Comportamentais: um diálogo com a psiquiatria.* Porto Alegre: Artmed Editora, 2001.
4. ALVES, C. F. O. *Entre o Cuidar e o Sofrer: o cuidado do cuidador via experiência de cuidadores/profissionais de saúde mental.* Recife, 2004. 82p. Projeto de Dissertação (Mestrado) – Universidade Católica de Pernambuco.
5. CODO, W.; VASQUES-MENEZES O que é Burnout? In: CODO, W. *Educação: carinho e trabalho.* Rio de Janeiro: Vozes, 1999. p. 237-255.
6. BENEVIDES-PEREIRA, A. M. (ed.). *Burnout: quando o trabalho ameaça o bem-estar do trabalhador.* São Paulo: Casa do Psicólogo, 2002.

CAPÍTULO 124

Terapia Ocupacional em Artrite Reumatóide

Pola Maria Poli de Araujo

INTRODUÇÃO

A Assembléia Representativa da Associação Americana de Terapia Ocupacional (AOTA) aprovou a seguinte definição de terapia ocupacional:

> "Terapia Ocupacional é a aplicação da ocupação de qualquer atividade utilizada para a avaliação, o diagnóstico e o tratamento de problemas que interfiram na atuação funcional de pessoas debilitadas por doenças físicas ou mentais, desordens emocionais, disfunções congênitas ou de desenvolvimento ou no processo de envelhecimento, com o objetivo de alcançar um ótimo funcionamento e de prevenir e manter a saúde"[1].

A terapia ocupacional é, portanto, uma ciência aplicada, que tem como objeto de estudo a cinética do homem e sua relação com as atividades ocupacionais, em todas as suas formas de expressão, quer nos desvios patológicos, quer nas suas repercussões psíquicas e orgânicas. Suas metas são restaurar, desenvolver, adaptar, ou conservar a capacidade física e mental do indivíduo[2].

Cabe então ao terapeuta ocupacional:

- Avaliar adequadamente o quadro clínico do paciente. Aplicar testes específicos a fim de avaliar os níveis de capacidade funcional.
- Adaptar o paciente a conviver com sua incapacidade.
- Educá-lo na compreensão da sua doença e do tratamento, na importância da manutenção da mobilidade, na eficiência no planejamento e na organização de suas atividades. Essa educação compreende ajustamentos psicossocial, sexual e vocacional.
- Manter e/ou aumentar a mobilidade articular orientando a realização de exercícios adequados à sua patologia.
- Manter e/ou aumentar a força e a resistência muscular, orientando a realização de exercícios isométricos e seguindo um programa de atividades cuidadosamente graduadas.
- Elaborar um programa de atividades da vida diária e prática a serem realizadas pelo cliente, orientando e supervisionando na execução dessas atividades.
- Adaptar os meios e materiais disponíveis, pessoais ou ambientais, para o desempenho funcional do paciente.
- Confeccionar órteses necessárias para o desempenho funcional.
- Orientar as técnicas de proteção articular e conservação de energia.

MÃO REUMATÓIDE
Avaliação

Em geral, os primeiros segmentos a serem afetados na artrite reumatóide (AR) são as mãos e punhos. Esses segmentos são também os que mais comumente se deformam. A fim de desenvolver um planejamento reabilitador adequado para esses pacientes, é fundamental uma avaliação cuidadosa e sistemática que inclui três fases: história da moléstia, avaliação física e avaliação funcional[3].

Na anamnese são importantes alguns aspectos como o diagnóstico correto, o tempo de evolução e progressão da doença, o envolvimento sistêmico das articulações afetadas, bem como a orientação fornecida e o programa domiciliar instituído. É importante conhecer também os principais sintomas atuais e as razões que levaram o paciente a procurar tratamento (dor, disfunção, estética, novas necessidades funcionais).

A avaliação física deve ser sucinta, mas sistemática. Na inspeção da pele observa-se se há alterações na cor, no trofismo e presença de cicatrizes. Nas articulações observam-se sinais inflamatórios (rubor, calor, aumento de volume e dor), instabilidades, luxações ou subluxações, limitações e desalinhamentos. Na mão podem ocorrer alterações típicas cuja denominação já traduz o tipo de deformidade (síndrome *caput ulnae*, dedo em botoeira, dedo em pescoço de cisne, dedo em martelo e outros).

As avaliações físicas objetivas são realizadas com equipamentos adequados e técnicas padronizadas. Existem ainda avaliações funcionais que permitem analisar o funcionamento dos membros superiores como um todo. A par disso pode-se propiciar atividades que delineiam a capacidade funcional dos membros superiores, como pegar e transladar objetos de pequeno tamanho, levantar e posicionar objetos com pesos progressivos, escrever e atividades de vida diária (AVD) (higiene, alimentação, vestir-se etc.).

Dentre as avaliações objetivas é importante mensurar o edema pelo método linear, ou do volúmetro. A mensuração do perímetro linear do segmento edemaciado, em centímetros, é feita com a fita métrica, em pontos predeterminados, sendo o método mais simples. O volúmetro é um recipiente de plástico transparente que é preenchido por água e com uma abertura para escoamento. Coloca-se a mão de modo padronizado dentro do recipiente de modo que a água deslocada escoe por uma abertura superior, sendo recolhida em um outro recipiente graduado em mililitros. O volume da mão corresponde ao volume da água deslocada. Essas mensurações permitem estabelecer objetivamente se o edema está regredindo efetivamente com o tratamento.

A amplitude de movimento das articulações, tanto ativa como passiva, bem como as deformidades angulares, são medidas pelas técnicas padronizadas de goniometria.

A força de preensão e dos três principais tipos de pinças (polpa a polpa, lateral ou da chave e trípode) são medidas respectivamente pelos dinamômetros de *Jamar* e *Pinch Gauge*.

A sensibilidade é avaliada pelos testes de discriminação de dois pontos (estático e em movimento), pelo teste dos monofilamentos de von Frey e pelo *pick-up test* de Moberg.

Algumas avaliações têm caráter subjetivo. A dor pode ser avaliada pela Escala Análoga Visual (*Visual Analog Scale* [VAS]) da dor em que o paciente dá uma nota para sua dor entre 0 (sem dor) e 10 (dor lancinante). A rigidez matinal é avaliada por sua duração e a fadiga pelo número de vezes que interfere com as atividades.

Na avaliação funcional das mãos, a diminuição da destreza é avaliada por instrumentos funcionais padronizados, como os testes de *Minnesota*, *O'Connor* e *Jebsen*.

Para medir a capacidade funcional de pacientes com AR utiliza-se o *Stanford Health Assessment Questionnaire* (HAQ), que consta de 20 questões, em oito componentes de AVD: vestir-se, levantar-se, comer, caminhar, higiene, alcançar, preensão e outras atividades. Para cada questão é dada a nota, conforme o grau de dificuldade, de 0 a 3, em que 0 quer dizer sem dificuldade e 3 incapaz de fazer (Tabela 124.1). As notas mais altas das questões de cada componente serão somadas e divididas pelo número de componentes (8). O número final será a nota do paciente. Essa avaliação deverá ser repetida após três meses de tratamento[4,5].

Utiliza-se também, para avaliação, a escala da Escola Paulista de Medicina – *Range of Motion* (EPM-ROM) que avalia a amplitude de movimentos de dez pequenas articulações, para o lado direito e esquerdo, por meio de exame com goniômetro. Cada articulação é colocada em uma faixa de amplitude articular que recebe a nota de 0 (amplitude normal) a 3 (limitação importante) (Tabela 124.2). A nota final de uma articulação é o resultado da soma de lados direito e esquerdo, dividida por dois. A nota máxima possível é 30, que significa extrema limitação de amplitude de movimento e, portanto, da capacidade funcional, ao passo que a nota 0 significa normalidade[6].

Essas avaliações foram validadas para o nosso meio, além de sua versão infantil (Tabelas 124.3 e 124.4). Os questionários realizados pelo protocolo sistematizado fornecem ao terapeuta um quadro das principais dificuldades que o paciente apresenta e o seu grau de independência. Com esses dados torna-se mais fácil estabelecer um programa de reabilitação coerente, visando melhorar essas principais variáveis.

Para medir o impacto da doença na qualidade de vida dos pacientes, utilizam-se questionários específicos e validados no nosso meio, como o SF36, questionário genérico e o DASH, questionário específico para o membro superior.

Fisiopatologia

A sinovite e a tenossinovite constituem os grandes vilões que destroem o sistema osteoarticular na artrite reumatóide. A sinovite é uma reação inflamatória intensa, ao que parece de natureza auto-imune, que afeta as diartroses (articulações que apresentam revestimento sinovial). A tenossinovite é o mesmo processo patológico que afeta as delicadas bainhas sinoviais que recobrem os tendões no nível das polias de reflexão. A cascata de eventos que leva a esse processo inflamatório é complexa e ainda com muitos pontos obscuros.

A sinovite crônica provoca uma hiperplasia da membrana sinovial formando um tecido parecido com o tecido de granulação, denominado *pannus*, que invade a articulação, recobre áreas da cartilagem articular e libera enzimas proteolíticas.

Assim, uma sinovite não controlada clinicamente e de longa duração vai paulatinamente destruindo a cartilagem articular e o osso subcondral (geodos) e distendendo o complexo capsuloligamentar pelo aumento de líquido sinovial intra-arti-

TABELA 124.1 – *Health Assessment Questionnaire* (HAQ)

VOCÊ É CAPAZ DE	SEM QUALQUER DIFICULDADE	COM ALGUMA DIFICULDADE	COM MUITA DIFICULDADE	INCAPAZ DE FAZER DIFICULDADE
Vestir-se, inclusive amarrar os cordões dos sapatos e abotoar suas roupas?	0	1	2	3
Lavar sua cabeça e seus cabelos?	0	1	2	3
Levantar-se de maneira ereta de uma cadeira de encosto reto e sem braços?	0	1	2	3
Deitar-se e levantar-se da cama?	0	1	2	3
Cortar um pedaço de carne?	0	1	2	3
Levar à boca um copo ou uma xícara cheia de café, água ou leite?	0	1	2	3
Abrir um saco de leite comum?	0	1	2	3
Caminhar em lugares planos?	0	1	2	3
Subir 5 degraus?	0	1	2	3
Lavar e secar seu corpo após o banho?	0	1	2	3
Tomar banho de chuveiro?	0	1	2	3
Sentar-se e levantar-se de um vaso sanitário?	0	1	2	3
Levantar os braços e pegar um objeto de aproximadamente 2,5kg que está posicionado pouco acima de sua cabeça?	0	1	2	3
Curvar-se para pegar suas roupas no chão?	0	1	2	3
Segurar-se em pé no ônibus ou no metrô?	0	1	2	3
Abrir potes ou vidros de conservas, que tenham sido previamente abertos?	0	1	2	3
Abrir e fechar torneiras?	0	1	2	3
Fazer compras nas redondezas onde mora?	0	1	2	3
Entrar e sair de um ônibus?	0	1	2	3
Realizar tarefas tais como usar a vassoura para varrer e rodo para água?	0	1	2	3

TABELA 124.2 – Amplitude de movimento (Escola Paulista de Medicina)

−70	120 − 70	160 − 120	180 − 160	Ombro D	Abdução	Ombro E	180 − 160	160 − 120	120 − 70	−70
−30	50 − 30	80 − 50	90 − 80		Rotação ext.		90 − 80	80 − 50	50 − 30	−30
−20	45 − 20	70 − 45	90 − 70		Rotação int.		90 − 70	70 − 45	45 − 20	−20
+70		30 − 70	0 − 30	Cotovelo D	Extensão	Cotovelo E	0 − 30	30 − 70		+70
−80	110 − 80	130 − 110	150 − 130		Flexão		150 − 130	130 − 110	110 − 80	−80
−10	45 − 10	80 − 45	90 − 80	Antebraço D	Supinação	Antebraço E	90 − 80	80 − 45	45 − 10	−10
−20	60 − 20	80 − 60	90 − 80		Pronação		90 − 80	80 − 60	60 − 20	−20
−30	55 − 30	70 − 55	90 − 70	Punho D	Flexão	Punho E	90 − 70	70 − 55	55 − 30	−30
−30	55 − 30	70 − 55	90 − 70		Extensão		80 − 70	70 − 55	55 − 30	−30
−20		35 − 20	45 − 35	Polegar D	Abdução	Polegar E	45 − 35	35 − 20		−20
−30		50 − 30	70 − 50		Flexão AMF		70 − 50	50 − 30		−30
−30	50 − 30	76 − 50	90 − 70		Flexão AIFP		90 − 70	70 − 50	50 − 30	−30
+7cm	4o7cm	2 − 4cm	0 − 2cm		Flexo–adução		0 − 2cm	2 − 4cm	4 − 7cm	+7cm
−30	50 − 30	70 − 30	90 − 70	Dedos D	Flexo AMF	Dedos E	90 − 70	70 − 50	50 − 30	−30
−50	70 − 50	90 − 70	120 − 90		Flexo AIFP		120 − 90	90 − 70	70 − 50	−50
−10	30 − 10	40 − 10	45 − 40	Coxofemoral D	Abdução	Coxofemoral E	45 − 40	40 − 30	30 − 10	−10
−30	90 − 30	120 − 90	130 − 120		Flexão		130 − 120	120 − 90	90 − 30	−30
−10	30 − 25	35 − 25	45 − 35		Rotação int.		45 − 35	35 − 25	25 − 10	−10
−10	30 − 25	35 − 25	45 − 35		Rotação ext.		45 − 35	35 − 25	25 − 10	−10
+30	10 − 25	5 − 10	0	Joelho D	Extensão	Joelho E	0	5 − 10	10 − 25	+30
−70	85 − 75	110 − 85	135 − 110		Flexão		135 − 110	110 − 85	85 − 70	−70
0	10 − 0	15 − 10	20 − 15	Tornozelo D	Flexão dorsal	Tornozelo E	20 − 15	15 − 10	10 − 0	0
−10	25 − 10	35 − 25	45 − 35		Flexão plantar		45 − 35	35 − 25	25 − 10	−10

AIFP = articulação interfalangeana proximal; AMF = articulação metacarpofalangeana; D = direito; E = esquerdo; ext. = externa; int. = interna.

TABELA 124.3 – Childhood Health Assessment Questionnaire

SEU FILHO É CAPAZ DE	SEM QUALQUER DIFICULDADE	COM ALGUMA DIFICULDADE	COM MUITA DIFICULDADE	INCAPAZ DE FAZER
Vestir-se e cuidar-se				
Vestir-se, inclusive amarrar os cordões dos sapatos e abotoar as roupas?	0	1	2	3
Lavar a cabeça e os cabelos?	0	1	2	3
Retirar as meias?	0	1	2	3
Cortar as unhas?	0	1	2	3
Levantar-se				
Levantar-se de uma cadeira baixa ou do chão?	0	1	2	3
Deitar-se ou levantar-se da cama ou ficar de pé no berço?	0	1	2	3
Comer				
Cortar um pedaço de carne?	0	1	2	3
Levar à boca um copo ou uma xícara?	0	1	2	3
Abrir uma caixa nova de cereais?	0	1	2	3
Caminhar				
Caminhar em lugares planos?	0	1	2	3
Subir 5 degraus?	0	1	2	3
Higiene				
Lavar e secar seu corpo após o banho?	0	1	2	3
Tomar banho de banheira?	0	1	2	3
Sentar-se ou levantar-se de um vaso sanitário ou de um penico?	0	1	2	3
Escovar os dentes?	0	1	2	3
Pentear/escovar o cabelo?	0	1	2	3
Alcançar				
Levantar os braços e pegar um objeto pesado como um jogo ou livros posicionados pouco acima da cabeça?	0	1	2	3
Curvar-se para pegar suas roupas ou um pedaço de papel no chão?	0	1	2	3
Vestir uma malha por cima da cabeça	0	1	2	3
Virar a cabeça e olhar sobre o ombro	0	1	2	3
Preensão				
Escrever e desenhar com uma caneta ou um lápis?	0	1	2	3
Abrir as portas de um carro?	0	1	2	3
Abrir potes ou vidros em conserva que já foram abertos antes?	0	1	2	3
Abrir e fechar torneiras?	0	1	2	3
Abrir portas quando tem que virar a maçaneta?	0	1	2	3
Atividades				
Levar recados e fazer compras nas redondezas onde mora?	0	1	2	3
Entrar e sair de carro, carro de brinquedo ou ônibus escolar?	0	1	2	3
Andar de bicicleta ou triciclo?	0	1	2	3
Realizar tarefas caseiras (lavar pratos, retirar o lixo, aspirar, limpar o quintal, fazer a cama, limpar o quarto)?	0	1	2	3
Correr e brincar?	0	1	2	3

Observação: a questão com maior nota determina o escore de cada área funcional. Caso sejam necessários auxílios, ou aparelhos, ou ajuda de outra pessoa, o escore mínimo recomendado deverá ser 2 para a área correspondente. O escore final consiste na média aritmética das 8 áreas (variação = 0 a 3).

TABELA 124.4 – Amplitude de movimento (Escala Pediátrica da Escola Paulista de Medicina)								
LADO DIREITO				ARTICULAÇÃO/MOVIMENTO	LADO ESQUERDO			
NOTA					NOTA			
3	2	1	0		0	1	2	3
≤ 40		70 – 41	90 – 71	Coluna cervical/rotação lateral	90 – 71	70 – 41		≤ 40
≤ 70	120 – 71	160 – 121	180 – 161	Ombro/abdução	180 – 161	160 – 121	120 – 71	≤ 70
≤ 30	55 – 31	70 – 56	90 – 71	Punho/flexão	90 – 71	70 – 56	55 – 31	≤ 30
≤ 30	55 – 31	70 – 56	90 – 71	Punho/extensão	90 – 71	70 – 56	55 – 31	≤ 30
≤ 30		50 – 31	70 – 51	Polegar (AMF)/flexão	70 – 51	50 – 31		≤ 30
≤ 10	25 – 11	35 – 26	45 – 36	Coxofemoral/rotação externa	45 – 36	35 – 26	25 – 11	≤ 10
≤ 10	25 – 11	35 – 26	45 – 36	Coxofemoral/rotação interna	45 – 36	35 – 26	25 – 11	≤ 10
≤ 25	11 – 25	5 – 10	0 – 4	Joelho/extensão	0 – 4	5 – 10	11 – 25	≤ 25
0	10 – 01	15 – 11	20 – 16	Tornozelo/flexão dorsal	20 – 16	15 – 11	10 – 01	0
≤ 10	25 –11	35 – 26	45 – 36	Tornozelo/flexão plantar	45 – 36	35 – 26	25 – 11	≤ 10

Para a obtenção da nota de cada movimento, somar a nota dos dois lados (direito e esquerdo) e dividir por dois. Nota final: soma das notas dos 10 movimentos articulares, dividida por 10.
AMF = articulação metacarpofalangeana.

cular. A conseqüência é a destruição e instabilidade articular e a instalação de deformidades. A articulação subluxa e por vezes são criadas superfícies rugosas nas extremidades ósseas. Da mesma forma, a tenossinovite prolongada, bem como as rugosidades ósseas, levam à degeneração e até à rotura tendinosa.

A AR é uma doença sistêmica, podendo também provocar vasculopatia e neuropatia periférica. Daí serem comuns, nos casos crônicos, alterações tróficas como atrofia da pele e muscular, em especial dos músculos intrínsecos da mão, bem como alterações sensitivas, principalmente quando associadas a compressões de nervos periféricos.

Todo esse complexo fisiopatológico resulta em deformidades múltiplas das mãos, atrofias, fragilidade cutânea e óssea, diminuição da força de pinça e preensão, diminuição da amplitude de movimento articular, além da dor, tanto pelas alterações osteoarticulares como pelos surtos inflamatórios agudos (Fig. 124.1).

Tratamento

Em linhas gerais, qualquer programa de reabilitação da mão reumatóide envolve o controle da inflamação e da dor, bem como a profilaxia das deformidades. O terapeuta pode ter de lançar mão de todo o arsenal de tratamento disponível: meios físicos, cinesioterapia, meios de proteção articular e conservação de energia, órteses e adaptações, além da orientação do paciente. A linha de tratamento reabilitador depende dos dados de avaliação obtidos, da fase da doença, do tratamento médico ou cirúrgico prévio e dos objetivos propostos para cada caso[7-9].

Essa linha de tratamento não é estática, estando sujeita a modificações periódicas, pois o curso da doença é imprevisível. Uma conduta pode ser eficaz para um paciente em um dado instante, mas não o ser em outra fase do tratamento. É necessária, portanto, constante monitoração do programa reabilitador[9-13].

Na fase aguda da AR os problemas básicos são a dor e o aumento de volume pelas sinovites e/ou tenossinovites. Aqui os meios físicos devem ser evitados, pois podem exacerbar os sinais flogísticos. Eventualmente, a crioterapia e a estimulação elétrica, com os devidos cuidados, poderão aliviar a dor e o espasmo muscular. São também totalmente contra-indicados os exercícios passivos e contra resistência, sendo favoráveis apenas os exercícios isométricos leves. Caso a fase aguda se prolongue, é necessário um equilíbrio entre o uso da órtese de repouso e de exercícios ativos para evitar rigidez articular pela imobilização prolongada.

Na fase crônica os sintomas dolorosos são menos intensos e o plano de tratamento poderá ser um pouco mais agressivo. Os objetivos passam a ser recuperar a mobilidade articular e força muscular, a proteção articular, a profilaxia da instalação de novas deformidades e a adaptação às deformidades já estabelecidas. Isso é conseguido por meio de um programa ordenado e adequado de exercícios. Notar que exercícios realizados de modo intempestivo, levando à dor intensa, pioram a reação inflamatória, a dor e a mobilidade, causando mais malefícios do que melhora funcional.

Deve-se conhecer a fisiopatologia das deformidades e as forças que ajudam a aumentá-las. Exercícios a favor dessas forças deformantes são deletérios. Por exemplo, os exercícios que favoreçam a pinça lateral tendem a agravar o desvio ulnar dos dedos.

Para manter a força muscular são úteis os exercícios ativos sem resistência ou contra resistência suave e os exercícios isométricos. Deve-se evitar os exercícios passivos, mas, quando indicados, eles devem ser realizados de modo cuidadoso e suave,

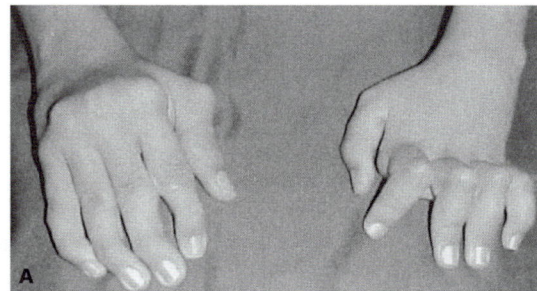
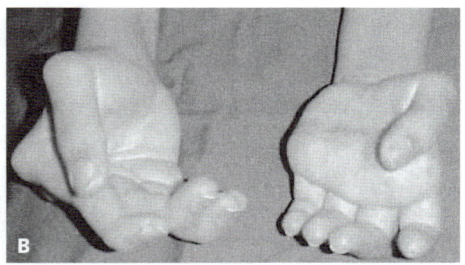

Figura 124.1 – (A e B) Deformidades importantes na mão reumatóide.

caso contrário podem lesar a articulação, ou mesmo produzir fraturas. O terapeuta ocupacional deve evitar indicar atividades que produzam fadiga e fazer com que o paciente tome consciência das limitações da força.

As órteses e adaptações são os grandes trunfos utilizados na reabilitação da mão reumática. Notar que esses dispositivos não são utilizados geralmente com o intuito de corrigir deformidades já estabelecidas, as quais muitas vezes necessitam de uma correção cirúrgica prévia. Também não impedem a deterioração articular produzida pela própria doença[14-18].

Na fase aguda a órtese tem importante papel no repouso e posicionamento articular. Aqui é contra-indicado formalmente o uso de órtese dinâmica (Figs. 124.2).

Na fase crônica a órtese pode produzir melhor alinhamento articular e restabelecer os braços de alavanca para uma melhor ação musculotendínea. Existem desenhos de órteses adequados para cada tipo de deformidade articular. Com tais órteses, leves e funcionais, é possível manter razoável função da mão por muito tempo sem necessidade de reconstruções cirúrgicas (Figs. 124.3 a 124.9).

Para o polegar em botoeira foi estudado na Universidade Federal de São Paulo (Unifesp) o desenho de uma órtese funcional que proporciona o repouso e alinhamento articular, mantendo a interfalangeana livre para realizar atividades[19] (Figs. 124.10 e 124.11).

Toda essa linha de tratamento faz parte de um programa de treinamento funcional para que o paciente se conscientize de suas limitações e habilidades. A análise das atividades de vida diária auxilia o terapeuta na escolha de técnicas específicas que tornem o paciente mais independente e suas articulações menos vulneráveis ao desgaste e deformidades.

O tratamento cirúrgico estará indicado quando, após alguns meses, a sinovite ou tenossinovite não for debelada pelo tratamento clínico e reabilitador, ou quando as deformidades estabelecidas estão comprometendo significativamente a função da mão. O paciente deve ser muito bem avaliado, sendo necessário um bom entrosamento entre o reumatologista, o cirurgião de mão e o terapeuta da mão[20-23].

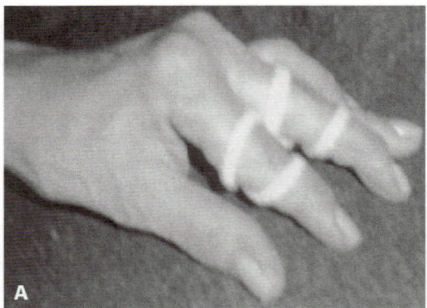
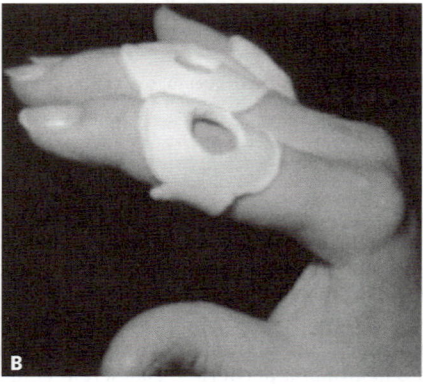

Figura 124.4 – (*A* e *B*) Tipos de órteses para pescoço de cisne.

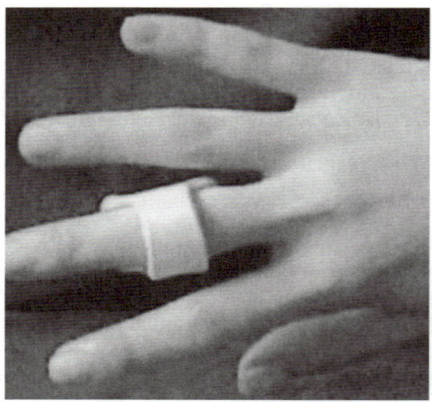

Figura 124.5 – Órtese para deformidade em botoeira.

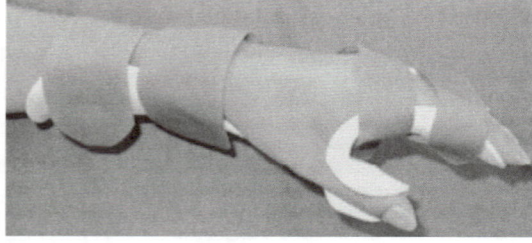

Figura 124.2 – Órtese de posicionamento incluindo o polegar.

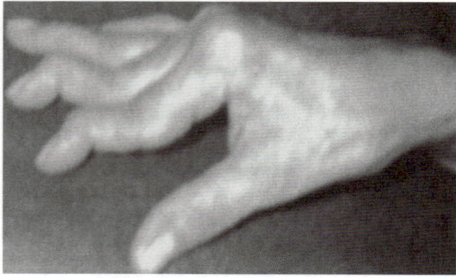

Figura 124.3 – Deformidades em pescoço de cisne.

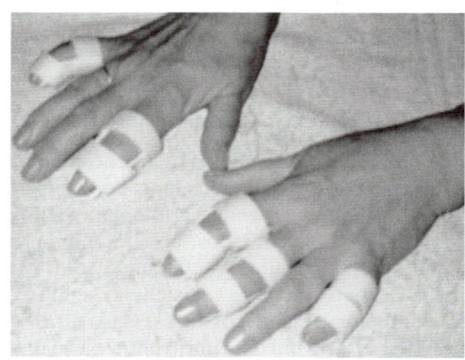

Figura 124.6 – Órteses para instabilidades interfalangeanas.

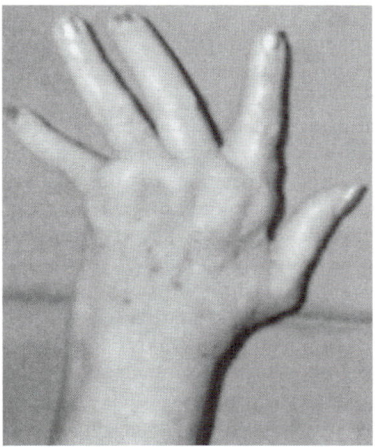

Figura 124.7 – Desvio ulnar dos dedos.

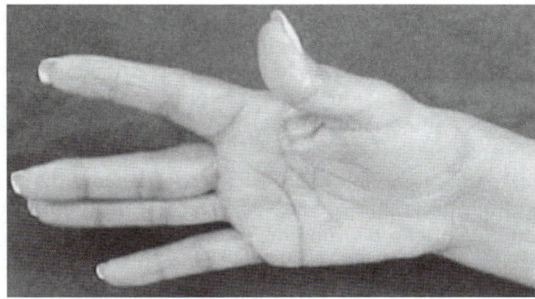

Figura 124.10 – Polegar em botoeira.

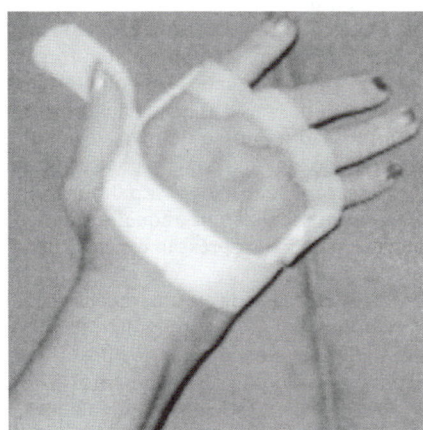

Figura 124.8 – Órtese funcional para o desvio ulnar.

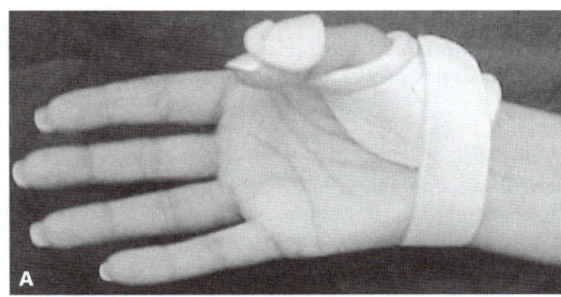

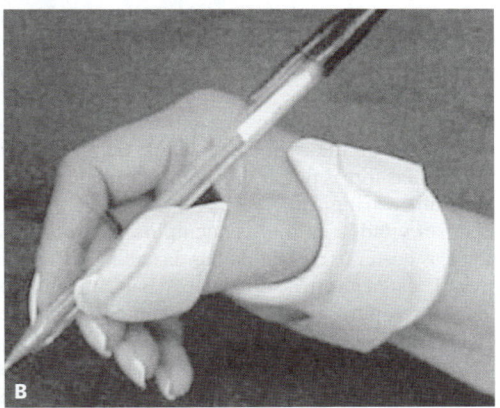

Figura 124.11 – (A e B) Órtese funcional para polegar em botoeira.

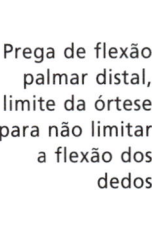
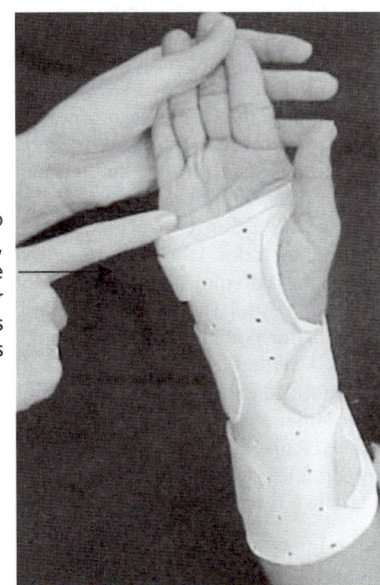

Prega de flexão palmar distal, limite da órtese para não limitar a flexão dos dedos

Figura 124.9 – Órtese de posicionamento do punho com o polegar e os dedos livres.

Podem ser realizados vários tipos de cirurgias, isoladas ou em associação, como:

- Sinovectomias e tenossinovectomias: ressecção da sinovial doente das articulações e dos tendões afetados.
- Realinhamento das articulações metacarpofalangeanas nos casos de desvio ulnar dos dedos sem destruição articular.
- Próteses de borracha siliconada (tipo Swanson) das metacarpofalangeanas quando há desvio ulnar dos dedos com destruição e luxação dessas articulações.
- Reparações ou transferências tendinosas quando houver rotura dos tendões, mais comumente os extensores dos dedos anular e mínimo, o extensor longo do polegar e o flexor longo do polegar.
- Cirurgias no nível da articulação radioulnar distal nos casos de destruição e subluxação dessa articulação.
- Correção das deformidades do tipo pescoço-de-cisne e em botoeira dos dedos.
- Artrodeses como cirurgia de salvação para articulações muito destruídas, instáveis e dolorosas.

Os objetivos gerais da reabilitação pós-operatória são: o controle da dor e edema, a melhora das condições das cicatrizes, aumento da amplitude do movimento articular e da força e a recuperação funcional com o retorno ao trabalho. Em alguns casos é importante o uso de órteses que podem ser confeccionadas antes da cirurgia.

Faz parte ainda da linha básica de tratamento desses pacientes um programa educativo[24-26]. Com essa finalidade foi criado na Unifesp o Grupo de Terapia Ocupacional em AR, que procura esclarecer o paciente sobre sua doença, acerca das crenças e dúvidas existentes e sobre a medicação. São orientadas também medidas de proteção articular e conservação de energia. No início e ao final dessa terapia, por meio de dinâmica de grupo, é utilizado um questionário ilustrado para avaliar a compreensão do que foi ensinado.

Existem ainda organizações não governamentais, que promovem auxílio mútuo entre pacientes reumáticos e reuniões de orientação por profissionais da área da Saúde.

PROTEÇÃO ARTICULAR

As articulações, durante a função, são submetidas normalmente a tensões, tanto internas como externas. Essas tensões sobre uma articulação deteriorada pelo processo artrítico as desgastam e deformam ainda mais.

Proteção articular é um conjunto de técnicas que objetiva a redução dessas tensões sobre as articulações envolvidas, durante a atividade funcional. Visam à adequação postural, à organização e coordenação de movimentos, ao treino de força muscular e de propriocepção e ao uso de órteses e adaptações.

Tais técnicas modificam os métodos de realizar as tarefas e as ferramentas ou utensílios utilizados, de modo a permitir a distribuição das forças potencialmente deformantes. Melhoram a função sem restringi-la.

Podem ser citados inúmeros exemplos de proteção articular: mudanças posturais nas patologias da coluna, uso de bengalas para alívio da carga na artrite do joelho, deslocamento da sustentação de cargas para as articulações maiores dos membros superiores (ombros, cotovelos) nas artrites das articulações do punho e mão, colar cervical para a instabilidade desse segmento, órtese estática de posicionamento funcional para pacientes com artrose na 1ª articulação metacarpofalangeana ("rizartrose"), elevação do vaso sanitário para uma limitação das coxofemorais em uma espondilite anquilosante e várias outras situações[27-31].

São objetivos da proteção articular:

- Diminuir a dor e a inflamação articular.
- Retardar a progressão da deformidade.
- Promover o máximo de independência ao paciente.
- Melhorar sua qualidade de vida.

São princípios de proteção articular:

- Evitar as posições que produzam deformidades. O terapeuta deve estimular o paciente a olhar cuidadosamente os membros afetados para determinar se as posições naturais produzem rubor, tumefação ou dor.
- Evitar as posições sustentadas. O terapeuta deve ensinar o paciente que a manutenção de uma posição fixa impõe tensão sobre articulações específicas. Ele deve ser estimulado a mudar de posição ou atividade freqüentemente, favorecendo o movimento muscular recíproco para estirar os músculos contraídos e aliviar a pressão sobre as articulações.
- Distribuir a carga por igual sobre uma área maior. Por exemplo: empurrar os objetos em vez de levantá-los, usar o corpo para abrir uma porta, levantar pacotes com o antebraço no lugar das mãos.
- Utilizar as articulações mais fortes e maiores para realizar uma tarefa. Deve ser ensinado ao paciente a compensar as articulações fracas e a desenvolver a capacidade bilateral. Por exemplo: carregar a bolsa no ombro e não nos dedos, deixar uma criança subir no colo ao invés de levantá-la, usar mais a palma da mão do que os dedos para levantar ou abrir um objeto, usar a curvatura do cotovelo para estabilizar uma tigela, usar o peso do antebraço ao invés de posicionar com os dedos para fixar os objetos, usar o bordo ulnar da mão ao utilizar um *spray* ao invés do polegar ou indicador.
- Usar as articulações na posição mais estável possível. Por exemplo: nas mãos segurar os cabos dos utensílios com o polegar voltado para cima e não para baixo, apoiando assim o cabo na palma da mão e não nos dedos e no punho, usar órteses para mantê-lo em uma posição neutra e estável, durante as atividades funcionais.
- Evitar forças deformantes e/ou pressão excessiva sobre as articulações. Por exemplo: evitar forças excessivas nos dedos, engrossar cabos dos objetos, pegar objetos com a palma da mão, usar as duas mãos sempre que possível, evitar a pressão no dorso da mão, levantar de uma cadeira apoiando a palma da mão contra a borda da cadeira, descansar a cabeça sobre a palma e não o dorso da mão, evitar atividades que requeiram pinça forte, usar adaptações para evitar pressão excessiva nas pontas dos dedos.
- Evitar força desnecessária em uma articulação. Por exemplo: ajustar a altura em que vai trabalhar, deslizar os objetos em vez de levantá-los, manter boa postura corporal sentado, em pé ou deitado, usar utensílios leves, como travessas e copos de plástico, usar adaptações, como cabo longo em vassouras e engrossadores nos talheres.
- Preservar a força muscular e a amplitude de movimento para manter a eficiência muscular.
- Evitar o uso prolongado de qualquer articulação. As atividades que requeiram pressão forte como escrever, bordar, conversar ao telefone, ler um livro, devem ser modificadas sempre que possível. Caso não seja possível modificá-las, deve-se fazer pausas freqüentes para alongamentos. Deve-se orientar o paciente a fazer períodos curtos nas atividades que requeiram ação repetitiva, como passar aspirador de pó e passar a ferro e que não deve ficar de pé por períodos prolongados.
- Respeitar a dor. O uso incorreto das articulações pode aumentar a dor. Dor articular durante uma atividade que dure mais do que 1 a 2h após realizar a tarefa é um sinal de alerta. Aqui é necessário equilíbrio e bom senso: descaso com a dor pode levar a um dano desnecessário, ao passo que o medo da dor pode levar a um controle excessivo e imobilidade, resultando em fraqueza, diminuição dos movimentos e declínio funcional. Se tiver dor, orientar o paciente a diminuir as atividades, continuar com os exercícios de amplitude articular, mas evitar os de resistência e força e usar órtese por algum período de tempo.

As técnicas de proteção articular poderão não evitar o desenvolvimento de deformidades, mas reduzirão as tensões nocivas, aumentando o conforto na realização das atividades. Quando a progressão da deformidade é inevitável, pelo menos se tornará mais lenta.

ADAPTAÇÕES

Adaptações são dispositivos auxiliares ou modificações realizadas em objetos do cotidiano e podem facilitar as tarefas diárias e melhorar a qualidade de vida. Como o próprio nome indica, essa técnica adapta os objetos e o meio ambiente à incapacidade do paciente.

Existem numerosas adaptações à venda no mercado ou que podem ser criadas pelo terapeuta ou pelo próprio paciente. Sua escolha, porém, resulta de uma avaliação cuidadosa por uma equipe de reabilitação experiente, discutida com o paciente e os familiares.

Essa atitude decorre do fato da adaptação envolver muitas variáveis, como o estado funcional das articulações, a força muscular, a coordenação motora, o estado da sensibilidade e principalmente das necessidades e interesses individuais. Em princípio, uma adaptação não pode contribuir para aumentar deformidades ou qualquer outra lesão.

Em resumo, as adaptações constituem ferramentas importantes para a reabilitação de pacientes com artrite reumatóide e devem ser orientadas e monitoradas por uma equipe de reabilitação, de acordo com o estado da doença e das necessidades do paciente. Apresentamos alguns exemplos de adaptações, utilizadas em reumatologia, como as para escrita, alimentação, vestuário (Fig. 124.12), higiene (Fig. 124.13) e atividades da vida prática (Fig. 124.14).

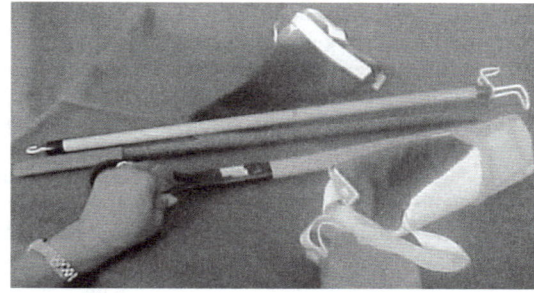

Figura 124.12 – Adaptações para vestuário.

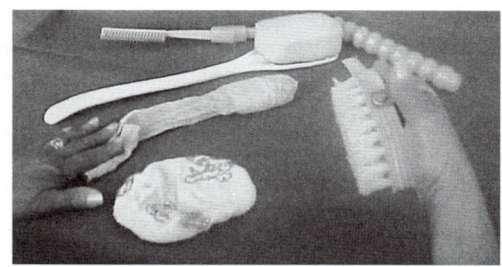

Figura 124.13 – Adaptações para higiene.

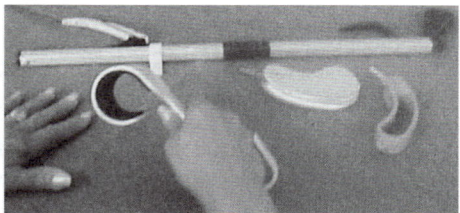

Figura 124.14 – Adaptações para vida prática.

CONSERVAÇÃO DE ENERGIA

Conservação de energia constitui-se no conjunto de estratégias que visam à execução dos movimentos em várias atividades de vida diária (AVD), prática (AVP) e laborativas, com o menor gasto energético possível, bem como a distribuição adequada desse gasto ao longo do dia. Isso é feito por meio de organização e planejamento seqüencial, evitando-se a fadiga e proporcionando melhor realização e desempenho nos diversos afazeres[27,32].

O objetivo é utilizar a energia de maneira equilibrada ao longo do dia, evitando-se perdas decorrentes dos excessos de movimentos, das posturas inadequadas e da falta de um encadeamento lógico das tarefas. O fundamental na conservação de energia é *não mudar o que se faz, mas como fazê-lo*.

São princípios da conservação de energia:

- Equilíbrio entre repouso e atividade, repousar de 10 a 12h a cada 24h, não fazer nada enquanto descansa, realizar períodos de descanso antes de se sentir cansado.
- Planejar e analisar a atividades: auxilia no planejamento da resposta às seguintes perguntas: A atividade pode ser substituída? Ela pode ser simplificada? Outra pessoa pode fazê-la? Alguém pode auxiliar? Em que ordem as tarefas podem ser mais eficazes?
- Ritmo: não fazer tudo em um só dia, mas dividir as tarefas durante a semana, determinando o melhor horário da semana para grandes atividades, alternando tarefas leves e pesadas e solicitando ajuda quando necessário.
- Priorizar: organizar uma lista de prioridades.
- Simplificar: organizar o ambiente ao seu redor, colocando os objetos no nível dos olhos, usando tamanhos menores do material de limpeza, eliminando ferramentas desnecessárias, usando artefatos facilitadores (carrinhos para transportar objetos, utensílios elétricos, alimentos pré-cortados).
- Mudar a maneira de fazer as tarefas: sempre que possível, sentar em vez de ficar de pé, determinando a melhor posição do corpo, usar princípios de proteção articular e utilizar adaptações.
- Utilizar as articulações para obter a maior vantagem mecânica: algumas atividades podem ser realizadas com mais facilidade na posição de pé ou sentado e o paciente deve saber qual é a melhor posição para cada atividade.
- Orientar o paciente a não começar o que não pode parar.

As técnicas de conservação de energia incluem a redução da força, a eliminação de atividades nocivas, o repouso, a simplificação do trabalho e evitar realizar tarefas que não possam ser interrompidas de imediato. Compreendendo o problema, o paciente poderá optar entre eliminar ou alterar uma atividade e, nesse caso, se alterará o método ou o equipamento utilizado.

REINSERÇÃO LABORAL

A preocupação da terapia ocupacional com a reabilitação laboral se originou ao fim da Primeira Guerra Mundial, quando auxiliares de recuperação orientavam veteranos, incapacitados pelos ferimentos de guerra, a chegar a um nível mínimo para obter emprego. Muitos desses profissionais se tornaram terapeutas ocupacionais, com o que a profissão passou a incorporar, dentro de sua área de atuação, a reinserção laboral[33-37].

Um trabalhador incapacitado para sua atividade laboral, por doença ou trauma, se constitui em um grande prejuízo social. De um lado, aquilo que ele deixa de produzir durante o período de afastamento e, de outro, os custos com o tratamento. Acrescentem-se ainda as compensações indenizatórias. Para o trabalhador também existe um prejuízo pecuniário e moral, de modo que um dos escopos da terapia ocupacional é sua reinserção laboral no menor tempo possível.

As técnicas empregadas para guiar os pacientes desde a dependência até ao máximo possível de independência no hospital, ou centros de reabilitação, na escola, no lar, ou na comunidade foram transladadas para guiá-los também para a independência funcional no âmbito do trabalho.

Trabalho engloba todas as formas de atividade produtiva, sem considerar se é ou não remunerado. Para que qualquer situação de trabalho seja realizada adequadamente, alguns fatores, inerentes a qualquer forma de trabalho, são importantes.

Os comportamentos laborais ou habilidades pré-vocacionais são aqueles necessários para a participação satisfatória no trabalho. Incluem o comportamento cooperativo, a atenção, a motivação, a aceitação de supervisão, a aparência adequada, a pontualidade, a responsabilidade, a organização, a produtividade, entre outros. Tem muito a ver com o caráter e educação individual do trabalhador[38].

As destrezas laborais ou destrezas vocacionais são as capacidades que o trabalhador aprendeu ou tem potencialidade para aprender. Têm relação com o aprendizado, treinamento e experiência profissional.

As aptidões laborais são as habilidades prévias que todo trabalhador possui, em maior ou menor grau, como coordenação, destreza e inteligência.

As demandas físicas dependem de cada tipo de trabalho, o qual pode ser classificado em cinco níveis de dificuldade física crescente: sedentário, leve, médio, pesado e muito pesado. O nível depende da carga máxima que o trabalhador pode ter de levantar e a carga média que pode ser necessário transladar com freqüência. No trabalho sedentário a carga máxima seria até 4,5kg, no leve até 9kg (translado 4,5kg), no médio até 22kg (translado 11kg), no pesado até 45kg (translado 22kg) e no muito pesado acima de 45kg (translado acima de 22kg). É necessário saber que nível de trabalho o trabalhador realizava anteriormente e se ele poderá voltar ao mesmo nível ou a nível inferior.

A reinserção laboral depende, portanto, de vários fatores. Existem fatores necessários à realização de qualquer trabalho, característicos do trabalhador, como: o nível educativo geral (formação intelectual necessária para desempenhar o trabalho adequadamente), os interesses e temperamento (adaptabilidade para aceitar responsabilidade, ou desempenhar um trabalho repetitivo), as condições ambientais que o trabalhador pode suportar (calor, frio, ruídos, riscos) e os requerimentos físicos do trabalho (força, visão, audição, locomoção, destreza, manipulação).

Para ter idéia a que tipo de trabalho o paciente poderá ser reinserido, é necessária uma cuidadosa avaliação. Essa avaliação se inicia comumente com um questionário que permite ao terapeuta ocupacional e ao paciente iniciar sua relação de trabalho. A informação subjetiva dele é útil para saber sua atitude em relação à inserção laboral.

A segunda fase é a avaliação objetiva da capacidade física. Uma bateria de testes pode medir a força muscular, o arco de movimento articular, a sensibilidade, a coordenação, o equilíbrio, a mobilidade funcional e a resistência. Para não despender muito tempo com essa avaliação, nem ter de analisar um número excessivo de dados, os testes escolhidos devem ser o mínimo pertinentes para cada caso.

São úteis também vários testes funcionais, como: *Minnesota Rate of Manipulation Tests*, *Jabson-Taylor Test of Hand Coordination*, *Perdue Pegboard Tests*, *Crawfor Small Parts Dexterity Tests*, *O'Connor Dexterity Tests*, entre outros. Muitos desses testes foram criados para avalizar a destreza de indivíduos candidatos a empregos. De modo geral, esses instrumentos mensuram e demonstram qualidades individuais de um trabalhador, em especial a coordenação e a destreza.

Existem ainda os simuladores laborais, como o *Baltimore Therapeutic Equipment* (BTE) – *Work Simulator*, que começam com um nível de trabalho baixo e podem ir avançando para outros níveis superiores até atingirem um platô. Especifica-se assim o nível de trabalho para o qual o paciente pode desempenhar de maneira cômoda e segura os requerimentos físicos para trabalho. Esse simulador de trabalho pode ser utilizado tanto na avaliação como no tratamento. As mostras de trabalho Valpar são produtos, instrumentos e ferramentas desenhados para a avaliação vocacional de pessoas, tanto normais como deficientes, tanto por doença como por lesão traumática.

A análise dos dados obtidos na avaliação pode orientar o terapeuta ocupacional a identificar as incapacidades e deficiências para o desempenho laboral. Pode ainda identificar os fatores que impedem o paciente de retornar ao trabalho e como esses fatores podem ser recuperados ou adaptados. Podem ainda ser identificadas as destrezas remanescentes para um trabalho alternativo.

Pelo processo de avaliação, o terapeuta ocupacional pode fazer um planejamento de acordo com as prioridades a curto e longo prazos. Alguns fatores individuais devem ser levados em consideração durante o planejamento, como: interesses pessoais, aspirações e interesses em relação ao trabalho, experiência laboral prévia, se há destreza para realizar o trabalho pretendido, os recursos disponíveis pelo terapeuta e os tipos de trabalho disponíveis. Isso torna as metas mais realistas.

Desse trabalho conjunto entre o terapeuta ocupacional e o trabalhador resultam as recomendações para um programa de ação que resulte na reinserção laboral. Pode ser incluído, por exemplo, um programa relacionado com a terapia física, um período de condicionamento laboral, ou o ingresso a um programa de treinamento laboral, especificando o tempo provável que o programa terapêutico pode durar.

Os programas de formação laboral são de natureza interdisciplinar, acondicionando tarefas graduadas progressivamente com a finalidade de melhorar as condições biomecânicas, neuromusculares, cardiovasculares, metabólicas e psicossociais, em conjunto com atividades laborais reais ou similares. Seria uma transição entre o regresso ao trabalho realizado em um centro de reabilitação profissional.

Os objetivos da reabilitação devem ser realistas, concentrando-se no reingresso do paciente na força de trabalho. As atividades são incrementadas para aumentar a força, a capacidade aeróbia e a tolerância do paciente para tarefas e posturas requeridas no trabalho. Quanto mais próxima do trabalho original for a tarefa, mais útil ela será, principalmente porque o paciente está bem afeito a essa atividade. O paciente deve ser readaptado a uma função compatível à sua incapacidade residual. O terapeuta deve fazer uma observação cuidadosa do posto de trabalho, bem como uma análise da atividade do trabalhador.

O enfoque principal do programa laboral volta-se mais para os efeitos físicos das lesões. Não podem, porém, ser subestimadas as necessidades psicossociais do trabalhador. Freqüentemente, o trabalhador incapacitado enfrenta alguns problemas psicossociais, como o medo de piorar seu problema físico ao voltar ao trabalho, ou da receptividade de seus superiores e colegas, ou de não ter competência para desempenhar suas obrigações laborais, além da possibilidade de ser demitido, de ter diminuído o salário, entre outros. Isso pode ocorrer pela desinformação do empregado e empregador quanto à legislação sobre os direitos trabalhistas. Esses temas devem ser enfrentados durante a terapia laboral e o paciente deve ser imbuído do espírito de que sua reinserção laboral melhorará muito sua auto-estima (para maiores informações, procurar na Constituição Federal de 1988 os artigos pertinentes aos deficientes físicos e a Legislação Trabalhista).

Um problema às vezes difícil de resolver é a amplificação dos sintomas pela simulação, geralmente com o intento de se manter mais tempo afastado do trabalho, ou para usufruir compensações trabalhistas. Nesses casos, costuma-se observar (e registrar) incongruências no desempenho funcional. Quando, durante a avaliação e tratamento, o paciente *não consegue inclinar o tronco para frente* pela *horrível dor lombar*, mas pega facilmente um objeto de seu interesse caído no chão, associado a ausência de contratura muscular paravertebral, estará mostrando uma incongruência no desempenho funcional. Esse comportamento geralmente é exibido pelo paciente para impressionar o terapeuta com relação à intensidade da lesão. É um problema a ser encarado pela equipe, que não poderá realizar suposições acerca desse comportamento, mas poderá repreender de modo o mais ameno possível.

A avaliação pode sinalizar ao terapeuta ocupacional alguns tipos de programas. O paciente pode estar apto à colocação direta em um emprego competitivo. Não cabe evidentemente ao terapeuta conseguir uma colocação para o trabalhador, mas apenas dar o parecer em que nível de trabalho poderá se dar a reinserção laboral e possíveis restrições.

Para algumas pessoas, o êxito no trabalho pode basear-se na necessidade de receber formação acadêmica vocacional antes da colocação laboral, como uma escola técnica vocacional. Outras podem apresentar limitações médicas, psicológicas sociais ou físicas, necessitando uma reabilitação profissional para recuperação. Alguns transtornos são temporários e não impedem o retorno ao trabalho prévio após a recuperação. Outros são permanentes e por vezes podem requerer adaptações ao ambiente de trabalho.

A incapacidade pode ser grave, não sendo possível a inserção ou reinserção laboral em um emprego competitivo. Esses pacientes podem ser treinados para exercerem atividade laboral em trabalho protegido ou oficina abrigada, onde se proporciona um ambiente integrado por pessoas igualmente incapacitadas. Eventualmente, a incapacidade é tal que impede o retorno ao trabalho, resultando em aposentadoria por invalidez.

Em resumo, a atuação do terapeuta ocupacional na reinserção laboral tornou-se cada vez mais importante à medida que o país foi se tornando industrializado. A ele competem todas as análises laborais, as avaliações das capacidades funcionais, as avaliações do treinamento laboral e a elaboração de um plano de tratamento que visa reinserir o trabalhador incapacitado por doença ou trauma, de preferência em seu trabalho anterior ou em um trabalho compatível com uma seqüela definitiva.

CONSIDERAÇÕES FINAIS

A artrite reumatóide pode causar problemas múltiplos e complexos nos membros superiores que devem ser bem avaliados e identificados, bem como colocados em ordem de prioridade. Os programas de reabilitação se baseiam em avaliações sistemáticas e periódicas que incluem principalmente a inflamação, a integridade articular e a função musculotendínea.

É preciso considerar que, quando há destruição progressiva dos tecidos pela doença ativa, nenhum programa de terapia poderá prevenir ou reverter a progressão das deformidades, que eventualmente podem ser minimizadas ou corrigidas associando o tratamento cirúrgico.

Para manter a força muscular e prevenir as deformidades o paciente aprende métodos para utilizar os músculos que mantêm o arco de movimento articular, força, coordenação e alinhamento corporal. O uso terapêutico das articulações mantém o funcionamento do paciente com o uso máximo de músculos e prevenção de deformidades. A forma mais eficaz de realizar exercícios de proteção para a preservação das articulações e prevenção de deformidades é incorporar essas posições e movimentos terapêuticos às atividades da vida diária.

Esses pacientes, quando trabalhadores, podem ter necessidade de afastamentos periódicos em fases de agudização da doença, mas podem manter sua atividade laborativa durante as fases de latência, podendo o terapeuta ocupacional orientar o retorno a trabalho compatível segundo os princípios da reinserção laboral.

REFERÊNCIAS BIBLIOGRÁFICAS

1. AMERICAN OCCUPATIONAL THERAPY ASSOCIATION. Uniform terminology for occupational therapy. *Am. J. Occup. Ther.*, v. 43, p. 808-814, 1989.
2. MELVIN, J. L. *Rheumatic Disease in the Adult and Child: occupational therapy and rehabilitation*. Philadelphia: F. A. Davis, 1989.
3. MILLENDER, L. H.; NALEBUFF, E. A. Evaluation and treatment of early rheumatoid hand involvement. *Ortop. Clin. North Am.*, v. 6, p. 697-708, 1975.
4. FERRAZ, M. B.; OLIVEIRA, L. M.; ARAÚJO, P. M. P. et al. Crosscultural reliability of the physical ability dimension of the Health Assessment Questionaire. *J. Rheumatol.*, v. 17, n. 6, p. 813-817, 1990.
5. FRIES, J. F.; SPITZ, P.; KRAINES, R. G. et al. Measurement of patients outcomes in arthritis. *Athritis and Rheumatism*, v. 23, p. 146-152, 1980.
6. FERRAZ, M. B.; OLIVEIRA, L. M.; ARAUJO, P. M. P. et al. EPM-ROM Scale: an evaluative instrument to be used in Rheumatoid Arthritis trials. *Clin. Exp. Rheumatol.*, v. 8, p. 491-494, 1990.
7. ALDERSON, M.; STARR, L.; GOW, S. et al. The program for rheumatic independent self-management: a pilot evaluation. *Clin. Rheumatol.*, v. 18, p. 283-92, 1999.
8. CLARKE, A. K. Effectiveness of rehabilitation in arthritis. *Clin. Rehabil.*, v. 13, p. 51-62, 1999.
9. KARTEN, I.; LEE, M.; MCEWEN, C. Rheumatoid arthritis: five-year study of rehabilitation. *Arch. Phys. Med. Rehabil.*, v. 54, p. 120-128, 1973.
10. HELEWA, A.; GODSMITH, G. H.; LEE, P. et al. Effects of occupational therapy home service with rheumatoid arthritis. *Lancet*, v. 337, n. 1453, p. 6, 1991.
11. HOENING, H.; GROFF, G.; PRATT, K. et al. A randomized controlled trial of home exercise on the rheumatoid hand. *J. Rheumatol.*, v. 20, p. 785-789, 1993.
12. JACOBS, K. *Occupational Therapy Work Related Programs and Assessments*. Boston: Little Brown, 1991.
13. VAN DEUSEN, J.; HARLOWE, D. A. A comparison of the ROM Dance Home Exercise/Rest program with traditional routines. *Occup. Ther. J. Res.*, v. 7, p. 349-361, 1987.
14. CALLINAN, N. J.; MATHIOWETZ, V. Soft versus hard resting hand splints in rheumatoid arthritis: pain relief, preference, and compliance. *Am. J. Occup. Ther.*, v. 50, p. 347-53, 1996.
15. FEINBERG, J.; BRANDT, K. D. Use of resting splints by patients with rheumatoid arthritis. *Am. J. Occup. Ther.*, v. 35, p. 173-178, 1981.
16. GAULT, S. J.; SPYKER, J. M. Beneficial effect of immobilization of joint in rheumatoid and related arthritis: a splint study using sequential analysis. *Arthritis Rheum.*, v. 12, p. 34-43, 1969.
17. SPOORENBERG, A.; BOERS, M.; VAN DER LINDEN, S Wrist splint in rheumatoid arthritis: a question of belief? *Clin. Rheum.*, v. 13, p. 559-63, 1994.
18. STEWART, D.; MAAS, F. Splint suitability: a comparison of four wrist splints for arthritis. *Aust. Occup. Ther. J.*, v. 37, p. 15-24, 1990.
19. SILVA, P. G. *Avaliação da Efetividade de uma Órtese Funcional para Deformidade do Polegar em Botoeira Tipo I e II, na Mão Dominante, em Pacientes com Artrite Reumatóide: um estudo controlado e randomizado*. São Paulo, 2002. Tese (Mestrado) – Universidade Federal de São Paulo.
20. FLATT, A. E. *Care of the Rheumatoid Hand*. 4. ed. St Louis: Mosby, 1983.
21. NAKANO, K. K. The entrapment neuropathies of rheumatoid arthritis. *Orthop. Clin. Am.*, v. 6, p. 837-860, 1975.

22. NALEBUFF, E. A.; FELDON, P.; MILLENDER, L. H. Rheumatoid arthritis in the hand and wrist. In: GREEN, D. P. (ed.). *Operative Hand Surgery.* 2. ed. Philadelphia: Churchill Livingstone, 1988. p. 1655-1766.
23. SWANSON, A. B.; GORDON-HAGERT, C.; SWANSON, G. Evaluation of impairment of hand function. In: HUNTER, J. M.; SCHNEIDER, L. H.; MACKIN, E. et al. *Rehabilitation of the Hand: surgery and therapy.* 2. ed. St. Louis: Mosby, 1990. p. 109-138.
24. CARTLIDGE, P. J.; HIGSON, N. B.; STENT, G. Rheumatoid arthritis: a pilot evaluation of an impatient education programme. *Aus. Occup. Ther. J.*, v. 31, p. 14-9, 1984.
25. GERBER, L.; FURST, G.; SCHULMAN, B. et al. Patient education program to teach energy conservation behaviors to patients with rheumatoid arthritis: a pilot study. *Arch. Phys. Med. Rehabil.*, v. 68, p. 442-445, 1987.
26. KRAAIMAAT, F. W.; BRONS, M. R.; GEENEN, R. et al. The effect of cognitive behavior therapy in patients with rheumatoid arthritis. *Behav. Res. Ther.*, v. 33, p. 487-95, 1995.
27. BARRY, M. A.; PURSER, J.; HAZLEMAN, R. et al. Effect of energy conservation and joint protection education in rheumatoid arthritis. *Br. J. Rheumatol.*, v. 33, p. 1171-1174, 1994.
28. HAMMOND, A.; INCOLN, N. The effect of joint protection education programme for people with rheumatoid arthritis. *Clin. Rehabil.*, v. 13, p. 392-400, 1999.
29. LÖFKVIST, U. B.; BRATTSTRÖM, M.; GEBOREK, P. et al. Individually adapted lightweight walking aids with moulded handles for patients with severely deforming chronic arthritis. *Scand. J. Rheumatol.*, v. 17, n. 167, p. 73, 1988.
30. MANN, W. C.; HURREN, D.; TOMITA, M. Assistive devices used by home-based elderly persons with arthritis. *Am. J. Occup. Ther.*, v. 49, p. 810-819, 1995.
31. NORDENSKIÖLD, U. Evaluation of assistive devices after a course in joint protection. *Int. J. Technol. Assess. Health Care*, v. 10, p. 293-304, 1994.
32. FURST, G. P.; GERBER, L. H.; SMITH, C. C et al. A program for improving energy conservation behaviors in adults with rheumatoid arthritis. *Am. J. Occup. Ther.*, v. 4, p. 102-111, 1987.
33. BAKER, N. A. Anthropometry. In: JACOBS, K. (ed.). *Ergonomics for Therapists.* 2. ed. Boston: Butterworth-Heinemann, 1999. p. 49-84.
34. BUTTLE, C. Ergonomic job analysis. *Rehab Managem.*, v. 8, p. 63-66, 1995.
35. KIELHOFNER, G.; HENRY, A.; WALENS, D. *A User's Guide to the Occupational Performance History Interview.* Rockville: American Occupational Therapy Association, 1989.
36. KIELHOFNER, G.; HENRY, A.; WALENS, D. Development and investigation of the occupational performance history interview. *Am. Jour. Occ. Th.*, v. 42, n. 8, p. 489-498, 1988.
37. RICE, V. (ed.). *Ergonomic in Health Care and Rehabilitation.* Boston: Butterworth-Heinemann, 1998.
38. CREPEAU, E. B.; COHN, E. S.; SCHELL, B. A. B. *Willard & Spackman. Occupational Therapy.* 10. ed. Philadelphia: JB Lippincott, 2003.

BIBLIOGRAFIA COMPLEMENTAR

MCALPHINE, C. H.; WOODHOUSE, E.; MCDONALD, J. Occupational therapy in elderly patients with rheumatoid arthritis. *Clin. Rehabil.*, v. 5, p.123-126, 1991.

Seção 19

Reabilitação em Medicina Esportiva

Coordenadora: Júlia Maria D'Andréa Greve

125 Bioenergética do Exercício e Metabolismo Celular 950
126 Condicionamento Físico e Treinamento Cardiorrespiratório 957
127 Nutrição no Esporte e Orientação na Reabilitação do Atleta 963
128 Avaliação Física – Parâmetros 967
129 Tendinopatia Patelar 980
130 Força Muscular 989
131 Avaliação e Reeducação Proprioceptiva 997
132 Princípios Básicos da Reabilitação do Atleta 1005
133 Dor e Atividade Esportiva 1009
134 Lesões Musculares no Esporte 1013
135 Ombro do Esportista 1025
136 Reabilitação nas Lesões de Ombro nos Esportes Aquáticos 1037
137 Joelho do Esportista 1044
138 Reabilitação do Joelho 1052
139 Instabilidade Anterior do Joelho 1056
140 Instabilidade Posterior do Joelho 1071
141 Reabilitação das Lesões Meniscais 1079
142 Reabilitação do Ligamento Colateral Medial 1089
143 Calçados Esportivos 1099
144 Pubalgia 1107

CAPÍTULO 125

Bioenergética do Exercício e Metabolismo Celular

Paulo Roberto Santos-Silva

INTRODUÇÃO

A bioenergética ou bioquímica do exercício tem sido definida como o estudo das reações químicas que ocorrem nas células durante a transição de passagem do estado de repouso para o exercício, durante o exercício propriamente dito e ainda a transição deste para o repouso. O exercício físico é realizado à custa da contração muscular e para que isso ocorra é necessário que haja deslizamento dos filamentos de actina e miosina e, por conseguinte, consumo de energia. A energia proveniente é obtida pela hidrólise de moléculas de trifosfato de adenosina (ATP), cuja reserva é pequena, suficiente apenas para algumas contrações. Portanto, há necessidade de regeneração constante das moléculas de ATP para que seja possível a manutenção do exercício físico continuado. Sendo assim, o organismo mobiliza substratos energéticos via os processos metabólicos da glicogenólise, gliconeogênese e lipólise. Esses processos ocorrem sob ação de variações hormonais que acontecem durante a prática do exercício físico, caracterizado pela insulinemia e aumentos de catecolaminas (noradrenalina e adrenalina), glucagon, cortisol, hormônio do crescimento (GH) e ácido adrenocorticotrófico (ACTH) (Fig. 125.1). Para podermos apreciar as vias metabólicas, o fluxo energético e a dinâmica do metabolismo celular, iniciaremos pelo exame das trocas energéticas e suas características que ocorrem em reações químicas simples quando elas são catalisadas por enzimas específicas, nas condições de temperatura e pressão constantes nas células. A velocidade de cada uma dessas vias metabólicas, seja em direção degradante (catabólica) ou biossintetizante (anabólica), está sujeita a controle e regulação sensíveis e complexos. O resultado dessas atividades envolvendo o comportamento coordenado de centenas de enzimas (proteínas motoras) é uma rede esplendidamente trabalhada pelas reações enzimáticas, funcionando com eficiência comparável a dos computadores na manutenção e preservação da ordem interna das células frente às flutuações do meio ambiente. Por tudo isso, esse tópico tem sido discutido, se tornando um item obrigatório por sua importância e aplicação no conhecimento do metabolismo energético para o esporte e a atividade física.

FONTES DE ENERGIA PARA TREINAMENTO E COMPETIÇÃO

No músculo esquelético estão em funcionamento latente três fontes primárias de energia disponíveis para compensar as necessidades de contração muscular e seus efeitos provenientes da prática de exercícios nas mais variadas intensidades. Portanto, a contribuição relativa dos distintos sistemas metabólicos diferem com a intensidade e duração do exercício. A fonte de energia para contração muscular está no desdobramento de dois compostos altamente energéticos denominados ATP e creatinofosfato (CP). O ATP é considerado a moeda para o trabalho de todas as células de nosso organismo (contração muscular, digestão, transmissão nervosa etc.) O ATP se decompõe em difosfato de adenosina (ADP) e fosfato inorgânico (Pi), enquanto a CP se decompõe em creatina e fosfato. A ressíntese da CP depende do ATP doado pelo metabolismo aeróbio, portanto, em exercícios de alta intensidade e curta duração é de fundamental importância uma elevada potência aeróbia. Quando essas fontes energéticas alcançam depleção crítica, a glicólise anaeróbia (quebra dos carboidratos sem suficiente oxigênio presente) fornece a energia, resultando como produto final a formação de ácido láctico. Exercícios de longa duração derivam a energia da oxidação aeróbia dos carboidratos e ácidos graxos (lipídeos) em uma organela denominada mitocôndria.

FONTE ENERGÉTICA DE CURTA DURAÇÃO

Durante a realização de exercício de altíssima intensidade e curta duração, os fosfatos de alta energia no músculo (ATP/CP)

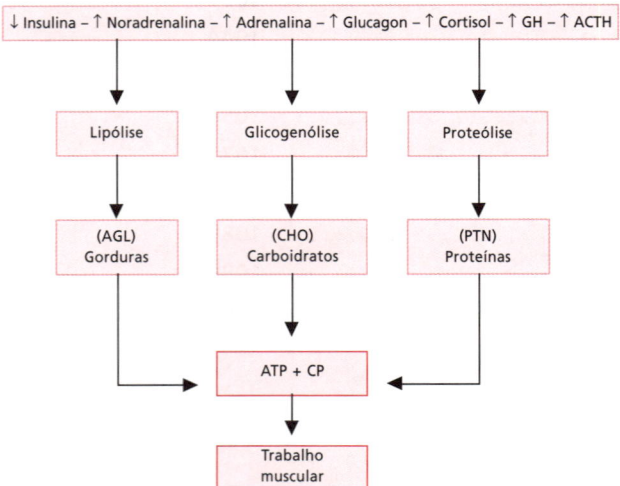

Figura 125.1 – Participação hormonal na produção de energia para o trabalho muscular. ACTH = ácido adrenocorticotrófico; ATP = trifosfato de adenosina; CP = creatinofosfato; GH = hormônio do crescimento.

e a glicólise anaeróbia (não oxidativa) são as fontes de energia predominantemente utilizadas para compensar as necessidades de trabalho do músculo. O pico de ATP é atingido entre 1 e 5s e a sua depleção ocorre entre 5 e 10s. O pico de CP é atingido entre 10 e 25s e a sua depleção ocorre entre 30 e 60s. A CP pode compensar a falta de ATP ressintetizando esse composto até outros sistemas metabólicos serem ativados. Conseqüentemente, a CP é uma fonte adequada de energia para eventos em que a característica é o *sprint* (movimentos explosivos) (Fig. 125.2).

FONTE ENERGÉTICA DE MÉDIA DURAÇÃO

A glicólise anaeróbia ou sistema ácido láctico é o outro meio que o organismo utiliza para continuar compensando uma determinada atividade em alta intensidade. A energia vem do sistema láctico, que tem seu pico de ação por volta de 40s. Nesse sistema, a produção de energia ATP é apenas de duas moléculas de ATP com elevada produção de ácido láctico. Portanto, qualquer atividade física que solicite um trabalho muscular de alta intensidade com duração de aproximadamente 40s estimulará a participação desse metabolismo (Fig. 125.3).

FONTE ENERGÉTICA DE LONGA DURAÇÃO

Durante a realização de exercício de intensidade leve a moderada e de longa duração, é necessária uma elevada produção de ATP para a produção de energia. A compensação de trabalho para a contração muscular durante o exercício com essas características é dependente do metabolismo aeróbio ou das reações oxidativas na presença de oxigênio. Portanto, nesse caso, a glicose e o ácido graxo livre (lipídeo) são metabolizados pelo metabolismo aeróbio.

As Figuras 125.4, *A* e *B* mostram os caminhos metabólicos utilizados pelas células para produzir energia ATP.

Oxidação do substrato

Ácido graxo (tripalmitídio) – cadeia longa
$2\, C_{51}H_{98}O_6 + 145\, O_2 \leftrightarrow 102\, CO_2 + 98\, H_2O + 15.250\text{kcal}$

$QR = VCO_2/VO_2 = 102\, CO_2/145\, O_2 = 0{,}70$

Glicose – cadeia curta
$C_6H_{12}O_6 \leftrightarrow 6\, CO_2 + 6\, H_2O + 686\text{ kcal}$
$QR = VCO_2/VO_2 = 6\, CO_2/6\, O_2 = 1{,}00$

Equivalente calórico (EC) mede a quantidade de kcal que é gasta por LO_2 em função do substrato (alimento) que está sendo utilizado.

EC do ácido graxo (gordura) = nº kcal/nº LO_2 = 15.250kcal/ 145 O_2 × 22,4L = 4,69kcal/LO_2

EC da glicose = nº kcal/nº LO_2 = 686kcal/6 LO_2 × 22,4L = 5kcal/LO_2

Obs.: 1 LO_2 = 5kcal quando consumindo glicose (carboidrato)
1 LO_2 = 4,69kcal quando consumindo ácido graxo

Implicações durante a realização de exercício:

A = de elevada intensidade (anaerobiose)
Glicose ↑ AGL ↓
B = de leve intensidade (aerobiose)
Glicose ↓ **AGL** ↑

Obs.: Durante a realização de exercícios de intensidade elevada, a glicose é o substrato mais importante por duas razões:

- Mais kcal/LO_2 é produzida (5kcal *versus* 4,69kcal do AGL).
- Pode ser metabolizada pelo metabolismo anaeróbio por meio da glicólise.

Obs.: Durante a realização de exercícios de intensidade leve e de longa duração, o ácido graxo livre (AGL) é o substrato mais importante por duas razões:

- Produz mais kcal/carbono (AGL = 15.250kcal/102C = 149kcal/C).
- Produz mais ATP/carbono.

Produção de energia ATP para contração muscular por meio de glicose e ácido graxo livre (gordura):
A produção de ATP é gerada em duas etapas:

- β-oxidação.
- Ciclo de Krebs.

Cálculo do número de ATP pela etapa do ciclo de Krebs:
CoA CoA CoA
C – C { C – C { C – C
 1ª   2ª   3ª

1 FAD = 2 ATP
3 NAD = 9 ATP } 12 ATP × 3 passagens = 36 ATP
1 GTP = 1 ATP

Obs.: A coenzima A (CoA) como transportadora carrega os elétrons contendo NAD e FAD. Pela β-oxidação um FAD gera 2 ATP e um NAD gera 3 ATP. Pelas reações oxidativas geradas dentro do ciclo de Krebs, temos 1 FAD, 3 NAD e 1 GTP que forma mais 1 ATP diretamente dentro do ciclo.

Produção total de ATP consumindo uma molécula de glicose:
Ciclo de Krebs = 36 ATP

Exemplo do cálculo do número de ATP pela etapa da β-oxidação para ácido graxo livre com 20 carbonos em sua cadeia:

  CoA CoA CoA   CoA CoA CoA CoA CoA CoA
C – C (C – C (C – C (C – C   (C – C (C – C (C – C (C – C (C – C (C – C
   1ª   2ª   3ª   4ª   5ª   6ª   7ª   8ª   9ª

1 FAD = 2 ATP
1 NAD = 3 ATP } 5 ATP × 9 passagens = 45 ATP

Exemplo do cálculo do número de ATP pela etapa do ciclo de Krebs para ácido graxo livre com 20 carbonos em sua cadeia.

1 FAD = 2 ATP
3 NAD = 9 ATP } 2 ATP × 10 passagens = 120 ATP
1 ATP

Produção total de ATP consumindo uma molécula de ácido graxo livre

β-oxidação = 45 ATP
Ciclo de Krebs = 120 ATP } 165 ATP – 2 ATP = 163 ATP

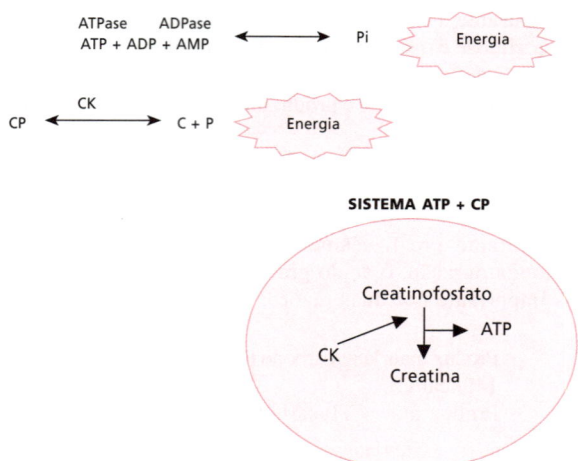

Figura 125.2 – Desdobramento metabólico do adenosina trifosfato (ATP) + creatinofosfato (CP) como moduladores de energia. ADP = difosfato de adenosina; CK = creatinoquinase; Pi = fosfato inorgânico.

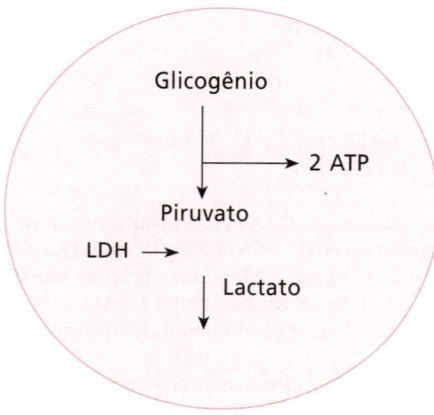

Figura 125.3 – Desdobramento metabólico da glicólise anaeróbia como moduladores de energia para atividades de alta intensidade. ATP = trifosfato de adenosina; LDH = desidrogenase láctica.

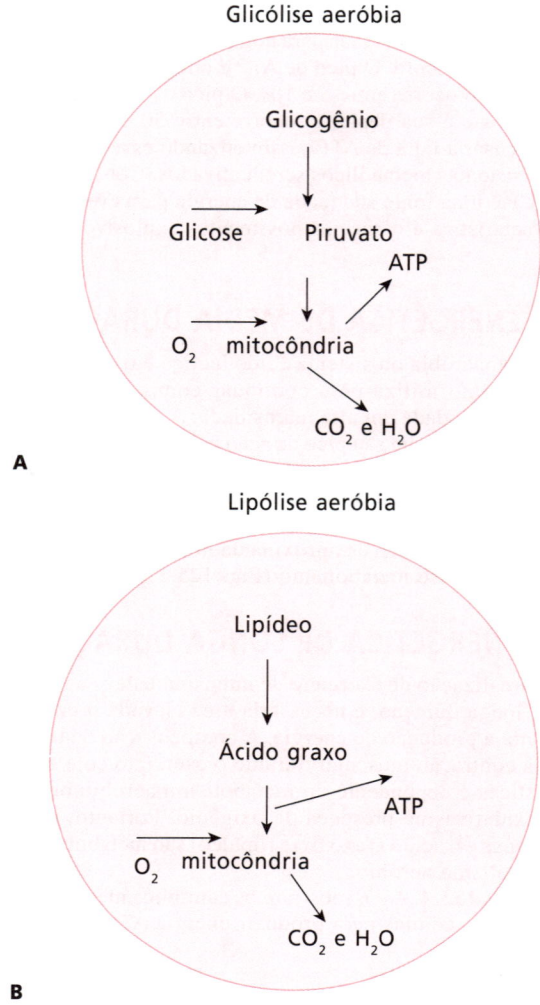

Figura 125.4 – (A e B) Sistema metabólico aeróbio – ciclo de Krebs.

MECANISMO QUE MOSTRA POR QUE O INDIVÍDUO TREINADO É MAIS EFICIENTE QUE O INDIVÍDUO NÃO-TREINADO AO CONSUMIR ENERGIA

A equação de Leonor Michaelis-Maud Menten é básica em todos os aspectos da cinética da ação enzimática. Conhecendo o K_m e $V_{máx}$ podemos calcular a velocidade de uma reação enzimática em qualquer concentração de substrato. A constante de Michaelis-Menten (K_m) pode ser definida como a concentração de substrato específico na qual uma enzima produz metade de sua velocidade máxima (Fig. 125.5).

Nas condições intracelulares as enzimas geralmente não estão saturadas com seus substratos e, portanto, não estão funcionando na maior velocidade possível. A regulação da velocidade das reações enzimáticas nas células pode ser feita em parte por meio de variações nas concentrações intracelulares

TABELA 125.1 – Relação entre fontes energéticas e a contribuição predominante do metabolismo à modalidade esportiva

TIPO DE ATIVIDADE	ATP – CP (SISTEMA ALÁCTICO)	GLICÓLISE ANAERÓBIA (SISTEMA LÁCTICO)	OXIDATIVO (SISTEMA AERÓBIO)
100m	*		
200m	*		
400m		*	
800m		*	
10.000m			*
42.195m (maratona)			*
Tênis de campo	*		*
Voleibol	**		*
Basquetebol	*		*
Futebol	*	*	*
Handebol	*		*

A característica do exercício, a duração e a intensidade são fatores que determinarão a predominância da via metabólica envolvida na atividade física.
ATP = trifosfato de adenosina; CP = creatinofosfato.

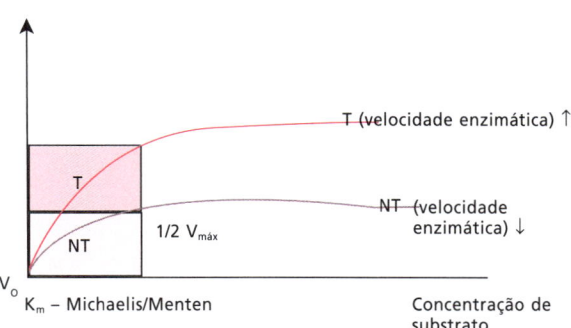

Figura 125.5 – Velocidade enzimática *versus* concentração de substrato.

TABELA 125.2 – Distribuição predominante do substrato energético de acordo com a intensidade e duração do exercício

	60% DO $VO_{2MÁX}$				
	15'	30'	60'	120'	180'
Ácido graxo	20%	30%	40%	60%	70%
Glicose fígado	35%	40%	40%	30%	25%
Glicogênio	45%	30%	20%	10%	5%
	$1/4$	$1/2$	1h	2h	3h

A glicose é um substrato energético muito importante para o sistema nervoso central (SNC); é o combustível principal. Portanto, durante exercícios de longa duração e intensidade leve a moderada, o organismo poupa ao máximo esse substrato e passa a utilizar mais a gordura para a produção de energia.

TABELA 125.3 – Relação entre duração aproximada do estímulo, metabolismo predominantemente envolvido e substrato energético

DURAÇÃO (s)	METABOLISMO	SUBSTRATO ENERGÉTICO
1 – 4	Anaeróbio	ATP (músculos)
4 – 20	Anaeróbio	ATP + CP
20 – 45	Anaeróbio	ATP + CP + glicogênio muscular
45 – 120	Anaeróbio, láctico	Glicogênio muscular
120 – 240	Anaeróbio + aeróbio	Glicogênio muscular + ácido láctico
240 – 600	Aeróbio	Glicogênio muscular + ácidos graxos

TABELA 125.4 – Utilização diferente do ácido graxo livre (gordura) entre o indivíduo treinado (T) *versus* o indivíduo não-treinado (NT) em exercício de longa duração

INDIVÍDUO	$VO_{2MÁX}$	50%	CARBOIDRATO	ÁCIDO GRAXO LIVRE
T	5.000mL/O_2	2.500mL/O_2	1.000mL/O_2	1.500mL/O_2
NT	2.500mL/O_2	1.250mL/O_2	625mL/O_2	625mL/O_2

O indivíduo treinado utiliza mais ácido graxo livre (gordura) porque, possuindo um VO_2 maior, produzirá maior número de energia ATP quando o oxigênio entrar em contato com o substrato gordura.

dos substratos. Portanto, a concentração do substrato tem um profundo efeito na velocidade de reações catalisadas por enzimas. Assim, em concentrações muito baixas de substratos a velocidade de reação também é baixa, mas ela se elevará com o seu aumento. Se testarmos o efeito de concentrações de substratos cada vez maiores, medindo a velocidade inicial da reação catalisada a cada aumento da concentração de substrato, encontraremos que os aumentos da velocidade serão cada vez menores. Finalmente chegaremos a um ponto além do qual haverá apenas acréscimos desprezíveis na velocidade de reação. Não importa o quanto seja aumentada a concentração do substrato além desse ponto, pois a velocidade da reação se aproximará de um platô, sem nunca atingi-lo de fato. Esse platô se chama velocidade máxima ($V_{máx}$) em que a enzima está saturada com o substrato e não pode funcionar mais rápido. Esse conceito é útil para estabelecer e compreender a relação enzima e substrato na dinâmica da velocidade de eficiência do consumo e produção energética a favor do indivíduo *treinado*, que consegue converter mais rápido o substrato para realização de trabalho mecânico. É importante salientar que o aumento da quantidade de enzimas específicas e disponíveis aumenta a velocidade enzimática, sem alterar a quantidade de substrato e nem a característica da enzima (oxidativa ou glicolítica). A enzima pode aumentar 1.000 vezes a velocidade de uma reação química. Com o treinamento físico do tipo aeróbio, algumas enzimas que atuam na β-oxidação e ciclo de Krebs são aumentadas. Sendo assim, utiliza-se mais AGL (gordura) quando da realização do exercício de longa duração para produção de energia (Fig. 125.6).

ALGUMAS ENZIMAS QUE AGEM NA BETA-OXIDAÇÃO E CICLO DE KREBS AUMENTADAS PELO TREINAMENTO AERÓBIO DE LONGA DURAÇÃO

Beta-oxidação

- β-hidroxiacil – CoA – desidrogenase.
- β-cetotiolase.
- β-cetoacil – CoA.

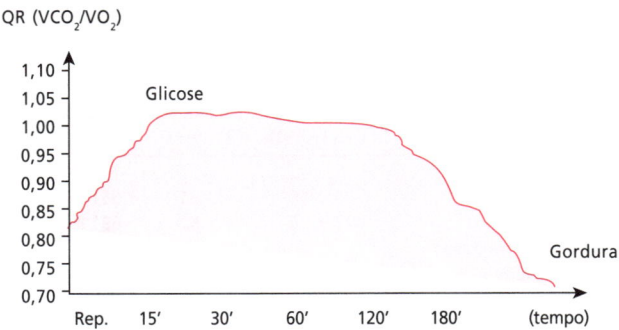

Figura 125.6 – A relação entre o volume de dióxido de carbono (VCO_2) produzido pelo consumo de oxigênio (VO_2) é conhecida como quociente respiratório (QR) e é utilizada como marcador de consumo de substrato. A contribuição do substrato energético é modulada em função da necessidade e duração do exercício. Portanto, a figura mostra que o nosso organismo utiliza mais glicose nos primeiros minutos de exercício; ao contrário, à medida que o exercício aumenta de duração, a utilização predominante é de gordura. Nenhum substrato é estanque, mas, sim, sua predominância é variável.

Ciclo de Krebs

- Succinato – CoA – desidrogenase.
- Citrato sintase.
- Citocromo oxidase.
- Citocromo – C – oxidase.
- Acil-CoA – desidrogenase.
- Succinato desidrogenase.

RELAÇÃO ENTRE CONSUMO DE OXIGÊNIO E RESSÍNTESE DA CREATINOFOSFATO DURANTE EXERCÍCIO INTENSO (IMPLICAÇÕES PRÁTICAS)

No interior das células musculares no início da contração muscular, a CP representa a reserva imediata para a refosforilação do ATP. Como resultado dessa concentração de CP, pode ser reduzido em menos de 40% o nível de repouso durante exercício intenso de 10s de duração[1]. Quando o nível de CP se reduz, ocorrem efeitos adversos sobre a contração muscular e, portanto, afetando um subseqüente estímulo. Ao contrário, maximizando a taxa de ressíntese da CP durante rápido período de recuperação, serão beneficiados todos aqueles indivíduos que estão envolvidos em atividades que demandam exercício intermitente de alta intensidade. Embora seja simples o processo de ressíntese, a refosforilação da CP requisita ATP doado pelo metabolismo aeróbio, ambos têm componentes cinéticos lentos e rápidos, sendo cada procedimento controlado por diferentes componentes do equilíbrio da enzima creatinoquinase. A fase inicial rápida parece ocorrer a uma taxa independente do pH muscular. Assim, essa taxa parece ser controlada pelos níveis de ADP, tanto diretamente por meio de concentrações livres no citosol quanto indiretamente pelo efeito sobre a energia livre da hidrólise do ATP. Uma vez que essa fase rápida de recuperação esteja completa, há uma segunda fase mais lenta que parece ser taxa dependente do retorno da célula muscular a homeostase do pH intracelular. Devido à importância da fosforilação oxidativa (aeróbia) nesse processo de ressíntese, indivíduos com elevada potência aeróbia devem ser mais eficientes em ressintetizar CP em uma taxa mais rápida do que em indivíduos sedentários. É importante salientar que existe uma diferença importante da concentração de ATP e CP dentro das células musculares, o que confere a elas um potencial maior ou menor para compensar as demandas de um exercício de alta intensidade. Dados de Fitts demonstraram em repouso nas fibras de contração rápida uma concentração de ATP e CP de 27 e 90mmol/kg, respectivamente[2]. Ao contrário, as fibras de contração lenta mostraram concentração de 19 e 58mmol/kg, respectivamente. Isso significa que as fibras do tipo II (rápidas) têm 42% mais ATP e 55% mais CP quando comparadas às fibras do tipo I (lentas). Portanto, as fibras do tipo II compensam com mais eficiência a demanda metabólica dos exercícios realizados em alta intensidade[3].

CONSUMO MÁXIMO DE OXIGÊNIO E A RELAÇÃO COM A RESPOSTA ALÁCTICA E LÁCTICA DURANTE ATIVIDADE FÍSICA

Atividades esportivas intermitentes em que se utilizam variações baixas e elevadas de consumo de oxigênio (VO_2) durante o transcorrer da prática competitiva precisam modular constantemente a demanda energética dos metabolismos aeróbio, anaeróbio aláctico e láctico. Portanto, compreender conceitos de bioenergética do exercício é condição fundamental para desenvolver atividade física metabolicamente correta. A potência aeróbia de atletas abaixo de um nível adequado para uma determinada modalidade esportiva competitiva apresenta muitas vezes um VO_2 submáximo relativamente alto no ponto de transição metabólica, ou seja, no limiar anaeróbio (LV_2), porém, em uma velocidade de deslocamento relativamente baixa, o que não garante a esses jogadores a manutenção da demanda metabólica durante a prática competitiva do esporte. Esse tipo de resposta é normalmente verificado quando são desenvolvidos exagerados estímulos de velocidade e resistência de velocidade, sem controle adequado, para o aprimoramento dos metabolismos anaeróbios aláctico (sistema ATP e CP) e láctico (glicólise anaeróbia), provocando um desequilíbrio na resposta do metabolismo aeróbio. Mas na prática o que pode acontecer com atletas que se encontram nessas condições? Certamente, esses jogadores diminuirão significativamente o desempenho funcional ao final dessas competições, pois haverá mais rapidamente uma precoce queda na eficiência do sistema ATP e CP para a compensação de energia para os estímulos rápidos e repetidos com muita freqüência, que é uma característica apresentada em esportes de conjunto (futebol, voleibol, basquetebol, handebol etc.), resposta essa motivada por lenta recuperação

TABELA 125.5 – Comparação da resposta enzimática entre indivíduos sedentários *versus* treinados

ENZIMA RESPIRATÓRIA E MÚSCULO	INDIVÍDUOS SEDENTÁRIOS	DIFERENÇA (%)	INDIVÍDUOS TREINADOS
Citocromo oxidase*			
Gastrocnêmio	305 ± 15	81	551 ± 31**
Sóleo	427 ± 16	62	691 ± 52**
Succinato oxidase*			
Gastrocnêmio	73 ± 5	60	117 ± 8**
Sóleo	95 ± 10	68	160 ± 8**
NADH desidrogenase**			
Gastrocnêmio	5,6 ± 0,6	111	11,8 ± 1,5**
NADH citocromo C – redutase**			
Gastrocnêmio	0,25 ± 0,05	140	0,60 ± 0,09**
Succinato desidrogenase**			
Gastrocnêmio	8,3 ± 0,7	82	15,1 ± 1,4**

* μLO_2/min/g.
** $P < 0,001$.
*** μmoles/min/g.

TABELA 125.6 – Comparação de respostas enzimáticas mitocondriais ao treinamento físico aeróbio entre indivíduos sedentários *versus* indivíduos treinados

ENZIMAS MITOCONDRIAIS	INDIVÍDUOS SEDENTÁRIOS (N = 8)	INDIVÍDUOS TREINADOS (7)	DIFERENÇA (%)
Citrato sintase (mmol/kg)	149 ± 34	208 ± 27	40
Succinato desidrogenase (mmol/kg)	96 ± 23	147 ± 24	53
Acil-CoA desidrogenase (mmol/kg)	296 ± 34	396 ± 113	34

Essas enzimas são aumentadas pelo treinamento aeróbio de leve a moderada intensidade e longa duração, uma vez que esse tipo de treinamento aumenta a quantidade de mitocôndrias por grama de peso úmido. As enzimas localizadas no citoplasma são menos alteradas pelo exercício aeróbio de longa duração e moderada intensidade. A atividade dessas enzimas já existe em nível suficiente para permitir o aumento do fluxo de substrato.

do sistema aláctico. Lembrando que por volta de 50 a 70% das reservas de ATP e CP são restauradas em 30s e 100% entre 3 e 5min de recuperação, também é importante não esquecer que períodos muito curtos de recuperação não restauram a CP das fibras do tipo II depois de repetidos movimentos explosivos, diminuindo, portanto, as concentrações de CP, o que exerceria importante papel na produção de fadiga[4]. Além disso, o atleta terá de recorrer ao sistema láctico para continuar produzindo energia pela glicólise anaeróbia e com isso haverá produção e acúmulo de ácido láctico e, por conseguinte, menos produção de energia e fadiga. Entretanto, o treinamento físico realizado de maneira adequada estimulando metabolicamente o sistema aláctico causará elevação das reservas de ATP e CP, diminuindo sua dependência à glicólise anaeróbia. A depleção dos estoques de glicogênio no músculo em atividade ocorre basicamente em conseqüência de duas situações:

- Anaerobiose prolongada nos treinamentos.
- Aumento de temperatura acompanhado de desidratação celular[5].

Outro sinal indireto, tanto da glicogenólise como do consumo de glicose sangüínea, pela via anaeróbia, é a elevação do lactato sangüíneo[6]. Em condições oxidativas (aeróbias) satisfatórias, como no indivíduo bem treinado aerobiamente, o lactato gerado pelas fibras brancas (anaeróbias) é rapidamente oxidado pelas fibras vermelhas (aeróbias)[7]. Na insuficiência oxidativa, ou seja, quando o $VO_{2máx}$ é baixo, há acúmulo de prótons e queda do pH no interior do músculo, reduzindo sua eficiência energética. Tudo isso acontecerá por falta de um $VO_{2máx}$ alto que daria suporte na recuperação desses dois sistemas (aláctico e láctico). Portanto, baixa capacidade e potência aeróbia não conseguem recuperar na velocidade necessária o atleta para que ele possa repetir novamente um estímulo subseqüente na partida com a mesma eficiência. Um elegante estudo realizado por Donaldson, com fibras musculares de mamíferos, examinou os efeitos da diminuição do pH sobre a produção de força e verificou que as fibras musculares de tipos I, IIa e IIb perderam 12, 25 e 44% da força máxima, respectivamente, como resultado da acidose intracelular[8].

SIGNIFICADO DOS PROCESSOS METABÓLICOS QUE AGEM NA PRODUÇÃO DE ENERGIA

- *Glicólise*: processo de quebra da glicose até o ácido pirúvico.
- *Glicogenólise*: processo de quebra do glicogênio para formar glicose nas células.
- *Gliconeogênese*: processo de síntese de glicose a partir do glicerol das gorduras e aminoácidos das proteínas.
- *Lipólise*: processo de quebra dos triglicérides (glicerol + AGL).
- *Lipogenêse*: processo de síntese dos triglicérides a partir dos carboidratos (gorduras de depósito).

ROTAS METABÓLICAS IMPORTANTES PARA PRODUÇÃO DE ENERGIA

- *Glicose*: armazenada na célula, será liberada na circulação para ser captada pelo músculo.
- *Glicerol*: irá para o fígado onde servirá de reservatório para a gliconeogênese.
- *Ácidos graxos*: irão para o fígado onde receberão ação das catecolaminas e serão quebrados e transformados em glicogênio.
- *Alanina*: na circulação é captada pelo fígado onde servirá de substrato para o processo de gliconeogênese.
- *Ácido láctico*: produzido no músculo vai para a circulação é captado pelo fígado e transformado em glicose.

ATIVIDADE NEURO-HORMONAL E PROCESSOS METABÓLICOS

- O sistema nervoso simpático estimula receptores plasmáticos que desencadeiam glicogenólise e lipólise nos músculos e tecido adiposo.
- Os hormônios pancreáticos desempenham funções anabólicas e catabólicas.
- Glucagon: estimula glicogenólise e gliconeogênese no fígado pelos receptores beta 1.
- Insulina: estimula glicogênese e lipogênese.
- Os hormônios adrenais (catecolaminas) atuam nos músculos (esqueléticos e cardíaco) e no fígado, provocando glicogenólise, e no tecido adiposo, provocando lipólise (por exemplo, cortisol). Porém, sua ação depende de tempo, é necessário esperar a glicose sangüínea diminuir.

CONCEITOS EM BIOENERGÉTICA DO EXERCÍCIO

- Quando o exercício é de altíssima e alta intensidade, substratos potentes como o ATP, a CP e o glicogênio são metabolizados pelos sistemas metabólicos aláctico e láctico [via CP e glicólise anaeróbia].
- Quando a intensidade do exercício é de baixa e/ou de moderada intensidade, os substratos glicogênio e ácido graxo livre (gordura) são metabolizados pelas vias aeróbias. As vias são o ciclo de Krebs e a cadeia respiratória que estão nas mitocôndrias. São menos potentes, mas produzem energia por um tempo muito mais longo do que as vias anaeróbias.
- O lactato que penetra nas fibras musculares de contração lenta (vermelhas) proveniente das fibras de contração rápida (brancas) pode ser oxidado pelas fibras lentas se estas estiverem com aporte adequado de oxigênio e se estiverem sendo estimuladas.
- A remoção no lactato do sangue, acumulado durante exercício intenso, se faz melhor quando a atividade aeróbia é de baixa intensidade.
- Indivíduos treinados aerobicamente têm aproximadamente 30 vezes mais capacidade de remoção de lactato do que indivíduos sedentários.
- Os indivíduos com maior capacidade de remoção de lactato são aqueles treinados em corridas de meio fundo, fundo e grande fundo (10.000m, maratona e ultramaratona).
- Em indivíduos treinados existe alta correlação entre a capacidade de remoção de lactato e o limiar anaeróbio. Portanto, os atletas que possuem grande capacidade de remover lactato conseguem atingir *steady-state* em maior percentual do consumo máximo de oxigênio.
- O piruvato produzido pela glicólise é reduzido a lactato pela enzima desidrogenase láctica quando há falta de O_2 disponível para o trabalho muscular.
- A maioria dos vertebrados é de organismos aeróbios que primeiro convertem a glicose em piruvato pela glicólise e então oxidam completamente a $CO_2 + H_2O$ no ciclo de Krebs, utilizando o oxigênio molecular.
- O fluxo glicolítico anaeróbio é reduzido quando a massa de ATP estiver elevada.

- A grande ação de massa de produção de ATP funciona como modulador negativo inibindo a enzima-chave do sistema glicolítico anaeróbio (fosfofrutoquinase).
- O acúmulo de lactato cessa após a introdução de oxigênio porque a cadeia respiratória aumenta a capacidade oxidativa (aeróbia) da célula.
- Elevada capacidade aeróbia tem importante participação na reposição dos fosfatos de alta energia (ATP e CP) e remoção de lactato após a realização de exercício intermitente de altíssima e alta intensidade.

CONSIDERAÇÕES FINAIS

A bioenergética é a área da bioquímica que se refere às modificações e utilização de energia pelas células vivas. Portanto, a energia produzida pelo organismo aumenta a capacidade de produzir trabalho em diversas situações. Necessitamos de energia para formar produtos, para transportar materiais, para realizar o trabalho mecânico do movimento transportando substância e gerando calor. Nesse processo, o ATP é vital para a produção de energia pelas células, interligando o catabolismo liberador com os processos consumidores de energia. Sendo assim, a bioenergética do exercício nos possibilita compreender como as rotas e vias metabólicas interagem na direção de produzir energia para a realização de exercício de acordo com sua intensidade e duração. O conhecimento e capacidade de manuseio dos metabolismos energéticos produtores de energia durante a prática de exercícios é condição *sine qua non* para que ocorram as devidas compensações metabólicas. Também fica claro que compreender como interagem os metabolismos energéticos de maneira primária e secundária em uma determinada ação metabólica é fundamental para se fazer os ajustes necessários para o desenvolvimento de um melhor desempenho funcional.

REFERÊNCIAS BIBLIOGRÁFICAS

1. WALTER, G.; VANDENBORNE, K.; MCCULLY, K. K. Noninvasive measurement of phosphocreatine recovery kinetics in single human muscles. *Am. J. Physiol.*, v. 272, p. C525-534, 1997.
2. FITTS, R. H. Substrate supply energy metabolism during brief high intensity exercise: importance in limiting performance. In: LAMB, D. R.; GISOLFI, C. V. (eds.). *Energy Metabolism in Exercise and Sports*. Dubuque: Brown & Benchmark, 1992. p. 53-99.
3. FITTS, R. H. Cellular mechanisms of fatigue muscle. *Physiol. Reviews*, v. 74, p. 49-93, 1994a.
4. SAHLIN, K.; TONKONOGI, M.; SODERLUND, K. Energy supply and muscular fatigue in humans. *Acta Physiol. Scand.*, v. 162, p. 261-266, 1998.
5. SALTIN, B. Aerobic and anaerobic work capacity after dehydration. *J. Appl. Physiol.*, v. 19, p. 1114-1118, 1964.
6. DEBRUYN-PREVOUST, P.; STURBOIS, X. Lactic acid evolution in the relation to work duration during a short and anaerobic exhausting exercise. *J. Sports Med.*, v. 20, p. 377-382, 1980.
7. TSUJI, H.; BURINI, R. C. Aspectos positivos da participação do lactato na atividade muscular. *Rev. Bras. Ciência e Mov.*, v. 3, p. 51-59, 1989.
8. DONALDSON, S. K. B. Effect of acidosis on maximal force generation of peeled mammalian skeletal fibers. In: KNUTTGEN, H. G. (ed.). *Biochemistry of Exercise*. Champaign: Human Kinetics, 1983. p. 126-133.

BIBLIOGRAFIA COMPLEMENTAR

HULTMAN, E.; BERGSTROM, J.; MCLENAN-ANDERSON, N. Breakdown and resynthesis of phosphorycreatine and adenosine triphosphate in connection with muscular work in man. *Scand. J. Clin. Invest.*, v. 19, p. 56-66, 1983.

LEHNINGER, A. L. *Princípios de Bioquímica*. Rio de Janeiro: Sarvier, 1989.

TAYLOR, D. J.; BORE, P.; STYLES, P. Bioenergetics of intact human muscle: a ^{31}P nuclear magnetic resonance study. *Mol. Biol. Med.*, v. 1, p. 77-94, 1983.

WAYNE, C. M. *The Biochemistry of Exercise and Metabolic Adaptation*, 1992.

WOOTON, S. A.; WILLIAMS, C. The influence of recovery duration on repeated maximal sprints. In: KNUTTGEN, H. G.; VOGEL, J. A.; POORTMANS, J. (eds.). *Biochemistry of Exercise*. Champaign: Human Kinetics, 1983. p. 269-273, 1983.

QUADRO 125.1 – Adaptações bioquímicas no músculo provenientes do treinamento de natureza aeróbia

- Componentes da cadeia de transporte de elétrons aumentam a capacidade de produzir ATP em 100%
- Enzimas do ciclo de Krebs ou ciclo do ácido cítrico aumentam sua atividade de 35 a 100%
- Enzimas específicas do metabolismo das gorduras aumentam sua atividade em 100%
- Os estoques de glicogênio em músculos de indivíduos treinados aumentam de 100 a 150% sua capacidade em relação aos indivíduos sedentários

ATP = trifosfato de adenosina.

CAPÍTULO 126

Condicionamento Físico e Treinamento Cardiorrespiratório

Paulo Roberto Santos-Silva

INTRODUÇÃO

O exercício físico tem sido utilizado em pesquisas porque se constitui em um modelo importante de verificação das adaptações fisiológicas centrais e periféricas que ocorrem tanto de forma aguda como crônica, provocando modificações importantes nos sistemas orgânicos. Portanto, o exercício físico é a ferramenta básica de qualquer programa de treinamento físico sistematizado com objetivo de aumentar o desempenho funcional. O processo de treinamento é uma organização complexa e deve ser muito bem delineado, pois utiliza diversos tipos de exercícios estruturados para um determinado objetivo, que deve ser claramente definido entre o especialista em condicionamento físico e o indivíduo engajado no programa. É importante salientar que qualquer processo de treinamento deverá apresentar um caráter diferenciado em função da população envolvida e da natureza da atividade física. Sendo assim, podemos dizer que o treinamento é um processo biologicamente fundamentado e pedagogicamente organizado. Como qualquer programa de treinamento tem um período de tempo determinado, são necessárias programação e planificação prévias, necessitando que se leve em consideração aspectos materiais e logísticos para o seu desenvolvimento. Portanto, podemos afirmar que o treinamento é um ato prático que depende do nível de conhecimentos teóricos do técnico. Sendo assim, ele pode ser definido como o espaço de articulação entre carga (estímulo) de esforço e a adaptação (assimilação) provocada pelo estímulo no organismo. O treinamento físico em reabilitação deve seguir as mesmas leis e princípios que regem o controle de qualquer programa de atividade física para fins de melhora da aptidão funcional. Em um programa de treinamento direcionado para fins de reabilitação física ou de alta *performance* de atletas, é necessário aplicar as leis e os princípios que regem o treinamento. Dentre eles, a periodização é um dos fatores mais complexos dentro do processo de organização do treinamento.

Assim sendo, o conceito de sinergia é essencial para praticarmos a periodização, pois esse conceito significa que o todo é mais do que a soma das partes, ou seja, não há um componente de treinamento que verificado isoladamente possa ser considerado mais importante do que os outros. Somente é possível conseguir o resultado ótimo em um programa de treinamento sistemático quando os seus vários componentes seguem integrados em um mesmo conjunto. Além disso, o que vai garantir a otimização dos resultados será a aplicação dos estímulos no momento oportuno e na seqüência correta. Portanto, a periodização pode ser definida genericamente como a divisão do tempo total disponível em períodos, cada qual com características próprias. Podemos ainda afirmar que periodizar o treinamento significa organizar e distribuir racionalmente as cargas, ao longo de um período de tempo conhecido, todo o programa de treinamento estabelecendo a justa relação entre quantidade e qualidade de trabalho a fim de atingir a condição ideal de eficiência física. Portanto, a periodização distribui e classifica suas fases em macrociclo, mesociclo e microciclo, cada uma representando distribuição operacional de tempo disponível. O macrociclo significa o período de tempo total disponível para o programa de treinamento (seis meses, um ano, dois anos etc.). O mesociclo significa o período de divisão dos meses que serão utilizados dentro do macrociclo. O microciclo é a divisão do mesociclo em dias onde serão realizadas as sessões treinamento. Em geral os modelos de periodização são classificados em linear, cuja característica é uma diminuição progressiva do volume em detrimento do aumento de intensidade dentro dos ciclos de treinamento, e em modelo não-linear, o qual é caracterizado por alterações freqüentes na intensidade e volume[1]. Em qualquer programa de treinamento, as sessões de exercícios devem ser moduladas e controladas pela freqüência, duração, intensidade e regidos pelo princípio da sobrecarga ou progressão. A importância de conhecer e respeitar os princípios do treinamento está no fato de modular e respeitar os limites de evolução pelos quais passarão os indivíduos. Os princípios de treinamento mais importantes e que devem ser seguidos com atenção são:

- Princípio da progressão ou sobrecarga, ou seja, para que ocorra aumento da adaptação e assimilação do treinamento, a intensidade deve ser ascendente.
- Princípio da individualidade, ou seja, está relacionado ao respeito aos limites funcionais, onde cada indivíduo é um ser único.
- Princípio da estabilização ou manutenção, onde o não incremento da carga ou estímulo provoca a manutenção da adaptação fazendo com que o indivíduo não evolua.
- Princípio da reversibilidade, onde as adaptações verificadas com o treinamento são transitórias, ou seja, se houver diminuição expressiva do estímulo ocorre regressão das adaptações fisiológicas e, por conseguinte, da aptidão funcional (Fig. 126.1).

EFEITOS DO TREINAMENTO FÍSICO SOBRE O ORGANISMO

A natureza e a magnitude do efeito do treinamento cardiorrespiratório têm se mostrado dependentes da intensidade,

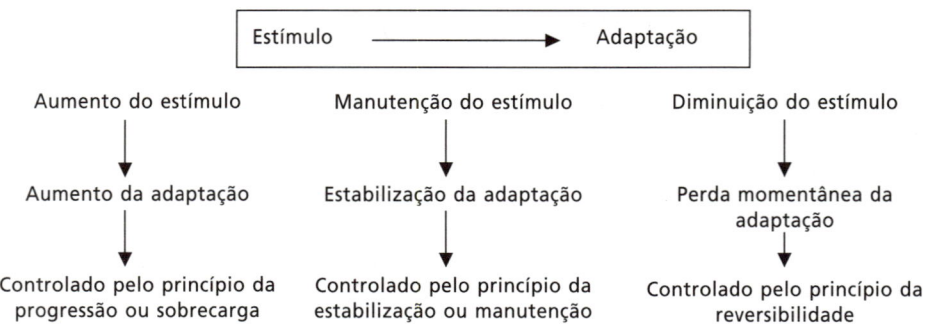

Figura 126.1 – Relação entre estímulo, adaptação e os princípios de treinamento.

freqüência, duração de cada sessão, do tempo de extensão do programa e do nível de aptidão funcional inicial do indivíduo[2-4]. Portanto, cada um desses fatores exerce influência sobre o aprimoramento funcional cardiorrespiratório. A aplicação regular de uma sobrecarga ou estímulo específico de exercício físico melhora a função fisiológica do organismo. O treinamento físico, seja ele com finalidade de reabilitação ou de alto rendimento competitivo, induz a uma variedade de adaptações específicas que capacita o corpo ao funcionamento mais eficiente durante a realização de exercícios[5]. Exemplo dessa resposta é a adaptação dos músculos locomotores, pois representa uma estratégia adaptativa para aumentar a capacidade funcional do organismo. Todos os organismos vivos possuem a capacidade inerente para alterar as propriedades estruturais e funcionais dos sistemas orgânicos de acordo com as condições ambientais aplicadas sobre um sistema específico. A habilidade das células musculares para modificar a quantidade e composição de seus componentes subcelulares, como a maquinaria muscular e nível de enzimas em resposta ao exercício, é uma área de estudo que tem enriquecido sua história. Há mais de um século as adaptações que ocorrem nos músculos locomotores de membros em resposta ao treinamento físico têm sido documentadas[6]. Algumas dessas adaptações fisiológicas nos músculos locomotores com o treinamento de *endurance* expressam claramente a melhora da capacidade funcional do músculo esquelético (Tabela 126.1).

A freqüência de treinamento é uma das variáveis mais importantes para se atingir modificações fisiológicas. O $VO_{2máx}$, considerado um dos parâmetros mais utilizados para classificação do nível de aptidão funcional, é influenciado pelo número de vezes em que o treinamento é realizado. Diversos pesquisadores têm demonstrado que o aumento no $VO_{2máx}$ e a diminuição na freqüência cardíaca (FC) são proporcionais à freqüência do número de sessões semanais realizadas. Em indivíduos com nível de $VO_{2máx}$ elevado (50 a 60mL/kg/min), duas sessões semanais não são suficientes para estimular a melhora nesse parâmetro, ao contrário, essa resposta de um maior ganho só foi verificada com freqüência de quatro vezes por semana. Além do que é importante lembrar que se verificam pequenas melhoras nesse parâmetro fisiológico quanto maior for o seu índice inicial e maiores ganhos são observados quanto mais baixo for o seu nível de aptidão física. Entretanto, a interação entre freqüência e intensidade de treinamento não apresenta o mesmo padrão. A freqüência ótima para todas as intensidades de treinamento parece ser de quatro vezes por semana. Outro aspecto demonstrado por Moffatt *et al.* é que a distribuição dos dias das sessões de treinamento dentro da semana não afeta a melhora no ganho de condicionamento físico[7].

RESPOSTA FISIOLÓGICA DO EXERCÍCIO DINÂMICO AERÓBIO

O exercício dinâmico aeróbio é aquele que produz estímulo mais representativo sobre o sistema cardiorrespiratório quando comparado a qualquer outro sistema. A fisiologia do exercício fornece informações que melhoram a compreensão de como os sistemas circulatório e respiratório respondem e interagem. O maior efeito do exercício aeróbio sobre o sistema cardiorrespiratório está relacionado ao adequado suplemento de oxigênio e nutrientes para os músculos. Isso é tão verdadeiro que quando um indivíduo confinado a um leito hospitalar passa por um prolongado período de inatividade sua tolerância ao exercício é dramaticamente reduzida. Essa condição está associada à diminuição do consumo máximo de oxigênio ($VO_{2máx}$). O estudo clássico de Saltin *et al.* demonstrou que após vinte e um dias de inatividade o $VO_{2máx}$ diminui consideravelmente[8]. Entretanto, e igualmente importante, quando os indivíduos começam um programa de treinamento, o $VO_{2máx}$ começa sua recuperação ultrapassando os valores anteriores ao período inativo. Mas qual é o impacto da inatividade sobre o organismo que provoca tamanho efeito negativo? Um dos efeitos deletérios é a diminuição do volume sistólico ventricular em indivíduos que ficam sem atividade física programada, como por exemplo, no leito hospitalar. Tem sido observado que em repouso o volume sistólico é similar em condições controladas e após treinamento. Entretanto, com exercício o volume sistólico aumenta após treinamento. A resposta de FC é outro aspecto importante de adaptação. A FC em repouso é diminuída após treinamento, mas está um pouco mais elevada em indivíduos inativos (sedentários) indicando redução do débito cardíaco. Portanto, podemos notar que esse efeito danoso sobre a res-

TABELA 126.1 – Alterações metabólicas e estruturais verificadas em músculos locomotores de membros associadas ao treinamento de *endurance*

PARÂMETROS	EFEITO DO TREINO
Glicogênio	Aumenta conteúdo
Número de mitocôndrias	Aumenta conteúdo
Volume mitocondrial	Aumenta conteúdo
Trifosfato de adenosina (ATP)	Aumenta conteúdo
Fosfocreatina	Aumenta conteúdo
Enzimas oxidativas (aeróbias)	Aumentam conteúdo
Fibras musculares tipo I (aeróbias)	Aumentam participação
Fibras musculares tipo II (anaeróbias)	Diminuem participação
Extração de oxigênio	Aumenta
Capilarização	Aumenta

posta cardiovascular, com diminuição do volume sistólico e aumento da FC e, por conseguinte, menor débito cardíaco, está relacionado à diminuição do retorno venoso. Com o treinamento físico, os indivíduos exibem maior volume sistólico, uma menor FC e aumento na capacidade de exercício. Esse resultado também aumenta a disponibilidade de fluxo sangüíneo aos músculos após treinamento. Esses resultados refletem como esses parâmetros hemodinâmicos influenciam o $VO_{2máx}$ e os mecanismos envolvidos em alterações da capacidade de transporte de oxigênio, produzindo alterações crônicas no nível de aptidão funcional do indivíduo.

As respostas cardiorrespiratórias ao exercício podem ser utilizadas no diagnóstico diferencial de doenças desse sistema. Em geral, se um indivíduo tem limitada tolerância ao exercício, certamente apresenta uma alteração relacionada ao sistema transportador de oxigênio levando a uma diminuição do seu VO_2. Entretanto, se o problema for de origem respiratória, ele terá hipóxia sistêmica. Se o problema for de origem cardiovascular, ele terá uma concentração arterial de O_2 normal, mas o transporte de fluxo sangüíneo para os músculos esqueléticos estará limitado por diminuição do débito cardíaco, ou por alteração vascular periférica.

TEMPO DAS RESPOSTAS ADAPTATIVAS SOBRE O METABOLISMO AERÓBIO E FREQÜÊNCIA CARDÍACA PELO TREINAMENTO

Quando submetemos alguém a um programa de treinamento, quanto tempo é necessário para que ocorra adaptação expressiva sobre parâmetros funcionais? Essa é uma pergunta intrigante. Em populações saudáveis, a resposta da FC em repouso é diminuída em aproximadamente 10 a 15 batimentos por minuto (bpm), durante a realização de treinamento aeróbio. Isso é devido ao somatório das adaptações neurais e hemodinâmicas, como melhora do tônus parassimpático, aumento dos volumes diastólico e sistólico final, ou redução da descarga simpática na taxa de disparo do nó sinoatrial resultante. Contudo, estudos em animais têm fornecido evidências de que algumas adaptações ao exercício de *endurance* podem ocorrer rapidamente[6,9]. Por exemplo, em ratos correndo 100m diariamente na mesma velocidade, o tempo de aumento das enzimas mitocondriais nos músculos das pernas foi de aproximadamente sete dias[6]. Contudo, em um estudo realizado com seres humanos por Hickson *et al.*, foi possível demonstrar que em indivíduos não submetidos a treinamento sistemático o $VO_{2máx}$ aumentou significativamente nas três primeiras semanas e se manteve constante[9].

PRESCRIÇÃO DA INTENSIDADE DE TREINAMENTO PARA AUMENTO DA CAPACIDADE CARDIORRESPIRATÓRIA E METABÓLICA

Prescrição de exercício pode ser definida como um processo mediante o qual se recomenda a uma pessoa um regime de atividade física de maneira sistemática e individualizada, para obter mais benefícios com menos riscos. O conjunto ordenado e sistemático de recomendações constitui o programa de exercício físico[10]. Entretanto, para todo aquele que tem como objetivo melhorar o seu nível de aptidão funcional, é condição fundamental que se submeta previamente a um teste ergométrico,

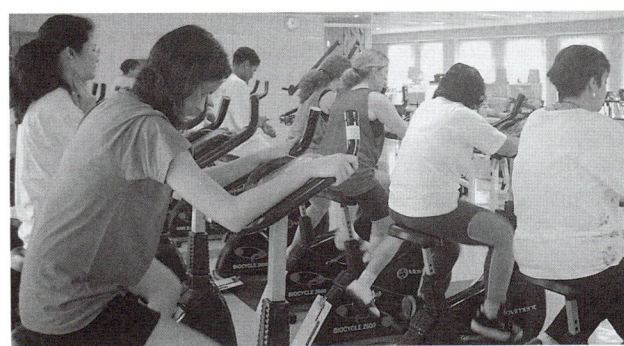

Figura 126.2 – Indivíduos em uma sessão de treinamento aeróbio controlada individualmente e realizada em bicicleta ergométrica. Cortesia do Laboratório Estudos do Movimento do IOT/HCFMUSP.

com análise da resposta eletrocardiográfica e pressórica durante exercício progressivo. Esse é o procedimento mais adequado, pois o teste de esforço fornecerá informações sobre a resposta cardiovascular. Quando realizamos a prescrição de exercício pelo teste ergométrico, utilizamos para controle de intensidade a carga (estímulo) e a FC, respectivamente. Portanto, a prescrição da intensidade do exercício aeróbio deve ser sempre individualizada e baseada nos resultados do teste ergométrico, nas características do indivíduo e no grau de treinamento prévio e o seu início será sempre abaixo do limiar anaeróbio. Sendo assim, o American College of Sports Medicine (ACSM) recomenda para atingir níveis de atividade física ótima manter um gasto calórico semanal ao redor de 2.000kcal, sempre que o estado de saúde do indivíduo permita. Todavia, tem sido recomendada para a redução de gordura uma utilização semanal de 800 a 900kcal, ou seja, um limiar mínimo de 300kcal/sessão de treino realizada três vezes por semana ou ainda 200kcal/sessão, quatro vezes por semana. Associado a essa modalidade de treinamento é importante adicionar os exercícios resistidos (com pesos), que sabidamente trazem enormes benefícios à saúde musculoesquelética dos praticantes. Outra metodologia sofisticada, que associada ao teste ergométrico possibilita mais precisão à prescrição do exercício, é a ergoespirometria, que por meio dos gases expirados pelos pulmões possibilita uma análise mais consistente dos metabolismos aeróbio e anaeróbio envolvidos no exercício, pois fornece o consumo de oxigênio (VO_2) durante todo o transcorrer do teste e, conseqüentemente, o ponto de transição metabólica denominado limiar anaeróbio. Mostraremos a seguir, dois exemplos de um programa de condicionamento físico sistemático com desenvolvimento contínuo e intermitente das cargas de treinamento de dois indivíduos que foram respectivamente submetidos ao teste ergométrico comum (*indivíduo 1*) e (*indivíduo 2*) ao teste ergoespirométrico (análise de gases expirados – ergoespirometria).

- Prescrição personalizada de treinamento aeróbio pelo método reserva de freqüência cardíaca (RFC) de Karvonen = (FC repouso – FC pico) × (%) + FC repouso[11].
  - *Indivíduo 1*, 40 anos, praticava atividade física, pesando 70kg e altura de 180cm, realizou teste ergométrico em esteira ergométrica com 1% de inclinação, utilizando-se o protocolo de Heck modificado. A FC de repouso (70bpm) e a pressão arterial (120/80mmHg). FC no pico do esforço (190bpm) e a velocidade máxima no teste de 15,6km/h. Para indivíduos ativos, a faixa de variação percentual vai de 60 a 80% da reserva de FC de Karvonen.

RFC60% = (190bpm − 70bpm) × (0,6) + 70bpm
RFC60% = (120bpm × 0,6) + 70bpm
RFC60% = 72bpm + 70bpm = 142bpm * vel. = 8,4km/h
RFC70% = (120bpm × 0,7) + 70bpm
RFC70% = 84bpm + 70bpm = 154bpm * vel. = 9,6km/h
RFC80% = (120bpm × 0,8) + 70bpm
RFC80% = 96bpm + 70bpm = 166bpm * vel. = 10,8km/h

- ***Indivíduo 2***, 40 anos, pesando 76kg, 165cm, ativo, praticava basquetebol duas vezes por semana e não praticava treinamento aeróbio sistemático, foi submetido à avaliação ergoespirométrica para fins de aumento da capacidade funcional por meio de treinamento aeróbio programado pelo resultado da ergoespirometria, utilizando-se o protocolo de Heck modificado. A FC de repouso era 69bpm e a pressão arterial era de 120/70mmHg. O limiar ventilatório dois (LV_2), que caracteriza o ponto de transição entre os metabolismos aeróbio e anaeróbio, foi atingido a 9,6km/h com FC de 154bpm (Fig. 126.2).

CUSTO METABÓLICO DE ALGUMAS ATIVIDADES FÍSICAS

Qualquer tipo de atividade física que realizamos tem um gasto energético que pode ser estimado pelo impacto metabólico causado em nosso organismo. O ACSM publicou uma tabela de algumas dessas atividades que serve de referência para quantificarmos as necessidades de energia para as compensações de nosso organismo[10] (Tabela 126.4). Esse impacto metabólico é quantificado em número de equivalente metabólico (MET), ou seja, 1MET representa uma unidade metabólica e corresponde ao valor em repouso de 3,5mLO_2/kg/min. Portanto, podemos quantificar o gasto energético por unidades MET. Em geral, as atividades que exigem um gasto energético menor que 3,5MET são consideradas de baixa intensidade e não devem ser recomendadas a pessoas sem doença, mas àqueles com enfermidades parecem mais adequadas. Considera-se atividade de intensidade de grau moderado aquelas que exigem um gasto energético entre 4 e 8MET, de intensidade média entre 8 e 12MET e de intensidade elevada aquelas que superam os 12MET[10]. Podemos verificar que as medidas de FC e o MET, durante um teste de esforço máximo, permitem a extrapolação da correspondente FC de treinamento e que existe uma relação entre FC e capacidade funcional. Podemos melhorar ainda mais a sensibilidade do esforço que estamos realizando se adicionarmos a tabela de percepção subjetiva de cansaço de Borg[12-14]. Os valores da escala original (6 a 20 pontos) aumentam linearmente na medida em que se aumenta a intensidade do exercício e que estão de acordo com o padrão de aumento de variáveis fisiológicas como: freqüência cardíaca, carga de trabalho, con-

TABELA 126.2 – Modelo de treinamento físico aeróbio planejado com base em dados metabólicos obtidos pela ergoespirometria. Logística: programa de treinamento físico aeróbio, realizado três vezes por semana em esteira sem inclinação. Tempo disponível máximo do indivíduo para treinar = 50min

SEMANAS (nº)	FREQÜÊNCIA CARDÍACA (bpm)	VELOCIDADE (m/min)	VELOCIDADE (km/h)	TEMPO (min)	VARIAÇÃO DE RITMO	DISTÂNCIA PARCIAL PERCORRIDA NA SESSÃO DE TREINO (m)	DISTÂNCIA TOTAL PERCORRIDA NA SESSÃO DE TREINO (m)
1ª/2ª/3ª	142	140	8,4	30	Método contínuo	4.260	4.260
4ª/5ª/6ª	142	140	8,4	40	Método contínuo	5.680	5.680
7ª/8ª/9ª	142	140	8,4	50	Método contínuo	7.100	7.100
10ª/11ª/12ª	142 154	140 160	8,4 9,6	30	Método intermitente 3 x 5´= 8,4km/h 3 x 5´= 9,6km/h	2.130 2.400	4.530
13ª/14ª/15ª	142 154	140 160	8,4 9,6	40	Método intermitente 4 x 5´= 8,4km/h 4 x 5´= 9,6km/h	2.800 3.200	6.000
16ª/17ª/18ª	142 154	140 160	8,4 9,6	50	Método intermitente 5 x 5´= 8,4km/h 5 x 5´= 9,6km/h	3.500 4.000	7.500
19ª/20ª/21ª	154	160	9,6	30	Método contínuo	4.800	4.800
22ª/23ª/24ª	154	160	9,6	40	Método contínuo	6.400	6.400
25ª/26ª/27ª	154	160	9,6	50	Método contínuo	8.000	8.000
28ª/29ª/30ª	154 166	160 180	9,6 10,8	30	Método intermitente 3 x 5´= 9,6km/h 3 x 5´= 10,8km/h	2.400 2.700	5.100
31ª/32ª/33ª	154 166	160 180	9,6 10,8	40	Método intermitente 4 x 5´= 9,6km/h 4 x 5´= 10,8km/h	3.200 3.600	6.800
34ª/35ª/36ª	154 166	160 180	9,6 10,8	50	Método intermitente 5 x 5´= 9,6km/h 5 x 5´= 10,8km/h	4.000 4.500	8.500
37ª/38ª/39ª	166	180	10,8	30	Método contínuo	5.400	5.400
40ª/41ª/43ª	166	180	10,8	40	Método contínuo	7.200	7.200
44ª/45ª/46ª	166	180	10,8	50	Método contínuo	9.000	9.000

A estratégia de treinamento adotada foi a variação das cargas (estímulos) na condição contínua e intermitente.
bpm = batimentos por minuto.

TABELA 126.3 – Comparação de alguns parâmetros funcionais após a 46ª semana de treinamento aeróbio sistemático

CONDIÇÃO	$VO_{2MÁX}$ (mL/kg/min)	VELOCIDADE MÁX. NO TESTE (km/h)	VO_2 NO LIMIAR II (mL/kg/min)	VO_2 NO LIMIAR II (%)	VELOCIDADE NO LIMIAR II (km/h)	FC – LIMIAR II (bpm)
Pré-treino aeróbio	40,4	14,4	28,1	69,5	9,6	143
Pós-treino aeróbio de 46 semanas	58,5	15,6	51,8	88,5	13,2	179
Diferença (%) pré *versus* pós	+45%	+8%	+84%	+27%	+37,5%	+25%

bpm = batimentos por minuto; FC = freqüência cardíaca; VO_2 = consumo de oxigênio.

centração de lactato, ventilação pulmonar e o VO_2. Essa relação tem implicação prática importante, pois um exercício percebido como relativamente cansativo (12 a 13 pontos) corresponde aproximadamente a 60% da FC máxima, ao contrário, se o exercício é considerado intenso e cansativo (14 a 15 pontos) corresponde a 85% da FC máxima[15]. Portanto, a maioria das pessoas sem doença deve realizar suas atividades entre os limites de 12 e 15 pontos na escala de Borg. O ACSM recomenda a utilização da escala de Borg como um complemento de monitoração da FC, pois ela tem sido considerada um válido indicador da intensidade do exercício[10,16].

ALGUMAS REGRAS PARA ATIVIDADE FÍSICA

Os princípios e leis estabelecidos para a prescrição de exercício podem ser aplicados a pessoas de todas as idades e níveis diferentes de aptidão física, pois se recomenda que a orientação dos exercícios seja individualizada, observando as seguintes regras:

- *Tipo de exercício*: o maior aumento no $VO_{2máx}$ ocorre quando o exercício envolve a utilização de grandes grupos musculares após períodos prolongados em atividades rítmicas de natureza aeróbia. Essa atividade física deve ser adequada e agradável, sem esforços ortopédicos intensos. Caminhada, bicicleta ergométrica, exercícios na água e exercícios resistidos (com pesos) são mais recomendáveis. Os exercícios resistidos contribuem pouco para melhorar o $VO_{2máx}$, mas aumentam a força muscular e a resistência, mantêm ou aumentam a massa magra livre de gordura e melhoram a habilidade para realizar atividades diárias.
- *Intensidade*: intensidade e duração são fatores determinantes para o aumento do gasto calórico durante uma sessão de treinamento. Deve ser suficiente para estimular o sistema cardiorrespiratório e metabólico, porém sem esgotamento. O ACSM recomenda uma intensidade de exercício correspondendo inicialmente entre 55 e 65% e posteriormente evoluindo ao máximo de 90% da freqüência cardíaca máxima, ou entre 40 e 50% do consumo de oxigênio de reserva, atingindo o limite de 85%[17]. Devido à grande variabilidade da FC entre as pessoas maiores de 65 anos, é de grande importância verificar a FC proveniente de um teste ergométrico e não utilizar a FC predita para idade por fórmulas estimativas. A intensidade mais recomendável deve girar em torno de 50 a 70% da FC de reserva. Essas variações de controle de intensidade têm sido utilizadas há mais de 30 anos para aumentar o $VO_{2máx}$ favoravelmente em indivíduos engajados em programas de prevenção primária e secundária[18-20].
- *Duração*: a duração de uma sessão de exercício interage com a intensidade para se atingir um suficiente gasto calórico e, por conseguinte maior nível de desempenho funcional. Contudo, é necessário que o exercício seja realizado com um limiar mínimo de intensidade e volume. A duração recomendada pelo ACSM reflete essa importante interação que deve girar em torno de 20 a 60min de atividade contínua e/ou intermitente[10]. Em idosos é importante ter alguns cuidados, pois poderão ter dificuldades para realizar exercício durante uma sessão completa, uma opção estratégica é dividir o exercício em séries de pelo menos 10min ao longo do dia.
- *Freqüência*: embora pessoas com baixo nível de aptidão física possam melhorar o desempenho cardiorrespiratório com somente duas sessões semanais de exercício, a freqüência ótima parece ser de 3 a 5 vezes por semana. Para aqueles que já estão se exercitando entre 60 e 80% da FC de reserva, uma freqüência de exercício de 3 vezes por semana é o suficiente para manter o $VO_{2máx}$. Pacientes com capacidade funcional menor que 3MET podem se beneficiar de múltiplas sessões curtas diárias de exercício. Segundo o ACSM, normalmente 1 ou 2 sessões nesses pacientes é mais adequado, enquanto 3 a 5 sessões estão mais indicadas para indivíduos com mais de 5MET de capacidade funcional. Desse modo, fica claro que o número de sessões de exercício por semana varia na dependência do objetivo do gasto calórico, preferência dos participantes e limitações impostas pelo estilo de vida de cada indivíduo. Contudo, a preferência deve ser dada aos dias

TABELA 126.4 – Equivalente metabólico (MET) de algumas atividades físicas de acordo com American College of Sports Medicine[10]

MET	TIPO DE ATIVIDADE FÍSICA
1 – 2	Andar em um ritmo de 1,5 a 3km/h
2 – 3	Andar (3 – 4,5km/h); bicicleta ergométrica (50W); ciclismo (7,5km/h); equitação (trote); golfe
3 – 4	Andar (4,5 – 5,5km/h); ciclismo (7,5 – 10km/h); ginástica suave; pesca; tiro com arco
4 – 5	Andar (5 – 6km/h), ciclismo (10 a 12km/h); natação (suave); remo/canoa (4,5km/h); tênis (duplas); tênis de mesa; vela, basquetebol (suave)
5 – 6	Andar (6 – 7km/h); bicicleta ergométrica (100W); ciclismo (12 – 13km/h); *badminton*; patinação; musculação leve
6 – 7	Andar (7,5km/h); bicicleta ergométrica (150W); ciclismo (18km/h); remo/canoa (6km/h); tênis (individual)
7 – 8	Correr (7,5km/h); ciclismo (20km/h); alpinismo; equitação (galope); natação (moderada); remo/canoa (7,5km/h)
8 – 9	Correr (8km/h); ciclismo (21km/h); ciclismo de montanha; pugilismo/caratê (suave); futebol recreativo
> 10	Correr (> 9km/h); bicicleta ergométrica (200W); ciclismo (> 21km/h); pugilismo/caratê (competição); natação competitiva; basquetebol competitivo; futebol etc.

alternados, objetivando uma boa recuperação dos exercícios realizados no dia anterior e porque o impacto diário poderá provocar um maior número de lesões em iniciantes.
- *Ritmo de progressão*: a taxa de recomendação da progressão em qualquer programa de exercício depende da capacidade funcional, idade, tolerância ao exercício, entre outras. Normalmente para pessoas saudáveis, as sessões de exercício apresentam três estágios de progressão:
  – Inicial.
  – Aumento dos ganhos.
  – Manutenção dos ganhos.

Contudo, para indivíduos com baixo nível de aptidão funcional, deve-se aumentar gradativamente mais a duração do exercício do que a intensidade. Após o período de adaptação, que varia de pessoa para pessoa, a intensidade deve subir gradualmente.

CONSIDERAÇÕES FINAIS

O exercício aeróbio progressivo desempenha importante papel no aumento da eficiência do sistema cardiorrespiratório e metabólico, pois diversos mecanismos fisiológicos interagem e melhoram a capacidade funcional do organismo, provocando adaptações fisiológicas centrais e periféricas. Algumas dessas adaptações estão relacionadas à melhora na eficiência da resposta cardiovascular e aos ajustamentos periféricos relacionados à transferência de energia, que são algumas das manifestações provocadas pelo treinamento físico com característica aeróbia e que, portanto, justificam a participação de indivíduos engajados nesses programas. As sessões de exercícios aeróbios induzem a diversas adaptações nos sistemas cardiorrespiratório e metabólico, particularmente uma melhora no transporte e utilização de oxigênio pelas células musculares, como também aumento na contribuição dos lipídeos no exercício. O treinamento aeróbio induz a mudanças específicas sobre o $VO_{2máx}$, diminuição no acúmulo de lactato e mudança do limiar anaeróbio em direção a cargas de exercícios mais elevadas, adaptações essas que são normalmente verificadas após 3 a 4 semanas de treinamento[21]. Sendo assim, são de suma importância campanhas de massa que estimulem a prática de exercícios regulares controlados e que os profissionais de saúde conscientizem cada vez mais as pessoas para um estilo de vida ativo, pois já estão comprovados seus diversos benefícios, garantindo aumento na reserva de energia do organismo para atividades diárias, redução nos fatores de risco para diversas doenças (osteopenia, osteoporose, sarcopenia, obesidade, diabetes tipo 2 etc.) e culminando com melhor qualidade de vida[22,23]. A prescrição de exercício e a sua dose são dependentes, pois com perfil semelhante à dosagem de um medicamento. Obrigatoriamente, a realização de exercício depende de uma orientação logística relacionando aspectos como: intensidade, duração, freqüência semanal, tipo e característica que apresenta. Portanto, quando esses aspectos são respeitados, a realização de exercício é bastante segura, não importando o perfil fisiológico do indivíduo. Sendo assim, na saúde ou na doença, no sedentário ou no atleta, o exercício tem uma função importante com um enorme potencial para gerar saúde em nossa sociedade[23]. A manutenção de um estilo de vida ativo parece ser uma conduta crítica para manter independência e saúde com o envelhecimento.

REFERÊNCIAS BIBLIOGRÁFICAS

1. RHEA, M. R.; BALL, S. D.; PHILLIPS, W. T.; BURKETT, L. N. A comparison of linear and daily undulation periodized programs with equated volume and intensity for strength. *J. Strength Cond. Res.*, v. 16, p. 250-255, 2002.
2. ATOMI, I.; MIYASHITA, M. Effect of training intensity in adult females on aerobic power, related to lean body mass. *Eur. J. Appl. Physiol.*, v. 44, p. 109-116, 1980.
3. SADY, S.; KATCH, V.; FREEDSON, P.; WELTMAN, A. Changes in metabolic acidosis: evidence for an intensity threshold. *J. Sports Med.*, v. 20, p. 41-46, 1980.
4. COX, M. H. Exercise training programs and cardiorespiratory adaptation. *Clin. Sports Med.*, v. 10, p. 19-32, 1991.
5. MCARDLE, W. D.; KATCH, F. I.; KATCH, V. L. *Fisiologia do Exercício: energia, nutrição e desempenho humano.* 4. ed. Rio de Janeiro: Guanabara Koogan, 1998.
6. BOOTH, F. W.; HOLLOSZY, J. O. Cytochrome and turnorver in rat skeletal muscles. *J. Biol. Chem.*, v. 252, p. 416-419, 1977.
7. MOFFATT, R. J.; STAMFORD, B. A.; NEIL, R. D. Placement of triweekly training sessions: importance regarding enhancement of aerobic capacity. *Res. Quarterly*, v. 48, p. 583-591, 1977.
8. SALTIN, B.; BLOMQVIST, B.; MITCHELL, J. H.; JOHNSON JR., R. L.; WILDENTHAL, K.; CHAPMAN, C. B. Response submaximal and maximal exercise after bed rest and training. *Circulation*, v. 38, suppl. 7, p. 1-78, 1968.
9. HICKSON, R. C.; HAMMONS, G. T.; HOLLOSZY, J. O. Development and regression of exercise-induced cardiac hypertrophy in rats. *Am. J. Physiol.*, v. 236, p. H268-H272, 1979.
10. AMERICAN COLLEGE OF SPORTS MEDICINE. *Guidelines for Exercise, Testing and Prescription.* 5. ed. Philadelphia: Lea & Febiger, 1995.
11. KARVONEN, M. J. The effects of training on heart rate. A longitudinal study. *Ann. Med. Exp. Biol. Fenn.*, v. 35, p. 305, 1957.
12. GOODMAN, J. M.; GOODMAN, L. S. Exercise prescription for the sedentary adult. In: WELSH, R. P.; SHEPHARD, R. J. (eds.). *Current Therapy in Sports Medicine 1985-1986.* Philadelphia: BC Decker, 1985. p. 17-23.
13. IMPELLIZZERI, F. M.; RAMPININI, E.; COUTTS, A. J.; SAAI, A.; MARCORA, S. M. Use of RPE – based training load in soccer. *Med. Sci. Sports Exerc.*, v. 36, p. 1042-1047, 2004.
14. ENGBRETSON, B.; FILLINGER, M.; GENSON, C.; LYNCH, M.; REDINGTON, M.; SHEWCHUK, J. Can the Borg RPE scale be used to prescribe resistance exercise intensity? *Med. Sci. Sports Exerc.*, v. 36, 1 suppl., p. S4, 2004.
15. CROUSE, S. F.; O'BREIN, C. B.; PETE, W. Training intensity, blood lipids, and apolipoproteins in men with high cholesterol. *J. Appl. Physiol.*, v. 82, p. 270-277, 1997.
16. MAHON, A. D.; RAY, M. L. Ratings of perceived exertion at maximal exercise in children performing different graded exercise test. *J. Sports Med. Phys. Fitness*, v. 35, p. 38-42, 1995.
17. POLLOCK, M. L.; GAESSER, G. A.; BUTCHER, J. D. The recommended quantity and quality of exercise for developing and maintaining cardiorespiratory and muscular fitness, and flexibility in healthy adults. *Med. Sci. Sports Exerc.*, v. 30, p. 975-991, 1998.
18. FOX, S. M.; NAUGHTON, J. P.; GORMAN, P. A. Physical activity and cardiovascular health. III. The exercise prescription: frequency and type of activity. *Mod. Concepts Cardiovas. Dis.*, v. 41, p. 25-30, 1972.
19. HASKELL, W. L. Design and implementation of cardiac conditioning programs. In: WENGER, N. K.; HELLERSTEIN, H. K. (eds.). *Rehabilitation of the Coronary Patient.* New York: John Wiley & Sons, 1978. p. 203-241.
20. HELLERSTEIN, H. K.; FRANKLIN, B. A. Exercise testing and prescription. In: WENGER, N. K.; HELLERSTEIN, H. K. (eds.). *Rehabilitation of the Coronary Patient.* New York: John Wiley & Sons, 1978. p. 149-202.
21. ZIEMBA, A. W.; CHWALBINSKA-MONETA, J.; KACIUBA-USCILKO, H.; KRUK, B.; KRZEMINSKI, K.; CYBULSKI, G.; NAZAR, K. Early effects of short-term aerobic training. Physiological responses to graded exercise. *J. Sports Med. Phys. Fitness*, v. 43, p. 57-63, 2003.
22. CHANDRASHEKAR, Y.; ANAND, L. C. Exercise as a coronary protection process. *Am. Heart J.*, v. 122, p. 1723-1725, 1991.
23. WILMORE, J. H. Aerobic exercise and endurance. Improving fitness for health benefits. *The Physician and Sportsmedicine*, v. 31, p. 45-51, 2003.

CAPÍTULO 127

Nutrição no Esporte e Orientação na Reabilitação do Atleta

Alessandra Favano

DEFINIÇÃO

A *nutrição* é a soma de todos os processos envolvidos no consumo e utilização de alimentos por organismos vivos, incluindo ingestão, digestão, absorção e metabolismo destes. Já a *nutrição no esporte*, uma área de estudo relativamente nova, envolve a aplicação de princípios nutricionais para melhorar a *performance* do indivíduo no esporte. O atleta apresenta necessidades diferentes e, portanto, sua orientação nutricional deve ser especial, a fim de atender as exigências específicas da modalidade que pratica.

ÁREAS DE ATUAÇÃO

O nutricionista especializado na área esportiva pode atuar nos seguintes locais:

- *Academias de ginástica*: orientando qual é a melhor forma para o indivíduo atingir seu objetivo. Geralmente, o serviço de nutrição é procurado por pessoas que desejam aumentar seu peso, diminuir sua quantidade de gordura corporal, ou para aumento e/ou definição de massa muscular, a febre atual nas academias de ginástica. É muito importante a procura pelo nutricionista para que este indique a conduta que deve tomar o avaliado e esclareça a respeito dos diversos suplementos nutricionais, os atraentes e tão promissores produtos disponíveis no mercado.
- *Esportes individuais*: o nutricionista pode interferir de forma bastante positiva no rendimento de atletas que praticam atividades individuais, como esportes de luta (judô, *kickboxing*, jiu-jítsu etc.), tênis, atletismo, triatlo, diatlo, natação, ginástica etc. No esporte individual, seguir as orientações do nutricionista é responsabilidade única e exclusiva do atleta.
- *Esportes coletivos*: o nutricionista pode orientar o atleta de forma individualizada e o grupo em seu trabalho. A orientação é individual para os casos de atletas que estão com algum problema de saúde, nutricional, peso inadequado (acima ou abaixo do seu ideal) e que certamente têm seu rendimento prejudicado. É composta por uma dieta (orientação alimentar) e, caso necessário, suplementação nutricional. Quanto ao grupo, há orientação quanto à reposição hídrica e energética, bem como estratégias para melhora do desempenho em treinos e competições e orientação quanto à alimentação em véspera de competições.

NUTRIÇÃO É REALMENTE IMPORTANTE PARA O DESEMPENHO DO ATLETA?

A ingestão inadequada ou insuficiente de alguns nutrientes pode trazer alguns problemas para o atleta e prejudicar seu rendimento:

- A ingestão insuficiente de energia (calorias) e, por conseqüência, de alguns nutrientes (CHO, Fe, Ca, Zn). O consumo de calorias inferior às necessidades do atleta pode fazer com que ele apresente uma redução indesejável em seu peso, o que pode prejudicá-lo. Ocorre a falta de substrato para a demanda energética e, portanto, pode diminuir o rendimento. O baixo consumo de carboidratos pode causar a depleção do glicogênio muscular (carboidrato armazenado no organismo, reserva energética do atleta) e antecipar a fadiga muscular. Uma ingestão baixa de ferro pode desencadear um quadro de anemia e problemas no transporte de oxigênio e regulação térmica do corpo do indivíduo. A falta de cálcio pode favorecer fraturas por estresse e, mais tarde, osteoporose, e quanto ao zinco, ocasiona um aumento no número de lesões por microtrauma e provoca alterações no sistema imune.
- Incapacidade de regular o metabolismo para o exercício: a falta de nutrientes, principalmente de vitaminas e minerais, prejudica a regulação e o perfeito funcionamento do metabolismo do indivíduo. Esse quadro torna-se um problema ainda mais significativo quando tratamos de atletas, que apresentam uma exigência maior nesse aspecto e dependem da produção de energia para um trabalho adequado.
- Síntese diminuída de tecidos e/ou enzimas corporais simples: a ausência ou redução no número enzimático de um organismo, por exemplo, enzimas do ciclo de Krebs e metabolismo oxidativo trazem prejuízo importante ao atleta, já que acabam não acelerando as reações da forma necessária, resultando em uma produção insuficiente de energia. Não há, portanto, um aproveitamento ótimo dos nutrientes.

Por outro lado, não é somente a falta que traz prejuízos ao atleta, excessos no consumo de alimentos e nutrientes também trazem alguns efeitos indesejáveis:

- *Prejuízo aos processos fisiológicos normais*: quando o indivíduo consome uma quantidade excessiva de alimento, apresenta dificuldade no processo digestivo, requisitando uma maior quantidade de energia para realizar esse trabalho e, além disso, quando a quantidade de nutrientes fornecida ultrapassa a capacidade de assimilação celular, a célula não tem um aproveitamento ideal.

- *Alterações indesejáveis na composição corporal*: o consumo calórico excessivo pode resultar em um aumento na porcentagem de gordura, na massa de gordura do indivíduo, em detrimento da massa magra (peso total menos a gordura). Ocorre, então, uma competição pela energia entre a gordura e a massa magra e o trabalho muscular produzido acaba sendo menor. Pode diminuir, por exemplo, a potência do atleta.

O nutricionista do esporte tem várias funções na direção de auxiliar o atleta em seus treinamentos e em sua saúde, corrigindo erros na alimentação do atleta, causados por *maus hábitos alimentares*, *distúrbios alimentares* e até pela *falta de informação* sobre o assunto.

Grande parte dos atletas apresenta maus hábitos alimentares. Sua dieta é composta por lanches calóricos e pouco nutritivos, eliminação de algumas refeições ou grandes intervalos entre elas e excesso no consumo de alimentos em refeições isoladas. Esse comportamento faz com que o organismo não receba alguns nutrientes importantes para a atividade e, considerando-se que o atleta precisa ter força total de nutrientes para obter a energia adequada para realização de sua atividade, seu rendimento é prejudicado.

Nesse mundo, particularmente em esportes com extrema restrição de peso, podemos encontrar vários exemplos de distúrbios alimentares, principalmente em atletas do sexo feminino. Anorexia nervosa e bulimia são comuns, especialmente em ginastas e bailarinas. São problemas ocasionados pela necessidade da(o) atleta de estar sempre dentro do peso de acordo com a categoria. No mundo masculino, também encontramos esses problemas, especialmente em esportes de lutas em que os atletas procuram, no dia da competição, apresentar um peso que lhes permita lutar em uma categoria inferior à sua. Para isso, utilizam recursos nada saudáveis, como a redução de peso através de exagerada perda de líquidos com uso de roupas que acelerem este processo, ou, até, de plásticos, ou deixar de se alimentar para atingir o peso desejado. Mas é importante lembrar que nesse momento se esquecem que estão se desidratando e que seu rendimento pode cair consideravelmente com essa prática. Todos esses problemas podem estar ocorrendo, também, por falta de informação por parte dos atletas. Cabe ao nutricionista orientá-los sobre qual é a melhor forma de reduzir o peso e para que isso ocorra de forma saudável e sem prejuízos a seu rendimento e sua saúde. Outra consideração importante é o momento mais adequado para um programa de redução de peso. Este não deve acontecer durante ou muito próximo de competições, pois pode prejudicar o rendimento do atleta em tais eventos. Deve-se reduzir de 500 a 1.000 calorias a dieta do atleta, de acordo com o objetivo e percentual de gordura. Há muitos atletas que pensam que um prato com arroz, feijão e uma carne está suficiente e por pura falta de informação apresentam uma dieta deficiente em alguns nutrientes, nesse caso especialmente em vitaminas e minerais. Deve-se promover a conscientização desses atletas sobre o que vem a ser uma alimentação adequada e balanceada, o que é um processo lento, mas muito compensador a curto e longo prazo.

NUTRIENTES NO ESPORTE

Gordura

Nutriente que forma as estruturas corporais. Reveste os órgãos, sendo uma proteção a estes, como se amortecesse qualquer impacto, além de ser um excelente isolante térmico.

É um importante substrato energético para o metabolismo do músculo esquelético, sendo mais utilizada para atividades de longa duração e baixa intensidade. O ácido graxo livre, constituinte da molécula da gordura, é oxidado para produção de energia (ATP) sendo muito mais eficiente nessa função que os carboidratos no que diz respeito à quantidade de ATP produzido. Porém, essa via de produção de energia só é ativada depois de um tempo em relação ao início da prática da atividade, ao contrário do carboidrato, que já é utilizado como fonte de energia assim que a atividade se inicia.

Quanto à necessidade diária, deve compor 20 a 25% do valor calórico total consumido e, para se atingir tal meta, é importante evitar exageros em frituras, empanados, molhos gordurosos. Deve-se prestar atenção, também, à gordura de adição, por exemplo, os temperos de saladas, não exagerando na medida.

Carboidrato

Em 1967, Bergström, Hultman e Hermansen confirmaram, por meio de processos invasivos, a importância do carboidrato e identificaram a disponibilidade de glicogênio intramuscular como um fator determinante na capacidade de *endurance*.

É a principal fonte de energia para o exercício físico, sendo utilizado como combustível para contração muscular, sistema nervoso e células vermelhas. É armazenado no organismo na forma de glicogênio: hepático e muscular. É mais utilizado em atividades de curta duração e alta intensidade. A ingestão adequada de carboidrato promove a manutenção da massa magra e a taxa de oxidação dos carboidratos na fase final do exercício. E a sua deficiência pode causar hipoglicemia e depleção do glicogênio, o que antecipa a fadiga muscular.

A recomendação é uma alimentação rica em carboidratos, com massas (lisas, recheadas, tortas), cereais (arroz, milho, trigo), farinhas (farofas), tubérculos (batata, mandioca), pães, bolos, biscoitos não gordurosos, atingindo de 65 a 70% do valor calórico total da dieta.

Outro fator importante em relação aos carboidratos é o índice glicêmico, que é a capacidade ou velocidade que o alimento possui de se transformar em glicose. Sendo assim, antes da atividade, o melhor alimento a ser consumido é aquele que possui baixo ou moderado índice glicêmico, para que não ocorra hipoglicemia reativa (efeito rebote). Durante a atividade, o ideal é carboidrato de baixo a moderado índice glicêmico e após a atividade o melhor tipo de carboidrato a ser consumido é aquele de moderado ou até alto índice glicêmico.

Em competição, para eventos de mais de 1 a 1h30, é indicado fazer uma carga de carboidratos a partir de três dias antes da competição ou, ao menos no dia anterior ao evento, acrescentando-se uma porção de carboidrato a cada refeição. Os estoques de glicogênio completos possuem 300 a 500g nos músculos e 60 a 100g no fígado[1]. No dia do evento, a refeição anterior deve ser rica em carboidratos, devendo o atleta consumir 4 a 5g de carboidrato/kg de peso e realizá-la 3 a 4h antes da competição. Ao final, para garantir uma boa recuperação, imediatamente após e até 4h após o final da atividade é o melhor momento para reposição do glicogênio muscular. Nesse momento é indicada a ingestão de cerca de 50g de carboidrato, tendo resultado ainda melhor quando associado a uma proteína, melhorando sensivelmente a recuperação do atleta, como mostra a Figura 127.1.

Proteína

Sua função é fornecer os aminoácidos essenciais para promover o balanço de nitrogênio no organismo. É utilizado como combustível nas atividades de resistência, de longa duração, sendo importante na recuperação e síntese protéica após a atividade. Conforme citado anteriormente, a associação desse nutriente com o carboidrato em uma proporção de 1:3 a 4, promove uma melhor recuperação após a atividade. A perda protéica leva à redução da força muscular, importante em todo exercício físico. Portanto a alimentação deve garantir quantidade adequada de proteínas para não interferir no desempenho do atleta[2-4].

A recomendação para o consumo de proteínas deve respeitar o tipo de atividade praticada pelo indivíduo. Sendo assim, um indivíduo comum, sedentário, ou que pratique pouca atividade física, como uma caminhada eventual, deve consumir de 0,8 a 1g de proteínas/kg de peso – 12 a 15% de ingestão do valor calórico total do dia (Institute of Medicine, 2002) –, enquanto atletas de resistência devem consumir de 1,2 a 1,6g de proteínas/kg de peso e atletas de força devem consumir de 1,4 a 1,8g de proteínas/kg de peso. Quando o indivíduo consome mais que sua necessidade, prática muito comum hoje em dia em academias, em especial por pessoas que buscam desesperadamente a estética perfeita com incremento da massa muscular, atinge um platô no qual não consegue mais promover aumento de massa muscular e passa a utilizar esse excedente como fonte de energia. O ideal para o aumento da massa muscular é o consumo de uma dieta hipercalórica balanceada com uma ingestão de proteínas equivalente a 15% do valor calórico total da dieta, associado a uma atividade que estimule o aumento de massa muscular, uma boa hidratação e recuperação após as sessões de treinamento.

NUTRIÇÃO NO PERÍODO DE REABILITAÇÃO DO ATLETA

O nutricionista do esporte tem papel de grande importância não só no período em que o atleta está atuando e treinando normalmente, mas também nos períodos em que está afastado de suas atividades total ou parcialmente. Esse momento é muito delicado. É de extrema importância que o atleta tenha uma orientação adequada quanto aos exercícios que pode realizar e quanto à sua conduta alimentar para uma boa recuperação da condição física perdida.

Nesse momento, é muito importante no tratamento levar em consideração os seguintes aspectos: evitar diminuição da massa muscular e o aumento excessivo da massa gorda. Para que se consiga pôr em prática esses aspectos, o nutricionista deve orientar ao atleta uma dieta adequada ao gasto energético de seu organismo em repouso somado ao seu gasto energético com atividade física (caso esteja realizando sessões de fisioterapia, corridas leves, trabalho com peso), dependendo da fase da reabilitação em que se encontra.

O atleta que possuir um padrão alimentar errado, com uma composição equivocada em sua dieta quanto ao consumo e distribuição dos macronutrientes (proteínas, carboidratos e gorduras) e micronutrientes (vitaminas, minerais), pode apresentar alterações indesejáveis em sua composição corporal, o que pode prejudicá-lo ao retomar suas atividades.

O quadro ideal seria a *manutenção do perfil* do atleta, mas com a falta do estímulo do exercício, a tendência é uma diminuição da massa muscular e aumento da massa gorda. O papel do nutricionista é procurar atenuar os dois aspectos, utilizando estratégias para manter a massa muscular e diminuir a gordura.

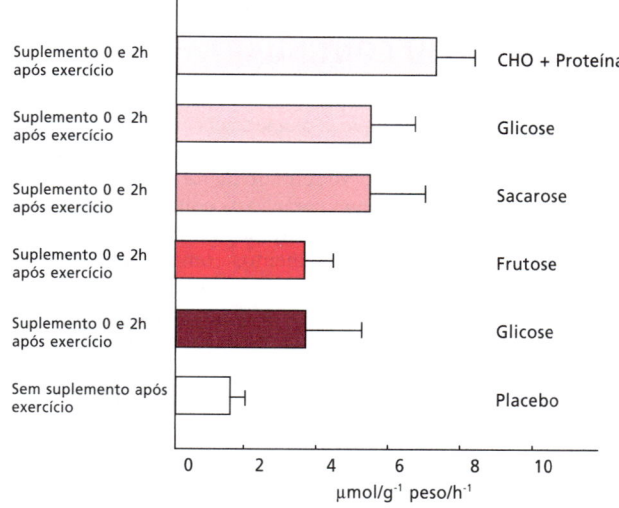

Figura 127.1 – Carboidratos na atividade física[5].

Quando o atleta pára de praticar atividade física e, sem orientação alguma, continua com a mesma ingestão calórica, provavelmente manterá os mesmos hábitos alimentares e, certamente, estará consumindo mais calorias do que realmente precisa, conseqüentemente engordando. Essa situação é prejudicial ao atleta, já que o aumento na quantidade de gordura pode diminuir o seu rendimento, pois ela competirá com os músculos pela energia e oxigênio, podendo fazer com que ele fique mais lento e, portanto, produza menos trabalho. Sendo assim, é importante frisar que o aumento do peso associado ao aumento da massa gorda é inviável e prejudicial para o atleta.

Da mesma forma agirá a falta de proteína e o mau fracionamento na dieta. Uma alimentação pobre em proteínas ou a ocorrência de grandes intervalos no dia alimentar poderão fazer com que o atleta utilize suas reservas energéticas (gorduras, proteínas e glicogênio muscular) para suprir a falta de alimento. Dessa forma, ocorrerá uma diminuição na massa muscular que também acarretará uma menor produção de trabalho quando o atleta retornar às suas atividades, podendo resultar em diminuição da potência muscular.

Para que o atleta não sofra tantos prejuízos, deve ter o acompanhamento periódico de um nutricionista, com avaliação de seu peso e composição corporal.

Sendo assim, notamos que é de fundamental importância que o atleta tenha uma alimentação equivalente ao seu gasto energético fora dos treinos, que consuma alimentos a cada 3 ou 4h, fracionando bem a sua dieta, e que tenha uma ingestão protéica adequada, visando manutenção de sua massa muscular.

Há também casos de atletas que, afastados dos treinamentos, apresentam apetite prejudicado, reduzido. Nessa situação, deve-se estimular o fracionamento da alimentação para que o organismo esteja sempre recebendo algum alimento e não utilize suas reservas e deve-se aumentar o consumo calórico através de estratégias como aumento dos recheios dos lanches, adição de alimentos calóricos como mel e geléias, consumo de frutas secas etc., para evitar a redução do peso e da massa muscular do atleta.

SUPLEMENTAÇÃO NUTRICIONAL – SUSPENDER OU CONTINUAR?

No decorrer do tratamento, ou reabilitação, muitas vezes não há um desgaste que justifique suplementação nutricional, exceto o uso de carboidratos quando as sessões de treinamento ultrapassem 1 a 2h de duração. No reinício da rotina de treinamento, para uma boa e rápida recuperação da condição física, deve haver preocupação com a melhora nas reservas energéticas, por meio do consumo de suplementos com carboidrato para manter as reservas de glicogênio muscular. Apenas quando a atividade já estiver mais intensa ou associada com exercício de força (com peso), em um ritmo próximo ao normal, deve-se usar suplementação para aumento do peso ou da massa muscular, como hiperprotéicos ou hipercalóricos, devendo o atleta consumir uma dieta isocalórica ou hipercalórica, com ingestão adequada de proteínas e carboidratos. Toda orientação deve ser realizada por um nutricionista do esporte e o atleta deve fazer um acompanhamento mensal com esse profissional para que seja orientado em todas as fases de sua recuperação e retomada das atividades, por intermédio de alimentação adequada à sua condição e orientação de suplementação nutricional quando necessário.

REFERÊNCIAS BIBLIOGRÁFICAS

1. MAHAN, L. K.; ESCOTT-STUMP, S. *Krause Alimentos, Nutrição & Dietoterapia.* 10. ed. São Paulo: Roca, 2003.
2. LEMON, P. J. *Sports Sci*, v. 12, 1994.
3. LEMON, P. *Can J. Appl. Physiol.*, v. 22, 1997.
4. *Revista Brasileira Medicina do Esporte*, v. 9, 2003.
5. *Clinics in Sports Medicine Nutritional Aspects of Exercise – Role of Carbohydrate in Physical Activity*, 1999.

CAPÍTULO 128

Avaliação Física – Parâmetros

Victor Matsudo • Erinaldo Andrade

DEFINIÇÃO DE APTIDÃO FÍSICA

Aptidão física é a capacidade que uma pessoa tem de realizar o trabalho físico diário sem prejudicar sua saúde biológica, psicológica e social e se constitui em um indicador fundamental do nível de saúde individual e comunitária. Por isso sua determinação ocupa um lugar de destaque no planejamento de saúde social e tem um interesse especial dos profissionais de saúde, em função dos muitos pontos de relação entre aptidão física e saúde. Além disso, a partir do diagnóstico da aptidão física, podemos prescrever atividade física com maior precisão.

Conceito sobre Avaliação

Para os nossos propósitos neste capítulo, vamos conceituar a avaliação como: um complexo conjunto ações que envolvem desde as análises e interpretações de dados previamente coletados, passando pela sua confrontação com valores padrões de referência, até a atribuição de significado a esses valores, dando um maior conhecimento sobre o fenômeno avaliado, possibilitando a tomada de decisões a partir de melhores parâmetros.

Objetivos da avaliação:

- Conhecer o perfil de aptidão física, geral ou de apenas uma determinada variável, tanto de um indivíduo como de um grupo ou uma população.
- Acompanhar crescimento e desenvolvimento, possibilitando a identificação de atrasos ou acelerações em relação aos padrões de normalidade de uma população.
- Estabelecer valores de referência para saúde e para *performance*, a partir dos valores médios apresentados pela população.
- Estabelecer padrões para alto rendimento, no que se refere à detecção de talento, prescrição e prognóstico de atletas de diferentes modalidades esportivas.
- Prescrição do exercício: a partir do perfil de aptidão física obtido, pode-se prescrever a partir de parâmetros de acordo com as capacidades e necessidades específicas de cada indivíduo.
- Prognósticos sobre aptidão física: utilizando-se os valores normativos e aplicando-se alguns cálculos estatísticos, é possível prognosticar a evolução das variáveis da aptidão física considerando as curvas de maturação funcional das variáveis de crescimento e desenvolvimento dos indivíduos.

IMPORTÂNCIA DA AVALIAÇÃO FÍSICA

A avaliação física só faz sentido quando implementada para ajudar na tomada de decisão sobre a prescrição do exercício mais adequado, ou monitorar o impacto do programa de exercício após um determinado período. Habitualmente, a avaliação física tem sido reduzida a um processo de coleta de dados sem necessariamente interferir no planejamento do programa de exercício.

A avaliação sistemática da aptidão física pode colaborar na monitoração do impacto do programa de exercício, ou seja, ser um indicador de qualidade do programa, demonstrando se o planejamento está sendo efetivo ou não.

Outro ponto fundamental é que a avaliação sistemática pode ser utilizada como instrumento de motivação, principalmente se após a análise dos resultados forem estabelecidas metas de acordo com o diagnóstico inicial.

Para a realização da aptidão física tradicionalmente se utilizam duas formas de mensuração:

- *Medidas*: mensuração que não envolve *performance*, como as medidas antropométricas.
- *Testes*: mensuração que envolve *performance* ou movimento, por exemplo, os testes de força, aptidão cardiorrespiratória, flexibilidade etc.

FORMAS DE ORGANIZAÇÃO

A avaliação pode ser organizada de três formas em função do momento do processo em que é inserida:

- *Avaliação diagnóstica*: realizada somente no início de um programa de exercícios.
- *Avaliação somativa*: realizada somente no final de um programa de exercícios.
- *Avaliação formativa*: realizada durante o processo de um programa de exercícios (no mínimo em dois momentos do programa).

Apesar de ser evidente que a avaliação formativa é a mais indicada, infelizmente não é a mais aplicada ou implementada, pois freqüentemente as pessoas não aderem ao programa suficientemente para atingir o momento da reavaliação ou não sentem a necessidade ou a importância de serem reavaliadas.

METAS PARA AVALIAÇÃO

Seria muito interessante o estabelecimento de metas a serem alcançadas após a análise dos dados na primeira avaliação. Uma estratégia também pouco usada. Sugerimos que para o estabelecimento das metas para cada medida ou teste aplicado, os profissionais se perguntem se respeitaram as seguintes regras para o estabelecimento de metas:

- **M** – Mensurável.
- **E** – Específica.
- **T** – Temporal.
- **A** – Alcançável.
- **S** – Significado pessoal.

Por exemplo, um programa de exercícios que estabeleça como objetivo a redução do peso deverá identificar: como esta variável será mensurada; estabelecer quantos quilos pretende-se reduzir e se esta redução refere-se à diminuição do tecido gorduroso; em quanto tempo pretende-se atingir a meta? É uma meta alcançável para o avaliado? Perder peso tem significado pessoal para o avaliado? Uma vez respondidas essas questões, estabelecer um programa de exercícios mais adequado e efetivo para atingir a meta pode ajudar em diferentes aspectos, como motivação, parâmetro para a próxima avaliação, controle de qualidade do programa, aumentar o retorno na reavaliação, orientação para as diretrizes do planejamento.

É claro que quanto maior for o número de componentes avaliados da aptidão física, maior será a complexidade, mas também aumentarão as chances de sucesso do programa, pois as variáveis da aptidão física estão relacionadas e, se controladas, tornar-se-á mais fácil o estabelecimento do programa de exercícios.

CRITÉRIOS DE CIENTIFICIDADE PARA ESCOLHA DOS TESTES OU MEDIDAS DE APTIDÃO FÍSICA

A escolha do que será avaliado também é muito importante, bem como a escolha da padronização a ser utilizada. É fundamental que o profissional informe-se sobre os critérios de cientificidade de uma medida ou teste, o que deve ser informado pelo autor ou instituição que os padronizou. Esses critérios ajudam a identificar a qualidade da mensuração que será utilizada, muitas vezes negligenciada e substituída pelo aparato tecnológico envolvido na mensuração.

Os critérios de cientificidade são três:

- *Validade*: capacidade que uma medida ou teste tem de mensurar aquilo que se propõe.
- *Reprodutibilidade*: capacidade que uma medida ou teste tem de apresentar os mesmos resultados quando aplicados pelo mesmo avaliador, no mesmo grupo e nas mesmas condições.
- *Objetividade*: capacidade que uma medida ou teste tem de apresentar os mesmos resultados quando aplicados por avaliadores diferentes, no mesmo grupo e nas mesmas condições.

Verificar a aplicabilidade da mensuração é fundamental, a relação custo/benefício é muito importante (tempo de aplicação, custo financeiro para cada avaliado, recursos humanos envolvidos etc.). Muitas vezes a aquisição de equipamentos para a avaliação precede o planejamento do processo de avaliação física, tornando quase obrigatório o uso do equipamento para justificar o gasto, mesmo que ele não seja adequado para o público-alvo que será avaliado.

TABELA 128.1 – Componentes da aptidão física relacionados à saúde e à *performance*

APTIDÃO FÍSICA	
SAÚDE	PERFORMANCE
Resistência cardiorrespiratória	Agilidade
Composição corporal	Velocidade
Aptidão musculoesquelética	Potência
• Força muscular	Equilíbrio
• Resistência muscular	Coordenação
• Flexibilidade	Tempo de reação

COMPONENTES DE APTIDÃO FÍSICA RELACIONADA À SAÚDE

A aptidão física relacionada à saúde é caracterizada pela capacidade de realizar as atividades da vida diária com vigor e sem prejuízos à saúde.

A *resistência cardiorrespiratória*, a *aptidão musculoesquelética* (força, resistência muscular e flexibilidade) e uma *composição corporal* ideal são os componentes relacionados à saúde. Por outro lado, na aptidão relacionada à *performance*, inclui-se agilidade, equilíbrio, coordenação, potência, tempo de reação, variáveis que apresentam pouca relação com saúde e prevenção de doenças.

Quanto à forma de mensuração, cada um dos componentes de aptidão física podem ser mensurados separadamente e para tanto são sugeridos testes e medidas específicos para cada uma dessas áreas (Tabela 128.1).

Composição Corporal

Quantidades relativas de gordura corpórea e tecido magro ou massa corporal magra (músculos, ossos, água, pêlo, sangue e outros tecidos não gordurosos). A composição corporal normalmente é expressa em percentual de gordura.

As porcentagens de gordura de um corpo saudável são inferiores a 15% para os homens e 23% para as mulheres.

As pessoas obesas mais suscetíveis a doenças possuem obesidade andróide, com maior acúmulo de gordura na região abdominal (tipo maçã) quando comparados com aqueles que apresentam obesidade ginecóide, mais concentrada na região do quadril e coxas (tipo pêra).

Dados científicos relacionam obesidade a doenças coronarianas, vários tipos de câncer, diabetes, níveis elevados de colesterol sangüíneo e hipertensão.

Para mensuração da composição corporal, vários métodos podem ser utilizados, incluindo pesagem hidrostática, medidas de dobras cutâneas, impedância bioelétrica, além da utilização de medidas antropométricas mais simples como índice de massa corporal (IMC) e a relação entre circunferência de cintura e quadril (RCQ).

MEDIDAS DE COMPOSIÇÃO CORPORAL

Peso Corporal

Peso é a resultante do sistema de forças exercidas pela gravidade sobre a massa do corpo. Contudo, pode-se admitir o peso em valor absoluto como sendo igual à massa.

- Material: uma balança com precisão de 100g.
- Procedimento: o avaliado deve se posicionar em pé de costas para a escala da balança, com afastamento lateral dos pés, estando a plataforma entre eles. Em seguida coloca-se sobre e no centro da plataforma, ereto com o olhar em um ponto fixo à sua frente. No sentido de avaliar grandes grupos, permite-se que o avaliado esteja vestindo apenas calção e camiseta. É realizada apenas uma medida.
- Precauções
  - A balança deverá estar calibrada.
  - Os cilindros deverão estar bem encaixados no momento da leitura e devem retornar ao ponto zero assim que terminar a pesagem.
  - Recomenda-se que seja calibrada a cada dez pesagens no caso de avaliação em massa.

- Verificar o nivelamento do solo sobre o qual vai ser apoiada a balança.
- É feita apenas uma medida que será anotada em quilogramas com aproximação de 0,1kg.

Estatura

- Definição: é a distância compreendida entre dois planos que tangenciam respectivamente a planta dos pés e o vértex (ponto mais alto da cabeça).
- Material: pode ser utilizado um estadiômetro de madeira, *antropômetro metálico de Martin*, ou ainda uma fita métrica fixada à parede. Todos graduados em centímetros e décimos de centímetro, mais um cursor ou esquadro antropométrico.
- Procedimento: o avaliado deve estar na posição ortostática (em pé), pés unidos, procurando pôr em contato com o instrumento de medida as superfícies posteriores do calcanhar, cintura pélvica, cintura escapular e região occipital. A medida é feita com o indivíduo em apnéia inspiratória, de modo a minimizar possíveis variações sobre essa variável antropométrica. A cabeça deve estar orientada no plano de Frankfurt, paralela ao solo. A medida será feita com o cursor em ângulo de 90° em relação à escala. Permite-se ao avaliado usar calção e camiseta, exigindo-se que esteja descalço. São feitas três medidas, considerando-se sua média como valor real da altura total.
- Precauções
  - O avaliador deve preferivelmente se posicionar à direita do avaliado.
  - Devemos registrar a hora em que foi feita a medida, sendo que em trabalhos longitudinais devemos procurar efetuar as medidas em um mesmo horário ou período do dia.
  - Evitar que o indivíduo se encolha quando o cursor tocar sua cabeça.
  - Observar que entre as medidas o avaliado troque de posição no instrumento de medida

ÍNDICE DE MASSA CORPORAL

O índice de massa corporal (IMC) determina a relação do peso corporal para a estatura do indivíduo, definindo assim se ele é aceitável ou não, permitindo classificar o grau de sobrepeso ou obesidade do indivíduo. Esse índice antropométrico é amplamente reconhecido por sua habilidade para predizer risco de doenças[1]. É calculado com os valores obtidos do peso corporal e a estatura corporal total, dividindo o valor do peso (em quilogramas) pela estatura corporal em centímetros ao quadrado, assim:

$$IMC = \frac{\text{Peso em quilogramas}}{(\text{Estatura em m})^2}$$

Existem alguns critérios de classificação dos quais selecionamos aqui dois dos mais freqüentemente utilizados.

De acordo com o *Surgeon General Report* (1988), a Tabela 128.2 apresenta a classificação de obesidade com base no IMC.

A Tabela 128.3 mostra outra classificação do IMC[1] sugerida por Heyward.

Dobras Cutâneas

- Definição: é uma medida que visa avaliar, indiretamente, a quantidade de gordura contida no tecido celular sub-

TABELA 128.2 – Classificação da obesidade pelo índice de massa corporal

CLASSIFICAÇÃO	HOMENS	MULHERES
Normal	24 – 27	23 – 26
Moderadamente obeso	28 – 31	27 – 32
Gravemente obeso	> 31	> 32

TABELA 128.3 – Classificação da obesidade segundo Heyward

CLASSIFICAÇÃO	HOMENS	MULHERES
Aceitável	20 – 25	19 – 24
Sobrepeso	25 – 30	25 – 30
Obeso	> 30	> 30

cutâneo e, a partir daí, podemos estimar a proporção de gordura em relação ao peso corporal do indivíduo.
- Material: o instrumento usado para tal avaliação é o *skinfold caliper* ou compasso de dobras cutâneas. Esses aparelhos possuem características especiais, apresentam uma pressão constante de preensão, independente da abertura do aparelho. Essa pressão é de aproximadamente 10g/mm². Sua precisão de medida é de 0,1mm
- Instruções gerais
  - A dobra cutânea é medida entre o polegar e o indicador, procurando-se definir o tecido celular subcutâneo do músculo subjacente.
  - A borda superior do compasso é aplicada um centímetro abaixo do ponto de reparo.
  - Recomenda-se aguardar 2s para que toda pressão das bordas do compasso possa ser exercida.
  - No caso de ocorrerem discrepâncias entre uma medida e outra, uma nova determinação deve ser feita.
  - As mensurações devem ser realizadas no hemicorpo direito do avaliado, mesmo que o indivíduo não seja destro.
  - São realizadas três medidas sucessivas no mesmo local, considerando-se a média das três como o valor adotado para efeito de cálculos.

Procedimentos

Dobra Cutânea Bicipital

O avaliado deve permanecer na posição ortostática e em repouso. A dobra é determinada no sentido do eixo longitudinal do braço na sua face anterior, na altura da maior circunferência aparente do ventre muscular do bíceps, estando o membro superior direito em repouso.

Dobra Cutânea Tricipital

Com o indivíduo em pé, com braços relaxados ao longo do corpo, medimos a dobra na face posterior do braço, na distância média entre a borda súpero-lateral do acrômio e o bordo inferior do olécrano. Sua determinação é realizada seguindo o eixo longitudinal do membro.

Dobra Cutânea Subescapular

O indivíduo deve estar em pé (com os ombros descontraídos), com os braços ao longo do corpo. Determinamos a dobra obliquamente ao eixo longitudinal do corpo, seguindo a orientação dos arcos costais, 2cm abaixo do ângulo inferior da escápula.

Dobra Cutânea Supra-ilíaca

Com o indivíduo em pé, medimos a dobra cutânea cerca de 2cm acima da espinha ilíaca ântero-superior na altura da linha axilar anterior, no sentido oblíquo ao eixo longitudinal do corpo.

Dobra Cutânea Axilar-média

Também é uma dobra cutânea oblíqua, que tem como ponto de reparo a orientação dos espaços intercostais, localizados na intersecção da linha axilar média com uma linha imaginária horizontal que passaria pelo apêndice xifóide, estando o avaliado na posição ortostática.

Dobra Cutânea Abdominal

Com o indivíduo na posição ortostática, a dobra é determinada paralelamente ao eixo longitudinal do corpo (eixo Z), 2cm à direita da borda da cicatriz umbilical, com o cuidado de não tracionar o tecido conectivo fibroso que constitui essas bordas.

Dobra Cutânea de Panturrilha Medial

É medida no sentido do eixo longitudinal da perna, com o polegar esquerdo na borda medial da tíbia na altura da maior circunferência da perna, procurando o indicador esquerdo definir o tecido celular subcutâneo do músculo adjacente, devendo o avaliado estar sentado, com o joelho em 90° de flexão, tornozelo em posição anatômica e o pé sem apoio no solo.

Para podermos estimar a quantidade de gordura subcutânea, utilizamos para efeito de cálculos:

- Média das 3 (três) dobras cutâneas, ou seja, tríceps, subescapular e supra-ilíaca (em mm), ou
- Média das 7 (sete) dobras cutâneas (em mm).

Circunferências

- Definição: as medidas antropométricas de circunferência correspondem aos chamados perímetros. Pode ser definido como perímetro máximo de um segmento corporal quando medido em ângulo reto em relação ao seu maior eixo.
- Material: uma fita métrica flexível (de preferência metálica) com precisão de 0,1cm.

Circunferência de Braço

- Procedimento: o avaliado deve estar em pé, com o braço elevado à frente, no nível do ombro, com o antebraço supinado e cotovelo formando um ângulo de 90°. Com o braço esquerdo, segura internamente o punho direito, de modo a opor resistência a este. Ao sinal das palavras de comando do avaliador – *atenção, força* – o avaliado realiza uma contração da musculatura flexora do braço. Devemos procurar medir a maior circunferência estando a fita em um ângulo reto em relação ao eixo do braço. O avaliador se posiciona póstero-lateralmente ao avaliado.
- Precauções
  - Medir sempre sobre a pele nua.
  - Nunca utilizar uma fita elástica ou de baixa flexibilidade.
  - Cuidado com a compressão exagerada, colocar a fita levemente na maior circunferência.
  - Não deixar o dedo entre a fita e a pele.
  - São feitas três medidas calculando-se a média.

Circunferência de Perna

- Procedimento: o indivíduo deverá estar em pé, com o peso do seu corpo distribuído em ambas as pernas, ligeiramente afastadas. Colocar a fita na altura da panturrilha na sua maior circunferência, de modo que a fita fique perpendicular ao eixo longitudinal da perna. A leitura é feita da mesma maneira que no braço. O avaliador deve postar-se à frente do avaliado. São realizadas três medidas, considerando-se a média.
- Precauções
  - Não utilizar fita muito larga.
  - Nunca utilizar uma fita elástica ou de baixa flexibilidade.
  - Cuidado com a compressão exagerada.
  - Não deixar o dedo entre a fita e a pele.
  - Recomenda-se marcar o ponto da medida com caneta, pois auxiliará no momento da medida de dobra cutânea de panturrilha medial.

Circunferência de Cintura e Quadril

As circunferências de cintura e de quadril são também medidas antropométricas relacionadas significativamente com a gordura intra-abdominal.

- Material: uma fita métrica metálica flexível com precisão de 1mm.
- Procedimento: embora não esteja universalmente padronizada, a padronização descrita aqui é a referida por Heyward[1].

Circunferência da Cintura

Mensurada considerando dois padrões citados por Heyward: a parte mais estreita do tronco de acordo com a proposta de Callaway (1988) ou, em caso de não poder ser visualizada, considerando as recomendações da Organização Mundial da Saúde (1988) de medir o ponto médio entre a borda inferior da última costela e a crista ilíaca[1]. Para realizar a medida o avaliado está em roupas íntimas ou no caso de não ter um local isolado pode levantar a camiseta na altura da borda inferior dos seios.

Circunferência do Quadril

Medida considerando o maior volume dos glúteos, estando o avaliado em posição lateral direita em relação ao avaliador e com a calça ou calção abaixo dos glúteos. A medida é realizada sobre a roupa íntima.

- Precauções: as duas medidas são realizadas com o avaliado em pé, com roupas íntimas, de frente para o avaliador, com as pernas ligeiramente afastadas.
- Resultado: é realizada apenas uma medida de cada uma das circunferências e o valor é expresso em centímetros.

Relação Cintura/Quadril

A relação cintura/quadril (RC/Q) é fortemente associada à gordura visceral e parece ser um índice aceitável de gordura intra-abdominal, embora alguns autores considerem que a circunferência da cintura parece ser um melhor preditor de depósito

TABELA 128.4 – Índices da relação cintura/quadril e riscos de doenças cardiovasculares

	IDADE	RISCO			
		BAIXO	MODERADO	ALTO	MUITO ALTO
Homens	20 – 29	< 0,83	0,83 – 0,88	0,89 – 0,94	> 0,94
	30 – 39	< 0,84	0,84 – 0,91	0,92 – 0,96	> 0,96
	40 – 49	< 0,88	0,88 – 0,95	0,96 – 1,00	> 1,00
	50 – 59	< 0,90	0,90 – 0,96	0,97 – 1,02	> 1,02
	60 – 69	< 0,91	0,91 – 0,98	0,99 – 1,03	>1,03
Mulheres	20 – 29	< 0,71	0,71 – 0,77	0,78 – 0,82	> 0,82
	30 – 39	< 0,72	0,72 – 0,78	0,79 – 0,84	> 0,84
	40 – 49	< 0,73	0,73 – 0,79	0,80 – 0,87	> 0,87
	50 – 59	< 0,74	0,74 – 0,81	0,82 – 0,88	> 0,88
	60 – 69	< 0,76	0,76 – 0,83	0,84 – 0,90	> 0,90

de gordura visceral do que a relação C/Q. Por outro lado, a circunferência do quadril é influenciada somente pelo depósito de gordura subcutânea e a relação C/Q pode mudar dependendo do padrão de menopausa da mulher[1].

A relação cintura/quadril (C/Q) é calculada dividindo o valor da circunferência da cintura em centímetros pelo valor da circunferência do quadril em centímetros, dessa forma:

$$RC/Q = \frac{\text{circunferência da cintura (cm)}}{\text{circunferência do quadril (cm)}}$$

Alguns valores sugeridos na literatura como critérios de risco alto e muito alto para os dois sexos em indivíduos acima de 50 anos de idade são apresentados por Heyward[1] (Tabela 128.4).

Aptidão Cardiorrespiratória

Capacidade de continuar ou persistir em atividades extenuantes envolvendo grandes grupos musculares por períodos de tempo prolongados. Também denominada aptidão aeróbia, é a capacidade dos sistemas circulatório e respiratório de se ajustar e se recuperar dos efeitos de atividades, como andar acelerado, corrida, natação, ciclismo e outras atividades de intensidade moderada e vigorosa.

A aptidão cardiorrespiratória é aumentada quando grandes grupos musculares do corpo se envolvem em uma atividade contínua e rítmica por pelo menos 20 a 60min por sessão numa intensidade de 50 a 85% do consumo máximo de oxigênio ($VO_{2máx}$). As atividades aeróbias típicas incluem: corrida, natação, ciclismo, caminhada acelerada, entre outros.

A resistência cardiorrespiratória está relacionada com a saúde, porque em baixos níveis ela pode ser associada a um risco acentuado de morte prematura, principalmente por doenças cardiovasculares. Por outro lado, indivíduos aerobicamente treinados apresentam menor risco de doenças coronarianas, derrame, alguns tipos de câncer, diabetes, hipertensão, obesidade, osteoporose e depressão.

Uma boa resistência cardiorrespiratória é caracterizada pela capacidade de correr, pedalar ou nadar por longos períodos de tempo. Laboratorialmente, é a capacidade do corpo de captar o oxigênio, transportá-lo e utilizá-lo, podendo ser medida pela utilização de ergômetros (bicicleta e/ou esteira).

As medidas realizadas nesses ergômetros podem ser feitas das seguintes formas:

- *Direta*: em que o VO_2 do indivíduo é analisado por meio de métodos químicos e físicos, com um custo operacional elevado e que em termos de aplicação para grandes populações é pouco viável, sendo, no entanto, a medida de maior precisão.
- *Indireta*: avaliação em geral, com base na relação linear que existe entre a freqüência cardíaca (FC) e o VO_2, medido quando as requisições e produção energética tenham chegado a equilíbrio (*steady-state*). Esse tipo de avaliação é feito utilizando-se nomogramas, fórmulas, análises de regressão, desenvolvidos a partir de medidas diretas e com o objetivo de predizer o VO_2 do indivíduo partindo de um teste submáximo.

A capacidade cardiorrespiratória de um indivíduo é representada principalmente pelo $VO_{2máx}$ ou potência aeróbia máxima, que é definido como a maior taxa de consumo de oxigênio durante um exercício máximo. Tipicamente, o $VO_{2máx}$ é expresso em mililitros de oxigênio consumido por quilograma de peso corporal (mL/kg/min).

TESTES PARA MEDIR APTIDÃO CARDIORRESPIRATÓRIA

Teste de Bicicleta Ergométrica (Protocolo de Astrand)

- Objetivo: medir potência aeróbia em crianças a partir de 11 anos de idade, adolescentes e adultos.
- Material: uma bicicleta ergométrica (mecânica ou eletromagnética); um estetoscópio; um esfigmomanômetro; uma balança para medida de peso corporal; um cronômetro; uma folha para anotação; uma escala de Borg – Percepção Subjetiva de Esforço (Tabela 128.5).
- Procedimentos
  - Regular a altura do selim.
  - O indivíduo deverá pedalar em um ritmo de 60 rotações por minuto (rpm) na bicicleta eletromagnética e a 50rpm na bicicleta mecânica.
  - O teste será realizado em 8min.
  - Desse total de 8min, o avaliado pedalará em uma carga inicial (carga 1) durante 4min e mais 4min na carga 2. Essas cargas serão dadas segundo os critérios especificados na Tabela 128.6.
  - Depois de calculada a carga 2, o teste poderá ser iniciado após ter-se medido a freqüência cardíaca de repouso e a pressão arterial.
  - O avaliado iniciará o teste na rotação apropriada para o cicloergômetro, medindo-se a freqüência cardíaca e a pressão arterial a todo minuto.

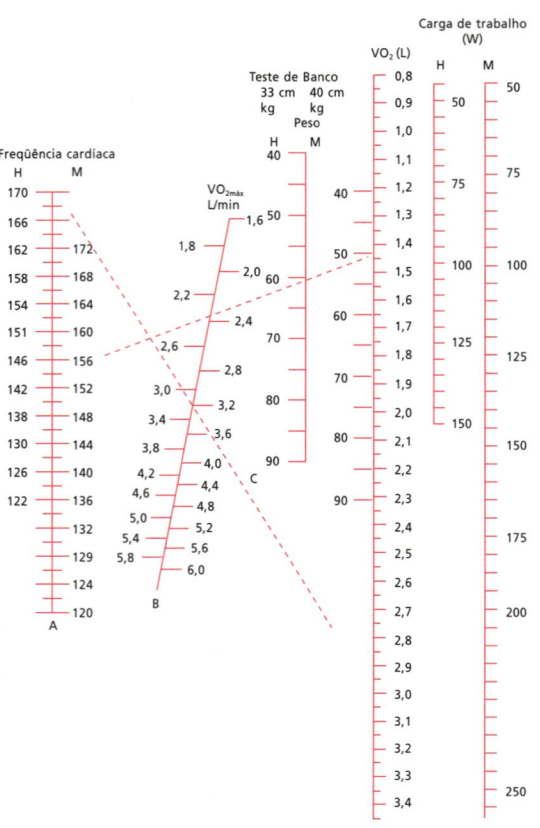

Figura 128.1 – Nomograma de Astrand.

— Esse equilíbrio (*steady-state*) pode ser definido por convenção como uma diferença não superior a 4bpm entre a freqüência cardíaca do penúltimo e último minuto da carga 2.
— Caso esse equilíbrio não tenha acontecido no decorrer desse tempo, deveremos fazer com que o avaliado pedale por mais 1 ou 2min, quando então esse fato deve ocorrer.

- Precauções
  — Observar se o ritmo de pedaladas está sendo mantido.
  — Quando utilizar bicicleta mecânica, verificar se a carga de trabalho se mantém constante, com o aquecimento da correia.
  — Sempre anotar os resultados logo após serem medidos.
  — Realizar o teste em um ambiente ventilado, tranqüilo e de preferência com precisão e cuidado.
  — Não permitir que o avaliado faça o teste descalço, a não ser que ele esteja acostumado.
  — Quando utilizar o nomograma, observar corretamente as colunas correspondentes aos sexos masculino e feminino.

Para o cálculo do consumo de oxigênio utilizamos o Nomograma de Astrand: predição do consumo de máximo oxigênio partindo-se da freqüência cardíaca (FC) e da carga de trabalho em bicicleta ergométrica. Os valores devem ser corrigidos pelo fator de correção por idade (Fig. 128.1).

Partindo-se então da freqüência cardíaca do último minuto da carga 2 e a correspondente carga de trabalho (linha D), unimos esses dois pontos por uma reta e obtemos o consumo de oxigênio na linha b: existe um fator de correção por idade que deverá ser calculado utilizando a Tabela 128.7.

Teste de Corrida de 12 Minutos

- Objetivo: medir potência aeróbia em crianças a partir de 12 anos de idade, adolescentes e adultos (Tabela 128.8).
- Material: pista de atletismo ou local plano demarcado de 50 em 50m; um cronômetro; números para serem fixados nas camisetas dos avaliados; apito e folha para anotação dos resultados.
- Procedimentos
  — Com antecedência orientar os avaliados quanto: ao vestuário, que deverá ser calção, camiseta e tênis; ao horário da última refeição, que deverá ter uma precedência de 2h com relação à realização do teste; àque-

— Passados os primeiros 4min, o avaliado pedalará na carga 2; se no segundo minuto dessa carga a freqüência cardíaca, apesar de ter aumentado com o esforço, não tiver atingido 120bpm, deveremos aumentar a carga 2 em mais 25W ou 0,5kg e prosseguir por mais 4min nessa nova carga.
— Na carga 2 espera-se que a freqüência cardíaca se estabilize em torno do 3º e 4º minuto, com valores entre 140 e 170bpm.

TABELA 128.5 – Escala de percepção de esforço de Borg	
6	
7	Muito, muito leve
8	
9	Leve
10	
11	Moderadamente leve
12	
13	Um pouco pesado
14	
15	Pesado
16	
17	Muito pesado
18	
19	Muito, muito pesado
20	

TABELA 128.6 – Cargas de bicicleta ergométrica

BICICLETA ELETROMAGNÉTICA		
CRIANÇAS E SEDENTÁRIOS	**JOVENS**	**ATLETAS**
CARGAS		
Carga 1: 25W	50W	50W
Carga 2: 1 – 2W/kg do peso corporal	2W/kg do peso corporal	2 – 2,5W/kg do peso corporal
BICICLETA MECÂNICA		
CRIANÇAS E SEDENTÁRIOS		**ATLETAS E JOVENS**
Carga 1: 0,5kg		1kg
Carga 2: 1kg		kg equivalente a 4% do peso corporal

TABELA 128.7 – Fator de correção para idade

Idade	15	25	35	40	45	50	55	60	65
Fator de correção	1,10	1,00	0,87	0,83	0,78	0,75	0,71	0,68	0,65

les que fumam pede-se não fumar pelo menos 2h antes e 2h depois do teste ou, ainda mais, que deixem de fumar para melhorarem sua potência aeróbia.
- O teste tem como objetivo fazer o avaliado percorrer a maior distância possível em 12min, sendo permitido o andar durante o teste.
- Na medida do possível, o ritmo das passadas deverá ser constante durante todo o teste.
- O número de avaliados em cada teste poderá ser de 20 ou 30 de uma única vez, dependendo da prática do avaliador e também da possibilidade de se ter um auxiliar.
- O início do teste se fará sob a voz de comando *atenção, já*, acionando-se o cronômetro concomitantemente, e o término do teste se fará com um apito.
- O avaliador e se possível um auxiliar permanecerão na linha de saída, no caso de se utilizar uma pista de atletismo, e irão anotar uma a uma, as voltas de cada avaliado.
- Deve-se avisar aos avaliados o tempo já decorrido de teste, de preferência de 3 em 3min, para que eles possam dosar melhor o ritmo de corrida de acordo com suas condições.
- Não se aconselha permitir aos avaliados que corram o último minuto do teste em velocidade bem superior do que aquela que já vinha sendo mantida, pois o teste tem como objetivo avaliar a potência aeróbia e um *pique* como esse levaria os avaliados a se exercitarem em anaerobiose, o que não vem de encontro ao objetivo do teste.
- Orientar os avaliados que terminado o teste eles deverão permanecer o mais próximo possível do local de chegada, para que você possa anotar a quantidade de metros percorridos nessa última volta.
- Aconselha-se aos indivíduos que terminarem o teste extremamente extenuados que se deitem por uns 2 ou 3min, mantendo os membros inferiores em uma posição mais elevada do que o resto do corpo e logo após andem. Queremos ressaltar que o ideal seria continuar andando após o término do teste, fazendo-se uma recuperação ativa.
- Após serem computados os metros percorridos por cada avaliado, utilizam-se as tabelas seguintes, classificando-os em cinco categorias diferentes de acordo com a idade e o sexo; os valores de consumo máximo de oxigênio fornecidos pelo autor são apenas para o sexo masculino.
- Precauções
  - Como em todo teste de esforço máximo, o avaliado aqui também deverá antes de qualquer coisa passar por exame médico para verificar se ele se encontra em condições de realizar um esforço máximo, sendo que deverão ser observadas as contra-indicações absolutas e relativas ao esforço.
  - Com antecedência ir ao local da avaliação e verificar se a metragem do local está correta.
  - Realizar o teste pela manhã ou à tarde e nunca quando a temperatura estiver muito alta ou muito baixa, de preferência entre 18 e 25ºC.
  - Recomenda-se que um aquecimento de aproximadamente 5min seja dado para todos os avaliados, contendo exercícios de alongamento da musculatura dos membros inferiores e superiores, como também do tronco.

O consumo de oxigênio se comporta de maneira diferente quanto a idade, sexo, constituição corporal, ambiente etc., sendo relativamente constante em um dado indivíduo, embora também possa diminuir por falta de atividade física aeróbia, assim como também pode aumentar após um período de treinamento aeróbio.

APTIDÃO MUSCULOESQUELÉTICA

Força e Resistência Muscular

Força máxima que pode ser exercida contra uma resistência, enquanto resistência muscular é a capacidade dos músculos de suprirem uma força submáxima por um determinado período de tempo.

Para desenvolver volume, força e resistência musculares, sugere-se programa de treinamento com pesos, pelo menos duas vezes por semana, oito a dez exercícios diferentes, com oito ou doze repetições, trabalhando os principais grupos musculares. Os benefícios associados com treinamento com pesos incluem aumento da densidade óssea, do volume da força muscular, bem como a redução de risco de lombalgia e osteoporose.

Existem poucas evidências que sugerem que levantamento de peso reduz o risco de doenças cardíacas, câncer, diabetes, hipertensão, colesterol sangüíneo elevado e outras doenças crônicas.

Para mensuração da força e resistência muscular, vários testes foram desenvolvidos. Alguns deles utilizando equipamentos sofisticados, mas podem ser obtidos bons resultados com o emprego de testes comuns, como: flexões de braço, teste de barra, abdominais, teste de preensão manual e os testes de impulsão vertical e horizontal.

Teste de Resistência Muscular

Teste Abdominal

- Objetivo: medir indiretamente a força da musculatura abdominal por meio do desempenho em flexionar e estender o quadril.
- Material: um colaborador, um cronômetro com precisão de segundo e material para anotação.
- Procedimento: o avaliado se coloca em decúbito dorsal com o quadril e joelhos flexionados e plantas dos pés no solo. Os antebraços são cruzados sobre a face anterior do tórax, com a palma das mãos voltadas para ele, sobre o corpo da mama e com o terceiro dedo da mão em direção ao acrômio. Os braços devem permanecer em contato com o tórax durante toda a execução dos movimentos. Os pés são seguros por um colaborador para mantê-los em contato com a área de teste (solo). Permite-se uma distância tal entre os pés em que os mesmos se alinhem dentro da distância do diâmetro bitrocanteriano. O avaliado, por contração da musculatura abdominal, curva-se à posição sentada, pelo menos até o nível em que ocorra o contato da face anterior dos antebraços

TABELA 128.8 – Teste dos 12 minutos para homens e mulheres

TESTE DOS 12min PARA HOMENS (DISTÂNCIA EM METROS, PERCORRIDA EM 12min)				
CATEGORIA DE APTIDÃO	IDADE			
	< 30 anos	30 – 39 anos	40 – 49 anos	50+ anos
I. Muito fraca	< 1.600	< 1.500	< 1.350	< 1.300
II. Fraca	1.600 – 2.000	1.500 – 1.800	1.350 – 1.650	1.300 – 1.600
III. Razoável	2.000 – 2.400	1.800 – 2.200	1.650 – 2.100	1.600 – 2.000
IV. Boa	2.400 – 2.800	2.200 – 2.650	2.100 – 2.500	2.000 – 2.400
V. Excelente	2.800+	2.650+	2.500+	2.400+

TESTE DOS 12min PARA MULHERES (DISTÂNCIA EM METROS, PERCORRIDA EM 12min)				
CATEGORIA DE APTIDÃO	IDADE			
	< 30 anos	30 – 39 anos	40 – 49 anos	50+ anos
I. Muito fraca	< 1.500	< 1.350	< 1.200	< 1.000
II. Fraca	1.500 – 1.800	1.350 – 1.650	1.200 – 1.500	1.000 – 1.350
III. Razoável	1.800 – 2.150	1.650 – 2.000	1.500 – 1.800	1.350 – 1.650
IV. Boa	2.150 – 2.650	2.000 – 2.500	1.800 – 2.350	1.650 – 2.150
V. Excelente	2.650+	2.500+	2.350+	2150+

CONSUMO DE OXIGÊNIO (mL/kg/min)				
CATEGORIA DE APTIDÃO	IDADE			
	< 30 anos	30 – 39 anos	40 – 49 anos	50+ anos
I. Muito fraca	< 25	< 25	< 25	
II. Fraca	25 – 30,1	25 – 26,4	25	
III. Razoável	33,8 – 42,5	30,2 – 39,1	26,5 – 35,4	25 – 33,7
IV. Boa	42,6 – 51,5	39,2 – 48	35,5 – 45	33,8 – 43
V. Excelente	51,6+	48,1+	45,1+	43,1+

com as coxas, retornando à posição inicial (deitado em decúbito dorsal) até que toque o solo pelo menos a metade anterior das escápulas. O teste é iniciado com as palavras *atenção, já* e é terminado com a palavra *pare*. O número de movimentos executados corretamente em 60s será o resultado. O cronômetro é acionado no *já* e travado no *pare*. O repouso entre os movimentos é permitido e o avaliado deverá saber disso antes do início do teste. Entretanto, o objetivo do teste é tentar realizar o maior número de execuções possíveis em 60s.

- Precauções
  - Para maior conforto do avaliado o teste deve ser aplicado sobre uma área confortável.
  - Verificar se o movimento foi completado corretamente.

Teste de Impulsão Vertical

- Objetivo: medir indiretamente a força muscular de membros inferiores por meio do desempenho em se impulsionar verticalmente.
- Material: uma fita métrica de metal ou tecido fixada verticalmente, de maneira descendente, em que a marca zero deve ficar no ponto mais alto da parede, pó de giz ou magnésio, uma cadeira (45cm) e material para anotação.
- Procedimento:
  - Impulsão vertical sem auxílio dos membros superiores. O avaliado se coloca em pé, calcanhares no solo, pés paralelos, corpo lateralmente à parede com os membros superiores elevados verticalmente. Considera-se como ponto de referência a extremidade mais distal das polpas digitais da mão dominante projetada na fita métrica. Após a determinação do ponto de referência, o avaliado afasta-se ligeiramente da parede, no sentido lateral, para poder realizar a série de três saltos, mantendo-se, no entanto, com os membros superiores elevados verticalmente. Obedecendo à voz de comando *atenção, já*, ele executa o salto, tendo como objetivo tocar as polpas digitais da mão dominante, que deverão estar marcadas com pó de giz ou magnésio, no ponto mais alto da fita métrica. Durante o movimento, o braço oposto deverá se manter constantemente na posição de partida, ou seja, elevado.
  - Impulsão vertical com auxílio dos membros superiores. A mesma posição deverá ser seguida para determinação do ponto de referência, porém somente o braço dominante deverá ser elevado verticalmente. Então, o avaliado afasta-se ligeiramente da parede, no sentido lateral, para poder realizar a série de três saltos, sendo permitida a movimentação de braços e tronco. Por intermediário da voz de comando *atenção, já*, ele executa o salto, tendo como objetivo tocar o ponto mais alto da fita métrica com a mão dominante. Deverão ser registradas, além do ponto de referência, as marcas atingidas pelo avaliado a cada série de saltos nos dois métodos. Portanto, o deslocamento vertical é dado em centímetros, pela diferença da melhor marca atingida e do ponto de referência em cada um dos métodos. O avaliado, ao se colocar na posição inicial, toca, por exemplo, o ponto 112cm da fita métrica. Esse é o ponto de referência. Durante a série de saltos, ele atinge, respectivamente, os pontos 76, 79 e 73cm. Como a fita está no sentido descendente, a melhor marca atingida será o ponto 73cm. Para obter o resultado faz-se a subtração 112 – 73 = 39cm. Esse valor corresponde ao deslocamento vertical em centímetros. Calcula-se esse resultado para ambos os métodos.

- Precauções
  - Invalidar o salto que for precedido de marcha, corrida, ou outro salto, ou ainda a movimentação dos braços quando ela não for permitida.
  - Verificar se o avaliado mantém o membro superior efetivamente elevado, sem flexões de quadril, joelho, ou tornozelo no momento da determinação do ponto de referência.
  - Atenção quanto às determinações dos pontos de referência, visto que entre as posições com os dois braços elevados e com um braço elevado, raramente ocorrem diferenças superiores a dois centímetros.
  - Observar que o avaliador fique sobre uma cadeira para melhor visualização dos resultados.

Teste de Impulsão Horizontal

- *Objetivo*: medir indiretamente a força muscular de membros inferiores pelo desempenho em se impulsionar horizontalmente.
- *Material*: fita métrica de metal ou tecido fixada ao solo, um esquadro de madeira e material para anotação.
- *Procedimento*: o avaliado se coloca com os pés paralelos no ponto de partida (linha zero da fita métrica fixada ao solo). Pela voz de comando *atenção, já*, o avaliado deve saltar no sentido horizontal, com impulsão simultânea das pernas, objetivando atingir o ponto mais distante da fita métrica. É permitida a movimentação livre de braços e tronco. Serão realizadas três tentativas, registrando-se as marcas atingidas pela parte anterior do pé (ponta do pé) que mais se aproximar do ponto de partida, prevalecendo a que indicar a maior distância percorrida no plano horizontal.
- *Precauções*: invalidar o salto que for precedido de marcha, corrida, outro salto, ou deslize após a queda.

Teste de Preensão Manual

- Objetivo: medir indiretamente a força muscular pelo ato de preensão manual.
- Material: um dinamômetro ajustável (escala de 0 a 100kg), pó de giz ou magnésio e material para anotação.
- Procedimento: o avaliado coloca-se na posição ortostática com pó de giz ou magnésio na palma da mão, para evitar deslize do aparelho. Segura confortavelmente o dinamômetro, que deverá estar com os ponteiros na escala zero, na linha do antebraço, ficando este paralelo ao eixo longitudinal do corpo. A segunda articulação da mão deve se ajustar sob a barra e tomar o peso do instrumento e então é apertada entre os dedos e a base do polegar. Durante a execução da preensão manual, o braço deve permanecer imóvel, havendo somente a flexão das articulações, devendo-se anotar a mão dominante do avaliado na folha de protocolo. Considerar-se-á a melhor execução de cada mão como resultado efetivo do teste.
- Precauções
  - Verificar se os ponteiros estão no ponto zero da escala antes da execução.
  - Verificar se a pegada está de acordo com a padronização e, quando necessário, ajustá-la.
  - Não permitir movimentação do cotovelo ou punho durante o ato de preensão.
  - Verificar se os ponteiros realizam um movimento contínuo.
  - Observar a calibração do aparelho antes de iniciar as medidas.

Flexibilidade

Capacidade das articulações de se moverem por uma grande amplitude de movimento. A flexibilidade pode ser classificada em:

- *Estática ou dinâmica*: flexibilidade estática se refere à amplitude máxima da articulação, enquanto a dinâmica é a rapidez com que se atinge uma amplitude máxima de movimento.
- *Ativa ou passiva*: flexibilidade ativa se refere à amplitude de articulação conseguida por ação voluntária do indivíduo que a realiza, enquanto a passiva é a amplitude da articulação conseguida com a participação de forças externas, como por exemplo, a ajuda do avaliador.

Conceito Anatômico

- *Fatores intrínsecos*: são aqueles responsáveis pela mobilidade articular: superfície articular, meniscos (em algumas articulações).
- *Fatores extrínsecos*: são aqueles responsáveis pela elasticidade: tendões, cápsula articular e ligamentos.

Goniômetro

Apresentaremos a padronização das medidas de flexibilidade por meio do goniômetro e do teste de sentar e alcançar, pela facilidade de manipulação e pela não sofisticação de suas medidas.

Padronização das Medidas de Flexibilidade pela Goniometria

- *Ombro*: acromial (ac) – é a parte mais lateral do processo acromial da escápula.
- *Cotovelo*: radial (ra) – é a parte mais lateral da cabeça do rádio.
- *Punho*: *stylion* (sty) – é a parte mais distal do processo estilóide do rádio.
- *Joelho*: tibial lateral (til) – é o ponto mais látero-inferior do maléolo lateral, que corresponde à articulação tibiofemoral.
- *Tornozelo*: maléolo lateral (ml) – é o ponto mais látero-inferior do maléolo lateral que corresponde à projeção tibiotarsiana.
- *Tronco (t)*: linha axilar média que corresponde a um ponto médio entre a crista ilíaca ântero-superior e crista ilíaca póstero-superior.
- *Mão (m)*: cabeça do segundo metacarpal.
- *Pé (p)*: cabeça do quinto metatarsiano.
- *Quadril*: trocanter (tr) (Tabela 128.9 e Fig. 128.2).

Padronização

- Objetivo: medir a flexibilidade ativa e estática do movimento de flexão e extensão das articulações de membros inferiores (quadril, joelho e tornozelo) e membros superiores (ombro, cotovelo e punho).
- Material: goniômetro, caneta, folha de protocolo, cama, divã, plinto ou banco sueco.

Procedimento

Ombro

Flexão

O avaliado deve se posicionar em decúbito dorsal sobre o banco ou plinto. O avaliador coloca o centro de transferidor do

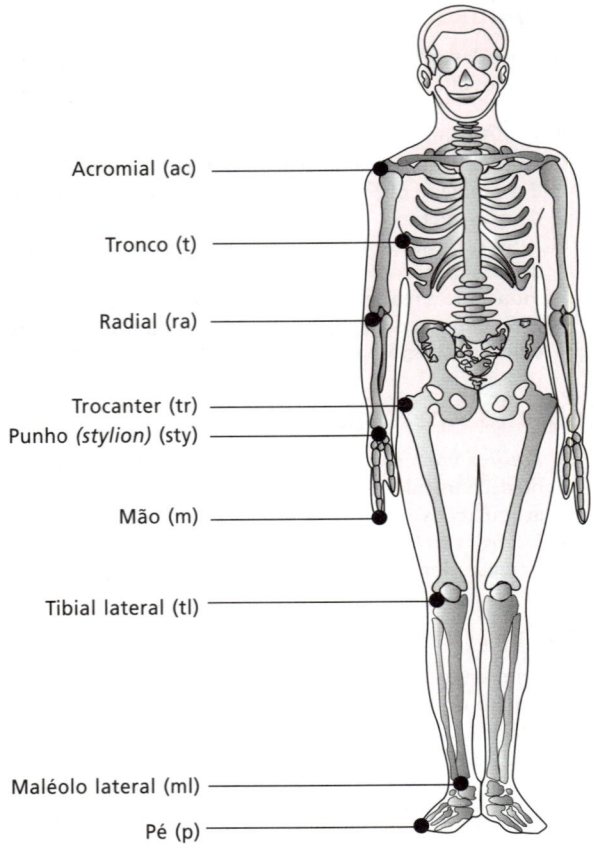

Figura 128.2 – Pontos de referência anatômicos.

- Em nenhuma das medidas a articulação do cotovelo ou joelho deve flexionar.
- O avaliador deve observar se na extensão do ombro, não há extensão do tronco.
- A articulação do ombro deve estar sem o apoio da superfície do banco.

Cotovelo

Flexão

O avaliado se posiciona em decúbito dorsal sobre o plinto ou banco. O avaliador coloca o centro do transferidor do goniômetro em (ra), com uma haste na direção de (sty) e a outra na direção de (a). Anota a medida que registra o goniômetro (GI). O avaliado flexiona a articulação ao máximo. O avaliador mantém a haste que está direcionada a (ac) e move a outra até o ponto de máxima flexão na direção de (sty). Anota-se a medida que registra o goniômetro (GII). O resultado será a diferença entre GI e GII.

Extensão

O avaliado se posiciona em decúbito ventral sobre um banco ou plinto. O centro do transferidor do goniômetro deve estar em (ra), com uma haste na direção (sty) e outra na direção de (ac). Anota-se a medida que registra o goniômetro (GI). O avaliado estende a articulação ao máximo. O avaliador mantém a haste que está direcionada a (ac) e move a outra até o ponto de máxima extensão. Anota-se a medida que registra o goniômetro (GII). O resultado será a diferença entre GI e GII. Precaução: o avaliado deve manter a palma da mão supinada.

Punho

Flexão

O avaliado deve se posicionar em decúbito dorsal sobre o banco ou plinto. O avaliador coloca o centro do transferidor do goniômetro em (sty), com uma haste na direção de (m) e outra na direção de (ra). Anota-se a medida que registra o goniômetro (GI). O avaliado flexiona a articulação ao máximo. O avaliador mantém a haste que está direcionada a (ra), movendo a outra até o ponto de máxima flexão na direção de (m). Anota-se a medida que registra o goniômetro (GII). O resultado será a diferença entre GI e GII.

Extensão

O avaliado se posiciona em decúbito ventral sobre o banco ou plinto. O avaliador coloca o centro do transferidor do goniômetro em (sty) com uma haste na direção de (a) e outra na direção de (m). Anota-se a medida que registra o goniômetro (QI). O avaliado estende ao máximo a articulação. O avaliador mantém a haste que está direcionada a (ra), movendo a outra até o ponto de máxima extensão em direção a (m). Anota-se a medida que registra o goniômetro (GII). O resultado será a diferença entre GI e GII.

goniômetro em (ac), mantendo as hastes na direção de (ra). O avaliado flexiona a articulação ao máximo. O avaliador mantém uma haste na direção de (t), movendo a outra até o ponto de máxima flexão na direção de (ra). Anota-se a medida que registra o goniômetro.

Extensão

O avaliado se posiciona em decúbito ventral sobre o banco ou plinto, mantendo a articulação do tornozelo fora da sua superfície. O avaliador coloca o centro do transferidor do goniômetro em (ac), mantendo as hastes na direção de (ra). O avaliado estende a articulação ao máximo. O avaliador mantém uma haste na direção de (t), movendo a outra até o ponto de máxima flexão na direção de (ra). Anota-se a medida que registra o goniômetro.

- Precauções
  - O avaliado deve manter a palma da mão supinada.

TABELA 128.9 – Referências anatômicas para goniometria

ARTICULAÇÃO	FIXO	MÓVEL
Ombro (acromial)	Linha axilar média	Radial
Cotovelo (radial)	Acromial	Stylion
Punho (stylion)	Radial	Cabeça do segundo metacarpal
Quadril (trocanter)	Linha axilar média	Tibial lateral
Joelho (tibial lateral)	Trocanter	Maléolo lateral
Tornozelo (maléolo lateral)	Tibial lateral	Cabeça do quinto metatarsiano

- Precauções
  - O avaliado não deve flexionar a articulação do cotovelo.
  - A palma da mão deve estar supinada.
  - Os dedos devem estar em extensão.

Quadril
Flexão
O avaliado se posiciona em decúbito dorsal sobre o banco ou plinto. O avaliador coloca o centro do transferidor do goniômetro em (tr), com uma haste na direção de (til) e outra na direção de (t). Anota-se a medida que registra o goniômetro (Ql). O avaliado realiza a máxima flexão da articulação. O avaliador mantém uma das hastes na direção de (t), movendo a outra até o ponto de máxima flexão na direção de (til). Anota-se a medida que registra o goniômetro (GIl). O resultado será a diferença entre Ql e GIl.

Extensão
O avaliado se posiciona em decúbito ventral sobre o banco ou plinto. O avaliador coloca o centro do transferidor do goniômetro em (tr), com uma haste na direção de (t) e outra na direção de (til). Anota-se a medida que registra o goniômetro (Ql). O avaliado estende ao máximo a articulação. O avaliador mantém a haste na direção de (t) e move a outra até o ponto de máxima extensão na direção de (til). Anota-se a medida que registra o goniômetro (GIl). O resultado será a diferença entre Ql e GIl.

- Precauções
  - A articulação do joelho não deve flexionar.
  - A crista ilíaca ântero-superior não deve perder o contato com a superfície na qual o avaliado se encontra (extensão do quadril).

Joelho
Flexão
O avaliado deve se posicionar em decúbito ventral sobre o banco ou plinto. O avaliador coloca o centro do transferidor do goniômetro em (til), com uma haste na direção de (tr) e outra na direção de (ml). Anota-se a medida que registra o goniômetro (Ql). O avaliado flexiona a articulação ao máximo. O avaliador mantém a haste na direção de (tr) e move a outra até o ponto de máxima flexão na direção de (ml). Anota-se a medida que registra o goniômetro (GIl). O resultado será a diferença entre Gl e GI.

Extensão
O avaliado deve se posicionar em decúbito dorsal sobre o banco ou plinto. O avaliador coloca o centro do transferidor do goniômetro em (tu), com uma haste na direção de (tr) e a outra na direção de (ml). Anota-se a medida que registra o goniômetro (GI). O avaliado estende ao máximo a articulação. O avaliador mantém a haste na direção de (tr) e move a outra até o ponto de máxima extensão na direção de (ml). Anota-se a medida que registra o goniômetro (GIl). O resultado será a diferença entre GI e GIl.

- Precauções
  - No movimento de flexão do joelho não deve haver movimentação da articulação do quadril.
  - Na extensão do joelho é necessário que a parte inferior da perna e a articulação do joelho estejam sem o apoio da superfície na qual o avaliado se encontra.

Tornozelo
Flexão
O avaliado deve se posicionar em decúbito dorsal sobre o banco ou plinto. A articulação do tornozelo deve estar sem o apoio da superfície na qual o avaliado se encontra. O avaliador coloca o centro do transferidor do goniômetro em (ml) com uma haste na direção de (til) e outra na direção de (p). Anota-se a medida que registra o goniômetro (GI). O avaliado flexiona ao máximo a articulação. O avaliador mantém a haste que está direcionada a (tu) e move a outra até o ponto de máxima flexão na direção de (p). Anota-se a medida que registra o goniômetro (GIl). O resultado será a diferença entre GI e GIl.

Extensão
O avaliado deve se posicionar em decúbito dorsal sobre o banco ou plinto. A articulação do tornozelo deve estar sem o apoio da superfície na qual o avaliado se encontra. O avaliador coloca o centro do transferidor do goniômetro em (ml) com uma haste na direção de (til) e a outra na direção de (p). Anota-se a medida que registra o goniômetro (GI). O avaliado estende a articulação ao máximo. O avaliador mantém uma haste na direção de (tu) e move a outra até o ponto de máxima extensão, na direção de (p). O resultado será a diferença entre GI e GIl.

- Precauções
  - A articulação do joelho não deve flexionar ou estender durante a movimentação do tornozelo.
  - A articulação do joelho deve estar em contato com a superfície na qual o avaliado se encontra.

Instruções Gerais
- O avaliador deve manter o centro do transferidor do goniômetro no ponto de referência da articulação.
- As hastes do goniômetro devem estar na direção dos pontos de referência (fixo e móvel).
- Antes de iniciar a avaliação seria aconselhável que o avaliador marcasse os pontos de referência (articulação, fixo, móvel) com uma caneta.
- Na folha de protocolo devem ser anotadas condições de tempo bem como período do dia.
- As medidas devem ser realizadas sem aquecimento prévio.
- É realizada apenas uma medida de cada articulação.
- O resultado das medidas é dado pela diferença entre a medida inicial (GI) e a medida final (GIl).
- As medidas são realizadas no hemicorpo direito do avaliado.

Teste de Sentar e Alcançar (Banco de Wells)
É um teste padronizado para mensurar a flexibilidade da parte inferior do corpo principalmente dos isquiotibiais.

- Material: um banco de madeira de 48cm com uma fita métrica de 150cm fixada, iniciando em 0 na parte mais próxima ao avaliado.
- Procedimento: para a realização do teste, o indivíduo se senta no chão com as pernas estendidas e os pés encostados no banco de madeira e afastados seguindo a linha do quadril e os braços estendidos um sobre o outro. Ao comando de *atenção, já*, o avaliado é orientado a flexionar o tronco e ir lentamente para frente, deslizando as suas mãos ao longo da fita métrica até atingir o ponto mais distal, sem flexionar os joelhos.
- Precauções: o avaliador colocado perto da fita métrica controla que os joelhos não sejam flexionados, que seja feita uma expiração enquanto é realizada a flexão e que o avaliado consiga sustentar essa posição por pelo menos 2s.
- Resultado: são feitas três tentativas, considerando para cálculo o melhor valor obtido. O valor é anotado em centímetros, considerando o ponto mais distal atingido com o dedo.

Para desenvolvimento da flexibilidade sugerem-se exercícios estáticos de alongamento, no mínimo três sessões por semana, composições de alongamento mantidas por 10 a 30s, três a cinco vezes para cada articulação.

A manutenção de bons níveis de flexibilidade está relacionada com prevenção de lesões osteomusculares e lombalgias, pois com o resultado do treinamento de flexibilidade podemos melhorar: mobilidade articular, postura corporal, diminuição da tensão e do estresse.

Para mensuração da flexibilidade lombar e dos posteriores da coxa, o teste de sentar e alcançar tem sido bastante utilizado.

ANÁLISE DE RESULTADOS (ESTRATÉGIA Z-CELAFISCS)

No momento da primeira avaliação, o profissional tem apenas a possibilidade de realizar a comparação dos dados coletados com valores referenciais (valores normativos). No caso de uma avaliação de um grupo (equipe esportiva, por exemplo) os valores da média aritmética somados e subtraídos de uma unidade de desvio-padrão (região de normalidade) do grupo podem ser utilizados como valores referenciais.

Na área da avaliação da aptidão física, há escassez de informações e base de dados estaduais ou nacionais para essa comparação. Muitos pesquisadores têm apresentado resultados de algumas cidades e/ou grupos específicos, restando ao profissional decidir quais seriam os valores referenciais mais próximos do grupo ou indivíduo submetido a avaliação física. Etapa que nem sempre é respeitada, principalmente quando se utiliza um sistema informatizado, que não permite a manipulação da base de dados de comparação, ou ainda não informa a procedência dessa base que será utilizada para a classificação dos valores coletados (Tabela 128.10).

No momento da análise dos dados provenientes de uma reavaliação, pode-se lançar mão de mais fontes de comparação:

- Os valores referenciais utilizados na primeira avaliação.
- O valor obtido pelo próprio avaliado na avaliação anterior.
- Valor da média aritmética e desvio padrão do grupo.

A análise dos resultados se faz pela comparação com os valores padrões de referência em termos de valores absolutos, diferença percentual e finalmente pela determinação da posição em relação à média populacional em unidades de desvio padrão. Para isso se determina o índice Z, da seguinte forma:

$$Z = \frac{x - u}{\mu} \quad \text{ou} \quad Z = \frac{x^* - u}{\mu}$$

em que:

- z = distância em relação à média ou critério padrão de referência populacional;
- x = resultado do indivíduo em uma dada variável;
- x* = média de uma equipe em uma dada variável;
- u = média populacional ou critério padrão de referência da variável, na idade e sexo do indivíduo;
- μ = desvio padrão populacional da variável, na idade e sexo do indivíduo.

Por exemplo:

Um garoto de 12 anos que salte 30cm no teste de impulsão-vertical; sendo a média esperada para a sua idade igual a 27cm e um desvio padrão igual a 3cm, seu índice Z seria igual a:

$$Z = \frac{30 - 27}{3} \quad\quad Z = 1$$

De acordo com as propriedades da curva normal, um Z = 1 significa que esse garoto está um desvio padrão acima da média populacional ou salta mais que aproximadamente 84,13% dos garotos de sua idade; ou que apenas 15,87% dos garotos dessa idade saltam mais que ele. Os resultados poderão ser mostrados no aptidograma (Fig. 128.3).

RECOMENDAÇÃO DE ATIVIDADE FÍSICA

O estilo de vida sedentário tem levado ao aumento da mortalidade e morbidade populacional por doenças coronarianas em todo o mundo. No Brasil, observamos que 60% da população apresentam estilo de vida sedentário. No Estado de São Paulo, a prevalência de homens e mulheres sedentários é maior que outros fatores de morte, como alcoolismo, obesidade, hipertensão e tabagismo, que levam a morte prematura por doenças cardíacas. Um levantamento nacional em 1997 (n = 2.504) mostrou 60% de adultos como insuficientemente ativos (Data Folha, 1997). Essa prevalência foi maior do que qualquer outro fator de risco como diabetes (6,9%), obesidade (18%), hipertensão (22,3%), ou tabagismo (37,9%). Em 1995, o Centro de Estudos do Laboratório de Fisiologia de São Caetano do Sul (CELAFISCS) começou a considerar como poderia contribuir com a promoção da atividade física. A alta prevalência da inatividade física na população do estado, particularmente entre grupos de baixo

TABELA 128.10 – Valores referenciais para indivíduos aos 18 anos de idade

VARIÁVEL	HOMENS		MULHERES	
	MÉDIA	DESVIO PADRÃO	MÉDIA	DESVIO PADRÃO
Peso (kg)	61,54	8,00	53,71	6,64
Altura (cm)	172,26	7,25	160,71	5,37
Média 3 DC (mm)	7,99	2,61	12,91	3,63
Média 7 DC (mm)	7,61	2,68	12,14	3,40
Circunferência de braço (cm)	29,25	2,16	25,92	2,56
Circunferência de perna (cm)	35,83	3,10	33,89	2,93
Consumo de oxigênio L/min	2,83	0,47	1,70	0,39
Consumo de oxigênio mL · kg · min^{-1}	44,58	7,65	31,40	8,96
Impulsão vertical sem ajuda dos braços (cm)	33,13	4,61	26,10	4,09
Impulsão vertical com ajuda dos braços (cm)	42,57	4,62	30,10	4,07
Impulsão horizontal (cm)	222,60	20,62	169,90	16,14
Dinamometria (kg)	43,73	6,06	31,20	5,42

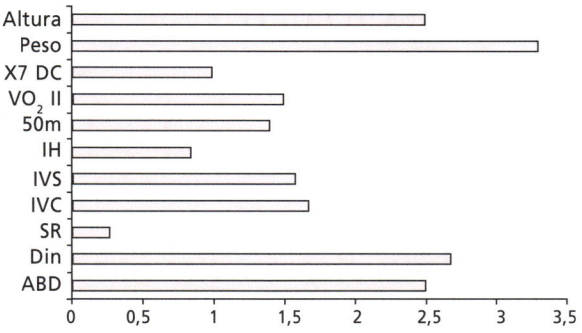

Figura 128.3 – Aptidograma. Perfil de aptidão física, obtido por meio da Estratégia Z-CELAFISCS. 50m = teste de corrida de 50m; ABD = abdominais; dc = dobras cutâneas; Din = dinamometria; IH = impulsão horizontal; IVC = impulsão vertical com auxílio dos membros superiores; IVS = impulsão vertical sem auxílio dos membros superiores; SR = sentar e alcançar; VO_2 = consumo de oxigênio.

nível socioeconômico e subnutridos, indicava a necessidade da promoção da atividade física. Uma das principais preocupações em relação a políticas públicas de saúde é a relação custo/benefício de programas de promoção da saúde. Em 1999, um estudo procurou calcular o custo do sedentarismo. Usando como critério de sedentarismo aqueles adultos que não reportaram atividade física no tempo de lazer, determinaram a prevalência de inatividade física nos Estados Unidos em 28,8%. Multiplicando esses dados pelo custo anual com doenças relacionadas ao sedentarismo, foi estimado que 22% das doenças cardiovasculares, 22% de câncer de cólon, 22% de fraturas decorrentes de osteoporose, 12% de diabetes e hipertensão e talvez 5% de câncer de mama poderiam ser atribuídos à inatividade física. São só 30min por dia, que você pode facilmente acumular durante seu dia. É só aproveitar melhor os horários e diminuir as atividades mais sedentárias. Lembre-se você pode fazer de forma contínua (de uma vez) ou acumulada (15 + 15; ou 10 + 10 + 10). Você não precisa de nenhum equipamento, habilidade, ou conhecimento específico para ser mais ativo caminhando, dançando, passeando com os seus filhos ou amigos, levando o cachorro para passear, cuidando do jardim, subindo escadas, ou lavando seu carro ou bicicleta.

REFERÊNCIA BIBLIOGRÁFICA

1. HEYWARD, V. H.; STOLARCZYK, L. M. *Applied Body Composition Assessment*. Champaign: Human Kinetics, 1996.

BIBLIOGRAFIA COMPLEMENTAR

AMERICAN ALLIANCE FOR HEALTH, PHYSICAL EDUCATION, RECREATION AND DANCE. *Technical Manual: AAHPERD Health Related Physical Fitness Test*. Washington: AAHPERD, 1980.
ASTRAND, I. Aerobic work capacity in men and women with special reference to age. *Acta Physiol. Scand.*, v. 49, suppl., p. 169, 1960.
ASTRAND, P. O. and Rhyming, I. A nomogram for calculation of aerobic capacity (physical fitness) from pulses rate during submaximal work. *J. Appl. Physiol.*, v. 7, p. 218-221, 1954.
BEHNKE, A. R.; WILMORE, J. H. Field methods. In: *Evaluation and Regulation of Body Build and Composition*. New Jersey: Prentice Hall, 1974. p. 38-52.
BENITO, S. C. S. Comparação das medidas de flexibilidade de escolares e atletas. In: XII SIMPÓSIO DE CIÊNCIAS DO ESPORTE, 1984. São Caetano do Sul. *Anais do XII Simpósio de Ciências do Esporte*, 1984.
BENITO, S. C. S.; MATSUDO, V. K. R.; MENDES, O. C. Padronização das medidas de flexibilidade através da goniometria. In: XII SIMPÓSIO DE CIÊNCIAS DO ESPORTE, 1984. São Caetano do Sul. *Anais do XII Simpósio de Ciências do Esporte*, 1984.
BENITO, S. C. S.; MENDES, O. C. Amplitude de movimento das principais articulações de membros superiores e inferiores, medidos com flexômetro – Estudo piloto. In: III CONGRESSO BRASILEIRO DE CIÊNCIAS DO ESPORTE, 1983. Guarulhos. *Anais do III Congresso Brasileiro de Ciências do Esporte*, 1983.
COTRIM, R. M. B.; SESSA, M.; MATSUDO, V. K. R. Correlação entre os testes de impulsão horizontal e impulsão vertical. In: VIII SIMPÓSIO DE CIÊNCIAS DO ESPORTE, 1980. São Caetano do Sul. *Anais do VIII Simpósio de Ciências do Esporte*, 1980.
DICKISON, R. V. The specificity of flexibility. *Research Quarterly*, v. 39, n. 3, p. 792-794, Oct. 1968.
DUARTE, C. R.; SILVA, M. F.; MATSUDO, V. K. R. Impulsão Vertical - Comparação de três métodos de avaliação. In: V SIMPÓSIO DE ESPORTES COLEGIAIS, 1977. São Caetano do Sul. *Anais do V Simpósio de Esportes Colegiais*, 1977, p. 60-68.
FLEISHMAN, E. A. *The Structure and Measurement of Physical Fitness*. Englewood Cliffs: Prentice Hall, 1964.
FRANÇA, N. M.; SOARES, J.; MATSUDO, V. K. R. Resultados de escolares de 7 a 15 anos nos testes de barra estático e dinâmico. In: XIX SIMPÓSIO MINEIRO DE CIÊNCIAS DO MOVIMENTO, 1981. Poços de Caldas. *Anais do XIX Simpósio Mineiro de Ciências do Movimento*, 1981.
FRANCO, R. O.; PEREZ, A. J.; MATSUDO, V. K. R. Avaliação dos resultados de PWC170 em escolares de diferentes graus de maturação. In: VIII SIMPÓSIO DE CIÊNCIAS DO ESPORTE, 1980. São Caetano do Sul. *Anais do VIII Simpósio de Ciências do Esporte*, 1980.
GUIMARÃES, J. N. F. Medidas da capacidade aeróbia em bicicleta ergométrica. *Rev. Bras. de Ciências do Esporte*, v. 1, n. 2, p. 15-19, 1980.
LARSON, L. A. (ed.). *Fitness, Health and Work Capacity – International Standards for Assessment*. New York: MacMillan, 1974.
MATSUDO, S. M. M. *Avaliação do Idoso – Física e Funcional*. Londrina: Midiograf, 2000.
MATSUDO, V. K. R. Bateria de testes de aptidão física geral. *Rev. Bras. de Ciências do Esporte*, v. 2, n. 1, p. 36-40, 1980.
MATSUDO, V. K. R. *Testes em Ciências do Esporte*. 7. ed. São Caetano do Sul, 2005.
MENDES, O. C.; DUARTE, C. R.; MATSUDO, V. K. R. Medidas de flexibilidade, revisão de literatura. In: VIII SIMPÓSIO DE CIÊNCIAS DO ESPORTE, 1980. São Caetano do Sul. *Anais do VIII Simpósio de Ciências do Esporte*, 1980.
PEREZ, A. J.; MATSUDO, V. K. R.; DUARTE, M. F. S. Comparação do consumo máximo de oxigênio entre diferentes modalidades esportivas. In: I CONGRESSO BRASILEIRO DE CIÊNCIAS DO ESPORTE, 1979. *Anais do I Congresso Brasileiro de Ciências do Esporte*, 1979.
SESSA, M.; DUARTE, C. R.; ALMEIDA, A. M. S. P. Teste de impulsão vertical, horizontal e de velocidade em escolares. *Esporte e Educação*, v. 44, p. 39-42, 1977.
SESSA, M.; MATSUDO, V. K. R.; DUARTE, C. R. Teste de impulsão vertical, horizontal e velocidade em escolares. *Med. Esporte*, v. 3, n. 4, p. 163-168, 1978.
SESSA, M.; MATSUDO, V. K. R.; TARAPANOFF, A. M. P. A. Correlação entre medidas antropométricas e força de membros inferiores. *Revista Brasileira de Ciências do Esporte*, v. 1, n. 3, p. 26-26, 1980.
SESSA, M.; MATSUDO, V. K. R.; VÍVOLO, M. A.; TARAPANOFF, A. M. P. O desenvolvimento da força de membros inferiores em escolares de 7 a 18 anos, em função de sexo, idade, peso, altura e atividade física. In: VI SIMPÓSIO DE CIÊNCIAS DO ESPORTE, 1978. São Caetano de Sul. *Anais do VI Simpósio de Ciências do Esporte*, 1978.
SOARES, J.; DADA, F. C.; FRANÇA, N. M. Teste de força muscular abdominal (AAHPERD-1980). Padronização e resultados em escolares de 7 a 10 anos. (Resumo). *Revista Brasileira de Ciências do Esporte*, suppl. 1, 1981.
SOARES, J.; MIGUEL, M. C.; MATSUDO, V. K. R. Desenvolvimento da força de preensão manual em função da idade, sexo, peso e altura em escolares de 7 a 18 anos. *Revista Brasileira de Ciências do Esporte*, v. 2, n. 2, p. 20-24, 1981.
VÍVOLO, M. A.; MATSUDO, V. K. R.; CALDEIRAS, S. Estudo antropométrico de escolares de São Caetano do Sul através do somatotipo de Heath-Carter. In: I CONGRESSO BRASILEIRO DE CIÊNCIAS DO ESPORTE, 1979. São Caetano do Sul. *Anais do I Congresso Brasileiro de Ciências do Esporte*, 1979.
WELLS, K. F.; DILLON, E. I. The sit and reach a test of bank and leg flexibility. *Research Quarterly*, v. 23, n. 1, p. 115-118, Mar. 1952.

CAPÍTULO 129

Tendinopatia Patelar

Angelica Castilho Alonso • Paulo Rogério Vieira • Osmair Gomes de Macedo

ASPECTOS GERAIS DA FISIOLOGIA DO SISTEMA MUSCULOESQUELÉTICO

O sistema musculoesquelético, como qualquer sistema biológico, não é estático, está em um estado de equilíbrio constante, chamado *homeostase*.

Assim, quando sujeito é submetido a uma força ou a um estresse externo, um sistema biológico responderá de uma maneira muito específica, tentando restabelecer um estado de equilíbrio em resposta a uma mudança que tenha ocorrido no seu ambiente. Ao fazê-lo, o sistema biológico experimentará um dos três possíveis cenários:

- Adaptação (estabelecimento com êxito de um novo estado de equilíbrio sem colapso).
- Colapso temporário (lesão).
- Colapso definitivo (morte).

Qualquer sistema pode receber estresse de um entre dois modos: carga única supratolerante, ou carga repetitiva crônica submáxima. No primeiro modo, o sistema que agudamente falha é incapaz de resistir à carga aplicada. No segundo modo, o sistema funcionará até que seja alcançado algum limite de fadiga, no qual ocorrerá uma falha com o decorrer do tempo (por exemplo, lesão por uso excessivo).

No sistema biológico, qualquer modo de falha iniciará uma resposta protetora-curativa, denominada de *reação inflamatória*. É formada por componentes celulares e humorais, cada qual iniciando uma série complexa de respostas neurológicas e celulares à lesão. Uma consequência importante de reação inflamatória é a produção de dor. O único propósito da dor é chamar a atenção para o local da lesão. A dor pode prevenir a ocorrência de mais lesão, causando uma atitude protetora e uso limitado da estrutura lesada. A resposta inflamatória é também caracterizada por vascularização aumentada e por edema no local da lesão. Essas são causas dos sinais físicos comumente observados, associados com o local da lesão (por exemplo, vermelhidão e calor).

Entretanto, o problema da dor é que, embora traga proteção à área da lesão (a remoção consciente ou inconsciente do estresse de uma área lesada), permite que ocorra o processo curativo removendo estímulos dinâmicos do sistema biológico. Essa remoção de estímulos (repouso) promove a deterioração do limite de tolerância de um sistema a um limiar mais baixo. Dessa forma, quando a lesão estiver resolvida, todo o sistema, embora *curado*, pode na verdade estar mais vulnerável a uma nova lesão quando estímulos *normais* forem aplicados às estruturas recentemente reparadas. Isso inicia o ciclo vicioso da lesão[1].

ANATOMIA FUNCIONAL DO MECANISMO EXTENSOR DO JOELHO

O tendão quadricipital conecta com o reto femoral, o vasto intermédio, o vasto medial e o vasto lateral na patela. O tendão se insere no pólo proximal da patela e continua distalmente como uma expansão tendinosa sobre a face anterior da patela (gálea aponeurótica) para fundir-se com o tendão patelar. A maioria das fibras anteriores na patela é uma continuação do tendão reto femoral.

O reto femoral fica sobre o vasto intermédio centralmente e paralelo ao fêmur. O vasto medial consiste em dois grupos musculares baseados na orientação da patela. As fibras do músculo vasto medial oblíquo são orientadas obliquamente e fundem-se mais distalmente na patela que o vasto medial longo. As fibras do músculo vasto lateral inserem-se no ângulo súpero-lateral da patela mais proximalmente que o vasto medial. As fibras tendíneas do vasto intermédio inserem-se diretamente na borda superior na patela exatamente por baixo dos três tendões remanescentes.

O tendão patelar é a extensão distal do tendão do quadríceps femoral, estende-se do pólo inferior da patela até a tuberosidade tibial. É 25 a 30% mais fino que o tendão quadricipital e, por isso, muitas vezes o alvo de traumas por excesso de uso no esporte[2-4].

É formado por 30% de colágeno do tipo 1, 2% de elastina e 70% de água. O colágeno confere resistência à força tênsil, a elastina fornece elasticidade e a água a capacidade de deformação elástica. Apesar das demandas tensoras extremas ao tendão, ele é pouco vascularizado e tem pouca resistência ao estresse comum de compressão, cisalhamento e fricção[4-6].

O mecanismo extensor tem duas importantes funções:

- De aceleração, com contrações concêntricas como o salto ou chute na bola.
- De desaceleração, com contrações excêntricas como a aterrissagem depois do salto ou descida na escada com velocidade.

O mecanismo de desaceleração, particularmente, sobrecarrega o tendão patelar além de sua força tênsil inerente. Adicionalmente, o mecanismo extensor, com o componente patelofemoral, possui um importante papel no controle interno e externo na rotação tibial[3,4].

DEFINIÇÃO

Tendinite patelar, tendinite do aparelho extensor, joelho de saltador, *jumper's knee*, tendinopatia patelar, tendinose patelar e distúrbio do tendão patelar são nomenclaturas dadas a uma síndrome de sobrecarga funcional que acomete principalmente atletas cujas atividades esportivas envolvem movimentos de extensão súbitos e repetitivos do aparelho extensor do joelho[3,6-11]. A nova *Nômina Anatômica* utiliza o termo ligamento patelar.

Alguns autores acreditam que, apesar da lesão inflamatória contribuir com os sintomas no paciente, por haver sinais de degeneração no ligamento patelar, o termo *tendinopatia* ou *tendinose* é o mais apropriado para a descrição clínica das condições de lesão por uso excessivo, porém no Brasil a grande maioria dos clínicos adota o termo *tendinite patelar*[3,12].

Por ser uma doença associada à prática de esportes de explosão e alta *performance*, a grande maioria é constituída de jovens desportistas ligados a atividades competitivas regulares e que envolvam saltos e corridas[3,7,8,10-13].

FISIOPATOLOGIA

Achados histológicos, em espécimes removidos de cirurgia, demonstram degeneração mucóide e necrose fibrinóide e algumas investigações reportam degeneração hialina, mineralização, bem como a associação de processos inflamatórios e reparatórios[3,6-8,13,14].

O colágeno amorfo e desorganizado apresenta bandas de degeneração e necrose do tendão substituindo o colágeno. Fendas no colágeno sugerem microrrupturas que podem ser interpretadas como rupturas parciais microscópicas. Um fato importante é a ausência quase total de células inflamatórias na biópsia, mesmo na periferia do tecido anormal. Por isso, os tendões que sofrem de tendinopatia patelar parecem ter mais uma condição degenerativa do que uma condição inflamatória[3].

A movimentação repetitiva, prolongada e o repouso insuficiente podem criar uma situação onde o colágeno perde a capacidade de reparar, resultando em microtrauma e inflamação, ou na possibilidade de uma solução de continuidade[15].

ETIOPATOGENIA

Não há um consenso entre os autores em relação à etiopatogenia da lesão. Para Resnick *apud* Papler, a tendinite está relacionada com a degeneração do tendão, associada a processos inflamatórios secundários nos tecidos adjacentes[11]. A tensão repetida sobre a região evolui para microrrupturas, com conseqüente crescimento da cartilagem e sinóvia nesses locais.

Segundo Gomes *et al.*, em alguns pacientes pode estar relacionada à anatomia da patela, que dividiram em dois grupos: aguda, que são patelas que possuem uma extremidade inferior longa e proeminente distalmente, e o grupo que não possui essas alterações, chamou de romba[10]. Para eles os dois grupos mostram sintomas idênticos, mas com lesão ecográfica do ligamento patelar. A proeminência óssea das patelas pontiagudas, que tende a pressionar o ligamento patelar após 45° de flexão do joelho, cria uma zona de conflito, uma forma de *impingement*.

Cohen *et al.* analisaram os aspectos clínicos e radiográficos em 54 pacientes portadores de tendinite, totalizando 58 joelhos e acharam alterações radiográficas, como desvio da patela, elongação do pólo inferior da patela, entre outros em 56,9% dos casos[8].

A hipótese de Stanish é que o tendão não seja suficientemente forte para suportar as forças aplicadas. O tendão responde com microrrupturas ou rasgamento total de suas fibras[16].

Aglietti refere-se à tendinite como sendo uma lesão conseqüente à sobrecarga do próprio tendão, levando a microrrupturas em sua estrutura, esgarçamento de suas fibras e degeneração focal[13]. A resposta inflamatória a essas lesões leva posteriormente ao enfraquecimento das fibras remanescentes do tendão, com progressivo enfraquecimento de suas estruturas.

Segundo Papler, após estudar quantitativamente as ondulações das fibras de colágeno do ligamento patelar em cadáveres de adultos e crianças, divididos em terço proximal, médio e distal, e comparar as três regiões do tendão entre si e o grupo de adultos com crianças, observou que o número de ondulações em ligamento patelar de crianças é maior no terço proximal e médio quando comparados com os adultos[11]. Demonstra que a modificação decorrente da idade ocorre exatamente na região de maior incidência da tendinite, o que sugere que as alterações biomecânicas determinadas pela variação no número de ondulações são uma das causas de aparecimento da tendinite patelar.

A diminuição dessas ondulações provoca baixa da elasticidade e da resistência do tendão nessa região, que poderá ser responsável pela incidência da tendinite nesse segmento do ligamento patelar.

Alterações Anatômico-estruturais

Pacientes portadores de desvios angulares ou de entorse dos membros inferiores exigirão maior esforço da estrutura musculotendínea para a realização do movimento[9].

Doenças Inflamatórias de Base

Portadores de doenças inflamatórias apresentam menor resistência ao esforço e na transição musculoesquelética.

Mau Alongamento

A retração da musculatura torna necessária uma força antagonista maior para a realização do movimento, além de representar um estado de maior rigidez para o músculo efetor.

Atividade Física Eventual

A neuromodulação da deformação dos tendões é realizada pelo corpúsculo de Golgi das células e ocorre segundo uma evolução e adaptação. A atividade eventual não propicia essa evolução na neuromodulação, além de determinar solicitações desarmônicas.

Início Tardio de Atividade Esportiva

A má adequação, aliada à perda de água, que ocorre fisiologicamente após a terceira década de vida, determina condições desfavoráveis para o início de atividade física após 35 a 40 anos.

Esforço Constante e Repetido

O tendão é um tecido mal vascularizado, tendo limites ao realizar as trocas metabólicas. A constância, aliada ao movimento repetitivo, impede uma correta adequação metabólica do tendão[9].

Para Garrick, lesões por uso excessivo são quase sempre conseqüências de mudança. Essa mudança pode ocorrer em qualquer uma das três áreas gerais[17]:

- Mudanças no atleta, por exemplo, a contínua participação com uma lesão preexistente. Se determinado movimento está causando dor, o atleta, para continuar a praticar suas atividades esportivas, altera o movimento e utiliza maneira ligeiramente diferente, sobrecarregando outras articulações, ou ainda quando passa por um tratamento reabilitativo inadequado ou insuficiente, é muito freqüente o atleta voltar a praticar suas atividades esportivas, simplesmente porque não sente mais dores, ou ainda receber alta prematura.
- Mudanças no ambiente, que se divide em ambiente pessoal, que envolve equipamentos e vestuários, por exemplo, os calçados inapropriados, e ambiente mais global do esporte em si, que envolve principalmente o tipo de solo, ou a introdução de corridas em subidas em progra-

mas de treinamento antes realizados exclusivamente em terrenos planos.
- Mudanças nas atividades atléticas, que envolvem aumento relativo das horas de treino tentando aperfeiçoar uma única e isolada técnica, ou simplesmente aumento brusco nas horas de treino.

DIAGNÓSTICO

Dor, principalmente no pólo inferior da patela (maior incidência), porém pode haver dor na inserção do quadríceps, no corpo do tendão e na tuberosidade tibial, associadas a encurtamento de isquiotibiais e gêmeos, hipotrofia de quadríceps, crepitação e claudicação em alguns casos[3,7,8,10,11].

O *diagnóstico* é basicamente clínico, caracterizando-se por dor à palpação do pólo inferior da patela e na descrição subjetiva do paciente no relato da dor nas atividades. A freqüência insidiosa comumente relatada inicia-se com o aumento da freqüência ou intensidade rápida. Outras reclamações comuns incluem dor depois de sentar-se por longos períodos e quando subindo e descendo degraus[3,7]. Podemos achar em alguns casos, edema localizado e nódulo doloroso na região[7].

Além disso, ainda temos as *associações clínicas* encontradas pelos diversos autores entre elas podemos citar: patela hipermóvel, patela alta, patela baixa, *genu valgum, genu varum, genu recurvatum*, fraqueza de quadríceps, subluxação do quadríceps, subluxação lateral da patela, condromalácia de patela[6,8].

EXAMES COMPLEMENTARES

A ultra-sonografia e a ressonância magnética possuem uma alta resolução em tempo real e são as modalidades de imagens escolhidas para pacientes com distúrbio do tendão patelar por possuírem melhor definição, possibilitando a localização exata e o estado clínico da lesão tendinosa[3,7,18,19].

Para complementação diagnóstica da síndrome é recomendável um estudo radiológico do joelho acometido, nas incidências ântero-posterior (AP), perfil com flexão de 30° e axial de patela a 30° ou 45° de flexão, para diagnóstico de possíveis doenças associadas, como o desvio lateral da patela, proeminência óssea da patela, osteófito, patela alta, condromalácia patelar, Osgood-Schallater[8,10,19].

Muitos desses achados clínico-radiológicos e as alterações funcionais presentes em indivíduos com tendinopatia patelar são fatores decisivos para indicação cirúrgica. Apesar do microtrauma de repetição ser fator desencadeante do problema, a fisiopatologia da lesão é diferente, anatômica e funcionalmente esses pacientes diferem e, portanto, não podem ser tratados iguais[10].

CLASSIFICAÇÃO CLÍNICA

Recentemente, uma escala de escore de 100 pontos para avaliar a gravidade das tendinopatias patelares de acordo com os sintomas e funcionalidade tem sido desenvolvida, porém a maioria usa os critérios de Blazina *et al.*[3,8,9,20]:

- *Estágio 1*: dor supra ou inferior da patela após atividade esportiva (sem limitação funcional).
- *Estágio 2*: dor no início e após a atividade esportiva.
- *Estágio 3*: dor durante e após atividade esportiva (limitação funcional).
- *Estágio 4*: ruptura completa do tendão patelar.

Panni *et al.* descrevem uma fase adicional entre os estágios 3 e 4 com ruptura parcial[3].

TRATAMENTO

O tratamento de lesões por uso excessivo é dificultado por uma série de fatores. Como iniciam de maneira insidiosa, elas tendem a ser inicialmente ignoradas. Assim, quando os atletas se apresentam para tratamento, as lesões estão bem estabelecidas[4,10,17].

O ciclo excesso de uso/dor/encurtamento/falta de uso/fraqueza/mais uso em excesso repete-se até que seja interrompido por uma intervenção ativa (médica e fisioterapêutica).

O tratamento geralmente é conservador para a grande maioria dos autores nas fases 1 e 2 e às vezes cirúrgico nas fases 3 e 4. Quando não respondem bem ao tratamento conservador, podem ser usadas a via artroscópica ou a via aberta[3,7,8,21].

As técnicas cirúrgicas mais preconizadas são: ressecção da porção degenerada do tendão (mais comum), perfuração múltipla do pólo da patela, ressecção ou debridamento do pólo inferior da patela e reinserção de tendão patelar, ressecção do retináculo lateral, transposição da apófise anterior da tíbia e plastia do vasto médio oblíquo[3,6-9,16].

O tratamento cirúrgico não livra o paciente da fisioterapia e o protocolo basicamente é o mesmo, tomando cuidados iniciais pós-cirurgia.

Os tratamentos incluem correção dos fatores predisponentes e baseiam-se no tripé: repouso, adequação do sistema musculotendíneo e medidas antiinflamatórias.

O tratamento divide-se em fases, isto é, mediante cada etapa de recuperação da lesão traçam-se objetivos embasando a escolha do melhor programa no momento e o acompanhamento da evolução deve ser feito mediante a monitoração dos sinais clínicos e as limitações funcionais que o paciente apresenta e é com base nos resultados da evolução que se discute a melhor conduta a ser tomada. Os objetivos do tratamento são: aliviar a dor, minimizar novas degenerações, recuperar força, flexibilidade e coordenação e prevenir recidivas.

PRIMEIRA FASE – ALÍVIO DA DOR E ALONGAMENTO

Primeira e Segunda Semanas

Em uma primeira etapa, é importante o controle do processo inflamatório, dessa forma os autores são unânimes em preconizarem gelo, repouso com diminuição ou afastamento temporário das atividades esportivas e medidas antiinflamatórias, que terão um caráter geral com o uso de antiinflamatórios não hormonais (AINH) por via sistêmica e um caráter local com o uso de meios fisioterapêuticos, como ultra-som, correntes elétricas de baixa e média freqüência e calores locais com o objetivo de aliviar a dor[4,7-9,17].

Além da dor, o paciente com tendinopatia patelar se apresenta com certa rigidez articular e pouca elasticidade. Nesse momento, devemos melhorar a plasticidade do tecido, para restaurar a mobilidade tecidual e articular.

Atualmente, existem muitas abordagens em relação à terapia manual e numerosas escolas filosóficas em todo o mundo. As técnicas de terapia manual devem ser consideradas não apenas como métodos de inibição da dor ou melhora do movimento artrocinemático, mas também devem ser encaradas como um meio de aplicação de energia biomecânica ao colágeno e a cartilagem que sofreram traumatismo, ajudando no processo de regeneração das fibras.

As cinco estruturas no corpo humano com as quais o fisioterapeuta trabalha: colágeno, osso, cartilagem, disco e músculo. Cada um desses tecidos tem um estímulo ideal para regeneração, que depende da tensão que é aplicada ao tecido.

Para entendermos como isso funciona é importante revermos alguns conceitos importantes: os principais componentes do colágeno são fibroblastos e glicosaminoglicanos. A tensão é a energia biomecânica que estimula a atividade fibroblástica e a produção dos glicosaminoglicanos.

Os glicosaminoglicanos propiciam nutrição para os fibroblastos e lubrificação para a fibra recém-sintetizada. Sem tensão não ocorre estímulo regenerativo para o colágeno, o que reduzirá a intensidade fibroblástica e a produção dos glicosaminoglicanos[14,22].

A tensão também permite ao fisioterapeuta trabalhar com receptores tanto para facilitar quanto para inibir o tônus muscular.

Segundo Grimsby, o estímulo ideal para a regeneração das estruturas ligamentares é a tensão modificada na linha de tensão, que consiste em compressão-descompressão com deslizamento[22].

As técnicas de terapia manual que utilizam a compressão-distração nos ajudam a inibir a dor, o tônus muscular e principalmente ganhar maior mobilidade articular, se a articulação estava imobilizada (por órtese ou pela própria proteção muscular), os glicosaminoglicanos, estão entre os primeiros componentes a se perder, eles começam a se degradar em aproximadamente 1,7 a 7 dias[22].

Essa perda é responsável pela sensação que se sente em seguida à imobilização. Os músculos têm que gerar mais força para superar a perda da elasticidade e a sensação é rigidez. Assim que o membro é movimentado ativamente, a tensão estimula a produção de fibroblastos que produzem fibra e glicosaminoglicanos. Quanto maior a quantidade de glicosaminoglicanos produzida, maior será a lubrificação entre as fibras de colágeno e menor a resistência que os músculos têm de suplantar[14,22].

Para Bienfait, por meio da terapia manual liberamos a fáscia do músculo, facilitando drenagem, alinhamento das fibras e relaxamento muscular[23]. Em conseqüência teremos uma facilitação em todo trabalho de alongamento e ganho de força, principalmente porque esse trabalho se baseia na teoria de cadeias musculares, onde teremos um ganho real no alongamento.

Há relatos de trabalhos que com técnicas de alongamento manual do retináculo lateral em combinação com um programa patelofemoral tradicional têm conseguido melhores êxitos nos resultados comparados com o tratamento tradicional[4].

Esses conceitos justificam a utilização da terapia manual nas tendinites patelares e outras lesões ligamentares. Em nossa prática clínica a utilizamos com bons resultados, porém as questões sobre a terapia manual não são entendidas de forma completa e constitui uma área produtiva de futuros planos de pesquisas e suas decorrentes aplicações clínicas.

A prescrição de exercícios de flexibilidade com técnicas específicas de alongamentos deve ser enfatizada durante todo o processo de reabilitação[24].

E atenção especial deve ser dada aos antagonistas do músculo envolvido na lesão, em relação ao alongamento, pois se o antagonista estiver encurtado o esforço e o gasto energético do movimento serão maiores.

Os músculos posteriores da perna encontram-se encurtados e o papel da flexibilidade se torna importante na capacidade do tecido do tendão em resistir a lesões, por duas razões principais:

- A habilidade de um músculo dentro de uma determinada área cruzada para criar tensão depende de se conseguir um comprimento ideal antes da contração (até 130% do comprimento do repouso), obviamente os déficits de flexibilidade podem comprometer esse conceito importante de pré-estiramento.

- A flexibilidade ideal fornece uma margem de segurança para forças de alta tensão que resultam de reversões de alta velocidade de movimento de membros (excêntrico para concêntrico)[5].

Primeira e segunda semanas:

- Terapia manual, nas mais diversas técnicas – crochetagem, manobras miofasciais em coxa anterior e compartimento lateral da coxa e do joelho (retináculos laterais e mediais).
- Modalidades físicas analgésicas e antiinflamatórias.
- Exercícios isométricos para quadríceps, que possam ser feitos sem dor.
- Alongamentos, dando ênfase a isquiotibiais e gêmeos.

SEGUNDA FASE – REABILITAÇÃO MUSCULAR E PROPRIOCEPÇÃO PRIMÁRIA

Segunda e Terceira Semanas

A adequação do sistema musculoesquelético pode ser feita por meio do fortalecimento dos grupos musculares mais solicitados, aliados ao alongamento de todo o membro inferior.

A elevação da perna estendida, a contração isométrica do quadríceps e os exercícios em extensão do joelho são exercícios terapêuticos efetivos e são recomendados inicialmente para restaurar a função muscular[4,8,24].

Estudos eletromiográficos (EMG) demonstram que existe aumento da atividade do reto femoral com elevação da perna estendida e aumento da atividade do vasto medial quando era realizada a contração do quadríceps[4].

Esses músculos geralmente encontram-se hipotrofiados, por isso a necessidade de montarmos um programa de exercícios que envolva ambos os tipos de contração.

A bicicleta estacionária é uma excelente modalidade de reabilitação terapêutica e pode ser usada para controlar as forças tibiofemorais, promover o fortalecimento das fibras colágenas, restaurar a ADM do joelho e do tornozelo, aprimorar o fortalecimento muscular, a resistência (*endurance*) e o condicionamento cardiovascular[4].

Diversos pesquisadores estudaram as forças tibiofemorais de cisalhamento e compressão durante vários tipos de atividades e concluíram que as forças da articulação tibiofemoral durante a pedalagem em uma bicicleta ergométrica padronizada são baixas em comparação às induzidas durante outras atividades diárias, como caminhar em um plano horizontal, subir escadas, levantar-se de uma cadeira e levantar peso[4].

O selim deve ficar em uma posição alta para que faltem ao joelho 15 a 30° de extensão, a fim de reduzir as forças compressivas patelofemorais.

Outros pesquisadores examinaram os efeitos da força muscular durante a cicloergometria e relataram que o tensor da fáscia lata, o sartório, o quadríceps femoral, principalmente os músculos vasto medial e vasto lateral e os músculos tíbias anteriores são considerados os mais importantes para o movimento de pedalagem[4].

Existem dois tipos de exercícios que podem ser realizados e que têm efeitos distintos sobre as articulações:

- *Exercícios em cadeia cinética aberta* (CCA): são aqueles realizados com o segmento distal dos membros livres para se movimentar. Atividades em CCA permitem o isolamento muscular[4,24-26]. Por exemplo: mesa extensora na qual o grupo quadricipital é o principal responsável pela realização do movimento.

- *Exercícios em cadeia cinética fechada* (*CCF*): são aqueles realizados com o segmento distal conectado a uma estrutura externa fixa.

Atividades em CCF envolvem a integração de múltiplas articulações, agindo de forma seqüencial com sustentação do peso combinada e ação de forças, que são mediadas pela ação excêntrica do músculo. A biomecânica de cadeia cinética fechada está intrinsecamente envolvida com padrões de controle muscular excêntrico e proprioceptores articulares[4,5,24-27].

Além disso, no processo de remodelagem as fibras reorientam-se ao longo das linhas de tensão aplicadas à lesão, resultando assim em maior resistência tênsil do tecido, e os princípios básicos da CCF apresentados por Mello afirmam que quando um segmento distal sofre considerável resistência durante o exercício, o recrutamento muscular e o movimento articular ocorrem de forma diferente do que quando são executados livremente e as ações executadas pelos pacientes são mais próximas de sua atividade esportiva, além de favorecer os estímulos proprioceptivos[27,28].

Um exemplo prático acontece durante um miniagachamento: tanto o quadríceps, quanto os glúteos e o solear ajudam na extensão do joelho e, portanto, será necessária menos força por parte do quadríceps para se conseguir a extensão plena. Isso permite ao atleta conseguir o fortalecimento por meio da amplitude plena de movimento, porém não proporciona o fortalecimento isolado de um determinado músculo. Por causa dessa falta de isolamento, os exercícios tanto em CCF quanto em CCA devem ser realizados de forma a proporcionar um fortalecimento ideal do músculo[4].

A reabilitação da extremidade inferior deve incorporar o equilíbrio adequado de exercícios de CCF e CCA ao longo de uma contínua e crescente dificuldade.

Para os atletas com problemas no mecanismo extensor, as atividades de fortalecimento de CCA para o quadríceps são mais seguras de 90 a 50° e de 10 a 0°, ao passo que as atividades de CCF[4,25,26] são mais seguras de 50 a 0°.

As forças entre o tendão patelar e o quadríceps não são iguais em toda a ADM, são apenas iguais para aproximadamente 45°. Durante os exercícios de extensão terminal, a força desenvolvida do ligamento patelar é maior que do quadríceps, por causa da vantagem mecânica desse músculo. Assim sendo, esse exercício pode causar irritação local no ligamento patelar. Por isso se faz necessário evitarmos exercícios que envolvam grandes amplitudes nessa fase de reabilitação.

Os exercícios que enfocam o sinergismo muscular são iniciados, pois sustentam a função dos músculos agonistas, que quando lesados encontram-se fracos, e esses também são atingidos pela inatividade, necessitando de fortalecer-se e dar suporte ao músculo lesado.

Um treinamento de estabilização dinâmica do complexo lombar pélvico dos quadris conhecido como *core* é crucial no sentido de permitir a progressão dos exercícios em CCF, agindo como sinergista do movimento, pois melhora o controle postural dinâmico, garante um equilíbrio muscular apropriado em torno do *core*, possibilita flexibilidade tridimensional dinâmica, permite a expressão da força funcional dinâmica e melhora a eficiência neuromuscular[26,29].

Um programa de treinamento de estabilização do *core* deve ser planejado para ajudar o indivíduo a ganhar força, controle neuromuscular, potência e resistência muscular para o complexo lombar-pélvico dos quadris. Essa abordagem facilitará um funcionamento muscular balanceado de toda a cadeia cinética.

Se os músculos da extremidade são fortes e o *core* é fraco, então não haverá força suficiente criada para produzir movimentos eficientes.

Se não houver boa eficiência neuromuscular, conseqüentemente haverá diminuição da capacidade da cadeia cinética de manter força e estabilidade dinâmica apropriada, o que leva a padrões de compensação, substituição e má postura durante atividades funcionais. Isso causa aumento da tensão mecânica nos tecidos, levando a microtraumas repetitivos, biomecânica anormal e lesão[29].

Segunda e terceira semanas:

- Bicicleta, 15min, carga leve.
- *Steps* elípticos ou não.
- Trote na piscina.
- Exercícios para estabilização do *core*: ponte bipodal (Fig. 129.1, *A*), ponte unipodal (Fig. 129.1, *B*), ponte lateral (Fig. 129.1, *C*) e ponte posterior (Fig. 129.1, *D*).
- Fortalecimento de adutor/abdutor.
- Fortalecimento dos músculos posterior da coxa e gastrocnêmios.
- Isométricos na mesa extensora de joelho com carga mínima a 0° (CCA).
- Isométricos em CCF entre 50 e 0° de flexão.
- Incremento dos alongamentos.

Após o repouso apropriado, tratamentos fisioterapêuticos/medicamentosos e ajustes ergonômicos/biomecânicos, a abordagem primária à reabilitação da tendinite de estágio subagudo faz uso judicioso de treinamento com tendências excêntricas, com a manipulação cuidadosa das variáveis de velocidade e carga[5,16,30].

Há essencialmente três formas da contração músculo-tendão:

- *Concêntrica*: o músculo resiste a uma força aplicada e a unidade tendão-músculo se encurta (trabalho positivo).
- *Isométrica*: o músculo resiste a uma força aplicada e o comprimento da unidade tendão-músculo é constante (não-trabalho).
- *Excêntrica*: o músculo resiste a uma força aplicada, mas a unidade tendão-músculo alonga-se (trabalho negativo).

Muitas atividades esportivas requerem ação excêntrica de alto nível (em termos de velocidade, repetição e intensidade), tanto para desempenho máximo quanto para proteção das articulações sinoviais e tecidos moles adjacentes.

Ao longo dos anos, pesquisadores têm demonstrado a importância do trabalho excêntrico, principalmente porque as maiores cargas impostas ao tendão ocorrem durante a desaceleração, como a aterrissagem de um salto, ou quando alterando rapidamente a direção do movimento durante a corrida (atividade excêntrica do músculo)[5,11,13,16,30].

Os exercícios excêntricos promovem maior capacidade de fortalecimento muscular e consomem menos energia para a sua realização que os concêntricos, apesar de poderem produzir mais dor e possibilidade de lesão do sistema musculoesquelético[5,24,30].

Por isso, devemos iniciar os movimentos lentos com pouca ou nenhuma resistência. Se não houver nenhuma intercorrência e quadro doloroso, devemos aumentar a velocidade moderadamente e após a melhora do quadro clínico devemos aumentá-la rapidamente e a partir daí aumentar a resistência[5].

O programa de exercícios excêntricos baseia-se em três princípios:

- *Comprimento*: alongamento é parte integrante do programa. Aumentando o *comprimento* de repouso da unidade músculo-tendão, há um decréscimo na tensão ocorrida durante o movimento articular.

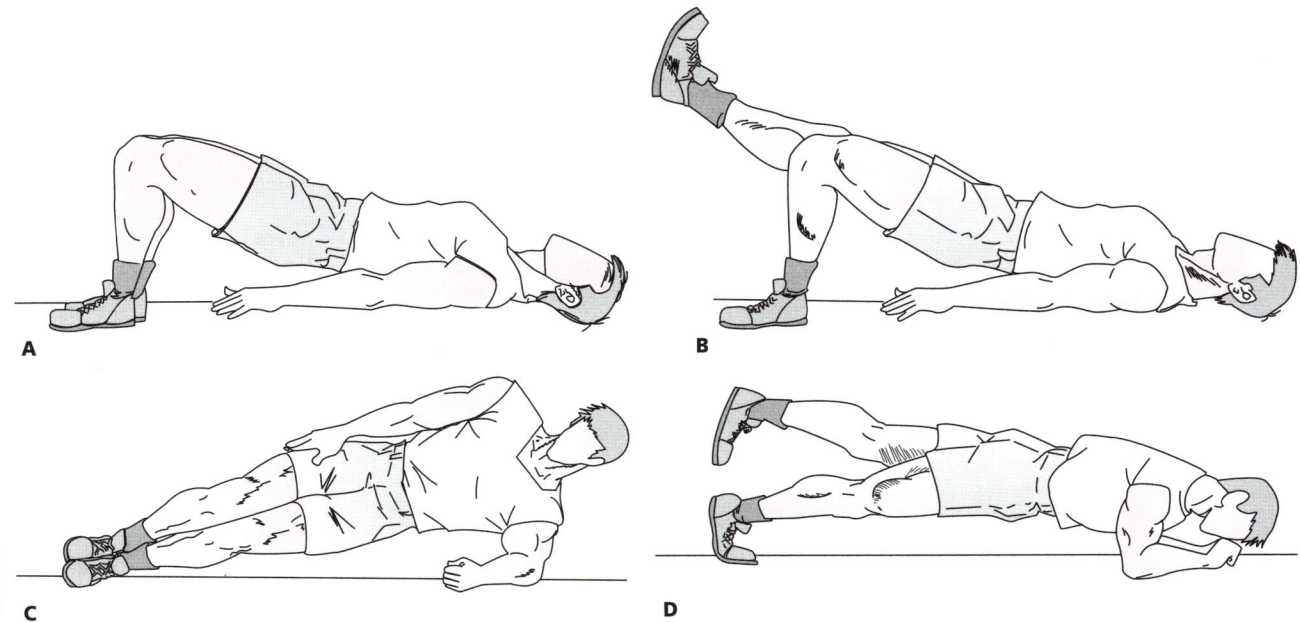

Figura 129.1 – Exercícios para estabilização do *core*. (*A*) Ponte bipodal. (*B*) Ponte unipodal. (*C*) Ponte lateral. (*D*) Ponte posterior.

- *Carga*: o aumento progressivo da carga submete o tendão a um estresse progressivo, resultando em aumento da força tênsil.
- *Velocidade de contração*: a velocidade de contração aumenta a força desenvolvida[5,16,30].

Do ponto de vista clínico, os elementos dessa tríade importante são inseparáveis, mas permitem grande versatilidade na modificação dos efeitos de treinamento[5].

Com o aumento da força da extremidade inferior, podem ser iniciados os exercícios proprioceptivos, proporcionando assim o controle neuromuscular necessário para que uma articulação possa funcionar eficientemente.

A propriocepção relaciona-se à consciência da postura, movimentos e alterações de equilíbrio corporal no espaço, bem como o conhecimento de posição, peso e resistência dos objetos em relação ao corpo.

Podemos treinar e otimizar as respostas posturais e as mudanças de superfície. Assim sendo, uma vez identificado o nível de competência do indivíduo, torna-se possível dar início ao trabalho proprioceptivo, levando em conta os aspectos de progressão desse trabalho, com especificidade, dificuldade e progressão neurológica/neuromotora (ver Cap. 131).

Um programa bem estruturado deve obedecer a alguns critérios, a fim de não colocar o paciente em risco.

Esses critérios, segundo Sampaio, são[31]:

- Progressividade das dificuldades dos exercícios.
- Exercícios com estímulos especiais.
- Habilidade.

Tais critérios envolvem:

- Passagem da posição bipodal para unipodal.
- A passagem do equilíbrio de solo estável para solo instável.
- Reequilíbrio baseado no próprio desequilíbrio e provocado por um agente externo.
- Passagem do pé no solo para a retirada do pé (pliométricos).
- Redução das informações periféricas.

Terceira Semana

Início do Trabalho Excêntrico na Mesa Extensora de Joelho

Exemplo de Trabalho Excêntrico em Cadeia Cinética Aberta

O terapeuta sobe o braço da alavanca da mesa extensora e o paciente tenta descer sozinho (carga mínima) ou com resistência manual.

Exemplo de Trabalho Excêntrico em Cadeia Cinética Fechada

Agachamento, iniciando da posição fletida de 5 a 10° correspondendo a uma pré-tensão e flexionar até em torno de 45° graus de flexão com cuidado de não frear brutalmente e sim tentar amortecer o máximo possível. O levantamento deverá ser feito sobre o joelho eventualmente não doloroso ou com a ajuda de barras paralelas para não gerar trabalho concêntrico (3 séries de 10 repetições). A velocidade deverá ser crescente indo da flexão lenta à flexão com velocidade intermediária para a flexão rápida (Fig. 129.2):

- Trote na cama elástica e colchão.
- Caminhada na esteira mecânica.
- Incremento dos alongamentos.

TERCEIRA FASE – TREINAMENTO MUSCULAR E PROPRIOCEPÇÃO PARA O ESPORTE DE QUARTA A SEXTA SEMANAS

O equilíbrio do desenvolvimento muscular é muito importante para evitar prevalência de determinados grupos que provo-

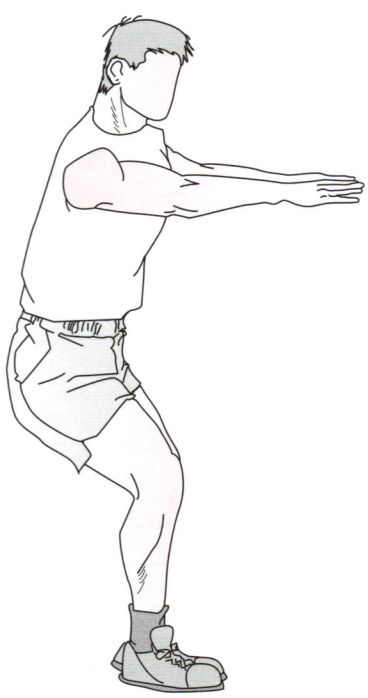

Figura 129.2 – Exercício em cadeia cinética fechada – agachamento entre 0 e 45°.

O atleta deve iniciar os exercícios em um ambiente controlado, sem outros atletas a sua volta e no final desse estágio o fisioterapeuta pode simular outro atleta e distrair o paciente. Isso aumenta a intensidade e propõe um desafio para o equilíbrio, coordenação e propriocepção, além disso, essa abordagem permite que o atleta aumente a confiança em suas capacidade antes de retornar a um ambiente partilhado por outros atletas[33].

Se possível faça com que o atleta se exercite na sua exata superfície do jogo ou na superfície mais parecida com a utilizada no esporte.

As repetições sugeridas são ajustadas de acordo com o condicionamento do atleta.

De forma simplificada, todos os programas devem ser planejados para incorporar a adaptação específica ao princípio das demandas impostas (AEDI). Isso irá assegurar a preparação do corpo para aceitar o estresse que foi transmitido em seu ambiente atlético. Um programa de treinamento emprega duas variáveis de treinamento, volume e intensidade:

- Aumento da intensidade, diminuição do volume.
- Aumento do volume, diminuição da intensidade.

À medida que o atleta melhora, passará a tolerar cargas por amplitudes maiores sem evidenciar sintomas. A decisão de como progredir por intermédio do programa de exercícios deverá basear-se naquilo que o atleta consegue realizar sem dor e sem sintomas e sob controle completo. A maioria dos esforços atléticos exigirá que o atleta possa tolerar as cargas mediante uma extensa ADM. Portanto, nos estágios finais do processo de reabilitação, será necessário com freqüência realizar atividades em grandes amplitudes, pois o atleta vai ter que tolerar essas atividades após o reinício da competição.

carão esforço excessivo nos músculos antagonistas. O uso da avaliação isocinética é muito útil para estabelecer esse equilíbrio, além de desenvolver a potência e a resistência muscular.

As demandas excêntricas vigorosas são demonstradas na aterrissagem do salto. O exercício de agachamento paralelo é um elemento importante do treinamento muscular e um exercício preparatório para as progressões funcionais em esportes e exercícios pliométricos avançados.

Para iniciar um programa com os exercícios pliométricos é necessário que os músculos estejam aquecidos, com uma base adequada de força e flexibilidade e o corpo deve estar preparado para resistir ao estresse do treinamento excêntrico.

A definição prática de pliométrico é um movimento forte e rápido envolvendo pré-alongamento ou contra-movimentos que ativam o ciclo alongamento-encurtamento[24,32,33]. Caracteriza-se pela rápida desaceleração das massas, seguida quase que imediatamente pela sua rápida aceleração em direção oposta[33]. O propósito do treinamento pliométrico é aumentar a excitabilidade do sistema nervoso para melhorar a capacidade reativa do sistema muscular. Qualquer exercício que utilize os componentes elásticos naturais do músculo e o reflexo miotático para produzir uma resposta mais forte é pliométrico[24,32,33].

É importante enfatizar que a fase de amortização, a conversão do trabalho negativo (excêntrico) para positivo (concêntrico), deve ser tão breve quanto possível. A velocidade no movimento é um fator-chave no desempenho atlético.

Esse tipo de treinamento é utilizado em esportes que exigem velocidade e força (potência)[24,32,33].

A especificidade do treinamento pliométrico é a chave para melhorar o desempenho do atleta no seu campo esportivo.

Um programa específico para o esporte exige a compreensão da mecânica do esporte mediante uma analise de necessidades.

Os exercícios utilizados devem ser similares aos utilizados durante a prática real do esporte e em situações de jogo.

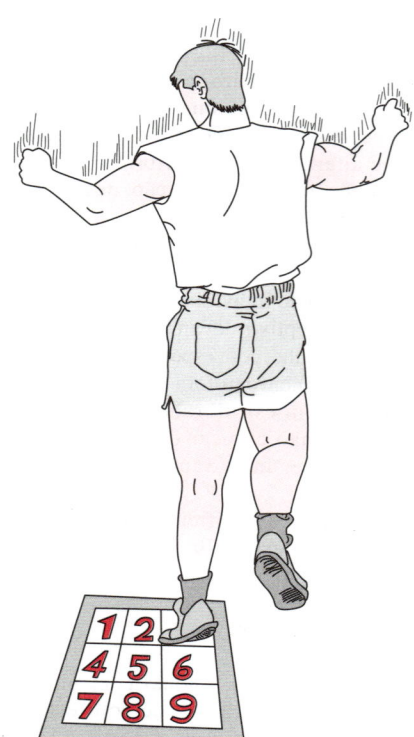

Figura 129.3 – Saltitos (amarelinha).

Porém a extensão no arco total do joelho deve ser usada com moderação, até mesmo em joelhos normais, para evitar que esse exercício venha a contribuir para a afecção patelofemoral, ou perpetuá-la.

A reabilitação do joelho deverá oferecer cada opção possível para ajudar o atleta a retornar ao nível da fase de pré-lesão. Cada atleta deve ser avaliado constantemente durante todo o processo de reabilitação para que possa progredir adequadamente[4].

Quarta Semana

- Início do trote na esteira elétrica.
- Início dos saltitos (Fig. 129.3).
- Mudanças de direção.
- Início dos chutes com bola (contra a parede, com o fisioterapeuta).
- Tiro de meta e pedalada com o pé preso por uma borracha.
- Início dos isotônicos de 0 a 30° na mesa extensora.
- Incremento dos alongamentos.

Quinta Semana

- Tiros anaeróbios na bicicleta, colchão e cama elástica.
- Saltos no colchão, tábua de força rápida.
- Pliométricos (Fig. 129.4).
- Esportes leves (basquetebol "21", tênis em dupla).

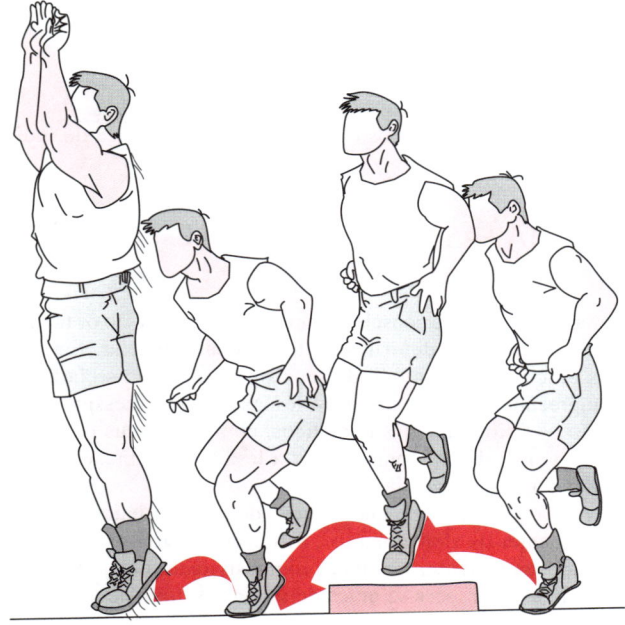

Figura 129.4 – Exercícios pliométricos.

TABELA 129.1 – Protocolo esquematizado de tendinopatia patelar	
SEMANAS	DESCRIÇÃO DO PROTOCOLO
1ª/2ª	Terapia manual, nas mais diversas técnicas – crochetagem, manobras miofasciais em coxa anterior e compartimento lateral da coxa e do joelho (retináculos laterais e mediais)
	Modalidades físicas analgésicas e antiinflamatórias
	Exercícios isométricos para quadríceps, que possam ser feitos sem dor
	Alongamentos, dando ênfase a isquiotibiais e gêmeos
2ª/3ª	Bicicleta, 15min, carga leve
	Steps elípticos ou não
	Trote na piscina
	Exercícios para estabilização do *core*: ponte bipodal (Fig. 129.1, *A*), ponte unipodal (Fig. 129.1, *B*), ponte lateral (Fig. 129.1, *C*) e ponte posterior (Fig. 129.1, *D*)
	Fortalecimento de adutor/abdutor
	Fortalecimento dos músculos posterior da coxa e gastrocnêmios
	Isométricos na mesa extensora de joelho com carga mínima a 0° (CCA)
	Isométricos em CCF entre 50 e 0° de flexão
	Incremento dos alongamentos
3ª	Início do trabalho excêntrico na mesa extensora de joelho em CCA e CCF (Fig. 129.2)
	Trote na cama elástica e colchão
	Caminhada na esteira mecânica
	Incremento dos alongamentos
4ª	Início do trote na esteira elétrica
	Início dos saltitos e mudanças de direção
	Início dos chutes com bola
	Tiro de meta e pedalada com o pé preso por uma borracha
	Início dos isotônicos de 0 a 30° na mesa extensora
	Incremento dos alongamentos
5ª	Tiros anaeróbios na bicicleta, colchão e cama elástica
	Saltos no colchão, tábua de força rápida
	Pliométricos no caixote plástico
	Esportes leves (basquetebol "21", tênis em dupla)
6ª/8ª	Propriocepção específica para o esporte
	Trabalho muscular intenso
	Trabalho de alongamento completado
	Início dos coletivos ou da atividade específica do indivíduo

CCA = cadeia cinética aberta; CCF = cadeia cinética fechada.

Sexta a Oitava Semanas

- Propriocepção específica para o esporte.
- Trabalho muscular intenso.
- Trabalho de alongamento completado.
- Início dos coletivos ou da atividade específica do indivíduo.

QUARTA FASE – PROGRAMA DE MANUTENÇÃO

Temos obrigação de conscientizar o atleta de quais são os fatores que o levaram a adquirir uma tendinopatia patelar. Embora nos procurem para alívio de seus sintomas, deve-se fazê-los compreender que, nos casos das lesões por uso excessivo, eles, e não os fisioterapeutas e médicos, controlam seus destinos. Se não entenderem como ocorre a lesão, serão incapazes de evitar novas ocorrências.

Para o programa de manutenção devemos orientar os atletas a manter os alongamentos, fortalecer os grupos musculares adequadamente, ter uma progressividade nas atividades esportivas e aquecer-se antes de iniciar as atividades físicas. Além disso, cuidado na escolha de equipamentos e ambiente para se praticar o esporte preferido.

O protocolo de tendinopatia patelar está esquematizado na Tabela 129.1.

REFERÊNCIAS BIBLIOGRÁFICAS

1. GROSS, J.; FETTO, J.; ROSEN, E. *Exame Musculoesquelético*. Porto Alegre: Artmed, 2000. cap. 1, p. 12-25.
2. BASSO, O.; JOHNSON, D. P.; AMIS, A. A. The anatomy of the patellar tendon. *Knee Surg. Sports Traumatol. Arthrosc.*, v. 9, n. 1, p. 2-5, 2001.
3. PANNI, A. S.; BIEDERT, R. M.; MAFFULLI, N. et al. Overuse injuries of the extensor mechanism in athletes. *Clin. Sports Med.*, v. 21, p. 483-498, 2002.
4. WEBER, M. D.; WARE, N. Reabilitação do joelho. In: ANDREWS, J. R.; HARRELSON, G. L.; WILK, K. E. *Reabilitação Física das Lesões Desportivas*. 2. ed. Rio de Janeiro: Guanabara Koogan, 2000. cap. 10, p. 235-294.
5. ALBERT, M. Introdução. In: *Treinamento Excêntrico em Esportes e Reabilitação*. São Paulo: Manole, 2002. cap. 1, p. 1-12.
6. FERRETTI, A.; IPOLLITO, E.; PIERPAOLO, M. et al. Jumper's knee. *Am. J. Sports Med.*, v. 11, n. 2, p. 58-62, 1983.
7. ANDRADE, M. A. P.; NOGUEIRA, S. R. S.; HELUY, G. D. Tendinite patelar: resultado de tratamento cirúrgico. *Rev. Bras. Ortop.*, v. 38, n. 4, p. 186-192, Abr. 2003.
8. COHEN, M.; ABDALLA, R. J.; SCHIPER, L. Tendinite patelar. *Rev. Bras. Ortop.*, v. 24, n. 7, p. 221-225, Jul. 1989.
9. COHEN, M.; ABDALLA, R. J. Patologia musculotendínea. In: CAMANHO, G. L.; *Patologia do Joelho*. São Paulo: Sarvier, 1996. cap. 5 p. 123-144.
10. GOMES, J. L. E.; MARCZYK, L. R. S. Tratamento videoartroscópico da dor infrapatelar em atletas portadores de compressão óssea extrínseca do ligamento patelar. *Rev. Bras. Ortop.*, v. 35, n. 6, p. 202-205, Jun. 2001.
11. PAPLER, P. G.; CAMANHO, G. L.; SALDIVA, P. H. N. Avaliação numérica das ondulações das fibras colágenas em ligamento patelar humano (tendão patelar). *Rev. Bras. Ortop.*, v. 36, n. 8, p. 317-321, Ago. 2001.
12. MCCONNEL, J. Complicações da articulação patelofemoral e considerações pertinentes. In: ELLENBECKER, T. S. *Reabilitação dos Ligamentos do Joelho*. São Paulo: Manole, 2002. cap. 15, p. 223-246.
13. AGLIETTI, P. B.; INSALL, J. N. Disorders of patellofemoral joint. In: INSALL, J. N.; WINDSOR, R. E.; KELLY, M. A. et al. *Surgery of the Knee*. New York: Churchill Livingstone, 1993. cap. 12, p. 241-385.
14. LEADBETTER, W. B. Cell-matrix response in tendon injury. *Clin. Sports Med.*, v. 11, n. 3, p. 533-578, Jul. 1992.
15. OLIVEIRA, C. R. G. C. M. Cicatrização do tecido conectivo e das lesões de ligamentos e tendões. In: AMATUZZI, M. M.; GREVE, J. M. D.; CARAZZATTO, J. G. *Reabilitação em Medicina do Esporte*. São Paulo: Roca, 2004. cap. 5, p. 37-42.
16. STANISH, W. D.; RUBINOVICH, R. M.; CURWIN, S. Eccentric exercise in chronic tendonitis. *Clin Orthop*, 208: 65-69, 1986.
17. GARRICK, J. G.; WEBB, D. R. Lesões por uso excessivo. In: GARRICK, J. G.; WEBB, D. R *Lesões Esportivas: diagnóstico e administração*. 2. ed. São Paulo: Roca, 2001. cap. 3, p. 35-42.
18. EL-KHOURY, G. Y.; BERBAUM, K. S.; POPE, T. L. et al. MR imaging of patellar tendonitis. *Radiology*, v. 184, p. 849-854, 1992.
19. POPE, C. F. Radiologic evaluation of tendon injuries. *Clin. Sports Med.*, v. 11, n. 3, p. 579-599, Jul. 1992.
20. BLAZINA, M. E.; KERLAN, R. K.; JOBE, F. W. et al. Jumper's knee. *Orthop. Clin. North Am.*, v. 4, p. 665-678, 1973.
21. MARTENS, M.; WOUTEURS, P.; BURSSENS, A.; MULIER, J. C. Patellar tendonitis – pathology and results of treatment. *Acta Orthop. Scand.*, v. 53, p. 445-450, 1982.
22. GRIMSBY, O.; POWER, B. Abordagem à reabilitação dos ligamentos do joelho por terapia manual. In: ELLENBECKER, T. S. *Reabilitação dos Ligamentos do Joelho*. São Paulo: Manole, 2002. cap.17, p. 259-276.
23. BIENFAIT, M. *Fáscias e Pompages: estudo e tratamento do esqueleto fibroso*. São Paulo: Summus, 1999. 193p.
24. TERRERI, A. S. A. P.; ANDRUSAITIS, F. R.; MACEDO, O. G. Cinesioterapia. In: AMATUZZI, M. M.; GREVE, J. M. D.; CARAZZATTO, J. G. *Reabilitação em Medicina do Esporte*. São Paulo: Roca, 2004. cap. 9, p. 61-78.
25. DAVIES, G. J.; HEIDERSCHEIT, B. C.; CLARK, M. Reabilitação em cadeia cinética aberta e fechada. In: ELLENBECKER, T. S. *Reabilitação dos Ligamentos do Joelho*. São Paulo: Manole, 2002. cap. 21, p. 321-339.
26. AMATUZZI, M. M.; GREVE, J. M. D. A. Reabilitação do joelho pós lesões meniscoligamentares e femoropatelar. In: AMATUZZI, M. M.; GREVE, J. M. D. A.; CARAZZATTO, J. G. *Reabilitação em Medicina do Esporte*. São Paulo: Roca, 2004. cap. 18, p. 167-178.
27. MELLO, A. J. W.; MARCHETTO, A.; WIEZBICKI, R. et al. Tratamento Conservador das instabilidades patelofemorais com exercício de cadeia cinética fechada. *Rev. Bras. Ortop.*, v. 33, n. 4, p. 100-106, Abr. 1998.
28. KITCHEN, S. *Reparo dos tecidos* In: KITCHEN, S.; YOUNG, S. *Eletroterapia de Clayton*. 10. ed. São Paulo: Manole,1998. p. 46-56.
29. CLARK, M. A.; CUMMINGS, P. D. Treinamento de estabilização do "CORE". In: ELLENBECKER, T. S. *Reabilitação dos Ligamentos do Joelho*. São Paulo: Manole, 2002. cap. 30, p. 475-486.
30. FYFE, I.; STANISH, W. D. The use of eccentric training and stretching in the treatment and prevention of tendon injuries. *Clin. Sports Med.*, v. 11, n. 3, p. 601-624, Jul. 1992.
31. SAMPAIO, T. C. F. V. S.; SOUZA, J. M. G. Reeducação Proprioceptiva nas lesões de ligamento cruzado anterior do joelho. *Rev. Bras. Ortop.*, v. 29, n. 5, p. 303-309, Mai. 1994.
32. ALBERT, M. Pliométricos. In: *Treinamento Excêntrico em Esportes e Reabilitação*. São Paulo: Manole, 2002. cap. 5, p. 63-92.
33. CHU, D. A.; CORDIER, D. J. Pliometria na reabilitação. In: ELLENBECKER, T. S. *Reabilitação dos Ligamentos do Joelho*. São Paulo: Manole, 2002. cap. 24, p. 357-381.

CAPÍTULO 130

Força Muscular

José Maria Santarem

INTRODUÇÃO

A capacidade de o músculo esquelético produzir graus adequados de força contrátil é fundamental para a realização dos movimentos do corpo, manutenção da postura, proteção dinâmica das articulações e redução de risco cardiovascular agudo nas tarefas da vida diária. A redução da força muscular ao longo da fase adulta da vida é esperada do ponto de vista fisiológico, mas essa redução é potencializada por fatores como o sedentarismo e as doenças do sistema musculoesquelético. Quadros dolorosos articulares muitas vezes são conseqüências de pouca força muscular, mas também podem ser os determinantes da redução da capacidade contrátil dos músculos por levarem a uma situação de hipocinesia. Com intervenção específica, a força muscular pode ser mantida em níveis adequados durante toda a fase de envelhecimento, contribuindo para o bem-estar e segurança nas atividades diárias em todas as idades, e para a manutenção funcional e controle sintomático em muitas situações patológicas do aparelho locomotor.

CONCEITOS BÁSICOS

A força muscular é uma qualidade de aptidão física[1,2]. Podemos definir força como a capacidade de gerar tensão nos músculos esqueléticos. As qualidades básicas de aptidão física são:

- *Destreza*: capacidade de coordenar adequadamente os movimentos.
- *Flexibilidade*: capacidade de realizar movimentos amplos nas articulações.
- *Força*: capacidade de gerar tensão.
- *Velocidade*: capacidade de realizar movimentos rápidos.
- *Resistência*: capacidade de prolongar esforços.
- *Potência*: capacidade de realizar (e prolongar) movimentos rápidos com cargas.

Como vemos, potência vem a ser a capacidade de realizar trabalho na unidade de tempo e é uma associação de força, velocidade e resistência, ou apenas de força e velocidade (movimentos explosivos). Do ponto de vista dos esforços físicos, a potência da tarefa costuma ser referida como *intensidade*. Pessoas bem condicionadas fisicamente conseguem realizar esforços de intensidade relativamente alta com pequena repercussão orgânica, apresentando apenas discretas alterações cardiorrespiratórias, hormonais e metabólicas.

A força é diretamente proporcional à capacidade contrátil dos músculos, que por sua vez depende da quantidade de proteína contrátil nas fibras musculares e da capacidade de recrutamento de unidades motoras[1,3,4]. Do ponto de vista físico, a força é o produto de uma massa por sua aceleração, sendo a força-peso medida em newtons (N) e dada pela massa multiplicada pela aceleração da gravidade.

Na área do treinamento esportivo, possui alguma importância a consideração de tipos diferentes de força, de acordo com as características dos movimentos em que a capacidade de gerar tensão se manifesta. Para aplicações em promoção de saúde, terapêutica e reabilitação, o conceito básico anteriormente colocado é adequado e suficiente.

A força muscular pode ser medida clinicamente, com a seguinte graduação:

- *Grau 0*: não é possível perceber qualquer sinal de contração muscular.
- *Grau 1*: percebe-se a contração, mas o músculo não faz qualquer movimento.
- *Grau 2*: o músculo faz movimentos desde que se elimine a gravidade.
- *Grau 3*: o músculo consegue vencer a gravidade, mas nenhuma sobrecarga.
- *Grau 4*: o músculo vence a gravidade e uma pequena resistência adicional.
- *Grau 5*: músculo considerado normal.

De maneira mais precisa, é possível medir a força muscular em aparelhos isocinéticos, em outros tipos de dinamômetros, mas a maneira mais simples é a verificação da carga máxima em contração concêntrica. Para um dado movimento, o peso máximo que pode ser vencido em uma contração concêntrica completa é chamado de carga máxima ou *1RM* (uma repetição máxima). Também é possível medir a força associada a graus variáveis de resistência muscular, utilizando-se como parâmetro o peso que pode ser movimentado em repetições completas repetidas em exercícios isotônicos. Exemplificando, podemos utilizar o peso em *5RM* (cinco repetições máximas), ou qualquer outro número de repetições realizadas até a exaustão da capacidade contrátil momentânea.

IMPORTÂNCIA DA FORÇA MUSCULAR

O sedentarismo ou a hipocinesia induzida por doenças leva a uma redução gradativa e às vezes acentuada das qualidades de aptidão física, podendo comprometer seriamente a capacidade de realizar atividades diárias, dificultando a locomoção, aumentando os riscos de quedas e criando situações de risco cardiovascular nos esforços habituais[5-15]. As qualidades de aptidão física que mais comprometem a qualidade de vida quando reduzidas são força e flexibilidade.

Do ponto de vista biomecânico, a redução da flexibilidade pode chegar a comprometer a realização de movimentos. No entanto, mesmo na presença de processos degenerativos ou inflamatórios crônicos das articulações, é possível promover ganhos de flexibilidade. Aspecto relevante é que os exercícios habitualmente utilizados para induzir melhorias na força muscular também promovem ganhos de amplitude articular, até os limites permitidos pelas alterações patológicas[5,6,16].

Ainda do ponto de vista biomecânico, a força muscular também é fundamental para a realização dos movimentos. Tomando como exemplo a ação de levantar de uma cadeira, sabe-se que uma pessoa jovem utiliza em média 50% da força do quadríceps para levantar lentamente e cerca de 70% da força disponível para levantar rápido; uma pessoa de 80 anos, sedentária, utiliza em média 90% da força do quadríceps para levantar lentamente e seria necessário 120% da força disponível para levantar rápido. Portanto, a realização dos movimentos necessários para a vida diária depende de graus relativamente elevados de força muscular. Particularmente o trabalho braçal, profissional, ou doméstico, é muito dependente da força e da resistência dos músculos esqueléticos. Os exercícios mais utilizados para aumento da força dos músculos também são os mais eficientes para promover a chamada resistência muscular localizada (RML), permitindo prolongar as atividades intensas.

A capacidade de manter o equilíbrio do corpo é importante para diminuir o risco de quedas[5-10]. A redução da força muscular parece ser o principal responsável pelo aumento da incidência de quedas em pessoas idosas, tendo importância secundária a redução dos reflexos posturais. Mesmo com reflexos presentes, a queda pode ser inevitável se os efetores finais que são os músculos esqueléticos estiverem fracos.

A capacidade de locomoção pode ser seriamente afetada pela redução da força muscular[7-10,12,17-19]. Para a que a marcha seja possível, confortável e segura, a força é a aptidão mais importante. A capacidade de manutenção da postura, do equilíbrio e de aceleração para os passos depende diretamente da força muscular. Prolongar a marcha confortavelmente depende da chamada capacidade aeróbia, que é medida pelo limiar anaeróbio e muito estimulada pelo aumento da força muscular[19]. Limiar anaeróbio é a intensidade de esforço acima da qual a produção energética não pode ser mantida apenas pela via metabólica aeróbia. Sempre que as fibras musculares individualmente apresentam discretos graus de força, a tensão necessária para o movimento é conseguida com o recrutamento de maior número de fibras. Pessoas fortes caminham com ativação de poucas unidades motoras, enquanto pessoas fracas utilizam muitas fibras para a marcha. Sempre que mais do que 30 a 40% das fibras musculares são ativadas, a produção energética não pode ser realizada exclusivamente pela via metabólica aeróbia, devido à semi-oclusão momentânea de capilares intramusculares. Isso ocorre devido ao aumento de diâmetro das fibras durante a contração muscular, o que limita o aporte de oxigênio. Assim sendo, quando mais de 40% das fibras musculares estão em atividade, a produção energética é anaeróbia, geralmente com produção de ácido láctico e consequente aumento de lactato no sangue. Muitos idosos debilitados caminham anaerobiamente, com desconforto e fadiga precoce. Assim sendo, o limiar anaeróbio é a intensidade de esforço que solicita entre 30 e 40% das fibras musculares. Pessoas debilitadas têm limiar anaeróbio baixo porque pequenas intensidades de esforço já solicitam mais de 40% das fibras musculares. O aumento da força muscular aumenta também o limiar anaeróbio e a chamada capacidade aeróbia, condição que permite a resistência para esforços de baixa intensidade, como caminhar. Para efeito de esclarecimento, a chamada potência aeróbia é a qualidade estimulada pelos exercícios aeróbios, que são realizados abaixo do limiar anaeróbio. A potência aeróbia é medida pelo consumo máximo de oxigênio ($VO_{2máx}$) e é importante para poder prolongar esforços contínuos de média intensidade como pedalar, correr, nadar e outros.

Aspecto ainda pouco divulgado é que a força muscular também é importante para diminuir o risco de acidentes cardiovasculares nos esforços da vida diária[20,21]. Isso ocorre porque as pessoas mais fortes realizam as atividades com menor número de fibras musculares, comparativamente com pessoas mais debilitadas. A utilização de menor número de unidades motoras ativa menos os ergoceptores musculares, que são terminações nervosas livres dispersas entre as fibras[22,23]. A ativação dos ergoceptores desencadeia por mecanismos reflexos o aumento da frequência cardíaca e da pressão arterial, além do aumento da frequência respiratória. Assim sendo, pessoas mais fortes realizam tarefas com menor ativação hemodinâmica do que pessoas debilitadas, apresentando nos esforços menores valores de duplo-produto (frequência cardíaca × pressão arterial sistólica)[21]. Assim sendo, as pessoas com músculos mais fortes realizam esforços com menores riscos cardiovasculares e maior conforto respiratório[24].

Todas as pessoas perdem massa muscular e força após a maturidade, durante o envelhecimento. A perda de massa muscular ocorre basicamente devido a processo degenerativo do sistema nervoso, que leva ao desaparecimento de motoneurônios no corno anterior da medula espinal. Dessa maneira, algumas fibras brancas entram em processo de atrofia total. Com muita frequência, associa-se a esse processo involutivo a hipotrofia de desuso, que não acomete apenas as pessoas sedentárias. As atividades físicas que não impõem aos músculos esqueléticos situações de tensão mais elevada, como por exemplo, as atividades aeróbias, não impedem a hipotrofia de desuso no envelhecimento[3]. Idosos que envelheceram praticando corrida e natação apresentaram parâmetros de saúde e aptidão superiores aos que envelheceram sedentários, mas a massa muscular decaiu nos mesmos níveis. No entanto, idosos treinados com exercícios de força preservaram massa muscular[25]. A diminuição da velocidade dos movimentos apresenta paralelismo com a redução de massa muscular: idosos treinados em exercícios de força preservaram também a velocidade dos movimentos[25]. Sem treinamento adequado, são esperadas reduções de massa muscular em torno de 10% dos 25 aos 50 anos e de 30% dos 50 aos 80 anos. Por outro lado, já está documentado que os exercícios de força em mulheres idosas podem aumentar em até 10% a massa muscular e em até 200% a força, em poucos meses de treinamento[3].

AUMENTO DA FORÇA MUSCULAR

O aumento da força muscular exige a aplicação de sobrecargas tensionais progressivas[1-3,26-28]. Sempre que os músculos esqueléticos são contraídos contra alguma resistência ocorrem graus variáveis de tensão nas estruturas musculares, proporcionais à resistência. A solicitação de função contrátil do músculo caracteriza uma sobrecarga de tensão. Atividades com tensão muscular em níveis adequados e repetidas com regularidade constituem o estímulo básico para o aumento de proteínas contráteis no sarcoplasma das fibras musculares, caracterizando a hipertrofia dos músculos esqueléticos[1,3,26,27]. A contração habitual dos músculos com sobrecarga tensional também produz ao longo do tempo o aprimoramento da coordenação neuromuscular, no sentido do recrutamento de unidades motoras para ação simultânea[4]. A hipertrofia e a melhor coordenação resultam em aumento da força muscular. Como qualquer sobrecarga, a graduação da tensão é fundamental para que se obtenha aprimoramento de funções, evitando-se os riscos de lesões ou outros efeitos deletérios ao organismo. A aplicação graduada de sobrecarga tensional aos músculos esqueléticos tem sido obtida de maneira adequada com a utilização dos chamados exercícios resistidos. Nesses exercícios, geralmente realizados com pesos, a graduação adequada das sobrecargas é possível, atendendo-se as necessidades de pessoas em todos os níveis de aptidão física e saúde[11,29]. Outros termos ou expressões que designam essa forma de atividade física são: exercícios contra-resistência, exercícios com pesos, exercícios de força, exercícios de fortalecimento muscular, musculação e, em inglês, *resistive exercises* ou *resistance exercises*. Os exercícios resistidos atualmente são utilizados como base na preparação física esportiva em geral, mas constituem o principal aspecto do treinamento de algumas modalidades esportivas como o levantamento de peso olímpico e levantamento básico, modalidades também conhecidas como Halterofilismo, e o culturismo ou *body-building*, também chamado de musculação[1,30]. Na área da Medicina Física e Reabilitação, os exercícios resistidos são classicamente utilizados, com a denominação mais usual de *exercícios de fortalecimento muscular*[3].

TREINAMENTO RESISTIDO

Os exercícios resistidos são realizados no sistema de séries e repetições[1,30]. Repetições são os movimentos repetidos que se realizam seqüencialmente, sem descanso. Uma série é um conjunto de repetições, seguidas por um intervalo de descanso. A resistência à contração muscular pode ser proporcionada por mecanismos eletromagnéticos ou hidráulicos, por molas ou elásticos, mas geralmente é dada por pesos, justificando a expressão internacionalmente utilizada *weight training*. Também por essa razão, os trabalhos científicos internacionais podem ser catalogados com o título *weight lifting*. Os pesos podem ser utilizados na forma de barras longas e curtas, às quais se acoplam pesos circulares chamados anilhas para formar os halteres. Esses equipamentos clássicos são os chamados pesos livres. Também são comuns aparelhos onde os pesos são acoplados na forma de anilhas ou de placas guiadas. Aparelhos com sistema de alavancas e anilhas estão sendo cada vez mais utilizados, para todas as finalidades de treinamento. Com esse sistema mecânico é possível projetar aparelhos que potencializam a eficiência da contração muscular e que reduzem ao mínimo as sobrecargas nas articulações (Fig. 130.1).

Os exercícios resistidos geralmente são isotônicos, ou seja, apresentam alternância de contrações concêntricas e excêntricas. Na contração concêntrica, a força gerada pela contração muscular é maior do que a resistência oposta ao movimento, o que determina o encurtamento do músculo. Na contração excêntrica, a força muscular é menor do que a carga, ocorrendo então o alongamento do músculo apesar da contração. Quando o exercício é levado até a exaustão muscular momentânea, pode ocorrer uma fase isométrica do exercício, quando apesar da contração muscular a articulação não se move, visto que a força gerada apenas equilibra a carga.

As técnicas de treinamento resistido estão razoavelmente sistematizadas para esportes e aptidão, mas para populações debilitadas, terapêutica e reabilitação, existem apenas orientações gerais[1,3,7-10,14,17,30-33]. Com base na literatura e em nossa experiência pessoal, propomos algumas condutas, utilizadas e investigadas no Centro de Estudos em Ciências da Atividade Física (CECAFI), da Disciplina de Geriatria da Faculdade de Medicina da Universidade de São Paulo[2,15]. Serviços e clínicas que utilizam nossos métodos e técnicas estão utilizando a identificação Centro de Musculação Supervisionada (CMS).

A faixa de repetições habitualmente utilizada em treinamento resistido é de 1 a 20. Na área esportiva, quando se faz referência a um dado número de repetições, normalmente considera-se que repetições adicionais não são possíveis devido à exaustão momentânea da capacidade contrátil dos músculos. Assim sendo, utiliza-se, por exemplo, 10RM para indicar que a pessoa faz dez repetições máximas. No caso de exercícios terapêuticos, para pessoas debilitadas ou em processo de reabilitação, as cargas necessárias para repetições máximas podem ser excessivas e, portanto, pode ser conveniente a utilização da designação 10RsM, ou seja, dez repetições submáximas.

A definição das repetições que serão utilizadas deve estar em função dos objetivos pretendidos. O treinamento clássico para força utiliza repetições baixas, entre uma e cinco, com cargas evidentemente maiores do que as necessárias para mais repetições, sejam máximas ou submáximas. Repetições mais altas, entre 15 e 20, são as mais utilizadas para desenvolver resistência muscular. No entanto, a faixa de repetições mais utilizada em treinamento esportivo ou terapêutico é de 6 a 15, geralmente entre 8 e 12. Com essa faixa de repetições consegue-se uma mescla interessante de efeitos, como a associação de incrementos consideráveis na força e na resistência, com menores sobrecargas musculoesqueléticas e cardiovasculares, conforme veremos adiante.

Em exercícios terapêuticos geralmente são utilizados um ou dois exercícios por grupo muscular e o número de séries varia entre duas e quatro. O mais habitual é a utilização de um único exercício por grupo muscular, com três séries, sendo a primeira e a segunda consideradas como aquecimento. Na primeira série utiliza-se cerca de 50% da carga da terceira e, na segunda, cerca de 75%. Apenas a terceira série é considerada estímulo de treinamento. Eventualmente essa série pesada pode ser repetida, com a mesma carga. A escolha da carga é definida por aproximação sucessiva, sempre das menores possíveis para as maiores, por segurança. Para o treinamento submáximo, onde não ocorrem movimentos até a falência muscular, a carga da terceira série é definida observando-se a dificuldade apresentada para completar o número de repetições planejado. Quando a contração concêntrica se torna lenta, portanto próxima da isometria, interrompe-se a série. Esse ponto do exercício também pode ser identificado pela tendência incontrolável para a apnéia. As cargas devem ser aumentadas sempre que for possível realizar mais repetições até o ponto de interrupção de série: falência muscular no treinamento com esforço máximo, e lentidão de movimentos no treinamento submáximo. O teste de carga máxima (1RM) tem sido usado para documentação da força disponível. Entretanto, a sua utilização para que se calculem porcentuais de carga para treinamento é uma proposta que não tem sido muito empregada: é mais trabalhosa que o método clássico de

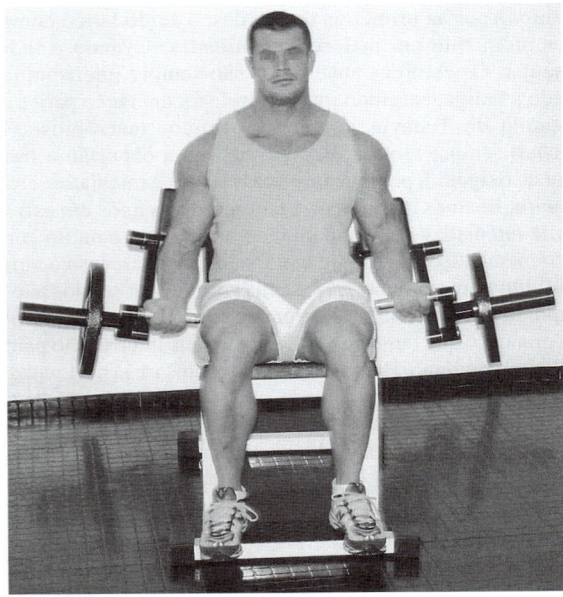

Figura 130.1 – Atleta realizando flexão de cotovelos em aparelho com sistema de alavancas.

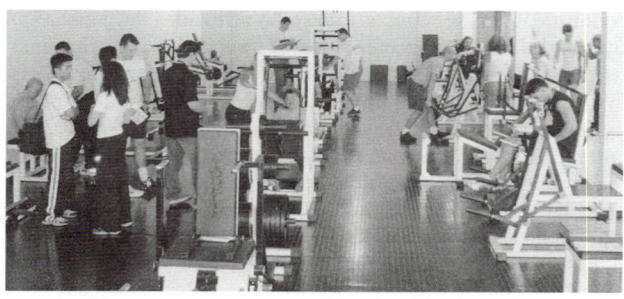

Figura 130.2 – Ginásio utilizado pelo Centro de Estudos em Ciências da Atividade Física (CECAFI) da Disciplina de Geriatria da Faculdade de Medicina da Universidade de São Paulo.

aproximação sucessiva e implica em maiores sobrecargas musculoesqueléticas. Embora possível em muitas situações, no caso de doenças ou lesões do aparelho locomotor, consideramos esse procedimento formalmente contra-indicado.

A freqüência ideal de treinamento parece ser de duas sessões semanais para cada grupo muscular, espaçadas o mais possível na semana. Eventualmente o treinamento pode ocorrer em mais de dois dias semanais, porém utilizando-se o sistema dividido de treino, onde apenas alguns grupos musculares são exercitados em cada sessão (Fig. 130.2).

METABOLISMO ENERGÉTICO

Do ponto de vista metabólico, os exercícios resistidos são sempre anaeróbios, a não ser quando realizados com intensidade muito baixa, o que não é normalmente utilizado[1]. Como já vimos, o limiar anaeróbio corresponde a cerca de 30 a 40% das fibras musculares em atividade e o treinamento resistido costuma recrutar porcentuais mais elevados de fibras[19]. A falta de oxigênio disponível nos músculos por ocasião do início de esforços intensos é o principal determinante do metabolismo anaeróbio nos exercícios com pesos. Além disso, a contração de várias fibras musculares ao mesmo tempo leva à interrupção parcial do fluxo sanguíneo ao músculo, dificultando o metabolismo aeróbio. Após as primeiras repetições, o ácido lático começa a ser produzido em maiores quantidades, levando à fadiga muscular. Os esforços anaeróbios são sempre interrompidos devido à fadiga, exigindo intervalos de recuperação para a sua continuidade. Todavia, durante os esforços anaeróbios, o organismo sempre tenta ativar ao máximo a captação e transporte de oxigênio, por mecanismos reflexos e imediatos. Dessa maneira, ficamos dispnéicos e taquicárdicos após um esforço de alta intensidade, mesmo quando o exercício é muito curto. No treinamento com pesos, os intervalos para descanso ocorrem após alguns movimentos consecutivos. Assim sendo, não há tempo de atividade suficiente para que a participação aeróbia seja grande, o que também é dificultado pela interrupção parcial do fluxo sangüíneo. Em esforços anaeróbios mais prolongados, como nas corridas de velocidade, por exemplo, a duração maior do esforço permite que os mecanismos de captação e transporte de oxigênio sejam ativados plenamente, podendo ser atingido o VO_{2max} do indivíduo. A via metabólica aeróbia em atividade durante os exercícios anaeróbios e nos seus intervalos de recuperação é a principal via metabólica para eliminação do lactato produzido. Assim sendo, o ácido lático formado na via anaeróbia, reconvertido a precursores, é oxidado pela via aeróbia, e pode-se compreender o aumento de enzimas oxidativas nas fibras musculares induzido por esforços habituais não realizados em estado estável (aeróbio).

Exercícios contínuos como corrida, ciclismo, natação ou ginástica, quando realizados em intensidades anaeróbias, são considerados perigosos para pessoas debilitadas, em grupo de risco cardiovascular, ou portadoras de doenças e lesões do aparelho locomotor. Isso se deve ao fato das sobrecargas aumentarem proporcionalmente às intensidades, sendo a anaerobiose apenas um indicativo de sobrecargas altas. No caso dos exercícios resistidos, embora o metabolismo energético seja sempre anaeróbio, o grau de segurança pode ser alto desde que as intensidades não sejam máximas, como veremos posteriormente.

AUMENTO DA MASSA MUSCULAR

A aplicação de sobrecarga tensional progressiva é o principal estímulo para aumento da massa muscular[1,11,26]. A tensão muscular tem um efeito catabólico imediato, devido à ativação de proteases miofibrilares do sarcoplasma. No repouso que se segue ao período de atividade, aumenta acentuadamente a síntese protéica, estimulada por mecanismos hormonais e celulares[1,3,34]. Não havendo excesso de estímulo (over-training no esporte) e estando o organismo em situação metabólica e nutricional adequadas, ocorrerá a supercompensação, que vem a ser o aumento do volume sarcoplasmático, conhecido como hipertrofia. Os exercícios resistidos induzem hipertrofia nos dois tipos básicos de fibras musculares que formam os músculos esqueléticos humanos: fibras brancas e fibras vermelhas. As fibras vermelhas também são identificadas em outras classificações como lentas, oxidativas, ou do tipo I. As fibras brancas são conhecidas também como rápidas, glicolíticas, ou do tipo II. Alguns grupos musculares humanos possuem predominância de fibras brancas, enquanto que outros apresentam maior quantidade de fibras vermelhas. Considerando-se os diversos grupos musculares em conjunto, verifica-se que existe variação interindividual nas proporções entre fibras brancas e vermelhas. Algumas pessoas possuem predomínio de um tipo sobre o outro, o que as torna mais aptas para as atividades que dependem do tipo de fibra predominante. As fibras vermelhas são recrutadas isoladamente das brancas em atividades de baixa intensidade, quando a tensão muscular durante a contração é pequena e quando o metabolismo energético predominante é o aeróbio. As fibras brancas, com metabolismo predominante anaeróbio, são ativadas isoladamente nas atividades de velocidade pura. Nas tarefas de força e potência, normalmente utilizam-se as fibras vermelhas e brancas simultaneamente. No caso do treinamento com pesos, se fossem realizados exercícios com pequenas cargas, haveria ativação de poucas unidades motoras, todas formadas por fibras vermelhas. Cargas maiores, como normalmente se utilizam, geralmente entre 70 e 90% de 1RM para o treinamento esportivo, ativam maior número de fibras, tanto brancas quanto vermelhas. Embora não ocorra interconversão entre os tipos básicos de fibras musculares em função do treinamento, a atividade física em geral, incluindo os esforços anaeróbios, estimula a transformação das fibras brancas II-B, glicolíticas, em fibras brancas II-A, glicolíticas e oxidativas, também conhecidas como fibras intermediárias.

Embora a hipertrofia seja o principal mecanismo de aumento do volume dos músculos esqueléticos, outros fenômenos também têm participação na massa muscular[1,26]. A água intracelular contribui muito para o volume dos músculos, com um porcentual em peso superior a 70%. O processo de hidratação das fibras musculares pode ser muito estimulado por exercícios, entre eles os resistidos. A quantidade de água intracelular é proporcional aos depósitos de glicogênio, que atrai moléculas de água na proporção aproximada de 1g de glicogênio para 3g de água. A concentração de glicogênio em músculos destreinados é de cerca de 1,5% e pode triplicar com o treinamento adequado. Exercícios resistidos que utilizam poucos movimentos, como o treinamento esportivo para força com repetições entre uma e cinco, apresentam um metabolismo energético predominantemente anaeróbio alático, dependente da utilização de fosfocreatina como substrato metabólico. Exercícios com repetições mais altas são mais dependentes da glicólise anaeróbia, o que leva ao consumo maior das reservas de glicogênio. No repouso que se segue à sessão de treinamento, o organismo repõe o glicogênio utilizado na atividade, com tendência à supercompensação, que resulta em aumento das reservas a níveis de até 4,5%. Com o aumento das reservas de glicogênio, aumenta proporcionalmente a quantidade de água intracelular. Os músculos se tornam maiores e mais pesados, com maior consistência ao tato, o que habitualmente é referido como tonificação. A compreensão de que o aumento de consistência à palpação do músculo treinado não se deve à hipertonia é importante, para que contra-indicações ao treinamento resistido não sejam imaginadas, como é o caso das doenças hipertônicas em geral[35-41].

Outro fenômeno adaptativo induzido pelo treinamento e que contribui para o aumento de volume muscular é de natureza extracelular e consiste na maior vascularização dos músculos treinados. No caso dos exercícios resistidos, novamente o treinamento de força esportivo com poucas repetições produz pouca vascularização, porque as quantidades de ácido lático produzidas são pequenas. Sendo a acidose local um potente indutor de vascularização muscular, apenas os exercícios com maior número de repetições e, portanto, mais dependentes da glicólise anaeróbia produzem aumento importante da rede vascular.

Tanto a saturação de glicogênio e água dos músculos esqueléticos quanto a sua maior vascularização são fenômenos dependentes da produção aumentada de energia durante os exercícios. Essa maior produção energética pode ser considerada uma forma de sobrecarga metabólica, própria da atividade física. Assim sendo, podemos conceituar que a hipertrofia dos músculos esqueléticos é estimulada pela sobrecarga tensional e que a ocorrência de maior hidratação e vascularização depende de sobrecarga metabólica adequada (Fig. 130.3).

OUTROS EFEITOS DOS EXERCÍCIOS RESISTIDOS

Todas as qualidades de aptidão física são estimuladas pelos exercícios resistidos: força, potência, resistência, flexibilidade e coordenação[1,3,5-11,16,17,29]. A velocidade dos movimentos nas atividades físicas é uma forma de potência, traduzida nesse caso como a capacidade de acelerar o corpo ou partes do corpo. Como já vimos, a velocidade dos movimentos acompanha os níveis de força muscular. A resistência para esforços intensos, como o trabalho braçal, e para esforços mais suaves, como caminhar, aumenta com o treinamento resistido[17]. Prolongar esforços intensos depende basicamente da resistência muscular e prolongar esforços suaves depende da capacidade aeróbia, medida pelo limiar anaeróbio. A flexibilidade tende a aumentar durante o treinamento resistido, provavelmente porque os limites dos movimentos são adequadamente solicitados nas amplitudes articulares disponíveis[16]. O alongamento muscular faz parte dos exercícios resistidos, ocorrendo durante a fase excêntrica. Na vigência de processos patológicos, o ganho em flexibilidade pode ser limitado por dor ou alterações anatômicas, independentemente do tipo de exercício realizado. Os graus de flexibilidade que pessoas sem alterações patológicas conseguem por meio do treinamento resistido não são máximos, embora sejam mais do que suficientes para uma boa qualidade de vida. A coordenação neuromuscular melhora com a prática dos exercícios resistidos, que por serem lentos e amplos estimulam

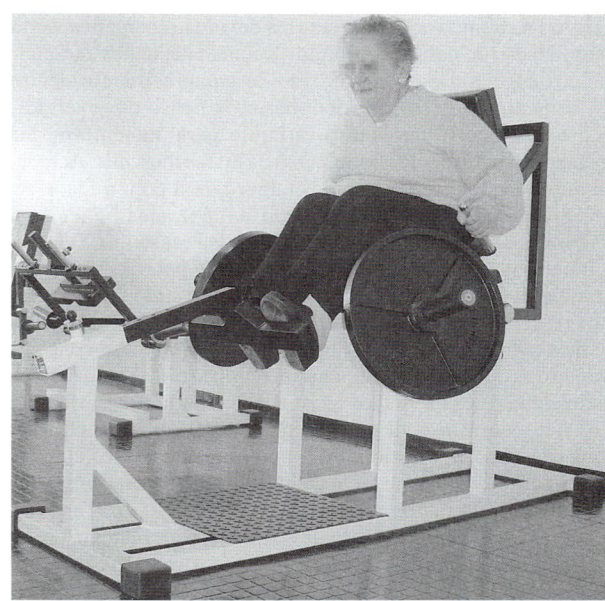

Figura 130.3 – Exercício terapêutico – extensão lombar utilizando aparelho com sistema de alavancas.

adequadamente as terminações nervosas proprioceptoras. Dessa maneira, melhora o equilíbrio, a precisão de movimentos e a consciência corporal.

Os exercícios resistidos constituem o mais eficiente estímulo conhecido para o aumento da massa óssea[42]. Atletas treinados com pesos chegam a apresentar densidade óssea cerca de 40% maior em relação a controles sedentários. O estímulo para aumento da massa óssea de deve ao efeito piezoelétrico, decorrente das compressões dos ossos. Um aspecto relevante é que nos exercícios resistidos a compressão óssea ocorre sem impacto, portanto sem um importante fator de lesão esportiva. Impacto pode ser conceituado como a desaceleração brusca do corpo em movimento e seu efeito benéfico para a massa óssea se deve à ocorrência de forças compressivas momentâneas. Os exercícios com impacto são potencialmente mais lesivos para as articulações e para os ossos e menos eficientes para a massa óssea do que os exercícios resistidos. Essas qualidades dos exercícios resistidos têm sido consideradas em propostas terapêuticas e profiláticas para a osteoporose[14,43,44]. Por outro lado, a suposição popular de que o crescimento longitudinal poderia ser prejudicado pelos exercícios resistidos com pesos nunca foi documentada, independentemente dos esquemas de treinamento estudados[45,46]. Apesar de lesões traumáticas nas cartilagens de crescimento poderem reconhecidamente produzir alterações localizadas do crescimento longitudinal, tais lesões não são associadas com os exercícios com pesos[47]. A degeneração das cartilagens hialinas também não parece estar associada ao treinamento com pesos[48].

Tendões e ligamentos ficam mais resistentes com o treinamento resistido[1,3]. Esse fato e a maior proteção dinâmica articular proporcionada por músculos mais fortes explicam a menor incidência de lesões em atletas de diversas modalidades treinados com pesos, em todas as idades, e os efeitos terapêuticos para sintomas reumáticos há muito observados[45,46,49-53].

Todos os tipos de atividade física contribuem para a redução do tecido adiposo[1,3,5,6,54,55]. Condição indispensável para que ocorra mobilização da gordura corporal é o balanço calórico negativo, cujo principal mecanismo é a redução da ingestão alimentar. Sendo o tecido adiposo a principal forma de reserva de energia do organismo, compreende-se que quando faltam calorias na alimentação para suprir a demanda energética, ocorre mobilização de gordura corporal. A contribuição dos exercícios físicos em geral para o processo de emagrecimento decorre do aumento no gasto calórico diário. No caso dos exercícios resistidos, ocorre também o estímulo para aumento da taxa metabólica basal devido ao aumento da massa muscular. Acredita-se que a tendência das pessoas engordarem com a idade seja em grande parte devida à redução da taxa metabólica basal decorrente de perda progressiva de massa muscular. O fato de a mobilização de gordura ocorrer apenas pela via energética aeróbia levou a conclusões precipitadas no sentido de que apenas os exercícios aeróbios estimulariam o emagrecimento. Os trabalhos científicos não confirmam essa hipótese. Ao contrário, numerosos estudos documentam redução do tecido adiposo estimulada pelos exercícios resistidos, alguns nos mesmos níveis dos que ocorrem com os exercícios aeróbios. Alguns trabalhos sugerem superioridade a longo prazo dos exercícios com pesos para o objetivo de redução da gordura corporal, em função do aumento da massa magra.

Os exercícios resistidos estimulam o aprimoramento da função contrátil do miocárdio[56]. Nos esforços intensos envolvendo contrações musculares isométricas, os corações de levantadores de peso apresentam melhor função hemodinâmica do que os corações de maratonistas, que nessas condições são semelhantes aos dos controles sedentários, demonstrando a especificidade do treinamento[57]. Embora em treinamento esportivo crônico e intenso ocorra a hipertrofia das paredes ventriculares e dos septos, os parâmetros de normalidade anatômicos e funcionais não são alterados[58]. As câmaras cardíacas não apresentam redução progressiva como na cardiomiopatia hipertensiva ou hipertrófica, sendo normais os estudos ecocardiográficos de atletas de alto nível treinados com pesos. A hipertrofia cardíaca obtida nos exercícios contínuos é mais acentuada do que a que ocorre nos exercícios resistidos[58]. A pressão arterial de repouso de pessoas treinadas com pesos tende à redução, tal como ocorre com o treinamento aeróbio[59]. Os níveis de triglicérides e de lipoproteína de baixa densidade (LDL)-colesterol tendem a diminuir, enquanto os níveis de lipoproteína de alta densidade (HDL)-colesterol tendem a aumentar[60].

Revisões de literatura levaram ao consenso de que qualquer tipo de atividade física apresenta os mesmos efeitos estimulantes da saúde, independentemente das características da contração muscular e do metabolismo energético[61,62]. As campanhas de saúde pública estimulam a atividade física, em contraposição ao sedentarismo, sem distinção preferencial entre trabalho, lazer, ou modalidades esportivas. Assim sendo, espera-se nos praticantes de exercícios resistidos menor incidência de doenças crônicas como a aterosclerose, obesidade, hipertensão arterial, diabetes tipo II, osteoporose, sarcopenia e sintomas reumáticos[1,3,5,6,11,14,33,43,44,62-66]. No caso da osteoporose, sarcopenia e sintomas reumáticos, os benefícios dos exercícios resistidos são superiores aos de outras atividades físicas e existe a possibilidade de que isso ocorra com a obesidade e com o diabetes[3,63].

SEGURANÇA DOS EXERCÍCIOS RESISTIDOS

A segurança musculoesquelética dos exercícios resistidos é dada pela adequação ideal das sobrecargas às condições físicas dos praticantes[1,3,11,14,29,49,51-53,67,68]. As cargas são definidas, como já vimos, por aproximação sucessiva e no caso de doenças ou lesões devem ser limitadas pelas sensações dolorosas. Os aparelhos para exercícios resistidos permitem contrações musculares contra resistências muito mais baixas do que as habituais em movimentos de ginástica clássicos, onde atua o peso corporal, muitas vezes excessivo. A adequação das amplitudes de movimento também é importante para garantir a segurança dos exercícios resistidos. Em alguns casos, deve ser muito limitada, com apenas poucos graus de movimentação articular, em função de dores. Tanto as cargas quanto as amplitudes devem ser gradativamente aumentadas, em pequenos incrementos, sempre que possível. Nos exercícios resistidos não ocorrem fatores de lesões comuns em esportes como acelerações e desacelerações bruscas, torções, impacto, trauma direto e risco de quedas. O volume do treinamento, dado pela duração das sessões e pela sua freqüência semanal, pode ser também adequadamente adaptado às condições individuais e lentamente evoluir.

A segurança cardiovascular dos exercícios resistidos é garantida pela adequação do duplo-produto às condições individuais[1,3,14,29,31,32,69-74]. A freqüência cardíaca (FC) nos exercícios resistidos em geral é menor do que a habitual em exercícios contínuos. Fatores que podem aumentar a FC nos exercícios resistidos são as repetições altas, acima de dez, os intervalos curtos de descanso entre séries, abaixo de um minuto, e o esforço máximo. Portanto, em treinamento resistido para pessoas debilitadas ou em grupo de risco cardiovascular, mantemos as repetições na faixa de oito a doze, os intervalos entre séries de um a dois minutos, e o grau de esforço em nível submáximo. A pressão arterial tende a subir em todas as formas de exercício físico. Nos exercícios contínuos, a tendência é a elevação da pressão sistólica e queda ou manutenção da diastólica. Nos exercícios resistidos, a pressão sistólica aumenta em picos no começo da contração concêntrica e pode atingir valores perigosos para grupos de risco cardiovascular nas contrações lentas em apnéia. Essa situação caracteriza o esforço máximo em treinamento resistido, que não deve ocorrer em pessoas debilitadas. Por outro lado, durante exercícios resistidos a pressão arterial diastólica tende a aumentar, sendo um dos fatores que explicam a menor incidência de intercorrências arrítmicas e isquêmicas em coronarianos, comparativamente a exercícios aeróbios. O aumento da pressão arterial diastólica durante os exercícios resistidos garante maior fluxo coronariano na diástole. Outro fator explicativo da boa tolerância cardiovascular dos exercícios resistidos com grau de esforço submáximo, é a menor freqüência cardíaca, que traduz menor trabalho do coração, em relação a exercícios aeróbios. Outro fator de maior segurança, sempre em comparação com exercícios aeróbios, é o menor volume diastólico final dos ventrículos, que determina baixa pressão de parede e conseqüentemente melhor circulação coronariana subendocárdica. Isso ocorre porque mesmo sem apnéia, a expiração controlada nos exercícios resistidos aumenta a pressão intratorácica, reduzindo o retorno venoso e o volume diastólico final. Nos exercícios contínuos, onde a sobrecarga cardíaca é dita de volume, em contraste com a sobrecarga de pressão dos exercícios resistidos, o volume diastólico final é elevado, com maior pressão de parede no miocárdio e circulação coronariana dificultada. Em coronarianos em processo de reabilitação cardíaca pós-infarto do miocárdio, a incidência de arritmias e/ou isquemia foi de 70% em exercícios aeróbios e de apenas 3% em exercícios resistidos[20] (Fig. 130.4).

APLICAÇÕES TERAPÊUTICAS DOS EXERCÍCIOS RESISTIDOS

Como em outras formas de exercício físico, consideram-se efeitos terapêuticos o aprimoramento funcional, o fortalecimento das estruturas articulares, os estímulos circulatórios tróficos, os estímulos moduladores na resposta imune e a analgesia neuroendócrina[3]. Conseqüentemente, melhoram as qualidades de aptidão física, aumenta a estabilização dinâmica das articulações, ocorre tendência para a resolução de processos inflamatórios crônicos e os sintomas dolorosos tendem a diminuir.

Algumas situações patológicas e de descondicionamento físico em que a literatura e/ou a nossa experiência têm demonstrado bons resultados na aplicação dos exercícios resistidos são: inaptidão, sarcopenia, osteoporose, diabetes do tipo II, dislipidemias, obesidade, hipertensão arterial sistêmica, coronariopatia, insuficiência cardíaca, asma, doença pulmonar obstrutiva crônica (DPOC), insuficiência arterial periférica, instabilidades articulares, artroses, artrites, artralgias idiopáticas, entesopatias, tendinites e tenossinovites, capsulites, distrofia reflexa, bursites, fasciite, fibrosite/fibromialgia, paniculite, discopatias, dores referidas e irradiadas na coluna vertebral, distúrbios posturais, neurites periféricas, hemiplegia por acidente vascular cerebral (AVC), doença de Parkinson, paralisia cerebral, sintomas psicossomáticos e depressão[1,3,5-11,14,16,17,21,30-37,39,43,44,47,48,50,54,55,59,63,65,66,73-85].

A situação atual do conhecimento não permite afiançar a superioridade terapêutica dos exercícios resistidos para todas as situações elencadas. Bons efeitos também têm sido documentados com outras formas de exercícios, de tal maneira que estudos comparativos são necessários. No entanto, com freqüência, os profissionais envolvidos com exercícios terapêuticos são alvos de campanhas destinadas a promover métodos e técnicas, sem que evidências científicas tenham confirmado a suposta indicação preferencial divulgada. Tal é o caso de métodos de reeducação postural, exercícios em cadeias e técnicas de alongamentos. A observação sugere que os benefícios obtidos com o alongamento muscular isoladamente também ocorrem nos exercícios resistidos, associados ao fortalecimento. Nos exercícios isotônicos resistidos, o encurtamento muscular rápido da fase concêntrica é seguido do alongamento mais lento dos músculos na fase excêntrica. Sem especulações, podemos apenas afirmar que as características singulares de eficiência e segurança dos exercícios resistidos e as evidências já disponíveis colocam em destaque essa forma de treinamento físico em promoção de saúde, terapêutica e reabilitação.

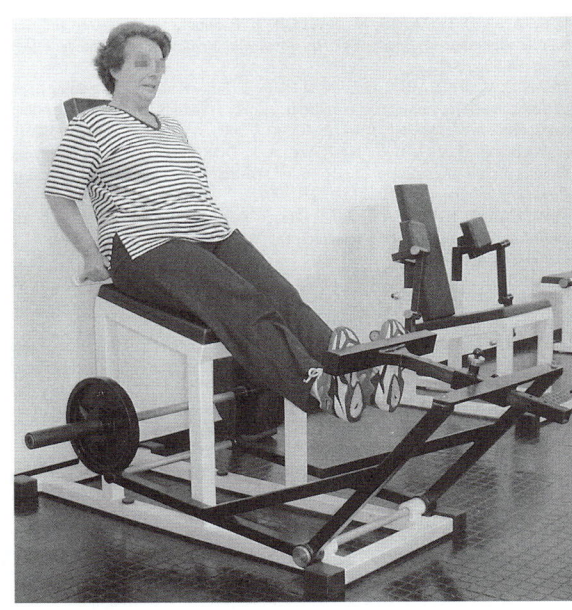

Figura 130.4 – Exercício terapêutico – flexão plantar utilizando aparelho com sistema de alavancas.

REFERÊNCIAS BIBLIOGRÁFICAS

1. FLECK, S. J.; KRAEMER, W. J. *Designing Resistance Training Programs*. Champaign: Human Kinetics, 1997.
2. SANTAREM, J. M. Treinamento de força e potência. In: GHORAYEB, N.; BARROS, T. L. *O Exercício*. São Paulo: Atheneu, 1999. cap. 4. p. 35-50.
3. GRAVES, J. E.; FRANKLIN, B. A. *Resistance Training for Health and Rehabilitation*. Champaign: Human Kinetics, 2001.
4. SALE, D. G. Neural adaptation to resistance training. *Med. Sci. Sports Exerc.*, v. 20, n. 5, p. S135-S145, 1998.
5. EVANS, W. J. Resistance exercise, aging, and weight control. In: GRAVES, J. E.; FRANKLIN, B. A. *Resistance Training for Health and Rehabilitation*. Champaign: Human Kinetics, 2001. cap. 9, p. 247-263.
6. EVANS, W. J. Exercise training guidelines for the elderly. *Med. Sci. Sports Exerc.*, v. 31, n. 1, p. 12-17, 1999.
7. FIATARONE SINGH, M. A. Elderly patients and frailty. In GRAVES, J. E.; FRANKLIN, B. A. *Resistance Training for Health and Rehabilitation*. Champaign: Human Kinetics, 2001. cap. 11, p. 181-214.
8. FIATARONE SINGH, M. A. Exercise to prevent and treat functional disability. *Clinics in Geriatric Medicine*, v. 18, n. 3, p. Aug. 2002.
9. FIATARONE SINGH, M. A.; O'NEILL, E. F.; RYAN, N. D. et al. Exercise training and nutrition supplementation for physical frailty in very elderly people. *N. Engl. J. Med.*, v. 330, p. 1769-1775, 1994.
10. FIATARONE SINGH, M. A.; MARKS, E. C.; RYAN, N. D. et al. High-intensity strength training in nonagenarians. *JAMA*, v. 263, p. 3029-3034, 1990.
11. FRONTERA, W. R.; MEREDITH, C. N.; O'REILLY, K. P. et al. Strength conditioning in older men: skeletal muscle hypertrophy and improved function. *J. Appl. Physiol.*, v. 64, n. 3, p. 1038-1044, 1988.
12. GRAVES, J. E.; POLLOCK, M. L.; CARROL, J. F. Exercise, age, and skeletal muscle function. *Southern Medical Journal*, v. 87, n. 5, p. S17-S22, 1994.
13. GURALNIK, J. M.; FERRUCI, L.; SIMONSICK, E. M. et al. Lower-extremity function in persons over the age of 70 years as a predictor of subsequent disability. *N. Engl. J. Med.*, v. 332, p. 556-561, 1995.
14. POLLOCK, M. L.; FRANKLIN, B. A.; BALADY, G. L. et al. Resistance Exercise in Individual with and without cardiovascular disease. *Circulation*, v. 101, p. 828-833, 2000.
15. SANTAREM, J. M. A importância da atividade física. In: JACOB FILHO, W. *Promoção da Saúde do Idoso*. São Paulo: Lemos, 1998. cap. 12, p. 133-141.
16. BARBOSA, A. R.; SANTAREM, J. M.; JACOB FILHO, W. et al. Effects of the resistance training on the sit-and-reach test in elderly women. *Journal of Strength and Conditioning Research*, v. 16, n. 1, p. 14-18, 2002.
17. ADES, P. A.; BALLOR, D. L.; ASHIKAGA, T.; UTTON, J. L.; SREEKUMARAN-NAIR, K. Weight training improves walking endurance in healthy elderly persons. *Ann. Intern. Med.*, v. 124, p. 568-572, 1996.
18. HICKSON, R. C.; DVORAK, B. A.; GOROSTIAGA, E. M. et al. Potential for strength and endurance training to amplify endurance performance. *J. Appl. Physiol.*, v. 65, n. 5, p. 2285-2290, 1988.
19. MARCINIK, E. J.; POTTS, J.; SCHLABACH, G. et al. Effects of strength training on lactate threshold and endurance performance. *Med. Sci. Sports Exerc.*, v. 23, n. 6, p. 739-743, 1991.
20. DAUB, W. D.; KNAPIK, G. P.; BLACK, W. R. Strenght training early after myocardial infarction. *J. Cardiopulm. Rehabil.*, v. 16, n. 2, p. 100-108, 1996.
21. HAMILTON, A. L.; KILLIAN, K. J.; SUMMERS, E.; JONES, N. L. Muscle strength, symptom intensity, and exercise capacity in patients with cardiorespiratory disorders. *Am. J. Respir. Crit. Care Med.*, v. 152, p. 2021-2031, 1995.
22. JONES, N. L.; KILLIAN, K. J. Exercise limitation in health and disease. *The New England Journal of Medicine*, v. 343, n. 9, p. 632-641, 2000.
23. MENSE, S.; SIMONS, D. G. Local pain in muscles. In: MENSE, S.; SIMONS, D. G. *Muscle Pain: understanding its nature, diagnosis and treatment*. Philadelphia: Lippincott Williams & Wilkins, 2001. cap. 2, p. 41-42.
24. MCCARTNEY, N.; MCKELVIE, R. S.; MARTIN, J. et al. Weight-training-induced attenuation of the circulatory response of older males to weight lifting. *J. Appl. Physiol.*, v. 74, n. 3, p.1056-1060, 1993.
25. KLITGAARD, H.; MANTONI, M.; SCHIAFFINO, S. Function, morphology and protein expression of ageing skeletal muscle: a cross-sectional study of elderly men with different training backgrounds. *Acta. Physiol. Scand.*, v. 140, p. 41-54, 1990.
26. GOLDSPINK, G. Alteration in myofibril size and structure during grow, exercise and changes in environmental temperature. *Handbook of Physiology*, Am. Physiol. Soc., Bethesda, 1983.
27. TESCH, P. A. Skeletal muscle adaptation consequent to long-term heavy resistance exercise. *Med. Sci. Sports Exerc.*, v. 20, n. 5, S132-S134, 1988.
28. VANDENBURG, H. H. Motion into mass: how does tension stimulate muscle growth? *Med. Sci. Sports Exerc.*, v. 19, n. 5, p. S142-149, 1987.
29. FEIGENBAUM, M. S.; POLLOCK, M. L. Prescription of resistance training for health and disease. *Med. Sci. Sports Exerc.*, v. 31, n. 1, p. 38-45, 1999.
30. KRAEMER, W. J. et al. Progression models in resistance training for healthy adults – ACSM Position Stand. *Med. Sci. Sports Exerc.*, v. 34, n. 2, p. 364-380, 2002.
31. STEWART, K. J.; FRANKLIN, B. A.; SQUIRES, R. W. Resistance training in patients with coronary heart disease. In: GRAVES, J. E.; FRANKLIN, B. A. *Resistance Training for Health and Rehabilitation*. Champaign: Human Kinetics, 2001. cap. 12, p. 217-236.
32. VERRILL, D. E.; RIBISL, P. M. Resistive exercise training in cardiac rehabilitation – an update. *Sports Med.*, v. 21, n. 5, p. 347-383, May 1996.
33. WINETT, R. A. et al. Potential health-related benefits of resistance training. *Preventive Medicine*, v. 33, p. 503-513, 2001.
34. KRAEMER, W. J.; HÄKKINEN, K.; NEWTON, R. U. et al. Effects of heavy-resistance training on hormonal response patterns in younger vs. older men. *J. Appl. Physiol.*, v. 87, n. 3, p. 982-992, 1999.

35. DAMIANO, D. L.; DODD, K.; TAYLOR, N. F. Should we be testing and training muscle strength in cerebral palsy? *Developmental Medicine and Child Neurology.*, v. 44, p. 68-72, 2002.
36. DEAN, C. M.; RICHARDS, C. L.; MALOUIN, F. Task-related circuit training improves performance of locomotor tasks in chronic stroke: a randomized, controlled pilot trial. *Arch. Phys. Med. Rehabil.*, v. 81, p. 409-417, 2000.
37. FOWLER, E. G.; HO, T. W.; NWIGWE, A. I.; DOREY, F. The effect of quadriceps femoris muscle strengthening exercises on spasticity in children with cerebral palsy. *Physical Therapy*, v. 81, p. 1215-1223, 2001.
38. MACPHAIL, H. E. A.; KRAMER, J. F. Effect of isokinetic strength training on functional ability and walking efficiency in adolescents with CP. *Dev. Med. Child Neurol.*, v. 37, p. 763-775, 1995.
39. RIMMER, J. H. Resistance training for persons with physical disabilities. In: GRAVES, J. E.; FRANKLIN, B. A. *Resistance Training for Health and Rehabilitation*. Champaign: Human Kinetics, 2001. cap. 17, p. 321-346.
40. TEIXEIRA-SALMELA, L. F.; OLNEY, S. J.; NADEAU, S. et al. Muscle strengthening and physical conditioning to reduce impairment and disability in chronic stroke survivors. *Arch. Phys. Med. Rehabil.*, v. 80, p. 1211-1218, 1999.
41. WEISS, A.; SUZUKI, T.; BEAN, J. et al. High intensity strength training improves strength and functional performance after stroke. *Am. J. Phys. Med. Rehabil.*, v. 79, p. 369 376, 2000.
42. DICKERMAN, R. D.; PERTUSI, R.; SMITH, G. H. The upper range of lumbar spine bone mineral density? An examination of the current word record holder in the squat lift. *Int. J. Sports Med.*, v. 21, n. 7, p. 469-470, 2000.
43. LAYNE, J. E.; NELSON, M. E. Resistance training for the prevention of osteoporosis. In: GRAVES, J. E.; FRANKLIN, B. A. *Resistance Training for Health and Rehabilitation*. Champaign: Human Kinetics, 2001. cap. 20, p. 385-404.
44. MENKES, A.; MAZEL, S.; REDMOND, R. A. et al. Strength training increases regional bone mineral density and bone remodeling in middle-aged and older men *J. Appl. Physiol.*, v. 74, n. 5, p. 2478-2484, 1993.
45. FAIGENBAUEM, A. D.; WESTCOTT, W. L. Strength and power for young athletes. Champaign: Human Kinetics, 2000.
46. FALK, B.; TENENBAUM, G. The effectiveness of resistance training in children. A meta-analysis. *Sports Med.*, v. 22, n. 3, p. 176-186, 1996.
47. LIPP, E. J. Athletic physeal injury in children and adolescents. *Orthop. Nurs.*, v. 17, n. 2, p. 17-22, 1998.
48. FITZGERALD, B.; MCLATCHIE, G. R. Degenerative joint disease in weight lifters fact or fiction? *Brit. J. Sports Med.*, v. 14, n. 2, Aug, 1980.
49. KRAEMER, W. J.; FLECK, S. J. *Strenght Training for the Young Athlete*. Champaign: Human Kinetics, 1993.
50. MAIORANA, A.; O'DRISCOLL, G.; CHEETHAM, C. et al. Combined aerobic and resistance exercise training improves functional capacity and strength in chronic heart failure. *J. Appl. Physiol.*, v. 88, p. 1565-1570, 2000.
51. RISSER, W. L. Musculoskeletal injuries caused by weight training. *Clinical Pediatrics*, v. 29, n. 6, p. 305-310, 1990.
52. STOCK, L. L.; REQUA, R. K.; GARRICK, J. G. Resistance training and musculoskeletal injury. In: GRAVES, J. E.; FRANKLIN, B. A. *Resistance Training for Health and Rehabilitation*. Champaign: Human Kinetics, 2001. cap. 10, p. 165-180.
53. SULLIVAN, J. A.; ANDERSON, S. J. Care of the young athlete. *American Academy of Orthopedic Surgeons and American Academy of Pediatrics*, 1999.
54. GRUNDY, S. M.; BLACKBURN, G.; HIGGINS, M. et al. Physical activity in the prevention and treatment of obesity and its comorbidities. Roundtable Consensus Statement, ACSM. *Med. Sci. Sport Exerc.*, v. 31, n. 11, p. S502-S508, Nov. 1999.
55. PI-SUNYER, F. X.; BECKER, D. M.; BOUCHARD, C. et al. Clinical guidelines on the identification, and treatment of overweight and obesity in adults. *The Evidence Report – National Institutes of Health*, Jun. 1998.
56. EFFRON, M. B. Effects of resistive training on left ventricular function. *Med. Sci. Sports Exerc.*, v. 21, n. 6, p. 694-697, 1989.
57. BEN-ARI, E.; GENTILE, R.; FEIGENBAUM, H. et al. Left ventricular dynamics during strenuous isometric exercise in marathon runners, weight lifters and health sedentary men: comparative echocardiographic study. *Cardiology*, v. 82, p. 75-80, 1993.
58. CRAWFORD, M. H.; MARON, B. J. O coração do atleta. In: *Clinicas Cardiológicas*. Rio de Janeiro: Interlivros , 1992.
59. KELLEY, G. A.; KELLEY, K. S. Progressive resistance exercise and resting blood pressure – a meta-analysis of randomized controlled trials. *AHA Hypertention*, v. 35, p. 838, 2000.
60. CARDOSO, G. C.; POSADAS, C.; ORVANANOS, O. O. et al. Long distance runners and body-builders exhibit elevated plasma levels of lipoprotein (a). *Chem. Phys. Lipids*, v. 67/68, p. 207-221, 1994.
61. PATE, R. R.; PRATT, M.; BLAIR, S. N. et al. Physical activity and public health – Special Communication. Centers for Disease Control and Prevention and American College of Sports Medicine. *JAMA*, v. 273, n. 5, p. 402-407, Feb. 1995.
62. RUSSEL, V. L.; SUZANNE, B. J.; LESTER, B. et al. Physical activity and cardiovascular health. *Consensus Statement – National Institute of Health*, v. 13, n. 3, p. 1-33, Dec. 1995.
63. HURLEY, B. F.; ROTH, S. M. Strength training in the elderly – Effects on risk factors for age-related diseases. *Sports Med.*, v. 30, n. 4, p. 249-268, 2000.
64. RYAN, A. S.; HURLBUT, D. E.; LOTT, M. E. Insulin action after training in insulin resistant older men and women. *Journal of the American Geriatric Society*, v. 49, p. 247-253, 2001.
65. SÁNCHES, O. A.; LEON, A. S. Resistance exercise for patients with diabetes mellitus. In: GRAVES, J. E.; FRANKLIN, B. A. *Resistance Training for Health and Rehabilitation*. Champaign: Human Kinetics, 2001. cap. 16, p. 295-318.
66. SOUKUP, J. T.; KOVALESKI, J. E. A review of the effects of resistance training for individuals with diabetes mellitus. *Diabetes Educ.*, v. 19, n. 4, p. 307-312, Jul/Aug. 1993.
67. MAZUR, L. J.; YETMAN, R. J.; RISSER, W. L. Weight-training injuries. Common injuries and preventative methods. *Sports Med.*, v. 16, n. 1, p. 57-63, 1993.
68. REEVES, R. K.; LASKOWSKI, E. R.; SMITH, J. Weight training injuries. *The Physician and Sportsmedicine*, v. 26, n. 2, p. 67-96, 1998.
69. BENN, S. J.; MCCARTNEY, N.; MCKELVIE, R. S. Circulatory responses to weight lifting, walking, and stair climbing in older males. *J. Am. Geriatr. Soc.*, v. 44, n. 2, p. 121-125, Feb. 1996.
70. MCCARTNEY, N. The safety of resistance training: hemodynamic factors and cardiovascular incidents. In: GRAVES, J. E.; FRANKLIN, B. A. *Resistance Training for Health and Rehabilitation*. Champaign: Human Kinetics, 2001. cap. 5, p. 83-93.
71. MCCARTNEY, N. Acute responses to resistance training and safety. *Med. Sci. Sports Exerc.*, v. 31, n. 1, p. 31-37, 1999.
72. SALE, D. G.; MOROZ, D. E.; MCKELVIE, R. S. et al. Effect of training on the blood pressure response to weight lifting. *Can. J. Appl. Physiol.*, v. 19, n. 1, p. 60-74, 1994.
73. SQUIRES, R. W.; MURI, A. J.; ANDERSON, L. J. et al. Weight training during phase II (early outpatient) cardiac rehabilitation. *J. Cardiopulm. Rehabil.*, v. 11, n. 6, p. 360-364, 1991.
74. YAEL, B.; RUBENSTEIN, J. J.; FAIGENBAUM, A. D. et al. High-intensity strength training of patients enrolled in an outpatient cardiac rehabilitation program. *J. Cardiopulmonary Rehabilitation*, v. 19, p. 8-17, 1999.
75. BENIAMINI, Y.; RUBENSTEIN, J. J.; FAIGENBAUM, A. D. et al. High-intensity strength training of patients enrolled in an outpatient cardiac rehabilitation program. *J. Cardiopulmonary Rehabilitation*, v. 19, p. 8-17, 1999.
76. BERRY, M. J. Resistance training and chronic obstructive pulmonary disease. In: GRAVES, J. E.; FRANKLIN, B. A. *Resistance Training for Health and Rehabilitation*. Champaign: Human Kinetics, 2001. cap. 15, p. 275-293.
77. CARPENTER, D. M.; NELSON, B. W. Low back strengthening for the prevention and treatment of low back pain. *Med. Sci. Sports Exerc.*, v. 31, n. 1, p. 18-24, 1999.
78. CIDER, A.; TYGESSON, H.; HEDBERG, M. et al. Peripheral muscle training in patients with clinical signs of heart failure. *Scand J. Rehab. Med.*, v. 29, p. 121-127, 1997.
79. ETTINGER, W. H. Arthritis and related musculoskeletal disorders. In: GRAVES, J. E.; FRANKLIN, B. A. *Resistance Training for Health and Rehabilitation*. Champaign: Human Kinetics, 2001. cap. 18, p. 347-356.
80. GHILARDUCCI, L. E. C.; HOLLY, R. G.; AMSTERDAM, E. A. Effects of high resistance training in coronary artery disease. *Am. J. Cardiol.*, v. 64, p. 866-870, 1989.
81. GRAVES, J. E.; MAYER, J.; DREISINGER, T. et al. Resistance training for low back pain and dysfunction. In: GRAVES, J. E.; FRANKLIN, B. A. *Resistance Training for Health and Rehabilitation*. Champaign: Human Kinetics, 2001. cap. 19, p. 357-384.
82. MCCARTNEY, N. Role of resistance training in heart disease. *Med. Sci. Sports Exerc.*, v. 30, 10 suppl., p. 396-402, 1998.
83. SCHILKE, J. M.; JOHNSON, G. O.; HOUSH, T. J. et al. Effects of muscle-strength training on the functional status of patients with osteoarthritis of the knee joint. *Nurs. Res.*, v. 45, n. 2, p. 68-72, 1996.
84. SIMPSON, K. K.; KILIAN, N.; MCCARTNEY, D. G. et al. Randomized controlled trial of weightlifting exercise in patients with chronic airflow limitation. *Torax*, v. 74, p. 70-75, 1992.
85. PAYNE, V. G.; MORROW, J. R.; JOHNSON, L. et al. Resistance training in children and youth: a meta-analysis. *Res. Q. Exerc. Sport*, v. 68, n. 1, p. 80-88, 1997.

CAPÍTULO 131

Avaliação e Reeducação Proprioceptiva

Angelica Castilho Alonso • Paulo Rogério Vieira • Osmair Gomes de Macedo

INTRODUÇÃO

O objetivo da reabilitação é fazer com o que o indivíduo volte a realizar suas atividades de vida diária (AVD), naturalmente. A fim de atingir esse objetivo, o processo de reabilitação deve ser enfocado na melhora das condições funcionais do paciente.

Atletas e indivíduos praticantes de atividades esportivas necessitam de maior aptidão física quando comparados aos sedentários. Nesses casos, a reabilitação tem como objetivo fazer com que retornem às suas atividades esportivas no mesmo nível que abandonaram antes da lesão e com a maior segurança possível.

No passado a reabilitação do paciente ortopédico enfatizava somente princípios da mecânica articular, tais como: aumento da amplitude de movimento, ganho da força muscular e a resistência, sem qualquer consideração pelo papel do mecanismo neuromuscular. A limitação desses programas de reabilitação tradicionais freqüentemente resulta em uma restauração incompleta da capacidade e, com bastante probabilidade, em um aumento do risco de novas lesões. Na última década, porém, um outro aspecto importante na reabilitação ganhou destaque especial: os trabalhos proprioceptivos, principalmente quando envolvem atividades esportivas[1-3].

A reeducação proprioceptiva, também nomeada reeducação sensório-motora ou reprogramação neuromuscular proprioceptiva, é uma atividade de reabilitação que visa desenvolver e/ou melhorar a proteção articular através do condicionamento e treinamento reflexivo[4].

Atividades de treinamento proprioceptivo e de equilíbrio são planejadas para devolver ao paciente a habilidade, a agilidade e a confiança, através do aumento da velocidade da resposta de defesa e da estabilidade articular para desenvolver suas atividades esportivas e AVD. Para que esse objetivo se concretize, devemos seguir um princípio básico da fisiologia, as adaptações específicas a demandas impostas (AEDI) que declaram que o corpo irá se adaptar aos esforços e tensões a ele aplicados. Atletas não podem ter sucesso se não estiverem preparados para atender todas as demandas das atividades específicas[3,4].

As estruturas musculocapsulomeniscoligamentares das articulações, além da função estabilizadora mecânica da articulação, são sedes de mecanorreceptores, também chamados de proprioceptores, que constituem o órgão sensorial dessa articulação, detectando a posição e movimento articular. O *feedback* aferente sensitivo dos receptores nas estruturas capsuloligamentares projeta-se diretamente até as vias reflexas e corticais, mediando a atividade muscular reativa para limitação dinâmica[3,4].

PROPRIOCEPÇÃO

Sherrington, no início do século XX, foi o primeiro a definir propriocepção, do latim *(re)ceptus* (ato de receber) e *propius* (o seu próprio), ao perceber a presença de receptores nas estruturas capsulares da articulação, de natureza basicamente reflexiva[5].

Propriocepção pode ser definida como uma informação nervosa acumulativa que vai até o sistema nervoso central (SNC) a partir de mecanorreceptores existentes nas cápsulas articulares, ligamentos, músculos, tendões e pele[3].

Propriocepção ou percepção da posição dos segmentos corpóreos no espaço e a correção automática da postura dependem da integridade dos receptores especializados nas estruturas capsuloligamentares e musculotendíneas e da perfeita interação entre a formação reticular, o sistema vestibular e as vias piramidais e extrapiramidais[1,2,6,7].

Os sentidos da posição são também chamados de sentidos proprioceptivos. Podem ser divididos em dois subtipos:

- *Sentido da posição estática*, que significa percepção consciente da orientação de diversas partes do corpo em relação às outras.
- *Sentido da velocidade do movimento*, também chamado de *cinestesia* ou *propriocepção dinâmica*.

Beard *et al.*, citados em Voight, ainda completam com um terceiro componente que é uma resposta reflexa eferente em alça fechada necessária para a regulação do tônus e da atividade muscular[3].

Esses sentidos ou percepções são atribuídos aos mecanorreceptores, que são órgãos de aferência periférica, estimulados pelo deslocamento mecânico de algum tecido mole, que oferecem informações para o SNC sobre as mudanças de posição, movimentos e estresse articular, e em um determinado tempo de resposta o cérebro inicia o reflexo de contração da musculatura em torno da articulação, criando um campo de proteção e estabilização dela. Sua implicação funcional é que detectam a mudança e as velocidades de mudança, ao contrário das condições de estado e equilíbrio. As condições das estruturas articulares são encaminhadas ao SNC de modo que possam ser avaliados os estados estáticos em comparação com os estados dinâmicos, equilíbrio em comparação com desequilíbrio, ou relações de esforços biomecânicos e de tensões. Uma vez processada e avaliada, essa informação proprioceptiva passa a ser capaz de influenciar o tônus muscular, programas de execução motora e percepções somáticas cognitivas ou consciências cinestésicas. A informação proprioceptiva também protege a articulação contra lesões causadas pelo movimento que excede a amplitude de movimento fisiológico e normal e ainda determina o apropriado equilíbrio entre forças sinergistas e antagônicas. Toda essa informação ajuda a gerar uma imagem somatossensitiva no âmbito do SNC. Portanto, os tecidos moles que circundam uma articulação atendem a uma dupla finalidade, proporcionam apoio biomecânico aos ossos que compõem a articulação, mantendo-os em alinhamento anatômico relativo, e por meio de extensa rede neurológica aferente fornecem informações proprioceptivas valiosas[2-4,7,8].

A falta de informações sobre como os mecanorreceptores contribuem para as atividades funcionais específicas e como esses receptores podem ser ativados, faz com que técnicas terapêuticas para tal não sejam incorporadas em um programa global de reabilitação, por isso a importância de se conhecer o seu mecanismo fisiológico e traçar exercícios que estimulem todos os tipos de receptores sensoriais.

ADAPTAÇÃO DOS RECEPTORES

Uma característica especial de todos os receptores sensoriais é que eles se *adaptam*, parcial ou completamente, a seus estímulos depois de algum tempo. Isto é, quando um estímulo sensorial contínuo é aplicado, os receptores respondem inicialmente com uma alta freqüência de impulsos e depois com uma freqüência progressivamente mais lenta, até que, finalmente, muitos deles não respondem mais.

Os receptores de adaptação lenta continuam a transmitir impulsos para o cérebro enquanto o estímulo estiver presente (ou, pelo menos, durante muitos minutos ou horas). Portanto, mantêm o cérebro constantemente informado sobre o estado do corpo e sua relação com o ambiente.

Pelo fato de os receptores de adaptação lenta poderem continuar a transmitir informações durante muitas horas, são chamados de *tônicos*.

Receptores de adaptação rápida detectam alterações da força do estímulo. Os receptores que se adaptam rapidamente são estimulados apenas quando muda a força do estímulo. Reagem intensamente *enquanto uma mudança estiver ocorrendo*. O número de impulsos transmitidos é diretamente relacionado com a *velocidade com a qual a mudança ocorre*. Por isso são chamados de *receptores de velocidade, receptores de movimento* ou *receptores fásicos*[2,8].

O controle adequado da função muscular requer não apenas a excitação no músculo pelos neurônios motores anteriores, mas também *feedback* sensorial contínuo de informações a partir de cada músculo para a medula espinal a respeito do seu estado a cada instante, isto é, qual o comprimento do músculo, qual a sua tensão naquele instante e com que rapidez ambos estão mudando. Para fornecer essas informações, os músculos e seus tendões são abundantemente supridos por dois tipos especiais de receptores sensoriais:

- Os fusos neuromusculares, distribuídos por todo o ventre do músculo, mandam informações para o sistema nervoso sobre o comprimento do músculo ou sobre a velocidade de alteração de seu comprimento e são também extraordinariamente importantes ao ajudar no controle dos movimentos musculares. Quando o ângulo de uma articulação está mudando, alguns músculos estão sendo estirados enquanto outros são afrouxados e essas informações acerca do estiramento a partir dos fusos são levadas para o sistema computacional da medula espinal e das regiões superiores do sistema da coluna dorsal para decifrar as complexas inter-relações das angulações articulares.
- Os órgãos tendíneos de Golgi, localizados nos tendões dos músculos e que transmitem informações sobre a tensão dos tendões ou a velocidade da tensão[2,7,8].

Os sinais a partir desses dois receptores são inteiramente, ou quase, para que o músculo controle a si próprio, porque operam, de modo quase total, em nível subconsciente. Mesmo assim, transmitem quantidades extraordinárias de informações não apenas para a medula espinal, mas também para o cerebelo e, até mesmo, para o córtex cerebral, ajudando cada uma dessas porções do sistema nervoso na sua função de controle da contração muscular[2,7,8].

São receptores de adaptação lenta os fusos neuromusculares e aparelho tendíneo de Golgi, que permitem ao SNC reconhecer a cada instante o estado de contração muscular e qual a carga sobre os tendões musculares.

Os receptores articulares incluem corpúsculo de Pacini, terminações de Ruffini, discos de Merkel, corpúsculo de Meissner, terminações nervosas livres.

As terminações de Ruffini apresentam um baixo limiar no seu mecanismo, é uma terminação de adaptação lenta. Assim, essas terminações sinalizam a posição articular estática, pressão intra-articular e amplitude da rotação articular e sua velocidade.

O corpúsculo de Pacini é um mecanorreceptor dinâmico, demonstra um baixo limiar no mecanismo de estresse, mas em contraste com a terminação de Ruffini, é de adaptação rápida, inativo durante as condições estáticas e quando a articulação é rodada em velocidade constante, mas muito sensível na aceleração e desaceleração.

As terminações nervosas livres permanecem inativas durante condições normais, mas iniciam a atividade quando o tecido articular é submetido a deformações mecânicas perigosas e por certas substâncias, pois entre elas está localizado um considerável número de unidades quimiorreceptoras. Essas são ativadas por certos íons e diferentes substâncias bioquímicas, tais como mediadores inflamatórios[7,8].

Durante muito tempo discutiu-se sobre o papel dos receptores cutâneos, articulares, ou musculares na informação proprioceptiva e manutenção do balanço. A convicção contemporânea é que todos contribuem significativamente e que se complementam no complexo sistema aferente, ou seja, os mecanorreceptores musculares e articulares funcionam conjuntamente na produção do movimento fluente, controlado e coordenado.

A compreensão dessas relações e implicações funcionais possibilita ao fisioterapeuta uma maior variabilidade e êxito na tarefa de fazer com que o paciente retorne ao seu ambiente, seja esportivo ou simplesmente às suas AVD.

Em seguida às lesões nas estruturas capsuloligamentares, ocorre uma desaferenciação parcial da articulação, quando os mecanorreceptores ficam lesionados. Essa desaferenciação secundária à lesão pode estar ligada a lesões diretas ou indiretas. Um efeito do trauma direto pode ser a ruptura da cápsula ou dos ligamentos articulares, enquanto que o edema articular ou a hemorragia pós-traumática podem ilustrar os efeitos indiretos. De qualquer forma, há uma alteração das vias reflexas até as estruturas estabilizadoras dinâmicas[3].

BALANÇO E EQUILÍBRIO POSTURAL

Propriocepção e equilíbrio não são sinônimos, propriocepção é um precursor do bom equilíbrio e do funcionamento adequado.

Balanço é o processo de manutenção do centro de gravidade dentro das bases de suporte do corpo. Em contraste, equilíbrio postural é um termo mais abrangente que descreve o estado de balanço, das forças e momentos de ação do corpo[2]. Berg *apud* Voight tentou definir equilíbrio de três formas: a capacidade de manter uma posição, a capacidade de movimentar-se voluntariamente e a capacidade de reagir a uma perturbação[3].

Quando o equilíbrio postural é alcançado, o centro das massas do corpo move-se uniformemente e minimamente (balanço postural) ao redor do ponto de equilíbrio do corpo. Uma perspectiva clínica envolve a manutenção do centro de gravidade com o mínimo limite de estabilidade, por igualação das forças e ótimo alinhamento dos segmentos articulares. Limite de estabilidade são os máximos ângulos ântero-posterior e medial-lateral que mantêm a projeção vertical do centro de gravidade com a área representada como base de apoio. Quando o centro de gravidade excede esses limites de estabilidade, o indivíduo cai, a menos que ajustes posturais efetivos sejam feitos com o uso do tornozelo, do quadril, ou do passo. Cada uma das estratégias para se manter o equilíbrio possui componentes reflexos, automáticos e voluntários que interagem para fazer com que a resposta seja compatível com a provocação.

Pequenos distúrbios no centro de gravidade podem ser compensados pelo movimento do tornozelo. A estratégia do tornozelo muda o centro de gravidade, mantendo-se a posição dos pés e rodando o corpo sobre a articulação do tornozelo. Isso é alcançado com a contração do gastrocnêmio, neutralizando a oscilação anterior e tracionando o corpo posteriormente, ou a contração do tibial anterior, neutralizando a oscilação posterior e tracionando o corpo anteriormente. Essa estratégia é mais efetiva quando ocorrem pequenas perturbações, comumente em base de apoio grande, firme e dentro do perímetro do limite de estabilidade. Se os distúrbios no centro de gravidade são relativamente grandes, sobretudo em uma superfície desigual, estreita e móvel, o indivíduo lançará mão da estratégia do quadril que utiliza uma rápida flexão ou extensão compensadora dessa articulação, a fim de distribuir o peso do corpo dentro da base de apoio disponível. Finalmente, quando o centro de gravidade é deslocado além do limite de estabilidade, um passo é uma estratégia que pode ser usada para prevenir a queda, aumentando a base de apoio[2,3].

O controle do equilíbrio postural utiliza processos complexos envolvendo componentes sensórios e motores. A manutenção do equilíbrio requer detecção sensória do movimento do corpo, integrando informações sensório-motoras com o SNC, e execução apropriada das respostas musculoesqueléticas. A posição do corpo em relação ao espaço é determinada pela combinação visual, vestibular e proprioceptiva. O movimento de balanço envolve controle e coordenação ao longo das cadeias cinéticas. Todos esses processos são vitais para a produção do movimento[2].

SENSAÇÕES VESTIBULARES E MANUTENÇÃO DO EQUILÍBRIO

O aparelho vestibular é o órgão que detecta as sensações de equilíbrio. Os *canais semicirculares,* o *utrículo* e o *sáculo* são partes integrantes do mecanismo de equilíbrio. As máculas são órgãos sensoriais do utrículo e do sáculo. A mácula do utrículo desempenha um importante papel na determinação da orientação da cabeça em relação à força gravitacional quando a pessoa está em pé. A mácula do sáculo é importante para o equilíbrio quando a pessoa está deitada. Os canais semicirculares se compõem de três ductos, dispostos em ângulos retos entre si e chamados de canais semicirculares anterior, posterior e lateral (horizontal), de modo que representam os três planos no espaço. A endolinfa (um líquido) que se move no interior dos canais auxilia o sistema nervoso a detectar a aceleração angular da cabeça. Essa informação é integrada com as informações proporcionadas pelos sistemas somatossensitivo e visual, para a manutenção da postura ereta[2,3,7].

INFORMAÇÕES VISUAIS NA MANUTENÇÃO DO EQUILÍBRIO

Por meio de dados vestibuloculares, o indivíduo adquire informações sobre sua posição no espaço, sendo capaz de manter uma imagem visual centrada na fóvea. Quando a cabeça é subitamente inclinada, sinais provenientes dos canais semicirculares fazem com que os olhos girem numa direção igual e oposta à da rotação da cabeça, neutralizando o movimento da cabeça. Os movimentos sacádicos são movimentos oculares rápidos e bruscos, estimulados por *deslizamentos* retinianos da imagem sobre a fóvea. Esses movimentos são utilizados no rastreamento ou no acompanhamento de um alvo em lento movimento. Os movimentos oculares sacádicos e a fixação visual fortalecem o equilíbrio dinâmico[2].

INFORMAÇÕES PROPRIOCEPTIVAS NA MANUTENÇÃO DO EQUILÍBRIO

Pelos órgãos do sistema somatossensitivo (aferência periférica) são detectadas as sensações de toque, pressão, vibração e cócegas, todas comumente referidas como sensações táteis.

Além disso, embora a presença da lesão na cápsula possa interferir na transmissão dos impulsos aferentes da articulação, o mais importante efeito pode ser a alteração do código de aferência neural que é levado para o SNC. O decréscimo de excitação do reflexo motor neural pode resultar em um decréscimo no *input* proprioceptivo para o SNC e/ou um aumento da ativação inibitória dos interneurônios dentro da espinha dorsal. Todos esses fatores podem progredir para uma degeneração da articulação e um contínuo déficit na dinâmica articular, balanço e coordenação[2]. Por isso, a manutenção do balanço e do equilíbrio postural é um componente vital na reabilitação das lesões articulares e não pode ser negligenciada.

ESTUDOS ENVOLVENDO A PROPRIOCEPÇÃO

Muitos estudos vêm sendo realizados referentes à propriocepção do joelho e do tornozelo. Quase todos os resultados sugerem que após a lesão há uma desaferenciação parcial das estruturas capsuloligamentares, levando a um decréscimo no mecanismo proprioceptivo[1-3,9]. Testerman avaliou indivíduos com instabilidade crônica de tornozelo unilateral e conclui que 60% dos pacientes testados tiveram altos índices de instabilidade comparada com o lado normal[9]. Lentell avaliou força e propriocepção em indivíduos com instabilidade crônica de tornozelo e demonstrou que não houve diferença significante em relação à força da musculatura eversora e inversora do tornozelo, entre o lado normal e o lado envolvido, porém assimetrias no balanço foram achadas em 55% dos pacientes e destes 94% no lado envolvido, associando que o déficit proprioceptivo tem um papel importante na instabilidade do tornozelo[10]. Rozzi demonstrou que indivíduos com história de torção de tornozelo por inversão possuem menos estabilidade em apoio unipodal e um tempo de reação de deslocamento maior que indivíduos sem lesão, o que pode predispor o indivíduo a traumas repetitivos e aumento da instabilidade[11]. Bonfim, pelo teste de senso de posição articular, demonstrou que os joelhos com ligamento cruzado anterior (LCA) reconstruído possuem deficiência proprioceptiva significativa em comparação com o lado contralateral normal. Vários estudos têm demonstrado que após cirurgias e reabilitação o senso de posicionamento e a percepção cinestésica podem ser parcialmente restaurados[12]. Iwasa avaliou o senso de posicionamento do joelho em pacientes no pré-operatório e após a reconstrução do ligamento cruzado anterior, em intervalos de três meses durante 24 meses (3, 6, 12, 15, 18, 21, 24 meses)[1]. Todos realizaram um programa de reabilitação similar. Não houve diferença significativa após seis meses de cirurgia em comparação com valores pré-operatórios na maioria dos pacientes, porém a partir do nono mês esses valores se tornaram significativos com uma forte tendência de melhora a cada avaliação seguinte (9, 12, 15, 18, 21 e 24 meses).

Perrin et al. descobriram em seus estudos que após seis semanas de aplicação de um programa de treinamento proprioceptivo houve uma melhora significativa no equilíbrio e no balanço em ambas as direções, ântero-posterior e medial-lateral[13]. Rozzi aplicou treino de equilíbrio de quatro semanas em dois grupos[11]: (1) com instabilidade de tornozelo; e (2) sem lesão, concluiu que houve uma melhora significativa em ambos os grupos, mostrando que o treino do equilíbrio é eficaz para estabilidade postural. Beard et al., citados em Rudolph, aplicaram em indivíduos com deficiência de LCA duas técnicas de tratamento[14]. No grupo A, um programa de tratamento tradicional, e no grupo B, além desse programa, mais um treinamento com técnicas de desequilíbrio. Reflexo de contração latente dos isquiotibiais e escores de Lysholm foram utilizados para avaliação. Eles reportaram que houve melhora em ambos os grupos, porém no grupo B a melhora foi significativamente maior.

A importância da incorporação de um elemento proprioceptivo em qualquer programa de reabilitação justifica-se com base nos resultados desses estudos. Considerando que a informação aferente fica alterada após uma lesão articular, a reabilitação proprioceptiva precisa enfatizar a restauração da sensibilidade proprioceptiva, para que sejam retreinadas essas vias aferentes alteradas e incrementada a sensação do movimento articular. A restauração pode ser facilitada:

- Pelo aumento da sensibilidade dos mecanorreceptores.
- Pelo aumento do número de mecanorreceptores estimulados.
- Pelo incremento das sensações compensatórias provenientes dos sítios receptores secundários[3].

PROGRAMA DE REEDUCAÇÃO PROPRIOCEPTIVA

A reeducação proprioceptiva tornou-se imperativa nas lesões, uma vez que após as lesões há necessidade de se desenvolver uma capacidade adaptativa dos numerosos mecanorreceptores que existem na articulação, para fornecer informações ao SNC sobre posição, movimento e estresse articular[4].

A perda de informações proprioceptivas decorrentes de lesões contribui para o agravamento da instabilidade, devido à diminuição da sensação de posição e pela ausência de estímulos para a contração muscular reflexa.

Por outro lado, apesar da lesão e da perda de informações aferentes dos mecanorreceptores localizados na articulação (por exemplo, nos ligamentos), existem nas demais estruturas não lesionadas inúmeras outras fontes de informações proprioceptivas, que através de treino específico de coordenação neuromuscular podem suprir a demanda da reação muscular necessária para o controle dinâmico da articulação lesada[1,2,4,15].

Um programa bem estruturado deve obedecer a alguns critérios, a fim de não colocar o paciente em risco.

Esses critérios, segundo Sampaio, são[4]:

- Progressividade das dificuldades dos exercícios.
- Exercícios com estímulos especiais.
- Habilidade.
- Avaliação da propriocepção.

Tais critérios envolvem:

- Passagem da posição bipodal para unipodal.
- Passagem do equilíbrio de solo estável para solo instável.
- Reequilíbrio baseado no próprio desequilíbrio e provocado por um agente externo.
- Passagem do pé no solo para a retirada do pé (saltitos e saltos).
- Redução das informações periféricas[16].

Progressividade nas Dificuldades dos Exercícios

Do simples aos mais complexos, com caráter repetitivo até o paciente atingir um nível de habilidade compatível com a atividade.

Exercícios com Estímulos Especiais

São aqueles que usam o desequilíbrio provocado e controlado para produzir maior número de informações proprioceptivas em torno da articulação.

Habilidade

É a capacidade do paciente em fazer os exercícios e evoluir para exercícios de maior complexidade[4]. Também serve como parâmetro para evoluir com os exercícios, pois para a passagem de um exercício para outro mais complexo deve haver uma desenvoltura perfeita nos exercícios, com flexibilidade, coordenação e trofismo muscular e não apresentar dor e/ou derrame articular. O tempo que o paciente passa por cada um dos graus de dificuldade para outro depende de sua habilidade prévia, motivação e dedicação aos exercícios, bem como o tipo e evolução do tratamento de sua lesão.

O tempo estimado para iniciar o programa de exercícios proprioceptivos não é consenso entre os autores, alguns iniciam tão logo tenha ocorrido uma cicatrização adequada. Em nossa prática clínica iniciamos de acordo com o tipo de lesão e/ou cirurgia e tão logo o paciente seja liberado para descarga de peso.

Mesmo que o paciente não seja um esportista não devemos privá-lo de realizar alguns exercícios mais complexos, porque nas AVD estão sempre presentes situações em que o indivíduo necessita de movimentos mais complexos e respostas rápidas.

O programa que propomos é possível ser realizado na própria clínica e para isso são necessários alguns aparelhos simples e um pequeno espaço livre para a realização das mudanças de direção e saltos.

O fisioterapeuta deve preocupar-se com as informações cinestésicas e a qualidade dos padrões de movimento e não com o número de séries e repetições. As repetições sugeridas são ajustadas de acordo com o condicionamento do atleta.

Tão logo ocorra a fadiga, o controle motor torna-se insatisfatório e todos os efeitos do treinamento se perdem. Durante a progressão do exercício, devem ser observados todos os aspectos da normalidade. Esses aspectos incluem controles musculares isométricos, concêntricos e excêntricos; aplicação e retirada de carga na articulação; controle do equilíbrio durante alterações de direção e de mudança do peso; aceleração e desaceleração controladas e demonstração de controle, tanto consciente como inconsciente[3].

Em cada progressão, o fisioterapeuta deve pedir ao paciente que feche os olhos, a fim de diminuir as informações visuais e aumentar a percepção cinestésica.

Avaliação da Propriocepção

A propriocepção não pode ser diretamente mensurada, mas sim estudada por meio da capacidade de uma pessoa distribuir seu peso, mudar rapidamente de postura e estabilizar os segmentos corporais[6].

A avaliação da propriocepção e do controle neuromuscular são valiosas para que sejam identificadas deficiências proprioceptivas e para determinar a eficácia da reabilitação seguida às lesões musculoesqueléticas, bem como o planejamento de ações terapêuticas mais precisas[6,13].

Há várias maneiras de avaliar a propriocepção articular, desde uma perspectiva anatômica, podem ser realizados estudos histológicos com o objetivo de identificar mecanorreceptores no interior das estruturas articulares específicas. Testes neurofisiológicos podem avaliar limiares sensitivos e velocidade de condução nervosa. Dentro da perspectiva clínica, a propriocepção pode ser avaliada pela medição dos componentes que constituem o mecanismo proprioceptivo. São divididos em dois subtipos[3]:

- Sentido da posição estática, o que significa percepção consciente da orientação de diversas partes do corpo em relação às outras.
- Sentido da velocidade do movimento, também chamado de cinestesia ou propriocepção dinâmica[17].

Cinestesia

Tem sido tradicionalmente avaliada por determinar a percepção do movimento articular e *senso de posicionamento da articulação*, percepção da posição da articulação.

Cinestesia é mensurada determinando o limiar de detecção do movimento passivo. Com o paciente sentado, olhos vendados, produz-se o movimento passivamente e ele, através de vários mecanismos, ou apertar um botão ou parar o movimento, deve dar sinal de que o movimento se iniciou e dependendo do tipo de medição utilizado é anotado o tempo transcorrido até a detecção do movimento ou o grau de deslocamento angular[3,18].

Senso de posicionamento é avaliado documentando-se a habilidade do indivíduo de produzir um predeterminado ângulo da amplitude de movimento articular.

Basicamente, esse teste é realizado de duas formas: ativa e passivamente. O examinador posiciona o membro a ser testado em um ângulo alvo predeterminado, segura nessa posição por alguns segundos, para dar tempo do paciente processar mentalmente o ângulo alvo. Em seguida, retorna a uma posição inicial e pede ao paciente que reproduza ativamente o ângulo alvo. O teste passivo segue o mesmo posicionamento do teste ativo, porém o examinador coloca o membro em vários ângulos, relata ao paciente em que ângulo está sua articulação, dá um tempo necessário para que haja o processamento mental, volta à posição inicial e em seguida inicia o teste, coloca passivamente a articulação em um determinado ângulo e pede ao paciente que relate em que ângulo está sua articulação[3,4,12,13,18].

Avaliar a propriocepção e o controle neuromuscular na ausência de instrumentação designada para esse propósito é um desafio para muitas clínicas e pesquisas. Por isso, os pesquisadores têm adaptado diversos aparelhos utilizados para outros fins como meios de avaliação da propriocepção, como por exemplo, a movimentação passiva contínua (CPM), o dinamômetro isocinético, através de seu goniômetro interno, eletrogoniometria e flexímetro[4,12,13].

Além disso, alguns autores, na tentativa de induzir a articulação a um estado de lesão, pois acreditam que a lesão causa uma inibição da aferência, utilizam-se de determinados artifícios. Por exemplo, Hertz *et al.* citados em Perrin, que aplicaram uma solução anestésica no ligamento talofibular e cápsula articular lateral do tornozelo em 16 indivíduos e testaram antes e no período de 5min após a injeção o senso de posicionamento da articulação e o balanço postural[13]. Nesse estudo não se encontraram alterações no senso de posicionamento ativo e passivo do tornozelo. Tamburello, citado por Perrin, aplicou uma injeção de 30mL de salina na articulação do joelho de oito indivíduos. Sua hipótese era de que uma inibição reflexa pudesse ocorrer com a indução de uma efusão do joelho[13]. Esse estudo não demonstrou decréscimo no senso de posicionamento ativo, porém os indivíduos tiveram uma significativa redução na sensibilidade da posição articular passiva.

Esses achados dão suporte à necessidade de avaliar os múltiplos parâmetros da propriocepção e a validade desses modelos de réplica do estado de lesão requer estudos adicionais.

Beynnon *et al.* analisaram sete técnicas de avaliação do senso de posicionamento e uma técnica de cinestesia articular e concluíram que a cinestésica é mais reprodutível e precisa que cada técnica do senso de posicionamento articular avaliada, devido ao aumento da sensibilidade para detecção do movimento[18].

Enquanto a importância da propriocepção como resultado clínico e a mensuração estão se tornando bem reconhecidas, uma melhor técnica de mensuração ainda tem de ser definida. O método ideal deveria ter alta sensibilidade e especificidade, além de boa reprodutibilidade, precisão e exatidão.

A principal limitação para os testes citados acima é que nenhum deles proporciona uma avaliação do arco reflexo inconsciente que proporciona estabilidade dinâmica à articulação. A avaliação das capacidades reflexas é realizada medindo-se a latência da ativação muscular a uma perturbação voluntária, mediante interpretações eletromiográficas dos padrões de disparo daqueles músculos que atravessam a articulação respectiva[3].

O controle do equilíbrio postural utiliza processos complexos envolvendo componentes sensórios e motores. A manutenção do equilíbrio requer detecção sensória do movimento do corpo, integrando informações sensório-motoras com o SNC e execução apropriada das respostas musculoesqueléticas. A posição do corpo em relação ao espaço é determinada com a combinação visual, vestibular e somatossensitiva. O movimento de balanço envolve controle e coordenação ao longo das cadeias cinéticas. Todos esses processos são vitais para a produção do movimento[6,15].

Nos últimos anos surgiram novas técnicas de avaliação proprioceptivas que envolvem equilíbrio e balanço postural, já estudados anteriormente como fundamentais para o movimento. Esses sistemas de avaliação focalizam os mecanismos neuromusculares proprioceptivos que afetam tanto a estabilidade da articulação dinâmica como a estabilidade postural unilateral. Esses mecanismos são responsáveis pela iniciação das respostas musculares que mantêm tanto a estabilidade da articulação corporal como a estabilidade postural[2,9,13,18].

A avaliação funcional das contribuições periféricas (somatossensitivo), visual e vestibular, pode ser determinada por medidas computadorizadas de equilíbrio da estabilidade. Esses sistemas avaliam o controle neuromuscular e quantificam a habilidade de manter a estabilidade postural dinâmica em uma superfície instável. Essas máquinas consistem em plataformas multiaxiais estáveis que podem ser ajustadas para produzir vários graus de inclinação que propiciam uma situação dinâmica, similar a atividades funcionais que resultam em instabilidade. A habilidade do paciente em controlar os ângulos de inclinação da plataforma por um tempo predeterminado é quantificada como uma variância a partir do centro.

PROGRAMA DE EXERCÍCIOS

Estabilização Estática

Essa fase envolve pequenos movimentos da articulação, *fisiologicamente* ocorre uma compressão das estruturas articulares, visando facilitar as contrações musculares isométricas, proporcionando uma estabilização reflexa dinâmica. Os mecanorreceptores solicitados para esse tipo de movimento são os de adaptação lenta – fusos musculares, órgão tendíneo de Golgi, que mandam informações ao SNC sobre o estado de contração muscular e a carga sobre os tendões musculares, e as terminações de Ruffini, que sinalizam a posição articular estática, pressão intra-articular e amplitude da rotação articular e sua velocidade.

As oscilações geradas por solos instáveis estimulam o controle do equilíbrio, que requer para sua manutenção, como estudamos anteriormente, além das informações periféricas (somatossensitivo), uma combinação com o sistema visual e vestibular.

- *Início da descarga de peso*: o paciente deve ficar em pé sustentando o corpo com igual distribuição do peso sobre as extremidades inferiores, progredindo para a transferência do peso do corpo de um membro para outro através de movimentos do quadril, látero-lateral e ântero-posterior sem tirar os pés do chão.
- *Passagem da posição bipodal para unipodal*: o paciente fica em apoio unipodal com uma pequena flexão de joelho por alguns segundos.
  – *Aumento das dificuldades em apoio unipodal:* causar desequilíbrios através de toques em articulações mais distantes até aproximar-se da articulação acometida.

Pedir ao paciente que segure a ponta de um bastão e na outra ponta o fisioterapeuta provocará desequilíbrios (Fig. 131.1).

Passagem do Equilíbrio em Solo Estável para Solo Instável

Existem diferentes tipos de solos instáveis que podemos simular. A dificuldade reside na mobilidade oferecida pelos solos e as direções.

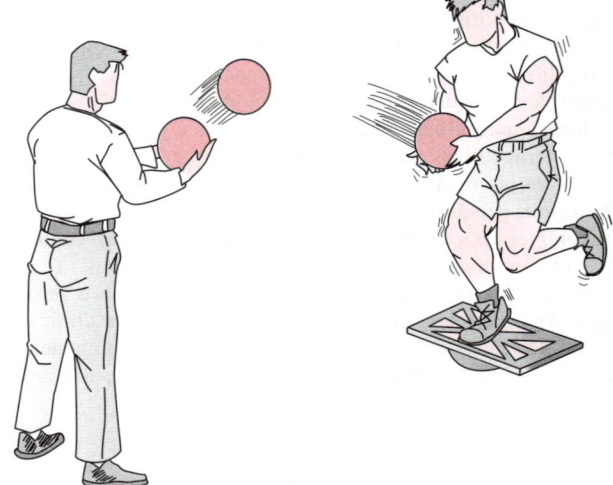

Figura 131.2 – Propriocepção em solo instável.

Exemplos de exercícios em solo instável e suas progressões:

- Tábua de equilíbrio: iniciando por unidirecional, passando para bidirecional e multidirecional. Pedir ao paciente que mantenha o equilíbrio driblando ou quicando uma bolinha no chão. Jogar uma bola ao paciente e pedir que devolva, com as mãos ou com os pés, em apoio unipodal (Fig. 131.2).
- Bloco de espuma: andar para frente e para trás, trotar, trotar elevando os joelhos, trotar batendo o calcanhar nas nádegas.
- Cama elástica: trotar no lugar, trotar elevando os joelhos à frente, batendo o calcanhar nas nádegas, aumentando e diminuindo a base ântero-posterior e látero-lateral.
- *Skate*/patinete.
- Balancim.
- *Slide*: deslize dos pés ântero-posterior, látero-lateral, em apoio unipodal (rotação do tornozelo e joelho, interna e externamente).

Estabilização Dinâmica

Nessa fase ocorre a substituição da atividade isométrica por uma atividade concêntrica e excêntrica ao longo de toda a amplitude de movimento funcional. *Fisiologicamente* o movimento estimula os mecanorreceptores de duas formas:

- O movimento articular provoca estiramento capsular em determinadas direções e velocidades.
- As mudanças na posição do corpo e os saltos provocam aplicações e retiradas de carga nas estruturas articulares e mudanças de pressão no líquido intracapsular, com isso há estimulação da resposta dinâmica e facilitação de contrações excêntricas e concêntricas, via compressão e translação das estruturas articulares[13].

Os principais mecanorreceptores solicitados para esse tipo de movimento são os de adaptação rápida – corpúsculo de Pacini, muito sensível na aceleração e desaceleração, corpúsculo de Meissner, terminações nervosas livres, que iniciam sua atividade quando o tecido articular é sujeito a deformações mecânicas.

Mudanças de Direção

- *No bloco de espuma*: deslocamentos laterais.
- *No solo*: andar em oito.

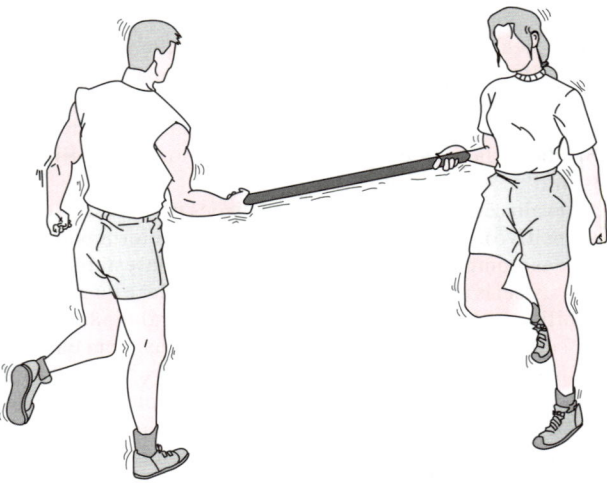

Figura 131.1 – Apoio unipodal – desequilíbrios em solo estável.

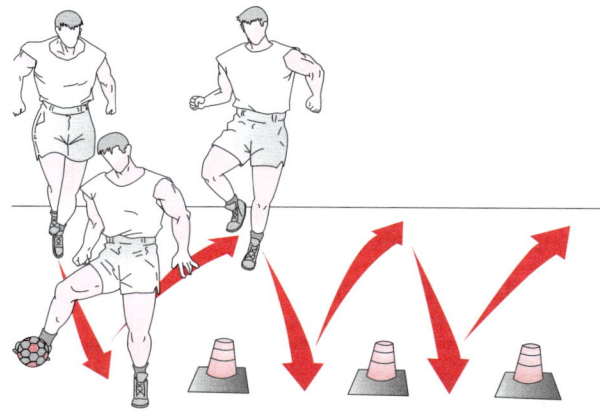

Figura 131.3 – Mudanças de direção – deslocamentos ântero-posteriores.

- *Com o auxílio de cones*: cones em Z, pedir ao paciente que toque nos cones, deslocando-se para frente.
- *Uma única fileira de cone*: paciente atrás dos cones, pedir que se desloque (trotando) para frente, entre o espaço de um cone e outro, freie o movimento e volte para trás e assim sucessivamente entre os outros espaços. Aumentando o grau de dificuldade, jogar uma bola ao paciente e pedir que faça o movimento entre os cones lhe devolvendo a bola com os pés ou com as mãos (Fig. 131.3).
- *Dois cones, distantes aproximadamente um passo do outro*: paciente atrás dos cones, jogar a bola por fora deles, ora de um lado, ora de outro e pedir que lhe devolva chutando (trabalho com as duas pernas).
- *Slide*: deslizamentos laterais (Fig. 131.4).

Pé Fixo para Pé Móvel (Saltos)

- *No solo*: saltitos bipodal, látero-lateral, ântero-posterior, idem em apoio unipodal.
- No *bloco de espuma* e *cama elástica*: saltitos bipodal, látero-lateral, ântero-posterior, idem em apoio unipodal. Simular um cabeceio.
- *Aumentar a dificuldade e concentração*: jogar uma bola ao paciente e pedir que devolva com as mãos ou com os pés, a perna contralateral em saltos unipodais. Com uma bola presa ao teto, pedir ao paciente que a chute, com a perna contralateral saltando em apoio unipodal.
- *Amarelinha*: consiste em uma tábua ou espuma, onde são desenhados vários números, o fisioterapeuta dá um comando verbal, falando um número, onde o paciente deve saltar e colocar o pé, iniciando de pequenas distâncias a grandes e de pouca velocidade a maiores (Fig. 131.5).
- *Com o auxílio de barreirinhas*: colocar uma fileira de barreirinhas, de aproximadamente 30cm de altura, e um metro de distância entre uma e outra, pedir ao paciente que faça saltos, iniciando dos mais simples e menores distâncias aos mais complexos.
- *Com auxílio de uma corda*: pular corda em apoio bipodal, evoluindo para unipodal, diferentes velocidades. Com uma ponta da corda amarrada em uma pilastra e a outra segura pelo fisioterapeuta, saltar em apoio bipodal e unipodal, de frente e de costas, de um lado para o outro, aumentar a altura da corda. Pedir ao paciente que faça um giro de 180° e um mais complexo giro de 360°, lembrando sempre de variar os lados do giro.
- *Borrachão*: com um cinto preso à cintura, seguro por borrachas em que o fisioterapeuta oferecerá resistência, simular uma corrida para frente, saltos bipodais e unipodais, saltos unipodais laterais.
- *Pliométricos*: esses exercícios promoverão um ciclo de alongamento e encurtamento. A função dos pliométricos baseia-se na velocidade do alongamento para que seja gerada uma contração mais vigorosa. Isso é feito de duas maneiras:
  - O reflexo miotático é uma resposta neuromuscular à tensão produzida no músculo passivamente. O mús-

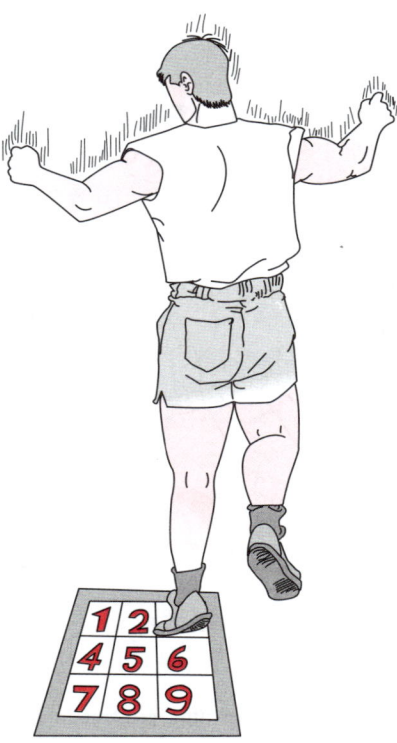

Figura 131.5 – Saltitos com impulsão vertical – *amarelinha*.

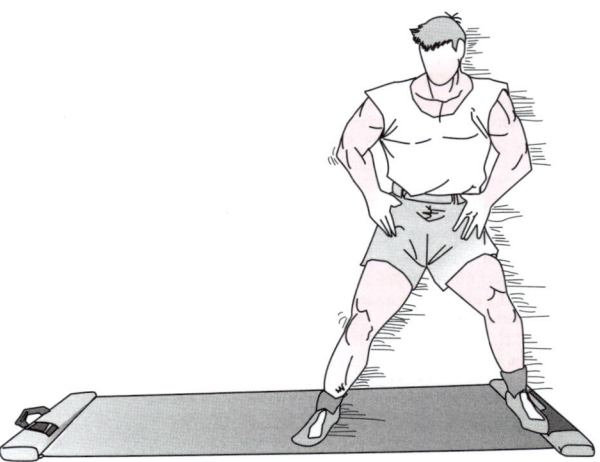

Figura 131.4 – Mudanças de direção – deslizamento lateral no *slide*.

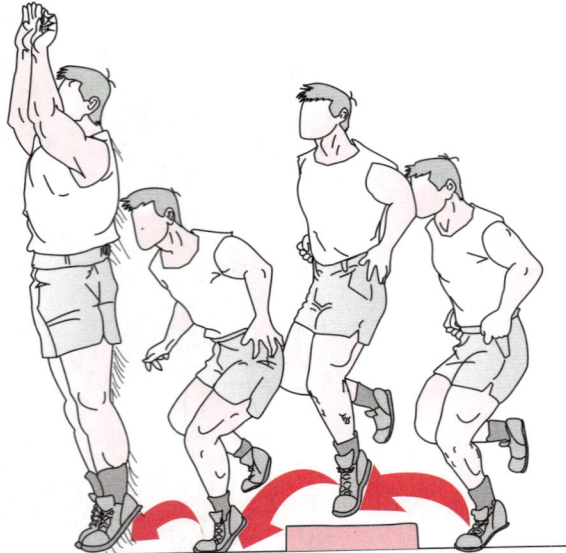

Figura 131.6 – Pliométricos no caixote.

culo responde com uma contração imediata para reorientar-se para a nova posição, proteger-se e manter a postura. Se uma contração voluntária é acrescentada conjuntamente a esse reflexo, poderá ser gerada uma contração mais vigorosa.

- As propriedades elásticas do tendão permitem que essa estrutura armazene energia temporariamente e a libere. Quando um rápido pré-alongamento é seguido por uma contração voluntária, o tendão aumentará a força da contração ao proporcionar força na direção oposta ao pré-alongamento[3,17].
  - **Com o auxílio de caixotes ou steps**: o movimento consiste em subir (explosão na aceleração) e descer o *step* (desaceleração) (Fig. 131.6).
  - *Variações*: saltar em apoio bipodal, unipodal, saltar com giros, subir e descer de lateral, giros de 180 e 360°.

A cada critério desenvolvido é gerada uma progressão crescente de dificuldade, do mais simples ao mais complexo.

Quando pedimos ao paciente que feche os olhos e realize o exercício, eliminamos o *feedback* visual e estimulamos ainda mais os outros sistemas a suprirem a demanda necessária para o controle dinâmico da articulação. Por isso a importância de se realizar exercícios que sejam possíveis de olhos fechados.

PROPRIOCEPÇÃO ESPECÍFICA PARA O ESPORTE

Um programa específico para o esporte exige a compreensão da mecânica do esporte mediante uma análise de necessidades.

Os exercícios utilizados devem ser similares aos empregados durante a prática real do esporte e em situações de jogo.

O atleta deve iniciar os exercícios em um ambiente controlado, sem outros atletas à sua volta e no final desse estágio o fisioterapeuta pode simular outro atleta e distrair o paciente.

Isso aumenta a intensidade e propõem um desafio para o equilíbrio, coordenação e propriocepção. Além disso, essa abordagem permite que o atleta aumente a confiança em suas capacidades antes de retornar a um ambiente partilhado por outros atletas.

Se possível, faça com que o atleta se exercite na sua exata superfície do jogo ou na superfície mais parecida com a utilizada no esporte.

As repetições sugeridas são ajustadas de acordo com o condicionamento do atleta[17].

REFERÊNCIAS BIBLIOGRÁFICAS

1. IWASA, J.; OCHI, M.; ADACHI, N.; TOBITA, M.; KATSUBE, K.; UCHIO, Y. Proprioceptive improvement in knees with anterior cruciate ligament reconstruction. *Clin. Orthop.*, v. 381, p. 168-176, Dec. 2000.
2. RIEMANN, B. L.; GUSKIEWICZ, K. M. Contribution of the peripheral somatosensory system to balance and postural equilibrium. In: LEPHART, S. M.; FU, F. H. *Proprioception and Neuromuscular Control in Joint Stability*. Champaign: Human Kinetics, 2000. cap. 4, p. 37-51.
3. VOIGHT, M.; BLACKBURN, T. Treinamento e testes de propriocepção e equilíbrio após a lesão. In: ELLENBECKER, T. S. *Reabilitação dos Ligamentos do Joelho*. São Paulo: Manole, 2002. cap. 26, p. 401-426.
4. SAMPAIO, T. C. F. V. S.; SOUZA, J. M. G. *Reeducação proprioceptiva nas lesões de ligamento cruzado anterior do joelho*. Rev. Bras. Ortop., v. 29, p. 303-309, Mai. 1994.
5. MILLER, J. A. A.; WOJTYS, E. M.; HUSTON, L. J.; WELCH, D. F. Can proprioception be improved by exercises? *Knee Surg. Sports Traumatol. Arthrosc.*, v. 9, p. 128-136, Apr. 2001.
6. BATTISTELLA, L. R.; SHINZATO, G. T. Retorno à atividade física pós-tratamento do aparelho locomotor. In: GHOROYEB, N.; BARROS, T. *O Exercício – Preparação Fisiológica, Avaliação Médica, Aspectos Especiais e Preventivos*. São Paulo: Atheneu, 1999. cap. 27, p. 295-304.
7. JOHANSSON, H.; PEDERSEN, P.; BERGENHEIM, M.; DJUPSJÖBACKA, M. Peripheral afferents of the knee: their effects on central mechanisms regulating muscle stiffness joint stability, and proprioception and coordination. In. *Proprioception and Neuromuscular Control in Joint Stability*. Champaign: Human Kinetics, 2000. cap. 1.
8. GUYTON, A. C.; HALL, J. E. *Tratado de Fisiologia Médica*. Rio de Janeiro: Guanabara Koogan, 1997. cap. 55, p. 633-645.
9. TESTERMAN, C.; GRIEND, R. V. Evaluation of ankle instability using the biodex stability system. *Foot & Ankle Int.*, v. 20, p. 317-321, May 1999.
10. LENTELL, G. L.; KATZMAN, L. L.; WALTERS, M. R. The relationship between muscle function and ankle stability. *J. Orthop. Sports Phys. Ther.*, v. 11, p. 605-611, Jun. 1990.
11. ROZZI, S. L.; LEPHART, S. M.; STERN, R.; KULIGOWSKI, L. Balance training for people with functional instability of the ankle. *Journal of Orthop. Sports Phys. Ther.*, v. 29, p. 478-486, 1999.
12. BONFIM, T. R.; PACCOLA, C. A. J. Propriocepção após a reconstrução do ligamento cruzado anterior usando ligamento patelar homólogo e autólogo. *Rev. Bras. Ortop.*, v. 35, p. 194-201, Jun. 2000.
13. PERRIN, D. H.; SHULTZ, S. J. Models for clinical research involving proprioception and neuromuscular control. In: *Proprioception and Neuromuscular Control in Joint Stability*. Champaign: Human Kinetics, 2000. cap. 31.
14. RUDOLPH, K. S.; FITZGERALD, K.; MACKLER, L. S. Restoration of dynamic stability in the ACL-deficient knee. In: LEPHART, S. M.; FU, F. H. *Proprioception and Neuromuscular Control in Joint Stability*. Champaign: Human Kinetics, 2000. cap. 35, p. 393-404.
15. BARRACK, R. L.; MUNN, B. G. Effects of knee ligament injury and reconstruction on proprioception. In: LEPHART, S. M.; FU, F. H. *Proprioception and Neuromuscular Control in Joint Stability*. Champaign: Human Kinetics, 2000. cap. 19.
16. RACHET, O. Reprogramação do joelho em cadeia fechada. Disponível em: http://www.fisioterapiasalgado.com.br/artigos. Acesso em: 11/Fev./03.
17. CHU, D. A.; CORDIER, D. J. Pliometria na reabilitação. In: ELLENBECKER, T. S. *Reabilitação dos Ligamentos do Joelho*. São Paulo: Manole, 2002. cap. 24, p. 357-381.
18. BEYNNON, B. D.; RENSTRÖM, P. A. et al. Validation of techniques to measure knee proprioception. In: LEPHART, S. M.; FU, F. H. *Proprioception and Neuromuscular Control in Joint Stability*. Champaign: Human Kinetics, 2000. cap. 12, p. 127-138.

BIBLIOGRAFIA COMPLEMENTAR

BEARD, D.; REFSHAUGE, K. Effects of ACL reconstruction on proprioception and neuromuscular performance. In: LEPHART, S. M.; FU, F. H. *Proprioception and Neuromuscular Control in Joint Stability*. Champaign: Human Kinetics, 2000. cap. 20.

IMAMURA, M. *Avaliação Isocinética dos Pés de Homens Adultos Normais*. São Paulo, 1994. 110p. Dissertação (Mestrado) – Faculdade de Medicina da Universidade de São Paulo.

KONRADSEN, L.; BEYNNON, B. D.; RESTRÖM, P. A. Techniques for measuring sensorimotor control of the ankle: Evaluation of different methods. In: LEPHART, S. M.; FU, F. H. *Proprioception and Neuromuscular Control in Joint Stability*. Champaign: Human Kinetics, 2000. cap.13, p. 139-143.

CAPÍTULO 132

Princípios Básicos da Reabilitação do Atleta

Júlia Maria D'Andréa Greve

INTRODUÇÃO

A reabilitação do atleta, qualquer que seja o nível de atividade, tem como objetivos: a melhora clínica e funcional, a volta à atividade esportiva e a manutenção do desempenho nessa prática. No entanto, sempre é importante lembrar que a prática esportiva do atleta de alto desempenho demanda do organismo o máximo das suas aptidões e habilidades específicas e que um atleta, para voltar à ativa, precisa de todas as suas reservas funcionais disponíveis, inclusive as motivacionais, psicológicas e comportamentais.

Quando se fala em incapacidade para a prática de algum tipo de atividade esportiva, o nível de atividade e as necessidades de cada atleta devem ser bem avaliados e quantificados para que se estabeleçam diagnósticos e prognósticos compatíveis com o quadro clínico. O programa de reabilitação de um atleta deve ser iniciado precocemente para minimizar a incapacidade decorrente.

Um atleta pode perder sua capacidade para a prática esportiva por vários motivos, mas de uma forma simples as incapacidades se devem a lesões e traumatismos decorrentes da própria prática esportiva (as mais comuns e freqüentes são as lesões do aparelho locomotor – efetor dos gestos esportivos) e a outras lesões ou doenças não decorrentes diretamente da prática esportiva.

Este capítulo vai tratar dos princípios gerais que regem a reabilitação das lesões do aparelho locomotor, decorrentes da prática de esporte, visando a cura das lesões, a volta à atividade esportiva e reaquisição do desempenho.

BASES FISIOLÓGICAS E BIOMECÂNICAS DA ATIVIDADE ESPORTIVA

O gesto esportivo, representado pela ação motora, é uma expressão da integração dos componentes do aparelho locomotor, que se inicia na prontidão do sistema nervoso central e periférico e vai até a execução do sistema musculoesquelético. É um dos mais perfeitos exemplos da grande capacidade funcional do ser humano, capaz de executar atividades motoras de alta complexidade e grande precisão.

Essa perfeição (precisão) é obtida pela utilização de todas as habilidades específicas que envolvem a atividade motora do gesto esportivo ou das aptidões peculiares: coordenação, flexibilidade, força, equilíbrio, resistência, reservas metabólicas e energéticas.

O gesto esportivo, para ser perfeito e preciso, demanda muitas repetições ou treinamento. Essas repetições, do ponto de vista neurofisiológico, visam criar os chamados engramas motores ou vias nervosas facilitadoras da execução motora do movimento em questão. Esses engramas são vias não corticais de execução motora e geram os automatismos motores, isto é, gestos que são executados de forma não consciente, muito embora tenham sido, originalmente, atividades motoras conscientes com a participação cortical. Quanto maior for o automatismo dos movimentos a serem executados, mais rápidos e eficientes serão durante a prática do esporte.

O treinamento também busca adaptar o sistema musculoesquelético à execução do gesto esportivo com força, coordenação e eficiência. Tanto o sistema nervoso como o musculoesquelético se adaptam à prática esportiva, por meio da *hipertrofia* nervosa e muscular. A não execução dos gestos esportivos ou falta de treinamento diminui gradativamente a capacitação das aptidões físicas treinadas tanto do ponto de vista neurológico como musculoesquelético.

Pelo nível de demanda física e mental, o esporte de alto desempenho é uma grande fonte de lesões traumáticas diretas e indiretas. A maior parte das lesões se origina de um traumatismo direto (quando ocorre durante a prática de algum tipo de atividade/exercício) ou indireto (excesso de treinamento, técnica inadequada e fadiga). Essas lesões exigem um período de repouso para recuperação que sempre causa perdas funcionais na atividade esportiva. A falta das atividades físicas específicas (necessidade de repouso para curar as lesões do sistema musculoesquelético) causa uma perda gradual da capacitação das aptidões físicas e a volta à prática esportiva é sempre trabalhosa e exige grande esforço do atleta. Todo atleta de alto desempenho tem grande aversão à necessidade de repouso para curar lesões, pois invariavelmente significa perda de capacitação e esforço de reabilitação.

REABILITAÇÃO DE LESÕES ESPORTIVAS

Todo programa de reabilitação das lesões musculoesqueléticas dos esportistas deve ter a seguinte seqüência:

- Diagnóstico e tratamento inicial da lesão.
- Recuperação funcional motora.
  - Ganho de amplitude de movimento.
  - Força muscular.
  - Propriocepção/equilíbrio muscular (articulação comprometida).
  - Resistência muscular.
  - Propriocepção – atividades e gestos esportivos específicos.
  - Treinamentos e prática esportiva.
- Recuperação psicológica/motivacional.

Diagnóstico e Tratamento Inicial da Lesão

Todas as lesões decorrentes de atividades esportivas são, na grande maioria das vezes, de etiologia traumática, quer por trauma direto ou por lesões de repetição. Todas essas lesões precisam ser bem diagnosticadas, corretamente tratadas e adequadamente cicatrizadas para que os programas de reabilitação possam obter sucesso.

O diagnóstico deve identificar quais estruturas foram comprometidas: osso, ligamentos, cápsula, tendões, cartilagens, músculo e também entender o mecanismo do trauma e da lesão. É muito importante, na anamnese de uma lesão do esporte, verificar o que a causou.

Nos casos de trauma direto (queda, contusão, lesão por contato), é importante descobrir qual o mecanismo do trauma que gerou a lesão e a extensão desta. Dessas informações depende o tratamento inicial e a reabilitação.

Quando a lesão é decorrente de uso excessivo ou inadequado, é ainda mais importante entender os mecanismos que a ocasionaram, pois o tratamento pode exigir modificações de preparo físico, técnicas e treinamento. Fazer prevenção de outras lesões é fundamental.

O tratamento pode ser conservador ou cirúrgico, mas sempre em qualquer das circunstâncias é fundamental aguardar o período necessário de cicatrização da lesão. Não existe cicatrização acelerada e dessa forma protocolos de reabilitação precisam, sempre, respeitar os períodos necessários para que as estruturas anatômicas se cicatrizem e resistam com segurança aos protocolos e programas de exercícios posteriores.

Nessa fase, deve-se orientar a realização de contrações isométricas submáximas e máximas, pois ainda que não previnam completamente, há menor perda de trofismo muscular. As restrições ao ortostatismo e marcha devem ser as mais curtas possíveis e o uso de bengalas e muletas precisa ser estimulado.

Orientar um atleta para que se mantenha ativo nessa fase, ainda que trabalhoso, deve e precisa ser feito, para que se evitem perdas maiores. As perdas cardiovasculares e respiratórias são muito grandes nesses períodos de repouso e podem, posteriormente, retardar a volta à atividade esportiva. Lembrar que o condicionamento cardíaco decorre de uma adaptação do sistema nervoso autônomo ao estímulo do treinamento e que, na falta deste, as perdas são muito rápidas.

Em atletas de alto desempenho, desde esta fase inicial é importante que haja uma equipe de reabilitação, preocupada com a prevenção de incapacidades secundárias, isto é, aquelas decorrentes da falta de atividade e não da lesão em si.

Recuperação Funcional Motora

Ganho de Amplitude de Movimento

Passada a fase inicial do tratamento, onde o maior objetivo foi cicatrizar a lesão, inicia-se o programa de reabilitação, que tem como maior objetivo a recuperação funcional do paciente, visando à volta à atividade esportiva.

O repouso e a imobilização (aparelhos gessados/talas/órteses) causam perdas de mobilidade e flexibilidade e limitação da amplitude articular de movimento. Nessa fase é muito importante recuperar a amplitude de movimentos, que é obtida por meio de exercícios ativos, ativos assistidos e passivos. É fundamental se respeitar limites dolorosos e demandas da cicatrização. Por exemplo, nas lesões ligamentares do joelho, quando se faz a reconstrução do ligamento através dos tendões patelar ou semitendíneo, há um período onde ocorre a necrose do tendão transplantado e o novo povoamento com fibroblastos para formação do ligamento definitivo. Nessa fase (em torno da 7ª a 8ª semana), é essencial que os exercícios de amplitude sejam cuidadosos, pois há uma menor resistência do ligamento e pode haver comprometimento da estabilidade e da cirurgia. Esses princípios devem ser respeitados na cirurgia do ombro, onde as reparações tendíneas ou para estabilização precisam ter tempo para cicatrização, antes de sofrerem estiramentos intensos.

Os exercícios passivos devem, sempre, ser feitos com muito critério, pois o excesso de força de estiramento pode comprometer os resultados dos tratamentos (lesões ligamentares, tendíneas e musculares).

O uso da atividade pliométrica, isto é, a facilitação do movimento concêntrico, depois de se fazer uma contração do grupo muscular antagonista, pode ser útil para ganho de amplitude. Realizar um contração ativa resistida da extensão do joelho, pedir para o paciente relaxar e fazer o movimento de flexão ativo assistido, visando ganhar a amplitude de flexão. A ativação do grupo antagonista facilita a ação do grupo agonista.

Os exercícios ativos, que permitem melhora do tônus e trofismo muscular, bem como a melhora das condições das estruturas articulares e periarticulares, são muito eficientes para ganho de amplitude articular, tendo a vantagem de respeitarem os limites dolorosos do paciente.

Nessa fase, o uso de recursos de medicina física (calor antes e gelo depois) para melhorar as condições iniciais dos tecidos para prática de exercícios e analgesia está indicado. O uso de calor superficial é suficiente. O uso de hidroterapia também é um fator adjuvante eficiente. As diatermias (ondas curtas e microondas) podem ser aplicadas com cuidado, desde que não haja implantes metálicos. O uso de ultra-som local pode auxiliar pelo efeito de aumento da flexibilidade das fibras colágenas.

Força Muscular

A força muscular é uma das aptidões específicas que mais sofre com o repouso e imobilismo. O músculo perde sua capacidade funcional contrátil muito rapidamente quando não treinado. Há perda em todos os tipos de fibra muscular, mas ocorre uma perda seletiva de fibras do tipo IIA, contração rápida, metabolismo glicolítico, muito precoce, o que leva à diminuição da força e torque muscular. É importante ressaltar que há uma perda da atividade muscular de todos os grupos que atuam na articulação/membro imobilizado. A atrofia muscular inicia-se imediatamente com a imobilização e em duas semanas já causa 40% de perda do torque muscular, principalmente na musculatura relacionada com a marcha.

Os efeitos da síndrome do imobilismo – articulações rígidas e com processo degenerativo, atrofia muscular e dor – quando ocorrem no atleta, são muito deletérios. A fisiopatologia do processo está relacionada com a proliferação de tecido gorduroso, danos e necrose da cartilagem articular, fibrose, formação de fibras colágenas mais densas e sem orientação, enfraquecimento ligamentar. Os exercícios ativos devem ser estimulados o mais precocemente possível, para que essas alterações sejam mínimas.

Nessa fase, os exercícios de cadeia fechada são muito úteis: protegem as articulações de grandes esforços e trabalham a atividade excêntrica e concêntrica em amplitudes de movimentos mais seguras. Não há necessidade, nesse momento, de se utilizar cargas máximas. Nessa etapa do processo de reabilitação é recomendável que se utilizem cargas submáximas variando entre 30 e 60% da carga máxima.

A avaliação da força muscular pela dinamometria isocinética, nessa fase, também é de pouca utilidade prática, mesmo no atleta de elite, pois as únicas informações úteis são óbvias: há perda de força muscular e desequilíbrio dessas forças no movimento da articulação comprometida. Somente há indicação desse tipo de avaliação, se o treinamento de força muscular for utilizar exercícios isocinéticos. A indicação de exercícios isocinéticos no início do programa de reabilitação não traz vantagens objetivas em relação a um programa que não inclua esse tipo de avaliação e tratamento. Nos casos de reconstruções ligamentares e tendíneas, a dinamometria isocinética somente poderá ser realizada após a cicatrização das estruturas operadas.

Propriocepção – Equilíbrio Muscular (Articulação Comprometida)

Essa fase do programa de reabilitação deve ser iniciada após a cicatrização das estruturas lesadas, operadas, ou traumatizadas. Essa etapa demanda uma capacidade muscular (torque e potência) em torno de 80 a 90% da força do lado não comprometido. Para iniciar essa parte do tratamento com segurança, há indicação de se realizar uma dinamometria isocinética. Nesse momento, essa avaliação pode fornecer importantes subsídios para a nova fase do processo terapêutico:

- *Avaliação com velocidades baixas (30 a 60°/s)*: permite que seja feita a comparação da força muscular (torque/potência) entre o lado comprometido e o lado não comprometido; fornece uma avaliação do desempenho muscular ao longo do arco de movimento (trabalho total); permite verificar o tempo de aceleração (tempo exigido para alcançar a velocidade angular); permite comparar o equilíbrio entre os músculos agonistas e antagonistas.
- *Avaliação com velocidades altas (180 a 360°/s)*: permite avaliar a resistência muscular, o índice de fadiga e a capacidade de manter um movimento rápido ao longo do tempo (ainda que essa aptidão específica não tenha sido trabalhada, é importante verificar a capacidade existente).

Após essa avaliação, pode-se iniciar o trabalho específico para melhorar a resistência muscular e se não houver desequilíbrio entre o lado comprometido e o não comprometido (máximo 20% de diferença entre os parâmetros de força), o paciente está liberado para iniciar o programa de treinamento proprioceptivo. Nessa fase busca-se estimular de forma isolada a articulação ou membro afetado em atividades que demandem mudanças de sentido de movimento. Esses exercícios podem ser iniciados por volta do 5º mês de pós-operatório nas reconstruções ligamentares de joelho. São feitos em ambientes protegidos e em equipamentos controlados (no ginásio de fisioterapia) e não se utilizam de atividades específicas da atividade esportiva. Se o desequilíbrio entre o lado comprometido e o não comprometido for maior que 20%, os exercícios de fortalecimento devem continuar e há indicação, nesses casos, de se fazer fortalecimento com exercícios isocinéticos.

Nessa etapa, o paciente com comprometimento de membro inferior está autorizado a dar pequenas corridas, intercaladas com caminhadas em passo acelerado, de forma intermitente, em solo liso. A liberação desse tipo de atividade depende, evidentemente, do diagnóstico de cada paciente. Os pacientes com lesões de membros superiores estarão liberados e devem ser francamente estimulados a realizar esse tipo de atividade mais precocemente.

A velocidade e a força são essenciais na prática esportiva e quando se inicia o treinamento proprioceptivo, busca-se desenvolvê-las.

Resistência Muscular

A aquisição de resistência muscular é feita por meio de exercícios de baixa carga e muitas repetições: pedalar, andar, correr, *steps* e qualquer outro tipo de equipamento onde se possa controlar a potência demandada, para se exigir mais velocidade. Essa atividade busca melhorar o desempenho do membro, articulação, músculos comprometidos, mas já faz parte do processo de reabilitação integral, em que se busca desenvolver outras aptidões do condicionamento cardiovascular e respiratório para o início das atividades mais exigentes em termos de consumo de oxigênio e metabólicos.

Essa fase do processo já demanda participação mais próxima do preparador físico com o atleta de alto desempenho. É muito útil contar com uma avaliação ergoespirométrica do atleta nessa etapa do programa de reabilitação, lembrando que ela é valiosa também para o atleta amador ou de menor desempenho, pois permite a elaboração de um programa de treinamento muito mais eficiente e seguro.

Propriocepção – Prática de Atividades e Gestos Esportivos

Nessa fase específica do programa de treinamento, o binômio força e velocidade é fundamental, pois o paciente atleta começa as práticas da sua atividade esportiva, que exigem maior demanda do membro/articulação/músculo comprometidos e da sua condição física. Nessa etapa predominam atividades pliométricas ou de explosão: saltos, alcance, aceleração e desaceleração súbita etc. Os exercícios pliométricos buscam desenvolver a reação de explosão por meio de fortes contrações musculares que exigem contrações excêntricas rápidas, sendo que a força máxima que um músculo pode desenvolver é aí gerada. Esse tipo de contração não ocorre de forma isolada na atividade esportiva. Quando há um encurtamento muscular (contração concêntrica) seguido imediatamente de um alongamento muscular (contração excêntrica) a força gerada aumenta de forma significativa. Se um músculo é alongado, muito da energia requerida para alongá-lo é dissipada como calor, mas uma parte dela é armazenada pelos componentes elásticos do músculo e fica disponível apenas na contração seguinte, perdendo-se caso não tenha havido a contração concêntrica, imediatamente (quanto mais rápida, mais eficiente) após a excêntrica. Esse processo chama-se de ciclo de alongamento e contração e é a base do treinamento pliométrico. A regra de ouro para programas de condicionamento e volta às atividades esportivas é a especificidade: movimentos realizados no treinamento/reabilitação semelhantes aos do esporte praticado. Se for um jogador de futebol, voleibol, ou rúgbi, a atividade treinada deve ser diferente.

Exemplos de exercícios pliométricos:

- *Salto (baixo impacto)*: com os dois pés sobre uma superfície mole (trampolim, cama elástica).
- *Queda e salto (alto impacto)*: o atleta cai de uma altura (plataforma) e pula de volta. A queda causa o pré-estiramento e a volta causa a contração concêntrica. A altura da caixa pode variar de 30 a 80cm.
- *Corrida com obstáculos*: passos grandes com tempo maior no ar; colocar obstáculos na escada (aspectos verticais); saltos múltiplos.

Treinamentos e Prática Esportiva

A volta às atividades decorre da última fase de treinamento e segue a orientação específica de cada esporte.

Recuperação Psicológica e Motivacional

A atividade esportiva de alto desempenho demanda um substrato genético (talento) próprio, aprimorado pelo desenvolvimento de todas as aptidões específicas do atleta por meio de nutrição adequada, preparo físico correto e desenvolvimento técnico.

A condição mental e psicológica de um atleta de alto desempenho vem sendo cada vez mais valorizada e compreendida. A pressão psicológica crescente que o nível de competitividade e a busca por resultados colocam sobre os atletas precisa ser valorizada e entendida. Muitos dos atletas são jovens e com uma estrutura emocional frágil para suportar os graus de exigência do esporte (a própria, dos treinadores e do público). Lembrar que após uma lesão esportiva essas dificuldades podem ser agravadas pelos obstáculos inerentes ao processo de reabilitação, pelo medo de novas lesões, de voltar e não conseguir o mesmo desempenho e da própria impossibilidade da prática em si.

Esses medos podem trazer uma falta de vontade e de motivação que aumenta ainda mais o círculo negativo de dificuldades de voltar ao esporte.

O apoio de uma terapeuta durante processo de reabilitação, ainda que seja para falar das inseguranças e dificuldades futuras pode ser um fator importante para que a volta às atividades esportivas seja mais fácil.

BIBLIOGRAFIA

AMATUZZI, M. M.; GREVE, J. M. D.; CARAZZATO, J. G. *Reabilitação em Medicina do Esporte*. São Paulo: Roca, 2004.

CAVANAGH, G. A.; DUSMAN, B.; MARGARIA, R. Positive work done by a previously stretched muscle. *Journal of Applied Physiology*, v. 24, p. 21-30, 1968.

DELORME, T. Restoration of muscle power by heavy-resistance exercises. *J. Bone Joint Surgery Am.*, v. 27, p. 645-667, 1945.

GORDON, A. M.; HUXLEY, A. F.; JULIAN, F. T. The variations in isometric tension with sarcomere length in vertebrate muscle fibres. *Journal of Physiology*, p. 170-192, 1966.

HISLOP, H. J.; PERRINE, J. J. The isokinetic concept of exercise. *Phys. Ther.*, v. 47, p. 114-117, 1967.

KAUFMAN, R. K. R. et al. Dynamic joint forces during knee isokinetic exercise. *The American Journal of Sports Medicine*, v. 19, p. 305-316, 1991.

KOMI, P. V.; BOSCO, C. Utilization of stored elastic energy in leg extensor muscles by men and women. *Medicine and Science in Sports and Exercise*, v. 10, p. 261-265, 1978.

MOFFROID, M. A.; WHIPPLE, R. H. Specificity of speed of exercise. *Physical Therapy*, v. 50, p. 1693-1699, 1970.

MORRISSEY, M. C.; HARMAN, E. A.; JOHNSON, M. J. Resistance training modes: specificity and effectiveness. *Medicine and Science in Sports and Exercise*, v. 27, n. 5, p. 648-660, 1995.

OLIVEIRA, C. R. G. C. M. Cicatrização do tecido conectivo e das lesões de ligamentos e tendões. In: AMATUZZI, W. W.; GREVE, J. M. D.; CARAZZATO, J. G. *Reabilitação em Medicina do Esporte*. São Paulo: Roca, 2004. p. 37-39.

REZENDE, U. M. Processo de regeneração e reparação tecidual nas lesões traumáticas – cartilagem articular. In: AMATUZZI, W. W.; GREVE, J. M. D.; CARAZZATO, J. G. *Reabilitação em Medicina do Esporte*. São Paulo: Roca, 2004.

TERRERI, A. S. A. P.; ANDRUSATIS, F. R.; MACEDO, O. G. Cinesioterapia. In: AMATUZZI, W. W.; GREVE, J. M. D.; CARAZZATO, J. G. *Reabilitação em Medicina do Esporte*. São Paulo: Roca, 2004.

TERRERI, A. S. et al. Isokinetic assessment of the flexor-extensor balance of the knee in athletes with total rupture of the anterior cruciate ligament. *Rev. Hosp. Clin. Fac. Med. São Paulo*, v. 54, n. 2, p. 35-38, 1999.

TIDAS, P. M.; SHOEMAKER, J. K. Effleurage massage, muscle blood flow and long term post-exercise strength recovery. *International Journal of Sports Medicine*, v. 16, n. 7, p. 478-483, 1995.

TRUDELLE-JACKSON, E. et al. Eccentric/concentric torque deficits in the quadriceps muscle. *Journal of Orthopaedic and Sports Physical Therapy*, v. 11, p. 142-145, 1989.

CAPÍTULO 133

Dor e Atividade Esportiva

Júlia Maria D'Andréa Greve

A dor é um fenômeno muito importante na manutenção da integridade tecidual e na atividade esportiva é um dos grandes balizadores no sentido de informar ao atleta seus limites. O atleta deve utilizar essas informações de forma positiva, buscando a manutenção da sua integridade e a melhora das marcas e desempenho.

Quando se trata de um atleta de alto desempenho, deve-se ter em conta que ele é um sujeito capaz de suportar grande intensidade de desconforto e dor, porque sempre busca ultrapassar limites.

A dor, dentro do esporte, de uma forma simplificada, poderia ser estudada de acordo como o tempo de sintomatologia e dessa forma ser classificada em: dor aguda e dor crônica.

DOR AGUDA

A dor aguda é causada por uma lesão tecidual, que normalmente é provocada por trauma e é a chamada dor de nocicepção. Essa dor está relacionada diretamente com a manutenção da integridade física do indivíduo. É ela que faz o atleta perceber seus limites físicos e a ocorrência de lesões. Aparece após um trauma de uma lesão esportiva ou após execução de esforços extenuantes. Serve para avisar o atleta que seu limite está próximo ou foi ultrapassado. A dor aguda no esporte inicia-se com uma lesão traumática, que evolui com um processo inflamatório e lesão tecidual. Na Figura 133.1 podem-se observar as vias nervosas que modulam a dor de nocicepção.

O tratamento da dor aguda é dos grandes desafios nas unidades de emergência e nem sempre os indivíduos que sofrem traumas recebem atendimento de forma adequada, incluindo a grande maioria dos atletas. Nas afecções do sistema musculoesquelético, a dor sofrida pelos pacientes é muito intensa, assim como na fase pós-operatória. Essa dor melhora com a resolução e cicatrização das lesões e diminuição das substâncias algogênicas teciduais.

Nociceptores

São receptores situados em todo organismo que captam a informação dolorosa. São eles:

- *Nociceptores específicos*: na superfície cutânea e mucosa e vísceras. São primitivos e constituem-se de terminações livres.
- *Mecanorreceptores*: informam estímulos mecânicos.
- *Termorreceptores*: informam estímulos térmicos.
- *Nociceptores polimodais*: estímulos mecânicos, térmicos e químicos.

O estímulo dos receptores é feitos a partir da liberação dos neuromoduladores, quando ocorre uma lesão tecidual. Essas substâncias são algogênicas quando liberadas no espaço extracelular. São elas: histamina, bradicininas, ácido araquidônico, íon H^+, substância P.

Fibras de Condução Dolorosa

Os nociceptores estimulam as fibras nervosas periféricas (Fig. 133.1), que levam o estímulo doloroso até a medula espinal. Essas fibras podem ser: mielínicas e amielínicas. As fibras amielínicas C são de condução lenta. As fibras A-δ finas são de condução rápida e as A-β são mais grossas, mais mielinizadas e têm condução mais lenta. Há liberação de neurotransmissores algogênicos (substância P e neurocinina – modulam o estímulo doloroso).

Vias ascendentes de condução dolorosa:

- *Feixe espinotalâmico lateral*: formado pelas fibras A-δ, que cruzam a medula no mesmo nível de entrada e formam o feixe espinotalâmico lateral que vai até a região talâmica póstero-lateral e se projeta no córtex somatossensorial (lobo parietal). Essa é a área discriminativa da sensibilidade dolorosa.
- *Feixe paleoespinotalâmico*: formado pelas fibras C, que entram no corno posterior e sem cruzar a medula (mesmo lado da entrada), formam o feixe paleoespinotalâmico que se dirige aos núcleos intralaminares do tálamo, conectam-se ao sistema límbico e projetam-se difusamente no córtex pré-frontal. Essa área é responsável pelas alterações emocionais da dor.
- *Feixe espinorreticular*: formado na medula cervical; vai até o núcleo gigantocelular e a formação reticular do tronco cerebral e depois para o tálamo. É a via responsável pelo despertar e pelas manifestações emocionais, afetivas, neurovegetativas e endócrinas da dor.
- *Feixe espinocervical*: formado na medula cervical e via até a região ventrobasal do tálamo, formação reticular e diencéfalo. Está relacionado aos fenômenos discriminativos da dor.
- *Feixe espinomesencefálico*: formado na medula cervical (regiões superiores) e vai até a formação reticular (núcleo cinzento da substância cinzenta periaquedutal); responde pela modulação e respostas aversivas e neurovegetativas da dor.

Vias descendentes de condução dolorosa:

- Sistema cortical e diencefálico.
- Sistema mesencefálico: substância cinzenta periaquedutal (PAG) e periventriculogemnicular (PVG).
- Medula rostral: núcleo magno da rafe (NMR) que recebe estímulos da PAG e envia fibras serotonérgicas (liberam serotonina) e adrenérgicas (adrenalina) através do funículo dorso-lateral para o corno posterior.

- Corno posterior da medula: recebe axônios do NMR, fibras serotonérgicas e termina nos neurônios nociceptivos das lâminas I, II e V.

Modulação da Dor

A aferência dolorosa é muito poderosa e numerosa e há necessidade de um sistema modulador e inibidor ativo para permitir que todas as atividades diárias sejam feitas de forma adequada, sem que desencadeiem estímulos dolorosos.

A modulação da dor é feita em diversos níveis:

- *Periférica*: feita por substâncias que bloqueiam a atividade das substâncias algogênicas e diminuem o processo inflamatório associado. É a ação dos antiinflamatórios não hormonais (AINH).
- *Central*: na medula espinal através dos neurônios nociceptivos situados nas lâminas I e V do corno posterior e que recebem informações pelas fibras C amielínicas finas.
- *Central*: na medula espinal através dos neurônios de variação dinâmica ampla que ficam na lâmina V e recebem estímulos cutâneos musculares, subcutâneo e das vísceras.
- *Modulação pelos opióides endógenos*: ocorre na substância gelatinosa da camada II do corno posterior da medula espinal. É a principal área de formação dos opióides endógenos (endorfinas).

A ação medicamentosa contra dor e inflamação também pode ser vista na Figura 133.1, onde se percebe que o mecanismo causal da dor, que é a lesão tecidual e a inflamação, precisa ser tratado de forma agressiva, para que nenhum estímulo doloroso possa persistir. Esse tipo de dor e de ocorrência é muito freqüente no esporte e na maioria das vezes o tratamento da lesão é suficiente para mitigar a dor e curar o processo causal. Essas fibras se encontram no corno posterior da medula espinal.

Um fenômeno comum em relação à dor na prática esportiva é a sua supressão durante a atividade. O indivíduo sofre um traumatismo, continua a prática esportiva e não refere dor.

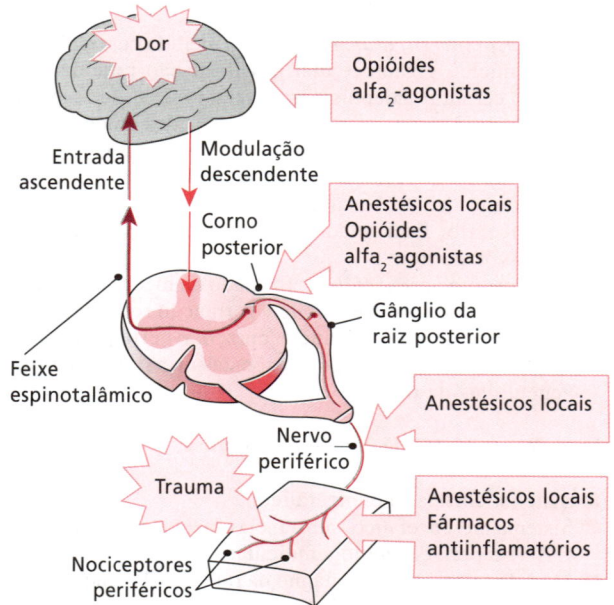

Figura 133.1 – Vias nervosas – dor aguda.

Possivelmente, a ausência da dor se deve à liberação de neurotransmissores supressores por neurônios da medula espinal e da formação reticular do tronco encefálico e dos tratos rostrocaudais, reticuloespinais, caudorrostrais e reticulotalâmico. Há uma inibição da transferência dos estímulos nociceptivos dos aferentes periféricos para as áreas supra-segmentares. Os neurotransmissores morfínicos parecem participar desse processo: endorfinas, encefalinas, dinorfina, d-neoendorfina. Esse fenômeno também é visto em situações muito estressantes.

Nos atletas é mais rara a ocorrência de deformação plástica do sistema nervoso sensitivo que pode levar à dor crônica.

Reações Adversas da Dor Aguda

A dor aguda serve como um fator para que se assuma atitudes de proteção do segmento comprometido (imobilização), a fim de ocorrer a cicatrização da lesão tecidual. Porém, a manutenção de um quadro doloroso prolongado não traz nenhum benefício ao paciente e pode em alguns casos confundir o diagnóstico.

Síndrome do Imobilismo

A dor aguda ajuda no processo de imobilização necessário à cicatrização tecidual, mas cada vez mais se afirma a manutenção do máximo de atividade, para evitar as complicações: atrofia muscular, perda de massa óssea, estase venosa e rigidez articular. Todas essas alterações são muito incapacitantes para a prática esportiva. Mitigar a dor, desde a fase aguda e na fase pós-operatória, ajuda de forma significativa a volta às atividades esportivas mais rapidamente.

Agravamento de Lesões e Automedicação

A dor na atividade esportiva de alto desempenho é muito comum pela própria exigência orgânica do esporte. Há uma sobrecarga muscular e articular pela demanda de treinamentos e competições, além da grande freqüência de lesões musculoesqueléticas conseqüentes ao uso excessivo de todas as estruturas. O atleta aprende a conviver com a dor e não percebê-la como fator de desconforto e sinal de alerta. O atleta, que quer sempre voltar à atividade esportiva rapidamente, aceita facilmente fazer tratamentos agressivos, que diminuam a dor e permitam sua participação em um jogo ou competição. Utiliza muito facilmente, com e sem prescrição e orientação médica, medicamentos orais e sistêmicos e infiltrações locais com esteróides e anestésicos, que têm um efeito rápido, porém deletério ao longo do tempo, pois podem retardar ou mascarar diagnósticos de lesões tendíneas e cartilaginosas mais graves.

O atleta de alto desempenho paga qualquer preço para permanecer em atividade e para tal lança mão de todos os recursos disponíveis.

Tratamento

Repouso e Imobilização

A imobilização é necessária para que as estruturas comprometidas possam cicatrizar. O tempo de imobilização deve ser o menor possível.

Recursos Físicos

Termoterapia por Subtração (Crioterapia)

O gelo local, as bolsas frias, as compressas, os aerossóis são recursos de vasta aplicação na medicina do esporte, especialmente na traumatologia do esporte. Seu primeiro e mais importante efeito é a analgesia local, seguida do efeito de redução dos danos teciduais, do sangramento e do edema local.

Termoterapia por Adição

O uso de calor, como um recurso analgésico, pode se iniciar após 48h do trauma e sua utilização, geralmente, é mais confortável para o paciente e pode substituir a crioterapia.

Eletroterapia

O uso de correntes elétricas moduláveis em voltagem, intensidade, freqüência, largura do pulso ajudam na melhora da dor pela estimulação do sistema supressor de dor. A estimulação elétrica transcutânea (EET) utiliza corrente elétrica de baixa voltagem e intensidade e alta freqüência e é eficiente no tratamento da dor aguda e pós-operatória. A EET convencional com alta freqüência (100Hz) e com comprimento de pulso de 50 a 80ms age nas fibras A-β e é mais utilizada para dores agudas. A intensidade varia de acordo com o conforto do paciente.

Acupuntura

Atua por meio do estímulo das estruturas nervosas discriminativas dérmicas e musculares que ativam o sistema supressor de dor na medula espinal e encéfalo, promovendo relaxamento muscular e analgesia. Muitas equipes já contam com acupunturistas na sua equipe médica, pois sua aplicação após esforços intensos (jogos, competições) ajuda de forma significativa na recuperação do atleta.

Medicamentoso

Antiinflamatórios Não Hormonais

Locais e sistêmicos, devem ser empregados sempre em casos de lesões traumáticas agudas. Sua utilização tópica em procedimentos cirúrgicos artroscópicos é recomendada com melhora da dor na fase pós-operatória. O uso de cremes/pomadas locais pode ser de auxílio, desde que haja tempo de contato que permita a absorção do agente ativo.

Opióides

A utilização de analgésicos opióides fracos [oxicodona (VO), fosfato de codeína, dextropropoxifeno, tramadol (VO, SC, IM)] na fase aguda de um processo traumático pode ser feita; o uso de agonistas potentes (morfina, metadona, oxicodona) está indicado em pós-operatório e em traumatismos graves e extensos.

DOR CRÔNICA

Há alguns (poucos) anos atrás, a carreira esportiva do atleta de alto desempenho era muito curta e normalmente, quando os problemas apareciam, a maioria dos atletas abandonava a prática esportiva. Não se falava de síndromes dolorosas crônicas em esportistas. Hoje, essas carreiras são mais longas para os atletas de alto desempenho e, ao lado disso, se incentiva a prática esportiva e atividade física para a manutenção da saúde e prevenção de doenças. Cada vez mais, aumenta o número de atletas seniores, que praticam esportes em nível competitivo (corrida, natação, musculação, tênis, golfe) com grande exigência física.

Esses atletas mais velhos, que já apresentam alterações do sistema musculoesquelético relacionadas com o envelhecimento biológico, são mais suscetíveis a desenvolver síndromes dolorosas crônicas. Algumas possíveis etiologias para esse desenvolvimento nos atletas jovens, de alto desempenho e seniores são:

- Falta de tempo de recuperação adequada das lesões (jovens/alto desempenho).
- Diagnósticos equivocados/tardios (alto desempenho).
- Tratamento insuficiente (todos).
- Falta de preparação física adequada (todos, especialmente atleta sênior).
- Deficiência técnica (todos, especialmente não profissionais).
- Treinamento excessivo/inadequado (todos).
- Inaptidão (anatômica/funcional/biomecânica) para esporte específico (não profissionais).
- Alterações degenerativas preexistentes (atletas seniores).

A presença de quadros dolorosos do sistema musculoesquelético de caráter crônico, insidioso e intermitente é cada vez mais comum na prática clínica dos profissionais (médicos e não médicos) especialistas da área do aparelho locomotor e é importante entender os mecanismos da dor e sua abordagem terapêutica.

A dor crônica por falta de supressão e modificações plásticas nas vias nervosas sensitivas ou dores neuropáticas são menos freqüentes nos esportistas, sendo que as alterações anteriores estão mais comumente associadas à presença de dor crônica. Não se deve esquecer, no entanto, as síndromes miofasciais, relacionadas com o desequilíbrio anatômico ou funcional, muitas vezes presente na prática esportiva, que podem ocorrer e ser muito incapacitantes. Nos atletas amadores seniores ou não, as dores de origem miofascial, causadas pela inadequação da prática, são as maiores causadoras de não adesão a programas de atividade física.

Em alguns casos, o diagnóstico correto, a modificação e orientação da prática de atividade física e o uso judicioso de medicamentos que estimulem a ação do sistema supressor de dor são essenciais para o sucesso do tratamento das síndromes dolorosas.

Diagnóstico

O diagnóstico de um processo doloroso crônico em um atleta pode exigir a participação de toda a equipe de saúde e uma avaliação multidisciplinar pode ser necessária.

- Anamnese completa: entender a história da lesão e sua relação com a atividade específica; fatores desencadeantes, mantenedores e de melhora e piora; ritmo do sono e horas dormidas; antecedentes pessoais – lesões prévias.
- Avaliação clínica e laboratorial e exames por imagem.
- Avaliação física funcional/lesões anteriores e reabilitação.
- Avaliação nutricional.
- Avaliação do treinamento (rotina, freqüência, tipo de atividades realizadas, local, mudanças de ritmo, intensidade, horários).
- Equipamentos esportivos (calçados, raquetes, bolas etc.).
- Avaliação do condicionamento cardiorrespiratório.
- Avaliação do condicionamento muscular (dinamometria isocinética).
- Avaliação funcional cinética e cinemática do(s) gesto(s) esportivo(s).

Tratamento

Repouso e Imobilização

Não se aplica a esse tipo de quadro doloroso. A falta de atividade física pode agravar as lesões e incapacidades. Pode haver modificações nos padrões de treinamento e diminuição de algum movimento específico, mas raramente haverá suspensão da atividade.

Recursos Físicos

Termoterapia de Adição ou Subtração

Sua utilização é restrita e não tem efeito sobre a história natural da doença ou lesão que causa dor crônica.

Eletroterapia

Alguns autores sugerem a estimulação elétrica transcutânea, com estímulo queimação ou burst, com pulsos de 100 a 200ms e baixa freqüência (1 a 4Hz). A ação se dá pela estimulação das fibras aferentes grossas que inibem as respostas nociceptivas no corno posterior da medula espinal. A EET de baixa freqüência estimula liberação de β-endorfina que prolonga a analgesia. Esses recursos são paliativos e se não forem acompanhados de outras medidas não são capazes de promover analgesia.

Terapia por Ondas de Choque/Pressão

As ondas de choque vêm sendo utilizadas nos Estados Unidos e Europa há dez anos como uma alternativa para o tratamento de doenças do sistema musculoesquelético. Essa terapia clínica vem apresentando resultados bastante animadores, principalmente quando os tratamentos convencionais não solucionam o problema e a cirurgia passa a ser a solução. Em casos de fasciite plantar se consegue 90% de resultados positivos[1].

O efeito fisiológico terapêutico é obtido pela ação mecânica das vibrações ultra-sônicas radiais emitidas por um gerador e transmitidas ao organismo por um cabeçote acoplado manualmente na região acometida. Existem três sistemas para gerar ondas de choque: eletromagnética, eletroidráulica e piezelétrica. Um das teorias que justifica os efeitos das ondas de choque afirma que elas provocam lesões nos tendões, periósteo e tecido ósseo esponjoso sem danificar os tecidos vizinhos e ajudam na reparação tecidual[2]. A segunda teoria seria a liberação de óxido nítrico na área tratada, que inicia uma reação enzimática, que estimularia a angiogênese no local[3].

As ondas de choque promovem alterações na estrutura da matriz colágena e diminuição da formação osteofitária, pelo efeito mecânico da vibração, bem visto na fascite plantar[4]. O tratamento é contra indicado em gestantes, crianças, infecção local, tumor, diabetes, hemofílicos e portadores de marca-passo[5]. Segundo Hammer, a melhor indicação é a fascite plantar (90% de bons resultados)[6]. Para as tendinites do ombro temos 75% de eficácia e nas epicondilites do cotovelo 65% de bons resultados.

Cinesioterapia

A atividade física é um dos mais eficientes tratamentos da dor crônica, pela estimulação do sistema supressor de dor e produção de neurotransmissores morfínicos. Normalmente, durante o processo terapêutico, há necessidade de se intervir na realização da atividade física do paciente.

A adequação do treinamento em função da lesão existente, a busca de equilíbrio entre a atividade concêntrica e excêntrica do gesto esportivo, a melhora da flexibilidade e propriocepção, fortalecimento dos antagonistas, atividades pliométricas adequadas e manutenção do condicionamento físico por meio de atividades não específicas do esporte são as estratégias de tratamento.

A avaliação funcional instrumentalizada ajuda de forma significativa o tratamento dessas síndromes dolorosas: dinamometria isocinética; avaliação tridimensional do movimento (eletromiografia, cinética e cinemática); avaliação postural; avaliação proprioceptiva e do equilíbrio; podobarometria, pois mostram detalhes da atividade motora realizada e permitem ajustes mais finos.

Medicamentos

O uso de medicamentos que estimulem o sistema supressor de dor nos atletas pode ser necessário, mas apenas se as medidas anteriormente relatadas não forem suficientes.

Os medicamentos mais utilizados são:

- *Psicotrópicos (antidepressivos e neurolépticos)*: melhoram sono, humor e apetite e promovem analgesia e relaxamento muscular.
- *Opióides fracos (codeína, propoxifeno, tramadol)*: podem ser associados em alguns casos.
- *Opióides potentes (morfina, metadona, fentanila e oxicodona)*: raramente são usados em dores crônicas relacionadas com esporte.

Esses medicamentos devem ser usados de forma contínua e não esporadicamente, pois seu efeito é estimular o sistema supressor de dor e dessa maneira precisam ser tomados de forma rotineira.

CONSIDERAÇÕES FINAIS

Entender e aplicar os princípios biomecânicos e neurofisiológicos envolvidos na etiologia e manutenção das dores e a relação com a atividade física e o esporte são fundamentos essenciais para os profissionais da área das ciências da saúde e esporte.

REFERÊNCIAS BIBLIOGRÁFICAS

1. OGDEN, J. A. et al. Shockwave therapy in plantar fasciitis: a meta-analysis. *Foot and Ankle*, v. 23, n. 4, p. 301-308, 2002.
2. ROMPE, J. D. et al. Shockwave therapy application for chronics plantar fasciitis in running athletes: a prospective, randomized, placebo-controlled trial. *The American Journal of Sport Medicine*, v. 31, n. 2, 2003.
3. WANG, C. J. et al. Shockwave therapy: a one-year follow-up study. *Foot and Ankle International*, v. 23, n. 3, 2002.
4. CHEN, H. S. et al. Shockwave therapy for patients with plantar fascitis: a one-year follow-up study. *Clinical Orthopedics and Related Research*, v. 387, p. 41-46, 2001.
5. WEIL JR., L. S. et al. Extracorporeal shockwave treatment of chronic plantar fasciitis: indication, protocol, intermediate results and comparison of results to fascitomy. *JFAS*, v. 41, n. 3, 2002.
6. HAMMER, D. S. et al. Extracorporeal shockwave therapy in patients with chronic proximal plantar fasciitis. *Foot and Ankle International*, v. 23, n. 4, 2002.

BIBLIOGRAFIA COMPLEMENTAR

ABDALLA, R. J.; COHEN, M. *Lesões nos Esportes: diagnóstico – prevenção – tratamento*. Rio de Janeiro: Revinter, 2003.
BUCHBINDER, R. et al. Ultrasound-guided extracorporeal shockwave therapy for plantar fasciitis: a randomized controlled trial. *JAMA*, v. 288, n. 11, 2002.
KONRAD, H.; CORDEIRO, S. M.; COELI, M. Dor, fisiopatologia e tratamento. In: LIANZA, S. *Medicina de Reabilitação*. 3. ed. Rio de Janeiro: Guanabara-Koogan, 2001.
TEIXEIRA, M. J.; VALVERDE FILHO. Dor aguda. In: TEIXEIRA, M. J. et al. *Dor: contexto multidisciplinar*. Curitiba: Maio, 2003.
YENG, L. T.; TEIXEIRA, J. T.; GREVE, J. M. D.; YUAN, C. C. Medicina física e reabilitação em doentes com dor crônica. In: TEIXEIRA, M. J. et al. *Dor: contexto multidisciplinar*. Curitiba: Maio, 2003.

CAPÍTULO 134

Lesões Musculares no Esporte

*Paulo Rogério Vieira • Angelica Castilho Alonso •
José Alberto Fregnani Gonçalves • Joaquim Paulo Grava de Sousa*

INTRODUÇÃO

O músculo esquelético tem a capacidade de adaptar-se a diferentes modalidades de exercícios, respondendo de maneira variável a cada uma delas. Uma alteração muscular, como uma dor tardia no músculo, pode causar perda de funcionalidade e levar a lesões musculares[1].

As lesões musculares podem ser de origem extrínseca ou intrínseca e são caracterizadas pela lesão com ou sem ruptura das fibras musculares, tecido conjuntivo e/ou vasos sangüíneos. A lesão do músculo pode ocorrer no ventre muscular ou nas transições músculo tendão osso, nas aponeuroses, ou mesmo no periósteo. As regiões de transição tecidual são as mais acometidas[2,3].

A lesão muscular é muito freqüente nas atividades esportivas e responde por 20 a 40% de todas as lesões no esporte, principalmente nos que exigem contato físico. O tratamento é clínico e raramente há algum tipo de indicação cirúrgica. As lesões dos membros inferiores predominam (80 a 90% das lesões) e os músculos mais acometidos são: adutores da coxa, quadríceps (reto anterior) e flexores do joelho (bíceps femoral)[2-10].

FISIOPATOLOGIA

As causas das lesões musculares podem ser divididas basicamente em três grupos: as predisponentes, por erros de mecanismo ou por outros motivos[2,11].

- Causas predisponentes
  - Condições musculares. As lesões e suas gravidades estão diretamente relacionadas às condições musculares prévias do indivíduo, pois músculos mal condicionados (encurtamento, fraqueza, desequilíbrio de forças musculares) fadigam-se mais rapidamente e podem não responder adequadamente ao reflexo neuromuscular protetor de Golgi (relaxamento a partir de um estiramento excessivo das fibras tendinosas)[2,4,6,10,12].
    - Podemos considerar que a fadiga muscular pode levar a alterações na função normal do músculo pelo esgotamento de mediadores em todos os níveis, o que causa um desequilíbrio muscular e favorece lesões[3-5,8,11,12,13]. Há também a fadiga nervosa que pelo momentâneo desequilíbrio psicoemocional poderia intervir no automatismo da contração muscular[2,3,5,12,13].
    - Práticas extemporâneas, tentativa em participar de movimentos corporais acima das condições atuais de funcionamento, quer musculares ou articulares[4,12].
    - Erros de treinamento podem predispor atletas de alto nível às lesões pela sobrecarga física, técnica e emocional da prática esportiva competitiva[4].
  - Atividades físicas mal aplicadas devido aos excessos ou inadequação (por exemplo, exercícios de força e velocidade ou aeróbio-anaeróbio aplicados em épocas errôneas) podem ser listadas como possíveis causas[2-4,6,11,12,14].
  - A constituição física também pode ter influência nesse item; indivíduos brevilíneos com hipertrofia muscular, músculos poliarticulares e alterações posturais. Podem causar maior tensão durante a contração em assincronismo articular e predispor a lesões[4,8,15-17].
  - Outros fatores também merecem serem citados, tais como: condições climáticas, temperatura (fria e umidade), erro dietético, inflamações, doenças musculares, isquemias e idade[3,4,7,9-15,18]. E finalmente os equipamentos, como calçados, proteções e superfícies inadequadas para a prática desportiva.
- Erros de mecanismo
  - Contração muscular rápida e alongamentos excessivos, quando o alongamento completo do músculo supera o aumento da resistência de fricção e leva às mudanças na superfície do músculo[9,13,19-21].
  - Lesões de tecidos moles se dão inicialmente devido à falha da elasticidade das fibras colágenas, isto é, devido a uma sobrecarga, ocorre uma deformação dessas fibras de tal forma que apresentam microfalhas e pelo excesso de deformação não conseguem retornar ao seu estado de repouso original, determinando assim o estágio inicial da lesão e conforme a sobrecarga aumenta o tecido se rompe[15].
  - Alteração momentânea do equilíbrio tônico-dinâmico muscular necessário para o movimento articular está relacionada a falso movimento para correção momentânea da ação muscular em curso, ou seja, recuperar equilíbrio, modificar a direção do movimento (ação excêntrica), frenagem ou incrementar a intensidade do esforço. Podemos citar também que condições neuromotoras do atleta que geraram um erro de transmissão motora por falta de automatismo do gesto esportivo são incluídas nas causas referentes a erros de mecanismo. Em todos os casos, a causa primordial é sempre a mesma: uma contração muscular atuando de forma não coordenada que assume o papel de agente traumático, atuando indistintamente tanto no grupo agonista (contração excessiva) quanto no grupo antagonista (deficiência de descontração)[2,4,10,12,22].
- Outros motivos
  - Horário da competição.
  - Desnível técnico dos competidores.
  - Tipo de esporte e até mesmo a violência que possa ser empregada em atividades esportivas que exigem o contato físico favorecem as contusões[2,5,9,15,17].

CLASSIFICAÇÃO

Há uma grande variedade de terminologias para classificar as lesões musculares, o que ocasiona certa controvérsia na nomenclatura literária e do dia-a-dia do profissional ao classificar o diagnóstico. Distensões fibrilares, distensões fasciculares, contratura, hipertonia, retração, rupturas parciais e totais, contusão, lesões benignas e graves, espasmo, cãibra, hérnia, lesões miofibrilares, dor tardia, estiramento, rasgadura são exemplos da variação das terminologias usadas para classificar lesões musculares encontradas nesse trabalho de revisão. Além dessa variada terminologia para definir a lesão em si, ainda há várias denominações para as complicações das lesões musculares, tais como: granulomas cicatriciais, calcificações[14,15,19,23]. Outros autores classificam as lesões como agudas ou crônicas ou de acordo com a gravidade. Há necessidade de se padronizar a nomenclatura para facilitar o diálogo e informações científicas[10].

Dentro do ambiente esportivo, o termo contratura é muito usado para classificar uma ocorrência no músculo, porém, tanto a literatura médica como a etimologia da língua portuguesa nos mostram que contratura é um estado do músculo e não uma entidade patológica. Para nós, o termo que melhor retrata a lesão de grau mínimo é estiramento, que significa estender-se além de seus limites.

A classificação das lesões musculares mais aceita baseia-se na avaliação clínica e nos exames complementares, que permitem fazer uma escala de gravidade e localização, orientando assim a forma mais segura, o prognóstico e qual o tipo de tratamento indicado.

O grau e a gravidade das lesões baseiam-se no número e na extensão das fibras lesionadas[24].

Podem ser classificadas em:

- Extrínseca: contusão (trauma direto).
- Intrínsecas
  - Mialgias (dor tardia).
  - Estiramento de grau I.
  - Rupturas
    - *Grau II*: parcial.
    - *Grau III*: total.

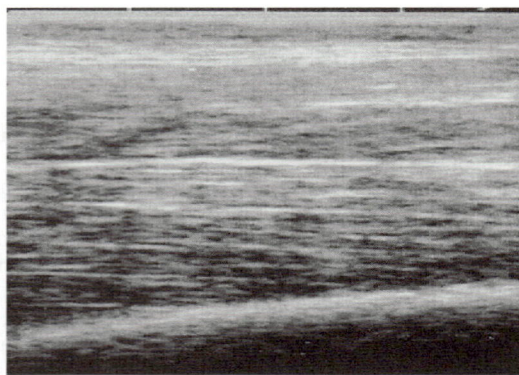

Figura 134.1 – Imagem ultra-sonográfica de uma ruptura de grau I.

Extrínseca

Contusão

Tipo de lesão causada por trauma direto, muito comum nos esportes de contato, consiste em esmagamento do músculo entre o causador e a superfície óssea. Pode ser classificada de acordo com os sinais e/ou sintomas e o grau de impotência funcional, em contusões leves ou graves[24].

Intrínsecas

Mialgias (Dor Tardia)

A dor muscular pós-exercício é também conhecida como dor muscular de início tardio ou dor muscular tardia. Ocorrendo como conseqüência da intensidade do exercício não habitual realizado por um indivíduo, está mais associada a exercícios excêntricos e sobrecarga mecânica[22,24].

Ruptura de Grau I (Grau Mínimo)

A ruptura de grau mínimo ocorre quando um músculo ultrapassa seu limite de elasticidade e há um dano microscópico, não visível ao exame ultra-sonográfico, e um pequeno número de fibras musculares são rompidas[2,17,24] (Fig. 134.1).

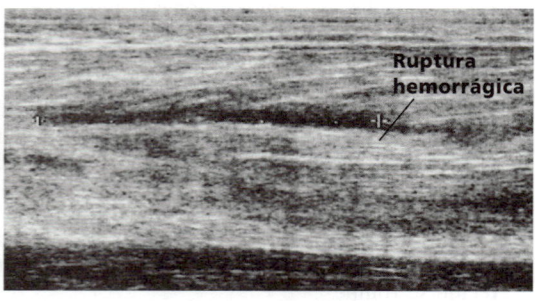

Figura 134.2 – Imagem ultra-sonográfica de uma ruptura de grau II do músculo.

Ruptura Parcial ou Grau II

Lesão considerada moderada, com ruptura parcial das fibras do músculo acometido. A foto abaixo nos mostra uma imagem hipoecóica denotando a ruptura das fibras e a conseqüente hemorragia (Fig. 134.2).

Ruptura Total ou Grau III

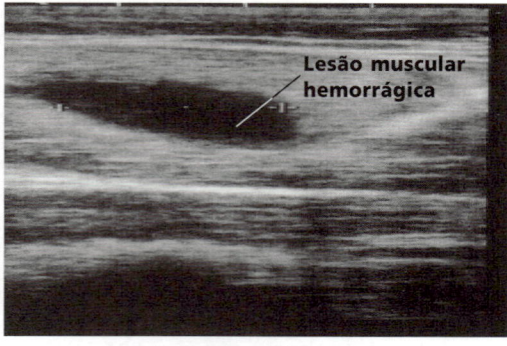

Figura 134.3 – Imagem ultra-sonográfica de uma ruptura total do músculo.

Lesão grave. Na figura a seguir podemos observar uma área anecóica (hematoma) sem nenhuma presença de fibras de preenchimento, representando um rompimento total das fibras musculares (Fig. 134.3).

QUADRO CLÍNICO

Mialgias

O conjunto de sintomas inclui dor (ou sensação dolorosa) de natureza difusa e não aguda, com intensidade variável, dependendo do estímulo da carga relativa para o sistema neuromusculotendíneo do indivíduo e geralmente se manifesta de 24 a 48h após a sessão de exercícios. Os sintomas podem durar até uma semana, com muitos casos resolvidos em 72h, e a intensidade dos sintomas atinge seu pico em 48h[22,24].

Contusão

Na contusão, a diferença está na descrição e história do trauma; a localização da lesão pode ser mais difícil, pois outras estruturas podem estar comprometidas. Pode ou não haver equimose local (nas lesões intramusculares), mas a hemorragia pode estender-se a outros locais e planos fasciais, até bem distantes da lesão, dependendo da energia do trauma. A limitação de movimentos será proporcional à intensidade do trauma[3,4].

Lesão de Grau I

Apresenta um quadro clínico que se traduz por *incômodo muscular* e mau funcionamento motor, presença de dor à palpação durante o alongamento e contração contra a resistência do músculo atingido, mas sem impotência funcional importante. Normalmente, permite a continuação na atividade esportiva, mas deixa uma porta aberta para complicações secundárias de ruptura parcial ou total. Nesses casos, a clínica é positiva, porém o exame ultra-sonográfico não apresenta grandes alterações.

Lesões de Graus II e III

Nas lesões musculares de graus II e III a história é muito nítida, pois o paciente relata exatamente o mecanismo, o momento e a localização da dor no músculo acometido[15,23].

No curso de um esforço esportivo acelerado (corrida ou arremesso), o atleta nota a presença de dor de início súbito, que o obriga a interromper a atividade, com perda de ritmo e queda no solo[4]. A dor da ruptura é descrita como um *tiro* ou *estalido* e não é raro que no primeiro momento o atleta tenha a sensação de ter sido atingido por uma pedrada ou disparo, atenuando-se rapidamente e permanecendo um tipo de dor muscular difusa de intensidade variável, dependendo da intensidade da lesão[2,3,15,18].

A solução de continuidade, proporcional à gravidade de cada caso, é um sinal facilmente visualizado nas rupturas graves de músculos superficiais. O edema pode passar despercebido nas rupturas de músculos mais profundos.

O hematoma ocorre com freqüência e é proporcional à espessura dos vasos lesados e não à intensidade do trauma na estrutura muscular comprometida[2].

Nas lesões de grau II o exame clínico mostra alterações evidentes: dor localizada, edema, desconforto, impotência funcional parcial na contração ou alongamento do músculo acometido e pode se perceber a lesão pela palpação[17,24]. É importante ressaltar que a fraqueza muscular presente é proporcional à extensão da lesão. A ruptura incompleta pode tornar-se completa, com freqüência, daí a importância do diagnóstico precoce e intervenção imediata.

Nas lesões de grau III observamos a presença de derrame, equimose, às vezes, hematoma palpável e grande impotência funcional[2,17,24]. Em uma ruptura total é comum a perda completa da função. Esse grau de lesão é freqüente no ventre muscular e clinicamente pode acompanhar um estalido audível, associado a dor intensa, edema, ou abaulamento do músculo retraído[2-4,10,11,15,18].

DIAGNÓSTICO

O diagnóstico se baseia em uma anamnese criteriosa, que identifique o mecanismo da lesão, com uma boa descrição do acidente: como ocorreu, intensidade e característica da dor (queimação ou fisgada), aguda ou recidiva e qual o tempo decorrido até o atendimento[2,9].

EXAME FÍSICO

- Inspeção muscular estática: deve-se observar edema localizado, fenda ou falha muscular, hematomas e equimoses sugestivos de ruptura completa[4].
- Na *palpação*, observamos a tensão muscular, abaulamentos ou fendas, testes de movimentação passiva, alongamentos, mobilizações ativas e resistidas são realizados para tentar graduar a lesão[14].

EXAMES COMPLEMENTARES

Os exames mais úteis no diagnóstico da lesão muscular são a ultra-sonografia e a ressonância magnética.

A ultra-sonografia é mais utilizada pela facilidade de execução, baixo custo, fácil localização e evolução de todo processo cicatricial (Fig. 134.4), mas exige um profissional especializado e experiente na área musculoesquelética.

A ressonância magnética (Fig. 134.5) fica reservada para casos duvidosos ou de má evolução. A dificuldade da execução desse tipo de exame se dá pelo alto custo e sua difícil realização[2-5,7,9,10,14,17,18,25].

Nas lesões de grau I a clínica é positiva, porém a ultra-sonografia não apresenta alterações relevantes. Nas lesões grau II e III pode-se observar imagens hipoecóicas ou anecóicas, demonstrando a presença marcante do hematoma e das alterações estruturais do músculo lesado.

OBJETIVOS DO TRATAMENTO

Os objetivos iniciais do tratamento são alívio da dor, ganho de amplitude normal de movimento e cicatrização adequada das estruturas para então recuperarmos força, flexibilidade e coordenação da contração muscular para finalmente devolvermos o atleta ao esporte[2,10].

PROCESSO DE CICATRIZAÇÃO

Para que o tratamento tenha sucesso, é importante considerar a evolução do processo de cicatrização da lesão muscular. O músculo esquelético tem alta capacidade de recuperação, que se inicia quase de imediato após a lesão. Após a ruptura muscular ocorre uma seqüência de eventos denominados de ciclo de degeneração e regeneração que se inicia com a digestão dos componentes celulares danificados, seguindo-se a proliferação e depois a fusão das células satélites. E por fim, a recuperação da função muscular. Podemos dividir esse processo em três fases, porém elas se sobrepõem. O período de tempo para cada uma delas depende da ordem do tecido lesado, idade, dieta, entre outros.

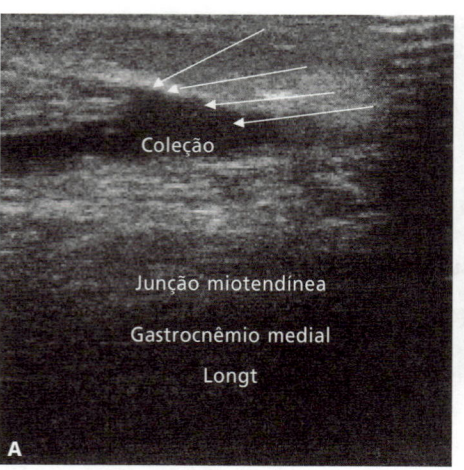 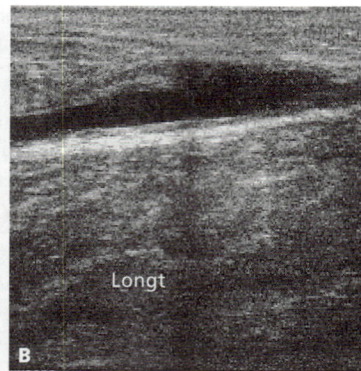 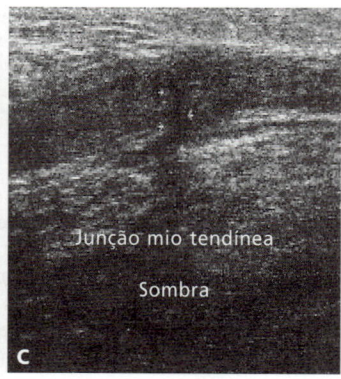

Figura 134.4 – Imagens ultra-sonográficas exemplificando a evolução da cicatrização, mostrando um preenchimento de fibras colágenas dentro da lesão. (A) 5 dias pós-lesão. (B) 24 dias pós-lesão. (C) 71 dias pós-lesão.

Fase Inflamatória

Estágios iniciais (48 a 72h pós-lesão) – nessa fase surgem as alterações vasculares devido à ruptura das fibras colágenas e vasos sangüíneos, resultando em hemorragia e resposta humoral mediada pela liberação de agentes quimiotáticos e vasoativos que causam o processo inflamatório. A lesão do tecido conjuntivo dos vasos sangüíneos pode resultar em hemorragias locais, que são agravadas pelo ingurgitamento vascular natural do exercício.

O sangue e outros fluidos extravasados se depositam nos espaços intracelulares e intersticiais do músculo e produzem o hematoma[2,23,26]. Nos casos mais graves, quando a bainha do músculo é danificada, há o aparecimento de um espaço causado pelas fibras rompidas retraídas. A lacuna da ruptura é preenchida com o hematoma.

O grau de gravidade desse evento é diretamente proporcional à vascularização do músculo e inversamente proporcional ao grau do tônus muscular[17,23,26-28]. O hematoma intramuscular é mais comum nas lesões intrínsecas e os hematomas intersticiais nas extrínsecas. A hemorragia no local cessa com o aumento ou retorno do tônus intramuscular comprimindo os pontos de sangramento.

A força de tensão muscular depende da rede de fibras que se forma no foco de lesão que mantém as suas duas extremidades unidas. Essa fibra, denominada *fibra-vínculo*, é muito frágil e a força tênsil precisa ser controlada para não rompê-la, prolongando ainda mais a fase inflamatória[15]. Normalmente, a coagulação se completa após algumas horas, embora o coágulo sangüíneo e a fibra-vínculo permaneçam friáveis por três dias, com alto risco de nova hemorragia. O uso de procedimentos terapêuticos locais intempestivos como massagens, manipulações e movimentações podem causar novas rupturas e hemorragias, que mantêm o quadro de dor e inflamação local[23]. A resolução do hematoma é feita por um processo de absorção e fibrose, que é dependente da gravidade da lesão ocorrida.

Estágio de revascularização (três a sete dias pós-lesão) – no final da fase inicial aparecem os macrófagos, que fazem a retirada do tecido necrosado e facilitam a proliferação dos fibroblastos, que são os formadores das fibras colágenas. Também nesse momento inicia-se o processo de revascularização. O período inflamatório (inicial e de revascularização) dura em

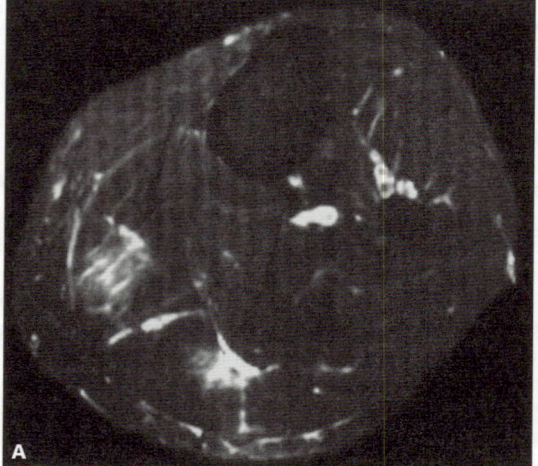 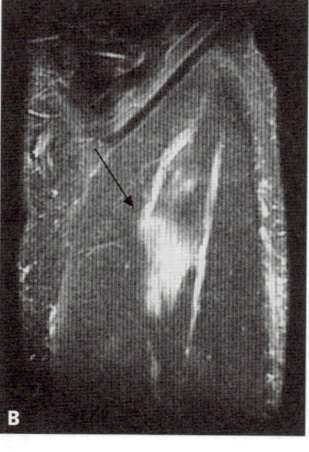

Figura 134.5 – Imagens da ressonância magnética nos planos transversal (A) e sagital (B).

média sete dias e tem seu pico no terceiro dia. Nessa fase, outros componentes celulares podem ser afetados: perda da regularidade das miofibrilas com desorganização da região do disco Z, alteração da forma e distribuição das mitocôndrias dentro da célula e desaparecimento de partículas de glicogênio. É a fase da degeneração caracterizada pelo desmanche da célula danificada[3,4,20-22,26,29,30].

Fase de Proliferação

Estágio subagudo de reparo – a reorganização muscular tem início a partir da ativação das células satélites localizadas entre a membrana basal e o plasmalema. Essa fase dura de 4 a 21 dias pós-lesão, mas pode chegar a seis semanas e é caracterizada pela síntese e deposição do colágeno. As substâncias e toxinas da fase inicial são removidas e inicia-se o crescimento dos leitos vasculares na região.

Há aumento da atividade fibroblástica, formação de colágeno e desenvolvimento do tecido de granulação. Os fibroblastos estão presentes em grande número a partir do quarto dia após a lesão até o 21º dia para produzir colágeno. O colágeno imaturo substitui o exsudato que formou o coágulo inicial e do tecido areolar partem prolongações conjuntivo-vasculares que penetram no hematoma central, dando origem a um tecido conjuntivo jovem que preenche a solução de continuidade. O fechamento da ferida no músculo leva de cinco a oito dias[20-22,26,30].

Estágio de cicatrização – a fase de reparo e cicatrização gira em torno de três semanas, é produzido tecido conjuntivo imaturo, fino, desorganizado e muito frágil, facilmente rompido por cargas excessivas.

Crescimento e alinhamento adequados precisam, no entanto, ser estimulados pela aplicação de cargas de tensão apropriadas, ajustadas às linhas de ação das fibras musculares lesadas, para que se mantenha a amplitude de movimento, se reduza a formação cicatricial e se previna a ocorrência de aderências com os tecidos vizinhos.

A força desse tecido aumenta progressivamente e atinge o grau máximo em alguns meses do início de sua formação. O caráter vascular dessa primeira ponte de união desaparece gradativamente e as fibras conjuntivas vão se dispondo de forma longitudinal através de um tecido fibroso esbranquiçado que será a cicatriz definitiva. Ocorre então uma *substituição fibrosa* com fibras que se orientam ao longo das linhas de tensão aplicadas à lesão e trazem maior resistência tênsil ao tecido[8].

A resistência da lesão à ruptura aumenta com a deposição de colágeno: atinge 20% da resistência normal no 21º dia. A resistência final será de 70 a 80% do valor normal e a regeneração completa se faz em seis meses após a lesão[4,10,22].

Fase de Maturação e Remodelação

Estágio de maturação – existe uma sobreposição com o estágio de proliferação, pois se inicia ao redor do 14º ao 21º dia pós-lesão. A cicatrização da ferida ocorre por segunda intenção e é efetuada pela contração do tecido de granulação. O objetivo é reduzir a superfície da área cruenta para a subseqüente cicatrização. O estágio de maturação cicatricial, definido pela síntese de colágeno, dura de 8 a 12 meses[25,29].

Estágio de remodelagem – pode demorar até vários anos pós-lesão e se caracteriza pela reposição parcial do colágeno tipo III pelo tipo I[29,30]. O remodelamento ocorre na medida em que as fibras de colágeno tornam-se mais espessas e orientadas em resposta às cargas efetuadas sobre os tecidos conjuntivos.

A cicatriz se retrai pela ação dos miofibroblastos. Quanto maior a densidade do tecido conjuntivo, maior o tempo de remodelação.

Pela forma de união das moléculas de colágeno imaturo, a remodelagem pode ser alcançada pela manutenção de um programa de mobilização delicado e persistente por oito a dez semanas.

O tecido cicatricial também adere com facilidade aos tecidos vizinhos, fato que pode prejudicar a mobilidade, daí a importância de se manter a mobilização da cicatriz.

Na medida em que a estrutura de colágeno se altera pelo aumento do número de ligações covalentes, a cicatriz torna-se mais forte e resistente ao remodelamento, podendo não responder de forma satisfatória ao alongamento, havendo, às vezes, necessidade de liberação cirúrgica, caso haja necessidade de aumentar a amplitude do movimento[20].

TRATAMENTO

Diagnóstico precoce e correto é muito importante para que se estabeleça um programa de reabilitação o mais adequado possível para a recuperação e retorno do atleta as suas atividades esportivas em curto prazo e com menores chances de recidivas.

As condutas a serem tomadas diante das lesões musculares se baseiam nas etapas de regeneração do tecido envolvido, assim o tratamento se divide em fases, isto é, mediante cada etapa de recuperação da lesão, traçam-se objetivos embasando a escolha do melhor programa no momento.

FASE INFLAMATÓRIA

Controle do Processo Inflamatório e Alívio da Dor

Nessa fase é importante o controle do processo inflamatório, dessa forma os autores são unânimes em preconizarem gelo, compressão, elevação, repouso e medicamentos, dentre eles os analgésicos, os relaxantes musculares e antiinflamatórios não hormonais (AINH), com os objetivos de aliviar dor e espasmo, drenar o exsudato, minimizar novas degenerações e controlar edema e hemorragias. Porém, é importante que haja apenas o controle e não a erradicação precoce do processo, para que ele possa favorecer a resolução da lesão.

Ruptura de Grau I

Primeiro ou segundo dia (estado agudo):

- Elevação do membro.
- Repouso.
- Crioterapia.
- Correntes elétricas analgésicas.
- Drogas antiinflamatórias.

Terceiro ao sétimo dia:

- Contraste com toalhas quentes e gelo.
- Correntes elétricas (analgésicas).
- Ondas curtas pulsado.
- Ultra-som pulsado.
- Hidroterapia.

Ruptura Parcial (Grau II) e Total (Grau III)

Primeiro ou segundo dia pós-lesão:

- Repouso de todas as atividades durante 15 dias.
- Primeiros socorros.
- Crioterapia.

- Elevação do membro.
- Enfaixamento compressivo.
- Drenagem linfática.
- Correntes elétricas analgésicas.
- Drogas antiinflamatórias.
- Evitar deambulação.

Terceiro ao décimo quarto dia:

- Contraste com toalhas quentes e gelo.
- Hidroterapia.
- Eletroterapia (analgesia) – Correntes elétricas de média e baixa freqüência e/ou outras modalidades analgésicas, ondas curtas pulsado, ultra-som pulsado.

FASE PROLIFERATIVA E MATURAÇÃO
Mobilizações, Alongamentos e Remodelamento

É a partir dessa fase que começam a surgir controvérsias quanto às condutas a serem tomadas após a lesão.

As questões a serem formuladas pelo fisioterapeuta são: quais os benefícios e malefícios da mobilização precoce? Quando, quanto e como devemos aplicar os exercícios reabilitatórios a fim de que o processo cicatricial seja favorecido de maneira correta, bem como a prevenção da instalação de possíveis consequências, como miosite ossificante e hematomas inter ou intramusculares.

Alguns autores são categóricos ao afirmar que os movimentos ativos são contra-indicados no local onde há um processo patológico ativo, assim como os alongamentos também o são[20].

Em um segundo momento, na fase proliferativa é importante evitar aderências e cicatrização indesejável. A meta final é a formação de uma cicatriz forte e móvel no local da lesão, de modo que ocorra restauração completa e sem dor na função[29].

A prioridade é flexibilização da cicatriz e deslizamento de todo tecido aderido. Porém os músculos e tendões são dominados pelo efeito da inatividade, desuso e inibição da ativação muscular por causa da dor e repouso, a amplitude de movimento (ADM) e o comprimento das fibras podem estar limitados, o balanço postural e os movimentos de coordenação também[4,14].

O primeiro objetivo é minimizar os efeitos da inatividade, mas é importante observar que o novo tecido que se desenvolve é frágil e rompe-se facilmente.

A restauração do comprimento muscular precede o fortalecimento e o parâmetro para se realizar os alongamentos é o limite da dor[5,19,20].

Damos preferência nessa fase aos alongamentos e posturas de tensionamento executados de forma ativa pelo atleta e não ativo-assistido pelo fisioterapeuta, assim teremos um maior controle dos parâmetros de segurança.

Destacamos a importância do alongamento dos músculos antagonistas envolvidos na lesão, pois se estiverem encurtados, o esforço e o gasto energético do movimento serão maiores.

O remodelamento ocorre à medida que as fibras de colágeno sofrem uma maior orientação e alinhamento em resposta às cargas aplicadas em tecidos conjuntivos. À medida que a estrutura de colágeno se altera e se espessa, torna-se mais forte e resistente ao remodelamento. Uma cicatriz antiga responde precariamente aos alongamentos. O tratamento sob essas condições requer alongamento adaptativo nos tecidos vizinhos à cicatriz ou liberação cirúrgica.

As massagens de fricção transversal também são outro ponto de controvérsia entre os autores, pois alguns já a fazem no período inflamatório, contradizendo o que eles próprios afirmam: que o fechamento da ferida no músculo demora de cinco a oito dias e o tecido imaturo é frágil e facilmente lesado[18].

Em pessoas normais, a coagulação é completa em algumas horas, embora no momento que a cicatriz (coágulo) ainda é friável (2 a 3 dias) nova hemorragia é resposta de um trauma adicional, como por exemplo, massagens[23].

Utilizamos a terapia manual (Fig. 134.6) após o preenchimento de fibras de colágeno na lesão sem processo inflamatório, observado na ultra-sonografia, pois as técnicas de terapia manual devem ser consideradas não apenas como métodos de inibição da dor ou melhora do movimento artrocinemático, mas também para aplicação de energia biomecânica ao colágeno que sofreu traumatismo, ajudando no processo de regeneração das fibras[31].

Para Bienfait, por meio da terapia manual liberamos a fáscia do músculo, facilitando drenagem, alinhamento das fibras e relaxamento muscular[4]. Em consequência, teremos uma facilitação em todo trabalho de alongamento e ganho de força, principalmente porque essa técnica terapêutica se baseia na teoria de cadeias musculares, onde teremos um ganho real no alongamento.

Ocorre ainda a utilização de um programa de exercícios terapêuticos, favorecendo o realinhamento das fibras para que não ocorra um emaranhamento das traves de colágeno, diminuindo assim as retrações, bem como a recapilarização dos tecidos, além de diminuir a hipotrofia gerada pela imobilidade.

Damos início ao trabalho aeróbio em cadeia cinética fechada (CCF), pois conforme afirma Kitchen, no processo de remodelagem as fibras reorientam-se ao longo das linhas de tensão aplicadas à lesão, resultando assim em maior resistência tênsil do tecido, e os princípios básicos da CCF apresentados por Mello afirmam que quando um segmento distal sofre considerável resistência durante o exercício, o recrutamento muscular e o movimento articular ocorrem de forma diferente, mais próximos de exercícios funcionais e ligados ao esporte, do que quando executados livremente, ou seja, em cadeia cinética aberta (CCA), que são exercícios mais localizados e específicos[29,32].

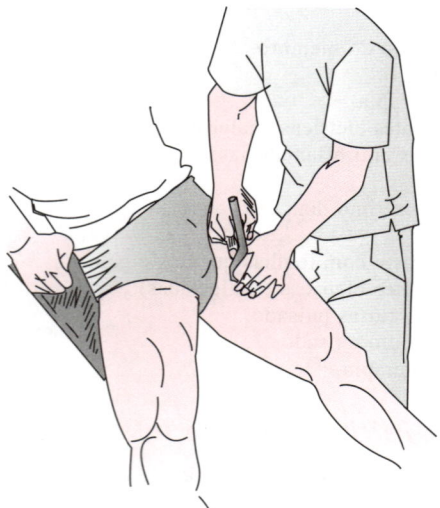

Figura 134.6 – Terapia manual (crochê) na muscular adutora da coxa.

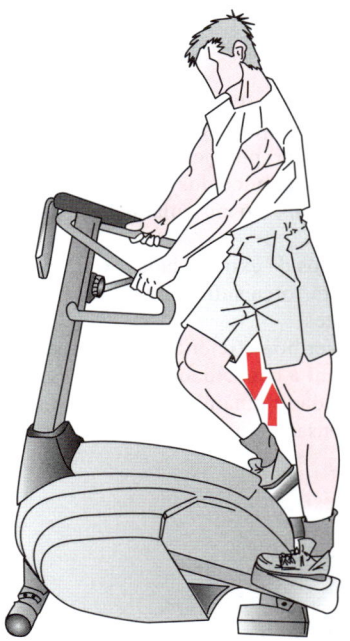

Figura 134.7 – Simulador de subir e descer de degraus.

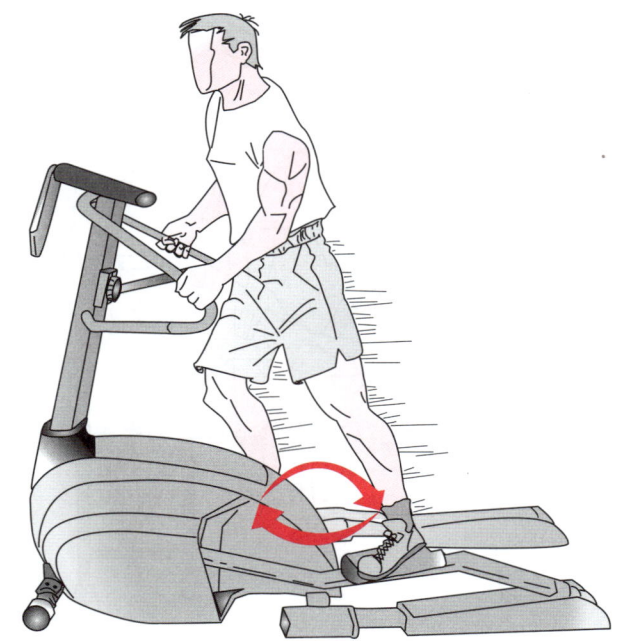

Figura 134.9 – Simulador de trote (elíptico).

Exercícios que desenvolvam o sinergismo muscular são iniciados, pois sustentam a função dos músculos agonistas, que se encontram fracos, necessitando de força e flexibilidade. Podemos afirmar que atividades em CCF favorecem a linha de tensão necessária para reorientação das fibras, com menor possibilidade de agressão ao tecido em processo de cicatrização. Bicicletas, máquinas que simulam subida e descida de degraus (Fig. 134.7), aparelhos que imitam o ato de esquiar (Fig. 134.8) ou mesmo que simulam o trote (elípticos) (Fig. 134.9), são exemplos de atividades em CCF amplamente utilizados por nós nessa fase de reabilitação, pois não criam tensionamentos musculares específicos e demasiados.

Na fase inicial do processo de fortalecimento não fazemos uso de exercícios em CCA no músculo afetado, concordando com alguns autores que preconizam não sobrecarregar a estrutura em questão cedo demais após a lesão, pois a integridade do tecido muscular está inicialmente enfraquecida[3,5]. O perigo do aumento abrupto de sobrecarga na região lesada acima da resistência do músculo pode levar a nova lesão[10].

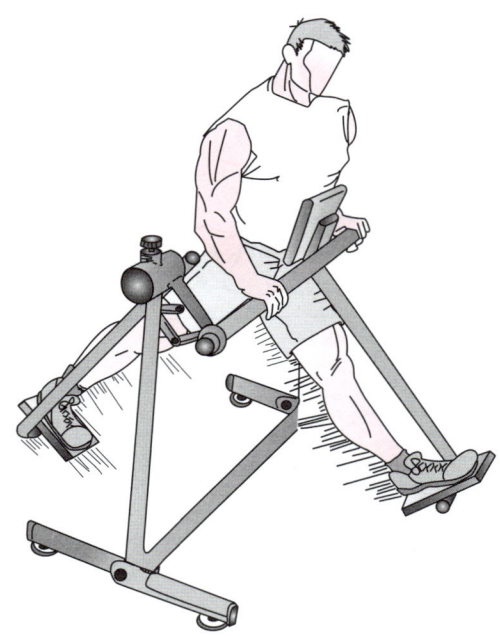

Figura 134.8 – Simulador de esqui.

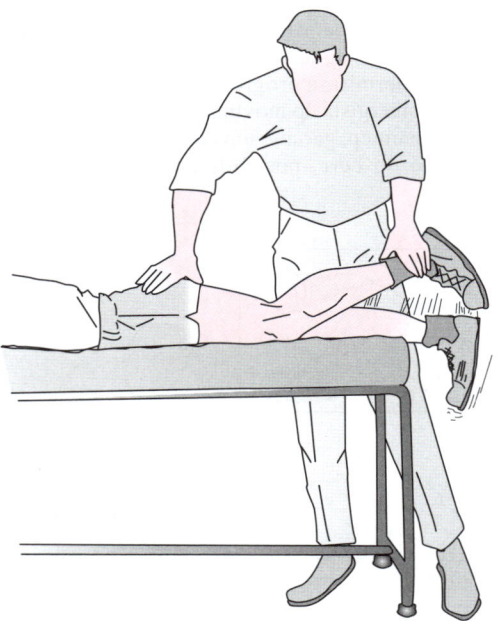

Figura 134.10 – Exercício coordenativo (excêntrico/concêntrico) com resistência manual para isquiotibiais.

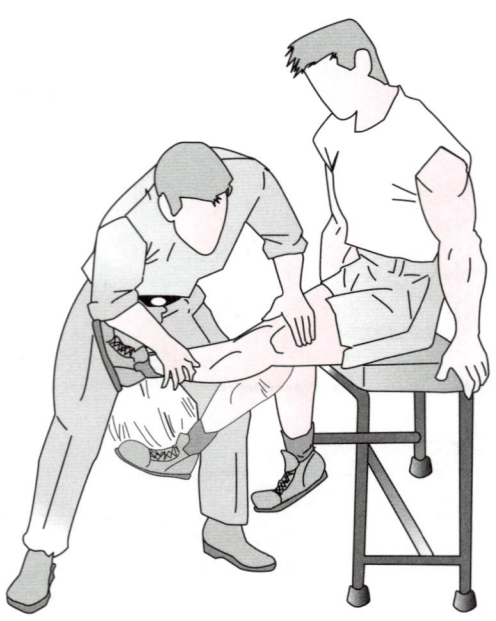

Figura 134.11 – Exercício coordenativo (excêntrico/concêntrico) com resistência manual para quadríceps.

Com a evolução clínica favorável e alta ultra-sonográfica (que significa ótimo preenchimento da lesão por traves de colágeno) damos início ao trabalho coordenativo da contração muscular em CCA de forma delicada e persistente, ou seja, exercícios ativos com resistências manuais concêntricos e excêntricos (Figs. 134.10 a 134.12), dando ênfase ao desenvolvimento da função e coordenação da contração muscular. A propriocepção específica para o esporte será conquistada com mudanças de direção, saltos, giros e um incremento gradativo dos esforços submáximos.

Subseqüentemente ao trabalho coordenativo, iniciamos o ganho de resistência muscular localizada, ou seja, cargas leves e muitas repetições.

Um treinamento de estabilização dinâmica do complexo lombar pélvico dos quadris, conhecido como *core*, é crucial no sentido de permitir a progressão dos exercícios em CCF, agindo como sinergista do movimento, pois melhora o controle postural dinâmico, garante um equilíbrio muscular apropriado em torno do *core*, possibilita flexibilidade tridimensional dinâmica, permite a expressão da força funcional dinâmica e melhora a eficiência neuromuscular[33] (Figs. 134.13, *A* a *D*).

Um programa de treinamento de estabilização do *core* deve ser planejado para ajudar o indivíduo a ganhar força, controle neuromuscular, potência e resistência muscular para o complexo lombar-pélvico dos quadris. Essa abordagem facilitará um funcionamento muscular balanceado de toda a cadeia cinética.

Se os músculos da extremidade são fortes e o *core* é fraco, então não haverá força suficiente criada para produzir movimentos eficientes.

Se não houver boa eficiência neuromuscular, conseqüentemente, diminui a capacidade da cadeia cinética de manter força e estabilidade dinâmica apropriada, o que leva a padrões de compensação, substituição e má postura durante ativi-

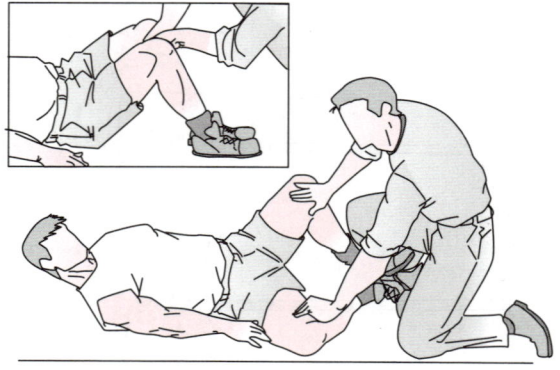

Figura 134.12 – Exercício coordenativo (excêntrico/concêntrico) com resistência manual para adutores.

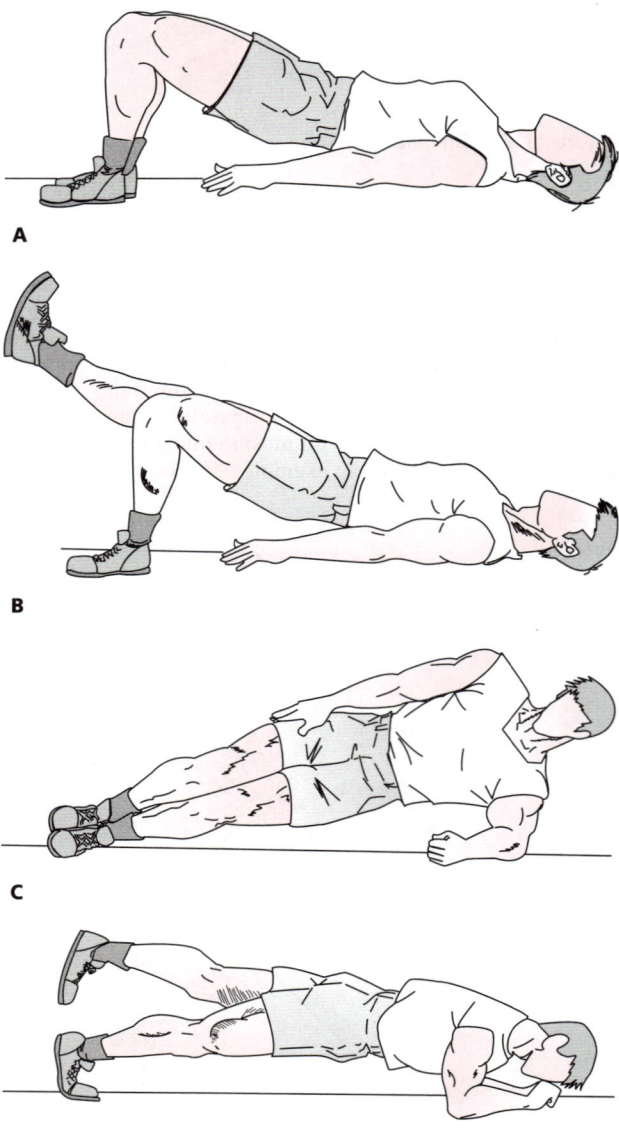

Figura 134.13 – Exercícios de estabilização do *core*. (*A*) Ponte bipodal. (*B*) Ponte unipodal. (*C*) Ponte lateral. (*D*) Ponte posterior.

dades funcionais. Isso causa aumento da tensão mecânica nos tecidos, levando a microtraumas repetitivos, biomecânica anormal e lesão[33].

Ruptura de Grau I

Nos quadro subagudos deve haver resolução no sétimo dia.
Observação: todos os procedimentos devem ser feitos na ausência de dor.
Início de:

- Alongamentos.
- Autoposturas baseadas no método de cadeias musculares.
- Terapia manual (ver Fig. 134.6) e massagens suaves.
- Exercícios em CCF (sinergismo – ativação muscular sem tracionar demasiadamente a lesão).
- Bicicleta, aparelhos funcionais (ver Figs. 134.7 a 134.9).
- Exercícios coordenativos, ou seja, exercícios ativos concêntricos e excêntricos com resistência manual (ver Figs. 134.10 a 134.12).
- Exercícios de estabilização do *core* (ver Fig. 134.13, A a D).
- *Leg press* (Fig. 134.14).
- Borrachas biarticulares (chutes, pedalagem).
- Agachamentos de grande amplitude.
- Propriocepção para o esporte, mudanças de direção (Fig. 134.15), saltos (pliométricos), giros.

Ruptura Parcial (Grau II) e Total (Grau III)

Décimo quinto dia:

- Flexibilização das aderências.
- Eletroterapia.
- Massagens transversais.

Início de:

- Alongamentos clássicos gerais.
- Autoposturas específicas em cadeias musculares.
- Terapia manual (ver Fig. 134.1), manobras miofasciais específicas.

Observação: para as lesões de grau III esperar após o 21º dia.

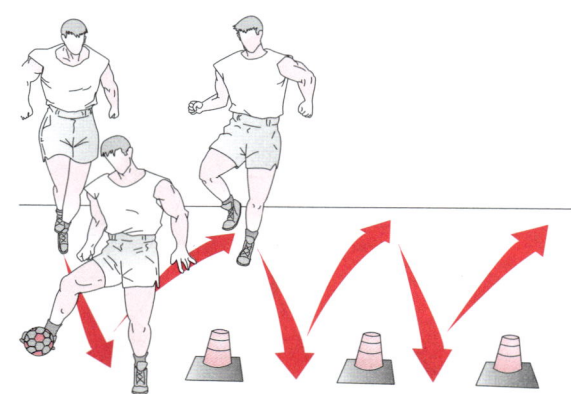

Figura 134.15 – Mudanças de direção (anterior/posterior).

- Início de trabalho aeróbio em CCF.
- Bicicleta, aparelhos funcionais (ver Figs. 134.7 a 134.9), leve trote em piscina e depois na grama, com volumes e intensidades moderadas, 60 a 70% do $VO_{2máx}$.
- Exercícios que enfoquem o trabalho da sinergia muscular em CCF: por exemplo, *leg press* (ver Fig. 134.14).

Décimo sétimo dia:

- Trabalho de coordenação da contração muscular, ou seja, exercícios ativos concêntricos e excêntricos com resistência manual (ver Figs. 134.10 a 134.12).
- Exercícios de estabilização do *core* (ver Fig. 134.13, A a D).
- Agachamentos progressivos (Fig. 134.16).

Vigésimo primeiro dia:
Se o preenchimento na lesão estiver adequado e o quadro clínico favorável, início de:

- Propriocepção específica para o esporte: mudanças de direção (Fig. 134.15) saltos (Fig. 134.17), giros, chutes etc.

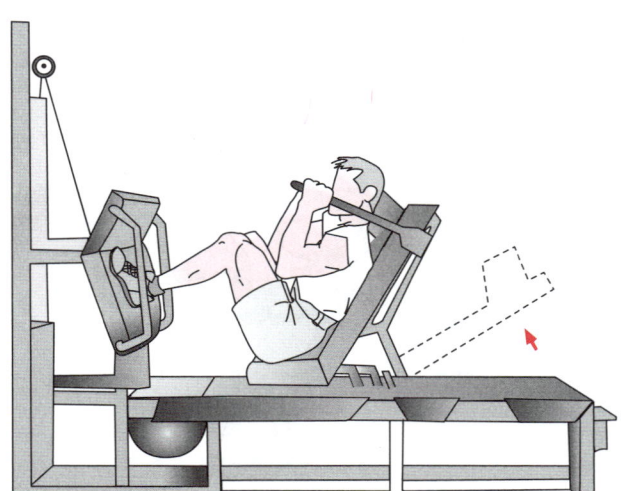

Figura 134.14 – *Leg press* (cadeia cinética fechada).

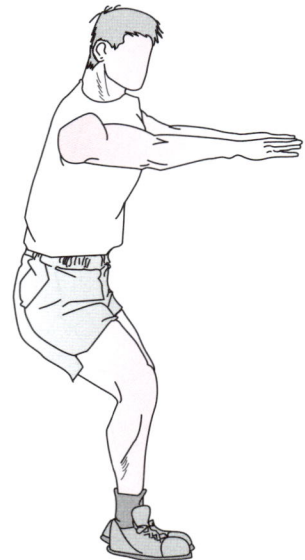

Figura 134.16 – Agachamento.

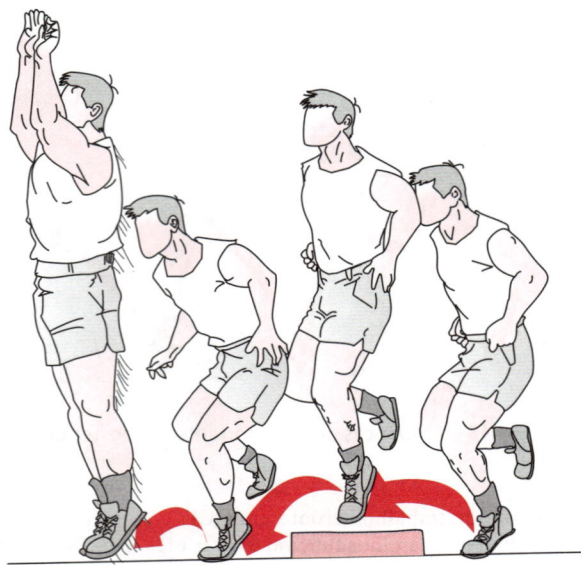

Figura 134.17 – Exercícios pliométricos.

FASE DE MATURAÇÃO

Restauração da Função Muscular e Manutenção

A partir daí o atleta é liberado para o departamento de fisiologia do exercício, para avaliação dos limiares de treinamento, pois antes da volta à competição os pacientes devem passar por treinos estressantes e testes de níveis gerais de exercícios que incluam amplitude de movimento total, alongamentos e contrações.

Retornar ao esporte depende da restauração da função muscular (comprimento e força) e bons resultados nos testes de *performance* (o comprimento muscular deve estar pelo menos igual ao músculo não lesionado) e na prova de função muscular livre de dor[5].

Testes de *performance* – são testes específicos usados para testar a habilidade do atleta para retorno aos jogos, como por exemplo, testes que incluam cortes, saltos, giros, entre outros.

É importante lembrar também que dentro da reabilitação ainda está incluso o trabalho de prevenção das lesões, que inclui aquecimento, fortalecimento e alongamento muscular, modificações quanto a equipamentos e alterações nas técnicas de treinamento, entre outros.

Rupturas de Grau I

Oitavo dia:

- Liberação para o departamento de fisiologia do exercício.
- Adaptação progressiva aos esforços máximos por meio de atividades anaeróbias láticas e aláticas.
- Treino físico e propriocepção para o esporte com o departamento técnico.

Nono dia:

- Treino com bola.

Décimo dia:

- Testes isocinéticos.
- Atividade competitiva liberada.

Controle e manutenção:

- CCA – pouca carga e muitas repetições (Figs. 134.18 a 134.20).
- Coordenativo – resistência manual (concêntrico/excêntrico) mais intenso (ver Figs. 134.10 a 134.12).
- Borrachas biarticulares.

Rupturas Parcial (Grau II) e Total (Grau III)

Vigésimo primeiro dia:

Se o preenchimento na lesão estiver adequado e o quadro clínico favorável, início de:

- Liberação para o departamento de fisiologia do exercício.
- Adaptação progressiva aos esforços máximos por meio de atividades anaeróbias lácticas e aláticas.

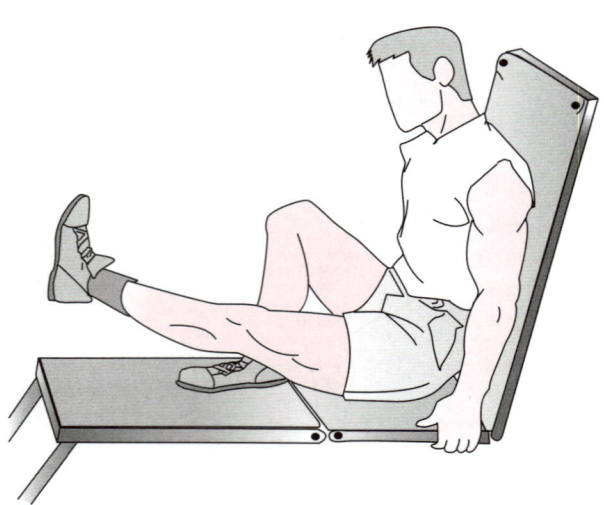

Figura 134.18 – Cadeia cinética aberta. Exercícios para quadríceps.

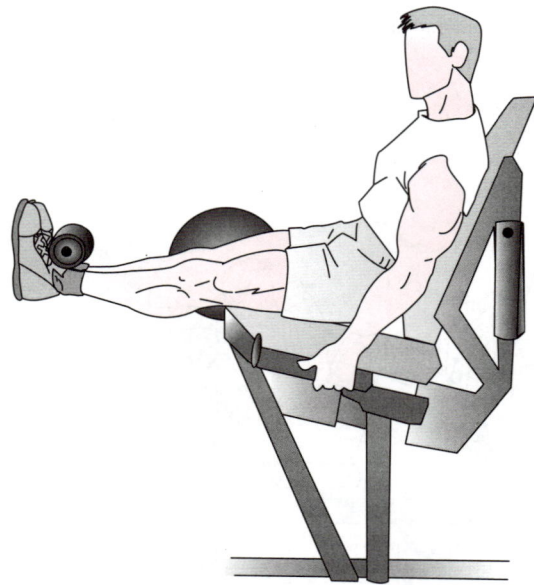

Figura 134.19 – Cadeia cinética aberta. Exercícios para quadríceps na mesa extensora.

Vigésimo quinto dia:

- Treino com bola.

Trigésimo dia:

- Testes isocinéticos.
- Atividade competitiva liberada.

Controle e manutenção:

- CCA – pouca carga e muitas repetições (Figs. 134.18 a 134.20).
- Coordenativo – resistência manual (concêntrico/excêntrico), mais intenso (ver Figs. 134.10 a 134.12).
- Borrachas biarticulares.

Contusão

Raramente as contusões de graus II e III necessitam de drenagem cirúrgica:

- 0 a 24h: compressão e gelo com alongamento.
- 24 a 48h: gelo com alongamento, se possível bicicleta.
- 48 a 72h: contraste, alongamentos, terapia manual, amplitude de movimento, retomada do treino normal.

Mialgias (Dor Tardia)

- Modificar treinamento
  - Volume/intensidade.
  - Tipo de exercício.

Tem-se demonstrado que uma abordagem combinada de exercícios, descanso de atividades que possam causar danos, treinamento aeróbio que evita atividade muscular excêntrica, medicamentos e algumas modalidades físicas analgésicas, tem bons resultados nas mialgias[22].

- Banheira gelada (15ºC) – 10min: segundo Rodrigues, a hipotermia local reduz a dor por efeito de dois mecanismos: *efeito direto*, pela elevação do limiar da dor com resfriamento das fibras nervosas receptoras (o frio reduz a transmissão nervosa das fibras/receptores nervosos) e *efeito indireto*, pela remoção da causa da dor: espasmo, edema[34].
Na experiência do dia-a-dia é observado que banhos frios em banheiras com tempo em torno de 10min são muito úteis no combate à dor muscular.

COMPLICAÇÕES

Tradicionalmente, as lesões musculares são vistas pelos clínicos como uma entidade patológica às vezes imprevisível e traiçoeira que exige do médico e do fisioterapeuta muito cuidado ao aplicar o protocolo de reabilitação para evitar as complicações.

Podemos citar entre as complicações: encurtamentos e aderências; miosite ossificante; infecção; formação de cisto; hérnia muscular e granuloma cicatricial.

Encurtamentos e Aderências

O tecido fibroso se estende entre as fibras musculares e pode trazer diminuição da flexibilidade pela cicatriz restrita e encurtada por aderências com aponeuroses e bainhas fibrosas de outras estruturas, piorando de forma considerável o prog-

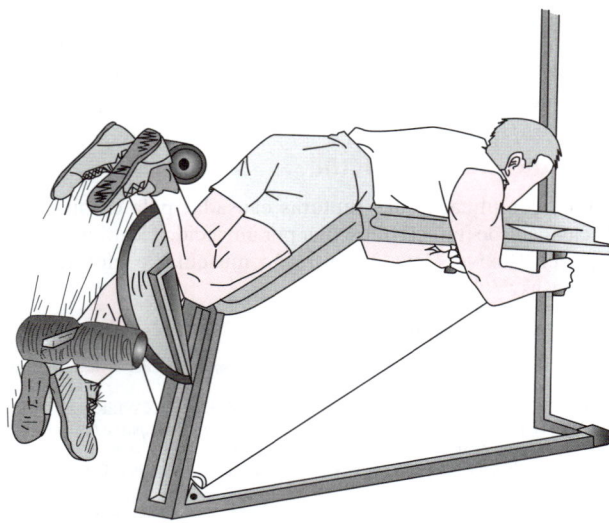

Figura 134.20 – Cadeia cinética aberta. Exercícios para isquiotibiais na mesa flexora.

nóstico de reabilitação do atleta. O encurtamento funcional do músculo leva ao aumento do tônus postural daquele grupo muscular e pode ser um fator determinante de lesões recidivantes ou de outras estruturas[1,4,10,24]. O aumento da força tênsil no local da lesão é progressivo e depende da maturação das fibras colágenas. O encurtamento pode promover pequenos traumas de repetição que geram inflamação crônica de baixa intensidade com excessiva formação de tecido cicatricial e prejuízo da função muscular[8,14,15,17,23]. A tendência a um estado de contração exagerado do tecido cicatricial pode continuar por, aproximadamente, até 12 meses[21,30].

Depressões nas rupturas completas do reto femoral anterior são seqüelas comuns, que ocorrem durante o processo de retração das extremidades das fibras que se encurtam e aderem a planos profundos, enquanto a cicatriz sem valor funcional algum ocupa imperfeitamente o espaço vazio dentro da bainha aponeurótica e forma uma depressão no local.

Algumas vezes, a cicatriz é dolorosa e causa incapacidade.

Miosite Ossificante

O tecido cicatricial pode impregnar-se de sais de cálcio, dando lugar às ossificações musculares, ou também pode ocorrer ruptura do periósteo com liberação de osteoblastomas que ossificam o hematoma. O tecido ósseo forma-se quatro a seis semanas após a lesão e pode atingir a fase de osso maduro em 3 a 6 meses.

Infecção

Não é comum em um hematoma intramuscular, mas pode ocorrer em uma área subcutânea.

Formação de Cisto

Forma-se uma cavidade preenchida por líquido seroso devido à absorção incompleta do hematoma.

Hérnia Muscular

Ruptura aponeurótica pós-trauma de alta energia. As fibras musculares se insinuam entre as bordas aponeuróticas, aparecem durante contrações mais fortes e são difíceis de serem reduzidas. O alongamento passivo pode causar dor, mas a contração ativa é muito dolorosa. Pode estar associada com descoloração da pele.

Granuloma Cicatricial

É uma complicação das rupturas causadas pela colonização da cavidade de retração muscular por um tecido cicatricial denso e pouco flexível, leva à contração muscular e mobilização dolorosas[3,8,11,14,15,24].

REFERÊNCIAS BIBLIOGRÁFICAS

1. GROSS, J.; FETTO, J.; ROSEN, E. *Exame Musculoesquelético*. Porto Alegre: Artmed, 2000. cap. 1, p. 12-25.
2. CARAZZATO, J. G. Traumatologia desportiva. In: HEBERT, S.; XAVIER, R.; JUNIOR, A. G. P.; FILHO, T. E. P. B. *Ortopedia e Traumatologia – Princípios e Prática*. 3. ed. Porto Alegre: Artmed, 2003. cap. 77, p. 1485-1518.
3. WILLIAMS, J. G. P.; SPERRYN, P. N. *Sports Medicine*. 2. ed. London: Edward Arnold, 1982. 530p.
4. BERGSON, H. L. Muscle injuries: classification and healing. In: REID, D. C.; LIVINGSTONE, C. *Sport Injury Assessment and Rehabilitation*. New York/Edinburgh: 1992. cap. 5, p. 85-101.
5. CIBULKA, M. T. Rehabilitation of the pelvis, hip, and thigh. *Clinics in Sports Med.*, v. 8, p. 777-803, 1989.
6. COHEN, M.; ABDALL, R. J.; EJNISMAN, B. et al. Lesões ortopédicas no futebol. *Rev. Bras. Ortop.*, v. 32, p. 940-944, 1997.
7. DAL PAI, V. Esporte e lesão muscular. *Rev. Bras. Neurol.*, v. 30, p. 45-48, 1994.
8. KARLSSON, J.; SWARD, L.; KALEBO, P. Chronic groin injuries in athletes – recommendations for treatment and rehabilitation. *Sports Med.*, p. 141-148, 1994.
9. PEDRINELLI, A. *Incidência de Lesões Traumáticas em Atletas de Futebol*. São Paulo, 1994. 170p. Dissertação (Mestrado) – Faculdade de Medicina da Universidade de São Paulo.
10. PINTO, S. S.; CASTILLO, A. A. Lesão muscular: fisiopatologia e tratamento. *Fisiot. Mov.*, v. 12, p. 23-36, 1999.
11. CARAZZATO, J. G. Lesões miotendíneas. In: AMATUZZI, M. M.; GREVE, J. M. D.; CARAZZATTO, J. G. *Reabilitação em Medicina do Esporte*. São Paulo: Roca, 2004. cap. 4, p. 27-35.
12. CARAZZATO, J. G. Lesões musculotendíneas e seu tratamento. *Rev. Bras. Ortop.*, v. 29, p. 723-728, 1994.
13. CARAZZATO, J. G.; CAMPOS, L. A.; CARAZZATO, S. G. Incidências de lesões traumáticas em atletas competitivos de dez modalidades esportivas. *Rev. Bras. Ortop.*, v. 27, p. 745-759, 1992.
14. ITURRI, J. J. G. Lesiones musculares y desporte. *Rev. Bras. Med. Esp.*, v. 4, p. 39-44, Mar/Abr. 1998.
15. RODRIGUES, A. *Lesões Musculares e Tendinosas no Esporte*. São Paulo: CEFESPAR, 1994. 164p.
16. BIENFAIT, M. *Fáscias e Pompages: estudo e tratamento do esqueleto fibroso*. São Paulo: Summus, 1999. 193p.
17. LETHO, M. U. K.; JARVINEN, M. J. Muscle injuries, their healing process and treatment. *Annales Chirurgine el Gynnecologine*, v. 80, n. 2, p. 102-108, 1991.
18. GARRICK, J. G.; WEBB, D. R. *Sports Injuries: diagnosis and management*. Philadelphia: W.B. Saunders, 1990. 590p.
19. GRISOGONO, V. *Sports Injuries*. London: John Murray, 1986. 720p.
20. KISNER, C.; COLBY, L. A. *Exercícios Terapêuticos – Fundamentos e Técnicas*. 2. ed. São Paulo: Manole, 1992. cap. 6, p. 211-241.
21. MODOLIN, M.; BEVILACQUA, R. G. Cicatrização das feridas: síntese das aquisições recentes. *Rev. Bras. Clín. Terap.*, v. 14, p. 208-212, Jun. 1985.
22. ALBERT, M. Excêntricos: plano de programa clínico e dor muscular de início tardio. In: *Treinamento Excêntrico em Esportes e Reabilitação*. São Paulo: Manole, 2002. cap. 4, p. 37-61.
23. THOMSON, A.; SKINNER, A.; PIERCY, J. *Fisioterapia de Tidy*. 12. ed. São Paulo: Santos, 1994. 320p.
24. COHEN, M.; OLIVEIRA, G. K.; SILVA, R. T. et al. Lesões musculares. In: COHEN, M.; ABDALLA, R. J. *Lesões nos Esportes, Diagnóstico, Prevenção e Tratamento*. São Paulo: Revinter, 2003. cap. 42. p. 615-624.
25. PEETRONS, P. Ultrasound of muscles. *Eur. Radiol.*, v. 12, p. 35-43, 2002.
26. LEADBETTER, W. B. Cell-matrix response in tendon injury. *Clin. Sports Med.*, v. 11, p. 533-578, Jul. 1992.
27. AKENSON, W. H.; BUGBEE, W.; CHU, C.; GIUREA, A. Differences in Mesenchymal tissue repair. *Clin. Orthop.*, v. 391, p. S124-41, Oct. 2001.
28. LARS, P.; PER, R. *Lesões do Esporte: prevenção e tratamento*. 3. ed. São Paulo: Manole, 2002. 324p.
29. KITCHEN, S. *Reparo dos tecidos*. In: KITCHEN, S.; YOUNG, S. *Eletroterapia de Clayton*. 10. ed. São Paulo: Manole, 1998. cap. 3, p. 46-56.
30. MODOLIN, M.; BEVILACQUA, R. G. *Biologia da Cicatrização dos Tecidos*. 4. ed. São Paulo: Sarvier, 1988. p. 9-14.
31. GRIMSBY, O.; POWER, B. Abordagem à reabilitação dos ligamentos do joelho por terapia manual. In: ELLENBECKER, T. S. *Reabilitação dos Ligamentos do Joelho*. São Paulo: Manole, 2002. cap. 17, p. 259-276.
32. MELLO JR. A. W.; W.; MARCHETTO, A.; WIEZBICKI, R. et al. Tratamento conservador das instabilidades patelofemorais com exercício de cadeia cinética fechada. *Rev. Bras. Ort.*, v. 33, p. 100-106, Abr. 1998.
33. CLARK, M. A.; CUMMINGS, P. D. Treinamento de estabilização do "CORE". In: ELLENBECKER, T. S. *Reabilitação dos Ligamentos do Joelho*. São Paulo: Manole, 2002. cap. 30, p. 475-486.
34. RODRIGUES, A. *Crioterapia: fisiologia e técnicas terapêuticas*. São Paulo: CEFESPAR, 1995. 312p.

CAPÍTULO 135

Ombro do Esportista

Eduardo F. Carrera • Simone Pivaro Stadniky

INTRODUÇÃO

Para compreensão mais ampla do efeito do esporte na articulação do ombro, faz-se necessário, sobretudo, analisar os aspectos anatômicos e as relações das articulações que formam o complexo da cintura escapular, bem como conhecer as ações coordenadas dos grupos musculares que agem na articulação glenoumeral e na relação escapulotorácica e entender a complexa biomecânica dos gestos esportivos que envolvem o membro superior.

O modelo anatômico do ombro é projetado para permitir excepcional mobilidade para a extremidade superior. A cavidade glenóide rasa, a cabeça do úmero maior e com formato de esfera, a pequena área de contato entre esses dois segmentos ósseos e a escápula que se movimenta livremente em relação ao tórax são os fatores responsáveis não só pelas grandes amplitudes de movimento, mas também pela relativa instabilidade da articulação glenoumeral.

A estabilidade articular é resultante do equilíbrio dos estabilizadores estáticos e dinâmicos que envolvem o ombro. Os músculos do manguito rotador e os músculos estabilizadores da escápula (trapézio superior, médio e inferior, serrátil anterior, rombóides e grande dorsal), associados a deltóide, cabeça longa do bíceps braquial, peitoral maior e menor, agem como estabilizadores dinâmicos através de contrações musculares coordenadas[1]. Especial atenção deve ser dada ao mecanismo de força dupla, que ocorre tanto na articulação escapulotorácica, entre o trapézio superior e o serrátil anterior, como na articulação glenoumeral, entre o manguito rotador e o deltóide. Tal mecanismo pode ser definido como um conjunto de forças que agem em sentido contrário e produzem um movimento rotatório final[2]. Na articulação escapulotorácica, durante a elevação do ombro, a ação conjunta do trapézio superior e do serrátil anterior produz o movimento de báscula lateral da escápula ou rotação para cima da glenóide. Esse movimento permite que a glenóide acompanhe o úmero, permanecendo como uma base estável para os movimentos da cabeça umeral, além de contribuir com 60° de todo o arco de elevação do ombro, que corresponde a 180°, e manter adequada a relação comprimento-tensão dos músculos glenoumerais. O movimento sincrônico entre escápula e tórax (ritmo escapulotorácico) e escápula e úmero (ritmo escapuloumeral) constitui-se em um dos fatores mais importantes na estabilização dinâmica da articulação do ombro durante atividades funcionais[3]. Quando ocorre desequilíbrio entre essas forças, os movimentos da escápula durante a elevação do ombro ficam comprometidos, podendo ocorrer perda do movimento de elevação, diminuição da efetividade dos gestos esportivos e compressão das estruturas do espaço subacromial, gerando dor, inflamação e perda funcional.

Durante os movimentos do membro superior, a ação conjunta do deltóide e do manguito rotador resulta tanto na execução do movimento de elevação do ombro, quanto na centralização da cabeça umeral na cavidade glenóide. O vetor de força do músculo deltóide compreende dois componentes: o rotacional e o translacional[4]. O componente rotacional provoca a rotação do úmero em elevação dentro da articulação glenoumeral e o componente translacional aproxima a cabeça umeral da cavidade glenóide. O manguito rotador também apresenta seu vetor de força decomposto em componente rotacional e translacional. O primeiro reforça o componente rotacional do deltóide, contribuindo assim com o movimento de elevação do ombro. Já o componente translacional age em oposição ao músculo deltóide, produzindo uma depressão da cabeça umeral com relação à fossa glenóide. Fraqueza, fadiga, ou inflamação do manguito rotador podem gerar movimentos anormais da cabeça umeral, ou o impacto subacromial. O músculo subescapular também contribui na estabilização anterior da articulação do ombro, sendo que sua força e integridade são essenciais para prevenir a translação anterior da cabeça do úmero[5]. O infra-espinal estabiliza posteriormente e o supra-espinal contribui na estabilização da porção superior dessa articulação. Os desequilíbrios tanto de força como de flexibilidade entre esses músculos geram perda da eficiência do membro superior na prática esportiva e predispõem o atleta a diversas lesões[6]. A cabeça longa do bíceps auxilia o manguito rotador na sua função de depressor da cabeça umeral e estabiliza anteriormente a articulação do ombro.

Entre os estabilizadores estáticos podemos citar o lábio da glenóide, a conformidade anatômica, com a cavidade glenóide em anteversão, somada à retroversão da cabeça umeral, o complexo capsuloligamentar e a pressão intra-articular negativa[7]. O fenômeno de adesão-coesão, gerado pela presença do líquido sinovial entre a cabeça do úmero e a glenóide, aumentando a tensão das superfícies e dificultando os movimentos articulares anormais, contribui também para a estabilidade do ombro[1,7].

O lábio, uma estrutura fibrocartilaginosa que se insere nas margens da cavidade glenóide, aumenta a área de contato da cabeça do úmero com a superfície glenóide, além de aumentar a glenóide tanto em diâmetro quanto em profundidade. A cápsula articular é fina e frouxa, contribuindo para a mobilidade articular. Seu papel na estabilização está relacionado ao controle neuromuscular pelos receptores nervosos localizados em sua estrutura colagenosa, como os receptores de Rufini, os corpúsculos de Paccini, os corpúsculos de Golgi-Mazzoni e a terminação ligamentar de Golgi. A presença dos receptores é fundamental para a transmissão da deformação mecânica por meio de sinais elétricos para o sistema nervoso central, que recebe a intensidade e a freqüência dos impulsos, analisando a posição articular[8].

A cápsula é reforçada anteriormente pelos ligamentos glenoumerais, que agem de acordo com a posição do membro superior e a direção da força aplicada. O ligamento glenoumeral inferior é formado por duas bandas, a anterior e a posterior, além de uma bolsa axilar, localizada entre elas. Com o ombro em rotação externa e abdução de 90°, a banda anterior estabiliza a articulação anteriormente e é considerada como principal estabilizador estático nessa posição. Sua ação é auxiliada pela bolsa axilar, enquanto a banda posterior restringe o deslocamento inferior da cabeça umeral. Na posição de abdução de 90° e rotação interna do ombro, a banda posterior e a bolsa axilar estabilizam a porção posterior da articulação e a banda anterior a porção inferior. Os ligamentos glenoumerais superior e médio resistem à translação anterior da cabeça umeral com o braço em menores graus de abdução[5]. A translação inferior da cabeça umeral é resistida pelas estruturas ântero-superiores da cápsula articular, principalmente pelo ligamento glenoumeral superior[9]. Os estabilizadores estáticos permanecem frouxos durante os movimentos funcionais do membro superior, e a articulação é estabilizada pelos restritores dinâmicos. Somente em extremos de movimento, como ocorre durante o gesto do arremesso, a cápsula e os ligamentos tornam-se tensos e, assim, vulneráveis às lesões[5].

Para a execução de atividades esportivas que requerem os membros superiores, deve haver uma coordenação adequada das ações dos estabilizadores estáticos e dinâmicos para que os gestos sejam eficientes e não causem danos as estruturas articulares. O controle das ações musculares é feito por meio de informações proprioceptivas, que se originam perifericamente dos receptores nervosos, também chamados de mecanorreceptores. Estes são estimulados através de deformações mecânicas do próprio receptor ou dos tecidos adjacentes e transmitem sinais ao sistema nervoso central sobre a posição e o movimento articular[10]. O arremesso é um movimento complexo que requer *feedback* aferente contínuo, fornecido pela estimulação dos receptores nervosos periféricos, e ativação muscular precisa para que haja acurácia na dinâmica da estabilização articular durante sua execução[11]. Os déficits proprioceptivos, causados por traumas nos tecidos, podem gerar falhas na ativação dos estabilizadores que previnem os movimentos excessivos do ombro, resultando em aumento potencial das lesões dessa articulação e diminuição da performance do atleta[10]. Essa relação de dependência entre os estabilizadores estáticos e dinâmicos pode ser vista em estudo realizado por Glousman *et al.*, que analisou os padrões de ativação muscular durante o arremesso em atletas com instabilidade do ombro[12]. Os resultados revelam diminuição da ativação dos músculos peitoral maior, serrátil anterior, subescapular e grande dorsal, o que contribui para a instabilidade anterior da articulação.

Nesse sentido, o conhecimento dos movimentos e das forças envolvidas no ato do arremesso se impõe como indispensável à equipe técnica e de saúde, não apenas para que se possa compreender os mecanismos de lesão, mas sobretudo elaborar condutas terapêuticas adequadas e planos de reabilitação específicos, além de auxiliar na efetividade do gesto esportivo, melhora do rendimento do atleta e na prevenção de possíveis lesões.

O arremesso é um movimento esportivo complexo e altamente dinâmico, onde as amplitudes de movimento e a velocidade dos segmentos corporais podem variar de atleta para atleta, de esporte para esporte[13]. É um movimento balístico dos membros superiores por meio do qual seu centro de massa é propelido para fora do centro de massa do corpo[7]. A biomecânica do arremesso no beisebol, por exemplo, tem sido estudada exaustivamente pelo alto índice de lesões no ombro nessa modalidade esportiva. Pode se notar que muitos esportes envolvem um mecanismo similar de movimentos, como por exemplo, o saque no tênis e no voleibol, a braçada na natação e o arremesso no handebol (Fig. 135.1). Todos os atletas que praticam essas atividades podem desenvolver processos patológicos similares[5]. O arremesso pode ser dividido em cinco fases, segundo Wilk *et al.*, Fleisig *et al.* e Jobe *et al.*[13-16]:

- *Preparo*: o objetivo dessa fase é posicionar o atleta adequadamente para que realize um arremesso preciso. É uma manobra lenta que prepara o arremessador para uma postura e equilíbrio corporais corretos[14]. O arremessador posiciona-se com o pé dominante fixado ao solo e o joelho levemente flexionado através de uma contração excêntrica do músculo quadríceps femoral e contração isométrica dos abdutores do quadril, com seu corpo perpendicular à direção do alvo[7]. O membro inferior contralateral realiza uma flexão do joelho e do quadril pela contração concêntrica do iliopsoas e reto femoral, mantendo-se próximo ao tronco. As mãos permanecem juntas, anteriores ao tronco. Essa fase termina assim que as mãos do arremessador se separam, com a saída da bola da luva do jogador. Com exceção da energia potencial necessária para levantar o membro inferior não dominante próximo ao tronco, quase nenhuma energia é gerada pelo atleta. Durante essa fase, pode ocorrer desgaste da cabeça umeral devido à ação de alavanca sobre a porção posterior do lábio[14].
- *Armação do braço*: é uma fase altamente dinâmica do arremesso, na qual o atleta gera energia em vários segmentos do corpo e rapidamente transmite para a bola. Pode ser dividida em precoce e tardia. Ocorre uma extensão do quadril do membro não dominante, com o pé apoiando-se no solo e o jogador posicionando-se em uma base de apoio larga. Esse movimento faz com que haja um alongamento das extremidades superior e inferior do corpo, produzindo energia elástica que será utilizada pelo membro superior na próxima fase. No momento em que o pé não dominante se apóia no solo, ambos os ombros devem estar abduzidos a 90°, com o braço dominante posicionando o cotovelo em flexão de 90°, o ombro rodado externamente a 90° e abduzido horizontalmente a 30°. Isso é possível pela ação do músculo deltóide anterior, médio e posterior, que atinge sua máxima atividade no início da armação, e o supra-espinal, ambos agindo na elevação do ombro, e pela ação estabilizadora do manguito rotador, que mantém a cabeça umeral centralizada na glenóide[14]. A escápula é rodada lateralmente para manter uma relação adequada da fossa glenóide com o úmero, pela ação dos músculos serrátil anterior e trapézio. Após o contato do pé no solo, os quadris e os ombros giram em direção ao alvo, com o ombro dominante mantendo

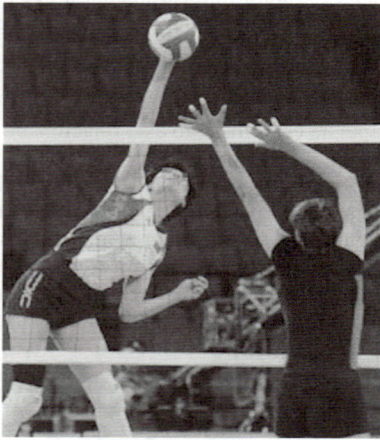

Figura 135.1 – Gesto de ataque no voleibol, considerado um movimento de arremesso.

máxima rotação externa além do tronco em rotação. Essa posição coloca a cápsula anterior sob máxima tensão. Ocorre uma contração excêntrica dos rotadores mediais do ombro (subescapular, peitoral maior e grande dorsal) para evitar a translação anterior excessiva da cabeça umeral quando o ombro está em rotação externa. É nesse momento também que uma grande quantidade de energia é criada para acelerar o braço, sendo gerada pelas pernas, quadris e tronco. Com a prática contínua do arremesso, pode ocorrer uma distensão da cápsula anterior do ombro devido ao estresse exercido nessa fase. Assim, pode haver um aumento do deslocamento anterior da cabeça umeral, sobrecarga e fadiga dos estabilizadores dinâmicos, podendo gerar instabilidade do ombro ou impacto subacromial.

- *Aceleração do braço*: essa fase inicia-se com o tronco rodado e o ombro em rotação externa máxima (Fig. 135.2). O cotovelo começa a estender, enquanto o ombro inicia uma rotação interna. Essa fase termina quando a bola é lançada e o ombro deve estar em uma posição de 90 a 100º de abdução, independente do tipo do arremesso do jogador (superior, inferior, ou lateral). Os rotadores internos são os aceleradores do movimento, através de uma contração muscular concêntrica. O corpo projeta-se para frente e a energia produzida por esse movimento é transferida ao braço que realiza o arremesso, acelerando também o úmero[14]. Durante a fase de aceleração, o peitoral maior e o grande dorsal são os principais músculos que geram velocidade, enquanto o subescapular orienta a cabeça umeral[14]. Muitas lesões podem ocorrer na articulação do ombro, como instabilidade, lacerações do lábio e rupturas tendíneas, devido às forças excessivas que são geradas durante a aceleração do braço.
- *Desaceleração do braço*: quando a bola é lançada, o ombro continua a rodar internamente e o cotovelo finaliza sua extensão. Os músculos infra-espinal e redondo menor contraem-se excentricamente a fim de desacelerar o movimento, tornando a rotação interna e a adução horizontal mais lenta, e estabilizar a cabeça umeral. Da mesma maneira, o cotovelo é desacelerado pela ação do músculo bíceps braquial, que também estabiliza a articulação antes desta alcançar a máxima extensão. Normalmente, as forças geradas na desaceleração são duas vezes maiores que as forças de aceleração, porém, ocorrem em um menor período de tempo. Assim, lesões do lábio próximo à inserção da cabeça longa do bíceps, laceração do ligamento transverso com subluxação da cabeça longa bicipital e lesões tendíneas do manguito rotador podem ocorrer nesse momento[14].
- *Finalização*: toda a energia gerada pelo corpo necessária para o arremesso é dissipada após o lançamento da bola. A realização pelo atleta da fase de finalização adequada é de grande importância para minimizar os riscos de lesões na articulação do ombro. Para isso, é essencial que os segmentos maiores do corpo auxiliem a dissipar essa energia, com o atleta realizando uma flexão e rotação do tronco e a mão dominante terminando próxima ao membro inferior contralateral.

Assim, os gestos esportivos que envolvem o uso dos membros superiores geram forças excessivas no complexo do ombro, tornando-o suscetível às lesões cartilaginosas, ósseas, ou dos tecidos moles adjacentes. Essas patologias podem ser resultantes de *macrotraumas*, nos quais uma força de grande intensidade é colocada sobre a articulação em decorrência de queda ou contato com outro atleta, ou por *microtraumas*,

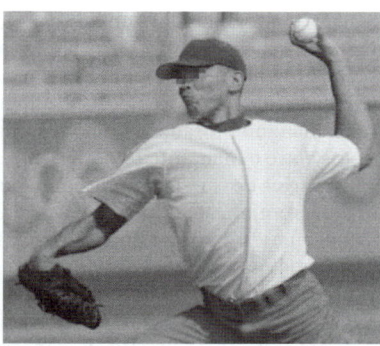

Figura 135.2 – Atleta na fase de armação, com o ombro em abdução e rotação lateral, gerando uma distensão do complexo capsuloligamentar anterior.

onde movimentos repetitivos causam estresse e sobrecarga, comprometendo assim o equilíbrio entre os estabilizadores estáticos e dinâmicos do ombro[5].

SÍNDROME DO IMPACTO

A maioria das modalidades esportivas, como tênis, natação, handebol e voleibol, entre outras, envolve movimentos do braço acima do nível do ombro, principalmente no plano frontal e em posição extrema de amplitude articular, gerando compressão das estruturas localizadas no espaço subacromial contra o arco coracoacromial. Quando somado aos repetitivos gestos e à sobrecarga imposta à articulação, o atleta pode apresentar a síndrome do impacto, condição patológica descrita primeiramente por Neer, em 1972, definida como uma série de alterações no ombro, decorrentes do pinçamento ou compressão da bursa subacromial, dos tendões do manguito rotador e do tendão da cabeça longa do bíceps contra o terço ântero-inferior da superfície inferior do acrômio, a articulação acromioclavicular, o ligamento coracoacromial e o processo coracóide (arco coracoacromial), causando dor, desconforto, inflamação e limitações funcionais. O gesto do arremesso contribui para o impacto não só pela posição de extrema abdução e rotação lateral do ombro, nas fases de armação do braço e aceleração, mas também pelo movimento de rotação medial associada à adução horizontal, na fase de desaceleração[17].

A síndrome do impacto deve ser analisada como uma seqüência de eventos decorrentes de atritos repetidos das estruturas do espaço subacromial contra o arco coracoacromial, como conseqüência de um desequilíbrio muscular, gerando inflamação nos tendões do manguito rotador e na cabeça longa do bíceps, além da bursa devido à íntima relação com os tendões do manguito rotador. Por sua vez, isso gera diminuição do espaço pela presença de exsudato inflamatório e pela hipertrofia da bursa, o que acentua o atrito dessas estruturas. A conseqüente fraqueza do manguito rotador, principalmente do supra-espinal, gerada pelo impacto e pelo desuso, favorece o desequilíbrio biomecânico da articulação. Assim, há o aumento da translação da cabeça umeral no sentido superior, contribuindo também para o impacto subacromial. Com a progressão da compressão e do desgaste dessas estruturas, podem ocorrer *microlesões*, rupturas parciais ou totais dos tendões do manguito rotador e reações osteofitárias no acrômio, como conseqüência do contínuo impacto subacromial, fatores que proporcionam uma compressão tanto estrutural quanto funcional das estruturas subacromiais contra o arco coracoacromial. Portanto, desenvolve-se um círculo vicioso como conseqüência da lesão inflamatória no manguito rotador causada pelo pinçamento subacromial durante um gesto esportivo, evoluindo para um aumento de volume dos tendões devido à inflamação, e um conseqüente aumento da dor local, que limita a atividade estabilizadora do manguito rotador e como resultado continua gerando impactos entre o manguito rotador e as estruturas que formam o teto superior dessa articulação que é o acrômio, o ligamento coracoacromial e o coracóide. Outros fatores que favorecem a síndrome do impacto são os movimentos anormais da escápula, como a báscula lateral inadequada durante os gestos esportivos, pois acentuam o choque mecânico das estruturas do espaço subacromial, e também a retração da cápsula posterior que altera o posicionamento da cabeça umeral em relação à glenóide.

Segundo Neer, a síndrome do impacto pode ser classificada em três fases progressivas[14,18,19]:

- *Fase 1*: consiste apenas em um processo inflamatório como conseqüência do impacto subacromial, caracterizando-se pela presença de edema e hemorragia, que pode acometer a bursa subacromial, o tendão do manguito rotador, ou o tendão da cabeça longa do bíceps braquial. Ocorre com maior freqüência em indivíduos jovens, abaixo dos 30 anos de idade, que apresentam dor ou desconforto no ombro, principalmente após atividades esportivas. Na realização do exame físico, a amplitude articular e a força muscular do ombro podem estar preservadas, mas os testes irritativos para se pesquisar as estruturas subacromiais devem ser positivos. É uma fase reversível, sendo indicado o tratamento conservador, como o uso de agentes antiinflamatórios, repouso e fisioterapia, apresentando bom prognóstico.
- *Fase 2*: ocorrem alterações degenerativas nas estruturas do espaço subacromial, como a tendinose do manguito rotador, osteófitos no acrômio (Fig. 135.3), artrose acromioclavicular, tendinose do tendão do bíceps, entre outras, envolvendo indivíduos entre 35 e 50 anos de idade. Manifesta-se com dor insidiosa e inconstante, referida em geral na face ântero-lateral do braço, e diminuição do arco de movimento ativo do ombro devido à dor. Os testes irritativos para avaliação da região subacromial e do manguito rotador são positivos. O tratamento inicial deve sempre visar o controle da dor e em seguida o fortalecimento do manguito rotador através de exercícios físicos contra resistência. Uma vez recuperada a função articular e a força muscular, deve ser aplicado um programa de reabilitação proprioceptiva visando o retorno aos gestos esportivos e como conseqüência o retorno às atividades esportivas. A falha do tratamento conservador após um período que pode variar de 3 a 6 meses, dependendo do caso, pode ser indicativa de tratamento cirúrgico. Este consiste em ressecar de forma parcial a porção ântero-inferior do acrômio, e afrouxar a inserção do ligamento coracoacromial. O procedimento atualmente é feito por artroscopia que apresenta vantagens sobre o método aberto que desinsere parcialmente o músculo deltóide. A reabilitação é mais rápida e inicia-se mais precocemente quando o tratamento cirúrgico é feito pelo método artroscópico.
- *Fase 3*: são acometidos, em geral, indivíduos acima dos 50 anos, com história pregressa de dor no ombro. Observam-se lesões degenerativas, como a presença de osteófitos no acrômio, artrose da articulação acromioclavicular, degeneração e ruptura parcial ou total do manguito rotador (Fig. 135.4) e da cabeça longa do bíceps. A dor noturna nesses casos é freqüente. Ao exame físico nota-se diminuição da amplitude de movimento passiva e ativa do ombro, fraqueza e hipotrofia muscular do manguito rotador. O tratamento de escolha é a reparação cirúrgica e o prognóstico relaciona-se com a idade do paciente, tempo e tamanho de lesão. O tratamento cirúrgico consiste em promover a descompressão subacromial e reparar os tendões do manguito rotador que estiverem lesados. O procedimento atualmente é feito preferencialmente por via artroscópica e as roturas são fixadas ao osso com o auxílio de âncoras de fixação artroscópica (Fig. 135.5).

A fisioterapia exerce um papel determinante no tratamento de atletas com síndrome do impacto e tem como objetivo central a readequação da biomecânica articular normal do complexo do ombro, permitindo que o atleta atinja uma eficiência máxima na sua prática esportiva. Assim, os programas de intervenção fisioterapêutica englobam medidas que visam a diminuição do quadro álgico e do processo inflamatório, facilitação do processo de cicatrização dos tecidos envolvidos, redução da compressão das estruturas do espaço subacromial pelo reequilíbrio das forças que atuam na escápula e no úmero e o retorno à prática esportiva. É essencial determinar e tratar a causa do impacto e não somente eliminar os sintomas que o atleta apresenta[20].

Os planos de tratamento devem sempre estar fundamentados nos conceitos anatômicos e princípios cinesiológicos do

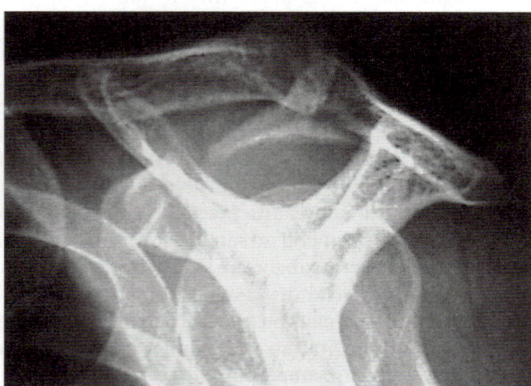

Figura 135.3 – Grande osteófito subacromial se projetando para a região do manguito rotador.

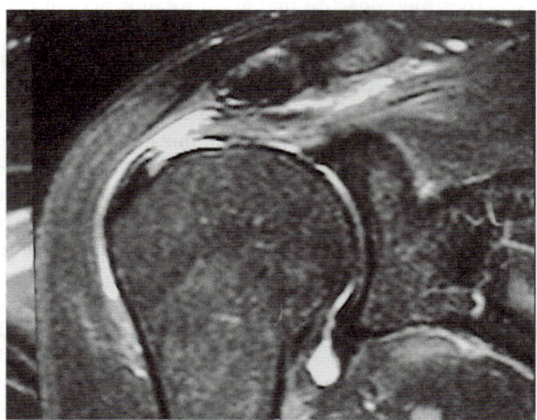

Figura 135.4 – Ressonância magnética mostrando ruptura do manguito rotador.

ombro, nas alterações decorrentes do processo patológico e nos efeitos fisiológicos das modalidades terapêuticas. Os protocolos fisioterapêuticos devem ser utilizados como um guia para orientação e direcionamento do profissional perante diversas condições patológicas do ombro, bem como uma forma de sistematização para as pesquisas científicas e para o avanço do conhecimento nessa área. Porém, é necessário que cada intervenção seja individualizada e adaptada a cada caso, de forma a garantir o sucesso da reabilitação do ombro do atleta. Sendo assim, segue o protocolo de atuação fisioterapêu-tica relativo às considerações apresentadas no caso em questão[14,20] (Tabela 135.1).

Quando ocorre falha do tratamento conservador na síndrome do impacto ou nos casos de lesões parciais do manguito rotador, recorre-se à intervenção cirúrgica, que consiste na acromioplastia ou descompressão subacromial. Nessa técnica, o cirurgião pode fazer a opção pelo debridamento do espaço subacromial, bursectomia, liberação parcial do ligamento coracoacromial, remoção de osteófitos na porção inferior do acrômio, debridamento da extremidade ântero-lateral do acrômio e ressecção de esporões da articulação acromioclavicular, visando diminuir a compressão das estruturas contra o arco coracoacromial e a melhora do quadro álgico[21]. O debridamento artroscópico mostrou ser efetivo nas fases 2 e 3 da síndrome do impacto, com 85% de bons ou excelentes resultados, segundo Ellman[22]. Uma das vantagens dessa técnica ser realizada pela artroscopia é que o músculo deltóide não é desinserido durante o procedimento cirúrgico. Dessa maneira, a mobilização articular é precoce, a reabilitação é acelerada e o atleta retorna rapidamente às suas atividades[14].

Há, contudo, restrições. A acromioplastia é contra-indicada para atletas que não foram submetidos previamente a um programa de reabilitação específico, ou nos casos em que a síndrome do impacto é decorrente de instabilidade glenoumeral (Tabela 135.2).

Na presença de rupturas traumáticas do manguito rotador em atletas, é necessário que estas sejam reparadas cirurgicamente na fase aguda da lesão, visando ao alívio do quadro álgico, a restauração da biomecânica articular e o retorno às atividades esportivas. Esses procedimentos são feitos em geral por via artroscópica, mas dependendo da extensão e da gravidade da lesão podem ser reparadas por via aberta. Os protocolos de reabilitação devem considerar o tempo de cicatrização dos tecidos reparados, a via de acesso utilizada e o tamanho da lesão do manguito rotador (Tabela 135.3).

INSTABILIDADE

Durante a fase de armação do braço, o complexo capsuloligamentar, localizado na porção anterior da articulação, é submetido à grande tração como consequência das forças de alta intensidade geradas para a execução do movimento e o arco extremo de rotação lateral, associado à abdução e extensão da articulação glenoumeral. Dessa forma, podem ocorrer pequenas lesões nos estabilizadores estáticos da articulação, que geram alteração no mecanismo protetor proprioceptivo, podendo levar à sobrecarga e fadiga dos estabilizadores dinâmicos, evoluindo para uma ineficácia na manutenção da relação articular durante os movimentos, o que, por sua vez, produz uma translação desordenada e aumentada da cabeça umeral em relação à glenóide e uma consequente instabilidade articular. Essa instabilidade pode se traduzir em episódios de subluxação ou luxação do ombro.

A instabilidade glenoumeral pode ser definida como movimentos anormais da cabeça do úmero em relação à fossa glenóide, produzindo sintomas no indivíduo, tais como dor, desconforto e sensação de insegurança[23]. Pode ser classifi-

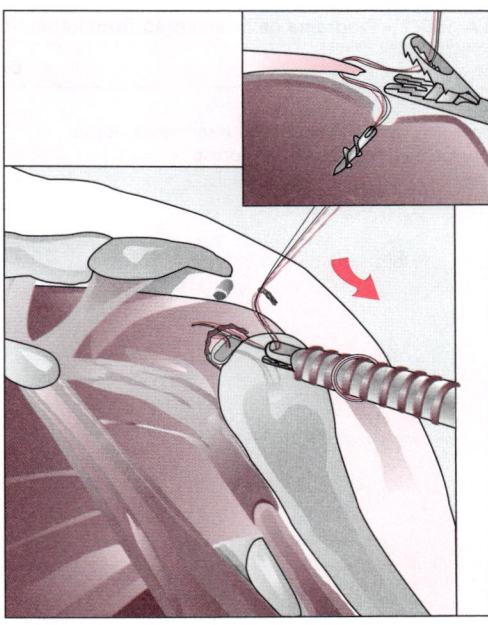

Figura 135.5 – Desenho esquemático da reparação artroscópica do manguito rotador no ombro.

cada quanto ao grau (subluxação e luxação), quanto à direção (anterior, posterior, inferior e multidirecional), quanto à causa (traumática, atraumática e microtraumas), quanto à cronologia (aguda, crônica e recidivante) e voluntariedade[24,25]. Segundo Rowe, com relação ao ombro do atleta é possível identificar dois tipos de instabilidade: a estática e a funcional[26]. A primeira pode ser definida como uma insuficiência dos restritores estáticos, causando translações excessivas da cabeça umeral com relação à fossa glenóide, causando o seu deslocamento parcial (subluxação) ou total (luxação). A instabilidade funcional resulta do desequilíbrio entre os grupos musculares antagonistas responsáveis pela estabilização dinâmica do ombro, com diminuição do controle proprioceptivo e consequente aumento da mobilidade da cabeça umeral, podendo causar elevação da cabeça umeral, pinçamento das estruturas do espaço subacromial, alterações no manguito rotador e disfunção funcional do membro superior[27].

A instabilidade anterior é uma lesão comum que afeta o ombro do atleta, em decorrência principalmente da biomecânica do gesto esportivo. A instabilidade pode ser conseqüência de um episódio traumático de alta energia, ou conseqüência de pequenos traumas de repetição relacionados principalmente a movimentos de elevação e rotação lateral do braço que distendem a cápsula articular anterior, ou ainda, uma alteração funcional presente em indivíduos com predisposição a movimentos de translação exacerbados da cabeça umeral em relação à glenóide (hipermobilidade articular). Nesse último, a instabilidade é chamada de atraumática e nos outros de traumática.

A instabilidade traumática é caracterizada pela lesão anatômica gerada após um trauma. A lesão anatômica característica é a desinserção capsulolabral ântero-inferior da glenóide, chamada de lesão de Bankart (Figs. 135.15 e 135.16). Além disso, pode ocorrer uma fratura por compressão na região póstero-lateral da cabeça umeral durante a luxação, que é chamada de lesão de Hill-Sachs. O tratamento para esse tipo de lesão deve ser a reparação cirúrgica, que consiste na reinserção do complexo

TABELA 135.1 – Programa de intervenção fisioterapêutica no tratamento conservador da síndrome do impacto

FASES	OBJETIVOS	CONDUTA FISIOTERAPÊUTICA

Fase inicial
• Orientações para a progressão: ausência de dor ao repouso e ausência do arco doloroso
	• Analgesia
	• Diminuição do processo inflamatório
	• Manutenção da amplitude articular
	• Prevenção da atrofia muscular
	• Educação do paciente
		• Repouso (das atividades esportivas)
		• Crioterapia
		• TENS
		• Recursos antiinflamatórios
		• Mobilização articular (glenoumeral, escapulotorácica e esternoclavicular)
		• Exercícios pendulares (Fig. 135.6)
		• Exercícios passivos e ativo-assistidos no limite da dor:
		  – Elevação associada com a rotação lateral do ombro e supinação do antebraço (Fig. 135.7)
		  – Rotação lateral em posição neutra (Fig. 135.8) e no plano da escápula
		• Exercícios isométricos submáximos para os músculos estabilizadores da escápula
		• Exercícios isométricos submáximos para os músculos do manguito rotador em posição neutra ou no plano da escápula
		• Orientações quanto à patologia, atividades que devem ser evitadas e a importância do tratamento fisioterapêutico

Fase intermediária • Orientações para a progressão: amplitude de movimento articular normal, ausência de dor durante as atividades de vida diária e melhora da força muscular	• Facilitação do processo de cicatrização dos tecidos • Manutenção da amplitude articular • Prevenção da hipotrofia muscular	• Recursos termoterapêuticos • Manutenção dos exercícios passivos e ativo-assistidos de elevação e rotação lateral (Figs. 135.7 e 135.8) • Exercícios de fortalecimento isotônico para os músculos estabilizadores da escápula • Manutenção dos exercícios isométricos para os músculos do manguito rotador (Fig. 135.9) • Exercícios de fortalecimento para os músculos bíceps e tríceps braquial • Exercícios de alongamento da cápsula articular posterior

Fase final
• Orientações para o retorno às atividades esportivas: ausência de sintomas, arco de movimento normal e sem dor e força muscular normal
	• Reforço muscular
	• Melhora do controle neuromuscular do complexo do ombro
	• Retorno à prática esportiva
		• Evolução dos exercícios passivos e ativo-assistidos para manutenção da amplitude de movimento de rotação lateral (Fig. 135.10) e medial com o ombro a 90° de abdução
		• Evolução dos exercícios de fortalecimento muscular, com uso de elástico e halteres, para:
		  – Rotadores laterais e mediais com braço a 90° de abdução ou em posição neutra, com o paciente em decúbito lateral (Fig. 135.11)
		  – Supra-espinal com elevação no plano da escápula até 90°, com o paciente em pé ou em decúbito ventral, com o membro superior em rotação lateral e medial
		  – Estabilizadores da escápula, feito em decúbito ventral
		• Treino proprioceptivo, incluindo exercícios em cadeia cinética fechada (Fig. 135.12) e aberta e os pliométricos
		• Treino dos gestos esportivos

TENS = estimulação elétrica transcutânea.

Ombro do Esportista ■ **1031**

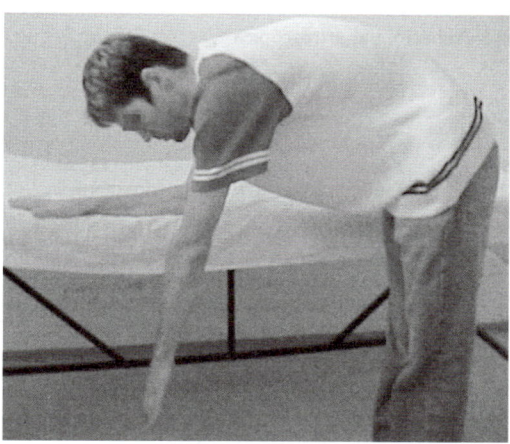

Figura 135.6 – Exercício pendular para mobilização da articulação glenoumeral.

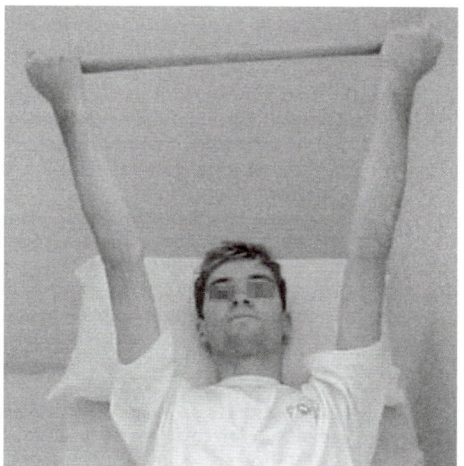

Figura 135.7 – Exercício ativo assistido no plano da escápula para ganho da elevação, com uso do bastão.

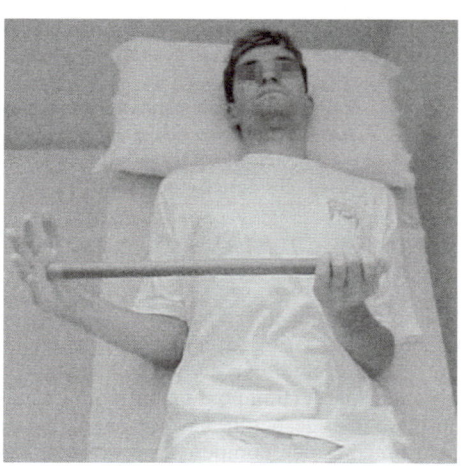

Figura 135.8 – Exercício ativo assistido com o braço em posição neutra e o cotovelo fletido a 90° visando ao ganho da rotação lateral.

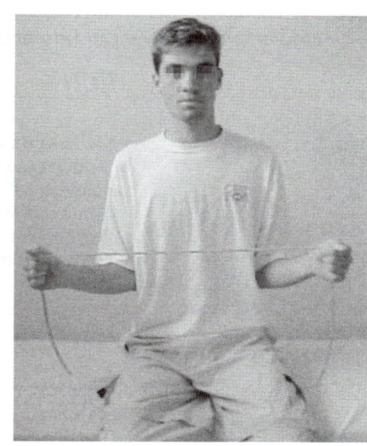

Figura 135.9 – Exercício para ganho de força muscular dos rotadores laterais com uso do elástico.

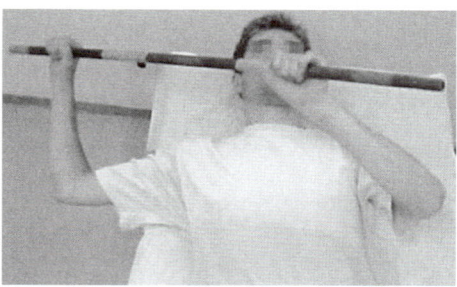

Figura 135.10 – Exercício ativo assistido para ganho de rotação lateral com o ombro a 90° de abdução.

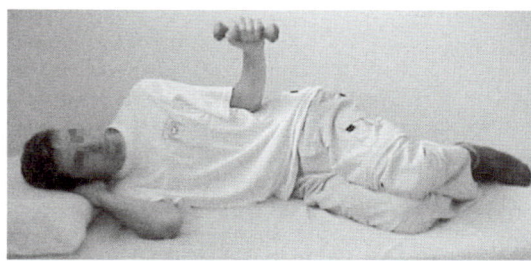

Figura 135.11 – Exercício ativo resistido com o uso do halter para fortalecimento dos rotadores laterais, com o paciente em decúbito lateral.

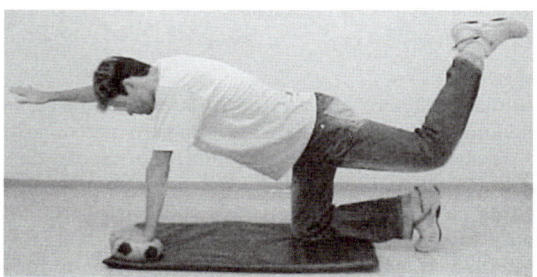

Figura 135.12 – Exercício em cadeia cinética fechada para melhora do controle neuromuscular do ombro.

TABELA 135.2 – Programa de intervenção fisioterapêutica após descompressão subacromial artroscópica

FASES	OBJETIVOS	CONDUTA FISIOTERAPÊUTICA

Fase inicial
• Até 2 semanas
	• Melhora da dor e do edema articular
	• Mobilização precoce, evitando os efeitos deletérios da imobilização
	• Ganho de amplitude de movimento articular
	• Prevenção da hipotrofia muscular
	• Educação do paciente
		• Crioterapia e TENS
		• Exercícios pendulares (ver Fig. 135.6)
		• Mobilização articular (glenoumeral, escapulotorácica e esternoclavicular)
		• Exercícios passivos e ativo-assistidos para ganho de amplitude articular de:
		  – Elevação no plano da escápula e com o ombro em rotação neutra e antebraço em supinação (decúbito dorsal e sentado) (ver Fig. 135.7)
		  – Rotação lateral (ver Fig. 135.8) e medial (Fig. 135.13) na posição neutra ou no plano de escápula respeitando a dor
		• Exercícios isométricos para os músculos do manguito rotador, deltóide, bíceps braquial e os músculos estabilizadores da escápula
		• Orientações quanto aos cuidados no pós-operatório e atividades que devem ser evitadas

Fase intermediária
• 3 a 6 semanas
	• Restauração completa da amplitude articular
	• Reforço muscular
	• Melhora do controle neuromuscular
		• Manutenção dos exercícios passivos e ativo-assistidos para ganho de elevação do ombro (ver Fig. 135.7)
		• Evolução dos exercícios para ganho de rotação lateral (ver Fig. 135.10) e medial com o ombro a 90° de abdução
		• Exercícios de fortalecimento muscular, com uso de elástico e halteres para:
		  – Rotadores laterais e mediais: no plano da escápula ou em posição neutra, com o paciente em decúbito lateral (ver Fig. 135.11)
		  – Elevadores do ombro: no plano da escápula, até 90° de elevação, com o cotovelo estendido e o antebraço em supinação ou pronação
		  – Estabilizadores da escápula: com o paciente em decúbito ventral ou em posição ortostática
		  – Bíceps braquial, extensores do ombro e tríceps braquial
		• Início do treino proprioceptivo, com exercícios em cadeia cinética fechada (ver Fig. 135.12)

Fase final • 7 a 12 semanas	• Melhora do desempenho muscular • Melhora do controle neuromuscular • Retorno às atividades esportivas	• Exercícios de fortalecimento muscular dos rotadores laterais e mediais com o ombro a 90° de abdução • Ênfase nos exercícios excêntricos para fortalecimento do manguito rotador • Treino proprioceptivo em cadeia cinética aberta e exercícios pliométricos • Treino dos gestos esportivos

TENS = estimulação elétrica transcutânea.

---

capsulolabral ântero-inferior (correção da lesão de Bankart) na glenóide. A reparação pode ser feita pelo método artroscópico ou aberto dependendo do critério de seleção do cirurgião. Em geral, as instabilidades que apresentam lesão óssea na borda da glenóide são reparadas por via aberta com reconstrução da glenóide.

Atualmente, existe uma tendência a se tratar de forma cirúrgica o atleta que apresenta uma primeira luxação traumática, na fase aguda. Alguns trabalhos demonstram que o índice de recidivas de luxação após o primeiro episódio traumático é de 95% aproximadamente, ao passo que esse tipo de luxação quando reparado por via artroscópica na fase aguda da lesão atinge um índice de recidiva de 4%[28]. Portanto, em atletas que não podem perder temporadas de competição, tem se preferido reparar as lesões já na fase aguda para se evitar futuros afastamentos de competição e se obter um melhor resultado final no tratamento (Tabela 135.4). Após a reparação cirúrgica, os movimentos de rotação lateral devem ser restringidos durante seis semanas, para que haja cicatrização das partes moles.

TABELA 135.3 – Programa de intervenção fisioterapêutica após reparo do manguito rotador (artroscopia)

FASES	OBJETIVOS	CONDUTA FISIOTERAPÊUTICA

Fase inicial
• 4 a 6 semanas
	• Redução da dor e do edema articular
	• Facilitação do processo de cicatrização do tecido reparado
	• Mobilização articular precoce
		• Crioterapia e TENS
		• Mobilização escapular
		• Exercícios pendulares (ver Fig. 135.6)
		• Exercícios passivos para ganho de amplitude articular de:
		  – Elevação no plano da escápula, com o ombro em rotação neutra e antebraço em supinação até 90° (decúbito dorsal ou lateral) (Fig. 135.14)
		  – Rotação lateral na posição neutra ou no plano de escápula até 0°
		• Exercício ativo-livre de elevação, adução e depressão escapular
		• Orientações quanto aos cuidados no pós-operatório e atividades que devem ser evitadas

Fase intermediária
• 6 a 10 semanas
	• Restauração da amplitude articular
	• Ganho de força muscular
		• Exercícios ativo-assistidos para ganho de elevação (ver Fig. 135.7) e rotação lateral, no plano escapular
		• Exercícios para ganho de rotação medial associada à extensão da glenoumeral (ver Fig. 135.13)
		• Exercícios de fortalecimento muscular com uso de elástico para:
		  – Rotadores laterais (ver Fig. 135.9) e mediais, em posição neutra ou no plano da escápula
		  – Estabilizadores da escápula
		  – Bíceps braquial, extensores do ombro e tríceps braquial
		• Alongamento da cápsula posterior

Fase final
• 10 a 16 semanas
	• Reforço muscular do supra-espinal
	• Início do treino proprioceptivo
		• Evolução dos exercícios para ganho de amplitude articular de elevação, rotação lateral e medial
		• Exercícios de fortalecimento muscular, com uso de elástico e halteres para:
		  – Rotadores laterais (ver Fig. 135.11) e mediais: no plano da escápula ou em posição neutra, com o paciente em decúbito lateral
		  – Elevadores do ombro: no plano de escápula, até 90° de elevação, com o cotovelo estendido e o antebraço em supinação ou pronação
		  – Estabilizadores da escápula: com o paciente em decúbito ventral ou em posição ortostática
		  – Bíceps braquial, extensores do ombro e tríceps braquial
		• Exercícios de fortalecimento muscular dos rotadores laterais e mediais com o ombro a 90° de abdução, a partir da 12ª semana
		• Início do treino proprioceptivo, com exercícios em cadeia cinética fechada (ver Fig. 135.12)

Retorno às atividades esportivas • Após 16 semanas	• Melhora do desempenho muscular • Melhora do controle neuromuscular • Retorno às atividades esportivas	• Ênfase nos exercícios excêntricos para fortalecimento do manguito rotador • Treino proprioceptivo em cadeia cinética aberta e exercícios pliométricos • Treino dos gestos esportivos

TENS = estimulação elétrica transcutânea.

TABELA 135.4 – Programa de intervenção fisioterapêutica no reparo artroscópico da instabilidade (reparação de Bankart)		
FASES	OBJETIVOS	CONDUTA FISIOTERAPÊUTICA

Fase inicial
• 1 a 4 semanas
	• Analgesia
	• Favorecer o processo de cicatrização
	• Mobilização precoce
		• Uso de tipóia (2 semanas)
		• Crioterapia
		• Mobilização escapular
		• Exercícios passivos e ativo-assistidos para ganho de amplitude articular:
		  – Elevação até 90°, no plano da escápula, em supino ou decúbito lateral (ver Fig. 135.14).
		  – Rotação lateral, até 0°
		• Exercícios ativos para músculos estabilizadores da escápula
		• Exercícios de fortalecimento muscular isométrico para rotadores laterais e mediais, com braço em posição neutra e cotovelo fletido a 90°

Fase intermediária • 5 a 8 semanas	• Ganho de amplitude de movimento • Treino de força muscular	• Exercícios para ganho de amplitude de elevação, no plano da escápula, em posição ortostática • Evolução do ganho de rotação lateral a partir da 6ª semana (ver Fig. 135.8) • Exercícios passivos e ativo-assistidos para ganho de rotação medial (ver Fig. 135.13) • Exercícios de fortalecimento muscular, com resistência, para os músculos escapulares e glenoumerais
Fase final • 9 a 12 semanas	• Controle neuromuscular • Treino das habilidades esportivas	• Exercícios para ganho de amplitude articular de rotação lateral (ver Fig. 135.10) e medial, com ombro a 90° de abdução • Evolução dos exercícios de fortalecimento muscular • Exercícios de fortalecimento excêntrico do manguito rotador • Treino proprioceptivo, com exercícios em cadeia cinética fechada (ver Fig. 135.12) • Exercícios pliométricos e treino dos gestos esportivos, a partir da 12ª semana

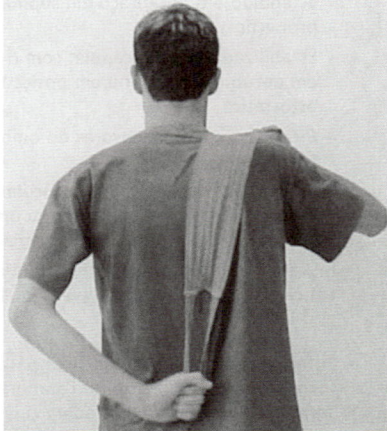

Figura 135.13– Exercício ativo assistido para ganho da rotação medial associada à extensão do ombro.

A instabilidade considerada atraumática em geral tem fatores predisponentes como a frouxidão ligamentar, que gera uma hipermobilidade articular. Nesses casos existe uma translação aumentada da cabeça umeral em todas as direções, em especial em direção anterior e inferior. São as chamadas instabilidades multidirecionais atraumáticas. Em geral as luxações desse tipo ocorrem com pouca, ou mesmo sem dor, e a redução pode ser espontânea.

A instabilidade atraumática é passível de tratamento conservador, com um índice de sucesso em torno de 30%. O programa deve incluir exercícios de fortalecimento dos músculos glenoumerais e escapulares, de forma concêntrica e excêntrica, exercícios em cadeia cinética fechada e aberta, exercícios pliométricos e treino do gesto esportivo[29-31]. Muitos autores concordam com a importância dos exercícios de fortalecimento do manguito rotador e do deltóide como forma de controlar a translação da cabeça umeral na fossa glenóide[30]. O ponto central da atuação fisioterapêutica é a realização de atividades funcionais que incluem posicionamentos instáveis para o treinamento da

TABELA 135.5 – Programa de intervenção fisioterapêutica na capsuloplastia aberta		
FASES	**OBJETIVOS**	**CONDUTA FISIOTERAPÊUTICA**
Fase inicial • 1 a 4 semanas	• Proteção ao reparo cirúrgico • Redução do edema e da dor • Manutenção da mobilidade escapular	• Uso de tipóia (2 semanas) • Crioterapia • Mobilização escapular • Exercícios ativos para músculos escapulares • Exercícios passivos e ativo-assistidos para ganho de amplitude articular de elevação no plano escapular, até 90°, em supino ou decúbito lateral (ver Fig. 135.14) • Exercícios passivos e ativo-assistidos para rotação lateral até 0°
Fase intermediária • 4 a 8 semanas	• Melhora da mobilidade articular • Restauração da força muscular	• Exercícios ativo-assistidos para ganho de elevação no plano escapular em posição ortostática, sem restrição da amplitude • Exercícios passivos e ativo-assistidos para ganho de rotação lateral (ver Fig. 135.8) e medial, no plano da escápula a partir da 6ª semana • Exercícios resistidos para melhora da força muscular dos estabilizadores da escápula • Exercícios isométricos para rotadores laterais e mediais, em posição neutra • Exercícios isotônicos com resistência para ganho de força dos músculos glenoumerais, a partir da 6ª semana
Fase final • 8 a 16 semanas	• Reforço muscular • Melhora do controle neuromuscular	• Evolução dos exercícios de fortalecimento dos músculos escapulares e glenoumerais • Ganho de amplitude de rotação lateral (ver Fig. 135.10) e medial, com o ombro a 90° de abdução • Exercícios em cadeia cinética fechada (ver Fig. 135.12) e cadeia cinética aberta • Exercícios pliométricos, a partir da 12ª semana • Treino dos gestos esportivos, a partir da 12ª semana

atividade muscular reflexa, técnicas de facilitação neuromuscular proprioceptiva, exercícios com descarga de peso no membro superior e pliometria, como formas de reeducação do controle neuromuscular[30,32]. Quando o tratamento conservador falha, a indicação é a correção cirúrgica, para o retensionamento do ligamento glenoumeral ântero-inferior e da cápsula articular (capsuloplastia). Dessa forma, consegue-se restabelecer um bom funcionamento proprioceptivo e recuperar a proteção dinâmica do ombro durante os movimentos e gestos esportivos. Vários autores têm demonstrado resultados satisfatórios após a reparação cirúrgica, como Bigliani et al., que reportaram um índice de recidiva de 1,5% com 92% dos pacientes retornado às atividades esportivas, em uma série de 63 atletas submetidos a capsuloplastia[33]. Os princípios da atuação fisioterapêutica são os mesmos aplicados no tratamento conservador, devendo ser considerado a técnica de estabilização realizada e o nível de atividade do paciente[30]. A Tabela 135.5 traz a proposta de intervenção fisioterapêutica após a capsuloplastia aberta[30,34,35].

As lesões da porção superior do lábio da glenóide, associadas à desinserção do tendão da cabeça longa do bíceps, definidas como lesões SLAP (*superior labrum anterior to posterior*), são encontradas freqüentemente no ombro do arremessador. Podem ser decorrentes de uma força de compressão aplicada diretamente sobre o ombro ou de uma força de tração do braço, geralmente causadas pelo movimento do membro superior na realização das atividades esportivas[36]. Segundo Snyder et al., as lesões do SLAP são classificadas em quatro tipos, baseando-se nas características da lesão[37,38]:

- *Tipo 1*: o lábio superior está parcialmente lesado, mas as inserções do lábio e do tendão bicipital estão intactas.
- *Tipo 2*: desinserção do lábio superior e do tendão bicipital, resultando em instabilidade do complexo bíceps-labral superior.
- *Tipo 3*: a porção anterior do lábio superior é desinserida da glenóide, porém o restante do complexo bíceps-labral permanece intacto.
- *Tipo 4*: apresenta uma lesão similar ao tipo 3, porém há desinserção também do tendão bicipital, ocorrendo subluxação para dentro da articulação[36].

As lesões do tipo 2 são as mais comuns nos atletas, sendo que em estudo proposto por Synder et al., em 1990, 41% de uma série de 27 casos, apresentaram lesões desse tipo[37,39].

A SLAP está freqüentemente associada à instabilidade do ombro e quando aparece isoladamente, o tratamento deve ser cirúrgico. O tratamento consiste na correção da desinserção do lábio da glenóide e do bíceps pelo método artroscópico. Quando estiver associada a outras enfermidades do ombro, deve ser corrigida no mesmo ato operatório. A reinserção é feita através de pontos com âncoras de fixação óssea.

A hipermobilidade articular pode gerar uma translação acentuada da cabeça umeral em relação à glenóide durante o gesto esportivo e causar pequenos traumas ou compressões entre o manguito rotador e a borda póstero-superior da glenóide, principalmente nos movimentos de arremesso. Durante a execução da fase de armação e aceleração do braço, a diminuição da estabilidade articular permite maior translação da cabeça umeral, podendo causar pinçamento ou compressão dos tendões do supra-espinal e do infra-espinal contra o lábio póstero-superior da glenóide, com o ombro em abdução e extrema rotação lateral[40]. Esse mecanismo, denominado de pinçamento interno, pode gerar diversas alterações no manguito rotador e até lesões ósseas e do lábio da glenóide. Não existe ainda um tratamento específico e bem definido para esse tipo de lesão. Entretanto, exercícios visando o alongamento da cápsula articular póstero-inferior da articulação glenoumeral têm apresentado bons resultados, pois acredita-se que ocorre uma contratura da cápsula póstero-inferior e um aumento da rotação lateral como con-

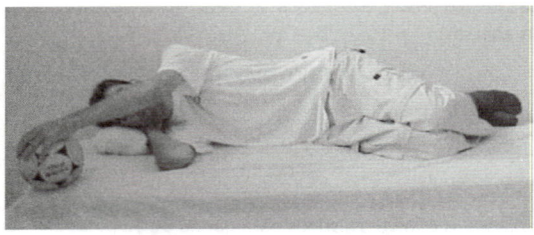

Figura 135.14 – Exercício ativo assistido para ganho de elevação sem ação da gravidade.

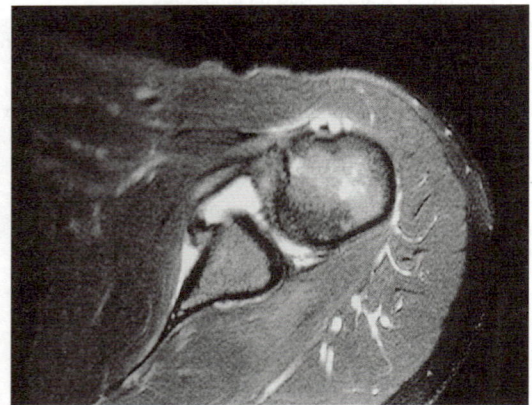

Figura 135.15 – Corte axial da ressonância magnética demonstrando a desinserção do complexo capsulolabral ântero-inferior da glenóide (lesão de Bankart).

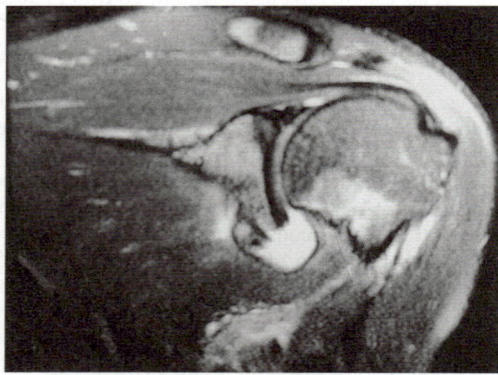

Figura 135.16 – Corte coronal da ressonância magnética demonstrando a desinserção do complexo capsulolabral ântero-inferior da glenóide (lesão de Bankart).

seqüência de microtraumas sofridos pela cápsula articular anterior durante os movimentos de abdução e rotação lateral do braço durante o arremesso[41]. Esses exercícios consistem em aumentar a rotação medial com o ombro em abdução.

REFERÊNCIAS BIBLIOGRÁFICAS

1. CURL, L. A.; WARREN, R. F. Glenoumeral joint stability. *Clinical Orthopaedics and Related Research*, v. 330, p. 54-65, 1996.
2. KENT, B. E. Functional anatomy of the shoulder complex. *Physical Therapy*, v. 51, n. 8, p. 867-887, 1971.
3. SOUZA, M. Z. *Reabilitação do Complexo do Ombro*. São Paulo: Manole, 2001.
4. SCHENKMAN, M.; CARTAYA, V. R Kinesiology of the shoulder complex. In: ANDREWS, J. R.; WILK, K. E. *The Athletes's Shoulder*. New York: Churchill Livingstone, 1994.
5. CAVALLO, R. J.; SPEER, K. P. Shoulder instability and impingement in throwing athletes. *Medicine and Science in sports and Exercise*, v. 30, n. 4, p. S18-S24, 1998.
6. BOWYER, B. L.; GOOCH, J. L.; GEIRINGER, S. R. Sports medicine. 2. Upper extremity injuries. *Arch. Phys. Med. Rehab.*, v. 74, S433-S437, 1993.
7. COHEN, M.; ABDALLA, R. J. *Lesões no Esporte: diagnóstico, prevenção e tratamento*. São Paulo: Manole, 2002.
8. EJNISMAN, B. Estudo imuno-histoquímico dos mecanorreceptores do ligamento glenoumeral inferior em cadáveres humanos. *Revista Brasileira de Ortopedia*, v. 37, n. 7, p. 289-298, 2002.
9. WARNER, J. X.; DENG, R. et al. Static capsuloligamentous restraints to superior-inferior translation of the glenohumeral joint. *Am. J. Sports Med.*, v. 20, p. 675-685, 1992.
10. JANWANTANAKUL, P.; MAGAREY, M. E.; JONES, M. A.; DANSIE, B. Variation in shoulder position sense at mid and extreme range of motion. *Arch. Phys. Med. Rehab.*, v. 82, p. 840-844, 2001.
11. BRINDLE, T. J.; NYLAND, J.; SHAPIRO, R.; CABORN, D. N. M.; STINE, R. Shoulder proprioception: latent muscle reaction times. *Medicine and Science in Sports and Exercise*, v. 31, n. 10, p. 1394-1398, 1999.
12. GLOUSMAN, R.; JOBE, F.; TIBONE, J.; MOYNES, D. et al. Dynamic electromyographic analysis of the throwing shoulder with glenohumeral instability. *The Journal of Bone and Joint Surgery*, v. 70, n. 2, p. 220-226, 1988.
13. FLEISIG, G. S.; DILLMAN, C. J.; ANDREWS, J. R. Biomechanics of the shoulder during throwing. In: ANDREWS, J. R.; WILK, K. E. *The Athletes's Shoulder*. New York: Churchill Livingstone, 1994.
14. WILK, K. E.; HARRELSON, G. L.; ARRIGO, C.; CHMIELEWSKI, T. Reabilitação do ombro. In: ANDREWS, J. R.; WILK, K. E. *Reabilitação Física das Lesões Desportivas*. Rio de Janeiro: Guanabara Koogan, 2000.
15. FLEISIG, G. S.; ANDREWS, J.; DILLMAN, C. J.; ESCAMILLA, R. F. Kinetics of baseball pitching with implications about injury mechanisms. *Am. J. Sports. Med.*, v. 23, n. 2, p. 233-239, 1995.
16. JOBE, F. W.; TIBONE, J. E.; PERRY, J.; MOYNES, D. An EMG analysis of the shoulder in throwing and pitching: a preliminary report. *Am. J. Sports Med.*, v. 11, n. 1, p. 3-5, 1983.
17. ANDREWS, J. R.; ANGELO, R. L. Shoulder arthroscopy for the throwing athlete. *Tech. Orthop.*, v. 3, p. 75-81, 1988.
18. TICKER, J. B.; BIGLIANI, L. Impingement pathology of the rotator cuff. In: ANDREWS, J. R.; WILK, K. E. *The Athletes's Shoulder*. New York: Churchill Livingstone, 1994.
19. BARRY, N. N.; MCGUIRE, J. L. Overuse syndromes in adult athletes. *Rheumatic Disease Clinics of North America*, v. 22, n. 3, p. 515-530, 1996.
20. KEIRNS, M. A. Conservative management of shoulder impingement. In: ANDREWS, J. R.; WILK, K. E. *The Athletes's Shoulder*. New York: Churchill Livingstone, 1994.
21. NOTTAGE, W. M. Rotator cuff repair with or without acromioplasty. *Arthroscopy*, v. 19, n. 10, p. 229-232, 2003.
22. ELLMAN, H. Arthroscopic subacromial decompression and analysis with one-to-three years result. *Arthroscopy*, v. 3, p. 173-181, 1987.
23. PAPPAS, A. M.; GOSS, T. P.; KLEINMAN, P. K. Symptomatic shoulder instability due to lesions of the glenoid labrum. *Am. J. Sports Med.*, v. 11, n. 5, p. 279-288, 1983.
24. SUTTER, J. Conservative treatment of shoulder instability. In: ANDREWS, J. R.; WILK, K. E. *The Athletes's Shoulder*. New York: Churchill Livingstone, 1994.
25. STEIN, D. A.; JAZRAWI, L.; BARTOLOZZI, A. R. Arthroscopic stabilization of anterior shoulder instability: a review of the literature. *Arthroscopy*, v. 18, n. 8, p. 912-924, 2002.
26. ROWE, C. R.; ZARINS, B. Recurrent transient subluxation of the shoulder. *J. Bone Joint Surg.*, v. 63A, p. 863, 1981.
27. DICKOFF-HOFFMAN, S. A. Neuromuscular control exercises for shoulder instability. In: ANDREWS, J. R.; WILK, K. E. *The Athletes's Shoulder*. New York: Churchill Livingstone, 1994.
28. LARRAIN, M. V.; BOTTO, G. J.; MONTENEGRO, H. J.; MAUAS, D. M. Arthroscopic repair of acute traumatic anterior shoulder dislocation in young athletes. *Arthroscopy*, v. 17, n. 4, p. 373-377, 2001.
29. BURKHEAD, W. Z.; ROCKWWOD, C. A. Treatment of instability of the shoulder with an exercise program. *J. Bone Joint Surg.*, v. 74A, n. 6, p. 890-896, 1992.
30. HAYES, K.; CALLANAN, M.; WALTON, J.; PAXINOS, A.; MURRELL, G. A. C. Shoulder instability: management and rehabilitation. *J. Orthop. Sports Phys. Ther.*, v. 32, n. 10, p. 1-13, 2002.
31. WERNER, A. W.; LICHTENBERG, S.; SCHMITZ, H.; NIKOLIC, A.; HABERMEYER, P. Arthroscopic findings in atraumatic shoulder instability. *Arthroscopy*, v. 20, n. 3, p. 268-272, 2004.
32. WILK, K. E.; ARRIGO, C. current concepts in the rehabilitation of the athletic shoulder. *J. Orthop. Sports Phys. Ther.*, v. 18, p. 365-378, 1993.
33. BIGLIANI, L. U.; POLLOCK, R. G.; MCLLVEEN, S. J. Shift of the posteroinferior aspect of the capsular for recurrent posterior glenohumeral instability. *J. Bone Joint Surg.*, v. 77A, p. 1011-1020, 1995.
34. ABRAMS, J. S.; SAVOIE, F. H.; TAURO, J. C.; BRADLEY, J. P. Recent advances in the evaluation and treatment of shoulder instability: anterior, posterior and multidirectional. *Arthroscopy*, v. 18, n. 9, p. 1-13, 2002.
35. CHOI, C. H.; OGILVIE-HARRIS, D. J. Inferior capsular shift operation for multidirectional instability of the shoulder in players of contact sports. *Br. J. Sports Med.*, v. 36, p. 290-294, 2002.
36. GUIDI, E. J.; ZUCKERMAN, J. D. Glenoid labral lesions. In: ANDREWS, J. R.; WILK, K. E. *The Athletes's Shoulder*. New York: Churchill Livingstone, 1994.
37. SNYDER, S. J.; KARZEL, R. P.; DELPIZZO, W. SLAP lesions of the shoulder. *Arthroscopy*, v. 6, p. 274-279, 1990.
38. TRENHAILE, S. W.; SAVOIE, F. H. New frontiers in arthroscopic treatment of glenohumeral instability. *Arthroscopy*, v. 18, n. 2, p. 76-87, 2002.
39. RYU, R. K. N.; DUNBAR, W. H.; KUHN, J. E.; MACFARLAND, E. G.; CHRONOPOULOS, E.; KIM, T. K. Comprehensive evaluation and treatment of the shoulder in the throwing athlete. *Arthroscopy*, v. 18, n. 9, p. 70-89, 2002.
40. PALEY, K. J.; JOBE, F. W.; PINK, M. M.; KVITNE, R. S.; ELATTRACHE, N. S. Arthroscopic findings in the overhand throwing athlete: evidence for posterior internal impingement of the rotator cuff. *Arthroscopy*, v. 16, n. 1, p. 35-40, 2000.
41. JOBE, C. M. Posterior superior glenoid impingement: expanded spectrum. *Arthroscopy*, v. 11, p. 530-537, 1992.

CAPÍTULO 136

Reabilitação nas Lesões de Ombro nos Esportes Aquáticos

Mario Sergio Rossi Vieira

O ser humano é capaz de realizar tarefas muito complexas do ponto de vista biomecânico e de integração neuromotora, graças às suas características anatômicas e funcionais.

Atividades esportivas como a natação, voleibol, tênis, handebol e arremesso de dardos, entre outras, têm em comum o fato de depender de um gesto esportivo conhecido como *lançamento*, cujo controle e grande parte das forças propulsoras e desaceleradoras são gerados pelos músculos do ombro.

Em natação, especificamente, há uma série de características técnicas necessárias para que o nadador seja eficiente em termos competitivos. Aumento de força muscular, isoladamente, não leva necessariamente a um melhor desempenho esportivo. Para um rendimento eficaz, são fundamentais as técnicas de braçada, de flutuação, a posição do corpo na água e a área corporal para propulsão subaquática.

Ao longo dos anos, houve evolução nas técnicas de treinamento, em decorrência do desenvolvimento e introdução de treinos intervalados; aumento das distâncias nadadas; uso de palmares e tábuas de flutuação para treino dos movimentos dos membros inferiores; exercícios de musculação e de flexibilidade e orientação dietética.

Nos últimos 70 anos, os recordes mundiais, medidos em tempos, na natação e no atletismo, diminuíram em 47 e 11%, respectivamente. Essa evolução resultou em novos métodos de treinamento. Contudo, a solicitação cada vez maior dos atletas, submetidos a esforços máximos na tentativa de superação constante de novos recordes, originou condições para o surgimento de lesões por microtraumas de repetição, uma vez que a capacidade adaptativa dos tecidos moles não suporta as exigências das solicitações físicas impostas[1].

Apesar da afirmação de Kiphuth de que o homem possui um sistema neuromuscular determinado ao nascer e, muitas vezes, por mais que se tente, não é possível mudar esse padrão básico de movimento do nadador, de onde surgem diferenças marcantes no estilo dos nadadores, o fato é que o *ombro de nadador* pode ser observado em uma série importante desses atletas, independentemente dos seus estilos[2].

O *ombro de nadador* é uma condição patológica caracterizada por dor relacionada à atividade de nadar, causada por inflamação dos tendões do músculo supra-espinal e da porção longa do bíceps braquial que, devido a excessivos movimentos giratórios do úmero, impactam contra o arco coracoacromial.

Essa condição foi estudada sistematicamente pela primeira vez por Kennedy, em 1972, quando atuava como médico da equipe canadense de natação durante as Olimpíadas de Munique[3].

No entanto, até hoje existem dúvidas em relação ao diagnóstico, prevenção e tratamento dessa condição, pois a sintomatologia inicial é vaga, fazendo com que possa ser ignorada por meses, apesar do risco de a lesão e suas manifestações clínicas evoluírem de tal modo a agravar o estado patológico e o prognóstico.

A incidência do *ombro de nadador* depende de alguns fatores:

- A *experiência do nadador*, ou seja, o tempo em anos de prática do esporte, uma vez que a dor surge depois de seis a oito anos de prática no nível elite, tempo em que são nadados cerca de dez mil quilômetros. Os nadadores de elite treinam de 10 a 11 meses por ano, cinco a sete dias por semana, com duas sessões de treinamento ao dia. Essa carreira usualmente tem início aos seis anos de idade, prolongando-se por dez a 15 anos[1,4,5]. Embora se atribua ao nado livre e ao estilo borboleta a maior suscetibilidade para o desenvolvimento da condição, fica difícil uma avaliação estatística sobre o estilo de nado de risco para o desenvolvimento das lesões, pois o treino de qualquer nadador, independentemente do estilo de competição em que participe, envolve nado livre em pelo menos 50% do tempo da sessão[6].
- A *distância percorrida* é outro fator importante no acometimento do atleta de elite, que realiza 500.000 braçadas por braço por ano, em percurso de aproximadamente 1.500 quilômetros[5,7].
- O *uso de palmar*, por sua vez, aumenta a área de contato, levando também ao aumento da resistência oferecida pela água, tornando a musculatura mais solicitada na remada. Em ombros com frouxidão, essa maior solicitação pode levar ao aumento da instabilidade, agravando o desequilíbrio entre os músculos rotadores externos e internos.

Conforme estudos realizados por McMaster *et al.*, os músculos rotadores internos são significativamente mais fortes nos nadadores do que na população geral, embora essa diferença não seja significativa com relação aos rotadores externos[8]. Contrariamente, Bak *et al.* não encontraram diferenças na força dos rotadores externos, mas redução na força dos rotadores internos, em estudo controlado com dois grupos de nadadores, com e sem ombro doloroso[7,9].

Todavia, o desequilíbrio muscular não está confinado apenas às articulações glenoumerais, mas envolve também os estabilizadores escapulares[6,10-12]. Segundo Pink *et al.*, o desequilíbrio e o enfraquecimento dos músculos escapulares promovem a translação anterior da cabeça do úmero, provocando impacto[11].

McMaster e Troup e Bak e Fauno relataram as características dos nadadores que apresentam dor no ombro[7,13]:

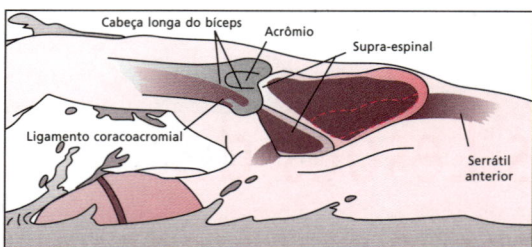

Figura 136.1 – Representação esquemática da propulsão inicial no nado, em que pode ocorrer impacto do tendão.

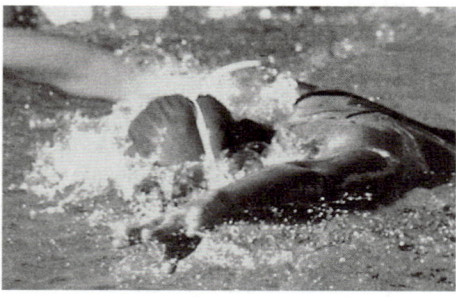

Figura 136.2 – Nadador na fase de propulsão inicial no nado, em que pode ocorrer impacto do tendão.

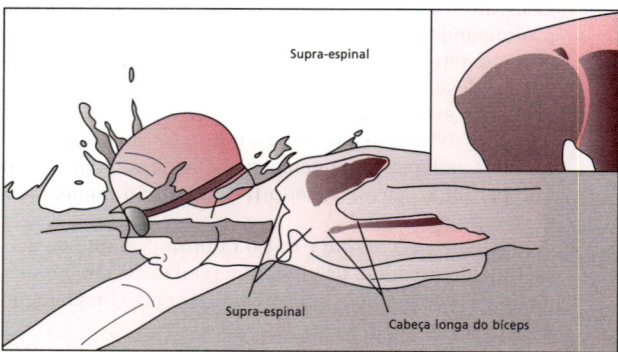

Figura 136.3 – Representação esquemática da fase final da propulsão no nado, em que pode ocorrer tendinite intrínseca de base isquêmica.

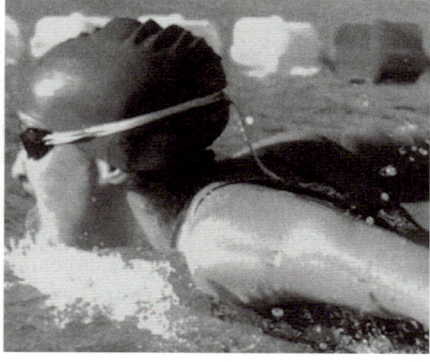

Figura 136.4 – Nadador em fase final da propulsão no nado, em que pode ocorrer tendinite intrínseca de base isquêmica.

- Oitenta por cento apresentam sinais de impacto positivo.
- A maioria deles apresenta sinais de instabilidade anterior e inferior.
- Há tendência para aumento da amplitude de movimento de rotação externa e diminuição da amplitude de movimento de rotação interna, o que reflete adaptação fisiológica à movimentação excessiva, comum também a outros esportes que, do mesmo modo, utilizam o ombro em movimentos acima da linha da cabeça.
- Podem apresentar lesão no lábio glenoidal como fator que potencializa a instabilidade articular.
- Apresentam, ainda, maior suscetibilidade à hiperextensão dos joelhos, o que constitui sinal de maior mobilidade articular primária global.

Existem ainda, contudo, dúvidas sobre o caráter inato ou adquirido da frouxidão capsuloligamentar (primária ou secundária, respectivamente).

Com relação à fisiopatologia da lesão, existem algumas categorias diagnósticas principais a serem consideradas em face da queixa de ombro doloroso em nadadores[4].

A primeira delas refere-se ao *impacto mecânico clássico*, que pode ocorrer em três situações distintas, ou seja:

- Na fase de recuperação, devido ao movimento de abdução com provável colisão[6,14-16].
- Durante a propulsão inicial (Figs. 136.1 e 136.2), ocasião em que há abdução do braço com rotação externa e que pode ser agravado pela incoordenação escapular[7,10,11].
- Ao final da fase de propulsão (Figs. 136.3 e 136.4), ocasião em que forte rotação interna e adução podem causar torção repetitiva do manguito rotador, resultando em tendinite intrínseca de base isquêmica[17].

Outra categoria diagnóstica refere-se ao *impacto secundário* em articulação instável, que se define como uma combinação entre impacto e instabilidade glenoumeral. Nesse sentido, o impacto dos tendões do manguito rotador e da cabeça longa do bíceps é potencializado por instabilidade glenoumeral. A frouxidão articular pode ser inerente ao nadador (hipermobilidade generalizada) ou decorrente de sucessivos movimentos repetitivos, levando a alongamento e frouxidão do complexo capsuloligamentar ântero-inferior da articulação glenoumeral. O manguito rotador e a porção longa do bíceps agem posicionando a cabeça umeral na cavidade glenoidal, realizando, assim, um trabalho predominantemente excêntrico, o que reflete um círculo vicioso assim definido:

- Aumento da frouxidão articular pode levar a uma solicitação excessiva desses músculos, podendo fatigá-los e causar reação inflamatória (em outras palavras: fadiga → distensão → inflamação → dor).
- Solicitação excessiva desses músculos pode fatigá-los, levando a uma deficiência nas suas funções de estabilizadores dinâmicos da articulação glenoumeral, o que pode promover aumento gradual da frouxidão capsuloligamentar, predominantemente ântero-inferior, incluindo o lábio glenoidal.

Nos nadadores, o impacto secundário pode ocorrer nas seguintes situações, de acordo com Bak[4]:

- Durante a propulsão inicial, o ombro apresenta abdução/flexão e rotação externa máximas. Nessa posição, que se assemelha a um teste de apreensão a cerca de 135°, a maior inércia é substituída por carga máxima durante a

braçada. Numerosas repetições dessa carga podem resultar em atenuação do complexo capsuloligamentar, particularmente no ligamento glenoumeral inferior.
- Impacto associado à incoordenação escapuloumeral agrava os problemas decorrentes do impacto durante a propulsão inicial. Nesse sentido, estudos eletromiográficos dinâmicos mostraram que, nessa fase, há uma redução significativa na atividade dos rotadores escapulares nos nadadores com ombro doloroso em comparação com os nadadores assintomáticos[10,11,18]. Segundo Bak e Fauno, a incoordenação escapuloumeral é achado constante em indivíduos que se abstêm dos treinos de força[7].

A *instabilidade anterior isolada* ou *ombro em apreensão* é a terceira categoria diagnóstica, cuja maior prevalência ocorre entre os nadadores do estilo costas, o qual solicita intensamente movimentos de rotação externa contra a resistência imposta pela água. A condição pode piorar mediante técnicas inadequadas de alongamento muscular, especialmente no que se refere aos grupos dos rotadores internos em exercícios em posição de abdução horizontal.

Outros diagnósticos envolvem mecanismos patológicos que também resultam em dor no ombro, tais como:

- Degeneração do disco cervical e outros problemas em pescoço.
- Degeneração da articulação acromioclavicular.
- Osteólise clavicular lateral, em geral decorrente de treinamento intensivo com peso.
- Gota.
- Doença reumática.

Determinar o diagnóstico de tendinite por impacto geralmente não é difícil. Segundo Hawkins e Kennedy, o diagnóstico diferencial deve incluir alterações patológicas primárias do complexo acromioclavicular; instabilidade do ombro; ombro congelado; bursite subacromial traumática e tendinite por calcificação[19].

Do mesmo modo, devem ser, ainda, consideradas as condições extrínsecas que podem causar a dor no ombro, entre as quais se incluem problemas com os nervos periféricos, hérnia, ou doença degenerativa do disco cervical, obstrução torácica e condições patológicas da pleura ou pulmão[1].

Além de ampla e detalhada anamnese, exame físico geral e exame ortopédico do ombro, os modernos recursos de diagnóstico por imagem têm permitido a confirmação da presença de lesões que, até recentemente, não se conseguia obter com simples radiografias[20].

A ultra-sonografia tem sido especialmente utilizada nos grandes centros, com alta sensibilidade quando realizada com equipamento e técnica adequados[20-22]. Tem se configurado como o método de escolha para a confirmação diagnóstica das lesões do manguito rotador. Entretanto, à falta de disponibilidade dos recursos ultra-sonográficos, a pneumoartrografia permanece como excelente meio de confirmação das hipóteses diagnósticas levantadas no exame clínico[20-22].

Mais recentemente, pode-se contar também com o emprego da ressonância nuclear magnética[23-25].

Uma vez instalado, o ombro doloroso, dependendo da evolução da condição, pode inclusive tornar o esportista inábil para continuar competindo ou mesmo treinando, o que acarreta também problemas psicológicos para o atleta que vive em função do esporte que pratica. Por isso, a prevenção da condição constitui-se em fator de grande relevância e, nesse sentido, são arrolados alguns pontos a serem observados, sendo:

- Controle da força e coordenação musculares, visando o equilíbrio das forças que atuam no ombro.
- Planejamento adequado constante e otimização dos treinos, devendo-se levar em consideração os limites fisiológicos do nadador.
- Deve haver constante correção de estilo e técnica (Fig. 136.5).

A observação desses pontos só será positiva e preventiva de fato se houver trabalho em equipe, o que constitui fator fundamental da prevenção. Atletas, técnicos e treinadores e equipe médica devem buscar o mesmo objetivo de não permitir que o quadro se instale.

Os métodos de treino devem ser revistos amplamente, enfatizando equilíbrio muscular ótimo no complexo articular do ombro, por meio de treino de força regular[4]. Todavia, essa é uma questão controversa, pois, segundo Bak e Bak e Magnusson, enquanto alguns acreditam nos benefícios do treino de força, outros atribuem a esse treino caráter potencialmente prejudicial, sobretudo em se tratando de atletas pré-púberes[4,9]. Os que se opõem ao treino de força alegam que:

- Os pré-púberes não são capazes de ganho significativo de força em virtude dos níveis inadequados de andrógenos circulantes.
- O ganho de força não melhora o desempenho motor nem reduz o risco de lesões.
- O treino de resistência com peso é perigoso, uma vez que implica em um risco inaceitável de lesão.

Por outro lado, estudo conduzido por Duda não confirmou essas afirmações; pelo contrário, esse autor recomendou que, no intuito de prevenir desequilíbrio muscular, um programa de treino de força equilibrado já deva ser iniciado antes de concluído o processo de crescimento[26].

Johnson *et al.*, por sua vez, recomendaram programas preventivos que incluam fortalecimento e alongamento musculares[1].

Ruwe *et al.* preconizaram programas direcionados para treino de resistência dos músculos serrátil anterior e redondo menor, concomitantemente ao treino de equilíbrio dos rotadores externo e interno e dos músculos deltóide e supra-espinal, de modo a prevenir danos ao ombro[27].

McMaster *et al.* preveniram contra a prescrição das seguintes atividades de treino: alongamento passivo do ombro (especialmente quando forçado ou quando causando desconforto); uso de palmares e exercícios de resistência com peso acima da linha da cabeça, que podem potencializar a frouxidão[28].

Yanai e Hay propuseram como prevenção contra impacto de ombro no nado *crawl* modificações na técnica que eliminem a possibilidade de rotação interna excessiva do braço durante a fase de propulsão, rotação externa do braço tardia durante a fase de recuperação e ângulo de torção corporal insuficiente[24,25].

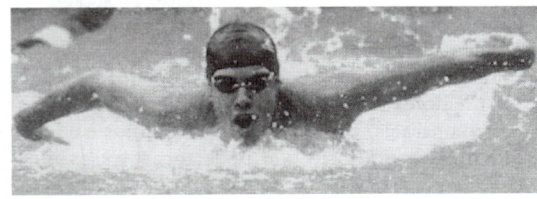

Figura 136.5 – Fotografia de nadador em que se evidencia a necessidade de correção da técnica (observar assimetria na fase de recuperação da braçada).

Com relação ao tratamento, é importante considerar as quatro fases de manifestação de dor no *ombro de nadador*, descritas por Neer e Welsh[29]. A fase 1 refere-se à dor apenas depois de treino intensivo; a fase 2, à dor durante os treinos; a fase 3, à dor durante e após os treinos, interferindo no desempenho do atleta; e a fase 4, à dor que inviabiliza a participação do atleta em competições. Bak ainda sugere a fase 0, que seria a fase em que existe a sensação de fadiga no complexo articular do ombro[4]. Portanto, é importante que os técnicos e atletas envolvidos com a natação reconheçam esses estádios clínicos da condição, determinados pela severidade e tempo de duração da dor[30].

As condutas terapêuticas, portanto, devem ser direcionadas de acordo com a fase de manifestação da dor. Assim, nas fases 1 e 2, não é necessário repouso total do ombro, embora se recomende diminuição na intensidade dos treinos para níveis que não causem dor. Já as fases 3 e 4 requerem repouso local de no mínimo duas semanas, de modo que o tecido cicatricial possa se reorganizar. Deve-se incentivar o treinamento cardiovascular com indicação de outras modalidades esportivas, tais como o ciclismo estacionário[1].

Segundo Bak, há três tipos de tratamento a serem realizados[4]. O *tratamento causal* inclui correção e análise das braçadas, redução da intensidade de treino e treino de fortalecimento muscular e alongamentos.

O objetivo principal da correção e análise das braçadas é limitar os movimentos nos graus máximos de abdução e rotação interna, que promovem o posicionamento dos tendões do supra-espinal e da porção longa do bíceps em condições de impactação do arco coracoacromial. Também é importante estimular o início mais precoce da fase de recuperação da braçada, assim como maior torção corporal, de modo a limitar a rotação interna do braço quando a mão entra na água (início da fase de propulsão)[31]. Nessa conduta terapêutica, recomenda-se, ainda, que se evite temporariamente o nado em estilo borboleta, pois exige graus de abdução que pioram os sintomas. São imprescindíveis filmagens ou janelas aquáticas para a análise individualizada da técnica e posterior correção.

A redução na intensidade do treino consiste em diminuir a sobrecarga imposta pelos treinos para níveis que não causem dor. Geralmente, não há necessidade de interrupção dos treinos nas fases 1 e 2, porém, nas fases 3 e 4, o treino aquático deve ser interrompido até que o quadro clínico se adéqüe às fases 1 e 2. Nesse sentido, recomenda-se interrupção no uso de palmares, variação dos estilos nadados, de modo a minimizar as repetições do mesmo arco de movimento, evitar o uso de pranchas de apoio, reservando-as apenas para o treino de batimento de membros inferiores, para auxiliar na propulsão, mas com os braços em flexão, uma vez que o braço em extensão e abdução pode piorar a sintomatologia e favorecer o impacto subacromial[1,4,9].

O treino de fortalecimento muscular e alongamento é indicado para o reequilíbrio das forças que atuam na cintura escapular. Recomendam-se exercícios que tenham os seguintes objetivos:

- Fortalecimento do manguito rotador, especialmente dos rotadores externos, de forma excêntrica, de modo que a cabeça umeral seja posicionada adequadamente durante os movimentos natatórios.
- Fortalecimento e condicionamento adequado dos músculos rotadores da escápula, pois são relativamente fracos em comparação com os rotadores internos e adutores do úmero, desequilíbrio que pode tornar esses músculos suscetíveis à fadiga, resultando em incoordenação entre os movimentos rotatórios da escápula e o movimento umeral e, assim, podendo induzir facilitação de impacto subacromial.
- Alongamentos criteriosos do manguito rotador e dos grupos musculares adutores do úmero.
- Alongamentos dos músculos envolvidos na puxada (propulsores do empuxo aquático), isto é, dos rotadores internos.

Nesses exercícios, o complexo capsuloligamentar posterior deve ser alongado, mas deve-se tomar cuidado para que o anterior não seja inadequadamente solicitado, o que pode aumentar eventual frouxidão indesejável. Técnicas como facilitação neuromuscular proprioceptiva são as mais adequadas.

Com essa reabilitação funcional, cerca de 95% dos atletas voltam à prática esportiva[32].

O *tratamento sintomático* ocorre concomitantemente ao processo de reabilitação funcional, ou tratamento causal, uma vez que é muito importante que o paciente não tenha dor. Em casos de dor resistente, recomenda-se analgesia adequada que, aliás, é a base inicial de qualquer tratamento, com prescrição de antiinflamatórios não hormonais. Também é indicada injeção intrabursal de corticosteróides que, aplicada com técnica correta e com as devidas precauções de esterilização, raramente resulta em complicações[4].

Pode-se, ainda, usar meios físicos como crioterapia, estimulação elétrica transcutânea (TENS) e ultra-sonografia terapêutica[28,33,34].

A posição para descanso e repouso noturno do paciente deve ser em decúbito dorsal, com o ombro sobre o travesseiro e o braço aduzido[1,35].

O *tratamento cirúrgico*, a que são submetidos cerca de 5% dos atletas com ombro doloroso, é reservado para os casos em que não se obtém sucesso com o tratamento conservador[36-38]. Nesses casos, a artroscopia é procedimento indicado três a seis meses após tratamento conservador rigoroso, dependendo da fisiopatologia do caso, pois, em atletas que apresentam frouxidão capsuloligamentar, essa conduta só deve ser aventada após um ano de intensivo programa de reabilitação funcional[4].

A artroscopia do ombro pode ser realizada com simples debridamento da lesão parcial do manguito rotador ou da lesão do lábio glenoidal ou com excisão do arco coracoacromial[36,39].

O reforço capsular anterior é outra modalidade cirúrgica para os casos extremos de frouxidão capsuloligamentar, cujos resultados geralmente não são animadores, pois a cápsula evolui com limitação dos movimentos articulares[38-40].

Por fim, em casos de ruptura completa do manguito rotador, são indicadas as acromioplastias e suturas extensas do manguito rotador, cujos resultados usualmente impedem que o atleta volte a competir[37,40].

Esse estudo evidencia que, se mantidos os métodos de treino atuais, a natação competitiva tenderá a ficar limitada a um número restrito de indivíduos que consigam superar cargas cada vez maiores de treinamento. Em outras palavras, os futuros recordes a serem quebrados devem estar associados, obrigatoriamente, a novos métodos de treino, uma vez que é impossível expor atletas a regimes de treinamento mais intensos do que os atuais.

Além disso, os programas de treinamento devem, imprescindivelmente, considerar a anatomia funcional do ombro, bem como os aspectos fisiopatológicos que podem envolver essa estrutura do corpo, de modo que já estejam incluídos nas próprias técnicas de treino programas de orientação preventiva contra desenvolvimento de ombro doloroso, o que é possível apenas com o envolvimento de toda a equipe técnica.

ANATOMIA FUNCIONAL DO OMBRO

O desenvolvimento desta parte baseia-se fundamentalmente em Cailliet, Hollinshead, Solomon *et al.*, Skinner, Micheli e Wilk[23,41-45].

O ombro é responsável pela execução da maior parte da movimentação e posicionamento do membro superior no espaço. O complexo articular que forma a raiz do membro superior representa um dos mais importantes fatores que diferenciam a raça humana dos animais filogeneticamente inferiores[23].

Quando o homem se tornou ereto, os seus braços (que eram as patas dianteiras em sua fase quadrúpede) adequaram a sua estabilidade funcional e anatomia em favor da mobilidade. Em decorrência, a cintura escapular humana passou a apresentar estabilidade deficiente, embora seja a mais móvel de todas as articulações do corpo[41].

O ombro é constituído por um conjunto de cinco articulações, as quais funcionam em sinergia para o posicionamento do membro superior no espaço ao redor do corpo, fixando-o rigidamente no gradil costal para ações como elevação de objeto pesado, apoio sobre os braços, arremesso de pedra, nado etc.[23,42].

Três das articulações do ombro são do tipo sinovial; as outras duas são *mecanismos articulares* que, se por um lado, não possuem as características anatômicas próprias de uma articulação, por outro lado, do ponto de vista biomecânico, funcionam como mecanismos deslizantes entre os segmentos da cintura escapular[23,42].

O termo *articulação escapuloumeral* refere-se a apenas uma das cinco articulações que constituem o conjunto do ombro. O comprometimento de uma dessas cinco articulações pode interferir na função de todas as outras, pois é a ação conjunta que promove a função normal. Por isso, Cailliet sugere o emprego do termo *cintura escapular* para o que se define como mecanismo braço-tronco ou articulação torácico-escapuloumeral[41].

A cintura escapular é composta por um conjunto de cinco articulações que se movem em sincronismo, uma sobreposta à outra. O movimento rítmico do braço sobre a parede torácica depende totalmente da ação muscular coordenada para a sua mobilidade e, para a sua estabilidade, da interação das estruturas musculoligamentar. O comprometimento de qualquer uma dessas articulações pode resultar na incapacidade de todo o conjunto.

Articulação Glenoumeral

A articulação glenoumeral (Fig. 136.6) é a principal articulação do ombro, funcionando como fulcro dos movimentos do membro superior[23,43-45].

É uma articulação diartródica, também denominada de articulação multiaxial em bola e soquete. Essa forma de articulação confere amplos graus de mobilidade; porém, é instável do ponto de vista biomecânico.

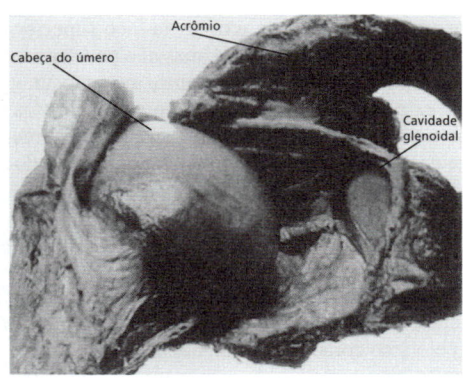

Figura 136.7 – Peça anatômica da relação da cabeça do úmero e a cavidade glenoidal.

As superfícies articulares são formadas pela volumosa cabeça do úmero, que se articula com a fossa glenoidal da escápula, que, por sua vez, é relativamente pequena e rasa (Fig. 136.7). A cabeça do úmero é duas a três vezes maior do que a fossa glenoidal. Por isso, a articulação glenoumeral depende, em grande parte, das estruturas capsuloligamentares (estabilizadores estáticos) e do sistema neuromuscular (estabilizadores dinâmicos) para a sua estabilidade funcional (Fig. 136.8).

A fossa glenoidal localiza-se no centro do ângulo ânterosuperior da escápula, entre o acrômio e o processo coracóide. A sua orientação ântero-lateral e ascendente contribui para a estabilidade articular, contrapondo-se à posição da cabeça umeral, com orientação póstero-medial e ascendente.

A cartilagem articular da fossa glenoidal é mais espessa na periferia do que no centro. Na sua periferia, a fossa glenoidal apresenta-se ligeiramente elevada, formando uma orla que serve para a inserção do lábio glenóide.

O lábio glenoidal é uma orla de tecido fibroso em torno da borda da fossa glenoidal, que serve para torná-la mais funda. Essa orla aprofunda a fossa glenoidal de 2,5mm para aproximadamente 5mm, contribuindo para a estabilidade articular, além de desempenhar papel amortecedor.

A cápsula da articulação escapuloumeral é um continente espaçoso de paredes extremamente finas que se fixam em torno de toda a borda glenoidal. Uma pequena porção da linha da epífise da glenoidal estende-se para dentro da cápsula, que se ergue na cavidade glenóide e se insere em torno do colo anatômico do úmero. Há um revestimento sinovial completo que se funde com a cartilagem hialina da cabeça do úmero, mas não chega a atingir a cartilagem da cavidade glenoidal.

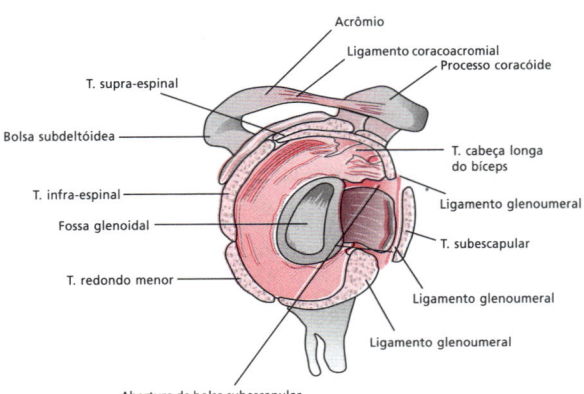

Figura 136.6 – Representação esquemática da anatomia da articulação glenoumeral.

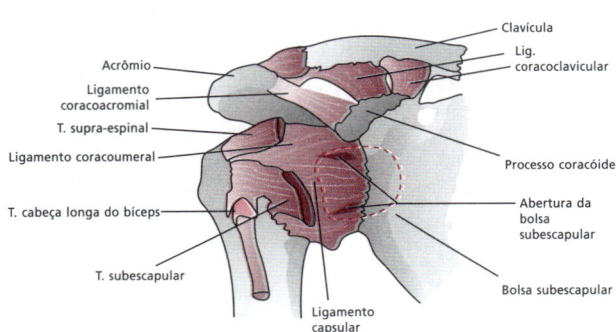

Figura 136.8 – Representação esquemática da anatomia do complexo capsuloligamentar.

A cabeça longa do bíceps fixa-se na face superior da cavidade glenoidal, invagina a cápsula, mas não penetra na cavidade sinovial. O tendão do bíceps é, portanto, intracapsular, embora permaneça extra-sinovial. A cápsula envolve e incorpora o tendão do bíceps no fundo do sulco intertubercular do úmero e termina cegamente no ponto do úmero oposto à inserção do músculo peitoral maior.

Articulação Subacromial

A articulação subacromial (Fig. 136.9) não se constitui em uma articulação verdadeira, mas funciona como se o fosse. É formada pelo arco coracoacromial, bolsa subdeltóidea e tendões do manguito rotador[23,43-45]. Seu mecanismo de estabilização depende da ação dos sistemas estabilizadores da articulação glenoumeral e dos músculos escapulotorácicos.

Dentro da articulação subacromial, são encontradas partes da bolsa subacromial, a bolsa subcoracóide, o músculo supra-espinal e seu tendão, a parte superior da cápsula glenoumeral, parte do tendão do bíceps braquial e tecido conjuntivo frouxo interposto.

Quando o braço abduz, a tuberosidade maior do úmero deve passar sob o ligamento coracoacromial, sem, contudo, comprimir os tecidos envolvidos. O movimento requer coordenação muscular exata, elasticidade das partes moles e rotação correta do úmero.

Estabilizadores Dinâmicos

Os músculos em torno da articulação glenoumeral conferem estabilidade dinâmica a essa articulação instável[23,43-45]. Os principais estabilizadores dinâmicos são os músculos que formam o manguito rotador, porção longa do músculo bíceps braquial.

O manguito rotador consiste em quatro músculos: o subescapular, o supra-espinal, o infra-espinal e o redondo menor. Todos eles se originam na escápula e se inserem nas tuberosidades da cabeça do úmero. Terminam em tendões largos e achatados, que continuam com a cápsula articular para formar o manguito musculotendíneo.

O músculo supra-espinal recebe a sua irrigação sangüínea da massa muscular. A *área crítica de Codman*, localizada ligeiramente próxima à inserção do músculo supra-espinal, é uma área hipovascularizada, já que se encontra continuamente comprimida entre o acrômio e a grande tuberosidade. Os vasos sangüíneos são mais abundantes na porção bursal (superior) do que na porção articular (inferior).

O entrelaçamento e a fusão dos tendões do manguito rotador na cabeça umeral provocam, quando esses músculos se contraem, tensão dos ligamentos capsulares e centralização da cabeça umeral.

Embora não participe do manguito rotador, a cabeça longa do bíceps se localiza entre os músculos subescapular e supra-espinal, dentro da goteira bicipital. A sua principal função é a depressão da cabeça do úmero, quando o membro inferior está em rotação externa, aliviando a compressão entre a grande tuberosidade e a porção ântero-inferior do acrômio.

Os estabilizadores dinâmicos secundários atuam em conjunto, em relação de agonistas e antagonistas, e funcionam como componentes de duas forças que são indispensáveis para a estabilidade articular. Esses pares de forças são o músculo subescapular no plano transversal, ao qual se opõem os músculos infra-espinal e redondo menor. No plano coronário, a dupla de forças é representada pelo músculo deltóide, ao qual se opõem os músculos infra-espinal e redondo menor. A ação dessas duplas de forças é uma contração simultânea que provoca compressão da cabeça do úmero no interior da fossa glenoidal. As forças que comprimem uma articulação são capazes de aumentar significativamente a sua estabilidade. As forças de compressão produzidas pela musculatura circunvizinha *centralizam* a cabeça do úmero dentro da fossa glenoidal.

Estabilizadores Estáticos

A geometria óssea da articulação glenoumeral é responsável pela sua mobilidade excessiva, porém, em detrimento da estabilidade estática que caracteriza muitas outras articulações[23,43-45]. Embora a articulação glenoumeral possa parecer altamente instável do ponto de vista ósseo, a sua estabilidade melhora consideravelmente em função da espessa cartilagem articular ao longo da borda glenoidal e do lábio glenoidal. Esse último funciona em conjunto com as forças dinâmicas de compressão e com a cápsula glenoumeral para estabilizar a cabeça do úmero dentro da fossa glenoidal, pelo fato de aumentar a sua profundidade. Além disso, o lábio glenoidal serve como freio que controla as forças de translação discretas e moderadas que incidem sobre a articulação glenoumeral.

A cápsula da articulação glenoumeral é relativamente fina e ampla, de modo que, até certo grau, a sua contribuição para a estabilidade da articulação é questionável. Os ligamentos da articulação glenoumeral reforçam a cápsula e melhoram consideravelmente a sua estabilidade estática.

Os ligamentos da articulação glenoumeral servem como guia para os movimentos e atuam em conjunto com outras estruturas para impedir o excesso da mobilidade. Os três principais ligamentos da articulação glenoumeral são: o ligamento anterior superior, o anterior médio e o anterior inferior.

Na articulação glenoumeral anatomicamente normal, a cápsula é vedada e completamente impermeabilizada, o que aumenta a estabilidade da articulação. Em condições normais, a cápsula contém muito pouco líquido, menos de 1mL. A pressão intra-articular geralmente é negativa, criando um vácuo relativo que se opõe à translação da articulação glenoumeral.

O líquido sinovial é responsável por um mecanismo de aderência e coesão que também tende a aumentar a estabilidade.

REFERÊNCIAS BIBLIOGRÁFICAS

1. JOHNSON, J. E.; SIM, F. H.; SCOTT, S. G. Musculoskeletal injuries in competitive swimmers. *Mayo Clin. Proc.*, v. 62, p. 289-304, 1987.
2. KIPHUTH, R. J. H. *How to Be Fit*. London: Nicholas Kaye, 1950.
3. KENNEDY, J. C.; HAWKINS, R. J. Swimmer's shoulder. *Physician Sportsmed.*, v. 2, p. 34-38, 1974.
4. BAK, K. Swimmer's shoulder: current opinion. *Am. J. Sports Med.*, v. 25, p. 487-497, 1997.
5. COLWIN, C. M. Kinetic streamlining and the phenomenon of prolonged momentum in the crawl swimming stroke. *Swim Canada*, v. 11, p. 12-15, 1984.
6. BAK, K.; BLUE, P.; OLSSON, G. The epidemiology of injuries in competitive swimming. *Ugeskr. Laeger.*, v. 151, p. 2982-2984, 1989.

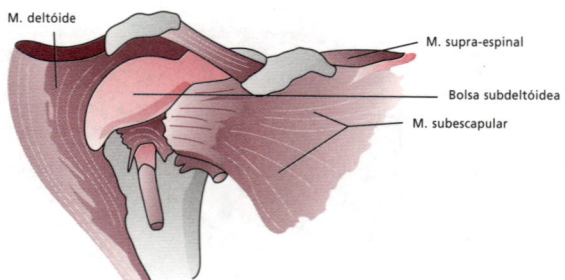

Figura 136.9 – Representação esquemática da anatomia do espaço subacromial.

7. BAK, K.; FAUNO, P. Clinical findings in swimmers with shoulder pain. *Am. J. Sports Med.*, v. 25, p. 254-261, 1997.
8. MCMASTER, W. C.; LONG, S. C.; CAIOZZO, V. J. Shoulder torque changes in the swimming athlete. *J. Sports Med.*, v. 20, p. 323-327, 1992.
9. BAK, K.; MAGNUSSON, S. P. Shoulder strength and range of motion in symptomatic and pain-free elite swimmers. *Am. J. Sports Med.*, v. 25, p. 454-459, 1997.
10. PINK, M.; JOBE, F. W.; PERRY, J. The normal shoulder during the butterfly swim stroke: an electromyographic and cinematographic analysis of twelve muscles. *Clin. Orthop.*, v. 288, p. 48-59, 1993a.
11. PINK, M.; JOBE, F. W.; PERRY, J. The painful shoulder during the butterfly swim stroke: an electromyographic and cinematographic analysis of twelve muscles. *Clin. Orthop.*, v. 288, p. 60-72, 1993b.
12. RUPP, S.; BERNINGER, K.; HOPF, T. Shoulder problems in high level swimmers: impingement, anterior instability, muscular imbalance? *Int. J. Sports Med.*, v. 16, p. 557-562, 1995.
13. MCMASTER, W. C.; TROUP, J. A survey of interfering shoulder pain in United States competitive swimmers. *Am. J. Sports Med.*, v. 21, p. 67-70, 1993.
14. DOMINGUEZ, R. H. Shoulder pain in age group swimmers. *Int. Ser. Sports Sci.*, v. 6, p. 105-109, 1978.
15. RICHARDSON, A. B.; JOBE, F. W.; COLLINS, H. R. The shoulder in competitive swimming. *Am. J. Sports Med.*, v. 8, p. 159-163, 1980.
16. JOBE, F. W.; PINK, M. Classification and treatment of shoulder dysfunction in the overhead athlete. *JOSPT*, v. 18, p. 427-431, 1993.
17. RATHBURN, J.B.; MCNAB, I. The microvascular pattern of the rotator cuff. *J. Bone Joint Surg.*, v. 52, p. 540-543, 1970.
18. SCOVAZZO, M. L.; BROWNE, A.; PINK, M. The painful shoulder during freestyle swimming. *Am. J. Sports Med.*, v. 19, p. 577-582, 1991.
19. HAWKINS, R. J.; KENNEDY, J. C. Impingement syndrome in athletes. *Am. J. Sports Med.*, v. 8, p. 151-158, 1980.
20. NICOLETTI, S. J.; MATSUMOTO, M. H. Propedêutica do ombro. In: NICOLETTI, S. J.; MATSUMOTO, M. H.; FALOPPA, F. Propedêutica da cintura escapular e cotovelo. In: NERY, C. A. S. *Manual de Propedêutica Ortopédica*. São Paulo: Escola Paulista de Medicina, n. 3, s/d.
21. MILLER, C. L.; KARASICK, D.; KURTZ, A. B.; FENLIN JR., J. M. Limited sensitivity of ultrasound for the detection of rotator cuff tears. *Skeletal Radiol.*, v. 18, p. 179-183, 1989.
22. NICOLETTI, S. J. *O Valor da Artroscopia no Diagnóstico das Lesões do Ombro*. São Paulo, 1992. 137p. Tese (Doutorado) – Escola Paulista de Medicina.
23. WILK, K. E. Ombro. In: MALONE, T.; MCPOIL, T.; NITZ, A. J. (eds.). *Fisioterapia em Ortopedia e Medicina do Esporte*. São Paulo: Santos, 2000. p. 401-458.
24. YANAI, T.; HAY, J. G. Shoulder impingement in front-crawl swimming: II. Analysis of stroking technique. *Med. Sci. Sports Exerc.*, v. 32, p. 30-40, 2000.
25. YANAI, T.; HAY, J. G.; MILLER, G. F. Shoulder impingement in front-crawl swimming: I. A method to identify impingement. *Med. Sci. Sports Exerc.*, v. 32, p. 21-29, 2000.
26. DUDA, M. Prepubescent strength training. *Swimming Technique*, p. 23-26, Aug/Oct. 1986.
27. RUWE, P. A.; PINK, M.; JOBE, F. W.; PERRY, J.; SCOVAZZO, M. L. The normal and the painful shoulders during the breaststroke: electromyographic and cinematographic analysis of twelve muscles. *Am. J. Sports Med.*, v. 22, p. 789-796, 1994.
28. MCMASTER, W. C.; ROBERTS, A.; STODDARD, T. A correlation between shoulder laxity and interfering pain in competitive swimmers. *Am. J. Sports Med.*, v. 26, p. 83-86, 1998.
29. NEER II, C. S.; WELSH, R. P. The shoulder in sports. *Orthop. Clin. North Am.*, v. 8, p. 583, 1977.
30. HANNAFORD, P. Rotator cuff injuries of the shoulder. *Austr. Family Physic.*, v. 17, p. 1039, 1988.
31. MCMASTER, W. C. Shoulder injuries in competitive swimmers. *Clin. Sports. Med.*, v. 18, p. 349-359, 1999.
32. FU, F. H.; HARNER, C.; KLEIN, A. H. Shoulder impingement syndrome: a critical review. *Clin. Orthop.*, v. 269, p. 162-173, 1991.
33. WILK, K. E.; ARRIGO, C. A. Current concepts in the rehabilitation of the athletic shoulder. *J. Orthop. Sports Phys. Ther.*, v. 18, p. 365-378, 1993.
34. RUSS, O. W. In-season management of shoulder pain in a collegiate swimmer: a team approach. *J. Orhopaed Sports Phys. Ther.*, v. 27, p. 371-376, 1998.
35. PENNY, J. N.; SMITH, C. The prevention and treatment of swimmer's shoulder. *J. Appl. Sport Sci.*, v. 5, p. 195-202, 1980.
36. ERIKSSON, E.; DENTI, M. Diagnostic and operative arthroscopy of the shoulder and elbow joint. *Ital. J. Sports Traumatol.*, v. 7, p. 165-188, 1985.
37. TIBONE, J. E.; JOBE, F. W.; KERLAN, R. K. et al. Shoulder impingement syndrome in athletes treated by an anterior acromioplasty. *Clin. Orthop.*, v. 170, p. 134-140, 1985.
38. CIULLO, J. V.; STEVENS, G. G. Prevention and treatment of injuries to the shoulder in swimming. *J. Sports Med.*, v. 7, p. 182-204, 1989.
39. BAGLIANI, L. U.; KURZWEIL, P. R.; SCHWARTZBACH, G. C.; WOLFE, I. N.; FLATOW, E. L. Inferior capsular shift procedure for anterior-inferior shoulder instability in athletes. *Am. J. Sports Med.*, v. 22, p. 578-584, 1994.
40. NEER II, C. S. Impingement lesions. *Clin. Orthop. Relat. Res.*, v. 173, p. 70-77, 1983.
41. CAILLIET, R. *Ombro*. São Paulo: Manole, 1976. 138p.
42. HOLLINSHEAD, H. *Livro-texto de Anatomia Humana*. São Paulo: Harper & Row do Brasil, 1980.
43. SOLOMON, E. P.; SCHMIDT, R. R.; ADRAGNA, P. J. *Human Anatomy and Physiology*. New York: Saunders HBJ, 1990.
44. SKINNER, H. B. *Diagnosis and Treatment in Orthopedics*. Lange, Simon & Schuster, 1995.
45. MICHELI, L. J. *The Sports Medicine Bible*. New York: Harper Collins Books, 1997.

BIBLIOGRAFIA COMPLEMENTAR

ALLEGRUCCI, M.; WHITNEY, S. L.; IRRGANG, J. J. Clinical implications of secondary impingement of the shoulder in freestyle swimmers. *J. Orthop. Sports Phys. Ther.*, v. 20, p. 307-318, 1994.

BAK, K. Non-traumatic glenohumeral instability and coracoacromial impingement in swimmers. *Sc. J. Med. Sci. Sports*, v. 6, p. 132-144, 1996.

COFIELD, R. H.; SIMONET, W. T. The shoulder in sports. *Mayo Clin. Proc.*, v. 59, p. 157-164, 1984.

COHEN, M.; ABDALLA, R. J.; EJNISMAN, B. et al. Incidência de dor no ombro em nadadores brasileiros de elite. *Rev. Bras. Ortop.*, v. 33, p. 930-932, 1998.

COLWIN, C. M. *Nadando para o Século XXI*. São Paulo: Manole, 2000.

COUNSILMAN, J. E. The role of sculling movements in the arm pull. *Swimming World*, v. 10, p. 6-7, 43, 1969.

HAWKINS, R. J.; ABRAMS, J. S. Impingement syndrome in the absence of rotator cuff tear (stages 1 and 2). *Orthop. Clin. North Am.*, v. 18, p. 373-381, 1987.

JOBE, F. W.; JOBE, C. M. Painful athletic injuries of the shoulder. *Clin. Orthop. Relat. Res.*, v. 173, p. 117-124, 1983.

KENNEDY, J. C.; HAWKINS, R. J.; KRISOFF, W. B. Orthopaedic manifestations of swimming. *Am. J. Sports Med.*, v. 6, p. 309-322, 1978.

KOHN, D. The clinical relevance of glenoid labrum lesions. *Arthroscopy*, v. 3, p. 223-330, 1987.

MAGNUSSON, S. P.; CONSTANTINI, N. W.; MCHUGH, M. P. et al. Strength profiles and performance in masters' level swimmers. *Am. J. Sports Med.*, v. 23, p. 626-631, 1995.

MCLEAN, I. D. Swimmer's injuries. *Austr. Fram. Physician*, v. 13, p. 499-502, 1984.

MCMASTER, W. C. Anterior glenoid labrum damage: a painful lesion in swimmers. *Am. J. Sports Med.*, v. 14, p. 383-387, 1986.

NEER II, C. S. Anterior acromioplasty for the chronic impingement syndrome in the shoulder. *J. Bone Joint Surg.*, v. 54A, p. 41-50, 1972.

NUBER, G. W.; JOBE, F. W.; PERRY, J. et al. Fine wire electromyography analysis of muscles of the shoulder during swimming. *Am. J. Sports Med.*, v. 14, p. 7-11, 1986.

PIEPER, H. G.; QUACK, G.; KRAHL, H. Impingement of the rotator cuff in athletes caused by instability of the shoulder joint. *Surg. Sports Traumatol. Arthrosc.*, v. 1, p. 97-99, 1993.

PINK, M.; PERRY, J.; BROWNE, A. et al. The normal shoulder during freestyle swimming: an electromyographic and cinematographic analysis of twelve muscles. *J. Sports Med.*, v. 19, p. 569-576, 1991.

PINK, M.; STOCKER, D.; KVITNE, R. S. Joint laxity, shoulder range of motion, clinical signs of shoulder pathology, and impingement in swimmers. In: VI INTERNATIONAL SYMPOSIUM ON BIOMECHANICS AND MEDICINE IN SWIMMING, 1994. *Anais do VI International Symposium on Biomechanics and Medicine in Swimming*, 1994.

RICHARDSON, A. B. Orthopaedic aspects of competitive swimming. *Clin. Sports Med.*, v. 6, p. 639-645, 1987.

RICHARDSON, A. B. Overuse syndromes in baseball, tennis, gymnastics and swimming. *Clin. Sports Med.*, v. 2, p. 379-390, 1983.

SCHLEIHAUF, R. E. A hydrodynamic analysis of freestyle. *Swimming Technique*, v. 11, p. 89-96, 1974.

SHRODE, L. W. Treating shoulder impingement using the supraspinatus synchronization exercise. *J. Manipulative Physiol. Ther.*, v. 17, p. 43-53, 1994.

WADSWORTH, D. J. S.; BULLOCK-SAXTON, J. E. Recruitment patterns of the scapular rotator muscles in freestyle swimmers with subacromial impingement. *Int. J. Sports Med.*, v. 18, p. 618-624, 1997.

WILK, K. E.; ARRIGO, C. A.; ANDREWS, J. R. Functional training for the overhead athlete. Sports physical therapy section home study course. LaCrosse, Wis, 1995.

WILK, K. E.; VOIGHT, M.; KEIRNS, M. A. Pyometrics for the upper extremity: the theory and clinical application. *J. Orthop. Sports Phys. Ther.*, v. 17, p. 225, 1993.

CAPÍTULO 137

Joelho do Esportista

Arnaldo José Hernandez • Marcos Henrique Ferreira Laraya

Vários aspectos podem ser considerados ao relacionarmos um segmento corporal à prática esportiva. Do ponto de vista médico, particularmente para o ortopedista, estamos nos referindo principalmente às lesões a que essa articulação estaria suscetível. Os membros inferiores são as regiões do corpo mais solicitadas na maioria dos esportes e o joelho é uma das articulações mais comumente lesionadas em decorrência de sua estrutura anatômica, de sua exposição a forças externas e das demandas funcionais a que está sujeita.

Abordaremos neste capítulo as lesões mais comuns ao joelho do atleta, dividindo-as didaticamente em macrotraumáticas e microtraumáticas[1].

LESÕES MACROTRAUMÁTICAS

São aquelas decorrentes da aplicação de uma força de grande intensidade em um determinado momento. Os exemplos mais comuns desse tipo de afecção no joelho são as lesões meniscais, as lesões osteocondrais e as lesões ligamentares.

Lesões Meniscais

Os meniscos são estruturas fibrocartilaginosas em forma de meia-lua, que se interpõem entre o fêmur e a tíbia (Fig. 137.1). Sua estrutura e funções são fatores determinantes de uma articulação saudável. Diversas funções são atribuídas aos meniscos. Entre elas estão a distribuição do líquido sinovial, a absorção do choque, a compensação da incongruência femorotibial, a sustentação do peso e transmissão de cargas e a função de estabilização da articulação. A ausência dos meniscos pode implicar em um aumento da translação ântero-posterior da tíbia em relação ao fêmur, interferindo com a estabilidade articular. As lesões mais freqüentes são de origem traumática e degenerativa. Deteremo-nos nas lesões traumáticas, que são a grande maioria no grupo de indivíduos pertinentes a este capítulo, os mais jovens e envolvidos de forma mais intensa com a atividade física. As lesões degenerativas, por sua vez, encontram-se em grupo etário mais avançado e muito freqüentemente não estão, normalmente, associadas à prática esportiva[2,3].

Existem diferenças anatômicas e funcionais entre os meniscos interno e externo, que nos obrigam a estudá-los separadamente.

O menisco medial ou interno é uma estrutura em forma de *C*. O corno anterior está firmemente fixado em um ponto anterior à crista tibial e ao ligamento cruzado anterior. O corno posterior fixa-se posteriormente à crista tibial, imediatamente anterior à inserção do ligamento cruzado posterior. Esse menisco é porção integrante do complexo ligamentar medial. Sua inserção periférica, nas porções ligamentares femoromeniscal e meniscotibial, determina importante característica estabilizadora. Também, trata-se de um importante transmissor de carga entre o fêmur e a tíbia e, portanto, estresse sobre o seu corpo e porção posterior, em graus variados de flexão, é um dos fatores etiopatogênicos das lesões isoladas desse menisco. A possibilidade de associação com instabilidade do joelho, obrigatoriamente deve ser suspeitada diante de uma lesão traumática do menisco interno, uma vez que esse é um dos fatores determinantes da doença meniscal. Portanto, nas lesões traumáticas do menisco devemos indicar nosso tratamento levando em consideração a presença, ou não, de instabilidade.

O menisco lateral tem forma mais circular, sendo que o corno anterior está fixado à frente da crista tibial, enquanto o corno posterior insere-se posteriormente a ela e em frente à inserção posterior do menisco medial. Freqüentemente, a fixação posterior do menisco lateral liga-se ao fêmur pelos ligamentos de Humphry e de Wrisberg. Ambos os meniscos possuem uma borda interna livre e uma margem periférica aderida à cápsula articular, exceto na região póstero-lateral do menisco lateral, que é separada da cápsula pelo tendão do músculo poplíteo. Essa situação torna o menisco lateral mais móvel do que o medial. O músculo poplíteo apresenta uma parte fixa ao fêmur pelo seu tendão e uma inserção aponeurótica, fixando-se ao arco posterior do menisco lateral. Este autor enfatiza que a função dos ligamentos de Humphry e Wrisberg, associada à retração do menisco lateral durante a contração do músculo poplíteo, conferem uma proteção relativa a esse menisco, tornando-o menos suscetível às lesões decorrentes de movimentos rotacionais. Freqüentemente, sua lesão deve-se a fissuras que ocorrem ao longo das fibras de colágeno em direção circunferencial. Essas fissuras podem estender-se até a borda interna e criar uma excrescência ou apêndice. As extensões das fissuras é que determinaram o tipo anatômico da lesão (em bico, em alça de balde etc.). As desinserções periféricas, geralmente acometem o corno posterior. O mecanismo de trauma característico que produz a lesão meniscal é um movimento de torção do corpo com o pé fixo no chão[2] (Fig. 137.2).

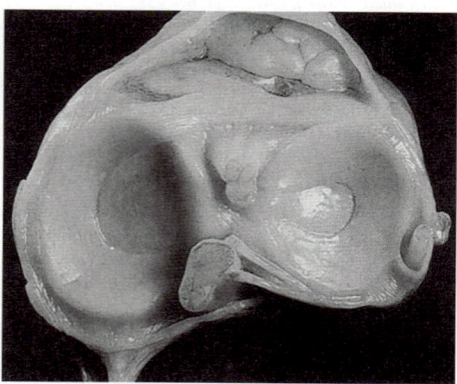

Figura 137.1 – Aspecto macroscópico dos meniscos medial e lateral.

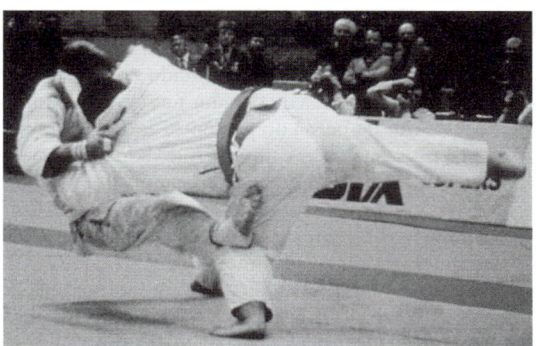

Figura 137.2 – Mecanismo de lesão do menisco medial com o pé apoiado no chão.

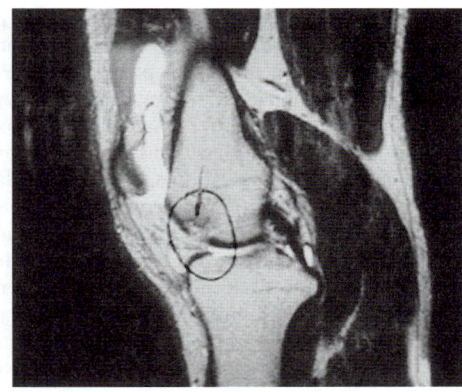

Figura 137.3 – Ressonância magnética demonstrando lesão condral da tróclea femoral.

A queixa comum é uma dor súbita seguida de derrame articular. Os sintomas tendem a se manifestar de forma intermitente, diminuindo e podendo desaparecer em uma a duas semanas. Os sinais clínicos variam quando se examina um joelho na fase assintomática. No entanto, sempre existe uma hipotrofia do quadríceps. Na fase sintomática, observa-se perda de movimentos de flexoextensão. A posição de cócoras não é tolerada. Nos casos com maior cronicidade, queixas de falseio e bloqueio não são raras, porém é pouco freqüente que a interposição do fragmento meniscal rompido leve a situação de bloqueio persistente. Esse se deve geralmente a uma alteração do centro instantâneo de movimento que impede ou inibe os movimentos de rotação e deslizamento normais. Quase invariavelmente o bloqueio cessa após alguns dias de tratamento conservador.

O exame físico consiste essencialmente nas manobras de rotação tibial e conseqüente compressão dos cornos posteriores dos meniscos. As manobras de McMurray e suas variantes de Apley e de Steinmann são positivas na interlinha do menisco acometido.

Atualmente, o exame complementar de maior valia nas lesões meniscais é a ressonância magnética. Esse exame pode nos auxiliar documentando e visualizando o tipo de lesão, facilitando o planejamento do tratamento.

O tratamento não cirúrgico, após a diminuição da dor e do derrame, consiste no ganho de amplitude de movimento e na restauração da força muscular. No caso de insucesso desse tratamento, a cirurgia pode estar indicada. A técnica de eleição é a artroscópica, desde que realizada por um profissional habilitado. Permite uma ampla visão da articulação, inclusive nos recessos posteriores. A preservação do menisco sempre deve ser priorizada pela sutura das lesões situadas na zona periférica ou vascular. Se a meniscectomia for necessária, ela deve ser parcial sempre que possível, objetivando ressecar o mínimo necessário para a remissão dos sintomas[3].

Lesões Osteocondrais

O acometimento da cartilagem articular e do osso subcondral é relativamente freqüente nos traumatismos do joelho durante a atividade física. A lesão osteocondral isolada é pouco freqüente. Mais comumente estão associadas às lesões ligamentares e/ou meniscais. Seu prognóstico depende de vários fatores, entre os quais, o tipo de lesão associada, o tamanho do defeito condral e o tempo de evolução.

Na fase aguda, o quadro clínico é caracterizado pela dor e pelo derrame articular. Comumente, esse derrame pode se tratar de hemartrose, principalmente nos casos de lesões associadas. Se a punção for realizada, freqüentemente são observadas gotículas de gordura. Nas lesões osteocondrais antigas, as queixas podem variar desde dor e derrame persistentes, até sintomas de *falseio* ou *bloqueio* articular.

Os exames subsidiários mais utilizados são a radiografia simples e a ressonância magnética (Fig. 137.3), essa última podendo ser realizada com ou sem contraste, auxiliando na escolha do tipo de tratamento a ser instituído. A tomografia computadorizada e a cintilografia também podem ser úteis avaliando o acometimento ósseo.

O tratamento cirúrgico depende principalmente do tipo e do local da lesão. As técnicas mais utilizadas são realizadas por artroscopia e variam desde um *shaving* da lesão osteocondral associado a pequenas perfurações do osso subcondral exposto, até mosaicoplastia, que se trata do *transporte* de fragmentos osteocondrais de áreas livres de carga para o local da lesão. A fixação de fragmentos destacados e não deslocados também deve ser mencionada. Os transplantes de cartilagem estão em fase de estudos e necessitam de uma melhor avaliação dos resultados[1].

Lesões Ligamentares

O joelho talvez seja a articulação mais comprometida nos indivíduos praticantes de esportes, sendo muito importante o estudo das lesões ligamentares nesse segmento da população.

A lesão ligamentar do joelho, especialmente na sua forma crônica, é aquela que geralmente determina instabilidade do joelho no jovem que pratica esporte, sendo a rotura do ligamento cruzado anterior (LCA) a mais freqüente delas.

Os mecanismos determinantes de uma lesão ligamentar podem ser[4]:

- Abdução, flexão e rotação interna do fêmur sobre a tíbia.
- Adução, flexão e rotação externa do fêmur sobre a tíbia.
- Hiperextensão.
- Deslocamento ântero-posterior.

O mecanismo mais comum é a abdução, flexão e rotação interna do fêmur sobre a tíbia, tratando-se de um trauma torcional na perna de sustentação de peso de um atleta. Resulta de uma força de abdução e flexão exercida sobre o joelho e o fêmur sofre uma rotação interna pelo desvio do peso corporal sobre a tíbia fixa. Esse mecanismo pode produzir uma lesão no lado medial do joelho, uma lesão do LCA, ou ambos. As forças em adução, flexão e rotação externa do fêmur sobre a tíbia são muito menos freqüentes, produzindo a rotura primária lateralmente. A hiperextenão, comumente lesiona o LCA, porém, se a força continua, poderão ocorrer estiramento e rotura da cápsula posterior e ligamento cruzado posterior (LCP). Forças ântero-posteriores aplicadas ao fêmur ou à tíbia podem acarretar lesões ao ligamento cruzado anterior ou posterior, por exemplo, a colisão da tíbia no painel de um automóvel. Em qualquer dos mecanismos descritos, a gravidade da lesão depende da direção, magnitude e dissipação da força aplicada.

Neste tópico, daremos ênfase aos transtornos dos ligamentos intra-articulares, já que as lesões dos ligamentos periféricos, quando isoladas, geralmente são de tratamento conservador. Exceção é feita à lesão do complexo póstero-lateral do joelho, que merece particular discussão em função da importância no prognóstico das reconstruções ligamentares intra-articulares.

Lesão do Ligamento Cruzado Anterior

A lesão LCA é típica no jovem que pratica esporte[5]. O mecanismo de lesão mais freqüente, como descrito anteriormente, é o trauma torcional, com abdução, flexão e rotação interna do fêmur sobre a tíbia. Nesses casos, o corpo gira para o lado oposto ao pé de apoio que está fixo, determinando uma rotação externa do membro inferior. Esse movimento forçado, sob a carga do peso do corpo, determina a lesão. Outro mecanismo relativamente freqüente é o chamado *chute no ar*, que se trata da hiperextensão sem apoio.

O quadro clínico na lesão aguda é caracterizado por dor e derrame articular. Esse derrame é a hemartrose, que ocorre sempre na lesão desse ligamento[6]. Essa lesão acarreta frouxidão anterior do joelho, que se manifesta pela instabilidade, referida pelo paciente como um *falseio*, quase sempre incompatível com a prática da maioria dos esportes.

Quanto aos principais testes clínicos para detecção da lesão do LCA, temos:

- *Teste de Lackman*: que é o mais sensível principalmente quando se trata de um joelho agudo. Com o paciente em decúbito dorsal horizontal (DDH) e com o joelho fletido entre 15 e 20°, o examinador segura com uma das mãos a região supracondiliana do fêmur e, com a outra, a região superior da tíbia. Provoca um movimento antagônico com cada uma das mãos (uma para frente e a outra para trás), a fim de detectar o deslizamento de uma superfície articular sobre a outra. É importante nesse teste se sentir o *end point*, isto é, a interrupção, brusca do movimento de deslizamento.

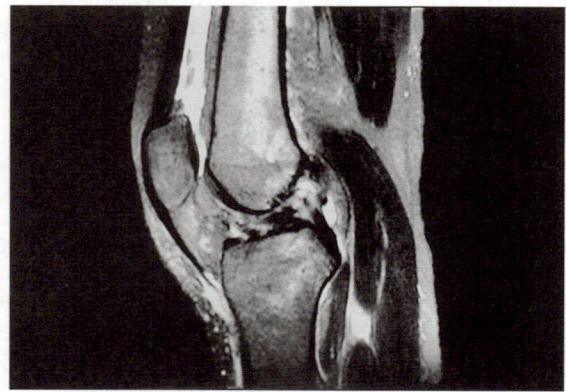

Figura 137.4 – Ressonância magnética com lesão do ligamento cruzado anterior (LCA).

- *Teste da gaveta anterior*: o paciente é posicionado na mesa de exame em DDH, com o joelho em 80° de flexão. O examinador se posta semi-sentado na mesa, sobre o pé do paciente, com as duas mãos na região posterior do terço superior da perna do paciente, certificando-se que os músculos flexores estejam relaxados por meio da palpação de seus tendões. Exerce uma força anterior, provocando um deslizamento anterior da perna sobre a coxa nas três diferentes rotações da perna, com seus dois polegares logo abaixo das interlinhas articulares (sobre as rebordas tibiais), a fim de observar melhor o deslocamento anterior na tíbia nos lados medial e lateral. Assim, é possível determinar qual o lado da superfície articular superior da tíbia que se anterioriza e graduar essa anteriorização.
- *Jerk Test* e *Pivot-shift*: é o teste mais específico para pesquisa da lesão do LCA, pois reproduz o "falseio", devido a uma subluxação anterior da extremidade superior da tíbia, que se reduz, imediatamente, pela força de tração das estruturas periféricas laterais que puxam a tíbia para trás. O paciente deverá estar deitado em DDH com o seu membro inferior colocado em 45° de flexão do quadril e 90° de flexão do joelho. O examinador com uma das mãos segura o pé ou a perna em rotação interna e com a outra pressiona o terço superior da perna para frente, fazendo-se um discreto valgo do joelho. Nessa posição, o joelho é estendido lenta e progressivamente. É notado um repentino ressalto articular e a representação da subluxação ântero-lateral do joelho mantém-se subluxada até a extensão total da articulação, quando então volta a se reduzir. O *pivot-shift* é realizado de forma semelhante, porém com o joelho partindo da extensão para flexão[2,7].

O diagnóstico dessa lesão é clínico, mas frente a um paciente com lesão aguda, uma radiografia deve ser realizada para se afastar a possibilidade de fraturas. A ressonância magnética é o melhor exame de imagem para se documentar a lesão (Fig. 137.4), auxiliando na detecção de possíveis lesões associadas (menisco, lesão osteocondral etc.), permitindo melhor planejamento do tratamento.

O tratamento da lesão do LCA, principalmente quando se trata de um atleta, é cirúrgico visando reconstruir esse ligamento, já que as técnicas de reparação (sutura) não são eficientes[8]. É importante mencionar que as lesões associadas são tratadas no mesmo ato operatório e os meniscos devem ser preservados sempre que possível, por meio da sutura das lesões periféricas. Existem, atualmente, duas principais opções de enxerto autógeno para substituição do LCA: o ligamento patelar e os tendões flexores (semitendinoso e grácil) (Fig. 137.5). Outras opções que merecem ser lembradas são o tendão do músculo quadríceps ou enxertos de banco de tecidos. Essas opções, mais freqüentemente, ficam reservadas para casos de revisão[7].

A fisioterapia é fundamental na reabilitação pós-operatória e o retorno ao esporte se dá, geralmente, por volta do sexto mês após a cirurgia.

Lesão do Ligamento Cruzado Posterior

Trata-se de uma lesão bem menos freqüente no esporte quando comparada com a lesão do LCA[9]. O mecanismo de lesão pode ser: hiperextensão do joelho (associada à lesão do LCA), impacto direto contra a tíbia no joelho fletido, queda sobre o joelho fletido e pé em extensão (flexão plantar), impacto direto sobre o joelho em extensão, causando deformidade em varo ou valgo exagerados. As lesões indiretas ocorrem por

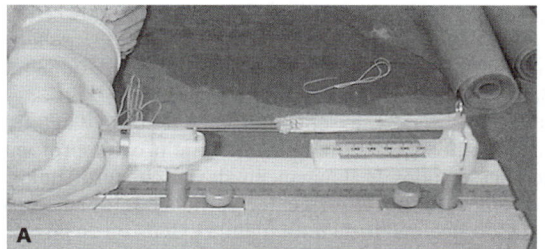
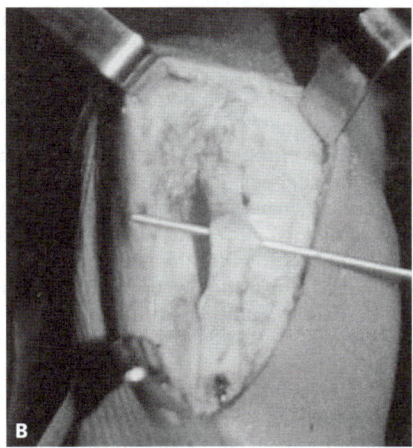

Figura 137.5 – Opções de enxertos para reconstrução do ligamento cruzado anterior (LCA). (*A*) Porção central do ligamento patelar. (*B*) Tendões do semitendinoso e grácil.

traumas rotacionais, geralmente no pé de apoio, e comprometem, além do LCP, os ligamentos periféricos e o LCA[10].

Nas lesões puras, a história clínica é pobre, pois ao contrário das lesões do LCA, raramente produzem hemartrose. A incapacidade que se segue ao trauma, em geral, é pouco importante pela presença dos elementos de contenção secundária. A própria função estabilizadora do aparelho extensor evita manifestações clínicas exuberantes[11].

Nos casos em que há lesões ligamentares associadas, o quadro clínico é exuberante, com grave perda de função. São lesões de alto impacto e podem chegar até à luxação do joelho. O quadro clínico determinado por essas lesões mascara o quadro clínico específico da lesão do LCP.

No exame físico, solicita-se ao paciente que relaxe a musculatura, mantendo o joelho fletido a 70°. A observação do perfil do joelho demonstrará se há ou não posteriorização passiva da tíbia, que, se presente caracterizará lesão do LCP (Fig. 137.6). A contraprova far-se-á, pedindo ao paciente que contraia o quadríceps, o que fará com que a perna se anteriorize. Dessa forma, definimos se o paciente possui ou não posteriorização passiva da tíbia, identificando os pacientes com lesão mais grave. As manobras de posteriorização, o teste da gaveta posterior e o de Lachman devem ser pesquisados cuidadosamente. É comum o pesquisador interpretar como um deslocamento anterior da tíbia uma redução da posteriorização tibial[12].

Uma radiografia em perfil, realizando o teste da gaveta posterior, é útil não só para o diagnóstico como também para o seguimento do paciente, no sentido de mensurar a posteriorização da tíbia, determinando se essa posteriorização está ou não aumentando. Pode-se lançar mão também de uma radiografia em perfil a 60° de flexão, com um peso equivalente a 10% do peso corporal, colocado na extremidade proximal da perna, com a mesma finalidade descrita anteriormente. A ressonância

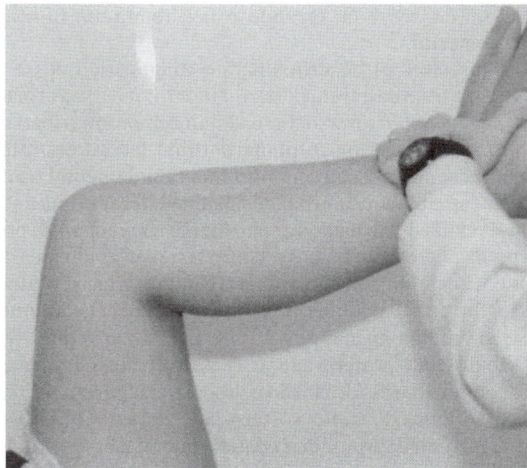

Figura 137.6 – Posteriorização passiva da tíbia pela insuficiência do ligamento cruzado posterior (LCP).

magnética também é utilizada e pode demonstrar desde uma lesão completa do ligamento até sinais de alongamento patológico deste, representado por uma deformação em forma de *cajado*[13].

O tratamento das lesões do LCP, sem posteriorização passiva da tíbia, geralmente é conservador, enfatizando o fortalecimento do quadríceps, que é um agonista desse ligamento. Ressalva é feita, salientando a importância do acompanhamento clínico e radiográfico, com o intuito de se detectar um aumento da posteriorização da tíbia. Caso isso ocorra, existe a possibilidade da mudança de tratamento, optando-se pela intervenção cirúrgica. Nas lesões com posteriorização passiva da tíbia, principalmente nos atletas que demandam atividade física vigorosa, o tratamento cirúrgico é recomendado. Se a lesão for do tipo desinserção com presença de fragmento ósseo, a fixação do fragmento está indicada, abordando a lesão por uma via posterior. Se o comprometimento se der no corpo do ligamento, a sua reconstrução é a melhor conduta, tendo como opções de enxerto as descritas para reconstrução do LCA[12].

Lesão do Complexo Póstero-lateral do Joelho

A lesão das estruturas póstero-laterais do joelho, que acarretam uma instabilidade póstero-lateral rotatória do joelho, foi definida por Hughston *et al.* como sendo uma subluxação rotacional posterior do planalto tibial lateral em relação ao côndilo femoral do mesmo lado, com a tíbia rodada externamente em relação ao eixo do joelho com o LCP íntegro[14].

Um importante conjunto estrutural formado pelo ligamento colateral lateral (LCL), ligamento arqueado, tendão do músculo poplíteo, ligamento fabelofibular, cápsula póstero-lateral e cabeça lateral do músculo gastrocnêmio é responsável pela estabilização do canto póstero-lateral do joelho. Além dessas estruturas deve ser lembrado também o ligamento poplíteo-fibular, que corresponde à origem fibular do músculo poplíteo e tem importância equivalente à sua origem tibial.

A lesão isolada do complexo póstero-lateral é incomum. Mais freqüentemente ela está associada à lesão do LCA e/ou LCP, podendo ser causa de falência na reconstrução desses ligamentos se não for abordada adequadamente[15].

Em geral, os portadores dessa afecção apresentam queixa de dor, limitação de atividade e instabilidade do joelho, porém esta última freqüentemente é vaga e o paciente apresenta dificuldade em descrevê-la. Quando o faz, relata um falseio no sentido posterior.

Os testes clínicos descritos para o diagnóstico desse tipo de lesão são o teste da gaveta póstero-lateral, o recurvato-rotação-externa e o *pivot-shift* reverso. Esse último demonstra o fenômeno de subluxação posterior do planalto tibial lateral em relação ao fêmur. Esse teste assume importância fundamental na diferenciação entre uma instabilidade póstero-lateral e uma ântero-lateral e é realizado de maneira semelhante ao *pivot-shift*, porém com a perna em rotação externa. Outro teste realizado na prática clínica é o teste de rotação externa da tíbia, que é realizado com o joelho em 30 e 90° de flexão. A ocorrência de assimetria de rotação-externa apenas aos 30° de flexão e não aos 90° indica lesão do canto póstero-lateral. A assimetria observada tanto aos 30°, como aos 90° de flexão e associada à gaveta posterior, indica lesão tanto do canto póstero-lateral como do LCP.

O diagnóstico da frouxidão póstero-lateral é essencialmente clínico. Na literatura encontramos descrito um método radiográfico que verifica a existência de diferenças na rotação externa da tíbia entre os joelhos de um mesmo indivíduo. A ressonância magnética é capaz de detectar a lesão das estruturas póstero-laterais, segundo alguns autores[15].

Quando esse tipo de lesão é reconhecido, a reparação nos casos agudos deve ser realizada e as alternativas de reconstrução ficam reservadas para os casos crônicos, especialmente aqueles onde está sendo efetuada a reconstrução do LCA e/ou LCP.

LESÕES MICROTRAUMÁTICAS

São causadas por ação repetitiva de forças de pequena intensidade ao longo do tempo e também conhecidas como lesões por *overuse* ou sobrecarga[16]. O joelho é a maior articulação do corpo humano e realiza entre 2 e 4 milhões de flexões ao longo de um ano. As forças que passam pelo joelho variam de 2 a 12 vezes o peso corporal. É considerado um dos locais preferenciais para esse tipo de lesão.

Para fins didáticos, estudaremos as lesões por sobrecarga que acometem o joelho de acordo com a região em que ocorrem.

Face Anterior do Joelho

Tendinopatia da Patela – Joelho do Saltador (Jumper's Knee)

A tendinopatia da patela é uma afecção muito freqüente e é também conhecida como *joelho do saltador* (*jumper's knee*). Foi descrita inicialmente por Blazina *et al.* como uma tendinite por mecanismo de lesão repetitivo e posteriormente observou-se a associação dela à ocorrência da epifisite patelar[17]. Refere-se à epifisite do adulto, acometendo com freqüência os esportistas, sendo altamente incapacitante, principalmente naqueles que praticam esportes que utilizam a impulsão. Caracteriza-se por dor nos pólos distal ou proximal da patela, de início insidioso e está relacionada à impulsão, ao subir e descer escadas ou rampas, ou quando é usada a desaceleração do músculo quadríceps da coxa. Esses sintomas de dor podem ser acompanhados de incômodo quando o paciente assume a posição sentada por período prolongado, obrigando-o a estender o joelho para alívio. Os sintomas são progressivos e estão muitas vezes relacionados com o preparo físico inadequado nos esportistas.

Ao exame clínico, a dor bem localizada no pólo inferior ou superior da patela é bem evidente. Devemos pesquisar também outras anormalidades associadas, por exemplo, a instabilidade femoropatelar. As retrações musculares, principalmente dos isquiotibiais e dos gêmeos, quase sempre estão presentes, sendo freqüentemente atribuídas como causa do problema, tornando-se importante a sua detecção. Não raramente, podem ser visibilizadas calcificações no tendão através do exame radiográfico, inferindo uma epifisite de longo curso[18,19].

O tratamento deve ser constituído de repouso da atividade física prejudicial e fisioterapia, incluindo calor profundo e crioterapia seguidos de alongamento da musculatura isquiotibial e dos gêmeos e, posteriormente, do músculo quadríceps da coxa. O fortalecimento da musculatura extensora do pé e dedos do pé tem sido indicado e propicia bons resultados[20]. O uso de joelheiras tem por princípio diminuir a tensão da inserção tendinosa na patela. As infiltrações de corticosteróides, que propiciam um alívio rápido, não devem ser utilizadas, pois são comuns os casos de ruptura do tendão patelar por causas banais, em pacientes que já fizeram uso desse tipo de procedimento. As indicações cirúrgicas são extremamente raras porque o tratamento conservador costuma ser eficiente. Nos raros casos de indicação cirúrgica, a mais utilizada em nosso meio, é indicada para as epifisites distais e consiste na introdução de um enxerto tendíneo, retirado do músculo grácil, no meio do tendão patelar. Esse enxerto é inserido de forma transóssea na extremidade distal da patela e na tuberosidade anterior da tíbia.

Doença de Sinding-Larsen-Johansson

Essa entidade caracteriza a epifisite da patela na criança. Foi descrita por Sinding-Larsen em 1921 e por Johansson em 1922. É uma doença autolimitada, de duração de 3 a 12 meses. Comumente ocorre dos 4 aos 14 anos, nos indivíduos que têm uma atividade atlética intensa. A bilateralidade é comum e é mais prevalente no sexo masculino[21,22]. A teoria mais aceita para etiologia é a tração pelo músculo quadríceps da coxa em adolescentes com atividade esportiva intensa[23,24]. A persistência de mecanismos determinantes de microtraumatismos de repetição durante os treinos causa lesões pequenas e arrancamentos de fibras do tendão patelar, que posteriormente se calcifica. Essa teoria encontra suporte nos fatos de que pacientes com paralisia espástica podem desenvolver Sinding-Larsen-Johansson e Osgood-Schlatter no mesmo joelho, nos achados semelhantes em atletas adultos (tendinopatia da patela) e na alta freqüência de bilateralidade.

O quadro clínico consiste na dor localizada no pólo inferior da patela, que piora com os esforços, principalmente de subir ou descer escadas ou declives. Ao exame físico observamos uma piora da dor com a extensão ativa contra resistência. Pode ocorrer edema local e o músculo quadríceps da coxa apresenta um alongamento precário.

As radiografias iniciais não demonstram alterações significativas. Já em um estágio mais avançado, nota-se ossificação irregular no ponto de dor formando um ou mais fragmentos ósseos semelhante aos que ocorrem nos outros tipos de doença epifisária. Medlar descreve uma classificação para os achados radiológicos em quatro estágios[18]:

- *Estágio 1*: achados radiológicos normais.
- *Estágio 2*: calcificações irregulares no pólo inferior da patela.
- *Estágio 3*: coalescência das calcificações.
- *Estágio 4a*: incorporação da calcificação na patela, com normalização da configuração desta.
- *Estágio 4b*: massa calcificada, porém separada da patela.

O tratamento consiste no repouso das atividades esportivas e na fisioterapia, enfatizando os alongamentos. Os resultados do tratamento conservador são bons na grande maioria dos pacientes. A patela se refaz, mas às vezes se torna alongada.

Consideramos a infiltração com corticosteróides um método não recomendável devido aos riscos de ruptura tendínea.

Doença de Osgood-Schlatter

É talvez a causa mais comum de dor no joelho na criança. É mais comum no sexo masculino, em meninos que praticam esportes, principalmente corrida, chutes e saltos. A faixa etária mais acometida é dos 11 aos 15 anos. Sua etiologia é controversa, mas alguns autores acreditam que a retração muscular dos isquiotibiais e a patela alta são possíveis causas. Outros defendem que a patela alta seria uma conseqüência e não causa. A teoria de que a doença seria originada a partir de uma necrose avascular já não é aceita pela maioria dos autores. A bilateralidade ocorre em cerca de um quarto dos casos[18].

A queixa mais freqüente é a dor e o aumento de volume na tuberosidade anterior da tíbia (Fig. 137.7). A dor piora durante e após a atividade física, para subir escadas e durante a corrida. Ao exame físico encontra-se dor e aumento de volume da tuberosidade tibial, podendo ocorrer inflamação da bursa na inserção do tendão patelar. O músculo quadríceps da coxa normalmente é encurtado nesses pacientes, principalmente no lado afetado.

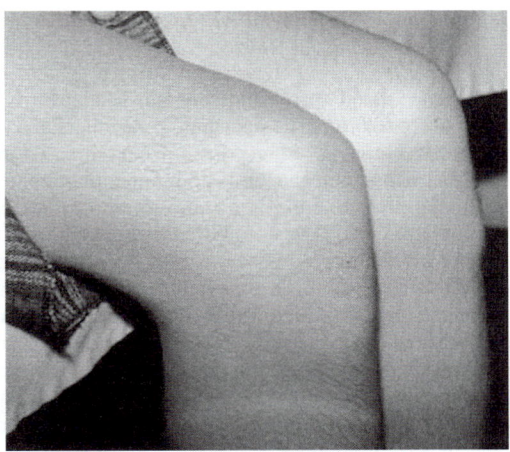

Figura 137.7 – Aumento do volume da tuberosidade anterior da tíbia secundária à doença de Osgood-Schlatter.

No exame radiológico, a posição recomendada é o perfil do joelho em leve rotação interna para melhor expor a tuberosidade. Utilizando uma técnica radiográfica para visualizar partes moles, pode-se notar um aumento de volume e irregularidade, com perda das margens do tendão patelar e aumento da radiolucência do coxim gorduroso infrapatelar. As alterações ósseas não são detectadas no início. Aparecem somente após três a quatro semanas dos primeiros sintomas, podendo ocorrer a presença de um ou mais fragmentos avulsos. Esses fragmentos podem aumentar de tamanho por ossificação endocondral, ou podem fundir-se entre si ou com a tuberosidade tibial.

O diagnóstico diferencial mais importante é a tuberosidade com mais de um núcleo de ossificação. Convém ressaltar também casos descritos de osteomielite da tuberosidade da tíbia e malformação arteriovenosa da tuberosidade. Exceto em raros casos, não são necessários outros exames complementares além das radiografias simples.

O tratamento consiste em repouso e fisioterapia com alongamento do músculo quadríceps da coxa e músculos isquiotibiais. O repouso será parcial, nos períodos de dor, e indicado apenas para as atividades esportivas que mais exigem o músculo quadríceps da coxa. A infiltração local com corticóide não está indicada pelos motivos já descritos anteriormente neste capítulo. Os exercícios adequados de alongamento muscular resolvem a maioria dos casos. Os casos de avulsão da tuberosidade podem, ou não, estar relacionados com a doença de Osgood-Schlatter e devem ser tratados com redução cruenta e fixação do fragmento. Nos pacientes com maturidade esquelética e dor persistente, apesar do tratamento conservador adequado, existem várias possibilidades cirúrgicas descritas na literatura: perfurações múltiplas, ressecção do fragmento, ou debridamento da tuberosidade. Apesar da variedade de possibilidades cirúrgicas, deve-se frisar que o tratamento de Osgood-Schlatter é basicamente conservador, estando o tratamento cirúrgico reservado a casos raros[19].

Síndrome de Hoffa

A *síndrome de Hoffa* é decorrente da inflamação do coxim gorduroso infrapatelar, o qual pode sofrer traumas de repetição durante o excesso de atividade física, instalando-se um processo inflamatório local. Pacientes portadores de artrite reumatóide são passíveis de desenvolver processo inflamatório na gordura de Hoffa, por depósito de imunocomplexos.

O quadro clínico é manifestado por dor e edema imediatamente distal ao pólo inferior da patela, com aumento de volume das bordas medial e lateral do tendão patelar.

O tratamento é conservador com medidas antiinflamatórias e fisioterapia. Casos rebeldes ao tratamento clínico podem se beneficiar de ressecção artroscópica desse coxim gorduroso[25].

Patela Acessória (Bipartida)

É uma afecção do desenvolvimento da patela, sua localização mais comum é na borda súpero-lateral da patela. A bilateralidade é comum e a imensa maioria dos casos é assintomática. O diagnóstico comumente é feito devido a um achado radiológico. Os sintomas podem advir de um traumatismo, ou de lesões repetitivas. Nesses casos, observamos edema sobre a sincondrose presente entre a patela e o fragmento acessório e dor à compressão local[26-28].

É fundamental diferenciar uma patela bipartida de uma fratura de patela. Além da história e exame físico, nas radiografias as bordas da patela acessória são suaves e ovaladas e existe alta prevalência de bilateralidade. Em casos de dúvida, a tomografia computadorizada pode ser útil.

O tratamento conservador é o de eleição nos casos sintomáticos. O repouso e medidas fisioterápicas são suficientes. A ablação cirúrgica é de rara indicação.

Face Medial do Joelho

Afecção de Pellegrini-Stieda

Trata-se de uma calcificação do ligamento colateral medial por depósito de cristais de diidrato pirofosfato de cálcio. Essa calcificação pode se apresentar tanto no corpo do ligamento como em sua inserção proximal. Sua etiologia é decorrente de um trauma direto ou estiramento desse ligamento[29].

O exame radiográfico deve ser realizado nas posições em ântero-posterior e túnel, sendo possível a visibilização de uma imagem radiolucente, linear, na região ocupada pelo ligamento colateral medial. O tamanho da imagem apresenta proporções variadas.

Entesite do Ligamento Colateral Medial (Joelho do Nadador)

É uma afecção onde ocorre um processo inflamatório geralmente localizado na origem do ligamento colateral medial (LCM) no epicôndilo medial do fêmur. Esse processo se dá em decorrência da característica estática do ligamento, fazendo com que praticamente toda energia do movimento de adução do membro inferior com alguma força contrária seja transferida diretamente à sua inserção óssea. Nesse nível, o tecido conjuntivo adaptado à união de uma estrutura mole ao osso (o enteso), sofre as conseqüências dos microtraumatismos de repetição ocasionando as entesites. Tal situação pode ser observada em esportes aquáticos, como no nado clássico, ou no pólo[18].

Clinicamente, a dor é manifestada pela palpação local, ou na prática esportiva durante a realização dos movimentos que acarretaram a problemática.

Tendinopatia do Músculo Semimembranáceo

Manifesta-se clinicamente por dor no aspecto póstero-medial do joelho, imediatamente distal à interlinha articular. A dor pode se intensificar quando realizamos a flexão do joelho contra-resistência com a perna rodada externamente. Acredita-se que a retração muscular do semimembranáceo seja a principal causa dessa condição. Geralmente acomete atletas que fazem atividades de corrida. Deve ser diferenciada de uma lesão do menisco medial, pois o local da dor, como já foi dito, é muito próximo da interlinha articular[16].

O tratamento é eminentemente conservador, incluindo o repouso e a fisioterapia, enfatizando os alongamentos da musculatura retraída. O debridamento do tendão, na presença de degenerações, eventualmente está indicado.

Tendinopatia da Pata de Ganso

Conhecida como tendinite da pata de ganso, é caracterizada por dor na porção ântero-medial da tíbia, na inserção dos tendões sartório, grácil e semitendinoso. Durante movimentos de alta velocidade em ambientes pequenos a necessidade de uma parada rápida obriga a rotação externa dos pés o que sobrecarrega as estruturas mediais da perna. Também deve ser distinguida de uma lesão do menisco medial pela localização da dor que não é distante da interlinha articular medial. Além disso, as manobras meniscais geralmente são negativas nessa entidade. Pode estar associada à bursite local, evidenciada pelo aumento de volume[16].

O tratamento consiste em repouso e medidas fisioterápicas, como a crioterapia e os alongamentos. As infiltrações com corticóides estão autorizadas na presença de bursite, sem que sejam infiltrados os tendões. Órteses para controle da rotação externa da perna e pronação do pé podem ser úteis.

Face Lateral do Joelho

Síndrome da Banda Iliotibial

Afecção causada por um processo inflamatório na porção distal do trato iliotibial, em decorrência de um atrito entre ela e o epicôndilo lateral do fêmur. Esse atrito ocorre durante movimentos repetitivos de flexoextensão do Joelho, caracterizando uma lesão do tipo *overuse*. Menos freqüentemente pode advir de um trauma direto. Comumente está relacionada a esportes como a corrida e o ciclismo[18].

Os sintomas são insidiosos e progressivos, inicialmente representados por dor na face lateral do joelho durante a atividade física, podendo irradiar para a coxa ou para a perna. Essa dor aumenta de intensidade e manifesta-se mesmo no repouso, caso o problema não seja devidamente abordado.

Destaca-se a lesão do menisco lateral, afecções do ligamento colateral lateral e do tendão do poplíteo, com possíveis diagnósticos diferenciais. É necessária uma adequada localização dos sinais clínicos, que são representados pelo aumento de volume, crepitação e dor no epicôndilo lateral do fêmur.

As radiografias usualmente não demonstram alterações significativas. A ultra-sonografia pode evidenciar uma área hipoecóica na região do epicôndilo lateral do fêmur, adjacente à banda iliotibial. A ressonância magnética também pode auxiliar no diagnóstico (Fig. 137.8).

O repouso relativo e medidas fisioterápicas com métodos analgésicos perfazem o tratamento inicial. Logo que a dor permita, são iniciados exercícios de alongamento da banda iliotibial e dos músculos tensor da fáscia lata, isquiotibiais e dos rotadores externos do quadril. Enquanto os sintomas estiverem presentes, deve-se suspender a atividade esportiva. O tratamento conservador costuma ser eficiente, estando as intervenções cirúrgicas reservadas para casos extremos.

Síndrome da Fabela

A ossificação da fabela se dá ao redor dos 16 e 20 anos de idade, estando presente em 8 a 16% dos indivíduos e com três variantes anatômicas relacionadas às dimensões da fabela. Quando a fabela é grande, o ligamento fabelofibular é presente e responsável pelo reforço da cápsula (20% dos joelhos). A ausência desse ossículo ou de seu remanescente cartilaginoso indica também a ausência do ligamento fabelofibular, existindo apenas o ligamento arqueado reforçando a cápsula (13% dos joelhos). Mais comumente (67% dos joelhos), ambos os ligamentos, fabelofibular e arqueado, estão presentes, porém com dimensões mais modestas do que se somente um estivesse presente. Nesses casos, a fabela era cartilaginosa, ausente, ou de pequenas dimensões. Ambos os ligamentos, ligamento fabelofibular e ligamento arqueado se inserem no ápice da apófise estilóide da fíbula. Esses ligamentos ascendem na borda capsular entre o tendão do bíceps até a cabeça lateral do músculo gastrocnêmio e as fibras desses ligamentos convergem para a fabela. Nesse sítio anatômico, pode ocorrer a compressão dos vasos geniculares inferiores e do nervo fibular[30].

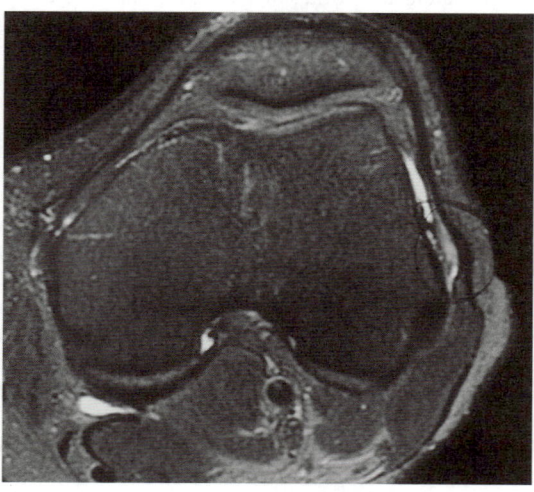

Figura 137.8 – Ressonância magnética demonstrando síndrome de atrito da banda iliotibial.

A síndrome da fabela é caracterizada por dor no compartimento lateral do cavo poplíteo, de caráter progressivo, com piora durante as atividades físicas. Essa dor usualmente é irradiada para a face lateral da perna e da coxa. Acredita-se que a causa seja uma compressão do nervo fibular. O nervo fibular é particularmente suscetível a lesões na região póstero-lateral do joelho, podendo ocorrer lesão por compressão pela presença da fabela aumentada[31-33].

Ao exame físico observamos fabela palpável, dor reprodutível à manobra de extensão do quadril e joelho associado à dorsoflexão forçada do pé. Ao exame radiográfico a fabela pode ou não se apresentar ossificada.

O tratamento com fisioterapia visando às medidas de analgesia e ao alongamento muscular é satisfatório na maioria dos casos. A cirurgia, com ressecção da fabela e neurólise do nervo fibular, fica reservada para casos de exceção.

Tendinopatia do Poplíteo

O tendão do músculo poplíteo se origina no fêmur, anterior e distalmente ao ligamento colateral lateral e está recoberto pela cápsula articular. Não se insere no menisco lateral, é o músculo poplíteo que o faz em sua porção carnosa[34]. Devido a essa situação, esse tendão apresenta uma função mais estática do que dinâmica. Trata-se de uma lesão por *overuse*, que acomete corredores de fundo. É desencadeada pela sobrecarga do tendão do poplíteo por esforço em declive, ou em rotação interna da tíbia.

Usualmente, o paciente refere dor súbita na região pósterolateral do joelho quando correndo em terreno em declive ou descendo escadas em velocidade.

Tendinopatia do Bíceps

O tendão do músculo bíceps funciona como estabilizador lateral, ao contribuir para o complexo arciforme e por funcionar como poderoso flexor e rotador externo da tíbia sobre o fêmur.

A tendinopatia do bíceps é uma lesão por sobrecarga que acomete principalmente corredores, pouco freqüente, já que a rotura desse músculo costuma ser mais comum.

O quadro clínico manifesta-se por dor no aspecto pósterolateral do joelho que freqüentemente se prolonga até a inserção do tendão na fíbula. Geralmente tem início insidioso e ao exame físico encontramos dor contra resistência à flexão do joelho e que piora com a rotação interna da perna.

O tratamento é conservador com fisioterapia, enfatizando o treinamento de força progressivo com exercícios isométricos, isotônicos e isocinéticos na fase final da reabilitação[16].

REFERÊNCIAS BIBLIOGRÁFICAS

1. AMATUZZI, M. M.; HERNANDEZ, A. J. Afecções do joelho no atleta. In: AMATUZZI, M. M.; CARAZZATO, J. G. *Medicina do Esporte*. São Paulo: Roca, 2004.
2. SISK, T. D. Knee injuries. In: CRENSHAW, A. H. *Campbell's Operative Orthopaedics*. St. Louis: Mosby, 1987.
3. HERNANDEZ, A. J.; AMATUZZI, M. M. Lesões meniscoligamentares do joelho. In: HEBERT, S.; XAVIER, R.; PARDINI JR., A. G. *Ortopedia e Traumatologia: princípios e prática*. Porto Alegre: Artes Médica Sul, 1998.
4. PALMER, I. On the injuries to the ligaments of the knee joint: a clinical study. *Acta Chir. Scand.*, v. 81, p. 53, 1938.
5. MICHELI, L. J.; METZL, J. D.; CANZIO, J.; ZURAKOWSKI, D. Anterior cruciate ligament reconstruction surgery in adolescent soccer and basketball players. *Clin. J. Sport Med.*, v. 9, n. 3, p. 138-141, Jul. 1999.
6. SIMONIAN, P. T.; FEALY, S.; HIDAKA, C.; OBRIEN, S. J.; WARREN, R. F. Anterior cruciate ligament injury and patela dislocation: a report of nine cases. *Arthroscopy*, v. 14, n. 1, p. 80-84, Jan. 1998.
7. AMATUZZI, M. M.; HERNANDEZ, A. J.; ALBUQUERQUE, R. F. M.; CRISTANTE, A. F. Lesões meniscoligamentares do joelho. In: AMATUZZI, M. M. (ed.). *Joelho Articulação Central dos MMII*. São Paulo: Roca, 2004.
8. DIEKSTALL, P.; RAUHUT, F. Considerations for the indications for anterior cruciate ligament reconstruction: results of conservative versus operative treatment. *Unfallchirurg.*, v. 102, n. 3, p. 173-181, Mar. 1999.
9. CLANCY, W. G.; SHELBOURNE, K. D.; KOELLNER, G. B.; KEENE, J. S. L.; REIDER, B.; ROSENBERG, T. D. Treatment of knee joint instability secondary to rupture of the posterior cruciate ligament. *J. Bone Joint Surg.*, v. 65, p. 310-322, 1983.
10. FOWLER, P. J.; MESSIEH, S. S. Isolated posterior cruciate ligament injuries in athletes. *Am. J. Sports Med.*, v. 15, p. 553-557, 1987.
11. TIBONE, J. E.; ANTICH, T. J.; PERRY, J.; MOYNES, D. Functional analysis of untreated and reconstructed posterior cruciate ligament injuries. *Am J. Sports Med.*, v. 16, p. 217-223, 1988.
12. ST. PIERRE, P.; MILLER, M. D. Posterior cruciate ligament injuries. *Clin. Sports Med.*, v. 18, p. 199-221, 1999.
13. CAMANHO, G. L.; GALI, J. C. Conseqüências tardias das lesões isoladas e não tratadas do ligamento cruzado posterior. *Revista Bras. Ortop.*, v. 26, p. 175-179, 1991.
14. HUGHSTON, J. C.; NORWOOD JR., L. A. The posterolateral drawer test and external rotational recurvatum test of posterolateral rotatory instability of the knee. *Clin. Orthop.*, v. 147, p. 82, 1980.
15. LARAYA, M. H. F.; HERNANDEZ, A. J.; NAVARRO, R. D.; LARAYA JR., I. Avaliação radiográfica do deslocamento póstero-lateral da tíbia por meio da rotação externa máxima da perna, em joelhos normais. *Rev. Bras. de Ortopedia*, v. 37, n. 7, p. 303-314, 2002.
16. HERNANDEZ, A. J. Lesões por sobrecarga repetitiva do joelho. In: AMATUZZI, M. M. (ed.). *Joelho Articulação Central dos MMII*. São Paulo: Roca, 2004.
17. BLAZINA, M. E.; KERLAN, R. K.; JOBE, F. W. et al. Jumper's knee. *Orthop. Clin. North Am.*, v. 4, p. 665-678, 1973.
18. ANDREWS, J. R. Overuse syndromes of the lower extremity. *Clin. Sports Med.*, v. 2, p. 137-148, 1983.
19. BAKER JR., C. L. *The Hughston Clinic Sports Medicine Field Manual*. Philadelphia: Williams & Wilkins, 1996.
20. SADOW, M. L.; GOODFELLOW, J. W. The natural history of anterior knee pain in adolescents. *J. Bone Jt. Surg.*, v. 67, p. 36-38, 1985.
21. WALSH, W. M.; HURMAN, W.; SHELTON, G. L. Overuse injuries of the knee and spine in girl's gymnasts. *Orthop. Clin. N. Amer.*, v. 6, p. 329-350, 1985.
22. FERRETTI, A.; IPPOLITO, E.; MARIANI, P.; PUDDU, G. Jumper's knee. *Am. J. Sports Med.*, v. 11, p. 58-62, 1983.
23. KUJALA, U. M.; ÖSTERMAN, K.; KVIST, M. Factors predisposing to patellar chondropathy and patellar apicitis in athletes. *Int. Orthop.*, v. 10, n. 3, p. 195-200, 1986.
24. AGLIETTI, P.; INSALL, J. N.; CERULLI, G. Patellar pain and incongruence. *Clin. Orthop.*, v. 176, p. 217-224, 1983.
25. HOFFA, A. The influence of adipose tissue with regard to the pathology of the knee joint. *J. Am. Med. Assoc.*, v. 43, p. 795-796, 1904.
26. WEAVER, J. K. Bipartite patellas as the cause of disability in the athlete. *Am. J. Sports Med.*, v. 5, p. 137-143, 1977.
27. GREEN, W. T. Painful bipartite patellae: a report of three cases. *Clin. Orthop. Rel. Res.*, v. 110, p. 197-200, 1983.
28. DOWD, G. S. E. Marginal fractures of the patella. *Injury*, v. 14, p. 287-291, 1982.
29. SMILLIE, L. S. *Diseases of the Knee Joint*. Edinburgh: Churchill Livingstone 1974.
30. BARENFELD, P. A.; WESELEY, M. S. Painful fabella syndrome. *N.Y. State J. Med.*, p. 1735, Sep. 1975.
31. MANGIERI, F. V. Peroneal nerve injury from an enlarged fabella. *J. Bone Joint Surg.*, v. 55A, p. 395, 1973.
32. WEINER, D.; MACNAB, I.; TURNER, M. The fabella syndrome. *Clin. Orthop.*, v. 126, p. 213-215, 1977.
33. SUNDERLAND; SYDNEY. *Nerves and Nerve Injuries*. Baltimore: The Williams & Wilkins, 1968.
34. SEEBACHER, J. R.; INGLIS, A. E.; MARSHALL, J. L.; WARREN, R. F. The structure of the posterolateral aspect of the knee. *J. Bone Joint Surg.*, v. 64A, p. 536, 1982.

CAPÍTULO 138

Reabilitação do Joelho

Ricardo Moreira Palma

INTRODUÇÃO

Na reabilitação do joelho – como na reabilitação física de modo geral – diferentes escolas preconizam diferentes protocolos referentes ao tratamento conservador ou pós-operatório. Diante de tão numerosas opções e abordagens, surge a freqüente dúvida – que protocolo utilizar? O melhor protocolo é aquele firmemente apoiado em raciocínio fisiopatológico e modificado dinamicamente à progressão individual do paciente, mediante o ajuste fino diário realizado pela equipe de reabilitação. Mais do que aprofundar a discussão em torno das diferenças entre os vários protocolos de reabilitação, este texto tem por finalidade explorar conceitos fisiopatológicos que ofereçam substrato para as decisões clínicas da prática reabilitativa.

CONCEITOS GERAIS

Cadeia Cinética Aberta

É o padrão de movimento no qual a extremidade distal do membro está livre, com movimentação angular de apenas uma articulação, eixo angular estável durante todo o movimento, com produção de forças de cisalhamento articular[1]. Por exemplo: mesa extensora e mesa flexora. Sua vantagem em reabilitação é a possibilidade de priorizar um determinado grupo muscular isoladamente. Por outro lado, é um padrão de movimento raramente utilizado na prática esportiva.

Cadeia Cinética Fechada

Padrão de movimento no qual o segmento distal está fixo, havendo movimento em várias articulações, o recrutamento de fibras musculares ocorre em todas as articulações envolvidas, o eixo articular é variável, promove forças de compressão articular – minimizando o cisalhamento[2]. Por exemplo: agachamento, *leg press*. Vantagens: proteção da articulação contra forças de cisalhamento; estabilização por co-contração muscular.

Exercícios Isocinéticos

Padrão de movimento realizado com velocidade angular constante e resistência variável[3]. É promovido com o auxílio de sistemas mecânicos ou computadorizados. Pode ser utilizado para avaliação de força muscular como para exercícios de reabilitação. Antes havia sistemas isocinéticos para cadeia cinética aberta, mas recentemente foram introduzidos sistemas que permitem execução de movimentos isocinéticos em cadeia cinética fechada. A avaliação isocinética permite determinar, entre outras variáveis, o índice de fadiga muscular e o pico de torque relativos (corrigidos pelo peso) ou por comparação bilateral, que podem ser utilizados como critérios para progressão de etapas nos protocolos. Vantagens: mensuração adequada, controle da amplitude de movimento nos equipamentos, recrutamento muscular maximizado, registro gráfico dos dados.

Exercícios Isométricos

Não há encurtamento das fibras musculares durante a contração. É aplicado na avaliação manual da força muscular, por exemplo. Vantagens: podem ser aplicados precocemente na maioria dos protocolos e dispensam uso de material dispendioso. Por exemplo: levantar a perna estendida.

Exercícios Isotônicos

Realizados com resistência constante e velocidade angular variável; o recrutamento muscular é maior ou menor conforme a faixa de amplitude de movimento em questão. Por exemplo: mesa romana, mesa flexora.

Órteses

São aparelhos que têm por finalidade auxiliar determinado segmento corporal em sua função[4,5]. Na reabilitação do joelho, as órteses podem ser usadas ao longo de todo o processo, sendo classificadas em: profiláticas, reabilitativas, funcionais e transicionais. O objetivo da órtese pode ser: estabilização articular (*brace* articulado para reconstrução de ligamento cruzado anterior [LCA]); imobilização articular (órtese perneira do pós-operatório imediato), estímulo proprioceptivo (tiras infrapatelares).

Treino Proprioceptivo

Mais do que *forte, firme e resistente* – força muscular, resistência muscular e estabilidade articular – o joelho deve ser *inteligente*. Todas as estruturas intra e periarticulares oferecem informações ao sistema nervoso central para o ajuste contínuo da atividade muscular em torno da articulação e de grupos distantes. A propriocepção é treinável e quantificável.

Meios Físicos

Seus benefícios mais evidentes são: controle do edema, analgesia e estímulo proprioceptivo. São recursos importantes, mas coadjuvantes na reabilitação musculoesquelética. Não devem ser substitutos da cinesioterapia.

LESÃO DO LIGAMENTO CRUZADO ANTERIOR

A lesão do ligamento cruzado anterior (LCA) é muito freqüente na prática de atividade física recreativa ou esportiva. Resulta na maioria das vezes em instabilidade funcional (entorses de repetição) e clínica (testes de Lachman, gaveta anterior e *pivot-shift* positivos), com grande limitação ao paciente. O objetivo da cirurgia é restaurar o *status* funcional prévio à lesão. Os resultados da cirurgia de reconstrução do ligamento cruzado anterior são excelentes em mais de 95% dos casos. A cirurgia não precisa ser realizada na urgência, sendo geralmente programada conforme conveniência do paciente. Esse intervalo permite redução do edema, recuperação de amplitude de movimento e preparo psicológico e emocional para o procedimento. O padrão atual é a cirurgia realizada por artroscopia. A cirurgia aberta apresenta resultados funcionais semelhantes, mas a reabilitação é um pouco mais lenta nas etapas inicias e a morbidade pós-operatória imediata é mais significativa. Os enxertos mais usados são: tendão patelar, tendões isquiotibiais (semitendíneo e grácil) e tendão do quadríceps. Os dois primeiros são os mais utilizados; o terceiro normalmente é reservado para situações de revisão cirúrgica. Os atuais mecanismos de fixação do enxerto não diferem significativamente quanto à sua confiabilidade e sua escolha tem por critério a preferência pessoal do cirurgião. Os mais utilizados são: parafuso de interferência (aço, titânio, ou bioabsorvível), âncoras, amarrilho a poste de parafuso convencional, pinos transversos – com nomes comerciais diversos. Os princípios da cirurgia são: inspecionar a articulação e detectar e tratar lesões associadas (meniscos, lesões condrais, osteófitos do sulco intercondilar), debridar o ligamento lesado, confeccionar túneis para passagem do enxerto de maneira a criar locais de fixação anatômicos, obter fixação confiável do enxerto à tíbia e ao fêmur, prevenir complicações pós-operatórias mediante fisioterapia precoce e continuada.

O enxerto colocado passará por um processo de remodelação em quatro etapas:

- Avascularidade e necrose no tempo zero.
- Revascularização.
- Proliferação celular.
- Remodelação estrutural.

Há considerável reabsorção da massa do enxerto na fase inicial. Por volta da quarta semana de pós-operatório o enxerto pode apresentar apenas 10% da força LCA original[6-8]. Os achados experimentais de que haveria vulnerabilidade do enxerto entre três semanas e três meses parecem não se confirmar na prática clínica, uma vez que a maioria das rupturas pós-operatórias ocorre nas áreas de fixação do enxerto (portanto resultantes de problemas técnicos de fixação). Aquelas que ocorrem no corpo do enxerto freqüentemente estão associadas a impacto no sulco intercondilar (evitável com a colocação adequada dos túneis e plastia do sulco no intra-operatório). Há evidências de que esforço dosado aplicado ao enxerto pode exercer influência positiva e estimular sua remodelação e ligação[9].

Inicialmente se acreditava que o enxerto deveria ser provido de proteção mecânica absoluta: imobilizava-se o joelho, não se permitia descarga de peso por oito semanas e restringia-se a atividade física esportiva por um ano. Os resultados eram: catastrófica atrofia do aparelho extensor, alta incidência de artrofibrose e freqüente perda de extensão do joelho. A percepção de que a imobilização prolongada era muito prejudicial conduziu a reabilitação a atitudes crescentemente mais liberais com relação ao enxerto, mas ainda com muito receio de sua ruptura, com base nas evidências histológicas citadas anteriormente. Passou-se a manter a órtese, mas com períodos de retirada para mobilização. Percebeu-se então que aqueles pacientes que não aderiam aos protocolos de reabilitação da época apresentavam progressão mais rápida, menores índices de rigidez articular e retorno precoce à atividade esportiva e menor número de queixas subjetivas[10,11]. Eliminou-se a órtese em 30º de flexão e optou-se por órtese pós-operatória em extensão completa. Procurou-se então estabelecer *protocolos acelerados* de reabilitação para reconstrução do LCA. Os protocolos atuais caracterizam-se por: mobilização articular e descarga de peso precoces, controle antecipado e agressivo do derrame articular, prevenção de sobrecarga ao enxerto (evitar uso precoce e excessivo de exercícios de cadeia cinética aberta), fortalecimento antecipado de isquiotibiais (agonistas dinâmicos do LCA), treino proprioceptivo e reeducação neuromuscular, fortalecimento e condicionamento muscular, incorporação de exercícios de cadeia cinética fechada, treino de agilidade específica para o esporte, uso criterioso de órteses, critério de progressão etapa a etapa e critérios de retorno à atividade esportiva[12].

Os cuidados pós-operatórios precoces incluem: analgesia antecipada conduzida por anestesista, crioterapia (convencional ou aparelhos de criocompressão), mobilização precoce acompanhada de perto pelo terapeuta com ou sem aparelho de movimentação passiva contínua (CPM), exercícios isométricos de co-contração de quadríceps e isquiotibiais, mobilização passiva da patela. Uso de órtese em extensão completa não é consensual. A descarga precoce de carga é permitida. O uso de muletas – também não consensual – deve ser restrito aos primeiros dias de pós-operatório como recurso de analgesia.

Até a retirada dos pontos, geralmente até o décimo quarto dia, a amplitude de movimento desejada é a extensão igual à do joelho oposto (-5º) e flexão de 90º. A ênfase na obtenção de extensão completa baseia-se no fato de que a dor na região anterior do joelho no pós-operatório relaciona-se intimamente com contratura em flexão do joelho.

Entre a segunda e a quarta semanas pode-se acrescer bicicleta estacionária, exercícios proprioceptivos sem carga, hidroterapia. Intensificam-se os itens da fase anterior. Espera-se flexão completa, mas 110º é compatível com progressão para próxima fase.

A partir do segundo ou terceiro mês, controlado do derrame articular e obtida amplitude de movimento normal, iniciam-se as corridas no plano e em linha reta, progredindo-se os demais itens. A ênfase no fortalecimento é para os isquiotibiais (3:1 em relação ao quadríceps).

A partir do terceiro mês é possível iniciar corrida com mudança de direção, exercícios proprioceptivos avançados e pliométricos conforme evolução.

A partir do quarto mês inicia-se condicionamento e treinamento específicos para a modalidade esportiva do paciente.

O retorno ao esporte pode ocorrer a partir do quarto mês se houver recuperação total do edema, amplitude de movimento normal, força muscular normal (80% do contralateral pelos testes isocinéticos) e ausência de dor.

É importante ressaltar que nem todos os pacientes com lesão do LCA deverão ser operados. Pacientes de baixa demanda e que não apresentem entorses de repetição para atividades de vida diária podem ser abordados conservadoramente por meio de proteção ortética do joelho e fisioterapia precoce.

LESÃO DO LIGAMENTO CRUZADO POSTERIOR

A lesão do ligamento cruzado posterior (LCP) tem evolução menos sintomática que a do LCA. Os sintomas são geralmente femoropatelares. O tratamento conservador geralmente traz bons resultados[13-15]. Ocorre sintomatologia de instabilidade (falseio) quando há lesão associada (do LCA ou do complexo pósterolateral). Nesses casos, há indicação cirúrgica mais definida.

O tratamento conservador de lesão aguda do LCP inclui: imobilização em extensão visando a alívio da dor, liberação intermitente para exercícios de amplitude de movimento, mobilização precoce entre 0 e 60º, exercícios isométricos precoces. A ênfase é para o fortalecimento do quadríceps (agonista do LCP) e flexores do quadril, evitando-se inicialmente exercícios para os isquiotibiais (promotores de posteriorização da tíbia em relação ao fêmur). Após resolução da fase aguda – dor e edema – introduzem-se exercícios em cadeia cinética fechada (miniagachamentos) entre 0 e 60º de flexão, treinamento de equilíbrio e propriocepção, hidroterapia. O uso de órtese funcional é controverso, pois seus efeitos parecem ser predominantemente neurossensoriais e não mecânicos.

A reconstrução do ligamento cruzado posterior está indicada nos casos de lesão ligamentar associada. Em casos de luxação do joelho – lesão do *pivot* central e estruturas capsuloligamentares periféricas – a prioridade de reconstrução é para o LCP – o principal estabilizador do joelho. Os enxertos são os mesmos utilizados para reconstrução do LCA, havendo alguma preferência pelo semitendíneo por facilidade na passagem pelo túnel e pelo seu maior comprimento. As técnicas de fixação são semelhantes[16,17].

Por ser uma lesão menos freqüente e menos cirúrgica em relação à lesão do LCA, não há suporte suficiente de pesquisa para amparar este ou aquele protocolo de reabilitação. Na fase pós-operatória precoce busca-se minimizar dor, edema, atrofia e promover ganho de amplitude de movimento. Recorre-se a crioterapia, CPM ou manual, exercícios isométricos para quadríceps. Na fase aguda (1 a 3 semanas): suspende-se o uso analgésico de muletas, busca-se 90º de flexão do joelho, intensificam-se os exercícios isométricos para quadríceps. Após quatro semanas iniciam-se os exercícios de cadeia cinética fechada (miniagachamentos, *leg press*, bicicleta). Os critérios para progressão de carga e intensidade baseiam-se nos testes funcionais consagrados para LCA adaptados à evolução individual. O tempo de retorno ao esporte é de cerca de 9 a 12 meses[18].

LESÃO MENISCAL E LESÕES LIGAMENTARES PERIFÉRICAS

Os meniscos foram outrora considerados meros apêndices do joelho. Diante desse conceito e das limitações da técnica ortopédica daqueles tempos, a meniscectomia total era um procedimento comum. A evolução desses casos evidenciou alta incidência de artrose precoce. Com o aprimoramento da técnica pôde-se oferecer a possibilidade do reparo cirúrgico de alguns padrões de lesão ou a meniscectomia parcial ou subtotal para outros tipos de lesão. A meniscectomia total passou a ser procedimento de exceção. Recentemente, tem se estabelecido como procedimento confiável o transplante de menisco para as lesões mais graves. As lesões favoráveis ao reparo artroscópico são as periféricas, ocorridas na área vascularizada do menisco e, portanto, com grande potencial de cicatrização. As lesões extensas e instáveis, que subluxam para a região central do joelho – lesões em "alça de balde" – não são favoráveis à sutura, reservando-se para elas a excisão da lesão (meniscectomia parcial). Mesmo nas lesões muito extensas procura-se preservar o máximo possível do menisco (meniscectomias subtotais – ressecção do corno posterior do menisco medial – por exemplo). Nas lesões degenerativas associadas a sinais artrósicos, o tratamento de eleição é o conservador: a retirada do menisco nessas situações pode acelerar o desgaste articular e descompensar clinicamente o paciente.

O tratamento inicial das lesões meniscais agudas visa controle dos sinais inflamatórios e derrame articular e preservação da amplitude de movimento e força muscular. Imobiliza-se o joelho com órtese removível para realização de cinesioterapia e crioterapia. Prepara-se o paciente para um reexame entre 7 e 14 dias: com menos dor o exame físico é mais facilmente realizado, podendo-se executar com mais conforto as manobras meniscais e ligamentares. O tratamento seguirá conservador se não houver síndrome de bloqueio – sinal de lesão instável – e se houver melhora dos sinais inflamatórios. Uma vez assintomático – sem dor, manobras meniscais negativas ao exame físico, sem derrame articular e com trofismo muscular adequado – o paciente está liberado para reiniciar prática de esportes.

As meniscectomias permitem carga completa precoce conforme conforto do paciente. Havia dúvidas em relação à liberação de carga sobre o menisco suturado. A tendência atual é a de liberação precoce de carga, uma vez que forças compressivas tendem a aproximar as bordas da lesão reparada.

As lesões do ligamento colateral medial (LCM) são muito propícias ao tratamento conservador. Sua cicatrização ocorre em até seis semanas e mesmo quando resulta em frouxidão medial não há reflexos clínicos. A imobilização tem finalidade sintomática nas primeiras três semanas e deve ser intermitente, permitindo mobilização para manutenção de amplitude de movimento. Deve-se evitar adução resistida na reabilitação precoce, pois o estresse em valgo sobrecarrega mecanicamente o LCM.

As lesões do ligamento colateral lateral são de cicatrização mais difícil. Freqüentemente, são acompanhadas de outras lesões ligamentares – LCA e LCP. Nesses casos, está indicado o reparo ou reconstrução cirúrgica do complexo póstero-lateral. A reconstrução isolada do LCA, sem tratamento de lesão do complexo póstero-lateral ou LCP, quando associadas, é uma das principais causas de falha da cirurgia.

FRATURAS DO JOELHO

Os princípios do tratamento de fraturas incluem: restauração da anatomia, obtenção de estabilidade, preservação da biologia e mobilização precoce do membro e do paciente[19]. As fraturas ao redor do joelho podem ser intra-articulares ou extra-articulares. As intra-articulares requerem redução anatômica e fixação interna com estabilidade absoluta para promoção de mobilização precoce e prevenção de rigidez articular. As extra-articulares necessitam de redução para restauração do alinhamento mecânico do membro e fixação estável para mobilização precoce. As fraturas na região do joelho são: fraturas do fêmur distal (supra ou intercondilar), fraturas do planalto tibial, fraturas da patela, avulsões capsuloligamentares. Nas fraturas articulares não é permitido desvio, pois a incongruência entre as superfícies articulares conduzirá a osteoartrose precoce.

Se a configuração da fratura permitir redução adequada e estabilização com imobilização gessada, opta-se pelo tratamento conservador, com vigilância contínua para eventual perda de redução e conseqüente decisão por tratamento cirúrgico. Durante o tratamento com imobilização gessada ou outra órtese, é fundamental iniciar a reabilitação dentro do aparelho: isométrica, mobilização das articulações não envolvidas no gesso e dessensibilização das partes não envolvidas para prevenção de complicações distróficas.

Quando se opta pelo tratamento cirúrgico, conceitualmente deve-se iniciar a mobilização articular no primeiro dia de pós-operatório, acompanhada de analgesia (crioterapia, medicamentos, analgesia peridural) e exercícios isométricos para prevenção de amiotrofia. A descarga de peso dependerá da configuração da fratura, da qualidade óssea e do sucesso da fixação intra-operatória. O protocolo deverá ser individualizado e resultante de fluxo bilateral de informações entre o cirurgião e o serviço de reabilitação.

DOR FEMOROPATELAR

A dor na região anterior do joelho é um sintoma freqüente, caracteristicamente na população feminina adolescente. Os fatores predisponentes são: sobrecargas mecânicas por excesso de uso e por alterações do alinhamento do membro (aumento do ângulo Q, insuficiência do vasto medial oblíquo, retração do retináculo lateral, patela alta). O exame físico é inespecífico: dolorimento difuso na região anterior do joelho, eventual edema periarticular discreto. Pode estar associada a graus variáveis de instabilidade femoropatelar. A existência de sinais específicos ao exame físico deve alertar para a concorrência de patologia associada (meniscopatia, osteocondrite dissecante, lesão ligamentar crônica, doenças reumáticas, corpo livre). Não há correlação direta entre os achados clínicos e os achados anatômicos (por imagem, artroscópicos e cirúrgicos): pacientes com áreas extensas e profundas de condromalácia patelar são freqüentemente assintomáticos e outros com superfícies articulares absolutamente preservadas são extremamente sintomáticos. Há uma tendência em incluir a dor idiopática na região anterior do joelho como um tipo de síndrome complexa de dor regional. As intervenções cirúrgicas podem resultar bem-sucedidas em casos cuja dor não seja idiopática, como nas plicas sinoviais patológicas. Entretanto, na maioria das vezes, os resultados cirúrgicos podem ser extremamente decepcionantes para o paciente e para o médico. A reabilitação das síndromes femoropatelares visa: fortalecimento do vasto medial oblíquo, alongamento da cadeia posterior, dessensibilização, treino ergonômico, treino proprioceptivo. Eventualmente, pode ser necessário o uso de medicamentos para tratamento de dor crônica (antidepressivos tricíclicos e fenotiazínicos).

INSTABILIDADE FEMOROPATELAR

As instabilidades femoropatelares apresentam-se sob um espectro de gravidade que vai das instabilidades menores até a luxação recorrente da patela.

A luxação aguda de patela resultante de trauma de alta energia – acidente automobilístico, por exemplo – é passível de tratamento conservador, com imobilização por 3 a 4 semanas, o tempo necessário para cicatrização das partes moles, geralmente o retináculo medial e inserção do vasto medial. A ocorrência de lesão osteocondral associada reforça a indicação cirúrgica nesses casos. A imobilização por tempo prolongado não está indicada, pois causa atrofia por desuso, osteoporose regional e retarda a reabilitação.

A luxação recorrente de patela geralmente está associada à frouxidão ligamentar generalizada e é freqüentemente bilateral. O clássico *sinal da apreensão* evidencia a antecipação desconfortável de iminente luxação à manipulação da patela em sentido lateral. A abordagem conservadora é semelhante à preconizada para o tratamento da dor femoropatelar. O tratamento cirúrgico é reservado aos casos refratários à fisioterapia e cujas alterações biomecânicas sejam nitidamente corrigíveis cirurgicamente. Os procedimentos realizados buscam o realinhamento do aparelho extensor por meio de procedimentos isolados ou combinados, como o avanço do vasto medial oblíquo sobre a patela, a liberação do retináculo lateral tenso, ou o desvio medial da tuberosidade anterior da tíbia.

GONARTROSE

A artrose do joelho pode ser primária ou secundária. A primária acomete outras articulações e tem início tardio. A secundária resulta de alteração anatômica articular (fratura não reduzida, corpo livre, lesão meniscal crônica), ou alterações do alinhamento do membro. Há considerável dissociação clínico-radiológica na artrose do joelho. O tratamento conservador inclui redução de demanda, controle ponderal, meios auxiliares de marcha e prevenção de amiotrofia e perda proprioceptiva por meio de cinesioterapia. Priorizam-se os exercícios isométricos a fim de evitar forças de cisalhamento articular. Os meios físicos facilitam o controle do edema e dor, sendo o mais eficaz e disponível o gelo. O tratamento medicamentoso da artrose pode ser sintomático – analgésicos comuns, antiinflamatórios não hormonais e opióides – ou modificador de evolução. Parece haver alguma preservação de cartilagem articular com agentes condroprotetores como diacereína, sulfato de condroitina e sulfato de glicosamina. O tratamento cirúrgico é reservado aos casos refratários ao tratamento conservador e com significativa repercussão para atividades de vida diária. Os debridamentos articulares artroscópicos são parcial e temporariamente efetivos, havendo alguma indicação quando da presença de corpos livres articulares de dimensões maiores. As osteotomias visam realinhar mecanicamente o membro conduzindo o eixo para o compartimento mais preservado. A artroplastia de joelho é a substituição protética das superfícies articulares por componentes metálico (no fêmur) e plástico (polietileno) apoiado sobre o componente metálico no planalto tibial. As próteses de joelho mais utilizadas usam componentes cimentados ao osso. Os objetivos da reabilitação após artroplastia total do joelho são: evitar os riscos do imobilismo (fenômenos tromboembólicos, pneumonia, úlceras de pressão), assegurar amplitude de movimento funcional – 0 a 90° –, marcha estável e segura (fortalecimento muscular, treino de marcha e propriocepção e treino funcional). No caso de utilização de enxerto ósseo para preenchimento de defeitos, a progressão de descarga de peso deverá ser retardada a critério do cirurgião. Caso contrário, a regra é a descarga progressiva com liberação gradativa dos meios auxiliares de marcha e conforme o conforto do paciente.

REFERÊNCIAS BIBLIOGRÁFICAS

1. SNYDER-MACKLER, L.; DELLITTO, A.; BALLEY, S. L. et al. Strength of the quadriceps femoris muscle and functional recovery after reconstruction of the anterior cruciate ligament. *J. Bone Joint Surg.*, v. 77, p. 1166, 1995.
2. SNYDER-MACKLER, L. Scientific rationale and physiological basis for the use of closed kinetic chain exercise in the lower extremity. *J. Sport Rehab.*, v. 5, p. 2, 1996.
3. DAVIES, G. J. *A Compendium of Isokinetics in Clinical Usage and Rehabilitation Techniques*. 4. ed. Onalaska: S and S, 1992.
4. BRANCH, T. P.; HUNTER, R. E. Leg muscle performance of anterior cruciate ligament braces. *Clin. Sports Med.*, v. 9, n. 4, p. 771, 1990.
5. FRANCE, E. P.; CAWLEY, P. W.; PAULOS, L. E. Choosing functional knee braces. *Clin. Sports Med.*, v. 9, n. 4, p. 743, 1990.
6. AMIEL, D.; KLEINER, J. B. et al. The phenomenon of "ligamentization": anterior cruciate ligament reconstruction with autogenous patellar tendón. *J. Orthop. Res.*, v. 4, p. 162, 1986.
7. ARNOCZKY, S. P.; WARREN, R. F.; ASCHOCK, M. A. Replacement of the anterior cruciate ligament using patellar tendon autograft. *J. Bone Joint Surg.*, v. 68A, n. 3, p. 176, 1986.
8. KLEINER, J. B.; AMIEL, D. et al. Early histologic, metabolic, and vascular assessment of anterior cruciate autografts. *J. Orthop. Res.*, v. 7, p. 235, 1989.
9. ROUGRAF, B.; SHELBOURNE, K. D.; GERTH, P. K.; WARNER, J. Arthroscopic and histologic analysis of human patella tendon autografts used for anterior cruciate ligament reconstruction. *Am. J. Sports Med.*, v. 31, p. 277-284, 1993.
10. SHELBOURNE, K. D.; KLOTWYK, T. E.; DECARLO, M. S. Update on accelerated rehabilitation after anterior cruciate ligament reconstruction. *J. Orthop. Res.*, v. 15, p. 303-308, 1992.
11. SHELBOURNE, K. D.; WILCCKENS, J. H. Current concepts in anterior cruciate rehabilitation. *Orthopedic Review*, v. 19, p. 957-964, 1990.
12. BROTZMAN, S.; HEAD, P. The knee. In: BROTZMAN, S. B. *Handbook of Orthopaedic Rehabilitation*. St. Louis: Mosby, 1995. p. 194-195.
13. KELLER, P. M.; SHELBOURNE, K. D.; MCCARROLL, J. R.; RETTIG, A. C. Nonoperatively treated isolated posterior cruciate ligament injuries. *Am. J. Sports Med.*, v. 21, n. 10, p. 132-136, 1993.
14. SNIHO, K.; HORIBE, S.; NAKATA, K.; MAEDA, A.; HAMADA, M.; NAKAMURA, N. Conservative treatment of isolated injuries to the posterior cruciate ligament in athletes. *J. Bone Joint Surg.*, v. 77B, p. 895-900, 1995.
15. DEJOUR, H.; WALCH, G.; PEYROT, J.; EBERHARD, P. H. The natural history of rupture of the posterior cruciate ligament. *Fr. J. Orthop. Surg.*, v. 2, p. 212-120, 1988.
16. HUGHSTON, J. C.; DEGENHARDT, T. C. Reconstruction of the posterior cruciate ligament. *Clin. Orthop.*, v. 164, p. 59-77, 1982.
17. CLANCY JR., W. G.; SMITH, L. Arthroscopic anterior and posterior cruciate ligament reconstruction technique. *Ann. Chir. Gynaecol.*, v. 80, n. 2, p. 141-148, 1991.
18. WILK, K. E. Rehabilitation of isolated and combined posterior cruciate ligament injuries. *Clin. Sports Med.*, v. 13, n. 3, p. 649-677, 1994.
19. SCHATZKER, J. AO philosophy and principles. In: RÜEDI, T. P.; MURPHY, W. M. *AO Principles of Fracture Management*. Stuttgart/New York: Thieme, 2000.

CAPÍTULO 139

Instabilidade Anterior do Joelho

Paulo Rogério Vieira • Angelica Castilho Alonso • José Alberto Fregnani Gonçalves

O ligamento cruzado anterior (LCA) é o ligamento do joelho que apresenta ruptura completa com maior freqüência, sendo responsável por 50% de todas as lesões ligamentares. A maioria das lesões do LCA ocorre em atividades esportivas, principalmente naquelas que envolvem movimentos de desaceleração, rotação e saltos. São mais comuns na segunda e terceira décadas e predominam no sexo masculino[1-7].

Durante o início dos anos de 1980, a reconstrução do LCA era feita de uma maneira que, em algumas vezes, o posicionamento não isométrico do enxerto levava a uma limitação de movimentos, frouxidão, ou tensão excessiva no ligamento reconstruído. A combinação desse procedimento cirúrgico inadequado e exercícios de cadeia cinética aberta (CCA), para estimular o quadríceps femoral, poderia resultar em falência, ou até mesmo na sua soltura. Dessa maneira, cirurgiões colocaram várias restrições em relação aos exercícios pós-operatórios[8,9].

O fator fundamental a ser considerado é a isometria do enxerto, que mantém a tensão constante durante o arco de movimento do joelho[1,5,10]. Atualmente, o conceito já estabelecido é que se a locação do enxerto respeitar o ponto isométrico, o neoligamento pode responder mais como uma estrutura biológica parecida com o ligamento intacto[11,12].

Hoje em dia, com os métodos diagnósticos e cirúrgicos tendo alcançado um grande consenso, a controvérsia e o foco das discussões se voltaram mais para os processos reabilitativos.

Medidas como movimentação precoce protegida, com extensão total e a preconização da descarga de peso do membro operado no chão são condutas já uniformizadas na literatura mundial. Porém, o tipo de treinamento muscular, exercícios e retorno ao esporte ainda carregam muita discórdia.

Os bancos de dados possuem grande número de trabalhos científicos. Podemos desenvolver um protocolo de tratamento baseado na literatura e experiência clínica que seja o mais acelerado possível, com maior nível de segurança e efetividade.

Hoje a modernidade e a tecnologia são realidades que ajudam muito a medicina. A automação dos aparelhos de avaliação e exercícios junto com as fontes de dados na literatura médica colabora com os grandes centros médicos, acadêmicos e esportivos de todo mundo. Porém, os profissionais que estão afastados dessas ilhas de modernidade e recursos abastados, também podem ter resultados muito satisfatórios, mesmo não dispondo desses recursos.

A progressão funcional dos exercícios durante a reabilitação é fundamental para o fisioterapeuta. Através de testes e medidas, os pacientes são testados em um nível inicial de forma progressiva e controlados. Depois de concluir cada etapa da reabilitação com êxito, o paciente avança e é testado no nível imediatamente seguinte do protocolo. Se não for capaz de completar a tarefa dentro de critérios mínimos, permanecerá no mesmo nível[13]. A literatura exibe vários testes funcionais para se obter uma maneira segura de evolução. O KT1000, um artrômetro criado para medir o deslocamento anterior da tíbia, pode direcionar a velocidade de evolução do protocolo para cada paciente, pois se for observado um deslocamento anormal, fica óbvia a necessidade de atrasar o andamento dos trabalhos[14].

Testes em cadeia cinética fechada (CCF) ou CCA (isocinética) também são citados, mas existem cuidados e contra-indicações que devem ser levados em consideração, para não provocar efeitos iatrogênicos em áreas que estejam em processo de cicatrização[13]. Nem sempre temos à disposição recursos para testes sofisticados. A orientação empírica baseada na prática clínica e na literatura nos dá condições de fornecer subsídios seguros para a progressão do paciente. Nesse contexto, a experiência e a familiaridade do fisioterapeuta com o paciente são imprescindíveis para a progressão das atividades. A localização dos sintomas (dor, fraqueza, frouxidão etc.) nas estruturas envolvidas deve orientar a evolução do programa reabilitativo.

Devemos também nos fundamentar em questões básicas da medicina, como: história, exame subjetivo e objetivo, medidas antropométricas, palpação, observação do equilíbrio e marcha.

Cada atleta possui necessidades e particularidades que precisam ser observadas. Os melhores resultados devem ser atingidos se a equipe multidisciplinar trabalhar de forma coesa e integrada. Essa equipe é formada principalmente por paciente, cirurgião, fisioterapeuta, treinador, nutricionista e, ocasionalmente, psicólogo esportivo. Sérias lesões podem causar severas frustrações. Depressão, tensão e ansiedade para o atleta durante o programa de reabilitação são observadas comumente e uma rápida avaliação pode ajudar o atleta a enfrentar a sua inabilidade de manter a motivação. Uma comunicação apropriada entre todos os membros da equipe deve ser sempre estimulada dentro do processo reabilitativo[15].

O tratamento proposto possui cinco fases reabilitativas. O retorno do atleta às suas atividades esportivas totais, usualmente ocorrerá por volta dos 6 a 8 meses de pós-operatório; o processo como um todo levará em torno de 12 meses, devido à cicatrização e à recuperação dos ligamentos, com algumas variações dependendo da extensão inicial da lesão, do procedimento cirúrgico feito e da motivação do atleta.

MECANISMO DE LESÃO

O mecanismo mais freqüente na lesão de LCA é o trauma de torção, ou seja, o corpo gira para o lado oposto ao pé de apoio, determinando uma rotação externa do membro inferior, acompanhada de um joelho valgo (Fig. 139.1). Esse movimento forçado, sob carga do peso do corpo, determina a lesão. Outro mecanismo de lesão é a hiperextensão do joelho sem apoio, o chamado "chute no ar", que determina o aparecimento da lesão isolada do LCA.

QUADRO CLÍNICO

No trauma agudo, o paciente geralmente refere um estalido no joelho, dor e derrame imediato. A impotência funcional geralmente segue o trauma. Nas situações em que ocorre a lesão isolada do LCA, muitas vezes não há incapacidade funcional imediata, embora os demais sintomas estejam presentes.

Nas lesões antigas devemos caracterizar o primeiro episódio de torção, o tempo em que o paciente levou para retornar ao esporte e em que condição o fez, além de investigar a freqüência dos falseios e em que situações ocorreram, se na atividade esportiva ou na vida diária, e também procurar determinar se houve lesão meniscal associada, com os seus bloqueios.

A instabilidade funcional é geralmente resultado de uma lesão ligamentar aguda ou de um enfraquecimento crônico após o trauma, gerando falseio. No entanto, devemos ter em mente outras possíveis causas de instabilidades que podem aumentar ou provocar o problema. Entre elas encontram-se lesões meniscais, lesões condrais, fragmentos osteocondrais, corpos livres, subluxação e luxação femoral patelar[3,16-18].

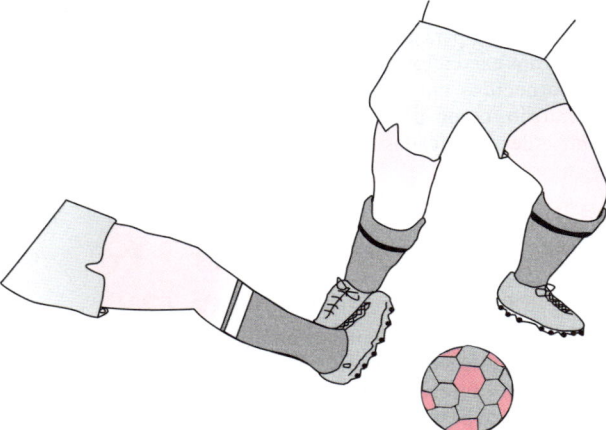

Figura 139.1 – Mecanismo de lesão do ligamentoo cruzado anterior.

CIRURGIA

Na tentativa de solucionar as alterações funcionais presentes em indivíduos com LCA deficiente, as técnicas de reconstrução desse ligamento estão se aperfeiçoando cada vez mais.

A busca do enxerto ideal tem sido objeto de muitos trabalhos. O enxerto autógeno de osso-tendão-osso do ligamento patelar com parafuso de interferência é o substituto mais utilizado nesse procedimento devido às suas propriedades mecânicas. Porém, os flexores mediais do joelho, utilizando desde o tendão do músculo semitendíneo duplo até uma configuração quádrupla, por meio da associação com tendão do músculo grácil, vêm ganhando espaço importante na escolha do enxerto para a reconstrução do LCA. Além de a agressão cirúrgica ser menor do que aquela necessária para a obtenção do terço médio do tendão patelar, os flexores mediais do joelho são resistentes e a técnica usada é segura, apresentando resultados semelhantes àqueles obtidos por outras técnicas de reconstrução do LCA[4-6,19].

CICATRIZAÇÃO E MATURAÇÃO DO ENXERTO

Os trabalhos que tratam da cicatrização e maturação do enxerto são controversos. A biologia da cicatrização do ligamento recém implantado ainda não é totalmente conhecida em humanos, pois a obtenção de material de biópsia necessitaria de métodos sofisticados com conseqüentes dificuldades éticas e financeiras[20].

Estudos mostraram que o enxerto já era viável em três semanas de pós-operatório, com um número de células fibroblásticas muito grande e com síntese de colágeno maior que o processo de degradação[21,22].

Outros pesquisadores sugerem que o enxerto é avascular no momento do seu implante. A transformação desses tecidos em tecidos viáveis constitui um complexo processo biológico que consiste em necrose do enxerto, revascularização, repovoamento celular, depósito de colágeno e remodelagem e maturação do enxerto. O enxerto do tendão patelar transplantando é revascularizado por vasos que se originam de três fontes:

- Camada de gordura.
- Sinóvia.
- Túneis endósteos perfurados[1,4,17,23].

Após a vascularização, o enxerto de tendão patelar transplantado é coberto por uma bainha sinovial. Essa sinovialização do enxerto ocorre durante as primeiras quatro ou cinco semanas após o transplante. Foi observado que o repovoamento celular do enxerto se iniciou após três semanas do procedimento cirúrgico e já estava completo em quatro a seis semanas. A revascularização e a recuperação dos ligamentos, seja qual for o tecido usado, começam em torno de oito semanas e quase se completam em 16 semanas. Após 30 semanas, o exame histológico revelou que a população celular do enxerto havia sido completamente restabelecida e possuía a aparência de um LCA normal[1,4,17,23].

Estudos histológicos têm indicado que a presença de alguma tensão pode ser benéfica no processo de cicatrização, formação do colágeno e consolidação do enxerto e que a ausência de tensão pode até ser nociva[21]. A quantidade de estresse que podemos aplicar nessa fase imediata do pós-operatório ainda não é conhecida, ou seja, não se sabe ainda qual o nível de tensão que distingue o esforço benéfico do deletério. Os argumentos são puramente teóricos e investigações são necessárias[2,8,24-26].

TRATAMENTO REABILITATIVO PÓS-CIRÚRGICO

O programa de reabilitação pode ser dividido em cinco fases:

- 1ª fase
  - Pré-operatório.
- 2ª fase
  - Pós-operatório imediato (mobilização precoce protegida).
  - Da 1ª à 4ª semana.
- 3ª fase
  - Reabilitação muscular e propriocepção primária.
  - Da 4ª à 16ª semana.
- 4ª fase
  - Treinamento muscular e propriocepção para o esporte.
  - Da 16ª à 24ª semana.
- 5ª fase
  - Programa de manutenção e volta às atividades normais.

Primeira Fase

Pré-operatório

Os objetivos do pré-operatório são: diminuição do edema e restauração integral da amplitude para prevenir os possíveis efeitos da artrofibrose no pós-operatório.

Além disso, podemos implementar um programa de estimulação muscular para inibir os efeitos do desuso e fazer a orientação quanto aos exercícios e marcha após a cirurgia. Esclarecimentos são fornecidos em relação aos cuidados imediatos do pós-operatório, como por exemplo, cautelas para andar, dirigir, subir e descer escadas etc.

Segunda Fase
Mobilização Precoce Protegida
Da Primeira à Quarta Semana

A literatura não apresenta diferenças significativas quanto ao primeiro mês de reabilitação de reconstrução de LCA. A maioria dos autores indica a mobilização precoce do joelho e descarga de peso no chão tão logo o paciente possa executar essas tarefas[12,14,15,21,27,28].

Tradicionalmente, após a reconstrução do LCA, o joelho era imobilizado por períodos prolongados com a intenção de proteger a cicatrização do enxerto, mas a perda de força muscular, a rigidez da articulação e a reabsorção da cortical óssea com comprometimento do local de fixação estimularam mudanças importantes do pós-operatório imediato.

Alguns autores acreditavam que a extensão precoce do joelho poderia causar uma lassidão no enxerto e que o retorno às atividades de vida diária (AVD) logo após a cirurgia poderia ser danoso[15]. DeCarlo demonstrou que uma precoce mobilização após a cirurgia não é prejudicial à cicatrização do enxerto e que a restauração da hiperextensão integral não afetava adversamente a estabilidade ligamentar[29].

Logo após a cirurgia, o paciente é avaliado em relação ao edema, amplitude de movimento (ADM), mobilidade patelar e controle da contração muscular. O paciente é esclarecido a respeito da magnitude e das etapas da reabilitação pós-cirúrgica, recebe instruções de como diminuir o edema, aumentar a ADM, a mobilidade da patela e como obter a descarga de peso corporal para uma futura deambulação normal.

Um importante ponto que devemos lembrar é que a dor e o edema podem causar a inibição da ativação muscular reflexamente e modalidades físicas podem ser usadas (gelo, compressão por meias elásticas, elevação, terapia manual e eletroterapia)[11,15].

Os estudos de resultados clínicos comparando os efeitos e benefícios de modalidades como o movimento passivo contínuo, crioterapia, protocolos específicos de reabilitação e uso de órtese são muito difíceis de controlar em virtude das múltiplas variáveis envolvidas. Diferentes técnicas cirúrgicas, patologias variadas e diferentes níveis de motivação, bem como a combinação de todos esses fatores, tornam difícil a comparação da eficácia de certas modalidades de tratamento.

O papel da movimentação passiva contínua (CPM) após a reconstrução do LCA continua a ser controverso. Além do custo, algumas desvantagens potenciais da CPM são:

- Não estimula a participação do paciente no movimento precoce.
- Requer extrema atenção da colocação da ADM na máquina.
- O próprio aparelho pode provocar estresse indesejável sobre o enxerto.

Os possíveis benefícios da CPM são:

- Maior nutrição da cartilagem.
- Maior absorção da hemartrose.
- Redução das aderências.
- Ganho da ADM.

Estudos são necessários para identificar os benefícios da CPM, comparados a métodos de "baixa tecnologia". A máquina de CPM é indicada, mas não em todos os casos, dependendo da necessidade do paciente e da opinião do cirurgião. Tal recurso, se necessário, é instalado no leito do hospital em poucas horas após o ato cirúrgico[1,23,30].

O paciente é incentivado a realizar exercícios isométricos e subida da patela ativamente e também é pedido a ele que se sente na beira da cama para melhorar a flexão.

Se o indivíduo possuir um bom controle muscular e conseguir sustentar a perna estendida no alto (*straight leg raising* – SLR), com o mínimo de dor e edema, inicia-se o processo de sustentação do peso do corpo no chão, avaliando a capacidade do indivíduo ficar de pé em apoio bipodal e, se possível, faz-se uma espécie de balanceio entre o membro operado e o não operado[31]. A descarga parcial na perna acometida será estimulada através de balanças portáteis, tentando fazer descargas que inicialmente seriam de 25% do peso total, aumentando conforme a tolerância do paciente. O indivíduo fica no hospital de um a três dias e a alta é feita com imobilizador e talvez com meios auxiliares.

O uso de muletas e imobilizador depende do controle de quadríceps e da flexão. Acreditamos que se esses recursos forem usados, deveriam sê-lo por um curto período, podendo ser muito úteis em relação à proteção do enxerto recém-implantado e permitindo uma descarga de peso rápida e segura. As órteses de reabilitação deveriam:

- Possuir boa relação custo/benefício.
- Limitar o movimento de forma ajustável, se necessário.
- Permitir fácil acesso para o tratamento da incisão.
- Dar proteção aos atletas ao longo de seu processo de reabilitação.

Devemos evitar a dor e o edema e pedir ao paciente que fique em casa, sem atividades de trabalho por, no mínimo, duas semanas, com elevação, compressão, gelo e executando os exercícios prescritos.

Após a alta hospitalar, o ideal é que o paciente já comece o tratamento tão logo possível, no ambulatório ou na clínica. A extensão completa, flexão, mobilidade patelar, subida da patela de forma ativa, tônus e controle muscular do quadríceps sempre devem ser conferidos.

A flexão e extensão são conquistadas por terapia manual e mobilização nos três decúbitos, prono, supino e sentado, de formas ativas, passivas e realizando facilitação neuromuscular proprioceptiva.

Em supino, sugerimos fazer extensão passiva com rolo no calcanhar e pesos leves em cima do joelho (Fig. 139.2). Em prono, o paciente utiliza pesos suaves no tornozelo na beira da maca (Fig. 139.3). Para o ganho da flexão, um recurso com ótimos resultados é o uso do *skate* auto-assistido preso por borrachas elásticas com o paciente sentado na cadeira (Fig. 139.4). Além da melhora da flexão, esse trabalho fornece ao paciente um exercício em CCF com co-contração, melhorando e estimulando o controle muscular excêntrico e concêntrico do membro inferior.

A mobilidade patelar é fundamental para a função normal do mecanismo extensor do joelho e a terapia manual é usada para prevenir ou desfazer adesões. Hoje, esse recurso terapêutico dispõe de várias técnicas e cada fisioterapeuta irá usar aquela que melhor se adapte a cada um no seu dia-a-dia (Fig. 139.5).

A subida ativa da patela e o controle muscular do quadríceps podem ser desenvolvidos com técnicas de facilitação neuromuscular proprioceptiva, com eletroestimulação muscular isométrica, utilizando principalmente as correntes de média freqüência apelidadas de corrente russa, em vários decúbitos, em CCA e CCF (Fig. 139.6).

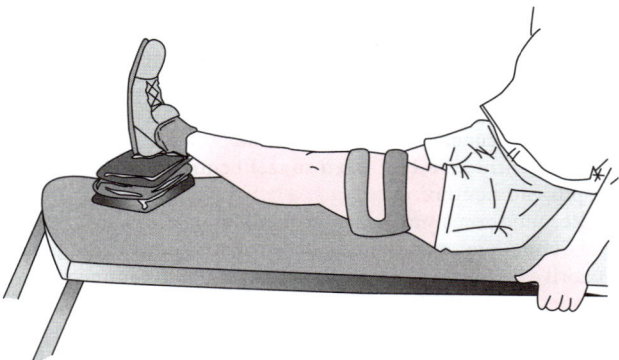

Figura 139.2 – Exercício passivo em supino para ganho de extensão.

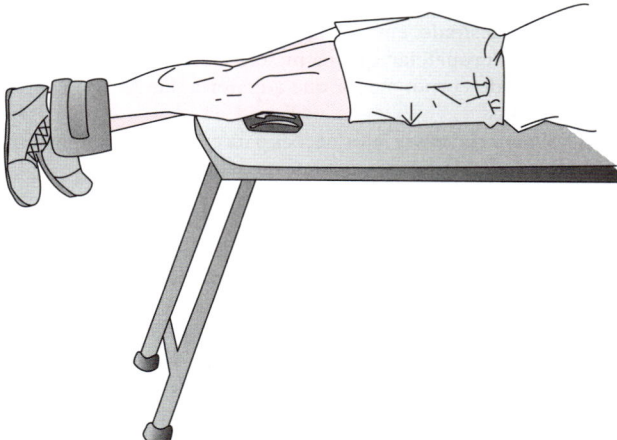

Figura 139.3 – Exercício passivo em prono para ganho de extensão.

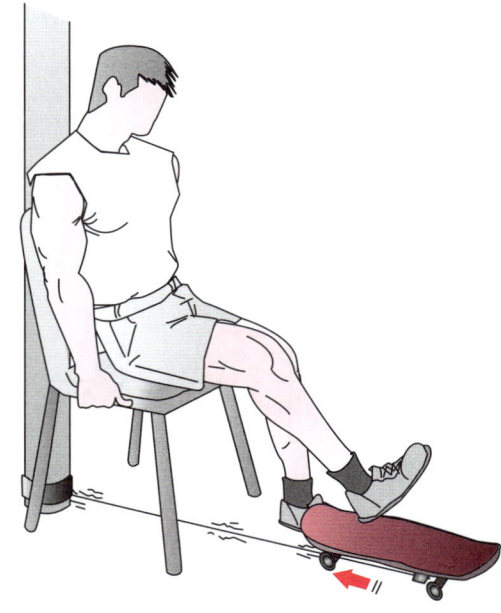

Figura 139.4 – Exercício auto-assistido para ganho de flexão com auxílio do *skate* preso à borracha elástica.

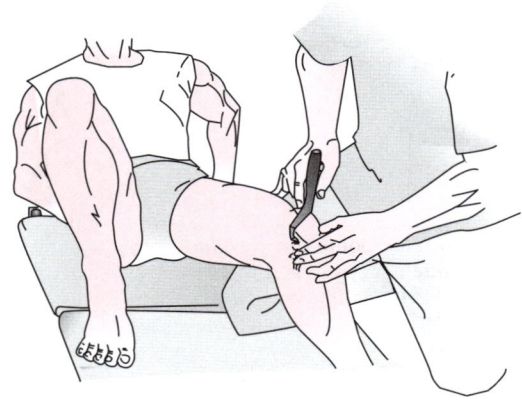

Figura 139.5 – Técnica de terapia manual – crochê.

A eletroestimulação tem sido mostrada como um ótimo recurso para o despertar da função muscular de forma específica, podendo assim ajudar na conquista de um padrão normal de marcha[11,15].

No passado, a reabilitação era focada principalmente no fortalecimento muscular e pouca atenção era dada ao treinamento neuromuscular proprioceptivo no joelho. A estimulação do arco reflexo dos mecanorreceptores no recrutamento dos isquiotibiais diminui a tensão no LCA durante as atividades funcionais[15]. A recuperação da capacidade neuromuscular proprioceptiva é feita logo após a cirurgia, tão logo o paciente esteja com um bom grau de amplitude articular e livre de dor. Inicialmente, o treino é feito de maneira estática em solo estável por meio de desequilíbrios estimulados pelo terapeuta (Fig. 139.7). Em uma outra fase realizamos esses mesmos exercícios em solo instável (Fig. 139.8).

No final de quatro semanas realizamos a perimetria e esperamos que o paciente esteja sem dor ao repouso e apresente um edema mínimo. A marcha e as AVD devem estar recuperadas juntamente com uma extensão igual ao joelho contralateral e uma flexão de 90 a 110°. Devemos nos certificar que o paciente tenha um bom controle muscular e um equilíbrio unipodal satisfatório e assim orientar os cuidados em relação às escadas, rampas e excessos no trabalho para um perfeito controle da dor e do edema.

A respeito da descida de degrau, sugerimos aos pacientes evitarem essa atividade até a 8ª semana, pois geralmente o controle muscular excêntrico do quadríceps é insuficiente para essa tarefa.

A liberação para dirigir ocorrerá dentro de um prazo que varia de três a quatro semanas do pós-operatório.

A freqüência das sessões de fisioterapia irá variar de acordo com o nível atlético, idade e motivação do paciente.

No início da *quarta semana*, o controle clínico do paciente deverá encontrar uma situação em que ele seja capaz de realizar determinadas tarefas e cumprir normalmente a sua progressão funcional.

De uma forma seqüencial, em torno da terceira ou *quarta semana* de pós-operatório, introduzimos na rotina a bicicleta, de 10 a 15min, e o aparelho que simula o ato de esquiar, de forma intervalada, duas a três séries, com duração de 2 a 3min.

Os trabalhos tendem a confirmar a eficácia e a segurança da bicicleta estacionária nos estágios iniciais da reabilitação após a cirurgia do joelho. Essa excelente modalidade de reabilitação terapêutica, considerada um exercício em CCF, pode ser instituída na terceira ou quarta semana do protocolo pós-

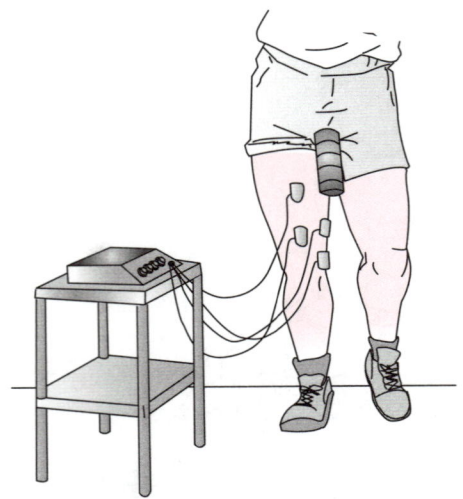

Figura 139.6 – Eletroestimulação em cadeia cinética fechada.

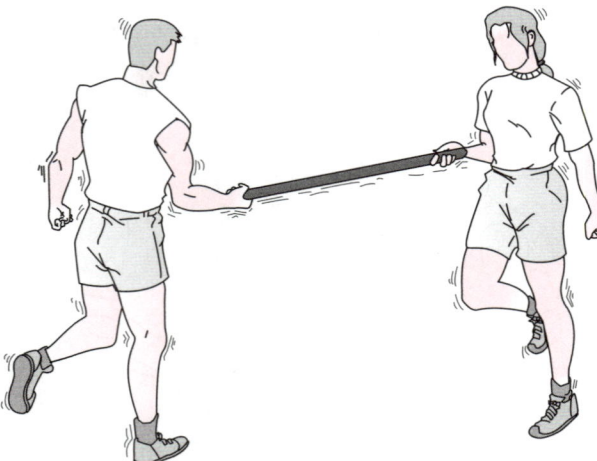

Figura 139.7 – Propriocepção em solo estável.

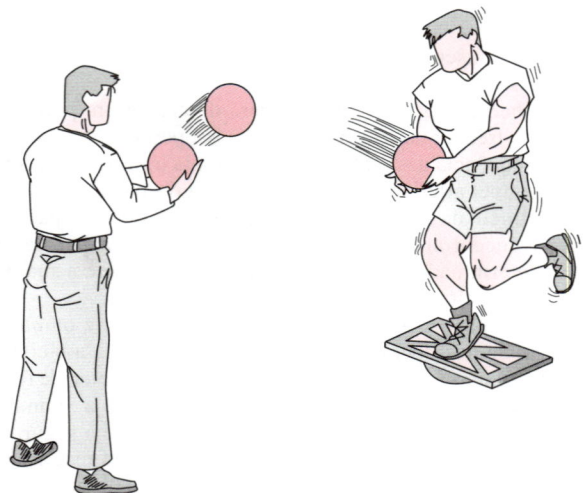

Figura 139.8 – Propriocepção em solo instável.

operatório de LCA e deve ser usada para controlar as forças tibiofemorais, promover o fortalecimento das fibras colágenas, restaurar a ADM do joelho e do tornozelo e aprimorar o fortalecimento e a resistência muscular[32,33].

Em relação às bicicletas, pesquisas mostraram que o quadril pode alcançar ADM em torno de 30 a 82°, o joelho amplitudes entre 37 e 115° e o tornozelo entre 53 e 103° a partir da posição neutra[32].

Pesquisadores encontraram medidas que revelam a bicicleta como um aparelho que desenvolve menos carga para o quadril e joelho do que outras atividades, como caminhar, subir escadas, ou trotes lentos[33].

Não foram observadas significativas diferenças em relação à tensão do LCA e a translação tibial durante o exercício, sendo possível diminuir ainda mais essas forças pela redução das cargas e uma posição mais anterior do pé no pedal. Estudos relataram que o alongamento do LCA é aproximadamente cinco vezes maior durante a marcha em um piso normal do que durante a pedalagem estacionária[32,33].

Foi demonstrado, em relação às forças compressivas na articulação femoropatelar, que na bicicleta essas forças eram 0,4 vez o peso do corpo, menor que a maioria das AVD e exercícios comuns[32,33].

Devemos usar essas informações para extrair desse ergômetro o melhor que ele possa nos dar, ou seja:

- ADM em torno de 105° a 110° de uma confortável flexão do joelho e 10° de dorsoflexão do tornozelo.
- Atividade em CCF com co-contração dos músculos quadríceps e isquiotibiais.
- Forças de reação femoropatelares, 0,4 vez o peso do corpo.
- Fácil execução, necessitando apenas do ajuste da altura do banco, da carga e do tempo de duração.
- Incremento do ganho da ADM, se necessário.

Incremento da Função Cardiovascular

Além da bicicleta, existem ergômetros que possuem o objetivo de fornecer os benefícios cardiovasculares e exercícios funcionais com ADM com bom nível de segurança para as articulações do membro inferior que tenham ou não sofrido uma lesão. O incremento da co-contração de músculos em torno do joelho, junto com atividades de baixo impacto para as articulações do membro inferior, são atrativos interessantes para o fisioterapeuta e para o paciente. Porém, devemos realizar uma análise criteriosa em relação a qual aparelho ser utilizado, ao diagnóstico e em que fase a lesão se encontra.

O mercado de aparelhos de ginástica oferece vários tipos de máquinas para executar exercícios funcionais, existindo pouca pesquisa a respeito dos efeitos biomecânicos, das atividades musculares e considerações a respeito de ângulos articulares seguros na sua execução.

Apesar de as pesquisas nesse assunto serem escassas, é possível fazer uma análise comparativa do ponto de vista mecânico a partir de dados técnicos e orientações disponíveis.

Brown cita o uso do esqui nórdico, já na quarta semana de pós-operatório[4]. Pela característica do movimento do aparelho que simula o ato de esquiar (Fig. 139.9), podemos afirmar que essa atividade promove segurança e conforto, pois na sua execução, realizamos um trabalho isotônico dos músculos do quadril e isometria constante dos músculos do joelho em ângulos próximos a 0° de extensão, ideal para as fases iniciais de um protocolo de tratamento, não promovendo contração excêntrica e nem aumentando as forças de reação patelofemoral.

Os aspectos mais relevantes em relação ao simulador de esqui são:

- Joelhos em posição de travamento em ângulos próximos a extensão total.
- Atividades em CCF produzindo co-contração do quadríceps e isquiotibiais.
- Forças de reação quase nulas na articulação patelofemoral.
- Alto nível de segurança, com facilidade de execução, sem necessidade de supervisão.
- Incremento da função cardiovascular.

Início da Quarta Semana

- Extensão: 0°.
- Flexão de 110° (bicicleta).
- Bom controle muscular (subida da patela, SLR).
- Bom padrão proprioceptivo para o apoio unipodal e marcha normal.
- Controle do edema, dor e mobilidade da cicatriz.
- Bicicleta.
- Aparelho simulador de esqui (ver Fig. 139.9).

Terceira Fase

Reabilitação Muscular e Propriocepção Primária

Da Quarta à Décima Sexta Semana

O termo reabilitação muscular foi usado para acentuar a idéia de que a prescrição de exercícios de fortalecimento muscular que produzam excessiva tensão no enxerto em fase de maturação pode resultar em um deslocamento anormal no corpo ou nos locais de fixação do neoligamento. A hipotrofia do músculo, principalmente o quadríceps, está sempre presente no pós-cirúrgico e o desafio dos fisioterapeutas é estabelecer qual a melhor maneira de reabilitar a massa muscular sem causar efeitos indesejáveis no enxerto, pois ainda não está definida na literatura qual a quantidade de atividade física que podemos aplicar no joelho sem produzir um alongamento permanente ou uma completa falência do enxerto. O período de imobilização é o fator que mais influencia a perda de massa muscular. Atletas treinados são mais sensíveis ao processo de hipotrofia.

O quadríceps é um exemplo típico de um músculo misto, pois possui funções estáticas e dinâmicas. Basicamente, o reto femoral exerce funções dinâmicas, é um músculo longo, biarticular e compostos principalmente por fibras rápidas (tipo II), com características de realizar chutes, arranques e desacelerações. Os vastos são mais ligados à função estática, são músculos curtos, monoarticulares, com predomínio de fibras lentas (tipo I) e possuem um trabalho ininterrupto de manter a patela alinhada e em estado estável.

Os dois tipos de músculos, tanto o reto femoral como os vastos, são chamados de músculos antigravitacionais e literalmente carregam o peso do corpo, possuindo grande suscetibilidade a hipotrofia. Diferentemente, os músculos isquiotibiais apresentam uma perda de massa muscular bem menos intensa que a do quadríceps. Esse fenômeno é constatado na prática por todos que trabalham nessa área e estudos são necessários para abordar esse achado clínico. A idade, o sexo e aparentemente o tipo de fibra muscular podem influenciar o grau de hipotrofia[34,35].

No que diz respeito às complicações que são atribuídas ao pós-operatório de reconstrução do LCA usando tendão patelar, estão as tendinites patelares, crepitação, dor patelofemoral, hipotrofia e fraqueza. A recuperação da força e resistência do quadríceps é uma tarefa difícil, consome tempo e esforço no desenvolver do processo reabilitativo.

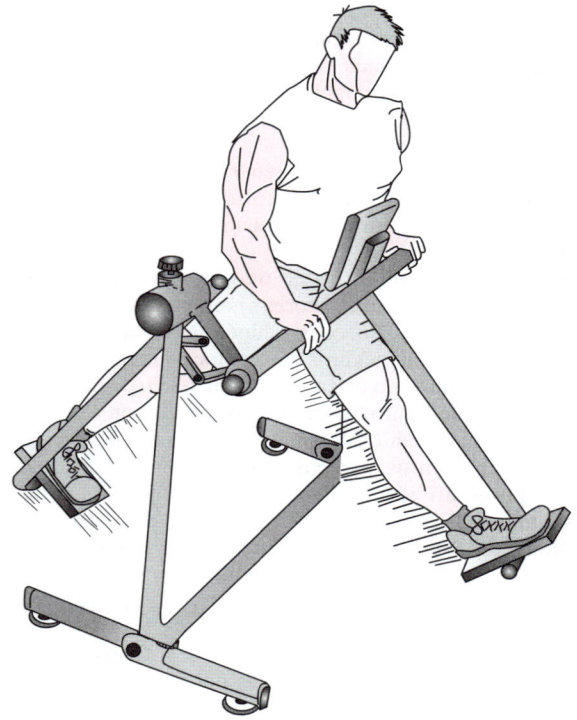

Figura 139.9 – Simulador de esqui.

A literatura mostra vários tipos de protocolos reabilitativos pós-reconstrução do LCA, usando tendão patelar autógeno, ou tendões mediais do joelho. Freqüentemente citado, Shelborne escreveu vários artigos que preconizam o retorno a altos níveis de atividade atlética, como corridas, mudanças de direção, giros, já em um prazo de seis semanas e o retorno à prática esportiva de competição em dez a doze semanas, não demonstrando perda de estabilidade do joelho a longo prazo nesses pacientes[12,21,27,28,36].

Esse autor desenvolve a idéia de que o neo-enxerto funciona mais como um enxerto biológico do que uma estrutura necrótica já nas três primeiras semanas depois da cirurgia, sendo mais forte do que vários estudos demonstram, capaz de conquistar a imediata hiperextensão e um retorno precoce ao esporte. Aparentemente, o estresse tem uma influência positiva e talvez esse estímulo seja necessário para uma ótima cicatrização e formação do colágeno[12,21,27,28].

Em um artigo escrito em 1990, Shelborne descreveu o seu protocolo acelerado e abriu um espaço fazendo uma discussão científica a respeito do assunto com Frank R. Noyes, que iniciou o debate discordando de Shelborne, que com três ou quatro semanas de pós-operatório estimulava o paciente a pular corda e fazer exercícios de agilidade com mudanças de direção[12].

Nessa discussão, Noyes citou que possuía um pequeno mas importante grupo de pacientes com deslocamentos anormais do enxerto e crepitação patelofemoral com atraso na maturação do enxerto, registrados artroscopicamente, vistos na ressonância magnética e, por esses motivos, ele preferia não correr riscos e tomava cuidados em relação à volta total aos esportes antes dos quatro meses após a cirurgia.

Em um dos seus manuscritos, Noyes, ao contrário dos protocolos acelerados, preferia indicar o retorno total aos esportes no prazo de 8 a 12 meses. Investigava também os efeitos do exercício na reabilitação pós-operatória de LCA usando um artrômetro KT-2000 para relacionar o início dos deslocamentos anormais com os exercícios de fortalecimento e retorno às atividades esportivas, constatando que esses deslocamentos aconteciam nas fases de treinamento muscular intensivo ou na fase de retorno ao esporte[14].

Atualmente, muitos estudos têm sido publicados para discutir qual a melhor maneira de fortalecer principalmente os extensores do joelho sem causar nenhum efeito nocivo no enxerto do LCA.

Os exercícios em CCF têm tido um grande uso clínico nos últimos anos. Alguns fatores ajudaram a aumentar a popularidade desse recurso, como a hipótese de que os exercícios em CCF seriam mais seguros, pois colocavam menos estresse no enxerto produzindo forças de cisalhamento de menor magnitude que aquelas produzidas por exercícios em CCA. Além disso, atividades em CCF simulam movimentos funcionais, como agachamentos, paradas, subida e descida de escadas. Esse tipo de atividade também produz outros benefícios, tais como: aumento das forças compressivas da articulação; melhora da estabilidade; produção de co-contrações do quadríceps e dos isquiotibiais; maior ativação dos mecanorreceptores da articulação incrementando a propriocepção e sinestesia[2,8,12,15,24,25,37-39].

O ideal é que o movimento em CCF seja feito em ângulos de 0° a 30° e com os quadris atrás dos tornozelos, visando diminuir a compressão patelar[33,39] (Fig. 139.10).

Na revisão de literatura podemos perceber as vantagens e desvantagens de cada tipo de exercício, existindo um lugar certo para ambas as atividades. Assim, podemos maximizar a aquisição de habilidades da vida diária e ao mesmo tempo minimizar os riscos de lesões. O que percebemos é que a maioria da comunidade não coloca em seus protocolos exercícios em CCA, talvez não percebendo que o melhor caminho seja a integração dessas duas modalidades[13,38-40].

O termo cadeia cinética originariamente deriva de conceitos de engenharia aplicados com propósitos humanos[15,41].

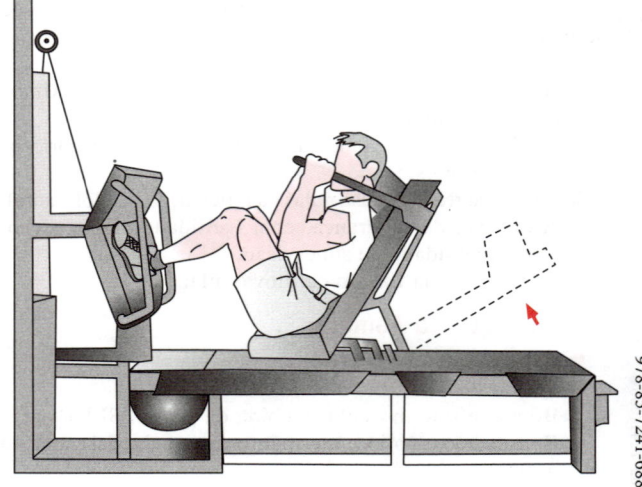

Figura 139.11 – Exercício em cadeia cinética fechada – *leg press*.

Em CCF, o pé é fixado e o movimento da articulação do joelho é acompanhado pela articulação do quadril e tornozelo. Exemplos desses exercícios são os agachamentos e exercícios feitos em plataformas (Fig. 139.11) que fortalecem simultaneamente o quadríceps e os isquiotibiais.

Em contraste, nos exercícios em CCA o pé está móvel e o movimento do joelho pode ocorrer independentemente da movimentação do quadril e do tornozelo. Exemplos desses exercícios são: mesas extensoras (Fig. 139.12), flexoras de musculação (Fig. 139.13) e SRL[15,42] (Fig. 139.14).

Há muita discussão a respeito da terminologia de CCF e CCA, mas podemos fazer algumas ponderações em relação a esse assunto.

Quando o ciclo da marcha é iniciado, aproximadamente 65% do ciclo se fazem com o pé apoiado no solo e 35% dessa

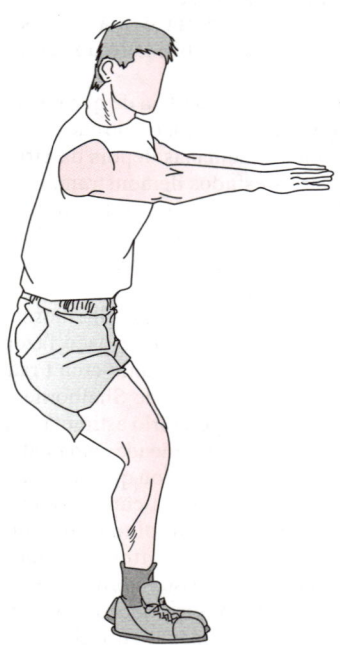

Figura 139.10 – Exercício em cadeia cinética fechada – agachamento de 0 a 30°.

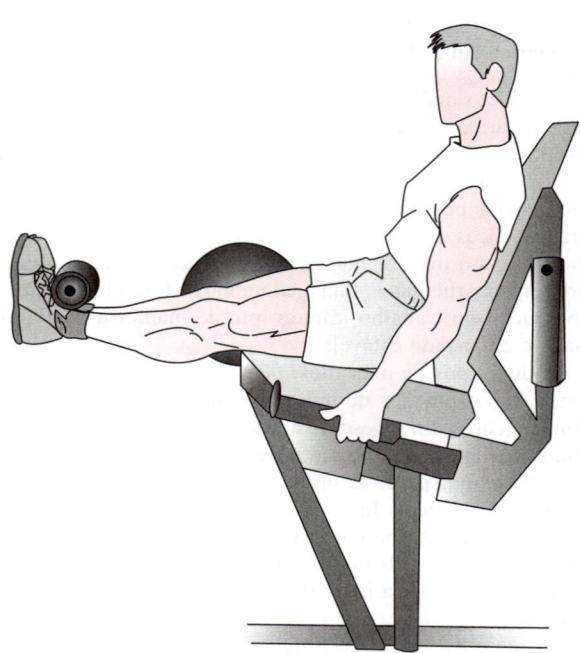

Figura 139.12 – Exercício em cadeia cinética aberta para quadríceps – mesa extensora.

fase sem esse apoio. Muitos clínicos comentam que não há necessidade de incluir exercícios em CCA em seus programas de reabilitação porque primariamente os atletas estão envolvidos em atividades de corrida. Entretanto, quando observamos o ciclo de corrida, as porcentagens de participação das atividades se invertem e 65% do ciclo é composto por CCA e 35% por CCF. Nos tiros de velocidade isso é dramaticamente acentuado, sendo 90% composto por CCA e 10% por CCF. Devemos nos perguntar: o que é realmente específico e funcional para o atleta?[43,44].

Muitos modelos teóricos e descritivos já foram definidos com relação ao uso de certos regimes de exercícios. Contudo, há falta de estudos de resultados.

Os aparentes ganhos funcionais oferecidos por um programa de reabilitação exclusivamente em CCF têm resultado na negligência de condutas consubstanciadas na CCA e, freqüentemente, passam despercebidas as vantagens que podem ser obtidas por tarefas em CCA[8].

Por meio de investigações, pesquisadores concluíram que apenas os exercícios em CCF não proporcionam estímulo adequado para o quadríceps femoral que permita um funcionamento mais normal na fase de postura de marcha. A identificação de um grupo muscular individualizado pode não ser percebida em um teste de CCF devido às compensações e às substituições que podem ocorrer.

Dessa maneira, se o quadríceps estiver fraco, outros grupos musculares podem compensar a falta de força, gerando uma função inadequada e desviando o terapeuta do caminho correto. Exames em CCF podem não ser suficientemente sensíveis para detectar o elo fraco da cadeia cinética total.

Quando a restrição da descarga de peso é imposta ao paciente e a realização de exercícios em CCF é impedida, as tarefas em CCA não ficam limitadas e podem ser muito úteis. Além disso, promovem um controle maior sobre aspectos como carga, amplitude, velocidade de movimentos e tensões translacionais[13,44].

Beynon estudou o comportamento do LCA durante os exercícios de reabilitação in vivo[26]. Em 1992, com o uso do Hest (*hall effect strain transducer*) na banda anterior medial do LCA pela via artroscópica, ele provou que durante a contração isométrica em cadeia aberta com o joelho fletido a 30° havia um significativo aumento da tensão no LCA. Quando mediu a tensão em 90° de flexão, observou que não havia aumento importante de tensão no ligamento e sugeria que exercícios isométricos de quadríceps poderiam ser indicados logo após a reconstrução, desde que limitados a 90°.

Depois de vários artigos escritos, Beynon continuou a investigar o comportamento do LCA perante os exercícios em CCA e CCF usando o DRVT (*differential variable reluctance transducer*) que era uma evolução do Hest usado anteriormente[2]. Nesse estudo, ele chegou à conclusão que os máximos valores de tensão achados no LCA durante o agachamento não eram muito diferentes daqueles achados em exercícios de flexo-extensão ativa em CCA. Apesar do fato de os agachamentos produzirem forças articulares compressivas, não são necessariamente mais seguros para LCA do que a flexo-extensão ativa, que tem como característica a contração dominante do músculo quadríceps.

Outra conclusão importante é que se aumentarmos a carga em exercícios de agachamento, não iremos encontrar um significativo aumento na tensão do LCA, porém o oposto acontecerá na flexo-extensão em CCA com carga, onde se observou uma tensão no ligamento importante.

Valores de picos de tensão produzidos durante exercícios executados principalmente pelos quadríceps poderiam produzir danos consideráveis, às vezes irreversíveis, se as atividades forem adiantadas para níveis de contração muscular mais desafiadores e intempestivos, ou se forem feitas em ângulos articulares impróprios.

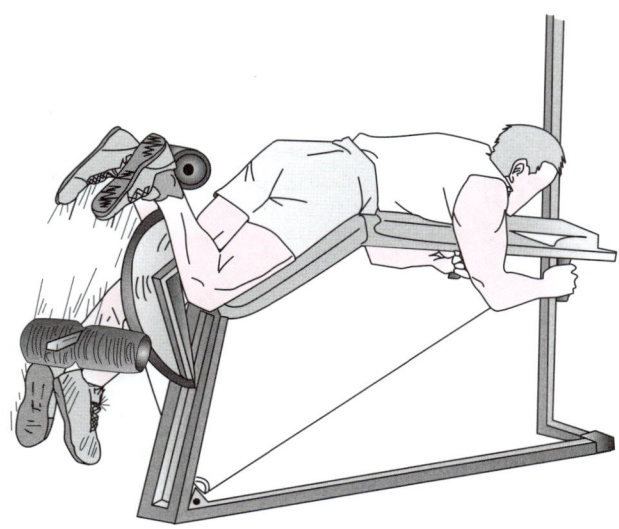

Figura 139.13 – Exercício em cadeia cinética aberta para isquiotibiais – mesa flexora.

Beynon usou valores de pico de tensão (Tabela 139.1) como dados objetivos para desenhar um programa de reabilitação[25].

Antes de se optar por uma modalidade ou outra, é importante a busca em relação a qualquer alteração da cadeia cinética como um todo. Músculos fracos no complexo lombo-pélvico ou tornozelo podem atrapalhar a reabilitação. O conceito de *core*, definido como o complexo lombar pélvico, localizado nos quadris, atua como uma unidade funcional integrada com toda a cadeia cinética, operando de forma sinérgica para gerar força, propiciar a estabilização das partes proximais (tronco e pelve) e obter movimentos eficientes e coordenados das extremidades. Não devemos negligenciar o estado funcional, ou seja, a força dos músculos do complexo lombar pélvico, pois um *core* fraco e ineficaz pode ocasionar uma lesão ou um fracasso reabilitativo[42,45,46] (Fig. 139.15, *A* a *D*).

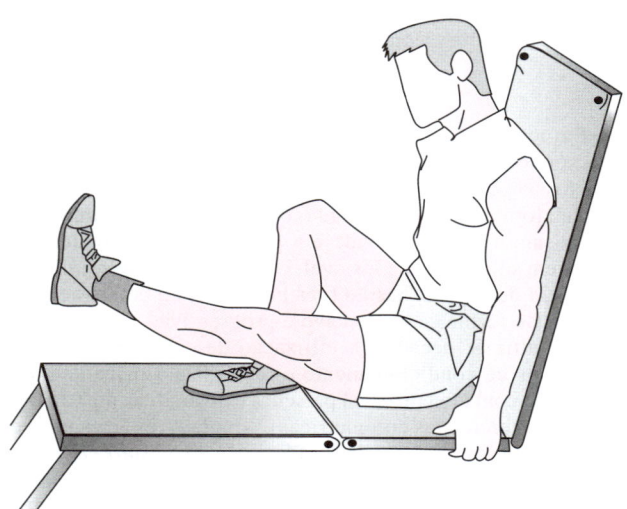

Figura 139.14 – Exercício em cadeia cinética aberta – *straight leg raising* (SLR).

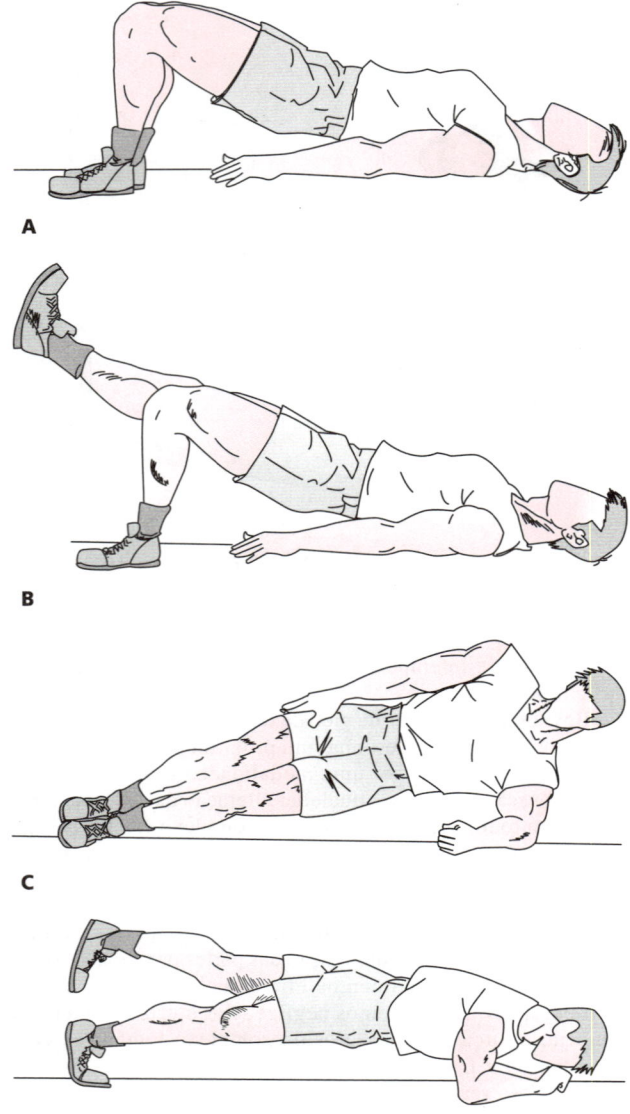

Figura 139.15 – Exercícios para estabilização do *core*. (*A*) Ponte bipodal. (*B*) Ponte unipodal. (*C*) Ponte lateral. (*D*) Ponte posterior.

TABELA 139.1 – Comparação de valores de pico de tensão de ligamento cruzado anterior durante atividades de reabilitação comumente prescritas[7]

ATIVIDADE DE REABILITAÇÃO	PICO DE TENSÃO (%)	Nº DE INDIVÍDUOS
Contração isométrica de quadríceps a 15° (30Nm de torque de extensão)	4,4	8
Agachamento com borrachas elásticas	4	8
Flexão extensão ativa do joelho com tornozeleira de 45N de peso	3,8	9
Teste de Lackman (150N de carga para o deslocamento anterior a 30°)	3,4	10
Agachamento	3,6	8
Flexão extensão ativa (sem tornozeleira)	2,8	18
Co-contração simultânea de quadríceps e isquiotibiais a 15°	2,8	8
Contração isométrica de quadríceps a 30° (30Nm de torque de extensão)	2,7	18
Subida de degraus	2,7	5
Gaveta anterior (150N de carga de deslocamento anterior a 90° de flexão)	1,8	10
Bicicleta estacionária	1,7	8
Contração isométrica de isquiotibiais a 15° de flexão (para -10Nm de torque de flexão)	0,6	8
Contração simultânea de quadríceps e isquiotibiais a 30°	0,4	8
Flexão e extensão passiva	0,1	10
Contração isométrica de quadríceps a 60° (30Nm de torque de extensão)	0	8
Contração isométrica de quadríceps a 90°	0	18
Contração simultânea de quadríceps e isquiotibiais a 60° e 90°	0	8
Contração isométrica de isquiotibiais a 30, 60 e 90° (com -10Nm de torque de flexão)	0	8

Em torno das oito semanas do pós-operatório, utilizamos os exercícios em CCF, como subidas no degrau, miniagachamentos na posição bipodal (ver Fig. 139.10), unipodal, ou uso de plataformas (ver Fig. 139.11) com ou sem eletroestimulação, que visam à funcionalidade e à propriocepção e podem ser feitos em solo estável e instável, causando minidesequilíbrios por meio de toques, bastão (ver Fig. 139.7) e bolas (ver Fig. 139.8), de forma segura, suave e progressiva.

Nas últimas décadas, a utilização de equipamentos para exercícios de condicionamento e reabilitação física vem aumentando com uma razoável presença e diversificação. Cicloergômetros (bicicletas ergométricas), simuladores de esqui (ver Fig. 139.9), simuladores de subida de escadas (*stair climbing*) (Fig. 139.16), ou máquinas com movimentos elípticos dos pedais (Fig. 139.17) simulando a corrida são exemplos de ergômetros comumente usados para restaurar força, capacidade aeróbia, potência anaeróbia e função. Estudos são necessários para saber se todas as atividades em CCF vão produzir efeitos parecidos no LCA. Exercícios na bicicleta, *leg press*, ou saltos podem ter valores de pico de tensão diferentes[9]. Um entendimento dos movimentos (cinemática) e das forças que compõem o trabalho (cinética) dos ergômetros ajuda o fisioterapeuta a ajustar o protocolo reabilitativo em relação às metas e cuidados com esses aparelhos.

Alguns estudos a respeito do aparelho que simula a subida de escadas (*stair climbing*) possibilitam a comparação e análise mecânica de algumas modalidades de exercícios[8,32].

Foi documentado a ADM do joelho alcançou índices de 11,4 a 87,5°[32].

Estudos não examinaram a efetividade do *stair climbing* no incremento da força dos músculos analisados, mas mostraram que há uma co-contração do quadríceps e isquiotibiais durante esse tipo de exercício, crucial para ajudar a limitar translações excessivas durante a reabilitação de patologias ligamentares[32].

Na literatura não há registros a respeito das forças de reação na articulação patelofemoral durante o exercício no *stair climbing*, mas pesquisas foram feitas em relação às atividades de vida diária que afirmam que a força vetorial resultante é igual e oposta àquela que puxa o quadríceps e o tendão patelar.

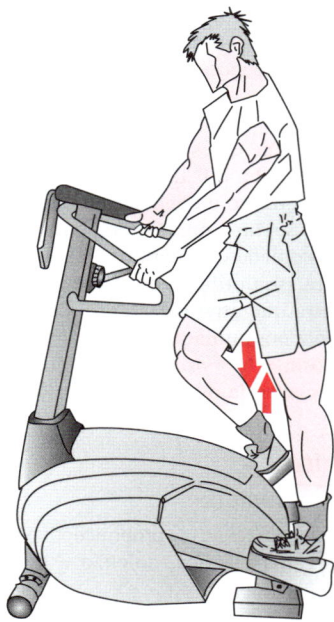

Figura 139.16 – Simulador de subida e descida de degraus.

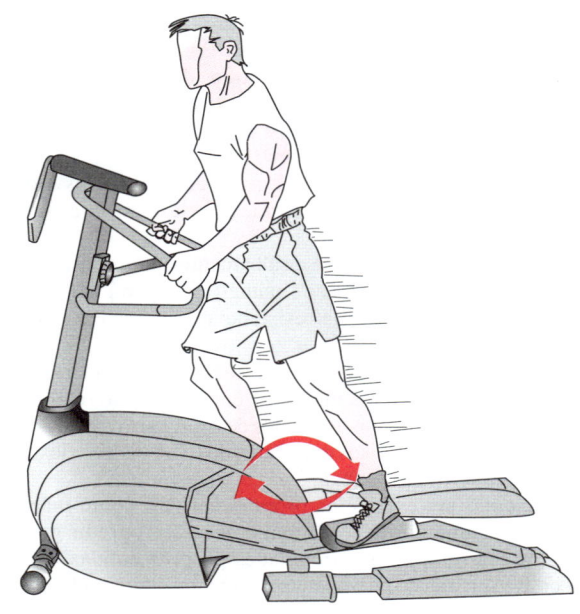

Figura 139.17 – Máquina que simula o trote com movimentos elípticos nos pedais.

Pesquisas verificaram uma reação compressiva na articulação patelofemoral equivalente à metade do peso do corpo para o nível de caminhar e 2,9 vezes o peso do corpo para agachamentos em 90° de flexão. Aplicando esses conceitos ao *stair climbing*, as forças de reação compressivas na articulação patelofemoral foram estimadas em 3,3 vezes o peso do corpo. Esse fato deveria ser considerado ao prescrever *stair climbing* com degraus mais altos para indivíduos com suspeita de problemas na articulação patelofemoral[32].

Fleming e Beynnon realizaram um estudo tentando analisar o comportamento do LCA perante o uso do aparelho que simula subir escadas (ver Fig. 139.16) e chegaram à conclusão de que a tensão que esse aparelho produzia no ligamento era moderada quando comparada a outras atividades previamente testadas (ver Tabela 139.1). Porém, os autores não poderiam recomendar esse procedimento, pois a variabilidade dos resultados de pesquisa entre os indivíduos testados era maior do que os resultados verificados em outras modalidades de exercícios já investigadas[9].

Os aspectos mais importantes a respeito do aparelho que simula a subida de degraus que devemos mencionar são:

- Joelhos com ADM que vão de 0 a 90° de flexão de maneira confortável e 10° de dorsoflexão do tornozelo.
- Atividade em CCF produzindo co-contração do quadríceps e isquiotibiais.
- Forças de reação na articulação patelofemoral 3,3 vezes o peso do corpo, não sendo indicado para pacientes com suspeita de distúrbios femoropatelares.
- Fácil execução, porém necessita de supervisão para monitorar a altura dos pedais.
- Incremento da função cardiovascular.

Mais recentemente, foi desenvolvido um ergômetro que produz movimentos elípticos dos seus pedais (ver Fig. 139.17), com a intenção de simular o ato de correr, somando a vantagem de retirar dessa forma de exercício o impacto típico da corrida. No presente, não há estudos que identificam as características biomecânicas e o envolvimento muscular desse tipo de exercício.

Pesquisadores consideram que o cicloergômetro elíptico é similar à bicicleta no que diz respeito às forças compressivas tibiofemoral e patelofemoral e que as passadas no aparelho elíptico poderiam submeter a articulação patelofemoral a forças menores que aquelas produzidas pelo ato de subir escadas, ou até mesmo pela máquina que simula a subida e descida de degraus, porque o movimento elíptico produz uma flexão dos joelhos mais limitada[32].

Pesquisas não publicadas, conduzidas pelo fabricante (Precor Incorporated Bothell, Washington), afirmaram que incrementos na atividade muscular do quadríceps eram vistos quando os movimentos dos pedais eram feitos para trás e com tronco inclinado posteriormente[32].

Os aspectos relevantes em relação ao cicloergômetro elíptico são:

- Joelhos com ADM que vão até 90° de flexão.
- Atividade em CCF produzindo co-contração do quadríceps e isquiotibiais.
- Forças de reação na articulação patelofemoral similares àquelas exercidas na bicicleta e aparentemente menores que aquelas que ocorrem no *stair climbing*.
- Fácil execução, sem necessidade de supervisão.
- Incremento da função cardiovascular.
- Simulação de uma atividade funcional (corrida) com ausência de desaceleração (impacto).

Com esses parâmetros, o fisioterapeuta tem condições de escolher qual o melhor tipo de ergômetro para estimular as atividades funcionais, tendo em mente qual o tipo de lesão, qual o tempo de evolução e a gravidade do caso.

Devemos seguir um raciocínio de progressividade em relação tanto à evolução da cicatrização do ligamento como à evolução do aumento das cargas de exercício.

Com oito semanas, o processo de cicatrização e maturação em fase mais adiantada e com o controle muscular mais apurado, introduzimos exercícios em aparelhos que simulam a subida de escadas (*stair climbing*) (ver Fig. 139.16) e imitam o ato de correr com movimentos elípticos dos pedais (ver Fig. 139.17), com duas a três séries de dois a três minutos de duração. Nessa fase, uma carga leve pode ser adicionada para exercícios em SLR (1 ou 2kg), em flexão, adução, abdução e extensão do quadril. Na posição em pé, esses mesmos movimentos podem ser feitos com borrachas elásticas com suave resistência.

Lembramos que as forças de cisalhamento ântero-posteriores no joelho são incrementadas de maneira proporcional à carga, ao lugar da colocação da resistência na perna e à velocidade do movimento[39].

Nessa fase que precede os *dois meses* de pós-operatório, continuamos ainda com isométricos em um ângulo de 90° de flexão com cargas leves, em exercícios de CCA para os extensores do joelho, sem restrições aos exercícios de CCA para os flexores da coxa.

O paciente fará exercícios proprioceptivos, como marcha no colchão, cama elástica, piscina e deverá progredir gradativamente em relação às dificuldades proprioceptivas.

A oitava semana de pós-operatório tem um significado muito importante porque é nesse momento que iniciamos o controle da função excêntrica do quadríceps com mais ênfase, pois essa tarefa terá um papel fundamental nas AVD, como caminhar, subir e descer escadas e também nas atividades esportivas.

O termo *excêntrico* é definido como carga muscular que envolve a aplicação de uma força externa com aumento de tensão durante o alongamento físico da unidade musculotendínea. O trabalho excêntrico não é simplesmente um mero retorno da atividade muscular, ele possui fases distintas, isométricas, concêntricas e excêntricas com propriedades únicas e separadas[47,48].

Uma contração concêntrica, conhecida como trabalho positivo, é associada à aceleração do corpo; uma contração excêntrica é comumente utilizada para desacelerar o corpo, denominada trabalho negativo[47,48].

A conversão de trabalho negativo para positivo é descrita como fase de amortização, que ocorre em fração de segundo. O ciclo de alongamento-encurtamento e o reflexo miotático são fatores importantes para que entendamos a eficiência da atividade muscular, que fica muito comprometida pelo desuso, com uma conseqüente hipotrofia do músculo e perda na velocidade do reflexo miotático, que em condições normais está entre os reflexos mais rápidos do corpo humano[47,49].

O momento adequado da introdução da carga excêntrica depende do tipo de técnica utilizada; inicialmente ela deve ser leve e com baixa velocidade.

A controvérsia inicial sobre o trabalho excêntrico estava na questão de segurança. À medida que os estudos e os parâmetros clínicos se aperfeiçoam, as preocupações diminuíram.

O poder de um programa reabilitativo multimodal, integrado (isométrico, concêntrico, excêntrico), e a observação de todos os elos da cadeia cinética nos dão uma maneira eclética, balanceada e eficiente de trabalhar as deficiências oriundas das disfunções ortopédicas[47,49].

Para que o paciente avance nessa etapa do protocolo de progressão funcional, na *oitava semana* ele deve ser capaz de iniciar o gesto da descida do degrau (excêntrico), desde que o faça com bom alinhamento da coluna e quadril.

Exercícios neuroproprioceptivos em solo instável e de forma unipodal, em tábuas de equilíbrio, balancins, patinetes e outras atividades nos dão parâmetros confiáveis para iniciar de forma proprioceptiva o que chamamos de minitrotes na cama-elástica e colchão com tempos curtos (1 a 3min, duas a três séries) com baixa velocidade. Nesse ponto do protocolo a hidroterapia é intensificada em relação ao volume e à intensidade.

Outra mudança importante em relação aos exercícios em CCA é que agora eles são executados de forma isotônica com cargas leves e baixas repetições, tanto nos aparelhos de musculação como também usando a resistência manual na porção mais proximal da tíbia para estimular a contração excêntrica. Refazendo o alerta de que esses exercícios devem ser feitos em ângulos que vão de 90 a 60° de flexão.

O exercício excêntrico e concêntrico com resistência manual é bem útil e seguro, pois o terapeuta pode modular a resistência, a velocidade e o ângulo desejado no exercício.

Trabalhos para isquiotibiais em CCA são intensificados, da mesma maneira que atividades em CCF também seguem esse caminho, tanto nos miniagachamentos de 0 a 45° de flexão como nas plataformas (*leg press*) de 0 a 60° de flexão, lembrando que esses exercícios devem ser feitos com os pés à frente do tronco.

Controle Clínico
Início da Oitava Semana

- Descida de degrau (controle proprioceptivo de bom padrão).
- Minitrote (cama elástica, colchão e piscina com bom padrão).
- CCA (isotônico de 90 a 60°, excêntrico e concêntrico).
- Incremento dos exercícios em CCF.

Com a conquista dessas etapas sem dor e sem edema, podemos seguir com a progressão funcional dos exercícios durante a reabilitação. No *terceiro mês de pós-operatório* realizamos a segunda perimetria, que deve ter um ganho mínimo de 0,5cm, com a goniometria mostrando uma amplitude de 0 a 130° e com a descida de degrau bem perto da normalidade, apresentando um mínimo de tremor muscular.

As corridas em terreno plano, sem mudanças de direção, são iniciadas, mas não superando os 10min, tendo os cuidados óbvios com calçados e tipo de solo. Introduzimos nesse mesmo momento saltos bipodais na plataforma (*leg press*) com pouca carga para fazer uma espécie de adaptação às fases seguintes, referentes ao quarto mês de reabilitação, em que serão iniciados os trabalhos de saltos com a introdução de pliométricos.

Além dos exercícios isotônicos concêntricos e excêntricos, feitos com resistência manual em ângulos que vão de 90 a 60° de flexão de joelho, preconizamos também exercícios isométricos a 0° de extensão em CCA, como por exemplo, na mesa extensora, com cargas leves sem fibrilação (que pode ser sinal de incoordenação motora ou fadiga) e com a resistência proximal à tíbia.

Esse procedimento tem por objetivo realizar uma transição tranqüila e segura dentro do protocolo reabilitativo, tendo como base o tempo de maturação e cicatrização do enxerto que a literatura exibe.

Controle Clínico
Início da Décima Segunda Semana

- Descida do degrau perto da normalidade.
- Início das corridas (terreno plano, sem mudanças de direção, baixo volume).
- Isométricos – CCA a 0° de extensão (cargas leves sem tremor muscular).
- Saltitos bipodais na plataforma (*leg press*).

Em torno da 16ª semana, é descrita grande proliferação das células por toda a matriz, quando os núcleos se assemelham muito ao LCA normal[17]. Apesar desse quadro favorável, devemos ser cautelosos, pois é nessa fase que a reprogramação neuromuscular ligada ao esporte é iniciada e, para estarmos seguros, aplica-se o teste isocinético em velocidade de 60°/s em amplitude liberada, tendência esta seguida por nós. Esses testes fornecem parâmetros de força e equilíbrio muscular.

A avaliação isocinética por dinamômetros computadorizados traz parâmetros que auxiliam na composição da avaliação funcional total do indivíduo. Esta deve ser composta também por testes funcionais com suas possíveis comparações. Com o uso dessa tecnologia, foi possível estabelecer os valores de função muscular esperados para cada fase do processo de reabilitação e direcionar a evolução, bem como a alta fisioterapêutica.

É importante ressaltar que para cada população existem dados normativos específicos, mas há um padrão em forma de diferenças bilaterais dos membros, assim como entre os grupos agonistas e antagonistas. Em nossa prática clínica, utilizamos também os valores obtidos em relação ao peso corporal, pois acreditamos que, como os membros inferiores suportam esse peso, é importante uma análise da capacidade dos músculos de estarem aptos para cumprir no mínimo essa tarefa. Além disso, como os resultados das avaliações isocinéticas dependem da alavanca (comprimento dos membros), a correção dos valores pelo peso corporal permite a comparação entre indivíduos de diferentes *morfologias*.

Entendemos que o primeiro teste isocinético deva ser feito apenas com o quarto mês pós-operatório completo, pois a vascularização do enxerto é total. Desse modo, pode-se fazer um teste normal, ou seja, ADM completa e na velocidade angular que permite o resultado máximo na avaliação do joelho, que é de 60°/s e de 0 a 90° de ADM. Não concordamos com os testes de ADM baixa e submáximos antes desse prazo por dois motivos: em primeiro lugar, por que submeter o enxerto em fase de cicatrização inicial a um teste de força, se sabemos por meio de análise funcional que a força ainda é deficitária? Para que isso seja possível, a ADM tem de ser reduzida, pois o teste é em CCA e a velocidade para a execução deve ser maior para que a tensão articular seja menor. Desse modo, perguntamos: o que nos informa um teste submáximo em ADM reduzida? Além disso, a ADM do teste (90 a 45°) não avalia os músculos na ADM de corrida (0 a 30°) e o objetivo do teste seria liberar o indivíduo para a corrida.

Em segundo lugar, há o aspecto psicológico do teste nesse período, pois o paciente não tem conforto articular suficiente para executar um teste se esforçando maximamente e não conseguiremos dele o resultado esperado.

Sendo assim, propusemos aguardar o quarto mês de pós-operatório completo para fazer um teste que traduza a condição muscular do modo mais fiel possível, sempre associando aos aspectos funcionais. Para isso, utilizamos os valores de comparação bilateral adaptado de Battistella e Shinzato, que criaram o índice de déficit muscular (IDM). Esse estudo estabeleceu índices com parâmetros para liberar tarefas reabilitativas, como por exemplo: com um IDM de 30 a 40% o paciente é liberado para trotes leves e exercícios proprioceptivos suaves[50].

Preconizamos um teste mensal, ou seja, no quinto ou sexto mês pós-operatório e depois bimestralmente até o 12º mês completo.

Todos esses cuidados somados aos testes de frouxidão ligamentar, com a devida liberação do médico cirurgião, nos dão embasamento e segurança para iniciarmos o treino com saltos. Devemos estar seguros de que o controle da contração excêntrica do quadríceps esteja recuperado, pois essa é uma função determinante para a execução dos pliométricos, fundamental na maioria dos esportes.

Qualquer exercício que utilize os componentes elásticos naturais do músculo e o reflexo miotático para produzir uma resposta mais forte pode ser considerado pliométrico. No início desse tipo de treinamento, o salto pode não ser ideal ainda e dessa maneira utilizamos as mudanças de direção como trabalho pliométrico. A definição prática de pliométrico é um movimento forte e rápido envolvendo pré-alongamento ou contramovimentos que ativam o ciclo alongamento-encurtamento.

Padrões específicos do esporte devem ser reaprendidos e esse arquétipo de habilidade consiste em engramas envolvidos na memória cinestésica individual, para representar a organização neurológica que contribui para a formação de padrões musculares automáticos. Esses modelos não são inerentes a nós e só podem ser formados através de milhares de repetições de movimentos multimusculares de precisão, com o objetivo de reprogramar os engramas de coordenação específicos de cada esporte. O caminho mais eficaz é por meio de repetições lentas específicas que precisam ser reaprendidas[15].

Antes de essas tarefas serem iniciadas, o paciente deve ser examinado em relação a dor, edema e amplitudes articulares. Diferenças de volume da massa muscular devem estar em torno de 1cm.

Movimentos esportivos e atividades normais do dia-a-dia envolvem séries repetidas de ciclos alongamento-encurtamento e um exercício funcional específico deve ser usado para preparar os indivíduos em suas atividades, empregando a contração excêntrica e o trabalho pliométrico[51].

Iniciamos as atividades com movimentos curtos de ir e vir, mudanças de direção em cones, com baixa velocidade. Em uma progressão lógica, observamos a capacidade de o indivíduo realizar saltitos bipodais e depois evoluindo para unipodais, se necessário com a ajuda de barras paralelas. Na seqüência, pedimos ao paciente que faça saltitos na cama elástica, no colchão, ainda com impulsão vertical e não horizontal para não intensificar deslocamentos ântero-posteriores (Fig. 139.18).

Junto com as mudanças de direção, pequenos giros de maneira controlada e cuidadosa são feitos de modo a estimular o paciente a chutar bola ou fazer exercícios com raquete e bola na parede, que são maneiras de acentuar o aspecto proprioceptivo para o esporte (Fig. 139.19).

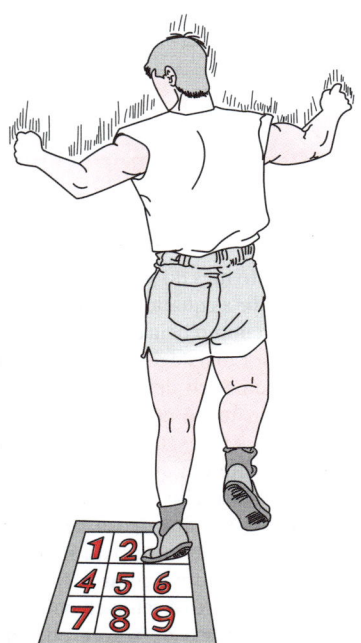

Figura 139.18 – Exercícios pliométricos – saltitos com impulsão vertical.

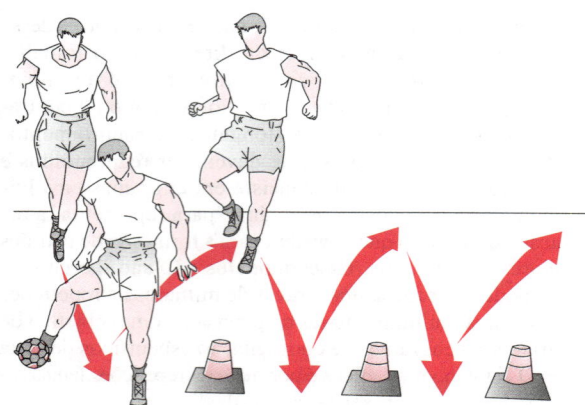

Figura 139.19 – Exercícios pliométricos – deslocamentos ântero-posteriores nos cones com bola.

Já foi mencionado que o *primeiro teste em isocinético sem restrições é feito aos quatro meses de pós-operatório* e teoricamente exercícios em CCA já poderiam ser instituídos. Porém, preferimos realizar o treinamento muscular solicitando a performance muscular total somente após o início do *quinto mês*, nos limitando, nessa fase, a incrementar exercícios com resistência manual (concêntrico e excêntrico) (Fig. 139.20), trabalhos em CCA com borrachas elásticas e isotônicos de 0 a 30° de extensão na mesa extensora, sem tremor muscular[36].

Controle Clínico
Início do Quarto Mês
- Isocinético (IDM 40%).
- Massa muscular 1cm (perimetria).
- Descida do degrau (sem tremor muscular).
- Saltitos bipodais e unipodais com bom padrão.
- Mudanças de direção em cones, giros (baixa velocidade).
- CCA – isotônicos de 0 a 30° (cargas médias, sem tremor muscular).

Quarta Fase

Treinamento Muscular e Propriocepção para o Esporte

Da Décima Sexta à Vigésima Quarta Semana

Deparamos-nos, no quinto mês do programa reabilitativo, com a necessidade de progredir as qualidades necessárias para o esporte. Se a medida da circunferência da massa muscular da coxa estiver diminuída, exigirá mais exercícios localizados.

O segundo teste isocinético deverá mostrar um índice de deficiência muscular em torno de 30%, índice que libera o indivíduo para os esportes leves, treino com bola e atividades mais específicas do esporte em questão.

É nessa fase que os exercícios pliométricos mais intensos se iniciam. O propósito desse tipo de treinamento é aumentar a excitabilidade do sistema nervoso para melhorar a capacidade reativa do sistema neuromuscular.

A velocidade no movimento é fator-chave no desempenho atlético. O menor tempo gasto no solo e em um lugar é de extrema importância. A questão principal acerca dos exercícios pliométricos é a necessidade do indivíduo realizar um salto, diminuindo ao máximo o tempo na fase de amortização, ou

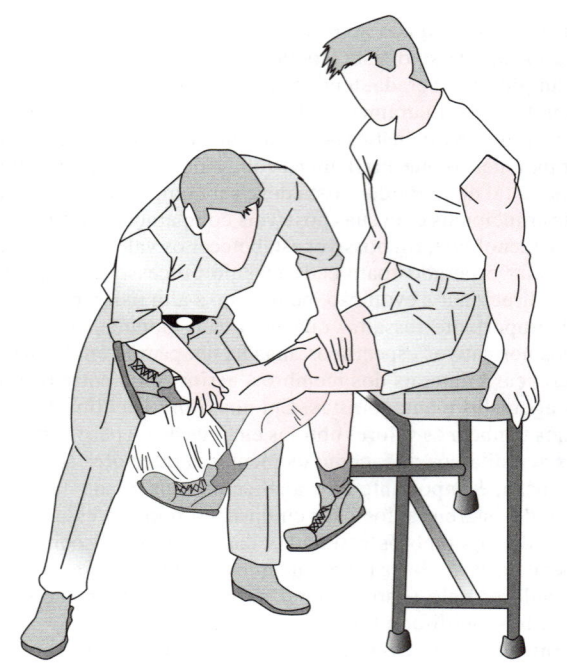

Figura 139.20 – Exercício com resistência manual – concêntrico-excêntrico para quadríceps – 0 a 30°.

seja, o ato de pular, tocar o chão e sair do solo o mais rápido possível deve ser enfatizado[47,49].

Devemos ter os conhecimentos teóricos e técnicos e sensibilidade no momento da introdução dos pliométricos em qualquer protocolo. Em se tratando da reabilitação da reconstrução do LCA, essa atenção deve ser redobrada, pois é fácil perceber que o exercício excêntrico e atividades com saltos possuem potencial para causar lesões a tecidos musculares e/ou conjuntivos e devemos ser capazes de evitar ou minimizar os problemas.

Conhecer a demanda progressiva nessa fase é vital. Aos exercícios pliométricos adicionamos o trabalho em caixotes para aumentar a profundidade dos saltos, mas ainda de forma muito controlada (Fig. 139.21).

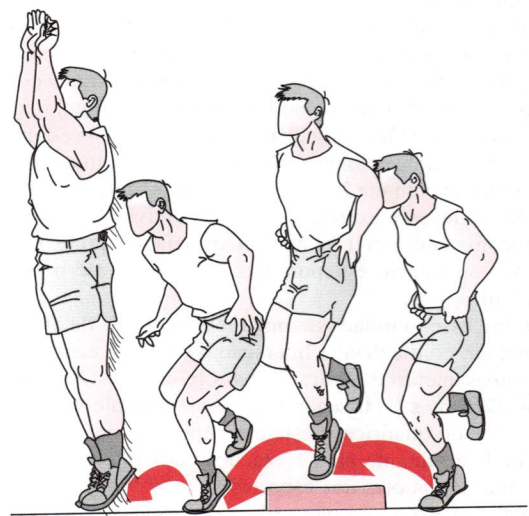

Figura 139.21 – Exercícios pliométricos nos caixotes.

Controle Clínico
Início do Quinto Mês
- Testes isocinéticos (IDM 30%).
- Treinamento muscular máximo.
- Saltos unipodais com bom padrão.
- Pliométricos em caixotes.
- Esportes leves.

Finalmente, ao completar o *sexto mês* com as propriedades mecânicas bem próximas do normal, perimetria e tônus de base bem normalizados, é feito o terceiro teste isocinético. Se o indivíduo demonstrar um IDM em torno de 20%, são liberados os tiros de velocidade, mudanças bruscas de direção, saltos em maior profundidade e movimentos esportivos específicos[50].

O retorno total ao esporte será determinado pelos testes funcionais e pelos profissionais responsáveis. O índice de impulsão horizontal registra a distância de três saltos realizados a partir de apoio unipodal em cada perna, dividindo-se a média da distância do membro comprometido pela média obtida pelo membro contralateral, ou simplesmente se faz um salto com a perna direita e esquerda e se observa a distância em cada uma delas[52]. Podemos também verificar qual é o desempenho em tempo cronometrado em percursos padronizados em quadra em forma de oito e em ziguezague. O principal objetivo da avaliação funcional é determinar se o padrão de movimento está dentro dos limites da normalidade (IDM)[50].

Em relação à fase de manutenção, constatamos na prática que existe certa tendência à hipotrofia muscular. Principalmente para o atleta de alto nível, os exercícios localizados precisam acontecer no mínimo duas vezes por semana. Os testes isocinéticos e a perimetria devem ser verificados bimestralmente.

O Quadro 139.1 mostra, protocolo esquemático da instabilidade anterior pós-cirurgia de LCA.

QUADRO 139.1 – Protocolo esquemático de instabilidade anterior pós-cirurgia de ligamento cruzado anterior

1ª e 2ª semanas
- Amplitude articular
  - Extensão: 0°
  - Flexão: 30 a 90°
- Mobilização da patela
- Movimentação passiva contínua (CPM)
- Terapia manual
- Alongamentos
  - Isquiotibiais
  - Tríceps sural
  - Reto anterior
- Controle muscular
- Subida ativa da patela
- Elevação do membro inferior em extensão (SLR) com eletroestimulação
- Skate *na borracha*
- Descarga de peso
- Apoio bipodal (balanceio)
- Imobilizador
- Muletas

2ª e 4ª semanas
1ª perimetria
- Amplitude articular
  - Extensão: 0°
  - Flexão: 90 a 110°
- Controle muscular
- Subida da perna reta (SRL)
- Eletroestimulação em CCF
- Descarga de peso
- Apoio unipodal (propriocepção)
- Marcha normal
- Bicicleta – para frente e para trás (10 a 15min)
- Máquina simuladora de esqui (4 vezes de 2min)

4ª e 6ª semanas
Controle muscular
CCF – na borracha unipodal
- Miniagachamentos
- *Leg press*
- CCA – subida da perna reta (± 1kg)
- Borracha para posterior (sentado na cadeira)
- Propriocepção
  - Solo instável
  - Tábua de equilíbrio (bipodal)
  - Estímulos externos
- Marcha e exercícios na piscina

6ª e 8ª semanas
- CCF – na borracha
  - Miniagachamentos
  - *Leg press*
- CCA – Mesa extensora isométrica a 90° de flexão para extensores (pouca carga)

- Mesa flexora (liberada)
- Subida da perna reta – SLR (1,5kg)
- Resistência elástica em pé com a perna reta
- Bicicleta (15min)
- Simulador de esqui (3 vezes de 2min)
- Simulador de subida de escada (3 vezes de 2min)
- Aparelho elíptico (3 vezes de 2min)
- Minitrote na piscina

12ª semana
- 2ª perimetria
- Amplitude articular
  - Extensão: 0°
  - Flexão: 130°
- Início do trote – terrenos plano, sem mudanças de direção – 10min (uma vez ao dia)
- Saltitos bipodais na plataforma (*leg press*)
- CCA – mesa extensora isotônica de 90° a 60° - cargas leves
- Isométrico a 0° - cargas leves (resistência proximal à tíbia)
- Mesa flexora (liberada)
- CCF – incremento das cargas

16ª semana
- 1º teste isocinético 60°/s (IDM 40%) – amplitude liberada
- 3ª perimetria
- Descida do degrau (sem fibrilação)
- Saltitos bipodais e unipodais: no colchão; na cama elástica; no chão
- Mudança de direção suave (com auxílio de cones), giros suaves
- Chutes com bola contra a parede, raquete e bola na parede
- Intensidade e volume baixos
- CCA – mesa extensora
- Isotônico de 0° a 30° (cargas médias sem tremor muscular)

20ª semana
- 2º teste isocinético (IDM 30%)
- Treinamento muscular máximo
- Saltos unipodais com bom padrão
- Pliométricos em caixotes
- Esportes leves

24ª semana
- 3º teste isocinético (IDM 20%)
- Perimetria próxima do normal
- Tiros de velocidade
- Mudanças bruscas de direção
- Saltos em profundidade maior
- Testes funcionais
  - Salto vertical (observar diferença)
  - Três saltos horizontais (observar diferença)
  - Um salto horizontal (observar diferença)
  - Manutenção do equilíbrio muscular
  - Liberado para esportes de competição

CCA = cadeia cinética aberta; CCF = cadeia cinética fechada; IDM = índice de déficit muscular.

REFERÊNCIAS BIBLIOGRÁFICAS

1. ABDALLA, R. J.; COHEN, M.; SILVA, P. R. G. et al. Lesões ligamentares. In: COHEN, M.; ABDALLA, R. J. *Lesões nos Esportes: diagnóstico, prevenção, tratamento.* São Paulo: Revinter, 2003. cap. 40, p. 522-531.
2. BEYNNON, B. D.; FLEMING, B. C.; JOHNSON, R. J. et al. Anterior cruciate ligament strain behavior during rehabilitation exercises in vivo. *Am. J. Sports Med.,* v. 23, p. 24-32, 1995.
3. BOECKMANN, R. R.; ELLENBECKER, T. S. Biomecânica. In: ELLENBECKER, T. S. *Reabilitação dos Ligamentos do Joelho.* São Paulo: Manole, 2002. cap. 2, p. 17-24.
4. BROWN, C. H. J.; STEINER, M. E. Lesões do ligamento cruzado anterior. In: SILISKI, J. M. *Joelho – Lesões Traumáticas.* Rio de Janeiro: Revinter, 2002. cap. 14, p. 199-220.
5. CAMANHO, G. L. C.; VIEGAS, A. C. Reconstrução do ligamento cruzado anterior com tensões dos músculos flexores do joelho fixos com Endobutton. *Rev. Bras. Ortop.,* v. 38, p. 329-336, Jun. 2003.
6. HERNANDEZ, A. J.; SARAGIOTTO, M.; REZENDE, M. U. et al. A locação do parafuso de interferência no túnel femoral na reconstrução do ligamento cruzado anterior: estudo biomecânico em espécie. *Rev. Bras. Ortop.,* v. 31, p. 361-365, Mai. 1996.
7. SCHULZ, D. A. Anatomia. In: ELLENBECKER, T. S. *Reabilitação dos Ligamentos do Joelho.* São Paulo: Manole, 2002. cap. 1, p. 1-15.
8. FITZGERALD, G. K. Open versus closed kinetic chain exercise: issues in rehabilitation after anterior cruciate ligament reconstructive surgery. *Physical Therapy,* v. 77, p. 1747-1754, Dec. 1997.
9. FLEMING, B. C.; BEYNNON, B. D.; RENSTROM, P. A. et al. The strain behavior of the anterior cruciate ligament during stair climbing: an in vivo study. *J. Arthrosc. Rel. Surg.,* v. 15, n. 2, p. 185-191, Mar. 1999.
10. HECKMANN, T. P.; NOYES, F. R.; WESTIN, S. D. Reabilitação autógena e alógena do Ligamento Cruzado Anterior. In: ELLENBECKER, T. S. *Reabilitação dos Ligamentos do Joelho.* São Paulo: Manole, 2002. cap. 9, p. 143-162.
11. SALGADO, A. S. I. *Eletrofisioterapia: manual clínico.* Londrina: Midiograf, 1999. 202p.
12. SHELBOURNE, K. D.; NITZ, P. Accelerated rehabilitation after anterior cruciate reconstruction. *Am. J. Sports Med.,* v. 18, p. 292-299, 1990.
13. DAVIES, G. J.; ZILLMER, D. A. Progressão funcional dos exercícios durante a reabilitação. In: ELLENBECKER, T. S. *Reabilitação dos Ligamentos do Joelho.* São Paulo: Manole, 2002. cap. 25, p. 383-399.
14. WESTIN-BARBER, S. D.; NOYES, F. R.; HECKMANNT, P. The effect of exercise and rehabilitation on anterior-posterior knee displacements after anterior cruciate ligament autograft reconstruction. *Am. J. Sports Med.,* v. 27, p. 84-93, 1999.
15. LUTZ, G. E.; STUART, M. J.; SIM, F. H. Rehabilitative techniques for athletes after reconstruction of the anterior cruciate ligament. *Mayo Clin. Proc.,* v. 65, p. 1322-1329, Oct. 1990.
16. AMATUZZI, M. M. Estado da arte no tratamento das doenças meniscais do joelho. *Rev. Bras. Ortop.,* v. 35, n. 3, p. 45-52, Mar. 2000.
17. CAMANHO, G. L. Instabilidades do joelho. In: CAMANHO, G. L. *Patologia do Joelho.* São Paulo: Sarvier, 1996. cap. 6, p. 148-170.
18. NOYES, F. R.; HECKMANN, T. P.; WESTIN-BARBER, S. D. Reconstrução do ligamento cruzado posterior e das estruturas póstero-laterais. In: ELLENBECKER, T. S. *Reabilitação dos Ligamentos do Joelho.* São Paulo: Manole, 2002. cap. 12. p. 183-204.
19. NOYES, F. R.; WESTIN-BARBER, S. D. A Comparison of results in acute and chronic anterior cruciate ligament ruptures of arthroscopically assisted autogenous patellar tendon reconstruction. *Am. J. Sports Med.,* v. 25, p. 460-471, 1997.
20. WESTIN-BARBER, S. D.; NOYES, F. R. The effect of rehabilitation and return to activity on anterior-posterior knee displacements after anterior cruciate ligament reconstruction. *Am. J. Sports Med.,* v. 21, p. 264-270, 1993.
21. SHELBOURNE, K. D.; TRUMPER, R. V. Reconstrução do ligamento cruzado anterior: evolução da reabilitação. In: ELLENBECKER, T. S. *Reabilitação dos Ligamentos do Joelho.* São Paulo: Manole, 2002. cap. 7, p. 113-124.
22. ROUGRAFF, B.; SHELBOURNE, K. D.; GERTH, P. K. et al. Arthroscopic and histologic analysis of human patellar tendon autografts used for anterior cruciate ligament reconstruction. *Am. J. Sports Med.,* v. 21, p. 277-284, 1993.
23. LEIGHTON, M. M.; BACH, B. R. Reabilitação das lesões dos ligamentos do joelho. In: TRIAL, A. J. *Lesões Ligamentares do Joelho: anatomia – diagnóstico – tratamento – resultados.* Rio de Janeiro: Revinter, 2002. cap. 14, p. 289-320.
24. BEYNNON, B. D.; JOHNSON, R. J.; FLEMING, B. C. et al. The strain behavior of the anterior cruciate ligament during squatting and active flexion-extension. *Am. J. Sports Med.,* v. 25, p. 823-829, 1997.
25. BEYNNON, B. D.; FLEMING, B. C. Anterior cruciate ligament strain in-vivo: a review of previous work. *J. Biomechanics,* v. 31, p. 519-525, 1998.
26. BEYNNON, J. G.; HOWE, M. H.; POPE, R. J. et al. The measurement of anterior cruciate ligament strain in vivo. *Int. Orthop.,* v. 16, p. 1-12, 1992.
27. SHELBOURNE, K. D.; DAVIS, T. J. Evaluation of knee stability before and after participation in a function sports agility program during rehabilitation after anterior cruciate ligament reconstruction. *Am. J. Sports Med.,* v. 27, p. 156-161, 1999.
28. SHELBOURNE, K. D.; GRAY, T. Anterior cruciate ligament reconstruction with autogenous patellar tendon graft followed by accelerated rehabilitation. *Am. J. Sports Med.,* v. 25, p. 786-795, 1997.
29. DECARLO, M.; KLOOTWYK, T.; ONEACRE, K. Ligamento cruzado anterior. In: ELLENBECKER, T. S. *Reabilitação dos Ligamentos do Joelho.* São Paulo: Manole, 2002. cap. 8, p. 125-136.
30. TURTURRO, T. C. Continuous passive motion. In: DELEE, J.; DREZ, D.; MILLER, M. D. *Orthopaedic Sports Medicine: principles and practice.* 2. ed. Philadelphia: Saunders, 2003. cap. 8. p. 359-375.
31. MCNNELL, J.; SCI, B. Complicações da articulação patelofemoral e considerações pertinentes. In: ELLENBECKER, T. S. *Reabilitação dos Ligamentos do Joelho.* São Paulo: Manole, 2002. cap. 15, p. 223-246.
32. JONHSON, R. M.; PAINE, R. M. Exercise modalities: cycle ergometry, stairmaster, elliptical fitness trainer, slideboard, elastic resistence. In: DELEE, J.; DREZ, D.; MILLER, M. D. *Orthopaedic Sports Medicine: principles and practice.* 2. ed. Philadelphia: Saunders, 2003. cap. 8. p. 359-375.
33. WEBER, M. D.; WARE, N. Reabilitação do joelho. In: ANDREWS, J. R.; HARRELSON, G. L.; WILK, K. E. *Reabilitação Física das Lesões Desportivas.* 2. ed. Rio de Janeiro: Guanabara Koogan, 2000. cap. 10, p. 235-294.
34. PAESSLER, H. H.; SHELBOURNE, K. D. Biological, biomechanical and clinical approaches to the follow-up treatment of ligament surgery in the knee. *Sports Exercise and Injury,* p. 83-94, 1995.
35. WINECK, J. *Anatomia Aplicada ao Esporte.* 3. ed. São Paulo: Manole, 1990, 210p.
36. CARLO, M. S.; SHELBOURNE, K. D.; MCCARROL, J. R. et al. Traditional versus accelerated rehabilitation following ACL reconstruction: a one-year follow-up. *J. Orthop. Sports Phys. Ther.,* v. 15, p. 309-316, 1992.
37. BYNUM, E. B.; BARRACK, R. L.; ALEXANDER, A. H. Open versus closed chain kinetic exercises after anterior cruciate ligament reconstruction. *Am. J. Sports Med.,* v. 23, p. 401-406, 1995.
38. TYLER, F. T.; MCHUGH, M. P.; GLEIM, G. W. et al. The effect of immediate weightbearing after anterior cruciate ligament reconstruction. *Clin. Orthop.,* v. 357, p. 141-148, Dec. 1998.
39. WILK, K.E.; ESCAMILLA, R.; FLEISIG, G. S. et al. A Comparison of tibiofemoral joint forces and electromyographic activity during open and closed kinetic chain exercises. *Am. J. Sports Med.,* v. 24, p. 518-527, 1996.
40. DONATELLI, R.; GREENFIELD, B. Mecânica do pé e patologia do joelho. In: ELLENBECKER, T. S. *Reabilitação dos Ligamentos do Joelho.* São Paulo: Manole, 2002. cap. 23, p. 341-355.
41. DAVIES, G. J.; HEIDERSCHEIT, B. C.; CLARK, M. Reabilitação em cadeia cinética aberta e fechada. In: ELLENBECKER, T. S. *Reabilitação dos Ligamentos do Joelho.* São Paulo: Manole, 2002. cap. 21, p. 321-331.
42. KIBLER, W. B. Conceito da cadeia cinética. In: ELLENBECKER, T. S. *Reabilitação dos Ligamentos do Joelho.* São Paulo: Manole, 2002. cap. 22. p. 333-339.
43. DAVIES, G. J.; ZILLMER, D. A. Functional progression of a patient through a rehabilitation program. *Orthop. Phys. Ther. Clin.,* v. 9, p. 103-118, Jun. 2000.
44. STRAKER, J. S.; STUHR, P. J. Clinical application of closed kinetic chain exercises in the lower extremities. *Orthop. Phys. Ther. Clin.,* v. 9, p. 185-207, Jun. 2000.
45. CLARK, M. A.; CUMMINGS, P. D. Treinamento de estabilização do "Core". In: ELLENBECKER, T. S. *Reabilitação dos Ligamentos do Joelho.* São Paulo: Manole, 2002. cap. 30, p. 475-486.
46. CLARK, M. A.; FATER, D.; REUTEMAN, P. Core (trunk) stabilization and its importance for closed kinetic chain rehabilitation. *Orthop. Phys. Ther. Clin.,* v. 9, p. 119-135, Jun. 2000.
47. ALBERT, M. Princípios clínicos e fisiológicos de exercícios excêntricos. In: *Treinamento Excêntrico em Esportes e Reabilitação.* São Paulo: Manole, 2002. cap.3, p. 23-36.
48. HOWELL, J. N. Controle motor da atividade muscular excêntrica. In: ALBERT, M. *Treinamento Excêntrico em Esportes e Reabilitação.* São Paulo: Manole, 2002. cap. 2, p. 13-22.
49. CHU, D. A.; CORDIER, D. J. Pliometria na reabilitação. In: ELLENBECKER, T. S. *Reabilitação dos Ligamentos do Joelho.* São Paulo: Manole, 2002. cap. 24. p. 357-381.
50. BATTISTELLA, L. R.; SHINZATO, G. T. Retorno à atividade física pós-tratamento do aparelho locomotor. In: GHOROYEK, N.; BARROS, T. *O Exercício: preparação fisiológica, avaliação médica, aspectos especiais e preventivos.* São Paulo: Atheneu, 1999. cap. 27, p. 295-304.
51. VOIGHT, M. L.; DRAOVITCH, P.; TIPPETT, S. Pliométricos. In: ALBERT, M. *Treinamento Excêntrico em Esportes e Reabilitação.* São Paulo: Manole, 2002. cap. 5, p. 63-92.
52. CALABRESE, G. J.; BERGFELD, J. A. Instabilidade póstero-lateral. In: ELLENBECKER, T. S. *Reabilitação dos Ligamentos do Joelho.* São Paulo: Manole, 2002. cap. 11, p. 175-181.

CAPÍTULO 140

Instabilidade Posterior do Joelho

Paulo Rogério Vieira • Angelica Castilho Alonso • Osmair Gomes de Macedo

INTRODUÇÃO

O ligamento cruzado posterior (LCP) é o maior e o mais forte ligamento do joelho, responsável por impedir a translação posterior da tíbia e considerado como estabilizador primário do joelho[1-3].

A lesão dessa estrutura é rara e menos freqüente que aquela do ligamento cruzado anterior (LCA). Muitas dessas lesões não são registradas ou detectadas e acreditava-se em uma incidência menor desses eventos, que eram em torno de 3%[4]. Atualmente, há relatos estatísticos mostrando que as lesões de LCP poderiam ir até 44% de todas as lesões ligamentares do joelho[5,6]. Provavelmente alguns fatores contribuíram para o aumento da incidência nas estatísticas:

- Maior número de acidentes automobilísticos (choque no painel).
- Aumento do número de pessoas praticando esportes.
- Avanço nas habilidades clínicas e também na evolução da medicina diagnóstica com novas tecnologias[1,7].

O desafio dos médicos está em estabelecer um diagnóstico correto, precoce e saber indicar ou não a cirurgia. Sintomas como instabilidade e dor não são tão exuberantes e geralmente o diagnóstico é tardio. Porém, devemos minimizar as conseqüências degenerativas que irão se desenvolver com o tempo, principalmente no compartimento medial e na articulação patelofemoral[1,5,8,9].

ANATOMIA E BIOMECÂNICA

O LCP tem origem no aspecto lateral do côndilo femoral medial e se insere na face posterior da tíbia. Esse ligamento é constituído de duas bandas distintas, mas inseparáveis, o feixe ântero-lateral, espesso, e o póstero-medial, menor. O ântero-lateral fica tenso em flexão e relaxado em extensão, enquanto que o póstero-medial é tensionado em extensão e frouxo em flexão.

O LCP desempenha papel integral na cinemática do joelho normal. Possui uma relação biomecânica complexa com o LCA e é ainda responsável pela orientação biomecânica do mecanismo de *aparafusamento* do joelho[1,10,11].

Uma série de estudos clínicos e biomecânicos sugere que a principal função do LCP é evitar a subluxação posterior da tíbia. Evidências experimentais e clínicas sugerem que a falta do LCP pode levar a significativas alterações degenerativas da articulação[1,2,5,8].

QUADRO CLÍNICO

Com freqüência, essa lesão não causa limitações funcionais importantes, possuindo poucos sintomas, sendo rara a hemartrose. Alguns autores mostram pacientes com boa função de joelho anos após a lesão[6]. Em oposição a esses dados, outros pesquisadores demonstraram resultados inferiores ao satisfatório[1,7].

Por várias vezes evoluem sem detecção da lesão, com dados de história clínica pouco úteis. Geralmente, o diagnóstico tardio é mais freqüente do que na fase aguda[2]. De todas as lesões de LCP, 30% são isoladas e 70% associadas a outras estruturas ligamentares e podem evoluir para uma frouxidão progressiva das estruturas póstero-laterais do joelho. Com o passar dos anos, esses joelhos podem apresentar sinais de artrite degenerativa, envolvendo principalmente o compartimento femoral medial e também a articulação patelofemoral[12].

MECANISMO DE LESÃO

Movimentos gerados por forças extrínsecas e intrínsecas além dos limites articulares dão origem aos mecanismos básicos de lesão:

- Força anterior aplicada à tíbia, conjugada à flexão, como ocorre no impacto no painel de instrumentos de um carro.
- Hiperflexão com força de posteriorização aplicada à coxa, associada à força de varo ou valgo.
- Hiperextensão do joelho, habitualmente resultando em lesões ligamentares combinadas nessa articulação[4-6,12].

TRATAMENTO

Nas últimas décadas, as lesões do LCP têm recebido atenção crescente por parte dos pesquisadores. Entretanto, o conhecimento e a compreensão a respeito da história natural do LCP são pequenos quando comparados às lesões do LCA.

O fato é que em ambas as lesões os protocolos reabilitativos visam ao retorno funcional à atividade prévia, sempre respeitando a seqüência de maturação e cicatrização.

Nas lesões de LCA, raras são as propostas de tratamento conservador para o atleta[13]. De qualquer forma, o paciente deve estar esclarecido de que episódios de falseios não devem se repetir, pois poderiam causar alterações mais sérias no joelho.

O joelho com ruptura do LCA evolui para a reconstrução cirúrgica, com mais freqüência. Ao contrário, o joelho com lesão ligamentar isolada do LCP não possui uma instabilidade funcional tão incapacitante e a indicação cirúrgica carrega muita controvérsia[2,12].

Nas lesões isoladas e com graus de posteriorização menores que 10mm, o tratamento conservador é aceito e preconizado por vários autores. Em lesões combinadas e com grau de posteriorização maior que 10mm, o tratamento cirúrgico se justifica no sentido de evitar o estresse na cartilagem articular induzindo à artrose[2,12,13].

Tradicionalmente, as lesões do LCP têm sido tratadas por procedimentos conservadores. Porém, a ruptura de ligamento e a perda de função aumentam dramaticamente as forças apli-

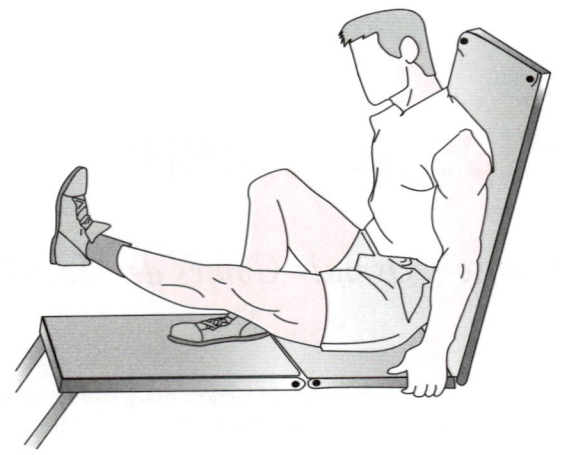

Figura 140.1 – Exercício em cadeia cinética aberta para quadríceps – *straight leg raising* (SLR).

cadas, principalmente na articulação do joelho e na articulação patelofemoral.

A controvérsia pode ser diminuída por um diagnóstico preciso e eficaz. Se a cirurgia for indicada, ela deve restabelecer as atividades funcionais e restaurar a anatomia normal do LCP.

Esse assunto ainda não está uniformizado na literatura e nem na prática clínica. Podemos compreender como é difícil para o indivíduo leigo aceitar um procedimento cirúrgico seguido a uma lesão aguda do LCP, com sintomas de instabilidade e desconforto articular geralmente pouco evidentes. Cabe ao médico cirurgião, por meio de métodos diagnósticos precisos, indicar ou não a cirurgia. Dessa maneira, devem-se evitar as consequências tardias que possam se instalar na articulação, como degenerações da cartilagem articular, sendo esse fator talvez o mais importante para gerar maus resultados no futuro[2].

A reabilitação das lesões do LCP não pode ser encarada como simples inversão dos procedimentos de um protocolo de tratamento do LCA. As duas estruturas possuem papéis biomecânicos antagônicos. Cada protocolo possui detalhes e cuidados específicos. A anatomia, a biomecânica e a história natural do joelho são dramaticamente diferentes das do joelho com deficiência do LCA.

Nas duas lesões a hipotrofia do quadríceps está sempre presente. Esse músculo é o mais sensível aos efeitos da imobilização e desuso. Teoricamente, reabilitar o quadríceps é mais simples nas lesões do LCP do que nas do LCA, pelo fato de não existir restrição em relação aos exercícios de cadeia cinética aberta (CCA), realizados com o segmento distal livre para se movimentar. Esse tipo de atividade permite o isolamento muscular e dessa forma estimulamos os extensores do joelho de maneira mais específica do que com exercícios de cadeia cinética fechada (CCF), em que o segmento distal está conectado a uma estrutura externa rígida, envolvendo a integração de múltiplas articulações e agindo de forma sequencial[3,13-17]. Devemos ser prudentes e cautelosos no momento de adicionar cargas e repetições em ambas as modalidades de exercícios.

Tratamento Conservador

O objetivo do programa de tratamento é recuperar a estabilidade dinâmica da articulação, o ganho da força original do quadríceps, ou até mesmo superar a sua capacidade inicial, preservando a articulação patelofemoral e os demais ligamentos que estão íntegros.

As lesões isoladas do LCP podem apresentar resultados satisfatórios com tratamento conservador, porém, além de um programa protetor da patela, deve ser feita uma reavaliação periódica da frouxidão e das possíveis lesões em côndilo medial do fêmur.

Devemos também realizar medidas perimétricas e obter dados da relação de força entre quadríceps e peso corporal durante o processo[4-6].

Na fase inicial de uma lesão aguda do LCP é indicado o uso de talas ou órteses em extensão. Junto a esse procedimento, utilizamos também as muletas, sustentando o peso conforme a tolerância do paciente. Mobilizações passivas em ângulos de 0 a 60° são iniciadas imediatamente para evitar os efeitos nocivos da imobilização.

Na presença de sintomas flogísticos, podemos utilizar tanto os recursos medicamentosos como os recursos físicos (gelo, eletroterapia, terapia manual etc.)

Após o alívio da sintomatologia, é enfatizado o ganho de amplitude de movimento (ADM) e iniciado o processo de despertar muscular do quadríceps, inicialmente de forma isométrica a 0° de extensão com a ajuda da eletroestimulação em CCA, como por exemplo, exercícios sustentando a perna estendida – *straight leg raising* (SRL) (Fig. 140.1), ou até mesmo com a mesa extensora com baixas cargas sem tremor muscular. Com a evolução positiva, podemos executar estas atividades com exercícios isométricos multiangulares entre 60 e 0° de flexão do joelho[6] (Fig. 140.2).

Não indicamos exercícios em CCF antes das três semanas pós-trauma, pois esse tipo de modalidade de exercícios pode levar a uma atividade indesejada dos isquiotibiais, criando um deslocamento posterior da tíbia em relação ao fêmur[6,9].

Com *quatro semanas* do início do tratamento, esperamos que o paciente esteja sem edema, com bom apoio unipodal com marcha e ADM perto da normalidade. Dessa maneira, iniciamos o trabalho com a bicicleta e máquinas que simulam o ato de esquiar (Fig. 140.3) e de trotar (elíptico) (Fig. 140.4). Há registros que tanto a bicicleta como os aparelhos elípticos não criam tensões exageradas no LCP e nem aumentam a pressão na articulação patelofemoral[18-20].

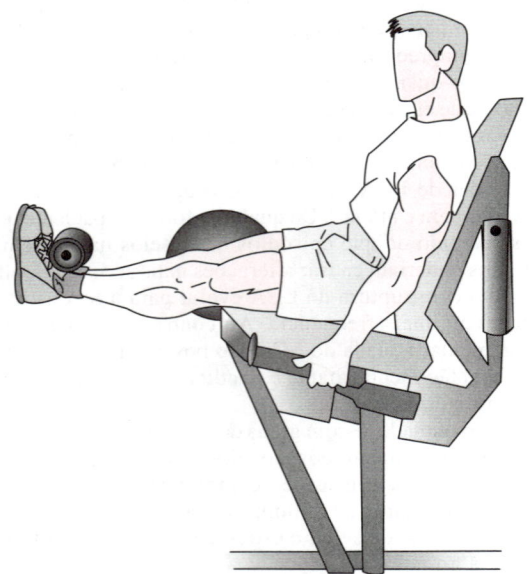

Figura 140.2 – Exercício em cadeia cinética aberta para quadríceps – mesa extensora.

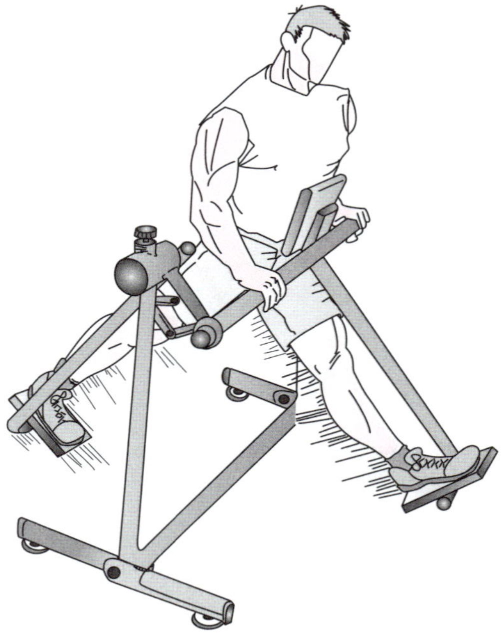

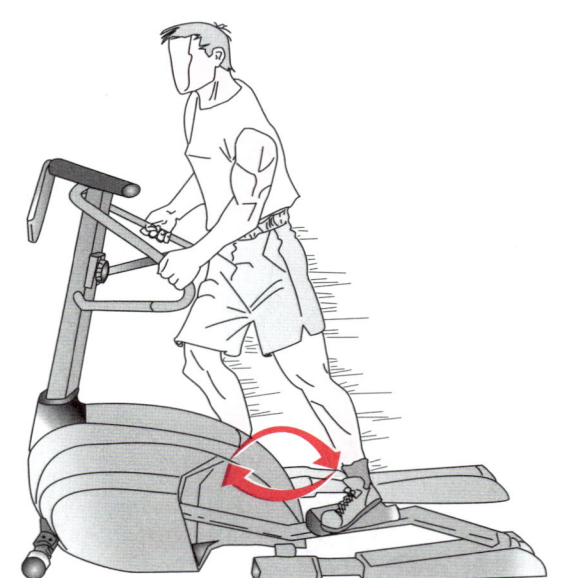

Figura 140.3 – Simulador de esqui.

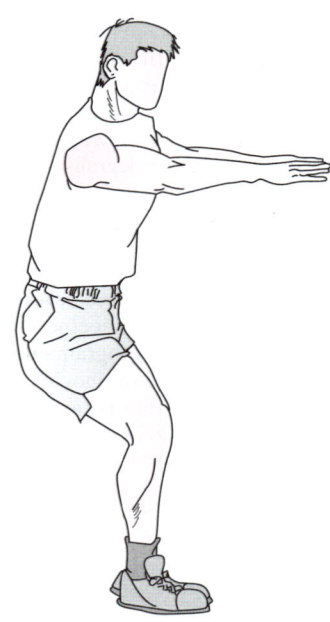

Figura 140.5 – Exercício em cadeia cinética fechada – miniagachamento entre 0 e 60°.

Isso não pode ser afirmado em relação ao aparelho que simula a subida e descida de escadas (*stair climbing*), pois teoricamente essa modalidade de exercício pode aumentar a pressão da articulação femoropatelar, sendo contra-indicado para a reabilitação do LCP.

O fortalecimento do quadríceps pode ser incrementado na mesa extensora de maneira isotônica de 0 a 30° de flexão, sem tremor muscular.

As atividades em CCF podem ser iniciadas desde que em ângulos de 0 a 60°, como miniagachamento (Fig. 140.5), ou contrações na plataforma (*leg press*)[9,13,20] (Fig. 140.6).

Tanto atividades em CCF como exercícios em CCA para isquiotibiais criam forças posteriormente direcionadas que incidem na tíbia. Por esse motivo, devemos evitar tais atividades com cargas pesadas e em ângulos maiores que 60° de flexão nas lesões do LCP. As atividades na piscina também são indicadas desde que acompanhadas dos cuidados biomecânicos já citados[9,15].

O programa reabilitativo é desenvolvido com o objetivo de fortalecer o quadríceps e ao mesmo tempo proteger a articulação femoropatelar, incluindo exercícios progressivos com leve resistência e grande número de repetições.

Não deve ser esquecido o fortalecimento da musculatura periférica de todo o membro inferior e devemos analisar o equilíbrio de toda a cadeia cinética, observando se existe algum desequilíbrio de forças tanto no nível do pé como no

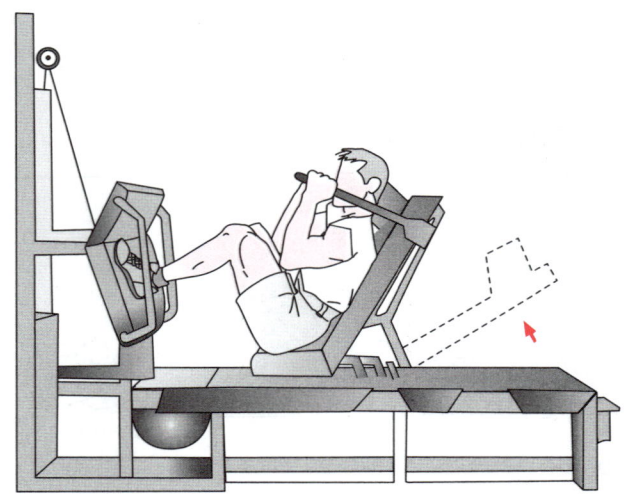

Figura 140.4 – Máquina com movimentos elípticos nos pedais (simulador do trote).

Figura 140.6 – Exercício em cadeia cinética fechada – *leg press*.

da musculatura profunda tronco-pélvica [21,22] (Fig. 140.7, *A* a *D*). O alongamento dos isquiotibiais e gastrocnêmios também são fundamentais para a harmonia de todo o segmento.

Em torno de *oito semanas* com o paciente totalmente livre de dor podemos verificar o controle excêntrico do quadríceps e avaliar a capacidade de descer degraus.

Apesar de controverso, uma órtese funcional articulada pode ser usada e o programa segue de maneira progressiva com caminhadas, minitrotes na piscina, cama elástica e colchão[1].

Com medidas perimétricas e com o tônus muscular mais perto de uma normalidade, podemos prescrever teste isocinético para medir as forças extensoras do joelho e, se não houver dor ou edema, é introduzido um programa de corrida e propriocepção para o esporte, incluindo os movimentos excêntricos, com pliometria gradativa. Um retorno às atividades esportivas é estimulado na medida da tolerância e condição de cada indivíduo[4,17,23] (Figs. 140.8 e 140.9).

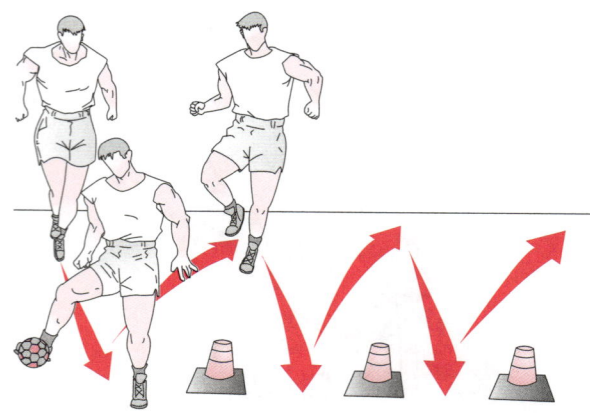

Figura 140.8 – Exercícios pliométricos – deslocamentos ântero-posteriores nos cones com bola.

O Quadro 140.1 traz o protocolo esquematizado do tratamento conservador de LCP.

Tratamento Cirúrgico

O tratamento cirúrgico do LCP é indicado para lesões combinadas, principalmente LCA e do canto póstero-lateral, com lesões crônicas que evoluem para uma degeneração progressiva[5,24].

Apesar de controverso, o tratamento cirúrgico é indicado quando testes clínicos demonstrarem uma translação posterior, maior que 10mm, sinais radiológicos em radiografia simples e imagens de ressonância magnética (RM)[2,5].

Os procedimentos cirúrgicos citados para a reconstrução de LCP revelam uma variabilidade razoável quanto ao uso da estrutura doadora e quanto à técnica operatória escolhida[2].

Esses procedimentos incluem a reconstrução com estruturas originadas do tendão semimembranoso, tendão patelar, quadricipital e até mesmo do tendão calcâneo[2,12].

A associação de lesões com os complexos ligamentares periféricos interfere no resultado final de forma direta. A re-

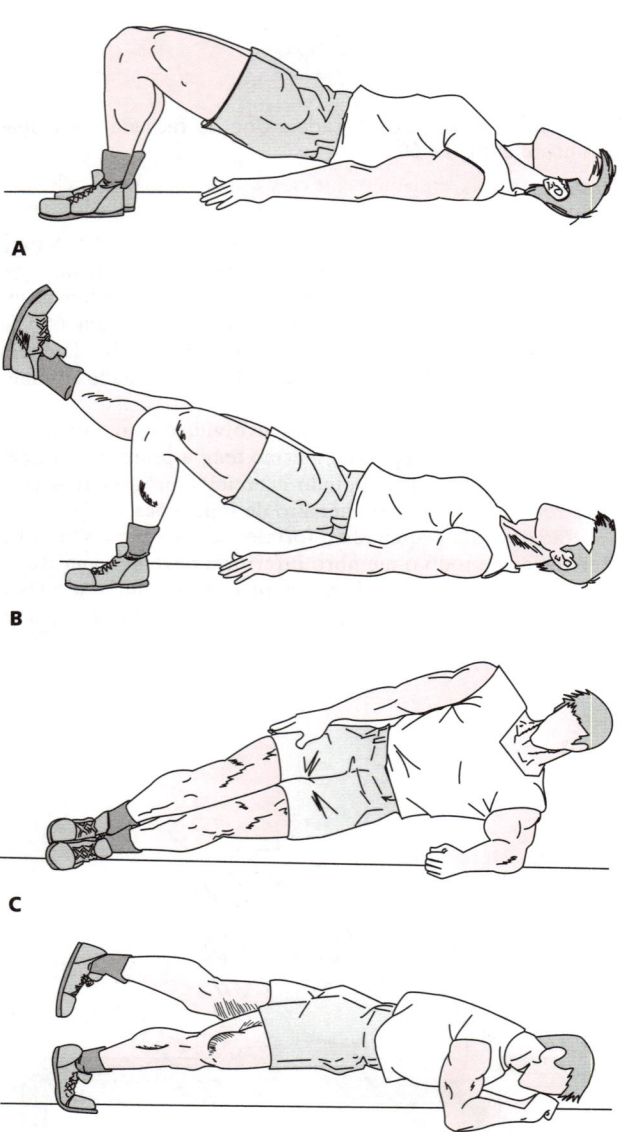

Figura 140.7 – Exercícios para estabilização do *core*. (*A*) Ponte bipodal. (*B*) Ponte unipodal. (*C*) Ponte lateral. (*D*) Ponte posterior.

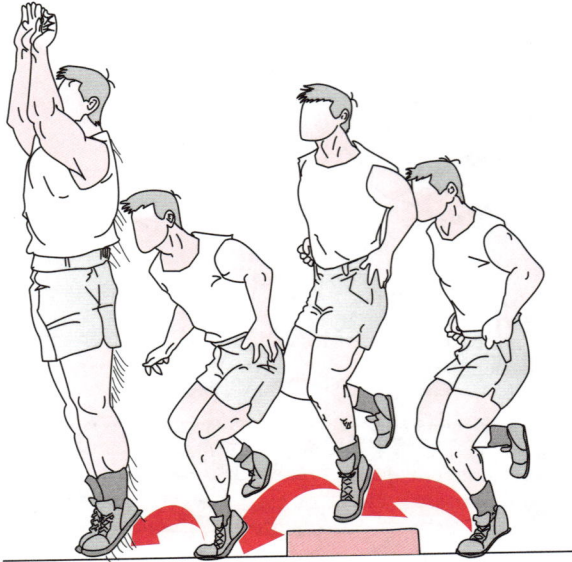

Figura 140.9 – Exercícios pliométricos nos caixotes.

> **QUADRO 140.1 – Protocolo esquematizado do tratamento conservador de ligamento cruzado posterior**
>
> **1ª e 2ª semanas**
> - Órteses em extensão
> - Muletas
> - Mobilizações passivas entre 0 e 60° de flexão
> - Controles flogísticos
>   - Gelo
>   - Eletroterapia
>   - Terapia manual
> - Após alívio da sintomatologia
> - Enfatizar ganho de ADM (0 a 60°)
> - Elevação dos membros inferiores em extensão (SLR) com eletroestimulação
> - Mesa extensora isométrica (baixa carga sem tremor muscular)
> - Alongamentos
>
> **3ª semana**
> - Com evolução positiva
>   - Mesa extensora, isométricos multiangulares entre 0 e 60° de flexão
>   - Fortalecimento da musculatura tronco-pélvica
> - Alongamentos
>
> **4ª semana**
> - Sem edema, bom apoio unipodal e marcha e ADM perto da normalidade.
>   - Bicicleta
>   - Simulador de esqui
>   - Simulador do trote (elíptico)
>   - Mesa extensora isotônica de 0 a 30° (sem tremor)
>   - CCF em ângulos de 0 a 60° (por exemplo, agachamento, leg press)
>   - Atividades na piscina (cargas leves e ângulos entre 0 e 60°)
>   - Fortalecimento da musculatura periférica (por exemplo, adutor/abdutor, gastrocnêmio)
>   - Alongamentos
>
> **5ª a 7ª semanas**
> - Incremento dos exercícios de fortalecimento quadríceps (com leve resistência e grande número de repetições)
>
> **8ª semana**
> - Sem dor: observar os controles excêntricos (descer degraus)
> - Caminhadas na esteira
> - Minitrote: no colchão; na cama elástica; no chão
> - 1º teste isocinético
>
> **Após 8ª semana**
> - Corrida na esteira
> - Propriocepção para o esporte, incluindo movimentos excêntricos
> - Pliométricos gradativos
> - Retorno ao esporte (dependendo da tolerância e condições de cada indivíduo)
>
> ADM = amplitude de movimento; CCF = cadeia cinética fechada.

gião anatômica póstero-lateral tem função estabilizadora posterior muito importante e a lesão ou o afrouxamento das estruturas que compõem esse complexo podem produzir instabilidade, mesmo nos casos em que a lesão do LCP não estiver presente. Seu tratamento é cirúrgico, pois a progressão do afrouxamento agrava a situação inicial[2].

A falta de dados de pesquisas com resultados em indivíduos com deficiência do LCP obriga os clínicos a tomarem como base a conduta e os testes funcionais relativos ao tratamento do LCA descritos na literatura, evidenciando a necessidade de novas pesquisas e futuras modificações com métodos mais específicos nos trabalhos relativos às lesões do LCP.

O objetivo principal do pós-operatório imediato é proteger o enxerto recém construído das forças de posteriorização da tíbia que podem acontecer se alguns cuidados não forem tomados.

Medidas protetoras contra a ação da gravidade que incide na região anterior da tíbia, como contração dos isquiotibiais e também movimentos passivos de flexão exagerados, devem ser analisadas de maneira rigorosa para se evitar qualquer tipo de problema.

Após a retirada do enfaixamento, manipulações passivas de 0 a 30° de flexão podem ser iniciadas (Fig. 140.10). Terapia manual na patela também possui indicação, se o sofrimento patelofemoral não for muito grande (Fig. 140.11).

Em relação ao uso de imobilizador no caso do LCP, a manutenção desse aparelho pode se estender de três a seis semanas, enquanto no LCA a média de permanência não ultrapassa as duas semanas[1]. A descarga de peso do membro operado no solo é feita conforme a tolerância do paciente, porém alguns cirurgiões podem preferir postergar um pouco mais o início desse procedimento.

Quanto mais fletido estiver o joelho, maior será o grau de posteriorização da tíbia em relação ao fêmur. Tanto na mobilização ativa como na passiva não devemos ultrapassar ângulos maiores que 90° até no mínimo a quarta semana de pós-operatório.

Logo que seja tolerável e possível, devemos iniciar o despertar do músculo quadríceps. Vários autores associam o bom desempenho de pacientes com lesão de LCP a um grupo muscular extensor mais forte[1]. A reabilitação neuromuscular do quadríceps pode ser feita preferencialmente com estimulação elétrica transcutânea em ângulos que protejam o enxerto, tomando como referência os cuidados em relação à maturação do enxerto.

Em relação à sobrecarga da articulação femoropatelar, devemos usar ângulos mais próximos da extensão total, já que em condições normais de flexo-extensão do joelho a patela passa a se articular com o fêmur, a partir de 25 a 30° de flexão, justificando esse tipo de cuidado para poupar essa articulação de um estresse ainda maior[2].

O equilíbrio e a força de toda a cadeia cinética do membro inferior devem ser avaliados, sendo que a normalização da musculatura tronco-pélvica é parte integrante de um processo reabilitativo pós-cirúrgico ou não do LCP. A biomecânica adequada do componente tronco-pélvico irá fornecer condições favoráveis para as atividades de vida diária (AVD) e também para os futuros exercícios em saltos, necessários para a prática esportiva[21,22] (ver Fig. 140.7, *A* a *D*).

O alongamento de isquiotibiais e gastrocnêmios não deve ser esquecido, pois o encurtamento dessas estruturas pode ser um fator a ser somado a uma possível posteriorização da tíbia e medidas perimétricas devem ser colhidas regularmente.

Em torno de *seis semanas* o indivíduo deve ser capaz de realizar o apoio unipodal com bom equilíbrio, ter extensão completa e flexão passiva em torno de 110°, amplitude que permite o uso da bicicleta com banco alto, cargas e volumes leves. É permitida a execução de exercícios nos simuladores de esqui (ver Fig. 140.3), que permitem um ganho funcional e ajudam na parte cardiorrespiratória sem criar nenhum estresse para o enxerto e nem para articulação patelofemoral. A hidroterapia também é um excelente recurso desde que usado com parcimônia[18-20].

Atividades em CCA para quadríceps são incrementadas (ver Figs. 140.1 e 140.2) e tarefas em CCF podem ser incluídas desde que feitas em amplitudes que fiquem em torno de 0 a 60° de flexão (ver Figs. 140.5 e 140.6). A propriocepção tanto em solo estável (Fig. 140.12) como instável é enfocada (Fig. 140.13).

Com *oito semanas* pede-se ao paciente que realize exercícios excêntricos, como a descida de degrau com alturas iniciais de 5cm, progredindo até 20cm, desde que não haja edema ou

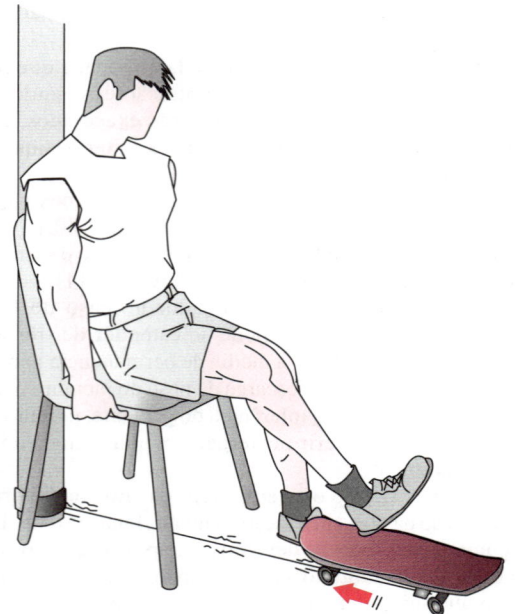

Figura 140.10 – Exercício auto-assistido para ganho de flexão com auxílio do *skate* preso à borracha elástica.

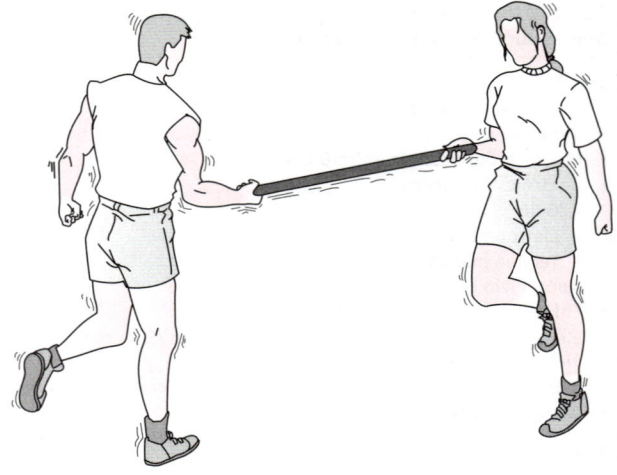

Figura 140.12 – Propriocepção em solo estável.

sofrimento femoropatelar. Iniciamos também o uso de bicicleta e aparelhos que produzem movimentos elípticos dos pedais (ver Fig. 140.4), pois ambas as atividades produzem efeitos cinemáticos semelhantes, podendo assim ser introduzidos no protocolo com segurança.

As atividades em aparelhos que simulam subir e descer escadas (*stair climbing*) podem não ser boas indicações para indivíduos submetidos a uma reconstrução de LCP, pois existem publicações que mencionam efeitos deletérios desse aparelho para a articulação patelofemoral[9,18,19].

Com *três meses* de pós-operatório realizamos novas medidas perimétricas e devemos ter ADM normais. Não são recomendados exercícios de flexão que produzam ângulos maiores que 130°.

As marchas em esteira, colchão e cama elástica são propostas com objetivos proprioceptivos, iniciadas no terceiro mês, junto com os minitrotes na piscina com pouco volume e baixa velocidade.

Seguindo uma progressividade racional na evolução dos exercícios, os minitrotes em cama elástica, colchão e posteriormente esteira de forma intervalada são introduzidos por volta das *16 semanas*.

Essas atividades ainda possuem um caráter proprioceptivo e não têm a finalidade específica de condicionamento. A literatura disponível ainda não permite um rigor e uma precisão na previsão de retorno às atividades vigorosas.

Dessa maneira, usamos alguns parâmetros para iniciar a corrida, tais como: a perimetria da coxa; descida e subida de degrau com bom padrão; atividades proprioceptivas desenvolvidas de forma equilibrada e simétrica; um torque no teste isocinético que fique ao redor de 30% de déficit em relação à perna contralateral; e finalmente um deslocamento ântero-posterior não superior a 3mm nos testes com o artrômetro KT1000[25].

Com os testes clínicos e funcionais satisfatórios, com a avaliação e anuência do médico cirurgião, o programa de corridas

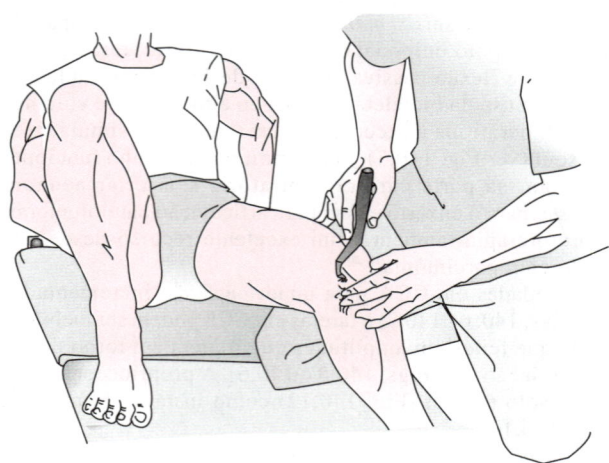

Figura 140.11 – Técnica de terapia manual – crochê.

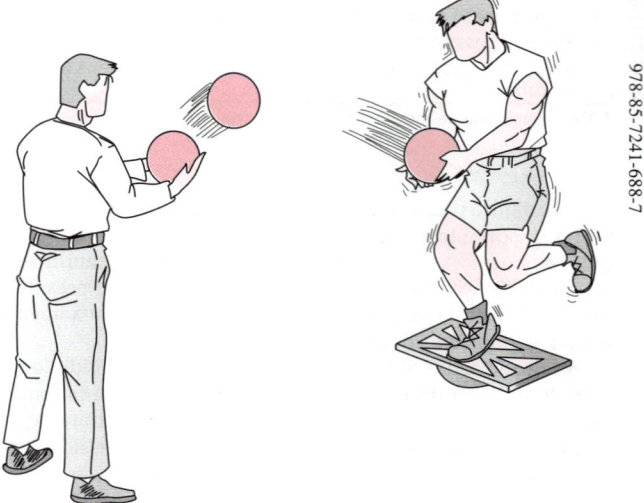

Figura 140.13 – Propriocepção em solo instável.

QUADRO 140.2 – Protocolo esquematizado do tratamento cirúrgico de ligamento cruzado posterior

1ª a 4ª semanas
- Mobilização da patela
- Movimentação passiva contínua (CPM) até no máximo 90°
- Terapia manual
- Alongamentos
  - Isquiotibiais
  - Tríceps sural
  - Reto anterior
- Controle muscular
- Subida ativa da patela
- Elevação do membro inferior em extensão (SLR) com eletroestimulação
- *Skate* na borracha até 90°
- Descarga de peso conforme a tolerância (se liberado pelo cirurgião)
- Apoio bipodal (balanceio)
- Imobilizador
- Exercícios para a musculatura tronco-pélvica
- Muletas
  - 1ª perimetria

5ª semana
- Amplitude
  - Extensão: 0°
  - Flexão: 110°
- Apoio unipodal

6ª e 7ª semanas
- Bicicleta (banco alto, cargas e volumes leves)
- Simulador de esqui
- Propriocepção
  - Solo estável e instável
  - Tábua de equilíbrio (bipodal)
  - Estímulos externos
- Marcha e exercícios na piscina
- Incremento das atividades em CCA para quadríceps
- Exercícios em CCF entre 0 e 60° de flexão

8ª semana
- Exercícios excêntricos progressivos
- Bicicletas com banco na altura normal
- Aparelhos elípticos

12ª e 13ª semanas
- 2ª perimetria
  - Amplitude articular normal
  - Não fazer flexões que produzam ângulos maiores que 130°
  - Marcha em esteira
  - Marcha em cama elástica e colchão
- Minitrotes na piscina (pouco volume e baixa intensidade)

16ª semana
- 1º teste isocinético 60°/s (30% de déficit em relação à perna contralateral) – amplitude liberada
- 3ª perimetria
  - Minitrote no colchão e cama elástica
  - Minitrote na esteira de forma intervalada
  - Descida do degrau (com bom padrão, sem fibrilação)

20ª semana
- Mudanças de direção (suaves)
- Saltitos bipodais e unipodais: no colchão; na cama elástica; na piscina; no chão.
- Progressão para saltitos unipodais mudanças de direção
- Chute com bola, raquete e bola na parede

24ª semana
- 2º teste isocinético (IDM 20%)
- Perimetria próxima do normal
- Pliométricos no caixote
- Tiros de velocidade
- Mudanças bruscas de direção
- Saltos em profundidade maior
- Testes funcionais
- Salto vertical (observar diferença)
- Três saltos horizontais (observar diferença)
- Um salto horizontal (observar diferença)
- Manutenção do equilíbrio muscular

28ª a 32ª semanas
- Propriocepção específica para o esporte (aumento gradativo)
- Retorno ao esporte competitivo

CCA = cadeia cinética aberta; CCF = cadeia cinética fechada; IDM = índice de déficit muscular

---

e o trabalho pliométrico são iniciados ao redor do *quinto mês*. Lembremos que a definição prática de pliométricos é um movimento forte e rápido envolvendo pré-alongamento ou contra-movimentos que ativem o ciclo alongamento-encurtamento. Caracteriza-se pela rápida desaceleração das massas, seguida quase que imediatamente pela sua rápida aceleração em direção oposta. O propósito do treinamento pliométrico é aumentar a excitabilidade do sistema nervoso para melhorar a capacidade reativa do sistema muscular. Qualquer exercício que utilize os componentes elásticos naturais do músculo e o reflexo miotático para produzir uma resposta mais forte é pliométrico[17,23,26].

É importante enfatizar que a fase de amortização – a conversão do trabalho negativo (excêntrico) em positivo (concêntrico) – seja tão breve quanto possível. A velocidade no movimento é um fator-chave no desempenho atlético.

Esse tipo de treinamento é utilizado em esportes que exigem velocidade e força (potência).

A especificidade do treinamento pliométrico é a chave para melhorar o desempenho do atleta no seu campo esportivo[17,23,26].

Iniciamos de forma progressiva movimentos laterais, suaves mudanças de direção, saltitos bipodais em cama elástica, colchão e piscina. Progredimos o trabalho com saltitos unipodais (Fig. 140.14), mudanças de direção, como corridas em *oito*, chute com bola (ver Fig. 140.8) ou raquete e bola na parede.

Antes de iniciar atividades proprioceptivas e pliométricas mais vigorosas, devemos nos certificar que as simetrias dos membros inferiores estejam mais perto da normalidade, que as radiografias de esforço e testes no artrômetro KT2000 estejam dentro do esperado e que os testes de força muscular possuam dados que dêem ao fisioterapeuta a segurança de executar em torno do *sexto mês* os saltos pliométricos no caixote (ver Fig. 140.9), agora sim visando à velocidade e agilidade na execução dos exercícios com mudanças bruscas de direção e aumento na profundidade dos saltos[25].

A propriocepção específica e a volta aos esportes leves são incentivadas pelo terapeuta gradativamente até um prazo de 8

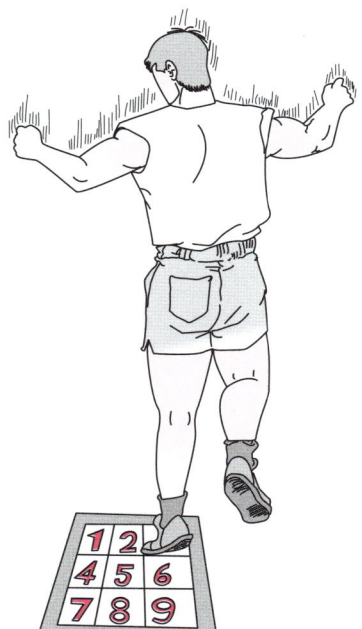

Figura 140.14 – Exercícios pliométricos – saltitos com impulsão vertical.

a 12 meses. Com os testes clínicos e funcionais satisfatórios, a alta do indivíduo é dada para todas as suas atividades prévias.

Não podemos esquecer as orientações pertinentes à última fase da reabilitação: manutenção de força, massa muscular e flexibilidade, sendo sugerido que esse trabalho seja feito pelo menos duas vezes por semana, quase de maneira perpétua.

O Quadro 140.2 traz o protocolo esquematizado do tratamento cirúrgico de LCP.

REFERÊNCIAS BIBLIOGRÁFICAS

1. CALABRESE, G. J.; BERGFELD, J. A. Reconstrução e reabilitação do ligamento cruzado posterior. In: ELLENBECKER, T. S. *Reabilitação dos Ligamentos do Joelho*. São Paulo: Manole, 2002. cap. 13, p. 205-214.
2. HERNANDEZ, A. J. Instabilidades do joelho. In: CAMANHO, G. L. *Patologia do Joelho*. São Paulo: Sarvier, 1996. cap. 6, p. 148-170.
3. KIBLER, W. B. Conceito da cadeia cinética. In: ELLENBECKER, T. S. *Reabilitação dos Ligamentos do Joelho*. São Paulo: Manole, 2002. cap. 22, p. 333-339.
4. TOFFOLI, D. F. S. *Tratamento Fisioterapêutico Conservador nas Lesões que acometem o Ligamento Cruzado Posterior*. Guarulhos, 1999, 38p. Monografia – Universidade de Guarulhos, 1999.
5. ABDALLA, R. J.; COHEN, M.; CARVALHO, R. T.; AMARO, J. T. Lesão do ligamento cruzado posterior. In: COHEN, M.; ABDALLA, R. J. *Lesões nos Esportes: diagnóstico, prevenção, tratamento*. São Paulo: Revinter, 2003. cap. 40, p. 553-557.
6. MANGINE, R. E. Reabilitação conservadora do ligamento cruzado posterior. In: ELLENBECKER, T. S. *Reabilitação dos Ligamentos do Joelho*. São Paulo: Manole, 2002. cap. 14, p. 215-221.
7. FOSTER, T. E.; ZARINS, B. Lesões do ligamento cruzado posterior. In: SILISKI, J. M. *Joelho – lesões traumáticas*. Rio de Janeiro: Revinter, 2002. cap. 15, p. 285-300.
8. ALLEN, A. A.; HARNER, C. D. Ligamento cruzado posterior. In: TRIAL, A. J. *Lesões Ligamentares do Joelho: anatomia, diagnóstico, tratamento e resultados*. Rio deJaneiro: Revinter, 2002. cap. 10, p. 185-206.
9. BEYNNON, B. D.; JOHNSON, R. J.; FLEMING, B. C. et al. The strain behavior of the anterior cruciate ligament during squatting and active flexion-extension. *Am. J. Sports Med.*, v. 25, p. 823-829, 1997.
10. BOECKMANN, R. R.; ELLENBECKER, T. S. Biomecânica. In: ELLENBECKER, T. S. *Reabilitação dos Ligamentos do Joelho*. São Paulo: Manole, 2002. cap. 2, p. 17-24.
11. SCHULZ, D. A. Anatomia. In: ELLENBECKER, T. S. *Reabilitação dos Ligamentos do Joelho*. São Paulo: Manole, 2002. cap. 1, p. 1-15.
12. WARREN, R. F.; DOWARD, D. A. Lesões isoladas do ligamento cruzado posterior. In: COHEN, M.; ABDALLA, R. J. *Lesões nos Esportes: diagnóstico, prevenção, tratamento*. São Paulo: Revinter, 2003. cap. 40, p. 560-565.
13. FITZGERALD, G. K. Open versus closed kinetic chain exercise: issues in rehabilitation after anterior cruciate ligament reconstructive surgery. *Physical Therapy*, v. 77, p. 1747-1754, Dec. 1997.
14. AMATUZZI, M. M.; GREVE, J. M. D. A. Reabilitação do joelho pós-lesões meniscoligamentares e femoropatelares. In: AMATUZZI, M. M.; GREVE, J. M. D. A.; CARAZZATO, J. G. *Reabilitação em Medicina Esportiva*. São Paulo: Roca, 2004. cap. 18, p. 167-178.
15. DAVIES, G. J.; HEIDERSCHEIT, B. C.; CLARK, M. Reabilitação em cadeia cinética aberta e fechada. In: ELLENBECKER, T. S. *Reabilitação dos Ligamentos do Joelho*. São Paulo: Manole, 2002. cap. 21, p. 321-339.
16. MELLO JR. A. W.; MARCHETTO, A.; WIEZBICKI, R. et al. Tratamento conservador das instabilidades patelofemorais com exercício de cadeia cinética fechada. *Rev. Bras. Ort.*, v. 33, p. 100-106, Abr. 1998.
17. TERRERI, A. S. A. P.; ANDRUSAITIS, F. R.; MACEDO, O. G. Cinesioterapia. In: AMATUZZI, M. M.; GREVE, J. M. D.; CARAZZATTO, J. G. *Reabilitação em Medicina do Esporte*. São Paulo: Roca, 2004. cap. 9, p. 61-78.
18. FLEMING, B. C.; BEYNNON, B. D.; RENSTROM, P. A. et al. The strain behavior of the anterior cruciate ligament during stair climbing: an in vivo study. *J. Arthrosc. Rel. Surg.*, v. 15, n. 2, p. 185-191, Mar. 1999.
19. JONHSON, R. M.; PAINE, R. M. Exercise modalities: cycle ergometry, stairmaster, elliptical fitness trainer, slideboard, elastic resistence. In: DELEE, J.; DREZ, D.; MILLER, M. D. *Orthopaedic Sports Medicine: principles and practice*. 2. ed. Philadelphia: Saunders, 2003. cap. 8. p. 359-375.
20. WEBER, M. D.; WARE, N. Reabilitação do joelho. In: ANDREWS, J. R.; HARRELSON, G. L.; WILK, K. E. *Reabilitação Física das Lesões Desportivas*. 2. ed. Rio de Janeiro: Guanabara Koogan, 2000. cap. 10, p. 235-294.
21. CLARK, M. A.; CUMMINGS, P. D. Treinamento de estabilização do "Core". In: ELLENBECKER, T. S. *Reabilitação dos Ligamentos do Joelho*. São Paulo: Manole, 2002. cap. 30, p. 475-486.
22. CLARK, M. A.; FATER, D.; REUTEMAN, P. Core (trunk) stabilization and its importance for closed kinetic chain rehabilitation. *Orthop. Phys. Ther. Clin.*, v. 9, p. 119-135, Jun. 2000.
23. CHU, D. A.; CORDIER, D. J. Pliometria na reabilitação. In: ELLENBECKER, T. S. *Reabilitação dos Ligamentos do Joelho*. São Paulo: Manole, 2002. cap. 24, p. 357-381.
24. NOYES, F. R.; HECKMANN, T. P.; WESTIN, S. D. B. Reconstrução do ligamento cruzado posterior e das estruturas póstero-laterais. In: ELLENBECKER, T. S. *Reabilitação dos Ligamentos do Joelho*. São Paulo: Manole, 2002. cap. 12, p. 183-204.
25. PAINE, R. M.; JOHNSON, R. M. Avaliação por instrumentos. In: ELLENBECKER, T. S. *Reabilitação dos Ligamentos do Joelho*. São Paulo: Manole, 2002. cap. 4, p. 43-74.
26. VOIGHT, M. L.; DRAOVITCH, P.; TIPPETT, S. Pliométricos. In: ALBERT, M. *Treinamento Excêntrico em Esportes e Reabilitação*. São Paulo: Manole, 2002. cap. 5, p. 63-92.

CAPÍTULO 141

Reabilitação das Lesões Meniscais

Angelica Castilho Alonso • Paulo Rogério Vieira • Alex de Moraes Blanco

INTRODUÇÃO

O tratamento das doenças meniscais depende de um entendimento das ciências básicas e de familiaridade com a anatomia, a biomecânica e a vascularização do menisco normal.

Os côndilos femorais têm forma convexa e se unem com a parte articular superior da tíbia, que tem as superfícies planas, tornando a articulação do joelho tipicamente instável.

Tanto o menisco medial como o lateral transformam a superfície articular superior da tíbia em uma concha que literalmente contém os côndilos femorais[1].

Os novos conceitos desenvolvidos a respeito da função e da importância dos meniscos na mecânica do joelho levaram os cirurgiões a mudarem o enfoque operatório e vários estudos foram feitos sobre as consequências maléficas que as meniscectomias totais criavam nos joelhos operados[1-4].

Atualmente, as pesquisas e os resultados clínicos caminham na direção de preservar os meniscos, tanto com o tratamento conservador, como na meniscectomia parcial ou até mesmo na prática da sutura meniscal.

Para os atletas não profissionais, o tempo não é tão premente, mas de qualquer forma desejam retornar rapidamente aos esportes e há casos em que a artroscopia pode ser até descartada para as lesões que não exijam uma cirurgia imediata.

BIOMECÂNICA

Os meniscos desempenham um papel importante na transmissão das forças de compressão entre a tíbia e o fêmur durante a extensão máxima do joelho. Contudo, no caso de flexão, os côndilos perdem parcialmente o contato com os meniscos.

No movimento passivo, os côndilos empurram os meniscos para adiante.

Porém, na movimentação ativa existem inúmeros fatores que influenciam os movimentos meniscais.

Durante a extensão, os meniscos se deslocam para frente graças às asas meniscopatelares, tensas pela subida da patela.

Na flexão, o menisco interno é impulsionado para trás pela expansão do semimembranoso que se insere na margem posterior e o menisco externo é tracionado posteriormente pela expansão do poplíteo.

Uma vista superior dos meniscos sobre as glenoidais mostra que a partir da posição da extensão os meniscos recuam de maneira desigual. Na flexão, o menisco externo recua duas vezes mais que o interno. De fato, o trajeto do menisco interno é de 6mm, enquanto o do externo é de 12mm[5].

Talvez o conhecimento dessas informações ajude o fisioterapeuta a escolher o melhor exercício para a fase inicial do protocolo reabilitativo das lesões meniscais.

MECANISMO DE LESÃO

Existem três tipos de lesões meniscais: traumáticas, degenerativas e congênitas.

A ruptura do menisco com o joelho totalmente estendido é rara e o mecanismo causador geralmente deve ser considerado como sendo flexão e extensão do joelho, combinado com rotação interna ou externa forçada, o que ocorre quando a tíbia está fixada ao solo em uma posição em valgo com suporte de peso[6].

Lesões meniscais com ligamento cruzado anterior (LCA) intacto tendem a ser degenerativas e episódios com o LCA deficiente geralmente são traumáticos[7].

Vários outros fatores podem ser listados como agentes causais: frouxidão dos ligamentos, insuficiência muscular, excesso de peso, joelho valgo ou varo e esportes vigorosos[5-8].

QUADRO CLÍNICO

Geralmente, uma história clínica bem feita faz o diagnóstico em até 75% dos casos. Inicialmente, o quadro é rico em sintomas, para depois se tornar menos exuberante[9].

O derrame articular habitualmente está presente, acompanhado sempre de hipotrofia quadricipital. Falseios, bloqueios e dor ligados a períodos prolongados de flexão são vistos com frequência.

Nas lesões traumáticas, o paciente descreve facilmente o início dos sintomas, sendo que isso não pode ser feito nas lesões degenerativas.

TRATAMENTO

Em esportes de competição, o tratamento conservador é quase impossível, mas em atletas recreacionais, sem lesão do LCA, sem bloqueio e com sinal de McMurray negativo, pode-se tentar o tratamento não cirúrgico, diminuindo os efeitos flogísticos e recuperando a força muscular. Talvez dessa maneira, possamos preservar a estrutura meniscal por mais algum tempo.

Caso o procedimento conservador não obtenha êxito, estaríamos no mínimo desenvolvendo um programa pré-operatório com o objetivo de minimizar os efeitos da inatividade.

A determinação de um procedimento de ressecção ou reparo tem muitas variáveis a serem consideradas. Porém, é suficiente dizer que a premissa básica é a preservação meniscal e que a ressecção, mesmo parcial, só deveria ser feita quando o reparo não fosse possível.

Apesar de mais trabalhosa para o cirurgião e o fisioterapeuta, a sutura meniscal é a maneira mais correta de se tratar a lesão do menisco[4,10].

Na literatura ortopédica a lesão no menisco lateral tem recebido menos atenção do que a lesão do medial[4].

As consequências clínicas de uma meniscectomia total são bem conhecidas, resultando em um aumento no pico de estresse no local da área de contato. Entretanto, o risco para pacientes submetidos à meniscectomia parcial é pouco claro. Em geral, muitos estudos têm documentado bons a excelentes resultados em 80 a 95% desses pacientes dentro de um prazo de cinco anos de pós-cirúrgico.

Estudos a longo prazo sugerem que certo número de pacientes irão desenvolver mudanças degenerativas como resultado desse procedimento. A incidência de degeneração pós-meniscectomias parciais é alta, sendo registradas taxas de 50% em alguns estudos[2,3].

Scheller demonstrou que apesar dessas mudanças degenerativas realmente existirem, não houve influência significativa na função do joelho[7].

Não existem regras claras no que se refere à decisão de suturar ou ressecar e cada situação deve ser avaliada isoladamente[7,8].

A grande maioria das lesões não é suturada e as variáveis clínicas que influenciam a escolha desse ou de outro procedimento são: padrão da lesão, localização, estabilidade, integridade do menisco. Outros fatores, como a idade do paciente, tolerância ao tratamento, risco de falência e nível esportivo, influenciam o julgamento na hora de escolher a realização de uma sutura ou ressecção[2].

Em geral, indicações para meniscectomia parcial incluem lesões que são completas, oblíquas, radiais, degenerativas, horizontais, ou complexas e que estejam localizadas dentro da zona branca (não vascularizada)[2].

Indicações para sutura incluem: lesões periféricas, longitudinais na orientação, dentro da zona vermelha (vascularizada)[2].

MENISCECTOMIA ARTROSCÓPICA PARCIAL

Quando abordamos o tema da reabilitação no esporte, quer seja no ambiente acadêmico ou no meio esportivo, sempre se fala ou se escreve a respeito dos protocolos acelerados.

Nas meniscectomias parciais, sem lesão de LCA, não é diferente e devemos ter em mente que as etapas de cicatrização e maturação da cicatriz fibrovascular são iguais para todos os indivíduos, atletas ou não.

Evoluções quantitativas da função do joelho depois da meniscectomia artroscópica têm mostrado que a recuperação é ainda incompleta entre quatro a oito semanas pós-cirurgia.

Anormalidades nos movimentos e em atividades, como modo de andar, subir e descer escadas, podem ser observadas ainda nas quatro semanas de pós-cirúrgico. Nas oito semanas que se seguem à cirurgia, valores de ativação muscular do aparelho extensor podem apresentar déficit de 20 a 40%, podendo ser um risco de relesões ou sinovites[11].

Avanços das técnicas cirúrgicas na correção de problemas meniscais têm sido associados a menos morbidade pós-operatória[11,12].

A artroscopia é muito útil em medicina esportiva porque se aplica muito bem ao exame do joelho e, além disso, decisões rápidas, precisas e retorno rápido às atividades físicas são fundamentais no tratamento das lesões esportivas.

Programas reabilitativos mais acelerados usando novos procedimentos terapêuticos têm progredido nos últimos anos, tanto em relação às técnicas (terapia manual, técnicas de fortalecimento, alongamento e propriocepção musculoarticular etc.) como também no desenvolvimento de aparelhos computadorizados, tanto para avaliar quanto para exercitar os músculos (isocinético)[12,13].

Uma reabilitação cuidadosa é necessária porque, às vezes, anormalidades na articulação e na força muscular são encontradas ao longo de dois a três meses após a meniscectomia parcial[11,14].

Apesar da necessidade de o protocolo ser o mais rápido e eficaz possível, não devemos minimizar o risco do mau resultado, tanto no atleta de alto nível como no atleta recreacional.

O programa reabilitativo foi dividido em quatro fases:

- Prevenção.
- Pré-operatório.
- Pós-operatório.
- Manutenção da função.

O tempo de recuperação de um atleta de alto nível, levando em consideração o dia da cirurgia e a volta à competição de forma oficial, gira em torno de 3 a 8 semanas[11,12,14,15].

Essa variação acontece devido a vários fatores, tais como: história e intensidade do trauma, equilíbrio neuromuscular, quadro clínico, motivação e outros.

Dentro de uma equipe ou mesmo se tratando de esportes individuais de alto nível, o enfoque da equipe multidisciplinar começa muito antes de uma lesão, ou seja, estamos nos referindo à prevenção.

É fundamental traçarmos um perfil físico do atleta e do grupo como um todo. Esse perfil começa a ser feito a partir da história de possíveis problemas e lesões que o atleta teve na sua vida esportiva.

A avaliação isocinética permite ao fisioterapeuta avaliar o desempenho muscular em um ambiente seguro e confiável[13,16].

Os testes e os exercícios isocinéticos oferecem várias vantagens em comparação com outras modalidades. A principal delas é que o grupo muscular a ser testado pode ser carregado até sua capacidade máxima ao longo de toda sua amplitude de movimento (ADM), o que permite uma forma de exercícios mais eficiente e efetiva. Assim, teremos um momento atual das condições de equilíbrio biomecânico do atleta para que na eventualidade de lesões futuras tenhamos um parâmetro individualizado de onde ele se encontrava antes da lesão e até onde deverá chegar no final do processo reabilitativo[13,16].

Avaliação em relação à flexibilidade e alongamentos da cadeia cinética também é importante nessa fase inicial.

Alterações em algum dos elos da cadeia cinética do indivíduo ou de músculos localizados no complexo lombar-pélvico ou pé podem influenciar a evolução dos trabalhos reabilitativos[17,18].

O pré-operatório é uma fase onde devemos diminuir as manifestações inflamatórias (edema, dor), minimizar os efeitos da inatividade física e aproveitar tal momento para orientações junto ao paciente em relação aos exercícios, cuidados ao caminhar, subir e descer escadas, modo e tempo de recuperação etc.

Após a cirurgia, o indivíduo já está orientado e devemos iniciar o programa de tratamento tão logo seja possível, controlando os efeitos flogísticos da artroscopia com gelo, elevação e compressão e recuperar a capacidade funcional (extensão e flexão), com muita suavidade e delicadeza por meio de técnicas de ganho de amplitude articular e muscular, pois às vezes quadros de sinovite reacionária são vistos[11,15].

Concomitantemente ao resgate da função, devemos enfatizar o aspecto neuromuscular de maneira neuropropriocentiva, com eletroestimulação e exercícios musculares isométricos, tendo como objetivo principal o aumento do tônus muscular, o recrutamento das unidades motoras e a estimulação do apoio unipodal para uma marcha fisiológica tão logo seja possível.

A localização e a extensão da correção cirúrgica também devem ser levadas em conta pelo fisioterapeuta ao aplicar exercícios de fortalecimento muscular, pois sabemos que os músculos criam tracionamentos e deslocamentos meniscais através das suas expansões fibrosas.

No caso de lesões no corno anterior, devemos ser prudentes ao adicionar cargas exageradas na musculatura extensora do joelho em um pós-operatório imediato, pois talvez um deslocamento excessivo possa prejudicar a cicatrização fibrovascular.

Isso pode acontecer para as meniscectomias de corno posterior, principalmente de menisco lateral em que a translação posterior é maior do que a medial, necessitando de cuidados no ato de prescrever exercícios de fortalecimento para flexores do joelho[12].

Sabemos da importância da mecânica do corno posterior do menisco medial na complementação da estabilidade do LCA, atuando como um freio estático na anteriorização da tíbia sobre o fêmur[10].

Se o corno posterior do menisco medial tiver sido retirado, a anteriorização da tíbia se fará muito maior e um fortalecimento da musculatura posterior da coxa será fundamental para auxiliar as estruturas ligamentares na estabilização do joelho. Porém, devemos ser cuidadosos em relação ao momento de adicionar cargas e ao tempo ideal de cicatrização.

Uma rápida e intensa programação se inicia no primeiro dia de pós-operatório com um protocolo padronizado e combinado com exercícios domiciliares, elevação e gelo.

A orientação dos exercícios junto com os cuidados de se evitar excessos na marcha, atividades de trabalho, subir e descer escadas, é fundamental para o controle clínico dessa fase tão friável.

Na *primeira semana*, exercícios movimentando o tornozelo são importantes para prevenir complicações circulatórias e recomenda-se fazê-los a cada duas horas por um mínimo de 50 repetições por dia, bem como movimentos ativos e auto-assistidos de flexão e extensão do joelho a cada duas horas de manhã e à tarde (Fig. 141.1).

Exercícios isométricos para quadríceps com a perna estendida e elevação do membro em extensão (SLR) são orientados pelo fisioterapeuta (Fig. 141.2).

Ganhos de força induzidos por exercícios têm sido atribuídos a duas principais adaptações em indivíduos saudáveis. A primeira envolve mudanças morfológicas no tecido contrátil, a hipertrofia das fibras musculares.

A segunda se refere a adaptações neuromotoras que implicam em mudanças de diferentes níveis do sistema nervoso, contribuindo para um aumento no recrutamento de um maior número de unidades motoras, com um incremento da freqüência, sincronização e coordenação dos músculos.

Esses estudos consideram que os ganhos são devidos principalmente ao segundo tipo de adaptação por causa do apren-

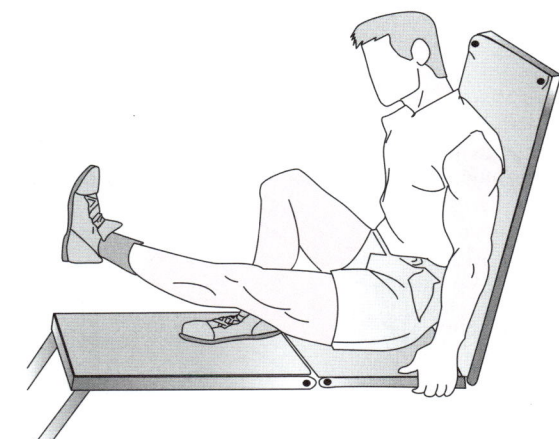

Figura 141.2 – Exercício em cadeia cinética aberta para quadríceps – *straight leg raising* (SLR).

dizado neuromotor, o qual tem mostrado ser predominante nas primeiras duas a quatro semanas de treino, ao passo que a hipertrofia é um processo que demora a ser dominante dentro de um prazo que vai de quatro a oito semanas[11,14].

A descarga de peso unipodal e o treino de marcha são preconizados tão logo o paciente possa fazê-los sem dor.

Após a *primeira semana* de pós-operatório, introduzimos as tornozeleiras e borrachas elásticas de maneira progressiva e também adicionamos a mesa extensora em 0° de extensão isometricamente e sem tremor muscular (Fig. 141.3). A mesa flexora pode ser feita dependendo do caso, não ultrapassando os 20° de flexão com cargas leves de forma isométrica (Fig. 141.4).

Não existem referências na literatura para exercícios em cadeia cinética fechada (CCF) nas lesões meniscais. Um treinamento de estabilização dinâmica do complexo lombar pélvico dos quadris, conhecido como *core*, é crucial no sentido de permitir a progressão dos exercícios em CCF, agindo como sinergistas

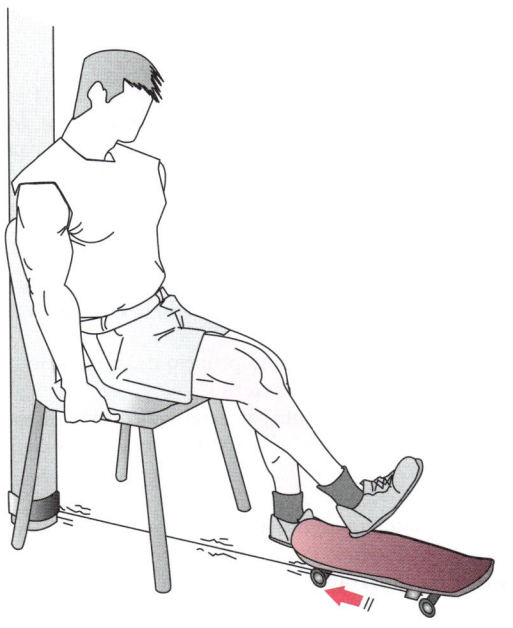

Figura 141.1 – Exercício auto-assistido para ganho de flexão com auxílio de *skate* preso a borracha elástica.

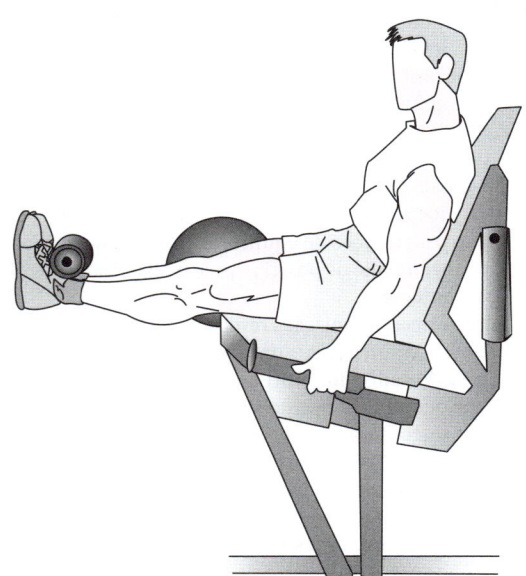

Figura 141.3 – Exercício em cadeia cinética aberta para quadríceps – mesa extensora.

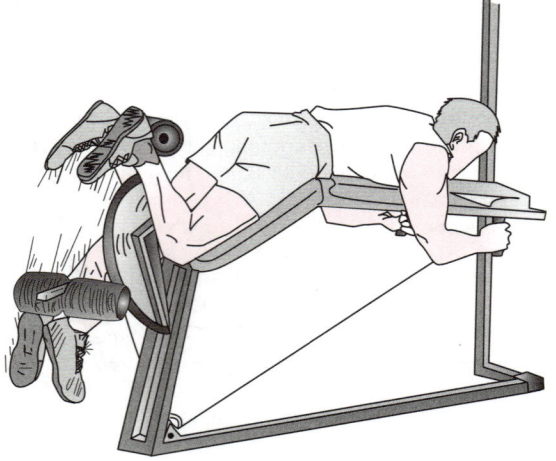

Figura 141.4 – Exercício em cadeia cinética aberta para isquiotibiais – mesa flexora.

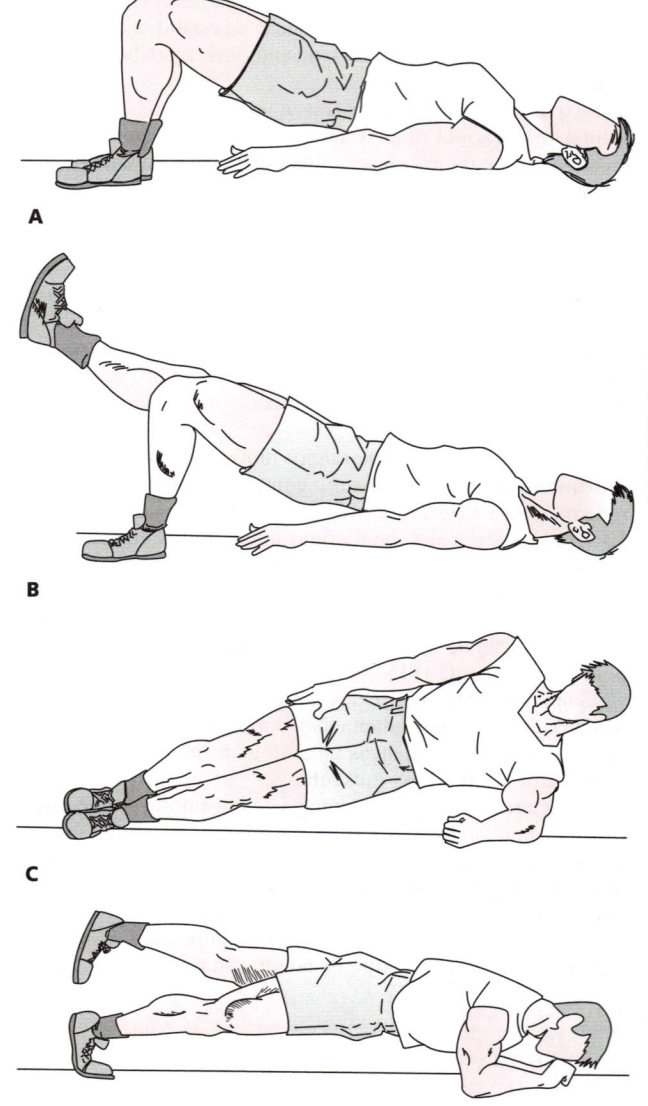

Figura 141.5 – Exercícios para estabilização do *core*. (*A*) Ponte bipodal. (*B*) Ponte unipodal. (*C*) Ponte lateral. (*D*) Ponte posterior.

do movimento, pois melhora o controle postural dinâmico, garante um equilíbrio muscular apropriado em torno do *core*, possibilita flexibilidade tridimensional dinâmica, permite a expressão da força funcional dinâmica e melhora a eficiência neuromuscular[17,18].

Um programa de treinamento de estabilização do *core* deve ser planejado para ajudar o indivíduo a ganhar força, controle neuromuscular, potência e resistência muscular para o complexo lombar-pélvico dos quadris. Essa abordagem facilitará um funcionamento muscular balanceado de toda a cadeia cinética (Fig. 141.5, *A* a *D*).

Se os músculos da extremidade são fortes e o *core* é fraco, então não haverá força suficiente criada para produzir movimentos eficientes.

Se não houver boa eficiência neuromuscular, conseqüentemente haverá diminuição da capacidade da cadeia cinética de manter força e estabilidade dinâmica apropriadas, o que leva a padrões de compensação, substituição e má postura durante atividades funcionais. Isso causa aumento da tensão mecânica nos tecidos, levando a microtraumas repetitivos, biomecânica anormal e lesão[17,18].

Com o aumento da força da extremidade inferior, podem ser iniciados os exercícios proprioceptivos, proporcionando assim o controle neuromuscular necessário para que uma articulação possa funcionar eficientemente.

A propriocepção relaciona-se à consciência da postura, movimentos e alterações de equilíbrio corporal no espaço, bem como ao conhecimento de posição, peso e resistência dos objetos em relação ao corpo.

Podemos treinar e otimizar as respostas posturais e às mudanças de superfície. Assim sendo, uma vez identificado o nível de competência do indivíduo, torna-se possível dar início ao trabalho proprioceptivo, levando em conta os aspectos de progressão desse trabalho, com especificidade, dificuldade e progressão neurológica/neuromotora.

Um programa bem estruturado deve obedecer a alguns critérios, a fim de não colocar o paciente em risco.

Segundo Sampaio, esses critérios são[19]:

- Progressividade das dificuldades dos exercícios.
- Exercícios com estímulos especiais.
- Habilidade.

Esses critérios envolvem:

- Passagem da posição bipodal para unipodal (Fig. 141.6).
- A passagem do equilíbrio de solo estável para solo instável (Fig. 141.7).
- Reequilíbrio baseado no próprio desequilíbrio e provocado por um agente externo.
- Passagem do pé no solo para a retirada do pé (pliométricos).
- Redução das informações periféricas (por exemplo, fazer exercícios com olhos fechados).

Talvez a bicicleta ergométrica deva ser usada em um prazo entre *dez e quinze dias*. Para muitos, esse cuidado é exagerado, pois esse tipo de ergômetro é inócuo. Porém, o efeito de fricção e atrito pode levar a um edema ou sinovite, o que obviamente devemos evitar[11].

Os trabalhos tendem a confirmar a eficácia e a segurança da bicicleta estacionária nos estágios iniciais da reabilitação

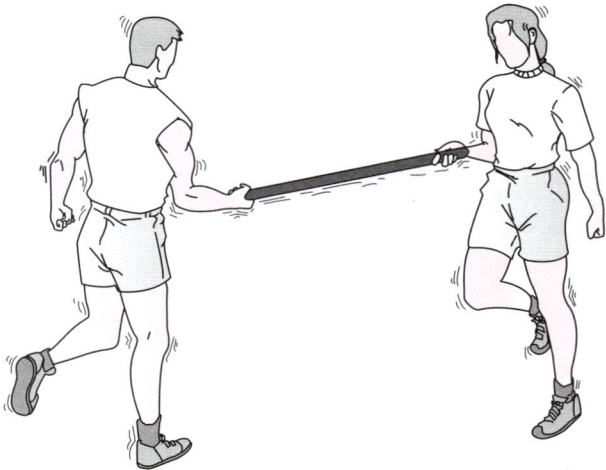

Figura 141.6 – Propriocepção em solo estável.

após a cirurgia do joelho. Essa excelente modalidade de reabilitação terapêutica, considerada um exercício em CCF, deve ser usada para controlar as forças tibiofemorais, promover o fortalecimento das fibras colágenas, restaurar a ADM do joelho e do tornozelo, aprimorar o fortalecimento e a resistência muscular[19,20].

Em relação a bicicletas, pesquisas mostraram que o quadril pode alcançar ADM em torno de 30 a 82°, o joelho amplitudes entre 37 e 115° e o tornozelo entre 53 e 103° a partir da posição neutra[19].

Pesquisadores encontraram medidas que revelam a bicicleta como um aparelho que desenvolve menos carga para o quadril e joelho do que outras atividades, como caminhar, subir escadas, ou trotes lentos[20].

Foi demonstrado que na bicicleta as forças compressivas na articulação femoropatelar eram 0,4 vez o peso do corpo, menor que a maioria das AVD e exercícios comuns[19,20].

Devemos usar essas informações para extrair desse ergômetro o melhor que ele possa nos dar, ou seja:

- ADM em torno de 105 a 110° de uma confortável flexão do joelho e 10° de dorsoflexão do tornozelo
- Atividade em CCF com co-contração dos músculos quadríceps e isquiotibiais.
- Forças de reação femoropatelares 0,4 vez o peso do corpo.
- Fácil execução, necessitando apenas do ajuste da altura do banco, da carga e do tempo de duração.
- Incremento do ganho da ADM, se necessário.
- Incremento da função cardiovascular.

Além da bicicleta, existem ergômetros que possuem o objetivo de fornecer os benefícios cardiovasculares e exercícios funcionais com ADM com bom nível de segurança para as articulações do membro inferior que tenham ou não sofrido uma lesão. O incremento da co-contração de músculos em torno do joelho, junto com atividades de baixo impacto para as articulações do membro inferior, são atrativos interessantes para o fisioterapeuta e para o paciente. Porém, devemos realizar uma análise criteriosa em relação a qual aparelho ser utilizado, ao diagnóstico e em que fase a lesão se encontra.

O mercado de aparelhos de ginástica oferece vários tipos de máquinas para executar exercícios funcionais e podemos observar que existe pouca pesquisa a respeito dos efeitos biomecânicos, das atividades musculares e considerações a respeito de ângulos articulares seguros na sua execução.

Apesar das pesquisas nesse assunto serem escassas, é possível fazer uma análise comparativa do ponto de vista mecânico a partir de dados técnicos e orientações empíricas disponíveis.

Pela característica do movimento do aparelho que simula o ato de esquiar (Fig. 141.8), podemos afirmar que essa atividade promove segurança e conforto, pois na sua execução realizamos um trabalho isotônico dos músculos do quadril e isometria dos músculos do joelho em ângulos próximos a 0° de extensão, ideal para as fases iniciais de um protocolo de tratamento, não promovendo contração excêntrica, nem aumentando as forças de reação patelofemorais.

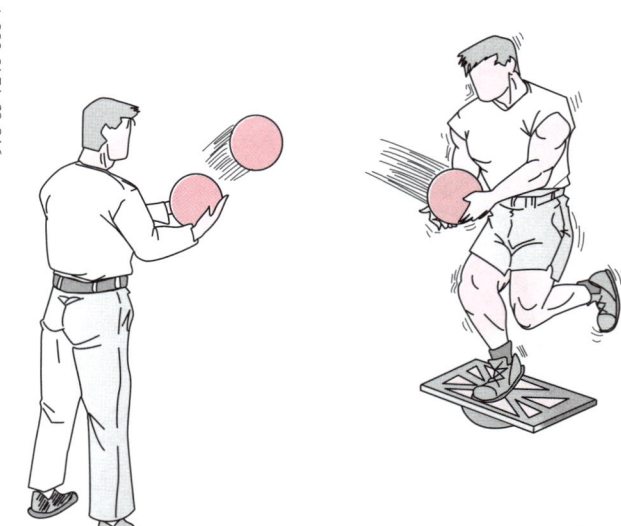

Figura 141.7 – Propriocepção em solo instável.

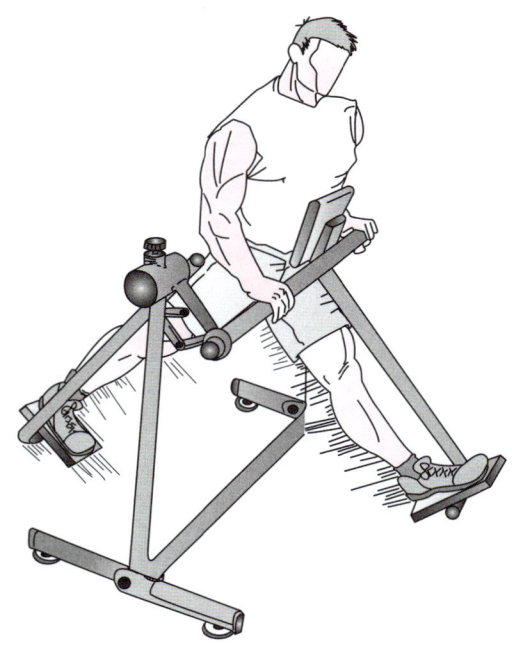

Figura 141.8 – Simulador de esqui.

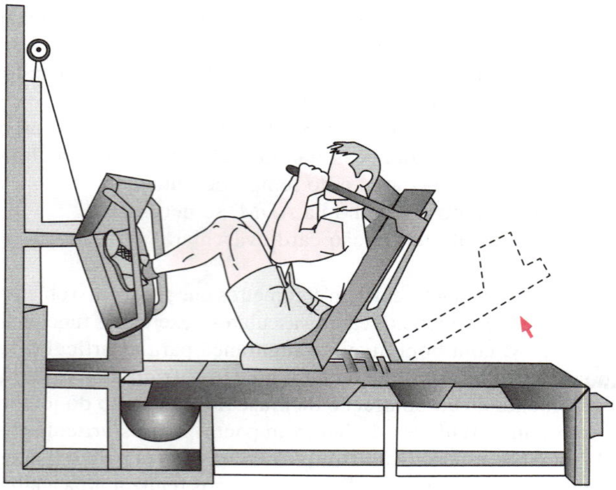

Figura 141.9 – Exercício em cadeia cinética fechada – *leg press*.

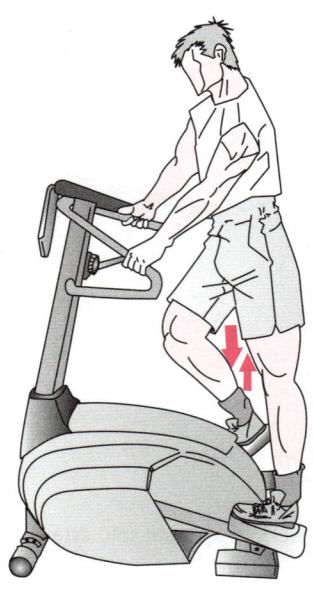

Figura 141.11 – Simulador de subida e descida de degraus.

Os aspectos mais relevantes em relação ao simulador de esqui são:

- Joelhos em posição de travamento em ângulos próximos à extensão total.
- Atividades em CCF produzindo co-contração do quadríceps e isquiotibiais.
- Forças de reação na articulação patelofemoral quase nulas.
- Alto nível de segurança, com facilidade de execução, sem necessidade de supervisão.
- Incremento da função cardiovascular.

Nesse prazo, exercícios isotônicos na mesa extensora são iniciados, de 0 a 30° com cargas progressivas, igualmente para as mesas flexora, adutora e abdutora e plataformas em CCF (*leg press*) de 0 a 30° (Fig. 141.9) e miniagachamento (Fig. 141.10).

Aparelhos que simulam subir e descer escadas (Fig. 141.11) e o trote (elíptico) (Fig. 141.12) podem ser usados no prazo de 10 a 15 dias.

Estudos não examinaram a efetividade do *stair climbing* (subir e descer escadas) no incremento da força dos músculos analisados, mas mostraram que há uma co-contração do quadríceps e isquiotibiais durante esse tipo de exercício[21].

Pesquisas verificaram uma reação compressiva na articulação patelofemoral de metade do peso do corpo para o nível de caminhar e 2,9 vezes o peso do corpo para agachamentos em 90° de flexão. Aplicando esses conceitos ao *stair climbing*, as forças de reação compressivas na articulação patelofemoral

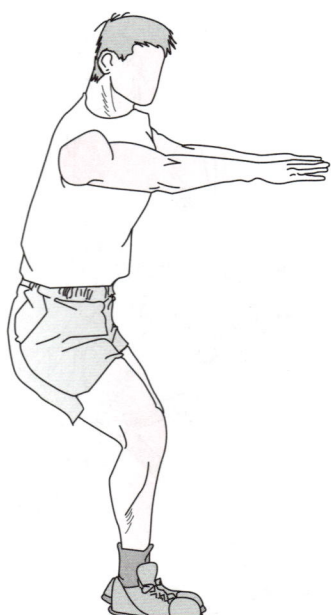

Figura 141.10 – Exercício em cadeia cinética fechada – agachamento de 0 a 30°.

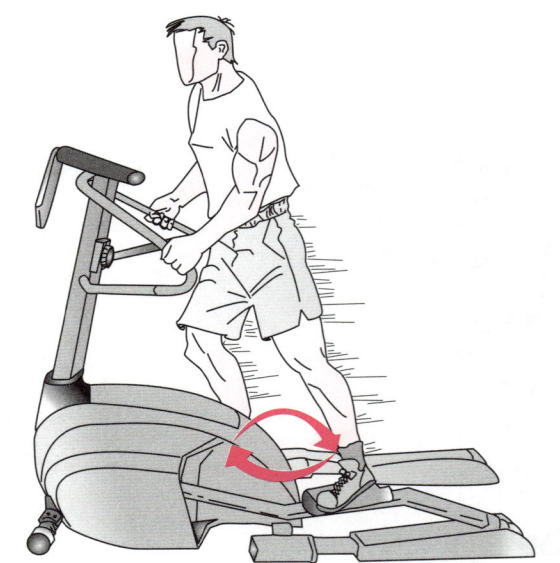

Figura 141.12 – Simulador de trote com movimentos elípticos nos pedais.

foram estimadas em 3,3 vezes o peso do corpo. Esse fato deveria ser considerado ao prescrevermos *stair climbing* com degraus mais altos para indivíduos com suspeita de problemas na articulação patelofemoral[19].

Os aspectos mais importantes a serem mencionados sobre o aparelho que simula a subida de degraus são:

- Joelhos com ADM que vão de 0 a 90° de flexão de maneira confortável e 10° de dorsoflexão do tornozelo.
- Atividade em CCF produzindo co-contração do quadríceps e isquiotibiais.
- Forças de reação na articulação patelofemoral 3,3 vezes o peso do corpo, não sendo indicado para pacientes com suspeita de distúrbios femoropatelares.
- Fácil execução, porém necessita de supervisão para monitorar a altura dos pedais.
- Incremento da função cardiovascular.

Mais recentemente, foi desenvolvido um ergômetro que produz movimentos elípticos dos seus pedais, com a intenção de simular o ato de correr, somando a vantagem de retirar dessa forma de exercício o impacto típico da corrida. No presente, não há estudos que identifiquem as características biomecânicas e o envolvimento muscular desse tipo de exercício.

Pesquisadores consideram o cicloergômetro elíptico similar à bicicleta quanto às forças compressivas tibiofemoral e patelofemoral e que as passadas no aparelho elíptico poderiam submeter a articulação patelofemoral a forças menores que aquelas produzidas pelo ato de subir escadas ou mesmo pela máquina que simula subida e descida de degraus, porque o movimento elíptico dos pedais produz uma flexão dos joelhos mais limitada[19].

Pesquisas não publicadas, conduzidas pelo fabricante (Precor Incorporated Bothell, Washington), afirmaram que incrementos na atividade muscular do quadríceps eram vistos quando os movimentos dos pedais eram feitos para trás e com tronco inclinado posteriormente[19].

Os aspectos relevantes em relação ao cicloergômetro elíptico são:

- Joelhos com ADM que vão até 90° de flexão.
- Atividade em CCF produzindo co-contração do quadríceps e isquiotibiais.
- Forças de reação na articulação patelofemoral similares àquelas exercidas na bicicleta e aparentemente menores que as do *stair climbing*.
- Fácil execução, sem necessidade de supervisão.
- Incremento da função cardiovascular.
- Simulação de uma atividade funcional (corrida) com ausência de desaceleração (impacto).

Com esses parâmetros, o fisioterapeuta tem condições de escolher qual o melhor tipo de ergômetro para estimular as atividades funcionais, tendo em mente o tipo de lesão, o tempo de evolução e a gravidade do caso. Devemos seguir um raciocínio de progressividade tanto em relação à evolução da cicatrização quanto à evolução do aumento das cargas de exercício.

Minitrotes no colchão, na cama elástica e na piscina são realizados também nesse prazo de maneira proprioceptiva.

Com *três semanas*, a descida e a subida no degrau devem estar equalizadas (controle excêntrico do quadríceps) e iniciamos de forma gradativa as corridas com baixo volume e pouca velocidade.

Com o quadro positivo, o teste isocinético máximo a 30°/s é indicado. Se apontar um déficit não superior a 20% do membro contralateral, iniciamos os saltitos no colchão, na cama elástica e mudanças não bruscas de direção.

Qualquer exercício que utilize os componentes elásticos naturais do músculo e o reflexo miotático para produzir uma resposta mais forte pode ser considerado pliométrico. No início desse tipo de treinamento o salto pode não ser ideal ainda e dessa maneira utilizamos as mudanças de direção como trabalho pliométrico. A definição prática de pliométrico é um movimento forte e rápido envolvendo pré-alongamento ou contramovimentos que ativam o ciclo alongamento-encurtamento. Padrões específicos do esporte devem ser reaprendidos e esse arquétipo de habilidade consiste em engramas envolvidos na memória cinestésica individual, para representar a organização neurológica que contribui para a formação de padrões musculares automáticos. Esses modelos não são inerentes a nós e só podem ser formados por meio de milhares de repetições de movimentos multimusculares de precisão, com o objetivo de reprogramar os engramas de coordenação específicos de cada esporte. O caminho mais eficaz é mediante repetições lentas específicas que precisam ser reaprendidas[22,23].

Antes dessas tarefas serem iniciadas, o paciente deve ser examinado em relação a dor, edema e amplitudes articulares. Diferenças de volume da massa muscular devem estar em torno de 1cm.

Movimentos esportivos e atividades normais do dia-a-dia envolvem séries repetidas de ciclos alongamento-encurtamento e um exercício funcional específico deve ser usado para preparar os indivíduos em suas atividades, empregando a contração excêntrica e o trabalho pliométrico[24].

Iniciamos as atividades com movimentos curtos de ir e vir, mudanças de direção em cones (Fig. 141.13), com baixa velocidade. Em uma progressão lógica, observamos a capacidade de o indivíduo realizar saltitos bipodais e depois evoluindo para unipodais (Fig. 141.14), se necessário com a ajuda de barras paralelas. Na seqüência, pedimos ao paciente que faça saltitos na cama elástica, no colchão, ainda com impulsão vertical e não horizontal.

Se com um mês de pós-operatório o atleta apresentar índices isocinéticos compatíveis, não tiver edema, dor e a perimetria estiver normalizada, incrementamos os pliométricos (Fig. 141.15), a propriocepção para esporte específico é realizada e o indivíduo é devolvido às funções esportivas habituais.

O protocolo das meniscectomias parciais está esquematizado no Quadro 141.1.

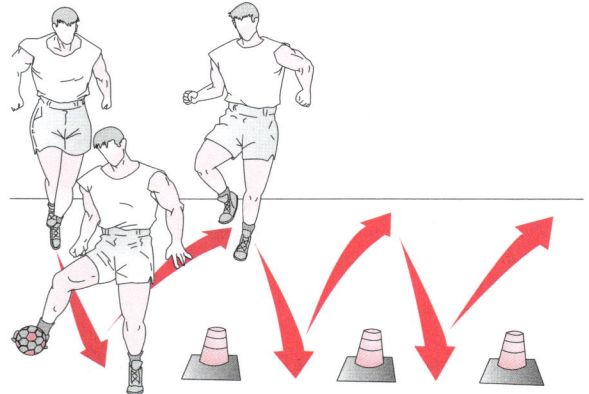

Figura 141.13 – Mudança de direção – deslocamento ântero-posterior nos cones com bola.

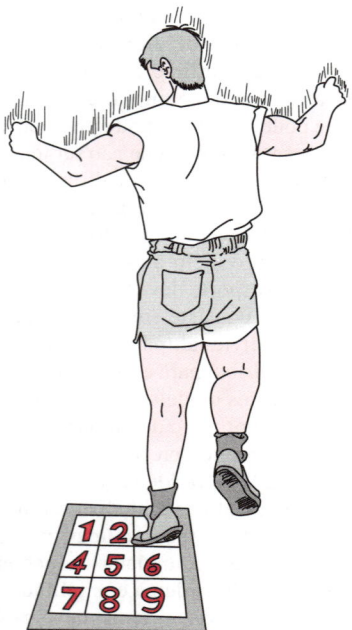

Figura 141.14 – Exercícios pliométricos – saltitos com impulsão vertical.

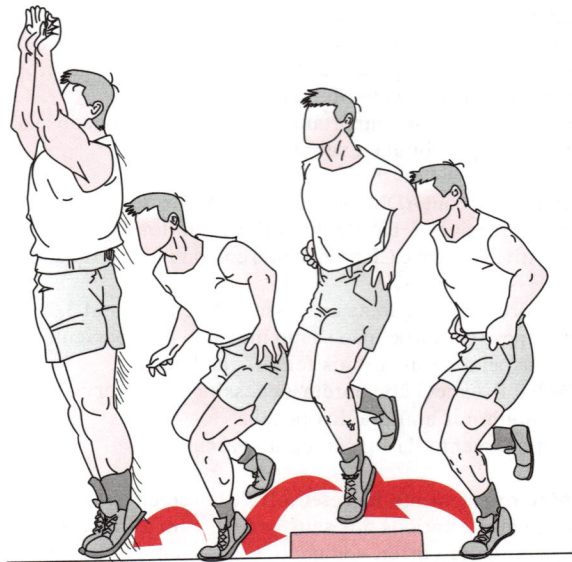

Figura 141.15 – Exercícios pliométricos nos caixotes.

SUTURA MENISCAL

Nas últimas décadas tem havido consideráveis esforços na tentativa de preservar os meniscos, limitando a ressecção e otimizando as taxas de sucesso das técnicas que visam suturar essas estruturas[5].

Devemos sempre considerar quais são as expectativas do paciente quanto ao retorno às atividades físicas e esportivas e o estado do menisco no momento da cirurgia. Quando suturar ou quando ressecar?[8]

A sutura meniscal no esporte de alto nível é no mínimo questionável, pois a literatura mostra uma aceitação bem menor do procedimento em relação à meniscectomia parcial, pois o pós-operatório é mais trabalhoso e prolongado.

Podemos imaginar o quanto é difícil para o esportista de competição profissional, com prazos e cobranças inerentes ao meio esportivo, aceitar esse procedimento, apesar das vantagens a longo prazo.

Pesquisas e procedimentos cirúrgicos, observando o suprimento sangüíneo, têm demonstrado as possibilidades de cicatrização meniscal a partir de coágulos ricos em células proliferativas que reparam a lesão, unindo as partes do tecido fibrovascular.

Geralmente, lesões que são longitudinais, localizadas a 3mm da junção meniscosinovial, na zona vascular periférica, têm grande potencial de cicatrização[8]. Lesões radiais do menisco que estejam na zona avascular e que se estendem até a sinóvia podem estar cicatrizadas em dez semanas, havendo sempre a necessidade de se criar o coágulo, aprofundando-se a lesão até a zona vascularizada, ou mesmo usando a cola de fibrina[2,8,10].

Até agora, não há estudos prospectivos de larga escala a respeito dos protocolos reabilitativos nas suturas meniscais isoladas sem ruptura do LCA.

Evidências científicas básicas e dados clínicos são escassos, não havendo razões estabelecidas para encorajar ou limitar a descarga de peso no solo ou estimular a movimentação articular.

Pesquisas em laboratórios são necessárias para sabermos realmente se o uso das muletas e do imobilizador é efetivo para se atingir bons resultados após a sutura meniscal isolada[25].

QUADRO 141.1 – Protocolo esquematizado das meniscectomias parciais

1ª semana
- Ganho de ADM, com exercícios ativos e auto-assistidos de flexão e extensão do joelho
- Movimentação do tornozelo para prevenir complicações circulatórias
- Eletroestimulação do quadríceps
- Exercícios isométricos em extensão total do joelho (SLR)
- Apoio unipodal
- Gelo, compressão e elevação

2ª semana
- Mesa extensora – 0°
- Mesa flexora não ultrapassando os 20° de flexão
- Aumento progressivo das cargas com tornozeleiras, borrachas elásticas
- Exercício para fortalecimento da musculatura lombar-pélvica
- Propriocepção em solo estável
- Exercícios em cadeia cinética fechada (agachamento, *leg press*) – cargas leves
- Bicicleta
- Simulador de esqui
- Simulador de subir e descer escadas
- Simulador do trote (elíptico)
- Adutor/abdutor

3ª semana
- 1º teste isocinético a 30°/s – déficit de 20%
- Início dos isotônicos para quadríceps de 0 a 30°
- Controle excêntrico do quadríceps
- Início da esteira
- Propriocepção em solo instável
- Mudanças de direção
- Início dos pliométricos (no colchão e na cama elástica)

4ª a 8ª semanas
- Teste isocinético total a 30°/s
- Propriocepção para o esporte

TRATAMENTO

A reabilitação, acompanhando os avanços cirúrgicos, propõe vários protocolos pós-sutura.

Alguns autores preferem evitar a descarga de peso e fazem uso de órteses removíveis em extensão com prazos que variam de três a seis semanas e volta ao esporte de quatro a seis meses do pós-cirúrgico[8,12,15].

Há relatos em que os pacientes eram encorajados a descarregar o peso no chão e a mover seus joelhos tão logo fosse possível e que atletas poderiam ser capazes de retornar aos esportes em um prazo de seis a oito semanas[7].

Parâmetros universais de proteção no local da sutura e diminuição dos efeitos da imobilização tanto no aspecto articular como no muscular devem nortear um protocolo reabilitativo para a obtenção de bons índices de eficácia e segurança para o procedimento como um todo.

Apesar da controvérsia, iniciamos os trabalhos no leito do hospital, com mobilizações passivas em ângulos de 0 a 30° de forma cuidadosa, eletroestimulação com extensão total do joelho, juntamente com procedimentos de gelo, compressão e elevação.

O paciente recebe alta hospitalar e permanece com muletas sem descarga de peso no solo e imobilizador a 0° por pelo menos três a seis semanas do pós-operatório.

Nessa fase, os exercícios em cadeia cinética aberta (CCA) (ver Fig. 141.2) são os mais usados pela impossibilidade de usar exercícios em CCF.

Eletroestimulação com correntes de média freqüência, com a perna estendida, borrachas elásticas e tornozeleiras são usadas para diminuir a flacidez muscular e aumentar o recrutamento de fibras musculares do quadríceps.

Se o local da cicatriz for na periferia do corno anterior do menisco medial, o paciente deverá realizar os exercícios de extensão de forma delicada, usando co-contrações para prevenir excessiva tensão na linha de sutura.

O mesmo conceito deve ser seguido para intervenções no corno posterior e esforços vigorosos da musculatura flexora do joelho devem ser evitados[12].

A mobilização patelar por meio da terapia manual não deve ser esquecida, pois patela rígida é sinônimo de joelho sem mobilidade (Fig. 141.16).

Por volta da *sexta semana* o paciente é liberado da órtese se possuir um bom controle muscular de quadríceps. A descarga de peso no solo deverá ser feita na medida do tolerável pelo paciente.

O indivíduo deverá apresentar extensão a 0° e não devemos estimular ângulos de flexão maiores que 120° para não criar tensões exageradas.

Exercícios proprioceptivos em solo estável (ver Fig. 141.6) são feitos para que o apoio unipodal seja realizado com bom equilíbrio, permitindo uma marcha bem perto da normal no solo. De maneira proprioceptiva, as marchas em cama elástica, colchão e piscina também podem ser iniciadas.

Atividades em CCA, com isométricos usando tornozeleiras, borrachas elásticas, mesas extensoras (ver Fig. 141.3), flexoras (ver Fig. 141.4), de adução e abdução são introduzidas lentamente no protocolo.

Os miniagachamentos (ver Fig. 141.10) e exercícios em plataformas (*leg press*) (ver Fig. 141.9) também são permitidos em amplitudes de 0 a 30° (CCF).

De *dez a doze semanas de pós-operatório* o controle excêntrico do quadríceps é estimulado, executando a descida do degrau, que deve ser feita com bom padrão e alinhamento postural.

Exercícios que enfoquem o trabalho cardiorrespiratório com ergômetros, como bicicleta, máquinas que simulem o esqui (ver Fig. 141.8), ou o ato de trotar (elíptico) (ver Fig. 141.12), ou mesmo que imitem o ato de subir e descer escadas (*stair*

QUADRO 141.2 – Protocolo esquematizado das suturas meniscais

1ª a 5ª semanas
- Imobilizador a 0°
- Muletas (sem descarga de peso até a 6ª semana)
- Terapia manual
- Mobilizações passivas entre 0 e 30°
- Eletroestimulação em SLR
- CCA – com borrachas e tornozeleiras (cargas leves)
- Gelo, compressão e elevação

6ª a 9ª semanas
- Retirada da órtese
- Início da descarga de peso
- Propriocepção em solo estável
- Apoio unipodal
- Marcha
  - Na cama elástica
  - No colchão
  - Na piscina
- CCA – isométricos usando tornozeleiras, borrachas elásticas, mesas extensora e flexora
- Adutor/abdutor
- CCF – *leg press* 0 a 30°
- Miniagachamento 0 a 30°

10ª a 12ª semanas
- Excêntrico para quadríceps
- Bicicleta
- Simulador de esqui
- Simulador do trote (elíptico)
- Simulador de subir e descer escadas
- Minitrote na piscina, colchão e cama elástica

16ª semana
- Corrida na esteira
- Início dos pliométricos – bipodais e unipodais (suavemente) no colchão, na cama elástica e no solo
- Mudanças de direção

20ª semana
- Pliométricos
- Propriocepção específica para o esporte
- Retorno ao esporte

CCA = cadeia cinética aberta; CCF = cadeia cinética fechada; SLR = *straight leg raising*.

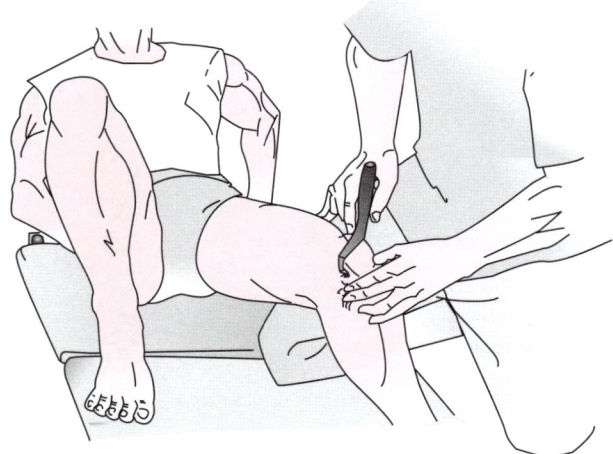

Figura 141.16 – Técnica de terapia manual – crochê.

climbing) (ver Fig. 141.11), podem ser iniciados, pois não criam forças compressivas excessivas na linha de sutura.

O minitrote na piscina e subseqüentemente no colchão e na cama elástica deve ser introduzido no protocolo na medida em que o paciente possa fazê-lo sem dor.

Com *quatro meses de pós-operatório*, corridas na esteira e saltitos bipodais e unipodais devem ser realizados de maneira suave e progressiva, no colchão, na cama elástica e no solo (ver Fig. 141.14), iniciando assim nessa fase exercícios pliométricos e mudanças de direção (ver Fig. 141.13).

Ao redor do *quinto mês*, os pliométricos são aumentados em relação à velocidade e à profundidade dos saltos (ver Fig. 141.15).

A propriocepção e o retorno ao esporte devem ser retomados desde que não haja intercorrências.

O protocolo das suturas meniscais está esquematizado no Quadro 141.2.

REFERÊNCIAS BIBLIOGRÁFICAS

1. AMATUZZI, M. M. Estado da arte no tratamento das doenças meniscais do joelho. *Rev. Bras. Ortop.*, v. 35, p. 45-52, Mar. 2000.
2. KLIMKIEWICZ, J. J.; SHAFFER, B. Meniscal surgery 2002 update: indications and techniques for resection, repair, regeneration, and replacement. *Arthroscopy*, v. 18, p. 14-25, Nov/Dec. 2002.
3. MOLINA, H. A.; KARLSSON, H.; ROCKBORN, P. Arthroscopic partial and total meniscetomy: A long-term follow-up study with matched controls. *Artthroscopy*, v. 18, p. 183-189, Feb. 2002.
4. SCHELLER, G.; SOBAU, C. BÜLOW, J.U. Arthroscopic partial lateral meniscectomy in an otherwise normal knee: clinical, functional, and radiographic results of a long-term follow-up study. *Arthroscopy*, v. 17, p. 946-952, Nov/Dec. 2001.
5. KAPANDJI, A. I. *Fisiologia Articular*. 5. ed. Rio de Janeiro: Guanabara Koogan, v. 2, cap. 2, p. 74-157.
6. CAILLET, R. *Joelho: dor e incapacidade*. São Paulo: Manole, 1976. cap. 3, p. 40-61.
7. SHELBOURNE, K. D.; PATEL, D. V.; ADSIT, W. S. Rehabilitation after meniscal repair. *Clin. Sports Med.*, v. 15, p. 595-612, Jul. 1996.
8. CAMANHO, G. L. Patologia meniscal. In: CAMANHO, G. L. *Patologia do Joelho*. São Paulo: Sarvier, 1996. cap. 2, p. 35-73.
9. COHEN, M.; ABDALLA, R. J.; FILHO, M. F.; NAKANO, K. K. Lesão meniscais. In: COHEN, M.; ABDALLA, R. J. *Lesões nos Esportes: diagnóstico, prevenção e tratamento*. São Paulo: Revinter, 2003. cap. 40, p. 514-518.
10. AMATUZZI, M. M.; HERNANDEZ, A. J.; ALBUQUERQUE, R. F. M. Lesões meniscoligamentares do joelho. In: HEBERT, S.; XAVIER, R.; JUNIOR, A. G. P.; FILHO, T. E. P. B. *Ortopedia e Traumatologia – Princípios e Prática*. 3. ed. Porto Alegre: Artmed, 2003. cap. 64, p. 1306-1321.
11. MOFFET, H.; RICHARDS, C. L.; MALOUIN, F.; BRAVO, G.; PARADIS, G. Early and intensive physiotherapy accelerates recovery postarthroscopic meniscectomy: results of a randomized controlled study. *Arch. Phys. Med. Rehabil.*, v. 75, p. 415-425, Apr. 1994.
12. SCHILDEN, J. L. V. Postmeniscectomized or meniscal-repaired patient. *Clin. Orthop.*, v. 252, p. 73-79, Mar. 1990.
13. PERRIN, D. H. *Isokinetic Exercise and Assessment*. Champaign: Human Kinetics, 1993. cap. 6, p. 120-129.
14. ROCKBORN, P.; HAMBERG, P.; GILLQUIST, J. Arthroscopic meniscectomy. *Acta Orthop. Scand.*, v. 71, p. 455-460, 2000.
15. FORGAS, C. R.; MONTEIRO, C. G. Tratamento fisioterápico das lesões meniscais do joelho. In: COHEN, M.; ABDALLA, R. J. *Lesões nos Esportes: diagnóstico, prevenção, tratamento*. São Paulo: Revinter, 2003. cap. 40, p. 519-522.
16. ELLENBECKER, T. S. Isocinético na reabilitação. In: *Reabilitação dos Ligamentos do Joelho*. São Paulo: Manole, 2002. cap. 20, p. 305-319.
17. CLARK, M. A.; CUMMINGS, P. D. Treinamento de estabilização do "Core". In: ELLENBECKER, T. S. *Reabilitação dos Ligamentos do Joelho*. São Paulo: Manole, 2002. cap. 30, p. 475-486.
18. CLARK, M. A.; FATER, D.; REUTEMAN, P. Core (trunk) stabilization and its importance for closed kinetic chain rehabilitation. *Orthop. Phys. Ther. Clin.*, v. 9, p. 119-135, Jun. 2000.
19. JONHSON, R. M.; PAINE, R. M. Exercise modalities: cycle ergometry, stairmaster, elliptical fitness trainer, slideboard, elastic resistence. In: DELEE, J.; DREZ, D.; MILLER, M. D. *Orthopaedic Sports Medicine: principles and practice*. 2. ed. Philadelphia: Saunders, 2003. cap. 8, p. 359-375.
20. WEBER, M. D.; WARE, N. Reabilitação do joelho. In: ANDREWS, J. R.; HARRELSON, G. L.; WILK, K. E. *Reabilitação Física das Lesões Desportivas*. 2. ed. Rio de Janeiro: Guanabara, 2000. cap. 10, p. 235-294.
21. FLEMING, B. C.; BEYNNON, B. D.; RENSTROM, P. A. et al. The strain behavior of the anterior cruciate ligament during stair climbing: an in vivo study. *J. Arthrosc. Rel. Surg.*, v. 15, n. 2, p. 185-191, Mar. 1999.
22. CHU, D. A.; CORDIER, D. J. Pliometria na reabilitação. In: ELLENBECKER, T. S. *Reabilitação dos Ligamentos do Joelho*. São Paulo: Manole, 2002. cap. 24, p. 357-381.
23. LUTZ, G. E.; STUART, M. J.; SIM, F. H. Rehabilitative techniques for athletes after reconstruction of the anterior cruciate ligament. *Mayo Clin. Proc.*, v. 65, p. 1322-1329, Oct. 1990.
24. VOIGHT, M. L.; DRAOVITCH, P.; TIPPETT, S. Pliométricos. In: ALBERT, M. *Treinamento Excêntrico em Esportes e Reabilitação*. São Paulo: Manole, 2002. cap. 5, p. 63-92.
25. SAMPAIO, T. C. F. V. S.; SOUZA, J. M. G. Reeducação Proprioceptiva nas lesões de ligamento cruzado anterior do joelho. *Rev. Bras. Ortop.*, v. 29, n. 5, p. 303-309, Mai. 1994.

CAPÍTULO 142

Reabilitação do Ligamento Colateral Medial

Osmair Gomes de Macedo • Paulo Rogério Vieira • Angelica Castilho Alonso

INTRODUÇÃO

A estrutura óssea do joelho pouco contribui para a estabilidade e integridade da articulação. A força depende dos músculos e, secundariamente, dos ligamentos[1]. A estabilidade da articulação do joelho depende de potentes ligamentos, os cruzados e os colaterais[2].

Os ligamentos colaterais estabilizam a articulação, guiando e restringindo os movimentos da articulação em extensão. São, essencialmente, espessamentos seletivos que reforçam a cápsula fibrosa articular dos lados interno e externo, podendo ser divididos em porções medial e lateral, cada um tendo características específicas[1,2].

O ligamento colateral medial (LCM) é o principal estabilizador primário do joelho e geralmente é representado como tendo um componente superficial em forma de leque e um complexo capsular mais profundo que consiste nos ligamentos meniscofemoral e meniscotibial[3].

Os ligamentos colaterais dos joelhos e tornozelos dos esportistas são os que mais sofrem lesões traumáticas. Entretanto, só é possível entender a razão das provas clínicas aplicadas para diagnosticar essas lesões com base nos conhecimentos fundamentais sobre as propriedades anatômicas e biomecânicas normais dessas estruturas[4].

As lesões ligamentares são conhecidas como entorses no meio esportivo. Seu diagnóstico é simples, mas o maior problema é a sua classificação. Na verdade, o termo entorse engloba as lesões ligamentares que vão do simples alongamento à ruptura ou desinserção completa de um ou mais ligamentos[5].

O entorse grave do joelho compromete a estabilidade da articulação. Efetivamente, a ruptura total de um ligamento colateral não mais permite ao joelho se opor aos esforços laterais que o solicitam continuamente[2].

O objetivo no tratamento das lesões dos ligamentos colaterais consiste em restabelecer a anatomia, a estabilidade e a função semelhante ao nível prévio à lesão[6].

ANATOMIA

O LCM, também designado comumente de ligamento colateral tibial, é um ligamento largo de forma triangular e possui duas porções: uma superficial e uma profunda. Insere-se superiormente no epicôndilo femoral medial e inferiormente na tíbia, logo abaixo da cartilagem articular, atrás do campo de inserção dos músculos da pata de ganso, sobre a face interna da tíbia e pode estender-se até a tuberosidade desse osso. Faz parte da cápsula articular[1,2,4,5,7,8].

A porção superficial possui um formato de leque, com a sua parte estreita na inserção tibial[7,8].

A porção média é reforçada pela expansão distal do vasto medial oblíquo (VMO), retináculo medial, fixada ao menisco medial[6,8].

A porção posterior contém um espessamento capsular conhecido como ligamento oblíquo posterior, dinamicamente suportado pela inserção do músculo semimembranáceo, que se funde com a cápsula articular posterior[6-8].

A porção profunda do LCM está aderida firmemente ao menisco medial e se funde com a cápsula da articulação do joelho[7,8].

Numerosas bursas (geralmente cinco) estão interpostas entre o ligamento capsular médio profundo e o ligamento colateral superficial[1]. Os terços anterior e médio do ligamento interno profundo estão separados do ligamento superficial por uma a três bolsas sinoviais[4].

BIOMECÂNICA

Os ligamentos colaterais estão tensionados durante a extensão e a rotação externa e afrouxados na flexão, existindo a sugestão de que o LCM seja mais importante que o ligamento colateral lateral (LCL) no que diz respeito à estabilidade do joelho[2,7,9].

Essas estruturas são importantes no controle da angulação vara, valga, da rotação tibial e do deslocamento tibial ânteroposterior[7-9]. Quanto mais acentuado é o valgo, mais ele solicita o sistema ligamentar interno e mais ele tende a se acentuar[2].

As contenções estacionárias secundárias a um esforço em valgo incluem os ligamentos cruzados[3,8].

O LCM proporciona relativo auxílio no controle das forças de torção da rotação interna através do joelho, porém, essa função diminui quando o joelho é fletido. Ajuda também a controlar a rotação externa excessiva. Por causa disso, quando a flexão é iniciada, a tensão dentro do ligamento ajuda na reversão do mecanismo de trava ou parafuso[7,8].

Nos esforços brutais da corrida e da marcha, os ligamentos colaterais não estão sozinhos para assegurar a estabilidade do joelho. São cobertos por espessos tendões e ajudados pelos músculos, que constituem verdadeiros ligamentos ativos da articulação e desempenham, por isso, um papel primordial na estabilidade do joelho. O LCM é ajudado pela contração dos músculos da pata de ganso e também, não com menos potência, pelo músculo quadríceps, cujas expansões diretas e cruzadas formam na face anterior da articulação uma capa, sobretudo fibrosa. As expansões diretas se opõem à abertura homolateral da interlinha e as expansões cruzadas impedem sua abertura do lado oposto. Assim, cada vasto atua, graças a esses tipos de expansão, sobre a estabilidade articular nesses dois sentidos. Compreende-se, então, a importância da integridade do quadríceps para garantir a estabilidade do joelho e, inversamente, as alterações da estática ("joelho que falseia"), resultantes de uma atrofia do quadríceps[2,8].

MECANISMO DE LESÃO

Os entorses do joelho resultam de movimentos que ultrapassam os limites normais da articulação. Quando forçados além dessa restrição natural, os ligamentos podem ser submetidos a uma tensão superior ao seu limite elástico, colocando-os na região plástica de sua curva de carga-extensão. Os resultados são deformações permanentes dos ligamentos, cuja magnitude depende da força aplicada. No joelho, o entorse ligamentoso pode ocorrer em qualquer direção de movimento. Um entorse do LCM é a mais comum das lesões de ligamentos do joelho, e o mecanismo de lesão pode ser provocado por trauma direto, indireto, ou combinado[3,6,8,9].

São descritos vários mecanismos de lesão do LCM:

- Um esforço em valgo produzido por uma força aplicada à face lateral do joelho enquanto o pé está fixado ao solo, podendo ser em rotação externa forçada e às vezes associada à flexão[5,8,10,11].
- Outra causa habitual é um esforço em abdução onde o pé e a tíbia estão fixados e o fêmur é forçado medialmente[8,12].
- Um estresse em valgo com simultânea rotação interna do fêmur e da tíbia fixada ao solo, em torno de 30º de flexão ou mais[6]. Quando a força é continuada, o LCA e, por fim, o LCP são submetidos à tensão. A "tríade infeliz" refere-se a uma lesão que afeta simultaneamente LCM, LCA e menisco medial. Comum em atletas, foi relatado que esse tipo de lesão também ocorre durante simulações de impacto lateral, como o impacto do carro que colide de lado[8,9].

CLASSIFICAÇÃO

Não há um consenso entre os autores na forma de classificar as lesões de LCM. Segundo Chiappa e Güntzel, a classificação mais lógica das lesões ligamentares é a anatomopatológica[5]. Ela permite a classificação:

- *Alongamento isolado do feixe superficial do LCM* é mais comum e se encontra na inserção superior do ligamento.
- *Lesão alta* é devido a um mecanismo simples: o trauma em valgo mais comumente do que o trauma em rotação externa. Caracteriza-se por dor intensa, distúrbio funcional moderado e sinais inflamatórios moderados ou ausentes. A manobra em valgo é dolorosa, mas o joelho não apresenta frouxidão. A palpação da inserção do LCM é eletivamente dolorosa e as radiografias são normais.
- *Lesão baixa* é devido a um mecanismo mais complexo: valgo-rotação externa ou simples rotação externa forçada. A dor é interna, situada mais distalmente e os sinais inflamatórios estão localizados na face interna da tíbia. A rotação externa é mais dolorosa que o valgo e, no exame, o joelho se apresenta estável. À palpação, a dor se localiza na face interna da tíbia e as radiografias são normais.
- *Ruptura isolada do feixe superficial do LCM* apresenta sinais funcionais mais evidentes, embora o local das lesões e os mecanismos traumáticos sejam os mesmos. Às vezes observa-se um edema localizado, o tensionamento do ligamento é doloroso, mas o joelho não apresenta sinais de frouxidão. A palpação é muito dolorosa no nível da inserção ligamentar traumatizada e as radiografias são normais.
- *Ruptura dos dois feixes do LCM* ocorre mais freqüentemente na parte alta. Sendo que o mecanismo de lesão é um movimento forçado ou apoiado de valgo-flexão-rotação externa (VFE) e, às vezes, de valgo puro. A dor é intensa e difusa e o distúrbio funcional é acentuado, o apoio é doloroso, há claudicação e derrame articular, freqüentemente tardio. A extensão completa é impossível e a flexão limitada. O valgo e a rotação externa são dolorosos, existe uma frouxidão ligamentar em valgo na flexão, mas nos outros planos o joelho encontra-se estável.
- *Tríades internas* são associações de lesões periféricas internas com a ruptura de um ligamento cruzado e são devidas aos mesmos mecanismos que as rupturas dos dois feixes do LCM, mas com maior intensidade[5].

Para Cohen et al., as lesões do LCM podem ser classificadas e graduadas de acordo com as mensurações de abertura medial realizada pelo teste de estresse em valgo a 0 e 30º de flexão, com o examinador palpando a interlinha articular medial e avaliando a qualidade dessa abertura (firme ou suave) no final da manobra[6]. A instabilidade rotacional pode ser documentada pelo teste de gaveta anterior em rotação lateral e verificação da localização do ponto doloroso (fêmur, interlinha articular medial, ou tíbia).

A lesão de grau I consiste em uma abertura medial entre 0 e 5mm, com ponto final firme e dor à palpação na origem femoral ou substância do LCM.

A lesão de grau II tem uma abertura de 5 a 10mm, com ponto final firme e dor à palpação na origem femoral ou substância do LCM.

A lesão de grau III consiste em uma abertura medial de 10 a 15mm com um ponto final suave e dor à palpação em toda a extensão do LCM. Nesse tipo de lesão, é importante avaliar a integridade dos ligamentos cruzados e do menisco medial, bem como assegurar a estabilidade da patela.

QUADRO CLÍNICO

O reconhecimento é por história apropriada, onde o paciente descreve o mecanismo de lesão[3,12].

Clinicamente, após a lesão aguda, ocorre um desconforto no joelho, onde a dor é súbita e aguda na região medial do joelho quando se palpa ao longo do trajeto do ligamento. Pode haver sensibilidade discreta localizada na origem (epicôndilo femoral medial), inserção da região profunda (planalto medial da tíbia, logo distalmente à linha articular), ou inserção da região superficial (metáfise tibial medial, à distância de um palmo da linha da articulação).

Na distensão menor, a dor é momentânea, mas nas lesões mais graves detêm o movimento.

A dor à palpação, especialmente na interlinha articular, no local de ruptura, pode identificar o sítio da lesão e, além disso, existe edema na face medial, ao longo do curso do ligamento, que pode ser leve ou difuso, dependendo do comprometimento das estruturas lesionadas e da quantidade de hemorragia, possivelmente com equimose. Em geral não ocorre nas lesões pequenas, porém, se houver uma lesão grave, há tumefação visível na região medial da articulação. Também pode haver derrame no compartimento medial da articulação tibiofemoral. Inchaço inicial rápido extra-articular é comumente observado nas distensões do LCM[3,6,12,13].

Em relação à função, ocorre espasmo da musculatura dos isquiotibiais, com contratura em flexão do joelho e ocasionalmente o paciente não consegue deambular sem o auxílio de muletas, devido ao quadro doloroso[6].

A distensão crônica do LCM costuma acompanhar-se de aderências. Nesse caso, o exame funcional não mostra o padrão capsular, mas apenas discreta redução dos movimentos de flexão e extensão[14]. A limitação mínima da capacidade para a flexão e a extensão desaparece freqüentemente com esse simples tratamento preparatório, dispensando outras manobras. O paciente deve ser orientado a praticar exercícios ativos no domicílio, a fim de não perder a mobilidade que acabou de recuperar[14].

TESTES CLÍNICOS

Os testes clínicos auxiliam no diagnóstico:

- Forçar o valgismo (empurrar a tíbia para fora) produz dor no local do ligamento e o ponto terminal é suave e não firme. Esse teste é realizado com o joelho fletido em 30°, de modo que os ligamentos cruzados fiquem relaxados. Se o teste for repetido com o joelho em extensão total e houver uma abertura articular, então é provável que também haja dano no LCA[12].
- O teste de estresse em valgo, com o joelho a 0 e a 30° de flexão, detecta a integridade do LCM e da cápsula póstero-medial. Quando há lesão dessas estruturas, ocorre uma subluxação anterior da tíbia, evidenciada pela proeminência do côndilo tibial medial.
- O teste de gaveta anterior em rotação lateral, quando positivo, indica uma instabilidade ântero-medial, geralmente associada à lesão do ligamento meniscotibial, favorecendo a mobilização do menisco medial. Quando o ligamento meniscofemoral está rompido, normalmente não existe instabilidade rotatória, pois esse é estabilizado pelo meniscotibial, que forma um suporte juntamente com o côndilo femoral posterior[6].
- Teste de esforço em valgo em extensão e em 30° de flexão deve ser efetuado e comparado com o joelho oposto. Instabilidade em extensão indica lesão completa do LCM, bem como comprometimento capsular posterior e medial e possível lesão do LCP também. Estabilidade medial em extensão não exclui ruptura de terceiro grau, ou completa. Em 30° de flexão, a força de contenção do complexo capsular é removida[3].

EXAMES COMPLEMENTARES

- *Radiografia*: os exames subsidiários que auxiliam o diagnóstico consistem em radiografias nas incidências ântero-posterior, lateral em 30° de flexão do joelho e axial da patela, que documentam avulsões ósseas, ou fraturas osteocondrais. A abertura articular pode ser vista se os testes descritos forem realizados, onde incidências realizadas sob estresse em valgo são úteis nos casos em que ocorre uma abertura em valgo maior que 5° em relação ao lado contralateral e quando a placa de crescimento está aberta[6,12].
A radiografia mostra uma sombra calcária que em alguns casos acompanha o côndilo interno do fêmur em direção proximal, sob a forma de uma linha tênue[14].
- *Artrografia*: se o corante permanecer no interior do joelho, o ligamento está intacto, se ele estiver rompido, o corante escapa para os tecidos vizinhos[12].
- *Ressonância magnética*: recentemente, tem sido utilizada para documentar lesões meniscais periféricas, localizar a porção do menisco comprometida e quantificar as lesões do LCM[6].

COMPLICAÇÃO

As lesões próximas da fixação femoral poderão cicatrizar com a formação de uma lasca de osso novo, que poderá ser visível radiograficamente, mas o local do traumatismo poderá permanecer doloroso à palpação por muitos anos. Dor à palpação associada a sinais radiográficos de um traumatismo antigo do LCM é conhecida como *doença de Pellegrini-Stieda*, a qual não é uma doença reconhecida por muitos autores[11,14,15].

Nos entorses de grau III, o paciente pode apresentar alguma frouxidão em valgo residual, mas que não causará qualquer limitação funcional[7]. Devido à proximidade da origem femoral do LCM e do músculo VMO, a associação desse tipo de lesão pode ocorrer em até 20% dos casos[6].

TRATAMENTO

A reconstrução isolada do LCM é difícil, estando a cirurgia indicada nos casos mais graves, mas a sintomatologia tende a regredir espontaneamente, dentro do prazo de alguns meses a cerca de dois anos[10,11,14].

O reparo agudo dos ligamentos LCM é indicado quando há lesão associada de menisco medial, ou quando existe afrouxamento ou lesão intersticial do ligamento cruzado anterior, visando proteger o canto póstero-medial para prevenir alterações degenerativas futuras e obter estabilidade para uma reabilitação mais precoce[6].

O tratamento cirúrgico é recomendado para as lesões do LCM combinadas às lesões dos ligamentos cruzados, ou na presença de instabilidade rotatória, que indica associação à lesão do menisco medial ou lesão condral[3,6,10,11]. Nas lesões combinadas bem como rupturas completas grau II de LCM, a presença de lesão meniscal deve ser excluída[3].

Os autores descrevem diferentes formas de imobilizações, porém, por períodos semelhantes, variando de acordo com o grau de lesão[3,8,11,12].

Lesões pequenas (graus I e II), *de dois dias a duas semanas*, podendo-se utilizar bandagens e órteses articuladas para prevenir esforço em valgo.

Lesões graves (grau III), *de duas a oito semanas*, utiliza-se tala posterior, gesso circular e imobilizador cruromaleolar entre 30° a 45° de flexão[3,7,8,11,12].

Sempre que o paciente estiver sentado, é essencial deixar a perna totalmente apoiada, de preferência em elevação[12].

Lesões de LCM associadas a LCA geralmente são seguidas de reconstrução do segundo, que poderá ser combinada ou não com o LCM. Segundo a literatura, quando o LCA é reconstruído, o LCM cicatriza-se espontaneamente, mesmo sendo de lesão grau III, e a reabilitação obedece ao protocolo do LCA[7,11].

TRATAMENTO FISIOTERAPÊUTICO PARA LESÕES DE GRAU I

Nas lesões de grau I talvez possamos dispensar o uso de muletas e órteses, se tolerado pelo paciente.

O tratamento para alívio de dor e edema por repouso, medicamentos e condutas fisioterapêuticas é realizado em um prazo de cinco dias. Após esse período, são iniciados os exercícios para ganho de amplitude de movimento (ADM) por meio de exercícios auto-assistidos (Fig. 142.1) e ativos livres, bem como ganho de tônus muscular com exercícios isométricos para quadríceps (Fig. 142.2). Pode-se aplicar a eletroestimulação por meio de correntes de média freqüência, o que tem se mostrado como um ótimo recurso para o despertar da função muscular de forma específica. Não deve haver nenhum esforço em valgo.

Se possível, a bicicleta com banco alto e volumes e intensidades baixos.

Em torno de dez dias, iniciamos os minitrotes na cama-elástica e no colchão alto e leve trote na esteira.

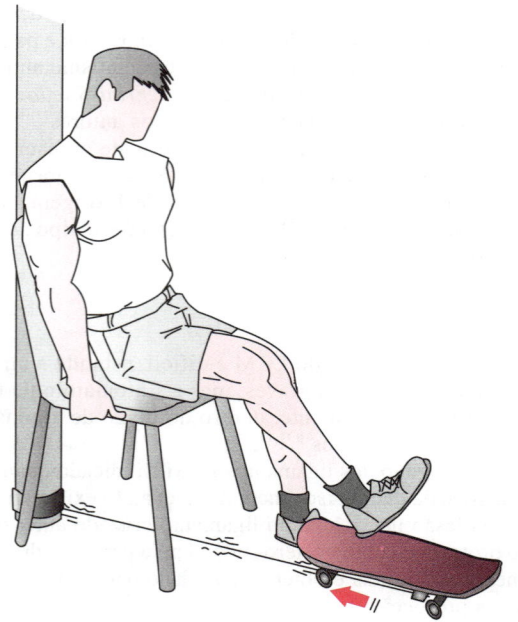

Figura 142.1 – Exercício auto-assistido para ganho de flexão com auxílio de *skate* preso a borracha elástica.

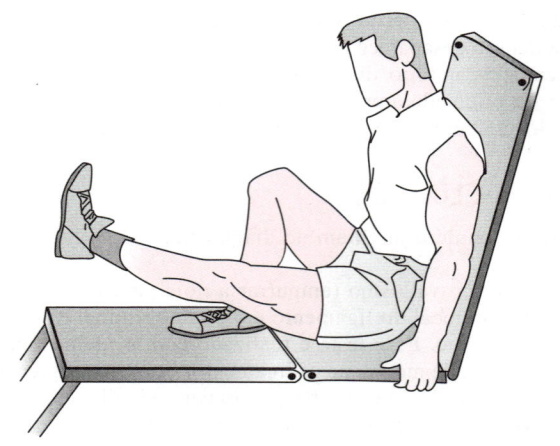

Figura 142.2 – Exercício em cadeia cinética aberta para quadríceps – *straight leg raising* (SLR).

A prescrição de exercícios de flexibilidade com técnicas específicas de alongamentos deve ser enfatizada durante todo o processo de reabilitação[6,20].

Atenção especial deve ser dada aos antagonistas dos músculos envolvidos na lesão, em relação ao alongamento, pois se o antagonista estiver encurtado, o esforço e o gasto energético do movimento serão maiores.

Os músculos da perna encontram-se encurtados e o papel da flexibilidade se torna importante na capacidade do tecido do tendão em resistir a lesões, por duas razões principais:

- A habilidade de um músculo dentro de uma determinada área cruzada para criar tensão depende de se conseguir um comprimento ideal antes da contração (até 130% do comprimento do repouso). Obviamente, os déficits de flexibilidade podem comprometer esse conceito importante de pré-estiramento.

Com o desaparecimento do quadro álgico em LCM, iniciar a adução com o joelho estendido com auxílio das borrachas e chutes em bola macia contra a parede (Fig. 142.3) para tencionarmos de maneira progressiva as novas estruturas de colágeno da cicatriz.

Finalmente, com a evolução do quadro, as mudanças de direção, os pliométricos e a propriocepção para o esporte são introduzidos, junto com os exercícios que promovem o valgismo do joelho, por exemplo, chutes com a borracha com flexão de quadril e joelho (Fig. 142.4) e chutes na *medicine ball* contra a parede.

Se o atleta estiver livre de dor, poderá retornar às atividades de competição em um prazo entre 15 e 21 dias.

O protocolo de reabilitação de LCM de grau I está esquematizado no Quadro 142.1.

TRATAMENTO FISIOTERAPÊUTICO PARA LESÕES DE GRAU II

Primeira Fase

Alívio da Dor, Alongamentos e Mobilização para Ganho de Amplitude de Movimento

A reabilitação das lesões de LCM varia muito, como ocorre com protocolos de qualquer lesão ligamentar do joelho, porém, com todos os protocolos serão realçados os movimentos precoces e a proteção contra o estresse em valgo[7].

Em uma primeira etapa, é importante o controle do processo inflamatório e os autores são unânimes em preconizarem gelo, repouso, proteção contra o estresse em valgo, medidas antiinflamatórias, que terão um caráter geral com o uso de antiinflamatórios não hormonais (AINH) por via sistêmica e um caráter local com o uso de meios fisioterapêutico, como correntes interferenciais ou por energia eletromagnética de pulso[6,7,12,14,16-19].

Além da dor, o paciente se apresenta com certa rigidez articular e pouca elasticidade. Nesse momento, devemos melhorar a plasticidade do tecido, para restaurar a mobilidade tecidual e articular.

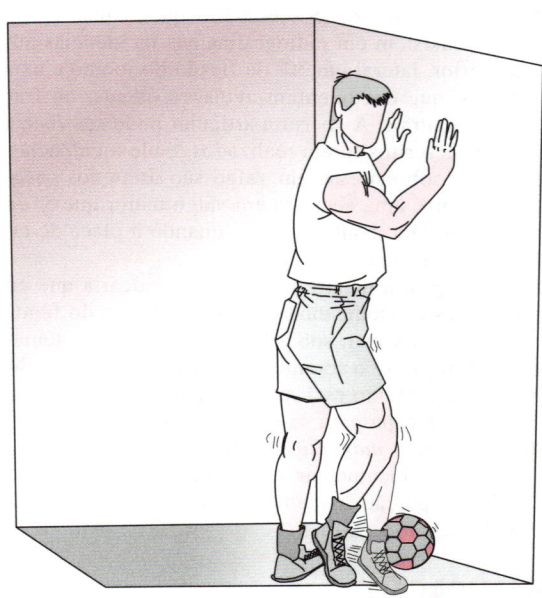

Figura 142.3 – Exercícios que promovem um valgismo de joelho – chutes na bola contra a parede.

> **QUADRO 142.1 – Protocolo esquematizado de reabilitação do ligamento colateral medial de grau I**
>
> **1ª semana**
> - Repouso
> - Antiinflamatório
> - Eletroterapia
> - Exercícios para ganho de amplitude
> - Isométricos para quadríceps (eletroestimulação) sem estresse para o LCM
> - Terapia manual
> - Tornozeleiras, borrachas elásticas, mesa extensora, mesa adutora sentado, mesa flexora sem dor
> - Alongamentos
>
> **2ª semana**
> - Cicloergômetros (bicicleta, *steps* elípticos ou não)
> - Trote na piscina, no colchão e cama elástica
> - Exercícios para estabilização do *core*: ponte bipodal, ponte unipodal, ponte lateral e ponte posterior
> - Fortalecimento de adutor/abdutor
> - Fortalecimento dos músculos posterior da coxa e gastrocnêmios
> - Isotônicos a 30° na mesa extensora de joelho (CCA)
> - Borracha leve para adutor, joelho em extensão, 4 séries de 10 repetições
> - Chutinhos na bola macia contra a parede (promovendo um valgismo delicado do joelho), 4 séries de 10 repetições
> - Corrida intervalada na esteira
> - Incremento dos alongamentos
>
> **3ª semana**
> - Início do trote na esteira elétrica
> - Início dos saltitos
> - Mudanças de direção
> - Borracha mais grossa com joelho em extensão, 4 séries de 20 repetições
> - Borracha com o joelho em flexão e rotação do quadril
> - Chute na *medicine ball*, 3 a 4 séries de 10 repetições
> - Tiros anaeróbios na bicicleta, colchão e cama elástica
> - Pliométricos
> - Chute na *medicine ball*, 4 séries de 30 repetições
> - Propriocepção específica para o esporte
> - Trabalho muscular intenso
> - Incremento dos alongamentos
> - Início dos coletivos ou da atividade específica do indivíduo

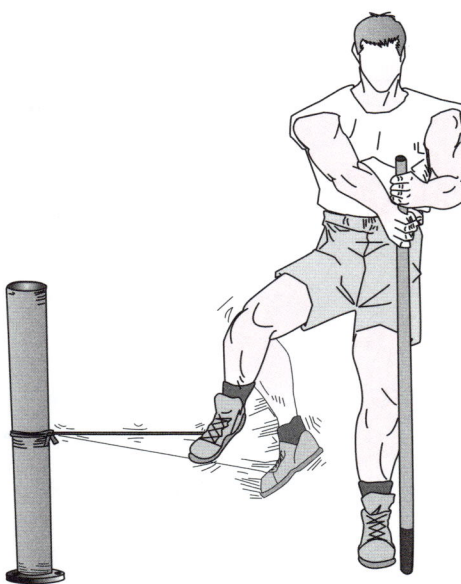

Figura 142.4 – Exercícios que promovem um valgismo com flexão de joelho e quadril.

- A flexibilidade ideal fornece uma margem de segurança para forças de alta tensão que resultam de reversões de alta velocidade de movimento de membros (excêntrico para concêntrico)[21].

Recomenda-se mobilização passiva cuidadosa da articulação, dentro dos limites impostos pela dor. Segue-se a movimentação ativa, sem criar esforço valgo no joelho, desde que os movimentos passivos tenham sido bem tolerados[14].

Para o ganho pleno da ADM, a flexão ativa livre sem carga e a extensão do joelho (ver Fig. 142.1) precisam ser praticadas várias vezes durante o dia[6-8].

A adequação do sistema musculoesquelético pode ser feita com o fortalecimento dos grupos musculares mais solicitados, aliado ao alongamento de todo o membro inferior.

A elevação da perna estendida, a contração isométrica do quadríceps e os exercícios em extensão do joelho são exercícios terapêuticos efetivos e são recomendados inicialmente para restaurar a função muscular[7,17,20] (ver Fig. 142.2).

Estudos eletromiográficos (EMG) demonstram que existe aumento da atividade do reto femoral com elevação da perna estendida e aumento da atividade do vasto medial quando realizada a contração do quadríceps[7].

Esses músculos geralmente encontram-se hipotrofiados, por isso a necessidade de montarmos um programa de exercícios que envolvam ambos os tipos de contração.

Primeira Semana

- Repouso.
- Antiinflamatório.
- Eletroterapia.
- Alongamentos.
- Isométricos para quadríceps (eletroestimulação) sem estresse para o LCM.

Atualmente, existem muitas abordagens em relação à terapia manual e numerosas escolas filosóficas em todo o mundo. As técnicas devem ser consideradas não apenas como métodos de inibição da dor ou melhora do movimento artrocinemático, mas também devem ser encaradas como um meio de aplicação de energia biomecânica ao colágeno e à cartilagem, que sofreram traumatismo, ajudando no processo de regeneração das fibras.

Há cinco estruturas no corpo humano com as quais o fisioterapeuta trabalha: colágeno, osso, cartilagem, disco e músculo. Cada um desses tecidos tem um estímulo ideal para regeneração, que depende da tensão aplicada ao tecido[22].

Para entendermos como isso funciona é importante revermos alguns conceitos importantes: os principais componentes do colágeno são fibroblastos e glicosaminoglicanos. A tensão é a energia biomecânica que estimula a atividade fibroblástica e a produção dos glicosaminoglicanos.

Os glicosaminoglicanos propiciam nutrição para os fibroblastos e lubrificação para a fibra recém-sintetizada. Sem tensão não ocorre estímulo regenerativo para o colágeno, o que reduzirá a intensidade fibroblástica e a produção dos glicosaminoglicanos[22,23].

A tensão também permite ao fisioterapeuta trabalhar com receptores tanto para facilitar quanto para inibir o tônus muscular.

Segundo Grimsby, o estímulo ideal para a regeneração das estruturas ligamentares é a tensão modificada na linha de tensão, que consiste em compressão-descompressão com deslizamento[22].

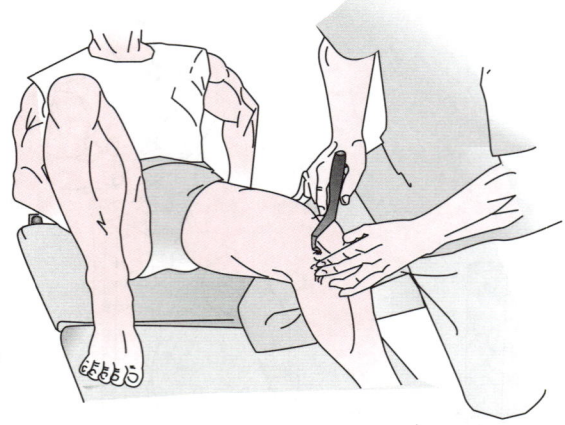

Figura 142.5 – Técnica de terapia manual – crochê.

As técnicas de terapia manual (Fig. 142.5) que utilizam a compressão-descompressão nos ajudam a inibir a dor, o tônus muscular e principalmente ganhar maior mobilidade articular. Se a articulação estava imobilizada (por órtese, ou pela própria proteção muscular), os glicosaminoglicanos estão entre os primeiros componentes a se perder, começando a se degradar em aproximadamente 1,7 a 7 dias[22].

Essa perda é responsável pela sensação que se segue à imobilização. Os músculos têm que gerar mais força para superar a perda da elasticidade e a sensação é rigidez. Assim que o membro é movimentado ativamente, a tensão estimula a produção de fibroblastos que produzem fibra e glicosaminoglicanos. Quanto maior a quantidade de glicosaminoglicanos produzida, maior será a lubrificação entre as fibras de colágeno e menor a resistência que os músculos têm de suplantar[22,23].

Para Bienfait, por meio da terapia manual liberamos a fáscia do músculo, facilitando drenagem, alinhamento das fibras e relaxamento muscular[24] Em conseqüência, teremos uma facilitação em todo o trabalho de alongamento e ganho de força, principalmente porque ele se baseia na teoria de cadeias musculares, em que teremos um ganho real no alongamento.

As fricções transversais geralmente são necessárias para restaurar a mobilidade e a flexibilidade do ligamento e da região da cápsula entre a margem superior da patela e o fêmur. Nos casos subagudos, podemos utilizá-las para ajudar no combate à formação de aderências. Porém, devemos lembrar que as fricções transversais não aliviam a dor, pelo contrário, podem em alguns casos agravá-la[12,14].

O terapeuta procede à fricção transversal do ligamento em toda a sua largura, estando o joelho fletido e depois estendido ao máximo. Convém lembrar que o ligamento tem 2 a 3cm de largura. Recomendamos a aplicação local de gelo, caso a fricção provoque dor, mesmo quando executado com pressão ligeira[12,14].

Esses conceitos justificam a utilização da terapia manual nas lesões ligamentares e em nossa prática clínica a utilizamos com bons resultados. Porém, as questões sobre a terapia manual não são entendidas de forma completa sendo uma área produtiva de futuros planos de pesquisas e suas decorrentes aplicações clínicas.

Segunda Semana

- Eletroterapia.
- Terapia manual.
- Isométricos sem estresse para o LCM.
- Tornozeleiras, borrachas elásticas, mesa extensora, mesa adutora sentado, mesa flexora sem dor.

Segunda Fase
Reabilitação Muscular e Propriocepção Primária

A bicicleta estacionária é uma excelente modalidade de reabilitação terapêutica e pode ser usada para controlar as forças tibiofemorais, promover o fortalecimento das fibras colágenas, restaurar a ADM do joelho e do tornozelo, aprimorar o fortalecimento muscular, a resistência (*endurance*) e o condicionamento cardiovascular[7].

Diversos pesquisadores estudaram as forças tibiofemorais de cisalhamento e compressão durante vários tipos de atividades e concluíram que as forças da articulação tibiofemoral durante a pedalagem em uma bicicleta ergométrica padronizada são baixas em comparação às induzidas durante outras atividades diárias, como caminhar em um plano horizontal, subir escadas, levantar-se de uma cadeira e levantar peso[7].

O selim deve ficar em uma posição alta para que faltem ao joelho 15 a 30° de extensão, a fim de reduzir as forças compressivas patelofemorais.

Outros pesquisadores examinaram os efeitos da força muscular durante a cicloergometria e relataram que o tensor da fáscia lata, o sartório, o quadríceps femoral e principalmente os músculos vasto medial e vasto lateral e os músculos tibiais anteriores são considerados os mais importantes para o movimento de pedalagem[7].

Exercícios resistidos vigorosos com recrutamento do quadríceps devem ser utilizados para a lesão do LCM. Existem dois tipos de exercícios que podem ser realizados e que têm efeitos distintos sobre as articulações:

- Os exercícios em cadeia cinética aberta (CCA), realizados com o segmento distal dos membros livres para se movimentar. Atividades em CCA permitem o isolamento muscular[7,20,25,26]. Exemplo: mesa extensora onde o grupo quadricipital é o principal responsável pela realização do movimento (Fig. 142.6).

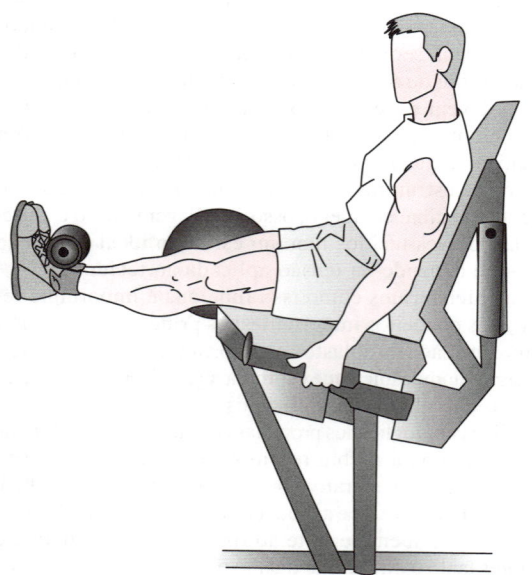

Figura 142.6 – Exercício em cadeia cinética aberta para quadríceps – mesa extensora.

- E os exercícios em cadeia cinética fechada (CCF), realizados com o segmento distal conectado a uma estrutura externa fixa.

Atividades em CCF envolvem a integração de múltiplas articulações, agindo de forma seqüencial com sustentação do peso combinada e ação de forças, mediadas pela ação excêntrica do músculo.

A biomecânica de CCF está intrinsecamente envolvida com padrões de controle muscular excêntrico e proprioceptores articulares[7,20,21,25-28]. Os princípios básicos da CCF, apresentados por Mello, afirmam que quando um segmento distal sofre considerável resistência durante o exercício, o recrutamento muscular e o movimento articular ocorrem de forma diferente do que quando são executados livremente, e as ações executadas pelos pacientes são mais próximas de sua atividade esportiva, além de favorecer os estímulos proprioceptivos[28].

Um exemplo prático acontece durante um miniagachamento (Fig. 142.7). Tanto o quadríceps, quanto os glúteos e o solear, ajudam na extensão do joelho e, portanto, será necessária menos força por parte do quadríceps para se conseguir a extensão plena. Isso permite ao atleta conseguir o fortalecimento por meio da amplitude plena de movimento, porém não proporciona o fortalecimento isolado de um determinado músculo. Por causa dessa falta de isolamento, os exercícios tanto em CCF quanto em CCA, devem ser realizados de forma a proporcionar um fortalecimento ideal do músculo[7].

A reabilitação da extremidade inferior deve incorporar o equilíbrio adequado de exercícios de CCF e CCA ao longo de uma contínua e crescente dificuldade. Os exercícios que enfocam o sinergismo muscular são iniciados, pois sustentam a função dos músculos agonistas, que quando lesados encontram-se fracos e também são atingidos pela inatividade, necessitando de fortalecer-se e dar suporte ao músculo lesado.

Se o atleta não possuir bom controle do quadril, criará condições em que o quadril tenda para a adução e rotação interna, o que cria um estresse em valgo imposto ao joelho[6,7]. Para isso, se faz necessário um treinamento de estabilização dinâmica do complexo lombar pélvico dos quadris conhecido como *core*, que será crucial no sentido de permitir a progressão dos exercícios em CCF, agindo como sinergistas do movimento, pois melhoram o controle postural dinâmico, garantem um equilíbrio muscular apropriado em torno do *core*, possibilitam flexibilidade tridimensional dinâmica, permitem a expressão da força funcional dinâmica e melhoram a eficiência neuromuscular[25,29].

Um programa de treinamento de estabilização do *core* deve ser planejado para ajudar o indivíduo a ganhar força, controle neuromuscular, potência e resistência muscular para o complexo lombar-pélvico dos quadris. Essa abordagem facilitará um funcionamento muscular balanceado de toda a cadeia cinética.

Se os músculos da extremidade são fortes e o *core* é fraco, então não haverá força suficiente criada para produzir movimentos eficientes.

Se não houver boa eficiência neuromuscular, conseqüentemente haverá diminuição da capacidade da cadeia cinética de manter força e estabilidade dinâmica apropriada, o que leva a padrões de compensação, substituição e má postura durante atividades funcionais. Isso causa aumento da tensão mecânica nos tecidos, levando a microtraumas repetitivos, biomecânica anormal e lesão[29].

Terceira Semana

- Cicloergômetro (bicicleta, *steps* elípticos ou não).
- Trote na piscina, no colchão e na cama elástica.
- Exercícios para estabilização do *core*: ponte bipodal (Fig. 142.8, *A*), ponte unipodal (Fig. 142.8, *B*), ponte lateral (Fig. 142.8, *C*) e ponte posterior (Fig. 142.8, *D*).

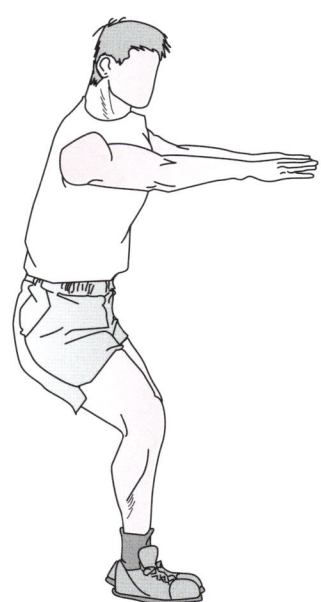

Figura 142.7 – Exercício em cadeia cinética fechada – agachamento de 0 a 30°.

- Fortalecimento de adutor/abdutor.
- Fortalecimento dos músculos posterior da coxa e gastrocnêmio.
- Isotônicos a 30° na mesa extensora de joelho (CCA).
- Corrida intervalada na esteira.
- Incremento dos alongamentos.

Terceira Fase

Treinamento Muscular e Propriocepção para o Esporte da Terceira à Quinta Semana

O equilíbrio do desenvolvimento muscular é muito importante para evitar prevalência de determinados grupos que provocarão esforço excessivo nos músculos antagonistas. O uso da avaliação isocinética é muito útil para estabelecer esse equilíbrio, além de desenvolver a potência e a resistência muscular.

As demandas excêntricas vigorosas são demonstradas na aterrissagem do salto. O exercício de agachamento paralelo é um elemento importante do treinamento muscular e um exercício preparatório para as progressões funcionais em esportes e exercícios pliométricos avançados.

Para iniciar um programa com os exercícios pliométricos (Figs. 142.9 e 142.10), é necessário que os músculos estejam aquecidos, com uma base adequada de força e flexibilidade e o corpo deve estar preparado para resistir ao estresse do treinamento excêntrico.

A definição prática de pliométricos é um movimento forte e rápido envolvendo pré-alongamento ou contramovimentos que ativam o ciclo alongamento-encurtamento[20,30,31]. Caracterizam-se pela rápida desaceleração das massas, seguida quase que imediatamente pela sua rápida aceleração em direção oposta[31]. O propósito do treinamento pliométrico é aumentar a excitabilidade do sistema nervoso para melhorar a capacidade reativa do sistema muscular. Qualquer exercício que utilize os componentes elásticos naturais do músculo e o reflexo miotático para produzir uma resposta mais forte é pliométrico[20,21,30,31].

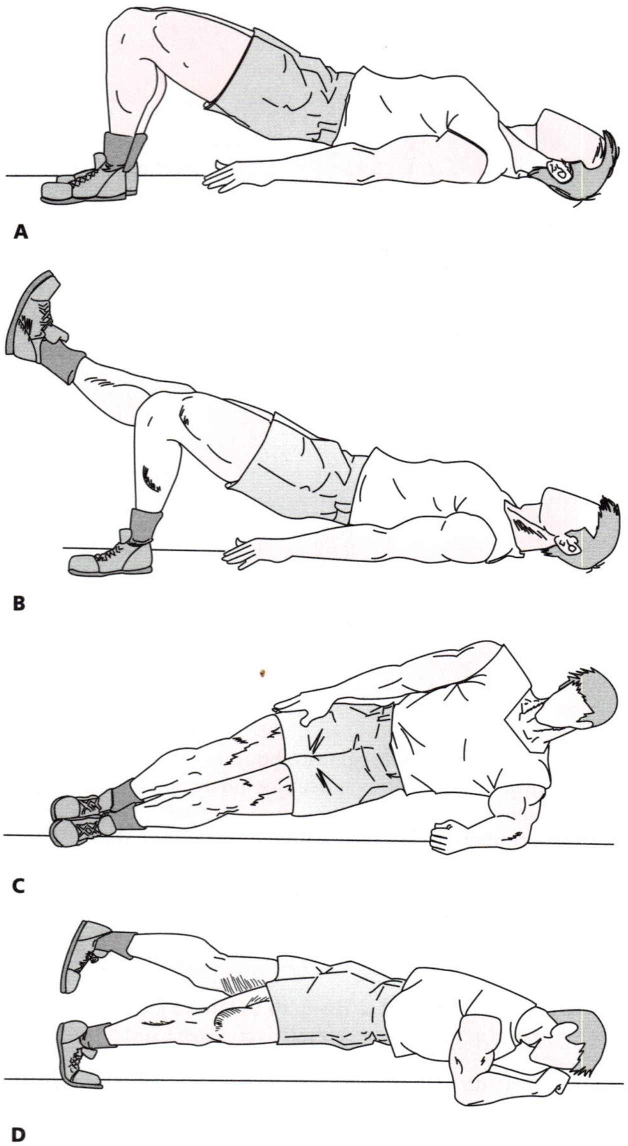

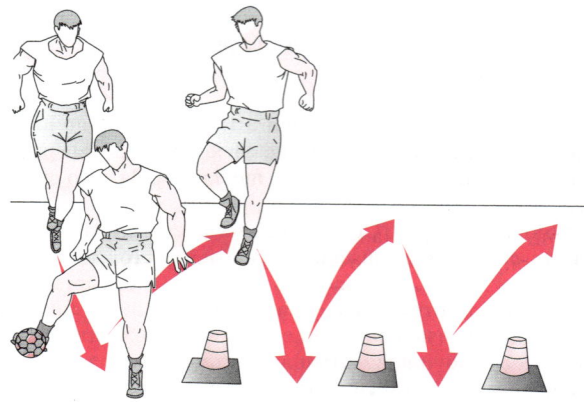

Figura 142.9 – Exercícios pliométricos – deslocamentos ântero-posteriores nos cones com bola.

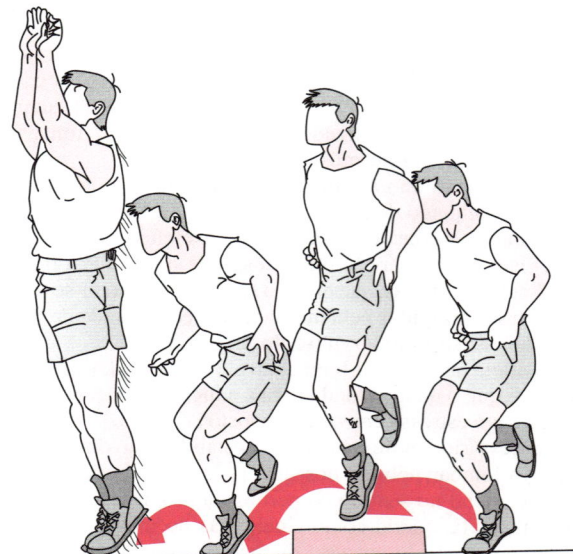

Figura 142.10 – Exercícios pliométricos nos caixotes.

Figura 142.8 – Exercícios para estabilização do *core*. (*A*) Ponte bipodal. (*B*) Ponte unipodal. (*C*) Ponte lateral. (*D*) Ponte posterior.

É importante enfatizar que a fase de amortização (a conversão do trabalho negativo (excêntrico) em positivo (concêntrico) deve ser tão breve quanto possível. A velocidade no movimento é um fator-chave no desempenho atlético.

Esse tipo de treinamento é utilizado em esportes que exigem velocidade e força (potência)[20,21,30,31].

A especificidade do treinamento pliométrico é a chave para melhorar o desempenho do atleta no seu campo esportivo.

Um programa específico para o esporte exige a compreensão da sua mecânica mediante uma análise de necessidades.

Os exercícios devem ser similares aos utilizados durante a prática real do esporte e em situações de jogo.

O atleta deve iniciar os exercícios em um ambiente controlado, sem outros atletas à sua volta e no final desse estágio o fisioterapeuta pode simular outro atleta e distrair o paciente. Isso aumenta a intensidade e propõe um desafio para o equilíbrio, coordenação e propriocepção. Além disso, essa abordagem permite que o atleta aumente a confiança em suas capacidades antes de retornar a um ambiente partilhado por outros atletas[30].

Se possível, faça com que o atleta se exercite na exata superfície do jogo ou na superfície mais parecida com a utilizada no esporte.

As repetições sugeridas são ajustadas de acordo com o condicionamento do atleta.

De forma simplificada, todos os programas devem ser planejados para incorporar a adaptação específica ao princípio das demandas impostas. Isso irá assegurar a preparação do corpo para aceitar o estresse que foi transmitido em seu ambiente atlético. Um programa de treinamento emprega duas variáveis: volume e intensidade:

- Aumento da intensidade, diminuição do volume.
- Aumento do volume, diminuição da intensidade.

À medida que o atleta melhora, passará a tolerar cargas com de amplitudes maiores sem evidenciar sintomas. A decisão de como progredir através do programa de exercícios deverá basear-se naquilo que o atleta consegue realizar sem dor e sem sintomas e sob controle completo. A maioria dos esforços atléticos exigirá que o atleta possa tolerar as cargas através de uma extensa ADM. Portanto, nos estágios finais do processo de reabilitação, será necessário com freqüência realizar atividades em grandes amplitudes, pois o atleta vai ter que tolerá-las após o reinício da competição.

Porém a extensão no arco total do joelho deve ser usada com moderação, até mesmo em joelhos normais, para evitar que esse exercício venha a contribuir para a patologia patelofemoral, ou perpetuá-la.

A reabilitação do joelho deverá oferecer cada opção possível para ajudar o atleta a retornar ao nível da fase de pré-lesão. Cada atleta deve ser avaliado constantemente durante todo o processo de reabilitação para que possa progredir adequadamente[7].

As atividades de reabilitação que sobrecarregam o LCM deveriam incluir todos os fortalecimentos de adutores nos quais a resistência é colocada abaixo do joelho. Cailliet relata os exercícios para o fortalecimento dos ligamentos do joelho, em que ambos os ligamentos colaterais, medial e lateral, são distendidos diariamente, como parte do programa de exercícios, na suposição de que esforços repetidos suaves, porém firmes, sobre os ligamentos aumentam suas resistências. Indica para a reabilitação do LCM o esforço em valgo ativo, estando o paciente em posição ortostática (ver Fig. 142.3), e o uso de artefatos que promovam o valgismo do joelho (ver Fig. 142.4) delicadamente[1].

Além disso, no processo de remodelagem as fibras reorientam-se ao longo das linhas de tensão aplicadas à lesão, resultando, assim, em maior resistência tênsil do tecido[23].

Quarta Semana

- Início do trote na esteira elétrica.
- Início dos saltitos.
- Mudanças de direção.
- Borracha leve para adutor, joelho em extensão, 4 séries de 10 repetições.
- Chutinhos na bola macia contra a parede (promovendo um valgismo delicado do joelho), 4 a 5 séries de 10 repetições.
- Incremento dos alongamentos.

Quinta Semana

- Borracha mais grossa com joelho em extensão, 4 séries de 20 repetições.
- Borracha fina com o joelho em flexão e rotação do quadril, 3 a 4 séries de 10 repetições.
- Chute na *medicine ball*, 3 a 4 séries de 10 repetições.
- Tiros anaeróbios na bicicleta, no colchão e na cama elástica.
- Pliométricos.
- Alongamentos.

É importante que o paciente tenha total confiança quando corre, pára, reinicia, sobe e desce escadas, sem tentar proteger o joelho lesado. De outra forma, as pressões desiguais causadas levam à distensão musculoesquelética em outras partes do corpo[12,27]. O retorno à prática esportiva é liberado quando a dor e a instabilidade são aliviadas e a recuperação da força muscular do quadríceps está em torno de 90% comparado com o lado contralateral. No geral, isso ocorre em torno de 4 a 6 semanas nas lesões de grau I ou II[6].

Sexta Semana

- Borracha grossa com o joelho em flexão e rotação do quadril, 4 séries de 30 repetições.
- Chute na *medicine ball*, 4 séries de 30 repetições.
- Propriocepção específica para o esporte.
- Trabalho muscular intenso.
- Incremento dos alongamentos.
- Início dos coletivos, ou da atividade específica do indivíduo.

O Quadro 142.2 demonstra o protocolo esquematizado da reabilitação de LCM de grau II.

O tratamento das lesões grau III permanece controverso. Geralmente, a magnitude da força causadora de uma lesão grau III é suficiente para lesionar o LCA e o menisco medial. Dessa maneira, a cirurgia para a correção dessas anormalidades se faz necessária e o protocolo segue a reabilitação do pós-ope-

---

QUADRO 142.2 – Protocolo esquematizado da reabilitação de ligamento colateral medial de grau II

1ª semana
- Repouso
- Antiinflamatório
- Eletroterapia
- Alongamentos
- Isométricos para quadríceps (eletroestimulação) sem estresse para o LCM

2ª semana
- Eletroterapia
- Terapia manual
- Isométricos sem estresse para o LCM
- Tornozeleiras, borrachas elásticas, mesa extensora, mesa adutora sentado, mesa flexora sem dor

3ª semana
- Cicloergômetro (bicicleta, *steps* elípticos ou não)
- Trote na piscina, no colchão e na cama elástica
- Exercícios para estabilização do *core*: ponte bipodal, ponte unipodal, ponte lateral e ponte posterior
- Fortalecimento de adutor/abdutor
- Fortalecimento dos músculos posterior da coxa e gastrocnêmios
- Isotônicos a 30° na mesa extensora de joelho (CCA)
- Corrida intervalada na esteira
- Incremento dos alongamentos

4ª semana
- Início do trote na esteira elétrica
- Início dos saltitos
- Mudanças de direção
- Borracha leve para adutor, joelho em extensão, 4 séries de 10 repetições
- Chutinhos na bola macia contra a parede (promovendo um valgismo delicado do joelho), 4 a 5 séries de 10 repetições
- Incremento dos alongamentos

5ª semana
- Borracha mais grossa com joelho em extensão, 4 séries de 20 repetições
- Borracha fina com o joelho em flexão e rotação do quadril, 3 a 4 séries de 10 repetições
- Chute na medicine ball, 3 a 4 séries de 10 repetições
- Tiros anaeróbios na bicicleta, no colchão e na cama elástica
- Pliométricos
- Alongamentos

6ª semana
- Borracha grossa com o joelho em flexão e rotação do quadril, 4 séries de 30 repetições
- Chute na *medicine ball*, 4 séries de 30 repetições
- Propriocepção específica para o esporte
- Trabalho muscular intenso
- Incremento dos alongamentos
- Início dos coletivos ou da atividade específica do indivíduo

CCA = cadeia cinética aberta; LCM = ligamento colateral medial

ratório de LCA. Nas lesões isoladas do LCM, sem instabilidade rotatória e lesões associadas, o tratamento conservador é realizado com um imobilizador cruromaleolar em 30° de flexão do joelho, com descarga precoce de peso, auxiliado por muletas, por 6 a 8 semanas. A seguir, os ganhos de ADM e força muscular do quadríceps permitem bons resultados funcionais[6].

O programa de reabilitação é iniciado após duas semanas (fase I), com exercícios isométricos para o músculo quadríceps femoral e ganho de ADM tanto ativa quanto passiva.

A fase II depende da melhora da dor e consiste em exercícios de fortalecimento muscular, com ênfase em cadeia cinética fechada e melhora no padrão de marcha.

A fase III consiste na reabilitação funcional visando a ganho de estabilidade, agilidade e força muscular.

O retorno ao esporte ocorre quando a ADM é completa e indolor e a força muscular do quadríceps femoral se encontra em torno de 90% em relação ao lado contralateral[6].

REFERÊNCIAS BIBLIOGRÁFICAS

1. CAILLIET, R. Anatomia: ligamentos capsulares e colaterais. In: *Síndromes Dolorosas – Joelho: dor e incapacidade.* São Paulo: Manole, 1987. cap. 1, p. 9-16.
2. KAPANDJI, I. A. *Fisiologia Articular: esquemas comentados de mecânica humana.* 5. ed. São Paulo: Manole, 1990. v. 2, 270p.
3. SILISKI, J. M.; LEFFERS, D. Luxação e lesões dos tecidos moles do joelho: lesão de ligamento colateral medial. In: BRWNER, B. D.; JUPITER, J. B.; LEVINE, A. M.; TRAFTON, P. G. *Traumatismos do Sistema Musculoesquelético: fraturas, luxações e lesões ligamentares.* 2. ed. São Paulo: Manole, 2000. v. 2, seção 4, cap. 53, p. 2130-2131.
4. MALONE, T.; MCPOIL, T.; NITZ, A. J. *Fisioterapia em Ortopedia e Medicina no Esporte.* 3. ed. São Paulo: Santos, 2000. 258p.
5. CHIAPPA, G. R. S.; GÜNTZEL, A. M. Estudo das lesões do voleibol: estudo das lesões dos ligamentos do Joelho. In: CHIAPPA, G. R. S. *Fisioterapia nas Lesões do Voleibol: abordagem das principais lesões, seus tipos, fatores biomecânicos.* São Paulo: Robe, 2001. cap. 10, p. 157-158.
6. COHEN, M.; ABDALLA, R. J.; CARVALHO, R. T.; NAKANO, K. K. Diagnóstico e tratamento das lesões ortopédicas no esporte: joelho: diagnóstico e tratamento: lesões ligamentares: lesões dos ligamentos colaterais do joelho: compartimento medial. In: COHEN, M.; ABDALLA, R. J. *Lesões nos Esportes: diagnóstico, tratamento e prevenção.* Rio de Janeiro: Revinter, 2003. seção VI, cap. 40, p. 565-566.
7. WEBER, M. D.; WARE, N. Reabilitação do joelho. In: ANDREWS, J. R.; HARRELSON, G. L.; WILK, K. E. *Reabilitação Física das Lesões Desportivas.* 2. ed. Rio de Janeiro: Guanabara Koogan, 2000. cap. 10, p. 235-294.
8. WILK, K. E.; CLANCY, W. G.; ANDREWS, J. R. et al. Avaliação e tratamento e lesões da cápsula medial. In: ELLENBECKER, T. S. *Reabilitação dos Ligamentos do Joelho.* São Paulo: Manole, 2002. cap. 6, p. 95-112.
9. GRABINER, M. D. A articulação do joelho. In: RASH, P. J. *Cinesiologia e Anatomia Aplicada.* 7. ed. Rio de Janeiro: Guanabara Koogan, 1991. cap. 13, p. 146-158.
10. DANDY, D. J. Traumatismo do membro inferior: Ligamento colateral medial. In: *Ortopedia e Traumatologia Prática: diagnóstico e tratamento.* 2. ed. Rio de Janeiro: Revinter, 2000. cap. 14, p. 258.
11. DANDY, D. J. Distúrbios do quadril e do joelho. Instabilidade do ligamento medial. In: *Ortopedia e Traumatologia Prática: diagnóstico e tratamento.* 2. ed. Rio de Janeiro: Revinter, 2000. cap. 24, p. 408.
12. THOMSON, A.; SKINNER, A.; PIERCY, J. Lesões dos tecidos moles: lesões dos ligamentos. In: THOMSON, A.; SKINNER, A.; PIERCY, J. *Fisioterapia de Tidy.* 12. ed. São Paulo: Santos, 1994. cap. 6, p. 45-47.
13. GARRICK, J. G.; WEBB, D. R. Lesões no joelho. In: *Lesões Esportivas: diagnóstico e administração.* 2. ed. São Paulo: Roca, 2001. cap. 9, p. 290-373.
14. WINKEL, D.; HIRSCHFELD, P. Afecções do joelho. Lesões ligamentosas que não se acompanham de instabilidade: ligamento colateral interno. In: *Medicina Ortopédica pelo Método Cyriax. Joelho: diagnóstico funcional conservador das afecções das partes moles do aparelho locomotor.* 2. ed. São Paulo: Santos, 2001. p. 73-76.
15. JONES, W. A.; OWEN, R. Distúrbios generalizados: síndromes de "calcificação" de partes moles. In: *Atlas Colorido de Ortopedia Clínica.* 2. ed. Rio de Janeiro: Revinter, 1996. cap. 1, p. 84.
16. ANDRADE, M. A. P.; NOGUEIRA, S. R. S.; HELUY, G. D. Tendinite patelar: resultado de tratamento cirúrgico. *Rev. Bras. Ortop.*, v. 38, n. 4, p. 186-192, Abr. 2003.
17. COHEN, M.; ABDALLA, R. J.; SCHIPER, L. Tendinite patelar. *Rev. Bras. Ortop.*, v. 24, n. 7, p. 221-225, Jul. 1989.
18. COHEN, M.; ABDALLA, R. J. Patologia musculotendínea. In: CAMANHO, G. L. *Patologia do Joelho.* São Paulo: Sarvier, 1996. cap. 5, p. 123-144.
19. GARRICK, J. G.; WEBB, D. R. Lesões por uso excessivo. In: *Lesões Esportivas: diagnóstico e administração.* 2. ed. São Paulo: Roca, 2001. cap. 3, p. 35-42.
20. TERRERI, A. S. A. P.; ANDRUSAITIS, F. R.; MACEDO, O. G. Cinesioterapia. In: AMATUZZI, M. M.; GREVE, J. M. D.; CARAZZATTO, J. G. *Reabilitação em Medicina do Esporte.* São Paulo: Roca, 2004. cap. 9, p. 61-78.
21. ALBERT, M. Introdução. In: *Treinamento Excêntrico em Esportes e Reabilitação.* São Paulo: Manole, 2002. cap. 1, p. 1-12.
22. GRIMSBY, O.; POWER, B. Abordagem à reabilitação dos ligamentos do joelho por terapia manual. In: ELLENBECKER, T. S. *Reabilitação dos Ligamentos do Joelho.* São Paulo: Manole, 2002. cap. 17, p. 259-276.
23. LEADBETTER, W. B. Cell-matrix response in tendon injury. *Clin. Sports Med.*, v. 11, n. 3, p. 533-578, Jul. 1992.
24. BIENFAIT, M. *Fáscias e Pompages: estudo e tratamento do esqueleto fibroso.* São Paulo: Summus, 1999. 193p.
25. AMATUZZI, M. M.; GREVE, J. M. D. A. Reabilitação do joelho pós lesões meniscoligamentares e femoropatelar. In: AMATUZZI, M. M.; GREVE, J. M. D. A.; CARAZZATTO, J. G. *Reabilitação em Medicina do Esporte.* São Paulo: Roca, 2004. cap. 18, p. 167-178.
26. DAVIES, G. J.; HEIDERSCHEIT, B. C.; CLARK, M. Reabilitação em cadeia cinética aberta e fechada. In: ELLENBECKER, T. S. *Reabilitação dos Ligamentos do Joelho.* São Paulo: Manole, 2002. cap. 21, p. 321-339.
27. HARRELSON, G. L.; WILK, K. E. Reabilitação do joelho. In: HARRELSON, G. L.; WILK, K. E. *Reabilitação Física das Lesões Esportivas.* 2. ed. Rio de Janeiro: Guanabara Koogan, 2000. cap. 10, p. 235-294.
28. MELLO, A. J. W.; MARCHETTO, A.; WIEZBICKI, R. et al. Tratamento conservador das instabilidades patelofemorais com exercício de cadeia cinética fechada. *Rev. Bras. Ortop.*, v. 33, n. 4, p. 100-106, Abr. 1998.
29. CLARK, M. A.; CUMMINGS, P. D. Treinamento de Estabilização do "CORE". In: ELLENBECKER, T. S. *Reabilitação dos Ligamentos do Joelho.* São Paulo: Manole, 2002. cap. 30, p. 475-486.
30. ALBERT, M. Pliométricos. In: *Treinamento Excêntrico em Esportes e Reabilitação.* São Paulo: Manole, 2002. cap. 5, p. 63-92.
31. CHU, D. A.; CORDIER, D. J. Pliometria na reabilitação. In: ELLENBECKER, T. S. *Reabilitação dos Ligamentos do Joelho.* São Paulo: Manole, 2002. cap. 24, p. 357-381.

CAPÍTULO 143

Calçados Esportivos

Ibrahim Reda El Hayek

INTRODUÇÃO

Os calçados esportivos modernos apresentam avançados sistemas de amortecimento, que empregam gel, gás e borrachas especiais, com a finalidade de absorver os diferentes tipos de impactos. Cada marca comercial apresenta sua própria tecnologia, com o material, o formato e a posição do sistema no calçado variando conforme a modalidade esportiva e o nível de desempenho desejado. O princípio básico de funcionamento dos sistemas de amortecimento consiste na absorção de energia dos impactos verticais dos pés contra o solo, evitando assim que os componentes do aparelho locomotor humano recebam todo o choque mecânico, prevenindo-o de possíveis lesões. O uso desses calçados torna as atividades físicas de competição e de lazer cada vez mais confortáveis e seguras. Cada tipo de movimento tem exigências e efeitos diversos. A dinâmica específica deve ser considerada para o desenvolvimento do projeto do calçado esportivo mais adequado a cada atividade.

Usar sempre o mesmo modelo de tênis pode fazer com que os músculos e articulações se adaptem à estrutura desse modelo, em relação a amortecimento, estabilidade, leveza e controle de movimento. A cada nova mudança por parte do usuário ou do próprio fabricante todo o processo de readaptação se faz necessário. A escolha do melhor calçado passa necessariamente pela definição das reais necessidades de desempenho, conforto e durabilidade. Apesar das diferentes siglas que cada fabricante utiliza para diferenciar seus produtos tecnológicos, praticamente todos partem do mesmo pressuposto básico: um bom amortecimento no calcanhar, estabilidade no centro do calçado e maleabilidade na parte da frente. O desenvolvimento de novos materiais tem a finalidade de aumentar a vida útil do calçado e, ao mesmo tempo, proporcionar melhores desempenhos mecânicos.

A tecnologia de planejamento e produção de calçados tem se aproximado cada vez mais da ciência. O estudo biomecânico do tornozelo e do pé, bem como a análise das características mecânicas dos materiais que compõem o solado dos calçados esportivos, propiciam conhecimentos capazes de promover um otimizado desempenho do conjunto tornozelo-pé com o calçado e com os tipos de pisos.

O pé humano representa o elemento de ligação entre o membro inferior e a superfície de contato do apoio, proporcionando uma melhor adequação do sistema locomotor humano às mais variadas condições do solo. Essas características de flexibilidade e rigidez simultâneas do complexo articular tornozelo-pé proporcionam múltiplas funções, tais como: suporte do peso corporal apoiado, controle e estabilização da perna em um pé fixo, elevação do corpo ficando na ponta dos pés, saltos verticais ou horizontais, descida ou subida de degraus de escadas, absorção de energia de choques mecânicos em corridas e aterrissagem de saltos, operação de máquinas industriais, bem como a condução de veículos automotores.

A determinação dos fatores de correlação entre dimensões biomecânicas do tornozelo e do pé com as interfaces pé-calçado e calçado-solo e também com características construtivas dos calçados (dimensão, rigidez, amortecimento, viscoelasticidade, atrito, deformação e durabilidade) é uma tarefa complexa, que exige a determinação de elevado número de grandezas quantitativas e tratamentos estatísticos multifatoriais, que nem sempre conduzem a resultados conclusivos.

A determinação desses fatores de interferência é importante ferramenta para o prognóstico e a prevenção de lesões, para a detecção de talentos e o desenvolvimento das técnicas de treinamento esportivo de alto rendimento e para o aperfeiçoamento das tecnologias construtivas empregadas na fabricação de calçados esportivos, tanto para lazer quanto competição. Pensando nisso, Nigg destacou alguns desses fatores que podem influenciar as forças de impacto[1]:

- Área de contato entre a superfície e o corpo humano (calçado-pé).
- Geometria do corpo humano (ângulos articulares).
- Estado de movimento do corpo humano e suas partes.
- Propriedades físicas do material da superfície e do calçado.
- Pré-ativação dos músculos da extremidade inferior.
- Massa oscilante.

Isso ilustra as diversas possibilidades existentes para o aparelho locomotor influenciar o valor da força de reação do solo e do momento de força rotacional, bem como a carga e a tensão nos elementos constituintes do corpo humano. Outra consideração importante defendida por Nigg diz respeito aos aumentos dos braços de alavancas dos torques de rotação da força de reação do solo sobre as articulações do tornozelo e subtalar devido ao uso do calçado esportivo[1].

Todos os materiais poliméricos são viscoelásticos, isto é, apresentam simultaneamente em condições deformacionais componentes elásticos e plásticos. Portanto, o módulo de elasticidade do sistema é a soma vetorial do módulo relativo à componente elástica, conhecido por módulo de estocagem ou armazenamento, e o relativo à componente plástica, conhecido por módulo de perda. A razão adimensional entre a energia perdida por ciclo (dissipada na forma de calor) e a energia potencial máxima estocada por ciclo (portanto totalmente recuperável) é o dito amortecimento ou atrito interno. Esse amortecimento é um indicativo de quão longe está o comportamento do material do comportamento elástico ideal. Material que possui um alto amortecimento dissipa muito da energia que foi usada para deformá-lo na forma de calor. Comportamento newtoniano, como por exemplo, a água, é um caso extremo de total dissipação da energia em calor, com amortecimento infinito. Por outro lado, um material perfeitamente elástico (mola ideal) não apresentaria amortecimento. Materiais poliméricos apresentam um comportamento intermediário a esses dois extremos e, portanto, são chamados de viscoelásticos. O amortecimento pode ser interpretado matematicamente como sendo a variável que define a taxa de mudança do módulo de elasticidade[2].

Nigg e Segesser ressaltaram dois aspectos muito importantes na concepção de calçados esportivos: a redução de cargas elevadas e o aumento do rendimento atlético[3]. Os parâmetros biomecânicos para essa redução são: o amortecimento, a sustentação no apoio e o controle motor. Para o aumento da *performance*, eles têm destacado que a energia devolvida deveria ocorrer no lugar certo, perfeitamente sincronizada com a freqüência do movimento e que a redução dos picos de força seria mais importante que esse retorno de energia. Tem sido sugerido que a energia elástica armazenada e devolvida pelos sistemas amortecedores de calçados esportivos seria uma qualidade desejável que poderia acentuar o desempenho esportivo.

Entretanto, Shorten, comparando a energia do sistema amortecedor do calçado de corrida com outros mecanismos de transformação de energia nas corridas em atletas, sugeriu que os potenciais benefícios do retorno de energia seriam limitados[4]. Os calçados esportivos são efetivos dissipadores de energia, porém quantidades pequenas de energia de deformação são armazenadas e devolvidas durante a passada da corrida. Atualmente, as mudanças de energia dependem das propriedades do material amortecedor e da distribuição da pressão plantar. A energia armazenada e devolvida durante a passada ocorre em diferentes locais no solado do calçado. A dissipação de energia está confinada quase que completamente, tanto espacial como temporalmente, à fase de impacto do primeiro contato com o solo. A proporção de energia devolvida pelo calçado é maior que a prevista pelos testes mecânicos, os quais simulam somente a fase de impacto da passada.

Tanaka e Augusto apresentaram um artigo técnico sobre a tecnologia de construção de calçados esportivos, mostrando que os avanços mais significativos que contribuem para a saúde e para o desempenho atlético concentram-se no solado, onde se localizam áreas específicas de absorção de choques[5]. Destacaram-se os seguintes:

- A Nike®, com a tecnologia *Air*, a partir de 1978, que consiste em pequenas bolsas de gás embutidas na sola para amortecer o choque do apoio.
- O amortecimento de solado *React Juice* que equipa os tênis Converse®, combina gás e líquido para manter o pé firme dentro do calçado, um sistema que atua basicamente mantendo o calçado bem ajustado atrás do calcanhar e em volta do tornozelo.
- O sistema *Hexalite* da Reebok® utiliza uma estrutura de formato hexagonal, aplicada no calcanhar e na parte da frente do solado. A marca dispõe ainda da tecnologia *Pump*, que começou com o uso de gás carbônico na parte de cima do tênis para um melhor ajuste, mas que posteriormente também foi utilizado para amortecimento.

Outra reportagem técnica que analisa os componentes amortecedores de diversas marcas de calçados esportivos foi apresentada por Volpe[6]:

- *Transpower da Mizuno*®: composto basicamente de borracha, o sistema está estruturado em duas camadas de densidades e características diferentes, uma de alta absorção e outra de muita elasticidade. Há ainda a *DFC*, palmilha de plástico que funciona como estabilizador, diminuindo as chances de torção.
- *Hexalite da Reebok*®: plástico fechado a vácuo, com uma estrutura hexagonal, de material resiliente, possui grande capacidade de deformação em qualquer direção. Há ainda o *Dynamic Cushioning*, exclusivo para calçados de caminhada, onde uma câmara que ocupa todo o solado do tênis funciona com o deslocamento interno do ar promovendo o amortecimento.
- *React da Converse*®: emprega um gel no seu sistema, acondicionado em uma cápsula plástica que, ao se deslocar nesse pequeno compartimento, oferece diferentes resistências em cada lado do calçado, atenuando assim as formas inadequadas de pisar.
- *Tubular da Adidas*®: uma câmara de ar perimetral posicionada sob o calcanhar, atuando no ponto onde o impacto ocorre. Muito indicado para os problemas de pronação ou supinação.
- *Gel da Asics*®: um gel à base de silicone envolvido por uma cápsula plástica, localizada na entressola, conforme a modalidade esportiva.
- *System da Rainha*®: instalado no calcanhar, ele possui um compartimento para duas anilhas de borrachas, que pelas suas elasticidades diminuem a intensidade dos impactos. De acordo com o peso do atleta, com a atividade física e o tipo de piso é possível realizar combinações distintas de anilhas de diferentes densidades.
- *Air-Bag da Nike*®: comprimido e selado, dentro de uma película flexível de uretano, um volume determinado de gás desempenha a função de amortecedor, conforme a modalidade esportiva.

Stefanyshyn *et al.* propuseram quatro estratégias básicas para minimizar a energia perdida pelo atleta durante o amortecimento proporcionado pelo calçado esportivo[7]:

- Redução da massa do calçado.
- Uso do material apropriado no solado do calçado que possa dissipar vibrações mecânicas.
- Incorporação de implementos que promovam a estabilidade da articulação do tornozelo.
- Incorporação de palmilha que permita reduzir a energia perdida na região do antepé.

Eles preconizaram que o calçado esportivo pode influenciar positivamente no rendimento esportivo tanto através da minimização da energia perdida quanto na maximização do amortecimento do impacto, o que não deixa de ser paradoxal.

REVISÃO DA LITERATURA

Hennig *et al.* estabeleceram critérios para a análise da função dos calçados esportivos relacionados à prevenção de lesões[8]. Medidas de pronação e supinação no retropé (*cinemetria*), análise da distribuição de pressão dentro do calçado (*podobarometria*) e registro de forças de reação do solo (*dinamometria*) foram procedimentos utilizados para avaliação biomecânica dos calçados esportivos. Testes de materiais (*ensaios mecânicos*) foram aplicados para determinar a qualidade tanto do calçado quanto do solado e o comportamento em relação ao desgaste e degeneração. Porém, eles preconizaram serem também necessários testes de utilização com avaliação subjetiva para o julgamento das propriedades do calçado.

As inovações tecnológicas da indústria de calçados e a progressiva evolução da metodologia de investigação biomecânica vêm apresentando novas abordagens nas pesquisas e trabalhos publicados na literatura. Para proporcionar melhor análise e interpretação, esses trabalhos científicos foram selecionados e agrupados conforme a temática e a metodologia empregada, em três áreas de estudos:

- Cinemetria e dinamometria.
- Podobarometria.
- Ensaios mecânicos.

Cinemetria e Dinamometria

Para a avaliação de calçados esportivos, têm-se utilizado procedimentos padronizados para a determinação de parâmetros cinemáticos e dinâmicos, tais como, deslocamentos, velocidades, acelerações, tanto lineares como angulares. Forças de reação do solo são medidas por plataformas de força e estimadas por acelerômetros. As contrações musculares são registradas por sinais eletromiográficos e associadas a percepções proprioceptivas dos movimentos.

Comparando a situação de estar descalço com a de estar calçado, com uso de plataforma de força, Cavanagh et al. encontraram diferenças nas curvas de força, provavelmente devido a um aumento da velocidade e aceleração dos joelhos, tornozelo e calcanhar da pessoa descalça[9]. Segundo eles, a amplitude e o tempo do pico inicial de força em condição descalça são maiores que quando com calçado.

Para Lees e McCullagh os benefícios do amortecimento do choque de calcâneo seriam compensados pelo aumento do tempo de contato com o solo, o que acarretaria uma diminuição da velocidade da corrida[10]. Portanto, o calçado deveria apresentar um balanço otimizado entre a proteção a lesões e o rendimento esportivo.

Frederick procurou relacionar o efeito da utilização de calçados esportivos com suas conseqüências biomecânicas[11]. Considerou que o resultado encontrado pelos autores em investigações comparativas entre corrida descalça e calçada poderia ser um efeito indireto de adaptações cinemáticas induzidas pelo uso do calçado. Ou seja, uma característica particular do calçado provocaria uma adaptação biomecânica que teria como efeito secundário conseqüências na dinâmica do movimento, o que poderia resultar em fator de lesão ou aumento de rendimento. Isso teria falseado, de certa forma, os resultados de alguns estudos menos cuidadosos. Aparentemente, o calçado teria o poder de manipular o movimento humano. A abundância dos projetos de calçados possibilitaria associar uma tendência corporal em se adaptar de forma variada às características mecânicas de cada calçado, manipulando assim a cinemática e dinâmica humana, tanto quanto em um modelo de adaptação biomecânica.

Robbins e Hanna demonstraram que os músculos intrínsecos do pé permanecem inativos durante a corrida com calçado, mas se tornam ativos e podem servir como absorvedores efetivos de choque durante a corrida com o pé descalço[12]. Evidências sugerem que sensores proprioceptivos sob o tecido epitelial do pé induziriam a essas adaptações. Contrariamente, o isolamento sensorial causado pelos calçados esportivos apresentaria responsabilidade pela alta freqüência de lesões associadas com a corrida calçada.

Segundo Komi et al., as forças de reação do solo se alteram mais pela variação da velocidade que pela variação do calçado (solado rígido ou macio)[13]. Os grupos musculares extensores das articulações do membro inferior modificam sua ativação padrão com a variação das condições de impacto. Somente quando o sistema fisiológico humano interage positivamente com as variáveis físicas do calçado e da superfície de corrida é que se pode esperar um movimento efetivamente econômico.

Kinoshita et al. sugeriram que o peso corporal e o tipo de pé devem ser considerados no projeto e fabricação dos calçados esportivos, em virtude da adaptação biomecânica efetuada[14].

Em um estudo cinemático, Koning et al. mostraram que durante a condição descalça ocorrem ângulos maiores nas articulações do quadril, joelho e tornozelo, bem como uma redução da velocidade do pé antes do contato com o solo[15]. Isso pode ser compreendido como uma adaptação do sistema de controle neuromuscular em virtude da força de contato do solo já esperada. Essas adaptações podem explicar as invariantes de forças de impacto vertical durante corrida com calçados com diferentes propriedades de absorção de choques.

Essas adaptações têm também repercussão na amplitude eletromiográfica durante a fase ativa do contato do pé com o piso. Comparando vários calçados que apresentavam diferentes sistemas construtivos, Komi et al. mostraram que a dureza do material que constitui o solado está relacionada à variação da amplitude do sinal eletromiográfico[16]. Portanto, pelo uso de diferentes calçados ficaria possível ajustar as interações mecânicas, proporcionando assim um melhor suporte das cargas e conseqüentemente prevenindo lesões provenientes do excesso de treinamento.

Hreljac concluiu que os indivíduos respondem de forma particular ao uso dos calçados, com adaptações específicas, o que recomendaria uma adequação do projeto do calçado sob uma forma personalizada[17]. Com relação à *performance* motora, os calçados com amortecedores mostraram menores alturas saltadas e maiores tempos na execução de corridas quando comparados com os calçados sem sistemas amortecedores. Isso leva à conclusão de que, para uma melhor atenuação na transmissão do choque de impacto, ocorreria uma diminuição na *performance* motora, tanto na corrida quanto no salto.

Serrão et al. analisaram a influência de características construtivas do calçado esportivo no desempenho do movimento humano[18]. Comparando a variabilidade característica do movimento à variabilidade induzida pelo calçado, concluíram que as variabilidades intersujeitos e intra-sujeitos poderiam levar a interpretações equivocadas (inconsistentes). O controle dessa variabilidade revelou-se de fundamental importância como forma de reduzir o número de variáveis de interferência nos estudos voltados à interpretação das relações do calçado com o movimento humano. Destacaram ainda a necessidade da utilização de ferramentas que facilitem a diferenciação da variabilidade do movimento da variabilidade induzida pelo calçado.

Stefanyshyn et al. demonstraram que aumentos sistemáticos na força vertical passiva, propulsiva e de frenagem são encontrados em calçados de saltos aumentados[7]. Flexões do joelho e tornozelo e atividades dos músculos sóleo e reto femoral mostraram uma resposta graduada com o aumento da altura dos saltos.

Utilizando avaliação tridimensional das características cinemáticas e cinéticas, Manfio et al. concluíram que com o aumento do salto do sapato ocorreu uma diminuição da inclinação pélvica, da flexão máxima do joelho em balanço, da dorsoflexão do tornozelo no apoio e da força vertical mínima durante o apoio[19].

A freqüência de aquisição dos equipamentos utilizados para o registro dos movimentos podia atingir, no máximo, 200 quadros por segundo, ainda insuficiente para as elevadas velocidades dos movimentos esportivos. Além dessa limitação, há ainda que se considerar que as variáveis cinemáticas (velocidade, aceleração e quantidade de movimento) precisam ser derivadas para que se obtenham resultados dinâmicos (força, trabalho, impulso e potência). Esse processo de derivação tende a ampliar a margem de erro proveniente do processo de aquisição cinemática.

Apesar de a plataforma de força avaliar os três componentes espaciais da força de reação do solo, apenas a força vertical apresenta relação direta com o amortecimento dos calçados. Durante os movimentos de corridas e saltos, os picos de força vertical em relação ao peso corporal atingem valores elevados em curtíssimas frações de segundos. Isso caracteriza um elevado impacto vertical. Portanto, o calçado deve apresentar características estruturais que visem atenuar esses choques mecânicos. Constituem estratégias desejáveis: a elevação do tempo de contato, a distribuição da força em uma maior área e a dissipação de energia através da deformação do material do solado do calçado.

Podobarometria

A podobarometria computadorizada é um método para análise das distribuições de pressões dos pés decorrentes da reação de contato pé-solo em posição ortostática ou na fase de apoio de cada pé durante o deslocamento bipodal, principalmente sob marcha convencional. É um sistema de análise quantitativa das pressões segmentares do pé, que utiliza sensores podais (palmilhas) montados no interior dos calçados, com testes estáticos ou dinâmicos. Esses aparelhos registram os diagramas clássicos de marcha (força vertical em função do tempo) sincronizados com as análises de pressões segmentares do pé, diferindo na quantidade de pontos sensíveis por unidade de área e na precisão. É importante no estudo do comportamento do pé e de calçados quando submetidos à ação de cargas dinâmicas. A aquisição de dados, capacidade de registro e recursos gráficos nos resultados de saída variam de acordo com a meta da avaliação. Normalmente, necessitam de calibração inicial, através do peso corporal da pessoa avaliada[20].

Para Machado, a distribuição de pressão plantar do pé mostra-se diferente na situação com e sem calçado, bem como variando para diferentes tipos de calçados[21]. À medida que a flexão plantar do tornozelo aumenta, devido ao uso de saltos, os picos de pressão aumentam e concentram-se principalmente na região metatarsiana e na cabeça do hálux e de forma assimétrica entre os pés.

Derrick e Hamill, citados por Machado et al., compararam força de reação do solo e força dentro do calçado durante o caminhar, utilizando uma plataforma de força AMTI e o sistema F-SCAN[21]. Consideraram que a força de reação do solo tem sido geralmente aceita como o melhor reflexo de forças experimentadas pelo corpo durante uma determinada situação ambiental forçada por um calçado esportivo, mas uma medida mais significativa poderia ser a força de reação dentro do sapato.

No Laboratório de Pesquisa e Ensino do Movimento Humano pertencente ao Centro de Educação Física e Desportos da Universidade Federal de Santa Maria, Manfio et al. desenvolveram um programa de análise das relações entre força e distribuição de pressão nas janelas possíveis à disposição do sistema F-SCAN[22]. A diferença fundamental é que no sistema do LAPEM a área considerada para os cálculos é específica aos pontos de efetiva pressão, enquanto que no sistema F-SCAN envolve inclusive os pontos internos da janela que não apresentam registro de pressão plantar. Isso levaria a erros nos cálculos das distribuições de pressão, o que não aconteceria nos cálculos da força medida. Se a área de contato do pé com a palmilha, em uma determinada janela, for menor que a área total da janela, a pressão média calculada pelo F-SCAN será menor que a pressão média realmente exercida por essa parte do pé, pois a área considerada é maior que a área efetiva de contato. Portanto, tornam-se mais confiáveis as análises quantitativas, utilizando-se os valores de força resultantes da análise ao invés de valores de pressão média em janelas. Esse trabalho levou à conclusão que o sistema F-SCAN apresenta limitações, que poderiam ser contornadas com o processamento dos resultados pelos programas que atendam às necessidades particulares dos usuários. A seleção de janelas deve ser feita com algum recurso que defina precisamente a área de contato efetiva para minimizar os possíveis erros de análises menos criteriosas.

Hennig et al. utilizaram o sistema de distribuição de pressão HALM PD-16, com transdutores piezocerâmicos, para que durante a corrida a força de reação do solo e as variáveis de pressão sejam coletadas e comparadas com a percepção de amortecimento[8]. Os valores de percepção identificaram os calçados como: muito duro, meio macio e macio. Picos de pressão no calcanhar e forças de impacto demonstraram aumento nos valores com a percepção de menos amortecimento. Para os calçados duros, os sujeitos alteraram os padrões de carga, resultando em menores forças de impacto e aumento do peso corporal nas estruturas do antepé.

Nasser et al. mostraram uma relação inversa entre a altura do salto dos calçados testados e o impulso no retropé, ou seja, conforme aumenta a altura do salto, diminui o impulso no retropé durante o caminhar[23]. Como consequência, o antepé apresenta maior participação conforme aumenta a altura do salto.

Oliveira et al. testaram a validade do registro das variáveis quantitativas provenientes da podobarometria computadorizada, avaliadas com F-SCAN versão 1.821 (Tekscan, Boston, MA)[24]. Em suas conclusões, consideraram o sistema fidedigno em relação às medidas de força vertical e integral da força vertical. Para a postura estática e marcha, encontraram uma correlação entre a força vertical e o peso estatisticamente significante somente para a região do mediopé. Para as outras regiões do pé não encontraram correlações significativas. Não acharam relação fidedigna para o pico de pressão plantar na avaliação dinâmica. Recomendaram cautela para a interpretação clínica de variáveis quantitativas fornecidas por esse exame, pois as variáveis estariam sujeitas a discrepantes variações.

Também Hennig e Milani estudaram o comportamento das estruturas do pé durante a fase de apoio da caminhada[25]. Baixas correlações foram encontradas entre a distribuição da pressão e a força de reação do solo ou com variáveis de impacto. Para eles, a pressão plantar é o resultado da interação entre o corpo humano, o calçado e o solo e por isso diferenças significativas ficam evidenciadas no pico de pressão e na aplicação da carga para diferentes estruturas de calçados. O que mostra que os registros de pressão plantar podem identificar mudanças nas propriedades do calçado através do desgaste durante a utilização.

Quesada e Rash estabeleceram comparações em medições de pressão plantar durante o caminhar através de dois sistemas de aquisição diferentes: um com base em células com sensores resistivos e outro baseado em sensores capacitivos[26]. As aquisições foram acopladas simultaneamente para um mesmo movimento realizado por dez voluntárias do sexo feminino. As palmilhas ficaram sobrepostas umas às outras, alternadamente. O sistema capacitivo utilizado foi o PEDAR (Novel, Minneapolis, MN), enquanto que o sistema resistivo foi o F-SCAN (Tekscan, Boston, MA). O sistema PEDAR apresentou para os picos de pressão plantar, para as três regiões do pé, retropé, mediopé e antepé, resultados de 32%, 20% e 14% maiores, respectivamente, quando comparados com o sistema F-SCAN. O sistema capacitivo apresentou uma variabilidade de 60, 20 e 22% menor que o sistema resistivo nas medições das três regiões, respectivamente. As palmilhas capacitivas apresentaram também uma melhor calibração que as resistivas.

Imamura et al. realizaram avaliação podobarométrica estática e dinâmica nos pés de 100 adultos do sexo masculino com idades entre 20 e 49 anos, peso médio de 75kgf e estatura média de 174cm[27]. Utilizaram o equipamento F-SCAN versão 3.848 para as avaliações. Os movimentos analisados foram: posição estática biapoiada durante 8s e uma caminhada durante 8s, com utilização do mesmo tipo de calçado. Em seus resultados, encontraram forças verticais máximas maiores para o lado dominante. Houve correlação significativa entre as forças verticais dinâmicas e estáticas máximas em relação ao peso corporal. Encontraram diferenças significativas entre o lado dominante e o não-dominante para os valores de pico de pressão estática na região do retropé e do mediopé e também entre o pico de pressão dinâmica no mediopé. Entretanto, não encontraram diferenças significativas entre os lados para a região do antepé em relação a valores de picos de pressão estáticos e dinâmicos. Houve correlação significativa entre o pico de pressão plantar dinâmico e o peso corporal no mediopé.

Vianna e Greve mostraram que existe uma correlação negativa entre a mobilidade do pé e tornozelo e a força vertical de reação do solo, ou seja, quanto menor a mobilidade maior a força vertical[28]. Para essa conclusão, avaliaram através de goniometria estática e de podobarometria computadorizada (sistema F-SCAN, versão 3.816) os pés direito e esquerdo de quinze homens e quinze mulheres, todos adultos, durante marcha em velocidade habitual. Não encontraram diferenças significantes entre o pé direito e o esquerdo, nem entre os sexos, para os valores de força de reação do solo.

Muller e Derrick e Hamill, citados por Machado *et al.*, fizeram comparações muito importantes entre o sistema F-SCAN e a plataforma de força KISTLER[21]. Mostraram nas curvas de força total do F-SCAN valores 30 a 40% mais baixos em comparação com os valores da plataforma de força KISTLER. Essas diferenças poderiam ser possivelmente relacionadas à interferência do solado do calçado, que modificaria a força vertical de reação do solo antes de ser avaliada pelo F-SCAN.

Ensaios Mecânicos

Pode-se definir o impacto como a colisão de dois corpos por um intervalo de tempo extremamente pequeno, durante o qual eles imprimem forças relativamente grandes um contra o outro. O comportamento dos dois objetos após o impacto depende não somente da qualidade de movimento do sistema, mas também da natureza do impacto. A maioria dos impactos não é nem perfeitamente elástica nem perfeitamente plástica, mas em algum ponto entre eles. A elasticidade relativa de um impacto é dimensionada pelo coeficiente de restituição, que é um valor adimensional, entre zero e um. Quanto mais próximo de um for o coeficiente de restituição, mais elástico é o impacto, e quanto mais próximo de zero ele for, mais plástico será.

De acordo com Di Biasi, os materiais analisados sob a ação de cargas dinamicamente aplicadas apresentaram um comportamento mecânico diferente de quando analisados sob a ação de cargas estáticas[29]. Uma carga que no instante da aplicação atingiu o seu valor final, atuou como verdadeira carga de impacto contra o material. A aplicação súbita de uma carga induz a uma tensão que pode atingir o seu duplo valor se a carga estiver atuando de forma estática. No estado de proporcionalidade entre tensões e deformações, essas considerações revelaram a importância do assunto no tocante ao comportamento dos corpos quando submetidos à ação de cargas dinâmicas. A redução da tensão induzida pelo impacto pode ser obtida com a mudança do material constituinte do corpo. Um menor módulo de rigidez atenuaria o valor da tensão. O comprimento do material, que não é importante para o dimensionamento sob cargas estacionárias, é significativo no caso de cargas dinâmicas. A resistência do material deve crescer com o aumento do comprimento do corpo. Essas considerações devem interferir no dimensionamento do solado dos calçados esportivos, para que se obtenha um melhor rendimento do calçado quando utilizado nos mais variados movimentos esportivos.

No trabalho de Cook *et al.*, a energia absorvida pelos calçados foi determinada pela área sob a curva da carga em função da deformação para vários intervalos de uma corrida de 500 milhas[30]. Seus resultados mostraram que os calçados mecanicamente testados mantiveram aproximadamente 75% da sua capacidade inicial de absorção de choque mecânico após terem percorrido 50 milhas e aproximadamente 67% entre 100 e 150 milhas. Entre 250 e 500 milhas, os calçados mantiveram apenas 60% da capacidade amortecedora inicial. Também afirmaram que os calçados que apresentassem uma capacidade de absorção de choques inicialmente maior seriam os que mais rapidamente sofreriam características de desgaste.

Cook *et al.* relataram que a habilidade do calçado em absorver o choque inicial, ou seja, a capacidade amortecedora, diminuiu com o acréscimo da distância percorrida pelo corredor com esse calçado[31]. Relataram também que vários calçados de várias marcas testados mecanicamente não mostraram diferenças significativas entre a capacidade de absorção de choques mecânicos.

Fauno *et al.*, ao investigarem o efeito de implementos de absorção de choques no calcanhar na incidência de inflamações das extremidades inferiores em participantes de campeonatos de futebol de campo, relataram que a incidência de inflamação no tendão calcâneo, na panturrilha e no retropé mostrou-se significativamente reduzida pelo uso de implementos[32].

O laboratório de pesquisas da Nike®, com o trabalho de Valiant, salientou a importância dos efeitos de tração (atrito) dos solados de calçados esportivos requeridos durante os movimentos de caminhada, corrida e atividades que envolvam movimentos laterais[33]. Ponderou que nem sempre as relações existentes entre tração e atrito se aplicariam para os materiais elastoméricos que constituem os modernos calçados esportivos. Testes de tração e atrito deveriam ser desenvolvidos para avaliar as características dos solados dos calçados esportivos, tanto para movimentos de translação quanto para os de rotação. Combinando o conhecimento das características de tração dos materiais empregados nos calçados com o conhecimento dos valores de tração requeridos pelas diferentes atividades esportivas fica possível selecionar o solado mais apropriado para o calçado, atingindo assim um melhor desempenho na atividade específica desejada.

Stussi e Stacoff salientaram que, em contraste com a corrida, um grande número de esportes de quadra tem apresentado uma extensa variação de movimentos do corpo e do pé, através de mudanças rápidas de direção, paradas bruscas, arranques rápidos, saltos e rotações[34]. Isso tem produzido cargas de alta intensidade sobre as articulações do pé, tornozelo, joelho e quadril. O que acrescentaria uma preocupação a mais para os fabricantes de calçados esportivos.

Foi com essa preocupação que Stussi *et al.* fizeram um balanço da relação entre amortecimento e estabilidade. Para eles, a estabilidade não pode ser considerada como rigidez estática, mas como uma estabilização dinâmica, no sentido funcional[34]. O amortecimento seria definido como a redução dinâmica da energia. Quando se considera o pico de impacto na corrida, esse pico pode ser reduzido pelo uso de solados macios nos calçados que possuem um compartimento sob o calcanhar. Entretanto, fazendo isso, maiores braços de alavancas são introduzidos como resultado do aumento da distância de desaceleração do toque de calcâneo, o que representa um preocupante aumento da instabilidade durante o movimento.

Aerts e De Clercq utilizaram testes de impacto através de choque mecânico de um pêndulo na região do calcanhar de calçados (solado rígido e maleável) em nove sujeitos[35]. A deformação envolvida no amortecimento foi calculada por meio de registros de desaceleração durante o impacto. Os ciclos de carga-deformação foram registrados para várias velocidades de impacto. Em oposição aos registros de plataformas de força, os picos de carga para os dois solados apresentaram diferenças significativas. Isso seria devido à dependência da amplitude de carga em relação à rigidez do solado e em virtude da natureza viscoelástica do sistema confinado no compartimento do calcanhar do calçado.

Swigart et al. desenvolveram um método para quantificar a durabilidade do amortecedor do calçado esportivo[36]. Esse método utilizou um controle computadorizado através de um sistema de ensaios mecânicos para o material do calçado. A mudança da intensidade da energia máxima absorvida pelo calçado e a modificação na intensidade da energia residual do calçado seriam quantificadas depois do calçado ter sido utilizado por uma longa distância. O calçado que modifica muito pouco essas quantidades teria um fator de energia de desgaste pequeno e seria considerado com um amortecedor durável.

A respeito da mecânica dos movimentos dos membros inferiores e do custo energético da caminhada em mulheres com calçados de salto alto, Ebbeling et al. estudaram 15 voluntárias utilizando sapatos com diferentes alturas de salto (1,2, 3,8, 5,1 e 7,6cm)[37]. Análises dos registros biomecânicos revelaram que a flexão plantar do tornozelo, a flexão do joelho, a força de reação do solo vertical e a máxima força de frenagem ântero-posterior cresceram como função do aumento da altura do salto. Metabolicamente, a freqüência cardíaca e o consumo de oxigênio também aumentaram com a altura do salto, principalmente com as alturas de cinco e sete centímetros.

De Clercq et al. estudaram as características mecânicas do coxim gorduroso humano durante o contato do pé com o solo na corrida[38]. Por parâmetros cinemáticos, radiográficos e da força de reação do solo, dois sujeitos foram avaliados descalços e calçados. Os resultados mostraram que ao correr descalço a máxima deformação relativa do coxim gorduroso foi de 60%, enquanto correndo com calçado atingiu apenas 35%. Embora a amplitude da força vertical máxima de reação do solo não se diferencie para ambas as condições, o ato da corrida descalça indicou uma deformação máxima para o tecido gorduroso do calcanhar, reduzindo sua importante função de redução de impacto na proteção do osso calcâneo.

Hayek e Leivas realizaram ensaios mecânicos de resistência à compressão e ao impacto (NBR-12.577/92 adaptada) em três calçados esportivos de marcas comerciais diferentes, por meio de um dinamômetro mecânico universal marca Kratos®, com uma velocidade de 500mm/min e carga máxima de 20.000N (a ABNT padroniza em 10mm/min e 5.000N)[39,40]. Os resultados da variação da força de compressão pela variação da deformação, bem como a quantidade de energia absorvida sobre a aplicada no solado (amortecimento), apresentaram resultados muito próximos, indicando uma capacidade amortecedora relativa semelhante. Os resultados de absorção de energia absoluta e relativa à carga máxima aplicada foram discrepantes. Os resultados relativos devem ser preferidos. Essa metodologia permite avaliações objetivas de natureza comparativa e estabelece importantes critérios de escolha para as específicas aplicações que o usuário de calçados esportivos almeja.

Borges Jr. et al. efetuaram testes em três entressolas poliméricas (A, B e C) com características distintas quanto a espessura e densidade, com uma máquina de ensaios de queda livre, regida pelo princípio da conservação de energia. Calcularam o coeficiente de restituição (CR) como uma relação entre as alturas de queda e de rebote[41]. Encontraram os seguintes valores para o CR: A = 0,518, B = 0,511 e C = 0,612. Concluíram considerando que a heterogeneidade entre as diferentes entressolas aconteceu devido à diferença da densidade do material constituinte. Restaria ainda estudar as relações entre níveis de energia restituída com níveis de conforto e segurança, compatibilizando diferentes propriedades na caracterização dos componentes de calçados esportivos.

Para a coordenação do movimento humano e controle de equilíbrio, atuam em conjunto, de forma integrada, a sensibilidade da região plantar do pé, os receptores articulares do pé e do tornozelo e os proprioceptores musculares do pé e da perna. O uso de calçado acrescenta mais uma variável de adaptação, fazendo com que todo o sistema se modifique. Características construtivas diferentes de cada calçado estimulam adaptações corporais diferentes.

Hayek, com o objetivo de determinar e comparar os coeficientes de amortecimento do solado de 24 pares de calçados esportivos de doze marcas comerciais (Adidas®, Asics®, Diadora®, Fila®, Mizuno®, Nike®, Olympikus®, Puma®, Rainha®, Reebok®, Topper® e Try On®), utilizou dois diferentes procedimentos experimentais padronizados: ensaio de resistência ao impacto e podobarometria computadorizada (estática e dinâmica)[39]. No Laboratório de Biomecânica do Instituto de Ortopedia e Traumatologia do Hospital das Clínicas da Faculdade de Medicina da Universidade de São Paulo (IOT-HCFMUSP) utilizou-se um dinamômetro mecânico para ensaios universais (Figs. 143.1 e 143.2) (Kratos®) para a obtenção dos resultados gráficos da variação da força de impacto em função da deformação do solado de cada calçado (Fig. 143.3). O amortecimento foi então calculado pela razão percentual entre a energia absorvida pelo calçado e a energia total aplicada. No segundo procedimento, no Laboratório de Estudos do Movimento do IOT-HCFMUSP, oito voluntários testaram os diferentes calçados (Figs. 143.4 e 143.5), por avaliação podobarométrica computadorizada, obtida pelo sistema F-SCAN, da TEKSCAN (Boston, MA), para situação estática, mono e biapoiada, e situação dinâmica, de caminhada, salto e queda. Foram utilizadas duas palmilhas sensoras acopladas ao mesmo pé avaliado, uma por cima e outra por baixo do solado do calçado, apresentando simultaneamente dois resultados gráficos da variação da força vertical em função do tempo (Fig. 143.6). O amortecimento foi calculado pela razão adimensional entre a força da palmilha interna e a da palmilha externa. Os amortecimentos determinados pelo impacto foram maiores que os determinados pela podobarometria. Os amortecimentos dinâmicos foram maiores que os estáticos.

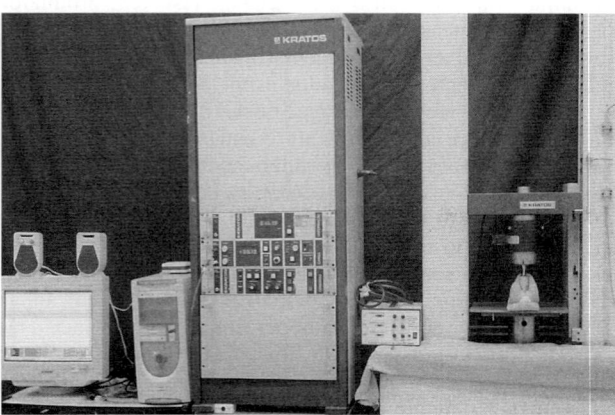

Figura 143.1 – Máquina universal de ensaios mecânicos (Kratos®).

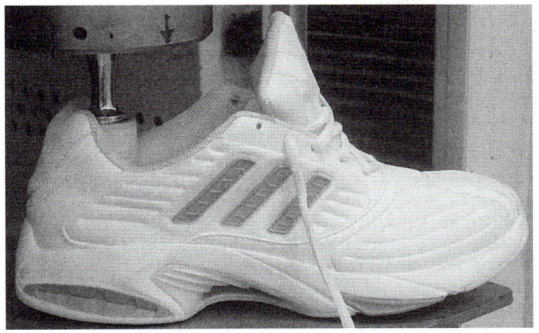

Figura 143.2 – Vista lateral do arranjo experimental na Kratos®.

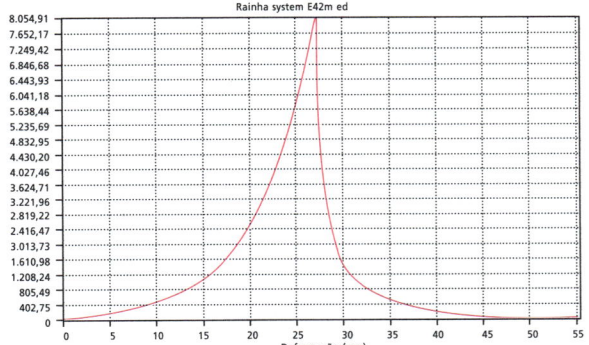

Figura 143.3 – Gráfico (Kratos®): força (N) × deformação (mm).

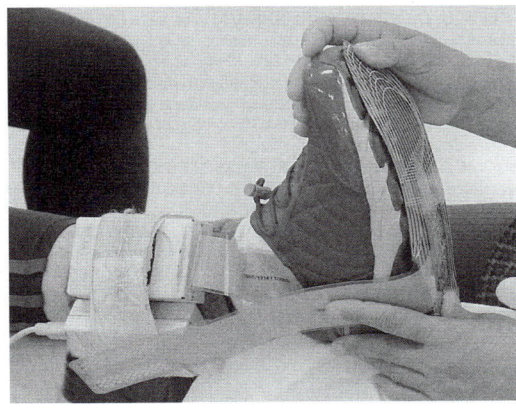

Figura 143.4 – Colocação da palmilha sensora externamente ao solado.

Concluiu-se que o método de determinação do amortecimento por ensaio de resistência ao impacto demonstrou resultados mais elevados que os obtidos pelo método de podobarometria computadorizada, tanto em situação estática como dinâmica. Enquanto o ensaio de resistência ao impacto dimensionou a capacidade armazenadora de amortecimento do calçado, a podobarometria computadorizada demonstrou melhor o resultado da interação do pé com o calçado nas situações dinâmicas de utilização, evidenciando maior eficiência na avaliação durante a marcha normal.

Para permitir uma melhor comparação, os resultados obtidos estão sumariados na Tabela 143.1.

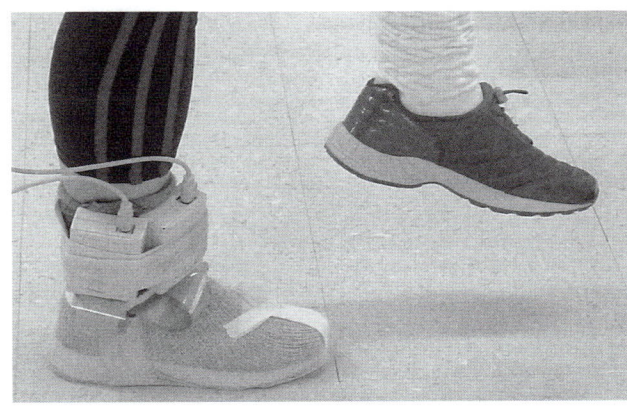

Figura 143.5 – Calibração do sistema F-SCAN pelo peso do avaliado.

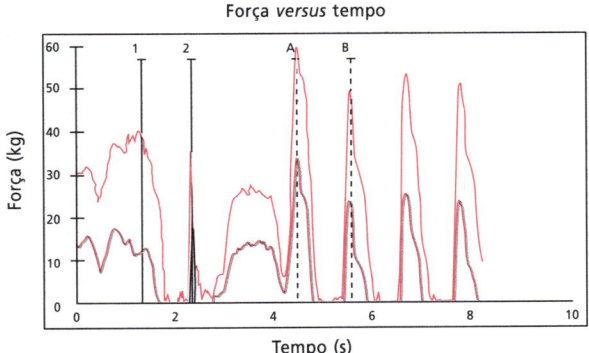

Figura 143.6 – Resultados gráficos das avaliações podobarométricas dos testes de salto (1) e queda (2) e de quatro passadas de marcha (A e B).

TABELA 143.1 – Comparação entre as médias dos coeficientes de amortecimento (CA em %) das doze marcas de calçados, determinados por ensaio de resistência ao impacto (IMPACTO) e de podobarometria computadorizada (PODO), em situações *estática* e *dinâmica*[39]

MARCA DO CALÇADO	IMPACTO N.37 CA (%)	IMPACTO N.42 CA (%)	PODO ESTÁTICO CA (%)	PODO DINÂMICO CA (%)
Adidas®	59	64	34	30
Asics®	57	57	29	40
Diadora®	63	66	31	36
Fila®	60	57	27	29
Mizuno®	61	61	25	26
Nike®	57	61	23	38
Olympikus®	61	62	30	28
Puma®	65	66	22	24
Rainha®	63	68	25	30
Reebok®	50	54	27	39
Topper®	60	59	22	29
Tryon®	58	65	18	33
MÉDIA	59,5	61,7	26,1	31,8
Desvio padrão	3,9	4,3	4,5	5,3

REFERÊNCIAS BIBLIOGRÁFICAS

1. NIGG, B. M. *Biomechanics of Running Shoes*. Champaign: Human Kinetics, 1986. p. 118-141.
2. CANEVAROLO, S. V. Análise dinâmico-mecânica para sistemas poliméricos parte I: o amortecimento (tanô). *Assoc. Bras. de Polímeros (São Carlos)*, v. 6, p. 36-40, 1991.
3. NIGG, B. M.; SEGESSER, B. Biomechanical and orthopedic concepts in sport shoe construction. *Med. Sci. Sports Exerc.*, v. 24, n. 5, p. 595-602, 1992.
4. SHORTEN, M. R. The energetics of running and running shoes. *J. Biomech.*, v. 26, n. 1, p. 41-51, 1993.
5. TANAKA, H.; AUGUSTO, A. A arte de fazer calçados esportivos se aproxima cada vez mais da ciência. *Rev. Globo Ciência*, p. 63-65, Ago. 1994.
6. VOLPE, F. Baixo impacto. *Rev. Forma Física*, p. 50-55, Set. 1994.
7. STEFANYSHYN, D. J.; NIGG, B. M.; FISHER, V.; O'FLYNN, B.; LIU, W. The influence of high heeled shoes on kinematics, kinetics, and muscle EMG of normal female gait. *J. Applied Biomech.*, v. 16, p. 309-319, 2000.
8. HENNIG, E. M.; VALIANT, G. A.; LIU, Q. Biomechanical variables and the perception of cushioning for running in various types of footwear. *J. Applied Biomech.*, v. 12, p. 143-150, 1996.
9. CAVANAGH, P. R.; WILLIAMS, K. R.; CLARKE, T. E. A comparison of ground reaction forces during walking barefoot and in shoes. International Series on Biomechanics, v. VII-B, p. 151-156, 1981.
10. LEES, A.; MCCULLAGH, P. J. A preliminary investigation into the shock absorbency of running shoes and shoes inserts. *JHMS*, v. 10, p. 95-106, 1984.
11. FREDERICK, E. C. Biomechanical consequences of sport shoe design. *Med. Sci. Sports Exerc.*, v. 14, p. 375-400, 1986.
12. ROBBINS, S. E.; HANNA, A. M. Running-related injury prevention through barefoot adaptations. *Med. Sci. Sports Exerc.*, v. 19, p. 148-156, 1987.
13. KOMI, P. V.; GOLHOFER, A.; SCHMIDTBLEICHER, D.; FRICK, U. Interaction between man and shoe in running: considerations for a more comprehensive measurement approach. *J. Sports Med.*, v. 8, p. 196-202, 1987.
14. KINOSHITA, H.; IKUTA, K.; OKADA, S. The effects of body weight and foot-types of runners upon the function of running shoes. *J. Human Mov. Studies*, v. 19, p. 151-170, 1990.
15. KONING, J. J.; JACOBS, R.; NIGG, B. M. Kinematic and kinetic adaptations of the body to shod and barefoot running. *J. Biomech.*, v. 26, n. 7, 1993.
16. KOMI, P. V.; HYVARINEN, T.; GOLHOFER, A.; KVIST, M. Biomechanische Uberlegungen uber Stosskrafte und Fussstabilitat beim Laufen. *Sportverletz-Sportschaden*, v. 7, n. 4, p. 179-182, 1993.
17. HRELJAC, A. Individual effects on biomechanical variables during landing in tennis shoes with varying midsole density. *J. Sports Sci.*, v. 16, n. 6, p. 531-537, 1998.
18. SERRÃO, J. C.; AMADIO, A. C.; SÁ, M. R. Análise da influência da construção do calçado esportivo no desempenho do movimento humano. In: VIII CONGRESSO BRASILEIRO DE BIOMECÂNICA, 1999. Florianópolis. *Anais do VIII Congresso Brasileiro de Biomecânica*, 1999, p. 83-88.
19. MANFIO, E. F.; VILARDI JR., N. P.; ABRUNHOSA, V. M.; SOUZA, L. V.; FERNANDES, B. M.; PEREIRA, R. M. Alterações na marcha descalça e com sapato de salto. In: X CONGRESSO BRASILEIRO DE BIOMECÂNICA, 2003. Ouro Preto. *Anais do X Congresso Brasileiro de Biomecânica*, 2003, p. 87-90.
20. GREVE, J. M. D.; IMAMURA, M.; LEIVAS, T. P.; CHUNG, T. M.; MAZZALI, S. Avaliação do podômetro. In: V JORNADAS DEL CONO SUR DE MEDICINA FÍSICA Y REHABILITACIÓN. Uruguai, 1992. *Anais da V Jornadas Del Cono Sur de Medicina Física y Rehabilitación*, 1992.
21. MACHADO, D. B. Proposta para medição e análise da distribuição de pressão nas solas dos pés, descalços e com diferentes tipos de calçados. In: IV CONGRESSO BRASILEIRO DE BIOMECÂNICA, 1992. São Paulo. *Anais do IV Congresso Brasileiro de Biomecânica*, 1992, p. 266-272.
22. MANFIO, E. F.; MOTA, C. B.; ÁVILA, A. O. V. Análise da distribuição de pressão plantar em sujeitos descalços na posição em pé. In: VI CONGRESSO BRASILEIRO DE BIOMECÂNICA, 1995. Brasília. *Anais do VI Congresso Brasileiro de Biomecânica*, 1995, p. 222-229.
23. NASSER, J. P.; MELLO, S. I. L.; ÁVILA, A. O. V. Análise do impulso em calçados femininos em diferentes alturas de salto. In: In: VII CONGRESSO BRASILEIRO DE BIOMECÂNICA, 1997. Campinas. *Anais do VII Congresso Brasileiro de Biomecânica*, 1997, p. 491-494.
24. OLIVEIRA, G. S.; GREVE, J. M.; IMAMURA, M.; BOLLIGER NETO, R. Interpretação das variáveis quantitativas da baropodometria computadorizada em indivíduos normais. *Rev. Hosp. Clin. Fac. Med. São Paulo*, v. 53, n. 1, p. 16-20, 1998.
25. HENNIG, E. M.; MILANI, T. L. Pressure distribution measurements for evaluation of running shoe properties. *Sportverletz Sportschaden*, v. 14, n. 3, p. 90-97, 2000.
26. QUESADA, P. M.; RASH, G. S. Quantitative assessment of simultaneous capacitive and resistive plantar pressure measurements during walking. *Foot & Ankle Int.*, v. 21, n. 11, p. 928-934, 2000.
27. IMAMURA, M.; IMAMURA, S. T.; SALOMÃO, O.; PEREIRA, C. A. M.; CARVALHO JR., A. E.; BOLLIGER NETO, R. Pedobarometric evaluation of the normal adult male foot. *Foot & Ankle Int.*, v. 23, n. 9, 2002.
28. VIANNA, D. L.; GREVE, J. M. A. Relação entre a mobilidade do tornozelo e pé e a magnitude da força vertical de reação do solo. In: X CONGRESSO BRASILEIRO DE BIOMECÂNICA, 2003. Ouro Preto. *Anais do X Congresso Brasileiro de Biomecânica*, 2003, p. 119-121.
29. DI BIASI, C. G. *Resistência dos Materiais*. Rio de Janeiro: Interamericana, 1982. p. 185-190.
30. COOK, S. D.; KESTER, M. A.; BRUNET, M. E.; HADDAD, R. J. Biomechanics of running shoe performance. *Clin. Sports Med.*, v. 4, n. 4, p. 619-626, 1985.
31. COOK, S. D.; BRINKER, M. R.; POCHE, M. Running shoes: their relationship to running injuries. *Sports Med.*, v. 10, n. 1, p. 1-8, 1990.
32. FAUNO, P.; KALUND, S.; ANDREASEN, I.; JORGENSEN, U. Soreness in lower extremities and back is reduced by use of shock absorbing heel inserts. *J. Sports Med.*, v. 14, p. 288-290, 1993.
33. VALIANT, G. A. Friction-slipping-traction. *Sportverletz-Sportschaden*, v. 7, n. 4, p. 171-178, 1993.
34. STUSSI, E.; STACOFF, A.; LUCCHINETTI, E. Cushioning versus stability. *Sportverletz-Sportschaden*, v. 7, n. 4, p. 167-170, 1993.
35. AERTS, P.; DE CLERCQ, D. Deformation characteristics of the heel region of the shod foot during a simulated heel strike: the effect of varying midsole hardness. *J. Sports Sci.*, v. 11, n. 5, p. 449-461, 1993.
36. SWIGART, J. F.; ERDMAN, A. G.; CAIN, P. J. An energy-based method for testing cushioning durability of running shoes. *J. Applied Biomech.*, v. 9, p. 27-46, 1993.
37. EBBELING, C. J.; HAMILL, J.; CRUSSEMEYER, J. A. Lower extremity mechanics and energy cost of walking in high-heeled shoes. *J. Orthop. Sports Phys. Ther.*, v. 19, n. 4, p. 190-196, 1994.
38. DE CLERCQ, D.; AERTS, P.; KUNNEN, M. The mechanical characteristics of the human heel pad during foot strike in running: an in vivo cineradiographic study. *J. Biomech.*, v. 27, n. 10, p. 1213-1222, 1994.
39. HAYEK, I. R. E.; LEIVAS, T. P. A determinação do amortecimento de calçados esportivos através de ensaio mecânico de resistência à compressão. In: VI CONGRESSO BRASILEIRO DE BIOMECÂNICA, 1995. Brasília. *Anais do VI Congresso Brasileiro de Biomecânica*, 1995.
40. ASSOCIAÇÃO BRASILEIRA DE NORMAS TÉCNICAS. NBR – 12.577. Calçado de proteção – determinação da absorção de energia na região do calcanhar. Baseada na DIN 4843-88. São Paulo: NBR, 1992.
41. BORGES JR., N. G.; LEITE, R. M.; CINELLI, M. J.; BERTONI, A.; ESTEVES, A.C.; STOLT, L. R. O. G.; ÁVILA, L. A. Análise dos coeficientes de restituição de diferentes entressolas de calçados esportivos. In: X CONGRESSO BRASILEIRO DE BIOMECÂNICA, 2003. Belo Horizonte. *Anais do X Congresso Brasileiro de Biomecânica*, 2003, p. 303-306.

CAPÍTULO 144

Pubalgia

Paulo Rogério Vieira • Angelica Castilho Alonso • José Alberto Fregnani Gonçalves • Joaquim Paulo Grava de Sousa

INTRODUÇÃO

Cintura Pélvica

Cintura pélvica é um segmento do eixo raquidiano, elemento capital do equilíbrio estático vertical e, como tal, intimamente associado à coluna.

Na criança, essa parte do corpo se compõe de três ossos: ílio, ísquio, púbis, ainda separada e unida apenas por ligamentos. Mais tarde, na adolescência, ela se funde para formar a bacia do adulto.

Se considerarmos a pelve como uma bacia óssea simples, o sacro deve ser incluído como parte dela. Tal osso também parte da coluna, portanto, a pelve e a coluna formam uma estrutura central básica[1].

A cintura pélvica é um elo da cadeia cinética humana de grande complexidade. Além das peças ósseas, compreende a parte distal da parede abdominal, a dobra inguinal, a face ânterolateral e ântero-medial da coxa, incluindo a área adutora anterior[2]. Há 29 músculos que têm inserção no complexo pélvico, entre eles: músculos abdominais, músculos da coluna lombar, flexores e extensores do quadril e adutores, que se antagonizam com os abdutores, principalmente o glúteo médio[2,3].

Os músculos pélvicos representam um papel importante e essencial na estabilidade de toda cintura pélvica, cuja direção é semelhante à do colo do fêmur forçando a sua cabeça para o acetábulo. Isso também é verdadeiro para os músculos pélvicos trocanterianos[4].

Em posição bipodal o equilíbrio transversal é assegurado pela ação simultânea e bilateral dos adutores e abdutores. Quando a bacia está em apoio unilateral, o equilíbrio transversal está assegurado unicamente pela ação dos abdutores do lado do apoio, solicitada pelo peso do corpo aplicado ao centro de gravidade. A bacia tem tendência a se inclinar em torno do quadril de apoio. Para que a linha do quadril fique horizontal, no apoio lateral, é necessário que a força do glúteo médio seja suficiente para equilibrar o peso do corpo. Nesse equilíbrio, os glúteos médio e menor não estão sozinhos, são auxiliados pelo tensor da fáscia lata[4].

A inervação motora dos músculos abdominais é feita principalmente dos ramos musculares originados na coluna torácica baixa e plexo lombar alto. Os flexores de quadril são inervados pelo nervo femoral e os adutores principalmente pelo nervo obturador.

A vascularização de todo o quadril e virilha ocorre principalmente pela artéria ilíaca externa (via artéria femoral) e pela artéria ilíaca interna (via artéria obturatória). As vísceras que são encontradas nessa área são: o apêndice, o ureter, os ovários, o íleo, os testículos e o epidídimo[2].

Nos gestos corriqueiros do dia-a-dia, os membros inferiores e o tronco nem sempre realizam deslocamentos simétricos, muito pelo contrário. Na marcha, sobretudo na corrida e nos esportes em geral, o membro anterior receptor vai no sentido da flexão, enquanto o posterior propulsor vai no sentido da extensão.

Cada um exerce sobre o seu ilíaco uma força inversa. O anterior leva-o para uma retroversão, enquanto que o posterior leva-o para uma anteversão[5].

Poderíamos encontrar vários exemplos dessa oposição de forças, que faz com que a cintura pélvica seja constantemente submetida a trações mecânicas de diferentes direções e intensidades. Se a cintura pélvica fosse uma peça rígida, não resistiria a essas torções, mudanças bruscas de direção, saltos, ou seja, gestos que se repetem em qualquer esporte.

Esse sistema é a razão de ser de todo o conjunto que compõe a cintura pélvica. As três articulações, duas sacroilíacas e a sínfise púbica, não são de contato ósseo, nem de grandes movimentos e sim articulações de suspensão ligamentar, para que micromovimentos possam acontecer e contribuir para um funcionamento harmonioso da pelve.

Enfim, na função de equilíbrio estático, a cintura pélvica deve adaptar-se às oscilações e aos movimentos da coluna, como a coluna lombar deve adaptar-se aos movimentos da bacia. Os movimentos da coluna transmitem-se aos ilíacos pelo sistema articulado lombossacro, por meio das forças descendentes e os movimentos dos membros inferiores aplicam uma força ascendente na coluna lombar pelo sistema iliossacro[5].

É claro que as tensões de qualquer uma das extremidades serão sentidas com maior intensidade no local de maior fraqueza estrutural e funcional. Qualquer tensão existente em qualquer parte pode manifestar-se como forte dor e incapacidade funcional.

É realmente por meio de pontos de fixação resistentes situados nas principais partes da cintura pélvica que os músculos da "batida da bola", músculos necessários para a meia volta, podem encontrar seu potencial máximo[5].

A cintura pélvica deve ser capaz de absorver as principais forças que a abalam. Forçada por braços de alavanca opostos, nos incessantes apoios em um pé só, e sofrendo trações violentas, pode às vezes reagir a esses golpes contrários criando transformações distróficas ósseas. Mas essa defesa do osso pode ser ultrapassada para dar lugar a alterações patológicas, em especial no adolescente em pleno crescimento, podendo ir a fraturas por arrancamentos e a osteonecroses no adulto.

Nos tempos atuais a incidência de lesões pélvicas tem aparecido cada vez mais precocemente nos atletas. Crianças são submetidas a cargas de treinamentos e a uma quantidade de jogos incabíveis para essa fase de crescimento e maturação do indivíduo. Tudo isso em nome da alta competitividade que a sociedade "moderna" nos impõe.

Quando nos deparamos com esse atleta com uma idade ao redor dos vinte anos, ele pode apresentar um quadro de extrema rebeldia aos tratamentos conservadores, pois o processo evolutivo da doença já possui alguns anos, desenvolvendo grandes desequilíbrios e medidas mais drásticas podem ser necessárias, como a cirurgia.

DEFINIÇÃO

A pubalgia é uma síndrome caracterizada por processo inflamatório da sínfise púbica. A lesão mais comum acontece principalmente nas junções miotendíneas dos adutores e reto abdominal, mas qualquer musculatura que se origine ou se insira na bacia pode ser comprometida pela miotensite, como por exemplo, músculos inseridos no nível da espinha ilíaca ântero-superior (sartório e tensor da fáscia lata) e espinha ilíaca ântero-inferior (reto femoral)[6-11].

A participação em esportes que exigem repetidos movimentos de chutes, mudanças de direção e arranques pode fornecer condições para aumentar os riscos de aparecimento de tendinites ou microrrupturas nas unidades miotendíneas dos músculos envolvidos.

Termos como osteíte púbica, osteomielite púbica, sinfisite são citados na literatura[7]. Nos casos de dor nessa região em que a hérnia inguinal e outras doenças foram descartadas, parece que a melhor definição seria pubalgia e há trabalhos que nomeiam essa entidade patológica como pubalgia atlética[6,9,11-14].

ETIOPATOGENIA

O processo fisiopatológico dessa síndrome é ainda pouco conhecido, não possuindo muitas análises na literatura médica. Sua gênese é variada e incerta, podendo ser de origem infecciosa ou não, porém, a localização, o padrão de dor e o sucesso operatório sugerem que a causa possa ser uma combinação de problemas nas junções miotendíneas e fasciais, em função de uma ou mais lesões por excesso de uso e estresse repetitivo, principalmente nos músculos adutores e abdominais levando o atleta a um desequilíbrio de força ou de elasticidade, alterando a função biomecânica, criando sobrecarga e deterioração[5,7,9,12,13,15,16].

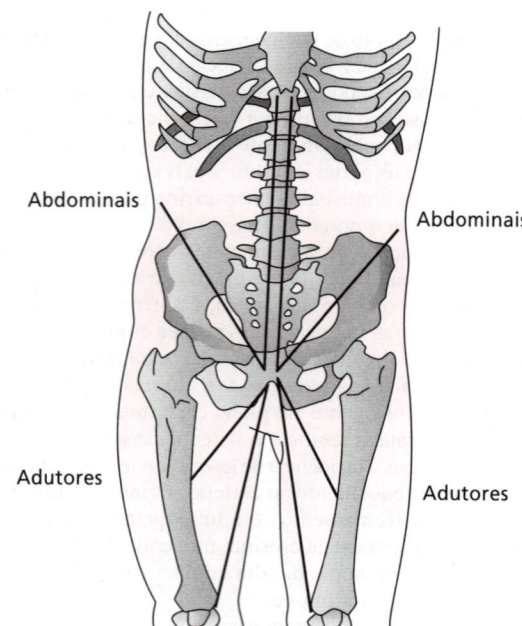

Figura 144.1 – Zona púbica – encruzilhada.

Essas afecções são responsáveis por dores moderadas, mas suficientes para criar certa impotência funcional, com impossibilidade, tanto de chutar com violência, como ter um arranque rápido, ou realizar com habilidade e sem incômodo os gestos esportivos habituais e repetitivos (carrinho, chutes longos, rebote, saques, arranques)[4,7,17].

A história mais freqüente se dá com uma ruptura muscular mal tratada no adutor e que leva o músculo a seqüelas como fibrose, fraqueza ou dor residual. Um ato falho na reabilitação pode levar a compensações mecânicas causadas por uma ação reflexa do músculo que se torna mais tenso e, assim, traciona a sua origem, resultando em uma mioentesite do adutor.

Talvez essa seqüência de atos compensatórios possa levar o indivíduo a utilizar o lado contralateral para equilibrar a bacia, resultando em uma mioentesite no adutor contralateral. Quase como uma cascata de eventos, o atleta tenta estabilizar a bacia por meio da ação proximal do reto abdominal que, com o tempo, também pode desenvolver a tendinite, caracterizando uma tríade bem conhecida no mundo dos esportes, ou seja, a mioentesite bilateral de adutores e reto abdominal[15].

O seu aparecimento no universo dos esportistas profissionais e recreacionais, principalmente futebolistas e tenistas é explicado pela enorme intensificação do esforço exigido dos atletas nos jogos e treinos. Hoje, o ritmo desenfreado imposto aos esportistas não lhes permite pausas e as exigências do calendário são pouco compatíveis com uma preparação preventiva do atleta[5-7,9,14].

Um outro aspecto a ser observado é em relação aos atletas recreacionais. Devido à falta de preparo e de condições físicas adequadas para a prática esportiva, uma lesão de esforço é iniciada em alguma parte da região pélvica, detonando uma série de desarranjos mecânicos, que no fim do processo chamamos de pubalgia.

Existem várias outras possíveis causas de pubalgia descritas na literatura: tendinite do músculo grácil, dismetria, encurtamento de isquiotibiais, necrose avascular, subluxação da sínfise com artrite traumática, instabilidade da sínfise, fratura por estresse do púbis, periostite pós-trauma, osteomielite[5,7,9-11,16].

Devido ao número de trações musculares em diversas direções e intensidades, o púbis altera o seu aspecto normal articular e essa transformação é responsável por dores pubianas que irradiam para as regiões inguinais, abdominais e pelo aparecimento de imagens radiográficas específicas[2,3,9,18].

A zona púbica é uma verdadeira encruzilhada. Em cima, o abdome, o tronco e a coluna vertebral e embaixo os membros inferiores[5] (Fig. 144.1).

O púbis suporta as forças dos tendões dos músculos reto anterior do abdome, oblíquos e transversos e de baixo os adutores da coxa[5].

CLASSIFICAÇÃO

Podemos distinguir dois tipos de pubalgia: traumática e crônica.

- *Pubalgia traumática*: o aparecimento desse evento se dá em virtude de uma agressão da sínfise púbica. A queda sobre um só pé pode criar uma força desigual e talvez provocar um desnivelamento na sínfise, por exemplo, ao aterrissar no solo no momento do cabeceio, ou por uma tensão súbita e exagerada dos adutores, como o "carrinho" no futebol, ou em uma bola "longa" no tênis.

Felizmente, o trauma direto é muito raro e geralmente fraco, mas pode deteriorar os ligamentos ou as inserções musculares no púbis[5,9].

- *Pubalgia crônica*: podemos considerar a pubalgia crônica como uma lesão de esforço repetitivo causada pelo excesso de uso no esporte, freqüentemente com uma evolução longa, demora na obtenção do diagnóstico, afastamento das atividades físicas e esportivas, resultando na perpetuação do quadro clínico do atleta, como dor e desequilíbrio funcional musculoesquelético e cardiopulmonar[9,12,13,16,19].

QUADRO CLÍNICO

O quadro clínico da pubalgia é peculiar, rico em sintomas e pontos de dor. No início, as dores são leves, caracterizadas como um incômodo na região inguinal, apenas após a atividade física ou esportiva intensa. A suspensão da atividade esportiva alivia os sintomas.

Com a evolução da doença, classificamos a dor como moderada, quando ela se manifesta na região da virilha uni ou bilateralmente e na parede baixa do abdominal, durante os esforços para chutar ou arrancar, limitando a sua atividade.

Com a piora do quadro, a dor se torna intensa, podendo irradiar para o saco escrotal e períneo, incapacitando até mesmo para as atividades de vida diária (AVD). Nessa fase, os sintomas aparecem cada vez mais precocemente durante o esforço e o repouso torna-se cada vez menos eficaz. A simples mudança de decúbito, tosse, espirro, o levantar-se da cama e o ato sexual podem ser seguidos de sensação álgica.

Na palpação, a sínfise púbica é dolorosa e em alguns casos, é possível perceber uma crepitação nesse nível. Os tendões dos adutores e do reto abdominal são sensíveis à dor e os músculos respectivos possuem uma tensão acima do normal[9].

A dor crônica nessa região é muito comum em atletas e é freqüentemente difícil de diagnosticar e tratar, pois há muitas estruturas anatômicas na cintura pélvica e região inguinal que possuem um grande potencial em causar dor e disfunção.

Em muitos casos, um enfoque multidisciplinar é necessário, pois é preciso, rapidamente, identificar as causas específicas e afastar todos os diagnósticos diferenciais, que não são poucos[12,13,16].

Os sintomas são freqüentemente inespecíficos, não bem caracterizados e podem resultar em um atraso na execução de um diagnóstico, proporcionando longos períodos de afastamento das atividades físicas e esportivas, perpetuando os desequilíbrios funcionais e dificultando o tratamento[7,9].

DIAGNÓSTICO

O diagnóstico da pubalgia é basicamente clínico, devendo-se considerar a queixa do paciente, fatores causais, história prévia e exame clínico cuidadoso[2,7].

A execução de exames complementares com uma abordagem multidisciplinar é fundamental, pois existem muitas armadilhas potenciais para o erro. Há uma constelação de sintomas e sinais que não permitem ao médico negligenciar nenhuma possibilidade patológica[9,12,13].

A manobra de Grava é usada para se testar a instabilidade da sínfise púbica, o desequilíbrio da musculatura adutora e reto abdominal (Fig. 144.2). A dor pode também existir na elevação simultânea dos membros inferiores, ou na simples flexão do tronco[9].

EXAMES COMPLEMENTARES

As imagens radiográficas (raios X) podem demonstrar algum tipo de degeneração óssea, cisto ósseo, arrancamento ósseo e fraturas de estresse.

O desenvolvimento de novas tecnologias de imagens, como tomografia computadorizada, ressonância magnética e ultra-som, têm fornecido um incremento na capacidade de entender e reconhecer alterações para delinear o tratamento das doenças na cintura pélvica.

A ressonância magnética tem se mostrado superior para avaliar lesões de partes moles. Entretanto, calcificações, arrancamentos, ou anormalidades ósseas são melhores visualizadas pela tomografia computadorizada.

A ultra-sonografia é especialmente útil para diagnosticar lesões nos tendões e músculos, identificar hérnias inguinais ou femorais. As vantagens da ultra-sonografia são: disponibilidade, rapidez de execução e possibilidade de acompanhamento da evolução de cada caso durante o tratamento, com baixo custo[12].

DIAGNÓSTICO DIFERENCIAL

Os sintomas da pubalgia são complexos e não característicos[12]. O diagnóstico diferencial, além de possuir inúmeras possibilidades é difícil de ser obtido.

A cintura pélvica serve como um recipiente que, além de conter as vísceras abdominais e órgãos, executa também um trabalho de suporte mecânico sobre o qual a parte superior do corpo está equilibrada[1].

Em muitos casos, a diferenciação entre doenças viscerais, desordens ortopédicas e/ou neurológicas pode ser trabalhosa e demorada.

Hérnias

Tanto as hérnias inguinais como as femorais são comuns e podem mimetizar sintomas típicos da pubalgia. Hérnias incipientes podem ser difíceis de serem percebidas nos exames.

Problemas Urológicos

A inflamação crônica da próstata é provavelmente o diagnóstico diferencial mais negligenciado na pubalgia. Em muitas instâncias, ela pode reproduzir sintomas parecidos com tendinite ou ruptura do adutor. As prostatites são analisadas pela espermocultura e a infecção urinária observada no exame de urina I[12].

Esses problemas são tratados por urologistas e não devemos esquecer que muitos agentes encontrados na cultura ou no

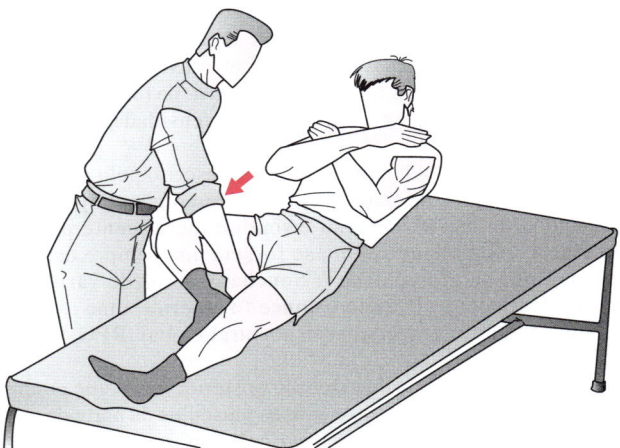

Figura 144.2 – Manobra de Grava.

antibiograma do esperma podem ser considerados não patogênicos para o trato urinário, mas podem sê-lo para a região adutora. Nesses casos, o tratamento medicamentoso cura o processo[12,15].

Diagnósticos Diferenciais Menos Comuns

Existem diagnósticos diferenciais não tão comuns, que também possuem grande capacidade de reproduzir sintomas parecidos com a pubalgia, dificultando ainda mais o trabalho médico. Entre eles, podemos citar: dor referida da coluna, dor visceral abdominal, tumores, osteomielite, artrite reumatóide, neurite do nervo obturador e fraturas de estresse[7].

TRATAMENTO

Existem três tipos de protocolos de tratamento na pubalgia, o conservador, o cirúrgico e o preventivo.

O tratamento conservador será sempre a primeira escolha. Geralmente mais difícil e trabalhoso para o fisioterapeuta, pois as alterações e as degenerações estão presentes e rebeldes, sendo que esse tipo de protocolo pode durar de 4 a 12 semanas.

A cirurgia será escolhida apenas na ocasião da falência do tratamento conservador. Com as correções das alterações ósseas e liberação das fibroses dos tecidos moles, o protocolo pós-cirúrgico fica facilitado, mas logicamente cuidados são essenciais, tanto em relação à cicatrização dos procedimentos internos como nos cuidados da sutura cirúrgica. O dreno aspirativo é muito importante, pois essa região é muito irrigada, sujeita a formação de hematoma e devemos sempre, nessa fase, colaborar com a drenagem pós-cirúrgica.

Acreditamos que no protocolo preventivo está a grande ferramenta do fisioterapeuta, pois é parte integrante desse profissional prever qual indivíduo poderá desenvolver pubalgia. Na avaliação de um grupo ou de um indivíduo, a história pregressa irá denunciar lesões de adutores mal curadas, lombalgias, lesões repetitivas etc.

No exame físico, encurtamentos e fraquezas musculares podem dar indícios de um futuro pubálgico e, corrigindo estes desequilíbrios podemos e devemos evitar o estabelecimento da doença no atleta.

O diagnóstico e a terapêutica da pubalgia são difíceis e, portanto, exigem de quem for tratá-la conhecimentos anatômicos, biomecânicos e fisiológicos sólidos, para ajudar na análise dos mecanismos de lesão e planejamento do protocolo reabilitativo.

A grande incidência dos casos está concentrada na pubalgia do tipo crônica, onde o púbis não é a causa e sim a conseqüência das alterações. No esporte, os músculos, tendões e fáscias, formam cadeias musculares, exigidas de forma a submeter a sínfise a trações com direções e intensidades variadas, podendo causar disfunções[20].

O conceito de cadeia muscular foi descrito pela primeira vez por Françoise Meziére em 1947, como um conjunto de músculos de mesma direção e sentido, geralmente poliarticulares, funcionando como se fossem um, sempre usando o princípio da globalidade[20]. Souchard, autor de vários livros, idealizou, utilizando o conceito anterior, uma técnica chamada por ele de reeducação postural global (RPG) muito útil nos esportes[21].

Uma grande cadeia de extensão posterior nos ergue contra a gravidade, relacionando-se com os músculos da parte de trás do corpo (tríceps, isquiotibiais, músculos profundos da nádega, espinhais), levando-nos ao endireitamento da postura em abertura, intensamente utilizada no âmbito esportivo.

A grande cadeia anterior de flexão se relaciona com os músculos da parte da frente do corpo (escalenos, intercostais, diafragma, psoas, adutores e músculos anteriores da perna), sendo sua função levar a cifose e a postura de fechamento, bastante alterada nos casos de pubalgia, pela postura antálgica adquirida. Além dessas, existem as cadeias cruzadas[21].

Um outro aspecto na discussão dessa doença é o conceito de cadeia cinética, que basicamente se refere a um modelo do corpo humano ligado por uma ativação seqüencial dos segmentos, transmitindo força e gerando estabilização, partindo da base de sustentação e caminhando naturalmente para outras partes do indivíduo.

A seqüência de ativação é específica para cada esporte ou atividade. Geralmente essa ativação progride da seguinte maneira: chão-pé-perna-coxa-tronco.

Quando todos os elos da cadeia cinética estão intactos, o funcionamento normal permite absorção de cargas e estabilização das articulações e segmentos, para possibilitar que os componentes mais proximais da cadeia formem uma base estável para a ativação do segmento seguinte.

Kibler usou esse conceito para mostrar como ele é importante no tratamento das doenças do joelho ficando óbvia a importância dessa idéia a terapêutica de todas as lesões ortopédicas[22]. Mas para a pubalgia, a posição do quadril, o ângulo de inclinação da pelve, a força, a flexibilidade e a função da musculatura são fatores indispensáveis para uma cintura pélvica equilibrada e apta para a prática esportiva.

Dentro desse raciocínio, nos deparamos com uma idéia que é o conceito do *core*. Na língua inglesa, *core* significa centro, âmago. Nas línguas de origem latina, como o italiano, significa coração. No nosso caso, *core* é definido como sendo o complexo lombar-pélvico localizado nos quadris, o exato lugar do centro de gravidade do corpo, ponto que se desenvolve o início de todos os movimentos[3].

Um *core* eficiente funciona como uma unidade funcional integrada com toda a cadeia cinética, operando de forma sinérgica para gerar força, propiciar a estabilização das partes proximais (tronco e pelve) para obter movimentos eficientes e coordenados das extremidades (membros).

A avaliação do *core* sempre deve ser feita, pois muitas vezes nos deparamos com atletas que possuem músculos dos membros superiores e inferiores fortes e volumosos, mas apresentam um *core* fraco e ineficaz, podendo ocasionar uma lesão ou um fracasso reabilitativo.

O programa de treinamento de estabilização do *core* é planejado para ajudar o indivíduo a ganhar força e resistência muscular para todo o segmento (Fig. 144.3, *A* a *D*). Os principais músculos do complexo lombar-pélvico são: músculos da coluna vertebral, abdominais, iliopsoas, glúteo médio e máximo, isquiotibiais, rotadores externos do quadril (piriforme, gêmeos, obturadores) etc. Tais músculos se enfraquecem devido à inibição reflexa da contração muscular causada pela dor e pela demora do diagnóstico e da instituição do tratamento adequado[3].

Hoje existem várias técnicas e exercícios para o fortalecimento específico desse grupo de músculos tão importante e tão negligenciado por nós. Bernard Redondo, em seu livro *Gymnastique D'Équilibre*, retrata a necessidade de trabalharmos a musculatura profunda e estabilizadora do tronco[23]. Dessa obra originou-se a técnica chamada *isostretching*, bastante útil nos objetivos que pretendemos atingir.

O método Pilates também busca desenvolver a função estabilizadora do tronco, porém com técnicas mais cinéticas do que isométricas[24].

A história da terapia manual vem desde 400 a.C. com Hipócrates e em todo esse tempo, mais precisamente nas últimas

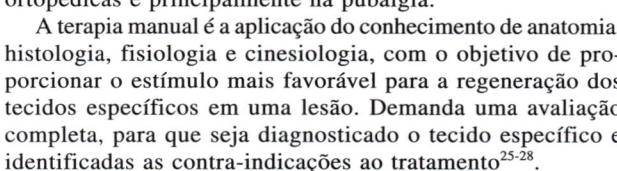

Figura 144.3 – Exercícios para estabilização do *core*. (*A*) Ponte bipodal. (*B*) Ponte unipodal. (*C*) Ponte lateral. (*D*) Ponte posterior.

décadas, o que se observa é a multiplicação de uma infinidade de teorias e técnicas a respeito desse assunto[25].

A defesa desse ou de outro recurso de terapia manual não é o motivo deste trabalho, mas sim reiterar a importância e o papel que tal procedimento possui no tratamento das doenças ortopédicas e principalmente na pubalgia.

A terapia manual é a aplicação do conhecimento de anatomia, histologia, fisiologia e cinesiologia, com o objetivo de proporcionar o estímulo mais favorável para a regeneração dos tecidos específicos em uma lesão. Demanda uma avaliação completa, para que seja diagnosticado o tecido específico e identificadas as contra-indicações ao tratamento[25-28].

A distribuição universal do tecido conjuntivo chama a atenção para o fato de que essas estruturas estejam em um ambiente interno, que na sua maior parte é a substância fundamental, uma geléia amorfa e semifluida. Todas as células vivas parecem estar em contato com ele. As leis físicas sobre os colóides nos revelam o conceito da aplicação da pressão. De fato, a adição de energia transforma o colóide em uma estrutura menos densa[21].

O músculo está contido em sacos chamados fáscias. Existe a fáscia superficial, que pode esticar-se em qualquer direção e ajustar-se rapidamente a tensões de todos os tipos. A fáscia profunda é uma camada mais compacta[21].

No corpo saudável, sua cobertura lisa permite que estruturas vizinhas deslizem umas sobre as outras. Todavia, depois de doenças inflamatórias ou traumáticas, as camadas aderem umas às outras, podendo se perceber, às vezes, pequenos nódulos ou tiras espessas e sem flexibilidade, muito comuns na região abdominal e nos adutores acometidos de pubalgia[21].

Ainda não se esclareceu como isso acontece. Talvez a "cola" seja um exsudato que "secou" após ter sido secretado no processo de cura de um trauma muscular, possivelmente depois de um restabelecimento imperfeito[21].

A definição de ponto-gatilho miofascial é um foco irritável na estrutura do tecido mole (mais freqüente no músculo) e caracteriza-se pela presença de um "nó" de contração na extensão da fibra muscular e por bandas musculares tensas, ou seja, um entrelaçamento desordenado das estruturas conjuntivas (Fig. 144.7). Classicamente, o tratamento efetivo do ponto gatilho está voltado, principalmente, à sua inativação, por técnicas que enfatizam a uniformidade no tamanho dos sarcômeros, restituindo sua função[8].

Citamos alguns conceitos básicos da terapia manual e podemos potencializar os seus efeitos usando conjuntamente os fundamentos de cadeia muscular utilizados por Meziére e Souchard[20,21].

Os recursos tecnológicos da eletroterapia também têm tido grande evolução na nossa área e são realmente muito utilizados. Nas mioentesites e dores localizadas, principalmente nos adutores e abdominais, os recursos de eletroterapia podem ser usados, mas não podemos, obviamente, fundamentar o protocolo reabilitativo da pubalgia nesse procedimento, pois ele é basicamente paliativo e não vai ao encontro da verdadeira causa da questão: o desequilíbrio funcional.

Para o fisioterapeuta, tratar a pubalgia é uma oportunidade, como poucas, de utilizar a grande variedade de recursos

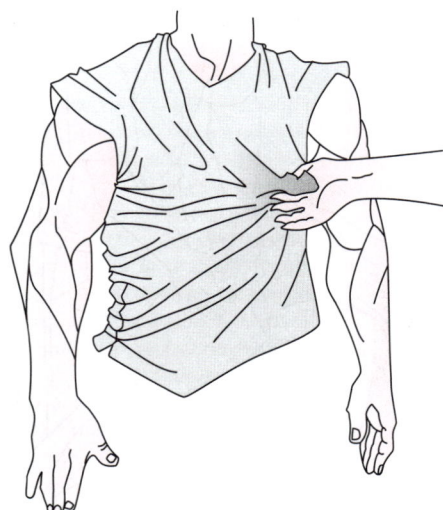

Figura 144.7 – Representação das repercussões de um "nó" no tecido que serão percebidas tanto local como distalmente.

terapêuticos que hoje possuímos, tanto na área de eletroterapia, terapia manual, técnicas de fortalecimento, alongamento muscular, treinamento aeróbio etc.

A integração dos conceitos e dos recursos técnicos é que irão fazer diferença no sucesso do tratamento.

O tratamento adequado é multifacetado e composto por vários profissionais: o médico no diagnóstico e na escolha da conduta medicamentosa, o fisioterapeuta na elaboração do melhor programa reabilitativo e o preparador físico na perpetuação dos resultados obtidos pelo trabalho de manutenção e do equilíbrio muscular.

A terapêutica nas lesões do púbis pode ser dividida em três fases gerais:

- Fase aguda ou inicial.
- Fase de recuperação funcional.
- Fase de retorno ao esporte.

O manuseio do paciente com pubalgia é quase o mesmo, tanto no protocolo conservador como no cirúrgico. Apenas destacamos o fato de que o tratamento do pós-operatório é mais delicado e cuidadoso, porém, mais previsível e mais rápido que o não cirúrgico, que costuma ser mais rebelde e resistente à mudança biomecânica que queremos impor no sistema.

As técnicas, exercícios e posturas são citados apenas como sugestões, cada terapeuta pode e deve intervir como achar melhor. Apenas os objetivos são imutáveis, ou seja, o funcionamento integral e harmonioso do atleta.

PROTOCOLO

Zero ao Quinto Dia

- Repouso.
- Antiinflamatórios.
- Eletroterapia.
- Mobilizações passivas, ativo-assistidas, sem dor e sem resistência.
- Alongamentos e exercícios de flexibilidade gerais e específicos.
- Terapia manual (Fig. 144.5) e posturas em *cadeia muscular e fascial*.

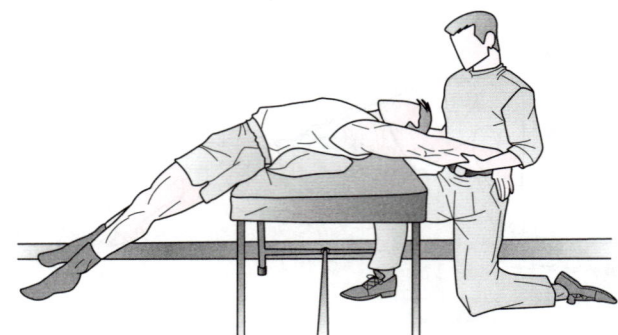

Figura 144.6 – Alongamento de cadeia reta anterior – postura em arco.

- Posturas em tensionamento de cadeira reta anterior (Fig. 144.6)
- Posturas em tensionamento da cadeia reta posterior (Fig. 144.7).
- Posturas em tensionamento para adutores.

Em Torno do Décimo Dia

- Exercícios ativos, apenas contra a gravidade com as musculaturas de quadril, joelho e tornozelo.
- Abdominais (sem dor) se necessário em decúbito lateral, com eletroestimulação de média freqüência (corrente russa).
- Fortalecimento gradual da musculatura profunda pélvica e paravertebral nas posturas mais fáceis (*core*) (Fig. 144.3, A e B).
- Bicicleta, aproximadamente por 25min (pouca carga).
- Máquina que simula o movimento de esqui (2 ou 3 séries de 2 a 3min, baixa velocidade) (Fig. 144.8).
- Máquina que simula a subida e descida de degraus (2 ou 3 séries de 2 a 3min, baixa velocidade) (Fig. 144.9).

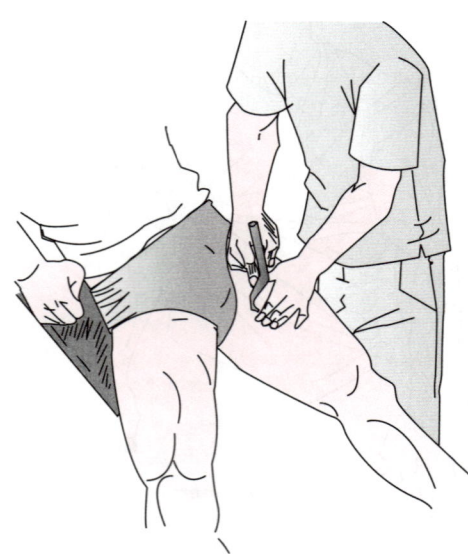

Figura 144.5 – Terapia manual – crochê em adutores.

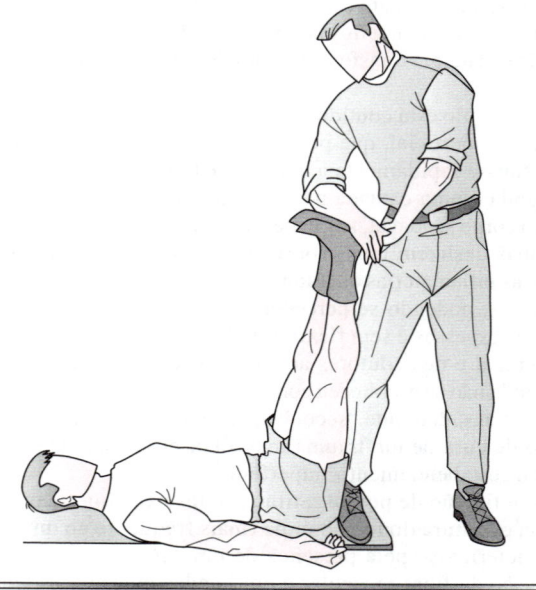

Figura 144.7 – Alongamento de cadeia reta posterior.

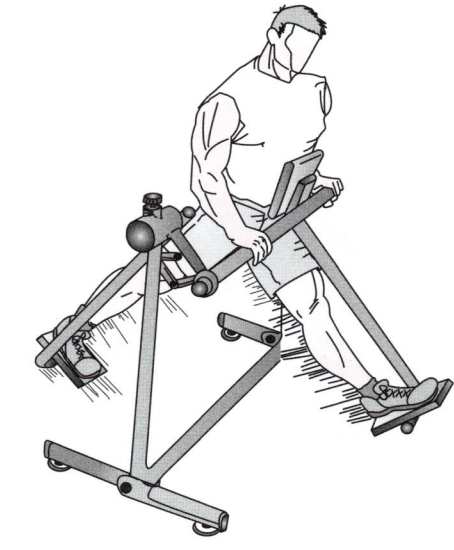

Figura 144.8 – Simulador de esqui.

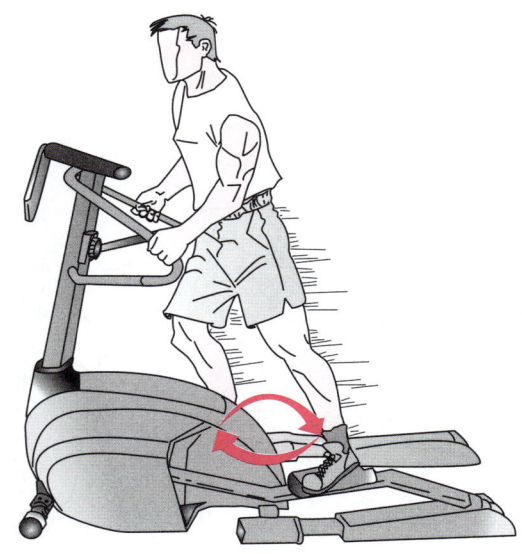

Figura 144.10 – Simulador de movimentos elípticos nos pedais.

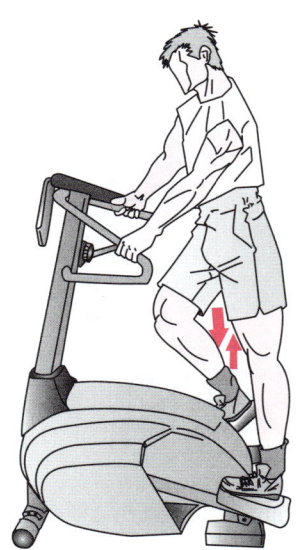

Figura 144.9 – Simulador de subida e descida de degraus.

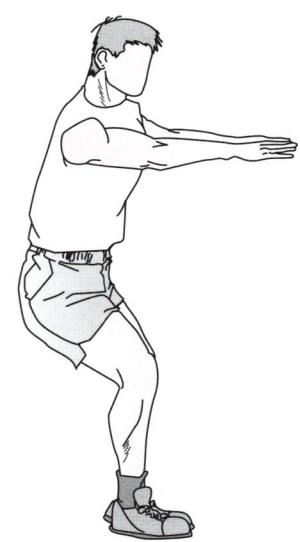

Figura 144.11 – Miniagachamento.

- Máquina com movimentos elípticos dos pedais (2 ou 3 séries de 2 a 3min, baixa velocidade e pouco volume) (Fig. 144.10).
- Miniagachamentos (Fig. 144.11).
- Alongamentos clássicos (Figs. 144.112 e 144.13).

Após o Décimo Quinto Dia

- Exercício excêntrico/concêntrico com resistência manual para adutores/abdutores (Fig. 144.17).
- Baixa velocidade e pouco volume:
    - Minitrote no colchão.
    - Minitrote na cama elástica.
    - Minitrote na grama (15 a 20min).
    - Início da propriocepção específica para o esporte.
- Mudanças de direção nos cones (Fig. 144.15), saltitos (Fig. 144.16).

- Movimentos específicos de cada esporte.
- Incremento do fortalecimento de todos os grupos musculares (borrachas elásticas, tornozeleiras, mecanoterapia).
- Incremento de fortalecimento de abdominais:
    - Oblíquos.
    - Transversos.
    - Reto.
- Posturas para musculatura profunda mais complexa – pontes laterais (ver Fig. 144.3, *C*) e posteriores (ver Fig. 144.3, *D*).

Após o Vigésimo Primeiro Dia

- Contrações rápidas de abdominais.
- Agachamentos de grande amplitude (força e flexibilidade).
- Pliométricos (Fig. 144.17), propriocepção com bola, movimentos específicos esportivos (futebol, tênis, basquete, judô etc.).

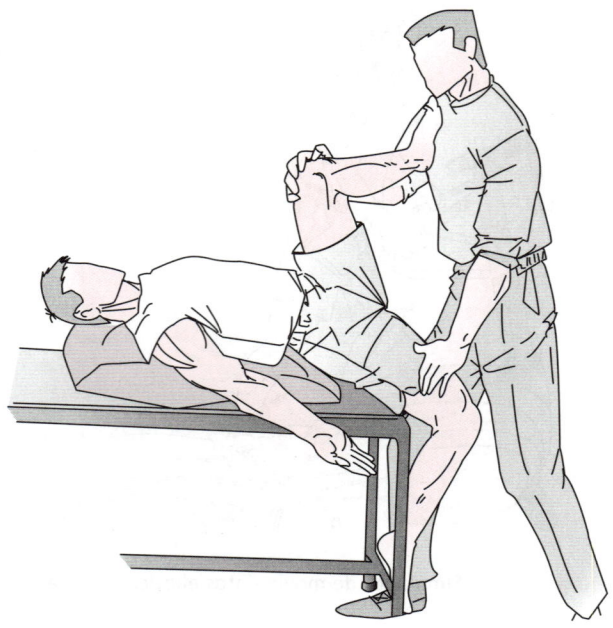

Figura 144.12 – Alongamento de iliopsoas.

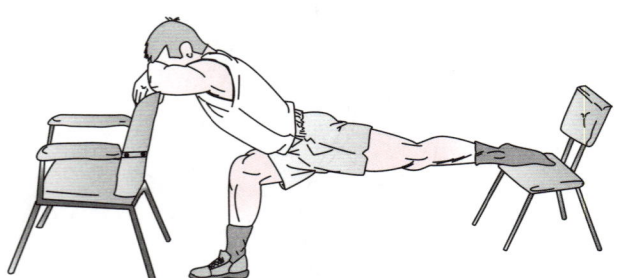

Figura 144.13 – Alongamento de flexores de quadril.

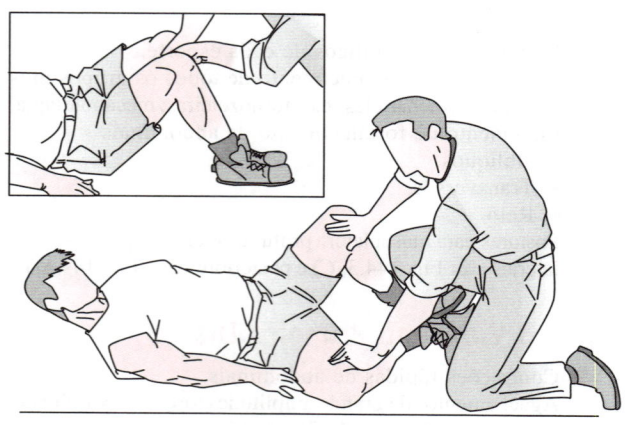

Figura 144.14 – Exercício coordenativo (excêntrico/concêntrico) com resistência manual para adutores/abdutores.

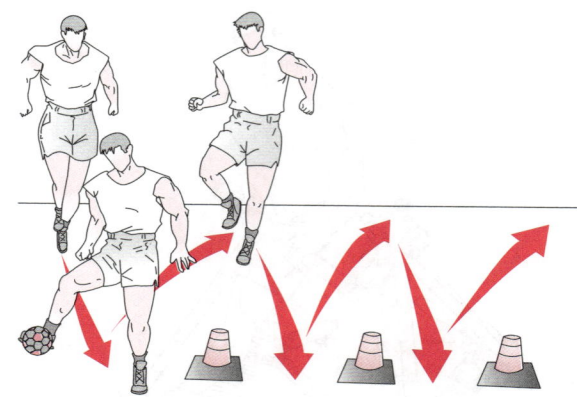

Figura 144.15 – Mudanças de direção – deslocamento ântero-posterior.

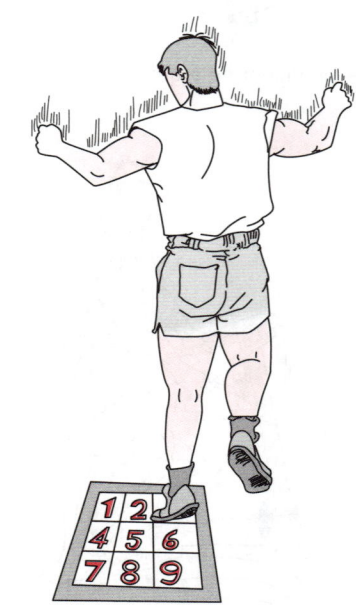

Figura 144.16 – Saltitos.

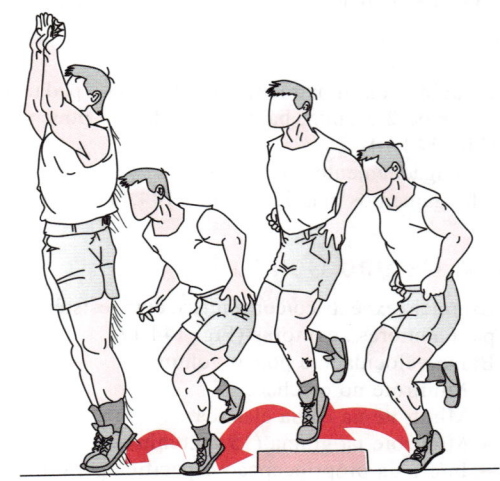

Figura 144.17 – Saltos (pliométricos).

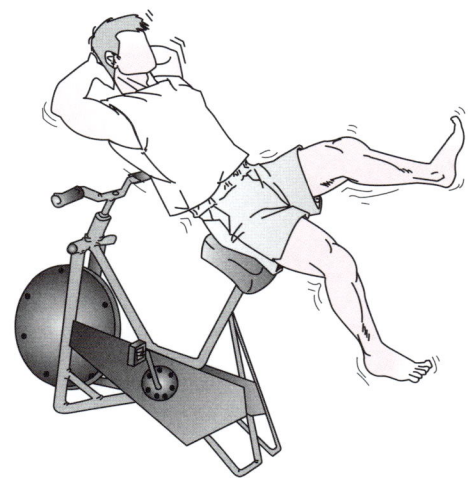

Figura 144.18 – Postura mais complexa para fortalecimento de abdominais e paravertebrais.

- Posturas mais complexas (como a postura na bicicleta) (Fig. 144.18).
- Testes de aptidão física com o departamento de fisiologia do exercício ($VO_{2máx}$, potência anaeróbia, testes isocinéticos e outros).
- Adaptação aos esforços anaeróbios láticos e aláticos.

Por Volta do Trigésimo Dia

Com o desaparecimento dos sintomas, liberado para o treinamento específico normal.

REFERÊNCIAS BIBLIOGRÁFICAS

1. ROLF, I. P. *Rolfing: a integração das estruturas humanas*. São Paulo: Martins Fontes, 1990. 270p.
2. BISSCHOP, P. H. Pain in the groin: a differential diagnostic problem. *Rev. Fisio. Magazine*, v. 1, p. 20-25, Nov. 2003.
3. CLARK, M. A.; CUMMINGS, P. D. Treinamento de estabilização do "CORE". In: ELLENBECKER, T. S. *Reabilitação dos Ligamentos do Joelho*. São Paulo: Manole, 2002. cap. 30, p. 475-486.
4. KAPANJI, A. I. *Fisiologia Articular*. 5. ed. São Paulo: Panamericana, 2000. v. 2, p. 11-73.
5. BUSQUET, L. *A Pubalgia*. Paris: Europress, 1985. 236p.
6. BATT, M. E.; MCSHANE, J. M.; DILLINGHAM, M. F. Osteitis pubis in collegiate football players. *Med. Sci. Sports Exerc.*, v. 27, p. 629-633, 1995.
7. BRADSHAW, C.; MCCRORY, P.; BELL, S. et al. Obturator nerve entrapment – a cause of groin pain in athletes. *Am. J. Sports Med.*, v. 25, p. 402-408, 1997.
8. GIBBONS, P.; TEHAN, P. Spinal manipulation indications, risks and benefits. *Revista Terapia Manual*, v. 1, n. 2, p. 33-36, Out/Dez. 2002.
9. GRAVA, J. P. S. *Tratamento Cirúrgico da Pubalgia em Jogadores de Futebol*. São Paulo, 2002, 41p. Dissertação (Mestrado) – Universidade Federal de São Paulo – Escola Paulista de Medicina.
10. VERCESI, G. La pubalgia en el fútbol. *Revista Digital (Buenos Aires)*, v. 7, p. 1-8, 2001. Disponível em: http://www.efdeportes.com. Acesso em: 20/Out/2001.
11. WILLIAMS, P. R.; THOMAS, D. P.; DOWNES, E. M. Osteitis pubis and instability of the pubic symphysis. *Am. Orthop. Sports Med.*, v. 28, p. 350-355, 2000.
12. KARLSSON, J.; SWARD, L.; KALEBO, P. Chronic groin injuries in athletes. Recommendations for treatment rehabilitation. *Sports Med.*, v. 17, p. 141-148, Feb. 1994.
13. MEYERS, W. C.; FOLEY, D. P.; GARRET, W. E. et al. Management of Severe Lower Abdominal or Inguinal Pain in High-Performance Athletes. *Am. J. Sports Med.* V. 28, p. 2-8, 2000.
14. PRADA, F. S. Afecções desportivas da cintura pélvica com ênfase em reabilitação. In: AMATUZZI, M. M.; GREVE, J. M. D. *Reabilitação em Medicina do Esporte*. São Paulo: Roca, 2004. cap. 17, p. 155-166.
15. CARAZZATO, J. G. Traumatologia desportiva. In: HEBERT, S.; XAVIER, R.; JUNIOR, A. G. P.; FILHO, T. E. P. B. *Ortopedia e Traumatologia – Princípios e Prática*. 3. ed. Porto Alegre: Artmed, 2003. cap. 77, p. 1485-1518.
16. TAYLOR, D. C.; MEYERS, W. C.; MOYLAN, J. A. et al. Abdominal musculature abnormalities as a cause of groin pain in athletes. *Am. J. Sports Med.*, v. 19, p. 239-242, 1991.
17. GRACE, J. N.; SHIVES, T. C.; COVENTRY, M. B. Wedge resection of the symphysis pubis for the treatment of osteitis pubis. *J. Bone Surg.*, v. 71-A, p. 358-364, 1989.
18. RODINEAU, J.; SAILLANT, G. *Traumatologia do Esporte*. São Paulo: Rhodia, 1990. 41p.
19. CIBULKA, M. T. Rehabilitation of the pelvis, hip, and thigh. *Clin. Sports Med.*, v. 8, p. 777-803, Oct. 1989.
20. MÉZIERES, F. Méthodes orthopédiques e la function du sympatique. *Cahiers de la Méthode Naturelle*, n. 52/53, 1973.
21. SOUCHARD, P. E. *O Stretching Global Ativo: a reeducação postural global a serviço do esporte*. São Paulo: Manole, 1996.
22. KIBLER, W. B. Conceito de cadeia cinética. In: ELLENBECKER, T. S *Reabilitação dos Ligamentos do Joelho*. São Paulo: Manole, 2002. cap. 22, p. 333-339.
23. REDONDO, B. *Gymnastique D'Equilibre*. Paris: Chiron, 1990. 125p.
24. CRAIG, C. *Pilates com a Bola*. São Paulo: Phorte, 2003. 177p.
25. GRIMSBY, O.; POWER B. Abordagem à reabilitação dos ligamentos do joelho por terapia manual. In: ELLENBECKER, T. S. *Reabilitação dos Ligamentos do Joelho*. São Paulo: Manole, 2002. cap. 17, p. 259-276.
26. BIENFAIT, M. *As Bases da Fisiologia da Terapia Manual*. São Paulo: Summus, 2000. 207p.
27. BIENFAIT, M. *Os Desequilíbrios Estáticos: filosofia, patologia e tratamento fisioterápico*. 2. ed. São Paulo: Summus, 1995. 149p.
28. FRANÇOIS, R.; SALLÉ, J. L. *Tratado de Osteopatia Teórico e Prático*. São Paulo: Robe, 1996. 322p.

Seção 20

Reabilitação da Hanseníase

Coordenador: José Antonio Garbino

145 Hanseníase e Fisiopatologia das Deficiências 1118
146 Avaliação e Monitoração das Deficiências................................. 1128
147 Tratamento da Neuropatia da Hanseníase 1135
148 Cirurgia de Reabilitação em Hanseníase 1139

CAPÍTULO 145

Hanseníase e Fisiopatologia das Deficiências

José Antonio Garbino • Diltor Vladimir Araujo Opromolla

INTRODUÇÃO

A doença de Hansen, de origem milenar, continua endêmica em muitos países que apresentam baixas condições de desenvolvimento humano, inclusive no Brasil, onde há uma das maiores prevalências.

A hanseníase é de etiologia infecciosa, com evolução crônica, causada por uma bactéria álcool-ácido resistente, o *Mycobacterium leprae*. Trata-se de uma afecção que pode acometer vários sistemas do organismo, dependendo das características imunológicas do indivíduo. Por predominar a afecção do sistema nervoso periférico, é causa das deficiências e deformidades responsáveis pelo pavor, tabus e preconceitos que a envolvem, estigmatizando os seus portadores.

Grandes progressos foram obtidos no tratamento da hanseníase. No início da década de 1980, estimava-se o número de doentes no mundo era de cerca de 12 a 13 milhões, com 5.500.000 casos em registro ativo. Com a introdução dos esquemas poliquimioterápicos, a prevalência da doença baixou consideravelmente e o número de casos registrados está abaixo de um milhão. É realizado, atualmente, um esforço global para eliminar a hanseníase como um problema de saúde pública, isto é, reduzir sua prevalência a menos de um caso para 10.000 habitantes, e, numa perspectiva otimista, espera-se atingir essa meta no ano de 2005.

Apesar disso, 670 mil casos novos da doença continuam aparecendo todos os anos e, no Brasil, que é o segundo no mundo em número de ocorrências, são diagnosticados quase 45 mil doentes a cada ano. Relata-se que hoje o número de deficiências entre os casos novos é menor, mas as principais causas do acometimento dos nervos, que são as reações, continuam ocorrendo mesmo após a alta *por cura*. Como são fenômenos imunológicos, só desaparecerão quando todos os antígenos forem eliminados.

Os casos não são seguidos sistematicamente após a alta, portanto, pouco se conhece sobre a extensão desse problema, o que pode trazer graves conseqüências futuras para o controle das deficiências físicas[1]. Por esses motivos e pelas várias incógnitas ainda existentes sobre a natureza das lesões dos nervos e sua terapia, há um longo caminho a percorrer para o controle desse mal na espécie humana.

FORMAS CLÍNICAS

Atualmente, admite-se que, na hanseníase, a infecção pelo *M. leprae* ocorre da mesma maneira que na tuberculose e poliomielite. Muitas pessoas se infectam e poucas adoecem. Em um primeiro momento, o indivíduo entra em contato com o bacilo e logo é rechaçado. Pode acontecer que a infecção se estabilize e o indivíduo adquira uma infecção subclínica, a qual pode desaparecer depois de algum tempo. É possível, finalmente, que a pessoa se infecte e manifeste uma infecção clínica que se caracteriza por uma área ou mancha hipocrômica com distúrbio de sensibilidade. Essa última ocorrência caracteriza o grupo indeterminado da doença, constituindo a matriz das demais formas clínicas. A partir dessa fase, em que os bacilos são raros e não há risco de contágio, a hanseníase ou regride espontaneamente ou evolui para outras formas clínicas se não for tratada. Se o indivíduo tiver muita resistência, apresentará pequeno número de lesões cutâneas bem delimitadas, raros nervos comprometidos, a baciloscopia continuará negativa, não será contagiante e responderá com intensidade à injeção de muitos antígenos do *Mycobacterium leprae* preparados a partir de um *pool* de bacilos mortos pelo calor – reação de Mitsuda. Essa forma clínica é designada tuberculóide (T). No outro pólo das formas clínicas, está o tipo virchoviano (V), com lesões polimorfas não só na pele, mas também nas mucosas, nervos, ossos e vísceras. Essa forma clínica é contagiante e progressiva. Entre essas formas polares, existem outras chamadas dimorfas (D), em que algumas são muito semelhantes tanto na morfologia das suas lesões como no seu comportamento imunológico às formas tuberculóides; outras são muito semelhantes às virchovianas, e outras, que ficam no meio desse espectro, apresentam muitas vezes lesões com características de ambas as formas.

REAÇÕES

A hanseníase com evolução crônica por vezes é interrompida por fenômenos agudos, chamados reações. Com exceção do grupo indeterminado, todas as formas clínicas podem apresentar reações.

As reações que ocorrem nas formas T e D são mediadas por células e denominadas reações reversas ou reações tipo 1. Aquelas que ocorrem nas formas V e em algumas formas D são mediadas por anticorpos e chamadas reações tipo 2 ou eritema nodoso hansênico.

Todas essas reações podem ocorrer antes, durante e mesmo após a interrupção do tratamento. Clinicamente, nas reações tipo 1, as lesões já existentes se tornam mais eritematosas e edematosas, e aparecem novas lesões com as mesmas características das anteriores. Não é freqüente o comprometimento do estado geral e febre, mas podem ocorrer edemas nas extremidades, artrites e neurites. No eritema nodoso hansênico (reação tipo 2), surgem agudamente nódulos eritematosos no tegumento, os quais podem ulcerar ou não, acompanhados por um cortejo sintomático que varia em intensidade e que se caracteriza por alterações do estado geral: febre, artralgias, aumento doloroso de linfonodos, neurites, artrites, irites, iridociclites, hepato e esplenomegalias reacionais, orquites, orquiepididimites, enfim, podendo afetar todos os locais em que estejam albergados os bacilos.

Alguns autores sugerem que as reações tipo 1 estejam relacionadas à multiplicação bacilar[2]. Quanto às reações tipo 2, que ocorrem com mais freqüência durante o tratamento, estariam ligadas à destruição dos bacilos pelo tratamento e pela liberação de antígenos.

NEUROPATIA

A hanseníase ainda é a causa principal de neuropatias periféricas não traumáticas em todo o mundo. Aproximadamente, dois milhões de pessoas são portadoras de deficiências físicas em razão dessa doença.

A neuropatia da hanseníase (NH) é uma neuropatia mista, comprometendo fibras nervosas sensitivas, motoras e neurovegetativas. Em todas as formas clínicas, há lesões em nervos periféricos. Na forma indeterminada, o comprometimento nervoso é apenas ramuscular e é responsável pelas alterações da sensibilidade nas manchas que caracterizam a forma inicial da doença. Nas demais formas, a doença acomete os troncos nervosos, de forma isolada ou múltipla, podendo-se ter um quadro de mononeuropatia ou mononeuropatia múltipla.

Os nervos são comprometidos de maneira intensa, mas pouco extensa na forma T, com poucos nervos acometidos. Alterações patognomônicas dessa forma clínica são também a anestesia e anidrose bem evidentes nas lesões cutâneas, nas quais a existência de nervos cutâneos espessados emergindo caracterizam as *lesões em raquete*. É na forma T que se encontram os abscessos de nervo, uma expressão da necrose caseosa que ocorre no tronco ou nos ramos nervosos.

Na forma V, o envolvimento neural é extenso e pouco intenso; o comprometimento dos troncos nervosos ocorre tardiamente nas formas mais avançadas, principalmente na vigência de reações. Nos dimorfos, as lesões dos nervos periféricos são intensas e extensas. Nesses pacientes, se observam os mais intensos agravos dos nervos periféricos.

O espessamento de nervos é característico da hanseníase e pode se apresentar localizado em nodosidades, como as contas de um colar, ou difusamente, caracterizando-se como fusiforme. Os nódulos são decorrentes dos granulomas e abcessos, e o espessamento fusiforme é expressão do edema. São raras as doenças que podem manifestar aumento de volume do nervo, como a neurofibromatose, os tumores de nervo (neurinomas) e as hereditárias com neuropatia hipertrófica: a doença de Charcot-Marie-Tooth tipo I e a doença de Dejerine Sottas.

Os bacilos entrariam nos nervos e se disseminariam dentro e entre os fascículos nervosos, por via sistêmica intramacrofágica ou retrógrada intra-schwanniana, a partir dos nervos dérmicos até porções do nervo sensitivo[3].

O papel da célula de Schwann (CS) na patologia do nervo é bem conhecido e, recentemente, foi determinado o mecanismo de internalização do bacilo no nervo por meio dessa célula. Há uma especificidade imunológica do *Mycobacterium leprae* pelo domínio G da laminina alfa2, uma proteína da matriz extracelular que está presente na lâmina basal dessa célula, e foi demonstrada a existência no *Mycobacterium leprae* de uma proteína semelhante à histona, de 21kDa, que seria um receptor ligante para a laminina. Os complexos *Mycobacterium leprae*/laminina alfa 2, então, se ligam aos complexos alfa/beta dextroglicanos expressos na superfície da CS (Fig. 145.1).

Essa ligação pode desempenhar um papel principal, mas o bloqueio dos complexos dextroglicanos não impede a adesão

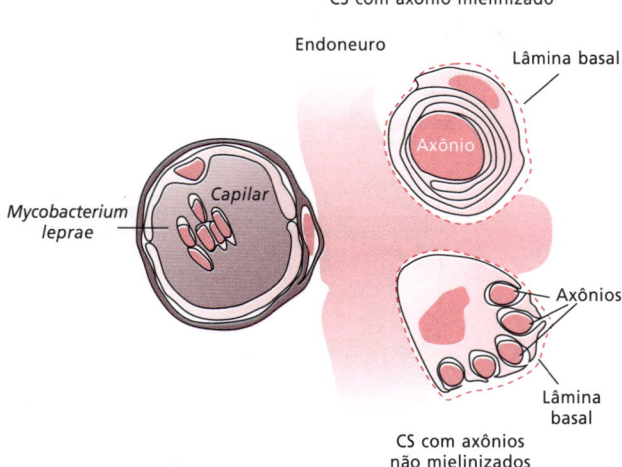

Figura 145.1 – Célula de Schwann (CS) com axônios mielinizado e amielínicos, bem como vaso e tecido conjuntivo endoneurais. A membrana basal da CS está em *cor-de-vinho* e *tracejado*, tanto no desenho como no esquema. O bacilo encontra-se dentro do vaso.

do bacilo com a CS. Isso mostra que, provavelmente, há outros receptores envolvidos nessa adesão, como as integrinas (que são capazes também de se ligar à laminina alfa 2) e, ainda, uma não caracterizada fosfoproteína de 25kDa, que é expressa pela CS e se liga ao *Mycobacterium leprae*.

Vários mecanismos patogênicos podem ser responsáveis pela lesão nervosa, mas o imunológico parece ser o fator mais importante. Demonstrou-se que, em pacientes com hanseníase, as células de Schwann podem expressar complexo de histocompatibilidade principal (MHC) de classe II e têm condições de processar e apresentar o *Mycobacterium leprae* às células CD4, T citotóxicas específicas para o bacilo. As CS seriam, então, mortas por essas células que contêm granulisinas, granzimas e perforinas[4].

Afinal, tanto fenômenos inflamatórios como não inflamatórios participam no desenvolvimento da NH, e a CS é o ponto de partida para a lesão do nervo.

Resposta Inflamatória no Nervo

No início do comprometimento neural, tomam lugar as inflamações insidiosas dos processos inflamatórios específicos das distintas formas clínicas V e T e, também, das interpolares dimorfas[5]. Em um segundo momento, tem-se as reações, que são processos inflamatórios bastante agudos. As reações tipo 1, em que predomina a resposta celular imune, são fenômenos mais localizados, limitados a um ou poucos nervos nas formas T e dimorfas próximas do pólo T. Podem ser mais disseminados em D, atingindo múltiplos nervos. A resposta celular imune causa granulomas, os quais podem ser intensos, produzindo abcessos com necrose caseosa e destruição das células nervosas, CS e axônios. A reação tipo 2 ocorre nos casos V e também pode apresentar vasculites decorrentes da presença de imunocomplexos nos vasos, provocando isquemia e necrose tecidual com perdas axonais.

O edema intenso é o produto final dessas reações e importante fator na causa da lesão neural[5,6]. Ocorrendo em zonas dos túneis osteoligamentares, provocam repercussões imediatas sobre os vasos sangüíneos, arteriais e venosos, levando a uma diminuição de sua luz e a uma agudização do ângulo de emer-

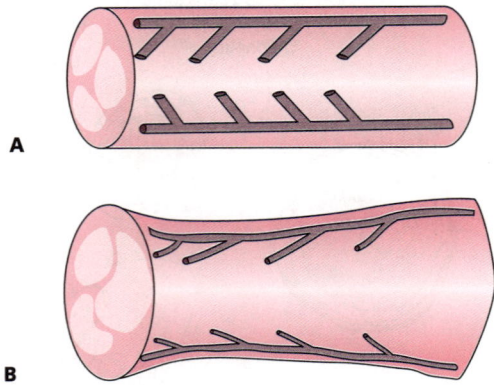

Figura 145.2 – (A) Nervo normal com vasos normais. (B) Nervo com edema, com diminuição da luz dos vasos e agudização do ângulo de emergência das ramificações colaterais dos vasos longitudinais.

gência dos ramos colaterais dos vasos longitudinais da circulação intrínseca, o que acarreta mais isquemia e perda axonal (Fig. 145.2).

Desmielinização, Compressão e Hipertrofia do Tecido Conjuntivo Intraneural

O bacilo cresce nas CS, provocando a desmielinização nos segmentos nervosos de maior população bacilar, que ocorre mesmo antes do organismo perceber a presença do bacilo e responder de forma imunológica.

A desmielinização segmentar é um achado neurofisiológico precoce e característico dessa neuropatia, conforme descrevem vários autores, mesmo em pessoas com pouco ou nenhum sintoma[7-9] (Fig. 145.3). A degeneração axonal é mais tardia, embora possa se apresentar aguda e precocemente nas formas polares D e T em reação tipo 1.

Em um outro momento, concomitante aos processos reacionais, em que há grande expansão de volume provocada pelo edema dos nervos nos canais osteoligamentares, ocorrem os fenômenos compressivos com sintomatologia dolorosa proeminente, ou seja, as síndromes compressivas da NH[5,10] (Fig. 145.4).

E finalmente, nos períodos mais tardios, encontra-se a neuropatia intersticial, em que se desencadeia hipertrofia do tecido conjuntivo intraneural[11,12]. Acontece lentamente como resposta ao edema e à destruição do tecido neural, atingindo toda a estrutura de tecido conjuntivo do nervo, chegando a tomar todo o parênquima.

A lesão do nervo na hanseníase abrange, então, a degeneração axonal, o comprometimento da CS com desmielinização focal e segmentar, e a patologia do interstício envolvendo a arquitetura do nervo. E são as perdas axonais (tanto sensitivas, neurovegetativas quanto motoras) as deficiências decorrentes da lesão neural, limitantes para as atividades da vida diária e prática, e, ainda, causadoras e mantenedoras, em potencial, de maiores deficiências.

FISIOPATOLOGIA E CLÍNICA DAS DEFICIÊNCIAS

As deficiências de maior gravidade e freqüência em hanseníase advêm da lesão dos nervos, e outra parte delas, do comprometimento da pele, de outras estruturas musculoesqueléticas e de órgãos sensoriais. Entretanto, os mecanismos causadores das deficiências são neurogênicos e não neurogênicos. Entre as causas dos mecanismos neurogênicos, consideram-se primárias as que ocorrem por lesão direta do nervo, causando perdas sensitivas, motoras e neurovegetativas. A sensibilidade é comprometida em suas modalidades térmica, dolorosa e, posteriormente, tátil. Todos os nervos cutâneos podem estar envolvidos: nervos cervicais, nervos cranianos e nervos periféricos. Podem ocorrer lesões graves e extensas, atingindo até a região do plexo braquial, mas é incomum nessa doença[5,9].

Os nervos envolvidos com maior freqüência e o local do seu acometimento são os seguintes[5,6,10,13]:

- *Nervo facial*: VII nervo craniano, em seu ramo zigomático principalmente; são raras as lesões completas.
- *Nervo trigêmeo*: V nervo craniano, em seus ramos supra e infra-orbiculares e ramos corneanos.
- *Nervo ulnar*: cotovelo, no canal epitrócleo-olecraniano.
- *Nervo mediano*: punho, túnel do carpo.
- *Nervo radial*: braço, na goteira espiral do úmero, e no antebraço (na arcada fibrosa do supinador).
- *Nervo fibular*: joelho, na região do colo da fíbula.
- *Nervo tibial*: tornozelo, no túnel tarsiano.

É comum o acometimento de nervos sensitivos, tais como o grande auricular, o radial superficial, o ramo dorsal do nervo ulnar e o nervo sural.

As causas secundárias são as conseqüências da lesão do nervo, ou seja, das perdas primárias. O desuso leva às retrações de partes moles. A elevada incidência de traumas nas extremidades em áreas insensíveis pode provocar ulcerações e outras lesões destrutivas. E as úlceras podem ser infectadas, estabelecendo um estágio mais avançado e grave: as infecções pós-traumáticas (Quadro 145.1).

As causas não neurogênicas compreendem os processos inflamatórios específicos crônicos (infiltrações, hansenomas) e agudos (reações), que comprometem a pele e anexos, cartilagens, ossos, articulações, globo ocular e outros órgãos, como o fígado, o rim e os testículos.

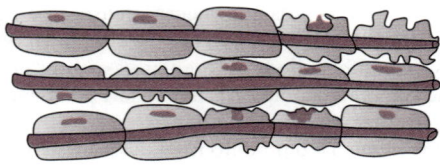

Figura 145.3 – Esquema representativo de um nervo com fibras nervosas mielinizadas, que apresentam desmielinização segmentar.

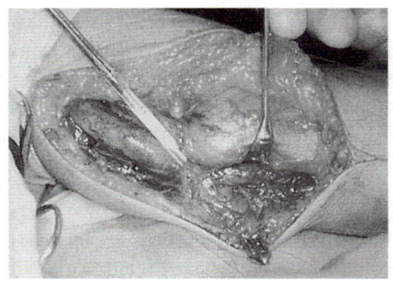

Figura 145.4 – Foto intra-operatória do nervo ulnar no cotovelo, mostrando o local de compressão no túnel do cotovelo.

QUADRO 145.1 – Causas neurogênicas
Primárias • Perdas sensitivas • Perdas motoras • Neurovegetativas **Secundárias** • Retrações conseqüentes ao desuso • Traumáticas • Infecções pós-traumáticas

AGRAVOS NA FACE

Neurogênicos

Embora vários nervos possam sofrer essa agressão, desde os ramos terminais do nervo olfatório, como a inervação motora, até o palato, faringe e laringe, distribuída pelo glossofaríngeo, vago e acessório cranial, as deficiências mais freqüentes na face são em decorrência do comprometimento das terminações do nervo trigêmio na córnea e dos ramos do nervo facial[14]. A lesão desse nervo na altura de sua emergência na face, sob a glândula parótida, leva à paralisia de toda a musculatura facial correspondente, embora possa ocorrer também mais distalmente nos ramos zigomático e frontal na região do arco zigomático. Quando a lesão desse nervo é bilateral com o lagoftalmo, o ectrópio paralítico e a epífora, isto é, o extravasamento da lágrima, caracterizam o que se denomina *fácies antoninas*, por analogia com a imagem de santos, como o Santo Antônio, observada em alguns quadros.

Inflamações

A pele da face do paciente de hanseníase pode sofrer alterações em decorrência das lesões em placas, observadas nas formas tuberculóides tórpidas e, principalmente, reacionais, conferindo-lhe um aspecto vultuoso, se bem que temporário. Algumas vezes, porém, as lesões reacionais, ao regredirem, deixam áreas de atrofia acentuada que, quando extensas, levam a deformidades graves. Da mesma forma, na hanseníase virchoviana, a face quando está difusamente infiltrada, com ou sem nódulos, pode apresentar estética socialmente inaceitável. Nessa situação, a conservação dos cabelos lhe confere um aspecto denominado fácies "leonina" (Fig. 145.5). A regressão dessas lesões, por outro lado, também alteram a face de maneira significativa, levando a uma atrofia acentuada, que faz com que a pessoa acometida pela hanseníase pareça muito mais velha do que realmente é. Nas orelhas, os lóbulos com a pele atrófica são comparados a "figos secos".

Comprometimento do Olho

O globo ocular tem estruturas anexas com função de manter saudável a sua superfície em contato com o meio externo. Esses anexos são as pálpebras, os cílios, as glândulas palpebrais do tarso e a glândula lacrimal, os canalículos e o saco lacrimal (Fig. 145.6). Os anexos protegem os olhos contra traumas e ressecamento durante o dia e durante o sono. O piscamento espalha a lágrima pela conjuntiva e córnea, formando um filme que mantém limpos e úmidos os tecidos expostos ao meio externo.

O excesso de lágrima é drenado pelos pontos (puncta) dos canalículos, situados nos cantos internos das pálpebras inferior e superior. Os canalículos vão até o saco lacrimal adjacente ao osso nasal, o qual, por sua vez, está ligado à fossa nasal pelo ducto nasolacrimal. O piscamento, exercendo pressão sob o saco, promove o seu esvaziamento pelo ducto nasolacrimal.

O envolvimento ocular e dos anexos pode ocorrer tanto por causas neurológicas como não neurológicas.

Deficiências Neurogênicas

As lesões do nervo facial e ramos do trigêmeo secundariamente tornam o olho vulnerável a traumas, ressecamento e infecções secundárias.

O ramo zigomático do nervo facial é particularmente suscetível ao comprometimento específico. Esse ramo inerva os músculos orbicular do olho e frontal. A paralisia ou paresia do orbicular do olho provoca a falha do piscamento, o que prejudica a formação do filme lacrimal e a sua drenagem para o saco lacrimal. Por outro lado, quando a pálpebra estiver evertida no ectrópio paralítico, causa a epífora, a evaporação rápida da lágrima e o ressecamento da córnea e conjuntiva. A conjuntiva pode se tornar hiperemiada e provocar sintomas de queimação, fotofobia e lacrimejamento, favorecendo o surgimento de ulcerações de conjuntiva e córnea[13,15-17].

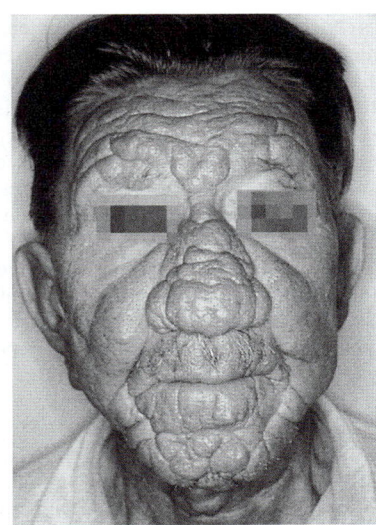

Figura 145.5 – Paciente com fácies "leonina" aguda.

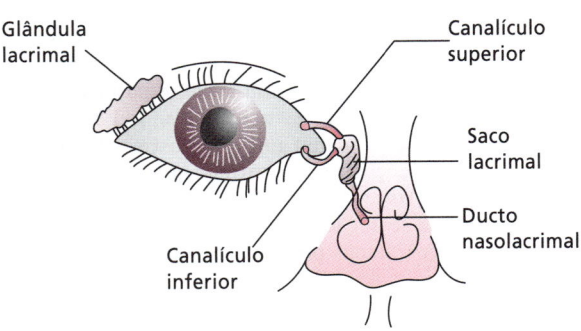

Figura 145.6 – Esquema do olho e anexos, em que são destacados a glândula lacrimal, o saco lacrimal, os canalículos superior e inferior, bem como o ducto nasolacrimal.

Em córneas com hipoestesia por comprometimento dos nervos corneanos, que são ramos terminais do nervo trigêmeo, esses processos, tais como o ressecamento, ulceração e cicatrização, se repetem muitas vezes sem os alarmes biológicos do incômodo e da dor; conseqüentemente, produzem lesão com opacificação corneana definitiva. Quando a opacificação se estende ao espaço pupilar, causa déficit visual grave. A úlcera de córnea é considerada como a maior causa de deficiência visual em hanseníase[15,16].

As úlceras corneanas se infectam mais facilmente quando existem condições apropriadas, como estase lacrimal e conjuntivites sépticas. As infecções nas úlceras são gravíssimas, com alto risco de perfuração da córnea, produzindo endoftalmites, infecção do globo ocular e até a perda do olho[15,16].

Inflamações nos Anexos

O processo inflamatório específico crônico atinge os folículos pilosos dos cílios e supercílios provocando a perda de ambos – lesões características da hanseníase, chamadas madarose ciliar e supraciliar. Nas sobrancelhas, ela se inicia pela cauda e pode ser parcial ou total.

Apesar de poder ocorrer na sífilis secundária, alopecia areata e eczema seborréico, a maioria das pessoas considera esses sinais característicos da hanseníase. Para o paciente que compartilha muitas vezes dessa opinião, a presença da madarose causa sérios conflitos que prejudicam sua atividade normal.

As pálpebras podem ser o local de instalação de hansenomas e nódulos de eritema nodoso hansênico. A resolução dessas inflamações crônicas e agudas, respectivamente, pode alterar a posição da borda palpebral, invertendo ou evertendo-a, e levando ao entrópio ou ectrópio, respectivamente. O entrópio posiciona os cílios contra a conjuntiva e a córnea (triquíase), gerando um fator traumático repetitivo para essas estruturas. Os traumas causam desde conjuntivite não infecciosa até lesão do epitélio corneano (ulceração)[15-17].

O ectrópio everte a região do ponto (puncta) dos canalículos lacrimais, impede a drenagem lacrimal, provocando a estase e o extravasamento – epífora (lacrimejamento contínuo). A estase lacrimal é um campo fértil para a proliferação de bactérias, predispondo à instalação de conjuntivites infecciosas e úlceras de córnea infectadas.

A lágrima é formada pela glândula lacrimal e possui componentes como o muco, produzido pelas células conjuntivais, e os lipídeos, produzidos pelas glândulas do tarso palpebral; são importantes para aumentar a aderência lacrimal à superfície do olho. Nas conjuntivites graves, a lágrima está alterada em sua composição, perdendo a eficiência de suas funções[15,16].

O saco lacrimal pode ser infectado sempre que a sua drenagem para a fossa nasal esteja prejudicada. Esse fato é encontrado em duas situações na hanseníase: na paralisia dos músculos orbiculares do olho, que funcionam bombeando o esvaziamento do saco para a fossa nasal, e na obstrução do ducto nasolacrimal, quando existe o colapso (ou desabamento) do nariz, em que o canal intra-ósseo fica distorcido e deformado. As infecções no sacro lacrimal denominam-se dacriocistites[15-17]. Ao se pressionar esse saco, encontra-se intensa produção de secreção purulenta e, como são infecções graves, devem ser tratadas prontamente.

Inflamações no Bulbo

Nos indivíduos virchovianos e dimorfos, os bacilos atingem a região ocular por via hematogênica, e podem se localizar na conjuntiva e desenvolver hansenomas. Podem ser encontrados na córnea, por meio do crescimento nos nervos corneanos.

Verifica-se o envolvimento de todas as estruturas do olho, principalmente nos períodos reacionais: conjuntivites, ceratites, uveítes, iridociclites. Como conseqüência das alterações do fluxo do humor aquoso na câmara anterior do olho, desenvolve-se a hipertensão dessa estrutura – o glaucoma secundário – uma situação gravíssima, embora pouco freqüente[13,15,16,18].

Inflamação nas Estruturas Nasais

A hanseníase V lesa as mucosas da boca e vias aéreas superiores. Na mucosa nasal, principalmente na porção anterior do septo nasal, há infiltração específica e mesmo a formação de hansenomas. Estes podem se ulcerar ou exulcerar, formando crostas. A congestão vascular, a infiltração e as crostas provocam a obstrução nasal e bastante desconforto para o paciente. Depois, provavelmente pelo prejuízo da nutrição da cartilagem e pela ação de outras bactérias, que não o *Mycobacterium leprae*, ocorrerá o aumento da ulceração e perfuração do septo nasal e, conseqüentemente, progressivo desabamento da pirâmide nasal, causando vários tipos de deformidades no nariz.

Leishmaniose, sífilis e neoplasia podem causar deformidades no nariz, mas, do mesmo modo que a madarose, constituem, também, para muita gente, um sinal típico da hanseníase.

Além dos distúrbios funcionais relacionados à respiração, ao sono e à fala, as lesões do nariz causam prejuízos estéticos e sociais a esses pacientes.

AGRAVOS NO MEMBRO SUPERIOR

Mãos

A mão realiza essencialmente a função de preensão, que pode ser exercida de várias maneiras, mas duas são as mais significativas. A preensão grossa está relacionada ao envolvimento de objetos na palma das mãos com os dedos II, III, IV e V, de um lado e o polegar do outro[19-21]. Ela é empregada para segurar os instrumentos pesados de trabalho, como martelo, pá, enxada e outros. A preensão fina se realiza com as extremidades dos dedos I, II, III, principalmente[19-21]. Consiste na oposição da polpa do polegar à polpa dos demais dedos, segurando pequenos objetos (caneta, agulha, chaves e outros).

Os músculos intrínsecos da mão são predominantes em funções neurológicas finas, de maior coordenação; os extrínsecos, em funções em que a força é preponderante[19-21].

As deformidades mais características da mão na hanseníase são decorrentes de causas neurogênicas: as mutilações e as *garras*. As primeiras, causadas por distúrbios sensitivos, e as últimas, por paralisia da musculatura intrínseca[22].

Deficiências Neurogênicas

Distúrbios Sensitivos

A sensibilidade da mão é resultado da inervação do ulnar, mediano e radial superficial.

As lesões do ulnar no cotovelo e do radial superficial no punho, muito freqüentes na hanseníase, precedem a do mediano no punho[21].

A sensibilidade tátil pode ser avaliada utilizando o conjunto de monofilamentos de Semmes-Weinstein. A percepção do monofilamento de 4g, codificado em vermelho, na palma da mão, significa perda da sensibilidade protetora. A perda dessa sensibilidade traz o risco de acidentes durante as atividades cotidianas, ou seja, nos cuidados pessoais, higiene, lazer, esporte e trabalho. Essas atividades são efetuadas com grande automatismo, exigindo informações sensitivas corretas para sua segurança. Sem a orientação espacial, a gnosia tátil e a *predição* da tensão a ser utilizada, os movimentos são realizados quase que *às cegas* na maior parte do dia. Essas mãos, com maior risco de acidentes, apresentam, com freqüência queimaduras, escoriações e contusões, formando úlceras. As úlceras, quando infectadas, evoluem para infecções mais profundas, atingindo articulações, tendões e ossos.

Por sua vez, as infecções no tecido ósseo causam a destruição deste, e são responsáveis pelas mutilações típicas da mão na hanseníase. A longo prazo, pode ocorrer a perda de falanges e até dos dedos. O fator que mantém essas infecções é a ausência da sensibilidade dolorosa, pois, sem a nocicepção, não haverá a busca do seu alívio.

Em indivíduos com lesões nervosas extensas, pode-se esperar alterações significativas em seu esquema corporal, e grandes áreas corticais e subcorticais de representação somatotópica sensitiva ficam sem receber os estímulos dos neurônios aferentes a essas regiões. Dessa maneira, formam-se imagens corporais distorcidas, com áreas com pouca ou nenhuma aferência discriminativa periférica.

Progressivamente, a evolução lenta das mutilações sem tratamento cumpre a *determinação do esquema corporal subtraído* em nível central, e o reproduz no corpo mutilado, subtraído do paciente com hanseníase (Fig. 145.7).

Distúrbios Motores

Os músculos da mão são inervados também pelos nervos mediano, ulnar e radial. A ordem de acometimento motor difere da do sensitivo: começa no ulnar (localizado no cotovelo), avança para o mediano (no punho) e, por fim, atinge o radial no braço (goteira espiral) ou no cotovelo (arcada de Frohse).

O mediano e ulnar inervam os músculos extrínsecos flexores e o radial – os extrínsecos extensores dos dedos e punho. Somente o mediano e o ulnar inervam os intrínsecos (o ulnar a inerva a maioria deles, e o mediano, parte dos músculos da região tenar e médio palmar).

O lado mediano da mão realiza as funções mais precisas e complexas, e o polegar é o maior protagonista destas. Na presença de lesão do nervo mediano, encontram-se desde perda de força parcial para abdução e oponência do polegar até a sua ausência, todas acompanhadas de atrofia da região tenar. Com essas alterações, as preensões ficam prejudicadas, em especial a fina, e são realizadas somente pela ação dos músculos extrínsecos. A preensão fina será realizada por meio da função do flexor longo do polegar, em que a polpa se opõe à face mediana do indicador, denominando-se preensão em chave (Fig. 145.8).

O comprometimento do nervo ulnar produzirá alterações da adução do polegar e instabilidade da articulação interfalangeana proximal (AIFP) às preensões finas com resistência. A região tenar também apresentará hipotrofia. Um dos sinais característicos é o de Froment, que é a preensão de uma folha de papel resistida, e muito utilizado para se avaliar a função dos músculos inervados pelo ulnar nessa região. Clinicamente, observa-se a flexão da articulação interfalangeana do polegar, quando é aplicada resistência à adução ou oponência[19-21].

Nas regiões médio palmar e dorsal da mão, atuam os músculos interósseos e os lumbricais, tendo funções isoladas e simultâneas. As funções isoladas dos interósseos são a lateralidade digital do II ao V dedos, abdução e adução, bem como a estabilidade em flexão das articulações metacarpofalangeanas (AMF) à pinça forte (*beliscão forte*, por exemplo), firmando os extensores sobre as cabeças metacarpais durante a flexão completa destes. As funções simultâneas dos interósseos e lumbricais são, principalmente, o posicionamento dos dedos na posição funcional da mão, a flexão das AMF e a extensão das articulações interfalangeanas (AIF), também chamada posição intrínseca (Fig. 145.9).

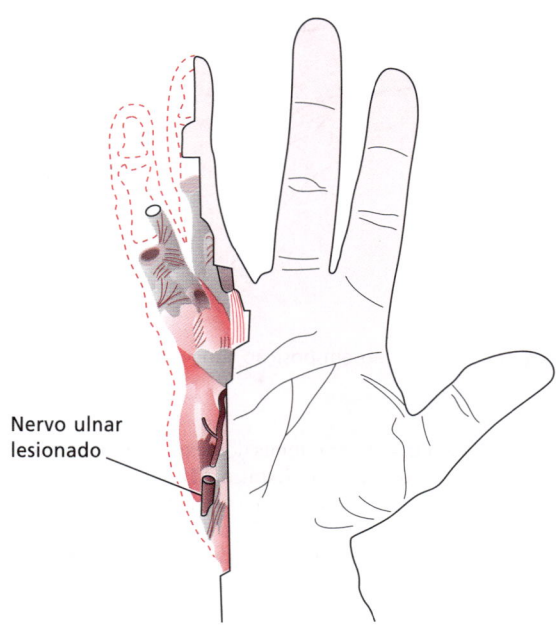

Figura 145.7 – Esquema de mão com perda da inervação ulnar no punho e sua representação sensorial para a pessoa portadora dessa lesão. As áreas pontilhadas representam perda de sensibilidade superficial; as áreas com falta de estruturas ósseas e ligamentares representam a perda da sensibilidade profunda.

As funções de ambos os músculos realizam o início da flexão da falange proximal durante a flexão digital completa e bloqueio da hiperextensão da AMF, estendendo as AIF. Nessa função, a ação dos lumbricais é predominante.

Em lesões dos nervos ulnar e mediano, esses músculos intrínsecos apresentam perdas de força, podendo a mão assumir a *postura em garra*, decorrente da ação de músculos extrínsecos, sem a presença *reguladora* dos intrínsecos. Os extensores dos dedos não estendem as falanges distais e médias, pois agem nas falanges proximais, estendendo as AMF

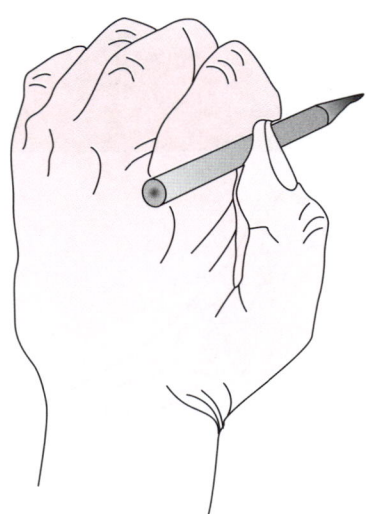

Figura 145.8 – Desenho esquemático da preensão em mão com paralisia do mediano-ulnar.

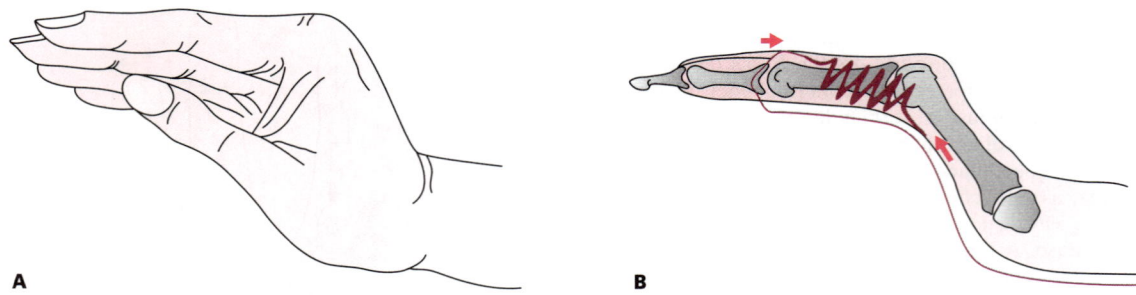

Figura 145.9 – (A) Mão em posição funcional. (B) Esquema da função do músculo lumbrical durante a posição funcional.

sem a ação dos intrínsecos; o tônus do flexor profundo dos dedos acentua a flexão da falange distal e AIF (Fig. 145.10).

Na mão em *garra*, a preensão grossa sofre redução de sua capacidade, com aumento dos riscos de traumatismo. Ao se flexionar completamente os dedos durante a preensão, invertem-se os tempos de flexão articular, e o início desta passa a ser nas articulações interfalangeanas distais (AIFD) e, por último, nas AMF. Assim, há uma diminuição da capacidade de envolver objetos, e acentuam-se as pressões na cabeça dos metacarpais e extremidades dos dedos[19-21].

Na lesão do nervo ulnar, encontra-se alteração da abdução e adução do II ao V dedos, e garra do IV e do V dedos; na lesão do nervo mediano, garra do II e III dedos.

A região hipotenar tem músculos inervados exclusivamente pelo nervo ulnar. Pode-se encontrar distúrbios de abdução, flexão e oponência do V dedo e, por conseguinte, redução da força de preensão grossa. Isso dificulta a adaptação da superfície palmar aos objetos envolvidos, reduzindo a região da palma em efetivo exercício da preensão; ficam prejudicadas as preensões de cabos de objetos pesados, como martelos e machados. Nas funções de força e movimento, que usam martelos ou machados, a área de apoio palmar é menor e a preensão dos cabos, mais fraca e instável. Esta instabilidade pode ocasionar acidentes e traumas graves.

Nas mãos em garra, há uma falta de extensão das articulações interfalangeanas, principalmente a proximal. A falta de toda a excursão desse movimento (desuso) produz as limitações em flexão das AIFP, assim como a ausência ou redução do movimento de abdução do polegar e retração do primeiro espaço interósseo. As partes moles (pele, tendões, cápsula articular) são inicialmente comprometidas e posteriormente levam as articulações a tornarem-se rígidas – anquiloses – por posicionamento anormal das superfícies articulares, isto é, por subluxações.

Conseqüências das Inflamações na Mão

As mãos estão sujeitas aos processos inflamatórios agudos das reações de eritema nodoso, os quais podem ser tão disseminados ao ponto de comprometerem os ossos, tendões, articulações, músculos, ligamentos e tecido celular subcutâneo. A inflamação universal da mão se constitui em uma situação clínica, denominada, por vários autores, mão reacional[17,19,21,23]. As mãos apresentam-se edemaciadas, com artrites e tenossinovites, e podem evoluir para osteítes específicas com perda de tecido ósseo. A ocorrência de fraturas espontâneas, a longo prazo, pode produzir o encurtamento dos dedos.

Miosites em músculos intrínsecos produzem a deformidade dos dedos conhecida como *pescoço de cisne*. As cicatrizes produzem retrações desses músculos, levando à função intrínseca acentuada.

Inflamações no dorso das articulações podem deslocar ou afrouxar a bandeleta central do tendão do extensor comum dos dedos. Essa lesão causa o deslocamento ventral das bandeletas laterais e a passagem da AIFP por entre elas, daí o nome de deformidade em casa de botão.

Essas deformidades também são freqüentes em outras doenças inflamatórias, como as reumáticas, nos traumas e nas infecções secundárias[17,19]. Outras deformidades distintas podem ocorrer, dependendo das estruturas acometidas, mas não adquirem padrões especiais, e variam a cada caso.

AGRAVOS NO MEMBRO INFERIOR

Pé

Os pés suportam o peso corporal na postura em pé e estática, bem como aceleram e freiam o corpo durante o caminhar e a corrida. Sofrem, portanto, pressões e intensas forças de deformação tecidual, tornando-os maiores alvos das lesões produtoras das deficiências mais graves e incapacitantes da hanseníase.

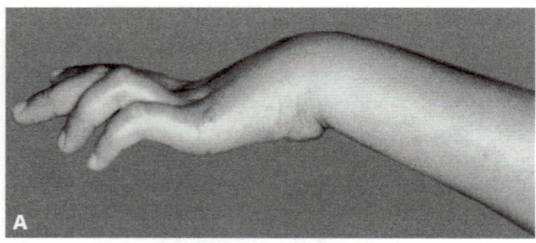

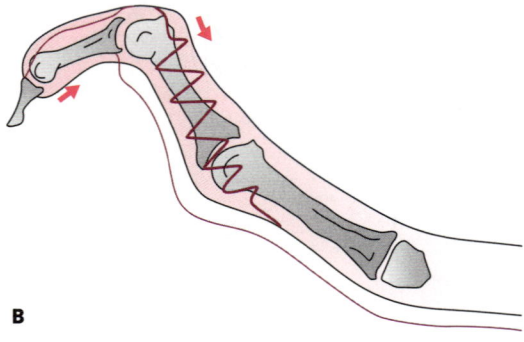

Figura 145.10 – (A) Mão em garra, com paralisia ulnar. (B) Músculos lumbricais sem ação na garra do dedo.

Deficiências Neurogênicas
Perdas Motoras

O nervo fibular pode ser comprometido em seus ramos profundo e superficial. Quando só o ramo profundo está alterado, tem-se o comprometimento dos músculos: tibial anterior, extensor longo do hálux e extensor longo dos dedos. A perda da força de contração desses músculos reduz ou impede a função de dorsoflexão do pé e extensão dos dedos. Haverá uma alteração das fases da marcha. O toque do calcâneo, no início da fase de apoio de marcha, será realizado no antepé. Há perda da força de impulsão da marcha, pela perda da flexão dorsal no toque de calcâneo. A fase de desprendimento do hálux também é feita com apoio no antepé. Dessa forma, toda a fase de apoio de marcha é realizada no antepé, causando sobrecarga nesta região. O joelho se eleva mais que o normal para que o pé se afaste do solo e realize a fase de passagem. A marcha terá um padrão característico, chamado *marcha escarvante*.

Ao surgirem as paralisias, as conseqüências secundárias se iniciam, com as alterações decorrentes do desuso, a dificuldade ou a perda de parte das amplitudes de movimento da articulação do tornozelo. Como a amplitude de movimento não é completada no sentido de dorsoflexão, as estruturas posteriores do tornozelo vão se retraindo (pele, tecido subcutâneo, cápsula articular e o tendão do calcâneo [de Aquiles]). Como o sóleo e o gastrocnêmio são potentes antagonistas e raramente se lesionam, eles acentuam a instalação dessas retrações. As retrações das estruturas posteriores do tornozelo limitam a dorsoflexão de forma mecânica e lentamente vão posicionando o pé em flexão plantar até a rigidez do tornozelo, deformidade chamada eqüinismo.

Quando a articulação perde significativamente os seus movimentos, formam-se ligações ósseas interarticulares e intra-articulares produtoras de anquiloses. Existindo o comprometimento dos músculos eversores, há retrações nas estruturas mediais do tornozelo, com predomínio da ação dos inversores, principalmente do músculo tibial posterior. O pé se posicionará em inversão, podendo tornar-se rígido ou anquilosante na posição em varo do tornozelo.

Quando a lesão atinge o tronco do nervo fibular, ocorrem ambas as deformidades que constituirão o pé eqüinovaro.

O nervo tibial é freqüentemente comprometido, concomitante ou isoladamente, em seus ramos plantar medial e lateral, no canal do tarso. O ramo plantar medial inerva todos os músculos do hálux, inclusive o primeiro lumbrical e o flexor curto dos dedos. O plantar lateral inerva os demais músculos intrínsecos do pé, os lumbricais dos II, III, IV e V dedos, os interósseos dorsais e plantares, bem como os músculos do V dedo.

As perdas dos músculos lumbricais e interósseos causam um desequilíbrio da ação dos músculos extrínsecos, extensores e flexores dos dedos. Semelhante à mão, os dedos adquirem a postura em *garra*, ou seja, extensão das AMF e flexão das AIFP e AIFD. A lesão do plantar lateral é responsável pela garra dos dedos II, III, IV e V; a lesão do plantar medial, pela garra do dedo I.

O plantar medial inerva os músculos do hálux, e a sua alteração traz a perda de função do abdutor desse dedo, induzindo o desvio lateral do hálux, uma deformidade em *hallux valgus*.

As deformidades das articulações metatarsofalangeanas se desenvolvem no dorso do pé. Há limitação de flexão dessas articulações e podem ocorrer até subluxação destas. As estruturas plantares, ao contrário, se estiram e o coxim fibroadiposo da cabeça dos metatarsianos se anterioriza, deixando as cabeças dos metatarsianos e articulações metatarsofalangeanas desprotegidas. As articulações interfalangeanas desenvolvem retrações nas estruturas plantares e evoluem para rigidez de suas articulações, formando a garra *rígida*.

Perdas Sensitivas (Úlcera Plantar)

As lesões dos nervos fibular e tibial acarretam perdas sensitivas em todo o pé e, entre elas, a mais grave, é a da região plantar, relacionada ao nervo tibial. A região plantar recebe todas as forças resultantes do peso corporal. Na postura estática, a pressão recai sobre ambos os pés, no calcanhar, base do 5º metatarsiano, cabeça dos metatarsianos e base do hálux. Dinamicamente na marcha ou corrida, há os mesmos pontos de suporte de pressão, com os seguintes agravantes:

- Durante a marcha, cada pé suporta o peso todo durante a fase de passagem do membro inferior contralateral.
- O calcanhar sofre a tensão da desaceleração na fase calcanhar-solo.
- O antepé sofre todas as tensões da fase de propulsão[20,24].

Com a diminuição da sensibilidade protetora da região plantar, definida como insensibilidade a monofilamentos de Semmes-Weinstein de até 4g de pressão (monofilamento vermelho-escuro), surge o risco das úlceras plantares, que se acentua quando a pessoa não apresenta sensibilidade ao teste com o monofilamento de cor laranja (10g). As úlceras plantares são ferimentos crônicos localizados nos pontos de maior pressão (referidos anteriormente) e 70 a 80% delas ocorrem no antepé[20]. Possivelmente, isso ocorre pelo retropé ter perda tardia da sensibilidade e pelo antepé ser o responsável pela fase de propulsão em que o maior número de forças mecânicas atua durante a marcha.

Os três aspectos de especial interesse para o entendimento da úlcera plantar inicial são apresentados a seguir.

Tensões de Cisalhamento e Deformações Teciduais

A pressão exercida no tecido subcutâneo plantar, na postura estática em pé, é em torno de 532mmHg, ao redor de 4 vezes a pressão sistólica, e portanto é capaz de colabar as arteríolas e causar isquemia de maneira semelhante aos processos isquêmicos das escaras de decúbito. Para as atingir, porém, isquemia com anoxia tecidual e necrose seriam necessários períodos prolongados, maiores que 2h, ou seja bastante tempo na postura em pé, sem nenhum movimento, o que é pouco provável de ocorrer na vida diária. Portanto, esse mecanismo, não é importante na fisiopatologia da úlcera plantar como é na formação das escaras de decúbito[25].

Forças mecânicas mais violentas e de natureza repetitiva ocorrem com maior intensidade no antepé, na fase de propulsão. Nessa fase, as articulações interfalangeanas fletem-se fortemente, fixando os dedos no solo, e o tríceps realiza a flexão plantar, empurrando o antepé contra o solo e, consequentemente, levantando o calcanhar do chão. As AMF se hiperextendem abruptamente, movimentando todas as estruturas subepidérmicas do antepé, enquanto aumenta a sua fixação ao solo, bem como a pressão recebida. Todos esses tecidos subepidérmicos sofrem extrema tensão e até uma deformação rápida, repetidamente, produzindo sofrimento tecidual. Esse tipo de tensão, resultado das forças perpendiculares e tangenciais aos tecidos, com complexos vetores de forças finais de múltiplos componentes, é denominado tensão de cisalhamento[22,25].

Os primeiros sinais de sofrimento tecidual são calor, eritema e edema – a inflamação. O aumento de temperatura é o sinal mais precoce e pode ser sentido pelo examinador, comparando-se com as outras áreas plantares. Progressivamente, podem se desenvolver bolhas subepidérmicas, bolhas hemorrágicas e hematomas e, quando há ruptura da pele, forma-se a úlcera plantar inicial. Existindo a deformidade dos dedos em garra, essas tensões nos tecidos se multiplicam na cabeça dos metatarsianos[26]. Essas tensões exageradas estimulam a formação de calosidades, que, até um certo grau, são protetoras, mas, quando se hipertrofiam, provocarão aumento das tensões de cisalhamento nos tecidos.

Calosidades

São espessamentos da camada de queratina, em reposta às tensões existentes nas áreas plantares de proeminências ósseas, as quais suportam maiores pressões. Os calos espessos e localizados são perigosos fatores predisponentes de úlceras plantares. Causam traumas contusos, como se o seu portador estivesse andando com uma pedra dentro do calçado, e acentuam as pressões locais, constituindo-se em fatores traumáticos repetitivos durante a marcha. Disto resulta a área equimótica – necrótica – na superfície da calosidade, que acaba se ulcerando. É por isso que as úlceras tróficas plantares (mau perfurante plantar) apresentam uma borda calosa característica (Fig. 145.11).

Traumas

Traumas contusos, com ou sem fratura, traumas cortoperfurantes e queimaduras por fricção ou contato com objetos quentes, ou mesmo com o solo, freqüentemente ocorrem, formando também as úlceras plantares iniciais.

O mais grave em tudo isso é a continuidade dos fatores causais pelo uso do membro lesado sem o cuidado do tratamento, pois não há o incômodo protetor da sensação dolorosa. As úlceras plantares tornam-se crônicas e adquirem infecções que, se não forem tratadas, se propagam para estruturas contíguas, produzindo bacteremias e até septicemias mais graves.

Infecções Secundárias

As infecções em soluções de continuidade da pele são um assunto à parte na fisiopatogenia das deficiências na hanseníase, em razão de sua gravidade e dificuldade de manejo. Podem desenvolver-se quadros toxêmicos conseqüentes a bacteremias provindas do foco de infecção. As alterações imunológicas provocadas pela infecção crônica estão em estreita relação com o desenvolvimento da amiloidose renal secundária, e essa infecção ainda pode concorrer para a formação de neoplasias na região plantar[27].

Os agentes patogênicos são muitas vezes de agressividade elevada, provocando destruição de tecidos, subcutâneo, ligamentos e ossos, causando osteomielites graves. Dentre os agentes etiológicos, se destacam o *S. aureus, Pseudomonas* sp. e *Proteus mirabilis*[8].

A destruição e o enfraquecimento crônicos do tecido ósseo, somados a mais traumas das atividades diárias, marcha e corrida, com fraturas ósseas, levam às mutilações características da hanseníase avançada. Há o encurtamento dos dedos e do próprio pé, e até desabamento dos arcos longitudinais, tornando a planta toda plana, com proeminências ósseas neoformadas no médio pé, caracterizando o chamado "pé em bote" ou "em mata-borrão"[13,20,25,26].

Perdas Neurovegetativas

A ruptura do arco reflexo vascular leva a um regime de anóxia tecidual relativa, pois a circulação não acomoda as necessidades de momento dos tecidos, tornando mais lenta a mobilização das células de defesa e a reparação dos tecidos.

A anidrose decorrente da desnervação das glândulas sudoríparas torna a planta seca, e a sua camada córnea dura e espessa fica suscetível ao rompimento. As *rachaduras* plantares ou fissuras são muito comuns e freqüentemente são portas de entradas de agentes infecciosos.

Artropatia Neurotrófica do Tarso

Os traumas, por si só, também podem alterar a estrutura dos pés insensíveis, sem infecções secundárias. Os pés neuropáticos têm articulações instáveis pela perda motora existente e insensibilidade articular, ou seja, sem a sensibilidade profunda. Sem a proprioceptiva, eles se tornam mais sujeitos aos traumas diretos, contusões, entorses, fraturas, pequenas lesões ligamentares e mesmo lesões intra-articulares, que podem passar despercebidas pelas pessoas com neuropatia periférica e se repetirão sem que estas tenham sido curadas, perpetuando as agressões articulares.

Quando há lesão do nervo fibular, que inerva as articulações tibiotársica e subastragalina, bem como as outras articulações do médio pé, a articulação do tornozelo está sujeita a artropatias neurotróficas. Portanto, a lesão do nervo fibular está para a artropatia neurotrófica do tarso, assim como a lesão do tibial está para a úlcera plantar[13,20]. Além do fator insensibilidade articular, que por si só causa artropatias, pois na lues a artropatia de Charcot cursa sem paralisia, a instabilidade causada pela paralisia do tibial anterior e/ou fibular aumenta a possibilidade de entorses do tornozelo e conseqüentes traumas articulares. Se não for tratada logo no início, evoluirá desde o derrame articular traumático ao derrame hemorrágico com microfraturas articulares. As fraturas se multiplicam, levando à desintegração dos ossos e articulações; a neoformação do tecido ósseo produzirá novas pseudo-articulações bizarras (Fig. 145.12, *A* e *B*).

Os tornozelos ficam volumosos, com temperatura articular elevada e instável. As estruturas ósseas ficam ligadas de forma frouxa entre si, formando eventualmente o chamado *saco de ossos*. Nesses casos, os pés também adquirem a forma de "pé em mata-borrão", mas sem o componente infeccioso citado anteriormente; é uma deformidade severa, de tratamento prolongado, complexo e pouco conhecido pela equipe de profissionais que cuidam desses pacientes.

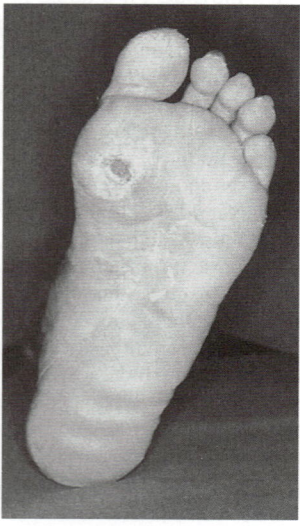

Figura 145.11 – Pé com úlcera plantar na cabeça do primeiro metatarsiano.

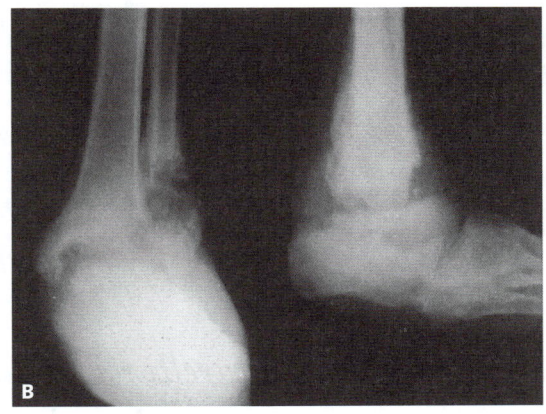

Figura 145.12 – (A) Esquema do pé com artropatia neurotrófica. (B) Imagem radiológica da artropatia neurotrófica do tornozelo.

Deficiências Causadas pelas Inflamações no Membro Inferior

Os pés, da mesma maneira que as mãos, também sofrem processos inflamatórios generalizados, podendo apresentar as mesmas deformidades descritas para a mão. Quando apresentam comprometimento ósseo específico, são suscetíveis à fratura espontânea, em maior grau que as mãos, pelas suas próprias características funcionais.

As reações de eritema nodoso podem ulcerar e, quando ocorrem ulcerações generalizadas, aquelas próximas ou ao redor de articulações, como joelho ou tornozelo, dão origem a cicatrizes extensas e limitantes de movimentos. Assim, se observam deformidades em flexão do joelho ou em dorsoflexão ou flexão plantar do tornozelo, pés eqüinos ou pés calcâneos rígidos decorrentes de imobilização inadequada na fase inflamatória aguda, fazendo com que, quando ocorre cicatrização das úlceras, haja manutenção das articulações em posições pouco funcionais, próprias do paciente acamado[13,20].

REFERÊNCIAS BIBLIOGRÁFICAS

1. VIRMOND, M. A hanseníase como doença de baixa prevalência. *Hansen. Int.*, v. 20, n. 2, p. 27-35, 1995.
2. OPROMOLLA, D. V. A. Manifestações clínicas e reações. In: OPROMOLLA, D. V. A. et al. *Noções de Hansenologia*. Bauru: Centro de Estudos Dr. Reynaldo Quagliato, 2000. p 51-58.
3. JOB, C. K. Nerve damage in leprosy. In: XIII LEPROSY CONGRESS. *Int. J. Leprosy*, v. 57, p. 532-539, 1989.
4. SPIERINGS, E.; DE BOER, T.; WIELES, B. et al. Mycobacterium leprae-specific, HLA cass II-restricted killing of human Schwann cells by CD4+ Th1 cells: a novel immunopathogenic mechanism of nerve damage in leprosy. *J. Immunol.*, v. 166, p. 5883-5888, 2001.
5. GARBINO, J. A. Neuropatia hanseniana, aspectos fisiopatológicos, clínicos, dano neural e regeneração. In: OPROMOLLA, D. V. A. et al. *Noções de Hansenologia*. Bauru: Centro de Estudos Dr. Reynaldo Quagliato, 2000. p. 79-89.
6. GARBINO, J. A. Manejo clínico das diferentes formas de comprometimento da neuropatia hanseniana. *Hansen. Int.*, sp. iss., p. 93-99, 1998.
7. DE FARIA, C. R.; SILVA, I. M. Electromyographic diagnosis in leprosy. *Arq. Neuropsiquiat.*, v. 48, n. 4, p. 403-413, 1990.
8. GARBINO, J. A. Eletroneuromiografia em hanseníase. In: DUERKSEN, F.; VIRMOND, M. *Cirurgia Reparadora e Reabilitação em Hanseníase*. Bauru: ALM International, p. 93-104, 1997.
9. MARQUES JR., W. Leprosy neuropathy. *Advanc. Clin. Neurophysiol. (Suppl. Clin. Neurophysiol.)* v. 54, p. 91-96, 2002.
10. DUERKSEN, F. Comprometimento neural em hanseníase. In: DUERKSEN, F.; VIRMOND, M. *Cirurgia Reparadora e Reabilitação em Hanseníase*. Bauru: ALM International, p. 60-67, 1997.
11. JUNQUEIRA, L. C. U.; MONTES, G. S.; NETO, E. A. et al. The collagen of permanently damaged nerves in human leprosy. *Int. J. Leprosy*, v. 48, p. 291-297, 1980.
12. VAN BRAKEL, W. H. *Peripheral Neuropathy in Leprosy: The Continuing Challenge*. Utrechy, 1994. 217p. Thesis – Universiteit Utrecht, Faculteit Geneeskunde.
13. GARBINO, J. A.; OPROMOLLA, D. V. A. Fisiopatogenia das deficiências físicas em hanseníase. In: OPROMOLLA, D. V. A.; BACCARELLI, R. *Prevenção de Incapacidades e Reabilitação em Hanseníase*. Bauru: Centro de Estudos Dr. Reynaldo Quagliato, 2003. p. 13-24.
14. PAVITHRAN, K. Palatal palsy in a case of lepromatous leprosy. *Lepr. Rev.*, v. 5, p. 248-252, 1994.
15. JOFFRION, V. C. The eye at risk Hansen's disease. *The Star*, v. 47, n. 2, p. 6-7, 1989.
16. JOFFRION, V. C. The eye at risk Hansen's disease. *The Star*, v. 48, p. 8-9/13-15, 1989.
17. RODRIGUES, A. L. et al. *Manual de Prevenção de Incapacidades*. Brasília: Fundação Nacional de Saúde, 1997. 125p.
18. ORÉFICE, F.; CAMPOS, N. R. Hanseníase. In: ORÉFICE, F.; BELFORT JR., R. *Uveites*. São Paulo: Roca, 1987. p. 465-472.
19. DUERKSEN, F.; VIRMOND, M. C. L. A mão em hanseníase. In: PARDINI JR., A. G. *Cirurgia da Mão: lesões não traumáticas*. Rio de Janeiro: Médica e Científica, 1990. cap. 13, p. 281-321.
20. GARBINO, J. A. *Gênese das Incapacidades em Hanseníase*. Bauru: Instituto Lauro de Souza Lima, 1991. 32p.
21. DUERKSEN, F.; VIRMOND, M. C. L. Fisiopatologia da mão em hanseníase. In: DUERKSEN, F.; VIRMOND, M. C. L. *Cirurgia Reparadora e Reabilitação em Hanseníase*. Bauru: ALM International, 1997. p. 199-209.
22. BRAND, P. W. et al. *Sensory Desnervation: a study of its cause its prevention in leprosy and of the management of insensitive limbs*. Carville: US Public Health Service Hospital, 1970. 110p.
23. PERNAMBUCO, J. C. A. Osteoartropatia. In: OPROMOLLA, D. V. A. et al. *Noções de Hansenologia*. Bauru: Centro de Estudos Dr. Reynaldo Quagliato, 2000. p. 73-77.
24. SAAD, M.; BATISTELLA, L. R. *Análise de Marcha: manual do CAMO-SBMFR*. São Paulo: Lemos, 1997. 190p.
25. FRITSCHI, E. P. Ulcers of the foot and their sequelae. In: FRITSCHI, E. P. *Surgical Reconstruction and Rehabilitation in Leprosy*. 2. ed. New Delhi: Leprosy Mission, 1984. p. 182-226.
26. DUERKSEN, F. Úlceras plantares. In: DUERKSEN, F.; VIRMOND, M. C. L. *Cirurgia Reparadora e Reabilitação em Hanseníase*. Bauru: ALM International, 1997. p. 275-292.
27. FLEURY, R. N.; OPROMOLLA, D. V. A. Carcinoma in plantar ulcers in leprosy. *Lepr. Rev.*, v. 55, p. 369-378, 1984.

CAPÍTULO 146

Avaliação e Monitoração das Deficiências

Rosemari Baccarelli • Lúcia Helena S. Camargo Marciano • José Antonio Garbino

INTRODUÇÃO

A neuropatia da hanseníase caracteriza-se pela evolução lenta e expressão clínica variada, que exige um acompanhamento competente. Este deve prover informações as mais precisas possíveis sobre o estado neural, para a tomada de decisões diante dos sintomas dolorosos ou perda da função neural. O método empregado deve ser de fácil utilização na rede pública, assim como seus achados devem ser reconhecidos pelos médicos responsáveis, para medidas terapêuticas coerentes.

No que tange a este capítulo, trata-se de resgatar a responsabilidade da equipe de saúde em realizar o diagnóstico precoce das neuropatias, por meio da avaliação neuromusculoesquelética. Evidentemente, a avaliação restrita, neste capítulo, tem objetivos didáticos e deve ser compreendida como uma parte do exame completo do paciente.

- Anamnese (levantamento das queixas, localização, início, duração e periodicidade dos sintomas).
- Exame físico (observação geral e inspeção; palpação da pele e dos nervos; exames das articulações, da sensibilidade cutânea e da força muscular).

Claro está que essas avaliações somente terão sentido se forem acompanhadas da elaboração e aplicação do plano terapêutico, bem como das modificações do programa de tratamento, de acordo com as mudanças nos sinais e sintomas.

AVALIAÇÃO

A avaliação do paciente deve ser um processo contínuo, em particular nos casos com risco de desenvolver comprometimento neural ou em que esse quadro já está em tratamento. Após a avaliação inicial, portanto, os sinais e sintomas deverão ser verificados periodicamente, durante e após o tratamento medicamentoso.

Registro dos Dados

Ao avaliar o paciente, é importante registrar os dados coletados, de forma objetiva e precisa, pois estes serão utilizados como parâmetro de comparação ao longo do tratamento, podendo, inclusive, indicar a necessidade de realizar modificações no plano de tratamento[1]. Esse plano deverá ser objetivo, viável e elaborado a partir do resultado da avaliação, em conjunto com o paciente e devidamente registrado.

Anamnese

Durante a avaliação, pede-se ao paciente para relatar a queixa, dando-lhe a oportunidade de se referir a todos os aspectos que considere importantes. Em seguida, ele deverá ser questionado sobre os sintomas – como é a dor, a dormência etc., bem como sobre a localização desses problemas, duração e caracterização.

O conhecimento da fisiopatologia da doença é muito importante para correlacionar as queixas do paciente com o quadro clínico. Exemplificando, a fraqueza dos músculos intrínsecos da mão, combinada com a ausência de dor, poderá estar relacionada à neuropatia crônica (*silenciosa*).

Cabe, ainda, ao examinador, identificar quanto cada uma das queixas do paciente afeta as suas atividades da vida diária, profissional e de lazer. De igual modo, é necessário investigar as interferências desses problemas no plano psicossocial do paciente, visando, no momento oportuno, orientá-lo sobre a doença e suas complicações, alternativas de tratamento e resultados esperados.

Exame Físico

Observação

O exame físico inicia-se com a observação geral da atitude do paciente em relação a como ele se posiciona; se aparenta ter dor; se existem anormalidades óbvias no seu modo de gesticular, andar, pegar objetos etc. De uma forma rápida e natural, pode-se perceber, por exemplo, a existência de garra nos dedos, mão caída e, até mesmo, a possibilidade de alguma dificuldade psicossocial, quando, por exemplo, o paciente mantém suas mãos escondidas durante o levantamento das queixas.

Inspeção

A inspeção refere-se à observação detalhada das partes afetadas. Observam-se:

- Pele, quanto à cor, edema, ressecamento, cicatrizes, calos, úlceras, fissuras, lesões dermatológicas específicas da doença (manchas, nódulos etc.).
- Anexos da pele, em relação à queda ou rarefação de pelos, às condições das unhas.
- Volume da massa muscular das regiões do antebraço e mão, perna e pé; atrofia, hipotrofia ou trofismo normal.

- Posicionamento das mãos, pés e dedos, como, por exemplo, mão caída, pé eqüino (Fig. 146.1), pé eqüinovaro, garra ulnar, garra ulnar-mediano (Fig. 146.2), polegar caído no plano da mão, dedo em casa de botão, dedos do pé em garra etc.
- Reabsorção dos dedos das mãos e dos pés.
- Edema.
- Pálpebras, quanto ao posicionamento, oclusão, piscamento involuntário intermitente e epífora.

Palpação da Pele

Esse exame visa, principalmente, verificar se há edema, hipertermia e ressecamento da pele.

Palpação dos Nervos

O examinador deverá fazer a correspondência entre o tipo de queixa e o local da sua ocorrência, objetivando a identificação de dor espontânea no nervo.

Realiza-se, a seguir, o exame dos nervos por meio de palpação cuidadosa, dispondo as polpas do dedos indicador e médio perpendicular ao trajeto do nervo e deslizando-as longitudinalmente sobre todo o trajeto palpável. Durante esse exame, investigam-se a forma, o volume, a consistência e a mobilidade do nervo, fazendo-se a comparação com o nervo correspondente no lado oposto[2,3].

Quanto à forma do nervo, pode-se encontrar um espessamento cilíndrico uniforme, fusiforme ou em contas de rosário. O aumento do volume do nervo pode ser expresso em cruzes de uma a três, de acordo com a gravidade. A consistência pode ser endurecida ou cística, com líquido ou necrose caseosa nos casos com abscessos de nervo. A mobilidade do nervo poderá estar reduzida no seu leito, durante o movimento articular[2].

Os seguintes nervos devem ser palpados de modo rotineiro[2-4]:

- Nervo ulnar, nos trajetos proximal e distal do nervo, em relação ao sulco ulnar (Fig. 146.3).
- Nervo mediano, entre os tendões dos músculos palmar longo e flexor radial do carpo, proximal ao punho. Normalmente, esse nervo não é palpável.
- Nervo radial, no sulco desse nervo no úmero, localizado no terço médio do braço (Fig. 146.4).
- Nervo radial cutâneo, na borda lateral do rádio, proximal ao punho, prosseguindo no trajeto do nervo para a mão.
- Nervo fibular comum, no trajeto do nervo ao contornar o colo da fíbula (Fig. 146.5).
- Nervo tibial, no trajeto do nervo no túnel do tarso (Fig. 146.6).

Durante o exame dos nervos por meio da palpação, é preciso estar atento a qualquer expressão do paciente que possa evidenciar dor e/ou desconforto. Ao questioná-lo sobre o que sente, deve-se evitar referências à dor, formigamento ou choque, para não influenciar a sua resposta. Por outro lado, qualquer sintoma mencionado pelo paciente deverá ser registrado, buscando-se a correspondência da queixa com o nervo examinado.

Caso não haja dor ao exame, pode-se avaliar o risco de comprometimento dos nervos, colocando-os em condições de estiramento. Para o exame do nervo ulnar, orienta-se o paciente a posicionar os cotovelos em flexão máxima. Para avaliar sinais de compressão no nervo mediano, realiza-se o teste de Phalen. Esses testes são considerados positivos (indicativos de compressão do nervo), quando há referência à dor, formigamento e dormência no local do trajeto do nervo examinado, no decorrer de – ou após – 1min, nas posições mencionadas.

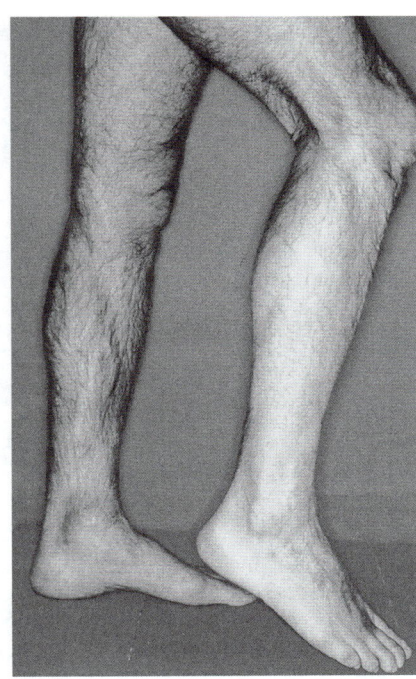

Figura 146.1 – Pé eqüino.

Exame da Amplitude de Movimento Articular

As articulações do punho e dos dedos da mão, tornozelo e dedos do pé devem ser submetidas à exploração da sua mobilidade ativa, para verificar se as amplitudes de movimento articular estão completas ou não. Apenas quando se detecta a perda de amplitude de movimento articular ativo é que se examina passivamente cada uma das articulações comprometidas. Os seguintes movimentos devem ser examinados:

- *Punho*: extensão, flexão, abdução e adução.
- *Carpometacarpal do polegar*: extensão, flexão, adução e abdução.
- *Metacarpofalangeanas e interfalangeanas*: flexão e extensão.
- *Tornozelo*: extensão e flexão, inversão e eversão.

Quando o examinador identificar sinais de reação do tipo eritema nodoso (REN), especialmente na região dorsal dos dedos e do metacarpo e metatarsofalangeanas (edema, hipertermia,

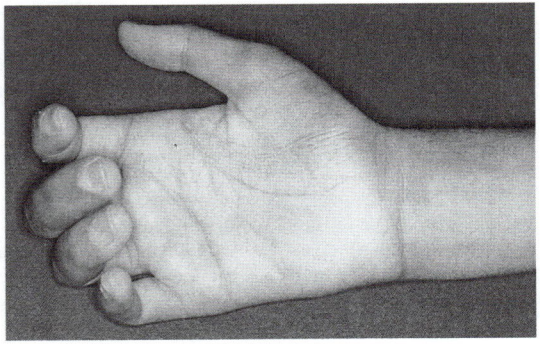

Figura 146.2 – Garra ulnar-mediano.

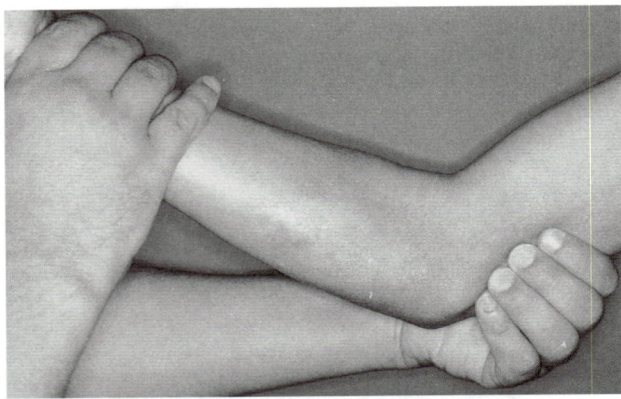

Figura 146.3 – Palpação do nervo ulnar, no trajeto pelo sulco ulnar.

presença de nódulos e/ou placas, mãos e pés dolorosos, dedos em posição antálgica de extensão), deverá suspeitar de envolvimento de estruturas mais profundas, como tendões e músculos. Nesse caso, quando o paciente for solicitado a fletir os dedos da mão ativamente, a pele dorsal poderá ficar isquemiada ou, até mesmo, ocorrer completa impotência funcional[5].

Essa observação clínica indica a necessidade de tratamento urgente com corticosteróides, imobilização (mão em posição intrínseca e pé com tornozelo posicionado a 90°) e cinesioterapia precoce, para evitar a rigidez em extensão nas articulações metacarpofalangeanas, bem como outras deformidades nas interfalangeanas (dedos em casa de botão e dedos em pescoço de cisne). O tratamento para evitar essas complicações baseia-se no equilíbrio entre o repouso em tala e o movimento, por meio de exercícios suaves.

Se houver interesse em resultados precisos, visando realizar tratamento especializado, as articulações são avaliadas identificando-se exatamente a estrutura anatômica comprometida (pele, tendão, estruturas periarticulares). Nesse caso, é recomendável medir os ângulos articulares ativo e passivo, com o goniômetro, para avaliar os resultados do tratamento[6].

Avaliações Sensitiva e Motora

As técnicas de avaliação sensitiva e motora são reconhecidas em todo o mundo pela sua contribuição em monitorar a fun-

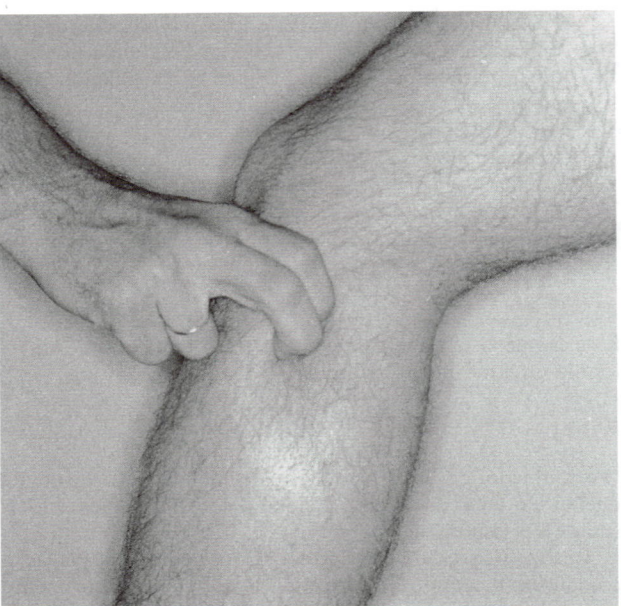

Figura 146.5 – Palpação do nervo fibular comum, no trajeto em que contorna o colo da fíbula.

ção nervosa, diagnosticar as alterações funcionais, estabelecer o prognóstico, orientar o plano terapêutico e avaliar a efetividade da terapia implementada.

O emprego sistematizado e freqüente dos exames motor e sensitivo amplia a resolubilidade diagnóstica e terápica com baixo custo e facilidade de execução. Com essas características, esses exames podem ser usados por pessoas treinadas, em quase todo o mundo, contribuindo para identificar alterações sensitiva e/ou motora insidiosas, de modo acurado, na fase inicial de sua ocorrência, ou seja, quando o tratamento geralmente é mais eficaz.

As pesquisas demonstram que, nas neuropatias compressivas, como é o caso da hanseníase, as fibras sensitivas são mais suscetíveis que as motoras[7]. Considerando que a detecção precoce do dano neural tem grande importância na hanseníase, é necessário priorizar esse método de avaliação da sensibilidade para o diagnóstico precoce do comprometimento neurológico.

A execução dos testes de avaliação da força muscular e de sensibilidade cutânea deve ser sempre precedida pela anamnese.

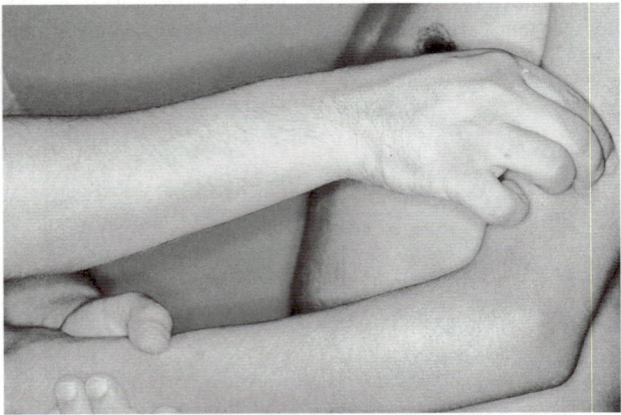

Figura 146.4 – Palpação do nervo radial, no trajeto pelo sulco radial.

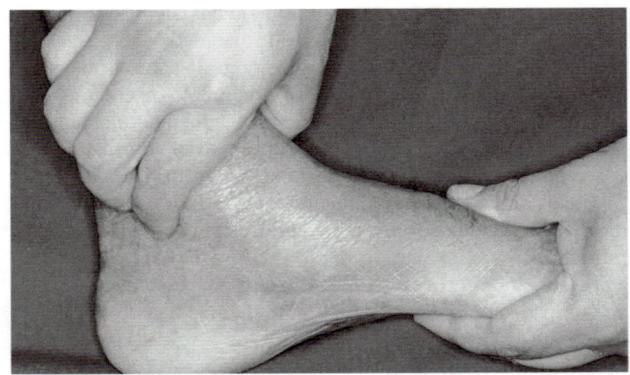

Figura 146.6 – Palpação do nervo tibial, no túnel do tarso.

Os resultados de todas essas avaliações deverão ser analisados em conjunto com os dados obtidos com a avaliação completa do paciente, especialmente quando se pretende utilizá-los para identificar e tratar a neuropatia.

A avaliação da sensibilidade pode ser realizada antes ou depois do exame motor.

Avaliação da Sensibilidade Cutânea

Em hanseníase, a avaliação de sensibilidade é um procedimento indispensável para o diagnóstico e manejo da neuropatia. Atualmente, os monofilamentos de náilon (Semmes-Weinstein) são os instrumentos mais utilizados e confiáveis para avaliar a sensibilidade cutânea (Fig. 146.7).

A escolha do instrumento de avaliação está intimamente relacionada à precisão dos resultados obtidos. No caso dos monofilamentos de náilon (um fio de náilon acoplado a um cabo), existe um controle satisfatório da força que se aplica[8].

Monofilamentos de Náilon (Semmes-Weinstein)

Os monofilamentos de Semmes-Weinstein (SW) são constituídos por fios de náilon de 38mm de comprimento e diâmetros diferentes. São encontrados em conjuntos de 5, 6 e 20 monofilamentos.

Quanto maior o diâmetro do fio, maior será a força necessária para curvá-lo, no momento em que é aplicado sobre a pele. Dessa forma, cada monofilamento está relacionado a uma força específica para curvá-lo, que varia de 0,05 a 300g no conjunto de seis monofilamentos.

A aplicação de estímulos com forças progressivas permite avaliar e quantificar o limiar de percepção do tato e pressão, bem como estabelecer correspondência com níveis funcionais, conforme apresentado na Tabela 146.1[9].

O teste de sensibilidade com os monofilamentos de Semmes-Weinstein é um dos mais confiáveis e válidos em virtude do controle satisfatório sobre a força aplicada. Os resultados obtidos são reprodutíveis nos exames realizados por um mesmo ou por mais de um examinador, nas mesmas condições[10-12].

Principais Áreas Cutâneas a Serem Examinadas e Técnicas de Avaliação

Nos exames de rotina, a avaliação sensitiva pode se restringir aos pontos específicos dos nervos mais acometidos (Figs. 146.8 e 146.9).

Por serem instrumentos que permitem quantificar o nível funcional, os monofilamentos de Semmes-Weinstein são ideais para identificar mudanças sutis da sensibilidade cutânea; portanto, são adequados para diagnosticar precocemente a neuropatia, acompanhar a evolução da função neural, avaliar a necessidade de instituir tratamento e analisar a efetividade da terapia.

Vale mencionar que, ao monitorar a função de um ramo nervoso por esse método, o monofilamento não deverá ser aplicado sobre áreas cutâneas com lesão dermatológica específica da hanseníase. Nesse caso, as informações obtidas estarão relacionadas à condição das terminações nervosas cutâneas, as quais são úteis quando o objetivo do exame é o diagnóstico da hanseníase.

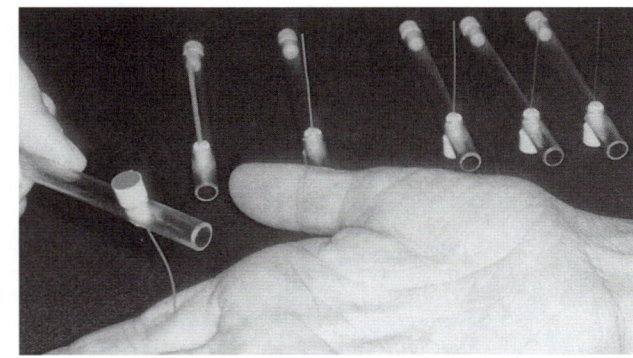

Figura 146.7 – Conjunto de seis monofilamentos de náilon de Semmes-Weinstein, para avaliar a sensibilidade tátil.

Técnica de Aplicação do Conjunto de Seis Monofilamentos. Inicia-se com a aplicação do filamento de 0,05g. Se o paciente sentir esse monofilamento em todas as áreas examinadas, o teste estará concluído, procedendo-se ao registro dos resultados. Na ausência de percepção, aplicar o filamento de 0,2g e, assim, sucessivamente, se necessário. Esse procedimento tem a finalidade de identificar o primeiro monofilamento, cujo estímulo pode ser percebido pelo paciente em cada área examinada.

É importante enfatizar que, quando se obtêm respostas consistentes ao estímulo de um dado monofilamento, não é necessário prosseguir o teste na mesma área com os monofilamentos de maior diâmetro.

Ao executar o teste, os filamentos de 0,05 e 0,2g devem ser aplicados 3 vezes em seguida, em cada área examinada. São filamentos delicados, tornando-se necessário realizar três estímulos seguidos no mesmo local, para garantir que pelo menos um deles alcance a sua força específica. Os filamentos de 2, 4, 10 e 300g são aplicados uma vez durante o teste de cada área. Qualquer que seja o monofilamento utilizado, a sensibilidade de cada área deve ser pesquisada de 2 a 3 vezes, para definir o resultado: 2 vezes, quando houver coincidência de resposta, e 3, quando as duas primeiras respostas não coincidirem.

Registro dos Resultados da Avaliação da Sensibilidade

Para registrar os resultados, convém utilizar formulários apropriados, com desenhos das regiões palmar e dorsal das mãos e dos pés.

TABELA 146.1 – Código de registro dos dados obtidos pela aplicação dos monofilamentos de náilon de Semmes-Weinstein (conjunto de seis monofilamentos) e sua correlação com os níveis funcionais

MONOFILAMENTO (g)	CÓDIGO DE REGISTRO	NÍVEL FUNCIONAL
0,05	Círculo preenchido em verde	Sensibilidade normal na mão e no pé
0,2	Círculo preenchido em azul	Sensibilidade diminuída na mão e normal no pé
2	Círculo preenchido em violeta	Sensibilidade protetora diminuída na mão e no pé
4	Círculo preenchido em vermelho	Perda da sensibilidade protetora na mão e, às vezes, no pé
10	Assinalar um X na cor vermelha	Perda da sensibilidade protetora na mão e no pé
300	Círculo contornado em vermelho	Sensação de pressão profunda na mão e no pé
Não sente o toque do filamento de 300	Círculo preenchido em preto	Perda da sensação de pressão profunda na mão e no pé

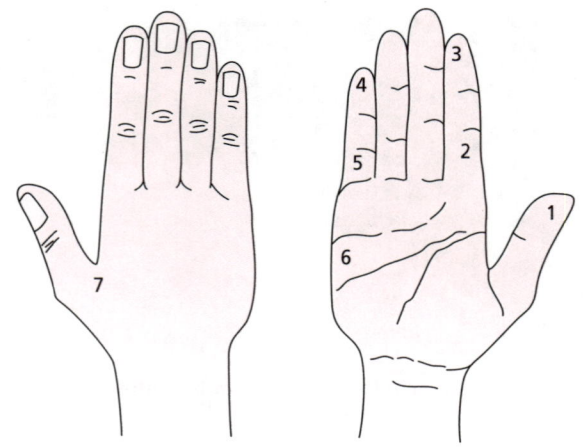

Figura 146.8 – 1 a 3 = Territórios cutâneos específicos dos nervos medianos; 4 a 6 = ulnar; 7 = radial.

No caso dos monofilamentos, assinala-se o resultado segundo um critério internacional, referindo-se a força específica do primeiro monofilamento percebido pelo paciente (por exemplo, 4g) em cada área examinada ou, então, utiliza-se a codificação por cor correspondente ao monofilamento percebido pelo paciente, conforme indicado na Tabela 146.1.

O registro colorido produz um mapa que auxilia a identificar, com maior facilidade e rapidez, o nível funcional de cada área examinada, e a interpretar os resultados. A comparação dos vários mapas realizados consecutivamente, ao longo do tempo, informa sobre a estabilidade ou mudanças da função neural no decorrer do seguimento do paciente.

Dessa forma, o exame de sensibilidade serve como indicador da necessidade de encaminhar o paciente para avaliação médica (caso houver suspeita de comprometimento neural) e, também, para orientar autocuidados, quando existir perda da sensibilidade protetora, como, por exemplo, em treino de coordenação visuomotora e modificações nos utensílios.

Naturalmente, qualquer possibilidade de melhora da sensibilidade cutânea depende do tipo de lesão do nervo. Se houver lesão completa do nervo, dificilmente haverá melhora funcional significativa. Se existir lesão de uma parte dos axônios sensitivos, poderá haver esperança de retorno da sensibilidade e, se tiver ocorrido perda temporária da função nervosa, sem destruição do parênquima, pode-se aguardar a recuperação da sensibilidade.

Certamente, enquanto existir perda da sensibilidade protetora, é necessário praticar autocuidados para prevenir deformidades secundárias. Deve-se discutir, também, a implementação da reeducação sensorial nos casos de neuropatia hansênica, uma técnica muito utilizada após neurorrafias[13-15].

Avaliação da Força Muscular

A avaliação motora por meio das provas musculares manuais baseia-se no exame de um movimento segundo a palpação da contração muscular (ou palpação da unidade tendinosa), na verificação da amplitude de movimento e na capacidade de o segmento móvel opor-se às forças da gravidade e manual[16,17]. A depender da condição funcional do músculo examinado, atribuem-se graus que podem variar de zero a cinco[3,16,18].

O exame da força muscular, assim como qualquer outro exame subjetivo, está sujeito a variáveis que interferem no resultado, como idade, sexo, lado examinado, atividade profissional exercida, dor, fadiga, nível de entendimento e de cooperação do paciente, entre outras. A exatidão dos resultados depende do conhecimento dessas variáveis e, quando possível, do seu controle. É, também, fundamental que o examinador disponha de conhecimentos de anatomia sobre a técnica de execução dos testes[16,17].

Na maioria das unidades de saúde é inviável realizar avaliação da força de todos os músculos que podem ser comprometidos na hanseníase. A redução do número de músculos examinados aumenta a confiabilidade dos resultados e permite atender maior número de pacientes, sem prejudicar significativamente a possibilidade de identificar a presença de comprometimento neural. Dessa forma, na rotina simplificada de avaliação de força muscular, devem estar incluídos os testes para avaliar os músculos inervados pelo ulnar, mediano, radial, fibular comum e facial, que são os mais freqüentemente acometidos.

Para obter a cooperação do paciente, recomenda-se explicar o objetivo do exame e demonstrar cada movimento antes de avaliar. Durante a solicitação do movimento, deve-se utilizar linguagem acessível e certificar-se de que o paciente tenha compreendido as explicações. A força do músculo análogo contralateral deve ser comparada à força do músculo examinado.

O incentivo constante ao paciente, para tentar reproduzir e sustentar um dado movimento, é importante para a exatidão dos resultados. Dessa forma, o terapeuta deverá estimular o paciente a realizá-lo, mesmo quando houver dor ou quando ele não acreditar que é possível executar tal movimento.

Na Tabela 146.2, apresentam-se os principais músculos a serem examinados.

Pretende-se, com esses exames, conhecer a condição da força muscular, quando o paciente inicia o tratamento. Por meio de reavaliações periódicas, a avaliação motora possibilita a identificação de mudanças precoces, que podem indicar a necessidade de tratamento medicamentoso ou cirúrgico. A partir daí, essas mesmas avaliações constituem o recurso para avaliar o tratamento realizado e, também, para indicar o tratamento por exercícios mais adequado para a condição funcional do paciente.

Tais exercícios poderão ser passivos, ativo-assistidos ou ativos. Após a fase aguda da neuropatia, sempre que houver diminuição da força muscular ou paralisia, também estão indicados os exercícios de alongamento, para evitar as deformidades

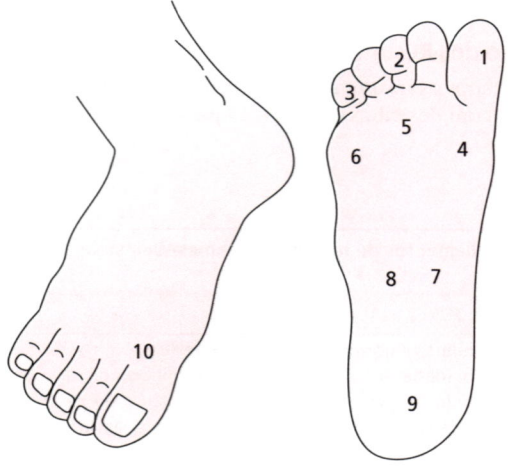

Figura 146.9 – 1 a 9 = Territórios cutâneos específicos dos nervos tibiais; 10 = fibular comum.

secundárias, como, por exemplo, a garra rígida dos dedos da mão, a limitação de amplitude do primeiro espaço intermetacarpal e o pé eqüinovaro rígido.

Também, para a motricidade, qualquer possibilidade de melhora depende do tipo de lesão do nervo, como foi mencionado em relação à fibra sensitiva.

Freqüência dos Exames

O ideal é que as avaliações sejam realizadas de acordo com um critério de freqüência que permita identificar lesões neurológicas recentes. Apresenta-se, a seguir, uma proposta de freqüência dos exames, sabendo-se que haverá necessidade de adaptá-los de acordo com a realidade de cada serviço.

Condutas no Campo

Uma questão comum da equipe de saúde que assiste os pacientes com neuropatia, é a de quando intervir diante de uma alteração de piora no mapeamento e/ou no exame motor. É bom lembrar que todas as mudanças no estado do nervo, mesmo nos exames mais objetivos, como o eletrofisiológico, devem ser interpretadas sob a ótica clínica, que é o conjunto de sintomas e dados do exame físico.

As informações dos testes usados na rotina da rede pública suscitam algumas interpretações conhecidas e usadas, as quais são apresentadas a seguir:

- Pacientes com nervos espessados e eventualmente *sensíveis* (sem dor, sem comprometimento motor e/ou sensitivo) devem ser avaliados periodicamente para identificar, de maneira precoce, o aparecimento de sinais de comprometimento sensitivo e/ou motor. Também deverão receber instruções para reconhecer sinais e sintomas de neuropatia e reações.
- Pacientes com alterações sensitivas e/ou motoras recentes (até 12 meses) e/ou dor necessitam de tratamento médico e exames freqüentes da função neural, para avaliar os resultados da terapia conservadora ou cirúrgica. As alterações sensitivas e ou motoras, que podem indicar a necessidade de intervenção terapêutica, são[19]:
  – perda da sensibilidade ao toque do monofilamento de náilon igual ou maior que 2g, em dois ou mais territórios de um mesmo nervo;
  – e/ou perda de dois graus ou mais de força muscular.
- Pacientes com lesões motora e sensitiva devem receber orientação e treinamento em autocuidados, para evitar deformidades secundárias. Neste sentido, a condição funcional verificada pelas avaliações sensitiva e motora indicará as condutas em reabilitação.

As alterações leves ou mínimas, mudanças de uma cor no teste dos monofilamentos (quando forem coloridos) de um a dois pontos, ou perda de um a dois graus de força em um músculo-alvo, devem ser interpretadas em conjunto com a clínica. Caso não haja essa correlação, deve-se procurar a repetição do achado em um novo seguimento, depois de um período de duas semanas a um mês. Em particular nos meses de inverno, com o resfriamento das extremidades, a sensibilidade pode estar fisiologicamente diminuída, e esses achados podem ser supervalorizados. Em pessoas com privação de sono, pequenas alterações também podem ocorrer nesses testes, que têm um componente de subjetividade considerável.

Quando se depara com alterações consistentes de perdas sensitivas claras, com correlação clínica, pode-se indicar o tratamento, devendo as doses ser escolhidas com os subsídios

TABELA 146.2 – Principais músculos a serem examinados

MÚSCULO	INERVAÇÃO
Orbicular do olho	Nervo facial – ramos zigomáticos e temporais
Abdutor do dedo mínimo	
Primeiro interósseo dorsal	Nervo ulnar
Lumbricais e interósseos dos dedos anular e mínimo	
Abdutor curto do polegar	Nervo mediano
Extensores do punho	
Extensor dos dedos	Nervo radial
Extensor longo do polegar	
Tibial anterior	
Extensor longo do hálux	Nervo fibular comum – ramo profundo
Extensor longo dos dedos	
Fibulares longo e curto	Nervo fibular comum – ramo superficial

clínicos já referidos: forma clínica, evolução, gravidade da lesão e sintomatologia.

As alterações pronunciadas e abruptas indicarão fenômenos mais agressivos ao nervo, e, por conseguinte, as condutas também o serão, tanto na terapia medicamentosa como na cirúrgica.

Estudos Eletrofisiológicos

Nos ambulatórios de referência, onde serão atendidos os casos mais complexos, além desses métodos, é imperativo o uso e o conhecimento de técnicas de monitoração de maior acuidade diagnóstica, com maior localização e caracterização do processo fisiopatológico, a fim de embasar as decisões terpêuticas.

Além dos exames referidos acima, realiza-se rotineiramente o estudo de condução nervosa, que fornecerá uma série de informações de maior precisão e objetividade sobre os fenômenos em andamento ao longo do tronco nervoso, desde suas porções terminais às proximais, passando pelos canais osteoligamentares e regiões intermédias.

Ambos os testes descritos anteriormente têm grande utilidade, entretanto, não informam sobre os segmentos proximais dos nervos. Pelo fato de serem testes específicos para órgãos receptores e efetores, situados nos pontos terminais dos axônios, só indiretamente dão sinais do estado das fibras nervosas e não informam o que está ocorrendo no seu trajeto.

A condução nervosa analisa as fibras de forma longitudinal. Os nervos são estimulados em vários pontos de seu trajeto, e as respostas são captadas nos músculos, no caso das fibras motoras, e no nervo ou pele, quando sensitivas. A análise dessas respostas, nos diferentes locais, fornecerá as velocidades de condução motora ou sensitiva, que estão diretamente relacionadas ao grau de mielinização do nervo, primeira estrutura a sofrer a infecção e a ser alterada[7,10].

A forma e amplitude das respostas sensitivas e motoras, ou seja, os potenciais de ação, são a somatória dos potenciais de ação das fibras sensitivas e das unidades motoras que representam a quantidade de fibras nervosas; as diminuições das respostas sensitivas demonstrarão o grau de perda axonal. Com o estudo de condução padronizado, pode-se graduar a perda axonal motora em leve, moderada e pronunciada. Quando a redução de amplitude, comparada contralateralmente ou com os controles normais, é de até 50%, considera-se leve; quando acima de 50 e abaixo de 90%, é moderada; e acima de 90%, pronunciada[8].

A especificidade desse teste para a fisiopatologia das fibras nervosas poderá informar sobre o processo em evolução:

se há desmielinização, que pode reverter em um espaço de tempo mediano, em torno de três meses; degeneração axonal, que demora mais tempo para regenerar-se; somente bloqueios de condução temporários (situações estas reversíveis em curto espaço de tempo); ou, finalmente, bloqueios persistentes. Portanto, esse exame informa quantitativa e qualitativamente sobre os fenômenos fisiopatológicos em andamento.

O exame neurofisiológico é composto pelos testes de condução nervosa e pela eletromiografia. Esta é mais sofisticada e invasiva, e nela são empregados eletrodos intramusculares, que mostram aspectos da desnervação e regeneração nervosa. Mas, para a monitoração neuropática da hanseníase, pode ser empregado isoladamente o estudo de condução, o que exige menos tempo do examinador. Essa opção é a mais inclusiva para grande demanda de pacientes e a mais econômica para se implantar.

Os casos mais complexos devem ser encaminhados aos centros de referência, para que se realize avaliação completa, auxiliando na decisão terapêutica, especialmente quando as condutas de primeira linha não obtiverem resultados aceitáveis quanto à sintomatologia dolorosa e à evolução do dano neural, e, ainda, se houver perspectiva de conduta cirúrgica.

CONSIDERAÇÕES FINAIS

O registro dos dados é o único meio de documentação clínica do paciente e uma importante forma de comunicação entre os membros da equipe no momento da avaliação e nos futuros acompanhamentos. Tal registro deverá permitir a identificação rápida das mudanças, favorecer o entendimento dos dados obtidos e permitir a avaliação dos resultados do tratamento no seguimento dos casos. Aos profissionais que tratam o paciente, deve-se oferecer a oportunidade de conhecimento de todos os aspectos da monitoração nas neuropatias. Todos os dados são necessários para se ter o conhecimento e maior controle dessa situação complexa. A equipe de saúde deverá atuar em tempo na neuropatia aguda, que é uma urgência em hanseníase; evitar os riscos do uso excessivo ou insuficiente de medicamentos; e indicar as cirurgias, quando comprovado um quadro de aprisionamento do nervo ou de nodosidade com a suspeita de um abscesso.

Não menos importante para a pessoa com neuropatia e a equipe, a fim de evitar ou minimizar os efeitos adversos do tratamento, é a monitoração dos aspectos clínicos gerais desses pacientes: infecções, infestações, tensão arterial, glicemia, crase sangüínea, e funções renal e hepática.

A prevenção das deficiências físicas requer um trabalho conjunto de profissionais treinados com pacientes bem orientados e participantes nesse processo.

REFERÊNCIAS BIBLIOGRÁFICAS

1. GOULD III, J. A. *Fisioterapia na Ortopedia e na Medicina do Esporte.* São Paulo: Manole, 1993. cap. 7, p. 169-179
2. GARBINO, J. A. Neuropatia hanseniana. In: OPROMOLLA, D. V. A. *Noções de Hansenologia.* Bauru: Centro de Estudos Reynaldo Quagliato, 2000. p. 91-93
3. MINISTÉRIO DA SAÚDE. *Manual de Prevenção de Incapacidades.* Brasília: Área Técnica de Dermatologia Sanitária, 2001. p. 12-19/46-69/96-102.
4. PFALTZGRAFF; RAMU, G. Clinical leprosy. In: HASTINGS, R. C. *Leprosy.* 2. ed. London: Churchill Livingstone, 1994. cap. 14, p. 237-287.
5. BRAND, P.; FRITISCHI, E. Rehabilitation. In: HASTINGS, R. C. *Leprosy.* London: Churchill Livingstone, 1985. cap. 14, p. 287-319.
6. NORKIN, C. C.; WHITE, J. *Medida do Movimento Articular.* Porto Alegre: Artes Médicas, 1997. p. 64-34.
7. BRANDSMA, J. W. Terminology in leprosy and guidelines for nerve function assessment. *Trop. Geogr. Med.*, v. 46, p. 89-92, 1996.
8. BELL-KROTOSKI, J. A.; BUFORD, W. L. The force/time relationship of clinically used sensory testing instruments. *J. Hand Ther.*, v. 10, p. 297-309, 1997.
9. VON PRINCE, K.; BUTLER, B. Measuring sensory function of the hand in peripheral injuries. *Am. J. Occup. Ther.*, v. 21, p. 385, 1967.
10. BELL-KROTOSKI, J. A. Sensibility testing: current concepts. In: HUNTER, J. M.; MACKIN, E. J.; CALLAHAN, A. D. *Rehabilitation of the Hand: surgery and therapy.* 4. ed. Philadelphia: Mosby, 1995. cap. 9, p. 109-128.
11. BRAKEL, W. H.; KHAWAS, I. B.; GURUNG et al. Intra and inter tester reliability of sensibility testing in leprosy. *Int. J. Lepr.*, v. 64, p. 287-298, 1996.
12. CALLAHAN, A. D. Sensibility assessment: prerequisites and techniques for nerve lesions in continuity and nerve lacerations. In: HUNTER, J. M.; MACKIN, E. J.; CALLAHAN, A. D. *Rehabilitation of the Hand: surgery and therapy.* 4. ed. Philadelphia: Mosby, 1995. cap. 10, p. 129-149.
13. CALLAHAN, A. D. Methods of compensation and reeducation for sensory dysfunction. In: HUNTER, J. M.; MACKIN, E. J.; CALLAHAN, A. D. *Rehabilitation of the Hand: surgery and therapy.* 4. ed. Philadelphia: Mosby, 1995. cap. 40, p. 701-713.
14. DELLON, L. A. *Evaluation of Sensibility and Reeducation of Sensation in the Hand.* Baltimore: Wiilians & Wilkins, 1981. cap. 2/8/12, p. 15-25/123-138/203-223.
15. SRINIVASAN, H. Disability, deformity and rehabilitation. In: HASTINGS, R. C. *Leprosy.* 2. ed. Churchill Livingstone, 1994. p. 411-447.
16. DANIELS, L.; WORTHINGHAM, C. *Provas de Função Muscular.* Rio de Janeiro: Guanabara Koogan, 1996. 430p.
17. KENDALL, F. P.; MCCREARY, E. K.; PROVANCE, P. G. *Músculos: provas e funções.* São Paulo: Manole, 1995. 453p.
18. MINISTÉRIO DA SAÚDE. *Manual de Condutas para Complicações Oculares.* Brasília: Área Técnica de Dermatologia Sanitária, 2002. p. 30.
19. VIETH, H.; LEHMAN, L. F.; ORSINI, M. B. P. et al. *Saúde para a Vida: curso básico – 5 dias: treinamento para prevenção de incapacidades em hanseníase.* Brasília: ALM Internacional/Ministério da Saúde, 1998. 134p.

CAPÍTULO 147

Tratamento da Neuropatia da Hanseníase

Patrick Stump • José Antonio Garbino

QUADRO CLÍNICO

A neuropatia da hanseníase (NH) é primordialmente uma mononeuropatia múltipla, que pode se apresentar como uma polineuropatia nos virchovianos, em razão do comprometimento difuso dos nervos da pele e também da confluência das lesões nervosas tronculares[1]. Entretanto, nos pacientes com a forma tuberculóide (T), encontra-se a mononeuropatia isolada.

Em regra, os distúrbios sensitivos precedem os motores nos diferentes tipos de hanseníase[2]. Entretanto, há desacordo entre os pesquisadores sobre a seqüência temporal em que ocorre a perda das diferentes modalidades sensitivas[3-5].

Em seu início, há um predomínio dos fenômenos desmielinizantes, evoluindo rápida ou lentamente para lesões axonais dependendo da forma clínica e da gravidade das reações. Portanto, há uma neuropatia crônica com períodos agudos e subagudos em sua evolução, os quais são conhecidos como neurites.

Em estudos com mapeamento de sensibilidade tátil com os monofilamentos de Semmes-Weinstein nos pacientes com neuropatias, considerando todas as formas clínicas, encontrou-se o comprometimento do nervo tibial e do ulnar como mais freqüentes, seguidos do fibular, mediano, ramos do trigêmeo para a córnea e, por último, do facial[1].

O quadro eletrofisiológico pode ser de mononeuropatia, mononeuropatia múltipla ou polineuropatia sensitiva e motora de distribuição distal, com desmielinização segmentar freqüente, diminuição das velocidades de condução nas zonas dos túneis osteoligamentares, dispersão temporal e bloqueios de condução[1]. O envolvimento axonal não se encontra precocemente em todas as formas, e pode estar presente nos casos T ou dimorfos (D) e dimorfos tuberculóides em reações; é mais tardio nos virchovianos (V) e nos dimorfos do polo virchoviano. Mas a desmielinização focal, nas zonas dos túneis anatômicos, é encontrada nos períodos iniciais em todas as formas clínicas.

Neste capítulo, é também pertinente citar, sob o aspecto do diagnóstico, os casos de comprometimento neurológico em que não se demonstram lesões da pele. Esses casos são denominados de formas *neurais puras* ou *primariamente neurais*[6,7]. Na experiência da Divisão de Reabilitação do Instituto Lauro de Souza Lima (ILSL), esses pacientes podem apresentar uma mononeuropatia múltipla, um quadro muito semelhante à polineuropatia ou somente uma mononeuropatia. A maioria deles desenvolve uma reação de Mitsuda intermediária, ou seja, de 4 a 5mm, ou francamente positiva, de 5 a 10mm.

Em 265 pacientes com neuropatia em atividade, atendidos no ambulatório da Divisão de Reabilitação do ILSL, no período de 1981 a 1996, foram encontradas 4% de formas neurais puras. Se distribuído esse número pelos anos do período analisado, há incidência menor que 0,5%. Portanto, essa forma clínica é rara, podendo ser um início da hanseníase, em que as lesões de pele se desenvolveriam.

O achado clínico de nervos espessados é um recurso diagnóstico adicional, embora deva estar sempre associado à perda neurológica demonstrável objetivamente, por ser uma avaliação subjetiva e sujeita a equívocos quando o espessamento não é pronunciado[8]. Entretanto, a sua importância é relatada por vários autores, conforme refere Baccarelli em extensa revisão sobre o tema[8].

A seguir, serão apresentados, sucintamente, vários aspectos clínicos característicos da neuropatia da hanseníase e de sua evolução: neurites, síndromes compressivas, *neurite silenciosa* e dor neuropática.

Neurites

São chamados de neurites os episódios agudos envolvendo os nervos periféricos durante as reações tipo 1 ou tipo 2. Na reação tipo 1, com inflamação exuberante envolvendo a resposta celular – desde granulomas a abscessos –, as neurites evoluem quase sempre para degeneração axonal; na reação tipo 2, produzindo inflamação difusa, celular e humoral, podem evoluir com vasculite, produzindo edema intraneural importante. O edema pode levar às compressões dos troncos nervosos que, além da desmielinização no segmento sob compressão, podem também causar perdas axonais. O espessamento dos nervos está relacionado diretamente a esse edema, e é um achado comum e característico desse quadro.

Embora um certo percentual significativo desses casos apresente essas complicações, as neurites podem ocorrer sem compressão e ser tratadas clinicamente com bons resultados.

Síndromes Compressivas

Durante as reações, podem ocorrer as compressões, em que o nervo atravessa túneis anatômicos no cotovelo, punho, joelho e tornozelo junto às articulações. Esse processo inflamatório intenso, que resulta em muito edema, leva à expansão rápida do tronco nervoso dentro do túnel e, conseqüentemente, à sua compressão. Nesses segmentos do nervo, observa-se redução progressiva da velocidade de condução (VC), que, se persistir a causa, pode evoluir para diminuição pronunciada da VC, dispersão temporal e bloqueios de condução (Figs. 147.1 e 147.2).

As síndromes compressivas, embora possam ocorrer desde o início, se dão, preferencialmente, em pacientes com hanseníase em seu curso médio, isto é, após anos do começo

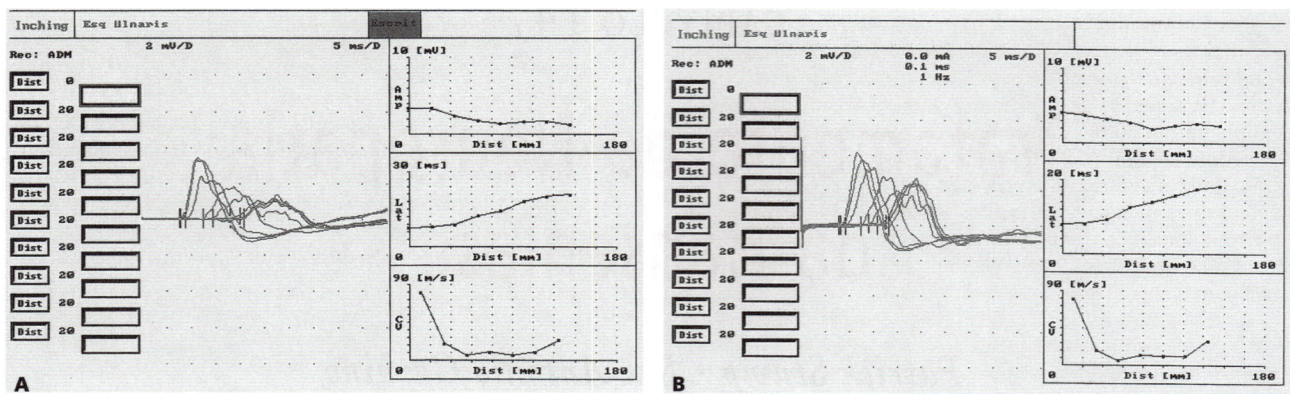

Figura 147.1 – (*A*) Respostas motoras aos estímulos no nervo ulnar ao longo do túnel do cotovelo, obtidas pela técnica da centimetragem (*inching*), mostrando o potencial de ação motor, com dispersão temporal acima do local de compressão antes do tratamento. (*B*) Após melhora, depois do tratamento, com prednisona 1mg/kg/dia, em paciente com reação tipo 1.

da doença, nos períodos de maior prevalência das reações. São apresentados sintomas dolorosos agudos, intensos e contínuos, parestesias e neuralgias que se acentuam à noite, impedindo o sono. A palpação do nervo é característica; há inequívoco aumento de seu volume, dificuldade de movimentar a articulação em que o nervo trafega e pode-se perceber a pouca mobilidade do nervo no túnel, ou seja, o seu aprisionamento. Os sintomas e as perdas funcionais podem regredir com o tratamento em dose adequada de prednisona, mas podem precisar de abordagem cirúrgica (ver Fig. 147.2).

Neurite Silenciosa

O conhecimento de que alguns pacientes evoluem com perda neural, sem sintomas dolorosos significativos, é de grande importância para o manejo da NH, situação denominada por muitos autores de *neuropatia silenciosa*[1,9]. Em pacientes com mais de três áreas ou nervos comprometidos, o risco de apresentar déficits neurológicos sem dor seria três vezes maior que nos outros pacientes com menos lesões[9].

A *neurite silenciosa* costuma ocorrer em dois momentos: na fase inicial de crescimento bacilar nas células de Schwann, com a desmielinização segmentar como substrato anatômico, e num período mais tardio, tendo como causa a fibrose intersticial, em que é encontrada evolução sem dor ou sintomalogia pouco relevante[9].

Dor Neuropática

Qualquer lesão de nervo, tanto pelo aumento de nocicepção, decorrente do processo inflamatório causado pelo bacilo de Hansen durante as reações e compressões, quanto pela destruição de fibras sensitivas, pode, por si só, provocar dor intensa. Essa dor, denominada *dor por desaferentação*, não cursa com os estados reacionais ou fenômenos compressivos (em que os fenômenos inflamatórios agudos predominam). Costuma acontecer mais tardiamente e não responde bem à corticoterapia, exigindo um tratamento especial.

A destruição do nervo periférico induz fenômenos plásticos, tanto no sistema nervoso periférico como no central, que podem perpetuar a dor, independentemente do fator causal inicial continuar presente ou não, tornando-a crônica.

Os mecanismos periféricos são desencadeados pela lesão direta dos axônios, produzindo a hiperatividade dos nociceptores

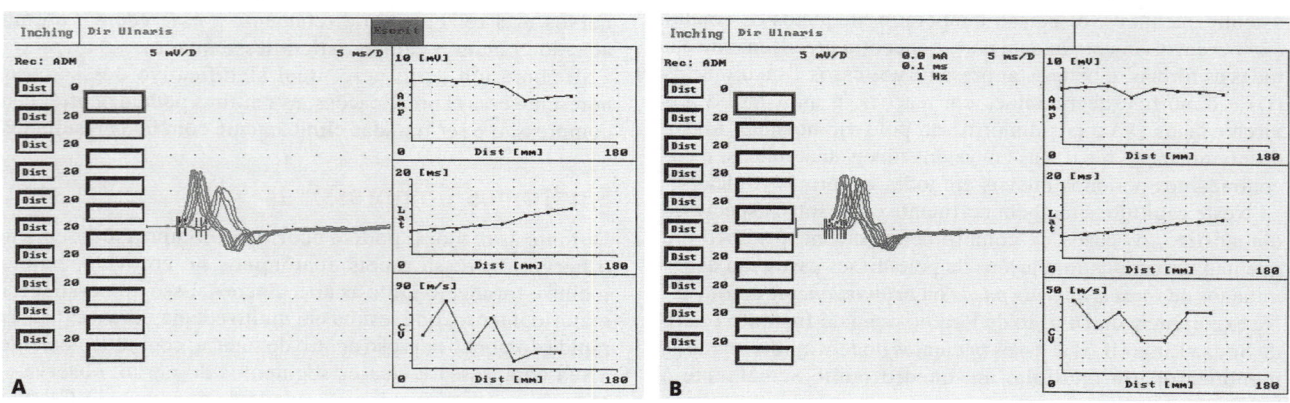

Figura 147.2 – (*A*) Respostas motoras aos estímulos no nervo ulnar ao longo do túnel do cotovelo, obtidas pela técnica da centimetragem (*inching*), mostrando o potencial de ação motor, com redução moderada da velocidade de condução pelo local de compressão e bloqueio de condução parcial leve, acima, antes do tratamento. (*B*) Depois do tratamento, descompressão cirúrgica e uso prolongado de prednisona (em dose menor que 1mg/kg/dia), em paciente com reação tipo 2, com melhora inequívoca.

aferentes primários, os quais, por meio de descargas ectópicas automáticas e aumento da produção de fatores tróficos e neuropeptídeos, induzem a hiperatividade dos neurônios, assim como a diminuição de fibras táteis e proprioceptivas, favorecendo a entrada de impulsos nociceptivos no corno posterior da medula espinal (CPME).

No âmbito central, ocorrem pelo aumento da atividade dos nociceptores que sensibilizam os neurônios do CPME levando à reorganização das conexões sinápticas e disparos espontâneos desses neurônios. Um segundo mecanismo que desencadeia os disparos espontâneos dos neurônios do CPME é a desinibição neuronal, por meio do desequilíbrio entre os impulsos excitatórios e a atividade inibitória descendente sobre o CPME, com predomínio dos primeiros, produzidos pela lesão nervosa[10].

A identificação correta desta situação evita o uso indevido dos corticosteróides e indicações desnecessárias de cirurgias, levando à adoção de medidas terapêuticas adequadas com ganho tecnológico efetivo no tratamento global das neuropatias.

TRATAMENTO CLÍNICO

Neurites Agudas e Subagudas

As neurites podem ser agudas ou subagudas e evoluem com reação do tipo I ou II. Em todos os casos, o tratamento inicial é prednisona ou prednisolona em doses curtas. Usa-se 1 a 1,5mg/kg.

- *Reações do tipo I*: podem chegar até a 60 a 80mg/dia, dependendo da perda motora. É tomada em dose única diária. Essa dose é mantida pelo período de 2 meses, após os quais se faz retirada gradual. O tratamento total dura de 3 a 6 meses, dependendo da evolução clínica.
- *Reações do tipo II*: a prednisona é usada na mesma dose que nas reações do tipo I e deve ser mantida por 30 dias. Quando se inicia a redução gradual (após 30 dias), introduz-se a talidomida (200 a 300mg/dia). O tempo de uso varia de acordo com o quadro clínico. A utilização de doses de manutenção, de 100 a 200mg, pode ser necessária para controle das reações.

Há um percentual variado de casos que evoluem mal. São mais graves e não respondem ao tratamento. Podem necessitar tempo maior de uso de corticóide ou talidomida. Nesses casos, as complicações são mais freqüentes: diabetes e risco de administração de talidomida em mulheres em fase fértil. Nessas situações, há menos alternativas, mas ainda podem ser utilizados os antiinflamatórios não hormonais. Novos regimes de corticoterapia (por exemplo, mais curtos e mais monitorados), outras drogas e mesmo terapia imunossupressora para o controle das reações devem ser testados[12].

Os pacientes sob tratamento com esteróides necessitam de um seguimento clínico cuidadoso. Deve-se especialmente monitorar a tensão arterial e a glicemia em pessoas com antecedentes familiares de diabetes, bem como investigar as infecções como a tuberculose e síndrome da imunodeficiência adquirida (AIDS), e tratar as verminoses. A estrongiloidíase deve ser sempre tratada antes do início da terapia com esteróides.

Recentemente, tem-se referido, com freqüência, a necessidade de ensaios terapêuticos com diferentes regimes de corticoterapia, dando-se ênfase aos regimes com altas doses em curto período, mantendo-se o paciente com baixas doses no intervalo. Esses regimes teriam menos efeitos indesejados. A pulsoterapia endovenosa (EV) tem sido empregada, e alguns ensaios já estão sendo realizados.

Dor Neuropática

A dor do nervo, ou seja, no tronco nervoso, pode ser causada pelo aumento da nocicepção, quando substâncias algiogênicas são liberadas pelo processo inflamatório decorrente da compressão do nervo, e produzem atividade nas terminações livres da *nervinervorum*; ocorre também unicamente pela destruição de neurônios aferentes, ou seja, pela *dor por desaferentação*. Embora os dois mecanismos possam ocorrer conjuntamente, é essencial a caracterização da fisiopatologia para melhor definir a terapia.

O tratamento da dor procura sempre retirar a causa (como a descompressão nas neuropatias compressivas), com uma melhora efetiva e rápida nas primeiras horas do pós-operatório.

Quando o componente nociceptivo for inflamatório, o uso de corticóides e antiinflamatórios não hormonais (AINH) são indicados. O uso de AINH está indicado no intuito de bloquear a ação das prostaglandinas. São usadas indometacina, naproxeno, cetoprofeno e piroxicam, para tratar os estímulos nociceptivos residuais e melhorar o microambiente do nervo periférico. Atualmente, o uso dos coxibes, classe de AINH seletivos para a ciclooxigenase-2 (COX-2), apresenta um perfil de segurança gástrica e função plaquetária superior aos demais AINH, porém a monitoração das funções hepática e renal ainda se faz imperiosa nos tratamentos a longo prazo.

As dores crônicas com mais de três meses e as dores por desaferentação respondem bem aos antidepressivos tricíclicos primários, como amitriptilina, imipramina e clomipramina[11,13], usados nas doses de 25 ou 150mg/dia. A dose inicial é de 15mg, aumentada progressivamente até a dose desejada. Os efeitos colaterais ocorrem, geralmente, em função das ações anticolinérgicas das drogas, provocando boca seca, obstipação e arritmias. São contra-indicados formalmente para arritmias não controladas e glaucoma de ângulo fechado. Em pacientes idosos ou com hipotensão postural, opta-se por nortitripitilina – um tricíclico secundário –, na dose de 10 a 75mg/dia. A associação com os fenotiazínicos, além de diminuir a simbologia da dor pelo córtex somatossensitivo, potencializa o efeito analgésico dos tricíclicos. Utiliza-se a clorpromazina em até 40mg/dia, fracionada em três a quatro tomadas. A droga deve ser ministrada com cuidado aos idosos, por induzir o parkinsonismo, e deve ser suspensa quando o paciente apresentar tremores.

Quando a dor é paroxística, dá-se preferência à carbamazepina. A dose diária pode atingir até a 1.200mg[11,13]. Nesses casos, é de suma importância monitorar a crase sangüínea todo mês ou de forma mais espaçada.

A gabapentina é empregada no tratamento da dor neuropática da hanseníase com bons resultados[11]. A dose varia de 900 a 3.600mg/dia, e a usual está em torno de 2.400mg/dia, dividida em quatro tomadas. Praticamente, não possui interação medicamentosa, tendo como efeitos colaterais sonolência e tonturas, que melhoram com o tempo de uso do medicamento.

A associação medicamentosa amitriptilina, clorpromazina e AINH tem vantagem sobre os demais fármacos pelo seu custo, beneficiando o paciente de baixa renda.

O tratamento da dor crônica não visa simplesmente a interrupção dos sintomas, mas principalmente minorar o sofrimento e melhorar a qualidade de vida, bem como a convivência, em família e sociedade.

Neurite Silenciosa

Nesse momento da NH, há o inverso da *dor neuropática*. Depara-se com a negatividade dos sintomas, a perda funcional sem a percepção exata pelo paciente do que e da velocidade em que está ocorrendo. A identificação desse quadro é difícil, pois faltam os sintomas, por isso é preciso que os pacientes sejam seguidos sistematicamente para diagnosticá-los.

O tratamento preconizado é por doses moderadas de prednisona, 20 a 40mg/dia, por período prolongado, monitorando-se o paciente até a estabilização do caso.

REABILITAÇÃO

As técnicas de medicina física e reabilitação, no tratamento da neuropatia da hanseníase, têm finalidade analgésica e prevenção das deficiências, deformidades e retrações decorrentes do agravo neural.

A imobilização na neurite aguda e subaguda tem a finalidade de auxiliar a redução do edema e dos traumas do nervo que está sofrendo constrição aos movimentos articulares, o que produz alívio da dor aguda. Quando presente a hiperestesia ou a alodinia, as técnicas de dessensibilização devem ser usadas. A imobilização deve ser retirada quando o quadro doloroso permitir; iniciar a cinesioterapia passiva passando para ativa-assistida e, por fim, para ativa, a fim de manter a amplitude articular e recuperar a força dos grupos musculares acometidos.

Correntes analgésicas, termoterapia por adição ou subtração e acupuntura são descritas na literatura para as dores neuropáticas, com resultados controversos. A nossa experiência confirma esses dados.

O tratamento da NH deve ter a abordagem multidisciplinar, com a participação efetiva também das áreas psicológica, psiquiátrica e terapêutica ocupacional, a fim de alcançar os objetivos de um enfoque geral, com ganho de qualidade de vida sempre que possível e mantendo o paciente integrado em seu ambiente social.

REFERÊNCIAS BIBLIOGRÁFICAS

1. GARBINO, J. A. Neuropatia hanseniana, aspectos fisiopatológicos, clínicos, dano neural e regeneração. In: OPROMOLLA, D. V. A. et al. *Noções de Hansenologia*. Bauru: Centro de Estudos Dr. Reynaldo Quagliato, 2000. p. 79-89.
2. SABIN, T. D.; EBNER, J. D. Patterns of sensory loss in lepromatous leprosy. *Int. J. Leprosy*, v. 37, p. 239-248, 1969.
3. SINCLAIR, D. *Cutaneous Sensation*. London: Oxford University Press, 1967. p. 122.
4. COCHRANE, R. G.; DAVEY, T. F. *Leprosy in Theory and Practice*. 2. ed. London: J. Wright, 1964. p. 271, 282.
5. VAN BRACKEL, W. H. Detecting peripheral nerve damage in the field: our tools in 2000 and beyond. *Indian Lepr.*, v. 72, n. 1, p. 47-64, Jun.-Mar. 2000.
6. UPLEKAR, M. W.; ANTIA, N. H. Clinical and histopathological observations on pure neuritic leprosy. *Indian J. Lepr.*, v. 48, p. 513, 1986.
7. JACOB, M.; MATHAI, R. Diagnosis efficacy of cutaneous nerve biopsy in primary neuritic leprosy. *Int. J. Lepr. Other Mycobact. Dis.*, v. 56, p. 56, 1988.
8. BACCARELLI, R. *Estudo do Ramo Superficial do Nervo Radial, Através do Exame Clínico pela Palpação e Anatômico, Macro e Microscópico, em Contribuição ao Diagnóstico da Hanseníase*. Botucatu, 1998. 178p. Tese (Doutorado) – Instituto de Biociências da Universidade Estadual Paulista.
9. VAN BRAKEL, W. H. *Peripheral Neuropathy in Leprosy: the continuing challenge*. Utrechy, 1994. Thesis – Universiteit Utrecht, Faculteit Geneeskunde.
10. TEIXEIRA, M. J. Fisiopatologia da dor neuropática. *Rev. Med. (São Paulo)*, v. 78, n. 2, pt. 1, p. 53-84, 1999.
11. GARBINO, J. A.; STUMP, P. R. N. A. G. Tratamento clínico da neuropatia hanseniana. In: OPROMOLLA, D. V. A. et al. *Noções de Hansenologia*. Bauru: Centro de Estudos Dr. Reynaldo Quagliato, 2000. p. 91-93.
12. NAAFS, B. Leprosy reactions. New knowledge. *Trop. Geogr. Med.*, v. 46, n. 2, sp. iss. p. 80-84, 1994.
13. WILLNER, C.; LOW, P. A. Pharmacologic approaches to neuropathic pain. In: DYCK, P. J.; THOMAS, P. K. *Peripheral Neuropathy*. 3. ed. Philadelphia: W.B. Saunders, 1993. p. 1710-1711.

CAPÍTULO 148

Cirurgia de Reabilitação em Hanseníase

Marcos Virmond • Hamilton da Rosa Pereira

INTRODUÇÃO

As lesões do sistema nervoso periférico podem variar de um simples comprometimento localizado em um filete nervoso da pele até uma completa destruição de um segmento de importante tronco nervoso, como o nervo ulnar no cotovelo (Fig. 148.1).

Assim, limitar o dano – e em hanseníase isto significa mais em relação à lesão dos nervos e menos em relação às lesões de pele – torna-se uma parte fundamental do processo de controle da doença em termos de saúde pública. Basicamente, essa limitação pode ser atingida por três atividades: diagnóstico precoce e tratamento adequado; detecção precoce e tratamento agressivo do dano neural; e prevenção da incapacidade, de sua piora e reabilitação física.

Talvez, a medida mais eficaz para a limitação do dano seja o *diagnóstico precoce e o tratamento*, pois assim pode-se interromper o processo do dano em seu início ou em um momento em que ele é mínimo e não expressivo para a funcionalidade do indivíduo. Outra razão para sua importância é a facilidade operacional em realizá-lo. As medidas de diagnóstico e tratamento são muito mais abrangentes em termos populacionais do que as demais medidas mencionadas. Com menos recursos e menos especialização, pode-se contemplar um contingente enorme de indivíduos.

Um percentual de casos de hanseníase poderá ser já diagnosticado com a presença de deficiências. Outros poderão desenvolvê-las durante ou após o tratamento. Para esses casos, a limitação do dano reside na prevenção de incapacidades, no impedimento de sua progressão e na reabilitação física.

Nesse sentido, os principais esforços dos pesquisadores têm se restringido ao descobrimento de novas e potentes drogas para tratar a doença primariamente, isto é, matar as bactérias causadoras, porém muitos outros se preocuparam em desenvolver medidas que viessem a garantir que as incapacidades se agravassem. Daí surgiu o que se conhece atualmente como *técnicas de prevenção de incapacidades*. Como é uma doença característica de países em desenvolvimento, com parcos recursos na área de saúde e com um número excessivo de casos, essas técnicas foram inteligentemente adaptadas para serem utilizadas com um mínimo de material e aplicadas por qualquer profissional de saúde nas condições mais adversas. Sua maior característica é serem efetivas com uso de materiais facilmente disponíveis e de baixo custo.

Neste conceito, encontram-se as questões do impedimento da progressão de um dano já presente e do aproveitamento da capacidade residual. O primeiro caso compreende aqueles pacientes que apresentam um mínimo de deficiência, cujas medidas preventivas visam impedir que sua deficiência progrida para um estágio mais grave, de maior comprometimento da funcionalidade. No outro, encontram-se aqueles casos em que uma deficiência já se apresenta em grau grave, mas algumas medidas podem auxiliar o paciente a recuperar em parte sua funcionalidade, sua liberdade de agir na vida cotidiana, favorecendo sua capacidade residual por meio de aparelhos simples ou exercícios adequados.

Restam, por último, os procedimentos de reabilitação física por meios cirúrgicos. São ações mais complexas e que permitem restaurar o movimento de mãos e pés, corrigir úlceras graves e modificar a aparência desfigurada. Tais procedimentos procuram, em síntese, limitar o dano causado pela doença, restaurando parcialmente a funcionalidade do indivíduo, mas com reflexos importantes no processo de restituir sua dignidade e, em última análise, facilitar sua reinserção como ser produtivo socialmente, na mais ampla acepção da palavra. Dessa forma, os procedimentos cirúrgicos devem ser entendidos como um elemento importante na reabilitação do deficiente por hanseníase, sem esquecer que o processo é integrado por outras etapas também essenciais à meta reabilitativa.

CIRURGIA DA MÃO

Introdução

A mão é uma estrutura muito complexa do ponto de vista de sua anatomia, o que se justifica pela quantidade de diferentes e fantásticas funções que exerce. Desde realizar o concerto de um relógio ou pegar uma delicada flor até manejar uma ferramenta pesada em siderurgia, a mão apresenta todas as estruturas anatômicas indispensáveis para a execução dessa diversidade de tarefas.

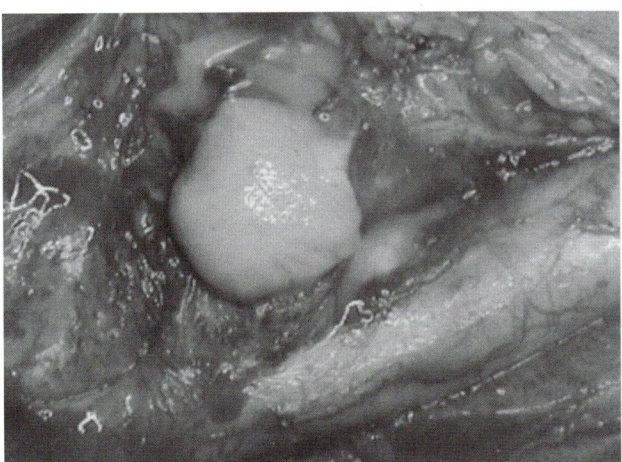

Figura 148.1 – Em hanseníase, pode ocorrer intensa destruição de tecido neural em nervos periféricos, como é o caso do nervo ulnar no cotovelo.

Além de ser instrumento de contato com o ambiente e, muitas vezes, meio de comunicação, ela é fundamental para a vida normal do indivíduo, seja no lar, na sociedade ou no trabalho. As lesões dos nervos periféricos do membro superior na hanseníase trazem, dessa forma, uma profunda alteração na vida dos indivíduos acometidos (Fig. 148.2). Tornam-se incapazes de ganhar o seu sustento e, nos casos mais sérios, dependem de outros até para as tarefas mais simples da vida cotidiana.

A cirurgia reabilitativa da mão em hanseníase visa precisamente restaurar a funcionalidade perdida ou melhorar a capacidade residual, de forma a tornar o indivíduo mais independente e produtivo[1].

Deve-se salientar que a maioria das técnicas cirúrgicas de mão aplicadas aos casos de hanseníase são também utilizadas para a correção de outras doenças – como o trauma e doenças do sistema nervoso periférico. Dessa forma, não há necessidade de cirurgiões especializados em hanseníase – um bom ortopedista, cirurgião de mão ou cirurgião plástico conhecem a maioria das técnicas e podem aplicá-las com sucesso nesses casos. Talvez o que se requeira é um mínimo de treinamento para o conhecimento de certas peculiaridades da própria doença.

Avaliação Pré-operatória do Membro Superior

Para a avaliação pré-operatória, deve-se inicialmente dispor do exame sensitivo e motor do membro em questão. Usualmente, esses exames são feitos por uma fisioterapeuta e uma terapeuta ocupacional ou por uma terapeuta de mão, mas as técnicas devem, certamente, ser conhecidas pelo cirurgião.

O mapeamento das regiões da mão pelo exame sensitivo é essencial para a tomada de decisões em diferentes procedimentos. Por exemplo, esse exame poderá auxiliar em muito na indicação de uma descompressão de nervo, particularmente se tivermos exames seqüenciais que indiquem a evolução da lesão neural, isto é, se o comprometimento do nervo está melhorando ou piorando.

O exame da força motora é fundamental antes de se indicar uma cirurgia de transferência. Nessas cirurgias, é necessário saber se o músculo que será utilizado para transferência se encontra com força suficiente para atuar em sua nova função. Se estiver paralisado, o seu uso será descartado e outro deverá ser escolhido. Se estiver apenas parético, está indicado seu fortalecimento para posterior transferência.

O exame do tegumento da mão deve sempre ser feito como parte do processo pré-operatório. Verifica-se a situação da pele do dorso e da palma; a presença de cicatrizes em locais por onde passará um tendão transferido pode significar uma dificuldade de excursão desse tendão, levando a um pobre resultado da cirurgia. Nesses casos, opta-se por outro caminho ou mesmo outra técnica. A presença de calos, úlceras e ferimentos devem ser verificados e tratados antes da cirurgia. Ferimentos infectados contra-indicam a operação, pois a intervenção cirúrgica envolve o manuseio de tecidos muito sensíveis à contaminação, como tendões, articulações e partes ósseas. As unhas devem estar limpas, cortadas e livres de micoses. Retrações de pele no dorso da mão ou ao longo dos dedos, próximos a articulações, que prejudiquem a mobilidade devem ser percebidas e corrigidas com a técnica mais adequada. Normalmente, haverá necessidade de se proceder a uma cirurgia prévia, com zetaplastias ou enxertos de pele para resolver esses problemas. Um exemplo prático é o pré-operatório de transferências para corrigir a perda da oponência do polegar, em que se deve examinar a abertura e rotação do polegar. Se a abdução do polegar for inferior a 45°, deve-se recorrer à fisioterapia para aumentar esse ângulo ou, se necessário, a uma cirurgia prévia com liberação de retrações em planos profundos, incluindo fáscia do primeiro espaço intermetacarpal e os ligamentos articulares (Fig. 148.3).

As articulações necessitam apresentar uma amplitude de movimento suficiente para que as transferências possam atuar efetivamente. O exame dessa amplitude, portanto, é fundamental no pré-operatório. Em muitos casos, as limitações articulares podem ser corrigidas por fisioterapia continuada e intensiva, assim como pelo auxílio de aparelhos ou *splints* especialmente desenhados para cada caso. Muitas vezes, existem limitações articulares irredutíveis mesmo após intenso programa fisioterápico de tratamento. Nesses casos, se a limitação não ultrapassar mais ou menos 20% da amplitude total de movimento, pode ser considerada como aceitável e ser indicada a cirurgia. Esses casos, em particular, deverão ser muito bem discutidos com o paciente, pois os resultados nunca serão tão bons como nos casos em que a amplitude articular é total no pré-operatório. Por outro lado, a presença de severa limitação articular, inclusive com anquilose, poderá indicar a necessidade de uma artrodese funcional, isto é, a fusão das falanges em posição que facilite o uso da mão nas atividades diárias (Fig. 148.4).

Tendo conhecimento de todos os elementos acima, pode-se indicar a técnica cirúrgica mais adequada à situação da mão

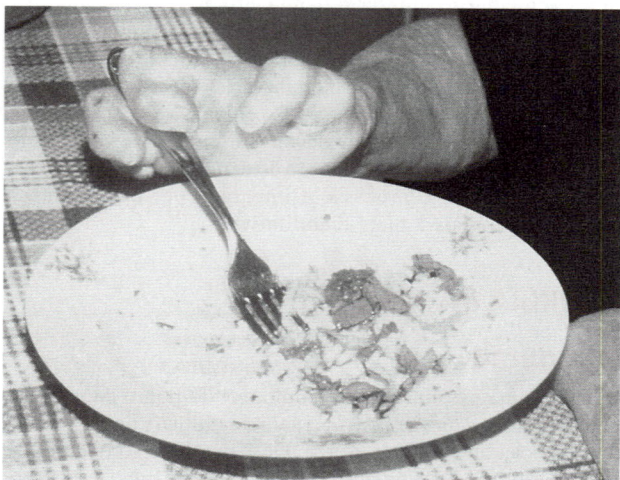

Figura 148.2 – O acometimento dos nervos periféricos pode trazer sérias alterações às atividades do indivíduo.

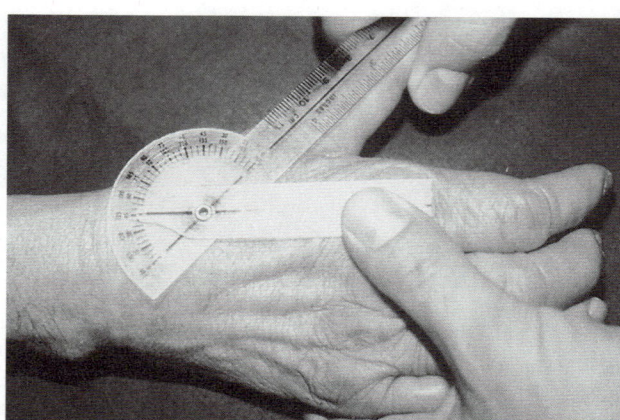

Figura 148.3 – Para a cirurgia de correção da perda da oponência do polegar, o ângulo de abertura entre o primeiro e o segundo metacarpal não deve ser inferior a 45°.

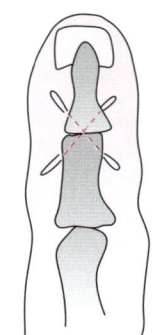

Figura 148.4 – (*A* e *B*) Em alguns casos, uma artrodese pode otimizar consideravelmente a funcionalidade residual da mão.

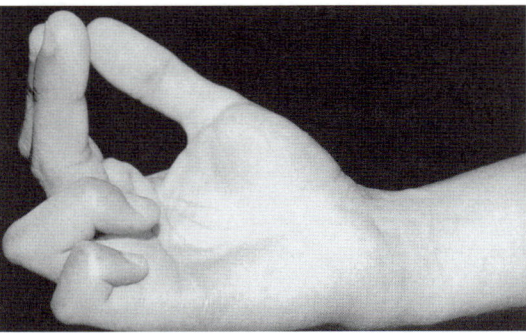

Figura 148.5 – Lesão do nervo ulnar, com mão em garra.

do paciente. Para cada problema, muitas vezes, existem duas ou mais técnicas que podem ser selecionadas. Esse exame pré-operatório é que dará as informações necessárias para fazer essa escolha. Por exemplo, para a correção da mão em garra, pode-se optar pela técnica de Zancolli ou Bunnell-Brand. Para uma mão com articulações muito móveis e muito elásticas, será melhor optar pela técnica de Zancolli. No caso de uma mão com seqüelas de reações em que as articulações apresentam alguma limitação de amplitude de movimento, a técnica de Bunnell-Brand é mais indicada.

Por último, é muito importante conversar demoradamente com o paciente sobre a cirurgia que será realizada. Contar para ele o que será feito e o que se pode esperar de resultados em termos práticos. Muitos indivíduos acreditam que as cirurgias devolvem a sensibilidade na mão. Isto deve ser muito bem esclarecido, uma vez que não existem cirurgias efetivas que garantam o retorno da sensibilidade cutânea nos casos de hanseníase. Além disso, em cirurgia de mão, a colaboração do paciente no pós-operatório é essencial. Em geral, essas operações requerem um longo período de uso de gesso, aparelhos e tratamento fisioterápico pós-operatório. Muito dos bons resultados das cirurgias de mão dependem crucialmente desse tratamento e a participação ativa do paciente é fundamental. Assim, deve-se garantir esse apoio *antes* de realizar a cirurgia. Com isto, também se está garantindo um bom resultado.

Técnicas Cirúrgicas Mais Utilizadas

Mão em Garra

A lesão do nervo ulnar acarreta uma paralisia da musculatura intrínseca da mão, particularmente nos interósseos e nos lumbricais do IV e do V dedo. Estabelece-se, assim, um desequilíbrio de forças no delicado aparelho flexo-extensor dos dedos. A falange proximal é hiperextendida e os flexores profundos flexionam exageradamente as falanges distais (Fig. 148.5). As técnicas para corrigir a garra ulnar, em sua maioria, tentam justamente reequilibrar esse delicado jogo[2,3].

Na técnica de Zancolli (Fig. 148.6), utiliza-se um tendão flexor superficial (geralmente o do III dedo), que é desinserido na falange proximal desse dedo e depois retirado na região média da palma e dividido em quatro fitas[4,5] (Fig. 148.7). Faz-se uma incisão transversal ligeiramente distal à prega palmar distal e se expõe o túnel fibroso de cada um dos dedos nessa região, localizando-se as polias A1 e A2. Após, redireciona-se cada uma das fitas desde a incisão na região médio palmar até a incisão distal. Essa etapa necessita do uso de uma tunelizador tipo Andersen (Fig. 148.8) ou outro instrumento que permita levar cada uma das fitas sem causar trauma aos tecidos e estruturas da região

palmar. Com todas as fitas disponíveis na incisão distal, faz-se cada uma passar por um orifício entre as polias A1 e A2, formando um laço. Com os dedos em extensão total e tracionamento completo das fitas, estas são suturadas sobre si mesmas com fio de náilon cinco zeros. Com a atuação do flexor superficial, tem-se a estabilidade da articulação metacarpofalangeana, e tanto os tendões flexores como extensores dos dedos voltam a atuar de forma equilibrada, permitindo ao paciente abrir e fechar os dedos em uma seqüência normal – o que lhes devolve a funcionalidade da mão. Após o término da cirurgia, aplica-se uma tala gessada mantendo-se as articulação metacarpofalangeanas (AMF) em 90° e as articulações interfalangeanas distais (AIFD) estendidas (0 a 10°). A tala deve ser retirada após três semanas, quando se inicia o trabalho de fisioterapia pós-operatória.

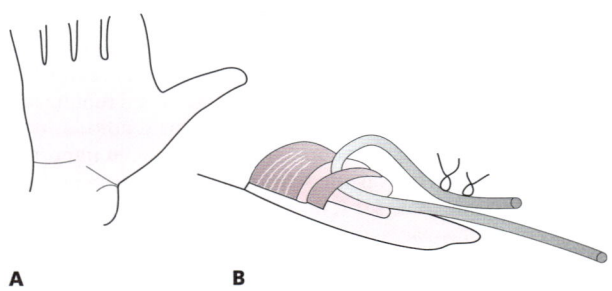

Figura 148.6 – (*A* e *B*) Desenho esquemático da técnica de Zancolli para correção da mão em garra.

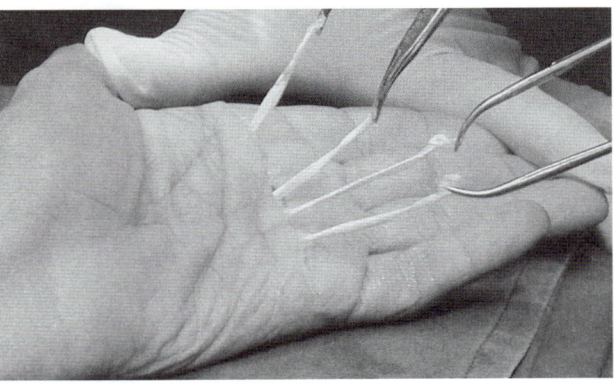

Figura 148.7 – O tendão do músculo flexor superficial é retirado na palma e dividido em quatro fitas, que são tunelizadas para a incisão distal palmar posteriormente.

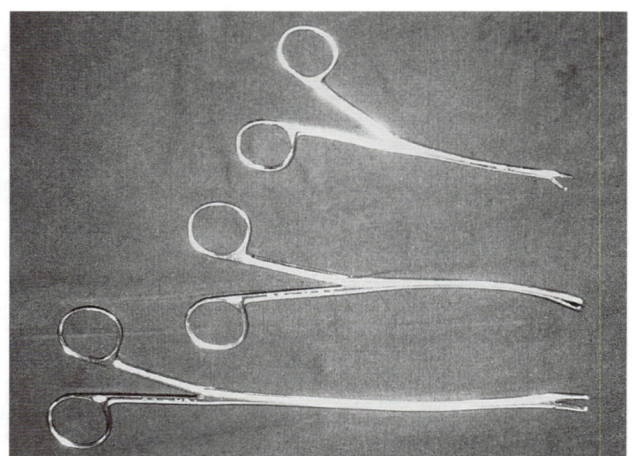

Figura 148.8 – O tunelizador de Anderson é instrumento muito útil para transferências tendinosas. Permite o transporte de tendão sem causar dano aos tecidos ao longo da rota de tunelização.

Com a técnica de Bunnell-Brand, basicamente se obtém o mesmo resultado mecânico por outro caminho. Nela, o mesmo tendão com suas quatro fitas é inserido no dorso dos dedos, localizado no tendão conjunto (Fig. 148.9). O efeito é similar, pois se obtém, da mesma forma, estabilidade da articulação metacarpofalangeana. Com isto, o sistema de flexo-extensão dos dedos volta a funcionar de forma concatenada e harmônica (Fig. 148.10).

Na técnica de Bunnell-Brand, o flexor superficial do III dedo é desinserido da mesma forma descrita anteriormente e retirado na região médio palmar por uma pequena incisão. Divide-se, então, o tendão em quatro fitas. São feitas incisões dorsolaterais na falange próxima dos quatro dedos, expondo-se o tendão conjunto, isto é, a união entre o tendão extensor e a contribuição dos intrínsecos ao aparelho extensor. Com um tunelizador de Anderson, transfere-se cada uma das fitas tendinosas da palma para essa incisão no dorso das falanges. Um importante momento é o da passagem pelo ligamento intermetacarpal transverso, o que deve ser feito pelo seu lado volar. Uma vez no dorso, as fitas são suturadas, uma a uma, ao tendão conjunto, com pelo menos três suturas de náilon 5-0. A posição da mão é fundamental nesse momento. As AMF devem estar em flexão de 90° e as AIF estendidas ao máximo (Fig. 148.11).

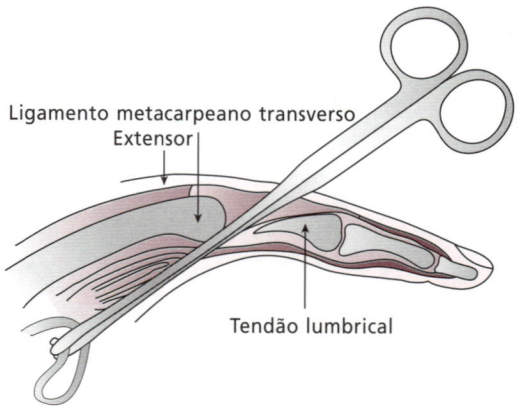

Figura 148.9 – Na técnica de Bunnell-Brand, o tendão transferido é levado até o dorso do dedo e suturado no tendão conjunto.

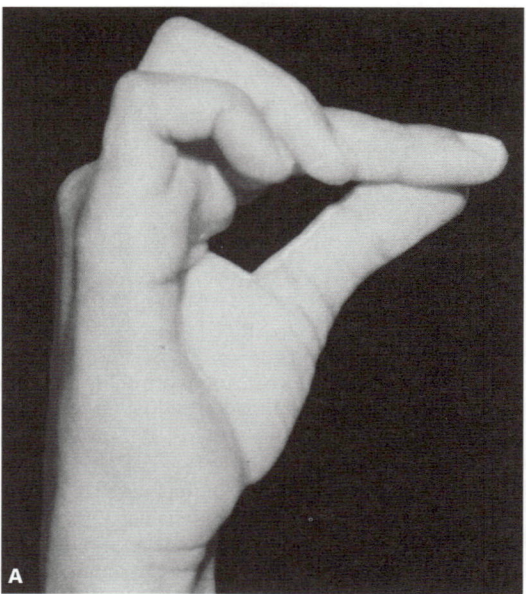

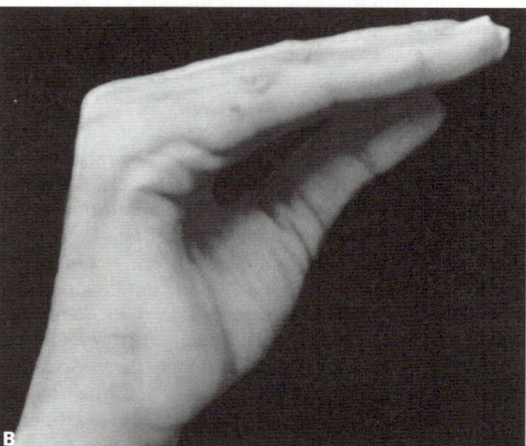

Figura 148.10 – (A) Pré e (B) pós-operatório de correção de garra ulnar pela técnica de Bunnell-Brand.

A tração das fitas, em sentido distal, também deve ser máxima, e a ordem de sutura deve ser: primeiro sutura-se a fita para o V dedo e depois a fita para o II dedo. As demais fitas não apresentam precedência. Depois de suturada a pele, a mão é imobilizada com tala de gesso, seguindo a mesma rotina descrita na técnica de Zancolli. Da mesma forma, a tala é removia ao fim de três semanas, e inicia-se o tratamento fisioterápico pós-operatório.

Perda da Oponência do Polegar

Este é um dos problemas mais severos na mão, pois a oponência do polegar é uma função indispensável para quase todas as atividades da mão na qualidade de órgão de preensão. Sua solução está na transferência de um tendão que mimetize a função dos músculos do polegar que se encontram paralisados. Associado à lesão do nervo mediano, há o comprometimento do nervo ulnar, no que se refere aos músculos da região tenar. Ainda que isto não afete significativamente a função de oposição do polegar, a pinça com o II dedo se apresenta com instabilidade importante em razão da paresia do flexor curto

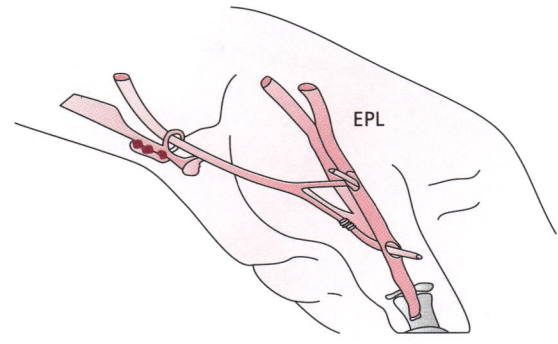

Figura 148.12 – Na técnica de Bunnell-Brand, o tendão do flexor superficial passa à região da palma pelo canal de Guyon, que serve como polia. EPL = extensor longo do polegar.

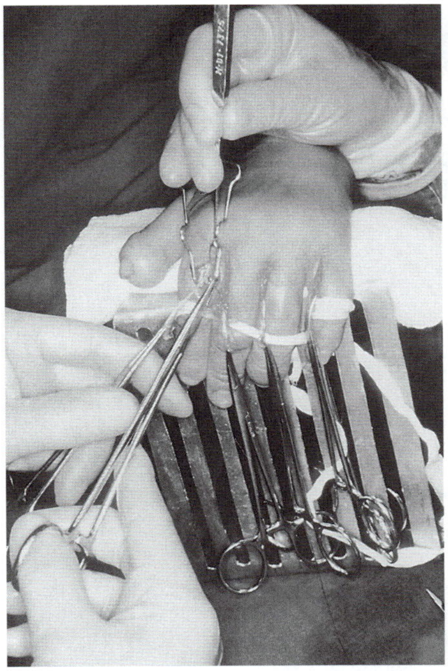

Figura 148.11 – No momento da sutura, a posição dos dedos é fundamental. Na foto, pode-se ver um apoio de alumínio utilizado para posicionar adequadamente os dedos enquanto se processam as suturas.

e do adutor do polegar[6]. Assim, durante o planejamento da correção da perda de oponência, deve-se também estudar a correção dessa instabilidade da pinça, a qual pode ser corrigida por ativação do flexor curto por transferência tendinosa[7].

A técnica de Bunnell-Brand (Fig. 148.12) utiliza um tendão flexor superficial, geralmente o quarto, que é retirado no punho e, por meio do uso de uma polia na região ulnar (o canal de Guyon), inserido em duas fitas no dorso (tendão extensor) e na borda radial do polegar (tendão do adutor). Assim, com a atuação desse tendão, tem-se uma antepulsão e abdução do polegar em posição de oponência, restituindo a pinça do polegar com os demais dedos.

O tendão do flexor superficial do IV dedo é desinserido da falange proximal desse dedo e retirado no antebraço por uma incisão na borda ulnar, situada 2cm proximalmente à prega do punho. Desse ponto, ele é tunelizado para uma pequena incisão na pele da palma sobre a projeção do osso pisiforme. Aqui, se necessita de uma tunelizador de Anderson. A comunicação entre essas duas incisões é feita pelo canal de Guyon. Uma vez retirado nessa incisão, o tendão é levado, ainda com o mesmo tunelizador, para uma outra pequena incisão localizada na linha média da região do primeiro metacarpal. Aqui, o tendão é dividido em duas fitas. Uma delas é tunelizada para o dorso do polegar, local onde se pratica uma outra pequena incisão, expondo o tendão extensor longo do polegar. A outra será levada por tunelização em torno do colo do primeiro metacarpal até a face radial da base do polegar. A primeira fita é suturada com duas ou três suturas de náilon 5-0 na intimidade do tendão extensor longo do polegar. Já a segunda fita será suturada junto à inserção do adutor do polegar, próximo à cápsula da articulação metacarpofalageana (Fig. 148.13). Novamente, a posição do polegar é crucial. No momento das suturas tendinosas, o polegar deve estar completamente abduzido e rotado. Após a cirurgia, aplica-se uma tala gessada, mantendo essa mesma posição, a qual é retirada após 3 semanas para o início do tratamento fisioterápico pós-operatório (Fig. 148.14).

Como o mesmo objetivo, a técnica de Burkhalter diferencia-se por utilizar o tendão do extensor próprio do II dedo como tendão a ser transferido (Fig. 148.15). Na sua essência, a técnica pode seguir os mesmos passos da descrita anteriormente. Diferentemente, o tendão do extensor próprio do II dedo não apresenta comprimento suficiente para ser levado até o lado radial da base do polegar. Dessa forma, seguindo o que está descrito originalmente, ele pode ser anastomosado na fáscia dos músculos tenares, de preferência em um ponto o mais distal possível.

Paralisia Tríplice

Este é um problema mais complicado para ser resolvido, pois há uma maior quantidade de músculos paralisados. Estão envolvidos os nervos ulnar, mediano e radial ao mesmo tempo. Felizmente, essa condição é rara na hanseníase[8]. Sua correção baseia-se na transferência de vários tendões e, em alguns casos, na artrodese do punho em posição funcional. Esses casos requerem uma análise detalhada do que pode ser feito. Em termos gerais, pode-se sugerir a seguinte seqüência de cirurgias:

- Transferir o pronador redondo com inserção no tendão no extensor radial do carpo curto, para a correção da queda do punho.
- Técnicas de Bunnell-Brand, anteriormente descritas, para a correção da garra ulnar e da perda da oponência do polegar.

Retrações Articulares e de Pele

Em muitos casos, a longa duração das paralisias e a falta de atenção adequada levam a retrações de pele e de tecidos articulares, limitando seriamente o movimento dos dedos e prejudicando a função da mão (Fig. 148.16). Outras vezes, essas retrações ou mesmo cicatrizes anômalas desviam as falanges e as posicionam em situação francamente disfuncional. Essas condições podem ser amenizadas em muito por algumas técnicas cirúrgicas.

A zetaplastia é uma seqüência de pequenos retalhos intercambiados de posição, que permite alongar virtualmente os tecidos de forma a liberar uma contratura que esteja limitando um movimento articular.

1144 ■ *Reabilitação da Hanseníase*

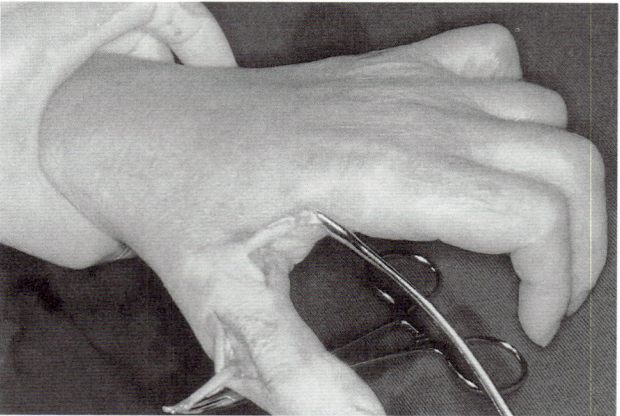

Figura 148.13 – O tendão é dividido em duas fitas, as quais são direcionadas uma para o dorso do polegar e a outra para o tendão do adutor do polegar, passando em torno do primeiro metacarpal.

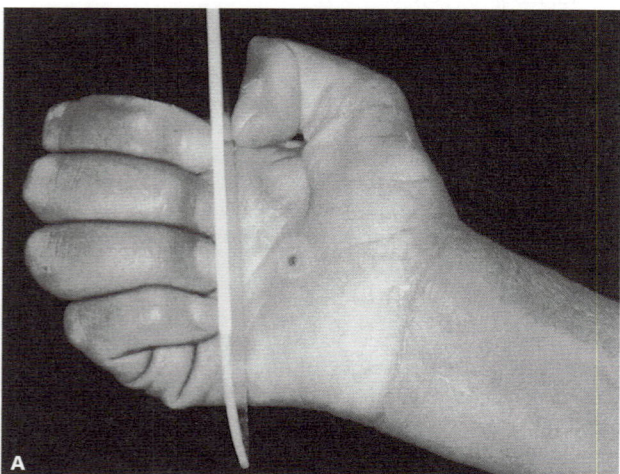

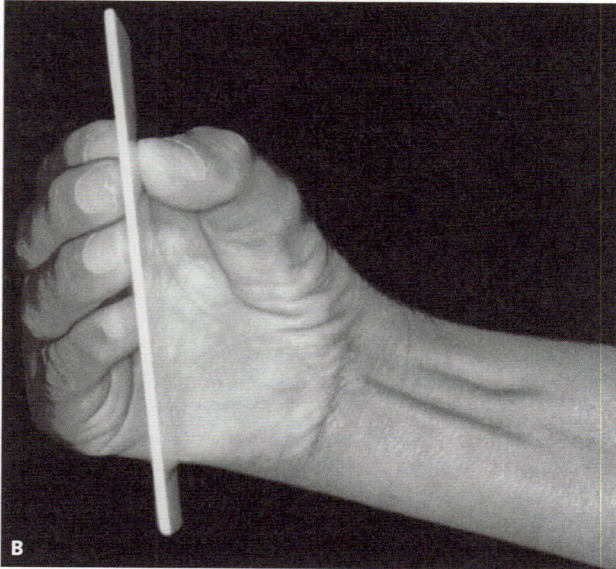

Figura 148.14 – (*A*) Pré-operatório. Nota-se a ausência de rotação do polegar durante a pinça de preensão. (*B*) Pós-operatório. O polegar é fortemente abduzido e rotado, permitindo uma pinça de preensão adequada.

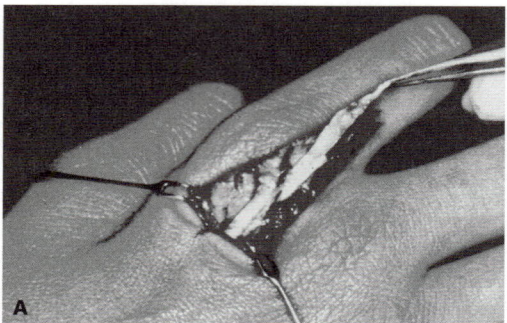

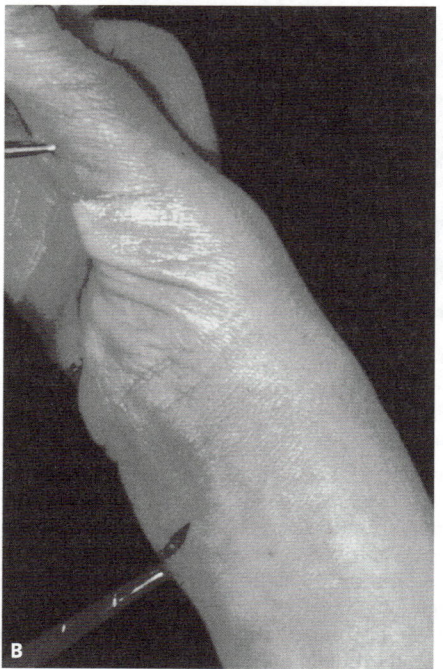

Figura 148.15 – Técnica de Burkhalter. (*A*) Nesse caso, utiliza-se o tendão do extensor próprio do II dedo para a transferência. (*B*) Como seu comprimento não permite atingir o dorso do polegar, a anastomose se faz na altura do primeiro metacarpal.

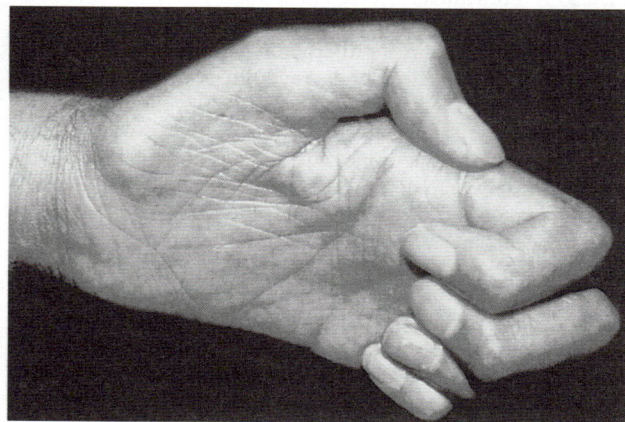

Figura 148.16 – As paralisias musculares e a falta de atenção fisioterápica podem levar a contraturas articulares e de pele, com perda importante de função da mão.

Uma das retrações mais comuns é a das articulações interfalangeanas. Com longa duração, a pele e os tecidos vizinhos à articulação tendem a se encurtar, adaptando-se ao comprimento ou ao deslocamento mínimo da articulação, inicialmente limitado pela ausência de um músculo normal que a ative. Nesses casos, haverá necessidade de abrir-se toda a região, liberar os ligamentos colaterais articulares e preencher o novo espaço obtido com um enxerto de pele total (Fig. 148.17). Os resultados não são muito satisfatórios, mas obtém-se um alongamento bastante apreciável do dedo para uma posição mais funcional. Às vezes, essa última técnica pode e deve ser feita antes de uma artrodese. Quando a articulação está muito retraída, no momento do encurtamento ósseo será necessário sacrificar excessivamente o comprimento ósseo, para poder afrontar as faces ósseas da falange, com suficiente flexibilidade para não haver estiramento dos vasos colaterais. Fazendo-se essa liberação de retrações previamente, o dedo estará mais alongado e a necessidade de encurtamento ósseo será muito menor (Fig. 148.18).

Nas retrações do primeiro espaço intermetacarpal, entre o polegar e o II dedo, pode-se proceder a uma zetaplastia, tendo-se acesso também às estruturas mais profundas, liberando principalmente a fáscia dessa loja que normalmente está encurtada. Com isto, obtém-se uma maior amplitude de movimento do polegar previamente a uma transferência para corrigir a perda da oponência.

Atrofia do Primeiro Espaço Intermetacarpal

Essa lesão é muito estigmatizante, pois muitos são reconhecidos como pacientes de hanseníase por causa da fossa que se instala nesse espaço. A causa disto é a atrofia do músculo primeiro interósseo dorsal e do adutor do polegar (Fig. 148.19). Idealmente, deve-se preencher esse espaço com alguma substância inerte, que proveja um volume adequado de enchimento. Alguns autores recomendam a injeção de gordura à guisa de enxerto. Parece que o percentual reabsorvido com resultante perda de volume é apreciável, o que restringe o seu uso. Atualmente, existem próteses confeccionadas em silicone médico, à semelhança das próteses mamárias, que preenchem muito adequadamente essa região, criando um volume de aparência muito natural. A prótese é inserida em uma bolsa criada por divulsão delicada entre as fibras atrofiadas dos músculos adutor curto do polegar e do primeiro interósseo dorsal. A incisão de acesso deve ser feita na linha que separa o aspecto palmar do dorsal na comissura entre o polegar e II dedo. A incisão é fechada com pontos separados de náilon seis zeros, e um curativo levemente compressivo deve ser aplicado. Imobiliza-se a mão por uma semana (Fig. 148.20).

CIRURGIA DO PÉ

O dano neural da hanseníase, no caso do membro inferior, se reveste de maior importância, uma vez que a região plantar necessita da integridade desse sistema para sua higidez e seu funcionamento adequado. Adicionalmente, as paresias e paralisias musculares daí decorrentes também alteram sobremaneira algumas funções importantes do membro inferior, particularmente o mecanismo de deambulação.

Entre outros achados, salientam-se dois problemas relevantes no membro inferior em hanseníase: os acometimentos do nervo fibular comum e do nervo tibial posterior. Com o primeiro, encontra-se paralisia da musculatura dorsoflexora do pé e a conseqüente alteração da marcha. Com o segundo, mais grave, ocorrem diferentes graus de perda da sensibilidade da região plantar e o surgimento de garra dos artelhos por paralisia da

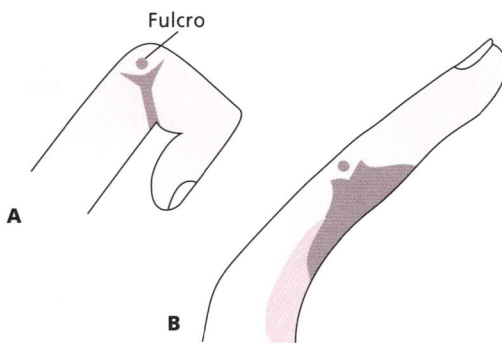

Figura 148.17 – (*A* e *B*) A técnica de Fritsch permite obter uma melhor amplitude articular, não só pelo enxerto de pele como pelo tratamento da contratura ligamentar colateral.

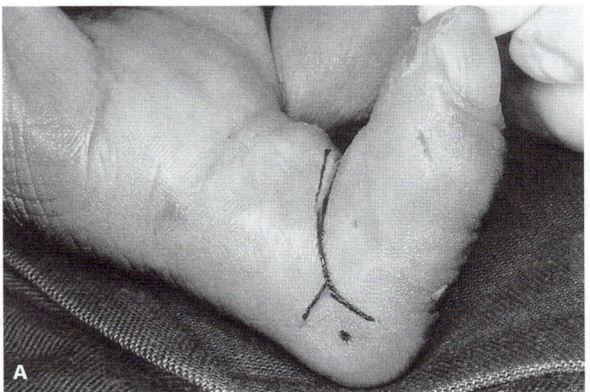

Figura 148.18 – Técnica de Fritsch. (*A*) Marca-se a incisão em Y nos dois lados da articulação interfalangeana proximal. (*B*) Resultado pós-operatório.

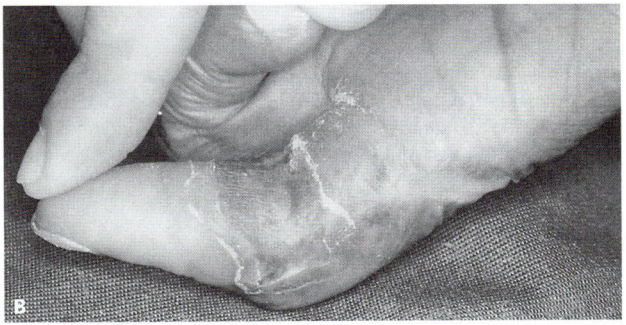

Figura 148.19 – A atrofia da musculatura da região do primeiro espaço intermetacarpal é considerada estigmatizante e identificadora de hanseníase.

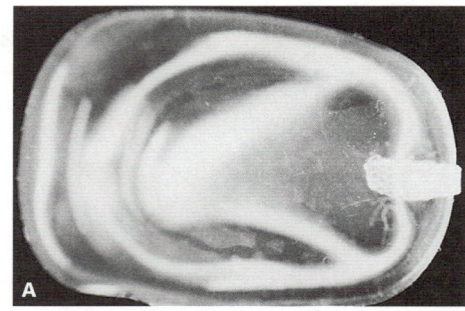

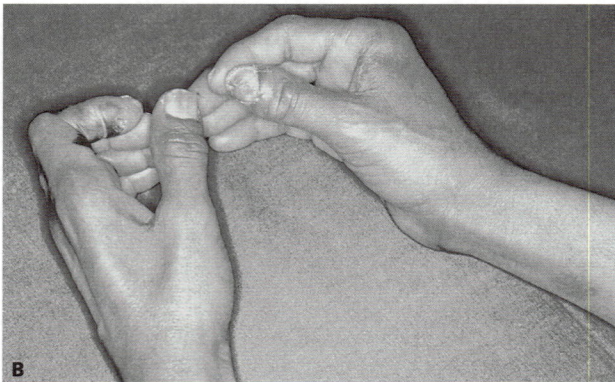

Figura 148.20 – Inclusão de prótese de silicone. (*A*) A prótese de silicone em gel encapsulada permite preenchimento adequado do primeiro espaço e empresta consistência similar a do músculo. (*B*) Resultado pós-operatório pode ser visto na mão direita, em comparação à mão esquerda ainda não operada.

musculatura intrínseca. Com certa freqüência, esses dois acometimentos são simultâneos e os efeitos sobre o membro inferior, devastadores. O pé caído (*drop foot*) e a ausência de sensibilidade plantar associada a artelhos em garra podem destruir um pé em pouco tempo se cuidados preventivos e/ou intervenções cirúrgicas não forem realizadas.

Artelhos em Garra

A paralisia da musculatura intrínseca do pé pela lesão do nervo tibial e seus ramos plantares interno e externo causa garra dos artelhos, cuja patomecânica é semelhante à da garra ulnar na mão. Assim, encontra-se uma hiperextensão das articulações metatarsofalangeanas com flexão das articulações distais dos artelhos. Essa configuração traz dois problemas: as cabeças metatarsianas ficam mais expostas ao trauma, uma vez que, pela hiperextensão, o coxim adiposo que normalmente está sob as cabeças se desloca de forma distal e dorsal; adicionalmente, o dorso dos artelhos, em particular na articulação interfalangeana proximal, fica mais exposto aos traumas e pressões causadas por calçados.

A correção cirúrgica dos artelhos em garra foi descrita por Forrest-Brown[9] e inclui a transferência do flexor profundo dos artelhos para a expansão dorsal (Fig. 148.21). Pratica-se uma incisão na face dorsomedial de cada um dos artelhos e disseca-se o plano dorsal desde a articulação metatarsofalangeana até a interfalangeana proximal. Esse procedimento expõe de modo conveniente o aparelho dorsal do artelho. O acesso ao flexor profundo pode ser feito por essa mesma incisão, dissecando-se em direção plantar do artelho na região da falange proximal. O tendão profundo é liberado com uma tesoura em

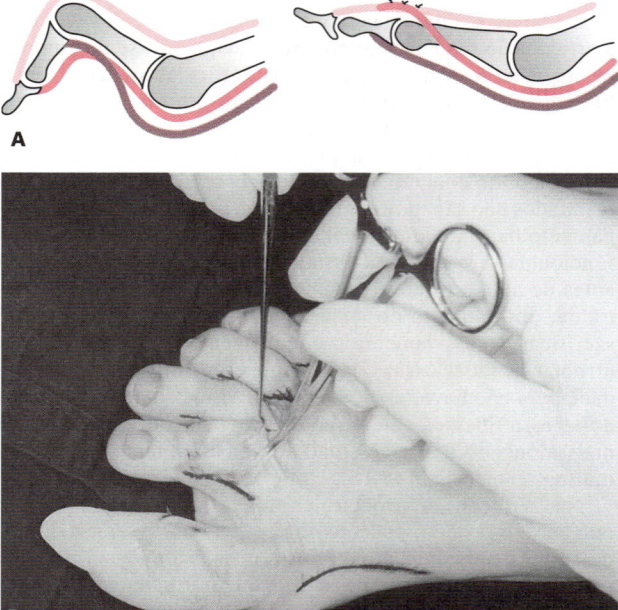

Figura 148.21 – Técnica para correção de artelhos em garra. (*A*) Esquema da transferência do flexor longo para o dorso do artelho. (*B*) Pinça hemostática contém fita de transferências para a região do dorso do artelho.

sua porção distal e trazido para o dorso. Mantendo-se o artelho em extensão e tracionando-se o tendão flexor profundo, sutura-se esse tendão ao conjunto do aparelho extensor na região da falange proximal, junto à articulação metatarsofalangeana com suturas de náilon 4-0 ou 5-0. Esse mesmo procedimento é repetido para todos os artelhos envolvidos. Após cuidadosa hemostasia e sutura das feridas operatórias, aplica-se uma tala gessada que deve permanecer por 5 ou 6 semanas. A posição do pé, na tala, deve apresentar uma ligeira flexão plantar visando relaxar os tendões flexores (Fig. 148.22)

Pé Caído

Como referido, a lesão do nervo fibular comum pode resultar em paralisia ou paresia dos músculos fibular anterior e do fibular lateral[10]. Para a correção do pé caído, a técnica mais comum é a transferência do tendão do músculo tibial posterior. Na hanseníase, esse músculo encontra-se preservado e pode ser isolado de forma adequada e fortalecido para atuar como dorsoflexor. Basicamente, o tendão do músculo tibial anterior será desinserido, retirado no terço distal da perna e tunelizado para o dorso do pé. As diferenças mais importantes nesse procedimento fixam-se na rota utilizada para levar o tendão da perna até o dorso do pé e na maneira de fixá-lo na região dorsal. Quanto à rota, ela poder ser circuntibial ou via membrana interóssea. No primeiro caso, o tendão atingirá o dorso do pé, circundando a tíbia na porção distal na perna e trafegando pela camada subcutânea. No outro caso, o tendão é levado ao dorso do pé por uma janela aberta na membrana interóssea. O ângulo de ataque, nesse caso, apresenta maior vantagem mecânica. Entretanto, em razão de freqüentes infecções ascendentes apresentadas por pacientes de hanseníase, a membrana interóssea pode se apresentar ossificada e fibrótica, não oferecendo condições para o deslizamento do tendão transferido. Em relação à inserção, comumente se utiliza os tendões extensores comuns e o tendão do extensor

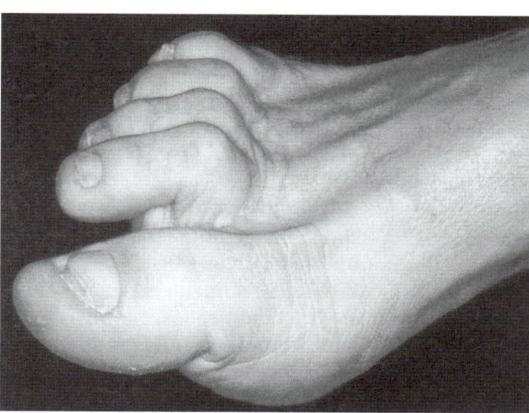

Figura 148.22 – Artelhos em garra. Nota-se a flexão acentuada das falanges distais dos artelhos.

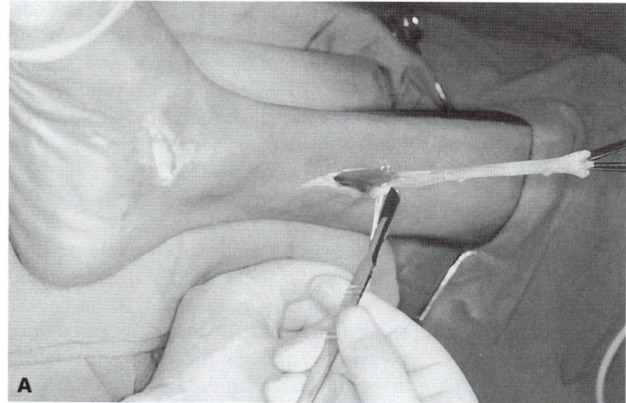
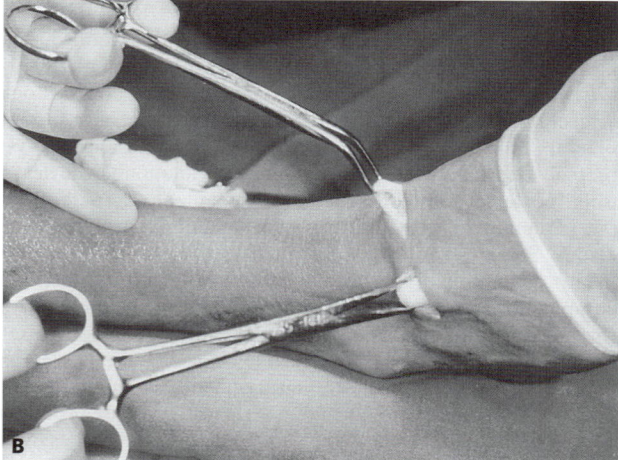

Figura 148.23 – Transferência para pé caído. (A) O tendão do músculo tibial posterior é desinserido do navicular e retirado no terço distal da perna. (B) Para melhor equilíbrio da ação de dorsoflexão, as fitas de transferência serão anastomasadas ao tendão do extensor longo do hálux e ao conjunto dos extensores comuns dos artelhos.

longo do hálux. Como alternativa, insere-se o tendão na intimidade do segundo ou terceiro osso cuneiforme.

A retirada do músculo tibial posterior pode causar certo desequilíbrio, pois perdemos um potente evertor do pé. Isto fica mais evidente se os fibulares laterais se encontram intactos. Nessas situações, a alternativa será utilizar como motor da transferência o músculo fibular longo[11].

Em geral, há necessidade de se praticar um alongamento cirúrgico do tendão do calcâneo (de Aquiles) no mesmo tempo cirúrgico da transferência. Isto garante melhor dorsoflexão do pé como auxiliar na prevenção de estiramento do tendão transferido no pós-operatório, em decorrência da força de tração importante dos flexores plantares. Descrevendo diretamente a transferência do tibial posterior, o tendão do músculo é desinserido do osso navicular, com acesso por uma incisão de 3 ou 4cm na sua projeção na pele (Fig. 148.23). Uma outra incisão, longa, é feita na face interna do terço distal da perna, junto à borda da tíbia. Abre-se a fáscia muscular e retira-se o tendão do músculo tibial posterior. Nesse momento, ele é dividido em duas fitas. Praticam-se, então, duas incisões no dorso do pé localizadas 3 ou 4cm distalmente à prega de flexão do tornozelo. Uma das incisões será feita sobre o tendão do extensor longo do hálux e a outra sobre o extensor comum dos dedos. Optando-se pela via circuntibial, com auxílio de um tunelizador de Anderson de tamanho adequado, leva-se uma das fitas desde a incisão no terço distal da perna até a incisão no dorso do pé sobre o tendão extensor longo do hálux. Repete-se a manobra para a outra fita, levando-se o tendão para a incisão sobre o extensor comum dos artelhos. No momento da sutura, a qual deve ser feita com fio de náilon 3-0, o pé deve estar em máxima dorsoflexão e ligeira eversão. O joelho, nesse momento, deve ser mantido em flexão. As fitas de transferência são passadas na intimidade dos tendões de inserção. A tensão aplicada às fitas ao se fazer a sutura deve ser máxima. O apoio de um terceiro auxiliar é fundamental para a manutenção dessas posições, enquanto o cirurgião e o segundo auxiliar preocupam-se com a tensão da fita, a exposição do campo e as suturas propriamente ditas. Após cuidadosa hemostasia, todas as incisões são fechadas com pontos separados de náilon 5-0. Um robusto aparelho gessado é aplicado, mantendo-se a posição de dorsoflexão do pé. No pós-operatório, o paciente deve permanecer em repouso com membro inferior elevado, mas após a primeira semana de pós-operatório, um salto de borracha deve ser aplicado ao aparelho gessado e a deambulação parcial é permitida. A retirada do gesso ocorre na sexta semana de pós-operatório, quando se inicia o processo de tratamento fisioterápico e reeducação da marcha (Fig. 148.24).

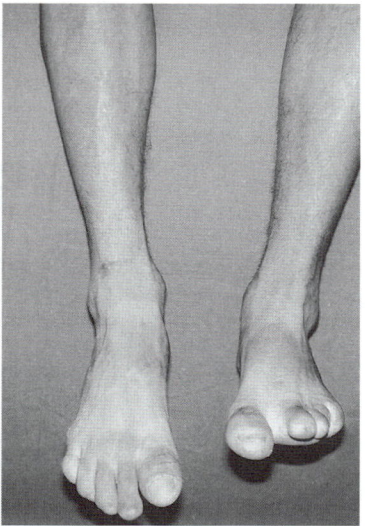

Figura 148.24 – Vista da dorsoflexão ativa obtida em pós-operatório tardio de transferência do músculo tibial posterior para correção do *pé caído*.

Para o uso da técnica via membrana interóssea, o procedimento não difere muito do descrito anteriormente. No momento da transferência das duas fitas para o dorso do pé, abre-se uma janela na membrana interóssea e os tendões são tunelizados até a região dorsal do pé. Os demais procedimentos trans e pós-operatórios são idênticos.

Úlceras Plantares

Um dos mais sérios problemas na atenção ao paciente com hanseníase refere-se à questão das úlceras plantares. Sua causa é multifatorial, mas, sem dúvida, a alteração da sensibilidade plantar é o fator primordial. A lesão do nervo tibial posterior está por trás de todos os eventos que conduzem ao surgimento dessas úlceras. Com a perda do volume da musculatura intrínseca do pé em razão de sua paralisia, diminui-se a proteção das estruturas do pé. Pela mesma causa, os artelhos se apresentam com garra, alterando significativamente a sua participação na distribuição das pressões plantares e a estrutura normal do antepé. Ademais, a posição em garra desloca a fáscia plantar em sentido distal e, junto com ela, o coxim plantar sob a cabeça dos metatarsianos expondo-a a forças e pressões anormais. A lesão do componente autonômico de nervo tibial posterior também acarreta ressecamento da pele plantar, perdendo sua flexibilidade e facilitando o surgimento de lesões. Se estes são os fatores intrínsecos para o estabelecimento de úlceras plantares, existem outros, extrínsecos, que completam o quadro da fisiopatologia de seu surgimento. As forças de fricção que acompanham a deambulação podem ser imputadas como a principal causa extrínseca para as úlceras plantares. A repetição do trauma é outro fator fundamental. Durante a deambulação normal, o reflexo normal de proteção da região plantar evita a concentração de pressões excessivas por tempo prolongado sobre uma mesma área plantar. Com a perda da sensibilidade, esse reflexo não está mais presente e a manutenção de pressões ou traumas de repetição sobre uma mesma área causa lesão na área em questão. As forças de fricção, que atuam de forma longitudinal nos planos anatômicos, repetidamente, sem repouso, também causam ruptura dos tecidos e hematomas. Um indivíduo com sensibilidade que, por razões várias, apresenta uma lesão desse tipo, sentirá dor e procurará repouso, o que permite a reparação dos tecidos lesados. Entretanto, no caso da hanseníase, com a perda da sensibilidade e do reflexo de proteção, a dor não induzirá o indivíduo ao repouso ou a outra medida de proteção. Assim, o mesmo tipo de trauma ou força de fricção continuará a atuar agora sobre uma área já lesada, tornando-a mais profunda e grave. Dessa forma, pode-se dizer que um pé insensível, que não deambula, não desenvolverá úlceras plantares. Como essa imobilidade é impraticável para a vida social dos indivíduos, tem-se o surgimento dessas úlceras em variados graus de severidade (Fig. 148.25).

Com base nessa fisiopatologia, as úlceras plantares podem ser classificadas conforme a Tabela 148.1.

A atenção às úlceras plantares inclui educação em saúde, uso de sapatos adequados ou modificados, curativos e cirurgia.

Depreende-se da fisiopatologia das úlceras plantares que a educação em saúde é elemento importante para seu equacionamento. O paciente deve ser orientado quanto ao uso de sapatos adequados, à rotina de deambulação e à inspeção freqüente da planta do pé e do interior dos calçados, para se diminuir a prevalência de úlceras.

Os sapatos não podem ser apertados nem muito largos. Devem se ajustar comodamente à forma do pé. O solado não necessita ser absolutamente rígido, mas deve sê-lo o suficiente para impedir a transmissão para a região plantar anestésica de irregularidades do solo que concentrariam pressões em áreas pequenas. A inspeção dos calçados é fundamental para a retirada de pequenos detritos, pedras ou sujidades, que podem significar aumento de pressão localizada sem que o paciente a perceba. O uso de duas meias pode auxiliar na dispersão de pressões entre a pele plantar e a parte interna do calçado. Considerando-se os calçados, com muita freqüência será necessário o uso de palmilhas especiais confeccionadas com uma variedade de diferentes materiais (borracha microcelular, Plastazote©, silicone etc.) visando a proteção da região plantar insensível (Fig. 148.26). Para os casos mais simples, com apenas alteração de sensibilidade, basta o uso de uma palmilha simples com algum dos materiais referidos anteriormente. Em pés com alteração estrutural que determine o surgimento de áreas de hiperpressão, identificadas por zonas com calosidade, recomenda-se o uso de uma palmilha moldada à arquitetura da região plantar alterada. Dessa forma, será possível melhor distribuir as pressões que estavam concentradas nessas áreas críticas. Nos casos de alteração mais grave da arquitetura do pé, calçados sob medida serão necessários, confeccionados de acordo com as alterações específicas dessa arquitetura alterada, para evitar a concentração de pressões em áreas expostas.

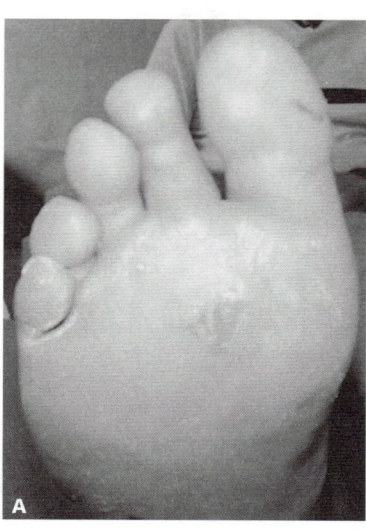
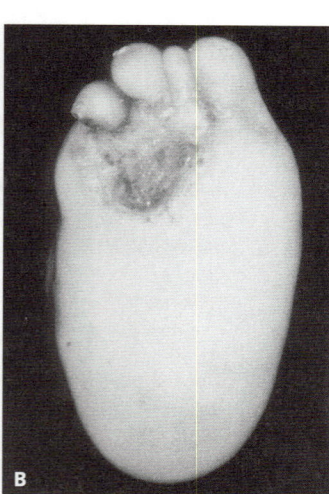
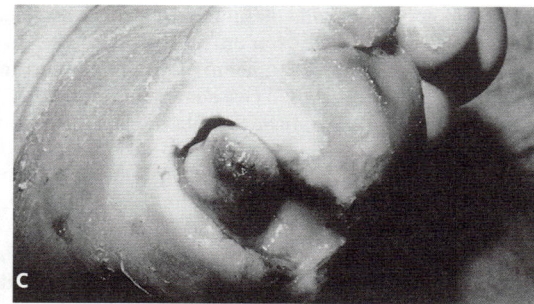

Figura 148.25 – Úlceras plantares. (*A*) Região plantar com zona de hiperpressão sob a cabeça do segundo metatarsiano. (*B*) Úlcera grau II. (*C*) Úlcera grau IV em que se pode ver necrose óssea.

TABELA 148.1 – Classificação das úlceras plantares

GRAU	NOMENCLATURA	DESCRIÇÃO DOS ACHADOS
I	Pré-úlcera	• Artelhos em garra móvel • Perda da sensibilidade protetora • Edema local • Eritema • Não há perda de continuidade da pele
II	Úlcera superficial	• Artelhos em garra móvel • Perda da sensibilidade protetora • Rompimento da continuidade da pele • Lesão rasa
III	Úlcera profunda	• Artelhos em garra rígida • Perda da sensibilidade protetora • Ulceração em profundidade • Exposição de estruturas profundas com possível infecção
IV	Úlcera complicada	• Artelhos em garra rígida • Outras alterações da arquitetura do pé • Úlcera franca • Necrose de tecidos profundos (tendões, ossos etc.)

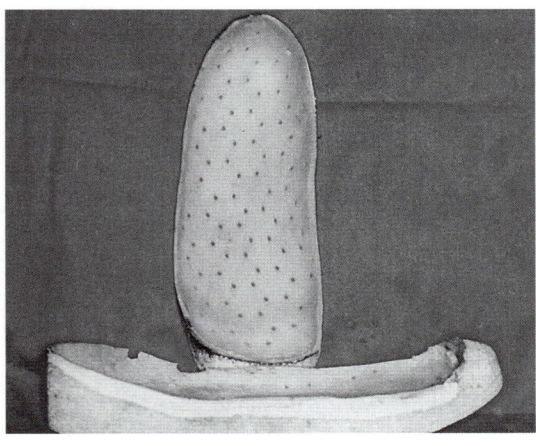

Figura 148.26 – A complexidade da palmilha depende da condição da região plantar. O uso de palmilhas moldadas em Plastazote® permite uma adequada redistribuição de pressões.

A hidratação e lubrificação do pé são cuidados essenciais. Os pés devem ser colocados em um balde com água à temperatura ambiente, por cerca de 15min. Após enxugar ligeiramente as pernas e pés, aplica-se vaselina líquida ou óleo mineral.

A contribuição da cirurgia no tratamento das úlceras plantares é circunstancial. Como dito anteriormente, um adequado programa de prevenção é o elemento mais importante para diminuir sua prevalência. As técnicas cirúrgicas anteriormente descritas são consideradas, além de reconstrutivas, preventivas para a úlcera plantar. De fato, a recuperação de um mecanismo de deambulação normal pode reduzir a ocorrência de úlceras de bordo lateral do pé e da região do antepé, o mesmo ocorrendo com a correção da garra de artelhos, melhorando a condição mecânica e a arquitetura do antepé.

Uma vez instalada, as úlceras necessitam de cuidados específicos de drenagem, desbridamento e curativos, dependendo de sua classificação (Tabela 148.1). Dessa forma, o cirurgião pode intervir em diferentes níveis, desde a limpeza cirúrgica de úlceras mais superficiais, eliminando a camada córnea espessa que pode se instalar nos bordos da úlcera, até a realização de seqüestrectomias e artoplastias excisionais[12]. De fato, a camada córnea pode avolumar-se e tornar-se de tal forma rígida que atua como um fator mecânico de agravamento da úlcera. Por outro lado, o aprofundamento das úlceras não atendidas a tempo ou adequadamente pode comprometer estruturas mais profundas, como ossos, tendões, articulações e fáscias (grau IV). A manutenção de processos infecciosos nesses planos profundos cronifica a úlcera, impedindo seu fechamento. Assim, a intervenção do cirurgião se faz necessária para a remoção de necroses ósseas, seqüestros, necroses tendinosas e focos abscedidos mais profundos. A técnica da drenagem dorsal, nesses casos, está indicada (Fig. 148.27). Após a devida limpeza cirurgia da úlcera e a remoção do material necrótico da profundidade, pratica-se uma incisão no dorso do pé que estabeleça uma comunicação da ulcera da região plantar. Um dreno de Penrose é colocado e será mantido por 3 ou 4 dias ao mesmo tempo em que se realizam os curativos diários. Como se pode depreender, a meta do tratamento das úlceras é lograr uma cicatrização por segunda intenção e esses procedimentos cirúrgicos podem auxiliar marcadamente nesse intento. Certamente, esse tipo de cicatrização não garante uma cobertura de qualidade. A região da úlcera cicatrizada será vulnerável e o uso de palmilhas e cuidados de hidratação da pele são essenciais para a manutenção do resultado.

As úlceras da região calcânea são as que merecem atenção particularizada (Fig. 148.28). Felizmente elas são menos comuns, mas requerem a confecção de retalhos bipediculados para se obter um fechamento que possa suportar as pressões nessa área[13] (Fig. 148.29). Nesses casos, após a limpeza cirúrgica, procede-se a uma osteotomia plana da base do osso calcâneo e se confeccionam dois retalhos bipediculados nas faces medial e lateral do calcâneo. Os retalhos são trazidos para a linha média e suturados com pontos captonados. Um aparelho gessado é aplicado e restringe-se à deambulação do paciente.

Um dos principais problemas das úlceras plantares, particularmente as crônicas e as rescidivantes, é a progressiva perda de tecidos nobres da região plantar. Como visto, o padrão de tratamento dessas úlceras é por meio de cicatrização de segunda intenção, padrão este que não aporta tecido novo de boa textura para essa região. Os enxertos de pele são preconizados em alguns casos, particularmente nas úlceras rasas de grau II, mas sua maior restrição é a pouca qualidade do tecido enxertado para recobrir áreas que apresentam perdas em profundidade e que requerem uma estrutura anatômica especializada para suportar as pressões normais da deambulação[14].

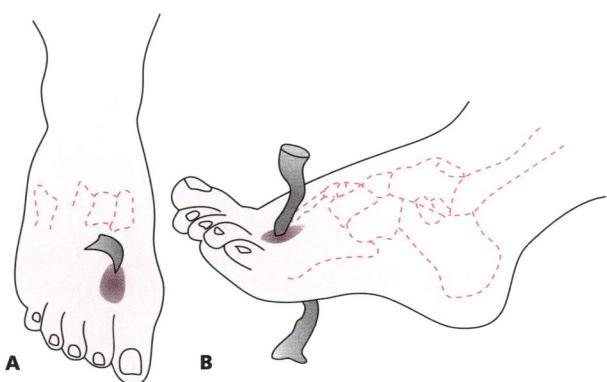

Figura 148.27 – (*A* e *B*) Técnica de drenagem dorsal para tratamento de úlceras complicadas.

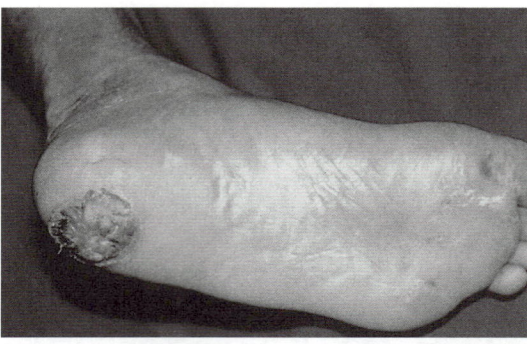

Figura 148.28 – As úlceras de calcâneo necessitam atenção particularizada em decorrência de sua localização.

Na tentativa de levar tecidos mais estruturados para essas regiões, tem-se indicado o uso de retalhos microcirúrgicos[15,16]. Entretanto, a técnica microcirúrgica é custosa e restrita a poucos centros, além de permanecer o problema da falta de sensibilidade dos tecidos transplantados, causa primária das úlceras. De qualquer forma, essa alternativa deve ser melhor investigada, haja vista o enorme problema que significa, nesses pacientes, a perda de tecido da região plantar.

CIRURGIA DA FACE

Atualmente, com o diagnóstico mais precoce e um tratamento eficaz para a hanseníase, as típicas deformidades de face são mais raras. Entretanto, existem muitos casos já tratados, diagnosticados em décadas passadas, que ainda apresentam muitas dessas deformidades (Fig. 148.30).

Na face, a hanseníase pode causar aparecimento de rugas marcadas e precoces, desabamento nasal, aumento de lóbulo auricular (megalóbulo) e perda de pêlos das sobrancelhas (madarose superciliar). Todas elas são muito características da hanseníase e representam uma carga importante de estigma. Dessa forma, sua correção ou melhoramento cirúrgico tem como principal justificativa diminuir a ansiedade e aumentar a auto-estima do indivíduo.

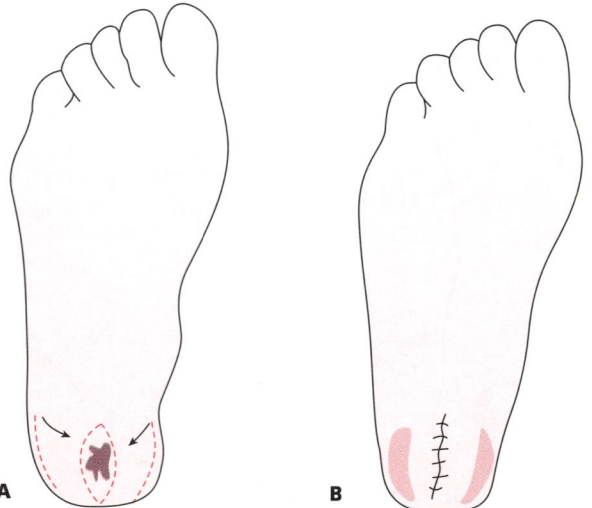

Figura 148.29 – (*A* e *B*) Técnica cirúrgica para correção de úlcera de calcâneo com confecção de dois retalhos bipediculados.

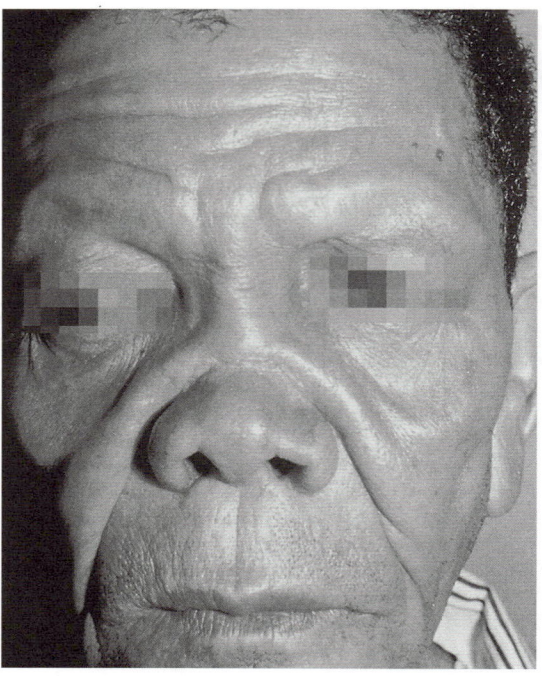

Figura 148.30 – As principais alterações causadas na face pela hanseníase podem ser vistas nesta foto. São notados a madarose supraciliar, o excesso de rugas na face, o megalóbulo e a depressão do dorso nasal.

Existe apenas uma deficiência na face do paciente de hanseníase que se deve ao acometimento de nervo periférico. Trata-se do lagoftalmo, causado por lesão do ramo zigomático do nervo facial. A incapacidade de ocluir a fenda palpebral por paralisia da musculatura orbicular e a presença de anestesia corneana por lesão de ramos do nervo trigêmeo podem levar a úlceras de córnea e, potencialmente, à cegueira. A identificação da lesão do nervo facial, de forma precoce, permite o tratamento com prednisona, com recuperação da função do ramo acometido. Nos casos de lesão estabelecida, medidas preventivas de proteção ocular devem ser tomadas (óculos escuros, lubrificantes oculares, proteção noturna etc.). A cirurgia pode auxiliar na solução das lesões estabelecidas, por meio de cirurgias extra-oculares ou transferência tendinosa.

Cirurgia para Rugas

O infiltrado que acompanha os estados reacionais nos casos virchovianos causa uma desorganização das estruturas da pele, levando ao surgimento de rugas acentuadas. Isto empresta à face do paciente uma aparência envelhecida e, freqüentemente, ocorre em adultos jovens, nos quais esse aspecto é pouco usual.

Nesses casos, pode-se lançar mão de técnicas rotineiras de ritidoplastia, que se encontram descritas em vários livros de técnica cirúrgica em cirurgia plástica[13,14,17].

Cirurgia para Megalóbulo

O aumento dos lóbulos auriculares é considerado, pelos pacientes, como patognomônico de hanseníase. Aqui reside sua importância como elemento estigmatizador. Em decorrência, sua correção pode auxiliar em muito no processo de reabilitação (Fig. 148.31).

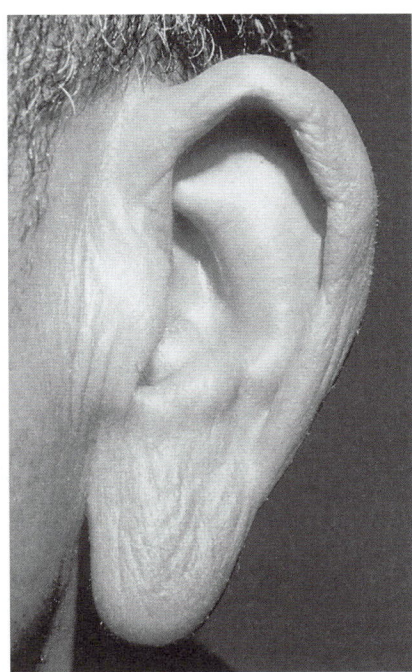

Figura 148.31 – Megalóbulo.

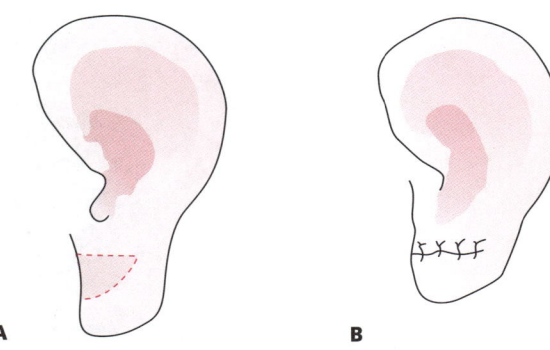

Figura 148.32 – (*A* e *B*) Desenho esquemático da técnica para redução do megalóbulo.

A causa dessa deformidade é similar a das rugas – o infiltrado crônico decorrente de estados reacionais em casos virchovianos da doença. Nessa condição, os bulbos pilosos sofrem isquemia e necrose. O tamanho do pavilhão auricular pode, em alguns casos, estar aumentado em razão de condrites de repetição com proliferação tecidual.

A correção cirúrgica do megalóbulo é simples, mas requer um cálculo cuidadoso da quantidade a ser extraída, bem como manejo delicado dos tecidos, tanto nas incisões como nas suturas, para que o resultado seja o mais natural possível.

Entre as várias técnicas disponíveis, a de excisão triangular é simples e resulta em um lóbulo de aparência muito natural (Fig. 148.32). Nessa técnica, delimita-se uma linha de base iniciada no trágus e paralela ao solo. Calcula-se um triângulo de excisão e desenha-se a segunda incisão que completa esse triângulo, tendo como vértice um ponto sobre a linha iniciada no trágus e como base o rebordo auricular. As suturas devem ser feitas com pontos separados de náilon 6-0. Um pequeno curativo compressivo auxilia na hemostasia e na obtenção de uma cicatriz de melhor qualidade. As suturas podem ser retiradas aos 10 dias de pós-operatório.

Cirurgia para Madarose Supraciliar

Como visto, a proliferação bacilar nos bulbos pilosos das sobrancelhas é a responsável pela necrose dessas estruturas e pela perda dos pêlos. A ausência de sobrancelhas deixa a face com aspecto inexpressivo e desgracioso. Certamente, as mulheres poderão solucionar isto com maquiagem. Entretanto, o uso de retalhos ou enxertos pode melhorar de forma considerável o aspecto geral da face.

Os enxertos podem ser de pele total pilosa do couro cabeludo ou se dar por meio de *punch graft*. A vantagem do primeiro está na facilidade e rapidez, entretanto, em se tratando de enxertos de espessura total, existe uma perda considerável de sua extensão, isto quando não ocorre perda total do enxerto. A adequação do desenho do enxerto à região supraciliar também é mais difícil, pois há pouco controle sobre a posição e direção dos pêlos. Isto não ocorre com os *punch grafts*, em que a ordenação dos folículos pode ser feita com maior critério. Sua pega também é superior ao do enxerto total de couro cabeludo. A desvantagem, se relevante, é a necessidade de várias sessões cirúrgicas.

Os retalhos em ilha, supridos pela artéria temporal superficial ou por seus ramos, garantem uma boa vascularização do retalho e a sobrevivência dos folículos pilosos (Fig. 148.33).

Cirurgia do Nariz

Problemas nasais em hanseníase que requerem tratamento cirúrgico são mais encontrados nos casos virchovianos. O revestimento mucoso das cavidades nasais é sede preferencial de uma grande quantidade de bacilos, talvez pela menor temperatura nesse ambiente. As ulcerações que ocorrem nessa mucosa tendem a cicatrizar causando retrações que deformam a arquitetura externa do nariz e alteram profundamente sua funcionalidade. Em casos mais severos, o septo nasal pode ser perfurado e mesmo se apresentar totalmente destruído. A espinha nasal anterior comumente se encontra destruída, levando a uma agudização do ângulo columelo-labial, o que empresta à face do paciente um aspecto desagradável e simiesco (Fig. 148.34).

As razões da cirurgia nasal em hanseníase se prendem às questões estéticas da face, assim como funcionais. O colapso da pirâmide nasal altera o fluxo de inspiração e expiração do ar, além de modificar de forma profunda o aspecto estético da face do indivíduo.

As bases táticas para a cirurgia nasal nesses casos são a recuperação do forro mucoso, com liberação das retrações cicatriciais e a reposição de uma estrutura de sustentação da pirâmide nasal[18].

Procura-se indicar a cirurgia nasal somente nos casos que já completaram o tratamento e que estejam a mais de um ano sem apresentar reações reversas ou de eritema nodoso. Tal fato se deve à possibilidade de se desencadear uma reação pelo estresse cirúrgico. Na verdade, esse cuidado deve ser adotado para a maioria das intervenções cirúrgicas em pacientes de hanseníase. Assim, com esse período de latência, tem-se um paciente mais equilibrado do ponto de vista imunológico e com menos chances de apresentar uma reação, após a cirurgia, que poderia comprometer o resultado desta.

O paciente não deve apresentar úlceras plantares infectadas ou outras lesões secundárias contaminadas.

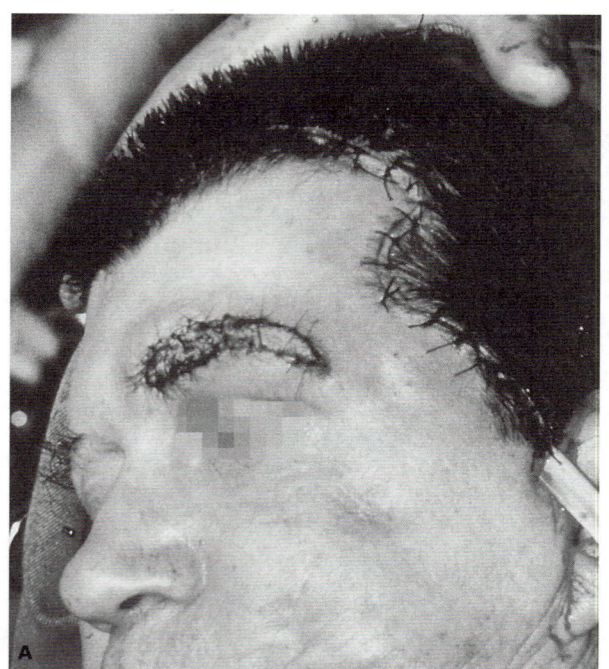

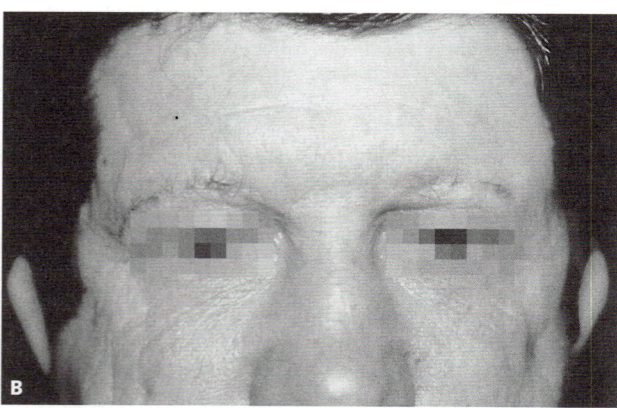

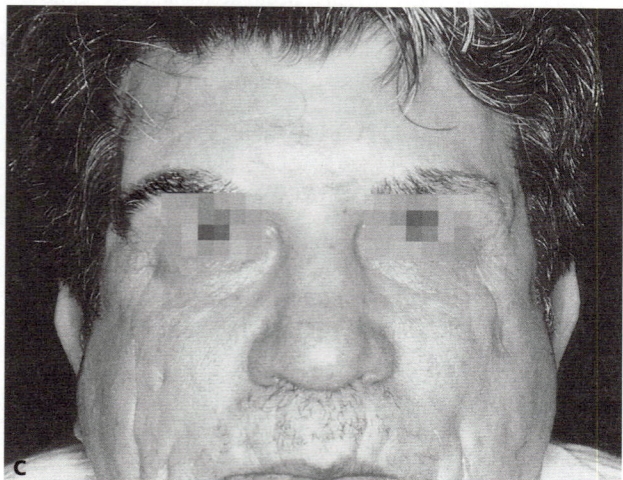

Figura 148.33 – Retalhos em ilha. (*A*) Esse retalho é suprido pela artéria temporal superficial, garantindo resultado duradouro. (*B*) Pré-operatório. (*C*) Pós-operatório com dez anos de evolução.

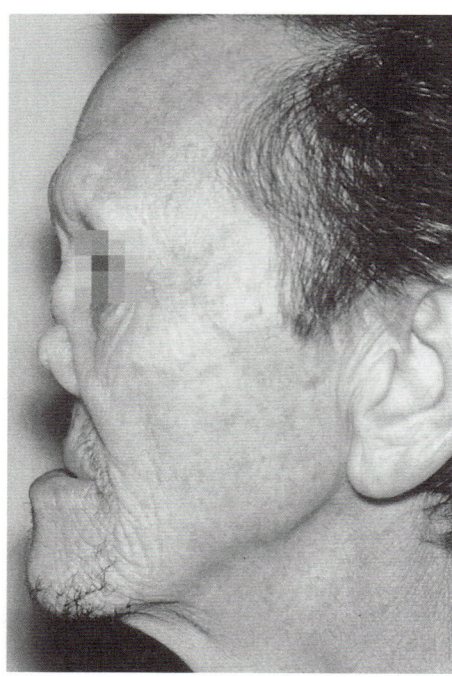

Figura 148.34 – Vista de perfil de um caso com grave acometimento nasal. São notadas a depressão do dorso do nariz e a agudização do ângulo columelo-labial.

Previamente à cirurgia, o paciente deve ser instruído sobre o procedimento e discutido com detalhes os possíveis resultados para que não existam expectativas incongruentes.

Uma semana antes da cirurgia, deve-se ensinar ao paciente a realizar a limpeza da cavidade nasal com solução fisiológica ou mesmo água corrente.

No exame pré-cirúrgico, verificam-se as condições da pele, presença de cicatrizes no dorso e, principalmente, a condição da fina pele que recobre o nariz sobre o dorso ósseo próximo à glabela. Estuda-se e palpa-se a condição de retração do revestimento cutâneo à fossa piriforme. Nesse caso, verifica-se qual o grau de retração que existe. Em seguida, examina-se a situação das cartilagens, particularmente as alares. Pode haver pinçamento dessas cartilagens ou mesmo destruição parcial delas.

Com um espéculo, analisa-se agora a parte interna. Verifica-se a presença de úlceras na mucosa, a condição do septo e demais estruturas internas.

Com esses dados, pode-se definir uma técnica para a reconstrução parcial ou total do nariz.

Técnicas Cirúrgicas

A cirurgia nasal em hanseníase, de forma genérica, não consegue resultados excepcionais. A anatomia da região é muito detalhada e rica e está intimamente ligada às funções nasais. Dessa forma, o que se aspira com o tratamento cirúrgico, levando-se em consideração as técnicas atualmente disponíveis, é melhorar o fluxo aéreo e restaurar a forma do conjunto nasal para uma situação estética mais aceitável.

Correção do Revestimento Nasal

Pode ser feita pela técnica de Farina ou técnica dos retalhos nasogenianos. Esses retalhos são desenhados nos dois sulcos nasogenianos na face e são direcionados em cambalhota para dentro da cavidade nasal[19]. Dessa forma, a pele da região do sulco fará agora o papel de mucosa de revestimento nasal (Fig. 148.35). A vantagem dessa técnica é que ela também consegue criar algum volume para o dorso nasal. Dessa forma, em situações em que o desabamento nasal não é muito grave, apenas a técnica dos retalhos de Farina pode resolver o problema.

Outra técnica disponível é o enxerto de pele colocado sobre um molde de guta-percha. Inicia-se por um acesso à cavidade nasal pelo sulco gengival superior (acesso de Caldwell-Luc) (Fig. 148.36) e, por meio dele, procede-se a liberação de todas as retrações cicatriciais que estão mantendo o volume do nariz presos às bordas da fossa piriforme. Uma vez liberada, a parte interna do nariz é recoberta por um enxerto de pele e é mantida no local por um molde feito em guta-percha. Após a cicatrização adequada, o molde é removido e a fístula do sulco gengival fechada.

Correção do Desabamento Nasal

Como visto, esse desabamento se deve à perda de sustentação do dorso pela destruição do septo cartilaginoso. Atualmente, a solução mais adequada é o enxerto ósseo. Tal cirurgia sempre deve ser precedida da resolução da retração cicatricial do nariz por uma das técnicas anteriormente descritas.

O enxerto de osso é retirado da tíbia ou da ulna e modelado de acordo com o tamanho e comprimento do nariz. Sua fixação se faz por um orifício pequeno no osso frontal, apoiado sobre a extremidade dos ossos próprios do nariz. Esse tipo de enxerto é conhecido como enxerto em alavanca, uma vez que esses pontos de apoio determinam um braço de alavanca que permite a elevação da ponta nasal, além da sustentação do dorso (Fig. 148.37).

Essas cirurgias requerem um certo grau de destreza do cirurgião para que não apresentem complicações e seus resultados sejam aceitáveis.

Recentemente, está se tentando um novo tipo de abordagem para a reconstrução do nariz e hanseníase. Trata-se de uma técnica ainda em estudo, criada pelo Prof. Gilbert Nolst Trenité, da Universidade de Amsterdã. Nela, trabalha-se principalmente com a cartilagem auricular ou costal e se reconstrói um arcabouço cartilaginoso que visa recuperar a forma e o volume nasal. Até o momento, os resultados foram satisfatórios, principalmente nos casos menos graves de desabamento nasal por hanseníase.

Ângulo Columelo-labial

Ainda que com resultados não muito satisfatórios, pode-se tentar um pequeno enxerto ósseo para o preenchimento da espinha nasal anterior ou mesmo a inclusão de uma prótese de silicone. Com isso, tenta-se corrigir a relação do ângulo columelo-labial e melhorar o aspecto estético do conjunto médio-facial.

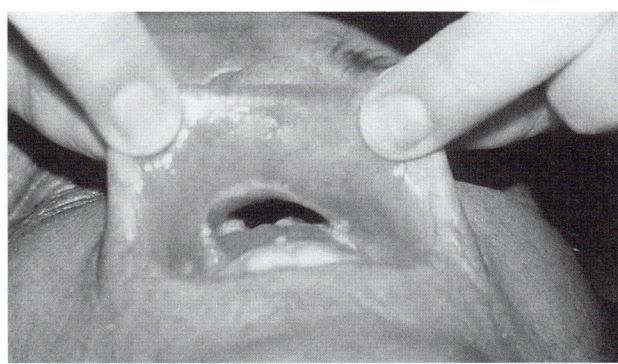

Figura 148.36 – Incisão para o acesso de Caldwell-Luc na correção nasal em hanseníase.

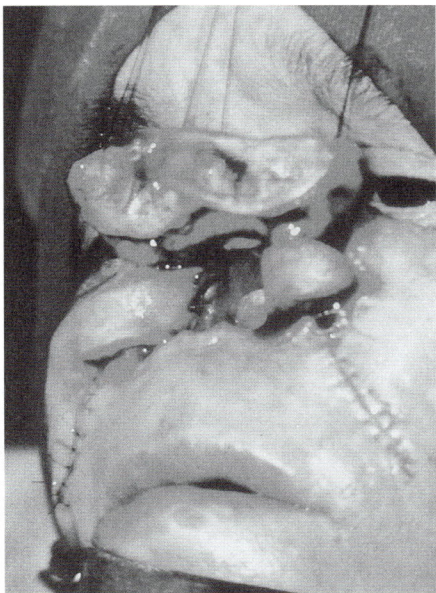

Figura 148.35 – Dois retalhos nasogenianos são rodados para o interior da cavidade nasal, a qual é exposta por uma ampla incisão das bases alares e liberação da columela.

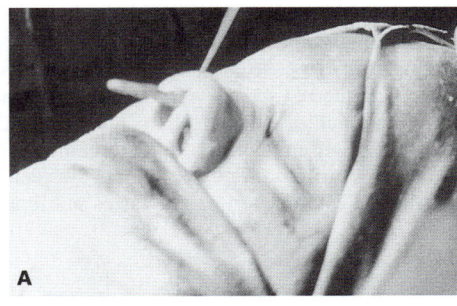

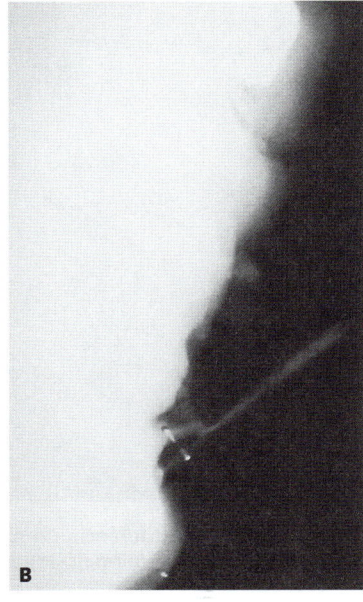

Figura 148.37 – Enxerto ósseo. (*A*) Essa técnica permite elevar a pirâmide nasal após a reconstrução do forro mucoso. O enxerto pode ser retirado da borda tibial. (*B*) Vista de radiografia de enxerto ósseo nasal.

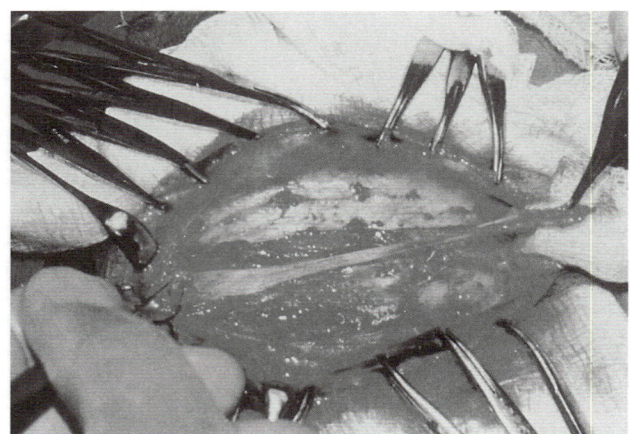

Figura 148.38 – Na técnica de Gillies, uma porção do músculo temporal superficial é transformada em nova unidade motora. Sua fáscia atua como novo tendão, o qual é dividido em duas fitas e será levado até o ligamento cantal interno, passando ao longo dos rebordos palpebrais.

Felizmente, com a redução acentuada da prevalência da hanseníase e o diagnóstico mais precoce, o número de casos virchovianos avançados com deformidades nasais graves tem diminuído muito.

Cirurgia para Lagoftalmo

A proteção do olho afetado pela perda de função da musculatura orbicular pode ser feita por cirurgia extra-ocular ou por transferência tendinosa.

No primeiro caso, pode-se utilizar técnicas de tarsorrafia lateral ou medial, o que permite um encurtamento da fenda palpebral, facilitando seu fechamento, principalmente nos casos de paresia, em que a força remanescente será suficiente para garantir oclusão da fenda palpebral. As técnicas padrão para tarsorrafia estão descritas em várias publicações[14,20,21]. Outro procedimento, mais complexo, mas de caráter mais fisiológico, é a transferência de parte do músculo temporal com sua fáscia transformada em fitas tendinosas. Essa técnica foi descrita por Gillies[22] (Fig. 148.38).

Como o músculo temporal atua principalmente como auxiliar na mastigação, deve ser fortalecido previamente à cirurgia por técnicas fisioterápicas. Seu isolamento também deve ser tentado.

Realiza-se uma incisão na região pré-auricular, estendendo-se do arco zigomático até 1cm acima da inserção do músculo temporal. A fáscia do músculo é exposta, e se praticam duas incisões paralelas separadas por 1,5cm e que deve entrar na parte óssea do temporal pelo menos 1cm em direção cranial. Nesse ponto, as duas incisões são unidas, e se procede ao descolamento de um pequeno retalho periostal nessa porção mais distal. Libera-se, então, o retalho da fáscia de sua inserção no osso zigomático, e o levanta cuidadosamente do leito muscular, deixando-o conectado apenas na porção cranial (periósteo). Com um descolador delicado, eleva-se uma porção de músculo em plano subperiostal em direção caudal. Ao mesmo tempo, procede-se à secção de fibras do músculo temporal obtendo-se um cone muscular em que o retalho de fáscia com a extremidade periosteal estará conectada. O levantamento da porção do músculo e sua secção devem prosseguir em sentido caudal, isto é, próximo ao osso zigomático, até ter comprimento suficiente para permitir que o conjunto da fáscia possa atingir o ângulo interno do olho. Uma vez liberado o cone muscular, reforça-se a junção entre o periósteo, fáscia e músculo, com algumas suturas de náilon seis zeros. Uma vez pronto o conjunto de transferência – o neomúsculo –, divide-se a fáscia em duas fitas. Agora, será necessário confeccionar um túnel subcutâneo que comunique a região temporal com o ângulo externo do olho afetado e com largura suficiente para permitir a introdução do conjunto muscular. Uma vez feito isto, pratica-se uma incisão pequena no ângulo externo, pela qual se retiram as duas fitas de faces, ou seja, os novos tendões, e acomoda-se o conjunto muscular em sua nova posição. Em seguida, pratica-se uma incisão no ângulo interno do olho e se expõem, com muita cautela, o ligamento cantal interno em seus dois componentes, superficial e profundo. Com um tunelizador de-

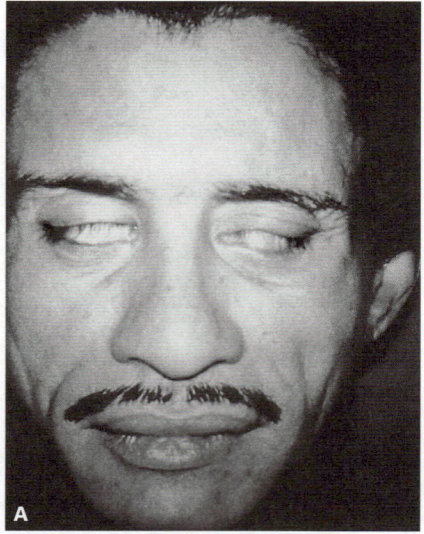 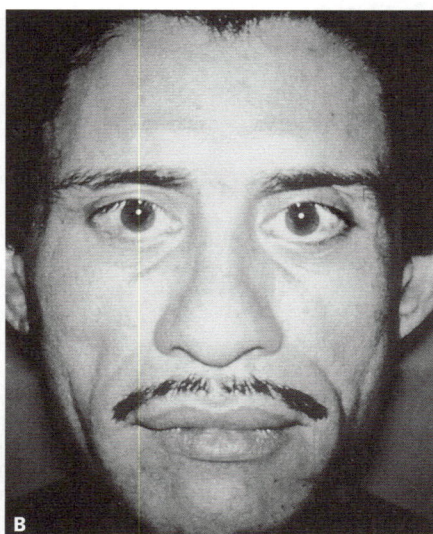 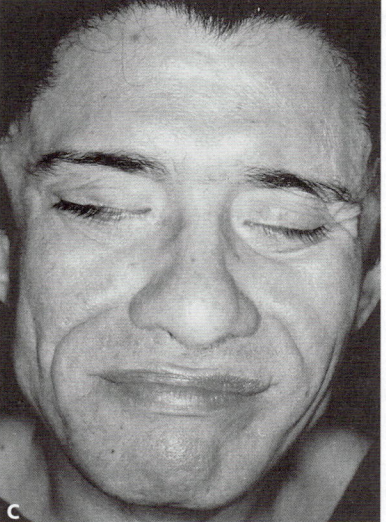

Figura 148.39 – Transferência do músculo temporal. Paciente com lagoftalmo. (A) É notada a fenda entre as duas pálpebras na tentativa de oclusão. (B) No pós-operatório, a abertura das pálpebras é completa. (C) A oclusão de realiza de forma muito satisfatória, protegendo a córnea.

licado e fino, faz-se, então, passar uma fita desde a incisão do ângulo externo até o ângulo interno pelo rebordo palpebral superior. O mesmo procedimento é feito com a outra fita pelo rebordo palpebral inferior. Estando as duas fitas na região do ângulo interno, elas são passadas por entre os dois componentes do ligamento cantal interno e suturadas entre si com náilon seis zeros. Esta é a nova inserção desse neomúsculo. Na passagem pelo rebordo palpebral, uma etapa difícil, pode-se praticar uma incisão no rebordo para auxiliar na tunelização das fitas. A hemostasia é revisada com cuidado e as incisões são fechadas com fio de náilon monofilamentar seis zeros. Na ferida da região temporal, pode-se deixar um dreno de Penrose por 24h. Um curativo volumoso e ligeiramente compressivo é aplicado envolvendo a região do olho operado e a região temporal. Os curativos e as suturas são retirados após 3 semanas de pós-operatório, e inicia-se o tratamento fisioterápico.

Os resultados dessa técnica são animadores, ainda que a ausência de sensibilidade corneana possa influir negativamente, pois o paciente perde o estímulo para o uso da transferência[23,24] (Fig. 148.39).

REFERÊNCIAS BIBLIOGRÁFICAS

1. VIRMOND, M.; PEREIRA, H. R. Surgical correction of deformities and disabilities in leprosy patients. *Indian J. Lepr.*, v. 72, n. 3, p. 401-412, 2000.
2. PALANDE, D. D. Correction of intrinsic-muscle hands associated with reversal of the transverse metacarpal arch. *J. Bone Joint Surg.*, v. 65A, p. 544-521, 1983.
3. TURKER, O.; OZER, K.; YUKSE, A. et al. Surgical reconstruction of irreversible ulnar nerve paralysis in leprosy. *Lep. Rev.*, v. 74, p. 53-62, 2003.
4. PARDINI JR., A. G.; GOMES, R. C. A cirurgia do laço para correção da mão em garra paralítica. *Rev. Bras. Ortop.*, v. 21, p. 214-218, 1986.
5. ZANCOLLI, E. *Structural and Dynamic Bases of the Hand Surgery*. St. Louis: Mosby, 1974.
6. BRAND, P. W. *Clinical Mechanics of the Hand*. St. Louis: Mosby, 1975.
7. PALANDE, D. D.; GILLIE, S. G. Deformity of the thumb in ulnar paralysis. *Lepr. India.*, v. 53, p. 152-159, 1981.
8. MCEVITT, E.; SCHWARZ, R. Tendon transfer for triple nerve paralysis of the hand in leprosy. *Lepr. Rev.*, v. 73, v. 4, p. 319-325, 2002.
9. FORRESTER-BROWN, M. F. Tendon transplantation for clawing of the great toe. *J. Bone Jt. Surg.*, v. 20, p. 57-60, 1938.
10. WARREN, G., NADE, S. *The care of Neuropathic Limbs – A Practical Manual*. New York: The Parthenon, 1999. p. 137-141.
11. MAGALHÃES, H. M.; DUERKSEN, F. Transfer of the peroneus longus in foot-droop deformity: results in leprosy. *Hansen. Int.*, v. 26, p. 99-104, 2001.
12. OOMEN, A. T.; MANNAM, E.; PARTHEENARAJAN, S. et al. Excision arthoplasty: an effective method in the management of plantar ulcers with metatarso-phalangeal joint infection in anesthetic feet. *Lepr. Rev.*, v. 74, p. 63-67, 2003.
13. McDOWELL, F.; ENNA, C. *Surgical Rehabilitation in Leprosy*. Baltimore: William & Wilkins, 1974.
14. DUERKSEN, F.; VIRMOND, M. *Cirurgia Reparadora e Reabilitação em Hanseníase*. Bauru: TalmILEP, 1997.
15. DONG, L. W.; LI, F.; WANG, Z. et al. Techniques for covering soft tissue defects resulting from plantar ulcers in leprosy. Part I – General considerations and summary of results. *Indian J. Lepr.*, v. 71, p. 285-295, 1999.
16. DONG, L. W.; JIANG, F. T.; ZHANG, G. C. Techniques for covering soft tissues defects resulting from plantar ulcers in leprosy. Part V. Use of the flap in the inguinal region and latissimus dorsi musculocutaneous flap. *Indian J. Lepr.*, v. 72, p. 227-244, 2000.
17. ANTIA, N. H. Plastic surgery of the face. In: DHARMENDRA (ed.). *Leprosy*. Bombay: Kothari Medical Publishing House, 1978. v. 1, section 6, chap. 15, p. 650. 1978.
18. VIRMOND, M. Cirurgia nasal. In: *Cirurgia Reparadora e Reabilitação em Hanseníase*. Bauru: TALMIlep, 1988. cap. 18, p. 147-164.
19. FARINA, R. Colapso da ponta do nariz na lepra por perda de substância condro-mucosa (reparação do estofo nasal com retalhos genianos). *Rev. Bras. Leprol.*, v. 21, p. 1-4, 1953.
20. FRITSHC, E. P. *Reconstructive Surgery in Leprosy*. London: John Wright & Sons, 1971.
21. SRINIVASAN, H.; PALANDE, D. D. *Essential Surgery in Leprosy – Techniques for District Hospitals*. Geneva: WHO, 1997.
22. GILLIES, H. D.; MILLARD, D. R. *The Principles and Art of Plastic Surgery*. Boston: Little, Brown, 1957.
23. BACARELLI, R.; NAVARRO, J. A. C.; DUERKSEN, F. Results of surgical correction of lagophthalmos (Gillies technique) in leprosy patients. *Hansen. Int.*, v. 20, n. 2, p. 20-26, 1995.
24. RANNEY, D. A.; FURNESS, M. A. Results of temporalis transfer in lagophthalmos due to leprosy. *Plast. Reconstr. Surg.*, v. 51, n. 3, p. 301-311, 1973.

BIBLIOGRAFIA COMPLEMENTAR

GOES, A. M. D.; ARRAES, T. A. A.; DUERKSEN, F. A reabilitação cirúrgica da garra cubital na hanseníase. *Rev. Bras. Ortop.*, v. 20, p. 60-62, 1985.
MOLLER-CHRISTENSEN, V. Changes in the anterior nasal spine and the alveolar process of the maxillae in leprosy: a clinical examination. *Int. J. Lepr.*, v. 42, p. 431-435, 1974.

Seção 21

Reabilitação dos Transplantados

Coordenadora: Ana Valéria Neves de Araújo Leitão

149	Incapacidades e Transplantes de Órgãos	1158
150	Aspectos Gerais do Transplante Hepático	1160
151	Medicina Física e de Reabilitação no Processo de Reabilitação dos Candidatos ao Transplante Hepático	1166
152	Reabilitação na Insuficiência Renal Crônica	1169
153	Transplante de Coração	1173
154	Transplante de Pulmão	1176
155	Transplante de Medula Óssea	1179

CAPÍTULO 149

Incapacidades e Transplantes de Órgãos

Júlia Maria D'Andréa Greve

A utilização dos transplantes de órgão cada vez mais presente na prática clínica e a maior sobrevida dos pacientes já acarreta quantidade razoável de pacientes transplantados que demandam por vida com qualidade. Falar em reabilitação para esses pacientes, portadores de doenças crônicas e suas perdas subseqüentes, é uma necessidade para que bons resultados sejam alcançados e valha a pena a indicação terapêutica dos transplantes de órgãos.

A medicina de reabilitação tem importante papel nesses pacientes, pois entender as incapacidades resultantes de um procedimento terapêutico e buscar diminuí-las é parte integrante da prática do fisiatra. Não poderia faltar em um *Tratado de Medicina de Reabilitação*, um módulo voltado ao paciente transplantado, que analisa a conseqüência de um procedimento terapêutico radical na sua vida diária e funcionalidade.

É importante que se conheça a fisiologia dos órgãos transplantados, as principais alterações do sistema imunológico, as perdas e os ganhos que um órgão transplantado ocasiona ao indivíduo, as possíveis seqüelas anteriores da doença de base e, mais do que tudo, que se promovam mudanças nos hábitos de vida desses pacientes, para que tenham o maior ganho possível com o procedimento.

TABELA 149.1 – Lista de espera de pacientes para transplante no mês de abril de 2005 no Estado de São Paulo[1]

ÓRGÃO/TECIDO	LISTA DE ESPERA (ABRIL/2005)
Rim	7.529
Fígado	3.541
Rim/pâncreas	181
Pâncreas	53
Coração	82
Pulmão	26

TABELA 149.2 – Distribuição do número de transplantes, com doador cadáver, Estado de São Paulo, 1997 a 2004

ÓRGÃO/TECIDO	1997	1998	1999	2000	2001	2002	2003	2004
Rim	140	374	460	546	553	502	567	733
Fígado	63	160	188	238	244	242	289	349
Coração	27	58	64	61	65	72	95	103
Pâncreas	0	2	7	42	77	94	99	126
Pulmão	0	0	0	2	4	6	11	19
TX – DUPLO	**1997**	**1998**	**1999**	**2000**	**2001**	**2002**	**2003**	**2004**
Pâncreas/rim	0	0	6	33	54	61	75	83
Fígado/rim	0	0	4	6	4	5	3	10
Coração/rim	0	0	1	0	1	1	2	0
Córnea				1.245	2.498	2.715	3.206	3.398

Sistema Estadual de Transplantes – Secretaria de Estado da Saúde de São Paulo a partir de maio de 2000[1].
Tx = transplante.

TABELA 149.3 – Sobrevida atuarial dos receptores transplantados, com doador cadáver, Estado de São Paulo

ÓRGÃO	TRANSPLANTES REALIZADOS	SOBREVIDA						
		1º ANO	2º ANO	3º ANO	4º ANO	5º ANO	6º ANO	7º ANO
Rim	3.519	86	83,4	80,1	79,3	77,7	76,1	75,4
Fígado	1.742	65	61,1	59,3	56,9	55,8	54,6	54,1
Coração	540	66	60,1	56,5	54,8	53,1	51,5	47,9
Pulmão	36	45	–	–	–	–	–	–
Pâncreas	135	92	91,1	91,1	91,1	91,1	–	–
Pâncreas/rim	311	83	78,8	77,3	77,3	77,3	–	–

São Paulo período de julho de 1997 a dezembro de 2004 atualização anual[1].

A Secretaria do Estado da Saúde de São Paulo (SES-SP) mantém um *site* que regulamenta e fornece todas as informações para os hospitais que realizam transplantes, para possíveis doadores e pacientes[2]. Também cabe a SES-SP controlar a lista de espera de transplantes. Na Tabela 149.1, vê-se os números de pacientes que aguardam transplantes de órgãos em abril de 2005.

A capacitação de equipes de reabilitação adequadas para atender essa demanda crescente de pacientes transplantados (Tabela 149.2), com seqüelas da doença crônica incapacitante e também do transplante em si, é uma necessidade, pois é crescente o número de pacientes que sobrevivem (Tabela 149.3).

Dessa forma, a inclusão de uma seção sobre reabilitação dos pacientes transplantados é adequada e necessária.

REFERÊNCIAS BIBLIOGRÁFICAS

1. SECRETARIA ESTADUAL DA SAÚDE DO ESTADO DE SÃO PAULO. Disponível em http://www.saude.sp.gov.br/
2. SECRETARIA ESTADUAL DA SAÚDE DO ESTADO DE SÃO PAULO. Disponível em http://www.saude.sp.gov.br/programas_projetos/transplantes/html/transplantes_apresentacao

CAPÍTULO 150

Aspectos Gerais do Transplante Hepático

Joaquim Ribeiro Filho • Eduardo de Souza Martins Fernandes

INTRODUÇÃO

O transplante de fígado representa uma das evoluções mais extraordinárias no campo da gastroenterologia, da hepatologia e na cirurgia geral.

O advento do transplante hepático proporcionou uma perspectiva de vida normal àqueles pacientes portadores de cirrose hepática avançada, insuficiência hepática fulminante e outras doenças degenerativas do fígado, uma vez que em passado não muito distante, esses pacientes eram apenas tratados com medidas paliativas.

No entanto, apesar desse espetacular avanço, muitos pacientes hepatopatas, que necessitam de um fígado sadio, não o conseguem em virtude da escassez de enxertos e, em contrapartida, com grande contingente de candidatos a transplante.

Esse cenário da escassez de órgãos, que não é um problema exclusivo do Brasil e sim em todos os países do mundo, mas é claro em menos proporção, uma vez que na Europa e nos países da América do Norte, os sistemas de captação de órgãos e aproveitamento destes são ainda muito superiores aos nossos. Entretanto, temos conseguido melhorar essa diferença, não só pelo maior apoio das instituições governamentais aos centros de transplante, como também com maior conscientização dos próprios médicos emergencistas e intensivistas no reconhecimento e na notificação dos casos de morte cerebral. O papel da sociedade de maneira geral, seja na criação de associações ou de movimentos comunitários, tem, sem dúvida, aumentado a conscientização da necessidade e importância da doação de órgãos.

Mesmo assim, é preciso ainda aumentar significativamente o número de doadores de órgãos para que diminuam os óbitos na fila de espera e que possamos proporcionar aos nossos hepatopatas uma vida melhor e mais saudável.

HISTÓRICO

Os relatos de transplantes de órgãos não são eventos exclusivos do século XX, pois desde a Idade Média já se pensava na idéia da substituição de tecidos. O exemplo clássico.

O conceito de transplante de fígado surgiu pela primeira vez, na literatura, em 1955, quando C. Stuart Welch de Albany, NY, realizou transplante auxiliar em cães com colocação do enxerto na pelve e a revascularização da artéria hepática era com a artéria ilíaca e aorta[1].

O primeiro relato de transplante ortotópico foi mencionado por Jack Cannon na Universidade da Califórnia, Los Angeles, em cães, no ano de 1956 e ele já chamava a atenção para a rejeição como causa de insucesso dos enxertos[2]. Do ano de 1958 até 1960 foram iniciados vários programas de pesquisa na área de rejeição e imunossupressão. Em 1960, a Associação Americana de Cirurgia, por meio dos trabalhos de Francis More, de Boston, revelou que em mais de 80 transplantes em cães, 18 sobreviveram, de 4 a 20 dias e que a rejeição estava presente no quinto e sexto dias[3].

O ano de 1963 consagrou-se pela realização do primeiro transplante hepático em seres humanos, feito por Thomas Starzl, em Denver, Colorado, EUA. Starzl realizou, nessa ocasião, uma série de 11 transplantes com resultados decepcionantes de todos os 11 casos transplantados, sendo quatro transplantes auxiliares[4].

Quatro anos mais tarde, ele relatou o primeiro sucesso obtido após a experiência inicial. A receptora, uma menina de 1 ano e 7 meses, Jenifer, portadora de hepatoblastoma, que sobreviveu 400 dias e faleceu por recidiva tumoral[4]. Os anos seguintes foram marcados pelo surgimento do xenotransplante (chimpanzés) e pelo conhecimento de drogas imunossupressoras e de substâncias hepatotróficas.

Esse período foi marcado por altas taxas de insucessos, desestimulando os centros que iniciaram o programa de transplante, em virtude da mortalidade extremamente alta. Em 1969, a sobrevida de 1 ano era em torno de 11% e só restaram quatro centros em todo o mundo que persistiam em realizar o transplante hepático, sendo três nos Estados Unidos e um na Europa.

No Brasil, em 1968, foi realizado o primeiro transplante e até 1972 foram realizados cinco casos, todos sem sucesso[5].

Naquela época, acreditava-se que o principal fator dos insucessos era a carência de drogas imunossupressoras, mas hoje sabemos que as causas eram amplas, desde a falta de suporte laboratorial, drogas antimicrobianas até a tecnologia deficiente para a complexidade do procedimento[4,6].

Em 1979, Calne *et al.* introduziram a ciclosporina em ensaios clínicos, fazendo com que no início da década de 1980 os resultados já apresentassem notável diferença[7,8]. Starzl iniciou a associação da ciclosporina a corticóides (azatioprina), com resultados de até 70% de sobrevida no primeiro ano.

Em 1983, o National Institutes of Health (NIH) dos Estados Unidos reconheceu o papel terapêutico e não mais experimental do transplante hepático[9]. No Brasil, novamente realizou com sucesso, em 1985, pelo Prof. Silvano Raia no Hospital das Clínicas da Faculdade de Medicina da Universidade de São Paulo[5].

Outra extraordinária evolução ocorreu com o uso de tacrolimus (FK 506), por Starzl, em 1989, melhorando os casos de rejeição aguda e crônica. No mesmo ano, o Prof. Silvano Raia, realizou, no Brasil o primeiro caso de transplante *inter vivos* no mundo[10].

Outro evento muito importante ocorrido nessa época se deu em 1987, com o aparecimento da solução de preservação de Belzer, desenvolvida na Universidade de Wisconsin, uma vez que as soluções utilizadas até então eram à base de Ringer lactato e permitiam preservação entre 5 e 6h[11]. A solução de Belzer possibilita preservação segura até 18 a 24h[12,13].

TIPOS DE TRANSPLANTE HEPÁTICO

- *Ortotópico*: realiza-se a retirada do órgão que é substituído por outro no mesmo local.
- *Heterotópico*: o órgão é colocado em outro local que não o habitual.
- *Auxiliar*: este, como o próprio nome diz, é um enxerto auxiliar ao órgão e pode ser tanto ortotópico, por exemplo, a ressecção do lobo esquerdo do fígado original, e neste local é colocado um enxerto. A outra modalidade é o auxiliar heterotópico em que o enxerto auxiliar é colocado em um local anatômico diferente do habitual.
- *Transplante de hepatócitos*: este tipo promissor de transplante é uma alternativa para a correção de distúrbios metabólicos do fígado, o qual já foi utilizado em algumas doenças metabólicas com sucesso (Crigler-Najjar, Dubin-Johnson). A utilização de hepatócitos deve ser proveniente de fígados bons, mas, pela carência de doadores, tem sido pequena a sua obtenção. Nessa modalidade injeta-se o *pool* de hepatócitos no baço ou no fígado, mas apresenta complicações como infartos e trombose de veia porta. Mesmo por exibir resultados duvidosos, tem despertado atenção, principalmente em casos de insuficiência hepática aguda.
- *Xenotransplante*: essa modalidade utiliza enxertos de animais. No início, utilizavam-se órgãos de primatas, mas atualmente todos as pesquisas voltaram-se para os suínos, uma vez que estes podem vir a ser fornecedores em grande escala. No entanto, o seu emprego tem esbarrado em vários pontos conflitantes. Em 1995, o uso de órgãos de porcos transgênicos foi divulgado nos Estados Unidos e Inglaterra, mas foi cancelado pelos órgãos governamentais em virtude da suspeita de infecções no homem de um vírus porcino, chamado de PERV. Com isso, temia-se que o homem pudesse estar ampliando sua aquisição de novos vírus e comprometer a raça humana com perigosas consequências, apesar de vários estudos multicêntricos não terem confirmado a existência de infecção pelo vírus PERV. Outro ponto muito discutido é sobre ética e bioética, mas não podemos deixar de enxergar uma perspectiva melhor com a utilização de enxertos suínos.
- *Transplante* inter vivos: neste tipo de transplante, retira-se de um doador vivo, geralmente um parente próximo, uma parte de seu fígado e o implanta no receptor. Hoje sabemos que o fígado representa 2% do peso corporal, mas para exercer sua função primordial é preciso apenas de 0,8 a 1%. Com esse conceito, sabemos que o receptor pode receber parte de um enxerto, desde que o fígado do doador represente de 0,8 a 1% de seu peso corporal. Por meio de tomografias computadorizadas com estudo volumétrico é possível reconhecer o volume do fígado do candidato à doação. Quando o receptor é adulto, quase sempre o enxerto é o lobo direito, mas em criança, o lobo esquerdo é suficiente. No transplante *inter vivos*, existem mais complicações relacionadas às anastomoses arteriais, portais e biliares em decorrência do calibre diminuído destas e também do risco da cirurgia de doadores, que não é isenta de complicações.
- Split liver: esta modalidade, introduzida por Bismuth em 1988, consistia em dividir o fígado cadavérico para dois pacientes, comumente um receptor adulto e uma criança. Essa alternativa vem a ajudar e incentivar o transplante pediátrico, pois enxertos exclusivamente pediátricos são pouco freqüentes. No *split liver*, o receptor adulto geralmente recebe o lobo direito + segmento IV e o receptor pediátrico recebe os segmentos II e III.
- *Transplante em dominó*: o transplante em dominó, assim chamado na literatura inglesa, ou Repique, é uma técnica usada nos pacientes com polineuropatia amilóide familiar (PAF), nos quais, no momento do transplante, o fígado é aproveitado e utilizado em outro paciente não portador de PAF, uma vez que o fígado desses pacientes é *normal*, sendo produtor de uma proteína amiloidótica que acomete o sistema nervoso periférico dos pacientes.

Indicações

De acordo com os dados do Registro Europeu de Transplante de Fígado (ELTR), as indicações para transplante hepático são representadas nas Figuras 150.1 e 150.2.

Destacamos aqui algumas das doenças que apresentam indicação de transplante hepático em virtude da maior freqüência.

Transplante na Hepatite Crônica Viral

O transplante na hepatite crônica viral ainda é um ponto controverso na literatura, mesmo com resultados extremamente favoráveis nos trabalhos multicêntricos. Essa discussão apóia-se no fato de que as reinfecções pelos vírus B e C ocorrem em porcentagem importante dos enxertos, representando significantes

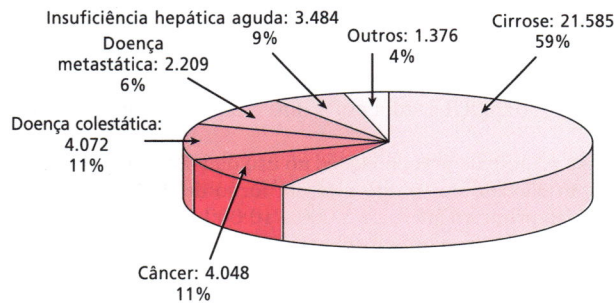

Figura 150.1 – Indicações primárias de transplante hepático em 36.744 pacientes na Europa (01/1998 – 06/2001).

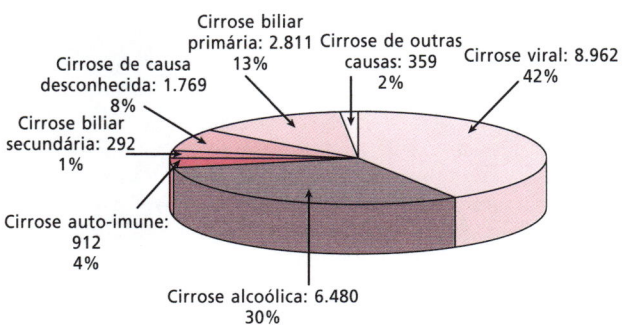

Figura 150.2 – Indicações primárias para transplante hepático em 21.585 cirroses na Europa (01/1998 – 06/2001).

problemas pós-transplante e o comportamento do vírus no órgão transplantado parece ser mais agressivo, talvez pelo fato da intensa imunossupressão pós-operatória.

Hepatite Crônica pelo Vírus B

Os resultados iniciais do transplante hepático na cirrose por vírus B foram desapontadores, provavelmente pelas altas taxas de recidiva da infecção no enxerto culminando com a deterioração do enxerto, principalmente quando o receptor é chamado de replicante, ou seja, aqueles que apresentam altos níveis do ácido desoxirribonucléico (DNA) viral no pré-operatório (Fig. 150.3). Os mutantes do DNA do vírus da hepatite B (HBV) também estão associados a formas mais graves da doença no enxerto[14].

Cerca de 25% dos pacientes que manifestam recidivas, têm uma forma de hepatite colestática fibrosante e caracteriza-se por altos níveis de replicação viral e acúmulo de antígeno de superfície da hepatite B (HBsAg) no retículo endoplasmático e destruição celular[15].

No entanto, a experiência adquirida com os resultados iniciais permitiu melhor conhecimento do comportamento do vírus B no enxerto e com isso se estabeleceram critérios de seleção dos candidatos e também estratégias medicamentosas na prevenção da reinfecção.

A utilização de imunoglobulina hiperimune (HBIg), na prevenção da recorrência da infecção, tem mostrado redução da reinfecção de enxerto de aproximadamente 75 para 36%.

Alguns dos esquemas são empregados:

- Protocolo da Universidade da Virginia
  - 10.000UI de HBIg infundidas na fase anepática (ver Fig. 150.1) + 10.000UI 1×/dia por 6 dias.
  - Titula-se o anti-HbsAg com o objetivo de mantê-lo acima de 500UI/L.
  - Doses subseqüentes de 10.000UI são utilizadas para manter o nível desejado.
- Protocolo da Universidade da Califórnia
  - 10.000UI de HBIg infundidas na fase anepática + 10.000UI 1×/dia por 7 dias e repetidas mensalmente.

As principais preocupações no uso da HBIg são relacionadas ao elevado custo que gira em torno de 20.000 a 30.000 reais no primeiro ano e de 5.000 a 10.000 reais nos anos subseqüentes. Outro ponto é em relação aos efeitos colaterais da HBIg, como: *rash*, artralgias, mialgias e náuseas. A intoxicação pelo mercúrio (timersol), usado na preservação da HBIg, é também descrita.

Busuttil *et al.*, numa revisão retrospectiva de 166 casos de transplante hepático por cirrose vírus B em 17 anos de experiência, a prevenção da recorrência do vírus B foi realizada da seguinte maneira: 17% dos pacientes utilizaram HBIg como monoterapia; 12% apenas lamivudina; 54% HBIg + lamivudina e 17% não utilizaram nenhuma profilaxia[16]. A conclusão do autor é que o transplante hepático na cirrose por vírus B é equivalente às outras indicações quando há combinação profilática com análogos de nucleosídeo + HBIg.

Hepatite Crônica pelo Vírus C

A hepatite C (Fig. 150.4) é a principal indicação para transplante hepático não só no Brasil como também nos Estados Unidos, Canadá e nos países Europeus. No grupo de transplante hepático do Hospital Universitário Clemente Fraga Filho da Universidade Federal do Rio de Janeiro (HUCFF-UFRJ), cerca de 65% dos pacientes da fila de espera têm cirrose por vírus C.

A elaboração de testes quantitativos para o vírus da hepatite C (HCV) confirmou que a replicação do vírus e a infecção do enxerto tinham início logo após o transplante. Como resultado, a maioria dos pacientes anti-HCV + desenvolveram hepatite leve em poucas semanas após o transplante, caracterizada por altos títulos de HCV-RNA sérico, elevação de transaminases e reatividade lobular à biópsia[17-19].

Duas revisões retrospectivas, envolvendo 71 e 149 pacientes, mostraram que apesar da reinfecção universal dos receptores, a taxa de sobrevida real em 5 anos não parece ser afetada pela presença do vírus C. Entretanto, histologicamente, esse grupo de pacientes tem maior incidência de hepatite crônica e talvez pela imunossupressão pós-transplante, a incidência de cirrose a partir do quinto ano seja elevada.

A maioria dos trabalhos mostra que não há relação entre os níveis do HCV-RNA pré-transplante e a recorrência da infecção, assim como o tipo de genótipo e a gravidade da recorrência, apesar de alguns autores atribuírem ao genótipo 13 as formas mais agressivas da doença hepática[20].

A patogênese do vírus C no fígado transplantado ainda não está completamente esclarecida. Da mesma forma como ocorre na hepatite B, a reinfecção do enxerto pode resultar em hepatite colestática fibrosante em até 7% dos transplantados por vírus C.

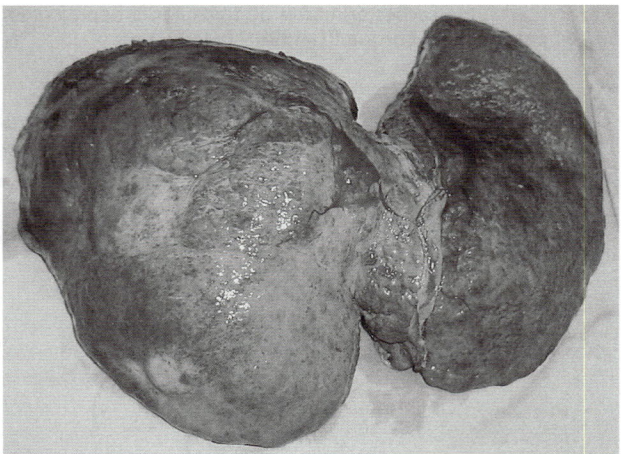

Figura 150.3 – Hepatite crônica pelo vírus B.

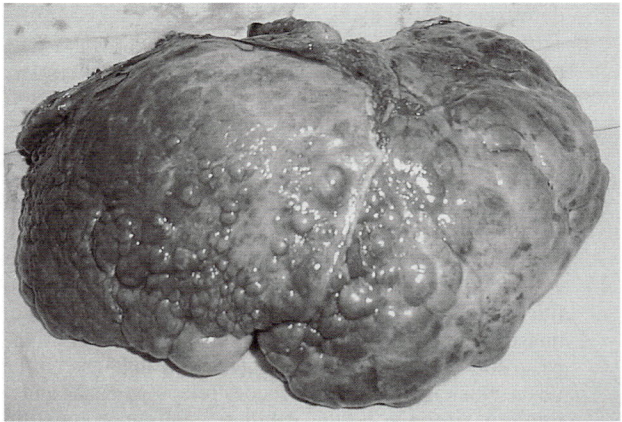

Figura 150.4 – Hepatite crônica pelo vírus C.

O tratamento da hepatite C no fígado transplantado tem mostrado bons resultados, podendo acarretar negativação do ácido ribonucléico (RNA) viral em 50% dos casos, quando se associa o interferon com a ribavirina[21]. No entanto, nem todo paciente reinfectado necessita de tratamento, reservando este, caso haja evidência da progressão da enfermidade, podendo até submeter ao retransplante nos casos de descompensação da doença hepática.

Cirrose Biliar Primária

A cirrose biliar primária (CBP) é uma doença colestática crônica, caracterizada pela destruição interlobular de ductos biliares septais. Várias terapias medicamentosas foram testadas no tratamento da CBP, mas a única que se mostrou efetiva foi o ácido ursodesoxicólico, pois diminui a progressão da doença e tem poucos efeitos colaterais. O transplante hepático é a única modalidade terapêutica efetiva na CBP, uma vez que esses pacientes vão a óbito por complicações da cirrose hepática. As indicações de transplante hepático na CBP estão relacionadas à piora na qualidade de vida, como o prurido refratário e intolerável, osteopenia, astenia e a própria perda de função do fígado e suas complicações. A sobrevida média após o início dos sintomas varia de 5 a 7 anos[22].

Embora o transplante hepático seja a melhor opção terapêutica para CBP, devemos lembrar que ainda assim ocorrem recidivas da doença. Numa revisão inglesa, houve nove recidivas após 23 transplantes por CBP[23].

Colangite Esclerosante Primaria

A colangite esclerosante primária (CEP) (Fig. 150.5) é uma síndrome caracterizada por inflamação crônica dos ductos biliares, resultando em estreitamentos fibróticos e obliterações ductais. É uma enfermidade predominante em homens e está associada à doença inflamatória intestinal em 70% dos casos.

As terapias clínicas, como o uso de D-penicilamina, metotrexato e ácido ursodesoxicólico, assim como as terapias cirúrgicas como anastomoses biliodigestivas, parecem não mudar a evolução da doença e sua progressão para cirrose.

As indicações de transplante na CEP estão relacionadas às manifestações da doença, por exemplo, prurido refratário, colangite aguda recorrente, hiperbilirrubinemia e osteodistrofia, além daquelas relacionadas às complicações da cirrose e à perda da função hepática.

Cerca de 15% dos pacientes com CEP desenvolvem colangiocarcinoma; essa complicação prejudica os resultados dos transplantes, fazendo com que muitos centros contra-indiquem o transplante hepático na suspeita de colangiocarcinoma.

Hepatite Fulminante

A hepatite fulminante (Fig. 150.6) representa indicação emergencial de transplante hepático, fazendo com que os pacientes com essa enfermidade tenham prioridade na aquisição do enxerto.

Caracteriza-se pelo início agudo de disfunção hepática grave na ausência de doença hepática preexistente, que resulta em icterícia, encefalopatia e coagulopatia.

O termo insuficiência hepática fulminante (IHF) foi introduzido há mais de 30 anos por Trey et al., para a necrose maciça de células hepáticas[24]. Bernuan et al. propuseram a definição de IHF e subfulminante para a condição de paciente com intervalo entre a icterícia e a encefalopatia inferior a 2 semanas e entre 2 semanas e 3 meses, respectivamente[25].

O'Grady et al. propuseram utilizar o termo falência aguda do fígado como definição central, a qual era qualificada como hiperaguda, aguda e subaguda, dependendo do intervalo entre a icterícia e a encefalopatia, de 0 a 7 dias, 8 a 28 dias e 28 dias a 12 semanas, respectivamente[26].

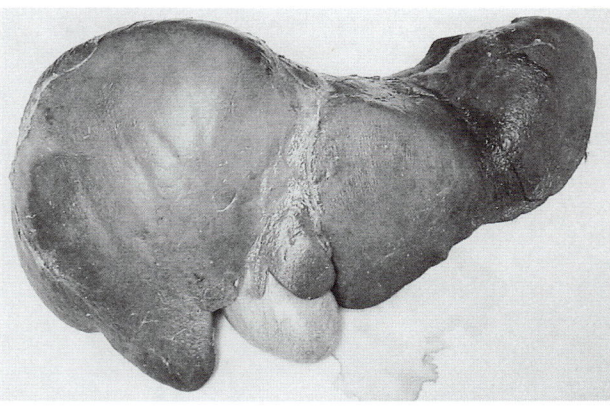

Figura 150.5 – Colangite esclerosante primária.

A taxa de mortalidade dos pacientes com IHF aproxima-se de 80% nos casos em que o transplante não é possível.

A substituição do fígado pela técnica ortotópica é a maneira de eleição nos pacientes que mantêm possibilidades de recuperação, mas em virtude da escassez de órgãos, têm se desenvolvido outras técnicas como o transplante auxiliar, fígado bioartificial, xenotransplante e o transplante de hepatócitos.

O transplante hepático proporciona sobrevida no primeiro ano de aproximadamente 40 a 80%, dependendo da gravidade da doença e do momento da indicação.

Doença Hepática Alcoólica

A cirrose alcoólica (Fig. 150.7) é uma das principais causas da cirrose no mundo, representando a segunda indicação mais freqüente de transplante hepático no Brasil e no mundo.

Em 1983, no consenso do National Institutes of Health dos Estados Unidos, o transplante hepático foi aceito como modalidade terapêutica no tratamento da doença hepática alcoólica.

Vários protocolos têm sido propostos para selecionar os candidatos ideais para o transplante hepático na doença alcoólica, com o objetivo de selecionar aqueles com maior probabilidade de sobrevida e menor índice de recidiva do alcoolismo, pois esta incide em cerca de 33% dos pacientes pós-transplante, comprometendo também o enxerto.

A abstinência alcoólica superior a 6 meses é critério utilizado na maioria dos centros, assim como avaliações clínicas, psiquiátricas e psicológicas para a seleção dos candidatos a transplante hepático por doença hepática alcoólica.

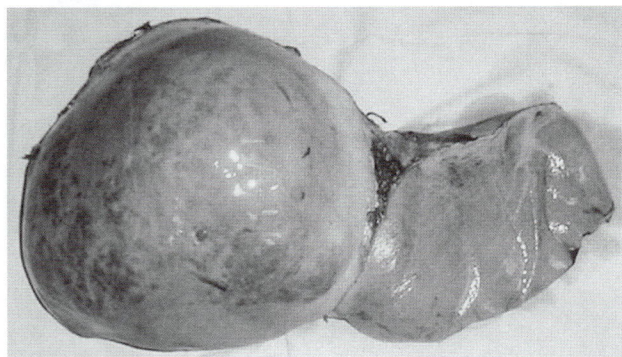

Figura 150.6 – Hepatite fulminante.

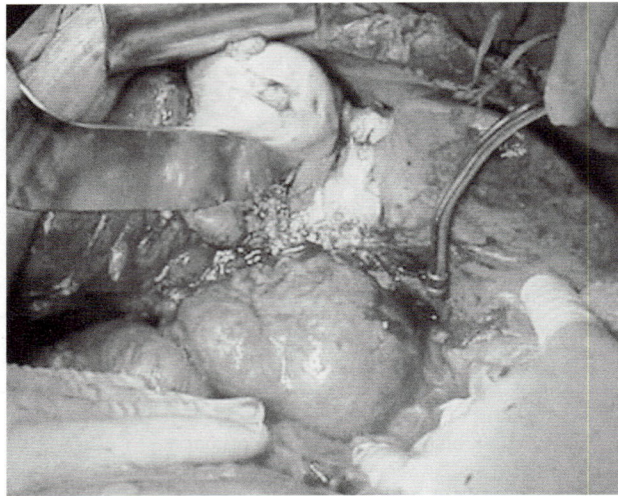

Figura 150.7 – Doença hepática alcoólica.

A indicação do transplante nesse grupo de paciente faz-se na vigência da perda da função hepática e suas complicações (peritonie bacteriana espontânea [PBE], ascite, encefalopatia etc.).

Neoplasias

As indicações de transplantes hepáticos por neoplasias malignas são um tópico controverso na literatura, variando as indicações a cada centro de transplante. No entanto, a experiência acumulada na literatura tem mostrado que algumas variantes, como tamanho do tumor, tipo histológico, grau de diferenciação celular e estádio do tumor (Tabela 150.1), são os dados mais relevantes nos resultados do transplante hepático.

Os tumores que podem ser transplantados são:

- Carcinoma hepatocelular (Fig. 150.8) em cirrótico com: um nódulo até 5cm ou até três nódulos de no máximo 3cm cada, sem invasão vascular[27-30].
- Carcinoma hepatocelular do tipo fibrolamelar[28].
- Hemangioendotelioma epitelióide[28].
- Hepatoblastoma[28].
- Adenomas múltiplos com lesões pré-malignas[28].
- Metástase hepática por leiomiossarcoma[27,28].
- Metástase hepática por tumor neuroendócrino[27,28].
- Colangiocarcinoma proximal em estádios I e II.

São contra-indicações para transplante hepático as seguintes neoplasias:

- Hemangiossarcoma.
- Metástase hepática de tumores não neuroendócrinos.
- Tumores primários hepáticos com disseminação.

RESULTADOS

A partir da década de 1980, o transplante hepático consagrou-se em todo o mundo como a melhor terapêutica em diversas hepatopatias terminais, com sobrevidas em mais de 80% em 1 ano e 60 a 70% em 5 anos. A experiência adquirida desde o início do transplante hepático gerou equipes preparadas com técnicas aprimoradas e especializadas. Com isso, a mortalidade reduziu-se significativamente. A sobrevida dos pacientes transplantados por CBP e CEP é superior a 80% em 5 anos, assim como em cirrose alcoólica e doenças metabólicas.

Nas doenças neoplásica e virais esses números são inferiores, mas a literatura tem mostrado cada vez mais resultados melhores. A experiência acumulada em transplante no carcinoma hepatocelular, ao longo desses anos, revelou que nos tumores grandes e irressecáveis, os resultados foram desestimulantes pela alta recidiva e baixo índice de sobrevida.

Penn, em 1991, estudou 365 casos de CHC irressecáveis que foram ao transplante com sobrevida em 5 anos de 18% e recidiva de 39%[28].

Iwatsuki, em 1991, em 105 pacientes, revelou sobrevida de 1,3 e 5 anos de 65,40 e 35%. Nesse estudo ficou demonstrado que tumores inferiores a 5cm e aqueles com variante fibrolamelar tinham sobrevida significativamente maior[29].

Mazzaferro, em 1996, relatou em 48 pacientes transplantados com tumores de até 5cm ou até três tumores de no máximo 3cm, sobrevida em 4 anos de 85%[31].

No Brasil, a legislação vigente adota os critérios de Mazzaferro como padrão e por isso não é permitido incluir na lista de espera pacientes com tumores acima de 5cm. Trabalhos recentes de centros americanos e europeus têm revelado resultados semelhantes (extensão dos tumores), destacando os critérios adotados pela Universidade da Califórnia, tumores únicos de até 6,5cm, três nódulos de no máximo 4,5cm ou a soma de todos os nódulos até 8cm[32-34].

Na hepatite fulminante tem-se conseguido melhor seleção dos pacientes e os resultados de sobrevida em 1 ano chegam a

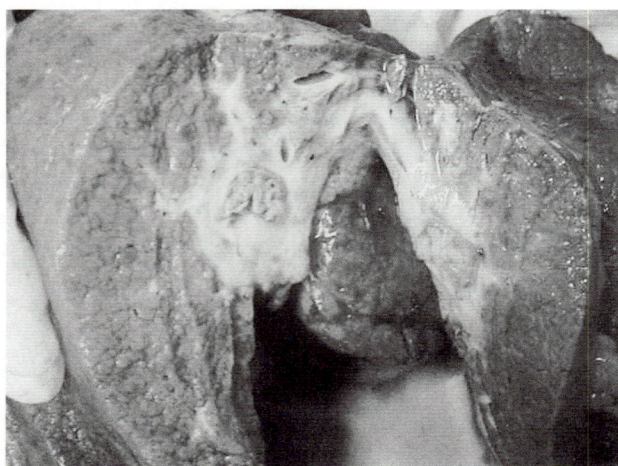

Figura 150.8 – Colangite esclerosante primária.

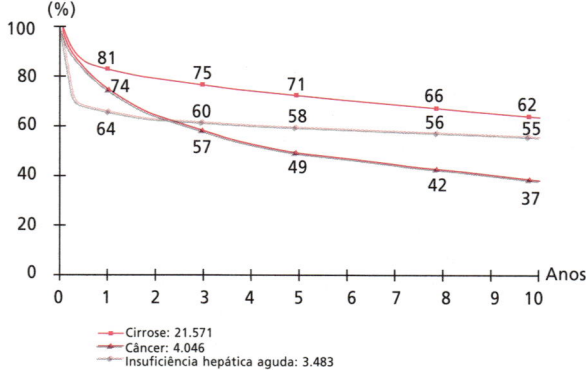

Figura 150.9 – Sobrevida dos pacientes de acordo com primeira indicação de transplante hepático (01/1998 – 06/2001).

80% em algumas séries, mas em nosso meio, a escassez de órgãos e conseqüentemente o transplante fora do período ideal nesse grupo de pacientes, fazem com que o resultado seja inferior aos centros transplantadores dos países desenvolvidos.

Resultados segundo o ELTR – 2001 estão representados na Figura 150.9.

REFERÊNCIAS BIBLIOGRÁFICAS

1. TERASAKI, P. I. *History of Transplantation: thirty-five recollections*. Los Angeles: UCLA Tissue Typing Laboratory, 1991.
2. WELCH, C. S. A note on transplantation of the whole liver in dogs. *Transplant Bull.*, v. 2, p. 54-55, 1955.
3. CANNON, J. A. Brief report. *Tranplant Bull*, v. 3, p. 7, 1956.
4. STARZL, T. E.; PUTNAM, C. W. *Experience Inhepatic Transplantation*. Philadelphia: WB Saunders, 1969. p. 528-545.
5. MIES, S.; MASSROLLO, P. C. B.; BAIA, C. E. S. et al. Liver transplantation in Brazil. *Transplant Proc.*, v. 30, p. 2880-2882, 1998.
6. SCHARSCHMIDT, B. F. Human liver transplantation: analysis of data on 540 patients from our centers. *Hepatology*, v. 4, suppl., p. 95S-101S, 1984.
7. CALNE, R. Y.; WHITE, D. J.; THIRU, S. et al. Cyclosporine A in patients receiving renal allografts from cadaver donors. *Lancet*, v. 2, p. 1323-1327, 1978.
8. CALNE, R. Y. Cyclosporine in cadaveric renal transplantation: 5 year follow up of a multicenter trial. *Lancet*, v. 2, p. 506-507, 1987.
9. NATIONAL INSTITUTES OF HEALTH – NIH. Consensus Development Conference Statement: Liver transplantation – June 20-23, 1983. *Hepatology*, v. 4, suppl., p. 107S-110S, 1984.
10. RAIA, S.; NERY, J. R.; MIES, S. Liver transplantation from live donors. *Lancet*, v. 2, p. 497, 1989.
11. JAMIESON, N. V.; SUNDBERG, R.; LINDELL, S. et al. Successful 24- to 30-hour preservation of the canine liver: a preliminary report. *Transplant Proc.*, v. 20, Suppl. 1, p. 945-947, 1998.
12. KALAYOGLU, M.; SOLLINGER, W. H.; STRATTA, R. J. et al. Extended preservation of the liver for clinical transplantation. *Lancet*, v. 1, p. 617-619, 1988.
13. TODO, S.; NERY, J.; YANAGA, K, et al. Extended preservation of human liver grafts with UW solution. *Jama*, v. 261, p. 711-714, 1989.
14. ANGUS, P. W.; LOCARINI, A. S.; MCCAUGHAM, G. W. et al. Hepatitis B virus precore mutant infection is associated with severe recurrent disease after liver transplantation. *Hepatology*, v. 21, p. 14-18, 1995.
15. DAVIES, S. E.; PORTMANN, B. C.; O'GRADY, J. G. et al. Hepatic histological findings after transplantation for chronic hepatitis B virus infection, including a unique pattern of fibrosing cholestatic hepatitis. *Hepatology*, v. 13, p. 150-157, 1991.
16. BUSUTTIL, R. New era of liver transplantation for hepatitis B: a 17-year single center experience. *Ann. Surg.*, v. 235, n. 5, p. 611-620
17. DOUGLAS, D. D.; RAKELA, J.; WRIGHT, T. L. et al. The clinical course of transplantation-associated de novo hepatitis B infection on the liver transplant recipient. *Liver Transplant Surg.*, v. 3, p. 105-111, 1997.
18. DUVOUX, C.; PAWLOTSKY, J. M.; CHERQUI, D. et al. Serial quantitative determination of hepatitis C virus RNA levels after liver transplantation. *Transplantation*, v. 60, p. 457-461, 1995.
19. GANE, E. J.; NAOUMOV, N. V.; QIAN, K. et al. A longitudinal analysis of hepatitis C virus replication following liver transplantation. *Gastroenterology*, v. 110, p. 167-177, 1996.
20. GORDON, F.; POTERUCHA, J.; GERMER, J et al. Relationship between hepatitis C genotype and severity of recurrent hepatitis C after liver transplantation. *Transplantation*, v. 63, p. 1419-1423, 1997.
21. BIZOLLON, T.; PALAZZO, U.; DUCERF, C. et al. Pilot study of the combination of interferon alfa and ribavirin as therapy of recurrent hepatitis C after liver transplantation. *Hepatology*, v. 26, p. 500-504, 1997.
22. MAHL, T. C.; SHOCKCOR, W.; BOYER, J. L. Primary biliary cirrhosis: survival of a large cohort of symptomatic and asymptomatic patients followed for 24 years. *J. Hepatol.*, v. 20, p. 707-713, 1994.
23. POLSON, R.; PORTMANN, B.; NEUBERGER, J. et al. Evidence for disease recurrence after liver transplantation for primary biliary cirrhosis after liver transplantation. *Gastroenterology*, v. 97, p. 715-725, 1989.
24. TREY, C.; LIPWORTH, L.; CHALMERS, T. C. et al. Fulminant hepatic failure: Presumable contribution to halothane. *N. Engl. J. Med.*, v. 279, p. 798, 1968.
25. BERNAN, J. Multivariate analysis of pragmatic factors in fulminant hepatitis B *Hepatology*, 1986.
26. O'GRADY, J. G.; SCHALM, S. W.; WILLIAMS, R. Acute liver failure: redefining the syndromes. *Lancet*, v. 342, p. 273, 1993.
27. PICHLMAYR, R.; WEIMANN, A.; OLDHAFER, K. J. et al. Appraisal of transplantation for malignant tumors of the liver with special reference to early stage hepatocellular carcinoma. *Eur. J. Surg. Oncol.*, v. 24, p. 60-67, 1998.
28. PENN, I. Hepatic transplantation for primary and metastatic hepatic cancer of the liver. *Surgery*, v. 110, p. 726-735, 1991.
29. IWATSUKI, S.; STARZL, T. E.; SHEAHAN, D. G. et al. Hepatic resection versus transplantation for hepatocellular carcinoma. *Ann. Surg.*, v. 214, n. 3, p. 221-229, 1991.
30. STONE, M. J.; KLINTMALM, G. B. G.; POLTER, D et al. Neoadjuvant chemotherapy and liver transplantation for hepatocellular carcinoma: a pilot study in 20 patients. *Gastroenterology*, v. 104, p. 196-202, 1993.
31. MAZAFERRO, V.; REGALIA, E.; DOCI, R. et al. Liver transplantation for the treatment of small hepatocellular carcinomas in patients with cirrhosis. *N. Engl. J. Med.*, v. 334, p. 693-699, 1996.
32. BELGHITI, J.; DURAND, F. Liver transplantation for hepatocellular carcinoma: Should we push limits? *Liver Transplant.*, v. 9, Jul 2003.
33. HEMMING, A. W.; CATTRAL, M. S.; REED, A. I. Liver transplantation for hepatocellular carcinoma. *Ann. Surg.*, v. 233, p. 652-659, 2001.
34. YAO, F. Y.; FERRELL, L.; BASS, N. B. Iver transplantation for hepatocellular carcinoma: Are we sure? *Liver Transplant.*, v. 9, p. 693-696, 2003.

BIBLIOGRAFIA COMPLEMENTAR

BISMUTH, H.; CHICHE, L.; ADAM, R. et al. A. Liver resection versus transplantation for hepatocellular carcinoma. *Ann. Surg.*, v. 218, p. 145-151, 1993.

CONSENSUS STATEMENT on Indications for Liver Transplantation: Paris, June 22-23, 1993. *Hepatology*, v. 20, n. 1, pt. 2, p. 63S/68S, 1994.

HARMANEK, P.; SOBIN, L. H. (eds.). *TNM Classification of the Malignant Tumor*. Berlin: Spring-Verlag, 1987. p. 53-55.

O'GRADY, J. G.; POLSON, R. J.; ROLLES, K. et al. Liver transplantation for malignant disease. Results in 93 consecutive patients. *Ann. Surg.*, v. 207, p. 373-379, 1988.

RUSSO, M. W.; BROWN, R. S. Adult Living donor liver transplantation. *Am. J. Transp.*, v. 4, n. 4, p. 458-465, Apr. 2004

SAMUEL, D.; MULLER, R.; ALEXANDER, G. et al. liver transplantation in European patients with hepatitis B surface antigen. *N. Engl. J. Med.*, v. 329, p. 1842-1847, 1993.

SHETTY, K.; OLTHOFF, K. M.; REDDY, R. K. et al. Cost – Comparison between cadaveric and living donor liver transplantation. *Hepatology*, p. 38, 2003.

CAPÍTULO 151

Medicina Física e de Reabilitação no Processo de Reabilitação dos Candidatos ao Transplante Hepático

Ana Valéria Neves de Araújo Leitão

Atualmente, um dos grandes desafios da medicina é prevenir, diagnosticar e tratar o mais precocemente possível as doenças crônicas degenerativas. Nos últimos anos, a rápida consolidação das técnicas de transplantes e de captação de órgãos, aliada aos avanços da terapia imunossupressora, deu origem a um novo grupo de pacientes que necessitam dos serviços de reabilitação. Esse fato foi descoberto quando se observou que o quadro clínico dos referidos pacientes exibia incapacidades físicas progressivas à medida que evoluía a doença crônica. Para atender a esse problema está ao alcance a contribuição da Medicina Física e de Reabilitação (MF&R), uma especialidade médica em cujo âmbito se encontram os recursos e as técnicas utilizadas no tratamento das disfunções neuromusculares, osteomioarticulares e intelectivas, que acometem os pacientes e impedem ou limitam o exercício de suas atividades sociais e profissionais.

Observe-se que a administração de tais recursos e técnicas terapêuticas sugeridas envolve obrigatoriamente, antes e depois da cirurgia, a prática da semiologia clínica convencional concomitante e simultaneamente à semiologia fisiátrica, em vista de suas características apropriadas para a avaliação física e intelectiva do paciente.

Embora seja evidente a necessidade, para esses pacientes, dessa assistência especializada nos períodos pré e pós-transplantes, é surpreendente a carência de literatura sobre os fundamentos dos processos de reabilitação[1].

FILA DE ESPERA

No Brasil, em 1987, foi criado, pelo Ministério da Saúde, o Sistema Nacional de Transplantes (SNT) pelo Decreto nº 2.268 (30 de junho de 1997), que regulamentou a Lei nº 9.434 dos transplantes[2]. Segundo o SNT, os transplantes mais realizados nos últimos 8 anos, em ordem de freqüência, compreendem: córnea, rim, medula óssea, fígado, esclera, coração, rim e pâncreas, retransplante de fígado, pâncreas, pâncreas após rim e retransplante pulmonar[2].

De acordo com o SNT, existem atualmente, na fila de espera, cerca de 58.501 pacientes, assim distribuídos: 235 para coração; 22.531 para córnea; 5.184 para fígado; 94 para pulmão; 29.928 para o rim; 351 para rim/pâncreas; 178 para pâncreas[2].

O crescente aumento dessa clientela e a dificuldade de captação de órgãos determinam longo tempo na fila de espera e conseqüentemente criam um desafio para a sobrevida dos pacientes sujeitos à deterioração física e intelectiva, causada pela doença crônica. Tal situação assume aspectos de quase urgência em nosso país e exige providências terapêuticas que salvaguardem a essas pessoas ao menos a capacidade de realizar as atividades de vida diária (AVD) e as atividades de vida prática (AVP). Essa preocupação é justa tendo em conta a grande massa de pessoas à espera de transplante e encontra desfecho no auxílio da MF&R, especialidade médica capacitada a proporcionar aos candidatos ao transplante de órgãos ou transplantados a oportunidade de viverem na medida do possível, sua capacidade física, social, emocional e vocacional, e melhorarem sua qualidade de vida a despeito das suas limitações.

TRANSPLANTE DE FÍGADO

Os candidatos ao transplante hepático apresentam hepatopatia grave e irreversível, cujas alternativas de tratamento convencional não estão disponíveis ou se esgotaram[3].

É também de conhecimento dos médicos que o tempo de espera para o transplante favorece o aparecimento de condições mórbidas causadas pelo agravamento da doença hepática, da desnutrição e do hipermetabolismo que afetarão o prognóstico[4]. Deve-se igualmente acrescentar que na fase pós-operatória tais condições podem representar causas de complicações clínicas e a necessidade de maiores suportes hemodinâmico, respiratório e metabólico. Ademais, os pacientes em estágio final podem desenvolver infecção, descompensação cardiopulmonar, falência renal e reações adversas às drogas, não só na fase pré-transplante como após o transplante[4-7]. Paralelamente, a essas complicações ocorrem outros problemas que serão comentados a seguir. Mencione-se antes, contudo, um fato estranho em relação ao peso corporal dos pacientes, normal em relação à altura no estágio final da doença hepática. Di-Cecco et al. chamaram a atenção para esse aspecto curioso e explicaram que a aparente normalidade citada é decorrente, em parte, da ascite, que mascara as perdas atuais de tecidos magros, e dos depósitos de gordura[8].

Os distúrbios metabólicos relacionados à doença hepática que podem causar disfunção muscular, neuropatias periféricas, atrofia muscular e miopatia ocorrem especialmente nos pacientes com cirrose alcoólica[9-11].

A doença hepática avançada, segundo diversos autores, é responsável por alterações metabólicas acompanhadas de desnutrição, perda da massa muscular, disfunção muscular, fadiga, conseqüente deficiência motora global e inatividade física[9,12-14]. Tais condições interferem negativamente nas AVD e na qualidade de vida dos pacientes[4,15]. A redução da capacidade física seria atribuída à disfunção muscular, ao declínio das funções cognitiva e mental.

Devem ser consideradas também as complicações neurológicas que, segundo Young e Stiens, encontram-se quase sempre no pós-operatório e são resultantes de intervenções terapêuticas necessárias para manter a função do fígado transplantado[1]. O reconhecimento dos sinais precoces de neurotoxicidade das drogas administradas para esse fim seria o primeiro passo da prevenção contra o desenvolvimento de problemas mais graves.

Diante desse quadro de comprometimento da capacidade física e do desempenho funcional na fase pré e pós-transplante hepático, é surpreendente que poucos estudos existam no tocante ao que pode ser feito pela reabilitação em benefício desses pacientes[1,9,13,14,16,17].

Esse aspecto da assistência aos pré ou pós-transplantados é enfatizado por Young e Stiens quando recomendam a reabilitação e põem em relevo as vantagens que esta traz para os pacientes no que concerne à melhora das condições funcionais e o retorno mais breve a um melhor estilo de vida[1].

Os autores citados acentuam que a manutenção do bom funcionamento dos sistemas corporais afetados pela síndrome de imobilismo seria alcançada pela prevenção das contraturas, da trombose venosa profunda, do embolismo pulmonar, das alterações cutâneas; pela manutenção das funções intestinais e da bexiga, prevenção da atrofia de desuso dos grandes grupos musculares, resultados todos eles alcançados pela assistência de reabilitação, que antes de ser iniciada exige, obviamente, adequada avaliação fisiátrica do paciente.

Em abordagem diagnóstica dos candidatos ao transplante ou transplantados seriam adotadas duas medidas: exame das alterações do aparelho locomotor mormente daquelas capazes de interferir com o processo terapêutico proposto e análise e prescrição dos exercícios visando à adequação destes às condições funcionais.

A avaliação clínica será feita por meio da semiologia convencional e especializada, na qual se esmiúça o diagnóstico anatômico e funcional do paciente e buscam-se também a correlação e o nexo etiológico entre as alterações posturais preexistentes, as atitudes motoras inadequadas e as lesões osteomioarticulares. A vantagem da avaliação fisiátrica se traduzirá pela identificação e a possibilidade de prevenir lesões decorrentes do esforço e possibilitar a adequação do reabilitando à atividade física. De outro lado, permitirá oferecer informações e orientações quanto aos cuidados posturais que devem fazer parte do programa de condicionamento físico[18].

Uma proposta de protocolo para a avaliação do paciente é exibida a seguir com os diversos itens que a compõem:

- Os diagnósticos que recomendam o transplante de fígado (hepatite crônica por vírus C, hepatopatia colestática, hepatite auto-imune, amiloidose familiar, carcinoma hepatocelular, cirrose alcoólica, síndrome de Caroli, cirrose criptogênica); tempo da doença; co-morbidades; medicamentos usados e dieta; história social: a verificação dos arranjos na forma de viver, do apoio familiar e dos amigos, o uso de drogas e álcool.
- Exame físico
  - Avaliação musculoesquelética completa, com destaque para a pesquisa sobre a existência de fraturas, lesões articulares e osteoporose. Na avaliação motora verifica-se: atrofia muscular ou miopatia; realiza-se o teste muscular manual (TMM); o teste dos flexores plantares por meio da contagem de elevações do calcanhar do solo; o teste de preensão manual; a dinamometria; testes que avaliem as funções de equilíbrio, de mobilidade e de coordenação e o teste de amplitude articular dos ombros (rotação interna e externa)[19,20].
  - Exame neurológico para identificar as alterações que possam modificar os resultados do tratamento (alterações do campo visual, da cognição, da sensibilidade), neuropatia (câimbras, parestesias, dor em queimação); avaliação dos reflexos profundos; da propriocepção; do equilíbrio (sentado e de pé); da comunicação e da marcha.
  - Interpretação de exames especializados: eletroneuromiografia (ENMG), provas de função respiratória, teste ergométrico, densitometria óssea, eletroencefalograma (EEG), eletrocardiograma (ECG)/Holter. Nesses pacientes, a classificação de Child e Pugh é de reconhecida importância[21]. Ela avalia cinco parâmetros, sendo dois clínicos sobre a evidência de hipertensão portal (encefalopatia e ascite) e três laboratoriais, que combinam as funções sintética e excretora (bilirrubina total, albumina e tempo de protrombina)[22].
  - Exame da funcionalidade: avalia as funções do paciente em relação à sua incapacidade pelos índices ou escores de avaliação funcional e de autocuidados. São estudadas as condições das AVD (higiene, alimentação e vestuário) e das AVP (conduzir automóvel, manusear telefone, escrita, autocuidados e transferências); as atividades na comunidade e na família, estados da cognição, da comunicação, vocação profissional.

TRATAMENTO DE REABILITAÇÃO

Considerando a diversidade de problemas clínicos, deficiências físicas e cognitivas dos pacientes candidatos ao transplante ou transplantados já comentados é conveniente ressaltar que o tratamento tem caráter multidisciplinar e, portanto, não se limita somente aos exercícios. A equipe é constituída dos seguintes profissionais de saúde: médico fisiatra, fisioterapeuta, fonoaudiólogo, terapeuta ocupacional, psicólogo, assistente social, professor de educação física e enfermeiro.

Neste trabalho não serão examinadas as particularidades do programa de tratamento desses pacientes. Serão comentados apenas os exercícios de flexibilidade, coordenação motora, equilíbrio e fortalecimento muscular nas fases pré e pós-transplante.

Obviamente, é preciso adiantar que diante de candidato ao transplante de fígado, as primeiras providências a ser adotadas incluirão também o tratamento preventivo mediante a administração de exercícios isométricos no leito. Tais exercícios estão inseridos num plano terapêutico comum aos pacientes nessa fase e envolveriam as mobilizações articulares, o alongamento e o fortalecimento de alguns grupos musculares e os exercícios respiratórios, todos administrados na fase pré-cirúrgica. É importante que na fase pré-transplante o paciente receba orientação e assistência no tocante aos exercícios respiratórios (fisioterapia respiratória), que também poderá fazer sem auxílio do terapeuta.

Quanto à flexibilidade, Araújo a definiu como a amplitude máxima passiva fisiológica de dado movimento articular, que pode ser obtida por exercícios apropriados[23]. O estado de flexibilidade representa um componente da aptidão física, sendo fundamental para a execução de movimentos simples ou complexos, o desempenho desportivo e a preservação da saúde. Este autor propõe um conjunto de seis a dez desses exercícios feitos bilateralmente de forma lenta, como rotina mais comum nos programas de indivíduos saudáveis ou não, devendo ser realizados pelo menos três vezes por semana.

Tendo ressaltado a importância dos exercícios terapêuticos neste trabalho, é conveniente agora reproduzir a opinião de Ritland, que procura desfazer alguns preconceitos contra esse tipo de tratamento[17]. Esse autor declara que em revisão da literatura em mais de 60 anos ficou demonstrado que a atividade física não tem efeitos nocivos em pacientes com hepatite viral aguda, contrapondo-se essa conclusão à prescrição de repouso no leito, que parece continuar sendo praticada ainda hoje. Acentua ainda que a base de tais atitudes entre os médicos e os leigos pode advir da crença de que nos estágios iniciais da doença hepática, alguns pacientes são afetados por excessiva fadiga e perda de força muscular. O autor reitera que os exercícios durante as fases aguda e crônica da doença hepática podem contribuir para preservar a atividade física dos pacientes e que o treinamento físico regular resultará em: preservação da sua capacidade física, aumento do consumo de oxigênio e melhora da capacidade de trabalho. O autor recomenda que os pacientes com doença crônica do fígado devam ser encorajados a participar de programas de treinamento físico adaptado às suas condições clínicas.

Corroborando essas asserções outro autor, Oliveira, reitera que pela prática do exercício físico é possível aumentar as capacidades funcionais aeróbia, cardiovascular e respiratória, bem como melhorar: força e resistência muscular localizada, flexibilidade, coordenação, equilíbrio, mobilidade articular, atenção, habilidade, destreza e acuidade visual[24].

REFERÊNCIAS BIBLIOGRÁFICAS

1. YOUNG, M. A.; STIENS, A. S. Rehabilitation aspects of organ transplantation. In: BRADDOM, R. L. *Physical Medicine and Rehabilitation*. 2. ed. Philadelphia: W.B. Saunders, 2000. cap. 6, p. 1385-1400.
2. SISTEMA NACIONAL DE TRANSPLANTES. Departamento de Atenção Especializada. Secretaria de Assistência a Saúde. Ministério da Saúde/DAE/SAS/MS. Disponível em http://dtr2001.saude.gov.br/transplantes.
3. DIENSTAG, J. L. Transplante hepático In: FAUCI, A. S.; BRAUNWALD E.; ISSELBACHER, K. J. et al. *Harrison Medicina Interna*. 14. ed. New York: McGraw Hill, 1998. v. 2, p. 1830-1835.
4. SELBERG, O.; BÖTTCHER, J.; TUSCH, G. et al. Identification of high-and low-risk patients before liver transplantation: a prospective cohort study of nutritional and metabolic parameters in 150 patients. *Hepatology*, v. 5, n. 3, p. 652-657, 1997.
5. CUERVAS-MONS, V.; MARTINEZ A. J.; DEKKER, A. et al. Adult liver transplantation: an analysis of the early causes of death in 40 consecutive cases. *Hepatology*, v. 6, p. 495, 1986, *apud* DRISCOLL, D. F.; PALOMBO, J. D.; BISTRIAN, B. R. Nutritional and metabolic considerations of the adult liver transplantation candidate and organ donnor. *Nutrition*, v. 11, n. 3, p. 255-261, May/Jun. 1995.
6. LAKE, J. R. Changing indications for liver transplantation. *Gastroenterol. Clin. North Am.*, v. 22, p. 213, 1993.
7. PIKUL, J.; SHARPE, M. D.; LOWNDES, R. et al. Degre of preoperative malnutrition is predictive of postoperative morbidity and mortality in liver transplant recipients. *Transplantation*, v. 57, p. 469, 1994, *apud* DRISCOLL, D. F.; PALOMBO, J. D.; BISTRIAN, B. R. Nutritional and metabolic considerations of the adult liver transplantation candidate and organ donnor, *Nutrition*, v. 11, n. 3, p. 255-261, May/Jun. 1995.
8. DI-CECCO, S. R.; WIERNERS, E. J.; WIERNERS, R. H. et al. Assessment of nutritional status with end-stage liver disease undergoing liver transplantation. *Mayo Clin. Proc.*, v. 64, p. 95, 1989, *apud* DRISCOLL, D. F.; PALOMBO, J. D.; BISTRIAN, B. R. Nutritional and metabolic considerations of the adult liver transplantation candidate and organ donnor. *Nutrition*, v. 11, n. 3, p. 255-261, May/Jun. 1995.
9. ANDERSEN, H.; BORRE, M.; JAKOBSEN, J. et al. decreased muscle strength in patients with alcoholic liver cirrhosis in relation to nutritional status, alcohol abstinence, liver function, and neuropathy. *Hepatology*, p. 1200-1206, May 1998.
10. LE CORNU, K. A.; MCKIERMAN, J.; KAPADIA, A. S. et al. A prospective randomized study of preoperative nutritional supplementation in patients awaiting elective orthotopic liver transplantation. *Transplantation*, v. 69, p. 1364-1369, Apr. 2000.
11. FERNÁNDEZ-SOLÀ, J.; NICOLAS, J. M.; SACANELLA, E. et al. Low-dose ethanol consumption allows strength recovery in chronic alcoholic myopathy. *Q. J. Med.*, v. 93, p. 35-40, Jan. 2000.
12. CABRÉ, E.; GASSUL, M. A. Nutritional and metabolic in cirrhosis and liver transplantation. *Curr. Opin. Clin. Nutr. Metab. Care*, v. 3, p. 345-354, 2000.
13. WRIGHT, K. C.; NICHOLAS, J. J.; YOMAN, H. et al. Functional assessment of liver transplantation candidates: a preliminary report. Congress Abstracts American Academy of Physical medicine and Rehabilitation. *Arch. Phys. Med. Rehabil.*, v. 69, p. 742, 1988.
14. ROBINSON, L. R.; SWITALA, J.; TARTER, R. E. et al. Functional outcome after liver transplantation: a preliminary report. *Arch. Phys. Med. Rehabil.*, v. 71, p. 426-427, 1990.
15. TARTER, R. E.; SWITALA, J. A.; ARRIA, A. et al. Quality of Life Before and After Orthotopic Hepatic Transplantation. *Arch. Intern. Med.*, v. 5, p. 1521-1526, Aug. 1991.
16. BEYER, N.; AADAHL, M.; STRANGE, B. et al. Improved physical performance after orthotopic liver transplantation. *Liver Transpl. Surg.*, v. 5, p. 301-309, 1999.
17. RITLAND, S. Exercise and Liver Disease. *Sports Med.*, v. 6, p. 121-126, 1988.
18. BATTISTELLA, L. R. Prevenção de lesões osteomioarticulares no programa de condicionamento físico. In: YAZBECK, P. JR.; BATTISTELLA, L. R. *Do Atleta ao Transplantado – Condicionamento Físico – Aspectos Multidisciplinares na Prevenção e Reabilitação Cardíaca*. São Paulo: Sarvier/APM, 1994. seção 1, cap. 4, p. 41-45.
19. DANIELS, M. A.; WORTHINGHAM, C. *Provas de Função Muscular*. Traduzido por G. Taranto. Rio de Janeiro: Interamericana, 1981. 165p.
20. PERRY, J K. *Gait Analysis System: normal and pathological function*. Thorofare: Slack, 1992. 524p.
21. PUGH, R. N.; MURRAY-LYON, I. M.; DAWSON, J. L. et al. Transection of the oesophagus for bleeding oesophageal varices. *Br. J. Surg.*, v. 60, p. 646-649, 1973.
22. MAIO, R. *Influência da Intensidade da Disfunção Hepatocelular sobre os Indicadores Nutricionais*. Botucatu, 1999. 127p. Dissertação (Mestrado em Fisiopatologia em Clínica Médica, Área de Concentração: Metabolismo e Nutrição) – Faculdade de Medicina da Universidade Estadual Paulista, Campus de Botucatú.
23. ARAÚJO, C. G. S. Avaliação e treinamento da flexibilidade. In: GHORAYEB, N.; BARROS NETO, T. L. *O Exercício – Preparação Fisiológicca – Avaliação Médica – Aspectos Especiais e Preventivos*. São Paulo: Atheneu, 1999. cap. 3, p. 25-34.
24. OLIVEIRA, l. M. O educador físico e o programa de prevenção e reabilitação cardíaca. In: YAZBECK, P. JR.; BATTISTELLA, L. R. *Do Atleta ao Transplantado – Condicionamento Físico – Aspectos Multidisciplinares na Prevenção e Reabilitação Cardíaca*. São Paulo: Sarvier/APM, 1994. cap. 10, p. 97-103.

CAPÍTULO 152

Reabilitação na Insuficiência Renal Crônica

Valdebrando Mendonça Lemos

INTRODUÇÃO

A insuficiência renal crônica (IRC) tem como causas as doenças sistêmicas, renais primárias e obstrutivas do trato urinário. Atualmente, hipertensão arterial e diabetes melito são as principais causas de IRC nas unidades de diálise.

A história e o exame clínico, na maioria das vezes, sugerem a condição de cronicidade da insuficiência renal e também possibilitam hipóteses para o diagnóstico etiológico[1].

O tratamento do paciente com IRC tem como um dos principais objetivos o restabelecimento social, pela correção das alterações decorrentes da perda da função renal, constituindo, assim, uma forma de reabilitação[2].

O tratamento substitutivo, seja por diálise ou transplante renal, tem como objetivo maior a reintegração social do indivíduo. Também concorrem para essa reabilitação o tratamento e a prevenção das complicações da IRC, que podem ocorrer nos diversos aparelhos e sistemas.

O alto grau da co-morbidade e das complicações da doença renal em estágio terminal exige entendimento multidimensional para a avaliação da qualidade de vida que inclui o funcionamento social, os aspectos psicológicos ou bem-estar emocional, o conjunto dos sintomas, as funções cognitiva e vocacional, bem como a satisfação com a saúde[3].

O desenvolvimento científico é acompanhado de desafios profissionais e científicos para as ciências da saúde. Várias ações emergiram e vêm sendo desenvolvidas, entre estas a reabilitação dos pacientes com doença renal terminal (DRT), a prevenção das complicações e o retardo da progressão da doença renal[4]. Quando comparados à população geral, os pacientes em hemodiálise (HD) e diálise peritoneal ambulatorial contínua (DPAC) apresentam índices de menor qualidade de vida; os homens lidam melhor que as mulheres quando são considerados os aspectos físicos da doença[5]. Estes autores também observaram que os pacientes emotivos e evasivos eram menos capazes de lidar com suas doenças e complicações do que aqueles que manifestavam maior estabilidade emocional. A deficiência da função física, avaliada por testes subjetivos e objetivos, tem sido observada em pacientes, de ambos os sexos, submetidos à diálise[6].

ASPECTOS CLÍNICOS

Quando se iniciou a ampla cobertura do atendimento dos pacientes portadores de DRT, em 1973, a expectativa era de prolongamento da vida e de que muitos pudessem contribuir para a sociedade com trabalho e taxas[3,7]. Aquela expectativa correlacionava a reabilitação apenas ao emprego. Posteriormente, observou-se que a maioria daqueles pacientes não se encontrava com emprego formal, exigindo, dessa forma, um conceito mais flexível de reabilitação e esquema de trabalho adaptado, na dependência da habilidade física e mental individual, uma vez que 30 a 50% dos pacientes em programas de diálise crônica apresentavam insuficiente desempenho físico, também observado por Blake e O'Meara[3,6].

O potencial de reabilitação é grande, pois a sobrevida desses pacientes em hemodiálise está em torno de 90% em 5 anos[8].

Os pacientes com DRT exibem limitação funcional influenciada por fatores, como anemia, uremia, disfunção muscular, idade avançada, e não condicionamento por inatividade[9]. Também a diminuição da atividade física desses pacientes tem sido associada a maior morbidade, institucionalização e mortalidade, como em pessoas com doenças crônicas e idosos. Esses pacientes muitas vezes manifestam depressão e esta é fator limitante da atividade física. Os exercícios físicos durante a hemodiálise, no entanto, vêm sendo incentivados ultimamente e contribuem para diminuir a depressão[10].

Quando programas de treinamento para adaptação de pacientes com DRT são implantados nas unidades de diálise observa-se redução dos níveis de estresse e depressão, enquanto há melhora da qualidade de vida dos pacientes submetidos à hemodiálise[11].

Considerar apenas o emprego nessa população de pacientes com DRT como qualidade de vida constitui viés, visto que outros fatores contribuem para a qualidade de vida. Uma análise de regressão múltipla mostrou que idade avançada, sexo feminino e doenças musculoesqueléticas foram considerados preditores independentes significativos ($p < 0,05$) de atividade física precária, devendo a ocupação física ser considerada na reabilitação funcional desses pacientes[12].

Os pacientes com DRT possuem condicionamento cardiorrespiratório e força muscular menores, além de apresentarem neuropatia crônica, anemia e terem vida sedentária, o que dificulta a reabilitação física[13].

Os pacientes transplantados têm qualidade de vida e reabilitação melhores, tanto para emprego formal como para atividades informais[3].

O impacto da DRT na qualidade de vida dos pacientes deve ser avaliado pelas conseqüências físicas, psicológicas e sociais, incluindo habilidade para trabalhar, mas não apenas por meio desta última[12]. A qualidade de vida dos pacientes em diálise tem sido avaliada, levando-se em conta escalas como a de Karnofsky e a EuroQOL5D, preenchidas pelos próprios pacientes, familiares cuidadores, enfermeiros e médicos[14].

Atualmente, grande número de idosos encontra-se com DRT, uma desproporção que tem alterado a demografia da diálise.

Muitos desses pacientes estão em programas de diálise peritoneal contínua (DPC) e com boa qualidade de vida, quando esta é avaliada por medidas externas como taxa de hospitalização, mortalidade e peritonite[15]. Sendo que alguns autores consideram haver aumento da qualidade de vida apenas pela redução da morbidade e mortalidade[16].

Houve mudança da população com DRT, principalmente quanto à idade, atualmente com mais idosos em programas de diálise, sendo 33,5% com 65 anos ou mais, e quanto à doença básica, o diabetes melito, que constituía 13% dessa população em 1980, passou a 31% em 1988 e 42,3% em 2000[17]. No Reino Unido, em 1999, 46% dos pacientes que iniciavam diálise tinham 65 anos ou mais[18].

Diálise adequada associada ao controle da anemia, boa nutrição e tratamento de co-morbidades são indicadores clínicos fundamentais que permitem a reabilitação dos pacientes com DRT[19].

A adequação da diálise, estimada pelo Kt/V, e a condição de nutrição têm influência na morbidade e na reabilitação para o trabalho de pacientes em HD. Os pacientes com Kt/V inferior a 0,8 exigem mais hospitalização do que aqueles cujo Kt/V é superior a 1,2; os pacientes cujo índice de massa corporal (IMC) é inferior a 20kg/m² também requerem mais hospitalização[20] do que aqueles com IMC superior a 25kg/m². Esses índices, cujos valores se correlacionavam ao menor número de hospitalizações (menor morbidade) também são correlacionados à melhor reabilitação dos pacientes.

Silva *et al.* analisaram os fatores relacionados ao tratamento dialítico que pudessem influenciar na reabilitação psicossocial dos pacientes e constataram que o desemprego é muito freqüente em nosso meio, sendo maior nos pacientes sob HD do que naqueles em DPAC, sugerindo que essa modalidade permite melhor adaptação psicossocial[21]. A anemia foi considerada fator limitante para a capacidade de trabalho.

A falta de conhecimento da abrangência da reabilitação e as atitudes negativas dos profissionais de saúde e dos pacientes constituem desestímulos para participarem dos programas de reabilitação[9].

As mudanças de gerenciamento dos centros de diálise podem gerar ansiedade nos pacientes e na equipe de profissionais da saúde[9]. Também são fatores de estresse: limitação de líquidos, tempo de diálise e limitações de horários vagos[22]. Todos os profissionais devem ser informados sobre os fatores que podem causar estresse nos pacientes para poder apoiá-los adequadamente[22].

Aumentos do número de transplantes e da sobrevida desses pacientes têm contribuído para a reabilitação dos portadores de DRT[23]. O melhor tratamento de co-morbidade e o progresso do tratamento com imunossupressores nos transplantes renais têm colaborado para resultados melhores na reabilitação, tendo como efeito negativo o aparecimento de doenças malignas. Espera-se que imunossupressores mais específicos contribuam menos para o aparecimento de doenças malignas nos transplantados.

REABILITAÇÃO

A definição de reabilitação para pacientes com DRT tem mudado significativamente nos últimos 40 anos. O conceito inicial de reabilitação centrava-se no retorno ao trabalho, como emprego, ou seja, eram considerados reabilitados apenas aqueles que estavam empregados[17].

Plena recuperação da saúde física e mental é objetivo primário do tratamento de pacientes com DRT. A reabilitação dos pacientes em hemodiálise deve abranger os aspectos sociais e profissionais e também a situação da doença e a qualidade de vida dos pacientes[24]. Os princípios da reabilitação, conhecidos como 5 E, são: *E*stímulo, *E*ducação, *E*xercício, *E*mprego e *A*valiação, na língua inglesa *evaluation*[16].

As intervenções de reabilitação nos pacientes em diálise são benéficas e incluem intervenções psicoeducacionais, que se subdividem em informações relacionadas a doenças, suporte social e vigilância especializada, que contribuem para o bem-estar físico e psicossocial daqueles que estão em tratamento[16]; aconselhamento, mensagens otimistas e terapia ocupacional.

Os exercícios físicos não são incluídos na rotina da maioria dos pacientes em diálise, porém outras intervenções, mais fáceis de realizar, têm sido introduzidas, por exemplo, o suporte social, o aconselhamento, a apresentação de material educacional com instruções para o tratamento, as mensagens de otimismo e esperança, que tem efeito indireto na atividade física mas efeito direto na saúde mental[16]. Ultimamente, os exercícios físicos começam a ser introduzidos nas unidades de diálise[10,25]. Os exercícios durante a diálise melhoram o desempenho psíquico e físico dos pacientes[26]. A terapia de reabilitação é oferecida em poucos centros de diálise, mesmo nos Estados Unidos, mas a National Kidney Foundation dos Estados Unidos tem promovido os programas de reabilitação[27].

Quando os exercícios físicos são incluídos, eles têm efeito benéfico em vários distúrbios cardíacos, que são freqüentes nesses pacientes, que apresentam capacidade física prejudicada[28]. Estes autores, no entanto, demonstraram que o treinamento desses pacientes com exercícios físicos melhora a função ventricular esquerda e o desempenho cardíaco global daqueles que se encontravam em hemodiálise. O que motivou esse estudo foi o fato de os autores não conhecerem estudo anterior ao deles que tivesse examinado adequadamente respostas cardíacas ao exercício em doentes renais submetidos à hemodiálise. É bem conhecido que a atividade física em associação à diminuição do peso e da pressão arterial contribui para o aumento da saúde de indivíduos sedentários não nefropatas[9]. Mais recentemente, Levendoglu *et al.* observaram que os programas de exercícios físicos melhoram o estado psicológico e a capacidade de trabalho dos pacientes mantidos em hemodiálise[29]. Também Mercer *et al.* verificaram que os exercícios podem melhorar o estado nutricional, pelos efeitos anabólicos, e também a capacidade funcional de pacientes com DRT[25]. Os exercícios físicos durante a diálise parecem contribuir para melhor remoção de solutos, adequação da diálise, estado nutricional e qualidade de vida dos pacientes[10,26].

Os pacientes em diálise estão sob grande estresse psicossocial, emocional e financeiro, devendo, na reabilitação, ser dada mais atenção tanto a eles como a seus familiares, com maior participação destes nos programas de reabilitação, para que se obtenham melhores resultados e conseqüente melhora da qualidade de vida[4]. Um estudo multicêntrico, realizado na Espanha, mostrou que a ansiedade e a depressão contribuem para a baixa qualidade de vida de pacientes não diabéticos, com menos de 65 anos submetidos à hemodiálise[30]. Os pacientes em DPAC têm mais oportunidades para um estilo de vida ativo, com boa qualidade de vida e mais independência nas atividades do dia-a-dia, mas serão necessários estudos para investigar a possibilidade de melhorar o desempenho muscular e o nível de atividade física com exercícios e treinamento muscular[31].

A população de pacientes com DRT cresceu e mudou suas características demográficas, incluindo pacientes idosos e mais debilitados, surgindo questionamento quanto à viabilidade da reabilitação, mas para aqueles que lidam diariamente com tais pacientes, não há dúvida quanto à validade e à viabilidade da reabilitação[17]. Os pacientes idosos têm tido mais acesso aos programas de diálise, sem as restrições, pela idade, do passado. Eles ganham tempo de vida na diálise, que é satisfatória, mas precisam de melhor adaptação psicossocial do que os mais jovens, requerendo a criação de programas de reabilitação adaptados para a faixa etária mais avançada[32].

Na reabilitação profissional, o nefrologista, como líder da equipe que cuida do paciente com DRT, desempenha papel importante na reabilitação; sua atitude confere credibilidade no início da educação e do treinamento para o trabalho[7]. Todos os membros da equipe devem procurar identificar os problemas que impedem ou dificultam a reabilitação e, em conjunto, buscar a solução, sendo o nefrologista o motivador primário disposto a desfazer barreiras e estimular a reabilitação.

A Associação Americana de Terapia Ocupacional define a terapia ocupacional como "a arte e ciência que direciona a participação dos indivíduos para tarefas que restaurem, reforcem e aumentem o desempenho, facilitando o aprendizado para a adaptação e a produtividade, com diminuição ou correção do patológico e manutenção da saúde, útil para a reabilitação na unidade de diálise"[33]. Em outra definição, a terapia ocupacional compreende o "tratamento de condições físicas e psiquiátricas por meio de atividades específicas, com a finalidade de ajudar pessoas a alcançar seus níveis máximos de função e independência em todos os aspectos da vida diária"[18].

Diante da mudança das características dessa população, houve necessidade de redefinir a reabilitação e seus objetivos para os pacientes renais, abandonando o conceito de reabilitação apenas como retorno ao trabalho, passando ao conceito de restauração de atividades produtivas como o retorno à escola e outras atividades funcionais.

A melhora da qualidade de vida após o transplante é impressionante, constituindo grande opção na reabilitação de pacientes com DRT[34]. Embora um trabalho recente, realizado em Leipzig, na Alemanha, tenha chamado a atenção para o fato de apesar da considerável melhora da qualidade de vida dos transplantados, com boa recuperação física, a reabilitação social ainda é baixa quando são considerados os altos níveis de desemprego[35].

Promover a saúde é o objetivo, mas a melhora da qualidade de vida dos pacientes já recompensa os membros da equipe que cuida dos doentes com DRT, com melhora do relacionamento e da comunicação, tanto no centro da diálise como no núcleo familiar[19]. Na reabilitação dos nefropatas, o trabalho exige a atuação de uma equipe multidisciplinar. Os resultados da pesquisa do Conselho de Assistentes Sociais em Nefrologia ganharam a competição de prática do *Life Options Rehabilitation Advisory Council* (LORAC), pois as assistentes sociais já haviam implementado atividades de reabilitação como parte de suas funções[36]. No entanto, nesse trabalho a experiência da assistente social foi considerada menos relevante do que a inspiração e também que se devem promover e distribuir responsabilidades entre todos os membros da equipe para que se obtenham resultados melhores.

Na seleção dos pacientes em HD para exercícios físicos devem ser excluídos aqueles com excesso de peso, doença valvar grave, angina do peito não controlada, artropatia grave, controle inadequado do diabetes, dispnéia, insuficiência cardíaca descompensada, hipertensão arterial não controlada e hipercalemia[9].

As intervenções de reabilitação de pacientes com hemodiálise proporcionam melhor qualidade de vida e satisfação dos pacientes e resulta em maior sobrevida e menos hospitalização e, conseqüentemente, menor custo para o sistema de saúde.

Para a reabilitação devem colaborar todos os membros da equipe multidisciplinar. Nos últimos anos, o interesse pela reabilitação no tratamento de pacientes com IRC vem aumentando e tende a se ampliar e difundir na maioria dos centros de diálise[37].

QUADRO 152.1 – Modelo de trabalho para programas de reabilitação de pacientes com insuficiência renal crônica

- Considerar as características
  - Dos pacientes
  - Do provedor de cuidados
  - Do sistema de tratamento
- Quanto aos cuidados
  - Tratamento clínico
  - Procedimentos de reabilitação
- Os resultados intermediários dependem
  - Da aderência ao tratamento
  - Do autocuidado
  - Do nível de atividade física
  - Da saúde mental
- Os resultados a longo prazo dependem
  - Da sobrevida e do bem-estar
  - Do grau de independência individual
  - Da atividade produtiva
  - Da qualidade de vida
  - Do tipo de tratamento

Problemas potenciais e complicações podem acontecer na reabilitação dos pacientes em diálise, mas não devem concorrer para desestímulo da equipe, uma vez que os resultados positivos são superiores a tais complicações[38].

Inspirados no artigo de Oberley *et al.*, procuramos reunir no Quadro 152.1 um modelo de trabalho para programas de reabilitação de pacientes com IRC[17].

EXPERIÊNCIA

Nos últimos 15 anos, temos acompanhado muitos pacientes com insuficiência renal crônica avançada em regime de substituição da função renal. Os cuidados são multiprofissionais e multidisciplinares, incluindo médicos, enfermeiras, técnicos de enfermagem, assistente social, psicólogo, nutricionista e administrador. O tratamento e a reabilitação dos pacientes, incluindo a restauração da capacidade laborativa, constituem os objetivos principais do nosso trabalho.

A reabilitação, em seus múltiplos aspectos, é elemento motivador do nosso trabalho, que, apesar de tarefa árdua, continua sendo gratificante.

A nefrologia se ocupa das doenças renais, suas complicações, suas causas e seus tratamentos. Concentra três grandes subdivisões: nefrologia clínica, diálise e transplante. O tratamento substitutivo renal estabeleceu importante evolução na medicina, ocupando posição de destaque no tratamento das grandes insuficiências orgânicas, quando consegue sobrevivência prolongada e reabilitação, seja por meio dos procedimentos de diálise ou do transplante.

Até fevereiro de 2005, passaram pelo programa de hemodiálise, em nosso serviço, 1.327 pacientes com IRC. Naquele período 142 pacientes estavam em hemodiálise regular três vezes na semana, com sessões de 4h. Pelo programa de DPAC ou diálise peritoneal automatizada (DPA) passaram 143 pacientes e, naquela época, seis pacientes estavam em DPAC e 15 em DPA. É interessante lembrar que esta última modalidade de tratamento, a DPA, quase sempre é realizada durante a noite, permitindo que durante o dia o paciente exerça plenamente suas atividades laborativas, culturais e de lazer. Nesse período, foram submetidos ao transplante renal 60 pacientes e que, até aquela data, 30 transplantados estavam em acompanhamento na nossa unidade.

Um estudo em parceria com colegas de outra unidade de diálise mostrou que, se consideradas as mulheres em diálise que desempenham tarefas domésticas, a porcentagem de reabilitação chega em torno de 43%, sinalizando a eficácia do tratamento renal substitutivo[39]. Lembramos ainda que, na população transplantada, considerando também as tarefas domésticas e as atividades intelectuais a porcentagem de reabilitação é alta.

Este breve resumo revela a nossa atividade em reabilitar esses pacientes, oferecendo oportunidades de reintegração à sociedade. Essa reabilitação não significa apenas o retorno ao trabalho, sendo mais abrangente como a reintegração à família, às atividades produtivas não formais, recreativas, educacionais, religiosas e todas as outras ocupações do ser humano.

Nos anos que antecederam à nossa atuação na unidade que trabalhamos atualmente, atuamos em outro centro de diálise por aproximadamente 12 anos, no qual acompanhamos cerca de 900 pacientes.

Temos trabalhado, na nossa unidade, com o objetivo de ampliar a atuação de todos os profissionais na reabilitação dos pacientes com insuficiência renal crônica, procurando, assim, melhorar a qualidade de vida daqueles que necessitam da terapia substitutiva renal. Esse pensamento está de acordo com aqueles que acham que o nefrologista tem importante papel na educação dos pacientes, tornando-os mais aderentes às recomendações médicas e, desse modo, melhorando os resultados do tratamento[40].

REFERÊNCIAS BIBLIOGRÁFICAS

1. LEMOS, V. M.; SANTOS, O. R. Tratamento da insuficiência renal avançada. *J. Bras. Med.*, v. 83, n. 1, p. 15-29, 2002.
2. ABENSUR, H.; ALVES, M. A. R. Diretrizes da Sociedade Brasileira de Nefrologia para a condução da anemia na insuficiência renal crônica. *J. Bras. Nefrol.*, v. 22, supl. 5, p. 1-3, 2000.
3. BLOEMBERGEN, W. E. Outcome of end stage renal disease therapies. In: GREENBERG, A. (ed.). *Primer on Kidney Diseases*. 3. ed. San Diego: Academic Press, 2001. p. 414-420.
4. KOPPLE, J. D. The scientific and professional challenges for the National Kidney Foundation in the 21st century. *Am. J. Kidney Dis.*, v. 35, n. 4, suppl. 1, p. S93-96, 2000.
5. LINDQVIST, R.; CARLSSON, M.; SJODEN, P.O. Coping strategies and quality of life among patients on hemodialysis and continuous ambulatory peritoneal dialysis. *Scand. J. Caring Sci.*, v. 12, n. 4, p. 223-230, 1998.
6. BLAKE, C.; O'MEARA, Y. M. Subjective and objective physical limitations in high-functioning renal dialysis patients. *Nephrol. Dial. Transplant.*, v. 19, n. 12, p. 3124-3129, 2004.
7. LUNDIN, A. P. The role of the nephrologist in patients rehabilitation. *Am. J. Kidney Dis.*, v. 24, n. 1, suppl. 1, p. S28-30, 1994.
8. ARKOUCHE, W.; TRAEGER, J. et al. Twenty-five years of experience with out-center hemodialysis. *Kidney Int.*, v. 56, n. 6, p. 2269-2275, 1999.
9. TAWNEY, K. W.; TAWNEY, P. J. W. et al. The life readiness program: A physical rehabilitation program for patients onhemodialysis *Am. J. Kidney Dis.*, v. 36, n. 3, p. 581-591, 2000.
10. CHEEMA, B. S.; SMITH, B. C.; SINGH, M. A. A rationale for intradialytic exercise training as standard clinical practice in ESRD. *Am. J. Kidney Dis.*, v. 45, n. 5, p. 912-916, 2005.
11. TSAY, S. L.; LEE, Y. C.; LEE, Y. C. Effects of an adaptation training programme for pa tients with end-stage renal disease. *J. Adv. Nurs.*, v. 50, n. 1, p. 39-46, 2005.
12. BLAKE, C.; CODD, M. B. et al. Physical function, employment and quality of life in end-stage renal disease. *J. Nephrol.*, v. 13, n. 2, p. 142-149, 2000.
13. MEDEIROS, R. H.; PINENT, C. E. C.; MEYER, F. Aptidão física de indivíduo com doença renal crônica. *J. Bras. Nefrol.*, v. 24, n. 2, p. 81-87, 2002.
14. REBOLLO, P.; ALVAREZ-UDE, F. et al. Different evaluations of the health related quality of life in dialysis patients. *J. Nephrol.*, v. 17, n. 6, p. 833-840, 2004.
15. CAREY, H. B.; CHORNEY, W. et al. Continuous peritoneal dialysis and the extended care facility. *Am. J. Kidney Dis.*, v. 37, n. 3, p. 580-587, 2001.
16. CURTIN, R.B.; KLAG, M. J. et al. Renal rehabilitation and improved patient outcomes in Texas dialysis facilities. *Am. J. Kidney Dis.*, v. 40, n. 2, p. 331-338, 2002.
17. OBERLEY, E. T.; SADLER, J. H.; ALT, P. S. Renal rehabilitation: Obstacles, progress, and prospects for the future. *Am. J. Kidney Dis.*, v. 35, n. 4, suppl. 1, p. S141-147, 2000.
17. SADLER, J. H. Health promotion for end-stage renal disease patients. *Adv. Ren. Replace Ther.*, v. 5, n. 4, p. 275-285, 1998.
18. WILLIAMS, M. Rehabilitation the frail and elderly on renal replacement therapy. *EDTNA ERCA J.*, v. 27, n. 2, p. 64-65, 2001.
20. STEFANOVIC, V.; STOJANOVIC, M.; DJORDJEVIC, V. Effect of adequacy of dialysis and nutrition on morbidity and working rehabilitation of patients treated by maintenance hemodialysis. *Int. J. Artif. Organs*, v. 23, n. 2, p. 83-89, 2000.
21. SILVA, O. M. M.; PEREIRA, L. J. C. et al. Fatores de risco para o desemprego entre pacientes submetidos a programas de diálise regular. *J. Bras. Nefrol.*, v. 17, n. 1, p. 47-50, 1995.
22. WELCH, J. L.; AUSTIN, J. K. Factores associated with treatment related stressors in hemodialysis patients *ANNA J.*, v. 26, n. 3, p. 318-325, 1999.
23. HOWARD, A. D. Long-term management of the renal transplant recipient: Optimizing the relationship between the transplant center and the community nephrologist. *Am. J. Kidney Dis.*, v. 38, n. 6, suppl. 6, p. S51-57, 2001.
24. GIACHINO, G.; CHIAPPERO, F. et al. Social rehabilitation, state of the disease and quality of life. What are the parameters to evaluate rehabilitation of the patient under dialysis in the '90s? *Minerva Urol. Nefrol.*, v. 50, n. 2, p. 169-72, 1998.
25. MERCER, T. H.; KOUFAKI, P.; NAISH, P. F. Nutritional status, functional capacity and exercise rehabilitation in end-stage renal disease. *Clin. Nephrol.*, v. 61, suppl. 1, p. S54-59, 2004.
26. RIZZIOLI, E.; CERRETANI, D. et al. Physical exercise during hemodialysis session: effect on quality of life. *G. Ital. Nefrol.*, v. 21, suppl. 30, p. S236-240, 2004.
27. SCHLAM, E. NKF Continues Making Lives Better, promotes rehabilitation in 1999. *Nephrol. News Issues*, v. 13, n. 12, p. 40-41, 1999.
28. DELIGIANNIS, A.; KOUIDI, E. et al. Cardiac effects of exercise rehabilitation in hemodialysis patients. *Int. J. Cardiol.* v. 70, n. 3, p. 253-266, 1999.
29. LEVENDOGLU, F.; ALTINTEPE, L.; OKUDAN, H. et al. A twelve week exercise program improves the psychological status, quality of life and work capacity in hemodialysis patients. *J. Nephrol.*, v. 17, p. 826-832, 2004.
30. VÁZQUEZ, I.; VALDERRÁBANO, F.; JOFRÉ, R. et al. Psychosocial factors and quality of life in young hemodialysis patients with low comorbidity. *J. Nephrol.*, v. 16, p. 886-894, 2003.
31. BRODIN, E.; LJUNGMAN, S. et al. Physical activity, muscle performance and quality of life in patients treated with chronic peritoneal dialysis. *Scand. J. Urol. Nephrol.*, v. 35, n. 1, p. 71-78, 2001.
32. KUTNER, N.G.; JASSAL, S. V. Quality of life and rehabilitation of elderly dialysis patients. *Semin. Dial.*, v. 15, n. 2, p. 107-112, 2002.
33. MILO, E. Occupational therapy in the dialysis unit. *EDTNAERCA J.*, v. 22, n. 3, p. 41-42, 1996.
34. REIMER, J.; FRANKE, G. H. et al. Quality of life in patients before and after kidney transplantation. *Psycother. Psychosom. Med. Psychol.*, v. 52, n. 1, p. 16-23, 2002.
35. OVERBECK, I.; BARTELS, M.; DECKER, O. et al. Changes in quality of life after renal transplantation. *Transplant. Proc.*, v. 37, n. 3, p. 1618-1621, 2005.
36. SCHRAG, W. F.; WITTEN, B. Rehabilitation as an essential social work function: A study of LORAC exemplary practice winners. Life Options Rehabilitation Advisory Council. *Nephrol. News Iss.*, v. 12, n. 11, p. 36-38, 1998.
37. MARLOWE, E. Rehabilitation concerns in the treatment of patients with chronic renal failure. *Am. J. Phys. Med. Rehabil.*, v. 80, n. 10, p. 762-764, 2001.
38. ZALUSKA, W. T.; ZALUSKA, A.; KSIAZEK, A. Selected aspects of rehabilitation programs for hemodialyzed patients in the United States. *Przegl. Lek.*, v. 57, n. 11, p. 680-681, 2000.
39. LEMOS, V. M.; SERPA, M. M.; LEMOS, M. M. et al. Reabilitação na insuficiência renal crônica avançada. *J. Acad. Nac. Med.*, v. 163, n. 1, p. 29-35, 2004/2005.
40. LATOS, D.; SCHATELL, D. The nephrologist's critical role in patient education. *Adv. Ren. Replace Ther.*, v. 10, n. 2, p. 146-149, 2003.

BIBLIOGRAFIA COMPLEMENTAR

SOYANNWO, M. A.; GADALLAH, M. et al. Studies of preventive nephrology: Self-urinalysis as a feasible method for early detection of renal damage. *Afr. J. Med. Med. Sci.*, v. 27, n. 1-2, p. 27-34, 1998.

CAPÍTULO 153

Transplante de Coração

*Guilherme Veiga Guimarães • Veridiana Moraes d'Avila •
Edimar Alcides Bocchi • Sérgio Almeida de Oliveira*

INTRODUÇÃO

O transplante cardíaco é a última terapia para pacientes com insuficiência cardíaca em estágio final, resultando em normalização hemodinâmica em repouso e durante o exercício, melhorando a perfusão tecidual e os efeitos deletérios neuro-hormonais que acompanham a insuficiência cardíaca[1].

Entre as técnicas cirúrgicas para o transplante cardíaco, as mais utilizadas são a clássica e a bicaval. A clássica envolve o corte neural ao nível da conexão atrioventricular, preservando, assim, mais fibras parassimpáticas que simpáticas. Já a bicaval, compreende a remoção completa da junção atrial, da veia cava superior e inferior, ocorrendo, dessa forma, a denervação completa do coração[2,3].

Assim, o estímulo necessário para o início do processo de reinervação das fibras nervosas, apresenta maior probabilidade de acontecer quando o corte neural ocorre por completo. Isso pode explicar porquê a técnica cirúrgica clássica mostra evidências de regeneração apenas de fibras simpáticas, enquanto a técnica bicaval exibe evidências de reinervação tanto simpática quanto parassimpática[3], o que pode ter relevância clínica, uma vez que a reinervação completa aumenta o controle da pressão sangüínea por maior reflexo na mudança da freqüência cardíaca, acarretando melhor adaptação durante a atividade física.

Após o transplante cardíaco, o paciente apresenta alteração no desempenho hemodinâmico que resulta em *descondicionamento físico*. Isso poderia ser explicado, em parte, pela falência cardíaca pré-transplante, pelo próprio ato cirúrgico e pelo período de hospitalização[4].

A atividade física tem demonstrado grande importância na reabilitação pós-transplante, diminuindo algumas complicações mais freqüentes, como: hipertensão, obesidade, alteração corporal, redução da libido, osteoporose, ansiedade, depressão, euforia e menor capacidade física.

RESPOSTA FISIOLÓGICA DO CORAÇÃO TRANSPLANTADO

A freqüência cardíaca de repouso pós-transplante é elevada, quando comparada a indivíduos saudáveis do mesmo sexo e idade. No entanto, durante o exercício é notado atraso gradual tanto para atingir a freqüência cardíaca máxima, como para a sua diminuição no período de recuperação. Em análise da variabilidade da freqüência cardíaca, na qual a mensuração da energia espectral máxima e mínima na variabilidade indica ativação parassimpática e simpática, respectivamente. Foi observado declínio na variabilidade máxima na fase inicial do exercício, o que provavelmente, estaria indicando reinervação parassimpática em indivíduos transplantados pela técnica cirúrgica bicaval, o que não foi descrito pela técnica clássica[5].

O consumo de oxigênio de pico apresenta valor reduzido em transplantados, o que pode ter relação com a técnica cirúrgica e com outros fatores, como: disfunção sistólica e diastólica; atrofia muscular; anormalidades metabólicas decorrentes da insuficiência cardíaca (que persistem após o transplante); utilização de fármacos que reduzem a capacidade de exercício; estimulação simpática decorrente do uso de imunossupressores. Contudo, a atividade física regular pode melhorar a captação de oxigênio[6].

Os efeitos sistêmicos do óxido nítrico influenciam desde o nó sinoatrial denervado, e as modificações da tensão na parede atrial, até a concentração sérica de catecolaminas. Nos transplantados, o óxido nítrico ajuda na regulação da freqüência cardíaca por estimulação do nó sinoatrial, resposta reflexa para vasodilatação e influências neuromoduladoras no controle cardíaco autonômico[7].

A ciclosporina associada à hipertensão pode ser mediada, em parte, pela retenção de sódio e volume plasmático[8]. Ambos são descritos como estimuladores da secreção do peptídeo natriurético atrial (ANP) para a proteção contra a elevação da pressão arterial. Assim, foi demonstrado que o ANP está aumentado após transplante cardíaco. Entretanto, não foi notada diferença no nível do ANP entre as técnicas bicaval e clássica[4].

O peptídeo natriurético tipo B (BNP) também tem sua concentração plasmática elevada em transplantados. São antagonistas naturais do sistema renina-angiotensina-aldosterona e sua secreção é sensível à expansão do volume plasmático e à distensão da parede ventricular. Os achados de níveis maiores de BNP, em pacientes submetidos à técnica cirúrgica clássica do que à bicaval, podem ser conseqüentes do aumento na pós-carga do ventrículo direito apresentando maior gradiente transpulmonar e na incidência da incompetência mitral, o que pode contribuir para a elevação da pressão de capilar pulmonar, sem provocar disfunção ventricular[4].

A redução da complacência arterial, observada em transplantados, pode ser reflexo da hipertensão induzida pela ciclosporina por meio de declínio da vasodilatação periférica ou alterações nos mecanismos vasculares. Além disso, a maior atividade simpática na saída dos vasos sangüíneos pode causar aumento no tônus da musculatura lisa das artérias e, por conseguinte, aumentar a rigidez dos vasos.

O débito cardíaco de repouso e no início do exercício, em coração denervado, é, basicamente, mediado pela elevação na pré-carga, ou seja, aumentos dos volumes diastólico final e sistólico, via mecanismo de Frank-Starling. Durante o exercício progressivo, porém, a elevação inadequado da freqüência cardíaca, via liberação de catecolaminas circulantes, ocasiona aumento do débito cardíaco, mas não o suficiente para exercício máximo[9,10].

Em estudo em que houve comparação entre as técnicas bicaval e clássica, o débito cardíaco apresentou valores similares entre os grupos nos seis primeiros meses e maiores após 1 ano com a técnica clássica. Além disso, a clássica também mostrou valores menores da resistência pulmonar e valores maiores de pressão de átrio direito no mesmo período[2]. Entretanto, não se observou alteração no desempenho durante o exercício entre as técnicas.

Estudos são controversos sobre a fração de ejeção do ventrículo esquerdo de repouso após transplante cardíaco, em mostrar similaridade em relação ao valor de referência. No entanto, há concordância que a fração de ejeção do ventrículo esquerdo aumenta ao longo do exercício na mesma proporção para uma pessoa saudável[11,12].

REABILITAÇÃO FÍSICA DO CORAÇÃO TRANSPLANTADO

A atividade física regular tem tido papel importante na melhora da qualidade de vida, tanto em indivíduos saudáveis como em pacientes cardiopatas, quer seja na fase primária como na secundária da doença cardíaca.

Os pacientes pós-transplante cardíaco exibem melhora da qualidade de vida, porém freqüentemente apresentam descondicionamento físico, atrofia e fraqueza dos músculos e menor capacidade aeróbia, decorrentes, em parte, da inatividade pré-operatória e fatores como diferença de superfície corporal doador/receptor e denervação do coração[13]. A terapia imunossupressora, que ajuda o receptor a tolerar o coração do doador, limita a capacidade física, assim como os episódios de rejeição ou sintomas que sugiram redução do desempenho cardiocirculatório[14].

Atividade física regular tem papel fundamental pós-transplante, devendo ser iniciada precocemente, para o restabelecimento da capacidade física, possibilitando aos transplantados voltarem a realizar a maioria de suas atividades diárias e também as recreativas[15].

Na fase hospitalar, nós da Unidade de Insuficiência Cardíaca e Transplante do Instituto do Coração (InCor) do Hospital das Clínicas da Faculdade de Medicina da Universidade de São Paulo (HCFMUSP), iniciamos o programa de condicionamento físico assim que ocorram o restabelecimento hemodinâmico e o desmame das drogas endovenosas pós-transplante. O programa de reabilitação física, utilizado nessa fase, é o proposto pela Universidade de Stanford, que consiste em exercícios aeróbios em cicloergômetro ou caminhada com aumento gradual e progressivo de duração e intensidade, com monitoração da freqüência cardíaca, da pressão arterial e do cansaço subjetivo (Escala de Borg, Quadro 153.1), entre ligeiramente cansativo e cansativo[16]. Além do programa proposto, nós também iniciamos trabalho de mobilidade articular, de flexibilidade e de resistência dos grandes grupos musculares[17].

A intensidade adequada para o treinamento físico para transplantados ainda não está bem estabelecida. Entretanto, certos métodos são sugeridos para a prescrição de atividade física, como porcentagem da freqüência cardíaca máxima, do consumo de oxigênio de pico e os limiares ventilatórios[13,14]. Independentemente do método de prescrição de atividade física pós-transplante, os pacientes têm obtido resultados benéficos (Quadro 153.2).

Estudos têm demonstrado que a atividade física regular pode reverter ou diminuir as alterações fisiológicas em pacientes transplantados[13,14]. Os transplantados submetidos a programas de reabilitação cardíaca, em sessões de exercício, quatro vezes por semana, com intensidade moderada, apresentaram melhora da capacidade aeróbia entre 20 e 50%. Os possíveis mecanismos para essa melhora são aumento do metabolismo periférico, principalmente pela melhor extração de oxigênio e mudanças hemodinâmicas, incluindo elevação da freqüência cardíaca, do débito cardíaco, da função endotelial e redução da atividade neuro-hormonal[14,18,19]. Além disso, a eficiência respiratória também melhora durante o exercício[15].

A atividade física com exercícios resistidos tem sido utilizada pós-transplante, para aumentar a massa muscular e a densidade óssea[20,21]. Essa atividade é particularmente importante, porque nesse grupo de paciente ocorre perda de massa magra e óssea conseqüente da insuficiência cardíaca e dos medicamentos usados pós-transplante. Assim, foi demonstrado em pacientes transplantados, submetidos a treinamento com exercício resistido, que a densidade óssea foi restabelecida a níveis pré-transplante, ao passo que no grupo controle diminuiu 6%[20].

Programa de treinamento físico domiciliar, com exercícios aeróbios e resistidos, também tem sido proposto para pacientes transplantados[13]. Entretanto, foi observado, com treinamento supervisionado, aumento de 49% do consumo de oxigênio (VO_2) pico contra 18% no domiciliar, bem como, maior tolerância ao exercício e menor resposta ventilatória após 6 meses de treinamento.

No entanto, estudos sobre o efeito da atividade física e arteriosclerose notada pós-transplante, como prevenção secundária que teoricamente pode adiar ou prevenir a doença arterial coronariana, ainda não estão esclarecidos.

Desse modo, o tratamento de pacientes pós-transplante cardíaco deve incluir um programa de atividade física. Da mesma forma que a terapêutica clínica cuida para manter a função dos órgãos, a atividade física promove adaptações fisiológicas favoráveis, resultando em melhora da qualidade de vida.

QUADRO 153.2 – Benefícios do condicionamento físico pós-transplante cardíaco

- Redução da freqüência cardíaca de repouso e em exercício submáximo
- Elevação da freqüência cardíaca máxima
- Aumento do consumo de oxigênio
- Melhora da eficiência respiratória
- Restabelecimento da densidade mineral óssea
- Aumento da força muscular
- Redução da atividade neuro-hormonal
- Diminuição dos níveis sistólico e diastólico da pressão arterial
- Melhora da função endotelial
- Redução da gordura corporal
- Melhora da qualidade de vida

QUADRO 153.1 – Escala de Borg de cansaço subjetivo

6.
7. Muito fácil
8.
9. Fácil
10.
11. Relativamente fácil
12.
13. Ligeiramente cansativo
14.
15. Cansativo
16.
17. Muito cansativo
18.
19. Exaustivo
20.

GUIA DE REABILITAÇÃO E CONDICIONAMENTO FÍSICO PÓS-TRANSPLANTE CARDÍACO

Classe I

Condições em que há evidências e/ou consenso de que dado procedimento é eficaz ou útil:

- Reabilitação física precoce.
- Atividade física aeróbia.
- Atividade física com exercício resistido.
- Programa de atividade física supervisionado.
- Teste de esforço de preferência com ergoespirometria.

Classe II

Condição em que há evidências conflitantes e/ou divergência de opinião a respeito da utilidade e eficácia de procedimento ou tratamento:

- Evidência ou opinião que favorece utilização do tratamento:
  - Programa de atividade física não supervisionado.
  - Atividade física em piscina aquecida.
  - Atividades recreativas.
- Evidência ou opinião menos estabelecida:
  - Participação em jogos competitivos sem supervisão.
  - Atividade física esporádica de grande intensidade.

Classe III

Condição em que há evidência e/ou consenso de que o procedimento/tratamento não é útil e, em alguns casos, pode ser nocivo:

- Instabilidade hemodinâmica.
- Episódio de rejeição de moderada a grave.
- Processo de infecção.
- Limitações clínica, ortopédica e neurológica que impossibilitem a atividade física.

REFERÊNCIAS BIBLIOGRÁFICAS

1. ZOLL, J.; N'GUESSAN, B.; RIBERA, F. et al. Preserved response of mitochrondial function to short-term endurance training in skeletal muscle of heart transplant recipients. *J. Am. Coll. Cardiol.*, v. 42, p. 126-132, 2003.
2. GRANDE, A.; RINALDI, M.; D'ARMINI, et al. Orthotopic heart transplantation: standard versus bicaval technique. *Am. J. Cardiol.*, v. 85, p. 1329-1333, 2000.
3. BERNARDI, L.; VALENTI, C.; WDOWEZYCK-SZULC, J. et al. Influence of type on surgery on the occurence of parasympathetic reinnervation after cardiac transplantation. *Circulation,* v. 97, p. 1368-1374, 1998.
4. GAMEL, A.E.; YONAN, N. A.; KEEVIL, B. et al. Significance of raised natriuretic peptides after bicaval and standard cardiac transplantation. *Ann. Thorac. Surg.*, v. 63, p. 1095-1100, 1997.
5. YOSHITATSU, M.; OHTAKE, S.; SAWA, Y. et al. Assessment of autonomic reinnervation of cardiac grafts by analysis of heart variability Transplantation. *Proceedings*, v. 32, p. 2383-2385, 2000.
6. KAVANAGH, T.; MERTENS, D.; SHEPARD, R. et al. Long-term cardiorespiratory results of exercise training following cardiac transplantation. *Am. J. Cardiol.*, v. 91, p. 190-194, 2003.
7. CHOWDHARY, S.; HARRINGTON, D.; BONSER, R. et al. Chronotropic effects of nitric oxide in the denervated humam heart. *J. Physiology*, v. 541, p. 645-651, 2002.
8. SCHWIETZER, G.K.; HARTMANN, A.; KOBER, G. et al. Chronic angiotensin-converting enzyme inhibition may improve sodium excretion in cardiac transplant hypertension. *Transplantation*, v. 59, p. 999-1004, 1995.
9. BECKERS, F.; RAMAEKERS, D.; CLEEMPUT, J. et al. Association between restoration of autonomic modulation in the native sinus node of hemodynamic improvement after cardiac transplantation. *Transplantation*, v. 73, p. 1614-1620, 2002.
10. SQUIRES, R. Exercise training after cardiac transplantation. *Med. Sci. Sports Med.*, v. 23, n. 8, p. 686-694, 1991.
11. ÜBERFUHR, P.; FREY, A.; FUCHS, A. et al. Signs of vagal reinnervation 4 years after transplantation in spectra of heart rate variability. *Eur. J. Cardio-thor. Surg.*, v. 12, p. 907-912, 1997.
12. KAO, A. C.; VAN TRIGT III, P.; SHAEFFER-MCCALL, G. S. et al. Heart failure/cardiac transplantation/artificial heart disease: central transplant and peripheral limitations to upright exercise in untrained cardiac transplant recipients. *Circulation*, v. 89, p. 2605, 1994.
13. KOBASHIGAWA, J. Á.; LEAF, D. A.; LEE, N. et al A controlled trial of exercise rehabilitation after heart transplantation. *N. Engl. J. Med.*, v. 340, p. 272-277, 1999.
14. SCHMIDT, A.; PLEINER, J.; BAYERIE-EDER, M. et al. Regular physical exercise improves endothelial function in heart transplant recipients. *Clin. Transplant*, v. 16, p. 137-143, 2002.
15. FERRAZ, A. S.; ARAKAKI, H. Atividade física e qualidade de vida após transplante cardíaco. *Rev. Soc. Cardiol. Est. São Paulo*, v. 4, p. 272-277, 1995.
16. BORG, G. A. Psychophysical bases of perceived exertion. *Med. Sci. Sports Exerc.*, v. 14, p. 377-378, 1982.
17. GUIMARÃES, G. V.; BACAL, F.; BOCCHI, E. A. Reabilitação e condicionamento físico após transplante cardíaco. *Ver. Bras. Med. Esporte*, v. 5, p. 144-146, 1999.
18. KAVANAGH, T.; YACOUB, M. H.; MERTENS, D. J. et al. Cardiorespiratory responses to exercise training after orthotopic cardiac transplantation. *Circulation*, v. 77, p. 311-317, 1988.
19. GENY, B.; RICHARD, R.; METTAUER, B. et al. Cardiac natriuretic peptides during exercise and training after heart transplantation. *Cardiovasc. Res.*, v. 51, p. 521-528, 2001.
20. BRAITH, R. W.; MILLS, R. M.; WELSCH, M. A. et al. Resistence exercise training restores bone mineral density in heart transplant recipients. *J. Am. Coll. Cardiol.*, v. 28, p. 1471-1477, 1996.
21. OLIVER, D.; PFLUGFELDER, P. W.; MCCARTNEY, N. et al. Acute cardiovascular responses to leg-press resistance exercise in heart transplant recipients. *Int. J. Cardiol.*, v. 81, p. 61-74, 2001.

CAPÍTULO 154

Transplante de Pulmão

*Veridiana Moraes d'Avila • Guilherme Veiga Guimarães •
Edimar Alcides Bocchi • Sérgio Almeida de Oliveira*

INTRODUÇÃO

O transplante pulmonar é opção terapêutica recomendada para pacientes em estágio final de doença enfisematosa, fibrose cística, hipertensão pulmonar primária, doença cardíaca, hipoplasia pulmonar, entre outras[1].

Após o transplante, ocorre normalização da função cardiopulmonar em repouso, entretanto, durante o exercício existe limitação da capacidade física, caracterizada por baixa tolerância ao exercício, menor limiar de lactato e redução do consumo de oxigênio de pico. As prováveis causas dessas alterações são: redução do débito cardíaco, principalmente em pacientes com hipertensão pulmonar prévia, limitação na ventilação pulmonar, em especial no fluxo expiratório, baixos níveis de hemoglobina, disfunção da musculatura esquelética e uso de imunossupressores[2].

ALTERAÇÕES FISIOLÓGICAS NO PULMÃO TRANSPLANTADO

O estágio final de doença pulmonar é caracterizado principalmente pelo aumento na resistência vascular e pressão arterial pulmonar. Essas alterações dificultam a manutenção do débito cardíaco, ocorrendo, assim, modificações estruturais e funcionais do coração, podendo haver hipertrofia e dilatação do ventrículo direito[3]. Portanto, essa modificação, associada à incapacidade de enchimento adequado do ventrículo esquerdo provoca diminuição da reserva cardíaca[4].

Após o transplante pulmonar, a resistência vascular e a pressão arterial pulmonar são normalizadas e as alterações cardíacas são amenizadas. Com isso, o ventrículo direito hipertrófico se torna uma bomba de baixa pressão, que durante a contração ejeta com mais força o volume sangüíneo para os pulmões. Esse mecanismo acarreta aumento importante da pré-carga para o ventrículo esquerdo, porém não o suficiente para normalizar o débito cardíaco pós-transplante[3,4].

Com a reserva cardíaca diminuída, o débito cardíaco não aumenta o suficiente para manter determinada carga e/ou velocidade de exercício, apresentando dispnéia, fadiga muscular e aumento excessivo da freqüência cardíaca, reduzindo, assim, a capacidade física[5].

Alterações na proporção dos tipos de fibras musculares também são notadas. Nos transplantados são encontradas baixa proporção de fibra tipo I e alta proporção de fibra tipo II, o que contribui para a baixa tolerância ao exercício, pois fibras tipo I são resistentes à fadiga e ricas em mitocôndrias com altos níveis de enzimas oxidativas; já as fibras tipo II apresentam baixo número de mitocôndrias, com tendência para o metabolismo anaeróbio e com aumento das capacidades glicolíticas.

Esse processo reduz a capacidade oxidativa da musculatura esquelética, associado ao aumento da dependência ao metabolismo anaeróbio[6].

Outra potente causa de alteração muscular é a disfunção metabólica mitocondrial causada pelo uso de imunossupressores. O uso contínuo de ciclosporina apresenta efeitos tóxicos na respiração mitocondrial, pois afeta os complexos enzimáticos, a transferência de correntes elétricas e a integridade da membrana mitocondrial interna[6,7].

A ciclosporina também exibe efeitos vasculares indesejáveis. Esta induz a liberação de endotelina e reduz a densidade capilar muscular. Isso causa inabilidade do recrutamento de leitos capilares musculares[7].

Todos esses fatores associados resultam em redução na distribuição de oxigênio, baixa produção de ATP e alta concentração de lactato, mesmo em repouso, o que se acentua durante exercício progressivo.

Apesar da disfunção muscular periférica, a musculatura respiratória primária permanece inalterada, não ocorrendo o mesmo com a musculatura expiratória acessória. Isso é decorrente da perca da função das musculatura abdominal e intercostais internos, que pode ser pela atrofia muscular, disfunção miopática e/ou ativação motora incompleta. Isso causará implicações na capacidade máxima ao exercício e sua manutenção[2].

A diminuição da densidade óssea associada à perca de massa muscular, decorrente do uso de imunossupressor, provoca aumento na incidência de fraturas ósseas, particularmente de fraturas vertebrais compressivas. Essa complicação pós-transplante é citada como fator principal em restringir e debilitar a capacidade ao exercício nos transplantados[8].

PRESCRIÇÃO DE ATIVIDADE FÍSICA PÓS-TRANSPLANTE PULMONAR

A resposta fisiológica ao exercício depende de quatro princípios básicos. Primariamente, da sobrecarga específica do exercício que deve ser aplicada para aumentar a resposta fisiológica e trazer mudanças sobre a capacidade e potência aeróbia. A sobrecarga apropriada pode ser controlada combinando freqüência, intensidade, tipo e duração do treinamento. O segundo princípio do treinamento refere-se ao sistema metabólico, aeróbio e/ou anaeróbio, solicitado com o tipo de sobrecarga. No terceiro, os benefícios do treinamento são otimizados quando os programas são planejados para as necessidades individuais e capacidades dos participantes. Além disso, ocorre alteração da composição corpórea, da força muscular e do metabolismo muscular. Por último, os efeitos do treinamento físico são transitórios e reversíveis[9,10] (Fig. 154.1).

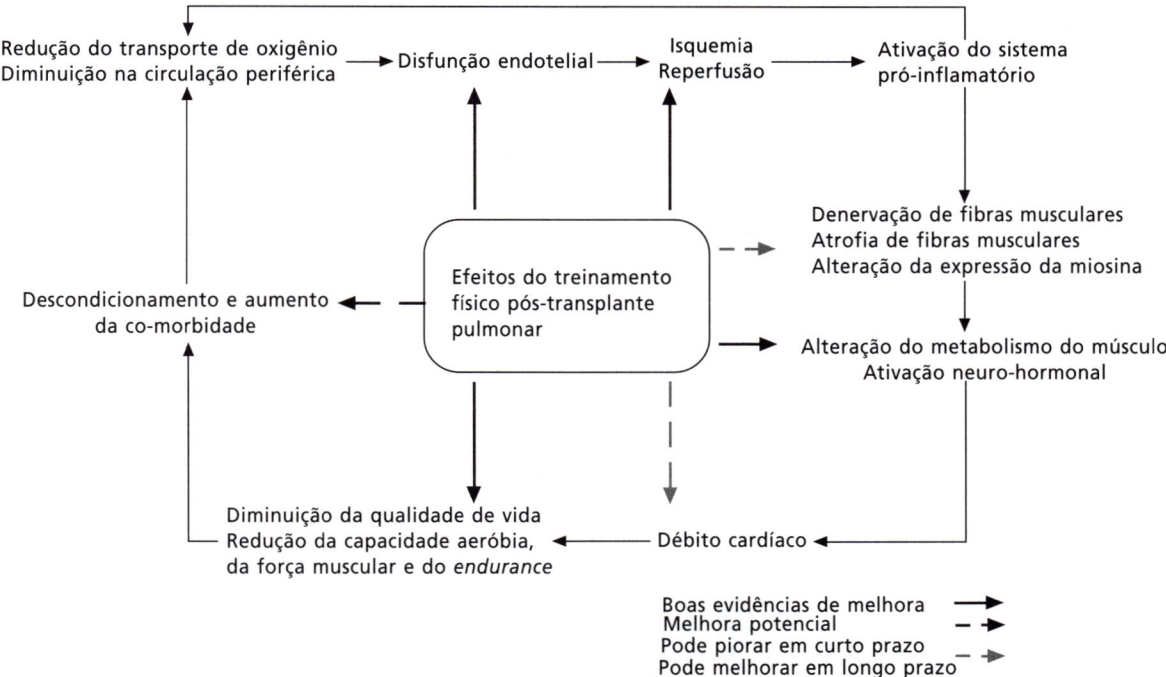

Figura 154.1 – Associação entre limitação física em pacientes pós-transplante pulmonar e o potencial papel do treinamento físico na melhora da capacidade funcional.

A prescrição de atividade física com exercício aeróbio, sugerida pós-transplante pulmonar, consiste em aumento gradual e progressivo da duração inicialmente de 12min/sessão para 60min com intensidade de 60% da reserva da freqüência cardíaca, calculada pela fórmula: (freqüência cardíaca máxima – freqüência cardíaca de repouso) × 0,6 + freqüência cardíaca de repouso[11], sendo a freqüência cardíaca máxima determinada durante o teste de esforço e a freqüência cardíaca de repouso avaliada após período de descanso de 15min. A progressão da atividade física é modificada em resposta da freqüência cardíaca, da escala de Borg (relativamente fácil), da pressão arterial e da tolerância ao exercício[12].

Estudos têm demonstrado em pneumopatas, 6 meses pós-transplante, submetidos a programa de treinamento de resistência aeróbia, cinco vezes/semana durante 6 meses, a 60% da freqüência cardíaca de reserva, melhora significativa na capacidade de exercício submáxima e máxima[1,13,14]. Porém, apenas atingiram 40 a 60% do consumo de oxigênio de pico de referência[13,14]. Após o período de treinamento, 9 meses a 2 anos de segmento pós-transplante, não houve melhora da tolerância ao exercício[15,16]. No entanto, as funções pulmonar e cardíaca não foram consideradas como fatores limitantes do desempenho, sugerindo limitação muscular periférica[14-17].

A atividade física com exercícios resistidos tem sido utilizada pós-transplantes cardíaco e pulmonar, para aumentar a massa muscular e a densidade óssea[8,18]. Essa atividade é particularmente importante, pois nesses grupos de pacientes ocorre perda de massa muscular e óssea conseqüente dos medicamentos utilizado pós-transplante. Estudos demonstraram que há perda significante na densidade óssea, principalmente na região lombar em apenas 2 meses pós-transplante pulmonar, em torno de 14% e após 8 meses de seguimento apresentaram 19,5% menos massa óssea em relação ao nível pré-transplante[19,20]. Contudo, pacientes que participaram de programa específico com exercício de sobrecarga para região lombar por período de 6 meses, tiveram aumento significativo na densidade óssea e retornaram a valores pré-transplante[19].

As perdas que ocorrem com os pneumopatas pré e pós-transplante pulmonar podem estar associadas a diminuições da capacidade funcional, taxa metabólica basal, sensibilidade à insulina, densidade mineral óssea e capacidade aeróbia, as quais podem ser atenuadas ou melhoradas pela participação em programas de treinamento físico. Esse treinamento, desde que bem orientado, é seguro e pode ser boa alternativa para atenuar certas variáveis do processo da doença pulmonar pré e pós-transplante pulmonar, podendo melhorar a qualidade de vida desses pacientes e prolongar seu período de independência.

GUIA DE REABILITAÇÃO E CONDICIONAMENTO FÍSICO PÓS-TRANSPLANTE PULMONAR

Classe I

Condições em que há evidências e/ou consenso de que dado procedimento é eficaz ou útil:

- Reabilitação física precoce.
- Atividade física aeróbia.
- Atividade física com exercício resistido.
- Programa de atividade física supervisionado.
- teste de esforço de preferência com ergoespirometria.

Classe II

Condição em que há evidências conflitantes e/ou divergência de opinião a respeito da utilidade e eficácia de procedimento ou tratamento:

- Evidência ou opinião que favorece utilização do tratamento:
  – Programa de atividade física não supervisionado.

- Atividade física em piscina aquecida.
- Atividades recreativas.

■ Evidência ou opinião menos estabelecida:
- Participação em jogos competitivos sem supervisão.
- Atividade física esporádica de grande intensidade.

Classe III

Condição em que há evidência e/ou consenso de que o procedimento/tratamento não é útil e em alguns casos pode ser nocivo:

■ Instabilidade hemodinâmica.
■ Episódio de rejeição.
■ Processo de infecção.
■ Limitação clínica, ortopédica e neurológica que impossibilite a atividade física.

REFERÊNCIAS BIBLIOGRÁFICAS

1. STIEBELLEHNER, L.; QUITTAN, M.; END, A. et al. Aerobic endurance training program improves exercise performance in lung transplant recipients. *Chest*, v. 113, p. 906-912, 1998.
2. PANTOJA, J. G.; ANDRADE, F. H.; STOKIC, D. S. et al. respiratory and limb muscle function in lung allograft recipients. *Am. J. Respir. Crit. Care Med.*, v. 160, p. 1205-1211, 1999.
3. KUSANO, K. F.; DATE, H.; FUJIO, H. et al. Recovery of cardiac function after living-donor lung transplantation in a patient with primary pulmonary hypertension. *Circ. J.*, v. 66, p. 294-296, 2002.
4. BIRSAN, T.; KRANZ, A.; MARES, P. Transient left ventricular failure following bilateral lung transplantation for pulmonary hypertension. *J. Heart Lung Transplant*, v. 18, p. 304-309, 1999.
5. LANDS, L. C.; SMOUNTAS, A. A.; MESIANO, G. et al. Maximal exercise capacity and peripheral skeletal muscle function following lung transplantation. *J. Heart Lung Transplant*, v. 18, p. 113-120, 1999.
6. WANG, X. N.; WILLIAMS, T. J.; MCKENNA, M. J. et al. Skeletal muscle oxidative capacity, fiber type, and metabolites after lung transplantation. *Am. J. Respir. Crit. Care Med.*, v. 160, p. 57-63, 1999.
7. BIRING, M. S.; FOURNIER, M.; ROSS, D. J. et al. Cellular adaptations of skeletal muscles to cyclosporine. *J. Appl. Physiol.*, v. 84, n. 6, p. 1967-1975, 1998.
8. MITCHELL, M. J.; BAZ, M. A.; FULTON, M. N. et al. Resistance training prevents vertebral osteoporosis in lung transplant recipients. *Transpl.*, v. 76, p. 557-562, 2003.
9. MCARDLE, W. D.; KATCH, F. I.; KATCH, V. L. *Exercise Physiologic*. 3. ed. Malvern: Lea & Febiger, 1991.
10. AMERICAN COLLEGE OF SPORTS MEDICINE POSITION STAND. The recommended quantity and quality of exercise for developing and maintaining cardiorespiratory and muscular fitness in healthy adults. *Med. Sci. Sports Exer.*, v. 22, p. 265-274, 1990.
11. KARVONEN, M.; KENTALA, K.; MUSTALA, O. The effects of training heart rate: a longitudinal study. *Ann. Med. Exp. Biol. Fenn.*, v. 35, p. 307-315, 1957.
12. BORG, G. A. Psychophysical bases of perceived exertion. *Med. Sci. Sports Exerc.*, v. 14, p. 377-378, 1982.
13. WILLIAMS, T. J.; GROSSMAN, R. F.; MAURER, J. R. Long-term follow up of lung transplant recipients. *Clin. Chest Med.*, v. 11, p. 347-358, 1991.
14. ROSS, D. J.; WATERS, P. F.; MOHSENIFAR, Z. et al. Hemodynamic responses to exercise after lung transplantation. *Chest*, v. 103, p. 46-53, 1993.
15. WILLIAM, T. J.; PATTERSON, G. A.; MCCLEAN, P. A. et al. Maximal exercise testing in single an double lung transplant recipients. *Am. Respir. Dis.*, v. 145, p. 101-105, 1992.
16. ORENS, J. B.; BECKER, F. S.; LYNCH, J. P. et al. Cardiopulmonary exercise testing following allogenic lung transplantation for different underlying disease states. *Chest*, v. 107, p. 144-149, 1995.
17. HALL, M. J.; SNELL, G. I.; SIDE, E. A. et al. Exercise, potassium, and muscle deconditioning post-thoracic organ transplantation. *J. Appl. Physiol.*, v. 77, p. 2784-2790, 1994.
18. BRAITH, R. W.; MILLS, R. M.; WELSCH, M. A. et al. Resistence exercise training restores bone mineral density in heart transplant recipients. *J. Am. Coll. Cardiol.*, v. 28, p. 1471-1477, 1996.
19. ARIS, R. M.; NEURINGER, I. P.; WEINER, M. A. et al. Severe osteoporosis before and after lung transplantation. *Chest*, v. 109, p. 1176-1183, 1996.
20. SCHULMAN, L. L.; ADDESSO, V.; STARON, R. B. et al. Insufficiency fractures of the sacrum: A cause of low back pain after lung transplantation. *J. Heart Lung Transplant*, v. 16, p. 1081-1085, 1997.

CAPÍTULO 155

Transplante de Medula Óssea

Marcia Mello • Frederico Luiz Dulley

INTRODUÇÃO

O transplante de medula óssea (TMO) alogênico é utilizado com sucesso para tratamento de doenças onco-hematológicas, por exemplo, a anemia aplásica grave e a leucemia mielóide crônica, que apresentam possibilidades restritas de cura com a terapia imunossupressora convencional. Também tem sido usado no tratamento de leucemias e linfomas nos quais houve falência do tratamento padrão em evitar as recaídas.

A principal finalidade do TMO é a substituição da medula óssea improdutiva, na aplasia, e do clone neoplásico, em leucemias e linfomas, por uma nova medula sã, com capacidade de proliferação e função normais. Dessa forma, há chances de vida mais prolongada para esses pacientes.

O acompanhamento fisioterapêutico abrange todas as etapas do TMO, desde a avaliação inicial até a recuperação plena para as atividades de vida diária (AVD) e para o retorno ao trabalho, meta comum de todo o programa de reabilitação.

Os objetivos principais desse acompanhamento são:

- Manter a funcionalidade e a independência durante todo processo, atuando no controle dos sintomas e das disfunções orgânicas.
- Promover a recuperação das complicações mais precoce quanto possível.
- Manter a qualidade de vida após o procedimento.

ETAPAS DO TRANSPLANTE DE MEDULA ÓSSEA

O paciente a ser submetido ao TMO deve estar clinicamente estável, em bom estado geral, com a doença de base controlada ou em remissão completa.

Na fase pré-TMO é identificado o doador de antígeno leucocitário humano (HLA) compatível, etapa fundamental para o sucesso do procedimento, determinando a evolução a longo prazo desses pacientes, pois quanto menores forem as reações imunológicas adversas, menores serão as complicações após o TMO.

O doador e o paciente são submetidos a uma série de exames sorológicos, de funções hepática e renal, entre outros, com o intuito de avaliar os aspectos clínicos gerais e identificar distúrbios que possam influenciar no TMO. Alterações decorrentes do tratamento quimioterápico ablativo são mais freqüentes nos pacientes com leucemias e linfomas, como seqüelas de infecção, distúrbios metabólicos leves etc.

Nessa fase, a avaliação fisioterápica cuidadosa deve ser realizada visando detectar alterações da função respiratória e motora que possam comprometer a independência do paciente na fase de pós-TMO imediato, iniciando o tratamento fisioterápico adequado para as alterações detectadas, com objetivo de melhorar e/ou manter o estado geral para o TMO. As alterações observadas nessa avaliação global são variadas, são comuns em nossa casuística pacientes com distúrbios respiratórios, com asma brônquica reativada, atelectasias, seqüelas de pleurodese química, pacientes com algias vertebrais relacionadas ao trabalho e necrose avascular óssea associada ao tratamento prévio com corticosteróides[1].

O TMO propriamente dito é procedimento simples que se inicia com a colheita de células da crista ilíaca do doador em ambiente cirúrgico e segue com a infusão venosa periférica do material colhido no receptor. Para que ocorra adequada pega do enxerto, são necessárias aproximadamente 2 a 4×10^8 células nucleadas por quilograma de peso do receptor[2,3].

As etapas do tratamento de um paciente submetido ao TMO alogênico podem ser divididas didaticamente em três fases apresentadas a seguir.

Fase de Condicionamento

Inicia-se com a internação hospitalar do paciente, tem duração média de 7 dias, contados regressivamente do dia 7 ao dia 1, de acordo com o protocolo utilizado em cada serviço. Nessa fase, o paciente é submetido à combinação de drogas quimioterápicas em altas doses, associadas ou não à radioterapia. Tem como objetivo erradicar o clone maligno e causar efeito imunossupressor no receptor, evitando a rejeição da medula a ser infundida.

São esperados episódios de náuseas, vômitos, dor na cavidade oral, diarréia, hematúria e alopécia global como efeitos tóxicos do condicionamento[4]. É importante manter o bom estado geral do paciente controlando os efeitos adversos com medicação coadjuvante e posicionamento no leito. Estimular o paciente a ficar sentado durante a maior parte do dia e a manter as atividades de cuidado pessoal contribui para evitar episódios de broncoaspiração e para manutenção da capacidade funcional dentro do mínimo possível para independência.

Fase de Pós-transplante de Medula Óssea Imediato

É uma fase crítica, pois a medula doente foi destruída e a medula infundida ainda não iniciou a produção celular. Há risco de infecções e sangramentos decorrentes de traumas leves, o que, associado à anemia, torna o paciente vulnerável, com sintomas de cansaço e prostração. Há necessidade de transfusões de plaquetas e eritrócitos, de terapia sintomática adjuvante e da introdução de antibioticoterapia.

A mucosite é uma das maiores complicações dessa fase. É descrita como lesão da barreira mucosa, pois se manifesta na cavidade oral e em todo o trato gastrointestinal. Produz, nos casos leves, edema, eritema, salivação excessiva com dor na deglutição e fonação; e nos casos graves produz a formação de pseudomembranas, ulceração, sangramento e necrose tecidual maciça[5]. Em qualquer dos graus em que se apresenta, a mucosite combinada às náuseas e aos vômitos dificulta a alimentação, o que, dependendo da tolerância do paciente a esses sintomas, pode provocar ausência de suporte alimentar por vários dias, aumentando muito o consumo das reservas energéticas sem a reposição adequada[6,7].

No pós-TMO imediato é importante realizar atividade física branda e regular para manutenção do trofismo muscular e da independência funcional, bem como o estímulo à função respiratória por meio de exercícios e manobras de higiene brônquica, do estímulo à tosse eficaz e a vigilância do aspecto do escarro tem se mostrado efetiva na prevenção e controle da infecção por via respiratória[8].

Fase de Pós-transplante de Medula Óssea Intermediário

Já ocorreu a enxertia. O início da produção celular na medula infundida acontece em torno de 15 a 35 dias após o TMO. A pega é considerada adequada quando ocorre entre os dias 15 e 21 e tardia quando se dá entre os dias 22 e 35 após o transplante[4]. De início observa-se reticulocitose, seguida de aumento dos leucócitos e, por último, das plaquetas. O paciente permanece ainda com risco de infecção, porém seu estado geral melhora progressivamente, com o retorno à alimentação sólida e à recuperação das reservas energéticas. Nessa fase já é possível progredir aumentando a carga e intensidade dos exercícios, de acordo com a tolerância do paciente, visando à recuperação da capacidade aeróbia e muscular.

A produção hematopoética da medula infundida aumenta lenta e progressivamente. No entanto, a evolução clínica após o TMO pode ser bastante variável, influenciada não só por aspectos inerentes ao procedimento, mas também por características individuais de cada paciente. Nessa fase persiste o tratamento das complicações específicas, respiratórias ou motoras, bem como a progressão dos exercícios, visando atingir um nível ideal de capacidade física para o retorno as AVD e ao trabalho, objetivo final de todo o programa de reabilitação desenvolvido com esses indivíduos.

No TMO autólogo (do próprio paciente), todas as fases utilizadas no transplante heterólogo (outro doador) são mantidas. O que diferencia entre forma de transplante é a realização de quimioterapia (QT) em doses altas, tendo sido colhida previamente por aférese ou diretamente da medula na crista ilíaca e criopreservada. A finalidade do TMO autólogo não é substituir o clone medular, mas permitir a administração segura de QT em altas doses para doenças com alto índice de recidiva, como alguns tipos de leucemias, linfomas, mieloma múltiplo entre outras. Em consequência da ausência de doença do enxerto *versus* hospedeiro (DECH), espera-se menor índice de complicações; influenciados por esse fator os exercícios terapêuticos são mais bem tolerados nesses pacientes[2].

EFEITOS ADVERSOS DO TRANSPLANTE DE MEDULA ÓSSEA

Apesar dos progressos na identificação e do controle das reações imunológicas, o TMO não é terapia isenta de complicações, sendo as mais freqüentes as relacionadas à doença do enxerto *versus* o hospedeiro (DECH) e à toxicidade induzida por drogas imunossupressoras e outros fatores inerentes à doença de base.

Doença do Enxerto *versus* Hospedeiro

A DECH é a principal complicação do TMO alogênico: atinge 40% dos pacientes que receberam medula HLA totalmente compatível e 90% dos que receberam parcialmente compatível. É a responsável direta ou indireta por aproximadamente 20% dos óbitos após o TMO[9,10].

A DECH manifesta-se como uma síndrome, caracterizada por comprometimento de múltiplos órgãos, principalmente de pele, fígado e trato gastrointestinal, os quais são chamados órgãos-alvo. A DECH pode variar do grau I (leve) ao grau IV (gravíssimo), de acordo com a gravidade do distúrbio funcional.

A forma aguda da doença inicia-se precocemente, após a pega medular. Na pele observa-se eritema cutâneo limitado quando a DECH é classificada como grau I, progredindo com aumento do eritema, que pode atingir extensa área, com formação de bolhas e necrose, como verificadas no grau IV. As alterações hepáticas da DECH produzem quadro colestático, com aumento das bilirrubinas e icterícia leve no grau I, que podem progredir para falência hepática, observada no grau IV. No trato gastrointestinal, a DECH assemelha-se à gastroenterite, com cólicas e diarréia profusa no grau I, que pode evoluir até íleo paralítico, característico do grau IV. Essas alterações estão freqüentemente associadas às lesões induzidas pelo condicionamento, agravando o quadro clínico[9,11].

A forma crônica da DECH inicia-se em torno dos 100 dias após o TMO e apresenta semelhança com doença auto-imune. Atinge olhos, boca e outros órgãos-alvo, se sobrepondo ou agravando as lesões da fase aguda. Com a evolução da doença, pode atingir também o pulmão, o sistema nervoso central e periférico. A forma denominada DECH crônica progressiva, que continua a partir da DECH aguda, é a mais grave. Está associada aos altos índices de morbidade e mortalidade após o TMO, pois ocasiona também a persistência do estado de imunodepressão, por agressão ao sistema linfóide, hipofunção dos linfócitos T e B, das interleucinas e dos mecanismos de quimiotaxia celular[12].

Toxicidade dos Fármacos Imunossupressores

Os fármacos imunossupressores são utilizados após o TMO alogênico para prevenção e tratamento da DECH. Iniciam-se um dia antes do transplante e têm administração por tempo prolongado, em torno de 120 dias, variando com o procedimento padrão adotado em cada serviço e com o risco de recidiva da doença de base. Nas leucemias e outras doenças refratárias à quimioterapia, nas quais esse risco de recidiva é maior, a imunossupressão é retirada o mais precocemente possível[2].

Dentre os fármacos imunossupressores mais utilizados estão metotrexato, corticosteróides e ciclosporina, os quais têm sido relacionados às toxicidades renal e neurológica, às alterações metabólicas semelhantes à síndrome de Cushing e diabetes, à redução de massas óssea e muscular, entre outros efeitos deletérios[13-15].

Atrofia muscular secundária ao uso de corticosteróides também foi relatada em pneumopatias, principalmente com doença pulmonar obstrutiva crônica (DPOC) e no transplante cardíaco[16,17]. Essa miopatia pode se apresentar nas formas aguda e crônica.

A forma aguda surge após administração de corticosteróides em altas doses por curtos períodos, por exemplo, após trauma raquimedular ou cranioencefálico, na asma grave e na DPOC[18,19]. Manifesta-se como fraqueza muscular generalizada de rápida instalação. Os exames laboratoriais mostram níveis séricos elevados de creatinoquinase. Há necrose difusa das fibras musculares, sem predileção por um tipo específico[20].

A forma crônica é caracterizada pela fraqueza de músculos proximais dos membros inferiores e superiores; surge após tratamento prolongado com corticosteróides. O início é geralmente insidioso, indolor e simétrico, progredindo para limitação funcional importante. Os exames laboratoriais mostram níveis séricos normais ou discretamente elevados das enzimas musculares. Há atrofia seletiva de fibras musculares do tipo IIb[15,20].

A fisiopatologia de ambas as formas de miopatia não é totalmente conhecida, porém o estímulo à gliconeogênese e ao catabolismo protéico produzido pelos corticosteróides exerce efeito significativo no metabolismo oxidativo das mitocôndrias, podendo justificar os sintomas.

Em nível molecular, o efeito dos glicocorticosteróides ocorre nas proteínas contráteis, sendo variável de acordo com o tipo de fibra muscular e com a maior afinidade de cada tipo pelos receptores esteróidicos. Há alteração no *turnover* das cadeias pesadas de actina e miosina em todos os tipos de fibras, no entanto, essa redução é mais grave e evidente nas cadeias miosínicas das fibras do tipo IIb[21-23].

Os músculos que têm maior quantidade de fibras vermelhas, do tipo I, são menos atingidos pelos efeitos catabólicos, mas com a progressão da miopatia, a atrofia torna-se generalizada, comprometendo também esses músculos e o desempenho motor do paciente para atividades como a marcha e a posição ortostática. Esse comprometimento generalizado assemelha-se ao observado nas miopatias inflamatórias idiopáticas, como a dermatopolimiosite[24].

Fatores Inerentes à Doença de Base

A fadiga foi a queixa mais freqüentemente relatada por pacientes transplantados indicados à fisioterapia[1]. Fadiga é um termo amplo que pode incluir várias manifestações, desde cansaço, falta de energia, decréscimo da capacidade para executar tarefas rotineiras até fraqueza muscular, segmentar ou generalizada, com incapacidade motora para a marcha e a manutenção da posição ortostática por tempo prolongado[25,26].

Fadiga em pacientes com doença hematológica e outros tipos de câncer é bastante conhecida, porém pouco esclarecida. Há várias hipóteses para tentar explicar essa forma patológica de *fatigabilidade*, capaz de alterar a bioquímica e a fisiologia dos músculos sãos.

Um modelo neurofisiológico mais utilizado nos estudos de fadiga identifica alterações em ambos os componentes, central e periférico, do sistema nervoso. A alteração do componente central pode causar perda da motivação, dificuldades na transmissão de impulsos na medula espinal e exaustão ou má função dos neurônios da região hipotalâmica. Danos no componente periférico do sistema nervoso podem causar dificuldades na transmissão dos impulsos nervosos na junção neuromuscular, afetando diretamente a ativação das fibras musculares. Ambos os tipos de dano podem estar implicados na fadiga crônica, sendo conhecido o quanto a combinação de fármacos quimioterápicos pode ser neurotóxica[27].

Outra perspectiva levantada nos estudos de fadiga enfoca a redução nos estoques de proteína muscular, que pode ser resultado da resposta inflamatória de defesa, manifestada em uma cascata de reações, mediadas por interferon, triptofano ou fator de necrose tumoral (TNF) endógeno ou da terapia antineoplásica. A fraqueza muscular levaria o indivíduo a necessitar de grandes quantidades de energia, durante exercícios simples e mesmo durante atividades como levantar da cadeira e subir escadas. Tais mediadores estariam associados à redução da síntese e ao aumento da degradação de proteínas musculares, com depressão da atividade contrátil muscular[26,27].

As manifestações psicoemocionais de depressão e ansiedade, que acompanham o diagnóstico e o tratamento do câncer, também podem mimetizar quadros de fadiga excessiva, sendo bastante difícil diferenciar se essas manifestações atuam como causa ou conseqüência da doença[26,28].

É evidente que nos pacientes com qualquer tipo de câncer os componentes físicos, bioquímicos e psicológicos atuam em combinação. Há o impacto primário do tumor/neoplasia na homeostase do organismo, seguido dos efeitos adversos da terapia para o câncer propriamente dito, os quais, associados à inatividade e à caquexia, formam um ciclo vicioso que agrava os sintomas de fadiga. Alguns fatores foram identificados como freqüentes nesses quadros: acúmulo de metabólitos, alterações nas reservas energéticas, alterações nos padrões de atividade/repouso, de oxigenação, transmissão e regulação dos impulsos, e alteração do ritmo circadiano[27].

Nos pacientes submetidos ao TMO, os quadros de fadiga são ainda menos esclarecidos. As alterações fisiopatológicas e a redução da força muscular, observadas em grande parte dos pacientes, são atribuídas aos efeitos deletérios do TMO.

EXERCÍCIO TERAPÊUTICO NO TRANSPLANTE DE MEDULA ÓSSEA

O uso de exercícios terapêuticos em pacientes submetidos ao TMO foi relatado no estudo pioneiro de James[29]. Essa autora propõe o acompanhamento desses pacientes durante toda a fase de internação, citando como metas a longo prazo a redução e a prevenção da atrofia muscular por desuso e por efeitos adversos do TMO, prevenção de infecções respiratórias e promoção de boa função pulmonar; manutenção da amplitude de movimento (ADM), coordenação muscular e *endurance*; promoção da conversão do suporte nutricional em proteínas para construir massa muscular ativa.

Nessa revisão inicial de James, estão bem colocadas as metas gerais do que seria o ideal para ser atingido nos pacientes após o TMO, porém com a evolução dos estudos outras indagações surgiram acerca da fase do TMO para iniciar o exercício, qual o tipo/modalidade de exercício, quais os efeitos deste sobre as complicações do TMO, a exemplo da fadiga, da DECH, da desnutrição e das alterações da força muscular[29].

Início Precoce dos Exercícios

Courneya cita que a maioria dos estudos acerca de exercícios e câncer aborda os pacientes sobreviventes a longo prazo, tendo como foco principal a reabilitação das seqüelas e a promoção da saúde, com modelos tradicionais de intervenção, nos quais os exercícios e a atuação fisioterápica foram adaptados às complicações surgidas durante o tratamento[30]. Esse modelo de estudo mostra-se limitado, pois demonstra os resultados de parte dos pacientes de câncer, os que sobreviveram, sem explanar os benefícios do exercício para o tratamento em si.

Dimeo coloca que a atitude da equipe médica diante da inserção de programas de exercício no tratamento do câncer vem mudando, estendendo-se além das complicações específicas decorrentes do tratamento, para uma visão mais ampla[31]. Parte dessa mudança de pensamento é conseqüente do tratamento de atletas com alguma forma de câncer, que mantiveram atividade física específica semelhante aos seus treinamentos. O mesmo autor cita que a atividade física nessa situação beneficiou a manutenção da *performance*, reduziu as complicações e beneficiou a recuperação do sistema imunológico, efeito notório do exercício em pessoas saudáveis.

Dimeo relata que os benefícios do exercício ocorrem desde a fase inicial do diagnóstico do câncer, contribuindo para manter a reserva funcional dos vários órgãos e sistemas, evitar os efeitos deletérios da imobilização e do repouso prolongado no leito associado à fase de QT e radioterapia (RT), manter a auto-estima e a independência desses pacientes perante doença grave[32].

Em estudo realizado na Unidade de TMO do Hospital das Clínicas da Faculdade de Medicina da Universidade de São Paulo (HCFMUSP), observamos que o início prococe dos exercícios, após a pega medular, é seguro, bem tolerado, não demonstrando intercorrências ou aumento do número de transfusões[33].

Modalidades de Exercício

O principal sintoma observado após o TMO é a fadiga muscular, que pode variar desde dificuldades discretas para as AVD até a redução objetiva e quantificada da força muscular, em avaliações com dinamômetros isocinéticos e convencionais[33,34]. Qual seria a modalidade de escolha para reverter esse quadro?

Courneya avaliou a metodologia de 11 estudos que citam exercícios no tratamento de mulheres com câncer de mama, submetidas à QT convencional e a QT em altas doses com TMO autólogo[30]. Nove estudos relatavam programas de exercício supervisionado por fisioterapeutas e dois estudos relatavam programas domésticos, não supervisionados. Dos nove estudos com programas supervisionados, quatro consistiam em ensaios clínicos randomizados com exercício convencional, dois consistiam em programa de exercícios convencional × placebo, por exemplo, alongamento; um estudo comparava freqüências diferentes de exercícios (3 dias × 5 dias por semana) e um estudo comparava pré e pós-teste em grupos-controle e de treinamento.

Nove estudos utilizavam exercícios aeróbios (6 bicicletas, 2 marcha, 1 programa personalizado), enquanto dois estudos faziam uso de exercícios resistidos. Todos os estudos seguiram formas de prescrição de exercícios tradicionais, em termos de freqüência, intensidade, duração do treino, porém o tempo de intervenção foi variado entre 10 e 12 semanas. Esses estudos avaliaram uma multiplicidade de variáveis e a capacidade funcional para atividades diárias foi avaliada em 7 estudos. Os resultados mostraram diferença estatisticamente significante a favor dos efeitos benéficos dos exercícios durante o tratamento do câncer, por meio de aumento/melhora da capacidade funcional, da força muscular, dos índices hematológicos, dos padrões de sono e fadiga, sem, no entanto, identificar qual seria a melhor metodologia a ser utilizada.

Em estudo realizado com pacientes submetidos a TMO alogênico na Unidade de TMO do HCFMUSP foram realizadas três avaliações da força muscular isométrica máxima: (1ª) antes do TMO; (2ª) após a pega medular e (3ª) após 6 semanas da 2ª avaliação. Observamos que um programa intervalado de exercícios aeróbios associado a alongamento foi efetivo em aumentar a força muscular no grupo de treinamento, atingindo níveis próximos aos obtidos antes do TMO na terceira avaliação[33,35].

A melhora da capacidade física, da marcha e dos níveis metabólicos após os exercícios já havia sido relatada anteriormente por Dimeo[36].

A utilização de exercícios aeróbios para reduzir ou reverter a atrofia muscular induzida por corticosteróides é amplamente relatada na literatura[15,37-39]. Os efeitos benéficos na redução da atrofia estariam relacionados à maior liberação de androgênicos, antagonistas dos corticosteróides; redução da degradação protéica e alteração da capacidade de ligação e afinidade dos receptores celulares. O estímulo ao metabolismo normal atua em todos os tipos de fibras, embora não cause hipertrofia muscular objetiva[39].

Acreditamos que a atividade aeróbia atue como estímulo funcional à contração muscular, abrangendo a somatória de fatores que produz a redução de força muscular em pacientes após o TMO. A marcha é a atividade aeróbia mais empregada, pois é considerada segura dos pontos de vista cardiovascular e ortopédico, sendo importante na boa tolerância e na ausência de complicações relacionadas aos exercícios.

O uso de programas de exercícios com resistência após o TMO é relatado em pacientes com miopatia induzida por corticosteróides. O objetivo dessa modalidade é prevenir e/ou reduzir a perda de força muscular, atuando seletivamente nos grupos musculares mais acometidos[40].

Os exercícios resistidos têm se mostrado seguros e eficientes para reverter a atrofia induzida por efeitos deletérios dos imunossupressores, pois favorecem a recuperação da massa magra e da força muscular, sendo segura do ponto de vista de sobrecarga cardiovascular, uma vez que existem relatos dos benefícios dessa modalidade em pacientes submetidos ao transplante cardíaco[41].

Efeitos do Exercício sobre as Complicações do Transplante de Medula Óssea

Outro ponto importante a ser discutido é o efeito dos exercícios na recuperação das reservas energéticas após o TMO.

Hayes et al. avaliaram as variações na composição corporal, massa metabolicamente ativa, livre de gordura e massa gorda, do gasto energético total em três etapas, pré-TMO, pós-TMO imediato e tardio, avaliando também a diferença na recuperação desses parâmetros em grupos de pacientes submetidos e não submetidos a programa de exercícios[42]. Os resultados demonstraram os efeitos benéficos dos exercícios na recuperação da massa magra e na manutenção do gasto energético total do grupo submetido a exercícios.

Resultado semelhante foi observado nos pacientes submetidos a TMO alogênico no HCFMUSP, no qual houve diferença estatística significante entre grupo-controle e submetido a exercícios na recuperação no índice de massa corporal (IMC), perimetria bicipital e bioimpedância após o TMO[35,43].

Gillis cita o efeito benéfico dos exercícios nas afecções de pele associadas a DECH crônica, especialmente na manutenção da ADM e da independência funcional em pacientes com esclerodermia[40].

O uso de exercícios respiratórios também tem se mostrado eficaz na manutenção melhora da capacidade pulmonar de pacientes com distúrbios obstrutivos e restritivos associados a DECH crônica[40,44].

Exercícios e Qualidade de Vida

Courneya cita que há crescente interesse acerca do uso de exercícios na qualidade de vida de pacientes com câncer[45]. Os efeitos benéficos de exercícios contribuiriam para o prolongamento da sobrevida e a redução do número de recidivas, sendo mais efetivos para a *sensação de bem-estar* do que a psicoterapia somente. No entanto, o autor cita que há muitas variações na metodologia, sendo necessária padronização maior dos programas de exercício supervisionado utilizados para permitir comparação fidedigna dos efeitos dos exercícios na qualidade de vida de pacientes com câncer, durante e após o tratamento.

O exercício terapêutico em pacientes submetidos a TMO é seguro, tem efeitos benéficos amplos, que abrangem a manutenção do estado geral, a recuperação das complicações funcionais respiratórias e motoras relacionadas ao procedimento evoluindo até a recuperação plena para as AVD e o retorno ao trabalho, objetivo final de todo o programa de reabilitação desenvolvido com esses indivíduos.

REFERÊNCIAS BIBLIOGRÁFICAS

1. TANAKA, C.; MAZIERO, N. E.; MELLO, M. et al. Fisioterapia em pacientes após transplante de medula óssea. *Rev. Fisiot. Univ. São Paulo*, v. 2, p. 4-12, 1994.
2. BURT, R. K.; BEEG, H. J.; LOTHIAN, S. T. et al. *Bone Marrow Transplantation*. 2. ed. Toronto: Chapman Hall, 1996. 641p.
3. JANDL, J. H. *Blood: textbook of hematology*. 4. ed. Boston: Little Brown, 1987. 1214p.
4. SABOYA, R. *Infecções Fúngicas e Bacterianas no Transplante de Medula Óssea – Análise de 186 Pacientes*. São Paulo, 1998. 254p. Tese (Doutorado) – Faculdade de Medicina, Universidade de São Paulo.
5. BLIJLEVENS, N. M. A.; DONNELLY, J. P.; DE PAUW, B. E. Mucosal barrier injury: biology, clinical counterparts and consequences of intensive treatment for haematological malignancy: an overview. *Bone Marrow Transplanp.*, v. 25, p. 1269-1278, 2000.
6. ANSELL, H.; SALISBURY, J. R.; MARWAY, J. S. et al. Atrophic changes in skeletal muscle due to osmotic diarrhoea. *Bioch. Soc. Trans.*, v. 22, p. 347, 1994.
7. RIVANADERA, D. E.; EVOY, D.; FAHEY, T. J. et al. Nutritional support of the cancer patient. *Câncer J. Clin.*, v. 48, p. 69-80, 1998.
8. STILLER, K. Physiotherapy in intensive care units: towards an evidence-based practice. *Chest*, v. 118, n. 6, p. 1801-1813, 2000.
9. BARRET, A. J. Graft-versus-host disease: basic considerations. *Rec. Res. Ca. Res.*, v. 132, p. 185-194, 1993.
10. REDDY, P. Pathophysiology of acute graft-versus-host disease. *Hematol. Oncol.*, v. 21, p. 149-161, 2003
11. FLOWERS, M. E. D.; KANSU, E.; SULLIVAN, K. M. Pathophysiology and treatment of graft-versus-host disease. *Hematol. Oncol. Clin. North Am.*, v. 13, p. 1091-1112, 1999.
12. ATKINSON, K. Chronic graft-versus-host disease. *Bone Marrow Transp.*, v. 5, p. 69-82, 1990.
13. ZENATTI, M.; AUPETIT, B.; GHAZZI, A. et al. Is the inhibition of oxidative phosphorylation chain in kidney mitochondria responsible for cyclosporine nephrotoxicity? *Transp. Proc.*, v. 20, p. 700-704, 1992.
14. MILLS, G. H.; KYROUSSIS, D.; JENKINS, P. et al. Respiratory muscle strength in Cushing's syndrome. *Am. J. Resp. Crit. Care Med.*, v. 160, p. 1762-1765, 1999.
15. LA PIER, T. K. Glucocorticoid-induced muscle atrophy: the role of exercise in treatment and prevention. *J. Cardiopulm. Rehabil.*, v. 17, p. 76-84, 1997.
16. DECRAMER, M.; BOCK, V.; DOM, R. Functional and histologic picture of steroid-induced myopathy in chronic obstructive pulmonary disease. *Am. J. Resp. Crit. Care Med.*, v. 15, p. 1958-1964, 1996.
17. BRAITH, R. W.; LIMACHER, M. C.; LEGGETT, S. H. et al. Skeletal muscle strength in heart transplant recipients. *J. Heart Lung Transplant.*, v. 12, p. 1018-1023, 1993.
18. RUFF, R. L. Acute illness myopathy. *Neurology*, v. 46, p. 819-821, 1996.
19. DECRAMER, M.; KOENRAAD, J. S. Corticosteroid-induced myopathy involving respiratory muscles in patients with chronic obstructive pulmonary disease or asthma. *Am. Rev. Resp. Dis.*, v. 146, p. 800-802, 1992.
20. VAN BALKOM, R. H. H.; VAN DER HEIJDEN, H. F. M.; VAN HERWAARDEN, C. L. A. et al. Corticosteroid-induced myopathy of the respiratory muscles. *Neth. J. Med.*, v. 45, p. 114-122, 1994.
21. FERGUSON, G.; IRVIN, C.; CHERNIAK, R. Histophatologic effects of corticoids in rabbit. *Chest*, v. 97, suppl. 3, p. 104, 1990.
22. SEENE, T.; UMNOVA, M.; ALEV, K. et al. Effects of glucocorticoids on contractile apparatus of rat skeletal muscle. *J. Steroid Biochem.*, v. 29, p. 313-317, 1988.
23. SEENE, T. Turnover of skeletal muscle contractile proteins in glucocorticoid myophaty. *J. Steroid Biochem. Mol. Biol.*, v. 50, p. 1-4, 1994.
24. STONECHIPER, M. R.; JORIZZO, J. L.; MONU, J. et al. Dermatomyositis with normal muscle enzyme concentrations. *Arch. Dermatol.*, v. 130, p. 1294-1299, 1994.
25. DIMEO, F.; STIEGLITZ, R. D.; FISHER, U. N. et al. Effects of physical activity on the fatigue and psychologic status of cancer patients during chemotherapy. *Cancer*, v. 85, p. 2273-2277, 1999.
26. GLAUS, A. Fatigue in patients with cancer: analysis and assessment. *Recent Results Cancer Res.*, v. 5, p. 3-26, 1998
27. NATIONAL CANCER INSTIUTE – NCI. Phisician statement: fatigue. Disponível em http://www.medscape.com/oncohematology. Acesso em: 13/set/2003.
28. KALMAN, D.; VILLANI, L. Nutritional aspects of cancer related fatigue. *J. Am. Diet. Assoc.*, v. 97, p. 650-654, 1997.
29. JAMES, M. C. Physical Therapy for patients after bone marrow transplantation. *Phys. Ther.*, v. 67, n. 6, p. 946-952, 1988.
30. COURNEYA, K. S. Exercise in cancer survivors: an overview of research. *Med. Sci. Sports Exerc.*, v. 35, n. 11, p. 1846-1852, 2003.
31. DIMEO, F. Exercise for cancer patients: a new challenge in sports medicine. *Br J. Sports Med.*, v. 34, n. 3, p. 160-161, 2000.
32. DIMEO, F.; FETSCHER, S.; LANGE, W. et al. Effects of aerobic exercise on the physical performance and incidence of treatment-related complications after high dose chemotherapy. *Blood*, v. 90, p. 3390-3394, 1997.
33. MELLO, M.; TANAKA, C.; DULLEY, F. L. Effects of an exercise program on muscle performance in patients undergoing allogeneic bone marrow transplantation. *Bone Marrow Trans.*, v. 32, p. 723-728, 2003.
34. ABERNETHY, P. J.; JURIMAE, J. Cross-sectional and longitudinal uses of isoinertial, isometric and isokinetic dynamometry. *Med. Sci. Sports Exerc.*, v. 28, p. 1180-1187, 1996.
35. MELLO, M. H. M. *Avaliação da Eficácia de um Programa de Exercícios Terapêuticos sobre a Força Muscular de Pacientes Submetidos a Transplante Alogênico de Medula Óssea*. São Paulo, 2001. 93p. Dissertação (Mestrado) – Faculdade de Medicina – Universidade de São Paulo.
36. DIMEO, F.; BERTZ, H; FINKE, J. et al. An aerobic program for patients with haematological malignances after bone marrow transplantation. *Bone Marrow Transp.*, v. 18, p. 1157-1160, 1996.
37. FALDUTO, A. P.; CZERWINSCK, M. T.; HICKSON, R. C. Glucocorticoid-induced muscle atrophy prevent by exercise in fast-twich fibers. *J. Appl. Physiol.*, v. 69, p. 1058-1062, 1990.
38. HICKSON, R. C.; CZERWINSCK, M. T.; FALDUTO, A. P. Glucocorticoid antagonism by exercise and androgenic anabolic steroids. *Med. Sci. Sports Exerc.*, v. 22, p. 331-340, 1990.
39. HICKSON, R. C.; MARONE, J. R. Exercise and inhibition of glucocorticoid-induced muscle atrophy. *Exerc. Sports Sci. Rev.*, v. 21, p. 135-167, 1993.
40. GILLIS, T.; DONAVAN, E. S. Rehabilitation following bone marrow transplantation. *Cancer Supp.*, v. 92, n. 4, p. 998-1007, 2001.
41. BRAITH, R. W.; WELSCH, M. A.; MILLS, R. M. et al. Resistance exercise prevents glucocorticoid-induced myopathy in heart transplant recipients. *Med. Sci. Sports Exerc.*, v. 30, p. 483-489, 1998.
42. HAYES, S.; DAVIES, P. S. W.; PARKER, T. et al. Total energy expenditure and body composition changes following peripheral blood stem cell transplantation and participation in an exercise program. *Bone Marrow Trans.*, v. 31, p. 331-338, 2003
43. SEMRARO, F. M.; ASSUMPÇÃO, C. E.; MELLO, M. et al. Avaliação da composição corporal de pacientes submetidos ao transplante de medula óssea alogênico. In: VII CONGRESSO DA SOCIEDADE BRASILEIRA DE TRANSPLANTE DE MEDULA ÓSSEA – SBTMO, 2003.Ouro Preto. *Rev. Hematologia Hemoterapia*, v. 25, supl. 3, p. 84, 2003.
44. SANCHEZ, J.; TORRES, A.; SERRANO, J. et al. Long-term follow-up of immunosuppressive treatment for obstrutive airways after bone marrow transplantation. *Bone Marrow Transp.*, v. 20, p. 403-408.1997.
45. COURNEYA, K. S. Exercise interventions during cancer treatment: Biopsychosocial Outcomes. *Exerc. Sci. Sports Rev.*, v. 29, n. 2, p. 60-64, 2001.

BIBLIOGRAFIA COMPLEMENTAR

DIMEO, F.; RUMBERGER, B. G.; KEUL, J. Aerobic exercise as a therapy for cancer fatigue. *Med. Sci. Sports Exerc.*, v. 30, p. 475-478, 1998.
MERCIER, J. G.; HOKANSON, J. F.; BROOKS, G. A. Effects of cyclosporine on skeletal muscle mithocondrial respiration and endurance time in rats. *Am. J. Crit. Care Med.*, v. 151, p. 1532-1536, 1995.
TASNIKEN, M.; SAARINEN, U. M. Skeletal muscle protein reserve after bone marrow transplantation in children. *Bone Marrow Transp.*, v. 18, p. 937-941, 1996.

Seção 22

Reabilitação dos Acidentes Vasculares Cerebrais

Coordenador: Sergio Lianza

156	Hemiplegia como Fator de Incapacidade	1186
157	Avaliação do Paciente Hemiplégico	1189
158	Cuidados na Fase Aguda da Hemiplegia e Tratamento da Espasticidade	1191
159	Avaliação e Desenvolvimento da Capacidade Motora	1196
160	Avaliação e Tratamento da Capacitação Funcional	1208
161	Avaliação e Tratamento dos Distúrbios de Fala e de Deglutição	1212
162	Avaliação e Tratamento Psicossocial	1221

CAPÍTULO 156

Hemiplegia como Fator de Incapacidade

Sérgio Akira

HEMIPLEGIA

A hemiplegia é a forma mais comum de paralisia, e envolve os membros superior e inferior de um lado do corpo, podendo incluir a face. A perda parcial da mobilidade é conhecida como hemiparesia.

APRESENTAÇÃO CLÍNICA

A instalação da hemiplegia pode ser súbita ou progressiva, precedida ou não de pródromos.

O quadro, geralmente, se inicia com flacidez, associada à diminuição ou perda dos reflexos profundos e ausência dos sinais de liberação piramidal, e evolui com espasticidade de maneira lenta e insidiosa (Fig. 156.1).

A fase espástica é caracterizada por hipertonia muscular, hiper-reflexia profunda, presença de sinais de liberação piramidal, como o clônus e as sincinesias, e a alteração dos reflexos exteroceptivos, como a abolição transitória ou permanente do reflexo cutâneo-abdominal, a depressão ou abolição do reflexo cremastérico e a presença do reflexo cutâneo-plantar em extensão (sinal de Babinski).

A associação a outros sinais e sintomas é freqüente, como distrofias cutânea e ungueal; edema, cianose, aumento da temperatura e redução da pressão arterial em relação ao hemicorpo sadio; dor e deformidades em certas articulações, principalmente ombro e punho; distúrbios sensitivos, como hipoestesia e parestesia; alterações cognitivas, como disfasia, disgrafia, discalculia e dislexia; déficits sensoriais; e alterações psicoafetivas, como depressão, ansiedade e agressividade.

CLASSIFICAÇÃO

As hemiplegias são proporcionadas, quando o grau do déficit é semelhante em todos os membros afetados, ou desproporcionadas, quando o déficit é desigual.

As hemiplegias são consideradas completas quando o acometimento é tanto dos membros de um lado do corpo quanto da face, ao passo que as que se manifestam somente nos membros de um lado do corpo são incompletas.

Quando o comprometimento de um ou mais nervos cranianos se dá no mesmo lado da hemiplegia, ela é chamada direta; quando o déficit é do lado oposto da hemiplegia, alternada.

DIAGNÓSTICO TOPOGRÁFICO

Em geral, a hemiplegia é conseqüente de uma lesão do sistema corticospinal, no lado oposto da paralisia, com raras exceções, como em algumas doenças do sistema motor e casos incomuns de poliomielite.

O local ou o nível da lesão pode ser deduzido a partir da anamnese e dos exames físicos clínico e neurológico.

A hemiplegia cortical é causada por uma lesão da área motora do córtex cerebral e se caracteriza, em geral, por hemiplegia desproporcionada, com um comprometimento menos extenso.

A hemiplegia subcortical é determinada por uma lesão do centro oval e apresenta quadro semelhante à anterior. A presença de convulsões, afasia, anosognosia, perda da sensação discriminativa (comprometimento da localização tátil, por exemplo) ou uma alteração do campo visual homônimo sugere uma lesão cortical ou subcortical.

A hemiplegia capsular é a forma mais freqüente e se deve, em geral, à lesão localizada no braço posterior e no joelho da cápsula interna. A hemiplegia é completa e proporcionada.

O comprometimento talâmico manifesta-se por meio de uma hemiparesia transitória, associada a manifestações sensitivas e alteração dos movimentos oculares e pupilares.

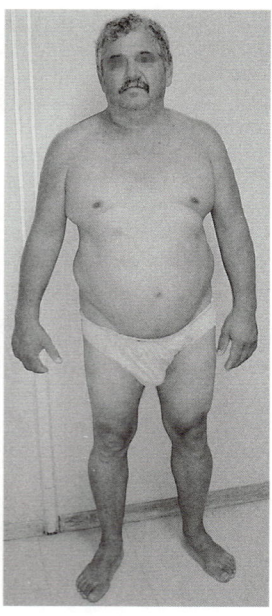

Figura 156.1 – Paciente com hemiplegia completa, proporcionada à direita, após acidente vascular cerebral.

A lesão nos tratos corticospinal e corticobulbar, na porção superior do tronco cerebral, pode provocar hemiplegia alterna. A lesão nesses casos pode, em alguns pacientes, ser localizada pela ocorrência de uma anormalidade segmentar no mesmo lado da lesão, exemplos disso são:

- *Síndrome de Weber*: paralisia do terceiro nervo, associada à hemiplegia completa, geralmente causada por lesão no pé do pedúnculo.
- *Síndrome de Benedikt*: paralisia do terceiro nervo, associada à presença de ataxia, tremor, anestesia e hemiparesia contralaterais à lesão, em razão da lesão na calota peduncular, com comprometimento do núcleo rubro.
- *Síndrome de Foville*: hemiplegia completa, associada à paralisia do olhar conjugado. Pode ser dividida em peduncular e protuberancial, de acordo com seu comprometimento.
- *Síndrome de Millard-Gubler*: paralisia facial ou abducente, associada à hemiplegia incompleta contralateral.

As lesões no bulbo afetam a língua e, em alguns casos, a faringe e a laringe em um lado, e os membros de outro. No bulbo, um infarto unilateral na pirâmide provoca paralisia flácida, seguida por discreta espasticidade dos membros contralaterais, com relativa preservação da face e da língua.

Uma hemiplegia pode ser causada por uma doença na coluna lateral da medula cervical, entretanto, nessa localização, a lesão induz, de forma mais freqüente, a sinais bilaterais, com decorrente tetraplegia ou tetraparesia. A paralisia dos membros que poupa a face, quando associada à perda ipsilateral da sensibilidade proprioceptiva e à perda contralateral da sensibilidade exteroceptiva, é causada por doença de um dos lados da medula espinal, caracterizando a síndrome de Brown-Séquard.

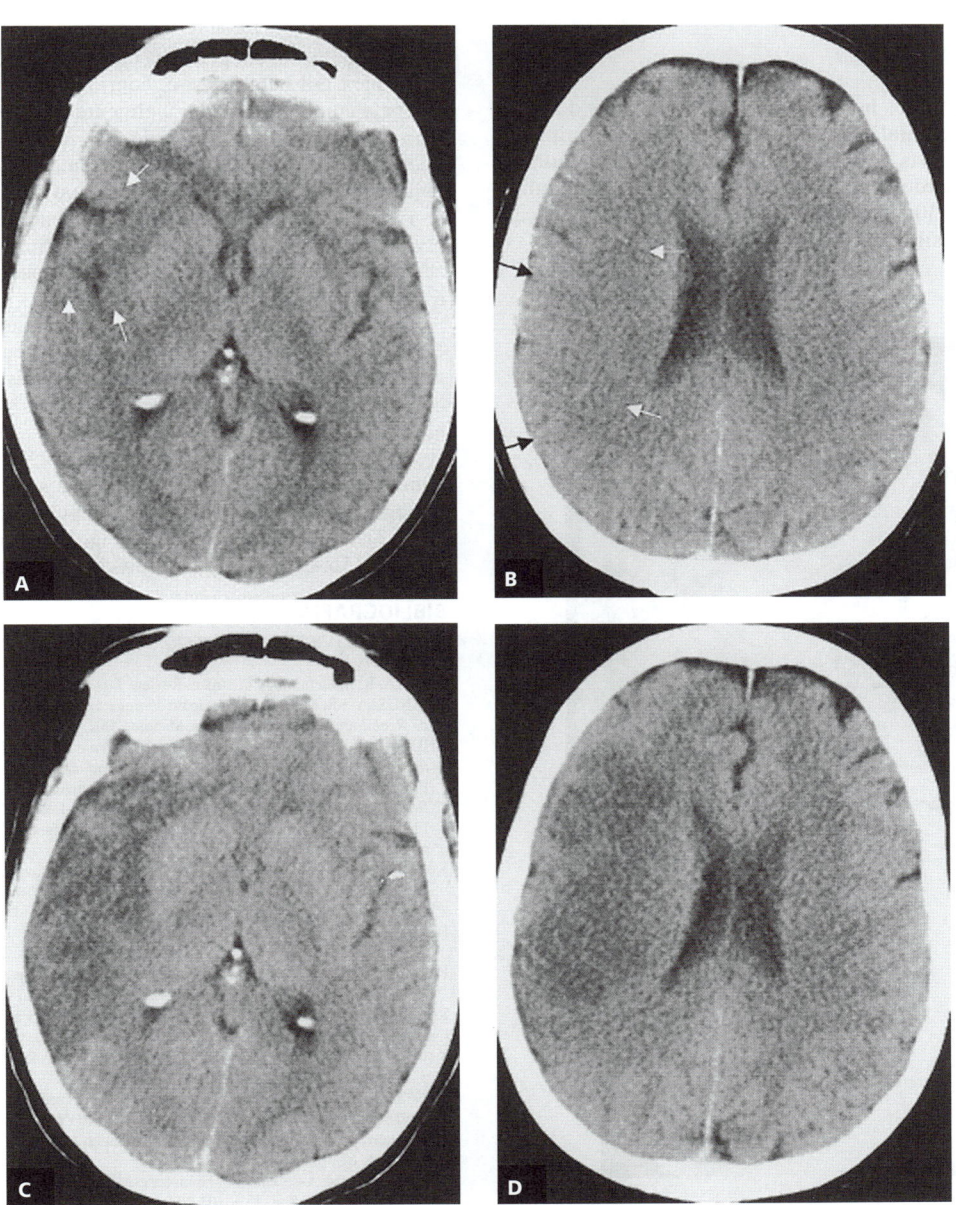

Figura 156.2 – (*A* e *B*) Tomografia computadorizada de uma paciente que apresentava hemiplegia aguda. (*C* e *D*) Após três meses do episódio isquêmico.

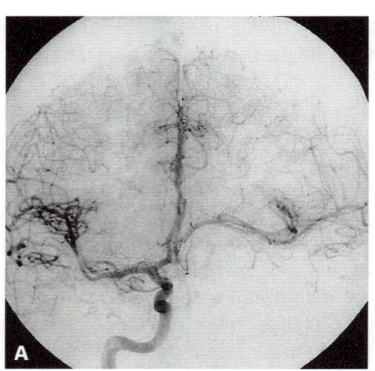 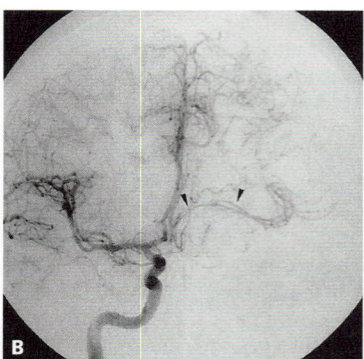

Figura 156.3 – (A) Arteriografia mostrando a artéria carótida interna logo após a sua oclusão. (B) Oito dias após. (C) Tomografia computadorizada mostrando infarto no território da artéria carótida, em média 20 dias após.

ETIOLOGIA

As doenças vasculares hemorrágicas ou isquêmicas do cérebro e do tronco cerebral são as principais causas de hemiplegia e importantes causas de morte e incapacidade na população brasileira. De acordo com dados da Organização Mundial da Saúde, cerca de 130 mil pessoas morreram por essas doenças, em 2002, no Brasil.

Na população, em geral, há uma prevalência de cinco a oito casos para mil habitantes, e, com o aumento da idade, a prevalência aumenta consideravelmente (por volta de nove casos para mil habitantes). Cerca de 30% dos pacientes com essa doença vão a óbito nas primeiras semanas, 30% têm recuperação completa e 40% têm algum tipo de incapacidade.

Em relação ao sexo, não há diferença estatística na sua ocorrência. A presença do diabetes melito aumenta em 2 vezes o risco do desenvolvimento dessa doença, e o tabagismo é outro importante fator de risco.

O trauma (contusão cerebral e hematomas epidural e subdural) é a segunda causa mais comum. Outras causas importantes são, em ordem de freqüência, tumores cerebrais, abscesso cerebral, doenças desmielinizantes e complicações vasculares de meningite e encefalite.

A maioria dessas doenças pode ser reconhecida por seu quadro clínico e por meio de exames radiológicos e laboratoriais, como radiografias simples, tomografia computadorizada (Figs. 156.2 e 156.3), ressonância magnética (Fig. 156.4), angiografia (Figs. 156.3 e 156.4), exame do fluido cerebrospinal, entre outros.

BIBLIOGRAFIA

ADAMS, R. D.; VICTOR, M.; ROPPER, A. H. *Neurologia*. 6. ed. Rio de Janeiro: McGraw Hill, 1998.
BONITA, R. Epidemiology of stroke. Review. *Lancet*, v. 339, n. 8789, p. 342-344, 1992.
BRANDSTATER, M. E. Reabilitação no derrame. In: DELISA, J. A. *Tratado de Medicina de Reabilitação*. 3. ed. São Paulo: Manole, 2002. p. 1227-1253.
CHUEIRE, R. H. M. F. *A Hemiplegia após Acidente Vascular Encefálico: utilização do índice de Barthel como fator preditivo das atividades da vida diária*. São José do Rio Preto, 2003. Tese (Mestrado) – Faculdade de Medicina de São José do Rio Preto.
GOMES, C.; CARVALHO, A. A.; CAMPOS, R. C. et al. Reabilitação em hemiplegia. In: LIANZA, S. *Medicina de Reabilitação*. 3. ed. Rio de Janeiro: Guanabara Koogan, 2001. p. 265-280.
KANNEL, W. B.; WOLF, P. A. Epidemiology of cerebrovascular disease. In: ROSS, RUSSELL, R. W. (eds.). *Vascular Disease of the Central Nervous System*. 2. ed. Edinburgh: Churchill Livingstone, 1983. p. 1-24.
LIANZA, S.; KODA, L. C. Avaliação clínica da incapacidade. In: LIANZA, S. *Medicina de Reabilitação*. 3. ed. Rio de Janeiro: Guanabara Koogan, 2001. p. 11-21.
RODDA, J.; GRAHAM, H. K. Classification of gait patterns in spastic hemiplegia and spastic diplegia: a basis for a management algorithm. *Eur. J. Neurol.*, v. 8, n. s5, p. 98-108, 2001.
RODRIGUEZ, A. A.; BLACK, P. O. et al. Gait training efficacy using a home-based practice model in chronic hemiplegia. *Arch. Phys. Med. Rehabil.*, v. 77, p. 801-805, 1996.
SACCO, R. L. Risk factors and outcomes for ischemic stroke. Review. *Neurology*, v. 45, n. 2, suppl. 1, p. S10-14, 1995.
SANVITO, W. L. *Propedêutica Neurológica Básica*. 7. ed. São Paulo: Atheneu, 2002.
SOCIEDADE BRASILEIRA DE DOENÇAS CÉREBRO VASCULARES. Primeiro consenso brasileiro para trombólise no acidente isquêmico agudo. *Arq. Neuropsiquiatr.*, v. 60, n. 3-A, p. 675-680, 2002.
TURANI, N. et al. Assessment of hemiplegic gait using the Wisconsin Gait Scale. *Scand. J. Caring Sci.*, v. 18, n. 1, p. 103, 2004.
WORLD HEALTH ORGANIZATION. The atlas of heart disease and stroke. 2005. Disponível em <http://www.who.int/cardiovascular_diseases/resources/atlas/en/>.

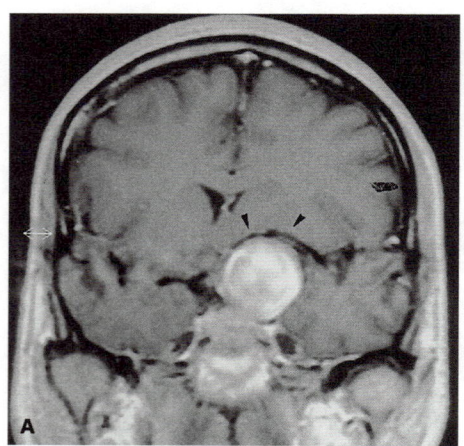

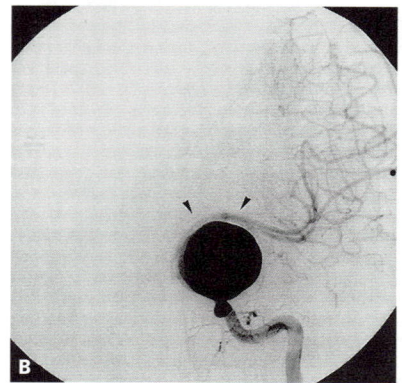

Figura 156.4 – (A) Ressonância magnética. (B) Arteriografia mostrando aneurisma supraclinóide gigante à esquerda.

CAPÍTULO 157

Avaliação do Paciente Hemiplégico

Sérgio Akira

A avaliação do paciente hemiplégico é importante para fornecer dados sobre suas incapacidades e capacidades, e para a geração de informações essenciais para a programação do seu processo de reabilitação e análise da sua evolução.

A avaliação é multidisciplinar e a caracterização da avaliação médica e do potencial de reabilitação depende da correta interpretação dos médicos, psicossocial, motor e funcional.

ANAMNESE MÉDICA

Na anamnese médica, o paciente e/ou cuidador são questionados sobre a doença de base e o impacto na vida do paciente e da família.

A anamnese inclui o roteiro habitual – em que se determina a queixa principal, a história pregressa da moléstia atual, os antecedentes pessoais, os antecedentes familiares e os hábitos –, associado às informações sobre as atividades de vida diária (AVD) – como alimentação, higiene pessoal, banho, vestuário, transferências e locomoção – e as atividades de vida prática (AVP) – como conduzir um automóvel, manusear um telefone e escrever.

A avaliação dos seguintes parâmetros é importante:

- *Alimentação*: a habilidade de se alimentar deve incluir a utilização de talheres (garfos, facas e colheres), copos e xícaras.
- *Deglutição*: a fraqueza e a incoordenação motora podem ocorrer também na musculatura orofaríngea, produzindo distúrbio na deglutição ou disfagia. O paciente deve ser questionado quanto à presença ou ausência de dificuldade para ingerir algum alimento (sólido, pastoso ou líquido) ou a própria saliva.
- *Higiene pessoal*: inclui escovar os dentes, pentear os cabelos, barbear-se, banho, uso do vaso sanitário.
- *Vestuário*: habilidade do paciente de colocar e retirar as roupas das partes superior e inferior do corpo. Deve-se pesquisar a habilidade de amarrar e desamarrar calçados, bem como abrir e fechar botões e zíperes.
- *Locomoção*: capacidade do paciente em deslocar-se de um ponto a outro. Deve ser questionado se a locomoção é realizada com auxílio de terceiros, somente com uma maca, com cadeira de rodas ou com algum meio auxiliar de marcha (andador, muleta ou bengala).
- *Transferências*: são as passagens efetuadas entre diversos objetos – da cama para cadeira de rodas, desta para uma cadeira normal ou vaso sanitário, do vaso sanitário para cadeira de rodas e assim por diante.
- *Controle de esfíncteres*: a habilidade de controlar os esfíncteres (vesical e anal) é muito importante para manter a independência e o convívio social.
- *Comunicação*: é a capacidade de ouvir, falar, ler e escrever. Essas capacidades são complexas e envolvem a integridade de vias corticais superiores e dos órgãos auditivos e visuais, além de coordenações motora e tato.
- *Dominância*: é necessário saber se o hemicorpo acometido é o lado dominante do paciente.

Na maioria desses parâmetros, o paciente pode, de modo geral, ser classificado como: totalmente independente, dependente com modificações ou dependente.

Essa avaliação *primária* serve para traçar seu programa de reabilitação.

Uma avaliação mais detalhada e quantitativa deve ser realizada com os demais componentes da equipe de reabilitação. Existem métodos e classificações para tal, por exemplo, medida de independência funcional (MIF) e Health Assessment Questionnaire (HAQ), que serão abordados posteriormente nas sessões específicas.

Outras informações também devem ser colhidas nessa fase da avaliação:

- *Componente social*: o ambiente em que o paciente está inserido é muito importante para o seu prognóstico. Variáveis simples, como o transporte do paciente ao centro de reabilitação e a obtenção de medicações, órteses e meios auxiliares de marcha, podem ser decisivas na sua recuperação. Todos esses fatores devem ser examinados pelo serviço social para melhor avaliação e solução de tais obstáculos para a reabilitação.
- *Aspectos psicológicos*: a participação do psicólogo consiste na avaliação do paciente em relação ao comportamento (como a presença de quadro depressivo ou de ansiedade) e às suas funções sensoperceptivas, a fim de auxiliar na adequação do programa terapêutico. A avaliação psicológica também serve para avaliar a capacidade do paciente em participar ativamente no processo de reabilitação.

EXAME FÍSICO

O exame físico completa a anamnese e inicia-se antes mesmo do paciente chegar ao consultório. Durante a sua locomoção, o médico já deve avaliar como o paciente está sendo transportado (maca? Cadeira de rodas?) ou deambulando (com auxílio de terceiros? Com meio auxiliar de marcha?). Se o paciente estiver internado em enfermaria ou unidade de terapia intensiva (UTI), a posição do paciente no leito é muito importante.

O exame físico começa com a inspeção de:

- **Vestuário**: como o paciente está vestido – tipo de calçado, se este está amarrado ou não, camisas e calças alinhadas, com botões e zíperes fechados.
- **Postura**: os pacientes com hemiplegia apresentam desequilíbrio muscular, alteração do equilíbrio e do senso da verticalidade.
- **Locomoção**: como citado, a avaliação deve ser iniciada antes da entrada do paciente no consultório, porém, deve ser mais detalhada: qual o tipo de meio auxiliar utilizado? É uma cadeira de rodas? Ela está adequada? O paciente apresenta marcha? Se positivo, ela deve ser avaliada.
- **Marcha**: a avaliação da marcha pode ser feita por meio da observação de suas fases. Seu ciclo é dividido em duas grandes fases: a fase de apoio, composta pelo apoio de calcanhar, médio apoio e impulsão, e a fase de oscilação, dividida em fase plena de oscilação e fase de desaceleração. Um meio de realizar uma avaliação mais precisa é a utilização de fotografias e vídeos, como é feito no laboratório de marcha.

A marcha depende de vários fatores (como equilíbrio, coordenação, força muscular, entre outros), dessa forma, a avaliação dos seguintes aspectos é importante:

- Aspectos motores
  - *Goniometria*: deve-se efetuar a goniometria das articulações para conhecer suas limitações e saber o porquê elas estão limitadas, a fim de tentar corrigi-las durante a terapia;
  - *Força muscular*: por meio da escala de força muscular de Kendall (Tabela 157.1), que varia de grau 0 (paralisia completa) até 5 (força normal, com o músculo vencendo força da gravidade e força aplicada sobre ele).
  - *Espasticidade*: essa avaliação é de vital importância e será abordada de forma mais detalhada no Capítulo 161.
  - *Sensibilidade*: alterações na sensibilidade podem causar grande prejuízo na capacidade do indivíduo. Muitas vezes, mesmo com o retorno da função motora, o paciente não utiliza o membro se houver déficit de sensibilidade. As formas de sensibilidade perdidas no caso de acidente vascular cerebral podem ser: propriocepção, tato, vibração, dor e temperatura. Todas essas alterações devem ser testadas.
  - *Coordenação motora*: pode estar alterada por espasticidade, alteração de sensibilidade ou da função labiríntica.
- Outros aspectos
  - *Déficit de campo visual*: pode. variar de um quarto, metade, três quartos ou ablação completa da visão. A perimetria do campo visual é a forma de avaliação.
  - *Déficit auditivo*: a presença de déficit auditivo significativo torna necessário, para o trabalho de reabilitação, que o paciente seja encaminhado para uma avaliação quantitativa, por meio de audiometria ou potencial evocado auditivo.
  - *Déficit cognitivo*: a avaliação do comportamento do paciente e de suas funções intelectuais (orientação temporal e espacial, nível de consciência, memória, atenção, cálculo, pensamento, fala, compreensão e julgamento) deve ser considerada para o desenvolvimento do programa reabilitativo.

TABELA 157.1 – Escala de força muscular de Kendall[1]

GRAU	CARACTERÍSTICAS
0	Ausência de contração muscular
1	Há contração muscular, mas insuficiente para realizar um movimento, mesmo que a força da gravidade esteja ausente
2	Há o movimento em toda sua amplitude, desde que a ação da gravidade esteja anulada
3	O movimento é realizado com a força da gravidade presente, mas sem qualquer outra resistência
4	O músculo realiza o movimento contra a força da gravidade e uma resistência moderada aplicada
5	Realiza-se o movimento completo contra a força da gravidade e uma resistência aplicada de forma adequada para cada grupo muscular

REFERÊNCIA BIBLIOGRÁFICA

1. LIANZA, S.; KODA, L. C. Avaliação clínica da incapacidade. In: LIANZA, S. *Medicina de Reabilitação*. 3. ed. Rio de Janeiro: Guanabara Koogan, 2001. 15p.

BIBLIOGRAFIA COMPLEMENTAR

KOTTKE, F. J.; LEHMANN J. F. Reabilitação de pacientes com derrame cerebral completo. *Trat. Med. Fís. Reabilit.*, v. 30, p. 649-669, 1994.

CAPÍTULO 158

Cuidados na Fase Aguda da Hemiplegia e Tratamento da Espasticidade

Maria Angélica Ratier Jajah Nogueira

CUIDADOS NA FASE AGUDA DA HEMIPLEGIA

Na fase inicial da hemiplegia, ainda com o paciente hospitalizado, a equipe de reabilitação deve dirigir esforços na prevenção de complicações.

Durante essa fase os membros paralisados devem ser bem posicionados, para evitar deformidades, como na Figura 158.1. Tornozelos e pés devem ser mantidos em 90° por meio de suporte ou órteses, a fim de evitar contratura em equinismo. O membro inferior pode ser apoiado lateralmente, com pequenos rolos de cobertores ou pequenos sacos de areia, para se impedir a rotação externa do quadril.

O adequado posicionamento do membro superior paralisado inclui discreta abdução do ombro, ligeira flexão do cotovelo e apoio do antebraço sobre um travesseiro, elevando-o para impedir edemas distais. Uma toalha enrolada, colocada na mão do paciente, auxilia na prevenção de contraturas em flexão dos dedos, conforme ilustra a Figura 158.2.

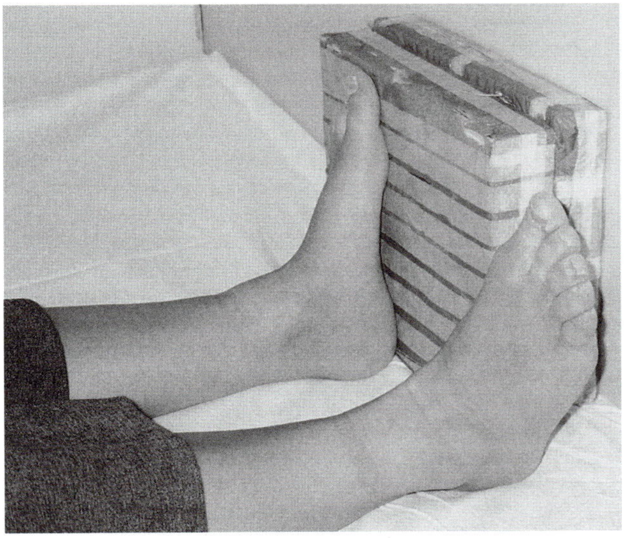

Na prevenção contra o aparecimento de deformidades e limitações da mobilidade articular, os exercícios passivos surgem como medidas tão importantes quanto o correto posicionamento no leito. A mobilização das articulações em todo o seu arco de movimento deve ser repetida 2 ou 3 vezes ao dia, e em todas as articulações dos membros superior e inferior.

A enfermagem deve também ser orientada para manter uma rotina dirigida aos cuidados com higiene do paciente que, na maioria das vezes, encontra-se com incontinência fecal e urinária.

A equipe e todos aqueles que manipulam o paciente, inclusive os familiares, devem ser conscientizados quanto à necessidade de mudança freqüente de decúbito para impedir o aparecimento de úlcera de pressão sobre proeminências ósseas (sacro, trocanteres, maléolos e calcâneos).

Na ocorrência de afasia, a equipe de reabilitação deve buscar compreender e interpretar as necessidades do paciente que não consegue se fazer entender por meio da fala.

Nessa fase inicial, quando o paciente começa a adquirir consciência das suas restrições motoras, as sensações de medo, frustração intensa e pânico são comuns. Nesse momento, o adequado apoio e compreensão de toda a equipe e familiares contribuem para a manutenção de suas reações emocionais.

Figura 158.1 – Posicionamento adequado para membros inferiores: tornozelos e pés a 90°, para evitar contratura em eqüinismo.

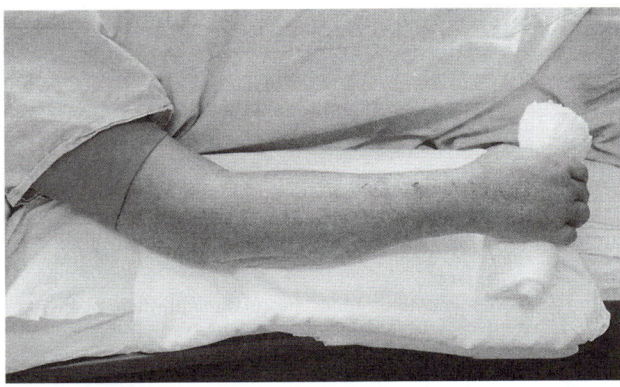

Figura 158.2 – Posicionamento adequado para membros superiores: discreta abdução do ombro, ligeira flexão do cotovelo e apoio do antebraço sobre um travesseiro. Para prevenção de contraturas em flexão dos dedos, coloca-se uma toalha enrolada na mão do paciente.

O período de permanência dos pacientes hemiplégicos no leito dependerá muito da extensão da lesão e da ocorrência ou não de intercorrências clínicas, variando, em média, de 24h até 14 dias. Portanto, assim que possível, o paciente deve ser treinado a permanecer fora do leito, sentado em cadeira de rodas; tomar banho em chuveiro; e reiniciar sua socialização, reduzindo, dessa forma, outros riscos causados pela imobilidade prolongada no leito, como tromboflebites, pneumonias, tromboembolismos etc.

ESPASTICIDADE E HEMIPLEGIA

Avaliação da Espasticidade

O reconhecimento das manifestações clínicas do paciente espástico, a identificação da intensidade e a influência da espasticidade na função do paciente são de fundamental importância na correta programação terapêutica e análise de seus resultados.

Na avaliação da espasticidade são utilizados indicadores quantitativos e qualitativos.

Os testes, a seguir, são utilizados para mensurar a intensidade da espasticidade e sua repercussão funcional.

- *Escala Modificada de Ashworth*: em razão de sua confiabilidade e reprodutibilidade, é a escala mais utilizada para a mensuração da espasticidade. É descrito o momento da amplitude articular, em que surge a resistência quanto à movimentação passiva do membro avaliado. Essa escala varia de 0 a 4, como descrito na Tabela 158.1.
- *Escala de Tardieu*[1]: a goniometria da amplitude do movimento articular é realizada avaliando a intensidade da reação muscular ao estiramento lento e o mais rápido possível. O padrão internacional adotado é o da American Academy of Orthopedic Surgeons[2].

As escalas funcionais mais utilizadas são o Índice de Barthel e a medida de independência funcional (MIF).

- *Índice de Barthel*[3]: é um método quantitativo, que avalia o grau de independência nas atividades de vida diária, por meio da aplicação de um questionário que determina o grau de independência, sem qualquer ajuda física ou verbal, abrangendo as funções: controles vesical e intestinal, higiene pessoal, uso de assento sanitário, alimentação, transferências, mobilidade, vestir-se, banho e subir e descer degraus, com uma pontuação de 0 a 10, sendo escore 0 um indivíduo dependente e 100 aquele com independência completa.
- *Medida de independência funcional*[4-7]: enfoca seis áreas funcionais – cuidados pessoais, mobilidade, locomoção, controle esfincteriano, comunicação e cognição social. Trata-se de uma escala ordinal, com 18 itens, utilizada na reabilitação de pacientes com patologias diversas. Cada um dos 18 itens tem uma cotação máxima de 7 e mínima de 1, assim, a cotação máxima é de 126 e a mínima, 18, como demonstrado no Quadro 158.1.
- *Escala Santa Casa*: avalia a espasticidade com base em seu efeito sobre a função a ser realizada. Dessa forma, há três níveis de graduação, conforme mostra a Tabela 158.2.
- *Escala analógica de dor*: é utilizada quando a espasticidade está associada a quadro doloroso e é quantificada por escore que varia de 0 (ausência de dor) a 10 (grau máximo possível), como na Figura 158.3[8].

Tratamento da Espasticidade

Os quatro princípios que devem ser levados em consideração no tratamento da espasticidade são:

- O tratamento deve ser inserido dentro de um programa de reabilitação.
- Não existe um tratamento de cura definitivo da lesão.
- O tratamento é multifatorial, visando à diminuição da incapacidade.
- O tempo de tratamento deve se basear no ganho funcional do paciente[3,9,10].

A espasticidade somente deve ser tratada se for uma condição debilitante, após um acurado diagnóstico clínico e funcional, considerando outros fatores que podem gerar a incapacidade do paciente[11].

Os meios físicos são amplamente utilizados na reabilitação de pacientes espásticos, com objetivos diversos, como con-

TABELA 158.1 – Escala modificada de Ashworth

GRAU	CARACTERÍSTICA
0	Tônus muscular normal
1	Leve aumento do tônus muscular manifestado por tensão momentânea ou por mínima resistência no final da ADM, quando a região afetada é movida em flexão ou extensão
1+	Leve aumento do tônus muscular manifestado por tensão abrupta, seguida de mínima resistência em menos da metade da ADM restante
2	Aumento do tônus muscular mais marcante, durante a maior parte da ADM, mas a região afetada é facilmente movida
3	Considerável aumento de tônus muscular; o movimento passivo é difícil
4	Parte afetada rígida em flexão ou extensão

ADM = amplitude de movimento.

QUADRO 158.1 – Medida de independência funcional (MIF)

		Admissão	Alta	1º Retorno	2º Retorno
Autocuidados		..../..../....	..../..../....	..../..../....	..../..../....
A	Comer				
B	Arrumar-se				
C	Banhar-se				
D	Vestir-se, parte superior				
E	Vestir-se, parte inferior				
F	Higiene				
Controle esfincteriano					
G	Controle de bexiga				
H	Controle dos intestinos				
Mobilidade					
	Transferências				
I	Cama, cadeira, cadeira de rodas				
J	Banheiro				
K	Chuveiro, banheira				
Locomoção					
L	Andar Cadeira de rodas	A = C =	A = C =	A = C =	A = C =
M	Degraus				
Comunicação					
N	Compreensão				
O	Expressão				
Cognição					
P	Interação social				
Q	Solução de problemas				
R	Memória				
	Total				

TABELA 158.2 – Escala Santa Casa

GRAU	CARACTERÍSTICA
0	Ausência da espasticidade
1	O aumento do tônus é percebido ao exame, porém não interfere na função
2	A espasticidade percebida ao exame interfere na função
3	A espasticidade impede o desempenho da função

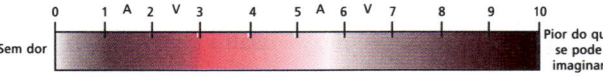

Figura 158.3 – Escala analógica de dor[8] (ver Prancha Colorida).

trole da dor, diminuição do tônus muscular e facilitação da mobilidade (por exemplo, meios auxiliares, assistência biomecânica preventiva, corretiva e pós-operatória), para recuperação funcional e facilitação nos cuidados com o paciente, como higiene e conforto[12,13].

A cinesioterapia é uma modalidade terapêutica utilizada em todas as fases clínicas na reabilitação de doenças desencadeantes de espasticidade, atuando na prevenção de incapacidades secundárias e na reeducação neuromotora[14]. Ela será melhor desenvolvida no decorrer deste capítulo.

Tratamento Medicamentoso da Espasticidade

A espasticidade deverá ser tratada quando acarretar comprometimento funcional (marcha, atividades da vida diária, conforto, cuidados gerais) ou deformidades musculoesqueléticas, uma vez que muitos pacientes a usam para desenvolver uma série de atos motores, como compensação da perda do movimento voluntário; a espasticidade pode ainda dimi-nuir a perda de massa óssea e o edema e prevenir a atrofia muscular intensa, assim como a trombose venosa profunda.

É importante avaliar as condições desencadeantes da espasticidade (como escaras, infecção urinária, trombose venosa profunda, urolitíase, ossificação heterotópica, fraturas, luxação e obstipação intestinal) antes de qualquer medida invasiva ou medicamentosa, eliminando primeiro tais fatores.

O tratamento da espasticidade pode ser local ou sistêmico, considerando-se a gravidade, duração, distribuição, local da lesão no sistema nervoso central (SNC) e co-morbidades associadas.

Tratamentos Sistêmicos

O tratamento farmacológico sistêmico da espasticidade deverá ser indicado quando houver acometimento de vários grupos musculares, não sendo possível o tratamento local. Embora sejam medicamentos administrados oralmente, as drogas se unem a vários receptores do SNC, podendo alterar ou deprimir múltiplas funções, como cognição, humor e personalidade; não pode ser considerado um tratamento não invasivo.

Os mecanismos e locais de ação das drogas antiespásticas ainda não foram totalmente elucidados. A maioria delas altera função de neurotransmissores ou neuromoduladores no SNC, e algumas agem no nervo ou músculo. As ações no SNC podem se dar diminuindo a excitação glutamatérgica ou aumentando a inibição dos principais neurotransmissores inibitórios do SNC – ácido gama-aminobutírico (GABA) e glicina.

Baclofeno

É a primeira opção para o tratamento medicamentoso sistêmico da espasticidade, e tem menos efeitos colaterais que o diazepam e o dantrolene. É ansiolítico e diminui a atividade do músculo detrusor da bexiga e a hiper-reflexia do esfíncter externo da uretra, auxiliando no controle miccional[15,16].

O baclofeno é comprovadamente eficaz na redução da espasticidade e dos espasmos em pacientes com lesões medulares decorrentes de esclerose múltipla ou outras etiologias.

Há poucos estudos sobre os efeitos do baclofeno nos pacientes com espasticidade de origem cerebral, mostrando naqueles com acidente vascular cerebral (AVC) uma incidência elevada de efeitos depressores do SNC[15].

Em adultos, a dose inicial indicada é de 5mg, administradas 3 a 4 vezes ao dia, e é aumentada gradativamente (5mg a cada 7 dias) até que se atinja a dose de relaxamento desejado. A dose máxima recomendada é de 80mg/dia, divididas em quatro tomadas. Em criança, a dose inicial deve ser de 2,5 a 5mg/dia, atingindo-se no máximo 30mg (idade de dois a sete anos) a 60mg (idade acima de oito anos).

Os efeitos colaterais são sedação, cansaço, sonolência e depressão do SNC, levando a déficits de atenção e memória; são observados principalmente nos idosos e nos pacientes com lesão cerebral.

O baclofeno ainda pode causar confusão mental, náuseas, vertigens, hipotonia axial e fraqueza muscular, dificultando a marcha nos pacientes com esclerose múltipla. Apresenta efeitos broncoconstritores, inibe o reflexo da tosse e deprime a função respiratória, devendo ser usado com cautela nos asmáticos e portadores de insuficiência respiratória.

Benzodiazepínicos

Diazepam, clordiazepóxido, clorazepato dipotássico e clonazepam são benzodiazepínicos de longa ação, ao passo que oxazepam, alprazolam e lorazepam têm curto período de ação, pois não produzem quantidades significativas de metabólitos ativos[15].

O diazepam é a mais antiga medicação empregada no tratamento da espasticidade de origens medular e cerebral, e é amplamente utilizado. Seu efeito antiespástico é dose-dependente. Sua eficácia é semelhante a do baclofeno, mas seu uso é limitado pelos efeitos colaterais relacionados à depressão do SNC – sonolência, comprometimento da atenção, memória, raciocínio e coordenação. Pode piorar, mesmo em doses baixas, há deambulação de pacientes com AVC.

A dose inicial do diazepam é de 5mg, administrada ao deitar, podendo chegar a 60mg/dia, sempre em doses divididas. Em crianças, a dose é de 0,12 a 0,8mg/kg por dia. O uso contínuo do diazepam acarreta dependência fisiológica, e sua suspensão deve ser gradual.

O clonazepam melhora a espasticidade associada a afecções, como paralisia cerebral e esclerose múltipla. Seus efeitos sedativos, fadiga e aumento da secreção brônquica limitam seu uso em alguns pacientes. Em geral, é usado à noite, na dose de 0,5 a 1mg, podendo chegar até 3mg/dia.

A gabapentina é um anticonvulsivante que reduziu a espasticidade em pacientes com esclerose múltipla e lesão medular, e é empregada na dose de 400mg/2 a 3 vezes ao dia. Pode causar depressão do SNC, fadiga e agitação. Seu efeito também pode ser notado na dor de origem central.

Tizanidina

A eficácia e tolerabilidade da tizanidina são comparáveis as do baclofeno e do diazepam no tratamento da espasticidade de origens medular e cerebral.

A tizanidina não produz fraqueza muscular, mas pode causar hipotensão arterial, sedação, boca seca, astenia, tonturas, alucinações visuais e elevação das enzimas hepáticas.

A dose inicial da tizanidina é de 4mg/dia, podendo chegar a 36mg/dia, divididos em duas a quatro tomadas.

Clonidina

A clonidina pode ser associada ao baclofeno por sua ação na espasticidade de origem medular. Sua dose inicial é de 0,05mg/ 2 vezes ao dia, podendo chegar a 0,4mg/dia.

Seu efeito colateral é a hipotensão ortostática, devendo ser utilizada com cautela em pacientes que fazem uso de anti-hipertensivos, e nos lesados medulares com comprometimento autonômico.

Nabilona

Foram relatados efeitos relaxantes dos canabinóides em pacientes com espasticidade decorrente de esclerose múltipla, lesão medular e AVC. O principal alcalóide da *Cannabis sativa* é o delta-9-tetraidrocanabinol (donabinol) e o sintético é a nabilona. Os receptores CB1 de canabinóides são encontrados em neurônios do SNC, situando-se nas áreas relacionadas a espasticidade, dor, movimentos involuntários anormais, convulsões e amnésia.

O auge do efeito antiespástico se dá 3h após a ingestão e os efeitos colaterais são: hipotensão, taquicardia, hiperemia conjuntival, boca seca, lentificação psicomotora, sedação, despersonalização e crises de pânico. Causa dependência e não é indicado para pacientes com doença psiquiátrica.

Procedimentos Locais e Regionais

Nas neurólises químicas, são injetados medicamentos específicos nos nervos e nos músculos, objetivando a interrupção da transmissão nervosa, o que traz como conseqüência o relaxamento muscular.

A indicação das quimiodenervações está na dependência da necessidade funcional e na possibilidade real de ganhos para o paciente. Esse tipo de procedimento promove relaxamento muscular seletivo dos grupos musculares injetados, podendo ser usado como modalidade medicamentosa única ou em conjunto com outras técnicas terapêuticas[17].

A neurólise química é realizada com álcool, fenol ou toxina botulínica. A localização é obtida por um eletrodo de superfície e por uma agulha isolada, exceto na extremidade, que funciona como um eletrodo profundo: o ponto motor é localizado quando, com um mínimo de estímulo, consegue-se máxima contração. Nesse ponto, infiltra-se solução aquosa de álcool, fenol ou soluções de toxina botulínica. O efeito e a duração do resultado são variáveis, exigindo, muitas vezes, repetições da técnica.

Neurólise com Fenol

O fenol acarreta axonotmese química em concentrações superiores a 3%, e desnatura a bainha de mielina, com preservação axonal, interrompendo a condução nervosa e o arco reflexo e diminuindo, assim, o tônus muscular.

A ação do fenol não é específica, ocorrendo tanto em fibras relacionadas ao tônus como nas relacionadas com a movimentação voluntária e a sensibilidade, com isso, em nervos mistos, a neurólise com fenol pode gerar estímulo nociceptivo, levando à disestesia em 10 a 30% dos casos. Nessa situação, pode-se optar por bloqueio do ponto motor.

Em pacientes portadores de lesão medular, a indicação de neurólise com fenol é precisa.

As doses recomendadas variam de 3 a 7mL de solução aquosa de fenol, e entre 5 e 7% por ponto injetado.

Os efeitos colaterais mais freqüentes são tonturas, náuseas, vômitos e fraqueza muscular. A dose letal é aproximadamente 8,5g. Uma solução a 6% contém 0,06g/mL; raramente utilizam-se mais do que 15mL em um mesmo procedimento, o que garante, assim, a sua segurança.

A neurólise com fenol é uma técnica muito útil no tratamento da espasticidade, sua aplicação pode ser repetida sem maiores danos e sem restrições quanto ao intervalo de tempo entre as aplicações, e é financeiramente acessível, logo é uma droga de fácil manejo.

Os grupos musculares mais freqüentemente tratados pelo fenol nos hemiplégicos são: peitorais, bíceps, adutores de coxa e iliopsoas.

Neurólise com Toxina Botulínica Tipo A

No músculo, a aplicação da toxina botulínica tipo A inibe a liberação de acetilcolina na junção neuromuscular, causando neurólise parcial dose-dependente no músculo injetado. Ela não interfere na produção ou armazenamento da acetilcolina, e seu efeito é transitório em razão do brotamento de novos terminais axonais, que restauram a função das fibras musculares denervadas. O retorno da função muscular coincide também com a recuperação funcional das placas motoras. A droga é bem tolerada e possui poucos efeitos colaterais.

A neurólise com toxina botulínica é indicada para promover relaxamento da hipertonia de músculos ou grupos musculares que interferem nas atividades funcionais ou dificultam o posicionamento e favorecem contraturas.

As contra-indicações absolutas são gravidez e lactação, alergia ao medicamento ou infecção de pele no local de aplicação; já as contra-indicações relativas incluem coagulopatia ou doença neuromuscular associada, uso de potencializadores como aminoglicosídeos e falta de adesão do paciente ao tratamento reabilitativo.

Algumas complicações podem ser evitáveis ou facilmente resolvíveis, como dor, hematoma local, sensação de perda de força e infecção local. Outras raramente aparecem, como alergia, atrofia focal e sudoração alterada. A formação de anticorpos também é descrita como complicação, e é importante o cuidado de se espaçar as aplicações o máximo possível caso seja necessário repeti-las, com um tempo mínimo de três meses.

Para o sucesso terapêutico, é necessário localizar os pontos motores com precisão, utilizando técnicas como: anatomia topográfica e palpação, eletroestimulação (Fig. 158.4), eletromiografia, ultra-sonografia e fluoroscopia[3,18].

A técnica de aplicação em múltiplos pontos parece promover melhores resultados; dessa forma, injeta-se, em média, 5U de toxina botulínica por ponto, mantendo um espaçamento de 0,5cm entre uma infiltração e outra, procurando, assim, atingir maior massa muscular (Fig. 158.5).

A toxina botulínica A é a droga de escolha para o tratamento da espasticidade grave.

As doses baseiam-se nas características do músculo, trofismo e massa musculares, grau de espasticidade, padrões sinérgicos de movimentos presentes, potencial de recuperação neurológica, prognóstico funcional e resposta individual em caso de repetição do procedimento.

A cinesioterapia e, se necessário, o uso de órteses de posicionamento devem ser instituídos de imediato após a neurólise química, a fim de intensificar o processo reabilitativo e o reequilíbrio muscular. Utilizam-se no processo de fortalecimento dos antagonistas aos músculos tratados, técnicas de eletroestimulação neuromuscular[19].

O compromisso reabilitativo por parte do paciente é muito importante. O tratamento da espasticidade com toxina botulínica possibilita a reeducação neuromuscular e, com isso, um reequilíbrio entre agonistas e antagonistas, de modo a evitar a gênese das deformidades. Porém, é necessário um processo global de reabilitação, que requer a colaboração do paciente e, muitas vezes, também a de seus familiares.

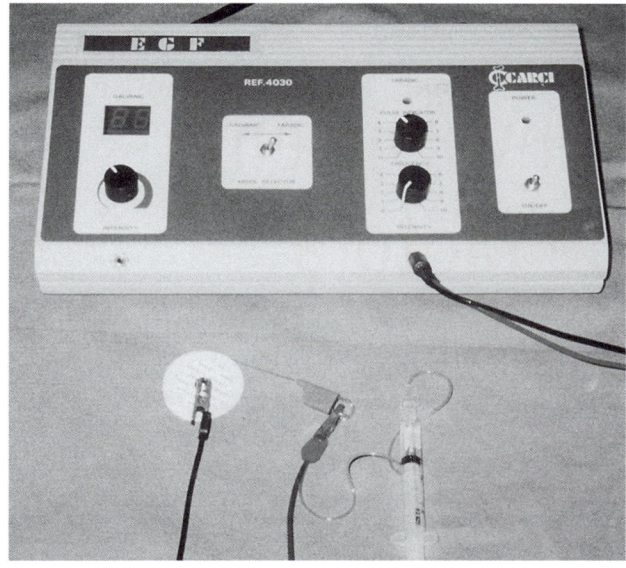

Figura 158.4 – Eletroestimulador.

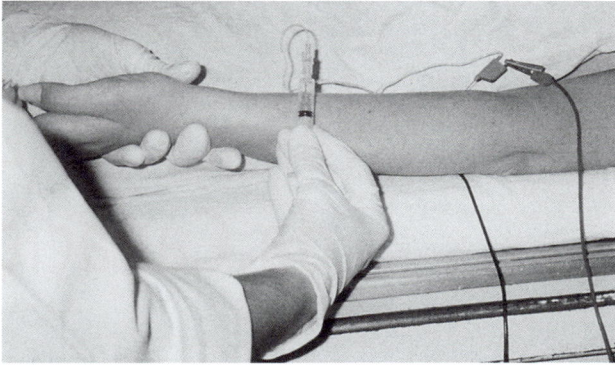

Figura 158.5 – Neurólise química seletiva.

PROCEDIMENTOS CIRÚRGICOS NA ESPASTICIDADE

A implantação de bombas subcutâneas para liberação contínua de drogas antiespásticas, como baclofeno e morfina, por meio de cateter peridural, não é muito utilizada em razão de seu alto custo. Os alongamentos cirúrgicos das estruturas musculotendíneas podem ser indicados quando existem encurtamentos musculares que prejudiquem a postura e função.

Os procedimentos neuroablativos, como rizotomia dorsal seletiva, constituem o tratamento cirúrgico de escolha para os casos extremamente graves de espasticidade.

As cordotomias não são mais indicadas, pois podem provocar dor de deaferentação de difícil tratamento.

REFERÊNCIAS BIBLIOGRÁFICAS

1. GRAHAN, H. K. Botulinum toxin type A management os spasticity in context of orthopaedic surgery for children with spastic cerebral palsy. *Eur. J. Neurol.*, v. 8, n. S5, p. 30-39, 2001.
2. GREENE, W. B.; HECKMAN, J. D. The measument of joint motion. *AAOS*, 1994.
3. LIANZA, S. et al. *Espasticidade: conceitos atuais baseados em evidências científicas*. São Paulo, 2004.
4. LIANZA, S.; KODA, L. Avaliação clínica da espasticidade. In: LIANZA, S. *Medicina de Reabilitação*. 3. ed. Rio de Janeiro: Guanabara Koogan, 2001. cap. 2, p. 11-21.
5. LIANZA, S.; KODA, L. C. Avaliação da capacidade. In: LIANZA, S. *Medicina de Reabilitação*. 3. ed. Rio de Janeiro: Guanabara Koogan, 2001. 296p.
6. NEISTADT, M. E.; CREPEAU, E. B. *Willard & Spackman – Terapia Ocupacional*. Rio de Janeiro: Guanabara Koogan, 2002. 186p.
7. TEIXEIRA, E. *Terapia Ocupacional*. São Paulo: Roca, 2003.
8. INTERNACIONAL ASSOCIATION OF THE STUDY OF PAIN – IASP. Classificacion of chronic pain. *Pain*, v. 3, suppl., p. 51, 1986.
9. DEBELLEIX, X. La rééducation de l'hemiplégie vasculaire de l'adulte améliore-t-elle la marche? *Am. Réadaptation. Méd. Phys*, v. 40, p. 121-130, 1997.
10. EYSSETTE, M. Dans quells délais se fait la reprise de la marche et fault-il poursuivre la rééducation au-delài de 13 mois? *Ann. Réadaptation. Méd. Phys.*, v. 40, p. 131-137, 1997
11. SATKUNAM, L. E. Rehabilitation medicine: 3. management of adult spasticity. *Med. Assoc. J.*, v 169, n. 1, p. 1173-1179, Nov. 2003.
12. STEINBOK, P. Neurosurgical Management of hypertonia in children. *Neurosurg.*, v. 12, n. 1, p. 63-78, 2002.
13. FLETT, P. J. Rehabilitation of spasticity and related problems in childhood cerebral palsy. *J. Paedatr. Child. Health*, v. 39, n. 1, p. 6-14, Jan. 2003.
14. CALDERÓN-GONZÁLEZ, R.; CALDERÓN-SEPÚLVEDA, R. F. Tratamento clínico de la espasticidad en la parálisis cerebral. *Rev. Neurol.*, v. 34, n. 1, p. 1-6, Jan. 2002.
15. GRACIES, J. M.; ELOVIC, E.; MCGUIRE, J. R. et al. Traditional pharmacologic treatments for spasticity part II: systemic treatments. In: MAYER, N. H.; SIMPSON, D. M. (eds.). *Spasticity – We Move Self-Study Activity*. 2002. Chap. 6, p. 65-93.
16. ORSNES, G. B.; SORENSEN, P. S.; LARSEN, T. K. et al. Effect of baclofen on gait spastic MS patients. *Acta Neurol. Scand.*, v. 101, p. 244-248, Apr. 2000.
17. TILTON, A. H.; MARIA, B. L. Consensus statement on pharmacotherapy for spasticity. *J. Child. Neurol.*, v. 16, n. 1, p. 66-67, 2001.
18. YABLON, S. A. Botulinum neurotoxin intramuscular chemodenervation-role in the management of spastic hypertonia and related motor disorders. *Phys. Med. Rehabil. Clin. North Am.*, v. 12, n. 4, p. 833-874, 2001.
19. LIANZA, S. *Estimulação Elétrica Funcional-FES e Reabilitação*. 2. ed. São Paulo: Atheneu, 2003.

BIBLIOGRAFIA COMPLEMENTAR

BARNES, M. P. Spasticity: a rehabilitation challenge in the elderly. *Gerontology*, v. 47, n. 6, p. 295-299, 2001.
BOHANNON, R. W.; SMITH, M. B. Interrater reliability of a modified Ashworth scale of muscles spasticity. *Phys. Therap.*, v. 67, p. 206-207, 1987.
HINDERER, S. R.; DIXON, K. Physiologic and clinical monitoring of spastic hypertonia. *Phys. Med. Rehabil. Clin. North Am.*, v. 12, n. 4, p. 733-746, Nov. 2001.

CAPÍTULO 159

Avaliação e Desenvolvimento da Capacidade Motora

Karina Pavan • Kizi B. Schmidt

A hemiplegia é caracterizada pela perda do controle motor em um hemicorpo, dificultando os movimentos normais contra a gravidade, em detrimento de padrões em massa e movimentos esteriotipados[1,2]. Além da limitação dos movimentos dos membros, a hemiplegia afeta também a função da musculatura do tronco, tendendo a aumentar os estímulos eferentes fásicos, o que favorece o aumento da hipertonia, que leva a uma descarga eferente tônica, aumentando ainda mais a hipertonia e impedindo as reações de retificação[3].

O tronco é responsável pela fixação proximal, que permite a movimentação coordenada seletiva das extremidades; sem esse centro estável, o paciente apresentará modificação do centro de gravidade, resultando em uma alteração postural, que implicará em uma série de dificuldades funcionais (Fig. 159.1).

Várias formas de tratamento são propostas para a hemiplegia espástica, porém aquelas baseadas em evidências científicas têm em comum a necessidade de uma correta avaliação prévia da capacidade funcional residual.

AVALIAÇÃO

Quanto à espasticidade, existem indicadores quantitativos utilizados para identificação da intensidade e interferência no desempenho funcional. A Escala Modificada de Ashworth é a escala mais utilizada e aceita, em razão de sua confiabilidade e reprodutividade; é realizada por meio de mobilização passiva de diversas articulações, avaliando o momento da amplitude articular em que surge a resistência ao movimento[4] (Tabela 159.1).

A Escala Santa Casa gradua a espasticidade e sua interferência funciona (Tabela 159.2).

A avaliação da capacidade funcional é importante não só para o registro da atual condição do paciente, mas também serve como parâmetro para observar se, durante o tratamento, o paciente está evoluindo, mantendo ou piorando sua capacidade funcional.

A melhor maneira de realizar a avaliação da capacidade funcional é fazendo com que o paciente realize atividades seguindo os diversos estágios do desenvolvimento motor, como rolar, sentar, posição de gato, ajoelhado, semi-ajoelhado, ortostatismo e marcha (Quadro 159.1).

A repercussão funcional da espasticidade nos pacientes hemiplégicos deambuladores pode ser analisada desde formas detalhadas em um laboratório de marcha até uma simples observação clínica avaliando a velocidade, comprimento do passo, passada e consumo indireto de oxigênio por meio da freqüência cardíaca (Quadro 159.2).

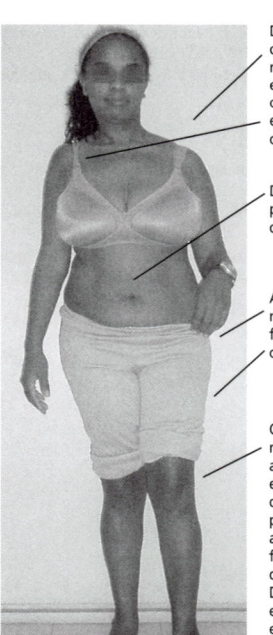

Figura 159.1 – Paciente hemiplégica.

Depressão da cintura escapular em decorrência de espasticidade da musculatura depressora da escápula e elevação do ombro do lado não comprometido na posição ereta em razão de esforço em se manter contra a gravidade

Desvio lateral do centro de gravidade para o lado não afetado, na tentativa de manter o equilíbrio

A perda do movimento seletivo no membro inferior comprometido favorece a extensão do joelho e pé e, conseqüentemente, a inclinação da pelve

O déficit de força no músculo glúteo médio, o encurtamento da musculatura adutora do quadril e a hipertonia extensora do quadríceps contribuem para que o paciente não realize a descarga de peso no membro afetado. Com isso, as alterações nas fases da marcha serão facilmente observadas, como diminuição da fase de apoio do membro plégico. Durante a fase de balanço, a pelve se eleva em razão do padrão extensor da espasticidade no membro inferior

TABELA 159.1 – Escala modificada de Ashworth

GRAU	CARACTERÍSTICA
0	Tônus muscular normal
1	Leve aumento do tônus muscular manifestado por tensão momentânea ou por mínima resistência no final da ADM, quando a região afetada é movida em flexão ou extensão
1+	Leve aumento do tônus muscular manifestado por tensão abrupta, seguida de mínima resistência em menos da metade da ADM restante
2	Aumento do tônus muscular mais marcante, durante a maior parte da ADM, mas a região afetada é facilmente movida
3	Considerável aumento de tônus muscular; o movimento passivo é difícil
4	Parte afetada rígida em flexão ou extensão

ADM = amplitude de movimento.

TABELA 159.2 – Escala Santa Casa

GRAU	CARACTERÍSTICA
0	Ausência da espasticidade
1	O aumento do tônus é percebido ao exame, porém não interfere na função
2	A espasticidade percebida ao exame interfere na função
3	A espasticidade impede o desempenho da função

QUADRO 159.2 – Avaliação subjetiva da marcha

	Distância	Tempo	Gasto energético	Largura do passo
Data				
Marcha livre				
Barra paralela				
Andador				
Muleta axilar				
Muleta canadense				
Bengala				

POSICIONAMENTO

No tratamento da hemiplegia, o posicionamento adequado dos seguimentos paralisados é um recurso terapêutico relevante.

Durante a primeira fase após o acidente vascular cerebral (AVC), enquanto acamado, o posicionamento deve ser dirigido no sentido de evitar o padrão espástico, e deve ser mantido correto durante as 24h do dia.

Mesmo quando a espasticidade já está instalada e o paciente chega para atendimento ambulatorial, o tratamento deve iniciar pelo posicionamento adequado, a fim de inibir os padrões patológicos e facilitar os normais.

O posicionamento correto deve ser: ombro em rotação externa, cotovelo em extensão, antebraço em supinação, punho e dedos em extensão, flexão e rotação interna de quadril, flexão de joelho e tornozelo.

O Quadro 159.3 apresenta o posicionamento recomendado nos diferentes decúbitos.

CINESIOTERAPIA

Tem como objetivo promover a reeducação motora, ao prevenir incapacidades secundárias, visar a melhora funcional e atuar na diminuição da hipertonia, no fortalecimento da musculatura, na manutenção das amplitudes de movimentos e na estimulação sensorial proprioceptiva[5-12]. É utilizada em todas as fases da reabilitação do paciente com hemiplegia espástica[13-15].

A cinesioterapia é eficaz no tratamento da espasticidade por promover inibição da hiperatividade reflexa, formação de novos engramas motores (neuroplasticidade), manutenção do número de sarcômeros (trofismo), melhora da elasticidade nos tecidos muscular e conjuntivo, e condicionamento cardiopulmonar com aumento do consumo de O_2[5,9-11,16].

Estudos demonstram que não há diferença nos resultados encontrados em relação à utilização de diferentes técnicas (Bobath, Brunnston, Voss), portanto estas dependerão do quadro do paciente e da capacitação do terapeuta[6,14,17,18].

Alongamento

O alongamento é uma intervenção terapêutica que atua na prevenção ou redução de contraturas associadas à espasticidade[19]. É definido como exercício planejado, regular, que aumenta a amplitude de movimento por um determinado período de tempo.

Os receptores têm função de captar e transmitir ao SNC informações sobre o estado de contração e relaxamento do músculo. Esses receptores podem ser de dois tipos, órgãos tendinosos de Golgi e fusos neuromusculares[20].

Durante o alongamento muscular, ocorre uma distensão das fibras extrafusais e intrafusais do músculo, e essa alteração de comprimento é captada pelo fuso neuromuscular, o qual envia impulsos da medula aos motoneurônios alfa, os quais vão desencadear uma contração reflexa, denominada reflexo miotático.

O tipo de resposta do fuso ao alongamento pode ser tanto fásica, relacionada à velocidade do alongamento, quanto tônica, relacionada ao comprimento muscular[21].

Na presença da espasticidade, há hiperatividade gama, causando contração na região do fuso neuromuscular e levando ao aumento da sensibilidade e conseqüente contração das fibras extrafusais[20,22,23].

QUADRO 159.1 – Avaliação da capacidade funcional

Capacidade funcional	Realiza	Realiza com auxílio	Não realiza
Rola de supino para prono			
Rola de prono para supino			
De supino para sentado			
De prono para a postura de gato			
Mantém postura de gato			
De postura de gato para ajoelhado			
Ajoelhado			
Semi-ajoelhado D			
Semi-ajoelhado E			
De semi-ajoelhado D para em pé			
De semi-ajoelhado E para em pé			

D = direito; E = esquerdo

QUADRO 159.3 – Posicionamento recomendado nos diferentes decúbitos

- *Decúbito dorsal*: deve ser utilizado com muito cuidado (Fig. 159.2), pois favorece o padrão de espasticidade presente no paciente. A cabeça deve ficar em ligeira flexão, inibindo o padrão extensor da coluna; o ombro deve ser posicionado com um coxim, evitando que se posteriorize, favorecendo a rotação interna. O quadril também deve ser posicionado com um coxim para evitar a rotação externa. Joelho e quadril devem estar em flexão e o tornozelo, em dorsoflexão
- *Decúbito lateral*: deve ser sempre o de escolha em detrimento do dorsal
- *Decúbito lateral sobre o lado afetado*: o principal cuidado ao assumir esta posição deve ser com o ombro, o qual é mantido em rotação externa com extensão de cotovelo, supinação de antebraço e extensão de punho e dedos, mantendo sempre um travesseiro em baixo da cabeça. No membro inferior afetado, deve haver leve extensão do quadril, flexão de joelho e dorsoflexão de tornozelo. O membro inferior é, em flexão de quadril e joelho, colocado a frente do corpo, em leve rotação interna. A extensão do quadril durante o decúbito lateral é importante, pois evita padrões patológicos. Essa posição é interessante em razão da negligência comumente apresentada do lado plégico por distúrbios proprioceptivos
- *Decúbito lateral sobre o lado bom*: nesse caso, um apoio deve ser dado ao membro superior plégico, evitando o padrão patológico (Fig. 159.3) e mantendo o ombro em flexão de 90°, cotovelo em extensão, supinação de antebraço e extensão de punho e dedos. A posição dos membros inferiores será mantida da mesma forma descrita anteriormente

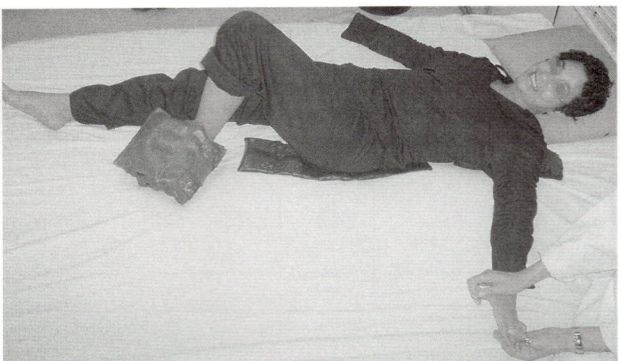

Figura 159.2 – Posicionamento em decúbito dorsal.

Em um paciente com dano neurológico, o fuso muscular hiperativo se dissensibiliza durante o alongamento, pois ocorre uma adaptação em que o sistema nervoso central busca outra via para formação de novos engramas motores, o que é uma forma de aprendizado se estimulado com freqüência e com intensidade regular[24].

Os alongamentos não precisam necessariamente ser realizados de forma separada em cada grupo muscular, podendo ser mais efetivos na inibição da espasticidade quando realizados em forma de cadeias musculares.

A técnica pode ser iniciada na região cervical, trapézio, elevador da escápula e escalenos, o que prepara o paciente para as mobilizações. O mesmo procedimento é adotado nos membros superior e inferior.

Mobilização

Segundo Maitland, a mobilização é um movimento passivo (MP) realizado de tal maneira que está sempre relacionada à habilidade do paciente em prevenir o movimento, se ele assim desejar[25]. Existem dois tipos de mobilização:

- Movimentos passivos realizados com o propósito de aliviar a dor e restaurar o arco de movimento, os quais podem ser MP oscilatório ou MP em estiramento sustentado.
- Movimento passivo realizado com o propósito de manutenção de um arco de movimento funcional, em pacientes inconscientes, por exemplo.

Mobilização da Cintura Escapular

Deve-se iniciar essa etapa do tratamento pela escápula, pois o plano de deslizamento escapulotoráxico é a base para atingir

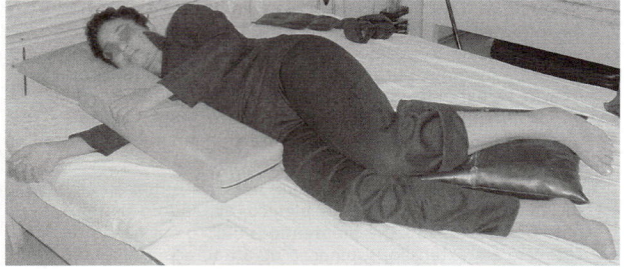

Figura 159.3 – Posicionamento em decúbito lateral sobre o lado bom.

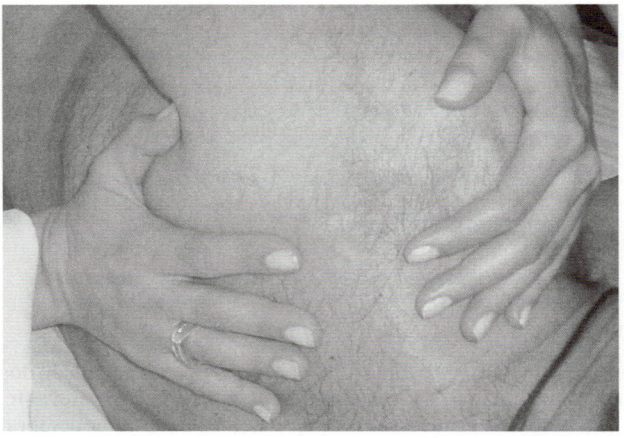

Figura 159.4 – Mobilização escapular.

uma boa mecânica do complexo articular do ombro, objetivando melhorar a amplitude de movimento e o posicionamento escapular.

Durante as mobilizações, o terapeuta deve fixar a escápula (Fig. 159.4), visando normalizar o ritmo escapulotorácico.

Mobilização da Cintura Pélvica

Realizada com os mesmos objetivos da anterior, proporcionando, além de um relaxamento de toda a cintura pélvica (Fig. 159.5), a melhora da rotação da pelve.

Mudanças Transposturais e Controle de Tronco

A reabilitação do paciente com dano neurológico deve seguir a mesma evolução de desenvolvimento normal do ser humano.

A perda do controle motor resulta em maior ou menor grau de dificuldade, a qual é mais visível em certas posições ou seqüências de movimentos.

O treinamento deverá se dar em todas as posturas, uma vez que o paciente precisa mover-se contra a gravidade.

A posição deitada prepara o paciente para mover-se contra a gravidade, ou seja, o ele se beneficiará com as atividades realizadas nessa posição, podendo melhorar as atividades funcionais, como respiração, movimentos seletivos de tronco, membros superiores e membros inferiores, reações de equilíbrio e marcha[2,26,27].

A rotação do tronco inibe a hipertonia em toda a extremidade superior, e a flexão lateral do tronco é importante pois esse movimento contra a gravidade solicita quase toda a musculatura abdominal.

Essa perda do controle flexor do tronco faz com que o paciente hemiplégico, quando tenta rolar para a posição prona pelo lado comprometido, utilize um padrão extensor além de fazer a compensação com seu braço e perna contralateral. Essa postura pode ser facilitada a partir do momento em que o paciente consegue utilizar a flexão ativa do tronco, o que contribuirá em todas as outras fases de sua reabilitação (Fig. 159.6)[2,3].

Quando o lado escolhido é o lado sadio, o paciente utilizará a extensão de sua cabeça contra a superfície e também os extensores das costas para conseguir trazer a perna do lado hemiplégico estendida para frente do corpo. O rolar de supino para prono exige controle de tronco em flexão, com rotação, extensão e flexão lateral. O rolar correto é necessário para capacitação do andar.

O movimento de rotação-flexão do tronco reduz a hipertonia dos extensores lombares, permitindo a contração dos abdominais e inibindo o padrão extensor da extremidade inferior.

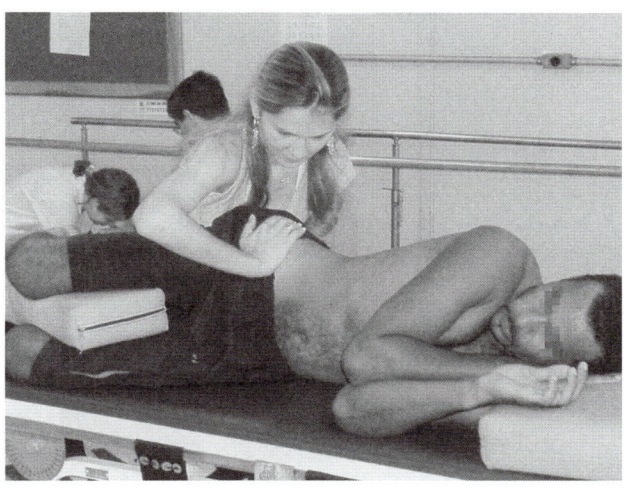

Figura 159.5 – Mobilização pélvica.

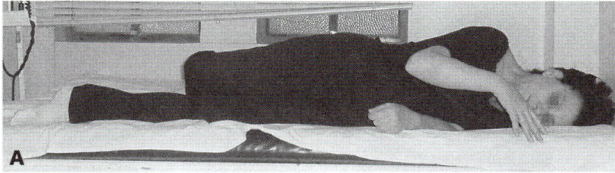
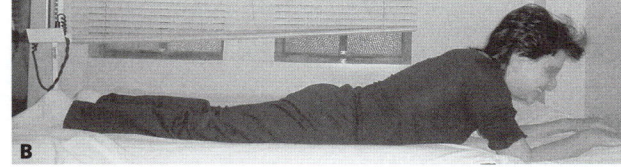

Figura 159.6 – (*A* e *B*) Rolar sobre o lado comprometido, de supino para prono.

Ainda na posição supina, a realização do exercício denominado ponte (Fig. 159.7, *A*) deve ser orientada para que antes de se levantar as nádegas, o paciente realize o encaixe da pelve, contraindo os abdominais baixos. Uma modificação desse trabalho é o exercício tentáculo (Fig. 159.7, *B*), que se dá ao levantar um pé da superfície, nivelando a pelve no ar. A capacidade de controlar as extremidades comprometidas depende da capacidade de controlar primeiramente o tronco. Mesmo os pacientes que deambulam anormalmente durante meses ou anos ainda podem melhorar o seu padrão de marcha se as atividades em decúbitos forem praticadas corretamente[2,26].

As atividades estimuladas entre o deitar e o sentar (Fig. 159.8, *A*), além da independência nessas posturas, proporcionarão melhora nas reações de equilíbrio.

A postura sentada estimula a musculatura na parte mais superior do tronco em relação à tração da gravidade (Fig. 159.8, *B*).

Esses exercícios devem ser incorporados nas atividades diárias do paciente, e para este é indispensável que o terapeuta o oriente em relação aos cuidados sobre o modo correto de realizar as mudanças posturais, evitando os movimentos em bloco que reforçam os padrões anormais da espasticidade e dificultam o desenvolvimento funcional.

Apesar de se saber que as atividades funcionais são realizadas com os pés apoiados, a princípio fica mais fácil para o paciente e para o terapeuta se realizarem o treino sem os apoios dos pés, evitando a compensação do pé sadio ou de reações anormais no pé hemiplégico, o que impossibilita a inibição deste ao mesmo tempo em que facilita as reações normais do tronco (Fig. 159.9).

Na posição sentada, em razão da perda da consciência corporal, o hemiplégico apresenta alteração postural importante caracterizada por cifose torácica e quadril em extensão. A estabilização da coluna torácica é fundamental para uma marcha normal e principalmente para os movimentos seletivos de membros superiores. Essa estabilização se dará quando conseguir manter a coluna torácica alinhada ao mesmo tempo em que flexiona e estende a coluna lombar. A rotação do tronco também tem sua importância, pois inibe a hipertonia do membro inferior, permitindo as atividades funcionais que exigem a flexão do braço frente ao corpo, e preparando o paciente a usar sua mão hemiplégica nas atividades de vida diária.

A transferência de peso sobre as mãos, utilizando também a rotação do tronco para ambos os lados, contribui para a redução da espasticidade flexora de membro superior (Fig. 159.10), porém o terapeuta deve sempre estar atento às compensações de quadril e rotações do tronco, facilitando o movimento ao estabilizar a pelve, realizando a abdução do membro inferior do lado oposto a rotação, levando o ombro oposto para trás e assistindo a extensão do cotovelo do lado hemiplégico, orientando para que a cabeça permaneça em flexão entre as mãos. Após a inibição da hipertonia no membro superior, o treino deve seguir estimulando as atividades desse segmento nas posições antiespásticas[2].

As transferências de peso para ambos os lados dos quadris (Fig. 159.11) exige reação de equilíbrio além da combinação dos movimentos da flexão lateral de tronco com a extensão da coluna torácica e lombar; são importantes para realização de diversas atividades funcionais da vida diária, além de ser essenciais para a reeducação da marcha.

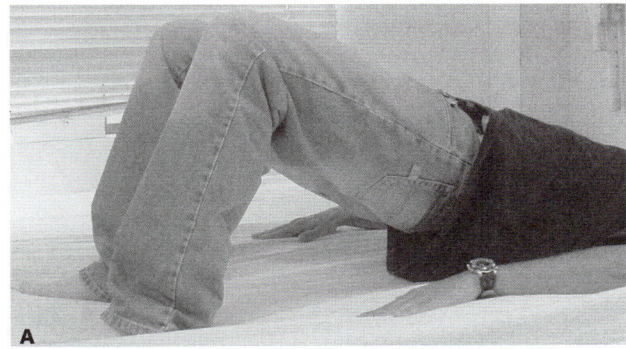
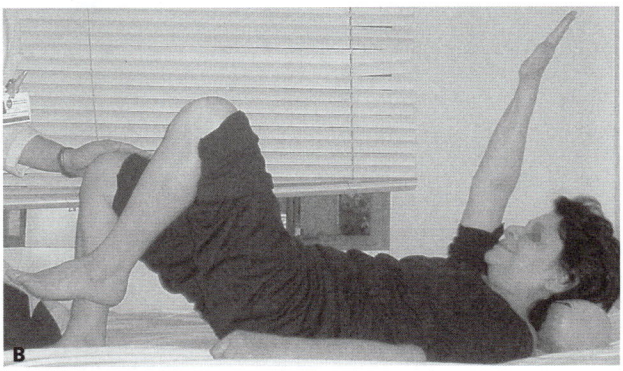

Figura 159.7 – (*A* e *B*) Exercícios de ponte e tentáculo.

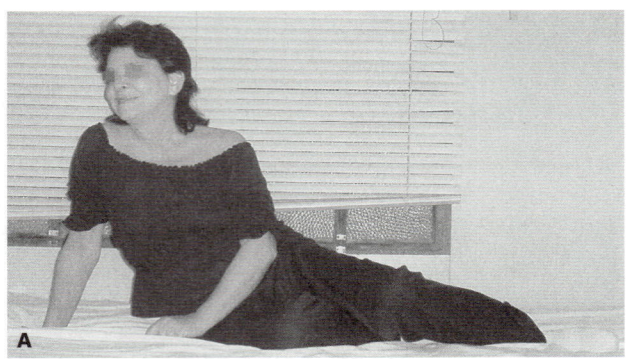

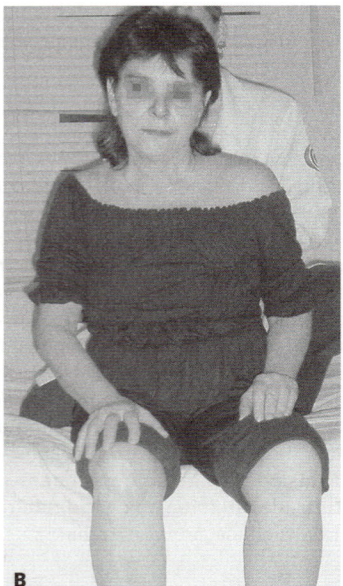

Figura 159.8 – (A e B) Progressão para postura sentada.

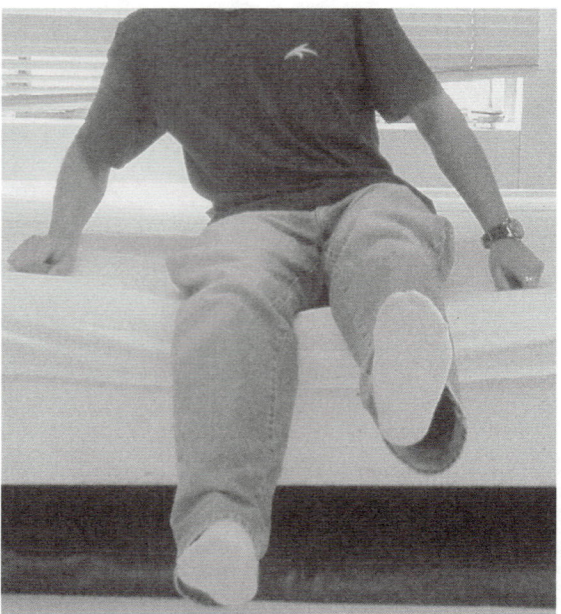

Figura 159.9 – Exercício de controle de tronco sem apoio dos pés.

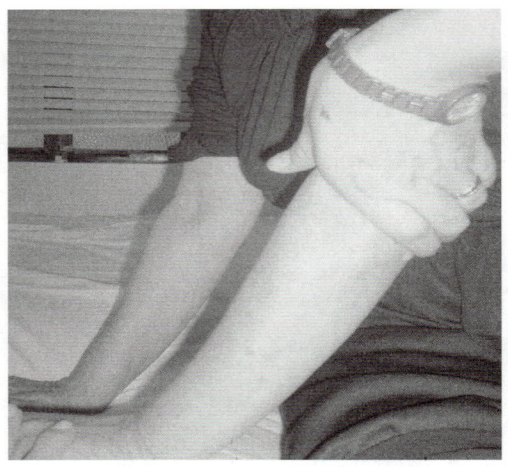

Figura 159.10 – Transferência de peso sobre as mãos, com rotação de tronco.

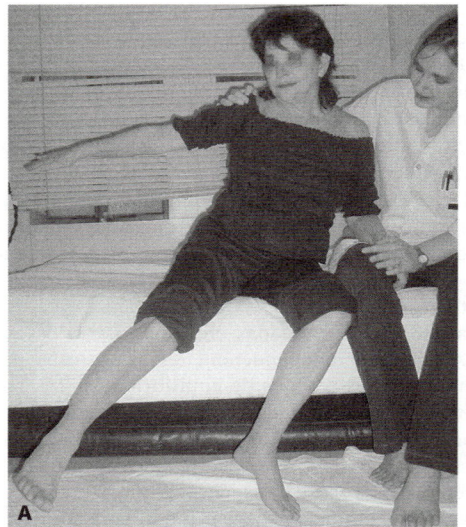

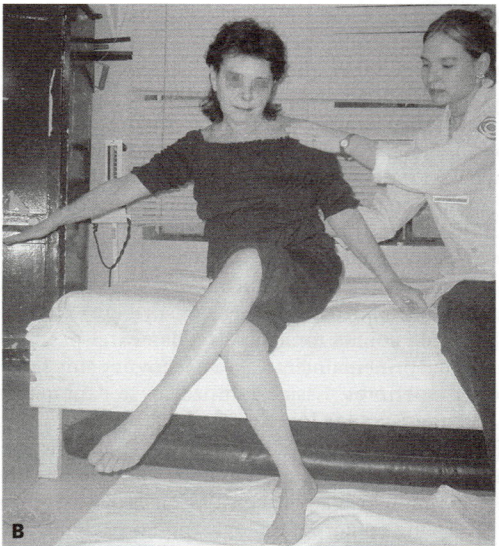

Figura 159.11 – (A e B) Transferência de peso para ambos os quadris, estimulando reação de equilíbrio e combinação da flexão lateral de tronco com extensão de coluna lombar e torácica.

A posição de gato é mecanicamente estável quando os braços e as coxas estão perpendiculares ao solo (Fig. 159.12), porém para se manter nesta posição o paciente precisa de atividade isométrica coordenada. Nessa posição, há uma sustentação parcial de peso na articulação do quadril que, mesmo estando em posição fletida, é um passo para a sustentação de peso na posição em pé. Ainda com a sustentação parcial, os benefícios se estendem para o estímulo da atividade da cintura escapular, levando ao desenvolvimento de força e mobilidade pela aproximação das superfícies articulares, que contribuem para a funcionalidade dos membros necessária para as futuras atividades de vida diária[2].

Quando o paciente já consegue se manter na posição de gato, pode-se estimular as reações de equilíbrio por meio da técnica de estabilização rítmica.

O ajoelhar é a primeira posição ativa com alinhamento vertical de tronco e coxas (Fig. 159.13). Para assumir essa postura, o paciente precisa de controle lombar e de quadril, estabelecendo esse controle quando o peso é sustentado pelos joelhos que se preparam para a postura de semi-ajoelhado e marcha.

A evolução da postura de ajoelhado para semi-ajoelhado (Fig. 159.14) às vezes torna-se difícil, pois o quadril responsável pela sustentação não consegue manter o peso do corpo e a amplitude de flexão do quadril, joelho e tornozelo, enquanto o membro contralateral é trazido para frente.

A passagem da postura de sentado para em pé normalmente é realizada com a extensão do tronco, que é trazido para frente de maneira que a cabeça fique sobre os pés. Conforme o tronco se move para frente, há ativação dos extensores de quadril e joelho, e assim que os glúteos deixam o assento, os joelhos se movem para frente dos pés, o que leva a um aumento da extensão do tornozelo associado à atividade extensora do quadril e joelho, mantendo o mesmo grau de rotação e abdução dos quadris.

O paciente hemiplégico não tem a habilidade de realizar esses movimentos de forma seletiva; os movimentos são realizados em massa. O quadril apresenta extensão associada à adução, e as extensões do pé e do joelho são também sinérgicas. Em razão desses movimentos sinérgicos antifuncionais na tentativa de levantar, o paciente empurra o tronco e o joelho para trás.

O treinamento dessa função exige a dissociação desses movimentos sinérgicos anormais.

O ortostatismo (Fig. 159.15) com mobilidade é um pré-requisito para a marcha normal. As dificuldades do paciente para manter a mobilidade nessa postura podem ser causadas tanto dos déficits motores quanto por déficits sensitivos ou cognitivos[26].

Antes de o paciente ficar em pé, é necessária a ativação seletiva das extensões de quadril e joelho (Fig. 159.16), caso contrário, utilizará o padrão total de extensão com flexão plantar ou um mecanismo compensatório em que ele trava o joelho por meio da hiperextensão, inclinando o tronco para frente e flexionando o quadril.

Andar novamente é tudo que o paciente hemiplégico mais almeja, portanto, a reeducação da marcha é parte importante na reabilitação. Uma vez que o paciente aprenda de forma incorreta, conferirá um controle motor inapropriado que poderá ser difícil de padronizar. Se o paciente iniciar a marcha antes de conseguir descarregar o peso em sua perna hemiplégica, ou seja, antes que consiga extensão ativa suficiente do membro afetado, mesmo que com auxílio, ele usará movimentos compensatórios para desempenhar essa tarefa, realizando tração do quadril para trás ou forte flexão plantar, a fim de retificar o joelho em extensão, o que provoca hiperextensão, apesar da inatividade dos extensores do joelho e do aumento da espasticidade extensora. A atividade seletiva de extensão ativa

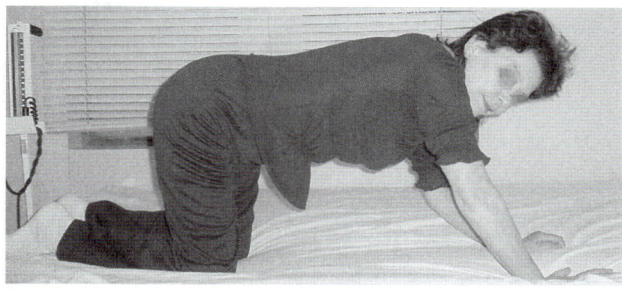

Figura 159.12 – Treino da postura de gato.

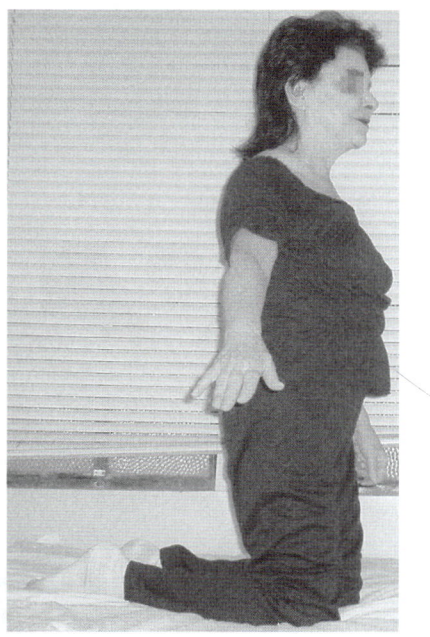

Figura 159.13 – Treino da postura ajoelhada

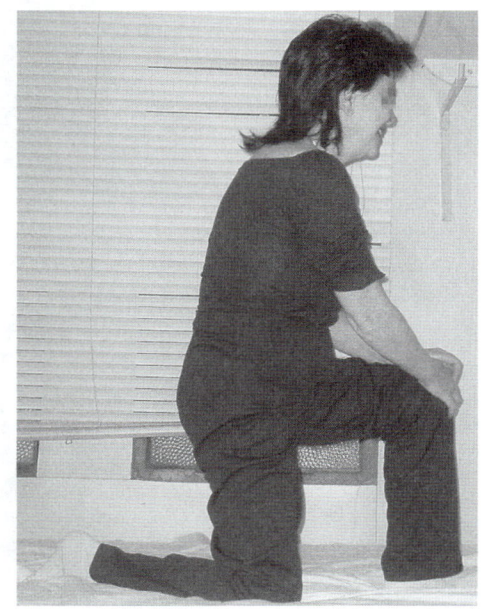

Figura 159.14 – Treino da postura semi-ajoelhada.

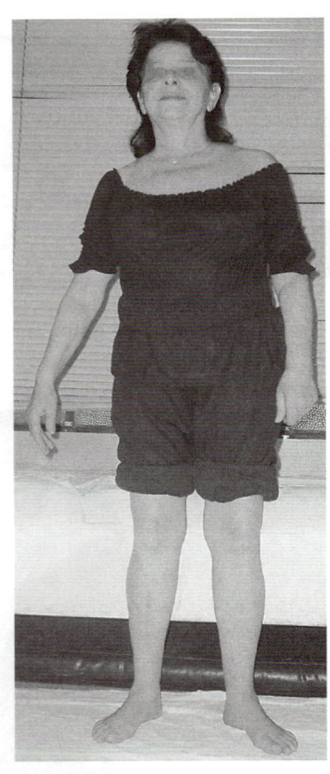

Figura 159.15 – Ortostatismo.

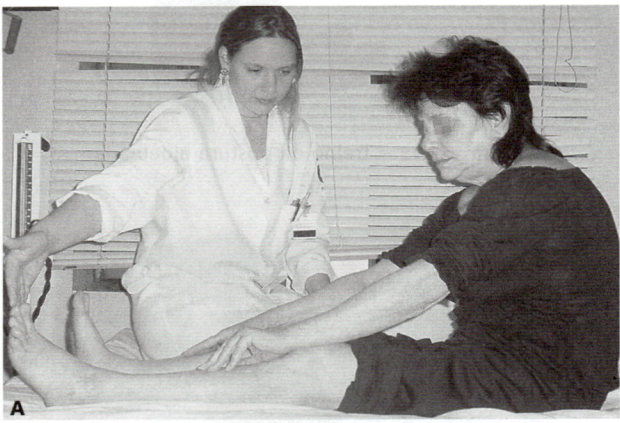

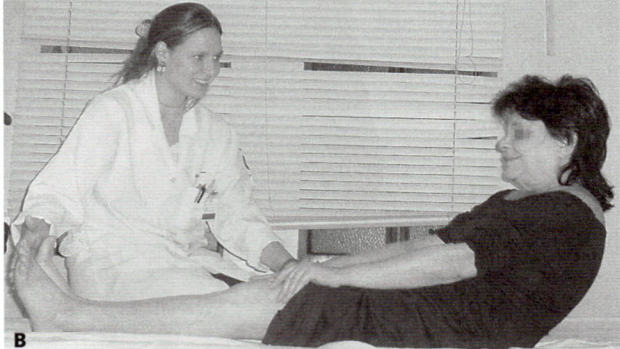

Figura 159.16 – (A e B) Treino da atividade seletiva da musculatura extensora do joelho.

do membro inferior plégico é primordial para uma marcha mais próxima do normal[2].

A descarga de peso (Fig. 159.17), ou seja, a fase de apoio é a preparação e pré-requisito para a marcha, seguida das atividades pré-marcha (mudanças transposturais).

Quando o paciente não é capaz de realizar a flexão ativa do tornozelo, poderão ser associados artifícios, como órteses convencionais (mola de Codevile, tira antieqüino) ou elétricas (palmilha de estimulação elétrica funcional). O sapato deve fornecer uma maior estabilidade ao tornozelo, evitando a inversão exagerada; de preferência, deve ser de fácil colocação permitindo uma maior independência. O solado de couro evita que o pé se prenda no solo durante a marcha.

ESTIMULAÇÃO ELÉTRICA NEUROMUSCULAR

A estimulação elétrica neuromuscular, ou estimulação elétrica funcional (FES), é utilizada para contração dos músculos plégicos ou paréticos com objetivos funcionais. Age no controle da espasticidade por meio de dois efeitos: os imediatos (inibição recíproca, relaxamento do músculo espástico e estimulação sensorial de vias aferentes) e os tardios (agem na neuroplasticidade e são suscetíveis de modificar as propriedades musculares viscoelásticas e favorecer a ação e o desenvolvimento de unidades motoras de contração rápida)[15].

Bases Neurofisiológicas

Durante a realização de um movimento normal, ocorre na medula espinal a ativação de células do corno anterior, por meio de estímulos aferentes, os quais geram potencial de ação que por meio do motoneurônio inferior, leva à liberação de mediadores químicos na junção mioneural. Esse processo leva as fibras musculares inervadas por esse neurônio à contração.

O nome dado ao conjunto de células musculares e ao neurônio que as inerva é unidade motora. A ação muscular é o resultado da ativação dessas unidades motoras, e a esse fenômeno chamamos recrutamento. Maior será a força de contração muscular quanto mais sincrônico for o recrutamento.

Em um movimento produzido artificialmente, a estimulação elétrica é feita por meio de eletrodos de superfície e age despolarizando a célula nervosa, que produz uma resposta sincrônica em todas as unidades motoras do músculo, isso porque o nervo precisa de intensidade de corrente muito menor para se despolarizar que o músculo. Por esse motivo, um músculo denervado precisaria de pulsos elétricos com amplitude de corrente muito maior e tempo de exposição também maior (Fig. 159.18).

A produção de contração por meio da técnica FES, ocorre pela despolarização do nervo motor, produzindo uma resposta sincrônica em todas as unidades motoras do músculo, o que promove como resultado uma contração eficiente. Um treinamento específico se faz necessário a fim de se evitar a fadiga precoce, impossibilitando a utilização funcional da técnica.

Perda da seletividade do movimento, retrações musculotendíneas e deformidades são problemas comuns encontrados na hemiplegia pós-AVC, que podem ser bem controlados com a inclusão da técnica no tratamento desta incapacidade[28].

Os objetivos da técnica FES são apresentados na Figura 159.19.

A forma de trem de pulso é outro fator importante no sucesso da terapia com a técnica FES. Cada trem de pulso tem uma característica.

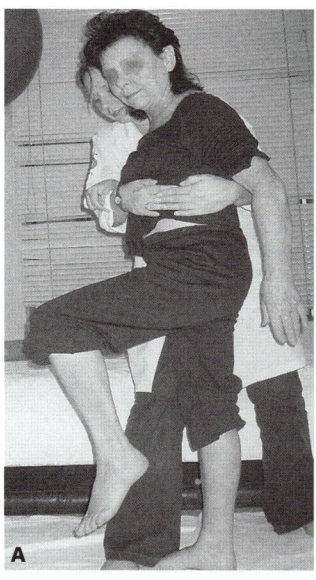
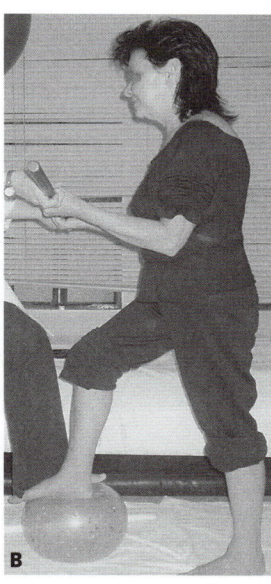

Figura 159.17 – (*A* e *B*) Treino de descarga de peso sobre o lado hemiplégico.

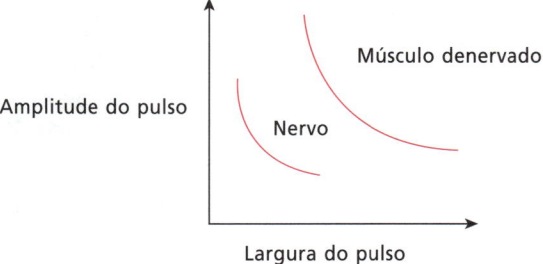

Figura 159.18 – Ilustração das curvas força-duração para o músculo inervado e desprovido de inervação. Músculos denervados requerem pulsos elétricos com tempos de estímulo de ordem 100 vezes maior que os músculos inervados.

O repouso é o período entre dois trens de pulso e deve ser suficiente para permitir o controle de contrações musculares com obtenção de movimentos funcionais e ao mesmo tempo evitar a fadiga durante o recondicionamento muscular.

A ascensão e descida são os parâmetros que conferem características mais fisiológicas à contração muscular. No entanto, o tempo de ascensão não pode ser muito lento, pois pode levar a um processo de acomodação da membrana.

A freqüência dos pulsos elétricos é medida pelo número de repetições por segundo. Freqüências muito elevadas levam à fadiga e muito baixas não produzem contração muscular. Podem ser utilizadas em uma faixa de 10 a 50Hz.

A duração do pulso de estímulo elétrico, como indicação terapêutica mais freqüentemente na técnica, é entre 0,2 e 0,5ms.

Para encontrar os melhores parâmetros para a capacidade de resposta do paciente, é usado um teste em que a contração muscular obtida é graduada em uma escala que vai de + a + + + + , em que:

- +: obtenção de contração muscular, sem movimento articular.
- + +: obtenção de contração muscular, com esboço de movimento articular.
- + + +: obtenção de contração muscular, com movimento articular amplo, porém incompleto.
- + + + +: obtenção de contração muscular, com movimento articular completo.

O conjunto de parâmetros que obtiver melhor resposta, com menos intensidade e sem apresentar manifestação de desconforto ao paciente é o trem de pulso ideal.

É importante saber que freqüências elevadas são menos nociceptivas, mas levam à fadiga muscular precoce.

Não são elegíveis à técnica doenças que acometem o motoneurônio inferior, exceto as lesões incompletas, doenças da placa motora e miopatias.

FES pode ser utilizada de duas maneiras: reeducação do ato motor ou recurso ortésico.

Durante a reeducação do ato motor, há uma melhora da força de contração muscular, da propriocepção e da espasticidade antagonista.

Não deve ser utilizada como recurso único na reabilitação do paciente hemiplégico, mas sempre associada a técnicas cinesioterápicas, interação do paciente e supervisão do terapeuta.

Assim como na cinesioterapia, a aplicação da técnica se dá no sentido proximal-distal, visando à recuperação funcional. As musculaturas comumente estimuladas são:

- *Interescapulares*: o hemiplégico apresenta alterações biomecânicas no ombro, provocadas pela espasticidade presente nos músculos adutores e somada à fraqueza do serrátil anterior, que leva a escápula a uma posição de adução do ângulo inferior e abdução do ângulo superior em relação ao processo espinhoso. A estimulação elétrica funcional na musculatura interescapular melhora o posicionamento da escápula e fornece propriocepção ao paciente para realinhar ativamente o tronco e realizar um movimento mais fisiológico. A estimulação deve ser realizada em frente ao espelho, para dar estímulo visual ao paciente; deve haver comando verbal do terapeuta durante toda a terapia[29-31] (Fig. 159.20).
- *Tríceps*: a estimulação do músculo tríceps é indicada no controle da espasticidade extensora do cotovelo, e pode ser realizada de forma isolada (Fig. 159.21) ou em conjunto com outros músculos, como rotadores externos e extensores de punho e dedos[15,28].

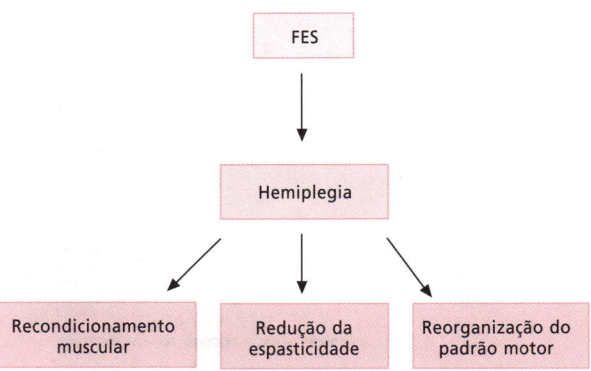

Figura 159.19 – Objetivos da técnica de estimulação elétrica funcional (FES) na hemiplegia.

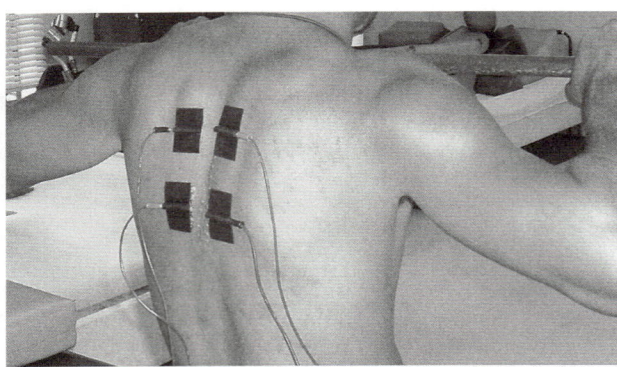

Figura 159.20 – Aplicação da técnica de estimulação elétrica funcional na musculatura interescapular, com associação de atividades de membros superiores.

- *Rotadores externos e tríceps*: o músculo subescapular, que se encontra espástico na hemiplegia, é um potente adutor e o principal rotador interno do úmero; é um dos responsáveis pela alteração biomecânica presente na escápula[30-33]. A estimulação elétrica funcional em musculatura antagonista é indicada para controle da espasticidade (Fig. 159.22). Para aplicação nesses dois grupos, deve-se posicionar o paciente com braço em extensão de ombro e cotovelo, com descarga de peso no membro superior a ser tratado, o que auxilia no controle da espasticidade, além de proporcionar propriocepção e visar a função como apoio para alcançar um objeto. Também deve ser realizado em frente ao espelho[15,28].
- *Tríceps e extensores de punho e dedos*: nessa técnica de estimulação, o trabalho simultâneo tem objetivos funcionais, além do controle da espasticidade e propriocepção já mencionados anteriormente (Fig. 159.23, A). Durante essa aplicação, o terapeuta deve propor atividades funcionais, e é necessária a movimentação ativa do paciente e/ou ajuda do terapeuta, se preciso[28].

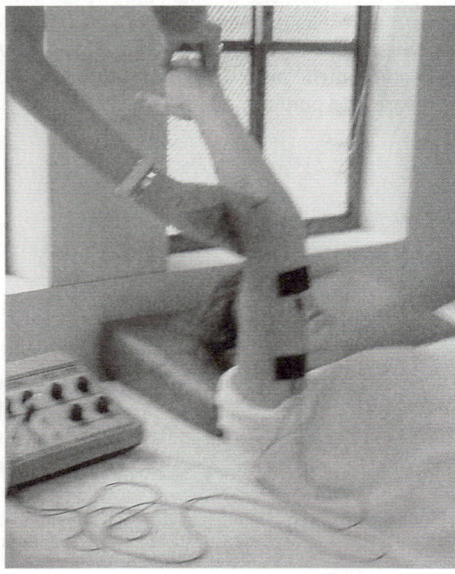

Figura 159.21 – Aplicação da técnica de estimulação elétrica funcional isoladamente em tríceps braquial.

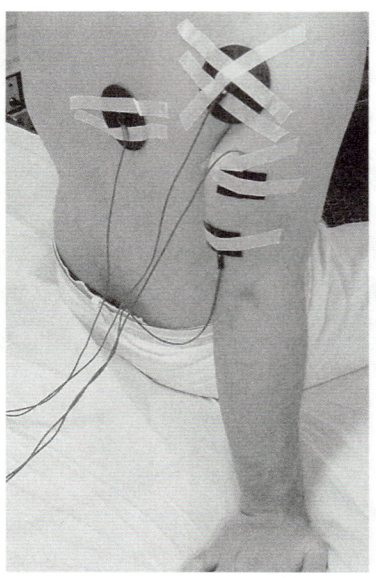

Figura 159.22 – Aplicação da técnica de estimulação elétrica funcional em rotadores externos e tríceps braquial associados.

- *Deltóide:* principalmente na fase inicial pós-AVC, enquanto o paciente ainda está flácido. Esta estimulação é indicada com o objetivo de prevenir subluxação e ombro doloroso (Fig. 159.24). Para melhor eficácia do trabalho, o paciente deve ser posicionado sentado, com ombro mantido a 60° de abdução e em posição neutra quanto a rotações[28].
- *Glúteo máximo e glúteo médio*: a fraqueza desses músculos dificulta bastante a marcha dos pacientes, diminuindo ainda mais a fase de apoio em razão da falta de força para sustentação de peso durante a fase do balanço do membro contralateral[30]. A estimulação pode ser realizada com o paciente em pé e o membro contralateral sobre um degrau, a fim de incentivar descarga do membro inferior hemiparético. Esse treino é realizado sempre em frente ao espelho e com o terapeuta dando comando verbal para auxílio da manutenção da posição correta (Fig. 159.25).
- *Quadríceps*: embora o paciente hemiplégico apresente padrão extensor de espasticidade, o trabalho dessa musculatura mostra-se importante, principalmente em fase inicial da recuperação, com objetivo de reduzir o componente parético da lesão[28] (Fig. 159.26).
- *Dorsoflexores*: o padrão de espasticidade geralmente encontrado no paciente hemiplégico é de flexão plantar do pé ou pé eqüino, o que dificulta a fase de apoio inicial durante a marcha. A eletroestimulação é indicada para controle da espasticidade extensora, prevenção de deformidade em eqüino e melhora do padrão de marcha conseqüentemente (Fig. 159.27). O paciente deve ser posicionado com o joelho em semiflexão.
- *Dorsoflexores como recurso ortésico*: outro modo de utilização da estimulação elétrica funcional é durante a marcha. É colocada uma palmilha, funcionando como uma chave, que, ao toque do calcâneo no solo, desliga automaticamente a corrente (Fig 159.28). Quando o paciente eleva o pé, iniciando a fase de balanço, a corrente é ativada. É indicado para pacientes que apresentam um padrão de marcha ceifante. A introdução da palmilha

Avaliação e Desenvolvimento da Capacidade Motora ■ 1205

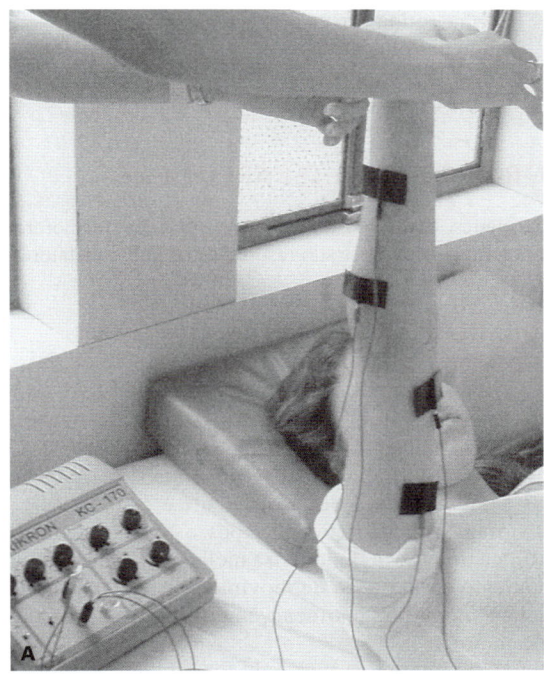

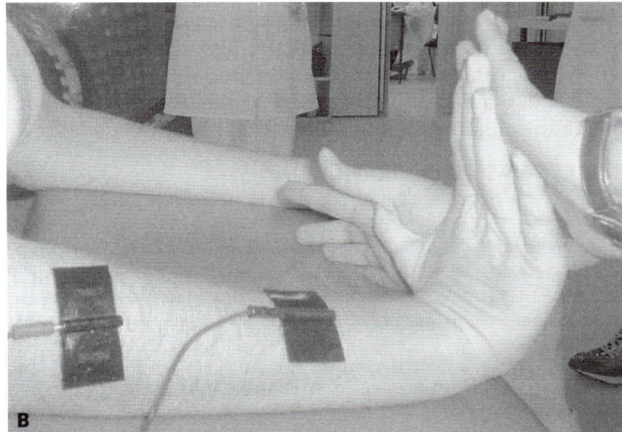

Figura 159.23 – Aplicação da técnica de estimulação elétrica funcional em (A) tríceps braquial e em extensores de punho e dedos em associação; (B) em extensores de punho e dedos isoladamente.

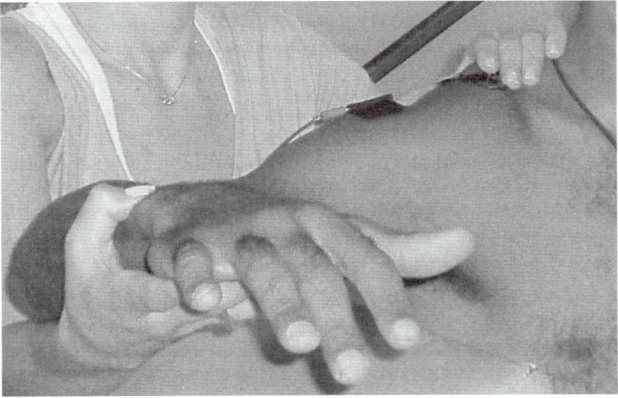

Figura 159.24 – Aplicação da técnica de estimulação elétrica funcional nas fibras médias do deltóide.

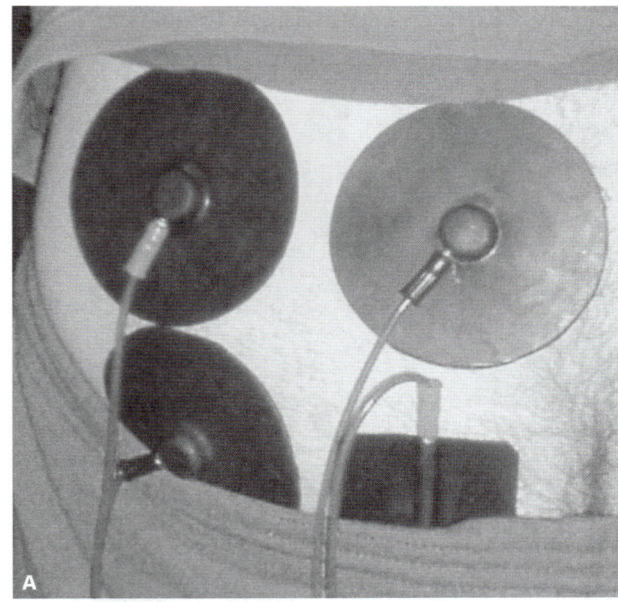

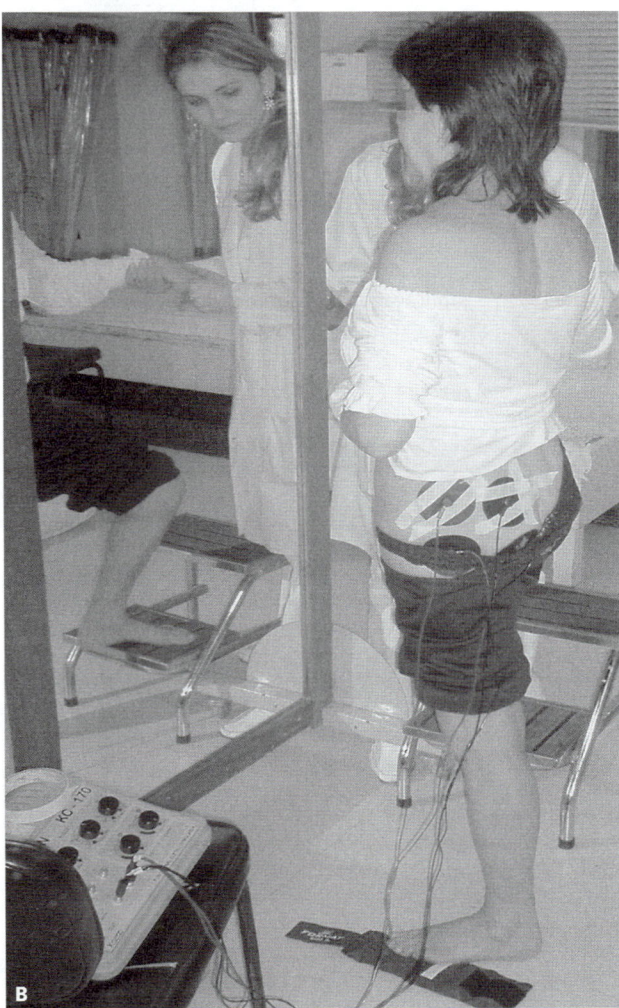

Figura 159.25 – (A e B) Aplicação da técnica de estimulação elétrica funcional em glúteos máximo e médio, e realização concomitante de descarga de peso sobre o lado comprometido, trabalhando ativamente o movimento seletivo de quadríceps e a conscientização corporal em frente ao espelho.

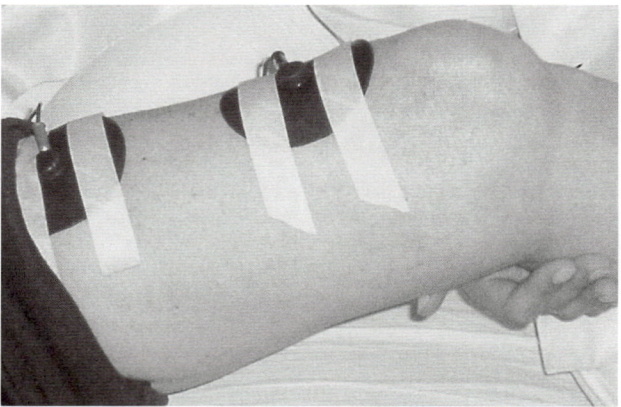

Figura 159.26 – Aplicação da técnica em quadríceps.

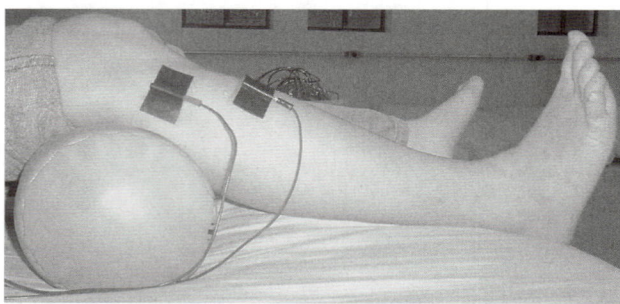

Figura 159.27 – Aplicação da técnica em dorsoflexores.

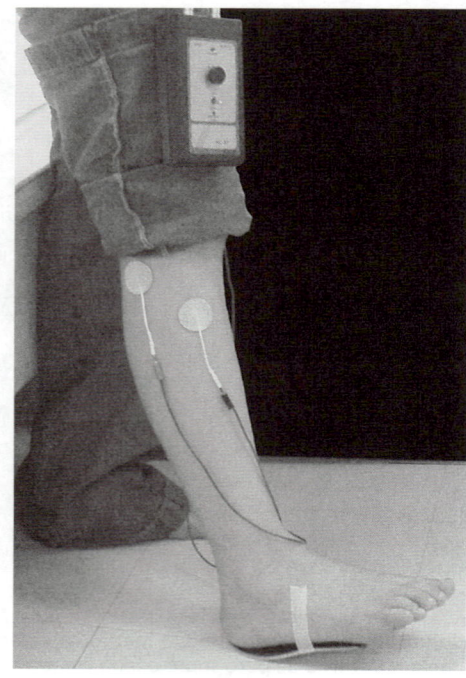

Figura 159.28 – Palmilha de estimulação elétrica funcional.

FES na rotina do paciente deve ser progressiva, iniciando durante a terapia com o auxílio do fisioterapeuta, e somente após o condicionamento esta poderá ser utilizada em atividades de vida diária[28].

OUTRAS FORMAS TERAPÊUTICAS

Modalidades, como hidroterapia, equoterapia, termoterapia e mecanoterapia, têm mostrado resultados iniciais satisfatórios[34-41].

PAPEL DO FISIOTERAPEUTA APÓS NEURÓLISE QUÍMICA SELETIVA

Antes de o paciente ser submetido à neurólise química, o fisioterapeuta ajudará na seleção, realizando avaliação do tônus, capacidade motora e atividades funcionais, além de fornecer as devidas orientações ao paciente e cuidadores.

O tratamento fisioterápico, após a aplicação da toxina botulínica tipo A e do fenol, visa melhorar a função por meio do aumento da variação de movimentos, melhora da força, planejamento motor, coordenação e agilidade para o desempenho motor.

A fisioterapia nessa fase é de fundamental importância, pois se destina a melhorar o controle seletivo e a força dos músculos injetados e da musculatura antagonista, ou seja, busca um equilíbrio entre musculatura agonista e antagonista, que será facilitado pelo relaxamento proporcionado pela medicação durante o período de 3 a 6 meses, fornecendo oportunidades importantes para o reaprendizado funcional[42].

REFERÊNCIAS BIBLIOGRÁFICAS

1. BOBATH, B. *Hemiplegia no Adulto: avaliação e tratamento*. São Paulo: Manole, 1978. p. 1-20.
2. DAVIES, P. M. *Exatamente no Centro: atividade seletiva do tronco no tratamento da hemiplegia no adulto*. São Paulo: Manole, 1996. 284p.
3. TAMAKI, J.; KULCZYCHI, M. M.; NICOLETTI, N. G. et al. Importância da mobilização de tronco na recuperação do paciente hemiplégico. *Rev. Fisioter. Mov.*, v. 10, p. 49-58, 1993.
4. BOHANNON, R. W.; SMITH, M. B. Interrater reability of a modified Ashworth scale of muscle spasticity. *Phys. Therap.*, v. 67, p. 206-207, 1987.
5. HINDERE, S. R.; DIXON, K. Physiologic and clinical monitoring of spastic hypertonia. *Phys. Med. Rehabil. Clin. North Am.*, v. 12, n. 4, p. 733-746, 2001.
6. DUMAS, H. M.; O'NEIL, M. E.; FRAGALA, M. A. Expert consensus on physical therapist intervention after botulinum toxin A injection for children with cerebral palsy. *Pediatric Phys. Ther.*, v. 13, n. 3, p. 122-132, 2001.
7. DE ANDRÉS, J. New advances in botulinum toxin therapy for pain. *Expert. Ver. Neurotherap.*, v. 2, n. 6, p. 791-799, 2002.
8. FLETT, P. J. Rehabilitation of spasticity and related problems in childhood cerebral palsy. *J. Paedatr. Child. Health*, v. 39, n. 1, p. 6-14, 2003.
9. MALOUIN, F.; RICHARDS, C. L.; MCFADYEN, B. et al. Nouvelles perspctives en réadaptation motrice après um accident vasculaire cerebral. *Médicine Sciences*, v. 19, n. 10, p. 1-7, Oct. 2003.
10. HESSE, S.; SCHULTE-TIGGES, G.; KONRAD, M. et al. Robot-assisted arm trainer for the passive and active practico bilateral forearm and wrist movements in hemiparetic subjective. *Arch. Phys. Med. Rehabil.*, v. 84, n. 6, p. 915-920, Jun. 2003.
11. HESSE, S. Rehabilitation of gait after stroke. Evaluation, principals of therapy, novel treatment approaches and assistive devices. *Geriatric. Rehab.*, v. 19, n. 2, 2003.
12. SATKUMAM, L. E. Rehabilitation medicine: 3 management of adult spasticity. *Med. Assoc. J.*, v. 169, n. 11, p. 1173-1179, Nov. 2003.
13. HELSEL, P.; MCGEE. J.; GRAVELINE, C. H. Physical management of spasticity. *J. Child. Neurol.*, v. 16, p. 24-30, 2001.
14. CALDERÓN-GONZÀLEZ, R.; CALDERÓN-SEPULVEDA, R. F. Tratamiento clínico de la espasticidad en la parálisis cerebral. *Rev. Neurol.*, v. 34, n. 1, p. 1-6, 2002.
15. LIANZA, S. et al. *Espasticidade: conceitos atuais baseados em evidências científicas*. São Paulo, 2004. 60p.
16. HOLF, A. L. Changes in muscle and tendons due neural motor disorders: implications for therapeutic intervention. *Neural Plast.*, v. 8, n. 1-2, p. 71-81, 2001.
17. BHAKTA, B. B. Management of spasticity in stroke. *B. Med. Bull.*, v. 6, n. 2, p. 476-485, Nov. 2000.

18. BARNERS, M. P. Spasticity: a rehabilitation challenge in the elderly. *Gerontology*, v. 47, n. 6, p. 295-299, 2001.
19. CADENHEAD, S. L.; MCEWWN, I. R.; THOMPSON, D. M. Effect of passive range of motion. Exercises on lower-extremity goniometric measurements of adults with cerebral palsy: a single-subject design. *Phys. Ther.*, v. 82, p. 658-669, 2002.
20. CASALIS, M. E. P. *Reabilitação e Espasticidade*. Atheneu: São Paulo, 1990. 142p.
21. ALTER, M. J. *Ciência da Flexibilidade*. 2. ed. Rio Grande do Sul: Artmed, 1999.
22. IVANHOE, C. B.; REISTETTER, T. A. Spasticity: the misunderstood part of the upper motor neuron syndrome. *Am. J. Phys. Méd. Rehabil.*, v. 83, suppl. p. S3-S9, 2004.
23. KATZ-LEURER, M.; SHOCHINA, M.; CARMELI, E. et al. The influence of early aerobic training on functional capacity in patients with cerobrovascular accident at the stage. *Arch. Phys. Med. Rehabil.*, v. 84, n. 11, p. 1609-1614, 2003.
24. TANAKA, C.; FARAH, E. A. *Anatomia Funcional das Cadeias Musculares*. São Paulo: Ícone, 1997.
25. MAITHLAND, G. D.; BANKS, K.; ENGLISH, K. et al. *Manipulação Vertebral*. 6. ed. Médici, 2003. p. 1-15.
26. GARDINER, M. D. *Manual de Terapia por Exercícios*. São Paulo: Santos, 1986. 360p.
27. JOHNSTONE, M. *Tratamento Domiciliar do Paciente Hemiplégico: vivendo dentro de um esquema*. São Paulo: Atheneu, 1986. 175p.
28. LIANZA, S. *Estimulação Elétrica Funcional e Reabilitação*. 2. ed. São Paulo: Atheneu, 2003. 97p.
29. SOUZA, M. Z. Revisão anátomo-biomecânica do complexo do ombro. In: *Reabilitação do Complexo do Ombro*. São Paulo: Manole, 2001. p. 3-31.
30. KENDALL, F. P.; MCCREARY, E. K.; PROVANCE, P. G. Provas de força de membro superior e cintura escapular. In: KENDALL, F. P.; MCCREARY, E. K.; PROVANCE. P. G. *Músculos, Provas e Funções*. 4. ed. São Paulo: Manole, 1995. p. 272-293.
31. LIANZA, S.; PAVAN, K.; SCHMIDT, K. et al. Avaliação da amplitude de movimento do ombro em pacientes hemiplégicos. *Med. Reabil.*, v. 24, n. 1, p. 2-5, Jan.-Abr., 2005.
32. CHIRONNA, R. L.; HECHT, J. S. Subscapularis motor point block for the painful hemiplegic shouder. *Arch. Phys. Med. Rehabil.*, v. 71, n. 6, p. 428-429, 1990.
33. CAILLIET, R. *O Ombro na Hemiplegia*. 2. ed. São Paulo: Manole, 1981. 140p.
34. KEREN, O.; REZNIK, J.; GROSWASSER, Z. Combined motor disturbances following severe traumatic brain injury: an integrative long-term treatment approach. *Brain. Inj.*, v. 15, n. 7, p. 633-638, 2001.
35. DE RUZ, A. E.; PÓLO, M. T. S.; RORO, M. V. et al. Estúdio de prevalência de la espasticidad en el paciente con lesion medular. *Rehab. (Madr.)*, v. 36, n. 1, p. 6-12, 2002.
36. GONZÁLEZ, M. F. La hipoterapia, una alternativa en rehabilitación. *Rev. Iberoam. Rehab. Med.*, v. 49, p. 53-55, 1996.
37. GAEBLER-SPIRA, D.; REVIVO, G. The use of botulinum toxin in pediatric disorders. *Phys. Med. Rehabil. Clin. North Am.*, v. 14, n. 4, p. 703-725, 2003.
38. LECHNER, H. E.; FELDHAUS, S.; GUDMUNDSEN, L. et al. The short-term effect of hippotherapy on spasticity in patients with spinal cord injury. *Spinal Cord.*, v. 41, n. 9, p. 502-505, 2003.
39. ALLISON, S. C.; ABRAHAM, L. D. Sensitivy of qualitative and quantitative spasticity measures to clinical treatment with cryoterapy. *Int. J. Rehabil. Res.*, v. 24, n. 1, p. 15-24, Mar. 2001.
40. RÉMY-NÉRIS, O. et al. Kinésithérapie medicine physique réadaptation. *Encycl. Méd. Chir.(Paris).* v. 26, p. 10-11, 1997.
41. DOMBOVY, M. L.; SANDOF, B. A.; BASFORD, J. K. *Rehabilitation for Stroke*. v. 17, p. 363-369, 1986.
42. LEACH, J. The role of the physical therapist. *Muscle Nerve*, v. 20, n. 6, p. S194-S207, 1997.

CAPÍTULO 160

Avaliação e Tratamento da Capacitação Funcional

Regina Aparecida Rossetto • Danielle dos Santos Cutrim Garros

O terapeuta ocupacional é o profissional da reabilitação responsável pela ampliação da independência do paciente em suas atividades de vida diária básicas e instrumentais, para tanto, ele atua desde o momento de internação até o ambulatório.

As atividades de vida diária e prática são consideradas como sendo um dos aspectos exclusivos e de responsabilidade desse profissional, por objetivar a independência do indivíduo portador de algum tipo de deficiência, estimulando-o e motivando-o ao retorno familiar, social e profissional. São as atividades executadas pelo indivíduo em sua rotina diária, visando a sua manutenção e sobrevivência. São divididas em:

- *Atividades básicas de vida diária*: alimentação, vestuário, higiene, autocuidados.
- *Atividades instrumentais de vida diária* ou *atividades de vida prática*: são as atividades que envolvem a interação do indivíduo com os utensílios do dia-a-dia e profissional.

A independência funcional e a autonomia, em muito dos casos, são obtidas com auxílio da tecnologia assistiva, como adaptações instrumentais ou ambientais, órteses, cadeira de rodas e comunicação alternativa. Em virtude disto, a necessidade do paciente deve ser avaliada de maneira contínua.

Os recursos da tecnologia assistiva são selecionados e/ou confeccionados de modo ímpar, ou seja, cada paciente apresenta a sua constituição anatômica e a sua incapacidade, portanto, necessita de uma abordagem individual.

As órteses de membros superiores são confeccionadas em material termomoldável de baixa temperatura, que permitem alterações de acordo com o ganho ou piora no quadro funcional, pois o estado funcional da mão do paciente pode variar de acordo com a fase em que ele se encontra, o procedimento médico pelo qual foi submetido ou pelo fato de estar ou não inserido em um processo reabilitatório.

O tipo de órtese mais utilizado para o paciente com hemiplegia espástica, que apresenta um padrão flexor de punho e dedos, é a órtese estática seriada, com apoio ventral de dedos e dorsal de punho e antebraço. Apresenta a função de posicionamento e alongamento da musculatura flexora. O seu uso deve ser constante, quando a mão não apresenta movimento funcional, e alternado, em caso contrário. Esse tipo de órtese tem a propriedade de favorecer o uso por parte do paciente, pois a alternância da aplicação das forças envolvidas entre as regiões ventral e dorsal permite a independência no seu vestuário, principalmente em casos de espasticidade grave (Fig. 160.1, *C*).

A medida de independência funcional (MIF) é a avaliação mais ampla em uso na reabilitação, e é de incontestável valor para o terapeuta ocupacional quando se trata de um caso de

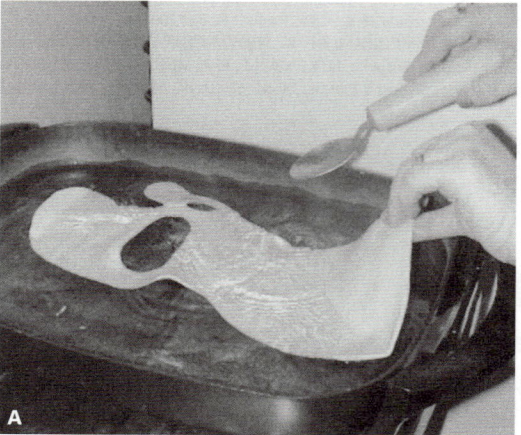
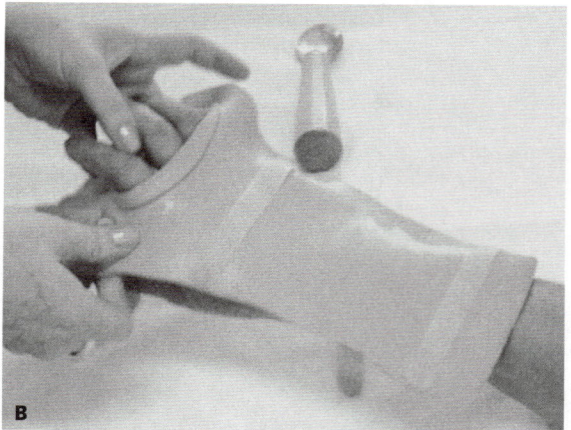
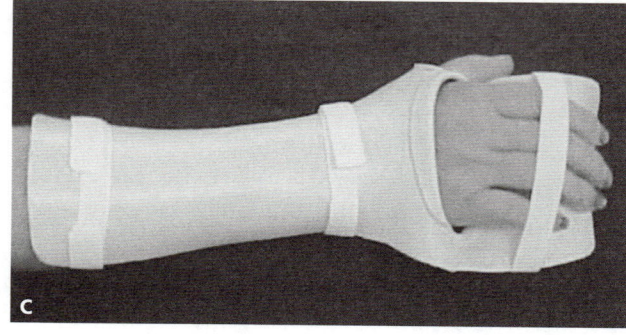

Figura 160.1 – (*A* a *C*) Confecção de órtese.

hemiplegia. É uma escala ordinal com dezoito itens, utilizada em todas as diagnoses para a população em reabilitação. Cada um dos dezoito itens tem uma cotação máxima de sete e mínima de um. A cotação mais elevada é, portanto, de 126 e a mais baixa de 18. Enfoca seis áreas funcionais: cuidados pessoais, controle esfincteriano, mobilidade, comunicação e cognição social, e é vista como um instrumento útil para a avaliação da evolução do paciente durante o processo reabilitatório. Normalmente, é aplicada de modo verbal pelo profissional da saúde[1] (Quadro 160.1).

O terapeuta ocupacional tem como objetivo identificar, analisar, manter e desenvolver gradativamente a capacidade funcional e ocupacional, melhorar a coordenação motora e o esquema corporal, favorecer contatos sociais, prestar orientação familiar e propiciar a independência nas atividades de vida diária básicas e instrumentais.

MIF é a avaliação que nos parece adequada para mensurar os resultados funcionais e ocupacionais obtidos no processo reabilitatório de pacientes com hemiplegia. Além da aplicação verbal, o terapeuta deve aplicá-lo de maneira vivenciada em laboratório de atividades de vida diária (AVD).

O protocolo terapêutico utilizado no Setor de Terapia Ocupacional da Irmandade Santa Casa de Misericórdia de São Paulo, desde 2000, é o da terapia ocupacional abrangente e sintética (TOAS), que consiste em um programa de tratamento simples e de fácil realização pelo paciente em seu domicílio. Esse método é constituído de cinco fases, desenvolvido em 20 sessões de 60min, realizadas uma vez por semana; teve como base o Método Brunstonm e todos os conceitos de tratamento terapêutico ocupacional de Catherine Trombly e de Willard e Spackman.

Protocolo da Terapia Ocupacional Abrangente e Sintética

- *Fase 1*: aquecimento de punhos, cotovelos e cintura escapular, na posição sentada, com apoio plantar funcional (Fig. 160.2).
- *Fase 2*: *cinesioatividade em posição ortostática*, que objetiva a simetria corporal, redução das reações associadas e dos padrões anormais de movimento, além da melhor

QUADRO 160.1 – Tabela da medida de independência funcional				
Níveis	7 = independência completa (em segurança, em tempo normal) 6 = independência modificada (ajuda técnica)	Sem ajuda		
	Dependência modificada 5 = supervisão 4 = ajuda mínima (indivíduo realiza ≥ 75%) 3 = ajuda (indivíduo realiza ≥ 50%) 2 = ajuda máxima (indivíduo realiza ≥ 25%) 1 = ajuda total (indivíduo realiza ≥ 0%)	Ajuda		
Data: Autocuidados		Admissão	Alta	Seguimento
A. Alimentação				
B. Higiene pessoal				
C. Banho (lavar o corpo)				
D. Vestir-se (metade superior)				
E. Vestir-se (metade inferior)				
F. Utilização do vaso sanitário				
Controle de esfíncteres				
G. Controle da diurese				
H. Controle da defecação				
Mobilidade				
Transferências				
I. Leito, cadeira, cadeira de rodas				
J. Vaso sanitário				
K. Banheira, chuveiro				
Locomoção				
L. Marcha/cadeira de rodas		M C	M C	M C
M. Escadas				
Comunicação				
N. Compreensão		A V	A V	A V
O. Expressão		V N	V N	V N
Cognição social				
P. Interação social				
Q. Resolução de problemas				
R. Memória				
Total				
Nota: Não deixe nenhum item em branco; se não for possível ser testado, marque 1				

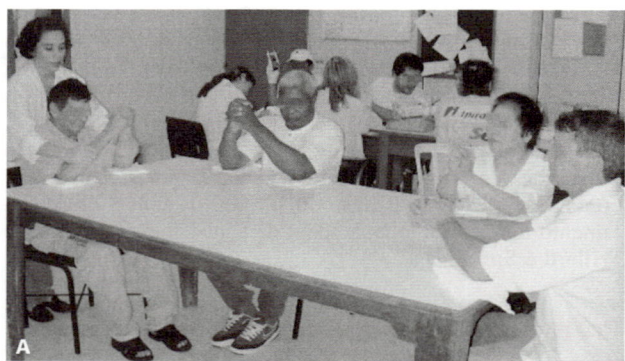
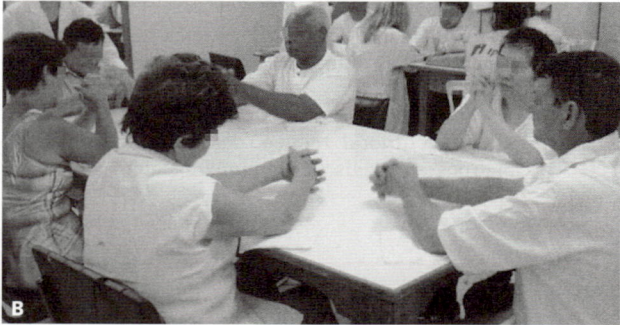

Figura 160.2 – (A e B) Aquecimento de punhos, cotovelos e cintura escapular.

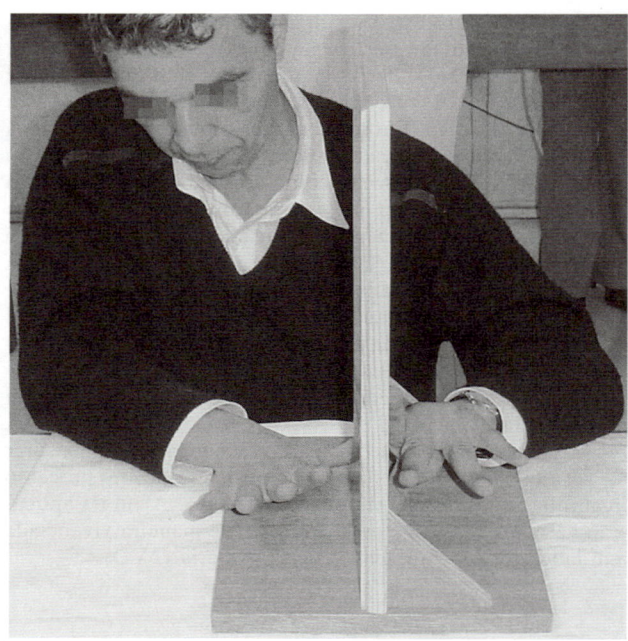

Figura 160.4 – Cinesioatividade com espelho.

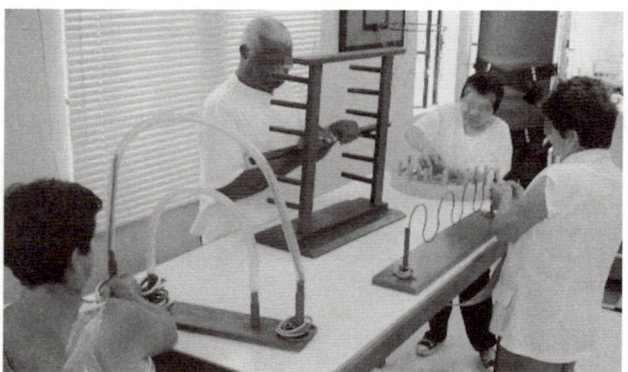

Figura 160.3 – Cinesioatividade em ortostatismo.

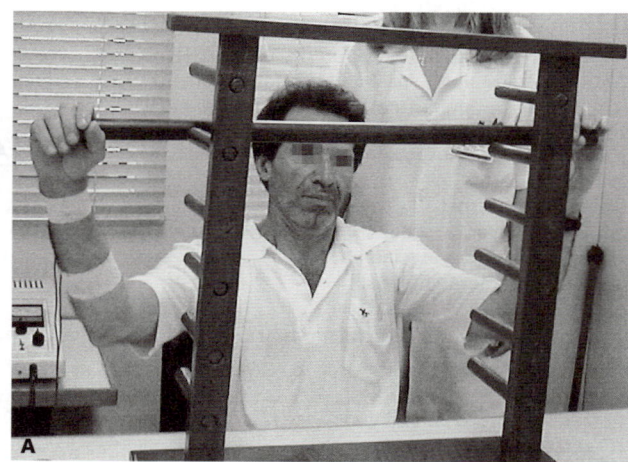
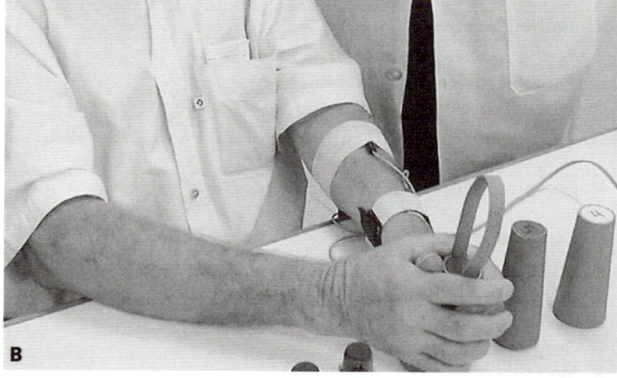

qualidade ocupacional do hemicorpo comprometido e coordenação motora (Fig. 160.3).

- *Fase 3*: *cinesioatividade com espelho*, que visa a melhora no esquema corporal, e gradativamente da *performance* do membro comprometido, por meio da visualização do membro não comprometido no espelho. Essa técnica é baseada em estudos do neurocientista indiano Ramanchadran[2] (Fig. 160.4).
- *Fase 4*: *cinesioatividade associada à técnica FES*, que objetiva o recondicionamento muscular do membro superior comprometido, a redução da espasticidade e a reorganização do ato motor no membro superior (Fig. 160.5).
- *Fase 5*: treino e vivência das atividades de vida diárias (AVD) (Fig. 160.6).

Figura 160.5 – (A e B) Cinesioatividade com estimulação elétrica funcional.

Avaliação e Tratamento da Capacitação Funcional ▪ 1211

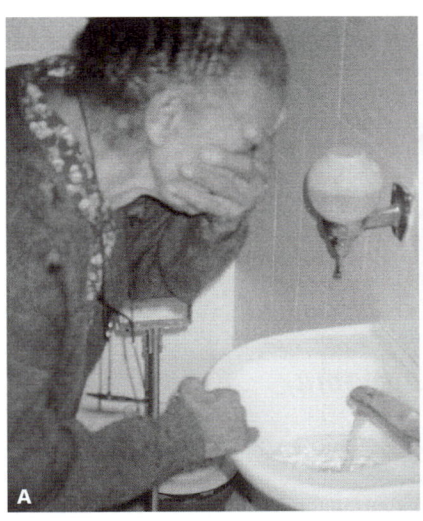
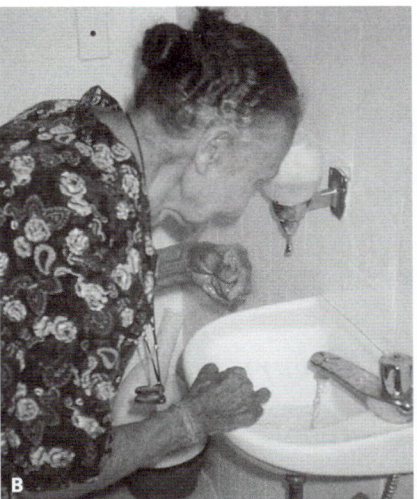
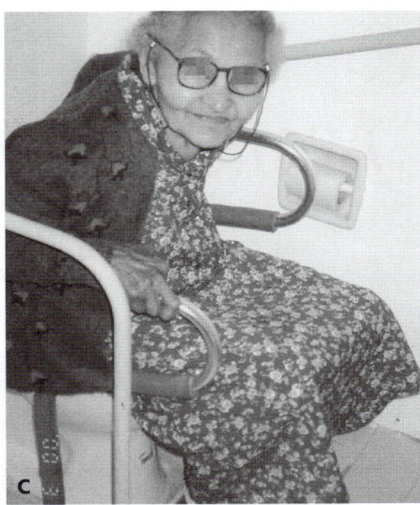
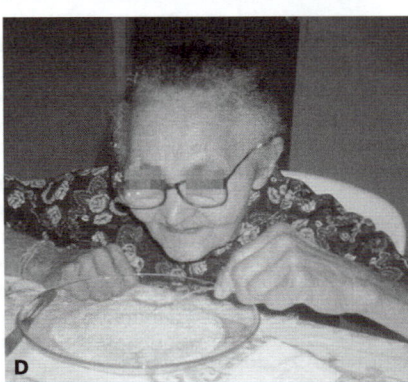
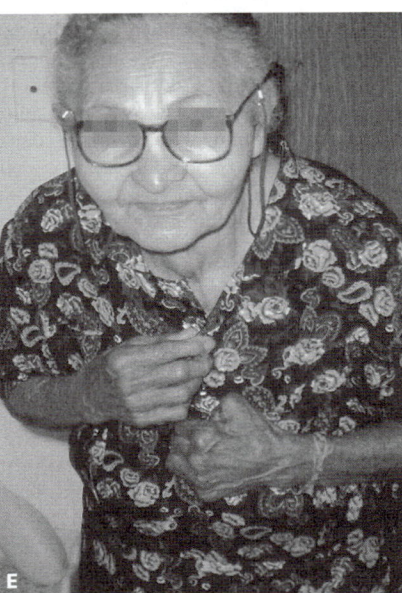

Figura 160.6 – (A a E) Treino e vivência das atividades de vida diária.

REFERÊNCIAS BIBLIOGRÁFICAS

1. CREPEAU, E. B.; NEISTADT, M. E. *Willard & Spackman Terapia Ocupacional*. 9. ed. Rio de Janeiro: Guanabara Koogan, 2002.
2. RAMACHANDRAN, V. S. *Fantasmas do Cérebro: uma investigação dos mistérios da mente humana*. Rio de Janeiro: Record, 2002.

BIBLIOGRAFIA COMPLEMENTAR

ASSUMPÇÃO, T. S. Órteses – princípios básicos. In: FREITAS, P. P. *Reabilitação da Mão*. São Paulo: Atheneu, 2005. p. 539-553.
FINGER, J. A. O. *Terapia Ocupacional*. São Paulo: Sarvier, 1986.
GAZZANIGA, M. S. *The new cognitive neurosciences*. Cambridge: The MIT, 2000.
HAGEDORN, R. *Fundamentos da Prática em Terapia Ocupacional*. São Paulo: Dynamis, 2001.
KRAMER, P.; HINOJOSA, J.; ROYEEN, C. B. *Perspectives in Human Occupation-Participation in Life*. Baltimore: Lippincott Williams e Wilkins, 2003.
LENT, R. *Cem Bilhões de Neurônios: conceitos fundamentais de neurociência*. São Paulo: Atheneu, 2001.
LIANZA, S. *Estimulação Elétrica Funcional – FES e Reabilitação*. 2. ed. São Paulo: Atheneu, 2002.
LIANZA, S. *Medicina de Reabilitação*. 3. ed. Rio de Janeiro: Guanabara Koogan, 2001.
PAOLINELLI, G. C.; GONZÁLEZ, H. P.; DONIEZ S. M. E. et al. Instrumento de evaluación funcional de la discapacidad en rehabilitación. Estudio de confiabilidad y experiencia clínica con el uso del functional independence measure. *Rev. Méd. Chile*, v. 129, n. 1, ene. 2001.
RADOMSKI, M. V.; TROMBLY, C. A. *Occupational Therapy for Physical Dysfunctionn*. 5. ed. Baltimore: Lippincott Williams e Wilkins, 2002.

CAPÍTULO 161

Avaliação e Tratamento dos Distúrbios de Fala e de Deglutição

Daniela T. Mekaru • Meire T. Shibayama

INTRODUÇÃO

O sistema nervoso determina a organização das estruturas envolvidas de forma extremamente complexa, e é responsável pelo sistema regulador e integrador do corpo no ambiente[1]. Isto quer dizer que o processo neurológico possibilita a recepção e a organização das sensações do próprio corpo e do ambiente, comandando uma ação motora que, finalmente, resulta no uso funcional do corpo[2].

As principais doenças do sistema nervoso que produzem distúrbios de deglutição, fala e linguagem são doenças cerebrovasculares, desordens neoplásicas, trauma craniano, doenças degenerativas, condições tóxicas, distúrbios desmielinizantes e doeças infecciosas[1].

Quando se fala em hemiplegia, discute-se a natureza dos fenômenos neurofisiológicos que controlam os movimentos voluntários e involuntários que interferem na postura, nas posições específicas, na ritmicidade motora, na sensibilidade etc. Assim, *mapeia-se a limitação* do dia-a-dia do paciente, verificando alterações fonoaudiológicas associadas à hemiplegia, tais como:

- Distúrbio de comunicação:
  - Linguagem.
  - Fala.
  - Voz.
- Disfagia:
  - Deglutição.
  - Mastigação.

Os fatores determinantes para o aparecimento das manifestações fonoaudiológicas e de reabilitação no hemiplégico são:

- Localização, extensão e tempo de lesão.
- Aspectos pessoais (como idade e outras doenças), emocionais e socioeconômicos.

DISTÚRBIO DA COMUNICAÇÃO

Linguagem

A afasia é uma das principais seqüelas tratadas pela fonoaudiologia em hemiplégicos por acidente vascular cerebral (AVC) ou trauma cranioencefálico (TCE).

Cabe dizer que, no hemiplégico com acometimento de membros superiores e/ou inferiores à direita e com coordenação manual dominante desse mesmo lado, existe uma probabilidade maior de se desenvolver o quadro de disfasia, em razão da lesão neurológica contralateral, ou seja, da lesão neurológica no hemisfério esquerdo, onde há regiões especializadas nas funções de linguagem (Fig. 161.1).

Há, principalmente, um comprometimento de expressão se o lobo comprometido envolver a região anterior (motor), e da compreensão e formulação da linguagem, se a área afetada envolver a região posterior (sensorial).

Pode-se, didaticamente, dividir as afasias em emissivas e receptivas. A *afasia emissiva* ocorre quando a lesão cortical está localizada na área de Broca, anterior e de representação motora. Esse paciente tem como manifestação mais marcante a emissão da linguagem comprometida. Ele normalmente se comunica por movimentos de cabeça, expressão facial, uma única palavra ou tentativas de emissão de som ou frases sem sucesso.

O afásico receptivo tem lesão cortical em área posterior da linguagem (sensorial) e de Wernicke. Sua principal manifestação é o comprometimento da compreensão dos símbolos da linguagem, por essa razão, esse paciente só executa as ordens do terapeuta quando lhe é dado o modelo. Ele tem fala fluente, mas sem contexto, e muitas vezes incompreensível, pois não realiza troca de turnos com o interlocutor; sua fala é conhecida como logorréica.

Na literatura, encontra-se também alterações de linguagem no paciente com lesão em hemisfério cerebral direito, ou não dominante. Essas alterações não são definidas como afasias, mas também necessitam de avaliação especializada (Fig. 161.2)[3].

Fala

A *fala* é um aspecto da linguagem resultante do mecanismo de contração dos músculos da cabeça, pescoço e respiração, que produzem exalação, fonação, articulação e ressonância humana[4].

A função *fala* ocorre na presença de uma *emissão de voz*, produzida pelas pregas vocais, que ganha significado para quem a escuta a partir das modulações sonoras decorrentes da *articulação* comandada pelos processos lingüísticos.

A fonoarticulação é um ato dinâmico de uma extraordinária complexidade, que envolve *atividades fisiológicas e psicológicas* do indivíduo, tais como inteligência, memória e mecanismos aprendidos e automáticos, implicados por um adequado crescimento e desenvolvimento de todas as estruturas envolvidas[5].

O aparelho fonador (Fig. 161.3) pode ser didaticamente dividido em cinco sistemas, com base em seus mecanismos de funcionamento e na fala resultante. Esses sistemas incluem respiração, fonação, ressonância, articulação e prosódia:

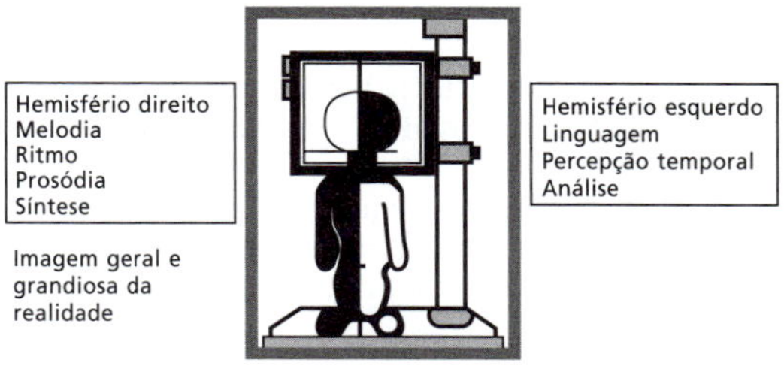

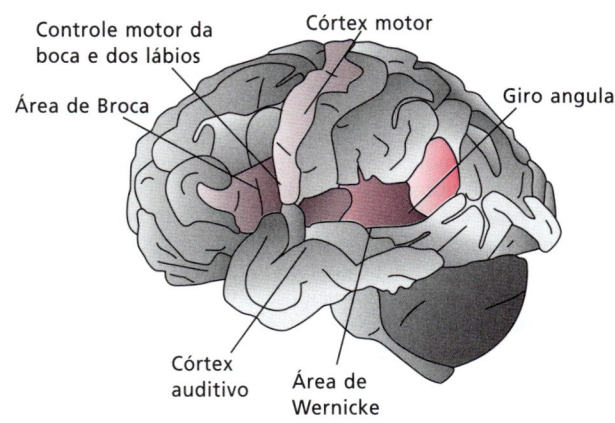

Figura 161.1 – Área da linguagem no hemisfério esquerdo.

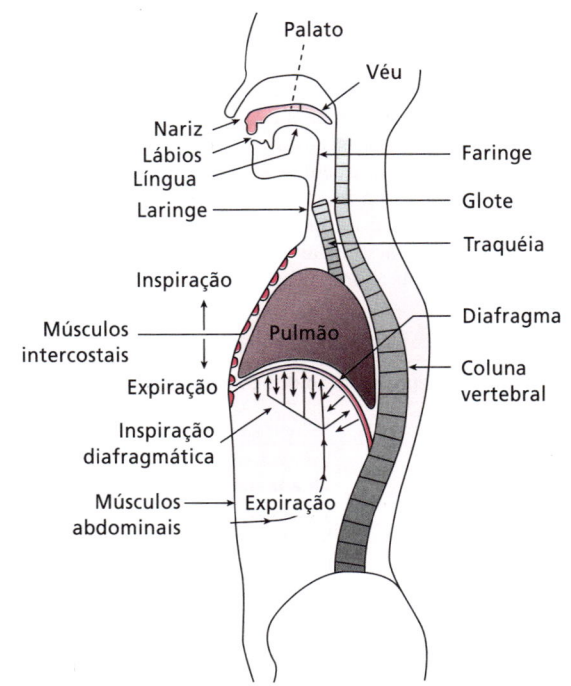

Figura 161.2 – Áreas da linguagem.

- *Respiração*: durante a fala, o padrão muda com a inspiração, ficando mais curta do que a expiração. O ar deve ser transportado para dentro dos pulmões e então mantido durante uma lenta liberação, a fim de permitir um período prolongado da fala. O pulmão é inervado pelo nervo vago e pelos quatro ou cinco gânglios simpáticos, por meio dos plexos pulmonares anterior e posterior. As fibras vagais formam o ramo aferente do arco reflexo respiratório, que deterá a inspiração.
- *Fonação*: no decurso da fala, o ar disponibilizado pelo mecanismo respiratório é forçado na laringe fechada e pelas pregas vocais como pequenas baforadas de ar, que transformam a corrente de ar em vibração. É a natureza da vibração e a forma das estruturas que circundam a laringe que comandam a qualidade de voz. A inervação da laringe surge do *nucleus solitarius* e do nervo vago. O nervo laríngeo superior consiste em ramos interno e externo. O ramo interno sensorial para a laringe se situa acima das pregas vocais. O ramo externo supre a cricóide e a tensão das pregas vocais. O nervo laríngeo recorrente supre os músculos laríngeos.
- *Ressonância*: é a modificação seletiva da inflexão na voz quando a corrente de ar passa pela rinofaringe, orofaringe e boca. Essa modulação ou ampliação cria as características individuais da voz. A maior anormalidade na ressonância da fala é considerada pela comparação com o grau de nasalidade presente. É o nervo vago que supre todos os músculos da faringe, exceto o estilofaríngeo, que é suprido pelo nervo glossofaríngeo (IX). Os músculos do palato mole são supridos pela parte bulbar do nervo espinal acessório, via nervo vago e plexo faríngeo. O tensor do palato é inervado pela segunda divisão do V nervo craniano.
- *Articulação*: se refere à habilidade para modificar ou regular, por meio de válvulas, a corrente da voz, em sons específicos, os quais podem ser moldados em palavras.
- *Prosódia*: é tipicamente alterada ao se mudar o tom, a intensidade ou a acentuação que são colocados em lugares específicos da expressão.

A *disartria* e a *apraxia da fala* são distúrbios motores da fala que envolvem impedimentos do controle motor oral.

A disartria pode ser definida como alteração na emissão da fala, perceptível ao ouvinte, caracterizada por apresentar espasticidade, flacidez, incoordenação, disfluência, alteração de ressonância e velocidade de fala, resultante de lesão neurológica[6]. Todos esses aspectos isolados, ou em combinação, determinarão a funcionalidade da fala.

A apraxia é considerada uma alteração no simbolismo da comunicação e representação do movimento, que atinge não somente a produção da fala, como nas disartrias, mas também a programação – a ordem cortical para a organização dos movimentos fonoarticulatórios necessários para o paciente emitir uma palavra ou frase. Esses pacientes normalmente são incapazes de se autocorrigir e de perceber seu erro na emissão das palavras, que podem ser grosseiros, tornando a comunicação ininteligível ou deficitária, com omissão ou substituição de um ou outro som.

Disfagia

A *deglutição* é o processo que conduz o alimento da boca ao estômago, por meio de fases que se inter-relacionam[7].

Marchesan descreve as fases da deglutição como oral (fase volitiva), faríngea e esofágica (fases reflexas), sob o coman-

Figura 161.3 – Visão geral do aparelho fonador.

do cerebral central e principalmente periférico, na movimentação de estruturas moles e duras[8].

Entende-se por estruturas duras, o osso hióide, esfenóide, mandíbula e vértebras cervicais; as estruturas moles são os músculos e outros tecidos importantes, como músculos constritores faríngeos, palato mole, língua, epiglote, esôfago, cartilagens da laringe e músculos do pescoço.

Todo o processo de deglutição é comandado pelos nervos cranianos, trigêmeo (V), facial (VII), glossofaríngeo (IX), vago (X), hioglosso (XII) e o espinal-cervical. Como o pescoço é considerado bem posicionado, inclui-se também o nervo acessório (XI) (Tabela 161.1).

A deglutição pode ser disparada por diferentes centros nervosos, mesmo depois da remoção total das regiões corticais e subcorticais, mas mesmo não sendo o córtex cerebral essencial para as fases reflexas da deglutição, ele contribui com a fase volitiva oral e o início da fase faríngea[9].

As disfagias neurogênicas são as desordens no processo de deglutição, causadas por alteração neurológica.

A gravidade da disfagia depende da localização, extensão e tempo da lesão, pois lesões corticais em hemisfério direito, por exemplo, podem desencadear alterações da deglutição apenas no período inicial da lesão.

Já pacientes com lesão localizada em tronco cerebral, com comprometimento dos nervos cranianos facial, vago e glossofaríngeo, apresentarão disfagias graves, com necessidade de intervenção intensiva e imediata, pois além de comprometer ou eliciar do reflexo da deglutição, altera a possibilidade de proteção das vias aéreas e déficit da sensibilidade laríngea.

AVALIAÇÃO FONOAUDIOLÓGICA

A avaliação fonoaudiológica engloba a análise de aspectos que caracterizam a capacidade do paciente hemiplégico em se comunicar (compreensão e expressão), assim como determinar a existência de alterações do sistema sensório motor oral que modifiquem a mímica facial e as funções de mastigação e deglutição.

A Figura 161.4 apresenta itens a serem considerados numa avaliação fonoaudiológica para pacientes hemiplégicos, começando com as alterações notadas num primeiro contato com o paciente (observações imediatas), e posteriormente com a coleta de informações dirigidas a respeito da sensibilidade e motricidade oral e conseqüentes alterações na eficiência da mastigação, deglutição e fala.

Cabe salientar que é imprescindível considerar as informações clínicas e relacionadas ao dia-a-dia fornecidas pelo próprio paciente e ou acompanhante.

Conduta Terapêutica

A conduta terapêutica do paciente hemiplégico pode envolver distúrbios da comunicação, disfagia e alterações do sistema sensório motor oral.

Na maioria das vezes, na hemiplegia, a época pós-lesão em que se inicia o tratamento fonoaudiológico manifestará comprometimentos característicos e diferenciados planejamentos terapêuticos.

No geral, seja qual for a conclusão avaliativa, deve-se estabelecer as prioridades terapêuticas, considerando:

- Evitar a ocorrência de broncoaspirações no caso de disfagias.
- Maximizar a compreensão verbal desde o início.
- Elaborar meios para melhorar a expressão na ausência da fala.

Nesse sentido, o fonoaudiólogo atua com os pacientes hemiplégicos nas seguintes áreas:

- Disfagia
- Comunicação
    - Válvula de fala
    - Afasias (disfasias)
    - Dispraxias
    - Disartrias
    - Comunicação suplementar e aumentativa (CSA)

Disfagia

Como a deglutição, enquanto ato motor, é resultante principalmente de uma resposta reflexa, observa-se que a disfagia em hemiplégicos é transitória desde que não exista déficits cognitivos, problemas emocionais associados e intercorrências pregressas que comprometam a motricidade e a sensibilidade laríngea.

Embora transitória, na maioria dos casos, logo após a lesão e dependendo da extensão desta, a disfagia pode ser instalada variando de leve a grave. Assim, o fonoaudiólogo tem um papel fundamental ao determinar os riscos de aspirações orotraqueais durante a alimentação, hidratação e salivação.

Para reabilitar a deglutição, pode-se seguir com a terapia *direta* ou *indireta*, isto é, com ou sem alimento, respectivamente, de acordo com os riscos de broncoaspiração alimentar.

Ao longo da internação, o fonoaudiólogo intervém quando possível, adaptando a postura durante a alimentação, adequando a consistência e o volume à dificuldade específica da deglutição e à necessidade do cuidador. Pode treinar a auto-alimentação por meio do treino de manobras de proteção e mudanças posturais de cabeça. Quando um paciente que faz uso da sonda enteral

TABELA 161.1 – Representação dos comandos neurológicos das fases da deglutição

FASES	SENSORIAL	ÓRGÃOS	MOTOR
Fase oral	V forma e textura	Boca	VII
	VII e IX paladar	Língua	XII
	V posição da mandíbula	Mandíbula	V
Fase faríngea	V e IX	Palato	V, VII, IX e X
	IX	Língua	V, VII, e XII
	V e X	Faringe	IX e X
	X	Laringe	IX e X
		Cricofaríngeo	X
Fase esofágica	X nervo laríngeo superior	Esfíncter esofágico superior	X
	X nervo laríngeo recorrente	Esôfago inferior	X
	X ramos torácicos	Esfíncter esofágico inferior	X

DATA: ____/____/_____

1. Dados de identificação:

Nome: _____ Informante: _____

Registro: _____ Naturalidade: _____ IA: _____ D.N.: ____/____/____

End: _____ CEP: _____ Tel: _____ Escolaridade: _____

2. Observações imediatas:

- Hemicorpo comprometido Ⓓ Ⓔ (nenhum)
- (destro) (canhoto) (ambidestro)
- Anda Ⓢ Ⓝ (com apoio) fala Ⓢ Ⓝ olha Ⓢ Ⓝ escuta Ⓢ Ⓝ
- Posicionamento de cabeça (normal)
- Inclinada para: _____
  Virada para: _____
  Acompanha o olhar com a cabeça   Ⓢ Ⓝ
  Dificuldade para elevar a cabeça   Ⓢ Ⓝ
  Rigidez do movimento de cabeça   Ⓢ Ⓝ
- Dependência do acompanhante: (parcial) (total) (nenhuma)
- Expressão facial:
  Adequada Ⓢ Ⓝ (ausente)
  Inapropriada para a situação   Ⓢ Ⓝ
  Olhos: (muito aberto) (muito fechado) (adequados)   Ⓓ Ⓔ
  Lábios desviados para um dos lados: Ⓓ Ⓔ

3. Sistema sensório-motor oral (órgãos do aparelho deglutofonatório):

	Força			Mobilidade			Direção		
	Ausente	Parcial	Normal	Ausente	Parcial	Total	Ambas	Direita	Esquerda
Occipitofrontal									
Corrugador do supercílio									
Piramidal e transverso do nariz									
Orbicular dos olhos									
Zigomático maior									
Risório									
Orbicular dos lábios									
Língua									
Masseter									

Figura 161.4 – Avaliação funcional fonoaudiológica. Ⓓ = direito; Ⓔ = esquerdo; Ⓢ = sim; Ⓝ = não. (*Continua*)

4. Funções sensório-motoras da cabeça e do pescoço durante a alimentação:

- Deglutição:
  - Voluntária de saliva Ⓢ Ⓝ (lenta) (adequada) (induzida)
  - Sialorréia Ⓢ Ⓝ (observada) (relatada)
  - Tosse/pigarreio voluntário Ⓢ Ⓝ (induzida)
  - Alimentos

		Líquido (mL)			Pastoso		Sólido		
		3	5	7	Ralo	Grosso	Triturado	Amassado	Inteiro
Trânsito orofaríngeo	Escape prematuro extra-oral								
	Escape prematuro para faringolaringe								
	Resíduos após a deglutição em um dos lados								
	Lateralização do bolo alimentar								
	Mastigação/mascar								
	Tempo de preparação adequado								
	Força de ejeção adequada								
Trânsito faringoesofágico	Mobilidade laríngea presente								
	Estase em recessos faríngeos								
	Penetração laríngea								
	Tosse								
	Engasga								
	Regurgitação para nasofaringe								

- Respiração:
  - Capacidade vital (adequada) (diminuída)
  - Dispnéia Ⓢ Ⓝ (relatada) (observada)
  - Tosses secretivas Ⓢ Ⓝ (relatada) (observada)
  - Fadiga Ⓢ Ⓝ (relatada) (observada)

5. Comunicação:

- Compreensão (sensorial):

	Normal	Parcial	Muito alterada
Ruídos			
Objetos			
Ordens simples			
Ordens elaboradas			
Textos			
Inferências			

Figura 161.4 – *(Cont.)* Avaliação funcional fonoaudiológica. Ⓓ = direito; Ⓔ = esquerdo; Ⓢ = sim; Ⓝ = não.

- Expressão (motora):

		Normal	Parcial	Muito alterada	
Linguagem	*Espontânea*				
	Automática				
	Repetição				
	Palavras (figuras)				
	Palavras (leitura)				
	Frases (figuras)				
	Frases (leitura)				
	Músicas				
Qualidade vocal	*Tipo de voz*	Rouca	Áspera	Soprosa	Bitonal	Normal
	Ressonância	Equilibrada	Nasal	Faringolaríngea	Oral
	Articulação	Adequada	Imprecisa	Lentificada
	Velocidade	Adequada	Aumentada	Diminuída
	Ritmo	Adequado	Monótono	

6. Conclusão avaliativa:
- Disfagia neurogênica Ⓢ Ⓝ
  - Com alto risco de aspiração orotraqueal Ⓢ Ⓝ
- Paralisia facial em hemiface quadrante: _____
- Distúrbio da comunicação:
  - Linguagem com déficit predominante da compreensão ( )
  - Linguagem com déficit predominante da expressão ( )
  - Articulação ( )
  - Voz ( )

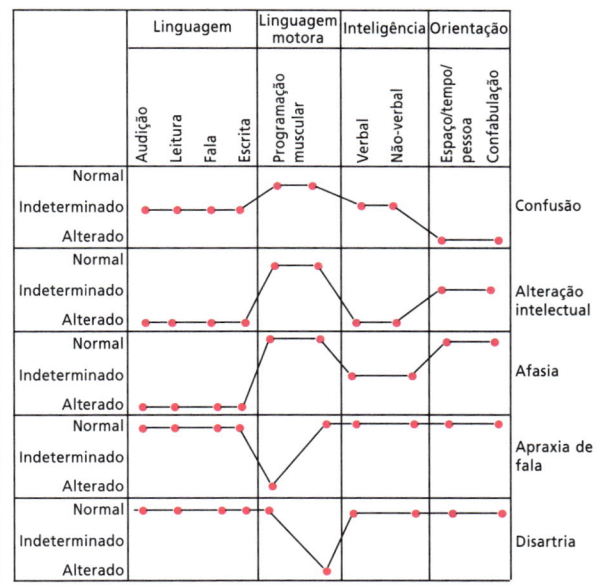

Adaptado de Wertz (1978) por Peña-Casanoval et al. (2005)[10].

7. Planejamento terapêutico:

_____
_____
_____
_____
_____

Figura 161.4 – (*Cont.*) Avaliação funcional fonoaudiológica. Ⓓ = direito; Ⓔ = esquerdo; Ⓢ = sim; Ⓝ = não.

como via exclusiva de alimentação, ele tem condições de receber a dieta via oral sem o risco de broncoaspiração alimentar; é possível evoluir para dieta via oral parcial e, posteriormente, total, a critério da equipe, incluindo, além da fonoaudiologia, a medicina, a fisioterapia, a terapia ocupacional e a enfermagem.

O propósito do atendimento fonoaudiológico após a internação hospitalar em disfagia, nos casos de hemiplégicos, consiste em observar a deglutição em outro ambiente, considerando possíveis alterações de posicionamento de cabeça e tronco, e verificando se há necessidade de adaptação/adequação da mobília para manter a postura *correta* durante a alimentação, evitando os engasgos, tosses, acúmulo de alimento na boca ou até mesmo o escape de alimento pela comissura labial, lembrando que o momento da alimentação deve ser também um prazer social para o paciente.

Além das orientações anteriores, deve-se iniciar o programa de exercícios dirigidos para as alterações observadas em relação à sensibilidade e motricidade oral, e é de suma importância o rigor da realização desses exercícios para que os resultados sejam funcionais durante a alimentação.

Comunicação

A reabilitação global, independente da circunstância, apresenta melhores resultados quando o paciente tem condições de entender e de se fazer entender de alguma forma. Principalmente, em situações críticas, como é a internação hospitalar, a possibilidade de comunicação traz benefícios na evolução do estado geral desses pacientes.

Válvula de Fala

As lesões neurológicas, que acarretam a necessidade da traqueostomia, incapacitam o paciente da fala porque desvia o fluxo aéreo da região glótica para o estoma, impossibilitando a vibração das pregas vocais (voz). Nesses casos, pode-se avaliar a possibilidade da adaptação da válvula de fala (Figs. 165.5 e 165.6).

A válvula de fala é um instrumento que, adaptado na cânula da traqueotomia, permite a entrada de ar durante a inspiração, fechando a passagem aérea durante a expiração por meio do mecanismo de movimento realizado pelo *diafragma* existente na válvula. Assim, o ar é direcionado para a traquéia, laringe, pregas vocais e cavidades oral e nasal. A válvula se abre com menos de 0,5mmHg de pressão e o fechamento se inicia antes de terminar o ciclo de inspiração. O paciente pode ou não estar dependente da ventilação mecânica, no entanto, precisa estar acordado, consciente, alerta e apresentar condições clínicas para manter o *cuff* desinsuflado. Para isso, o fonoaudiólogo deve determinar os riscos de broncoaspiração do conteúdo oral com o uso da válvula de fala. A indicação dessa válvula deve ser discutida com toda a equipe (médico, fisioterapeuta, psicólogo, enfermagem e assistente social), em função da estabilidade clínica, do quadro respiratório, dos aspectos emocionais e do custo para a compra da válvula. Dentre as vantagens, algumas delas estão a seguir:

- Facilita o gerenciamento das secreções.
- Acelera o desmame da traqueostomia-decanulação.
- Possibilita o olfato.
- Melhora a higiene, pois elimina necessidade do dedo.
- Restaura pressão positiva das vias respiratórias, que aumenta o volume da voz, possibilita fala contínua, aumenta a força da tosse e permite melhor oxigenação.
- Melhora a deglutição, pois aumenta a percepção de estase faringolaríngea, reduzindo a broncoaspiração.

Afasias (Disfasias)

O objetivo geral é melhorar as capacidades comunicativas do paciente e possibilitar a sua adaptação psicológica, emocional, familiar e social ao máximo[10].

Não existe método de reabilitação dirigido de acordo com a localização da lesão, pois, na rotina do tratamento fonoaudiológico dos afásicos, nota-se diferentes impactos no ambiente comunicativo de acordo com a pessoa e não com a lesão.

Existem diversas propostas terapêuticas, mas o importante é que o profissional identifique e entenda o conjunto de manifestações apresentadas e não atue com os *sintomas* isoladamente[11].

É por meio da avaliação que consegue-se caracterizar o nível de compreensão e expressão, principalmente verbal, e determinar os seus facilitadores. O primeiro passo sempre é incluir as pessoas que convivem com o paciente, de forma a *estruturar o ambiente* de comunicação, de acordo com as dificuldades apresentadas, e inserir os facilitadores para melhorar a compreensão e as condições de expressão verbal, evitando os desentendimentos e aumentando as possibilidades de interações entre as pessoas o mais freqüente e adequadamente possível na sua vida cotidiana, ou seja:

- Instruir as pessoas que convivem com o paciente a aumentar o contato de olho entre elas e o paciente, principalmente enquanto estiverem falando.
- Trabalhar as expectativas da família e do paciente em relação ao processo de reabilitação, aos resultados esperados e à conscientização de que este é difícil, lento e nem sempre se atinge o desejado de acordo com a situação.
- Estimular, incentivar e oferecer condições ao paciente para que ele participe de situações de comunicação, com o mínimo de constrangimento possível.

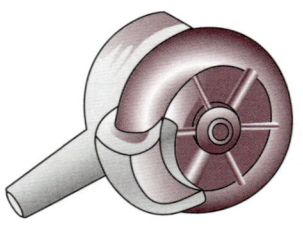

Figura 161.5 – Válvula de fala PMV2001.

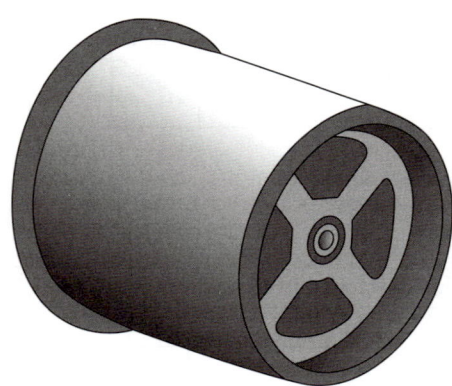

Figura 161.6 – Válvula de fala PMV007.

Disartrias

A reabilitação nesse distúrbio é baseada nos componentes da fala e, dessa forma, existem processos motores básicos a serem trabalhados nesses casos: respiração, fonação, ressonância, articulação e prosódia[12]. Mesmo que não exista um roteiro previamente determinado, deve-se selecionar os exercícios de acordo com a gravidade do comprometimento dos órgãos envolvidos na execução da fala[13].

Primeiramente para o paciente hemiplégico com um comprometimento grave da adução de pregas vocais, desenvolve-se a fonação voluntária a partir de atos *reflexos*, como pigarrear, tossir, gargalhar etc.[14]. Nesses casos, é indicado também trabalhar a coordenação pneumofonoarticulatória, a articulação exagerada, as escalas musicais, as técnicas do bocejo, o método mastigatório e os fricativos sonoros. Lembrando que são apenas exemplos, que devem ser selecionados de acordo com o objetivo a ser alcançado.

Dispraxias

A terapia nas dispraxias envolve estritamente exercícios para a seqüencialização articulatória. De acordo com a avaliação, a proposta terapêutica exige a produção de fonemas, sílabas e palavras, em diferentes situações, dirigidas e espontâneas, e em diversas combinações e velocidades (por exemplo, quando o paciente não é capaz de falar uma determinada palavra e treina a emissão isolada de cada fonema para posteriormente formar a sílaba e depois a palavra)[15].

Comunicação Suplementar e Aumentativa

Para determinados pacientes hemiplégicos com quadros associados de afasia, disartria ou ainda apraxia, em que verificamos pouca eficiência da expressão verbal, pode-se avaliar a possibilidade de desenvolver estratégias da área de CSA.

A CSA dispõe de recursos gráficos visuais e/ou sinais que complementam ou substituem a linguagem oral comprometida ou ausente, permanente ou temporariamente.

Os sistemas de comunicação integram uma variedade de símbolos e auxílios técnicos. Dentre os existentes, pode-se citar alguns dos mais usados: sistemas de sinais manuais, símbolos tangíveis, símbolos gráficos que podem ser pictográficos ou ideográficos; são considerados auxílios técnicos, os tabuleiros de comunicação e a utilização de mecanismos elétricos e eletrônicos[16].

Apesar da evidente importância dessa área para diversos casos, constatou-se que é uma área de pesquisa e aplicação clínica recente e pouco divulgada no Brasil, e quase não existe em hospitais[7].

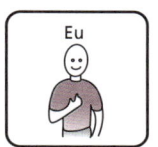 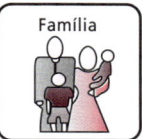 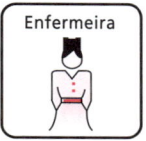 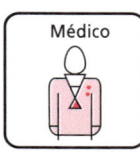 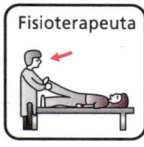 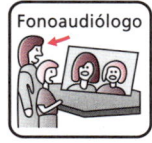 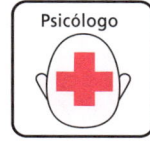
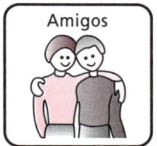 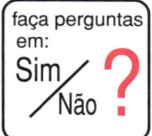   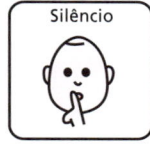 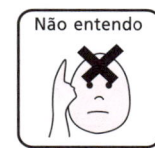 
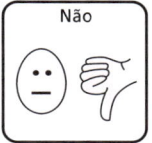 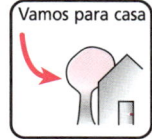 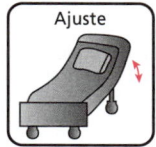 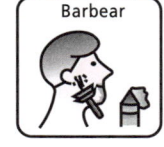 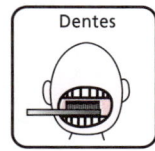 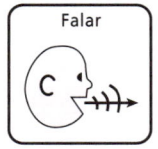 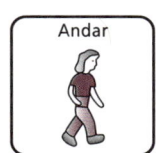
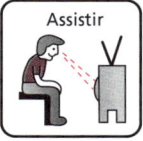 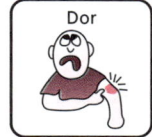  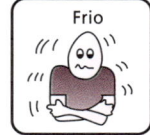 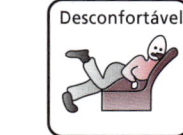 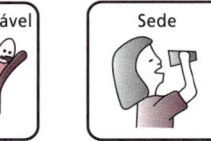 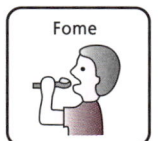
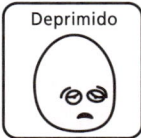 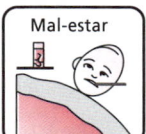 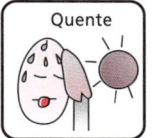 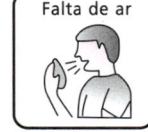 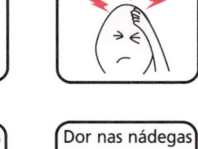 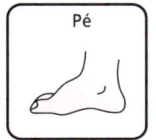 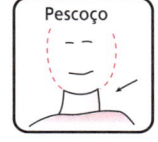
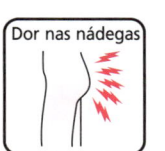
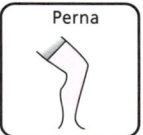 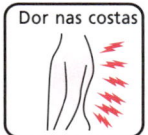 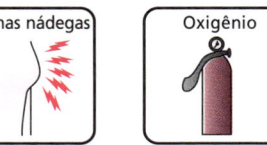 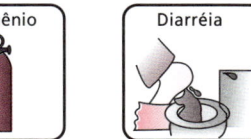

Figura 161.7 – Símbolos de comunicação criados por Johnson, 1981.

Precisa-se considerar, sempre, o estado geral do paciente e que, diferente do atendimento ambulatorial, o indivíduo internado tem como prioridade *sair do hospital*. Com um ambiente restrito para realizar a comunicação, ele se mostra desgastado se forem propostas atividades muito elaboradas, mesmo sendo as ideais para o seu caso. Portanto, é preciso planejar a implantação de sistemas e auxiliadores técnicos funcionais em pouco tempo de terapia, ou seja, fáceis de serem compreendidos com simples manuseios. Nesse sentido, trabalha-se:

- A seleção de opções de sistemas compostos por símbolos com alto grau de iconicidade, isto é, com alto nível de representação entre o símbolo e o respectivo item lexical[17].
- A elaboração de pranchas, sistemas e adaptações individualizadas.
- Na aprendizagem do uso funcional destinado para cada ambiente comunicativo.

Seguem os exemplos nas Figuras 161.7 e 161.8.

O ImagoAnaDiVox: Capovilla (Psicologia Experimental da Universidade de São Paulo) – não é possível exemplificar já que é composto por símbolos *dinâmicos* (fotográficos/filmados) e voz digitalizada funcionando apenas com o uso do computador[18].

Assim, os recursos proporcionados pela CSA têm significativa importância no tratamento fonoaudiológico, pois torna possível a facilitação do relacionamento paciente-equipe-cuidador, atingindo o principal sintoma fonoaudiológico desses casos, que é a exclusão do meio social e a tristeza de não poderem se fazer *ouvidos* e compreendidos[19].

CONSIDERAÇÕES FINAIS

Para finalizar, deve haver a conscientização de que o sucesso terapêutico depende da possibilidade da execução dos procedimentos fonoaudiológicos com a freqüência solicitada pelo terapeuta, mesmo que exija um cuidador e/ou um familiar responsável.

Faz-se necessário considerar cada uma das sessões terapêuticas como uma reavaliação, pois, dessa forma, podem ser traçadas novas metas e a evolução fica mais evidente para o paciente e cuidadores. Assim, os resultados terapêuticos são *valorizados*, servindo de incentivo para as pessoas envolvidas, já que o trabalho é árduo e nem sempre os ganhos correspondem às expectativas.

REFERÊNCIAS BIBLIOGRÁFICAS

1. MURDOCH, B. E. *Desenvolvimento da Fala e Distúrbios da Linguagem – Uma abordagem Neuroanatômica e Neurofisiológica*. Rio de Janeiro: Revinter, 1997.
2. AYRES, A. J. Sensory Integration International. In: FERREIRA, A. P. A.; BOAVENTURA, M. M. *Um Guia para Entender Integração Sensorial*. AACD.
3. JAKUBOVICZ, R.; MEINBERG, R. *Introdução à Afasia. Elementos para Diagnóstico e Terapia*. 6. ed. Rio de Janeiro: Revinter, 1996.
4. PEÑA-CASANOVA, J.; PAMIES, M. P. *Rehabilitación de La Afasia y Transtornos Associados*. 2. ed. Barcelona: Masson, 1995.
5. MAGISTRIS, A.; RIBEIRO, M. S.; DOUGLAS, C. R. *Fisiologia da Linguagem e da Fono-articulação. Tratado de Fisiologia aplicada às Ciências da Saúde*. São Paulo: Robe, 1994
6. YORKSTON, K. M.; BELKELMAN, D. R.; BELL, K. R. *Clinical Management of Dysarhric Speakers*. Boston: College Hill, 1988.
7. GONÇALVES, M. J. et. al. A memória do paralisado cerebral pré-alfabetizado: análise experimental via sistema computadorizado de comunicação alternativa. *O Mundo da Saúde (São Paulo)*, v. 21, n. 2, p. 98-102, mar./abr. 1997.
8. MARCHESAN, I. Q. Deglutição-normalidade. In: *Disfagias Orofaríngeas*. São Paulo: Pró-Fono, 1999.
9. MILLER, A. J. Characteristics of the swallowing reflex induced by perpheral nerve and brain stem stimulation. *Experiment. Neurol.*, v. 34, p. 210-222, 1972.
10. PEÑA-CASANOVA, J.; PAMIES, M. P. *Reabilitação da Afasia e Transtornos Associados*. 2. ed. Barueri: Manole, 2005.
11. ORTIZ, K. Z. Avaliação e terapia dos distúrbios neurológicos da linguagem e fala. In: *Tratado de Fonoaudiologia*. São Paulo: Roca, 1997.
12. ROSENBEK, J.; LAPOINTE, L. The dysarthrias: description, diagnosis, and treatment. In: JOHNS, D. *Clinical Management of Neurogenic Communicative Disorders*. Boston: Little Brown, 1978.
13. NETSELL, R.; DANIEL, B. Dysartria in adults: physiologic approach to rehabilitation. *Arch. Phys. Med. Rehabil.*, 1979.
14. FAZOLI, K. S. H. Avaliação e terapia de voz nas disfonias neurológicas. In: *Tratado de Fonoaudiologia*. São Paulo: Roca, 1997.
15. DABUL, B.; BOLLIIER. Therapeutic approaches to apraxia. *J. Speech Hear. Dis.*, v. 41, p. 268-276, 1976.
16. BASIL, C. Sistemas aumentativos e alternativos de comunicação. In: PEÑA-CASANOVA, J. *Manual de Fonoaudiologia*. Porto Alegre: Artes Médicas, 1997.
17. BLOOMBERG, K.; KARLAN, G. et. al. The comparative transluencia of initial lexical items represented in five graphic symbol system and sets. *J. Speech Hearing Res.*, v. 33, p. 717-725, Dec. 1990.
18. CAPOVILLA, F. C. Comunicação alternativa e facilitadora para afasias: histórico de pesquisa e aplicação. *Ciência Cognitiva: teoria, pesquisa e aplicação (São Paulo)*, v. 1, n. 1, p. 29-80, jan./jun.1997.
19. TETZCHNER, S.; JENSEN, K. Questões éticas com relação a pessoas com problemas de comunicação severos. *O Mundo da Saúde (São Paulo)*, v. 22, n. 2, mar./abr. 1998.

BIBLIOGRAFIA COMPLEMENTAR

BOONE, D.; McFARLANE. *The Voice and the Voice Therapy*. 4. ed. Englewood Cliffs, Prentice Hall, 1988.

LOSSOW, J. F. *Anatomia e Fisiologia Humana*. Rio de Janeiro: Guanabara Koogan, 1990.

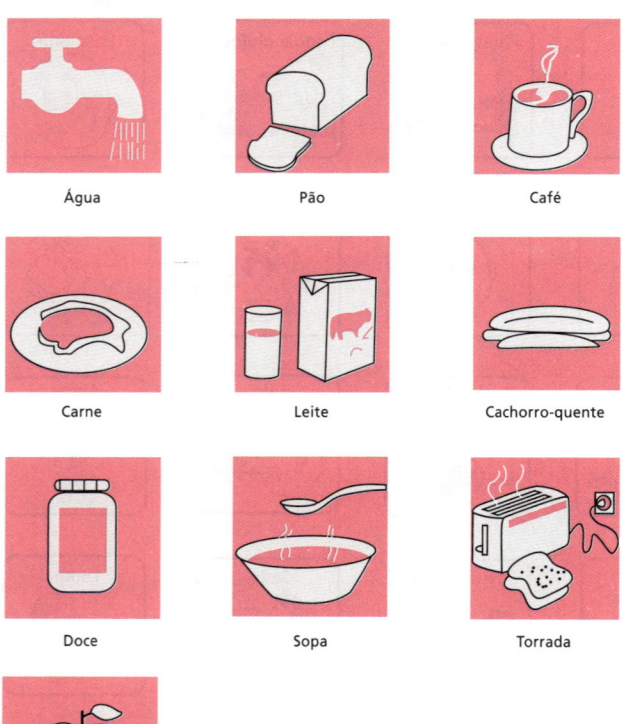

Figura 161.8 – Sinais de comunicação criados por Maharaj, 1980.

CAPÍTULO 162

Avaliação e Tratamento Psicossocial

Valéria Wojciechowski

A hemiplegia é uma incapacidade física que se instala no indivíduo abruptamente, provocando mudanças significativas no psiquismo. A nova condição física pode gerar alterações de identidade, sentimentos de angústia e sintomas de ansiedade, tornando-se necessária a reelaboração da imagem corporal e do auto-conceito[1]. Os problemas psicológicos são freqüentes, pois lidar com limitações físicas e restrições sociais é uma tarefa difícil e requer suporte de todos os profissionais envolvidos no processo de reabilitação.

Em geral, os pacientes são encaminhados para avaliação psicológica por apresentarem dificuldades de relacionamento interpessoal e de aceitação da limitação física, além de outros conflitos afetivo-emocionais. Vários fatores influenciam a maneira pela qual o paciente enfrenta a deficiência física, e são recomendáveis avaliação psicológica e planejamento diferenciado de tratamento para cada indivíduo.

AVALIAÇÃO

A avaliação psicológica possibilita a compreensão da estrutura de personalidade e da dinâmica emocional, direcionando o trabalho do psicólogo. Esse processo consiste em entrevistas e, se necessário, aplicação de instrumentos psicológicos (testes, escalas, inventários).

Devem ser consideradas as principais dificuldades físicas, as atividades que foram interrompidas, o tempo de instalação da lesão e sua causa, a visibilidade da deficiência e a presença de dor.

O histórico de vida, dinâmica emocional antes e após a doença/deficiência, relacionamentos interpessoais, interesses, valores e suporte familiar também necessitam ser pesquisados.

O significado que o sujeito atribui a todos esses elementos e como os vivencia determinam, em parte, o modo pelo qual enfrenta a situação.

É importante, também, que se investigue a presença de ansiedade, depressão e estresse, os quais são comuns em pacientes hemiplégicos. Deve-se distinguir se os sintomas apresentados são reacionais à situação ou não, e se essas manifestações podem interferir no processo de reabilitação.

A avaliação da família é um importante instrumento, pois a dinâmica familiar é alterada quando um de seus membros adquire incapacidades que o impedem de exercer seu papel social. Dependendo da gravidade da deficiência, o indivíduo necessitará de ajuda para realizar as atividades de vida diária e de autocuidado, requerendo a presença constante de uma pessoa, a qual certamente altera suas próprias atividades. Essa dinâmica pode desestruturar a família, originando comportamentos e sentimentos de superproteção ou até mesmo de abandono[2]. Compreender de que maneira os membros da família estão lidando com o paciente, com suas limitações e como estão se reorganizando auxilia o entendimento de alguns comportamentos do próprio paciente.

Torna-se, ainda, necessário realizar a avaliação neuropsicológica. Distúrbios de comunicação, atenção e concentração, memória, organização, abstração, síntese, cálculo e fluência verbal devem ser analisados[2]. Objetiva-se constatar se as funções cognitivas estão preservadas ou comprometidas; investigar como os déficits afetam a vida do paciente, e analisar as possibilidades reais de recuperação[3].

A avaliação deve fornecer o perfil psicológico do paciente, enfocando suas principais dificuldades e os principais recursos para enfrentar a situação de crise que se instalou.

A percepção que o paciente tem da doença e de seu tratamento deve ser pesquisada em seus elementos concretos e subjetivos, pois idéias errôneas ou distorcidas comprometem a eficácia de um tratamento reabilitativo[4]. Quando um paciente não está bem informado sobre suas condições físicas, ele poderá, por exemplo, atribuir à equipe seu mau desempenho durante as atividades solicitadas.

Ao final das avaliações psicológicas, comumente constata-se a presença de sentimentos de inutilidade, inferioridade, frustração e insegurança, os quais estão diretamente relacionados à imagem corporal. As pessoas portadoras de hemiplegia freqüentemente manifestam vergonha do próprio corpo, isolando-se, com receio de desaprovação[2].

Dentre as inúmeras queixas, a dependência é apontada pelos pacientes como o principal conflito, podendo esta gerar dificuldade de relacionamento entre eles e seus cuidadores. Muitas vezes, o indivíduo não aceita receber auxílio e tem atitudes agressivas, o que pode afastar as pessoas.

A idéia de cura ou de alta absoluta também faz parte do imaginário desses pacientes, denotando alto nível de expectativa e ansiedade. Assim, algumas técnicas terapêuticas, como a neurólise química por toxina botulínica, são extremamente desejadas pelos pacientes por suscitar fantasias de retorno à condição física anterior à doença. Muitos se posicionam de forma inadequada diante do tratamento a que se submetem, insistindo nesse tipo de terapia, mesmo que não indicada para eles[5].

TRATAMENTO

O tratamento psicológico pode ser individual ou em grupo, e deve contemplar, além de psicoterapia e de reabilitação cognitiva, orientação familiar (se necessário, também psicoterapia) e informações sobre a dinâmica emocional do paciente para a equipe.

Na prática clínica, observa-se que, muitas vezes, os pacientes com hemiplegia não conseguem perceber os ganhos reais que o tratamento lhes proporcionou, pois a atenção está voltada para o que foi perdido, supervalorizando suas incapacidades e diminuindo suas perspectivas futuras[6]. Dessa maneira, a frustração, a desestimulação e a conseqüente recusa em realizar integralmente o tratamento farão parte do processo de reabilitação.

A psicoterapia tem a finalidade de auxiliar a pessoa portadora de hemiplegia a elaborar as perdas sofridas, atribuindo novos significados à experiência, para que consiga desenvolver potencial para enfrentar a situação. Portanto, o objetivo da atuação psicológica é resgatar o equilíbrio por meio da integração dos aspectos físicos, sociais e psicológicos, redescobrindo suas potencialidades e adequando-se às limitações.

A reabilitação cognitiva consiste em treinar o paciente, por meio de tarefas terapêuticas específicas, a maximizar o funcionamento cognitivo, restabelecendo suas habilidades e amenizando suas inabilidades[3].

As orientações para a família devem estar relacionadas às mudanças, tendo-se como foco os principais conflitos emergidos pela doença e por suas seqüelas. Importa compreender que o paciente também se sente confuso e inseguro com essa nova realidade, apontando para a família a necessidade de reestruturação.

Caso as orientações não sejam suficientes para esse processo de reorganização familiar, é inevitável a indicação de psicoterapia. Nesses casos, o foco das intervenções (elaboração do luto, aceitação e necessidade de reestruturação familiar) deve atingir aspectos mais subjetivos da dinâmica familiar.

Informar e orientar a equipe sobre a dinâmica emocional do paciente em reabilitação também constituem um dos principais pilares da atuação interdisciplinar em pacientes com hemiplegia. Para exemplificar, se um paciente tem uma crise de choro por não conseguir um bom desempenho em alguma atividade solicitada, o profissional previamente informado e orientado poderá estimulá-lo nessa atividade.

Urge que todos os especialistas envolvidos se empenhem na obtenção de resultados mais favoráveis, no sentido de melhorar a qualidade de vida dos pacientes e de seus familiares. Para que isso ocorra, a equipe tem que apresentar conduta uniforme quanto às informações e orientações. Assim, evita-se que o paciente, por piedade ou falta de integração dos profissionais, seja estimulado a idealizar os resultados que poderia obter com o tratamento[4].

Uma outra face do tratamento que envolve a equipe é a possibilidade de estimulação de atividades sociais e esportivas, além das profissionais. Os conflitos afetivo-emocionais estão relacionados às rupturas dessas atividades, e a reinserção social pode ajudar o paciente a se sentir mais seguro e confiante.

Todos os esforços são direcionados para a adaptação psicossocial, contudo, deve-se considerar que reconhecer a condição física não significa aceitar incondicionalmente suas limitações, mas sim encontrar alternativas que contribuam para a satisfação e realização pessoal, tendo como suportes as atividades de lazer, de esporte e a compreensão familiar.

REFERÊNCIAS BIBLIOGRÁFICAS

1. NOVAES, M. H. *Psicologia Aplicada à Reabilitação*. Rio de Janeiro: Imago, 1975.
2. ALVES, V. L. R.; BEGNINI, M. P.; SCHEWINSKY, S. R. et al. A abordagem psicológica frente aos portadores de hemiplegia. In: BATISTELLA, L. R. *Hemiplegia – Reabilitação*. São Paulo: Atheneu, 1992.
3. BALSIMELLI, S. F.; DUQUE, M. B.; MELLO, A. P. S. et al. A neuropsicologia no hospital geral. In: BRUSCATO, W. L.; BENEDETTI, C. N.; LOPES, S. R. A. *A Prática da Psicologia Hospitalar na Santa Casa de São Paulo: novas páginas em uma antiga história*. São Paulo: Casa do Psicólogo, 2004.
4. SPOSITO, M. M. M.; CONDRATCKI, S. Hemiplegia por acidente vascular cerebral. *Med. Reabilit.*, v. 47, p. 17-22, 1998.
5. WOJCIECHOWSKI, V.; LOPES, S. R. A.; BRUSCATO, W. L. et al. A importância da avaliação do nível de expectativa frente à neurólise química com toxina botulínica em pacientes espásticos por AVC. *Med. Reabilit.*, v. 23, n. 1, p. 9-11, 2004.
6. 0WOJCIECHOWSKI, V. Reabilitação física: um caminho para a adaptação psicossocial. In: BRUSCATO, W. L.; BENEDETTI, C. N.; LOPES, S. R. A. *A Prática da Psicologia Hospitalar na Santa Casa de São Paulo: novas páginas em uma antiga história*. São Paulo: Casa do Psicólogo, 2004.

Seção 23

Reabilitação do Grande Queimado

Coordenadora: Margarida S. C. M. Oliveira

163 Aspectos Gerais no Tratamento do Grande Queimado 1224
164 Tratamento Cirúrgico do Queimado 1228
165 Paciente Grande Queimado na Unidade de Terapia Intensiva 1237
166 Reabilitação 1244
167 Terapia Ocupacional em Queimados 1258
168 Tratamento da Dor em Queimados... 1265
169 Lesão Pulmonar em Queimados 1288

CAPÍTULO 163

Aspectos Gerais no Tratamento do Grande Queimado

David de Souza Gomez • Carlos Alberto Mattar

Desde o aparecimento do homem e de uma fonte de calor, surgiram as queimaduras, constituindo-se, de acordo com sua extensão, num dos maiores traumas a que o ser humano pode se submeter.

As primeiras 48h imediatamente após a queimadura são chamadas de fase aguda, ou mais adequadamente *fase de urgência*, cuja importância desse conceito será abordada na seqüência.

Para que a homeostase se processe adequadamente, é necessário que vários fatores sejam mantidos dentro de faixas de segurança no organismo humano. São exemplos: valor do pH, teor de eletrólitos, de glicose, osmolaridade e, dentre esses, temperatura, que deve propiciar condições para que se processe normalmente as reações metabólicas intracelulares.

Se por algum motivo a temperatura subir além do limite tolerável, o organismo dispõe de mecanismos de defesa celular para superar tal agressão, desde que esta seja de intensidade e/ou duração apropriadas, e um importante meio de defesa é a dissipação do calor por meio da circulação.

Assim é que a pele pode suportar contato com fontes calóricas de baixa intensidade por longos períodos sem lesão tecidual. Entretanto, se temperatura for demasiadamente alta, o tempo tolerado de contato sem lesão será extremamente curto, pois nessa situação a absorção de calor poderia exceder a capacidade tecidual de difusão e dissipação do mesmo, resultando, então, em morte celular.

Abaixo de 44°C estaria o tecido cutâneo naquela primeira situação de suportar horas sem morte celular.

Na faixa entre 44 e 51°C, a cada grau de elevação de temperatura dobra-se a taxa de destruição celular.

Acima desse limite, a epiderme é destruída em curto período e após isso a coagulação celular progride para profundidade da derme.

Outros agentes etiológicos podem causar lesões no tegumento, histologicamente semelhantes às provocadas pelas queimaduras, seja por liberação de calor propriamente dito, seja por suas inerentes ações físico-químicas.

Como exemplos dessas situações podemos citar: lesão actínica causada pela radiação solar, tão comum em nossas praias; lesões decorrentes de radiações ionizantes; traumas elétricos e as lesões químicas.

No que tange ao tratamento inicial sistêmico das queimaduras, o mais relevante é determinar a extensão da superfície corporal queimada. Quanto à profundidade, ela terá importância no tratamento local subseqüente. Entretanto, cabe aqui discorrer sobre as formas de analisar uma queimadura no que se refere à sua profundidade: costuma-se, dependendo da fonte analisada, classificar as queimaduras em parciais ou totais. Em nosso meio, costumamos adotar a seguinte classificação:

- *Queimaduras de primeiro grau*: são as mais superficiais e, portanto, mais benignas. Anatomopatologicamente apresentam-se com destruição da epiderme e reação inflamatória ao nível da derme. Curam-se rápida e espontaneamente por encurtamento do tempo de migração das células da camada basal, da epiderme em direção à superfície.
- *Queimaduras de segundo grau*: compromete maior extensão em profundidade, destruindo toda a epiderme e parte da derme. Nessa situação, porém, restam anexos vivos da derme remanescente, que propiciarão a reepitelização da superfície cutânea, a partir da camada basal da epiderme invaginada nestes. Podemos ainda subdividir essa categoria em duas: segundo grau superficial e profundo, dependendo da extensão em profundidade da derme destruída e da quantidade de anexos residuais; a profunda demanda mais tempo para a restauração epitelial pela menor quantidade de substrato anexial presente.
- *Queimaduras de terceiro grau*: destroem toda a epiderme e todo o manancial de anexos existentes, quase sempre acometendo toda a derme e eventualmente também tecidos mais profundos, impossibilitando, com isso, a epitelização espontânea.

Dentro da classificação inicial, os dois primeiros tipos de queimadura entram no conceito de queimadura parcial, enquanto o terceiro, no do total.

Para facilitar a compreensão da seqüência do tratamento geral nessa fase, costumamos dividi-lo academicamente em cinco fases:

- Avaliação inicial.
- Tratamento da dor.
- Avaliação definitiva.
- Plano de tratamento.
- Controle do tratamento.

As duas primeiras fases podem e devem ser feitas rapidamente, em alguns minutos, ao passo que a última ocupará todo o tempo até o final das primeiras 48h.

AVALIAÇÃO INICIAL

Consta basicamente da abordagem que se faz com qualquer doente em medicina, ou seja, anamnese e exame físico.

Na anamnese sobre a queimadura, damos importância aos seguintes fatores:

- *Agente etiológico*: dará indícios de prognóstico e cuidados necessários. Numa escala de gravidade crescente podemos colocar as seguintes etiologias de queimaduras:

- Líquidos aquecidos, por exemplo, água.
- Líquido mais viscoso e de maior retenção calórica, como óleo.
- Substâncias inflamáveis: álcool, gasolina etc.
- Traumas elétricos ou radiativos.

- *Local em que ocorreu*: se em ambiente aberto, será menos problemática do que em ambiente fechado, no qual haverá possível inalação de gases tóxicos e/ou partículas em suspensão no ar respirado, com conseqüente propensão a complicações pulmonares.
- *Tempo*: ou seja, quantas horas já decorreram pós-queimadura, pois as primeiras horas são as mais críticas no tocante à perda líquida, com maior tendência a choque e insuficiência renal.

Quanto ao exame físico, é importante observar se o doente não apresenta obstrução respiratória que possa exigir intervenção médica.

Quando necessário o auxílio respiratório, prefere-se, se possível, a entubação orotraqueal à traqueostomia.

Deve-se despir o doente para se avaliar a extensão da queimadura e proceder ao tratamento local, de preferência em ambiente aquecido para se minimizar a perda calórica do doente.

TRATAMENTO DA DOR

O doente que tem queimadura extensa de primeiro ou segundo grau, apresenta dor importante, que pode comprometer ainda mais sua resposta orgânica à agressão.

Deve-se, portanto, fazer analgesia eficaz, optando por analgésicos potentes que serão diluídos em volume adequado para melhor se administrar a dose infundida. Tal infusão é feita sempre endovenosamente para obtenção do efeito ideal desejado e sem superdosagem. Pode-se usar uma veia periférica, cuja punção é mais rápida, e a dose injetada será aquela necessária e suficiente para deixar o doente tranqüilo e sem dor.

O que ameaça a vida do doente grave nessa fase inicial são os distúrbios hidroeletrolíticos, representados pela perda líquida através da barreira impermeável (epiderme com sua camada córnea) destruída.

Assim sendo, compreende-se porquê o tratamento geral ou sistêmico tem prioridade absoluta sobre o tratamento local, nessa fase.

Desde a divulgação da fórmula de reposição líquida por Evans em 1952, vários métodos surgiram. É essencial salientar que o médico que tratará do doente não precisa conhecer com detalhes todos esses métodos, mas deve saber usar corretamente um e, mais importante, ter a noção de que tal método servirá apenas como diretriz inicial para o posicionamento perante a resposta por parte do doente, visto que nem todos com queimaduras semelhantes apresentarão respostas parecidas e adequadas, exigindo, assim, mudanças para mais ou para menos na fórmula utilizada.

Se o doente apresentar queimadura muito extensa, terá, então, grande importância *a manutenção de uma veia de grosso calibre* para que se possa infundir grandes volumes em curto prazo, preferencialmente locando-se a ponta do cateter ao nível da cava, o que constituirá mais um parâmetro de controle representado pela pressão venosa central.

Nesse tempo faz-se também a cateterização da bexiga por meio da sondagem vesical de demora para se quantificar a diurese, que será avaliada até o término do período de urgência e representará nosso principal parâmetro de controle do tratamento.

Se a área corporal queimada for inferior a 20%, pode-se fazer, na maioria dos doentes, hidratação apenas por via oral. Entre esse valor e o de 30%, deve-se analisar cada caso quanto à necessidade de reposição parenteral.

Acima de 30%, porém, tal conduta se imporá em expressiva maioria de doentes e a reposição líquida deverá se iniciar de pronto.

Nessa fase, colhem-se os exames de laboratório e o doente deverá estar, se internado, ocluído ou não com curativos, de preferência coberto com lençol do tipo que permita a manutenção de um microclima mais apropriado em termos de temperatura e de umidade do ar, reduzindo as perdas calórica e líquida.

AVALIAÇÃO DEFINITIVA

Representa a terceira fase, na qual fazemos avaliação mais completa e estabeleceremos critérios para melhor avaliar a morbidade e a mortalidade possíveis com o tipo de queimadura em questão.

Sabemos que a principal causa de *mortalidade* está diretamente relacionada à *extensão* da queimadura, enquanto a *profundidade, associada à localização*, influi diretamente na *mobilidade*.

Nessa etapa serão analisadas, portanto, outras características inerentes ao doente à queimadura em si, que interferirão com o prognóstico:

- *As condições associadas adversas ao doente* por ocasião da queimadura, por exemplo, extremos de idade, infecções etc., assim como, intoxicações por fumaça de incêndio ou traumas abdominais, cranianos ou em extremidades pioram sobremaneira a evolução do doente.
- *Referente à queimadura propriamente dita,* será de importância, além da extensão e da profundidade, sua localização: na cabeça, se houver vibrissas queimadas, deveremos investigar a possibilidade de haver comprometimento pulmonar por inalação. No *períneo* ela indica internação para tratamento por exposição e controle, de possível infecção. Nas *extremidades* podem também impor internação, principalmente se o doente for de baixa condição socioeconômica ou sozinho: nas duas mãos, por exemplo, constituirá a atualmente chamada *queimadura de alta complexidade*, pois impedirá as atividades mais elementares e essenciais ao paciente: nos dois pés comprometerá substancialmente a deambulação.

A extensão da queimadura (em porcentagem de superfície corporal) será avaliada sempre que possível pelo gráfico de Lund-Browder, que ilustra as metades ventral e dorsal do corpo representadas por letras e números. Estes representam valores percentuais fixos em qualquer idade.

Além de mais preciso, esse gráfico nos mostra, em tabela anexa, as mudanças de representatividade de superfície corporal na cabeça e nos membros inferiores (identificadas por letras) ao longo do crescimento da criança (Fig. 163.1).

Em locais em que não se dispõe desse gráfico, é mais aconselhável quantificar a superfície queimada total pela área da palma da mão do doente, que representa aproximadamente 1% da superfície corporal independentemente da idade.

PLANO DE TRATAMENTO

Com dito anteriormente, prioriza o sistêmico diante do local e das etapas iniciais; a mais importante nessa fase é de reposição líquida.

Para que esta se processe com eficácia é necessário programá-la adequadamente com relação a quantidade, qualidade e velocidade de administração do volume líquido.

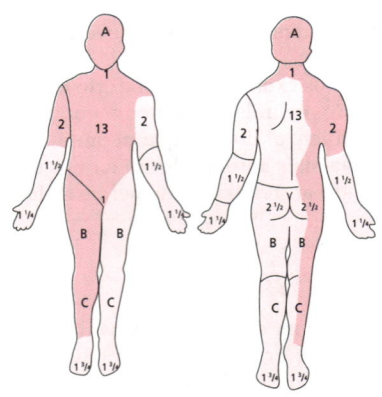

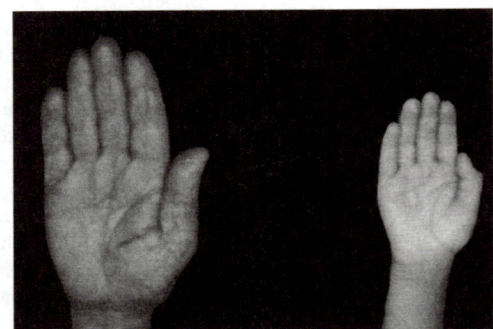

Variação da extensão com a idade			
Idade	A	B	C
0	9,5	2,75	2,5
1	8,5	3,25	2,5
5	6,5	4	2,75
10	5,5	4,5	3
15	4,5	4,5	3,25
Adulto	3,5	4,75	3,5

Extensão queimada		
	Idade	
	1 ano	Adulto
Cabeça	17	7
Pescoço	2	2
Tronco	17	17
Braço	4	4
Antebraço		
Mão		
Nádega	1	1
Genitais		
Coxa	3,5	6,5
Perna	3,5	5
Pé		
Total	48	42,5

Figura 163.1 – (*A*) Gráfico de Lund-Browder. (*B*) Extensão, ACQ, Lund-Browder (1994), (*C*) Palma da mão (1%).

Como a velocidade da perda líquida é maior nas primeiras horas subseqüentes à queimadura e vai decrescendo ao longo do tempo, assim também deve ser a reposição.

Das várias fórmulas existentes para se calcular tal volume, uma das mais utilizadas é a idealizada no Brooke Army Hospital – *hospital militar americano* – derivada da de Evans.

Tal fórmula, surgida em 1953, prescrevia originalmente que se desse como reposição: 1mL/kg de peso/porcentagem de área queimada/período: 1mL/kg/% AQ/período, considerando-se como limite máximo de extensão o total de 50% de superfície corporal, e associando-se como volume de manutenção 2.000mL de solução glicosada a 5% por dia.

Os períodos pós-queimadura aqui considerados são três: o primeiro das 8h iniciais; o segundo das próximas 16h e o terceiro das últimas 24h, perfazendo, dessa forma, as 48h do chamado período de urgência das queimaduras.

É fundamental lembrar novamente que qualquer das fórmulas que se deseje usar serve apenas como diretriz inicial para se avaliar a resposta do doente quanto à terapêutica instituída. Freqüentemente temos que rever a prescrição e fazer mudanças na velocidade de administração de líquidos para melhor atender as necessidades do doente, principalmente nos grandes queimados.

Com relação à qualidade dos constituintes da solução de reposição, a fórmula de Brooke originalmente preconizava um quarto do volume em colóide (plasma) e três quartos em cristalóides (Ringer lactato).

Estudos posteriores, realizados no Brooke Army Hospital, com base na fisiopatologia, propuseram as seguintes modificações nessa fórmula a partir de 1970:

- Administrar o volume total calculado apenas em Ringer lactato nas primeiras 24h e não mais se dar colóide nesse período.
- Não mais administrar solução glicosada nessas primeiras 24h.
- Computar toda a extensão de superfície corporal queimada, não se limitando mais a 50%.
- Administrar no terceiro período (últimas 24h) apenas colóide na dose de 0,5mL/kg/% de área queimada, associado à manutenção com solução glicosada a 5%.

Essas modificações se implantaram e são seguidas em grande escala em nosso meio, no que tange à não administração de colóide nas primeiras 24h, ainda que pesem certas considerações a respeito.

Em primeiro lugar, com relação a nossa realidade, diferente da americana.

Assim, é que a higidez orgânica dos soldados que constituem os doentes do Brooke Army Hospital não deve ser transposta como verdadeira para nossos doentes queimados, tipicamente constituídos por pessoas, em sua grande maioria, carentes e com repercussões orgânicas nefastas causadas por desnutrição, alcoolismo etc.

Dessa forma, por vezes poderá não ser o melhor procedimento para um doente já basalmente diluído, que administraremos apenas cristalóides em grande volume.

Em segundo lugar, deve-se citar que existe certa polêmica a respeito da duração e do papel que o aumento da permeabilidade capilar existente no doente queimado desempenharia na formação do edema tecidual, já que estudos mais recentes enfocam sob outra óptica.

Outra etapa do plano do tratamento é a da avaliação das *necessidades energéticas ou metabólicas*.

O grande queimado apresentará catabolismo intenso, motivado pela necessidade de consumir reservas energéticas a fim de produzir calor para manter sua temperatura, seu metabolismo intracelular e homeostase dentro da faixa normal.

Se o doente puder ingerir, deverá receber dieta enteral, e a melhor é a hipocalórica e hiperprotéica, que o serviço de nutrição e dietética deverá preparar para esses doentes.

Quase sempre o doente queimado manifesta inapetência, não se alimentando adequadamente. Para contornar esse problema, costumamos colocá-lo em decúbito elevado e passar uma sonda nasogástrica macia, de silicone, para minimizar a possibilidade de refluxo gastroesofágico, através da qual administraremos volumes progressivamente maiores da dieta complementar adequada, até o limite de tolerância do doente, que não deve apresentar diarréia.

Além disso, é importante promovermos ambiente de temperatura adequada e aquecido, para minimizar a perda calórica compulsória que induz ao catabolismo.

Outro cuidado que devemos ter com relação a esse doente é o da prevenção da *úlcera de Curling*. Tal complicação é mais bem definida por uma ou mais erosões da mucosa gastroduodenal, traduzindo-se por gastrite, duodenite ou úlcera do estômago ou duodeno.

Como a instalação desse quadro é precoce, já nas primeiras horas pós-queimadura, é fundamental que desde o início se administrem antiácidos por via oral (mais importante) se o doente estiver ingerindo e/ou substâncias como a cimetidina endovenosa em caso contrário.

Ainda dentro do plano do tratamento geral, devemos citar a *prevenção da infecção*, que será alicerçada em adequada manutenção das condições gerais do doente associada ao correto tratamento local das áreas atingidas.

Quanto ao uso de antibiótico, vale dizer que vários trabalhos da literatura médica mundial demonstram que *não há benefícios em se usar rotineiramente antibióticos sistêmicos profiláticos*.

Tal conclusão se baseia no fato de que o antibiótico sistêmico só chega aos tecidos irrigados, não atingindo, por conseguinte, a escara, que é um tecido morto, desprovido de circulação e que alberga os microrganismos na fase inicial de proliferação.

A prática de se administrar tais antibióticos alterará, dessa forma, a flora habitual do organismo do doente e dará margem ao aparecimento de cepas resistentes a esses medicamentos, além de propiciar infecções oportunistas, inclusive por vírus e fungos, o que tem aumentado sobremaneira em freqüência nas últimas décadas.

Sendo assim, percebe-se que é mais adequada a utilização de antibióticos profiláticos por via tópica, já que atuarão diretamente sobre os germes colonizantes, impedindo sua disseminação, e, nessa situação, estará sempre indicada tal profilaxia em doentes grandes ou com queimaduras menores em condições específicas, por exemplo, imunodepressão prévia.

As indicações de uso dos antibióticos sistêmicos profiláticos ficariam restritas a situações específicas, quais sejam:

- *Procedimentos cirúrgicos*, seguindo a orientação geral da profilaxia antimicrobiana em cirurgia.
- *Aspiração de partículas sólidas* com grande probabilidade de lesão pulmonar inalatória resultante, enquanto paralelamente se tomam medidas de suporte pulmonar, como inalação, lavagem brônquica, broncoaspiração, tapotagem etc.
- *Presença de lojas de músculo necrosado*, por exemplo, em traumas elétricos com propensão a infecção por anaeróbio, enquanto se desbridam tais locais.

Em todas essas situações a orientação do uso de antibiótico profilático será a mesma daquela observada em cirurgia.

CONTROLE DO TRATAMENTO

É a última fase e perdura até o término das 48h. Com o doente já sondado e com um cateter colocado na veia cava, teremos alguns parâmetros que nos orientarão quanto à eficácia do tratamento: o principal deles é a diurese, mas podemos também analisar a pressão venosa central, além do pulso e da pressão arterial.

Como já citado, a diurese constituirá o principal parâmetro de controle e para a fórmula de Brooke espera-se que o adulto com boa resposta tenha débito urinário entre 30 e 50mL/h; sendo criança, cerca de 1mL/kg/h.

Se a diurese for menor que o primeiro valor, deve-se suspeitar que a infusão de volume esteja sendo insuficiente.

Nesse caso, faz-se uma prova de volume, com os devidos cuidados em doentes com sobrecarga cardíaca. Desde que haja resposta, mantém-se a reposição líquida em ritmo mais acelerado. Se não houver resposta adequada, o doente já deve ter entrado em insuficiência renal aguda e será tratado como tal.

Se, por outro lado, a diurese for excessiva, estaremos, com certeza, administrando muito volume ao doente e para minimizar os riscos de sobrecarga e maior edema nos vários territórios orgânicos, deveremos reduzir a velocidade de infusão.

Por fim, na eventualidade da úlcera de Curling, será útil o controle endoscópico da condição da mucosa gastroduodenal, principalmente em casos de hemorragia digestiva.

BIBLIOGRAFIA

AIKAWA, N.; ISHIBIKI, K.; NAITO, C. et al. Individualized fluid resuscitation based on haemodynamic monitoring in the management of extensive burns. *Burns*, v. 8, n. 4, p. 249-255, 1982.

BAXTER, C. R. Fluid volume and eletrolyte changes of the early posburn period. *Clin. Plast. Surg.*, v. 1, n. 4, p. 693-709, 1974.

BOSS, W. K.; BRAND, D. A.; ACAMPORA, D. et al. Effectiveness of prophylactic antibioties in the outpatients treatment of burns. *J. Trauma*, v. 25, n. 3, p. 224-227, 1985.

BROUHARD, B.; CARVAJAL, H.; LINARES, H. Burn edema and protein leakage in the rat. *Microvasc. Res.*, v. 15, p. 221-228, 1978.

DEMLING, R.; KRAMER, G.; HARMS, B. Role of thermal injury-induced hypoproteinemia on fluid flux and protein permeability in burned and nonburnd tissue. *Surgery*, v. 95, p. 136-141, 1984.

DURSTCHI, M. B.; ORGAIN, C.; COUNTS, G. W.; HEIMBACH, D. M. A prospective study of prophylactic penicillin in acutely burned hospitalized patients. *J. Trauma*, v. 22, n. 1, p. 11-14, 1982.

ENEAS, J.; SCHUNFELD, P. Y.; HUMPHREYS, M. H. The effect of infusion of manitol-sodium bicarbonate on clinical course of myoglobinuria. *Arch. Intern. Med.*, v. 139, p. 801-805, 1979.

KRAMER, G.; GUNTHER, R.; NERLICH, M. et al. Effect of dextran 70 on increased microvascular fluid and protein flux after thermal injury. *Circ. Schock*, v. 9, p. 529-541, 1982.

MARIANI, U. O tratamento de urgência das queimaduras. In: BIROLINE, D.; OLIVEIRA, M. R. (eds.). *Cirurgia do Trauma*. São Paulo: Atheneu, 1985. p. 431-446.

MONCRIEF, J. A. Replacement therapy. In: ARTZ, C. P.; MONCRIEF, J. A.; PRUIT, B. A. (eds.). *Burns: a team approach*. Philadelphia: W.B. Saunders, 1979. p. 169-192.

MONCRIEF, J. A. The body's response to heat. In: ARTZ, C. P.; MONCRIEF, J. A.; PRUITT, B. A. (eds.). *Burns: a team approach*. Philadelphia: W.B. Saunders, 1979. p. 23-44.

PRUIT, B. A.; GOODWIN, G. W. Current Treatment of the extensive burned patient. *Surg. Annu.*, v. 15, p. 331-364, 1983.

RON, D.; TAIDELMAN, V.; MICHAELSON, M. et al. Prevention of acute renal failure in traumatic rhabdomyolsis. *Arch. Intern. Med.*, v. 144, p. 277-280, 1984.

RUBIN, W. D.; MANI, M. M.; HIEBERT, J. M. Fruid resuscitation of the thermally injured patient – current concepts with definition of clinical subsets and their specialized treatment. *Clin. Plast. Surg.*, v. 13, n. 1, p. 9-20, 1986.

RUSSO, A. C. Considerações gerais sobre queimaduras. In: ZERBINI, E. J. (ed.). *Clínica Cirúrgica*. São Paulo: Alípio Corrêa Netto, 1988. p. 216-220.

TIMMONS, M. J. Are systemic prophylactc antibiotics necessary for burns? *Ann. R. Coll. Surg. Engl.*, v. 65, n. 2, p. 80-82, 1983.

WILKENS, T. J.; BENNETT, J. E. The selective use of systemic antibiotics in the treatment of burns. *Surg. Gynecol. Obstet.*, v. 151, p. 404-406, 1980.

CAPÍTULO 164

Tratamento Cirúrgico do Queimado

David de Souza Gomez • Paulo Cezar Cavalcante de Almeida

Sem dúvida alguma o tratamento cirúrgico é uma das etapas mais importantes do processo de cura do paciente queimado, pois ele será o responsável em devolver-lhe o revestimento cutâneo perdido em decorrência do trauma. Atualmente, essa etapa deve ser realizada o mais precocemente possível, impedindo, assim, que os efeitos secundários da perda da pele se prolonguem e comprometam o estado geral do paciente.

Os conceitos modernos do tratamento das queimaduras visam não só à enxertia de pele precoce, mais também ao bom preparo do paciente para esse procedimento, além da atuação da equipe multidisciplinar, que inclui, entre outros profissionais, o fisioterapeuta e o terapeuta ocupacional ambos orientados pelo médico fisiatra. A atuação desses profissionais também é precoce e tem início durante a fase aguda de hidratação e se estende até a alta hospitalar, continuando, quase que na totalidade dos casos, durante o tratamento ambulatorial.

Hoje em dia, é comum a presença do fisioterapeuta, em companhia do médico cirurgião, na sala de cirurgia, para que logo após a anestesia, e antes do início da operação, ocorra a seção de fisioterapia sob narcose, na qual a mobilização das articulações e o trabalho da movimentação passiva dos grupos musculares são realizados. Isso ocorre porque é praticamente impossível realizar a fisioterapia motora nas fases precoce e tardia da queimadura em razão da dor que é muito presente nos pacientes. A anestesia facilita a realização dessas seções de fisioterapia e traz grande benefício para o paciente (Figs. 164.1 e 164.2).

Abordando o assunto em questão, o tratamento cirúrgico, devemos primeiramente considerar quando é que uma queimadura tem indicação de ser operada. Fundamentalmente, operam-se as queimaduras profundas. As superficiais não exigem operações, uma vez que, se não houver complicações associadas, a evolução será a cura espontânea com bons resultados. Essa cura pode ocorrer por regeneração nos casos das queimaduras de primeiro grau ou por restauração nos casos das queimaduras de segundo grau não profundas, sem que fiquem seqüelas funcionais ou estéticas importantes. Sendo a queimadura de segundo grau profundo ou de terceiro grau, a não operação acarretará evolução indesejável, com hipertrofia cicatricial associada às consequências funcionais e estéticas inerentes, no primeiro caso e, além disso, com cicatrizes deformantes e revestimento epitelial de péssima qualidade no segundo caso.

Para evitarmos esses problemas, é necessário que se faça a enxertia de pele nessas áreas e, para tanto, é necessário realizar antes a ressecção dos tecidos desvitalizados, escaras (Fig. 164.3), preparando, assim, o leito receptor viável que integrará o enxerto a ser colocado. É consenso mundial, atualmente, que o maior benefício para o doente será obtido quando se fizer essa operação precocemente, diminuindo, dessa forma, não só a espoliação pela área queimada, como também a possibilidade

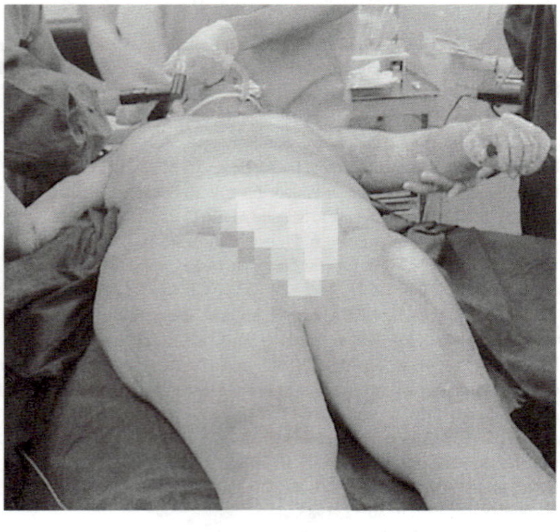

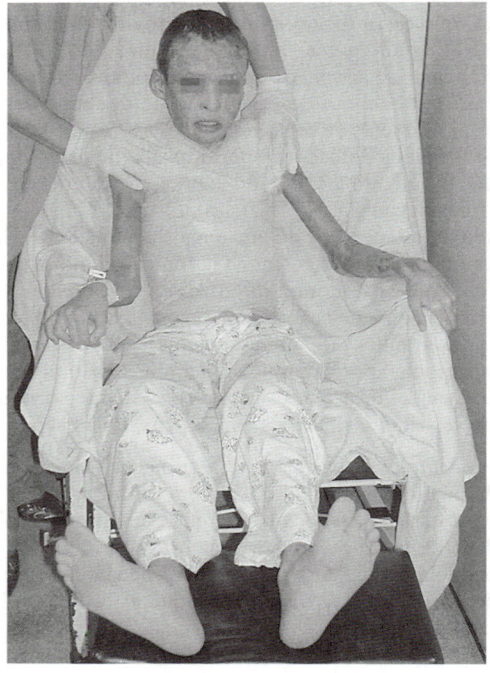

Figura 164.1 – Fisioterapia antes do ato cirúrgico.

Figura 164.2 – Fisioterapia motora durante a internação hospitalar.

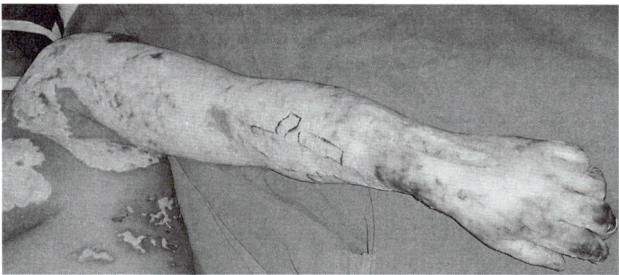

Figura 164.3 – Escara de membro superior.

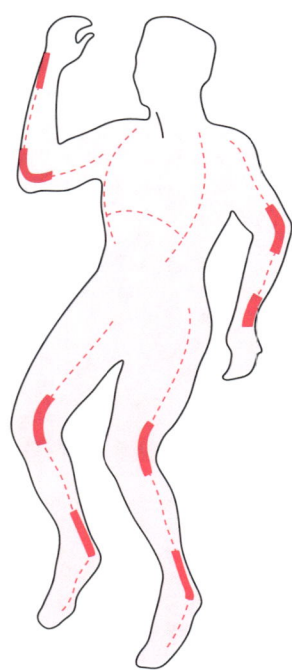

Figura 164.4 – Linhas de escarotomia.

de infecção e o período de internação. Com isso se reduzem os custos do tratamento e minimizam-se as possíveis seqüelas decorrentes.

Na admissão do doente, na fase da urgência, a indicação cirúrgica precoce que sempre se deve ponderar é a realização da *escarotomia*, ou seja, a incisão da escara da queimadura de terceiro grau. A escara nesse caso é freqüentemente constritiva, tende a causar síndrome compartimental, se localiza numa das extremidades do corpo (membros superiores ou inferiores), ou causa restrição respiratória que se localizada no tórax (Figs. 164.4 e 164.5). Faz-se a escarotomia sem qualquer anestesia, já que a escara é um tecido morto e sem sensibilidade. Essa operação é realizada na maca ou no leito: pega-se a lâmina do bisturi entre os dedos indicador e polegar, deixando-se apenas sua ponta exteriorizada para não se correr o risco de aprofundamento da secção atingindo tecidos vivos. Faz-se a incisão longitudinalmente na extremidade afetada, ou em quadriculado no tórax e deve-se evitar a incisão sobre trajetos neurovasculares. Passa-se a lâmina duas ou três vezes no mesmo local, aprofundando-a progressivamente, de forma que, ao término da secção da espessura da escara, suas bordas se afastem pela pressão dos tecidos subjacentes, indicando o bom resultado da realização da escarotomia. Outra vantagem será a facilitação da ação de antimicrobianos tópicos que eventualmente venham a ser colocado sobre as escaras incisadas, pois essas medicações não penetram bem por barreiras que estejam íntegras.

No caso de queimaduras de segundo grau profundo, a indicação ideal será a da *excisão tangencial*, procedimento descrito por Zora Ianzecovic em 1970, e que consiste em ressecar a espessura queimada da derme, tangencialmente, até se chegar à derme viável, sangrante, quando então se faz a hemostasia compressiva, evitando-se cauterizar o leito – que provocaria áreas de necrose difusas – procedendo-se, a seguir, a auto-enxertia de pele no leito ressecado.

O alto valor estético-funcional das áreas, como face, pescoço, mãos, pés e superfícies articulares, nos obriga fazer a enxertia laminada, cobrindo toda a área cruenta criada pela ressecção. Para tanto, deve-se ter o cuidado de justapor adequadamente as lâminas de enxerto entre si e com bordas da área cruenta. Assim, evita-se a formação de cicatrizes entre as lâminas, o que acarretaria prejuízo estético e funcional nas áreas em questão, inclusive com limitação de movimentos principalmente nas áreas de pequenas articulações.

Nas áreas de queimadura de terceiro grau, a filosofia é a mesma: ressecção dos tecidos desvitalizados seguida de enxertia de pele. O que muda é o nível de ressecção: aqui não há derme viável e a escara abrange toda a espessura da pele. Deve-se então ressecar a escara até o plano viável, que será o tecido celular subcutâneo ou a fáscia muscular.

No grande queimado, deve-se fazer a ressecção da escara e do tecido subcutâneo até a fáscia (escarectomia) (Fig. 164.6), que será enxertada, retirando-se todo o tecido gorduroso. A gordura é um tecido mal vascularizado, ao contrário da fáscia muscular, que tem melhores condições para nutrir o enxerto dermoepidérmico. Deve-se preferir fazer a ressecção no plano fascial *a frio*, cauterizando-se apenas os vasos principais, o que diminuirá a chance de perda do enxerto.

Para não espoliar demasiadamente o paciente, o ideal é que se faça a ressecção das escaras numa extensão de superfície corporal não maior do que cerca de 15% de cada vez, pois assim se diminui o sangramento na área ressecada. Para reduzir ainda mais o sangramento, pode-se utilizar garroteamento da área operada, tendo-se o cuidado de liberar o garrote depois de aproximadamente 60min para não desencadear complicações decorrentes de isquemia prolongada.

No grande queimado fazem-se, portanto, operações em seqüência, abrangendo extensões corporais limitadas, e preferencialmente deve-se enxertar o leito ressecado no mesmo ato cirúrgico ou no dia seguinte, se preferir com isso obter hemostasia compressiva feita pela oclusão no dia da ressecção. Nessa situação podem-se excisar os enxertos no ato da ressecção das escaras para se aproveitar a anestesia e guardá-los em geladeira com temperatura de 5°C até o dia seguinte, quando serão colocados no leito cruento. Essa enxertia pode ser realizada sem anestesia

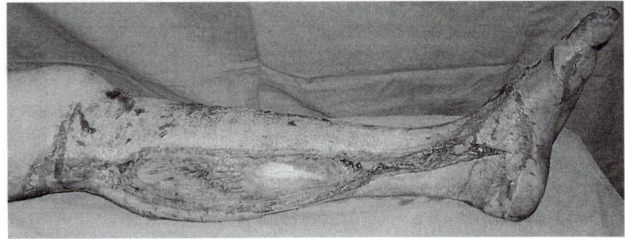

Figura 164.5 – Escarotomia de membro inferior.

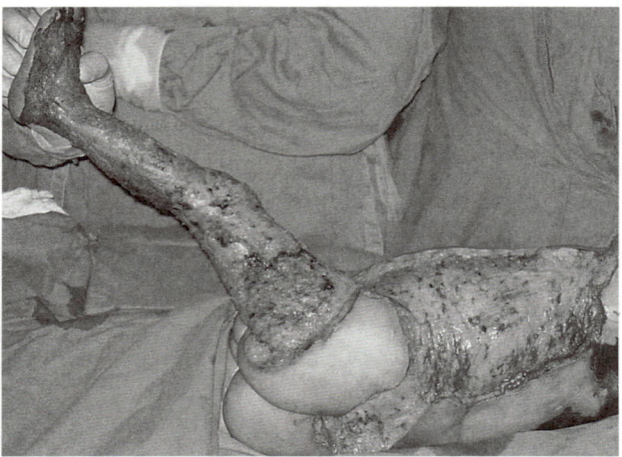

Figura 164.6 – Escarotomia realizada em nível de fáscia muscular.

se o paciente for adulto e colaborador e, se colocado sobre tecido de granulação, já que normalmente não há dor a colocação dos enxertos nessa situação (Fig. 164.7).

É melhor que se programe em seqüência a ressecção e a enxertia por setores corporais de cada vez, do que a ressecção de todas as escaras primeiro para depois se iniciar as enxertias, pois isso provoca espoliação por mais tempo pelos locais ressecados, além da possibilidade de desvitalização, depois de vários dias, do leito cruento que originalmente estava viável.

Uma vez criado o leito adequado para nutrir o enxerto, iremos então proceder à enxertia.

ENXERTIA DE PELE

Os enxertos podem ser divididos segundo algumas características:

- Quanto à *origem*:
  – *Auto-enxertos ou isoenxertos*: quando excisados do próprio receptor ou de gêmeo univitelínico – constituem tratamento definitivo, fechando o meio interno e não sofrendo rejeição. Algumas peculiaridades merecem citação quanto à *estrutura* do enxerto excisado: pode ser tanto oriundo de pele sã, quanto de pele restaurada, ou seja, de uma área curada após queimadura de segundo grau ou após doação prévia de enxerto. Esse procedimento apresenta algumas vantagens: essas áreas restauradas, que em geral podem ser doadoras novamente depois de cerca de 3 semanas, propiciam menor hipercromia resultante nos enxertos após a integração, melhorando o resultado estético, e também não acrescentam novas marcas de áreas doadoras ao paciente (Fig. 164.8).
  – *Homoenxertos ou aloenxertos*: quando excisados de outros indivíduos da mesma espécie – em geral, são curativos biológicos temporários que vão preparar melhor o leito receptor para a auto-enxertia. Se estiverem sem células vivas (como os preservados em glicerol ou a matriz dérmica acelular), podem se revascularizar e permanecer definitivamente no local, mas exigem sobre eles outra enxertia epitelial (epidérmica ou dermo-epidérmica) a fim de vedarem o meio interno.
  – *Heteroenxertos ou xenoenxertos*: quando oriundos de seres de espécies diferentes da do receptor – funcionam exclusivamente como curativos biológicos temporários.
- Quanto ao *formato*:
  – *Laminados*: são os melhores, tanto do ponto de vista estético quanto funcional: o fragmento de pele, da forma como foi retirado, é colocado na área receptora (Figs. 164.9, A e B). Deve-se ter o cuidado, na colocação das lâminas, de se fazer adequada aposição entre elas e também com as bordas da ferida, de maneira a não deixar áreas cruentas residuais, já que isso acarretaria a formação de cicatrizes indesejáveis. Denominamos tal procedimento como enxertia laminada ou por continuidade.
  – *Malhas*: em geral, utilizadas nos grandes queimados, com escassez de áreas doadoras. Excisa-se a lâmina cutânea, que é colocada sobre um transportador plástico, e esse conjunto é processado num dermátomo específico (expansor de pele) (Figs. 164.10, A e B) que abre a lâmina excisada como uma *rede de pesca*, propiciando, assim, ganho de superfície corporal enxertada (Figs. 164.11 e 164.12). Tal fato ocorre à custa de comprometimento estético e funcional, já que o aspecto *rendilhado* será definitivo, e os espaços intersticiais são epitelizados à custa de cicatrizes, ou seja, com maior retração do leito enxertado, sem anexos cutâneos, com menor resistência e maior propensão à formação de vesículas em conseqüência da diminuída aderência entre a epiderme e o leito originalmente cruento. A expansão se dá em várias pro-

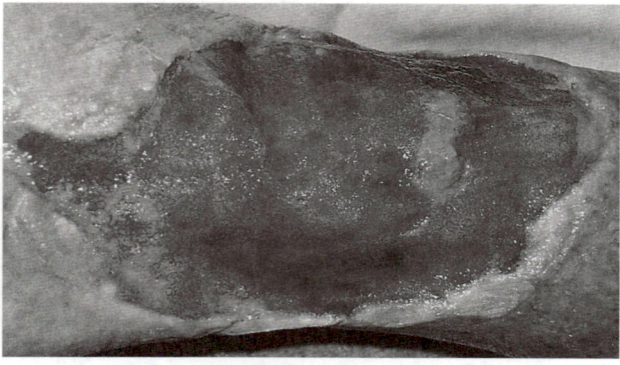

Figura 164.7 – Tecido de granulação em dorso de pé, preparado para receber enxerto de pele.

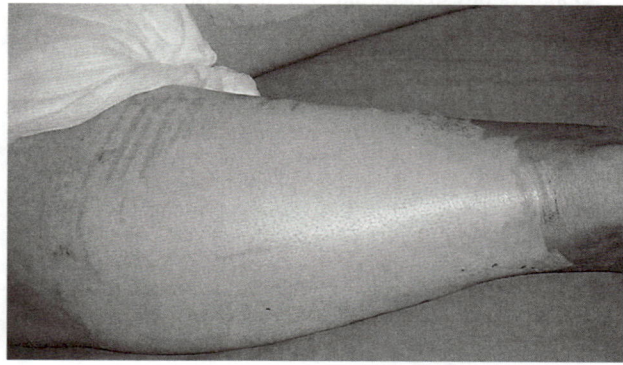

Figura 164.8 – Área doadora restaurada em coxa com 23 dias de evolução preparada para ser novamente excisada.

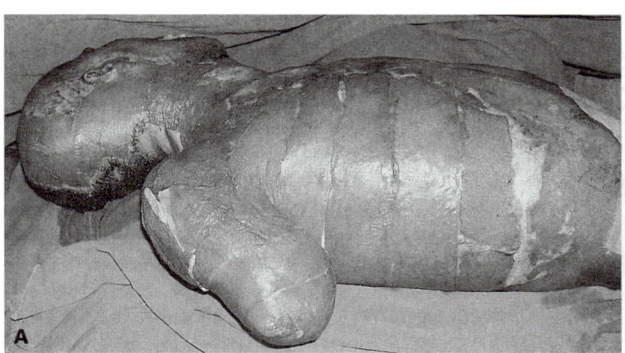

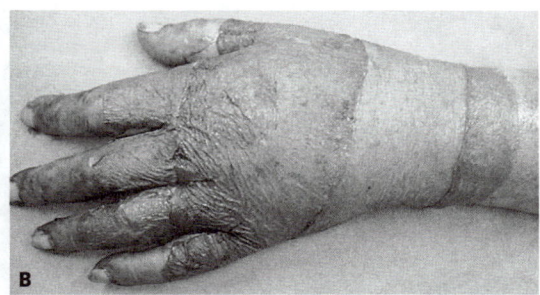

Figura 164.9 – (*A* e *B*) Enxertia de pele em lâmina.

porções: desde 1,5:1, isto é, ganho de 50% na área enxertada em relação à superfície da lâmina excisada, passando por 3:1, 4:1, 6:1, 9:1. Com expansão até 3:1, chamamos de enxertos próximos, já que o espaço intersticial entre os filetes de enxertos é de até 1cm e, acima disso, chamamos de enxertos afastados. A expansão menor, de 1,5:1, não é adequada para se ganhar cobertura nos grandes queimados e basicamente tem sua maior vantagem na prevenção de hematomas quando a ressecção de tecidos no leito a ser enxertado, no mesmo ato operatório, não confere segurança quanto à hemostasia obtida. O eventual sangramento resultante não formaria hematomas, pois seria drenado pelos interstícios da malha, não prejudicando, portanto, a integração do enxerto. Pode-se dizer que a melhor relação custo-benefício para o grande queimado – no tocante ao ganho de superfície enxertada com aceitável contingente cicatricial – é obtida com a expansão 3:1 ou 4:1, já que expansões maiores, como 6:1 ou 9:1, promovem grandes áreas cicatriciais.

– *Selos*: de conotação histórica, não mais são utilizados hoje em dia, tendo sido substituídos pelas malhas. Eram usados nos grandes queimados, com pouca disponibilidade de área doadora. Recortavam-se as lâminas de pele excisadas em pequenos fragmentos e espalhavam-se esses *selos* sobre a área cruenta para que a epitelização progredisse a partir de cada um deles, esperando-se que houvesse, então, total cicatrização das áreas cruentas de permeio. O resultado final, como se pode depreender, era bastante insatisfatório sob todos os aspectos, em virtude da grande área de cicatrizes resultantes. Deve-se ressaltar que, se for feita a enxertia de pequena área cruenta, utilizando-se, por conseguinte, pequeno enxerto, desde que obviamente ele cubra toda a ferida, tal procedimento nunca caracterizará enxertia em selo, mas sim enxertia laminada ou por continuidade, o que quase sempre é confundido pelos menos afeitos às enxertias.

■ Quanto à *espessura*: quando nos reportamos a esse parâmetro, devemos atentar para a conotação biológica do enxerto e, desse modo, devemos obrigatoriamente considerar:

– Porcentagem da derme incluída no enxerto e nunca sua espessura medida em frações de milímetros ou polegadas, já que, por exemplo, a pele total da pálpebra pode ter sua espessura em milímetros menor do que a de um enxerto de espessura parcial do dorso.

• *Total*: levam toda a derme da área doadora, além da epiderme. Preservam anexos como glândulas sebáceas, sudoríparas e alguns folículos pilosos, e dão resultado estético e funcional melhor. A área doadora

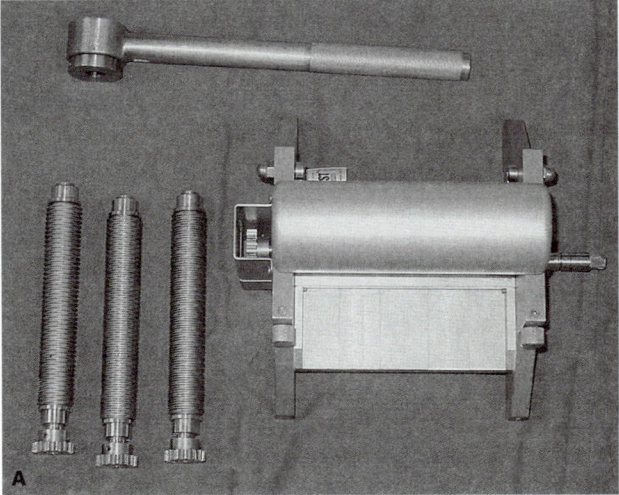

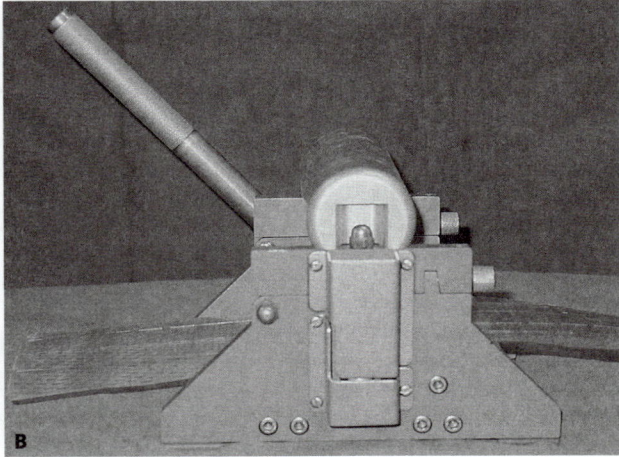

Figura 164.10 – (*A* e *B*) Expansores de pele.

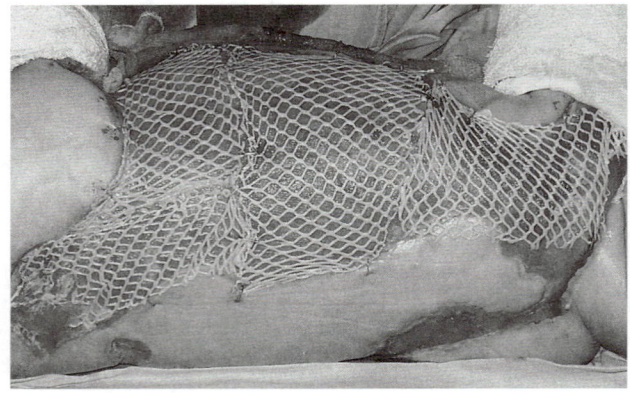

Figura 164.11 – Enxerto de pele em malha 3 para 1 – região dorsal de criança de 1 ano e 9 meses.

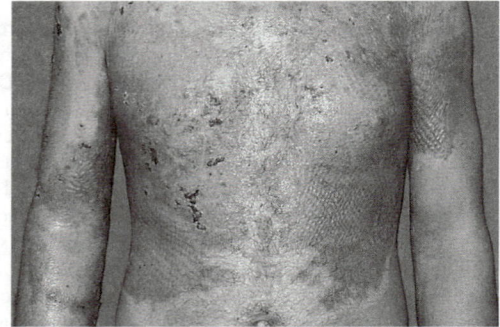

Figura 164.12 – Aspecto do enxerto em malha 3 para 1, 30 dias após a operação.

equivale à queimadura de terceiro grau e necessita ser fechada primariamente ou com enxerto de espessura parcial. Tem, portanto, indicação mais restrita, em áreas receptoras nobres e de menor extensão, por exemplo, na face, em que freqüentemente se utiliza a região retroauricular como doadora para enxertos de pequena extensão. Apesar da introdução do enxerto de pele total na prática clínica, em 1875, ter sido atribuída ao oftalmologista Wolfe, foi Krause quem difundiu seu uso a partir de 1893, o que fez com que tal enxerto ficasse conhecido como de Wolfe-Krause.

- *Parcial*: finos, médios ou grossos, dependendo da porcentagem da derme da área doadora incluída nestes, além da epiderme. O resultado final será tanto melhor, em geral, quanto mais espessos forem.

Os enxertos finos, ou de Ollier-Thiersch (1872, 1886), têm como vantagem a integração facilitada, já que há pouco tecido a ser nutrido pela área receptora. Favorecem também a rápida e mais segura restauração na área doadora em decorrência da manutenção de grande parte da derme e anexos desta, a partir dos quais ocorre a reepitelização. As desvantagens ficam por conta da pior qualidade estética, com maior discromia (normalmente, hipercromia), e funcional, com maior retração secundária no leito enxertado, além de menor resistência local.

Os enxertos de espessura total, ou de Wolfe-Krause, têm a integração mais difícil pela maior quantidade de tecido a ser nutrido pela área receptora, mas como já dito, dão os melhores resultados.

Os enxertos de média espessura, também chamados de intermediários, ou de Blair-Brown (1929), dão resultados intermediários entre os finos e os de espessura total, e, assim, também o são quanto à facilidade de integração.

Para se retirar um enxerto de sua área doadora, utiliza-se o bisturi, se for de espessura total, ou um instrumento denominado dermátomo, se o enxerto for de espessura parcial. Há vários tipos de dermátomos: os manuais, encontrados com mais facilidade nos hospitais, sendo o mais freqüentemente utilizado a faca de Blair (Fig. 164.13); outro tipo, hoje em dia raramente encontrado, é o dermátomo de *tambor*, ou de Padgett-Hood. Este era mais utilizado para se excisar enxertos do abdome, que não oferece nenhum suporte rígido sobre o qual se possa esticar a pele. Dessa forma, utiliza-se cola na superfície semicilíndrica que se adere à pele do local e a lâmina desce em movimentos de vai-e-vem retirando o enxerto. Tais dificuldades hoje são bem contornadas pelo uso dos dermátomos elétricos: os mais comuns em nosso meio são o de Padgett e o de Brown (Fig. 164.14). Esses aparelhos propiciam mais rapidez e facilidade para a retirada do enxerto, além de melhor aproveitamento da área doadora e melhor qualidade do enxerto excisado, que se mostra regular quanto ao perímetro e à espessura. Para casos graves, ou de exigüidade de áreas doadoras, dá-se grande preferência, portanto, ao uso dos dermátomos elétricos. A espessura do enxerto excisado caracteriza o padrão da hemorragia observado de imediato na área doadora: se o enxerto for espesso, a hemorragia do leito doador caracterizar-se-á por pontos sangrantes mais esparsos e grossos, ao passo que, se for delgado, as gotas hemorrágicas serão mais finas e em maior número. Este último padrão é o mesmo de quando excisamos um enxerto de uma área já restaurada.

ESCOLHA DAS ÁREAS DOADORAS

A escolha dessas áreas determinará resultados mais favoráveis ou não, em função de certos aspectos, tanto no tocante à estética como à função. De maneira geral, áreas simétricas ou, na impossibilidade destas, a maior proximidade entre as áreas doadoras

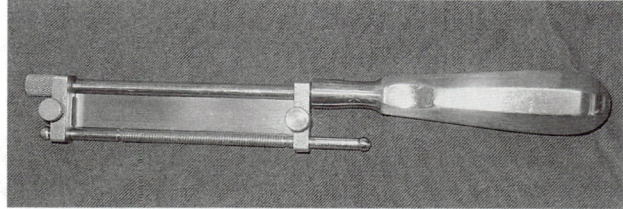

Figura 164.13 – Faca de Blair.

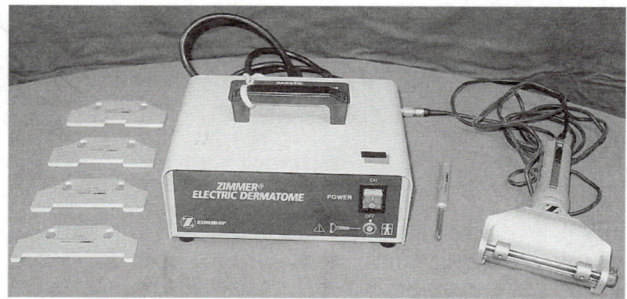

Figura 164.14 – Dermátomo elétrico.

e as receptoras do enxerto oferecem mais semelhanças entre essas peles, contribuindo para o melhor resultado final.

Outro importante problema que surge nos enxertos, após sua integração, e que também deve influenciar na escolha da área doadora, é a discromia, habitualmente a hipercromia. Tal fato gera desagradável contraste de cor com a pele sã vizinha, especialmente se localizado em regiões de alto valor estético-funcional, como a face, por exemplo, quase sempre motivando queixas de *cicatrizes* ruins. Se analisarmos criteriosamente as regiões totalmente enxertadas, sem cicatrização por segunda intenção, veremos que na verdade não há cicatrizes, constituindo a discromia o único fator que muito prejudica a estética. Para minorar esse problema, devemos sempre procurar escolher, quando factíveis, áreas doadoras melhores, quais sejam, as simétricas; a seguir, as mais próximas possíveis da área receptora. Se o enxerto for de espessura total, a hipercromia será minimizada. Se de espessura parcial, a discromia será maior; um contingente da hipercromia também tem como causa a contração do enxerto, já que com isso ocorre maior concentração de melanina. Se enxertarmos uma área central que seja rodeada por pele restaurada, que normalmente se apresenta hipocrômica, teremos no paciente um *efeito-alvo*, apresentando três cores, causando desagradabilíssimo contraste de cor (Fig. 164.15), principalmente nas peles negras. As peles da planta do pé e da palma da mão mantêm nas áreas receptoras a hipocromia da área original, por deficiência de melanina. Para enxertia de áreas extensas na face, em que é impossível o uso de pele total, uma excelente área doadora é o couro cabeludo (Figs. 164.16 e 164.17), que se configura como continuidade da pele da face e dando resultados, com enxertos de espessura parcial, melhores do que os obtidos com enxertos oriundos de áreas doadoras mais distantes.

Outra maneira de minimizarmos a hipercromia é utilizando, se possível, áreas doadoras já restauradas previamente. Entendemos como restauradas as áreas curadas após queimaduras de segundo grau (não profundas) ou após doação prévia de enxertos de espessura parcial, que fisiopatologicamente representam condição única. Vale lembrar que não devemos chamar tais áreas curadas de cicatrizadas, uma vez que a base fisiológica da enxertia é a restauração da pele. Entenda-se: se não enxertássemos uma úlcera cutânea, esta iria cicatrizar por segunda intenção, com todos os problemas inerentes a tal: epitélio distrófico, sem anexos e sem resistência a traumas, com novas ulcerações freqüentes; e com deformidades secundárias instaladas conseqüentes à tendência de contração da ferida. Não teria sentido, portanto, impedirmos a cicatrização dessa área transferindo a cicatrização para outra área, a doadora. Assim, fazemos a enxertia na ferida porque sabemos que não haverá cicatrização em nenhuma das duas áreas: a enxertada terá seu problema resolvido da melhor maneira, ao passo que a restauração da área doadora propiciará uma pele de ótima qualidade, incomparável à de uma área cicatrizada, provendo, por conseguinte, revestimento cutâneo adequado em ambas as áreas: receptora e doadora.

Uma das áreas doadoras mais utilizadas para as enxertias é a da coxa, em decorrência da superfície relativamente ampla e a facilidade para a excisão do enxerto, já que existe bom suporte rígido – o fêmur – sobre o qual podem ser estirados os tecidos suprajacentes, juntamente com a pele, facilitando o procedimento. Prefere-se excisar o enxerto da face medial, já que a seqüela estética ficará mais oculta, em especial nas pacientes femininas, mas se deve tomar cuidado redobrado na excisão principalmente quando no terço superior dessa área medial, pois, pela frouxidão da pele, existe risco muito maior de se aprofundar o dermátomo e inutilizar o enxerto, transformando-o em retalho que deve ser suturado no local. Com exceção de algumas áreas como face, pescoço, mão e períneo, que não são usadas

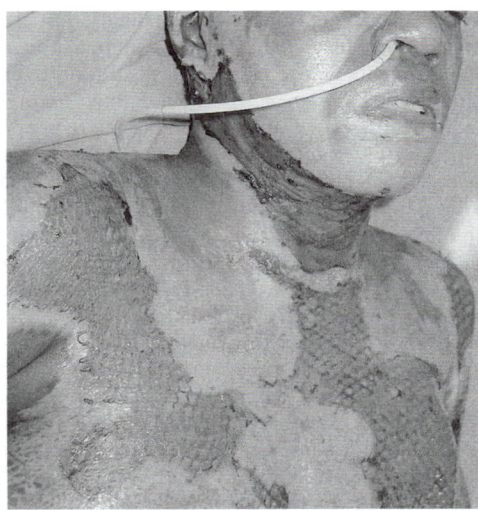

Figura 164.15 – Efeito-alvo. Notam-se os enxertos hipercrômicos, excisados de coxa, dentro da área hipocrômica.

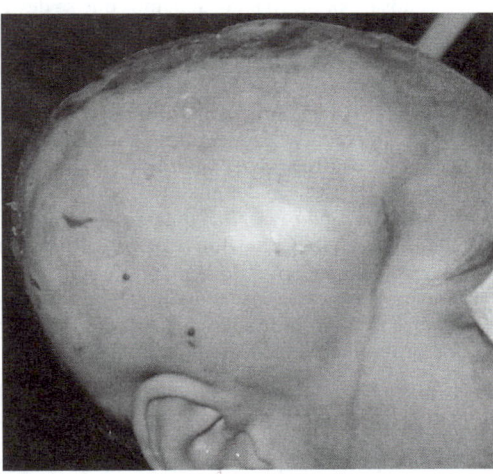

Figura 164.16 – Área doadora de couro cabeludo infiltrada para excisão de pele.

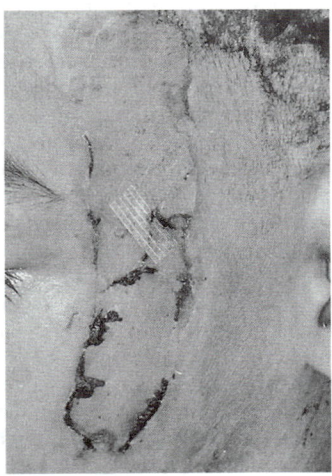

Figura 164.17 – Enxerto de face excisado de área doadora do couro cabeludo.

como áreas doadoras, quaisquer outras podem sê-las, cada qual com suas peculiaridades: já discorremos sobre a utilização do couro cabeludo para a face; uma área doadora que propicia muita semelhança com a pele da palma da mão é a do *cavum* da planta do pé, que não é área de apoio e também apresenta grande espessura da epiderme, em particular da camada córnea. Alguns cirurgiões preferem, para enxertar a mão, utilizar somente enxertos de pele total, retirados da região inguinal, abdome inferior ou face interna de braço, justificando, para tal, a função melhor da pele total. Após a retirada do enxerto é feito um *emagrecimento*, a tesoura, da pele excisada, freqüentemente retiram-se desse enxerto alguns anexos e alguma espessura da derme. Somos do parecer, portanto, que o resultado final não será melhor do que de um enxerto do *cavum* plantar, que preserva a coloração hipocrômica e possui maior espessura da epiderme (camada córnea), típica das faces palmar e plantar, caracterizando maior semelhança, já que o enxerto mantém as características da área doadora.

Quando for fazer enxertia de pele parcial numa área relativamente pequena, uma boa opção de área doadora é a face interna do braço, por se tratar de região mais escondida e menos sujeita à equimose pós-operatória por estar no mesmo nível do coração, ocasionando, dessa forma, baixo gradiente de pressão hidrostática venosa. Por outro lado, achamos que se deva evitar o uso das pernas como áreas doadoras, já que aí é maior a distância da bomba (coração) e, associada à menor resistência cutânea pela circulação deficiente, e pela posição ortostática ao deambular, é substancialmente maior o risco de problemas de equimoses e ulcerações futuras. Quando em grande queimado for necessária a utilização de tais áreas doadoras, é melhor que se inicie por elas a excisão dos enxertos, pois, assim, haverá mais tempo de *maturação epitelial* quando o paciente vier a deambular, minimizando os riscos. Importante é salientar também que, ao se levantar, o paciente deve manter compressão nessas áreas, com ataduras elásticas ou malhas compressivas, para contrabalançar a pressão hidrostática a fim de diminuir a incidência dos problemas relatados.

CUIDADOS COM AS ÁREAS OPERADAS

A área enxertada pode, em princípio, permanecer exposta ou ocluída, em função de alguns fatores:

- *Local*: o períneo é deixado exposto sempre que queimado ou enxertado, ficando o paciente sob um arco de proteção e numa posição no leito que evite o contato das roupas de cama com a área afetada. Preferimos também deixar o pescoço exposto, principalmente quando enxertado em toda a sua face anterior com enxertos laminados grandes, visto que curativo oclusivo, além de exercer inconveniente compressão no pescoço do paciente, causará atritos e eventuais deslizamentos do enxerto sobre a ferida com quaisquer movimentos de lateralidade da cabeça, favorecendo a perda do enxerto. Preferimos deixar as extremidades ocluídas, com dispositivos de imobilização das articulações como talas etc.
- *Paciente*: se não for colaborador, como crianças ou pacientes psiquiátricos, devemos preferencialmente ocluir os enxertos para evitar que sofram ações deletérias. Se for indicação de exposição, como as já citadas, deve-se sedar e restringir o paciente durante o período de integração do enxerto, 5 a 7 dias, ou fazer um curativo de Brown, o que também protegerá o enxerto de agressões externas.
- *Formato do enxerto*: se laminado, cabem as considerações anteriores; se em malha, obrigatoriamente temos que ocluí-los para evitar que a dessecação do exsudato, que sai do meio interno pelos orifícios da malha, forme crostas que mantenham alta colonização bacteriana e acarretem perda dos filetes dos enxertos.

Se o enxerto ocluído for laminado, optamos por trocar o curativo com intervalo de 3 a 4 dias, retirando a camada mais interna (raiom ou morim no curativo tradicional) prosseguindo em direção ao centro para as bordas, para evitar levantar o enxerto de seu leito; se for em malha, postergamos a troca para 5 ou 6 dias, a fim de dar mais tempo ao enxerto para se fixar à ferida, já que a área de contato entre eles será sempre pequena e linear em qualquer direção em que o for manusear.

Ambos os procedimentos, oclusão e exposição dos enxertos, têm vantagens e desvantagens:

- *Exposição*: procedimento operatório mais rápido e mais barato, por não se gastar materiais de curativo, constituem as vantagens; entretanto, os enxertos ficam mais sujeitos a traumas que os retirem do local nos dias subseqüentes; também o pós-operatório é mais trabalhoso, uma vez que exige acompanhamento diário para se desfazerem as coleções líquidas que se formam, com freqüência, sob os enxertos, sob pena de haver perdas focais destes.
- *Oclusão*: procedimento operatório mais demorado e mais caro. Outra desvantagem é a possibilidade de se retirar o enxerto do lugar já durante a realização do curativo, se este for feito intempestivamente, ou no pós-operatório por eventuais mobilizações do segmento enxertado sob o curativo. Como vantagens, podemos citar a proteção do enxerto, desde que a área esteja bem imobilizada, e a não necessidade de manipulações entre as trocas dos curativos no pós-operatório.

Quanto à área doadora, se de um enxerto de espessura parcial, tratamos como queimadura de segundo grau, também por oclusão ou exposição; se ocluída com o curativo tradicional – com raiom, gaze de metro e atadura elástica – preferimos realizar sua primeira troca sob anestesia, já que existe grande estímulo doloroso. Se excisamos um enxerto de espessura total, normalmente fazemos a síntese primária da ferida após descolamento e avanço dos retalhos das bordas.

OUTRAS FONTES DE REVESTIMENTO CUTÂNEO

Países desenvolvidos têm boas alternativas para enxertar pacientes grandes queimados que não disponham de auto-enxertos no momento da admissão ao hospital – fazem-se a ressecção precoce das escaras e a colocação imediata, por exemplo, de uma matriz de colágeno bovino e glicosaminoglicanos, associada à película de revestimento de silicone que substitui a epiderme, obtendo-se, dessa forma, a cobertura do meio interno do paciente. Posteriormente, ao redor de 3 semanas, a película de silicone é retirada até em ambulatório e substituída por um auto-enxerto epitelial: ou dermoepidérmico fino, ou epidérmico. Assim, é incorporada ao organismo do paciente a matriz colágena, que vai sendo progressivamente invadida por células do próprio receptor, como fibroblastos, de maneira a prover bom substrato tipo *dérmico* sob o enxerto epitelial.

Outra alternativa é a enxertia de derme humana acelular, sobre a qual se deve também promover enxertia epitelial nos moldes citados anteriormente.

ENXERTOS HOMÓGENOS

Atualmente no Hospital das Clínicas da Faculdade de Medicina da Universidade de São Paulo utilizamos apenas enxertos homógenos preservados em glicerol, método de conservação idealizado por Pigossi. São retiradas dos doadores, em até 6h após a parada cardíaca, lâminas de áreas doadoras não expostas, com dermátomo elétrico para adequado aproveitamento destas. Utiliza-se ambiente cirúrgico com técnica asséptica como numa operação normal e colocam-se os enxertos em solução de glicerol a 98%, realizando-se também investigação sorológica para se descartar doenças transmissíveis do doador. Assim preparados, tais enxertos podem, em tese, se manter por anos. Por ocasião da enxertia, faz-se sua reidratação em solução fisiológica por cerca de 20min, após o que são colocados nas áreas receptoras.

O glicerol promove, na prática, esterilização após 21 dias – exceto para esporos – além de não deixar células vivas, diminuindo muito também, portanto, a antigenicidade do tecido.

Podem se utilizar esses enxertos com várias finalidades: como melhor preparo local do leito cruento para receber a auto-enxertia (Figs. 164.18 e 164.19), já que o melhor curativo para as úlceras cutâneas é a própria pele; se houver revascularização do tecido, a derme pode ficar integrada definitivamente (Figs. 164.20 e 164.21) e, após a retirada de sua epiderme (Fig. 164.22) desvitalizada, coloca-se sobre essa derme um auto-enxerto dermoepidérmico laminado ou em malha para se fechar o meio interno, com melhor arcabouço estrutural sob o auto-enxerto; pode-se, ainda, havendo disponibilidade para tal, utilizá-lo como *teste terapêutico* previamente à auto-enxertia, para se evitar o desperdício da área doadora e a perda do auto-enxerto em condições inadequadas.

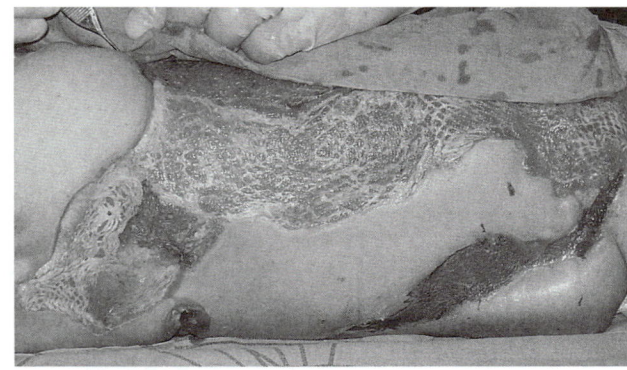

Figura 164.20 – Derme homógena sobre tecido de granulação. Enxerto homógeno realizado em malha. Notam-se ainda resquícios de epiderme.

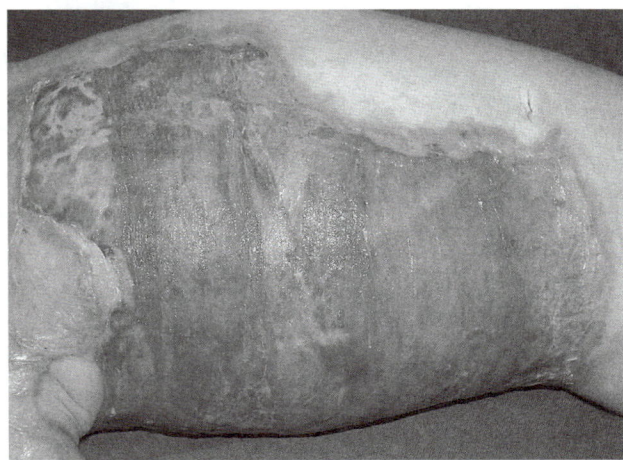

Figura 164.21 – Derme homógena sobre tecido de granulação.

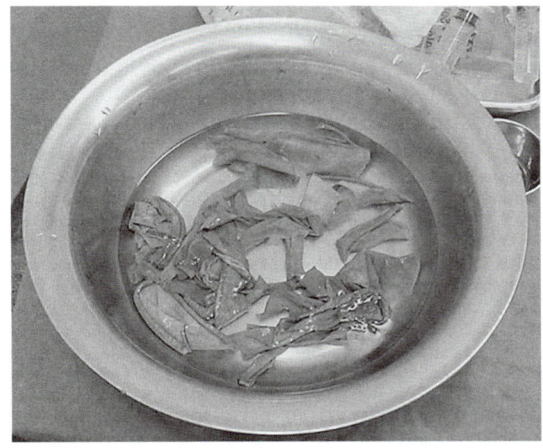

Figura 164.18 – Pele homógena conservada em glicerol em preparo para uso em solução salina.

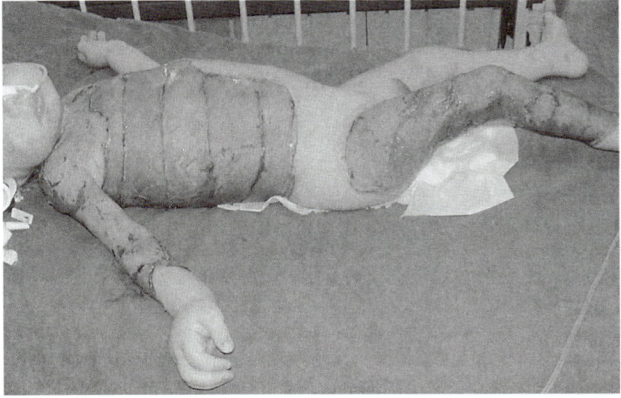

Figura 164.19 – Enxerto de pele homógena em criança com 2 anos.

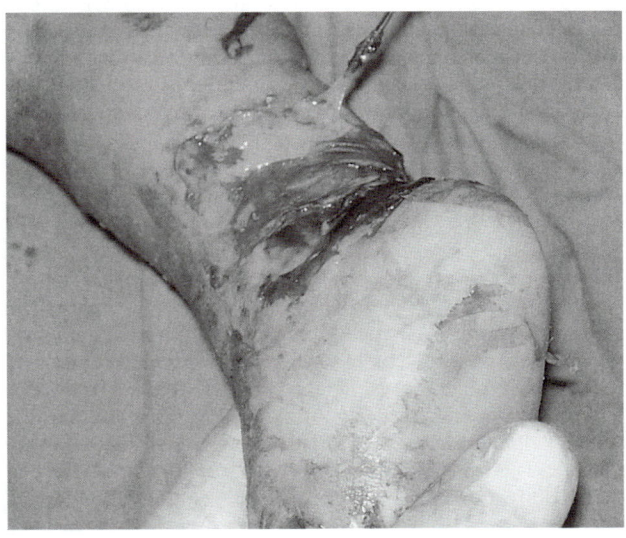

Figura 164.22 – Retirada da epiderme após integração da derme de enxerto homógeno.

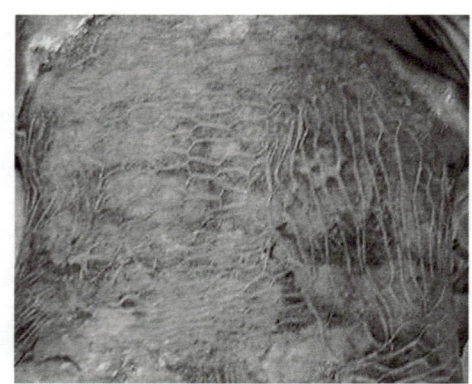

Figura 164.23 – Enxerto autógeno em malha 6 para 1.

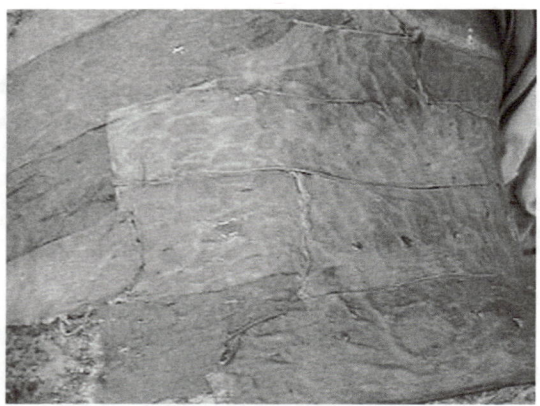

Figura 164.24 – Enxerto homógeno recobrindo enxerto autógeno em malha 6 para 1 da Figura 164.22.

Em nosso Serviço no Hospital das Clínicas, utilizamos ainda o enxerto alógeno em um procedimento que denominamos *enxertia em sanduíche* (Figs. 164.23 e 164.24): num caso extremado de paciente grande queimado, no qual tenhamos que fazer enxertia em malha muito aberta como 6:1 ou 9:1 por falta de área doadora, a fim de favorecer a pega do auto-enxerto e concomitantemente apressar a cicatrização das grandes úlceras dos interstícios da malha, procuramos prover um microambiente mais favorável, recobrindo a malha do auto-enxerto com as lâminas do homoenxerto.

BIBLIOGRAFIA

BILLIGHAN, R. E.; SILVERS, W. K. The origin and conservation of epidermal specificity. *N. Engl. J. Med.*, v. 268, p. 477-539, 1963.

BIRCH, J.; BRANEMARK, P. I. The vascularization of a free full thickness skin graft. *Scand J. Plast. Reconstr. Surg.*, v. 3, p. 1-10, 1969.

CHARVAT, Z. Die reinnervation des anheilenden freien dermoepidermaten autotransplantates bei der ratte. *Acta Neuroveg. (Wien)*, v. 29, p. 426, 1967.

CONVERSE, J. M.; UHLSCHMID, G. K.; BALLANTYNE, D. L. Plasmatic circulation in skin grafts. *Plast. Reconstr. Surg.*, v. 43, p. 495-499, 1969.

CRENSHAW, A. H. General principles. In: *Campbell's Operative Orthopaedics*. 8. ed. St. Louis: Mosby, 1997. cap. 1, p. 3.

DAVIS, J. S.; KITLOWSKI, E. A. The immediate contraction of cutaneous grafts and its cause. *Arch. Surg.*, v. 23, p. 954-965, 1931.

HAO D, GUO Z, CHAI J. Effect of escharectomy and skin grafting of minipigs during burn shock stage on postburn energy expenditure. *Zhonghua Shao Shang Za Zhi*, v. 16, n. 1, p. 34-36, Feb. 2000.

HENRY, L.; MARSHALL, D. C.; FRIEDMAN, E. A. et al. A histologic study of the human skin autograft. *Am. J. Path.*, v. 39, p. 317-332, 1961.

HERSON, M. R.; MATHOR, M. B.; ALTRAN, S. et al. In vitro construction of a potential skin substitute through direct human keratinocyte plating onto decellularized glycerol-preserved allodermis. *Artificial Organs*, v. 25, n. 11, p. 901-906, 2001.

IANZECOVIC, Z. A new concept in the early excision and immediate grafting of burns. *J. Trauma*, v. 10, n. 12, p. 1103-1108, Dec. 1970.

KRAUSE, F. Ueber die transplantation grosser ungestielter hautlappen. *Verhandl Deutsch Ges. Chir.*, v. 22, p. 46, 1893.

LI Z, HUANG Y, YANG Z. The effects of escharectomy en masse during shock stage on the secretion of cytokines from macrophage in scalded rats. *Zhonghua Shao Shang Za Zhi*, v. 16, n. 5, p. 283-285, Oct. 2000.

MARIANI, U. Enxertia de espessura parcial de couro cabeludo. *Rev. Hosp. Clin. Fac. Med. S. Paulo*, v. 43, n. 6, p. 267-271, 1988.

MARIANI, U. *Enxertia de Pele Restaurada Pós-queimadura*. São Paulo, 1972. Tese (Doutoramento) – Faculdade de Medicina da Universidade de São Paulo.

MARIANI, U. The use of healed superficial burns as a donor site for split-skin grafts. *Plast. Reconstr. Surg.*, v. 57, n. 2, p. 191-196, 1976.

MARIANI, U.; GOMEZ, D. S.; CARVALHO, D. A.; FERREIRA, M. C. The tegument resulting from the healing of burns. *Rev. Hosp. Clin. Fac. Med. S. Paulo*, v. 50, n. 3, p. 140-146, 1995.

MONAFO, W. W.; BESSEY, P. Q. Wound care. In: HERNDON, D. N. *Total Burn Care*. London: W. B. Saunders, 1997. cap. 10, p. 88-97.

OLLIER, L. Sur les greffes cutanées ou autoplastiques. *Bull. Acad. Med. Paris*, v. 2, p. 243, 1872.

PIGOSSI, N.; RAIA, A.; LEX, A. et al. Estudo experimental e clínico sobre o emprego, como implante, da dura-máter homógena conservada em glicerina à temperatura ambiente. *Rev. Assoc. Med. Bras.*, v. 17, p. 263-278, 1971.

PONTÉN, B. Grafted skin. Observations on innervation and other qualities. *Acta Chir. Scand.*, v. 257, p. 1, 1960.

RICHTERS, C. D.; HOEKSTRA, M. J.; VAN BAARE, J. et al. Immunogenicity of glycerol-preserved human cadaver skin in vitro. *J. Burn Care Rehab.*, v. 18, p. 228-233, 1997.

RICHTERS, C. D.; HOEKSTRA, M. J.; VAN BAARE, J. et al. Morphology of glycerol-preserved human cadaver skin. *Burns*, v. 22, p. 113-116, 1996.

SMAHEL, J. The healing of skin grafts. *Clin. Plast. Surg.*, v. 4, p. 409-424, 1977.

THIERSCH, C. Uber Hautverpflanzung. *Zentralbl Chir.*, v. 13, n. 24, p. 17-18, 1886.

VAN BAARE, J.; LIGTVOET, E. E. J.; MIDDELKOOP, E. Microbiological evaluation of glycerolized cadaveric donor skin. *Transplantation*, v. 65, p. 966-970, 1998.

WANG, J.; YANG, Z.; ZHANG, H. The effects of massive escharectomy on the resuscitation of burn shock in the early stage after burn. *Zhonghua Shao Shang Za Zhi*, v. 16, n. 3, p. 166-169, Jun. 2000.

WOLFE, J. R. A new method of performing plastic operations. *Br. Med. J.*, v. 2, p. 360-361, 1875.

CAPÍTULO 165

Paciente Grande Queimado na Unidade de Terapia Intensiva

Débora Cristina Sanches Pinto • Paulo Cezar Cavalcante de Almeida

Cada vez mais temos notado a extrema importância do atendimento multidisciplinar do grande queimado, posto que, ao conseguirmos manter a sobrevida desses pacientes mais elevada, os conceitos de reabilitação e retorno à sociedade, mais do que nunca devem ser levados em conta.

Para tanto, a estrutura da unidade de terapia intensiva deve contar com: cirurgiões, clínicos, intensivistas fisiatras, fisioterapeutas, terapeutas ocupacionais, nutricionistas, psicólogos, enfermeiros, auxiliares de enfermagem, entre outros.

Para discutir o tratamento em terapia intensiva, não é possível que deixemos de comentar a abordagem inicial desse paciente, que nos chega diretamente de outros serviços, ou pela entrada do pronto-socorro. Somos nós, os cirurgiões responsáveis pela unidade, que devemos que dar o primeiro atendimento a esses pacientes.

Os passos a serem seguidos, por quaisquer profissionais que venham a receber o paciente em questão são:

- *Anamnese e exame físico*: a anamnese completa deverá ser realizada simultaneamente com o exame físico, embora, muitas vezes, do ponto de vista apenas didático, tais itens se encontrem separados. Na anamnese é fundamental identificar: agente, tempo de queimadura, ambiente aberto ou fechado, doenças e medicações prévias, tipo de atendimento já realizado, vacinação antitetânica e outros fatores relevantes. Ainda neste item procedemos à seqüência do *Advanced Burn Life Support* (ABLS), conforme a Figura 165.1 e o Quadro 165.1.
- *Vias aéreas*: as vias respiratórias pérvias e a anserina de insuficiência respiratória estão associadas à ausência de lesão inalatória. Se há lesão inalatória, conforme a descrição da Figura 165.2, muito mais deverá ser feito.

Sempre que possível deveremos tentar contar com um broncoscopista (Fig. 165.3) que possa, junto conosco, identi-

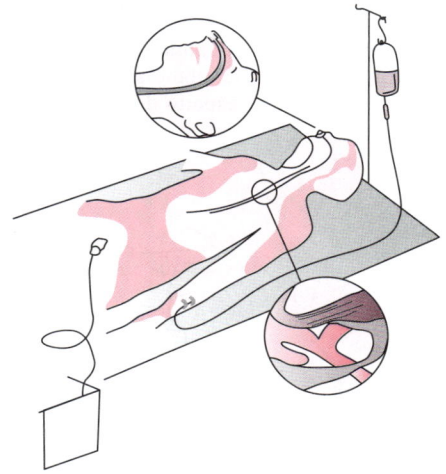

Figura 165.1 – Seqüência *Advanced Burn Life Support* (ABLS).

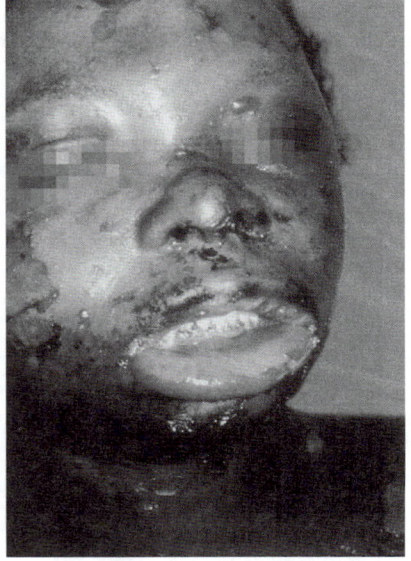

Figura 165.2 – Lesão inalatória (em ambiente fechado. Queimaduras de faces, de vibrissas, de asas nasais e perioral. Perda da consciência, dificuldade respiratória, rouquidão e escarro escuro).

QUADRO 165.1 – Seqüência ABLS

Abordagem inicial
ABCDEF
A: Vias aéreas (*Airway*)
B: Respiração (*Breathing*)
C: Circulação (*Circulation/Cardiac Status/Spine Immobilization*)
D: Incapacidade (*Disability/Neurologic Deficit*)
E: Expor e examinar (*Expose and Examine*)
F: Reposição de fluidos (*Fluid Ressuscitation*)

ficar a gravidade da lesão e a necessidade ou não de entubação precoce.

Também devemos evitar evitar a traqueostomia, porta de entrada que agrava muito o prognóstico do grande queimado (Fig. 165.4).

Nos casos de lesão inalatória, em que não há necessidade imediata de entubação, acabamos optando por ventilação não invasiva, lembrando sempre de proteger a face queimada da possível maceração pela máscara *full face* (Fig. 165.5).

Uma vez que já vimos as partes respiratória e ventilatória do paciente, sempre com acompanhamento e suporte da fisioterapia, devemos lembrar que o uso do oxímetro e do capinógrafo são de inestimável valia. Esses pacientes têm muito poucas áreas para que possamos instalar equipamentos auxiliares. Devemos monitorar sempre o débito urinário, a pressão venosa central e a pressão arterial (PA) não invasiva.

Os exames solicitados de rotina são: hemograma completo, coagulograma completo, glicemia de jejum, sódio, potássio, uréia, creatinina, gasometria arterial e venosa, proteínas totais e frações (PTF), lactato, enzimas hepáticas e sorologias.

A etapa seguinte, porém também simultânea, é o acesso venoso. Muito se discute a respeito deste. Em nosso serviço é costume a passagem de um cateter de duplo lúmen, por acesso femoral; contudo, se houver áreas não queimadas, por exemplo, a região cervical, um cateter jugular será sempre bem-vindo. Evitamos ao máximo as dissecções venosas, por serem pacientes que ficarão longo tempo internados e quanto mais veias preservarmos, melhor será. As crianças com menos de 6 anos de idade poderão beneficiar-se de cateter intra-ósseo, que poderá permanecer por até 6h (Fig. 165.6).

Concluídas as etapas de suporte vital, passamos à prescrição desse paciente que está sendo feita concomitantemente aos procedimentos de tratamento local, ou seja, remoção total de vesículas e bolhas (Fig. 165.7) e aplicação de antimicrobiano tópico nas lesões de terceiro grau (nitrato de prata) a 2,2% associada à sulfadiazina de prata a 1% (Fig. 165.8).

Hoje sabemos que a pele é o nosso maior órgão imunológico e para tanto deve ser preservada ao máximo. Os pacientes grandes queimados (adultos acima de 20% e crianças acima de 10%) terão grande necessidade de manutenção do controle térmico e se suas queimaduras forem de terceiro grau, ou seja, de espessura total, até o subcutâneo, poderão evoluir para falência imunológica. A derme humana, submetida

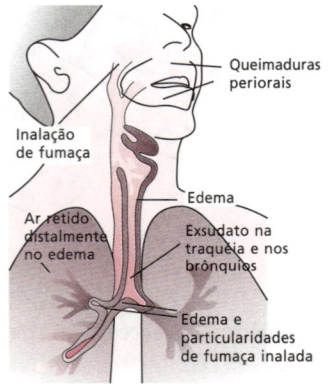

Figura 165.3 – Broncoscopia na lesão inalatória de vias aéreas superiores: edema de vias aéreas, inflamação, necrose de mucosa, presença de fuligem.

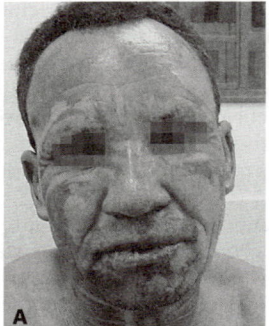

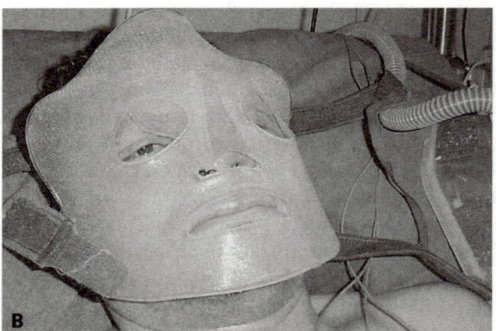

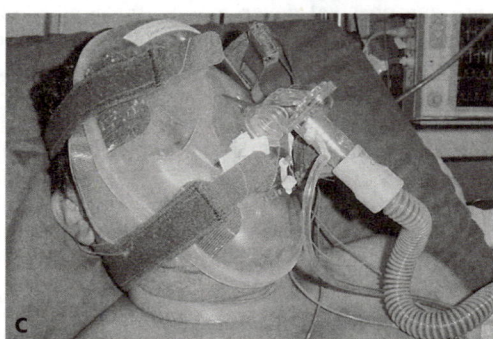

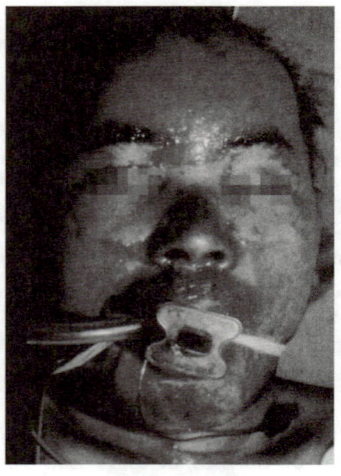

Figura 165.4 – Grande queimado usando entubação.

Figura 165.5 – (A a C) Máscara *full face*.

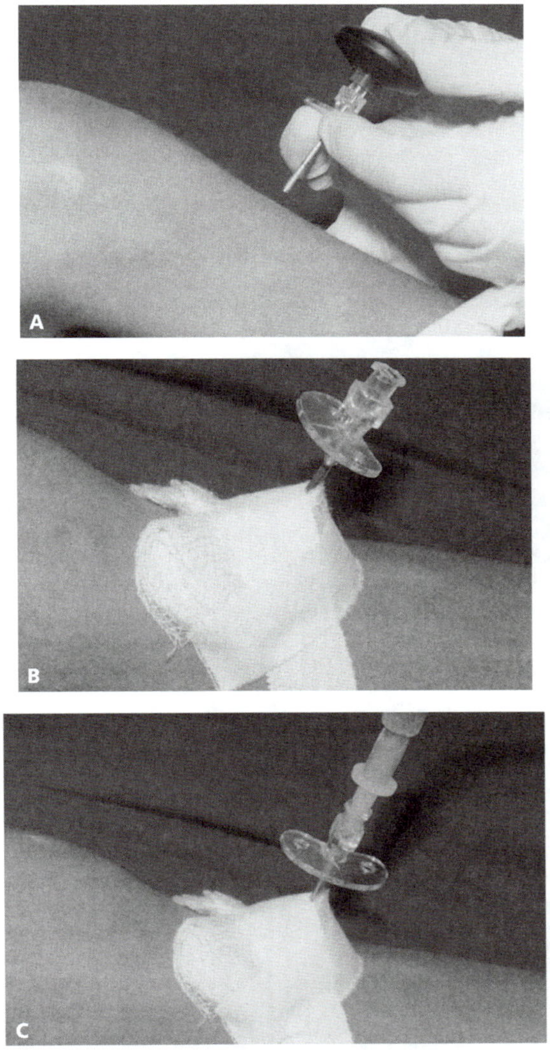

Figura 165.6 – (A a C) Cateter intra-ósseo.

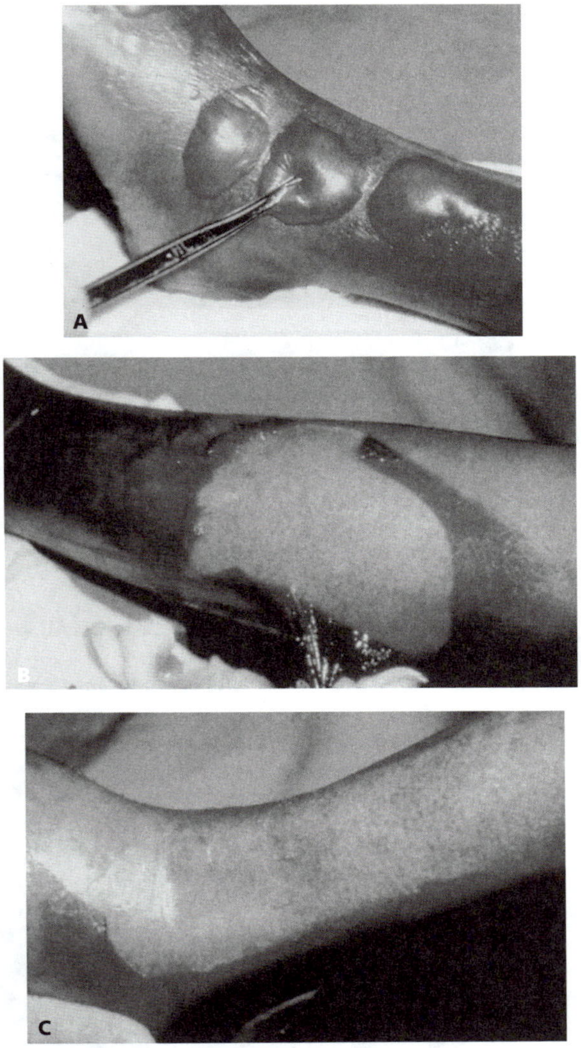

Figura 165.7 – (A a C) Remoção de vesículas.

a trauma térmico de forte intensidade, tem suas lipoproteínas nativas desnaturadas e transformadas em antígenos cerca de 1.000 vezes mais potentes do que qualquer agente bacteriano conhecido. Esse antígeno recebe o nome de complexo lipoprotéico (LPC) e deve ser inativado o mais breve possível, com a remoção cirúrgica precoce da escara (Fig. 165.9) e cobertura imediata ou com a *escarectomia química*, que é justamente o produto anteriormente citado, associando o nitrato de cério à sulfadiazina de prata.

A prescrição final desse paciente deverá conter então:

- Dieta: introduzir dieta via oral assim que possível e dieta enteral complementar a partir do segundo dia, pois a perda calórica é importante. A dieta deve ser hiperprotéica, hipercalórica e imunomoduladora.
- Fórmula de cálculo de expansão: adultos – 2 a 4mL de solução de Ringer lactato/kg/área corporal queimada, metade nas primeiras 8h e metade nas demais 16h; crianças – 3 a 4mL de solução Ringer lactato/kg/área corporal queimada, também dividindo em 8 e 16h. A diurese de um adulto de cerca de 70kg deverá ficar em torno de 50mL/h e a diurese das crianças deverá ser de 1mL/kg/h.
- Manutenção em adultos: 2.000mL de soro glicosado a 5% em 24h e em crianças 100cal/kg até 10kg, 50cal/kg até 20kg e 20cal/kg até 30kg.
- Não usar colóide ou eletrólitos nas primeiras 24h (lembrar da alta permeabilidade vascular e da destruição celular).
- O cálculo da área corporal queimada pode ser dado pelo gráfico de Lund-Browder ou pela superfície total da palma da mão do paciente (Fig. 165.10).
- O paciente manipulado não deve sentir dor, ou melhor, deve sentir o mínimo de dor possível, daí a utilização de morfina ou meperidina para o tratamento da dor.
- A proteção da mucosa gástrica é fundamental, pois o paciente queimado pode desenvolver ulcerações rasas em mucosa gastroduodenal (úlceras de Curling). Utilizamos, então, protetores gástricos, como omeprazol ou ranitidina.
- Como já havíamos considerado no início, jamais poderemos esquecer da vacinação antitetânica.
- Quanto ao uso de antibióticos, estes só estarão indicados se o paciente já for portador de quadro infeccioso em andamento, por exemplo, traz broncopneumonia

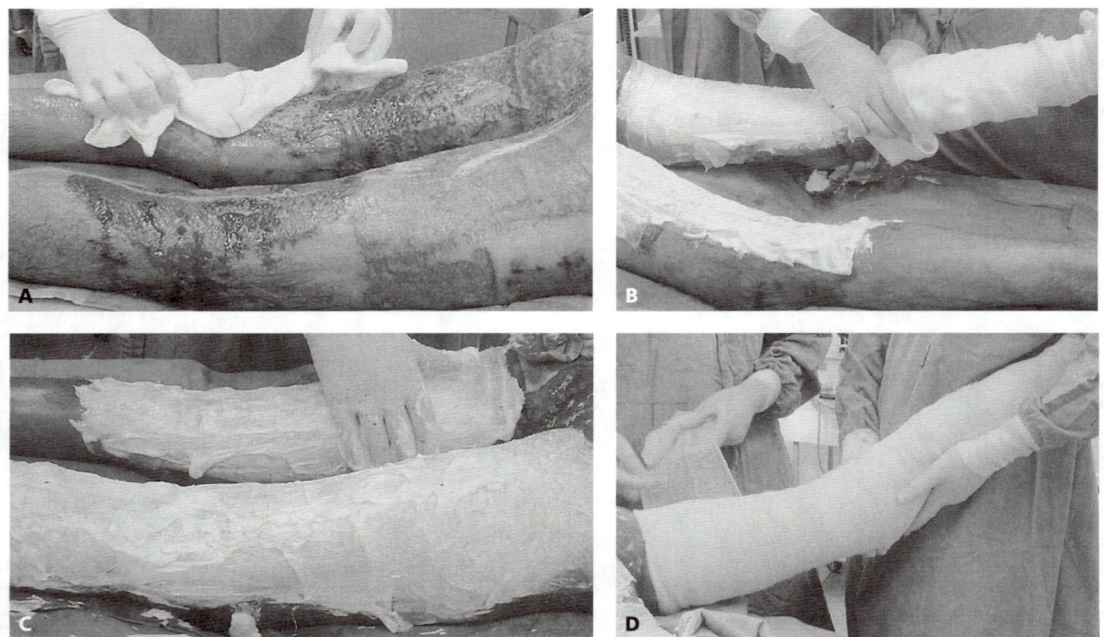

Figura 165.8 – (*A* a *D*) Aplicação de antibiótico local.

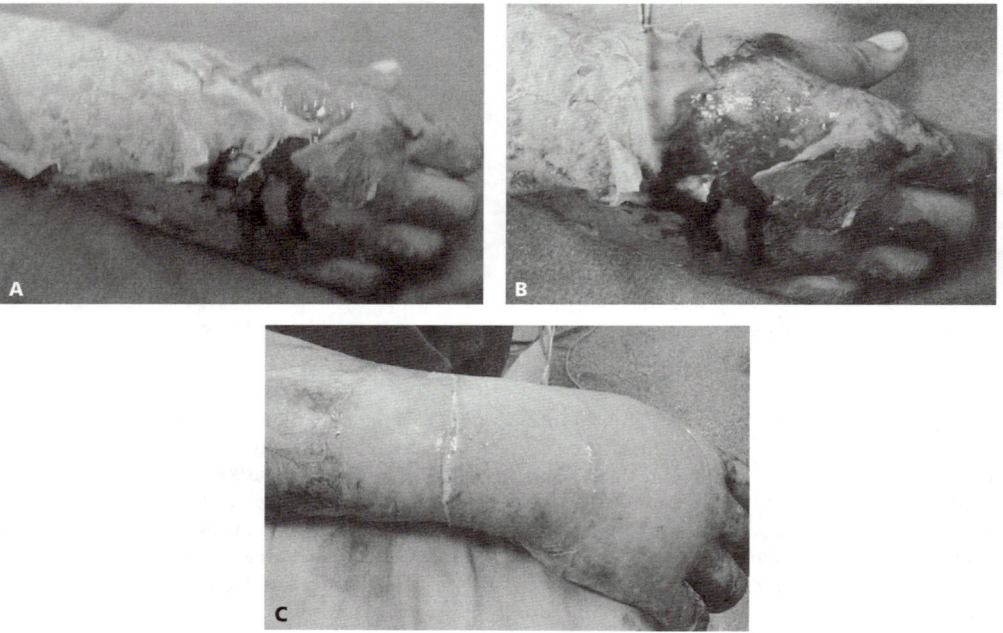

Figura 165.9 – (*A* a *C*) Escarectomia.

domiciliar ou se tiver menos de 2.500 leucócitos totais, sendo considerado, dessa forma, um imunossuprimido de base.

Chegamos agora à atuação crucial da fisioterapia, sem a qual de nada adiantaria lutarmos tanto para manter a sobrevida desses pacientes. A fisioterapia respiratória com a utilização de ventilação invasiva ou não invasiva, o treino da musculatura do paciente para prepará-lo para a extubação, o contato diário com o doente e, além de tudo, o posicionamento do pescoço, membros superiores (uso de *slings*) e membros inferiores, bem como os exercícios diários são praticamente a nossa única arma para que esse paciente saia vivo e não seqüelado funcionalmente.

As seqüelas estéticas já são inúmeras e as seqüelas psicológicas sequer mensuráveis. É por tudo isso que, seja na unidade de terapia intensiva ou fora dela, devemos ser um time, um grupo multidisciplinar, tal qual uma orquestra na qual todos os instrumentos estão em harmonia e são absolutamente necessários. Somente assim poderemos dizer que estamos realmente tratando um paciente grande queimado.

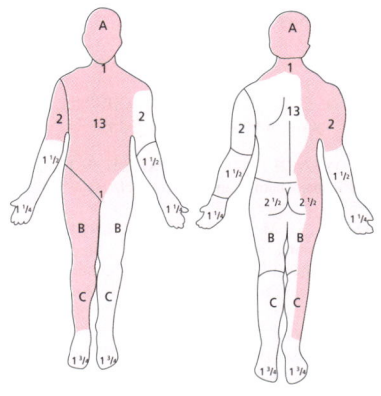

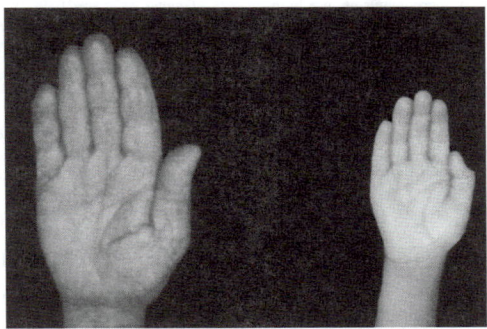

Variação da extensão com a idade			
Idade	A	B	C
0	9,5	2,75	2,5
1	8,5	3,25	2,5
5	6,5	4	2,75
10	5,5	4,5	3
15	4,5	4,5	3,25
Adulto	3,5	4,75	3,5

Extensão queimada		
	Idade	
	1 ano	Adulto
Cabeça	17	7
Pescoço	2	2
Tronco	17	17
Braço	4	4
Antebraço		
Mão		
Nádega	1	1
Genitais		
Coxa	3,5	6,5
Perna	3,5	5
Pé		
Total	**48**	**42,5**

Figura 165.10 – (*A*) Gráfico de Lund-Browder. (*B*) Extensão, ACQ, Lund-Browder (1994), (*C*) Palma da mão (1%).

BIBLIOGRAFIA

ADES, E. W.; BOSSE, D.; ORR, S. Immune responses in humans while receiving adoptive immunotherapy with recombinant interleukin-2 and lymphokine-activated killer cells: acute anergy to mitogens and recall antigens. *Pathobiology*, v. 58, p. 78-83, 1990.

ALEXANDER, J. W.; STINETT, J. D.; OGLE, C. K. Alterations in neutrophil function. In: NINNEMAN, J. L. (ed.). *The Immune Consequences of Thermal Injury*. Baltimore: Williams & Wilkins, 1981. p. 21-35.

ALLGÖWER, M. Anamie. In: ALLGÖWER, M.; SIEGRIST, J. (eds.). *Verbrennungen, Pathophysiologue, Pathologie, Klinik, Therapie*. Berlin: Springer, 1957. p. 88-91.

ALLGÖWER, M.; BURRI, C.; CUENI, L.; ENGLEY, F.; FLEISCH, H.; GRUBER, U. F.; HARDER, F.; RUSSELL, R. G. G. Study of burn toxins. *Ann. NY Acad. Sci.*, v. 150, p. 807-815, 1968.

ALLGÖWER, M.; BURRI, C.; GRUBER, U. L.; NAGEL, G. Toxicity of burned mouse skin in relation to burn temperature. *Surg. Forum*, v. 14, p. 37-9, 1963. *apud* ALLGÖWER, M.; SCHOENENBERGER, G. A.; SPARKES, B. G. *Burns*, v. 21, p. S7-47, 1995.

ALLGÖWER, M.; CUENI, L. B.; STADTLER, K.; SCHOENENBERGER, G. A. Burn toxin in mouse skin. *J. Trauma*, v. 13, p. 95-111, 1973.

ALLGÖWER, M.; SCHOENENBERGER, G. A.; SPARKES, B. G. Burning the largest immune organ. *Burns*, v. 21, p. S7-47, 1995.

BAIA, C. E. S.; MIES, S. Transplantes de órgãos – bases imunológicas. In: GOFFI, F. S. (ed.). *Técnica Cirúrgica: bases anatômicas, fisiopatológicas e técnicas da cirurgia*. 4. ed. São Paulo: Atheneu, 1996. cap. 20, p. 143-157.

BARTLETT, R.; NICOLE, M.; TAVISE, M. J. Acute management of the upper airway in facial burns and smoke inhalation. *Arch. Surg.*, v. 111, p. 744-749, 1976.

BASHAM, T. Y.; NICOLOFF, B. J.; MERIGAN, T. C. Recombinant gamma interferon differentially regulated Class II antigen expression and biosynthesis on cultured human keratinocytes. *J. Interfer Res.*, v. 5, p. 23-31, 1985.

BERGER, D.; BEGER, H. D. Comparison of the endotoxin binding capacity of human transferrin and a human applicable immunoglobulin preparation. *Arzneim-Forsch/Drug Res.*, v. 38, p. 817-820, 1988.

BOECKX, W.; BLONDEEL, P. N.; VANDERSTEEN, K.; DE WOLF-PEETERS, C.; SCHWITZ, A. Effect of cerium nitrate – silver sulphadiozine on deep dermal burns: a histological hypotheses. *Burns*, v. 18, p. 456-462, 1992.

BOECKX, W.; FOCQUET, M.; CORNELISSEN, M.; NUTTIN, B. Bacteriological effect of cerium-flamazine cream in major burns. *Burns*, v. 11, p. 337, 1985.

BOHEMER, H.; KISIELOW, P. Self-nonself discrimination by T cells. *Science*, v. 248, p. 1369-1373, 1990.

BOS, J. D.; ZONNEVELD, I.; DAS, P. K.; KRIEG, S. R.; VAN DER LOOS, C. M.; KAPSENBERG, M. L. The skin immune system (SIS): distribution and immunophenotype of lymphocyte subpopulations in normal human skin. *J. Invest. Dermatol.*, v. 88, p. 569-573, 1987.

BOWSER, B. H.; CALDWELL JR., F. T.; CONE, J. B.; EINSENACH, K. D.; THOMPSON, C. H. A prospective analysis of silver sulfadiazene with and without serium nitrate as a topical agent in the treatment of severely burned children. *J. Trauma*, v. 21, p. 558-563, 1981.

BULL, J. P. Revised analysis of mortality due to burns. *Lancet*, v. 2, p. 1133, 1971.

BURKE, J. F.; QUINBY, W. C.; BONDOC, C. C. Primary excision and prompt grafting as routine therapy for the treatment of thermal burns in children. *Surg. Clin. North Am.*, v. 56, p. 477-494, 1976.

BURRI, C.; ALLGÖWER, M.; WIRKUNG, D. Verbrannter, steriler haut auf normale und RES-blockierte Mause. *Z. Ges. Exp. Med.*, v. 138, p. 378-382, 1964.

DAAR, A. S.; FUGGLE, S. V.; FABRE, J. W.; TING, A.; MORRIS, P. J. The detailed distribution of HLA-A, B, C antigens in normal human organs. *Transplantation*, v. 38, p. 287-292, 1984.

DAVIES, J. W. L.; TOPLEY, E. The disappearance of red cells in patients with burns. *Clin. Sci.*, v. 15, p. 135-148, 1956.

DE GRACIA, C. G.; LUCENA, S. Na open comparative study between topical silver sulfadiazine and topical silver sulfadiazine-cerium nitrate in the treatment of moderate and severe burns. *Proceedings Eur. Burns Assoc.*, v. 6, p. 6, 1995.

DE NIGRI, M.; SCHIARON, M.; CESCO, D. et al. Bacteriological studies in burn patients at the burn center of the University of Padua. *Riv. Ital. Chirurg. Plast.*, v. 13, p. 71, 1981. *apud* ALLGÖWER, M.; SCHOENENBERGER, G. A.; SPARKES, B. G. *Burns*, v. 21, p. S7-47, 1995.

DEITCH, E. A. A policy of early excision and grafting in elderly burn patients shortens the hospital stay and improves survival. *Burns*, v. 12, p. 109-114, 1985.

DEITCH, E. A.; BERG, R. D. Endotoxin but not malnutrition promotes bacterial translocation of the gut flora in burned mice. *J. Trauma*, v. 27, p. 161-166, 1987.

DEMLING, D. Burns. *N. Engl. J. Med.*, v. 313, p. 1389-1398, 1985.

DUPUY, P.; HESLAN, M.; FRAITAG, S. T-cell receptor-g/d-bearing lymphocytes in normal and inflammatory human skin. *J. Invest. Dermatol.*, v. 94, p. 764-770, 1990.

ECHINARD, C. E.; SAJDEL-SULKOWSKA, E.; BURKE, P. A.; BURKE, J. F. The beneficial effect of early excision on clinical response and thymic activity after burn injury. *J. Trauma*, v. 22, p. 560-565, 1982.

EDELSON, R. L.; FINK, J. M. The immunologic function of skin. *Sci. Am.*, v. 252, p. 46-136, 1985.

FEDEROV, N. A.; MOVSHEV, B. E.; NEDOSHIVINA, R. V. Isolation and study of toxic fractions from burned skin. *Vopr. Med. Khim.*, v. 20, p. 371-375, 1974.

FOX, C. L.; MONAFO, W. W.; AYVAZIAN, V. H.; SKINNER, A. M.; MODAK, S.; STAMFORD, J.; CONDICT, G. Topical chemotherapy for burns using cerium salts and silver sulfadiazine. *Surg. Gynecol. Obstet.*, v. 144, p. 668-672, 1977.

GRECO, F. M.; DHENNIN, C.; PINON, G. et al. Local bacterial flora in thermal injuries: influence of topically applied antibiotics. *Burns*, v. 37, 1978. *apud* ALLGÖWER, M.; SCHOENENBERGER, G. A.; SPARKES, B. G. *Burns*, v. 21, p. S7-47, 1995.

HALEY, T. J. Pharmacology and toxicology of the rare earth elements. *J. Pharmaceut. Sci.*, v. 54, p. 663-670, 1965.

HANSBROUGH, J. F.; PETERSON, V.; KORZ, E. Postburn immunosuppression in an animal model: monocyte dysfunction induced by burned tissue. *Surgery*, v. 93, p. 415-24, 1983.

HANSBROUGH, J. F.; ZAPATA-SIRVENT, R.; PETERSON, V.; WANG, X.; BENDER, E.; CLAMAN, H. Characterization of the immunosuppressive effect of burned tissue in an animal model. *J. Surg. Res.*, v. 37, p. 383-393, 1984.

HASLER, P. H.; ALLGÖWER, M.; SCHOENENBERGER, G. A. Immunoradiometric assay (IRMA) for quantitative determination of a cutaneous human burn toxin in plasma of severely burnt patients. *Eur. Soc. Surg. Res.*, v. 16. p. 107-108, 1984.

HENDREN, W. H.; CONSTABLE, J. D.; ZAWACKI, B. E. Early excision of major burns in children. *J. Pediatr. Surg.*, v. 3, p. 445, 1968.

HERNDON, D. N.; BARROW, R. E.; RUTAN, R. L. A comparison of conservative versus early excision therapies in severely burned patients. *Ann. Surg.*, v. 209, p. 547-553, 1989.

HERRUZA-CABRERA, R.; GARCIA-TORRES, V.; CALERO-REY, J.; VIZCAINO-ALCAIDE, M. J. Evaluation of the penetration strength, bactericidal efficacy and spectrum of action of several antimicrobial creams against isolated microorganisms in a burn centre. *Burns*, v. 18, p. 39-44, 1992.

HUANG, C. M.; ELIN, R. J.; RUDDEL, M. Changes in laboratory results for cancer patients treated with interleukin-2. *Clin. Chem.*, v. 36, p. 431-434, 1990.

JONES, W. G.; BARBER, A. E.; MINEI, J. P. Antibiotic prophylaxis diminishes bacterial translocation but not mortality in experimental burn wound sepsis. *J. Trauma*, v. 30, p. 737-740, 1990.

KATARANOVSKI, M.; KUCUK, J.; COLIC, M. et al. Post-traumatic activation of draining lymph node cells II: proliferative and phenotypic characteristics. *Burns*, v. 20, p. 403-408, 1994.

KATZ, S. I.; TAMAKI, K.; SACHS, D. H. Epidermal Langerhans cells are derived from cells originating in the bone marrow. *Nature*, v. 282, p. 324, 1979.

KISTLER, D.; HAFERMANN, B.; SCHOENENBERGER, G. A.; HETTICH, R. Increased survival rates by topical treatment of burns with cerium nitrate. *Eur. Surg. Res.*, v. 22, p. 283-290, 1990.

KRAGEL, A. M.; TRAVIS, W. D.; FEINBERG, L. Pathological findings associated with interleukin-2 based immunotherapy for cancer: a post-mortem study of 19 patients. *Hum. Pathol.*, v. 21, p. 493-498, 1990.

KREMER, B.; ALLGÖWER, M.; GRAF, M.; SCHMIDT, K. H.; SCHOELMERICH, J.; SCHOENENBERGER, G. A. The present status of research in burn toxins. *Intensive Care Med.*, v. 7, p. 77-87, 1981.

KRUPP, S.; BAECHLER, M.; BILLE, J. Assessment of burn wound sepsis. *J. Hosp. Infect.*, v. 6, p. 133, 1985.

KUPPER, T. S. Interleukin 1 and other human kerattinocyte cytokines: molecular and functional characterization. *Adv. Dermatol.*, v. 3, p. 293-9, 1988.

LEONARDO, M. J. Interleukin 2 programs mouse ab lymphocytes for apoptosis. *Nature*, v. 353, p. 858-861, 1991.

MALDONADO, M. D.; VENTUROLI, A.; FRANCO, A.; NUNEZ-RONDAN, A. Specific changes in peripheral blood lymphocyte phenotype from burn patients. Probable origin of the thermal injury-related lymphocytopenia. *Burns*, v. 17, p. 188-192, 1991.

MARRACK, P.; KAPPLER, J. The staphylococcal enterotoxins and their relatives. *Science*, v. 248, p. 705-710, 1990.

MCMANUS, A. T.; LINDBURG, R. B.; PRUITT, B. A.; MASON, A. D. Association of endotoxemia and bacteremia in burn patients: a prospectibe study. In: *Biomedical Applications of the Horseshoe Crab (Limulidae)*. New York: Alan R. Liss, 1979. p. 275-278.

MIGLIORATI, C.; NICOLETTI, L.; CROCICCHIO, F.; PAGLIACCI, C.; DÁDAMINO, F.; RICCARDI, C. Heat shock induces apoptosis in mouse thymocytes and protects them from glucocorticoid-induced cell death. *Cell. Immunol.*, v. 143, p. 348-356, 1992.

MOLESKI, R. J. The burn wound therapy for infection control. *Drug Intell. Clin. Pharmac.*, v. 12, p. 28, 1978.

MONAFO, W. W. The use of topical cerum nitrate-silver sulfadiazine in major burn injuries. *Panminerva Med.*, v. 25, p. 151-154, 1983.

MONAFO, W. W.; AYVAZIAN, V. H.; SKINNER, A. M. Control of infection in major burn wounds by cerium nitrate/silver sulphadiazine. *Burns*, v. 3, p. 104, 1977.

MONAFO, W. W.; ROBINSON, H. N.; YOSHIOKA, T. Lethal burns. *Arch. Surg.*, v. 113, p. 397-401, 1978.

MONAFO, W. W.; TANDON, S. N.; AYVAZIAN, V. H. Cerium nitrate, a new topical antiseptic for extensive burns. *Surgery*, v. 80, p. 465-473, 1976.

MONAFO, W. W.; WEST, M. A. Current treatment recommendations for topical burn therapy. *Drugs*, v. 40, p. 364, 1990.

MONGE, G.; SPARKES, B. G.; ALLGÖWER, M.; SCHOENENBERGER, G. A. Influence of burn-induced lipid-protein complex on IL1 secretion by PBMC in vitro. *Burns*, v. 17, p. 269-275, 1991.

MOSSER, D. D.; DUCHAINE, J.; BOURGET, L.; MARTIN, L. Changes in heat shock protein synthesis and heat sensitivity during mouse thymocyte development. *Dev. Genet.*, v. 14, p. 148-158, 1993.

MOYLAN, J. A. Primeiros socorros e transporte de pacientes queimados. In: ARTZ, C. P.; MONCRIEF, J. A.; PRUITT JR., B. A. (eds.). *Queimaduras*. Philadelphia: W.B. Saunders, 1979. cap. 9. p. 135-141.

MULLER, W.; ALLGÖWER, M.; SCHOENENBERGER, G. A. Formation of a specific burn toxin and its precursor in human skin. Isolation and characterization from human burn serum. *apud*: ALLGÖWER, M.; SCHOENENBERGER, G. A.; SPARKES, B. G. *Burns*, v. 21, n. 1, p. S7-47, 1995.

MUNSTER, A. M.; HELLVIG, E.; ROWLAND, S. Cerium nitrate silver sulfadiaze cream in the treatment of burns. A prospective evaluation. *Surgery*, v. 88, p. 658-660, 1980.

MUNSTER, A. M.; WINMCHURCH, R. A.; THYPARI, J. N.; ERNST, C. B. Reversal of postburn immunosuppression with low-dose Polymyxin B. *J. Trauma*, v. 26, p. 995-998, 1986.

MUNSTER, A. M.; XIAO, G. X.; GUO, Y.; WONG, L. A.; WINCHURCH, R. A. Control of endotoxemia in burn patients by use of polymyxin B. *J. Burn Care Rehabil.*, v. 10, p. 327-330, 1989.

NATIONAL BURN INFORMATION EXCHANGE. In: MONAFO, W. W. The use of topical cerum nitrate-silver sulfadiazine in major burn injuries. *apud* MONAFO, W. W. *Panminerva Med.*, v. 25, p. 151-154, 1983.

NICKOLOFF, B. J.; LEWINSOHN, D. M.; BUTCHER, E. C.; KRENSKY, A. M.; CLAVBERGER, C. Recombinant gamma interferorn increases the binding of peripheral blood mononuclear leukocytes and a Leu 3$^+$T lymphocyte clone to cultural keratinnocytes and to a malignant cutaneous squamous carcinoma cell line that is blocked by antibody against the LFA 1 molecule. *J. Invest. Dermatol.*, v. 90, p. 17-22, 1988.

O'NEILL JR., J. A. Queimaduras em crianças. In: ARTZ, C. P.; MONCRIEF, J. A.; PRUITT JR., B. A. (eds.). *Queimaduras*. Philadelphia: W.B. Saunders, 1979. cap. 24. p. 304-312.

PEGG, S. P. The role of drugs in management of burns. *Drugs*, v. 24, p. 256, 1982.

PETERSON, V. M.; HANSBROUGH, J. F.; WANG, W. X.; ZAPATA-SIRVENT, R.; BOSWICK, J. A. Topical cerium nitrate prevents postburn immunossuppres-sion. *J. Trauma*, v. 25, p. 1039-1044, 1985.

PINTO, D. C. S. *Uso do Nitrato de Cério Associado à Sufadiazina de Prata no Tratamento do Grande Queimado*. São Paulo, 1999. Tese (Mestrado) – Universidade de São Paulo.

PRINZMETAL, M. Demonstration of two types of burn shock. *Surgery*, v. 16, p. 906-913, 1944.

PRUITT, B. A.; LINDBERG, R. B.; MCMANUS, W. E. et al. Current approach to prevention and treatment of pseudomonas aeruginosa infection in burned patients. *J. Hosp. Infect.*, v. 5, p. 889, 1983.

RICHARDS, R. M. E.; MAHLANGU, G. N. Therapy for burn wound infection. *J. Clin. Hosp. Pharma*, v. 6, p. 233, 1981.

ROI, L. D.; FLORA, J. D.; DAVIS, T. M. Two new burn severity indices. *J. Trauma*, v. 23, p. 1023-1029, 1983.

ROSENSTEIN, M.; ETTINGHAUSEN, S. E.; ROSENBERG, S. E. Extravasation of intravascular fluid mediated by the systemic administration of recombinant interleukin-2. *J. Immunol.*, v. 137, p. 1735-1742, 1986.

ROSS, D. A.; PHIPPS, L. J.; CLARKE, J. A. The use of cerium nitrato-silver sulphadiazine as a topical burn dressing. *Br. J. Plastic Surg.*, v. 4, p. 582-584, 1993.

SCHEIDEGGER, D.; SPARKES, B. G.; LUSCHER, N.; SCHOENENBERGER, G.; ALLGOWER, M. Survival in major burn injuries treated by one bathing in cerium nitrate. *Burns*, v. 18, p. 296-300, 1992.

SCHMIDT, K. Thermal decomposition products of the skin and their possible role in burn disease. In: KOSLOWSKI, L.; SCHMIDT, K.; HETTICH, R. (eds.). *Burn Injuries, Local Treatment, Toxic Factors, Infusion Therapy*. Stuttgart: Schattauer, 1979. p. 65-72.

SCHMIDT, K. *Veränderungen der molekularen Struktur der Haut unter Einwirkung thermischer Energie und ihre Bedeutung fur das Verbrennungssyndrom*. Tubingen: Habilitationsschrift, 1977. *apud* ALLGÖWER, M.; SCHOENENBERGER, G. A.; SPARKES, B. G. *Burns*, v. 21, n. 1, p. S7-47, 1995.

SCHMITT, D. La prèsentation antigànique au niveau de la peau. Rôle des cellules de Langerhans. *Ann. Dermatol. Vénéréol.*, v. 117, p. 405-413, 1990.

SCHOENENBERGER, G. A. Burn toxins isolated from mouse and human skin. *Monogr. Allergy*, v. 9, p. 72-139, 1975a.

SCHOENENBERGER, G. A. Immunological evidences of the occurrence of a specific antitoxic IgG-fraction in serum of severely burned patients. In: KOSLOWSKI, L.; SCHMIDT, K.; HETTICH, R. (eds.). *Burn injuries, local treatment, toxic factors, Infusion Therapy*. Stuttgart: Schattauer, 1979. p. 101-112.

SCHOENENBERGER, G. A.; BAUER, U. R.; CUENI, L. B.; EPPENBERGER, U.; ALLGÖWER, M. Isolation and characterization of a cutaneous lipoprotein with lethal effects produced by thermal energy in mouse skin. *Biochem. Biophys. Res. Commun.*, v. 42, p. 975-982, 1971.

SCHOENENBERGER, G. A.; BURKHARDT, F.; KALBERER, F.; MÜLLER, W.; STÄDTLER, K.; VOGT, P.; ALGÖWER, M. Experimental evidence for a significant impairment of host defense for gram-negative organisms by a specific cutaneous toxin produced by severe burn injuries. *Surg. Gynecol. Obstet.*, v. 141, p. 555-561, 1975.

SCHOENENBERGER, G. A.; KISTLER, D.; KLEIN, P.; ALLGÖWER, M. Experimental comparison of the effect of early excision vs topical Ce (NO$_3$)$_3$ upon a late mortality with respect to cutaneous toxin absorption. *Eur. Surg. Res.*, v. 13, p. 64-65, 1981.

SCHONENBERGER, R. A. In vitro and in vivo studies of the complexing of a specific cutaneous burn toxin by CE (NO$_3$). Doctoral Thesis in General medical Science, University of Basel, 1984. *apud*: ALLGÖWER, M.; SCHOENENBERGER, G. A.; SPARKES, B. G. *Burns*, v. 21, n. 1, p. S7-47, 1995.

SLATER, A. L.; SLATER, H.; GOLDFARB, I. W. Effect if aggressive surgical treatment in older patients with burns. *J. Burn Care Rehabil.*, v. 10, p. 527-530, 1989.

SPARKES, B. G. Immunological responses to thermal injury. *Burns*, v. 23, p. 106-113, 1997a.

SPARKES, B. G. Influence of burn-induced lipid-protein-complex on IL2 secretion by PBMC in vitro. *Burns*, v. 17, p. 129-135, 1991.

SPARKES, B. G. Mechanisms of immune failure I burn injury. In: Allergic, immunological and infectious disease problems in aerospace medicine. LXXII AGARD CONFERENCE PROCEEDINGS. Rome, Italy. *NATO-AGARD, Neuilly, Sur. Seine*, v. 518, p. 2-12, 1992.

SPARKES, B. G. Treating mass burns in warfare, disaster or terrorist strikes. *Burns*, v. 23, p. 238-247, 1997b.

SPARKES, B. G.; GYORKOS, J.; GORCZYNSKI, R.; BROCK, A. Comparison of endotoxins and cutaneous burn toxin as immunosuppressants. *Burns*, v. 16, p. 123-127, 1990a.

SPARKES, B. G.; MONGE, G.; MARSHALL, S.; PETERS, W.; ALLGÖWER, M.; SCHOENENBERGER, G. A. Plasma levels of cutaneous burn toxin and lipid peroxides in thermal injury. *Burns*, v. 16, p. 118-122, 1990b.

STUNTZ, M. E.; WITTE, M. H.; WITTE, C. L. Effect of interleukin-2 on microvascular liquid and protein transport in the rat small intestine. *Lymphology*, v. 23, p. 149-154, 1990.

SWITZER, W. E.; JONES, J. W.; MONCRIEF, J. A. Evaluation of early excision of burns on children. *J. Trauma*, v. 5, p. 540, 1965.

TEODORCZYK-INJEYAN, J.; NOWAK, M. C.; PETERS, W. J. Cell death accompanies T cell dysfunction after thermal injury. In: IX CONGRESS OF THE INTERNATIONAL SOCIETY FOR BURN INJURIES, 1994. *Abstract 91 of the IX Congress of the International Society for Burn Injuries*.

TEODORCZYK-INJEYAN, J.; SPARKES, B. G.; FALK, R.; PETERS, W.; MILLS, G. B. Interleukin-2 secretion and transmembrane signalling in burned patients. *J. Trauma*, v. 28, p. 152-157, 1988.

TEODORCZYK-INJEYAN, J.; SPARKES, B. G.; MILLS, G. B.; PETERS, W. Immunosupppression follows systemic T lymphocyte activation in the burn patient. *Clin. Exp. Immunol.*, v. 85, p. 515-518, 1991a.

TEODORCZYK-INJEYAN, J.; SPARKES, B. G.; MILLS, G. B.; PETERS, W.; FALK, R. Impairment of T cell activation in burn patients: a possible mechanism of thermal injury-induced immunossuppresion. *Clin. Exp. Immunol.*, v. 65, p. 570-581, 1986.

TEODORCZYK-INJEYAN, J.; SPARKES, B. G.; MILLS, G. B.; PETERS, W.; FALK, R. Impairment expression of interleukin 2 receptor (LR2R) in the immunosuppressed burn patient. Reversal by exogenous IL2. *J. Trauma*, v. 27, p. 180-187, 1987.

TEODORCZYK-INJEYAN, J.; SPARKES, B. G.; MILLS, G. B.; PETERS, W.; FALK, R. Increase of serum interleukin 2 receptor level in thermally injured patients. *Clin. Immunol. Immunopathol.*, v. 51, p. 205-215, 1989a.

TEODORCZYK-INJEYAN, J.; SPARKES, B. G.; PETERS, W. Serum interleukin 2 receptor as a possible mediator of post-burn immunosuppression. *J. Burn Care Rehabil.*, v. 10, p. 112-118, 1989.

TEODORCZYK-INJEYAN, J.; SPARKES, B. G.; PETERS, W. Soluble interleukin 2-receptor a secretion is related to altered interleukin 2 production in thermally injured patients. *Burns*, v. 17, p. 290-295, 1991.

TEPLITZ, C. The pathology of burns and the fundamentals of burn wound sepsis. In: MONCRIEF, J. A.; PRUITT, B. A. (ed.). *Burns: a team approach*. Philadelphia: W.B. Saunders, 1979. p. 45.

TOMPKINS, R. G.; BURKE, J. F.; SCHOENFELD, D. A.; BONDOC, C. C.; QUINBY JR., W. C.; BEHRINGER, G. C.; ACKROYD, F. W. Prompt eschar excision: a treatment system contributing to reduced burn mortality. *Ann. Surg.*, v. 204, p. 272-281, 1986.

TOMPKINS, R. G.; HILTON, J. F.; BURKE, J. F. et al. Increased survival after massive thermal injuries in adults: preliminary report using artificial skin. *Crit. Care Med.*, v. 17, p. 734-740, 1989. *apud* ALLGÖWER, M.; SCHOENENBERGER, G. A.; SPARKES, B. G. *Burns*, v. 21, n. 1, p. S7-47, 1995.

TOMPKINS, R. G.; REMENSNYDER, J. P.; BRIKE, J. F. Significant reductions in mortality for children with burn injuries through the use of prompt eschar excision. *Ann. Surg.*, v. 208, p. 577-585, 1988.

WASSERMAN, D.; PAUL, G.; SCHLOTTERER, M. et al. Problems pases par les infections a pyocyanique les grands brutes. *Med. Mal. Infect.*, v. 13, p. 378, 1983. *apud* HERRUZA-CABRERA, R.; GARCIA-TORRES, V.; CALERO-REY, J.; VIZCAINO-ALCAIDE, M. J. *Burns*, v. 18, p. 39-44, 1992.

WASSERMAN, D.; SCHLOTTERER, M.; LEBRETON, F.; LEVY, J.; GUELFI, M.C. Use of topically applied silver shuphadiazine plus cerium nitrate in major burns. *Burns*, v. 15, p. 257-260, 1989.

WOOD, J. J.; RODRICK, M. L.; O'MAHONY, J. B.; PALDER, S. B.; SAPOROSCHETZ, I.; DÉON, P.; MANNICK, J. A. Inadequate interleukin 2 production. A fundamental immunological deficiency in patients with major

YOSHIKAWA, T.; YOSHIDA, N.; MIYAGAWA, H. et al. Role of free radical lipid peroxidation in burn and endotoxin shock. In: PAUBEDRT-BRAQUET, M.; BRAQUET, R.; DEMLING, R.; FLETCHER, R.; FOEGH, M. (eds.). *Lipid Mediators in Immunology of Shock: burns & sepsis*. New York: Plenum, 1987. v. 139, p. 87-95. (NATO ASI Series.)

CAPÍTULO 166

Reabilitação

André Tadeu Sugawara • Liliana Lourenço Jorge • Margarida S. C. M. Oliveira • Aparecida Cristina Crispim Pires

FISIOPATOLOGIA

A queimadura é um processo provocado por agente externo que causa destruição permanente de proteínas dos tecidos, sendo o calor envolvido em 85 a 90% dos casos.

Diante do trauma e do sangue exposto, o tecido lesado desencadeia respostas locais por meio de cascatas da inflamação, das cininas e da coagulação, responsáveis pelo afluxo de plaquetas, fibrina, elementos do complemento, plasmina, macrófagos e granulócitos. Os capilares rompidos são trombosados, ocasionando menor circulação local e tendência à acidose tecidual que é incrementada pela maior demanda celular.

Com soluções de continuidade grandes, e graças a substâncias ativadoras e quimioatraentes, fibroblastos são produzidos e inicia-se a neovascularização tecidual. Os fibroblastos em associação a proteoglicanos estão relacionados à polimerização do colágeno, que depende do ácido ascórbico e de ferro (este no caso de crianças).

Localmente, na fase proliferativa ocorre o processo da remodelagem do novo tecido em produção, na qual vias antagônicas de síntese e lise do colágeno coexistem. Se a lise predominar, haverá deiscência da cicatriz. Se houver êxito a partir do tecido de reparação, ocorre maturação gradual da ferida cicatrizada e a força tênsil da ferida aumenta rapidamente, em especial em locais quentes e vascularizados[1].

Com o fim do reparo, a modelagem passa a predominar. A angiogênense é amplificada, o lactato tecidual diminui e o tecido neoformado progressivamente readquire características do tecido normal, com até 80% da elasticidade de pele e fáscia de outras regiões.

A força tênsil do novo colágeno é observada por meio da tendência contrátil do tecido: feridas abertas se encolhem e fecham, com cobertura de tecido normal, enquanto ferimentos superficiais não possuem o fenômeno da contração da lesão.

A epitelização é feita a partir da proliferação de células epiteliais marginais da membrana basal, que migram para áreas adjacentes, de forma saltatória, sempre que estiverem em contato com tecido mesenquimatoso dérmico e de forma eficiente se os tecidos nutrientes forem mantidos úmidos e cobertos. Essa propriedade do epitélio é a base do procedimento dos autoenxertos na queimadura.

Para a série de eventos descrita anteriormente, é necessário que as condições vitais e metabólicas do paciente estejam controladas, pois inúmeros fatores interferem na cicatrização pós-queimadura. A desnutrição protéico-calórica e baixos teores de albumina elevam os riscos de deiscência e falha da enxertia; deficiências de vitaminas C, A e D dificultam a produção de colágeno e reparo ósseo; deficiência de zinco provoca lentação do reparo; uremia acarreta depósitos ineficientes de colágeno e diabetes sem controle perpetua a isquemia periférica associada à doença. Hipóxia e anemia, assim como o uso de corticosteróides, são fatores prejudiciais à cicatrização ao afetarem a resposta inflamatória[2].

TECIDO QUEIMADO

O mecanismo fisiopatológico principal consiste na necrose por coagulação. O tecido queimado reage de maneira estereotipada, sendo possível reconhecer três zonas de lesão, distribuídas concentricamente[3]:

- *Zona de coagulação*: dano vascular irreversível, sem fluxo sangüíneo, cuja profundidade depende da temperatura do agente e do tempo de exposição.
- *Zona de estase*: fluxo lento em conseqüência de oclusão venosa, tromboses e infartos.
- *Zona de hiperemia*: resposta inflamatória normal.

Na fase aguda, com as lesões venosas, ocorre grande perda de líquidos para o espaço extravascular. O fenômeno é magnificado com a hipoproteinemia decorrente dos tecidos coagulados, retenção de sódio em resposta metabólica ao trauma e à desidratação, resultando em formação rápida de edema que necessita atenção. A glicogenólise anaeróbia associada ao hipercataboilismo é proporcional à gravidade da lesão. Também há depressão imune.

A apresentação da queimadura pode ser classificada quanto à profundidade e à extensão, parâmetros importantes para a abordagem do paciente. Quanto à profundidade, podem ser:

- *Espessura superficial (primeiro grau)*: acomete epiderme e implica em cura espontânea em 1 semana. Provoca dor nos primeiros dias e não deixa seqüelas.
- *Espessura parcial superficial (segundo grau)*: envolve epiderme e parte da derme. Necessita observação por 14 dias antes de proceder métodos cirúrgicos. A dor é intensa e pode deixar alterações pigmentares.
- *Espessura parcial profunda (segundo grau)*: acomete toda a espessura da derme (Fig. 166.1) e pode cicatrizar em 21 dias, mas geralmente necessita de enxertia para reduzir dor, cicatrizes e aumentar função. Deixa seqüelas sensoriais, apócrinas e vasculares, mesmo com enxertia, e gera muita dor.
- *Espessura total (terceiro grau)*: envolve até a hipoderme. Tecido pálido sem vascularização, indolor, sem capacidade de cicatrização (Fig. 166.2). Necessita enxertia e deixa seqüelas semelhantes à anterior.

Quanto à extensão, o paciente considerado grande queimado apresenta lesões de segundo grau em mais de 25% da

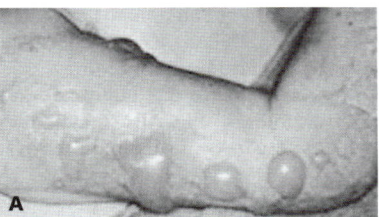
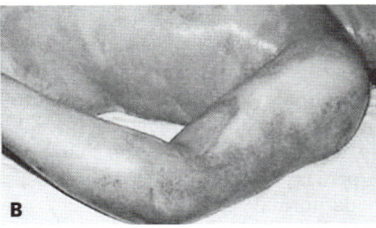

Figura 166.1 – Queimadura de espessura parcial superficial (*A*) e profunda (*B*).

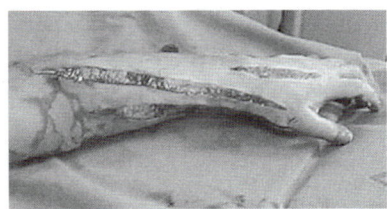

Figura 166.3 – Complicação da síndrome compartimental tratada com fasciotomia.

superfície corporal do adulto ou 10% da criança; lesões de espessura total em mais de 5% da superfície; trauma associado; etiologia elétrica ou química; acometimento de períneo, pés, mãos e face. A reabilitação do paciente depende do reconhecimento de suas necessidades, daí a importância dessas classificações.

CUIDADOS ESSENCIAIS

O tratamento da fase aguda inclui ressuscitação com expansão volêmica, heparina profilática e cuidados com a ferida. As complicações decorrentes das queimaduras devem ser monitoradas e tratadas, sendo as mais freqüentes: instabilidade hemodinâmica tardia, sepse, edema e síndrome compartimental, crises convulsivas em crianças, úlceras de Curling, impactação fecal, dilatação gástrica, lesões pulmonares, pneumonia, tromboses e embolismo (Fig. 166.3).

A encefalopatia do queimado decorre da lesão metabólica geral e está presente em 30% das crianças queimadas. A neuropatia periférica secundária (infecção, tóxica, metabólica, nutricional, compressiva e por tração nervosa) e a axonopatia do paciente gravemente comprometido também são comuns.

Em relação aos cuidados com as feridas, antibióticos tópicos estão recomendados em queimaduras profundas com alto risco de infecção, mas sabe-se que retardam o processo de cicatrização. Os mais usados são: nitrato ou sulfadiazina de prata, nitrofurazona e mafenida.

As feridas podem ser tratadas pelo médico com o método da exposição, com aplicação do agente duas a três vezes ao dia, usando a própria exsudação como revestimento protetor, ou com o método da oclusão, utilizando bandagens que protegem a úlcera, mas facilitam a proliferação bacteriana. A técnica fechada é a mais usada, por conferir maior proteção (Fig. 166.4).

Curativos sintéticos ou biológicos podem ser usados para reduzir as perdas hídricas da área lesada, proteger contra infecções e reduzir dor. Os curativos sintéticos ou biológicos podem ser colocados desde 24 a 48h de queimadura e posicionados em áreas que aguardam enxertia e que necessitem de rápida granulação da superfície. O moderno Sistema Integra® é uma bicamada, constituída de *derme* de colágeno bovino e *epiderme* de silicone; presta-se também a preparar a base para enxerto.

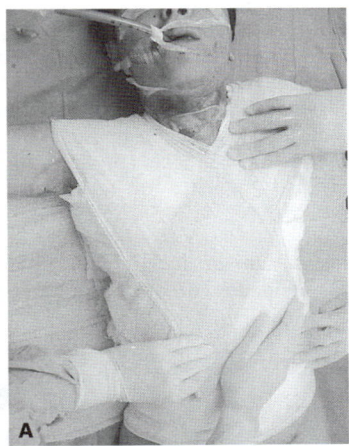
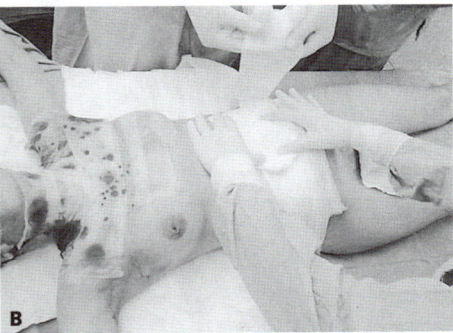

Figura 166.4 – Queimadura na fase aguda recoberta por curativo oclusivo em camadas. Notar a primeira camada de raiom na região cervical previamente preparada com sulfadiazina de prata. (*A*) No tórax, a segunda camada de algodão é recoberta por faixa crepe compressiva. (*B*) Detalhe do raiom na região cervical e torácica. Na região abdominal acontece o recobrimento do raiom com atadura de algodão.

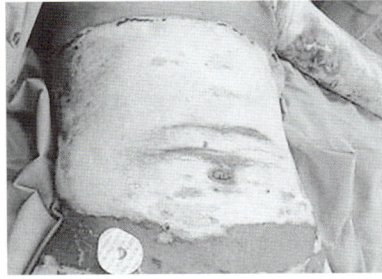

Figura 166.2 – Queimadura de espessura total. Notar o tecido pálido sem vascularização em preparo para receber a enxertia.

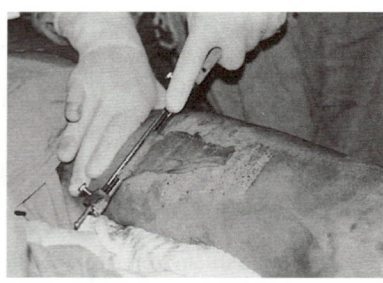

Figura 166.5 – Área doadora para enxertia.

A cicatrização só acontece com a eliminação das crostas e derme necrosada sobre a ferida e qualquer foco de infecção concomitante deve ser removido (debridado). O paciente também é beneficiado pela reposição ou suplementação de zinco, cobre, vitamina C e pela manutenção da boa circulação sangüínea local.

O uso de hidroterapia, sob forma de turbilhão para debridamento das úlceras e analgesia, permanece controverso. Autores apontam contra o risco de disseminação da infecção e facilitar a proliferação bacteriana; maceração da pele; edema e prurido rebotes[3].

Os debridamentos começam nos primeiros dias e são seguidos de enxertia, de acordo com a disponibilidade de áreas doadoras viáveis (Fig. 166.5), a profundidade e a extensão das queimaduras. Alguns países seguem protocolos que empregam câmaras de oxigênio hiperbárico como método adjuvante para preparo e preservação de enxertos, pelas propriedades bactericidas e pró-angiogênicas a ele atribuídos[4].

O acompanhamento cirúrgico permanece até a fase crônica, quando as necessidades do paciente residem na correção de deformidades ocasionadas pela cicatrização hipertrófica e na melhoria da estética das seqüelas (Fig. 166.6).

SEQÜELAS

As queimaduras são universais, freqüentes, atingem ambos os sexos e todas as idades. Predominam na população masculina jovem, provavelmente pela maior exposição aos riscos laborais e recreacionais. Podem ser acidentais ou causais, ou seja, a tentativa de suicídio ou homicídio[2,5].

Felizmente, na maior parte das queimaduras a sobrevida não constitui um problema. Cicatriza independentemente de intervenção especializada, sem acometimento da dinâmica funcional da pessoa[6,7].

Parte dos casos de queimadura, especialmente o grande queimado, complica com algum tipo de incapacidade: física ou psíquica, temporária ou permanente. Essa perda de função não se relaciona somente à lesão ou à sua cicatriz, mas também às alterações orgânicas sistêmicas, psíquicas e sociais que ocorrem[8,9].

A lesão e principalmente sua cicatriz são estressores contínuos, envolvendo dor, desfiguração, baixa auto-estima, ansiedade, medo, depressão, alterações do sono e da sexualidade, além de outras perdas pessoais, sociais e econômicas que excluem a vítima da vida normal[10] (Fig. 166.7).

A incapacidade motora é comum, mesmo na ausência de lesão neurológica ou musculoesquelética, em decorrência da dor, das modificações fisiopatológicas e psíquicas e da cicatrização que limita a função ao restringir a amplitude de movimento (ADM) (Fig. 166.8). Com isso, o paciente perde força, resistência, coordenação e velocidade do ato motor, resultando em incapacidade que pode culminar em exclusão social.

A incapacidade e os sentimentos de solidão, culpabilidade e impotência diante das conseqüências catastróficas, que incidem abruptamente, podem ser minimizados por meio da atuação multidisciplinar visando à recuperação e à reabilitação do paciente.

REABILITAÇÃO

A reabilitação inicia-se na admissão do paciente providenciando os cuidados essenciais à recuperação física e emocional e estende-se por anos no ambiente ambulatorial. Esse caminho é longo e complexo, requer intervenções multidisciplinares claras e objetivas em todos os aspectos do indivíduo[2].

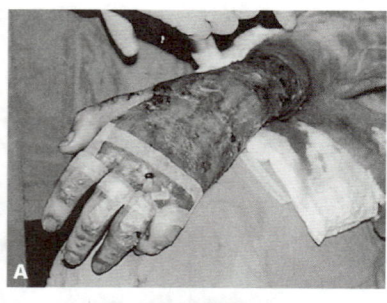
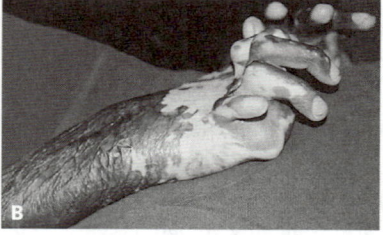

Figura 166.6 – Pós-operatório imediato de enxertia de queimadura de dorso de mão (A) que complicou com retrações cicatriciais que limitam a função e a inserção social (B).

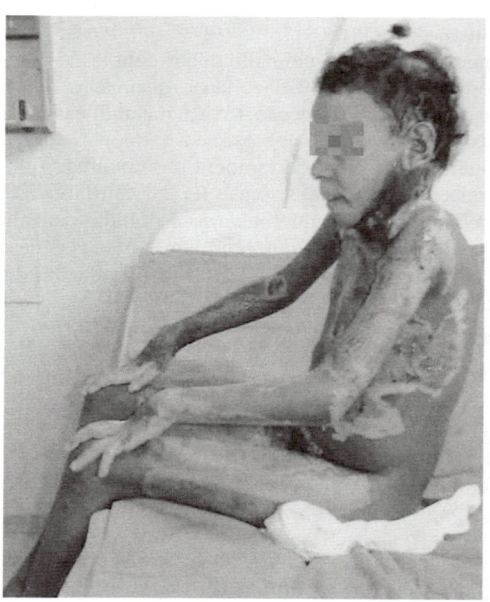

Figura 166.7 – Criança vítima de queimadura extensa, na fase subaguda. Observar a retração cervical e as contraturas de ombros e cotovelos, em decorrência da recusa ao uso de malhas compressivas e cinesioterapia. Isso trouxe baixa auto-estima, interrupção do processo de escolarização, depressão e isolamento social.

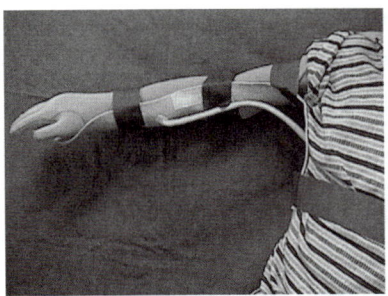

Figura 166.8 – Apesar da integridade do sistema musculoesquelético, as retrações e aderências cutâneas restringem o arco completo de movimento, acarretando alterações posturais e incapacidade. Como coadjuvante ao tratamento da cicatriz hipertrófica e da aderência cutânea, paciente usa luva compressiva e órtese abdutora ao ombro.

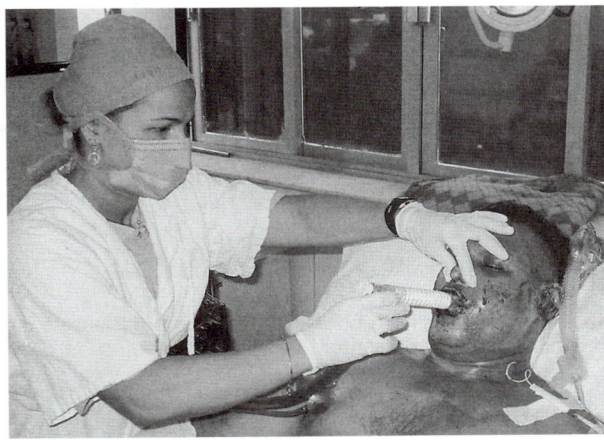

Figura 166.9 – Paciente grande queimado com lesão inalatória (notar as queimaduras de face) realizando exercícios respiratórios para diminuir complicações pulmonares.

O objetivo é manter e recuperar a função do corpo e suas estruturas, minimizando a extensão e a gravidade das complicações associadas direta ou indiretamente à queimadura, assegurando o crescimento e desenvolvimento adequado, para aqueles que ainda não o completaram, possibilitando uma vida produtiva e satisfeita.

FASE AGUDA

Metabolismo

Durante a fase de hospitalização, a resposta fisiológica do paciente à queimadura e os diversos procedimentos necessários à manutenção da vida impõem restrições ao programa ideal de exercícios. No entanto, o imobilismo tem efeitos adversos orgânicos, emocionais e funcionais, portanto, cada doente deve ter seu plano de reabilitação personalizado conforme as suas reservas orgânicas funcionais[2,11,12].

Algumas vezes a queimadura não foi um evento isolado, mas está inserida no contexto do politrauma associando amputações, fraturas, lesão cerebral, entre outras que necessitam de maior resposta orgânica ao estresse (Fig. 166.9). O aumento da demanda metabólica, associado à diminuição das reservas corporais, deve ser valorizado, principalmente nas populações especiais (idosos, crianças, grávidas e imunodeprimidos) e no paciente com co-morbidades prévias[8,9].

Citamos o exemplo hipotético de um senhor de 65 anos de idade, tabagista, hipertenso e diabético, internado por queimadura extensa em membros superiores, que no segundo dia de internação resolve telefonar para casa. Quando o paciente retornou do andar inferior, onde se localiza o telefone público, era nítida sua expressão de mal-estar, sudorese profusa e pulso bradicárdico. A investigação detectou infarto agudo do miocárdio (IAM) na parede inferior.

O que aconteceu? Esse paciente tem diversos fatores de risco cardiológico e a queimadura impôs aumento do consumo de oxigênio, com conseqüente elevação do débito cardíaco. O paciente negava sintomas cardiovasculares, mas estava no limite da compensação. Foi subir escadas. E sua reserva cardíaca não foi suficiente para acomodar esse incremento de gasto energético e culminou num IAM.

Objetivos

Na fase aguda, a reabilitação busca: reduzir a dor, prevenir deformidades e contraturas, preservar força e resistência muscular, reduzir o edema, otimizar a cicatrização e a educação familiar.

A longo prazo, na fase crônica da ferida, busca-se a redução da cicatriz hipertrófica, o aumento da força e da resistência muscular, independência nas atividades cotidianas, compensar déficits físicos por meio de órteses e próteses, reintegração social e capacitação para o autocuidado das seqüelas físicas e emocionais.

Restituir a independência funcional é a principal meta, sendo primordial preservar a ADM, instituindo precocemente a cinesioterapia. A mobilização articular e o posicionamento adequado do paciente na cama e cadeira são importantes para prevenir a instalação de deformidades e cicatrizes hipertróficas.

Um plano reabilitador centrado na manutenção da ADM normal, minimização das deformidades e prevenção de perdas na composição corporal, visando devolver o paciente ao trabalho e às atividades o mais cedo e completamente possível, com intervenção multiponto e multimodal, geralmente se faz necessário no portador de queimadura grave.

A equipe de reabilitação inclui cirurgião plástico, intensivista, fisiatra, psicólogo, fisioterapeuta, terapeuta ocupacional, nutricionista, enfermeiro, assistente social e fonoaudiólogo. A participação dos familiares é imprescindível e a equipe pode associar o hidroterapeuta, o acupunturista, o arte ou musicoterapeuta, além do serviço da capelania ecumênica.

A intervenção deve ser precoce, preferencialmente no dia da lesão, desde que não haja circunstância que impeça a assistência reabilitadora. Prioriza-se o combate ao imobilismo prolongado, em que qualquer parte do corpo capaz de se movimentar ativamente ou que possa ser movimentada passivamente deve ser exercitada[2].

Planejamento

A prescrição baseia-se na capacidade residual do paciente, avaliada por meio de anamnese, exame físico, incluindo o neurológico, e laboratório complementar. Procede-se à avaliação cuidadosa de lesões, traumas associados, amplitude articular, flexibilidade, força muscular e situação clínica do paciente, incluindo seus aspectos metabólicos, cognitivos e psíquicos (Fig. 166.10).

Para as queimaduras elétricas, pelo risco de lesão nervosa, é desejável exame neurológico pormenorizado, com avaliação de todos os tipos de sensibilidade, além da pesquisa de lesões viscerais.

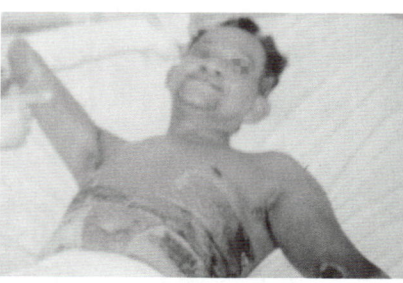

Figura 166.10 – Avaliar o potencial residual do paciente é imprescindível ao planejamento.

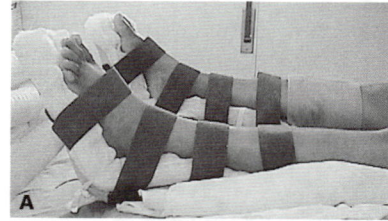
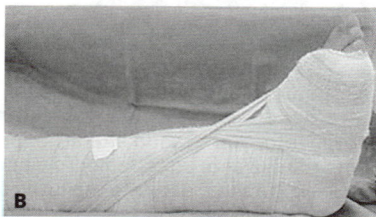
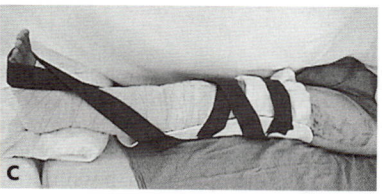

Figura 166.11 – Períodos de diminuição da consciência e imobilismo acentuam a tendência ao eqüinismo de pacientes acamados. A mobilização do membro, associada ao posicionamento adequado por meio de rolos ou órteses, previne o surgimento de aderências, contraturas e anquiloses. (A) Adaptação de goteiras antieqüino. (B) Enfaixamento em oito. (C) Tala extensora de joelho mais enfaixamento em oito.

A assistência reabilitadora deve ser planejada e personalizada, com revisão diária matutina, para que toda equipe consiga dispensar o cuidado necessário ao longo do dia. O paciente deve estar ciente de sua importância e motivado, juntamente com sua família, a participar de todo o processo.

A extensão da intervenção multidisciplinar ao núcleo familiar, especialmente o processo educativo, os apoios psicológico e social, cria na família um ambiente propício ao surgimento de cuidadores participativos, responsáveis e compreensivos com o familiar queimado.

A família assume importância especial à alta do paciente, pois é ela que dispensará os cuidados domiciliares ao queimado e se responsabilizará pelo transporte do paciente ao centro de reabilitação ambulatorial.

Apesar de toda essa rede de apoio, alguns pacientes não cooperam com o próprio processo de reabilitação por dor, medo ou pelo fato que parte da população que sofre queimadura, acidental ou causal é constituída por pessoas com alguma psicopatologia pré-mórbida como depressão, transtorno de personalidade e abuso de substâncias tóxicas[5].

Esse grupo apresenta dificuldade de ajustamento, caracterizado por ausência de cooperação, agressividade, depressão e reações psíquicas disfuncionais. Isso prolonga a internação, aumenta a chance de complicações e dificulta a reabilitação[6,13].

Nesses casos, a reabilitação deve persistir e insistir com incentivos periódicos, processo explicativo e mudanças na estratégia de abordagem reabilitadora, considerando sempre a avaliação psicológica e a discussão em equipe.

A reabilitação deve ser personalizada conforme o potencial funcional residual do doente e suas reservas fisiológicas orgânicas, psíquicas e cognitivas. Grupos de pacientes especiais merecem atenção direcionada. Cinqüenta por cento das crianças evoluem com atraso de desenvolvimento psíquico-cognitivo, apesar da boa capacidade de recuperação física pós-queimadura e por isso necessitam de estimulação adequada durante a reabilitação.

Cinesioterapia e Colocação de Órteses

Um criterioso equilíbrio entre posicionar no limite máximo da ADM, minimizando a suscetibilidade de formação das contraturas, e o movimento para manter o outro extremo produz o resultado desejado. Portanto, a reabilitação deve associar períodos de repouso bem posicionado com um programa de exercícios centrados no alongamento, associando o fortalecimento quando possível (Fig. 166.11).

Consegue-se o máximo de alongamento dos tecidos por meio dos exercícios multiaxiais, de preferência, em ordem decrescente de importância: ativos, ativos assistidos e passivos. A escolha do eixo de movimento e a modalidade de exercício obedecem à fase de ajuste fisiológico do paciente à queimadura[11,14,15].

Quanto à indicação da modalidade de exercícios, o tipo passivo é reservado ao paciente comatoso ou não cooperativo. Sua aplicação requer cuidado, pois há maior chance de traumatizar e formar cicatriz hipertrófica, contraturas, aderências e anquiloses (Fig. 166.12).

O exercício ativo-assistido está indicado quando o doente é incapaz de conseguir a ADM completa ativamente, não tolera a demanda metabólica do exercício ativo ou possui medo e ansiedade antecipatória à manipulação cinesioterápica (Fig. 166.13).

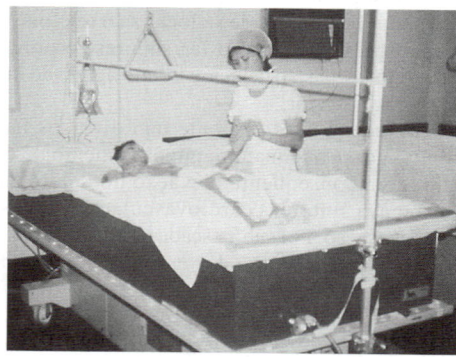

Figura 166.12 – Profissional executando mobilização passiva em paciente grave posicionado em cama especial para prevenção de escaras.

A modalidade de movimento ativo, incentivando a participação do paciente no gerenciamento deste, incita quantidade mínima de estresse antecipatório, com alívio da dor provocada pelo procedimento e aumento do sentimento de autonomia e independência, além de efeitos orexígenos. Quando possível, é a melhor escolha terapêutica em todas as fases do paciente queimado (Fig. 166.14).

O treino axial e apendicular do equilíbrio, da coordenação e da velocidade deve ocorrer durante o período de internação, pois facilitará o desempenho funcional nas atividades cotidianas (Fig. 166.15, A e B).

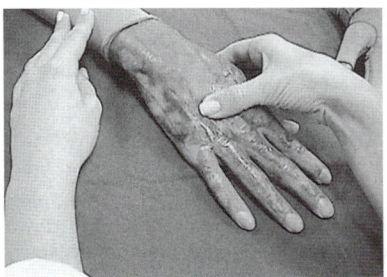

Figura 166.13 – Exercício ativo-assistido incentivado e supervisionado por profissional da equipe. Pacientes motivados e esclarecidos apresentam menos estresse antecipatório à cinesioterapia e passam a realizar mais o exercício ativo livre.

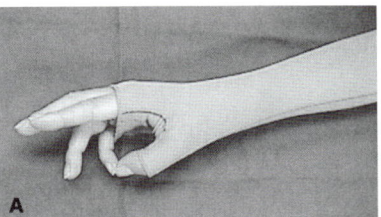
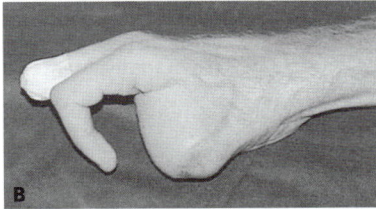
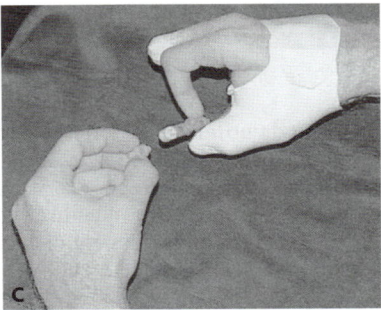

Figura 166.14 – (A) Paciente realizando exercício ativo de oponência. (B e C) Paciente com amputação de parte de dedos (1º e 3º da mão direita), realizando treino de adaptação para melhorar a função bimanual.

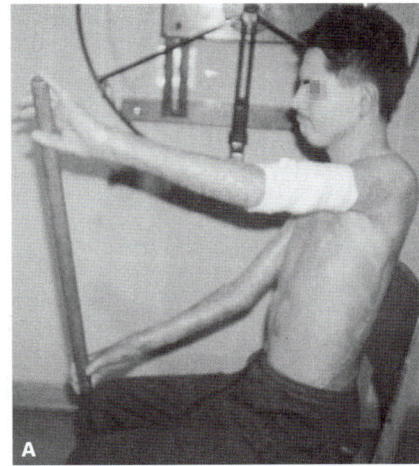
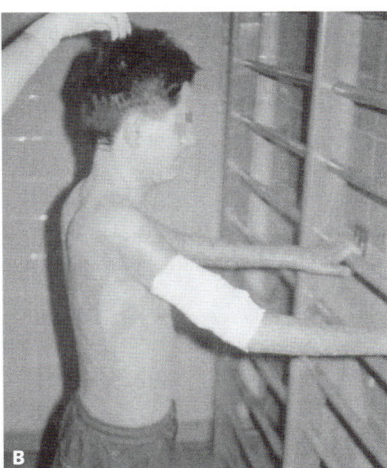

Figura 166.15 – Exercícios de equilíbrio, velocidade e coordenação. (A) Treino de equilíbrio de tronco sentado instabilizado pelo movimento de tronco. Ainda se consegue amplitude de movimento de ombro, velocidade e coordenação. (B) Treino de equilíbrio axial associado à adequação postural.

Sedestração (Figs. 166.16 e 166.17, A e B), ortostatismo (Figs. 166.18 e 166.19) e marcha, quando não contra-indicados pelas intervenções cirúrgicas ou estado clínico do paciente, são benéficos, encurtam o período de internação e restituem mais rapidamente o paciente à sociedade[14,16].

A queimadura de mão é assunto à parte, visto sua grande chance de resultar em deformidades incapacitantes. Exige alongamento gradual padronizado, controle do edema, da síndrome compartimental e da isquemia, além da prevenção das tendências deformantes que culminam em garras e amiotrofias[17] (Fig. 166.20).

Nesses casos, é necessário o pronto reconhecimento dos fatores prognósticos da função manual, que incluem: amputação de dedos, idade à admissão, falha da enxertia e superfície de queimadura de espessura total na mão. Nesta, o prognóstico funcional está intimamente relacionado à enxertia precoce[18].

O propósito de colocar órtese é reforçar o posicionamento funcional e prevenir a acomodação das partes moles em posições encurtadas. As órteses não substituem o exercício e, geralmente, são de posicionamento com ajustes progressivos evitando retrações, garroteamentos, úlcera de pressão e comportamento de evitação (Figs. 166.21, A e B e 166.22).

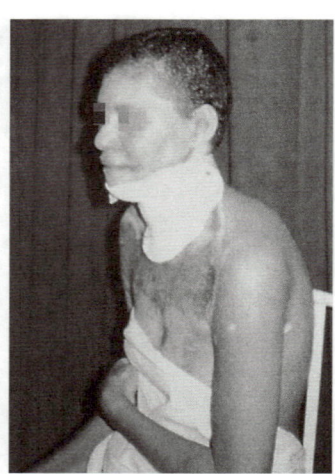

Figura 166.16 – A sedestração muda a rotina de internação restrita ao leito hospitalar, melhorando a função de órgãos internos.

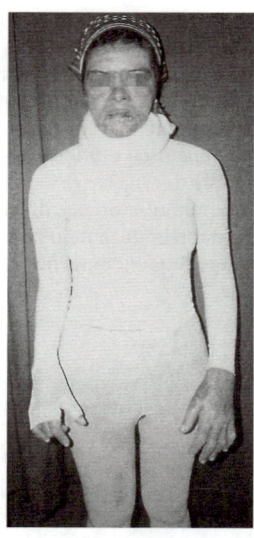

Figura 166.18 – O ortostatismo beneficia a dinâmica respiratória, geniturinária e gastrointestinal. Possibilita descarga de peso nas articulações proporcionando propriocepção e prevenção de massa óssea.

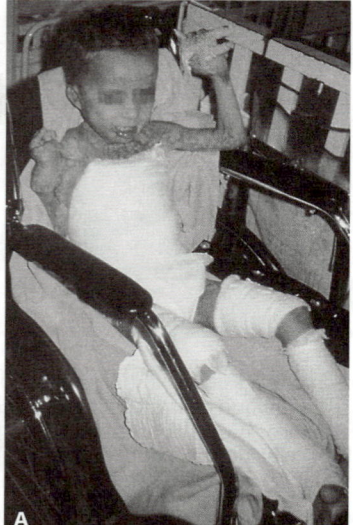

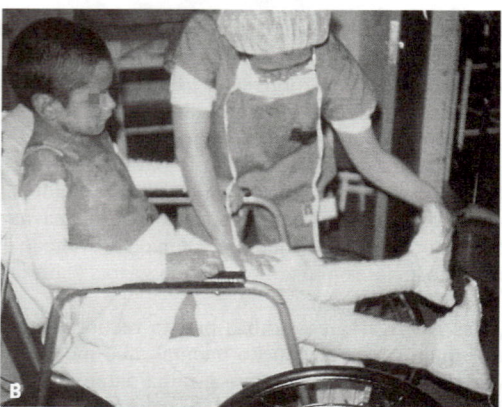

Figura 166.17 – O paciente deve ser incentivado a sair precocemente do leito. Isso alivia a pressão sob o dorso e a região occipital, coloca a dinâmica respiratória e gastrointestinal em vantagem mecânica. (A e B) A cadeira de rodas permite que os pacientes passeiem pela enfermaria, com baixo custo energético, possibilitando exploração ambiental, maior interação com a equipe, diminuindo o estresse e as complicações da internação.

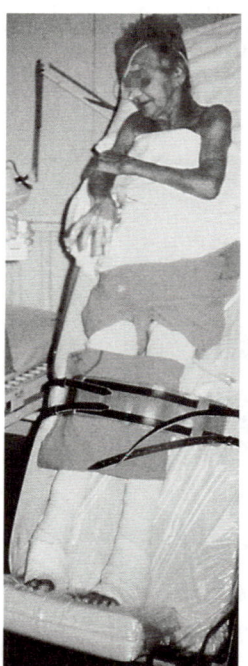

Figura 166.19 – Quando ficar de pé não for imediatamente possível, pode-se usar a prancha ortostática que permite o posicionamento e a descarga de peso nos membros inferiores gradativamente.

Há comprovação da utilidade das órteses para prevenção de contraturas e proteção de instabilidades articulares, especialmente as termoplásticas para região cervical. Prefere-se atitude expectante e parcimoniosa quanto à confecção de adaptações ortésicas para as atividades cotidianas, permitindo que o paciente atinja o seu potencial e evite seqüelas[17,19].

Posicionamento

Buscando evitar contraturas do tecido conjuntivo, o posicionamento terapêutico dos pacientes é essencial na reabilitação da fase aguda, ao estimular posições mais funcionais e prevenir dor decorren-

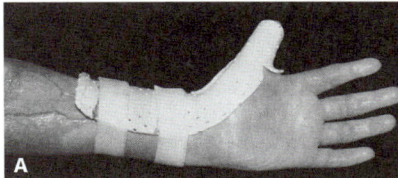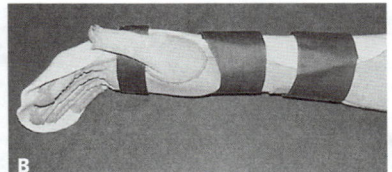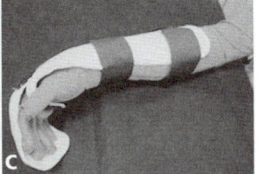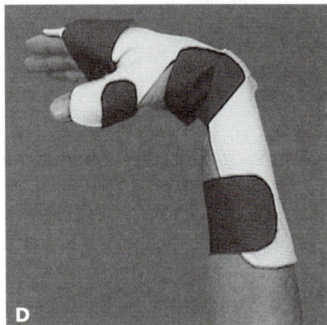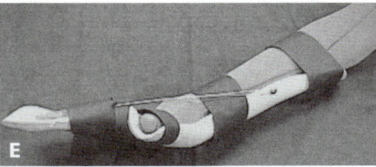

Figura 166.20 – (A) Órtese visando prevenir tendência deformante na mão. (B a D) Exemplos de órteses visando diminuir a retração de enxerto em face dorsal de mão. Podem ser associadas a curativos, placas de silicone ou luvas compressivas. (E) Órtese adjuvante ao tratamento de queimadura em região flexora do antebraço e palma de mão.

Figura 166.21 – (A e B) Órteses estáticas em termo plástico moldável que possibilitam ajustes periódicos para ganho da extensão de cotovelo. (C) Exemplo de órtese para extensão gradativa do cotovelo como adjuvante ao tratamento de aderências e retrações cutâneas flexoras. (D) Exemplo de órtese para flexão do cotovelo para tratamento de queimadura em face extensora.

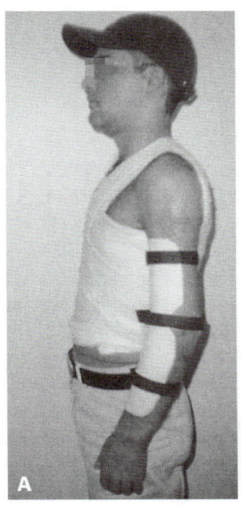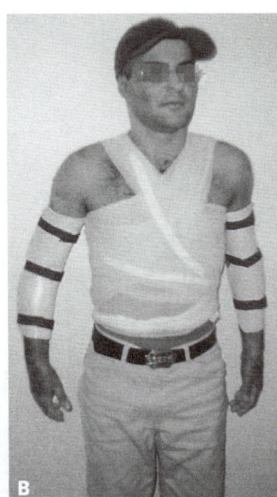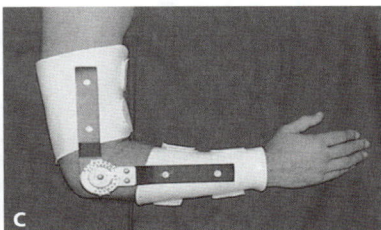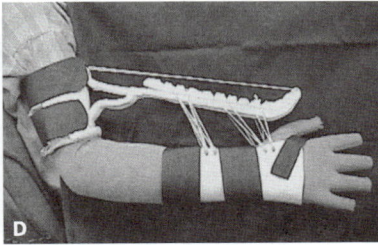

te das deformidades estabelecidas. Não há regra, mas, em geral, buscam-se as seguintes posturas no paciente[9]:

- Extensão cervical (Fig. 166.23, A e B).
- Abdução do ombro em 90° (Fig. 166.24).
- Membro superior em rotação externa e supinação de antebraço (Fig. 166.25).
- Cotovelo estendido (Fig. 166.26).
- Dorso em neutro (Fig. 166.27).
- Quadris estendidos com abdução de 10°.
- Abdução de membros inferiores de 20°.
- Extensão de joelhos.
- Dorsoflexão de tornozelo para neutro (Figs. 166.28 e 166.29).

Experiências recentes têm rechaçado o uso de colchões de água contra o imobilismo que se estabelece entre os queimados, pois acentua a cifose, reduz a expansão torácica e dificulta a realização das posturas anteriormente citadas.

Analgesia

A dor se constitui em fator limitante da funcionalidade em todas as fases da reabilitação. Ocorre em repouso ou durante

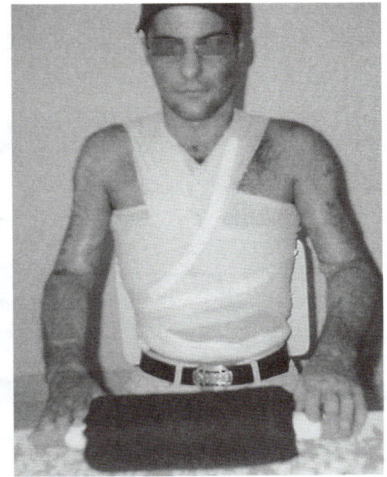

Figura 166.22 – Às órteses associam-se exercícios para ganho de força e amplitude de movimento. Após o treino, paciente deve usar a órtese, como na Figura 166.21 (A e B), como adjuvante ao tratamento da aderência e retração cicatricial.

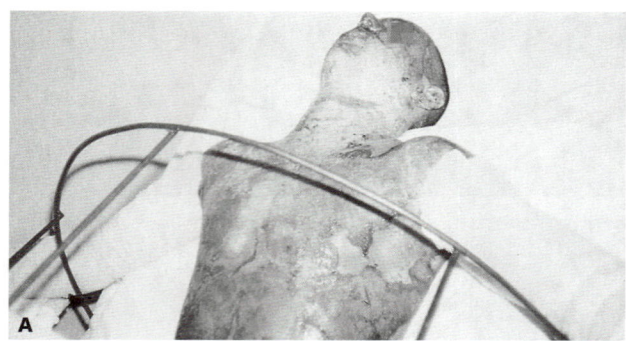
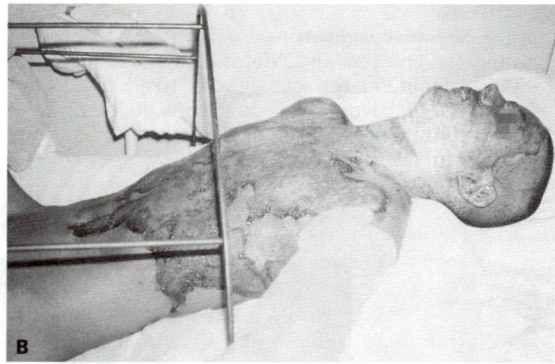

Figura 166.23 – Posicionamento em extensão cervical. (*A* e *B*) Observar certa extensão dorsal e abdução de braços.

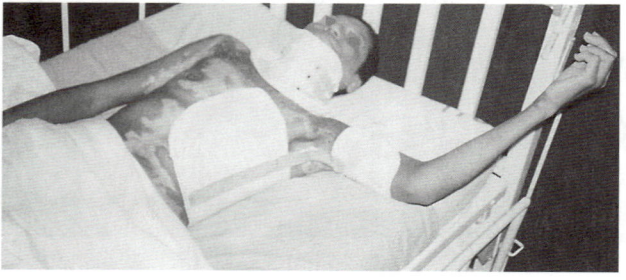

Figura 166.24 – O posicionamento em abdução de ombro é mantido pela órtese.

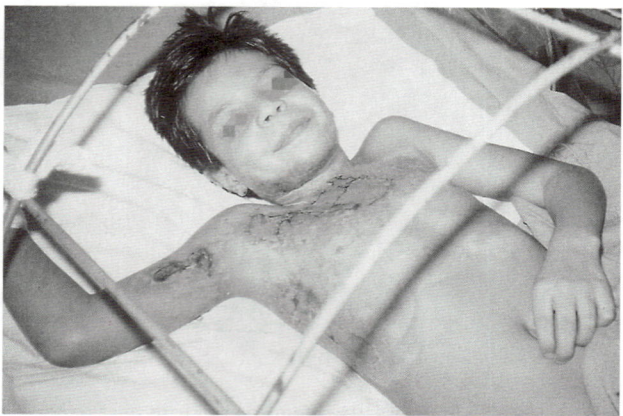

Figura 166.25 – Membro superior direito em abdução, rotação externa e supinação.

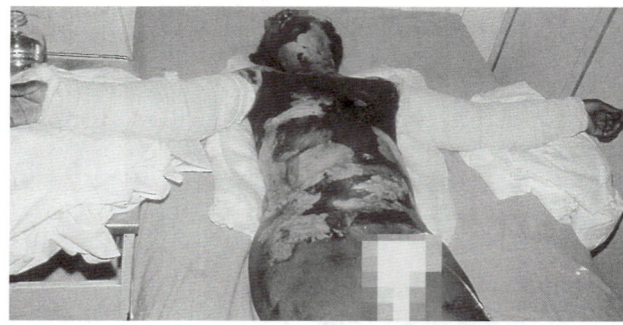

Figura 166.26 – Paciente posicionado em hiperextensão cervical; dorso em posicionamento neutro; braços abduzidos, rodados externamente e antebraço supinado com cotovelo estendido.

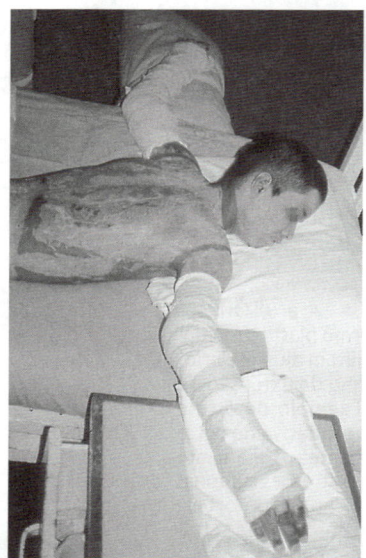

Figura 166.27 – Posicionamento em prono em decorrência de queimadura dorsal, tentando manter o dorso em posicionamento neutro.

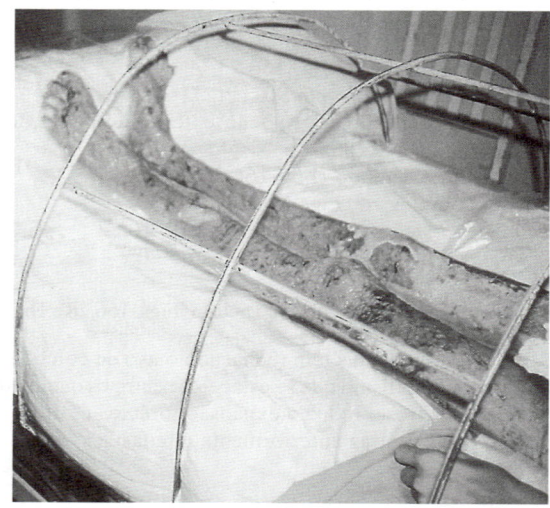

Figura 166.28 – Posicionamento neutro em extensão de joelhos e tornozelo utilizando-se rolos de posicionamento.

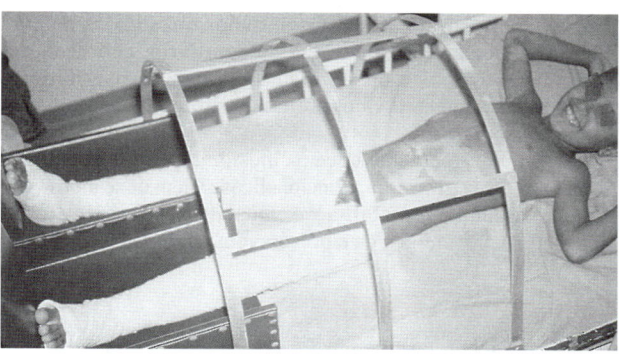

Figura 166.29 – Evita-se a tendência ao eqüinismo de pés em pacientes acamados em leito de posicionamento.

a mobilização e decorre do estímulo nociceptivo proveniente do processo inflamatório desencadeado pelo trauma, infecções secundárias, descondicionamento, más posturas e atritos sobre as superfícies frágeis e friáveis. Também pode ser conseqüente de lesão direta sobre as terminações nervosas e nervos periféricos. A desaferentação gera dor de origem neuropática, que pode agravar-se com a concomitância de axonopatias observadas em pacientes graves.

A dor e a tolerância do paciente a esta afetam a capacidade de movimento. O doente pode imobilizar-se numa posição de conforto, evitando a distensibilidade dos tecidos e a irritação dos terminais nervosos. Acarretando retrações, aderências, diminuição do fluxo sangüíneo e linfático piorando o edema, aumentando a chance de cicatrizes hipertróficas e dificultando o movimento[2,12].

O tratamento da dor propicia melhor adesão ao programa de reabilitação, bem como melhora a qualidade de vida do paciente e diminui o trauma antecipatório aos procedimentos de toda a equipe reabilitadora. O controle analgésico inclui opióides e outros analgésicos, modificações comportamentais e intervenção psicológica. A via intramuscular para analgesia é desaconselhada, sendo preferível, por muitos serviços, a analgesia controlada pelo próprio paciente.

Síndrome Complexa de Dor Regional

É uma afecção caracterizada por dor, edema, diminuição da amplitude de movimento, instabilidade vasomotora e mudanças cutâneas associadas à dor de características neuropáticas.

Há poucos casos de síndrome complexa de dor regional (SCDR), descritos na literatura, relacionados à queimadura, com incidência de 0,5%. O diagnóstico é difícil, mesmo adotando critérios padronizados, pois a queimadura pode mimetizar todos os sintomas de SCDR, sendo, na maioria das vezes, atribuídos ao quadro de celulite[20].

O reconhecimento da SCDR é importante, pois seu tratamento é longo e difícil, sendo essencial a intervenção específica e precoce, além do fechamento e cicatrização o mais rápido possível das áreas cruentas, pois a lesão de partes moles é um dos fatores desencadeantes e perpetuadores da SCDR. Podemos citar, ainda, cirurgia, trauma, eventos vasooclusivos e fraturas como fatores que precipitam e perpetuam a SCDR.

Há uma teoria de que a lesão forma um arco reflexo que estimula as vias centrais e periféricas, tornando as células nervosas extremamente sensíveis a diversos neurotransmissores, produzindo manifestações como alteração da cor, temperatura e sensibilidade ao toque da pele.

O estado inflamatório local e neurogênico central produz mudanças fenotípicas, especialmente quanto à expressão de receptores, provocando dor e diminuição de seu limiar. Potenciais propagados pelas fibras C ativam e sensibilizam a medula espinal, então, quando a informação carreada pelas fibras grossas, toque leve, chega a esse ambiente medular sensibilizado, há geração de dor. Com o tempo, esses fenômenos limitados a um dermátomo se espalham e o limiar de dor diminui progressivamente.

O tratamento baseia-se em analgesia, controle do edema, cinesioterapia e mudanças comportamentais de enfrentamento. Não há um guia padronizado para o tratamento da dor na SCDR, devendo ser individualizado, contando com os antidepressivos, anticonvulsivantes, opióides, analgésicos e antiinflamatórios, além de uma série de procedimentos analgésicos como a acupuntura, os bloqueios e as manipulações.

Quanto maior o tempo para o diagnóstico e início do tratamento, maior é a chance do paciente não responder, e somente a intervenção específica e precoce acelera a recuperação da SCDR.

Ossificação Heterotópica

É durante a fase inicial que a equipe deve estar atenta ao risco de ossificação heterotópica (OH) entre pacientes imobilizados. Ocorre principalmente ao redor da articulação do quadril, ombro e joelho, acometendo cerca de 30% dos queimados.

O diagnóstico e o tratamento da OH seguem consensos de reabilitação, lembrando que, nos queimados, os cuidados devem ser enfáticos, uma vez que o indivíduo, ao possuir integridade do aparelho locomotor, pode complicar com restrições de movimento causadas pela OH.

Aspectos Cognitivos e Afetivos

O processo educativo acerca do problema da queimadura e a estimulação percepto-cognitiva devem ser precoces. É importante manter o paciente orientado e informado quanto aos procedimentos que ocorrerão (banho, cirurgias, visitas, terapias, entre outros), bem como de sua localização temporal e espacial, e da importância de sua participação em todo o processo.

Disponibilizam-se instrumentos e recursos de orientação temporoespacial, como calendário, relógio, luminosidade durante o dia e escuridão à noite, informações sobre localização ambiental, datas e acontecimentos.

Todos os tipos de memória, atenção, concentração, crítica, juízo e raciocínio devem ser exercitados e integrados, assim como os diversos tipos de comunicação e expressão. Isso pode ser conseguido utilizando-se do lúdico, do recreativo e da estimulação dirigida. Incentivar a auto-estima, a percepção corporal e a sociabilização assume importância especial naqueles com lesão desfigurante.

A internação não é um período de repouso. Assim que possível, o doente deve participar das atividades funcionais cotidianas. Mesmo restritos ao leito, pacientes podem manter-se independentes para alimentação, mudanças de posicionamento e cuidados básicos de higiene, como limpeza oral, banho (Fig. 166.30), asseio dos cabelos e controle dos esfíncteres.

A estimulação da sensibilidade, particularmente a exterocepção e a propriocepção, é importante para a integração do ato motor, aumento da percepção corporal, diminuição da sensação de formigamento, prurido e dor. A integração entre os diversos tipos de sensibilidade, o ato motor, a visão, a audição, a gustação e a olfação favorecem a recuperação e a reabilitação do paciente queimado.

FASE CRÔNICA OU AMBULATORIAL

A reabilitação da fase aguda termina quando o paciente recebe alta da unidade de queimados, apresenta enxertia adequa-

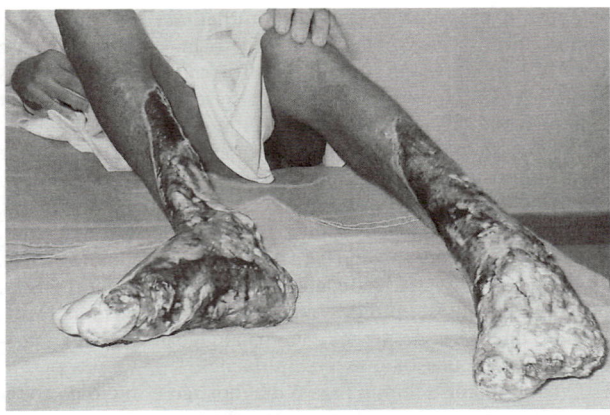

Figura 166.30 – Paciente portador de queimadura de espessura parcial profunda, acometendo períneo, realizando banho fora do leito de forma independente. Apesar da gravidade da queimadura dos pés, os membros superiores estão livres e o paciente não deve unicamente repousar no leito, mas sim participar de todo autocuidado.

da e os tecidos entraram em processo de cicatrização. O paciente passa a freqüentar o ambulatório para prosseguimento do plano reabilitador.

Nesse momento, a atitude ativa de enfrentamento do paciente e o apoio familiar assumem grande importância para a aderência destes às orientações dos diversos profissionais.

Na fase crônica, a reabilitação mantém as características multidisplinares e os esforços na prevenção de contraturas, crescimento hipertrófico das cicatrizes e insistência para ganho funcional e condicionamento muscular progressivo. Sempre se fundamentando em plano claro e objetivo com base na cinesioterapia e atitude ativa.

Orienta-se manter cinesioterapia global por meio de alongamentos, exercícios isotônicos com carga progressiva até 75% da máxima, além de exercícios aeróbios em sessões de 60 a 90min. Também realizam treino de equilíbrio, coordenação, velocidade, marcha e de atividades de vida diária, prática e profissional. Alguns serviços preferem o treino isocinético para ganho muscular.

Os pacientes percebem que a cinesioterapia controla a dor, diminui o edema e melhora a funcionalidade, além de se motivarem progressivamente à reabilitação. Quando necessário, ajusta-se a medicação analgésica e prescrevem-se órteses e próteses.

Controle da Cicatriz

O aspecto mais relevante nas fases tardias da reabilitação é o acompanhamento das feridas em cicatrização. Os processos de remodelamento do colágeno e proliferação da derme resultam na formação da chamada cicatriz hipertrófica – um tecido conjuntivo denso, inelástico, vermelho-violáceo rico em fibroblasto que se comporta de modo dinâmico[1].

A princípio benéficas, ao representar reposta de reparo tecidual, as cicatrizes passam a representar elemento de agravo, ao constituírem principal fator causal de bandas fibróticas de partes moles que acarretam contraturas, anquiloses e deformidades fixas[3].

A cicatriz hipertrófica deve ser combatida com o uso de malhas elásticas sintéticas sob medida, que exercem pressão de, no mínimo, 25mmHg sobre a fibrose e também auxiliam a drenagem de edemas (Figs. 166.31 e 166.32).

A compressão deve ser mantida constante, com ajuste ou troca da malha a cada 6 meses em média. Devem ser usadas 23h ao dia, durante todo o processo de amadurecimento das cicatrizes, que dura 12 a 18 meses.

A malha provoca isquemia da cicatriz hipertrófica, ao obliterar os vasos neoformados. O colágeno desorganizado da cicatriz hipertrófica responde bem a forças externas e por isso é passível de alinhar de forma a seguir as resultantes de tensão exercidas na área[21].

Para tanto, a combinação de malha compressiva e cinesioterapia (Fig. 166.33, *A* e *B*) é fundamental para o estabelecimento da

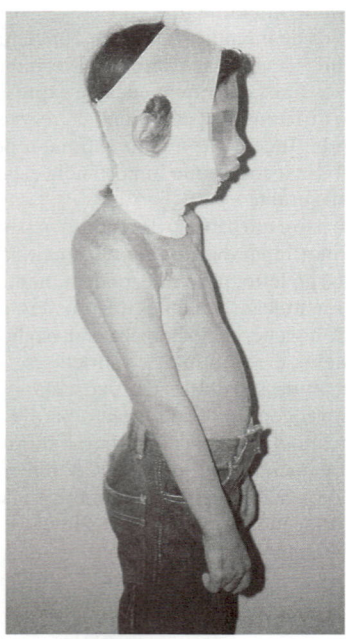

Figura 166.31 – Malha compressiva para lateral de face e maxilar.

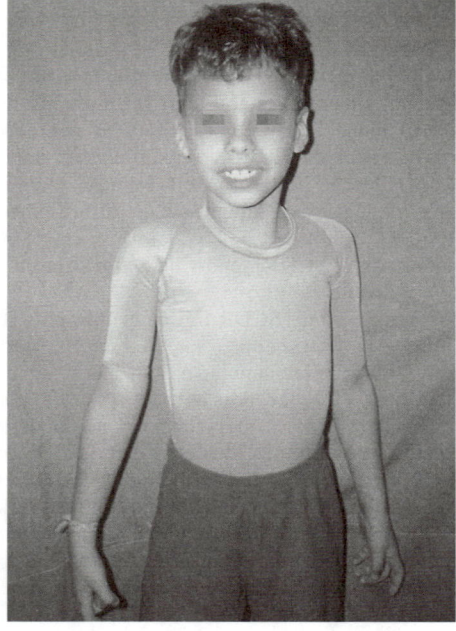

Figura 166.32 – Malha compressiva para tórax e braços.

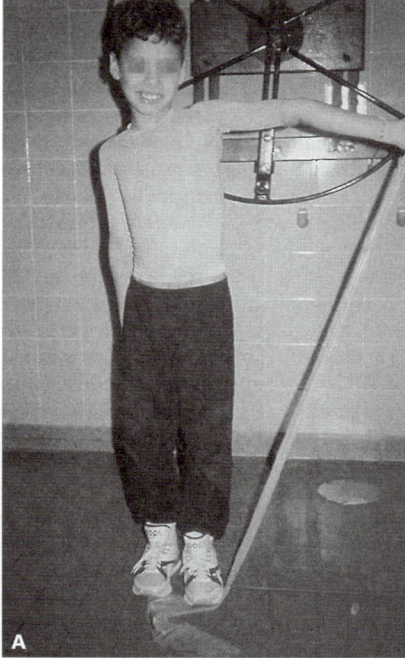
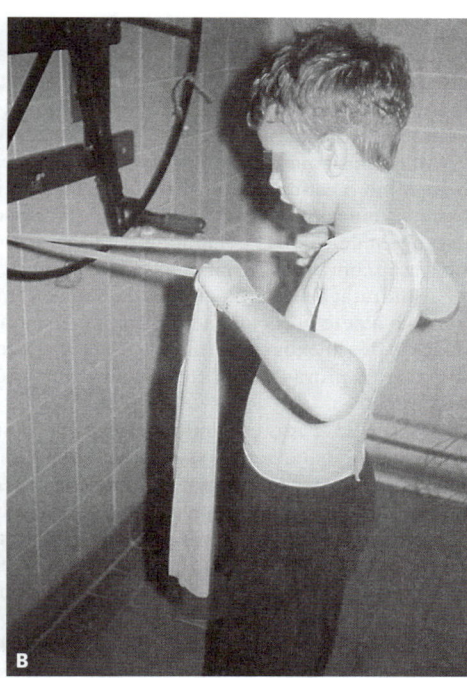

Figura 166.33 – Combinação de malha compressiva com cinesioterapia. (*A*) Exercício para liberar aderências em ombro e braço. (*B*) Fortalecimento da cadeia muscular posterior visando diminuir a tendência à protrusão de ombros.

arquitetura tecidual fisiológica, que é determinante na propriedade de elasticidade normal da pele[2,13].

Como regra básica, qualquer ferida que necessite enxertia ou leve mais de 14 dias para fechar deve fazer uso de malha o mais precoce possível. Nas áreas côncavas em que a coaptação da malha é insuficiente, usam-se placas ou sistemas infláveis de silicone, plastazote ou elastômeros para potencializar seu efeito.

Apesar dos avanços nas técnicas reparadoras e reconstrutivas, a cicatriz desfigurante permanece como condição limitante da função física, do desempenho emocional e social. Afeta a autoestima, a imagem corporal, o humor, a independência funcional e diversos aspectos ligados à participação social[22].

O tratamento inadequado das contraturas e cicatrizes causa limitação nas atividades de vida diária, estratégias compensatórias inapropriadas para a perda funcional, diminuição da coordenação, aumento da ansiedade e demanda física[21] (Fig. 166.34, *A* e *B*).

Pacientes devem envolver-se na avaliação de suas cicatrizes, pois sua percepção pode não coincidir com a dos profissionais, principalmente quando técnicas reconstrutivas ou inclusão social são propostas[13].

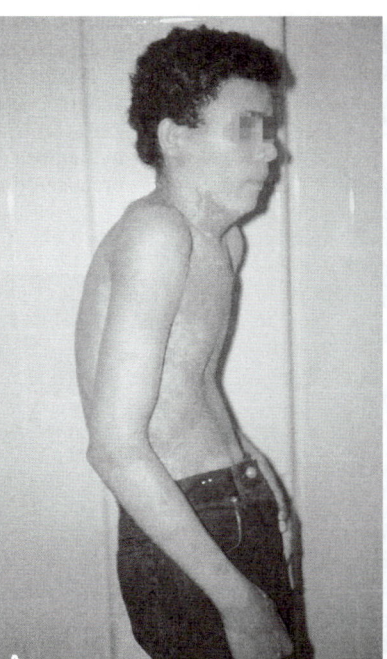
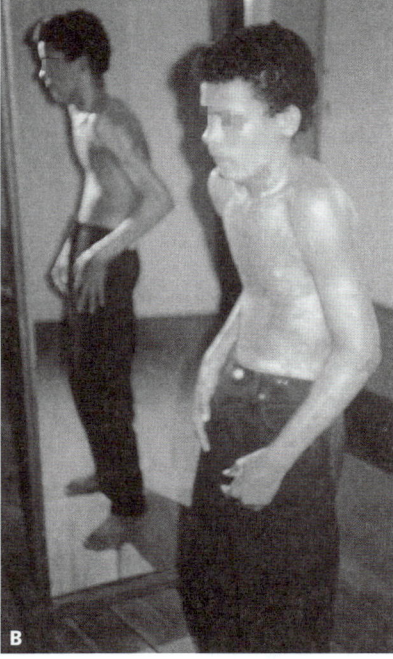

Figura 166.34 – As seqüelas cutâneas impedem a postura correta. (*A*) Notar a dificuldade em estender o pescoço, o tronco e a protrusão de ombros. (*B*) Para manter o ângulo de visão próximo à linha do horizonte, o paciente necessita flexionar os joelhos.

Cicatrizes localizadas em áreas cobertas não mudam a percepção do paciente acerca de sua aparência física. O grau de ansiedade e a satisfação com sua aparência são equivalentes tanto para esse tipo de cicatriz, quanto para as visivelmente expostas[10].

Manobras compressivas e massagens na cicatriz instalada, bem como o estímulo e integração da sensibilidade aliada às técnicas cinesioterápicas, compressivas, massoterápicas e de drenagem de edemas colaboram para maior funcionalidade e satisfação com a seqüela, minimizando a cicatrização hipertrófica[3].

A hidratação da área queimada é muito importante, uma vez que a pele perde capacidade apócrina em conseqüência da lesão dos anexos epidérmicos. A xerose decorrente da desidratação é piorada com tendência de prurido em área de maturação.

O prurido é um estímulo nociceptivo e surge quando a epitelização e a enxertia passam a recobrir uma área outrora indolor. O tratamento para essas condições é feito com hidratação, anti-histamínicos e continuidade do uso da malha compressiva.

A cicatriz madura bem manejada é apergaminhada, discrômica e não possui a mesma elasticidade da pele normal, exigindo cuidados contra traumatismos. Por outro lado, com a falha no uso da malha ou a cicatrização exuberante decorrente de características raciais e genéticas do indivíduo, o tecido amadurecerá com contraturas e espessamentos. Em ambos os casos, as seqüelas são corrigidas com métodos cosméticos e reparadores.

Planejamento Pós-alta e Prognóstico

Vítimas de queimaduras graves podem ter dificuldade em seguir as orientações terapêuticas após a alta hospitalar. A falta de aderência pode afetar a função, o tratamento cirúrgico, a reintegração social e o retorno à escola ou ao trabalho[23,24].

A estrutura de suporte social, bem como as características ambientais (acessibilidade arquitetônica) e de suporte econômico são fatores que amenizam ou acentuam o ônus da seqüela desfigurante e o grau de aderência do paciente ao programa ambulatorial proposto (Fig. 166.35).

A maior parte dos pacientes retorna às atividades habituais, com exceção daqueles com condições pré-mórbidas. No entanto, algumas pessoas sem psicopatologia prévia não conseguem funcionalidade satisfatória e complicam com depressão, baixa autoconfiança e auto-estima por longo período após a queimadura. Muitos desses pacientes sofreram queimaduras extensas ou profundas, longos períodos de hospitalização e marginalização social[25].

Na fase crônica, os pacientes são orientados a manter cinesioterapia global visando a alongamento, fortalecimento com carga progressiva até 75% da máxima e resistência por meio de exercícios aeróbios em sessões de 60 a 90min.

Treinos de propriocepção, coordenação e marcha continuam numa freqüência de três vezes por semana, além da manutenção das orientações sobre agentes agressores, riscos de infecção e cuidados com a pele (Fig. 166.36).

Todos os profissionais acompanham o paciente com intervenções dirigidas à criação de ambiente propício a bons mecanismos de enfrentamento, reinserção social e autogestão dos exercícios e manobras de manutenção do potencial funcional e fisiológico.

Incentiva-se o retorno profissional adequando o posto de trabalho ao déficit apresentado, como meio de incrementar a independência funcional e qualidade de vida. Assim, níveis de desempenho, instrução, idade, condição pré-mórbida, intolerância ao ortostatismo, diminuição de força, destreza e qualquer tipo de sensibilidade interferem nesse retorno. Estudos revelam que 37% dos queimados voltam ao trabalho após 24 meses de lesão[26].

O desejo de retorno ao trabalho não se altera com a queimadura, mas a quantidade de superfície corporal queimada relaciona-se ao tempo de reinício da atividade profissional; cerca de metade dos pacientes necessita mudar de emprego ou de cargo.

PREVENÇÃO

A equipe de reabilitação ainda se preocupa com a prevenção primária de queimaduras em populações especiais e de novas nos já queimados.

Pessoas portadoras de déficit cognitivo ou sensório-motor, como autismo, retardo mental, lesão medular, hemiplegia, distúrbio de atenção e lesão nervosa periférica, possuem risco aumentado de queimaduras, especialmente aqueles com condições crônicas progressivas que estão nas fases iniciais de instalação dos déficits, por exemplo, a neuropatia diabética[27].

Além do processo educativo dirigido para a prevenção, adaptações arquitetônicas e na rotina de execução das atividades cotidianas devem ser enfatizadas, além da vistoria meticulosa diária da condição da pele visando ao diagnóstico precoce de novas lesões (Fig. 166.37).

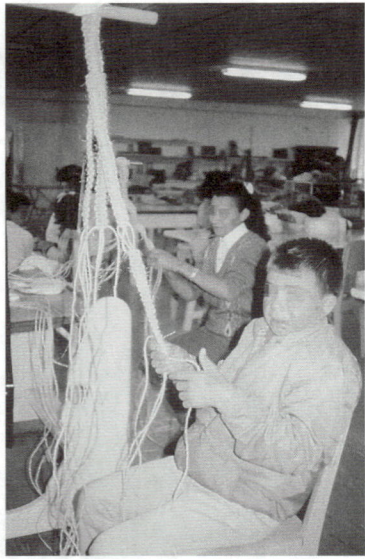

Figura 166.35 – Apesar dos aspectos legais contra o trabalho infantil, esta vítima de queimadura necessitou retornar à vida laboral para complementar a renda de sua família.

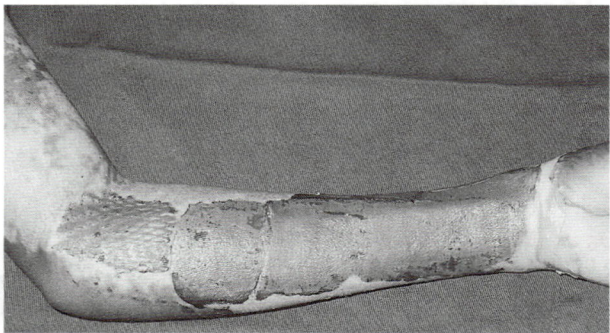

Figura 166.36 – Detalhe da pele enxertada. Paciente deve receber instruções de como manter a integridade dessa área.

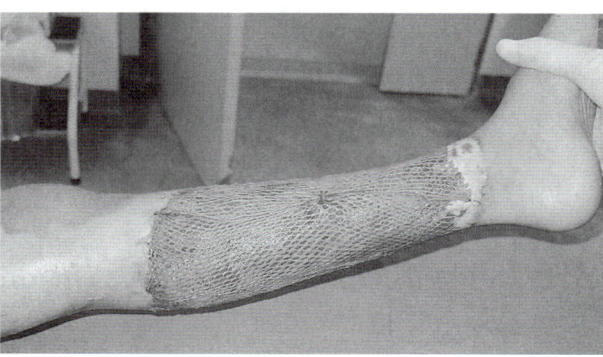

Figura 166.37 – Queimadura em diversos estágios de tratamento. Notar a presença de área normal, epitelizada e do recobrimento com enxerto autólogo. Assim que possível, o paciente deve ser orientado a cuidar não só da área lesada, mas também a preocupar-se com o restante do corpo, principalmente prevenindo novas queimaduras.

CONSIDERAÇÕES FINAIS

A reabilitação de queimados requer a aplicação organizada de sólidos princípios multidisciplinares. Fundamenta-se na prevenção do surgimento de incapacidades e deformidades, por meio de um plano reabilitador personalizado instituído precocemente, baseando-se na intervenção integradora multiponto e multimodal de todos os aspectos da funcionalidade, seja orgânica ou psicossocial, de um indivíduo.

REFERÊNCIAS BIBLIOGRÁFICAS

1. HUNT, T. K.; GOODSON III, W. H. Cicatrização de feridas. In: WAY, L. W. *Cirurgia: diagnóstico e tratamento*. 9. ed. Rio de Janeiro: Guanabara Koogan, 1993. p. 67-76.
2. BOSWICK, J. A. et al. *Clínicas Cirúrgicas da América do Norte*. Rio de Janeiro: Interlivros, 1987. 207p.
3. DEMLING, R. H.; WAY, L. W. Queimaduras e outras lesões térmicas. In: WAY, L. W. Cirurgia: *diagnóstico e tratamento*. 9. ed. Rio de Janeiro: Guanabara Koogan, 1993. p. 170-180.
4. KING JR., R. W. HBO2 advances in wound care. In: AMERICAN ACADEMY OF PHYSICAL MEDICINE AND REHABILITATION ANNUAL ASSEMBLY, 2002. Orlando. *Course Handouts, American Academy of Physical Medicine and Rehabilitation Annual Assembly*, 2002, p. 335-337.
5. PIDCOCK, F. S.; FAUERBACH, J. A.; CARNEY, J. The rehabilitation/school matrix: a model for accommodating the noncompliant with severe burns. *J. Burn Care Rehabil.*, v. 24, n. 5, p. 342-346, Sep/Out. 2003.
6. WILLIAMS, R.; PATTERSON, D. Health outcomes for burn survivors: a 2 year follow-up. *Rehabilitation Psychology*, v. 48, n. 3, p. 189-194, Aug. 2003.
7. BRIGHAM, P. A.; MCLOUGHLIN, E. Burn incidence and medial care use in the United States: estimates, trends, and a data sources. *J. Burn Care and Rehabilitation*, v. 17, n. 2, p. 95-107, Mar/Apr. 1996.
8. GORGA, D.; JOHNSON, J.; BENTLEY, A. et al. The physical, functional, and developmental outcome of pediatric burn survivors from 1 to 12 months post injury. *J. Burn Care Rehabil.*, v. 20, n. 2, p. 171-178, Mar/Apr. 1999.
9. STANLEY, M.; RICHARD, R. The elderly patient with burns: treatment considerations. *J. Burn Care and Rehabilitation*, v. 14, n. 5, p. 559-565, Sep/Oct. 1993.
10. ABDULLAH, A.; BLANKENEY, P.; HUNT, R. et al. Visible scars and self – esteem in pediatric patients with burns. *J. Burn Care and Rehabilitation*, v. 15, n. 2, p. 164-168, Mar/Apr. 1994.
11. SUMAN, O. E.; SPIES, R. J.; CELIS, M. M. et al. effects of a 12-wk resistance exercise program on skeletal muscle strength in children with burn injuries. *J. Appl. Physiol.*, v. 91, n. 3, p. 1168-1175, Sep. 2001.
12. HELM, P. A.; KERVORIAN, C. G.; LUSHBAUGH, M. et al. Burn injury: rehabilitation management in 1982. *Arch. Phys. Med. Rehabil.*, v. 63, n. 1, p. 6-16, Sep. 1982.
13. BJARANSOSN, D.; PHILLIPS, L. G.; MCCOY, B. et al. Reconstructive goals for children with burns: are our goals the same? *J. Burn Care Rehabil.*, v. 13, n. 3, p. 389-390, May/Jun. 1992.
14. TREES, D. W.; KETELSEN, C. A.; HOBBS, J. A. Use of a modified tilt table for preambulation strength training as an adjunct to burn rehabilitation. *J. Burn Care Rehabil.*, v. 24, n. 2, p. 97-103, Mar/Apr. 2003.
15. WRIGHT, P. C. Fundamentals of acute burn care and physical therapy management. *Phys. Ther.*, v. 64, n. 8, p. 1217-1231, Aug. 1984.
16. WETZEL, J. L.; GIUFFRIDA, C.; PETRAZZI, A. et al. Comparison of measures of physiologic stress during treadmill exercise in a patient with 20% lower limb burn injuries and healthy matched and nonmatched individuals. *J. Burn Care Rehabil.*, v. 21, n. 4, p. 359-366, discussion 358, Jul/Ago. 2000.
17. TILLEY, W.; MCMAHON, S.; SHUKALAK, B. Rehabilitation of the burned upper extremity. *Ghand. Clin.*, v. 16, n. 2, p. 303-318, May 2000.
18. VAN ZUIJLEN, P. P.; KREIS, R. W.; VIOEMANS, A. F. et al. The prognostic factors regarding long – term functional outcome of full-thickness hand burns. *Burns*, v. 25, n. 8, p. 709-714, Dec. 1999.
19. LEMAN, C. J. Splints and accessories following burn reconstruction. *Clin. Plast. Surg.*, v. 19, n. 3, p. 721-731, Jul. 1992.
20. KUMBHAT, S.; MEYER, N.; SCHURR, M. J. Complex regional pain syndrome as a complication of a chemical burn to the foot. *J. Burn Care Rehabil.*, v. 25, n. 2, p. 109-191, Mar/Apr. 2004.
21. DAVEY, R. B. 30 years of burn care. *J. Surgery*, v. 72, suppl. 1, p. 69-70, May 2002.
22. MALANI, P. N. Update on burn therapy. *JAMA*, v. 272, n. 9, p. 745-747, Sep. 1994.
23. PATTERSON, D. R.; PTACEK, J. T.; CROMES, F. et al. The 2000 Clinical Research Award: Describing and predicting distress and satisfaction with life for burn survivors. *J. Burn Care Rehabilitation*, v. 21, n. 6, p. 490-498, Nov/Dec. 2000.
24. PATTERSON, D. R.; EVEREST, J. J.; BOMBARDIER, C. H. et al. Psychological effects of severe burn injuries. *Psychological Bulletin*, v. 113, n. 2, p. 362-378, Mar. 1993.
25. FAUERBACH, J. A.; LAWRENCE, J. W.; SCHMIDT, C. W. et al. Personality predictors of injury-related posttraumatic stress disorder. *J. Nervous and Mental Disease*, v. 188, n. 8, p. 510-517, Aug. 2000.
26. BRYCH, S. B.; ENGRAV, L. H.; RIVARA, F. P. et al. Time of work and return to work rates after burns: systematic review of the literature and a large two-center series. *J. Burn Care Rehabil.*, v. 22, n. 6, p. 401-405, Nov/Dec. 2001.
27. ALDEN, N. E.; RABBITS, A.; ROLLS, J. A. et al. Burn injury in patients with early-onset neurological impairments. *J. Burn Care Rehabilitation*, v. 25, n. 1, p. 107-111, Jan/Feb. 2004.

CAPÍTULO 167

Terapia Ocupacional em Queimados

Márcia Regina Modelli Casadei Antoneli • Maria Teresa Augusto Ioshimoto

INTRODUÇÃO

A reabilitação global do paciente queimado visa estimular a máxima independência gradual com envolvimento familiar.

A terapia ocupacional tem como objetivos gerais:

- Prevenir deformidades e disfunções que interfiram na independência para execução de atividades de autocuidado, trabalho/estudo e lazer.
- Auxiliar o paciente a utilizar o mais precocemente possível as habilidades recuperadas seja por meio do uso de adaptações de procedimento ou com acessórios especiais.
- Analisar e organizar a rotina ocupacional do paciente, de forma a permitir o equilíbrio entre as diversas atividades diárias e aumentar a crítica e a autonomia do paciente diante de sua recuperação.
- Envolver a família em todas as etapas do processo, educando-a para a estimulação da independência do paciente.

É de fundamental importância que o tratamento do paciente queimado seja protocolado e sistematizado, porém a participação ativa dele é essencial para bom prognóstico de reabilitação. Dessa forma, é imprescindível, no início do tratamento, a avaliação do paciente globalmente, traçando seu perfil diagnóstico e seu prognóstico.

Vários fatores, como faixa etária, grau de compreensão e colaboração, nível socioeconômico, integridade emocional e intercorrências clínicas, podem concorrer negativamente para o tratamento.

ATENDIMENTO INICIAL

Na fase aguda da queimadura de membros superiores é fundamental o enfoque quanto ao posicionamento adequado para obtenção de resultado funcional. Há três fatores principais que influenciam esse resultado:

- Profundidade da lesão.
- Cuidados na fase aguda.
- Procedimentos de reconstrução.

Em toda queimadura ocorre processo inflamatório com congestão e edema. Esses fatores têm a tendência de predispor o aparecimento de fibrose que pode se estender das camadas superficiais até músculos, tendões e articulações, podendo haver rigidez de um dedo ou da mão inteira, mesmo após queimadura considerada leve (Fig. 167.1).

As complicações mais comuns são: edema; septicemia; isquemia; cicatrização com deformação de pele, tendões e articulações; e contratura.

Posteriormente, a rigidez torna-se um problema. Ela é causada por inflamação, edema persistente e mau posicionamento das articulações dos dedos. Outras complicações que podem suceder incluem os dedos em *martelo* e *botoeira*, decorrentes da lesão do aparelho extensor sobre as articulações interfalangianas distais e proximais. As deformidades ungueais também podem ser um problema.

Objetivos da terapia ocupacional:

- Prevenção de deformidades.
- Manutenção dos movimentos articulares.
- Manutenção da mobilidade e uso de todas as articulações não afetadas.
- Promover independência na execução das atividades funcionais.
- Confecção de órteses e adaptações que se fizerem necessárias.
- Retorno à escola e/ou ao trabalho.
- Restauração da função máxima.

Posicionamento

Quanto mais precoce for a intervenção quanto ao posicionamento adequado, menor será a chance de instalação de deformidades. Os recursos que podem ser utilizados são: órteses, braçadeiras e outros equipamentos, com o objetivo de manter o paciente em posição satisfatória e antideformante.

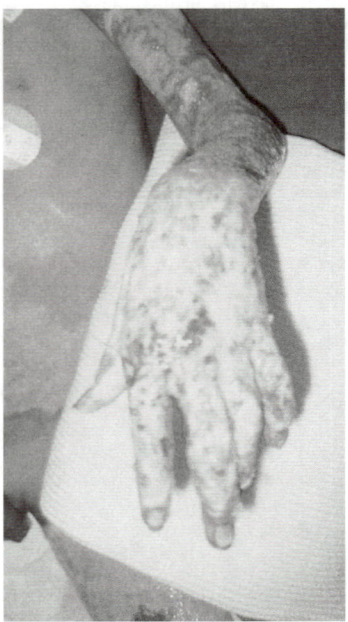

Figura 167.1 – Mão queimada.

A postura antideformante é oposta à direção de tração do tecido cicatricial, podendo ser (ou não) a posição funcional.

Cabeça e Pescoço

O pescoço deve ser posicionado em moderada extensão, quando o paciente apresentar queimadura na região cervical anterior ou em circunferência. Essa posição é possível colocando-se um coxim em forma de cunha sob o tronco do paciente, deixando o pescoço livre. Travesseiros nunca devem ser utilizados porque favorecem a flexão, provocando retrações incapacitantes.

Ombro

O ombro deve ser posicionado em abdução de 90° e em rotação externa, quando a queimadura for na região axilar. Essa posição pode variar de acordo com a tolerância do paciente, sendo mantida mediante o uso de braçadeiras acolchoadas. A posição de conforto para o paciente é de adução e rotação interna do ombro, devendo sempre ser evitada.

Cotovelo

O cotovelo deve ser mantido em extensão total, quando o paciente apresenta queimadura na face anterior. O antebraço deve ser mantido em posição neutra.

Mão

A imobilização precoce pós-queimadura é fundamental para se evitar que a mão assuma a posição típica da mão queimada não tratada, que é: punho em flexão; articulações metacarpofalangianas em extensão; articulações interfalangianas proximais em flexão e as interfalangianas distais em flexão ou em extensão; polegar em adução com articulação interfalangianas em extensão.

A mão deve ser imobilizada o mais próximo possível da posição funcional segura, isto é:

- Punho em extensão de 30° a 40°.
- Articulações metacarpofalangianas em flexão.
- Articulações interfalangianas em extensão.
- Polegar em abdução e oposição aos dedos.

Órteses

A órtese é um dispositivo que se acrescenta ao corpo para substituir uma capacidade motora ausente, posicionar ou imobilizar, prevenir e/ou corrigir deformidades, ajudar músculos fracos e para restaurar a função (Fig. 167.2).

As indicações da órtese associadas ao exercício e às atividades terapêuticas favorecem ao paciente um processo de reabilitação eficaz e resultados finais mais satisfatórios, porém, para que uma órtese seja útil para o paciente e cumpra seus objetivos, deverá possuir os seguintes requisitos, sendo:

- A mais confortável possível.
- De fácil colocação e retirada.
- Esteticamente aceitável.
- Livre de áreas de pressão.
- Facilmente ajustável.

A confecção de órteses representa recurso importante na reabilitação da mão. Elas delicadamente controlam, preservam, modificam e aumentam a mobilidade com o intuito de corrigir

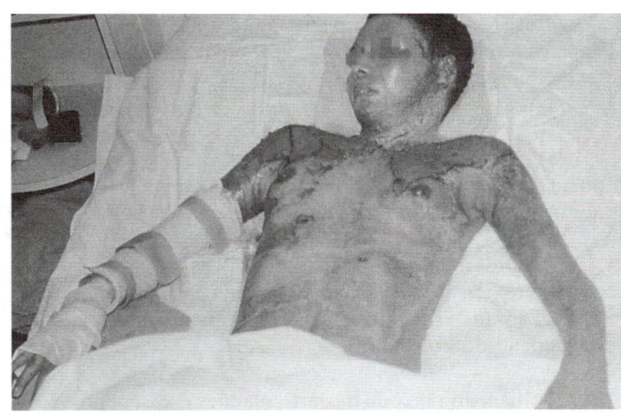

Figura 167.2 – Cotoveleira em termoplástico.

desvios e contraturas articulares, manter ou ganhar amplitude de movimento, corrigir retrações tendíneas e cicatriciais e, dessa maneira, proporcionam tratamentos menos dolorosos, mais modernos e períodos de recuperação muitas vezes mais curtos.

O uso prolongado de uma órtese, sem um programa de exercícios de mobilização articular, pode resultar em processos de rigidez articular, às vezes irreversíveis ou de difícil tratamento. A órtese é usada à noite e durante períodos de inatividade no decorrer do dia.

A imobilização inicial pode exigir ajustes freqüentes em resposta à redução do edema. A inspeção diária, apesar da completa adequação da órtese, é necessária, visto que a colocação inadequada pode causar edema ou pontos de pressão. Durante a fase aguda, a órtese é um recurso terapêutico significante no posicionamento adequado e fundamental para se evitar deformidades.

Na fase inicial, as mais indicadas são as estáticas, pois atuam diretamente no posicionamento desejado. As órteses dinâmicas são indicadas em fase posterior, na qual já ocorreu a cicatrização da pele. Uma órtese dinâmica produz seu efeito por meio do movimento e da força e é uma forma de manipulação. A órtese pode utilizar forças que são aplicadas externamente, como no caso das faixas de borracha e molares, ou aquelas geradas pelos próprios músculos do paciente. As órteses dinâmicas podem ser utilizadas para: mobilizar articulações rígidas; prevenir contraturas e paralisias nervosas; substituir a potência muscular ausente ou auxiliar músculos fracos; manter o alinhamento articular; combater a rigidez e/ou aderências dos tecidos moles. À medida que a cicatriz progride, há tendência de rigidez dos tecidos moles que pode acarretar contraturas.

A adesão do paciente é fundamental para o sucesso de qualquer esquema de uso de órtese. O paciente deve compreender: objetivo da prescrição; sua colocação correta; necessidade de revisão regular, particularmente no caso das órteses dinâmicas nas quais as modificações são quase sempre realizadas; importância da verificação na pele das áreas de pressão, da circulação comprometida ou do edema e a notificação imediata de alterações ao terapeuta.

A órtese não deve causar dor. No caso de uma órtese móvel, o paciente deve sentir uma sensação de alongamento que pode ser um pouco desconfortável, mas que é necessária para combater a rigidez articular.

As órteses dinâmicas devem ser utilizadas de forma intermitente; devem ser retiradas em intervalos regulares durante o dia e todas as articulações devem ser exercitadas em toda sua amplitude de movimento.

As órteses são um coadjuvante da terapia, não substituem a terapia e não eliminam a necessidade de um programa estruturado de exercícios e atividades.

Mobilização

A posição de conforto para o paciente favorece a instalação de deformidades. Essa posição é caracterizada por:

- Flexão de punho.
- Hiperextensão das articulações metacarpofalangianas.
- Flexão das articulações interfalangianas proximais.
- Adução do polegar.

A mobilização precoce das articulações é essencial. A Figura 167.3, A a E mostra exemplos de atividades desenvolvidas na enfermaria. A maior dificuldade nesse procedimento é o receio da dor pelo paciente com conseqüente desejo de evitá-la e, portanto, não apresentam colaboração efetiva. Outro fator limitante na mobilização precoce são os curativos oclusivos, fundamentais para a proteção da ferida, mas que impedem a execução dos movimentos em sua amplitude total.

A movimentação ativa deve ser estimulada e executada várias vezes ao dia, de forma lenta e suave, completando todo o arco de amplitude articular do movimento. A movimentação passiva é indicada quando não houver possibilidade de realização do movimento ativo ou quando este não for suficiente para atingir a completa amplitude articular. Todos os exercícios são realizados dentro dos limites de ausência de dor. Conforme a dor diminui e quando não há envolvimento do tendão extensor, os exercícios de flexão completa podem ser acompanhados por pressão na flexão.

Posteriormente, os exercícios de resistência graduada e de alongamento são adicionados ao programa.

Se houver lesão do tendão extensor para prevenir distensão ou laceração do mecanismo extensor, os exercícios são realizados da seguinte maneira:

- Manutenção das articulações metacarpofalangeanas (AMF) e interfalangeanas proximais (AIFP) em extensão durante a flexão das AIFP.
- Manutenção das articulações interfalangeanas em extensão durante a flexão das AMF.
- Manutenção das articulações AMF e AIFP em extensão durante a flexão das articulações interfalangeanas distais (AIFD).

O objetivo dos exercícios é melhorar a função física por meio de força muscular, resistência, flexibilidade e energia aumentadas.

Os pacientes desenvolverão articulações dolorosas quando não recuperam a amplitude de movimento ativa plena, em período breve após a queimadura. A dor pode ser o resultado de contraturas dos tecidos moles, tendões, ligamentos, vasos sangüíneos e nervos que circundam a articulação afetada. Ela pode advir de contraturas cutâneas ou faixas de cicatrizes hipertróficas. A dor também se desenvolve a partir de deterioração da cartilagem, em virtude da má nutrição articular, provocada pela falta de mobilização articular completa. Quando as articulações se tornam rígidas, os pacientes po-

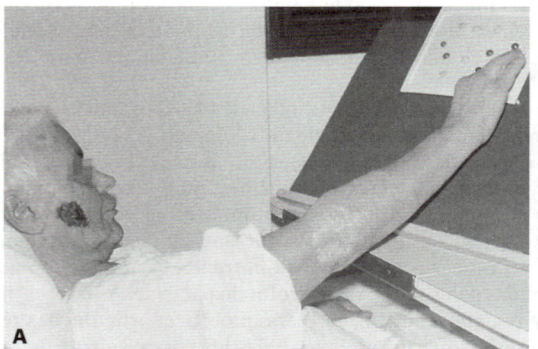
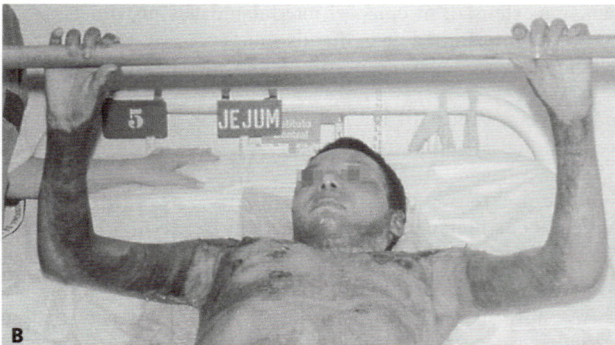
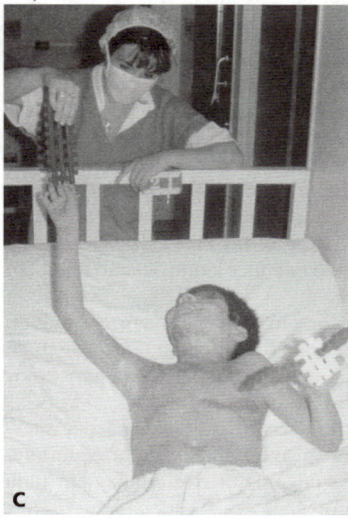
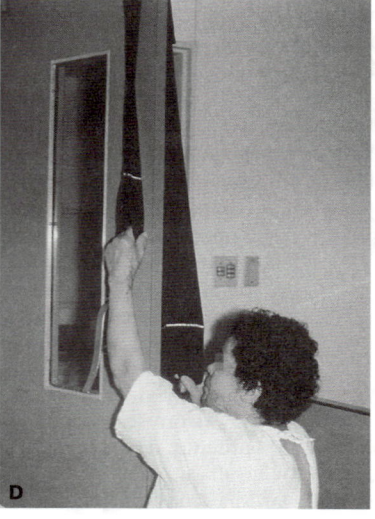
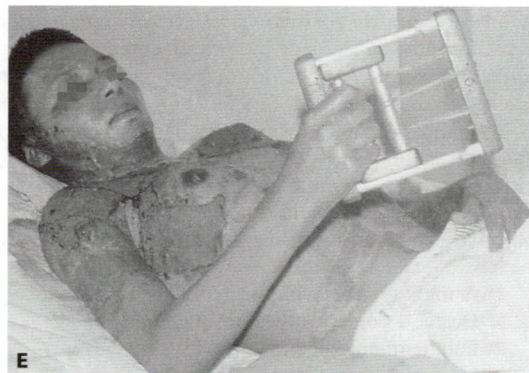

Figura 167.3 – (A a E) Exemplos de atividades desenvolvidas em enfermaria para mobilização precoce.

dem ter dificuldades na realização de atividades de autocuidado ou no retorno ao trabalho.

Os exercícios de alongamento são importantes antes da realização dos exercícios, que são feitos durante a recuperação do queimado, a fim de evitar lesão. Antes do alongamento, devem-se massagear os tecidos em maturação com creme lubrificante. Isso evita ruptura cutânea pelo ressecamento e a rigidez da cicatriz. Acrescentam-se movimentos complexos e exercícios de resistência, durante a fase de recuperação da reabilitação. Embora uma cicatriz de queimadura possa limitar a movimentação da articulação que ela cruza, também pode afetar aquelas distal e proximal a ela. Portanto, é importante fornecer exercícios que exijam movimentos articulares concomitantes. Ao idealizar um plano de exercícios individualizado, é essencial analisar o efeito total da cicatriz, enquanto também considera as necessidades funcionais e vocacionais do paciente. Os terapeutas ocupacionais em queimaduras utilizam as atividades funcionais, vocacionais e de lazer para alongar as contraturas.

Controle da Cicatriz

A pressão mecânica tem sido, há muito tempo, utilizada como um meio para influenciar a cicatrização e tem sido empregada como tratamento ou prevenção de cicatrizes hipertróficas.

Quando uma cicatriz se desenvolve, torna-se hiperemiada, elevada e rígida. Os cuidados a longo prazo com a cicatriz incluem o uso de imobilizações e roupas de compressão ou suporte vascular externo.

O objetivo do uso de malha de compressão elástica sobre a cicatriz em amadurecimento é aplicar pressão perpendicular que se aproxime da pressão capilar, porque se postulou que as lesões amadurecem mais rapidamente, com cicatrizes menores, quando privadas de circulação e oxigênio. Os suportes com ataduras elásticas evitam o edema gravitacional sob os enxertos nos membros.

As roupas confeccionadas sob medida são produzidas a partir de mensurações seqüenciais do paciente; a adequação real da roupa não é perfeita. Para ser efetiva, a roupa elástica deve exercer pressão idêntica sobre a totalidade da área. Isso nem sempre é possível por causa dos contornos do corpo, proeminências ósseas e possíveis ajustes pelo paciente. Quando a roupa não é adequada de maneira consistente, o terapeuta acrescenta inserções ou superposições para distribuir a pressão de maneira uniforme. As áreas que freqüentemente necessitam de inserções são: parte superior do tórax, palmas das mãos, espaços interdigitais na mão, superfície anterior dos artelhos e superfície lateral do nariz. As inserções também são necessárias para evitar a superposição da roupa e a dobra nas áreas antecubitais dos cotovelos, posterior dos joelhos, dobras axilares e face anterior do tornozelo. O material escolhido como inserção é o elastômero de silicone.

A capacidade do paciente em manter a inserção na posição correta sob a roupa, a reação cutânea, o custo, a segurança e as mudanças na cicatriz influenciam o uso da inserção.

O uso da roupa de compressão elástica deverá ser feito até a maturação total da cicatriz. Recomenda-se seu uso 24h por dia, sendo removida apenas na hora do banho.

A massagem cicatricial deverá ser realizada várias vezes ao dia, sempre com creme hidratante ou conforme orientação médica. Devem ser feitos movimentos circulares e perpendiculares à linha de tração da cicatriz. Atenção especial deve ser dada às pregas de flexão, pois se apresentam como de maior risco.

Programa de Atividades Terapêuticas

O terapeuta ocupacional deverá estimular o mais precocemente possível o uso funcional dos membros acometidos. Para tal, utilizará um programa de atividades manipulativas, de alcance e arremesso de força. Por meio dessas atividades estimulam-se a movimentação global, a mobilidade articular, a resistência, a força, a função, o equilíbrio e a dissociação de cintura escapular e pélvica. A Figura 167.4 mostra alguns exemplos de atividades.

É imprescindível que o material usado seja de fácil assepsia, diminuindo os riscos de infecção.

Ainda na fase de internação, quando permitidas, as atividades de recreação e sociais, devem fazer parte da programação terapêutica, pois auxiliam a minimizar o estado emocional depressivo do paciente (Fig. 167.5).

Atividades de Vida Diária

Um dos objetivos do terapeuta ocupacional na reabilitação do paciente queimado é proporcionar maior grau de independência possível na realização das atividades de vida diária e, conseqüentemente, proporcionar melhora na qualidade de vida.

Sempre que o paciente apresentar condições motoras, todo o enfoque do tratamento deve ser dirigido para que ele realize, de forma independente, suas atividades cotidianas (Fig. 167.6, A a C).

Inicialmente, em alguns caso, há necessidade do uso de adaptações para possibilitar a realização independente de uma tarefa, como alongar e angular os talheres, escova de dente, pente. É importante orientar o paciente de que os usos desses utensílios são necessários para melhorar a preensão, mas podem ser transitórios e serão substituídos ou eliminados, de acordo com sua necessidade ou desempenho.

É realizado o treino de vestuário, de higiene básica e elementar. Orientação em relação aos cuidados da pele e da cicatriz, os cuidados domiciliares com a lesão, hidratação e lubrificação da pele, e vestir-se de forma independente as roupas de compressão.

O desempenho das tarefas junto com o terapeuta dá ao paciente maior conscientização e compreensão do tempo execução das tarefas e dos benefícios das atividades cotidianas, resultando em desenvolvimento da paciência e de planos para desempenhar essas tarefas de modo independente.

FASE DE REABILITAÇÃO

A fase de reabilitação é a mais desafiadora de todos os pacientes com queimadura e suas famílias. É o período em que se pode reconhecer a cicatriz e a contratura da queimadura e o paciente deve assumir a responsabilidade pelo autocuidado.

A necessidade de cuidados não termina com a alta hospitalar, quando as lesões freqüentemente ainda estão planas e móveis; ela continua até que a maturação da lesão esteja completa. Isso é difícil para alguns pacientes porque eles usualmente visualizam a alta hospitalar como o término do desconforto, dor e cuidados com a queimadura.

Perseverança, paciência e o senso de humor do paciente podem abrandar a irritação durante essa fase rigorosa e prolongada do tratamento.

CONSIDERAÇÕES GERAIS

As queimaduras de segundo grau profundo e de terceiro grau podem provocar, nas mãos, diversos tipos de deformidades incapacitantes (Fig. 167.7, A e B). As queimaduras em face

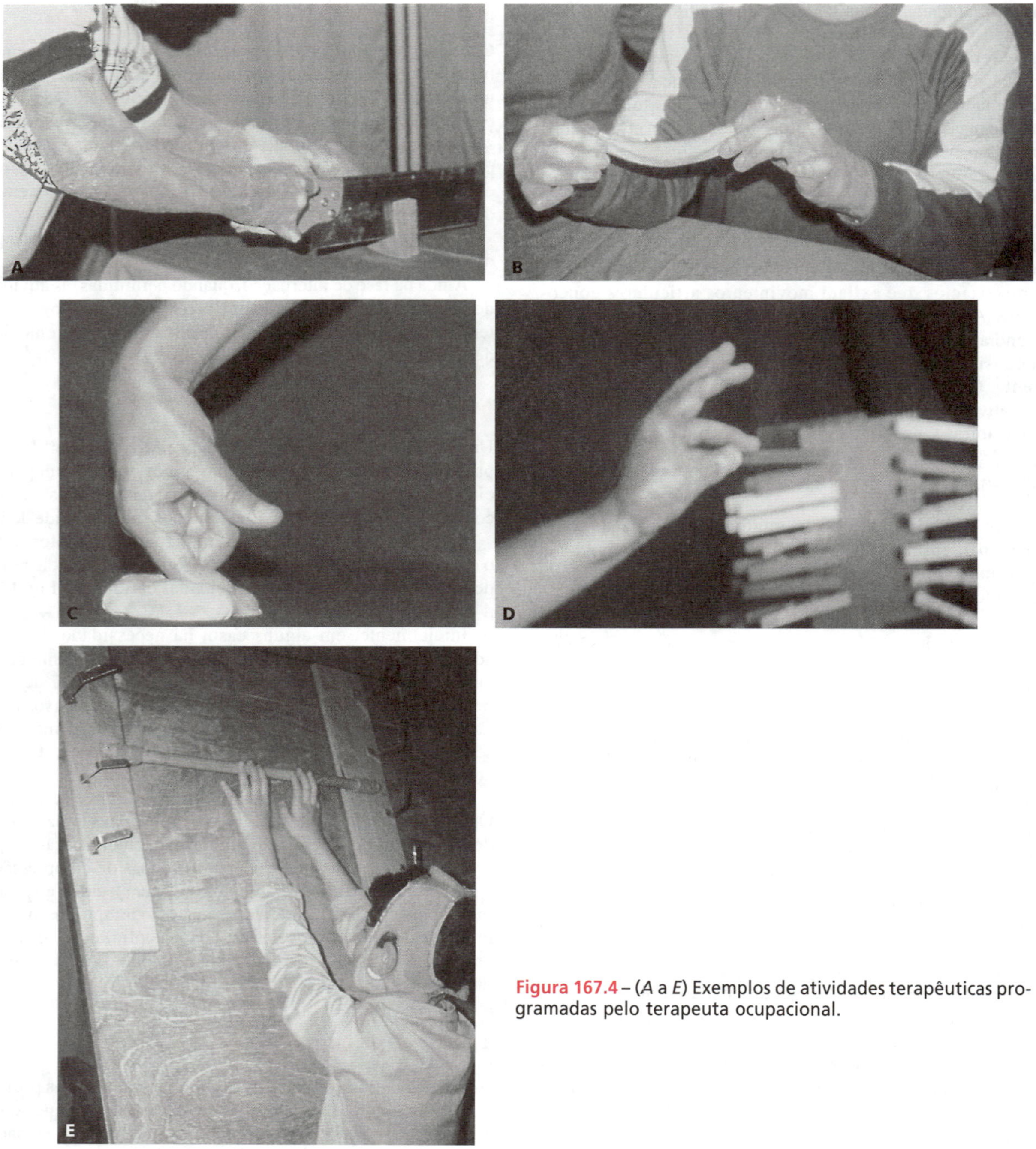

1262 ■ *Reabilitação do Grande Queimado*

Figura 167.4 – (*A* a *E*) Exemplos de atividades terapêuticas programadas pelo terapeuta ocupacional.

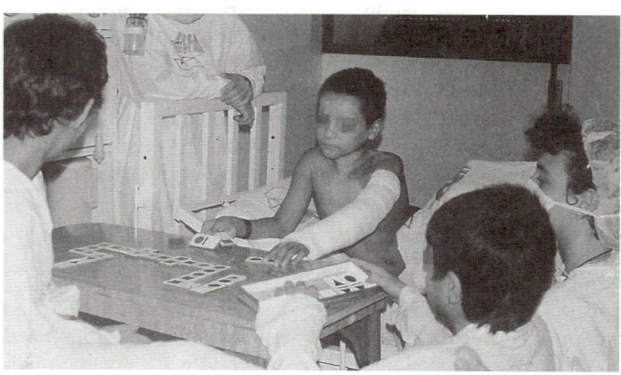

Figura 167.5 – Atividade de recreação.

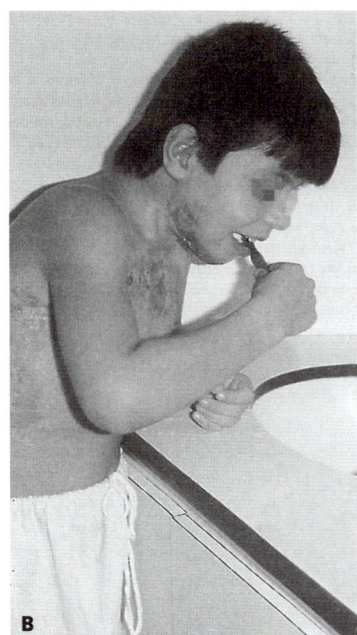
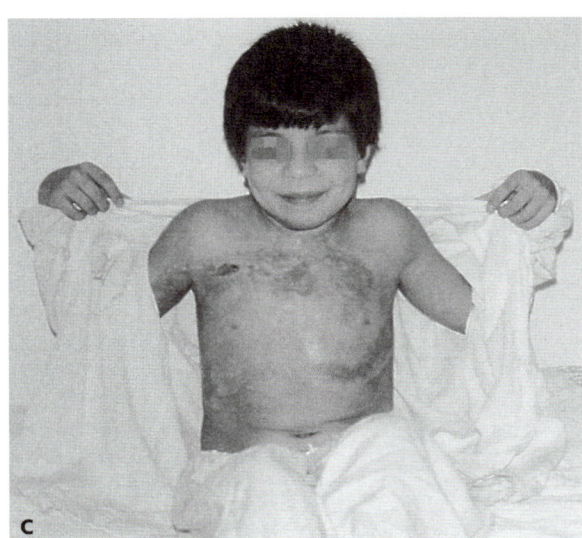

Figura 167.6 – (A a C) Atividades de vida diária.

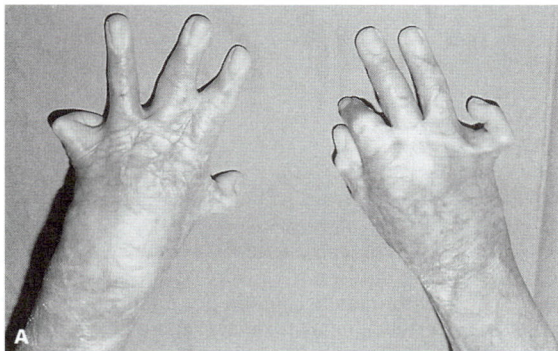
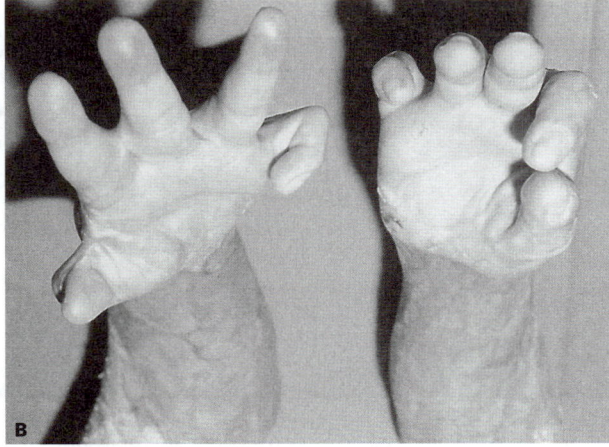

Figura 167.7 – (A e B) Deformidades incapacitantes provocadas por queimaduras de segundo e terceiro graus.

dorsal da mão, em geral ocasionadas por lesões térmicas, favorecem contraturas em hiperextensão das articulações metacarpofalangianas e flexão das interfalangianas, deformidade conhecida como *mão em garra*.

Na face dorsal dos dedos, as queimaduras causam deformidade em botoeira, lesão do tendão extensor na articulação interfalangianas proximal, promovendo a flexão da interfalangiana proximal e a hiperextensão da distal. Deformidade bastante comum em quinto dedo (Fig. 167.8).

As queimaduras em face palmar da mão restringem a mobilidade de arcos e pregas, impedindo que a mão espalme, dificultando a abertura e a preensão de objetos maiores.

Outra deformidade comum é a diminuição do espaço da primeira comissura, entre polegar e dedo indicador, dificultando a preensão (Fig. 167.9).

A intervenção precoce do terapeuta ocupacional, na indicação de órteses, exercícios ativos e atividades terapêuticas adequadas, tende a prevenir tais deformidades.

CONSIDERAÇÕES FINAIS

Um programa de terapia ocupacional, elaborado de acordo com as necessidades de cada paciente, tem como objetivo proporcionar a manutenção dos movimentos articulares, manutenção da mobilidade, prevenção de deformidades, maior independência nas atividades de vida diária e prática, restauração da função máxima e, sempre que possível, retorno do paciente à escola ou ao trabalho precocemente durante o processo de recuperação. Para esses objetivos é fundamental o trabalho em equipe interdisciplinar.

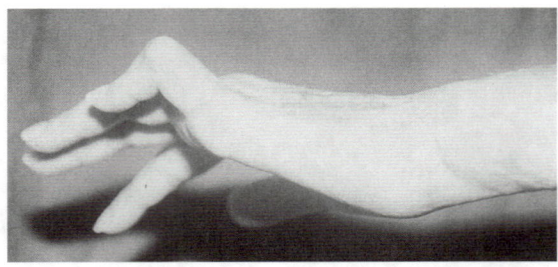

Figura 167.8 – Deformidade causada por queimadura, em que há flexão da interfalangiana proximal e hiperextensão da distal.

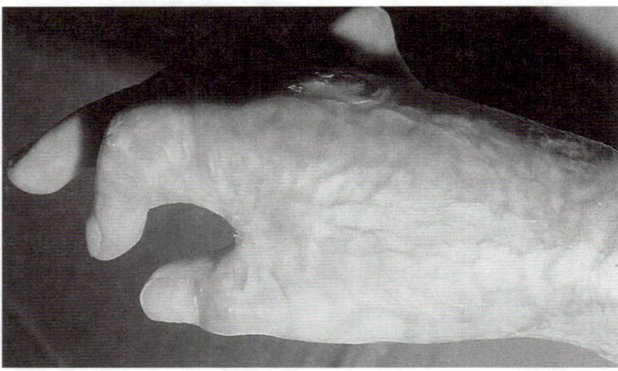

Figura 167.9 – Diminuição do espaço da primeira comissura, entre polegar e indicador, dificultando a preensão.

BIBLIOGRAFIA

ANTONELI, M. R. M. C. Queimaduras. In: TEIXEIRA, E. et al. *Terapia Ocupacional na Reabilitação Física*. São Paulo: Roca, 2003.

BOSWICK, J. A. Reabilitação global após queimadura. In: BOSWICK, J. A. *Clínicas Cirúrgicas da América do Norte*. Rio de Janeiro: Interlivros, 1987. v. 1.

CHURCH, P. M.; COOPER, R. Burns. In: TURNER, A.; FOSTER, M.; JOHNSON, S. E. *Occupational Therapy and Physical Dysfunction: principles, skills and practice*. 4. ed. New York: Churchill Livisngstone, 1996.

MONCRIEF, J. A. Enxertia. In: ARTZ, C. P.; MONCRIEF, J. A.; PRUITT, B. A. *Queimaduras*. Rio de Janeiro: Interamericana, 1980. cap. 18.

NOTHDURFT, D.; SMITH, P. S.; LEMASTER, J. E. Exercise and treatment modalities. In: FISHER, S.; HELM, P. *Comprehensive Rehabilitation of Burns*. Baltimore: Williams & Wilkins, 1984. cap. 6.

O'NEILL, J. A. Queimaduras em crianças. In: ARTZ, C. P.; MONCRIEF, J. A.; PRUITT, B. A. *Queimaduras*. Rio de Janeiro: Interamericana, 1980. cap. 24.

O'SHAUGHNESSY, E. J. Tratamento e reabilitação das queimaduras. In: KOTTKE, F. J.; STILLWELL, G. K.; LEHMAN, J. F. *Krusen – Tratado de Medicina Física e Reabilitação*. 3. ed. São Paulo: Manole, 1984. cap. 50.

OLIVEIRA, M. S. C. M. et al. Rehabilitación de la mano quemada. In: CASTAÑEDA, L. D. R. et al. *Las Manos*. Santiago: Santos, 1997.

PULLIUM, G. Splinting and positioning. In: FISHER, S.; HELM, P. *Comprehensive Rehabilitation of Burns*. Baltimore: Williams & Wilkins, 1984. cap. 5.

REEVES, S. U. Terapia ocupacional en el tratamiento de las queimaduras. In: SALISBURY, R. E.; NEWMAN, N. M.; DINGELDEIN, G. P. *Manual de Tratamiento en las Quemaduras – Un Planteamiento Interdisciplinario*. Barcelona: Salvat, 1986. cap. 11.

RIVERS, E. A. Burns. In: EARLY, M. B. *Physical Dysfunction Practice Skills for the Occupational Therapy Assistant*. St. Louis: Mosby, 1998. cap. 38.

RIVERS, E. A. Management of hipertrophic scarring. In: FISHER, S.; HELM, P. *Comprehensive Rehabilitation of Burns*. Baltimore: Williams & Wilkins, 1984. cap. 8.

SALISBURY, R. E. Acute care and rehabilitation of the burned hand. In: HUNTER, J. M. et al. *Rehabilitation of the Hand*. 3. ed. St. Louis: Mosby, 1990.

SALISBURY, R. E. Cuidado de la quemadura. In: SALISBURY, R. E.; NEWMAN, N. M.; DIGELDEIN, G. P. *Manual de Tratamiento en las Quemaduras – Un Planteamiento Interdisciplinario*. Barcelona: Salvat, 1986. cap. 4.

SALISBURY, R. E. Hand management. In: FISHER, S.; HELM, P. *Comprehensive Rehabilitation of Burns*. Baltimore: Williams & Wilkins, 1984. cap. 9.

SALISBURY, R. E. Queimaduras das extremidades superiores. In: ARTZ, C. P.; MONCRIEF, J. A.; PRUITT, B. A. *Queimaduras*. Rio de Janeiro: Interamericana, 1980. cap. 21.

YEAKEL, M. Terapia ocupacional. In: ARTZ, C. P.; MONCRIEF, J. A.; PRUITT, B. A. *Queimaduras*. Rio de Janeiro, Interamericana, 1980. cap. 34.

CAPÍTULO 168

Tratamento da Dor em Queimados

José Oswaldo de Oliveira Jr. • *Elaine Scaff Haddad* •
Soraya Aurani Jorge Cecilio • *Nubia Maria Noschese Gargiulo da Cunha*

INTRODUÇÃO

O tratamento das queimaduras pode envolver múltiplos procedimentos invasivos que perduram por meses e que se constituem em potenciais geradores de dores, diferentes daquelas do evento inicial[1].

O tamanho da queimadura e a idade são os principais determinantes de sobrevida, sendo a mortalidade mais alta em idosos, crianças e no sexo feminino[1]. A maioria dos queimados sobreviventes relata a experiência como trauma físico e psicológico devastador.

Os tratamentos remontam à antiguidade. Hipócrates usava vinho ou água para evitar a supuração. Cornelius Celsius sugeria, já no século I, uma das primeiras cirurgias para tratamento de uma seqüela: a cicatriz hipertrófica. No entanto, o sintoma mais desagradável, a dor, permaneceu sem tratamento documentado até recentemente.

Com o avanço da medicina e tecnologia, a sobrevida aumentou drasticamente, em especial nas últimas três décadas, com maior número de pacientes retornando para suas atividades de vida diária (AVD) e para o trabalho[2].

Muitas evidências sugerem que a dor do queimado não seja tratada de forma insuficiente para a intensidade em especial em crianças, agravada pelo retardo na cicatrização da ferida em decorrência dos efeitos fisiológicos causados pela própria queimadura[3,4].

Outro fator importante na gênese e manutenção da dor no paciente queimado é a influência negativa de fatores psíquicos passados e/ou atuais, relacionados ou não ao episódio da queimadura (quadros psiquiátricos, tentativa de suicídio etc.).

FISIOLOGIA E FISIOPATOLOGIA DA DOR EM DOENTES QUEIMADOS

Noções sobre anatomia, fisiologia e fisiopatologia relacionadas à sensação dolorosa das vítimas de queimaduras são indispensáveis para a compreensão dos fenômenos envolvidos e das estratégias traçadas na terapêutica[5].

Sensação Térmica e Dolorosa

Dois tipos de órgãos sensoriais respondem especificamente às mudanças de temperatura: aqueles que o fazem de maneira máxima às temperaturas discretamente acima da corporal e os que, de modo similar, reagem às pouco abaixo desse patamar. Os primeiros são órgãos sensoriais relacionados ao calor (o quente), enquanto os demais são relacionados ao frio. Na realidade ambos são adequados para reconhecer dois graus diferentes de calor (o frio não pode ser identificado como tipo de energia).

O mapeamento experimental da pele demonstrou a existência de áreas específicas sensíveis ao calor e ao frio. A distribuição dérmica contempla áreas sensíveis ao frio quatro a dez vezes mais numerosas que as sensíveis ao calor.

Os órgãos sensoriais da temperatura são terminações nervosas livres que respondem à temperatura absoluta e não à sua *nuance* térmica através da pele. Os receptores de frio respondem quando ativados por temperaturas entre 10 e 38°C, enquanto os de calor na faixa entre 30 e 45°C.

As fibras aferentes para o frio são finas não mielinizadas (C) e finas com delgada cobertura de mielina (A-delta), e as para o calor apenas as do tipo C.

O curso dessas informações térmicas é centrípeto. Os aferentes primários se conectam com o corno posterior da medula e ascendem pelo trato espinotalâmico lateral e depois pela radiação talâmica. O endereço final da aferência térmica é o giro pós-central.

Os receptores térmicos estão localizados sob o epitélio e respondem às temperaturas locais, destarte as suas resposta são determinadas pelas temperaturas dos tecidos subcutâneos.

A avaliação das temperaturas de objetos pode sofrer imprecisões decorrentes da condutância térmica do material destes. Objetos de mesma temperatura (abaixo da corporal), metálicos (excelentes condutores térmicos) parecem mais frios que os de madeira (pobres condutores térmicos). A melhor condutância térmica permite aos metálicos, de maneira mais rápida, captar e/ou compartilhar com a pele o calor e resfriar o subcutâneo subjacente até temperaturas mais baixas. Quando os objetos forem igualmente aquecidos acima da temperatura corporal, pelas mesmas razões, o de metal parecerá mais quente que o de madeira.

Na faixa compreendida entre 20 e 40°C os receptores se acomodam, isto é, aumentam ou reduzem paulatinamente o valor da intensidade mínima de reconhecimento dos estímulos aplicados, tornando possível adaptação do indivíduo (ou parte dele) às mudanças de temperatura. Abaixo de 20 e acima de 40°C não existe acomodação. Acima de 45°C começa a ocorrer lesão tecidual e a sensação transforma-se em dor, porém não pelos mesmos receptores.

Os receptores para dor são específicos e essa sensação dolorosa nas queimaduras não é gerada, como erroneamente poderia se admitir, pela hiperestimulação dos receptores para o calor[5,6].

Os estímulos adequados para os receptores da dor não são tão específicos como aqueles dos outros receptores, em particular os térmicos. Um exemplo bastante utilizado para esclarecer essas diferenças conceituais é justamente o fato dos nociceptores também responderem ao calor, porém com limiar de energia térmica cerca de 100 vezes maior que o dos receptores do calor.

A clonagem e as recentes técnicas de biologia molecular permitiram grande avanço nos conhecimentos sobre a estrutura e a função dos receptores.

O estímulo térmico, que causa dor, parece conseguir seu reconhecimento pelo nociceptor e subseqüente transdução, pela presença de um mediador químico que controlaria a aberturas dos ionóforos deste.

Dois mediadores foram aventados para explicar o primeiro passo da nocicepção pelo calor intenso:

- O primeiro e maior candidato a esse mediador químico seria o trifosfato de adenosina (ATP) (nesse caso seu receptor no nociceptor seria o P2X3). Assim sendo, o nociceptor possuiria um receptor purinérgico que o regularia e deflagraria.
  O estudo do ATP como mediador químico sempre foi dificultado pela liberação concomitante de suas enzimas líticas (as nucleotidases solúveis), que o destroem logo após sua ação farmacológica.
  Os receptores de ATP foram subdivididos em três grupos, porém, os do tipo 3, isto é, $P2X_3$, são os únicos com distribuição nos gânglios sensitivos trigeminais e no corno dorsal da medula, sugerindo a participação sensorial.
- Outra possibilidade aludida pelas recentes pesquisas foi que o receptor controlador do nociceptor para o calor seria um do tipo vanílico, ou seja, um receptor descrito no estudo da capsaicina. Tais receptores são formados por um canal iônico não seletivo que pode, quando ativado liberar a entrada de cátions uni e bivalentes (NA e K) nos neurônios nociceptivos, causando, assim, a despolarização.

Os receptores vanilóides foram associados à capsaicina e, em seguida, responsabilizados pelo ardor produzido pela ingestão das pimentas vermelhas.

Na história, a sensação de calor, de temperatura, sempre esteve ligada à pimenta. Uma especiaria concorrida desde há muito, foi ela responsável pelo nome de toda a classe de *temperos* (nome que valorizou a sensação gustativa em relação às convencionais tátil e térmica).

Na pele íntegra, os receptores não são expostos à capsaicina, enquanto o contrário ocorre em mucosas e áreas de transição.

Nas queimaduras intensas e localizadas, o tecido biológico, atingido por estimulação térmica elevada e destrutiva, tem suas camadas mais externas (mais próximas do fulcro lesivo) vítimas de transformações progressivas.

As transformações mais intensas atingem a camada ou zona mais próxima do agente térmico, que, por sua vez, é denominada de zona de coagulação, pelo encontro histológico de desnaturação protéica, e coagulação que inclui o interior dos vasos locais. Logo abaixo se forma uma zona de estase na qual depósitos são achados nas paredes dos vasos. Na terceira e mais distante zona da área queimada, forma-se uma zona de hiperemia, na qual se observa uma área de vasodilatação.

As zonas do tecido atingido pelo intenso calor dinâmica e progressivamente adquirem, nessas transformações, redução das condutâncias térmica e elétrica.

A redução induzida da condutância torna cada vez mais resistente o tecido ainda viável e também mais lenta a progressão da área de necrose. No entanto, essas mudanças conseguem limitar as queimaduras até certo ponto, pois, no final, a manutenção do estímulo térmico lesivo acaba sempre progredindo as fronteiras de modos centrífugo e irreversível.

Sensação Dolorosa

A estimulação mecânica, elétrica ou química, lesiva ou potencialmente lesiva, de intensidade e duração características, é convertida em potencial de ação pelas terminações nervosas livres das fibras C ou A-delta do sistema nervoso periférico[5].

A partir das lâminas I, IV, V e VI, surgem os tratos ascendentes que predominantemente cruzam a linha média, através da comissura medular branca anterior e constituem, no quadrante ântero-lateral oposto, o sistema oligossináptico neo-espinotalâmico e os multissinápticos paleo e retículo-espinotalâmico.

As fibras neo-espinotalâmicas fazem sinapse nos núcleos talâmicos específicos (ventral-póstero-medial e ventral-póstero-lateral) e através deles se projetam nas áreas sensitivas S-I e S-II do córtex cerebral. O sistema paleoespinotalâmico origina várias colaterais para níveis supra-segmentares da medula espinal e do tronco cerebral, se projeta nos núcleos talâmicos específicos e através destes, difusamente em todo o córtex cerebral.

O sistema retículoespinotalâmico emite colaterais para níveis supra-segmentares da coluna espinal; projeta-se na formação reticular do tronco cerebral e, através dela, nos núcleos talâmicos inespecíficos, hipotálamo e sistema límbico. Fibras nociceptivas são encontradas também em trato espinocervical, grácil, cuneiforme, intracornual e corticospinal[5].

As vias sensitivas ascendentes estão sob controle descendente em cada nível, algumas vezes por longas fibras descendentes, como o trato corticospinal; outras vezes, por fibras do trato rubrospinal, tratos estes clinicamente relacionados ao controle motor.

Dores Epicrítica e Protopática

O neurônio sensitivo primário doloroso, o pseudounipolar, cuja extremidade distal é o nociceptor, pode transmitir a informação dolorosa pelas vias oligossináptica ou polissináptica[5].

Os neurônios sensitivos dolorosos, cujas fibras não possuem cobertura de mielina na periferia, costumam realizar comunicação com neurônios de segunda ordem de via polissináptica, conectando-se com diversas estruturas neurais, dentre elas o sistema límbico e o tálamo inespecífico. As dores que trafegam através dessa via polissináptica lenta se associam à sensação de sofrimento, são imprecisas e duram mais tempo. Os neurônios, cujas fibras são A-delta, realizam conexões com via oligossináptica e atingem o tálamo específico. Essa via nociceptiva é mais rápida, mais precisa e menos desagradável. As duas sensações dolorosas ocorrem concomitantemente, sobrepostas com distâncias curtíssimas de tempo, que não ultrapassam algumas frações de segundos. Esse tempo pode eventualmente ser prolongado durante queimaduras provocadas por objetos de baixa condutância térmica.

A dualidade da sensação álgica contempla o componente lento, impreciso e sofrido da dor protopática de um lado e o componente mais rápido, preciso e quase assimbólico da dor epicrítica, do outro[5].

Modulação Periférica

Em todas as etapas, desde a estimulação dolorosa até a efetiva consciência de sensação desagradável, a informação é transduzida perifericamente; depois é transmitida pelas vias anteriormente descritas e submetidas ao complexo processo de modulação.

Nos receptores, a concentração de substâncias algogênicas interfere na seleção de estímulos a serem transduzidos, pela modificação de seu limiar. Essas substâncias, normalmente intracelulares, por ocasião de lesões de gradação variável, são liberadas, podendo atuar no receptor direta (íons K+) ou indiretamente por meio de produtos de sua metabolização (ácido araquidônico). Este segundo tipo de ação merece uma explanação mais minuciosa, pois, a liberação do ácido araquidônico sempre sinaliza lesão celular, uma vez que é parte integrante da própria membrana celular[5]. O ácido araquidônico é degradado em uma vertente metabólica para leucotrienos (cuja concentração aumentada causa elevação de respostas de hipersensibilidade) e, em outra, para prostaglandinas, prostaciclinas e tromboxanos (cuja concentração aumentada causa fenômenos álgicos, hipertermia, coagulação e inflamação).

As prostaglandinas, em especial as do tipo E-2, são substâncias algiogênicas particularmente importantes, pois são aquelas únicas que além de reduzirem os limiares dos nociceptores para detecção dos estímulos dolorosos, conseguem, na presença de outras substâncias algiogênicas, deflagrar o potencial de ação, mesmo na ausência de outros estímulos (excetuando-se, de maneira óbvia, seus próprios estímulos químicos)[5].

O ácido araquidônico é vertido para prostaglandina por meio da catalisação de duas isoformas enzimáticas da ciclooxigenase (COX): a 1 e a 2. As duas isoformas são codificadas geneticamente por seqüências diferentes de aminoácidos que se situam em locais diferentes, em cromossomos também diferentes. Esse investimento genético, nada econômico, atesta a importância biológica que tal reação química possui.

A grande maioria dos analgésicos antiinflamatórios atua inibindo a ciclooxigenase e a degradação do ácido araquidônico em endoperóxidos (e, em conseqüência, a produção de prostaglandinas). Alguns poucos reduzem diretamente a formação do ácido araquidônico a partir de fosfolipídeos ou, indiretamente, atenuando a resposta celular induzida pelo estímulo agressor[5].

Com a não formação de endoperóxidos, a degradação do ácido araquidônico se desvia metabolicamente para a formação de hidroperóxidos, aumentando significativamente os produtos finais dessa vertente: os leucotrienos. Por sua vez, a concentração aumentada de leucotrienos favorece reações alérgicas mais exuberantes e eleva a possibilidade de crises de broncoespasmo.

Vane, em 1971, estudando a atividade antiinflamatória da aspirina, conseguiu demonstrar que essa ação estaria ligada à capacidade dessa substância inibir a prostaglandina, por meio de provável competição com o local ativo da enzima COX. A descoberta lhe valeu o Prêmio Nobel de medicina.

Na mesma época, Ferreira, pesquisador brasileiro, trabalhando conjuntamente com Vane, constatou que o comportamento dos antiinflamatórios não hormonais (AINH) em relação à ciclooxigenase era diferente tanto in vivo como in vitro, levantando a hipótese de que deveria haver isoformas da enzima estudada. Doses plasmáticas dos analgésicos e AINH, necessárias para inibir a inflamação e a dor, eram muito superiores àquelas encontradas nos laboratórios[5].

Foi apenas em 1990 que se conseguiu demonstrar que a COX é efetivamente constituída por duas isoformas com características químicas e fisiológicas bem definidas, COX-1 e COX-2.

Em meados de 1995, a continuidade das pesquisas nesse campo permitiu estabelecer, com objetividade, que a enzima COX-1 (constitutiva, fisiológica) mantém as funções e os efeitos farmacológicos protetores de prostaglandinas no tubo digestivo, rins e plaquetas[5]. A inibição dessa enzima seria responsável, portanto, pelos efeitos colaterais dos analgésicos e AINH tradicionais.

A inibição da isoforma COX-2, que é induzida em situações patológicas, como traumatismos ou inflamação, responde pela ação analgésica e antiinflamatória dos AINH em geral.

A descoberta da COX-2 permitiu melhor compreensão dos aparentes paradoxos da farmacologia dos AINH. A maioria dos medicamentos disponíveis, por exemplo, é mais potente para inibir a COX-1 que a COX-2. O resultado obtido nos dias atuais já era esperado, uma vez que, durante duas décadas (1971 a 1990), apenas era conhecida a COX-1 e nela foram testados todos os analgésicos antiinflamatórios não hormonais (AAINH) lançados[5].

A inibição preferencial da COX-1 explica, também, porque as concentrações plasmáticas capazes de um efeito in vivo eram superiores às capazes de inibir a isoenzima COX-1 in vitro. No ser vivo a isoenzima mais importante é a COX-2.

A semelhança bioquímica entre as duas isoformas é grande, mas o perfil farmacológico foi diferente o bastante para permitir a síntese de inibidores preferenciais de COX-2. Sistemas diferentes conseguem testar in vitro o efeito de um composto sobre cada uma das isoenzimas, porém a falta de um sistema referencial torna difícil a comparação. Existe uma lacuna no conhecimento sobre a participação da COX-2 em processos fisiológicos. Até recentemente, essa isoenzima era considerada apenas como forma induzida; entretanto, ela parece estar implicada, também, em processos fisiológicos, e as consequências farmacológicas e toxicológicas de sua inibição nesses fenômenos ainda permanecem desconhecidas. Nos últimos anos, estudos sugerem a participação no desenvolvimento normal (fase embrionária) de alguns órgãos internos, em particular dos rins.

A formação de tromboxano é independente da ciclooxigenase tipo 2, assim sendo pode haver incremento compensador da formação desse subproduto quando um doente recebe um inibidor seletivo[5]. A tendência em aumentar a ocorrência de eventos tromboembólicos é função da classe de medicamentos e não das moléculas específicas destes.

Outras substâncias algiogênicas são liberadas nas áreas de lesão, entre elas a serotonina proveniente das plaquetas, a bradicinina dos vasos sangüíneos e a histamina dos mastócitos[5].

O dano tecidual, geralmente encontrado nos grandes queimados, é de intensidade elevada, com grande liberação de substâncias algiogênicas. Alguns fisiologistas nomeiam o local de tamanha riqueza bioquímica de caldo (ou sopa) sensibilizante.

Atividade Secretora dos Nociceptores

Os receptores não suportam passivamente a estimulação dolorosa e, sob certas condições, atuam no tecido estimulado por agentes agressivos, lesivos ou potencialmente lesivos. A atuação dos nociceptores é exercida por uma função recentemente demonstrada: a secreção.

Um dos mais importantes mediadores da resposta neurogênica e inflamatória é a substância P. Essa substância está presente nas terminações livres de fibras não mielinizadas, em geral na proximidade de vasos sangüíneos[5]. A substância P, por ser tão presente em focos de sensação dolorosa, recebeu seu nome pela associação à palavra dor da língua inglesa *pain*. Alguns puristas consideram que a tradução mais correta para o português seria substância D.

Três neurocininas (entre as quais a substância P), o polipeptídeo relacionado ao gene da calcitonina, e a calcitonina são liberadas quando da estimulação nóxica[5]. Essas substâncias liberadas pelos nociceptores exercem potente vasodilatação e liberação secundária de histamina pelos mastócitos, de bradicinina pelas células endoteliais, serotonina pelas plaquetas.

O nociceptor pode, dessa maneira, reduzir seu próprio limiar e, por difusão tecidual, dos limiares das terminações vizinhas;

pode não apenas sinalizar a presença de lesão tecidual, como ter papel de relevância nos mecanismos locais de defesa e preparação pelo processo inflamatório.

Recentemente, foi documentada a resposta neurogênica em reflexos axônio-axonais, e em arcos mais longos, incluindo o corno posterior da medula, com liberação ocasionando alterações de limiares à dor de receptores distantes, aumentando campos sensitivos, tornando nociceptores silentes em ativos, e alterando os teores das chamadas substâncias algiogênicas.

Nos queimados, grande parte, senão todos os processos inflamatórios, seria deflagrada e alimentada pelas lesões causadas. No entanto, a participação neural não deve ser subestimada.

Alguns autores, que estudam o aumento da permeabilidade capilar que ocorre nas queimaduras, valorizam a função da histamina liberada pelos mastócitos afetados pela exposição do colágeno, e parecem se esquecer que o agente biológico de ação vasodilatadora mais potente conhecida é o peptídeo relacionado ao gene da calcitonina e que é liberado pelas terminações nervosas dolorosas nas condições descritas anteriormente.

As sucessões de eventos que ocorrem com as vias de calicreína, cininas, degradação do ácido araquidônico e suas vias múltiplas (prostaglandinas, prostaciclinas, tromboxano, leucotrienos) são ampliadas e multiplicadas pelas ações neurogênicas[7].

O tratamento da dor com analgésicos locais por via tópica, locorregional ou sistêmica pode reduzir os efeitos interativos neurais e, assim, reduzir também a magnitude da resposta inflamatória, pelo bloqueio (dentre outros processos) da chamada inflamação neurogênica[5]. Efeitos tardios obtidos na cicatrização dos doentes com queimaduras, que foram tratados da dor com essas medicações, evitam respostas hipertróficas como os quelóides, concebendo resultados estéticos e funcionais mais favoráveis.

Receptores dos Nociceptores

Os nociceptores possuem receptores próprios, dentre os quais se destacam aqueles estimulados pelas proteases, em especial um subtipo descrito como responsivo às triptases. Quando convenientemente estimulados, esses *receptores dos receptores dolorosos* causam a liberação secretora dos mesmos (já descrita anteriormente), graças aos reflexos axônio-axonais ativam receptores silentes e sensibilizam outros já ativos e sinalizam em direção ao sistema nervoso central[5].

Os receptores dolorosos são modificados conforme o que ocorre na periferia e/ou no sistema nervoso central. Quadros inflamatórios prolongados induzem à formação de receptores opiáceos nas membranas dos nociceptores, possibilitando função analgésica também periférica aos opiáceos.

Na fenda sináptica, a liberação de mediadores químicos é feita de maneira predominante por meio de um mecanismo conhecido como exocitose. Vesículas acumuladas no citoplasma dos prolongamentos proximais desses neurônios fundem sua membrana à da célula. Com a chegada do potencial de ação, o conteúdo dessas vesículas é liberado na fenda sináptica através da ruptura destas. Após a ruptura, a membrana da vesícula se torna componente da membrana pré-sináptica, exercendo importante papel em sua renovação e adaptação. A formação contínua de vesículas para serem liberadas na fenda induz à formação de receptores variados em seus interiores. Durante a formação das vesículas, parte de tais receptores controlam a concentração e a quantidade desse(s) mediador(es)[5].

Na periferia, o nociceptor também secreta pela exocitose e, desse modo, consegue renovar sua membrana, repondo, substituindo e até mesmo adicionando receptores em sua superfície[6]. A maioria dos receptores dos nociceptores é relacionada ao incremento da função de transdução de estímulos dolorosos, enquanto alguns têm função claramente inibidora, como é o caso dos receptores opiáceos[6].

Os prolongamentos distais dos neurônios pseudo-unipolares, finamente mielinizados ou não mielinizados, são os nociceptores. Os neurônios caminham desde a periferia em direção ao corno posterior da medula. Até chegar ao sistema nervoso central, os nervos periféricos realizam anastomoses abundantes, dificultando o aparecimento de analgesia no território de um nervo mesmo após sua secção completa[5].

Modulação Central

No sistema nervoso central, antes da conexão com o neurônio sensitivo medular, os neurônios pseudo-unipolares emitem colaterais que contatam níveis acima e abaixo de seu prolongamento proximal principal. Esse emaranhado neural anastomosa níveis diferentes da medula e, da mesma forma que as anastomoses dos nervos periféricos, dificultam a ocorrência de áreas sem sensibilidade dolorosa. Os colaterais ascendentes e descendentes constituem fascículo próprio da medula, que concentra informações dolorosas em sistema de troca e integração de informações[b]. Também denominado como *trato de Lissauer*, esse feixe se relaciona com a substância gelatinosa de Rolando e, em conjunto, parece exercer função significante na manutenção de quadros dolorosos crônicos, uma espécie de memória medular da dor.

Os prolongamentos proximais estimulam os neurônios de segunda ordem e de neurônios vizinhos, causando modificações que aumentam o campo receptor destes, chegando até a modificar o perfil de função neuronal na via dolorosa.

A estimulação dolorosa de forte intensidade e durante um tempo prolongado, pode causar o chamado desfecho ou *wind-up* (quando não associado à inflamação periférica), ou a chamada sensibilização central (quando associada à inflamação periférica)[5].

A sensibilização e/ou desfecho ocorre quando a estimulação é de forte intensidade e persiste por tempo prolongado e é fruto da liberação na fenda sináptica de aminoácidos excitatórios, que acabam por acionar, de modo eficaz, os normalmente refratários receptores N-metil-D-aspartato (NMDA).

Cerca de 33 a 50% dos neurônios do corno posterior, relacionados à via sensitiva dolorosa, são polimodais e de ação modulada conforme o grau de sensibilização central. Essas características os tornam merecedores de ostentar a sigla inglesa de *wide dinamic range* (WDR). Esses neurônios sensitivos normalmente respondem e transmitem apenas de maneira ascendente quando recebem informações nociceptivas, porém, quando adequadamente estimulados, como acontece nas situações de recrutamento em sensibilização, respondem também à estimulação de neurônios que transmitem outras informações. Além das informações conduzidas pelas fibras finas *C* e *A-delta*, essas células polimodais, quando recrutadas pela sensibilização, passam a reconhecer estímulos das fibras mais calibrosas *A-beta*[5]. Os neurônios WDR são considerados responsáveis pela sensação dolorosa a partir de estímulos normalmente não dolorosos. São implicados em fenômenos de dores referidas e hiperalgesia.

Grande parte das alterações periféricas nas queimaduras de primeiro e segundo graus se deve ao fato de quase não haver sensibilização central simples. O desfecho (do inglês *wind-up*) está sempre presente, pois as alterações periféricas são intensas e raramente ocorrem sem as mudanças bioquímicas inflamatórias. Assim sendo, nos queimados a tônica é a presença da hiperatividade neuronal no corno posterior da medula e, dependendo do local de queimadura, no núcleo sensitivo do trigêmeo. A ativação dos neurônios do tipo WDR é quase que regra absoluta nas queimaduras[5].

Nos queimados, essa ativação parece ser responsável pelos fenômenos de hiperalgesia (sensação de dor anormalmente alta deflagrada por um estímulo doloroso, porém não tão intenso), alodinia (sensação dolorosa causada por estímulos normalmente não dolorosos), e de hiperpatia (resposta psicoafetiva francamente exagerada a partir de estímulos sensitivos, em especial os dolorosos) tão comumente encontrados.

Os mecanismos do recrutamento e da sensibilização dos neurônios centrais, ditos de segunda, terceira ou mesmo quarta ordem, nas vias dolorosas parecem estar intimamente ligados às funções provocadas pela estimulação de determinados receptores pós-sinápticos por meio de aminoácidos excitatórios[5].

O aminoácido excitatório mais importante e de presença mais difusa e volumosa é o ácido glutâmico. O mediador inibitório que se contrapõe ao excitatório (ácido glutâmico) em igualdade de importância funcional, distribuição e volume total é o ácido gama-aminobutírico (GABA). O fato de tanto o ácido glutâmico quanto o GABA ocuparem local de destaque no ciclo de Krebs permite a identificação de um mecanismo misto de ântero e retroinibição e alimentação, uma vez que um é metabolizado no outro, direta ou indiretamente.

Dentre os receptores dos aminoácidos excitatórios, o NMDA é o que desperta mais atenção aos pesquisadores modernos da fisiologia da dor. Esses receptores quase sempre são refratários e apenas se tornam suscetíveis quando outros receptores (não NMDA) da mesma membrana já tenham sido estimulados de maneira eficaz e provocando a formação de potenciais de ação. Essas condições são encontradas na estimulação dolorosa prolongada e de forte intensidade. A intensidade aumenta a freqüência de exocitoses liberadoras de aminoácidos excitatórios para dentro da fenda sináptica, acarretando aumento de formação de potenciais de ação e conseqüente redução dos períodos de refratariedade dos receptores NMDA. O ionóforo principal do *complexo NMDA*, em condições de repouso, está obstruído pelos íons de magnésio e de zinco, cujo deslocamento efetivo é obtido em concomitância com a existência de potenciais de ação, que, por sua vez, são promovidos pelo acionamento dos outros receptores não-NMDA. Nessa tarefa de suscitar a desobstrução do canal iônico do NMDA se encontram também os receptores de neurocininas (substância P, neurocininas A e B) e do próprio polipeptídeo relacionado ao gene da calcitonina.

Os receptores NMDA, quando adequadamente estimulados, causam, entre outras alterações intracelulares, incremento na formação de óxido nítrico. O óxido nítrico não é liberado em quantias estabelecidas, isto é, em bolos contidos e armazenados em vesículas, que sob comando eletrofisiológico, é liberado em uma fenda sináptica. O óxido nítrico é um mediador químico gasoso e, assim, possui difusão extremamente facilitada e rápida, que estimula de forma retrógrada a liberação dos aminoácidos excitatórios pela membrana pré-sináptica, fechando um círculo vicioso[5].

O ciclo anteriormente descrito de forma sumária é responsável pela estimulação e modificação funcional dos neurônios WDR, bem como pela transformação e documentação genética com estruturação de atalhos de elicitação e respostas à estimulação dolorosa (mesmo sem sinalização periférica real).

Situações variadas são, pelo menos parcialmente, explicadas pelas interações entre os neurônios WDR, os receptores NMDA, as ações dos aminoácidos excitatórios e o óxido nítrico. São exemplos dessas situações as áreas de alodinia, as dores que persistem após a cessação da estimulação pertinente, dores neuropáticas, dores crônicas etc.

Sistemas Supressores da Dor

No corno posterior da substância cinzenta da medula espinal existe a projeção de tratos descendentes da formação reticular do tronco cerebral que liberam neurotransmissores, como serotonina, noradrenalina, substância P e possivelmente encefalina, inibindo o prosseguimento da transmissão álgica[5].

Muitos mediadores químicos apresentam funções paradoxais conforme o local de ação em relação à barreira hematoencefálica. As catecolaminas na periferia, a título de exemplo, agem como substância algiogênica poderosa, ao passo que no sistema nervoso central possui ação analgésica. O paradoxo parece imitar outros tantos circuitos bioquímicos moduladores por meio de biofrenação. Lesões teciduais extensas, como as que ocorrem em grandes queimados, que causam muita liberação periférica de mediadores de dor e inflamação podem atingir níveis de concentração tais que em pouco tempo refletem a elevação também desses níveis no sistema nervoso central, estabelecendo uma espécie de teto álgico[5].

Além das vias que facilitam a percepção final da complexa sensação que é a dor, existem outras, que a suprimem. A constatação da produção endógena de substâncias semelhantes estrutural e funcionalmente aos opiáceos identifica um dos sistemas supressores da dor: o opiáceo. Os principais mediadores químicos endógenos que inibem a sensação dolorosa pela ação sobre os receptores opiáceos são: endorfinas, encefalinas, dinorfinas e endomorfinas. Parte desse sistema é ortodoxo, respeita uma organização somatotópica agindo no hemicorpo contralateral e depende de vias anatômicas bastante definidas. Tal porção do sistema é constituída por neurônios cujos cariossomas são localizados nas substâncias cinzentas periventriculares e periaqueductais e cujos axônios se dirigem caudalmente até núcleos do tronco cerebral serotoninérgicos, catecolinérgicos, neurotensinonérgicos etc., agindo indiretamente através de sistemas não opiáceos. Parte do sistema supressor opiáceo é heterodoxa, não dependente de vias estruturadas e consegue inibir dores em todo o corpo sem seleção somatotópica alguma.

O sistema não opiáceo de supressão da dor pode ser, por sua vez, classificado segundo seu mediador químico principal: catecolinérgico (que inclui dois outros subsistemas, como os dopaminérgico e noradrenérgico), serotoninérgico etc.

Dores por Aumento de Estimulação Dolorosa e Dores Neuropáticas

Existem vias de recepção, transmissão e modulação de estimulação dolorosa, de tal modo dispostas que em situação de dano ao sistema nervoso, central ou periférico, podemos vivenciar a sensação sem necessariamente sofrer o estímulo[8].

A maioria das dores sofridas pelas pessoas, conseqüentes da estimulação dolorosa, é considerada normal, fisiológica ou esperada, tendo em vista um determinado estímulo sofrido. Decorrem também de procedimentos médicos de diagnose e tratamento, são chamadas de iatrogênicas[8].

As dores por aumento de nocicepção são aquelas mais facilmente entendidas pelos próprios indivíduos normais, doentes, acompanhantes e médicos, já que são dores com experimentação similar em âmbito coletivo, com vocabulário direto ou comparativo difundido e compreendido. Embora as dores sejam mistas, sempre existe um predomínio, e no cotidiano das pessoas este quase sempre é de aumento de nocicepção[8].

A sensação dolorosa embute em si, mesmo que de maneira tênue, um nexo entre o sofrimento e o estímulo que o causou. Ao passo que a dor por aumento de nocicepção reforça essa relação, um tipo particularmente intrigante de desconforto é encontrado na prática: a dor neuropática, que rompe com ela[8].

Em determinado doente, todos os tipos de dores podem ser encontrados, inclusive o tipo neuropático, que ocorre em doentes suscetíveis após sofrerem lesões no sistema nervoso, em especial nas vias somatossensoriais[8].

O conhecimento dessa modalidade de desconforto é de suma importância na escolha do tratamento da dor, pois um dos métodos mais utilizados é o de promover lesões do sistema nervoso com finalidade de interromper as vias nociceptivas[8].

Dependendo do local lesado ou disfuncionante a dor neuropática pode ser talâmica, mesencefálica, pontina, bulbar, mielopática, radiculopática, plexopática, neuropática periférica e outras[8]. Embora a lesão ou a disfunção possa ser primariamente detectável e localizada em um ponto do sistema, dificilmente as alterações se restringem a ele[8]. A complexidade da interdependência entre os diversos componentes neurais implica em disfunção coletiva[8].

Lesões semelhantes no sistema nervoso muitas vezes não reproduzem o quadro álgico, sugerindo que o doente que o desenvolve possui características peculiares anatomofuncionais prévias[5].

Na maioria dos quadros, as dores são mistas. Mesmo nos exemplos mais típicos de dores por aumento de nocicepção, como é o caso das queimaduras, pode haver lesão do sistema nervoso pela simples exposição ao agente lesivo do nociceptor e das vias de sensibilidade que o sucedem[8].

TIPOS DE DOR NO DOENTE QUEIMADO

Lesão por queimadura é uma das condições mais dolorosas que um indivíduo pode experimentar[9]. Latarjet, em 2002, concluiu que a dor decorrente de queimaduras é uma das mais intensas e torturantes[10]. Embora o aumento de nocicepção e a hiperalgesia periférica sejam considerados as explicações mais plausíveis de etiologia dolorosa, outros mecanismos, como hiperalgesia central e dor neuropática, permitem melhor compreensão das dores em pacientes queimados e novas propostas terapêuticas. As dores por queimadura e procedimentos são distintas, devendo ser avaliadas e tratadas separadamente. A proposta terapêutica deve ser racional e prática, proporcionando o melhor controle doloroso.

A dor secundária às queimaduras é bastante complexa, compreendendo diversos aspectos. Após a ocorrência de queimadura, muitos pacientes permanecem um período sem dor, que pode durar várias horas[11]. Períodos extremamente curtos podem separar sensações dicotomizadas da dor epicrítica e protopática; no entanto, depois pode ocorrer uma latência para o início do desconforto mais persistente. Subseqüentemente, após o calor e as dores já mencionadas, começa a dor, cuja intensidade está relacionada a tipo de queimadura, sua extensão e profundidade, do tecido acometido, do dano neuronal e do processo inflamatório resultante[9].

As queimaduras superficiais envolvem apenas o epitélio e, em geral, correspondem às queimaduras solares. Cursam com dor de pequena intensidade, com resolução em poucos dias[9].

As queimaduras de espessura parcial, que são caracterizadas por envolvimento da epiderme e derme, são dolorosas em razão da exposição e da lesão parcial de terminações nervosas[9].

As queimaduras de espessura total são classicamente indolores, entretanto, na prática, queimaduras descritas como de espessura total podem variar em sua profundidade e conter áreas com terminações nervosas lesadas ainda funcionantes, que determinam o sintoma doloroso[9]. As substâncias algiogênicas podem, por difusão osmótica, sensibilizar receptores vizinhos ainda viáveis mesmo em áreas não queimadas, contribuindo para desconforto adicional. Alterações das funções neuronais do corno posterior medular aumentam os referidos campos de recepção periférica, também contribuindo para a sensação dolorosa.

Além do evento inicial, os pacientes com queimaduras podem cursar com dores de outras etiologias[12]. Freqüentemente, necessitam de um ou mais procedimentos terapêuticos, como banho, curativo, debridamento, enxerto cutâneo, fisioterapia, entre outros. Cada procedimento pode causar diretamente dor e até mesmo lesão tecidual adicional e subseqüente liberação de substâncias algiogênicas. Os doentes podem, ainda, sofrer ferimentos dolorosos, como fraturas, ou outros traumatismos não causados por queimadura. Quedas e colisões são exemplos de mecanismos de traumatismos que podem coexistir com as queimaduras. Finalmente, como qualquer indivíduo, pacientes com queimaduras podem ter dor crônica preexistente. A dor também pode ser piorada por fatores psicológicos, incluindo medo da dor (das queimaduras ou do tratamento delas) e da mutilação, ansiedade, desenvolvimento de depressão relacionada à perda de membros da família ou de bens materiais no momento do acidente[11,12].

Aaron et al., em seu estudo, concluem que a ansiedade produzida pela dor, ocasionada pelos procedimentos nos cuidados com o paciente queimado, interfere diretamente na manutenção e na intensidade da dor. Há algumas escalas em que o nível de ansiedade pode ser avaliado, por exemplo, a *burn specific pain anxiety scale* (BSPSA)[13].

No curso do atendimento das vítimas de queimaduras moderadas a intensas, distinguimos nitidamente três tipos de queixa dolorosa. O primeiro desencadeado pela própria queimadura, chamado de dor basal, ocorre em repouso. Compromete as áreas queimadas e as doadoras de retalho cutâneo. Peculiarmente, muitos pacientes relatam dor mais intensa na área doadora do que na da queimadura[12,14].

O segundo tipo é chamado de dor episódica, repentina ou incidental e ocorre durante atividades simples, como mudar de posição (virar no leito, sentar etc.) ou caminhar; em geral, é intensa e tida como excruciante. Não melhora com analgésicos administrados rotineiramente[12,14].

O terceiro e último tipo é iatrogênico, desencadeado por procedimentos como banhos, curativos nas áreas lesadas (que precisam ser realizados diariamente ou até várias vezes ao dia), fisioterapia, cateterização venosa, escarotomias, fasciotomias e outros. A dor relacionada ao curativo é descrita pelos pacientes como a parte mais dolorosa do tratamento[9,14].

Choiniere et al., em 1989, avaliaram pacientes com queimaduras aplicando-lhes vários questionários de dor, concluindo que esta é bastante variável em sua intensidade, com a maior ocorre durante os procedimentos (banhos, curativos, cirurgias etc.)[11]. As características socioculturais, o tempo decorrido desde a lesão e a quantidade de analgésicos administrados interfeririam na intensidade da dor; pacientes ansiosos e/ou deprimidos relatavam com maior freqüência o sintoma doloroso[11]. Esses dados corroboram a analgesia mais individualizada, advogada por alguns[1,3,11].

A evolução da dor pós-queimadura é variável e pode flutuar dia após dia[9,15]. Em geral, a dor diminui conforme ocorre redução da área cruenta, ou por cicatrização espontânea ou fechamento cirúrgico[15]. Uma evolução paradoxalmente desfavorável pode acontecer com piora do desconforto durante epitelização, reinervação, infecção, fisioterapia e nas áreas recém-doadoras de enxertos. Infelizmente, pacientes com queimaduras extensas ou profundas, que passaram semanas sendo submetidos a trocas de curativos e debridamentos, podem desenvolver hiperalgesia (aumento da sensação dolorosa a partir de estímulos sabidamente dolorosos), alodinia (sensação dolorosa a partir de estímulos normalmente não dolorosos) e disestesia (sensação desagradável a partir de qualquer tipo de estimulação, em geral não dolorosa) tanto na área de queimadura como nos tecidos adjacentes.

As queimaduras provocam reflexos nociceptivos motores que se manifestam por contraturas, câimbras e, por fim, síndromes dolorosas miofasciais. Nos casos em que dores são deflagradas pela movimentação, tudo é sobreposto por atividade muscular não usual, que visa à imobilização das áreas afetadas. A síndrome miofascial progride nesses doentes. A queixa dolorosa tende a abranger regiões cada vez maiores. A antecipação da ansiedade, relacionada aos horários dos curativos e exercícios, pode provocar aumento da dor[16].

A persistência de dor intratável, após lesões por queimaduras, é fruto de controvérsias. Durante o período imediatamente após o fechamento da ferida, muitos continuam a apresentar dor em cicatrizes e tecidos adjacentes. Por longos períodos, os pacientes podem apresentar dor associada aos procedimentos de reabilitação, incluindo massagem na cicatriz, alongamento sustentado do tecido cicatricial e contenção superficial por meio de malhas elásticas, incluindo máscaras faciais. A maioria dos pacientes queimados tem mínima ou nenhuma dor após as cicatrizes estarem totalmente curadas (12 a 18 meses). Alguns doentes continuam a ter dor em virtude da demora no fechamento das lesões ou infecções recorrentes[9]. Choiniere et al., em 1991, sugeriram que mesmo após anos de queimadura os pacientes ainda podem relatar dor e/ou alteração de sensibilidade. Entrevistaram 104 pacientes pelo menos 1 ano após a queimadura e em 82% encontraram queixa de parestesia (adormecimento e latejamento); a prevalência não variou com sexo, idade ou etiologia da queimadura e, sim, com o tamanho da lesão e a área de enxertia[17].

Prurido é um problema comum que ocorre após a cicatrização da ferida e pode estar relacionado à combinação de fatores, como pele ressecada, mudanças na composição bioquímica da região queimada, alterações neuropáticas, regeneração nervosa e alívio da dor[9,11]. O prurido acontece, em geral, em doentes sem queixa dolorosa[5]. Pode aparecer em respostas histamínicas ao uso de diversas medicações, em especial pelo uso de opióides. A sensação dolorosa parece ser a grande inibição do prurido. O ato de se coçar, além de resultar em escarificação adicional, pode retardar a cicatrização, reabrir feridas, ou mesmo provocar infecções.

Disestesias nas áreas lesadas podem ser encontradas em até 80% dos pacientes 1 ano após a queimadura[11]. Malenfant et al. relatam que dor e parestesia em queimados são mal documentadas. Avaliaram 430 pacientes com questionários de dor e concluíram que 36,4% apresentavam dor e 71,2% parestesia. Mais de 50% dos pacientes com alteração de sensibilidade manifestavam interferência em suas atividades de vida diária[18].

Dores tardias também podem afligir doentes queimados. A síndrome dolorosa regional complexa após queimadura tem incidência de 0,5%[19-21]. Essa afecção desafiante é caracterizada por dor, edema, limitações dos movimentos no membro afetado, alterações tróficas, alterações vasomotoras com conseqüentes alterações de coloração e temperatura locais. O pior fator de prognóstico é a co-morbidade neuropsiquiátrica.

AVALIAÇÃO DA DOR

A Associação Internacional para o Estudo da Dor (IASP), em 1986, exarou a definição de dor como *experiência sensorial e emocional desagradável* associada a lesões reais ou potenciais ou descrita em termos de tais lesões[22].

A dor é um fenômeno subjetivo que tem sido cada vez mais enfocado pelas organizações de saúde em razão da constatação de que a abordagem do sintoma doloroso, desde sua identificação, avaliação, diagnóstico e tratamento, tem sido realizada de forma inadequada, com controle insatisfatório[7,23,24].

A dor crônica ou aguda, tratada de forma não efetiva, tem efeito prejudicial sobre os pacientes e é quase sempre a principal causa de insatisfação, piora de condições clínicas, comprometimento da qualidade de vida e aumento dos custos relacionados aos cuidados médicos[23,24].

Cada vez mais atenção tem sido dada e esforços dirigidos na tentativa de minimizar a dor e o sofrimento em qualquer situação médica[7]. Para tal, é necessário que os profissionais de saúde se familiarizem com essas situações e aperfeiçoem-se em sua avaliação, interpretação e tratamento. É preciso que sejam utilizados todos os recursos disponíveis e aceitos pelas organizações que normatizam a abordagem da dor[11,23].

Para estabelecer o alívio da dor como prioridade, a dor precisa *tornar-se visível*. A melhor maneira de realçar a visibilidade da dor é designá-la como o quinto sinal vital[12]. A Agência Americana de Pesquisa e Qualidade em Saúde Pública, a Sociedade Americana de Dor a as Sociedades Brasileira e Paulista para o Estudo da Dor, descrevem a dor como o quinto sinal vital que deve ser registrado ao mesmo tempo e no mesmo ambiente clínico em que também são avaliados os outros sinais vitais, como temperatura, freqüências respiratória e cardíaca, bem como pressão arterial[25].

A avaliação rotineira da dor e a sua documentação aumentam seu entendimento e a eficácia das intervenções para tratá-la. Programas institucionais devem determinar como e quando ser avaliada. Programas relacionados à abordagem de dor devem ser desenvolvidos como iniciativas interdisciplinares para incrementar a comunicação sobre dor e seu tratamento. Escalas para avaliação de dor devem ser incorporadas para facilitar sua documentação rotineira e de seu alívio com as intervenções terapêuticas[12].

A dor, por ser experiência subjetiva, não pode ser determinada por instrumentos físicos que usualmente mensuram o peso corporal, a temperatura, a altura, a pressão sanguínea e a freqüência cardíaca. Não existe instrumento padrão que nos permita objetivamente mensurar essa experiência pessoal[25]. Por isso, o relato do paciente é o indicador de dor mais válido e confiável[12].

Com o objetivo de mensurar a dor, diversos métodos são desenvolvidos, estudados e validados. Alguns abordam apenas um aspecto da dor sendo considerados instrumentos unidimensionais. Outros, consideram a dor como experiência multidimensional composta também de fatores afetivos e emocionais.

Os instrumentos unidimensionais têm sido usados freqüentemente na prática clínica para se obterem informações rápidas, não invasivas e válidas sobre a dor e a analgesia. Em sua maioria, quantificam o aspecto *intensidade* da dor. As limitações das escalas unidimensionais relacionam-se ao risco de simplificarem demais o sintoma doloroso e à possibilidade de perderem a validade se forem aplicadas de forma descuidada[26]. As escalas unidimensionais são de aplicação fácil e rápida, porém apresentam vários problemas metodológicos que afetam a precisão e a validade. Os intervalos entre palavras ou números não são similares. Por exemplo, a mudança de *nenhuma dor* para *dor fraca* pode não representar a mesma mudança na percepção de dor que uma mudança de *dor fraca* para *dor moderada*. Essas escalas podem não ser sensíveis a mudanças significativas na intensidade da dor em virtude do pequeno número de categorias numéricas ou de descritores verbais. Um simples aumento no número de categorias ou de descritores verbais não necessariamente melhora o poder discriminativo ou a sensibilidade da escala. Por exemplo, um paciente pode não ser hábil em diferenciar uma *dor intolerável* de uma *dor excruciante*[25].

Os instrumentos multidimensionais têm como objetivo avaliar e mensurar as diferentes dimensões da dor a partir de diferentes indicadores de respostas e suas interações. Numerosos inventários multidimensionais têm sido criados para avaliação geral de pacientes com dor crônica e síndromes dolorosas específicas. Por intermédio deles outras dimensões da dor podem ser pesquisadas, como intensidade, duração, componente afetivo-motivacional, eficácia terapêutica etc. Algumas escalas multidimensionais incluem indicadores fisiológicos, comportamentais e também os auto-registros por parte do paciente[25,26].

Instrumentos Unidimensionais

Ver Quadro 168.1.

QUADRO 168.1 – Escalas unidimensionais para avaliação de dor.

Escala com descritor verbal
Na lista a seguir, escolha a palavra que melhor descreve sua dor atual

Melzack e Torgerson
( ) Leve
( ) Que incomoda
( ) Desgastante
( ) Horrível
( ) Excruciante

Aitken
( ) Ausência de dor
( ) Leve
( ) Que incomoda
( ) Desgastante
( ) Horrível
( ) Excruciante
( ) Insuportável

( ) Nenhuma dor
( ) Dor fraca
( ) Dor moderada
( ) Dor intensa

Escala Numérica Simples
Escolha um número de 0 a 10 para indicar a intensidade de sua dor agora

0   1   2   3   4   5   6   7   8   9   10
Ausência   Pior dor
de dor   imaginável

BS-11 (escala de caixas numéricas)
Zero (0) significa *ausência de dor* e dez (10) significa *pior dor imaginável* nesta escala de 0 a 10. Coloque um X no número que melhor acondiciona a intensidade de sua dor.

0   1   2   3   4   5   6   7   8   9   10

Escala Numérica NRS-101
Assinale na linha abaixo o número entre 0 e 100 que indica a intensidade da sua dor agora. O zero (0) significa *ausência de dor* e o cem (100) significa a *pior dor imaginável*.

0 ——————————————— 100

Escala visual analógica
Coloque uma marca sobre a linha abaixo para mostrar a intensidade da dor que você está sentindo.

Ausência de dor ——————————— Pior dor imaginável

Escala de alívio de dor
Instruções: coloque uma marca sobre a linha abaixo para indicar a quantidade de alívio que você sentiu em sua dor comparada à de ontem

Nenhum alívio ——————————— Alívio completo

Escala comportamental (EC)
( ) Ausência de dor
( ) Dor presente, mas pode facilmente ser ignorada
( ) Dor presente, não pode ser ignorada, mas não interfere nas atividades de vida diária
( ) Dor presente, não pode ser ignorada, interfere na concentração
( ) Dor presente, não pode ser ignorada, interfere em todas as tarefas exceto naquelas relacionadas às necessidades básicas, como higiene e alimentação
( ) Dor presente, não pode ser ignorada, repouso ou limitação no leito é requerido

Escala de círculos e cores

Escalas de Descritores Verbais

As escalas de descritores verbais usam um grupo padrão de quatro a sete palavras para descrever a dor. Melzack e Torgerson introduziram uma escala de cinco palavras que é quase sempre utilizada: leve, desconfortável, angustiante, horrível, excruciante[26,27]. Aitken solucionou um problema dessa escala quando propôs que fossem incluídos descritores bem definidos nas extremidades, *nenhuma dor* e *insuportável*[28]. Uma escala mais simples usa os seguintes descritores: nenhuma dor, dor fraca, dor moderada, dor intensa.

Nas escalas de descritores verbais solicita-se ao paciente que classifique a intensidade da sua dor usando um conjunto de descritores específicos. Geralmente, o paciente lê a lista de descritores e escolhe a palavra que melhor descreve a intensidade da dor sentida[25]. Esse tipo de escala contempla descritores padronizados e correlaciona-se à Escala Visual Analógica (EVA) em muitas situações e a supera em algumas outras (experimentais)[29]. Além disso, muitos pacientes podem ser mais capazes de utilizar as escalas de descritores verbais do que as demais[26].

As desvantagens das escalas de descritores verbais incluem: número limitado de respostas possíveis e descontinuidade das escalas, o que impõe o uso de estatísticas não paramétricas para a análise, tornando-as potencialmente mais frágeis[26].

Escala de Categoria Numérica

A numérica é um instrumento de avaliação da dor que usa uma escala de onze pontos, na qual zero significa nenhuma ou ausência de dor e dez a pior dor imaginável.

Essa escala não requer nenhum treinamento especial para aplicá-la, permite avaliação interpacientes e avaliação das alterações durante o tratamento[30]. Pode ser um bom meio para avaliação de dores crônicas[31].

Esse instrumento pode ser usado em doentes pediátricos pré-escolares, como fichas de jogo representando *pedaços de dor*, que são agrupados até se igualarem à dor da criança[32].

A escala numérica, como toda escala unidimensional também requer análise não paramétrica. No entanto, sua distribuição matemática é mais lógica e previsível. Sua aplicação se resume a um diálogo entre o examinador e o examinado. Também é chamada escala verbal numérica e se constitui na mais difundida das escalas quando a população estudada é de adultos com alfabetização básica.

Escala Visual Analógica

A EVA é uma evolução da escala numérica que permite a análise contínua dos dados[26]. É um tipo de escala unidimensional muito utilizada para mensurar a dor em ambientes clínicos, principalmente em unidades de emergência e pronto-socorros. Uma linha de 10cm de comprimento com uma das extremidades rotulada como *nenhuma dor* e a outra como *a pior dor imaginável* é entregue aos doentes com a instrução de marcarem na mesma uma indicação (cruz, xis, barra etc.) da intensidade da sua dor. Os doentes não devem ter acesso a quaisquer marcações, subdivisões ou valores relacionados à linha.

Membros da equipe médica medem em centímetro a distância entre a extremidade correspondente a nenhuma dor (zero) e a indicação realizada pelo paciente. O valor obtido corresponde analogicamente à intensidade da dor percebida. Variações dessa escala incluem: alinhamentos verticais ou horizontais, colocação de descritores verbais ao longo da escala e diferentes comprimentos das linhas e unidades de leitura. Réguas métricas com diferentes descritores verbais ou termômetros (até coloridos) da dor são instrumentos também utilizados para facilitar o uso e o escalonamento por parte de diversos grupos de pacientes[25]. No entanto, essas variações distanciam a escala modificada da visual analógica e cada qual insere distorções intrínsecas. A EVA tem alcançado grande aceitação na prática clínica, pela facilidade de seu uso. A vantagem dela é que pode fornecer dados válidos para dor crônica e experimental que podem ser avaliados parametricamente[26]. Além disso, há constantes evidências na literatura que suportam a fidedignidade e a validade psicométricas[25]. Quando comparada às escalas de categorias numéricas ou verbais, a EVA tem a vantagem de reduzir a influência das respostas prévias (efeito de antecipação) quando muitas e repetidas respostas são solicitadas a um mesmo paciente. A EVA aumenta a probabilidade de que cada resposta seja de fato fundamentada na experiência subjetiva daquele momento[25]. Entretanto, outros estudos questionaram sua validade quando usada para mensurar escores retrospectivos de dor e avaliar a eficácia do tratamento[33,34].

Alguns dados indicam que, apesar dessa aparente simplicidade no uso da EVA, nem todos os pacientes entendem o conceito subjacente à escala como representação gráfica da intensidade da dor. Aproximadamente 7 a 11% dos adultos e até 25% dos idosos são incapazes de usá-la. Tal como ocorre com as outras escalas de categorias e em decorrência da natureza unidimensional, a EVA pode não ser sensível a terapias que alteram o componente afetivo da dor. Isso se torna particularmente importante quando lidamos com a dor crônica[25].

Outras Escalas Unidimensionais para Avaliação da Dor

A escala numérica pode ser aplicada por meio de formas diferentes. São instrumentos com acurácia e validade similares à EVA. Um problema comum a todas as escalas numéricas e descritivas é que elas dependem da capacidade intelectual e integridade de função da linguagem do paciente[26,35].

Deterioração cognitiva pode ser a barreira fundamental na avaliação das dores nos doentes mais velhos[36].

Avaliações qualitativa e quantitativa da dor, em escalas estabelecidas para as populações jovens, não tem sido extensivamente estudadas nos doentes com deterioração mental significante, delírio ou demência[8].

Aproximadamente 15% dos com idade superior a 65 anos apresentam algum grau de deterioração cognitiva[36].

Grande parte dos acidentes que geram queimaduras ocorre no domicílio ou na proximidade dele. Metade dos doentes confinados na residência, recebendo cuidados de enfermagem ou de terceiros, exibem demência significativa ou doença psicológica (psicopatia). Esses pacientes, especialmente com deficiência na memória, na atenção, na localização espacial e na linguagem, manifestam dificuldades maiores[36].

No entanto, estudos recentes sugerem que o mascaramento da dor não encontra fundamentação em evidência científica. Os doentes com deterioração mental apresentam queixa reduzida quanto ao desconforto álgico, porém, não há diferença com o grupo de mesma idade com preservação da cognição. Mesmo os mais comprometidos conseguem responder à avaliação de escalas de intensidade, desde que administradas de maneira sensível às limitações de cada doente[36].

Esses doentes necessitam tempo para assimilar questões sobre dor e respondê-las adequadamente. Eles têm capacidade de concentração limitada e são distraídos com facilidade. Escalas visuais grandes e coloridas, aplicadas em ambientes bem iluminados e sob proteção acústica devem ser selecionadas. Se necessários equipamentos auditivos e visuais devem ser empregados[36].

A maioria dos doentes, mesmo com comprometimento mental, pode estar habilitada a se queixar de dor.

Dificuldades são encontradas na duração do desconforto e, por conseguinte, na evolução da dor. A avaliação em doentes idosos deve ser freqüente[36]. Está claro que muitos trabalhos adicionais são necessários para estabelecer métodos de avaliação da dor, em particular nos mudos e naqueles profundamente acometidos[36].

Os lactentes, neonatos, enfim as crianças chamadas de pré-verbais, sentem o desconforto doloroso embora não consigam, por limitações inerentes à imaturidade, se expressar ou mesmo vivenciar a dor de modo subjetivo idêntico ao adulto.

As lesões por queimadura, incluindo seu tratamento, constituem, para os pacientes pediátricos, a experiência mais dolorosa que eles poderiam imaginar. Relatam que a dor que sentem durante o debridamento das feridas, mesmo em vigência de opióides, costuma ser de elevada intensidade[37,38].

Óbvio é o fato de o indivíduo poder sentir a dor antes de conhecer o seu amplo significado, seu símbolo ou seu ícone.

A dificuldade da avaliação da dor nas crianças mais jovens, com desenvolvimento neuropsicomotor normal, se assemelha àquela encontrada em crianças mais velhas, adolescentes, ou ainda adultos com deficiências mentais, em idosos demenciados, em doentes afásicos, em portadores de co-morbidades psiquiátricas graves e noutros.

Nessas circunstâncias, escalas de avaliação comportamental podem ser usadas, como as utilizadas em unidade de recuperação pós-anestésica ou em serviços de atendimento de dores oncológicas[12,34].

Nada supera um auto-relato bem feito de uma sensação complexa como a dor. Nos doentes com comprometimento da expressão da sensação dolorosa e nas crianças pequenas poderá haver mensuração pela observação de diversos itens, como: choro, mímica, aceitação da alimentação, irritabilidade, agitação, imobilidade, sono, freqüência cardíaca, padrão respiratório, tonalidade da pele e das mucosas, pilo ereção, tamanho das pupilas, reações reflexas características de certas faixas etárias, pressão arterial, eletrocardiograma, medida das pressões parciais de gases sangüíneos, termografia, dosagens de metabólitos urinários, entre outros. Contudo, quanto mais nos afastamos dos dados fornecidos pelo auto-relato e mais nos baseamos em dados de observação, exame físico ou exames subsidiários, mais nos aproximamos de escalas de desconforto e de estresse e nos afastamos de escalas de mensuração da dor.

Usando a escala visual analógica, estudos mostraram que somente 30 a 55% dos enfermeiros são capazes de graduar a dor em um nível que corresponda ao que os pacientes graduaram por si próprios[9,39].

Infelizmente, mesmo com o maior número e evolução das escalas, ainda há baixa correlação entre a avaliação da dor pela enfermagem e a auto-avaliação do paciente.

A avaliação inadequada da dor compromete a compreensão global das condições clínicas do doente queimado e pode ter impacto negativo na quantidade de medicamentos que o paciente recebe e sobre a sua qualidade de vida.

Instrumentos Multidimensionais

Questionário de Dor McGill

O Questionário de Dor McGill (Quadro 168.2) foi desenvolvido na Universidade do mesmo nome, em 1975, por Melzack *et al.*, com o objetivo de organizar descritores de dor em um instrumento de avaliação mais abrangente e completo[26,40,41].

Esse questionário multidimensional de avaliação da dor foi idealizado considerando-se que os aspectos sensoriais, afetivos e avaliativos estão refletidos na linguagem usada para descrever a experiência dolorosa. Foi elaborado inicialmente a partir de uma lista de 102 palavras que foram fornecidas a um grupo de estudantes universitários de áreas de saúde, orientados a agruparem aquelas palavras que descreviam aspectos semelhantes da experiência dolorosa. Posteriormente, foram selecionadas as 78 palavras que os estudantes mais agruparam com mais freqüência. Essas palavras foram organizadas em 16 subgrupos, que foram rotulados e classificados segundo as dimensões: sensorial (10 subgrupos), afetiva (5 subgrupos) e avaliativa (1 subgrupo). Quatro outros subgrupos de palavras foram considerados como mistos por não se enquadrarem em qualquer dimensão anterior. Grupos de médicos, de pacientes e de estudantes foram então solicitados a assinalar um escore que refletisse a intensidade de cada palavra por intermédio de uma escala de categoria numérica que variava de dor mínima a dor insuportável[25].

O Questionário de Dor McGill fornece três medidas maiores:

- Índice de dor que se baseia no escore numérico relacionado aos descritores.
- Número total de palavras escolhidas.
- Intensidade da dor atual[26].

A terceira e última medida é obtida no final do questionário sendo, na verdade, uma modificação da escala unidimensional descritiva verbal de cinco pontos que é usada para avaliar a intensidade da dor[42]. A avaliação das respostas dos pacientes (número de palavras escolhidas) e do escore total possibilitam comparar diagnósticos e tratamentos em pacientes com variadas síndromes dolorosas. O Questionário de Dor McGill tem sido sensível a diferentes terapias analgésicas e muito eficaz em discriminar tipos específicos de dor. Por exemplo, estudos mostraram que o questionário foi útil, em 87% das vezes, em distinguir pacientes com lombalgia com etiologia identificável daqueles portadores do mesmo tipo de dor, porém de causa desconhecida. Similarmente, o questionário também permitiu, em 91% das vezes, diferenciar doentes portadores de neuralgia trigeminal, daqueles com dor atípica[25].

O Questionário de Dor McGill para avaliação da dor é o instrumento tido como mais apropriado para diferenciar os componentes sensitivos e afetivos da resposta dolorosa em pacientes com queimaduras[9,43].

O questionário, tanto em sua forma completa quanto em sua forma reduzida, tem sido traduzido em diferentes idiomas e se constitui num instrumento freqüentemente utilizado em diversos países para a avaliação da dor em suas múltiplas dimensões[44].

Outras Escalas Multidimensionais para Avaliação da Dor

Diversos inventários multidimensionais têm sido criados para avaliar pacientes com síndromes dolorosas específicas e dor crônica. Tais inventários são, em geral, modificações do Questionário de Dor McGill ou do Inventário de Minnesota e possuem pontos favoráveis e desfavoráveis como todos os questionários[26].

A documentação sistemática do resultado da aplicação dos instrumentos mencionados anteriormente na avaliação da dor como o quinto sinal vital vem, de forma progressiva, mostrando ser um recurso que pode auxiliar na melhora do tratamento da dor. A avaliação da dor deve ser feita em intervalos regulares, com visitas adicionais se o paciente relatar dor em novo local ou mudança significativa da intensidade ou caracte-

QUADRO 168.2 – Questionário de Dor McGill

Escolha dentre as palavras as que melhor descrevem sua dor atual. Assinale, no máximo, uma palavra de cada subgrupo. Não assinale palavras que não se aplicam

1
( ) 1- vibração
( ) 2- tremor
( ) 3- pulsante
( ) 4- latejante
( ) 5- como batida
( ) 6- como pancada

2
( ) 1- pontada
( ) 2- choque
( ) 3- tiro

3
( ) 1- agulhada
( ) 2- perfurante
( ) 3- punhalada
( ) 4- em lança

4
( ) 1- fina
( ) 2- cortante
( ) 3- estraçalha

5
( ) 1- beliscão
( ) 2- aperto
( ) 3- mordida
( ) 4- cólica
( ) 5- esmagamento

6
( ) 1- fisgada
( ) 2- puxão
( ) 3- em torção

7
( ) 1- calor
( ) 2- queimação
( ) 3- fervente
( ) 4- em brasa

8
( ) 1- formigamento
( ) 2- coceira
( ) 3- ardor
( ) 4- ferroada

9
( ) 1- mal localizada
( ) 2- dolorida
( ) 3- machucada
( ) 4- doída
( ) 5- pesada

10
( ) 1- sensível
( ) 2- esticada
( ) 3- esfolante
( ) 4- rachando

11
( ) 1- cansativa
( ) 2- exaustiva

12
( ) 1- enjoada
( ) 2- sufocante

13
( ) 1- amedrontadora
( ) 2- apavorante
( ) 3- aterrorizante

14
( ) 1- castigante
( ) 2- atormenta
( ) 3- cruel
( ) 4- maldita
( ) 5- mortal

15
( ) 1- miserável
( ) 2- enlouquecedora

16
( ) 1- chata
( ) 2- que incomoda
( ) 3- desgastante
( ) 4- forte
( ) 5- insuportável

17
( ) 1- espalha
( ) 2- irradia
( ) 3- penetra
( ) 4- atravessa

18
( ) 1- aperta
( ) 2- adormece
( ) 3- repuxa
( ) 4- espreme
( ) 5- rasga

19
( ) 1- fria
( ) 2- gelada
( ) 3- congelante

20
( ) 1- aborrecida
( ) 2- dá náusea
( ) 3- agonizante
( ) 4- pavorosa
( ) 5- torturante

Nº de palavras escolhidas	Pontuação
Sensitivo (1 – 10):	Sensitivo: ....
Afetivo (11 – 15):	Afetivo: ....
Avaliativo (16):	Avaliativo: ....
Miscelânea (17 – 20):	Miscelânea: ....
TOTAL:	**TOTAL:** ....

Adaptação para língua portuguesa proposta por Pimenta e Teixeira[41].

rística da dor. A dor precisa ser distinguida de acordo com sua localização, intensidade, características temporais e fatores desencadeantes de piora e de melhora[23].

Nos portadores de queimadura, é necessária a identificação das dores basal, incidental e relacionada aos procedimentos. Os pacientes devem ser orientados em relação às formas de avaliação da dor e a interferência desta nas atividades reparadoras, como sono, alimentação e movimentação. Devem ser encorajados a relatar, da maneira mais precisa possível, seu nível de dor no repouso, durante atividade e procedimentos. Devem ser questionados quanto à sua satisfação com o grau de alívio da dor obtido com o analgésicos prescritos ou outro tratamento e com a compreensão de médicos e enfermagem[12].

TRATAMENTO DA DOR DO DOENTE QUEIMADO

O melhor tratamento é aquele que reduz o desconforto álgico debelando sua causa. Nas dores de doentes queimados esse método nem sempre é possível. Na grande maioria dos doentes atendidos, as lesões primárias por queimaduras já estão consumadas. Em muitos, os processos fisiopatológicos ainda estão em curso, longe de se estabilizar, porém o evento traumático primário (o grande deflagrador), já está consumado. A causa verdadeiramente está no passado.

Nos queimados em seguimento há mais tempo, a causa apesar de inativa deixou como seqüela desta, de seu tratamento, ou ainda, de sua investigação quadros dolorosos persistentes.

Podemos, no entanto, encontrar doentes em que tratamento profilático pode e deve ser empreendido; são os portadores de co-morbidade psiquiátrica, cujo tratamento efetivo consegue evitar novas queimaduras, mutilações ou, até mesmo, novas tentativas de suicídio.

As vítimas de queimaduras requerem tratamento que transcende a condição de multidisciplinar (psiquiatra, cirurgião geral, cirurgião plástico, fisiatra, intensivista, dermatologista, neurocirurgião, anestesiologista, especialista em dor etc.) e alcança a condição de multiprofissional (médico, assistente social, psicólogo, enfermeiro, fisioterapeuta etc.).

Farmacoterapia Antálgica

O método mais utilizado para minimizar o sofrimento álgico de doentes queimados é a farmacoterapia analgésica, por ser efetivo, não oneroso e com baixo potencial de risco.

Antes de se instituir o tratamento da dor e de outros sintomas associados devem-se considerar o tipo de dor em questão (por excesso de nocicepção, por desaferentação etc.), sua freqüência, qualidade e intensidade, e o estado físico do doente.

O conhecimento sobre a farmacologia (classe de fármacos, período de latência, duração de ação, propriedades farmacocinéticas, equivalência analgésica, diferenças entre as vias de administração) é imprescindível para boa prescrição. Diferenças individuais quanto à resposta analgésica são freqüentes na prática rotineira; deve-se também ter em mente que os esquemas analgésicos utilizados, apesar de certa padronização já existente, precisam ser *individualizados* para cada doente.

A Organização Mundial da Saúde (OMS) estabeleceu, em meados da década de 1980, normas para o tratamento da dor no câncer, que são internacionalmente reconhecidas e aceitas. A OMS as difundiu, desde então, em todo o mundo, como parte de um programa em prol do alívio da dor neoplásica, enfatizando que a farmacoterapia analgésica seria o sustentáculo desse tratamento, por ser, principalmente, acessível à maior parte dos povos do planeta e efetiva em aliviar a dor em cerca de 90% dos pacientes com câncer e em 75% daqueles em estado terminal. Os resultados foram tão positivos que a partir de 1990 a mesma orientação foi indicada também para dores em portadores da síndrome da imunodeficiência adquirida e nesse início de século para outros tipos de dores como as dos queimados.

O tratamento baseia-se numa seqüência terapêutica, que se tornou conhecida como *escada analgésica*, e que tem a via oral como via de administração de eleição, a menos que esta não seja disponível por náuseas, vômitos, dificuldade de deglutição, nível de consciência, dificuldades respiratórias etc.

A escada analgésica deverá ser instituída quando o quadro doloroso englobar características de cronicidade, como encontramos na dor basal dos queimados, na qual processos inflamatórios, às vezes infecciosos, persistem sem previsão de resolução precoce. Nos casos em que as dores pareçam ser temporárias, os analgésicos podem ser escolhidos conforme sua potência intrínseca, sem esquemas prolongados de utilização.

O *primeiro degrau* propõe que os analgésicos periféricos e antiinflamatórios não hormonais devam ser a abordagem inicial para dores de leve e moderada intensidade[45].

Fármacos adjuvantes, que concorram para implementar a eficácia analgésica e/ou tratar outros sintomas que possam exacerbar a dor (antidepressivos, fenotiazínicos, antieméticos, protetores gástricos), podem ser usados desde o início ou adicionados a qualquer momento. A dosagem do antiinflamatório pode ser a clássica, em geral sugerida pelo fabricante, desde que as condições clínicas do doente assim o permitam; ao passo que as dosagens dos antidepressivos e neurolépticos devem ser gradualmente crescentes[46]. Embora a analgesia obtida com o uso dos antiinflamatórios possa ser rápida, aquela advinda dos adjuvantes pode tardar até semanas após o início da administração. Abordagem cautelosa sugere aguardar período mínimo de 3 semanas depois que a posologia considerada adequada foi atingida.

O *segundo degrau* é alcançado quando a dor persistir ou aumentar e, nessa situação, devem-se adicionar (mas não substituir) ao esquema prévio fármacos opiáceos fracos, como codeína, tramadol e dextropropoxifeno.

Havendo persistência ou aumento da dor o *terceiro degrau* é abordado com a introdução de opiáceos fortes ao esquema prévio, em substituição aos opiáceos fracos[45]. O protótipo desse grupo é o sulfato de morfina; pode ser necessário empregar o fentanil, que é um opiáceo sintético com potência analgésica 80 a 100 vezes superior à da própria morfina, comumente utilizado para anestesia cirúrgica.

O esquema analgésico proposto deve ser administrado, após o ajuste inicial da dose, em horários regulares. A prescrição deve eleger horários fixos de administração, ao invés de demanda, com o intuito da manutenção de um nível plasmático constante que impeça a recorrência da dor. Maleabilidade parcial deste esquema contribuirá com o maior conforto do doente quando houver respeito aos horários de sono, e também, quando se instalarem os efeitos de tolerância ou de dependência (atributo dos fármacos opiáceos)[45].

Os analgésicos foram separados em quatro grupos: não opiáceos, opiáceos fracos, opiáceos fortes e adjuvantes.

Analgésicos Não Opióides

Os *analgésicos antiinflamatórios não hormonais* (não esteróides) constituem a abordagem de primeira linha no tratamento farmacológico da dor neoplásica. Eles incluem: salicilatos (ácido acetilsalicílico e diflunisal), pirazolônicos (dipirona ou metilmelubrina, fenilbutazona, oxifenilbutazona, feprazona e bumadizona), derivados propiônicos (ibuprofeno, cetoprofeno, naproxeno), aminofenólicos (paracetamol, acetofenitidina), indolacéticos (indometacina, sulindac, glucametacina, benzidamina), oxicanos (piroxicam, tenoxicam, meloxicam), fenamatos (flufenamina, mefenamina) e derivados do ácido acético (diclofenaco, fenclorfenaco, fentiazaco), entre outros.

Os analgésicos antiinflamatórios não hormonais são comumente administrados por via oral e intramuscular. Não causam dependência física quando usados de maneira repetida.

Todos têm ações analgésicas, antipiréticas e antiinflamatórias. Quando associados, são reconhecidos como poupadores de opióides (a analgesia é obtida com doses menores de ambos).

O paracetamol apresenta a mesma equivalência analgésica e antipirética que o ácido acetilsalicílico, entretanto, é muito menos eficaz na ação antiinflamatória. Seu uso não provoca efeitos gastrointestinais, hematopoéticos e renais como os que ocorrem com a aspirina. Ambas são fármacos de primeira escolha, pela analgesia comprovada para dores leves a moderadas por custo relativamente baixo. Os dois fármacos não apresentam fenômenos de hipersensibilidade cruzada. O maior risco de intoxicação aguda por superdosagem de paracetamol é a necrose hepática, algumas vezes, fatal. O paracetamol (ou acetaminofeno) é capaz de promover analgesia de boa qualidade e é quase sempre menosprezado. Em outros países é amplamente utilizado, em especial na população pediátrica, por ser de baixo custo e não interferir na agregação plaquetária[45].

O ácido acetilsalicílico provoca inibição irreversível da ciclooxigenase plaquetária que prejudica a agregação das plaquetas e prolonga o tempo de sangramento por 7 a 10 dias após uma única dose, só ocorrendo a normalização quando novas plaquetas são fabricadas. Acrescentando-se o risco aumentado de hemorragia gastrointestinal, há razões para que esse grupo de fármacos seja evitado.

A dipirona, fármaco que encontrou resistência em adentrar alguns países em razão da hipótese de que induziria agranulocitose, teve esse risco quantificado em 1/milhão/ semana, que é considerado baixo, após estudo multicêntrico que envolveu vários países, e foi coordenado por grupo de pesquisadores em Boston, nos Estados Unidos, entre os anos de 1986 e 1994. Esse fármaco, reavaliado, se mostra excelente analgésico, antitérmico e antiespasmódico. Sua ação antiinflamatória, entretanto, foi demonstrada apenas em estudos em animais. No tratamento da dor crônica mista, alguns trabalhos enfatizaram o seu lugar à medida que permitiu retardar o início da terapia com opióides ou reduzir a dose desses fármacos[45]. A dose diária recomendada de dipirona é cerca de 6g/dia, ou 1g 4/4h, como parte do primeiro degrau da escada analgésica. Foi o primeiro fármaco com grande ação antagonista COX-2 em apresentação injetável venosa (leia adiante mais detalhes).

Os analgésicos antiinflamatórios não hormonais atuam no metabolismo do ácido araquidônico, reduzindo os teores de prostaglandinas e conseqüentemente seus efeitos algiogênicos.

O uso dos analgésicos antiinflamatórios tem sido associado a perturbações gástricas menores (dispepsia, queimação, náusea, vômito, diarréia, flatulência, dor epigástrica) ou maiores (sangramento, ulceração e perfuração). Uso da via retal e prescrições de dietas protetoras e de antiácidos parecem minimizar a agressão (porém não devemos esquecer que esta se concretiza principalmente pela ação farmacológica sistêmica e não local). A proteção proporcionada por fármacos antagonistas-H2 (cimetidina, ranitidina, famotidina) parece acarretar apenas menor incidência de úlcera duodenal. Fármacos inibidores da bomba de prótons, como o omeprazol, reduzem a incidência de lesões tanto gástricas como duodenais. Alguns grupos sugerem que apenas o misoprostol (PGE2 sintética) seria capaz de conferir proteção efetiva contra os AINH. Em nosso meio, as dificuldades financeiras tornam o uso profilático do omeprazol e do misoprostol difícil. Nos doentes com úlcera péptica, colite ou intolerância característica, o paracetamol e a dipirona são opções úteis.

Dentre os efeitos colaterais importantes desses fármacos inclui-se potencial nefrotoxicidade, que pode ocorrer em qualquer momento no decurso do tratamento, mas particularmente durante uso por períodos prolongados. Esse risco é aumentado para: doentes queimados, pacientes idosos, portadores de doença renal preexistente, e nas situações em que o sistema renina-angiotensina-aldosterona estiver ativado, como nos estados de hipovolemia, terapia com diuréticos, insuficiência cardíaca congestiva ou falência hepática[45].

Quando usamos os analgésicos antiinflamatórios devemos: evitar os de vida média longa; utilizar dosagem fixa eleita pelo terapeuta em horário também fixo (independentemente da intensidade da dor); evitar tomadas múltiplas, escolhendo medicações de liberação lenta; utilizar a menor dose clinicamente efetiva (sempre manipulada pelo médico, nos retornos); sempre incluir o AAINH em esquema cuja ação conjunta será sinérgica na analgesia com os outros fármacos; sempre fazer orientação nutricional quanto a desidratação, agressão à mucosa e obstipação intestinal; e nunca associar mais de um AAINH simultaneamente.

O poder dos analgésicos antiinflamatórios é indiscutível, mas como o mecanismo de sua ação é a inibição enzimática de uma reação química, sempre haverá a formação dos produtos desta (sem a facilidade fornecida pela catalização) e, assim, nunca haverá bloqueio total da via de degradação. Assim sendo, os analgésicos antiinflamatórios possuem o chamado *efeito teto*, isto é, a partir de uma ação analgésica obtida com uma dose determinada, não se consegue qualquer analgesia adicional com administração de doses suplementares. Demonstra conhecimento da matéria aquele que prescreve a determinado doente apenas um medicamento dessa classe.

É difícil predizer qual AINH é mais bem indicado para determinado paciente; uma vez que um em particular tenha sido eleito, a dose deve ser aumentada até que a dor seja aliviada ou a dose máxima tenha sido atingida[45]. Se não se obtiver o alívio da dor desejado, um outro AINH, representante de outra família, pode ser tentado antes que se descontinue a terapia com esses fármacos. Lembrar que a duração da analgesia não se correlaciona com o nível sérico do fármaco; desse modo, a resposta clínica deve guiar o médico para seleção de doses e intervalos[45].

A prescrição de AAINH ainda encontra espaço no tratamento da dor das queimaduras pequenas, em que pode haver unicamente alterações locais (sem repercussões sistêmicas). No entanto, o mesmo não é verdadeiro para as queimaduras moderadas e grandes, uma vez que nestas ocorre exuberante reação local associada a intensas e perigosas repercussões sistêmicas[45].

Os AAINH provocam aumento da produção dos leucotrienos e, em conseqüência, elevação das reações de hipersensibilidade, incluindo deletério aumento da resposta constritora dos brônquios prejudicando a respiração em indivíduos suscetíveis e sobretudo naqueles com lesões de queimaduras por inalação. Convém salientar que alguns doentes somente desenvolvem a síndrome do desconforto respiratório inflamatório do queimado após 7 a 10 dias do evento traumático. O uso dos AAINH pode não só agravar o quadro clínico como precipitá-lo.

No grande queimado encontramos todas as condições para desenvolvimento de choque hipovolêmico: grande aumento da permeabilidade capilar (modificação temporária dos poros capilares que permite a passagem de grandes moléculas), grande redução do compartimento intravascular, grande redução da capacidade osmótica plasmática, hipoproteinemia, edema tecidual, hipovolemia, depleção das reservas energéticas, áreas de isquemia e mudança do equilíbrio ácido-básico com tendência para acidose metabólica[45].

Independentemente do tipo de analgésico antiinflamatório (AAI) (hormonais, não hormonais antagonistas mistos ou seletivos da COX-2), seu uso sempre causará redução da formação de prostaglandinas e, assim, diminuição concomitante da perfusão renal. No grande queimado, a função renal corre risco adicional quando se prescreve antiinflamatório (hormonal ou não) a ele.

Nos doentes portadores de lesões térmicas profundas, ocorre aumento considerável dos fatores de risco para complicações tromboembólicas, como imobilidade, lesão endotelial e aumento da viscosidade sangüínea. Os analgésicos antiinflamatórios não hormonais, que inibem seletivamente a COX-2, exercem seus efeitos analgésicos dificultando a produção de prostaciclinas e prostaglandinas, porém não atuam diretamente na produção de tromboxano, cuja formação é catalisada exclusivamente pela outra isoforma enzimática (tipo 1)[45]. Assim sendo, o uso desses antiinflamatórios modernos acarretam indiretamente aumento de produção de tromboxano e, em conseqüência, nos doentes queimados, riscos tromboembólicos adicionais.

Os *antiinflamatórios hormonais* são representados pelos corticosteróides. Atuam pelo controle da velocidade de síntese das proteínas. O mecanismo de atuação passa pela reação que sofrem quando se ligam com proteínas receptoras do citoplasma celular de células sensíveis de diversos tecidos, formando um complexo esteróide-receptor. O complexo se modifica e migra em direção ao núcleo para se ligar à cromatina e passar a regular a transcrição de genes específicos.

Agem no metabolismo dos carboidratos e das proteínas, de maneira a exercer função expressivamente protetora do encéfalo (tão dependente da glicose): promovendo armazenamento desta na forma de glicogênio, reduzindo seu consumo periférico e estimulando sua formação[45].

No metabolismo lipídico, promovem grande redistribuição da gordura corporal e facilitam a ação de agentes adipocinéticos na lipólise de triglicérides. O uso prolongado pode resultar na formação de lipomatose epidural e, por conseguinte, compressão de estruturas nervosas.

No sistema cardiovascular os efeitos evidentes dos corticosteróides são os secundários à regulação que exercem na excreção renal de sódio e potássio; entretanto, importantes ações são exercidas sem a mesma transparência sintomática. Regulam a permeabilidade capilar, o débito cardíaco e otimizam a resposta dos diversos elementos, em especial dos pequenos vasos, às catecolaminas. Podem resultar hipertensão arterial e hipocalemia. Podem causar descompensação cardíaca em algumas situações.

São fármacos que têm efeito orexígeno que contrabalança, em parte, seu efeito catabólico.

Inibem a eritrofagocitose e podem causar aumento de eritrócitos no sangue; entretanto, o nexo causal entre essas duas ocorrências, bem demonstradas na prática diária e em diversas publicações, ainda não foi esclarecido.

Efeito euforizante pode ocorrer com o uso dos corticosteróides, porém, em pessoas predispostas, pode suceder deflagração de surtos psicóticos.

Inibem a resposta inflamatória independentemente da natureza do agente indutor (radiante, mecânico, químico, infeccioso ou imunológico).

As ações antiinflamatórias e imunossupressoras resultam, em grande parte, da influência sobre os leucócitos. A regulação que exercem na produção protéica toma proporções nítidas nos leucócitos com a inibição da produção das linfocinas e na interferência na ação daquelas já formadas. Essa inibição causa redução na etapa de interação celular e na cascata *imune* que se segue, inibindo tanto o recrutamento de células inflamatórias por mecanismos celulares como humorais.

Após queimadura, o paciente apresentará quadro de imunodeficiência secundária, que poderá ser agravado por vários fatores, como idade e condições nutricionais; localização, extensão e profundidade das lesões; complicações infecciosas; necessidade de cirurgias; procedimentos anestésicos; necessidade de transfusões sangüíneas repetidas; e uso de medicamentos, como corticosteróides que induzem comprometimento adicional da imunidade[45].

As alterações celulares induzidas pelo estímulo são modificadas pelos corticosteróides, de tal maneira que a formação de fosfolipídeos e, conseqüentemente, a liberação de ácido araquidônico ficam bastante reduzidas. Os teores finais de endoperóxidos também ficam abaixo do esperado, reduzindo a sensibilização dos receptores dolorosos, mantendo altos os limiares de deflagração de potenciais de ação nos ativos e mantendo os inativos silentes e não recrutados.

As ações imunossupressoras, antiinflamatórias e analgésicas são indissociáveis, uma vez que são obtidas pelos mesmos mecanismos já citados.

Os antiinflamatórios hormonais são prescritos em ocasiões específicas, na maioria das vezes por curto período, para o tratamento da dor aguda intensa originária de estruturas nervosas inflamadas ou comprimidas[45].

A partir do quarto dia da lesão, o grande queimado inaugura uma fase chamada de hipermetabólica, momento em que o uso cauteloso dessas substâncias (apesar de ser extremamente perigoso para manutenção das funções renais, como já salientado) parece proteger as adrenais que, em geral, se encontram em regime de máxima resposta por demanda. Quando administradas por período prolongado, a retirada deve ser lenta e gradual para evitarmos a abstinência (síndrome de Addison).

Analgésicos Opiáceos

Hoje, ao passo que o mundo assiste a embates entre a opiofilia e a opiofobia, enquanto a Organização Mundial da Saúde acolhe o consumo de opióides como índice fidedigno de qualidade de vida, no Brasil, vivemos uma batalha para reduzir preconceitos contra o uso dessa classe de medicamentos, e ao mesmo tempo para difundir conhecimentos sobre a melhor utilização destes.

Os analgésicos opiáceos constituem o grupo de medicamentos mais importante no tratamento da dor moderada a intensa. São excelentes analgésicos para quadros de dor por excesso de nocicepção. Na dor neuropática a resposta é parcial, e, às vezes, dose-dependente.

Agem nos receptores opiáceos distribuídos pelo organismo, mas principalmente naqueles localizados na substância cinzenta do corno dorsal da medula espinal, que compõem a substância gelatinosa, e nos receptores localizados no tronco cerebral.

Nas lesões inflamatórias crônicas, o desenvolvimento de receptores opióides, também nos nociceptores, proporciona efeito desse tipo de medicação na periferia.

A experiência álgica envolve não apenas a nocicepção pura como o estresse subjetivo psicoafetivo que cerca a experiência dolorosa. Os opióides parecem exercer efeito em ambos os componentes, na medida em que o sofrimento é reduzido drasticamente, referindo alguns pacientes que a dor está presente, porém não mais os incomoda. As repostas neurovegetativas ao estímulo nociceptivo (sudorese, taquicardia, hipertensão arterial etc.) são suprimidas pelos opióides.

A via de administração mais utilizada no tratamento da dor das queimaduras em nosso meio é a via oral, seguida pelas vias peridural, subcutânea, intraventricular e venosa. A via transdérmica é usada para os emplastros de fentanil (TTS) e a via transmucosa para o pirulito de fentanil; ambas serão comentadas mais detalhadamente adiante.

Além da alta potência analgésica, apresentam efeitos sedativo, euforizante e ansiolítico. Outros efeitos fisiológicos podem vir a ser indesejáveis, os quais destacamos:

- Capacidade em induzir depressão respiratória, por diminuição da responsividade dos centros respiratórios bulbares ao aumento da pressão arterial de gás carbônico.
- Ação emetizante, em decorrência do estímulo dos quimiorreceptores da zona-gatilho localizados na área posterior do bulbo.
- Redução da motilidade intestinal, por aumento do tônus da musculatura circular dos intestinos e relaxamento da musculatura longitudinal.
- Outros: prurido (geralmente autolimitado, contornado com anti-histamínicos e opióides antagonistas), retenção urinária (mais freqüente quando do emprego da via espinal, melhora com a redução da dose empregada); supressão do reflexo da tosse, aumento do tônus do esfíncter de Oddi, podendo acarretar espasmo biliar e vasodilatação.

Os efeitos colaterais mais comuns, que podem vir a limitar a administração dessa classe de fármacos, são: náuseas, vômitos, obstipação intestinal e disforia.

Os opiáceos produzem sedação dose-dependente, existindo faixa de segurança, que deve ser buscada por meio da titulação do fármaco, em que ocorre sedação adequada sem comprometimento do sensório.

A depressão respiratória é o efeito mais temível desses fármacos e relaciona-se a dose utilizada, idade do doente, condições clínicas e intensidade de dor prévia, que funciona como antagonista fisiológico desse temido efeito colateral, que se caracteriza por diminuição da freqüência respiratória (bradipnéia), chegando até mesmo à apnéia. Na prática clínica, o prenúncio dessa depressão é a sedação excessiva e freqüência respiratória inferior a dez por minuto. A conduta é instalar imediatamente suporte ventilatório (ventilar com ambu e máscara ou pelo tubo traqueal) e proceder à administração do antagonista opiáceo disponível, geralmente naloxona, titulado por via venosa até que o doente mantenha espontaneamente a freqüência respiratória superior a dez incursões por minuto.

Analgésicos Opiáceos Fracos

A *codeína* apresenta cerca de um quinto da potência analgésica da morfina, apresentando intenso efeito obstipante e moderado efeito emetizante, o que pode limitar o seu uso[46]. A dose inicial máxima diária situa-se em 360mg/dia ou 60mg 4/4h. Quando usamos opiáceos por período prolongado ocorre tolerância tanto para os efeitos analgésicos como também para os colaterais, e como constituem uma classe de medicamentos virtualmente sem efeito-teto, com o tempo de uso pode não haver limite definido para o aumento da dose diária. Em algumas apresentações a codeína aparece em associação ao paracetamol e, nesse caso, a toxicidade do fármaco não opiáceo será a limitação da dosagem diária da medicação[46].

O *tramadol* é um opiáceo sintético mais potente que a codeína que age por ser agonista em receptores *mu* e também por inibição da recaptura de neurotransmissores (serotonina e noradrenalina) nos tratos descendentes do núcleo magno da rafe que fazem sinapse no corno posterior da medula espinal (sistemas inibitórios descendentes), podendo ser administrado por vias oral, muscular, venosa e intratecal[46]. Apresenta maior faixa de segurança para depressões cardiocirculatória e respiratória, podendo ser utilizado em pacientes mais idosos e/ou debilitados, observando-se a dose máxima diária de 400mg/dia, ressaltando-se o que foi citado para a codeína quanto à ausência do efeito-teto[46].

O *dextropropoxifeno* (Algafan®, Doloxene-A®) é capaz de induzir dependências física e psíquica; possui um metabólito ativo, com longa duração de ação, que é o norpropoxifeno[46]. Não deve, portanto, ser usado por períodos prolongados no tratamento da dor crônica[46].

Analgésicos Opiáceos Fortes

São as maiores classes de analgésicos utilizados no tratamento da dor de forte intensidade, em decorrência de sua potência, facilidade de titulação e relação custo-benefício favorável. Resultam em analgesia pela ligação a locais específicos dentro e fora do sistema nervoso central[47]. Incluem:

- *Agonistas puros*: morfina, meperidina, fentanil, metadona, oxicodona e hidromorfona.
- *Agonistas-antagonistas*: buprenorfina, nalbufina, pentazocina e butorfanol.

O primeiro grupo liga-se aos receptores *mu* com grande afinidade e expressão completa de sua atividade intrínseca, no caso, a analgesia. Foram identificados, até o presente momento, dois tipos distintos desses receptores: *mu*-1, aos quais se credita a mediação das ações analgésicas supra-espinais da morfina e os receptores *mu*-2, que mediam a analgesia espinal, além de efeitos gastrointestinais, cardiovasculares e a temida depressão respiratória[47].

Os agonistas-antagonistas ou agonistas parciais têm afinidade pelos receptores *mu*, mas a expressão de sua atividade não é completa (por exemplo, a buprenorfina, que exibe cerca de 80% da analgesia induzida pela morfina). A nalbufina tem potência analgésica comparável à morfina, porém acarreta analgesia pela ativação de receptores *kappa*, sendo um antagonista *mu*[47]. Esse grupo de fármacos apresenta como características efeito teto para analgesia, podendo antagonizar, ou até mesmo reverter, os efeitos induzidos pelos opiáceos puros (por exemplo, a nalbufina por via venosa pode ser empregada para tratar o prurido induzido pela morfina peridural). Esses compostos têm a vantagem de menor potencial de indução de depressão respiratória e menor risco de desenvolvimento de dependência[47].

Deve-se ter em mente que quando administrados a doentes que já fazem uso prolongado de agonistas, podem precipitar quadros de abstinência[47].

A *morfina* permanece como o fármaco padrão do tratamento da dor no câncer. O sulfato de morfina em comprimidos é a apresentação mais conhecida; pode ser de liberação imediata (ou morfina simples), cuja meia-vida situa-se entre 3 e 4h. Essa apresentação tem baixo custo e é recomendada pela OMS na abordagem inicial, em posologia inicial sugerida de 5 a 10mg a cada 4h. A necessidade de tomadas repetidas (que muitas vezes dificultam a aderência ao tratamento), bem como a ocorrência de pico plasmático mais alto e em menor tempo (que pode repercutir com efeitos colaterais indesejáveis) são alguns dos inconvenientes dessas formulações de liberação rápida de morfina[47]. Para contornar alguns desses problemas e oferecer maior comodidade ao doente, apresentações de liberação prolongada foram propostas e são disponíveis comercialmente.

Após titulação inicial, por alguns dias, com a morfina de liberação simples, deve-se dividir a dose total diária em duas tomadas e prescrever a morfina de liberação prolongada que mais se adequar às necessidades do doente (10, 30, 60 ou 100mg). O princípio dessas formulações é o da incorporação do fármaco ativo em várias capas de polímeros. O grau e a extensão do fármaco liberado são controlados pela espessura desse revestimento polimérico. A meia-vida dessas formulações fica em torno de 12h e o pico plasmático é retardado, ocorrendo por volta de 2h30 após a ingestão. As formulações em cápsulas permitem abertura destas e mistura dos microgrânulos às dietas, inclusive enterais e por sondas, sem alteração do perfil farmacocinético.

Após ingestão por via oral, o sulfato de morfina é rapidamente absorvido, mas a biodisponibilidade é baixa, em conseqüência do extenso efeito da primeira passagem hepática. Estudos mais recentes situam essa biodisponibilidade em apenas 20 a 30%. Desse modo, após ingestão oral, uma dada dose de morfina é menor que após administração parenteral. O pico plasmático máximo sofre grande variação interindividual, mas parece ocorrer entre 30 e 90min após a ingestão. A maior via de metabolização é a hepática, por meio da conjugação com o ácido glicurônico no fígado, acarretando formação de dois metabólitos: a morfina-6-glicuronídeo (cerca de 60%) e a morfina-3-glicuronídeo (10%)[47].

Cerca de 10% é excretado de modo inalterado, como morfina livre, e outros 10% por excreção biliar. A excreção renal desempenha papel fundamental, pois enquanto a depuração da morfina livre não é alterada em pacientes com insuficiência renal, ocorre redução da depuração de seus metabólitos. Doentes nefropatas, que recebem doses habituais de morfina, podem sofrer analgesia (profunda e prolongada), sedação e até depressão respiratória, uma vez que o metabólito morfina-6-G é farmacologicamente ativo.

Os principais efeitos colaterais que acontecem com a administração por via oral são náuseas, vômitos, sedação e/ou disforia. Alguns outros efeitos colaterais dos opiáceos incluem: prurido, mioclonia, convulsões, alucinações, confusão e distúrbios do sono[47]. Sabe-se também que o uso prolongado desses fármacos afeta a função sexual e a libido em homens e mulheres.

A limitação da via oral nos leva a tentar outra via de administração, em geral, a via peridural, para o tratamento de dores não localizadas em região cervical e/ou segmento cefálico. Essa via é bastante útil, pois permite o emprego de doses menores, da faixa de 1 a 4mg, com menor uso de dose diária total e menor incidência de efeitos colaterais, que para essa via passam a ser: prurido, retenção urinária (geralmente autolimitados) e risco de depressão respiratória tardia (em torno da sexta à oitava hora)[47]. Freqüentemente é implantado um cateter peridural com filtro bacteriano, que é tunelizado no tecido subcutâneo para melhor fixação e proteção do cateter e de agentes infecciosos. O doente tem a sua autonomia garantida e é acompanhado ambulatorialmente, retornando toda semana ao hospital para receber a solução com morfina, à qual adicionamos um anestésico local, a bupivacaína, em baixas concentrações, para potencialização da analgesia.

Havendo contra-indicação para o uso da via peridural (coagulopatias, infecção local, deformidades, impossibilidade de mobilização do doente, dor craniocervical etc.), a morfina pode ser administrada por via subcutânea, através de um escalpe 25g ou 27G implantado na porção subcutânea de uma região fixa, como a parede anterior do tórax ou abdome, por injeção de bolos intermitentes ou infusão contínua, por meio de bombas de vazão fixa ou controlável. Mesmo naqueles com superfície suficiente de áreas íntegras, nos grandes queimados, o uso da via subcutânea pode estar contra-indicada, pois, durante as primeiras horas após o evento, o extravasamento (para o interstício) de macromoléculas pelos poros capilares anormalmente dilatados reduz o poder osmótico intravascular e pode atrapalhar a distribuição sistêmica do fármaco[47].

Uma alternativa reservada para doentes portadores de afecções em segmento craniocervical ou de dores refratárias nas quais as doses estão sendo rapidamente escalonadas é o implante de um cateter intraventricular, no qual microdoses serão liberadas por meio de bombas-reservatório implantadas no tecido subcutâneo (ver procedimentos neurocirúrgicos).

A dolantina (Demerol®, Petidina®, Meperidina® ou Dolosal®) foi sintetizada na Alemanha em 1939. Sabendo do risco de sermos titulados como semitas rancorosos, ou ainda como difusores de idéias opiofóbicas, nesta parte do capítulo defendemos explicitamente a supressão do uso da Dolantina em doentes queimados[47].

Foi e talvez ainda seja o opióide forte mais utilizado no tratamento da dor pós-operatória. No Brasil, em muitas Instituições, *infelizmente*, a meperidina é o único opióide injetável disponível fora do ambiente do centro cirúrgico. A Dolantina é capaz de provocar analgesia eficaz com potência média igual a 12,5% da obtida pela morfina. A efemeridade desse efeito, porém é característica constante, seja por via venosa ou muscular (cerca de 2h30 a 3h30). A biodisponibilidade por via oral é baixa (cerca de um terço da potência da via intramuscular e da subcutânea)[47].

Alguns autores e anestesiologistas defendem o fármaco como a melhor solução para controle dos tremores que incidem no final dos procedimentos cirúrgico e anestésico. Segundo eles, a resposta é tão confiável e específica desse fármaco, que, por si só, a habilita a estar no estoque perpétuo dos nosocômios. Avaliação um pouco mais criteriosa desse argumento conclui que este não convence, pois outros fármacos, como a metadona (citada em seguida), podem ser igualmente eficazes para essa finalidade[47].

Nas dores agudas, quando os efeitos muscarínicos da morfina são indesejáveis, a meperidina se constituiu em uma das opções mais escolhidas. Possui propriedades espasmogênicas, anestésicas locais, depressora miocárdica e discreto efeito vagolítico. Produz efeito antimuscarínico, não causa miose e não possui efeito béquico. Tende a ser taquicardizante[47].

Quando comparamos a meperidina com a morfina, notamos que é menos obstipante, causa menos espasmo da musculatura lisa (trato biliar, esfíncter de Oddi), provoca menos prurido, é mais hipotensora e mais emética.

O maior óbice ao seu uso é a existência de um metabólito ativo, a normeperidina, cuja meia-vida (entre 25 e 30h) ultrapassa muito aquela do composto inicial (entre 3 e 4h), e cujo acúmulo acarreta excitação do sistema nervoso central, com quadros que variam de disforia, delírio, agitação psicomotora mais intensa e até convulsão[47]. Tal fato pode decorrer da administração repetida ou de função renal comprometida (idosos, nefropatas, hipotensos etc.). O uso concomitante de fenobarbital e/ou clorpromazina aumenta a produção de normeperidina. A meperidina interage com os inibidores da monoaminoxidase podendo causar a temível síndrome serotoninérgica, muitas vezes fatal (essa interação parece ser pela inibição de uma via metabólica alternativa e aumento conseqüente dos níveis de normeperidina)[47].

As famosas prescrições de soluções decimais da petidina outrora tão comuns, nos dias de hoje, não apenas atestam a ignorância de quem as assina, como prejudicam os doentes. Duas a três horas e meia depois da administração do fármaco, a sensação dolorosa reaparece e a solicitação de nova dosagem é requerida[47]. A normeperidina (de meia-vida longa) produzida a partir da primeira dose, se somará àquela da segunda, e assim por diante, por efeito cumulativo, podendo atingir níveis perigosamente tóxicos.

A meperidina não deve ser utilizada quando se antecipa a necessidade de emprego continuado de analgésicos, como é o caso dos grandes queimados.

Essa medicação não merece indicação no tratamento da dor dos doentes portadores de câncer, de síndrome da imunodeficiência adquirida (AIDS) e de queimaduras[47].

No tratamento das dores crônicas, quando indicada, a dolantina sempre poderá ser substituída, com vantagem, por algum outro opióide[47].

A *metadona* é um opiáceo sintetizado há quatro décadas, mas só nestes últimos anos está disponível no Brasil. Trata-se de um opiáceo da classe estrutural das difenilpropilaminas. Age como agonista, interagindo com os locais estereoespecíficos, no encéfalo, na medula espinal e em outros tecidos. Atua tanto na percepção à dor como na resposta afetivo-emocional a ela[47].

A biodisponibilidade da metadona é quase o dobro daquela da morfina. A metadona é rapidamente absorvida pelo trato gastrointestinal, com concentrações plasmáticas 30min após administração oral e pico plasmático em 4h. Sua lipofilidade lhe confere distribuição tecidual singular, atravessando barreiras e alcançando o interstício extravascular em concentrações expressivas. A fração do fármaco que se liga à proteína é grande, tanto no plasma como nos tecidos. A liberação do fármaco do extravascular é lenta, conferindo meia-vida relativamente mais prolongada quando comparada à morfina. Sua meia-vida plasmática é de 12 a 18h após administração oral única[47].

Assim sendo, a ação farmacológica é minimizada no início do tratamento e cronicamente maximizada. Apesar de a doença oncológica possuir tendência de progressão, e muitas vezes aumentar a necessidade de analgésicos, e, da característica taquiláxica inerente aos opiáceos, assistimos, com freqüência, a adequação tardia da prescrição da metadona com redução das doses e aumento dos intervalos entre as administrações.

Na utilização da metadona devemos lembrar que sua meia-vida longa pode dificultar o uso do antídoto, pois, a naloxona, o antagonista padrão dos opiáceos, tem vida-média relativamente menor. O restabelecimento da função respiratória e do grau de consciência pode ser transitório e surpresas desagradáveis podem advir desse fato[47]. Doses múltiplas e administração contínua da naloxona, assim como monitoração e vigilância prolongadas dos doentes reduzem os riscos do uso da metadona.

A metadona pode produzir dependências física e psíquica semelhantes à da morfina, entretanto, seu perfil farmacológico permite seu emprego no tratamento dos viciados, em particular naqueles dependentes da heroína.

Em nosso meio, temos comprimidos de 5 e de 10mg e ampolas para uso parenteral de 10mg/mL. A solução injetável é desprovida de conservantes[47].

O *fentanil* é um opiáceo sintético 80 a 100 vezes mais potente que a morfina, utilizado habitualmente em anestesia cirúrgica[47]. O fentanil é, na atualidade, o único opiáceo comercialmente disponível para apresentação transdérmica (Fentanyl TTS- Duragesic), que provê passagem ao largo da absorção gastrointestinal. Os adesivos têm doses fixas de 25, 50, 75 e 100µg/h, que propiciam liberação contínua do fármaco por 72h, ao final das quais, o adesivo deve ser trocado. Após a colocação do adesivo há período de latência para início da analgesia de cerca de 8 a 12h; desse modo, contrariamente ao fentanil por via venosa, essa apresentação não é adequada para o rápido controle da dor[47].

Essa apresentação deve ser considerada em pacientes que já estão recebendo tratamento com opiáceos com persistência de dor constante, sem episódios freqüentes de agudizações. Os efeitos colaterais mais relatados são: náusea, obnubilação mental e irritação da pele.

A aplicação recomendada dos adesivos necessários é feita sobre pele íntegra, sem soluções de continuidade, sem hiperemia e sem cicatrizes; o que pode não ocorrer em doentes queimados e, conseqüentemente, limitar essa via de administração[47].

Nos Estados Unidos, onde já está em uso há algum tempo, tem havido grande resistência em liberá-lo para o tratamento da dor pós-operatória, em virtude da facilidade e da comodidade de adaptação ao método, mas alto risco de depressão respiratória[47].

A apresentação do fentanil, sob a forma de pirulito, é uma possibilidade recentemente lançada nos Estados Unidos, objetivando, principalmente, a população pediátrica que cursa com dor no período pré-operatório e/ou para procedimentos dolorosos de curta duração. Alguns autores propõem que este seja um bom método para o tratamento da dor incidental ou de escape do queimado, naqueles pacientes que já estejam fazendo uso de morfínicos. No entanto, o risco de depressão respiratória é sempre presente, razão pela qual, no presente momento, todo aquele que vier a fazer uso dessa abordagem deva ser adequadamente monitorado[47].

Considerações Gerais sobre o Uso de Opióides

No tratamento das dores não geradas por procedimentos em portadores de queimaduras atentar para:

- As doses de opiáceos devem ser ajustadas individualmente, para cada paciente, para obter alívio da dor com nível aceitável de efeitos colaterais. O acerto da dosagem envolve, tipicamente, novos ajustes ao longo do tempo. O alívio efetivo da dor pode ser conseguido pela sua antecipação e prevenção.
- Teoricamente, não há doses mínima (início de tratamento) e máxima (no decorrer do tratamento e no aparecimento dos efeitos da tolerância), assim como também não existe intervalo máximo entre elas (no início do tratamento)[47].
- A via intramuscular deve ser evitada por ser dolorosa e não prover absorção confiável.
- No tratamento da dor dos queimados é recomendado não associar dois opiáceos; não iniciar a terapêutica com doses elevadas (principalmente em doentes que nunca receberam opiáceos); e, a despeito da gravidade e da veemência das queixas, procurar, sempre que possível, instalar regime de intervalos fixos, evitando analgesia de demanda[47].
- A dor age como antagonista fisiológico para a depressão respiratória e para todos os outros efeitos colaterais. No doente, que após período de controle das dores sem efeitos colaterais apreciáveis volta a apresentar náuseas, vômitos, sonolência e/ou depressão respiratória, é importante reavaliação das doses de medicamentos opiáceos administrados, que provavelmente estão acima das necessárias. Após tratamentos eficazes e períodos esperados para cicatrização na evolução de queimaduras, a demanda pelos opiáceos pode ser progressivamente reduzida e a dosagem administrada estar superestimada.
- A sobrevida dos grandes queimados vem crescendo progressivamente, ano após ano. Para alguns desses doentes o tratamento ofertado vem se prolongando com número elevado de procedimentos, muitos deles dolorosos, divididos, às vezes, em várias internações. A analgesia é fator crucial na obtenção de boa qualidade de vida[47].

ADJUVANTES

Antidepressivos

Os antidepressivos inibidores da monoaminoxidase (IMAO) – no Brasil disponíveis a fenelzina (Nardil®) e a tranilcipromina (Parnate®) – são pouco utilizados atualmente no tratamento da dor.

Os antidepressivos tricíclicos (amitriptilina, nortriptilina, imipramina, clorimipramina, maprotilina) apresentam efeito analgésico, normalizam o padrão de sono, aumentam o apetite e ajudam na melhora do humor. O seu efeito analgésico é atribuído ao bloqueio da principal via de inativação fisiológica de aminas biogênicas (serotonina, noradrenalina, entre outras) que atuam em vias supressoras de dor descendentes, oriundas do tronco cerebral. O efeito analgésico manifesta-se, geralmente, entre o quarto e o quinto dia de uso, ao passo que o efeito antidepressivo é mais tardio, após a terceira semana de uso.

Inicia-se o tratamento com doses baixas (12,5 a 25mg/dia), que podem ser elevadas, progressivamente, até 150mg/dia. Os efeitos colaterais relacionam-se à ação anticolinérgica e à dose empregada desses fármacos. Assim, é possível ocorrer: sonolência, sialosquese, taquicardia, hipotensão postural, retenção urinária, aumento do apetite, tremores, alucinações e síndromes psicóticas. Contra-indicações absolutas ao seu uso incluem bloqueios de condução cardíacos, hipertrofia prostática e glaucoma de ângulo fechado. Devem ser prescritas com precaução em pacientes com dificuldade urinária e coronariopatas.

Nos casos de intolerância são opções: tetracíclicos (mianserina – Tolvon®), benzamidas modificadas (sulpirida – Sulpan®; tiaprida – Tiapridal®) e inibidores seletivos da recaptura de serotonina (fluoxetina – Prozac®, Eufor®, Daforin®).

O uso concomitante de mais de um tipo de antidepressivo não é praxe nos centros de terapia antálgica, mas obtemos resultados promissores em vários doentes, em que tanto os efeitos analgésicos se somaram como os efeitos colaterais foram minimizados.

Neurolépticos

As fenotiazinas (clorpromazina, levomepromazina) e as butirofenonas (haloperidol) são empregadas amplamente, quase sempre em associação aos antidepressivos, para o tratamento da dor. Apresentam efeitos sedativo, ansiolítico, analgésico e antiemético. Agem como depressores do sistema nervoso central, em especial no sistema límbico, acarretando assimbolia da dor. Parecem interferir positivamente com a farmacocinética dos antidepressivos. Os efeitos colaterais decorrem de ação anticolinérgica e antidopaminérgica: hipotensão postural, retenção urinária, obstipação intestinal, síndromes parkinsonianas, discinesias, pigmentação cutânea e icterícia.

Anticonvulsivantes

São úteis no tratamento da dor que cursa com componente paroxístico, em neuropatias periféricas e/ou centrais. Pela inibição dos canais de sódio, resultam na estabilização das membranas dos neurônios das vias aferentes dolorosas e têm ainda efeito psicotrópico. Os mais comumente empregados são: carbamazepina (Tegretol®), difenil-hidantoína (Hidantal®), clonazepam (Rivotril®), valproato de sódio (Depakine®), baclofeno (Lioresal®),e, mais recentemente, oxcarbazepina (Tryleptal®). Podem causar sedação, desorientação, ataxia, disforia, hipertrofia gengival, eritema multiforme etc.

Em doentes debilitados, idosos, cardiopatas, prostáticos, portadores de glaucoma de ângulo fechado e em suscetíveis, os anticonvulsivantes, em particular a carbamazepina e a oxcarbazepina, podem ser alternativa útil ao uso dos antidepressivos, como adjuvantes.

Doentes muitos ansiosos, sofrendo de dores mistas, podem obter alívio com a associação de barbitúricos (por exemplo, o fenobarbital) por períodos variados, aos analgésicos já consagrados.

Benzodiazepínicos

Foram usados durante muitos anos em razão de seu efeito tranqüilizante e miorrelaxante, aliado ao alívio parcial de dores por espasmos musculares. Há muito tempo já se sabia que administrados a longo prazo, porém poderiam acentuar a síndrome depressiva dos doentes com dor crônica. Atualmente, há evidências consolidadas de que esses fármacos antagonizam não apenas os opiáceos endógenos como também os exógenos. Esse antagonismo ocorre tanto aguda como cronicamente. Usados como pré-anestésicos aumentam o consumo dos opióides durante a cirurgia.

Anestésicos Locais

A administração sistêmica desses fármacos (por via venosa ou oral, como é o caso do mexilitina, um fármaco do mesmo grupo farmacológico da lidocaína) tem sido proposta ultimamente para o alívio da dor de natureza neuropática. O seu uso deve ser extremamente cauteloso em razão da sua potencialidade tóxica, podendo provocar convulsão e/ou parada cardíaca. A maioria dos trabalhos se refere ao tratamento da neuropatia diabética ou tóxica (alcoolismo, quimioterapia).

A administração tópica, por outro lado, vem ganhando admiradores em todo o mundo, pois reduz a amplificação do quadro clínico realizada pelas ações periféricas do sistema nervoso. Efeitos até cosméticos são obtidos com a utilização local dos anestésicos locais (impedimento de formação de quelóides volumosos). O valor desses fármacos nos bloqueios está descrito na seqüência.

Estimulantes do Sistema Nervoso Central

A dextroanfetamina e o metilfenidato incrementam a analgesia e reduzem a sedação induzida por opiáceos. A tolerância e a dependência instalam-se facilmente com o uso desses fármacos. O uso da ritalina, principalmente em crianças com síndrome acinética ou oligocinética relacionada aos quadros dolorosos, é adotado em vários serviços.

Bloqueios Anestésicos

O emprego de anestésicos locais e opiáceos pode ser utilizado no bloqueio farmacológico das vias nociceptivas[47].

As substâncias anestésicas comumente administradas nesses bloqueios são: procaína, lidocaína, prilocaína e bupivacaína. São injetadas nas vizinhanças de troncos nervosos, plexos, raízes nervosas, espaços peridural e subaracnóideo[48].

O bloqueio anestésico fornece informações para diagnóstico e prognóstico, além de ser terapêutico. O bloqueio regional de membros pode ser aplicado em casos de queimaduras localizadas, resultando em anestesia de qualidade com reduzido sangramento e analgesia residual[48].

Nos doentes queimados, dores miofasciais, chamadas de corolário das relacionadas diretamente à doença de base, respondem de maneira excelente aos bloqueios de pontos e abordagem fisiátrica complementar[2,48]. Nos casos em que a dor é secundária ao ciclo vicioso dor-espasmo muscular, o alívio obtido pode ser bastante prolongado[48].

A combinação entre a abordagem anestésica e a fisiátrica constitui um binômio vitorioso em inúmeras afecções dolorosas. Os bloqueios liberam partes do corpo para atividades de reabilitação que, de outra maneira, permaneceriam em imobilidade *defensiva*, perpetuando e agravando a dor[48].

Os bloqueios são úteis para minimizar o desconforto de inúmeros procedimentos terapêuticos, como curativos, debridamentos, limpezas, punções aliviadoras de cistos e abscessos, dentre outros.

Muitos doentes podem ter suas dores amenizadas temporariamente, enquanto aguardam os procedimentos terapêuticos específicos para a causa destas.

Quando o agente utilizado no bloqueio é o opiáceo, os fármacos mais empregados são morfina e fentanil, podendo ser administrados por infiltrações nas vizinhanças de estruturas nervosas, como já mencionamos, ou no sistema nervoso central (peridural, subaracnóideo e ventricular)[48].

No bloqueio opiáceo, a analgesia obtida é prolongada e não interfere com a atividade motora, embora possa alterar o padrão respiratório e o controle urinário[48]. As doses costumam ser mínimas, mesmo nos doentes tolerantes.

Os bloqueios podem ser efetuados com o uso concomitante dos dois tipos de fármacos descritos (anestésicos locais e opiáceos) com obtenção de adição e potencialização.

Implantes temporários ou definitivos de cateteres, com ou sem filtros de bactérias, com ou sem câmaras subcutâneas de acesso para novas infiltrações, auxiliam quando se desejam bloqueios contínuos[48].

Em afecções dolorosas com componente autonômico exacerbado podemos submeter os doentes a bloqueios de gânglios simpáticos, por exemplo, o gânglio estrelado, que promove melhora da perfusão periférica, incremento na depuração das substâncias algiogênicas e redução da atividade espontânea no corno posterior da medula espinal, axonal periférica e de receptores[48]. São úteis em casos de distrofia simpático-reflexa, causalgia e outras disautonomias simpáticas crânio-cérvico-faciais. Bloqueios simpáticos podem ser realizados em outros pontos do sistema nervoso com a mesma facilidade[48].

Nos doentes em que queremos anestesia ou analgesia por período prolongado, sem a necessidade de reinfiltrações, agentes neurolíticos podem ser empregados com ou sem prévio teste com agentes anestésicos[48].

Os agentes neurolíticos rotineiramente utilizados são o álcool e o fenol[48]. As lesões mais precisas, em que os limites necessitam ser respeitados (por exemplo, quando os alvos são os nervos cranianos sensitivos, raízes sensitivas no espaço liquórico), não costumam ser efetuadas quimicamente e sim por radiofreqüência, criocoagulação, radiocirurgia ou ainda a céu aberto com microbipolar ou microbisturi[48].

Sempre que nos deparamos com dores de doentes queimados que apresentam alguma possibilidade de resolução, isto é, que sejam, na essência, temporários, os procedimentos para controle destes não devem ser ablativos. Nesses casos, os bloqueios não devem ser realizados por meio de agentes neurolíticos. Dores iatrogênicas neuropáticas podem substituir as dores prévias, acompanhadas de sofrimento igual ou maior[48].

Uma das possibilidades para analgesia, em alguns doentes com dores torácicas unilaterais, é a passagem de cateter no espaço interpleural. A solução analgésica composta de anestésico local e opiáceo é administrada em intervalos regulares (no domicílio pelo doente ou familiares e durante a internação pela enfermagem), através do cateter protegido com um filtro de bactérias[48]. Alguns inconvenientes merecem ser lembrados nesse tipo de bloqueio: o volume de cada injeção é importante (30 a 40mL, nunca menos que 20mL); os níveis sangüíneos atingidos após a injeção são expressivos e costuma haver intenso efeito de tolerância[48].

ANESTESIA DO DOENTE QUEIMADO

As dores secundárias aos procedimentos terapêuticos realizados nos doentes vítimas de queimaduras são previsíveis e, destarte, tratáveis pela anestesia.

A equipe cirúrgica, que inclui necessariamente o anestesiologista, deve, em seu todo previamente estar ciente da magnitude do procedimento proposto.

Os cuidados anestesiológicos devem ser iniciados ainda no leito de origem do doente e ser findados na entrega ao leito de destino.

A avaliação pré-anestésica não deve ser feita com muita antecedência, pois em períodos curtos a situação pode apresentar deterioração; é importante o que ocorreu com o doente nas últimas 12h antes do ato anestésico; lembremos que a infecção generalizada e conseqüente choque séptico estão sempre à espreita do doente queimado[49]. Nos grandes queimados a resposta metabólica pode resultar em hipertermia mesmo sem infecção, principalmente nas crianças. No entanto, a possibilidade de tratamento atrasado e de menor eficácia impõe investigação clínica quando a temperatura estiver acima dos 38°C ou abaixo dos 36°C, mesmo em crianças[49].

A avaliação do doente queimado a ser tratado deve levar em conta a idade. Esta é o previsor mais confiável quanto ao prognóstico ruim. Os idosos e os recém-nascidos apresentam quadros clínicos mais graves em relação aos outros doentes com mesmo percentual de área queimada.

A área total queimada de superfície corporal e a profundidade da queimadura não devem ser menosprezadas. O(s) local(is) da(s) queimadura(s) pode(m) influenciar na obtenção dos acessos venosos e na instalação dos eletrodos para monitoração, dificultar a entubação e fixação do tubo, bem como provocar adaptações no decúbito cirúrgico[49]. As queimaduras das regiões facial e cervical podem tornar impossível a entubação em moldes clássicos. Na visita pré-anestésica, dados importantes, como a distância tireomentoniana e a abertura bucal, devem ser averiguados. Dificuldades devem ter contrapartidas antecipadas, como disponibilidade de laringoscópicos de pontas retráteis, broncofibroscópios, máscaras laríngeas, material para traqueostomia e, se necessário, contacto com outras especialidades, antes da indução anestésica[49].

As vítimas de queimaduras em locais restritos podem ter distúrbios respiratórios pela ação direta da temperatura elevada nas vias aéreas (especial e quase exclusivamente nas superiores), pela ação química sobre o epitélio respiratório, da mistura de gases resultantes do material em combustão e pela asfixia decorrente da inspiração do ar composto de baixo teor de oxigênio e altos teores de monóxido de carbono e de cianeto[50].

Quando o doente apresenta estridor, poucas dúvidas quanto à necessidade de sua entubação permanecem na mente do anestesista. Entretanto, em algumas ocasiões avaliação minuciosa pode impedir complicações tardias[50]. Nos casos suspeitos, o melhor exame para diagnóstico preciso é o realizado por nasofaringoscopia ou laringoscospia direta, ambas com o concurso de fibra óptica[50]. O exame deve ser realizado a cada 3 ou 4h nas primeiras 72h[50].

Vítimas, que foram expostas à inalação de gases aquecidos, podem apenas perceber ou apresentar algum comprometimento no final das primeiras 24h após o evento. Grande parte dos sinais e sintomas depende do edema que se forma, principalmente nessas primeiras horas[50]. A reposição de volume, tão necessária a partir das queimaduras com área superior a 30%, em geral agrava o edema e conseqüentemente o quadro clínico. Em crianças, o edema das vias aéreas superiores pode, com maior freqüência, causar obstrução, dificultar o ato anestésico/cirúrgico e ser fatal. A reposição de volume costuma ser mais contundente em complicações iatrogênicas nas crianças. A entubação profilática é conduta aplicável nos doentes pediátricos com edema de suas vias aéreas superiores. Quando a entubação se faz necessária pelo grau de edema nas vias aéreas superiores, independentemente da idade, ela deve ser mantida por período mínimo de 72h[50].

A procura de sinais e sintomas, como fuligem nas secreções, mudança do timbre normal da voz (notada e relatada por parentes, amigos ou circunstantes), rouquidão, queimaduras ou hiperemia anormal da face, chamuscamento de cabelos e pêlos (nasais, das sobrancelhas e da barba), entre outros achados, pode auxiliar no diagnóstico. A inexistência de queimaduras cutâneas não exclui a possibilidade de queimadura por inalação[50].

Nos portadores de queimaduras das vias aéreas inferiores por inalação, o quadro pulmonar pode mostrar comprometimento somente após várias horas de normalidade. A insuficiência respiratória, quando precoce, se instala a partir de 3h. A radiografia de tórax, realizada na admissão ao pronto atendimento, em geral é compatível com a normalidade[50].

As toxinas, sob a forma gasosa ou particulada, ao atingirem a árvore brônquica comprometem a atividade ciliar e a ação do surfactante. O edema pulmonar aparece entre 2 e 5 dias, piorando o quadro respiratório iniciado desde algumas horas após a inalação. As lesões cutâneas por queimadura parecem ampliar as disfunções pulmonares[50].

A intoxicação por monóxido de carbono é uma das complicações mais graves da inalação durante incêndios. Nas atmosferas pobres em oxigênio, o monóxido de oxigênio resulta da combustão incompleta de compostos orgânicos. Trata-se de forma cerca de duzentas vezes mais estável que o oxigênio quando combinada com a hemoglobina. Monóxido de oxigênio em taxas elevadas no sangue não só dificulta o transporte de oxigênio como também sua liberação aos tecidos. Seqüelas neurológicas tardias (ou retardadas) podem ocorrer em 10% das vítimas de intoxicação por monóxido de carbono[50]. As complicações podem ser reduzidas com a inalação de oxigênio puro de maneira precoce. A inalação de oxigênio puro reduz a meia-vida do composto monóxido de carbono e hemoglobina de 4 para 1h.

O prejuízo da função pulmonar dos queimados, que necessitam tratamento cirúrgico imediato, exige além da estabilidade hemodinâmica, condições de transporte seguro para o centro cirúrgico.

Normalmente, o jejum oral é um dos itens para o preparo de procedimentos que mais incomoda os doentes e seus acompanhantes. Quase sempre a preocupação suscitada carece de fundamentos, porém é justamente nos grandes queimados que o jejum pode influenciar diretamente no resultado do tratamento. As vítimas de grandes queimaduras desenvolvem expressivo aumento da taxa metabólica. Períodos eventuais de jejum não preocupam[49]. Grandes queimados são candidatos a procedimentos seriados e conseqüentemente períodos de jejum com freqüência semelhante. Jejuns freqüentes são preocupantes[49].

Em decorrência da cronicidade das dores ditas basais, os opióides podem ser prescritos rotineiramente, além disso, os grandes queimados podem necessitar tratamento cirúrgico fracionado em diversos procedimentos e, em decorrência disso, ser submetido a diversas anestesias; pode haver tolerância aos anestésicos e necessidade de doses maiores para a obtenção da resposta desejada.

Os anestesistas que atendem traumatizados se preocupam com a reposição de volume antes, durante e depois do procedimento anestésico. Dentre os diversos tipos de traumatismos nenhum pode ser tão complexo na reposição de volume como os encontrados nos grandes queimados. A etiologia do choque que se segue ao traumatismo térmico ainda não foi completamente esclarecida. A permeabilidade dos capilares das áreas não queimadas é imprevisível quanto à sua duração e importância na instabilidade cardiovascular, embora esses parâmetros pareçam maiores quanto maiores forem as áreas queimadas.

Na grande maioria das vezes, o doente a ser anestesiado já atingiu a fase de hipermetabolismo hiperdinâmico e saiu da fase de ressuscitação hemodinâmica.

Os objetivos da intervenção anestesiológica, nos procedimentos indicados para o tratamento de queimados, contemplam o atendimento pleno aos pacientes, que querem analgesia segura e eficaz. A meta também inclui a prevenção da dor pós-operatória de maneira eficaz e a custo efetivo.

Para muitos pacientes a dor pode ser tratada usando técnicas analgésicas simples, eficientes, não invasivas e baratas. Em razão do clima econômico atual, o custo tem se tornado cada vez mais importante. Haverá pressão financeira para aumentar a quantidade de cirurgias ambulatoriais. Haverá pressão para altas hospitalares precoces aos pacientes, assim que tenham condições para tomar medicações por via oral, nos esquemas já relatados anteriormente neste capítulo.

Opióides Durante Anestesia Geral

A classe de fármacos considerada padrão na estratégia anestésica para procedimentos em doentes queimados continua sendo a dos opiáceos (ou opióides).

O opiáceo ideal para anestesia necessita, entre outras características, promover bom controle das respostas hemodinâmicas ocasionadas pelo trauma cirúrgico. Entretanto, grandes doses de opiáceos são necessárias para se obter controle hemodinâmico estável e fácil. Com os opiáceos tradicionalmente utilizados, a recuperação é lenta e os efeitos colaterais podem persistir por muito tempo.

Na prática, o anestesiologista vem sendo confrontado cada vez mais pelos seguintes fatos: aumento dos procedimentos cirúrgicos ambulatoriais; diminuição do tempo operatório com os procedimentos minimamente invasivos em queimados; possibilidade de extubação precoce, mesmo em cirurgias de grande porte; pressão para as altas hospitalares; e custo proibitivo de diária de uma unidade de terapia intensiva para ser usada como parte da recuperação pós-anestésica. Mesmo em unidades públicas para atendimento ao queimado essas pressões já se fazem sentir.

Ante esse quadro citado surge a necessidade da utilização de um opiáceo potente, de bom controle das respostas ao estresse neuroendócrino metabólico ao trauma cirúrgico e que, essencialmente, colabore com a maior velocidade de despertar.

O opiáceo ideal deve ter algumas características importantes: rápido início de ação para oferecer proteção aos reflexos da larigoscopia e entubação, nos casos em que a utilização de uma técnica de seqüência rápida está indicada; propiciar analgesia profunda desde o início do procedimento; permitir rápida titulação para oferecer variabilidade da profundidade da analgesia, de acordo com o momento do perioperatório (tais estímulos costumam ser variáveis e intensos em determinados períodos); tempo de recuperação adequado aos novos agentes hipnóticos de ação muito rápida, para que não ocorra retardo do tempo de recuperação dos pacientes, ocasionado pelo efeito adverso dos opiáceos, como depressão respiratória; baixa incidência de efeitos colaterais afim de que sejam evitadas situações como depressão respiratória tardia, retenção urinária, prurido intenso e principalmente náusea e vômitos; e baixo custo (sempre uma preocupação real nos dias atuais).

O fármaco deve ainda possuir melhor sinergismo possível com os demais anestésicos utilizados. Duas particularidades nesse mister devem ser citadas: a primeira é que quanto maior o sinergismo entre os anestésicos, menores as doses de ambos para o(s) efeito(s) desejado(s) com menos efeitos colaterais, ao passo que a segunda mostra menor custo relacionado à diminuição do consumo de ambos os fármacos.

Na procura de um opiáceo ideal, outras características devem ser levadas em conta: pequena variabilidade farmacocinética e farmacodinâmica entre os pacientes, resultando em produtividade e segurança no manuseio do opiáceo; promoção de boa estabilidade hemodinâmica perioperatória, e, por fim, proteção das respostas metabólicas ocasionadas pelo trauma.

Os profissionais que administram a anestesia aos doentes queimados devem avaliar o tempo que deverá transcorrer para que o efeito do opiáceo utilizado termine; qual a chance de depressão respiratória tardia na sala de recuperação; qual a dose ideal para bloquear os reflexos à laringoscopia e à entubação; quanto o opiáceo utilizado poderá sofrer alteração do seu metabolismo na presença de co-morbidades renais ou hepáticas; como ajustar a dose (de forma que o paciente continue a se beneficiar da proteção das respostas neuroendócrinas e metabólicas ao trauma cirúrgico).

O julgamento e a escolha do opiáceo incluem as características gerais comuns a todos os opiáceos, como distribuição multicompartimental que exerce alterações variáveis em seus picos de efeito, pela variação na biodisponibilidade nos compartimentos corporais, principalmente no local efetor; pico de ação lento de alguns opiáceos; elevada variabilidade farmacodinâmica; e necessidade do metabolismo hepático e da excreção renal.

A busca por um opiáceo que preenchesse melhor o perfil do fármaco ideal resultou na síntese de um novo opiáceo: o remifentanil.

Análise farmacodinâmica dos opiáceos e, em particular do remifentanil, leva em conta a chamada *meia-vida contexto dependente* (MVCD), que é o tempo para que ocorra diminuição de 50% na concentração plasmática de determinado fármaco, a partir do momento no qual a sua administração é interrompida.

Outro parâmetro importante a ser analisado é o $T_{1/2}Keo$, que é o tempo para que seja alcançada a metade da concentração do opiáceo no local efetor. Quanto maior o Keo de um fármaco, maior a velocidade de entrada deste no local efetor e, portanto, menor o seu $T_{1/2}Keo$[51].

Comparando o remifentanil com os demais opiáceos, podem-se detectar importantes diferenças.

Uma dose alta e única, em bolo, de fentanil ou sufentanil, gera concentrações plasmáticas elevadas e curva de depuração relativamente rápida, mas está associado ao lento início de ação em razão do $T_{1/2}Keo$ elevado desses opiáceos.

Fentanil e sufentanil têm pico de ação acima de 3min e tempo de recuperação de pelo menos 45min, quando utilizados em doses que protegem o estresse perioperatório de médio a pequeno porte. Esses dois fármacos, em infusão contínua, apresentam tempos de recuperação ainda maiores, que variam de 45 a 60min, dependendo do tempo de infusão.

O alfentanil, antes do remifentanil, era o representante do grupo que mais se aproximava do opiáceo ideal. Tem um pico de ação rápido, em média de 1min, boa qualidade de proteção aos reflexos da laringoscopia e da entubação e proporciona boa analgesia perioperatória. O tempo de recuperação do alfentanil é mais curto do que os do fentanil e do sufentanil, situando-se entre 20 e 40min.

Esses três opiáceos citados, alfentanil, fentanil e sufentanil quando utilizados em doses de infusão contínua, de até 3h, têm MVCD muito parecida, motivo pelo qual os seus tempos de recuperação podem variar de 30 a 45min.

As pesquisas, em sua maioria, costumam fazer a retirada do alfentanil pelo menos 20min antes do final do procedimento, o que não pode ser feito com o remifentanil, que possui tempo de recuperação da ventilação espontânea em torno de 3 a 8min.

Comparativamente ao fentanil, o remifentanil apresenta vantagens em dois aspectos fundamentais: melhor estabilidade hemodinâmica, sendo facilmente titulável com respostas rápidas e uma recuperação mais rápida, aspecto vantajoso principalmente em cirurgias ambulatoriais.

Glicina na formulação do remifentanil contra-indica sua utilização no espaço peridural ou subaracnóideo, restringindo sua via de administração somente à venosa. Possui ligação protéica elevada, o que explica sua alta afinidade pelos receptores *mu* opiáceos e pouca ligação aos receptores *delta* e *kappa*. Pode ser antagonizado, com facilidade, competitivamente pela naloxona[51].

De modo ideal, a potência de um opiáceo é determinada pela sua habilidade em produzir analgesia ou alívio da dor. Como dor é um fenômeno subjetivo, várias outras formas têm sido sugeridas para se medir o efeito dos opiáceos: perda da consciência, prevenção de movimentos à incisão da pele, redução da concentração alveolar mínima (CAM) para determinada ação dos anestésicos voláteis e o padrão de depressão respiratória, avaliado tanto pelo perfil de recuperação como pelas doses necessárias para causar a depressão[51].

As potências relativas de cada opiáceo devem ser idealmente avaliadas de acordo com uma das variáveis em estudo citadas anteriormente. A dose necessária de remifentanil para produzir analgesia com dose em bolo é de 20 a 30 vezes menor que a do alfentanil. A dose efetiva para a perda da consciência em 50% dos pacientes com o remifentanil é de 12μg/kg e de 176μg/kg para o alfentanil, confirmando-se a mesma relação de 20 a 30 vezes mais potência para o remifentanil, quando a variável em estudo é a perda da consciência[51].

Da mesma forma que para os demais opiáceos, os efeitos colaterais causados pelo remifentanil são maiores à medida que a dose aumenta.

No tratamento da dor crônica com o uso de opiáceos, a velocidade com que se instala a taquifilaxia para produção da analgesia é muito mais lenta que aquela que se desenvolve na produção dos efeitos colaterais, com uma exceção: a obstipação intestinal. Assim sendo, a janela terapêutica (ED50 < dose < ED90) ou a faixa terapêutica dos opiáceos (doses possíveis de serem analgésicas sem deflagrarem efeitos colaterais importantes) cresce com o tempo de administração.

Muitos queimados internados em unidades especializadas são submetidos a esquemas analgésicos, que incluem opióides regularmente prescritos ou administrados no período que antecede procedimentos terapêuticos dolorosos, porém não considerados cirúrgicos, como os banhos. Algumas cirurgias são agendadas logo após os banhos e os opiáceos administrados anteriormente funcionam como fármacos pré-anestésicos. A segurança do uso de fármacos opiáceos é crescente nesses casos.

Quando se estuda dor aguda e o uso de opiáceos por períodos curtos, a potência analgésica está diretamente relacionada aos efeitos colaterais, por exemplo, depressão respiratória e rigidez de tórax (exemplos aceitos para doses únicas e em bolo).

Uma infusão contínua durante 4h de remifentanil na dose de 0,05μg/kg/min pode produzir um grau de depressão respiratória de igual intensidade ao alfentanil em doses de 0,5μg/kg/min. Isso demonstra que, mudando-se os padrões de infusão e a variável a ser estudada (em um caso a perda da consciência e noutro a depressão respiratória), a potência relativa também muda. Nesse caso, a potência do remifentanil é apenas 10 vezes maior que a do alfentanil[51].

Torna-se muito importante o conhecimento de qual a concentração plasmática é prevista quando se determina a velocidade de infusão de determinado agente venoso, pois é a partir daí que ocorrem os efeitos desejados e indesejados.

A concentração plasmática na qual o remifentanil, quando administrado sozinho, pode suprimir o movimento de um paciente durante a incisão da pele em 50% dos casos é da ordem de 15ng/mL.

A determinação da dose de remifentanil de infusão, que deve ser mantida para se obter essa concentração plasmática, é bastante fácil, uma vez que esse fármaco tem distribuição monocompartimental. Basta multiplicar a dose de infusão que está sendo utilizada por 20 ou 30 (constante derivada dos modelos farmacocinéticos). Logo, quando se utiliza velocidade de infusão de 0,5μg/kg/min (0,5 × 20 ou 30), a concentração plasmática prevista deve variar entre 10 e 15ng/mL[51].

A depressão respiratória aparece após concentrações plasmáticas de 2,5ng/mL e apneia surge após concentrações de 5 ou 6ng/mL. A rigidez muscular pode ocorrer após concentração plasmática acima de 7ng/mL.

Quando os fármacos são associados por causa do sinergismo entre elas, essas concentrações se alteram de forma a se obter maior efeito com a menor dose.

Exemplo é a concentração plasmática de remifentanil necessária para a abolição dos movimentos em 95% dos pacientes na incisão da pele: 7,61ng/mL, quando associado à concentração plasmática de propofol de 2,82μg/mL.

A concentração desejada pode ser obtida com velocidade de infusão ao redor de 0,3μg/kg/min. Essa concentração está abaixo da concentração plasmática necessária do remifentanil, quando administrado de forma isolada. Esse sinergismo é variável e de acordo com a associação que se utiliza de fármacos.

A associação propofol/remifentanil demonstra o maior sinergismo dentre todas associações possíveis do propofol com outros opiáceos[51].

Recomenda-se que as concentrações ideais e sinérgicas de propofol e alfentanil sejam de: propofol 3,2µg/mL e alfentanil 96ng/mL. Assim se mantêm ambos os fármacos dentro da janela terapêutica, ou seja, entre ED50 e ED95. Para obtenção dessas contrações, administra-se infusão de propofol em torno de 6 a 7mg/kg/h ou 100 a 120µg/kg/min e de alfentanil de 0,7 a 0,8µg/kg/min.

A recuperação também depende da concentração plasmática de ambos os fármacos: hipnóticos e opióides presentes no momento em que se necessita despertar os pacientes. Recomenda-se, portanto, o tratamento precoce para a dor pós-operatória. A incidência de náusea e vômitos é alta e aumenta conforme se eleva a dose de remifentanil e se diminui as doses de propofol associadas. Recomenda-se também a profilaxia precoce desse efeito colateral (Tabela 168.1).

Efeitos Respiratórios

A depressão respiratória ocorre de acordo com as doses e velocidade de administração do remifentanil, da mesma forma que com os demais agentes opiáceos.

A grande vantagem do remifentanil sobre os demais opiáceos é a velocidade de recuperação de uma depressão respiratória acidental ou previsível.

O retorno à ventilação espontânea está em cerca de 3 a 10min, dependendo das doses associadas à analgesia profunda ou mais superficial.

A rigidez de tórax é complicação grave e pode ser minimizada pelo uso de infusão contínua, sem a necessidade de doses em bolo iniciais.

Efeitos Hemodinâmicos

Doses de remifentanil de 0,4µg/kg/min foram mais efetivas, 17% de necessidade de complementação com propofol em bloquear as respostas à entubação e à laringoscopia[51].

Hipotensão sistólica é mais freqüente nos pacientes anestesiados com remifentanil (0,4µg/kg/min) quando comparado a doses menores.

A bradicardia ocorre mais comumente em pacientes que receberam remifentanil quando comparados a todos os outros opiáceos.

Como os demais opiáceos, alguns cuidados devem ser tomados antes da infusão de remifentanil como:

- Injeção lenta, no mínimo, em 1min.
- Cuidado com as associações, principalmente com bloqueadores neuromusculares vagotônicos ou desprovidos de ações vagolíticas.
- Atenção com associações de altas doses com benzodiazepínicos.
- Evitar a utilização em altas doses em bolo, sem hipnótico ou bloqueador neuromuscular utilizado previamente.
- Respeitar o critério de diminuição das doses em pacientes debilitados e/ou desidratados[51].

TRATAMENTO DA DOR PÓS-OPERATÓRIA

A dor pós-operatória, que surge em conseqüência da lesão tecidual cirúrgica, é o tipo de dor mais freqüente encontrado na prática clínica.

Os opiáceos na analgesia pós-operatória ainda se constituem na forma fundamental de tratamento da dor, mas o desenvolvimento da neurofisiologia e da neurofarmacologia tem permitido melhora da analgesia pós-operatória.

A potencialização dos efeitos dos opiáceos no alívio da dor e/ou inibição do processo de nocicepção e suas conseqüências podem ser efetuadas por meio de diversos fármacos e terapias[51]. O procedimento é chamado analgesia multimodal e consiste na administração de opióides em conjunção com antagonistas NMDA, inibidores da COX, antagonistas colecistoquinina, agonistas de receptores muscarínicos, agonistas de receptores alfa-2 ou inibidores da citoquina.

Uma alternativa ou terapia suplementar no período pós-operatório depende de técnicas com anestésicos locais ou estimulação elétrica transcutânea (TENS). Também existe analgesia pré-estímulo álgico, cuja finalidade é proteger o sistema nervoso central (SNC) do aumento da estimulação aferente nociceptiva durante a cirurgia.

Analgesia Controlada pelo Paciente – Arma Terapêutica Eficaz no Tratamento da Dor Pós-operatória

A analgesia controlada pelo paciente (PCA) é uma das mais novas técnicas para o tratamento da dor. Ela foi desenvolvida em resposta ao grande número de pacientes insatisfeitos, sofrendo de dor moderada a grave no pós-operatório, apesar da disponibilidade de fármacos analgésicos potentes.

A analgesia controlada pelo paciente com a utilização de opiáceos é uma idéia antiga que recebeu grandes benefícios pelo desenvolvimento tecnológico.

A técnica da analgesia consiste na administração de analgésicos por uma dose contínua previamente titulada de acordo

TABELA 168.1 – Comparação de algumas variáveis farmacocinéticas dos opióides[52]

VARIÁVEIS	ALFENTANIL	FENTANIL	SUFENTANIL	REMIFENTANIL
V1 (L · kg)	0,1 – 0,4	0,5 – 1	0,1 – 0,002	0,1 – 0,2
Vdss (L · kg)	0,25 – 0,75	3 – 5	2,86	0,3 – 0,4
Cl (mL · min⁻¹ · kg)	3 – 8	10 – 20	12,7	40 – 60
T1/2 Beta (min)	60 – 120	180 – 300	164	8 – 20
T1/2 Keo (min)	0,6 – 1,2	4 – 5	1,7 – 3	1 – 1,5

Cl = depuração; T1/2 beta = meia-vida de eliminação; T1/2 Keo = meia-vida para o equilíbrio entre o plasma e o efeito compartimento; V1 = volume de distribuição no compartimento central; Vdss = volume de distribuição no estado de equilíbrio.

com a idade do paciente e porte cirúrgico e/ou por uma dose de demanda (bolo) controlada pelo paciente, por intermédio do acionamento de um botão que libera doses do analgésico na corrente sangüínea, espaço peridural, plexos, subcutâneo etc. Tudo isso é feito dentro dos limites da prescrição[51].

A programação institui um dispositivo de segurança que bloqueia a liberação de novas doses de analgésicos antes que a primeira tenha tido tempo de exercer seu efeito total. Esse intervalo de bloqueio difere de valor para as diferentes vias de administração do analgésico: peridural, intravenoso, plexos nervosos, subcutâneo, subaracnóideo etc.[51].

Experiências clínicas logo demonstraram que a variabilidade individual na intensidade da dor e necessidades analgésicas eram extremamente grande. Fatores psicológicos parecem ser tão importantes quanto o trauma cirúrgico. O consumo de opiáceos é usualmente maior do que com métodos convencionais, mas sem efeitos colaterais sérios. Embora os pacientes quase sempre prefiram ter o autocontrole, o alívio da dor não é necessariamente melhor do que com técnicas convencionais bem conduzidas. Além disso, para a rotina do tratamento clínico da dor, PCA tem demonstrado determinar os fatores da dor pós-operatória, para avaliar interação de fármacos e o conceito de analgesia pre-emptive, ou para padrões farmacocinéticos. PCA tem sido extremamente importante, de maneira a mudar a mente de médicos e equipe de enfermagem com respeito a estratégias de tratamento individual da dor.

REFERÊNCIAS BIBLIOGRÁFICAS

1. LOESER, J. D. *Bonica's Management of Pain*. 3. ed. Philadelphia: Lippincott Williams e Wilkins, 1990. cap. 42, p. 780-787.
2. DELISA, J. A. Medicina de Reabilitação: princípios e prática. 4. ed. São Paulo: *Manole*, 1998. v. 2, cap. 42, p. 947-967.
3. MELZACK, R. The tragedy of needless pain. *Sci. Am.*, v. 262, n. 27, p. 33, 1990.
4. CHAPMAN, C. R.; BONICA, J. J. Acute pain. In: *Current Concepts*. Upfonh, 1983.
5. OLIVEIRA JR., J. O. Mecanismo e fisiopatologia da dor. In: *I Consenso Nacional de Dor Oncológica das sociedades Brasileira para o Estudo da Dor, Brasileira de Cuidados Paliativos e Brasileira de Oncologia Clínica*. São Paulo: Projetos Médicos, 2002. cap. 4, p. 33-42.
6. WOOLF, C. J.; SLATER, M. Neuronal plasticity: increasing the gain in pain. *Science*, v. 288, p. 1765-1768, 2000.
7. OLIVEIRA JR., J. O.; NOGUEIRA, M. N. Dor em emergências. In: PAES JR., J.; GIAVINA-BIANCHI, P. (eds.). *Diagnóstico e Terapêutica das Urgências Médicas*. São Paulo: Roca, 2003. cap. 33, p. 277-286.
8. OLIVEIRA JR., J. O. Aspectos referentes à fisiopatologia comparada entre dor neuropática e espasticidade. *Rev. Doc.*, v. 2, n. 1, p. 30, 2000.
9. KOWALSKE, K. J.; TANELIAN, D. L. Burn pain. *Anesthesiology Clinics of North America*, v. 15, n. 2, p. 269-283, 1997.
10. LATARJET, J. The pain from burns. *Pathol. Biol. (Paris)*, v. 50, n. 2, p. 127-133, 2002.
11. ULMER, J. F. Burn pain management: a guideline-based approach. *J. Burn Care Rehabil.*, v. 19, n. 2, p. 151-159, 1998.
12. CHOINIERE, M.; MELZACK, R. et al. The pain of burns: characteristics and correlates. *J. Trauma*, v. 29, n. 11, p. 1531-1539, 1989.
13. AARON, L. A.; PATTERSON, D. R.; FINCH, C. P. et al. The utility of a burn measure of pain anxiety to prospectively predict pain and function a comparative analysis. *Burns*, v. 67, n. 2-3, p. 329-334, 2001.
14. CHOINIERE, M. Burn pain: a unique challenge. *Clinical Updates*, v. 9, n. 1, 2001. Disponível em http://www.iasp-pain.org/PCU01-1.htmL. Acesso em: 24/Nov/2004.
15. LATARJET, J.; CHOINIERE, M. Pain in burn patients. *Burns*, v. 21, p. 344-348, 1995.
16. PATTERSON, D. Non-opioid-based approaches to burn pain. *J. Burn Care Rehabil.*, v. 16, p. 372-376, 1995.
17. CHOINIERE, M.; MELZACK, R.; PAPILON, J. Pain and paresthesia in patients with healed burns: an explore study. *J. Pain Symptom Manage*, v. 6, n. 7, p. 434-444, 1991.
18. MALEFANT, A.; FORGET, R.; PAPILON, J. et al. Prevalence and characteristics of chronic sensory problems in burn patients. *Pain.*, v. 67, n. 2-3, p. 493-500, 1996.
19. KUMBHAT, S.; MEYER, N.; SCHURR, M. J. Complex regional pain syndrome as a complication of a chemical burn to the foot. *J. Burn Care Rehabil.*, v. 25, p. 189-191, 2004.
20. VAN DER LAAN, L. Reflex sympathetic dystrophy after a burn injury. *Burn*, v. 22, p. 303-306, 1996.
21. ISAKOV, E. Reflex sympathetic dystrofy of both patellal following burns. *Burn*, v. 21, p. 616-618, 1995.
22. MERSKEY, H.; BOGDUK, N. Classification of chronic pain. *IASP Task Force on Taxonomy*. 2. ed. Seatle: IASP, 1994. p. 209-214. Disponível em: http://www.iasp-pain.org/terms-p.html. Acesso em: 11/Dez/2004.
23. OLIVEIRA JR., J. O.; SERRANO, S. C.; ALMEIDA, M. B.; ALVES, L. C. B. Opiáceos fortes. In: OLIVEIRA JR., J. O. (ed.). *Opiáceos, o Estado D'Arte*. São Paulo: Lemar, 2001. cap. 1, p. 9-12.
24. MERBOTH, M. K.; BARNASON, S. Managing pain: the fifth vital sign. *Nurs. Clin. North Am.*, v. 35, n. 2, p. 375-383, 2000.
25. SOUSA, F. F. Mensuração da dor. In: *I º Consenso Nacional de Dor Oncológica*. São Paulo: EPM, 2002. p. 23-32.
26. VALLEY, M. A. Pain measurement. In: RAJ, P. P. *Pain Medicine – A Comprehensive Review*. St Louis: Mosby, 1996. cap. 4, p. 36-45.
27. MELZACK, R.; TORGERSON, W. S. On the language of pain. *Anesthesiology*, v. 34, p. 50-59, 1971.
28. AITKEN, R. C. B. Measurement of feelings using visual analog scales. *Proc. Soc. Lond. [Biol.]*, v. 62, p. 17-24, 1969.
29. DUNCAN, G. H.; BUSHNELL, M. C.; LAVIGNE, G. J. Comparison of verbal and visual analogue scales for measuring the intensity and unpleasantness of experimental pain. *Pain*, v. 37, p. 295-303, 1989.
30. FERRAZ, M. B. et al. Reliability of pain scales in the assessment of literate and illiterate patients with rheumatoid arthritis. *J. Rheumatol.*, v. 17, p. 1022-1024, 1990.
31. LINTEN, S. J.; GOTESTAM, K. G. A clinical comparison of two pain scales: correlation, remembering chronic pain and a measure of compliance. *Pain*, v. 17, p. 57-65, 1983.
32. MACKEY, D.; JORDAN-MARSH, M. Pediatric update: innovative assessment of children's pain. *J. Emergency Nursing*, v. 17, p. 250-251, 1991.
33. LUI, W. H. D.; AITKENHEAD, A. R. Comparison of assessment of postoperative pain using the visual analog scale. *Br. J. Anaesth.*, v. 67, p. 768-771, 1991.
34. FRANK, A. J. M.; MOOL, L. M. H.; HORT, J. F. A comparison of three ways of measuring pain. *Rheumatology and Rehabiltation*, v. 21, p. 211-217, 1982.
35. OLIVEIRA JR., J. O.; NOGUEIRA, M. N. Dor em geriatria. In: NETTO, M. P.; BRITO, F. C. (eds.). *Urgências em Geriatria*. São Paulo, 2001. cap. 34, p. 419-430.
36. MARTIN-HERS, S. P.; PATTERSON, D. R.; HONARI, S.; GIBBONS, J.; GIBRAN, N.; HEIMBACH, D. M. Pediatric pain control practices oh North American Burn Center. *J. Burn Care Rehabil.*, v. 24, p. 26-36, 2003.
37. SPENCE, N. A.; MILLER, M.; HENDRICKS, L. Perception of burn injury pain in relation to other painful experiences of the pediatric burn patient: a descriptive study. *Child Health Care*, v. 21, p. 163-167, 1992.
38. MATEO, O. M.; KRENZISCHEK, D. A. A pilot study to assess the relationship between behavioral manifestations and self-report for pain in postanesthesia care unit patients. *J. Post Anesth. Nurs.*, v. 7, p.15-21, 1992.
39. GEISSER, M.; BINGHAM, R.; ROBINSON, M. Pain and anxiety during burn dressing changes: concordance between patients' and nurses' ratings and relation to medication administration and patient variables. *J. Burn Care Rehabil.*, v. 16, p. 165-171, 1995.
40. MELZACK, R. The McGill Pain Questionnaire: major properties and scoring methods. *Pain*, v. 1, p. 277-299, 1971.
41. PIMENTA, C. A. M.; TEIXEIRA, M. J. Questionário de Dor McGill: proposta de adaptação para a língua portuguesa. *Rev. Esc. Enf. USP.*, v. 30, n. 3, p. 473-483, 1996.
42. EICH, E.; JAEGER, B.; GRAFF-RADFORD, S. B. Memory for pain: relation between past and present pain intensity. *Pain*, v. 23, p. 375-379, 1985.
43. CHARLTON, J. E.; KLEIN, R.; GAGLIARDI, G. et al. Factors affecting pain in burned patients – a preliminary report. *Postgrad. Med. J.*, v. 59, p. 604-607, 1983.
44. MELZACK, R. The short-form McGill Pain Questionnaire. *Pain*, v. 30, p. 191-197, 1987.
45. OLIVEIRA JR., J. O.; LIMA, C. H. H.; SERRANO, S. C.; SIMÕES, E. C. A dor no doente com câncer. In: KOWALSKI, L. P. et al. (ed.). *Manual de Condutas Diagnósticas e Terapêuticas em Oncologia*. São Paulo: Âmbito, 2002. p. 129-147.
46. COSTA, L. A. D.; FORMIGA, M. N. A.; ALMEIDA, M. B.; OLIVEIRA JR., J. O. Opiáceos fracos (tramadol, propoxifeno e codeína). In: OLIVEIRA JR., J. O. (ed.). *Opiáceos, o Estado D'Arte*. São Paulo: Lemar, 2001. cap. 6, p. 73-80.
47. OLIVEIRA JR., J. O.; SERRANO, S. C.; ALMEIDA, M. B.; ALVES, L. C. B. Opiáceos fortes. In: OLIVEIRA JR., J. O. (ed.). *Opiáceos, o Estado D'Arte*. São Paulo: Lemar, 2001. cap. 5, p. 55-71.
48. OLIVEIRA JR., J. O.; ANDRADE, M. P.; AMARAL, E. M. F. Dor em oncologia. In: BRENTANI, M. M. et al. (ed.). *Bases da Oncologia*. São Paulo: Lemar, 1998. cap. 28, p. 543-599.
49. JUDKINS, K. C. Anaesthesia. In: *Principles and Practice of Burns Management*. Seattle: JAD, 1996. p. 305-320.
50. JUDKINS, K. C. Inhalation injury. In: *Principles and Practice of Burns Management*. Seattle: JAD, 1996. p. 321-327.
51. NOGUEIRA, M. N.; VALVERDE FILHO, J.; OLIVEIRA JR., J. O. Opiáceos na dor aguda. In: OLIVEIRA JR., J. O. (ed.). *Opiáceos, o Estado D'Arte*. São Paulo: Lemar, 2001. cap. 8, p. 97-109.
52. WODFORE, J. M.; MERSKEY, H. Correlation between verbal scale and visual analogue scale and pressure algometer. *J. Psychom. Res.*, v. 16, p. 173-178, 1971.

BIBLIOGRAFIA COMPLEMENTAR

CARLSSON, A. M. Assessment of chronic pain. I. Aspects of the reliability and validity of the visual analog scale. *Pain*, v. 16, p. 87-101, 1983.

CAPÍTULO 169

Lesão Pulmonar em Queimados

Aparecida Cristina Crispim Pires • Cláudio Ricardo Frison • Denise Yurie Miki • Sueli Gonçalves

INTRODUÇÃO

A inalação de fumaças de incêndio é encontrada em cerca de 5 a 35% das vítimas de queimaduras, hospitalizadas em centros especializados[1]. A despeito de um tratamento eficaz e precoce dos pacientes queimados, a taxa de mortalidade ainda é alta quando há associação com lesão pulmonar por inalação de fumaça. O trauma térmico, isoladamente, resulta em complicação de disfunção de múltiplos órgãos e sistemas (DMOS), a distância do local original da queimadura, mas a lesão pulmonar por inalação é isoladamente responsável pelo aumento da mortalidade em torno de 20%[2,3].

Vítimas de fogo quase sempre desenvolvem insuficiência respiratória aguda (IRpA) do tipo lesão pulmonar aguda (LPA) e subseqüente síndrome da angústia respiratória aguda (SARA). A DMOS e a SARA são as causas mais comuns de óbito em unidades de terapia intensiva (UTI).

Clark *et al.* apontam que pacientes com lesão inalatória, com superfície corporal íntegra, apresentam taxa de mortalidade inferior a 10%, enquanto naqueles com queimadura, essa taxa sobe para 25 a 65%[4,5].

FISIOPATOLOGIA

Lesão pulmonar inalatória é aquela originada a partir da inalação de produtos formados pela combustão de fumaças, com ou sem integridade da pele[4]. O aparelho respiratório em conjunto (parede torácica, vias aéreas, alvéolos e circulação pulmonar) está exposto a grandes perturbações anatômicas e funcionais.

Podemos distinguir três mecanismos de agressão respiratória: inalação de fumaças, agressão mecânica e agressão inflamatória.

Inalação de Fumaças

O incêndio consome grande parte do oxigênio disponível para a respiração, sobretudo em ambientes fechados e pequenos. A queda da fração inspirada de oxigênio ocasiona a insuficiência respiratória aguda por gás hipóxico, que pode evoluir para óbito em frações abaixo de 6%. A asfixia por falta desse gás vital, a primeira causa inalatória de mortalidade, ocorre quando o indivíduo ainda está no local do incêndio[6].

A fumaça de incêndio é uma miscelânea química de gases tóxicos e irritantes, partículas, ar quente e vapor d'água. O monóxido de carbono (CO) provoca incapacidade da molécula de hemoglobina em transportar o oxigênio e o cianeto impede a captação de O_2 pelos tecidos periféricos, levando ambos à asfixia rapidamente letal. Incêndios domésticos fazem a combustão dos materiais da construção, que liberam mais de 100 tipos de gases tóxicos diferentes. A fase gasosa da fumaça também atua como agente irritante, provocando broncoespasmo.

Agressão Mecânica

As partículas ou fase particulada da fumaça são responsáveis pela obstrução das vias aéreas superiores, traquéia e mucosa brônquica. As partículas em alta temperatura também lesam a mucosa, seja por queimadura direta ou efeito cáustico, ao liberarem lentamente os produtos químicos hidrossolúveis que carregam. A morte do tecido brônquico acarreta formação de plugues de tecido necrosado, que provocam obstrução ao fluxo aéreo. O ar quente provoca agressão térmica à mucosa traqueobrônquica. O vapor d'água, que é inalado e o que é desprendido da mucosa queimada, causa queimadura aos alvéolos distais. O dano à população de pneumócitos resulta em redução da disponibilidade de surfactante pulmonar, que provoca atelectasias e redução drástica da complacência[7]. A intensa reação inflamatória que se segue à inalação de fumaça ocasiona aumento da secreção pulmonar e formação adicional de tampões mucosos. Já no ambiente hospitalar, a hidratação agressiva a que esses pacientes são submetidos resulta em piora adicional da mecânica ventilatória.

Agressão Inflamatória

Os diferentes gases que compõem a fumaça provocam não somente combustão direta do tecido pulmonar, como também a inflamação local e a distância. Essa agressão causa liberação de uma variedade de fatores de atividade inflamatória, principalmente prostaglandinas e fator de necrose tumoral alfa (TNF-α), que, quando ativados, desencadeiam a cascata de coagulação, ocasionam precipitação de proteínas, com formação de edema e alteração da permeabilidade do leito capilar pulmonar com obliteração, achado anátomo da SARA. Em indivíduos sobreviventes desses transtornos, podem-se encontrar, em fase mais avançada, áreas de cicatrização do tecido que correspondem à fibrose[5].

DIAGNÓSTICO

Quadro Clínico

Deve-se sempre suspeitar de lesão pulmonar por inalação de fumaça no contexto de acidentes com incêndios ou com a simples presença de fumaça, sobretudo se em local fechado. Os sinais clínicos são diversos: queimaduras corporais, mormente quando há envolvimento de face e pescoço, fuligem (em rosto, narinas, faringe, dentes, roupas e, principalmente, na expectoração), irritação conjuntival, broncoespasmo, tosse irritativa, disfonia, expectoração sanguinolenta, dispnéia, tiragem, estridor, distúrbios de consciência e choque prolongado a despeito de hidratação inicial adequada.

A intoxicação por monóxido de carbono é a principal causa de morte após incêndios. Essa intoxicação pode ser constatada já no local do incêndio, por desconforto respiratório, dispnéia com hiperventilação e perturbação das capacidades cognitivas e motoras. Podem surgir cefaléia, náuseas e rebaixamento de consciência seguido de obnubilação e coma sem cianose.

A intoxicação por gás cianídrico associa-se a sintomas, como vertigem, taquipnéia e confusão, sintomas inespecíficos que tornam impositiva a suspeição prévia. A forma aguda pode traduzir-se por rebaixamento do nível de consciência seguido de convulsão e coma profundo, choque e parada cardíaca. A cianose também está ausente, em razão da abolição do transporte e consumo de oxigênio.

Com a perda dos sistemas de defesa cutâneo e pulmonar, o aparecimento de pneumonia é fator agravante e crucial para a mortalidade do paciente. O microrganismo pode ser adquirido por translocação bacteriana ou pela própria falta de integridade cutânea[8]. A pneumonia é fator de aumento de mortalidade[9].

Exames Complementares Adicionais

Na suspeita de intoxicação pulmonar inalatória, deve-se realizar a medida de hemogasometria (determinação de gases e pH arterial), a dosagem de carboxiemoglobina e lactato no sangue. A avaliação da hipoxemia tissular não pode se basear na cianose, na oximetria de pulso nem na medida da pressão arterial de oxigênio (PaO_2), que podem estar normais apesar das taxas letais de carboxiemoglobina (HbCO). Somente a dosagem desta última confirmará o diagnóstico[10]. A intoxicação por monóxido de carbono é constatada laboratorialmente pela taxa sérica de carboxiemoglobina superior a 10%. Como a dosagem sangüínea de gás cianídrico é demorada e complexa, na prática clínica usa-se a dosagem de lactato sérico, que quando superior a 10mmol/L indica intoxicação grave. A intoxicação por dióxido de carbono também acarreta acidose lática, porém em menores níveis[5].

A presença de fuligem na expectoração, embora virtualmente diagnóstica de inalação de fumaça, não permite prever a evolução, mas torna imperiosa a investigação adicional. Diante dessa evidência – e até na ausência desta – a broncofibroscopia deve ser realizada, pois permite o diagnóstico de certeza e a avaliação da gravidade, pela classificação das lesões em três estágios:

- Hiperemia com edema discreto e hipersecreção.
- Edema e enantema importante da mucosa com flictenas e ulcerações hemorrágicas ou não.
- Necrose de mucosa, que poderá evoluir ou não para ruptura brônquica.

A broncofibroscopia deve ser precedida pelo tratamento básico do grande queimado, com reposição hidroeletrolítica vigorosa, que, ao evitar a desidratação e a hipotensão, torna menos provável que se subestimem os achados endoscópicos de edema e hiperemia, que acarretaria diagnóstico falsamente negativo e tranqüilizador. Além do importante papel diagnóstico, a fibroscopia permite ainda higiene brônquica pela aspiração cuidadosa da fuligem mais ou menos aderente, eventualmente com lavado brônquico, que pode ser realizado com solução isotônica de cloreto de sódio ou de bicarbonato de sódio. Ainda que não haja consenso sobre os efeitos do lavado, parece sensato preconizá-lo[5].

A dosagem de calcitonina imunorreativa sérica, que é liberada precocemente pelos pulmões agredidos, é um marcador confiável e de bom valor prognóstico e útil na tomada de decisões[11].

A radiografia de tórax na fase inicial é, na maioria dos pacientes, normal, tendo, conseqüentemente, baixo valor preditivo negativo no diagnóstico da lesão inalatória. Posteriormente, infiltrado intersticial bilateral com evolução para preenchimento alveolar bilateral (opacidades confluentes) é um dos achados mais sugestivos de SARA. Pode-se encontrar também derrame pleural no exame.

O achado mais precoce na tomografia computadorizada de tórax de alta resolução é o edema intersticial, podendo ser encontradas pequenas áreas de microembolizações.

TRATAMENTO

O quadro clínico do pulmão do queimado é bastante diverso. Quase sempre após início falsamente promissor, instala-se, com rapidez, quadro de SARA de difícil tratamento, que evolui desfavoravelmente. Por isso, a principal atitude terapêutica é a precocidade das condutas, que devem ser iniciadas antes da instalação dos sintomas.

A primeira atitude deve ser a retirada do indivíduo da atmosfera tóxica, seguida de oxigenioterapia, por dispositivos não invasivos (cateter nasal, máscara facial com ou sem pressão expiratória final positiva) ou invasivos, se a condição clínica da vítima assim impor, após entubação traqueal. Deve-se ter em mente que a oxigenioterapia é a base do tratamento da lesão pulmonar inalatória.

A medida seguinte é a reanimação cardiocirculatória pela reposição generosa de fluidos. Mesmo em ambientes de terapia intensiva é difícil estimar diretamente e com precisão a perda total de líquidos pelas áreas de queimaduras e vias aéreas. O cálculo repousará sobre fórmulas, tais como o *déficit de líquidos corporais* e *equação de Parkland (reposição hídrica em queimados),* além dos parâmetros hemodinâmicos e débito urinário.

O tratamento médico cirúrgico das queimaduras faciais e cervicofaciais, com debridamento e retirada do tecido desvitalizado, mantém a permeabilidade das vias aéreas superiores. A cabeça deve ser mantida em elevação mínima de 30°.

O tratamento da intoxicação por monóxido de carbono é a administração de oxigênio puro. A meia-vida da carboxiemoglobina é de 250min em ar ambiente e de 40 a 60min em oxigênio puro normobárico[12]. Em geral, a oxigenioterapia pura por algumas horas é suficiente para reduzir a concentração de HbCO a níveis aceitáveis (inferiores a 20%). A administração de oxigenioterapia hiperbárica permite a depuração rápida do CO, mas em decorrência da complexidade do procedimento e da dificuldade no transporte e tratamento do paciente grave, ela é raramente utilizada[13]. A ventilação mecânica, promovendo a hiperventilação, reduz a meia-vida da carboxiemoglobina, agindo como método de aceleração da eliminação do CO. Deve-se fornecer, no entanto, fonte externa adicional de dióxido de carbono (CO_2) para evitar a alcalose respiratória[14].

A intoxicação por ácido cianídrico é tratada igualmente pela administração de oxigênio puro e pela utilização de antídotos deslocadores do íon cianeto. Dentre vários, a hidroxicobalamina tem efeito rápido e ocasionalmente fantástico, com poucos efeitos colaterais. Embora o uso desse antídoto seja preconizado às vítimas de parada cardiorrespiratória ou colapso cardiocirculatório (choque), alguns serviços de urgência advogam seu uso precoce, ainda no local de incêndio, diante de fuligem em orofaringe e distúrbios de consciência, pois a eficácia depende da precocidade de uso. A IRpA instalada rapidamente e que se associa à acidose metabólica grave também é boa indicação do início desse tratamento específico.

Ventilação Mecânica

Os critérios gasométricos de entubação endotraqueal são os mesmos de outras etiologias de IRpA (PaO_2 < 60mmHg; $PaCO_2$ > 50mmHg; PaO_2/FiO_2 < 200). Acrescentam-se critérios circunstanciais, como o conhecimento de incêndio em lugar fechado e com fumaça, e critérios clínicos, como queimaduras de face e pescoço, disfonia, edema de vias aéreas superiores, dispnéia e cianose, distúrbios de consciência e edema generalizado após expansão vascular. Deve-se privilegiar entubação precoce e tranqüila em boas condições de segurança àquela realizada tardiamente, na urgência e difícil, em face de edema das pregas vocais e hipóxia.

A maioria das vítimas se beneficiará de estratégia convencional de ventilação mecânica, conforme a Tabela 169.1.

O óxido nítrico (NO) é uma substância gasosa fabricada pelas células endoteliais, com potente efeito vasodilatador local. Quando administrado por via inalatória, é um vasodilatador pulmonar seletivo de início rápido, que reverte parcialmente a fisiopatologia da SARA, ao reduzir o *shunt* intrapulmonar e a hipertensão pulmonar. Pesquisas recentes em pacientes queimados têm caminhado em sentidos aparentemente paradoxais: a administração de NO exógeno por via inalatória em pacientes com SARA, com os objetivos anteriormente expostos, e a inibição da produção de NO endógeno, que está presente em quantidades muito acima do normal no pulmão e tecidos de vítimas de queimaduras e incêndios, poucas horas após o acidente. Esse aumento seria responsável pela permeabilidade vascular alterada, que resulta em edema, seqüestro de líquidos, diminuição da produção de citocinas, redução da contratilidade cardíaca e depressão hemodinâmica e, no pulmão, à SARA. Em diversos modelos experimentais publicados desde 1994, a inibição específica da NO sintetase indutível (iNOS), enzima responsável pela produção de NO, após queimaduras e lesão pulmonar por inalação de gases, acarretou melhora do perfil hemodinâmico, redução da extensão da lesão pulmonar, além de normalizar a síntese de interleucinas[15,16]. Já a administração de NO tem sido indicada em casos de IRpA com resultados marcantes na PaO_2 e pressão capilar pulmonar, sem conseguir, no entanto, demonstrar redução na mortalidade global[17].

A ventilação mecânica pode causar lesão pulmonar e contribuir para a resposta inflamatória sistêmica existente na SARA. Estratégias protetoras do pulmão têm sido recomendadas para evitar hiperinsuflação e, conseqüentemente, redução da mortalidade. Embora o número de estudos ainda seja pequeno, a ventilação oscilatória de alta freqüência (HFOV) tem se mostrado segura e eficaz para o tratamento da SARA[18]. Derdak *et al.* recentemente demonstraram, em ensaio multicêntrico controlado e randomizado, tendência para menor mortalidade no grupo de pacientes com SARA que foram mantidos em HFOV quando comparados à ventilação convencional, ainda que a diferença não tenha atingido significância estatística[19].

O primeiro relato da utilização de oxigenação por membrana extracorporal, para a troca gasosa de vítima de SARA por queimadura, data de 1994[20]. Desde então, as publicações estão limitadas a relatos de casos e de estudos retrospectivos, ou ainda, de estudos prospectivos experimentais[21].

A infecção pulmonar é causa relevante de morbidade e mortalidade dos pacientes internados em Unidade de Queimados. Geralmente esse quadro surge após 3 a 4 dias da internação, sendo a causa de óbito mais comum após a queimadura em si e as complicações respiratórias decorrentes da lesão por inalação de fumaça. O dilema dessa condição reside no fato de, enquanto a antibioticoterapia profilática não é capaz de diminuir a mortalidade, qualquer retardo na instituição de antibióticos após a instalação do quadro infeccioso provoca aumento desta. O seguimento dos parâmetros clínicos, radiológicos e microbiológicos deve ser diário.

Cuidados Fisioterápicos

A lesão inalatória provoca grande edema da mucosa e aumento das secreções respiratórias. Pode haver também necrose

TABELA 169.1 – Ventilação mecânica em queimados com lesões pulmonares

ESTÁGIOS	OBJETIVOS
Primeiro estágio: ventilação convencional	**Objetivos** • PaO_2 > 60mmHg ($SatO_2$ > 90%) • $PaCO_2$ < 45mmHg **Ajuste do ventilador** • Volume corrente 6 – 10mL/kg • FR entre 10 e 20rpm • PEEP ≥ 5cmH$_2$O • FiO_2 a 100% nas primeiras 12h • FiO_2 necessária para PaO_2 > 60mmHg
Segundo estágio: hipercapnia permissiva	**Objetivos** • pH arterial > 7,25 • PaO_2 > 60mmHg ($SatO_2$ > 90%) • $PaCO_2$ < 70mmHg • Pressão de Plateau no ventilador < 40cmH$_2$O **Ajuste do ventilador** • Volume corrente = 6mL/kg • FR entre 15 e 20rpm • PEEP ideal conforme cálculo de complacência • FiO_2 necessária para PaO_2 > 60mmHg
Terceiro estágio: técnicas de exceção	**Objetivos** • Ventilação em decúbito prona • Óxido nítrico • Ventilação percussiva de alta freqüência (HPPV)

FiO_2 = fração inspirada de O_2; FR = freqüência respiratória; PaO_2 = pressão arterial de oxigênio; PEEP = pressão positiva no final da expiração; rpm = respiração por minuto; $SatO_2$ = saturação arterial de oxigênio.

de mucosa, que ao se desprender formam debris de tecido desvitalizado. Isso, associado à disfunção mucociliar que se instala após a lesão da mucosa, propicia a formação de plugues mucosos que geram hipoventilação local e atelectasias, além de modificações na distribuição do volume corrente insuflado pelo ventilador mecânico, o que pode acarretar barotraumas e/ou volutraumas. Umidificação e aquecimento dos gases empregados são fundamentais, assim como prescrição médica de mucolíticos. Os procedimentos de fisioterapia respiratória previnem complicações do trato respiratório por meio de diversos procedimentos.

A mudança constante e programada do decúbito favorece a descompressão provocada pelo apoio do segmento, ventilando os diferentes segmentos anatômicos do pulmão, equilibrando a relação ventilação-perfusão dos diferentes segmentos. Esta última, associada às manobras de desobstrução brônquica, como vibração torácica, oscilação oral de alta freqüência (*flutter*) e incentivo à tosse, favorece a mobilização e a eliminação de secreções.

Nos pacientes sob ventilação mecânica, a aspiração endotraqueal repetida é preconizada, ainda que se constitua em fator adicional de trauma à mucosa e fonte de contaminação bacteriana. Nesses pacientes utiliza-se também a variação dos padrões ventilatórios, para mobilizar secreções e recrutamento alveolar.

Nos pacientes colaborativos, outras técnicas de reexpansão pulmonar podem ser empregadas: exercícios diafragmáticos, cinesioterapia de membros superiores, respiração com pressão positiva intermitente (RPPI), uso da pressão positiva contínua nas vias aéreas (CPAP) com máscara facial.

CONSIDERAÇÕES FINAIS

O paciente gravemente queimado está sob risco de desenvolver IRpA ao curso de sua evolução. O *pulmão do queimado* é vítima de agressões múltiplas, por inalação de fumaça do incêndio, por fenômenos mecânicos, inflamatórios e infecciosos. O conhecimento das circunstâncias da queimadura, o exame clínico e exames complementares essenciais, como a broncofibroscopia, permitem diagnóstico lesional precoce. O tratamento repousa sobre a oxigenação adequada, estratégias de ventilação mecânica, técnicas terapêuticas – invasivas ou não – e fisioterapêuticas para manutenção da permeabilidade das vias aéreas; antídotos contra os gases tóxicos, tratamento das lesões cutâneas e lesões associadas.

A melhor compreensão dos mecanismos fisiopatológicos e da reação inflamatória permitirá, no futuro, as programações terapêuticas específicas.

REFERÊNCIAS BIBLIOGRÁFICAS

1. BRIGHAM, P. A.; MCLOUGHLIN, E. Burn Incidence and medical care in the United States: estimates, trends and data source. *J. Burn Care Rehabil.*, v. 17, p. 95-107, 1996.
2. RUSSEL, J. A.; WALLEY, K. R. *Acute Respiratory Distress Syndrome – A Comprehensive Clinical Approach*. Cambridge: Cambridge Ed., 1999.
3. SHIRANI, K. Z.; PRUITT, B. A.; MASON, A. D. The influence of inhalation injury and pneumonia on burn mortality. *Ann. Surg.*, v. 205, p. 82-87, 1987.
4. CLARK, W. R. Smoke inhalation: diagnosis and treatment. *World J. Surg.*, v. 16, p. 24-29, 1992.
5. GARTNER, R.; GRIFFE, O.; CAPTIER, G.; SELLOUMI, D. L'insuffisance respiratoire aigüe du brûlé liée aux fumée d'incendie. *Pathol. Biol.*, v. 50, p. 118-126, 2002.
6. WEISS, S. M.; LAKSHMINARAYAN, S. Acute inhalation injury. *Clin. Chest Med.*, v. 15, p. 103-116, 1994.
7. DUBICK, M. A.; CARDEN, S. C.; JORDAN, B. S. Indices of antioxidant status in rats subjected to wood smoke inhalation and/or thermal injury. *Toxicology*, v. 186, p. 145-157, 2002.
8. HERNDON, D. A.; ZEIGLER, S. T. Bacterial translocation after thermal injury. *Critical Care Medicine*, v. 2, p. 50-54, 1993.
9. PRUITT, B. A.; DI VICENTI, F. C.; MASON, A. D. The occurrence and significance of pneumonia and other pulmonary complications in burned patients: comparison of conventional and topical treatments. *The Journal of Trauma*, v. 7, p. 519-528, 1970.
10. BOZEMAN, W. P.; HYERS, R. A. M.; BARISH, R. A. Confirmation of the pulse oximetry gap in carbon monoxide poisoning. *Ann. Emerg. Med.*, v. 30, p. 608-611, 1997.
11. La test à la calcitonine peut contribuer à la l'identification dês brûlés à risque de détresse respiratoire. *JAMA*, v. 264, p. 565-566, 1990.
12. BARGUES, L. Poumon du brûlé. *Rev. Pract.*, v. 52, p. 2253-2257, 2002.
13. GRUBE, B. J.; MARVIN, J. A.; HEILBACH, D. M. Therapeutic hyperbaric oxygen: help or hindrance in burn patients with carbon monoxide poisoning. *J. Burn Care Rehab.*, v. 9, p. 249-252, 1988.
14. FISCHER, J. A. Isocapnic hyperpnea accelerates carbon monoxide elimination. *Am. J. Respir. Crit. Care Med.*, v. 159, p. 1289-1292, 1999.
15. SOEJIMA, K.; TRABER, L. D.; SCHMALSTIEG, F. C. Role of nitric oxide in vascular permeability after combined burns and smoke inhalation injury. *Am. J. Respir. Crit. Care Med.*, v. 163, p. 745-752, 2001.
16. ENKHBAATAR, P.; MURAKAMI, K.; SHIMODA, K. The inducible nitric oxide synhase inhibitor BBS-2 prevents acute lung injury in sheep after burn and smoke inhalation injury. *Am. J. Respir. Crit. Care Med.*, v. 167, p. 1021-1026, 2003.
17. SOKOL, J.; JACOBS, S. E.; BOHN, D. Inhaled nitric oxide for acute hypoxemic respiratory failure in children and adults (Cochrane Review). In: *The Cochrane Library*. Chichester: John Wiley & Sons, 2004.
18. MEHTA, S.; LAPINSKY, S. E.; HALLET, D. C. Prospective Trial of high frequency oscillation in adults with acute respiratory distress syndrome. *Crit. Care Med.*, v. 29, p. 1360-1369, 2001.
19. DERDAK, S.; MEHTA, S.; STEWART, T. E. High Frequency oscillatory ventilation for acute respiratory distress syndrome in adults. *Am. J. Respir. Crit. Care Med.*, v. 166, p. 801-808, 2002.
20. OMBRELLARO, M.; GOLDTHORN, J. F.; HARNAR, T. J.; SHIRES, G. T. Extracorporeal life support for the treatment of adult respiratory distress syndrome after burn injury. *Surgery*, v. 115, n. 4, p. 523-526, 1994.
21. ZWISCHENBERGER, J. B.; ALPARD, S. K.; TAO, W. Percutaneous extracorporeal arteriovenous carbon dioxide removal improves survival in respiratory distress syndrome: a prospective randomized outcomes study in adult sheep. *J. Thoracic. Cardiovasc. Surg.*, v. 121, p. 542-551, 2001.

BIBLIOGRAFIA COMPLEMENTAR

ALPARD, S. K.; ZWISCHENBERGER, J. B.; TAO, W. et al. New clinically relevant sheep model of severe respiratory failure secondary to combined smoke inhalation/cutaneous flame burn injury. *Crit. Care Med.*, v. 28, n. 5, p. 1469-1476, 2000.

Seção 24

Reabilitação das Doenças Cardíacas

Coordenadores: Ana Maria F. Wanderley Braga e Carlos Eduardo Negrão

170 Prevenção e Reabilitação Cardíaca na Doença da Artéria Coronária 1294

CAPÍTULO 170

Prevenção e Reabilitação Cardíaca na Doença da Artéria Coronária

Ana Maria F. Wanderley Braga • Carlos Eduardo Negrão

As doenças cardiovasculares, das quais a doença da artéria coronária (DAC) é a mais comum, são a maior causa de morte em adultos de meia-idade e idosos, nos países europeus, e responsáveis por incapacidade e improdutividade, contribuindo, em larga escala, para os custos de saúde, especialmente em populações idosas.

Nos países em que não há aumento da taxa de mortalidade por DAC, há aumento do número de doentes com DAC crônica por causa do envelhecimento da população e da intervenção terapêutica, o que resulta em número aumentado de pacientes de alto risco para recorrência da doença (como reinfarto e insuficiência cardíaca)[1].

Nos Estados Unidos, mais que uma em cada cinco pessoas tem doença cardiovascular e 43% de todas as mortes ainda são atribuídas a causas cardiovasculares[2].

A maior prevalência de morbimortalidade por DAC está em populações de mais baixa renda, pela maior prevalência de fatores de risco, como tabagismo, má alimentação, vida sedentária, obesidade e estresse[1]. Segundo uma revisão da literatura, indivíduos de menor *status* socioeconômico têm maior prevalência de fatores de risco no desenvolvimento e progressão da DAC[2,3].

A doença da artéria coronária tem origem multifatorial e participam de sua gênese fatores como idade, hereditariedade, sedentarismo, tabagismo, dislipidemias, obesidade, hipertensão arterial e diabetes. O desenvolvimento da DAC está, portanto, fortemente relacionado aos hábitos de vida.

A prevenção primária visa evitar o aparecimento da doença em indivíduos sadios, e a secundária busca impedir o surgimento de novos eventos naqueles pacientes já portadores de coronariopatias, melhorando a qualidade de vida e aumentando a expectativa de sobrevida nesse grupo.

A prioridade médica para um contexto populacional é focar aqueles indivíduos que têm a doença estabelecida ou que já desenvolveram sintomas de DAC ou outras doenças ateroscleróticas, bem como aqueles que têm alto risco de desenvolver tais doenças no futuro[1].

As prioridades para a cardiologia preventiva, segundo o Consenso Europeu, são[1]:

- Pacientes com DAC ou outra doença aterosclerótica estabelecida ou sintomas.
- Indivíduos sadios com alto risco de desenvolverem doença da artéria coronária por uma combinação de fatores de risco – que incluem tabagismo, aumento da pressão arterial, colesterol total (CT) aumentado, lipoproteína de baixa densidade (LDL)-colesterol aumentado, lipoproteína de alta densidade (HDL)-colesterol baixo, triglicérides aumentado, glicemia aumentada, história familiar de doença coronariana prematura -, ou aqueles que têm hipercolesterolemia grave ou outras formas de dislipidemia, hipertensão ou diabetes.
- Parentes próximos de pacientes com doença prematura da artéria coronária ou outras doenças ateroscleróticas.

A prevenção visa, de forma geral, diminuir o risco de doença coronariana grave ou outros eventos ateroscleróticos, e dessa forma reduzir a mortalidade e a incapacidade prematura e aumentar a sobrevida.

Para que se atinjam esses objetivos, recomenda-se não apenas uma mudança no estilo de vida, mas também uma intervenção sobre a pressão arterial, sobre os lipídeos e sobre o diabetes, tanto na prevenção primária quanto na secundária[1].

CONCEITO DE RISCO

O estilo de vida (dieta rica em gorduras saturadas, colesterol e calorias, tabagismo, excesso de consumo de álcool e vida sedentária) leva a mudanças das características bioquímicas e fisiológicas (elevação da pressão arterial, aumento do colesterol total, aumento da LDL-colesterol, diminuição da HDL-colesterol, aumento de triglicérides, obesidade, diabetes, modificação de fatores trombogênicos), que se associam a fatores genéticos (que aumentam a suscetibilidade individual) e a características pessoais (sexo, idade e história familiar de doenças cardiovasculares precoces) e aumentam o risco de DAC. Os mecanismos pelos quais esses fatores de risco aumentam o risco da doença permanecem obscuros, e incluem características mutáveis (estilo de vida e características bioquímicas e fisiológicas) e imutáveis (características pessoais)[1].

O estudo de Framingham mostrou o efeito multiplicativo dos fatores de risco[4]. Pacientes com DAC estabelecida têm, para qualquer nível de fator de risco isolado ou para qualquer combinação de fatores de risco, um risco total de doença recorrente muito maior que pessoas assintomáticas[1].

Como a doença da artéria coronária tem origem multifatorial, é importante nos indivíduos sadios estimar o risco absoluto (risco de desenvolver doença da artéria coronária, seja como um evento fatal ou não, nos próximos dez anos, identificando os de mais alto risco)[1,4,5]. Aqueles que já apresentam sintomas de doença da artéria coronária são os que apresentam mais alto risco de evento vascular futuro e são os que devem receber intervenção mais intensa, a qual deve ser feita sobre o estilo de vida e, quando apropriado, por meio do uso de drogas. O uso de terapia medicamentosa deve ser orientado pelo risco absoluto do paciente e não considerando apenas o valor de um fator de risco isolado[1].

Segundo a American Heart Association (AHA), deve-se valorizar a presença de um fator de risco isolado quando este é grave, como hipercolesterolemia grave, tabagismo pesado ou hipertensão grave não controlada, que podem levar à DAC prematura, mesmo na ausência de outros fatores de risco. Ou seja, nesses casos, o risco absoluto pode não ser alto e a contagem de risco segundo Framingham pode subestimar o risco real[5].

Os níveis de risco são estimados (para os indivíduos que não desenvolveram doença sintomática, pois os que já desenvolveram são sempre de alto risco), segundo a Sociedade Européia de Cardiologia, em[1]:

- *Muito alto*: acima de 40%.
- *Alto*: de 20 a 40%.
- *Moderado*: de 10 a 20%.
- *Médio*: 5 a 10%.
- *Baixo*: abaixo de 5%.

Para estimar esse risco absoluto, leva-se em conta o sexo, a idade, o fato de ser tabagista ou não, a pressão arterial sistólica e o colesterol total, anotando-se esses dados sobre uma tabela (*Coronary Risk Chart for Primary Prevention*). Essas tabelas assumem HDL igual a 39mg/dL, para o homem, e 43mg/dL, para a mulher.

O efeito do tempo de exposição aos fatores de risco pode ser visto seguindo a própria tabela, e o risco é maior que o indicado para aqueles com hiperlipidemia familiar, diabetes (risco dobrado nos homens e mais que o dobro nas mulheres), história familiar de doença cardiovascular prematura, HDL baixa e triglicéride alto (acima de 180mg/dL). Esse risco absoluto talvez não seja aplicável a todas as populações, especialmente àquelas com baixa incidência de DAC, mas o risco relativo (comparando-se o risco entre duas pessoas da mesma idade) pode então ser aplicado[1].

Segundo a AHA e o American College of Cardiology, os principais fatores de risco independentes são: tabagismo, pressão arterial elevada, colesterol total e LDL-colesterol elevados, HDL-colesterol baixo, diabetes e idade avançada[5]. Qualquer um desses fatores maiores pode isoladamente causar DAC se não tratado por muitos anos. A relação quantitativa entre esses fatores de risco e o risco de DAC foi elucidada pelo estudo de Framingham. O risco total de uma pessoa pode ser estimado pela somatória dos riscos maiores (Tabela 170.1).

Outros fatores de risco estão associados ao risco de DAC aumentado: fatores circunstanciais e predisponentes, entre eles dois riscos maiores – obesidade e sedentarismo. E ainda: obesidade abdominal, história familiar de DAC prematura, características étnicas, fatores psicossociais, triglicérides elevados, partículas pequenas de LDL, homocisteína elevada, lipoproteína elevada, fatores pró-trombóticos (exemplo, fibrinogênio), e marcadores inflamatórios (exemplo, proteína colesterol-reativa)[5]. A contribuição de forma isolada de cada um desses fatores no desenvolvimento da DAC ainda não está totalmente estabelecida e geralmente não estão incluídos na avaliação do risco global, mas eles podem ser causa importante dessa doença[5].

A estratificação do risco deve levar em conta não apenas a somatória dos fatores envolvidos segundo sua categoria, mas também sua graduação segundo a gravidade, devendo-se considerar as limitações iniciais do sistema de Framingham, caso ele seja usado[1,5]. Ainda, o algorítmo de Framingham aplica-se apenas à prevenção primária, não devendo ser utilizado para pacientes com DAC, pois uma vez que a doença se manifesta clinicamente, o risco de evento coronariano futuro se torna muito maior[5].

Ao se usar o algorítmo de Framingham para avaliação preventiva, deve-se ter em mente algumas restrições. Primeiro,

TABELA 170.1 – Avaliação do risco global[5]

FATOR DE RISCO		PONTUAÇÃO	
		HOMENS	MULHERES
Idade (anos)	< 34	-1	-9
	35 – 39	0	-4
	40 – 44	1	0
	45 – 49	2	3
	50 – 54	3	6
	55 – 59	4	7
	60 – 64	5	8
	65 – 69	6	8
	70 – 74	7	8
Colesterol total (mg/dL)	< 160	-3	-2
	169 – 199	0	0
	200 – 239	1	1
	240 – 279	2	2
	≥ 280	3	3
HDL-colesterol (mg/dL)	< 35	2	5
	35 – 44	1	2
	45 – 49	0	1
	50 – 59	0	0
	≥ 60	-2	-3
PA sistólica (mmHg)	< 120	0	-3
	120 – 129	0	0
	130 – 139	1	1
	140 – 159	2	2
	> 160	3	3
Diabetes	Não	0	0
	Sim	2	4
Tabagismo	Não	0	0
	Sim	2	2
Total de pontos:			

PA = pressão arterial.

as medidas foram feitas alguns anos atrás e existe a possibilidade de que o nível de risco dado de algum fator de risco na população tenha mudado desde então. Segundo, o risco da população de Framingham para um dado valor pode não ser o mesmo que para outras populações (por diferenças étnicas, o risco absoluto da população estudada – homens brancos de origem européia – talvez não seja similar ao de outra população). Terceiro, as tabelas de risco de Framingham representam valores médios, contudo, dentro da própria população estudada, existe considerável variação individual, e outros fatores não incluídos nessa tabela modificam o risco absoluto (como obesidade e sedentarismo). Ainda, a magnitude da redução do risco atingida pela modificação de cada fator de risco pode não equivaler, reversamente, ao incremento no risco que acompanha esse fator. E, finalmente, a tabela de Framingham não projeta o risco a longo prazo (acima de 10 anos)[5].

Uma última consideração a ser feita é que as síndromes anginosas não ateroscleróticas foram incluídas no total de DAC em algumas mulheres de Framingham, o que diminui o risco de DAC grave em relação ao de DAC total, comparando-se ao risco em homens abaixo dos 70 anos[5].

O estudo de Framingham definiu como baixo o risco de DAC, em qualquer idade, dado pela combinação dos seguintes parâmetros: pressão arterial (PA) menor que 120/80mmHg, colesterol total (CT) entre 160 e 199mg/dL (ou LDL-colesterol entre 100 e 129mg/dL), e HDL-colesterol maior ou igual a 45mg/dL, para o homem, e maior ou igual a 55mg/dL para a mulher, para uma pessoa não fumante e sem diabetes[4,5]. Uma elevação do LDL-colesterol parece ser o fator de risco primário para DAC, pois essa elevação parece ser necessária para o desenvolvimento de aterosclerose. Risco muito baixo pode ser definido

TABELA 170.2 – Risco absoluto e relativo de DAC para homens, segundo Framingham[5]

Idade	30 – 34	35 – 39	40 – 44	45 – 49	50 – 54	55 – 59	60 – 64	65 – 69	70 – 74	Risco absoluto DAC total (%)	Risco absoluto + DAC grave (%)
Baixo risco (%)	2	3	3	4	5	7	8	10	13		
Pontos											
0	1									2	2
1	1,5	1	1							3	2
2	2	1,3	1,3	1						4	3
3	2,5	1,7	1,7	1,3	1					5	4
4	3,5	2,3	2,3	1,7	1,4	1				7	5
5	4	2,6	2,6	2	1,6	1,1	1			8	6
6	5	3,3	3,3	2,5	2	1,4	1,3	1		10	7
7	6,5	4,3	4,3	3,3	2,6	1,9	1,6	1,3	1	13	9
8	8	5,3	5,3	4	3,2	2,3	2	1,6	1,2	16	13
9	10	6,7	6,7	5	4	2,9	2,5	2	1,5	20	16
10	12,5	8,3	8,3	6,3	5	3,6	3,1	2,5	1,9	25	20
11	15,5	10,3	10,3	7,8	6,1	4,4	3,9	3,1	2,3	31	25
12	18,5	12,3	12,3	9,3	7,4	5,2	4,6	3,7	2,8	37	30
13	22,5	15	15	11,3	9	6,4	5,6	4,5	3,5	45	35
> 14	26,5	> 17,7	> 17,7	> 13,3	> 10,6	> 7,6	> 6,6	> 5,3	> 4,1	> 53	> 45

Os pontos da coluna da esquerda são os pontos estimados da Tabela 170.1.
As duas colunas da direita referem-se ao risco absoluto de desenvolver doença da artéria coronária (DAC) nos próximos dez anos, para doença total e grave.
A linha abaixo da idade mostra o risco relativo para cada idade, não se levando em conta outros fatores de risco.
O risco relativo (absoluto/baixo risco) está codificado por cores e inclui risco abaixo da média (cinza), na média (rosa-escuro), moderadamente acima da média (rosa-médio) e alto risco (rosa-claro).
O risco médio (rosa-escuro) refere-se àquele observado na população de Framingham.
Os riscos acima da média são subdivididos em risco relativo moderadamente alto (rosa-médio) e alto (rosa-claro), e representam, respectivamente, aumento de 3 vezes e de 4 ou mais vezes acima do risco mais baixo.

TABELA 170.3 – Risco absoluto e relativo de DAC para mulheres, segundo Framingham[5]

Idade	40 – 44	45 – 49	50 – 54	55 – 59	60 – 64	65 – 69	70 – 64	Risco absoluto DAC total (%)	Risco absoluto + DAC grave (%)
Baixo risco (%)	2	3	5	7	8	8	8		
Pontos									
0	1							2	1
1	1							2	1
2	1,5	1						3	2
3	1,5	1						3	2
4	2	1,3						4	2
5	2	1,3						4	2
6	2,5	1,7	1					5	2
7	3	2	1,2					6	3
8	3,5	2,3	1,4	1				7	3
9	4	2,7	1,6	1,1	1	1	1	8	3
10	5	3,3	2	1,4	1,3	1,3	1,3	10	4
11	5,5	3,7	2,2	1,6	1,4	1,4	1,4	11	7
12	6,5	4,3	2,6	1,9	1,6	1,6	1,6	13	8
13	7,5	5	3	2,1	1,9	1,9	1,9	15	11
14	9	6	3,6	2,6	2,3	2,3	2,3	18	13
15	10	6,7	4	2,9	2,5	2,5	2,5	20	15
16	12	8	4,8	3,4	3	3	3	24	18
>17	> 13,5	> 9	> 5,4	> 3,9	5,4	5,4	5,4	> 27	> 20

Os pontos da coluna da esquerda são os pontos estimados da Tabela 170.1.
As duas colunas da direita referem-se ao risco absoluto de desenvolver doença da artéria coronária (DAC) nos próximos dez anos, para doença total e grave.
A linha abaixo da idade mostra o risco relativo para cada idade, não se levando em conta outros fatores de risco.
O risco relativo (absoluto/baixo risco) está codificado por cores e inclui risco abaixo da média (cinza), na média (rosa-escuro), moderadamente acima da média (rosa-médio) e alto risco (rosa-claro).
O risco médio (rosa-escuro) refere-se àquele observado na população de Framingham.
Os riscos acima da média são subdivididos em risco relativo moderadamente alto (rosa-médio) e alto (rosa-claro), e representam, respectivamente, aumento de 3 vezes, e de 4 ou mais vezes, acima do risco mais baixo.

como LDL-colesterol menor que 100mg/dL na presença dos outros parâmetros citados, e deve ser sempre o almejado na prevenção secundária[5]. A redução do LDL-colesterol deve ser o objetivo alvo do controle lipídico[5,6].

O risco relativo, que é o risco absoluto em relação ao baixo risco, e o risco absoluto em dez anos são mostrados, nas Tabelas 170.2 e 170.3, para DAC grave (síndromes coronarianas agudas: angina instável, infarto do miocárdio e morte coronariana) e DAC total (que inclui também angina estável e infarto do miocárdio antigo, definido pelo eletrocardiograma).

PREVENÇÃO SECUNDÁRIA

Destinada a pacientes com DAC ou outras doenças ateroscleróticas, contribui para a não progressão da doença e melhor prognóstico.

Mudanças no Estilo de Vida[1]

- Abandono do tabagismo, incluindo reposição de nicotina para altos dependentes. Seu efeito adverso está relacionado ao consumo diário e à duração do hábito, particularmente se iniciado antes dos 15 anos.
- O impacto de fumar no risco de DAC é grandemente modificado pelo nível sérico de lipídios. O mecanismo pelo qual aumenta o risco de DAC não é totalmente conhecido, mas desenvolve a aterosclerose e aumenta a ocorrência de fenômenos trombóticos. Este último parece ser mais importante, pois parar de fumar leva a uma diminuição rápida do risco de eventos subsequentes nos pacientes com DAC (em dois a três anos o risco se torna igual ao dos pacientes que nunca fumaram), ao passo que em indivíduos assintomáticos são necessários dez anos para se igualar ao risco daqueles que nunca fumaram. O tabagismo está associado a maior mortalidade, maior morbidade, isquemia silenciosa, arritmias, espasmo coronariano e elevação do fibrinogênio.
- Escolha alimentar saudável, com orientação profissional para uma dieta que vise reduzir o peso, baixar os níveis pressóricos e de colesterol, controle da glicemia e redução à propensão a trombose. Os objetivos da dieta são reduzir a ingestão total de gordura para 30% ou menos do total de calorias ingeridas, reduzir gorduras saturadas ou transformadas para menos de um terço do total de gorduras ingerido (e menos que 10% do total de calorias) e reduzir a ingestão de colesterol para menos que 300mg/dia (passo um da dieta, segundo AHA)[1,6].
- Deve-se substituir gorduras saturadas por ácidos graxos mono ou poliinsaturadas (o que diminui LDL-colesterol e não afeta HDL-colesterol), ou por carboidratos de cadeia complexa (que baixam LDL-colesterol e HDL-colesterol, e não aumentam a taxa LDL/HDL). A primeira opção (dieta do Mediterrâneo) parece superior à segunda (dieta japonesa) e ambas estão associadas às melhores expectativas de vida no mundo. Deve-se ingerir ácidos graxos poliinsaturados: N-6, ácido linoléico, presente em margarinas, ou N-3, ácido alfa-linoléico, presente na canola, frutas e vegetais ou ácido eicosapentaenóico, presente em peixes. Não é suficiente, portanto, apenas uma dieta pobre em gorduras saturadas, como demonstrado em diversos estudos.
- Deve-se ainda aumentar a ingestão de frutas, cereais e vegetais, assim como flavanóides, vinho tinto, maçãs e cebolas, pela presença de antioxidantes, já que a oxidação das lipoproteínas na parede dos vasos participa da formação aterosclerótica.
- Deve-se reduzir a ingestão calórica total quando é necessária a perda de peso, e reduzir o consumo de sal e álcool quando a pressão arterial está elevada. Sabe-se que as dietas ricas em gorduras e hipercalóricas associadas ao sedentarismo promovem a obesidade.
- Suplementação de vitamina E na dieta é questionada.
- Aumento da atividade física, com exercícios aeróbios (caminhar, nadar ou pedalar), por 20 a 30min, 4 a 5 vezes por semana.
- Controle sobre o consumo de álcool. O risco daqueles que não bebem é maior do que daqueles que ingerem álcool em leve ou moderada quantidade (10 a 30g de etanol por dia para o homem e 10 a 20g para a mulher), e então o risco volta a aumentar conforme se aumenta o consumo de álcool, conferindo uma curva de risco em U ou em J, independentemente do tipo de bebida. Sua ação protetora em baixas doses deve-se ao aumento do HDL-colesterol, efeito antiagregante plaquetário e efeito favorável sobre os fatores fibrinolíticos.

Controle do Peso

Considerando-se o grau de obesidade pelo índice de massa corporal (IMC), tem-se: sobrepeso (IMC de 25 a 29,9kg/m^2), obesidade grau 1 (IMC de 30 a 34,9kg/m^2), obesidade grau 2 (IMC de 35 a 39,9kg/m^2) e obesidade mórbida ou grau 3 (IMC maior que 40kg/m^2). A obesidade centrípeta pode ser avaliada pela circunferência da cintura[1,5]:

- *Não obesos*: menor que 94cm para o homem e menor que 80cm para a mulher.
- *Ação nível 1 (alerta)*: 94 a 101cm para o homem e 80 a 87cm para a mulher.
- *Ação nível 2 (necessita aconselhamento profissional)*: maior que 102cm para o homem e maior que 88cm para a mulher.

Considerar que a curva de peso segue também um padrão em U ou J, e o risco é maior para aqueles abaixo do peso (IMC menor que 18,5kg/m^2) do que para os normais (IMC entre 18,5 e 24,9kg/m^2), e volta a aumentar na obesidade[1]. O objetivo é que se mantenha o peso[6] entre 21 e 25kg/m^2.

Manutenção da Pressão Arterial, do Colesterol Total e do LDL-colesterol

Manutenção da pressão arterial menor que 140/90mmHg, do colesterol total menor que 190mg/dL e do LDL-colesterol menor que 115mg/dL, com uso de drogas quando necessário (dando-se preferência ao uso de beta-bloqueadores, inibidores dos canais de cálcio, inibidores da enzima de conversão da angiotensina [ECA] e estatinas)[1].

Controle da Glicemia

Objetiva-se, nos insulino-dependentes, glicemia de jejum entre 91 e 120mg/dL e pós-prandial entre 136 e 160mg/dL, evitando-se hipoglicemia. Para os não insulino-dependentes, objetiva-se níveis até mais baixos, dentro dos valores de normalidade, que podem ser atingidos com segurança[1].

Outras Terapias Medicamentosas Profiláticas

Ácido acetilsalicílico (AAS) (na dose de 75mg/dia na hipertensão e nos pacientes de alto risco), beta-bloqueadores após infarto do miocárdio, inibidores da ECA para pacientes com insuficiência cardíaca (IC) pós-infarto do miocárdio ou disfunção de ventrículo esquerdo (VE) com fração de ejeção menor que 40%, e anticoagulantes quando necessário (infarto do miocárdio anterior extenso, aneurisma de VE, taquiarritmias paroxísticas, IC)[1]. Realizar seguimento próximo de parentes de pacientes com DAC prematura (homens abaixo de 55 anos e mulheres abaixo de 65 anos), e de famílias com hipercolesterolemia ou outra dislipidemia[1].

PREVENÇÃO PRIMÁRIA

A prioridade é para indivíduos saudáveis com alto risco de desenvolver DAC (risco absoluto maior ou igual a 20% nos próximos dez anos ou que excederá 20% se projetado para a idade de 60 anos), mas a prevenção primária refere-se a toda orientação dada a pessoas sem doença cardiovascular conhecida, e o primeiro objetivo deve ser prevenir o aparecimento dos fatores de risco[1]. Toda a população deve ser instruída a adotar hábitos de vida saudáveis, e essa orientação deve começar na infância, prevenindo-se o tabagismo, combatendo a obesidade e o sobrepeso nas crianças, bem como o ganho de peso nos adultos, incorporando-se atividades físicas regulares (caminhadas, atividades esportivas) e encorajando a redução da ingestão de colesterol e gorduras saturadas[6].

A AHA recomenda testes laboratoriais para a detecção dos fatores de risco desde a adolescência[6].

Controle dos Fatores de Risco

Estilo de Vida

Seguem as mesmas recomendações dadas aos pacientes com DAC. Quanto à atividade física, esta deve começar precocemente na escola e, assim que a criança ou adolescente descontinua essa atividade esportiva escolar, deve-se incluir planos de atividade física apropriada. O ideal é que sejam feitos 30 a 60min de exercícios, 6 vezes na semana, com intensidade individualizada. O término do exercício será determinado por cansaço (dispnéia ou fadiga muscular) que corresponda aos níveis cansativo ou ligeiramente cansativo da escala de Borg (13 a 15), e não é necessário o controle da freqüência cardíaca. Os exercícios devem incluir atividades aeróbias, como pedalar, caminhar e nadar, ou atividades esportivas recreacionais. Os exercícios de resistência usando peso ou equipamento apropriado devem ser feitos 2 a 3 vezes por semana. As medidas da capacidade funcional pelo teste de esforço não são necessárias para prevenção primária e medidas rotineiras do consumo de oxigênio (VO_2) para avaliar o nível de treinamento também não o são. Contudo, o TE deve sempre ser realizado nos pacientes de maior risco[7]. Objetiva-se exercícios regulares 3 a 4 vezes por semana, por 30 a 60min, e encaminhamento a programas supervisionados na presença de baixa capacidade funcional ou co-morbidades[6].

Pressão Arterial

Os riscos podem ser substancialmente reduzidos ao se baixar a pressão, especialmente o de acidente vascular cerebral (AVC); a redução do risco parece estar relacionada ao próprio fato de baixar a pressão arterial, mais do que a qualquer propriedade intrínseca das classes de anti-hipertensivos[1].

A decisão para a introdução de medicamentos depende do risco absoluto, assim como dos valores das pressões arteriais diastólica e sistólica (PAD e PAS) e da lesão nos órgãos-alvo[1].

- *Risco absoluto menor que 20% sem lesão de órgãos-alvo e PAD entre 90 e 99mmHg e/ou PAS entre 140 e 179mmHg*: mudanças no estilo de vida e medição da PA em seis meses.
  - *Se PA menor que 140/90mmHg*: manter orientações e seguimento em intervalos de pelo menos cinco anos.
  - *Se PAD 90 a 94mmHg ou PAS 140 a 159mmHg*: reforçar orientações com seguimento anual.
  - *Se PAD maior que 95mmHg e/ou PAS maior que 160mmHg*: terapia medicamentosa (considerar hipertensão secundária).
- *Risco absoluto maior que 20% e/ou lesão de órgãos-alvo, com PAD maior que 90mmHg e/ou PAS maior que 140mmHg*: mudanças no estilo de vida e reavaliação da PA em 3 meses.
  - *Se PAD menor que 90mmHg e PAS menor que 140mmHg*: manter orientações com seguimento anual.
  - *Se PAD maior que 90mmHg e/ou PAS maior que 140mmHg*: terapia medicamentosa.
- *PAD maior que 100mmHg e/ou PAS maior que 180mmHg*: mudanças no estilo de vida e terapia medicamentosa.

Portanto, na hipertensão moderada (PAD entre 95 e 99mmHg e PAS entre 160 e 179mmHg) sustentada, a terapia medicamentosa depende da presença de outros fatores de risco, e se há ou não lesão em órgãos-alvo.

O uso de drogas anti-hipertensivas visa manter a PA abaixo de 140/90mmHg e até mesmo abaixo disto nos pacientes jovens, com diabetes ou com doença renal parenquimatosa.

A redução da morbimortalidade cardiovascular, com o uso de diuréticos (particularmente tiazídicos) e beta-bloqueadores, está bem estabelecida na literatura, assim como alguns bloqueadores dos canais de cálcio e, mais recentemente, inibidores da ECA.

Segundo a AHA, deve-se introduzir terapia medicamentosa quando PA for maior ou igual a 140/90mmHg após 3 meses de modificação no estilo de vida ou quando PA inicial for maior que 160/100mmHg ou maior que 130/85mmHg na presença de IC, insuficiência renal ou diabetes[6].

Lipídeos Séricos

A redução no risco está associada à modificação das lipoproteínas, e não a qualquer propriedade intrínseca das drogas usadas[1]. O uso de drogas depende do risco absoluto, assim como dos níveis lipídicos, distribuição das lipoproteínas e história familiar de DAC prematura. Pacientes com hipercolesterolemia familiar são de risco tão elevado que o tratamento medicamentoso está sempre indicado.

- *Risco absoluto menor que 20% e CT maior que 190mg/dL*: mudanças no estilo de vida (passo um da dieta da AHA) para reduzir CT (abaixo de 190mg/dL) e LDL-colesterol (abaixo de 115mg/dL), com seguimento a cada cinco anos.
- *Risco absoluto maior que 20%*: dosar também triglicérides (TG) e HDL-colesterol (TG maior que 180mg/dL e HDL menor que 40mg/dL são marcadores de risco coronariano aumentado). Mudanças no estilo de vida por 3 meses e repetir dose.
  - Se CT menor que 190mg/dL e LDL-colesterol menor que 115mg/dL: manter orientações com seguimento anual.
  - Se CT maior que 190mg/dL e/ou LDL-colesterol maior que 115mg/dL: terapia com drogas.

Considera-se hiperlipidemia geneticamente determinada CT maior que 300mg/dL, com estigmas de hiperlipidemia e histórico familiar de DAC prematura, e deve-se dosar lipídeos nos parentes próximos[1].

Segundo a AHA, na presença de nenhum ou um fator de risco, deve-se manter LDL-colesterol menor que 160mg/dL, e na presença de dois ou mais fatores de risco, deve-se manter LDL-colesterol menor que 130mg/dL[6]. Em ambas as situações, iniciar dieta com total de gorduras menor que 30% das calorias ingeridas, gorduras saturadas menor que 7% do total de gorduras, e colesterol abaixo de 200mg/dia (passo dois da dieta), e controle de peso. Se LDL-colesterol for maior ou igual a 160mg/dL associado a dois fatores de risco, ou maior ou igual a 190mg/dL, ou maior ou igual a 220mg/dL, em homens abaixo de 35 anos ou mulheres pré-menopausa, adicionar terapia medicamentosa ao passo dois da dieta.

Deve-se dosar colesterol total e HDL-colesterol em todos os adultos acima de 20 anos, e medir também LDL-colesterol se CT for maior ou igual a 240mg/dL ou maior ou igual a 200mg/dL com dois ou mais fatores de risco[6].

Mesmo que não se possa atingir a dose recomendada, o paciente se beneficiará da terapia. Existem quatro classes de drogas no uso corrente (estatinas, fibratos, resinas e niacina), mas a eficácia em diminuir morbimortalidade e a segurança são muito maiores para as estatinas[1].

A primeira publicação sobre essas recomendações surgiu após o encontro de várias sociedades européias, em 1994. Após essa publicação, surgiram novas evidências, em particular sobre modificações nos valores de lipoproteínas. Três estudos (4S, CARE e LIPID), apresentados em novembro de 1997, no encontro da AHA, tratavam de prevenção secundária, e dois estudos (WOSCOPS e AFCAPS/TexCAPS) tratavam de prevenção primária. Em conjunto, esses estudos mostraram que as estatinas podem reduzir o risco de infarto do miocárdio não fatal, a necessidade de revascularização ou angioplastia, e o risco de morte[1].

Glicemia

Não há evidências até o momento de correlação entre o controle da glicemia e o risco de DAC, mas o controle da glicemia tem efeitos benéficos na doença microvascular do diabético e, portanto, isso deve ser sempre tentado, já que o risco de DAC nos diabéticos é muito maior quando comparado a pacientes de risco não diabéticos[1]. Há um consenso crescente que os pacientes diabéticos pertencem a um grupo de alto risco a curto prazo, especialmente aqueles com diabetes tipo 2, em razão da prevalência em idade avançada, quando coexiste com outros fatores de risco, e do prognóstico pobre desses pacientes, uma vez desenvolvida a DAC[5]. A categoria de risco do diabético é, portanto, maior do que aquela sugerida no estudo de Framingham[5].

Controle de Peso

Segundo a AHA, há uma forte correlação entre a obesidade e a DAC, e é considerada um fator de risco maior, devendo seu controle sempre fazer parte da prevenção a longo prazo[5].

Profilaxia com Drogas

Aspirina ou outros antiagregantes plaquetários não estão indicados, apenas em baixas doses (75mg/dia) nos hipertensos bem controlados[1]. Considerar reposição de estrógeno em todas as mulheres pós-menopausa, especialmente aquelas com múltiplos fatores de risco[6].

CONSIDERAÇÕES SOBRE O DIAGNÓSTICO DA DOENÇA DA ARTÉRIA CORONÁRIA

Teste Ergométrico no Diagnóstico de Doença da Artéria Coronária

- Classe I: pacientes adultos com probabilidade pré-teste para DAC intermediária, incluindo aqueles com bloqueio do ramo direito (BRD) ou infradesnivelamento do segmento ST no repouso de até 1mm (Tabela 170.4).
- Classe IIa: paciente com angina por vasoespasmo.
- Classe IIb
  - Pacientes com alta probabilidade pré-teste para DAC.
  - Pacientes com baixa probabilidade pré-teste para DAC.
  - Pacientes com depressão do segmento ST menor que 1mm e recebendo digoxina.
  - Pacientes com critérios eletrocardiográficos de sobrecarga ventricular esquerda (SVE) e infradesnivelamento menor que 1mm.
- Classe III
  - Pacientes com eletrocardiograma (ECG) de repouso apresentando:
    - Pré-excitação (síndrome de Wolff-Parkinson-White).
    - Ritmo determinado por marca-passo ventricular.
    - Depressão de ST maior que 1mm.
    - Bloqueio completo do ramo esquerdo (BRE).
  - Pacientes com infarto do miocárdio documentado ou angiografia prévia, mostrando lesão coronariana significativa, pois já têm um diagnóstico estabelecido de DAC[8], contudo o risco ou a isquemia podem ser determinados pelo teste.

O achado clínico mais preditivo de DAC é uma história de dor ou desconforto torácico; a dor típica pode ser definida como dor ou desconforto retroesternal, que é provocada por esforço ou estresse emocional, e melhora com o repouso e o

TABELA 170.4 – Probabilidade de doença da artéria coronária pré-teste, segundo idade, sexo e sintomas[8]

IDADE	SEXO	ANGINA TÍPICA	DOR ATÍPICA/ PROVÁVEL ANGINA	DOR TORÁCICA NÃO ANGINOSA	ASSINTOMÁTICOS
30 – 39	Homem	Intermediária	Intermediária	Baixa	Muito baixa
	Mulher	Intermediária	Muito baixa	Muito baixa	Muito baixa
40 – 49	Homem	Alta	Intermediária	Intermediária	Baixa
	Mulher	Intermediária	Baixa	Muito baixa	Muito baixa
50 – 59	Homem	Alta	Intermediária	Intermediária	Baixa
	Mulher	Intermediária	Intermediária	Baixa	Muito baixa
60 – 69	Homem	Alta	Intermediária	Intermediária	Baixa
	Mulher	Alta	Intermediária	Intermediária	Baixa

Alto risco = maior que 90%; baixo = menor que 10%; intermediário = igual a 10 a 90%; muito baixo = menor que 5%.

uso de nitroglicerina. A dor atípica é aquela que perde uma das três características anteriores.

A DAC, sem oclusão luminal suficiente para causar isquemia no esforço, pode levar a eventos isquêmicos por espasmo, ruptura da placa e trombose, mas a maioria dos eventos está associada à aterosclerose extensa.

A angina típica torna a probabilidade pré-teste tão alta que o resultado do teste ergométrico não altera radicalmente esse valor. Já em pacientes com probabilidade intermediária (dor atípica), o resultado do teste pode modificar grandemente o diagnóstico, e são, portanto[8], indicação de classe I.

O valor preditivo de um resultado positivo no teste de esforço (TE) depende da sensibilidade e da especificidade do teste, e também da prevalência da doença na população estudada (o valor preditivo é a porcentagem de pessoas com resultado anormal que têm a doença)[8].

Análise da probabilidade: utiliza-se o teorema de Bayes (probabilidade de uma doença é igual a probabilidade dessa doença pré-teste vezes a probabilidade que o teste apresente resultado positivo).

Análises multivariáveis para o diagnóstico da DAC foram propostas, analisando variáveis clínicas e do TE, e não apenas a resposta do segmento ST. Mas há dúvidas sobre que variáveis aplicar e como incluí-las na predição. As equações estatísticas propostas diferem quanto às variáveis e quanto aos coeficientes usados, e foram derivadas de estudos populacionais com alta prevalência de DAC, o que dificulta sua aplicação clínica[8]. Essas variáveis incluem:

- *Clínicas*: sexo, sintomas (dor típica, atípica, não anginosa ou ausente), diabetes, tabagismo, estrógenos, número de fatores de risco (hipertensão, hipercolesterolemia e obesidade) e alterações eletrocardiográficas de repouso (depressão do ST).
- *Eletrocardiográficas de esforço*: dor ao esforço, depressão do ST, inclinação do ST, freqüência cardíaca máxima, equivalentes metabólicos (MET) atingidos.

Influência de outros fatores no teste[8]:

- Drogas
  - *Digoxina*: produz depressão do ST ao esforço em 25 a 40% dos pacientes normais
  - *Beta-bloqueadores*: apesar de seu efeito na FC máxima, não há diferenças na *performance* do teste (não é necessária a suspensão dessas drogas).
- Alterações eletrocardiográficas
  - *Bloqueio do ramo esquerdo*: no BRE normalmente ocorre depressão do segmento ST sem associação com isquemia.
  - *Bloqueio do ramo direito (BRD)*: normalmente ocorre depressão do ST em parede anterior (de V1 a V3), sem associação com isquemia.
  - *SVE com alterações da repolarização ventricular*: diminui especificidade do teste, mas não altera sensibilidade.
  - *Depressão do ST no repouso*: tem sido identificado como um marcador de eventos cardíacos adversos em pacientes com ou sem DAC conhecida.

Miranda *et al.*, em estudo retrospectivo de 223 pacientes sem infarto do miocárdio prévio (excluindo mulheres, BRE, SVE, uso de digoxina ou doença valvar ou congênita), observaram que 10% tiveram depressão persistente do segmento ST no repouso e aproximadamente duas vezes mais de prevalência de DAC grave (30%) do que aqueles sem depressão do ST no repouso (16%)[9]. A acentuação do infradesnivelamento do ST para +2mm em esforço ou depressão descendente de 1mm, ou mais, na recuperação, foi um marcador particularmente útil, nesses pacientes, para diagnóstico de DAC.

A depressão isolada de ST no repouso com depressão adicional induzida pelo esforço indica um marcador razoavelmente sensível para DAC, e é associada a maior prevalência de DAC grave e a um pior prognóstico[8].

Segundo o consenso da AHA, nos pacientes com depressão do ST, no repouso maior que 1mm, o TE não acrescenta informações diagnósticas importantes. Nesses casos, os diagnósticos por imagem são mais úteis.

A depressão descendente do segmento ST é um forte fator preditor de DAC, mais do que a depressão horizontal, e ambas são mais preditivas que a depressão ascendente. O teste positivo é o infradesnivelamento horizontal ou descendente de 1mm ou mais. A depressão ascendente do segmento ST pode ser considerada *borderline* ou negativa[8].

O supradesnível do segmento ST em ECG normal é raro (1:1.000 pacientes) e representa isquemia transmural. É arritmogênico e localiza a isquemia (exemplo: se ocorre de V2 a V4, significa envolvimento da artéria descendente anterior; se em DII-DIII e aVF, a coronária direita está envolvida e assim por diante). Na presença de onda Q, seu significado é controverso (anormalidade da motilidade da parede ventricular ou viabilidade residual da área infartada)[8].

REABILITAÇÃO CARDÍACA

A reabilitação cardíaca combina a prescrição de exercícios com a intervenção sobre os fatores de risco nos pacientes com DAC estabelecida. Os objetivos da reabilitação cardíaca são melhorar a capacidade funcional, aliviando os sintomas relacionados à atividade física, atenuando a isquemia miocárdica, reduzindo a incapacidade, identificando e modificando os fatores de risco, no intuito de reduzir a morbimortalidade subseqüente, e retardando a progressão ou revertendo a aterosclerose da artéria coronária. O maior objetivo é restaurar e manter o *status* fisiológico, psicológico e social do paciente[2].

A prevenção secundária e a reabilitação cardíaca devem ser embasadas em um programa que otimize a redução do risco cardiovascular, reduza a disfunção e ainda promova mudanças de hábitos e uma vida ativa nos pacientes com doença cardiovascular, incluindo avaliação física e psicológica, exames laboratoriais rotineiros, conselhos nutricionais e de atividade física, e seguimento próximo do paciente, com avaliações periódicas da adesão do mesmo ao programa. Programas que consistem em exercícios de forma isolada não são considerados reabilitação cardíaca[10].

O incremento na atividade física regular é inversamente proporcional à mortalidade cardiovascular[2].

Estudos de reabilitação pós-infarto do miocárdio mostraram redução nas taxas de mortalidade, mas nenhuma mudança na ocorrência de reinfarto não fatal. Esses estudos foram realizados antes do uso de agentes trombolíticos e beta-bloqueadores e em conjunto com a mudança de outros fatores de risco, de forma que os efeitos benéficos do exercício de forma isolada ainda permanecem obscuros[2].

Capacidade Funcional

A avaliação da capacidade funcional (útil, limite e máxima) é obtida no teste de esforço pela detecção do momento em que ocorrem sintomas, alterações eletrocardiográficas, de resposta cronotrópica ou pressórica, ou arritmias[11]:

- *Capacidade funcional útil*: é a faixa segura na qual o paciente pode realizar atividades.

- *Capacidade funcional limite*: é o limite de esforço compatível com ausência de alterações ao esforço.
- *Capacidade funcional máxima*: é o esforço máximo obtido pelo teste ergométrico.

O exercício melhora a capacidade funcional por meio de uma variedade de mecanismos que inclui mudanças cardíacas e hemodinâmicas, alterações na resposta neuro-humoral, mudanças periféricas no músculo esquelético[2,12,13] e no consumo de O_2. Aumento no VO_2 máximo, com o treino entre pacientes cardiopatas, varia de 11 a 66%, após 3 a 6 meses de treino, com o maior aumento entre os mais sedentários, considerando que alguma melhora na capacidade aeróbia logo após infarto ou revascularização do miocárdio pode ser parte da recuperação espontânea[2].

A capacidade funcional após treino aumenta, atingindo-se menor freqüência cardíaca e menor PA para uma mesma carga de esforço, comparando-se com valores pré-treinamento, o que é especialmente benéfico entre os pacientes com DAC, pois manifestações isquêmicas tendem a ocorrer com cargas maiores de esforço, aumentando a capacidade desses pacientes nas tarefas submáximas[2].

Há ainda redução da isquemia induzida pelo esforço (menor depressão do segmento ST ao teste de esforço ou menos anormalidades na perfusão com tálio) para um mesmo duplo produto após um ano de treino. Há, portanto, aumento do limiar isquêmico (por aumento da oferta de O_2 por melhora da função miocárdica e/ou menor consumo de O_2 pelo músculo cardíaco)[2].

Outro aspecto a ser considerado diz respeito à circulação colateral. O exercício físico aumentaria o fluxo por meio das colaterais e estimularia a formação destas segundo algumas publicações, embora esse dado não tenha sido confirmado por outros estudos[13].

Retorno ao Trabalho

A melhora da capacidade funcional após condicionamento pode influenciar favoravelmente o retorno ao trabalho, mas há influência de outros fatores (demográficos, socioeconômicos, físicos e emocionais) que, em geral, retardam esse retorno.

As recomendações dadas, usando-se os dados obtidos TE em paciente pós-infarto do miocárdio, devem incluir retorno ao trabalho quando possível, devendo-se sempre tentar estabelecer a capacidade de trabalho nos pacientes com DAC.

Interação com Outros Fatores de Risco

O exercício afeta o metabolismo de gorduras e carboidratos, e em conjunto com a dieta tem um efeito benéfico no perfil lipídico, aumentando o HDL-colesterol, baixando o nível sérico de triglicérides, e possivelmente influenciando o LDL-colesterol e o colesterol total. É também útil como coadjuvante no controle de outros fatores de risco, como obesidade, diabetes e hipertensão, ajudando a controlar o peso e diminuindo a resistência periférica à insulina[2,5].

Aconselhamento nutricional deve ser feito para todos os participantes de programas de reabilitação, especialmente aqueles com dislipidemia, obesidade e diabetes.

Devem ser considerados os efeitos do condicionamento em populações específicas, como mulheres, idosos, insuficiência cardíaca e transplante cardíaco. Mais da metade das mortes por DAC ocorre em mulheres, e a mortalidade após infarto do miocárdio é maior entre elas, portanto é maior a necessidade de reabilitação nesse grupo. Considerar nos idosos que a capacidade funcional declina com a idade, mas esse declínio pode ser atenuado pela atividade física. A reabilitação na insuficiência cardíaca aumenta o VO_2 máximo, a duração do esforço e o limiar anaeróbio, e reduz a FC de repouso e submáxima, bem como a ventilação-minuto, melhorando os sintomas e a qualidade de vida, sem efeitos adversos[2].

Programas de Condicionamento Físico

Envolvem exercícios aeróbios dinâmicos. Recentemente, os exercícios de resistência, de leve à moderada intensidade, estão se tornando mais úteis em pacientes de baixo risco, o que traz benefícios na *performance* muscular[2].

O risco de morte súbita cardíaca em pacientes cardiopatas é maior do que na população normal com a prática de exercícios não supervisionados (1:60.000 a 1:65.000 pessoas-hora de exercício, e 1:565.000 pessoas-hora de exercício vigoroso na população normal)[14].

Com exercício supervisionado, em programas de reabilitação, o risco de eventos cardíacos, segundo VanCamp e Peterson, é 1:111.966, e de morte é 1:783.972 (portanto, menor do que da população geral)[15].

Por conseguinte, a principal função dos programas de reabilitação é definir a intensidade de exercício que seja ao mesmo tempo segura e eficaz.

O uso de uma estratificação de risco, segundo a AHA, ao avaliar os pacientes no início do programa de reabilitação é essencial para minimizar o risco potencial[14].

A estratificação do risco é feita pela realização de TE precoce (4º ao 7º dia pós-infarto do miocárdio ou outros eventos), para pacientes não complicados, sem arritmias, isquemia ou disfunção do VE no repouso. O TE só não deve ser indicado quando sua realização acrescentar poucas informações para o paciente de maior risco (baixa relação custo-benefício)[2,5].

Há dúvidas se em pacientes com infarto do miocárdio de parede anterior recente, com disfunção do VE (FE menor que 40%), e que caminham para deterioração desse ventrículo, poderiam ter esse efeito agravado pelo exercício precoce[2].

A intensidade e a duração do exercício supervisionado é individual e varia de acordo com o risco do paciente; a intervenção na reabilitação deve ser multidisciplinar, incluindo educadores físicos, psicólogos, nutricionistas, assistentes sociais e enfermeiros treinados[2].

É sempre importante a intervenção sobre desordens psicossociais, que são freqüentes entre pacientes com DAC, especialmente em fases precoces de recuperação, e incluem depressão (10 a 20% dos pacientes pós-infarto do miocárdio), ansiedade (5 a 10% dos pacientes), distúrbios sexuais, isolamento social, problemas no trabalho e abuso ou dependência de álcool ou drogas[2].

Estima-se que apenas 15% dos pacientes vítimas de infarto do miocárdio ou submetidos a revascularização do miocárdio participem de programas formais de reabilitação, mas recursos alternativos, como programas domiciliares de exercício não supervisionado viáveis para pacientes de baixo risco ou programas com monitoração eletrocardiográfica telefônica, são também seguros e eficazes[2].

QUADRO 170.1 – Indicações para a reabilitação cardíaca[2]

- Doença da artéria coronária (particularmente aqueles com fatores de risco modificáveis ou com baixa tolerância ao esforço – 6MET)
- Infarto do miocárdio
- Cirurgia de revascularização miocárdica
- Transplante cardíaco
- Insuficiência cardíaca
- Angioplastia da artéria coronária
- Cirurgia de válvulas

O sucesso de qualquer prevenção secundária depende da aderência do paciente. As taxas de aderência para o condicionamento físico excedem 80% nos 3 primeiros meses, caem para 60 a 71% em 6 meses, 45 a 60% em 12 meses e 30 a 50% em 2 a 4 anos[2]. A adoção de algumas estratégias aumenta a adesão: individualizar a prescrição de exercícios com seguimento periódico, oferecer regimes de exercícios variados e eficazes e identificar grupos de pacientes de difícil adesão (Quadro 170.1).

Os programas de reabilitação cardíaca reduzem as taxas de re-hospitalização e o uso de medicamentos, e aumentam as taxas de retorno ao trabalho. Pacientes com DAC conhecida (particularmente aqueles com fatores de risco modificáveis), baixa tolerância ao esforço (que limite as atividades domésticas ou ocupacionais), isquemia induzida pelo esforço, insuficiência cardíaca, infarto do miocárdio, RM ou transplante cardíaco devem ser encaminhados para reabilitação, inclusive para início na fase intra-hospitalar. Pacientes com insuficiência cardíaca classes I a III devem receber exercícios supervisionados leves a moderados[2].

Para os pacientes com angioplastia, a prioridade também é para aqueles com fatores de risco modificáveis, baixa capacidade ao esforço, revascularização incompleta, infarto do miocárdio prévio ou insuficiência cardíaca, apesar de não se conhecer a influência da reabilitação cardíaca na reestenose[2].

A duração e a intensidade da reabilitação se baseiam no risco ao esforço, e a supervisão deve ser mantida até que haja segurança para a realização de exercícios não supervisionados.

O teste ergométrico deve ser realizado após 6 semanas do início do condicionamento para se reavaliar a prescrição de esforço e, após isto, pelo menos anualmente[2].

A reabilitação provavelmente tem efeito significativo na prevenção secundária.

Os efeitos do exercício físico na fisiopatologia da isquemia ainda são obscuros e sua influência sobre a reatividade vasomotora da coronária, fluxo sangüíneo e mecanismos de oclusão não são conhecidos. São necessários estudos para avaliar a ocorrência de isquemia global (silenciosa ou sintomática) e arritmogênese – acreditando-se que o exercício aumente o limiar de arritmias por manter a estabilidade elétrica cardíaca, restauração da função barorreflexa após infarto do miocárdio, e mudanças neuro-humorais relacionadas ao exercício –, assim como ainda é necessário avaliar os efeitos sobre a remodelação do VE após infarto do miocárdio, na dependência da topografia e da extensão da lesão, e do uso concomitante de drogas (beta-bloqueadores e inibidores de ECA)[2,12].

AVALIAÇÃO DO RISCO E PROGNÓSTICO NOS INDIVÍDUOS COM SINTOMAS OU HISTÓRIA PRÉVIA DE DOENÇA DA ARTÉRIA CORONÁRIA

O risco de morte cardíaca no paciente com DAC é a somatória do risco no momento da avaliação e do risco de a doença progredir ou regredir pelo tempo. A progressão ou a regressão são determinadas primariamente pelos fatores de risco associados à evolução do processo aterosclerótico, incluindo cigarro, dislipidemia, hipertensão e diabetes. O risco, ou o prognóstico, no momento da avaliação é determinado por cinco fatores principais[8]:

- Função do ventrículo esquerdo, que é o mais forte preditor de sobrevida a longo prazo, determinada em particular pela extensão da lesão e pelos mecanismos compensatórios usados pelo sistema cardiovascular. Alguns parâmetros clínicos e laboratoriais fornecem dados sobre a função de VE, entre eles: história de infarto do miocárdio prévio, presença de ondas Q no ECG de repouso, sinais de insuficiência cardíaca congestiva (ICC), cardiomegalia, fração de ejeção, volume sistólico final, anormalidades regionais da mobilidade da parede de VE, distúrbios de condução no ECG, regurgitação mitral e tolerância ao esforço.
- Extensão anatômica e gravidade do envolvimento da árvore coronária, como número de vasos comprometidos, presença de vasos colaterais, isquemia transitória, alterações do ST induzidas pelo esforço.
- Sinais associados à ruptura da placa, que aumentam muito o risco, a curto prazo, de morte ou infarto do miocárdio não fatal. Clinicamente, pode ocorrer angina instável ou isquemia transitória no ECG de repouso. Considerar que a maioria das placas vulneráveis parece angiograficamente insignificante (oclusão menor que 75% da luz), ao passo que as placas maiores (75% ou mais) são de baixo risco de ruptura, o que pode resultar em um TE negativo e a ocorrência de um evento agudo logo após esse resultado.
- Instabilidade elétrica do miocárdio e a propensão à arritmia ventricular maligna;
- Estado geral de saúde, idade e co-morbidade não coronariana.

Estratificação do Risco com o Teste de Esforço

A maior parte dos dados obtidos no TE é marcadora prognóstica, podendo orientar a conduta clínica, e principalmente avaliar o grau de segurança para se retornar à atividade física.

Medidas que devem ser avaliadas a partir do TE, segundo a AHA[8]:

- Eletrocardiográficas
  - Depressão máxima de ST.
  - Elevação máxima de ST.
  - Morfologia do segmento ST (ascendente, horizontal, descendente).
  - Número de derivações com alterações do segmento ST.
  - Tempo de duração da alteração de ST durante a recuperação.
  - Índice ST/FC.
  - Arritmias ventriculares induzidas pelo esforço.
  - Momento do surgimento da alteração do ST.
- Hemodinâmicas
  - Freqüência cardíaca máxima.
  - Pressão sistólica máxima.
  - Duplo produto máximo.
  - Duração total do esforço (a capacidade máxima de esforço é um dos mais fortes marcadores prognósticos).
  - Resposta deprimida da pressão arterial ao esforço (queda abaixo do valor pré-esforço).
  - Incompetência cronotrópica.
- Sintomáticas
  - Angina induzida pelo esforço.
  - Sintomas limitantes do esforço.
  - Momento de surgimento da angina.

A estratificação do risco segundo o TE é que direciona a prescrição de esforço, e a subdivide em supervisionada ou não. O paciente que estiver incluído em qualquer dos itens a seguir deverá ser encaminhado a programa de reabilitação supervisionada[11,16]:

- Resposta alterada das variáveis cardiorrespiratórias, com presença de sinais indicativos de disfunção do VE

(não incremento da PA sistólica ao esforço, com ganho menor que 30mmHg, ou manutenção da PA diastólica acima de 120mmHg), com ou sem sinais de IC (cardiomegalia, presença de B3, FE menor que 40 pelo ecocardiograma).
- Modificações eletrocardiográficas, como arritmias ventriculares complexas, infradesnivelamento do segmento ST maior que –2mm, intervalo QT maior que 440ms, e desenvolvimento de bloqueio atrioventricular ou BRE ao esforço.
- Angina desencadeada pelo esforço, com ou sem alterações do segmento ST, e capacidade funcional menor que 7MET.
- Capacidade funcional (CF) menor que 5MET (17,5mL/kg/min de O_2), mesmo sem qualquer outra indicação.
- História familiar de morte súbita, infarto do miocárdio recente (até 3 meses), uso de marca-passo de freqüência fixa, antecedente de síncope sem diagnóstico definido, estenose aórtica grave, origem anômala das artérias coronárias e outras cardiopatias congênitas.
- Alterações osteomioarticulares, obesidade importante, anemia acentuada, diabetes melito (DM) descompensado, hipertensão refratária, hipertireoidismo e outras limitações não cardíacas.

Os pacientes selecionados a programas não supervisionados, que apresentam baixo risco segundo a estratificação acima, devem realizar TE periódico (a cada 3 meses), e exames complementares, para aumentar, diminuir ou manter a intensidade do esforço. Os pacientes em uso de drogas cronotrópicas negativas (beta-bloqueadores, bloqueadores dos canais de cálcio, antiarrítmicos ou digital) devem realizar o TE em uso da medicação[11].

Pacientes Sintomáticos com Doença da Artéria Coronária Não Aguda

Pacientes com suspeita de DAC ou DAC conhecida, com sintomas novos ou que mudaram, sugestivos de isquemia, devem ser submetidos ao teste de esforço para se avaliar o risco de eventos cardíacos futuros. O ECG de esforço deve ser o método inicial de avaliação dos pacientes com ECG de repouso normal, que não estejam em uso de digoxina e que tenham condições físicas de realizar exercícios[8].

A capacidade máxima de esforço, que é um dos marcadores prognósticos mais consistentes, pode ser determinada por vários parâmetros, entre eles: duração total do esforço, máximo valor de equivalente metabólico (MET) alcançado, máximo trabalho realizado, FC máxima, e duplo produto[8].

Outro marcador prognóstico é relacionado à isquemia induzida pelo esforço (elevação e depressão de ST, e angina).

Dois estudos relacionaram o ECG de esforço e o prognóstico. McNeer et al. demonstraram que um resultado positivo precoce (alterações do ST nos dois primeiros estágios de Bruce) identifica uma população de alto risco, ao passo que aqueles que chegaram ao quarto estágio são de baixo risco, independente da resposta do ST[17]. Weiner et al. analisaram 4.083 pacientes medicados e identificaram 12% como sendo de alto risco (alterações do ST e incapacidade de completar o primeiro estágio do protocolo de Bruce) e que tiveram uma taxa de mortalidade anual de 5% ao ano. Pacientes que puderam completar o terceiro estágio do protocolo de Bruce, sem alterações de ST (34%), constituíram o grupo de baixo risco (mortalidade anual estimada menor que 1%)[18].

Mark et al. criaram uma contagem prognóstica aplicada para a esteira ergométrica (DUKE treadmill score)[19]:

Tempo de exercício – 5 × quantidade de alteração do ST (em mm) – 4 × índice de angina ao esforço (0 sem angina, 1 para angina induzida pelo esforço e 2 para exercício interrompido pela angina)

O grupo de alto risco (contagem menor que –11) teve uma média anual de mortalidade cardiovascular maior que 5%. Pacientes de baixo risco (contagem maior que +5) tiveram uma taxa anual de mortalidade de 0,5%.

Froelicher et al. desenvolveram outra contagem prognóstica:

5 × (IC/Dig) + depressão do ST induzida pelo exercício (em mm) + alterações da PA sistólica – MET

em que, IC = insuficiência cardíaca; Dig = digoxina (sim = 1 e não = 0); PA sistólica = 0 para aumento acima de 40mmHg, 1 para 31 a 40mmHg, 2 para 21 a 30mmHg, 3 para 11 a 20mmHg, 4 para 0 a 11mmHg, e 5 para queda em relação ao valor pré-esforço em pé.

É importante considerar o valor preditivo do teste de esforço em relação ao tipo de evento futuro (morte ou infarto do miocárdio), o que ainda não foi adequadamente estudado. Em geral, não se pode correlacionar a depressão do ST ou a capacidade de esforço com a probabilidade de infarto do miocárdio não fatal futuro, e os resultados do TE avaliam melhor a probabilidade de morte (dando melhores informações sobre a extensão e a gravidade da doença coronariana)[8].

Pacientes com Angina Instável

Os testes de estresse (com drogas ou exercício) fazem parte da avaliação dos pacientes de baixo risco não hospitalizados, devendo ser realizados dentro de 72h da apresentação do quadro. Nos pacientes hospitalizados (de risco baixo ou moderado), o TE também deve ser realizado, a menos que haja indicação de cateterismo, nos pacientes que não apresentarem isquemia ativa ou sinais de IC por no mínimo 48h[8].

Não há evidências para se definir a segurança do TE precoce na angina instável, mas alguns estudos mostraram que testes submáximos, realizados antes da alta hospitalar (após 3 a 7 dias), comparados com aqueles realizados após 1 mês, identificaram pacientes que teriam eventos nesse intervalo de tempo, e esses eventos representaram metade dos eventos ocorridos no primeiro ano[8].

Os melhores dados para predizer a sobrevida de um ano sem infarto do miocárdio foram o número de derivações com depressão do segmento ST e o pico de esforço atingido (peak exercise workload achieved)[8].

Pacientes com baixo risco pós-teste de esforço (mortalidade cardíaca média anual menor que 1%) podem ser tratados com medicamentos, enquanto aqueles com resultado do TE fortemente positivo (alto risco pós-teste, com mortalidade maior que 4% ao ano) devem ser conduzidos a cateterismo. Por fim, pacientes com risco intermediário (mortalidade cardíaca média anual de 2 a 3% ao ano) podem ser encaminhados para cateterismo ou para estudos de imagem[8].

Após Infarto do Miocárdio

Indicações do TE, segundo a AHA/ACC[8]:

- Classe I
  - Antes da alta hospitalar para análise prognóstica, prescrição de exercício, avaliação da terapia medicamentosa (teste submáximo entre 4 e 7 dias).
  - Após a alta, precocemente, para análise prognóstica, prescrição de exercício, avaliação da terapia medica-

mentosa e reabilitação cardíaca, se o TE pré-alta não foi realizado (teste limitado por sintomas/entre 14 e 21 dias).
– Após a alta, tardiamente, para análise prognóstica, prescrição de exercício, avaliação de terapia medicamentosa e reabilitação cardíaca se o TE precoce foi submáximo (TE limitado por sintomas/entre 3 e 6 semanas).
- Classe IIa: após a alta para aconselhamento de exercícios e/ou treinamento, como parte da reabilitação cardíaca, em pacientes que foram submetidos à revascularização miocárdica.
- Classe IIb
 – Antes da alta em pacientes que foram submetidos a cateterismo, para identificar isquemia na evolução de lesão coronariana limítrofe.
 – Pacientes com as seguintes alterações eletrocardiográficas:
  • Bloqueio completo do ramo esquerdo.
  • Síndrome de pré-excitação.
  • Hipertrofia ventricular esquerda.
  • Uso de digoxina.
  • Depressão do segmento ST maior que 1mm no repouso.
  • Ritmo determinado por marca-passo ventricular.
 – Monitoração periódica de pacientes que continuam participando de treinamento ou programas de reabilitação cardíaca.
- Classe III: co-morbidade grave que limite a expectativa de vida e/ou candidato à revascularização.

Grande porcentagem de pacientes pós-infarto não é submetida ao ECG de esforço em razão da instabilidade clínica ou presença de co-morbidades, como angina instável, insuficiência cardíaca não controlada, arritmias não controladas ou doenças de extremidades inferiores: neurológicas, ortopédicas ou vasculares. Esses pacientes que não estão aptos a realizar o TE têm uma taxa muito maior de eventos adversos[8]. Nos pacientes com BRE, SVE, síndrome de pré-excitação, depressão do segmento ST maior que 1mm ou elevação do ST ao ECG de repouso ou ao uso de digoxina deve-se considerar a realização de um método de estudo por imagem, já que a possibilidade de detectar isquemia de esforço é reduzida[8].

O TE pós-infarto do miocárdio pode acrescentar informações sobre[8]:

- Estratificação do risco e avaliação do prognóstico.
- Avaliação da capacidade funcional para prescrição de atividade após alta hospitalar, incluindo avaliação do trabalho doméstico ou ocupacional, e exercícios como parte da reabilitação e redução do risco.
- Avaliação da eficácia da terapia medicamentosa.

O TE pode ser realizado de forma precoce, antes (4 a 7 dias) ou logo após a alta hospitalar (14 a 21 dias), ou mais tardio (6 semanas até 6 meses após infarto do miocárdio). Os protocolos podem ser submáximos ou limitados pelos sintomas. Os protocolos submáximos têm um final pré-determinado, que pode ser definido por uma frequência cardíaca de pico igual a 120bpm, ou 70% da FC máxima preconizada, ou até 5MET. Os testes limitados pelos sintomas continuam até que o paciente apresente sinal ou sintoma que leve à interrupção do esforço (angina, fadiga, depressão do ST maior que 2mm, arritmias ventriculares ou aumento da PA sistólica maior que 10mmHg). Os protocolos mais usados são Bruce, Bruce modificado ou Naughton modificado, não se dispondo ainda de dados suficientes para se avaliar a segurança com uso de rampa ou cicloergômetro, embora estes ofereçam a vantagem de aumentos graduais de carga e melhor estimativa da capacidade funcional[8].

Os testes limitados por sintomas realizados entre 4 e 7 dias pós-infarto do miocárdio revelam resposta isquêmica duas vezes mais que os testes submáximos, e avaliam melhor a capacidade funcional; são mais úteis na prescrição de exercícios[8].

O TE após infarto do miocárdio parece ser seguro, apresentando uma incidência de eventos cardíacos fatais (incluindo infarto do miocárdio fatal e ruptura cardíaca) de 0,03%; infarto do miocárdio não fatal ou parada cardíaca ressuscitada com sucesso de 0,09%, e arritmias complexas (incluindo taquicardia ventricular) de 1,4%. Os protocolos limitados por sintomas têm uma taxa de eventos que é 1,9 vez maior que a dos submáximos, mas as taxas de eventos fatais são muito baixas[8].

A estratificação do risco pelo TE precoce após infarto do miocárdio é limitada pelo fato de serem encaminhados para teste precoce pacientes que têm menor risco (em geral, receberam trombolíticos, não são triarteriais e têm infartos menores); muitas vezes, eles são submetidos a estudo angiográfico ao invés do TE. Os pacientes inaptos a realizar TE têm as maiores taxas de eventos cardíacos adversos[8].

A depressão de ST isquêmica, induzida pelo esforço, tem um valor preditivo para morte cardíaca ou reinfarto menor que no passado, em razão do uso de agentes trombolíticos, de beta-bloqueadores (que reduzem a ocorrência de angina e de alterações isquêmicas do ST, e aumentam o tempo de esforço até o surgimento da isquemia) e maior número de revascularizações. Já a capacidade de esforço (obtida em MET ou pelo tempo total de esforço) tem um grande valor preditivo para eventos cardíacos adversos pós-infarto do miocárdio, e capacidade menor que 5MET está associada a pior prognóstico (considerar que o uso de drogas beta-bloqueadoras não interfere na capacidade funcional). Da mesma forma, os incrementos menores que 30mmHg na pressão sistólica continuam a ser bons marcadores prognósticos[8].

A maioria das atividades domésticas ou ocupacionais requer menos que 5MET, inclusive atividade sexual, de forma que um teste submáximo no momento da alta hospitalar é útil para orientações quanto às atividades que o paciente pode realizar durante as primeiras semanas após infarto do miocárdio. Os teste limitados por sintomas, realizados de 3 a 6 semanas após infarto do miocárdio, podem orientar nas prescrições de atividades adicionais. Considerar que a demanda de energia para se levantar objetos pesados ou trabalhos braçais e alterações de temperatura, ambiente e estresse psicológico não podem ser avaliadas pelo TE rotineiro; nos pacientes com baixa capacidade funcional, disfunção de VE, isquemia de esforço ou insegurança quanto ao retorno ao trabalho, pode-se realizar um teste de trabalho simulado[8].

Para o encaminhamento do paciente a programas de reabilitação, é necessária antes a realização de um teste limitado por sintomas, para estratificar o risco, estabelecer uma intensidade de treino segura e eficaz, determinar o nível de supervisão necessária e avaliar a eficácia do condicionamento[7,8,11].

Segundo o Consenso Nacional de Reabilitação Cardiovascular e outras publicações nacionais, a reabilitação após infarto do miocárdio, revascularização do miocárdio ou angioplastia se subdivide em[13,16]:

- *Fase I*: compreende a reabilitação durante a fase aguda do evento cardíaco no estágio intra-hospitalar e inclui exercícios de flexibilidade dos membros – melhorando a capacidade respiratória, no intuito de se evitar atelectasias pulmonares, doença tromboembólica e, também, deambulação lenta e progressiva a partir do 5º dia – e orientação de como se sentar em uma cadeira, pelo menos três vezes ao dia. Essa reabilitação precoce deverá ser efetuada sob monitoração eletrocardiográfica. As alterações no traçado do ECG ou da PA, assim como alterações clínicas (fraqueza, palidez, cianose, dispnéia, náuseas e angina), são os critérios que orientarão a rotina de exercícios.

- *Fase II*: inicia-se após a alta hospitalar e compreende as orientações dadas ao paciente quanto à realização de atividades domésticas, devendo-se orientá-lo para atividades de até 5MET ou com freqüência cardíaca de até 70% da FC máxima para sua idade.
- *Fase III*: é a reabilitação em fase crônica que se inicia a partir do 3º mês após o evento, quando o paciente será encaminhado a programas de reabilitação supervisionada, de acordo com os dados obtidos pelo TE quanto à capacidade funcional e à estratificação de risco.
- *Fase IV*: segundo alguns autores, seria a fase mais tardia do processo de convalescência (3 a 12 meses), quando o paciente já estiver apto à realização de exercícios não supervisionados.

PRINCÍPIOS GERAIS PARA A PRESCRIÇÃO DE EXERCÍCIOS

A orientação para o exercício não supervisionado baseia-se no VO_2 máximo alcançado, MET máximo alcançado, FC máxima alcançada, nível de cansaço (índice de autopercepção para o esforço [IPE], segundo Borg) ou limiar anaeróbio. Os pacientes de baixo risco, que realizaram TE máximo, sem ocorrência de sintomas e sem alterações significativas do traçado eletrocardiográfico ou da PA, estão aptos a realizar exercícios não supervisionados. Devem se exercitar por um tempo mínimo de 40min por dia, pelo menos 5 vezes por semana e a 50 a 85% do VO_2 máximo ou 50 a 75% da reserva cronotrópica[7,11].

Se não foi realizado um TE inicial precoce, um aumento de 20bpm acima da FC de repouso é adequado até que o TE seja realizado[7].

A prescrição do exercício supervisionado baseia-se nos mesmos parâmetros[7,11,16]:

- Segundo VO_2: estabelece-se o VO_2 máximo alcançado e então o percentual da capacidade funcional que se deseja trabalhar, considerando-se que esforços abaixo de 50% do VO_2 máximo não produzem efeito significativo e os acima de 85% não são recomendados para exercícios não supervisionados. A determinação do VO_2 máximo é mais precisa pela ergoespirometria, e a prescrição de treinamento deve ser entre o limiar anaeróbio 1 e o ponto de compensação ventilatória. Deve-se ressaltar que pessoas com valores próximos de VO_2 máximo nem sempre apresentam capacidades aeróbias semelhantes, em função do ponto de limiar anaeróbio ocorrer em cargas distintas, por isso que a determinação indireta do VO_2 pelo TE convencional é falha.
- Segundo freqüência cardíaca
  - Método de Karvonen: estipula a chamada reserva cronotrópica:

  (FC máxima atingida no TE – FC repouso) × 50 a 75% FC máxima + FC repouso

  em que, 50 a 80% FC máxima é o percentual da FC desejada para o treinamento. Uma variação recomendada pelo Colégio Americano de Medicina Esportiva (1987) baseia-se na CF em MET, somada a um limiar básico de intensidade de 60%. Exemplo: para uma CF igual a 20MET, o esforço que se almeja atingir será 60% mais 20 (igual a 80%). Esse percentual encontrado será então aplicado na fórmula de Karvonen, obtendo-se assim a FC alvo de treinamento.
  - Porcentagem direta da FC máxima atingida no TE, estabelecendo-se a carga equivalente a essa frequência, e podendo-se utilizar a tabela de Fox nas avaliações de indivíduos sedentários. Esse método subestima a FC alvo em aproximadamente 15%.

- Pela autopercepção para o esforço (IPE de Borg): baseia-se em uma escala que quantifica o cansaço de 6 a 20. É importante para avaliar a capacidade funcional de pacientes que fazem uso de drogas depressoras da resposta cronotrópica. O esforço é máximo ou próximo ao máximo quando chegar a 19 ou 20 da escala; valores entre 14 e 16 correspondem a 75 a 90% da FC máxima (esforço de alta intensidade), entre 12 e 13 a aproximadamente 60 a 75% da FC máxima (moderada intensidade), e valores menores que 12 correspondem a 40 a 60% da FC máxima (baixa intensidade)[7]. A prescrição para condicionamento físico deve ser entre 12 e 16[11]. Uma intensidade inicial de treino apropriada é entre 60 e 75% da FC máxima (12 a 13 da escala de Borg), embora alguns pacientes possam necessitar de FC menores, entre 40 e 60% da FC máxima[7]. Depois que um nível de atividade segura é atingido, a duração é aumentada em 5min a cada semana; conforme a resposta da FC ao esforço baixa com o condicionamento, a intensidade pode ser aumentada. Nesse momento, podem ser adicionados os exercícios de resistência[7].

Nos pacientes de alto risco, a intensidade de esforço para condicionamento deriva da FC associada à anormalidade (arritmia ou isquemia) no TE. A FC máxima recomendada para treino é de 10 batimentos abaixo da FC associada à anormalidade, e o TE deve ser repetido pelo menos anualmente[7].

REFERÊNCIAS BIBLIOGRÁFICAS

1. PREVENTION of coronary heart disease in clinical practice. Recommendations of the Second Joint Task Force of European and others Societies on Coronary Prevention. *Eur. Heart J.*, v. 19, p. 1434-1503, 1998.
2. BALADY, G. J.; FLETCHER, B. J.; FROELICHER, E. S. et al. Cardiac Rehabilitation Programs. A Statement for Healthcare Professionals from the American Heart Association. Disponível em: <http://www.americanheart.org/Scientific/statements/1994/099402.html>.
3. KAPLAN, G. A.; KEIL, J. E. Socioeconomic factors and cardiovascular disease: a review of the literature. *Circulation*. v. 88, pt. 1, p. 1973-1998, 1993.
4. GRUNDY, S. M.; BALADY, G. J.; CRIQUI, M. H. et al. Primary prevention of coronary heart disease: guidance from Framingham. A statement for healthcare professionals from the AHA task force on risk reduction. *Circulation*, v. 97, p. 1876-1887, 1998.
5. GRUNDY, S. M.; PASTERNAK, R.; GREENLAND, P. et al. Assessment of cardiovascular risk by use of multiple-risk-factor assessment equations. A statement for healthcare professionals from the American Heart Association and the American College of Cardiology. *Circulation*, v. 100, p. 1481-1492, 1999.
6. GRUNDY, S. M.; BALADY, G. J.; CRIQUI, M. H. et al. Guide to primary prevention of cardiovascular diseases. A statement for healthcare professionals from the task force on risk reduction. *Circulation*, v. 95, p. 2329-2331, 1997.
7. FLETCHER, G. F. How to implement physical activity in primary and secondary prevention. A statement for healthcare professionals from the task force on risk reduction, American Heart Association. *Circulation*, v. 96, p. 355-357, 1997.
8. GIBBONS, R. J.; BALADY, G. J.; BEASLEY, J. W. et al. ACC/AHA guidelines for exercise testing: a report of the American College of Cardiology/American Heart Association task force on practice guidelines (Committee on Exercise Testing). *J. Am. Coll. Cardiol.*, v. 30, p. 260-315, 1997.
9. MIRANDA, C. P.; LEHMANN, K. G.; FROELICHER, V. F. Correlation between resting ST segment depression, exercise testing, coronary angiography, and long-term prognosis. *Am. Heart J.*, v. 122, n. 6, p. 1617-1628, 1991.

10. BALADY, G. J.; ADES, P. A.; COMOSS, P. et al. Core components of cardiac rehabilitation/secondary prevention programs. A statement for healthcare professionals from the American Heart Association and the American Association of Cardiovascular and Pulmonary Rehabilitation Writing Group. *Circulation*, v. 102, p. 1069, 2000.

11. GHORAYEB, N.; BARROS NETO, T. L.; YAZBEK JUNIOR, P. Retorno à atividade física pós-tratamento cardiológico. In: *O Exercício: preparo fisiológico, avaliação médica e aspectos especiais e preventivos*. São Paulo, 1999. cap. 28, p. 305-312.

12. YAZBEK JR., P.; BATTISTELA, L. R. *Condicionamento Físico do Atleta ao Transplantado: aspectos multidisciplinares na prevenção e reabilitação cardíaca*. São Paulo: Sarvier/APM, 1994.

13. YAZBEK JR., P.; BATTISTELA, L. R.; WAJNGARTEN, M. et al. Reabilitação pós-infarto do miocárdio. *Rev. Soc. Cardiol. Estado de São Paulo*, v. 5, n. 1, p. 50-53, 1995

14. FLETCHER, G. F.; FROELICHER, V. F.; HARTLEY, L. H. et al. Exercise standarts: a statement for health professionals from the American Heart Association. *Circulation*, v. 82, p. 2286-2322, 1990.

15. VAN CAMP, S. P.; PETERSON, R. A. Cardiovascular complications of outpatient cardiac rehabilitation programs. *JAMA*, v. 256, p. 1160-1163, 1986.

16. I CONSENSO Nacional de Reabilitação Cardiovacular. *Arq. Bras. Cardiol.*, v. 69, n. 4, 1997.

17. MCNEER, J. F.; MARGOLIS, J. R.; LEE, K. L. et al. The role of the exercise test in the evaluation of patients for ischemic heart disease. *Circulation*, v. 57, n. 1, p. 64-70, 1978.

18. WEINER, D. A.; RYAN, T. J.; MCCABE, C. H. et al. Prognostic importance of a clinical profile and exercise test in medically treated patients with coronary artery disease. *J. Am. Coll. Cardiol.*, v. 3, n. 3, p. 772-779, 1984.

19. MARK, D. B.; HLATKY, M. A.; HARRELL, F. E. JR. et al. Exercise treadmill score for predicting prognosis in coronary artery disease. *Ann. Intern. Med.*, v. 106, n. 6, p. 793-800, 1987.

Seção 25

Reabilitação do Ombro

Coordenador: Antonio Sérgio de Almeida Prado Terreri

171 Reabilitação do Ombro 1308

CAPÍTULO 171

Reabilitação do Ombro

Antonio Sérgio de Almeida Prado Terreri • Américo Zoppi Filho • Arnaldo A. Ferreira Neto • Eduardo Benegas

GENERALIDADES

A articulação do ombro (glenoumeral) é uma articulação sinovial do tipo esferóide, que possui três graus de liberdade. Tem três eixos principais, ou seja, um eixo transversal (no plano frontal), um ântero-posterior (plano sagital) e outro vertical (na intersecção dos planos sagital e frontal). É a articulação de maior amplitude do corpo humano. Em razão dessa grande mobilidade articular, necessita, portanto, de mecanismos estabilizadores eficientes. E, uma vez comprometido, o ombro pode tornar-se sede freqüente de alterações e incapacidades funcionais.

O ombro situa o membro superior no espaço, e posiciona a mão no lugar desejado para executar movimentos essenciais, sejam eles básicos (como alimentação) ou movimentos finos, que envolvam extrema habilidade manual. Também atua sinergicamente com o tronco na transmissão de energia cinética, como ocorre nos arremessos. O cotovelo é o elo entre o ombro e a mão, potencializando a transmissão da energia cinética no membro superior. Aproxima ou afasta a mão do segmento corporal, como também age aumentando ou diminuindo o braço de alavanca no membro superior.

O ombro é, na verdade, composto por um complexo articular funcionalmente integrado, que compreende:

- Articulação glenoumeral.
- Articulação acromioclavicular.
- Articulação esternoclavicular.
- Complexo escapulotorácico (*articulação escapulotorácica*).

O espaço subacromial age, como no complexo escapulotorácico, de forma semelhante a uma articulação, embora virtual, em razão da importância dos movimentos de deslizamento que nele ocorrem. É designado também como *articulação subacromial*.

A estabilidade do ombro é representada pelos chamados estabilizadores estáticos e dinâmicos (Figs. 171.1 e 171.2).

Estabilizadores Estáticos

- Forças de adesão/coesão entre as superfícies articulares cartilaginosas.
- Pressão intra-articular inferior à pressão atmosférica (pressão negativa); provoca ação de sucção sobre a cápsula articular.
- Superfície/congruência articular.
- Cápsula articular.
- Lábio glenoidal, aumenta a superfície de contato da glenóide; ligamentos (glenoumeral superior, médio e inferior; coracoumeral, coracoacromial; acromioclavicular, esternoclavicular, trapezóide, conóide).
- Proprioceptores.

Os ligamentos da articulação glenoumeral são:

- *Ligamento coracoumeral*: origina-se da apófise coracóide e se insere na porção proximal da tuberosidade menor;

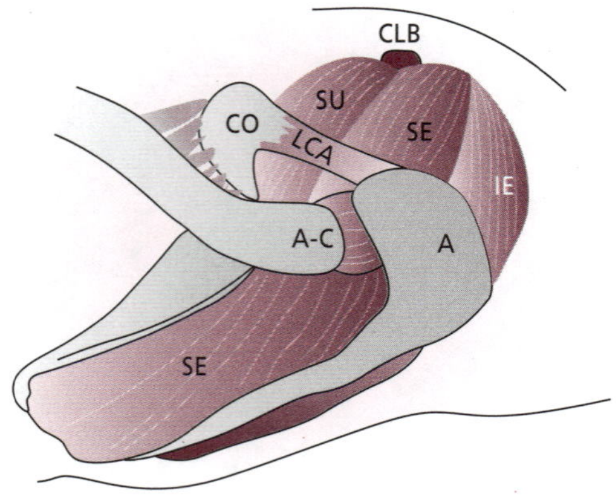

Figura 171.1 – Ombro – vista superior. A = acrômio; A-C = articulação acromioclavicular; CLB = cabeça longa do bíceps; CO = processo coracóide; IE = infra-espinal; LCA = ligamento coracoacromial; SE = supra-espinal; SU = subescapular.

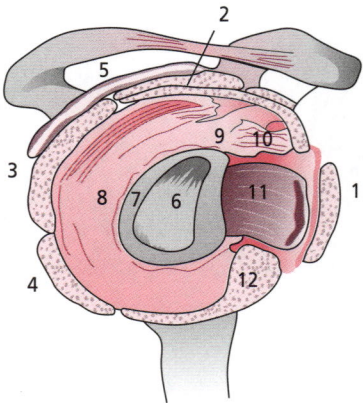

Figura 171.2 – Ombro – vista axial. 1 = subescapular; 2 = supra-espinal; 3 = infra-espinal; 4 = redondo menor; 5 = bursa subacromial; 6 = cavidade glenóide; 7 = lábio glenoidal; 8 = cápsula articular posterior; 9 = cabeça longa do bíceps; 10 = ligamento glenoumeral superior; 11 = ligamento glenoumeral médio; 12 = ligamento glenoumeral inferior.

esse ligamento, juntamente com o ligamento glenoumeral superior, impede a migração inferior da cabeça do úmero.
- *Ligamento glenoumeral superior*: origina-se da borda superior da glenóide, inserindo-se próximo à tuberosidade maior do úmero; impede a migração inferior da cabeça umeral.
- *Ligamento glenoumeral médio*: origina-se da borda glenoidal e se insere na base da tuberosidade menor do úmero; sua presença é variável.
- *Ligamento glenoumeral inferior (ântero-inferior)*: origina-se da borda ântero-inferior da glenóide e se insere na porção distal da tuberosidade menor. É o responsável principal pela estabilização glenoumeral ântero-inferior.

Estabilizadores Dinâmicos

- Músculo elevador do ombro
  - *Músculo deltóide*: porção anterior – flexão; porção média – abdução; porção posterior – extensão. Inervação pelo nervo axilar (C4-C6).
- Músculos do manguito rotador: fixam a cabeça umeral à glenóide.
  - *Músculo supra-espinal*: principalmente abdução. Inervação pelo nervo supra-escapular (C4-C6).
  - *Músculo subescapular*: principalmente rotação interna, adução. Inervação pelo nervo subescapular (C5-C8).
  - *Músculo infra-espinal*: principalmente rotação externa. Inervação pelo nervo supra-escapular (C4-C6).
  - *Músculo redondo menor*: principalmente rotação externa. Inervação pelo nervo axilar (C5-C6).
- Grupo muscular periférico
  - *Músculo peitoral maior*: porção esternocostal – adução. Inervação pelos nervos peitorais (C5-T1).
  - *Músculo coracobraquial*: flexão, adução. Inervação pelo nervo musculocutâneo (C6-C7).
  - *Músculo bíceps braquial*: cabeça longa – flexão, rotação interna; auxilia na fixação da cabeça umeral à glenóide. Inervação pelo nervo musculocutâneo (C5-C6).
  - *Músculo grande dorsal*: adução, extensão. Inervação pelo nervo toracodorsal (C6-C8).
  - *Músculo redondo maior*: adução, extensão. Inervação pelo nervo subescapular (C6-C7).

Os músculos rotadores da escápula apresentam grande importância na estabilização da cintura escapular, atuando conjuntamente na elevação do ombro[1]. Tais músculos são representados pelo músculo trapézio (nervo acessório), músculo elevador da escápula (nervo escapular dorsal), músculos rombóides maior e menor (nervo escapular dorsal) e músculo serrátil anterior (nervo torácico longo). Este último atua como um fixador/protrador da escápula, impedindo sua retração.

- *Amplitude articular*: os movimentos que o ombro realiza, com seus respectivos arcos, são:
  - *Flexão/extensão*: 160 a 180°/40 a 60°.
  - *Abdução/adução*: 180°/20 a 45°.
  - *Rotação externa/interna*:
    - Plano de abdução de 90°: 90 a 100°/70 a 80°.
    - Plano na posição neutra: 50 a 70°/90 a 100°.
  - *Abdução horizontal/adução horizontal*: 40 a 45°/135 a 140°.

O termo *elevação* refere-se aos movimentos de flexão ou extensão (no plano sagital) e abdução (no plano coronal e da escápula). Quando realizada no plano da escápula (também chamado plano neutro), significa que está 30 a 40° anterior ao plano coronal, devendo ser no plano escapular o correto emprego do termo elevação do ombro.

- *Ritmo escapuloumeral*: nos movimentos de elevação do ombro, há ação conjunta das articulações glenoumeral e escapulotorácica. Embora menor nos primeiros 30°, a relação da elevação do úmero sobre a escápula varia, geralmente, de 1,5/1 a 2/1.

Em relação à estabilidade biomecânica, os músculos do manguito rotador exercem as forças de compressão e o músculo deltóide exerce as de tração, havendo, dessa forma, um equilíbrio para que a cabeça umeral permaneça centrada à cavidade glenóide[2]. Os músculos rotadores da escápula contribuem de modo importante, fazendo com que a escápula se mova de forma harmônica. Nos movimentos combinados de abdução/rotação externa, há grande atuação dos ligamentos glenoumerais, principalmente o inferior, que, juntamente com o músculo subescapular, formam um anteparo à instabilidade glenoumeral anterior.

Em relação ao torque ou momento de força (força vezes braço de alavanca), os grupos musculares mais fortes, em ordem decrescente, são os adutores, seguidos pelos extensores, flexores, abdutores, rotadores internos e rotadores externos[3]. Tal avaliação foi realizada por meio de aparelho isocinético. Os extensores foram referidos por alguns autores como sendo os mais fortes[4].

ETIOPATOGENIA DAS PRINCIPAIS SÍNDROMES INCAPACITANTES DO OMBRO

Síndrome do Impacto

A síndrome do impacto é provavelmente a causa mais freqüente das queixas dolorosas no ombro de adultos.

O termo síndrome do impacto (*impingement syndrome*) foi introduzido por Neer, em 1972[5]. Trata-se da lesão do manguito rotador (principalmente tendão do músculo supra-espinal), cabeça longa do músculo bíceps braquial e bursa subacromial/subdeltóidea na região do espaço subacromial, entre a cabeça umeral e o arco coracoacromial; esse arco é formado por ligamento coracoacromial, porção ântero-inferior do acrômio e articulação acromioclavicular. Tal lesão ocorre principalmente na elevação do ombro acima de 90°, momento em que ocorre estreitamento do espaço subacromial (Fig. 171.3).

Normalmente, a síndrome do impacto ocorre em razão da lesão do manguito rotador, que pode ser reversível; eventualmente, pode evoluir para a ruptura tendínea ou mesmo degeneração articular. O sinal de Neer é positivo, bem como o arco doloroso, o sinal do supra, Jobe e, por vezes, os sinais resistidos para as rotações externa e interna. Embora a patogenia do manguito rotador seja desconhecida, é aceito que a etiologia da tendinopatia seja multifatorial, combinando fatores extrínsecos e intrínsecos[6]. O mecanismo intrínseco é caracterizado como uma lesão tendínea que se origina no próprio tendão, com eventuais sobrecargas traumáticas, degenerações intrínsecas ou outros acometimentos. O mecanismo extrínseco está associado à lesão tendínea pela compressão das estruturas vizinhas à sua volta.

A degeneração intrínseca pode ser em conseqüência primariamente da irrigação vascular (hipovascularização), idade e sobrecargas de tensão (microtraumas de repetição).

As causas extrínsecas são ocasionadas, principalmente, pelo impacto subacromial, instabilidade glenoumeral, ritmo escapulotorácico, forma do acrômio, osteoartrite acromioclavicular, entre outros.

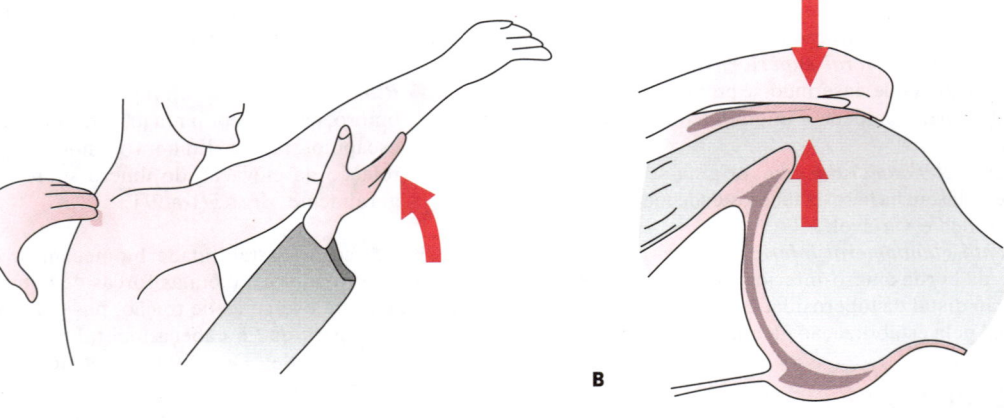

Figura 171.3 – (*A* e *B*) Síndrome do impacto.

Os achados patológicos encontrados são bursites, tendinites/tendinoses e alterações fibróticas com rupturas parciais ou totais.

Do ponto de vista histológico, o termo tendinose é caracterizado por desorientação, desorganização e separação das fibras colágenas em decorrência de aumento da substância mucóide da matriz, da proeminência das células e dos espaços vasculares, com ou sem neovascularização e necrose ou calcificação focal. Já na tendinite/ruptura parcial, inclui-se a proliferação fibro e miofibroblástica, hemorragia e tecido de granulação organizado[7].

Em relação às rupturas do manguito rotador, as causas degenerativas são observadas na sua grande maioria. Já as de causas traumáticas, ocorrem em cerca de 5%, geralmente em pacientes abaixo dos 40 anos de idade; existem também as rupturas do intervalo rotatório (região entre supra-espinal e subescapular), que têm incidência de 5%, ocorrendo em indivíduos acima dos 40 anos que sofrem quadro de luxação concomitante.

No sentido de facilitar a compreensão etiológica, divide-se a síndrome do impacto em decorrência de[8]:

- Fatores extrínsecos (subdivididos em impacto primário e secundário).
- Fatores intrínsecos.

QUADRO 171.1 – Impacto primário

- Articulação acromioclavicular
  - Congênito
  - Osteófitos
- Acrômio
  - Ossos acromiais (pré/meso/meta-acrômio)
  - Osteófito
  - Pseudo-artrose
- Úmero
  - Seqüela de fratura (tubérculo maior)
  - Prótese umeral alta
- Coracóide
  - Alteração morfogenética
  - Seqüela de trauma
- Bursa
  - Inflamação (doença reumatóide)
  - Espessamento inflamatório
- Manguito
  - Alterações de espessuras (fibrose, pós-ruptura parcial)
  - Calcificação

Fatores Extrínsecos

Impacto Primário

Ocorre em razão de fator extrínseco, resultado do impacto mecânico do manguito rotador e da cabeça longa do músculo bíceps, entre a cabeça umeral e arco coracoacromial estreitado nos movimentos ativos do ombro, pressão essa decorrente da porção ântero-inferior do acrômio, do ligamento coracoacromial ou da articulação acromioclavicular (Quadro 171.1). Neer atribui esse tipo de impacto mecânico em 95% dos casos.

A forma do acrômio também está relacionada à doença do manguito. Bigliani e Morrinson descreveram três tipos de acrômio após estudo em cadáveres[9]. O tipo I (plano) foi encontrado em 17% dos ombros; o tipo II (curvo), em 43%, e o tipo III (ganchoso), em 40%. Um terço desses ombros estudados tinha ruptura completa do manguito rotador. Destes, 73% tinham acrômio tipo III; 24%, tipo II, e 3%, tipo I.

O *os acromiale* ocorre em cerca de 2 a 3%, e é bilateral em cerca de 60%. Nos achados de ruptura do manguito rotador, a freqüência sobe para 6%[5].

A articulação acromioclavicular apresenta alterações degenerativas nos pacientes com síndrome do impacto em 30% dos casos[10]. O ligamento coracoacromial pode apresentar espessamento e mesmo osteófitos, que podem diminuir o espaço subacromial. A bursa subacromial, cursando com sinovite, pode provocar impacto ao ocasionar diminuição do espaço subacromial.

Impacto Secundário

É também causado por um fator extrínseco, normalmente de natureza funcional (Quadro 171.2). Ocorre quando a cabeça umeral impacta com a articulação glenoumeral, ocasionado, por uma instabilidade aos movimentos, alteração do controle muscular/neuronal.

Ainda dentro dos fatores extrínsecos, existem denominações utilizadas e que podem ser distinguidas, como *impacto anterior*, *impacto subcoracóide* e *impacto posterior* (ou *interno*):

- *Impacto anterior (ou externo)*: refere-se ao impacto do manguito sob o acrômio e/ou processo coracóide; constitui-se no impacto subacromial clássico[11].
- *Impacto subcoracóide*: refere-se ao impacto entre tubérculo menor e o processo coracóide; é raro, mas pode ser evidenciado e até distinguido do impacto anterior; os fatores predisponentes são tubérculo menor proeminente, variação na forma do processo coracóide, traumas com fratura do processo coracóide e/ou tubérculo menor, movimentos

> **QUADRO 171.2 – Impacto secundário**
>
> - Alteração do posicionamento da escápula
>   - Cifose torácica
>   - Lesão acromioclavicular
> - Disfunção da escápula
>   - Paresia do músculo trapézio
>   - Paresia do músculo serrátil anterior/escápula alada
>   - Distrofia muscular escapuloumeral
> - Diminuição de força do manguito
>   - Paresia do nervo supra-escapular
>   - Paresia radicular C5-C6
> - Capsulite adesiva (ombro congelado ou *frozen shoulder*)
> - Frouxidão glenoumeral
> - Instabilidade glenoumeral
>   - Multidirecional
>   - Ântero-superior
>   - Lesão ântero-inferior
>   - Tipo lesão ântero-posterior superior do lábio glenoidal (SLAP)

repetitivos de flexão combinados com adução e rotação interna, calcificação do subescapular e instabilidade ântero-superior[12,13].

- *Impacto posterior (ou impacto interno)*: é um impacto secundário, que ocorre de forma específica, geralmente, num arremesso, ou seja, na fase de abdução com extrema rotação externa[14]. O úmero junto ao manguito comprime as regiões superior e posterior da glenóide e seu lábio glenoidal; as regiões mais acometidas com esforço repetitivo são o manguito e os lábios posterior e superior. A associação com hipermobilidade e frouxidão articular exacerba essa possibilidade de impacto.

Fatores Intrínsecos

Tais fatores estão implicados com alterações que ocorrem no próprio tendão, que posteriormente levarão às tendinites/tendinoses e rupturas. Há, então:

- Zona hipovascular.
- Traumas repetitivos.

A zona hipovascular já fora exposta por Codman, descrita como *zona crítica* localizada a 1cm da inserção tendínea do supra-espinal, no tubérculo maior, região em que a maioria das rupturas foram encontradas[15]. Assim como Rothman e Parke, também Rathbun e Macnab mostraram zonas hipovasculares em estudos microangiográficos[16,17]. No entanto, o suprimento vascular do manguito provém do ramo ascendente da artéria umeral circunflexa anterior, do ramo acromial da artéria toracoacromial, bem como das artérias supraumeral, subescapular e umeral circunflexa posterior. Já o tendão do supra-espinal é irrigado primariamente pela artéria supra-escapular[18]. Existe, então, rica rede anastomótica para o manguito, indicando, também, uma área hipervascular, que estaria associada nos casos sintomáticos, secundários ao impacto mecânico.

Os traumas repetitivos dentro da gênese da síndrome do impacto levam a fadiga, fraqueza musculotendínea e conseqüente lesão[7]. Sobrecargas ocorrem à elevação do ombro acima de 90°, principalmente na atividade diária repetitiva, como no trabalho industrial/empresarial, esportes de arremesso e até mesmo no domicílio.

Alguns autores referem que a maioria das rupturas do manguito rotador origina-se na sua superfície inferior, considerando-se os fatores extrínsecos (ou externos) como secundários, e não como primários, na patogênese[19,20].

Independentemente da causa do impacto, se é externa ou interna, as alterações histológicas são semelhantes. Em muitos casos, observa-se processo inflamatório no colágeno tipo I das fibras tendíneas, principalmente na porção superior, ou seja, junto à bursa.

Impacto – Classificação

Neer

Neer classificou a síndrome do impacto subacromial em três fases:

- *Fase 1 – edema e hemorragia*: o espaço subacromial está reduzido em razão do quadro inflamatório; decorre, com isso, quadro de dor e limitação à mobilidade (elevação), geralmente com bursite associada. Diferencial com subluxação e afecção acromioclavicular.
  Acomete indivíduos normalmente abaixo de 25 anos; trabalhadores e esportistas que utilizam o ombro ativamente; o quadro é reversível, desde que orientado e tratado, de forma conservadora; boa evolução.
- *Fase 2 – fibrose e tendinite*: predomina fibrose e inflamação crônica em decorrência de seguidos impactos; a bursa torna-se espessada. Tal irritação crônica torna o tendão lesado à sua superfície superior, lesões essas, na maioria, irreversíveis. Diferencial com tendinite calcárea e capsulite adesiva.
  Acomete indivíduos entre 25 e 40 anos, que tendem à recidiva às sobrecargas, com quadro doloroso e limitante. Se não houver resposta com o tratamento conservador, está indicada a descompressão subacromial.
- *Fase 3 – lesão, ruptura tendínea e osteófitos*: a evolução crônica segue para lesões e rupturas tendíneas, com dor e diminuição da força aos esforços, alterações osteofitárias na região inferior acromial, no tubérculo maior e acromioclavicular. Diferencial com cervicalgia e tumor. Acomete indivíduos acima dos 40 anos; o tratamento sem melhora clínica é a descompressão subacromial e reconstrução do manguito rotador.

Jobe

Descreve o impacto, em especial aos indivíduos esportistas. Divide-se em quatro fases:

- *Fase 1*: semelhante ao Neer, ou seja, edema, inflamação e alterações hemorrágicas, principalmente no supra-espinal e na cabeça longa do bíceps.
- *Fase 2*: ocorre processo granulomatoso e fibrótico.
- *Fase 3*: progride para reações escleróticas/calcificação.
- *Fase 4*: reações osteofitárias.

Nirschl

É dividido em três fases:

- *Fase 1*: inflamação.
- *Fase 2*: hiperplasia angiofibroblástica.
- *Fase 3*: fibrose, calcificação e rupturas.

Uma vez evidenciada uma tendinose, trata-se, então, de um processo degenerativo caracterizado por aumento do número de fibroblastos, hiperplasia vascular e degeneração do colágeno.

Patte

Classificação segundo aspectos anatômicos e de localização da lesão.

- *Grupo 1*: lesão parcial intramural tendínea de até 1cm².
- *Grupo 2*: lesão moderada, com ruptura de até 1cm de extensão.
- *Grupo 3*: lesão acentuada, com ruptura entre 1 e 3cm de extensão, podendo atingir o supra-espinal, infra-espinal e/ou subescapular.
- *Grupo 4*: lesão extensa, com artropatia associada.

Lesão da Cabeça Longa do Bíceps

Embora esteja relacionada a uma das causas da síndrome do impacto, a lesão assume características específicas, relacionadas à tendinopatia, ruptura e instabilidade.

Normalmente, o bíceps atua na função de abdução e flexão do ombro, bem como na de depressor da cabeça umeral. A ausência de sua função pode ocasionar aproximação da cabeça umeral junto ao acrômio. A consequência é o impacto e a diminuição de força.

As alterações patogenéticas seguem as mesmas características do manguito rotador, ou seja, também de curso degenerativo. Mais raras são as causas traumáticas. A inflamação cursa comumente com quadro de tenossinovite, que ocasiona incapacidade em razão de dor à elevação. O sinal de Speed é positivo. Nos pacientes com menos de 40 anos, as lesões com rupturas traumáticas ocorrem, em geral, com movimentos muito bruscos de supinação do antebraço e flexão do cotovelo, rompendo no sulco intertubercular (ou bicipital). Pode haver retração tendínea inferiormente; é possível, também, evoluir com aderência no sulco intertubercular. As luxações e subluxações estão normalmente relacionadas a rupturas do manguito e do ligamento coracoumeral.

Tendinite Calcária

Outra causa de impacto primário em decorrência de fator extrínseco. Apresenta etiologia obscura, e a patogênese possui aspecto não degenerativo, ao contrário da ruptura do manguito rotador e das lesões do bíceps. O manguito é, no entanto, o local mais freqüente de deposição de sais de cálcio (hidroxiapatita) no corpo humano, causando tendinite com características próprias. O tendão do supra-espinal é o mais comprometido.

A calcificação ocorre em faixas etárias entre 30 e 50 anos, cursando, quase sempre, com cura espontânea. Uhtoff e Sarkar dividem a evolução desse processo em três estágios: pré-calcificação, calcificação e pós-calcificação.

No estágio de pré-calcificação, há uma fase latente, com pouca ou nenhuma sintomatologia; ocorre uma metaplasia condral em decorrência da diminuição de perfusão e hipóxia tecidual; tenócitos transformam-se em condrócitos; origina-se, então, fibrocartilagem, que, em virtude da hipóxia, evolui para cristais de cálcio na matriz. Com a evolução, esse material se agrupa, formando áreas maiores (estágio de calcificação). Ocorre um período variável de inatividade do processo (fase crônica); inicia-se, então, uma fase espontânea de reabsorção, com surgimento de macrófagos e células fagocitárias (fase aguda). Nessa fase, a calcificação tem aparência macroscópica similar a uma pasta de dente (liquefação química). Ao atingir a bursa, há um quadro de bursite, caracterizando essa fase como um quadro agudo muito doloroso. O estágio de pós-calcificação evolui com a reparação tecidual de colágeno, em que os fibroblastos formarão nova estrutura tendínea, evoluindo com remissão dos sintomas e cura.

Clinicamente, há, então:

- *Fase latente*: normalmente assintomática.
- *Fase crônica*: apresenta sinais de impacto, com intensidade e sintomatologia leve a moderada; dor local à palpação da calcificação.
- *Fase aguda*: dor intensa, muito acentuada. Há limitação dos movimentos. Requer urgência até a reabsorção da calcificação

Instabilidade do Ombro

A luxação do ombro (LO) é uma lesão traumática do membro superior comum e se caracteriza pela perda das relações entre a cabeça do úmero e a glenóide. As luxações anteriores são as mais freqüentes e correspondem a aproximadamente 2% das lesões traumáticas do membro superior.

A luxação glenoumeral pode ser classificada segundo os seguintes critérios:

- Grau de instabilidade
  - *Subluxação*: perda parcial da congruência articular, geralmente com redução espontânea e imediata da cabeça do úmero deslocada.
  - *Luxação*: perda completa da relação entre a cabeça do úmero e a glenóide.
- Cronologia
  - *Congênitas*: adquiridas intra-uterinamente.
  - *Agudas*: de diagnóstico imediato ou nas primeiras horas após o episódio agudo. A redução é realizada, na maioria das vezes, no pronto-socorro, após aplicação de anestesia.
  - *Inveteradas ou crônicas*: diagnosticadas dias após o episódio agudo (podem já apresentar danos articulares). O sinal da apreensão é positivo e, se houver frouxidão associada, há o sinal da gaveta positivo, bem como o sinal do sulco; deve-se realizar o sinal da recolocação para diferenciar dos quadros de impacto.
  - *Recorrentes ou recidivantes*: os episódios de subluxação ou luxação se repetem. A redução ocorre, por vezes, de forma espontânea ou pelo próprio indivíduo.
- Mecanismo de trauma
  - *Traumáticas*: nas luxações anteriores, o paciente geralmente relata queda com apoio sobre o membro superior, forçando-o em rotação externa e abdução, seguida de dor e impotência funcional no membro superior acometido. À inspeção, observa-se uma depressão da face lateral do ombro causada pela ausência da cabeça do úmero na sua localização normal. A deformidade é conhecida como sinal do *cabide* ou da *dragona*. Ao deslocar-se da glenóide, a cabeça do úmero provoca a desinserção dos ligamentos coracoumeral e glenumerais, da cápsula articular e do lábio glenoidal da borda da glenóide (lesão de Bankart). A lesão óssea (fratura por compressão) da porção póstero-superior da cabeça do úmero (lesão de Hill-Sachs) é freqüente e a fratura marginal da borda da glenóide (fratura de Bankart) também pode ocorrer. Em geral, o tratamento cirúrgico estará indicado, se o paciente for principalmente jovem. E quanto mais jovem o indivíduo apresentar a primo-luxação traumática, maior será a chance de recidiva. Nos indivíduos com menos de 20 anos, esta é cerca de 90% (lesão da glenóide/lábio glenoidal). Nos indivíduos maiores que 40 anos, cai a taxa de recidiva para cerca de 15% (podendo estar associada à lesão do manguito rotador).

- *Atraumáticas*: em geral, ocasionadas por movimentos não violentos ou até banais, como o de vestir o paletó, podendo subluxar ou mesmo luxar o ombro. A característica da cápsula e dos ligamentos da articulação glenoumeral nesses pacientes é a grande elasticidade. Freqüentemente, são bilaterais e também podem ser multidirecionais (com componente inferior ou inferior mais posterior associado). Nesse tipo de instabilidade, não é infreqüente encontrarmos frouxidão de outras articulações, além de história familiar de instabilidade do ombro. O tratamento de eleição é o conservador.

■ Volição do paciente
- *Voluntárias*: são pacientes que têm a capacidade de subluxar ou luxar o ombro voluntariamente, pela combinação de movimentos de músculos agonistas e antagonistas. Para efeito de tratamento devem ser diferenciados daqueles que subluxam ou luxam somente em determinadas posições do membro superior.
- *Involuntárias*: ocorre na grande maioria dos pacientes, os quais não têm a capacidade de luxar por vontade própria.

■ Direção
- *Anterior*: ocorre na grande maioria dos casos (85%), e pode ser subdividida em:
  • Subcoracoidéia (mais freqüente).
  • Subglenoidéia.
  • Subclavicular.

As lesões mais freqüentes associadas à luxação anterior são:
• *Lesão cápsulo-lábio-ligamentar*: causa a recidiva da luxação. Quanto mais jovem o paciente na ocasião da primeira luxação, maior a possibilidade de recorrência.
• *Fraturas*: decorre de compressão da face póstero-lateral da cabeça do úmero. É ocasionada pela compressão do úmero na borda anterior da glenóide, no momento da luxação aguda; fraturas da tuberosidade maior do úmero; fraturas da borda da glenóide; e fraturas do processo coracóide e acrômio, mais raras.
• *Lesão do manguito rotador*: freqüentemente encontrada em pacientes acima de 40 anos de idade.
• *Lesões vasculares*: artéria axilar e seus ramos toracoacromial, bem como artérias circunflexa e subescapular.
• *Lesões neurológicas*: a do nervo axilar é a mais freqüente (5%); na maioria, neurapraxias.

- *Posterior*: a luxação glenoumeral posterior é rara e, por ser menos evidente e menos dolorosa ao exame clínico, acaba sendo, por vezes, não diagnosticada. Além dos mecanismos de estabilização descritos anteriormente, a principal estrutura estabilizadora do úmero nos deslocamentos posteriores é a cápsula póstero-inferior e, secundariamente, a cápsula póstero-superior e o ligamento glenoumeral superior. Pode ser subdividida em:
  • Subacromial.
  • Subglenoidal.
  • Subespinhal.

As causas mais comumente observadas na história clínica são:
• *Traumática*: queda com apoio do membro superior, forçando o ombro em rotação interna e adução.
• *Crises convulsivas*: a musculatura anterior rotadora interna do úmero predomina sobre a rotadora externa, luxando o úmero posteriormente.
• *Choques elétricos*: mecanismo semelhante ao da crise convulsiva.

As características clínicas mais encontradas são:
• Limitação da rotação externa do úmero.
• Limitação da elevação do ombro acima de 90°.
• Proeminência posterior da cabeça do úmero.
• Deformidade anterior causada pela ausência da cabeça umeral.
• Proeminência do processo coracóide.

As lesões associadas à luxação posterior são:
• Fratura por compressão da região ântero-medial da cabeça umeral (Hill-Sachs reverso).
• Fratura da borda posterior da glenóide.
• Fratura da tuberosidade menor.
• Lesão do manguito rotador (menos freqüente).

■ *Multidirecional*: ao componente anterior, há associação, em geral, com um posterior, inferior ou ambos. Freqüentemente, são atraumáticas e bilaterais.
■ *Superiores*: são raras. Estão associadas a traumas de grande energia cinética e às fraturas do acrômio com deformidade do ombro evidente à inspeção estática.
■ *Ereta*: nas luxações eretas (raras), o paciente tem o membro afetado em abdução máxima, em razão do posicionamento ínfero-glenoidal da tuberosidade maior (pode ocorrer lesão do manguito rotador).
■ *Intratorácica*: a cabeça umeral penetra no tórax, rompendo o gradeado costal; há lesão pulmonar que exige tratamento específico de emergência.

Capsulite Adesiva

Entende-se a capsulite adesiva como toda limitação dolorosa aos movimentos ativos e passivos da articulação glenoumeral. É conhecida, também, como ombro congelado (*frozen shoulder*). Em decorrência de um processo inflamatório, a cápsula articular acaba retraindo-se e colabando-se, dificultando a amplitude articular, principalmente para a elevação (abdução e flexão) e rotação externa, tornando-a dolorosa. Não existe qualquer bloqueio mecânico por lesão óssea ou incongruência articular. A incidência acontece entre 40 e 70 anos, é maior nas mulheres (2:1) e nos diabéticos (10 a 20%), e é também associada às doenças cardíacas.

No entanto, a capsulite é classificada em dois tipos:

■ Primária, endógena ou idiopática.
■ Secundária, exógena ou sintomática.

Capsulite Primária (ou Endógena ou Idiopática)

A etiologia permanece desconhecida. Algumas discussões estão relacionadas a imunorreações locais com predisposição genética. Na patogênese, a rigidez dá-se inicialmente pela retração da cápsula articular, com obliteração do recesso articular e da bursa. Temos num estágio inicial uma sinovite fibrinosa, que é seguida de proliferação sinovial, aderência do recesso axilar e conseqüente fibrose da cápsula articular. Num segundo estágio, a cápsula fica mais espessa, com perda da sua elasticidade, e o volume articular diminui do valor normal de 20 a 30mL para 3 a 5mL. O movimento passivo está limitado. Num terceiro estágio, há uma regressão da retração capsular, com retorno da amplitude de movimento. Tem um curso igual à distrofia simpático-reflexa.

Clinicamente, esses estágios são classificados em três fases[21]:

■ *Primeira fase – hiperálgica inflamatória*: dor progressiva, acentuada e acompanhada por aspectos de distrofia simpático-reflexa, como sudorese axilar e palmar,

hiperestesia, parestesia distal; a dor é espontânea e mais acentuada à noite e à elevação, com limitação de movimento progressiva. Tem um tempo que varia de 2 a 9 meses.
- *Segunda fase – rigidez articular*: ocorre rigidez articular pós-inflamação; a função fica comprometida, acometendo as atividades diárias; a dor noturna permanece; tende a ocorrer aos esforços súbitos e quando atinge os graus forçados da limitação da amplitude de movimento. Varia de 4 a 12 meses. A rigidez ocorre em todos os movimentos, principalmente na abdução e rotação externa.
- *Terceira fase – descongelamento (ou reparação)*: subitamente, de forma espontânea, a dor regride e a amplitude, progressivamente, tende a se normalizar; a dor ocorre nos graus máximos de movimento. A duração pode se estender até por 9 a 18 meses. A reabilitação tem um papel fundamental para a recuperação completa.

Capsulite Secundária (Exógena)

Desencadeada por meio de um fator externo; normalmente, os fatores desencadeantes são lesão do manguito rotador ou cabeça longa do bíceps, fratura e luxação, e alterações inflamatórias/degenerativas glenoumerais. Ao contrário da capsulite primária, não é sempre que se observa uma resolução espontânea, podendo ocorrer limitações da amplitude articular.

Diagnóstico Diferencial

Entre as outras afecções que acometem o ombro, seja com ou sem irradiação para a região periescapular/segmentos do membro superior, seja com quadro doloroso e/ou incapacitante, devem ser consideradas as seguintes:

- *Síndrome dolorosa miofascial*: síndrome regional que também acomete a região do ombro e a região periescapular, ocorrendo nas suas fáscias e músculos, como no trapézio superior, elevador da escápula, adutores da escápula, redondo maior, redondo menor, supra-espinal, infra-espinal e deltóide. Caracteriza-se pela dor localizada, referida à palpação, de intensidade variada, geralmente moderada, com aumento da tensão local. A disfunção é secundária à contração muscular prolongada, movimentos repetitivos ditos estáticos, alteração postural e inadequação ergonômica, estresse psíquico associado e macrotraumas. Estímulos dolorosos acionam nociceptores musculares, que liberam substâncias algiogênicas, decorrendo, então, espasmos musculares, que levam a um quadro de isquemia tecidual e conseqüente dor. A dor gera, de forma reflexa, espasmos musculares e estes acabam agravando a condição dor-espasmo-dor. Existe, à palpação, banda muscular tensa (banda de tensão), contendo pontos intensamente dolorosos, conhecidos como pontos-gatilho. Um termo também utilizado é miogelose, em razão do endurecimento e enrijecimento dos tecidos.
- *Síndrome ombro-mão*: é uma distrofia simpático-reflexa que apresenta tríade voltada para distúrbios sensitivos, tróficos e alterações neurovegetativas simpáticas na extremidade superior; entre os fatores etiológicos, há os traumas, inflamações e infecções neurológicas, cardio-pulmonares e vasculares periféricas, e osteoartrite foraminal da coluna. Apresenta quadro inicial de dor intensa, em ardor, queimor e latejamento, edema difuso e alterações vasomotoras e sudomotoras, em particular na mão, com pele geralmente quente e às vezes fria, seca e às vezes úmida; cor avermelhada ou cianótica; e crescimento de pêlos e unhas. Em seguida, após cerca de 3 a 6 meses, evolui num segundo estágio, com alterações distróficas da pele e anexos, bem como atrofia miotendínea, osteopenia, rigidez articular no ombro e na mão, quadro de ansiedade e depressão. Permanece a dor e a incapacidade. Num terceiro estágio, a atrofia tecidual é a principal característica; a dor tende a ser menos intensa. O tratamento medicamentoso, a fisioterapia e o apoio psicológico são fundamentais para sua regressão.
- *Fibromialgia*: de etiopatogenia não totalmente esclarecida, é uma disfunção caracterizada por dor difusa e generalizada, acometendo tronco, membros superiores e membros inferiores; tem sintomas com pelo menos 3 meses de duração; do total de 18 pontos dolorosos (*tender points*), 11 devem ser positivos para o diagnóstico (força de aproximadamente 4kg); no ombro e na região periescapular, são pontos dolorosos a inserção do supra-espinal acima da espinha da escápula, a região média da borda superior do trapézio e a segunda costela lateralmente à junção costrocondral na superfície superior. Fadiga, falta de resistência aos esforços, estresse e alterações do sono estão geralmente presentes; a atuação de profissionais voltados à dor e à reabilitação deve estar sempre presente.
- *Síndrome do desfiladeiro torácico*: síndrome compressiva neurovascular, na maioria das vezes de etiologia congênita, caracterizada pela compressão do plexo braquial e por vasos arteriais e venosos, principalmente artéria braquial, na região do desfiladeiro torácico, o qual é formado por clavícula, primeira costela e músculos escalenos médio e anterior. Tal canal pode ser estreitado de um lado por movimentos habituais (como de elevação do ombro, elevação e/ou flexão lateral da cabeça), em geral de forma sustentada, ocasionando, eventualmente, sintomatologia clínica. Por outro lado, pode também ser em decorrência de episódios de trauma, alterações posturais e/ou ocupacionais e mesmo variações anatômicas, agravando a sintomatologia clínica. Normalmente, há surgimento de parestesias nas mãos; outras vezes paresias e dor no ombro e região escapular dorsal irradiada para os membros superiores e alterações neurovegetativas (cor, temperatura) bilaterais ou ipsilaterais, quando provocada à manobra de compressão. O sinal de Adson é positivo, embora indivíduos assintomáticos possam, da mesma forma, apresentá-lo.

Existem quatro apresentações clínicas:
- *Síndrome da costela cervical*: irritação compressiva da 7ª vértebra cervical (processo transverso alongado) sobre o plexo braquial/artéria subclávia.
- *Síndrome do escaleno*: compressão do plexobraquial e artéria subclávia entre o escaleno médio e o escaleno anterior.
- *Síndrome costoclavicular*: compressão do plexobraquial e artéria subclávia entre clavícula e primeira costela.
- *Síndrome de hiperabdução*: compressão da artéria subclávia e plexo braquial provocada pelo peitoral menor.

- *Escápula em ressalto (snapping scapula)*: crepitação palpável, por vezes audível, na região do ângulo superior medial da escápula aos movimentos de rotação escapular, associados à sua elevação, adução e abdução horizontal. Não costuma propiciar quadro doloroso. No entanto, traumas diretos (queda ao solo) com formação de tecido fibroso espessado, alterações posturais e variações anatômicas, calo ósseo hipertrófico, bursite e tumores ósseos (osteocondroma) podem causar não só crepitação, mas, por vezes, dor à mobilidade.

Outros diagnósticos para serem considerados:

- Sistema nervoso
  - Lesões nervosas periféricas traumáticas: podem causar lesões do tipo neurapraxia, axonotmese ou neurotmese em função de trauma, como as do nervos axilar, supra-escapular e mediano, e lesões do plexo braquial/paralisia obstétrica.
  - Afecções compressivas/inflamatórias: cervicobraquialgias C5-C6, nervo supra-escapular, nervo torácico longo.
  - Distrofias musculares: distrofia fascioescapuloumeral.
  - Siringomielia.
- Doenças inflamatórias/metabólicas: artrite reumatóide; diabetes e tireoideopatias.
- Doenças degenerativas: artrose primária (omartrose) e secundária (pós-traumática, artropatia do manguito); necrose da cabeça umeral; artropatia vilonodular; condromatose sinovial.
- Anomalias congênitas: deformidade de Sprengel – doença congênita com elevação escapular; *os acromiale* – não fusão do acrômio distal.
- Infecciosas: osteomielite.
- Tumores (osteocondroma, condrossarcoma).

AVALIAÇÃO FUNCIONAL

A avaliação da função do ombro tem como base o seu diagnóstico clínico, que consiste em anamnese, exame físico e, quando necessário, corroborado por exames laboratoriais e de imagem. Neste capítulo, é destacada a avaliação isocinética, um método que fornece dados valiosos da função do ombro no seu equilíbrio muscular, nas mais diversas atividades diárias. Já outra forma de se avaliar a função é por meio da utilização de escores clínicos. Estes são mais utilizados nos resultados de tratamentos, geralmente cirúrgicos, comparando-se antes e após a terapia aplicada.

AVALIAÇÃO ISOCINÉTICA

O aparelho isocinético é um dinamômetro eletromecânico, com sistema servomotor, que se apresenta todo computadorizado[22-24]. O indivíduo realiza um esforço muscular máximo ou submáximo, que se acomoda à resistência do aparelho. Este se caracteriza por possuir velocidade angular constante, permitindo realizar movimento na sua amplitude articular. A força exercida pelos grupos musculares varia durante o arco de movimento, em razão de seu braço de alavanca, que se altera conforme a amplitude do movimento. Tem-se, então, o chamado momento angular de força ou torque. A resistência oferecida também é variável, conforme a força realizada em cada ponto da amplitude articular. Mas a velocidade angular é sempre constante, em graus por segundo (°/s), definida previamente pelo examinador. Velocidades lentas são consideradas abaixo de 90°/s; intermediárias, de 90°/s a 180°/s; e rápidas, acima de 180°/s a 300°/s.

O aparelho isocinético é indicado tanto para a avaliação do equilíbrio funcional muscular, como também para a reabilitação das lesões do aparelho locomotor. As articulações incluídas no exame são ombros, joelhos, tornozelos, quadris, cotovelos, punhos e também a coluna vertebral.

As vantagens existentes com esse método referem-se à resistência oferecida, que favorece o paciente trabalhar num valor submáximo ao arco de movimento doloroso e num valor máximo às amplitudes não dolorosas; não há carga externa ao membro avaliado. É possível o desenvolvimento de velocidades de contração muscular mais rápidas, semelhantes a algumas atividades esportivas, embora não atinjam velocidades como no saque de um tenista (1.500°/s) ou do arremessador de beisebol (4.000°/s); as mensurações são confiáveis, seguras, precisas, objetivas e reprodutíveis[25].

Como desvantagens, o aparelho isocinético não realiza o gesto ou o movimento específico de uma determinada modalidade esportiva; o esforço realizado não envolve a energia cinética nas várias articulações, e sim numa única articulação, estando o restante do corpo sem atividade. Os movimentos são realizados normalmente sob a forma de exercício de cadeia cinética aberta, e o preço do aparelho é elevado.

As indicações para o exame referem-se ao estudo da proporção do equilíbrio muscular agonista/antagonista e na diferença entre os grupos musculares agonistas de um lado comparado ao seu lado contralateral. A diferença de até 10% é aceita como normal. Avaliações pré-temporadas permitem determinação do adequado equilíbrio muscular. É possível avaliação do desempenho muscular do indivíduo ou atleta sadio e ante a eventuais doenças do aparelho locomotor, sua recuperação pós-lesão ou possíveis seqüelas. O teste não tem como objetivo fornecer diagnóstico etiológico, mas permite adequada avaliação funcional do aparelho locomotor. Será possível a orientação objetiva cinesioterápica em função do eventual déficit que o grupo muscular possa apresentar. É necessário um critério na indicação do exame. Havendo, portanto, doença associada, torna-se prudente uma avaliação médica prévia, dando respaldo na responsabilidade para a indicação do exame.

Nas contra-indicações para sua realização, encontram-se as lesões agudas; os acometimentos dolorosos, com ou sem processo inflamatório clínico evidente; tempo insuficiente de um processo de reparação tecidual pós-lesão ou pós-cirurgia; e descompensações do sistema cardiorrespiratório, como hipertensão arterial não controlada, angina e arritmia. A limitação da amplitude de movimento torna-se uma contra-indicação relativa, pois não se obtém resultados ideais comparando-se lados com amplitudes de movimento diferentes. É possível a obtenção de dados referentes ao pico de torque, trabalho, potência e índice de fadiga, servindo, então, como parâmetros para análise. Em relação à velocidade, costuma-se usar para o ombro 60°/s (quatro repetições) para análise de força (pico de torque e trabalho); 180°/s para não atletas ou 240°/s para atletas (20 repetições) para análise, preferencialmente, da potência. Os movimentos analisados são abdução/adução, rotação externa/rotação interna e flexão/extensão (Figs. 171.4 a 171.6).

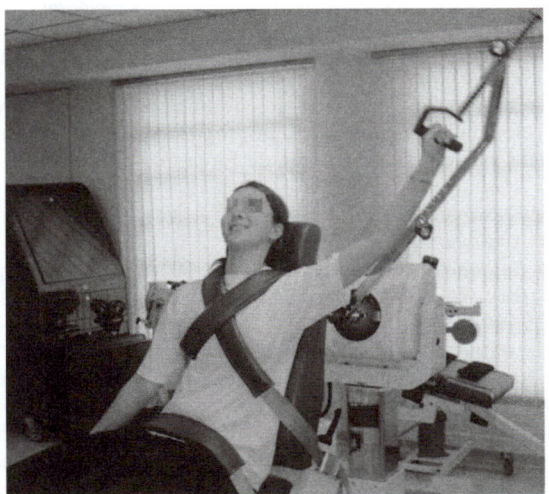

Figura 171.4 – Avaliação isocinética do ombro – abdução/adução.

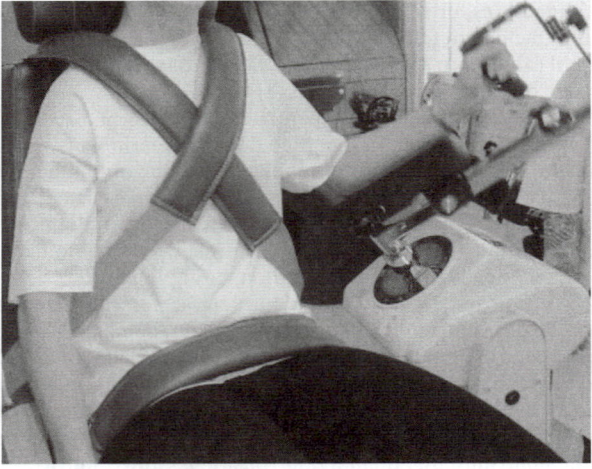

Figura 171.5 – Avaliação isocinética do ombro – rotação externa/interna (plano neutro).

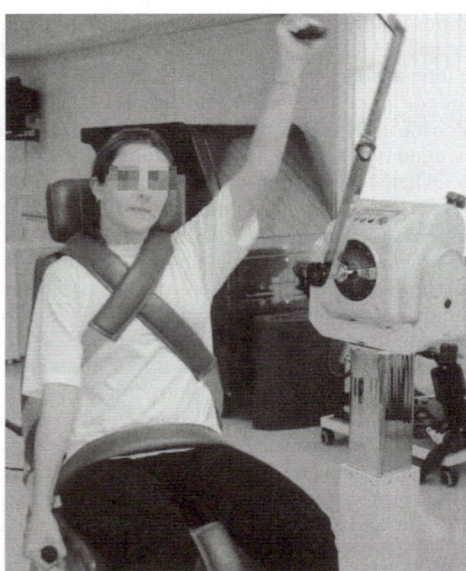

Figura 171.6 – Avaliação isocinética do ombro – flexão/extensão.

No ombro, há proporção de equilíbrio do pico de torque em velocidade angular lenta em grupos agonista sobre antagonista, ou seja, a sua relação de força gira em torno de[3,4,26]:

- *Flexão/extensão*: 60 a 80%.
- *Abdução/adução*: 65 a 85%.
- *Rotação externa/rotação interna*: 60 a 65% (posição neutra); 70 a 75% (abdução ombro 90°).

Um estudo isocinético foi realizado em 30 indivíduos esportistas. Eles foram submetidos à capsuloplastia ou reparação de Bankart do ombro em razão da instabilidade (77% traumáticos e 23% atraumáticos); a idade média era de 23 anos de idade[27]. O exame foi realizado num tempo médio de 16 meses de pós-operatório. Todos realizaram fisioterapia. A relação de equilíbrio do pico de torque na velocidade de 60°/s encontrada foi:

- *Flexão/extensão*: 76% (não operado), 79,8% (operado).
- *Abdução/adução*: 81,7% (não operado), 88,9% (operado).
- *Rotação externa/rotação interna*: 63,6% (não operado – posição neutra), 65,5% (operado – posição neutra).

ESCORE CLÍNICO

A utilização de escore clínico no ombro é um método para a sua avaliação funcional[28]. Com isso, pode-se acompanhar a evolução pré e pós-tratamento, seja conservador seja cirúrgico. Os parâmetros utilizados podem variar, e são tanto subjetivos como objetivos. No entanto, os mais usados são: dor, amplitude, estabilidade, força e atividades de vida diária (AVD). Indivíduos que apresentam o valor máximo na avaliação possuem, portanto, 100% de função. Como exemplos no ombro, existem o escore de Constant (Quadro 171.3), University of California at Los Angeles (UCLA) (Quadro 171.4) e o escore de Kohn

QUADRO 171.3 – Escore de Constant

A. Dor
- Nenhuma: 15
- Mínima: 10
- Moderada: 5
- Intensa: 0

Total A: 15 pontos

B. Atividades de vida diária (AVD)
- Trabalho: 0 – 4
- Lazer/esporte: 0 – 4
- Sono: 0 – 2
- Posição da mão: 0 – 10
  – Cintura pélvica: 2
  – Apêndice xifóide: 4
  – Pescoço: 6
  – Sobre a cabeça: 8
  – Acima da cabeça: 10

Total B: 20 pontos

C. Arco de movimento (amplitude)
- Flexão: 0 – 10
  – 0 – 30°: 0
  – 31 – 60°: 2
  – 61 – 90°: 4
  – 91 – 120°: 6
  – 121 – 150°: 8
  – > 150°: 10
- Abdução: 0 – 10
  – 0 – 30°: 0
  – 31 – 60°: 2
  – 61 – 90°: 4
  – 91 – 120°: 6
  – 121 – 150°: 8
  – > 150°: 10
- Rotação externa: 0 – 10
  – Mão atrás da cabeça com cotovelo para frente: 2
  – Mão atrás da cabeça com cotovelo para trás: 2
  – Mão sobre a cabeça com cotovelo para frente: 2
  – Mão sobre a cabeça com cotovelo para trás: 2
  – Elevação total acima da cabeça: 2
- Rotação interna: 0 – 10
  – Dorso da mão lateralmente à coxa: 0
  – Dorso da mão sobre músculo glúteo máximo: 2
  – Dorso da mão sobre transição lombossacra: 4
  – Dorso da mão sobre 3ª vértebra lombar: 6
  – Dorso da mão sobre 12ª vértebra torácica: 8
  – Dorso da mão em região interescapular (T7): 10

Total C: 40 pontos

D. Força
- 12kg ou 25lb

Total D: 25 pontos
Total (pontos): 100
Total (função): 100%

QUADRO 171.4 – Escore da University of California at Los Angeles (UCLA)

Avaliação da dor

( ) Presente em todo momento e tolerável; uso freqüente de medicamento contra a dor (1)
( ) Presente em todo momento, mas não tolerável; uso ocasional de medicamento (2)
( ) Ausente ou leve ao repouso; presente às atividades diárias leves; uso habitual de salicilatos ou similares (4)
( ) Presente somente em atividades específicas ou esforços acentuados; uso esporádico de salicilatos ou similares (6)
( ) Dor leve e ocasional (8)
( ) Sem dor (10)

Total: 10 pontos

Avaliação das atividades diárias

( ) Incapaz de movimentar o ombro (1)
( ) Realiza somente atividades leves (2)
( ) Realiza as atividades leves domiciliares ou a maioria das atividades diárias (4)
( ) Realiza a maioria das atividades domiciliares, compras; dirige; capaz de se pentear e vestir, incluindo a colocação das mãos à altura do tórax e fechar sutiã (6)
( ) Possui somente pequenas restrições; capaz de trabalhar acima do nível do ombro (8)
( ) Atividades normais (10)

Total: 10 pontos

Avaliação da amplitude de movimento

( ) < 30°   (0)
( ) 30 – 45°   (1)
( ) 45 – 90°   (2)
( ) 90 – 120°   (3)
( ) 120 – 150°   (4)
( ) > 150°   (5)

Total: 5 pontos

Avaliação da força muscular

( ) Grau 5   (5)
( ) Grau 4   (4)
( ) Grau 3   (3)
( ) Grau 2   (2)
( ) Grau 1   (1)
( ) Grau 0   (0)

Total: 5 pontos

Avaliação da satisfação do paciente

( ) Não satisfeito e pior   (0)
( ) Satisfeito e melhor (5)

Total: 5 pontos

Total: 35 pontos (100%)

QUADRO 171.5 – Escore de Kohn

Parâmetros	Pontos
1. Você tem dor no ombro?	
( ) Não	35
( ) Em alguns movimentos	30
( ) Em alguns movimentos e também à noite	20
( ) Mesmo sem mover e à noite	10
( ) Dor contínua e insuportável	0
2. Como está a mobilidade do seu ombro?	
( ) Normal	35
( ) Discretamente limitada	30
( ) Não posso colocar a mão na nuca e/ou nas costas	20
( ) Não posso colocar a mão na testa e/ou na nádega	10
( ) Meu ombro está rígido	0
3. Você tem medo de deslocar o ombro?	
( ) Não	15
( ) Ele ameaça deslocar	10
( ) Ele desloca, mas volta imediatamente	5
( ) Ele desloca, mas não volta	0
4. A sua atividade está prejudicada por problemas no ombro?	
( ) Não	10
( ) Discretamente no trabalho e/ou esporte	7
( ) Tive que mudar de trabalho e/ou esporte	3
( ) Abandonei o trabalho e/ou esporte	0
5. Você pode trabalhar com os braços acima da cabeça?	
( ) Sim	5
( ) Sim, mas incomoda	2
( ) Impossível	0
Total (pontos):	100

(Quadro 171.5), este último é de caráter totalmente subjetivo, ou seja, todos os dados são obtidos por meio daquilo que o paciente informa[29-32]. O escore da UCLA é utilizado mais nos Estados Unidos; apresenta dados objetivos (amplitude e força) e subjetivos (dor, AVD e satisfação). O escore de Constant é o oficialmente utilizado pela Sociedade Européia de Cirurgia do Ombro e Cotovelo; apresenta dois parâmetros objetivos (medida da amplitude e da força) e dois subjetivos (dor e atividades de vida diária). Um dinamômetro simples é utilizado para a medida da força de abdução. Um indivíduo jovem tem força normal avaliada em 25 libras (por volta de 12kg), correspondendo tal valor aos 25 pontos relativos ao item força do escore.

OMBRO DO ATLETA

Problemas no ombro relacionados aos esportes são comuns nos atletas, principalmente nos arremessadores. Entende-se como arremesso todo ato de impulsionar um objeto em direção anterior, com força e velocidade. Esse objeto pode ser um disco ou um martelo durante os arremessos no atletismo, como também o próprio braço de um nadador quando dá uma braçada ou quando um jogador de voleibol executa uma cortada. Os atletas são suscetíveis à lesão e à disfunção pela repetição dos movimentos, pelo mecanismo do arremesso em alta velocidade e pelo uso do membro nos extremos do arco articular[33,34].

Nos indivíduos que realizam movimentos acima de 90° de elevação, sob a forma de arremesso, como no tênis, vôlei e basquete, foram descritas cinco fases, que tem como base o arremesso da bola de beisebol (*pitching*), a saber[35]:

- *Posicionamento (*wind-up*)*: período de preparação em que há a flexão da extremidade superior, com ambas as mãos segurando a bola.
- *Armação (*early cocking*)*: período de abdução e rotação externa do ombro, que se inicia quando a bola é solta pela mão não dominante e termina com o contato do pé no chão.
- *Disparo (*late cocking*)*: início com contato do pé no chão, que se segue com o movimento de máxima abdução e rotação externa; termina com os primeiros movimentos combinados de adução (horizontal) e rotação interna, ocorrendo, na verdade, um típico movimento de chicoteio. Ocorre em segundos.
- *Aceleração (*acceleration*)*: inicia-se da posição de máxima abdução e rotação externa, seguida de movimentos combinados de adução (horizontal) e rotação interna; termina quando a bola deixa os dedos.
- *Desaceleração (*follow-through*)*: inicia-se, então, quando os dedos soltam a bola, ocorrendo, até o final do arremesso, um movimento excêntrico pelas estruturas posteriores do ombro.

Nos atletas, a flexibilidade e hipermobilidade são pré-requisitos para a melhor *performance*, porém, quando a excessiva hipermobilidade torna-se sintomática, isso pode representar alteração patológica. Esforços repetitivos nesse sistema harmônico podem provocar tendinites, impacto, instabilidade e ruptura do manguito rotador, além das lesões traumáticas provocadas por choques e quedas, acarretando luxações e/ou fraturas.

Quando existe dor é essencial determinar se o problema tem origem na cápsula, nos ligamentos, na musculatura, nas estruturas ósseas ou se são dores referidas por problemas cervicais, por uma neurite braquial e, com menor freqüência, por dores viscerais com irradiação para o ombro e membro superior.

A idade e o nível de *performance* de um atleta são também fatores que predispõem a lesões. Nos ombros de atletas jovens (18 a 35 anos), é freqüentemente observado problemas associados à síndrome do impacto e instabilidade. Microtraumas repetidos nos estabilizadores estáticos da articulação glenoumeral podem resultar em subluxações e luxações. Nos atletas arremessadores *idosos* (acima de 35 anos), há um processo degenerativo associado à síndrome do impacto no arco coracoacromial. Pode haver espessamento do arco e formação de esporões subacromiais, na borda antero-inferior do acrômio, levando a compressões e rupturas do manguito rotador. Nesse grupo de atletas, essas alterações do arco coracoacromial resultam numa incidência de roturas tendíneas significativamente maior do que nos pacientes jovens.

A função primária do manguito rotador durante o ato de arremesso é manter uma estabilidade na articulação glenoumeral, permitindo que o deltóide possa movimentar o membro superior nos movimentos de elevação, rotação interna e externa. O supra-espinal cruza a parte mais superior dessa articulação e promove uma força de compressão entre as superfícies articulares da cabeça umeral e da glenóide, contribuindo também para compensar as forças de cisalhamento que aí atuam. O supra-espinal auxilia o deltóide nos movimentos de abdução. O infra-espinal e o redondo menor fazem a rotação externa, ao passo que o subescapular auxilia na rotação interna e atua como uma barreira dinâmica contra o deslocamento anterior da cabeça umeral.

A estabilidade e a rotação da escápula são importantes nas atividades do membro. O trapézio e o serrátil anterior são os principais estabilizadores da articulação escapulotorácica, permitindo uma suave rotação da escápula durante o movimento de abdução. A principal função dessa articulação é manter sempre centrada a resultante das forças que atuam na articulação glenoumeral, evitando instabilidades. Alterações da articulação escapulotorácica podem levar à perda da elevação do acrômio, acarretando síndrome do impacto.

O tratamento cirúrgico tem como objetivo primordial o *restitutio ad integrum*, ou seja, permitir ao atleta retornar à sua modalidade esportiva nos mesmos níveis anteriores, seja técnico ou físico, prévio à lesão sofrida. Em outras palavras, além da ausência da dor, mobilidade articular normal, força muscular e resistência, ele tem que estar apto a voltar às competições de maneira rápida e segura. Na reabilitação de lesões do ombro dos esportistas, é seguido o que se chama de *pirâmide de reabilitação* (Fig. 171.7). Na base do processo de recuperação, são iniciados exercícios para normalização da amplitude articular, no passo seguinte, exercícios para força e sucessivamente, até se chegar no topo desse processo, que tem como resultado final o retorno às competições em plenas condições físicas, técnicas e psicológicas.

Instabilidade do Ombro no Atleta

A instabilidade do ombro pode ser classificada de acordo com vários critérios como direção, etiologia, freqüência e grau. Entretanto, freqüentemente, pode-se encontrar características dos diversos grupos no mesmo paciente, já que se trata de um espectro da doença que pode variar e apresenta tipos intermediários.

Jobe classificou o ombro doloroso do atleta em quatro grupos[36]:

- *Grupo I*: aquele que apresenta impacto primário ou externo, não apresentando instabilidade concomitante. Há presença dos sinais clássicos de impacto ao exame clínico; os indivíduos apresentam normalmente idade superior a 35 anos.
- *Grupo II*: relativo principalmente aos atletas que desenvolvem instabilidade primária a partir de microtrauma de repetição, com desenvolvimento secundário de impacto interno. O exame clínico pode revelar sinais positivos de impacto e instabilidade (apreensão e recolocação). A instabilidade é, no entanto, sutil e, às vezes, não é detectada. A cabeça umeral pode subluxar-se. O impacto posterior é um achado artroscópico, bem como as lacerações e desinserções do lábio glenoidal anterior e posterior, e lesões no complexo capsuloligamentar.
- *Grupo III*: representado por atletas com instabilidade primária, como resultado da hipermobilidade e do impacto interno secundário. Os atletas apresentam sinais positivos de impacto, apreensão, gaveta, sulco e recolocação. Entretanto, ambos os ombros apresentam sinais positivos de frouxidão articular. A cápsula é alongada e o ligamento glenoumeral inferior, distendido. Lesões labiais e condromalácia da cabeça umeral estão normalmente ausentes.
- *Grupo IV*: pacientes com instabilidade traumática, sem associações com impacto. O exame clínico apresenta sinais positivos para instabilidade e sinais negativos para impacto. Os achados incluem a avulsão do lábio glenoidal anterior (lesão de Bankart) e a lesão póstero-lateral da cabeça umeral (lesão de Hill-Sachs). O manguito rotador encontra-se, geralmente, intacto.

A instabilidade anterior recorrente é caracterizada por um episódio agudo e traumático de luxação glenoumeral, seguido de vários episódios de recorrência nos movimentos de abdução-rotação externa. No exame físico, o paciente apresenta positividade nos testes provocativos anteriores e não tem característica de frouxidão generalizada. São comuns as lesões de Bankart e de Hill-Sachs, respectivamente, na região ântero-inferior do lábio glenoidal e na região póstero-lateral da cabeça do úmero. O tratamento conservador implica sempre em algum grau de restrição de atividade para que se evite os movimentos que

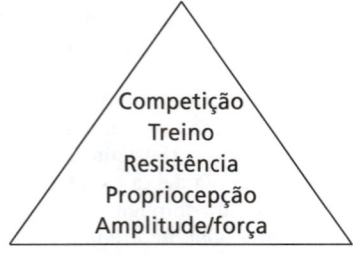

Figura 171.7 – Pirâmide da reabilitação.

podem causar luxação; isto não é compatível com a atividade atlética satisfatória, motivo pelo qual, nesse grupo, o tratamento é quase sempre absolutamente cirúrgico.

O tratamento cirúrgico, que pode ser feito por via artroscópica ou aberta, é fundamentado na reinserção do lábio glenoidal à glenóide e no retensionamento da cápsula articular anterior. Quando há um defeito ósseo significativo, estão indicadas cirurgias como a de Bristow, na qual esse defeito é reparado por via aberta, com um enxerto ósseo do processo coracóide.

A instabilidade multidirecional é sintomática por excessiva mobilidade e frouxidão articular do ombro nas direções anterior, posterior e inferior. Sua etiologia compreende uma frouxidão cápsulo-ligamentar generalizada constitucional e/ou um ou vários episódios de trauma e microtraumas de repetição no ombro ao longo dos anos (principalmente, em atletas). A maioria dos pacientes se enquadra na primeira etiologia e apresenta sintomatologia bilateral. O tratamento é principalmente conservador, fundamentado no reforço dos estabilizadores dinâmicos do ombro (manguito e rotadores da escápula), para suprir a falta dos estáticos. O tratamento cirúrgico, que é de resultado mais incerto que na unidirecional, está indicado na falha do tratamento conservador a longo prazo e se fundamenta no retensionamento da cápsula inferior, que é redundante nesses pacientes.

A instabilidade posterior recorrente é muito menos comum que a anterior. Pode ocorrer por trauma (impacto transmitido a um ombro em flexo-adução), atraumática (já discutida na multidirecional) ou por microtraumas repetitivos (principalmente nos atletas). O paciente se queixa de subluxação ou luxação aos movimentos de flexo-adução-rotação interna do ombro com algum grau de esforço associado. O exame físico mostra positividade nas manobras provocativas posteriores. A maioria dos autores recomenda tratamento conservador inicial nesses casos, o qual se fundamenta no reforço dos estabilizadores dinâmicos posteriores do ombro, do deltóide e da cintura escapular. O tratamento cirúrgico é a opção na falha do conservador.

A etiologia do impacto e lesões do manguito rotador em atletas têm muitos fatores, sendo a idade um fator determinante no diagnóstico e tratamento. Neer popularizou o conceito da síndrome do impacto, notando que o manguito rotador estava sujeito ao traumatismo repetitivo pelo arco coracoacromial na elevação do braço. A classificação de Neer inclui três estágios de doença do manguito: no tipo I, há inflamação e edema, e ocorre antes dos 25 anos de idade. Fibrose e tendinite são características do tipo II, que acomete indivíduos de 25 a 40 anos. O tipo III apresenta-se naqueles acima de 40 anos e que têm ruptura parcial ou total do manguito. Tradicionalmente, os pacientes que requerem, em alguns casos, cirurgia estão nos estágios II e III, têm mais de 40 anos e não são atletas. São tratados com acromioplastia e/ou reinserção do manguito. Atletas jovens (com menos de 30 anos), que sofreram acromioplastia, em sua maioria (57%) não conseguem retornar ao nível de atividade esportiva prévio. Isto se dá por um erro diagnóstico, já que, nos atletas jovens, a etiologia do impacto não é primariamente pelo atrito do úmero com o acrômio.

A acromioplastia e a reinserção do manguito podem ser realizadas por via aberta ou artroscópica. Na acromioplastia, procura-se ressecar a porção ântero-lateral do acrômio, diminuindo sua expessura e transformando os acrômios tipo II e III de Bigliani em acrômios tipo I.

A reinserção do manguito rotador roto, que pode acompanhar a acromioplastia, é feita conforme o tamanho da lesão. Pode ser realizada sutura entre as bordas da lesão ou principalmente reinserções ósseas na tuberosidade maior, que podem ser feitas com a ajuda de âncoras, como na cirurgia artroscópica.

Os atletas das mais diversas modalidades estão sujeitos a lesões nos ombros pelo movimento repetitivo e extremo. A relação entre instabilidade, impacto e lesão de manguito tem sido objeto de estudo na atualidade. Tradicionalmente, estas eram consideradas entidades clínicas separadas, mas atualmente já se sabe que podem estar interligadas, apesar do mecanismo não estar totalmente claro.

Nos pacientes mais jovens, abaixo de 35 anos, impacto e instabilidade não são entidades separadas, mas consideradas um espectro definido como instabilidade complexa. Na população mais idosa, o impacto existe comumente sem instabilidade associada.

Impacto externo é aquele definido tradicionalmente por Neer e derivado do traumatismo da cabeça do úmero no arco coracoacromial, acromio ou articulação acromioclavicular. Cursa com degeneração das diversas estruturas do espaço subacromial e aparece no atleta a partir da quarta década, pela degeneração do manguito rotador; tem como tratamento a descompressão subacromial e reparação do manguito. Já o impacto interno é originado por instabilidade glenoumeral, apresenta lesões das estruturas articulares, como no lábio glenoidal, e o tratamento tem como objetivo a estabilização dessa articulação. Isto explica os resultados adversos da descompressão em atletas jovens. No movimento de abdução-rotação externa extremo, o lábio glenoidal póstero-superior sofre hiperangulação, e a cápsula e os ligamentos contensores anteriores cedem progressivamente, levando os contensores dinâmicos (manguito) à sobrecarga e posteriormente à fadiga, ao que se segue a subluxação anterior e o impacto. O tratamento é dirigido primariamente à instabilidade, podendo ser conservador ou cirúrgico, conforme o caso.

Instabilidade Acromioclavicular

A classificação de Alman-Tossy é dividida em (Fig. 171.8)[37]:

- *Grau I*: distensão ou ruptura parcial do ligamento acromioclavicular; sinal da tecla negativo.
- *Grau II*: ruptura completa do ligamento acromioclavicular e distensão ou ruptura parcial dos ligamentos coracoclaviculares (trapezóide e conóide); subluxação; sinal da tecla positivo.
- *Grau III*: ruptura completa dos ligamentos acromioclavicular e coracoclavicular; luxação; sinal da tecla positivo.

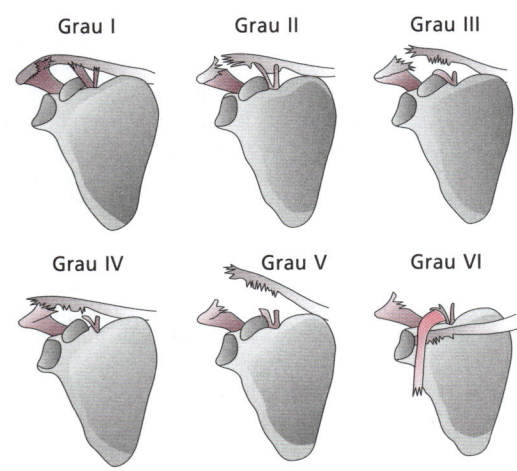

Figura 171.8 – Instabilidade acromioclavicular – classificação.

Rockwood descreveu mais três subtipos com base no tipo III[38]:

- *Grau IV*: luxação dorsal da clavícula.
- *Grau V*: extrema luxação cranial da clavícula, com lesão do músculo trapézio.
- *Grau VI*: luxação caudal da clavícula abaixo do acrômio.

O tratamento é conservador no grau I. O sinal da tecla é negativo. Arco doloroso entre 150 e 180° de abdução e a adução horizontal são positivos na fase aguda. Repouso com tipóia por cerca de 2 a 3 semanas, orientando-se exercícios passivos de flexo-extensão e rotações externa e interna no plano neutro, com pequena amplitude, sem causar dor. Em seguida, exercícios ativos livres, procurando-se evitar elevação acima de 120° e a adução horizontal; após 4 a 6 semanas, iniciar os exercícios resistidos para o manguito e rotadores da escápula. O tratamento é polêmico nos graus II e III. O sinal da tecla é sempre positivo. Concordamos com os autores que adotam o tratamento cirúrgico para pacientes jovens e nos esportistas[34]. Seria inconcebível não reduzir e estabilizar cruenta ou incruentamente uma luxação de uma grande articulação como a tíbio-társica ou de uma pequena articulação, como a interfalangeana. Então, por que aceitar, na luxação da articulação acromioclavicular (LACA), a deformidade e não tratá-la?

A mobilidade normal da cintura escapular depende do sincronismo das articulações acromioclavicular, esternoclavicular, glenoumeral e escapulotorácica. A LACA, uma vez perdendo a relação anatômica normal entre a clavícula e o acrômio, pode evoluir com dor decorrente do estiramento da musculatura, síndrome do impacto secundária por migração anterior do acrômio e até dores irradiadas por estiramento do plexo braquial, além das alterações degenerativas da articulação acromioclavicular, como a artrose e a osteólise. Nos atletas em que a movimentação é feita em graus extremos de força, velocidade e arco de movimento, o tratamento é a redução e fixação cirúrgica. Se for adotada a classificação de Alman e Tossy para LACA, até as de tipo II (subluxação) devem ser consideradas para tratamento cirúrgico na dependência do esporte praticado. A técnica cirúrgica de escolha para tratamento da LACA é a de Phemister modificada (sutura com fios de Ethibond entre processo coracóide e clavícula mais dois fios de Kirschner entre acrômio e clavícula). A clavícula é um osso longo que roda sobre seu próprio eixo. Esse mecanismo rotacional inicia-se após 30° de elevação do membro superior. Pequenos movimentos passivos e ativos livres/assistidos de abdução e flexão são permitidos, não ocasionando forças de estresse na região de fixação. Exercícios isométricos são permitidos após 3 semanas, tempo considerado suficiente para a cicatrização da origem anterior do deltóide, desinserida no acesso cirúrgico. Após a retirada dos fios de Kirschner (45 dias) passa-se à reabilitação, seguindo os preceitos já citados de recuperação inicial da amplitude articular, depois exercícios de fortalecimento e sucessivamente, até a volta às competições. Em nossa experiência, os esportes em que, epidemiologicamente, a LACA é mais freqüente são judô e ciclismo, em decorrência do elevado número de quedas sobre o ombro que ocorrem nessas modalidades.

Lesão Ântero-posterior Superior do Lábio Glenoidal

O termo lesão tipo SLAP (*superior labrum, anterior to posterior*) é originado de uma sigla em inglês que significa lesão do lábio glenoidal superior, anterior e posterior, junto à origem da cabeça longa do bíceps. Snyder, em 1990, foi o primeiro a usar esse termo[39]. Ele notou que essas lesões ocorreram em 27 de 700 ombros submetidos à artroscopia e as classificou em quatro tipos. No tipo I, há apenas um flanjeamento do lábio superior. No tipo II, há uma avulsão do lábio e da cabeça do bíceps da glenóide. No tipo III, há uma lesão em alça de balde do lábio, sem desinserção deste. No tipo IV, temos um tipo II ou III acrescido de lesão do cabo do bíceps adjacente (Fig. 171.9).

O lábio glenoidal auxilia a estabilidade estática da articulação glenoumeral, aumentando a superfície da glenóide. A cabeça longa do bíceps promove estabilização dinâmica; além de deprimir a cabeça umeral, ele estabiliza anteriormente a articulação glenoumeral[40].

A história é vaga de dor anterior no ombro e ressalto mal caracterizados, predominantes no uso do braço acima da cabeça. Testes específicos como o de O'Brien foram e estão sendo desenvolvidos para o diagnóstico diferencial da doença, que ainda não se faz seguramente apenas pelo exame clínico. A ressonância magnética é o exame que fecha o diagnóstico.

Apesar dos sintomas poderem regredir com o tratamento conservador medicamentoso e fisioterápico, o tratamento cirúrgico é o de eleição nas lesões que podem ser reparadas, como nas dos tipos II e IV, quando são usadas âncoras e/ou suturas. Nas dos tipos II e III, está indicada a ressecção do tecido acometido. A via preferencial é a artroscópica, pois possibilita diagnóstico e tratamento adequados.

Síndrome Compressiva do Nervo Supra-escapular

É vista em indivíduos arremessadores, como nos jogadores de vôlei, em decorrência do estiramento excessivo do nervo supra-escapular, com movimentos excêntricos associados. Pode haver lesão na incisura supra-escapular ou na base da espinha da escápula (incisura espiroglenoidal), levando, respectivamente, a quadro de atrofia muscular (supra e infra-espinal) e fadiga com ou sem impacto secundário, e quadro de atrofia e fadiga do infra-espinal. O tratamento é conservador. Punção e eventualmente cirurgia são necessárias se houver cisto glenolabral associado à compressão.

REABILITAÇÃO

A reabilitação tem como objetivos recuperar déficits funcionais, também para a articulação do ombro, auxiliar a reparação e regeneração da estrutura corporal acometida por diversas doenças, bem como manter e recuperar a função neuromotora[22,41]. Quando isto não é possível, o ponto fundamental é conseguir novas adaptações, tornando a realização dos movimentos e esforços necessária para as diversas atividades, ao máximo, funcionais.

No entanto, sua estrutura deve estar formada por uma equipe multidisciplinar e uma base tecnológica, a saber:

Equipe multidisciplinar × tecnologia

A equipe multidisciplinar é composta normalmente por médicos (fisiatras, ortopedistas, reumatologistas, neurologistas, médico do esporte, entre outros), fisioterapeutas e terapeutas ocupacionais. No entanto, num complexo hospitalar, a composição ideal deve incluir assistentes sociais, enfermeiras e psicólogos. Por vezes, outros profissionais, como educadores físicos e nutricionistas, podem também compor a equipe, oferecendo extensão e qualidade de trabalho ainda mais abrangente.

Na estrutura tecnológica, estão os recursos materiais dis-

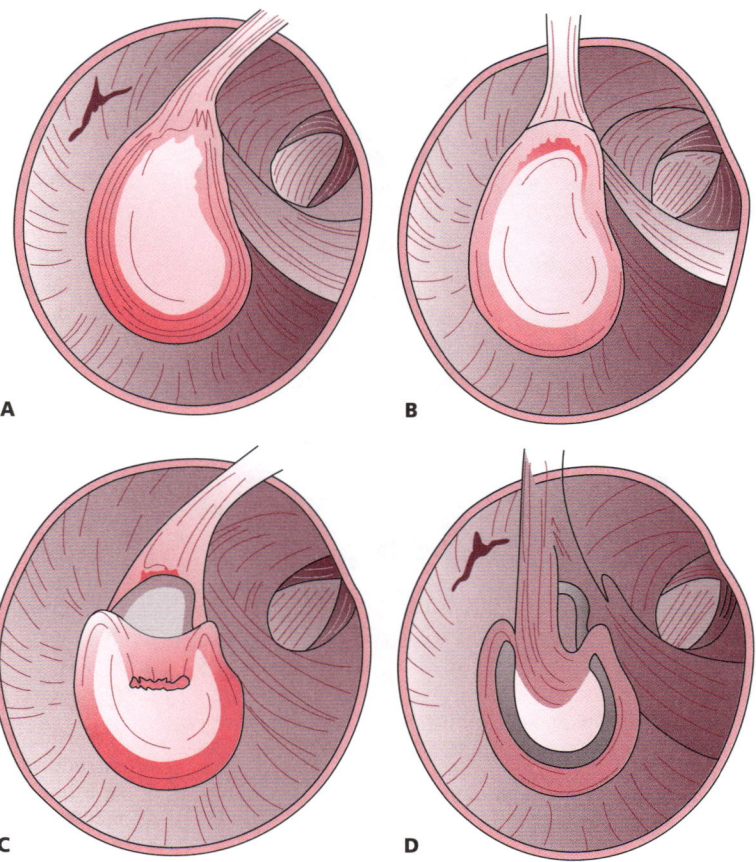

Figura 171.9 – Lesão ântero-posterior superior do lábio glenoidal (SLAP) – classificação. *(A)* Tipo I. *(B)* Tipo II. *(C)* Tipo III. *(D)*. Tipo IV.

poníveis para a terapia a ser instituída, incluindo o espaço físico, aparelhos e meios físicos voltados para a fisioterapia e a terapia ocupacional.

Como métodos terapêuticos na reabilitação do ombro, são disponibilizados:

- Meios físicos
  - Termoterapia
    - Crioterapia: bolsa de gelo, *spray*, compressa, termo-gel.
    - Contraste quente/frio.
    - Calor superficial: bolsa de água quente, compressa.
    - Calor profundo: ultra-som, ondas curtas, microondas.
  - Eletroterapia
    - *Correntes contínuas*: galvânicas, iontoforese.
    - *Correntes da baixa freqüência (menor que 1.000Hz)*: farádicas, estimulação elétrica transcutânea (TENS), diadinâmicas, eletroacupuntura.
    - *Correntes de média freqüência (1.000Hz a 300kHz)*: interferenciais.
  - Hidroterapia, hidroginástica, turbilhão.
- Cinesioterapia
  - *Aparelhos específicos*: movimentação passiva contínua (CPM), polia, bastão, peso (halteres), tensor elástico (*Theraband*), mesa tipo *sling*, aparelho isocinético, aparelhos ergoterápicos.
  - *Técnicas*: postura, relaxamento, aquecimento, amplitude articular, alongamento, mobilização, facilitação neuromuscular proprioceptiva, fortalecimento, coordenação (propriocepção), potência (explosão), resistência (*endurance*) e desaquecimento (*cool down*).
- Outros métodos
  - Acupuntura.
  - Massagem.
  - Laser.
  - Ondas de choque.
  - Meios auxiliares: tipóia de ombro (Fig. 171.10), enfaixamentos (tipo Velpeau).

A reabilitação do ombro deve ser seguida por um esquema composto por estágios sucessivos, adaptando-se a cada paciente em função da doença apresentada ou do próprio tratamento (conservador ou cirúrgico). Tais estágios sobrepõem-se uns aos outros, e têm na cinesioterapia sua principal estrutura, a saber:

- Analgesia: medidas antiinflamatórias.
- Amplitude articular: exercícios passivos/autopassivos.
- Força/coordenação/resistência
  - Exercícios ativos livres/assistidos (sem carga).
  - Exercícios ativos resistidos (isométrico, isotônico, isocinético).
- Retorno à atividade funcional.

O paciente deve ser bem orientado, no sentido de interromper as atividades que causam ou mesmo aumentam a dor; receber orientação ergonômica, podendo até mesmo realizar algumas atividades, sem a obrigatoriedade do repouso absoluto; estar preparado (reeducado) para o retorno à sua ocupação pregressa, ou mesmo ser adaptado para exercer uma nova atividade funcional.

Motivos referentes ao tipo de doença, sua cronicidade e gravidade, tipo de cirurgia executada, profissão e reeducação

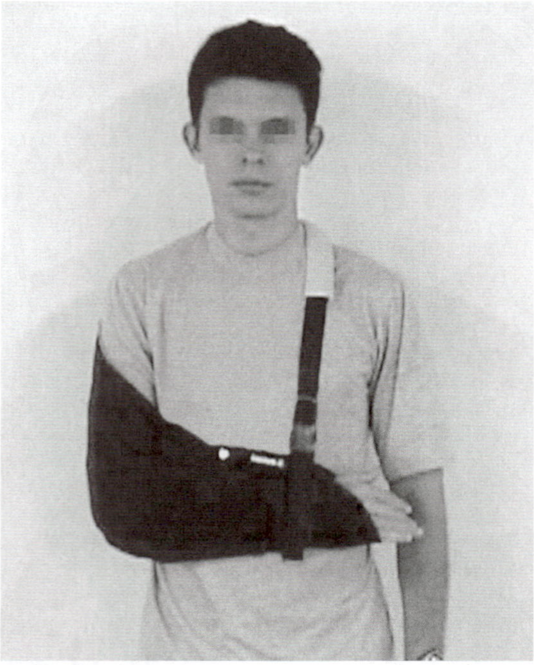

Figura 171.10 – Tipóia.

tornarão o tempo do tratamento variável.

Meios Físicos

Nas fases agudas dos processos inflamatórios, traumáticos, infecciosos ou tumorais estão indicados a crioterapia e/ou eletroterapia como meios físicos de analgesia, com aplicação diária (uma ou mais vezes ao dia):

- *Crioterapia*: 15min de massagem suave com gelo diretamente sobre a pele ou 20 a 30min de aplicação sobre toalha de algodão (Fig. 171.11).
- *Eletroterapia*: 10 a 20min com corrente contínua, de baixa ou média freqüência, e/ou eletroacupuntura (Fig. 171.12).

Calor superficial e principalmente calor profundo, em razão do edema ou hematoma, e a massagem não estão indicados na fase aguda, podendo ser utilizados a partir do 3º ou 4º dia (fase subaguda):

- *Bolsa de água quente e contraste de água quente (3min)/água fria (1min)*: total de 15 a 20min.
- *Ultra-som*: uso por 5 a 10min, com intensidade entre 0,8 e 1,5ω/cm^2; ideal para tendinites do supra-espinal e da cabeça longa do músculo bíceps, bem como ruptura do manguito rotador. Indicado também para as dores miofasciais (Fig. 171.13).
- *Ondas curtas e microondas*: uso de 15 a 20min e de 5 a 10min, respectivamente, com intensidade que propicie calor *agradável*, principalmente nas dores mais difusas, como as do tipo miofasciais, que se estendem às regiões cervical e dorsal/escapular. Contra-indicadas quando presente material metálico (síntese, prótese).
- *Ondas de choque*: nova modalidade indicada para tendinite calcárea no ombro; uma a três aplicações; 1.000 impulsos de ondas de choque com 14kV; eventual infiltração subacromial com anestésico local para minimizar desconforto local[42].

Cinesioterapia

É o principal recurso na reabilitação do ombro. Sua indicação estende-se a todas as doenças dolorosas do ombro, enfatizando-se a importância da mobilização passiva precoce, principalmente nos quadros de lesões agudas e nos pós-operatórios. Auxilia ao evitar complicações da imobilização, como rigidez e aderências, e impedir a diminuição da resistência das fibras colágenas.

Certas precauções devem ser tomadas, restringindo sua execução, ou mesmo com contra-indicações:

- Nos processos inflamatórios agudos/infecciosos/tumorais.
- Fraturas não consolidadas, instáveis e sem fixação rígida.
- Articulações instáveis.
- Pós-operatório que necessite de imobilização.
- Osteoporose intensa.
- Distúrbios cardiovasculares ou neurológicos.
- Na falta de cooperação do paciente.

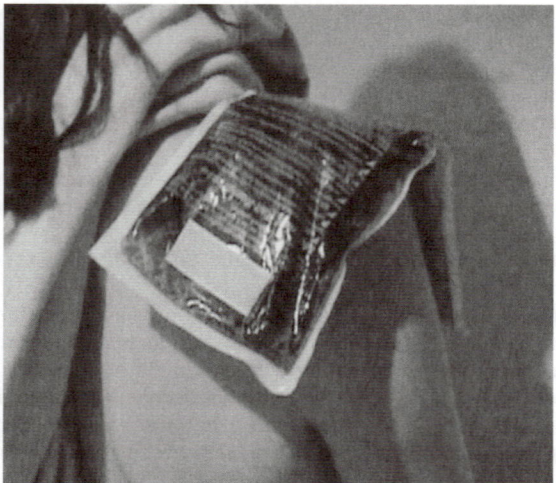

Figura 171.11 – Crioterapia.

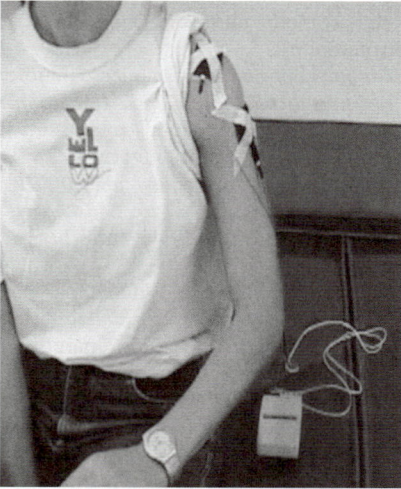

Figura 171.12 – Eletroterapia (TENS).

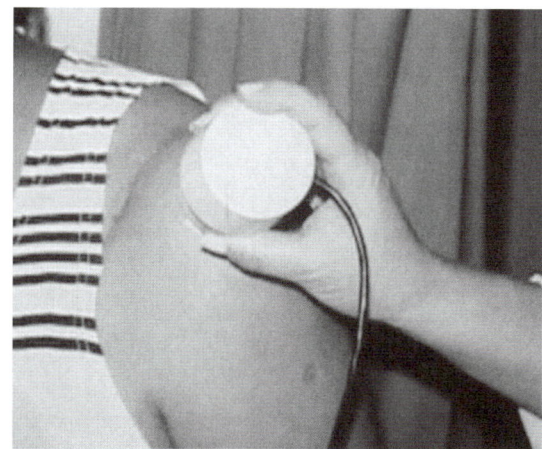

Figura 171.13 – Ultra-som.

Exercícios passivos, ativos livres e ativos resistidos referem-se ao programa de cinesioterapia que é realizado de forma progressiva, visando readquirir o reequilíbrio biomecânico. Baseia-se, também, no processo de cicatrização, reparação e regeneração tecidual. O conceito fundamental é: "Primeiro ganhar amplitude de movimento; depois ganhar força".

- *Exercício passivo/autopassivo*: é a primeira fase da cinesioterapia; realizado durante as primeiras semanas pós-lesão. Tem como objetivo principal evitar rigidez e recuperar a amplitude de movimento. Normalmente é auxiliado pelo terapeuta (passivo) e/ou com a ajuda do próprio membro contralateral do paciente (autopassivo). Deve ser aplicado lentamente, evitando-se trações e respeitando dor e limitação da amplitude do paciente. Utilizam-se a polia, o bastão e exercícios pendulares (de Codman), segurando peso de 0,5 a 1kg, para facilitar alongamento das estruturas capsulares; as técnicas de mobilização da articulação glenoumeral ou da escápula podem ser cuidadosamente executadas; alguns institutos utilizam aparelho de CPM. Em alguns casos, o exercício passivo (autopassivo) não deve ser realizado imediatamente ou ser executado com muito cuidado, como nas luxações agudas (glenoumerais, acromioclaviculares), pós-operatório de algumas instabilidades atraumáticas e reparação de lesão muito extensa do manguito rotador, necessitando, portanto, de um período inicial de restrição de movimento, para que se possa ter melhor processo de estabilização e cicatrização. O cirurgião deve informar as condições do pós-operatório para a realização da terapia.
- *Alongamentos*: serão realizados somente se não houver lesão aguda musculotendínea e instabilidade articular, após cicatrização pós-trauma/cirurgia e naqueles indivíduos que tenham encurtamentos e consequentes desequilíbrios musculotendíneos. As técnicas usadas para alongamento são:
  - *Passiva/autopassiva*: realizada com auxílio do terapeuta ou pelo próprio paciente passivamente, ou seja, sem contração muscular.
  - *Relaxamento pós-isométrico (pós-contração isométrica do agonista)*: realizado de forma ativa, por meio da contração do músculo agonista por alguns segundos (5 a 7s), e seguido, então, do seu alongamento passivo.
  - *Inibição recíproca do antagonista (contração concêntrica do antagonista)*: musculatura antagonista (por exemplo, rotadores internos do ombro) é contraída e, ao mesmo tempo, a musculatura a ser alongada, ou seja, os agonistas (rotadores externos) são passivamente alongados; ocorre facilitação proprioceptiva, tendo-se, assim, alongamento mais efetivo. É a melhor forma de alongamento.
- *Exercício ativo livre*: fase seguinte, geralmente após a fase inicial da reparação tecidual, a partir da 3ª semana, em que é possível realizar exercícios do tipo isotônicos (articulação realiza movimento) e isométricos (articulação mantém-se fixa), sem carga externa, com atuação da gravidade como resistência externa. Podem ser utilizados os exercícios pendulares ativamente, sob a forma de movimentos circulares no sentido horário e anti-horário, principalmente em rotação externa, flexão-extensão ou abdução-adução de pequena amplitude, combinando-os se necessário. O importante será a conscientização para a reeducação postural e dos movimentos de forma global, sem sobrecargas, lembrando ao paciente que para um grupo muscular agonista existe seu antagonista. Pode ser auxiliado pelo terapeuta, inclusive para continuidade do ganho da amplitude. A Figura 171.14 mostra os exercícios passivos e ativos livres (Neer).
- *Exercício ativo-resistido*: última etapa da cinesioterapia; os tecidos apresentam maior resistência; normalmente se inicia por volta da 5ª à 7ª semana (ou até antes, nas lesões de grau leve). Os exercícios serão executados contra a resistência, podendo ser realizados de forma isométrica, isotônica ou isocinética, utilizando-se cargas do tipo peso (halteres), tensores elásticos (*theraband*), resistência do terapeuta ou do membro contralateral e aparelhos especiais do tipo isotônico ou isocinético (Cybex). Nessa fase, o paciente será orientado a recuperar ou mesmo a melhorar a sua capacidade funcional pregressa; o objetivo é corrigir os desequilíbrios miotendíneos. Começa-se sempre com carga leve (0,5 a 1kg) com aumento progressivo de 0,5kg ou tensão leve (tensor elástico ou *theraband* de cor mais clara para mais escura) que não provoque dor; esse aumento é semanal. São realizados exercícios com dez repetições para flexão, extensão, abdução, adução e rotações externa e rotação interna; realizar amplitude de até 45°, principalmente na elevação, para se evitar impacto e dor. Os músculos rotadores da escápula também são acionados, a fim de promover maior equilíbrio escapular, evitando assim sua discinesia. A Figura 171.15 mostra os exercícios ativos-resistidos[38].

Para os exercícios isométricos, manter contração por volta de 7 a 10s e até cerca de 20s.

Para os exercícios isotônicos, realizar contração preferencialmente de forma concêntrica (músculo contrai-se encurtando) em vez de excêntrica (músculo contrai-se alongando), pois evita possíveis lesões miotendíneas. Realizar por volta de dez repetições em cada movimento articular, em forma de rodízio, com aumento progressivo (num total de 50 a 100).

Quando a contração de um músculo ou grupo muscular ocorre envolvendo uma articulação e num só plano (por exemplo, na abdução do ombro), se está diante dos *exercícios de cadeia cinética aberta*. Se realizados envolvendo outras articulações (cotovelo, punho e dedos), sob a forma de co-contração (agonista-antagonista) e com a articulação distal fixa ou opondo-se contra uma resistência, são, então, denominados *exercícios de cadeia cinética fechada* (como, por exemplo, ocorre na flexão do ombro realizada com a mão apoiada na parede ou no chão). A vantagem dos

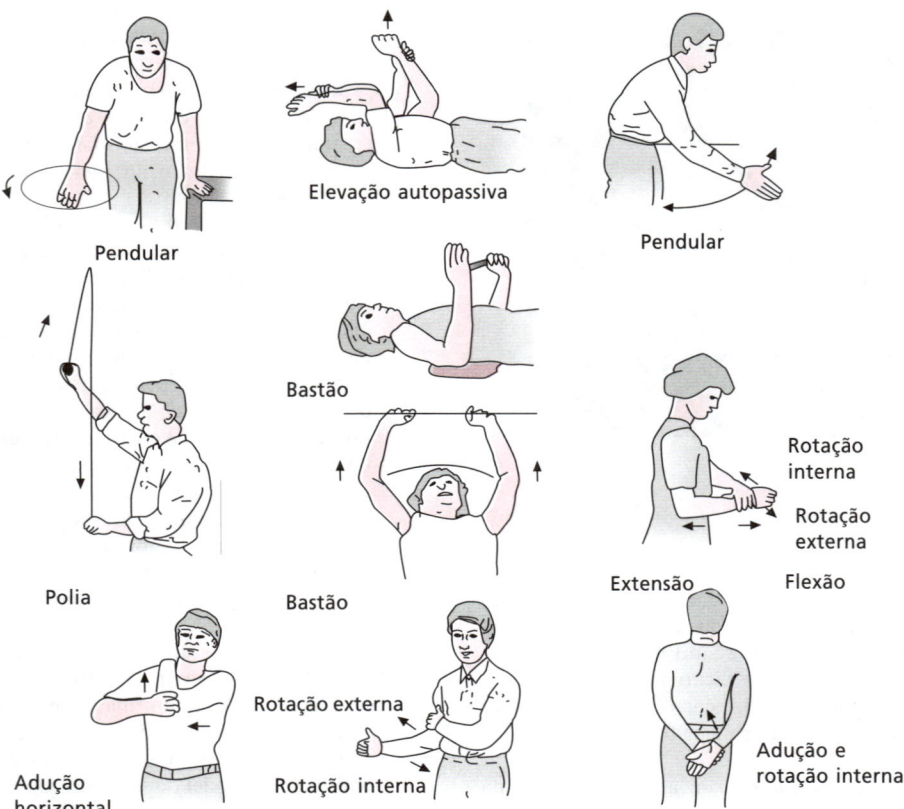

Figura 171.14 – Exercícios passivos e ativos livres.

exercícios de cadeia cinética fechada é que mais de uma articulação é solicitada, proporcionando maior estabilidade articular (reduz forças de tração e aumenta forças de compressão) e melhor treino de coordenação e propriocepção. Os exercícios pliométricos utilizam contrações alternadas do tipo excêntrico, seguidas de concêntrico; devem ser deixados para a fase final da fisioterapia, entrando já na etapa do condicionamento físico.

Os aparelhos isocinéticos (velocidade angular constante) têm característica de avaliar a relação do equilíbrio entre músculos agonistas e antagonistas; compara os lados direito e esquerdo, bem como os valores do torque máximo, trabalho, potência e resistência. É muito útil para orientar e/ou executar a reabilitação. Lembrar que, em velocidades angulares baixas (60º/s), treina-se melhor a força e em velocidades mais altas (maiores que 180º/s) a resistência.

O número total de sessões pode variar de semanas a meses. Como regra geral, pode-se prescrever um total inicial de dez sessões, 3 vezes por semana, com nova reavaliação após seu término. Se o paciente apresenta condições e recursos, deve realizar sessões diárias de fisioterapia; do mesmo modo, é necessário retornar rapidamente às suas atividades, como atleta profissional ou trabalhador que utiliza membro superior. As sessões poderão ser também diárias, e em até dois períodos.

É importante orientar e solicitar a realização domiciliar do que for possível da terapia, desde que não provoque risco ou dor no paciente. Isso acarretará maior benefício para sua recuperação.

Há circunstâncias em que é possível adiantar as três fases da cinesioterapia, inclusive sobrepondo-as. É o que ocorre nos casos não cirúrgicos de tendinites e subluxações, realizando alongamento localizado e fortalecimento somente de alguns grupos musculares não acometidos; nas cirurgias artroscópicas; nas lesões de grau leve; nos pacientes atletas que já possuem condição prévia de treinamento e aptidão física adequados, evitando-se, assim, queda acentuada do condicionamento físico.

Em outros casos, de forma oposta, a progressão dos estágios acaba sendo bem lenta. Deve ser priorizada a analgesia e o ganho da amplitude. Procurar não deixar agravar tendência para atrofia muscular ou fadiga. É o que ocorre na capsulite adesiva e rigidez pós-trauma – em que a limitação da amplitude de movimento cursa com um tempo maior para a sua recuperação – ou mesmo nos acometimentos neurológicos e na fibromialgia, em que a dor e/ou dificuldade para realizar contração muscular, bem como a fadiga, impedem a progressão das fases. Trabalhar com equipe multidisciplinar. Manter medidas analgésicas acaba tendo importância, conforme a necessidade (medicação de ação no sistema nervoso central/acupuntura).

De uma maneira geral, lembrar da importância de se realizar, também, exercícios de condicionamento físico, que podem ser executados após atingir a fase dos exercícios resistidos; serão úteis na prevenção e manutenção da saúde, dando mais resistência e *performance* para a realização das AVD.

Abaixo, encontra-se um esquema para reabilitação do ombro doloroso – síndrome do impacto e para os casos de instabilidade:

- No ombro doloroso: síndrome do impacto
  — Repouso/evitar sobrecargas; uso eventual de tipóia e órtese de abdução.
  — Meios físicos
    • Crioterapia e/ou eletroterapia (principalmente na fase aguda).

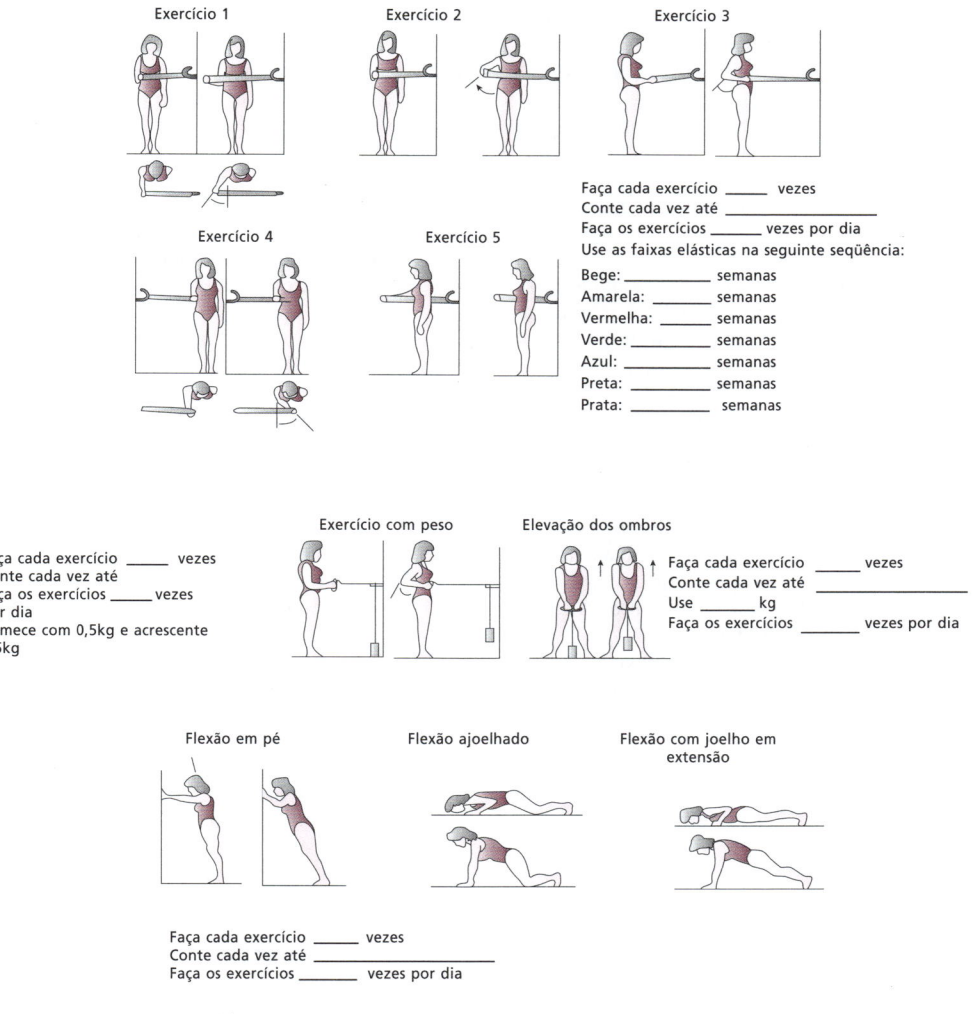

Figura 171.15 – Exercícios ativos-resistidos.

- Calor superficial/profundo: contraste e ultra-sonografia (após a fase aguda).
— Cinesioterapia
  - Exercícios passivos/autopassivos para amplitude.
  - Exercícios pendulares, polia, bastão; evitar elevação com dor.
  - Exercícios ativos livres e assistidos (isométricos/isotônicos) para ombro e elevadores da escápula, nos movimentos sem dor (entre a 2ª e a 3ª semanas).
  - Ativos-resistidos entre a 3ª e a 5ª semanas: isométricos e isotônicos, com elástico (*theraband*) e peso (halteres) inicial de 0,5/1kg para o manguito rotador e rotadores da escápula.
  - Isocinético a partir da 6ª/8ª semana.
  - Mobilização glenoumeral e/ou escapular, se houver rigidez.
  - Correção da postura.
  - Alongamento (principalmente abdutores e adutores horizontais), se não provocar dor.
  - Técnicas de facilitação proprioceptiva.
  - Orientar técnica específica (trabalho, esporte e lazer); ergonomia.
  - Retorno às atividades diárias habituais.
■ Nas instabilidades: luxação anterior aguda

— Repouso/evitar sobrecargas; uso de tipóia, órtese de abdução por 2 a 3 semanas; uso noturno por 4 semanas.
— Meios físicos
  - Crioterapia e/ou eletroterapia (principalmente na fase aguda).
  - Calor superficial/profundo – contraste e ultra-som (após a fase aguda).
— Cinesioterapia
  - Exercícios passivos/autopassivos para amplitude, após 3 semanas.
  - Polia e bastão; evitar elevação e rotação externa por volta de 5 a 6 semanas.
  - Exercícios ativos livres e assistidos (isométricos/isotônicos) para ombro e elevadores da escápula, nos movimentos sem dor (entre a 3ª e a 4ª semanas).
  - Ativos resistidos entre a 4ª e a 5ª semanas – isométricos e isotônicos; com elástico (*theraband*) e peso (halteres) inicial de 0,5/1kg para o manguito rotador e rotadores da escápula.
  - Isocinético a partir da 6ª/8ª semana.
  - Mobilização glenoumeral e/ou escapular, se houver rigidez.
  - Correção da postura.
  - Técnicas de facilitação proprioceptiva.

- Coordenação neuromotora (propriocepção), principalmente, nas instabilidades atraumáticas, com frouxidão articular; exercícios de cadeia cinética fechada e pliometria.
- Orientar técnica específica (trabalho, esporte e lazer) e retorno às atividades diárias habituais.

O total de sessões fisioterápicas é determinado conforme avaliação e evolução clínica.

- Mínimo de dez sessões, 3 a 5 vezes por semana, e, se necessário, nova prescrição após reavaliação. A duração inicial é por volta de 6 semanas de tratamento.
- Realização domiciliar diária concomitante e, eventualmente, em grupo, nas fases mais adiantadas.
- Preferir trabalhar com o ombro no plano neutro, com exercícios de flexão/extensão (serrote) e rotação externa/rotação interna (até 45° de amplitude articular).
- Evitar elevação maior que 60° em abdução e realizar preferencialmente elevação em flexão do ombro (inclusive no exercício de polia), iniciando-se também com cotovelo fletido, se não houver impedido pela dor.
- A dor é o limite do esforço e do movimento. Atenuar dor com facilitação proprioceptiva.
- Indivíduos com frouxidão articular já são alongados; evitar alongamento excessivo nesses movimentos; manter (ou recuperar) somente a amplitude.
- Orientar a realização ergonômica de AVD e de postura adequada e corrigida.
- Sugerir a realização de exercícios de condicionamento físico após estabilização da lesão como forma de prevenção e promoção de saúde.

De forma prática, há, portanto, com a cinesioterapia, a atuação em escala progressiva focada para:

- Amplitude.
- Força.
- Propriocepção.
- Potência/resistência.
- Atividade específica.

Nas lesões dos atletas, individualizar o tratamento fisioterápico ante modalidade esportiva e o tipo de lesão:

- *Fase 1*: analgesia, controle do processo doloroso/inflamatório e adaptações para atividades diárias.
- *Fase 2*: recuperação da amplitude de movimento.
  - Exercícios passivos/autopassivos.
  - Exercícios ativos livres/assistidos (sem carga).
- *Fase 3*: recuperação da força muscular.
  - Exercícios ativos resistidos (isométrico, isotônico e isocinético).
- *Fase 4*: recuperação de coordenação, potência e resistência.
  - Exercícios ativos resistidos (isométrico, isotônico, isocinético), proprioceptivos, pliométricos e aeróbios.
- *Fase 5*: orientação da técnica, do condicionamento e do treinamento esportivo específico.
- *Fase 6*: retorno às competições.

A seguir, algumas recomendações especiais em relação à cinesioterapia nos seguintes pós-operatórios (PO). Tomar cuidado para não forçar precipitadamente os exercícios com carga (resistidos) e resistência. Se a cirurgia for artroscópica, a dor do paciente à mobilização terá, provavelmente, duração menor, pois há menos agressão nas partes moles; os movimentos passivos e ativos livres serão facilitados; rigidez e aderência serão minimizadas. E se o paciente for um atleta que tenha condições (tempo e infra-estrutura) para se dedicar integralmente à fisioterapia, além de boa evolução pós-operatória, poderá ter um retorno mais rápido do que o descrito a seguir.

- Descompressão subacromial (de Neer) na síndrome do impacto
  - Tipóia ou órtese de abdução por 2 a 3 semanas (uso noturno por 4 a 5 semanas).
  - Exercícios passivos/autopasssivos a partir do 2º/ 3º PO.
  - Pendulares, polia e bastão (inicialmente passivos).
  - Exercícios ativos livres e assistidos a partir da 3ª/4ª semana.
  - Exercícios ativos resistidos (peso/elástico) a partir da 5ª/6ª semana.
  - Isocinético a partir da 6ª/8ª semana.
  - Esporte não competitivo a partir do 3º mês.
  - Esporte competitivo a partir do 5º/6º mês.
- Reparação do manguito rotador
  - Tipóia ou órtese de abdução por até 4 semanas (rupturas pequena ou moderada) e 6 semanas (ruptura extensa); uso noturno por 5 a 7 semanas.
  - Exercícios passivos/autopassivos a partir do 2º/3º PO.
  - Pendulares, polia e bastão (inicialmente passivos).
  - Exercícios ativos livres e assistidos a partir da 4ª/5ª semana.
  - Exercícios ativos resistidos (peso/elástico) a partir da 5ª/ 6ª semana.
  - Isocinético a partir do 3º/4º mês.
  - Esporte não competitivo a partir do 3º/4º mês.
  - Esporte competitivo a partir do 6º/7º mês.
- Instabilidade anterior/multidirecional do ombro (capsuloplastias)
  - Tipóia ou órtese de abdução por até 4 semanas (capsulopatias traumáticas) e até 6 semanas (atraumáticas); uso noturno por 6 semanas.
  - Exercícios passivos/autopasssivos a partir do 2º/3º PO nas traumáticas, e a partir da 2ª/3ª semana nas atraumáticas; no início, não forçar rotação externa.
  - Pendulares, polia e bastão (inicialmente passivos).
  - Exercícios ativos livres e assistidos a partir da 4ª/5ª semana; rotação externa até 20°.
  - Exercícios ativos resistidos (peso/elástico) a partir da 5ª/6ª semana.
  - Rotação externa, combinada com abdução, a partir da 8ª semana.
  - Exercício isocinético a partir do 3º/4º mês.
  - Esporte não competitivo a partir do 3º/4º mês.
  - Esporte competitivo a partir do 6º/7º mês.
- Lesão tipo SLAP
  - Tipóia por 3 semanas.
  - Exercícios passivos a partir da 2ª semana, pendulares, polia e bastão; não forçar rotação externa por 2 semanas, e não elevar acima de 90°.
  - Entre a 3ª e a 6ª semanas: aumento progressivo passivo da amplitude acima de 90°; abdução e adução horizontal.
  - Exercícios ativos livres e assistidos a partir da 4ª/5ª semana.
  - Exercícios ativos-resistidos (peso/elástico), a partir da 5ª/6ª semana, para manguito, bíceps e rotadores da es-cápula; enfatizar alongamento posterior.
  - Exercício isocinético a partir do 3º/4º mês.
  - Esporte não competitivo a partir do 3º/4º mês.
  - Esporte competitivo a partir do 6º/7º mês.

- Artroplastia do ombro (com prótese parcial)
  - Tipóia ou órtese de abdução por 6 semanas; uso noturno por 8 semanas.
  - Exercícios passivos/autopasssivos a partir do 2º/3º PO, pendulares e bastão; evitar rotação externa forçada; o objetivo é atingir 90° de elevação até o final da 4ª semana.
  - Exercícios ativos livres e assistidos (isométricos inicialmente, seguidos de isotônicos) a partir da 4ª/5ª semana.
  - Exercícios ativos resistidos (peso/elástico) após a 6ª/8ª semana, com carga inicial de 0,5kg.

REFERÊNCIAS BIBLIOGRÁFICAS

1. PERRY, J. Anatomy and biomechanics of the shoulder in throwing, swimming, gymnastics and tennis. *Clin. Sports Med.*, v. 2, p. 247-269, 1983.
2. MORREY, B. F.; AN, K. Biomechanics of the shoulder. In: ROCKWOOD, C. A.; MATSEN III, F. A. *The Shoulder*. Philadelphia: W.B. Saunders, 1990. p. 208-234.
3. IVEY JR., F. M.; CALHOUN, J. H.; RUSCHE, K.; BIERSCHENK, J. Isokinetic testing of shoulder strenght; normal values. *Arch. Phys. Med. Rehabil.*, v. 66, p. 384-386, 1985.
4. MAYER, F. Normal values of isokinetic maximum strength, the strength/velocity curve and the angle at peak torque of all degrees of freedom in the shoulder. *Int. J. Sports Med.*, v. 15, p. 19-25, 1994.
5. NEER, C. S. Anterior acromioplasty for the chronic impingement syndrom in the shoulder. *J. Bone Joint Surg.*, v. 54, p. 41-50, 1972.
6. MEHTA, S.; GIMBEL, J. A.; SOSLOWSKY. Etiologic and pathogenetic factors for rotator cuff tendinopathy. *Clin. Sports Med.*, v. 22, p. 791-812, 2003.
7. NIRSCHL, R. P. Rotator cuff tendinitis: basic concepts of pathoetiology. *Instruct Course Lect.*, v. 439, 1989.
8. EULERT, J.; HEDTMANN, A. *Das Impingement-Syndrom der Schulter*. Stuttgart: Georg Thieme Verlag, 1996.
9. BIGLIANI, U.; MORRINSON, D. S.; APRIL, E. W. The morphology of the acromion and its relationship to rotator cuff tears. *Orthop Trans.*, v. 10, p. 228, 1986.
10. BUNKER, T. D.; WALLACE, A. *Shoulder Arthroscopy*. Dunitz, 1991.
11. NEER, C. S. Impingement Lesions. *Clin. Orthop.*, v. 173, p. 70-77, 1983.
12. PATTE, D. Classification of rotator cuff lesions. *Clin. Orthop.*, v. 254, p. 81-86, 1990.
13. PATTE, D. The subcoracoid impingement. *Clin. Orthop.*, v. 254, p. 55-59, 1990.
14. WALCH, G.; BOILEAU, P.; NOEL, E. et al. Impingement of the deep surface of the supraspinatus tendon on the posterosuperior glenoid rim: an arthroscopic study. *J. Shoulder Elbow Surg.*, v. 28, p. 238-245, 1992.
15. CODMAN, E. A. *The Shoulder*. Boston: Thomas Todd, 1934.
16. ROTHMAN, R. H.; PARKE, W. W. The vascular anatomy of the rotator cuff. *Clin. Orthop.*, v. 41, p. 176-186, 1965.
17. RATHBUN, J. B.; MACNAB, J. The microvascular pattern of the rotator cuff. *J. Bone Joint Surg.*, v. 52B, p. 540-553, 1970.
18. LÖHR, J. F.; UHTHOFF, H. K. The microvascular pattern of the supraspinatus tendon. *Clin. Orthop.*, v. 254, p. 35-38, 1990.
19. UHTHOFF, H. K.; LÖHR, J.; HAMMOND, I. et al. Ätiologie und pathogenese von rupturen der rotatorenmanschette. *H. Unfallheik.*, v. 180, p. 3-9.
20. UHTHOFF, H. K.; HAMMOND, D. I.; SARKER, K. et al. The role of the coracoacromial ligament in the impingement syndrome: a clinical, radiological and histological study. *Int. Orthop. (SICOT)*, v. 12, p. 97-104, 1988.
21. REEVES, B. The natural history of frozen shoulder syndrome. *Scan. J. Rheumatol.*, v. 4, p. 193-196, 1975.
22. TERRERI, A. S.; AMBRÓSIO, M. A.; PEDRINELLI, A. et al. Isokinetic assessment of the flexor-extensor balance in athletes with total rupture of the anterior cruciate ligament. *Rev. Hosp. Clin. Fac. Med. S. Paulo*, v. 54, n. 2, p. 53-60, 1999.
23. TERRERI, A. S.; ZOPPI FILHO, A.; FERREIRA FILHO, A. A. et al. Reabilitação do ombro e cotovelo. In: GREVE, J. M. D.; AMATUZZI, M. M. *Medicina de Reabilitação Aplicada à Ortopedia e Traumatologia*. São Paulo: Roca, 1999. p. 159-190.
24. TERRERI, A. S.; GREVE, J. M. D.; AMATUZZI, M. M. Avaliação isocinética no joelho do atleta. *Rev. Bras. Med. Esporte*, v. 7, n. 2, p. 62-66, 2001.
25. KIBLER, W. B. Biomechanical analysis of the shoulder during tennis activities. *Clin. Sports Med.*, v. 14, n. 1, p. 79-85, 1995.
26. SAPEGA, A. A.; KELLEY, M. J. Strength testing of the shoulder. *J. Shoulder Elbow Surg.*, v. 3, n. 5, p. 327-345, 1994.
27. CASTROPIL, W. *Avaliação Clínica e Isocinética de 30 Atletas Submetidos ao Tratamento Cirúrgico de Instabilidade Anterior do Ombro pela Reparação de Bankart Associada à Capsuloplastia Anterior por Via Aberta*. São Paulo, 2000. Dissertação (Mestrado) – Faculdade de Medicina da Universidade de São Paulo.
28. KIRKLEY, A.; GRIFFIN, S.; DAINTY, K. Scoring systems for the functional assessment of the shoulder. *J. Arthroscopic Rel. Surg.*, v. 19, n. 10, p. 1109-1120, 2003.
29. CONSTANT, C. R.; MURLEY, A. H. G. A clinical method of functional assesment of the shoulder. *Clin. Orthop.*, v. 214, p. 160-164, 1987.
30. TERRERI, A. S.; WILDNER, M.; REICHELT, A. Shoulder function with constant score in athletes. *Rev. Paulista Med.*, v. 111, suppl., p. 46, 1993.
31. ELLMAN, H.; HUNKER, G.; BAYER, M. Repair of the rotator cuff. End-results study of factors influencing reconstruction. *J. Bone Joint Surg.*, v. 68, n. 8, p. 1136-1144, 1986.
32. KOHN, D.; GEYER, M.; WÜLKER, N. The subjectiv shoulder rating scale (SSRS) – An examiner independent scoring system. In: V INTERNATIONAL CONFERENCE ON SURGERY OF THE SHOULDER, 1992. Paris. Proceedings of *V International Conference on Surgery of the Shoulder*, 1992.
33. BURKHART, S. S.; MORGAN, C. D.; KIBLER, W. B. Shoulder injuries in overhead athletes. *Clin. Sports Med.*, v. 19, n. 1, p. 125-158, 2000.
34. ZOPPI FILHO, A.; TERRERI, A. S.; PACHECO, A. L. Reabilitação do ombro e cotovelo nos atletas. In: AMATUZZI, M. M.; GREVE, J. M. D.; CARAZZATO, J. G. *Reabilitação em Medicina do Esporte*. São Paulo: Roca, 2004. p. 123-132.
35. JOBE, F. W.; BRADLEY, J. P. Rotator cuff injuries in baseball – Prevention and rehabilitation. *Sports Med.*, v. 6, p. 378-387, 1988.
36. JOBE, F. W.; MOYNES, D. R. Delineation of diagnostic criteria and a rehabilitation program for rotator cuff injuries. *Am. J. Sports Med.*, v. 10, p. 36, 1982.
37. KEYL, W. Schultergürtel. In: VON JÄGER, M.; WIRTH, J. *Praxis der Orthopädie*. 2. ed. Stuttgart: Georg Thieme Verlag, 1992.
38. ROCKWOOD, C. A.; MATSEN III, F. A. *The Shoulder*. Philadelphia: W.B Saunders,1990.
39. SNYDER, S. J.; KARZEL, R. P.; DEL PIZZO, W. et al. SLAP lesions of the shoulder. *Arthroscopy*, v. 6, p. 274-279, 1990.
40. NAM, E. K.; SNYDER, S. J. The Diagnosis and treatment of superior labrum, anterior and posterior (SLAP) lesions. *Am. J. Sports Med.*, v. 31, n. 5, p. 798-810, 2003.
41. TERRERI, A. S.; HSING, W. T.; IMAMURA, M. et al. Reabilitação do aparelho locomotor. In: AMATUZZI, M. M.; CARAZZATO, J. G. *Medicina do Esporte*. São Paulo: Roca, 2004. p. 537-562.
42. WANG, C. J.; YANG, K. D.; WANG, F. S. et al. Shock wave therapy for calcific tendinitis of the shoulder. A prospective clinical study with two-year follow-up. *Am. J. Sports Med.*, v. 31, n. 3, p. 425-430, 1992.

BIBLIOGRAFIA COMPLEMENTAR

NEER, C. S. *Shoulder Reconstruction*. Philadelphia: Saunders, 1990.
UHTHOFF, H. K.; SARKER, K. Calcifying tendinitis. In: ROCKWOOD JR., C.; MATSEN III, F. A. *The Shoulder*. Philadelphia: W.B. Saunders, 1990. p. 774-790.

Seção 26

Reabilitação nas Lombalgias e Cervicalgias Crônicas

Coordenadora: Júlia Maria D'Andréa Greve

172 Dores Vertebrais Crônicas 1330
173 Anatomia da Coluna Lombossacra 1331
174 Etiopatogenia das Dores Lombares Crônicas 1335
175 Envelhecimento Biológico da Coluna Vertebral 1338
176 Semiologia da Coluna Vertebral 1344
177 Lombalgias de Origem Discal 1351
178 Reabilitação nas Algias Vertebrais 1355
179 Diagnóstico Diferencial – Dor Lombar de Origem Visceral ou Dor Referida 1364

CAPÍTULO 172

Dores Vertebrais Crônicas

Júlia Maria D'Andréa Greve

A *lombalgia* e a *cervicalgia*, mais popularmente conhecidas como problemas de coluna, estão entre as principais doenças que geram incapacidade funcional, na sociedade contemporânea. Embora, muito se tenha escrito sobre o tema *dor vertebral e seu tratamento*, ainda persistem dificuldades para o estabelecimento do diagnóstico exato sobre a etiologia dessa dor, bem como para escolher, de forma segura, qual o melhor recurso terapêutico disponível para cada caso.

O fenômeno doloroso traz grande incapacidade funcional, laborativa, social e familiar, comprometendo de forma muito significativa a qualidade de vida do paciente, e trazendo em seu bojo uma gama de graves alterações psicológicas associadas. Nesses casos, o tratamento deve ser mais abrangente, voltado para o alívio da dor e para a reabilitação do paciente em todos os aspectos da sua vida comprometidos pela incapacidade funcional decorrente do processo doloroso. Faz-se necessária a melhor compreensão da fisiopatologia e das multiplicidades dos aspectos da dor crônica, o reconhecimento da incapacidade funcional gerada, assim como os custos da exclusão desses pacientes do ciclo produtivo. Mesmo com o alto custo de um tratamento de reabilitação diferenciado, a exclusão humana do ciclo produtivo é ainda mais onerosa aos cofres públicos.

A realidade brasileira, em relação às dores crônicas da coluna vertebral, mostra que estas estão dentre as maiores causas de absenteísmo, principalmente nos grandes centros urbanos, onde predominam os trabalhos manufatureiros da indústria, construção civil e serviços gerais de limpeza e manutenção. O tipo de paciente mais comum nas unidades de reabilitação é o portador de lombalgia crônica de origem mecânica, relacionada à unidade funcional motora da coluna lombar. Muitos são os profissionais que podem estar envolvidos no processo terapêutico, havendo, dessa forma, necessidade de um grande cuidado e discernimento, para que cada paciente receba as orientações adequadas e efetivas para o seu caso.

As características multifatoriais da lombalgia e da cervicalgia, a pletora de procedimentos e técnicas terapêuticas utilizadas, a alta prevalência da doença e seus custos econômicos e sociais faz com que esta seção seja obrigatória no *Tratado de Medicina de Reabilitação*, pois agrega a experiência de cada um dos vários profissionais no diagnóstico e tratamento das dores vertebrais, buscando um caminho para o entendimento que se baseie em metodologia científica e evidências clínicas.

O médico precisa enxergar e pensar na algia vertebral, desde a primeira consulta, como uma síndrome incapacitante multifatorial em potencial, que pode evoluir para um quadro crônico grave e, muitas vezes, intratável. É necessário perceber o paciente e seu comportamento perante o quadro doloroso. Ele precisa ser informado sobre sua doença e incapacidades, bem como sobre sua participação no processo de melhora. Precisa saber que pode e deve se mobilizar, e que o repouso e a inatividade só agravam o quadro. Essas informações práticas de como lidar com o quadro são mais importantes para o paciente do que saber o nome de todas as lesões estruturais descritas na sua ressonância magnética. Pensar que uma algia vertebral aguda pode evoluir para uma incapacidade crônica grave, que afeta as condições físicas, sociais e laborativas, é o primeiro passo para bons resultados.

A dor lombar/cervical crônica demanda uma abordagem multidisciplinar, pois, muitas vezes, aspectos emocionais, sociais e psicológicos podem ser relevantes no diagnóstico funcional da incapacidade e, se não abordados, levam ao insucesso no tratamento. O paciente portador de dor vertebral crônica merece e precisa ser atendido em serviços que disponham de equipe multidisciplinar, com programas de reabilitação adequados, que o estimulem a se manter em atividade física, orientando-o sobre o tipo de atividade mais indicada.

Ainda que onerosos, programas preventivos com base em atividade física orientada e estratégias de enfrentamento da dor para os pacientes na fase inicial do processo são mais eficientes e baratos do que o tratamento (fisioterapia, medicamentos e cirurgias) de pacientes gravemente incapacitados.

BIBLIOGRAFIA

GREVE, J. M. D. *Avaliação Isocinética dos Músculos Flexores e Extensores do Tronco. Análise Crítica no Diagnóstico Funcional das Lombalgias Crônicas de Origem Mecânica*. São Paulo, 1998. 222p. Tese (Livre-docência) – Faculdade de Medicina da Universidade de São Paulo.
GREVE, J. M. D.; AMATUZZI, M. M. *Medicina de Reabilitação Aplicada à Ortopedia e Traumatologia*. São Paulo: Roca, 1999.
GREVE, J. M. D.; AMATUZZI, M. M. *Medicina de Reabilitação nas Lombalgias Crônicas*. São Paulo: Roca, 2003.
LIANZA, S. Medicina de reabilitação. In: LIANZA, S. *Medicina de Reabilitação*. Rio de Janeiro: Guanabara Koogan, 1991. p. 1-10.
TERRERI, A. S. A. P.; ANDRUSATIS, F. R.; MACEDO, O. G. Cinesioterapia. In: AMATUZZI, M. M.; GREVE, J. M. D.; CARAZZATO, J. G. *Reabilitação em Medicina do Esporte*. São Paulo: Roca, 2004

CAPÍTULO 173

Anatomia da Coluna Lombossacra

Raphael Martus Marcon

VÉRTEBRAS LOMBARES E DISCOS INTERVERTEBRAIS

As cinco vértebras lombares (L1-L5) são as maiores vértebras e se distinguem das demais pela ausência de forame transverso e facetas costais. As facetas se projetam de forma superior e inferior a partir da área juncional entre os pedículos e a lâmina. A quinta vértebra lombar é atípica, pois é a maior e suas facetas articulares estão posicionadas mais a frente e lateralmente.

Posicionados entre os corpos vertebrais adjacentes estão os discos intervertebrais, estruturas fibrocartilaginosas que promovem uma poderosa e elástica ligação entre os corpos vertebrais (Fig. 173.1).

O sacro é formado pela fusão de cinco vértebras, alargando-se pela fusão de largos elementos costais e processos transversos. Superiormente, articula-se com a quinta vértebra lombar e lateralmente com a bacia, por meio das articulações sacroilíacas. Além disso, poderosos ligamentos reforçam essa estrutura (Fig. 173.2).

COMPLEXO TRIARTICULAR

É do conhecimento geral que o mecanismo de carga da coluna é um importante fator na etiologia da síndrome da dor lombar. A carga mecânica da coluna também tem um importante efeito na evolução das doenças espinais. Cargas na coluna lombar são produzidas pelo peso corporal, tensão muscular e forças externas. Essas forças são suportadas pelos discos, facetas, ligamentos e músculos da coluna lombar. Embora os mecanismos de suporte de carga entre os ligamentos da coluna e os músculos não estejam totalmente compreendidos, está claro que cargas de compressão e cisalhamento surgem inicialmente pelos ossos e estruturas ligamentares da coluna.

O comportamento da coluna sobre carga pode ser vista como o conjunto de respostas de seus componentes individuais. Um segmento motor é a menor unidade funcional que exibe as características genéricas da coluna. Portanto, o entendimento do comportamento de uma única unidade motora é essencial para se estimar a resposta de toda a coluna a cargas externas.

Um segmento motor da coluna consiste em dois corpos vertebrais conectados por um disco intervertebral, facetas articulares e ligamentos; atua como uma unidade da coluna osteoligamentar na transmissão de cargas pelo tronco. Apesar de o disco ser o principal componente estrutural da coluna espinal, um segmento espinal pode ser visto como um complexo triarticular, que consiste em um disco e duas facetas articulares. Isto é, as respostas biomecânicas e mudanças patológicas que ocorrem em um segmento espinal resultam de uma interação entre o disco e as facetas articulares. A falência ou degeneração de um dos elementos desse complexo triarticular pode alterar de forma significativa a transmissão de carga normal entre os outros elementos. Além disso, também poderá desencadear uma reação em cadeia, que levará à degeneração e dor nos outros elementos.

COMPLEXO TRIARTICULAR NORMAL

O disco suporta cargas substanciais decorrentes das forças gravitacionais e musculares. O núcleo pulposo, o ânulo fibroso e as placas terminais são componentes essenciais que contribuem

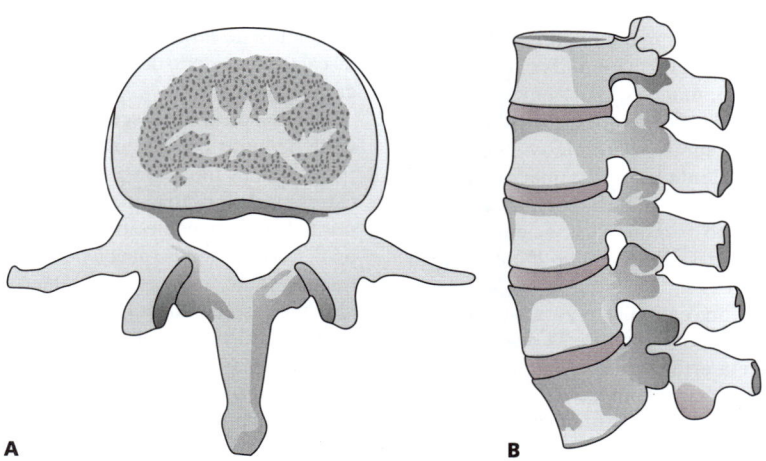

Figura 173.1 – (*A*) Vista superior da segunda vértebra lombar. (*B*) Vista lateral da coluna lombar.

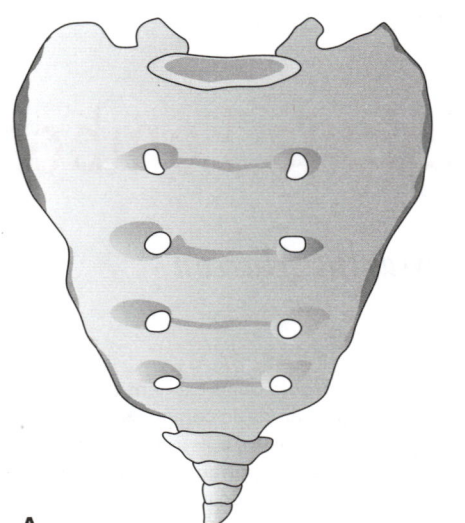
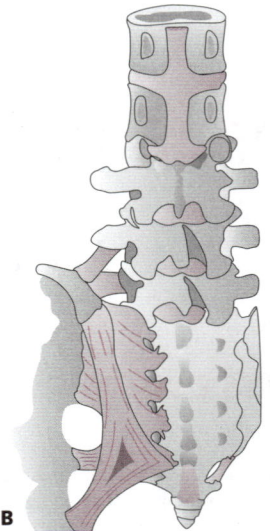

Figura 173.2 – (*A* e *B*) Complexo sacral.

para o papel do disco de suportar cargas. Num disco saudável, a abundância de proteoglicanos no núcleo pulposo aumenta sua pressão osmótica e atrai água. Essa pressão osmótica resultante capacita o núcleo pulposo a suportar carga. Assim, a pressão resultante contrapõe a carga aplicada. Se a carga aplicada aumenta, a água é forçada para fora do disco até que um novo equilíbrio seja adquirido. Do mesmo modo, assim que a carga aplicada diminui, ocorre a reidratação do disco.

As fibras de colágeno nas camadas individuais do ânulo fibroso são organizadas de maneira similar às fibras dos tendões e estão dispostas de maneira a resistir às tensões ao longo das fibras. A pressão no núcleo pulposo estira as fibras do ânulo, e a resistência destas à carga tensil permite que o ânulo contribua com o suporte de carga. O ânulo fibroso é particularmente bem organizado para resistir às cargas torcionais aplicadas a um segmento graças à orientação característica das fibras em cada camada.

Apesar de o disco ser a maior estrutura anterior de suporte de carga, as facetas articulares fornecem sustentação posterior da carga. Uma faceta articular é formada pela superfície articular da faceta inferior da vértebra superior com a superfície articular da faceta superior da vértebra inferior. As superfícies das facetas são cobertas com camadas de cartilagem e são separadas inicialmente por uma lacuna preenchida por líquido sinovial. Apesar das facetas articulares terem uma curvatura complexa, suas orientações são freqüentemente descritas em termos dos ângulos formados pelos planos das articulações em relação aos planos anatômicos. Na coluna lombar alta, as facetas são orientadas aproximadamente no plano sagital, ao passo que, mais caudalmente, estas estão mais próximas do alinhamento frontal. Essa orientação característica das facetas permite somente 1 a 2° de rotação axial nos segmentos lombares.

As facetas podem prover um caminho para a sustentação de carga posterior por meio do contato entre as duas superfícies articulares de uma faceta articular, do contato da ponta da faceta inferior da vértebra superior com a *pars articularis* da vértebra inferior ou a combinação disto. Estudos biomecânicos mostram que as facetas suportam de 10 a 20% das cargas de compressão, quando uma pessoa se encontra em posição ortostática, e mais de 50% das forças de cisalhamento anterior da coluna. Em torção, as facetas sobre compressão são significativamente solicitadas. A torção combinada com a compressão axial e flexão parece aumentar ainda mais a carga sobre as facetas.

O alinhamento do segmento lombar influencia o suporte de carga entre o disco e as facetas articulares. A proporção do total da carga suportada pelo disco aumenta com o aumento da flexão. A transmissão de carga por meio das superfícies das facetas articulares, assim como pelas pontas das facetas, em extensão, pode aliviar parte da carga do disco intervertebral. Isto sugere que a manutenção da lordose lombar ajuda a reduzir a carga sobre o disco, ao passo que a flexão aumenta a carga sobre este.

COMPLEXO TRIARTICULAR NA DEGENERAÇÃO

Alterações patológicas, lesões e procedimentos cirúrgicos podem potencializar alterações nas características normais de suporte de carga do complexo triarticular. Alterações degenerativas em um disco são associadas à perda de proteoglicanas do núcleo, o que por sua vez acaba levando a uma perda da capacidade do núcleo de atrair água. Conseqüentemente, a degeneração discal tem um efeito deletério na capacidade do núcleo de carregar carga.

O núcleo em um disco degenerado não tem a mesma capacidade de gerar pressão osmótica como o disco normal. Como resultado, as fibras do ânulo não estarão sujeitas aos mesmos estresses de tensão a que são submetidas as fibras de um disco normal com um núcleo pulposo hidratado. Ao contrário, o ânulo no disco degenerado acaba por ter de suportar uma carga maior quando sobre compressão direta. A carga alterada sobre o ânulo submete as camadas do ânulo ao estresse anormal, podendo levar à lesão tecidual. Como o ânulo é inervado com fibras para a dor, as cargas compressivas anormais sobre ele podem levar a uma resposta dolorosa.

As mudanças degenerativas no disco podem levar à instabilidade segmentar, a qual se manifesta com mobilidade irregular no segmento afetado e perda do alinhamento normal entre duas vértebras. A remoção experimental do núcleo pulposo em animais causa uma significante perda da altura discal e aumento da flexibilidade do disco em flexão e torção. A ruptura do ligamento amarelo e do ânulo póstero-lateral, com remoção do núcleo pulposo, simulando uma discectomia parcial, tem demonstrado a indução de instabilidade, que se manifesta com aumento significativo da mobilidade em flexão, rotação e flexão lateral.

Uma perda de um alinhamento normal entre duas vértebras de um segmento motor pode causar um mau alinhamento das superfícies articulares das facetas e um aumento anormal da pressão de contato nas facetas articulares. A perda da altura discal conseqüente à degeneração pode aumentar a carga sobre as facetas. Mudanças na cartilagem articular das facetas têm sido demonstradas após a remoção do núcleo. Além disso, em discos velhos e gravemente degenerados, observa-se a formação de osso reativo na extremidade das facetas e lâminas, fortalecendo-as, o que sugere aumento anormal da carga sobre as pontas das facetas.

IMPLICAÇÕES CLÍNICAS

Na coluna jovem saudável, a transmissão de carga de vértebra à vértebra ocorre primariamente por meio do núcleo pulposo dos discos. Quando as cargas são aplicadas no disco jovem, as forças são distribuídas igualmente em todas as direções, a partir do núcleo, colocando o ânulo fibroso sobre tensão (como num balão cheio de água sob pressão). Apesar das facetas articulares participarem dessa transmissão de carga, a proporção da carga total é pequena. Apesar disso, elas desempenham um papel importante da definição dos movimentos da coluna lombar, agindo por meio das estruturas ligamentares como um constritor mecânico aos movimentos de flexão, extensão, rotação e translação.

A degeneração discal parece preceder todas as outras mudanças do envelhecimento do segmento motor. Os fatores associados à essa degeneração incluem marcha ereta, técnicas inadequadas de elevação do tronco, exposição à vibração, cargas em flexão-rotação, tabagismo e exaustão da capacidade das células de produzir mucopolissacarídeos. A perda do conteúdo de água do disco altera significativamente o mecanismo de movimentação de um segmento. Com a desidratação e diminuição do espaço discal, as fibras do ânulo deixam de ser submetidas a cargas de tensão e passam a suportar cargas de compressão da vértebra superior. Além disso, o alinhamento das facetas muda com a redução do espaço discal, e estas passam então a ficar subluxadas, enquanto a ponta das facetas inferiores atrita com a lâmina abaixo. A partir desse ponto, as facetas por si só passam a participar significativamente da transmissão de carga. Durante todo o movimento, o centro de rotação do segmento motor não segue por muito tempo seu caminho esperado e passa a ser, subseqüentemente, erradico. Ao final, a formação de osteófitos nas facetas, com hipertrofia destas, pode estabilizar o segmento, representando o estágio final do processo patológico (Fig. 173.3).

Degeneração Discal

No segmento motor, o disco é responsável por carregar grande parte da carga transmitida. Por consequência, a degeneração discal é freqüentemente o primeiro sinal de degeneração do complexo triarticular. Observando-se o disco nas imagens de ressonância magnética nuclear, é possível notar alterações precoces em pessoas jovens, apesar de os estudos com radiografias mostrarem uma altura discal preservada, sem evidências de artropatias presentes. Do ponto de vista clínico, isto pode estar associado ao exame físico normal ou, coincidentemente,

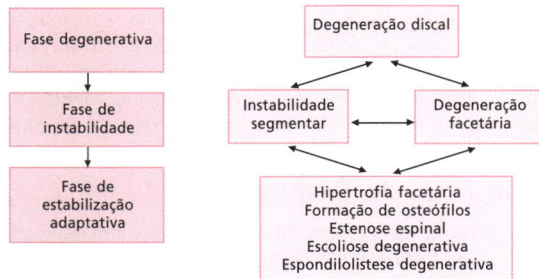

Figura 173.3 – História natural das mudanças degenerativas no complexo triarticular. A fase degenerativa inicial começa com a degeneração discal e desidratação do núcleo, levando a alterações na capacidade de carregamento de carga. A fase de instabilidade inclui a instabilidade segmentar caracterizada por movimentação erradicada no segmento motor, levando ao alinhamento anormal e aumento da carga sobre as facetas e degeneração destas. Finalmente, mudanças adaptativas nos elementos estruturais, como hipertrofia das facetas e formação de osteófitos, podem levar a um estado de equilíbrio (fase de estabilização adaptativa).

à lombalgia. Insuficiências mecânicas precoces na capacidade de suporte de carga do disco podem predispor o disco a eventos traumáticos menores, propagando lesões do ânulo e conseqüente processo inflamatório. Como resultado, as inclinações podem aumentar a carga sobre o disco e, freqüentemente, produzir dor ao exame.

Instabilidade Segmentar

Com a progressão da degeneração discal, o padrão típico do centro de rotação do segmento nos movimentos de flexão-extensão torna-se mais errático. A degeneração discal é associada à perda da pressão hidrostática do núcleo pulposo, perda do espaço discal, redundância das fibras do ânulo, subluxação e frouxidão das facetas articulares, bem como ao aumento do suporte de carga pelo ânulo e menos pelo núcleo pulposo. Clinicamente, os sintomas podem variar de nenhum até dor lombar reproduzida, de forma típica, com o movimento. Nesse momento, o paciente não só pode apresentar lombalgia na flexão do tronco para frente, como também ter significante reprodução da dor quando tenta se estender a partir de uma posição de flexão. Para diminuir a carga e os movimentos sobre um segmento doloroso, os pacientes podem ser vistos ajudando a estender o tronco com as mãos ou dobrando a pelve sobre um tronco fletido. Radiografias em flexão e extensão da coluna vertebral podem mostrar, ou não, movimentos translacionais das vértebras, se mensuradas nos extremos de movimento.

Degeneração Facetária

A degeneração facetária é comumente uma seqüela de uma capacidade alterada de carregamento de cargas do disco. Conforme o disco degenera e o conteúdo de água é perdido do núcleo pulposo, este desaba, podendo ocorrer estreitamento do espaço discal. Uma proporção relativamente grande da carga total é, por consequência, sustentada pelas facetas articulares e o pico de pressão transmitido pelas articulações pode dar origem à degeneração das superfícies articulares. Além disso, o estreitamento do espaço discal causa a subluxação das facetas articulares, com a ponta das facetas inferiores entrando em contato com a lâmina e a *pars* da vértebra inferior. Na doença degenerativa avançada, pode-se, com freqüência, observar a formação de um reforço ósseo na lâmina como uma expressão das cargas adicionais. As cargas sobre as facetas aumentam em extensão. Assim, tipicamente, um paciente com síndrome facetária tem os sintomas agravados pela manobra de extensão da coluna.

Estágio Final da Degeneração

O estágio final da degeneração do complexo triarticular é marcado por uma acentuada estabilização. A pressão anormal e a degeneração focal origina a formação de hipertrofia óssea e osteófitos. Com o avanço da idade, as mudanças degenerativas tornam-se mais significativas à radiografia, mas a incidência de lombalgia diminui. Embora o estreitamento do canal pela hipertrofia das facetas, a formação de osteófitos, o espessamento do ligamento amarelo e o abaulamento discal possam levar a sintomas de estenose de canal espinal, a incidência de lombalgia isoladamente tende a diminuir com a idade. Mas, ocasionalmente, o alinhamento normal da coluna no estágio final da degeneração não é mantido. O processo inflamatório ou o aumento das forças de cisalhamento (conseqüente a lordose) nas facetas articulares pode causar a mudança da orientação destas, permitindo a ocorrência da espondilolistese degenerativa. Além disso, o colapso irregular do espaço discal pode causar deformidade angular no complexo triarticular, criando compressão facetaria unilateral, com distração do lado contralateral. Como conseqüência da falha na estabilização, o paciente pode se apresentar clinicamente com lombalgia e sintomas radiculares de forma simultânea.

Considerações quanto às Possíveis Intervenções

Durante o processo da degeneração do complexo triarticular, intervenções cirúrgicas podem ser necessárias para aliviar sintomas incapacitantes. O entendimento das mudanças biomecânicas que ocorrem nesse complexo com a idade, trauma agudo ou danos acumulados conseqüentes a microtraumas repetitivos é fundamental quando se considera procedimentos cirúrgicos.

Todos os procedimentos cirúrgicos que violam a integridade do complexo afetam a estabilidade biomecânica do segmento motor. Alguns procedimentos influenciam a estabilidade mais do que outros. A combinação do procedimento cirúrgico e a fase da degeneração, que está presente no segmento, dita a biomecânica e os resultados clínicos. Procedimentos realizados para mudanças patológicas ocorridas nas fases de instabilidade inicial, como uma simples laminectomia e discectomia para uma hérnia de disco, aumentam a instabilidade segmentar. Mas, na maioria desses casos, a relevância clinica desse aumento da instabilidade pode jamais vir a ser percebida. Por outro lado, procedimentos realizados para alterações patológicas nas fases finais da degeneração, como laminectomias descompressivas ou facetectomias para espondilolistese degenerativa, podem afetar significativamente a capacidade de sustentação de carga e levar à instabilidade clinicamente relevante. Dessa maneira, pode ser necessário realizar uma artrodese para a estabilização de uma coluna clinicamente instável. O conhecimento detalhado dos sintomas do paciente, da idade e a apreciação detalhada da interação do complexo triarticular permite ao cirurgião tomar a decisão mais adequada no planejamento de procedimentos não cirúrgicos ou cirúrgicos.

REFERÊNCIAS BIBLIOGRÁFICAS

ADAMS, M. A.; HUTTON, W. C. The effect of posture on the role of the apophyseal joints in resisting intervertebral compressive forces. *J. Bone Joint Surg.*, v. 62B, p. 358-362, 1980.

GOEL, V. K.; WEINSTEIN, J. N.; FOUND, E. M. Biomechanics of lumbar and thoracolumbar spine surgery. In: GOEL, V. K.; WEINSTEIN, J. N. (eds.). *Biomechanics of the Spine – Clinical and Surgical Perspective.* Boca Raton: CRC, 1990. p. 181-232.

GOEL, V. K.; WEINSTEIN, J. N.; PATWARDHAN, A. Biomechanics of the intact ligamentous spine. In: GOEL, V. K.; WEINSTEIN, J. N. (eds.). *Biomechanics of the Spine – Clinical and Surgical Perspective.* Boca Raton: CRC, 1990. p. 97-156.

HUKINS, D. Disc structure and function. In: GHOSH, P. (ed.). *The Biology of the Intervertebral Disc.* Boca Raton: CRC, 1988. p. 1-37.

LORENZ, M.; PATWARDHAN, A.; VANDERBY, R. Load bearing characteristics of lumbar facets in normal and surgically altered spinal segments. *Spine*, v. 8, p. 122-130, 1983.

NETTER, F. H. *The Ciba Collection of Medical Illustrations.* Summit: New Jersey, 1996. p. 15-16. v. 8, pt. 1.

NOONAN, C.; LORENZ, M.; ZINDRICK, M. et al. The sequence of degeneration in the three-joint complex of the lumbar spine in relation to pain reproduction. In: INTERNATIONAL SOCIETY FOR THE STUDY OF THE LUMBAR SPINE MEETING, April 13-17, 1988. Miami. *Proceedings of the International Society for the Study of the Lumbar Spine Meeting*, 1988.

SCHULTZ, A. B.; ASHTON-MILLER, J. A. Biomechanics of the human spine. In: MOW, V. C.; HAYES, W. C. (eds.). *Basic Orthopaedic Biomechanics.* New York: Raven, 1991. p. 337-374.

TENCER, A. F.; AHMED, A. M.; BURKE, D. L. Some static mechanical properties of the lumbar intervertebral joint: Intact and injured. *J. Biomech. Eng.*, v. 104, p. 193-201, 1982.

WHITE, A. A.; PANJABI, M. M. *Clinical Biomechanics of the Spine.* Philadelphia: J. B. Lippincott, 1990.

YANG, K. H.; KING, A. I. Mechanism of facet load transmission as a hypothesis for low-back pain. *Spine*, v. 9, p. 557-565, 1984.

CAPÍTULO 174

Etiopatogenia das Dores Lombares Crônicas

Júlia Maria D'Andréa Greve

A dor na região lombar ou lombalgia vem assumindo, na sociedade contemporânea, proporções de uma verdadeira epidemia, com os conseqüentes custos sociais e econômicos. Nachemson refere que a lombalgia é uma entidade de baixa letalidade, porém de altíssima morbidade e um fator importante na diminuição de qualidade de vida nas sociedades industrializadas[1]. A lombalgia, embora de difícil diagnóstico etiológico, está, na maioria dos casos, relacionada a disfunções ou lesões da unidade motora funcional da coluna lombar (corpo vertebral e disco intervertebral, facetas articulares, ligamentos, músculos paraespinais e raízes nervosas).

A melhor compreensão da fisiopatologia e multiplicidade dos aspectos da dor crônica, o reconhecimento da incapacidade funcional gerada pela lombalgia e os custos da exclusão desses pacientes do ciclo produtivo possibilitaram a aplicação de uma abordagem diagnóstica e terapêutica diferenciada e progressivamente mais complexa e abrangente. Embora, ainda se mantenha a dificuldade de estabelecer o diagnóstico etiológico, os resultados terapêuticos se mostram melhores quando se consegue uma boa avaliação funcional da unidade motora da coluna lombar, em termos da amplitude de movimento, força e torque musculares, simulação dos movimentos de trabalho etc.

Estudos norte-americanos mostram que, mesmo com o alto custo do tratamento de reabilitação diferenciado, a exclusão desses indivíduos do ciclo produtivo é ainda mais onerosa aos cofres públicos[2-4]. Recomenda-se que os programas de reabilitação se baseiem em dados objetivos de avaliações funcionais prévias e voltados ao retorno ao trabalho, fazendo-os assim, exeqüíveis e adequados a cada paciente e sua realidade.

Mayer *et al.* afirmam que os programas de reabilitação para a lombalgia crônica incapacitante devem se basear em recursos humanos treinados e capacitação tecnológica para avaliação funcional[4]. A incorporação de equipamentos sofisticados para avaliação das funções comprometidas deve ser buscada pelos centros de reabilitação, para que os programas desenvolvidos possam ser monitorados de maneira objetiva quanto à intensidade, duração e seguimento.

Cavanaugh e Weinstein ressaltam a característica multifatorial das causas de lombalgia, porém destacam, pela sua prevalência, as dores lombares relacionadas ao que denominam de unidade funcional da coluna: corpo vertebral e disco intervertebral, facetas articulares, ligamentos, músculos paraespinais e raízes nervosas[5].

Embora a lombalgia de origem mecânica, que acomete a unidade funcional motora da coluna lombar, seja uma entidade reconhecida desde Hipócrates, foi apenas no início do século XX que Parry identificou a complexa e delicada relação dor lombar-atividade física-trabalho[6,7]. O reconhecimento da lombalgia crônica como síndrome incapacitante multifatorial e complexa, que exige um programa sistematizado de reabilitação, é um conceito muito mais recente, desenvolvido nas duas últimas décadas, advindo da sociedade industrial e do tipo de atividade laborativa exercida pelo paciente[4,8].

A incidência de lombalgia na população em geral, ao longo de toda vida, varia de 70 a 100%, segundo vários autores[1,9-11]. Mayer *et al.* afirmam que 100% da população adulta terá um episódio de dor lombar aguda, relacionado à unidade funcional motora da coluna, que evoluirá para cura em 70% dos casos, com volta às atividades normais em 4 semanas, independentemente do tratamento realizado; 30% desses pacientes podem evoluir com quadros de reativação e 8% podem evoluir com síndrome incapacitante de dor lombar crônica[4].

Mooney divide as lombalgias em três grupos, com base na duração dos sintomas: agudo (7 dias ou menos), subagudo (1 semana a 3 meses) e crônico (3 meses ou mais)[11]. Bonica classifica as lombalgias de acordo com três critérios: aparelho ou sistema anatomofuncional envolvido e etiologia; duração e intensidade dos sintomas, e presença de sinais clínicos e radiológicos[13]. Também ressalta que as lombalgias relacionadas ao aparelho musculoesquelético, de origem mecânica, são as mais freqüentes, embora muitas vezes não se consiga determinar, com exatidão, a estrutura relacionada à dor.

Holm e Nachemson, e Booth referem, em estudos experimentais, que rupturas nos músculos cicatrizam-se e ficam curadas em 2 semanas[14,15]. Järvinen e Lehto referem que a atividade excêntrica pode ocasionar rupturas na junção músculo-tendínea, em especial dos pequenos e curtos músculos intersegmentares, extensores do tronco, particularmente importantes pelo papel estabilizador dos segmentos móveis da unidade funcional da coluna[16]. A dor poderia ocorrer, então, por dois mecanismos: lesão muscular e instabilidade secundária gerada. A recuperação da força, com total desaparecimento do edema residual, acontece em 3 ou 4 semanas. Esses fatos mimetizam a história natural da *lombalgia*. Nachemson sugere que pequenas rupturas microscópicas do músculo podem ser causas iniciais de lombalgias crônicas[1].

A articulação interapofisiária e seu papel na origem dos lombalgias foram estudados por Hirsch *et al.* e Mooney e Robertson[12,17]. Os autores produziram uma típica síndrome de dor lombar com a injeção de solução salina hipertônica na cápsula articular facetária. Os bloqueios ou infiltrações das facetas articulares e as neurotomias dos ramos mediais que inervam as facetas causam alívio da sintomatologia dolorosa persistentes em 50 a 60% dos pacientes com lombalgia[18-21].

McKenzie e Donelson referem que as principais estruturas envolvidas nas lombalgias agudas, de caráter mecânico, são:

disco intervertebral e articulação interapofisiária[22]. Os autores sugerem padronização da avaliação e diagnóstico das lombalgias mecânicas não específicas, quando ainda na fase aguda, para que o tratamento possa ser mais efetivo. Classificam as lombalgias em: síndrome postural (advinda dos segmentos móveis da coluna ou partes moles adjacentes, está relacionada à manutenção de uma postura que leva ao estiramento excessivo dos tecidos normais, por tempo prolongado; não há anormalidade dos tecidos, perda de movimento ou dor irradiada), síndrome da disfunção lombar (tem início agudo e evolui de maneira insidiosa, piorando progressivamente. É causada por estiramento excessivo de tecidos previamente encurtados; ocorre diminuição da amplitude articular e dor. A limitação de movimento decorre de encurtamentos estruturais ou adquiridos [fibroses]), síndrome do desarranjo lombar (acomete indivíduos entre 20 e 55 anos de idade, que assumem uma posição sentada ruim, por tempo prolongado. A dor se desenvolve rapidamente [horas], é de forte intensidade e pode melhorar ou piorar com o movimento; essa dor decorre de alterações na forma dos discos intervertebrais, levando à perda dos movimentos e posturas antálgicas associadas [cifose, escoliose, retificação do segmento acometido]).

Nachemson refere que qualquer estrutura na região lombar pode causar estímulos nociceptivos diretos ou indiretos[1]. O autor cita que o conhecimento da rede anatômica dos nervos e da fisiologia da dor é essencial para se entender a distribuição regional e a distância dos fenômenos dolorosos, que freqüentemente intriga os médicos. O melhor conhecimento da nutrição das raízes nervosas e do gânglio da raiz dorsal, dos efeitos inflamatórios das substâncias provindas da ruptura do disco intervertebral e dos efeitos dos neurotransmissores moduladores da dor (opióides, substância P, serotonina e similares) pode aclarar o quadro ainda misterioso da fisiopatologia e bioquímica da dor lombar[23-25].

Hayashi et al. classificam a dor lombar, de acordo com a inervação, em: discogênica – originária do disco intervertebral; facetária – que aparece nas alterações das articulações interfacetárias; radicular – multifatorial por compressão radicular; miofascial – com padrões definidos, tem origem muscular e nos tecidos moles; e referida – de origem nervosa (lesão ou irritação de segmentos dos nervos), porém sem relação com o dermátomo acometido, com distribuição mais bizarra que a dor radicular[26].

Há uma associação diretamente proporcional entre a presença de lombalgia e as atividades que envolvem os movimentos de levantar, empurrar e puxar pesos, variando entre 15 e 65% na atividade industrial[8,27]. Há maior incidência de rupturas do disco intervertebral nos trabalhadores que executam atividades pesadas, assim como maior incidência de alterações degenerativas radiológicas da coluna lombar[28-31]. A associação da torção e inclinação anterior do tronco pode ser um dos principais fatores biomecânicos das lesões discais e ósseas encontradas nesses trabalhadores[32].

Langrana et al. referem que a sobrecarga biomecânica sobre a coluna lombar é um dos mais importantes fatores relacionados à lombalgia, e é causadora de lesões[33]. Forças excessivas podem causar estresses nas estruturas internas de sustentação e movimento da coluna lombar e tronco, que levam à fadiga e falência tecidual. Os estudos epidemiológicos apontam, com clareza, para a relação sobrecarga, lombalgia e os efeitos das forças desenvolvidas durante o trabalho. A coluna vertebral, segundo os autores, tem quatro funções principais: suporte, facilitação e controle dos movimentos, bem como proteção. As forças externas levam a deslocamentos entre vértebras adjacentes e deformações internas, que, quando excessivos, podem causar dor e lesões, que dependem do tipo, magnitude e freqüência do esforço realizado.

Crawford et al. citam que na prática clínica diária não se pode esquecer a modulação individual da dor, dada pelos fatores psicológicos[34]. Os fatores psicossociais internos e externos são muito importantes na origem, intensidade, grau de incapacidade e modulação da dor lombar crônica, dados comprovados pela alterações dos neurotransmissores (serotonina e opióides) no líquido cerebrospinal[2,35].

Os fatores não clínicos, denominados genericamente psicossociais e culturais, são mais importantes na detecção dos pacientes que evoluirão com lombalgia crônica incapacitante do que os fatores clínicos em si, segundo um grande número de pesquisadores[36-47].

Roland e Morris, em estudo realizado em ambulatórios de clínica geral, concluem que os fatores psicológicos não são de grande importância na maioria dos novos casos de lombalgia aguda e que a incidência aumentada de anormalidades psicológicas é decorrente da longa duração das dores[48]. Esses autores sugerem que a cronicidade da dor lombar é anterior e causa das alterações psicológicas.

Lethem et al., Slade et al., Troup e Slade propuseram um sistema predictivo da cronicidade da lombalgia, que denominaram *modelo dependente do medo da dor*, com base na percepção diferenciada individual da sensação dolorosa[49-51]. Os indivíduos com dor lombar crônica serão aqueles que, após uma experiência dolorosa aguda, desenvolvem um medo muito grande de voltar a sentir dor e que, por esse motivo, restringem toda e qualquer atividade que possa causar dor; perdem a capacidade de avaliar com objetividade a intensidade da sua dor, tornando-se progressivamente mais limitados. A falta de atividade física acarreta perda de mobilidade, força muscular e flexibilidade, além do ganho de peso, criando um círculo vicioso dor-incapacidade. Os fatores que podem causar essa atitude são, segundo os autores, eventos estressantes prévios, preocupação excessiva com o corpo e sintomas físicos, dor intensa prévia, medo da execução do trabalho e resposta passiva à dor.

Bigos faz uma correlação entre os diversos fatores preditivos das lombalgias crônicas incapacitantes de origem profissional, mostrando a dificuldade de se prognosticar a evolução de cada caso[41]. Refere que os principais fatores envolvidos são: satisfação profissional, aspectos psicológicos, história médica e exame físico. Bigos et al. afirmam que os altos custos do tratamento das lombalgias relacionadas ao trabalho incidem, principalmente, nos trabalhadores idosos e mulheres, embora as lesões sejam muito mais freqüentes e graves nos trabalhadores jovens do sexo masculino, e inferem que fatores psicossociais e de satisfação com a atividade exercida sejam determinantes na evolução da doença[3].

Burton et al. estudaram pacientes com lombalgia aguda, que mantinham tratamento com osteopatia, um ano após a lesão[45]. Foram comparados resultados de uma bateria de testes psicossociais iniciais (fase aguda) com testes de funcionais de incapacidade (um ano depois). Os resultados mostraram que os principais fatores preditivos foram: passividade (rezar para conseguir se curar), insatisfação pessoal e profissional, depressão, comportamento inadequado perante a doença, ansiedade, estresse e baixo nível educacional.

Klenerman et al. avaliaram 162 pacientes com lombalgia aguda, com a aplicação de questionários com base no *modelo dependente do medo da dor*[47]. Os resultados, obtidos permitiram a detecção precoce inicial de 66% dos pacientes, que evoluíram, posteriormente, com lombalgia crônica incapacitante. A manutenção da dor por 2 meses, associada aos sinais significativos do medo da dor, impõe a aplicação de técnicas de tratamento diferenciadas, segundo os autores.

Toroptsova et al. referem que as lombalgias, na Rússia, são mais freqüentes nos operários e que estão relacionadas a baixo nível educacional, estado civil, falta de atividade esportiva, fumo e movimentos de elevação e inclinação repetitivos durante o trabalho[52].

Bigos e Battié se referem à dificuldade de estabelecer correlações seguras entre a avaliação de força muscular, tipo de tarefa exercida e incidência de dor lombar crônica e incapacitante[53].

Nachemson refere que a lombalgia crônica segue como um grande desafio dentro da Medicina, am razão da alta prevalência, dificuldades para o diagnóstico etiológico, relação com atividades funcionais, grande influência dos fatores culturais, sociais e psicológicos de detecção trabalhosa, e grande número de pacientes que ainda evoluem com má resposta aos vários tipos de abordagem terapêutica, mantendo a queixa de dor permanente e progressivamente incapacitante[1].

REFERÊNCIAS BIBLIOGRÁFICAS

1. NACHEMSON, A. Future of low back pain. In: WIESEL, S. W.; WEINSTEIN, J. N.; HERKOWITZ, H. N. et al. (ed.). *The Lumbar Spine*. 2. ed. Philadelphia: W.B. Saunders, 1996. p. 28-42.
2. BIGOS, S. J.; BATTIÉ, M. C.; FISHER, L. D. The prospective study of risk factors for the report of industrial back problems: a univariate analysis. In: INTERNATIONAL SOCIETY OF THE LUMBAR SPINE MEETING, 1988. Miami. *Proceedings of the International Society of the Lumbar Spine Meeting*, 1988.
3. BIGOS, S. J.; BATTIÉ, M. C.; FISHER, L. D. A prospective evaluation of preemployment screening methods for acute industrial back pain. *Spine*, v. 17, p. 922-6, 1992.
4. MAYER, T. G.; POLATIN, P.; SMITH, B. et al. Contemporary concepts en spine care: spine rehabilitation – secondary and tertiary nonoperative care. *Spine*, v. 20, p. 2060-2066, 1995.
5. CAVANAUGH, J. M.; WEINSTEIN, J. N. Low back pain: epidemiology, anatomy and neurophysiology. In: WALL, P. D.; MELZACK, R. *Textbook of Pain*. 3. ed. Edinburgh: Churchill Livingstone, 1994. p. 441-455.
6. HIPPOCRATES. Corpus hippocrateum – Peri Arthom. 400 BC apud CYRIAX, J. *Textbook of Orthopaedic Medicine*. 5. ed. London: Bailliere Tindall, 1980.
7. PARRY, L. A. Some cases under workmen's compensation act and others medico-legal interest. *Br. Med. J.*, v. 1, p. 989-992, 1911.
8. SACHS, B. L.; DAVID, J. A.; OLIMPIO, D.; SACALA, A. D.; LACROIX, M. Spinal rehabilitation by work tolerance based on objective physical capacity assessment of dysfunction: a prospective study with control subjects and twelve-months review. *Spine*, v. 15, p. 1325-1331, 1990.
9. FRYMOYER, J. W. Epidemiology. In: FRYMOYER, J. W.; GORDON, S. L. *News Perspectives on Low Back Pain*. Illinois: American Academy of Orthopaedics Surgeons, 1988. p. 33-36. 19v.
10. VAN KORFF, M. An epidemiologic comparison of pain complaints. *Pain*, v. 32, p. 173-176, 1988.
11. BIGOS, S. J. Acute low back problems in adults: assessment and treatment. In: *Quick Reference Guide for Clinicians*. Rockville: AHCPR, 1994. p. 643-7. v. 95.
12. MOONEY, V.; ROBERTSON, J. The facet syndrome. *Clin. Orthop.*, n. 115, p. 149-156, 1976.
13. BONICA, J. J. *The Management of Pain*. 2. ed. Malvern: Lea & Febiger, 1990. 1523p
14. HOLM, S.; NACHEMSON, A. Nutrition changes in the canine intervertebral disc induced by motion. *Spine*, v. 8, p. 866-874, 1988.
15. BOOTH, F. W. Physiologic and biochemical effects os immobilization on muscle. *Clin. Orthop.*, n. 219, p. 15-20, 1987.
16. JARVINEN, M. J.; LETHO, M. U. The effects of early mobilization and immobilization on the healing process following muscle injuries. *Sports Med.*, v. 15, p. 78-89, 1993.
17. HIRSCH, C.; INGELMARK, B. E.; MILLER, M. The anatomical basis for low back pain. *Acta Orthop. Scand.*, v. 33, p. 1-17, 1963.
18. JACKSON, H. C.; WINKELMANN, R. K.; BICKEL, W. H. Nerve endings in the human spinal column and related structures. *J. Bone Joint Surg. Am.*, v. 48, p. 1272-1281, 1966.
19. WYKE, B. The neurologic of low back pain. In: JAYSON, M. I. V. *The Lumbar Spine and Back Pain*. 2. ed. London: Pitman Medical, 1980. p. 265-339.
20. HELLBIG, T.; LEE, C. K. The lumbar facet syndrome. *Spine*, v. 13, p. 61-64, 1988.
21. OZAKTAY, A. C.; YANASHITA, T.; CAVANAUGH, J. M. et al. Fine nerve fibers and endings in the fibrous capsule of the lumbar facet joint. In: XXXVII ANNUAL MEETING OF THE ORTHOPAEDIC RESEARCH SOCIETY, 1991. Anaheim. *Proceedings of the Annual Meeting of the Orthopaedic Research Society*, 1991, v. 16, n. 2, p. 353.
22. McKENZIE, R.; DONELSON, R. Mechanical diagnosis and therapy for low back pain: toward a better understanding. In: WIESEL, S. W. et al. *The Lumbar Spine*. Philadelphia: W.B. Saunders, 1996. p. 998-1011.
23. WYKE, B. The neurologic of low back pain. In: JAYSON M. I. V. *The Lumbar Spine and Back Pain*. 3. ed. London: Churchill Livingstone, 1987. p. 56-99.
24. VON KNORRING, L.; ALMAY, B. G. L.; JOHANSSON, P. et al. Pain perception and endorphin levels in cerebrospinal fluid. *Pain*, v. 5, p. 359-365, 1978.
25. ALMAY, B. G. L; JOHANSSON, F.; VON KONORRING, L. Substance P in CSF of patients with chronic pain syndromes. *Pain*, v. 33, p. 3-9, 1988.
26. HAYASHI, N.; LEE, H.; WEINSTEIN, J. N. The source of pain in the lumbar spine. In: BRIDWELL, K. H.; DEWALD, R. L. *The Textbook of Spinal Surgery*. 2. ed. Philadelphia: Lippincott, 1997. p. 1503-1514.
27. ANDERSSON, G. Epidemiologic aspects on low-back pain in industry. *Spine*, v. 6, p. 3-60, 1981.
28. LAWRENCE, J. Rheumatism in coal miners – part III: occupational factors. *Br. J. Ind. Med.*, v. 12, p. 259-261, 1955.
29. CAPLAN, P.; FREEDMAN, L.; CONNELLY, T. Degenerative joint disease of the lumbar spine in coal miners: a clinical and x-ray study. *Arthritis Rheum.*, v. 9, p. 693-702, 1966.
30. KELSEY, J. An epidemiological study of acute herniated lumbar intervertebral discs. *Rheum. Rehab.*, v. 14, p. 144-155, 1975.
31. LAWRENCE, J. Disc degeneration: its frequency and relationship to symptoms. *Ann. Rheum. Dis*, v. 28, p. 121-137, 1969.
32. FARFAN, H.; HUBERDAU, R.; DUBOW, H. Lumbar intervertebral disc degeneration. *J. Bone Joint Surg. Am.*, v. 54, p. 492-510, 1972.
33. LANGRANA, N.; EDWARDS, W. T.; SHARMA, M. Biomechanical analyses of loads on the lumbar spine. In: WIESEL, S. W.; WEINSTEIN, J. N.; HERKOWITZ, H. N. et al. (ed.). *The Lumbar Spine*. 2. ed. Philadelphia: W.B. Saunders, 1996. p. 163-180.
34. CRAWFORD, W. C.; YANG, J. C.; JANAL, M. N. Altered pain and visual sensitivity in humans: the effects of acute and chronic stress. *Ann. N. Y. Acad. Sci*, v. 467, p. 116-129, 1986.
35. WADDELL, G.; MAIN, C. Assessment of severity of low back pain disorders. *Spine*, v. 9, p. 209-213, 1984.
36. MURPHY, S. A.; CORNISH, R. D. Prediction of chronicity in acute low back pain. *Arch. Phys. Med. Rehabil.*, v. 65, p. 334-339, 1984.
37. GATCHEL, R. J.; MAYER, T. G.; CAPRA, P. et al. Quantification of lumbar function – part 6: the use of psychosocial measures in guiding physical functional restoration. *Spine*, v. 11, p. 36-42, 1985.
38. DEYO, R.; DIEHL, A. K. Psychosocial predictors of disability in patients with low back pain. *J. Rheumatol*, v. 15, p. 1557-1564, 1988.
39. MILHOUS, R.; HAUGH, L. D.; FRYMOYER, J. W. Determinants of vocational disability in patients with low back pain. *Arch. Phys. Med. Rehabil.*, v. 70, p. 589-593, 1989.
40. LACROIX M. J.; POWELL J.; LLOYD G. J. et al. Low-back pain: factors of value in prediction outcome. *Spine*, v. 15, p. 495-499, 1990.
41. BIGOS, S. J. Industrial low back pain. Semin. *Spine*, v. 4, p. 8-9, 1992.
42. MAIN, C. J.; WOOD, P. L. R.; HOLLIS, S. et al. The distress and risk assessment method: a simple patient classification to identify distress and evaluate the risk of poor outcome. *Spine*, v. 17, p. 42-52, 1989.
43. LEHMANN, T. R.; SPRATT, K. F.; LEHMANN, K. K. Predicting long-term disability in low-back injure workers presenting to spine consultant. *Spine*, v. 18, p. 1103-1112, 1993.
44. HASENBRING, M.; MARIENFELD, F.; KUHLENDAHL, D. Risk factors of chronicity in lumbar disc patients: a prospective investigation of biologic, psychologic and social predictors after therapy outcome. *Spine*, v. 24, p. 2759-2764, 1994.
45. BURTON, K. A.; TILLOTSON, K. M.; MAIN, C. J. et al. Psychosocial predictors of outcome in acute and subchronic low back trouble. *Spine*, v. 20, p. 722-728, 1995.
46. HAZARD, R. G.; HAUGH, L. D.; REID, S. et al. Early prediction of chronic disability after occupational low back injury. *Spine*, v. 21, p. 945-951, 1996.
47. KLENERMAN, L.; SLADE, P. D.; STANLEY, I. M. et al. The predictors of chronicity in patients with an acute attack of low back pain in a general practice setting. *Spine*, v. 20, p. 478-484, 1995.
48. ROLAND, M.; MORRIS, R. A study of the natural history of low-back pain. *Spine*, v. 8, p. 145-150, 1983.
49. LETHEM, J.; SLADE, P. D.; TROUP, J. D. G. et al. Out-line of a fear avoidance model of exaggerated pain perception. *Res. Ther.*, v. 21, p. 401-408, 1983.
50. SLADE, P. D.; TROUP, J. D. G.; LETHEM, J. The fear-avoidance model of exaggerated pain perception – 2: preliminary studies of coping strategies for pain. *Behav. Res. Ther.*, v. 21, p. 409-416, 1983.
51. TROUP, J. D. G.; SLADE, P. D. Fear-avoidance and chronic musculoskeletal disorders. *Clin. Biomech.*, v. 4, p. 173-178, 1985.
52. TOROPTSOVA, N. V.; BENEVOLENSKAYA, L. I.; KARYAKIN, A. N. et al. "Cross-sectional" study of low back pain among workers at a industrial enterprise in Russia. *Spine*, v. 20, p. 328-332, 1995.
53. BIGOS, S. J.; BATTIÉ, C. M. Industrial low back pain – risk factors. In: WIESEL, S. W.; WEINSTEIN, J. N.; HERKOWITZ, H. N. (eds.). *The Lumbar Spine*. 2. ed. Philadelphia: W.B. Saunders, 1996. p. 1065-1073.

CAPÍTULO 175

Envelhecimento Biológico da Coluna Vertebral

Júlia Maria D'Andréa Greve

O envelhecimento biológico da coluna vertebral e o impacto que as alterações fisiológicas da senescência causam no funcionamento da unidade motora funcional da coluna vertebral (corpo vertebral e disco intervertebral, facetas articulares, ligamentos, músculos paraespinais e raízes nervosas) têm sido relatados por vários autores na literatura disponível, mas ainda pairam várias controvérsias com relação aos eventos e modificações que podem e devem ser considerados patológicos, bem como com aqueles que podem e devem ser considerados fisiológicos, e qual a relação com a queixa dolorosa ou incapacitante referida pelo paciente.

A algia vertebral (cervical, lombar ou torácica) relacionada com a unidade funcional da coluna vertebral é uma entidade de baixa letalidade, porém de altíssima morbidade e um fator importante na diminuição de qualidade de vida das sociedades industrializadas; tem sido relacionada às alterações degenerativas vistas na coluna vertebral, que são muito prevalentes na população com maior idade. Muitas vezes, a sintomatologia dolorosa lombar, torácica ou cervical é interpretada, pelo paciente, como conseqüência natural do processo de envelhecimento, havendo certa acomodação, não sendo valorizada e retardando o diagnóstico. O inverso desse quadro também pode ocorrer, quando achados de exames por imagem, muito comuns e prevalentes no envelhecimento biológico da coluna vertebral, são considerados como causadores da sintomatologia dolorosa e provocam no paciente uma falsa impressão de gravidade e impotência na resolução do processo patológico.

Nagi refere que a lombalgia é maior entre as mulheres; não há diferenças em relação aos aspectos raciais; aumenta, em relação direta, com o envelhecimento, e varia inversamente com o nível educacional da população estudada[1].

Cavanaugh e Weinstein ressaltam a característica multifatorial das causas de algia vertebral, porém destacam, pela sua prevalência, as dores lombares relacionadas com o que denominam de unidade funcional da coluna: corpo vertebral e disco intervertebral, facetas articulares, ligamentos, músculos paraespinais e raízes nervosas[2]. Essa multiplicidade de fatores envolvidos na gênese da dor, a relação própria de cada indivíduo com a sensação dolorosa, bem como a presença de muitos indivíduos que apresentam alterações morfológicas da unidade funcional da coluna vertebral, relacionadas ao processo de senescência, e que não têm queixa de dor ou incapacidade, obriga os médicos e profissionais de saúde a reverem os critérios de avaliação e tratamento das dores da coluna vertebral. É importante que, dentro desses critérios, se reconheçam todas as alterações do envelhecimento biológico e que as valorizem de forma adequada.

Em estudo recente, 400 mulheres nigerianas, encaminhadas para radiografia da coluna cervical de forma consecutiva, foram avaliadas quanto aos achados radiológicos relacionados a osteoartrose, presença de osteófito, alterações posturais e degeneração discal. O estudo foi realizado em quatro anos, com o objetivo de se determinar a idade do início do processo de envelhecimento biológico da coluna vertebral. Foi utilizado o sistema de graduação de Kellgren e Lawrence para avaliar a osteoartrose[3]. Os achados foram: 31,13% dos achados relacionados com osteoartrose foram encontrados na quinta década de vida. Grau 2 de osteoartrose foi o mais comum (61,3%) e os graus 3 e 4, os mais baixos (3,45%). A maior incidência de alterações posturais ocorreu na quinta e sexta décadas de vida. A degeneração discal foi mais freqüente na quinta década e o disco mais envolvido foi C5-C6 e o menos envolvido, C2-C3. Os autores concluíram que o envelhecimento biológico da coluna vertebral das mulheres nigerianas se inicia na quarta década de vida e que não há diferenças em relação às caucasianas[4].

Com o advento da tomografia computadorizada e da ressonância magnética, segundo Jarvik *et al.*, houve a possibilidade de se ampliar e complementar o diagnóstico clínico para entender melhor os fenômenos da dor lombar, pois há melhor visualização dos tecidos moles que envolvem a coluna vertebral[5]. Também trouxe o reconhecimento de que não eram somente as alterações morfológicas as vilãs causadoras da dor e que, definitivamente, não eram absolutas no diagnóstico. Os adeptos da discografia promulgam que, pela dor provocada, pode haver o resgate da especificidade perdida pelas informações morfológicas dadas pelos exames de imagem. Fica claro, no entanto, que os aspectos funcionais devem ser levados em questão, pois o envelhecimento biológico causa muitas das alterações morfológicas que podem não ter significado de doença.

A relação entre o envelhecimento biológico e as atividades laborais é estudada cada vez mais, em razão do grande número de pacientes com queixas de problemas musculoesqueléticos que podem estar relacionados à execução da atividade laborativa. Os trabalhadores mais idosos estão mais expostos às possíveis lesões causadas pelo trabalho, pois as alterações morfológicas, estruturais e funcionais do envelhecimento podem trazer um desequilíbrio entre a capacidade funcional do indivíduo e a demanda para a atividade laboral. De Vito, em trabalho com faxineiras, relata que há grande número de mulheres idosas que executam essas tarefas; são pessoas com baixo nível cultural e econômico. Nesse grupo específico de trabalhadoras, há grande prevalência de queixas de dores musculoesqueléticas, localizadas nos membros superiores e coluna cervical; estabelece-se um nexo causal entre a atividade e a queixa, e há relação entre envelhecimento biológico e falta de orientação na execução da tarefa e de ferramentas adequadas[6].

Occhipinti *et al.* fazem uma revisão da literatura para estudar a influência do fator envelhecimento (idade) e trabalho em relação à coluna vertebral e membros superiores[7]. Referem que, com relação à coluna lombossacra, há evidências epidemiológicas que o envelhecimento determina um aumento progressivo da espondiloartropatia com sinais radiológicos. Nos membros superiores, a influência do envelhecimento ainda não está bem estabelecida e parece não ser importante. Os trabalhadores idosos devem ser submetidos aos programas de prevenção pela postura fixa e atividade repetitiva, semelhantes à população, em geral jovens, não havendo necessidade de programas específicos. No entanto, medidas específicas devem ser adotadas quando os trabalhadores idosos são submetidos ao manuseio de material pesado. Há uma necessidade de que o peso seja menor que para os trabalhadores mais jovens (18 a 45 anos) e que programas específicos de prevenção sejam estabelecidos.

A unidade funcional da coluna vertebral tem suas características morfológicas e funcionais moduladas por vários fatores que podem ser importantes nas alterações decorrentes do envelhecimento biológico, dentre os quais se destacam:

- Atividade física adequada, para manter a influência mecânica das forças de impacto e estresses de alongamento a que as estruturas são submetidas.
- Aporte nutricional suficiente e adequado.
- Manutenção da massa óssea (adquiridos em idades menores).
- Manutenção da massa muscular e força muscular.
- Efeito dos hormônios sexuais (gonadais) nos tecidos do sistema musculoesquelético.

O envelhecimento e as alterações degenerativas que podem causar efeitos deletérios e desencadear processos dolorosos incapacitantes na coluna vertebral podem ter os efeitos minimizados pela adequada preservação das estruturas do sistema musculoesquelético e também pela compreensão dos profissionais de saúde que envelhecimento não é doença e que a manutenção dos cuidados adequados com relação aos fatores principais citados anteriormente pode levar ao envelhecimento saudável do sistema musculoesquelético.

A abordagem das alterações causadas pelo envelhecimento biológicos deve ser considerada em relação a cada uma das diversas estruturas que compõem a unidade funcional da coluna vertebral e o efeito das alterações sobre o funcionamento das demais estruturas, visto que o equilíbrio biomecânico e a funcionalidade depende da interação de todos os componentes.

FISIOPATOLOGIA DAS ALTERAÇÕES DEGENERATIVAS DA UNIDADE FUNCIONAL

Sizer *et al.* referem que a degeneração discal é a primeira alteração morfológica relacionada ao envelhecimento biológico e que, possivelmente, está na gênese de boa parte das lombalgias inespecíficas, que poderiam evoluir para alterações mais específicas[8]. As demais alterações observadas nas articulações zigoapofisárias, ligamentos e cápsulas ocorrem mais tardiamente.

O processo degenerativo da unidade funcional da coluna se inicia pela perda da qualidade hidroscópica do núcleo pulposo, que progride para a degeneração do ânulo fibroso de um único disco, evoluindo para envolvimento multissegmentar; à degeneração discal multissegmentar, se associam o comprometimento da articulação zigoapofisária e, de forma mais esporádica, o prolapso discal. A progressão das alterações facetárias posteriores são mais comumente associadas à estenose do canal foraminal ou vertebral, trazendo sintomas de estenose do canal vertebral (central) ou foraminal (lateral).

O complexo articular formado pelo disco, anteriormente, e as duas articulações zigoapofisárias, posteriormente, têm uma estreita e complexa inter-relação biomecânica. Qualquer alteração funcional em uma delas causa distúrbios nas demais, bem como nos segmentos vertebrais situados imediatamente abaixo e acima.

Os traumas progressivos e repetidos nas articulações zigoapofisárias causam alterações degenerativas características e semelhantes às das artroses das articulações diartrodiais. A sinovite inicial é superposta por graus variáveis de lesão cartilaginosa. As efusões articulares recorrentes com o conseqüente afinamento cartilaginoso levam à frouxidão e instabilidades articulares. Na fase proliferativa, há a formação de osteófitos; pode haver redução do lúmen do canal vertebral por protrusão anterior dos osteófitos sobre o processo articular inferior; o estreitamento do recesso lateral pode ser causado pela protrusão ântero-medial do processo articular superior.

O envelhecimento, assim como os traumas locais, contribui para o processo degenerativo do disco intervertebral: núcleo pulposo e ânulo fibroso. A perda inicial é da capacidade hidrofílica do núcleo pulposo, predispondo o ânulo fibroso a alterar a relação de cargas suportadas. Lesões circunferenciais no ânulo fibroso podem levar ao estreitamento do disco intervertebral, e podem evoluir para uma lesão radial, permitindo a formação da hérnia do disco, em decorrência da saída do material nuclear, que pode ocorrer de forma aguda com sintomatologia exuberante (disco rompido) ou forma mais gradual. A porção póstero-lateral do ânulo fibroso é mais suscetível às protrusões desse tipo. A distribuição temporal e espacial dos proteoglicanos do disco intervertebral varia com a idade. Há presença de tipos específicos de proteoglicanos de menor peso molecular (biglicano e versicano) nos discos fetais, diminuindo na idade adulta, o que mostra diferenças na síntese dos proteoglicanos. Essas diferenças estão relacionadas a desenvolvimento, crescimento e envelhecimento[9].

Taylor *et al.*, em estudo experimental com disco intervertebral (ânulo fibroso e núcleo pulposo) de ovelhas com relação ao envelhecimento, nível vertebral e propriedades biomecânicas intrínsecas da coluna vertebral, relatam que os proteoglicanos e a água associada a eles diminuem com o envelhecimento biológico[10]. Os proteoglicanos dos discos da coluna lombossacra têm uma maior biossíntese que os discos adjacentes, significando maior troca metabólica de nutrientes. Em contrapartida, um dos componentes que permite esse metabolismo mais acelerado, que é o agregan-2 (formador de proteoglicano), tem sua quantidade reduzida com o envelhecimento e também nos discos mais próximos ao sacro. O conteúdo reduzido dos proteoglicanos agregadores dos discos da coluna lombossacra, especialmente no núcleo pulposo, pode indicar um catabolismo maior que a síntese e esse fenômeno pode ser importante na maior alteração desses discos. Também pode estar relacionado ao maior demanda mecânica da região mais próxima do sacro.

Existem poucos dados sobre a relação entre o envelhecimento e as alterações dos corpos vertebrais torácicos e dos discos intervertebrais. Goh *et al.* em estudo retrospectivo, por meio da ressonância magnética de 169 casos, com imagens pesadas em T1, estudaram o efeito do envelhecimento sobre a borda anterior do corpo vertebral (índice ântero-posterior: altura anterior [Aa]/altura posterior [Ap] do corpo vertebral), biconcavidade (índice médio-posterior da altura) e índices de compressão (altura posterior/diâmetro ântero-posterior) na vértebra torácica[11]. As alterações degenerativas do disco intervertebral do ânulo fibroso, núcleo pulposo, placa terminal e margem do disco foram estudadas pela imagem pesada T2 da ressonância magnética, por meio de imagem sagital. Foram classificados em três graus:

- Declínio linear, com o aumento da idade, dos índices ântero-posterior e médio-posterior.
- Índice de compressão aumenta nas primeiras duas décadas de vida e depois diminui gradualmente (altura posterior/diâmetro).
- A prevalência de anormalidades achadas no ânulo fibroso, núcleo pulposo e margens dos discos aumentam com o envelhecimento nos discos torácicos médios e baixos. As maiores degenerações discais são vistas nos homens.

Esses achados nos permitem algumas especulações sobre as modificações das formas da coluna torácica com o envelhecimento e os padrões típicos de alterações discais observados.

Alguns fatores predisponentes para acentuar e modificar o grau de degeneração são descritos: estreitamento caudal por espessamento do ligamento longitudinal posterior; mal alinhamento facetário e variações da forma da seção transversal das vértebras lombares, das mais altas para as mais baixas. Kim estudou o comportamento mecânico das alterações degenerativas discais causadas pelo envelhecimento biológico, por meio de métodos biomecânicos de compressão por cargas conhecidas[12]. A pergunta inicial do trabalho era investigar porque as lesões periféricas do ânulo fibroso se iniciam na parte externa anterior e são tão precoces. As alterações decorrentes do envelhecimento biológico modificam a geometria, as condições de carga e as propriedades mecânicas da coluna vertebral e podem mudar o comportamento mecânico do ânulo fibroso. Foram estudados dois modelos construídos de coluna vertebral do segmento L3-L4: um modelo jovem e outro velho, e o ânulo fibroso foi modelado com 156 camadas e em seis materiais diferentes. Os resultados mostram que a falência da borda anterior do ânulo fibroso pode ocorrer precocemente, em razão do movimento de extensão, e antes da aplicação de carga em movimentos de estiramento, que podem progredir para a formação das lesões que formam um ângulo reto com a direção das fibras, e justificam parcialmente as lesões anteriores nos jovens.

As hérnias agudas na linha média são menos freqüentes, mas podem ser desastrosas pela compressão da cauda eqüina, com paraparesia e alterações esfincterianas.

Alguma das combinações das modificações proliferativo-degenerativas do complexo triarticular podem resultar em sintomas clínicos e alterações, que também são observados nos exames complementares por imagem (radiografias, tomografias computadorizadas e ressonância magnética). As três alterações principais e distintas que podem ser vistas são: espondilolistese degenerativa, estenose lateral e estenose central.

A espondilolistese degenerativa ocorre com mais freqüência entre L4 e L5, com a quarta vértebra subluxando anteriormente sobre a quinta vértebra. A instabilidade segmentar ocorrida se deve ao estreitamento do espaço discal e osteoartrite com degeneração cartilaginosa das articulações zigoapofisárias.

A estenose do canal vertebral central ocorre pela interposição da raiz L5 entre o aspecto posterior da quinta vértebra lombar (corpo vertebral) e o deslocamento anterior do processo articular inferior da quarta vértebra lombar.

A estenose do recesso lateral ocorre quando o espaço discal está diminuído, com a degeneração da face posterior e subluxação do processo articular superior da vértebra inferior para frente e para cima, dentro do canal foraminal. Os osteófitos e as outras alterações degenerativas articulares, associados ao espessamento da cápsula, ajudam no estreitamento do recesso lateral, nos movimentos de rotação e na extensão da coluna vertebral. Palma *et al.* estudaram o canal vertebral e o recesso lateral no nível L1 a L5, pois essa região específica da coluna vertebral é o local mais freqüente de dores e lesões incapacitantes[13]. O diagnóstico das doenças implica no conhecimento da anatomia da região. Esse estudo mostra a relação entre o diâmetro do canal vertebral e o recesso lateral, e que essa relação não está alterada pela idade.

A estenose do canal vertebral com a diminuição do diâmetro ântero-posterior desse canal é associada à formação de osteófitos dos corpos vertebrais e saliências dos discos. Na região posterior, se associa à redundância do ligamento amarelo, à subluxação e hipertrofia do processo articular inferior, e ao espessamento da lâmina.

As alterações degenerativas podem comprometer vários níveis segmentares com estreitamento progressivo e sucessivo do canal vertebral, bem como recesso lateral, predispondo os níveis adjacentes aos estresses mecânicos conseqüentes. Podem ocorrer redução da lordose lombar, aumento da rotação vertebral e subluxações, como conseqüências diretas da evolução do processo degenerativo. A perda da mobilidade de um segmento vertebral, em razão de fusão espontânea ou iatrogênica, pode também contribuir para a aceleração do processo degenerativo pelas modificações mecânicas causadas. A rigidez de um segmento pode aumentar a mobilidade dos adjacentes na tentativa de manter as funções de flexibilidade preservadas.

RELAÇÕES CLÍNICAS E FUNCIONAIS COM AS ALTERAÇÕES MORFOLÓGICAS DO COMPLEXO TRIARTICULAR

São descritos três estágios clínico-funcionais que acompanham as alterações morfológicas:

- *Disfunção*: caracterizado pela presença de dor e limitação de movimentos, que não são acompanhados de alterações morfológicas visíveis pelos exames de imagem. O tratamento indicado consiste em medidas conservadoras: analgésicos orais, agentes físicos analgésicos, técnicas de manipulação médica, exercícios terapêuticos de correção postural (proprioceptivos e alongamento) e fortalecimento.
- *Instabilidade*: associado ao movimento do segmento espinal. Podem ser encontradas: *alterações posturais* – limitação da lordose lombar, escoliose antálgica (reativa) e limitação da flexão e extensão da coluna vertebral; *alterações neurológicas* – diminuição de reflexos tendinosos, perda de força muscular e sinal de Laségue positivo; *alterações radiográficas* – estreitamento do espaço discal, presença de osteófitos, pseudo-espondilolistese e subluxação articular posterior. O tratamento é conservador: repouso, antiinflamatórios não hormonais, agentes físicos analgésicos e uso de coletes para diminuir os estresses mecânicos. Sinais radiculares podem indicar o uso de tração pélvica intermitente.
- *Estabilização*: associa-se à perda acentuada de flexibilidade da coluna lombar. A limitação de movimento superpõe à dor como queixa principal. A permanência por longos períodos em pé ou andando pode precipitar os sintomas de estenose lateral ou central. A dor é localizada ou radicular, com ou sem sinais neurológicos: alterações de sensibilidade (adormecimento, formigamento) e motricidade (fraqueza muscular) são as queixas mais comuns. As alterações radiográficas encontradas mostram osteófitos, e os exames de ressonância magnética

e tomografia computadorizada mostram o grau de estenose do canal vertebral ou recesso lateral. Na estenose do recesso lateral com sintomas radiculares, o tratamento deve se basear na presença de sinais objetivos de comprometimento neurológico (relação entre sintomatologia referida e achados do exame neurológico e do exame por imagem). O tratamento conservador e a descompressão cirúrgica podem ser indicados em casos em que há uma relação clara entre queixas e sinais clínicos, e nos casos que não respondem ao tratamento conservador. O estudo eletroneuromiográfico pode ser de ajuda nos casos em que a avaliação clínica não for completamente elucidativa. Na estenose do canal vertebral com sintomatologia de comprometimento medular, a descompressão é obrigatória e a indicação cirúrgica é absoluta. Na presença de claudicação intermitente neurogênica, em indivíduos idosos, com exames por imagem que mostram estenose de canal vertebral, a indicação cirúrgica depende das condições clínicas de cada indivíduo, mas como regra há indicação de descompressão cirúrgica, pois o quadro degenerativo é evolutivo e pode ocorrer o agravamento da lesão neurológica.

RELAÇÕES CLÍNICAS E FUNCIONAIS COM AS ALTERAÇÕES DA ARTICULAÇÃO SACROILÍACA

Algumas das alterações da senescência da articulação sacroilíaca devem ser conhecidas. O processo degenerativo também evolui de forma progressiva e pode ser dividido em três estágios:

- *Disfunção*: é o estágio inicial, em que não há alterações radiográficas visíveis, porém pode ocorrer grande incapacidade funcional e presença de dor local intensa. A dor pode se irradiar para o quadril e região posterior da coxa na zona de referência da primeira e segunda raízes sacrais. Esse quadro é visto em adultos jovens, enquanto a articulação ainda se comporta como uma articulação diartrodial verdadeira. A mobilidade da articulação depende de idade e sexo; com o envelhecimento a mobilidade diminui progressivamente, mais cedo nos homens (quarta década) e mais tardiamente nas mulheres (quinta década).
- *Instabilidade*: nessa fase, o exame radiológico com alternância de peso sobre uma das pernas pode mostrar instabilidade maior da sínfise púbica (mais que 3mm) no lado comprometido. As alterações degenerativas podem ser vistas no complexo triarticular pélvico, na sínfise púbica e na sacroilíaca.
- *Imobilização*: essa fase é associada à anquilose das articulações citadas, é mais observada nos homens e se completa no final da quinta década de vida; pode se iniciar na terceira década de vida. Essas articulações funcionam como absorvedores de choques entre a pelve e a coluna vertebral, agindo como um fulcro em volta do qual há a distribuição de peso pelas duas pernas. As atividades normais são expostas a grandes forças compressivas e de cisalhamento, que podem aumentar muito com a extensão lombar na elevação de peso e no movimento de rotação do tronco. Nas atividades que esses dois movimentos se associam, há uma grande força agindo sobre o complexo articular pélvico.

O tratamento consiste em repouso, termoterapia superficial e uso judicioso de antiinflamatórios não hormonais. A infiltração com esteróides, na fase aguda, pode diminuir a sintomatologia dolorosa e inflamatória, com diminuição dramática da escoliose reativa e volta à posição ereta. Uso posterior de diatermia, redução do peso corporal, aumento da flexibilidade lombar e fortalecimento das musculaturas abdominal e extensora, combinado com o uso de coletes, podem ajudar na manutenção das melhoras obtidas.

ENVELHECIMENTO ESQUELÉTICO

Tenenhouse *et al.* fizeram um estudo prospectivo horizontal que mede a incidência e prevalência de osteoporose e fraturas, bem como os efeitos putativos de fatores de risco[14]. Uma amostra randomizada de 10.061 homens e mulheres, com 25 anos de idade, de nove centros do Canadá (utilizados para determinar o pico de massa óssea na população canadense), foi utilizada como referência para estimar a prevalência de osteoporose e osteopenia nos homens e mulheres canadenses com 50 anos, que foram estudados por meio da densitometria óssea da coluna lombar e do colo femoral, e selecionados de forma aleatória pela lista telefônica. A densidade mineral óssea (DMO) da coluna lombar em 578 mulheres e 476 homens foi constante na idade de 39 anos ($1,042g/cm^2 \pm 0,121g/cm^2$, nas mulheres, e $1,058 \pm 0,127g/cm^2$, nos homens). A densidade mineral óssea do colo femoral declina a partir de 29 anos, e foi de $0,857g/cm^2$ ($\pm 0,125g/cm^2$), nas mulheres, e $0,910g/cm^2$ ($\pm 0,125g/cm^2$), nos homens. A prevalência de osteoporose na coluna lombar, nas mulheres canadenses com 50 anos, de acordo com os critérios da Organização Mundial da Saúde (OMS), é de 12,1%; no colo femoral, de 7,9%; e combinada, de 15,8%. Nos homens, é de 2,9% na coluna lombar e 4,8% no colo femoral, e a prevalência combinada é de 6,6%.

Orwoll *et al.* estudaram a osteoporose nos homens, que é cada vez mais reconhecida como um importante fator de fratura nos idosos[15]. Para avaliar a massa óssea desse grupo, os autores estudaram um grande número de idosos recrutados em três comunidades rurais no noroeste dos Estados Unidos: 355 homens com mais de 60 anos (71,5 anos [± 7,4 anos]), sem alteração conhecida do metabolismo ósseo, forma recrutados por avisos comunitários. A densidade mineral óssea foi medida por densitometria na coluna vertebral, fêmur proximal e rádio. Foi feito um questionário sobre os aspectos clínicos relacionados ao sistema musculoesquelético. O peso corporal estava relacionado de forma positiva com a massa óssea (maior peso, maior massa óssea) e a idade de forma negativa (maior idade, menor massa óssea), na análise, como uma única variável. Após o ajuste desses dois fatores, conseguiu-se relacionar uso de álcool, osteoartrite e tiazida com alta densidade mineral óssea. Fraturas prévias, gastrectomias, úlcera péptica, artrite reumatóide, uso de corticosteróides, hipertensão, hipertireoidismo, perda de peso desde os 20 anos, doença pulmonar crônica e fumo estavam correlacionados com baixa densidade. Numa análise multivariada, peso e história de câncer foram relacionados a massa óssea alta e idade; fraturas prévias, artrite reumatóide, gastrectomia e hipertensão, a baixa densidade óssea. O envelhecimento e a massa óssea estão intrinsecamente relacionados e quando associados a outros fatores de risco podem contribuir para o aumento da morbidade das doenças da unidade funcional da coluna vertebral.

Tanno *et al.* estudaram o efeito de idade e sexo na massa óssea, com especial atenção na diferença entre o osso cortical e trabeculado[16]. Foram estudados 125 pessoas de raça japonesa saudáveis, de ambos os sexos: 54 homens e 71 mulheres. O grupo geral foi subdividido em seis grupos: grupos de adultos do sexo masculino e adultos do sexo feminino abaixo dos 40 anos; grupos intermediário de adultos do sexo masculino e intermediário do sexo feminino entre 41 e 64 anos, e grupo de adultos maiores do sexo masculino e feminino com 65 anos ou mais. O osso cortical (volume cortical) foi avaliado pela tomografia computadorizada simples, e o osso trabeculado (massa óssea) foi estudado pela densitometria óssea. Os resultados mostraram que há grande variação do estado do osso cortical com o envelhecimento biológico. Há uma significativa redução dos valores médios do volume cortical e massa óssea no grupo de adultos maiores do sexo feminino, quando comparado com o grupo do sexo masculino. Os resultados sugerem que o processo de envelhecimento ósseo dos homens difere do das mulheres. Nas mulheres, há redução do volume e massa ósseos, ao passo que nos homens há decréscimo menos acentuado. Todas as variáveis têm maiores valores no sexo masculino do que no feminino, fato que se acentua com a idade.

Amin refere que o hipogonadismo e baixos níveis de estradiol afetam, de forma importante, a saúde dos ossos nos homens jovens[17]. Nos homens velhos, o efeito dessas alterações foi estudado pelo autor, em estudo feito na comunidade (448 participantes em estudo coorte), por meio de dose da testosterona e estradiol total hormônio luteinizante, de 1981 a 1989, a cada dois anos. Os autores concluem que, no grupo de homens idosos estudado, o hipogonadismo relacionado à idade tem pequena influência na densidade mineral óssea, mas o nível de estradiol tem correlação forte e positiva com a densidade mineral óssea.

A perda de massa óssea nos homens idosos está associada a mudanças na composição corporal e diminuição dos hormônios endógenos anabolizantes. Ravaglia et al. estudaram a influência dos dois fatores de forma separada, para determinar quais fatores eram mais determinantes[18]. Concluem que os músculos esqueléticos são mais importantes que a gordura e hormônios anabolizantes para preservar a massa óssea. Os estrógenos podem ser até mais importantes que os andrógenos no metabolismo ósseo do homem.

Villareal et al., em estudo com a desidroepiandrosterona (DHEA), um precursor dos estrógenos e andrógenos[19], mostram que a perda dessa substância com a idade pode influenciar as modificações dos tecidos. Os autores usaram essa substância (DHEA) e verificaram a sua influência na restauração da densidade mineral óssea e na composição corporal de homens e mulheres, com dose sérica baixa de sulfato de DHEA. Foi utilizado, por via oral, 50mg/dia, durante 6 meses, em 10 mulheres e 9 homens, com idade média de 73 anos (± 1 ano). O grupo-controle constou de 10 mulheres e 8 homens de 74 anos (± 1 ano). Os critérios de avaliação foram massa óssea; composição corporal; marcadores séricos de metabolismo ósseo; perfil lipídico sérico e lipoproteínas; tolerância oral à glicose; fator de crescimento semelhante à insulina (IGF-I) sérico, e estrógenos e testosterona séricos total. Os resultados mostraram que houve aumento da massa óssea do corpo todo e da coluna vertebral; diminuição da massa gorda e aumento da massa magra; aumento de IGF-I e testosterona. Os resultados preliminares são muito promissores nos idosos de ambos os sexos com DHEA sérico baixo, pois podem reverter parcialmente as modificações da massa gorda e massa óssea e aumentam IGF-I e testosterona.

A osteoporose é um problema significante nos homens idosos. Trinta por cento de todas as fraturas de fêmur ocorrem nos homens e a taxa de mortalidade pós fraturas é maior do que nas mulheres. A testosterona pode ser importante para o desenvolvimento de massa óssea. Kenny et al. estudaram uma população de 83 homens brancos, com mais de 65 anos de idade, com índices de testosterona baixos[20]. Foram dosadas as concentrações dos hormônios sexuais e marcadores do metabolismo ósseo. Os fatores de risco para osteoporose e o nível de atividade física foram avaliados por questionário (PASE, *Physical Activity Scale in the Elderly*). Foi realizada a densitometria óssea do colo femoral, da coluna vertebral e do corpo todo, e medida a força muscular do membro inferior. Os estudos de regressão linear mostraram que há correlação positiva entre nível de testosterona, índice de massa corporal e PASE, e que podem ser importantes preditores da densidade óssea do colo femoral. Cinqüenta e dois por cento dos avaliados com nível de testosterona baixo têm aumento de risco de fratura pela densidade óssea. A atividade física, o índice de massa corporal e o grau de atividade física são determinantes na ocorrência de fraturas e são fatores que podem ser trabalhados para a prevenção de lesões mais graves.

Pluijm et al. referem que a deformidade da coluna vertebral, causada por fraturas vertebrais relacionadas ao envelhecimento e à osteoporose, é muito prevalente[21]. Em estudo longitudinal, feito na Holanda, em 527 indivíduos com mais de 65 anos de idade (260 homens e 267 mulheres), 39% dos participantes tinham algum tipo de deformidade da coluna vertebral; 6% dos homens e 5% das mulheres tinham três deformidades vertebrais. Havia uma associação do número de deformidades com perda de altura de mais de 5cm, dificuldades para realizar as atividades de vida diária, desempenho pobre, mais de 3 dias acamado ou com limitação de atividades por problemas de saúde no mês anterior, e percepção pobre do estado de saúde. Não houve associação com o sexo. Os autores referem que as deformidades vertebrais são freqüentes em ambos os sexos, e que são muito incapacitantes e determinantes na qualidade de vida dos idosos.

O envelhecimento biológico das estruturas ósseas e de partes moles constituintes da unidade funcional da coluna deve ser sempre considerado quando se avaliar os pacientes portadores de queixas dolorosas da região cervical, torácica ou lombar, mas, ao mesmo tempo, deve sempre se considerar cuidadosamente o nexo causal entre essas alterações morfológicas da senescência e as queixas relatadas pelo paciente.

A perda de capacidade funcional, que acompanha o envelhecimento, pela diminuição de força muscular, em razão da hipotrofia seletiva das fibras do tipo II, de contração rápida e responsáveis pela característica de força muscular, deve sempre ser lembrada quando se avalia o paciente idoso com queixa de dor lombar ou em outra região da coluna vertebral.

O envelhecimento gradual da população e a busca, absolutamente necessária, por um envelhecimento com qualidade de vida e plenamente capacitado, do ponto de vista físico e mental, torna necessário melhor entendimento da relação envelhecimento *versus* capacidade funcional *versus* sistema musculoesquelético. Há necessidade de se buscar mais conhecimentos sobre os critérios de avaliação funcional, de ergonomia na atividade laboral e de vida diária, na prática da atividade física, na prevenção de incapacidades e no manejo e uso adequado das drogas hormonais e não hormonais; esse é um dos grandes desafios lançados para a medicina de reabilitação no século XXI.

REFERÊNCIAS BIBLIOGRÁFICAS

1. NAGI, A. S.; RILEY, L. E.; NEWBY, L. G. Asocail epidemioloy of backa pain in a general population. *J. Chron. Dis.*, v. 26, p. 769-99, 1973.
2. CAVANAUGH, J. M.; WEINSTEIN, J. N. Low back pain: epidemiology, anatomy and neurophysiology. In: WALL, P. D.; MELZACK, R. *Textbook of Pain*. 3. ed. Edinburgh: Churchill Livingstone, 1994. p. 441-455.
3. KELLGREN, J. H.; LAWRENCE, J. S. Radiological assessment of osteo-arthrosis. *Ann. Rheum. Dis.*, v. 16, p. 494-502, 1957.
4. OBISESAN, K. A.; OBAJIMI, M. O. Radiological ageing process in the cervical spine of Nigerian women. *Afr. J. Med. Sci.*, v. 28, n. 3-4, p. 189-191, 1999.
5. JARVIK, J. G.; DEYO, R. A. Imaging of lumbar intervertebral disk degeneration and aging, excluding disk herniations. *Radiol. Clin. North Am.*, v. 38, n. 6, p. 1255-1266, Nov. 2000.
6. DE VITO, G.; MOLTENI, G.; CAMERINO, D. et al. Aging and work: health aspects in cleaners. *Med. Lav.*, v. 91, n. 4, p. 387-402, Jul.-Aug. 2000
7. OCCHIPINTI, E.; COLOMBINI, D. Aging at work and musculoskeletal disorders. *Med. Lav.*, v. 91, n. 4, p. 342-353, Jul.-Aug. 2000

8. SIZER, P. S.; MATTHIJS, O.; PHELPS, V. Influence of age on the development of pathology *Curr. Rev. Pain.*, v. 4, n. 5, p. 362-373, 2000.
9. MELROSE, J.; GHOSH, P.; TAYLOR, T. K. A comparative analysis of the differential spatial and temporal distributions of the large (aggrecan, versican) and small (decorin, biglycan, fibromodulin) proteoglycans of the intervertebral disc. *J. Anat.*, v. 198, p. 3-15, 2001.
10. TAYLOR, T. K.; MELROSE, J.; BURKHARDT, D. et al. Spinal biomechanics and aging are major determinants of the proteoglycan metabolism of intervertebral disc cells. *Spine*, v. 25, n. 23, p. 3014-3020, 2000.
11. GOH, S.; TAN, C.; PRICE, R. I. et al. Influence of age and gender on thoracic vertebral body shape and disc degeneration: an MR investigation of 169 cases. *J. Anat.*, v. 197, pt. 4, p. 647-657, Nov. 2000
12. KIM, Y. Prediction of peripheral tears in the anulus of the intervertebral disc. *Spine*, v. 25, n. 14, p. 1771-1774, Jul. 2000.
13. PALMA, A.; CAPPELLO, F.; MINEO, F. et al. The vertebral canal and the lateral recess of the lombar tract: an anatomo-radiologic study. *Ital. J. Anat. Embryol.*, v. 105, n. 2, p. 85-90, Apr.-Jul. 2000.
14. TENENHOUSE, A.; JOSEPH, L.; KREIGER, N. et al. Estimation of the prevalence of low bone density in Canadian women and men using a population-specific DXA reference standard: the Canadian Multicentre Osteoporosis Study (CaMos). *Osteoporos. Int.*, v. 11, n. 10, p. 897-904, 2000.
15. ORWOLL, E. S.; BEVAN, L.; PHIPPS, K. R Determinants of bone mineral density in older men. *Osteoporos. Int.*, v. 11, n. 10, p. 815-821, 2000.
16. TANNO, M.; HORIUCHI, T.; NAKAJIMA, I. et al. Age-related changes in cortical and trabecular bone mineral status. A quantitative CT study in lumbar vertebrae. *Acta Radiol.*, v. 42, n. 1, p. 15-19, 2001.
17. AMIN, S.; ZHANG, Y.; SAWIN, C. T. et al. Association of hypogonadism and estradiol levels with bone mineral density in elderly men from the Framingham study. *Ann. Intern. Med.*, v. 133, n. 12, p. 951-963, Dec. 2000.
18. RAVAGLIA, G.; FORTI, P.; MAIOLI, F. et al. Body composition, sex steroids, IGF-1, and bone mineral status in aging men. *J. Gerontol. A. Biol. Sci. Med. Sci.*, v. 55, n. 9, p. M516-521, 2000.
19. VILLAREAL, D. T.; HOLLOSZY, J. O.; KOHRT, W. M. Effects of DHEA replacement on bone mineral density and body composition in elderly women and men. *Clin. Endocrinol. (Oxford)*, v. 53, n. 5, p. 561-568, 2000.
20. KENNY, A. M.; PRESTWOOD, K. M.; MARCELLO, K. M. et al. Determinants of bone density in healthy older men with low testosterone levels. *J. Gerontol. A. Biol. Sci. Med. Sci.*, v.55, n. 9, p. M492-497, Sep. 2000.
21. PLUIJM, S. M.; TROMP, A. M.; SMIT, J. H. et al. Consequences of vertebral deformities in older men and women. *J. Bone Miner. Res.*, v. 15, n. 8, p. 1564-1572, 2000.

BIBLIOGRAFIA COMPLEMENTAR

LABAN, M. M. Low back pain, lumbosacral strain and lumbar disc disease. In: LEEK, J. C.; GERSHWIN, M. E.; FOWLER JR., W. M. *Principles of Physical Medicine and Rehabilitation in the Musculoskeletal Diseases*. Orlando: Grune & Stratton, 1986. p. 309-335.

CAPÍTULO 176

Semiologia da Coluna Vertebral

Júlia Maria D'Andréa Greve

A prática médica convencional está baseada numa rede de informações que compõem um desenho lógico que levam ao diagnóstico da doença. Assim também deve o médico se conduzir perante um paciente com dor na região da coluna lombar ou cervical. Essa rede de informações é obtida a partir da anamnese, exame físico e exames complementares que serão realizados. Essa rede permite que se estabeleça o diagnóstico de uma síndrome – conjunto de sinais e sintomas (dolorosa e incapacitante), que precisa ser relacionada com a estrutura que causa a dor (coluna lombar) para que se faça o diagnóstico dessa dor (por exemplo, hérnia do disco intervertebral com comprometimento radicular) (Fig. 176.1).

Esse tipo de raciocínio clínico ainda é difícil de ser feito com relação às lombalgias/cervicalgias, pois a sintomatologia é semelhante para muitas possíveis etiologias da dor, e nem sempre é possível identificar com precisão a causa precípua dessa dor. O estabelecimento de um diagnóstico específico e preciso nas doenças da coluna vertebral depende muito da avaliação clínica, pois a relação entre as queixas do paciente, exame físico e exames por imagem deve ser muito clara, para o que o resultado terapêutico seja bom. O fracasso no tratamento das lombalgias muitas vezes ocorre pela falta de correlação entre os achados clínicos e as alterações de imagem encontradas.

ANAMNESE

A avaliação clínica deve partir de uma boa história clínica: qual o problema? Quais áreas estão afetadas? Comprometimento das funções da vida diária; episódios anteriores; sintomas intestinais ou vesicais concomitantes; emagrecimento; claudicação intermitente; dor noturna. O médico deve sempre ter em mente que a dor lombar é um sintoma de uma síndrome, que pode ser manifestação de várias doenças mais ou menos graves. Tanto as alterações mecânicas posturais, de caráter absolutamente benigno, quanto um processo tumoral maligno trazem o paciente ao consultório médico com uma mesma queixa de lombalgia. Cabe ao médico detectar na história e exame físico os sinais de alerta para o correto diagnóstico.

A principal queixa é a dor, que deve ser sempre muito bem caracterizada: local único ou mutável; irradiação; dor referida; cronologia; início agudo ou insidioso; relação com a posição; fatores de melhora e piora; relação com o tipo de atividade física (trabalho, atividades diárias e de vida prática, esporte); tratamentos anteriores; medicamentos utilizados e resultados; doenças associadas e resultados obtidos. Desenhar um diagrama mapeando a área dolorosa pode ser útil para o diagnóstico e avaliação dos resultados terapêuticos.

A idade do paciente pode ajudar na elucidação diagnóstica: discite é comum em crianças e velhos acima de 60 anos. A hérnia de disco não é comum abaixo de 20 e acima de 60 anos. A claudicação neurogênica não é comum abaixo de 40 anos. A ruptura posterior do ânulo fibroso ocorre acima de 40 anos. Espondilolise e espondilolistese podem aparecer em qualquer idade, mas são sintomáticas abaixo da idade de 40 anos e podem causar sintomas neurogênicos em velhos.

A incidência de dor lombar/cervical nos dois sexos é similar. Nos homens são mais comuns as espondilolise e espondilolistese, assim como a degeneração e hérnia de disco intervertebral. As mulheres apresentam mais espondilolistese degenerativa.

A relação com o tipo de atividade laborativa realizada deve ser sempre cuidadosa, pois os ganhos secundários podem interferir nessas informações. Não há consenso com relação ao tipo de atividade laboral desenvolvida e à dor. Rowe relata que apenas 4% das dores lombares atribuídas às atividades laborativas foram comprovadamente causadas por estas[1]. A fadiga estática, causada pela permanência na mesma posição (sentada ou em pé), associada à elevação pode aumentar a incidência de lombalgia. Porter refere que os mineiros de carvão desenvolvem alterações degenerativas discais mais precoces do que a população geral[2].

O início dos sintomas nem sempre é fácil de se identificar nas lombalgias/cervicalgias crônicas, principalmente naquelas que se iniciaram insidiosamente. O paciente tende a associar eventos e episódios ocorridos anteriormente com a dor vertebral. Se o intervalo entre o evento e o início da dor for maior que duas semanas, é praticamente impossível que aquele evento seja o causador da dor. As lesões rotacionais envolvem mais comumente L4-L5, e os esforços axiais ou em flexão afetam L5-S1.

A região cervical pode ser afetada por várias doenças traumáticas, funcionais, infecciosa, inflamatórias, tumorais e dege-

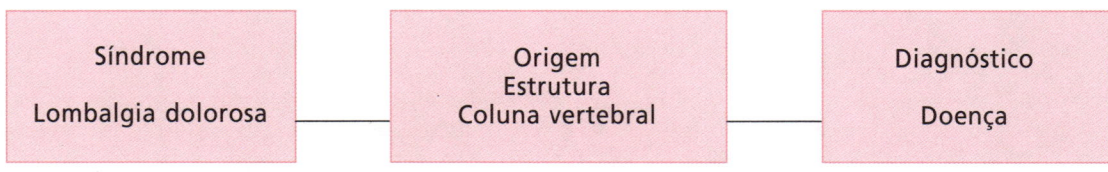

Figura 176.1 – Relação entre dor e doença na lombalgia.

nerativas. Essas alterações podem acometer o sistema musculoesquelético (coluna vertebral, disco intervertebral, ligamentos e músculos) e os sistemas nervosos central (SNC) e periférico (SNP). Outras estruturas próximas (tireóide, traquéia, laringe e esôfago) também podem estar comprometidas e gerar quadros dolorosos.

As etiologias mais comuns de dor cervical são as síndromes relacionadas à unidade funcional da coluna vertebral (vértebra, disco intervertebral, articulações interapofisárias, músculos e ligamentos). As dores na região cervical, com ou sem irradiação para membros inferiores, são extremamente comuns e se rivalizam com as dores lombares em incidência e prevalência. Também são grandes causadoras de absenteísmo e estão na gênese de muitas das chamadas afecções musculoesqueléticas relacionadas ao trabalho.

Na coluna cervical, são comuns as lesões pelo efeito *chicote*, hiperextensão com hiperflexão, que mesmo quando não mostram lesões ósseas, podem causar micro-hemorragias, edema e lesões ligamentares, tendinosas e musculares, que cursam com dor, espasmo muscular e incapacidade.

Essas lesões causam dor local, irradiada para vértex e órbita; limitação de movimentos, rigidez de nuca, tonturas, náuseas e alteração do esôfago e laringe, com disfagia e rouquidão.

A maioria dos pacientes não consegue identificar nenhum evento notável relacionado ao aparecimento da dor, seja de forma aguda ou insidiosa. O mesmo paciente pode ter várias crises que se manifestam de formas diferentes e que se resolvem também em períodos variáveis. O bloqueio anestésico da faceta articular pode eliminar a lombalgia/cervicalgia de início agudo, mas tem pouco efeito nas dores de início insidioso.

A periodicidade da dor pode variar no número de crises, na duração e na intensidade. As doenças graves – tumores, infecções e fraturas – causam dor contínua e sem remissão. As dores crônicas podem acarretar distúrbios de sono e sintomatologia constante. Essa informação é útil na avaliação da incapacidade funcional resultante.

Os fatores de melhora e piora são: posições (sentada, de pé e deitada), marcha, rampas e escadas; mudança de tempo e temperatura; tosse e espirro. Os sintomas neurogênicos pioram com a marcha e com a elevação do braço e demoram mais tempo para melhorar (5 a 20min) que a claudicação vascular (1 a 3min); o paciente melhora quando senta e tem poucos sintomas quando sobe uma colina, ao contrário do que acontece na claudicação vascular. A dor de origem discal pode ser aliviada na posição deitada e se exacerba com a flexão. A piora com a extensão se relaciona à dor de origem facetária, assim como a exacerbação da dor na posição sentada ou ortostática, que melhora com a marcha.

A dor noturna é associada a tumores benignos espinais e também à hérnia de disco, em alguns pacientes. A rigidez matinal está associada à espondilite anquilosante (mais grave e com duração de 30min ou mais) ou a outras artropatias, mesmo as degenerativas.

O padrão doloroso é fundamental para o diagnóstico:

- *Sintomas monorradiculares*: distribuição metamérica pelo dermátomo inervado pela raiz. Por exemplo: dor na face anterior da coxa – raiz L4; dor na região dorso-medial do pé – L5; dor na borda lateral e sola do pé – S1. Pode haver variações e a raiz S1 causar apenas dor referida na face posterior da coxa. Essa é a dor ciática.
- *Dor referida*: Kellgren mostra que dor referida acomete os membros inferiores e não fica circunscrita à coxa; quanto mais intensa essa dor mais distal a irradiação. O termo dor ciática não deve ser usado para a dor referida, a qual causa mais incapacidade e demora mais tempo para melhorar³. Lembrar da dor referida de origem visceral, que pode simular lombalgias de origem mecânica. Essas dores são constantes e, em geral, não respondem aos tratamentos convencionais.
- *Dor miofascial:* dor de origem muscular tem um padrão conhecido e pode ser bem localizada. Pontos-gatilho sobre a crista ilíaca posterior junto com o padrão da dor referida são característicos das síndromes dolorosas de origem miofascial. O tratamento com anestésico local no músculo acometido pode ser importante elemento diagnóstico. Essa dor pode decorrer de compressão nervosa posterior na crista ilíaca.

O uso de um diagrama mapeando a dor pode ser útil para identificar os pacientes com comportamento doloroso anormal, em razão da extensão da área comprometida.

A dor que é originária do quadril é sentida na região da virilha (adutores) e também pode se irradiar para o joelho e face anterior da coxa. Piora com a marcha, nos estágios iniciais, e pode ser aliviada com exercícios, realizados após um movimento doloroso. O exame da articulação do quadril é mandatório nos pacientes com lombalgia. O teste de Gauvain examinador faz movimentos suaves de rotação do quadril do paciente com o joelho estendido e a perna relaxada, que podem produzir dor ou uma contração involuntária da musculatura abdominal ipsilateral. A rotação interna do quadril flexionado também pode produzir dor.

As palavras utilizadas pelo paciente para explicar sua dor tem importantes conotações culturais, mas não por isso devem ser menosprezadas pelos médicos. Nem sempre os termos utilizados nos questionários padronizados são adequados para todas as situações. Dever-se-ia utilizar apenas termos dos questionários já validados para a língua portuguesa, mas, ainda assim, podem não ser próprios para todas as regiões do país. Procurar traduzir o jargão utilizado pelo paciente para os termos consagrados nos questionários pode trazer alguma ajuda. As expressões *formigamento, agulhamento, adormecimento, queimor* poderiam ser associadas à dor radicular, quando localizadas em algum território metamérico específico. Essas mesmas expressões acrescidas de *dor cansada* ou *dor em peso* poderiam também ser associadas às dores miofasciais, mas referidas fora de uma território anatômico específico. As expressões *queimação* e *câimbra* podem estar relacionadas à dor neuropática ou vascular, mas, sem dúvida, os termos isolados são muito pobres para conclusões e servem como orientação.

Algumas doenças sistêmicas cursam com dores na região da coluna vertebral e, dentre elas, destacam-se: infecções (tuberculose); tumores (lesões primárias e metastáticas, bem como síndromes paraneoplásicas); pancreatites e tumores da cabeça do pâncreas; e aneurisma da aorta. As dores de origens tumoral e infecciosa da região lombar são constantes, resistentes aos tratamentos analgésicos e pioram durante a noite. O interrogatório deve inquirir sobre perda de peso; hábitos alimentares; distúrbios de digestão; funções renal, vesical e intestinal; suor noturno; uso de drogas (tabagismo e alcoolismo) e medicamentos; e alergias. Outras doenças que podem se associar às lombalgias são: diabetes melito; hipotireoidismo; osteoporose; osteomalácia e outras doenças metabólicas ósseas; psoríase; e gestação.

Os antecedentes familiares não são muito úteis pela freqüência da dor lombar, mas há alguns indícios que a estenose do canal vertebral e a hérnia de disco podem ser familiares.

Os fatores psicológicos podem ser detectados quando o médico ouve longamente o paciente. Alguns aspectos devem ser salientados: inconsistências no histórico da doença relatado pelo paciente, sintomas inapropriados, história laboral e ganhos secundários emocionais e econômicos. São mais evidentes nos pacientes com dor crônica.

A incapacidade secundária é outro dos fatores que deve ser avaliado, especialmente nas dores crônicas, pela identificação do *status* psicológico do paciente e da percepção deste em relação à gravidade do seu problema. Quantificar a incapacidade – grau de dificuldade para realizar as atividades físicas – é difícil, mas a experiência de cada um permite que se forme um critério individual. O uso de questionários padrão pode ser útil e os mais recomendados são: Questionário de Oswestry para incapacidade; Questionário de Million; Questionário Saint Thomas; Questionário de Waddell; *Minnesota Multiphasic Personality Inventory* (MMPI) e Questionário de Dor McGill.

É importante se estabelecer os conceitos de dor aguda e crônica:

- *Dor aguda*: dor em crise, com duração de algumas horas até, no máximo, três meses. Há relação clara de nexo causal entre a sintomatologia dolorosa referida e os possíveis fatores etiológicos. Nos pacientes com queixa de dor aguda, os fatores de ordem mecânica, estresse físico e esforço são, na maioria dos casos, predominantes como fatores desencadeantes. A dor aguda evolui em forma de crises dolorosas e, nos intervalos, há remissão da sintomatologia.
- *Dor crônica*: é definida como uma dor que perdura por mais de três meses, de forma diária, constante e progressivamente incapacitante; não mostra relação clara de nexo causal com os possíveis fatores etiológicos ou desencadeantes. Nesses pacientes, deve-se dar muita atenção:
  - Aos fatores psicológicos e comportamentais envolvidos, como personalidades ansiosas, depressivas e compulsivas.
  - Ao grau de satisfação de alguns aspectos da sua vida cotidiana, sejam afetivos, profissionais ou familiares.
  - Ao grau de auto-estima.

A abordagem desses pacientes deve ser diferenciada. Os maiores riscos para o desenvolvimento da lombalgia crônica são:

- *Ocupacional*: desemprego, insatisfação profissional, percepção de *trabalho pesado*.
- *Psicossocial*: problemas conjugais, litígio ou compensação secundários; má informação médica.
- *Médicos*: desarranjos posturais, lesões prévias, abuso de medicamentos e/ou outras drogas, condicionamento muscular e cardiorrespiratório pobres.

Todos esses fatores devem, necessariamente, ser pesquisados nas dores lombares crônicas, pois, segundo Waddell *et al.*, alguns pacientes têm o chamado comportamento de risco para dor crônica, e apenas um tratamento multidisciplinar pode trazer resultados positivos com as terapias instituídas[4].

EXAME FÍSICO

Evolução Histórica da Lombalgia

Embora a dor lombar já fosse referida por Shakespeare e citada, na literatura médica, desde 1597, quando Gerard utilizou os termos lumbago e ciática no índice de doenças tratadas por ervas, o exame físico e todas as correlações neurológicas só apareceram mais tarde. Em 1775, Cotunius escreveu o primeiro tratado sobre dor ciática e o exame neurológico foi padronizado apenas no século XIX.

Nessa época, foi descrita por J. J. Forst, um pupilo de Laségue, a manobra de elevação da perna estendida, que ficou conhecida como o sinal de Laségue. No entanto, Laségue não a cita no seu tratado publicado sobre dor ciática. Muitas variantes do sinal de Laségue foram descritas nessa mesma época: exacerbação da dor pela dorsoflexão do pé[5]; elevação da perna contrária e referência de dor na perna do lado comprometido[5]; intensificação da dor pela aplicação de pressão na fossa poplítea[5] e exacerbação da dor pela rotação interna do quadril afetado[5].

A padronização dos dermátomos e sua relação com as raízes nervosas foi realizada por Henry Head, em seus estudos de neurites herpéticas. Esses achados foram melhorados por Foerster, em suas avaliações de pacientes com lesões nervosas periféricas e prolapso de discos intervertebrais.

Nos séculos XIX e XX, as descrições anatômicas foram cada vez mais aprimoradas, melhorando o entendimento das dores lombares: discos intervertebrais, articulação sacroilíaca, articulações facetárias e ligamentos espinais. Na década de 1920, a articulação sacroilíaca era considerada como a grande causa de lombalgia. Essa valorização persistiu com as práticas de manipulação vertebral e quiropraxia, que pregam o nivelamento pélvico, mas a maioria dos médicos deixou de valorizá-la como principal causa de lombalgia.

Schmorl estudou a doença do disco vertebral, e as correlações anatomoclínicas tiveram seu ápice em 1934, quando Mixter e Barr descreveram o prolapso do disco intervertebral. Foi instituída então a dinastia do disco intervertebral, que cegou, de forma figurada, muitos clínicos para as outras possíveis causas de dor lombar ou mesmo outras causas de compressão das raízes lombares. Fibras finas amielínicas no bordo externo do ânulo fibroso corroboram o importante papel do disco intervertebral na etiologia da dor lombar.

As articulações interapofisárias foram estudadas por Vitorio Putti, em 1927, e por Ghormley, em 1934, que fizeram a associação aos achados clínicos e criaram a expressão síndrome facetária. A síndrome facetária ainda é objeto de controvérsia, pois não há respostas diferenciadas entre os pacientes submetidos à infiltração da articulação e os não submetidos, durante o teste terapêutico.

Os trabalhos de Kellgren mostraram a presença da dor referida, relacionada a outros mecanismos que não a irritação radicular[6]. A dor esclerodérmica ou dor referida ainda permanece pouco clara em relação à fisiopatologia, e é uma das causas mais freqüentes de confusão diagnóstica das síndromes dolorosas lombares. A distribuição dos dermátomos e da inervação motora tende a ser vista de forma estática, mas pode haver uma grande variação. Essas variações podem ser explicadas pela pósfixação e prefixação da medula espinal. Outra das explicações é que a inervação da musculatura axial é cruzada e a da musculatura dos membros não o é. Essa distribuição pode trazer padrões de espasmo muscular, que também levam à confusão diagnóstica.

Em 1955, com a publicação da teoria do Portão de Melzack e Wall, sobre os mecanismos de dor, permitiu-se um avanço no conhecimento e entendimento das síndromes dolorosas, entre elas as lombalgias: inflamação e irritação radicular; conceito de dor crônica, e influência da medula espinal na modulação da dor pela ação de polipeptídeos e sistema de endorfinas.

Nos dias atuais, se conhece claramente a história natural das hérnias de disco e o quadro de compressão radicular, bem como a claudicação neurogênica intermitente causada pela estenose do canal vertebral. Ainda existem áreas não muito conhecidas: ciatalgia sem compressão radicular; correlação entre a degeneração da articulação facetária e do disco intervertebral; dor originada em outras estruturas – articulação sacroilíaca, ligamentos e músculos – e as relações entre elas.

Realização do Exame Físico da Coluna Lombar e Torácica

A coluna vertebral tem três funções principais: suporte e estabilidade; mobilidade pelas articulações e fornecimento de proteção à medula espinal. O exame físico deve avaliar todas as funções e aonde existem falhas, alterações ou disfunções das estruturas e seu funcionamento.

O exame físico deve também se apoiar muito na história clínica e buscar a comprovação das queixas relatadas. É muito comum, na prática diária, que apenas o exame ortopédico e neurológico seja feito, mas um exame clínico completo pode ser importante na elucidação diagnóstica. O exame físico exige muita colaboração do paciente e pode ser doloroso, assim, deve ser feito com rapidez e eficiência, para causar pouco desconforto. Fairbank e Hall sugerem uma seqüência de nove posições, partindo do ortostatismo e terminando no decúbito dorsal, que permitem a otimização do exame dos aparelhos locomotores (musculoesquelético e neurológico), com o mínimo desconforto para o paciente[5].

Seqüência do Exame Físico de Fairbank e Hall

Posição 1 – Ortostatismo

Sistema Musculoesquelético

- *Estático*: paciente em pé e de costas para o examinador com a região dorsal e lombar exposta. Avaliar a postura e presença de deformidades.
- *Flexão*: pede-se que o paciente faça uma inclinação anterior com os joelhos estendidos. Observar a amplitude de movimento e aparecimento da dor. Realizar movimentos repetidos de flexão anterior, se houver piora da dor, pensar em origem discal ou problemas no compartimento anterior da coluna lombar. O teste pode ser sensibilizado pela colocação de um obstáculo em frente do paciente e a inclinação se faz sobre e em volta dele. Medir a amplitude de movimento pela distância entre o dedo médio e o solo (útil para reavaliações).
- *Extensão*: avaliar o ritmo do movimento de extensão da coluna. Pede-se ao paciente para fazer a extensão a partir da máxima flexão conseguida. A extensão deve se iniciar na coluna lombar baixa (lombossacra) e evoluir de forma suave pela coluna lombar e torácica. A grande amplitude de movimento é feita na coluna lombar. Os pacientes com lombalgia mecânica fixam a coluna lombar baixa, flexionam o joelho e fazem a extensão com o uso dos quadris. Essa manobra minimiza a irritação do segmento doloroso. O ritmo espinal anormal pode significar instabilidade segmentar. A extensão vertebral deve ser feita com joelhos e quadris travados. Cuidado para distinguir o movimento lombar da extensão do quadril. A piora da dor, com a realização repetida da extensão, sugere alteração do compartimento posterior da coluna vertebral.
- *Inclinação lateral*: o paciente deve realizar a inclinação lateral com pequeno deslocamento lateral da pelve na direção oposta a do tórax, para diminuir o impacto do gradeado costal contra a pelve.
- *Rotação*: o examinador contém a pelve, e pede para o indivíduo fazer a rotação. Uma manobra que pode auxiliar na identificação de pacientes simuladores ou com dor psicogênica é pedir para colocar e fixar firmemente as mãos sobre o grande trocanter de cada lado. O examinador faz a rotação passiva do tronco e pelve. Pela posição fixa dos braços na lateral, há uma estabilização dos ombros e quadris, e nenhum movimento é feito na coluna. Os primeiros 30° de rotação acontecem por meio da articulação dos quadris, e a dor lombar produzida nessa amplitude indica uma resposta dolorosa psicogênica.

Exame Neurológico

- Força muscular dos flexores plantares e dorsais – testada por meio de dez elevações na ponta do pé e nos calcanhares em ambos os pés. O teste pode ser sensibilizado pela repetição apoiado em apenas uma das pernas. Cuidados: fadiga dos músculos da panturrilha e receio do paciente em realizar a manobra.
- Força dos abdutores do quadril (raiz L5) – teste de Trendelenburg. O examinador deve colocar o dedo polegar sobre a crista ilíaca súpero-posterior, para avaliar a obliqüidade pélvica. A elevação da pelve do lado oposto, quando o paciente se apóia no lado afetado, significa fraqueza dos abdutores.
- A compressão da veia jugular pode levar ao aumento da dor radicular, pelo aumento de pressão liquórica sentida no saco dural inflamado.

Condições Relacionadas

Enquanto o paciente permanece em pé, deve se observar o grau de excursão da caixa torácica durante a respiração: se menos de 4,5cm de amplitude, pensar no diagnóstico de espondilite anquilosante.

Posição 2 – Ajoelhado sobre uma Cadeira

Exame Neurológico

Teste do reflexo aquileu – (raiz S1). O médico pede ao paciente para segurar com firmeza no encosto da cadeira e fornecer uma leve resistência com a mão contra a flexão plantar ativa ajuda tornar esse reflexo mais evidente.

Posição 3 – Sentado em uma Cadeira com os Pés Apoiados no Solo

Exame Neurológico

Manter o calcanhar no solo e realizar uma flexão dorsal (raiz L5) contra a mão do examinador.

Posição 4 – Inclinação Anterior sobre a Mesa de Exame

Sistema Musculoesquelético

- Inclinação anterior apoiando os braços na mesa de exame, para avaliar deformidades, proeminências ósseas anormais, assimetrias e cicatrizes.
- Palpação de partes moles para avaliar contraturas e espasmos musculares ou massas tumorais.
- Palpação óssea para avaliar presença de defeitos ósseos. Apenas as apófises espinhosas podem ser palpadas, pois a lâmina e as articulações interapofisárias não são palpáveis. Por essa dificuldade e também pela grande variação das áreas de dor referida, fica difícil se valorizar os pontos-gatilho e bandas dolorosas no diagnóstico.

Posição 5 – Sentado na Mesa de Exame com as Pernas Dependuradas

Exame Neurológico

- *Reflexo patelar*: que avalia a função da raiz L4. As lesões podem trazer diminuição do reflexo nas lesões abaixo de L2 e exacerbação do reflexo nas lesões acima desse nível, comprometendo o motoneurônio superior.

- *Sinal de Babinski*: estimular a borda lateral do pé com uma chave ou objeto semelhante – resposta em extensão do hálux, seguida de flexão. É um sinal de lesão do sistema nervoso central e do motoneurônio superior.
- *Extensão da perna na posição sentada*: em casos de irritação de raiz, produz um sinal semelhante ao de Laségue, fazendo com que o paciente leve o tronco para trás.
- *Flexores do quadril*: testa-se quando se pede ao paciente para elevar a coxa contra a mão do examinador, na posição sentada.

Posição 6 – Deitado em Decúbito Dorsal
Sistema Musculoesquelético
- Distinção entre dor originária da coluna lombar ou do quadril – a dor causada pela rotação e flexão do quadril exige um exame mais minucioso. A dor do quadril se irradia para a virilha (adutores) e região anterior e inferior da coxa (suprapatelar). A dor lombar se irradia para o glúteo e região posterior da coxa.
- A articulação sacroilíaca pode ser avaliada quando se aplica pressão na região medial do joelho ipsilateral, com o quadril fletido e abduzido, e o calcanhar apoiado na face anterior da coxa contralateral. Outra maneira de testar o comprometimento da articulação sacroilíaca é aplicar pressão de forma simultânea na borda interna da espinha ilíaca ântero-superior. O examinador se posiciona diretamente acima da pelve do paciente, e com os braços cruzados empurra lateralmente as espinhas ilíacas. A dor é referida na articulação sacroilíaca posteriormente. Dor na região anterior da virilha não tem significado.
- Pacientes com hérnia de disco e irritação radicular não conseguem sentar-se sem a ajuda do apoio dos pés e das mãos, pois essa tentativa é muito dolorosa. Em pacientes sem dor, essa manobra testa a força da musculatura abdominal.

Exame Neurológico
- *Sinal de Laségue*: elevação da perna estendida pelo calcanhar; é mais sensível quando se mantém a perna contralateral estendida. Significa irritação da raiz, inequívoca quando há aparecimento de dor com menos de 60° de flexão do quadril. Acima dessa angulação, pode significar irritação radicular, mas mais comumente está relacionado ao encurtamento dos músculos posteriores da coxa flexores do joelho. Quando há irritação unilateral, o examinador pode elevar as duas pernas do paciente juntas, até a maior altura conseguida com a elevação da perna comprometida, pois há movimento compensatório de flexão da coluna lombar e diminuição do estiramento das raízes do membro contralateral. Na dor psicogênica, há mais dor quando se eleva as duas pernas juntas.
- *Dor na perna afetada na elevação da perna contralateral (não afetada)*: significa irritação radicular intensa, mas demonstra que o comprometimento é unilateral.
- *Dor cruzada*: dor na perna não afetada, quando se eleva a perna afetada. Significa uma hérnia de disco central, que compromete os elementos neurais de ambos os lados.
- Força muscular do quadríceps (L2-L3-L4) e flexores do joelho (L5-S1).
- Teste de sensibilidade para os dermátomos L3-S1.

Condições Relacionadas
Avaliar comprometimento e alterações abdominais, retroperitoneais e vasculares, por meio da palpação abdominal e dos pulsos periféricos.

Posições 7 e 8 – Decúbito Lateral Direito e Esquerdo
Sistema Musculoesquelético
Com o paciente de lado e o joelho inferior preso, aplica-se uma pressão para frente (anterior) e para baixo na região lateral da pelve e na parte superior da articulação sacroilíaca. Quando o teste é positivo, há aparecimento de dor na espinha ilíaca póstero-superior.

Exame Neurológico
- *Força dos abdutores do quadril (L5)*: elevação do membro inferior com o joelho estendido e contra pressão aplicada na perna abaixo do joelho.

Posição 9 – Deitado em Decúbito Ventral
Sistema Musculoesquelético
- *Extensão da coluna lombar*: pode reduzir a dor de origem discal ou mudar o padrão da dor da perna; piora a dor advinda do compartimento posterior da coluna. Essa manobra pode ser intensificada quando se solicita que o paciente apóie nos braços e faça a elevação do tronco.
- *Rotação passiva da coluna lombar*: pode estar relacionada à ruptura do disco[7]. Deve ser pesquisada com o examinador posicionado ao lado do divã, segurando na região pélvica anterior do paciente, passando uma mão por debaixo deste e a outra segurando o gradeado costal. Imprime-se um movimento de rotação para trás e que se repete do outro lado. Deve ser considerada quando houver dor em apenas um lado do movimento.
- Extensão do quadril com o joelho fletido aumenta a lordose lombar e intensifica a dor lombar causada por elementos do compartimento posterior.
- *Extensão do quadril com o joelho fletido*: a dor na face anterior do joelho significa encurtamento do quadríceps e reto femoral.

Exame Neurológico
- *Extensão do quadril com o joelho estendido*: ocorre o estiramento do nervo femoral. Quando há irritação nervosa das raízes L2, L3 e L4, há dor na face anterior da coxa. Essa manobra pode ser comparada ao sinal de Laségue.
- *Força do glúteo máximo (raiz S1)*: é o maior extensor do quadril e seu comprometimento pode ser reconhecido pela presença de hipotrofia, vista pela assimetria das nádegas. A força pode ser testada pela elevação da perna estendida contra resistência, mas de forma não muito sensível. A avaliação do tônus muscular pela palpação da região glútea, enquanto o paciente faz uma contração isométrica bilateral apertando uma nádega contra outra, pode trazer melhor informação sobre a função do músculo. Em menores graus de fraqueza, a fadiga pode ser conseguida pela repetição das contrações.
- *Reflexo flexor do joelho*: reflexo testado com o paciente na posição ventral. Os tendões dos semimembranoso e semitendinoso são encontrados no lado medial da fossa poplítea. Esse reflexo pode estar diminuído por lesão de L5 ou S1, e deve sempre ser comparado aos outros achados clínicos para ser valorizado. Exemplo: perda do reflexo flexor e manutenção do reflexo aquileu sugere lesão da raiz L5.
- *Sensibilidade dos dermátomos de S1 a S5*: o exame da sensibilidade da região glútea inervada por S3, S4 e S5 é mandatório na semiologia da coluna lombar, pelas implicações clínicas que pode ter. A associação de dor cruzada dos membros inferiores, a diminuição do tônus do mús-

culo esfíncter anal externo, a perda do reflexo anal e a anestesia em sela é sinal de compressão medular causada por hérnia de disco central, comprimindo a cauda eqüina.

Exames Adicionais
Exame do Reto
- Palpação de massa intrapélvica.
- Avaliar o tônus do esfíncter anal externo.
- Reflexo anal: diminuído (gestação repetida e intercurso sexual anal freqüente) ou aumentado (compressão do saco dural).

Sintomas Orgânicos e Funcionais
- Observação clínica e experiência e atenção aos detalhes.
- Rotação acetabular, relaxamento muscular voluntário, respostas diferentes na manobra de elevação da perna na posição sentada e deitada.
- Sensibilidade alterada nas regiões não demarcadas pelos dermátomos.
- Marcha antálgica (sem alteração neurológica), com apoio em familiares, muletas ou bengalas. Se exagerada, pode ser um sinal de alteração funcional.
- Reações exageradas ao toque leve ou à palpação também não são esperadas nas lombalgias mecânicas.

Realização do Exame Físico da Coluna Cervical

A região cervical pode ser afetada por várias doenças traumáticas, funcionais, infecciosas, inflamatórias, tumorais e degenerativas. Essas alterações podem acometer o sistema musculoesquelético (coluna vertebral, disco intervertebral, ligamentos e músculos) e os sistemas nervosos central (SNC) e periférico (SNP). Outras estruturas próximas (tireóide, traquéia, laringe e esôfago) também podem estar comprometidas e gerar quadros dolorosos.

As etiologias mais comuns de dor cervical são as síndromes relacionadas à unidade funcional da coluna vertebral (vértebra, disco intervertebral, articulações interapofisárias, músculos e ligamentos). As dores na região cervical, com ou sem irradiação para membros inferiores, são extremamente comuns e se rivalizam com as dores lombares em incidência e prevalência. Também são grandes causadoras de absenteísmo e estão na gênese de muitas das chamadas afecções musculoesqueléticas relacionadas ao trabalho.

O exame físico deve incluir a inspeção e palpação das estruturas cervicais, dos órgãos respiratórios, sistema digestivo e músculos locais; percussão das apófises espinhosas, movimentação ativa e passiva do pescoço, e avaliação da dinâmica e arquitetura da região cervical em relação ao resto do corpo.

O exame neurológico de sensibilidade superficial e profunda, motricidade voluntária e automática, reflexos miotáticos, coordenação e presença de alterações neurovegetativas e tróficas é obrigatório para verificar neuropatia e mielopatia.

Investigar a condição da musculatura da coluna cervical e membros superiores, bem como região escapular e torácica. Verificar o local da dor e a presença de pontos-gatilho. As síndromes miofasciais mais freqüentes são dos músculos trapézio, esternocleidomastóideo, esplênios da cabeça e do pescoço, elevador da escápula, infra-espinal e escalenos.

As alterações degenerativas do disco intervertebral também podem originar quadros dolorosos com comprometimento radicular. As hérnias de disco ou osteófitos localizados na região póstero-lateral podem trazer compressão da raiz nervosa. A radiculopatia se caracteriza por dor cervical, com irradiação para membros superiores, com ou sem alterações sensitivas e motoras relacionadas à raiz comprometida.

A manobra de Spurling consiste na manutenção da cabeça inclinada para o lado da dor e, depois, uma manobra de compressão, que traz como conseqüência a piora da cervicobraquialgia ou seu aparecimento.

A manobra de Roger-Bikelas De Sèze consiste na manutenção do braço em abdução de 90º e do cotovelo em flexão de 90º com a cabeça inclinada para o lado oposto. Faz-se a extensão do cotovelo, que piora a cervicobraquialgia ou induz o seu aparecimento. As manobras que aumentam a pressão do fluido cerebrospinal (tosse, espirro, manobra de Valsalva) pioram a dor.

- *Comprometimento da raiz C5*: dor e parestesia no ápice do ombro, pescoço e face ântero-lateral do braço, alteração sensitiva na região deltóide, perda de força muscular do músculo deltóide e bíceps, e alteração do reflexo deltóide e bicipital.
- *Comprometimento da raiz C6*: dor e parestesia na borda medial da escápula, ombro, pescoço, face lateral do braço e dorso do antebraço; alteração da sensibilidade do I e do II dedos, comprometimento da sensibilidade do bíceps e do reflexo bicipital e estilorradial.
- *Comprometimento da raiz C7*: dor e parestesia na face lateral do pescoço, braço, região peitoral, dorso do antebraço e II e III dedos; alteração da sensibilidade no II e no III dedos e da motricidade do tríceps, e reflexo tricipital.
- *Comprometimento da raiz C8*: dor e parestesia no pescoço, borda medial do braço, antebraço e IV e V dedos, e comprometimento da motricidade intrínseca da mão.

Na coluna cervical é importante atentar para a compressão radicular e vascular causada pelo movimento de rotação da cabeça, que reduz o diâmetro e espaço útil da raiz. Esta é fixa pelo tecido fibroadiposo perirradicular, que, quando tracionado, causa sintomatologia dolorosa. A compressão venosa provoca congestão e edema da raiz, e a compressão arterial gera isquemia. A hiperextensão do pescoço diminui os forames de conjugação e aumenta a sintomatologia. A cervicalgia de instalação insidiosa é mais comum e o paciente se queixa de piora com movimento do pescoço, permanência por longos períodos em posição inadequada, esforços e traumatismos.

Há melhora com repouso (uso de colar e posição deitada em decúbito dorsal, com a coluna vertebral na posição neutra), piora com a compressão das apófises espinhosas e aumento da pressão liquórica. A radiculopatia é caracterizada por dor cervical, com ou sem irradiação, para membros superiores e tórax.

A estenose de canal vertebral na região cervical pode causar cervicalgia, hiper-reflexia dos membros inferiores e marcha espástica. A estenose pode se instalar de forma insidiosa ou aguda (traumas e hérnias de disco traumáticas). A fisiopatologia da estenose do canal vertebral cervical está relacionada a fatores mecânicos e biológicos (isquemia por compressão arterial e venosa). A irrigação sangüínea depende da permeabilidade das artérias radiculares A isquemia é causada pela compressão do ramo anterior da artéria radicular principal, na sua confluência com a artéria espinal anterior, por saliências póstero-laterais ou hérnias de disco grandes. A falta de anastomoses úteis entre o sistema superficial e profundo e a compressão da artéria espinal anterior resultam em isquemia da substância cinzenta e dos tratos piramidais, que causa paralisias segmentares abaixo do nível lesional e alterações sensitivas por lesão dos tratos espinotalâmicos, da substância cinzenta da medula espinal e do trato de Lissauer.

As mielopatias agudas são raras e, na maior parte dos casos, traumáticas. Caracterizam-se por paralisia flácida, com padrão de secção transversa, ou dissociação seringomiélica na sensibilidade. A flacidez evolui para espasticidade, principalmente nos membros inferiores. Ocorre amiotrofia nos membros superiores, que está relacionada ao sofrimento do corno anterior da medula espinal.

Nas mielopatias crônicas, o déficit motor é sublesional (paraparesia espástica) ou lesional (amiotrofia segmentar). O déficit lesional manifesta-se como claudicação medular intermitente, que se torna evidente com a fadiga. A associação da síndrome sublesional e lesional com a lesão de substância branca e cinzenta pode apresentar-se com comprometimento extenso desta última, induzindo um quadro de pseudo-esclerose lateral amiotrófica, caracterizada por paraparesia ou tetraparesia espástica, abolição dos reflexos cutâneo-abdominais e amiotrofia distal dos membros. A sintomatologia sensitiva é pouco expressiva e conseqüente a fenômenos irritativos ou deficitários lesionais e sublesionais. Os fenômenos lesionais decorrem do sofrimento radicular, do trato de Lissauer e do corno posterior da medula espinal. Há queixa de dor cervical, com ou sem irradiação, e parestesias cervicais e membros superiores de curta duração. Os fenômenos deficitários sensitivos sublesionais, por comprometimento do trato espinotalâmico, grácil e cuneiforme, são discretos e se caracterizam por déficit sensitivo superficial e profundo distal no nível da lesão.

A hérnia de disco póstero-lateral causa braquialgia por compressão da região lateral e posterior do forame de conjugação, irritando o complexo sensitivo espinal. Pode haver disfagia por compressão anterior esofágica.

A presença de estenose de canal vertebral cervical e sua associação com a neuropraxia transitória são, atualmente, alvo de grande polêmica quanto à restrição de práticas esportivas específicas. Em 1997, Torg descreveu um quadro clínico caracterizado por episódios de alterações sensitivas e paresia motora dos quatro membros, causado por movimentos forçados da coluna cervical – hiperextensão, hiperflexão ou compressão axial[8].

É recomendável que atletas de alto nível competitivo em esportes de contato (futebol americano, rúgbi, futebol e basquetebol) sejam avaliados em termos de risco de apresentarem lesão e tetraplegia.

Exames Complementares

Exames de Imagem

- *Ressonância magnética*: mais adequada na presença de lesões neurológicas e nas indicações cirúrgicas por estenose de canal cervical.
- *Tomografia computadorizada*: indicada nas lesões ósseas, é de particular importância nas lesões traumáticas com compressão do canal vertebral.
- *Mielografia*: pode ser utilizada nos diagnósticos diferenciais.
- *Radiografias simples*: avaliação de instabilidades e desvios posturais. Indicada como exame inicial diagnóstico em quadros sem comprometimento do sistema nervoso.

Exames Neurofisiológicos

- *Eletroneuromiografia*: indicada para avaliar o nível de comprometimento neurológico.

REFERÊNCIAS BIBLIOGRÁFICAS

1. ROWE, M. L. Low back pain disability in industry. Update position. *J. Occup. Med.* v. 13, p. 476-478, 1971.
2. PORTER, R. W.; HIBBERT, C. S.; WELLMAN, P. Back-ache and lumbar spinal canal. *Spine*, v. 5, p. 99-105, 1980.
3. KELLGREN, J. H. Observations on referred pain arising from muscle. *Clin. Sci.*, v. 3, p. 175-190, 1938.
4. WADDELL, G.; MAIN, C. Assessment of severity of low back pain disorders. *Spine*, v. 9, p. 209-213, 1984.
5. FAIRBANK, J. C. T.; HALL, H.; VAN AKKERVEEEN, P. F. et al. Diagnosis and neuromechanisms. In: WEINSTEIN, J. N.; WIESEL, S. W.; WEINSTEIN, J. N. *The Lumbar Spine*. Philadelphia: W.B. Saunders, 1990. p. 88-103.
6. KELLGREN, J. H.; SHIELDS, C. Discussion: the mechanism of pain and its relief by physiotherapeutic measures. *Proc. R. Soc. Med.*, v. 44, n. 7, p. 523-525, Jul. 1951.
7. FARFAN, H.; HUBERDAU, R.; DUBOW, H. Lumbar intervertebral disc degeneration. *J. Bone Joint Surg. Am.*, v. 54, p. 492-510, 1972.
8. TORG, J. S.; CORCORAN, T. A.; THIBAULT, L. E.; PAVLOV, H.; SENNETT, B. J.; NARANJA JR., R. J.; PRIANO, S. Cervical cord neuropraxia: classification, pathomechanics, morbidity, and management guidelines. *J. Neurosurg.*, v. 87, n. 6, p. 843-850, Dec. 1997.

BIBLIOGRAFIA COMPLEMENTAR

ANDERSSON, G. Epidemiologic aspects on low-back pain in industry. *Spine*, v. 6, p. 3-60, 1981.
BARROS FILHO, T. E. P.; MENDONÇA NETO, A. B. F.; CRISTANTE, A. F. Coluna cervical. In: HEBERT, S.; XAVIER, R. et al. *Ortopedia e Traumatologia Princípios e Práticas*. 3. ed., Porto Alegre: Artmed, 2003. p. 99-110.
BIGOS, S. J.; BATTIÉ, C. M. Industrial low back pain – risk factors. In: WIESEL, S. W.; WEINSTEIN, J. N.; HERKOWITZ, H. N. et al. (eds.). *The Lumbar Spine*. 2. ed. Philadelphia: W.B. Saunders, 1996. p. 1065-1073.
BONICA, J. J. *The Management of Pain*. 2. ed. Malvern: Lea & Febiger, 1990. 1523p.
BRIDWELL, K. H.; DEWALD, R. L. *The Textbook of Spinal Surgery*. 2. ed. Philadelphia: Lippincott, 1997. p. 1503-1514.
BURTON, K. A.; TILLOTSON, K. M.; MAIN, C. J. et al. Psychosocial predictors of outcome in acute and subchronic low back trouble. *Spine*, v. 20, p. 722- 728, 1995.
CAPLAN, P.; FREEDMAN, L.; CONNELLY, T. Degenerative joint disease of the lumbar spine in coal miners: a clinical and x-ray study. *Arthritis Rheum.*, v. 9, p. 693-702, 1966.
CAVANAUGH, J. M.; WEINSTEIN, J. N. Low back pain: epidemiology, anatomy and neurophysiology. In: WALL, P. D.; MELZACK, R. *Textbook of Pain*. 3. ed. Edinburgh: Churchill Livingstone, 1994. p. 441-455.
DELISA, J. A.; GANS, B. M. *Rehabilitation Medicine: principles and practice*. 2 Ed. Philadelphia, J.B. Lippincott, 1993. 1238p.
DEYO, R.; DIEHL, A. K. Psychosocial predictors of disability in patients with low back pain. *J. Rheumatol.*, v. 15, p. 1557-1564, 1988.
FAIRBANK, J. C. T.; DAVIES, J.; COUPER, J. et al. Oswestry disabilitry questionaire. *Physiotherapy*, v. 66, p. 271-273, 1981.
FRYMOYER, J. W. Epidemiology. In: FRYMOYER, J. W.; GORDON, S. L. News perspectives on low back pain. *(Illinois) Am. Acad. Orthopaed. Surg.*, v. 19, p. 33-26, 1988.
HASENBRING, M.; MARIENFELD, F.; KUHLENDAHL, D. et al. Risk factors of chronicity in lumbar disc patients: a prospective investigation of biologic, psychologic and social predictors after therapy outcome. *Spine*, v. 24, p. 2759-2764, 1994.
HAZARD, R. G.; HAUGH, L. D.; REID, S. et al. Early prediction of chronic disability after occupational low back injury. *Spine*, v. 21, p. 945-951, 1996.
HELLBIG, T.; LEE, C. K. The lumbar facet syndrome. *Spine*, v. 13, p. 61-64, 1988.
HIRSCH, C.; INGELMARK, B. E.; MILLER, M. The anatomical basis for low back pain. *Acta Orthop. Scand.*, v. 33, p. 1-17, 1963.
HU, S. S.; BUEFF, H. U.; TRIBUS, C. B. Disorders, diseases & injuries of the spine. In: SKINNER, H. B. *Current Diagnosis and Treatment in Orthopedics*. Connecticut: Appleton & Lange, 1995.
LACROIX, M. J.; POWELL, J.; LLOYD, G. J. et al. Low-back pain: factors of value in prediction outcome. *Spine*, v. 15, p. 495-499, 1990.
LEHMANN, T. R.; SPRATT, K. F.; LEHMANN, K. K. Predicting long-term disability in low-back injure workers presenting to spine consultant. *Spine*, v. 18, p. 1103-1112, 1993.
LETHEM, J.; SLADE, P. D.; TROUP, J. D. G. et al. Out-line of a fear avoidance model of exaggerated pain perception. *Res. Ther.*, v. 21, p. 401-408, 1983.
MACKENZIE, J. *Symptoms and Their Interpretation*. London: Shaw, 1909.
MAYER, T. G.; POLATIN, P.; SMITH, B. et al. Contemporary concepts in spine care: spine rehabilitation – secondary and tertiary nonoperative care. *Spine*, v. 20, p. 2060-2066, 1995.
MCKENZIE, R.; DONELSON, R. Mechanical diagnosis and therapy for low back pain: toward a better understanding. In: WIESEL, S. W. et al. *The Lumbar Spine*. Philadelphia: W.B. Saunders, 1996. p. 998-1011.
MILLION, R; NILSON, K H; BAKER, R. D. et al Assessment of progress of the back pain patient. *Spine*, v. 7, p. 204-212, 1982.
MOONEY, V.; ROBERTSON, J. The facet syndrome. *Clin. Orthop.*, n. 115, p. 149-156, 1976.
MURPHY, S. A.; CORNISH, R. D. Prediction of chronicity in acute low back pain. *Arch. Phys. Med. Rehabil.*, v. 65, p. 334-339, 1984.
NACHEMSON, A. Future of low back pain. In: WIESEL, S. W.; WEINSTEIN, J. N.; HERKOWITZ, H. N. et al. (eds.). *The Lumbar Spine*. 2. ed. Philadelphia: W.B. Saunders, 1996. p. 28-42.
ROLAND, M.; MORRIS, R. A study of the natural history of low-back pain. *Spine*, v. 8, p. 145-150, 1983.
RUGE, D. Neurologic evaluation. In: RUGE, D.; WILTSE, L. L. *Spinal Disorders. Diagnosis and Treatment*. Philadelphia: Lea & Forbiger, 1977.
TEIXEIRA, M. J.; BRAUN FILHO, J. L.; MARQUEZ, J. O. et al. *Dor. Contexto Interdisciplinar*. Curitiba: Maio, 2003.
TROUP, J. D. G.; SLADE, P. D. Fear-avoidance and chronic musculoskeletal disorders. *Clin. Biomech.*, v. 4, p. 173-178, 1985.
VAN KORFF, M. An epidemiologic comparison of pain complaints. *Pain*, v. 32, p. 173-176, 1988.
WYKE, B. The neurologic of low back pain. In: JAYSON, M. I. V. *The Lumbar Spine and Back Pain*. 3. ed. London: Churchill Livingstone, 1987. p. 56-99.

CAPÍTULO 177

Lombalgias de Origem Discal

Júlia Maria D'Andréa Greve

As lombalgias e lombociatalgias – definidas como dor na região lombar, acompanhada de irradiação dolorosa para o membro inferior, geralmente no território inervado pelo nervo ciático –, relacionadas à unidade funcional da coluna vertebral, são extremamente prevalentes e, dentre essas, algumas são causadas por alterações e lesões no disco intervertebral. Os recursos diagnósticos por imagem são capazes de estabelecer o local exato das lesões morfológicas do disco intervertebral, porém o diagnóstico de uma hérnia de disco deve, sempre e de forma absoluta e incontestável, considerar o quadro clínico exibido pelo paciente. A falta de correlação entre o tipo de queixa referida pelo paciente, os achados do exame físico e os resultados da tomografia computadorizada ou da ressonância magnética significa que não deve haver uma hérnia de disco sintomática. As alterações discais morfológicas são muito freqüentes e estão relacionadas ao envelhecimento biológico, e nem sempre são sintomáticas ou são responsáveis pelo quadro álgico que o paciente apresenta. Os resultados cirúrgicos de lesões mal estabelecidas, do ponto de vista clínico e topográfico, geralmente são grandes fracassos e aumentam ainda mais o quadro de dor e incapacidade, muitas vezes de forma irreversível. Os aspectos psicológicos envolvidos ficam ainda mais evidentes com fracasso cirúrgico e, além disso, a agressão cirúrgica aos músculos posteriores, extensores da coluna vertebral, podem comprometer muito sua função, adicionando um outro fator agravante no quadro de dor e incapacidade crônica já instalado. Cada vez mais, o tratamento preconizado é clínico, buscando o alívio da dor, o recrudescimento dos sintomas da fase aguda e um programa posterior de fortalecimento e reeducação postural.

PREVALÊNCIA

A lombalgia mecânica, de diagnóstico etiológico difícil, é uma das síndromes mais prevalentes na prática clínica geral, e as alterações do disco intervertebral são vistas, com grande freqüência, nas investigações pelos exames por imagem.

A incidência de lombalgia na população em geral, ao longo de toda vida, varia de 70 a 100%, segundo vários autores[1-4]. Mayer *et al.* afirmam que 100% da população adulta terão um episódio de dor lombar aguda relacionada à unidade funcional motora da coluna, que evoluirá para cura em 70% dos casos, com volta às atividades normais em 4 semanas, independentemente do tratamento realizado; 30% desses pacientes podem evoluir com quadros de reativação, e 5 a 8% podem evoluir com síndrome incapacitante de dor lombar crônica[5].

Fica difícil de se estabelecer, com clareza, dentre a grande freqüência de dor lombar, quais desses pacientes apresentam seu quadro em decorrência de alterações discais. O disco intervertebral é local muito freqüente de lesões e alterações, tanto pelas alterações degenerativas do envelhecimento biológico como pelas sobrecargas mecânicas, que ocorrem em algumas atividades laborais.

FISIOPATOLOGIA

Sizer *et al.* referem que a degeneração discal é a primeira alteração morfológica relacionada ao envelhecimento biológico e que, possivelmente, está na gênese de boa parte das lombalgias inespecíficas, que poderiam evoluir para alterações mais específicas[6]. As demais alterações observadas nas articulações zigoapofisárias, ligamentos e cápsulas ocorrem mais tardiamente.

Grignon e Roland sugerem que a articulação intervertebral, classificada como sinartrose cartilaginosa, poderia ser comparada a uma articulação diartrodial[7]. As bases que sustentam essas afirmativas são:

- Luschka, em 1895, percebe o disco intervertebral como uma articulação diartrodial, que contém cartilagem articular e sinóvia no ânulo fibroso.
- Posteriormente, as investigações histológicas e ultra-estruturais de células e matriz extracelular do núcleo pulposo suportaram a mesma hipótese; mais recentemente, a imagem do disco intervertebral na ressonância magnética e discografia, assim como os achados clínicos, pode ser interpretada da mesma maneira, a fim de entender a evolução da doença.

No entanto, um grande número de objeções que envolvem considerações morfológicas, embriológicas, bioquímicas, histológicas, radiológicas e clínicas mostram que essa hipótese é muito limitada.

A avaliação do desenvolvimento dessas articulações, associada à revisão da ultra-estrutura do núcleo pulposo, mais a avaliação da imagem do disco intervertebral normal, na ressonância magnética, das modificações histopatológicas e do envelhecimento discais refutam essa analogia. O curso das alterações discais evolui de forma diversa do das alterações articulares. O processo degenerativo da unidade funcional da coluna se inicia pela perda da qualidade hidroscópica do núcleo pulposo, progredindo para degeneração do ânulo fibroso de um único disco, que evolui para envolvimento multissegmentar. À degeneração discal multissegmentar, se associa o comprometimento da articulação zigoapofisária e, de forma mais esporádica, o prolapso discal. A progressão das alterações facetárias posteriores são mais comumente associadas à estenose do canal foraminal ou vertebral, trazendo sintomas de estenose do canal vertebral (central) ou foraminal (lateral). O complexo articular, formado anteriormente pelo disco e posteriormente pelas duas articulações zigoapofisárias, tem uma estreita e complexa inter-relação biomecânica. Qualquer alteração funcional em uma delas, causa distúrbios nas demais e nos segmentos vertebrais situados imediatamente abaixo e acima.

O envelhecimento, assim como os traumas locais, contribui para o processo degenerativo do disco intervertebral: núcleo pulposo e ânulo fibroso. A perda inicial é da capacidade hidrofílica do núcleo pulposo, predispondo o ânulo fibroso a alterar a relação de cargas suportadas. Lesões circunferenciais no ânulo fibroso podem levar ao estreitamento do disco intervertebral, e podem evoluir para uma lesão radial, permitindo a formação da hérnia do disco, em razão da saída do material nuclear, que pode ocorrer de forma aguda, com sintomatologia exuberante (disco rompido), ou de forma mais gradual. A porção póstero-lateral do ânulo fibroso é mais suscetível às protrusões desse tipo.

A distribuição temporal e espacial dos proteoglicanos do disco intervertebral varia com a idade. Há presença de tipos específicos de proteoglicanos de menor peso molecular (biglicano e versicano) nos discos fetais, que diminui na idade adulta, mostrando diferenças na síntese dos proteoglicanos. Essas diferenças estão relacionadas ao desenvolvimento, crescimento e envelhecimento[8]. Taylor et al., em estudo experimental com disco intervertebral (ânulo fibroso e núcleo pulposo) de ovelhas, com relação ao envelhecimento, nível vertebral e propriedades biomecânicas intrínsecas da coluna vertebral, relatam que os proteoglicanos e a água associada a eles diminuem com o envelhecimento biológico[9]. Os proteoglicanos dos discos da coluna lombossacra têm uma maior biossíntese que os discos adjacentes, significando maior troca metabólica de nutrientes. Em contrapartida, um dos componentes que permite esse metabolismo mais acelerado, que é o agrecan-2 (formador de proteoglicano), tem sua quantidade reduzida nos discos mais próximos ao sacro e também com o envelhecimento. O conteúdo reduzido dos proteoglicanos agregadores dos discos da coluna lombossacra, especialmente do núcleo pulposo, pode indicar que há um catabolismo maior do que a síntese, e esse fenômeno pode ser importante em uma alteração maior desses discos; também pode estar relacionado a uma maior demanda mecânica da região mais próxima do sacro.

Kim estudou o comportamento mecânico das alterações degenerativas discais, causadas pelo envelhecimento biológico, por meio de métodos biomecânicos de compressão por cargas conhecidas[10]. A pergunta inicial do trabalho era investigar porque as lesões periféricas do ânulo fibroso se iniciam na parte externa anterior e são tão precoces. As alterações decorrentes do envelhecimento biológico modificam a geometria, as condições de carga e as propriedades mecânicas da coluna vertebral e podem mudar o comportamento mecânico do ânulo fibroso. Foram estudados dois modelos construídos de coluna vertebral do segmento L3-L4 – um modelo jovem e outro velho – e o ânulo fibroso foi modelado com 156 camadas e em seis materiais diferentes. Os resultados mostram que a falência da borda anterior do ânulo fibroso pode ocorrer de forma precoce, pelo movimento de extensão e antes da aplicação de carga em movimentos de estiramento, podendo progredir para a formação de lesões, que formam um ângulo reto com a direção das fibras e justificam parcialmente as lesões anteriores nos jovens.

O estudo da composição colágena do ânulo fibroso, em discos intervertebrais humanos de cadáveres, estudados por eletroforese e imunoistoquímica, mostra que:

- *Colágeno do tipo I*: é visto, abundantemente, na zona periférica e lamelas externas do ânulo fibroso. Na seção transversal, o colágeno do tipo I toma a forma de uma cunha e, na seção horizontal, toma a forma de um anel circular, que tem a borda anterior mais larga que a posterior. A forma tridimensional é em rosca, que é mais larga anteriormente que posteriormente.
- *Colágeno do tipo II*: está presente na borda interna do ânulo e nas terminações cartilaginosas, mas não na face externa.
- *Colágeno do tipo III*: há distribuição semelhante a do tipo II – particularmente nas regiões pericelulares de áreas de espondilose –, observada em terminações cartilaginosas, fissura vertebral e locais de inserção do ânulo fibroso.

Goh et al., em trabalho retrospectivo por meio da ressonância magnética de 169 casos, com imagens pesadas em T1, estudou o efeito do envelhecimento sobre a borda anterior do corpo vertebral (índice ântero-posterior: altura anterior [Aa]/altura posterior [Ap] do corpo vertebral), a biconcavidade (índice médio-posterior da altura) e índices de compressão (altura posterior/diâmetro ântero-posterior) na vértebra torácica[11]. As alterações degenerativas do disco intervertebral da ânulo fibroso, núcleo pulposo, placa terminal e margem do disco foram estudadas por meio de imagem pesada T2 da ressonância magnética, pela imagem sagital. Foram observados três tipos de alterações:

- Declínio linear, com o aumento da idade do índice ântero-posterior e índice médio-posterior.
- Aumento do índice de compressão nas primeiras duas décadas de vida e, depois, diminuição gradual (altura posterior/diâmetro).
- Prevalência de anormalidades achadas no ânulo fibroso, núcleo pulposo e margens dos discos, que aumentam com o envelhecimento nos discos torácicos médios e baixos. As maiores degenerações discais são vistas nos homens.

Esses achados permitem algumas especulações sobre as modificações das formas da coluna torácica, com o envelhecimento e os padrões típicos de alterações discais observados.

QUADRO CLÍNICO

As lesões dos discos intervertebrais podem se apresentar clinicamente de duas maneiras: forma aguda e forma insidiosa ou crônica.

Anamnese

A história deve ser o mais detalhada possível:

- Queixa atual: dor e localização da dor.
- Características e tipificação da dor.
- Sinais neurológicos: fraqueza muscular, paralisias e alterações da sensibilidade.
- Local e tempo de aparecimento dos sinais neurológicos relatados.
- Circunstâncias da lesão inicial.
- Tempo de evolução da queixa/doença.
- Características da evolução: número e duração de crises.
- Caracterização das crises.
- Fatores desencadeantes ou de piora.
- Fatores de melhora.
- Efeitos das mudanças posturais sobre a dor.
- Efeitos do repouso.
- Deambulação: melhora ou piora (atenção para queixa de claudicação intermitente).
- Efeitos de tratamentos anteriores.
- Interrogatório sobre os demais sistemas e funções.
- Hábitos e vícios.
- Tipo de trabalho executado.
- Prática de esporte ou alguma atividade física.

Nos quadros agudos, o diagnóstico fica mais fácil, pois normalmente a história do paciente é muito característica, um fator desencadeante claro, como uma sintomatologia dolorosa e impotência funcional muito exuberante, que exige muitas vezes um atendimento e intervenção terapêutica prontos, para alívio da sintomatologia dolorosa.

Nos quadros de evolução insidiosa ou crônicos, o diagnóstico fica um pouco mais difícil, pois as queixas se superpõem e nem sempre a história referida é típica: presença de queixa dolorosa, localizada na região lombossacra, com irradiação para membros inferiores; relato de alterações neurológicas; dificuldade na movimentação do tronco; relação com a realização de um movimento; início súbito da crise; presença de sintomas neurológicos; piora na movimentação e melhora no repouso, muitas vezes mantendo-se a flexão do membro inferior comprometido.

Exame Físico

O exame físico segue a rotina normal de avaliação de paciente com queixa dolorosa:

- Inspeção
  - Verificar alterações posturais (contraturas antálgicas, escolioses, inclinação anterior do tronco).
  - Dificuldades para assumir ou permanecer em determinadas posições (sentada, em pé, deitada).
- Palpação
  - Presença de pontos dolorosos e zonas-gatilho.
  - Identificação da zona dolorosa.
- Movimentação
  - Sinal de Laségue: elevação da perna estendida na posição de decúbito ventral.
  - Elevação da perna estendida cruzada (perna contralateral).
  - Dificuldade para realizar a movimentação ativa do membro comprometido.
  - Dificuldade para realizar a movimentação do tronco – limitação dolorosa.
  - Paralisias ou paresias.
- Exame neurológico
  - Testar reflexos tendinosos:
    - Reflexo patelar: raiz L2-L3.
    - Reflexo aquileu: raiz L5-S1.
  - Sensibilidade (tátil, dolorosa, térmica e proprioceptiva).
  - Avaliar a força muscular.
  - Sinais neurológicos de lesão central:
    - Hiper-reflexia.
    - Espasticidade.
    - Clônus.
    - Sinal de Babinski.
- Avaliação da marcha
  - Verificar marcha normal.
  - Marcha sobre os calcanhares.
  - Marcha na ponta dos pés.

No diagnóstico das lesões discais, o mais importante são as alterações neurológicas que identificam a compressão radicular ou medular: sinal de Laségue positivo, fraqueza e/ou atrofia muscular, alterações da sensibilidade, reflexos tendinosos abolidos ou exacerbados, e localização e tipo da dor.

O compromisso da raiz nervosa é o evento mais importante na hérnia de disco e, por esse motivo, o tratamento conservador é o mais indicado. Nachemson refere que 50% dos casos de hérnia de disco aguda melhoram com o tratamento conservador da ciatalgia.

Exames Complementares

Na suspeita de hérnia de disco ou estenose de canal vertebral, os exames de imagem que devem ser pedidos são:

- *Tomografia computadorizada*: discopatias.
- *Ressonância magnética*: estenose de canal vertebral e hérnia de disco.
- *Eletroneuromiografia*: discopatias.

A dor lombar, sem a presença de dor irradiada ou ciatalgia, não é característica de dor radicular, e é muito difícil de se estabelecer um nexo causal entre a queixa e as possíveis alterações encontradas nos exames de imagem. Nesses casos, qualquer indicação de tratamento cirúrgico corre o risco de ser um fracasso, pois a lombalgia raramente fornece dados clínicos de localização precisa da lesão.

O diagnóstico etiológico de dor discal só pode ser feito com a comprovação clínica de localização precisa: quando houver sinais neurológicos radiculares e a raiz comprometida estiver relacionada ao disco alterado, pode-se afirmar que a dor é de origem discal, identificado no exame por imagem (ressonância magnética ou tomografia computadorizada). A eletroneuromiografia, de forma isolada, não serve como localizadora da lesão, pois pode estar identificando lesões antigas, que podem não ser importantes naquele momento.

Milette *et al.* referem-se às dificuldades de se fazer uma classificação ou padronização das hérnias de disco pela ausência de uma nomenclatura universal, que defina claramente o que é uma hérnia de disco e suas possíveis categorias, especialmente com relação ao tipo e localização[12]. Esse problema só terá uma solução definitiva quando uma das sociedades científicas internacionais resolver realizar esse esforço. Atualmente, os dois modelos utilizados baseiam-se em diferentes perspectivas:

- Anatomopatológica
  - Protrusão discal.
  - Hérnia de disco.
  - Crítica: carece de fatores definidores lógicos.
- Por imagem: usando-se a ressonância magnética, que é o método não invasivo mais acurado para verificar a presença de uma hérnia de disco e determinar a sua localização exata.

A determinação das características anatomopatológicas dos discos herniados (tipo e composição) pode exigir outros recursos diagnósticos: tomografia computadorizada, discografias e tomografia com discografia. Leone *et al.* referem que a degeneração do disco intervertebral inicia-se muito cedo e que depende de uma série de fatores ambientais e do próprio envelhecimento biológico[13]. O processo degenerativo que acomete osso e partes moles é a principal causa de estenose vertebral. A expressão *degeneração*, como é usualmente aplicada, abrange uma variedade tão grande de manifestações clínicas, radiológicas e patológicas, que, na verdade, é apenas um símbolo da ignorância sobre o assunto. A avaliação por imagem das alterações degenerativas pode ser realizada por meio de tomografia, ainda que a ressonância magnética venha melhorando cada vez mais.

TRATAMENTO

A dor lombar é, com freqüência, acompanhada de ciatalgia, caracterizada por dor irradiada para as nádegas e pernas, por meio do trajeto do nervo ciático. O exame radiográfico não permite a distinção entre uma simples lombalgia de caráter mecânico e condições mais graves – extrusão e degeneração discais, bem como estenose de canal vertebral. Avaliação diagnóstica completa depende da interpretação dos achados clínicos.

A grande maioria das dores lombares, mesmo de origem discal, responde ao tratamento conservador. Pacientes com dor lombar aguda freqüentemente respondem ao programa terapêutico: repouso, uso de colete ou cinta protetora, medicação analgésica e antiinflamatória, e exercícios. Oitenta a noventa por cento dos pacientes melhoram em um período de 8 a 12 semanas.

A evolução crônica, com dor constante e incapacitante, pode incluir, como tratamento, exercícios posturais e de fortalecimento, coletes, modificações nos hábitos e local de trabalho, aconselhamento profissional e medicamentos para a dor. Os pacientes com sintomatologia resistente podem ter indicação cirúrgica, mas, nesses casos, a causa da dor deve ser muito bem identificada, pois fracassos terapêuticos cirúrgicos são ainda mais difíceis de serem tratados. Uso de infiltrações locais de anestésicos nos pontos-gatilho da musculatura envolvida deve ser considerado como alternativa terapêutica e prova diagnóstica. A conduta operatória para degeneração grave é a artrodese lombar, que pode evoluir freqüentemente com complicações.

Alguns tratamentos não convencionais, como a manipulação vertebral, podem ajudar no controle da sintomatologia dolorosa, embora não modifiquem a evolução natural da doença degenerativa.

As atividades preventivas, isto é, que podem ajudar a prevenir a incapacidade secundária e/ou novas crises agudas, são:

- Condicionamento muscular ativo: fortalecimento muscular.
- Movimentação passiva contínua: realiza a movimentação da lordose lombar, aumentando o conforto e reduzindo a incapacidade laborativa de sentar.
- Suporte abdominal (almofada) durante a gravidez.
- Orientação e conhecimento do mecanismo de elevação de um objeto do chão.
- Inativação dos pontos-gatilho musculares e exercícios de relaxamento isométricos.
- Manipulação vertebral (crises de dor aguda lombar e crônica grave).

REFERÊNCIAS BIBLIOGRÁFICAS

1. FRYMOYER, J. W. Epidemiology. In: FRYMOYER, J. W.; GORDON, S. L. News Perspectives on Low Back Pain. (Illinois) Am. Acad. Orthopaed. Surg., v. 19, p. 33-36, 1988.
2. VAN KORFF, M. An epidemiologic comparison of pain complaints. Pain, v. 32, p. 173-176, 1988.
3. BIGOS, S. J. Acute low back problems in adults: assessment and treatment. In: Quick Reference Guide for Clinicians. Rockville: AHCPR, 1994. v. 95, p. 643-647.
4. NACHEMSON, A. Future of low back pain. In: WIESEL, S. W.; WEINSTEIN, J. N.; HERKOWITZ, H. N.; DVORAK, J.; BELL, G. R., ed. The Lumbar Spine. 2. ed. Philadelphia: W.B. Saunders, 1996. p. 28-42.
5. MAYER, T. G.; POLATIN, P.; SMITH, B. et al. Contemporary concepts en spine care: spine rehabilitation – secondary and tertiary nonoperative care. Spine, v. 20, p. 2060-2066, 1995.
6. SIZER JR., P. S.; PHELPS, V.; MATTHIJS, O. O. Pain generators of the lumbar spine. Pain Pract., v. 1, n. 3, p. 255-273, Sep. 2001.
7. GRIGNON, B.; ROLAND, J. Can the human intervertebral disc be compared to a diarthrodial joint? Surg. Radiol. Anat., v. 22, n. 2, p. 101-105, 2000.
8. MELROSE, J.; SMITH, S.; GHOSH, P. Differential expression of proteoglycan by ovine intervertebral disc cells. J. Anat., v. 197 (pt. 2), p. 189-198, 2000.
9. TAYLOR, T. K.; MELROSE, J.; BURKHARDT, D.; GHOSH, P.; CLAES, L. E.; KETTER, A.; WILKE, H. J. Spinl biomechanics and aging are major determinants of the proteoglycan metabolism of invertebral disc cells. Spine, v. 25, n. 23, p. 3014-3020, Dec. 2000.
10. KIM, Y. Prediction of peripheral tears in the anulus of the intervertebral disc. Spine, v. 25, n. 14, p. 1771-1774, Jul. 2000.
11. GOH, S.; PRICE, R. I.; SONG, S.; DAVIS, S.; SINGER, K. P. Magnetic ressonance-based vertebral morphometry of the thoracic spine: age, gender nd level-specific influences. Clin. Biomech., v. 15, n. 6, p. 417-425, 2000.
12. MILETTE, P. C. Classification, diagnostic imaging, and imaging characterization of a lumbar herniated disk. Radiol. Clin. North Am., v. 38, n. 6, p. 1267-1292, Nov. 2000.
13. LEONE, A.; COSTANTINI, A. M.; GUGLIELMI, G. et al. Degenerative disease of the lumbosacral spine: disk herniation and stenosis. Rays, v. 25, n. 1, p. 35-48, Jan.-Mar. 2000.

BIBLIOGRAFIA COMPLEMENTAR

BLANK, A. S. Resolving disputes under the Americans with disabilities. Act. Spine, v. 20, n. 7, p. 853-859, 1995.
BONICA, J. J. The Management of Pain. 2. ed. Malvern: Lea & Febiger, 1990. 1523p.
BRIDWELL, K. H.; DEWALD, R. L. The Textbook of Spinal Surgery. 2. ed. Philadelphia: Lippincott, 1997. p. 1503-1514.
CAVANAUGH, J. M.; WEINSTEIN, J. N. Low back pain: epidemiology, anatomy and neurophysiology. In: WALL, P. D.; MELZACK, R. Textbook of Pain. 3. ed. Edinburgh: Churchill Livingstone, 1994. p. 441-455.
COX, M. Patient benefits of attending a chiropractic low back wellness clinic. J. Manipulat. Physiol. Therap., v. 17, n. 1, p. 25-28, 1994.
DEYO, R.; DIEHL, A. K. Psychosocial predictors of disability in patients with low back pain. J. Rheumatol., v. 15, p. 1557-1564, 1988.
FARFAN, H.; HUBERDAU, R.; DUBOW, H. Lumbar intervertebral disc degeneration. J. Bone Joint Surg. Am., v. 54, p. 492-510, 1972.
GARVEY, J.; MARKS, R.; WIESEL, M. A prospective, randomized, double-blind evaluation of trigger-point injection therapy for low-back pain. Spine, v. 14, n. 9, p. 962-964, 1999.
HIRSCH, C.; INGELMARK, B. E.; MILLER, M. The anatomical basis for low back pain. Acta Orthop. Scand., v. 33, p. 1-17, 1963.
KELSEY, J. An epidemiological study of acute herniated lumbar intervertebral discs. Rheum. Rehab., v. 14, p. 144-155, 1975.
KOES, B. W.; ASSENDELFT, W. J.; VAN DER HEIJDEN, G. J. et al. Spinal manipulation and mobilization for back and neck pain: a blinded review. British Med. J., v. 303, n. 6813, p. 1298-1303, 1991.
LANGRANA, N.; EDWARDS, W. T.; SHARMA, M. Biomechanical analyses of loads on the lumbar spine. In: WIESEL, S. W.; WEINSTEIN, J. N.; HERKOWITZ, H. N. et al. (ed.). The Lumbar Spine. 2. ed. Philadelphia: W.B. Saunders, 1996. p. 163-180.
ROLAND, M.; MORRIS, R. A study of the natural history of low-back pain. Spine, v. 8, p. 145-150, 1983.
SCHOLLMEIER, G.; LAHR-EIGEN, R.; LEWANDROWSKI, K. U. Observations on fiber-forming collagens in the anulus fibrosus. Spine, v. 25, n. 21, p. 2736-2741, Nov. 2000.
VON KNORRING, L.; ALMAY, B. G. L.; JOHANSSON, P. et al. Pain perception and endophirn levels in cerebrospinal fluid. Pain, v. 5, p. 359-365, 1978.
WYKE, B. The neurologic of low back pain. In: JAYSON, M. I. V. The Lumbar Spine and Back Pain. 3. ed. London: Churchill Livingstone, 1987. p. 56-99.

CAPÍTULO 178

Reabilitação nas Algias Vertebrais

Júlia Maria D'Andréa Greve

INTRODUÇÃO

Nos Estados Unidos e Suécia, a maior causa de afastamento do trabalho são as dores vertebrais relacionadas às atividades profissionais e acidentes de trabalho. Herring refere que as dores lombares incidem em 60 a 90% da população em geral, e que a maior parte das pessoas acometidas (90%), mesmo na presença de dor ciática, evoluem bem, com cura do processo em curto período de tempo[1]. Porém, os pacientes, que evoluem com dor crônica, foram avaliados em nível epidemiológico, nos Estados Unidos, por Frymoyer, que relata algumas características especiais desse grupo: segunda ou terceira causa de consultas repetidas; quinta causa de hospitalização, e terceira causa de cirurgias[2]. Macgill observa que 50% dos pacientes com dores vertebrais afastados do trabalho por 6 meses não voltam às suas atividades; 75%, se o afastamento persistir por um ano; 100%, se o afastamento for de dois anos. Inúmeros são os fatores envolvidos na origem e manutenção da dor incapacitante – psicossociais, ocupacionais, fumo e traumas agudos –, porém ainda não se estabeleceu uma relação direta causa-efeito[3].

As dores vertebrais benignas de origem osteoarticular, miofascial ou neuropática periférica são passíveis de tratamento conservador por meio de procedimentos convencionais de medicina física, associados a recursos cinesioterápicos e medicamentosos. O tratamento fisiátrico das dores vertebrais em pacientes portadores de síndromes dolorosas crônicas deve sempre considerar esses fatores imponderáveis e o comprometimento emocional. O encaminhamento para o tratamento conservador, sem uma cuidadosa avaliação diagnóstica e do grau de comprometimento emocional, freqüentemente redunda em fracassos terapêuticos, piorando a ansiedade e o quadro do paciente e desacreditando os recursos físicos como uma alternativa válida nesses casos. Embora o tratamento conservador, com recursos de medicina física, não interfira na história natural da doença, pode melhorar de maneira significativa o quadro clínico da incapacidade dolorosa e ser fator decisivo na recuperação funcional e na volta às atividades[4,5].

As principais síndromes dolorosas que podem se beneficiar com o tratamento fisiátrico são: doenças degenerativas discais e artroses interfacetárias; síndromes miofasciais e fibromialgias; síndromes compressivas nervosas: desfiladeiro torácico e piriforme. A contra-indicação formal de qualquer tipo de tratamento conservador é a presença de mielopatia.

DOENÇAS DEGENERATIVAS – ARTROSES

Pallis *et al.* referem que 75% dos pacientes com idade acima de 50 anos, que deram entrada no hospital por motivos não relacionados à coluna ou sistema nervoso, mostravam alterações radiológicas compatíveis com artrose cervical[6]. Setenta e cinco por cento deles apresentavam estreitamento do forame intervertebral; 50%; sinais objetivos de comprometimento medular, e 40%, de comprometimento radicular. Elias refere que a artrose cervical aumenta a partir dos 50 anos, e é universal após os 70 anos[7]. A artrose vertebral pode envolver as articulações e discos intervertebrais, articulações uncovertebrais de Luschka (cervical) e articulações apofisárias. A sintomatologia depende do local, grau de comprometimento e envolvimento medular, radicular e da artéria vertebral (cervical).

São passíveis de tratamento conservador as discopatias póstero-laterais e as discopatias anteriores, com ou sem comprometimento radicular, e as osteoartrites uncovertebrais e interapofisárias. O tratamento conservador não está indicado nas artroses com comprometimento medular, sempre de indicação cirúrgica.

O principal fator incapacitante das síndromes degenerativas é a dor, que varia de acordo com o nível e local comprometido. O quadro doloroso é acompanhado de: rigidez, limitação de movimentos, contraturas musculares e crepitação. As manifestações clínicas podem ser agudas e crônicas, variando a abordagem terapêutica de cada uma.

SÍNDROMES DOLOROSAS MIOFASCIAIS

As síndromes dolorosas crônicas de origem miofascial são muito freqüentes na prática clínica diária, porém são mal avaliadas, diagnosticadas e, principalmente, maltratadas. Phull define as síndromes miofasciais como manifestações dolorosas mal definidas, que acometem músculos e fáscias, com pouca ou nenhuma alteração radiológica da região comprometida, principalmente com relação às manifestações clínicas de dor[8]. Refere-se também à alta incidência deste tipo de síndrome dolorosa na população em geral. Smythe refere que 17% dos adultos que apresentam dores musculoesqueléticas não apresentam sinais objetivos de síndromes articulares degenerativas ou inflamatórias, devendo ser classificados dentro das *síndromes miofasciais*[9].

Os músculos esqueléticos respondem por 40% do peso corporal, e são os órgãos funcionais mais comuns do corpo humano. Bardeen, com base na *Basle Nomina Anatomica*, refere que existem 347 pares de músculos e dois músculos não pareados, perfazendo o total de 696 músculos[10]. A *Nomina Anatomica* refere que existem 200 músculos pareados, perfazendo um total de 400 músculos. Qualquer um desses músculos pode desenvolver uma síndrome miofascial com pontos-gatilho, com dor local e remota. Travell refere que apesar da grande quantidade de músculos existentes e da grande possibilidade destes serem locais de lesões, pelas próprias atividades do dia-a-dia, são freqüentemente relegados a segundo plano, valorizando-se muito mais as afecções dos ossos, bursas, tendões e nervos[11].

São inúmeros os sinônimos dessa síndrome: miofibrosites, miosites reumatóides, fibromiosites e fibromialgias. Atualmente, se aceita que essas síndromes dolorosas devem ser denominadas síndromes miofasciais e fibromialgias. A nomenclatura atual, mais aceita nas clínicas de dor, define dois tipos de síndromes dolorosas de origem miofascial:

- *Síndromes dolorosas miofasciais generalizadas*: são as chamadas fibromialgias, síndromes dolorosas generalizadas, não referidas a um grupo muscular específico, de etiologia ainda não conhecida, mas provavelmente sistêmica, sem fatores mecânicos desencadeantes e mantenedores diretamente relacionados ao quadro doloroso. O diagnóstico é feito por exclusão e abordagem terapêutica, e exige o uso de recursos medicamentosos, de medicina física e psicoterapia.
- *Síndromes dolorosas miofasciais localizadas*: são referidas à disfunção de um músculo ou grupos de músculos, com reconhecimento de fatores etiológicos mecânicos desencadeantes e mantenedores, que respondem ao tratamento local e à correção dos mecanismos etiogênicos.

Incidência e Prevalência

As síndromes dolorosas miofasciais da região cervical e lombar são muito prevalentes. Sola refere que na análise clínica de 200 adultos jovens assintomáticos, constatou-se a presença de pontos-gatilho latentes, isto é, pontos quiescentes, dolorosos apenas à palpação, em 54% dos indivíduos[12]. Kraft e Travell referem que a idade de maior incidência dessa síndrome é entre 31 e 50 anos, coincidindo com o auge de atividade produtiva desses indivíduos[11,13]. Também se referem à maior incidência em mulheres. Sola expõe que as mulheres sedentárias de meia-idade são mais suscetíveis ao desenvolvimento de síndromes miofasciais, principalmente na região cervical e cintura escapular[12].

Apesar da grande incidência desse tipo de afecção na clínica diária, essas síndromes foram negligenciadas pela moderna medicina. Esse fenômeno pode ser explicado pela revisão histórica da literatura, mostrando que a abordagem não sistematizada da síndrome e a criação de uma grande quantidade de sinônimos levou à dispersão de conhecimentos, inclusive com a inclusão de outras doenças não relacionadas. A nomenclatura atual se refere às síndromes dolorosas miofasciais localizadas com referência ao local anatômico de comprometimento.

Quadro Clínico

O quadro clínico das síndromes dolorosas miofasciais da região cervical e lombar está relacionado diretamente à presença dos pontos-gatilho miofasciais.

Pontos-gatilho miofasciais são definidos como locais hiperirritáveis nos músculos, fáscias e tendões. Quando estimulados, desencadeiam dor local, dor remota e fenômenos autonômicos. O ponto-gatilho miofascial deve ser diferenciado dos pontos de pele, periósteo e ligamentos; pode ser latente e ativo. Os pontos ativos são definidos como pontos dolorosos percebidos pelo paciente; são os causadores da sintomatologia dolorosa. Os pontos latentes não são reconhecidos pelo paciente, a não ser quando estimulados, e causam limitação de movimentos, desconforto e fraqueza do músculo comprometido. Podem persistir por anos após uma lesão, são mais frequentes que os pontos ativos e predispõem uma crise dolorosa aguda[11]. Os pontos ativos são responsáveis pela dor, porém esses pontos e os latentes causam disfunção e incapacidade. Os músculos normais não são dolorosos à palpação, não contém pontos-gatilho, nem regiões contraturadas caracterizadas por bandas de fibras palpáveis, dolorosas e de consistência endurecida.

Travell refere que a presença dos pontos-gatilho latentes deve anteceder os pontos-gatilho ativos, que se tornam evidentes com o envelhecimento biológico e a maior atividade da meia-idade[11]. Sola refere que trabalhadores braçais, que executam tarefas de força diariamente, são menos suscetíveis de desenvolverem síndromes miofasciais e pontos-gatilho do que os sedentários[12].

Nem sempre a dor está localizada no músculo comprometido, podendo ser referida à distância, e a estimulação do ponto pode reproduzir a sintomatologia do paciente. A dor referida é bizarra, varia em intensidade e pode estar presente no repouso e na movimentação. Kellgren expõe que a dor referida segue o padrão de inervação medular segmentar relacionado ao grupo muscular afetado, mas Travell refere que nem sempre esse padrão segmentar é observado[11,14]. Os pontos-gatilho são muito mais frequentes nos músculos posturais do pescoço, cintura escapular e cintura pélvica do que nos demais.

Travell relata que o trapézio superior, escalenos, esternocleidomastóideo e elevador da escápula são os músculos mais comprometidos na região cervical e cintura escapular[11]. Na região lombar e cintura pélvica, destacam-se o quadrado lombar, glúteo máximo e piriforme.

A presença de fenômenos autonômicos associados foi descrito por Travell, descrevendo que as alterações autonômicas mais comuns são vasoconstrição localizada, sudorese, lacrimejamento, salivação e piloereção[11]. A mesma autora refere-se às alterações proprioceptivas causadas pelos pontos-gatilho e descreve como mais comuns: desequilíbrio, tonturas e percepção alterada da quantidade de peso carregada[11].

Etiopatogenia

As síndromes miofasciais são localizadas e relacionadas à hiperatividade e sobrecarga mecânica dos músculos envolvidos, como fator desencadeante. São caracterizadas pela presença dos *pontos-gatilho* ativos e latentes, bem como pela presença de zonas de dor referidas em pontos distantes, com características bizarras. Essas síndromes são muito frequentes na musculatura da região cervical, periescapular, ombro, membros superiores, região lombar e cintura pélvica. Podem ser facilmente confundidas com as discopatias cervicais com comprometimento radicular, daí a importância de se localizar perfeitamente o território de dor, para se diferenciar dores irradiadas e referidas. Alguns exemplos de músculos mais frequentemente comprometidos são: elevador da escápula, rotadores externos do ombro, trapézio, esternocleidomastóideo, occipitais e extensores cervicais.

O início do quadro doloroso é usualmente relacionado a um mecanismo desencadeante recente ou remoto. Dentre esses mecanismos, se destacam: traumas, uso excessivo e fadiga, sobrecarga etc. Esse desencadeante é o estímulo direto sobre a medula espinal, por meio das vias nervosas nociceptivas. Esse estímulo determina uma resposta motora muscular de contratura e o aparecimento do ponto-gatilho, principalmente pela reverberação desse tipo de estímulo e resposta. Por meio do mesmo estímulo direto, as zonas de dores referidas são estimuladas e mantidas pelo mesmo sistema de reverberação da resposta e de cronificação do processo.

Outros estímulos medulares podem ocorrer, advindos de outras regiões: outros pontos-gatilho, vísceras, articulações artríticas e distúrbios emocionais, que agem diretamente sobre a medula espinal, contribuindo para a manutenção do ponto-gatilho e para a cronificação do processo.

O desenvolvimento de pontos-gatilho secundários em outros grupos musculares está relacionado ao *aprendizado* do músculo e seus sinergistas, que desenvolvem uma reação de defesa para limitar o grau de movimento do músculo comprometido que permanece encurtado e enfraquecido. Esse mecanismo contribui para a cronificação do processo, daí a importância do diagnóstico exato e da prescrição de repouso no momento do primeiro episódio desencadeante.

O ponto-gatilho determina a incoordenação motora, por meio de distúrbios de excitabilidade e condução nervosa dos motoneurônios, impedindo a sincronia de contração nervosa de músculos sinergistas. A fraqueza muscular também está relacionada à inibição neural central, em razão da diminuição da atividade muscular local, embora não haja hipotrofia evidente.

Os principais fatores mantenedores das síndromes dolorosas miofasciais são:

- *Mecânicos*: por assimetria esquelética (encurtamentos), desproporção (membros superiores curtos), alterações posturais, sedentarismo, maus hábitos de vida diária e trabalho etc.
- *Nutricionais*: carências vitamínicas de B1, B6, B12, ácido fólico, vitamina C, cálcio, ferro e potássio; anemia.
- *Disfunções metabólicas e endócrinas*: hipotireoidismo, hiperuricemia e hipoglicemia.
- *Fatores psicológicos*: depressão e ansiedade.
- *Infecções crônicas*: virais e bacterianas.
- *Outros fatores*: alergias, distúrbios do sono, doenças viscerais.

Diagnóstico

O diagnóstico é eminentemente clínico. Os exames laboratoriais são normais. Não se encontram alterações na velocidade de hemossedimentação e enzimas musculares. Alguns dos fatores mantenedores citados anteriormente podem ser detectados por meio de exames laboratoriais.

Kraft refere que não se detectam alterações eletromiográficas nos músculos comprometidos, mas Awad e Arroyo referem maior número de potenciais polifásicos nos músculos afetados, embora essa comparação não tenha sido feita com músculos não afetados dos próprios pacientes[13,15,16]. A atividade espontânea de unidades motoras nos pontos-gatilho pode se desenvolver de forma secundária.

Alguns autores descrevem alterações na termografia, que mostra áreas de 5 a 10cm de diâmetro da pele, com aumento de temperatura local[17]. Outros autores descrevem diminuição da temperatura na região dos nódulos dos pontos-gatilho[11].

A fibromialgia é definida como uma alteração primária do músculo, acompanhada de outras manifestações clínicas: distúrbios no sono e personalidade perfeccionista. Os pontos dolorosos da síndrome fibromiálgica são múltiplos e localizados em regiões predeterminadas; são em 14 e muitos deles se situam na região cervical e nos membros superiores. A etiologia dessa síndrome é desconhecida e o estudo histológico muscular dos *pontos-gatilho* se mostra normal.

As síndromes miofasciais *lato sensu* têm algumas características comuns: dor crônica, rebelde aos recursos terapêuticos convencionais e que podem exigir uma abordagem especial multidisciplinar, desenvolvida dentro das clínicas especializadas no tratamento de dor. *Dor crônica* é aquela que persiste por mais de 3 meses, sem remissão significativa com os tratamentos realizados, gerando incapacidade para atividades diárias e laborativas, bem como distúrbios do sono e alterações de comportamento. O diagnóstico das síndromes miofasciais é feito por exclusão, pois os exames radiológicos e laboratoriais são normais. O exame físico cuidadoso e detalhado, com o mapeamento adequado do território doloroso, pode ser elucidativo no diagnóstico, em razão da localização dos *pontos-gatilho* e das áreas de dor referida. A correlação entre as informações da anamnese sobre as atividades diárias do paciente e os achados do exame físico pode ser fundamental para o diagnóstico preciso.

Descrição Sumária das Síndromes Freqüentes

Trapézio Superior

Relaciona-se com o uso dos membros superiores elevados, sem o uso de suportes adequados: telefone, trabalhos domésticos, falta de apoio para os braços nas cadeiras, movimentação súbita para o lado e compressão (alças, casacos pesados e bolsas). Os pontos-gatilho são encontrados na região interescapulovertebral. As dores referidas se encontram na região temporal, região póstero-lateral cervical e atrás do pavilhão auricular (mesmo lado)[4].

Tratamento: infiltração local nos pontos-gatilho e alongamentos do trapézio superior, por meio da elevação anterior dos membros superiores, mantendo-se os cotovelos flexionados e estendendo-os quando estiverem atrás da cabeça.

Esternocleidomastóideo

Relaciona-se com sobrecargas mecânicas, desarranjos estruturais e respiração paradoxal[5]. É freqüente a associação com dores de origem cervicais por discopatia degenerativa. Os pontos-gatilho são múltiplos e se encontram ao longo do ventre muscular. As dores referidas são encontradas no vértex, occipitor, face, olho, garganta e esterno (porção esternal). Cefaléia frontal e dor de ouvido são referidas na porção clavicular. Os fenômenos autonômicos são relacionados a olhos, ouvidos (porção esternal) e desequilíbrio (porção clavicular).

Tratamento: infiltração local, isolando, por meio do pregueamento manual, o músculo das estruturas vasculares próximas, e o alongamento é feito pela movimentação rotacional do pescoço.

Escalenos

Relaciona-se com sobrecargas mecânicas de atividades profissionais, encurtamentos de membros inferiores e desequilíbrio no cíngulo escapular. Deve ser diferenciada das síndromes compressivas do desfiladeiro, que se associam aos fenômenos vasculares. Os pontos-gatilho se localizam ao longo dos três músculos, e as dores referidas são encontradas na região peitoral, região lateral e posterior dos braços, cotovelo, região radial do antebraço, polegar e indicador. A dor referida na região ulnar pode ser indicativa de compressão vásculo-nervosa. Deve-se fazer o diagnóstico diferencial com as discopatias com comprometimento radicular[11].

Tratamento: uso de *sprays* congelantes local, e infiltração como segunda opção. O alongamento é realizado por meio de movimentos autopassivos de inclinação lateral do pescoço.

Elevador da Escápula

Causa uma importante limitação de movimentos da coluna cervical. Está relacionada ao uso prolongado dos membros superiores elevados ou sem sustentação – atividades de escritório ou domésticas, fadiga crônica e travesseiros inadequados. Os pontos-gatilho se localizam no ângulo superior da escápula. A zona de dor referida está localizada no ângulo do pescoço e ao longo da borda vertebral da escápula. É uma zona freqüente de dor reflexa nas radiculopatias C4-C5, e é um dos diagnósticos diferenciais[11].

Tratamento: infiltração preferencial e alongamentos passivos, com ajuda de terceiros, flexionando-se anteriormente a coluna cervical.

Quadrado Lombar

Segundo Travell, a dor lombar é freqüentemente de origem muscular, e o músculo mais acometido é o quadrado lombar[11]. As suas principais funções são: estabilizador da coluna lombar, elevador do quadril e flexor lateral da coluna lombar. Pode atuar de maneira sinérgica, por meio da contração bilateral (estabilizador), ou de maneira antagônica, como flexor. Os quadros agudos de contratura do quadrado lombar estão relacionados aos movimentos de extensão da coluna lombar com carga, movimentos de inclinação lateral ou flexão do tronco e da região glútea baixa. A alteração do quadrado lombar causa dor na região lombar, que se projeta posteriormente sobre articulação sacroilíaca, região do glúteo mínimo, e se irradia para a coxa, numa distribuição ciática. Pode também se projetar sobre a crista ilíaca adjacente ao quadrante inferior do abdome e sobre o grande trocanter. Algumas vezes, a dor grave no grande trocanter pode interromper o sono. As alterações do quadrado lombar causam contratura grave, com dificuldade para se manter a postura ereta, para se virar na cama, permanecer em pé e andar. O diagnóstico diferencial se faz com lombociatalgias e dor radicular.

Tratamento: as infiltrações do quadrado lombar requerem posicionamento adequado do paciente em decúbito lateral, abrindo o espaço entre a 12ª costela e a crista ilíaca, com os músculos inferiores fletidos. A localização dos pontos-gatilho deve ser efetuada nessa posição e a agulha utilizada deve ser longa o suficiente para alcançá-los. A aplicação dos *sprays congelantes* também deve ser feita nessa posição. Os alongamentos devem ser realizados na posição deitada, em decúbito supino, com joelhos flexionados e cruzados. O alongamento se faz com a rotação do tronco e a pelve para o lado do joelho que está em cima.

Glúteo Máximo

É um importante músculo postural na manutenção da posição ereta; possui grande massa de fibras lentas, tipo IA, de contração lenta e metabolismo oxidativo, mais aptas para atividade constante e de baixa carga. As dores referidas do glúteo ocorrem apenas na região das nádegas, raramente em outros locais. A sintomatologia mais freqüente é desconforto, dor e cansaço na posição sentada, bem como piora da sintomatologia dolorosa em subidas de colinas e durante a natação em estilo livre. Essa síndrome pode se iniciar por carga excessiva no glúteo em subidas de colina, posição inadequada durante o sono, e carga excessiva durante uma queda ou quase queda com encurtamento excessivo do músculo. As alterações do glúteo localizadas na região sacroilíaca simulam lombalgias. O ponto-gatilho mais característico do músculo se localiza na região inferior, sobre a tuberosidade isquiática. A marcha antálgica, com dificuldade de extensão do quadril, de realizar flexão da coxofemoral e de sentar, é um sinal clínico da síndrome.

Tratamento: a aplicação de *sprays* congelantes é feito na posição de decúbito lateral, com o joelho do lado afetado flexionado em direção à axila oposta. Os alongamentos passivos são realizados nessa mesma posição. As infiltrações devem ser feitas sobre os pontos-gatilho.

Piriforme

A sintomatologia mais comum da síndrome do piriforme é a compressão nervosa do ciático e a dor irradiada. A dor referida do piriforme irradia-se lateralmente para a região sacroilíaca, por meio das nádegas, bem como sobre a região posterior do quadril e regiões superior e posterior da coxa. É um músculo não postural, primariamente rotador lateral do quadril. Essa síndrome pode ser desencadeada por um contração brusca do músculo para se contrapor a um movimento de rotação medial rápido e forte (na corrida, por exemplo). A compressão nervosa ocorre no forame isquiático e pode comprometer os nervos glúteos inferior e superior, nervo ciático e pudendo.

Tratamento: os *sprays* congelantes são aplicados em decúbito lateral, com o lado afetado para cima, em flexão de 90º. A infiltração é difícil e os pontos-gatilho devem ser previamente palpados por via retal ou vaginal. O alongamento passivo é realizado em adução com a coxa flexionada.

TRATAMENTO DA DOR

O quadro doloroso e as alterações secundárias musculares, tendinosas e ligamentares são os maiores responsáveis pela incapacidade funcional do paciente, e cabe à medicina de reabilitação a manutenção e restauração da função, por meio do uso de técnicas específicas de analgesia, exercícios, órteses e adaptações. A correlação clínica da dor e os achados radiológicos nas algias vertebrais nem sempre são observados. Dieppe relata que apenas 50% dos pacientes com alterações radiológicas graves apresentam sintomatologia dolorosa[19]. Lawrence, em estudos realizados com portadores de lombalgias, considera a osteoartrose como um fator predisponente e não como causa da sintomatologia regional dolorosa[20]. Acheson procurou associar a dor ao envelhecimento e obesidade, porém não conseguiu estabelecer uma correlação nítida.

Algumas características da dor nos quadros degenerativos merecem reparo: a piora no final do dia está relacionada ao uso da articulação envolvida e apresenta períodos de exacerbação relacionados a determinadas atividades. A rigidez matinal, geralmente fugaz, embora, em alguns casos, possa ser incapacitante, é muito freqüente, assim como a rigidez pós-inatividade. Dieppe dispõe as possíveis causas de dor intra ou periarticular, na osteoartrite, em dois grupos: as mecânicas, por aumento de pressão e por destruição tecidual, e as químicas, com produção de cininas e prostaglandinas[22]. As estruturas envolvidas são: osso, por aumento da pressão intramedular destruindo o tecido subcondral; periósteo, por elevação causada pelos osteófitos; sinovial, por pressão ou irritação química vascular e nos coxins gordurosos; capsulares, por estiramento e tração do tecido espessado e fibrótico; e estruturas periarticulares associadas a instabilidades articulares, criando uma situação de sobrecarga nos ligamentos, tendões e bursas. A dor óssea imputada ao processo de microfraturas subcondrais e a remodelação e formação de osteófitos nem sempre são observadas; não é muito claro o papel desses fenômenos na geração de dor[7]. A dor óssea pode ser causada por aumento da pressão intra-óssea, em razão da estase venosa local[10,20]. A dor periarticular pode ser relacionada à instabilidade, principalmente nas articulações de carga, por excessivo estiramento das estruturas ligamentares, tendinosas e bursas, principalmente em suas inserções ósseas.

A maioria dos estudiosos concorda que a dor na osteoartrose é multifatorial e, por esse motivo, a abordagem terapêutica deve também ser diferenciada. A identificação das estruturas dolorosas e do mecanismo causal depende, muitas vezes, de um minucioso exame físico, já que os exames laboratoriais e radiológicos não são elucidativos nesse aspecto. A dor pode se apresentar em crises agudas, acompanhadas de um processo inflamatório, ou se manifestar cronicamente, principalmente quando os outros fatores algogênicos estão envolvidos. Assim, a dor é, em geral, o primeiro fator incapacitante, levando, posteriormente, a alterações articulares e periarticulares, bem como disfunção progressiva.

Os agentes físicos podem combater o processo álgico, quando corretamente indicados e utilizados. Dentre esses agentes destacam-se a crioterapia, o calor superficial e profundo, e a terapia contra-irritativa.

A *crioterapia* é a aplicação de frio local para efeitos terapêuticos, baseada na utilização racional de algumas respostas fisiológicas obtidas[20]. Para Leek, o frio está indicado nas seguintes condições: dor, inflamação, espasmos musculares secundários e traumas menores agudos[23]. O frio age como agente analgésico por atuar diretamente nas terminações nervosas, diminuindo a velocidade de condução nervosa, e por estimulação competitiva nas fibras amielínicas, agindo nos mecanismos de comporta de Melzack e Wall[24]. Leek refere que nos processo inflamatórios articulares, o frio por sua ação vasoconstrictora, pode reduzir a hiperemia e o edema[23]. Harris e McCroskery discorrem que, nas articulações, o frio atua como um fator inibidor da atividade da colagenase, porém as implicações clínicas não estão definidas[25]. Nos músculos, o frio atua reduzindo a velocidade de disparo das fibras IA do fuso muscular, diminuindo, assim, o espasmo, que pode ser um importante fator algogênico. A velocidade de disparo diminui 1,86m/s/C. Nas osteoartroses, a crioterapia pode ser utilizada como agente analgésico durante as fases de exacerbação do processo inflamatório e também nas fases de cor crônica, dependendo da tolerabilidade do paciente; está contra-indicada na presença de rigidez matinal acentuada e em pacientes portadores de síndrome de hipersensibilidade ao frio (histamina, hemolisinas, aglutininas e crioglobulinas dependentes), que podem ter manifestações vasculares graves. As técnicas de aplicação variam de acordo com a região acometida: compressas ou bolsas de gelo, e banhos de imersão em água e gelo. A aplicação de gelo deve ser realizada de 4 a 6 vezes por dia, e o tempo depende da região, porém apenas em pacientes muito magros os efeitos são obtidos com menos de 10min de aplicação. Nos espasmos musculares, recomenda-se a aplicação de vaporizadores de etilclorido ou fluorometano, em movimentos vigorosos a 1m de distância.

O *calor* é uma das mais antigas modalidades terapêuticas existentes. Sua utilização se baseia nos efeitos fisiológicos obtidos e depende da região acometida, bem como do tipo de agente terapêutico empregado[4,5,18,23]. Seus principais efeitos fisiológicos são:

- Aumento da extensibilidade do tecido colágeno, por fazer predominar as propriedades viscosas sobre as propriedades elásticas, modificando o comportamento mecânico do tecido. O estiramento tecidual sob aquecimento é realizado com menor força e danos mecânicos que à temperatura normal. Vanharanta refere que doses de 1W/cm^2 de ultra-som, durante 5 dias, produzem aumento na concentração de proteoglicanos em joelhos de ratos[26].
- *Rigidez articular*: o calor diminui a rigidez das articulações e melhora a sintomatologia de rigidez matinal. O exato mecanismo desse fenômeno ainda não é conhecido.
- *Dor*: o alívio da dor obtido com o uso de calor ainda não está bem elucidado, porém algumas explicações podem ser dadas: vasodilatação promove a remoção de catabólitos da região acometida e modifica as condições locais; mecanismo contra-irritativo age nos fechamentos das comportas da dor; aumento da ação das endorfinas; diminuição do disparo dos receptores dolorosos; e redução dos espasmos musculares pela diminuição da isquemia relativa do local. Mense relata que, no músculo pré-estirado (100 libras de tensão), a média de disparos das fibras aferentes IA do fuso muscular aumenta com o calor e diminui com o frio[27]. O mesmo autor refere, porém, que, nas fibras aferentes secundárias de baixa atividade de disparo, o efeito é contrário: os disparos aumentam com o frio e diminuem com o calor, o que poderia ser uma das explicações da melhora do espasmo muscular[27]. Fischer refere que a estimulação dos exteroceptores da pele diminui a atividade gama de músculos próximos, explicando a ação do calor superficial sobre o espasmo muscular[28].
- *Inflamação*: nos processos inflamatórios articulares, existe uma dualidade entre a indicação e contra-indicação do calor. Sabe-se que o calor exacerba a inflamação aguda e pode ser um catalisador de algumas enzimas proteolíticas, como a colagenase. Delisa expõe, porém, que alguns sistemas enzimáticos podem ser inativados por doses terapêuticas de calor local (41 a 45°C). As exatas implicações clínicas desses efeitos paradoxais ainda não estão bem elucidadas. As principais contra-indicações do uso do calor são anestesia, isquemia, coagulopatias hemorrágicas, gestação, neoplasias e processos infecciosos agudos.

O calor terapêutico pode ser superficial e profundo. O ultra-som (ondas sonoras) e as ondas curtas e as microondas (ondas eletromagnéticas) são agentes de aquecimento profundo. A parafina, o infravermelho e o Forno de Bier são agentes de aquecimento superficial. Nas osteoartroses, utiliza-se, com grande freqüência, as duas modalidades, dependendo dos efeitos fisiológicos desejados e da região a ser tratada. Embora os efeitos fisiológicos causados pelo calor sejam constantes, a interação entre o agente terapêutico e os tecidos modula a intensidade das reações, dependendo das características da região tratada.

O ultra-som penetra nos tecidos e, por meio da vibração mecânica, transforma a energia cinética em calor, aquecendo preferencialmente os tecidos protéicos com baixo teor aquoso e interfaces teciduais. O ultra-som deve ser prescrito nos processos dolorosos periarticulares, ligamentares, tendinosos, musculares localizados e nos espessamentos capsulares. O ultra-som penetra de 2,5 a 3cm de profundidade, porém seu efeito é perpendicular à área aplicada, e é difícil sua utilização em áreas maiores que 15cm de extensão.

A diatermia por ondas curtas é uma forma de aplicação de correntes de alta freqüência – 13,66 e 27,12MHz – em comprimentos de onda que variam de 22 a 11m, respectivamente. As ondas irradiadas penetram o tecido, e o aquecimento é dependente da forma do eletrodo utilizado. Forma-se um campo eletromagnético no local da aplicação, responsável pelos efeitos terapêuticos observados.

A diatermia por microondas é uma radiação eletromagnética, com freqüência de 915 e 2.450MHz, com comprimento de onda variando entre 1 e 10cm. Os tecidos mais aquosos absorvem mais energia que os secos. As radiações de maior freqüência aquecem preferencialmente a gordura subcutânea em relação ao músculo, pelo fenômeno de reflexão que ocorre nas interfaces teciduais. Esse fenômeno é menor nas radiações com baixa freqüência. Ambas as freqüências, no entanto, podem produzir pontos de superaquecimento nos ossos, em razão do fenômeno de reflexão. As microondas podem penetrar até 3cm de profundidade, dependendo do tipo de tecido interposto. As técnicas de aplicação são variáveis, porém o eletrodo que não mantém contacto diretamente com a pele é o mais utilizado. Tem particular indicação para aquecimento muscular.

As contra-indicações do uso das radiações eletromagnéticas de ondas curtas e microondas são semelhantes: não devem ser utilizadas em pessoas com implantes metálicos e marca-passo; pacientes grávidas e sobre os órgãos gonadais; processos infecciosos supurativos e tumores.

O calor superficial pode aquecer os tecidos na superfície ou profundos. O aquecimento mais profundo é produzido por atividade reflexa e vasodilatação.

As técnicas de aplicação são bolsas quentes de gel de sílica, parafina, hidroterapia e infravermelho. Todas as aplicações devem ser usadas por 20 a 30min, e as indicações são semelhantes ao do calor profundo, também dependentes da região acometida. Em dores não inflamatórias, são excelentes meios analgésicos prévios à cinesioterapia. Nas síndromes miofasciais secundárias à artrose da coluna, com dores generalizadas, a associação da hidroterapia a exercícios pode ser muito útil.

O uso de radiação laser – feixe de luz monocromática – pode ser útil em alguns quadros de dor crônica, por efeito contra-irritativo, porém sua atuação ainda deve ser mais bem analisada.

Em relação à terapia contra-irritativa, Melzack e Wall, por meio da sua *teoria do portão*, mostraram que os estímulos que atingissem os tratos posteriores da medula poderiam ser analgésicos[24,29]. Esses agentes agiriam pela chamada *hiperestimulação analgésica*, proposta por Melzack[24]. Um estímulo sensorial moderado de curta duração é aplicado sobre o corpo, próximo ou distante da região dolorosa, e produz alterações da intensidade de dor, por períodos de tempo variáveis. As bases neurofisiológicas desse evento são a estimulação repetida e intensa, podendo ativar poderosos mecanismos inibidores mesencefálicos, que bloqueiam os estímulos nociceptivos no corno posterior da medula. Melzack refere-se a esse efeito antinociceptivo como um sistema de retroalimentação inibidora[24]. Melzack e Melzack e Wall referem que os estímulos dolorosos produzem traços de memória na medula espinal ou cérebro, que podem evocar a sensação dolorosa mesmo após a retirada do agente nociceptivo[24,29]. O uso de agentes contra-irritativos no tratamento das algias vertebrais, associados a outras medidas terapêuticas, pode ser útil, principalmente pelos aspectos de *dor crônica* que se encontram nesses pacientes. Os agentes contra-irritativos mais utilizados na osteoartrose são a estimulação elétrica transcutânea e a acupuntura. A estimulação elétrica transcutânea é utilizada por 30min na região comprometida, com um ou mais canais, dependendo do local e das características da dor. A acupuntura é utilizada nas dores miofasciais secundárias, por meio do *agulhamento seco* ou estimulação elétrica punctual nos pontos-gatilho. Os resultados conseguidos com os dois métodos para analgesia são semelhantes, porém, como regra geral, utiliza-se a estimulação transcutânea nas dores articulares e a acupuntura nas dores miofasciais secundárias, pois existe uma grande coincidência dos pontos-gatilho e os pontos da acupuntura clássica. A maioria dos autores relata que 20 a 25% da população não respondem a esse tipo de terapia.

Fase Aguda

Nas síndromes dolorosas agudas, de início súbito, indica-se: repouso com imobilização; medicação antiinflamatória não hormonal e crioterapia, por meio de compressas ou bolsas de gelo, 8min por aplicação, 4 a 6 vezes por dia. Os principais efeitos fisiológicos do frio são vasoconstricção profunda com vasodilatação reflexa periférica, diminuindo a circulação do local e minorando o processo inflamatório e a velocidade de condução nervosa.

Nas discopatias vertebrais, com comprometimento radicular, pode ser necessário o uso de medicação anticonvulsivante em doses progressivas, quando houver dores irradiadas paroxísticas de caráter neurítico. Também a associação de antidepressivos tricíclicos e neurolépticos pode ser útil, quando a dor tiver características de dor central de deaferentação.

A utilização de agentes analgésicos contra-irritativos que promovem o fechamento da comporta medular aos estímulos dolorosos e aumentam a produção local dos neurotransmissores, inibidores da dor, também são úteis nessa fase do processo. Incluem-se entre os agentes contra-irritativos: a estimulação elétrica transcutânea, através de correntes diadinâmicas de freqüência e intensidade variáveis, no local e no trajeto da raiz comprometida, durante 30min, 2 a 4 vezes por dia; e a acupuntura elétrica ou agulhamento seco nos pontos dolorosos. Nessa fase do processo, contra-indica-se o uso de calor profundo: ondas curtas, microondas e ultra-som.

Fase Crônica

As síndromes dolorosas podem se manifestar de maneira crônica, iniciando-se de forma insidiosa, com dores inespecíficas, que se tornam progressivamente mais incapacitantes e de difícil remissão com analgésicos e antiinflamatórios convencionais. Nessa fase, indica-se o calor profundo e as terapias contra-irritativas. As características da dor crônica são semelhantes às da fase aguda, com caráter mais brando, porém mais constante. As dores neuríticas paroxísticas ou de deaferentação podem estar presentes. Quando há ocorrência de dor neurogênica, é obrigatório a associação medicamentosa de anticonvulsivante, tranqüilizantes, neurolépticos e antidepressivos, pois apenas o tratamento convencional não traz remissão da sintomatologia. Long descreve a síndrome dolorosa vertebral radicular, decorrente das discopatias, com ou sem hérnia de disco, causando uma lesão nas raízes[30]. A dor se localiza no território da raiz comprometida e no nervo periférico mais envolvido. Pode haver comprometimento dos reflexos tendinosos e da sensibilidade. As características da dor são sensação de queimação constante e pouca resposta a analgésicos e antiinflamatórios convencionais.

O comprometimento da artéria vertebral, causado pela projeção lateral de osteófitos, traz a sintomatologia de tonturas e vertigens, relacionada à movimentação da coluna cervical: extensão e rotação para o lado comprometido. Nesses casos, pode-se indicar a tração cervical manual ou mecânica, intermitente, que pode ser um fator coadjuvante na remissão da sintomatologia.

Os agentes físicos contra-irritativos indicados nas síndromes miofasciais são: eletroanalgesia e acupuntura. A acupuntura tem especial indicação nesse tipo de síndrome dolorosa. Existe estreita correlação entre os pontos dos meridianos da acupuntura clássica e os *pontos-gatilho* ativos e latentes. A estimulação desses pontos, por meio do *agulhamento seco*, causando os efeitos contra-irritativos e diminuição da atividade reflexa medular, levam ao relaxamento muscular e diminuição da dor. O uso dos *sprays* congelantes de fluorimetano ou etilclorido sobre os *pontos-gatilho*, fazendo com que cesse abruptamente a atividade nervosa aferente dolorosa, diminui a resposta muscular reflexa, o que diminui a contratura e melhora a dor. A técnica exige que se realize o alongamento e a vaporização associados, para que se consiga o efeito terapêutico.

As manipulações vertebrais são procedimentos muito controvertidos, porém tem lugar no arsenal terapêutico fisiátrico, com indicações precisas e seguras[31]. Nas síndromes miofasciais localizadas, com radiografias normais e ausência de osteoporose, a manipulação cervical pode atuar sobre o relaxamento muscular. As possíveis explicações para essa melhora são: efeito contra-irritativo relacionado ao estiramento dos órgãos tendinosos de Golgi, que causariam o relaxamento abrupto da musculatura estirada, um efeito paradoxal, pois o estiramento excessivo leva ao aumento da atividade intrafusal e da contração muscular; correção de disfunções articulares mínimas, que seriam a causa da hiperatividade e sobrecarga mecânica muscular, gerando o quadro doloroso.

A massagem da zona reflexa tem efeito contra-irritativo de relaxamento muscular e atuação direta sobre a própria musculatura comprometida, e pode ser indicada nas síndromes miofasciais localizadas. Seus efeitos terapêuticos são de difícil avaliação e sua aplicação sobre pontos hiperirritáveis pode piorar o quadro doloroso. A massagem por deslizamento profunda e lenta tem seus defensores, porém depende da tolerabilidade do paciente e da técnica utilizada.

O uso de bloqueios anestésicos com procaína é um recurso terapêutico eficiente e com a vantagem de se conseguir um efeito rápido, permitindo-se a identificação de outros pontos-gatilho e a introdução de técnicas corretivas para se impedir a cronificação do processo doloroso. O uso da procaína se justifica pela menor toxicidade muscular local. As infiltrações locais devem ser feitas com cuidado, dependentes da região anatômica e de reações de hipersensibilidade à droga. Podem falhar principalmente por não se conseguir atingir de forma exata o ponto-gatilho.

Travell ressalta a importância de se retirar os fatores que perpetuam a dor: mecânicos (os mais freqüentes), relacionados a assimetrias e desproporções corporais, bem como sobrecargas de uso; nutricionais, relacionados aos níveis normais *baixos* de vitaminas B1, B6, B12, ácido fólico e vitamina C; metabólicos – hipotireoidismo, hiperuricemia e hipoglicemia; psicológicos – depressão, ansiedade e tensão; processos infecciosos crônicos[11].

O tratamento das síndromes fibromiálgicas difusas é mais complexo: recursos de medicina física, medicação antidepressiva tricíclica e de relaxantes musculares, e psicoterapia. Os principais antidepressivos tricíclicos utilizados são amitriptilina e imipramina, em doses que variam de 25 a 75mg/dia[32].

REEDUCAÇÃO FUNCIONAL

A terceira fase do tratamento conservador fisiátrico das algias vertebrais é a correção postural, conseguida por meio da cinesioterapia.

Bases Fisiológicas para Prescrição dos Exercícios

Os exercícios sem resistência são para manter ou aumentar a amplitude de movimento articular. Podem ser realizados de forma passiva, por meio do fisioterapeuta, ou ativa, com ou sem ajuda do terapeuta Os exercícios resistidos podem ser isotônicos, isométricos ou isocinéticos.

Joynt refere que a força muscular é diretamente proporcional à área de secção transversal do músculo[32]. Porém, o deslocamento ou movimento articular está relacionado às características anatômicas de inserção e distribuição das fibras de cada músculo. Nos músculos penados, as fibras musculares são orientadas obliquamente com relação às conexões tendinosas. É grande a potência muscular desse tipo de músculo, pela quantidade de fibras musculares encontradas na secção transversal. A relação entre o grau de encurtamento muscular e o deslocamento, porém, não mantém essa proporção. O encurtamento muscular é maior que o encurtamento tendinoso, e o grau de deslocamento depende do ângulo articular inicial. Nos músculos que têm suas fibras dispostas de modo paralelo, o deslocamento pode ser rápido e mais eficiente, porém com menor força. Joynt classifica as fibras musculares em[32]:

- *Fibras do tipo I*: alta atividade oxidativa e baixa atividade de adenosinotrifosfatase (ATPase). São fibras de contração lenta, porém resistentes à fadiga.
- *Fibras do tipo IIB*: alta atividade glicolítica e alta atividade de ATPase. São fibras de contração rápida, metabolismo anaeróbio e baixa resistência à fadiga.
- *Fibras do tipo IIA*: alta atividade glicolítica, oxidativa e de ATPase. Essas fibras são de contração rápida e relativamente resistentes à fadiga.

Nos músculos humanos, a mistura dos três tipos é o padrão mais encontrado, porém, pode haver predominância de um dos tipos, predispondo um indivíduo a algum tipo de atividade física que lhe seja *metabolicamente mais fácil*.

Essas propriedades são estabelecidas de acordo com a inervação da fibra muscular e podem ser modificadas em situações de denervação-reinervação ou inervação cruzada[32]. Quanto maior a especificidade dos exercícios, procurando reproduzir a atividade muscular da vida cotidiana, melhor os resultados terapêuticos obtidos. O treinamento genérico, que não busca essa especificidade, é potencialmente lesivo, pois sobrecargas podem agravar as doenças existentes.

Os exercícios isométricos promovem a contração muscular máxima contra uma resistência imóvel, porém não ocorre movimento articular. Os exercícios isométricos com contração máxima são muito eficientes para melhora de força e hipertrofia muscular. Esse tipo de exercício está relacionado ao número de unidades motoras ativas e à freqüência dos disparos: a força máxima é obtida quando a contração muscular ocorre em bloco, numa contração tetânica. Ele é particularmente útil nas osteoartroses, pois se pode obter uma atividade muscular capaz de produzir hipertrofia e fortalecimento, com pouca movimentação articular e baixo índice de estresse mecânico sobre a cartilagem lesada.

Os exercícios isotônicos de fortalecimento são os exercícios ativos realizados contra uma resistência, na amplitude articular total ou parcial. O nome *isotônico* não é apropriado, pois o *tônus* varia durante o movimento em relação ao braço de alavanca e ao peso suportado. O exercício isotônico é expresso por meio do número de repetições máximas conseguidas pelo paciente. Pode ser realizado de maneira concêntrica, durante o encurtamento muscular, ou excêntrica durante o alongamento muscular. Pode ser muito útil na reabilitação funcional da osteoartrose.

Os exercícios isocinéticos de fortalecimento são aqueles que buscam o torque máximo numa dada velocidade. Esses exercícios só podem ser realizados em equipamentos isocinéticos. São particularmente úteis, principalmente pela possibilidade de se dosar, de forma objetiva, a quantidade do exercício e de medir o torque muscular e o equilíbrio da atividade muscular agonista-antagonista.

Outra característica do músculo é a resistência muscular, definida como a persistência do esforço ou a capacidade de produzir trabalho ao longo do tempo. A resistência muscular pode ser medida de várias maneiras: resistência anaeróbia, aeróbia, em atividades isotônicas, isocinéticas ou isométricas. A relação entre força e resistência muscular é hiperbólica: com baixos níveis de força (menos de 15% do máximo), a resistência poderia ser, teoricamente, infinita. Golnick, em estudo posterior, mostra que o padrão de distribuição de fibras pode se modificar quando se realiza um treinamento específico de uma atividade aeróbia ou anaeróbia[33]. Esse fato ainda é controverso, porém existem evidências que a modificação do padrão de distribuição dos tipos de fibras pode ocorrer dependendo do treinamento.

Outro fenômeno, relacionado com a atividade muscular, importante na prescrição dos exercícios é a fadiga. Esta pode ocorrer em vários níveis do sistema motor: fadiga do sistema nervoso central por falta de motivação ou sensação de dor; na junção neuromuscular, em altos níveis de estimulação ou em patologias; diminuição da velocidade de condução da fibra muscular (controvertido); diminuição da capacidade contrátil da fibra muscular por falência metabólica.

O último mecanismo é o mais importante no fenômeno da fadiga e está relacionado à falência metabólica do músculo. A depleção de trifosfato de adenosina (ATP) e fosfatos de creatina leva o organismo a usar as reservas energéticas: glicogênio, carboidratos, gorduras e proteínas[32]. A exaustão das reservas e de seus substratos, bem como da atividade enzimática, e a produção de catabólitos e calor também estão implicadas no mecanismo da fadiga. A contração isométrica maior que 60 a 70% da máxima pode causar interrupção da circulação local, impedindo a produção aeróbia de energia e levando, muito rapidamente, à fadiga.

Prescrição dos Exercícios

A prescrição dos exercícios deve ser feita em função do tipo de alteração encontrada, procurando minimizar e prevenir estas incapacidades funcionais resultantes[4,18,23,32].

Na prescrição de um programa de exercícios para o paciente com algia vertebral, alguns dados são importantes: grau e tipo de incapacidade, local de comprometimento, tempo de evolução, nível de atividade e capacidade de compreensão, e colaboração no desenvolvimento do programa.

Nos quadros agudos dos pacientes com algias vertebrais, a incapacidade funcional pode ser passageira e está relacionada a episódios dolorosos inflamatórios. Nessa fase, muitas vezes os aspectos funcionais e reabilitativos não são valorizados, e é comum a orientação para a realização de atividades esportivas, que sempre envolvem riscos para o paciente, pela não adequação do nível de atividade à doença. A orientação correta nessa fase da doença previne o aparecimento de algumas das alterações secundárias, e pode melhorar o prognóstico funcional.

Na fase aguda, a preocupação é com o adequado posicionamento das articulações comprometidas. O repouso articular é obrigatório, além da instituição da terapêutica adequada – medicamentosa e física. Essa fase é relativamente curta, na maioria dos pacientes, e precocemente pode-se instituir os exercícios passivos e ativos para manutenção da amplitude articular.

Orienta-se o paciente, nesse período, a evitar atividades musculares de força e resistência muscular, pois causam sobrecarga mecânica na articulação e não têm efeito terapêutico, em razão da presença de fortes fatores inibidores da atividade reflexa muscular.

Na fase de reabilitação, o paciente será considerado apto a iniciar um programa de reabilitação quando suas condições articulares forem satisfatórias; não deve apresentar sinais inflamatórios, ausência de contraturas musculares e amplitude de movimentos preservada. O paciente pode ainda referir dor, porém de origem mecânica, não inflamatória.

O programa básico de cinesioterapia consiste em exercícios de fortalecimento e resistência muscular, bem como atividade aeróbia geral de condicionamento cardiorrespiratório.

O exercício de fortalecimento mais adequado para se iniciar o programa é o isométrico, com contrações progressivamente mais fortes. Não iniciar o programa com exercícios de contração máxima; aumentar progressivamente o grau de contração e o tempo de manutenção dessa contração, e distribuí-lo ao longo do dia. Os exercícios isométricos são muito úteis para a musculatura cervical, abdominal, glútea e paravertebral, nas osteartroses da coluna. Os riscos de sobrecarga mecânica na articulação são mínimos, quando corretamente realizados. São descritos riscos cardíacos potenciais em pacientes coronariopatas, porém a isometria localizada com ritmo respiratório adequado reduz ao mínimo esse risco.

Na coluna cervical, o fortalecimento da musculatura é feito por meio dos exercícios isométricos de contração máxima. Cada contração deve ser mantida durante 6s, e os exercícios devem ser realizados de 2 a 3 vezes por dia. Os grupos musculares trabalhados são extensores, flexores e rotadores.

Quando há limitação da amplitude de movimento, recomenda-se exercícios ativos de alongamento, prévios aos exercícios de fortalecimento. Os exercícios isotônicos são menos utilizados. Os exercícios de alongamento são especialmente utilizados para a musculatura extensora e rotadora da coluna cervical, com particular atenção ao esternocleidomastóideo.

Na coluna lombar, o trabalho muscular isométrico deve sempre ser complementado com programa de fortalecimento isotônico. Os principais grupos musculares trabalhados são eretores da espinha, quadrado lombar, glúteo máximo e abominais. Os alongamentos são particularmente indicados para os músculos isquiotibiais, iliopsoas e flexores do quadril, oblíquos abdominais e rotadores da pelve.

A movimentação da pelve no eixo rotacional anterior e posterior, bem como a busca da posição de equilíbrio, devem ser ensinadas aos portadores de dores lombares. Essa posição é variável de indivíduo para indivíduo. A correta manutenção da postura de repouso durante a realização das atividades diárias é um dos fatores de prevenção de novas crises de dor.

Com a evolução do paciente, são introduzidos os exercícios isotônicos com carga progressiva. Essa programação deve ser realizada no centro de reabilitação, com adequada supervisão. A realização desses exercícios envolve maiores riscos de sobrecargas mecânicas articulares e piora do quadro álgico. Os princípios que regem a prescrição desses exercícios são relacionados à mecânica articular e à evitação da fadiga muscular.

A terceira fase do programa de reabilitação são os exercícios de resistência muscular: atividades repetidas de baixa carga. Não são todos os pacientes que conseguem atingir essa fase do programa. A escolha do tipo de atividade aeróbia a ser realizada pelo paciente dependerá do local e grau de comprometimento articular. As atividades de alto impacto – *performance* – como corrida, ciclismo e ginástica aeróbia – devem ser evitadas. A natação e marcha são as melhores atividades para esses pacientes.

A reeducação motora com a criação de novos engramas sensitivos, procurando-se atuar sobre o esquema corporal, por meio de técnicas específicas de reeducação postural, pode complementar o programa de reabilitação do paciente com osteoartrose.

A cinesioterapia deve ser instituída precocemente e a hidroginástica é uma boa alternativa nesses casos, pois permite que a musculatura trabalhe com um nível menor de carga, numa atividade mais dosada para manutenção do tônus do músculo comprometido.

Escola de Coluna

A escola de coluna ou a orientação dirigida a grupos de pacientes selecionados tem como objetivo informar e esclarecer aspectos importantes sobre a doença e de como conviver com as limitações desta[4]. Essas orientações informam sobre anatomia, fisiologia e mecânica da coluna normal; orientações gerais e explicações sobre os diferentes problemas que podem ocorrer na coluna; abordagem psicológica e social, procurando estabelecer um perfil psicológico e social; orientação e treinamento funcional, por meio de programas terapêuticos curtos, acessíveis e de fácil execução domiciliar. Esses programas constam de duas partes: programa de exercícios domiciliares simples e exeqüíveis, e orientação em termos de execução das atividades diárias normais: profissionais, de lazer, esportivas etc.

A base do programa terapêutico de exercícios é o treinamento de estabilização da coluna lombar. A estabilização da coluna é o posicionamento do segmento afetado da coluna na sua posição mais anatômica, sem dor, balanceada e mantida ativamente por meio da musculatura durante a execução das suas atividades diárias normais.

- *Local de estabilização*: um paciente medianamente afetado com discopatia, sem perda neurológica, pode iniciar seu treinamento de estabilização na posição supina: contração isométrica abdominal e do diafragma e manutenção do ritmo respiratório durante o posicionamento. A movimentação lombar da cifose para lordose máxima deve ser estimulada para que se consiga descobrir a posição de prontidão lombar – varia com os pacientes, porém a maioria prefere a posição intermediária.
- *Início de atividades*: mantendo a posição neutra, deve-se iniciar a movimentação dos membros inferiores discriminadamente. A movimentação deve ser realizada com a estabilização mantida e aumenta-se a velocidade, tentando-se a movimentação simultânea dos músculos inferiores e superiores – movimentos de pedalar, sem dor e sem movimentação da coluna espinal.
- *Fases sucessivas*: em prono, em quatro apoios, três apoios, sobre bolas suecas em supino e prono, em pé com joelhos flexionados, sobre um pé, abaixando-se e em atividade – recebendo uma bola e quedas.

A avaliação do paciente e do resultado esperado do programa deve ter dois critérios, a fim de permitir a comparação inter-pacientes e intergrupos. Esses critérios de avaliação são:

- Capacitação física individual do paciente: avaliação clínica e radiológica, correlacionando as alterações clínicas/funcionais com as lesões anatômicas. Utiliza-se a seguinte escala:
  - *Grau 1*: muito favorável.
  - *Grau 2*: favorável.
  - *Grau 3*: pouco favorável.
  - *Grau 4*: moderadamente grave.
  - *Grau 5*: grave.
- Avaliação funcional e atividade física:
  - *Grau 1*: muito favorável – sedentária, com baixo esforço e possibilidade de mobilidade.
  - *Grau 2*: favorável – baixo esforço, porém sem possibilidade de mobilidade.
  - *Grau 3*: pouco favorável – esforço médio e pouca mobilidade.
  - *Grau 4*: moderadamente grave – esforço grande e pouca mobilidade.
  - *Grau 5*: grave – esforço grande sem mobilidade.

REFERÊNCIAS BIBLIOGRÁFICAS

1. HERRING, S. A. The physiatrist as the primary care specialist. Physical medicine and Rehabilitation. *Clin. North Am.*, v. 2, p. 1-5, 1991.
2. FRYMOYER, J. W. Epidemiology. In: FRYMOYER, J. W.; GORDON, S. L. (eds.). *News Perspectives on Low Back Pain*. Park Ridge: American Academy of Orthopaedics Surgeons, 1988. v. 19, p. 33.
3. MACGILL, C. M. Industrial back problems – a control program. *J. Occup. Med.*, v. 10, p. 174-178, 1968
4. DELISA, J. A.; CURRIE, D. M.; GANS, B. M.; GATENS JR., P. et al. *Rehabilitation Medicine: principles and practice*. Philadelphia: J.B. Lippincott, 1988.
5. KOTTKE, F. J.; STILLWELL, K. C.; LEHMANN, J. F. *Krusen: tratado de medicina física e reabilitação*. 3. ed. São Paulo: Manole, 1984.
6. PALLIS, C.; JONES, A. M.; SPILLANE, J. D. Cervical spondylosis: incidence and implications. *Brain*, v. 77, p. 274, 1954.
7. ELIAS, F. Roengten findings in the asymptomatic cervical spine. *(NY) J. Med.*, v. 58, p. 3300, 1958.
8. PHULL, P. S. Management of cervical pain. In: *Rehabilitation Medicine*. Philadelphia: J.B. Lippincott, 1988.
9. SMYTHE, H. A. Fibrosis and soft tissue pain syndromes: the clinical significance of the tender points. In: *Principles of Physical Medicine and Rehabilitation in the Muskuloskeletal Diseases*. New York: Grune & Stratton, 1986.
10. BARDEEN, C. R. The musculature. In: JACKSON, C. M. *Morris's Human Anatomy*. 6. ed. Philadelphia: Blakiston's Son, 1921. section 5.
11. TRAVELL, J. G.; SIMONS, D. G. *Myofascial Pain and Dysfunction: the trigger point manual*. Baltimore: Williams & Wilkins, 1983.
12. SOLA, A. E.; RODENBERGER, M. L.; GETTYS, B. B. Incidence of hypersensitive areas in posterior shoulder muscles. *Am. J. Phys. Med.*, v. 34, p. 585-590, 1955.
13. KRAFT, G. H.; JOHNSON, E. W.; LABAN, M. M. The fibrositis syndrome. *Arch. Phys. Med. Rehabil.*, v. 49, p. 155-162, 1968
14. KELLGREN, J. H. Observations on referred pain arising from muscle. *Clin. Sci.*, v. 3, p. 175-190, 1938
15. AWAD, E. A. Interstitial myofibrositis: hypothesis of the mechanism. *Arch. Phys. Med.*, v. 54, p. 440-453, 1973.
16. ARROYO, P. Electromyography in the evaluation of reflex muscle spasm. *J. Fla. Med. Assoc.*, v. 53, p. 29-31, 1966.
17. FISCHER, A. A. Thermography and pain. *Arch. Phys. Med. Rehab.*, v. 62, p. 542, 1981.
18. DE LATEUR, B. J.; LEHMANN, J. F. Strengthening exercise. In: *Principles of Physical Medicine and Rehabilitation in the Muskuloskeletal Disease*. New York: Grune & Stratton, 1986.
19. DIEPPE, P. A.; HUSKINSSON, E. C.; CROCKER, P. et al. Apatite deposition disease: a new arthropaty. *Lancet*, p. 266-268, 1976.
20. LAWRENCE, J. S.; BREMNER, J. M.; BIER, F. Osteoarthrosis: prevalence in the population and the relationship between symptoms and X-ray changes. *Ann. Rheum. Dis.*, v. 25, p. 1-22, 1966.
21. ACHESON, R. M. Osteoarthritis – the mistery crippler. *J. Rheumatol.*, v. 10, n. 2, p. 174-176, 1983.
22. DIEPPE, P. A. Inflammation in osteoarthritis. *Rheum. Rehabilit.*, v. 19, p. 212-217, 1980.
23. LEEK, J. C.; GERSHWIN, M. E.; FOWLER JR., W. M. *Principles of Physical Medicine and Rehabilitation in the Muskuloskeletal Diseases*. Orlando: Grune & Stratton, 1986.
24. MELZACK, R.; WALL, P. D. *The Challenge of Pain*. Harmondsworth: Penguin Books, 1982.
25. HARRIS JR., E. D.; MCCROSKERY, P. A. The influence of temperature and fibril stability on degradation of cartilage collagen by rheumatoid synovial collagenase. *N. England J. Med.*, v. 290, p. 1-6, 1974.
26. VAHARANTA, H.; ERONEN, I.; VIDEMAN, T. Short wave diathermy effects on S-sulfate up-take and glycosaminoglycan concentration in rabbit knee tissue. *Arch. Phys. Med. Rehabil.*, v. 63, p. 25-28, 1982.
27. MENSE, S. Effects of temperature on the discharges of muscle spindles and tendon organs. *Pflugers. Arch.*, v. 374, p. 159-166, 1978.
28. FISCHER, E.; SOLOMON, S. Physiological responses to heat and cold. In: LICHT, S. *Therapeutic Heat and Cold*. 2. ed. Baltimore: Waverly Press, 1965; p. 84-101.
29. WALL, P. D.; MELZACK, R. *Textbook of Pain*. Edinburgh: Churchill Livingstone, 1989.
30. LONG, D. M. Chronic cervical pain syndromes. In: *The Cervical Spine*. Philadelphia: J.B. Lippincott, 1983.
31. MAIGNE, R. Manipulation of the spine. In: *Manipulation, Traction and Massage*. Baltimore: Williams & Wilkins, 1985.
32. JOYNT, R. L. Therapeutic exercise. In: *Rehabilitation Medicine: principles and practice*. Philadelphia: J.B. Lippincott, 1990.
33. GOLNICK, P. D.; ARMSTRONG, R. B.; SALTIN, C. W. Effect of training on enzyme activity and fiber composition of human skeletal muscle. *J. Appl. Physiol.*, v. 34, p. 107-111, 1973.

BIBLIOGRAFIA COMPLEMENTAR

BASMAJIAN, J. V. *Terapêutica por Exercícios*. 3. ed. São Paulo: Manole, 1980.
BONICA, J. J. *The Management of Pain*. Philadelphia: Lea & Fabiger, 1990. v. 2.
BRENA, S. F.; CHAPMAN, S. L. Chronic pain: physiology, diagnosis, management. In: LEEK, J. C.; GERSHWIN, M. E.; FOWLER, W. M. *Principles of Physical Medicine and Rehabilitation in the Muskuloskeletal Disease*. Orlando: Grune & Stratton, 1986.
GOLNICK, P. D.; ARMSTRONG, R. B.; SAUBERT, C. W. Enzyme activity and fiber composition in skeletal muscle of untrained and trained men. *J. Appl. Physiol.*, v. 33, p. 312-319, 1972.
HALDEMAN, S. Presidential Adress, North American Spine Society: failure of the pathology model to predict back pain. *Spine*, v. 15, p. 718-724, 1990.
KELLGREN, J. H. A preliminary account of referred pains arising from muscle. *Br. Med. J.*, v. 1, p. 325-327, 1938.
LEHMANN, J. F.; DELATEUR, B. J. Therapeutic heat and cold. In: LEEK, J. C.; GERSHWIN, M. E.; FOWLER, W. M. *Principles of Physical Medicine and Rehabilitation in the Muskuloskeletal Disease*. Orlando: Grune & Stratton, 1986.
WOLFE, F. The clinical syndrome of fibrositis. *Am. J. Med.*, v. 81, n. 7, 1986.
WYKE, B. The neurology of the joints: a review of general principles. *Clin. Rheum. Dis.*, v. 7, p. 233-239, 1981.

CAPÍTULO 179

Diagnóstico Diferencial – Dor Lombar de Origem Visceral ou Dor Referida

Júlia Maria D'Andréa Greve

A dor na região lombar ou lombalgia vem assumindo, na sociedade contemporânea, proporções de uma verdadeira epidemia, com os conseqüentes custos sociais e econômicos. Nachenmson refere que a lombalgia é uma entidade de baixa letalidade, porém de altíssima morbidade e um fator importante na diminuição de qualidade de vida nas sociedades industrializadas[1]. O diagnóstico diferencial deve se basear na história e no exame clínico, e não se ater a imagens. O problema com as alterações nos exames por imagem é a alta incidência de alterações morfológicas sem correspondência de sintomas.

A lombalgia relacionada à unidade funcional da coluna é a síndrome mais freqüente, mas o diagnóstico diferencial das lombalgias é um fator importante no estabelecimento do tratamento adequado e precoce, bem como na identificação dos possíveis pacientes com doenças viscerais que podem estar sendo abordados como portadores de lombalgias de origem musculoesquelética. Essas alterações são especialmente importantes nos pacientes idosos, em que a presença de doenças tumorais malignas não pode ser esquecida.

DOR REFERIDA OU DOR VISCERAL

As dores de origem visceral podem se manifestar à distância e se localizar na região dorsal ou lombar, e é importante que se seja reconhecida, pois, algumas vezes, a dor referida pode estar associada a doenças graves.

Algumas assertivas são importantes no reconhecimento da dor referida[2]:

- Traumas diretos raramente produzem dor visceral.
- As dores viscerais são difusas, pobremente localizadas e, algumas vezes, têm localização bizarra.
- A dor visceral evolui se tornando mais superficial.
- As dores viscerais podem ser irradiadas para locais distantes.
- Local da dor referida pode mostrar hiperalgesia.
- A víscera acometida pode apresentar dor.
- Pode estar associada à náusea e ao mal-estar.
- Caráter ondulatório.
- Reflexos autonômicos e motores estão presentes e são persistentes.

Em relação à localização, nota-se que há dois tipos distintos de dor visceral: a dor verdadeira ou esplâncnica, que é sentida como advinda do interior do corpo e se localiza na linha média; pode ser anterior ou posterior, e se irradia para distâncias consideráveis. Exemplo: sensação inicial após infarto agudo do miocárdio ou dor medial da apendicite.

Muitas dores viscerais ou referidas são localizadas em estruturas superficiais e podem envolver largas áreas, que geralmente são segmentares, envolvendo o músculo ou região cutânea inervado pelo mesmo nervo espinal da víscera que está originando o estímulo doloroso. Exemplo clássico: dor do infarto agudo do miocárdio, sentida inicialmente na região medial do tórax – peito –, que rapidamente se irradia para os membro superior esquerdo e região ântero-lateral esquerda, e é sentida nas estruturas mais superficiais na parede torácica. Outro exemplo clássico é a dor da cólica nefrética, sentida na região inguinal e escrotal e, algumas vezes, na região lombar. Muitas vezes não é fácil fazer a distinção entre as vísceras que estão originando a dor – coração ou esôfago – e outras vezes não se identifica o caráter visceral da dor, pois a região onde é referida se torna hiperalgésica e sensível. Esse fenômeno pode ocorrer na pele ou músculo, se desenvolve lentamente, e pode ser persistente por várias horas[3,4].

Outro conceito controverso em relação à dor referida se aplica à sua movimentação, quando, por exemplo, o estímulo doloroso passa da região visceral para região parietal no caso de ruptura de uma víscera, assim como o crescimento tumoral pode causar um estímulo doloroso não visceral e sim parietal, principalmente pelo estímulo das regiões membranosas[5]. Morley acredita que os estímulos dolorosos viscerais estimuladores do diafragma podem a levar às dores referidas no ombro, pois dores similares são obtidas em cirurgias abdominais com anestesia local, quando se estimula o diafragma[6]. O mesmo autor também afirma que a estimulação de estruturas da parede abdominal pode aumentar a dor gástrica de uma úlcera. Lewis, em 1942, nega que esse fenômeno possa ocorrer e não há dúvida que é muito difícil se explicar a dor referida apenas por esse mecanismo[7].

FISIOPATOLOGIA DA DOR REFERIDA

Teoria de Sinclair *et al*.

Alguns neurônios primários têm axônios bifurcados, que inervam alvos somáticos e viscerais, causando falta de especificidade na aferência e caráter segmentar no dor referida[8]. Bahr refere que 18% das fibras não mielinizadas dos nervos lombares esplâncnicos podem ser ativadas por estímulos elétricos aplicados aos nervos somáticos[9]. Alguns desses nervos devem possuir fibras sensitivas, embora não se tenha identificado receptores periféricos. Mense *et al*. relatou a presença de neurônios sensitivos com receptores na pele e no músculo, na cauda de um gato[10]. Essa hipótese não consegue explicar o intervalo de tempo de evolução da dor referida e também a hiperalgesia que se desenvolve, visto que a atividade antidrômica não parece capaz de sensibilizar os terminais sensitivos, conforme estudo de Reeh et al.[11].

Teoria de Ruch Adaptada de Sturge e Ross

Os neurônios sensitivos viscerais e somáticos convergem sobre neurônios espinais comuns, e é a teoria da convergência. Haveria alteração no mecanismo aferente, pois a aferência visceral seria interpretada como somática, que seria o mecanismo normal de origem dos estímulos[12-14]. Essa teoria explica a natureza segmentar da dor referida e também o porquê do aumento de intensidade do estímulo visceral, levando ao recrutamento de um maior número de nervos espinais e à disseminação da área de dor referida. Há consideráveis evidências experimentais da existência da convergência somatovisceral nos neurônios espinais. Importante limitação dessa teoria se refere à hiperalgesia e sua evolução lenta.

Teoria de Mackenzie

Esse autor supunha que as vísceras eram insensíveis e que o aumento da atividade neuronal aferente nunca causava aumento de dor, mas que o aumento da atividade nas fibras aferentes sensitivas era capaz de criar um foco irritativo dentro da medula espinal, causando sensações anormais dolorosas, interpretadas como sensação de dor referida[15]. Essa teoria é pouco aceita, pelo fato de negar a existência da dor visceral verdadeira. O envolvimento dos neurônios somáticos faria a hiperalgesia local sensível ao bloqueio anestésico, fato não verdadeiro universalmente na presença de dor visceral. No entanto, é uma boa teoria para explicar a hiperalgesia focal e o intervalo de aparecimento da dor; também contribui para o moderno conceito de sensibilização central, feito pelo foco de irritação e dos possíveis mecanismos moleculares envolvidos. No entanto, o conceito do foco irritativo vem de encontro à sensibilização central, que é crescentemente acreditada como primordial nos estados hiperalgésicos associados aos mecanismos moleculares envolvidos. Uma pergunta interessante, proposta por Bonica, é: o que acontece à dor referida quando se anestesia a área dolorosa com anestésico local?[16]. A contratura e desconforto local desaparecem, mas o que acontece com a dor visceral não tem resposta unânime: desaparece, melhora, muda de local ou não acontece nada. A resposta a essa questão pode ser elucidativa na compreensão da fisiopatologia da dor referida.

Teoria de Theobald

Esse autor, corroborado por Lewis, sugere que há uma forte interação supra-espinal na origem dessa dor[7,17]. Seria como se houvesse uma insuficiência na representação cortical das informações sensitivas, advindas das vísceras, enquanto haveria grande representação das estruturas somáticas, daí a dor referida ocorrer na parede ou nas estruturas musculoesqueléticas. Não se reconhece, no entanto, vias exclusivas da medula espinal para o córtex.

ESTÍMULOS DOLOROSOS SUPERFICIAIS E PROFUNDOS

Pele

Em situações experimentais, vários estímulos podem causar dor: mecânicos, térmicos, elétricos e químicos. A dor intensa normalmente não irradia e permanece localizada; o aumento da área estimulada pode levar a um pequeno aumento da sensação dolorosa, sem redução do limiar de dor; a pele se torna mais sensível em áreas maiores que o ponto estimulado, e mesmo estímulos leves podem causar dor[18].

Músculos e Articulações

Os tecidos profundos são sensíveis aos estímulos dolorosos diretos: mecânicos sobre músculos, distorção articular além do limite de movimento, agentes químicos irritantes, danos teciduais (artrites e pós-exercício), isquemia e atividade musculares, e formação de substâncias algogênicas[7]. Esse mecanismo de estímulo doloroso poderia estar relacionado à contratura reflexa encontrada em alguns casos de dor referida visceral.

Vísceras

A sensibilidade visceral é muito diferente, pois algumas vísceras aparentemente não são dolorosas – pulmão, parênquima renal e fígado –, mesmo na presença de lesões extensas. Alguns relatos de cirurgiões do início do século mostram que o uso do anestésico local (parede abdominal) era muito eficiente na prevenção da dor durante a cirurgia, relatando pouca sensibilidade dolorosa visceral aos estímulos de cortar, tracionar ou pinçar, realizados nos atos operatórios[6,15,19]. Haveria poucas exceções: mesentérios e a região do trígono do colo vesical. A sensibilidade dolorosa visceral, no entanto, pode ser estimulada por pressão e distensão das paredes musculares das vísceras ocas, cujo limiar varia com a área estimulada e a somação espacial dos estímulos; isquemia e acúmulo de substâncias químicas (isquemia cardíaca); estímulos químicos (bradicinina); estados inflamatórios (mais comuns nos sistemas urinário e digestivo)[3,20-27].

VIAS PERIFÉRICAS MEDIADORAS DA DOR VISCERAL

Muitas vísceras possuem dupla inervação autônomica – simpática e parassimpática –, e as fibras aferentes trafegam em ambos os tipos de nervos. É aceito, até de maneira universal, que as fibras simpáticas veiculam os estímulos dolorosos e que as parassimpáticas não o fazem; essas assertivas se baseiam nos achados de White e Sweet, em que o nervo vago, quando estimulado eletricamente, não produzia dor[28]. Esses achados, no entanto, não devem ser considerados de forma absoluta, pois estímulos dolorosos de outras vísceras podem ser veiculados via nervos esplâncnicos, fato muito observado na bexiga, onde inclusive as fibras simpáticas parecem ser menos atuantes[29-32]. Assim, todos os aferentes espinais viscerais são importantes na veiculação dos estímulos dolorosos.

Mecanismos Periféricos de Codificação Nervosa – Comparação entre Tecidos Superficiais e Profundos

Há grande especialização funcional entre as fibras aferentes que inervam os tecidos somáticos:

- *Fibras mielínicas grossas*: conduzem nas velocidades A-beta e respondem aos estímulos não dolorosos (toque da pele e movimento dos membros)[32].
- *Fibras mielínicas finas*: conduzem nas velocidades entre A-delta e fibras C; são nociceptivas, respondem aos estímulos intensos e podem causar dano tecidual.

Na inervação visceral, essa especialização não é tão grande:

- *Fibras aferentes A-beta*: são pouquíssimas e inervam corpúsculos paciniformes, localizados no mesentério e são incapazes de codificar informações de cada víscera individualmente[33].
- *Fibras aferentes finas*: devem mediar as sensações dolorosas, não dolorosas e os reflexos viscerais.

Não se sabe se a aferência visceral pode ser dividida em nóxia e não nóxia, como na somática, e se existe ou não especificidade no estímulo doloroso. A resposta a essas questões não é muito simples, pois os estudos experimentais não conseguiram desenvolver modelos adequados. Um dos grandes problemas com a inervação visceral é sua baixa densidade, pois apenas 5 a 10% das fibras aferentes espinais advêm dos órgãos viscerais torácicos e abdominais. O mecanismo de somação temporal e espacial, outrossim, é fundamental na regulação da aferência dolorosa visceral.

A existência de fibras especializadas e específicas para a aferência dolorosa de alto limiar (que seriam uma subpopulação de fibras aferentes não específicas reagentes à ao estímulo, que se transforma em doloroso, de acordo com a intensidade) e a presença de somação espacial e temporal poderiam ser um modelo mais abrangente em termos de compreensão da aferência dolorosa visceral[34].

Também já é descrito um mecanismo próprio de algumas vísceras, que tem fibras aferentes que não respondem aos estímulos fisiológicos e suprafisiológicos. Essas fibras aferentes, denominadas *silenciosas* ou *adormecidas*, respondem apenas a estímulos químicos que ocorrem em processos inflamatórios. Essas fibras desenvolvem uma espécie de mecanossensibilidade no início do processo inflamatório, e passa a responder aos estímulos fisiológicos, como a distensão visceral. Essas evidências mostram que os mecanismos de dor visceral podem se modificar de forma dramática durante os processos patológicos.

Sumário dos Mecanismos de Aferência Dolorosa Visceral

- As fibras predominantes de aferência dolorosa são as finas, e conduzem na velocidade compreendida entre fibras A-delta e fibras C.
- Muitas fibras aferentes têm uma terminação mecanossensitiva, e apresentam baixo nível de atividade.
- Os terminais mecanossensitivos respondem a variados estímulos químicos álgicos.
- As fibras aferentes dos nervos simpáticos terminam em músculos e camadas serosas, e as fibras aferentes parassimpáticas terminam em músculos e camadas mucosas.
- As vísceras ocas têm aferência sensitiva não nóxia à distensão e nóxia (estímulos suprafisiológicos).
- Existem fibras aferentes das mucosas, projetadas por meio dos nervos pélvicos, que são sensibilizadas por estímulos químicos, especialmente inflamatórios. Foram identificadas na bexiga, e podem constituir uma grande população de fibras aferentes das vísceras pélvicas.
- Existem fibras aferentes sensíveis à distensão e que podem ser consideradas fibras nociceptoras específicas. O principal exemplo são as fibras localizadas na vesícula biliar, mas que também estão presentes no esôfago e na bexiga.

A somatória de achados eletrofisiológicos e estruturais sobre o mecanismo de aferência dolorosa visceral leva às seguintes inferências, visto que a maioria é ainda não conclusiva:

- *Especificidade*: fibras nociceptoras específicas em algumas vísceras.
- *Intensidade*: fibras aferentes que se sensibilizam pela intensidade dos estímulos.
- *Somação temporal e espacial*: aumento do tempo e número de fibras envolvidas.

PROCESSAMENTO CENTRAL DAS INFORMAÇÕES VISCERAIS

Há poucas fibras A-beta viscerais e, conseqüentemente, pouca projeção dessas fibras no corno posterior da medula espinal e do trato espinotalâmico, pois a grande maioria das fibras aferentes viscerais cursam por meio dos nervos simpáticos e parassimpáticos, que penetram no sistema nervoso central (SNC), nos mesmos níveis dos eferentes autonômicos, e se restringem a segmentos espinais torácicos, lombares e sacrais[23]. As raízes dorsais, cervicais e lombares contêm pouca inervação visceral e, no entanto, a aferência visceral individual tem uma distribuição rostro-caudal mais abrangente que a aferência cutânea, relacionada ao pequeno número de fibras e terminações[35]. Essa distribuição abrangente da aferência visceral na região pélvica (que seria veiculada por meio dos nervos pélvicos, que entram sobre as raízes sacrais) poderia explicar algumas terminações viscerais no corno posterior da região lombar. As terminações viscerais se projetam nas lâminas I e V, bem como na comissura dorsal do corno posterior, se ramificam e deixam o trato de Lissauer, e formam um trato colateral medial e lateral independente[36]. As terminações aferentes viscerais são poucas no corno posterior da medula, mas suas ramificações são muitas, pois estímulos periféricos, em grande número de aferentes, provocam resposta em um número desproporcional de neurônios espinais. Cervero e Tattersall mostraram que a estimulação do nervo esplâncnico (que contribui com 10% da aferência região torácica) causava resposta em 75% dos neurônio espinais torácicos[37]. Outros estímulos, mais naturais e fracos que a estimulação elétrica, também causavam resposta em um grande número de neurônios espinais pós-sinápticos. As informações viscerais podem ser codificadas em muitas das vias espinais ascendentes (tratos espinotalâmico, espinorreticular e espinomesencefálico); os neurônios individuais – fibras tipo A-beta –, que são poucos e respondem aos estímulos viscerais, podem receber estímulos somáticos convergentes, cujos receptores estão na pele, músculos e tendões e estão situados no mesmo segmento espinal[23]. Os campos cutâneos receptivos, que apresentam convergência viscerossomática, são descritos como maiores que os que não fazem essa convergência; além de responderem a estímulos de intensidade diferentes, poderiam ser considerados receptores nociceptivos específicos[38]. A atividade nas células pós-sinápticas induzidas pela aferência visceral é *mal interpretada* como advinda dos receptores somáticos, e causa uma resposta nos efetores somáticos. A convergência é muito comum e poder-se-ia esperar maior freqüência de dor referida. Também permanece pouco claro o fenômeno da dor referida mascarar a verdadeira dor visceral.

Respostas Espinais à Distensão Visceral

A distensão visceral é o estímulo visceral mais natural e freqüente, por isso é largamente utilizado em estudos experimentais. Algumas considerações sobre essas respostas são interessantes na compreensão da dor referida:

- Limiar mínimo para se conseguir reação dolorosa e respostas autonômicas cardiovascular e muscular.
- O estímulo doloroso estimula a maioria dos neurônios torácicos e lombares.
- As células excitadas pela distensão colorretal têm convergência de entrada para as estruturas somáticas: pele e, menos freqüentemente, músculos e articulações.
- Os campos somáticos são ipsilaterais, e variam de um a vários dermátomos.
- Existem neurônios que recebem impulsos convergentes de mais de uma víscera, e esses estímulos podem também ter um caráter inibitório, dependendo do tipo de latência encontrado, pois alguns dos neurônios ficam refratários após a resposta inicial ao estímulo pressórico.

Efeitos do Processo Inflamatório

A produção de substâncias irritantes produzidas pela inflamação diminui o limiar de excitabilidade dos neurônios aferentes viscerais e os torna mais suscetíveis às alterações de pressão. Os campos sensitivos somáticos estão aumentados pela sensibilização central dada pela convergência espinal. As principais fibras envolvidas nesse processo são as fibras C, pois o bloqueio específico da sua atividade diminui, de forma significativa, a hiperatividade e a dor visceral. A sensibilização do corno posterior da medula espinal, por meio da atividade facilitatória das aminas excitatórias, pode explicar a hiperalgesia e a irritabilidade da pele, e quando se associa a facilitação com a convergência, fica mais claro a explicação da dor referida.

Processamento dos Mecanismos Espinais

- Nos animais anestesiados, os aferentes viscerais excitam um grande número de neurônios espinais.
- Funções-estímulo: respostas dos neurônios ativados pela distensão visceral são estimuladas por baixas (estímulo fisiológico) ou altas pressões (estímulo patológico).
- Neurônios espinais são sensíveis aos estímulos mecânicos e químicos.
- Não existem vias privativas aferentes para estímulos viscerais.
- Convergência somática e visceral é comum.
- A inflamação visceral pode levar à sensibilização dos neurônios do corno posterior da medula espinal, e os estímulos viscerais e somáticos ficam facilitados. Esse processo, semelhante em tudo à sensibilização central, é fundamental no fenômeno de hiperalgesia referida.
- O processamento central das informações viscerais está sob controle descendente, pois pode desencadear atividade inibitória hétero e intersegmentar, controlada pelo mesencéfalo e substância cinzenta periaquedutal

DOR REFERIDA OU VISCERAL NA REGIÃO LOMBAR

Como foi visto anteriormente, a dor visceral pode ser referida como uma dor periférica: cutânea, muscular ou mesmo articular. A manifestação dolorosa depende da víscera acometida, do tipo de lesão ou doença visceral, bem como do fenômeno de sensibilização do corno posterior da medula. Algumas doenças inflamatórias, tumorais, infecciosas ou degenerativas que acometem vísceras torácicas ou abdominais podem apresentar na sua evolução um quadro clínico de dor lombar, que em alguns casos pode simular uma lombalgia, relacionada à unidade funcional da coluna lombar, e mascarar, algumas vezes, doenças mais graves, que tem um abordagem terapêutica diversa. Em alguns casos, o diagnóstico tardio pode piorar o prognóstico de uma doença mais grave. Serão destacadas aqui algumas doenças que acometem as vísceras e que podem cursar com dor lombar: problemas urológicos, aneurisma da aorta, tumores retroperitoniais, doenças ginecológicas, doenças hepáticas e outras alterações digestivas.

Sistema Geniturinário

A dor na região lombar, que tem como origem os sistemas genital e urinário, é freqüente e comum na prática médica diária, e muitas vezes é confundida com a dor lombar relacionada à unidade funcional da coluna vertebral. A dor renal típica, em cólica, relacionada à presença de cálculos renais, com sinal de Giordano positivo, nem sempre é patente, e pequenos cálculos que causam obstrução intermitente podem, muitas vezes, confundir o médico examinador e levar à diagnósticos errôneos. A micção dolorosa associada à polaciúria é comum na cistite ou prostatite aguda associada ou não à dor testicular. Nos casos crônicos, esse quadro clínico não fica muito evidente e a dor referida em outros locais pode aparecer e dificultar o diagnóstico diferencial. A bexiga é local freqüente de processos infecciosos, e é uma das vísceras ocas mais ricas em aferências sensitivas, as quais cursam por meio dos nervos pélvico-esplâncnicos e podem levar à sensibilização do corno posterior da medula e ao aparecimento de dor referida. O diagnóstico diferencial é feito pela anamnese e exames físico e laboratoriais. Na anamnese, sempre deve se interrogar sobre modificações no aspecto, coloração e resíduos urinários, bem como dor no ato de urinar. O exame clínico deve sempre incluir a pesquisa do sinal de Giordano. Nesses casos, não se encontra alterações locais no exame clínico dos sistemas musculoesquelético e neurológico: impotência funcional, limitação de amplitude, sinal de Laségue, alterações de reflexos e fraqueza muscular. Pode-se, eventualmente, se encontrar na região cutânea de hiperalgesia na região do dermátomo relacionado às raízes sacrais que inervam a bexiga (S2-S4), que estaria situado na região glútea. As possíveis alterações somáticas relacionadas à presença de cálculos renais podem ser vistas na região lombar.

Doenças Ginecológicas

A endometriose é uma doença que, freqüentemente, leva à dor, que tem caráter cíclico e, em geral, responde à medicação e/ou cirurgia. A endometriose causa dispareunia, dismenorréia, sensibilidade pélvica e dor lombar. O tratamento é complexo, algumas das pacientes podem não ter necessidade de tratamento e outras podem exigir uma abordagem multidisciplinar[39].

Outros problemas ginecológicos que podem evoluir com dor na região lombar são os processos inflamatórios, infecciosos e tumorais dos ovários e anexos. As anexites crônicas podem causar pelo efeito de convergência e sensibilização dor lombar e na região pélvica, que pode se tornar de difícil controle e tratamento. A anamnese e exame ginecológico são imperativos nas queixas de dores crônicas lombares, sacrais e pélvicas.

Tumores Retroperitoneais

Jaffer e Calabrese descrevem o caso de uma mulher com 44 anos, com dor lombar grave e intensa, que se acompanhou de dor abdominal[40]. Com o exame de ressonância magnética e tomografia computadorizada associados a uma velocidade de hemossedimentação elevada, ficou evidente uma fibrose na região retroperitoneal periaórtica. O diagnóstico foi confirmado pela biópsia, principalmente para excluir processo maligno. Uma das possíveis evoluções é a obstrução do ureter e insuficiência renal aguda. O tratamento preconizado é cirurgia e corticosteróides.

Outras das possíveis causas de dor lombar são os cistos retroperitoniais e mesentéricos; como visto anteriormente, a região mesentérica é rica em terminações nervosas livres e propensa a causar sensibilização do corno posterior da medula espinal e dor lombar. Esses cistos, embora raros, podem evoluir com dor lombar e abdominal e infecção.

Outro dos possíveis tumores retroperitoniais é o de cabeça de pâncreas, de instalação insidiosa e que pode evoluir com dor lombar intensa e intermitente, que piora à noite. No início do quadro, pode não haver outras manifestações de podem digestiva. A não resposta aos tratamentos analgésicos medicamentosos, emagrecimento, anemia, comprometimento do estado geral e falta de sinais clínicos de dor localizada podem ser indícios da doença.

CONSIDERAÇÕES FINAIS E RECOMENDAÇÕES

Hoogen et al. realizaram uma meta-análise, por meio do estudo em 36 publicações, dos principais sinais, sintomas e testes de laboratório (velocidade de hemossedimentação) que poderiam ser usados para os diagnósticos de radiculopatia, espondilite anquilosante e tumores malignos, a partir de um quadro inicial de lombalgia[41]. O resultado mostrou que nenhum teste tem sensibilidade e especificidade para diagnosticar radiculopatia. A combinação de velocidade de hemossedimentação elevada com história clínica tem acurácia alta para tumores malignos; não conseguir permanecer na cama à noite e diminuição da mobilidade lateral da coluna tem acurácia moderada para o diagnóstico de espondilite anquilosante. Esses autores referem que estudos posteriores devem ser realizados, com ênfase na avaliação dos sinais e sintomas, bem como na sua reprodutibilidade ao longo do tempo, visto que estes foram negligenciados na maioria dos estudos anteriores.

Nachenson refere que a lombalgia crônica segue como um grande desafio, dentro da Medicina, em razão de alta prevalência; dificuldades para o diagnóstico etiológico; relação com atividades funcionais; grande influência dos fatores culturais, sociais e psicológicos, de detecção trabalhosa; e um grande número de pacientes que ainda evoluem com má resposta aos vários tipos de abordagem terapêutica, mantendo a queixa de dor permanente e progressivamente incapacitante[1].

Troyanovich et al., em estudo de revisão, refere que a dor lombar crônica é, na maioria das vezes, causada por alterações na unidade funcional da coluna vertebral e que, dentre essas alterações, se destacam as dores de origem discogênica[42]. O autor refere também que a indicação de procedimento cirúrgico muitas vezes é feita de forma precipitada e precoce, e não há muitos estudos que façam a comparação entre o tratamento mais conservador e cirúrgico. Porém, o autor enfatiza a necessidade de se investigar, por meio de uma boa anamnese, os possíveis sinais de alerta: emagrecimento, febre, dor noturna, história de câncer prévio, infecção urinária, uso de drogas intravenosas e uso prolongado de corticóides. A detecção dos sinais de alerta pode ajudar no diagnóstico das doenças da unidade funcional lombar, como identificação ou suspeita da presença de dor visceral referida, a qual, em muitos casos, também está relacionada a doenças graves. Cherkin et al., em estudo realizado com 1.200 médicos, consultados por meio de questionário, sobre os melhores procedimentos para tratar lombalgia crônica ou aguda, mostram que 80% dos consultados acreditam que a fisioterapia é um método efetivo de tratamento; pouco menos que 50% acreditam na manipulação vertebral, injeções epidurais de corticosteróides, tração e coletes; e uma minoria recomenda repouso e analgésicos narcóticos[43]. Os autores atribuem essa falta de consenso à ausência de linhas clínicas baseadas em evidências na lombalgia, ignorância ou rejeição das evidências científicas existentes, apego ao modo pessoal de terapia e tendência a não considerar a eficácia dos demais tratamentos.

REFERÊNCIAS BIBLIOGRÁFICAS

1. NACHENSON, A. Future of low back pain. In: WEINSTEIN, J. N.; HERKOWITZ, H. N. et al. (ed.) *The Lumbar Spine*. 2. ed. Philadelphia: W. B. Saunders, 1996. p. 28-42.
2. MCMAHON, S. B.; KOLTZEMBURG, M. Changes in the afferent innervation of the inflamed bladder. In: MAYER, E.; RAYBOLD, H. *Basic and Clinical Aspects of Chronic Aabdominal Pain. Pain Research and Clinical Management*. Macmillan: New York, 1994. v. 9.
3. HEAD, H. On the disturbances of sensation with especial reference to the pain of visceral disease. *Brain*, v. 16, p. 1-133, 1893.
4. PROCACCI, P; ZOPPI, M.; MARESCA, M. Clinical approaches to visceral sensation. In: CERVERO, F.; MORRISSON, J. F. B. *Visceral Sensation. Progress in Brain Research*. Amsterdam: Elsevier, 1986. v. 67, p. 21-28.
5. SILEN, W. *Cope's Eearly Diagnosis of the Acute Abdomen*. 17. ed. New York: Oxford University Press, 1987.
6. MORLEY, J. *Abdominal Pain*. Edinburgh: Livingstone, 1931.
7. LEWIS, T. *Pain*. Macmillan: New York, 1942.
8. SINCLAIR, D. C.; WEDDELL, G.; FEINDEL W. H. Referred pain and associated phenomena. *Brain*, v. 71, p. 184-211, 1948.
9. BAHR, R.; BLUMBERG, H.; JANIG, W. Do dichotomizing fibers exist which supply visceral organs as well somatic structures? A contribution to the problem of referred pain. *Neurosci. Letters*, v. 24, p. 25-28, 1981.
10. MENSE, S.; LIGHT, A. R.; PERL E. R. Spinal terminations of subcutaneous high-threshold mechanoreceptors. In: BROWN, A. G.; RETHELYI, M. *Spinal Cord Sensation*. Edinburgh: Scottish Academic Press, 1981.
11. REEH, P. W.; KOCHER, L.; JUNG, S. Does neurogenic inflammation after the sensitivity of unmyelinated nociceptors in the rats? *Brain Res.*, v. 384, p. 42-50, 1986.
12. RUCH, T. C. Visceral sensation and referred pain. In: FULTON, J. F. *Howell's Textbook of Physiology*. 15. ed. Philadelphia: W.B. Saunders, 1946. p. 385-401.
13. STURGE, W. A. The phenomena of angina pectoris and their bearing upon theory of counter-irritation. *Brain*, v. 5, p. 492-510, 1883.
14. ROSS, J. On the segmental distribution of sensory disorders. *Brain*, v. 10, p. 333-361, 1888.
15. MACKENZIE, J. *Symptoms and Their Interpretation*. London: Shaw, 1909.
16. BONICA, J. J. *The Management of Pain*. 2. ed. Malvern: Lea & Febiger, 1990. 1523p.
17. THEOBALD, G. W. *Referred Pain: a new hypothesis*. Colombo: Times of Ceylon, 1941.
18. PRICE, D. D.; MCHAFFIE, J.; LARSON, M. Spatial summation of heat induced pain? Influence of stimulus area and spatial separation of stimuli on perceived sensation intensity and unpleasantness. *J. Neurophis.*, v. 62, p. 1270-1275, 1989.
19. CAPPS, J. A. *An Experimental and Clinical Study of Pain in the Pleura, Pericardium and Peritoneum*. New York: Macmillan, 1932.
20. GOLDSCHEIDER, A. *Das Schmerzproblem*. Berlin: Springer, 1920.
21. BRETLAND, P. M. *Acute Ureteric Obstruction*. London: Butterworths, 1972.
22. CSENDES, A.; SEPULVEDA, A. Intraluminal gallbladder pressure measurement in patients with chronic or acute cholecystitis. *Am. J. Surg.*, v. 139, p. 383-384, 1980.
23. MALLIANNI, A. The elusive link between transient myocardial ischemia and pain. *Circulation*, v. 73, p. 201-204, 1986.
24. NESS, T. J.; GEBHART, G. F. Visceral pain: a review of experimental studies. *Pain*, v. 41, p. 167-234, 1990.
25. HANDWERKER, H. O.; REEH, P. W. Pain and inflammation. In: BOND, M. R.; CHARLTON, J. E.; WOOLF, C. J. *Proceedings VI World Congress of Pain*. Amsterdam: Elsevier, 1991.
26. RANG, H. P.; BEVAN, S.; DRAY, A. Chemical activation of nociceptive peripheral neurones. *British Med. Bull.*, v. 47, p. 534-548, 1991.
27. WOLF, S. Gastric sensibility. In: WOLF, S. *The Stomach*. New York: Springer-Verlag, 1965. p. 88-99.
28. WHITE, J. C.; SWEET, W. H. *Pain and the Neurosurgeon: a 40 year experience*. Springfield: Thomas, 1963.
29. WHITE, J. C.; SMITHWICK, R. H.; SIMEONE, F. A. *The Autonomic Nervous System: anatomy, physiology and surgical application*. New York: Macmillan, 1952.
30. PETERSÉN, I.; FRANKSSON, C. The sensory innervation of the urinary bladder. *Urol. Internat.*, v. 2, p. 108-119, 1955.
31. BORS, E.; COMARR, A. E. *Neurological Urology: physiology and micturition, its neurological disorders and sequelae*. Basel: Karger, 1971.
32. GUNTERBERG, B.; NORLÉN, L.; STENER, B.; SUNDIN, T. Neurologic evaluation after resection of the sacrum. *Invest. Urol.*, v. 13, p. 183-188, 1975.
33. JANIG, W.; MORRISON, J. F. B. Functional properties of spinal afferents supplying abdominal and pelvic organs, with special emphasis on visceral nociception. In: CERVERO, F.; MORRISON, J. F. B. *Visceral Sensation. Progress in Brain Research*. Amsterdam: Elsevier, 1986. v. 67, p. 87-114.

34. CERVERO, F.; LUMB, B. M. Bilateral inputs and supraspinal control of viscerosomatic neurones in the lower thoracic cord of the cat. *J. Physiol. (London)*, v. 403, p. 221-237, 1988.
35. SUGIURA, Y.; TERUI N.; HOSOYA, Y. Differences in the distribution of central terminals between visceral and somatic unmyelinated (C) primary afferent fibers. *J. Neurophis.*, v. 62, p. 834-840, 1989.
36. MORGAN, C.; NADELHAFT, I.; DEGROAT, W. C. The distribution of visceral primary afferents from the pelvic nerve to Lissauer's tract and the spinal gray matter and its relationship to the sacral parasympathetic nucleus. *J. Comparative Physiol.*, v. 201, p. 415-40, 1981.
37. CERVERO, F.; TATTERSALL, J. E. H. Somatic and visceral sensory integration in the thoracic spinal cord. In: CERVERO, F.; MORRISON, J. F. B. *Visceral Sensation. Progress in Brian Research*. Amsterdam: Elsevier, 1986. v. 67, p.189-206.
38. CERVERO, F.; TATTERSALL, J. E. H. Cutaneous receptive fields of somatic and viscerosomatic neurones in the thoracic spinal cord of the cat. *J. Comparative Physiol.*, v. 237, p. 325-332, 1985.
39. MARTIN, D. C.; LING, F. W. Endometriosis and pain. *Clin. Obstet. Gynecol.*, v. 42 n. 3, p. 664-686, 1999.
40. JAFFER, A.; CALABRESE, L. Severe back and abdominal pain in a 44-year-old woman. *Cleve Clin. J. Med.*, v. 65, n. 10, p. 515-518, 1998.
41. HOOGEN, H. M. M.; KOES, B. W.; EIJK, J. T. M.; BOUTER, L. M. On the accuracy of history, physical examination and erythrocyte sedimentation rate in diagnostic low back pain in general practice: a criteria-based review of the literature. *Spine*, v. 20, p. 318-327, 1995.
42. TROYANOVICH, S. J.; HARISON, D. D.; HARRISON, D. E. Low back pain and the lumbar intervertebral disk: considerations for the doctor and chiropractic. *J Manipul. Physiol. Ther.*, v. 22, n. 2, p. 96-104, 1999.
43. CHERKIN, D. C.; DEYO, R. A.; WHEELER, K. et al. Physician views about treating low back pain – the results of a national survey. *Spine*, v. 20, p. 1-10, 1995.

BIBLIOGRAFIA COMPLEMENTAR

ALMAY, B. G. L.; JOHANSSON, F.; VON KONORRING, L. Substance P in CSF of patients with chronic pain syndromes. *Pain*, v. 33, p. 3-9, 1988.
BIGOS, S. J. Acute low back problems in adults: assessment and treatment. In: *Quick Reference Guide for Clinicians*. Rockville: AHCPR, 1994. v. 95, p. 643-347.
CAVANAUGH, J. M.; WEINSTEIN, J. N. Low back pain: epidemiology, anatomy and neurophysiology. In: WALL, P. D.; MELZACK, R. *Textbook of Pain*. 3. ed. Edinburgh: Churchill Livingstone, 1994. p. 441-455.
CRAWFORD, W. C.; YANG, J. C.; JANAL, M. N. Altered pain and visual sensitivity in humans: the effects of acute and chronic stress. *Ann. N. Y. Acad. Sci*, v. 467, p. 116-129, 1986.
DELISA, J. A.; GANS, B. M. *Rehabilitation Medicine: principles and practice*. 2. ed. Philadelphia: J.B. Lippincott, 1993. 1238p.
JACKSON H., C.; WINKELMANN, R. K.; BICKEL, W. H. Nerve endings in the human spinal column and related structures. *J. Bone Joint Surg. Am.*, v. 48, p. 1272-1281, 1966.
LEEK, J. C.; GERSHWIN, M. E.; FOWLER JR., W. M. *Principles of Physical Medicine and Rehabilitation in the Musculoskeletal Diseases*. Orlando: Grune & Stratton, 1986. 546p.
VAN KORFF, M. An epidemiological comparison of pain complaints. *Pain*, v. 32, p. 173-176, 1988.
VON KNORRING, L.; ALMAY, B. G. L.; JOHANSSON, P. et al. Pain perception and endophirn levels in cerebrospinal fluid. *Pain*, v. 5, p. 359-365, 1978.
WYKE, B. The neurologic of low back pain. In: JAYSON, M. I. V. *The Lumbar Spine and Back Pain*. 2. ed. London: Pitman Medical, 1980. p. 265-339.
WYKE, B. The neurologic of low back pain. In: JAYSON, M. I. V. *The Lumbar Spine and Back Pain*. 3. ed. London: Churchill Livingstone, 1987. p. 56-99.

Índice Remissivo

A

Abdução, 148
Acesso de Caldwell-Luc, 1153*f*
Acetábulo, 66
Acetilcolina, 164
Acidente vascular cerebral, 118, 691
Ácido
    desoxirribonucléico, 655, 835
    gama-aminobutírico, 1269
    graxos, 955
    láctico, 955
    ribonucléico, 833, 1163
        mensageiro, 840
    ursodesoxicólico, 1163
    valpróico, 426
Acidose, 776
Acinesia, 470, 478
Acromioplastia, 1029
Actina, 102
Acuidade visual, 140*f*, 698, 760
Acupuntura, 901, 923, 928, 935, 1011
Adenosina, 776
    difosfato, 954
Adução, 148
Afasia
    atípica, 609
    de Broca, 609, 727
    de condução, 609, 727
    de Wernicke, 609, 727
    global, 609
    transcortical, 609
Afecção articular, 128
Agachamento, 1020*f*
Agnosia, 136
    auditiva verbal, 608
Agonistas dopaminérgicos, 466
Agrafia, 610
AIDS, 496
Alanina, 955
Alavancas, 265
Alça
    límbica, 455
    motora, 454
    oculomotora, 455
    órbito-frontal lateral, 455
    pré-frontal dorsolateral, 455
Álcool, 664
Alcoolismo, 15, 592, 715
    crônico, 494
Algia vertebral, 1338
    reabilitação, 1355
Alimentação, adaptação, 326*f*
Alinhamento axial, 151

Alongamento, 1018, 1197
Alterações
    autonômicas, 407
    cardiovasculares, 716
    musculoesqueléticas, 408, 716
    respiratórias, 406
    vasculares, 406
Amantadina, 428, 465
Amarrilhos, 401
Amiotrofia espinal, 199
Amitriptilina, 423, 589, 827
Amnésia, 731
    pós-traumática, 744
Amplitude
    de movimento, 524, 798
    dos potenciais motores, 178
Amputação, 126, 854, 868, 880
    causas, 855
    cicatriz, 867
    circumetria, 868
    congênitas, 858
    de Bona-Jäger, 859
    de Boyd, 859
    de membros inferiores, 866
    de Pirogoff, 859
    de Syme, 859
    do carpo, 883
    dor, 868, 885
    falanges, 883
    fisiológica, 862
    força muscular, 868
    forma, 867
    mediotarsal, 859
    metacarpo, 883
    músculos, 863
    nervos, 863
    ossos, 863
    pelo trauma, 858
    periósteo, 863
    próteses, 881
    reabilitação, 866
    sensibilidade, 868
    transfemoral, 856, 861
    transmetatarsiana, 859
    transpélvica, 861
    transradial, 882
    transtibial, 860
    transumeral, 881
    vasos, 863
Amputado, marcha, 875
Analgesia, 251, 414, 1251
Analgésicos, 422
    antiinflamatórios não hormonais, 1267
    opióides, 422

As letras *f*, *q* e *t* que se seguem aos números de páginas correspondem, respectivamente, a *figuras*, *quadros* e *tabelas*.

Análise
    cinemática, 216
    cinética, 216
    da pressão plantar, 216
    eletromiográfica, 216
Anamnese, 126, 147, 417
Andadores, 331
    tipos, 326f
Anemia, 914
Anestesia, 414, 1234
Anestésicos locais, 427, 1282
Anexites crônicas, 1367
Anexos cutâneos, 1230
Angiografia, 1299
Anidrose, 490
Anisocoria, 794
Anomia, 727
Anorexia, 622
Ansiedade, 420, 905
Ansiolíticos, 426
Antebraço
    extensão, 527
    flexão, 527
    lesões, 569
Antepé, órteses, 289
Anti-histamínicos, 427
Antibióticos, 253
Antibioticoterapia, 1290
Anticolinérgicos, 465
Anticonvulsivantes, 420, 425, 1282
    antineurálgicos, 421
Antidepressivos, 421, 423, 834, 918, 1281
Antiinflamatórios, 252
    hormonais, 1277
    não hormonais, 420, 982, 1011, 1017, 1092, 1137, 1267
Ânulo fibroso, 1332
Aparelho
    fonador, 1213f
    locomotor, 694
    vestibular, 999
Apatia, 478
Apendicite, 1364
Aponeuroses, 43
Apraxia, 136, 703, 734, 1213
    oculomotora, 832
Aprendizagem
    aspectos neurológicos, 609
    transtornos, 609
Aptidão
    física, 967, 994
    musculoesquelética, 968, 973
Aquecimento
    por condução, 240
    por convecção, 241
    por conversão, 241
    superficial, 242
Arcada de Frohse, 1123
Arco doloroso, 148
Área
    de Broca, 1212
    de Wernicke, 135
    doadoras, 1232
Arquitetura, 682
Arremesso, 1026
Arritmias, 407
    cardíacas, 703, 721

Arsênico, 419
Arsênio, 519
Artelhos
    deformidades, 153
    em garra, 1146
Artéria
    axilar, 63
    nutrícia, 41
Articulação
    cartilagíneas, 41
    escapuloumeral, 1041
    femoropatelar, 157
    fibrosas, 41
    glenoumeral, 911, 1029, 1041
    radioulnar distal, 158
    sinovial, 41, 43f
    subacromial, 1042, 1308
    subtalar, 911
    temporomandibular, 913
    tipos, 42f
    zigoapofisárias, 1339
Artralgias, 995
Artrite, 995
    reumatóide, 190, 239, 366, 908
        aspectos psicológicos, 936
        terapia ocupacional, 938
Artrografia, 1091
Artropatias, 250
Artroplastia, 903
    total de quadril, 905
Artroscopia, 1033t, 1040
Artrose, 995
    vertebral, 1355
Asfixia, 1283
Asma, 995
Aspiração traqueal, 775
Assistente social, 15
Astrócitos, 121
Atadura elástica, 1234
Ataxias, 832
Atenção psicossocial, 15
Aterosclerose, 458
Atetose, 36
Atividade
    de inserção, 170
        da agulha, 544
    de vida diária, 24, 128, 354, 405, 997
    espontânea, 171, 543
    vida prática, 128
    voluntária, 545
Atlas, 144
    fraturas, 396
Atrofia
    de múltiplos sistemas, 463
    focal, 1194
    muscular
        espinal, 825
        progressiva, 825
    olivo-ponto-cerebelar, 457
    sistêmica múltipla, 178
    testicular, 840
Atropelamento, 709
Audiometria, 691
Autismo, 278
    infantil, 620
Automedicação, 1010

Avaliação
 diagnóstica, 967
 do condicionamento cardiorrespiratório, 908
 física, 967
 formativa, 967
 funcional, 694
 neuropsicológica, 478
 pedagógica, 773
 podobarométrica, 908
 postural, 133
 proprioceptiva, 997
 somativa, 967
Áxis, 394
Axônio, 111, 164, 541
Axonopatias, 489q
Axonotmese, 583, 590
Axotomia, 113
Azatioprina, 830

B

Baby boom, 680
Bacilo de Hansen, 1136
Baclofeno, 355, 409, 424, 827, 1193
 intratecal, 362
Bactérias, 1283
Bainha
 de mielina, 111
 sinovial, 910
Balneoterapia, 242
Bandas de Büngner, 110
Banho
 de contraste, 242
 de parafina, 240
Basófilo, 101
Bengala, 330
Benzodiazepínicos, 1193, 1282
Bexiga neurogênica, 602
Bifosfonados, 377
Biofeedback, 475
Biomecânica, 1079
Biópsia, 491
Biperideno, 465
Bombas de vácuo, 437
Borda interóssea, 45
Braço, circunferência, 970
Bradicardia, 806
Bradicinesia, 834
Bromocriptina, 465
Broncoaspiração, 689, 776, 842
Broncofibroscopia, 1289
Broncopneumonia, 1239
Buprenorfina, 423
Bursectomia, 1029
Bursite, 995
 retrocalcânea, 713

C

Cabines de ar, 242
Cadeia
 cinética, 213
  aberta, 983, 1018, 1052, 1056
  fechada, 984, 1018, 1052, 1056, 1081
Cadeira de rodas, 334
 almofada, 335
 apoios, 328f
 assento, 335

Cadeira de rodas (*cont.*)
 componentes, 334
 encosto, 335
 estrutura, 334
 pedaleiras, 336
 rodas, 336
Calafrio, 107
Calçado, 284
 amortecimento, 1104t
 anatomia, 302
 escolha, 303
 esportivo, 302, 1099
  amortecedor, 1104
  para crianças, 303
  palmilha, 1100
 troca, 305
Cálcio, 370
Calcitonina, 381, 1268
Calorimetria indireta, 763
Calosidade, 306, 713
Cama elástica, 906
Canabinóides, 357
Canal
 cervicoaxilar, 63
 de Guyon, 504, 1143
 semicircular, 999
Câncer, 914
Capacidade
 cardiorrespiratória, 959
 metabólica, 959
 motora, avaliação e desenvolvimento, 1196
Capacitação funcional, 1208
Cápsula articular, 48
Capsulite, 995
 adesiva, 1313
Capsuloplastia, 1035t, 1316
Capsulotomia, 428
Caquexia, 189
Carbamazepina, 496
Carboidrato, 964, 1362
Carboxiemoglobina, 1289
Carcinoma pulmonar, 914
Carisoprodol, 356
Catecolaminas, 108
Cateter intra-ósseo, 1239f
Causalgia, 414
Caveolinopatia, 839
Cavidade glenóide, 45
Cavitação gasosa, 247
Cefaléia, 744, 806
Célula
 adiposas, 101
 de carga, 211
 de Schwann, 110, 121, 165, 584, 1119
 do tecido conjuntivo, 100
 satélites, 102
 tronco, 442
Ceratoconjuntivite, 913
Cerebelo, 140
 lesão, 760
Cervicalgia, 1311, 1330
Choque medular, 386, 392
Chumbo, 519
Cianose, 132, 1290
Cicatriz hipertrófica, 1253
Cicatrização, 266, 1015
Ciclo de Krebs, 952f

Cicloergometria, 983
Cicloergômetro, 1095
Ciclooxigenase, 422, 1137, 1267
Cifoscoliose, 842
Cifose, 1251
    achatamento, 145
Cimetidina, 400
Cinemática, 221
Cinemetria, 1100
Cinesioterapia, 252, 265, 348, 377, 409, 469q, 589, 682, 786, 871, 901, 1012
    aplicada à reabilitação neurológica, 274
    clássica, 275
    prescrição, 275
Cinestesia, 1001
    avaliação, 231
Cinética, 222
Cingulotomia, 428
Cinta metatarsiana, 288
Cintilografia, 474
Cinto pélvico, 850
Cintura
    circunferência, 970
    pélvica, 1107
Cirrose biliar primária, 1163
Cirurgia
    de mão, 1139
    do pé, 1145
Cisplatina, 419
Cisto, 1023
    de Baker, 912
Citocinas, 688, 889
Citoesqueleto celular, 95
Citogenética, 655
Citoplasma, 832
Citrato de orfenadrina, 357
Claudicação, 688
    neurogênica, 1344
Climatério, 909
Clomipramina, 423
Clonagem, 1266
Clonazepam, 356, 426
Clonidina, 357, 1194
Clônus, 361
Coalizões tarsais, 154
Cobre, 371
Cognição, patologias, 134
Colagenase, 889
Colágeno, 95, 1017, 1311
Colangite esclerosante primária, 1163
Colar
    cervical, 309
    de Forrester-Brown, 309
    Philadelphia, 309
    tipo minerva, 309
Colchicina, 428
Colchonete, 906
Colete, 850
    de Charleston, 314
    de Jewett, 312
    de Knight, 312
    de Milwaukee, 314
    de Putti, 312
    de Taylor, 312
    de Williams, 312
    infra-axilar
        bivalvado, 313
        de Wilmington, 314

Colostomia, 808
Coluna
    cervical, 144, 308, 912
    lombar, 145
    lombossacra, 1331
    órteses, 308
    torácica, 145
    toracolombar, 401
    toracolombossacra, 311
    vertebral, 143, 165, 308
        articulações, 91
        biomecânica, 308
        curvatura, 91
        envelhecimento biológico, 1338
        fraturas, 392
Composição corporal, 968
Compreensão, 135
Compressas quentes, 240
Condicionamento
    aeróbico, 469
    físico, 721
Condrócito, 889
Conjuntivites sépticas, 1122
Consangüinidade, 660
Consciência
    conteúdo, 135
    nível, 134
Constipação, 372
    intestinal, 378, 601
Contração
    concêntrica, 212, 984
    excêntrica, 984
    isométrica, 984
Controle motor, estágios, 795f
Contusão, 738, 1014
Convulsões, 912
Coordenação, 536
Coração, 913
    transplante, 1173
Cordotomia, 414, 1195
Core, 1063
    avaliação, 1110
    estabilização, 984, 1082
Coréia de Huntington, 707
Coronariopatias, 407, 995
Corrente
    alternada, 252
    contínua, 253
Corrida, 303
Córtex cerebral, 733, 1266
Corticosteróides, 919, 1040
Corticoterapia, 1137
Cotoveleiras, 320
Cotovelo, 151, 527, 558, 911, 976, 1129, 1308
    desarticulação, 881
    lesões, 563
Coxim calcâneo, 713
Coxsackievírus, 917
Craniotomia, 482
Creatinofosfato, 954
Creatinoquinase, 836
Crescimento, fatores, 164
Criança, 604
    apoios, 676
    desenvolvimento, 615
    exame psíquico, 618
    instrumentos de avaliação, 629t

Criança (cont.)
  intervenção precoce, 674
  linguagem, 619
  maus-tratos, 622
  sensopercepção, 619
  suportes, 676
Crioterapia, 250, 925, 1010, 1040, 1359
Crista
  ilíaca, 1345
  púbica, 66
Cristalino, 754
Cromatólise, 518
Cromo, 371
Cromossomo X, 661
Cronaxia, 589
Curativo de Brown, 1234

D

Dacriocistites, 1122
Deambulação, 892
Dedos, 528
  em pescoço de cisne, 911f
Deficiência, 126
  auditiva, 635, 643
  física, 644
  mental, 644, 648, 671
    alterações genéticas, 654
    etiologia, 650, 667
    grave, 672
    idiopática, 654
    leve, 671
    mentais, 619
    moderada, 672
    prevenção, 651
    profunda, 672
  nutricional, 190
  visual, 643, 644
Déficits, 418
  cognitivos, 744
  da atenção, 703
  da linguagem, 704
  da memória, 704
Degeneração
  corticobasal, 458
  discal, 1333
  facetária, 1333
  nigroestriatal, 457
  ungueal, 306
Deglutição, 472, 737
  avaliação endoscópica, 474
  fisiologia, 472
Degradação cartilaginosa, 889
Delirium, 620, 622, 688, 709
Demência vascular, 705
Densitometria óssea, 409, 924, 1342
Depressão, 477, 621, 691, 1248
Dermatomiosite, 196
Dermatopolimiosite, 847
Derrame sinovial, 890
Descargas
  complexas repetitivas, 171
  de alta freqüência, 544
  mioquímicas, 171
  miotônicas, 171
Descompressão subacromial artroscópica, 1033t
Desenvolvimento neuropsicomotor, 618
Desidroepiandrosterona, 1342

Desmaios, 912
Desmielinização segmentar, 518
Desnutrição, 834
Destreza, 989
Desvio sesgo, 759
Diabetes, 518, 703, 855
  melito, 189
Diagnóstico
  etiológico, 134
  sindrômicos, 134
Diálise peritoneal
  automatizada, 1171
  contínua, 1170
Diatermia 1359
Diazepam, 409, 827
Dietoterapia, 669
Difenil-hidantoína, 424
Difteria, 188
Digestão, 372
Dilatação gástrica, 1245
Dinamometria, 1100
  isocinética, 210
Dinamômetro, 1001
Dinorfinas, 1269
Dióxido de carbono
  equivalente ventilatório, 204
  intoxicação, 1289
  pressão expirada, 205
Diplopia, 757
Direção, mudanças, 1002
Disartria, 138, 912
  espástica, 728
Discalculia, 610
Discinesias, 484
Discografia, 1338
Discopatias, 995
Discos intervertebrais, 1331
Discromia, 1233
Disestesias, 364, 414, 1271
Disfagia, 138, 371, 472, 685, 852, 1213
  esofagiana, 473
  na doença de Parkinson, 475
  orofaríngea, 473
Disfasia, 608
Disfonia, 733
Disfunção
  erétil, 436
  neuromotora, 35
  sexual, 434
Disfuncionais, 690
Dislexia, 608, 609
Dislipidemias, 995
Dismenorréia, 252, 1367
Dismorfias, 661
Dispareunia, 692, 1367
Dispnéia, 827, 1290
Dispraxia, 703
  verbal, 608
Disreflexia autonômica, 408
Dissociação siringomiélica, 416
Distrofia
  facioescapuloumeral, 839
  miotônica, 194, 840
  muscular
    de Becker, 193
    de Duchenne, 193, 835
    de Emery-Dreifuss, 839

Distrofia (cont.)
  oculofaríngea, 840
  reflexa, 995
Distrofias musculares
  cinturas, 837
  congênitas, 841
  progressivas, 835
Distrofina, 104, 838
Distrofinopatias, 835
Distúrbios
  álgicos, 713
  do sono, 478, 691
  gestuais, 703
  hidroeletrolíticos, 1225
  psiquiátricos infantis, 614
  visuoespaciais, 480
Diurese, 1227
Dobras cutâneas, 969
Doença
  cardíacas, reabilitação, 1293
  da artéria coronária, 1294
  de Alzheimer, 6, 478
  de Charcot-Marie-Tooth, 597, 1119
  de corno anterior de medula espinal, 199
  de De Quervain, 158
  de Dejerine Sottas, 1119
  de depósito, 669
  de Fukuyama, 842
  de Gaucher, 669
  de Haglund, 154
  de Hansen, 1118
  de junção mioneural aguda, 199
  de Kugelberg-Wellander, 825
  de Lyme, 181, 188
  de Osgood-Schlatter, 1048, 1049
  de Parkinson, 6, 448, 455, 460, 469, 470, 477, 478, 723, 995
    epidemiologia, 446
    etiologia, 446
    tratamento, 464
      cirúrgico, 482
  de Pellegrini-Stieda, 1091
  de Sinding-Larsen-Johansson, 1048
  de Steinert, 840
  de Still, 914
  de Werdnig-Hoffmann, 825
  degenerativas, 1355
  do central core, 195
  do enxerto *versus* hospedeiro, 1180
  do motoneurônio, 822
  ginecológicas, 1367
  ligadas ao cromossomo X, 663
  mental, 651*q*
  metabólicas, 667
  neurodegenerativas, 625
  neuromusculares, 625
    reabilitação, 847
  pós-sinápticas, 191
  pré-sinápticas, 192
  renal terminal, 1169
  vascular, 855
    cerebral, 462
Dolantina, 1280
Dopamina, 373
Dor
  aguda, 415, 1009
    reações adversas, 1010

Dor (cont.)
  avaliação, 1271
  crônica, 415, 1011, 1357
  episódica, 415
  fantasma, 413, 885
  femoropatelar, 1054
  isquêmica, 252
  lombar, 1364
  mielopática, 412
  modulação, 1010
  neuropática, 415, 422, 1137
  pericicatricial, 885
  psicogênica, 252
  semiologia, 929
  sistemas supressores, 1269
  tardia, 1014
  vertebral crônica, 1330
  visceral, 1364
Dosimetria, 243
Doxorrubicina, 428
Drenagem postural, 775
Drogadição, 592
Drogas, 421
  antiespásticas, 355
  GABAérgicas, 355

E

Echovírus, 917
Ectrópio, 1122
Eczema, 1122
Edema
  das vias aéreas superiores, 1283
  dos punhos, 910
Educação especial, 639, 676
Educador, papel, 642
Ejaculação, 438
Elastina, 99
Eletroacupuntura, 253
Eletrodos, 166
Eletroestimulação, 1059, 1087, 1091
  nervosa transcutânea, 1040
Eletrofisiologia, 258
Eletroforese, 830
Eletrogoniometria, 1001
Eletromiografia, 170, 172*f*, 192, 223, 257, 474
Eletromiógrafo, 541*f*
Eletroneuromiografia, 491, 540, 825, 832
Eletroterapia, 252, 901, 923, 925, 1011, 1012
Empunhaduras, modificações, 327*f*
Encefalinas, 1269
Encefalomielite aguda experimental, 829
Encoprese, 622
Encurtamentos, 1023
Endarterite, 913
Endocrinopatias, 835
Endometriose, 1367
Endomísio, 102
Endomorfinas, 1269
Endoneuro, 110, 162, 517
Endorfinas, 1269
Enfermagem, 682
Ensaios mecânicos, 1103
Entesopatias, 995
Entressolas, 1104
Entubação profilática, 1283

Enurese, 622
Envelhecimento, 707
   esquelético, 1341
   hepático e renal, 689
Enxaqueca, 423
Enxertos, 1230
   homógenos, 1234
Enxofre, 371
Eosinofilia, 913
Epilepsia, 833
Epimísio, 102
Epineuro, 517
Equilíbrio, 536, 719, 990
   postural, 998
Eqüinismo, 1125, 1248f
Equipe, 604
   de reabilitação, 5
      composição, 13
   de trabalho, 15
   interdisciplinar, 788
   multidisciplinar, 13
Equitação, 277
Equoterapia, 277
Ereção, fisiologia, 435
Ergoceptores, 990
Ergoespirometria, 201, 902
Ergonomia, 1325
Eritema nodoso hansênico, 1118
Eritropoetina, 913
Erro
   dietético, 1013
   inatos do metabolismo, 668t
Escala
   analógica de dor, 346
   da avaliação da dor, 354
   de Ashworth, 353t
      modificada, 345
   de automatismos da Universidade de Lyon, 345
   de avaliação funcional, 627
   de categoria numérica, 1273
   de coma de Glasgow, 737, 739, 746
   de reflexos osteotendíneos, 346
   de Tardieu, 345
   Klein-Bell, 696
   Rancho Los Amigos, 739
   visual analógica, 127, 1273
Escarectomia, 1229f
   química, 1239
Esclerose
   lateral
      amiotrófica, 178, 475, 824
         primária, 825
   múltipla, 277, 412, 829
Escola inclusiva, 676
Escoliose, 143, 850
Escrita, alterações, 480
Espaldeiras, 311
Espasmos, freqüência, 353
Espasticidade, 342, 345
   avaliação, 1192
   fisiopatologia, 340
   generalizada, 347
   tratamento, 353, 360, 1191, 1192
Espondilite anquilosante, 944, 1345
Espondilolistese, 398, 1334

Esportes
   aquáticos, 1037
   coletivos, 963
   de contato, 1014
   individuais, 963
   lesões musculares, 1013
   propriocepção, 1068
Esquizofrenias, 620
Estabilização
   dinâmica, 1002
   do core, 1020
   estática, 1002
Estabilizadores
   dinâmicos, 1042
   estáticos, 1042
Estabilometria, 231
Estado
   mental, miniexame, 129q, 137
   nutricional, 132
Estase urinária, 372
Estatura, 762, 969
Estenose, 1349
Estereognosia, 783
Estereotaxia, 483
Estimulação
   elétrica
      neuromuscular, 254, 799, 1202
      transcutânea, 252, 896
   repetitiva, 177
   sensorial, 799
   supramáxima, 177
Estomatoterapeutas, 769
Estrabismo, 757
Estradiol, 1342
Estresse, 715, 732, 1294
   psicológico, 834
Etidronato sódico, 381
Etilismo, 189, 693
Eutonia, 275
Exame
   clínico, 132
   eletroneuromiográfico, 162, 167
   específico, 143
   físico, 132, 521
   neurofisiátrico, 388
   neurológico, 134, 417
   psíquico, 618
Exclusão social, 5
Exercício
   aeróbio, 902
   aquático, 242
   ativo, 1006
   bioenergética, 950
   com estímulos especiais, 1000
   com resistência manual, 1069
   coordenativo, 1021f
   de agachamento, 1063
   de flexibilidade, 1092
   duração, 961
   excêntrico, 984
   físico, 375, 847
   freqüência, 961
   intensidade, 961
   tipo, 961
   isocinético, 211, 1052
   isométrico, 210, 375, 902, 1052, 1081
   isotônico, 210, 902, 1052

Exercício (*cont.*)
  para estabilização do core, 1082*f*, 1096, 1111
  para flexibilidade, 902
  para força e resistência muscular, 719
  passivos, 1006
  pliométricos, 986*f*, 1003, 1066, 1075
Exocitose, 1268
Exostoses, 889
Expressão, 135
Extensão, 148
Extrofia anal, 772

F

Faca de Blair, 1232
Fadiga, 744, 1361
Fala, 1212
  alterações, 480
  controle motor, 728
Família, 604
Fasciculações, 171, 544
Fasciite, 995
  plantar, 154, 218*f*
Febre reumática, 917
Fêmur, 66, 709, 1233
  cabeça, 66, 71
  colo, 66
Fenda sináptica, 1268
Fenitoína, 357, 769
Fenômeno de Bell, 757
Fenótipo, 111
Fentanila, emplastros, 1278
Fertilização *in vitro*, 439
Férula, 299
Fezes, 772
Fibras
  elásticas, 99
  nervosa, 545
  reticulares, 99
Fibrilações, 171, 544
Fibrilas, 95
Fibroblastos, 100, 1017
Fibrócito, 100
Fibromialgia, 262, 423, 903, 917, 1314
Fibrose, 913
Fíbula, 69
Filme lacrimal, 1121
Fisioterapia, 8, 19, 682, 921
  respiratória, 775
Fitoterapia, 901
Flexão, 147
Flexibilidade, 269, 719, 975, 989
Flexímetro, 1001
Fluência verbal, 135
Fluido cerebrospinal, 491
Fluoroscopia, 1194
Fluoxetina, 612, 827
Flutuações, 805
Fluxo sangüíneo cerebral, 794
Fonoaudiologia, 280
Fonoforese, 249
Fonoterapia, 682
Fonte energética, 950
Força, 989
  muscular, 347*q*
  plataforma, 230*f*

Fórmula digital, 153
Forno de Bier, 240
Fosfocreatina, 102
Fosfodiesterase 5, 436
Fósforo, 371
Fossa glenoidal, 1041
Fotodermatite, 924
Fotofobia, 1121
Fraqueza muscular, 722, 822
Fratura, 708
  com afundamento do crânio, 738
  da coluna toracolombar, 401
  de Jefferson, 397
  do atlas, 396
  do côndilo occipital, 394
  do dente do áxis, 397
  osteoarticulares, 396
  por compressão, 402
    extensão, 400
    flexão, 399
    vertical, 399
  por distração-extensão, 400
  por flexão-distração, 399
  por flexão lateral, 400
Freqüência, 544
  cardíaca, 994
Frutosamina, 491
Fuligem, 1289
Função
  cognitiva, 13
  motora, 216
Funcionalidade, 648
  classificação internacional, 10

G

Gabapentina, 356, 426, 496, 589, 1137
Gânglios, palpação, 133
Gangliosídeos, 441
Gastrectomia, 1341
Gastroplastia, 497
Gastrostomias, 371, 763, 808
Gelo, 250
  contra-indicações, 251
Giba, 145
Ginkgo biloba, 705
Glândulas endócrinas, 99
Glaucoma, 1137
Glicemia, 900, 1297
Glicerol, 955, 1235
Glicina, 357
Glicocerebrosidase, 669
Glicogenólise, 955
Gliconeogênese, 955
Glicoproteínas, 99
Glicosaminoglicanos, 99, 669, 983, 1093
Glicose, 372, 955
  intolerância, 381
Glioma distal, 590
Glutaminas, 833
Gonartrose, 1055
Goniometria, 216, 354, 869*f*, 923, 975
Goniômetro, 975, 1001
Gordura, 964
Gota, 190
Gráfico de Lund-Browder, 1239
Granuloma cicatricial, 1024

H

Habilidade, 1000
Hálux, 713
Hanseníase, 188, 495, 1118
   cirurgia de reabilitação, 1139
   tratamento, 1135
Hemipelvectomia, 861
Hemocromatose, 917
Hemodiálise, 1169
Hemorragia intracraniana, 408
Hemorróidas, 372, 692
Hemostasia, 855
Heparina, 407
Hepatite fulminante, 1163
Herança autossômica recessiva, 660
Hérnia, 692
   de disco, 1344
   muscular, 1023
   femorais, 1109
   inguinais, 1109
Herpesvírus, 829
Hexosaminidase, deficiência, 178
Hidratação, 132, 806
Hidrocefalia, 807
Hidroterapia, 241, 682, 788, 804
   outras formas, 242
Hidroxilisina, 95
Hidroxiprolina, 95
Hipalgesia, 415
Hiper-reflexia, 361
   miotática, 343
Hiperalgesia, 414
Hiperatividade, 611, 664
Hiperbilirrubinemia, 664
Hipercalcemia, 371
Hipercalciúria, 370
Hipercifose, 145
Hipercolesterolemia, 1294
Hiperemia, 238, 410, 768
Hiperestesia, 414
Hiperidrose, 490
Hiperparatireoidismo, 370
Hiperpatia, 415
Hiperqueratose, 711
Hipertensão, 775
   intracraniana, 776
Hipertermia, 239
   por esforço, 109
Hipertonia, 470
   muscular, 342
Hipertrofia, 990
   cardíaca, 994
   cicatricial, 1228
   muscular, 270, 1005
   nervosa, 1005
   óssea, 1334
Hiperventilação, 776
Hipocalemia, 371
Hipoestesia, 250, 415
Hipogonadismo, 1342
Hiponatremia, 371
Hipoproteinemia, 371
Hipotalamotomia, 428
Hipotensão ortostática, 371, 406, 407
Hipoterapia, 277
Hipotireoidismo, 190
Hipotonia, 742
Hipotrofia, 523, 1342
   do quadríceps, 1072
   muscular, 490
Hipovitaminose, 493
Hipoxemia tissular, 1289
Hipóxia, 776
Histórico
   psicológico, 129
   social, 130
   vocacional, 130
Home-care, 685
Hospital-dia, 685

I

Icterícia, 132
Idoso
   atividade física, 715, 717
   frágil, 681
Ílio, 66
Iliopsoas, alongamento, 1115f
Imipramina, 423
Imobilismo, 366, 369, 721
Impacto, 1038
Imunização, 601
Inaptidão, 995
Incapacidade, 8, 418, 648
Incisura radial, 45
Inclusão, 675
   princípios, 675
   social, 24, 676
Incontinência
   fecal, 263
   urinária, 263, 808
Índice
   Barthel, 697
   de massa corporal, 761, 969
   Katz, 697
   Kenny, 696
Inervação, 93
   cruzadas, 590
   sensitiva, 154
Infarto
   de Freiberg, 154
   do miocárdio, 1303
Infecção, 914, 1023
Infertilidade, 437, 840
Infiltração com esteróides, 1341
Inseminação intra-uterina, 439
Instabilidade
   acromioclavicular, 1319
   atraumática, 1034
   femoropatelares, 1055
   glenoumeral, 1029
Insuficiência
   cardíaca, 837, 1173
   hepática fulminante, 1160
   renal, 835
      crônica, 1169
Insulina, 372
Integrinas, 95
Inteligência, desenvolvimento, 674
Interdisciplinaridade, 6
Intervenção
   precoce, 634
   psicológica, 818
Inventário de dor de Wisconsin, 419

Iridociclites, 1119
Isoniazida, 419
Isquemia, 792, 1120
Ísquio, 66

J

Jargonofasia, 135
Jejum, resposta metabólica, 761*t*
Joelheiras, 294
Joelho, 892, 911, 977, 982
　aparafusamento, 1071
　artrose, 1055
　desarticulação, 860
　do esportista, 1044
　do saltador, 1048
　entorse, 1089
　fraturas, 1054
　instabilidade
　　anterior, 1056
　　posterior, 1071
　ligamentos colaterais, 1089
　órteses, 295
　reabilitação, 1052
Junção
　mioneural, 191
　neuromuscular, 162
　sarcoplasmática, 163

L

Lábio, 1025
Lagoftalmo, 1150
　cirurgia, 1154
Laminoplastia, 363
Lamotrigina, 357, 426
Lâmpadas, 241
Laringotraqueal, 852
Laser, 901
Laserterapia, 251, 925
Lazabemida, 464
Leg-press, cinética fechada, 1085
Leiomiossarcoma, 1164
Leishmaniose, 1122
Lesão
　agravamento, 1010
　alta, 1090
　baixa, 1090
　cerebral
　　hipóxica, 738
　　secundária à hipertensão intracraniana, 738
　de Bankart, 1312
　de Brown-Séquard, 393
　de Hill-Sachs, 1312
　de motoneurônio inferior, 411
　de raízes neurológicas, 393
　discais, 278
　dos ligamentos cruzados, 1046
　do nervo
　　interósseo posterior, 570
　　radial, 568
　　　superficial, 570
　do ramo recorrente tênar, 559
　em braço e axila, 186
　encefálicas, 13
　esportivas, 1005
　expansivas, 412
　inalatória, 1238

Lesão (*cont.*)
　ligamentares, 1045, 1054
　macrotraumáticas, 1044
　mecanismo, 1079
　medular, 128, 384, 386, 624
　　epidemiologia, 385
　　etiologia, 385
　　incompleta, 393
　　tratamento, 441
　meniscal, 1044, 1054, 1079
　microtraumáticas, 1048
　musculares, 1013
　　classificação, 1014
　nervosa, 185*t*
　　periférica, 114, 488, 591, 596
　no globo ocular, 754
　no punho e mão, 566
　osteocondrais, 1045
　pléxicas, 492
　pulmonar em queimados, 1288
　traumáticas, 517
　　inferiores, 492
Leucemias, 1179
Leucócitos, 101
Leucodistrofias, 669
Levodopa, 426, 465, 482, 484
Lidocaína, 427
　gel, 771
Ligamento
　acessórios, 48
　colateral, 1089
　coracoacromial, 1027
　coracoumeral, 1308
　cruzado
　　anterior, 1052, 1056
　　posterior, 1053, 1071
　de Struthers, 502
　glenoumeral, 1026
　　superior, 1309
Limiar anaeróbio, 990
Linfomas, 1179
Linguagem, 135, 1212
　alterações, 480
　áreas, 1213*f*
　aspectos neurológicos, 606
　avaliação, 732
　transtornos, 608
Linha pectínea, 68
Lipogênese, 955
Lipólise, 955
Lipomatose epidural, 1278
Lipotimias, 691
Líquido sinovial, 915
Locomoção, 691, 990
　auxiliares, 330
Lombalgia, 368, 1330, 1335, 1346
　de origem discal, 1351
Lombociatalgias, 1351
Lorazepam, 426
Lordose lombar, 335, 1332
Lúpus eritematoso sistêmico, 917
Luxação glenoumeral, 1312

M

Macrófagos, 101
Macroglobulinemia de Waldenström, 915
Macroglossia, 656

Macrotraumas, 1027
Madarose supraciliar, cirurgia, 1151
Magnetoterapia, 252
Malformações congênitas, 412
Malha compressiva, 1254f
Manguito rotador, 1038
    reparo, 1033t
Manobra
    compensatórias, 474
    de Adson, 145
    de Grava, 1109
    de Lasegue, 146
    de Roger-Bikelas, 1349
    de Valsalva, 1349
    posturais, 474
Mão, 157
    em colher, 911f
    reumatóides, 911f
Mapeamento genético, 657
Maprotilina, 423
Marcha, 216, 220, 536
    análise, 346
    apoio, 875f, 879
    balanço, 875f, 879
    ciclo, 216, 875
    com reciprocação, 332
    custo energético, 875
    de balanceio, 332
    de quatro pontos, 332
    desvios, 876, 879
    laboratório, 224
Máscara *full face*, 1238
Massa muscular, 992
Massoterapia, 871
Mastócito, 101
Mecanismos
    articulares, 1041
    cinesiológicos, 279
    físicos, 279
    neurofisiológicos, 279
Mecanoterapia, 925
Medicação psicotrópica, 17
Medicamentos, 1012
Medula
    espinal, lesões, 412
    óssea, 41
        transplante, 1179
    sacra, 770
Megalóbulo, cirurgia, 1150
Membrana muscular, proteínas, 104
Membro
    deformidades congênitas, 858
    discrepância, 288
    fantasma, 885
    inferior, 508, 854
        amputação, 858, 866, 880
        nervos, 86
        neuropatias, 550, 573
        órteses, 317
        ossos, 66
        vasos sangüíneos, 84
    superior, 44
        articulações, 46, 71
        músculos, 51
        nervos, 64
        ossos, 44
        vasos sangüíneos, 63
    tumores, 858

Memória, 479
Meniscectomia, 890, 1054
    artroscópica, 1080
Menisco, 1079
    lateral, 1044
Meralgia parestésica, 573
Mesencéfalo, 757
Metabolismo
    aeróbio, 959
    celular, 950
    energético, 992
Metatarsalgia, 154, 287
    de Morton, 581
Metemoglobinemia, 427
Metilprednisolona, 400, 441
Método
    Bad Ragaz, 814
    Halliwick, 814
Metronidazol, 769
Mexiletina, 424
Mialgias, 1014
Miastenia gravis, 191
Microcefalia, 664
Microfibrilas, 99
Micrografia, alterações, 480
Microlesões, 1027
Microondas, 245
Microtraumas, 1027
Mielinopatias, 491q
Mielomeningocele, 602
Mielopatias, 416
    hereditárias, 178
Mielorradiculopatias iatrogênicas, 413
Mioglobina, 103
Miopatia, 193, 199, 835
    adquirida, 196
    aguda, 199
    central core, 845
    centronuclear, 843
    congênita, 194
        estrutural, 842
    distal, 841
        de Miyoshi, 838
    hereditária, 193
    inflamatória, 196
    miotubular, 844
    mitocondrial, 195
    multicore, 845
    nemalínica, 844
    por alteração metabólica, 195
    por desproporção congênita de fibras, 845
Miorrelaxantes, 421, 426
Miosina, 102
Miosite
    infecciosas, 847
    ossificante, 1023
Miotonia congênita, 840
Mirtazapina, 425
Mitocôndrias, 102, 832
Mobilização, 1018, 1260
    cintura
        escapular, 1198
        pélvica, 1198
Monoaminoxidase, 424
Monócitos, 101
Monofilamentos de Semmes-Weinstein, 1125
Mononeuropatias, 189
    múltiplas, 492

Morfina, 1195
Morfoanálise, 275
Motilidade ocular, 756
Motoneurônios, 716
Motricidade, 13, 265, 795
 ocular, 141
Movimento, 220
 do ombro, 524
Mucosas, palidez, 132
Mucopolissacaridoses, 669
Muletas, 330
Músculo
 esquelético, 989, 1013
 anatomia, 102
 função, 102, 104
 força, 347q, 973
 fraqueza, 722, 822
 hipotrofia, 1061
 resistência, 973
 ruptura, 1014f
 tipos, 44f
Musicoterapeuta, 1247
Musicoterapia, 469
Mycobacterium leprae, 495, 1118

N

Nabilona, 1194
Nalbufina, 423, 1279
Naloxona, 441
Nariz, cirurgia, 1151
Nasofaringe, 737
Nasofaringoscopia, 1283
Natação terapêutica, 816
Nervo
 acessório, 499, 506, 522f
 espinal, lesões, 554
 axilar, 187, 505
 lesões, 551
 ciático, 114, 187, 575
 compressão, 584
 contusão, 584
 cranianos, 498, 521
 lesão, 757
 cutâneo, 187, 511, 513
 femoral lateral da coxa, 573
 medial, 508
 dorsal da escápula, 506
 enxerto, 587
 escapular dorsal, 555
 espinal, 165, 499, 508
 acessório, 187
 estiramento, 584
 facial, 498
 femoral, 187, 512
 ferimento, 584
 fibular, 168, 188, 515
 comum, 577
 genitofemoral, 510
 glossofaríngeo, 522f
 glúteo, 513
 hipoglosso, 523f
 ilio-hipogástrico, 509
 ilioinguinal, 510
 interósseo
 anterior, 503
 posterior, 569
 isquiático, 514

Nervo (*cont.*)
 mediano, 501, 556
 lesões, 557
 musculocutâneo, 187, 506, 523f
 lesões, 550
 obturatório, 511
 acessório, 512
 oculomotor, 522f
 peitoral, 507, 556
 periférico, 162f, 498
 anatomia cirúrgica, 585
 lesão, 588
 tratamento, 583
 pudendo, 187, 770
 radial, 186, 504, 567
 regeneração, 584
 safeno, 187
 subclávio, 508, 556
 subescapular, 507, 555
 supra-escapular, 187, 505, 551
 lesões, 552
 sural, 188
 tibial, 188, 514, 579
 torácico longo, 187, 506
 lesões, 553
 toracodorsal, 507, 555
 tração, 584
 trigêmeo, 522f
 troclear, 757
 ulnar, 186, 503, 561
 vestibulococlear, 522f
Neurite silenciosa, 1135
Neurocompressão, 493
Neurocondução, 168, 176
Neuroestimulação, 485
Neurofibromatose, 1119
Neuroimagem, 491
Neurolépticos, 421, 425, 1282
Neurólise, 586
 com fenol, 1194
 com toxina botulínica tipo A, 1194
Neuroma
 de Joplin, 188, 581
 de Morton, 713
 proximal, 590
Neuromiopatia, 914
Neurônios espinhosos médios, 450
Neuropatia, 183, 855
 amilóides, 520
 axonal, 518
 centrais, 415
 compressivas, 492
 da hanseníase, 1119
 de corpo poliglicosídeo, 178
 diabética, 219f, 493
 diftéricas, 519
 do nervo mediano, 185
 hereditárias, 520
 metabólicas, 519
 motora multifocal, 191
 periférica, 199, 489, 834, 855
 da AIDS, 496
 classificação funcional, 537
 tratamento fisiátrico, 588
 segmentares, 184
 tóxicas, 519
 traumáticas, 491

Neuropraxia, 583, 589
Neurotmese, 583
Nistagmo, 794, 832, 912
Nitrogênio, 371
Nitroglicerina, 1300
Nociceptores, 1009, 1268
Nodos de Ranvier, 120
Nódulos
    de Heberden, 893f
    reumatóides, 913
Noradrenalina, 373
Núcleo
    caudado, 448
    da base, 452
    eferente, 453
    intrínseco, 453
    pulposo, 1333
    subtalâmico, 453
Nucleotomia, 278
Nutrição, 600, 682, 963
    no esporte, 963, 964

O

Obesidade, 592, 715, 762, 995, 1294
    classificação, 968t
Obstipação intestinal, 1285
Odontologia, 682
Oftalmoplegia internuclear, 759
Olfato, 796
Olhos, 913
Oligodendrócitos, 121
Oligoelementos, 371
Ombro, 146, 911, 975, 1317
    anatomia funcional, 1040
    avaliação, 1315f
    de nadador, 1037
    desarticulação, 881
    do esportista, 1025
    elevação, 525
    fixação, 525
    instabilidade, 1318
    lesão, 1037
    reabilitação, 1308
Omentoplastia, 442
Onda F, 546
Onicocriptose, 692, 711
Onicomicose, 711
Opiáceo, 1269
Opióides, 834, 1011
    fracos, 422
Órbita, lesão, 756
Orquiepididimites, 1119
Órtese, 4, 5, 284, 298, 308, 784, 850, 1052
    antieqüina em espiral, 291
    cervicotorácicas, 310
    confecção, 1208
    de membros superiores, 317
    de quatro hastes, 310
    de reação ao solo, 291
    de reciprocação, 293
    de sarmiento, 301
    estabilizadora do joelho, 292
    metálicas, 290
    para cotovelo, 320
    para dedo em botoeira, 323
    para fraturas de úmero, 319
    para joelho-tornozelo-pé, 292

Órtese (cont.)
    para ombro, 319
    para pé torto congênito, 299
    para polegar em botoeira, 322
    para punho-mão, 321
    para rizartrose, 322
    plásticas, 291
    supramaleolar, 298
    tipo
        avião, 319
        halo, 310
        thermoplastic minerva body Jacket, 311
    toracolombossacra, 314
    tornozelo-pé, 290
    trilateral, 297
Ortostatismo, 268, 377, 405, 797, 815, 1201, 1347
Ossificação heterotópica, 409, 1253
Ossos, 40, 369, 913
Osteíte púbica, 1108
Osteoartropatia neuropática de Charcot, 855
Osteoartrose, 242, 692, 888, 918
    causas de dor, 890
    das mãos, 892
    nodal erosiva, 893f
Osteomielite púbica, 1108
Osteopenia, 1341
Osteoporose, 409, 709, 715, 836, 995
    senil, 692
Óxido nítrico, 889
Oxigênio
    consumo, 203
    equivalente ventilatório, 204
    pressão expirada, 205
    pulso, 204
Oxigenioterapia, 1289
Oximetria digital, 794

P

Paciente
    adaptação, 809
    hemiplégico
        avaliação, 1189
    posicionamento, 797
Palidotomia, 482, 483
Palmilha, 217, 287f, 301, 1104f, 1148
Palpação, 148
Panarterite, 913
Paniculite, 995
Panículo adiposo, 768
Papiledema, 141
Parafasias, 135
Paragrafia, 135
Paralisia
    bulbar progressiva, 825
    cerebral, 356, 360, 600, 624
    do olhar, 759
    facial, 138
    supranuclear progressiva, 458
    tríplice, 1143
    ulnar tardia, 564
Paraparesia espástica hereditária, 825
Paraplegia, 386, 405
    espástica hereditária, 178
Parapodium, 300
Paratormônio, 373
Parede abdominal, 66
Parestesias, 415

Parkinsonismo, 460q
　idiopático, 460q
　pós-encefalítico, 458
　sinais cardinais, 460
Patela, 68, 912
　acessória, 1049
　desvio lateral, 982
Pavilhão auricular, 832
Pé, 153, 217
　amputações, 859
　atávico de Morton, 154
　caído, 1146
　cavo varo, 154
　cavos, 287
　eqüino, 1129f
　geriátrico, 711
　infantil, 155
　inspeção, 538
　lesões compressivas, 580
　metatarso adulto, 155
　mobilidade, 217
　órteses, 285
　plano
　　flácido, 155
　　valgos, 286
　reumatóide, 155
　talo vertical, 155
　torto congênito, 155
Pectus
　carinatum, 145
　excavatum, 145
Pedagogia, 279
Pele, 1365
Penicilamina, 419
Perda funcional, 5
Pergolida, 465
Perimísio, 102
Perineuro, 517
Periósteo, 40, 768
Perna, circunferência, 970
Peso
　controle, 852, 1297
　corporal, 968
Pirâmide nasal, 1151
Placebo, 901
Plaquetas, 889
Plasminogênio, 889
Plasmócitos, 101
Pleiotropia, 658
Pleurodese, 1179
Plexo
　braquial, 54, 63, 182f, 499, 528
　　eletromiografia, 183t
　　neurocondução, 183t
　lombar, 508
　lombossacral, 508
　mioentérico, 410
　sacral, 182f, 509
　submucoso, 410
Plexopatias, 181, 492
Pneumococo, 601
Pneumoconiose, 915
Pneumonite, 914
　intersticial, 913
Pneumopatas, 1177
Podobarometria, 216, 1101

Polegar, 528, 1142
Polimiosite, 196, 847
Polineuropatia, 188, 490, 518, 547
　alcoólica, 494
　auto-imunes, 190
　congênita desmielinizante, 199
Poliomielite, 179, 198, 826
Polirradiculoneurite, 423
Polirradiculopatia, 181, 189, 547
Politrauma, 709
Portador de necessidades especiais, 5
Posição
　de bastão, 810f
　de bola, 809f
　de cubo, 809f
　de triângulo, 810f
　ortostática, 791
Postura, 147, 334
Potássio, 371
Potência, 989
Potencial
　de ação, 166
　de repouso, 166
Pramipexol, 465
Preensão, substituição, 326f
Presbiacusia, 691
Presbiopia, 691
Pressão
　arterial de gás carbônico, 776
　de perfusão cerebral, 775
　hidrostática, 805
　intra-abdominal, 688
　intracraniana, 775
Processo coracóide, 45
Prolapso retal, 372
Propriocepção, 229, 269, 983, 985, 997, 1007, 1061f, 1077
　avaliação, 1000
　primária, 1094
Prostaglandinas, 689
Próstata, inflamação crônica, 1109
Prostatites, 1109
Proteína, 965
Proteoglicanos, 99
Prótese, 5, 867
　imediata, 869
　manuseio, 872
Psicocirurgias, 428
Psicologia, 280, 682
Psicopedagogia, 33
Psicose, 278, 478, 620, 703
Psicoterapia, 818
Psiquiatria infantil, 614
Ptose, 757
Pubalgia, 1107
　crônica, 1109
　traumática, 1108
Puberdade precoce, 602
Púbis, 66
Pulmões, 913
Pulsoterapia, 1137
Punho, 157, 976
　extensão, 527
　　passiva, 152
　flexão, 527
　　passiva, 152
　movimentos, 527
Pupila, 754
Putâmen, 448

Q

Quadril, 158, 977
    circunferência, 970
    desarticulação, 861
Quadros
    álgicos, 126
    neurológicos, 127
Qualidade de vida, 233, 686
Quedas, 706
Queimado, 1223
    anestesia, 1283
    na unidade de terapia intensiva, 1237
    posicionamento, 1258
    terapia ocupacional, 1258
    tipos de dor, 1270
    tratamento, 1224, 1228
Queimadura, 250
    dor, 1225
    seqüelas, 1246
Quelóides, 1282
Queratose, 692
Questionário de dor McGill, 127
Quiasma óptico, lesões, 756
Quimioterapia, 1282
Quipazina, 612
Quociente respiratório, 204

R

Rabdomiólise, 835
Radiculopatias, 180, 492
Raiom, 1234
Ramo
    supraclaviculares, 65
    zigomático, 1121
Rasagilina, 464
Reabilitação, 8, 367, 637, 900
    dilemas éticos, 17
    do atleta, 963
    do idoso
        aspectos estruturais, 684
    enfermeiro, 766
    física, 2
    geriátrica, 680
    neuropsicológica, 704
    passado, presente e futuro, 2
    pré-protéica, 870
    profissional, 2, 593
    protéica, 871
    sexual, 435
Recém-nascido de alto risco, 635
Receptores
    adaptação, 998
    dopaminérgicos, 466
Recursos terapêuticos, 783
Reeducação
    postural global, 275, 808
    proprioceptiva, 997
Reflexo
    Aquileu, 535
    axonal, 173, 177
    de Hoffmann, 173
    do piscamento, 174
    fotomotor, 794
    gastrocólico, 771
    H, 177, 545

Reflexo (*cont.*)
    miotático, 1003
    orbicular dos olhos, 177
    profundos, 538
    pupilar, 754
    tônico cervical assimétrico, 36
Reforço capsular anterior, 1040
Regeneração medular, 440
Regulação térmica, 107, 408
Reinserção laboral, 945
Relaxamento, 271, 469
    muscular global, 809
Remodelamento, 1018
Repouso, 266, 1203
    terapêutico, 366
Resiliência, 615
Resistência, 989
    cardiorrespiratória, 968
    muscular, 1007
Resposta
    cardiopulmonar, 201
    simpática cutânea, 177
Retículo endoplasmático, 111
Retinoscópio, 754
Retoceles, 372
Reumatismos em medicina tradicional chinesa, 929
Riluzol, 357, 465, 827
Rizartrose, 158, 893*f*
Rizotomia, 361
Ropinirol, 465
Rotação, 148
Rubéola, 917
Rugas, cirurgia, 1150

S

Saco lacrimal, 1121
Sacro, 1331, 1339
Sáculo, 999
Sarcolema, 102
Sarcômero, 102
Sarcopenia, 688, 715, 722, 995
Sarcoplasma, 102
Sedentarismo, 715, 1295
Selênio, 371
Senescência, 681
Senilidade, 681
Seqüência ABLS, 1237*q*
Serotonina, 373, 424
Serpenteio, 810*f*
Sesamoidite, 154, 306
Sexualidade, 434
Sífilis, 1122
Sildenafil, 436*t*
Simetria, 147
Sinal
    da tecla, 150
    de Babinski, 1186
    de canivete, 361
    de deficiência, 343
    de Gower, 837
    de Laségue, 1340
    de Neer, 1309
    do impacto, 148
Sinartrose cartilaginosa, 1351
Sincinesias, 261

Síndrome
  centromedular, 388, 393, 405
  complexa de dor regional, 1252
  compressivas dos membros superiores, 157
  da banda iliotibial, 1050
  da cauda eqüina, 388, 406
  da fabela, 1050
  da imunodeficiência adquirida, 181, 1137, 1280
  de Addison, 1278
  de Apert, 658
  de Benedikt, 1187
  de Brown-Séquard, 388, 406, 416, 1187
  de Caplan, 913
  de Down, 651, 656
  de Ehlers-Danlos, 95
  de Felty, 914
  de Foville, 1187
  de Guillain-Barré, 199, 422, 492, 519
  de Hirayama, 825
  de Hoffa, 1049
  de Hoffman-Werdnig, 6
  de liberação, 344
  de Marfan, 95, 99
  de Millard-Gubler, 1187
  de Parkinson, 455
  de Parsonage-Turner, 182
  de Reiter, 917
  de Shy-Drager, 457
  de Sjögren, 493, 913
  de Weber, 1187
  de Wolff-Parkinson-White, 1299
  disexecutivas, 479
  disfágica, 132
  do cone medular, 388, 406
  do desfiladeiro torácico, 157, 182
  do imobilismo, 1006, 1010
  do impacto, 1027, 1309
  do nervo interósseo
    anterior, 186, 559
    posterior, 187
  do pronador, 186
    redondo, 558
  do supinador, 570
  do transtorno de aprendizagem não-verbal, 612
  do túnel
    cubital, 564
    do carpo, 560, 910
    do tarso, 580
    radial, 569
  do X frágil, 661
  dolorosas, 414, 415
    miofasciais, 375, 1355
  medular anterior, 388
  miastênicas congênitas, 192
  neuropáticas do pé, 154
  pós-pólio, 180, 826
  tabética, 416
Sínfise púbica, 41, 66
Sinfisite, 1108
Sinóvia, 900, 1057
Sinoviócitos, 910
Sinovite, 925
  inicial, 1339
Siringomielia, 412
Sistema
  cardiovascular, 689

Sistema (cont.)
  de mensuração, 229
  esquelético, 369
  gastrointestinal, 371
  geniturinário, 381, 692, 1367
  límbico, 1266
  locomotor, 40
  metabólico, 380
  muscular, 369
  musculoesquelético, 21, 980, 1005, 1093
  nervoso, 40, 379, 498, 517
    central, 373, 703, 733
      estimulantes, 1282
      periférico, 733
      regeneração, 118
    parassimpático, 142f
    periférico, 373
      regeneração, 110
    simpático, 142, 805
  respiratório, 688
  sensorial, 373, 379
  somatossensorial, 229
  tegumentar, 370
  vascular, 40
  vestibular, 139
Sódio, 371
Somatizações, 621
Sondas nasogástricas, 808
Streptococcus pneumoniae, 601
Substância
  negra, 450
  psicoativa, 15
  tóxicas, abuso, 1248
Subtalamotomia, 483
Sudorese, 109
Supinação, 153
Suporte metatarsiano, 288
Surdez, 643
Sutura
  epineural, 586f
  meniscal, 1086
  perineural, 587f

T

Tabagismo, 693, 1294
Talalgias, 713
Talamomesencefalotomia, 428
Talamotomia, 483
Talas, 800
Talheres, engrossadores, 327f
Tálio, 419, 519
Tanque de Hubbard, 242, 804, 925
Tecido
  articular, 379
  cartilaginoso, 268
  conjuntivo, 95
    fibroso, 41
  moles, propriedades biomecânicas, 267
  ósseo, 268
Técnica
  de Bunnell-Brand, 1142
  de Burkhalter, 1143
  de Gillies, 1154f
  de Inch, 174
  de Southern blot, 663
  de terapia manual, 1077f
  de Zancolli, 1141

Tecnologia assistiva, 597
Tegumento, 1118
Telangiectasias, 832
Tendinite, 995
   calcária, 1312
Tendinopatia, 911
   da pata de ganso, 1050
   da patela, 1048
   do bíceps, 1051
   do músculo semimembranáceo, 1050
   do poplíteo, 1051
   patelar, 980
Tendinose calcânea, 154
Tenopatia, 154
Tenossinovites, 911, 995
Teorema de Bayes, 1300
Teoria
   de Mackenzie, 1365
   de Ruch, 1365
   de Sinclair *et al.*, 1364
   de Theobald, 1365
Terapia
   alternativas, 252
   cognitivo-comportamental, 751
   manual, 1018
   nutricional, 762
      enteral, 764
   ocupacional, 8, 274, 682, 1209
   por ondas de choque, 1012
Termogênese, 370
Termoterapia, 934
   por adição, 1011
   por subtração, 1010
Teste
   abdominal, 973
   com monofilamento, 538
   da apreensão, 149
   da flexão-adução horizontal, 149
   da gaveta anterior, 1046
      e posterior, 149
   da instabilidade posterior, 150
   da pinça, 149
   da recolocação, 150
   de abdução, 221
   de Apley, 155
   de carga máxima, 991
   de compressão-rotação, 149
   de corrida, 972
   de Cozen, 152
   de estimulação repetitiva, 172
   de força muscular, 346
   de Galleazzi, 221
   de Gerber, 149
   de impulsão
      horizontal, 975
      vertical, 974
   de Jobe, 148
   de Lackman, 1046
   de Neer, 148
   de O'Brien, 149
   de preensão manual, 975
   de *performance*, 1022
   de resistência muscular, 973
   de Romberg, 691
      modificado, 699
   de sentar e alcançar, 977

Teste (*cont.*)
   de Silversköld, 221
   de Smilie, 156
   de Steinmann, 156
   de Thomas, 159, 221
   do bíceps, 149
   do clarinete, 149
   do pezinho, 636, 651, 661q, 669
   do sulco, 149
   do supra-espinal, 149
   ergoespirométrico, 202
   ergométrico, 1299
   meniscais, 155
   padronizados, 627
   para o serrátil anterior, 149
Testosterona, 1342
Tetraplegia, 386, 405
Tíbia, 68
Timo, 833
Tiques, 621
Tireóide, palpação, 133
Tirilazade, 441
Tiroxina, 108
Tizanidina, 357, 1193
Tomografia computadorizada
   de emissão de fótons isolados, 754
Tonturas, 691
Tônus, avaliação, 353
Topiramato, 426
Torção, 1332
   tibial, 221
Tornozeleiras, 296
Tornozelo, 977
   desarticulação, 859
   lesões compressivas, 580
   ligamentos colaterais, 1089
   movimentos, 531
Tosse, 775
Toxina botulínica, 263
Transplante
   de medula óssea
      etapas, 1179
      exercício terapêutico, 1181
   de pulmão, 1176
   hepático, 1160
      candidatos, 1166
      fila de espera, 1166
      tipos, 1161
Transporte axonal, 164
Transtorno
   afetivo bipolar, 621
   ansioso, 621
   da programação fonológica, 608
   de ansiedade de separação, 621
   de conduta, 622
   de déficit de atenção, 611
      com hiperatividade, 36, 621
   de pânico, 621
   de personalidade, 1248
   do estresse pós-traumático, 621
   fonológico-sintático, 608
   lexical-sintático, 608
   obsessivo-compulsivo, 621
   psiquiátrico, 17
   semântico-pragmático, 608
Traqueostomia, 808

Tratamento
  medicamentoso, 918
  motor, 405
  neurortopédico, 392
  psicocomportamental, 420
Trato corticospinal, 121
Trato de Lissauer, 1268
Tratotomia, 428
Trauma
  agudo, 1057
  contusos, 757
  cranioencefálico, 395, 623, 664
    avaliação neuropsicológica, 745
    disfagia, 737
    fisioterapia motora, 791
    inclusão do aluno, 774
    terapia ocupacional, 779
  mecânicos, 250, 412
  raquimedular, 392, 695, 763
Treinamento
  cardiorrespiratório, 957
  físico, 957
  resistido, 991
Tremor, 470, 688
  de repouso, 461
Triagem neonatal, 636
Triexifenidil, 465
Triptofano, 612
Trofismo muscular, 147
Trombocitopenia, 914
Trombocitose, 913, 914
Tromboembolismo pulmonar, 406, 407
Trombose, 1300
  venosa profunda, 406
Tropoelastina, 99
Tropomiosina, 102
Tuberculose, 915
Tubo endoneural, 110
Tumefação cerebral, 726
Tumor
  benigno, 858
  maligno, 858
  retroperitonais, 1367
Tunelizador de Anderson, 1142*f*

U

Úlceras
  de Curling, 1227, 1239
  de decúbito, 377
  de pressão, 337, 370, 377
    fisiopatologia, 410
  plantares, 1148
  por pressão, 767
Ultra-som, 247
Ultravioleta, 251
Úmero, 1311

Unidade motora, 175, 546
Urina, 770
Útero gravídico, 239
Utrículo, 999
Uveíte, 913

V

Valproato de sódio, 426
Varizes, 692
Vascularização, 93
Vasculite, 913, 918
Vasculopatia, 913
Vasos sangüíneos, 41
Velhice, 688
Velocidade, 989
Venlafaxina, 425
Ventilação
  mecânica, 776
    assistida, 689
    desmame, 777
Verminoses, 1137
Vértebras, 88
  lombares, 1331
  palpação, 144
Vertigens, 691
Vias visuais retroquiasmáticas, lesões, 756
Vibração, 538
Vibroejaculação, 438
Vida
  qualidade, 233, 686
  sedentária, 592
Videofluoroscopia, 473
Videorretrografia, 263
Vigabatrina, 426
Vincristina, 428
Violência urbana, 592
Vírus
  da varicela-zóster, 519
  Epstein-Barr, 909
Viscosidade, 805
Visita domiciliar, 787
Vitamina, 419
  E, 464
Vulnerabilidade, 615

X

Xeratose, 692
Xerose, 1254
Xerostomia, 914

Z

Zetaplastia, 1143
Zinco, 371
Zumbidos, 691